WONG

FUNDAMENTOS DE ENFERMAGEM PEDIÁTRICA

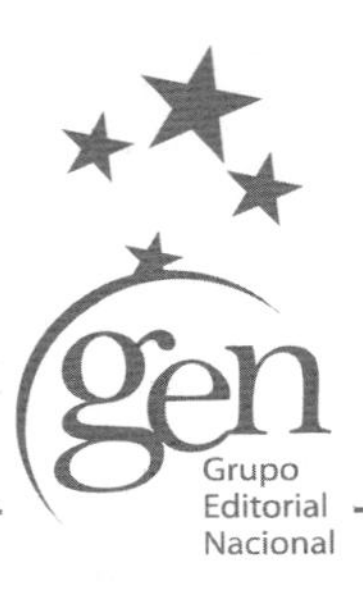

O GEN | Grupo Editorial Nacional – maior plataforma editorial brasileira no segmento científico, técnico e profissional – publica conteúdos nas áreas de ciências da saúde, exatas, humanas, jurídicas e sociais aplicadas, além de prover serviços direcionados à educação continuada e à preparação para concursos.

As editoras que integram o GEN, das mais respeitadas no mercado editorial, construíram catálogos inigualáveis, com obras decisivas para a formação acadêmica e o aperfeiçoamento de várias gerações de profissionais e estudantes, tendo se tornado sinônimo de qualidade e seriedade.

A missão do GEN e dos núcleos de conteúdo que o compõem é prover a melhor informação científica e distribuí-la de maneira flexível e conveniente, a preços justos, gerando benefícios e servindo a autores, docentes, livreiros, funcionários, colaboradores e acionistas.

Nosso comportamento ético incondicional e nossa responsabilidade social e ambiental são reforçados pela natureza educacional de nossa atividade e dão sustentabilidade ao crescimento contínuo e à rentabilidade do grupo.

WONG

FUNDAMENTOS DE ENFERMAGEM PEDIÁTRICA

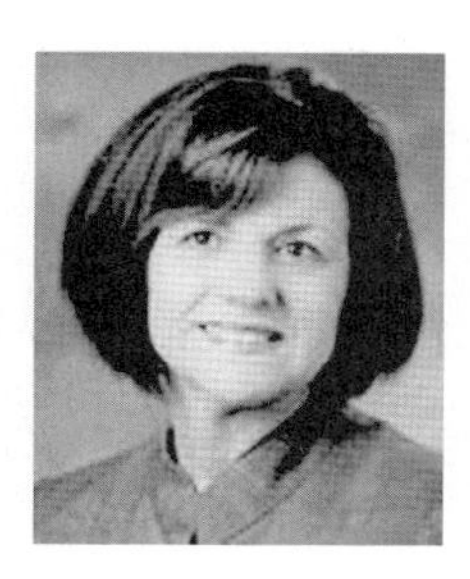

Marilyn J. Hockenberry, PhD, RN, PPCNP-BC, FAAN
Professor of Pediatrics
Baylor College of Medicine
Director, Global HOPE Nursing
Texas Children's Hospital
Houston, Texas
Bessie Baker Professor Emerita of Nursing
Chair, Duke Institutional Review Board
Duke University
Durham, North Carolina

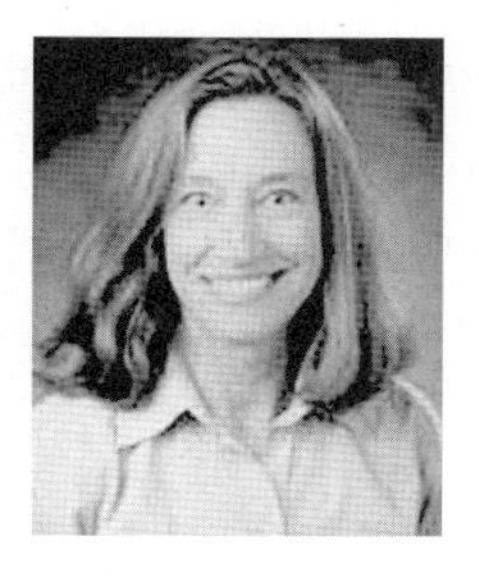

Cheryl C. Rodgers, PhD, RN, CPNP, CPON (*in memorian*)
Associate Professor
Duke University School of Nursing
Durham, North Carolina

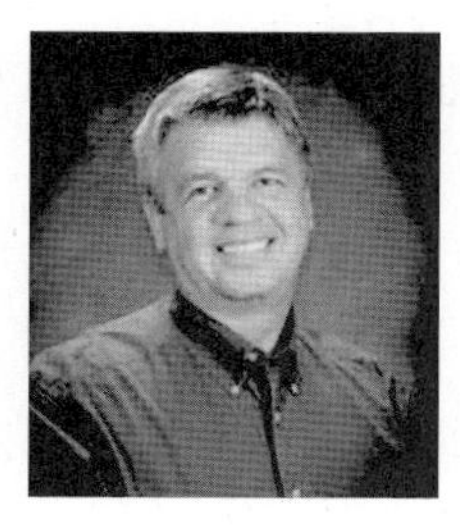

David Wilson, MS, RNC-NIC (*in memorian*)
Staff
Children's Hospital at Saint Francis
Tulsa, Oklahoma

11ª edição

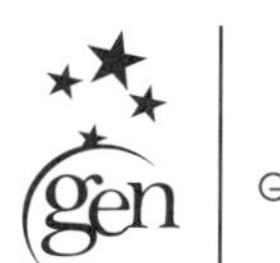

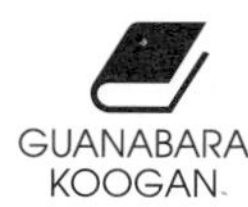

- Os autores deste livro e a editora empenharam seus melhores esforços para assegurar que as informações e os procedimentos apresentados no texto estejam em acordo com os padrões aceitos à época da publicação. Entretanto, tendo em conta a evolução das ciências, as atualizações legislativas, as mudanças regulamentares governamentais e o constante fluxo de novas informações sobre os temas que constam do livro, recomendamos enfaticamente que os leitores consultem sempre outras fontes fidedignas, de modo a se certificarem de que as informações contidas no texto estão corretas e de que não houve alterações nas recomendações ou na legislação regulamentadora.
- Data do fechamento do livro: 14/02/2023
- Os autores e a editora se empenharam para citar adequadamente e dar o devido crédito a todos os detentores de direitos autorais de qualquer material utilizado neste livro, dispondo-se a possíveis acertos posteriores caso, inadvertida e involuntariamente, a identificação de algum deles tenha sido omitida.
- **Atendimento ao cliente: (11) 5080-0751 | faleconosco@grupogen.com.br**
- Traduzido de:
  WONG'S ESSENTIALS OF PEDIATRIC NURSING, ELEVENTH EDITION

  This edition of *Wong's Essentials of Pediatric Nursing*, 11th edition, by Marilyn J. Hockenberry, Cheryl C. Rodgers and David Wilson is published by arrangement with Elsevier Inc.
  ISBN: 978-0-323-62419-0
  Esta edição de *Wong's Essentials of Pediatric Nursing, 11ª edição*, de Marilyn J. Hockenberry, Cheryl C. Rodgers e David Wilson é publicada por acordo com a Elsevier Inc.
-
  GEN | Grupo Editorial Nacional S.A.
  Publicado pelo selo Editora Guanabara Koogan Ltda.
  Travessa do Ouvidor, 11
  Rio de Janeiro – RJ – 20040-040
  www.grupogen.com.br
-
- Adaptação de capa: Bruno Gomes
- Editoração eletrônica: Cambacica Projetos Editoriais

Nota

Este livro foi produzido pelo GEN | Grupo Editorial Nacional, sob sua exclusiva responsabilidade. Profissionais da área da Saúde devem fundamentar-se em sua própria experiência e em seu conhecimento para avaliar quaisquer informações, métodos, substâncias ou experimentos descritos nesta publicação antes de empregá-los. O rápido avanço nas Ciências da Saúde requer que diagnósticos e posologias de fármacos, em especial, sejam confirmados em outras fontes confiáveis. Para todos os efeitos legais, a Elsevier, os autores, os editores ou colaboradores relacionados a esta obra não podem ser responsabilizados por qualquer dano ou prejuízo causado a pessoas físicas ou jurídicas em decorrência de produtos, recomendações, instruções ou aplicações de métodos, procedimentos ou ideias contidos neste livro.

- Ficha catalográfica

CIP-BRASIL. CATALOGAÇÃO NA PUBLICAÇÃO
SINDICATO NACIONAL DOS EDITORES DE LIVROS, RJ

H621w
11. ed.

Hockenberry, Marilyn J

Wong fundamentos de enfermagem pediátrica / Marilyn J. Hockenberry, Cheryl C. Rodgers, David Wilson; revisão técnica Maria de Jesus C. S. Harada, Mavilde L. G. Pedreira; tradução Denise Costa Rodrigues, Flávia Thomaz Verechia Rodrigues, Mariângela Vidal Sampaio Fernandes. - 11. ed. - Rio de Janeiro : Guanabara Koogan, 2023.

Tradução de: Wong's essentials of pediatric nursing
Apêndice
Inclui índice
ISBN 978-85-9515-963-1

1. Enfermagem pediátrica. I. Rodgers, Cheryl C. II. Wilson, David. III. Harada, Maria de Jesus C. S. IV. Pedreira, Mavilde L. G. V. Rodrigues, Denise Costa. VI. Rodrigues, Flávia Thomaz Verechia. VII. Fernandes, Mariângela Vidal Sampaio. VIII. Título.

23-82262 CDD: 618.9200231
CDU: 616-083-053.2

Meri Gleice Rodrigues de Souza - Bibliotecária - CRB-7/6439

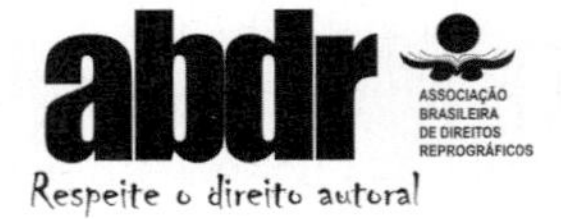

REVISÃO TÉCNICA E TRADUÇÃO

Revisão Técnica

Profa. Dra. Maria de Jesus C. S. Harada (Capítulos 3, 4, 7 a 9, 13 a 16, 19, 24, 25, 27, 30, 31)
Enfermeira graduada pela Universidade de Fortaleza. Especialista em Pediatria e Puericultura pela Escola Paulista de Medicina (EPM). Mestre em Enfermagem pela EPM. Doutora em Enfermagem pela Universidade Federal de São Paulo (Unifesp). Professora Adjunta da Unifesp (aposentada).

Profa. Dra. Mavilde L. G. Pedreira (Capítulos 1, 2, 5, 6, 10 a 12, 17, 18, 20 a 23, 26, 28, 29)
Enfermeira. Especialista em Pediatria e Puericultura pela Escola Paulista de Medicina (EPM). Doutora em Enfermagem pela Universidade Federal de São Paulo (Unifesp). Livre-docente pela Unifesp. Professora Titular do Departamento de Enfermagem Pediátrica da Escola Paulista de Enfermagem (EPE) da Unifesp. Pesquisadora do Conselho Nacional de Desenvolvimento Científico e Tecnológico (CNPq). Membro da Sociedade Brasileira de Enfermeiros Pediatras (SOBEP).

Tradução

Denise Costa Rodrigues (Capítulo 24)
Flávia Thomaz Verechia Rodrigues (Capítulos 1 a 10 e 25 a 31)
Mariângela Vidal Sampaio Fernandes (Capítulos 11 a 23)

COLABORADORES

Caroline E. Anderson, MSN, RN, CPHON
Clinical Practice & Advanced Education Specialist
Organizational & Professional Development
Cook Children's Health Care System
Fort Worth, Texas

Annette L. Baker, RN, BSN, MSN, CPNP
Nurse Practitioner
Cardiovascular Program/Kawasaki Team
Boston Children's Hospital
Boston, Massachusetts

Rose Ann U. Baker, PhD, PMHCNS-BC
Assistant Lecturer
School of Nursing
College of Health Professions
University of Akron
Akron, Ohio

Amy Barry, RN, MSN, CPNP
Pediatric Nurse Practitioner
Cancer Immunotherapy Program
Children's Hospital of Philadelphia
Philadelphia, Pennsylvania

Heather Bastardi, RN, MSN, CPNP, CCTC
Nurse Practitioner
Advanced Cardiac Therapies
Boston Children's Hospital
Boston, Massachusetts

Rosalind Bryant, PhD, RN, PPCNP-BC
Clinical Instructor
Baylor College of Medicine
Houston, Texas

Alice M. Burch, DNP, MSN-Ed, BSN
Assistant Professor
Nursing
Adams State University
Alamosa, Colorado

Lisa M. Cleveland, PhD, RN, CPNP, IBCLC, FAAN
Associate Professor
School of Nursing
UT Health San Antonio
San Antonio, Texas;, Adjunct Associate Professor
Institute for Interdisciplinary Salivary Bioscience Research
University of California at Irvine
Irvine, California

Erin Connelly, BBA, BSN, MSN
Pediatric Nurse Practitioner
Hematology/Oncology
Children's Healthcare of Atlanta
Atlanta, Georgia

Elizabeth A. Duffy, DNP, RN, CPNP
Clinical Assistant Professor
Health Behavior and Biological Sciences
The University of Michigan School of Nursing
Ann Arbor, Michigan

Kimberley Ann Fisher, PhD
Director, Neonatal Perinatal Research Unit
Pediatrics;
Clinical Associate Faculty
School of Medicine;
Clinical Associate Faculty
School of Nursing
Duke University
Durham, North Carolina;, Director, Neonatal Perinatal Research Unit
School of Medicine
Duke University
Durham, North Carolina

R. Elizabeth Fisher, DNP, APRN, CPNP AC/PC, CPON
Lecturer/Clinical Faculty
School of Nursing
Clemson University
Clemson, South Carolina;, Nurse Practitioner
Pediatric Hematology/Oncology
Greenville Health Systems
Greenville, South Carolina;, Nurse Practitioner
Pediatric Hematology/Oncology
Children's Healthcare of Atlanta
Atlanta, Georgia

Jan M. Foote, DNP, ARNP, CPNP, FAANP
Pediatric Nurse Practitioner
Pediatric Endocrinology
Blank Children's Hospital
Des Moines, Iowa;
Clinical Associate Professor
College of Nursing
The University of Iowa
Iowa City, Iowa

Melody Hellsten, DNP, MSN, MS
Associate Director
Pediatric Hematology Oncology Palliative Care Program
Pediatrics
Texas Children's Hospital
Houston, Texas

Ruth Anne Herring, MSN, RN, CPNP-AC/PC, CPHON
Pediatric Nurse Practitioner
Center for Cancer & Blood Disorders
Children's Health
Dallas, Texas

Joy Hesselgrave, MSN, RN, CPON, CHPPN
Assistant Clinical Director
Palliative Care
Texas Children's Hospital
Houston, Texas

Maryellen S. Kelly, DNP, CPNP
Clinical Associate
School of Nursing;
Pediatric Nurse Practitioner
Division of Urology
Department of Surgery
Duke University
Durham, North Carolina

Patricia McElfresh, PNP-BC
PNP Manager of Advanced Practice Providers
Pediatric Hematology Oncology
Children's Healthcare of Atlanta
Atlanta, Georgia

Tara Taneski Merck, RN, MS, CPNP, APNP
Director, Advanced Practice Providers
Children's Specialty Group
Medical College of Wisconsin
Milwaukee, Wisconsin

Kristina Miller, DNP, RN, PCNS-BC, CNE
Assistant Professor
Maternal Child Nursing
University of South Alabama
Mobile, Alabama

Mary Mondozzi, MSN, BSN, WCC
Burn Center Education/Outreach Coordinator
The Paul and Carol David Foundation Burn Institute
Akron Children's Hospital
Akron, Ohio

Rebecca A. Monroe, MSN, APRN, CPNP
Pediatric Nurse Practitioner
Frisco, Texas

Tadala Mulemba, BSN
Global HOPE Nursing
Baylor College of Medicine–Global HOPE Malawi
Lilongwe, Malawi

Patricia O'Brien, MSN, CPNP-AC, FAHA
Nurse Practitioner
Department of Nursing/Patient Services, Cardiovascular Program
Boston Children's Hospital
Boston, Massachusetts

Kathie Prihoda, RN, MSN, DNP
Assistant Professor
Nursing
Rutgers University
Camden, New Jersey

Cynthia A. Prows, BSN, MSN, APRN
Clinical Nurse Specialist
Human Genetics and Patient Services
Children's Hospital Medical Center
Cincinnati, Ohio

Mpho Raletshegwana, BSN, RN
Global HOPE Nursing
Baylor College of Medicine–Global HOPE Malawi
Lilongwe, Malawi

Kathleen S. Ruccione, PhD, MPH, RN, CPON, FAAN
Department Chair of Doctoral Programs and Associate Professor
Azusa Pacific University
Azusa, California

Gina Santucci, MSN, FNP, APN-BC
Nurse Practitioner
Palliative Care
Texas Children's Hospital
Houston, Texas

Margaret L. Schroeder, MSN, BSN, BA, RN, PPCNP-BC
Pediatric Nurse Practitioner
Cardiac Surgery
Boston Children's Hospital
Boston, Massachusetts

Micah Skeens, PhD, RN, CPNP
Nurse Scientist
Research
Nationwide Children's Hospital
Columbus, Ohio

Laura Tillman, DNP, APRN, CPNP
Pediatric Orthopedic Nurse Practitioner
Orthopedics
Gillette Children's Specialty Healthcare
Saint Paul, Minnesota

Caroline C. Weeks, BS, BA, RDN, LD
Registered Dietitian
Division of Endocrinology
Mayo Clinic Children's Center
Rochester, Minnesota

REVISORES

Joy Hesselgrave, MSN, RN, CPON, CHPPN
Assistant Clinical Director of Palliative Care
Texas Children's Hospital
Houston, Texas

Christine B. Kavanagh, RN, DNP, PPCNP-BC
Assistant Professor
School of Nursing and Health Sciences
Pennsylvania College of Technology
Williamsport, Pennsylvania

Jill M. Krell, DNP, MSN, BSN, RN
Assistant Professor
Traditional Undergraduate Program
Concordia University, Wisconsin
Mequon, Wisconsin

Carmella Mikol, PhD, RN-BC, CNE, CPNP-PC, ANEF
Professor and Department Chair
Nursing
College of Lake County
Grayslake, Illinois

Gina Santucci, MSN, FNP
Palliative Care
Texas Children's Hospital
Houston, Texas

Katherine M. Schafer, MSN, APRN, PCNS-BC, CCRN
Instructor Clinical Nurse Specialist
Women, Children, and Family Nursing
Rush University College of Nursing
Rush University Medical Center
Chicago, Illinois

Felisa Smith, RN, BSN, MSA, MSN/Ed, CNE
Acting Accelerated BSN Program Coordinator
Nursing and Allied Health
Norfolk State University
Norfolk, Virginia

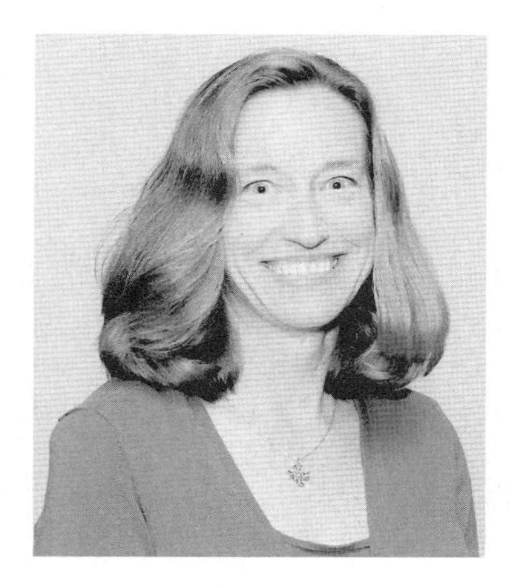

É com grande tristeza que anunciamos o falecimento da Dra. Cheryl Rodgers em 7 de julho de 2018, após um trágico acidente. Cheryl foi uma enfermeira, educadora e líder exemplar no campo da enfermagem pediátrica. Trabalhou como professora associada na Duke University School of Nursing e ocupou cargos de liderança nacional na disciplina de Enfermagem do Children's Oncology Group e na Association of Pediatric Hematology Nurses. Ela atuou no Conselho Editorial do *Journal of Pediatric Oncology Nursing*, liderou várias pesquisas com fomento, foi autora de inúmeras publicações de impacto e tinha acabado de ser selecionada para indução como *Fellow* da American Academy of Nursing, a mais alta honraria da profissão. Sua devoção à educação de enfermagem pediátrica serviu-lhe bem como editora dos livros-texto de enfermagem *Wong*, e sentiremos muito sua falta. Mais importante, Cheryl foi um modelo exemplar e uma mentora preciosa para muitos enfermeiros pediátricos; sua perda será sentida ampla e profundamente em toda a profissão.

PREFÁCIO

Wong Fundamentos de Enfermagem Pediátrica tem sido um livro-guia em enfermagem pediátrica desde que foi publicado pela primeira vez. Esta 11ª edição mantém sua tradição de ser um recurso essencial para enfermagem pediátrica e continua o legado de Donna Wong, David Wilson e Cheryl Rodgers, nossos queridos colegas. Mantemos as contribuições e memórias de sua busca por excelência em tudo o que fizeram para os livros-texto *Wong*.

Para tanto, Marilyn J. Hockenberry, como editora-chefe, e muitos profissionais da enfermagem especializados e outros especialistas de várias disciplinas revisaram, reescreveram ou criaram partes do texto em áreas que estão passando por mudanças rápidas e complexas. Essas áreas incluem enfermagem comunitária, desenvolvimento, imunizações, genética, atendimento domiciliar, avaliação e manejo da dor, cuidados com recém-nascidos de alto risco, problemas de saúde do adolescente, cuidados no final da vida e em várias doenças pediátricas. Nós preservamos cuidadosamente os aspectos do livro que tiveram aceitação universal: informações baseadas em pesquisas; foco forte e integrado na família e na comunidade; organização lógica e fácil de usar; e estilo fácil de leitura.

Temos tentado atender à crescente demanda de professores e alunos para ensinar e aprender em um ambiente caracterizado por mudanças rápidas, grande quantidade de informações, menor número de instalações clínicas tradicionais e tempo reduzido.

Este texto incentiva os alunos a *pensarem criticamente*. Adicionamos mais estudos de caso que discutem cenários clínicos, permitindo ao aluno visualizar como o plano de cuidados se desenvolve à medida que uma situação clínica evolui ao longo do tempo. Os boxes *Estudos de caso para reflexão* foram revisados e começam com um pequeno caso que fornece detalhes suficientes para o aluno compreender o problema clínico. Perguntas específicas para a avaliação inicial são realizadas, e o raciocínio clínico é enfatizado por meio de perguntas sobre quais intervenções de enfermagem são importantes. Pontos de ensino estão incluídos em cada estudo de caso para resumir por que ações específicas de enfermagem são necessárias. Os indicadores de qualidade do cuidado pediátrico do Core Set of Children's Health Care Quality Measures (2019) são atualizados e adicionados ao longo do livro.

Os boxes *Evidência e prática* foram revisados e apresentam os conhecimentos mais recentes e cruciais para os enfermeiros, possibilitando-lhes praticar suas competências com qualidade e segurança. As competências incluídas nesses boxes são planejadas especificamente para enfermeiros recém-formados e são provenientes do *site* Quality and Safety Education for Nurses.

Este livro também serve como um manual de referência para enfermeiros atuantes. As recomendações mais recentes de respeitadas organizações foram incluídas, como a American Academy of Pediatrics, os Centers for Disease Control and Prevention, o Institute of Medicine, a Agency for Healthcare Research and Quality, a American Pain Society, a American Nurses Association e a National Association of Pediatric Nurse Associates and Practitioners. Para ampliar o universo de informações disponíveis, foram incluídos *sites* e endereços de *e-mail* de centenas de organizações e outros recursos educacionais.

ORGANIZAÇÃO DO LIVRO

A mesma abordagem geral para a apresentação do conteúdo foi preservada desde a primeira edição, embora algum conteúdo tenha sido adicionado, condensado e reorganizado dentro dessa estrutura para melhorar o fluxo, minimizar a duplicação e enfatizar as tendências de saúde, como cuidados domiciliares e comunitários. O livro é dividido em duas grandes unidades. A primeira abrange os Capítulos 1 a 16, e apresenta o que às vezes é chamado de abordagem de "idade e estágio", considerando a primeira infância, a infância e a adolescência a partir de um contexto de desenvolvimento. Além disso, enfatiza a importância da enfermagem na promoção e manutenção da saúde e considera a família como foco do cuidado. De uma perspectiva de desenvolvimento, o cuidado de problemas de saúde comuns também é apresentado, dando aos leitores uma noção dos problemas esperados em crianças saudáveis e demonstrando quando, no curso da infância, eles são mais prováveis de ocorrer. A segunda unidade do livro, Capítulos 17 a 31, apresenta os problemas de saúde mais graves da primeira infância, infância e adolescência que não são específicos de uma faixa etária e que frequentemente requerem hospitalização, intervenção médica e de enfermagem e cuidados domiciliares.

A **Parte 1 (Capítulos 1 a 3)** fornece uma visão longitudinal da criança como um indivíduo em constantes mudanças no desenvolvimento desde o nascimento até a adolescência e como membro de uma unidade familiar que amadurece dentro de uma cultura e de uma comunidade. A discussão mais recente sobre morbidade e mortalidade na infância é apresentada, e os cuidados com a saúde da criança são examinados a partir de uma perspectiva histórica. Como as injúrias físicas não intencionais são uma das principais causas de morte em crianças, uma visão geral desse tópico está incluída. Nesta edição, os componentes críticos da prática baseada em evidências são apresentados com o intuito de fornecer o modelo para explorar as mais recentes pesquisas de enfermagem pediátrica ou diretrizes para a prática ao longo do livro. Cuidados de enfermagem de qualidade também são enfatizados, e isso prepara o terreno para medidas de indicadores de qualidade para problemas específicos em muitos dos capítulos. Este livro é sobre famílias com crianças; portanto, o foco é na filosofia do cuidado centrado na família. Ele também aborda a realização de cuidados atraumáticos que minimizem o estresse psicológico e físico que pode ser causado por intervenções realizadas para a promoção da saúde e o tratamento de doenças.

Nesta parte, ainda, aborda-se a filosofia de prestação de cuidados de enfermagem. Acreditamos fortemente que crianças e famílias precisam de vínculo com seus profissionais. O estabelecimento da relação terapêutica com a criança e a família é explorado como a base essencial para a prestação de cuidados de enfermagem de qualidade. São apresentadas informações importantes sobre as influências familiares, sociais, culturais e religiosas na promoção da saúde da criança. O conteúdo descreve claramente o papel do enfermeiro, com ênfase na sensibilidade cultural e religiosa e no cuidado competente.

A Parte 1 discute também as influências genéticas e de desenvolvimento na saúde da criança, fornece as informações mais recentes sobre genética e se concentra em uma abordagem teórica para a aprendizagem e desenvolvimento da personalidade.

A **Parte 2 (Capítulos 4 a 6)** contém diretrizes para a comunicação com crianças, adolescentes e suas famílias, bem como a descrição detalhada de uma avaliação de saúde, incluindo a discussão da avaliação familiar, avaliação nutricional e histórico sexual. O conteúdo sobre técnicas de comunicação é delineado para fornecer um formato conciso como referência. Uma abordagem abrangente para exame físico e avaliação de desenvolvimento está incluída, com material atualizado sobre mensuração de temperatura e diretrizes de medida de índice de massa corporal por idade. Aspectos críticos de avaliação e manejo da dor em crianças também são encontrados. Embora a literatura sobre avaliação e tratamento da dor em crianças tenha crescido consideravelmente, esse conhecimento não tem sido amplamente aplicado na prática. Doenças infecciosas comuns ocorrem em crianças, e a importância do controle da infecção é enfatizada por meio de uma revisão das várias infecções bacterianas e virais encontradas na infância. Infecções relacionadas com a assistência à saúde, doenças transmissíveis na infância e imunizações também são discutidas. Doença por coronavírus (Covid-19) foi adicionada ao capítulo de doenças infecciosas.

A **Parte 3 (Capítulos 7 e 8)** enfatiza a importância do período neonatal com relação à sobrevivência da criança durante os primeiros meses e o impacto na saúde na vida adulta. Vários tópicos desta parte foram revisados para refletir questões atuais, especialmente com relação às necessidades de educação em saúde da família durante a transição do bebê para a vida extrauterina, bem como o reconhecimento de problemas do recém-nascido nas primeiras semanas de vida. O papel do enfermeiro no cuidado do recém-nascido de alto risco é enfatizado, assim como a importância de observações acuradas para a sobrevivência desse grupo vulnerável de bebês. Os avanços modernos nos cuidados neonatais exigiram uma revisão extensa com maior sensibilidade às diversas necessidades dos recém-nascidos, desde aqueles de extremo baixo peso ao nascer, aos nascidos prematuros tardios, até aqueles em idade gestacional normal que têm dificuldade em fazer uma transição eficaz para a vida extrauterina.

As **Partes 4 a 6 (Capítulos 9 a 16)** apresentam os principais estágios de desenvolvimento delineados na Parte 1, que são expandidos para fornecer um conceito mais amplo deles e dos problemas de saúde mais frequentemente associados a cada faixa etária. Ênfase especial é dada aos aspectos preventivos do cuidado, e os capítulos sobre promoção da saúde seguem uma abordagem padrão usada consistentemente para cada faixa etária. Foi revisada a influência da nutrição em crianças em idade pré-escolar e escolar (especialmente na redução da ingesta de gordura) em relação a doenças crônicas posteriores, como obesidade e hipertensão, bem como a importância da promoção da segurança e da prevenção de acidentes com relação a cada faixa etária também está incluída.

Os capítulos sobre problemas de saúde nessas partes refletem principalmente questões mais típicas e relacionadas com a idade. As informações sobre muitos transtornos foram revisadas para refletir as mudanças recentes. Exemplos incluem síndrome da morte súbita infantil, intoxicações por chumbo, desnutrição aguda grave, queimaduras, transtorno de déficit de atenção/hiperatividade, contracepção, gravidez na adolescência e infecções sexualmente transmissíveis. Os capítulos sobre adolescência incluem as informações mais recentes sobre abuso de substâncias, imunizações de adolescentes e o impacto da nutrição do adolescente na saúde cardiovascular.

A **Parte 7 (Capítulos 17 e 18)** trata de crianças que têm as mesmas necessidades de desenvolvimento das crianças em fase similar de crescimento, mas que, devido a deficiências física, cognitiva ou sensorial congênitas ou adquiridas, requerem intervenções alternativas para facilitar o desenvolvimento. Incluem-se as tendências atuais no cuidado de famílias e crianças com doenças crônicas ou deficiências, como atendimento domiciliar, normalização da vida das crianças, foco nas necessidades de desenvolvimento, capacitação e empoderamento das famílias e promoção da intervenção precoce. Esta parte destaca os medos comuns experimentados pela criança e pela família e discute sobre o manejo dos sintomas e as reações dos enfermeiros ao cuidar de crianças em cuidados paliativos.

O conteúdo sobre deficiência cognitiva ou sensorial inclui atualizações importantes sobre definição e classificação de deficiências. Os transtornos do espectro autista são abordados para fornecer uma visão geral coesa das deficiências cognitivas e sensoriais.

A **Parte 8 (Capítulos 19 e 20)** trata do impacto da hospitalização na criança e na família, apresenta um panorama abrangente dos estressores impostos pela hospitalização e discute as intervenções de enfermagem para preveni-los ou eliminá-los. Novas pesquisas sobre internações de curta duração ou ambulatoriais abordam o preparo de crianças para essas experiências. Os efeitos da doença e da hospitalização nas crianças em idades específicas e os efeitos no seu desenvolvimento foram atualizados. Os boxes *Evidência e prática*, que incluem a educação para desenvolvimento de competências em Qualidade e Segurança em Enfermagem, foram elaborados para fornecer justificativas para as intervenções discutidas. Um dos principais focos são as evidências relacionadas com o preparo da criança para procedimentos comumente realizados por enfermeiros.

As **Partes 9 a 12 (Capítulos 21 a 31)** consideram os problemas graves de saúde de lactentes e crianças, principalmente a partir de sistemas biológicos, os que têm o valor organizacional prático de permitir que problemas de saúde e considerações de enfermagem se relacionem com distúrbios fisiopatológicos específicos. As doenças graves mais comuns em crianças são apresentadas nesses capítulos. Uma seção sobre a síndrome inflamatória multissistêmica (MIS-C), que é observada em crianças expostas à Covid-19, foi adicionada.

PRINCÍPIOS UNIFICADORES

Desde o início deste livro, vários princípios unificadores guiaram sua estrutura organizacional, os quais continuam a fortalecer a obra a cada revisão para produzir um texto consistente na abordagem ao longo de cada capítulo.

A família como unidade de cuidado

A criança é um membro essencial da unidade familiar. Referimo-nos aos pais neste livro como mãe e/ou pai, mas reconhecemos que os responsáveis incluem uma variedade de indivíduos, e não subestimamos a importância de qualquer papel parental ou estrutura familiar.

O cuidado de enfermagem é mais eficaz quando prestado sob a premissa de que a *família é o paciente*. Essa crença permeia o livro. Quando uma criança é saudável, sua saúde é continuamente melhorada quando a família é um sistema de promoção da saúde em pleno funcionamento. A unidade familiar pode se manifestar em uma miríade de estruturas e cada uma possui o potencial de fornecer um ambiente de cuidado e apoio no qual a criança pode crescer, amadurecer e maximizar seu potencial humano. Além de integrar o cuidado centrado na família em cada capítulo, um capítulo inteiro é dedicado a compreender a família como o foco na vida das crianças, incluindo as influências sociais, culturais e religiosas que afetam as crenças familiares. Seções em outro capítulo abordam em profundidade a comunicação e avaliação de famílias. O impacto da doença e da hospitalização, dos cuidados domiciliares, dos cuidados comunitários e da morte de uma criança são abordados extensivamente em capítulos adicionais. As necessidades da família são enfatizadas ao longo do livro na seção *Cuidados de enfermagem*, sobre o apoio à família. Diversos boxes *Cuidado centrado na família* foram incluídos para ajudar os enfermeiros a compreender e fornecer informações úteis às famílias.

Abordagem integrada ao desenvolvimento

As crianças não são pequenos adultos, mas indivíduos especiais com mentes, corpos e necessidades únicas. Nenhum livro sobre enfermagem pediátrica seria completo sem uma ampla cobertura de comunicação, nutrição, lúdico, segurança, atendimento odontológico, sexualidade, sono, autoestima e, claro, parentalidade. Os enfermeiros promovem a expressão saudável de todas essas dimensões da personalidade e precisam entender como essas funções são expressas por diferentes crianças em diferentes idades e estágios de desenvolvimento. Uma parentalidade eficaz depende do conhecimento do desenvolvimento e, muitas vezes, é responsabilidade do enfermeiro fornecer aos pais uma consciência do desenvolvimento das necessidades de seus filhos. Por essas razões, a apresentação das muitas dimensões da infância é integrada nos capítulos de crescimento e desenvolvimento, em vez de ser apresentada em capítulos separados. Por exemplo, as preocupações com a segurança de uma criança são muito diferentes das de um adolescente. As necessidades de sono mudam com a idade, assim como as necessidades nutricionais. Como resultado, as unidades em cada estágio da infância contêm informações completas sobre todas essas funções conforme se relacionam com a idade específica. Na parte sobre as crianças em idade escolar, por exemplo, são apresentadas informações sobre necessidades nutricionais, brincadeiras adequadas à idade e seu significado, questões de segurança características da faixa etária, atendimento odontológico adequado, características do sono e meios de promoção da autoestima — uma preocupação particularmente significativa para crianças em idade escolar. São apresentados os desafios de ser responsável por uma criança em idade escolar e são sugeridas intervenções que os enfermeiros podem usar para promover a parentalidade saudável. Por meio da abordagem integrada, os estudantes de enfermagem obtêm uma apreciação das características e necessidades únicas das crianças em todas as idades e estágios de desenvolvimento.

Foco no bem-estar e na doença: criança, família e comunidade

Em um texto de enfermagem pediátrica, espera-se que apresente um enfoque na doença. Crianças adoecem, e os enfermeiros normalmente estão envolvidos em ajudá-las a se recuperarem. No entanto, não é suficiente preparar os estudantes de enfermagem para cuidar prioritariamente de crianças doentes. Em primeiro lugar, a saúde é mais do que a ausência de doença: ser saudável é ser íntegro em mente, corpo e espírito. Portanto, a maior parte da primeira metade do livro é dedicada a discussões que promovem o bem-estar físico, emocional, psicossocial, mental e espiritual. Muita ênfase é colocada na orientação antecipada dos pais para prevenir lesões ou doenças em seus filhos. Em segundo lugar, os cuidados de saúde estão mais do que nunca focados na prevenção. Os objetivos estabelecidos no relatório *Healthy People 2030* estabelecem claramente uma agenda de cuidados de saúde em que as soluções para os problemas de saúde e sociais residem em estratégias preventivas. Terceiro, os cuidados de saúde estão se deslocando de centros de cuidados intensivos para a comunidade, o domicílio, os centros e as clínicas de curta permanência. Os enfermeiros devem estar preparados para atuar em todos os ambientes. Para ter sucesso, eles devem compreender a fisiopatologia, o diagnóstico e o tratamento das diferentes condições de saúde. O cuidado de enfermagem competente advém desse conhecimento e é aprimorado por uma consciência do desenvolvimento infantil, da dinâmica familiar e das habilidades de comunicação.

Cuidados de enfermagem

Embora este livro incorpore informações de várias disciplinas (medicina, fisiopatologia, farmacologia, nutrição, psicologia, sociologia), seu objetivo principal é orientar sobre cuidados de enfermagem de crianças e famílias. As discussões sobre todos os problemas são concluídas na seção *Cuidados de enfermagem*. Além disso, estão incluídos 14 planos de cuidados, que, em conjunto, cobrem os cuidados de enfermagem para muitas doenças, distúrbios e condições da infância. Os objetivos dos planos de cuidados, como todas as outras características do livro, são ensinar e transmitir informações, bem como estimular o pensamento crítico e encorajar o estudante a individualizar os resultados e as intervenções para a criança, em vez de fornecer um quadro abrangente de todos os diagnósticos, resultados e intervenções de enfermagem para cada doença ou condição.

Cuidado culturalmente competente

O aumento da diversidade cultural exige que enfermeiros que cuidam de crianças e suas famílias desenvolvam conhecimentos especializados no cuidado de crianças de diversas origens. O cuidado de enfermagem culturalmente competente requer mais do que a aquisição de conhecimento sobre grupos étnicos e culturais. Inclui não apenas a consciência da influência da cultura na criança e na família, mas também a capacidade de intervir de forma adequada e eficaz. O enfermeiro deve aprender habilidades objetivas para se concentrar nas características culturais da criança, da família e da comunidade. A autoconsciência do enfermeiro sobre suas origens culturais únicas deve ser reconhecida, a fim de compreender como elas contribuem para a comunicação intercultural. A importância de um ambiente de cuidado transcultural deve ser considerada ao se promoverem cuidados clínicos de enfermagem a famílias culturalmente diversas. Esta edição oferece inúmeras experiências de aprendizagem que analisam a comunicação intercultural, a avaliação e interpretação culturais e as intervenções de enfermagem apropriadas.

A importância da pesquisa e da prática baseada em evidências

Esta 11ª edição é fruto de uma extensa revisão da literatura publicada desde a última revisão do livro. Muitos leitores e pesquisadores passaram a contar com extensas referências que refletem contribuições significativas de um amplo público de profissionais. Para garantir que as informações sejam precisas e atuais, a maioria das citações tem menos de 5 anos e quase todos os capítulos têm inserções datadas de 1 ano após a publicação. Este livro reflete a arte e a ciência da enfermagem pediátrica. Um objetivo central em cada revisão é fundamentar o cuidado na pesquisa, e não na tradição. A prática baseada em evidências produz resultados mensuráveis que os enfermeiros podem usar para validar seu papel singular no sistema de saúde. Ao longo do livro, os boxes *Evidência e prática* refletem a importância da ciência dos cuidados de enfermagem.

CARACTERÍSTICAS ESPECIAIS

Muito esforço foi direcionado para tornar este livro fácil de ensinar e, mais importante, fácil de aprender. Nesta edição, foram incluídos os recursos a seguir para beneficiar educadores, estudantes e profissionais.

Os novos boxes **APLICANDO EVIDÊNCIAS À PRÁTICA** delineiam procedimentos atualizados para mostrar as melhores práticas e focar na aplicação de evidências.

Os boxes **CUIDADO ATRAUMÁTICO** enfatizam a importância de fornecer cuidados competentes sem criar sofrimento físico e psicológico indevido. Embora muitos boxes forneçam sugestões para controlar a dor, o cuidado atraumático também considera abordagens para promover a autoestima e prevenir o constrangimento.

A seção **CONCEITOS GERAIS** foi adicionada no início de cada capítulo para focar na atenção do estudante em princípios exclusivos, bem como para ajudar aqueles que estão usando projetos curriculares baseados em conceito ou em sistemas, ou de abordagem híbrida.

Os boxes **FOCO NA COMUNIDADE** abordam questões que se expandem para a comunidade, como aumento das taxas de imunização, prevenção da intoxicação por chumbo e redução do tabagismo entre adolescentes.

Os boxes **ESTUDO DE CASO PARA REFLEXÃO** pedem ao enfermeiro que examine as evidências, considere as suposições, estabeleça prioridades e avalie as perspectivas alternativas em relação à situação de cada paciente. As respostas às questões referentes aos estudos de caso são fornecidas no próprio boxe.

Os boxes **CONSIDERAÇÕES CULTURAIS** integram conceitos de cuidados culturalmente sensíveis em todo o texto. O foco está na aplicação clínica das informações, seja no treinamento esfincteriano ou na circuncisão masculina ou feminina.

Os boxes **ALERTA PARA MEDICAMENTO** destacam preocupações críticas de segurança de medicamentos para um melhor gerenciamento terapêutico.

Os boxes **TRATAMENTO DE EMERGÊNCIA** permitem ao leitor localizar rapidamente intervenções para situações de crise.

Os boxes **CUIDADO CENTRADO NA FAMÍLIA** apresentam questões de significado especial para famílias que têm um filho com um transtorno específico. Esse recurso é outro método de destacar as necessidades ou preocupações das famílias que devem ser atendidas quando o cuidado centrado na família é fornecido.

Os boxes **ALERTA PARA A ENFERMAGEM** chamam a atenção do leitor para considerações que, se ignoradas, podem levar a uma situação de deterioração ou emergência. Os principais dados de avaliação, fatores de risco e sinais de perigo estão entre os tipos de informações incluídos.

Os boxes **DIRETRIZES PARA O CUIDADO DE ENFERMAGEM** resumem importantes intervenções de enfermagem para uma variedade de situações e condições.

Os boxes **PLANEJAMENTO PARA O CUIDADO DE ENFERMAGEM** foram revisados para permitir que os estudantes vivenciem um caso em desenvolvimento, elaborado no formato do exame NCLEX-RN. Isso inclui os resultados esperados do paciente e as justificativas para as intervenções de enfermagem que podem não ser imediatamente evidentes para o estudante. Os planos de cuidados incluem um estudo de caso em desenvolvimento que representa um paciente e sua família "reais" para demonstrar os princípios do julgamento clínico.

DICAS PARA A ENFERMAGEM apresentam informações úteis de natureza não emergencial que deixam os pacientes mais confortáveis e tornam o trabalho do enfermeiro mais fácil.

Indicadores de **QUALIDADE DOS RESULTADOS DO PACIENTE** são apresentados ao longo do texto para fornecer uma estrutura para medir o desempenho dos cuidados de enfermagem. Medidas de resultados sensíveis à enfermagem são integradas aos indicadores de resultados ao longo do livro.

Os boxes **FOCO DE PESQUISA** revisam novas evidências sobre tópicos importantes de maneira concisa.

Os boxes **EVIDÊNCIA E PRÁTICA** foram atualizados nesta edição com o intuito de focar a atenção do leitor na aplicação de pesquisas e processos de pensamento crítico para apoiar e orientar os resultados dos cuidados de enfermagem. Esses boxes incluem as competências de Educação em Qualidade e Segurança para Enfermeiros e fornecem resultados mensuráveis que os enfermeiros podem usar para validar seu papel exclusivo no sistema de saúde.

As **QUESTÕES DE REVISÃO** encontram-se no final de cada capítulo e são concebidas para promover o julgamento clínico. Usando o novo formato para o exame NCLEX, as perguntas permitem que o enfermeiro analise um estudo de caso por meio de raciocínio clínico para fazer julgamentos apropriados sobre o plano de cuidados do paciente.

Foram mantidos diversos recursos pedagógicos das edições anteriores que melhoram a aprendizagem dos alunos:

- Um **PROJETO GRÁFICO** funcional e atraente melhora visualmente a organização de cada capítulo, bem como as características especiais
- Um **ÍNDICE ALFABÉTICO** detalhado e com referências cruzadas permite que os leitores acessem rapidamente os temas
- **PALAVRAS-CHAVE** são destacadas ao longo de cada capítulo para reforçar o aprendizado do aluno
- Centenas de **TABELAS** e **BOXES** destacam conceitos-chave e intervenções de enfermagem
- Muitas das **FIGURAS** são novas e os desenhos anatômicos são fáceis de seguir, auxiliando a compreensão dos conceitos descritos no texto.

MATERIAL SUPLEMENTAR

Este livro conta com o seguinte material suplementar:

- Versão digital da obra em cores.

O acesso ao material suplementar é gratuito. Basta que o leitor se cadastre, faça seu *login* em nosso *site* (www.grupogen.com.br) e, após, clique em Ambiente de aprendizagem. Em seguida, insira no canto superior esquerdo o código PIN de acesso localizado na orelha deste livro.

O acesso ao material suplementar online fica disponível até seis meses após a edição do livro ser retirada do mercado.

Caso haja alguma mudança no sistema ou dificuldade de acesso, entre em contato conosco (gendigital@grupogen.com.br).

AGRADECIMENTOS

Agradecemos à nossa mentora e colega, **Donna Wong**, cujo apoio nos tornou melhores enfermeiros pediátricos. Temos a sorte de trabalhar por muitos anos com David Wilson e Cheryl Rodgers, que atuaram como coeditores em várias edições. Sentimos muito a falta deles nesta edição. Também somos gratos aos muitos docentes, profissionais e estudantes de enfermagem que ofereceram seus comentários, recomendações e sugestões. Somos especialmente gratos aos colaboradores e aos muitos revisores que trouxeram críticas construtivas, sugestões e experiência clínica para esta edição, que não poderia ter sido concluída sem a dedicação dessas pessoas especiais.

Nenhum livro se torna realidade sem a dedicação e perseverança da equipe editorial. Embora seja impossível listar todos os indivíduos da Elsevier que fizeram esforços excepcionais para produzir este texto, somos especialmente gratos a **Sandra Clark** e **Heather Bays** por seu apoio e compromisso com a excelência. Queremos deixar um agradecimento muito especial a Heather Bays, que tem colaborado em muitas edições dos livros-texto Wong, com um reconhecido compromisso com a excelência. Sua dedicação a este livro se reflete em cada capítulo.

Finalmente, agradecemos às nossas famílias e aos nossos filhos – por seu amor altruísta e paciência infinita que nos permitem dedicar uma parte tão grande de nossas vidas às nossas carreiras. Nossos filhos nos deram a oportunidade de observar diretamente as maravilhas da infância.

Marilyn J. Hockenberry

SUMÁRIO

PARTE 5 Cuidado Centrado na Criança e Família , 359

PARTE 6 Cuidado Centrado na Família da Criança em Idade Escolar e do Adolescente, 427

PARTE 7 Cuidado Centrado na Família da Criança com Necessidades Especiais, 505

PARTE 8 Criança Hospitalizada, 567

PARTE 9 Criança com Problemas Relacionados com Absorção de Oxigênio e Nutrientes, 663

WONG

FUNDAMENTOS DE

ENFERMAGEM PEDIÁTRICA

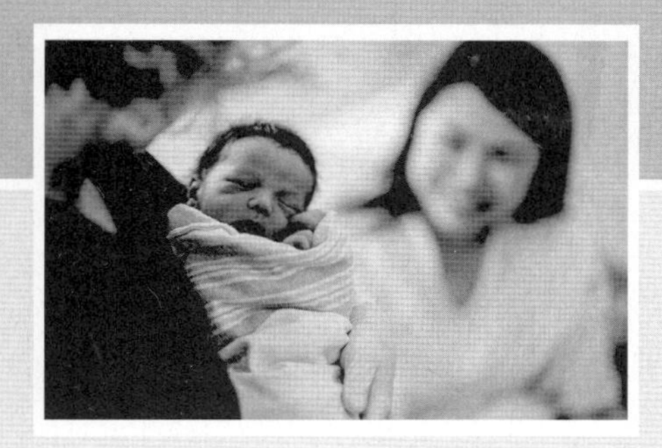

1

Perspectivas da Enfermagem Pediátrica

Marilyn J. Hockenberry

CONCEITOS GERAIS

- Cuidado centrado na família
- Cuidados atraumáticos
- Raciocínio clínico
- Processo de enfermagem
- Pesquisa e prática baseada em evidências
- Medidas de resultado de qualidade

CUIDADOS EM SAÚDE DA CRIANÇA

O principal objetivo da enfermagem pediátrica é melhorar a qualidade dos cuidados de saúde para as crianças e suas famílias. Em 2018, quase 74 milhões de crianças de 0 a 17 anos viviam nos EUA, representando 22% da população (Federal Interagency Forum on Child and Family Statistics, 2019). As condições de saúde das crianças nos EUA melhoraram em várias áreas, incluindo aumento das taxas de imunização para todas as crianças, redução dos índices de natalidade de adolescentes e melhoras nos resultados da saúde infantil. Os *2019 America's Children in Brief-Indicators of Well-Being* (Indicadores de Bem-Estar do America's Children in Brief 2019, em tradução livre) revelaram que os nascimentos pré-termo aumentaram ligeiramente em 2016, após um declínio contínuo desde 2007. As médias das notas de matemática para alunos da quarta e oitava séries permaneceram estáveis desde 2015, e taxas de vitimização por crimes violentos entre os jovens diminuíram durante os últimos 20 anos. Embora o número de crianças que vivem na pobreza tenha diminuído ligeiramente em 2017, no geral, a taxa permanece alta, com 18%. A porcentagem de crianças com pelo menos um dos pais empregado em tempo integral durante todo o ano aumentou para 78% em 2017 (Federal Interagency Forum on Child and Family Statistics, 2019).

Milhões de crianças e suas famílias não têm seguro saúde, o que resulta na falta de acesso a serviços de cuidados e promoção da saúde. Além disso, as desigualdades de acesso à assistência à saúde pediátrica estão relacionadas com raça, etnia, condição socioeconômica e fatores geográficos (Flores & Lesley, 2014). Os padrões de saúde infantil são moldados pelo avanço da medicina e por tendências sociais. As prioridades urgentes para a promoção e a assistência à saúde das crianças nos EUA são o foco de ação para novas prioridades políticas (Boxe 1.1).

PROMOÇÃO DA SAÚDE

A promoção da saúde da criança fornece oportunidades para reduzir as desigualdades nas condições de saúde atuais entre membros de diferentes grupos e para garantir oferta de oportunidades e recursos iguais para possibilitar que todas as crianças atinjam seu potencial máximo de saúde. Os *Leading Health Indicators* (Indicadores Líderes de Saúde) do *Healthy People 2030* (Boxe 1.2) fornecem uma estrutura para a identificação de componentes essenciais de programas de promoção da saúde da criança direcionados à prevenção de futuros problemas de saúde nas crianças nos EUA. Bright Futures é uma iniciativa norte-americana de promoção da saúde com o objetivo de melhorar a saúde das crianças (Bright Futures, 2018). Os principais temas da diretriz da Bright Futures são: promoção de apoio à família, desenvolvimento infantil, saúde mental e nutrição saudável que culmine em peso saudável, atividade física, saúde bucal, desenvolvimento sexual e sexualidade saudáveis, segurança e prevenção de acidentes e a importância dos relacionamentos e recursos da comunidade.[a] Ao longo deste livro, são discutidas estratégias de promoção da saúde adequadas ao desenvolvimento. Os principais exemplos de temas de promoção da saúde da criança essenciais para todas as faixas etárias incluem promoção do desenvolvimento, nutrição e saúde bucal. As recomendações da Bright Futures para cuidados preventivos de saúde durante a primeira infância e adolescência são encontradas ao longo do livro.

Desenvolvimento

A promoção da saúde integra a vigilância das mudanças físicas, psicológicas e emocionais que ocorrem nos seres humanos entre o nascimento e o fim da adolescência. Os processos de desenvolvimento são únicos para cada estágio de desenvolvimento, e a avaliação e triagem contínuas são essenciais para a realização de intervenção precoce quando os problemas são encontrados. O período mais dramático de desenvolvimento físico, motor, cognitivo, emocional e social ocorre durante a infância. As interações entre os pais e o lactente são fundamentais

[a]Bright Futures é apoiado pela American Academy of Pediatrics (consulte http://brightfutures.aap.org/about.html).

Boxe 1.1 Prioridades para a promoção e a assistência à saúde de crianças norte-americanas.

Pobreza
Falta de seguro saúde
Saúde ambiental
Nutrição
Mortes e ferimentos por arma de fogo
Saúde mental
Desigualdades raciais e étnicas
Imigração

Adaptado de: American Academy of Pediatrics. (n.d.). *Federal advocacy*. Recuperado em 8 de fevereiro de 2018, de https://www.aap.org/en-us/advocacy-and-policy/federal-advocacy.

Boxe 1.2 Healthy People 2030.

Objetivos gerais

- Alcançar uma vida saudável e próspera e o bem-estar, livre de doenças evitáveis, deficiências, acidentes e morte prematura
- Eliminar desigualdades em saúde, alcançar equidade em saúde e obter educação em saúde para melhorar a saúde e o bem-estar de todos
- Criar ambientes sociais, físicos e econômicos que promovam a obtenção de todo o potencial de saúde e bem-estar para todos
- Promover o desenvolvimento saudável, comportamentos saudáveis e bem-estar em todas as fases da vida
- Envolver a liderança, os principais constituintes e o público em vários setores para agir e criar políticas que melhorem a saúde e o bem-estar de todos.

De US Department of Health and Human Services, Office of Disease Prevention and Health Promotion. (2019). *Healthy People 2030*. Obtido de http://www.healthypeople.gov/.

para a promoção de resultados de desenvolvimento ideais e um componente-chave da avaliação do lactente. Durante a primeira infância, a identificação precoce de atrasos no desenvolvimento é crítica para o estabelecimento de intervenções precoces. As estratégias de orientação precoce garantem que os pais estejam cientes das necessidades específicas em cada estágio de desenvolvimento. A vigilância contínua durante a infância oferece oportunidades para fortalecer atributos cognitivos e emocionais, habilidades de comunicação, autoestima e independência. O reconhecimento de que os adolescentes diferem muito em sua maturidade física, social e emocional é importante para a vigilância ao longo desse período de desenvolvimento.

Um exemplo importante para a promoção da saúde durante o desenvolvimento da primeira infância é estar ciente das recomendações mutáveis que cercam o mundo da tecnologia em rápida transformação em nossa sociedade. Exemplo disso são as mudanças na publicação das diretrizes mais recentes (American Academy of Pediatrics, 2016) sobre visualização de telas por lactentes e crianças. Novas diretrizes para a visualização de tela (*laptop* ou telefone) mudam o foco da importância do que está na tela para quem está visualizando as informações com a criança (American Academy of Pediatrics, 2016). Para lactentes com menos de 18 meses, não se recomenda qualquer tempo de tela, exceto para realização de videochamadas com um(a) avô(ó) ou ente querido. Os pais devem ser aconselhados a utilizar a tecnologia com moderação em crianças antes dos 5 anos e sempre participar da atividade durante todo o tempo de tela.

Nutrição

A nutrição é um componente essencial para o crescimento e o desenvolvimento saudáveis. O leite humano é a forma preferida de nutrição para todos os lactentes. A amamentação fornece ao lactente micronutrientes, componentes imunológicos e várias enzimas que aumentam a digestão e a absorção desses nutrientes. Um recente ressurgimento do aleitamento materno ocorreu como resultado da educação de mães e pais quanto aos seus benefícios e com o aumento do apoio social.

Durante os primeiros 3 anos, as crianças estabelecem hábitos alimentares para toda a vida, e o enfermeiro tem função fundamental na educação dos pais sobre a importância da nutrição. As preferências e atitudes com relação à alimentação e à escolha de alimentos, na maioria das vezes, são estabelecidas por influências e cultura familiar. Durante a adolescência, a influência dos pais diminui e o adolescente faz escolhas alimentares relacionadas com aceitabilidade e sociabilidade dos pares. Ocasionalmente, essas escolhas são prejudiciais para adolescentes com doenças crônicas, como diabetes, obesidade, doença pulmonar crônica, hipertensão, fatores de risco cardiovascular e doença renal.

Famílias com rendimentos mais baixos, em situação de rua e condição de migração geralmente não têm recursos para fornecer a seus filhos uma ingesta alimentar adequada, alimentos nutritivos, como frutas e vegetais frescos, e ingesta adequada de proteínas (Flores & Lesley, 2014). O resultado é a deficiência nutricional com subsequentes atrasos no crescimento e desenvolvimento, depressão e problemas comportamentais.

Saúde bucal

A saúde bucal é um componente essencial da promoção da saúde ao longo da primeira infância, infância e adolescência. A prevenção da cárie dentária e o desenvolvimento de hábitos saudáveis de higiene bucal devem ocorrer desde a infância. A cárie dentária tem sido elencada há décadas como um problema significativo de saúde infantil, mas evitável. Aos 3 anos, 28% das crianças terão uma ou mais cáries (American Academy of Pediatrics, 2018). Crianças que pertencem a grupos populacionais minoritários vivenciam desigualdades de acesso aos cuidados de saúde bucal e são muito mais propensas a ter doenças dentárias.

Crianças em idade pré-escolar de famílias de baixa renda têm duas vezes mais chance de desenvolver cáries e apenas metade tem probabilidade de ir ao dentista comparativamente a outras crianças.

A cárie na primeira infância é uma doença evitável e os enfermeiros desempenham papel essencial na educação das crianças e dos pais sobre a prática da higiene bucal, começando com a primeira erupção dentária; beber água fluoretada, incluindo água engarrafada; e instituir cuidados preventivos odontológicos precoces. As práticas de saúde bucal estabelecidas durante os primeiros anos de desenvolvimento previnem doenças periodontais destrutivas e cáries dentárias.

PROBLEMAS DE SAÚDE DA CRIANÇA

Mudanças na sociedade moderna, incluindo o avanço do conhecimento em saúde e da tecnologia, a proliferação de sistemas de informação, combate às desigualdades de acesso à saúde, períodos difíceis da economia e várias mudanças e influências prejudiciais na família estão levando a problemas de saúde significativos que afetam as crianças. Os problemas que podem afetar negativamente o desenvolvimento de uma criança incluem pobreza, violência, agressão, oposição, fracasso escolar e adaptação à separação e ao divórcio dos pais. Além disso, problemas de saúde mental causam desafios na infância e na adolescência. O surgimento da pandemia de Covid-19 afetou as crianças tanto física como mentalmente. A preocupação recente tem se concentrado em grupos de crianças que estão em maior risco, como crianças nascidas prematuras ou com muito baixo peso ao nascer (MBPN) ou com baixo peso ao nascer (BPN), crianças que frequentam creches, crianças que vivem na pobreza ou em situação de rua, filhos de famílias de imigrantes e crianças com doenças

crônicas clínicas e psiquiátricas e as com deficiências. Além disso, essas crianças e suas famílias enfrentam múltiplas barreiras para atendimento adequado de saúde, incluindo assistências odontológica e psiquiátrica. Uma perspectiva dos vários problemas de saúde que as crianças enfrentam e os principais desafios para os enfermeiros pediatras são discutidos nas seções seguintes.

Obesidade e diabetes tipo 2

A obesidade infantil, o problema nutricional mais comum entre as crianças norte-americanas, está aumentando em proporções epidêmicas. A obesidade em crianças e adolescentes é definida como um índice de massa corporal (IMC) igual ou superior ao percentil 95º para jovens da mesma idade e sexo. O *sobrepeso* é definido como um IMC igual ou superior ao percentil 85º e abaixo do percentil 95º para crianças e adolescentes da mesma idade e sexo. Em 2016, a prevalência de obesidade durante a infância foi de 18,5%, e a obesidade afetava mais de 13,7 milhões de crianças e adolescentes (Centers for Disease Control and Prevention, 2018; Flores & Lesley, 2014).

Várias evidências indicam que a obesidade materna acarreta grande influência na saúde dos filhos durante a infância e na vida adulta (Godfrey, Reynolds, Prescott et al., 2016). Um ambiente nutricional e microbiano ideal durante a gravidez pode reduzir o risco de os lactentes serem obesos ou com sobrepeso no início da vida (Garcia-Mantrana & Collado, 2016). Pesquisas sobre obesidade e sobrepeso recentes recomendam que sejam implementadas estratégias educacionais e preventivas desde a infância, e alguns pesquisadores acreditam que o período pré-natal é o mais relevante. A ênfase está nas estratégias preventivas que se iniciam na infância e no período pré-natal.

A falta de atividade física e um estilo de vida sedentário relacionado com recursos limitados, ambientes inseguros e instalações impróprias para realização de jogos e exercícios, combinados com fácil acesso a televisão e *videogames*, aumentam a incidência de obesidade entre crianças de minorias de baixa renda. Jovens com excesso de peso têm risco aumentado de alterações cardiometabólicas (um grupo de fatores cardiovasculares que incluem hipertensão, metabolismo de glicose alterado, dislipidemia e obesidade abdominal) no futuro (Weiss, Bremer, & Lustig, 2013) (Figura 1.1). O US Department of Health and Human Services (Departamento de Saúde e Serviços Humanos dos EUA) (2013) sugere que os enfermeiros se concentrem em estratégias de prevenção para reduzir a incidência de crianças com sobrepeso dos atuais 20% em todos os grupos étnicos para menos de 6%. As intervenções no estilo de vida mostram-se promissoras na prevenção da obesidade e na diminuição da ocorrência, se direcionadas a crianças de 6 a 12 anos.

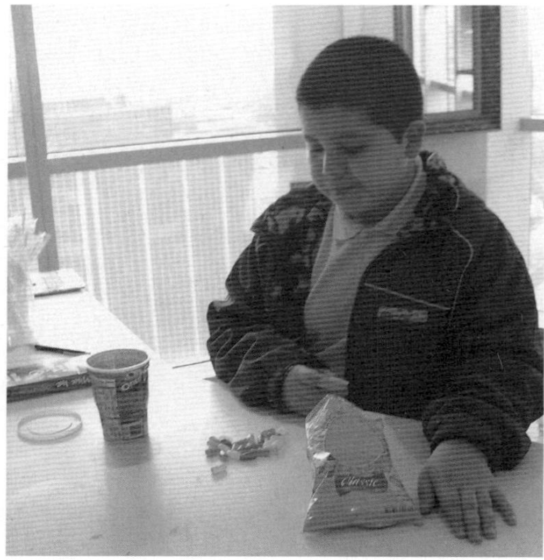

Figura 1.1 A cultura norte-americana de ingesta de alimentos gordurosos e de alto teor calórico contribui para a obesidade em crianças.

Acidentes na infância

Acidentes ou injúrias físicas não intencionais são a causa mais comum de morte e incapacidade entre crianças nos EUA (Centers for Disease Control and Prevention 2017b) (Tabela 1.1). As taxas de mortalidade por suicídio, intoxicação e quedas aumentaram substancialmente na última década. Outras injúrias não intencionais (ferimentos na cabeça, afogamento, queimaduras e acidentes com arma de fogo) tiram a vida de crianças todos os dias. A implementação de programas de prevenção de acidentes e promoção da saúde poderia prevenir muitas injúrias e fatalidades na infância.

O tipo de acidente e as circunstâncias que o cercam estão intimamente relacionadas com o crescimento e desenvolvimento normais (Boxe 1.3). À medida que as crianças se desenvolvem, sua curiosidade inata as obriga a investigar o ambiente e a imitar o comportamento dos outros. Isso é essencial para adquirir competência como um adulto, mas também pode predispor as crianças a vários perigos.

O estágio de desenvolvimento da criança determina parcialmente os tipos de acidentes que são mais prováveis de ocorrer em uma idade específica e ajuda a fornecer indícios para medidas preventivas. Por exemplo, lactentes ficam indefesos em qualquer ambiente. Quando eles começam a rolar ou se impulsionar, eles podem cair de superfícies desprotegidas. O lactente que engatinha, que possui tendência natural para colocar objetos na boca, corre o risco de aspiração ou intoxicação. A criança que se move, com o instinto de explorar e investigar e a capacidade de correr e escalar, pode experimentar quedas, queimaduras e colisões com objetos.

Tabela 1.1 Mortes por injúrias não intencionais evitáveis, EUA, 2017 (taxa por 100 mil habitantes em cada grupo etário).

	Idade (anos)		
Tipo de acidente	**0 a 4**	**5 a 14**	**15 a 24**
Meninos			
Veículo motorizado	2,8 (3)	2,4 (1)	22 (1)
Afogamento	3 (2)	0,8 (2)	1,8 (3)
Fogos e queimaduras	0,5 (5)	0,4 (3)	0,2 (5)
Asfixia	0,6 (4)	–	–
Quedas	–	–	0,8 (4)
Asfixia mecânica	6,4 (1)	0,2 (4)	–
Intoxicação	–	–	16,2 (2)
Outras causas	0,8	0,5	2,2
Meninas			
Veículo motorizado	2,6 (2)	1,7 (1)	9,4 (1)
Afogamento	1,6 (3)	0,3 (3)	0,3 (3)
Fogos e queimaduras	0,5 (4)	0,3 (2)	0,2 (4)
Asfixia	0,3 (5)	–	–
Quedas	–	0,1 (5)	0,1 (5)
Asfixia mecânica	4,8 (1)	–	–
Intoxicação	–	0,1 (4)	6,8 (2)
Outras causas	0,4	0,3	0,5

Fonte de dados: National Safety Council, *Injury Facts*, banco de dados *online*, disponível em https://injuryfacts.nsc.org.

À medida que as crianças crescem, sua absorção nas brincadeiras as torna alheias aos riscos ambientais, como tráfego nas ruas ou presença de água. A necessidade de se conformar e ganhar aceitação obriga crianças de mais idade e adolescentes a aceitar desafios. Embora a taxa de acidentes seja alta em crianças menores de 9 anos, a maioria das lesões fatais ocorre no fim da infância e na adolescência.

O padrão de mortes causadas por injúrias não intencionais, especialmente por acidentes com veículos motorizados (AVMs), afogamentos e queimaduras, é notavelmente consistente na maioria das sociedades ocidentais. As principais causas de morte por acidentes para cada faixa etária de acordo com o sexo são apresentadas na Tabela 1.1. A maioria das mortes por ferimentos ocorre em meninos. É importante notar que os acidentes continuam a ser responsáveis por mais de três vezes mais mortes de adolescentes do que qualquer outra causa (Annie E. Casey Foundation, 2019). Felizmente, as estratégias de prevenção, como o uso de sistemas de retenção de automóveis, capacetes para ciclistas e detectores de fumaça, reduziram significativamente as mortes de crianças. No entanto, as principais causas de morte em crianças são AVMs, incluindo mortes de ocupantes, pedestres, bicicletas e motocicletas; esses são responsáveis por mais da metade de todas as mortes por acidentes (Kids Count Data Center, 2016) (Figura 1.2).

Boxe 1.3 Acidentes na infância: fatores de risco.

- *Sexo* – Preponderância de meninos; diferença principalmente resultante de características comportamentais, especialmente agressão
- *Temperamento* – Crianças com perfil de temperamento difícil, especialmente as que apresentam persistência, alto nível de atividade e reações negativas a novas situações
- *Estresse* – Predispõe as crianças a maior risco de assumir um comportamento autodestrutivo; falta de autoproteção geral
- *Uso de álcool e drogas ilícitas* – Associado a maior incidência de acidentes com veículos motorizados, afogamentos, homicídios e suicídios
- *História de lesão anterior* – Associada ao aumento da probabilidade de outra lesão, especialmente se a lesão inicial exigiu hospitalização
- *Características de desenvolvimento*
  - Incompatibilidade entre o nível de desenvolvimento da criança e as habilidades necessárias para a atividade (p. ex., quadriciclos)
  - Curiosidade natural para explorar o ambiente
  - Desejo de se afirmar e desafiar as regras
  - Em escolares e adolescentes, desejo de aprovação e aceitação dos colegas
- *Características cognitivas* (específicas para a idade)
  - *Lactente* – Sensorimotor: explora o ambiente por meio do paladar e do toque
  - *Toddler* – Permanência de objeto: procura ativamente por um objeto atraente; causa e efeito: não tem consciência dos perigos consequentes; raciocínio transdutivo: pode falhar em aprender com as experiências (p. ex., percebe a queda de um degrau como um tipo diferente de perigo de subir em uma árvore); pensamento mágico e egocêntrico: é incapaz de compreender o perigo para si mesmo ou para os outros
  - *Criança em idade escolar* – Processos cognitivos de transição: é incapaz de compreender totalmente as relações causais; tenta atos perigosos sem planejamento detalhado quanto às consequências
  - *Adolescente* – Operações formais: está preocupado com o pensamento abstrato e perde de vista a realidade; pode levar à sensação de invulnerabilidade
- *Características anatômicas* (especialmente em lactentes e *toddlers*)
  - *Cabeça grande* – predispõe a lesões cranianas
  - *Baço e fígado grandes com amplo arco costal* – predispõe a traumas diretos a esses órgãos
  - *Corpo pequeno e leve* – Pode ser jogado facilmente, especialmente dentro de um veículo em movimento
- *Outros fatores* – Pobreza, estresse familiar (p. ex., doença materna, mudança ambiental recente), cuidados alternativos abaixo do padrão, idade materna jovem, baixa escolaridade materna, múltiplos irmãos

Acidentes com pedestres envolvendo crianças são responsáveis por um número significativo de mortes relacionadas com veículos motorizados. A maioria desses acidentes ocorre a meio quarteirão da residência, em cruzamentos, em calçadas e em estacionamentos. Acidentes na entrada de garagens geralmente envolvem crianças e veículos grandes em marcha a ré.

Acidentes associados a bicicletas também causam várias mortes em crianças; principalmente aquelas entre 5 a 9 anos correm o maior risco de fatalidades no uso de bicicletas. A maioria das mortes por ciclismo é causada por traumatismos cranianos (Centers for Disease Control and Prevention, 2017a). Os capacetes reduzem muito o risco de ferimentos na cabeça, mas poucas crianças usam capacetes. As campanhas comunitárias de uso de capacete para ciclistas e as leis para o uso obrigatório resultaram em aumentos significativos no uso de capacete. Ainda assim, questões como aparência, conforto e aceitabilidade social continuam sendo fatores importantes no descumprimento. Os enfermeiros podem educar as crianças e famílias sobre a segurança de pedestres e bicicletas. Em particular, os enfermeiros escolares podem promover o uso de capacete e encorajar os líderes de pares a agirem como modelos.

Afogamentos e queimaduras estão entre as principais causas de morte de meninos e meninas durante a infância (Figura 1.3). Além disso, o uso impróprio de armas de fogo é uma das principais causas de morte entre crianças do sexo masculino (Figura 1.4). Durante a primeira infância, mais meninos morrem de aspiração ou asfixia do que meninas (Figura 1.5). A cada ano, mais de 500 mil crianças com 5 anos ou menos sofrem potencial intoxicação relacionada com medicamentos (Ferguson, Osterthaler, Kaminski et al., 2015). Atualmente, mais crianças são levadas aos prontos socorros (PS) por superdosagens de medicamentos não intencionais. Aproximadamente 95% das visitas ao PS relacionadas com medicação em crianças menores de 5 anos devem-se à ingestão de medicamentos sem supervisão (Figura 1.6). A intoxicação intencional, associado ao uso abusivo de drogas ilícitas e álcool e tentativa de suicídio, é a segunda principal causa de morte em adolescentes do sexo feminino e a terceira principal causa de morte em adolescentes do sexo masculino.

Violência

A violência contra crianças e adolescentes é uma preocupação de alta visibilidade e alta prioridade em todos os setores da sociedade

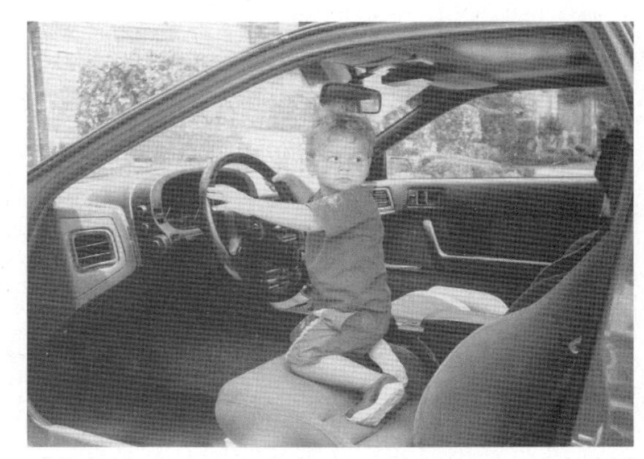

Figura 1.2 Acidentes em veículos motorizados são a principal causa de morte em crianças com mais de 1 ano. A maioria das fatalidades envolve ocupantes sem uso de restrições.

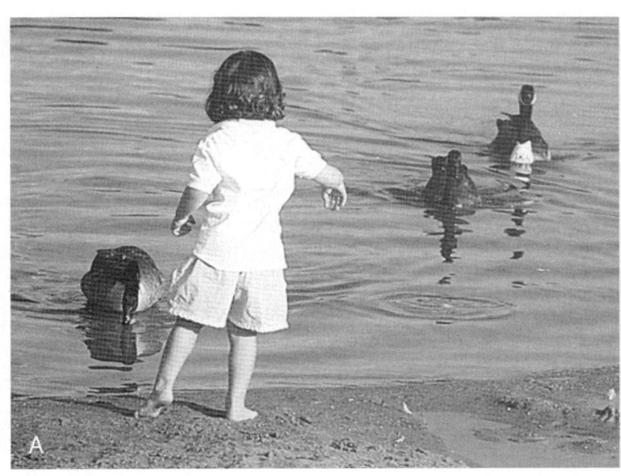

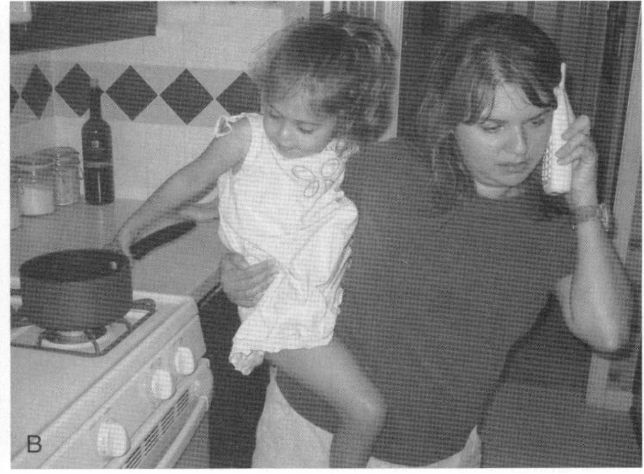

Figura 1.3 A. Afogamento é uma das principais causas de morte em crianças. Não é seguro deixar crianças desacompanhadas, mesmo em águas rasas. **B.** Queimaduras estão entre as três principais causas de morte por acidentes em crianças de 1 a 14 anos.

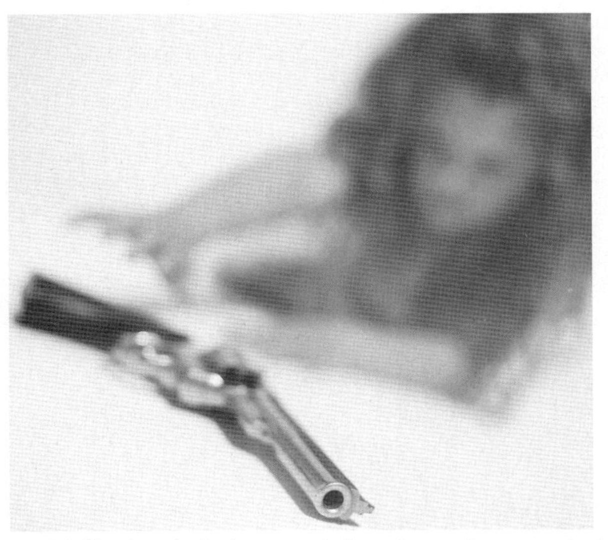

Figura 1.4 Uso impróprio de armas de fogo é a quarta causa principal de morte por ferimentos em crianças de 5 a 14 anos. (© 2012 Photos.com, uma divisão da Getty Images. Todos os direitos reservados.)

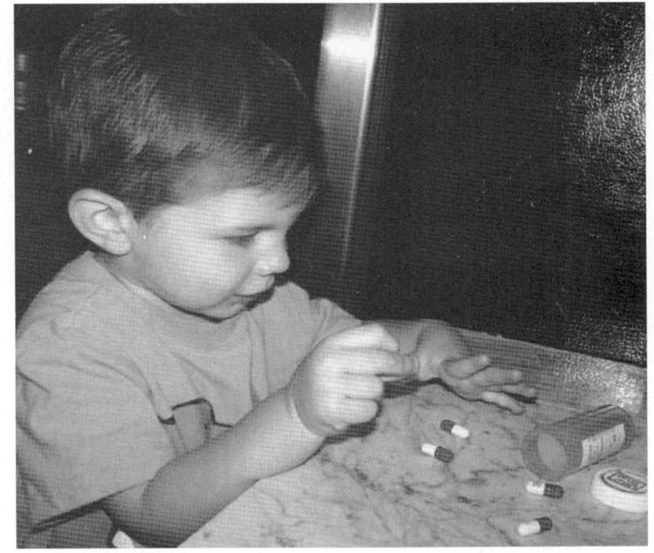

Figura 1.6 Intoxicação causa um número considerável de acidentes em crianças menores de 4 anos. Os medicamentos nunca devem ser deixados onde crianças pequenas possam alcançá-los.

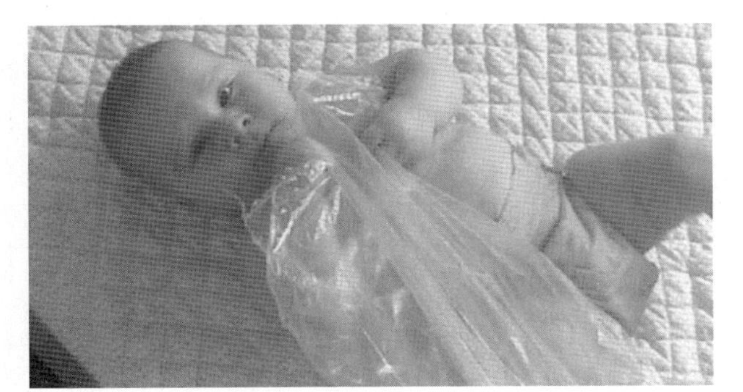

Figura 1.5 Asfixia mecânica é a principal causa de morte por acidentes em lactentes.

norte-americana (David-Ferdon & Simon, 2014). Taxas de homicídio notavelmente mais altas são encontradas entre as minorias populacionais, especialmente crianças afro-americanas. As causas da violência contra crianças e da violência autoinfligida não são totalmente compreendidas. A violência parece permear os lares norte-americanos por meio de programas de televisão, comerciais, *videogames* e filmes, todos os quais tendem a dessensibilizar a criança em relação à violência. A violência também permeia as escolas com a disponibilidade de armas, drogas ilícitas e gangues. O problema do homicídio na infância é extremamente complexo e envolve inúmeras influências sociais e econômicas dentre outras. A prevenção reside em uma melhor compreensão dos fatores sociais e psicológicos que levam aos altos índices de homicídio e suicídio. Enfermeiros precisam estar especialmente atentos aos jovens que fazem mal a animais ou iniciam incêndios, estão deprimidos, estão repetidamente em problemas com o sistema de justiça criminal ou estão associados a grupos sabidamente violentos. A prevenção requer identificação precoce e intervenção terapêutica rápida por profissionais qualificados.

Enfermeiros pediatras devem avaliar crianças e adolescentes quanto aos fatores de risco relacionados com a violência. As famílias que possuem armas de fogo devem ser instruídas sobre seu uso e armazenamento seguros. A presença de uma arma em uma casa aumenta o risco de suicídio em cerca de cinco vezes e o risco de homicídio em cerca de três vezes. Avanços tecnológicos, como incorporação de dispositivos de segurança para crianças e indicadores de carregamento, podem melhorar a segurança das armas de fogo (ver boxe *Foco na comunidade*).

EPIDEMIA DE CIGARRO ELETRÔNICO EM ADOLESCENTES

O uso de cigarros eletrônicos tornou-se uma epidemia nos EUA (Farzal, Perry, Yarbrough et al., 2019). O incremento no uso de dispositivos de vaporização (cigarros eletrônicos), relatado em 2018, aumentou 78% nos alunos do Ensino Médio e é ainda mais preocupante entre os alunos dos últimos anos do Ensino Fundamental, com aumento de 48%. Esse é o maior aumento no uso abusivo de substâncias na adolescência registrado em um período de 1 ano (Miech, Sculeberg, Johnston et al., 2018). Essa epidemia crescente é uma área importante para intervenção de enfermeiros, envolvendo-os em esforços fundamentais de prevenção (Farzal, Perry, Yarbrough et al., 2019).

Problemas de saúde mental

Uma em cada cinco crianças tem problemas de saúde mental e 80% dos transtornos mentais crônicos começam na infância (Child Mind Institute, 2016). Há pesquisas relevantes que destacam a importância do apoio socioemocional precoce para promover a saúde mental positiva. O National Institute for Children's Health Quality (Instituto Nacional de Qualidade da Saúde Infantil) hospeda vários recursos em seu *site* que fornecem informações sobre a promoção da saúde ideal em crianças (National Institute for Children's Health Quality, 2018).

Muitos adolescentes com transtornos de ansiedade, transtornos do controle do impulso ou transtorno do déficit de atenção/hiperatividade (TDAH) os desenvolvem durante a adolescência. Enfermeiros devem estar alertas aos sintomas de doença mental e potencial ideação suicida, e conhecer os recursos de alta resolutividade disponíveis nos serviços integrados de saúde mental.

Mortalidade infantil

A taxa de mortalidade infantil representa o número de mortes de crianças durante o primeiro ano de vida por mil nascidos vivos. Pode ser subdividida em mortalidade neonatal (< 28 dias de vida) e mortalidade pós-neonatal (28 dias a 11 meses). Nos EUA, a taxa de mortalidade infantil foi de 5,8 por mil nascidos vivos, a taxa de mortalidade neonatal foi de 3,84 e a taxa de mortalidade pós-neonatal foi de 1,95 em 2017 (Centers for Disease Control and Prevention, 2017a).

O peso ao nascer é considerado o principal determinante do óbito neonatal em países tecnologicamente desenvolvidos. A incidência relativamente alta de BPN (< 2.500 g) nos EUA é considerada um fator-chave em sua taxa de mortalidade neonatal mais elevada em comparação com outros países. O acesso e o uso de cuidados pré-natais de alta qualidade são estratégias preventivas promissoras para diminuir o parto precoce e a mortalidade infantil.

Conforme demonstra a Tabela 1.2, várias das principais causas de morte durante a infância continuam a ocorrer no período perinatal. As primeiras quatro causas – anomalias congênitas, distúrbios relacionados com a baixa idade gestacional e BPN não especificado, recém-nascido afetado por complicações maternas da gravidez e síndrome da morte súbita infantil – foram responsáveis por cerca de metade (49,8%) de todas as mortes de lactentes menores de 1 ano (Kochanek, Murphy, Xu et al., 2019). Muitas malformações congênitas estão associadas ao BPN, e a redução da incidência de BPN ajudará a prevenir anomalias congênitas. A mortalidade infantil resultante da infecção pelo vírus da imunodeficiência humana (HIV) diminuiu significativamente durante a década de 1990.

Quando as taxas de mortalidade infantil são categorizadas de acordo com a raça, uma diferença alarmante é identificada. A mortalidade infantil para crianças com a cor da pele branca é consideravelmente menor do que para todas as outras crianças nos EUA, com as de descendência afro-americana tendo o dobro da taxa de crianças com a cor da pele branca. A incidência de BPN também é muito mais alta para lactentes afro-americanos do que para qualquer outro grupo. Um dado encorajador é que a diferença nas taxas de mortalidade entre crianças brancas e não brancas (exceto afro-americanos) diminuiu nos últimos anos. As taxas de mortalidade infantil de crianças de descendência hispânica e das ilhas do Pacífico Asiático diminuíram drasticamente nas últimas duas décadas.

> **Foco na comunidade**
>
> ***Violência contra a criança***
>
> A violência comunitária atingiu proporções epidêmicas nos EUA. O grave problema da violência na sociedade afeta a vida de muitas crianças e estende-se por toda a família, escolas e locais de trabalho. Enfermeiros que trabalham com crianças, adolescentes e famílias têm papel fundamental na redução da violência por meio da identificação precoce e do reconhecimento dos sintomas do estresse mental-emocional que pode resultar dessas experiências. Crimes violentos continuam a ser um problema de saúde significativo para crianças, sendo o homicídio a segunda principal causa de morte em jovens de 15 a 19 anos (Annie E. Casey Foundation, 2019). As origens multifatoriais da violência incluem aspectos de desenvolvimento, envolvimento de gangues, acesso a armas de fogo, drogas ilícitas, mídia, pobreza e conflitos familiares. Frequentemente, as vítimas silenciosas e pouco reconhecidas são as crianças que testemunham atos de violência comunitária. Estudos sugerem que a exposição crônica à violência tem um efeito negativo no desenvolvimento cognitivo, social, psicológico e moral da criança. Além disso, múltiplas exposições a episódios de violência não protegem as crianças dos efeitos negativos; a exposição contínua pode resultar em sintomas duradouros de estresse. A preocupação nos EUA com o aumento da prevalência de crimes violentos levou enfermeiros a participarem ativamente em ações que visam à garantia de que as crianças cresçam em ambientes seguros. Enfermeiros pediatras estão em posição privilegiada para avaliar crianças e adolescentes quanto a sinais de exposição à violência e aos fatores de risco bem conhecidos; enfermeiros também podem implementar estratégias contra a violência e para resolução de problemas, aconselhamento e encaminhamentos. Essas atividades afetam a prática da comunidade e expandem o papel do enfermeiro no ambiente de saúde futuro. Os recursos profissionais incluem o seguinte:
>
> **Linha direta dos EUA de violência doméstica[1]**
> PO Box 161810
> Austin, TX 78716
> 800-799-SAFE
> https://www.ndvh.org
>
> **Child Trends**
> Bando de dados da Child Trends. (2016). Teen homicide, suicide, and firearm deaths. Retirado de http://www.childtrends.org/?indicators=teen-homicide-suicide-and-firearm-deaths
>
> [1]N.R.T.: No Brasil, para relatar violência e abusos contra crianças e adolescentes, utilize e divulgue o número 100.

Mortalidade na infância

As taxas de mortalidade de crianças com mais de 1 ano sempre foram menores do que as de lactentes menores de 1 ano. Crianças de 5 a 14 anos possuem a menor taxa de mortalidade. No entanto, um aumento acentuado ocorre durante o fim da adolescência, principalmente

devido a acidentes, homicídio e suicídio (Tabela 1.3). Em 2014, as injúrias físicas não intencionais foram responsáveis por 34,4% de todas as mortes. A segunda principal causa de morte foi o suicídio, responsável por 12,1% de todas as mortes. A tendência de determinantes raciais influenciarem a mortalidade infantil também é presente nas mortes de crianças em todas as idades e em ambos os sexos. Crianças de cor da pele branca apresentam menor taxa de mortalidade em todas as faixas etárias, e as mortes de meninos superam as de meninas.

Após 1 ano, a causa da morte muda drasticamente, com as injúrias não intencionais (acidentes) sendo a causa principal desde a idade mais jovem até a adolescência. As mortes por injúrias intencionais têm aumentado constantemente entre jovens de 10 a 25 anos, especialmente entre afro-americanos e do sexo masculino. O homicídio é a terceira causa de morte na faixa etária de 15 a 19 anos (Tabela 1.3). Crianças de 12 anos ou mais tendem a ser vítimas de homicídio cometido por pessoas que não são da família (conhecidos e gangues, geralmente do mesmo grupo social) e, mais frequentemente, por armas de fogo. O suicídio, forma de lesões autoprovocadas, é a terceira causa de morte entre crianças e adolescentes de 10 a 19 anos.

Tabela 1.2 Taxa de mortalidade infantil e porcentagem do total de óbitos segundo as 10 principais causas de morte infantil em 2017 (taxa por mil nascidos vivos).

Classificação	Causa da morte (baseada na Classificação Internacional de Doenças, 10ª revisão)	Porcentagem	Taxa
	Todas as raças, todas as causas	100	579,3
1	Anomalias congênitas	20,5	118,8
2	Transtornos relacionados com a baixa idade gestacional e baixo peso ao nascer não especificado	16,8	97,2
3	Recém-nascidos acometidos por complicações maternas da gravidez	6,4	37,1
4	Síndrome da morte súbita infantil	6,1	35,4
5	Acidentes (injúrias físicas não intencionais)	5,9	34,2
6	Recém-nascidos acometidos por complicações placentárias, de cordão e membranas	3,8	21,9
7	Sepse neonatal	2,7	15,4
8	Doenças do sistema circulatório	2	11,6
9	Síndrome do desconforto respiratório do recém-nascido	2	11,4
10	Hemorragia neonatal	1,7	9,8

Kochanek K.D, Murphy, S.L. Xu, J. et al. (2019). Deaths: Final Data for 2017. *National Vital Statistics Reports*, 68(9), 1-77.

Morbidade infantil

A *doença aguda* é definida como uma doença com sintomas graves o suficiente para limitar a atividade ou exigir assistência médica. As patologias respiratórias são responsáveis por aproximadamente 50% de todas as condições agudas, 11% são causadas por infecções e doenças parasitárias e 15% são causadas por acidentes. A principal doença respiratória na infância é o resfriado comum.

Os tipos de doenças que as crianças contraem durante a infância variam de acordo com a idade. Por exemplo, infecções do trato respiratório superior e diarreia diminuem de frequência com a idade, enquanto outras doenças, como acne e cefaleia, aumentam. As crianças que tiveram um tipo específico de problema de saúde dispõem de maior probabilidade de tê-lo novamente. A morbidade não é distribuída aleatoriamente entre as crianças. A preocupação recente tem se concentrado em grupos de crianças que apresentam morbidade aumentada: crianças em situação de rua, crianças vivendo na pobreza, recém-nascidos com BPN, crianças com doenças crônicas, crianças estrangeiras adotadas e crianças em creches. Vários fatores colocam esses grupos em situação de risco para ocorrência de agravos à saúde. Uma das principais causas é a dificuldade de acesso à assistência à saúde, especialmente para as crianças em situação de rua, as atingidas pela pobreza e aquelas com problemas crônicos de saúde. Outros fatores incluem a melhora da sobrevida de crianças com problemas crônicos de saúde, principalmente lactentes com BPN.

ARTE DA ENFERMAGEM PEDIÁTRICA

Filosofia do cuidar

O cuidado de enfermagem prestado a lactentes, crianças e adolescentes envolve a proteção, promoção e otimização da saúde e das habilidades, prevenção de doenças e acidentes, alívio do sofrimento por meio do diagnóstico e tratamento de respostas humanas, além de defender o cuidado de indivíduos, famílias e populações.

Cuidado centrado na família

A filosofia do cuidado centrado na família reconhece a família como uma constante na vida de uma criança. O cuidado centrado na família é uma abordagem para planejamento, intervenção e avaliação dos cuidados de saúde, que se baseia em parcerias mutuamente benéficas entre profissionais de saúde, pacientes e famílias (Institute for Patient- and Family-Centered Care, 2018).

Tabela 1.3 Cinco principais causas de morte em crianças nos EUA: intervalos de idade selecionados, 2014.[a]

	1 a 4 anos		5 a 9 anos		10 a 14 anos		15 a 19 anos	
Classificação	**Causa**	**Taxa**	**Causa**	**Taxa**	**Causa**	**Taxa**	**Causa**	**Taxa**
	Todas as causas	24	Todas as causas	11,5	Todas as causas	14	Todas as causas	45,5
1	Acidentes	7,6	Acidentes	3,6	Acidentes	3,6	Acidentes	17,7
2	Anomalias congênitas	2,5	Câncer	2,1	Suicídio	2,1	Suicídio	8,7
3	Homicídio	2,3	Anomalias congênitas	0,9	Câncer	2	Homicídio	6,7
4	Câncer	2	Homicídio	0,6	Anomalias congênitas	0,8	Câncer	2,9
5	Cardiopatia	0,9	Cardiopatia	0,3	Homicídio	0,8	Cardiopatia	1,4

[a]Taxa por 100 mil habitantes.
Modificada de Murphy, S. L., Mathews, T. J., Martin, J. A. et al. (2017). Annual summary of vital statistics: 2013-2014V. *Pediatrics, 139*(6), e20163239.

Os enfermeiros apoiam as famílias em seus papéis naturais de cuidado e tomada de decisão, ressaltando suas peculiaridades e forças, e reconhecendo sua *expertise* em cuidar de seus filhos, tanto dentro como fora do ambiente hospitalar. O enfermeiro considera as necessidades de todos os membros da família em relação ao cuidado da criança (Boxe 1.4). Essa filosofia reconhece a diversidade de estruturas e origens familiares; objetivos, sonhos, estratégias e ações familiares; e suporte familiar, serviço e necessidades de informação.

Dois conceitos básicos no cuidado centrado na família são capacitação e fortalecimento. Os profissionais capacitam as famílias, criando oportunidades e meios para que todos os membros da família exibam suas habilidades e competências atuais e adquiram novas para atender às necessidades da criança e da família. *Fortalecimento* descreve a interação dos profissionais com as famílias, de modo que mantenham ou adquiram um senso de controle sobre suas vidas familiares e reconheçam as mudanças positivas que resultam de comportamentos favoráveis que fomentam suas próprias forças, habilidades e ações.

Embora cuidar da família seja fortemente enfatizado ao longo deste texto, ele é destacado em recursos como os boxes *Considerações culturais* e *Cuidado centrado na família*.

Cuidado atraumático

O cuidado atraumático é a prestação de cuidado terapêutico em ambientes, por equipe e mediante o uso de intervenções que eliminam ou minimizam o sofrimento psicológico e físico vivenciado pelas crianças e suas famílias no sistema de saúde. O cuidado terapêutico abrange a prevenção, o diagnóstico, o tratamento ou a paliação de condições agudas ou crônicas. Ambiente refere-se ao local em que o cuidado é prestado – a casa, o hospital ou qualquer outro ambiente de cuidados à saúde. A equipe inclui qualquer pessoa diretamente envolvida na prestação de cuidados terapêuticos. As intervenções variam de abordagens psicológicas, como preparar crianças para procedimentos, a intervenções físicas, como fornecer espaço para um pai ficar com a criança. O sofrimento psicológico pode incluir ansiedade, medo, raiva, decepção, tristeza, vergonha ou culpa. O sofrimento físico pode variar de insônia e imobilização a alterações de estímulos sensoriais, como dor, temperaturas extremas, ruídos altos, luzes fortes ou escuridão. Assim, o cuidado atraumático preocupa-se com onde, quem, por que e como ocorre qualquer procedimento realizado em uma criança com o propósito de prevenir ou minimizar o estresse psicológico e físico (Wong, 1989).

O objetivo primordial na prestação de cuidados atraumáticos é: primeiramente, não cause danos. Três princípios fornecem a estrutura para atingir este objetivo: (1) prevenir ou minimizar a separação da criança da família; (2) promover um senso de controle; e (3) prevenir ou minimizar lesões físicas e dor. Exemplos de prestação de cuidados atraumáticos incluem promover a relação pais-filho durante a hospitalização, preparar a criança antes de qualquer tratamento ou procedimento não familiar, controlar a dor, permitir a privacidade da criança, proporcionar atividades lúdicas para expressão de medo e agressão, fornecer escolhas às crianças e respeitar diferenças culturais.

Boxe 1.4 Elementos-chave do cuidado centrado na família.

- Incorporar na política e prática o reconhecimento de que a família é a constante na vida de uma criança, enquanto os sistemas de serviço e pessoal de apoio dentro desses sistemas mudam
- Facilitar a colaboração família-profissional em todos os níveis de cuidados hospitalares, domiciliares e comunitários:
  - Cuidar de uma criança como indivíduo
  - Desenvolvimento, implementação e avaliação de programa de cuidado centrado na família
  - Elaboração de políticas
- Trocar informações completas e imparciais entre membros da família e profissionais de maneira acolhedora em todos os momentos
- Incorporar à política e à prática o reconhecimento e a relevância da diversidade cultural, os pontos fortes e a individualidade dentro e entre as famílias, incluindo diversidade étnica, espiritual, social, econômica, educacional e geográfica
- Reconhecer e respeitar os diferentes métodos de enfrentamento e implementação de políticas e programas abrangentes que forneçam suporte aos desenvolvimentos educacional, emocional, ambiental e financeiro para atender às diversas necessidades das famílias
- Promover e encorajar a formação de redes de apoio entre famílias
- Garantir que os sistemas de apoio e serviços domiciliares, hospitalares e comunitários direcionados ao atendimento de crianças que precisam de cuidados especializados de desenvolvimento e de saúde e suas famílias sejam flexíveis, acessíveis e abrangentes para responder às diversas necessidades identificadas pela família
- Valorizar as famílias como famílias e as crianças como crianças, reconhecendo que possuem uma ampla gama de pontos fortes, preocupações, emoções e aspirações além de sua necessidade de serviços especializados de saúde e de desenvolvimento, bem como serviços de apoio

De Shelton, T. L., & Stepanek, J. S. (2014). *Family-centered care for children needing specialized health and developmental services*. Bethesda, MD: Association for the Care of Children's Health.

Papel do enfermeiro pediatra

O enfermeiro pediatra é responsável por promover a saúde e o bem-estar da criança e da família. As funções da enfermagem variam de acordo com as estruturas locais de trabalho, educação e experiência profissional e objetivos pessoais de carreira. Assim como os pacientes (crianças e suas famílias) possuem históricos únicos, cada enfermeiro traz um conjunto individual de variáveis que afetam a relação enfermeiro-paciente. Não importa onde os enfermeiros pediatras atuam, sua principal preocupação é o bem-estar da criança e da família.

Existem muitas funções diferentes para enfermeiros especialistas no cuidado de crianças e suas famílias. Por exemplo, um enfermeiro pediatra pode buscar um diploma avançado nos EUA e tornar-se um enfermeiro pediatra de prática avançada, conhecido como Pediatric Nurse Practitioner (PNP), ou um enfermeiro clínico especialista (ECE) em pediatria. Muitos enfermeiros pediatras de prática avançada prosseguem na carreira em busca da titulação de Doutorado Profissional em Enfermagem (DPE). Os PNPs atuam em uma variedade de ambientes e são capazes de diagnosticar doenças e prescrever medicamentos. Eles promovem uma gama de cuidados para crianças que precisam realizar exames de rotina, além de cuidados para promoção de saúde até o cuidado de crianças com doenças graves ou crônicas. Os ECEs atuam em uma variedade de atividades, tanto nas funções diretas quanto nas indiretas. Eles modelam o cuidado direto e especializado centrado no paciente e na família.

Relação terapêutica

O estabelecimento de uma relação terapêutica é base essencial para a prestação de cuidados de enfermagem de qualidade. Enfermeiros pediatras precisam desenvolver relacionamentos significativos com as crianças e suas famílias, mas permanecer separados o suficiente para distinguir seus próprios sentimentos e necessidades. Em um relacionamento terapêutico, limites bem definidos e afetuosos separam o enfermeiro da criança e da família. Esses limites são positivos e profissionais e promovem o controle da família sobre os cuidados de saúde da criança. Tanto o enfermeiro quanto a família têm autonomia e mantêm uma comunicação aberta. Em um relacionamento não terapêutico, esses limites são confusos, e muitas das ações do enfermeiro podem atender às necessidades pessoais, como a necessidade de sentir-se querido e envolvido, em vez das necessidades da família. Explorar se os relacionamentos com os pacientes são terapêuticos ou não terapêuticos ajuda os enfermeiros a identificar áreas problemáticas no início de suas interações com crianças e famílias (ver boxe *Diretrizes para o cuidado de enfermagem*).

Defesa e cuidado da família

Embora os enfermeiros sejam responsáveis por si próprios, pela profissão e pela instituição empregadora, sua responsabilidade principal é para com o usuário dos serviços de enfermagem: a criança e a família. O enfermeiro deve trabalhar com os familiares, identificar seus objetivos e suas necessidades e planejar intervenções que melhor abordem os problemas definidos. Como defensor, o enfermeiro auxilia a criança e a família a fazer escolhas informadas e a agir no melhor interesse da criança. A defesa envolve garantir que as famílias estejam cientes de todos os serviços de saúde disponíveis, devidamente informadas sobre os tratamentos e procedimentos, envolvidas no cuidado da criança e encorajadas a mudar ou seguir as práticas de saúde existentes.

Ao cuidar das crianças e famílias, os enfermeiros devem demonstrar carinho, compaixão e empatia pelos outros. Aspectos de cuidar incorporam o conceito de cuidado atraumático e o desenvolvimento de uma relação terapêutica com os pacientes. Os pais percebem o cuidar como um sinal de qualidade na assistência de enfermagem, muitas vezes voltada às necessidades não técnicas da criança e da família. Os pais descrevem o cuidado "personalizado" como ações do enfermeiro que incluem reconhecer a presença dos pais, ouvir, fazer com que os pais se sintam confortáveis no ambiente hospitalar, envolver os pais e a criança nos cuidados de enfermagem, mostrar interesse e preocupação com seu bem-estar, mostrando afeto e sensibilidade aos pais e à criança, comunicando-se com eles e individualizando os cuidados de enfermagem. Os pais percebem o cuidado de enfermagem individual como parte integrante do estabelecimento de um relacionamento positivo.

Prevenção de doenças e promoção da saúde

Cada enfermeiro envolvido no cuidado de crianças deve compreender a importância da prevenção de doenças e da promoção da saúde.

Diretrizes para o cuidado de enfermagem

Explore seus relacionamentos com crianças e família

Para fomentar relações terapêuticas com crianças e famílias, você deve, primeiro, tornar-se consciente do seu estilo de cuidado, incluindo como efetivamente você se importa.

As seguintes perguntas devem ajudá-lo a entender a qualidade terapêutica de seus relacionamentos profissionais.

Ações negativas

- Você se envolve demais com as crianças e suas famílias?
- Você trabalha horas extras para cuidar da família?
- Você gasta seu tempo de folga com as famílias das crianças, dentro ou fora do hospital?
- Você liga com frequência (ambos, hospital ou lar) para ver como a família está?
- Você demonstra favoritismo em relação a certos pacientes?
- Você compra roupas, brinquedos, comida ou outros itens para a criança e a família?
- Você compete com outros membros da equipe pelo carinho de certos pacientes e famílias?
- Outros membros da equipe comentam sobre sua proximidade com a família?
- Você tenta influenciar as decisões das famílias, em lugar de facilitar sua tomada de decisão informada?
- Você se envolve pouco com as crianças e famílias?
- Você restringe o acesso dos pais ou visitante da criança, usando desculpas como a unidade está muito ocupada?
- Você se concentra nos aspectos técnicos do cuidado e perde a visão da pessoa que é o paciente?
- Você está excessivamente envolvido com crianças e pouco envolvido com seus pais?
- Você se torna crítico quando os pais não visitam seus filhos?
- Você compete com os pais pelo afeto de seus filhos?

Ações positivas

- Você se esforça para capacitar as famílias?
- Você explora os pontos fortes e as necessidades das famílias em um esforço para aumentar o envolvimento da família?
- Você desenvolveu habilidades de educação para instruir famílias em vez de fazer tudo para eles?
- Você trabalha com as famílias para encontrar maneiras de diminuir sua dependência dos profissionais de saúde?
- Você pode separar as necessidades das famílias das suas próprias necessidades?
- Você se esforça para se fortalecer?
- Você está ciente de suas respostas emocionais a diferentes pessoas e situações?
- Você procura compreender como as experiências de sua própria família influenciam as reações dos pacientes e familiares, especialmente à medida que afetam as tendências que observa para resultar em envolvimento excessivo ou insuficiente?
- Você possui uma influência calmante, não uma que amplie a emoção?
- Você desenvolveu habilidades interpessoais além de habilidades técnicas?
- Você aprendeu sobre padrões étnicos e religiosos da família?
- Você se comunica diretamente com pessoas com quem você está chateado ou possui problema?
- Você é capaz de "recuar" e retirar-se emocionalmente, se não fisicamente, quando ocorrer sobrecarga emocional, mas permanecer comprometido?
- Você cuida de si mesmo e de suas necessidades?
- Você entrevista periodicamente os membros da família para determinar suas questões atuais (p. ex., sentimentos, atitudes, respostas, desejos), comunica esses achados para os colegas e atualiza registros?
- Você evita confiar em dados de entrevistas iniciais, suposições ou fofocas em relação às famílias?
- Você faz perguntas se as famílias não participam dos cuidados?
- Você avalia as famílias quanto a sentimentos de ansiedade, medo, intimidação, preocupação em cometer um erro, uma percepção de falta de competência para cuidar de seus filhos ou medo de os profissionais de saúde ultrapassarem seus limites no espaço familiar, ou vice-versa?
- Você explora essas questões com membros da família e fornece incentivo e apoio para permitir que as famílias se ajudem?
- Você mantém os canais de comunicação abertos entre si, familiares, médicos e outros profissionais de saúde?
- Você resolve conflitos e mal-entendidos diretamente com aqueles que estão envolvidos?
- Você esclarece informações para famílias ou busca a pessoa apropriada para fazê-lo?
- Você reconhece que, de tempos em tempos, um relacionamento terapêutico pode mudar para um relacionamento social ou uma amizade íntima?
- Você é capaz de reconhecer o fato quando ocorre e entende por que aconteceu?
- Você pode garantir que há outra pessoa mais objetiva que pode assumir seu lugar no relacionamento terapêutico?

O plano de cuidados de enfermagem deve incluir uma avaliação completa de todos os aspectos que envolvem o crescimento e o desenvolvimento infantis, incluindo nutrição, imunizações, segurança, atendimento odontológico, socialização, comportamento e educação. Se forem identificados problemas, o enfermeiro intervém diretamente ou encaminha a família a outros profissionais ou serviços de saúde.

A melhor abordagem para a prevenção é a educação e a orientação precoces. Neste livro, cada capítulo sobre promoção da saúde inclui seções sobre orientação precoce. O conhecimento sobre riscos ou conflitos inerentes a cada período do desenvolvimento permite ao enfermeiro orientar os pais quanto às práticas de educação dos filhos, que visam prevenir potenciais problemas. Um exemplo relevante é a segurança. Como cada grupo etário corre risco de sofrer tipos especiais de acidentes, a educação para prevenção pode reduzir significativamente a ocorrência de acidentes, diminuindo os índices de invalidez permanente e de mortalidade.

A prevenção também envolve aspectos menos óbvios do cuidar das crianças. O enfermeiro é responsável por realizar cuidados que promovam o bem-estar mental (p. ex., pedir a ajuda de um enfermeiro para aplicar técnicas de brinquedo terapêutico durante um procedimento doloroso, como uma imunização).

Educação em saúde

A educação em saúde é indissociável da prevenção e da defesa da família. A educação em saúde pode ser o objetivo direto da prática do enfermeiro, como ocorre durante cursos ofertados aos pais, ou pode ser indireto, ao ajudar pais e filhos a entenderem um diagnóstico ou tratamento de saúde, encorajar as crianças a fazerem perguntas sobre seus corpos, encaminhar as famílias a profissionais de saúde ou grupos de apoio, fornecendo aos pacientes uma fonte de literatura apropriada e orientação precoce. A importância de avaliar cuidadosamente o letramento em saúde nas famílias e as abordagens de educação culturalmente sensíveis devem ser enfatizadas.

A educação em saúde é uma área na qual os enfermeiros muitas vezes precisam de preparo e prática para alcance de competência, porque envolve a transmissão de informações adequadas ao nível de compreensão e necessidade de informação da criança e da família. Como um educador eficaz, o enfermeiro concentra-se em fornecer educação em saúde apropriada analisando a resposta e avaliando de modo aberto o aprendizado.

Prevenção de acidentes

A cada ano, acidentes matam ou incapacitam mais crianças com mais de 1 ano do que todas as doenças da infância combinadas. O enfermeiro desempenha um papel importante na prevenção de acidentes, usando abordagem focada no desenvolvimento para aconselhamento sobre questões de segurança fornecidas aos pais de crianças de todas as idades. Percebendo que as preocupações com a segurança de um lactente são completamente diferentes dos riscos de acidentes dos adolescentes, o enfermeiro discute dicas adequadas de prevenção de acidentes para pais e filhos como parte do atendimento de rotina ao paciente.

Apoio e aconselhamento

A atenção às necessidades emocionais requer apoio e, às vezes, aconselhamento. O papel de defensor da criança ou de educador em saúde está fortemente relacionado com ações de apoio, em virtude da abordagem individualizada. O enfermeiro pode oferecer apoio ouvindo, tocando e estando fisicamente presente. O toque e a presença física são mais úteis com as crianças, porque facilitam a comunicação não verbal. O aconselhamento envolve uma troca mútua de ideias e opiniões que fornecem a base para a resolução mútua de problemas. Envolve apoio, ensino, técnicas para fomentar a expressão de sentimentos ou pensamentos e abordagens para ajudar a família a lidar com o estresse. Idealmente, o aconselhamento não apenas ajuda a resolver uma crise ou problema, mas também permite que a família atinja um nível mais alto de funcionamento, maior autoestima e relacionamentos mais próximos. Embora o aconselhamento seja frequentemente o papel de enfermeiros em áreas especializadas, as técnicas de aconselhamento são discutidas em várias seções deste livro para ajudar os alunos e enfermeiros a lidarem com crises imediatas e encaminhar as famílias para assistência profissional adicional.

Coordenação e colaboração

O enfermeiro, como membro da equipe de saúde, colabora e coordena a assistência de enfermagem com as atividades assistenciais de outros profissionais. Ao trabalhar de modo isolado, raramente um enfermeiro atende aos melhores interesses da criança. O conceito de cuidado holístico pode ser exercido por meio de uma abordagem unificada e interdisciplinar, estando ciente das contribuições e limitações de cada membro da equipe e colaborando com outros especialistas para fornecer assistência à saúde de alta qualidade. A falha em reconhecer as limitações pode ser não terapêutica, na melhor das hipóteses, e destrutiva, na pior. Por exemplo, o enfermeiro que se sente competente para realizar um aconselhamento, mas que, na realidade, é inexperiente nessa área, pode não apenas impedir a criança de lidar com uma crise, mas também impedir o sucesso futuro a ser alcançado por um profissional qualificado. A enfermagem deve ser vista como a principal profissão que contribui para garantir que a equipe de saúde concentre-se na prestação de cuidados seguros e de alta qualidade.

Tomada de decisão ética

Dilemas éticos surgem quando considerações morais concorrentes resultam na identificação de várias alternativas. Pais, enfermeiros, médicos e outros membros da equipe de saúde podem chegar a decisões diferentes, mas moralmente defensáveis, atribuindo pesos diferentes a valores morais que competem entre si. Esses valores morais concorrentes podem incluir autonomia, o direito do paciente pela autodeterminação; não maleficência, a obrigação de minimizar ou prevenir danos; beneficência, a obrigação de promover o bem-estar do paciente; e justiça, que envolve o conceito de equidade. Os enfermeiros devem determinar a ação mais benéfica ou menos prejudicial dentro da estrutura de costumes sociais, padrões de prática profissional, a lei, as regras institucionais, o sistema de valores da família, as tradições religiosas e os próprios valores pessoais dos enfermeiros.

Os enfermeiros devem preparar-se sistematicamente para a tomada de decisão ética colaborativa. Eles podem fazer isso mediante preparo oferecido em cursos formais, educação continuada e literatura atualizada sobre o tema, trabalhando para estabelecer um ambiente que se fundamente no discurso ético.

O enfermeiro também utiliza o código de ética profissional para orientação e como meio de autorregulação profissional. Os enfermeiros podem enfrentar questões éticas em relação ao atendimento ao paciente, como o uso de medidas de reanimação em recém-nascidos MBPN ou o direito da criança com doença terminal de recusar o tratamento. Eles podem ter dificuldades com questões relacionadas com a veracidade, com o equilíbrio de seus direitos e responsabilidades no cuidado de crianças com a síndrome da imunodeficiência adquirida (AIDS), denúncias ou alocação de recursos. Argumentos éticos são apresentados para ajudar os enfermeiros a esclarecer seus julgamentos de valor quando confrontados com questões delicadas.

Pesquisa e prática baseada em evidências

Os enfermeiros devem realizar pesquisas porque são os indivíduos que observam as respostas humanas à saúde e à doença. A ênfase atual em resultados mensuráveis para determinar a eficácia das intervenções (muitas vezes em relação ao custo) exige que os enfermeiros saibam se as intervenções clínicas culminam em resultados positivos para seus pacientes. Essa demanda tem influenciado a tendência atual para a prática baseada em evidências (PBE), o que implica questionar por que algo é eficaz e se existe uma abordagem melhor. O conceito de PBE também envolve a análise e tradução de pesquisas clínicas publicadas para a prática cotidiana da enfermagem. Quando os enfermeiros baseiam sua prática clínica na ciência e na pesquisa e documentam seus resultados clínicos, eles serão capazes de validar suas contribuições para a saúde, o bem-estar e a cura, não apenas para seus pacientes, serviços terceirizados e instituições, mas também para a profissão de enfermagem. A avaliação é essencial para o processo de enfermagem, e a pesquisa é uma das melhores formas de realizá-la.

PBE é a coleta, interpretação e integração de informações válidas, relevantes e aplicáveis relatadas pelo paciente, observadas pelo enfermeiro e derivadas da pesquisa. Usando a questão população/paciente/problema, intervenção, comparação, resultado e tempo (PICOT) para definir claramente o problema de interesse, enfermeiros são capazes de obter as melhores evidências para melhorar o atendimento. A prática de enfermagem baseada em evidências combina conhecimento com experiência clínica e intuição. Ela fornece uma abordagem racional para a tomada de decisão que facilita a implementação das melhores práticas (Melnyk & Fineout-Overholt, 2014). A PBE é uma ferramenta importante que complementa o processo de enfermagem, para as quais se requer uso de habilidades de pensamento crítico para tomar decisões com base no conhecimento existente. A abordagem tradicional do processo de enfermagem para cuidar do paciente pode ser usada para conceituar os componentes essenciais da PBE na enfermagem. Durante as fases de avaliação e diagnóstico do processo de enfermagem, o enfermeiro estabelece importantes questões clínicas e conclui uma revisão crítica do conhecimento existente. A PBE também começa com a identificação do problema. O enfermeiro faz perguntas clínicas de forma concisa e organizada, o que permite alcance de respostas objetivas. Uma vez que as perguntas específicas são identificadas, começa uma busca extensiva pela melhor informação para responder à pergunta. O enfermeiro avalia pesquisas clinicamente relevantes, analisa os achados da história e do exame físico e analisa a fisiopatologia específica do problema definido. A terceira etapa do processo de enfermagem é desenvolver um plano de cuidados. Na prática de enfermagem baseada em evidências, o plano de cuidados é estabelecido após a conclusão de uma avaliação crítica do que se sabe e do que não se sabe sobre o problema definido. A seguir, no processo de enfermagem tradicional, o enfermeiro implementa o plano de cuidados. Ao integrar evidências com experiência clínica, o enfermeiro concentra o cuidado nas necessidades exclusivas do paciente. A etapa final da PBE é consistente com a fase final do processo de enfermagem – avaliar a eficácia do plano de cuidados.

A busca por evidências na era moderna de tecnologia pode ser irresistível. Para que os enfermeiros implementem a PBE, eles devem ter acesso a recursos apropriados e atualizados, como mecanismos de busca *online* e acesso a periódicos. Em muitas instituições, terminais de computador estão disponíveis à beira do leito do paciente, com acesso fácil à internet e aos periódicos *online*. Outro recurso importante para a implementação da PBE é o tempo. A falta de enfermeiros e as mudanças contínuas em muitas instituições agravaram a questão do dimensionamento de enfermagem para o cuidado, a educação e a orientação do paciente. Em algumas instituições, os enfermeiros recebem, durante o tempo em que não estão realizando cuidados ao paciente, para participar de atividades que promovem a PBE. Isso requer um ambiente organizacional que valorize a PBE e seu potencial impacto sobre o cuidado do paciente. À medida que o conhecimento é gerado em relação ao impacto significativo da PBE nos resultados do atendimento ao paciente, espera-se que a cultura organizacional mude para apoiar a participação do enfermeiro na PBE. À medida que aumenta a quantidade de evidências disponíveis, também aumenta nossa necessidade de avaliar criticamente tais evidências.

Ao longo deste livro, os boxes de *Evidência e prática* resumem as evidências existentes que promovem a excelência no atendimento clínico. Os critérios GRADE (*Grading of Recommendations Assessment, Development and Evaluation* – Classificação de Recomendações de Avaliação, Desenvolvimento e Avaliação) são utilizados para avaliar a qualidade das pesquisas publicadas em artigos utilizados para se desenvolverem diretrizes de prática (Guyatt, Oxman, Akl et al., 2011). A Tabela 1.4 define como o enfermeiro avalia a qualidade da evidência usando os critérios GRADE e estabelece que uma recomendação é forte e a outra é fraca. Em cada boxe que apresenta *Evidência e prática* avalia-se a qualidade da evidência existente e a força da recomendação para mudança de prática.

JULGAMENTO CLÍNICO E RACIOCÍNIO CLÍNICO NA PRESTAÇÃO DE CUIDADOS DE ENFERMAGEM A CRIANÇAS E FAMÍLIAS

Julgamento clínico e raciocínio clínico

O desenvolvimento de um processo de pensamento sistemático é essencial para uma profissão. Isso auxilia o profissional no atendimento das necessidades do paciente.

A definição de julgamento clínico do National Council of State Boards of Nursing (NCSBN), dos EUA, é "o resultado observado do raciocínio crítico e da tomada de decisão. É um processo iterativo que utiliza o conhecimento de enfermagem para observar e avaliar as situações apresentadas, identificar problemas prioritários para o paciente e gerar as melhores soluções possíveis baseadas em evidências, a fim de

Tabela 1.4 Critérios GRADE para avaliar a qualidade da evidência.

Qualidade	Tipo de evidência
Alta	Evidências consistentes de Ensaios Clínicos Randômicos (ECRs) bem realizados ou evidências excepcionalmente fortes de estudos observacionais sem vieses
Moderada	Evidências de ECRs com limitações importantes (resultados inconsistentes, falhas na metodologia, evidências indiretas ou resultados imprecisos) ou evidências extraordinariamente fortes de estudos observacionais sem vieses
Baixa	Evidências de pelo menos um resultado forte derivado de estudo observacional, de ECRs com sérias falhas, ou de evidências indiretas
Muito baixa	Evidências de pelo menos um resultado forte derivado de estudos não sistemáticos de observações clínicas ou de evidências muito indiretas
Qualidade	**Recomendação**
Forte	Efeitos desejáveis claramente superam os efeitos indesejáveis, ou vice-versa
Fraca	Efeitos desejáveis intimamente equilibrados com efeitos indesejáveis.

ECR, ensaio clínico randômico.
Adaptada de Guyatt, G. H., Oxman, A. D., AKL, E. A. et al. (2011). GRADE guidelines: 1. Introduction–GRADE evidence profiles and summary of findings tables. *Journal of Clinical Epidemiology*, 64(4), 383-394.

oferecer um cuidado seguro ao paciente" (NCSBN, 2018a, p. 12). Essa definição desenvolve e expande o processo de enfermagem e indica que as habilidades de julgamento clínico não são etapas lineares que são seguidas em uma sequência particular.

O raciocínio clínico é um processo de desenvolvimento complexo baseado no pensamento racional e deliberado. O raciocínio clínico fornece um denominador comum para o conhecimento que exemplifica o pensamento organizado e autodirigido. O conhecimento é adquirido, avaliado e organizado pensando na situação clínica e desenvolvendo um resultado focado no atendimento ideal ao paciente. O raciocínio clínico transforma a maneira como os indivíduos se veem, entendem o mundo e tomam decisões.

O NCSBN desenvolveu um *Clinical Judgment Measurement and Action Model* (Modelo de Mensuração e Ação de Julgamento Clínico). Seis habilidades cognitivas (pensamento), chamadas de processos cognitivos, foram identificadas como essenciais para os enfermeiros fazerem o julgamento clínico adequado. As habilidades de julgamento clínico são comparadas às etapas do processo de enfermagem na Tabela 1.5. Habilidades de julgamento ajudam os enfermeiros a identificar mudanças na condição clínica de um paciente e saber quais ações tomar e por quê. As seis habilidades cognitivas essenciais de julgamento clínico são descritas a seguir (NCSBN, 2019).

Seis habilidades cognitivas essenciais de julgamento clínico

- Levantar dados
  Dados são elementos indicadores de avaliação que fornecem informações importantes para o enfermeiro de base para a tomada de decisões do paciente. Em uma situação clínica, o enfermeiro determina quais dados são relevantes (diretamente relacionados com os resultados do paciente ou a prioridade de atendimento) e de preocupação imediata para o enfermeiro, ou irrelevantes (não relacionados com os resultados do paciente ou prioridade de atendimento).
- Analisar dados
  Ao utilizar essa habilidade, o enfermeiro considera o contexto da história e a situação do paciente e interpreta como os dados relevantes identificados relacionam-se com a condição do paciente. Os dados que apoiam ou contradizem um indício específico na situação do paciente são determinados e as complicações potenciais são identificadas.
- Priorizar hipóteses
  Para essa habilidade, o enfermeiro precisa examinar todas as possibilidades sobre o que está ocorrendo na situação do paciente. A urgência e o risco do paciente são considerados para cada possível necessidade de saúde. O enfermeiro determina quais condições do paciente são mais prementes e mais graves e por quê.
- Gerar soluções
  Para gerar soluções, primeiramente, o enfermeiro identifica os resultados esperados para o paciente. Usando as hipóteses priorizadas, o enfermeiro planeja ações específicas, que podem ser capazes de alcance dos resultados desejados. Ações reais ou potenciais baseadas em evidências, que devem ser evitadas ou são contraindicadas, também são consideradas porque algumas ações podem ser prejudiciais para o paciente em determinada situação.
- Tomar decisão
  Utilizando essa habilidade, o enfermeiro decide quais ações de enfermagem atenderão às principais prioridades de cuidado e determina em qual prioridade essas ações serão implementadas. As ações podem incluir – mas não estão limitadas – a avaliação adicional, educação em saúde, documentação, solicitação de profissionais de saúde da assistência primária, desempenho de habilidades de enfermagem e consulta com membros da equipe de saúde.
- Avaliar resultados
  Depois de implementar a melhor ação de enfermagem baseada em evidências, o enfermeiro avalia os resultados reais alcançados pelo paciente frente à situação e os compara aos resultados esperados. O enfermeiro, então, decide se as ações de enfermagem selecionadas foram eficazes, ineficazes ou não fizeram diferença no modo como o paciente está progredindo.

Tabela 1.5 Comparação das etapas do processo de enfermagem com habilidades cognitivas de julgamento clínico.

Etapas do processo de enfermagem	Habilidades cognitivas para julgamento clínico
Avaliação	Levantar dados
Análise	Analisar dados
Análise	Priorizar hipóteses
Planejamento	Gerar soluções
Implementação	Tomar decisão
Evolução	Avaliar resultados

Em reconhecimento à importância do julgamento clínico, estudos de caso em todo o livro apresentam a importância do julgamento clínico do cuidado de enfermagem. Os planos de cuidados de enfermagem são revisados para integrar o julgamento clínico sobre intervenções de enfermagem. O julgamento clínico permite que o enfermeiro colete informações e avalie a relevância da evidência para cada paciente e problema clínico específicos, e isso promove a aplicação do conhecimento a situações clínicas reais (Victor-Chmil, 2013).

A documentação do cuidado de enfermagem é uma responsabilidade essencial de enfermagem e os componentes essenciais da documentação são resumidos no boxe *Diretrizes para o cuidado de enfermagem.*

Indicadores de resultados de qualidade

A *qualidade do cuidado* refere-se ao grau em que os serviços de saúde para indivíduos e populações aumentam a probabilidade de resultados de saúde desejados e são consistentes com o conhecimento profissional atualizado (Institute of Medicine, 2000). O relatório de progresso apresentado ao Congresso norte-americano sobre a *National Strategy for Quality Improvement in Health Care* (Estratégia Nacional de Melhoria da Qualidade na Assistência à Saúde) concentrava-se em seis prioridades dos EUA para melhoria da qualidade de saúde (National Strategy for Quality Improvement in Health Care, 2015):[b]

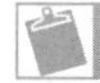

Diretrizes para o cuidado de enfermagem

Documentação dos cuidados de enfermagem

- Avaliações e reavaliações iniciais
- Problema de enfermagem e/ou necessidades de atendimento do paciente
- Intervenções identificadas para atender às necessidades de cuidados de enfermagem do paciente
- Cuidados de enfermagem realizados
- Resposta do paciente e os resultados dos cuidados realizados
- Habilidades de paciente e/ou, conforme apropriado, outras pessoas significativas para atender às necessidades contínuas de cuidados após a alta

[b]As informações da National Quality Strategy (Estratégia Nacional de Qualidade) podem ser encontradas em http://www.ahrq.gov/workingforquality/about.htm#prioridades.

1. Tornar o cuidado mais seguro, reduzindo os danos causados pela prestação de assistência à saúde.
2. Assegurar que cada pessoa e família esteja envolvida como parceiros em seus cuidados.
3. Promover a comunicação eficaz e a coordenação do cuidado.
4. Promover práticas de prevenção e tratamento mais eficazes para as principais causas de mortalidade, começando com a doença cardiovascular.
5. Trabalhar com comunidades para promover um amplo uso das melhores práticas para permitir a vida saudável.
6. Tornar assistência à saúde de qualidade mais acessível para indivíduos, famílias, empregadores e governos, desenvolvendo e disseminando novos modelos de prestação de assistência à saúde.

Os Centers for Medicaid and Medicare Services (2019) propuseram um núcleo de medidas de qualidade de cuidados clínicos pediátricos de alta prioridade, que se alinham com essas metas de melhoria de cuidados de saúde. Esses indicadores são endossados pelo National Quality Forum e projetados para orientar a eficácia dos programas de assistência à saúde pediátrica. A Tabela 1.6 apresenta exemplos de indicadores de qualidade do conjunto central dos Centers for Medicaid and Medicare Services. Ao longo dos capítulos, exemplos de indicadores de qualidade endossados pelos Centers for Medicaid and Medicare Services e o National Quality Forum são apresentados e incluem uma descrição de como os indicadores serão medidos. Em cada um desses destaques, o nome do indicador é fornecido com o numerador e o denominador para a medida refletir como o indicador é definido. Os estados norte-americanos atualmente utilizam esses indicadores, geralmente ao longo de 1 ano, para determinar seu sucesso em atender às medidas de qualidade. Também desenvolvemos exemplos de medidas específicas de indicadores de qualidade centrados no paciente para certas doenças em todo o livro. Essas medidas de indicadores de qualidade promovem o trabalho em equipe interdisciplinar, e os destaques ao longo deste livro exemplificam medidas de colaboração efetiva para melhorar o cuidado. Indicadores pediátricos de qualidade e indicadores de resultados de qualidade para o paciente são apresentados ao longo deste livro para auxiliar os enfermeiros na identificação de medidas apropriadas que avaliam a qualidade do atendimento ao paciente.

Children's Hospitals' Solutions for Patient Safety são um excelente recurso para conjuntos (*bundles*) de prevenção e intervenção específicos para cuidados pediátricos. Seu *website*[c] apresenta materiais relacionados com iniciativas nacionais que são implementadas em mais de 130 hospitais pediátricos norte-americanos. Essas atividades são dedicadas a criar ambientes seguros e de cura para todas as crianças e suas famílias.

O Quality and Safety Education for Nurses Institute (QSENI) definiu competências de qualidade e segurança para a enfermagem. O QSENI está agora sediado na faculdade na Case Western Reserve University e fornece uma visão abrangente para o desenvolvimento de conhecimentos, habilidades e atitudes relacionadas com qualidade e segurança na saúde.[d] Neste livro, destaca-se o boxe *Evidência e prática*, que inclui as competências preconizadas pela QSENI relacionadas a conhecimento, habilidades e atitudes para a prática de enfermagem baseada em evidências.

[c]Children's Hospitals' Solutions for Patient Safety: https://www.solutionsforpatientsafety.org/.

[d]Quality and Safety Education for Nurses Institute, Frances Payne Bolton School of Nursing, Case Western Reserve University: qsen.org.

Tabela 1.6 Exemplos das principais medidas de qualidade de cuidados clínicos pediátricos.[a]

Mensuração da qualidade de cuidados clínicos	Como a medida de qualidade é avaliada
Situação vacinal da criança	Porcentagem de crianças com 2 anos que possuíam quatro doses de vacina contra difteria, tétano e coqueluche acelular (DTAP); três de pólio (IPV); uma de sarampo, caxumba e rubéola (MMR); três de *Haemophilus influenzae* tipo B (HIB); três de hepatite B (HEP B); uma de varicela (VZV); quatro de conjugados pneumocócicos (PCV); uma de hepatite A (HEP A); dois ou três contra rotavírus (RV); e duas vacinas contra *influenza* (gripe), por volta do segundo ano de vida
Infecções da corrente sanguínea associadas a cateter intravenoso central em crianças (ICSAC-CR)	Confirmação laboratorial de infecção da corrente sanguínea (ICS) encontrada em pacientes pediátricos que utilizam cateter intravenoso central, que não é secundária a uma infecção em outro sítio identificado durante a hospitalização
TDAH: acompanhamento de cuidados com crianças que utilizam medicamentos prescritos para transtorno de déficit de atenção/hiperatividade (TDAH)	Porcentagem de crianças 6 a 12 anos em uso de medicamento recém-dispensado para o TDAH que receberam acompanhamento apropriado. Duas porcentagens são verificadas
Exames apropriados para crianças com faringite	Porcentagem de crianças 2 a 18 anos que foram diagnosticadas com faringite, tiveram prescrição médica de antibiótico e realizaram exames para confirmação de estreptococo do grupo A (*strep*) para cada episódio

[a]Endossado por Centers for Medicaid and Medicare Services. (2019). *Children's health care quality measures*. Retirada de https://www.medicaid.gov/medicaid/quality-of-care/downloads/performance-measurement/2019-child-core-set.pdf.

QUESTÕES DE REVISÃO

1. Pelo fato de os acidentes serem a causa mais comum de morte e incapacidade em crianças nos EUA, o estágio de desenvolvimento pode determinar o tipo de acidente que é mais provável de ocorrer. Um enfermeiro, ao cuidar de uma criança de 2 anos e 6 meses, concentrar-se-ia em qual das seguintes áreas ao discutir preocupações relativas à segurança doméstica? **Selecione tudo que se aplica.**
   A. Um recém-nascido pode rolar e cair de uma superfície elevada.
   B. A necessidade de conformar-se e obter aceitação de seus pares pode fazer uma criança escolar aceitar um desafio.
   C. *Toddlers* que podem correr e escalar podem ser suscetíveis a queimaduras, quedas e colisões com objetos.
   D. Um *toddler* pode andar em sua bicicleta de duas rodas de maneira imprudente.
   E. Um lactente que engatinha pode broncoaspirar devido à tendência de colocar objetos do chão em sua boca.

2. O mais novo enfermeiro da unidade pediátrica está preocupado em promover o cuidado centrado na família para os pacientes sob seus cuidados. Ele está trabalhando em uma unidade de internação de oncologia e cuidando de uma criança de 7 anos com leucemia. Qual das seguintes opções são importantes ações para o enfermeiro considerar que promoverão cuidados centrados na criança e família em sua unidade? **Selecione tudo que se aplica.**
   A. Esforçar-se para fortalecer a família.
   B. Comprar brinquedos e roupas para a criança.
   C. Explorar as forças da família que apoiarão a criança.
   D. Ligar para a criança frequentemente após a alta para oferecer apoio.
   E. Avaliar as preocupações e a ansiedade da família.
   F. Restringir o acesso de visitas à criança.
   G. Exercer uma influência tranquila.

3. O Clinical Judgment Measurement Model (CJMM) apresenta situações complexas para promover a tomada de decisões do enfermeiro. **Combine as habilidades propostas para processos de enfermagem na Coluna 1 com o processo/habilidade cognitiva CJMM encontrado a seguir. As respostas podem ser utilizadas mais de uma vez.**

Habilidade CJMM	Processo de enfermagem	Combine a habilidade do processo de enfermagem com a habilidade CJMM
1. Levantar dados	Análise	
2. Analisar dados	Planejamento	
3. Priorizar hipóteses	Implementação	
4. Gerar soluções	Evolução	
5. Tomar decisões	Avaliação	
6. Avaliar resultados		

4. Uma família que você está cuidando na unidade de pediatria lhe pergunta sobre a nutrição de um lactente de 6 meses. Quais fatos você deseja incluir nessa informação sobre nutrição nesse momento? **Use um X para as ações de enfermagem listadas a seguir que são indicadas (apropriadas ou necessárias), contraindicadas (podem ser prejudiciais) ou não essenciais (não fazem diferença ou não são necessárias) para o cuidado da criança nesse momento.**

Ação de enfermagem	Indicada	Contraindicada	Não essencial
As preferências e as atitudes relacionadas com alimentos são estabelecidas por influências familiares e cultura			
A amamentação fornece micronutrientes e proteção imunológica			
A maioria das crianças estabelece perto dos 18 meses de vida os hábitos alimentares que mantém ao longo da vida			
Devido ao estresse de retornar ao trabalho, a maioria das mães usa essa situação como um momento para parar de amamentar			
Durante a adolescência, a influência dos pais diminui, e os adolescentes fazem escolhas alimentares relacionadas com aceitabilidade e sociabilidade dos pares			
Uma doença crônica pode fazer com que uma criança não queira comer			

REFERÊNCIAS BIBLIOGRÁFICAS

American Academy of Pediatrics. (2016). *American Academy of Pediatrics Announces New Recommendations for Children's Media Use*. https://www.aap.org.

American Academy of Pediatrics. Federal Advocacy, accessed 2/8/2019 https://www.aap.org/en-us/advocacy-and-policy/federal-advocacy.

American Academy of Pediatrics. (2018). *Dental Health & Hygiene for Young Children*. healthychildren.org. https://www.healthychildren.org/English/healthy-living/oral-health/Pages/Teething-and-Dental-Hygiene.aspx.

Annie, E. Casey Foundation (2019): *2019 Kids count data book: State trends in child well-being*. Baltimore, MD: The Foundation. http://www.aecf.org/databook.

Bright Futures. (2018). *Prevention and health promotion for infants, children, adolescents, and their families*. http://brightfutures.aap.org.

Centers for Disease Control and Prevention. (2017a). *Infant Mortality*. https://www.cdc.gov/reproductivehealth/MaternalInfantHealth/InfantMortality.htm.

Centers for Disease Control and Prevention. (2017b). *Injury and violence prevention and control*. http://www.cdc.gov/injury.

Centers for Disease Control and Prevention. (2018). *Childhood Obesity Facts*. https://www.cdc.gov/obesity/data/childhood.html.

Center for Medicaid and Medicare Services. (2019). *Children's Health Care Quality Measures*. https://www.medicaid.gov/medicaid/quality-of-care/downloads/performance-measurement/2019-child-core-set.pdf.

Child Mind Institute. (2016). *2016 Children's Mental Health Report*. https://www.childmind.org/report/2016-childrens-mental-health-report/.

David-Ferdon, C., & Simon, T. R. (2014). *Preventing youth violence: Opportunities for action*. Atlanta, GA: National Center for Injury Prevention and Control, Centers for Disease Control and Prevention.

Farzal, Z., Perry, M. F., Yarbrough, W. G., et al. (2019). The adolescent vaping epidemic in the United States-how it happened and where we go from here. *JAMA Otolaryngology*. Published online. [Accessed 22 August 2019].

Federal Interagency Forum on Child and Family Statistics. (2019). *America's Children: Key national indicators of well-being*. Washington, DC: U.S. Government Printing Office. http://www.childstats.gov/americaschildren/index.asp.

Ferguson, R. W., Osterthaler, K., Kaminski, S., et al. (2015). *Medicine safety for children: An in-depth look at poison center calls*. Washington, D.C: Safe Kids Worldwide, March.

Flores, G., & Lesley, B. (2014). Children and US federal policy on health and health care. *JAMA Pediatrics, 168*(12), 1155–1163.

Garcia-Mantrana, I., & Collado, M. C. (2016). Obesity and overweight: Impact on maternal and milk microbiome and their role for infant health and nutrition. *Molecular Nutrition & Food Research, 60*(8), 1865–1875.

Godfrey, K. M., Reynolds, R. M., Prescott, S. L., et al. (2016). Influence of maternal obesity on the long-term health of offspring. *Lancet Diabetes Endocrinol*, S2213–8587.

Guyatt, G. H., Oxman, A. D., Akl, E. A., et al. (2011). GRADE guidelines: 1. Introduction—GRADE evidence profiles and summary of findings tables. *Journal of Clinical Epidemiology, 64*(4), 383–394.

Institute of Medicine. (2000). *Crossing the quality chasm*. Washington, DC: The Institute.

Institute for Patient- and Family-Centered Care. (2018). *Patient- and family-centered care*. http://www.ipfcc.org/about/pfcc.html.

Kids Count Data Center. (2016). *Child and teen death rate*. http://datacenter.kidscount.org.

Kochanek, K.D., Murphy, S.L. Xu, J., et. al. (2019). Deaths: final data for 2017. *National vital statistics report*, 68(9), 1–77.

Melnyk, B. M., & Fineout-Overholt, E. (2014). *Evidence-based practice in nursing and healthcare: A guide to best practice*. Philadelphia: Lippincott Williams & Wilkins.

Miech, R.A., Schulenberg, J.E., Johnston, L.D., et al. (2018). National adolescent drug trends in 2018. Monitoring the Future: Ann Arbor, Mi. Retrieved Jan 10, 2019. http://www.monotroingthe.future.org.

National Council of State Boards of Nursing. (Winter, 2018a). Measuring the right things: NCSBN's next generation NCLEX® endeavors to go beyond the leading edge. *In Focus*. Chicago, IL: Author.

National Council of State Boards of Nursing (NCSBN). (2019). The clinical judgment model. *Next generation NCLEX News. (Winter)*. 1-6.

National Institute for Children's Health Quality. Promoting optimal child development, accessed 12/5/2018. https://www.nichq.org/project/promoting-optimal-child-development.

National Safety Council. (2000). *Injury facts*. Itasca, IL: The Council.

National Strategy for Quality Improvement in Health Care. (2015). *Annual progress report to congress*. Washington, DC: US Department of Health and Human Services.

US Department of Health and Human Services. (2013). *Healthy people 2020*. http://www.healthypeople.gov/.

US Department of Health and Human Services. (2019). *Office of Disease Prevention and Health Promotion. Healthy People 2030*. Retrieved from http://www.healthypeople.gov/.

Victor-Chmil, J. (2013). Critical thinking versus clinical reasoning versus clinical judgment: differential diagnosis. *Nurse Educator, 38*(1), 34–36.

Weiss, R., Bremer, A. A., & Lustig, R. H. (2013). What is metabolic syndrome, and why are children getting it? *Annals of the New York Academy of Sciences, 1281*, 123–140.

Wong, D. (1989). Principles of atraumatic care. In V. Feeg (Ed.), *Pediatric nursing: forum on the future: Looking toward the 21st century*. Pitman, NJ: Anthony J Jannetti.

2

Influências Familiares, Sociais, Culturais e Religiosas na Promoção de Saúde da Criança*

Marilyn J. Hockenberry

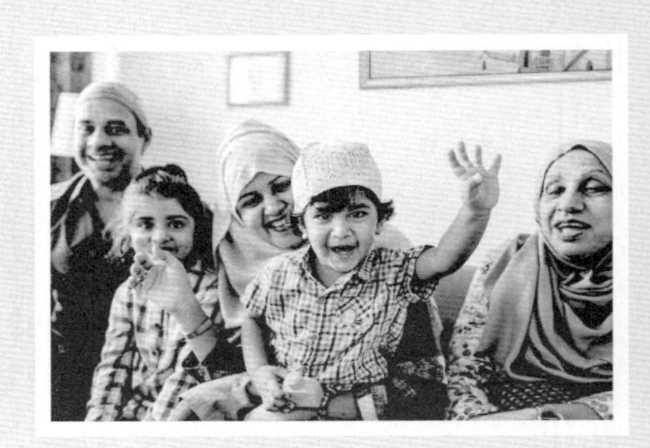

CONCEITOS GERAIS

- Dinâmica familiar
- Cultura

CONCEITOS GERAIS

DEFINIÇÃO DE FAMÍLIA

O termo **família** vem sendo definido de muitas maneiras de acordo com estrutura de referência, valores ou disciplina próprios de cada indivíduo. Não existe uma definição universal de família; uma família é o que um indivíduo considera que o seja. A biologia descreve família como cumprimento da função biológica de perpetuação da espécie. A psicologia enfatiza os aspectos interpessoais da família e sua responsabilidade no desenvolvimento da personalidade. A economia a vê como uma unidade produtiva que atende às necessidades materiais. A sociologia descreve família como uma unidade social que interage com a sociedade em geral, criando o contexto no qual os valores culturais e a identidade são formados. Outros definem família em termos das relações das pessoas que constituem a unidade familiar. Os tipos de relacionamento mais comuns são **consanguíneos** (relações de sangue), por **afinidade** (relacionamentos maritais) e **família de origem** (unidade familiar em que a pessoa nasceu).

Controvérsia considerável tem cercado os conceitos mais novos de família, como famílias em comunidades, famílias de um único progenitor e famílias homossexuais. Para acomodar essas e outras variedades de estilos de família, o termo descritivo *agregado familiar* é frequentemente utilizado.

> **! ALERTA PARA A ENFERMAGEM**
>
> O conhecimento e a sensibilidade, com os quais o enfermeiro avalia um agregado familiar, determinarão os tipos de intervenções apropriadas para apoiar os membros da família.

O cuidado de enfermagem de lactentes e crianças está intimamente envolvido com o cuidado da criança e da família. A estrutura e a dinâmica familiar podem ter influência duradoura sobre a criança, afetando sua saúde e bem-estar (American Academy of Pediatrics, 2003). Consequentemente, os enfermeiros devem estar cientes das funções da família, vários tipos de estruturas familiares e teorias que fornecem uma base para a compreensão das mudanças dentro de uma família e para o direcionamento de intervenções voltadas para a família.

TEORIAS SOBRE A FAMÍLIA

Uma **teoria sobre a família** pode ser utilizada para descrever as famílias e como a unidade familiar responde a eventos dentro e fora dela. Cada teoria faz suposições sobre a família e possui pontos fortes e limitações inerentes (Kaakinen & Coehlo, 2015). A maioria dos enfermeiros usa uma combinação de teorias em seu trabalho com crianças e famílias. As teorias comumente utilizadas são a teoria de sistemas familiares, a teoria de estresse familiar e a teoria de desenvolvimento (Tabela 2.1).

Teoria dos sistemas familiares

A **teoria dos sistemas familiares** é derivada da teoria geral dos sistemas, uma ciência da "integralidade", que se caracteriza pela interação entre os componentes do sistema e entre o sistema e o ambiente (Bomar, 2004; Papero, 1990). A **teoria geral dos sistemas** expandiu o pensamento científico de uma visão simplista de causa e efeito diretos (*A* causa *B*) para uma teoria mais complexa e inter-relacionada (*A* influencia *B*, mas *B* também afeta *A*). Na teoria dos sistemas familiares, a família é vista como um sistema que interage continuamente com seus membros e o meio ambiente. A ênfase está na interação entre os membros; uma mudança em um membro da família cria uma mudança em outros membros, que por sua vez resulta em uma nova mudança no membro original. Consequentemente, um problema ou disfunção não reside em nenhum membro, mas, sim, no tipo de interação utilizado pela família. Como as interações, não os membros individuais, são vistas como a fonte do problema, a família torna-se o paciente e o foco do cuidado. Exemplos da aplicação da teoria dos sistemas familiares a problemas clínicos são a falha não orgânica de crescimento e o abuso infantil. De acordo com a teoria dos sistemas familiares, o problema não reside apenas no pai ou na criança, mas no tipo de interação entre os pais e a criança e os fatores que afetam seu relacionamento.

*Este capítulo foi originalmente atualizado por Quinn Franklin e Kim Mooney-Doyle.

Tabela 2.1 Resumo das teorias familiares e aplicação.

Suposições	Pontos fortes	Limitações	Aplicações
Teoria de sistemas familiares			
Uma mudança em qualquer parte de um sistema familiar afeta todas as outras partes desse sistema (causalidade circular) Os sistemas familiares são caracterizados por períodos de crescimento rápido e mudança, e períodos de estabilidade relativa Tanto as mudanças muito pequenas como as mudanças muito grandes são disfuncionais para o sistema familiar; portanto, um equilíbrio entre morfogênese (alteração) e morfostase (sem alteração) é necessário. Os sistemas familiares podem iniciar a mudança, bem como reagir a ela	Aplicável à família em condições normais da vida cotidiana, bem como à disfunção familiar e patologia Útil para famílias de diferentes estruturas e várias etapas do ciclo da vida	Mais difícil de determinar relações de causa e efeito devido à causalidade circular	Seleção de companheiros, processos de cortejo, comunicação da família, manutenção dos limites, potência e controle dentro da família, relações progenitor-filho, gravidez na adolescência e paternidade
Teoria do estresse familiar			
O estresse é uma parte inevitável da vida familiar, e qualquer evento, mesmo que positivo, pode ser estressante para a família A família encontra estressores esperados normativos e estressores situacionais inesperados durante o ciclo da vida O estresse tem um efeito cumulativo sobre a família. As famílias lidam com os estressores e respondem a eles com uma ampla gama de respostas e eficácia	Potencial para explicar e prever comportamento familiar em resposta a estressores e desenvolver intervenções eficazes para promover a adaptação familiar Concentra-se na contribuição positiva de recursos, enfrentamento e apoio social a desfechos adaptativos Pode ser utilizada por muitas disciplinas no campo de saúde	Relações entre todas as variáveis na estrutura ainda não adequadamente descritas Ainda não é conhecido se determinadas combinações de recursos e estratégias de enfrentamento são aplicáveis a todos os eventos estressantes	Transição para a paternidade e outras transições normativas, famílias monoparentais, famílias que apresentam estressores relacionados com o trabalho (família de dupla renda, desemprego), doença ou incapacidade aguda ou crônica na infância, infertilidade, morte de uma criança, divórcio e gravidez, e paternidade na adolescência
Teoria do desenvolvimento			
As famílias desenvolvem-se e mudam ao longo do tempo de maneiras consistentes A família e seus membros devem realizar determinadas tarefas específicas no tempo por si e por pessoas na sociedade em geral Desempenho do papel da família em um estágio do ciclo de vida familiar influencia as opções comportamentais da família na próxima etapa A família tende a estar em estágio de desequilíbrio quando entra em um estágio de novo ciclo de vida e esforça-se em direção à homeostase entre essas etapas	Fornece uma visão dinâmica, em vez de estática, de família Aborda ambas as mudanças dentro da família e mudanças na família como sistema social ao longo de sua história de vida Prevê potenciais estressores que normalmente acompanham as transições para vários estágios e quando problemas podem atingir um pico devido à falta de recursos	Modelo tradicional mais facilmente aplicado às famílias biparentais com filhos. Uso da idade do filho mais velho e da duração do casamento como marcador de transição de estágio às vezes problemática (p. ex., em famílias com padrasto/madrasta/enteados, famílias monoparentais)	Orientação precoce, estratégias educacionais e desenvolvimento ou fortalecimento dos recursos da família para enfrentamento da transição para a paternidade; ajuste da família às crianças que entram na escola, tornam-se adolescentes, deixam o lar; enfrentamento dos anos de "ninho vazio" e aposentadoria

A família é vista como um todo que é diferente da soma dos membros individuais. Por exemplo, uma casa de pais e um filho consiste não somente em três indivíduos, mas também em quatro unidades interativas. Essas modalidades incluem três díades (a relação marital, a relação mãe-filho e a relação pai-filho) e um triângulo (a relação mãe-pai-criança). Nesse modelo ecológico, o sistema familiar funciona dentro de um sistema maior, com as díades familiares no centro de um círculo cercado pela família estendida, a subcultura e a cultura, com a sociedade maior na periferia.

A teoria dos sistemas familiares de Bowen (Kaakinen & Coehlo, 2015; Papero, 1990) enfatiza que a chave para uma função familiar saudável é a capacidade dos membros de distinguirem-se uns dos outros tanto emocional quanto intelectualmente. A unidade familiar apresenta um alto nível de **adaptabilidade**. Quando surgem problemas dentro da família, a mudança ocorre alterando a interação ou as mensagens de *feedback* que perpetuam o comportamento destrutivo. O ***feedback*** refere-se aos processos na família que ajudam a identificar forças e necessidades e determinar quão bem os objetivos são atingidos. O *feedback* positivo inicia a mudança; o *feedback* negativo resiste à mudança (Goldenberg & Goldenberg, 2012). Quando o sistema familiar é perturbado, a mudança pode ocorrer em qualquer ponto do sistema.

Um fator importante que influencia a adaptabilidade de uma família é seu **limite**, uma linha imaginária que existe entre a família e seu ambiente (Kaakinen & Coehlo, 2015). As famílias possuem vários graus de abertura e fechamento nesses limites. Por exemplo, uma família tem a capacidade de pedir ajuda, enquanto outra considera a ajuda uma ameaça. O conhecimento dos limites é crucial quando se ensinam ou aconselham famílias. Aquelas com limites abertos podem demonstrar maior receptividade às intervenções, ao passo que famílias com limites fechados geralmente requerem maior sensibilidade e habilidade por parte do enfermeiro para ganhar sua confiança e aceitação. O enfermeiro que utiliza a teoria dos sistemas familiares deve avaliar a capacidade da família para aceitar novas ideias, informações, recursos e oportunidades e para planejar estratégias.

Teoria do estresse familiar

A **teoria do estresse familiar** explica como as famílias reagem a eventos estressantes e sugere fatores que promovem a adaptação ao estresse (Kaakinen & Coehlo, 2015). As famílias encontram **estressores** (eventos que causam estresse e têm o potencial de efetuar uma mudança no sistema social da família), incluindo aqueles que são previsíveis (p. ex., paternidade) e aqueles que são imprevisíveis (p. ex., doença, desemprego). Esses estressores são cumulativos, envolvendo demandas simultâneas da vida profissional, familiar e vida comunitária. Muitos eventos estressantes ocorrendo dentro de um período relativamente curto (geralmente 1 ano) podem sobrecarregar a capacidade da família de lidar com a situação e colocá-la em risco de colapso ou problemas de saúde física e emocional entre seus membros. Quando a família sofre com estressores excessivos que dificultam o enfrentamento adequado, surge um estado de crise. Para que a adaptação ocorra, é necessária uma mudança na estrutura ou interação familiar.

O **modelo de resiliência de estresse familiar, ajuste e adaptação** enfatiza que a situação estressante não é necessariamente patológica ou prejudicial para a família, mas demonstra que a família precisa fazer mudanças estruturais ou sistêmicas fundamentais para se adaptar à situação (McCubbin & McCubbin, 1994).

Teoria do desenvolvimento

A **teoria do desenvolvimento** é uma consequência de várias teorias do desenvolvimento. Duvall (1977) descreveu oito tarefas de desenvolvimento da família ao longo de sua vida (Boxe 2.1). A família é descrita como um pequeno grupo, um sistema semifechado de personalidades que interagem com o sistema sociocultural mais amplo. Como um sistema inter-relacionado, a família não tem mudanças em uma parte sem uma série de mudanças em outras partes.

A teoria do desenvolvimento aborda a mudança familiar ao longo do tempo, usando os estágios do ciclo de vida familiar de Duvall. Essa teoria é baseada nas mudanças previsíveis na estrutura, função e papéis da família, com a idade do filho mais velho como o marcador para a transição de estágio. A chegada do primeiro filho marca a transição do estágio I para o estágio II. À medida que o primeiro filho cresce e desenvolve-se, a família entra nos estágios subsequentes. Em cada estágio, a família enfrenta certas tarefas de desenvolvimento. Ao mesmo tempo, cada membro da família deve realizar tarefas de desenvolvimento individuais como parte de cada estágio do ciclo de vida familiar.

A teoria do desenvolvimento pode ser aplicada à prática de enfermagem. Por exemplo, o enfermeiro pode avaliar o quão bem os novos pais estão realizando as tarefas de desenvolvimento individual e familiar associadas à transição para a paternidade. Novas aplicações devem surgir à medida que se aprende mais sobre os estágios de desenvolvimento de famílias não nucleares e não tradicionais.

Boxe 2.1 Estágios de desenvolvimento de Duvall da família.

Estágio I – Casamento e uma casa independente: união das famílias
Restabelecer a identidade do casal
Realinhar relacionamentos com a família estendida
Tomar decisões com relação à paternidade

Estágio II – Famílias com lactentes
Integrar lactentes à unidade familiar
Ajustar-se aos novos papéis como pais e avôs
Manter a ligação marital

Estágio III – Famílias com pré-escolares
Socializar crianças
Os pais e filhos adaptam-se à separação

Estágio IV – Famílias com crianças em idade escolar
As crianças desenvolvem relações de pares
Os pais adaptam-se às influências dos pares dos filhos e da escola

Estágio V – Famílias com adolescentes
Os adolescentes desenvolvem autonomia crescente
Os pais focam novamente na vida marital da meia-idade e nas questões da carreira
Os pais dão início a uma mudança em direção à preocupação com a geração mais idosa

Estágio VI – Famílias como centros de lançamento
Os pais e os adultos jovens estabelecem identidades independentes
Os pais renegociam o relacionamento marital

Estágio VII – Famílias de meia-idade
Reinvestir na identidade do casal com desenvolvimento simultâneo de interesses independentes
Realinhar relacionamentos para incluir agregados e netos
Lidar com as incapacidades e morte de geração mais idosa

Estágio VIII – Famílias em envelhecimento
Deslocamento do papel de trabalho para o de lazer e semiaposentadoria ou aposentadoria completa
Manter casais e indivíduos em atividade enquanto se adaptam ao processo de envelhecimento
Preparar para própria morte e lidar com a perda do cônjuge e/ou irmãos e outros conhecidos

Modificado de Wright, L. M., & Leahey, M. (1984). *Nurses and families: A guide to family assessment and intervention*, Philadelphia, PA: Davis.

INTERVENÇÕES DE ENFERMAGEM FAMILIAR

Ao trabalhar com crianças, o enfermeiro deve incluir membros da família em seu planejamento do cuidado. Pesquisas confirmam o desejo e a expectativa dos pais de participarem do cuidado de seu filho (Power & Franck, 2008). Para descobrir a dinâmica familiar, os pontos fortes e fracos, é necessária uma avaliação completa da família (ver Capítulo 4). A escolha do enfermeiro das intervenções depende do modelo teórico de família que é utilizado (Boxe 2.2). Por exemplo, na teoria dos sistemas familiares, o foco está na interação de membros da família dentro do ambiente maior (Goldenberg & Goldenberg, 2012). Nesse caso, usar a dinâmica do grupo para envolver todos os membros no processo de intervenção e ser um comunicador hábil são essenciais. A teoria dos sistemas apresenta também oportunidades excelentes para a orientação precoce. Pelo fato de cada membro da família reagir a cada estresse sofrido por esse sistema, os enfermeiros podem intervir a fim de ajudar a família a preparar-se para lidar com as mudanças. Na teoria do estresse familiar, o enfermeiro emprega estratégias de intervenção na crise para ajudar membros da família a lidar com o evento desafiador. Na teoria do desenvolvimento, o enfermeiro fornece orientação precoce de modo a preparar os membros para a transição ao próximo estágio familiar. Os enfermeiros que consideram que o envolvimento da família desempenha papel essencial no cuidado de uma criança são mais propensos a incluir as famílias no cuidado diário das crianças (Fisher, Lindhorst, Matthews et al., 2008).

Boxe 2.2 Intervenção da enfermagem da família.

- Modificação comportamental
- Gestão e coordenação de caso
- Estratégias colaborativas
- Contratação
- Aconselhamento, incluindo apoio, reavaliação cognitiva e reestruturação
- Empoderamento das famílias com a participação ativa
- Modificação ambiental
- Defesa da família
- Intervenção em crise familiar
- *Networking*, incluindo o uso de grupos de autoajuda e apoio social
- Fornecimento de informação e perícia técnica
- Modelagem de papel
- Suplementação de papel
- Estratégias de ensino, incluindo controle de estresse, modificações de estilo de vida e orientação precoce

De Friedman, M. M.; Bowden, V. R. & Jones, E. G. (2003). *Family nursing: Research theory and practice* (5th ed.). Upper Saddle River, NJ: Prentice Hall.

ESTRUTURA E FUNÇÃO DA FAMÍLIA

ESTRUTURA FAMILIAR

A **estrutura da família**, ou a **composição familiar**, consiste em indivíduos, cada um com um *status* e uma posição socialmente reconhecidos, que interagem um com o outro em uma base regular e recorrente de maneiras socialmente reconhecidas (Kaakinen & Coehlo, 2015). Quando se ganham ou perdem membros mediante eventos como casamento, divórcio, nascimento, morte, abandono ou encarceramento, a composição familiar é alterada, e os papéis devem ser redefinidos ou redistribuídos.

Tradicionalmente, a estrutura familiar era uma família nuclear ou estendida. Recentemente, a composição da família assumiu novas configurações, com a família monoparental e a família mista tornando-se as formas proeminentes. O padrão estrutural predominante em qualquer sociedade depende da mobilidade das famílias enquanto perseguem objetivos econômicos e à medida que os relacionamentos mudam. Não é incomum as crianças pertencerem a diversos grupos diferentes de família durante sua vida.

Os enfermeiros devem ser capazes de atender às necessidades das crianças de muitas estruturas familiares e situações domiciliares diferentes. A estrutura de uma família afeta a direção do cuidado de enfermagem. O *US Census Bureau* utiliza quatro definições para famílias: (1) família nuclear tradicional; (2) família nuclear; (3) família mista ou agregado familiar; e (4) família estendida ou agregado familiar. Além disso, inúmeros outros tipos de famílias foram definidos, como monoparental, binuclear, polígama, comunitária e lésbica/*gay*/bissexual/transgênero (LGBT).

Família nuclear tradicional

Uma **família nuclear tradicional** consiste em um casal casado e em seus filhos biológicos. As crianças nesse tipo de família vivem com ambos os pais biológicos e, se os irmãos estiverem presentes, somente irmãos e irmãs completos (p. ex., irmãos que compartilham os mesmos dois pais biológicos). Nenhuma outra pessoa está presente na agregação familiar (p. ex., nenhum enteado, crianças adotadas, meios-irmãos, outros parentes ou não parentes).

Família nuclear

A **família nuclear** é composta pelos pais e seus filhos. O relacionamento progenitor-filho pode ser biológico, de enteado, adotivo ou de guarda. Os laços fraternos podem ser biológicos, de enteados, de meios-irmãos ou adotivos. Os pais não são necessariamente casados. Nenhum outro parente ou não parente está presente na agregação familiar.

Família mista

Uma família mista ou **agregado familiar misto**, também chamada de **família reconstituída**, inclui pelo menos um padrasto ou madrasta, irmãos por afinidade ou meios-irmãos. Um padrasto ou madrasta é o cônjuge do progenitor biológico de uma criança, mas não o progenitor biológico da criança. Os irmãos por afinidade não compartilham um progenitor biológico comum; o progenitor biológico de uma criança é o padrasto/madrasta da outra. Os meios-irmãos partilham apenas um progenitor biológico.

Família estendida

Uma família ou **agregação familiar estendida** inclui pelo menos um progenitor, um ou mais filhos e um ou mais membros (parentes ou não parentes) que não um progenitor ou irmão. O relacionamento progenitor-filho e irmão pode ser biológico, de enteado, adotivo ou de acolhimento.

Em muitas nações e entre muitos grupos étnicos e culturais, os agregados familiares com famílias estendidas são comuns. Dentro da família estendida, os avós frequentemente criam seus netos (Figura 2.1). Os pais jovens são, com frequência, considerados muito jovens ou inexperientes para tomar decisões de maneira independente. Muitas vezes, o parente mais velho tem a autoridade e toma decisões consultando os pais jovens. Compartilhar a residência com os parentes também ajuda no gerenciamento de recursos escassos e fornece o cuidado da criança para famílias que trabalham.

Família monoparental

Nos EUA, estima-se que 24,4 milhões ou 35% das crianças vivam em **famílias monoparentais** (Annie E. Casey Foundation, 2018). A família contemporânea monoparental surgiu parcialmente em consequência do movimento de direitos das mulheres e também como resultado de mais mulheres (e homens) estabelecerem casas separadas por causa de divórcio, morte, deserção ou monoparentalidade. Além disso, uma atitude mais liberal nos tribunais tornou possível a pessoas solteiras, tanto homens como mulheres, adotarem crianças. Embora as mães em geral sejam chefes de famílias monoparentais, está se tornando mais comum os pais receberem a custódia de crianças dependentes em acordos de divórcio. Com a independência psicológica e financeira crescente das

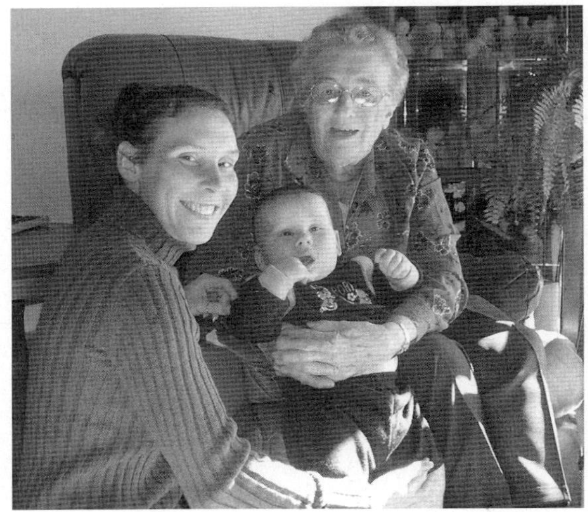

Figura 2.1 As crianças beneficiam-se da interação com os avós, que às vezes assumem o papel de pais.

mulheres e o aumento da aceitabilidade de progenitores solteiros na sociedade, mais mulheres solteiras estão escolhendo deliberadamente as famílias mãe-filho. Frequentemente, essas mães e filhos são absorvidos na família estendida. Os desafios das famílias monoparentais são discutidos mais adiante neste capítulo.

Família binuclear

O termo **família binuclear** refere-se aos pais que continuam com o papel de progenitores quando encerram a unidade conjugal. O grau de cooperação entre as agregações familiares e o tempo que a criança passa com cada um pode variar. Na **guarda compartilhada**, a justiça atribui aos pais divorciados direitos e responsabilidades iguais a respeito dos filhos. Essas formas alternativas de família são esforços para ver o divórcio como um processo de reorganização e redefinição de uma família e não como uma dissolução da mesma. A guarda compartilhada e a copaternidade são discutidas adiante neste capítulo.

Família poligâmica

Embora não seja legalmente sancionada nos EUA, a unidade conjugal é algumas vezes estendida pela adição de cônjuges em uniões poligâmicas. A **poligamia** refere-se a múltiplas esposas (**poliginia**) ou, raramente, múltiplos maridos (**poliandria**). Muitas sociedades praticam a poliginia, que é ainda designada como **sororal** (em que as esposas são irmãs) ou **não sororal** (em que as esposas não são aparentadas). A poliginia sororal é difundida em todo o mundo. Mais frequentemente, as mães e seus filhos compartilham um marido e pai, com cada mãe e seus filhos vivendo na mesma agregação familiar ou em outra separada.

Família comunitária

A **família comunitária** surgiu do desencantamento com a maioria das escolhas contemporâneas de vida. Embora as famílias comunitárias possam ter crenças, práticas e organização divergentes, o ímpeto básico para a formação é frequentemente o descontentamento com a estrutura nuclear da família, os sistemas sociais e os objetivos da comunidade maior. Relativamente incomum nos dias de hoje, os grupos comunitários partilham da posse comum da propriedade. Nas cooperativas, a posse da propriedade é privada, mas determinados bens e serviços são compartilhados e trocados sem a consideração monetária. Há forte confiança nos membros do grupo e na interdependência material. Ambos fornecem a segurança coletiva para membros não produtivos, partilham a construção da casa e as funções de criação das crianças e ajudam a superar o problema de isolamento interpessoal ou de solidão.

Famílias lésbicas, *gays*, bissexuais e transgênero

Uma **família do mesmo sexo, homossexual ou LGBT** é aquela em que há um vínculo legal ou de direito comum entre duas pessoas do mesmo sexo que têm filhos. Há um número crescente de famílias com pais do mesmo sexo nos EUA, com uma estimativa de 16,4% de todos os casais do mesmo sexo criando filhos (US Census Bureau, 2017). Embora algumas crianças em agregações familiares LGBT sejam biológicas de um relacionamento anterior, as crianças podem estar presentes em outras circunstâncias. Elas podem ser pais de acolhimento ou adotivos, mães lésbicas podem conceber com fertilização artificial ou um casal *gay* do sexo masculino pode transformar-se em pais por meio do uso de uma barriga de aluguel.

Quando as crianças são criadas em famílias LGBT, os relacionamentos são tão naturais para eles quanto os pais heterossexuais para seus descendentes. Em outros casos, entretanto, a divulgação da homossexualidade parental ("sair do armário") para as crianças pode ser uma preocupação nas famílias. Há um número de fatores a considerar antes de divulgar essa informação para as crianças. Os pais devem estar confortáveis com sua própria preferência sexual e devem discutir isso com as crianças à medida que se tornam crescidas o suficiente para compreender relacionamentos. As discussões devem ser planejadas e ocorrer em um ambiente tranquilo no qual as interrupções sejam improváveis.

Os enfermeiros não podem ser críticos e precisam saber aceitar as diferenças, em vez de demonstrar preconceito, o qual pode ter efeito prejudicial no relacionamento enfermeiro-criança-família. Além disso, quanto mais enfermeiros souberem sobre o estilo de vida da criança e da família, mais poderão ajudar os pais e a criança.

PONTOS FORTES E ESTILO DE FUNCIONAMENTO DA FAMÍLIA

A **função da família** refere-se às interações de membros da família, especialmente a qualidade dessas relações e interações (Bomar, 2004). Os pesquisadores estão interessados nas características da família que a ajudam a funcionar de maneira eficaz. O conhecimento desses fatores guia o enfermeiro durante todo o processo de enfermagem e o ajuda a: prever maneiras pelas quais as famílias podem lidar e responder a um evento estressante; fornecer apoio individualizado que se baseia nos pontos fortes e estilo exclusivo da família; e auxiliar os membros da família na obtenção de recursos.

Os pontos fortes e os estilos de funcionamento exclusivos da família são recursos que os enfermeiros podem usar para atender às necessidades da família (Boxe 2.3). Basear-se nas qualidades que fazem uma família funcionar e fortalecer os recursos familiares tornam a unidade familiar ainda mais forte. Todas as famílias possuem pontos fortes e também vulnerabilidades.

Boxe 2.3 Qualidades de famílias fortes.

- Crença e senso de **compromisso** com a promoção do bem-estar e do crescimento de membros individuais da família, bem como da unidade familiar
- **Apreço** pelas pequenas e grandes coisas que cada membro da família faz bem e **incentivo** para fazer melhor
- Esforço concentrado para passar **tempo** e fazer coisas juntos, não importa o quão formal ou informal seja a atividade ou evento
- Um senso de **propósito** que permeia as razões e a base para "continuar" nos momentos bons e ruins
- Um senso de **congruência** entre os membros da família em relação ao valor e à importância de atribuir tempo e energia para atender às necessidades
- A capacidade de se **comunicarem** uns com os outros de forma que enfatize as interações positivas
- Um conjunto claro de **regras, valores** e **crenças familiares** que estabelecem expectativas sobre o comportamento aceitável e desejado
- Um repertório variado de **estratégias de enfrentamento** que promovem o funcionamento positivo ao lidar com eventos de vida normativos e não normativos
- A capacidade de se envolver em atividades de **resolução de problemas** projetadas para avaliar as opções para atender às necessidades e adquirir recursos
- A capacidade de ser **positivo** e ver o positivo em quase todos os aspectos de suas vidas, incluindo a capacidade de ver crises e problemas como uma oportunidade de aprender e crescer
- **Flexibilidade** e **adaptabilidade** nas funções necessárias para adquirir recursos para atender às necessidades
- Um **equilíbrio** entre o uso de recursos familiares internos e externos para enfrentar e adaptar-se aos eventos da vida e planejar o futuro

De Dunst, C., Trivette, C. & Deal, A. (1988). *Enabling and empowering families: Principles and guidelines for practice.* Cambridge, MA: Brookline Books.

PAPÉIS E RELACIONAMENTOS FAMILIARES

Cada indivíduo possui uma posição, ou *status*, na estrutura familiar e desempenha papéis cultural e socialmente definidos nas interações dentro da família. Cada família também tem suas próprias tradições e valores e estabelece seus próprios padrões para a interação dentro e fora do grupo. Cada uma determina as experiências que as crianças devem ter, aquelas das quais devem ser protegidas e como cada uma dessas experiências atende às necessidades dos membros da família. Quando os laços da família são fortes, o controle social é altamente eficaz, e a maioria dos membros ajusta-se aos seus papéis com disposição e comprometimento. Os conflitos surgem quando as pessoas não cumprem seus papéis de maneira a atender às expectativas dos outros membros da família, seja porque não têm consciência das expectativas ou porque escolhem não as atender.

PAPÉIS PARENTAIS

Em todos os grupos familiares, o *status* socialmente reconhecido do pai e da mãe existe com papéis socialmente sancionados, que prescrevem o comportamento sexual apropriado e as responsabilidades de criação de filhos. Os guias de comportamento nesses papéis servem para controlar o conflito sexual na sociedade e proporcionar o cuidado prolongado das crianças. O grau de comprometimento dos pais e o modo como desempenham seus papéis são influenciados por inúmeras variáveis pela experiência única de socialização dos mesmos.

As definições do papel dos pais mudaram como resultado da mudança da economia e do aumento das oportunidades para as mulheres (Bomar, 2004). Assim como o papel da mulher mudou, o papel complementar do homem também. Muitos pais são mais ativos na criação de filhos e tarefas domésticas. Como a redefinição dos papéis sexuais continua nas famílias norte-americanas, os conflitos de papéis podem surgir em muitas famílias por causa de um atraso cultural das definições tradicionais persistentes de papéis.

APRENDIZAGEM DE PAPÉIS

Os papéis são aprendidos pelo processo de socialização. Durante todas as fases do desenvolvimento, as crianças aprendem e praticam, por meio da interação com os outros e em seu desempenho, um conjunto de papéis sociais e as características de outros papéis. Elas comportam-se de maneiras padronizadas e mais ou menos previsíveis, porque aprendem papéis que definem expectativas mútuas em relacionamentos sociais típicos. Embora as definições de papéis estejam mudando, os determinantes básicos da parentalidade permanecem os mesmos. Vários fatores determinantes de paternidade de lactentes e crianças são a personalidade dos pais e o bem-estar mental, os sistemas de apoio e as características da criança. Esses determinantes têm sido utilizados como medidas consistentes para analisar o sucesso de uma pessoa no cumprimento do papel parental.

Em algumas culturas, o comportamento de papel esperado das crianças entra em conflito com comportamento adulto desejável. Uma das responsabilidades da família é desenvolver comportamentos de papéis culturalmente apropriados em crianças. As crianças aprendem a comportar-se de maneiras esperadas compatíveis com sua posição na família e cultura. O comportamento observado de cada criança é uma manifestação única – uma combinação de influências sociais e processos psicológicos individuais. Dessa maneira, a união do sistema intrapessoal da criança (o eu) com o sistema interpessoal (a família) é simultaneamente compreendida como a conduta da criança.

A estruturação de papéis ocorre inicialmente dentro da unidade familiar, na qual as crianças cumprem um conjunto de papéis e respondem aos papéis de seus pais e de outros membros da família (Kaakinen & Coehlo, 2015). Os papéis das crianças são moldados principalmente pelos pais, que aplicam pressões diretas ou indiretas para induzir ou forçar as crianças nos padrões desejados de comportamento ou direcionar seus esforços para a modificação das respostas do papel da criança em uma base mutuamente aceitável. Os pais têm suas próprias técnicas e determinam o curso que o processo de socialização segue.

As crianças respondem às situações da vida de acordo com comportamentos aprendidos em transações recíprocas. À medida que adquirem competências importantes para assumir papéis, suas relações com os outros mudam. Por exemplo, quando uma adolescente é também mãe, mas vive em uma casa com a avó, a jovem pode ser vista mais como uma adolescente que como uma mãe. As crianças tornam-se profícuas na compreensão dos outros à medida que adquirem a capacidade de discriminar suas próprias perspectivas daquelas dos outros. As crianças que se dão bem com os outros e atingem o *status* no grupo de pares têm habilidades bem desenvolvidas de assunção de papel.

Tamanho e configuração da família

As práticas parentais diferem entre famílias pequenas e grandes. As famílias pequenas dão mais ênfase ao desenvolvimento individual dos filhos. A paternidade é mais intensa do que extensa, e há pressão constante para atender às expectativas da família. O desenvolvimento e o desempenho das crianças são medidos em comparação com os de outras crianças da vizinhança e da classe social. Em famílias pequenas, as crianças têm mais participação democrática do que em famílias maiores. Adolescentes em famílias pequenas identificam-se mais fortemente com seus pais e confiam mais neles para obter conselhos. Eles têm controles internos bem desenvolvidos e autônomos, em contraste com adolescentes de famílias maiores, que confiam mais na autoridade dos adultos.

Os filhos de uma família grande são capazes de ajustar-se a uma variedade de mudanças e crises. Há mais ênfase no grupo e menos ênfase no indivíduo (Figura 2.2). A cooperação é essencial, muitas vezes devido à necessidade econômica. O grande número de pessoas compartilhando uma quantidade limitada de espaço requer maior grau de organização, administração e controle autoritário. Um membro dominante da família (um dos pais ou o filho mais velho) exerce o controle. O número de filhos reduz o contato íntimo e individual entre os pais e qualquer filho individualmente. Consequentemente, os filhos voltam-se uns para os outros pelo que não podem receber de seus pais. O contato reduzido entre pais e filhos incentiva os filhos individualmente a adotar papéis especializados para obter reconhecimento na família.

Irmãos mais velhos em famílias grandes normalmente administram a disciplina (Figura 2.3). Os irmãos geralmente estão atentos ao que constitui mau comportamento. A desaprovação ou ostracismo dos irmãos é frequentemente uma medida disciplinar mais significativa do que as intervenções dos pais. Em situações como morte ou doença de um dos pais, um irmão mais velho constantemente assume a responsabilidade pela família com considerável sacrifício pessoal. Famílias numerosas geram uma sensação de segurança nas crianças, promovida pelo apoio e pela cooperação dos irmãos. No entanto, os adolescentes de uma grande família são mais orientados para os pares do que para a família.

PARENTALIDADE

ESTILOS DE PATERNIDADE

As crianças respondem ao seu ambiente de várias maneiras. O temperamento de uma criança influencia fortemente sua resposta (ver Capítulo 10), mas os estilos de educação também afetam a criança e levam a respostas comportamentais particulares. Os estilos de criação de filhos são frequentemente classificados como autoritários, permissivos ou com autoridade (Baumrind, 1971, 1996). Pais **autoritários**

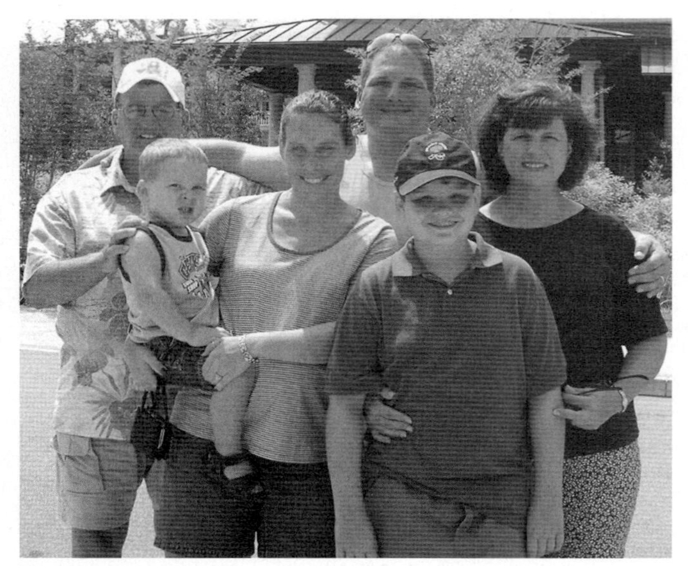

Figura 2.2 A estrutura e a função familiar promovem relacionamentos fortes entre seus membros.

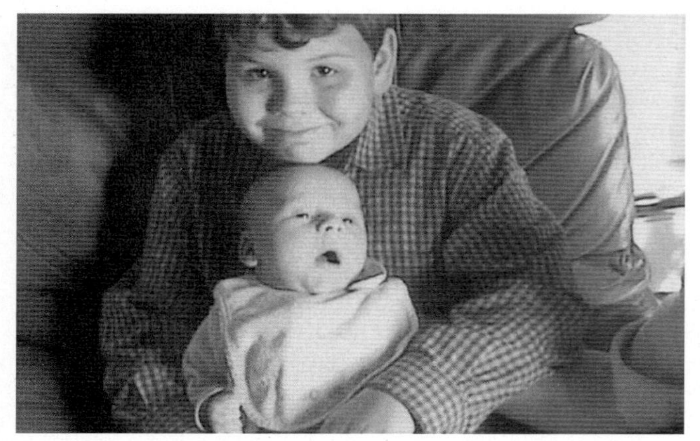

Figura 2.3 Crianças mais velhas em idade escolar geralmente gostam de assumir a responsabilidade de cuidar de um irmão mais novo.

tentam controlar o comportamento e as atitudes de seus filhos por meio de ordens inquestionáveis. Eles estabelecem regras e regulamentos ou padrões de conduta que esperam ser seguidos de forma rígida e inquestionável. A mensagem é: "Faça porque eu digo". A punição não precisa ser corporal, mas pode ser externada com menor demonstração de amor e aprovação. Um treinamento cuidadoso muitas vezes resulta em comportamento rigidamente conformado nas crianças, que tendem a ser sensíveis, tímidas, constrangidas, retraídas e submissas. Elas são mais propensas a ser corteses, leais, honestas e confiáveis, mas dóceis. Esses comportamentos são mais tipicamente observados quando a supervisão rigorosa e o carinho acompanham a autoridade parental. Do contrário, esse estilo de criação pode estar associado tanto a comportamentos desafiadores como antissociais.

Pais **permissivos** exercem pouco ou nenhum controle sobre as ações de seus filhos. Eles evitam impor seus próprios padrões de conduta e permitem que seus filhos regulem sua própria atividade tanto quanto possível. Esses pais consideram-se recursos para os filhos, não modelos de comportamento. Se as regras existem, os pais explicam o motivo subjacente, extraem as opiniões dos filhos e os consultam nos processos de tomada de decisão. Eles empregam disciplina leve e inconsistente; não estabelecem limites razoáveis; e não evitam que os filhos atrapalhem o dia a dia do lar. Esses pais raramente punem os filhos.

Pais **com autoridade** combinam práticas de ambos os outros estilos parentais. Eles direcionam o comportamento e as atitudes de seus filhos, enfatizando o motivo das regras e reforçando negativamente os desvios. Eles respeitam a individualidade de cada criança e permitem que a criança expresse objeções aos padrões ou regulamentos da família. O controle dos pais é firme e consistente, mas temperado com encorajamento, compreensão e segurança. O controle está focado na questão, não na retirada do amor ou no medo do castigo. Esses pais fomentam o "direcionamento interno", uma consciência que regula o comportamento com base em sentimento de culpa ou vergonha por transgressões, não no medo de ser pego ou punido. Os padrões realistas e as expectativas razoáveis dos pais produzem crianças com alta autoestima, que são autossuficientes, assertivas, curiosas, contentes e altamente interativas com outras crianças.

Existem filosofias diferentes em relação à paternidade. A educação infantil é um fenômeno ligado à cultura, e as crianças são socializadas para se comportarem de maneira que sejam importantes para a sua família. No estilo com autoridade, essa é compartilhada, e as crianças são incluídas nas discussões, fomentando um estilo de participação independente e assertivo na vida familiar. Ao trabalhar com famílias isoladamente, os enfermeiros devem conferir igual respeito a esses diferentes estilos.

ESTABELECER LIMITES E DISCIPLINA

Em seu sentido mais amplo, **disciplina** significa "ensinar" ou refere-se a um conjunto de regras de conduta. Em um sentido mais restrito, refere-se à ação tomada para fazer cumprir as regras após o não cumprimento. O **estabelecimento de limites** refere-se a estabelecer as regras ou diretrizes para o comportamento. Por exemplo, os pais podem colocar limites na quantidade de tempo que as crianças passam assistindo à televisão ou conversando *online*. Quanto mais claros forem os limites estabelecidos e mais consistentemente forem aplicados, menor será a necessidade de ação disciplinar.

Os enfermeiros podem ajudar os pais a estabelecer "regras" realistas e concretas. O estabelecimento de limites e disciplina são componentes positivos e necessários da educação dos filhos e servem a várias funções úteis, pois ajudam as crianças a:

- Testar seus limites de controle
- Alcançar áreas apropriadas para o domínio em seu nível
- Canalizar sentimentos indesejáveis para atividades construtivas
- Proteger-se do perigo
- Aprender comportamentos socialmente aceitáveis.

As crianças querem e precisam de limites. A liberdade irrestrita é uma ameaça à sua segurança. Ao testar os limites impostos a eles, as crianças aprendem a medida até onde podem manipular o seu ambiente e ganhar confiança por saber que outros estão lá para protegê-las de perigo potencial.

Minimizar o mau comportamento

As razões para o mau comportamento podem incluir atenção, poder, deficiência e uma exibição de inadequação (p. ex., a criança perde aulas devido a um medo de que seja incapaz de fazer o trabalho). As crianças também podem comportar-se mal porque as regras não são claras ou não consistentemente aplicadas. O comportamento voluntarioso, como uma birra, pode representar frustração, raiva, depressão ou dor não controlada. A melhor abordagem é estruturar as interações com crianças para prevenir ou minimizar comportamentos inaceitáveis (ver boxe *Cuidado centrado na família*).

Cuidado centrado na família
Minimização do mau comportamento

- Estabelecer metas realistas para comportamento aceitável e realizações esperadas
- Estruturar oportunidades para pequenos sucessos para diminuir sentimentos de inadequação
- Elogiar as crianças pelo comportamento desejável com atenção e aprovação verbal
- Estruturar o ambiente para evitar dificuldades desnecessárias (p. ex., coloque objetos frágeis em uma área inacessível)
- Estabelecer regras claras e razoáveis; esperar o mesmo comportamento independentemente das circunstâncias; se houver exceções, esclarecer que a mudança é apenas uma vez
- Ensinar o comportamento desejável por meio do próprio exemplo, como usar uma voz baixa e calma em vez de gritar
- Revisar o comportamento esperado antes de eventos especiais ou incomuns, como visitar um parente ou jantar em um restaurante
- Fazer solicitações de comportamento apropriado de forma positiva, como "Deixe o livro" em vez de "Não toque no livro"
- Chamar a atenção para comportamentos inaceitáveis assim que eles começarem; usar a distração para mudar o comportamento ou oferecer alternativas para ações irritantes, como trocar um brinquedo silencioso por um que é muito barulhento
- Avisar com antecedência ou fornecer "lembretes amigáveis", como "Quando o programa de TV acabar, é hora de jantar" ou "Vou contar até três e depois temos que ir"
- Estar atento às situações que aumentam a probabilidade de mau comportamento, como excesso de excitação ou fadiga, ou à diminuição da tolerância pessoal a infrações menores
- Oferecer explicações compreensivas para não atender a um pedido, como "Sinto muito, não posso ler uma história para você agora, pois tenho que terminar o jantar. Depois podemos passar um tempo juntos"
- Cumprir todas as promessas feitas às crianças
- Evitar conflitos diretos; moderar as discussões com afirmações como "Vamos conversar sobre isso e ver o que podemos decidir juntos" ou "Tenho que pensar sobre isso primeiro"
- Fornecer oportunidades de poder e controle às crianças

Diretrizes gerais para implementar disciplina

Independentemente do tipo de disciplina usada, certos princípios são essenciais para garantir a eficácia da abordagem (ver boxe *Cuidado centrado na família*). Muitas estratégias, como modificação de comportamento, só podem ser implementadas de forma eficaz quando os princípios de consistência e tempo são seguidos. Um padrão de aplicação intermitente ou ocasional de limites na verdade prolonga o comportamento indesejado porque as crianças aprendem que, se forem persistentes, o comportamento será eventualmente permitido. Adiar a punição enfraquece sua intenção, e práticas como dizer à criança "Espere até que seu pai volte para casa" não só são ineficazes, mas também transmitem mensagens negativas sobre o outro progenitor.

Tipos de disciplina

Para lidar com o mau comportamento, os pais precisam implementar ação disciplinar adequada. Muitas abordagens estão disponíveis. O **raciocínio** envolve a explicação do porquê um ato é errado e é geralmente apropriado para crianças escolares e adolescentes, especialmente quando questões morais estão envolvidas. No entanto, não se pode esperar que as crianças pré-escolares "vejam o outro lado" por causa de seu egocentrismo. Crianças na fase pré-operatória do desenvolvimento cognitivo (crianças na primeira infância e pré-escolares) têm uma capacidade limitada de distinguir entre o próprio ponto de vista e o dos outros. Às vezes, as crianças usam o "raciocínio" como uma maneira de ganhar atenção. Por exemplo, elas podem comportar-se mal, pensando que os pais vão dar-lhes uma longa explicação sobre erros e sabendo que a atenção negativa é melhor que nenhuma atenção. Quando as crianças usam essa técnica, os pais devem terminar a explicação, dizendo: "Esta é a regra, e é assim que eu espero que você se comporte. Não vou explicar mais nada".

Cuidado centrado na família
Implementação de disciplina

- **Consistência:** implementar medidas disciplinares exatamente como acordado e para cada infração
- **Momento:** inicie disciplina assim que a criança se comportar mal; se forem necessários adiamentos, como para evitar embaraço, desaprove verbalmente o comportamento e diga que medidas disciplinares serão implementadas
- **Compromisso:** seguir com os detalhes da disciplina, como minutos; evitar distrações que possam interferir no plano, como chamadas telefônicas
- **Unidade:** certifique-se de que todos os cuidadores concordam com o plano e estão familiarizados com os detalhes para evitar confusão e alianças entre criança e um progenitor
- **Flexibilidade:** escolher estratégias disciplinares apropriadas a idade e temperamento da criança e à gravidade do mau comportamento
- **Planejamento:** planejar estratégias disciplinares com antecedência e preparar a criança se possível (p. ex., explique o uso do tempo limite); para mau comportamento inesperado, tentar disciplinar quando você está calmo
- **Orientação de comportamento:** sempre desaprove o comportamento, não a criança, com declarações como "Isso foi uma coisa errada. Fico triste quando vejo um comportamento como esse"
- **Privacidade:** administrar disciplina em privado, especialmente com crianças escolares e adolescentes, que podem sentir-se envergonhadas na frente dos outros
- **Encerramento:** após a disciplina ser aplicada, considere a criança como sendo uma "página em branco" e evite trazer o incidente à tona ou dar sermões

Infelizmente, a razão é muitas vezes combinada com **repreensão**, que às vezes toma a forma de vergonha ou de crítica. Por exemplo, o progenitor pode dizer: "Você é um menino mau por bater em seu irmão". As crianças levam essas observações a sério e de modo pessoal, acreditando que são más.

O reforço positivo e negativo é a base da **teoria de modificação do comportamento** – o comportamento que é recompensado será repetido; o comportamento que não é recompensado será extinto. O uso de **recompensas** é uma abordagem positiva. Ao encorajar as crianças a comportarem-se de maneiras especificadas, os pais podem diminuir a tendência ao mau comportamento. Com crianças pré-escolares, o uso de estrelas de papel é um método eficaz. Para crianças maiores, o "sistema de símbolos" é apropriado, especialmente se certo número de estrelas ou símbolos produz uma recompensa especial, como uma ida ao cinema ou a leitura de um livro novo. Ao planejar um sistema de recompensa, os pais devem explicar os comportamentos esperados para a criança e estabelecer recompensas que sejam reforçadoras. Eles devem usar um quadro para registrar as estrelas ou símbolos e sempre dar imediatamente uma recompensa ganha. A aprovação verbal deve sempre acompanhar as recompensas extrínsecas.

! ALERTA PARA A ENFERMAGEM

Ao repreender as crianças, concentre-se apenas no mau comportamento, não na criança. O uso de mensagens com "eu" em vez de "você" expressa sentimentos pessoais sem acusação ou exposição. Por exemplo, uma mensagem "eu" critica o comportamento ("Fico chateado quando o João apanha; eu não gosto de vê-lo machucado"), não a criança.

O comportamento consistente de **ignorar** subsequentemente extinguirá ou minimizará o ato. Embora essa abordagem pareça simples, é difícil de implementar de maneira consistente. Os pais frequentemente "cedem" e recorrem a padrões de disciplina. Consequentemente, o comportamento é, na verdade, reforçado, porque a criança aprende que a persistência ganha a atenção parental. Para que ignorar seja um ato eficaz, os pais devem (1) entender o processo; (2) registrar o comportamento indesejado antes de usar o ato de ignorar para determinar se existe um problema e comparar os resultados após o ignorar ser iniciado; (3) determinar se a atenção dos pais atua como um reforçador; e (4) estar ciente da "explosão de resposta". A explosão de resposta é um fenômeno que ocorre quando o comportamento indesejado aumenta após o ato de ignorar ser iniciado, porque a criança está "testando" os pais para ver se eles estão falando sério com relação ao plano.

A estratégia de consequências envolve permitir que as crianças experimentem os resultados de seu mau comportamento. Inclui três tipos:

1. Natural: aqueles que ocorrem sem qualquer intervenção, como atrasar e ter de limpar a mesa de jantar.
2. Lógico: aqueles que estão diretamente relacionados com a regra, como não poder brincar com outro brinquedo até que os usados sejam guardados.
3. Não relacionados: aqueles que são impostos deliberadamente, como não brincar até que a tarefa de casa seja concluída ou o uso do cantinho do pensamento.

As consequências naturais ou lógicas são preferidas e eficazes se forem significativas para as crianças. Por exemplo, a consequência natural de viver em um local bagunçado pode ser pouco para incentivar a limpeza, mas não permitir que amigos visitem até que o quarto esteja limpo pode ser motivador. Retirar privilégios é muitas vezes uma consequência não relacionada. Depois que a criança experimenta a consequência, o progenitor deve abster-se de qualquer comentário, porque a tendência habitual é que a criança tente colocar a culpa por impor a regra.

O **cantinho do pensamento** é um aperfeiçoamento da prática comum de enviar a criança para seu quarto e é um tipo de consequência não relacionada. Baseia-se na premissa de remoção do reforçador (p. ex., a satisfação ou atenção que a criança está recebendo da atividade). Quando colocado em um lugar não estimulante e isolado, as crianças ficam entediadas e, consequentemente, concordam em se comportar para reentrar no grupo familiar (Figura 2.4). O cantinho do pensamento evita muitos dos problemas de outras abordagens disciplinares. Nenhum castigo físico está envolvido; não se dá nenhuma explicação ou repreensão; e o progenitor não precisa estar presente durante todo o tempo no cantinho, facilitando, assim, a aplicação consistente desse tipo de disciplina. O cantinho oferece tanto à criança como ao progenitor um tempo de "relaxamento". Para ser eficaz, contudo, o cantinho deve ser planejado antecipadamente (ver boxe *Cuidado centrado na família*). Implemente o cantinho em um local público selecionando uma área adequada ou explicando às crianças que o tempo no cantinho será feito imediatamente ao retornar para casa.

As **punições corporais** ou **físicas** geralmente assumem a forma de surras (Mendez, Durtschi, Neppl et al., 2016). Com base nos princípios da terapia aversiva, infligir dor por meio de palmadas causa uma diminuição dramática a curto prazo no comportamento. No entanto, essa abordagem tem sérias falhas: (1) ela ensina às crianças que a violência é aceitável; (2) pode prejudicar fisicamente a criança se for o resultado da raiva dos pais; e (3) as crianças ficam "acostumadas" a surras, exigindo punições corporais mais graves com o passar do tempo. Bater pode resultar em graves lesões físicas e psicológicas e interferir na interação eficaz entre pais e filhos (Gershoff, 2008). Além disso, quando os pais não estão por perto, é provável que os filhos se comportem mal, porque não aprenderam a comportar-se bem por si próprios. O uso de castigos corporais pelos pais também pode interferir no desenvolvimento do raciocínio moral da criança.

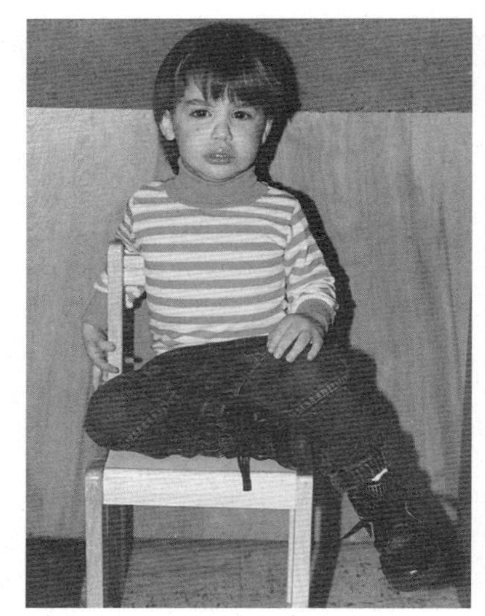

Figura 2.4 O cantinho do pensamento é uma excelente estratégia disciplinar para as crianças.

Cuidado centrado na família

Uso do cantinho do pensamento

- Selecione uma área para o cantinho que seja seguro, conveniente e não estimulante, mas onde a criança possa ser monitorada, como o banheiro, o corredor ou a lavanderia
- Determine quais comportamentos justificam um tempo de intervalo
- Faça com que certas crianças compreendam as "regras" e como se espera que elas se comportem
- Explique às crianças o processo do cantinho do pensamento:
  - Quando se comportam mal, receberão um aviso. Se elas não obedecerem, serão enviadas para o local designado para o pensamento
  - Elas devem sentar-se por um período específico
  - Se chorarem, recusarem ou exibirem qualquer comportamento perturbador, o período no cantinho começará depois que elas ficarem quietas
  - Quando estiverem quietos durante o tempo, poderão deixar a sala
- Uma regra para o período de cantinho é de 1 minuto por ano; use um *timer* de cozinha com uma campainha audível para registrar o tempo em vez de um relógio

SITUAÇÕES PARENTAIS ESPECIAIS

A criação de filhos é uma tarefa exigente em circunstâncias ideais, mas quando pais e crianças enfrentam situações que se desviam da "norma", o potencial de ruptura familiar é aumentado. As situações que são frequentemente encontradas são o divórcio, a paternidade monoparental, as famílias mistas, a adoção e as famílias com dupla carreira. Além disso, como a diversidade cultural aumenta em nossas comunidades, muitos imigrantes estão fazendo a transição para a paternidade em um novo país, cultura e linguagem simultaneamente. Outras situações que criam desafios parentais exclusivos são o alcoolismo parental, a falta de moradia e o encarceramento. Embora esses tópicos não sejam abordados aqui, o leitor pode querer investigá-los em mais detalhes.

PARENTALIDADE DA CRIANÇA ADOTADA

A adoção estabelece uma relação jurídica entre uma criança e os pais que não estão relacionados por nascimento, mas que têm os mesmos direitos e obrigações que existem entre as crianças e seus pais biológicos. No passado, a mãe biológica sozinha tomava a decisão de renunciar aos direitos a seu filho. Nos últimos anos, os tribunais reconheceram os direitos legais do pai biológico sobre essa decisão. Defensores de crianças devem se preocupar e questionar se as decisões que honram os direitos do pai são no melhor interesse da criança. À medida que os direitos da criança são reconhecidos, crianças e adolescentes podem dissolver com êxito seu vínculo jurídico com seus pais biológicos para buscar a adoção por adultos de sua escolha. Além disso, há um crescente interesse e demanda dentro da comunidade LGBT para adoção.

Ao contrário dos pais biológicos, que se preparam para o nascimento de seus filhos com aulas pré-natais e o apoio de amigos e parentes, os pais adotivos têm menos fontes de apoio e preparo para a nova adição à sua família. Os enfermeiros podem fornecer informações, apoio e tranquilização necessários para reduzir a ansiedade dos pais em relação ao processo de adoção e encaminhá-los a grupos de apoio parental estaduais. Essas fontes podem ser contatadas por meio de um departamento de bem-estar do Estado.

Quanto mais cedo os lactentes entraram em seu lar adotivo, melhores serão as chances de vínculo progenitor-lactente. Entretanto, quanto mais cuidadores o lactente tiver antes da adoção, maior será o risco de problemas de vínculo. O lactente deve romper o vínculo com o cuidador anterior e formar um novo vínculo com os pais adotivos. As dificuldades na formação de um vínculo dependem da quantidade de tempo que passou com cuidadores no início da vida, bem como o número de cuidadores (p. ex., a mãe de nascimento, o enfermeiro, a equipe da agência de adoção).

Os irmãos, adotados ou biológicos, que tenham idade suficiente para entender, devem ser incluídos nas decisões relativas ao compromisso de adotar com a garantia de que não estão sendo substituídos. Deve-se enfatizar como os irmãos podem interagir com a criança adotada (Figura 2.5).

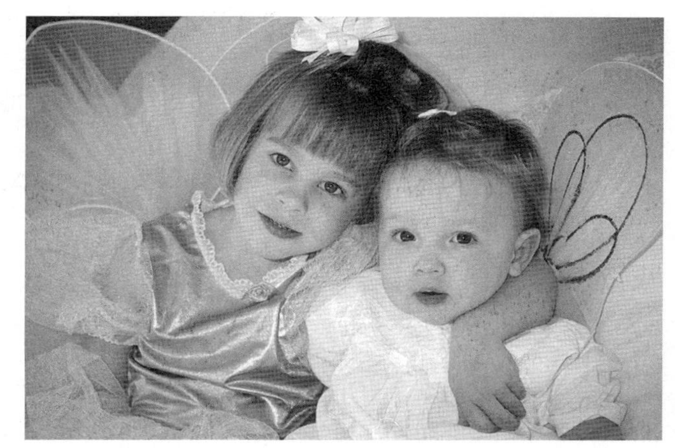

Figura 2.5 Uma irmã mais velha abraça amorosamente sua irmã adotiva.

Questões de origem

A tarefa de dizer às crianças que elas são adotadas pode ser uma fonte de profunda preocupação e ansiedade. Não existem diretrizes claras a ser seguidas pelos pais para determinar quando e em que idade as crianças estão prontas para a informação. Os pais são naturalmente relutantes em apresentar essas notícias potencialmente inquietantes. No entanto, é importante que os pais não escondam a adoção da criança, porque ela é um componente essencial da identidade da criança.

O momento surge naturalmente quando os pais tomam consciência da prontidão da criança. A maioria das autoridades acredita que as crianças devem ser informadas em uma idade precoce o suficiente para que, à medida que envelhecem, não se lembrem de um momento em que não sabiam que eram adotadas. O momento é altamente individual, mas deve ser certo tanto para os pais como para a criança. Pode ser quando as crianças perguntam de onde vêm os "bebês", em que momento em que as crianças também podem ser informadas dos fatos de sua adoção. Se elas recebem a notícia de uma maneira que transmite a ideia de que foram participantes ativos no processo de seleção, serão menos propensas a sentir que foram vítimas abandonadas em uma situação de desamparo. Por exemplo, os pais podem dizer às crianças que suas qualidades pessoais atraíram os pais para eles. É sensato que os pais que não discutiram previamente a adoção digam às crianças que são adotadas antes que elas entrem na escola para evitar que saibam de terceiros. A honestidade completa entre pais e filhos fortalece o relacionamento.

Os pais devem prever as mudanças de comportamento após a revelação, especialmente em crianças mais velhas. As crianças que estão lutando com a revelação de que são adotadas podem beneficiar-se de aconselhamento individual e familiar. Elas podem usar o fato de sua adoção como uma arma para manipular e ameaçar os pais. Afirmações como: "Minha verdadeira mãe não me trataria assim" ou "Você não me ama tanto porque eu sou adotado", magoam os pais e aumentam seus sentimentos de insegurança. Essas declarações também podem fazer com que os pais se tornem mais permissivos. As crianças adotadas precisam do mesmo amor sem exigência, combinado com a disciplina firme e a definição de limites, como qualquer outra criança.

Adolescência

A adolescência pode ser um momento especialmente difícil para os pais de crianças adotadas. Os enfrentamentos normais de adolescentes e pais assumem aspectos mais dolorosos nas famílias adotivas. Os adolescentes podem usar sua adoção para desafiar a autoridade parental ou como justificativa para o comportamento aberrante. À medida que tentam dominar a tarefa de formação da identidade, podem começar a ter sentimentos de abandono por seus pais biológicos. As diferenças de gênero na reação à adoção podem surgir.

As crianças adotadas fantasiam sobre seus pais biológicos e podem sentir necessidade de descobrir a identidade deles para definirem a si e sua própria identidade. É importante que os pais mantenham os canais de comunicação abertos e tranquilizem seu filho de que compreendem a necessidade de buscar sua identidade. Em alguns estados, as certidões de nascimento são legalmente disponibilizadas para crianças adotadas quando atingem a maioridade. Os pais devem ser honestos com adolescentes questionadores e devem falar dessa possibilidade. (Os pais não conseguem obter a certidão de nascimento; é responsabilidade das crianças se elas o desejarem.)

Adoção internacional e inter-racial

A adoção de crianças de origens raciais diferentes da família é comum. Além dos problemas enfrentados pelas crianças adotadas em geral, aquelas advindas de uma adoção inter-racial devem lidar com diferenças físicas e, às vezes, culturais. É aconselhável aos pais que adotam crianças com diferentes origens étnicas façam o que puderem para preservar a herança racial das crianças adotadas.

Embora as crianças sejam integrantes de pleno direito de uma família adotante e cidadãos do país adotado, se tiverem uma aparência marcantemente diferente de outros membros da família ou apresentarem características raciais ou étnicas distintas, desafios podem ser encontrados fora da família. Pode surgir intolerância entre parentes e amigos. Estranhos podem fazer comentários irrefletidos e falar sobre as crianças como se não fossem membros da família. É vital que os membros da família declarem aos outros que é seu filho e um membro querido da família.

Nas adoções internacionais, as informações médicas que os pais recebem podem estar incompletas ou esboçadas; peso, altura e perímetro cefálico são muitas vezes a única informação objetiva presente no prontuário da criança. Muitas crianças adotadas internacionalmente nasceram de modo prematuro, e problemas de saúde comuns, como diarreia infantil e desnutrição, retardam o crescimento e o desenvolvimento. Algumas crianças têm sérios ou múltiplos problemas de saúde que podem ser estressantes para os pais.

! ALERTA PARA A ENFERMAGEM

Como profissional de saúde, é importante não fazer as perguntas erradas, como: "Ela é sua ou é adotada?"; "O que você sabe sobre a mãe 'real'?"; "Eles têm o mesmo pai?"; "Quanto custou adotá-lo?".

PARENTALIDADE E DIVÓRCIO

Desde meados da década de 1960, uma mudança marcante na estabilidade das famílias refletiu-se no aumento das taxas de divórcio, monoparentalidade e novo casamento. Em 2017, a taxa de divórcio nos EUA era de 2,9 por mil habitantes no total (Centers for Disease Control and Prevention, 2018). A taxa de divórcio mudou pouco desde 1987. Na década anterior, a taxa aumentou anualmente, com um pico em 1979. Embora quase metade de todos os casais que se divorciam não tenha filhos, estima-se que mais de 1 milhão de crianças experimentam o divórcio a cada ano.

O processo de divórcio começa com um período de conflito conjugal de duração e intensidade variadas, seguido de uma separação, o divórcio legal real e o restabelecimento de diferentes arranjos de vida. Pelo fato de uma função da paternidade ser prover a segurança e o bem-estar emocional das crianças, a ruptura da estrutura familiar geralmente gera fortes sentimentos de culpa nos pais divorciados (Figura 2.6).

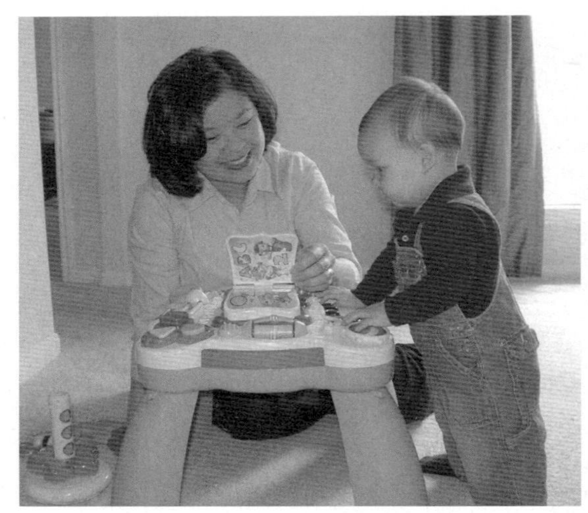

Figura 2.6 Tempo de qualidade passado com uma criança durante um divórcio é essencial para a saúde e o bem-estar de uma família.

Durante um divórcio, as capacidades de enfrentamento dos pais podem ser comprometidas. Os pais podem ficar preocupados com seus próprios sentimentos, necessidades e mudanças de vida e não estarem disponíveis para o apoio aos filhos. Os progenitores recém-empregados, geralmente mães, são propensos a deixar crianças com cuidadores novos, em ajustes estranhos, ou sozinhas após a escola. O progenitor também pode passar mais tempo longe de casa, procurando ou estabelecendo novos relacionamentos. Às vezes, no entanto, o adulto sente-se assustado e sozinho e começa a depender da criança como um substituto para o progenitor ausente. Essa dependência coloca um fardo enorme sobre a criança.

Falar para as crianças

Os pais ficam compreensivelmente hesitantes em dizer às crianças sobre sua decisão de se divorciar. A maioria negligencia discutir o divórcio ou suas mudanças inevitáveis com seu filho em idade pré-escolar. Sem preparo, mesmo as crianças que permanecem na casa da família ficam confusas com a separação dos pais. Frequentemente, elas já estão experimentando sentimentos vagos e desconfortáveis que são mais difíceis de lidar do que dizer a verdade sobre a situação.

Se possível, a divulgação inicial deve incluir tanto os pais como os irmãos, seguida de discussões individuais com cada criança. Tempo suficiente deve ser reservado para essas discussões, e elas devem ocorrer durante um período de calma, não depois de uma discussão. Os pais que fisicamente seguram ou tocam seus filhos proporcionam-lhes uma sensação de calor e tranquilidade. As discussões devem incluir a razão para o divórcio, se a idade for adequada, e a garantia de que o divórcio não é culpa das crianças.

Os pais não devem temer chorar na frente das crianças, porque seu choro dá às crianças a permissão de chorar também. As crianças precisam expressar seus sentimentos. Elas podem sentir culpa, uma sensação de fracasso ou que estão sendo punidas por má conduta. Normalmente, sentem raiva e ressentimento e deve-se possibilitar a elas comunicar esses sentimentos sem punição. Elas também têm sentimentos de terror e abandono (Boxe 2.4). Precisam de consistência e ordem em suas vidas. Querem saber onde vão morar, quem vai cuidar delas, se ficarão com seus irmãos e se haverá dinheiro suficiente para viver. As crianças também podem perguntar-se o que acontecerá em dias especiais, como aniversários e feriados, se ambos os pais virão para eventos escolares e se ainda terão os mesmos amigos. As crianças temem que se seus pais deixaram de se amar, poderiam deixar de amá-las. A necessidade de amor e tranquilidade é enorme nesse momento.

Guarda e parcerias parentais

No passado, quando os pais se separavam, a mãe recebia a guarda dos filhos com acordos de visitação para o pai. Agora, tanto os pais como os tribunais estão buscando alternativas. A crença atual é que nem os pais nem as mães devem receber a guarda automaticamente. Ela deve ser concedida ao progenitor que estiver mais apto a prover o bem-estar das crianças. Em alguns casos, as crianças apresentam estresse intenso quando moram ou passam um tempo com um progenitor. Muitos pais demonstraram tanto a sua competência como o seu empenho em cuidar dos seus filhos.

Muitas vezes, são negligenciadas as mudanças que podem ocorrer nas relações das crianças com outros parentes, especialmente os avós. Esses estão cada vez mais envolvidos no cuidado das crianças (Pulgaron; Marchante; Agosto et al., 2016). Os avós do lado do progenitor que não têm a guarda são muitas vezes mantidos longe de seus netos, enquanto aqueles do lado da guarda podem ser sobrecarregados pelo retorno do filho adulto ao agregado familiar com netos.

Dois outros tipos de acordos de guarda são a guarda dividida e a guarda compartilhada. A **guarda dividida**, ou **guarda separada**,

Boxe 2.4 Sentimentos e comportamentos de crianças relacionados com o divórcio.

Lactentes
- Efeitos da redução da maternidade ou da falta de cuidados maternos
- Aumento da irritabilidade
- Perturbação na alimentação, no sono e na eliminação
- Interferência no processo de vínculo

Crianças na fase *toddler* (2 a 3 anos)
- Assustadas e confusas
- Culpam-se pelo divórcio
- Medo de abandono
- Aumento da irritabilidade, gemidos, birras
- Comportamentos regressivos (p. ex., sucção do polegar, perda de controle de eliminação)
- Ansiedade de separação

Crianças pré-escolares (3 a 5 anos)
- Medo de abandono
- Culpam-se pelo divórcio; diminuição da autoestima
- Perplexidade em relação a todas as relações humanas
- Tornam-se mais agressivas nos relacionamentos com outras pessoas (p. ex., irmãos, pares)
- Envolvem-se na fantasia para buscar a compreensão do divórcio

Crianças com idade escolar precoce (5 a 6 anos)
- Depressão e comportamento imaturo
- Perda de apetite e distúrbios do sono
- Pode ser capaz de verbalizar alguns sentimentos e entender algumas mudanças relacionadas com o divórcio
- Aumento da ansiedade e agressão
- Sentimentos de abandono por parte dos pais

Crianças em idade escolar média (6 a 8 anos)
- Reações de pânico
- Sentimentos de privação – perda de progenitor, atenção, dinheiro e futuro seguro
- Profunda tristeza, depressão, medo e insegurança
- Sentimentos de abandono e rejeição
- Medo em relação ao futuro
- Dificuldade de expressar raiva aos pais
- Desejo intenso de reconciliação dos pais
- Capacidade comprometida de brincar e desfrutar de atividades externas
- Declínio no desempenho escolar
- Relações de pares alteradas – tornam-se autoritárias irritáveis, exigentes e manipuladoras
- Choro frequente, perda de apetite, distúrbios do sono
- Rotina perturbada, esquecimento

Crianças em idade escolar (9 a 12 anos)
- Compreensão mais realista do divórcio
- Raiva intensa dirigida a um ou a ambos os progenitores
- Lealdades divididas
- Capacidade de expressar sentimentos de raiva
- Envergonhado do comportamento dos pais
- Desejo de vingança; pode querer punir o progenitor que eles responsabilizam
- Sentimentos de solidão, rejeição e abandono
- Relações com pares alteradas
- Declínio no desempenho escolar
- Pode desenvolver queixas somáticas
- Pode engajar-se em comportamento aberrante, como mentir, roubar
- Birras
- Atitude ditatorial

Adolescentes (12 a 18 anos)
- Capaz de libertar-se do conflito parental
- Sentimentos de profundo sentimento de perda – de família, de infância
- Sentimentos de ansiedade
- Preocupação consigo mesmo, pais, irmãos
- Expressão de raiva, tristeza, vergonha, constrangimento
- Pode afastar-se da família e dos amigos
- Conceito perturbado de sexualidade
- Pode envolver-se em comportamentos voluntariosos

significa que cada progenitor recebe a guarda de um ou mais filhos, separando assim os irmãos. Por exemplo, os filhos podem viver com o pai e as filhas com a mãe.

A guarda compartilhada tem uma de duas formas. Na **guarda compartilhada física**, os pais alternam o cuidado e o controle físicos dos filhos com base em um acordo enquanto mantêm responsabilidades parentais compartilhadas legalmente. Esse arranjo de custódia funciona bem para famílias que vivem próximas umas das outras e cujas ocupações possibilitam um papel ativo no cuidado e na criação dos filhos. Na **guarda compartilhada legal**, as crianças residem com um dos pais, mas ambos são os guardiões legais das crianças e participam da criação dos filhos.

A coparentalidade oferece benefícios substanciais para a família. As crianças podem ficar perto de ambos os pais, e a vida com cada progenitor pode ser mais normal (em oposição a ter uma mãe disciplinadora e um pai recreativo). Para ser bem-sucedidos, os pais nesses arranjos devem estar altamente comprometidos em prover a parentalidade normal e separar seus conflitos conjugais de seus papéis de pais. Não importa que tipo de arranjo de custódia é concedido, a principal consideração é o bem-estar das crianças.

MONOPARENTALIDADE

Um indivíduo pode adquirir o *status* de monoparental como resultado de divórcio, separação, morte do cônjuge ou nascimento ou adoção de um filho. Embora as taxas de divórcio tenham se estabilizado, o número de famílias monoparentais continua a aumentar. Em 2016, 32% das famílias monoparentais tinham renda abaixo da linha da pobreza (Annie E. Casey Foundation, 2018). Além disso, 35% das crianças menores de 18 anos viviam em famílias monoparentais, e a maioria das famílias monoparentais eram mulheres (Annie E. Casey Foundation, 2018). Infelizmente, as crianças criadas em lares chefiados por mulheres têm maior probabilidade de abandonar a escola, serem pais adolescentes e divorciar-se na idade adulta. Embora algumas mulheres sejam mães solteiras por opção, a maioria nunca planejou ser mãe solteira e muitas se sentem pressionadas a casar-se ou casar-se novamente.

Administrar a falta de dinheiro, tempo e energia costuma ser uma preocupação para pais solteiros. Estudos confirmam repetidamente as dificuldades financeiras das famílias monoparentais, especialmente mães solteiras. Na verdade, o estigma da pobreza pode ser sentido mais intensamente do que a discriminação associada a ser mãe solteira. Essas famílias são frequentemente forçadas por sua situação financeira a viver em comunidades com problemas de moradia e questões de segurança pessoal. Os pais solteiros muitas vezes sentem-se culpados pelo tempo longe de seus filhos. Mães divorciadas, de casamentos em que o pai assumiu o papel de sustentador de família e a mãe, os papéis de manutenção e parentalidade, têm considerável dificuldade em se ajustar a seu novo papel de sustentadora de família. Muitas famílias monoparentais têm dificuldade em fornecer cuidados adequados para a criança, especialmente a uma criança doente.

Os apoios sociais e os recursos comunitários necessários às famílias monoparentais incluem serviços de saúde abertos à noite e nos fins de semana; cuidados à criança de alta qualidade; cuidados infantis temporários para aliviar a exaustão dos pais e prevenir o esgotamento; e centros de aprimoramento dos pais para o avanço da educação e habilidades profissionais, proporcionando atividades recreativas e oferecendo educação aos pais. Pais solteiros precisam de contatos sociais separados de seus filhos para seu próprio crescimento emocional e o de seus filhos. Parents Without Partners[a] é uma organização projetada para atender às necessidades de pais solteiros.

Pais solteiros

Os pais que têm custódia de seus filhos apresentam muitos dos mesmos problemas que as mães divorciadas. Eles se sentem sobrecarregados pela responsabilidade, depressivos e preocupados com sua capacidade de lidar com as necessidades emocionais das crianças, especialmente das meninas. Alguns pais não têm habilidades domésticas. Eles podem achar difícil, no início, coordenar sozinho tarefas domésticas, visitas escolares e outras atividades associadas ao gerenciamento de uma agregação familiar (Figura 2.7).

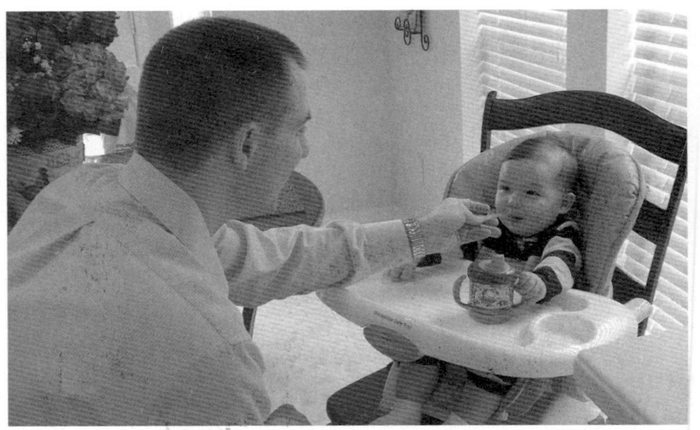

Figura 2.7 Pais que assumem o cuidado de seus filhos podem se sentir mais confortáveis e bem-sucedidos em seu papel parental.

PARENTALIDADE EM FAMÍLIAS RECONSTITUÍDAS

Nos EUA, muitas crianças que vivem em casas onde os pais se divorciaram experimentaram outra grande mudança em suas vidas, como a adição de um padrasto ou novos irmãos (Kaakinen & Coehlo, 2015). A entrada de um padrasto ou uma madrasta em uma família já organizada exige ajustes para todos os membros da família. Alguns obstáculos aos ajustes de função e à resolução de problemas familiares incluem ruptura de estilos de vida anteriores e padrões de interação, complexidade na formação de novos e falta de apoio social. Apesar desses problemas, a maioria das crianças de famílias divorciadas quer viver em uma casa com dois progenitores.

As relações de parentalidade cooperativas podem possibilitar mais tempo para cada conjunto de pais ficarem sozinhos a fim de estabelecer seu próprio relacionamento com as crianças. Em circunstâncias ideais, os conflitos de poder entre as duas famílias podem ser reduzidos, e a tensão e a ansiedade podem ser atenuadas para todos os membros da família. Além disso, a autoestima das crianças pode ser aumentada, e há uma maior probabilidade de contato contínuo com os avós. Flexibilidade, apoio mútuo e comunicação aberta são fundamentais em relacionamentos bem-sucedidos nas famílias com padrastos/madrastas e nas situações com esses papéis (Figura 2.8).

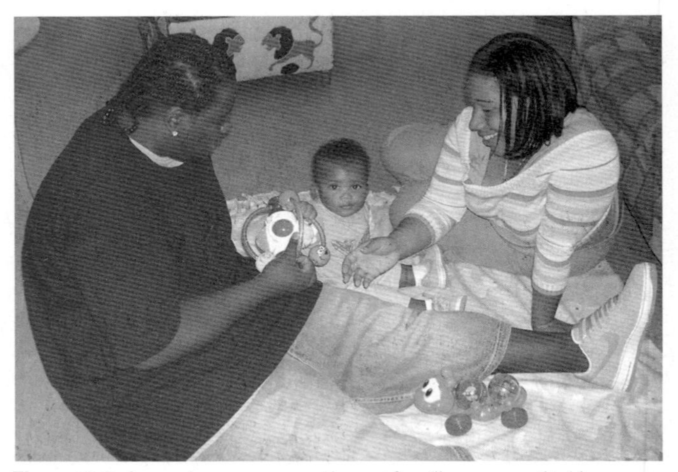

Figura 2.8 Aprender novos papéis em famílias reconstituídas como mãe e pai pode melhorar as relações parentais.

PARENTALIDADE EM FAMÍLIAS COM DOIS PROVEDORES

Nenhuma mudança no estilo de vida familiar teve mais impacto do que o grande número de mulheres se afastando do papel tradicional de dona de casa e ingressando no mercado de trabalho (Kaakinen & Coehlo, 2015). É improvável que a tendência de aumento do número de famílias com renda dupla diminua significativamente. Como resultado, a família está sujeita a um estresse considerável à medida que os membros tentam atender às demandas frequentemente conflitantes de necessidades ocupacionais e aquelas consideradas necessárias para uma vida familiar saudável.

Mães que trabalham

As mães que trabalham tornaram-se a regra nos EUA. O emprego materno pode ter efeitos variáveis na saúde de crianças em idade pré-escolar (Lucas-Thompson, Goldberg & Prause, 2010). A qualidade dos cuidados à criança é uma preocupação constante para todos os pais que trabalham. Os determinantes da qualidade do cuidado são baseados em requisitos de saúde e segurança, interação ágil e calorosa entre a equipe e as crianças, atividades adequadas ao desenvolvimento, equipe treinada, tamanho do grupo limitado, cuidadores apropriados para a idade, proporção adequada de equipe para criança, ambientes internos e externos adequados e espaço ao ar livre. Os enfermeiros desempenham um papel importante ao ajudar as famílias a encontrar fontes adequadas de cuidados infantis e a prepará-las para essa experiência.

Cuidados por parentes

Desde a década de 1980, a proporção de crianças em cuidados fora de casa colocadas com familiares aumentou rapidamente. Mais de 2,7 milhões de crianças norte-americanas são cuidadas pela família estendida ou por amigos próximos da família em algum momento de suas vidas (Annie E. Casey Foundation, 2012). De acordo com dados do US Census Bureau, os parentes cuidadores são mais propensos a ser pobres, solteiros, mais velhos, com menor nível de escolaridade e desempregados que famílias nas quais pelo menos um dos pais está presente.

[a]1650 South Dixie Hwy, Suite 402, Boca Raton, FL 33432; 800-637-7974; http://parentswithoutpartners.org.

PAIS DE ACOLHIMENTO

O **cuidado de acolhimento** é definido como colocação da criança em uma situação de vida aprovada longe da família de origem (American Academy of Pediatrics, 2000; Annie E. Casey Foundation, 2012). A situação de moradia pode ser um lar adotivo aprovado, possivelmente com outras crianças, ou um lar pré-adotivo. O padrão para o papel de pais adotivos e um processo pelo qual se torna um dever ser determinado por legislação. Esses "pais" contratam o estado para fornecer um lar para crianças por um período limitado. A maioria dos estados norte-americanos exige cerca de 27 horas de treinamento antes de ser contratado e pelo menos 12 horas de educação continuada por ano. Os pais de acolhimento podem ser obrigados a participar de um grupo de apoio a pais adotivos que geralmente é separado de uma agência estadual. Cada estado norte-americano tem diretrizes sobre a saúde relativa dos futuros pais adotivos e suas famílias, verificações de antecedentes sobre questões legais para os adultos, entrevistas pessoais e uma inspeção de segurança da residência e arredores (Chamberlain, Price, Leve et al., 2008).

As casas de acolhimento incluem acomodações para parentes e não aparentados. Desde a década de 1980, a proporção de crianças em cuidados fora de casa colocados com parentes aumentou rapidamente e foi acompanhada por uma diminuição no número de famílias de acolhimento. Tal como acontece com as de não acolhimento, grande parte do ajustamento da criança depende da estabilidade da família e dos recursos disponíveis. Embora as casas de acolhimento sejam projetadas para fornecer cuidados a curto prazo, não é incomum que as crianças permaneçam por muitos anos.

Os enfermeiros devem estar cientes de que cerca de 700 mil crianças passam o tempo vivendo em cuidado de acolhimento em um determinado ano, muitas delas enfrentando problemas de desenvolvimento (American Academy of Pediatrics, 2000; Annie E. Casey Foundation, 2015). Crianças de famílias de baixa renda, mãe solteira e mãe-parceiro são consideravelmente mais propensas a viver em famílias de acolhimento (Berger & Waldfogel, 2004). Crianças em um orfanato tendem a ter uma incidência maior do que o normal de problemas de saúde agudos e crônicos e podem experimentar sentimentos de isolamento ou confusão (Annie E. Casey Foundation, 2015). Elas estão frequentemente em risco por causa de seu ambiente de cuidado anterior. Os enfermeiros devem se empenhar na implementação de estratégias para melhorar a atenção à saúde desse grupo de crianças. Em particular, as habilidades de avaliação e gerenciamento de casos são necessárias para envolver outras disciplinas no atendimento de suas necessidades.

INFLUÊNCIAS SOCIOCULTURAIS SOBRE A CRIANÇA E A FAMÍLIA

Uma criança e sua família imediata estão inseridas em uma comunidade local de escola, colegas e família extensa; dentro de uma comunidade maior que pode ser limitada por geografia, experiência e tradições comuns; e dentro de uma comunidade ainda mais ampla que incorpora os elementos sociais, políticos e econômicos que influenciam muitos aspectos da vida familiar. Essas camadas de influência costumam ser multifatoriais: os pais, a família extensa e a comunidade exercem influência mais diretamente ao pensar sobre a origem religiosa ou étnica da família. Esses elementos entram em cena quando pensamos nas crianças que se deslocam para o mundo mais amplo, como sua interface com outras crianças na escola ou possíveis preconceitos que uma criança ou adolescente possa enfrentar devido à identidade religiosa ou étnica e racial. Assim, o contexto sociopolítico, embora seja uma camada externa de um modelo social ecológico, pode exercer enorme influência na vida diária, nas oportunidades e nos desfechos de uma criança. Tão importante quanto para os resultados de saúde da criança e da família, o contexto sociopolítico chama nossa atenção para fatores e políticas de saúde nos níveis local, regional, estadual e federal que podem servir como barreiras para a equidade em saúde. Isso também é evidenciado por pesquisas sobre os determinantes sociais da saúde. A próxima seção do capítulo se aprofundará em uma discussão mais ampla de tais fatores.

O modelo ecológico social (Kazak, 2001; Kazak, Rourke & Navasaria, 2010), enraizado no modelo ecológico de Bronfenbrenner (Bronfenbrenner, 1979, 2005), oferece uma perspectiva de ver as crianças e suas famílias no contexto de vários círculos de influência, chamado de quadro ecológico. Essa estrutura pressupõe que os indivíduos se adaptam em resposta às mudanças em seus ambientes, seja o ambiente da família imediata, a escola, o bairro em que a família vive ou as forças socioeconômicas que podem moldar a disponibilidade de emprego em sua área geográfica. Além disso, Kazak argumenta que o comportamento de uma pessoa resulta da interação de suas características e habilidades com o meio ambiente. Nenhum fator isolado pode explicar a totalidade dos comportamentos de saúde de uma criança e de sua família. As crianças possuem seus próprios fatores que influenciam seu comportamento (ou seja, história pessoal ou fatores biológicos). Por sua vez, estão rodeados de relacionamentos com familiares, amigos e colegas que influenciam seu comportamento. As crianças e suas famílias são situadas em uma comunidade que estabelece o contexto no qual as relações sociais se desenvolvem. Finalmente, fatores socioculturais mais amplos influenciam se um comportamento é encorajado ou proibido (p. ex., política social sobre o tabagismo, normas culturais das mães como cuidadoras principais de crianças pequenas, mídia que pode influenciar a forma como um adolescente pensa que ele deve ser) (Figura 2.9).

Promover a saúde das crianças exige que um enfermeiro compreenda as influências sociais, culturais e religiosas sobre as crianças e suas famílias. A população norte-americana está em constante evolução. Os pacientes apresentam desfechos de saúde negativos quando fatores sociais, culturais e religiosos não são considerados como influenciadores de seus cuidados de saúde (Chavez, 2012; Williams, 2012). Instruir os profissionais de saúde é uma forma de reduzir as desigualdades nos cuidados de saúde.

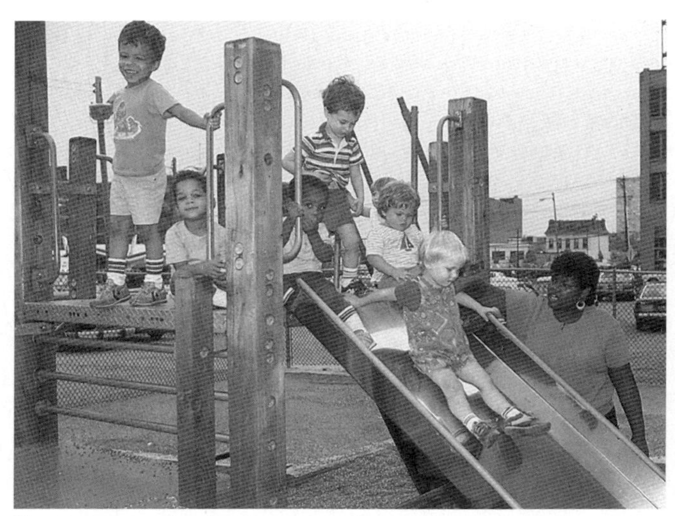

Figura 2.9 Jovens de diferentes origens culturais interagem dentro da cultura maior.

INFLUÊNCIAS NO AMBIENTE CIRCUNDANTE

COMUNIDADES ESCOLARES: SAÚDE ESCOLAR E CONEXÃO ESCOLAR

Ambientes oferecem suporte diferenciado ao aprendizado por meio dos tipos de oportunidades e suporte fornecidos. Aprendizagem e desenvolvimento são cumulativos e sinérgicos; um apoia o outro. A educação na infância de alta qualidade é especialmente benéfica para preparar as crianças para o sucesso nas primeiras séries. Isso é especialmente verdadeiro para crianças de meios menos favorecidos. O acesso a essa educação de alta qualidade é fundamental, mas também ocorre ao longo de uma perspectiva socioeconômica, com crianças com mais recursos frequentando programas pré-escolares de melhor qualidade.

Dentro das comunidades, as escolas são locais importantes para a promoção da saúde. Iniciativas como o modelo *Whole School, Whole Community, Whole Child*, patrocinado pelos Centers for Disease Control and Prevention, enfatizam e baseiam-se nessa conexão crítica entre o desempenho acadêmico dos jovens e a saúde, abordando elementos importantes da vida de crianças e adolescentes que atravessam vários domínios[1]. Exemplos de tais elementos incluem educação física e atividade, ambiente nutricional, aconselhamento, serviços psicológicos e sociais, clima social e emocional, ambiente físico, envolvimento familiar e envolvimento comunitário (Michael, Merlo, Basch et al., 2015). Essa abordagem reconhece a necessidade de estratégias multifacetadas para melhorar os resultados acadêmicos e de saúde. Situa a escola não apenas como um lugar para aprender, mas também como um lugar para praticar comportamentos de saúde positivos e habilidades de promoção da saúde. Por exemplo, um ambiente de saúde nutricional construído de forma a promover a saúde da criança e do adolescente dá aos jovens a chance de vivenciar essas habilidades ao disponibilizar opções de alimentos saudáveis, inserir a educação nutricional no currículo de saúde e incluir mensagens de apoio sobre nutrição saudável no ambiente escolar (Lewallen, Hunt, Potts-Datema et al., 2015).

Os Centers for Disease Control and Prevention e a Organização Mundial da Saúde (OMS) identificaram ambientes locais que contribuem para a saúde individual, familiar e populacional, incluindo ambientes educacionais. Assim, escolas e centros de primeira infância podem contribuir para a saúde das crianças, ensinando sobre saúde e comportamentos saudáveis e também oferecendo maneiras de praticar comportamentos saudáveis (p. ex., educação física, serviços coordenados de saúde psicossocial ou mental, lanches saudáveis). Essa posição aborda lacunas potenciais no atendimento ou avaliação para crianças e adolescentes, porque o atendimento local pode melhorar o acesso para muitas crianças e enfatiza a coordenação entre os serviços em determinado bairro.

Um conceito importante quando se considera as escolas como um local de promoção da saúde é a conectividade (Centers for Disease Control and Prevention, 2009). A *conexão escolar* é definida como a percepção dos alunos de que eles e seu aprendizado são importantes para os adultos em sua escola e para seus colegas. Ocorre quando os jovens acreditam que seus professores, funcionários e colegas preocupam-se com eles acadêmica e pessoalmente. O crescimento e a implementação desse conceito na prática educacional decorrem de pesquisas que indicam maior impacto na saúde do jovem mediante o reforço de fatores de proteção que ajudam crianças e adolescentes a evitar comportamentos de risco ou não saudáveis. Esse foco nos pontos fortes e na promoção de escolhas positivas também pode ajudar a amortecer o impacto de eventos negativos sobre as crianças e sua saúde.

Sentir-se conectado na escola traz benefícios importantes para a saúde. Crianças e jovens que se sentem mais conectados têm maior probabilidade de se envolver em comportamentos saudáveis e se sair bem academicamente. Verificou-se que o vínculo escolar é particularmente protetor contra o abuso de substâncias, o início da vida sexual precoce e a violência tanto em meninos quanto em meninas. Além disso, a conexão com a escola perdia apenas para a conexão com a família na proteção contra sofrimento emocional, alimentação desordenada e ideação e tentativas de suicídio. Por fim, além dos resultados de saúde, promove resultados acadêmicos, incluindo notas melhores, menos faltas e evasão tardia.

As estratégias recomendadas para alcançar a conexão escolar incluem o treinamento eficaz de professores e funcionários para criar ambientes de aprendizagem positivos; oportunidades para as famílias envolverem-se no processo e treinamento associado; e fornecimento de habilidades acadêmicas, emocionais e sociais importantes para os alunos (e abordando as barreiras para alcançar essas habilidades) para que os alunos possam se sentir engajados e ter um interesse em sua educação (Centers for Disease Control and Prevention, 2009).

ESCOLAS

Quando as crianças entram na escola, seu raio de relacionamentos amplia-se, incluindo uma maior variedade de pares e uma nova fonte de autoridade. Embora os pais continuem exercendo a maior influência sobre as crianças, no ambiente escolar, os professores têm o impacto psicológico mais significativo no desenvolvimento e na socialização delas. Além do progresso acadêmico e cognitivo, os professores estão preocupados com o desenvolvimento emocional e social das crianças sob seus cuidados. Tanto os pais como os professores agem para modelar, moldar e promover o comportamento positivo, restringir o comportamento negativo e impor padrões de conduta. Idealmente, pais e professores trabalham juntos para o benefício das crianças sob seus cuidados.

As escolas servem como uma importante fonte de socialização para as crianças. Ao lado da família, exercem uma força importante na provisão de continuidade e transferência da cultura de uma geração para outra. Isso, por sua vez, prepara as crianças para desempenhar os papéis sociais que devem assumir à medida que se desenvolvem em adultos. A escola é o centro da **difusão cultural**, no qual os padrões culturais do grupo maior são disseminados na comunidade. Ela governa o que é ensinado e, em grande medida, como é ensinado. As regras e os regulamentos escolares referentes à participação, às relações de autoridade e ao sistema de recompensas e penalidades baseadas na realização transmitem às crianças as expectativas do mundo adulto do emprego e dos relacionamentos. A escola é uma instituição importante na qual as crianças aprendem sistematicamente sobre as consequências negativas de um comportamento que se afasta das expectativas sociais. Também serve como um caminho para que as crianças participem da sociedade em geral de maneiras gratificantes, a fim de promover a mobilidade social e conectar a família com novos conhecimentos e serviços. Como os pais, os professores são responsáveis por transmitir conhecimento e cultura (p. ex., valores sobre os quais existe um amplo consenso) às crianças sob seu cuidado. Espera-se também que os professores estimulem e orientem o desenvolvimento intelectual das crianças e a resolução criativa de problemas.

CULTURAS DOS PARES

Os grupos de pares também têm um impacto na socialização das crianças. Os relacionamentos entre colegas tornam-se cada vez mais importantes e influenciadores à medida que as crianças passam pela escola. Nela, as

[1]N.R.T.: No Brasil, recomenda-se consultar o portal do Ministério da Educação e os materiais informativos relativos ao Programa Saúde na Escola em http://portal.mec.gov.br/programa-saude-da-escola/194-secretarias-112877938/secad-educacao-continuada-223369541/14578-programa-saude-nas-escolas.

crianças têm o que pode ser considerado como uma cultura própria. Isso é ainda mais evidente em grupos de brincadeiras não supervisionados, porque a cultura na escola é parcialmente produzida por adultos.

Durante suas vidas, as crianças são submetidas a muitos fatores de influência, como família, comunidade religiosa e classe social. Nas interações entre pares, elas enfrentam uma variedade desses conjuntos de valores. Os valores impostos pelo grupo de pares são especialmente atraentes, porque as crianças devem aceitar e se adaptar a eles para serem aceitos como membros do grupo. Quando os valores dos colegas não são muito diferentes dos da família e dos professores, o leve conflito criado por essas pequenas diferenças serve para separar as crianças dos adultos em suas vidas e fortalecer o sentimento de pertencer ao grupo de pares.

Embora o grupo de pares não tenha nem a autoridade tradicional dos pais nem a autoridade legal das escolas para o ensino da informação, consegue transmitir uma quantidade substancial de informação aos seus membros, especialmente sobre assuntos-tabu como sexo e drogas ilícitas. A necessidade das crianças da amizade de seus pares as leva a um sistema social cada vez mais complexo. Por meio de relacionamentos entre pares, as crianças aprendem a lidar com o domínio e a hostilidade e a relacionar-se com pessoas em posições de liderança e autoridade. Outras funções da subcultura de pares são aliviar o tédio e proporcionar o reconhecimento que os membros individuais não recebem dos professores e de outras figuras de autoridade.

COMUNIDADE

Famílias e comunidades estão frequentemente interligadas em seu impacto na saúde da criança. Embora ambos sejam essenciais para o crescimento socioemocional e melhores resultados de aprendizagem em crianças, sua influência sobre as crianças é sinérgica. Quando as famílias vivem em áreas de pobreza concentrada, os residentes correm risco nos níveis populacional e individual. Crianças e famílias que vivem em áreas de concentração de pobreza correm o risco de resultados negativos para a saúde e apresentam taxas mais altas de crime e violência. Além disso, os bairros afetados são mais propensos a ter escolas de baixo desempenho, acesso limitado à pré-escola de alta qualidade e menor prontidão para a escola e resultados educacionais mais pobres em geral. Se os pais cresceram na área ou em uma área semelhante, eles também experimentaram efeitos adversos em sua saúde ou resultados educacionais. Como resultado, eles podem não ser capazes de garantir um emprego que forneça mais recursos para que eles invistam em seus filhos ou que forneça estabilidade econômica para a família. Os estressores financeiros dos pais contribuem para o estresse e a depressão, o que pode inibir uma paternidade eficaz. Portanto, vemos uma necessidade importante de programas ou estratégias de duas gerações para aproveitar os pontos fortes da família e da comunidade e diminuir seus fatores de estresse.

Fatores comunitários são especialmente importantes quando consideramos a vida, a segurança e as causas de morte em adolescentes mais velhos. Por exemplo, 75% das mortes de adolescentes são atribuídas a acidentes, homicídio e suicídio, e fatores de nível comunitário, como violência, uso abusivo de drogas ilícitas e de álcool, influenciam esse número (Annie E. Casey Foundation, 2018).

INFLUÊNCIAS MAIS AMPLAS NA SAÚDE DA CRIANÇA

REDES SOCIAIS E COMUNICAÇÃO DE MASSA

As tecnologias digitais que servem como um caminho para as mídias sociais e de massa estão difundidas em muitas partes da sociedade americana. A tecnologia tem um papel na vida das crianças mais do que nunca. A American Academy of Pediatrics (2016a) constatou que crianças menores de 5 anos, em todos os níveis socioeconômicos, usam a tecnologia digital diariamente e são frequentemente alvo de anunciantes. Esse uso frequente acarreta riscos de aumento das taxas de obesidade; sono interrompido; e atrasos no desenvolvimento cognitivo, social e de linguagem, potencialmente relacionados com a interação pai-filho diminuída em pré-escolares (Tabela 2.2). A pesquisa demonstrou que há benefício limitado da tecnologia digital para crianças menores de 2 anos, provavelmente também relacionado com a diminuição da interação pai-filho. Os benefícios do uso da tecnologia digital estão relacionados com o tipo de conteúdo visualizado e usado. Por exemplo, a programação de alta qualidade, como Vila Sésamo (Sesame Street), pode impulsionar resultados cognitivos e sociais em crianças em idade pré-escolar, e aplicativos de organizações semelhantes (p. ex., PBS ou Sesame Workshop) podem promover habilidades de alfabetização. Infelizmente, muitos programas e aplicativos direcionados a crianças e seus pais ou responsáveis não são criados sob a direção de educadores ou especialistas em desenvolvimento e podem não ser tão benéficos para os resultados sociais e cognitivos da criança. Além disso, menos de 30% das crianças de lares de baixa renda veem mídia digital de alta qualidade, perpetuando os riscos potenciais apresentados pela tecnologia e desigualdades associadas. Apesar dos avanços tecnológicos, brincadeiras, interações sociais com colegas e interações pais-filhos permanecem vitais para o desenvolvimento em crianças pequenas das habilidades necessárias para ter sucesso na escola, incluindo persistência, regulação emocional e pensamento criativo (American Academy of Pediatrics, 2016b).

O panorama digital para crianças escolares e adolescentes parece mudar e crescer diariamente e está entrelaçado na vida diária de muitos jovens. De fato, pesquisas recentes indicam que quase 75% dos adolescentes possuem um *smartphone* ou dispositivo de tecnologia móvel e aproximadamente metade relata que se sente viciada em seus telefones (American Academy of Pediatrics, 2016b). Ao utilizar esses dispositivos móveis, a maioria dos adolescentes engaja-se nas mídias sociais, com quase três quartos engajando-se em vários *sites* de mídia social e cultivando um portfólio (American Academy of Pediatrics, 2016b). Essa imersão traz benefícios e riscos para esses jovens. Em termos de benefícios, os jovens têm uma chance sem precedentes de aprender e coletar informações e considerar novas perspectivas; conectar-se com outros jovens, o que é especialmente importante para os jovens que podem se sentir marginalizados ou isolados; e para manter ligações com familiares e amigos que vivem distantes.

Por outro lado, navegar nesse cenário inclui riscos potenciais para a saúde física e mental, como obesidade, sono interrompido, comportamento viciante, impacto negativo sobre os acadêmicos, *bullying* e exploração sexual e normalização de comportamento desadaptativo (p. ex., *sites* que promovem alimentação desordenada ou autoagressão). Semelhante às formas tradicionais de mídia (p. ex., televisão), a pesquisa demonstrou que as postagens nas redes sociais podem influenciar as percepções do uso abusivo de álcool e drogas ilícitas e a idade mais jovem de iniciar a atividade sexual como normal aos olhos dos adolescentes (American Academy of Pediatrics, 2016b). As formas tradicionais de mídia de massa, como televisão e filmes, podem reificar estereótipos de gênero e raça, perpetuando resultados negativos para a saúde mental e emocional (American Academy of Pediatrics, 2016b). Por fim, a comunicação entre os adolescentes mudou e tornou-se mais difundida por meio de mensagens de texto, mensagens por meio de sistemas de jogos e mensagens em *sites* de mídia social. Esse acesso contínuo e entrada na vida dos colegas pode servir tanto como fonte de apoio quanto como fonte de escárnio e estresse. Portanto, é essencial que os enfermeiros e outros profissionais de saúde conversem com

Tabela 2.2 Efeitos da mídia em crianças e adolescentes.

Efeito da mídia	Potenciais consequências
Violência	Dados governamentais e de saúde e indicadores de saúde pública mostram exposição à violência da mídia como um fator no comportamento violento e agressivo. Tanto os adultos quanto as crianças ficam dessensibilizados pela violência testemunhada por vários meios de comunicação, incluindo televisão (e programação para crianças), filmes (também os de classificação livre), música e *videogames*. Além disso, *cyber-bullying* e assédio por meio de mensagens de texto são uma preocupação crescente entre a escola do Ensino Fundamental e estudantes do Ensino Médio
Sexo	Um corpo significativo de pesquisa mostra que o conteúdo sexual na mídia pode contribuir para crenças e atitudes sobre sexo, comportamento sexual e iniciação de relações sexuais. Adolescentes acessam conteúdo sexual em diversas mídias: televisão, filmes, música, revistas, internet, redes sociais e dispositivos móveis. As edições atuais que recebem a atenção para o papel que desempenham no comportamento sexual adolescente incluem o envio de imagens sexuais por dispositivos móveis (p. ex., *sexting*), impacto de meios violentos nos pontos de vista da juventude sobre as mulheres e sexo forçado/estupro, *cyber-bullying* de jovens LGBTs. A mídia também pode servir como fonte positiva de informações sexuais (p. ex., informações, aplicativos, redes sociais sobre infecções sexualmente transmissíveis, gravidez na adolescência e promoção da aceitação e apoio aos jovens LGBTs)
Uso abusivo de substâncias	Embora as causas do uso abusivo de substâncias pelos adolescentes sejam numerosas, a mídia desempenha um papel significativo. O álcool e o tabaco, incluindo os cigarros eletrônicos, ainda são fortemente comercializados para adolescentes e jovens adultos. Televisão e filmes que caracterizam o uso dessas substâncias podem influenciar o início do uso. A mídia também mostra que o uso de substâncias é disseminado e sem consequências. Por fim, o conteúdo compartilhado em *sites* de redes sociais pode servir como uma forma de pressão dos pares e pode influenciar a probabilidade de uso
Obesidade	A obesidade é um problema de saúde pública altamente prevalente entre crianças de todas as idades, e as taxas estão aumentando em todo o mundo. Uma série de estudos tem demonstrado uma ligação entre a quantidade de tempo de tela e a obesidade. A publicidade de alimentos insalubres para crianças é uma prática de *marketing* de longa data, que pode aumentar o consumo de lanches em face da diminuição da atividade. Além disso, tanto o aumento do tempo de tela como a alimentação não saudável também podem estar relacionados com o sono não saudável
Imagem corporal	A mídia pode desempenhar um papel significativo no desenvolvimento da percepção da imagem corporal, expectativas e insatisfação corporal entre jovens e adolescentes mais velhas. Suas crenças podem ser influenciadas por imagens na televisão, filmes e revistas. As novas mídias também contribuem para isso por meio de imagens da internet, *sites* de redes sociais e *sites* que incentivam a alimentação desordenada (Strasburger, Jordan, & Donnerstein, 2012)

crianças mais velhas e adolescentes sobre a frequência, o conteúdo e a natureza de seu uso de mídia digital e social e como mantêm sua privacidade e segurança. Tão importante quanto, os enfermeiros podem ajudar as famílias a conceber estratégias e planos personalizados para o uso seguro e saudável de tecnologia (American Academy of Pediatrics, 2016b) (Boxe 2.5).

RAÇA E ETNIA

Raça e etnia são termos construídos socialmente, utilizados para agrupar pessoas que compartilham características, tradições ou experiências históricas semelhantes. **Raça** é um termo que agrupa as pessoas por sua aparência externa e física. **Etnia** é uma classificação que visa agrupar indivíduos que compartilham características comuns e únicas em comparação a outros em uma sociedade, resultando em um comportamento cultural distinto (Scott & Marshall, 2009). As etnias podem ser diferenciadas umas das outras por costumes e linguagem e podem influenciar a estrutura familiar, preferências alimentares e expressões de emoção. A composição e definição de grupos étnicos podem ser fluidas em resposta às mudanças na geografia (ou seja, mudar de um país para outro). Raça e etnia influenciam a saúde de uma família quando são usadas como critérios pelos quais uma criança ou família é discriminada. Há um conjunto significativo de trabalhos que descreve isso. Na verdade, 100 anos de pesquisa descrevem lacunas raciais na saúde (Williams, 2012).

O racismo continua sendo um importante determinante social da saúde. De acordo com Williams (2012), para as minorias ou outros grupos que sofrem estigmatização, "as desigualdades na saúde são criadas por desigualdades maiores na sociedade", significando que as condições sociais prevalecentes e os obstáculos à igualdade de oportunidades para todos influenciam na saúde de todos os indivíduos. Por exemplo, desde o nascimento, as crianças afro-americanas e indígenas norte-americanas têm uma taxa de mortalidade mais elevada que as crianças caucasianas em geral. Há também uma maior taxa de mortalidade para lactentes de mulheres afro-americanas e hispânicas *versus* mulheres caucasianas. Mesmo no controle dos níveis de escolaridade materna, a taxa de mortalidade infantil para mulheres afro-americanas com formação superior é 2,5 vezes maior que as mulheres hispânicas e caucasianas com nível de escolaridade semelhante (Williams, 2012). Esses números demonstram que as crianças e as famílias, em última análise, sentem os efeitos de tais desigualdades na saúde.

As crianças e as famílias também podem sofrer o racismo percebido, que tem consequências negativas. Por exemplo, em um estudo de mais de 5 mil alunos do quinto ano, 15% dos jovens hispânicos e 20% dos jovens afro-americanos relataram terem sofrido discriminação racial. Tais experiências foram então associadas a um maior risco de sintomas de saúde mental (Coker, Elliot, Kanouse et al., 2009). Os adolescentes também relatam discriminação racial a partir de comunidades *online*, *sites* de redes sociais e mensagens de texto, o que está relacionado com o aumento da ansiedade e da depressão (Tynes, Giang, Williams et al., 2008).

POBREZA

Oportunidades para promover a saúde ou riscos à saúde geralmente começam em nossas famílias, escolas, bairros e locais de trabalho. Assim, para promover totalmente a saúde da criança e diminuir os riscos para ela, precisamos entender como o contexto e os ambientes circundantes são influentes. As crianças são abrigadas em camadas de família,

Boxe 2.5 Ações de promoção da mídia positiva.

Pais

- Seguir as recomendações da American Academy of Pediatrics por 2 horas (total) de tempo de tela diariamente para crianças de 2 anos ou mais
- Estabelecer normas claras para o uso da internet e fornecer supervisão direta. Ter discussões francas sobre o que os jovens podem encontrar na mídia. Estar atento ao uso de mídia própria em casa
- Incentivar o jogo não estruturado em casa e planejar ajudar as crianças a reajustarem-se a essa mudança na dinâmica familiar. Considerar o uso planejado e deliberado de mídia para experimentar os benefícios (p. ex., assistir a um programa de televisão juntos para ligar ou iniciar uma discussão sensível)

Enfermeiros e profissionais de saúde

- Dedicar alguns minutos de cada visita para fornecer triagem da mídia e aconselhamento
- Desestimular a presença de dispositivos eletrônicos em salas infantis
- Ser sensível aos desafios que os pais enfrentam ao realizar isso

Escolas

- Oferecer educação sexual e sobre drogas ilícitas de maneira oportuna e precisa
- Promover a resiliência
- Desenvolver programas para educar os jovens sobre o uso racional da tecnologia
- Desenvolver e implementar políticas para lidar com *cyber-bullying* e *sexting*

colegas, escola e comunidade; podemos considerar o impacto direto desses sistemas externos interagindo com a criança e a família. Igualmente importante, entretanto, é a influência de fatores dentro da paisagem sociopolítica nos níveis local, estadual, regional, nacional e internacional. Esses fatores afetam a criação de políticas sociais e de saúde que podem perpetuar as desigualdades na saúde ou tornar possível a equidade na saúde.

As circunstâncias em que uma criança nasce podem determinar a exposição da criança a fatores que promovem ou comprometem o desenvolvimento saudável. Por exemplo, eventos adversos podem ter impactos de longa duração na vida adulta. As camadas do ambiente circundante da criança que contribuem para a iniquidade na saúde se enquadram em contextos socioeconômicos, políticos e culturais, incluindo políticas locais, estaduais e federais; condições de vida diária; e as circunstâncias em que as pessoas vivem, trabalham e divertem-se.

As desigualdades na saúde da criança são discrepâncias baseadas em diferenças evitáveis e preocupantes devido ao imenso desenvolvimento fundamental que ocorre na primeira infância. As iniquidades em saúde, de maneira semelhante, são definidas como diferenças nos estados de saúde entre populações socialmente produzidas e sistêmicas em distribuição desigual entre populações que são evitáveis e injustas. A saúde segue um gradiente social; há melhores resultados de saúde com o aumento do *status* socioeconômico e melhorias adicionais com movimentos ascendentes no *status* socioeconômico. Da mesma forma, resultados de saúde comprometidos estão associados a uma situação econômica inferior. O acesso desigual aos serviços mantém ou perpetua as desigualdades de saúde na primeira infância porque as crianças que mais precisam dos serviços têm maior probabilidade de não os receber. Respostas multiníveis e multifatoriais para lidar com essas questões incluem políticas que melhoram o acesso a serviços de alta qualidade e conectam os pais a locais de trabalho seguros, estáveis e flexíveis; sistemas de serviços que oferecem programas inclusivos baseados em pesquisas e evidências; e assistência oportuna para os pais, para que se sintam bem-sucedidos em seu papel.

Economia e pobreza

Um fator importante que afeta a saúde da criança e familiar nos EUA é a pobreza. Quase um quinto de todas as crianças norte-americanas vive em famílias com renda anual abaixo de 100% do nível 4 de pobreza federal para uma família (aproximadamente U$ 24.600), e quase metade das crianças vive 200% abaixo dessa diretriz federal de pobreza (Fierman, Beck, Chung et al., 2016). A pobreza afeta as crianças e suas famílias em todas as áreas geográficas, incluindo áreas urbanas, suburbanas e rurais. Vários fatores sociais associados à pobreza que podem afetar negativamente a saúde da criança são perturbação da família, depressão dos pais, uso de substâncias, outras doenças mentais, casas ou bairros inseguros, instabilidade habitacional, falta de moradia, redução das oportunidades educacionais e baixos níveis de educação dos pais e alfabetização em saúde (Fierman, Beck, Chung et al., 2016).

A pobreza influencia esses determinantes sociais da saúde, as circunstâncias e os ambientes em que as pessoas nascem, vivem, trabalham, aprendem e divertem-se. Por sua vez, esses determinantes sociais moldam a saúde da criança de maneiras importantes e duradouras. A pobreza em si é uma das principais causas de estresse agudo e crônico para adultos e crianças. Os estressores diários associados à pobreza são avassaladores, e outras circunstâncias, como trauma ou violência, podem aumentar o estresse experimentado por pais e filhos. Esse estresse opressor pode minar as habilidades para lidar com situações desafiadoras. Os estressores associados à pobreza podem ser psicológica e emocionalmente esgotantes, mas podem não estar disponíveis suportes para lidar com esse esgotamento, como serviços de saúde mental adequados, creches de alta qualidade e acessíveis, ou suporte social (Center on the Developing Child at Harvard University, 2016). Lactentes e crianças mais jovens possuem maior probabilidade de viver na pobreza do que crianças mais velhas. Assim, alguns dos efeitos mais profundos da pobreza são demonstrados em crianças, como aumento da prevalência de baixo peso ao nascer e mortalidade infantil e atraso no desenvolvimento da linguagem. Esses riscos podem perpetuar outros perigos ao longo da vida, como diminuição do estado de saúde devido a doenças crônicas ou desempenho acadêmico comprometido.

O subfinanciamento impõe dificuldades financeiras às famílias. Isso nos lembra que ter seguro não anula automaticamente as dificuldades financeiras ou o impacto nas famílias. Custos elevados particulares (p. ex., copagamentos, medicamentos, suprimentos) e custos associados de transporte para consultas, estacionamento em hospitais, refeições enquanto uma criança está hospitalizada e cuidados para irmãos contribuem para esse sofrimento (Mooney-Doyle, dos Santos, Bousso et al., 2017).

Educação parental

O nível de educação dos pais é outro fator importante quando consideramos as influências econômicas na saúde da criança. A situação econômica da criança está diretamente ligada aos rendimentos dos pais. Os rendimentos dos pais no emprego, por sua vez, são afetados pelo nível de educação. A desigualdade de renda é generalizada e piorou na história recente. Embora algumas famílias estejam recuperando o atraso na Grande Recessão de 2008, muitos dos empregos que poderiam ajudar a diminuir a desigualdade de renda exigem um diploma universitário, e apenas um terço dos adultos nos EUA têm esse diploma. Assim, muitas crianças nos EUA vivem em famílias nas quais os pais enfrentam insatisfação com o emprego e barreiras, contribuindo para o estresse ou resultados negativos dos pais ou da família (Annie E. Casey Foundation, 2018). Embora esse problema afete crianças de todas as raças, etnias e contextos geográficos, as crianças negras vivem desproporcionalmente em casas sem recursos financeiros suficientes (12% das crianças brancas contra 36% das crianças afro-americanas contra 31% das crianças hispânicas).

Lacunas na renda prejudicam a capacidade de uma família de acessar a mobilidade social e sair permanentemente da pobreza (American Academy of Pediatrics, 2016c).

A American Academy of Pediatrics (AAP) recomenda que a triagem seja feita em cada visita de cuidados infantis, perguntando sobre a capacidade de atender às necessidades básicas, como calor, abrigo e comida. Para resolver o problema, a AAP recomenda que os profissionais de pediatria construam sobre os pontos fortes da família, como coesão, humor, apoio e crenças espirituais, e defendam a criação de programas para abordar as múltiplas facetas da pobreza infantil que estão enraizadas em pesquisa (American Academy of Pediatrics, 2016c). No entanto, existem barreiras à triagem e descarrilam os fornecedores com a melhor das intenções. As barreiras incluem não reconhecer o impacto da pobreza ou os resultados mensuráveis associados a ela; falta de tempo; treinamento limitado e insuficiente em avaliação e familiaridade limitada com ferramentas de avaliação; e conhecimento limitado dos recursos comunitários disponíveis. Enfermeiros pediatras e profissionais de saúde podem iniciar a vigilância e triagem para eliciar e abordar as preocupações dos pais; identificar fatores de risco e proteção; discutir problemas específicos; e encaminhar a criança e a família para o lugar certo com os serviços certos. Para abordar os determinantes sociais da saúde, a triagem pode ser adaptada às questões mais sensíveis ou sustentadas na comunidade, às fontes de preocupação dos pais e ao estágio de desenvolvimento da criança.

Barreiras econômicas impedem a capacidade dos pais de sustentar suas crianças. Assim, enfermeiros pediatras e outros prestadores de cuidados de saúde devem imbuir sua prática com a compreensão dos desafios que as famílias enfrentam, integre os cuidados para minimizar a tensão de interagir com os serviços de saúde e sociais (informado pelo conhecimento de que o cuidado da família está no âmbito da pediatria) e minimizar os efeitos do estresse tóxico por meio de serviços de cuidados de suporte que se baseiam em pontos fortes da família (American Academy of Pediatrics, 2013, 2016c).

PAÍS DE ORIGEM E *STATUS* DE IMIGRAÇÃO

Fatores culturais estão entrelaçados em influências sociais, econômicas e políticas sobre a saúde da criança, incluindo o equívoco de que as crianças são alheias ou não são profundamente afetadas pelo mundo ao seu redor. Essa percepção das crianças pode influenciar o trabalho dos governos e órgãos de formulação de políticas em nome das crianças e famílias. Além disso, a infância é frequentemente percebida como sendo do domínio do lar; assim, as chamadas para a pré-escola universal não são atendidas.

A demografia dos EUA está mudando, mas raça e etnia continuam sendo determinantes sociais importantes da saúde para muitas crianças. Crianças afrodescendentes são desproporcionalmente representadas em comunidades e escolas empobrecidas, mas representavam a maioria das crianças em 13 estados em 2020. Isso demonstra uma maneira pela qual as chances de uma criança prosperar dependem não apenas das características da criança, da família e da comunidade, mas também no estado em que a criança vive devido às variações nos serviços sociais e de saúde disponíveis. As escolhas e investimentos de políticas estaduais podem ter um impacto tremendo na saúde da criança (Annie E. Casey Foundation, 2014, 2018).

Considerar o contexto mais amplo de onde as crianças e famílias vivem, trabalham e brincam é complexo quando cuidamos de crianças e famílias que são consideradas refugiadas ou imigrantes sem documentos. Para essas crianças e famílias, devemos considerar não apenas onde estão nos EUA e em nosso local específico para atendimento, mas também onde estiveram e para onde partiram. Quase metade das pessoas deslocadas no mundo são crianças (Murray, 2015), totalizando mais de 20 milhões de crianças. Dentro desse grupo estão crianças e famílias que fugiram de seus países de origem e aqueles que estão internamente deslocados em seu país de origem. No entanto, essas crianças e suas famílias muitas vezes vivenciam traumas mentais e físicos; eles podem ter experimentado perigo e violência tanto ao permanecer em suas casas quanto ao fugir. Para crianças e famílias que viajam para um novo destino, existem perigos ao longo da viagem, incluindo tempo inclemente, discriminação nos países de destino, perda potencial de entes queridos ao longo da viagem, ameaças adicionais à segurança em campos de refugiados e falta de comida e água. Crianças e adolescentes que viajam sozinhos enfrentam ameaças cada vez maiores de sequestro, tráfico, violência e exploração sexual ou abuso.

Para enfermeiros que cuidam de crianças que chegaram aos EUA para restabelecimento, é importante saber que as crianças e suas famílias já fugiram de um país, chegaram em um segundo país e podem ser reinstaladas em outro país. Assim, o trauma e a angústia psicológica podem advir não apenas de ameaças extraordinárias de violência, mas também de constantes perturbações na vida familiar. Na verdade, sofrimento psicológico e doença mental são as principais causas de deficiência entre crianças refugiadas, visto que frequentemente experimentam estresse pós-traumático, luto, ansiedade e depressão (Murray, 2015). Em termos de saúde física, os maiores riscos decorrem das doenças infecciosas e da desnutrição. As principais causas de morte relacionada com doenças infecciosas entre os refugiados são tuberculose, malária e parasitas intestinais, muitas vezes devido à superlotação, saneamento precário ou incapacidade de instituir medidas permanentes de prevenção da transmissão em acampamentos. Os enfermeiros que cuidam dessas crianças e famílias devem ter em mente que seus procedimentos de avaliação e tratamento podem precisar ser acomodados devido ao trauma e estresse que as crianças já experimentaram. Os enfermeiros também devem estar cientes de sinais de exploração ou abuso, indicando que uma criança ou adolescente pode ser vítima de tráfico, como medo elevado ou lesões inexplicáveis. O processo de conhecer a história da criança e da família pode desenrolar-se ao longo do tempo, depois que a confiança foi estabelecida.

Os imigrantes sem documentos são outro grupo de crianças e famílias que podem ter resultados de saúde desfavoráveis e para quem os enfermeiros prestarão cuidados. Devido à situação de *status* ilegal próprio ou de seus pais, as crianças podem ser particularmente vulneráveis ao acesso limitado aos cuidados de saúde. Os efeitos negativos para a saúde estão frequentemente associados ao fato de ser um imigrante sem documentos e estão relacionados com pobreza, condições precárias de vida e de trabalho, insegurança alimentar, estresse crônico e medo contínuo de deportação e prisão. Apesar dos efeitos negativos para a saúde, pesquisas demonstram que os imigrantes sem documentos procuram atendimento médico com taxas mais baixas do que outros grupos. Embora programas como o *Migrant Health Program* existam para fornecer acesso a cuidados primários de baixo custo, as barreiras que as famílias enfrentam no acesso a esses cuidados incluem barreiras linguísticas, falta de transporte, dificuldade em conseguir licença do trabalho e capacidade limitada de pagamento.

O sistema de saúde é uma importante camada de influência na saúde das crianças. Embora possa ser um local de promoção da saúde, manutenção da saúde e gerenciamento de doenças, também pode levantar barreiras para que as famílias cumpram os cuidados prescritos. Conquanto os fatores da criança e da família tenham contribuído para alguma influência (creche, transporte, seguro inadequado), os fatores do sistema de saúde tiveram grande impacto na conclusão dos encaminhamentos. Esses fatores incluem a capacidade de obter uma consulta rápida, o estilo de comunicação da equipe da recepção e os serviços de intérprete.

RELIGIÃO E IDENTIDADE ESPIRITUAL

Religião e espiritualidade são forças poderosas na vida de indivíduos, famílias e comunidades (Figura 2.10). Espiritualidade e religião são princípios importantes em torno dos quais as famílias organizam suas respostas às experiências de adoecimento e transições de vida. Na verdade, quase 80% das pessoas relatam que a religião é bastante importante para elas. Os termos, entretanto, são frequentemente confundidos. Religião e espiritualidade, embora frequentemente agrupadas, denotam entidades diferentes. A religião é um conjunto específico de crenças representadas por meio de uma prática (religiosidade) (Taylor, Petersen, Oyedele et al., 2015). A espiritualidade é descrita como uma consciência, crença, prática e experiência únicas que começa na infância e está enraizada ao longo do tempo. Religião e espiritualidade são vias importantes por meio das quais as crianças participam na construção de significado de eventos importantes da vida, como doenças em si mesmas ou em entes queridos, e são moldadas pelo estágio de desenvolvimento da criança (Taylor, Petersen, Oyedele et al., 2015). Além disso, a avaliação espiritual é necessária para fornecer cuidado centrado na família que esteja alinhado com as necessidades espirituais e religiosas. Por fim, muitos órgãos reguladores que orientam a prática, incluindo a American Nurses Association, o International Council of Nurses e a The Joint Commission, exigem avaliação e intervenção em questões espirituais.

As experiências individuais, familiares e comunitárias de religião e espiritualidade estão inter-relacionadas, e as crianças as experimentam a partir de sua própria experiência individualizada como pessoas situadas em uma comunidade; eles também experimentam o que a comunidade como um todo experimenta. Por exemplo, crianças cujas famílias praticam a fé islâmica vivenciam a religião dentro de casa e o que seu próprio relacionamento com Allah significa. Elas também vivenciam a religião da perspectiva de fazer parte de uma comunidade quando vão à mesquita ou participam de orações coletivas. Inclusive, podem experimentar fazer parte de uma comunidade de fé que pode enfrentar estigma ou preconceito ou cujos princípios são mal compreendidos. Em muitos casos, a religião e a espiritualidade impelem as pessoas a ações e comportamentos virtuosos. A maioria das religiões do mundo compartilham uma linha comum de "defender a humildade, a caridade e a honestidade" (Holden & Williamson, 2014).

Quando os indivíduos tornam-se pais, eles podem conectar-se com sua religião como um guia na criação de seus filhos, para aumentar seu bem-estar e fornecer um contexto moral e social para a criação dos filhos. Embora os pais possam usar uma abordagem para os pais que é informada por sua religião e espiritualidade, como isso é promulgado ou operacionalizado varia dramaticamente devido à variabilidade nas crenças sobre os objetivos e funções dos pais, a relação pai-filho e disciplina e punição da criança (Holden & Williamson, 2014).

Além disso, a espiritualidade dos pais, as práticas religiosas e as crenças são uma força orientadora sobre os filhos. Assim, com respeito ao "cuidado espiritual com base na família", o cuidado espiritual abrangente e colaborativo é importante para atender às necessidades espirituais das crianças doentes e reconhecer as inter-relações da criança, dos pais e da espiritualidade familiar (Boxe 2.6). No contexto da doença pediátrica, isso também é importante porque as crianças e famílias muitas vezes estão isoladas de suas comunidades de fé e passam por crises para as quais não têm experiência anterior ou que causam questionamentos existenciais e busca de significado. Crianças e famílias que recebem um diagnóstico novo ou de risco de vida muitas vezes sentem medo e ansiedade e podem beneficiar-se de profissionais de saúde ajudando-as a conectar-se com as práticas espirituais e religiosas que são importantes para elas. Por exemplo, os enfermeiros podem ajudar as famílias a encontrar um lugar adequado para orar e perguntar às famílias quais de suas práticas de saúde podem ser mais úteis para atender às suas necessidades espirituais.

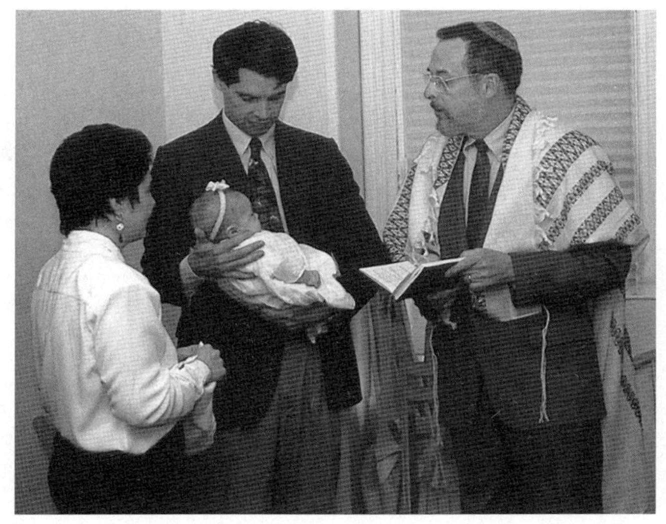

Figura 2.10 Logo após uma criança nascer, muitas famílias realizam cerimônias religiosas especiais.

Boxe 2.6 Diretrizes para integração do cuidado espiritual à prática de enfermagem pediátrica.

- Respeitar as crenças e práticas religiosas da criança e da família
- Considerar o desenvolvimento da criança ao falar de preocupações espirituais
- Entrar em contato com o departamento de capelania da instituição para pacientes e famílias que têm sintomas de angústia espiritual ou pedem rituais religiosos específicos
- Familiarizar-se com as visões de mundo religiosas dos grupos culturais encontrados nos pacientes que você cuida
- Incentivar a visitação com membros da família, membros da comunidade espiritual do paciente e líderes espirituais
- Permitir que crianças e famílias lhes ensinem sobre as especificidades de suas crenças religiosas
- Desenvolver a consciência de sua própria perspectiva espiritual
- Ouvir para compreender em vez de concordar ou discordar

Dados de: Brooks, B. (2004). Spirituality. In N. Kline (Ed.), *Essentials of pediatric oncology nursing: A core curriculum* (2nd ed.). Glenview, IL: Association of Pediatric Oncology Nurses; Barnes, L. L.; Plotnikoff, G. A.; Fox, K., et al. (2000). Spirituality, religion, and pediatrics: Intersecting worlds of healing. *Pediatrics, 106*(Suppl. 4), 899-908.

Crianças que passam por grandes transições de vida, como o diagnóstico de uma doença fatal ou a morte de um ente querido, muitas vezes experimentam a espiritualidade como uma fonte de esperança e conforto, que promove sua resiliência e as ajuda a discernir o significado da transição de vida para elas. No entanto, há uma escassez de pesquisas sobre o desenvolvimento espiritual das crianças em um contexto contemporâneo (Taylor, Petersen, Oyedele et al., 2015). Crianças, adolescentes e jovens adultos possuem necessidades espirituais únicas relacionadas com seu estágio de desenvolvimento. Por exemplo, adolescentes e adultos jovens podem estar em maior risco de angústia espiritual por causa de sua compreensão mais sofisticada do impacto e do risco de doença; o diagnóstico de uma doença com risco de vida pode causar uma luta espiritual interna e questionamento de crenças. Eles podem envolver-se menos com a religião institucionalizada, mas ainda usam a espiritualidade como um meio de encontrar significado e conectar-se com a família e entes queridos (Taylor, Petersen, Oyedele et al., 2015). Ao perguntar e facilitar o acesso ao cuidado espiritual, os enfermeiros podem ajudar a desenvolver os pontos fortes da criança e da família ao lidar com um momento crítico em suas vidas. Outras práticas importantes incluem evitar suposições sobre crenças e práticas espirituais; perguntando como a criança e a família entendem o impacto espiritual da doença ou evento de vida sobre o indivíduo afetado, outros membros da família e a unidade familiar; reservar um tempo para explorar sua própria perspectiva espiritual e religiosa para que seus valores possam ser esclarecidos e julgamentos, avaliados; escuta ativa, que é compassiva e mantém as necessidades espirituais da criança no centro, sem falsas garantias; e incorporar artes ou contar histórias na avaliação e intervenção espiritual. Proporcionar espaço no ambiente físico para que as crianças participem de sua espiritualidade de forma a lhes trazer conforto e oportunidades de construção de significado é essencial, pois pode fornecer um vislumbre de sua angústia espiritual e fontes de esperança. Por exemplo, o profissional pode extrair a narrativa de um adolescente sobre sua situação de doença ou evento de vida e convidar os pais ou cuidadores a ouvir e compartilhar suas reações para promover a conexão e comunicação familiar.

Os enfermeiros também podem desenvolver habilidades e acessar o treinamento para ajudá-los a sentirem-se preparados para quando as crianças fizerem perguntas de orientação espiritual. Por exemplo, Ferrell, Wittenberg, Battista et al. (2016) questionaram enfermeiros de cuidados paliativos infantis e descobriram que crianças que enfrentam doenças potencialmente fatais na maioria das vezes fazem perguntas sobre a natureza limitada de sua doença, porque isso aconteceu com elas, e porque sua divindade permitiria que isso acontecesse com elas. Eles descobriram que as crianças frequentemente descreviam a vida após a morte sem medo, tristeza ou dor e com anjos ou entes queridos já falecidos cuidando deles lá. Os autores pediram para os enfermeiros para reconhecer sua posição ideal para facilitar o cuidado espiritual e a comunicação entre a criança e os pais, e a criança, a família e o capelão ou algum outro provedor de cuidado espiritual. Crianças doentes, em particular, possuem necessidades espirituais de cuidado que devem ser reconhecidas. Os principais componentes do cuidado espiritual que todas os enfermeiros podem fornecer são uma presença solidária e cuidadosa com a criança e a família e dedicar um tempo para refletir sobre a própria espiritualidade ou crenças a fim de atender às necessidades dos outros. Os enfermeiros não precisam compartilhar o sistema de crenças de uma criança ou família para sentar-se com eles e apoiá-los em momentos de questionamento espiritual ou reflexão. Os enfermeiros precisam de habilidades de escuta terapêutica de apoio, respondendo às perguntas das crianças sobre a morte e a vida após a morte, facilitando a discussão entre pais e filhos e preservando a atenção plena e as relações familiares (Ferrell, Wittenberg, Battista et al., 2016).

Em relação à saúde física, a religião tem demonstrado efeitos mistos, com efeitos positivos decorrentes da ênfase em comportamentos saudáveis e respeito ao próximo. Religiosidade e espiritualidade têm sido associadas ao uso de substâncias na adolescência e maior idade no início da vida sexual (Holden & Williamson, 2014). Por outro lado, efeitos deletérios podem estar associados a algumas religiões que são mais autoritárias e proíbem intervenções de cuidados de saúde, como casos de negligência médica por motivos religiosos, quando uma criança sofre ferimentos ou morre porque os pais não procuraram tratamento para uma doença específica, ou quando imunizações ou rastreios são recusados. Além disso, adolescentes que foram identificados como altamente religiosos eram menos propensos a utilizar anticoncepcionais no início da vida sexual, apesar de serem mais velhos do que adolescentes não religiosos, colocando-os em risco de gravidez não planejada ou infecções sexualmente transmissíveis. Com relação à saúde mental e emocional, a conexão com a religião ou espiritualidade tem sido associada a menos depressão, ansiedade e comportamento suicida do adolescente, bem como taxas mais baixas de comportamento criminoso ou delinquente. No entanto, a religião ou espiritualidade podem contribuir para o sofrimento psicológico se os jovens forem submetidos a relacionamentos ou experiências negativas imbuídas de exigências e críticas. Assim, o contexto social em que a religião é praticada pode ser mais importante do que a própria religião (Holden & Williamson, 2014).

No entanto, podem surgir conflitos entre religião e cuidados de saúde, e as objeções religiosas dos pais têm sido o foco principal da literatura sobre espiritualidade familiar *versus* outras formas de envolvimento. Por exemplo, a AAP (2013) cita a interseção de religião, espiritualidade e saúde como potencialmente prejudicial para as crianças com base em situações em que os pais recusam cuidados médicos para seus filhos e há isenções religiosas para abuso infantil e negligência leis. Embora a recusa dos pais de cuidados de saúde para seus filhos caia no âmbito da autoridade parental, o interesse superior da criança é a prioridade. Deixar de fornecer cuidados de saúde essenciais é cada vez mais visto como uma forma de negligência. As religiões e tradições espirituais variam quanto à profundidade e natureza do tratamento que recusam, desde a recusa de todo tratamento até a recusa de intervenções ou terapêuticas selecionadas, como hemoderivados. Organizações de assistência à saúde pediátrica, como a AAP (2013), argumentam que o livre exercício da religião deve ser equilibrado com a proteção das crianças contra o mal. Por exemplo, em um caso em que pais e profissionais de saúde divergem sobre o benefício proposto ou encargo de um tratamento e o benefício principal é espiritual ou religioso, a capacidade futura das crianças de decidirem o problema por si mesmas deve ser protegida e privilegiada. Além disso, a Suprema Corte argumentou que o livre exercício da religião não inclui a liberdade de sujeitar as comunidades ou crianças a doenças ou crianças, em particular, a saúde precária ou morte. Esses argumentos e essas considerações tornam-se obscuros quando as condições não são fatais ou quando o tratamento proposto tem efeitos adversos significativos ou eficácia limitada. Os efeitos psicológicos negativos também devem ser considerados (American Academy of Pediatrics, 2013).

O que complica esse debate é a variação nas leis de isenção religiosa entre os estados nos EUA, criando incerteza adicional entre famílias, profissionais de saúde e agências de proteção à criança sobre quando e por que intervir e possíveis penalidades. Assim, muitos profissionais de saúde podem perceber a religião e a espiritualidade como uma influência negativa na vida das crianças e acreditam que tais estatutos devem ser abolidos, visto que as crianças podem estar em maior risco e receber cuidados diferenciados entre os estados. Esses argumentos são convincentes e o bem-estar das crianças deve ser priorizado. No entanto, devemos seguir essa linha com cuidado, pois os profissionais de saúde muitas vezes estão em posições de poder e as famílias podem se sentir vulneráveis, limitar seu compartilhamento com os profissionais de saúde e, por fim, retirar-se dos cuidados. Isso dificulta a avaliação espiritual e diminui a comunicação entre a criança, os pais e os profissionais de saúde. De modo geral, os profissionais de pediatria envolvem-se de maneira limitada com os pais em relação à espiritualidade, mesmo que a criança esteja espiritualmente envolvida.

Embora muitos profissionais de saúde apoiem o valor da religião ou espiritualidade, há discussão limitada na prática clínica, avaliação limitada e investigação sobre as crenças e necessidades espirituais das famílias e treinamento limitado nas escolas de enfermagem e medicina sobre como conduzir tal avaliação. Essas limitações criam um ambiente no qual intervenções espirituais e religiosas limitadas que podem diminuir a tristeza e fornecer conforto e consolo podem ser fornecidas. Por exemplo, a avaliação e intervenção em torno das crenças espirituais podem ser úteis para uma criança que perdeu um irmão. No entanto, deve-se tomar cuidado para garantir que a pessoa certa esteja disponível para realizar intervenções de cuidado espiritual – por exemplo, um conselheiro espiritual treinado ou capelão com experiência em espiritualidade infantil e experiência de religião que pode habilmente separar questões espirituais de psicológicas ou emocionais ou perspectivas espirituais dos pais da criança (Holden & Williamson, 2014). Na verdade, a avaliação e abordagem da espiritualidade infantil e familiar foram incorporadas aos padrões de várias organizações de enfermagem pediátrica (p. ex., Association of Pediatric Hematology/Oncology Nurses) e outras organizações de saúde (p. ex., American Academy of Pediatrics). O cuidado espiritual reconhece as "dimensões transcendentes da vida e reflete a realidade do paciente" (Taylor; Petersen; Oyedele et al., 2015). Uma triagem focada e em etapas, conforme proposto por Taylor; Petersen; Oyedele et al. (2015), permite que todas as crianças sejam examinadas quanto à angústia espiritual e identifiquem as necessidades imediatas de apoio para conduzir uma avaliação espiritual em profundidade ou acessar alguém que possa. O mnemônico BELIEF também permite uma avaliação orientada (Taylor, Petersen, Oyedele et al., 2015):

- Sistema de fé [***B**elief system*]
- Ética ou valores [***E**thics or values*]
- Estilo de vida [***L**ifestyle*]
- Envolvimento [***I**nvolvement*]
- Educação [***E**ducation*]
- Futuro [***F**uture*].

A religião pode influenciar os padrões e as normas da comunidade, embora o contexto seja fundamental quando consideramos como a religião exerce um efeito sobre as crianças e as famílias. Por exemplo, o efeito da religião ou espiritualidade pode ser mais pronunciado em uma área rural isolada do que em uma grande área metropolitana com uma população mais heterogênea.

HUMILDADE CULTURAL E CONTRIBUIÇÃO DOS PROFISSIONAIS DE SAÚDE

Os profissionais de saúde e a comunidade de cuidados de saúde mais ampla devem reafirmar a importância da equidade, justiça e cuidado como os blocos de construção instrumentais de um sistema de saúde forte, de alta qualidade e transformado. Uma maneira de chegar a esse ponto é ensinar e treinar estagiários em todas as disciplinas de saúde para que se envolvam mais na compreensão dos determinantes sociais da saúde, seu impacto e raízes, e como neutralizar seus efeitos negativos. Betancourt, Corbett & Bondaryk (2017) argumentam que, embora o conceito e a prática tenham limitações, o objetivo da competência cultural é "melhorar a capacidade dos profissionais de saúde e sistemas de saúde para comunicar de forma eficaz e fornecer cuidados de saúde de qualidade aos pacientes de diversas origens sociais" (p. 144). A comunicação eficaz com pacientes e famílias é fundamental para resultados positivos de saúde, mas muitos estagiários não se sentem preparados para se envolver com pacientes e famílias cujas origens são diferentes das suas (Betancourt, Corbett & Bondaryk, 2017; Green, Chun, Cervantes et al., 2017; Marshall, Cooper, Green et al., 2017).

Também reconhece a natureza dinâmica da cultura e a influência do contexto, lugar e tempo. Devemos também reconhecer que "cultura" não é apenas raça e etnia, mas também classe social, idade, orientação sexual, sexualidade, gênero, habilidade e disciplina profissional, entre outras coisas. Assim, todos nós receberemos e daremos fins de cuidado de e para pessoas que não habitam o mesmo espaço que nós, mas podemos nos conectar no desejo de ajudar e ser ajudado e minimizar o sofrimento.

Foronda, Baptiste, Reinholdt et al. (2016) descrevem os atributos ou as características da humildade cultural como "abertura, autoconsciência, ausência de ego, interações de apoio, autorreflexão e crítica". Eles descobriram que as consequências da prática da humildade cultural, conforme publicado em estudos ou guias de prática, foram "empoderamento mútuo, parceria, respeito, cuidado ideal, [e] aprendizagem ao longo da vida" (Foronda, Baptiste, Reinholdt et al., 2016) em encontros clínicos. Assim, ambientes de aprendizagem transformadores que podem moldar as perspectivas dos alunos e torná-los cientes dos desequilíbrios de poder e da iniquidade nos cuidados de saúde podem promover humildade em futuros encontros de cuidados de saúde.

Embora seja imperativo possuir ferramentas para desenvolver a presença de espírito e avaliar seus próprios valores, também é útil ter questões e métodos concretos com os quais extrair as crenças ou costumes de saúde de um paciente ou família. Como vimos, não é útil demonstrar competência agrupando um grupo de pessoas e aplicando um conjunto de crenças assumidas a elas, como "os hispânicos têm forte apoio familiar", pois essas generalizações podem tornar-se estereotipadas e não revelar o que é importante para uma determinada criança e família em um determinado contexto. Portanto, é útil ter um amplo entendimento do que são as crenças sobre saúde e como obtê-las.

A religião e a cultura podem influenciar as maneiras pelas quais crianças, jovens e suas famílias interagem com os profissionais de saúde e envolvem-se com o sistema de saúde. Vários caminhos para essa influência incluem crenças sobre saúde (p. ex., as crianças não devem saber a gravidade de sua doença); costumes de saúde (p. ex., cuidado com os mortos); costumes étnicos (p. ex., papéis de gênero e divisão de trabalho); crenças religiosas (p. ex., uso de hemoderivados); costumes dietéticos (p. ex., manter uma dieta *kosher*); e costumes interpessoais (p. ex., como as crianças dirigem-se aos pais ou como o toque é usado na comunicação) (Agency for Healthcare Research and Quality, 2015). As perguntas para iniciar essa conversa podem começar com o seguinte: "Há algo que você gostaria que eu soubesse sobre seu filho ou sua família para que eu pudesse cuidar da melhor maneira possível de todos vocês?", "Você pode me falar sobre a sua condição (a condição do seu filho)?" ou "Você tem alguma crença especial ou coisas que você faz ou pessoas com quem fala quando se trata da saúde do seu (seu filho)?". Esses exemplos de perguntas são abertos e podem ser adaptados a qualquer pessoa de quem o enfermeiro esteja cuidando, a qualquer momento, em qualquer local ou contexto. Ver Boxe 2.7 para perguntas adicionais para explorar a cultura de uma família.

Boxe 2.7 Exploração da cultura, doença e cuidado de uma família.

- O que você acha que causou o problema de saúde de seu filho?
- Por que você acha que começou quando aconteceu?
- Qual é a gravidade da doença do seu filho? Terá um curso curto ou longo?
- Como você acha que a doença de seu filho afeta sua família?
- Quais são os principais problemas causados pela doença de seu filho?
- Que tipo de tratamento você acha que seu filho deve receber?
- Quais são os resultados mais importantes que você espera receber do tratamento do seu filho?
- O que você mais teme sobre a doença do seu filho?

QUESTÕES DE REVISÃO

1. O enfermeiro está cuidando de uma menina de 15 anos com diabetes. Os pais estão preocupados com sua falta de foco na dieta e nos testes de glicose. O que a teoria do desenvolvimento de Duvall diz sobre o enfoque para esta família? No Estágio de Desenvolvimento ____1____ de Duvall, o adolescente desenvolve o aumento ____2____ e os pais concentram-se nas questões ____3____ e ____4____.

Opções para 1	Opções para 2	Opções para 3 e 4
Estágio I	Autonomia	Conjugal
Estágio II	Confiança	Irmão
Estágio III	Identidade	Carreira
Estágio IV	Medo	Casa
Estágio V	Crescimento	Aposentadoria
Estágio VI	Altura	Seguro

2. O enfermeiro que cuida de uma criança de 7 anos hospitalizada devido à dor falciforme, possui dificuldade em comunicar o plano de alta à mãe, que muitas vezes se ausenta do quarto do hospital. Utilizando conceitos relacionados com os pontos fortes da família e estilo de funcionamento, quais são as ações mais adequadas para o enfermeiro realizar?
Use um X para as ações de enfermagem listadas a seguir que são indicadas (apropriadas ou necessárias), contraindicadas (podem ser prejudiciais) ou não essenciais (não fazem diferença ou não são necessárias) para o cuidado da criança nesse momento.

Ação de enfermagem: resultados de qualidade para o paciente	Indicada	Contraindicada	Não essencial
Perceber que os papéis dos pais são comportamentos aprendidos e a mãe não está preparada para levar o filho para casa			
Os pontos fortes da família e o estilo funcional único podem ser um recurso para o enfermeiro			
Os estilos parentais são todos iguais e a mãe deve ser compelida a ouvir o plano de alta			
Apesar da dificuldade em tentar encontrar-se com a mãe, um senso de propósito para cuidar dessa criança em casa pode promover uma alta bem-sucedida			
Esta deve ser uma família singular, e o aconselhamento deve ser contatado para trabalhar com a mãe.			

3. O enfermeiro está explicando a importância do estabelecimento de limites e disciplina para os pais de uma criança pequena. De que forma o estabelecimento de limites e a disciplina ajudam especificamente as crianças? **Selecione tudo que se aplica.**
   A. Proteger-se do perigo.
   B. Aprender um comportamento socialmente aceitável.
   C. Testar os limites de seu controle.
   D. Canalizar sentimentos indesejáveis para atividades construtivas.
   E. Alcançar o domínio apropriado em seu nível de desenvolvimento.

4. O enfermeiro está cuidando de uma criança e sua família que recentemente mudou-se da China. É importante que o enfermeiro compreenda a importância da cultura e o impacto que ela tem na criança e na família. Qual das afirmações deve ser usada para explorar a cultura de uma família? **Selecione tudo que se aplica.**
   A. O que você mais teme sobre a doença de seu filho?
   B. Por que você esperou até agora para procurar tratamento?
   C. O que você acha que causou o problema de saúde do seu filho?
   D. O que você fez para que a criança adoecesse?
   E. Como a doença de seu filho afeta sua família?

REFERÊNCIAS BIBLIOGRÁFICAS

Agency for Healthcare Research and Quality. (2015). *Consider culture, customs, and beliefs (tool 10). AHRQ health literacy universal precautions toolkit* (2nd ed.). Retrieved from. https://www.ahrq.gov/sites/default/files/wysiwyg/professionals/quality-patient-safety/quality-resources/tools/literacy-toolkit/healthlittoolkit2_tool10.pdf.

American Academy of Pediatrics Council on Communications and Media. (2016a). Media use in school-aged children and adolescents. *Pediatrics, 138*(5), e20162592.

American Academy of Pediatrics Council on Communications and Media. (2016b). Media and young minds. *Pediatrics, 138*(5), e20162591.

American Academy Council on Community Pediatrics. (2016c). Poverty and child health in the United States. *Pediatrics, 137*(4), e20160339.

American Academy of Pediatrics Section on Hospice and Palliative Medicine and Hospital Care. (2013). Pediatric palliative care commitments, guidelines, and recommendations. *Pediatrics, 132*, 966–972.

American Academy of Pediatrics, Committee on Early Childhood, Adoption, and Dependent Care. (2000). Development issues for young children in foster care (RE0012). *Pediatrics, 106*(5), 1145–1150.

American Academy of Pediatrics. (2003). Family pediatrics: Report of the task force on the family. *Pediatrics, 111*(6), 1541–1571.

Annie, E. Casey Foundation (2012). *Stepping up for kids: What government and communities should do to support kinship families.* https://www.aecf.org/resources/ stepping-up-for-kids/.

Annie, E. Casey Foundation (2014). *African American, American Indian, and Latino Children have the most barriers.* http://www.aecf.org/blog/african-american-american-indian-and-latino-children-have-the-most-barriers. Retrieved June 20, 2107.

Annie, E. Casey Foundation (2015). *Every kid needs a family.* https://www.aecf.org/m/ resourcedoc/aecf-EveryKidNeedsAFamily-2015.pdf.

Annie, E. Casey Foundation (2018). 2018 kids count data book: State profiles of child well-being. http://www.aecf.org/resources/2018-kids-count-data-bookBetBron.

Baumrind, D. (1971). Harmonious parents and their preschool children. *Developmental Psychology, 41*, 92–102.

Baumrind, D. (1996). The discipline controversy revisited. *Family Relations, 45*, 405–414.

Berger, L., & Waldfogel, J. (2004). Out-of-home placement of children and economic factors: An empirical analysis. *Review of Economics of the Household, 2*(4), 387–411.

Betancourt, J. R., Corbett, J., & Bondaryk, M. R. (2017). Addressing disparities and achieving equity: Cultural competence, ethics, and health-care transformation. *Chest, 145*(1), 145–148.

Bomar, P. J. (2004). *Promoting health in families* (3rd ed.). Philadelphia: Saunders.

Bronfenbrenner, U. (1979). *The ecology of human development: Experiments by nature and design*. Cambridge, Mass: Harvard University Press.

Bronfenbrenner, U. (2005). *Making human beings human: Bioecological perspectives on human development*. Thousand Oaks, Calif: Sage Publications.

Center on the Developing Child at Harvard University. (2016). *Building Core Capabilities for life: The science behind the skills adults need to succeed in parenting and in the workplace*. http://www.developingchild.harvard.edu.

Centers for Disease Control and Prevention. (2009). *School connectedness: Strategies for increasing protective factors among youth*. Atlanta, GA: U.S. Department of Health and Human Services.

Centers for Disease Control and Prevention. (2018). *National marriage and divorce rate trends, 2018*. https://www.cdc.gov/nchs/nvss/marriage-divorce.htm. Retrieved on February 18, 2019.

Chamberlain, P., Price, J., Leve, L. D., et al. (2008). Prevention of behavior problems for children in foster care: Outcomes and mediation effects. *Prevention Science, 9*(1), 17–27.

Chavez, V. (2012). Cultural humility: People, principles, and practices (documentary film). www.youtube.com/watch?v_SaSH<bslv4w. Retrieved March 20, 2013.

Coker, T. R., Elliot, M. N., Kanouse, D. K., et al. (2009). Perceived racial/ethnic discrimination among fifth-grade students and its association with mental health. *American Journal of Public Health, 99*(5), 878–884.

Duvall, E. R. (1977). *Family development* (5th ed.). Philadelphia: Lippincott.

Ferrell, B., Wittenberg, E., Battista, V., et al. (2016). Nurses' experiences of spiritual communication with seriously ill children. *Journal of Palliative Medicine, 19*(11), 1166–1170.

Fierman, A. H., Beck, A. F., Chung, E. K., et al. (2016). Redesigning healthcare practices to address childhood poverty. *Academic Pediatrics, 16*, S136–S146.

Fisher, C., Lindhorst, H., Matthews, T., et al. (2008). Nursing staff attitudes and behaviors regarding family presence in the hospital setting. *Journal of Advanced Nursing, 64*(6), 615–624.

Foronda, C., Baptiste, D. L., Reinholdt, M. M., et al. (2016). Cultural humility: A concept analysis. *Journal of Transcultural Nursing, 27*(3), 210–217.

Gershoff, E. T. (2008). *Report on physical punishment in the United States: What research tell us about its effects on children*. Colombus, OH: Center for Effective Discipline.

Goldenberg, I., & Goldenberg, H. (2012). *Family therapy: An overview* (8th ed.). Pacific Grove, Calif: Brooks-Cole Cengage Learning.

Green, A. R., Chun, M. B. J., Cervantes, M., et al. (2017). Measuring medical students' preparedness and skills to provide cross-cultural care. *Health Equity, 1*(1), 15–22.

Holden, G. W., & Williamson, P. A. (2014). Religion and child well-being in B-A. In F. Asher, I. Casas, Frones, & J. E. Corbin (Eds.), *Handbook of child well-being*. Dordrecht: Springer.

Kaakinen, J. R., & Coehlo, D. P. (2015). *Family health care nursing* (5th ed.). Philadelphia: Davis.

Kazak, A. E. (2001). Comprehensive care for children with cancer and their families: A social ecological framework guiding research, practice, and policy. *Children's Services: Social Policy, Research, and Practice, 4*(4), 217–233.

Kazak, A. E., Rourke, M. T., & Navasaria, N. (2010). Families and other systems in pediatric psychology. In Michael C. Roberts, & Ric G. Steele (Eds.), *Handbook of pediatric psychology*. Guilford Press.

Lewallen, T. C., Hunt, H., Potts-Datema, W., et al. (2015). The whole school, whole community, whole child model: A new approach for improving educational attainment and healthy development for students. *The Journal of School Health, 85*, 729–739.

Lucas-Thompson, R. G., Goldberg, W. A., & Prause, J. (2010). Maternal work early in the lives of children and its distal associations with achievement and behavior problems: A meta-analysis. *Psychological Bulletin, 136*(6), 915–942.

Marshall, J. K., Cooper, L. A., Green, A. R., et al. (2017). Residents' attitude, knowledge, and perceived preparedness toward caring for patients from diverse sociocultural backgrounds. *Health Equity, 1*(1), 43–49. https://doi.org/10.1089/heq.2016.0010.

McCubbin, M. A., & McCubbin, H. I. (1994). Families coping with illness: The resiliency model of family stress, adjustment, and adaptation. In C. B. Danielson, B. H. Bissel, & P. Winstead-Fry (Eds.), *Families, health, and illness*. St. Louis: Mosby.

Mendez, M., Durtschi, J., Neppl, T., et al. (2016). Corporal punishment and externalizing behaviors in toddlers: The moderating role of positive and harsh parenting. *Journal of Family Psychology, 30*(8), 887–895.

Michael, S. L., Merlo, C. L., Basch, C. E., et al. (2015). Critical connections: Health and academics. *Journal of School Health, 85*, 740–775.

Mooney-Doyle, dos Santos, M., Bousso, R., & Deatrick, J. A. (2017). Parental expectations for support from healthcare providers: A qualitative secondary analysis. *Journal of Pediatric Nursing, 36*, 163–172.

Murray, J. S. (2015). Displaced and forgotten child refugees: A humanitarian crisis. *Journal for Specialists in Pediatric Nursing, 21*, 29–36.

Papero, D. V. (1990). *Bowen family systems theory*. Boston, MA: Pearson.

Power, N., & Franck, L. (2008). Parent participation in the care of hospitalized children: A systematic review. *Journal of Advanced Nursing, 62*(6), 622–641.

Pulgaron, E. R., Marchante, A. N., Agosto, Y., et al. (2016). Grandparent involvement and children's health outcomes: The current state of the literature. *Family Systems Health Journal, 34*(3), 260–269.

Scott, J., & Marshall, G. (2009). *Ethnicity, oxford dictionary of sociology, 2009*. Oxford University Press.

Strasburger, V., Jordan, A., & Donnerstein, E. (2012). Children, adolescents, and the media: Health effects. *Pediatric Clinics of North America, 59*, 533–587.

Taylor, E. J., Petersen, C., Oyedele, O., & Haase, J. (2015). Spirituality and spiritual care of adolescents and young adults with cancer. *Seminars in Oncology Nursing, 3*, 227–241.

Tynes, B. M., Giang, M. T., Williams, D. R., et al. (2008). Online racial discrimination and psychological adjustment among adolescents. *Journal of Adolescent Health, 43*(6), 565–569.

US Census Bureau. (2017). *Same sex couple households*. American Community Survey Briefs.

Williams, D. R. (2012). Miles to go before we sleep: Racial inequities in health. *Journal of Health and Social Behavior, 53*, 279–296.

3

Influências Genéticas e do Desenvolvimento na Promoção de Saúde da Criança

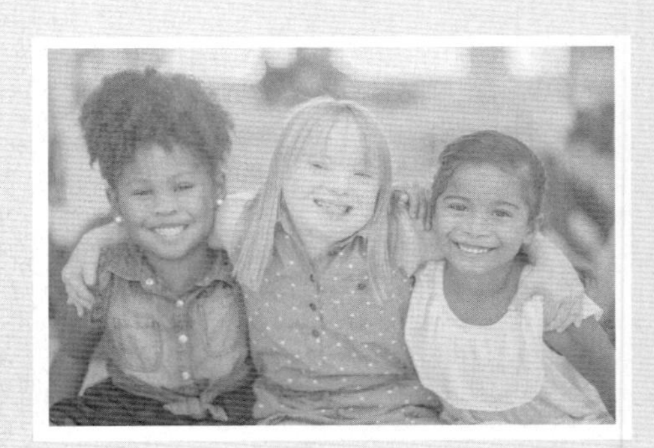

Cynthia A. Prows, Marilyn J. Hockenberry

CONCEITOS GERAIS

- Influências genéticas

CRESCIMENTO E DESENVOLVIMENTO

FUNDAMENTOS DO CRESCIMENTO E DO DESENVOLVIMENTO

O crescimento e o desenvolvimento, em geral referidos como uma unidade, expressam a soma de muitas alterações que ocorrem durante o ciclo de vida de um indivíduo. O desenvolvimento completo é um processo dinâmico que envolve diversas dimensões inter-relacionadas:

Crescimento: aumento no número e tamanho de células à medida que elas se dividem e sintetizam novas proteínas; resulta em aumento do tamanho e do peso do todo ou de qualquer uma de suas partes.

Desenvolvimento: graduais alteração e expansão; avanço a partir dos estágios de maior ou menor complexidade; o surgimento e a expansão das capacidades do indivíduo por meio de crescimento, amadurecimento e aprendizado.

Amadurecimento: aumento na competência e capacidade de adaptação; envelhecimento; em geral usado para descrever uma alteração qualitativa; mudança na complexidade que torna possível que a estrutura comece o seu funcionamento; para desempenhar em um nível superior.

Diferenciação: processos por meio dos quais células e estruturas iniciais são sistematicamente modificadas e alteradas para alcançar características e propriedades físicas e químicas específicas; algumas vezes, o termo é usado para descrever a tendência de geral para específico; desenvolvimento a partir de atividades e funções mais simples para aquelas mais complexas.

Todos esses processos encontram-se inter-relacionados, são simultâneos e contínuos; nenhum ocorre separadamente dos outros. Os processos dependem de uma sequência de influências endócrinas, genéticas, constitucionais, ambientais e nutricionais (Ball, Dains, Flynn et al., 2019). O corpo da criança torna-se maior e mais complexo; a personalidade simultaneamente expande-se em escopo e complexidade. Em termos simples, o crescimento pode ser visto como uma alteração **quantitativa**, ao passo que o desenvolvimento, como uma alteração **qualitativa**.

Estágios do desenvolvimento

A maioria dos especialistas no campo do desenvolvimento infantil classifica o crescimento e o comportamento infantis em três faixas etárias aproximadas ou em termos que descrevem as características de um período etário do desenvolvimento. Os intervalos de idade desses estágios são arbitrários porque não levam em consideração diferenças individuais e não podem ser aplicados a todas as crianças com qualquer grau de precisão. A classificação, de fato, proporciona um meio conveniente de descrever as características associadas à maioria das crianças em períodos em que surgem as alterações de desenvolvimento distintivas e os marcos específicos do desenvolvimento devem ser alcançados. (Um **marco do desenvolvimento** é um conjunto de habilidades e competências específicas a cada estágio do desenvolvimento que as crianças precisam alcançar ou dominar para desempenharem funções de modo efetivo dentro de seu ambiente.) Também é importante que os enfermeiros saibam que existem problemas de saúde característicos relacionados com cada fase importante do desenvolvimento. A sequência de períodos e subperíodos etários descritivos que são usados aqui e elaborados em capítulos subsequentes está relacionada no Boxe 3.1.

Padrões de crescimento e desenvolvimento

Existem padrões definidos e previsíveis no crescimento e desenvolvimento que são contínuos, ordenados e progressivos. Esses padrões, ou tendências, são universais e básicos para todos os seres humanos; porém, cada ser humano os faz de uma maneira e tempo únicos.

Tendências direcionais

O crescimento e o desenvolvimento procedem em direções ou gradientes regulares e relacionados e refletem o desenvolvimento e o amadurecimento de funções neuromusculares (Figura 3.1). O primeiro padrão é a direção **cefalocaudal**, ou **cabeça aos pés**. A extremidade cefálica do organismo desenvolve-se primeiramente e é grande e complexa, ao passo que a extremidade inferior é pequena e simples e ganha forma em um período posterior. A evidência física dessa tendência é maior durante o período antes do nascimento; porém, também se aplica ao desenvolvimento comportamental pós-natal. Os lactentes alcançam o controle da cabeça antes de terem controle do tronco e dos membros, mantêm as costas eretas antes de ficarem de pé, usam os olhos antes das mãos, e ganham controle das mãos antes de controlarem os pés.

A segunda tendência, **proximodistal**, ou **próximo-distante**, aplica-se ao conceito de linha média para periferia. Uma ilustração facilmente percebível consiste no desenvolvimento embrionário inicial

Boxe 3.1 Períodos etários de desenvolvimento.

Período pré-natal – da concepção ao nascimento
Germinativo: da concepção até cerca de 2 semanas de vida
Embrionário: de 2 a 8 semanas de vida
Fetal: de 8 a 40 semanas de vida (nascimento)
Uma rápida taxa de crescimento e dependência total torna este um dos períodos mais cruciais no processo de desenvolvimento. A relação entre a saúde materna e determinadas manifestações no recém-nascido enfatiza a importância do pré-natal adequado à saúde e ao bem-estar do lactente

Período da lactância – do nascimento aos 12 meses de vida
Neonatal: do nascimento até 27 ou 28 dias de vida
Lactente: de 1 até cerca de 12 meses de vida[1]
O período da lactância é um período de desenvolvimento motor, cognitivo e social rápido. Por meio de mutualismo com o cuidador (pai/mãe), o lactente estabelece uma confiança básica no mundo e o alicerce para relacionamentos interpessoais futuros. O primeiro mês de vida é crítico, embora parte do período da lactância, com frequência, seja diferenciado do restante por causa dos importantes ajustes físicos à existência extrauterina e do ajuste psicológico do genitor

Início da infância – de 1 a 6 anos de vida
***Toddler*:** de 1 a 3 anos de vida
Pré-escola: de 3 a 6 anos

[1]N.R.T.: No Brasil, segundo o Calendário de Puericultura da Sociedade Brasileira de Pediatria (SBP), lactente corresponde ao período de idade de 0 a 2 anos; pré-escolar, de 2 a 4 anos; escolar, de 5 a 10 anos; adolescente, de 11 a 19 anos. Nesta obra, será mantida a versão original do inglês, com classificação diferente da usada no Brasil. Disponível em: https://www.sbp.com.br/fileadmin/user_upload/pdfs/CalendarioPuericultura_Jan2014.pdf. Acesso em: 31 jan. 2022.

Esse período, que se estende desde quando as crianças alcançam a locomoção ereta até elas entrarem na escola, caracteriza-se por intensa atividade e descoberta. É um período de desenvolvimento físico e de personalidade acentuado. O desenvolvimento motor avança de modo constante. As crianças nessa idade adquirem linguagem e relacionamentos sociais mais amplos, aprendem regras-padrão da sociedade, ganham autocontrole e domínio, desenvolvem conscientização de dependência e independência cada vez mais e começam a desenvolver um autoconceito

Mesoinfância – de 6 a 11 ou 12 anos de vida
Frequentemente denominado *idade escolar*, esse período de desenvolvimento é aquele em que a criança é afastada do grupo familiar e centrada no mundo mais amplo dos relacionamentos com os colegas. Ocorre um avanço constante no desenvolvimento físico, mental e social, com ênfase no desenvolvimento de competências e habilidades. A cooperação social e o começo do desenvolvimento moral assumem mais importância com relevância para estágios posteriores da vida. É um período crítico no desenvolvimento do autoconceito

Fim da infância – de 11 a 19 anos
Pré-púbere: de 10 a 13 anos
Adolescência: de 13 a aproximadamente 18 anos
O período turbulento de amadurecimento e alterações rápidas conhecido como *adolescência* é considerado um período de transição que tem início quando começa a puberdade e se estende até o ponto de entrada no mundo adulto – em geral, o término do Ensino Médio. O amadurecimento biológico e da personalidade é acompanhado por turbulências físicas e emocionais, e existe uma redefinição do autoconceito. No fim do período da adolescência, o indivíduo jovem começa a internalizar todos os valores aprendidos anteriormente e a se concentrar na identidade individual, não na de grupo

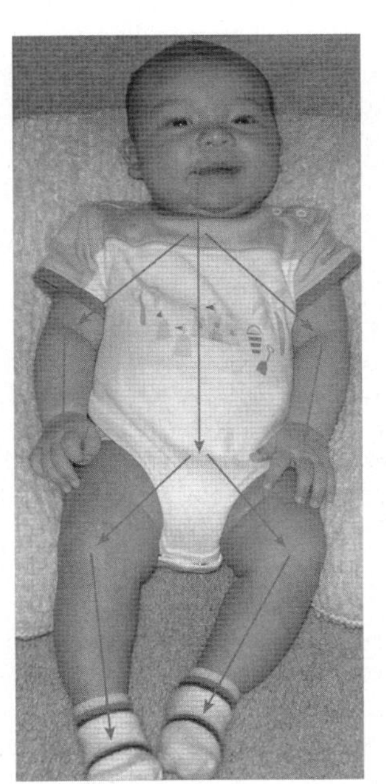

Figura 3.1 Tendências direcionais no crescimento.

dos botões dos membros, que é seguido de dedos e artelhos rudimentares. Em lactentes, o controle do ombro precede o domínio das mãos; a mão inteira é usada como uma unidade antes de os dedos poderem ser manipulados, e o sistema nervoso central desenvolve-se mais rapidamente que o sistema nervoso periférico.

Essas tendências ou padrões são bilaterais e mostram-se simétricos – cada lado desenvolve-se na mesma direção e na mesma velocidade que o outro. Para algumas das funções neurológicas, essa simetria é apenas externa por causa da diferenciação unilateral de função em um estágio precoce do desenvolvimento pós-natal. Por exemplo, na idade de aproximadamente 5 anos, as crianças demonstram uma preferência decidida pelo uso de uma mão, não da outra, embora anteriormente qualquer uma fosse utilizada.

A terceira tendência, **diferenciação**, descreve o desenvolvimento a partir de operações simples para atividades e funções mais complexas, a partir de padrões amplos e globais de comportamento para padrões refinados, mais específicos. Todas as áreas de desenvolvimento (física, cognitiva, social e emocional) procedem nessa direção. Por meio do processo de desenvolvimento e de diferenciação, as células embrionárias iniciais com funções indiferenciadas vagas evoluem até um organismo bastante complexo composto de células, tecidos e órgãos altamente especializados e diversificados. O desenvolvimento generalizado precede o desenvolvimento específico ou especializado; movimentos musculares aleatórios grosseiros ocorrem antes do controle muscular fino.

Tendências sequenciais

Em todas as dimensões do crescimento e do desenvolvimento, existe uma sequência previsível definida, e todas as crianças atravessam cada estágio. Por exemplo, elas se arrastam antes de engatinharem, engatinham antes de ficarem de pé e ficam de pé antes de caminharem. Aspectos posteriores da personalidade são construídos sobre uma base inicial de confiança. A criança balbucia, a seguir forma palavras e, finalmente, frases; a escrita evolui a partir de garatujas.

Ritmo do desenvolvimento

Embora o desenvolvimento tenha uma ordem precisa e fixa, não progride no mesmo ritmo ou velocidade. Existem períodos de crescimento acelerado e outros de crescimento desacelerado, tanto no crescimento corporal total como no crescimento de subsistemas. Nem todas as áreas de desenvolvimento progridem no mesmo ritmo. Quando ocorre um estirão em uma área (p. ex., motora grosseira), podem ocorrer avanços mínimos em habilidades de linguagem, motoras finas ou sociais. Após a habilidade motora grossa ser alcançada, o foco se desviará para outra área de desenvolvimento. O rápido crescimento antes e depois do nascimento gradualmente estabiliza ao longo da primeira infância. O crescimento é relativamente lento durante o período médio da infância, aumenta acentuadamente no início da adolescência e estabiliza no início da vida adulta. Cada criança cresce em seu próprio ritmo. São observadas diferenças distintas entre crianças conforme elas alcançam marcos do desenvolvimento.

DICAS PARA A ENFERMAGEM As pesquisas sugerem que o crescimento normal, particularmente a altura em lactentes, pode ocorrer em estirões breves (possivelmente até de 24 horas) que pontuam longos períodos nos quais nenhum crescimento mensurável ocorre. Os pesquisadores observaram diferenças entre os sexos, com as meninas crescendo em comprimento durante a semana em que elas ganham peso e os meninos crescendo após a semana de um ganho de peso significativo. Os padrões de liberação de hormônio do crescimento específico ao sexo podem coordenar a composição corporal, o ganho de peso e o crescimento linear (Lampl, Johnson, & Frongillo, 2001; Lampl, Thompson, & Frongillo, 2005). Ademais, os achados indicam um padrão de crescimento oscilante ou em saltos, que não segue um ciclo regular e pode ocorrer após períodos "quietos" que perduram por até 4 semanas.

Períodos sensíveis

Existem momentos limitados durante o processo de crescimento quando o organismo interage com um ambiente particular de uma maneira específica. Os períodos denominados **crítico**, **sensível**, **vulnerável** e **ideal** são os momentos na vida de um indivíduo em que ele é mais suscetível a influências positivas ou negativas.

A qualidade das interações durante esses períodos sensíveis determina se os efeitos sobre o organismo serão benéficos ou nocivos. Por exemplo, o amadurecimento fisiológico do sistema nervoso central é influenciado pela adequação e pelo *timing* de contribuições vindas do ambiente, como estímulos e nutrição. Os primeiros 3 meses de vida pré-natal constituem um período sensível sobre o crescimento físico do feto.

O desenvolvimento psicossocial também mostra ter períodos sensíveis quando um evento no ambiente tem influência máxima sobre a personalidade em desenvolvimento. Por exemplo, ocorre socialização primária durante o primeiro ano, quando o lactente estabelece as primeiras ligações sociais e também uma confiança básica no mundo. Uma relação afetuosa e consistentemente responsiva com uma figura parental é extremamente importante para uma personalidade saudável. O mesmo conceito poderia ser aplicado à prontidão para habilidades de aprendizagem, como o treinamento do uso do vaso sanitário ou a leitura. Nesses casos, parece haver um momento oportuno quando a habilidade é mais eficientemente aprendida.

Diferenças individuais

Cada criança cresce à sua maneira única e pessoal. A sequência de eventos é previsível; o momento exato, não. Os índices de crescimento variam, e as avaliações são definidas em termos de amplitudes a fim de permitir diferenças individuais. Períodos de crescimento rápido, como o estirão de crescimento púbere, podem começar mais cedo ou mais tarde em algumas crianças em comparação a outras. As crianças podem crescer rápida ou lentamente durante o estirão e podem terminar antes ou depois de outras. O gênero é um fator de influência porque as meninas parecem ser mais adiantadas no crescimento fisiológico em todas as idades.

CRESCIMENTO BIOLÓGICO E DESENVOLVIMENTO FÍSICO

À medida que as crianças crescem, suas dimensões externas se alteram. Essas mudanças são acompanhadas por alterações correspondentes na estrutura e na função de órgãos internos e tecidos, refletindo a aquisição gradual de competência fisiológica. Cada parte tem sua própria velocidade de crescimento, que pode estar diretamente relacionada com alterações no tamanho da criança (p. ex., frequência cardíaca). O crescimento da musculatura esquelética aproxima-se daquele do corpo inteiro; tecidos cerebrais, linfoides, suprarrenais e reprodutivos seguem padrões individuais e distintos (Figura 3.2). Quando o déficit de crescimento tem uma causa secundária, como uma doença grave ou desnutrição aguda, a recuperação da doença ou o estabelecimento de uma dieta adequada produz uma aceleração intensa da velocidade de crescimento que, em geral, se mantém até que o padrão de crescimento individual da criança seja retomado.

Proporções externas

As variações no índice de crescimento de diferentes tecidos e sistemas de órgãos produzem alterações importantes nas proporções corporais durante a infância. A tendência cefalocaudal de desenvolvimento é mais evidente no crescimento corporal total conforme indicado por essas alterações. Durante o desenvolvimento fetal, a

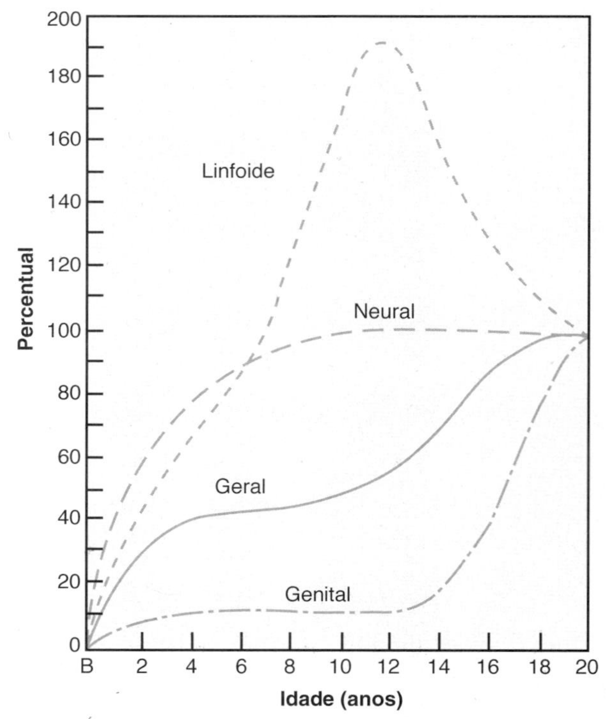

Figura 3.2 Índices de crescimento para o corpo como um todo e três tipos de tecidos. *Geral* – corpo como um todo; dimensão externa; e sistemas respiratório, digestório, renal, circulatório e musculoesquelético. *Linfoide* – timo, linfonodos e massas de linfonodos intestinais. *Neural* – cérebro, dura-máter, medula espinal, aparelho óptico e dimensões da cabeça. (De Jackson J. A., Patterson D. G., & Harris R. E. [1930]: *The measurement of man*. Minneapolis, MN: University of Minnesota Press.)

cabeça é a parte do corpo com o crescimento mais rápido, e, aos 2 meses de gestação, constitui 50% do comprimento corporal total. Durante a lactância, o crescimento do tronco predomina; as pernas são a parte de crescimento mais rápido durante a infância; na adolescência, o tronco novamente se alonga. Em recém-nascidos, os membros inferiores constituem um terço do comprimento corporal total; porém, apenas 15% do peso corporal total; em adultos, os membros inferiores constituem 50% da altura corporal e 30% ou mais do peso corporal total. Conforme o crescimento segue, o ponto médio nas avaliações cabeça-artelho gradualmente desce a partir de um nível junto ao umbigo ao nascimento até o nível da sínfise pubiana na maturidade.

Determinantes biológicos do crescimento e do desenvolvimento

O aspecto mais proeminente da infância e da adolescência é o crescimento físico (Figura 3.3). Ao longo do desenvolvimento, diversos tecidos no corpo sofrem alterações em termos de crescimento, composição e estrutura. Em alguns, as alterações são contínuas (p. ex., crescimento ósseo e dentição); em outros, ocorrem alterações significativas em estágios específicos (p. ex., surgimento de características sexuais secundárias). Quando essas aferições são comparadas a normas padronizadas, a evolução do desenvolvimento de uma criança pode ser determinada com um alto grau de confiança (Tabela 3.1). O crescimento em crianças com síndrome de Down é diferente daquele em outras crianças. As crianças com a síndrome apresentam velocidade mais lenta de crescimento entre 6 meses e 3 anos e depois de novo na adolescência. A puberdade ocorre mais precocemente, e essas crianças alcançam uma estatura mais baixa. Essa população de pacientes é usuária frequente do sistema de cuidados de saúde, em geral com múltiplos provedores, e se beneficia do uso do gráfico de crescimento da síndrome de Down para monitorar seu crescimento (Zemel, Pipan, Stallings et al., 2015).

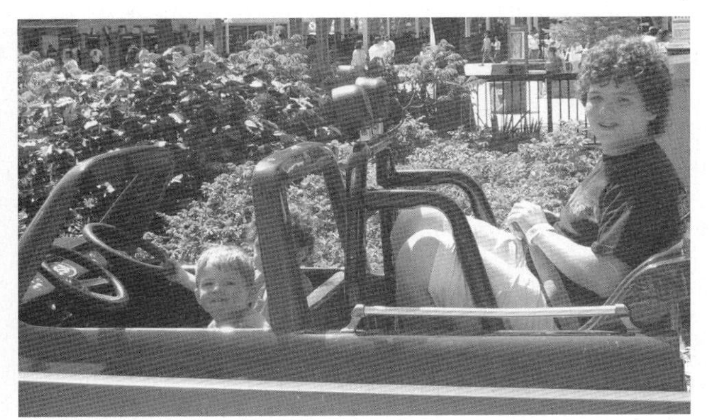

Figura 3.3 Durante a infância, ocorrem alterações dramáticas nas proporções corporais.

O **crescimento linear**, ou **altura**, ocorre quase que totalmente como consequência do crescimento esquelético e é considerado uma medida estável do crescimento geral. O crescimento na altura não é uniforme ao longo da vida e cessa quando o amadurecimento do esqueleto está completo. O índice máximo de crescimento em comprimento ocorre antes do nascimento; porém, os neonatos continuam a crescer sob um índice rápido, contudo mais lento.

DICAS PARA A ENFERMAGEM Duplique a altura da criança aos 2 anos de vida a fim de estimar a altura que ela terá quando adulta.

Ao nascimento, o **peso** é mais variável que a altura, e é, em grande parte, um reflexo do ambiente intrauterino. O neonato mediano pesa entre 3.175 e 3.400 g. Em geral, o peso ao nascimento duplica com 4 a 7 meses de vida e triplica no fim do primeiro ano. De 2 anos a 2 anos e 6 meses de vida, o peso ao nascimento, em geral, quadruplica. Após esse ponto, o índice normal de ganho de peso, assim como o crescimento na altura, assume um aumento anual fixo de aproximadamente 2 a 2.75 kg por ano até o estirão de crescimento do adolescente.

Tabela 3.1 Tendências gerais na estatura e no ganho de peso durante a infância.

Grupo etário	Peso[a]	Altura[b]
Do nascimento aos 6 meses de vida	Ganho semanal: 140 a 200 g. Ganho mensal: 2,5 cm O peso ao nascimento dobra ao fim de 4 a 7 meses[b]	Ganho mensal: 2,5 cm
Entre 6 e 12 meses de vida	Ganho de peso: 85 a 140 g O peso ao nascimento triplica ao fim do primeiro ano	Ganho mensal: 1,25 cm O comprimento ao nascimento aumenta em cerca de 50% ao fim do primeiro ano
Entre 1 e 3 anos de vida	O peso ao nascimento quadruplica aos 2 anos e 6 meses	A altura aos 2 anos é ≈ 50% da altura adulta final Ganho durante o segundo ano: cerca de 12 cm Ganho durante o terceiro ano: cerca de 6 a 8 cm
Idade pré-escolar	Ganho anual: 2 a 3 kg	O comprimento ao nascimento duplica aos 4 anos Ganho anual: 5 a 7,5 cm
Crianças em idade escolar	Ganho anual: 2 a 3 kg	Ganho anual após 7 anos de vida: 5 cm O comprimento triplica com cerca de 13 anos
Estirão de crescimento da puberdade		
Sexo feminino: 10 a 14 anos	Ganho de peso: 7 a 25 kg Média: 17,5 kg	Ganho de altura: 5 a 25 cm; ≈ 95% da altura alcançada na fase adulta no início da menarca ou na idade esquelética de 13 anos Média: 20,5 cm
Sexo masculino: 11 a 16 anos	Ganho de peso: 7 a 30 kg Média: 23,7 kg	Ganho de altura: 5 a 25 cm; ≈ 95% da altura alcançada na fase adulta no início da menarca ou na idade esquelética de 13 anos Média: 20,5 cm

[a]Aumento anual de altura e peso para cada grupo de idade representa estimativas médias de uma variedade de fontes.
[b]Jung, F. E., & Czajka-Narins, D. M. (1985). Birth weight doubling and tripling times: an updated look at the effects of birth weight, sex, race, and type of feeding. *American Journal of Clinical Nutrition, 42*(2), 182-189

Tanto os determinantes da **idade óssea** como o estado da **dentição** são usados como indicadores do desenvolvimento. Como ambos são discutidos em outro local, nenhum dos dois será aprofundado aqui (ver seção seguinte para idade óssea; e Capítulos 11 e 12 para dentição).

Crescimento esquelético e maturação

A medida mais precisa do desenvolvimento geral é a **idade óssea** ou **esquelética**, que é a determinação radiológica do amadurecimento ósseo. A idade esquelética mostra correlação mais íntima com outros parâmetros da maturidade fisiológica (p. ex., início da menarca) que com a idade cronológica ou a altura. A idade óssea é determinada ao se comparar a mineralização dos centros de ossificação e a evolução da forma óssea a padrões relacionados com a idade.

A formação do osso se inicia durante o segundo mês de vida fetal, quando sais de cálcio são depositados na substância intercelular (matriz) para formar primeiramente a cartilagem calcificada e, depois, o osso verdadeiro. A formação óssea exibe algumas diferenças. Em ossos pequenos, o osso continua a se formar no centro, e a cartilagem continua a ser depositada nas superfícies. Em ossos longos, a ossificação tem início na **diáfise** (porção central longa do osso) e continua na **epífise** (porções terminais do osso). Entre a diáfise e a epífise, uma placa de **cartilagem epifisária** (ou **placa de crescimento**) une-se à diáfise por meio de colunas de tecido esponjoso, a **metáfise**. O crescimento ativo no comprimento ocorre na placa de crescimento epifisária. Interferências nesse local de crescimento por conta de traumatismo ou de infecção podem resultar em deformidade.

Os primeiros centros de ossificação surgem em embriões com 2 meses de vida; e ao nascimento, o número é de cerca de 400, cerca de 50% do número na maturidade. Novos centros surgem a intervalos regulares durante o período de crescimento e proporcionam a base para a avaliação da idade óssea. No período pós-natal, os primeiros centros que surgem (aos 5 a 6 meses de vida) são aqueles dos ossos capitato e hamato, no pulso. Por conseguinte, radiografias da mão e do pulso proporcionam as áreas mais úteis para rastrear a determinação da idade esquelética, especialmente antes dos 6 anos. Esses centros aparecem mais precocemente em meninas que em meninos.

Os enfermeiros precisam entender que os ossos em crescimento das crianças apresentam muitas características únicas. Fraturas ósseas na placa de crescimento podem ser difíceis de serem diagnosticadas e podem influenciar significativamente o crescimento e o desenvolvimento subsequentes. Os fatores que podem influenciar os índices e os tipos de lesão musculoesquelética em crianças e adolescentes incluem (Caine, DiFiori, & Maffulli, 2006):

- Equipamentos esportivos infantis com menos proteção
- Ênfase menor no condicionamento, especialmente na flexibilidade
- Em adolescentes, as fraturas, as quais são mais comuns que rupturas de ligamentos devido ao rápido índice de crescimento da zona de hipertrofia fiseal (segmento de osso tubular relacionado principalmente com o crescimento).

Maturação neurológica

Diferente de outros tecidos corporais, que crescem rapidamente após o nascimento, o sistema nervoso cresce proporcionalmente com mais rapidez antes do nascimento. Ocorrem dois períodos de crescimento rápido de células cerebrais durante a vida fetal: um aumento intenso no número de neurônios entre 15 e 20 semanas de gestação e outro aumento com 30 semanas, que se estende até 1 ano de vida. O rápido crescimento da lactância se mantém durante a primeira infância e, a seguir, desacelera até um índice mais gradual durante a fase tardia da infância e a adolescência.

O crescimento pós-natal consiste no aumento da quantidade de citoplasma ao redor do núcleo de células existentes, aumentando o número e a complexidade de comunicação com outras células, bem como o avanço de seus axônios periféricos a fim de acompanhar as dimensões corporais em expansão. Isso permite movimento e comportamento cada vez mais complexos. Alterações neurofisiológicas também proporcionam a base para o desenvolvimento da linguagem, do aprendizado e do comportamento. O desenvolvimento neurológico ou eletroencefalográfico algumas vezes é empregado como um indicador de idade de amadurecimento nas primeiras semanas de vida.

Tecidos linfoides

Os tecidos linfoides contidos nos linfonodos, no timo, no baço, nas tonsilas, nas adenoides e nos linfócitos sanguíneos seguem um padrão de crescimento diferente daquele de outros tecidos corporais. Esses tecidos linfoides são pequenos em relação ao tamanho corporal total; porém, estão bem desenvolvidos ao nascimento. Eles aumentam rapidamente, alcançando as dimensões do adulto aos 6 anos, e continuam a crescer. Com cerca de 10 a 12 anos, alcançam um desenvolvimento máximo que é aproximadamente o dobro de seu tamanho quando adulto. Isso é sucedido por um declínio rápido, estabilizando nas dimensões do adulto ao fim da adolescência.

Desenvolvimento de sistemas orgânicos

Todos os tecidos e sistemas de órgãos sofrem alterações durante o desenvolvimento. Algumas são surpreendentes; outras são sutis. Muitas têm implicações na avaliação e nos cuidados. Como a principal importância dessas alterações se relaciona com sua disfunção, as características de desenvolvimento de diferentes sistemas e órgãos são discutidas ao longo deste livro conforme se relacionam com essas áreas. As características físicas e as alterações fisiológicas que variam com a idade estão incluídas em descrições de grupos etários.

ALTERAÇÕES FISIOLÓGICAS

As alterações fisiológicas que ocorrem em todos os órgãos e sistemas são discutidas à medida que se relacionam com disfunções. Outras alterações, como o pulso, a frequência respiratória e a pressão arterial, são parte integrante da avaliação física (Capítulo 4). Além disso, existem alterações nas funções básicas, o que inclui metabolismo, temperatura e padrões de sono e repouso.

Metabolismo

A taxa de metabolismo quando o corpo está em repouso (**taxa metabólica basal** ou **TMB**) demonstra uma mudança distinta durante a infância. Mais elevada em recém-nascidos, a TMB está intimamente relacionada com a proporção da área de superfície em relação à massa corporal, que se altera à medida que o corpo aumenta de tamanho. Em ambos os sexos, a proporção diminui progressivamente até a maturidade. A TMB é ligeiramente maior em meninos em todas as idades e aumenta ainda mais durante a pubescência do que nas meninas.

A taxa de metabolismo determina as necessidades calóricas da criança. A necessidade de energia basal de lactentes é de cerca de 108 kcal/kg de peso corporal e diminui até 40 a 45 kcal/kg na maturidade. As necessidades de água ao longo da vida permanecem em aproximadamente 1,5 mℓ/caloria de energia despendida. As necessidades de energia da criança variam consideravelmente nas diferentes idades e de acordo com as diferentes circunstâncias. A necessidade de energia para constituir tecido diminui de modo constante com a idade, seguindo a curva de crescimento geral; no entanto, as necessidades de energia variam com cada criança individualmente e podem ser consideravelmente mais elevadas. Durante períodos curtos (p. ex., durante exercícios extenuantes) e períodos mais prolongados (p. ex., enfermidade), as necessidades podem ser muito altas.

! ALERTA PARA A ENFERMAGEM

Cada grau de febre aumenta o metabolismo basal em 10%, com um aumento da necessidade hídrica correspondente.

Temperatura

A temperatura corporal, refletindo o metabolismo, diminui ao longo do curso do desenvolvimento. A termorregulação é uma das respostas adaptativas mais importantes de lactentes durante a transição da vida intrauterina para a extrauterina. Em neonatos sadios, a hipotermia pode resultar em diversas consequências metabólicas negativas, como hipoglicemia, elevação dos níveis de bilirrubina e acidose metabólica. O contato pele a pele, também denominado *método canguru*, é uma maneira efetiva de prevenir hipotermia neonatal em lactentes. O lactente despido, exceto pelo uso da fralda, é colocado sobre o tórax desnudo do genitor após o nascimento, promovendo termorregulação e vínculo. Após a habilidade regulatória instável no período neonatal, a produção de calor declina de modo constante à medida que o lactente avança para a infância. Diferenças individuais de 0,3°C são normais e, por vezes, uma criança normalmente exibe uma temperatura incomumente alta ou baixa. Com início aproximadamente por volta dos 12 anos, as meninas apresentam uma temperatura que permanece relativamente estável; porém, a temperatura em meninos continua a cair por mais alguns anos. O sexo feminino mantém a temperatura levemente acima daquela do sexo masculino por toda a vida.

Mesmo com a melhora da regulação da temperatura, os lactentes e as crianças pequenas são muito suscetíveis a flutuações de temperatura. A temperatura corporal responde a alterações na temperatura ambiental e aumenta com exercícios ativos, choro e estresse emocional. Infecções podem causar um aumento maior e mais rápido da temperatura em lactentes e crianças pequenas que em crianças maiores. Em relação ao peso corporal, o lactente produz mais calor por unidade que adolescentes. Consequentemente, durante brincadeira ativa ou quando se encontra com excesso de roupas, o lactente ou a criança pequena está sujeito a se tornar hiperaquecido.

Sono e repouso

O sono, uma função protetora em todos os organismos, permite o reparo e a recuperação de tecidos após atividade. Assim como na maioria dos aspectos do desenvolvimento, existe uma ampla variação entre crianças individualmente na quantidade e na distribuição de sono em diferentes idades. À medida que as crianças amadurecem, ocorre uma alteração no tempo total dispendido no sono e na quantidade de tempo dispendido no sono profundo.

Os recém-nascidos dormem a maior parte do tempo, quando não estão ocupados com a alimentação e outros aspectos de seus cuidados. À medida que os lactentes crescem, o tempo total gasto dormindo diminui gradualmente, eles permanecem acordados por períodos mais longos e dormem mais à noite. Por exemplo, a duração de um ciclo de sono aumenta de aproximadamente 50 a 60 minutos em lactentes recém-nascidos para aproximadamente 90 minutos em adolescentes (National Sleep Foundation, 2019). Durante a última parte do primeiro ano, a maioria das crianças dorme a noite inteira e tira uma ou duas sonecas durante o dia. Por volta dos 12 aos 18 meses, a maioria delas já eliminou o segundo cochilo. Depois dos 3 anos, as crianças geralmente param de cochilar durante o dia, exceto em culturas nas quais é habitual um cochilo à tarde ou sesta. O tempo de sono diminui ligeiramente dos 4 para os 10 anos e, a seguir, aumenta um pouco durante o estirão de crescimento puberal.

A qualidade do sono muda à medida que as crianças amadurecem. Conforme elas se desenvolvem na adolescência, sua necessidade de dormir não diminui, mas sua oportunidade de dormir pode ser afetada por programações sociais, de atividades e acadêmicas.

NUTRIÇÃO

A nutrição é provavelmente a influência individual mais importante sobre o crescimento. Fatores da dieta regulam o crescimento em todos os estágios de desenvolvimento, e seus efeitos são exercidos de muitas e complexas maneiras. Durante o rápido crescimento do período pré-natal, a má nutrição pode influenciar o desenvolvimento desde o momento da fecundação do óvulo até o nascimento. Durante o período de lactente e a primeira infância, a demanda por calorias é relativamente grande, conforme evidenciado pelo rápido incremento tanto na estatura como no peso. Nesse momento, as necessidades proteicas e calóricas são mais elevadas que em qualquer outro período do desenvolvimento pós-natal. À medida que o índice de crescimento desacelera, com seu concomitante decréscimo no metabolismo, existe uma redução correspondente das necessidades calóricas e proteicas.

O crescimento é desigual durante os períodos da infância entre a lactância e a adolescência, quando existem platôs e pequenos estirões de crescimento. O apetite das crianças se altera em resposta a essas variações até o turbulento estirão de crescimento da adolescência, quando a nutrição adequada é extremamente importante; contudo, pode estar sujeito a muitas influências emocionais. A nutrição adequada está intimamente relacionada com a boa saúde ao longo da vida, e uma melhora geral na nutrição é evidenciada pelo aumento gradual no tamanho e no amadurecimento precoce das crianças neste século.

TEMPERAMENTO

O *temperamento* é definido como "a maneira de pensar, se comportar ou reagir característica de um indivíduo" (Chess & Thomas, 1999) e se refere ao modo como uma pessoa lida com a vida. Desde o nascimento, as crianças exibem diferenças individuais acentuadas na maneira como respondem ao meio em que se encontram e na maneira pela qual as outras pessoas, particularmente os genitores, respondem a elas e às suas necessidades. Foi sugerida uma base genética para algumas diferenças no temperamento. Foram identificadas nove características de temperamento por meio de entrevistas com os pais (Boxe 3.2). Temperamento refere-se a tendências comportamentais, não a atos comportamentais individuais. Não há implicações de bom ou mau. A maioria das crianças pode ser colocada em uma dentre três categorias comuns com base em seu padrão geral de atributos de temperamento:

A criança tranquila: as crianças fáceis de lidar têm o temperamento constante, são regulares e previsíveis em seus hábitos e apresentam uma abordagem positiva a novos estímulos. São abertas e adaptáveis a mudanças e mostram um humor de leve a moderadamente intenso e tipicamente positivo. Aproximadamente 40% das crianças encontram-se nessa categoria.

A criança difícil: as crianças difíceis são muito ativas, irritáveis e irregulares em seus hábitos. Respostas negativas são típicas e essas crianças precisam de um ambiente mais estruturado. Tais crianças adaptam-se lentamente a novas rotinas, novas pessoas e novas situações. As expressões de humor em geral são intensas e basicamente negativas. Exibem períodos frequentes de choro, sendo que a frustração facilmente provoca acessos de raiva violentos. Esse grupo representa cerca de 10% das crianças.

A criança de estimulação lenta: as crianças de estimulação lenta quase sempre reagem negativamente e com pouca intensidade a novos estímulos e, a menos que pressionadas, adaptam-se lentamente mediante contato repetido. Elas respondem com resistência apenas branda, porém passiva, a novidades ou mudanças na rotina. São inativas e temperamentais, mas exibem irregularidade apenas moderada nas funções. Quinze por cento das crianças demonstram esse padrão de temperamento.

Trinta e cinco por cento das crianças apresentam algumas das características de uma das categorias ou são inconsistentes em suas respostas comportamentais. Muitas crianças normais demonstram essa ampla variação de padrões comportamentais.

Importância do temperamento

As observações indicam que as crianças que exibem o padrão difícil ou o de estimulação lenta de comportamento são mais vulneráveis ao desenvolvimento de problemas comportamentais no início da infância e na mesoinfância. Qualquer criança pode desenvolver problemas comportamentais se houver dissonância entre seu temperamento e o ambiente. As demandas para mudança e adaptação que estejam conflitantes com as capacidades da criança podem se tornar excessivamente estressantes. No entanto, os especialistas enfatizam que não são os padrões de temperamento das crianças que as colocam sob risco; em vez disso, é o **grau de adaptação** entre as crianças e seu ambiente, especificamente seus genitores, que determina o grau de vulnerabilidade. Existe o potencial para desenvolvimento ideal quando as expectativas e as demandas ambientais se ajustam ao estilo individual de comportamento e à habilidade dos genitores de atravessar esse período (Chess & Thomas, 1999) (ver Capítulo 10).

Boxe 3.2 Atributos do temperamento.

Atividade: nível de movimentação física durante atividade, como dormir, alimentar-se, brincar, vestir-se e banhar-se
Ritmicidade: regularidade do momento das funções fisiológicas, como fome, sono e eliminação
Aproximação-retraimento: natureza de respostas iniciais a um novo estímulo, como pessoas, situações, lugares, alimentos, brinquedos e procedimentos (respostas de **aproximação** são positivas e são exibidas por atividade ou expressão; respostas de **retraimento** são expressões ou comportamentos negativos)
Adaptabilidade: facilidade ou dificuldade com que a criança se adapta ou se ajusta a situações novas ou alteradas
Limiar de responsividade (limiar sensorial): quantidade de estimulação, como sons ou luz, necessária para provocar uma resposta na criança
Intensidade de reação: nível de energia das reações da criança, independentemente da qualidade ou da direção
Humor: comportamento de prazer, felicidade e amizade comparado a comportamento de desprazer, infelicidade, choro e falta de amizade exibido pela criança em diversas situações.
Desatenção: facilidade com que a atenção ou a direção de comportamento de uma criança pode ser alterada por estímulos externos
Amplitude de atenção e persistência: período de tempo que uma criança se engaja em determinada atividade (**atenção**) e continuação de uma atividade apesar de obstáculos (**persistência**)

DESENVOLVIMENTO DA PERSONALIDADE E DA FUNÇÃO COGNITIVA

A personalidade e as habilidades cognitivas se desenvolvem quase da mesma maneira que o crescimento biológico – novas realizações se baseiam em habilidades previamente dominadas. Muitos aspectos dependem do crescimento físico e da maturação. Essa não é uma descrição abrangente dos múltiplos aspectos do desenvolvimento da personalidade e do comportamento, pois muitos são integrados ao desenvolvimento social e emocional da criança e serão tratados em discussões posteriores de vários grupos etários. A Tabela 3.2 resume algumas das teorias de desenvolvimento.

FUNDAMENTOS TEÓRICOS DO DESENVOLVIMENTO DA PERSONALIDADE

Desenvolvimento psicossexual (Freud)

De acordo com Freud (1933), todo comportamento humano é energizado por forças psicodinâmicas, e essa energia psíquica é dividida entre três componentes da personalidade: o id, o ego e o superego. O **id**, a **mente inconsciente**, é o componente inato que é impulsionado pelos instintos. O id obedece ao princípio do prazer da gratificação imediata de necessidades, independentemente de o objeto ou a ação poderem realmente realizá-la. O **ego**, a **mente consciente**, serve ao princípio da realidade. Funciona como o *self* consciente ou controlador que é capaz de encontrar meios realistas para gratificar os instintos, ao mesmo tempo bloqueando o pensamento irracional do id. O **superego**, a **consciência**, funciona como o árbitro moral e representa o ideal. É o mecanismo que impede que indivíduos expressem instintos indesejáveis que poderiam ameaçar a ordem social.

Freud (1964) considerava os instintos sexuais importantes no desenvolvimento da personalidade. Contudo, usava o termo *psicossexual* para descrever qualquer prazer sensual. Durante a infância, determinadas regiões do corpo assumem uma significância psicológica proeminente conforme a origem de novos prazeres e novos conflitos gradualmente se desvia de uma parte do corpo para outra em estágios particulares do desenvolvimento:

Estágio oral (do nascimento a 1 ano de vida): durante a lactância, a principal fonte de procura de prazer está concentrada em atividades orais, como succionar, morder, mastigar e vocalizar. As

Tabela 3.2 Resumo de teorias de personalidade, cognitiva e de desenvolvimento moral.

Psicossexual (Freud)	Psicossocial (Erikson)	Cognitiva (Piaget)	Julgamento moral (Kohlberg)
Oral	Confiança *versus* desconfiança	Sensorimotor (nascimento até 2 anos)	
Anal	Autonomia *versus* vergonha e dúvida	Pensamento pré-operacional, fase pré-conceitual (razão transdutiva [p. ex., específico para específico]) (2 a 4 anos)	Nível pré-convencional (pré-moral) Orientação de punição e obediência
Fálica	Iniciativa *versus* culpa	Pensamento pré-operacional, fase intuitiva (razão transdutiva) (4 a 7 anos)	Nível pré-convencional (pré-moral) Orientação instrumental *naive*
Latência	Engenhosidade *versus* inferioridade	Operações concretas (justificativa indutiva e começo da lógica) (7 a 11 anos)	Nível convencional Orientação de bom menino, boa menina Orientação de lei e ordem
Genital	Identidade *versus* confusão de papéis	Operações formais (justificativa dedutiva e abstrata) (11 a 15 anos)	Nível pós-convencional ou de princípios Orientação de contrato social

crianças podem preferir uma dessas a outras, e o método de preferência de gratificação oral pode fornecer alguma indicação da personalidade que elas vão desenvolver.

Estágio anal (1 a 3 anos de vida): o interesse durante o segundo ano de vida se concentra na região anal à medida que os músculos do esfíncter se desenvolvem e as crianças são capazes de segurar ou expelir material fecal quando querem. Nesse estágio, o ambiente relacionado com o treinamento do uso do vaso sanitário pode ter efeitos duradouros sobre a personalidade das crianças.

Estágio fálico (3 a 6 anos de vida): durante o estágio fálico, a genitália torna-se uma área interessante e sensível do corpo. As crianças reconhecem diferenças entre os sexos e tornam-se curiosas sobre essas diferenças. É o período em torno do qual questões controversas do complexo de Édipo e do complexo de Electra, inveja do pênis e ansiedade de castração se concentram.

Período de latência (6 a 12 anos de vida): durante o período de latência, as crianças elaboram sobre traços e habilidades previamente adquiridos. A energia física e a energia psíquica são canalizadas para a aquisição de conhecimento e brincadeira vigorosa.

Estágio genital (12 ou mais anos de vida): o último estágio importante tem início na puberdade com o amadurecimento do sistema reprodutivo e a produção de hormônios sexuais. Os órgãos genitais tornam-se a principal fonte de tensões e prazeres sexuais; porém, as energias também são investidas na formação de amizades e no preparo para o casamento.

Desenvolvimento psicossocial (Erikson)

A teoria sobre desenvolvimento da personalidade mais amplamente aceita é a proferida por Erikson (1963). Embora construída sobre a teoria de Freud, é conhecida como desenvolvimento **psicossocial** e enfatiza a personalidade saudável em oposição a uma abordagem patológica. Erikson também usa os conceitos biológicos de períodos críticos e epigênese, descrevendo conflitos fundamentais ou problemas centrais que o indivíduo luta para dominar durante períodos críticos do desenvolvimento da personalidade. O término exitoso ou o domínio de cada um desses conflitos fundamentais é construído sobre o término satisfatório ou o domínio do estágio pregresso.

Cada estágio psicossocial tem dois componentes – os aspectos favoráveis e os aspectos desfavoráveis do conflito central –, e o progresso até o estágio seguinte depende da resolução desse conflito. Nenhum conflito central é completamente dominado, mas, sim, permanece um problema recorrente por toda a vida. Nenhuma situação na vida é completamente segura. Cada situação nova apresenta um conflito em uma nova forma. Por exemplo, quando as crianças que alcançaram satisfatoriamente um senso de confiança encaram uma nova experiência (p. ex., internação hospitalar), elas precisam novamente desenvolver um senso de confiança naquelas pessoas responsáveis por seus cuidados a fim de dominar a situação. A abordagem de Erikson em relação ao desenvolvimento da personalidade por toda a vida consiste em oito estágios; no entanto, apenas os cinco primeiros relacionados com a infância são apresentados aqui:

Confiança *versus* desconfiança (do nascimento até 1 ano de vida): o primeiro e mais importante atributo a ser desenvolvido para uma personalidade saudável é a **confiança** básica. O estabelecimento de uma confiança básica domina o primeiro ano de vida e descreve todas as experiências de satisfação da criança nessa idade. Correspondendo ao estágio oral de Freud, é o momento de "pegar" e "internalizar" por meio de todos os sentidos. Existe apenas em relação a algo ou alguém; por conseguinte, os cuidados amorosos e consistentes por uma pessoa que faz o papel da mãe são essenciais para o desenvolvimento da confiança. A **desconfiança** desenvolve-se quando as experiências promotoras de confiança são deficientes ou inexistentes ou quando as necessidades básicas são satisfeitas de modo inconsistente ou inadequado. Embora traços de desconfiança estejam dispersos pela personalidade, da confiança básica nos genitores origina-se a confiança no mundo, em outras pessoas e em si mesmo. O resultado é **fé** e **otimismo**.

Autonomia *versus* vergonha e dúvida (1 a 3 anos de vida): corresponde ao estágio anal de Freud; o problema da autonomia pode ser simbolizado pelo segurar ou soltar os músculos esfincterianos. O desenvolvimento da autonomia durante o período infantil está concentrado na habilidade crescente das crianças de controlar seus corpos, a si próprias e seu ambiente. Elas querem fazer coisas para si mesmas usando suas habilidades motoras recém-adquiridas de andar, escalar e manipular, bem como seus poderes mentais de selecionar e tomar decisões. Muito de seu aprendizado é adquirido imitando as atividades e o comportamento de outros. Sentimentos negativos de dúvida e vergonha surgem nas crianças que são levadas a se sentirem pequenas e constrangidas quando suas escolhas são desastrosas, quando outras pessoas as envergonham ou quando são forçadas a ser dependentes em áreas nas quais são capazes de assumir o controle. Os desfechos favoráveis são autocontrole e força de vontade.

Iniciativa *versus* culpa (3 a 6 anos de vida): o estágio da iniciativa corresponde ao estágio fálico de Freud e caracteriza-se por comportamento intrusivo e vigoroso; empreendedorismo; e forte imaginação. As crianças exploram o mundo físico com todos os seus sentidos e poderes (Figura 3.4). Elas desenvolvem uma consciência. Não mais guiadas apenas por observadores, as crianças têm uma voz interna que as aconselha e ameaça. Algumas vezes, assumem objetivos ou atividades conflitantes com aqueles dos genitores ou de outras pessoas, e fazê-las sentir que suas atividades ou imaginário são ruins produz uma sensação de culpa. As crianças devem aprender a reter um senso de iniciativa sem invadir os direitos e privilégios de outrem. Os desfechos duradouros são direcionamento e determinação.

Engenhosidade *versus* inferioridade (6 a 12 anos de vida): o estágio de engenhosidade é o período de latência de Freud. Tendo alcançado os estágios mais cruciais no desenvolvimento da personalidade, as crianças estão prontas para serem trabalhadores e produtores. Querem se engajar em tarefas e atividades que possam realizar até o fim; precisam de realizações verdadeiras e as querem. As crianças aprendem a competir e cooperar com outras pessoas e aprendem as regras. É um período decisivo em suas relações sociais com outrem. Sentimentos de inadequação e inferioridade podem se desenvolver

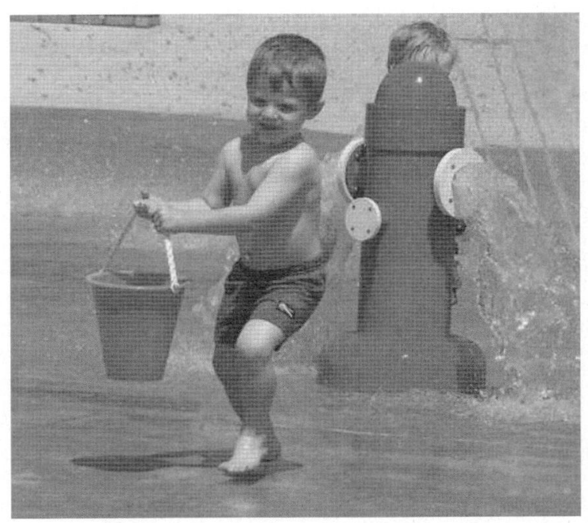

Figura 3.4 O estágio da iniciativa caracteriza-se por atividade física e imaginação enquanto as crianças exploram o mundo físico ao redor delas.

se for esperado muito das crianças ou se elas acreditarem que não conseguem alcançar os padrões estabelecidos para elas por outras pessoas. A qualidade do ego desenvolvido a partir de um senso de engenhosidade é a competência.

Identidade *versus* confusão de papéis (12 a 18 anos de vida): correspondendo ao período genital de Freud, o desenvolvimento da identidade caracteriza-se por alterações físicas rápidas e acentuadas. A confiança pregressa em seu corpo é ameaçada, e as crianças se tornam excessivamente preocupadas com o modo como se mostram aos olhos dos outros em comparação com seu autoconceito. Os adolescentes lutam para ajustar os papéis que desempenham e desejam desempenhá-los de acordo com os modismos vigentes adotados por seus companheiros, a fim de integrar seus conceitos e valores com aqueles da sociedade, bem como de chegar a uma decisão relacionada com uma profissão. A incapacidade de solucionar o conflito fundamental resulta em confusão de papéis. O resultado do domínio bem-sucedido é a devoção e fidelidade aos outros e aos valores e ideologias.

BASES TEÓRICAS DO DESENVOLVIMENTO COGNITIVO

O termo **cognição** refere-se ao processo pelo qual os indivíduos em desenvolvimento tomam conhecimento do mundo e dos objetos que este contém. As crianças nascem com potenciais herdados para crescimento intelectual, porém precisam desenvolvê-los mediante a interação com o ambiente. Ao assimilar informações por meio dos sentidos, processá-las e agir de acordo com isso, as crianças passam a compreender as relações entre objetos e entre elas mesmas e seu mundo. Com o desenvolvimento cognitivo, as crianças adquirem a habilidade de raciocinar de modo abstrato, pensar de maneira lógica e organizar funções ou desempenhos intelectuais alcançando estruturas de ordem cada vez mais elevadas. A linguagem, os conceitos morais e o desenvolvimento espiritual emergem à medida que as habilidades cognitivas avançam.

Desenvolvimento cognitivo (Piaget)

Jean Piaget (1969), um psicólogo suíço, desenvolveu uma teoria de estágios para a melhor compreensão do modo como uma criança pensa. De acordo com Piaget, a inteligência possibilita que os indivíduos façam adaptações ao ambiente de modo a aumentar a probabilidade de sobrevivência, sendo que, por meio desse comportamento, eles estabelecem e mantêm o equilíbrio com o meio ambiente. Cada estágio do desenvolvimento cognitivo resulta das realizações do estágio pregresso, e se soma a ele, em um processo ordenado e contínuo. Esse curso de desenvolvimento é tanto de amadurecimento como invariável e é dividido nos quatro estágios seguintes (as idades são aproximadas):

Sensorimotor (do nascimento até 2 anos de vida): o estágio sensorimotor do desenvolvimento intelectual consiste em seis subestágios conduzidos pelas sensações nas quais ocorre o aprendizado simples (Capítulos 9 e 11). As crianças evoluem desde a atividade reflexa ao longo de comportamentos repetitivos simples até o comportamento imitativo. Elas desenvolvem um senso de causa e efeito à medida que direcionam o comportamento para objetos. A resolução de problemas é primariamente por tentativa e erro. As crianças demonstram um alto nível de curiosidade, experimentação e alegria na novidade e começam a desenvolver um senso de si próprias conforme conseguem diferenciar a si mesmas do seu ambiente. Tornam-se conscientes de que os objetos têm **permanência** – que um objeto existe embora não esteja mais visível. Perto do fim do período sensorimotor, começam a usar a linguagem e o pensamento representacional.

Pré-operacional (2 a 7 anos de vida): a característica predominante do estágio pré-operacional de desenvolvimento intelectual é o **egocentrismo**, que, nesse sentido, não significa mesquinhez ou presunção, e, sim, a incapacidade de se colocar no lugar de outra pessoa. As crianças interpretam objetos e eventos não em termos de propriedades gerais, mas em termos de sua relação ou o uso deles. Elas não conseguem ver as coisas a partir de outra perspectiva que não a sua própria; não conseguem perceber o ponto de vista de outra pessoa, tampouco são capazes de perceber razão alguma para fazê-lo (Capítulo 12). O raciocínio pré-operacional é concreto e tangível. As crianças não conseguem arrazoar além do observável e não têm a habilidade de deduzir ou generalizar. O pensamento é dominado pelo que elas veem, ouvem ou, de alguma forma, vivenciam. No entanto, são cada vez mais capazes de usar a linguagem e os símbolos para representar objetos em seu ambiente. Por meio de brincadeira imaginativa, questionamento e outras interações, elas começam a elaborar conceitos e a estabelecer associações simples entre ideias. No estágio tardio desse período, seu arrazoamento é **intuitivo** (p. ex., as estrelas têm que ir dormir, assim como elas vão), e essas crianças estão apenas começando a lidar com problemas de peso, altura, tamanho e tempo. O raciocínio também é **transdutivo** – como dois eventos ocorrem juntos, um causa o outro, ou o conhecimento de uma característica é transferido para outra (p. ex., toda mulher com barriga grande tem bebês).

Operações concretas (7 a 11 anos de vida): nessa idade, o pensamento torna-se cada vez mais lógico e coerente. As crianças conseguem classificar, separar, ordenar e organizar de outras formas fatos sobre o mundo para usá-los na solução de problemas. Elas desenvolvem um novo conceito de permanência – **conservação** (Capítulo 14); ou seja, as crianças se dão conta de que fatores físicos (como volume, peso e número) permanecem os mesmos embora os aspectos externos tenham mudado. Conseguem lidar com muitos aspectos diferentes de uma situação simultaneamente. Não têm a capacidade de lidar com abstração; solucionam problemas de maneira sistemática e concreta com base no que conseguem perceber. O raciocínio é **indutivo**. Por meio de alterações progressivas nos processos do pensamento e nas relações com as outras pessoas, o pensamento torna-se menos autocentrado. As crianças conseguem considerar pontos de vista diferentes dos delas. O raciocínio torna-se socializado.

Operações formais (11 a 15 anos de vida): o pensamento operacional formal caracteriza-se por adaptabilidade e flexibilidade. Os adolescentes podem pensar em termos abstratos, usar símbolos abstratos e estabelecer conclusões lógicas a partir de um conjunto de observações. Por exemplo, conseguem solucionar a seguinte questão: Se *A* é maior que *B* e *B* é maior que *C*, qual símbolo é o maior? (a resposta é *A*.) Eles conseguem fazer hipóteses e testá-las; conseguem considerar assuntos abstratos, teóricos e filosóficos. Embora possam confundir o ideal com o praticável, conseguem lidar com a maioria das contradições no mundo e resolvê-las.

Desenvolvimento da linguagem

As crianças nascem com o mecanismo e a capacidade de desenvolver habilidades de fala e linguagem. Contudo, não falam de modo espontâneo. O ambiente deve proporcionar um meio para que elas adquiram essas habilidades. A fala exige estrutura e funcionamento fisiológicos íntegros (incluindo função respiratória, auditiva e cerebral), além de inteligência, da necessidade de comunicar e de estimulação.

O índice de desenvolvimento da fala varia entre as crianças e está diretamente relacionado com competência neurológica e desenvolvimento cognitivo. Os gestos precedem a fala. À medida que a fala se desenvolve, os gestos retrocedem; porém, nunca desaparecem por completo. As pesquisas sugerem que os lactentes podem aprender a linguagem de sinais antes da linguagem vocal e que isso pode estimular o desenvolvimento desta última (Thompson, Cotner-Bichelman, McKerchar et al., 2007). Em todos os estágios do desenvolvimento da linguagem, o vocabulário de compreensão das crianças (o que elas entendem) é maior que o vocabulário expresso (o que elas conseguem dizer), e tal desenvolvimento reflete um processo contínuo de modificação que envolve tanto a aquisição de palavras novas como a expansão e a redefinição de significados de palavras anteriormente aprendidas. No momento em que começam a andar, as crianças conseguem ligar nomes a objetos e pessoas.

As primeiras partes da fala usadas são os substantivos, algumas vezes os verbos (p. ex., "vai"), e palavras combinadas (p. ex., "tchau-tchau"). As respostas, em geral, são estruturalmente incompletas durante o período entre 1 e 3 anos, embora o significado seja claro. A seguir, elas começam a usar adjetivos e advérbios para qualificar substantivos, então advérbios para qualificar substantivos e verbos. Mais tarde, pronomes e palavras de gêneros diferentes são acrescentados (p. ex., "ele" e "ela"). Na época de irem para a escola, as crianças são capazes de construir frases simples e estruturalmente completas que variam entre cinco e sete palavras.

Desenvolvimento moral (Kohlberg)

As crianças também adquirem o raciocínio moral em uma sequência de desenvolvimento. O desenvolvimento da moral, conforme descrito por Kohlberg (1968), baseia-se na teoria do desenvolvimento cognitivo e consiste em três níveis principais, cada um com dois estágios:

Nível pré-convencional: o nível pré-convencional de desenvolvimento moral equivale ao nível pré-operacional de desenvolvimento cognitivo e pensamento intuitivo. Culturalmente orientadas para os rótulos de bom/mau e certo/errado, as crianças internalizam esses conceitos de acordo com as consequências físicas ou prazerosas de suas ações. No início, as crianças determinam o grau de bondade ou de maldade de uma ação de acordo com suas consequências. Elas evitam punição e obedecem sem questionar aqueles que detêm o poder de determinar e estabelecer as regras e os rótulos. Não têm o conceito da ordem moral básica que dá suporte a essas consequências. Posteriormente, as crianças determinam que o comportamento correto consiste naquele que satisfaz suas próprias necessidades (e algumas vezes as necessidades de outros). Embora elementos de imparcialidade, dar e tomar e compartilhamento igualitário sejam evidentes, esses elementos são interpretados de uma maneira concreta e prática, sem lealdade, gratidão ou justiça.

Nível convencional: no estágio convencional, as crianças estão envolvidas com conformidade e lealdade. Elas valorizam a manutenção da família, do grupo ou das expectativas nacionais, independentemente das consequências. O comportamento que alcança aprovação e agrada ou ajuda outrem é considerado bom. Ganha-se aprovação sendo "agradável". Obedecer às regras, cumprir obrigações, mostrar respeito por autoridades e manter a ordem social são os comportamentos corretos. Esse nível está correlacionado com o estágio de operações concretas no desenvolvimento cognitivo.

Nível pós-convencional, autônomo ou **de princípios:** no nível pós-convencional, o indivíduo alcançou o estágio cognitivo de operações formais. O comportamento correto tende a ser definido conforme direitos e padrões individuais gerais que foram examinados e acordados por toda a sociedade. Embora as regras procedimentais para alcançar o consenso tornem-se importantes, com ênfase no ponto de vista legal, existe ênfase na possibilidade de mudar a lei de acordo com necessidades da sociedade e considerações racionais.

O nível mais avançado de desenvolvimento moral é aquele em que princípios éticos escolhidos por nós mesmos guiam as decisões de consciência. Tais decisões são princípios abstratos e éticos, porém universais, de justiça e direitos humanos com respeito à dignidade das pessoas como indivíduos. Acredita-se que poucas pessoas alcancem esse estágio de linha de pensamento moral.

DESENVOLVIMENTO DE AUTOCONCEITO

Autoconceito é como um indivíduo descreve a si mesmo. O termo **autoconceito** inclui todas as noções, crenças e convicções que constituem o autoconhecimento de um indivíduo e que influenciam as relações de tal indivíduo com as outras pessoas. Não está presente ao nascimento e se desenvolve gradualmente como resultado de experiências únicas consigo mesmo, com outras pessoas importantes e com as realidades do mundo. Contudo, o autoconceito de um indivíduo pode ou não refletir a realidade.

Na lactância, o autoconceito é basicamente uma conscientização da existência independente de si mesmo, aprendida, em parte, em decorrência de contatos sociais e de experiências com outrem. O processo torna-se mais ativo entre 1 e 3 anos, à medida que as crianças exploram os limites de suas capacidades e a natureza de seu impacto sobre os outros indivíduos. As crianças em idade escolar têm mais consciência das diferenças entre as pessoas, são mais sensíveis a pressões sociais e se tornam mais preocupadas com questões de autocrítica e autoavaliação. No início da adolescência, elas se concentram mais nas alterações físicas e emocionais que ocorrem e na aceitação dos iguais. O autoconceito é cristalizado durante o fim da adolescência conforme os jovens organizam seu próprio autoconceito em torno de um conjunto de valores, objetivos e competências adquiridos ao longo da infância.

Imagem corporal

Um componente vital do autoconceito, a **imagem corporal**, refere-se a conceitos subjetivos e atitudes que os indivíduos têm em relação ao próprio corpo. Consiste na natureza fisiológica (a percepção das características físicas de si), psicológica (valores e atitudes com relação ao corpo, habilidades e ideais) e social da imagem de si mesmo (a própria pessoa em relação a outras). Esses três componentes estão inter-relacionados. A imagem corporal é um fenômeno complexo que evolui e muda durante o processo de crescimento e de desenvolvimento. Qualquer desvio verdadeiro ou percebido da "normalidade" (não importando a maneira como é interpretado) é motivo de preocupação. A extensão que uma característica, um defeito ou uma doença afeta a imagem corporal das crianças é influenciada pelas atitudes e pelo comportamento das pessoas próximas a essas crianças.

As pessoas significativas na vida das crianças exercem um impacto mais importante e substancial sobre a imagem corporal. Rótulos que são aplicados (p. ex., "magrelo", "bonito" ou "gordo") ou a partes do corpo (p. ex., "verruga feia", "olhos esbugalhados" ou "pele nojenta") são incorporados à imagem corporal. Como as crianças não têm a compreensão dos desvios do padrão físico ou da "normalidade", elas observam diferenças proeminentes em outras pessoas e, inconscientemente, tecem comentários grosseiros ou cruéis sobre desvios pequenos, como dentes da frente grandes ou separados, olhos grandes ou pequenos, verrugas ou variações extremas na altura.

Os lactentes recebem *input* sobre seu corpo por meio da autoexploração e da estimulação sensorial realizada por outrem. Conforme começam a manipular seu ambiente, conscientizam-se de seu corpo como separado de outros. As crianças pequenas aprendem a identificar as diferentes partes de seu corpo e conseguem usar símbolos para representar objetos. Aquelas em idade pré-escolar conscientizam-se da inteireza de seu corpo e descobrem a genitália. A exploração da genitália e a descoberta das diferenças entre os sexos tornam-se importantes.

As crianças em idade escolar começam a aprender sobre a estrutura corporal interna, bem como sobre seu funcionamento, e conscientizam-se das diferenças quanto a tamanho e configuração corporais. São bastante influenciadas pelas normas culturais da sociedade e pelos modismos vigentes. Com frequência, as crianças cujos corpos se desviam da "normalidade" são criticadas ou ridicularizadas. A adolescência é a idade em que as crianças se tornam mais preocupadas com o próprio físico. As alterações não familiares que ocorrem com o corpo e o novo eu físico precisam ser integradas ao autoconceito. Os adolescentes enfrentam conflitos relacionados com o que eles veem e o que percebem como a estrutura corporal ideal.

A formação da imagem corporal durante a adolescência é um elemento crucial na conformação da identidade, a crise psicossocial da adolescência.

Autoestima

A autoestima é o valor que um indivíduo dá a si próprio e refere-se a uma avaliação geral de si mesmo (Willoughby, King, & Polatajko, 1996). Enquanto a autoestima é descrita como o componente afetivo do *self*, o autoconceito é o componente cognitivo; no entanto, os dois termos são quase indistinguíveis e, com frequência, são usados como sinônimos.

O termo **autoestima** refere-se a um julgamento subjetivo e pessoal do valor que a pessoa tem de si e deriva dos grupos sociais no ambiente próximo – e é influenciado por esses grupos – e das percepções de como ela é valorizada pelas outras pessoas. A autoestima altera-se com o desenvolvimento. Crianças entre 1 e 3 anos altamente egocêntricas não conseguem perceber diferença alguma entre competência e aprovação social. Por outro lado, aquelas em idade pré-escolar e no início da idade escolar cada vez mais têm consciência da discrepância entre suas competências e as habilidades de crianças mais avançadas. Serem aceitas por adultos e companheiros fora do grupo familiar torna-se mais importante para elas. O *feedback* positivo estimula sua autoestima; essas crianças são vulneráveis a sentimentos de desvalia e são ansiosas com relação a insucesso.

À medida que as competências das crianças aumentam e elas desenvolvem relacionamentos significativos, sua autoestima aumenta. De novo, sua autoestima corre risco durante o início da adolescência, quando esses jovens estão definindo uma identidade e o senso de si mesmos no contexto de seu grupo de semelhantes. A menos que as crianças sejam continuamente tratadas de modo a se sentirem incompetentes e com pouco valor, uma diminuição na autoestima durante momentos de vulnerabilidade é apenas temporária.

FUNÇÃO DA BRINCADEIRA NO DESENVOLVIMENTO

No meio universal da brincadeira, as crianças aprendem o que ninguém é capaz de ensinar. Elas aprendem sobre seu mundo e sobre como lidar com esse ambiente de objetos, tempo, espaço, estrutura e pessoas. Elas aprendem sobre si mesmas operando dentro do ambiente – o que sabem fazer, como se relacionar com "coisas" e situações e como se adaptar às demandas que a sociedade lhes faz. A brincadeira é o trabalho das crianças. Na brincadeira, elas continuamente praticam o processo estressante e complicado de viver, se comunicar e alcançar relacionamentos satisfatórios com outras pessoas.

CLASSIFICAÇÃO DA BRINCADEIRA

A partir de um ponto de vista do desenvolvimento, os padrões de brincadeiras das crianças podem ser classificados de acordo com o conteúdo e o caráter social. Em ambos, existe um efeito aditivo; cada um se constrói sobre as bases de realizações passadas, e algum elemento de cada é mantido ao longo da vida. A cada estágio no desenvolvimento, o novo predomina.

Conteúdo da brincadeira

O conteúdo da brincadeira envolve basicamente seus aspectos físicos, embora as relações sociais não possam ser ignoradas, e segue a tendência direcional que vai do simples para o complexo:

Brincadeira socioafetiva: a brincadeira começa com a socioafetiva, em que os lactentes têm prazer nas relações com pessoas. Conforme os adultos falam, tocam, se aconchegam e de diversas maneiras provocam respostas de um lactente, este logo aprende a provocar emoções e respostas parentais com comportamentos como sorrir, arrulhar ou iniciar jogos e atividades. O tipo e a intensidade do comportamento do adulto com as crianças variam entre culturas.

Brincadeira com senso de prazer: a brincadeira com senso de prazer é uma estimulante experiência não social que se origina de fora. Objetos no ambiente – luz e cor, sabores e odores, texturas e consistências – atraem a atenção da criança, estimulam seus sentidos e dão prazer. Experiências prazerosas derivam da manipulação de materiais brutos (água, areia, alimento), movimentos do corpo (balançar, saltar, girar) e outros usos dos sentidos e das habilidades (sentir cheiro, vibrar) (Figura 3.5).

Brincadeiras de habilidades: após os lactentes terem desenvolvido a habilidade de agarrar e manipular, eles demonstram e exercitam persistentemente suas novas habilidades adquiridas por meio da brincadeira de habilidades, repetindo uma ação por várias vezes. O elemento da brincadeira com senso de prazer com frequência é evidente na prática de uma nova habilidade; porém, muito frequentemente, a determinação em conquistar a habilidade elusiva produz dor e frustração (p. ex., colocar e tirar papel de dentro de um carrinho de brinquedo) (Figura 3.6).

Comportamento desocupado: no comportamento desocupado, as crianças não estão brincando, e, sim, concentrando sua atenção momentaneamente em algo que atraia seu interesse. As crianças sonham acordadas, mexem em roupas ou outros objetos ou andam sem rumo. Esse papel difere daquele de espectador, que ativamente observa a atividade de outras pessoas.

Brincadeira dramática ou fazer de conta: um dos elementos vitais no processo de identificação das crianças é a brincadeira dramática, também conhecida como *brincadeira simbólica* ou *fazer de conta*.

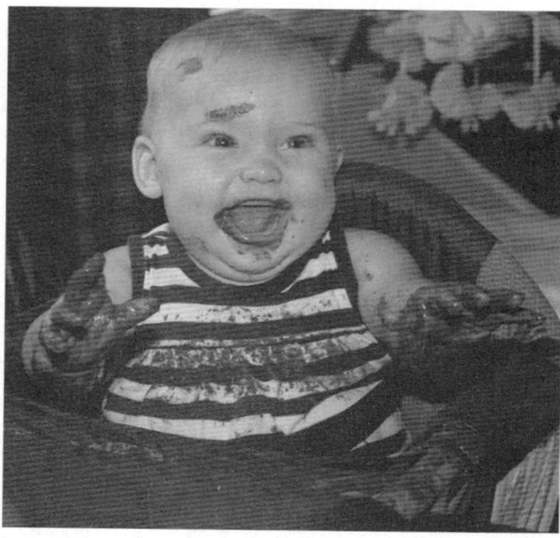

Figura 3.5 As crianças obtêm prazer manipulando materiais brutos. (As tintas nesta figura são atóxicas.)

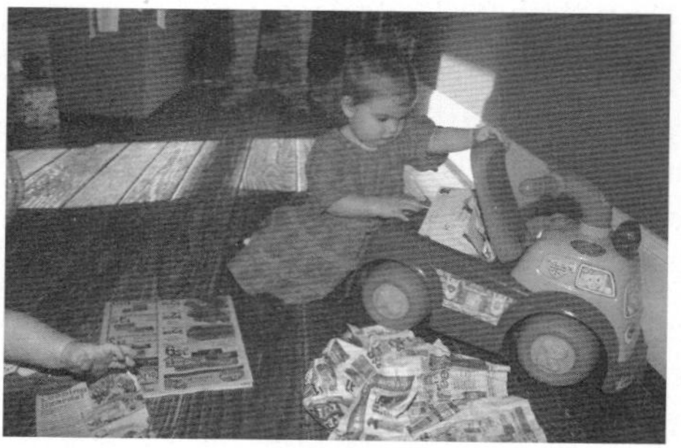

Figura 3.6 Depois que os lactentes desenvolvem novas habilidades de agarrar e manipular, eles começam a conquistar novas habilidades, como colocar e tirar papel de um carrinho de brinquedo.

Começa na fase tardia da lactância (11 a 13 meses) e é a forma predominante de brincadeira em crianças na pré-escola. Depois que as crianças começam a dar significados a situações e pessoas e a atribuir significado afetivo ao mundo, elas conseguem fazer de conta e fantasiar sobre praticamente qualquer coisa. Ao representar eventos da vida diária, as crianças aprendem e praticam os papéis e as identidades modeladas pelos membros de sua família e da sociedade. Os brinquedos das crianças, réplicas de instrumentos da sociedade, proporcionam um meio de aprender sobre os papéis adultos e as atividades que podem ser confusas e frustrantes para elas. Interagir com o mundo é uma maneira usada por elas para conhecê-lo. A simples brincadeira teatral imitativa das crianças pequenas, como usar o telefone, dirigir um carro ou embalar uma boneca, evolui para dramas sustentados mais complexos de crianças na pré-escola, que se estendem além dos assuntos domésticos corriqueiros até aspectos mais amplos do mundo e da sociedade, como brincar de polícia, vendedor, professor ou de enfermeiro. As crianças maiores trabalham temas elaborados, representam histórias e inventam brincadeiras.

Jogos: as crianças em todas as culturas se envolvem em jogos solitários e com outras crianças. A atividade solitária envolvendo jogos começa quando crianças muito pequenas participam de atividades repetitivas e evoluem para jogos mais complexos, que desafiam suas habilidades independentemente, como quebra-cabeças, paciência e jogos no computador ou *videogames*. Crianças muito novas participam de **jogos imitativos** simples, como bater na palma da mão de outra pessoa e esconder e revelar o rosto. Aquelas em idade pré-escolar aprendem e apreciam **jogos formais**, começando com os ritualísticos autossustentados, como brincar de roda. Excetuando-se alguns jogos de tabuleiro simples, as crianças em idade pré-escolar não se envolvem em **jogos competitivos**. Crianças em idade pré-escolar não gostam de perder e tentam trapacear, querem mudar as regras ou exigem exceções e oportunidades para mudar seus movimentos. Crianças e adolescentes em idade escolar gostam de jogos competitivos, incluindo cartas, damas e xadrez, e jogos fisicamente ativos, como beisebol e futebol.

CARÁTER SOCIAL DA BRINCADEIRA

As interações de brincadeiras dos lactentes limitam-se à criança e a um adulto. Eles continuam a gostar da companhia de adultos, porém, cada vez mais, são capazes de brincar sozinhos. À medida que a idade avança, a interação com companheiros da mesma idade aumenta em importância e se torna uma parte essencial do processo de socialização. Por meio da interação, lactentes altamente egocêntricos, incapazes de tolerar demora ou interferência, por fim adquirem preocupação por outras pessoas e a habilidade de postergar gratificação ou mesmo rejeitar gratificação para o bem de outra pessoa. Duas crianças com idade entre 1 e 3 anos se envolverão em combate considerável porque suas necessidades pessoais não conseguem tolerar demora ou consenso. Quando alcançam 5 ou 6 anos, as crianças conseguem chegar a acordos ou fazer uso de arbitração, em geral após terem tentado, porém sem sucesso, ganhar de sua própria maneira. Por meio da interação continuada com seus iguais e do crescimento de habilidades conceituais e habilidades sociais, as crianças conseguem aumentar a participação com outras nos seguintes tipos de brincadeiras:

Brincadeira de observador: durante a brincadeira de observador, as crianças percebem o que outras crianças estão fazendo, mas não tentam participar da atividade lúdica. Existe um interesse ativo em observar a interação de outrem, mas nenhum movimento para participar. Observar um irmão mais velho quicar uma bola é um exemplo comum do papel de observador.

Brincadeira solitária: durante a brincadeira solitária, as crianças brincam sozinhas com brinquedos diferentes daqueles usados por outras na mesma área. Elas apreciam a presença das outras crianças, no entanto, não se esforçam para se aproximar ou conversar com elas. Seu interesse concentra-se em sua própria atividade, a que elas se dedicam sem relação com as atividades das outras crianças.

Brincadeira paralela: durante atividades paralelas, as crianças brincam independentemente, porém entre outras crianças. Elas brincam com brinquedos semelhantes àqueles que as crianças à sua volta estão usando, no entanto cada uma parece ajustada, nenhuma influenciando nem sendo influenciada pelas outras. Cada uma brinca lado a lado, mas não com as outras crianças (Figura 3.7). Não existe associação em grupo. A brincadeira paralela é característica de crianças entre 1 e 3 anos; contudo, também pode ocorrer em outros grupos de qualquer faixa etária. Os indivíduos envolvidos em um arranjo criativo com cada pessoa trabalhando separadamente em um projeto individual estão engajados em brincadeira paralela.

Brincadeira associativa: na brincadeira associativa, as crianças brincam juntas e estão envolvidas em uma atividade semelhante ou até mesmo idêntica, porém não há organização, divisão de tarefas, identificação de liderança nem objetivo mútuo. Elas trocam materiais, seguem umas às outras com velocípedes ou carrinhos e algumas vezes tentam controlar quem pode ou quem não pode brincar no grupo. Cada criança atua de acordo com seus próprios desejos; não existe um objetivo do grupo (Figura 3.8). Por exemplo, duas crianças brincam com bonecas, pegando emprestadas peças do vestuário uma da outra, e estão envolvidas em diálogo semelhante, porém nenhuma delas direciona as ações da outra nem estabelece regras com relação aos limites da sessão de brincadeira. Existe um grande contágio comportamental: quando uma criança inicia uma atividade, o grupo inteiro segue o exemplo.

Brincadeira cooperativa: a brincadeira cooperativa é organizada, e as crianças brincam em um grupo com outras (Figura 3.9). Elas discutem e planejam as atividades para os propósitos de alcançar uma

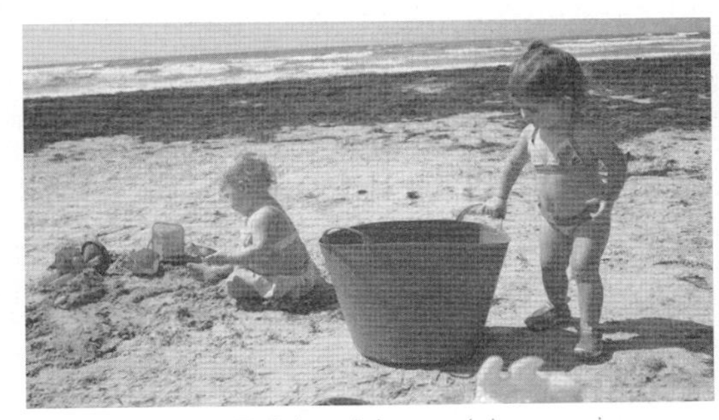

Figura 3.7 Brincadeira paralela na praia.

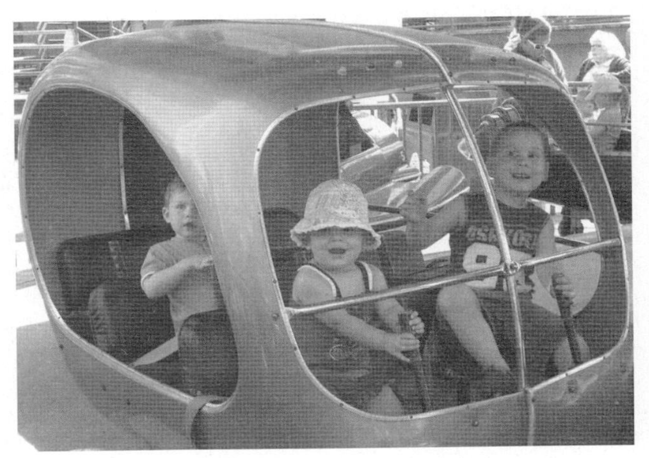

Figura 3.8 Brincadeira associativa.

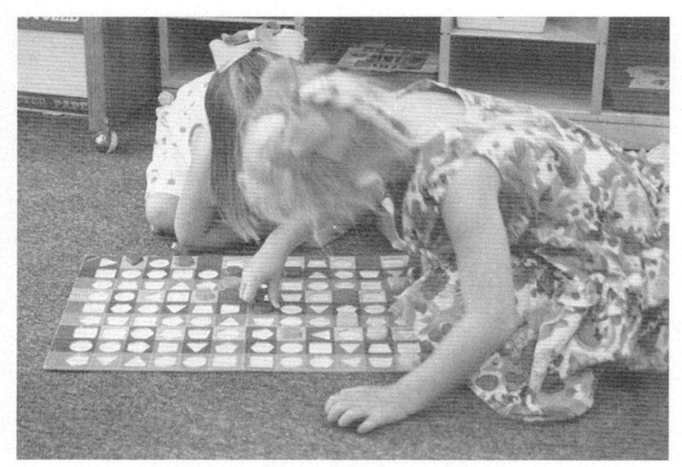

Figura 3.9 Brincadeira cooperativa.

finalidade – construir algo, alcançar um objetivo competitivo, dramatizar situações da vida adulta ou do grupo ou brincar com jogos formais. O grupo é formado de maneira indefinida, mas existe um senso acentuado de pertencer ou não pertencer. O objetivo e seu alcance exigem organização de atividades, divisão de tarefas e um papel específico. A relação líder-seguidor é estabelecida de modo definitivo, e a atividade é controlada por um ou dois membros que designam os papéis e direcionam a atividade das outras crianças. A atividade é organizada de modo a permitir que uma criança suplemente a função de outra para completar o objetivo.

FUNÇÕES DA BRINCADEIRA

Desenvolvimento sensorimotor

A atividade sensorimotora é um componente importante da brincadeira em todas as idades e é a forma predominante de brincadeira na lactância. A brincadeira ativa é essencial para o desenvolvimento muscular e serve um propósito útil como liberadora de energia em excesso. Por meio da brincadeira sensorimotora, as crianças exploram a natureza do mundo físico. Os lactentes ganham impressões de si e de seu mundo por meio de estimulação tátil, auditiva, visual e cinestésica. As crianças entre 1 e 3 anos e aquelas em idade pré-escolar se alegram com o movimento corporal e com a exploração de objetos no espaço. À medida que aumenta a maturidade, a brincadeira sensorimotora torna-se mais diferenciada e envolvente. Enquanto crianças muito novas correm pela pura alegria do movimento corporal, crianças maiores incorporam ou modificam os movimentos em atividades cada vez mais complexas e coordenadas, como competições, jogos, andar de patins e de bicicleta.

Desenvolvimento intelectual

Por meio de exploração e manipulação, as crianças aprendem cores, formas, tamanhos, texturas e a importância dos objetos. Elas aprendem o significado de números e o modo de usá-los; aprendem a associar palavras a objetos; e desenvolvem uma compreensão de conceitos abstratos e de relações espaciais, como *para cima, para baixo, por baixo* e *em cima*. Atividades como quebra-cabeças e jogos ajudam-nas a desenvolver habilidades de resolução de problemas. Livros, histórias, filmes e acervos expandem o conhecimento e proporcionam alegria. A brincadeira proporciona um meio de praticar e expandir as habilidades de linguagem. Por meio da brincadeira, elas continuamente representam experiências passadas a fim de assimilá-las em novas percepções e relações. A brincadeira ajuda as crianças a entenderem o mundo em que vivem e distinguirem entre fantasia e realidade.

Socialização

Desde o início do período de lactente, as crianças mostram interesse e prazer na companhia de outras pessoas. Seu contato social inicial é com a pessoa que representa a figura materna, embora, por meio de brincadeiras com outras crianças, aprendam a estabelecer relações sociais e a solucionar os problemas associados a essas. Elas aprendem a dar e tomar, que é mais prontamente aprendido a partir de companheiros críticos que de adultos mais tolerantes. As crianças aprendem o papel de gênero que a sociedade espera que elas desempenhem, bem como os padrões aprovados de comportamento e postura. O desenvolvimento de valores morais e ética vem intimamente ligado à socialização. Elas aprendem a diferenciar o certo e o errado e os padrões da sociedade e a assumir responsabilidade por suas ações.

Criatividade

Em nenhuma outra situação ocorrem mais oportunidades de ser criativo que na brincadeira. As crianças podem experimentar e testar suas ideias na brincadeira fazendo uso de qualquer meio à sua disposição, como materiais brutos, fantasia e exploração. A criatividade é reprimida pela pressão para a conformidade; por conseguinte, lutar pela aprovação dos colegas pode inibir momentos criativos em crianças em idade escolar ou adolescentes. A criatividade é basicamente o produto da atividade solitária; por outro lado, o pensamento criativo frequentemente é estimulado em ambientes de grupo, em que ouvir as ideias dos outros indivíduos estimula a exploração mais profunda das ideias da própria pessoa. Após as crianças obterem a satisfação de criar algo novo e diferente, elas transferem esse interesse criativo para situações externas ao mundo da brincadeira.

Autoconsciência

Começando com explorações ativas de seu corpo e com a percepção de si mesmos como separados de suas mães, o processo de desenvolvimento de uma autoidentidade é facilitado por meio de atividades lúdicas. As crianças aprendem quem elas são e seu lugar no mundo. Cada vez mais se tornam capazes de regular o próprio comportamento, de aprender quais são suas habilidades e de compará-las às de outras pessoas. Pela brincadeira, as crianças conseguem testar suas habilidades, adotar e experimentar diferentes papéis e aprender os efeitos que seu comportamento tem sobre as outras pessoas. Elas aprendem o papel de gênero que a sociedade espera que desempenhem, bem como padrões aprovados de comportamento e conduta.

Valor terapêutico

A brincadeira é terapêutica em qualquer idade (Figura 3.10), e, por meio dela, as crianças conseguem expressar emoções e liberar impulsos inaceitáveis de uma maneira socialmente aceitável. Elas são capazes de experimentar e testar situações de temor e podem assumir e dominar os personagens e as posições que não conseguem realizar no mundo real. As crianças revelam muito de si na brincadeira. Pela brincadeira, elas são capazes de comunicar ao observador alerta as necessidades, os temores e os desejos que não conseguem exprimir mediante suas habilidades limitadas de linguagem. Ao longo de sua brincadeira, as crianças precisam da aceitação de adultos e de sua presença para ajudá-las a controlar a agressividade e a canalizar suas tendências destrutivas.

Moralidade

Embora as crianças aprendam em casa e na escola os comportamentos considerados certos e errados na cultura, a interação com os colegas durante a brincadeira contribui significativamente para seu treinamento moral. Em nenhuma outra situação o reforço de padrões morais é tão rígido quanto no momento da brincadeira. Se as crianças precisam ser aceitas como membros do grupo, elas aderem aos códigos aceitos de

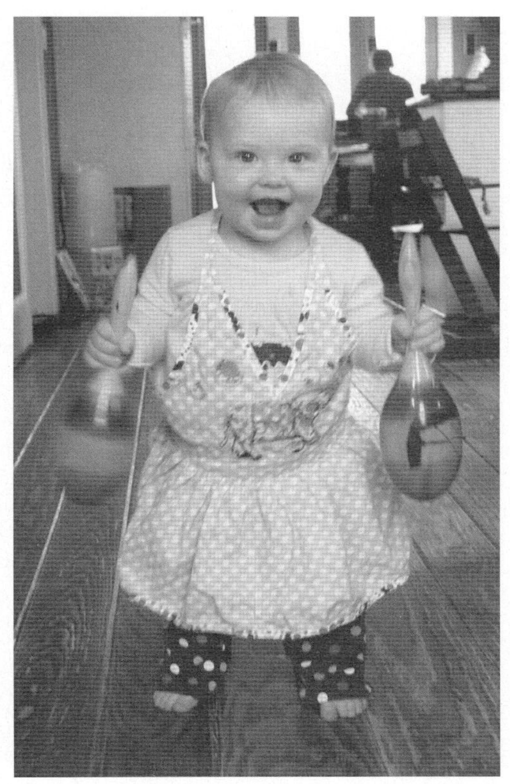

Figura 3.10 A brincadeira é terapêutica em qualquer idade e proporciona um meio para a liberação de tensão e estresse.

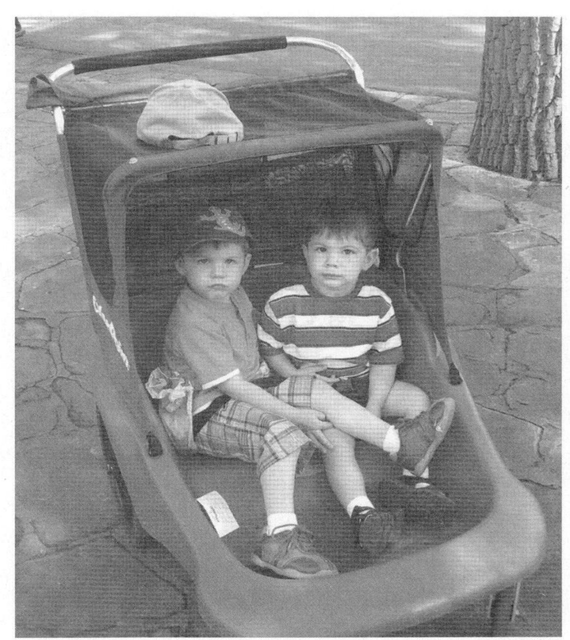

Figura 3.11 Os colegas tornam-se cada vez mais importantes à medida que as crianças desenvolvem amizade fora do grupo familiar.

comportamento da cultura (p. ex., gentileza, honestidade, autocontrole e consideração pelas outras pessoas). Rapidamente, as crianças aprendem que seus companheiros são menos tolerantes com as violações que os adultos e que, para manter um lugar no grupo de brincadeira, elas precisam se ajustar aos padrões estabelecidos (Figura 3.11).

BRINQUEDOS

Os tipos de brinquedos escolhidos ou fornecidos para as crianças podem apoiar e melhorar o desenvolvimento infantil nas áreas que acabamos de descrever. Embora nenhuma evidência científica mostre que qualquer brinquedo seja necessário para a aprendizagem ideal, os brinquedos oferecem uma oportunidade de aproximar as crianças e os pais. Uma pesquisa indicou que uma interação positiva entre pais e filhos pode melhorar o desenvolvimento do cérebro na primeira infância. Os brinquedos que são pequenas réplicas da cultura e de suas ferramentas ajudam as crianças a se assimilarem em sua cultura. Os brinquedos que exigem empurrar, puxar, rolar e manipular as ensinam sobre as propriedades físicas dos itens e ajudam a desenvolver os músculos e a coordenação. As regras e os elementos básicos de cooperação e organização são aprendidos por meio de jogos de tabuleiro.

Como podem ser usadas de várias maneiras, as matérias-primas com as quais as crianças podem exercitar sua criatividade e imaginação são, às vezes, superiores aos itens prontos. Por exemplo, os blocos de construção podem ser usados para construir uma variedade de estruturas, contar e aprender formas e tamanhos.

AVALIAÇÃO DO DESENVOLVIMENTO

Um dos componentes mais essenciais de uma avaliação de saúde completa é a avaliação da função de desenvolvimento. Os procedimentos de triagem são projetados para identificar de forma rápida e confiável crianças cujo nível de desenvolvimento está abaixo do normal para sua idade e que, portanto, requerem investigação adicional. Também fornecem um meio de registrar medições objetivas da função de desenvolvimento atual para referência futura. Desde a aprovação nos EUA da Public Law 99-457, *Education of the Handicapped Act Amendments*, de 1986, foi dada maior ênfase à avaliação do desenvolvimento de crianças com deficiências, e os enfermeiros podem desempenhar um papel fundamental na promoção desse serviço. Existem inúmeras ferramentas de triagem de desenvolvimento, e cada uma usa uma abordagem diferente.

No passado, os testes de triagem de desenvolvimento mais amplamente utilizados para crianças pequenas eram a série de testes conhecida como *Denver Developmental Screening Test* (DDST) e sua revisão, o DDST-R, que foram repadronizadas e renomeadas como *Denver II*. A American Academy of Neurology e a Child Neurology Society afirmam que a pesquisa descobriu que o *Denver II* é insensível e carece de especificidade, e nenhuma organização recomenda seu uso para a triagem de desenvolvimento de cuidados primários (Filipek, Accardo, Ashwal et al., 2000). Os capítulos sobre promoção da saúde pediátrica incluem informações detalhadas sobre avaliação do desenvolvimento que são exclusivas da idade e de cada estágio de desenvolvimento da criança.

IDADES E ESTÁGIOS

Idades e *estágios* são termos usados para delinear amplamente os principais períodos na linha do tempo do desenvolvimento humano. Durante cada estágio, o crescimento e o desenvolvimento ocorrem nos domínios primários do desenvolvimento, incluindo físico, intelectual, de linguagem e socioemocional. Os *Ages & Stages Questionnaires* (Questionários de Idades e Estágios, em tradução livre) (ASQ)[a] são ferramentas de triagem de alta qualidade que incluem 19 pesquisas específicas por idade que perguntam aos pais sobre habilidades de desenvolvimento comuns na vida diária de crianças de 1 mês a 5 anos e 6 meses (Boxe 3.3). Os pais ou outros cuidadores

[a]O ASQ pode ser encontrado em www.agesandstages.com.

Boxe 3.3 Questionários de Idades e Estágios[a]

- Tipo de triagem: desenvolvimento (ASQ-3) e socioemocional (ASQ:SE)
- Faixa etária: 1 a 66 meses para ASQ-3, 3 a 66 meses para ASQ:SE
- Número de questionários: 21 para ASQ-3, 8 para ASQ:SE
- Número de itens: cerca de 30 por questionário
- Componentes *online*: gerenciamento de dados e preenchimento de questionários
- Nível de leitura dos itens: quarta a sexta séries
- Quem o preenche: pais
- Tempo para completar: 10 a 15 minutos
- Quem pontua: profissionais
- Tempo para marcar: 2 a 3 minutos
- Idiomas: inglês e espanhol (para outros idiomas, visite https://agesandstages.com)

[a]Informações sobre os Questionários de Idades e Estágios (ASQ) podem ser encontradas em www.agesandstages.com.

respondem a perguntas sobre as habilidades de seus filhos (p. ex., "Seu filho sobe em um objeto como uma cadeira para alcançar algo que ele quer?"; "Quando seu filho quer algo, ele diz isso apontando para o que quer?"). As crianças cujo desenvolvimento parece estar significativamente abaixo dos resultados de outras de sua idade são sinalizadas para avaliação adicional. O ASQ pode ser usado como uma ferramenta de triagem universal em clínicas pediátricas para identificar crianças em risco de atrasos no desenvolvimento socioemocional (Briggs, Stettler, Silver et al., 2012).

Ao longo deste livro, cada um dos capítulos sobre promoção da saúde inclui informações detalhadas sobre o desenvolvimento exclusivo para a idade e o estágio da criança.

FATORES GENÉTICOS QUE INFLUENCIAM O DESENVOLVIMENTO

PANORAMA DA GENÉTICA E DA GENÔMICA

Enfermeiros e outros profissionais de saúde enfrentam cada vez mais a incorporação de informações genéticas e genômicas em sua prática. Em resposta a essa necessidade, o *Consensus Panel on Genetic/Genomic Nursing Competencies* foi estabelecido em 2006. Esse painel independente de líderes de enfermagem de ambientes clínicos, de pesquisa e acadêmicos estabeleceu competências mínimas essenciais necessárias para enfermeiros fornecerem foco adequado em genética e genômica (Consensus Panel on Genetic/Genomic Nursing Competencies, 2009). De forma semelhante, foram criadas e publicadas competências genéticas e genômicas para enfermeiros com pós-graduação (Greco, Tinley, & Seibert, 2012). Essa breve visão geral identifica os principais termos e conceitos e destaca as competências genéticas e genômicas essenciais para todos os enfermeiros.

Genes, genética e genômica

Os genes são segmentos de ácido desoxirribonucleico (DNA) que contêm informações genéticas necessárias para controlar uma função ou característica fisiológica. Com frequência, tais segmentos são conhecidos como *sites* ou *loci*, indicando uma localização física ou "geográfica" em um cromossomo. Comumente, dentro de uma população, ocorrem formas variantes de um gene. Quando se trata de uma forma particular de um gene, emprega-se o termo *alelo*. Formas variantes de um gene (alelos variantes) podem levar a diferenças não mensuráveis nem observáveis; podem fazer com que o indivíduo seja suscetível a uma patologia clinicamente identificável dentro de contextos ambientais específicos; podem provocar uma doença ou um distúrbio clinicamente diagnosticável ou podem mostrar vantagem dentro de um contexto ambiental em particular.

No passado, acreditava-se que as doenças humanas ou eram claramente genéticas ou tipicamente ambientais. No entanto, a observação de que alguns distúrbios genéticos são congênitos (presentes ao nascimento), enquanto outros são expressos em uma fase mais posterior na vida, levou os cientistas a concluírem que muitas das doenças – se não a maioria – são causadas por uma predisposição genética que pode ser ativada por um desencadeador ambiental. Exemplos dessas interações são encontrados em distúrbios de um único gene, como a fenilcetonúria (PKU) e a doença falciforme, bem como em **distúrbios multifatoriais**, como o câncer e defeitos do tubo neural. A PKU é o transtorno decorrente da ausência (geneticamente determinada) de uma enzima que metaboliza o aminoácido fenilalanina. Contudo, os efeitos prejudiciais no lactente são expressos somente após a ingestão suficiente de substâncias que contêm fenilalanina, como o leite (desencadeador ambiental). Mesmo no caso de um distúrbio genético "clássico", como a doença falciforme, seus sintomas agudos são desencadeados por determinados distúrbios, como diminuição da tensão de oxigênio, infecção ou desidratação.

Anomalias congênitas

A embriogênese e o desenvolvimento fetal constituem uma série de eventos relacionados e cronologicamente precisos, em que todas as partes devem ser adequadamente integradas a fim de assegurar um todo coordenado. Agressões durante o desenvolvimento ou anormalidades na diferenciação ou no momento adequado de organogênese podem resultar em diversas **anomalias congênitas**, ou defeitos ao nascimento, que ocorrem em 2 a 4% de todos os nativivos e, com frequência, são classificadas como deformações, interrupções, displasias ou malformações. As **deformações** com frequência são causadas por forças mecânicas extrínsecas sobre tecido em desenvolvimento normal. O pé torto é um exemplo de deformação frequentemente provocada por restrição uterina. As **rupturas** decorrem da degradação de tecido previamente normal. Amputações congênitas provocadas por faixas amnióticas (tiras fibrosas de âmnio que se enrolam em diferentes partes do corpo durante o desenvolvimento) são exemplos de anomalias por ruptura. As **displasias** decorrem da organização anormal de células em um tipo particular de tecido. Anomalias congênitas de dentes, cabelos, unhas ou glândulas sudoríparas podem ser manifestações de uma das mais de 100 diferentes síndromes de displasia ectodérmica (National Foundation for Ectodermal Dysplasias, 2015). Formações anormais de órgãos ou de partes do corpo decorrentes de um processo anormal de desenvolvimento são denominadas **malformações**, e a maioria ocorre antes das 12 semanas de gestação. A fenda labial, um exemplo de malformação, ocorre com aproximadamente 5 semanas de gestação, quando o embrião em desenvolvimento apresenta duas fendas na área. Normalmente, entre 5 e 7 semanas, as células se dividem rapidamente e migram, preenchendo essas fendas. Se houver uma anormalidade nesse processo do desenvolvimento, o embrião permanece com fenda labial unilateral ou bilateral, que também pode envolver o palato.

Os tipos de anomalias que decorrem de causas genéticas ou ambientais pré-natais podem ser anormalidades estruturais importantes com consequências médicas, cirúrgicas ou de qualidade de vida graves, ou podem ser anomalias de menor importância ou variantes normais sem consequências graves, como depressão sacral, mamilo extra ou mancha café com leite. Anomalias congênitas podem ocorrer isoladamente, como anomalia congênita do coração, ou pode haver múltiplas anomalias coexistentes. Um padrão reconhecido de anomalias decorrentes de uma única causa específica é denominado **síndrome** (p. ex., síndrome de Down, síndrome alcoólica fetal). Um padrão não aleatório de malformações para as quais uma causa não foi determinada é denominado **associação** (p. ex., VACTERL [defeitos vertebrais, atresia anal, defeito cardíaco, fístula traqueoesofágica e defeitos renais e de membros]). Quando uma anomalia solitária provoca uma cascata de anomalias adicionais, o padrão de defeitos é denominado **sequência**. A sequência de Pierre Robin começa com o desenvolvimento anormal da mandíbula, resultando na colocação anormal da língua durante o desenvolvimento. O processo normal de desenvolvimento do palato é impedido porque a língua obstrui a migração das prateleiras palatais na direção da linha média e permanece uma fenda no palato. Consequentemente, os lactentes que nascem com a sequência de Pierre Robin apresentam retração da mandíbula e língua anormal, posteriorizada, encontrando-se sob risco de apneia obstrutiva. Defeitos de tubo neural, fenda palatina, surdez, anomalias cardíacas congênitas e comprometimento cognitivo são exemplos de malformações congênitas que podem ocorrer isoladamente ou como parte de uma síndrome, uma associação ou uma sequência e podem ter causas diferentes, como anomalias em um único gene ou um único cromossomo, exposições pré-natais ou causas multifatoriais.

Transtornos do ambiente intrauterino

O ambiente intrauterino pode ter um efeito profundo e permanente sobre o desenvolvimento do feto com ou sem anormalidades cromossômicas ou de um único gene. A restrição ao crescimento intrauterino, por exemplo, pode ocorrer associada a muitas síndromes genéticas, como Down, Russel-Silver, Prader-Willi e síndrome de Turner (Rimoin, Pyeritz & Korf, 2013), ou pode ser provocada por fatores não genéticos, como a ingestão de álcool pela mãe. Anormalidades placentárias são encontradas cada vez mais como fator etiológico em transtornos do neurodesenvolvimento (p. ex., paralisia cerebral e comprometimento cognitivo) que anteriormente foram atribuídos a asfixia durante o parto (McIntyre, Taitz, Keogh et al., 2013).

Os **teratógenos**, agentes que podem causar anomalias congênitas quando presentes no ambiente pré-natal, contribuem para a maioria dos efeitos intrauterinos adversos não atribuíveis a fatores genéticos. Tipos de teratógenos incluem fármacos (fenitoína, varfarina, isotretinoína), substâncias químicas (álcool etílico, cocaína, chumbo), agentes infecciosos (rubéola, citomegalovírus), agentes físicos (radiação ionizante materna, hipertermia) e agentes metabólicos (PKU materna). Muitas dessas exposições teratogênicas e seus efeitos decorrentes são completamente preveníveis. Por exemplo, gestantes podem evitar ter um lactente com um dos transtornos do espectro alcoólico fetal não ingerindo álcool durante a gravidez.

Distúrbios genéticos

Os transtornos genéticos podem ser causados por anormalidades cromossômicas, conforme é visto na síndrome de Turner, na síndrome de Down ou na síndrome velocardiofacial (VCFS); por mutações em um único gene, conforme é visto na anemia falciforme, na neurofibromatose ou na distrofia muscular de Duchenne; por uma associação entre fatores genéticos e ambientais, conforme é visto em distúrbios do tubo neural ou diabetes de início na maturidade no jovem; e por mutações no ácido desoxirribonucleico mitocondrial (mtDNA), conforme é visto na suscetibilidade à surdez não sindrômica causada por sensibilidade a aminoglicosídeos. Anormalidades de **autossomos** (todos os cromossomos exceto os cromossomos X e Y), tanto numéricas como estruturais grandes, contribuem para diversas síndromes, em geral caracterizadas por deficiências cognitivas.

Com frequência, os enfermeiros observam características faciais dismórficas, características comportamentais como um choro incomum ou um comportamento deficiente de alimentação, além de outras manifestações neurológicas, como hipotonia ou respostas reflexas anormais, que podem alertá-los quanto a essas e outras anormalidades cromossômicas.

As células somáticas contêm 44 autossomos (os 22 pares de cromossomos que não influenciam muito a determinação do sexo na concepção) e dois cromossomos sexuais, XX nas mulheres e XY nos homens. No passado, o teste cromossômico de primeira linha era o cariótipo. Um cariótipo é um arranjo feito em laboratório de cromossomos especialmente preparados que são exibidos de acordo com seu tamanho, posição do centrômero e padrão de banda. Os cariótipos podem detectar muitos ou poucos de um ou mais cromossomos. A síndrome de Down é um exemplo de uma condição causada por haver um autossomo extra, o cromossomo 21. A síndrome de Turner é o único exemplo de uma condição compatível com a vida que é causada pela ausência de um cromossomo. Crianças com síndrome de Turner têm um cromossomo X. Os cromossomos estão sujeitos a alterações estruturais resultantes da quebra e rearranjo. Algumas anormalidades cromossômicas estruturais são muito pequenas para serem detectadas de forma confiável com um cariótipo, mas ainda são clinicamente relevantes. A pequena deleção específica no cromossomo 22 que causa VCFS muitas vezes não é detectável com cariótipo, mas é detectada de forma confiável com um teste chamado *microarray* cromossômico (CMA). Como o CMA pode detectar cópias extras ou ausentes de um cromossomo inteiro, grandes segmentos de cromossomos e segmentos submicroscópicos de cromossomos, ele substituiu o cariótipo como o teste de primeira linha para crianças com atraso no desenvolvimento, deficiência intelectual e transtorno do espectro autista (Martin & Ledbetter, 2017).

As anomalias cromossômicas geralmente afetam um grande número de genes; entretanto, um **distúrbio de um único gene** é causado por uma anormalidade dentro de um gene ou na região reguladora de um gene. Os distúrbios de um único gene podem afetar todos os sistemas do corpo e podem ter expressões leves a graves. Os distúrbios monogênicos exibem um padrão mendeliano de herança dominante ou recessiva que foi delineado pela primeira vez em meados do século XIX pelos experimentos de Gregor Mendel com plantas.

As leis de herança mendeliana permitem a previsão de risco em distúrbios de um único gene; entretanto, a expressão fenotípica pode ser alterada por penetrância incompleta ou expressividade variável. Diz-se que um fenótipo tem **penetrância incompleta** ou **reduzida** em uma população quando uma proporção de pessoas que têm um alelo ou par de alelos associados ao fenótipo não apresenta nenhum sinal ou sintoma do fenótipo. Um fenótipo exibe **expressividade variável** quando diferentes indivíduos com o mesmo genótipo têm características diferentes do fenótipo, a gravidade das características difere entre os indivíduos afetados, o início das características varia ou existe qualquer combinação desses três fatores. Se uma pessoa expressa mesmo o fenótipo mais suave possível, o fenótipo associado ao alelo ou par de alelos é penetrante nesse indivíduo.

Função dos enfermeiros na genética

Todos os enfermeiros precisam estar preparados para usar informações e tecnologias genéticas e genômicas na prestação de cuidados. Os domínios da prática profissional das competências genéticas e genômicas essenciais incluem a aplicação e integração do conhecimento genético na avaliação de enfermagem; identificação e encaminhamento de pacientes que possam se beneficiar de informações ou serviços genéticos; identificação de recursos e serviços genéticos para atender às necessidades dos pacientes; prestação de cuidados e apoio antes, durante e após o fornecimento de informações e serviços genéticos (Consensus Panel on Genetic/Genomic Nursing Competencies, 2009). Frequentemente, o enfermeiro é o primeiro a reconhecer a necessidade de avaliação genética, identificando uma doença hereditária no histórico familiar ou observando distúrbios físicos, cognitivos ou comportamentais ao realizar uma avaliação de enfermagem (Boxe 3.4).

Boxe 3.4 Indicações pediátricas para consulta genética.

Histórico familiar
- Histórico familiar de doenças hereditárias, anomalias congênitas ou problemas de desenvolvimento
- Histórico familiar de morte cardíaca súbita ou câncer de início precoce
- Histórico familiar de doença mental

Histórico clínico
- Triagem neonatal anormal
- Resultado de teste genético anormal solicitado por profissional que não é da área de genética e que não tem conhecimento nem experiência para discutir as implicações dos resultados
- Sangramento excessivo ou coagulação excessiva
- Distúrbio neurológico progressivo
- Infecção recorrente ou imunodeficiência

Histórico do desenvolvimento
- Transtornos comportamentais
- Comprometimento cognitivo ou autismo
- Atraso no desenvolvimento e na fala ou perda dos marcos do desenvolvimento

Avaliação física
- Anomalias menores e aspectos dimórficos
- Distúrbios do crescimento
- Anormalidades esqueléticas
- Problemas visuais ou auditivos
- Transtorno metabólico (odor incomum do hálito, da urina ou das fezes)
- Anormalidades do desenvolvimento sexual ou puberdade tardia
- Transtornos ou anormalidades cutâneos

Solicitações parentais
- Os pais solicitam que a criança seja avaliada por um geneticista

Adaptado de Pletcher B. A., Toriello H. V., Noblin S. J. et al. (2007). Indications for genetic referral: a guide for healthcare providers. *Genetics in Medicine, 9*(6): 385-389.

Avaliação de enfermagem: como aplicar e integrar conhecimentos de genética e genômica

O histórico de saúde da família é um instrumento importante para identificar indivíduos e famílias com maior risco para doença, fatores de risco para doença (p. ex., obesidade) e padrões de doenças hereditárias. Devido à sua importância, todos os enfermeiros devem saber colher informações do histórico familiar e, quando aplicável, documentar as informações coletadas na forma de árvore genealógica.

Ao obter um histórico de saúde da família, os enfermeiros devem coletar informações sobre todos os membros da família, no mínimo, de três gerações. Em geral, esse processo leva de 20 a 30 minutos. Quando possível, é melhor incluir tanto o pai quanto a mãe na entrevista a fim de obter informações sobre parentes dos dois lados da família. Prontuários médicos, certidões de nascimento e atestados de óbito, cadernos de anotações de registros da família e álbuns de fotografias são recursos úteis, e as pessoas entrevistadas deverão ser instruídas a levar tais itens se estiverem disponíveis. Algumas vezes, é preciso consultar outros membros da família. O nível de educação acadêmica e o grau de entendimento variam muito entre informantes e influenciam sua confiabilidade. Os informantes podem ser reticentes, particularmente se considerarem o transtorno como algo do qual se envergonhar ou, de alguma forma, assustador. Por vezes, relações verdadeiras podem estar escondidas, como uma adoção ou uma paternidade atribuída erroneamente.

Além do histórico familiar, os enfermeiros que cuidam de crianças e famílias precisam obter históricos de gestação, trabalho de parto e parto, bem como perinatal, clínico e de desenvolvimento. Embora seja comum para os enfermeiros geneticistas obter todos esses históricos antes ou durante uma consulta genética inicial, não se espera que todos obtenham todos esses dados de avaliação de cada paciente durante uma consulta pediátrica. Os prontuários de saúde eletrônicos estão tornando mais prático construir um conjunto abrangente de históricos, mesmo quando muitos profissionais de cuidados da saúde contribuem apenas com uma parte do histórico total.

A todos os enfermeiros é ensinado o modo de realizar avaliações físicas, porém raramente lhes ensinam a reconhecer anomalias e dismorfologias menores que possam sugerir um transtorno genético. Por outro lado, os enfermeiros são muito bons em reconhecer atrasos no desenvolvimento, diferenças de comportamento e aspectos globais que podem suscitar preocupação sobre a necessidade de um neonato, lactente, criança ou adolescente passar por avaliação adicional (Prows, Hopkin, Barnoy et al., 2013). Embora a dismorfologia esteja além do escopo deste capítulo, o leitor pode consultar o exemplar de janeiro de 2009 do *American Journal of Medical Genetics* (Carey, Cohen, Curry et al., 2009), em que são apresentados desenhos e fotografias de características morfológicas normais e anormais de cabeça, face e extremidades, assim como a terminologia aceita relativa a dismorfologia. Os enfermeiros com conhecimento de dismorfologia são capazes de articular questões específicas sobre o aspecto de uma criança em vez de se basear na frase fora de moda e ofensiva "criança com aspecto engraçado". Quando uma anomalia importante é identificada, os enfermeiros devem levantar suspeita de que a criança possa ter outras anomalias congênitas. Quando forem identificadas três ou mais anomalias menores, os enfermeiros deverão levantar a possibilidade de uma síndrome subjacente. Contudo, é importante avaliar o aspecto físico, o desenvolvimento e o comportamento dos pais ao considerar a relevância da combinação de pequenas anomalias na criança.

Identificação e encaminhamento

É responsabilidade dos enfermeiros aprender princípios básicos de genética, estar alerta a situações em que as famílias possam se beneficiar de avaliação e aconselhamento genéticos, conhecer serviços especiais que possam ajudar a administrar e dar suporte a crianças acometidas e estar familiarizados com instalações em suas áreas nas quais esses serviços estejam disponíveis. Dessa maneira, os enfermeiros conseguem direcionar indivíduos e famílias a serviços necessários e podem ser participantes ativos na avaliação genética e no processo de aconselhamento. O recurso regularmente atualizado para localizar clínicas de genética nos EUA pode ser encontrado em https://ghr.nlm.nih.gov/primer/consult/findingprofessional.[2] Além disso, as secretarias de saúde estaduais norte-americanas oferecem serviços ou podem auxiliar na identificação de profissionais de saúde com treinamento especializado em genética.

A identificação precoce de um transtorno genético permite a previsão de distúrbios associados e a implementação de medidas preventivas disponíveis, bem como tratamento, a fim de evitar

[2]N.R.T.: No Brasil, a Portaria nº 81, de 20/01/2009, instituiu, no Sistema Único de Saúde (SUS), a Política Nacional de Atenção Integral em Genética Clínica, tendo como principais objetivos: organizar uma linha de cuidados integrais; possibilitar a identificação dos determinantes e condicionantes de saúde relacionados com anomalias congênitas e genética; definir critérios técnicos mínimos para o funcionamento, o monitoramento e a avaliação dos serviços que trabalham com genética clínica; incentivar a realização de pesquisas destinadas ao estudo do custo-efetividade, eficácia, qualidade e incorporação de tecnologias nessa área; e qualificar a assistência e promover a educação permanente dos profissionais de saúde envolvidos, em conformidade com os princípios da integralidade e da Política Nacional de Humanização (PNH). Disponível em: https://bvsms.saude.gov.br/bvs/saudelegis/gm/2009/prt0081_20_01_2009.html. Acesso em: 18 fev. 2022.

complicações potenciais e melhorar a saúde da criança. Também pode prevenir o nascimento inesperado de outra criança acometida na família imediata ou estendida. Os enfermeiros desempenham uma função importante na identificação de pacientes e famílias que têm um distúrbio genético ou que correm o risco de desenvolvê-lo ou transmiti-lo (ver Boxe 3.4). Ao facilitar consultas genéticas, os enfermeiros deverão compartilhar com o geneticista os achados nos históricos coletados que originaram a consulta. Os enfermeiros também podem ajudar no processo de encaminhamento ao determinar e comunicar as preocupações iniciais da família, o estado de conhecimento dessa família sobre o motivo do encaminhamento, bem como suas atitudes e crenças em relação à genética.

A avaliação genética para fins diagnósticos pode ocorrer em qualquer ponto do ciclo de vida. No período neonatal, as anomalias congênitas e os resultados de rastreamento neonatal anormais são motivos óbvios para encaminhamento. Após o esse período, os indicadores para encaminhamento incluem transtornos metabólicos, atrasos no desenvolvimento e no crescimento, problemas comportamentais, atrasos cognitivos, desenvolvimento sexual anormal ou tardio e problemas clínicos conhecidamente associados a doenças genéticas. Por exemplo, uma criança em idade pré-escolar apresentando hiperatividade e comportamentos semelhantes aos de um autista pode necessitar da avaliação para síndrome do X frágil, e uma menina de 17 anos com amenorreia primária e baixa estatura deverá ser avaliada quanto à síndrome de Turner.

Com tantos avanços recentes em testes genéticos, não é incomum que uma criança ou adulto com problemas médicos de longa data, incluindo deficiência cognitiva, seja encaminhado para reavaliação de sua condição. A expansão das opções de teste está levando a diagnósticos que não eram possíveis no passado (Splinter, Adams, Bacino et al., 2018). Depois que um diagnóstico genético é feito, o paciente pode ser encaminhado a especialistas relevantes, e geralmente é acompanhado por geneticista a cada 6 meses a 1 ano, podendo ser encaminhado de volta ao médico da atenção primária com recomendações para o manejo de rotina com base na história natural (se conhecido) do distúrbio genético diagnosticado.

Como promover educação, cuidados e suporte

É essencial manter contato com a família ou fazer um encaminhamento para uma clínica de cuidados da saúde ou uma agência que possa promover uma relação sustentada. Torna-se mais comum para os profissionais de cuidados da saúde especializados em genética promover acompanhamento e gerenciamento regulares, em especial com crianças com transtornos genéticos raros. No entanto, algumas famílias preferem não ter consultas de acompanhamento com especialistas em genética.

Independentemente de as famílias escolherem receber cuidados continuados em um centro, uma clínica ou com um profissional de genética, os enfermeiros podem ajudar os pacientes e as famílias a processarem e a esclarecerem as informações que recebem durante a consulta com geneticista. A compreensão errônea dessas informações pode ter muitas causas, como diferenças culturais, disparidade de conhecimento entre o profissional e a família e a ansiedade gerada pelo aconselhamento genético. Os membros da família têm dificuldade de absorver todas as informações dadas durante uma seção de avaliação e de aconselhamento genéticos. Com isso em mente, os profissionais da genética escrevem e enviam cartas com resumo clínico às famílias. O enfermeiro pode precisar ajudar a família a entender a terminologia na carta, a identificar e articular questões remanescentes ou áreas para esclarecimento, bem como auxiliá-la ao longo do processo de busca por profissionais de saúde especialistas em genética para esclarecer quaisquer dúvidas e preocupações remanescentes. Com frequência, as informações precisam ser repetidas diversas vezes até a família compreender a questão e suas implicações.

Os enfermeiros devem avaliar e abordar os sentimentos de culpa dos pais por carregarem "genes ruins" ou "deixar meu filho doente". As famílias muitas vezes tentam raciocinar que algum evento não relacionado causou a anormalidade (p. ex., uma queda, uma infecção do trato urinário ou "um copo de vinho") antes que a mãe soubesse que estava grávida. Esses equívocos precisam ser avaliados e esclarecidos. Dependendo do tipo de distúrbio citogenético, o enfermeiro pode livrar os pais da culpa explicando a natureza aleatória da segregação durante a formação dos gametas e a fertilização. Se a condição for uma doença hereditária mendeliana ou mitocondrial, é importante avaliar a compreensão dos pais sobre o risco de recorrência, ajudá-los a entender as chances de que uma gravidez subsequente seja ou não afetada e garantir que eles tenham recebido informações abrangentes e equilibradas sobre as opções disponíveis para futuros filhos (como adoção, uso de óvulo ou esperma de doador ou diagnóstico pré-natal para se preparar para o nascimento da criança afetada ou para interromper a gravidez).

Depois de uma consulta com geneticista, e às vezes antes da consulta, os pais costumam usar a internet para encontrar respostas para suas perguntas. Durante a avaliação genética inicial, um diagnóstico pode não ser possível. Em vez disso, os achados em prontuários, históricos de desenvolvimento e familiares conduzem o profissional a solicitar testes genéticos e outros procedimentos diagnósticos. Os diagnósticos em consideração são discutidos brevemente com os pais. Alguns ficam satisfeitos com as informações breves e não se preocupam em descobrir mais até que o diagnóstico real seja estabelecido. Outros pais vão para casa e buscam o máximo de informações possível sobre os diagnósticos em consideração. As informações que encontram podem ser aterrorizantes, esmagadoras, imprecisas ou enganosas. Os enfermeiros podem desempenhar uma função importante ao ajudar os pais a identificarem recursos confiáveis e precisos para obter informações a qualquer momento. Também é importante ressaltar que tudo o que é descrito para uma condição genética pode não ser relevante para o filho. Antes da consulta genética de acompanhamento, quando os resultados dos testes e procedimentos são discutidos, os enfermeiros podem ajudar os pais a identificarem e anotarem as perguntas e preocupações que precisam ser abordadas antes de deixar a clínica.

Depois que um diagnóstico genético é fechado ou uma predisposição genética para um distúrbio de início tardio é identificada, os enfermeiros precisam ter contato frequente com pacientes e familiares enquanto tentam incorporar terapias recomendadas ou estratégias de prevenção de doenças em seu cotidiano. Por exemplo, um distúrbio como a PKU requer um manejo consciente da dieta; portanto, é importante certificar-se de que a família entenda e siga as instruções e seja capaz de navegar no sistema de saúde para acessar a fórmula essencial e os produtos alimentares com baixo teor de fenilalanina. Um lactente avaliado para fenda palatina e defeito cardíaco e posteriormente diagnosticado com VCFS requer intervenção cirúrgica para as malformações congênitas. Essa criança também se beneficia de serviços de intervenção precoce e, eventualmente, de um plano de educação individualizado na escola, porque atrasos no desenvolvimento e eventuais problemas de aprendizagem são comuns.

A avaliação inicial e contínua das habilidades da família de lidar com o problema, bem como seus recursos e sistemas de suporte, é vital para determinar a necessidade de assistência e suporte adicionais dessa família. Assim como ocorre com qualquer família que tenha uma criança com problema crônico de saúde, os enfermeiros precisam ensiná-la a se tornar uma defensora dessa criança. Os enfermeiros podem ajudar as famílias a localizarem instituições e clínicas especializadas em um transtorno específico ou em suas consequências que possam fornecer serviços (p. ex., equipamento, medicamentos e reabilitação), programas educacionais e grupos de apoio aos pais. O encaminhamento a grupos de apoio locais e nacionais ou o contato com uma família local que tenha uma criança com o mesmo distúrbio pode ser útil para quem ser tornou pai/mãe recentemente. A privacidade e a confidencialidade são imperativas, e ambas as famílias devem dar permissão antes que suas informações de contato sejam fornecidas. Os enfermeiros também podem ser importantes ao ajudar os pais a iniciarem um grupo de apoio quando não houver algum.

A criação de vínculos e o ajuste do lactente aos genitores podem ser apoiados e facilitados por intervenções de enfermagem. Ao se avaliar a compreensão dos genitores acerca do transtorno da criança e proporcionar explicações simples e confiáveis, é possível ajudá-los a começar a entender as questões de saúde do filho. Orientar os pais para que reconheçam indicações, respostas e pontos fortes da criança pode ser útil mesmo no caso de genitores experientes. Uma atitude de cuidado transmite o valor de seu filho e, por extensão, o valor deles como pais. O enfermeiro pode ajudá-los a identificar seus pontos fortes como uma família e a identificar o apoio disponível.

Dar à luz e cuidar de uma criança com um transtorno genético não é necessariamente um fardo para a vida toda. É importante que os enfermeiros peçam aos pais que descrevam sua experiência de cuidar do filho com um distúrbio genético particular. Qual é o impacto sobre a família? Embora os pais possam inicialmente vivenciar resultados negativos, como choque, angústia emocional e pesar, as famílias podem se adaptar e ter sucesso. Recursos para administrar o estresse e restabelecer o equilíbrio na vida das famílias acometidas por um distúrbio genético podem ajudar. A pesquisa de Van Riper (2007) identificou intervenções de enfermagem que podem promover resiliência e adaptação nas famílias de crianças com síndrome de Down. Suas recomendações são úteis para famílias de crianças com qualquer tipo de transtorno genético:

- Reconhecer múltiplos agentes de estresse, tensões e transições na vida dessas pessoas (p. ex., necessidades não satisfeitas da família)
- Discutir e implementar estratégias para reduzir as demandas da família (p. ex., estabelecer prioridades e reduzir o número de atividades fora de casa em que os membros da família estejam envolvidos)
- Identificar e usar os recursos individuais, da família e da comunidade (p. ex., humor, flexibilidade da família, família estendida que apoia, cuidados hospitalares, grupos de apoio locais e recursos da internet)
- Expandir a amplitude e a eficácia das estratégias para lidar com a situação (p. ex., aumentar o uso de estratégias ativas como reformulação, mobilizar sua habilidade de conseguir e aceitar ajuda e diminuir o uso de apreciação passiva)
- Estimular o uso de um estilo afirmativo de comunicação na resolução de problemas familiares (p. ex., um que transmita apoio e cuidados e exerça uma influência tranquilizadora).

Algumas famílias verdadeiramente enfrentam uma batalha após saberem que seu filho tem um transtorno genético. Elas podem se sentir envergonhadas devido a um transtorno hereditário e procurar culpar o parceiro por transmitir um gene ou cromossomo defeituoso. Podem ocorrer brigas intrafamiliares, hostilidade e desarmonia marital ou do casal, algumas vezes a ponto de desintegração familiar. Os enfermeiros devem estar alertas quanto a evidências de fatores de risco que indicam ajuste inadequado (p. ex., abuso infantil, divórcio ou outros comportamentos de má adaptação). O encaminhamento a profissionais psicossociais para intervenção em crises pode ser necessário.

QUESTÕES DE REVISÃO

1. Uma mãe leva sua filha de 2 anos e 6 meses ao ambulatório de puericultura e expressa preocupação sobre o comportamento da criança e com a possibilidade de que necessite de terapia ou medicação. A mãe explica que a criança responde constantemente aos simples pedidos da mãe com um "não", mesmo que a atividade tenha sido uma das favoritas no passado recente. Além disso, a criança teve um aumento no número de acessos de raiva na hora de dormir e se recusa a ir para a cama. A mãe tem medo de que a filha se machuque durante um acesso de raiva porque ela prende a respiração até que a mãe a pegue no colo e ceda ao seu pedido. Quais respostas são mais apropriadas para o enfermeiro, com base nas preocupações da mãe? **Selecione tudo que se aplica.**
   A. A criança provavelmente se beneficiaria de algum aconselhamento com um terapeuta treinado.
   B. A mãe e o pai devem avaliar suas práticas de criação dos filhos.
   C. O comportamento da criança é normal para uma criança pequena e pode representar frustração com o controle de suas emoções; análise adicional de eventos que cercam birras e possíveis intervenções devem ser exploradas.
   D. O comportamento da criança é típico de crianças pequenas, e os pais não devem fazer nada; devem simplesmente esperar que a criança termine essa fase, o que acontecerá em breve.
   E. Este é um estágio de autonomia *versus* vergonha e dúvida e pode facilmente resultar em frustração e atuação de uma criança pequena.

2. O enfermeiro está cuidando de um menino de 9 anos que está internado por causa de anemia falciforme. Ele está se recusando a cooperar e não quer falar. O enfermeiro deve considerar o seguinte em relação ao estágio de desenvolvimento da criança ao prestar cuidados e comunicar-se com o menino. **Selecione tudo que se aplica.**
   A. Confiança *versus* desconfiança é importante nessa fase.
   B. Processos de pensamento operacional concretos são usados nessa fase.
   C. Engajar-se em tarefas e atividades é importante nessa fase.
   D. Sentimentos de inadequação e inferioridade podem se desenvolver nessa fase.
   E. Dúvida e vergonha podem facilmente se desenvolver nessa fase.

3. O enfermeiro está cuidando de uma criança do sexo feminino de 2 meses cujos pais estão preocupados que possa ter um distúrbio genético. Há um histórico familiar de defeitos congênitos e a família acha que o lactente "parece engraçado". Quais são os aspectos importantes da história e da avaliação de enfermagem listados a seguir que devem ser integrados à história e ao exame desse lactente? **Use um X para as avaliações de enfermagem listadas a seguir que são indicadas (apropriadas ou necessárias), contraindicadas (podem ser prejudiciais) ou não essenciais (não fazem diferença ou não são necessárias).**

Histórico e avaliação	Indicado	Contraindicado	Não essencial
O histórico familiar deve incluir informações que remontam a pelo menos três gerações			
O histórico familiar deve apresentar avaliação ambiental, incluindo vizinhos e amigos			
A avaliação deve se concentrar apenas na capacidade do lactente de mover os braços e as pernas			

Histórico e avaliação	Indicado	Contraindicado	Não essencial
A avaliação deve incluir observação para a presença da síndrome de Turner, uma vez que as meninas têm um pico de crescimento pré-púbere e depois param de crescer			
A consciência dos sentimentos de culpa dos pais por causar o transtorno deve ser considerada pelo enfermeiro			

4. Quando os pais consideram o teste genético, principalmente após o nascimento de um filho com anomalia, quais informações são úteis para o enfermeiro entender ao realizar uma avaliação genética? **Escolha as opções mais prováveis para as informações que faltam nas declarações a seguir, selecionando-as nas listas de opções fornecidas.**

____1____ é uma ferramenta importante para identificar indivíduos com risco aumentado para doenças, ____2____ para doenças e ____3____ para doenças.

Opções para 1	Opções para 2	Opções para 3
Análise cromossômica	fatores de risco	etiologia
Histórico de saúde familiar	registros médicos	padrões de herança
Ultrassom	gravidade	taxa de ocorrência
Triagem metabólica	defeitos congênitos	
Anorexia	plaquetas	
Febre	peso	

REFERÊNCIAS BIBLIOGRÁFICAS

Ball, J. W., Dains, J. E., Flynn, J. A., et al. (2019). *Seidel's guide to physical examination-e book, an interprofessional approach* (9th ed.). St. Louis: Elsevier.

Briggs, R. D., Stettler, E. M., Silver, E. J., et al. (2012). Social-emotional screening for infants and toddlers in primary care. *Pediatrics, 129*(2), e377–e384.

Caine, D., DiFiori, J., & Maffulli, N. (2006). Physeal injuries in children's and youth sports: Reasons for concern? *British Journal of Sports Medicine, 40*(9), 749–760.

Carey, J. C., Cohen, M. M., Curry, C. J., et al. (2009). Elements of morphology: Standard terminology for the lips, mouth, and oral region. *American Journal of Medical Genetics. Part A, 149A*(1), 77–92.

Chess, S., & Thomas, A. (1999). *Goodness of fit: Clinical applications from infancy through adult life.* London: Routledge.

Consensus Panel on Genetic/Genomic Nursing Competencies. (2009). *Essentials of genetic and genomic nursing: Competencies, curricula guidelines, and outcome indicators* (2nd ed.). Silver Spring, MD: American Nurses Association.

Erikson, E. H. (1963). *Childhood and society* (2nd ed.). New York: Norton.

Filipek, P. A., Accardo, P. J., Ashwal, S., et al. (2000). Practice parameter: Screening and diagnosis of autism: Report of the quality standards subcommittee of the american academy of neurology and the child neurology society. *Neurology, 55*(4), 468–479.

Freud, S. (1933). *New introductory lectures in psychoanalysis.* New York: Norton.

Freud, S. (1964). An outline of psychoanalysis. In J. Strachey, & translator (Eds.), *The standard edition of the complete psychological works of Sigmund Freud* (Vol. 23). London: Hogarth Press.

Greco, K. E., Tinley, S., & Seibert, D. (2012). *Essential genetic and genomic competencies for nurses with graduate degrees.* Silver Spring, MD: American Nurses Association and International Society of Nurses in Genetics.

Jackson, J. A., Patterson, D. G., & Harris, R. E. (1930). *The measurement of man.* Minneapolis: University of Minnesota Press.

Kohlberg, L. (1968). Moral development. In D. L. Sills (Ed.), *International encyclopedia of the social sciences.* New York: Macmillan.

Lampl, M., Johnson, M. L., & Frongillo, E. A. (2001). Mixed distribution analysis identifies saltation and stasis growth. *Annals of human biology, 28*(4), 403–411.

Lampl, M., Thompson, A., & Frongillo, E. A. (2005). Sex differences in the relationships among weight gain, subcutaneous skinfold tissue and salutatory length growth spurts in infancy. *Pediatric Research, 58*(6), 1238–1242.

Martin, C. L., & Ledbetter, D. H. (2017). Chromosomal microarray testing for children with unexplained neurodevelopmental disorders. *JAMA, 317*(24), 2545–2546.

Mcintyre, S., Taitz, D., Keogh, J., et al. (2013). A systematic review of risk factors for cerebral palsy in children born at term in developed countries. *Developmental Medicine and Child Neurology, 55*(6), 499–508.

National Foundation for Ectodermal Dysplasias. (2015). *About ectodermal dysplasias.* http://nfed.org/index.php/about_ed/about-ectodermal-dysplasias.

National Sleep Foundation. (2019). How your babie's sleep differs from your own. http:// sleepfoundation.org.

Piaget, J. (1969). *The theory of stages in cognitive development.* New York: McGraw-Hill.

Prows, C. A., Hopkin, R. J., Barnoy, S., et al. (2013). An update of childhood genetic disorders. *The Journal of Nursing Scholarship, 45*(1), 34–42.

Rimoin, D. L., Pyeritz, R. E., & Korf, B. (Eds.). (2013). *Principles and practice of medical genetics* (6th ed.) New York: Elsevier Science.

Splinter, K., Adams, D. R., Bacino, C. A., et al. (2018). Effect of genetic diagnosis on patients with previously undiagnosed disease. *New England Journal of Medicine, 379*(22), 2131–2139. https://doi.org/10.1056/NEJMoa1714458.

Thompson, R., Cotner-Bichelman, N., McKerchar, P., et al. (2007). Enhancing early communication through infant sign training. *Journal of Applied Behavior Analysis, 40*(1), 15–23.

Van Riper, M. (2007). Families of children with Down syndrome: Responding to "a change in plans" with resilience. *Journal of Pediatric Nursing, 22*(2), 116–128.

Willoughby, C., King, G., & Polatajko, H. (1996). A therapist's guide to children's self-esteem. *The American Journal of Occupational Therapy, 50*(2), 124–132.

Zemel, B. S., Pipan, M., Stallings, V. A., Hall, W., Schadt, K., Freedman, D. S., & Thorpe, P. (2015). Growth charts for children with Down syndrome in the United States. *Pediatrics, 136*(5), e1204–1211.

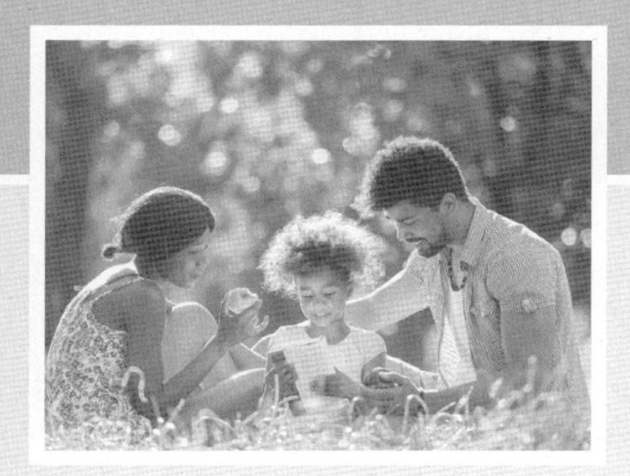

4

Comunicação e Avaliação Física da Criança e da Família

Jan M. Foote

CONCEITOS GERAIS

- Comunicação
- Avaliação

DIRETRIZES PARA COMUNICAÇÃO E ENTREVISTA

O método mais amplamente utilizado de comunicação com os pais em um nível profissional é o processo de entrevista. Ao contrário da conversa social, a **entrevista** é uma forma específica de comunicação com objetivos direcionados. Como os enfermeiros conversam com crianças e adultos, eles se concentram nos indivíduos para determinar o tipo de pessoas que são, seu modo usual de manejo dos problemas, se precisam de ajuda e como reagem ao aconselhamento. O desenvolvimento de habilidades de entrevista requer tempo e prática, mas seguir alguns princípios orientadores pode facilitar esse processo. Uma abordagem organizada é mais eficaz quando se utilizam as habilidades de entrevista na orientação ao paciente.

ESTABELECIMENTO DE UM AMBIENTE PARA A COMUNICAÇÃO

Apresentação apropriada

Apresente-se e pergunte o nome de cada membro da família que está presente. Dirija-se aos pais ou outros adultos com os títulos apropriados, como "sr." e "sra.", a menos que eles especifiquem um nome preferido. Registre o nome preferido no prontuário. Usar a abordagem formal ou seus nomes preferidos, em vez de usar os primeiros nomes ou "mãe" ou "pai", transmite respeito e consideração pelos pais ou outros cuidadores (Ball, Dains, Flynn et al., 2018).

No início da consulta, inclua as crianças na interação perguntando o nome, a idade e outras informações. Os enfermeiros frequentemente direcionam todas as perguntas aos adultos, mesmo quando as crianças têm idade suficiente para falar por si mesmas. Isso só exclui uma fonte de informação – o paciente. Ao incluir a criança, siga as regras gerais para a comunicação com crianças fornecidas no boxe *Diretrizes para o cuidado de enfermagem: comunicação com crianças*, mais adiante no capítulo.

Garantia de privacidade e confidencialidade

O local onde o enfermeiro conduz a entrevista é quase tão importante quanto a própria entrevista. O ambiente físico deve possibilitar tanta privacidade quanto possível, com as distrações (p. ex., interrupções, ruído ou outra atividade visível) mantidas ao mínimo. Às vezes, é necessário desligar a televisão, o rádio ou o telefone celular. O ambiente também deve ter alguma provisão de brinquedos/brincadeiras para as crianças pequenas a fim de mantê-las ocupadas durante a entrevista entre pais e enfermeiro (Figura 4.1). Pais que são constantemente interrompidos por seus filhos são incapazes de se concentrar completamente e tendem a dar respostas que visem a finalizar a entrevista tão rapidamente quanto possível.

A **confidencialidade** é outro componente essencial da fase inicial da entrevista. Pelo fato de a entrevista geralmente ser compartilhada com outros membros da equipe de saúde ou com o professor (no caso de estudantes), certifique-se de informar a família sobre os limites de confidencialidade. Caso a confidencialidade seja uma preocupação em alguma situação específica, como quando se conversa com um dos pais suspeito de abuso infantil ou um adolescente que considere o suicídio, lide diretamente com isso e informe a pessoa de que, nesses casos, a confidencialidade não pode ser assegurada. Contudo, o enfermeiro deve proteger rigorosamente as informações de natureza confidencial.

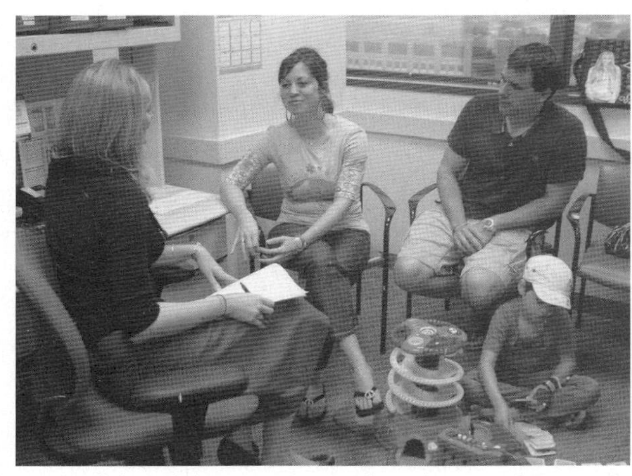

Figura 4.1 Criança brinca enquanto enfermeiro entrevista os pais.

PRIVACIDADE NO COMPUTADOR E APLICAÇÕES EM ENFERMAGEM

A utilização de tecnologia computacional para armazenar e recuperar informações de saúde tornou-se generalizada; a maioria das clínicas e dos hospitais atualmente mantém prontuários eletrônicos dos pacientes. A comunidade de saúde está cada vez mais preocupada com a privacidade e a segurança dessa informação de saúde, e todos os enfermeiros estão empenhados em proteger a confidencialidade dos prontuários. Qualquer pessoa que acesse informações confidenciais de saúde é responsável por gerenciar as proteções para divulgação, incluindo segurança com senha, para prevenir a violação da privacidade e confidencialidade.

TRIAGEM TELEFÔNICA E ACONSELHAMENTO

O gerenciamento de atendimento por **triagem telefônica** aumentou o acesso a serviços de saúde de alta qualidade e conferiu aos pais o poder de participar do cuidado de saúde de seus filhos. Consequentemente, a satisfação do paciente melhorou significativamente. Consultas desnecessárias no setor de emergência e na clínica diminuíram, economizando custos e tempo de assistência médica (com menos ausência ao trabalho) para famílias com necessidade de cuidados de saúde.

A triagem por telefone é mais do que "apenas um telefonema", pois a vida de uma criança é um alto preço a pagar por habilidades de avaliação telefônica mal gerenciadas ou incompetentes. Normalmente, as diretrizes para triagem telefônica incluem realizar perguntas de triagem; determinar quando encaminhar imediatamente para serviços médicos de emergência (disque 911 nos EUA)[1] ou para um pronto-socorro; e determinar quando buscar consultas no mesmo dia, consultas em 24 a 72 horas, consultas em 4 dias ou mais ou atendimento domiciliar (Boxe 4.1). Os desfechos bem-sucedidos são baseados na consistência e precisão das informações fornecidas. Uma revisão sistemática incluindo 49 estudos em que enfermeiros realizaram a triagem de chamadas estabeleceu que a adequação de uma decisão e o cumprimento subsequente geralmente variavam (Blank, Coster, O'Cathain et al., 2012). Uma metanálise incluindo 13 estudos forneceu mais informações e constatou que a adesão do paciente às recomendações de triagem foi influenciada pela qualidade da comunicação do provedor (Purc-Stephenson & Thrasher, 2012). A importância da comunicação enfermeiro-paciente é reforçada como aspecto essencial do treinamento em triagem telefônica. O treinamento de habilidades de comunicação centradas no paciente e na família e que aborde especificamente as habilidades de escuta ativa e aconselhamento oferece uma maior oportunidade de sucesso. As habilidades de avaliação utilizadas nas interações diretas enfermeiro-paciente não são transferíveis diretamente para o telefone e fornecem suporte adicional para o treinamento em habilidades de tomada de decisão para triagem telefônica (Purc-Stephenson & Thrasher, 2010). Protocolos clínicos baseados em evidências para triagem telefônica podem fornecer um método estruturado para avaliação (Stacey, Macartney, Carley et al., 2013).

Boxe 4.1 Diretrizes para triagem por telefone.

Data e hora
Histórico
- Nome, idade, sexo, informações de contato
- Doença crônica
- Alergias, medicamentos atuais, tratamentos ou imunizações recentes

Queixa principal
Sintomas gerais
- Gravidade
- Duração
- Outros sintomas
- Dor

Revisão de sistemas
Etapas realizadas
- Aconselhado a ligar para os serviços médicos de emergência (911 nos EUA)
- Aconselhado a ir ao setor de emergência
- Aconselhado a consultar o profissional (consulta hoje, amanhã ou mais tarde)
- Aconselhado sobre cuidados domiciliares
- Aconselhado a ligar de volta se os sintomas piorarem ou não melhorarem

Recursos para protocolos de triagem telefônica
- Beaulieu R., & Jumphreys J. (2018). Evaluation of a telephone advice nurse in a nursing faculty managed pediatric community clinic. *Journal of Pediatric Health Care,* 22(3), 175-181.
- Marklund B., Ström M., Månsson J. et al. (2007). Computer-supported telephone nurse triage: an evaluation of medical quality and costs, *Journal of Nursing Management,* 15, 180-187.
- Schmitt B. D. *Pediatric telephone protocols: office version* (14th ed.). Elk Grove Village, IL: American Academy of Pediatrics.
- Simonsen S. M. (2001). *Telephone assessment: guidelines for practice* (2nd ed.). St Louis, MO: Mosby.

COMUNICAÇÃO COM AS FAMÍLIAS

COMUNICAÇÃO COM OS PAIS

Embora os pais e a criança sejam indivíduos separados e distintos, a relação do enfermeiro com a criança é frequentemente mediada pelos pais, particularmente com as crianças mais novas. Em sua maioria, os enfermeiros adquirem informações sobre a criança pela observação direta e pela comunicação com os pais. Normalmente, pode-se supor que, devido ao contato próximo com a criança, os pais fornecem informações confiáveis. A avaliação da criança requer informações dela (verbal e não verbal), informações dos pais e as próprias observações do enfermeiro sobre a criança e a interpretação da relação entre ela e os pais. Quando as crianças têm idade suficiente para serem participantes ativas em seus próprios cuidados de saúde, os pais tornam-se colaboradores.

Incentivar os pais a falarem

Entrevistar os pais não só oferece a oportunidade de determinar o estado de saúde e de desenvolvimento da criança, como também informações sobre os fatores que influenciam a vida dela. Tudo que o pai ou mãe vê como um problema deve ser uma preocupação do enfermeiro. Esses problemas não são sempre fáceis de identificar. Os enfermeiros precisam estar alertas para indícios e sinais pelos quais os pais comunicam preocupações e ansiedades. Frases cuidadosas com perguntas amplas e abertas (p. ex., "O que o Andy está comendo agora?") fornecem mais informações que várias perguntas de resposta única (p. ex., "O Andy está comendo o que o restante da família come?").

Às vezes, os pais assumem a liderança sem avisar. Outras vezes, pode ser necessário direcionar outra pergunta com base em uma observação, como "Joseph parece infeliz hoje", ou "Como você se sente quando Joseph chora?". Se os pais parecerem cansados ou perturbados, pergunte: "O que você faz para relaxar?" ou "Que ajuda você tem com as crianças?". Um comentário como "Você lida muito bem

[1]N.R.T.: No Brasil, disque 192: Serviço de Atendimento Móvel de Urgência (SAMU).

com Jamey. Que tipo de experiência você teve com lactentes?" para novos pais que parecem à vontade com seu primeiro filho dá um reforço positivo e oferece uma abertura para perguntas que eles possam ter sobre os cuidados com o lactente. Muitas vezes, tudo o que é necessário para manter os pais falando é um aceno de cabeça ou dizer "sim" ou "ahã".

Direcionar o foco

Direcionar o foco da entrevista, possibilitando a máxima liberdade de expressão, é um dos objetivos mais difíceis na comunicação efetiva. Uma das abordagens é o uso de perguntas abertas ou amplas seguidas de declarações de orientações. Por exemplo, se o pai ou a mãe prosseguir listando os outros filhos pelo nome, diga, "Diga-me suas idades também". Se o pai ou a mãe continuar a descrever cada criança em profundidade, o que não é a finalidade da entrevista, redirecione o foco, dizendo: "Vamos falar sobre os outros filhos mais tarde. Você estava começando a me falar sobre as atividades do Paul na escola". Essa abordagem demonstra interesse pelas outras crianças, mas concentra a avaliação no paciente.

Escuta e conhecimento cultural

A escuta é o componente mais importante da comunicação eficaz. Quando o propósito da escuta é entender a pessoa que está sendo entrevistada, é um processo ativo que requer concentração e atenção a todos os aspectos da conversação – verbal, não verbal e abstrato. Os principais bloqueios à escuta são a distração do ambiente e o julgamento prematuro.

Embora seja necessário fazer alguns julgamentos preliminares, escute da forma mais objetiva possível, esclarecendo significados e tentando ver a situação do ponto de vista dos pais. Entrevistadores eficazes controlam conscientemente suas reações e respostas, além das técnicas que utilizam (ver boxe *Considerações culturais*).

Considerações culturais

Entrevistando sem julgamento

É fácil introduzir as próprias atitudes e sentimentos em uma entrevista. Muitas vezes, os próprios preconceitos e suposições dos enfermeiros, que podem incluir estereótipos raciais, religiosos e culturais, influenciam suas percepções sobre o comportamento dos pais. O que o enfermeiro pode interpretar como hostilidade passiva ou falta de interesse dos pais pode ser timidez ou expressão de ansiedade. Por exemplo, nas culturas ocidentais, o contato visual e a franqueza são sinais de atenção. No entanto, em muitas culturas não ocidentais, incluindo a dos índios americanos, a franqueza (p. ex., olhar alguém nos olhos) é considerada rude. As crianças, às vezes, são ensinadas a desviar o olhar e a olhar para baixo quando são abordadas por um adulto, especialmente alguém com autoridade. Os enfermeiros devem fazer julgamentos sobre o "escutar", bem como sobre as interações verbais, valorizando as diferenças culturais. Os enfermeiros devem formular perguntas de modo neutro e evitar suposições sobre cultura sem antes validar com um dos pais (Ball, Dains, Flynn et al., 2018).

A escuta cuidadosa depende do uso de pistas, indicações verbais ou sinais do entrevistado para levar a entrevista adiante. Referências frequentes a uma área de preocupação, a repetição de certas palavras-chave ou uma ênfase especial em algo ou alguém servem como pistas para o entrevistador orientar a investigação. Preocupações e ansiedades são frequentemente mencionadas de maneira casual e improvisada. Mesmo que sejam casuais, são importantes e merecem escrutínio para identificar áreas problemáticas. Por exemplo, os pais que estão preocupados com o hábito da enurese da criança podem mencionar casualmente que a cama dela estava "molhada esta manhã".

Utilização do silêncio

O silêncio como resposta é muitas vezes uma das técnicas de entrevista mais difíceis de serem aprendidas. O entrevistador precisa transmitir uma sensação de confiança e conforto para possibilitar ao entrevistado um espaço no qual ele possa pensar sem interrupções. O silêncio possibilita ao entrevistado classificar os pensamentos e sentimentos e buscar por respostas às perguntas, e pode ser uma indicação para o entrevistador ir mais devagar, reexaminar a abordagem e não forçar tanto (Ball, Dains, Flynn et al., 2018).

Às vezes, é necessário quebrar o silêncio e reiniciar a comunicação. Faça isso de uma maneira que incentive a pessoa a continuar falando sobre o que é considerado importante. Quebrar um silêncio introduzindo um novo tópico ou com falas prolongadas essencialmente encerra a oportunidade do entrevistado de usar o silêncio. Sugestões para quebrar o silêncio incluem declarações como as seguintes:

- "Há mais alguma coisa que você queira dizer?"
- "Vejo que você acha difícil continuar. Como posso ajudar?"
- "Não sei o que significa esse silêncio. Talvez haja algo que você gostaria de colocar em palavras, mas acha difícil de dizer".

Seja empático

A **empatia** é a capacidade de entender o que outra pessoa está passando a partir da perspectiva dessa pessoa; é muitas vezes descrita como a capacidade de se colocar no lugar do outro. A essência da interação empática é a compreensão precisa dos sentimentos de outros. A empatia difere da **solidariedade**, que é ter sentimentos ou emoções semelhantes aos de outra pessoa, em vez de compreender esses sentimentos.

Fornecimento de orientação preventiva

A maneira ideal de lidar com uma situação é abordá-la antes que se torne um problema. A melhor medida de prevenção é a orientação preventiva. Tradicionalmente, a **orientação preventiva** concentra-se no fornecimento de informações às famílias sobre o crescimento normal e o desenvolvimento e práticas de criação de filhos. Por exemplo, uma das áreas mais significativas em pediatria é a prevenção de lesões. A partir do pré-natal, os pais precisam de instruções específicas sobre segurança doméstica. Devido às habilidades de desenvolvimento e amadurecimento da criança, os pais devem implementar mudanças de segurança em casa precocemente para minimizar os riscos à criança.

Os pais despreparados podem estar perturbados por muitas mudanças no desenvolvimento normal, como o apetite reduzido de uma criança na primeira infância, o negativismo, padrões de sono alterados e ansiedade diante de estranhos. Os capítulos sobre a promoção de saúde fornecem aos enfermeiros informações para aconselhamento dos pais. Todavia, as orientações preventivas devem ir além do fornecimento de informações gerais para capacitar as famílias a utilizarem a informação como um meio de desenvolver a competência em suas habilidades parentais (Dosman & Andrews, 2012). A fim de atingir esse nível de orientação preventiva, o enfermeiro deve fazer o seguinte:

- Basear as intervenções nas necessidades identificadas pela família, não pelo profissional
- Enxergar a família como competente ou como capaz de ser competente
- Fornecer oportunidades para que a família alcance competências.

Evite bloqueios na comunicação

Vários bloqueios à comunicação podem afetar negativamente a qualidade da relação de ajuda. O entrevistador introduz muitos desses bloqueios, como dar conselhos irrestritos ou formar conclusões pré-julgadas. Outro tipo de bloqueio ocorre principalmente com os entrevistados e diz respeito à **sobrecarga de informações**. Quando os indivíduos recebem muita informação ou informações que são opressivas, muitas vezes demonstram sinais de aumento da ansiedade ou diminuição da atenção. Tais sinais devem alertar o entrevistador de que ele deve fornecer menos informações ou esclarecer o que foi dito. O Boxe 4.2 lista alguns dos bloqueios mais comuns à comunicação, incluindo sinais de sobrecarga de informação.

Comunicação com as famílias mediante um intérprete

Às vezes, a comunicação é impossível porque duas pessoas falam línguas diferentes. Nesse caso, é necessário obter informações por meio de um terceiro: o intérprete. Ao utilizar um intérprete, o enfermeiro segue as mesmas orientações de entrevista. Diretrizes específicas para o uso de um intérprete são fornecidas no boxe *Diretrizes para o cuidado de enfermagem.*

A comunicação com as famílias mediante um intérprete requer sensibilidade a considerações culturais, legais e éticas (ver boxe *Considerações culturais*). Em algumas culturas, as diferenças de classe entre o intérprete e a família podem fazer com que a família se sinta intimidada e menos inclinada a oferecer informações. Portanto, é importante escolher cuidadosamente o intérprete e dar tempo para que ele e a família estabeleçam um relacionamento.

Ao obter o consentimento informado por meio de um intérprete, o enfermeiro deve informar claramente a família de todos os aspectos do procedimento específico para o qual estão fornecendo o consentimento. Questões de confidencialidade podem surgir quando os membros da família relacionados com outro paciente são convidados a interpretar para essa família, revelando, assim, informações sensíveis que podem ser compartilhadas com outras famílias na unidade. Com o aumento da sensibilidade em relação aos direitos dos pacientes e confidencialidade, muitas instituições atualmente requerem que os formulários de consentimento sejam traduzidos para o idioma primário do paciente.

Boxe 4.2 Blocos de comunicação.

Barreiras de comunicação (enfermeiro)
Socialização
Dar conselhos irrestritos e às vezes não solicitados
Oferecer garantias prematuras ou falsas
Fornecer superencorajamento
Defender uma situação ou opinião
Utilizar comentários estereotipados ou clichês
Utilizar linguagem médica complexa
Limitar a expressão da emoção fazendo perguntas direcionadas e fechadas
Fazer perguntas importantes que sugerem apenas respostas "corretas"
Interromper e terminar a frase da pessoa
Falar mais do que o entrevistado
Tirar conclusões pré-julgadas
Mudar deliberadamente os sinais de foco

Sobrecarga de informação (paciente)
Longos períodos de silêncio
Olhos arregalados e expressão facial fixa
Constante inquietação ou tentativa de se afastar
Hábitos nervosos (p. ex., bater, brincar com o cabelo)
Interrupções repentinas (p. ex., pedir para ir ao banheiro)
Olhar em volta
Bocejar, manter os olhos caídos
Olhar frequentemente para um relógio
Tentar mudar o tópico da discussão

Diretrizes para o cuidado de enfermagem

Utilizar um intérprete

- Explicar ao intérprete o motivo da entrevista e o tipo de perguntas que serão feitas
- Esclarecer se é necessária uma resposta detalhada ou breve e se a resposta traduzida pode ser geral ou literal
- Apresentar o intérprete para a família e possibilitar algum tempo antes da entrevista para que eles se familiarizem
- Comunicar-se diretamente com os membros da família ao fazer perguntas para reforçar o interesse neles e observar as expressões não verbais, mas não ignorar o intérprete
- Fazer perguntas para obter apenas uma resposta por vez, como "Você sente dor?", em vez de "Você sente alguma dor, cansaço ou perda de apetite?"
- Privar-se de interromper os membros da família e o intérprete enquanto estão conversando
- Evitar comentar com o intérprete sobre os membros da família, porque eles podem entender um pouco da sua língua
- Estar ciente de que alguns termos médicos, como *alergia*, podem não ter palavra equivalente em outra língua; evitar o jargão médico sempre que possível
- Estar ciente de que podem existir diferenças culturais em relação às visões sobre puberdade, sexo, casamento ou gravidez
- Dar um tempo após a entrevista para o intérprete compartilhar algo que pensou que não poderia ser dito antes; perguntar sobre a impressão do intérprete sobre as pistas não verbais para a comunicação e a confiabilidade ou facilidade em revelar informações dos membros da família
- Organizar o cronograma para que a família fale com o mesmo intérprete em visitas subsequentes quando possível

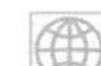

Considerações culturais

Utilização das crianças como intérpretes

Quando ninguém está prontamente disponível para interpretar, pode haver a tentação de usar uma criança bilíngue dentro da família como intérprete. Contudo, a utilização de crianças na interpretação dos cuidados de saúde é fortemente desencorajada, porque elas frequentemente não são maduras o suficiente para compreender questões de cuidados de saúde, respostas ou mensagens (American Academy of Pediatrics, 2019). Elas podem inadvertidamente cometer erros interpretativos, tais como imprecisões, omissões ou substituições. Além disso, elas podem ser afetadas adversamente por informações sérias ou sensíveis que possam ser discutidas. Em algumas culturas, usar uma criança como intérprete é considerado um insulto para um adulto, porque espera-se que ela tenha respeito e não questione os mais velhos. Note que algumas instituições proíbem o uso de crianças como intérpretes; verifique a política institucional para conformidade. Se um intérprete treinado no local ou na comunidade não estiver disponível, usar um *intérprete* ao telefone pode ser uma opção.

ALERTA PARA A ENFERMAGEM

Ao utilizar materiais traduzidos, como um formulário de histórico de saúde, certifique-se de que o informante é alfabetizado na língua estrangeira.

COMUNICAÇÃO COM CRIANÇAS

Embora a maior parte da comunicação verbal seja realizada com os pais, não exclua a criança durante a entrevista. Preste atenção aos lactentes e crianças mais jovens observando o brincar ou dirigindo ocasionalmente perguntas ou observações a eles. Inclua crianças mais velhas como participantes ativos para que possam compartilhar suas próprias experiências e perspectivas.

Em comunicação com crianças de todas as idades, os componentes não verbais do processo de comunicação transmitem as mensagens mais significativas. É difícil disfarçar sentimentos, atitudes e ansiedade quando na comunicação com crianças. Elas são alertas ao ambiente e atribuem significado a cada gesto e movimento que é feito; isso é particularmente verdadeiro no caso de crianças muito pequenas.

Tentativas ativas de fazer amizade com crianças antes que elas tenham tido uma oportunidade de avaliar uma pessoa estranha tendem a aumentar sua ansiedade. Continue a falar com a criança e os pais, mas aborde atividades que não a envolvem diretamente, possibilitando, assim, que ela observe a partir de uma posição segura. Se a criança tiver um brinquedo ou boneca especial, "converse" com a boneca primeiro. Faça perguntas simples, como "Seu ursinho de pelúcia tem um nome?", para facilitar a conversa. Outras diretrizes para comunicação com crianças estão no boxe *Diretrizes para o cuidado de enfermagem*. Diretrizes específicas para preparar as crianças para procedimentos são fornecidas no Capítulo 20.

Comunicação relacionada com o desenvolvimento dos processos do pensamento

O desenvolvimento normal da linguagem e do pensamento oferece um quadro de referência para a comunicação com crianças. Processos do pensamento avançam do sensorimotor para o perceptual ao concreto e finalmente para operações abstratas, formais. Uma compreensão das características típicas dessas etapas fornece ao enfermeiro uma estrutura para facilitar a comunicação social.

Lactância

Como não conseguem usar palavras, os lactentes utilizam e entendem principalmente a comunicação não verbal. Os lactentes comunicam suas necessidades e sentimentos por meio de comportamentos não verbais e vocalizações que podem ser interpretados por alguém que esteja ao seu redor por tempo suficiente. Os lactentes sorriem e murmuram quando satisfeitos e choram quando aflitos. O choro é provocado por estímulos desagradáveis de dentro ou de fora, como fome, dor, restrição corporal ou solidão. Os adultos interpretam isso entendendo que um lactente precisa de algo e consequentemente tentam aliviar o desconforto atendendo suas necessidades físicas, falando suavemente e comunicando pelo toque.

Os lactentes respondem aos comportamentos não verbais dos adultos. Eles ficam quietos quando são aconchegados, balançados ou recebem outras formas de contato físico. Recebem conforto com o som de uma voz suave, embora não compreendam as palavras que são ditas. Até os lactentes atingirem a idade em que sofrem ansiedade com estranhos, eles respondem prontamente a qualquer gesto firme, manipulação suave e tranquila e fala calma. Sons altos, agressivos e movimentos bruscos são assustadores.

Primeira infância

Crianças menores de 5 anos[2] são **egocêntricas**. Elas só veem as coisas em relação a si mesmas e sob seu ponto de vista. Portanto, concentre a comunicação nelas. Diga-lhes o que podem fazer ou como vão se sentir. Experiências de outros não são interessantes para elas. É inútil usar a experiência de outra criança na tentativa de ganhar a cooperação de crianças pequenas. Possibilite que elas toquem e examinem os artigos com os quais vão entrar em contato. A campânula de um estetoscópio dará sensação de frio; a palpação do pescoço pode fazer cócegas. Embora ainda não tenham adquirido habilidades de linguagem suficientes para expressar seus sentimentos e desejos, as crianças podem usar as mãos para comunicar ideias sem palavras. Elas empurram um objeto indesejado para longe, puxam outra pessoa para mostrar-lhe algo, apontam e cobrem a boca que está dizendo algo que elas não desejam ouvir.

Tudo é direto e concreto para as crianças pequenas. Elas são incapazes de trabalhar com abstrações e interpretar palavras literalmente. Não entendem as analogias porque são incapazes de separar a realidade da fantasia. Por exemplo, elas atribuem significado literal a expressões comuns como "duas caras", "dedos pegajosos" e "tossir até cair a cabeça". As crianças para as quais se diz que vão "receber uma

Diretrizes para o cuidado de enfermagem

Comunicação com crianças

- Possibilitar às crianças que se sintam confortáveis
- Evitar avanço súbito ou rápido, sorrisos amplos, contato visual prolongado e outros gestos que possam ser vistos como ameaçadores
- Conversar com os pais se a criança estiver inicialmente tímida
- Comunicar-se por meio de objetos de transição (como bonecas, fantoches e animais de pelúcia) antes de questionar uma criança pequena diretamente
- Dar às crianças mais velhas a oportunidade de falar sem os pais presentes
- Assumir uma posição que esteja no nível dos olhos da criança (Figura 4.2)
- Falar com voz calma, sem pressa e confiante
- Falar claramente, ser específico e usar palavras simples e frases curtas
- Indicar direções e sugestões positivamente
- Oferecer uma escolha somente quando existir uma
- Ser honesto com as crianças
- Permitir que as crianças expressem suas preocupações e medos
- Utilizar uma variedade de técnicas de comunicação

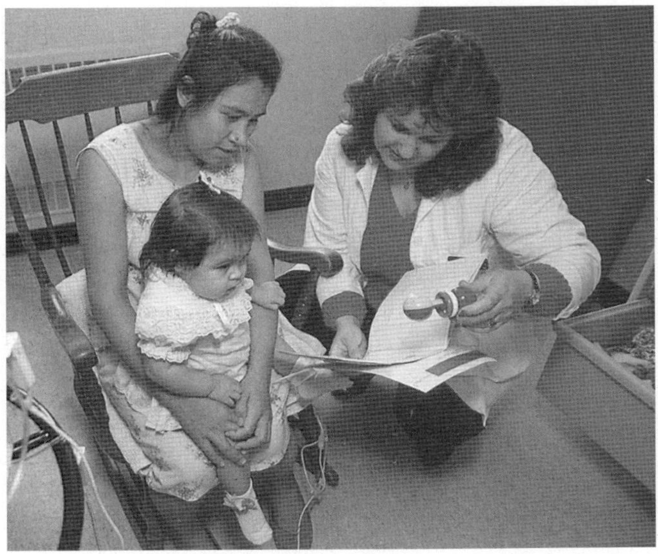

Figura 4.2 Enfermeiro assume a posição no nível da criança.

[2]N.R.T.: No Brasil, segundo o Calendário de Puericultura, da Sociedade Brasileira de Pediatria (SBP), lactente corresponde ao período de idade de 0 a 2 anos; pré-escolar, de 2 a 4 anos; escolar, de 5 a 10 anos; adolescente, de 11 a 19 anos. Disponível em: https://www.sbp.com.br/fileadmin/user_upload/pdfs/CalendarioPuericultura_Jan2014.pdf. Acesso em: 31 jan. 2022.

espetada no braço" podem não ser capazes de visualizar uma injeção (Figura 4.3). Portanto, use linguagem simples e direta em vez de frases que podem ser mal interpretadas por uma criança pequena.

Anos escolares

As crianças no início da idade escolar dependem menos do que veem e mais do que sabem quando confrontadas com novos problemas. Elas querem explicações e razões para tudo, mas não requerem verificação além disso. Elas estão interessadas no aspecto funcional de todos os procedimentos, objetos e atividades. Querem saber por que um objeto existe, por que é usado, como funciona, a intenção e finalidade de seu usuário. Elas precisam saber o que está acontecendo e o motivo do que está sendo feito com elas especificamente. Por exemplo, para explicar um procedimento como aferir a pressão arterial (PA), mostre à criança como apertar a pera empurra o ar para o manguito e faz a "seta" se mover. Deixe a criança manusear a pera. Uma explicação para o procedimento pode ser tão simples quanto "Eu quero ver quanto a seta se move quando o manguito aperta seu braço". Consequentemente, a criança torna-se um participante entusiasmado.

As crianças em idade escolar têm uma maior preocupação com a integridade corporal. Devido à especial importância que atribuem ao seu corpo, são sensíveis a qualquer coisa que constitua uma ameaça ou sugestão de lesão a ele. Essa preocupação estende-se às suas posses, e por isso elas parecem reagir exageradamente à perda ou à ameaça de perda de objetos preciosos. Incentivar as crianças a comunicarem suas necessidades e a expressarem suas preocupações possibilita ao enfermeiro fornecer tranquilidade, dissipar mitos e medos e implementar atividades que reduzem a sua ansiedade. Por exemplo, se uma criança tímida não gosta de ser o centro das atenções, ignore essa criança em particular, falando e relacionando-se com outras crianças na família ou grupo. Quando as crianças se sentem mais confortáveis, geralmente lançam ideias pessoais, sentimentos e interpretações de eventos.

Adolescência

À medida que as crianças passam para a adolescência, oscilam entre pensamento e comportamento infantil e adulto. Elas estão montando uma corrente que está se movendo rapidamente para uma maturidade que pode estar além de sua capacidade de enfrentamento. Portanto, quando as tensões aumentam, elas podem buscar a segurança nas expectativas mais familiares e confortáveis da infância. A antecipação dessas mudanças na identidade possibilita ao enfermeiro ajustar o curso de interação para atender às necessidades do momento. Não se pode confiar em nenhuma abordagem de maneira consistente, e é comum encontrar cooperação, hostilidade, raiva, bravata e diversos outros comportamentos e atitudes. É tão errado considerar um adolescente como adulto com a sabedoria e controle de um adulto como supor que um adolescente tem as preocupações e expectativas de uma criança.

A entrevista com um adolescente apresenta algumas questões especiais. A primeira pode ser a decisão de conversar com o adolescente sozinho ou com o adolescente e os pais juntos. Se os pais e o adolescente estiverem juntos, conversar com o adolescente primeiro tem a vantagem de identificar-se imediatamente com o jovem, promovendo, assim, o relacionamento interpessoal. No entanto, conversar com os pais inicialmente pode fornecer uma ideia da relação familiar. Em ambos os casos, deve-se dar às partes uma oportunidade de ser incluída na entrevista. Se o tempo for limitado (p. ex., durante a anamnese), esclareça isso no início para evitar parecer "tomar partido" por falar mais com uma pessoa que com a outra.

Outro dilema ao entrevistar adolescentes é que frequentemente existem duas visões de um problema: a do adolescente e a dos pais. O esclarecimento do problema é uma tarefa importante. Contudo, fornecer a ambas as partes a oportunidade de discutir suas percepções em uma atmosfera aberta e sem vieses pode, por si só, ser terapêutico. Demonstrar habilidades de comunicação positivas pode ajudar as famílias com adolescentes a se comunicarem de maneira mais eficaz (ver boxe *Diretrizes para o cuidado de enfermagem*).

TÉCNICAS DE COMUNICAÇÃO

Os enfermeiros usam uma variedade de técnicas verbais para incentivar a comunicação. Algumas são úteis para fazer perguntas ou explorar preocupações de uma maneira menos ameaçadora. Outras podem ser apresentadas como jogos de palavras, que são frequentemente bem recebidos pelas crianças. No entanto, para muitas crianças e muitos adultos, falar de sentimentos é difícil, e a comunicação verbal pode ser mais estressante que de suporte. Em tais casos, use várias técnicas não verbais para incentivar a comunicação.

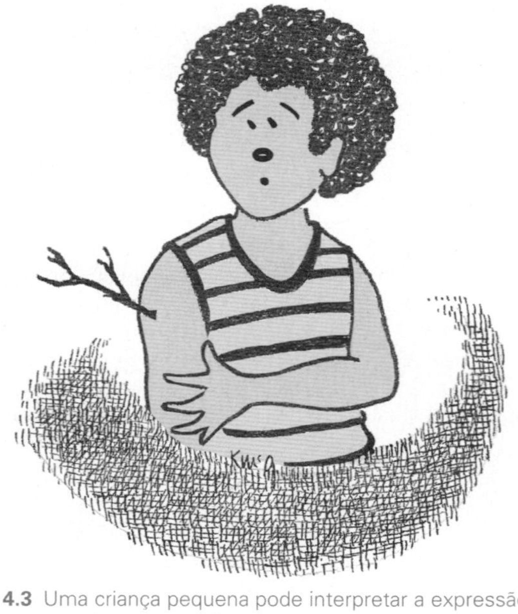

Figura 4.3 Uma criança pequena pode interpretar a expressão "uma pequena espetada no braço" literalmente.

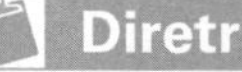

Diretrizes para o cuidado de enfermagem

Comunicação com adolescentes

Construa uma base

Passe um tempo com eles
Incentive a expressão de ideias e sentimentos
Respeite as opiniões deles
Tolere as diferenças
Elogie pontos positivos
Respeite sua privacidade
Dê um bom exemplo

Comunique-se de maneira efetiva

Dê toda atenção
Ouça, ouça, ouça
Seja cortês, calmo, honesto e de mente aberta
Tente não exagerar. Se exagerou, faça uma pausa
Evite julgar ou criticar
Evite o "terceiro grau" de questionamento contínuo
Escolha questões importantes quando tomar uma posição
Depois de tomar uma posição:

- Pense em todas as opções
- Torne as expectativas claras

O Boxe 4.3 descreve técnicas verbais e não verbais. Devido à importância da brincadeira na comunicação com crianças, o jogo é discutido mais amplamente na próxima seção. Quaisquer técnicas verbais ou não verbais podem dar origem a sentimentos fortes que surgem inesperadamente. Esteja preparado para lidar com eles ou para reconhecer quando as questões vão além de sua capacidade de lidar com elas. Nesse ponto, considere um encaminhamento adequado.

Brincadeira

A brincadeira é uma linguagem universal das crianças. É uma das formas mais importantes de comunicação e pode ser uma técnica eficaz ao relacionar-se com elas. O enfermeiro, muitas vezes, pode concentrar-se em pistas sobre progresso físico, intelectual e de desenvolvimento social a partir da forma e complexidade dos comportamentos lúdicos de uma criança. A brincadeira requer equipamento mínimo ou nenhum equipamento. Muitos profissionais usam o brinquedo terapêutico para reduzir o trauma da doença e da hospitalização (ver Capítulo 19) e preparar as crianças para procedimentos terapêuticos (ver Capítulo 20).

Como sua capacidade de perceber precede sua capacidade de transmitir, os lactentes respondem às atividades que registram com seus sentidos físicos. A batidinha nas costas, o acariciar e outros *skins play* (jogos com recompensas) transmitem mensagens. Ações repetitivas, como esticar os braços dos lactentes para o lado enquanto estão deitados de costas e, em seguida, dobrar os braços sobre o peito ou levantar e revolver as pernas em um movimento de pedalar, vão desencadear sons agradáveis. Itens coloridos para capturar o olho ou sons interessantes, como o tique-taque de um relógio, sinos, campainhas ou cantos podem ser usados para atrair a atenção do lactente.

As crianças com mais idade respondem a jogos simples. O velho jogo do esconde-esconde é um excelente meio de iniciar a comunicação com lactentes enquanto se mantém uma distância "segura", não ameaçadora. Após esse contato visual intermitente, o enfermeiro não é mais visto como um estranho, mas como um amigo. Isso pode ser seguido de jogos de toque. Bater as palmas do lactente para o bate-palminha ou mexer os dedos dos pés para brincar de "de quem é esse dedinho" encanta tanto um lactente como uma criança pequena. Falar com um pé ou outra parte do corpo da criança é outra tática eficaz. Grande parte da avaliação de enfermagem pode ser realizada com a utilização de brinquedos e equipamentos de jogos simples enquanto o lactente permanece na segurança dos braços ou do colo dos pais.

Boxe 4.3 Técnicas de comunicação criativa com crianças.

Técnicas verbais

Mensagens "eu"

Relacionar um sentimento sobre um comportamento com foco no "eu".
Descrever o efeito que o comportamento teve sobre a pessoa.
Evitar o uso de "você".
Mensagens "você" são julgamentos e provocam defensiva.
Exemplo de mensagem "você": "Você está sendo pouco cooperativo com os tratamentos".
Exemplo de mensagem "eu": "Estou preocupado com a forma como os tratamentos estão acontecendo, porque quero ver você ficar melhor".

Técnica da terceira pessoa

Expressar um sentimento na terceira pessoa ("ele", "ela", "eles") é menos ameaçador que perguntar diretamente às crianças como elas se sentem, pois lhes dá uma oportunidade de concordar ou discordar sem serem defensivas.
Exemplo: "Às vezes, quando uma pessoa está muito doente, sente-se irritada e triste porque não pode fazer o que os outros podem". Deve-se esperar silenciosamente por uma resposta ou encorajar uma resposta com uma declaração como: "Você já se sentiu assim?".
Essa abordagem possibilita às crianças três escolhas: (1) concordar e, espera-se, expressar como se sentem; (2) discordar; ou (3) permanecer em silêncio, o que significa que provavelmente têm tais sentimentos, mas são incapazes de expressá-los no momento.

Resposta facilitadora

Ouça cuidadosamente e reflita com os pacientes sobre os sentimentos e o conteúdo de suas afirmações.
As respostas são empáticas e não julgam nem legitimam os sentimentos da pessoa.
Fórmula para respostas facilitadoras: "Você sente ________ porque ________".
Exemplo: se a criança afirma "Eu odeio chegar ao hospital e levar agulhadas", uma resposta facilitadora é: "Você se sente infeliz por causa de todas as coisas que são feitas com você".

Contação de histórias

Use a linguagem das crianças para investigar as áreas de seu pensamento enquanto se desvia de inibições ou medos conscientes.
A técnica mais simples é pedir às crianças que relatem uma história sobre um evento, como "estar no hospital".
Outras abordagens:

- Mostre às crianças uma foto de um evento específico, como uma criança em um hospital com outras pessoas no quarto e peça que elas descrevam a cena
- Recorte as histórias em quadrinhos, remova as palavras e faça a criança adicionar afirmações às cenas

Narrativa mútua

Revelar o pensamento da criança e tentar mudar suas percepções ou medos recontando uma história um pouco diferente (abordagem mais terapêutica que a contação de histórias).
Comece pedindo à criança para contar uma história sobre algo; em seguida, conte outra história semelhante à da criança, mas com diferenças que a ajudam em áreas problemáticas.
Exemplo: a história da criança é sobre ir ao hospital e nunca ver os seus pais novamente. A história do enfermeiro é também sobre uma criança (usando nomes diferentes, mas circunstâncias semelhantes) que está em um hospital cujos pais visitam todos os dias, mas à noite após o trabalho, até que a criança fique melhor e vá para casa com eles.

Biblioterapia

Use os livros em um processo terapêutico e de apoio.
Proporcione às crianças a oportunidade de explorarem um evento semelhante àquele no qual estão envolvidas, mas suficientemente diferente para permitir que se distanciem dele e permaneçam no controle.
As diretrizes gerais para uso da biblioterapia são:

1. Avaliar o desenvolvimento emocional e cognitivo da criança no que se refere à prontidão para entender a mensagem do livro.
2. Estar familiarizado com o conteúdo do livro (mensagem ou propósito pretendido) e a idade para a qual é escrito.
3. Ler o livro para a criança se ela for incapaz disso.
4. Explorar o significado do livro com a criança fazendo-a:
   - Recontar a história
   - Ler uma seção especial com o enfermeiro ou os pais
   - Desenhar um quadro relacionado à história e discutir o desenho
   - Falar sobre os personagens
   - Resumir a moral ou o significado da história

(*Continua*)

Boxe 4.3 Técnicas de comunicação criativa com crianças. (*continuação*)

Sonhos

Os sonhos muitas vezes revelam pensamentos e sentimentos inconscientes e reprimidos.
Peça à criança para falar de um sonho ou pesadelo.
Explore com ela o significado que o sonho poderia ter.

Perguntas "e se"

Incentivar a criança a explorar situações potenciais e a considerar diferentes opções de resolução de problemas.
Exemplo: "E se você ficar doente e tiver que ir para o hospital?". As respostas das crianças revelam o que já sabem e sobre o que estão curiosas, promovendo uma oportunidade de aprender habilidades de enfrentamento, especialmente em situações potencialmente perigosas.

Três desejos

Pergunte: "Se você pudesse ter três coisas no mundo, o que elas seriam?". Se a criança responder "Que todos os meus desejos se tornem realidade", peça a ela para falar desejos específicos.

Jogo de classificação

Use algum tipo de escala de classificação (números, faces tristes a felizes) para fazer a criança classificar um evento ou sentimento.
Exemplo: Em vez de perguntar aos jovens como se sentem, pergunte como foi o dia "em uma escala de 1 a 10, com 10 sendo o melhor".

Jogo de associação de palavras

Diga as palavras-chave e peça às crianças que contem a primeira palavra em que pensam quando as ouvem.
Comece com palavras neutras e depois introduza palavras que produzem mais ansiedade, como "doença", "agulhas", "hospitais" e "operação".
Selecione as palavras-chave que se relacionam com algum evento relevante na vida da criança.

Conclusão da sentença

Apresente uma declaração parcial e peça para a criança completá-la. Algumas declarações de amostra são:

- A coisa que eu mais (menos) gosto na escola é ________
- A melhor (pior) idade para se ter é ________
- A coisa mais (menos) divertida que já fiz foi ________
- A coisa que eu mais (menos) gosto nos meus pais é ________
- A única coisa que eu mudaria em minha família é ________
- Se eu pudesse ser qualquer coisa que eu quisesse, eu seria _____
- A coisa que mais (menos) gosto em mim é ________

Prós e contras

Selecione um tópico, como "estar no hospital", e faça a criança listar "cinco coisas boas e cinco coisas ruins" sobre ele.
Essa é uma técnica excepcionalmente valiosa quando aplicada às relações, como coisas que os membros da família gostam e não gostam uns nos outros.

Técnicas não verbais

Escrita

A escrita é uma abordagem de comunicação alternativa para crianças e adultos mais velhos.
Sugestões específicas incluem:

- Mantenha um registro ou um diário
- Escreva sentimentos ou pensamentos que são difíceis de expressar
- Escrever "cartas" que nunca são enviadas (uma variação é fazer um "amigo por correspondência")

Mantenha um relato do progresso da criança de um ponto de vista tanto físico como emocional.

Desenho

O desenho é uma das formas mais valiosas de comunicação – tanto não verbal (de olhar para o desenho) como verbal (a partir da história da criança da figura).
Os desenhos das crianças dizem muito sobre elas, porque são projeções de seu eu interior.
Desenhos espontâneos envolvem dar à criança uma variedade de materiais de arte e fornecer a oportunidade para que desenhem.
O desenho dirigido envolve uma orientação mais específica, como "desenhar uma pessoa" ou a abordagem dos "três temas" (indicar três coisas sobre a criança e pedir a ela para escolher uma e desenhar uma imagem).

Diretrizes para avaliação de desenhos

Use desenhos espontâneos e avalie mais de um sempre que possível.
Interprete os desenhos à luz de outras informações disponíveis sobre a criança e a família, incluindo a idade e o estágio de desenvolvimento da criança.
Interprete os desenhos como um todo, em vez de se concentrar em seus detalhes.
Considere os elementos individuais dos desenhos que podem ser significativos:

- Sexo de uma figura desenhada primeiro: geralmente se relaciona com a percepção da criança de seu próprio papel sexual
- Tamanho das figuras individuais: expressa importância, poder ou autoridade
- Ordem em que as figuras são desenhadas: expressa prioridade em termos de importância
- Posição da criança em relação aos outros membros da família: expressa sentimentos de *status* ou aliança
- Exclusão de um membro: pode indicar sentimento de não pertencimento ou desejo de eliminar
- Peças acentuadas: normalmente expressam preocupação por áreas de especial importância (p. ex., as mãos grandes podem ser um sinal de agressão)
- Ausência de braços e mãos ou membros rudimentares: pode sugerir timidez, passividade ou imaturidade intelectual; pés pequeninos e instáveis podem expressar insegurança; e mãos escondidas podem significar sentimentos de culpa
- Colocação do desenho na página e tipo de traço: uso livre de papel e traços firmes, contínuos, expressam segurança, ao passo que os desenhos restritos a uma área pequena e levemente desenhada em linhas quebradas ou vacilantes podem ser sinais de insegurança
- Rasuras, sombreamento ou hachurado: expressam ambivalência, preocupação ou ansiedade em relação a uma área específica

Mágica

Use truques de mágica simples para ajudar a estabelecer o relacionamento com a criança, incentive o cumprimento de intervenções de saúde e proporcione uma distração eficaz durante procedimentos dolorosos.
Apesar das conversas "mágicas", nenhuma resposta verbal da criança é necessária.

Brincadeira

A brincadeira é a linguagem universal e o "trabalho" das crianças.
Diz muito sobre elas, porque as crianças projetam seu eu interior por meio dessa atividade.
O brincar espontâneo envolve dar à criança uma variedade de materiais lúdicos e fornecer-lhe a oportunidade de jogar.
O jogo dirigido envolve uma direção mais específica, como fornecer equipamentos médicos ou uma casa de bonecas por razões específicas, como explorar o medo da criança de injeções ou explorar relações familiares.

O enfermeiro pode aproveitar a curiosidade natural de crianças pequenas fazendo brincadeiras, tais como "Que mão você quer?" e "Adivinhe o que eu tenho na minha mão", ou manipulando itens como uma lanterna ou estetoscópio. Brincadeiras com os dedos são úteis. Brinquedos mais elaborados, como fantoches e réplicas de itens familiares ou desconhecidos, servem como excelentes meios de comunicação com crianças pequenas. A variedade e a extensão são limitadas apenas pela imaginação do enfermeiro.

ANAMNESE

REALIZAÇÃO DE UM HISTÓRICO DE SAÚDE

O formato usado para a anamnese pode ser (1) **direto**, em que o enfermeiro pede informações por meio de entrevista direta com o informante; ou (2) **indireto**, em que o informante fornece as informações preenchendo algum tipo de questionário. O método direto é superior à abordagem indireta ou a uma combinação de ambas. No entanto, pelo fato de o tempo ser limitado, a abordagem direta nem sempre é prática. Se o enfermeiro não pode usar esse tipo de abordagem, ele deve rever as respostas escritas dos pais e questioná-los sobre quaisquer respostas incomuns. As categorias listadas no Boxe 4.4 abrangem a situação atual das crianças, o estado de saúde pregresso e as informações sobre o seu ambiente psicossocial.

Identificação das informações

Muitas das informações de identificação podem já estar disponíveis em outras fontes registradas. No entanto, se os pais e a criança parecem ansiosos, aproveite a oportunidade para perguntar sobre tais informações a fim de ajudá-los a se sentirem mais confortáveis.

Informante

Um dos elementos importantes da identificação da informação é o **informante**, a(s) pessoa(s) que fornece(m) as informações. Registrar (1) quem a pessoa é (criança, pais ou outro), (2) uma impressão de confiabilidade e vontade de comunicar e (3) quaisquer circunstâncias especiais, tais como o uso de um intérprete ou respostas conflitantes por mais de uma pessoa.

Queixa principal

A **queixa principal** é a razão específica para a consulta da criança na clínica, no consultório ou no hospital. Pode ser o tema, com a doença atual vista como a descrição do problema. Levante a queixa principal fazendo perguntas neutras e abertas (tais como "O que parece ser o problema?"; "Como posso ajudá-lo?"; ou "Por que você veio aqui hoje?"). Evite perguntas de tipo rotulagem (p. ex., "Como você está doente?"; ou "Qual é o problema?"). É possível que a razão para a consulta não seja uma doença ou um problema.

Histórico da doença atual

O histórico da doença[a] atual é uma narrativa da queixa principal desde seu início até sua progressão até o presente. Seus quatro componentes

[a]O termo *doença* é utilizado em seu sentido mais amplo para denotar qualquer problema de natureza física, emocional ou psicossocial. Na verdade, é um histórico da queixa principal.

Boxe 4.4 Esquema de um histórico de saúde pediátrico.

Identificação de informações
1. Nome
2. Endereço
3. Telefone
4. Data e local de nascimento
5. Raça ou grupo étnico
6. Sexo
7. Religião
8. Data da entrevista
9. Informante

Queixa principal (QP): estabelecer o motivo específico mais importante para a criança e os pais procurarem cuidados de saúde.
Doença atual (DA): obter todos os detalhes relacionados à queixa principal.
História pregressa (HP): obter um perfil das doenças pregressas, lesões ou cirurgias da criança.
1. Histórico de nascimento (gravidez, trabalho de parto e parto, histórico perinatal)
2. Doenças, lesões ou cirurgias anteriores
3. Alergias
4. Medicamentos atuais
5. Imunizações
6. Crescimento e desenvolvimento
7. Hábitos

Revisão de sistemas (RDS): obter informações sobre qualquer potencial problema de saúde.
1. Constitucional
2. Tegumento
3. Olhos
4. Orelhas
5. Nariz
6. Boca
7. Garganta
8. Pescoço
9. Peitoral
10. Respiratório
11. Cardiovascular
12. Gastrintestinal
13. Geniturinário
14. Ginecológico
15. Musculoesquelético
16. Neurológico
17. Endócrino
18. Hematológico/linfático
19. Alérgico/imunológico
20. Psiquiátrico

Histórico clínico familiar: identificar traços genéticos ou doenças que tenham tendências familiares e avaliar a exposição a uma doença transmissível em um membro da família e hábitos familiares que podem afetar a saúde da criança, como tabagismo e uso de substâncias químicas.
Histórico psicossocial: obter informações sobre o autoconceito da criança.
Histórico sexual: obter informações sobre as preocupações sexuais da criança ou atividades e quaisquer dados pertinentes sobre a atividade sexual dos adultos que influenciam a criança.
Histórico familiar: desenvolver uma compreensão da criança como indivíduo e como membro de uma família e de uma comunidade.
1. Composição da família
2. Ambiente doméstico e comunitário
3. Ocupação e educação dos membros da família
4. Tradições culturais e religiosas
5. Função e relações familiares

Avaliação nutricional: obter informações sobre a adequação do consumo nutricional e as necessidades da criança.
1. Ingestão dietética
2. Exame clínico

principais são os detalhes do início, um histórico completo do intervalo, o estado atual e a razão para procurar ajuda naquele exato momento. O foco da doença atual está em todos os fatores relevantes para o problema principal, mesmo que tenham desaparecido ou mudado durante o início, intervalo e presente.

Análise de um sintoma

Pelo fato de a dor ser muitas vezes o sintoma mais característico que denota o início de um problema físico, é usada como um exemplo para análise de um sintoma. A avaliação inclui tipo, localização, gravidade, duração e fatores de influência (ver boxe *Diretrizes para o cuidado de enfermagem*; ver também Capítulo 5).

Histórico médico pregresso

O histórico contém informações relativas a todos os aspectos anteriores do estado de saúde da criança e concentra-se em várias áreas que são normalmente ignoradas no histórico de um adulto, como histórico de nascimento, histórico alimentar, imunizações e crescimento e desenvolvimento. Pelo fato de esta seção incluir uma grande quantidade de informações, use uma combinação de perguntas abertas e de busca de fatos. Por exemplo, comece a entrevistar para cada seção com uma declaração aberta (como "Fale-me sobre o nascimento do seu filho") para dar aos informantes a oportunidade de relatar o que pensam ser o mais importante. Faça perguntas para busca de fatos relacionados com detalhes específicos sempre que necessário a fim de concentrar a entrevista em determinados tópicos.

Diretrizes para o cuidado de enfermagem

Análise do sintoma: dor

Tipo

Seja o mais específico possível. Com crianças pequenas, pergunte aos pais como eles sabem que a criança está com dor, se podem ajudar a descrever seu tipo, local e gravidade. Por exemplo, um dos pais pode declarar: "Minha filha deve ter uma dor de ouvido grave, porque ela puxa as orelhas, rola a cabeça no chão e grita. Nada parece ajudar". Ajude as crianças mais velhas a descrever o "machucado" perguntando-lhes se é agudo, latejante, maçante ou em pontadas. Registre as palavras que usam entre aspas.

Localização

Seja específico. "Dor no estômago" é uma descrição muito genérica. As crianças podem localizar melhor a dor se forem convidadas a "apontar com um dedo onde dói" ou "apontar para onde mamãe ou papai colocaria um Band-Aid". Determine se a dor irradia perguntando: "A dor fica aí ou se move? Mostre-me com seu dedo para onde a dor vai".

Gravidade

A gravidade é mais bem determinada quando se entende como ela afeta o comportamento usual da criança. A dor que impede uma criança de brincar, interagir com os outros, dormir e comer é mais frequentemente grave. Avalie a intensidade da dor utilizando uma escala de classificação, como uma escala numérica ou a *Wong-Baker FACES Pain Rating Scale* (Escala de FACES de Wong-Baker para Avaliação da Dor, em tradução livre) (ver Capítulo 5).

Duração

Inclua a duração, o início e a frequência. Descreva-os em termos de atividade e comportamento, como "dor relatada como durando a noite toda; criança se recusou a dormir e chorou de forma intermitente".

Fatores de influência

Inclua qualquer coisa que cause uma alteração no tipo, na localização ou na gravidade ou duração da dor: (1) eventos precipitantes (aqueles que causam ou aumentam a dor); (2) eventos de alívio (aqueles que diminuem a dor, tais como medicamentos); (3) eventos temporais (momentos em que a dor é aliviada ou aumentada); (4) eventos posicionais (de pé, sentado, deitado); e (5) eventos associados (refeições, estresse, tosse).

Histórico de nascimento

O **histórico de nascimento** inclui todos os dados relativos a (1) saúde da mãe durante a gestação, (2) trabalho de parto e parto e (3) condição do lactente imediatamente após o nascimento. Como as influências pré-natais têm efeitos significativos no desenvolvimento físico e emocional da criança, uma investigação completa do histórico do nascimento é essencial. Como os pais podem questionar o significado da gravidez e do parto para a condição atual da criança, particularmente se a criança já tiver passado da infância, explique por que tais perguntas são incluídas. Uma declaração apropriada pode ser: "Eu vou fazer algumas perguntas sobre sua gravidez e sobre o nascimento do/a ____ [referir-se à criança pelo nome]. Suas respostas me darão um quadro mais completo da saúde geral dele [ou dela]".

Doenças anteriores, lesões e cirurgias

Ao perguntar sobre doenças passadas, comece com uma pergunta geral (p. ex., "Que outras doenças seu filho teve?"). Como os pais são mais propensos a se lembrar de problemas de saúde graves, pergunte especificamente sobre resfriados, dores de ouvido e doenças infantis, como sarampo, rubéola (sarampo alemão), varicela, caxumba, coqueluche (tosse convulsa), difteria, tuberculose, escarlatina, faringite estreptocócica, infecções de ouvido recorrentes, refluxo gastresofágico, tonsilite ou manifestações alérgicas.

Além de doenças, pergunte sobre lesões que exigiram intervenções médicas, cirurgias, procedimentos e hospitalizações, incluindo as datas de cada incidente. Concentre-se em lesões (p. ex., quedas acidentais, intoxicação, asfixia, concussão, fraturas ou queimaduras), porque podem ser áreas potenciais de orientação parental.

Alergias

Pergunte sobre distúrbios alérgicos comumente conhecidos, como rinite alérgica e asma; reações anormais a medicamentos, alimentos ou produtos de látex; e reações a outros agentes de contato, como plantas venenosas, animais, produtos de limpeza ou tecidos. Se perguntas adequadas forem feitas, a maioria das pessoas conseguirá fornecer informações confiáveis sobre as reações aos medicamentos (ver boxe *Diretrizes para o cuidado de enfermagem*).

Diretrizes para o cuidado de enfermagem

Levantamento de histórico de alergia

- Seu filho já tomou alguma medicação prescrita ou sem receita médica com a qual ele não tenha se dado bem ou que tenha causado uma reação alérgica? Se sim, você consegue se lembrar do nome(s) desse(s) medicamento(s)?
- Você consegue descrever a reação?
- O medicamento foi tomado por via oral (como um comprimido ou xarope) ou por meio de injeção?
- Em quanto tempo após o início da medicação a reação ocorreu?
- Há quanto tempo isso aconteceu?
- Alguém lhe disse que era uma reação alérgica ou você definiu por conta própria?
- Seu filho alguma vez tomou esse medicamento, ou algum semelhante, novamente? Se sim, ele apresentou os mesmos problemas?
- Você contou aos médicos ou enfermeiros sobre a reação ou alergia?

! ALERTA PARA A ENFERMAGEM

Informações sobre reações alérgicas a medicamentos ou outros produtos são essenciais. A não documentação de uma reação grave coloca a criança em risco se o agente for administrado.

Medicamentos em uso

Informe-se sobre medicamentos em uso incluindo vitaminas, antipiréticos (especialmente ácido acetilsalicílico), antibióticos, anti-histamínicos, descongestionantes, suplementos ou ervas e medicamentos homeopáticos. Liste todos os medicamentos, incluindo nome, dose, cronograma, duração e razões para usar. Frequentemente, os pais não têm conhecimento do nome real de uma medicação. Sempre que possível, peça a eles que levem as embalagens na próxima consulta ou peça o nome da farmácia e solicite uma lista de todos os medicamentos recentes da criança. No entanto, essa lista não incluirá os medicamentos isentos de prescrição, dos quais é importante ter conhecimento.

Imunizações

Um registro de todas as imunizações é essencial. Como muitos pais não sabem o nome exato e a data de cada imunização, as fontes de informação incluem profissionais de saúde que lidam com a criança, o registro escolar e a carteira de vacinação. Todas as imunizações e "reforços" são listados, indicando (1) o nome da doença específica; (2) o número de injeções; (3) a dosagem (por vezes quantidades menores são administradas se uma reação for prevista); (4) a data de administração; e (5) a ocorrência de qualquer reação após a imunização. As crianças devem passar por triagem em relação às contraindicações e precauções antes de cada vacina ser administrada (ver Capítulo 6, seção *Imunizações*).

Histórico alimentar

Como as preocupações dos pais são comuns e as intervenções de enfermagem são importantes para garantir uma nutrição ideal, o histórico alimentar é discutido em detalhes na seção *Avaliação nutricional*, mais adiante neste capítulo.

Crescimento e desenvolvimento

Rever o crescimento da criança, incluindo:

- Medidas de peso, comprimento e perímetro cefálico ao nascimento
- Padrões de crescimento no gráfico de crescimento e quaisquer desvios significativos de percentis anteriores
- Preocupações sobre o crescimento pela família ou criança.

Marcos de desenvolvimento incluem:

- Idade de manter a cabeça firmemente
- Idade de se sentar sozinho sem apoio
- Idade de andar sem assistência
- Idade de dizer primeiras palavras com significado
- Idade de realizar o controle da bexiga e do intestino
- Nível atual na escola
- Desempenho escolar
- Se a criança tem um melhor amigo
- Interações com outras crianças, colegas e adultos.

Utilizar perguntas específicas e detalhadas quando perguntar sobre cada marco do desenvolvimento. Por exemplo, "sentar-se" pode significar diferentes atividades, como sentar-se apoiado, sentar no colo de alguém, sentar-se com apoio, sentar-se sozinho, mas em uma posição hiperflexionada para equilíbrio assistido, ou sentar-se sem suporte com a parte detrás ligeiramente arredondada. Uma pista para o mau entendimento da atividade solicitada pode ser uma idade inusitadamente precoce de realização (ver Capítulo 3, seção *Avaliação de desenvolvimento*).

Hábitos

Os hábitos são uma área importante a ser explorada (Boxe 4.5). Os pais frequentemente expressam preocupações durante essa parte do histórico. Incentive sua colaboração dizendo: "Por favor, me fale sobre qualquer preocupação que você tenha sobre hábitos, atividades ou desenvolvimento do seu filho". Investigue, ainda, quaisquer outras preocupações que eles expressem.

Uma das preocupações mais comuns diz respeito ao sono. Muitas crianças desenvolvem um padrão de sono normal, e tudo o que é necessário durante a avaliação é uma visão geral do sono noturno e horários de cochilos. No entanto, algumas desenvolvem problemas de sono (ver Capítulos 10 e 13, seção *Problemas do sono*). Quando ocorrem, o enfermeiro precisa de um histórico de sono mais detalhada para intervenções.

Os hábitos relacionados com o uso de substâncias químicas se aplicam principalmente a crianças mais velhas e adolescentes. Se um jovem admite fumar, beber ou usar drogas, pergunte sobre a quantidade e a frequência. Perguntas como "Muitas crianças de sua idade estão experimentando drogas e álcool; você já usou drogas ou álcool?" podem fornecer dados mais confiáveis que perguntas como "Quanto você bebe?" ou "Com que frequência você bebe ou usa drogas?". Esclareça que "beber" se refere a todos os tipos de álcool, incluindo cerveja e vinho. Quando quantidades como um "copo" de vinho ou uma "lata" de cerveja são dadas, perguntar sobre o tamanho do recipiente.

Se as crianças mais velhas negarem o uso de substâncias químicas, pergunte sobre experimentação passada. Perguntar "Você quer dizer que você nunca tentou fumar ou beber?" implica que o enfermeiro espera alguma atividade desse tipo, e o jovem pode estar mais inclinado a responder verdadeiramente. Esteja ciente da natureza confidencial de tais questionamentos, do efeito adverso que a presença dos pais pode ter sobre a vontade do adolescente de responder e do fato de que o autorrelato pode não ser uma declaração precisa do abuso de substâncias químicas.

Histórico da saúde reprodutiva

O histórico da saúde reprodutiva é um componente essencial da avaliação de saúde dos adolescentes, pois revela áreas de preocupação relacionadas com atividade sexual, alerta o enfermeiro sobre circunstâncias que possam indicar triagem para infecções sexualmente transmissíveis ou testes para gravidez e fornece informações relacionadas com a necessidade de aconselhamento de saúde reprodutiva, como práticas sexuais mais seguras. O Boxe 4.6 fornece diretrizes para tópicos de orientação preventiva direcionadas a pais e adolescentes.

Uma abordagem para iniciar uma conversa sobre preocupações com saúde reprodutiva é começar com uma história de interações entre pares. Declarações e perguntas abertas (p. ex., "Fale-me sobre sua vida social" ou "Quem são seus amigos mais próximos?") geralmente

Boxe 4.5 Hábitos a ser explorados durante uma entrevista de saúde.

- Padrões de comportamento, como o ato de roer unhas, sucção do polegar, pica (ingestão habitual de substâncias não alimentares), rituais (cobertor ou brinquedo "de segurança") e movimentos (bater a cabeça, se balançar, masturbar-se de maneira evidente, andar na ponta dos pés)
- Atividades de vida diária, como horas de sono e despertar, duração do sono noturno e cochilos, tipo e duração do exercício, regularidade das fezes e micção, idade do treinamento do banheiro e micção diurna e noturna na cama
- Disposição incomum; resposta à frustração
- Uso ou abuso de álcool, drogas, café ou tabaco

Boxe 4.6 Orientação preventiva – sexualidade.

12 a 14 anos

Pedir ao adolescente que identifique um adulto com quem conversar sobre questões e preocupações acerca da sexualidade.
Discutir as vantagens de retardar a atividade sexual.
Discutir a tomada de decisões responsáveis em relação aos sentimentos sexuais normais.
Discutir os papéis de gênero, da pressão dos pares e da mídia na tomada de decisão sexual.
Discutir opções contraceptivas (vantagens e desvantagens).
Fornecer educação sobre infecções sexualmente transmissíveis (ISTs), incluindo infecção pelo vírus da imunodeficiência humana (HIV); esclarecer riscos e discutir sobre preservativos.
Discutir a prevenção do abuso, incluindo evitar situações perigosas, o papel das drogas e do álcool e o uso de autodefesa.
Pedir ao adolescente que esclareça seus valores, necessidades e capacidade de ser assertivo.
Se o adolescente for sexualmente ativo, discuta a limitação de parceiros, o uso de preservativos e as opções contraceptivas.
Faça uma entrevista confidencial com o adolescente (incluindo um histórico sexual).
Discutir a evolução da identidade e expressão sexual.
Discutir o exame de mama ou exame testicular.

15 a 18 anos

Apoiar o adiamento da atividade sexual.
Discutir alternativas à relação sexual.
Discutir "Quando você está pronto para o sexo?".
Esclarecer valores; incentivar a tomada de decisões responsáveis.
Discutir as consequências do sexo desprotegido: gravidez precoce; IST, incluindo infecção pelo HIV.
Discutir negociação com parceiros e barreiras ao sexo seguro.
Se o adolescente for sexualmente ativo, discutir parceiros limitados, uso de preservativos e opções contraceptivas.
Enfatizar que o sexo deve ser seguro e prazeroso para ambos os parceiros.
Fazer uma entrevista confidencial com o adolescente.
Discutir preocupações sobre expressão sexual e identidade.

Dados de Wright, K. (1997). Anticipatory guidance: Developing a healthy sexuality. *Pediatric Annals*, 26(Suppl. 2), S142-S144, C3; Fonseca, H., & Greydanus, D. (2007). Sexuality in the child, teen and young adult: Concepts for the clinician. *Primary Care: Clinics in Office Practice*, 34, 275-292.

levam a uma discussão sobre namoro e questões sexuais. Para pesquisar mais, inclua perguntas sobre as atitudes do adolescente em tópicos como educação sexual, "ficar firme", "morar juntos" e sexo antes do casamento. Faça perguntas para refletir sobre a preocupação, não sobre o julgamento ou a crítica de práticas sexuais.

Em qualquer conversa sobre histórico de saúde reprodutiva, esteja ciente da linguagem que é usada tanto para extrair como na transmissão de informação sexual. Por exemplo, evite perguntar se o adolescente é "sexualmente ativo", porque esse termo é amplamente definido. "Você está fazendo sexo com alguém?" é provavelmente a pergunta mais direta e mais bem compreendida. Pelo fato de a experimentação do mesmo sexo poder ocorrer, refira-se a todos os contatos sexuais, sem considerar gênero, como "alguém" ou "parceiros", em vez de "namoradas" ou "namorados".

Histórico de saúde familiar

O histórico de saúde familiar é utilizado principalmente para descobrir quaisquer doenças genéticas ou crônicas que afetam os membros da família da criança. Avaliar a presença ou ausência de consanguinidade (se alguém da família estiver relacionado com a família de seu cônjuge ou parceiro). O histórico de saúde familiar geralmente se limita a parentes de primeiro grau (pais, irmãos, avós e tios e tias imediatos). As informações incluem idade, estado civil, estado de saúde, causa da morte, se falecido, e qualquer evidência de doenças, como doença cardíaca precoce, acidente vascular cerebral, morte súbita de causa desconhecida, hipercolesterolemia, hipertensão, câncer, diabetes melito, obesidade, anomalias congênitas, doenças hereditárias, alergias, asma, convulsões, tuberculose, sangramento anormal, doença falciforme, deficiência cognitiva, déficits auditivos ou visuais e distúrbios psiquiátricos (p. ex., depressão, psicose, problemas emocionais). Confirme a precisão dos distúrbios relatados perguntando sobre os sintomas, curso, tratamento e sequelas de cada diagnóstico.

Localização geográfica

Uma das áreas importantes a ser exploradas ao avaliar o histórico de saúde da família é a localização geográfica, incluindo o local de nascimento e deslocamento para diferentes áreas dentro ou fora do país, para identificação de possível exposição a doenças endêmicas. Inclua habitação atual e passada, se a família aluga ou é proprietária, se reside em um local urbano ou rural, a idade da casa e se há ameaças significativas, como mofo ou pragas dentro da estrutura da habitação. Embora o interesse principal seja a residência temporária da criança em várias localidades, também se informe sobre os deslocamentos de familiares próximos, principalmente durante viagens de serviço militar ou de negócios.

Estrutura familiar

A avaliação da família, tanto a sua estrutura como a sua função, é um componente do processo de anamnese. Como a qualidade da relação funcional entre a criança e os membros da família é um fator importante na saúde emocional e física, a avaliação familiar é discutida separadamente e com mais detalhes, além do histórico de saúde mais tradicional.

A **avaliação familiar** é a coleta de dados sobre a composição da família e as relações entre seus membros. Em seu sentido mais amplo, a **família** se refere a todos aqueles indivíduos que são considerados significativos para a unidade nuclear, incluindo parentes, amigos e grupos sociais (como a escola e a igreja). Embora a avaliação familiar não seja terapia familiar, pode ser – e é – frequentemente terapêutica. Envolver os membros da família na discussão das características da família e nas atividades pode fornecer uma visão sobre a dinâmica familiar e as relações.

Por causa do tempo envolvido na realização de uma avaliação profunda, tal como aqui apresentada, seja seletivo na decisão sobre quando o conhecimento da função familiar pode facilitar o cuidado de enfermagem (ver boxe *Diretrizes para o cuidado de enfermagem*). Durante breves

Diretrizes para o cuidado de enfermagem

Iniciando uma avaliação familiar abrangente

Realizar uma avaliação abrangente sobre:

- Crianças que recebem cuidados completos de bem-estar
- Crianças que vivenciaram eventos estressantes importantes (p. ex., doença crônica, deficiência, divórcio parental, morte de um membro da família)
- Crianças que necessitam de cuidados domiciliares extensos
- Crianças com atrasos no desenvolvimento
- Crianças com lesões acidentais repetidas e aquelas com suspeita de abuso
- Crianças com problemas comportamentais ou físicos que possam ser causados por disfunção familiar

O método mais comum para obter informações sobre a estrutura familiar é entrevistar os membros da família. As principais áreas de preocupação são a composição familiar, o ambiente doméstico e comunitário, a ocupação e a educação dos membros da família e as tradições culturais e religiosas (Boxe 4.7).

Boxe 4.7 Entrevista para avaliação da família.

Diretrizes gerais

Agende a entrevista com a família em um horário mais conveniente para todos; inclua o maior número possível de membros da família; fale claramente a finalidade da entrevista.
Comece a entrevista perguntando o nome de cada pessoa e sua relação com as outras.
Reafirme o propósito e o objetivo da entrevista.
Mantenha a conversa inicial em assuntos mais gerais para colocar os membros à vontade e para aprender sobre o "quadro amplo" da família.
Identifique as principais preocupações e reflita com a família para ter certeza de que todas as partes recebem a mesma mensagem.
Termine a entrevista com um resumo do que foi discutido e um plano para sessões adicionais, se necessário.

Áreas de avaliação estrutural

Composição familiar

Membros imediatos da família (nomes, idades e relacionamentos).
Membros significativos da família estendida.
Casamentos anteriores, separações, morte de cônjuges ou divórcios.

Ambiente doméstico e comunitário

Tipo de moradia, número de quartos, ocupantes.
Acomodações para dormir.
Número de pisos, acessibilidade de escadas e elevadores.
Adequação dos serviços públicos.
Características de segurança (saída de emergência, detectores de fumaça e monóxido de carbono, proteções em janelas, uso de equipamentos de segurança no carro).
Riscos ambientais (p. ex., pintura lascada, saneamento deficiente, poluição, tráfego pesado na rua).
Disponibilidade e localização dos estabelecimentos de saúde, escolas, áreas de lazer.
Relacionamento com vizinhos.
Recentes crises ou mudanças na casa.
Reação da criança e adaptação aos estresses recentes.

Ocupação e educação dos membros da família

Tipos de emprego.
Horários de trabalho.
Satisfação no trabalho.
Exposição a riscos ambientais ou industriais.
Fontes de rendimento e adequação.
Efeito da doença sobre o *status* financeiro.
Nível ou grau mais alto alcançado.

Tradições culturais e religiosas

Crenças e práticas religiosas.
Crenças e práticas culturais e étnicas.
Idioma falado em casa.
As questões de avaliação incluem:

- A família se identifica com um grupo religioso ou étnico particular? Ambos os pais fazem parte desse grupo?
- De que forma a origem religiosa ou étnica faz parte da vida familiar?
- Que tradições religiosas ou culturais especiais são praticadas em casa (p. ex., escolhas de alimentos e preparação)?
- Onde os membros da família nasceram e quanto tempo viveram nesse país?
- Que língua a família fala com mais frequência?
- Eles falam e entendem português (língua materna)?
- O que eles acreditam causar saúde ou doença?
- Que crenças religiosas ou étnicas influenciam a percepção da família sobre a doença e seu tratamento?
- Que métodos são usados para prevenir ou tratar a doença?
- Como a família sabe quando um problema de saúde requer atenção médica?
- Com quem a família entra em contato quando um membro está doente?
- A família confia em curandeiros ou remédios culturais ou religiosos? Em caso afirmativo, peça aos membros que descrevam o tipo de curandeiro ou remédio
- Quem a família procura para apoio (clero, curandeiro médico, parentes)?
- A família sofre discriminação por causa de sua raça, crenças ou práticas? Peça que descrevam essa situação

Áreas de avaliação funcional

Interações e papéis familiares

As *interações* referem-se à maneira como os membros da família se relacionam entre si. A principal preocupação é quanta intimidade e proximidade há entre os membros, especialmente cônjuges.
Os *papéis* referem-se a comportamentos de pessoas que assumem um *status* ou posição diferente.
As observações incluem:

- O tipo de resposta dos membros da família (cordial, hostil, fria, amorosa, paciente, mal-humorada)
- Papéis óbvios de liderança *versus* submissão
- Apoio e atenção mostrados para vários membros

As perguntas de avaliação incluem:

- Que atividades os membros da família realizam juntos?
- Com quem os membros da família falam quando algo os incomoda?
- Quais são as tarefas domésticas dos membros?
- Quem normalmente supervisiona o que está acontecendo com as crianças, como a escola ou os cuidados de saúde?
- Quão fácil ou difícil é para a família mudar ou aceitar novas responsabilidades para tarefas domésticas?

Poder, tomada de decisão e resolução de problemas

Poder refere-se ao controle do membro individual sobre os outros membros da família; é manifestado pela tomada de decisões familiares e pela resolução de problemas.
A principal preocupação é a clareza dos limites de poder entre pais e filhos.
Um método de avaliação envolve oferecer um conflito ou problema hipotético, como uma criança falhar na escola, e perguntar à família como ela lidaria com essa situação.
As perguntas de avaliação incluem:

- Quem normalmente toma as decisões na família?
- Se um dos pais tomar uma decisão, a criança pode apelar para o outro pai para mudá-la?
- Que contribuição as crianças dão à tomada de decisões ou à discussão das regras?
- Quem faz e impõe as regras?
- O que acontece quando uma regra é quebrada?

Comunicação

A comunicação relaciona-se com a clareza e a objetividade dos padrões de comunicação.
A avaliação adicional inclui perguntar periodicamente aos membros da família se eles compreendem o que foi dito e pedir para que repitam a mensagem.
As observações incluem:

- Quem fala com quem
- Se uma pessoa fala por outra ou a interrompe

(*Continua*)

Boxe 4.7 Entrevista para avaliação da família. (*continuação*)

- Se os membros parecem desinteressados quando certos indivíduos falam
- Se há acordo entre mensagens verbais e não verbais
- As perguntas de avaliação incluem:
- Com que frequência os membros da família aguardam até que os outros falem antes de "ter sua palavra?"
- Os pais ou irmãos mais velhos tendem a ensinar e pregar?
- Os pais tendem a "conversar" com as crianças?

Expressão de sentimentos e individualidade

As expressões dizem respeito ao espaço pessoal e à liberdade de crescer, com limites e estrutura necessária para orientação.

Observar os padrões de comunicação oferece indícios de como os sentimentos são livremente expressos.

As perguntas de avaliação incluem:

- Há problema no fato de os membros da família ficarem com raiva ou tristes?
- Quem fica com raiva a maior parte do tempo? O que eles fazem?
- Se alguém está chateado, como outros membros da família tentam confortar essa pessoa?
- Quem conforta membros específicos da família?
- Quando alguém quer fazer algo, como experimentar um novo esporte ou conseguir um emprego, qual é a resposta da família (oferece assistência, desencorajamento ou nenhum conselho)?

contatos com as famílias, uma avaliação completa não é apropriada, e a triagem com uma ou duas perguntas de cada categoria pode refletir a saúde do sistema familiar ou a necessidade de avaliação adicional.

Histórico psicossocial

O histórico clínico tradicional inclui uma seção pessoal e social que se concentra no *status* pessoal das crianças, como o ajuste escolar e todos os hábitos incomuns, e a família e o ambiente familiar. Pelo fato de vários aspectos pessoais serem cobertos no desenvolvimento e nos hábitos, apenas as questões relacionadas com a capacidade de enfrentamento das crianças e seu autoconceito são apresentadas aqui.

Mediante a observação, obtenha uma ideia geral de como as crianças lidam consigo mesmas em termos de confiança ao interagir com os outros, respondendo perguntas e enfrentando novas situações. Observe a relação entre pais e filhos para detectar os tipos de mensagens enviadas às crianças sobre suas habilidades de enfrentamento e autoestima. Os pais tratam a criança com respeito, focando pontos fortes, ou a interação é uma das constantes reprimendas com ênfase em fraquezas e falhas? Os pais ajudam a criança a aprender novas estratégias de enfrentamento ou apoiam as que ela utiliza?

As interações entre pais e filhos também transmitem mensagens sobre a imagem corporal. Os pais rotulam a criança e as partes do corpo (como "menino mau", "pernas magras" ou "cicatriz feia")? Os pais a tratam com carinho, usando um toque suave para acalmar uma criança ansiosa, ou a tratam rudemente, usando força ou restrição para fazê-la obedecer? E se a criança toca certas partes do corpo, como a genitália, os pais fazem comentários que sugerem uma conotação negativa?

Com crianças mais velhas, muitas das estratégias de comunicação discutidas anteriormente neste capítulo são úteis para obter informações sobre o seu enfrentamento e autoconceito. As crianças podem nomear ou anotar cinco coisas que gostam e não gostam de si mesmas. O enfermeiro pode usar declarações para conclusão de frases, como "A coisa que eu mais gosto (ou detesto) em mim é__________"; "Se eu pudesse mudar algo em mim, seria__________"; ou "Quando estou com medo, eu __________".

Revisão dos sistemas

A revisão dos sistemas é uma revisão específica de cada sistema corporal, após uma ordem semelhante à do exame físico (boxe *Diretrizes para o cuidado de enfermagem*). Frequentemente, o histórico da doença atual fornece uma revisão completa do sistema envolvido na queixa principal. Pelo fato de perguntas sobre outros sistemas do corpo poderem parecer irrelevantes aos pais ou à criança, preceda o questionamento com uma explicação para a necessidade dos dados (semelhante à explicação relativa à relevância do histórico do nascimento) e tranquilize os pais explicando que o problema principal da criança não foi esquecido.

Comece a revisão de um sistema específico com uma declaração ampla (p. ex., "Como tem sido a saúde geral do seu filho?" ou "Seu filho teve algum problema nos olhos?"). Se os pais indicarem que a criança teve problemas com alguma função corporal, continue a pesquisa com uma declaração de incentivo como "Fale-me mais sobre isso". Se os pais negarem quaisquer problemas, pergunte sobre sintomas específicos (p. ex., "Qualquer cefaleia, tropeçar em objetos ou apertar os olhos?"). Se os pais confirmarem a ausência desses sintomas, registre declarações positivas no histórico, como "Mãe nega cefaleias, tropeço em objetos e aperto dos olhos". Dessa maneira, qualquer pessoa que reveja o histórico de saúde estará ciente dos sintomas exatos que foram investigados.

AVALIAÇÃO NUTRICIONAL[b]

INGESTÃO DIETÉTICA

Para entender melhor a saúde e o padrão de crescimento de uma criança, o enfermeiro precisa avaliar o *status* nutricional da criança. A obtenção de um histórico de ingestão alimentar é um componente essencial de uma avaliação nutricional, mas pode ser um dos fatores mais difíceis de avaliar devido à variação em ambos os tipos e porções de alimentos consumidos. Um recordatório alimentar de crianças e adolescentes é propenso a erros, sendo comum a subnotificação. As dificuldades também estão na comunicação intercultural, na qual pessoas de diferentes origens étnicas podem ter dificuldade em descrever adequadamente os alimentos exclusivos da culinária de sua cultura. Apesar desses obstáculos, uma avaliação dietética é um elemento vital da avaliação da saúde da criança e deve ser abordada de maneira neutra e livre de julgamentos para obter resultados mais precisos.

A **Ingestão Dietética de Referência (IDR)** é um conjunto de quatro valores de referência de nutrientes baseados em evidências que fornecem estimativas da ingestão de nutrientes para uso na avaliação e planejamento da ingestão dietética (US Department of Agriculture, National Agricultural Library, 2014). As IDRs específicas são:

Necessidade Média Estimada (EAR): estimativa para atender à necessidade de nutrientes da metade de indivíduos saudáveis para um grupo específico de idade e sexo.

Ingestão Dietética Recomendada (RDA): suficiente para as necessidades de nutrientes de quase todos os indivíduos saudáveis para um grupo específico de idade e sexo.

[b]Caroline C. Weeks, BS, BA, RDN, LD, atualizou esta seção.

 Diretrizes para o cuidado de enfermagem

Revisão dos sistemas

Constitucional: estado geral de saúde, fadiga, ganho ou perda de peso recente ou inexplicável (período dos dois), fatores contribuintes (mudança de dieta, doença, apetite alterado), tolerância ao exercício, febres (hora do dia), calafrios, sudorese noturna (não relacionados com as condições climáticas), capacidade geral de realizar atividades da vida diária.

Tegumento: prurido, pigmento ou outras alterações de cor (incluindo marcas de nascença), acne, erupções, erupções cutâneas (localização), hematomas, petéquias, secura excessiva, textura geral, tatuagens ou *piercings*, distúrbios ou deformidades de unhas, crescimento ou perda de cabelos, mudança de cor dos cabelos (para adolescentes, uso de tinturas capilares ou outras substâncias potencialmente tóxicas, como alisadores de cabelo).

Olhos: problemas visuais (comportamentos indicativos de visão turva, como bater em objetos, desajeitamento, sentar perto da televisão, segurar um livro perto do rosto, escrever com a cabeça perto da mesa, apertar os olhos, esfregar os olhos, dobrar a cabeça em posição embaraçosa), olhos tortos (estrabismo), infecções oculares, edema de pálpebras, lacrimejamento excessivo, uso de óculos ou lentes de contato, data do último exame de visão.

Orelhas: dores ou secreção no ouvido, evidência de perda auditiva (perguntar sobre comportamentos, como necessidade de repetir pedidos, fala alta, falta de resposta a ruídos, comportamento desatento), resultados de qualquer teste auditivo anterior.

Nariz: hemorragias nasais (epistaxe), corrimento nasal ou entupimento constante ou frequente, obstrução nasal (dificuldade em respirar pelo nariz), alteração ou perda do olfato.

Boca: respiração bucal, sangramento gengival, número de dentes e padrão de erupção e perda, dores de dente, escovação dos dentes, uso de flúor, dificuldade na dentição (sintomas), última visita ao dentista (especialmente se a dentição temporária estiver completa).

Garganta: dor de garganta, dificuldade para engolir, asfixia, rouquidão ou outras irregularidades na voz.

Pescoço: dor, limitação de movimento, rigidez, dificuldade para segurar a cabeça (torcicolo), aumento da tireoide, nódulos alargados ou outras massas.

Tórax: aumento da mama, secreção, massas; para adolescentes, pergunte sobre autoexame da mama.

Respiratório: tosse crônica, sibilos, falta de ar em repouso ou ao esforço, dificuldade respiratória, ronco, produção de catarro, infecções (pneumonia, tuberculose), reação cutânea decorrente do teste de tuberculina.

Cardiovascular: cianose ou fadiga ao esforço, história de sopro cardíaco ou febre reumática, taquicardia, síncope, edema.

Gastrintestinal: apetite, náuseas, vômitos (não associados à alimentação; podem ser indicativo de tumor cerebral ou aumento da pressão intracraniana), dor abdominal, icterícia ou pele amarelada ou esclerótica, eructações, flatulência, distensão, diarreia, obstipação, alteração recente nos hábitos intestinais, sangue nas fezes.

Geniturinário: disúria, frequência, hesitação, urgência, hematúria, noctúria, poliúria, enurese, odor desagradável à urina, força de fluxo, secreção, alteração no tamanho do escroto, data e resultado da última análise de urina; para adolescentes, infecções sexualmente transmissíveis e tipo de tratamento; para meninos adolescentes, pergunte sobre o autoexame testicular.

Ginecológico: menarca, data da última menstruação, regularidade ou problemas com menstruação, secreção vaginal, prurido; se sexualmente ativo, tipo de contracepção, infecção sexualmente transmitida e tipo de tratamento; se sexualmente ativa com sistema imunológico enfraquecido ou se tiver 21 anos ou mais, data e resultado do último Papanicolau; histórico obstétrico (como discutido em relação ao histórico do nascimento, quando aplicável).

Musculoesquelético: fraqueza, falta de coordenação, movimentos incomuns, escoliose, dor nas costas, dor ou edema nas articulações, dores musculares ou cãibras, marcha anormal, deformidade, fraturas, entorses graves, nível de atividade.

Neurológico: cefaleias, convulsões, tremores, tiques, tonturas, episódios de perda de consciência, perda de memória, atrasos ou preocupações com o desenvolvimento.

Endócrino: intolerância ao calor ou frio, sede ou micção excessiva, sudorese excessiva, desejo por sal, crescimento rápido ou lento, sinais de puberdade precoce ou tardia.

Hematológico/linfático: fácil hematoma ou hemorragia, anemia, data e resultado de último hemograma, transfusões de sangue, gânglios linfáticos edemaciados ou dolorosos (cervical, axilar, inguinal).

Alérgico/imunológico: respostas alérgicas, anafilaxia, eczema, rinite, espirros incomuns, autoimunidade, infecções recorrentes, infecções associadas a complicações incomuns.

Psiquiátrico: afeição geral, ansiedade, depressão, alterações de humor, alucinações, período de atenção, birras, problemas de comportamento, ideação suicida, uso abusivo de substâncias.

Ingestão Adequada (IA): baseada em estimativas de ingestão de nutrientes por indivíduos.

Nível Máximo de Ingestão Tolerável (UL): maior ingestão de nutrientes que provavelmente não representa risco de efeitos adversos à saúde.

O Departamento de Agricultura dos EUA tem uma ferramenta de IDR interativa *online* para profissionais de saúde calcularem as necessidades de nutrientes com base em idade, sexo, altura, peso e atividade, embora seja importante observar que as necessidades individuais podem variar (disponível em http://fnic.nal.usda.gov/fnic/interactiveDRI/).

A Figura 4.4 ilustra o *ChooseMyPlate.gov*, o qual descreve os cinco grupos alimentares que formam a base para uma dieta saudável. O *MyPlate Kids' Place* fornece recursos para ajudar as famílias a construir refeições saudáveis e se manterem ativas. As questões específicas utilizadas para realizar uma avaliação nutricional são fornecidas no Boxe 4.8. Cada avaliação nutricional deve começar com um **histórico dietético**. As perguntas exatas usadas para levantar um histórico dietético variam com a idade da criança. Em geral, quanto mais jovem a criança, mais específico e detalhado o histórico deve ser. A visão geral obtida a partir do levantamento da dieta pode ser útil na avaliação de registros de frequência de alimentos. A história também está voltada para fatores financeiros e culturais que influenciam a seleção e preparação dos alimentos (ver boxe *Considerações culturais*).

EXAME CLÍNICO DA NUTRIÇÃO

Uma quantidade significativa de informações sobre deficiências nutricionais vem de um exame clínico, especialmente da avaliação da pele, dos cabelos, dos dentes, das gengivas, dos lábios, da língua e dos olhos. O cabelo, a pele e a boca são vulneráveis devido ao rápido *turnover* de tecido epitelial e da mucosa. A Tabela 4.1 resume alguns sinais clínicos de possível deficiência ou excesso nutricional. Poucos são diagnósticos para um nutriente específico, e se sinais suspeitos forem encontrados, devem ser confirmados com dados dietéticos e bioquímicos. A falha de crescimento é discutida no Capítulo 10. Obesidade e transtornos alimentares são tratados no Capítulo 16.

A **antropometria**, parâmetro essencial do estado nutricional, é a medição de altura, peso, perímetro cefálico, proporções, espessura de dobras cutâneas e circunferência do braço em crianças. A altura e o

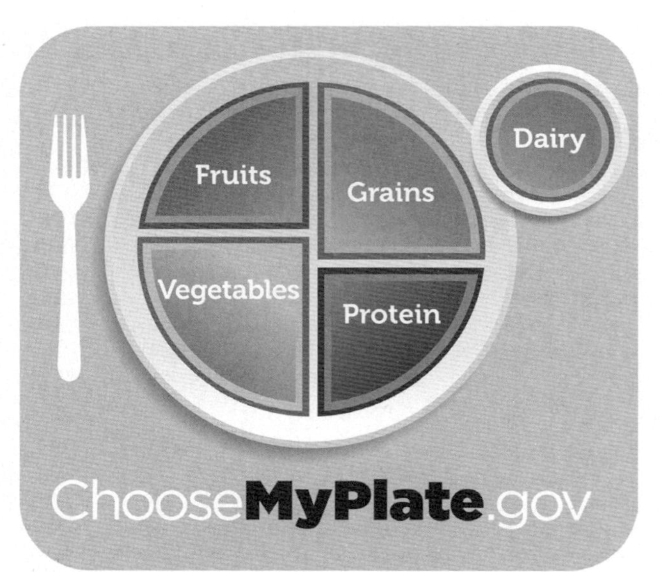

Figura 4.4 *MyPlate* defende a construção de um prato saudável por meio da montagem de metade de seu prato com frutas e legumes e a outra metade com grãos e proteína magra. Evitar porções superdimensionadas, colocar metade de grãos integrais e beber leite desnatado ou semidesnatado (1%) estão entre as recomendações para uma dieta saudável. (De US Department of Agriculture, Center for Nutrition Policy and Promotion. [2015]. *MyPlate*. www.ChooseMyPlate.gov.)

perímetro cefálico refletem a nutrição pregressa, enquanto o peso, a espessura da pele e a circunferência do braço refletem o estado nutricional atual, especialmente de reservas de proteínas e de gordura. A espessura da prega cutânea é uma medida do teor de gordura do corpo, porque cerca de metade dos estoques de gordura total do corpo fica diretamente sob a pele. A circunferência do músculo da parte superior do braço é correlacionada com medidas de massa muscular total.

Como o músculo serve como a maior reserva proteica do corpo, essa medida é considerada um índice das reservas de proteína do corpo. Idealmente, as medidas de crescimento são registradas ao longo do tempo, e as comparações são feitas quanto a velocidade de crescimento e ganho de peso com base nos valores prévios e presentes.

Há inúmeros **testes bioquímicos** disponíveis para avaliar o estado nutricional. Os estudos laboratoriais mais comuns para avaliar as crianças quanto à subnutrição são a hemoglobina, os índices de glóbulos vermelhos e albumina ou pré-albumina sérica. Para crianças obesas, glicose sérica em jejum, lipídios e estudos da função hepática podem ser realizados para avaliar se há complicações.

AVALIAÇÃO DA ANÁLISE NUTRICIONAL

Após a coleta dos dados necessários para uma avaliação nutricional completa, avalie os achados para planejar o aconselhamento apropriado. A partir dos dados, avalie se a criança está desnutrida, em risco de se tornar desnutrida, bem nutrida com reservas adequadas ou com sobrepeso ou obesidade.

Analise o diário alimentar de cada dia para a variedade e quantidades de alimentos sugerida em *MyPlate* (Figura 4.4). Por exemplo, se a lista não incluir legumes, pergunte sobre isso em vez de assumir que a criança não gosta de legumes, porque é possível que nenhum tenha sido servido naquele dia. Além disso, avalie a informação em termos de práticas étnicas da família e recursos financeiros. Encorajar o aumento da ingestão de carne adicional não é sempre viável para famílias com orçamento limitado e pode entrar em conflito com práticas alimentares que usam carne com moderação, como na preparação da refeição asiática.

ABORDAGENS GERAIS PARA EXAME DA CRIANÇA

SEQUÊNCIA DO EXAME

Em geral, a sequência para o exame de pacientes segue uma direção da cabeça aos pés. A principal função de tal abordagem sistemática é fornecer uma diretriz geral para a avaliação de cada área do corpo a fim de evitar omitir segmentos no exame. O registro-padrão de dados também facilita a troca de informações entre diferentes profissionais. Ao examinar crianças, essa sequência ordenada é frequentemente alterada, acomodando as necessidades de desenvolvimento da criança, embora o exame seja registrado seguindo o modelo da cabeça ao pé. Utilizar a idade de desenvolvimento e a cronológica como os principais critérios para avaliar cada sistema corporal cumpre vários objetivos:

- Minimiza o estresse e a ansiedade associados à avaliação de várias partes do corpo
- Promove uma relação de confiança entre enfermeiro, criança e pais
- Possibilita a máxima preparação da criança
- Preserva a segurança essencial da relação entre pai e filho, especialmente com crianças pequenas
- Maximiza a precisão e a confiabilidade dos achados da avaliação.

PREPARAÇÃO DA CRIANÇA

Embora o exame físico consista em procedimentos indolores, para algumas crianças o uso de um manguito apertado no braço, a investigação com equipamentos nas orelhas e na boca, a pressão sobre o abdome e a sensação de um pedaço frio de metal para ouvir o peito são estressantes. Portanto, o enfermeiro deve usar as mesmas considerações discutidas no Capítulo 20 a fim de preparar as crianças para procedimentos.

Além dessa discussão, as diretrizes gerais relacionadas com o exame são apresentadas no boxe *Diretrizes para o cuidado de enfermagem*.

O exame físico deve ser o mais agradável possível, bem como educativo. A técnica do boneco de papel é uma abordagem útil para ensinar as crianças sobre a parte do corpo que está sendo examinada (Figura 4.5). Na conclusão da consulta, a criança pode levar para casa o boneco como uma lembrança.

A Tabela 4.2 resume as diretrizes para posicionamento, preparação e exame das crianças em várias idades. Pelo fato de nenhuma criança ajustar-se precisamente a uma categoria de idade, pode ser necessário variar a abordagem após uma avaliação preliminar das realizações de desenvolvimento da criança e das necessidades. Mesmo com a melhor abordagem, muitas crianças na primeira infância não são cooperativas e são inconsoláveis durante grande parte do exame físico. Contudo, algumas parecem intrigadas com o novo ambiente e os equipamentos incomuns e respondem mais como pré-escolares que crianças na primeira infância. Da mesma maneira, alguns pré-escolares menores podem exigir mais das "medidas de segurança" usadas com crianças mais novas, como o contato contínuo entre pais e filhos, e menos das medidas preparatórias usadas com pré-escolares, como brincar com o equipamento antes e durante o exame real (Figura 4.6).

EXAME FÍSICO

Embora a abordagem e a sequência do exame físico sejam diferentes de acordo com a idade e o desenvolvimento da criança, a discussão a seguir descreve o modelo tradicional de avaliação física. O foco inclui todas as faixas etárias pediátricas (ver Capítulo 7 para uma discussão detalhada sobre a avaliação do recém-nascido). Como o exame físico é uma parte vital dos cuidados preventivos pediátricos, a Figura 4.7 apresenta um cronograma para consultas periódicas de saúde.

Boxe 4.8 Consumo dietético de referência para um indivíduo.

Necessidade Média Estimada (EAR): usada para examinar a possibilidade de inadequação.
Ingestão Diária Recomendada (IDR): consumo dietético igual ou superior a esse nível em geral tem uma baixa probabilidade de inadequação.
Ingestão Adequada (IA): a ingestão dietética no nível ou acima dele geralmente tem uma baixa probabilidade de inadequação.
Nível Máximo de Ingestão Tolerável (UL): ingestão dietética acima desse nível em geral coloca um indivíduo em risco de efeitos adversos da ingestão excessiva de nutrientes.

Histórico dietético

Quais são as refeições normais da família?
Os membros da família comem juntos ou em momentos separados?
Quem faz as compras de mercado da família e o preparo das refeições?
Quanto dinheiro é gasto para comprar comida a cada semana?
Como a maioria dos alimentos são preparados – assados, grelhados, fritos, de outras maneiras?
Com que frequência a família ou o seu filho come fora?

- Que tipos de restaurantes você frequenta?
- Que tipo de comida o seu filho costuma comer em restaurantes?
- O seu filho toma café da manhã regularmente?

Onde o seu filho almoça?
Quais são os alimentos, bebidas e lanches favoritos do seu filho?

- Quais são os valores médios ingeridos por dia?
- Que alimentos são adoçados artificialmente?
- Quais são os hábitos de lanches de seu filho?
- Quando os alimentos doces são geralmente consumidos?
- Quais são os hábitos de escovação de dentes do seu filho?

Que práticas culturais especiais são seguidas? Que alimentos étnicos são consumidos?
De que alimentos e bebidas seu filho não gosta?
Como você descreveria o apetite usual de seu filho (comedor voraz, comedor exigente)?
Quais são os hábitos de alimentação do seu filho (peito, mamadeira, xícara, colher, come sozinho, precisa de assistência, algum dispositivo especial)?
O seu filho toma vitaminas ou outros suplementos? Elas contêm ferro ou fluoreto?
O seu filho tem alguma alergia alimentar conhecida ou suspeita?
Seu filho está em uma dieta especial?
Seu filho perdeu ou ganhou peso recentemente?
Existem problemas de alimentação (agitação excessiva, cuspir, cólicas, dificuldade de sucção ou deglutição)? Existem problemas dentários ou dispositivos, como aparelhos, que afetam a alimentação?
Que tipos de exercício seu filho faz regularmente?
Existe um histórico familiar de câncer, diabetes, doenças cardíacas, pressão alta ou obesidade?

Perguntas adicionais para lactentes

Qual foi o peso ao nascer do lactente? Quando dobrou? Triplicou?
O lactente era prematuro?
Você está amamentando ou amamentou seu lactente? Por quanto tempo?
Se você usa uma fórmula, qual é a marca?

- Há quanto tempo o lactente a está tomando?
- Quantos miligramas a criança toma por dia?

Você está dando o leite de vaca para o lactente (integral, baixo teor de gordura, desnatado)?

- Quando você começou?
- Quantos miligramas a criança toma por dia?

Você dá líquidos extras para seu lactente (água, suco)?
Se o lactente leva a mamadeira para a cama na hora do cochilo ou à noite, o que tem na mamadeira?
Com que idade a criança começou a comer cereais, vegetais, carne ou outras fontes de proteínas, frutas ou suco, comidas de aperitivos e comida de refeição?
Você mesmo faz a comida para seu lactente ou usa alimentos comerciais, como cereal?
A criança toma um suplemento vitamínico ou mineral? Em caso afirmativo, de que tipo?
A criança teve uma reação alérgica a qualquer (quaisquer) alimento(s)? Se sim, liste os alimentos e descreva a reação.
A criança cospe com frequência; têm fezes de incomumente soltas; ou tem fezes duras, secas? Em caso afirmativo, com que frequência?
Com que frequência você alimenta seu lactente?
Como você descreveria o apetite de seu lactente?

Modificado de Murphy S. P., & Poos M. I. (2002): Dietary reference intakes: summary of applications in dietary assessment, *Public Health Nutrition,5*(Suppl. 6A), 843-849.

Considerações culturais

Práticas alimentares

Como as práticas culturais são predominantes na preparação de alimentos, considere cuidadosamente os tipos de perguntas que são feitas e os julgamentos durante o aconselhamento. Por exemplo, algumas culturas, como a hispânica, a afro-americana e a dos indígenas americanos, incluem muitos vegetais, legumes e amidos em sua dieta que, em conjunto, fornecem aminoácidos essenciais suficientes, embora a quantidade real de carne ou de proteína de laticínios seja baixa.

O método mais comum e provavelmente mais fácil de avaliar a ingestão diária é a recordação de 24 horas. A criança ou os pais recordam cada item ingerido nas últimas 24 horas e as quantidades aproximadas. A lembrança de 24 horas é mais benéfica quando representa a ingestão em um dia típico. Algumas das dificuldades com uma lembrança diária são a incapacidade da família de se lembrar exatamente do que foi comido e a estimativa imprecisa do tamanho da porção. Para aumentar a precisão do relato dos tamanhos das porções, o uso de modelos alimentares e questões adicionais são recomendados. Em geral, esse método é mais útil para fornecer informações *qualitativas* sobre a dieta da criança.

Para melhorar a confiabilidade da recordação diária, a família pode preencher um **diário alimentar** registrando todos os alimentos e líquidos consumidos durante certo número de dias. Um registro de 3 dias que consiste em 2 dias da semana e 1 dia de fim de semana é representativo para a maioria das pessoas. O fornecimento de gráficos específicos para registrar a ingestão pode melhorar a adesão e o acompanhamento geral do paciente.

Tabela 4.1 Achados clínicos focados em nutrição.

Achados normais	Achados anormais	Possíveis deficiências nutricionais
Crescimento físico		
Ganho de peso normal e crescimento linear para idade e sexo	Perda de peso, ganho de peso insuficiente, falha de crescimento linear	Proteína, gordura, calorias, zinco, iodo, sódio, outros nutrientes essenciais
Desenvolvimento esquelético normal sem deformidade óbvia	Cifose, geno varo (curvatura das extremidades) ou geno valgo (joelhos tortos), raquitismo, história de fraturas não traumáticas	Cálcio, vitamina D, fósforo
Pele		
Lisa, levemente seca ao toque, elástica e firme, ausência de lesões, cor uniforme adequada ao *background* genético	Seca, áspera, escamosa	Vitamina A, ácidos graxos essenciais
	Dermatite	Ácidos graxos essenciais, zinco, niacina, riboflavina, triptofano
	Petéquias	Riboflavina, vitamina C
	Retardo na cicatrização de feridas	Vitamina C, zinco
	Dermatite escamosa em superfícies expostas	Riboflavina, vitamina C, zinco, niacina, triptofano
	Enrugada, flácida	Niacina
	Lesões crostosas ao redor dos orifícios, especialmente narinas	Proteína, calorias, zinco
	Turgor pobre	Água, sódio
	Despigmentação	Proteína, calorias
	Palidez (anemia)	Ferro, ácido fólico; vitaminas B12, C e (em lactentes prematuros); piridoxina
Cabelos		
Brilhantes, suaves e sedosos, fortes, elásticos, distribuídos simetricamente	Pegajosos, frágeis, opacos, secos, finos	Proteína, calorias, zinco, biotina, ácidos graxos essenciais
	Alopecia	Proteína, calorias, zinco, biotina, ácidos graxos essenciais, selênio
	Despigmentação	Proteína, calorias, cobre
	Áreas elevadas ao redor dos folículos capilares	Vitamina C
Unhas		
Simétricas e lisas	Linhas transversais	Proteína
	Escamosa	Magnésio
	Pálidas	Vitaminas A e D
	Unhas quebradiças, em forma de colher	Ferro
Olhos		
Claros, brilhantes, úmidos	Sem brilho, secos, com manchas de Bitot (acúmulo de queratina superficialmente na conjuntiva)	Vitamina A
Boa visão noturna	Cegueira noturna	Vitamina A
Conjuntiva – rosa, brilhante, tolera a exposição à luz	Ardor, coceira, fotofobia	Riboflavina
Boca		
Lábios – lisos, úmidos, cor mais escura que a pele, ausência de lesões	Fissuras e inflamação nos cantos	Riboflavina
	Secos, edemaciados	Vitaminas B6 e B12, ferro, folato, riboflavina, niacina
Gengivas – firmes, rosadas, pontilhadas	Esponjosas, friáveis, inflamadas, vermelhas-azuladas ou pretas, sangram facilmente	Vitamina C
Membranas mucosas – rosa brilhante, lisas, úmidas	Estomatite	Niacina
	Membranas mucosas secas	Água, zinco
Língua – rosa úmida com textura levemente áspera, sem lesões, sensação gustativa normal	Glossite (inchada, inflamada, lisa e vermelha escura)	Niacina, riboflavina, folato, vitaminas B6 e B12, ferro
	Sensação de sabor diminuída	Zinco
Dentes – coloração branca uniforme, liso, intacto; erupção normal começa entre 4 e 12 meses	Defeito no esmalte	Vitaminas A, C e D; cálcio; fósforo
	Cáries	Flúor, vitamina D
	Dentição atrasada	Desnutrição

Adaptada de Green Corkins, K., & Teague, E. E. (2017). Pediatric nutrition assessment: Anthropometrics to zinc. *Nutrition in Clinical Practice, 32*(1), 40–51; National Institutes of Health, Office of Dietary Supplements. (n.d.). Vitamin and mineral fact sheets. Recuperado em: https://ods.od.nih.gov/factsheets/list-VitaminsMinerals/.

Diretrizes para o cuidado de enfermagem

Realização do exame físico pediátrico

Realizar o exame em uma área apropriada e não ameaçadora:

- Ter um espaço bem iluminado e decorado com cores neutras
- Ter uma temperatura ambiente confortavelmente quente
- Colocar todo o equipamento estranho e potencialmente assustador fora da vista
- Ter alguns brinquedos, bonecas, bichos de pelúcia e jogos disponíveis para crianças
- Se possível, ter salas decoradas e equipados para crianças
- Proporcionar privacidade, especialmente para crianças em idade escolar e adolescentes
- Proporcionar tempo para brincar e se familiarizar

Observar comportamentos que sinalizem a prontidão da criança para cooperar:

- Falar com o enfermeiro
- Fazer contato visual
- Aceitar o equipamento oferecido
- Permitir contato físico
- Escolher sentar-se na mesa de exame em vez de ficar no colo do pai ou da mãe

Se sinais de prontidão não forem observados, usar as seguintes técnicas:

- Falar com os pais enquanto essencialmente "ignora" a criança; gradualmente, concentrar-se na criança ou em um objeto favorito, como uma boneca
- Fazer comentários elogiosos sobre a criança, sobre sua aparência, sua roupa ou um objeto favorito
- Contar uma história engraçada ou fazer um truque simples de mágica
- Ter um "amigo" não ameaçador disponível, como uma marionete, para "conversar" com a criança no lugar do enfermeiro (Figura 4.26A)

Se a criança se recusar a cooperar, utilizar as seguintes técnicas:

- Avaliar a razão para o comportamento não cooperativo; considerar que uma criança que está indevidamente com medo pode ter tido uma experiência traumática
- Tentar envolver a criança e os pais no processo
- Evitar explicações prolongadas sobre o procedimento de exame
- Usar uma abordagem firme e direta em relação ao comportamento esperado
- Realizar o exame o mais rapidamente possível
- Fazer o atendente restringir gentilmente a criança
- Minimizar qualquer interrupção ou estimulação
- Limitar o número de pessoas na sala
- Usar uma sala isolada
- Usar voz baixa, calma e confiante

Iniciar o exame de maneira não ameaçadora para crianças pequenas ou crianças que estejam com medo:

- Usar atividades que podem ser apresentadas como jogos, tais como teste para nervos cranianos (Tabela 4.11) ou partes dos testes de triagem do desenvolvimento (ver Capítulo 3)
- Usar abordagens como o "Siga o mestre" para incentivar a criança a fazer uma careta, apertar uma mão, ficar em um pé e assim por diante
- Usar a técnica do boneco de papel:
  1. Colocar a criança em decúbito dorsal sobre uma mesa de exame ou piso coberto com uma folha de papel grande
  2. Traçar o contorno do corpo da criança
  3. Usar contorno do corpo para demonstrar o que será examinado – desenhando um coração, por exemplo, e ouvindo com um estetoscópio antes de realizar a atividade na criança.

Se várias crianças da família forem examinadas, começar com a mais cooperativa para modelar o comportamento desejado.

Envolver a criança no processo de exame:

- Apresentar escolhas, como se sentar na mesa ou no colo dos pais
- Permitir que a criança manuseie ou segure o equipamento
- Incentivar a criança a usar equipamento em um boneco, membro da família ou examinador
- Explicar cada passo do procedimento em linguagem simples

Examine a criança em uma posição confortável e segura:

- Sentada no colo do pai ou da mãe
- Sentada ereta se estiver em dificuldade respiratória

Prosseguir examinando o corpo em uma sequência organizada (geralmente da cabeça aos pés) com as seguintes exceções:

- Alterar a sequência para acomodar as necessidades de crianças de diferentes idades (Tabela 4.2)
- Examinar as áreas dolorosas por último
- Em situações de emergência, examine as funções vitais (via respiratória, respiração e circulação) e a área lesionada primeiro

Tranquilizar a criança durante todo o exame, especialmente sobre preocupações corporais que surgem durante a puberdade.

Discutir os achados com a família no fim do exame.

Elogiar a criança pela cooperação durante o exame; dar uma recompensa como um pequeno brinquedo ou adesivo.

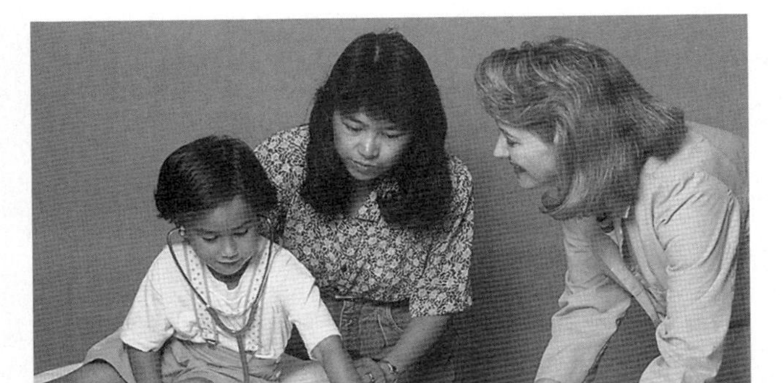

Figura 4.5 Utilização da técnica do boneco de papel para preparar uma criança para o exame.

MEDIDAS DE CRESCIMENTO

A medida do crescimento físico em crianças é um elemento-chave na avaliação de seu estado de saúde. Os parâmetros físicos de crescimento incluem peso, altura (comprimento), espessura de pregas cutâneas, circunferência do braço e perímetro cefálico. Os valores para esses parâmetros de crescimento são plotados em gráficos de percentil, e as medidas da criança em porcentagens são comparadas com as da população em geral.

Gráficos de crescimento

Os gráficos de crescimento utilizam uma série de curvas de percentil de distribuição de medidas corporais em crianças. Os Centers for Disease Control and Prevention recomendam que os padrões de crescimento da Organização Mundial da Saúde sejam usados para monitorar o crescimento de lactente e crianças entre as idades de 0 e 2 anos. Pelo fato de o aleitamento materno ser o padrão recomendado para a alimentação infantil, os gráficos de crescimento da

Tabela 4.2 Abordagens específicas para a idade para o exame físico durante a infância.

Posição	Sequência	Preparação
Lactente		
Antes de se sentar sozinho – decúbito dorsal ou ventral, de preferência no colo dos pais; antes de 4 a 6 meses, pode ser colocado na mesa de exame Depois de conseguir se sentar sozinho – sentar no colo de um dos pais sempre que possível; se na mesa, deixá-lo de modo que possa ver os pais	Se silencioso, auscultar coração, pulmões e abdome Registrar as frequências cardíacas e respiratórias Palpar e percutir as mesmas áreas Prosseguir na direção habitual da cabeça aos pés Realizar procedimentos traumáticos por último (olhos, ouvidos, boca [enquanto chora]) Provocar reflexos à medida que a parte do corpo é examinada Provocar reflexo de Moro por último	Tirar completamente a roupa se a temperatura ambiente o permitir Deixar a fralda no lactente do sexo masculino Obter cooperação com distração, objetos brilhantes, chocalhos ou falando Sorrir para o lactente e usar voz macia e suave Tranquilizar com mamadeira de água com açúcar ou alimentação Procurar ajuda dos pais para restrição durante exame dos ouvidos e da boca Evitar movimentos abruptos, sacudidos
***Toddler* (criança na primeira infância)**		
Sentada ou de pé junto aos pais ou perto deles Posição de decúbito dorsal ou ventral no colo de um dos pais	Inspecionar a área do corpo por meio de jogos: "contar dedos", "cócegas nos dedos dos pés" Usar contato físico mínimo inicialmente Introduzir o equipamento lentamente Auscultar, percutir, palpar sempre que a criança estiver quieta Realizar procedimentos traumáticos por último (o mesmo que para lactentes)	Pedir a um dos pais que remova a roupa externa Remover a roupa de baixo quando a parte do corpo for examinada Permitir que a criança inspecione o equipamento; demonstrar o uso do equipamento geralmente é ineficaz Se não cooperativo, realizar os procedimentos rapidamente Usar restrição quando apropriado; solicitar ajuda aos pais Falar sobre o exame se a criança for cooperativa Usar frases curtas Elogiar o comportamento cooperativo
Criança em idade pré-escolar		
De preferência em pé ou sentada Geralmente é cooperativa em posição de decúbito dorsal ou ventral Preferir a proximidade dos pais	Se cooperativa, proceder na direção da cabeça até os pés Se não cooperativa, proceder como com a criança na primeira infância	Pedir para se autodespir Permitir usar roupas de baixo se for tímida Oferecer equipamentos para inspeção; demonstrar o uso brevemente Montar uma história sobre o procedimento (p. ex., "Estou vendo como seus músculos são fortes" [pressão arterial]) Usar técnica do boneco de papel Dar escolhas quando possível Esperar cooperação; usar declarações positivas (p. ex., "Abra sua boca")
Criança em idade escolar		
De preferência sentada Cooperativa na maioria das posições A criança mais jovem prefere a presença dos pais Uma criança mais velha pode preferir privacidade	Prosseguir na direção da cabeça para os pés Pode examinar a genitália por último na criança mais velha	Respeitar a necessidade de privacidade Pedir para se despir Permitir usar roupas de baixo Dar uma camisola para vestir Explicar a finalidade do equipamento e a importância do procedimento, como otoscópio para ver o tímpano, o que é necessário para a audição Ensinar sobre a função e o cuidado do corpo
Adolescente		
Adolescente Idêntico ao da criança em idade escolar Oferecer opção de presença dos pais	O mesmo que uma criança mais velha em idade escolar Pode examinar a genitália por último	Permitir despir em privado Dar uma camisola Expor apenas a área a ser examinada Respeitar a necessidade de privacidade Explicar os achados durante o exame (p. ex., "Seus músculos estão firmes e fortes") Comentário natural sobre o desenvolvimento sexual (p. ex., "Suas mamas são identificadas como devem ser") Enfatizar a normalidade do desenvolvimento Examinar a genitália como qualquer outra parte do corpo; pode-se deixar para o fim

Organização Mundial da Saúde são usados; eles refletem os padrões de crescimento entre crianças que foram amamentadas predominantemente durante pelo menos 4 meses e ainda estão amamentando aos 12 meses. Os gráficos de crescimento dos Centers for Disease Control and Prevention (www.cdc.gov/growthcharts) são utilizados para crianças de 2 anos ou mais.

Crianças cujo crescimento pode ser questionável incluem:

- Aquelas cujos percentis de altura e peso são muito díspares (p. ex., altura no 10° percentil e peso no 90° percentil, especialmente com espessura cutânea acima da média)
- Crianças que não conseguem acompanhar a velocidade de crescimento esperada em altura e peso, especialmente durante os períodos de crescimento rápido da lactância e adolescência
- Aquelas que apresentam um aumento súbito (exceto durante a puberdade) ou diminuição em um padrão de crescimento previamente estável (ou seja, atravessando duas linhas de percentis maiores após 3 anos)
- Crianças que são baixas e os pais não são.

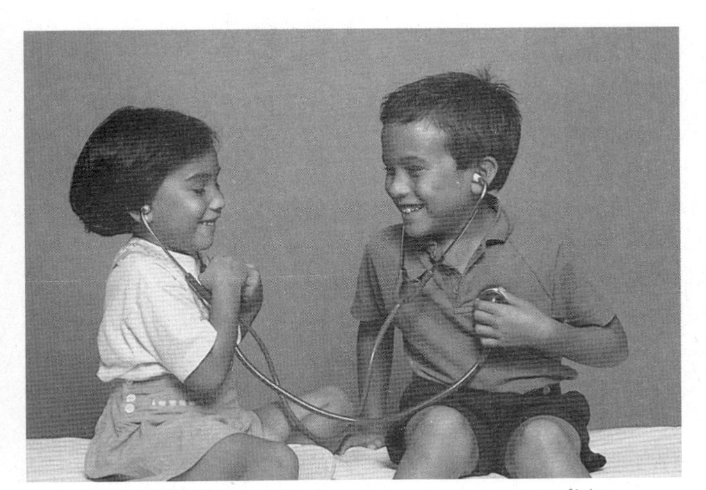

Figura 4.6 Preparação das crianças para o exame físico.

Como o crescimento é um processo contínuo, mas desigual, a avaliação mais confiável está na comparação das medidas de crescimento ao longo do tempo, porque refletem mudanças. É importante lembrar que crianças da mesma idade e do mesmo sexo (sejam baixas, médias ou altas) devem crescer a taxas semelhantes (Figura 4.8).

Comprimento

O termo **comprimento** refere-se a medidas feitas quando as crianças estão em decúbito dorsal (também referido como **comprimento recumbente**). Até que as crianças tenham 2 anos e sejam capazes de ficar sozinhas (ou 36 meses, se usar um gráfico para o nascimento até 36 meses), medir o comprimento recumbente usando um quadro de comprimento e dois medidores (Figura 4.9A; boxe *Evidência e prática*). Devido à posição normalmente flexionada durante a infância, deve-se prolongar o corpo (1) segurando a cabeça na linha média, (2) segurando os joelhos juntos suavemente e (3) empurrando para baixo sobre os joelhos até as pernas ficarem totalmente estendidas e planas contra a mesa. Colocar a cabeça tocando a cabeceira da cama e o suporte para os pés firmemente contra os calcanhares. Não se deve utilizar fita métrica para medir o comprimento de lactentes e crianças devido à imprecisão e à falta de confiabilidade (Foote, 2014; Foote, Brady, Burke et al., 2011). Meça o comprimento até o último milímetro completo ou 1/16 polegada. Meça mais de uma vez e registre o comprimento médio.

Altura

O termo **altura** (ou **estatura**) refere-se à medida verificada quando uma criança está de pé. Gráficos de parede e barras horizontais dobráveis (dispositivos de braço flexível) montados em balanças não devem ser utilizados para medir a altura das crianças (Foote, 2014; Foote, Brady, Burke et al., 2011). Esses dispositivos não são estáveis e não mantêm um ângulo reto com a régua vertical, evitando uma altura precisa e confiável. Meça a altura colocando a criança, sem sapatos, de pé, o mais reta possível com a cabeça na linha média e a linha de visão paralela ao teto e o chão (ver a discussão do *plano de Frankfort* no boxe *Evidência e prática*). Certifique-se de que as costas da criança estejam encostadas na parede ou em outra superfície

	LACTENTE								PRIMEIRA INFÂNCIA						
IDADE	**Pré-natal**	**Recém-nascido**	**3 a 5 dias**	**Por volta de 1 mês**	**2 meses**	**4 meses**	**6 meses**	**9 meses**	**12 meses**	**15 meses**	**18 meses**	**24 meses**	**30 meses**	**3 anos**	**4 anos**
HISTÓRIA Inicial/Intervalo	●	●	●	●	●	●	●	●	●	●	●	●	●	●	●
MEDIÇÕES															
Comprimento/Altura e peso		●	●	●	●	●	●	●	●	●	●	●	●	●	●
Circunferência da cabeça		●	●	●	●	●	●	●	●	●	●	●			
Peso por comprimento		●	●	●	●	●	●	●	●	●	●				
Índice de massa corporal												●	●	●	●
Pressão arterial		★	★	★	★	★	★	★	★	★	★	★	★	●	●
MONITORAMENTO SENSORIAL															
Visão		★	★	★	★	★	★	★	★	★	★	★	★	●	●
Audição		●	●		→	★	★	★	★	★	★	★	★	★	●
SAÚDE DO DESENVOLVIMENTO/COMPORTAMENTO															
Monitoramento do desenvolvimento								●			●		●		
Monitoramento do transtorno do espectro autista											●	●			
Monitoramento do desenvolvimento		●	●	●	●	●	●		●	●		●		●	●
Avaliação psicossocial/comportamental		●	●	●	●	●	●	●	●	●	●	●	●	●	●
Avaliação do uso de tabaco, álcool ou drogas															
Monitoramento da depressão															
Monitoramento da depressão materna				●	●	●	●								
EXAME FÍSICO		●	●	●	●	●	●	●	●	●	●	●	●	●	●
PROCEDIMENTOS															
Sangue do recém-nascido		●	●		→										
Bilirrubina do recém-nascido		●													
Defeito cardíaco congênito crítico		●													
Imunização		●	●	●	●	●	●	●	●	●	●	●	●	●	●
Anemia						★			●	★	★	★	★	★	★
Chumbo							★	★	● ★		★	● ★		★	★
Tuberculose				★			★		★			★		★	★
Dislipidemia												★			★
Infecções sexualmente transmissíveis															
HIV															
Displasia cervical															
SAÚDE ORAL							●	●	★		★	★	★	★	★
Verniz de flúor							←				●				
Suplementação de flúor							★	★	★		★	★	★	★	★
ORIENTAÇÃO ANTECIPADA	●	●	●	●	●	●	●	●	●	●	●	●	●	●	●

	SEGUNDA INFÂNCIA						ADOLESCÊNCIA							
IDADE	**5 anos**	**6 anos**	**7 anos**	**8 anos**	**9 anos**	**10 anos**	**11 anos**	**12 anos**	**13 anos**	**14 anos**	**15 anos**	**16 anos**	**17 anos**	**18 anos**
HISTÓRIA Inicial/Intervalo	●	●	●	●	●	●	●	●	●	●	●	●	●	●
MEDIÇÕES														
Comprimento/Altura e peso	●	●	●	●	●	●	●	●	●	●	●	●	●	●
Circunferência da cabeça														
Peso por comprimento														
Índice de massa corporal	●	●	●	●	●	●	●	●	●	●	●	●	●	●
Pressão arterial	●	●	●	●	●	●	●	●	●	●	●	●	●	●
MONITORAMENTO SENSORIAL														
Visão	●	●	★	●	★	●	★	●	★	★	●	★	★	★
Audição	●	●	★	●	★	●	←		●	→	←	●	→	
SAÚDE DO DESENVOLVIMENTO/COMPORTAMENTO														
Monitoramento do desenvolvimento														
Monitoramento do transtorno do espectro autista														
Monitoramento do desenvolvimento	●	●	●	●	●	●	●	●	●	●	●	●	●	●
Avaliação psicossocial/comportamental	●	●	●	●	●	●	●	●	●	●	●	●	●	●
Avaliação do uso de tabaco, álcool ou drogas							★	★	★	★	★	★	★	★
Monitoramento da depressão								●	●	●	●	●	●	●
Monitoramento da depressão materna														
EXAME FÍSICO	●	●	●	●	●	●	●	●	●	●	●	●	●	●
PROCEDIMENTOS														
Sangue do recém-nascido														
Bilirrubina do recém-nascido														
Defeito cardíaco congênito crítico														
Imunização	●	●	●	●	●	●	●	●	●	●	●	●	●	●
Anemia	★	★	★	★	★	★	★	★	★	★	★	★	★	★
Chumbo	★	★												
Tuberculose	★	★	★	★	★	★	★	★	★	★	★	★	★	★
Dislipidemia		★		★	←	●	→	★	★	★	★	★		
Infecções sexualmente transmissíveis							★	★	★	★	★	★	★	★
HIV							★	★	★	★	←		●	→
Displasia cervical														
SAÚDE ORAL	★	★												
Verniz de flúor	→													
Suplementação de flúor	★	★	★	★	★	★	★	★	★	★	★	★		
ORIENTAÇÃO ANTECIPADA	●	●	●	●	●	●	●	●	●	●	●	●	●	●

CHAVE: ● = a ser executado ★ = avaliação de risco a ser executada com ação apropriada a seguir, se positiva ←●→ = intervalo durante o qual um serviço pode ser prestado

BFNC 2019.PSMAR
3-351/0319

Figura 4.7 Tabela de cuidados de saúde pediátricos preventivos. (Adaptada de American Academy of Pediatrics Committee on Practice and Ambulatory Medicine, Bright Futures Periodicity Schedule Workgroup. [2015]. *2015 Recommendations for pediatric preventive pediatric health care*. Recuperado em: https://www.aap.org/en-us/professional-resources/practice-support/Periodicity/Periodicity%20Schedule_FINAL.pdf.)

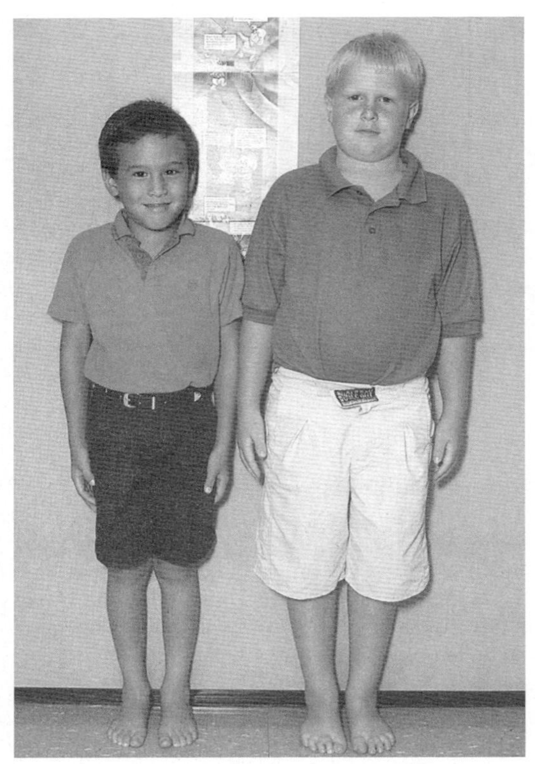

Figura 4.8 Essas crianças de idade idêntica (8 anos) são acentuadamente diferentes em tamanho. A criança à esquerda, de ascendência asiática, está no 5° percentil para altura e peso. A criança à direita está acima do 95° percentil para altura e peso. No entanto, ambas demonstram padrões de crescimento normais.

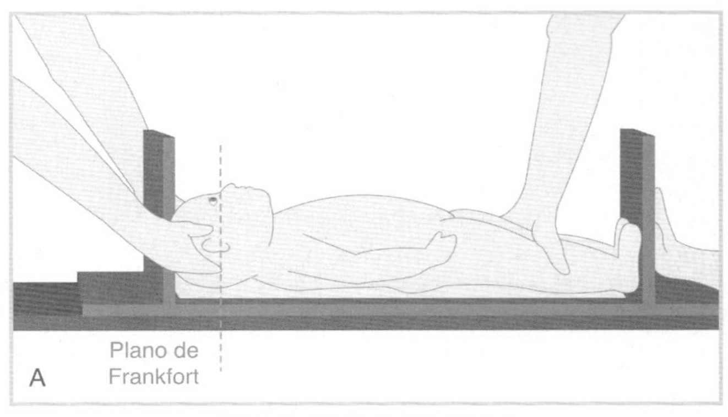

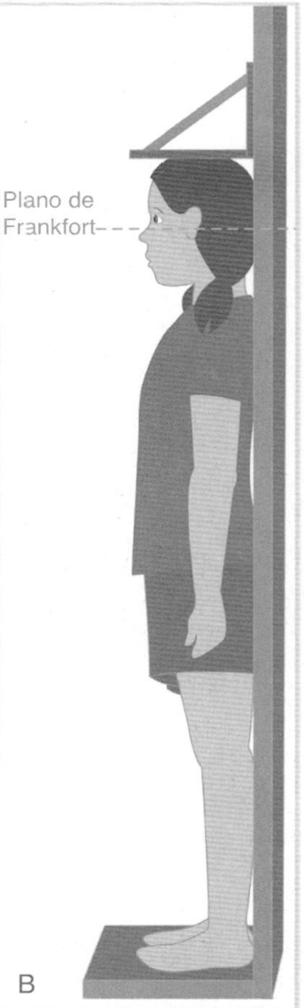

Figura 4.9 Medição do crescimento linear. **A.** Lactente. **B.** Criança. (Cortesia de Jan M. Foote, Blank Children's Hospital, Des Moines, IA.)

plana vertical, com a cabeça, as escápulas, as nádegas e os calcanhares tocando a superfície vertical (ver Figura 4.9B). Verificar e corrigir a queda dos ombros, a lordose posicional, a flexão dos joelhos ou o levantamento dos calcanhares.

! ALERTA PARA A ENFERMAGEM

Dica para a enfermagem Normalmente, a altura é menor se medida à tarde do que pela manhã devido à variação diurna (relacionada à gravidade e compressão da coluna). A hora do dia em que as medições são feitas deve ser registrada (Foote, Brady, Burke et al., 2009). Para crianças em que há preocupação com o crescimento, medidas seriadas devem ser feitas no mesmo horário do dia, quando possível, para estabelecer uma velocidade de crescimento precisa.

Para a medição mais precisa, use o equipamento encostado na parede (**estadiômetro**; Figura 4.9B). Para improvisar uma superfície vertical plana para medir a altura, coloque uma fita de papel ou de metal ou uma medida de comparação na parede, posicione a criança adjacentemente à fita e posicione um objeto tridimensional, como um livro grosso ou caixa, no topo da cabeça. Coloque o lado do objeto firmemente contra a parede para formar um ângulo reto. Meça a altura até o último milímetro completo ou 1/16 polegada. Meça mais de uma vez e registre a altura média.

Peso

O peso é medido por uma balança com barra de pesagem eletrônica ou de tamanho apropriado, que mede o peso para o mais próximo de 10 g para lactentes e 100 g para crianças. Antes de pesar a criança, equilibre a balança, definindo-a em 0 e observando se ela registra exatamente em 0 ou no meio da marca. Se o fim da barra de equilíbrio sobe para o topo ou para o fundo da marca, mais ou menos peso, respectivamente, é necessário. Algumas balanças são projetadas para se autocorrigir, mas outras precisam ser recalibradas pelo fabricante. Elas variam quanto à precisão; as balanças infantis tendem a ser mais precisas que aquelas para adultos, e balanças mais recentes tendem a ser mais precisas que as mais antigas, especialmente em níveis superiores de medição de peso. Quando medidas precisas são necessárias, dois enfermeiros aferem o peso de maneira independente; se houver uma discrepância, faça uma terceira leitura e use a média acordada das medidas.

Faça medições em uma sala confortavelmente quente. Quando os gráficos do nascimento aos 2 anos ou do nascimento aos 36 meses são utilizados, as crianças devem ser pesadas nuas. As mais velhas geralmente

Evidência e Prática

Medição do crescimento linear em pediatria

Faça a pergunta

Pergunta PICOT

Em crianças, quais são os melhores instrumentos e técnicas para medir o crescimento linear (comprimento e altura)?

Procura pela evidência

Estratégias de pesquisa

Critérios de seleção para busca: artigos em inglês, baseados em pesquisa e artigos de revisão e pareceres de especialistas de bases de dados, manuais antropométricos e de endocrinologia, contato com especialistas no campo e descoberta informal.

Palavras-chave: comprimento, altura, estatura, lactente, criança, adolescente, medição, instrumento, prancha de comprimento, estadiômetro, calibração, técnica, exatidão, confiabilidade, variação diária.

Critérios de exclusão: outros tipos de medidas antropométricas, adultos.

Bancos de dados utilizados

MEDLINE, CINAHL, COCHRANE, EMBASE, OCLC, ERIC, *National Guideline Clearing-house* (AHRQ).

Avaliação crítica das evidências

Uma equipe interdisciplinar avaliou sistemática e criticamente as evidências para desenvolver essas recomendações de prática clínica usando um esquema de classificação da prática baseada em evidências (Foote, Brady, Burke et al., 2009; Foote, Brady, Burke et al., 2011; US Preventive Services Task Force, 1996).

Meça o comprimento recumbente em crianças com menos de 24 a 36 meses e crianças que não podem ficar sozinhas (Foote, 2014; Foote, Brady, Burke et al., 2011) (ver Figura 4.9A)

- Utilizar uma régua antropométrica com estes componentes: superfície horizontal plana com cabeceira fixa e suporte para os pés suavemente móvel, ambos em ângulos de 90° com a superfície horizontal e uma régua presa com marcações em milímetros. As fitas métricas nunca devem ser usadas
- Cobrir a régua antropométrica com tecido macio ou fino ou papel
- Remover toda a roupa e os sapatos. Remover ou afrouxar a fralda. Retirar ornamentos de cabelo na coroa da cabeça
- Dois medidores são necessários para realizar o posicionamento correto; um medidor (assistente) pode ser um dos pais ou outro cuidador quando os procedimentos são explicados e compreendidos
- Colocar a criança em posição de decúbito dorsal na régua antropométrica. Nunca deixe a criança sem vigilância
- O assistente segura a cabeça na linha média com a coroa da cabeça contra a cabeceira, comprimindo os cabelos
- Posicionar a cabeça no plano vertical de Frankfort (linha imaginária a partir da borda inferior da órbita através do ponto mais alto do meato auditivo; a linha é paralela à cabeceira e perpendicular à régua antropométrica)
- O medidor de chumbo posiciona o corpo na régua antropométrica com uma mão colocada em ambas as pernas para estender completamente o corpo
- Certificar-se de que a cabeça permanece contra a cabeceira, ombros e quadris não devem ser girados, a parte detrás não está arqueada e as pernas não estão dobradas. Reposicionar conforme necessário
- Usando a outra mão, mover o suporte do medidor de chumbo para os calcanhares com ambos os pés com os dedos apontando para cima
- Ler a medição para o milímetro mais próximo
- Reposicionar a criança e repetir o procedimento. Medir pelo menos duas vezes (idealmente três vezes). Fazer a média das medições para o valor final. Registrar imediatamente

Medir a altura em crianças de 24 a 36 meses de vida e mais velhas que podem ficar bem sozinhas (Foote, 2014; Foote, Brady, Burke et al., 2011) (ver Figura 4.9B).

- Usar um estadiômetro com os seguintes componentes: superfície vertical para sustentar, suporte para os pés ou superfície firme para ficar de pé, cabeceira horizontal móvel em ângulo de 90° em relação à superfície vertical e régua fixada marcada em milímetros. Os gráficos de parede e as barras horizontais dobráveis (dispositivos de braço flexível) montados em balanças nunca devem ser utilizados
- Remover sapatos e vestuário externo pesado. Remover ornamentos de cabelo na coroa da cabeça
- Colocar a criança na superfície plana com as costas contra a superfície vertical do estadiômetro
- O peso é uniformemente distribuído em ambos os pés com os calcanhares juntos
- O occipício, as escápulas, as nádegas e os calcanhares estão em contato com a superfície vertical
- Incentivar a criança a manter a posição totalmente ereta com a lordose posicional minimizada, os joelhos completamente estendidos e os calcanhares planos. Reposicionar conforme necessário
- A criança continua a respirar normalmente com os ombros relaxados e os braços pendurados livremente
- Posicionar a cabeça no plano horizontal de Frankfort (linha imaginária a partir da borda inferior da órbita através do ponto mais alto do meato auditivo; a linha é paralela à cabeceira e perpendicular à superfície vertical)
- Mover a cabeceira para baixo até a coroa da cabeça, comprimindo os cabelos
- Ler a medição no nível dos olhos até o último milímetro completo ou 1/16 polegadas (para evitar um erro de paralaxe)
- Reposicionar a criança e repetir o procedimento. Medir pelo menos duas vezes (idealmente três vezes). Fazer a média das medições para o valor final. Registrar imediatamente. Considerações especiais (Foote, 2014; Foote, Brady, Burke et al., 2009; Lohman, Roche, & Martorell, 1988)
- Algumas crianças, como as que são obesas, podem não ser capazes de colocar occipício, escápula, nádegas e calcanhares em um plano vertical, mantendo seu equilíbrio; então, usar pelo menos dois dos quatro pontos de contato
- Se uma criança tiver uma discrepância no comprimento da perna, colocar um bloco ou cunha de altura adequada sob a perna mais curta até que a pelve esteja nivelada e ambos os joelhos estejam completamente estendidos antes de medir a altura. Para medir o comprimento, manter as pernas juntas e medir até o calcanhar da perna mais longa
- As crianças com necessidades especiais de cuidados de saúde podem precisar de medições alternativas, como envergadura do braço, comprimento cefalocaudal, altura sentado, altura do joelho ou outros comprimentos segmentares. Em geral, quando o comprimento recumbente é medido em uma criança com espasticidade ou contraturas, deve-se medir o lado do corpo que não foi acometido ou que é menos acometido
- Documentar sempre a presença de qualquer condição que possa interferir na medição precisa e confiável do crescimento linear

(*Continua*)

Evidência e Prática

Medição do crescimento linear em pediatria (continuação)

Medidas de controle de qualidade (Foote, 2014; Foote, Brady, Burke et al., 2009; Foote, Brady, Burke et al., 2011; Foote, Kirouac, & Lipman, 2015).

- A equipe que mede o crescimento de lactentes, crianças e adolescentes precisa de orientação adequada. Deve-se demonstrar competência. Sessões de atualização devem ocorrer quando se dá uma falta de padronização
- As réguas antropométricas e os estadiômetros devem ser montados e instalados adequadamente e calibrados em intervalos regulares (o ideal é que seja todos os dias, ou pelo menos mensalmente, e sempre que eles se moverem) devido a frequentes imprecisões e a variabilidade entre os diferentes instrumentos. A calibração pode ser realizada medindo-se uma haste de comprimento conhecido e ajustando-se o instrumento em conformidade
- Todas as crianças devem ser medidas pelo menos duas vezes (idealmente três vezes) durante cada encontro. As medições devem estar dentro de 0,5 cm (o ideal são 0,3 cm). Usar o valor médio. Se a variação exceder o limite de concordância, medir novamente e usar a média das medidas em acordo mais próximo. Se nenhuma das medidas estiver dentro do limite de acordo, então (1) usar ajuda de outro medidor, (2) verificar técnica e (3) considerar outra sessão de educação
- Crianças entre 24 e 36 meses podem ter comprimento e/ou altura medidos. A altura de pé é menor que o comprimento recumbente devido à gravidade e à compressão da coluna vertebral. Colocar as medições de comprimento em gráfico em uma curva de altura para evitar interpretações erradas do padrão de crescimento

Aplicação da evidência: implicações de enfermagem

O crescimento está bem estabelecido como um indicador importante e sensível de saúde em crianças. O crescimento anormal é uma consequência comum de muitas condições; assim sendo, sua medição pode ser um aviso útil de possível patologia. Em um estudo de 55 práticas de cuidados primários dentro de oito áreas geográficas nos EUA, apenas 30% das crianças foram medidas com precisão devido a instrumentos defeituosos e técnicas casuais; uma intervenção educacional aumentou a precisão da medição para 70% (Lipman, Hench, Benyi et al., 2004). O erro de medição influencia a avaliação de crescimento e pode resultar em atraso na avaliação e no tratamento de algumas crianças, bem como em aparente desvio de crescimento em outras pessoas que na verdade estão crescendo normalmente (Foote, 2014; Foote, Kirouac, & Lipman, 2015). Existem boas evidências e fortes recomendações para o uso de régua antropométrica e estadiômetros, técnicas de medição descritas e medidas de controle de qualidade. Há evidências razoáveis para recomendar procedimentos para crianças com necessidades especiais (Foote, Brady, Burke et al., 2009; Lohman, Roche, & Martorell, 1988).

Competências de qualidade e segurança: prática baseada em evidências[a]

Conhecimento

Diferenciar o parecer clínico da pesquisa e dos resumos baseados em evidências.

Descrever os instrumentos e técnicas apropriados para obter medições precisas e confiáveis de crescimento linear das crianças.

Habilidades

Basear o plano individualizado de cuidados nos valores do paciente, experiência clínica e evidências.

Integrar as evidências à prática utilizando instrumentos e técnicas para medição de crescimento linear na assistência clínica.

Atitudes

Valorizar o conceito de prática baseada em evidências como parte integrante das melhores práticas clínicas.

Apreciar os pontos fortes e fracos das evidências para medir o crescimento linear das crianças.

Referências bibliográficas

Foote, J. M. (2014). Optimizing linear growth measurement in children. *Journal of Pediatric Health Care, 28(5)*, 413-419.

Foote, J. M., Brady, L. H., Burke, A. L., Cook, J. S., Dutcher, M. E., Gradoville, K. M., & Walker, B. S. (2009). *Evidence-based clinical practice guideline on linear growth measurement of children.* Recuperado de: https://www.unitypoint.org/blankchildrens/education-resources.aspx (para acessar diretrizes e ferramentas de implementação completas).

Foote, J. M., Brady, L. H., Burke, A. L., Cook, J. S., Dutcher, M. E., Gradoville, K. M., & Phillips, K. T. (2011). Development of an evidence-based clinical practice guideline on linear growth measurement of children. *Journal of Pediatric Nursing, 26(4)*, 312-324.

Foote, J. M., Kirouac, N., & Lipman, T. H. (2015). PENS position statement on linear growth measurement of children. *Journal of Pediatric Nursing, 30(2)*, 425–426.

Lipman, T. H., Hench, K. D., Benyi, T., Delaune, J., Johnson, L., Johnson, M. G., & Weber, C. (2004). A multicentre randomised controlled trial of an intervention to improve the accuracy of linear growth measurement. *Archives of Disease in Childhood, 89*, 342-346.

Lohman, T. J., Roche, A. F., & Martorell, R. (1988). *Anthropometric standardization reference manual.* Champaign, IL: Human Kinetics Books.

US Preventive Services Task Force. (1996). *Guide to clinical preventive services: Report of the US Preventive Services Task Force* (2nd ed.). Philadelphia, PA: Lippincott, Williams, & Wilkins.

[a]Adaptado de Quality and Safety Education for Nurses Institute.

são pesadas com suas roupas de baixo, uma camisola ou roupas leves, dependendo da configuração. No entanto, deve-se sempre respeitar a privacidade de todas elas. Se a criança precisar ser pesada usando algum tipo de dispositivo especial, como uma prótese ou um suporte no braço para um dispositivo intravenoso, anotar essa informação quando registrar o peso. Crianças que são medidas para comprimento recumbente são geralmente pesadas em uma balança de plataforma infantil, estando deitadas ou sentadas. Ao pesar uma criança, coloque a mão ligeiramente acima dela a fim de evitar que caia acidentalmente fora da balança (Figura 4.10A) ou fique perto dela, atento para evitar uma queda (Figura 4.10B). Para assepsia máxima, cubra a balança com um lençol de papel limpo entre as medições de peso de cada criança.

Os enfermeiros precisam se familiarizar com a determinação do índice de massa corporal (IMC), que requer informações precisas sobre peso e altura da criança.

$$IMC = \text{Peso em quilogramas} \div [\text{Altura em metros}]^2$$

Ou

$$IMC = [\text{Peso em libras} \div (\text{Altura em polegadas} \times \text{Altura em polegadas})] \times 703$$

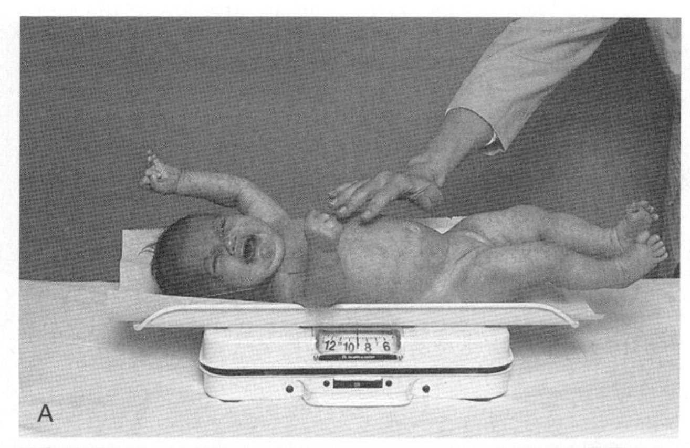

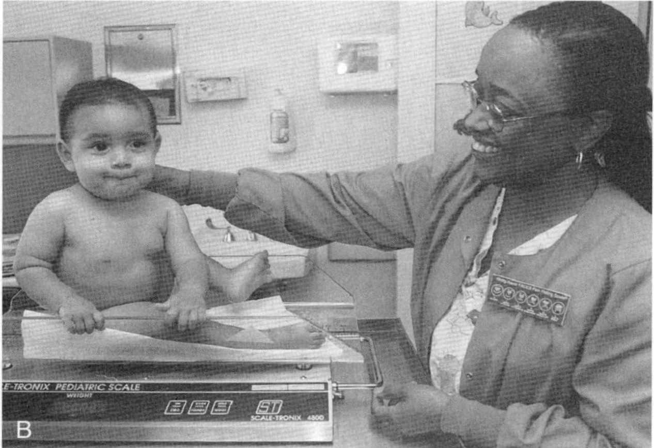

Figura 4.10 A. Lactente na balança. **B.** *Toddler* na balança. Observe a presença do enfermeiro para prevenir quedas. (**B**, cortesia de Paul Vincent Kuntz, Texas Children's Hospital, Houston, TX).

Com o número crescente de crianças com excesso de peso nos EUA, os gráficos do IMC constituem um componente crucial da avaliação física.

> **! ALERTA PARA A ENFERMAGEM**
>
> O IMC para sexo e idade pode ser usado para identificar crianças e adolescentes com baixo peso (< 5° percentil), peso saudável (5° percentil a < 85° percentil), sobrepeso (< 85° percentil e < 95° percentil) ou obesos (≥ 95° percentil). O peso por comprimento pode ser utilizado para identificar preocupações em relação a lactentes e outras crianças pequenas cujo comprimento (em vez de altura) é mensurado.

Espessura da prega cutânea e circunferência do braço

Medidas de peso e estatura relativas não podem distinguir entre tecido adiposo (gordura) e músculo. Uma medida conveniente de gordura corporal é a espessura da **prega cutânea**, que é cada vez mais recomendada como medição de rotina. Meça a espessura da prega cutânea com pinças especiais, como as pinças Lange. Os locais mais comuns para medir pregas cutâneas são o tríceps (mais práticos para uso clínico de rotina), subescapular, suprailíaca, abdome e parte superior da coxa. Para maior confiabilidade, siga o procedimento exato para a medição e registre a média de pelo menos duas medições de um local.

A **circunferência do braço** é uma medida indireta da massa muscular. A medição da circunferência do braço segue o mesmo procedimento da medição da prega cutânea, exceto que o ponto médio é medido com papel ou fita de aço. Colocar a fita verticalmente ao longo da face posterior da parte superior do braço a partir do processo acromial e até o processo do olécrano; metade do comprimento medido é o ponto médio. As curvas de crescimento da Organização Mundial da Saúde estão disponíveis para medições da prega cutânea do tríceps e da circunferência do braço.

Perímetro cefálico

O perímetro cefálico é um reflexo do crescimento cerebral. Meça o perímetro cefálico em crianças com até 36 meses e em qualquer criança cujo tamanho da cabeça seja questionável. Meça a cabeça em sua maior circunferência fronto-occipital, geralmente ligeiramente acima das sobrancelhas e do pavilhão auditivo e em torno da proeminência occipital na parte detrás do crânio (Figura 4.11). Use uma fita de papel ou fita não estirável, ou insira uma fita marcada em incrementos de milímetros ou 1/16 polegadas, porque uma fita de tecido pode esticar e dar uma medida falsamente pequena. Como o formato da cabeça pode afetar a localização da circunferência máxima e o movimento do lactente ou criança pode interferir na medição, mais de uma medição é necessária para obter a medida mais precisa. Meça a circunferência da cabeça até o último milímetro completo ou 1/16 polegadas.

Plote o tamanho da cabeça no gráfico de crescimento apropriado sob a circunferência da cabeça. Geralmente, o perímetro cefálico é maior do que o perímetro torácico na maioria dos recém-nascidos. As circunferências da cabeça e do tórax se aproximam por volta dos 12 meses de vida. Mais tarde na infância, a circunferência do tórax excede o tamanho da cabeça em cerca de 5 a 7 cm. Para recém-nascidos, ver Capítulo 7.

MEDIÇÕES FISIOLÓGICAS

As medições fisiológicas, elementos-chave na avaliação do estado físico das funções vitais, incluem temperatura, pulso, respiração e PA. Compare cada registro fisiológico com valores normais para essa faixa etária. Além disso, compare os valores obtidos nas consultas anteriores com os registros atuais. Por exemplo, uma leitura da PA falsamente elevada pode não indicar hipertensão se as leituras recentes prévias estiverem dentro dos limites normais. O registro isolado pode indicar algum evento estressante na vida da criança.

Como na maioria dos procedimentos realizados com crianças, trate as mais velhas e os adolescentes da mesma maneira que trata os adultos. Contudo, forneça consideração especial a crianças em idade pré-escolar (ver boxe *Cuidado atraumático*). Para melhores resultados ao conferir os sinais vitais de lactentes, conte as respirações primeiro (antes de o lactente ser perturbado), afira o pulso em seguida e, por último, meça a temperatura. Se os sinais vitais não puderem ser verificados sem perturbar a criança, registre o comportamento dela (p. ex., choro) juntamente com a medição.

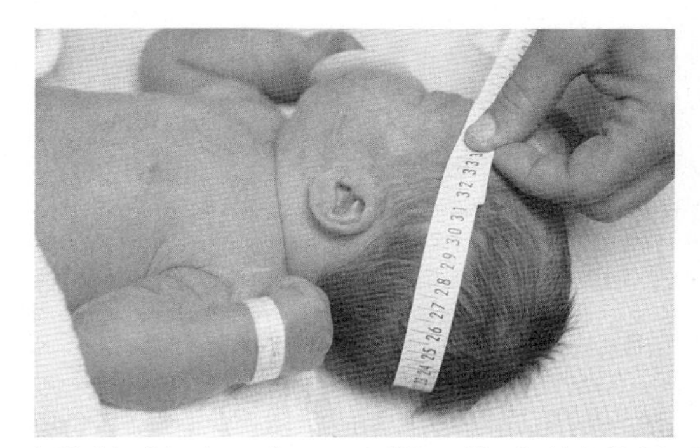

Figura 4.11 Medida do perímetro cefálico. (De Seidel, H. M., Ball, J. W., Dains, J. E., et al. [1999]. *Mosby's guide to physical examination* [4th ed.]. St Louis, MO: Mosby.)

Cuidado atraumático

Redução dos medos das crianças pequenas

As crianças pequenas, especialmente aquelas em idade pré-escolar, têm medo de procedimentos intrusivos devido aos seus limites corporais mal definidos. Portanto, evite procedimentos invasivos, como medir a temperatura retal, sempre que possível. Além disso, evite usar a palavra "tirar" ao medir os sinais vitais, porque as crianças interpretam as palavras literalmente e podem pensar que sua temperatura ou outra função será levada embora. Em vez disso, diga: "Quero saber quão quente você está".

Temperatura

A temperatura é a medida do conteúdo de calor no corpo de um indivíduo. A **temperatura central** reflete mais estreitamente o fluxo sanguíneo através das artérias carótidas até o hipotálamo e é relativamente constante, apesar das grandes oscilações no ambiente externo. Quando a temperatura da criança é alterada, os receptores na pele, medula espinal e cérebro respondem em uma tentativa de atingir a **normotermia**, um estado de temperatura normal. Em pediatria, há uma falta de consenso quanto à temperatura que constitui a normotermia para cada criança. Para temperaturas retais em crianças, um valor de 37 a 37,5°C é um intervalo aceitável, em que a perda e a produção de calor são equilibradas. Para neonatos, uma temperatura corporal central entre 36,5 e 37,6°C é um intervalo desejável. No neonato, obtenha medições de temperatura para monitoramento da termorregulação, não apenas da febre; portanto, as medições de temperatura em cada criança devem ser cuidadosamente consideradas no contexto da finalidade e do ambiente.

O enfermeiro pode aferir a temperatura em crianças saudáveis em vários locais do corpo: VO, por via retal, axilar, canal auditivo, membrana timpânica, artéria temporal ou via cutânea (Boxe 4.9). No caso da criança doente, outros locais para a medição da temperatura foram pesquisados. Os sensores de temperatura da pele são usados com mais frequência para recém-nascidos e lactentes colocados em aquecedores de calor radiante ou incubadoras. A artéria pulmonar é a mais próxima do hipotálamo e reflete melhor a temperatura central (Batra, Saha, & Faridi, 2012). Outros locais utilizados são esôfago distal, bexiga urinária e nasofaringe (Boxe 4.10). Todos esses métodos são invasivos e difíceis de usar na prática clínica.

A temperatura aferida por termometria retal é considerada mais próxima da temperatura central, mas apresenta algumas desvantagens. A termometria da membrana timpânica para crianças maiores de 2 anos e a termometria da artéria temporal em todas as faixas etárias têm preferência sobre outros métodos (Batra & Goyal, 2013; Batra, Saha, & Faridi, 2012). Uma das influências mais importantes na precisão da temperatura é a técnica inadequada de medição de temperatura. Uma discussão detalhada dos métodos de medição de temperatura e exemplos visuais de técnicas apropriadas são apresentados na Tabela 4.3. Para uma revisão crítica das evidências sobre os métodos de medição de temperatura, ver boxe *Evidência e prática*.

Os dispositivos de medição de temperatura mais utilizados em lactentes e crianças incluem:

Termômetros intermitentes eletrônicos medem a temperatura oral, retal e axilar do paciente, e são usados como indicadores de diagnóstico.

Termômetros infravermelhos medem a temperatura do paciente coletando radiação térmica emitida de um local particular (p. ex., canal auditivo).

Termômetros eletrônicos contínuos medem a temperatura do paciente durante a administração de anestesia geral, tratamento de hipotermia ou hipertermia e outras situações que requerem monitoramento contínuo.

O Boxe 4.11 fornece uma descrição detalhada desses dispositivos.

Boxe 4.9 Vias de triagem da temperatura recomendadas em lactentes e crianças.

Do nascimento até 2 anos

Axilar

Retal – se a temperatura definitiva for necessária para lactentes com mais de 1 mês de vida

2 a 5 anos

Axilar

Timpânica

Oral – quando a criança consegue segurar termômetro sob a língua

Retal – se for necessária a leitura da temperatura definitiva

Acima de 5 anos

Oral

Axilar

Timpânica

! ALERTA PARA A ENFERMAGEM

A crença de que a temperatura central pode ser estimada pela adição de 1°C à temperatura medida na axila está incorreta. Não adicione um grau ao achado obtido por meio de uma temperatura por via axilar.

Pulso

Um pulso satisfatório pode ser aferido radialmente em crianças com mais de 2 anos. No entanto, em lactentes e crianças pequenas, o **impulso apical** (IA) (ouvido por meio de um estetoscópio segurado no tórax no ápice do coração) é mais confiável (ver Figura 4.33 para localização de pulsos). Conte o pulso por 1 minuto completo em lactentes e crianças pequenas por causa de possíveis irregularidades no ritmo. Entretanto, quando taxas apicais frequentes são necessárias, utilize tempos de contagem mais curtos (p. ex., intervalos de 15 ou 30 segundos). Para maior precisão, meça a frequência apical enquanto a criança está adormecida; registre o comportamento dela junto da frequência. Gradue pulsos de acordo com os critérios da Tabela 4.4. Compare os pulsos radiais e femorais pelo menos uma vez durante a infância para detectar a presença de comprometimento cardíaco, como coarctação da aorta.

Respiração

Conte a frequência respiratória em crianças da mesma maneira que se faz com pacientes adultos. Entretanto, em lactentes, observe movimentos abdominais, porque as respirações são principalmente diafragmáticas. Pelo fato de os movimentos serem irregulares, conte-os por 1 minuto inteiro para a precisão (ver também a seção *Tórax* mais adiante neste capítulo).

Pressão arterial

A PA deve ser medida anualmente em crianças de 3 anos até a adolescência e em crianças com sintomas de hipertensão, em serviços de emergência e unidades de cuidados intensivos e em crianças de alto risco (National High Blood Pressure Education Program Working Group on High Blood Pressure in Children and Adolescents, 2004). A auscultação continua sendo o método padrão ouro de medição da PA em crianças, na maioria das circunstâncias. O uso de dispositivos automatizados é aceitável para a medição da PA em recém-nascidos e lactentes, nos quais a ausculta é difícil, e no contexto de cuidados intensivos, em que a medição frequente da PA é necessária.

Os dispositivos oscilométricos medem a PA média e, então, calculam os valores sistólico e diastólico. Os algoritmos utilizados

Boxe 4.10 Locais alternativos para medição de temperatura de crianças doentes.

Pele

Um sensor é colocado sobre a pele para determinar a saída de calor em resposta a alterações na temperatura da pele do paciente.
Os sensores de temperatura da pele são mais utilizados para recém-nascidos e lactentes em aquecedores de calor radiante ou incubadoras (usando a função servocontrole do aparelho). Por sua vez, a unidade do aquecedor aquece a um ponto estabelecido para manter a temperatura do lactente dentro de uma faixa especificada.
O ThermoSpot é um exemplo de um dispositivo que possibilita o monitoramento térmico contínuo em neonatos.

Bexiga urinária

Um termistor ou termopar é colocado dentro do cateter vesical de demora. A ponta do cateter imersa na bexiga fornece uma leitura contínua da temperatura no monitor à beira do leito.
Essa não é uma medida verdadeira da temperatura central, mas responde melhor que as temperaturas retal e da pele às mudanças centrais do corpo.
Devido aos tamanhos de termistor, esse método não é utilizável com recém-nascidos e crianças pequenas.

Artéria pulmonar

Um cateter é colocado no coração para obter uma leitura na artéria pulmonar. É utilizado em ambientes de cuidados intensivos ou salas de cirurgia apenas em pacientes que requerem monitoramento aguçado.
Cateteres não estão disponíveis em tamanhos adequados para neonatos ou crianças pequenas.

Local esofágico

Uma sonda com sensor é inserida no terço inferior do esôfago no nível do coração.
É usado em ambientes de cuidados intensivos ou salas de cirurgias.
Várias empresas têm estetoscópios esofágicos com monitores com sonda de temperatura para pacientes na sala de cirurgia que mostram uma leitura contínua da temperatura.

Local nasofaríngeo

Uma sonda com sensor é inserida na nasofaringe, posterior ao palato mole, e fornece uma estimativa da temperatura hipotalâmica.
É utilizado em ambientes de cuidados intensivos ou salas de cirurgia.

De Kumar, P. R., Nisarga, R., & Gowda, B. (2004). Temperature monitoring in newborns using ThermoSpot. *Indian Journal of Pediatrics, 71*(9), 795–796; Martin, S. A., & Kline, A. M. (2004). Can there be a standard for temperature measurement in the pediatric intensive care unit? *AACN Clinical Issues, 15*(2), 254–266; Maxton, F. J. C., Justin, L., & Gilles, D. (2004). Estimating core temperature in infants and children after cardiac surgery: A comparison of six methods. *Journal of Advanced Nursing, 45*(2), 214–222.

Tabela 4.3 Locais de medição de temperatura para lactentes e crianças.

Temperatura

Oral

Coloque a ponta do termômetro sob a língua no bolso sublingual posterior direito ou esquerdo, não na frente da língua. Fazer a criança manter a boca fechada sem morder o termômetro.
Os termômetros de chupeta medem a temperatura intraoral ou supralingual e estão disponíveis, mas não têm suporte na literatura.
Vários fatores afetam a temperatura da boca: ingestão e mastigação, bebidas quentes ou frias, respiração com a boca aberta e temperatura ambiente.

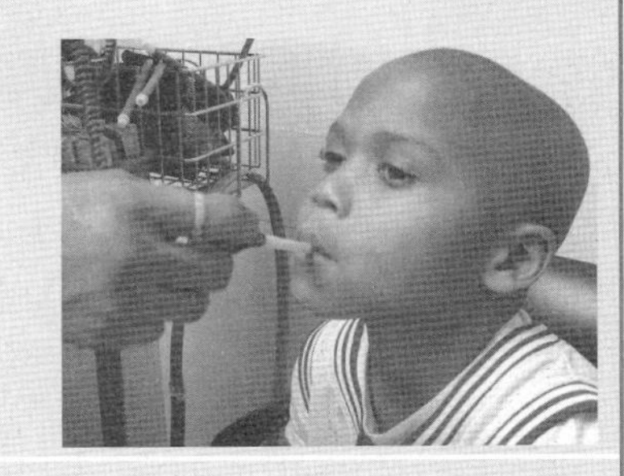

Axilar

Colocar a ponta do termômetro sob o braço no centro da axila e manter perto da pele, não nas roupas.
Segurar firmemente o braço da criança contra o lado.
A temperatura pode ser afetada pela fraca perfusão periférica (resultados em menor valor), vestuário ou enrolamento, uso de calor radiante ou quantidade de gordura marrom em recém-nascido com estresse pelo frio (resulta em maior valor).
Vantagem: evita o procedimento intrusivo e elimina o risco de perfuração retal.

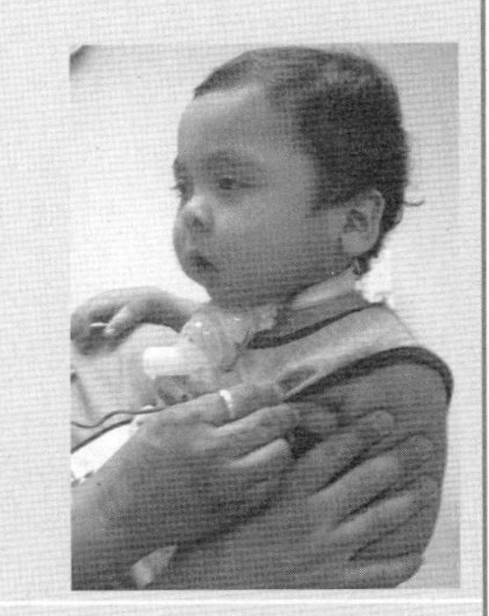

Baseada na orelha (auricular)

Inserir a pequena sonda com sensor infravermelho profundamente no canal para possibilitar a obtenção da medição.
O tamanho da sonda (a maioria é de 8 mm) pode influenciar na precisão do resultado. Em crianças pequenas, isso pode ser um problema por causa do pequeno diâmetro do canal.
Há controvérsias quanto ao posicionamento apropriado da orelha: se o pavilhão auricular deve ou não ser puxado de maneira semelhante àquela utilizada durante a otoscopia.

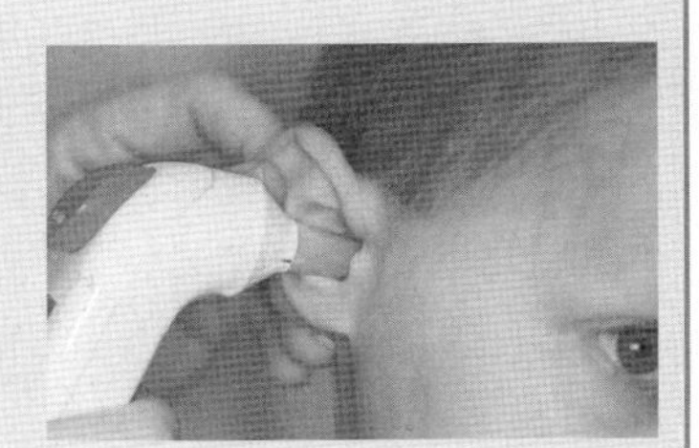

(*Continua*)

Tabela 4.3 Locais de medição de temperatura para lactentes e crianças. (*continuação*)

Temperatura
Retal Coloque a ponta do termômetro bem lubrificada no reto, no máximo 2,5 cm (1 polegada) no caso de crianças e 1,5 cm (0,6 polegada) no caso de lactentes; segure firmemente o termômetro perto do ânus. A criança pode ser colocada em decúbito lateral, dorsal ou ventral (ou seja, em decúbito dorsal com os joelhos flexionados em direção ao abdome); cubra o pênis, pois o procedimento pode estimular a micção. Uma criança pequena pode ser colocada de bruços no colo dos pais. 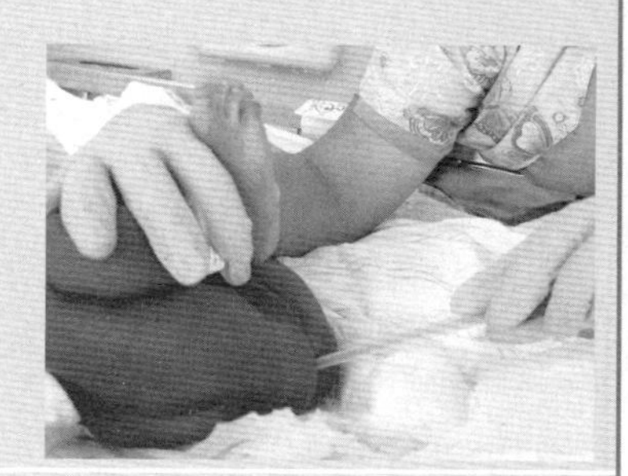
Artéria temporal Uma sonda com sensor infravermelho varre a testa, capturando o calor do fluxo sanguíneo arterial. A artéria temporal é a única suficientemente próxima à superfície da pele para fornecer acesso a uma medição precisa da temperatura. 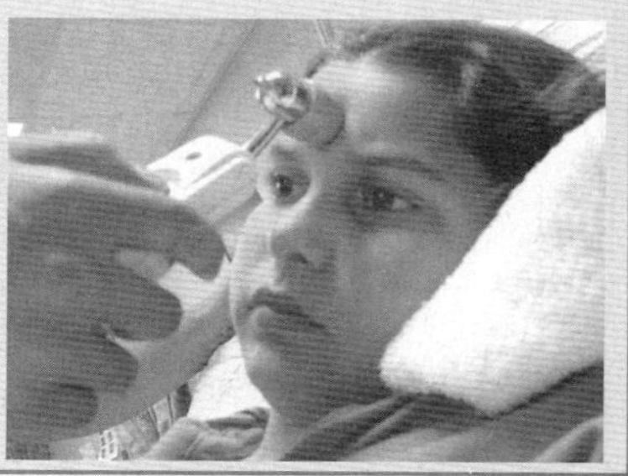

De Martin S. A., & Kline A. M. (2004). Can there be a standard for temperature measurement in the pediatric intensive care unit? *AACN Clin Issues, 15*(2): 254-266, 2004; Falzon A., Grech V., Caruana B. et al.: How reliable is axillary temperature measurement? *Acta Paediatrica 92*(3): 309-313. As imagens dos exemplos oral, axilar, retal e da artéria temporal são cortesia de Paul Vincent Kuntz, Texas Children's Hospital, Houston, TX.

Evidência e Prática

Medição do crescimento linear em pediatria

Faça a pergunta

Pergunta PICOT

No caso de lactentes e crianças, qual é o método mais preciso para medir a temperatura em crianças febris?

Busca por evidências

Estratégias de pesquisa

Os estudos de pesquisa clínica relacionados com essa questão foram identificados por meio da pesquisa de publicações em inglês nos últimos 15 anos para populações de lactentes e crianças; comparações com padrão ouro: termometria retal.

Bancos de dados utilizados

PubMed, Cochrane Collaboration, MD Consult, Joanna Briggs Institute, National Guideline Clearinghouse (AHRQ), TRIP Database Plus, PedsCCM, BestBETs.

Avaliação crítica das evidências

- **Temperatura retal:** a medição retal continua sendo o padrão ouro clínico para o diagnóstico preciso de febre em lactentes e crianças em comparação com outros métodos (Fortuna, Carney, Macy et al., 2010; Holzhauer, Reith, Sawin et al., 2009). Contudo, esse procedimento é mais invasivo e está contraindicado para lactentes com menos de 1 mês de vida devido ao risco de perfuração retal (Batra, Saha & Faridi, 2012). As crianças com cirurgia retal recente, diarreia ou lesões anorretais, ou que estão recebendo quimioterapia (tratamento de câncer geralmente acomete a mucosa e causa neutropenia), não devem ser submetidas a termometria retal
- **Temperatura oral (TO):** a TO indica mudanças rápidas na temperatura corporal central, mas a precisão pode ser um problema em comparação com o local retal (Batra, Saha & Faridi, 2012). As TOs são consideradas padrão para aferição da temperatura, mas são contraindicadas em crianças com alteração do nível de consciência, em uso de oxigênio, respiração oral, mucosite, cirurgia oral ou trauma recente ou menores de 5 anos (El-Radhi & Barry, 2006). As limitações dos TOs incluem os efeitos da temperatura ambiente e ingestão oral recente (Martin & Kline, 2004)
- **Temperatura axilar:** é inconsistente e insensível em lactentes e crianças com mais de 1 mês de vida (Falzon, Grech, Caruana et al., 2003; Stine, Flook, & Vincze, 2012). Uma revisão sistemática de 20 estudos concluiu que os termômetros axilares apresentaram variação nos achados e não são um bom método para avaliação precisa da temperatura (Craig, Lancaster, Williamson et al., 2000). Em neonatos com febre, a temperatura axilar não deve ser utilizada de forma intercambiável com a medição retal (Hissink Muller, van Berkel, & de Beaufort, 2008). Pode ser utilizada como ferramenta de triagem para febre em lactentes jovens (Batra, Saha & Faridi, 2012)
- **Temperatura timpânica (auricular):** uma metanálise de 101 estudos comparando a temperatura da membrana timpânica com a temperatura retal em crianças concluiu que o método timpânico demonstrou uma ampla gama de variabilidade (Craig, Lancaster, Taylor et al., 2002). Outras revisões publicadas encontraram baixa sensibilidade usando termometria de ouvido com sensor infravermelho (Devrim, Kara, Ceyhan et al., 2007; Dodd, Lancaster, Craig et al., 2006). O diagnóstico de febre sem foco não deve ser feito com base na termometria timpânica (Batra, Saha, & Faridi, 2012; Devrim, Kara, Ceyhan et al., 2007; Dodd, Lancaster, Craig et al., 2006). No entanto, uma recente revisão sistemática utilizando a metanálise e incluindo 31 estudos revelou que a precisão da termometria timpânica no diagnóstico da febre era alta e recomendou cautelosamente seu uso (Zhen, Xia, Ya Jun et al., 2015)

(*Continua*)

Evidência e Prática

Medição do crescimento linear em pediatria (continuação)

- **Temperatura da artéria temporal** (TAT): a TAT não é previsível para febre em crianças pequenas, mas pode ser usada como ferramenta de triagem para detectar febre abaixo de 38°C (100,4°F) em crianças de 3 meses a 4 anos (Al-Mukhaizeem, Allen, Komar et al., 2004; Callanan, 2003; Forrest, Juliano, Conley et al., 2017; Fortuna, Carney, Macy et al., 2010; Hebbar, Fortenberry, Rogers et al., 2005; Hoffman, Etwaru, Dreisinger et al., 2013; Holzhauer, Reith, Sawin et al., 2009; Hudson Moore, Dagenhart Carrigan, Solomon et al., 2015; Odinaka, Edelu, Nwolisa et al., 2014; Schuh, Komar, Stephens et al., 2004; Titus, Hulsey, Heckman et al., 2009). Entretanto, um estudo de Batra e Goyal (2013) constatou que a TAT se correlacionou melhor com a temperatura retal do que as medidas axilares e timpânicas em um grupo de 50 crianças afebris entre 2 e 12 anos.

Aplicação da evidência: implicações de enfermagem

- Nenhum local utilizado para a avaliação da temperatura fornece estimativas inequívocas da temperatura corporal central
- Estudos mostram que as medidas axilar e timpânica demonstram fraca concordância, quando esses modos são comparados com métodos de medição da temperatura central mais precisos. As diferenças são mais evidentes à medida que a temperatura aumenta, independentemente da idade
- A TAT não é preferível para febre e deve ser usada apenas como uma ferramenta de triagem em crianças pequenas
- Quando um método preciso para obter uma reflexão correta da temperatura central é necessário, a temperatura retal é recomendada em crianças mais jovens e a VO, em crianças mais velhas.

Para crianças com menos de 1 mês de vida, as temperaturas axilares são recomendadas para triagem.

Competências de qualidade e segurança: prática baseada em evidências[a]

Conhecimento

Diferenciar o parecer clínico da pesquisa e dos resumos baseados em evidências.

Demonstrar compreensão da seleção de termometria com base na idade de desenvolvimento da criança.

Habilidades

Basear o plano de atendimento individualizado nos valores do paciente, experiência clínica e evidências.

Integrar as evidências na prática usando o tipo correto de termometria para rastrear a febre em comparação com as medidas usadas para a determinação precisa do grau de febre.

Atitudes

Valorizar o conceito de prática baseada em evidências como parte integrante da determinação da melhor prática clínica.

Reconhecer os pontos fortes e fracos das evidências para o método mais preciso para medir a temperatura e a febre em lactentes e crianças.

Referências bibliográficas

Al-Mukhaizeem, F., Allen, U., Komar, L., Naser, B., Roy, L., Stephens, D.,... Schuh, S. (2004). Comparison of temporal artery, rectal and esophageal core temperatures in children: Results of a pilot study. *Paediatrics & Child Health*, 9(7), 461-465.

Batra, P., & Goyal, S. (2013). Comparison of rectal, axillary, tympanic, and temporal artery thermometry in the pediatric emergency room. *Pediatric Emergency Care*, 29(1), 63-66.

Batra, P., Saha, A., & Faridi, M. M. (2012). Thermometry in children. Journal of Emergencies, *Trauma, and Shock*, 5(3), 246-249.

Callanan, D. (2003). Detecting fever in young infants: Reliability of perceived, pacifier, and temporal artery temperatures in infants younger than 3 months of age. *Pediatric Emergency Care*, 19(4), 240-243.

Craig, J. V., Lancaster, G. A., Taylor, S., Williamson, P. R., & Smyth, R. L. (2002). Infrared ear thermometry compared with rectal thermometry in children: A systemic review. *Lancet*, 360, 603-609.

Craig, J. V., Lancaster, G. A., Williamson, P. R., & Smyth, R. L. (2000). Temperature measured at the axilla compared with rectum in children and young people: Systematic review. *British Medical Journal*, 320, 1174-1178.

Devrim, I., Kara, A., Ceyhan, M., Tezer, H., Uludag, A. K., Cengiz, A. B., ... Secmeer, G. (2007). Measurement accuracy of fever by tympanic and axillary thermometry. *Pediatric Emergency Care*, 23(1), 16-19.

Dodd, S. R., Lancaster, G. A., Craig, J. V., Smyth, R. L., & Williamson, P. R. (2006). In a systematic review, infrared ear thermometry for fever diagnosis in children finds poor sensitivity. *Journal of Clinical Epidemiology*, 59, 354-357.

El-Radhi, A. S., & Barry, W. (2006). Thermometry in paediatric practice. *Archives of Disease in Childhood*, 91(4), 351-356.

Falzon, A., Grech, V., Caruana, B., Magro, A., & Attard-Montalto, S. (2003). How reliable is axillary temperature measurement? *Acta Paediatrica*, 92(3), 309-313.

Forrest, A. J., Juliano, M. L., Conley, S. P., Cronyn, P. D., McGlynn, A., & Auten, J. D. (2017). Temporal artery and axillary thermometry comparison with rectal thermometry in children presenting to the ED. *American Journal of Emergency Medicine*, 35, 1855-1858.

Fortuna, E. L., Carney, M. M., Macy, M., Stanley, R. M., Younger, J. G., & Bradin, S. A. (2010). Accuracy of non-contact infrared thermometry *versus* rectal thermometry in young children evaluated in the emergency department for fever. *Journal of Emergency Nursing*, 36(2), 101-104.

Hebbar, K., Fortenberry, J. D., Rogers, K., Merritt, R., & Easley, K. (2005). Comparison of temporal artery thermometer to standard temperature measurement in pediatric intensive care unit patients. *Pediatric Critical Care Medicine*, 6(5), 557-561.

Hissink Muller, P. C., van Berkel, L. H., & de Beaufort, A. J. (2008). Axillary and rectal temperature measurements poorly agree in newborn infants. *Neonatology*, 94(1), 31-34.

Hoffman, R. J., Etwaru, K., Dreisinger, N., Khokhar, A., & Husk, G. (2013). Comparison of temporal artery thermometry and rectal thermometry in febrile pediatric emergency department patients. *Pediatric Emergency Care*, 29(3), 301-304.

Holzhauer, J. K., Reith, V., Sawin, K. J., & Yen, K. (2009). Evaluation of temporal artery thermometry in children 3-36 months old. *Journal of Specialty Pediatric Nursing*, 14(4), 239-244.

Hudson Moore, A., Dagenhart Carrigan, J., Solomon, D. M., & Creech Tart, R. (2015). Temporal artery thermometry to detect pediatric fever. *Clinical Nursing Research*, 24(5), 556-563.

Martin, S. A., & Kline, A. M. (2004). Can there be a standard for temperature measurement in the pediatric intensive care unit? *AACN Clinical Issues*, 15(2), 254-266.

Odinaka, K. K., Edelu, B. O., Nwolisa, C. E., Amamilo, I. B., & Okolo, S. N. (2014). Temporal artery thermometry in children younger than 5 years: A comparison with rectal thermometry. *Pediatric Emergency Care*, 30(12), 867-970.

Schuh, S., Komar, L., Stephens, D., Read, S., & Allen, U. (2004). Comparison of the temporal artery and rectal thermometry in children in the emergency department. *Pediatric Emergency Care*, 20(11), 736-741.

Stine, C. A., Flook, D. M., & Vincze, D. L. (2012). Rectal *versus* axillary temperatures: Is there a significant difference in infants less than 1 years of age? *Journal of Pediatric Nursing*, 27, 265-270.

Titus, M. O., Hulsey, T., Heckman, J., & Losek, J. D. (2009). Temporal artery thermometry utilization in pediatric emergency care. *Clinical Pediatrics*, 48(2), 190-193.

Zhen, C., Xia, Z., Ya Jun, Z., Long, L., Jian, S., Gui Ju, C., & Long, L. (2015). Accuracy of infrared tympanic thermometry used in the diagnosis of fever in children: A systematic review and meta-analysis. *Clinical Pediatrics*, 54(2), 114-126.

[a]Adaptado de Quality and Safety Education for Nurses Institute.

Boxe 4.11 Tipos de termômetros usados para medir a temperatura em lactentes e crianças.

Termômetro eletrônico

A temperatura é detectada por meio de um componente eletrônico chamado termistor colocado na ponta de um tubo de plástico e aço inoxidável, que está ligado a um medidor eletrônico. Uma cobertura de proteção de plástico descartável é usada para controle de infecção.

A medida da temperatura aparece no visor digital dentro de 60 segundos.

O tubo pode ser colocado na boca, na axila ou no reto.

Termômetro infravermelho

A radiação térmica é medida na axila, no canal auditivo ou na membrana timpânica.

A verificação da temperatura aparece no visor digital em aproximadamente 1 segundo.

Três tipos estão disponíveis para o uso na região auricular: tímpano, canal auditivo e artéria temporal para medida do equilíbrio do calor arterial (AHBE).

Muitas vezes, esses dispositivos são todos inadequadamente chamados de termômetros timpânicos.

As temperaturas medidas desse modo refletem a temperatura arterial (corrente sanguínea).

Sensor baseado na temperatura auricular

Embora seja frequentemente utilizada em ambientes pediátricos (especialmente clínicas ambulatoriais), o debate sobre a confiabilidade da termometria na triagem de crianças febris continua.

A maioria dos modelos usa "compensações" para cálculos internos que transformam a temperatura da orelha em temperaturas supostamente equivalentes orais ou retais.

Sensor de orelha (LighTouch LTX)

Mede a energia térmica infravermelha que se irradia da abertura do canal, varre o canal buscando a leitura de temperatura mais alta e depois calcula a temperatura arterial (altamente correlacionada com a temperatura corporal central ou interna).

Está disponível em dois tamanhos; o tamanho menor do LighTouch Pedi-Q é para lactentes e crianças na primeira infância.

Sensor axilar (LighTouch LTN)

Mede a energia de calor infravermelho que irradia a partir da axila.

Pode ser usado na pele molhada; em incubadoras; ou sob aquecedores radiais, almofadas de aquecimento ou outras fontes de calor.

Termômetro digital

Um sensor é conectado a um *chip* de microprocessador, que traduz sinais em graus e envia a medição de temperatura para o *display* digital.

É usado como um termômetro eletrônico oral e pode ser usado para medir a temperatura oral, retal e axilar.

É mais preciso e mais fácil de ler; porém, um pouco mais caro que um termômetro de haste de plástico.

Termômetro de contato cutâneo de cristal líquido (termômetro de ponto químico)

Esse termômetro descartável e flexível de uso único tem uma mistura química específica em cada círculo que muda de cor para medir os acréscimos de temperatura de 2/10 de um grau.

Existem dois tipos:

1. Mantido na boca (1 minuto), na axila (3 minutos) ou no reto (3 minutos); a mudança de cor é lida de 10 a 15 segundos após a remoção do termômetro.
2. Termômetro de uso contínuo aderido, que é colocado sob a axila; pode ser lido dentro de 2 a 3 minutos após a colocação e continuamente depois disso; descartar e substituir a cada 48 horas.

Tabela 4.4 Gradação dos pulsos.

Grau	Descrição
0	Não palpável
+1	Difícil para palpar, filiforme, fraco, facilmente obliterado com pressão
+ 2	Difícil de palpar, pode ser obliterado com pressão
+ 3	Fácil de palpar, não facilmente obliterado com pressão (normal)
+ 4	Forte, célere, não obliterado com pressão

pelas empresas são exclusivos e diferem de empresa para empresa e de dispositivo para dispositivo. Esses dispositivos podem produzir resultados que variam muito quando se compara um com o outro e nem sempre correspondem aos valores de PA obtidos por auscultação. Uma leitura de PA elevada obtida com um dispositivo automatizado ou oscilométrico deve ser repetida usando a ausculta.

As leituras de PA usando oscilometria, como Dinamap, são geralmente maiores (10 mmHg maior) que as medidas usando auscultação (Park, Menard & Schoolfield, 2005). Diferenças entre Dinamap e leituras auscultatórias impedem o intercâmbio das leituras pelos dois métodos.

Seleção de manguito

Independentemente do tipo de técnica não invasiva utilizada, o fator mais importante na medição da PA com precisão é o uso de um manguito de tamanho apropriado (o **tamanho do manguito** refere-se apenas à braçadeira inflável interna, não ao tecido que a recobre). Uma técnica para estabelecer um tamanho adequado é a escolha de um manguito com uma largura de braçadeira que seja pelo menos 40% da circunferência do braço a meio caminho entre o olécrano e o acrômio. Essa será geralmente uma braçadeira de manguito que cobre de 80 a 100% da circunferência do braço (Figura 4.12). Manguitos que são demasiadamente estreitos ou largos afetam a precisão das medições da PA. Se o tamanho do manguito for muito pequeno, a leitura no dispositivo é de uma PA alta, sendo considerada uma medida falsa. Se o tamanho do manguito for muito grande, a leitura é de uma PA baixa, sendo considerada também uma medida falsa.

A utilização da circunferência do membro para selecionar a largura do manguito reflete com mais precisão a PA direta do que o comprimento do membro, pois esse método considera variações na espessura do braço e na quantidade de pressão necessária para comprimir a artéria. Para medição em outros locais que não a parte superior do braço, use a circunferência do membro, embora o formato do membro (p. ex., formato cônico da coxa) possa impedir a colocação apropriada do manguito e refletir de forma imprecisa a PA intra-arterial (Tabela 4.5).

Ao utilizar um local diferente do braço, as medições de PA usando técnicas não invasivas podem diferir. Geralmente, a PA sistólica nas extremidades inferiores (coxa ou panturrilha) é maior do que a pressão nas extremidades superiores, e a PA sistólica na panturrilha é maior do que na coxa (Schell, Briening, Lebet et al., 2011) (Figura 4.13).

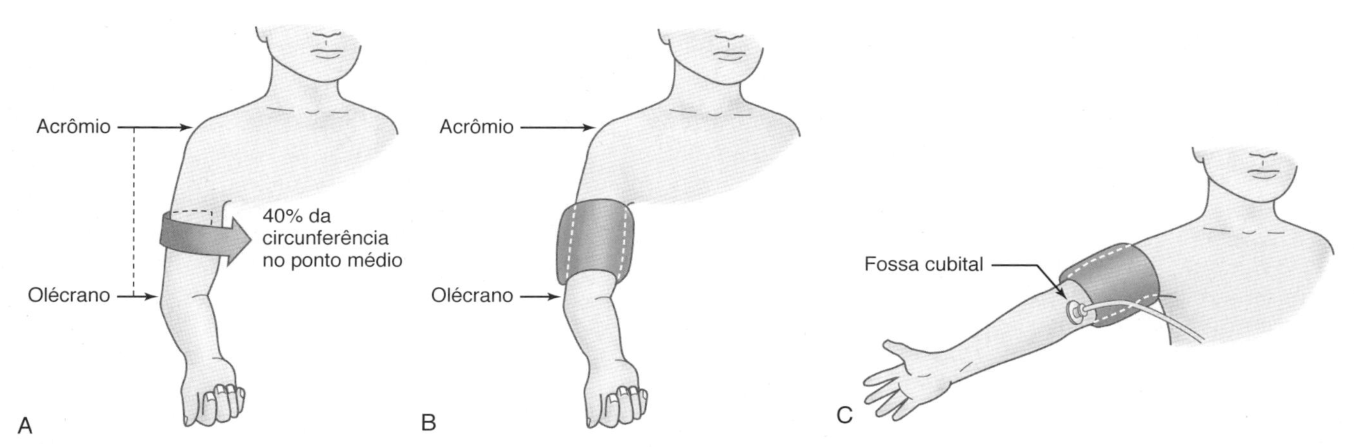

Figura 4.12 Determinação do tamanho adequado do manguito. **A.** A largura da braçadeira do manguito deve ser de aproximadamente 40% da circunferência do braço medida em um ponto intermediário entre olécrano e acrômio. **B.** O comprimento da braçadeira do manguito deve cobrir de 80 a 100% da circunferência do braço. **C.** A pressão arterial (PA) deve ser medida com a fossa cubital no nível do coração. O braço deve ser apoiado. A campânula do estetoscópio é colocada sobre o pulso da artéria braquial proximal e medial à fossa cubital e abaixo da borda inferior do manguito. (De National Institutes of Health, National Heart, Lung, and Blood Institute. [1996]. *Update on the Task Force Report [1987] on high blood pressure in children and adolescents: A working group report from the National High Blood Pressure Education Program.* NIH Pub No 96-3790. Bethesda, MD: Author).

! ALERTA PARA A ENFERMAGEM

Ao medir a pressão arterial (PA), use um manguito de tamanho adequado. Quando o tamanho correto não está disponível, use um manguito de tamanho maior e não um de tamanho menor ou use outro local que se ajuste de maneira mais adequada ao tamanho do manguito. Não escolha um manguito com base em seu nome (p. ex., manguito "para lactente" pode ser demasiado pequeno para alguns lactentes).

! ALERTA PARA A ENFERMAGEM

Compare a pressão arterial (PA) nas extremidades superior e inferior para detectar anormalidades, como a coarctação da aorta, na qual a pressão da extremidade inferior é menor que a pressão da extremidade superior.

Medição e interpretação

Medir e interpretar a PA em lactentes e crianças requer atenção ao procedimento correto, porque (1) os tamanhos dos membros variam e a seleção do manguito deve acomodar a circunferência; (2) a pressão excessiva sobre a fossa antecubital afeta os sons de Korotkoff; (3) as crianças tornam-se ansiosas com facilidade, o que pode elevar a PA; e (4) os valores de PA mudam com a idade e o crescimento. Em crianças e adolescentes, determine a faixa normal de PA pelo tamanho do corpo e idade. Os padrões da PA que se baseiam em sexo, idade e altura fornecem uma classificação mais precisa da PA de acordo com o tamanho do corpo. Essa abordagem evita classificar erroneamente as crianças que são muito altas ou muito baixas. As tabelas de PA revisadas (http://www.nhlbi.nih.gov/files/docs/guidelines/child_tbl.pdf) incluem o 50°, 90°, 95° e 99° percentis (com desvios-padrão) por gênero, idade e altura.

Para utilizar as tabelas em um cenário clínico, determine o percentil de altura usando os gráficos de crescimento dos Centers for Disease Control and Prevention (www.cdc.gov/growthcharts). A PA sistólica e a PA diastólica da criança são comparadas com os números fornecidos na tabela (meninos ou meninas) de acordo com a idade da criança e o percentil de altura. A criança é **normotensa** se a PA

Tabela 4.5 Dimensões recomendadas para braçadeiras de manguitos de pressão arterial.

Idade	Largura (cm)	Comprimento (cm)	Circunferência máxima do braço (cm)[a]
Recém-nascido	4	8	10
Lactente	6	12	15
Criança	9	18	22
Adulto pequeno	10	24	26
Adulto	13	30	34
Adulto grande	16	38	44
Coxa	20	42	52

[a]Calculado para que o maior braço ainda fosse circundado pela braçadeira em pelo menos 80%.
De National High Blood Pressure Education Program Working Group on High Blood Pressure in Children and Adolescents. (2004). The fourth report on the diagnosis, evaluation, and treatment of high blood pressure in children and adolescents. *Pediatrics, 114*(Suppl. 2, 4th report), 555-576.

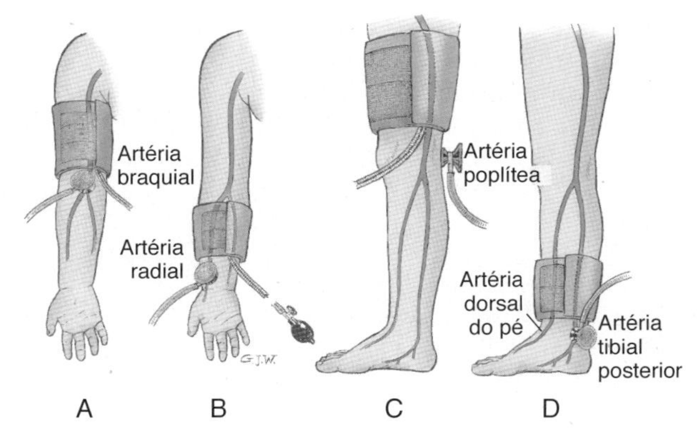

Figura 4.13 Locais para medir a pressão arterial. **A.** Parte superior do braço. **B.** Parte inferior do braço ou antebraço. **C.** Coxa. **D.** Panturrilha ou tornozelo.

fica abaixo do percentil 90. Se a PA ficar no percentil 90 ou acima, repita a medição da PA na consulta para verificar a PA elevada. As medidas de PA entre o 90° e o 95° percentis indicam pré-hipertensão e necessitam de reavaliação e consideração de outros fatores de risco. Além disso, se uma PA de um adolescente estiver acima de 120/80 mmHg, considere o paciente pré-hipertenso, mesmo se esse valor estiver abaixo do 90° percentil. Esse nível de PA tipicamente ocorre para a PA sistólica aos 12 anos e para a PA diastólica aos 16 anos. Se a PA da criança (sistólica ou diastólica) for igual ou superior ao percentil 95, a criança pode ser hipertensa, e a medição deve ser repetida em pelo menos duas ocasiões para confirmar o diagnóstico (National High Blood Pressure Education Program Working Group on High Blood Pressure in Children and Adolescents, 2004) (ver boxe *Diretrizes para o cuidado de enfermagem*).

Hipotensão ortostática

A **hipotensão ortostática (HO)**, também chamada de hipotensão postural ou intolerância ortostática, muitas vezes se manifesta como **síncope** (desmaio), **vertigem** (tontura) ou sensação de cabeça leve e é causada por fluxo sanguíneo reduzido para o cérebro (**hipoperfusão cerebral**). Normalmente, o fluxo sanguíneo para o cérebro é mantido em um nível constante por um número de mecanismos que regulam a PA sistêmica. Quando se adota uma posição sentada ou de pé, a partir de uma posição de decúbito dorsal ou recumbente, ocorre vasoconstrição capilar periférica, e o sangue que estava acumulado na vasculatura inferior é devolvido ao coração para redistribuição à cabeça e ao restante do corpo. Quando esse mecanismo falha ou é lento para responder, a pessoa pode experimentar vertigem ou síncope. Uma das causas mais comuns de HO é a hipovolemia, que pode ser induzida por medicamentos, tais como diuréticos, medicamentos vasodilatadores e imobilidade prolongada ou repouso no leito. Outras causas de HO incluem desidratação, diarreia, emese, perda de líquido pela sudorese e esforço, ingestão de álcool, arritmias, diabetes melito, sepse e hemorragia.

As medidas de PA realizadas com a criança primeiro em decúbito dorsal e depois em pé (pelo menos 2 minutos em cada posição) podem demonstrar variabilidade e auxiliar no diagnóstico de HO. A criança com uma queda contínua da pressão sistólica maior que 20 mmHg ou na pressão diastólica de mais de 10 mmHg após ficar de pé durante 2 minutos, sem aumento da frequência cardíaca de mais de 15 bpm, provavelmente tem um déficit autonômico. As causas não neurogênicas de HO têm um aumento no pulso de mais de 15 bpm, bem como uma queda na PA, como observado anteriormente. Para crianças e adolescentes com vertigem, tontura, sensação de cabeça leve, náuseas, síncope, diaforese e palidez, é importante monitorar a PA e a frequência cardíaca para determinar a causa original. A PA é uma medição diagnóstica importante em crianças e adolescentes e deve ser parte do monitoramento de rotina dos sinais vitais.

Diretrizes para o cuidado de enfermagem

Utilização de tabelas de pressão arterial

1. Usar os gráficos de altura padrão para determinar o percentil de altura.
2. Medir e registrar a PA sistólica da criança e a PA diastólica.
3. Usar a tabela do sexo correta para a PA sistólica e a PA diastólica.
4. Encontrar a idade da criança no lado esquerdo da mesa. Seguir a linha etária horizontalmente através da tabela até a intersecção da linha para o percentil de altura (coluna vertical).
5. Em seguida, encontrar os percentis 50°, 90°, 95° e 99° para a PA sistólica nas colunas da esquerda e para a PA diastólica nas colunas à direita.
   - PA inferior ao 90° percentil é normal
   - A PA entre os percentis 90° e 95° é pré-hipertensão. Em adolescentes, a PA de 120/80 mmHg ou maior é a pré-hipertensão mesmo se esse número for abaixo do percentil 90
   - PA sobre o percentil 95° pode ser hipertensão
6. Se a PA estiver acima do 90° percentil, deve ser repetida duas vezes na mesma consulta, de modo que uma PA sistólica média e uma PA diastólica devem ser usadas.
7. Se a PA estiver acima do percentil 95°, ela deve ser estadiada. Se a PA for de estágio 1 (percentil 95° a 99°, mais 5 mmHg), as medidas de PA devem ser repetidas em mais duas ocasiões. Se a hipertensão for confirmada, a avaliação deve prosseguir. Se a PA for de estágio 2 (> 99° percentil mais 5 mmHg), deve-se fazer encaminhamento imediato para avaliação e terapia. Se o paciente for sintomático, o encaminhamento imediato e o tratamento são indicados.

PA, pressão arterial.
De National High Blood Pressure Education Program Working Group on High Blood Pressure in Children and Adolescents (2004). The fourth report on the diagnosis, evaluation, and treatment of high blood pressure in children and adolescents. *Pediatrics, 114*(Suppl. 2, 4th report), 555-576.

! ALERTA PARA A ENFERMAGEM

As normas publicadas para a pressão arterial (PA) são válidas somente se você usar o mesmo método de medição (auscultação e determinação do tamanho do manguito) na prática clínica.

APARÊNCIA GERAL

A aparência geral da criança é uma impressão cumulativa e subjetiva da aparência física da criança, do estado de nutrição, do comportamento, da personalidade, das interações com pais e enfermeiro (também irmãos, se presentes), da postura, do desenvolvimento e da fala. Embora o enfermeiro registre a aparência no início do exame físico, ele abrange todas as observações da criança durante a entrevista e a avaliação física.

Observe a **fácies**, a expressão facial e a aparência da criança. Por exemplo, as fácies podem dar pistas sobre crianças que têm dor; têm dificuldade ao respirar; sentem-se assustadas, descontentes ou infelizes; são mentalmente atrasadas; ou estão agudamente doentes.

Observe postura, posição e tipos de movimento corporal. Uma criança com perda auditiva ou visual pode ter como característica inclinar a cabeça em uma posição estranha para ouvir ou ver melhor. A criança com baixa autoestima ou um sentimento de rejeição pode adotar uma postura afundada, descuidada e apática. Da mesma maneira, uma criança com confiança, com sentimento de autovalorização e uma sensação de segurança demonstra uma postura altiva, reta e bem equilibrada. Enquanto observa essa linguagem corporal, não interprete muito livremente, mas registre objetivamente.

Observe a higiene da criança em termos de limpeza; odor corporal incomum; condição dos cabelos, pescoço, unhas, dentes e pés; e a condição das roupas. Essas observações são pistas excelentes para possíveis casos de negligência, recursos financeiros inadequados, dificuldades de moradia (p. ex., falta de água corrente) ou falta de conhecimento sobre as necessidades das crianças.

O comportamento inclui a personalidade da criança, o nível de atividade, a reação ao estresse, pedidos, frustração, interações com outras pessoas (principalmente, o pai ou a mãe e o enfermeiro), grau de alerta e resposta aos estímulos. Algumas questões mentais que servem como lembretes para observar o comportamento incluem as seguintes:

- Qual é a personalidade geral da criança?
- A criança tem um longo período de atenção ou se distrai facilmente?
- A criança consegue seguir dois ou três comandos sucessivamente sem necessidade de repetição?

- Qual é a resposta do jovem ao atraso na gratificação ou à frustração?
- A criança usa contato visual durante a conversa?
- Qual é a reação da criança com o enfermeiro e familiares?
- A criança é rápida ou lenta para entender as explicações?

PELE

Avalie a pele quanto a cor, textura, temperatura, umidade, turgor, lesões, acne e erupções cutâneas. O exame da pele e de seus órgãos acessórios envolve principalmente inspeção e palpação. O toque possibilita que o enfermeiro avalie a textura, o turgor e a temperatura da pele. A cor normal em crianças de pele clara varia de um branco leitoso e rosa para uma coloração profundamente rosada. As crianças de pele escura, como os indígenas, hispânicos ou afrodescendentes, herdaram vários tipos de marrom, vermelho, amarelo, verde-oliva e tons azulados na pele. Asiáticos têm a pele normalmente de um tom amarelo. Muitas variações na cor da pele podem ocorrer, sendo que algumas cores justificam uma investigação mais aprofundada. Os tipos de alterações de cor e sua aparência em crianças com pele clara ou escura são resumidos na Tabela 4.6.

Normalmente, a textura da pele das crianças é suave, ligeiramente seca e não oleosa ou pegajosa. Avalie a temperatura da pele de maneira simétrica sentindo cada parte do corpo e comparando as áreas superiores com as inferiores. Observe qualquer diferença de temperatura.

Determine o **turgor do tecido**, ou a elasticidade na pele, segurando a pele no abdome entre o polegar e o dedo indicador, puxando-a esticada e liberando-a rapidamente. O tecido elástico retoma imediatamente sua posição normal sem marcas ou vincos residuais. Em crianças com turgor da pele precário, a pele permanece suspensa ou levantada por alguns segundos antes de voltar lentamente para o abdome. O turgor da pele é uma das melhores estimativas de hidratação e nutrição adequadas.

Estruturas acessórias

A inspeção das estruturas acessórias da pele pode ser realizada enquanto se examinam pele, couro cabeludo ou extremidades. Inspecione os cabelos para verificar cor, textura, qualidade, distribuição e elasticidade. Os cabelos das crianças são geralmente lustrosos, sedosos, fortes e elásticos. Fatores genéticos afetam seu aspecto. Por exemplo, os cabelos de crianças afro-americanas geralmente são mais anelados e grossos que os das crianças caucasianas. Cabelos fibrosos, opacos, frágeis, secos, quebradiços e despigmentados podem sugerir má nutrição. Registre todos os pontos calvos ou com desbaste. A perda de cabelo em lactentes pode indicar que se deitam na mesma posição e pode ser um indício para aconselhar os pais sobre as necessidades de estimulação da criança.

Inspecione os cabelos e o couro cabeludo para limpeza geral. Pessoas em alguns grupos étnicos condicionam seus cabelos com óleos ou lubrificantes que, se não completamente lavados, obstruem as glândulas sebáceas, causando infecções do couro cabeludo. Também examine a área em busca de lesões, descamação, evidência de infestação (como piolhos ou carrapatos) e sinais de trauma (tais como equimoses, massas ou cicatrizes).

Em crianças que estão se aproximando da puberdade, procure o crescimento de pelos secundários como sinal de alterações puberais que progridem normalmente. Note aspecto precoce ou retardado do crescimento do pelo, porque, embora nem sempre sugestivo de disfunção hormonal, pode ser de grande preocupação para o adolescente com amadurecimento precoce ou tardio.

Inspecione as unhas para verificar cor, forma, textura e qualidade. Normalmente, são cor-de-rosa, convexas, lisas e duras, mas flexíveis (não quebradiças). As bordas, que são geralmente brancas, devem se estender sobre os dedos. Indivíduos de pele escura podem ter leitos ungueais mais profundamente pigmentados. Unhas curtas e irregulares são típicas do hábito de roer. Unhas sujas e não cortadas são um sinal de má higiene.

Tabela 4.6 Diferenças nas mudanças de cor dos grupos raciais.

Descrição	Aparência na pele clara	Aparência na pele escura
Cianose – tom azulado na pele; reflete hemoglobina reduzida (desoxigenada)	Tingimento azulado, especialmente na conjuntiva palpebral (pálpebra inferior), leitos ungueais, lóbulos das orelhas, lábios, membranas orais, plantas dos pés e palmas das mãos	Lábios e língua cinza-claros
Palidez – pode ser sinal de anemia, doença crônica, edema ou choque	Perda de brilho rosado na pele, especialmente na face	Aspecto acinzentado na pele negra Mais castanho-amarelado na pele parda
Eritema – vermelhidão; pode ser resultado de aumento do fluxo sanguíneo decorrente das condições climáticas, de inflamação local, infecção, irritação cutânea, alergia ou outras dermatoses, ou pode ser causado por um aumento do número de glóbulos vermelhos como resposta compensatória à hipoxia crônica	Vermelhidão facilmente visível em qualquer parte do corpo	Muito mais difícil de avaliar; dependem de palpação para detecção de calor ou edema
Equimose – grandes áreas difusas, geralmente pretas e azuis, causadas pela hemorragia do sangue na pele; tipicamente resultado de lesões	Áreas arroxeadas a amarelas ou verdes; podem ser observadas em qualquer lugar na pele	Muito difícil de ver, a não ser na boca ou conjuntiva
Petéquias – igual à equimose, exceto pelo tamanho: hemorragias pequenas, distintas, pontuais de tamanho $\leq$ 2 mm; podem denotar algum tipo de distúrbio sanguíneo, como leucemia	Pontos arroxeados mais facilmente observados nas nádegas, no abdome e nas superfícies internas dos braços ou das pernas	Geralmente invisível, exceto na mucosa oral, conjuntiva das pálpebras e conjuntiva que cobre o globo ocular
Icterícia – coloração amarela da pele geralmente causada por pigmentos da bile	Coloração amarela observada na esclera dos olhos, na pele, nas unhas, nas plantas dos pés, nas palmas das mãos e na mucosa oral	Avaliada de maneira mais confiá-vel nas escleras, no palato duro, nas palmas das mãos e nas plantas dos pés

A palma normalmente mostra três vincos de flexão (Figura 4.14A). Em algumas condições, como a síndrome de Down, as duas cristas horizontais distais podem ser fundidas formando um único sulco horizontal (a única crista palmar ou crista transpalmar) (ver Figura 4.14B). Se linhas ou pregas grosseiramente anormais forem observadas, trace um quadro para descrevê-las e encaminhe o achado a um especialista para uma investigação mais aprofundada.

LINFONODOS

Os linfonodos são geralmente avaliados durante o exame da parte do corpo em que estão localizados. O sistema de drenagem linfática do corpo é extenso. A Figura 4.15 mostra os locais habituais para palpação de linfonodos acessíveis.

Palpar os linfonodos utilizando a porção distal dos dedos e pressionando suavemente, mas com firmeza, em um movimento circular ao longo das regiões nas quais os linfonodos estão normalmente presentes. Durante a avaliação dos nodos na cabeça e no pescoço, inclinar ligeiramente a cabeça da criança para cima, mas sem tensionar os músculos esternocleidomastóideo ou trapézio.

Essa posição facilita a palpação dos **nodos submental**, **submandibular**, **tonsilar** e **cervical**. Palpe os **nodos axilares** com os braços da criança relaxados nos lados, mas ligeiramente abduzidos. Avaliar os **nodos inguinais** com a criança na posição supina. Observe tamanho, mobilidade, temperatura e sensibilidade, bem como relatos feitos pelos pais relacionados com qualquer mudança visível de nodos aumentados. Nas crianças, nodos pequenos, não sensíveis e móveis são geralmente normais. Linfonodos sensíveis, aumentados, quentes, eritematosos geralmente indicam infecção ou inflamação próxima à sua localização. Relate esses achados para futuras investigações.

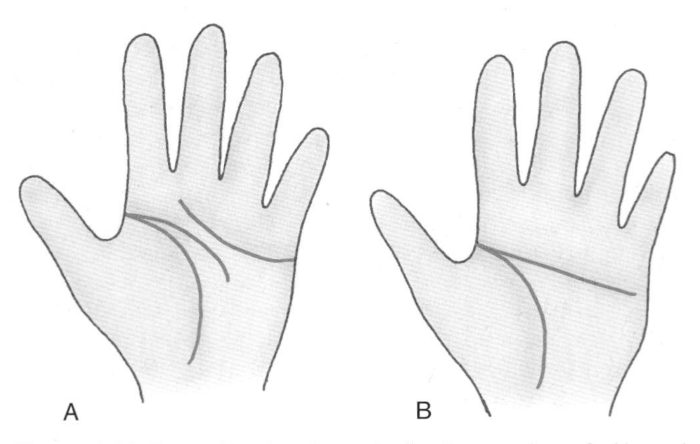

Figura 4.14 Exemplos de cristas de flexão na palma. **A.** Normal. **B.** Crista transpalmar.

CABEÇA E PESCOÇO

Observe a cabeça quanto à forma geral e à simetria. O achatamento de uma parte da cabeça, como o occipital, pode indicar que a criança fica continuamente nessa posição. A assimetria acentuada é geralmente anormal e pode indicar fechamento prematuro das suturas (craniossinostose).

> **! ALERTA PARA A ENFERMAGEM**
>
> Após 6 meses, o atraso significativo da sustentação da cabeça indica fortemente lesão cerebral e é encaminhado para melhor avaliação.

Observe o controle da cabeça em lactentes e a postura da cabeça em crianças mais velhas. Aos 4 meses, a maioria das crianças deve ser capaz de manter a cabeça erguida e em linha média quando em

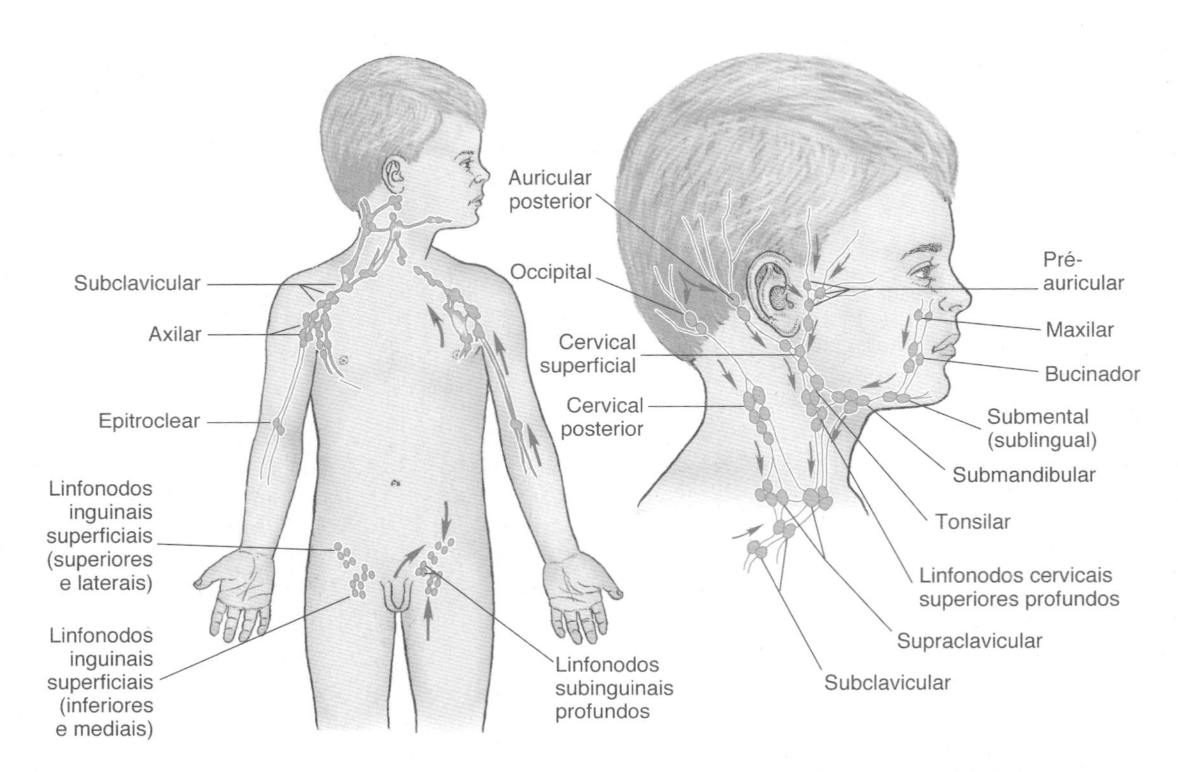

Figura 4.15 Localização de linfonodos superficiais. As *setas* indicam o fluxo direcional da linfa.

posição vertical. Avalie a amplitude de movimento pedindo que a criança mais velha olhe em cada direção (para cada lado, para cima e para baixo) ou colocando manualmente a criança mais jovem em cada posição. A amplitude de movimento limitada pode indicar pescoço torto, ou **torcicolo**, em que a criança segura a cabeça para um lado com o queixo apontando para o lado oposto como resultado de lesão do músculo esternocleidomastóideo.

! ALERTA PARA A ENFERMAGEM

A hiperextensão da cabeça (opistótono) com dor na flexão é uma indicação grave de irritação meníngea e é encaminhada para avaliação médica imediata.

Palpe o crânio em busca de suturas, fontanelas, fraturas e edemas patentes. Normalmente, a fontanela posterior fecha-se aos 2 meses, e a fontanela anterior funde-se entre 12 e 18 meses. O fechamento precoce ou tardio é observado, pois ambos podem ser um sinal de condição patológica.

Ao examinar a cabeça, observe o rosto para analisar simetria, movimento e aspecto geral. Peça à criança para "fazer uma careta" a fim de avaliar o movimento simétrico e revelar qualquer grau de paralisia. Observar qualquer proporção facial incomum, como uma testa incomumente alta ou baixa; olhos afastados ou muito próximos; ou um queixo pequeno, retraído.

Além da avaliação do movimento de cabeça e pescoço, inspecione o pescoço para verificar o tamanho e palpe suas estruturas associadas. O pescoço é normalmente curto, com dobras cutâneas entre a cabeça e os ombros durante o período de lactente; no entanto, alonga-se durante os próximos 3 a 4 anos.

! ALERTA PARA A ENFERMAGEM

Se forem detectadas massas no pescoço, informe-as para uma investigação mais aprofundada. Massas grandes podem bloquear as vias respiratórias.

OLHOS

Inspeção de estruturas externas

Inspecione as pálpebras quanto à colocação adequada no olho. Quando o olho está aberto, a pálpebra superior deve cair perto da íris superior. Notar qualquer anomalia estrutural (p. ex., ptose, hemangioma). Quando os olhos estão fechados, as pálpebras devem cobrir completamente a córnea e a esclera (Figura 4.16).

Determine a inclinação geral das **fissuras palpebrais** ou pálpebras desenhando uma linha imaginária por meio dos dois pontos do canto medial e através da órbita externa dos olhos e alinhando cada olho na linha. Geralmente, as fissuras palpebrais ficam razoavelmente horizontais (o canto lateral pode situar-se cerca de 1 mm acima do canto medial). Uma ligeira inclinação para cima ou para baixo das fissuras palpebrais normalmente ocorre como uma característica familiar. No entanto, nos asiáticos, a inclinação é normalmente para cima.

Inspecione também o revestimento interno das pálpebras, a **conjuntiva palpebral**. A fim de examinar o saco conjuntival inferior, puxe a pálpebra para baixo enquanto a criança olha para cima. Para inverter a pálpebra superior, segure os cílios superiores e puxe suavemente para baixo e para a frente enquanto a criança olha para baixo. Normalmente, a conjuntiva aparece rosa e brilhante. Estrias verticais amarelas ao longo da borda são as **glândulas meibomianas**, ou **glândulas sebáceas**, perto do folículo capilar. Localizada no canto interno ou mediano

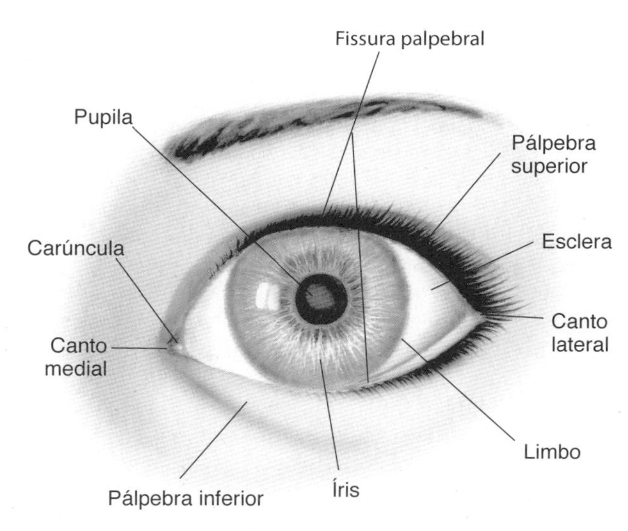

Figura 4.16 Estruturas externas do olho.

e situada na borda interna das pálpebras superior e inferior, fica uma abertura minúscula, o **ponto lacrimal**. Observe qualquer lacrimejamento, secreção ou inflamação do aparelho lacrimal.

A **conjuntiva bulbar**, que cobre o olho até o limbo, ou junção da córnea e esclera, deve ser transparente. A esclera, ou cobertura branca do globo ocular, deve ser clara. Marcas pretas minúsculas na esclera de indivíduos fortemente pigmentados são normais.

A **córnea**, ou cobertura da íris e da pupila, deve ser clara e transparente. Registre opacidades, pois podem ser sinais de cicatrizes ou ulceração, que pode interferir na visão. A melhor maneira de testar para opacidades é iluminar o globo ocular, brilhando uma luz em um ângulo (**obliquamente**) em direção à córnea.

Compare as pupilas em relação a tamanho, forma e movimento. Elas devem ser redondas, claras e iguais. Teste sua reação à luz rapidamente acendendo uma luz para o olho e retirando-a. À medida que a luz se aproxima, as pupilas devem contrair; à medida que a luz se desvanece, as pupilas devem dilatar. Teste a pupila para qualquer resposta de **acomodação** fazendo a criança olhar para um objeto claro, brilhante, a uma distância e rapidamente movendo o objeto em direção ao rosto. As pupilas devem se contrair à medida que o objeto é trazido para perto do olho. Registre os achados normais do exame das pupilas como **PERRLA** (do inglês *Pupils Equal, Round, React to Light and Accommodation* – "pupilas isocóricas, redondas, fotorreagentes e reagentes à acomodação").

Inspecione a íris e a pupila quanto à cor, tamanho, forma e clareza. A cor permanente dos olhos é geralmente estabelecida na idade de 6 a 12 meses. Enquanto inspeciona a íris e a pupila, procure o cristalino. Normalmente, este não é visível através da pupila.

Inspeção de estruturas internas

O oftalmoscópio possibilita a visualização do interior do globo ocular com um sistema de lentes e uma luz de alta intensidade. As lentes permitem uma visualização clara das estruturas oculares a diferentes distâncias do olho do enfermeiro e diferenças corretas de acuidade visual no examinador e na criança. O uso do oftalmoscópio requer prática para saber qual conjunto de lentes produz a imagem mais nítida.

As cabeças oftálmica e ótica são geralmente intercambiáveis em um "corpo" ou cabo, que encerra a fonte de alimentação – baterias descartáveis ou recarregáveis. O enfermeiro deve praticar a troca das cabeças, que se encaixam e são protegidas com um quarto de volta, e substituir as baterias e lâmpadas. Os enfermeiros que não estão diretamente envolvidos na avaliação física são muitas vezes responsáveis por assegurar que o equipamento funcione adequadamente.

Preparação da criança

O enfermeiro pode preparar a criança para o exame oftalmológico mostrando a ela o instrumento, demonstrando a fonte de luz e como ela brilha no olho, bem como explicando a razão para o escurecimento da sala. Para lactentes e crianças pequenas que não respondem a tais explicações, é melhor usar distração para encorajá-los a manter seus olhos abertos. Afastar forçosamente as pálpebras resulta em uma criança não cooperativa, com água nos olhos e um enfermeiro frustrado. Em geral, com alguma prática, o enfermeiro pode obter um reflexo vermelho quase instantaneamente enquanto se aproxima da criança e pode também obter uma inspeção momentânea dos vasos sanguíneos, da mácula ou do disco óptico.

Exame fundoscópico

A Figura 4.17 mostra as estruturas da parte detrás do globo ocular, ou o **fundo**. O fundo é imediatamente aparente como o **reflexo vermelho**. A intensidade da cor aumenta em indivíduos de pigmentação escura.

> **! ALERTA PARA A ENFERMAGEM**
>
> Um reflexo vermelho brilhante e uniforme é um sinal importante, porque descarta muitos defeitos graves da córnea, humor aquoso, cristalino e humor vítreo. Reflexos vermelhos ausentes, brancos, opacos ou assimétricos merecem investigação adicional.

À medida que o oftalmoscópio se aproxima do olho, a característica mais notável do fundo é o **disco óptico**, a área na qual os vasos sanguíneos e as fibras nervosas ópticas entram e saem do olho. O disco tem coloração de laranja a rosa-creme com um centro pálido e uma cor mais clara que o fundo circundante. Normalmente, é redondo ou verticalmente oval.

Depois de localizar o disco óptico, inspecione a área de vasos sanguíneos. A artéria e veia central da retina aparecem nas profundidades do disco e emanam para fora com ramificação visível. As veias são mais escuras e cerca de um quarto maior que as artérias. Normalmente, os ramos das artérias e veias cruzam-se mutuamente.

Outras estruturas comuns são a **mácula**, a área do fundo com a maior concentração de receptores visuais e, no centro da mácula, um pequeno ponto cintilante de luz refletida chamado de **fóvea central**; essa é a área da visão mais perfeita.

Exame de visão

A US Preventive Services Task Force (2017) recomenda exames de visão para avaliar a presença de ambliopia e seus fatores de risco para todas as crianças de 3 a 5 anos. Vários testes estão disponíveis para avaliar a visão. Essa discussão se concentra no alinhamento ocular, na acuidade visual, na visão periférica e na visão de cores. O Capítulo 18 discute os sinais comportamentais e físicos de deficiência visual. Os enfermeiros podem realizar exames de visão precisos com treinamento apropriado (Mathers, Keyes e Wright, 2010).

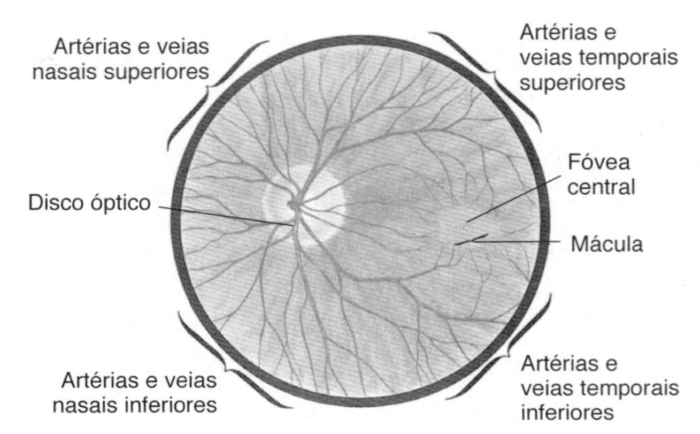

Figura 4.17 Estruturas do fundo. (De Ball, J. W., Dains, J. E., Flynn, J. A. et al. [2014]. *Seidel's guide to physical examination* [8th ed.]. St Louis, MO: Elsevier.)

Alinhamento ocular

Normalmente, na idade de 3 a 4 meses, as crianças são capazes de fixar em um campo visual com os dois olhos simultaneamente (binocularidade). No **estrabismo**, ou olho torto, um olho desvia do ponto de fixação. Se o desalinhamento for constante, o olho fraco torna-se "preguiçoso", e o cérebro em seguida suprime a imagem produzida por esse olho. Se o estrabismo não for detectado e corrigido entre 4 e 6 anos, a cegueira por desuso, conhecida como **ambliopia**, pode ocorrer.

Os testes normalmente utilizados para detectar desalinhamento são o reflexo corneano à luz e os testes de cobertura. Para realizar o **teste de reflexo corneano à luz**, ou **teste de Hirschberg**, acenda uma lanterna ou luz do oftalmoscópio diretamente nos olhos do paciente a uma distância de cerca de 40,5 cm (16 polegadas). Se os olhos são **ortofóricos** ou normais, a luz cai simetricamente dentro de cada pupila (Figura 4.18A). Se a luz sair do centro em um olho, os olhos estão desalinhados. **Pregas epicânticas**, pregas cutâneas em excesso que se estendem desde o teto do nariz até a extremidade interna da sobrancelha e que parcial ou completamente sobrepõem o canto interno do olho podem dar uma falsa impressão de desalinhamento (**pseudostrabismo**) (Figura 4.18B). As pregas epicânticas são frequentemente encontradas em crianças asiáticas.

No **teste de cobertura**, um olho é coberto e o movimento do olho descoberto é observado enquanto a criança olha para um objeto próximo (33 cm [13 polegadas]) ou distante (6 m [20 pés]). Se

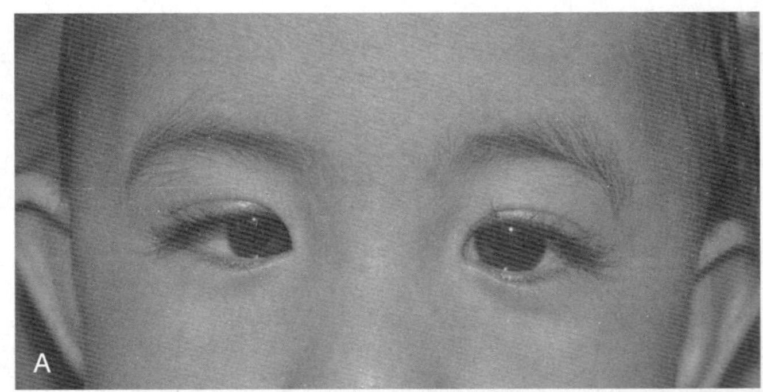

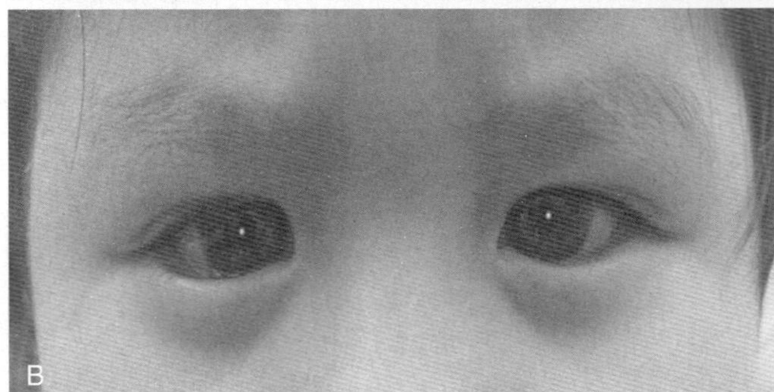

Figura 4.18 **A.** Teste de reflexo à luz da córnea demonstrando olhos ortofóricos. **B.** Pseudoestrabismo. As pregas epicânticas internas fazem com que os olhos pareçam desalinhados; no entanto, os reflexos à luz da córnea caem de maneira perfeitamente simétrica. (De Gleason, C. A. & Juul, S. E. [2018]. Avery's diseases of the newborn [10th ed.]. Philadelphia, PA: Elsevier.)

o olho descoberto não se mover, está alinhado. Se o olho descoberto se mover, há um desalinhamento, porque quando o olho mais forte é temporariamente coberto, o olho desalinhado tenta se fixar no objeto.

No **teste de cobertura alternada**, a oclusão muda de um para o outro olho alternadamente, e o movimento daquele que foi coberto é observado assim que o oclusor é removido enquanto a criança foca um ponto na frente dela (Figura 4.19). Se o alinhamento normal estiver presente, mudar a cobertura de um olho para o outro não fará com que o olho se mova. E se o desalinhamento estiver presente, o movimento ocular ocorrerá quando a cobertura for movida. Esse teste requer mais prática que o outro teste de cobertura, pois o oclusor deve ser movido para trás e para a frente rapidamente e com precisão a fim de ver o movimento do olho. Como os desvios podem ocorrer em intervalos diferentes, é importante realizar os testes de cobertura próximo e longe das crianças.

! ALERTA PARA A ENFERMAGEM

O teste de cobertura é geralmente mais fácil de realizar se o examinador utilizar a mão em vez de um oclusor tipo cartão (Figura 4.19). Oclusores atraentes em forma de casquinha de sorvete ou pirulito de cara feliz feitos de papelão também são bem recebidos por crianças pequenas.

Teste de acuidade visual em crianças

O teste mais comum para medir a acuidade visual é uma tabela visual, como a **tabela de letras de Sloan**, que consiste em linhas de letras de tamanho decrescente. A criança fica de pé com os calcanhares em uma linha a 3 m de distância do gráfico. Ao monitorar a acuidade visual em crianças, o enfermeiro testa primeiro o olho direito da criança, cobrindo o esquerdo. As crianças que utilizam óculos devem ser examinadas com eles. Diga à criança para manter os dois olhos abertos durante o exame. Se ela não conseguir ler a linha atual, mova o gráfico para a próxima linha maior. Continue subindo no gráfico até que a criança consiga ler a linha. Em seguida, comece a descer o gráfico novamente até que a criança não consiga ler a linha. Para passar cada linha, a criança deve identificar corretamente uma maioria simples de símbolos na linha. Repita o procedimento, cobrindo o olho direito. As tabelas portáteis são utilizadas para rastrear a visão de perto. A Tabela 4.7 fornece uma lista de testes de monitoramento visual para crianças e diretrizes para encaminhamento.

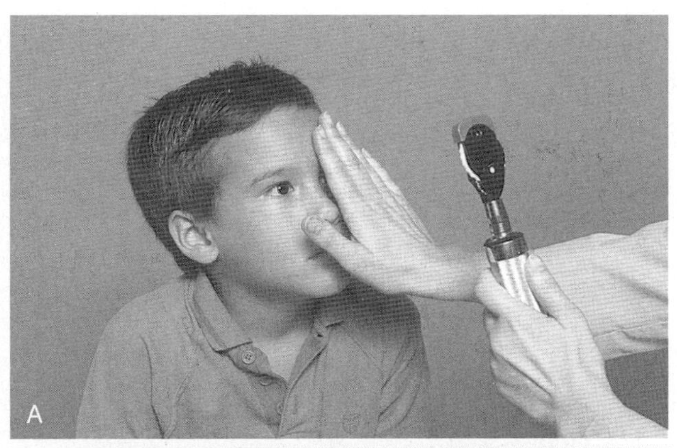

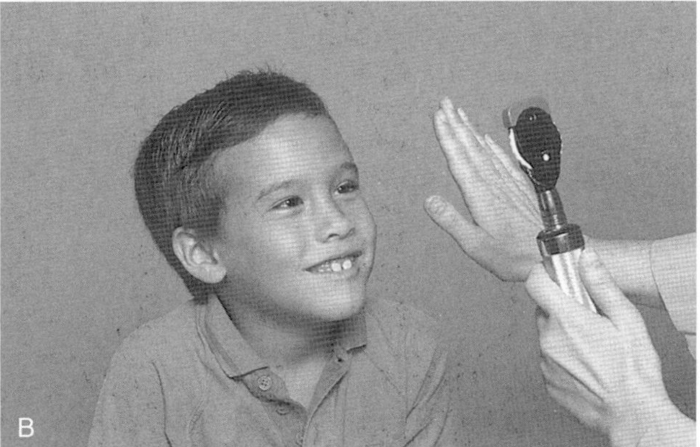

Figura 4.19 Teste de cobertura alternativo para detectar ambliopia em paciente com estrabismo. **A.** O olho está ocluído, e a criança está se fixando na luz. **B.** Se o olho não se mover quando descoberto, os olhos estão alinhados.

Para crianças incapazes de ler letras e números, são utilizados optotipos (figuras ou letras de tamanhos diferentes). Os Símbolos LEA consistem em quatro figuras, e a criança os chama do que quiser. O teste HOTV consiste em um quadro de parede composto das letras H, O, T e V. A criança recebe um quadro contendo grandes H, O, T e V. O examinador aponta para uma letra no quadro de parede, e a criança combina a letra correta no quadro em sua mão. Os Símbolos LEA e HOTV são testes de triagem preferidos para crianças pré-letradas.

Monitoramento de acuidade visual em lactentes e crianças difíceis de testar

Em recém-nascidos, a visão é testada principalmente verificando-se a **percepção da luz**, lançando uma luz nos olhos e observando as respostas, como constrição pupilar, piscar, seguir a luz até a linha média, aumento do estado de alerta ou recusa em abrir os olhos após exposição à luz. Embora a simples manobra de checar a percepção da luz e provocar o reflexo pupilar à luz indique que a metade anterior do aparelho visual esteja intacta, ela não confirma que o lactente pode enxergar. Em outras palavras, esse teste não avalia se o cérebro recebe a mensagem visual e interpreta os sinais.

Outro teste de acuidade visual é a capacidade do lactente de fixar e seguir um alvo. Embora qualquer objeto colorido ou estampado possa ser usado, o rosto humano é excelente. Segure o lactente na posição vertical enquanto move o rosto lentamente de um lado para o outro. Outros sinais que podem indicar perda visual ou outros problemas oculares graves incluem pupilas fixas, estrabismo, nistagmo constante, sinal do sol poente e movimentos laterais lentos. Infelizmente, é difícil testar cada olho separadamente; a presença de tais sinais em um olho pode indicar cegueira unilateral.

Testes especiais estão disponíveis para lactentes e outras crianças difíceis de testar para avaliar a acuidade visual ou confirmar a cegueira. Por exemplo, em **potenciais evocados visualmente**, os olhos são estimulados com uma luz ou padrão brilhante, e a atividade elétrica no córtex visual é registrada por meio de eletrodos no couro cabeludo.

Evidências apoiam o uso de triagem de visão eletiva baseada em instrumentos, principalmente fototriagem e autorrefração, em crianças de 12 meses de vida até que elas possam ler com segurança um gráfico ocular (Donahue, Baker, Committee on Practice and Ambulatory Medicine et al., 2016; Miller, Lessin, American Academy of Pediatrics Section on Ophthalmology et al., 2012). Nenhum instrumento mede a acuidade visual em si, mas mede fatores de risco para problemas de visão. A fototriagem usa imagens ópticas do reflexo vermelho do olho para estimar o erro de refração, opacidade da mídia, alinhamento ocular e outros fatores que colocam uma criança em risco de ambliopia. A autorrefração portátil é usada para avaliar o erro refrativo de cada olho.

! ALERTA PARA A ENFERMAGEM

Se a fixação visual e o seguimento não estiverem presentes até os 3 meses de vida, é necessária uma avaliação oftalmológica adicional.

Tabela 4.7 Avaliação pediátrica da visão.

Avaliação	Idades						Quando se preocupar
	Recém-nascido a 6 meses	6 a 12 meses	1 a 3 anos	3 a 4 anos	4 a 5 anos	A cada 1 a 2 anos após 5 anos	
Avaliar o reflexo da luz vermelha	•	•	•	•	•	•	Sem reflexo, sem brilho, branco, aspecto opaco, desigual
Examinar o olho externamente	•	•	•	•	•	•	Anormalidade da estrutura (p. ex., edema, inclinação)
Examinar as pupilas	•	•	•	•	•	•	Forma irregular, tamanho desigual, reação lenta à luz
Avaliar a córnea ao reflexo da luz		•	•	•	•	•	Desigual ao olhar para ambos os olhos
Realizar o teste de cobertura				•	•	•	Um olho é coberto e o olho descoberto é observado quanto à mudança na fixação
Avaliar a capacidade de focar e seguir	lactente ≥ 3 meses	•	•	•	•	•	Incapaz de fixar e seguir
Avaliar a acuidade visual				•	•	•	20/50 ou pior em qualquer olho ou duas linhas de diferença entre os olhos
					•	•	20/40 ou pior em ambos os olhos

Adaptada de Hagan, J. F., Shaw, J. S. (Eds.). (2017). *Bright futures: Guidelines for health supervision of infants, children and adolescents* (4th ed.). Elk Grove Village, IL: American Academy of Pediatrics.

Visão periférica

Em crianças com idade suficiente para cooperar, estime a **visão periférica** ou o campo visual de cada olho, fazendo com que elas se fixem em um ponto específico diretamente à sua frente enquanto um objeto, como um dedo ou um lápis, é movido de além do campo de visão para o alcance da visão periférica. Assim que as crianças virem o objeto, peça-lhes que digam: "Pare". Nesse ponto, meça o ângulo do eixo anteroposterior do olho (linha reta de visão) até o eixo periférico (ponto em que o objeto é visto pela primeira vez). Verifique cada olho separadamente e para cada quadrante de visão. Normalmente, as crianças enxergam cerca de 50° para cima, 70° para baixo, 60° na direção nasal e 90° temporalmente. Limitações na visão periférica podem indicar cegueira por danos a estruturas dentro do olho ou a qualquer uma das vias visuais.

Visão colorida

Os testes disponíveis para a visão de cores incluem o teste de Ishihara e o teste de Hardy-Rand-Rittler. Cada uma consiste em uma série de cartas (pseudoisocromáticas) contendo um campo de cores composto de manchas de determinada cor de "confusão". Contra o campo há um número ou símbolo similarmente impresso em pontos, mas de uma cor que provavelmente será confundida com a cor do campo por uma pessoa com **déficit de visão de cores**. Como resultado, a figura ou letra é invisível para um indivíduo afetado, mas é claramente vista por uma pessoa com visão normal.

ORELHAS

Inspeção de estruturas externas

Toda a orelha externa é chamada de **pavilhão auricular**, ou **aurícula**; há uma localizada em cada lado da cabeça. Meça o alinhamento da altura do pavilhão auricular desenhando uma linha imaginária da órbita externa do olho até o occipital, ou protuberância mais proeminente do crânio. A parte superior do pavilhão deve encontrar ou cruzar essa linha. As orelhas de implantação baixa são comumente associadas a anomalias renais ou síndromes genéticas. Meça o ângulo do pavilhão desenhando uma linha perpendicular a partir da linha horizontal imaginária e alinhando o pavilhão próximo a essa marca. Normalmente, o pavilhão auricular fica dentro de um ângulo de 10° da linha vertical (Figura 4.20). Se estiver fora dessa área, registre o desvio e procure outras anomalias.

Normalmente, o pavilhão auricular estende-se ligeiramente para fora do crânio. Exceto em recém-nascidos, orelhas achatadas na cabeça ou salientes no couro cabeludo podem indicar problemas. As orelhas achatadas em um lactente podem sugerir uma posição frequente de decúbito lateral e, assim como em áreas isoladas de perda de cabelo, podem ser uma pista para investigar a compreensão dos pais sobre as necessidades de estimulação da criança.

Inspecione a superfície da pele ao redor da orelha em busca de pequenas aberturas, lesões extras, seios nasais ou pregas do lóbulo da orelha. Se for encontrado um seio, observe porque pode representar uma fístula que drena para alguma área do pescoço ou da orelha. Observe

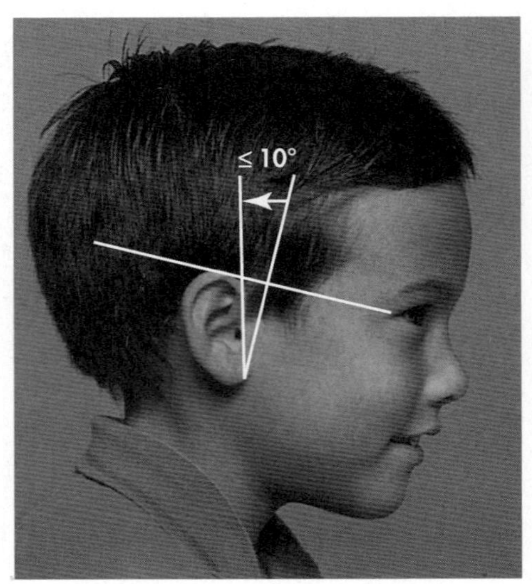

Figura 4.20 Alinhamento da orelha.

uma prega no lóbulo da orelha, se encontrada, porque pode estar associada a uma síndrome rara. No entanto, uma pequena anormalidade não é incomum e muitas vezes não está associada a uma condição grave. As lesões cutâneas não representam nenhum processo patológico, mas podem causar preocupação aos pais em relação à aparência da criança.

Avalie também as orelhas em relação à higiene. Não é necessário um otoscópio para observar o canal auditivo externo e analisar a presença de **cerume**, uma substância cerosa produzida pelas glândulas ceruminosas na porção externa do canal auditivo. O cerume é geralmente marrom-amarelado e macio. Se um otoscópio for usado e qualquer descarga for visível, observe sua cor e odor. Evite transmitir material potencialmente infeccioso para o outro ouvido ou para outra criança lavando as mãos e usando espéculos descartáveis ou esterilizando espéculos reutilizáveis entre cada exame.

Inspeção de estruturas internas

A cabeça do otoscópio permite a visualização da membrana timpânica por meio de uma luz brilhante, uma lupa e um espéculo. Alguns otoscópios têm um acessório para um dispositivo pneumônico que insere ar no canal auditivo a fim de determinar a complacência da membrana (movimento). O espéculo, que é inserido no canal auditivo externo, tem vários tamanhos para acomodar diferentes larguras do canal auditivo. O maior espéculo que se encaixa confortavelmente na orelha é utilizado para obter a maior área de visualização. A lente, ou lupa, é móvel, permitindo que o examinador insira um objeto, como uma cureta, no canal auditivo através do espéculo enquanto ainda visualiza as estruturas através da lente.

Posicionamento da criança

Antes de iniciar o exame otoscópico, posicione a criança de forma adequada e a segure suavemente (a criança se senta no colo dos pais e os pais seguram o corpo e a cabeça da criança), se necessário. As crianças mais velhas geralmente cooperam e não precisam de contenção. No entanto, prepare-as para o procedimento, permitindo que toquem o instrumento, demonstrando como ele funciona e enfatizando a importância de permanecer parado. Uma sugestão útil é deixá-las observar você examinando o ouvido dos pais. A contenção é necessária para crianças mais novas porque o exame do ouvido muitas vezes as incomoda (ver boxe *Cuidado atraumático*).

Conforme você insere o espéculo no meato, mova-o ao redor da borda externa para habituar a criança à sensação de algo que entra na orelha. Se for examinar uma orelha dolorida, examine primeiro aquela que não está acometida, em seguida retorne para a orelha dolorida e toque uma parte não dolorida primeiro. Nesse momento, a criança geralmente tem menos medo de desconforto na orelha e irá cooperar.

Para a proteção e segurança das crianças, faça a contenção de lactentes e crianças na primeira infância para o exame otoscópico. Há duas posições gerais de contenção. Em uma, a criança está sentada lateralmente no colo do pai ou da mãe com um braço abraçando o pai ou a mãe e o outro ao lado. A orelha a ser examinada fica virada para o enfermeiro. Com uma das mãos, o pai ou a mãe segura a cabeça da criança firmemente contra o peito e abraça a criança com o outro braço, protegendo, assim, o braço livre da criança (Figura 4.21). Examine a orelha usando o mesmo procedimento para segurar o otoscópio como descrito adiante.

A outra posição envolve colocar a criança de lado, de costas ou sobre o abdome com os braços ao lado e a cabeça virada para que a orelha a ser examinada fique virada para o teto. Inclinar-se sobre a criança, usar a parte superior do corpo para conter os movimentos dos braços e da parte superior do tronco e usar a mão de exame para estabilizar a cabeça. Essa posição é prática para crianças pequenas e para crianças mais velhas que necessitam de contenção mínima, mas pode não ser viável para outras crianças que protestam vigorosamente. Para segurança, envolva a ajuda dos pais ou de um assistente na imobilização da cabeça colocando firmemente uma mão acima da orelha e a outra no lado da criança, no abdome ou nas costas.

Com crianças cooperativas, examine a orelha com elas deitadas de lado, sentadas ou de pé. Uma desvantagem de ficar de pé é que a criança pode "ir embora" quando o otoscópio entra no canal. Se a criança estiver de pé ou sentada, incline a cabeça ligeiramente na direção do ombro oposto da criança para obter uma melhor visão da membrana timpânica (tímpano) (Figura 4.22).

Com o polegar e o indicador da mão livre, segure a aurícula. Para as duas posições de contenção, segure o otoscópio de cabeça para baixo na junção de sua cabeça e segure a alça com o polegar e dedo indicador. Coloque os outros dedos contra o crânio para possibilitar que o otoscópio se mova com a criança em caso de movimento repentino. Ao examinar uma criança cooperativa, segure a alça com a cabeça ótica virada para cima ou para baixo. Use a mão dominante de modo a examinar ambas as orelhas ou inverta as mãos para cada orelha, o que for mais confortável.

Antes de utilizar o otoscópio, visualize a orelha externa e a membrana timpânica sobrepostas a um relógio (Figura 4.23). Os números são importantes marcos geográficos. Introduza o espéculo no meato entre as posições 3 e 9 horas em posição para baixo e para frente. Como o canal auditivo é curvo, o espéculo não permite uma visão panorâmica da membrana timpânica, a menos que o canal seja endireitado. Em lactentes, o canal auditivo se curva para cima. Portanto, puxe o pavilhão para baixo e para trás (em direção à faixa de 6 a 9 horas para a orelha direita e em direção à faixa de 3 a 6 horas para a orelha esquerda) para endireitar o canal auditivo (Figura 4.24A).

Cuidado atraumático

Redução do desconforto decorrente de otoscopia em crianças pequenas

Fazer do exame da orelha um jogo, explicando que você está procurando um "coelho grande" nela. Esse tipo de brincadeira é uma distração que absorve e geralmente gera cooperação. Depois de examinar a orelha, diga que "procurar coelhos" era apenas uma brincadeira e agradeça a criança por deixá-lo olhar sua orelha. Outra grande técnica de distração é pedir à criança para colocar um dedo na orelha oposta para evitar que a luz saia.

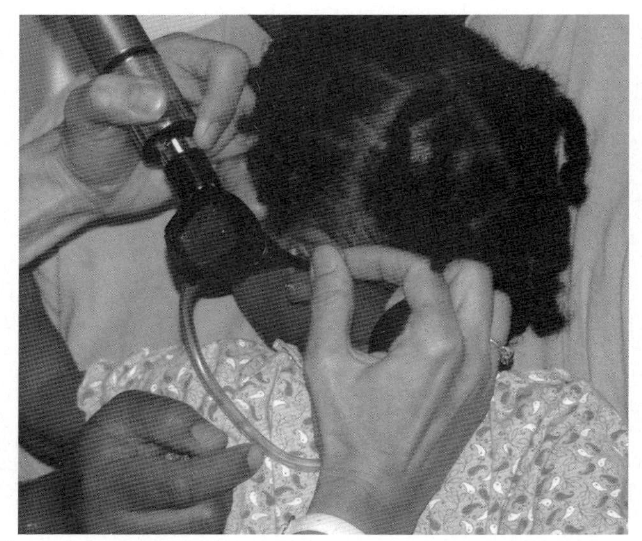

Figura 4.21 Posição de uma criança pequena para um exame otoscópico pneumático em que um sopro de ar é introduzido no canal auditivo.

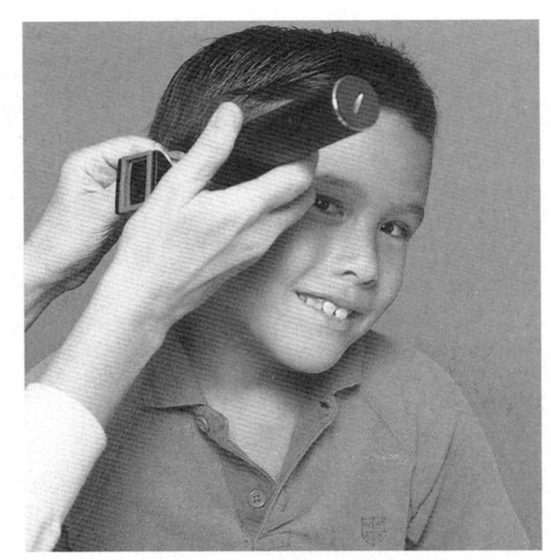

Figura 4.22 Posicionamento da cabeça inclinando-a em direção ao ombro oposto para visão completa da membrana timpânica.

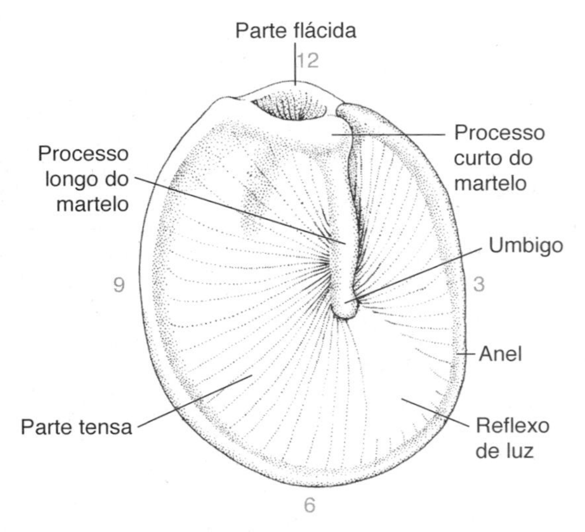

Figura 4.23 Marcos da membrana timpânica direita. (Ignatavicius, D. D., & Workman, M. L. [2013]. *Medical-surgical nursing: Patient-centered collaborative care* [7th ed.]. St Louis, MO: Saunders.)

Em crianças mais velhas, geralmente com mais de 3 anos, o canal auditivo se curva para baixo e para frente. Portanto, puxe o pavilhão para cima e para trás (para a posição de 2 horas para a orelha esquerda e para a posição de 10 horas para a orelha direita) (ver Figura 4.24B). Se você tiver dificuldade em visualizar a membrana timpânica, tente reposicionar a cabeça da criança, introduzindo o espéculo em um ângulo diferente e puxando o pavilhão em uma direção ligeiramente diferente. Não insira o espéculo além da porção cartilaginosa (mais externa) do canal auditivo, geralmente a uma distância de 0,60 a 1,25 cm (0,23 a 0,5 polegadas) em crianças mais velhas. A inserção do espéculo na porção posterior ou óssea do canal auditivo causa dor.

Em recém-nascidos e lactentes jovens, as paredes do canal auditivo são flexíveis devido às estruturas cartilaginosas e ósseas subdesenvolvidas. Portanto, o espéculo muito pequeno de 2 mm geralmente precisa ser inserido mais profundamente no canal auditivo do que em crianças mais velhas. Tenha muito cuidado para não danificar as paredes ou a membrana timpânica. Por essa razão, apenas um examinador experiente deve inserir um otoscópio nos ouvidos de lactentes muito pequenos.

Exame otoscópico

À medida que se introduz o espéculo no canal externo, inspecione as paredes do canal, a cor da membrana timpânica, o reflexo da luz e os marcos habituais das proeminências ósseas da orelha média. As paredes do canal auditivo externo são cor-de-rosa, embora sejam mais pigmentadas em crianças de pele escura. Os pelos finos são evidentes na porção mais externa, onde é produzido o cerume. Observe os sinais de irritação, corpos estranhos ou infecção.

Corpos estranhos na orelha são comuns em crianças e variam de borrachas a feijão. Os sintomas podem incluir dor, secreção e comprometimento da audição. Remova objetos moles, como papel ou insetos, com pinça. Remova pequenos objetos duros, como seixos, com uma ponta de sucção, um gancho ou irrigação. No entanto, a irrigação é contraindicada se o objeto for matéria vegetativa, como feijão ou macarrão, que incha quando em contato com líquido.

> **! ALERTA PARA A ENFERMAGEM**
>
> Se houver qualquer dúvida sobre o tipo de objeto na orelha e o método adequado para removê-lo, encaminhe a criança para o profissional adequado.

A **membrana timpânica** é translúcida, de coloração rosa ou cinza perolada. Observe eritema acentuado (que pode indicar otite média supurativa); uma cor opaca, cinzenta opaca (por vezes, sugestiva de otite média serosa); ou áreas cor de cinza (sinais de cicatrizes de uma perfuração anterior). Uma área preta geralmente sugere uma perfuração da membrana que não cicatrizou.

A tensão típica e a inclinação da membrana timpânica fazem com que a luz do otoscópio reflita aproximadamente na posição de 5 ou 7 horas. O **reflexo da luz** é bem definido, em forma de cone, e normalmente aponta para longe da face.

Os **marcos ósseos** do tímpano são formados pelo umbigo, ou ponta do martelo, que aparece como um ponto pequeno, redondo, opaco e côncavo próximo do centro do tímpano. O **manúbrio** (processo longo ou alça) do martelo parece uma linha esbranquiçada que se estende do umbigo para cima até a margem da membrana. Na extremidade superior do processo longo, perto da posição de 1 hora (na orelha direita), há uma protuberância acentuada semelhante a uma fechadura, que representa o **processo curto** do martelo. Observe a ausência ou distorção do reflexo da luz ou perda ou proeminência anormal de qualquer um desses marcos.

Teste auditivo

Vários tipos de testes de audição estão disponíveis e são recomendados para triagem em lactentes e crianças (Tabela 4.8). A American Academy of Pediatrics recomenda teste de audiometria tonal puro em 500, 1.000, 2.000 e 4.000 Hz, em crianças com *screening* positivo (triagem positiva) se não conseguem ouvir os tons a 20 dB (Harlor, Bower, & Committee on Practice and Ambulatory Medicine, Section on Otolaryngology – Head and Neck Surgery, 2009). A triagem auditiva universal do recém-nascido está disponível na maioria dos estados dos EUA.[3] O enfermeiro deve operar sob um elevado índice de suspeita para aquelas crianças com condições associadas à perda auditiva, cujos pais estão preocupados com a perda auditiva, e que

[3]N.R.T.: No Brasil, em 2010, a realização de triagem auditiva neonatal tornou-se obrigatória em maternidades e hospitais com a promulgação da Lei nº 12.303. Disponível em: https://pebmed.com.br/quais-sao-as-novidades-das-diretrizes-de-triagem-auditiva-neonatal/?utm_source=artigoportal&utm_medium=copytext. Acesso em: 22 fev. 2022.

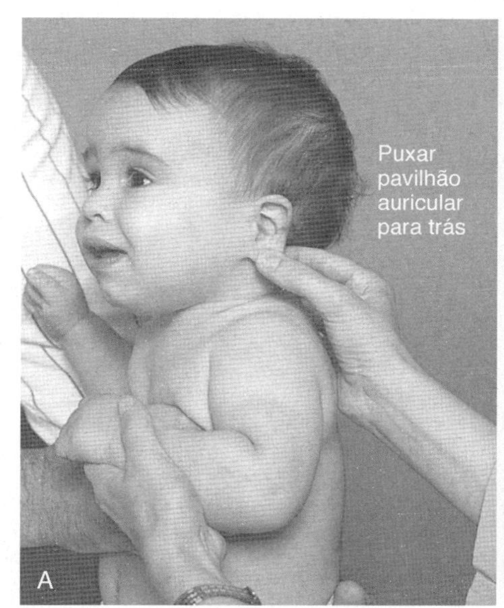

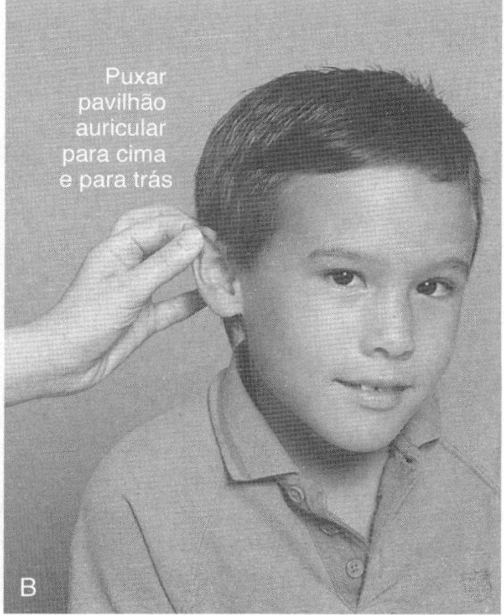

Figura 4.24 Posicionamento para visualização do tímpano em lactente (**A**) e em criança com idade superior a 3 anos (**B**).

Tabela 4.8 Testes auditivos para lactentes e crianças.

Idade	Teste auditivo e tempo médio	Tipo de medição	Procedimento
Recém-nascidos	Resposta auditiva do tronco cerebral (ABR)	Medição eletrofisiológica da atividade auditiva no nervo auditivo e vias do tronco encefálico	A colocação de eletrodos na cabeça da criança detecta estímulos auditivos apresentados por meio de fones de ouvido em uma orelha de cada vez
Lactentes	Audiometria comportamental	Utilizada para observar seu comportamento em resposta a determinados sons ouvidos por meio de alto-falantes ou fones de ouvido	As respostas da criança são observadas para os sons ouvidos
Crianças na primeira infância	Audiometria lúdica	Utiliza um audiômetro para transmitir sons em diferentes volumes e tons	A criança é convidada a fazer algo com um brinquedo (ou seja, tocar um brinquedo, mover um brinquedo) toda vez que o som é ouvido
Crianças e adolescentes	Audiometria tonal pura	Utiliza um audiômetro que produz sons em diferentes volumes e tons nas orelhas da criança	A criança é solicitada a responder de alguma maneira quando o tom é ouvido no fone de ouvido.
	Timpanometria (também chamada de *impedância* ou *admissão*)	Determina como a orelha média está funcionando e detecta qualquer mudança na pressão na orelha média	Uma ponta de plástico macio é colocada sobre o canal da orelha, e o timpanômetro mede o movimento do tímpano quando a pressão muda
Todas as idades	Emissões optoacústicas evocadas (EOAE)	Teste fisiológico que mede especificamente a resposta coclear (célula pilosa externa) à apresentação de estímulo	A sonda pequena que contém o microfone sensível é colocada no canal auditivo para distribuição do estímulo e detecção da resposta

podem ter desenvolvido comportamentos indicando comprometimento auditivo. O Capítulo 18 discute os tipos de perda auditiva, as causas, as manifestações clínicas e o tratamento adequado.

NARIZ

Inspeção de estruturas externas

O nariz está localizado no meio do rosto logo abaixo dos olhos e acima dos lábios. Compare sua colocação e seu alinhamento desenhando uma linha vertical imaginária do ponto central entre os olhos até a incisura do lábio superior. O nariz deve ficar exatamente em posição vertical a essa linha, com cada lado exatamente simétrico. Observe sua localização, qualquer desvio para um lado e assimetria do tamanho total e do diâmetro das narinas. A ponte do nariz é às vezes plana em crianças asiáticas e afro-americanas. Observe as **asas nasais** para detecção de qualquer sinal de batimento, o que indica dificuldade respiratória. Sempre informe qualquer batimento das asas nasais. A Figura 4.25 ilustra os marcos utilizados na descrição das estruturas externas do nariz.

Inspeção de estruturas internas

Inspecione o **vestíbulo anterior** do nariz, empurrando a ponta para cima, inclinando a cabeça para trás e iluminando a cavidade com uma lanterna ou otoscópio sem o espéculo da orelha anexado. Observe a cor do **revestimento das mucosas**, que é normalmente mais vermelho que as membranas orais, bem como qualquer edema, secreção, secura ou sangramento. Não deve haver nenhuma secreção do nariz.

Ao observar o nariz mais profundamente, inspecione os **cornetos**, ou **concha**, placas ósseas que se encaixam na cavidade nasal e são envolvidas pelas membranas mucosas. Os cornetos aumentam muito a área de superfície da cavidade nasal à medida que o ar é inalado. Os espaços ou canais entre os cornetos são chamados de **meatos** e correspondem

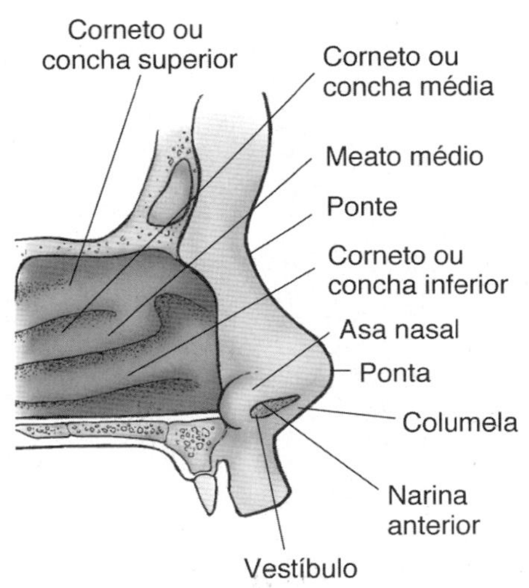

Figura 4.25 Marcos externos e estruturas internas do nariz.

a cada um dos três cornetos. Normalmente, a extremidade dianteira do corneto inferior e médio e o meato médio são observados. Eles devem ser da mesma cor do revestimento do vestíbulo.

Inspecione o **septo**, que deve dividir os vestíbulos igualmente. Observe qualquer desvio, especialmente se causar uma oclusão de um lado do nariz. Uma perfuração pode ser evidente dentro do septo. Se isso for suspeito, acenda a luz do otoscópio em uma narina e procure entrada de luz na outra. Pelo fato de o olfato ser uma função importante do nariz, o teste de olfato pode ser realizado nesse momento ou como parte da avaliação dos nervos cranianos (Tabela 4.11).

BOCA E GARGANTA

Com uma criança cooperativa, o enfermeiro pode realizar quase todo o exame da boca e garganta sem o uso de um abaixador de língua. Peça à criança para abrir a boca amplamente; mover a língua em diferentes direções para visualização completa; e dizer "ahh", que deprime a língua para uma visualização completa da parte detrás da boca (amígdalas, úvula e orofaringe). Para um exame mais atento da **mucosa bucal**, ou revestimento das bochechas, peça às crianças que usem os dedos para mover a parte externa do lábio e a bochecha para um lado (ver boxe *Cuidado atraumático*).

Lactentes e crianças geralmente resistem a tentativas de manter a boca aberta. Pelo fato de a inspeção da boca ser perturbadora, deixe para o fim do exame físico (juntamente com exame das orelhas) ou faça-a durante os episódios de choro. No entanto, o uso de um abaixador de língua (preferencialmente com sabor) pode ser necessário. Coloque o abaixador de língua ao longo da lateral da língua, não na área central traseira, onde se provoca reflexo de vômito. A Figura 4.26B ilustra o posicionamento adequado da criança para o exame oral.

A estrutura principal do exterior da boca são os lábios, os quais devem estar úmidos, macios, lisos e cor-de-rosa, ou em um tom mais escuro que a pele circundante. Os lábios devem ser simétricos quando relaxados ou tensos. Avalie a simetria quando a criança fala ou chora.

Cuidado atraumático

Incentivo a abrir a boca para o exame

- Realizar o exame na frente de um espelho
- Deixar a criança primeiro examinar a boca de outra pessoa, como um dos pais, o enfermeiro ou um fantoche (Figura 4.26A) e, em seguida, examinar a boca da criança
- Instruir a criança a inclinar ligeiramente a cabeça para trás, respirar profundamente pela boca e segurar a respiração; essa ação abaixa a língua até o assoalho da boca sem o uso de um abaixador de língua
- Escovar levemente o palato com um cotonete também pode abrir a boca para avaliação

Inspeção de estruturas internas

As principais estruturas que são visíveis dentro da cavidade oral e da orofaringe são o revestimento mucoso dos lábios e bochechas, as gengivas (ou gengiva), os dentes, a língua, o palato, a úvula, as tonsilas e a orofaringe posterior (Figura 4.27). Inspecione todas as áreas **revestidas de mucosas** (dentro dos lábios e bochechas, gengiva, parte inferior da língua, palato e dorso da faringe) quanto a cor, quaisquer áreas de manchas brancas ou ulceração, sangramento, sensibilidade e umidade. As mucosas devem ter coloração rosa brilhante, ser lisas, brilhantes, uniformes e úmidas.

Inspecione os dentes quanto ao número (decíduos, permanentes ou dentição mista) em cada arco dentário, à higiene e à oclusão ou mordida (ver Capítulo 9). A descoloração do esmalte dentário com **placa** evidente (revestimento esbranquiçado na superfície dos dentes) é um sinal de má higiene dental e indica necessidade de aconselhamento. Manchas marrons nas fendas da coroa do dente ou entre os dentes podem ser **cáries**. Áreas com coloração de branca a amarela ou marrom no esmalte podem indicar **fluorose** (ingestão excessiva de fluoreto). Dentes que parecem preto-esverdeados podem estar manchados temporariamente em decorrência da ingestão de ferro suplementar.

Examine as **gengivas** em torno dos dentes. A cor é normalmente rosa-coral, e a textura da superfície é pontilhada, semelhante ao aspecto de uma casca de laranja. Em crianças de pele escura, as gengivas têm uma cor mais forte/profunda e uma área acastanhada é frequentemente observada ao longo delas.

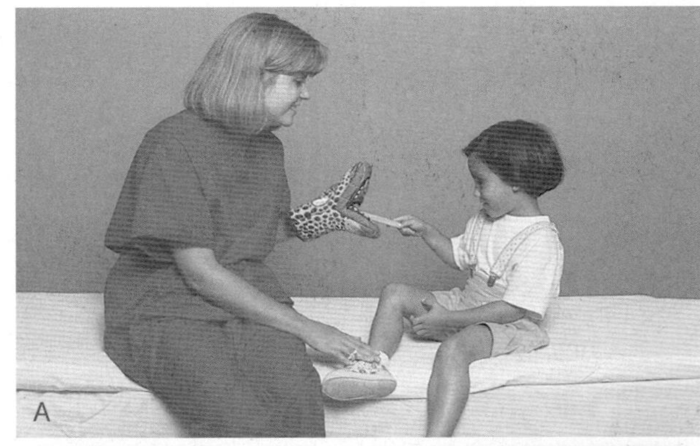

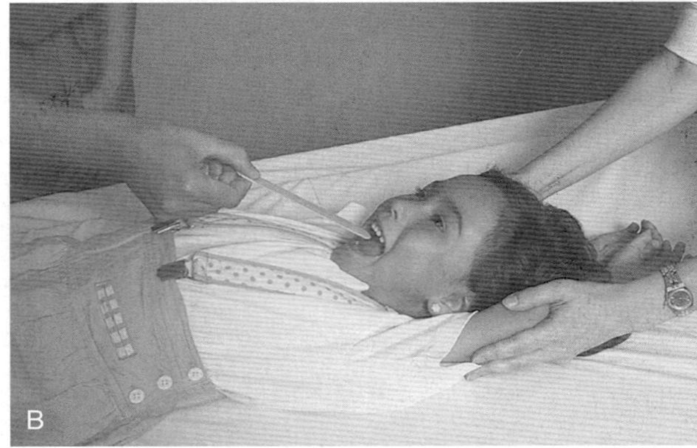

Figura 4.26 A. Incentivar a criança a cooperar. **B.** Posicionar a criança para o exame da boca.

Inspecione a língua para observar as papilas, pequenas projeções que contenham várias papilas gustativas e que conferem à língua sua típica aparência áspera. Observe o tamanho e a mobilidade da língua. Normalmente, a ponta da língua deve se estender até os lábios ou além.

O teto da boca consiste no **palato duro**, que está localizado próximo da frente da cavidade oral, e no **palato mole**, que está localizado em direção à parte posterior da faringe e tem uma pequena protrusão da linha média chamada **úvula**. Inspecione cuidadosamente os palatos para garantir que estão íntegros. O arco do palato deve ter forma de cúpula. Um teto estreito, plano ou alto e arqueado afeta a colocação da língua e pode causar problemas de alimentação e de fala. Teste o movimento da úvula ao provocar um reflexo de vômito. Ela deve ser movida para cima de modo a fechar a nasofaringe da orofaringe.

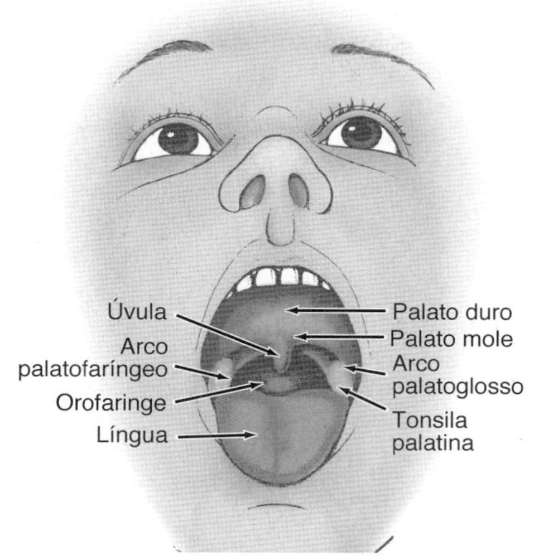

Figura 4.27 Estruturas internas da boca.

Examine a orofaringe e observe o tamanho e a cor da pele das **tonsilas palatinas**. São normalmente da mesma cor que a mucosa circundante; glandulares, em vez de terem aparência suave; e pouco visíveis sobre a borda dos arcos palatoglossos. O tamanho das tonsilas varia consideravelmente durante a infância. No entanto, relate qualquer edema, eritema ou áreas brancas sobre as amígdalas.

TÓRAX

Inspecione o tórax em relação a tamanho, forma, simetria, movimento, desenvolvimento da mama e marcos ósseos formados pelas costelas e pelo esterno. A **caixa torácica** consiste em 12 costelas de cada lado e no esterno, ou osso torácico, localizado na linha média do tronco (Figura 4.28). O **esterno** é composto de três partes principais. O **manúbrio**, porção mais superior, pode ser sentido na base do pescoço, na **incisura suprasternal**. O maior segmento do esterno é o corpo, que forma o **ângulo esternal (ângulo de Louis)** à medida que se articula com o manúbrio. No fim do corpo, há um pequeno processo móvel chamado **xifoide**. O ângulo da margem costal que se liga ao esterno é chamado de **ângulo costal** e normalmente tem cerca de 45 a 50°. Essas estruturas ósseas são marcos importantes na localização de costelas e **espaços intercostais (EICs)**, que são os espaços entre as costelas, os quais são numerados de acordo com a costela diretamente acima do espaço. Por exemplo, o espaço imediatamente abaixo da segunda costela é o segundo EIC.

A **cavidade torácica** também é dividida em segmentos desenhando-se linhas imaginárias no tórax e nas costas. A Figura 4.29 ilustra as divisões anterior, lateral e posterior.

Meça o tamanho do tórax colocando a fita métrica em torno da caixa torácica na linha do mamilo. Para maior precisão, faça duas medições – uma durante a inspiração e outra durante a expiração – e registre a média. O tamanho do tórax é importante principalmente em relação à circunferência da cabeça (ver *Perímetro cefálico*, anteriormente neste capítulo). Sempre relate as desproporções acentuadas porque a maioria é causada

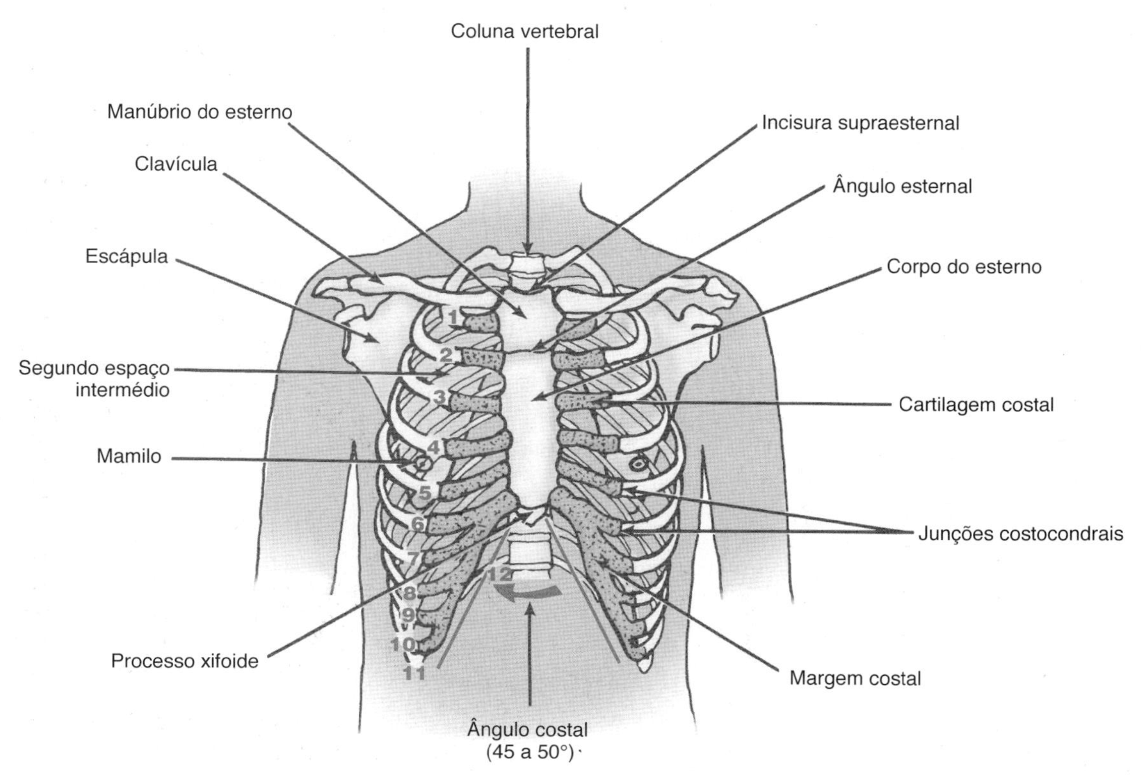

Figura 4.28 Caixa torácica.

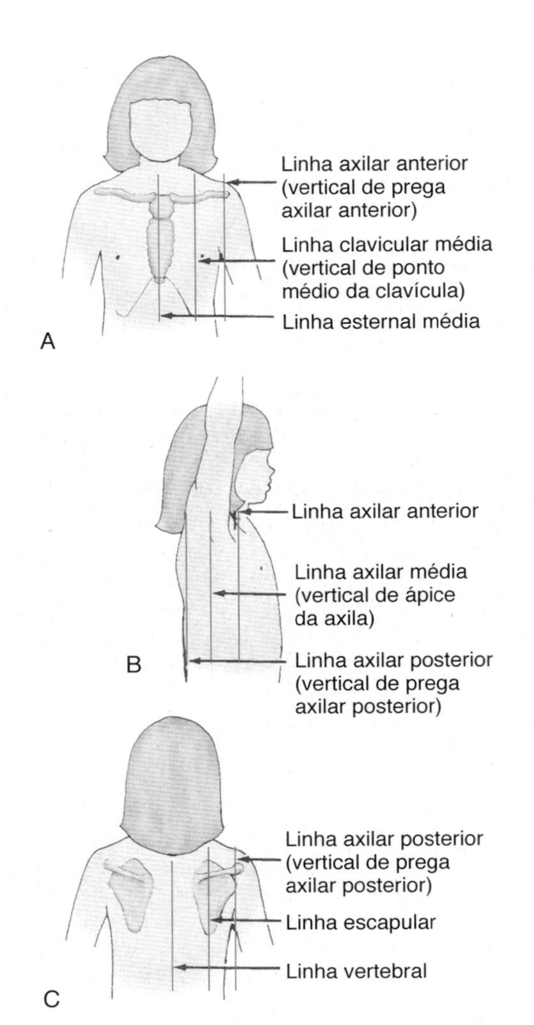

Figura 4.29 Marcos imaginários do tórax. **A.** Anterior. **B.** Lateral direito. **C.** Posterior.

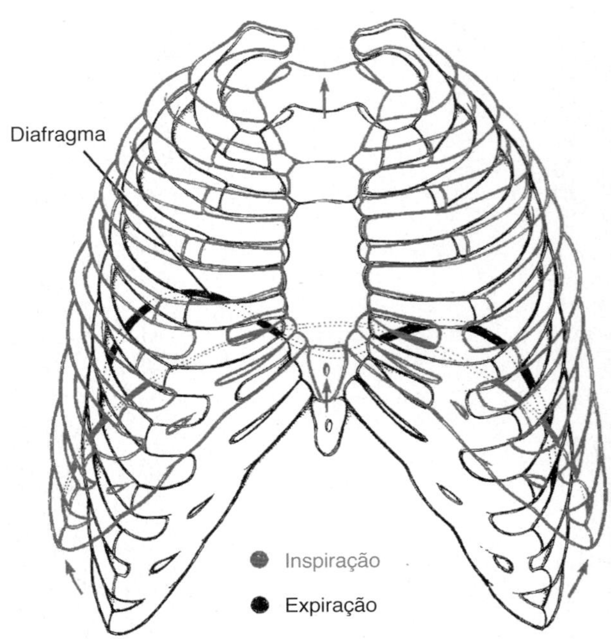

Figura 4.30 Movimento do tórax durante a respiração.

pelo crescimento anormal da cabeça, embora algumas possam ser resultado da alteração da forma torácica, como o **tórax em barril** (o tórax é redondo), o ***pectus excavatum*** (o esterno está deprimido) ou o ***pectus carinatum*** (o esterno se projeta em direção ao exterior).

Durante a lactância, a forma do tórax é quase circular, com o diâmetro anteroposterior (frente para trás) igual ao diâmetro transversal ou lateral (lado a lado). À medida que a criança cresce, o tórax normalmente aumenta na direção transversal, fazendo com que o diâmetro anteroposterior seja inferior ao diâmetro lateral. Observe o ângulo feito pela margem costal inferior e o esterno, e palpe a junção das costelas com a cartilagem costal (junção costocondral) e o esterno, que deve ser bastante suave.

O movimento da parede torácica deve ser simétrico bilateralmente e coordenado com a respiração. Durante a inspiração, o tórax sobe e expande, o diafragma desce e o ângulo costal aumenta. Durante a expiração, o tórax cai e diminui de tamanho, o diafragma se levanta e o ângulo costal se estreita (Figura 4.30). Em crianças com menos de 6 ou 7 anos, o movimento respiratório é principalmente abdominal ou diafragmático. Nas crianças mais velhas, particularmente nas meninas, as respirações são principalmente torácicas. Em ambos os casos, o tórax e o abdome devem levantar e baixar juntos. Relate sempre qualquer assimetria de movimento.

Ao inspecionar a superfície da pele do tórax, observe a posição dos mamilos e qualquer evidência de desenvolvimento mamário. Normalmente, os mamilos estão localizados ligeiramente laterais à linha clavicular média entre a quarta e a quinta costelas. Observe a simetria da colocação do mamilo e a configuração normal de uma aréola pigmentada mais escura em torno de um mamilo plano nas crianças pré-púberes.

O desenvolvimento puberal da mama geralmente começa nas meninas entre 8 e 12 anos (ver Capítulo 15). Registre desenvolvimento precoce ou tardio da mama, bem como evidências de qualquer outra característica sexual secundária. Nos homens, o aumento das mamas (**ginecomastia**) pode ser causado por distúrbios hormonais ou sistêmicos; porém, mais comumente é resultado do tecido adiposo devido à obesidade ou a uma mudança transitória do corpo durante a puberdade precoce. Em qualquer situação, investigue os sentimentos da criança sobre o aumento da mama.

Em adolescentes que atingiram a maturidade sexual, palpe as mamas em busca de evidência de quaisquer massas ou nódulos duros. Aproveite essa oportunidade para discutir a importância do autoexame rotineiro das mamas. Enfatize que a maioria das massas mais palpáveis é benigna a fim de diminuir qualquer medo ou preocupação que ocorra quando uma massa é sentida.

PULMÕES

Os pulmões estão situados dentro da cavidade torácica, um em cada lado do esterno. Cada pulmão é dividido em um **ápice**, que é ligeiramente pontiagudo e situa-se acima da primeira costela; uma **base**, que é larga e côncava e fica acima do diafragma, em forma de cúpula; e um **corpo**, que é dividido em lobos. O pulmão direito tem três lobos: o lobo superior direito (superior), o lobo médio direito e o lobo inferior direito (inferior). O pulmão esquerdo tem apenas dois lobos, o lobo superior esquerdo (superior) e o lobo inferior esquerdo (inferior), devido ao espaço ocupado pelo coração (Figura 4.31).

A inspeção dos pulmões envolve principalmente a observação dos movimentos respiratórios. Avalie respirações quanto a (1) taxa (número por minuto), (2) ritmo (regular, irregular ou periódico), (3) profundidade (profundo ou superficial) e (4) qualidade (sem esforço, automática, difícil ou trabalhada). Observe o caráter dos sons respiratórios, como ruidoso, grunhido, ronco ou pesado.

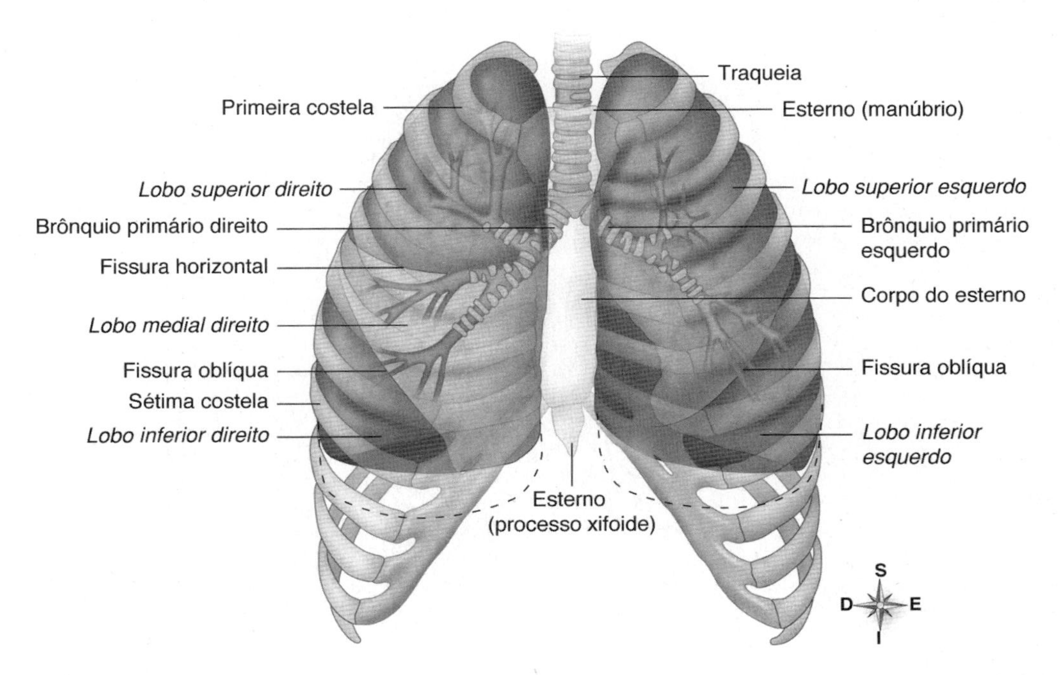

Figura 4.31 Localização dos lobos dos pulmões dentro da cavidade torácica. (De Patton, K. T., & Thibodeau, G. A. [2013]. *Anatomy and physiology* [8th ed.]. St Louis, MO: Mosby.)

Avalie os movimentos respiratórios colocando cada mão contra as costas ou tórax com os polegares na linha média ao longo da margem costal inferior dos pulmões. A criança deve ficar sentada durante esse procedimento, e, se estiver cooperativa, deve-se fazer o exame de diversas respirações profundas. Durante a respiração, suas mãos se moverão com a parede torácica. Avalie a quantidade e a velocidade da excursão respiratória e observe qualquer assimetria de movimento.

Os examinadores experientes podem fazer a percussão dos pulmões. Percutir o pulmão anterior do ápice à base, geralmente com a criança em decúbito dorsal ou sentada. Percutir cada lado do tórax em sequência para comparar os sons. Ao percutir o pulmão posterior, o procedimento e a sequência são os mesmos, embora a criança deva estar sentada. A ressonância é ouvida sobre todos os lobos dos pulmões que não estão adjacentes a outros órgãos. Registre e relate qualquer desvio do som esperado.

Ausculta**ç**ão

A auscultação envolve o uso do estetoscópio para avaliar sons respiratórios (boxe *Diretrizes para o cuidado de enfermagem*). Os sons respiratórios são mais bem ouvidos se a criança inspirar profundamente (boxe *Cuidado atraumático*). Nos pulmões, os sons respiratórios são classificados como vesiculares, broncovesiculares ou brônquicos (Boxe 4.12).

Sons respiratórios ausentes ou diminuídos são sempre achados anormais que justificam investigação. Líquidos, ar ou massas sólidas no espaço pleural interferem na condução de sons respiratórios. Os sons respiratórios reduzidos em determinados segmentos do pulmão podem alertar o enfermeiro para áreas pulmonares que podem beneficiar-se de fisioterapia respiratória. Aumento dos sons respiratórios após a terapia pulmonar indicam melhora da passagem do ar através do sistema respiratório. O Boxe 4.13 lista os termos usados para descrever vários padrões respiratórios.

Várias anormalidades pulmonares produzem **sons adventícios** que normalmente não são auscultados sobre o tórax. Esses sons ocorrem em adição aos sons respiratórios normais ou anormais e são classificados em dois grupos principais: (1) **crepitações**, que resultam da passagem de ar através de líquido ou umidade, e (2) **sibilos**, que são produzidos quando o ar passa através de passagens estreitas, independentemente da causa, como exsudato, inflamação, espasmo ou tumor. É preciso ter uma prática considerável com um tutor experiente para diferenciar os vários tipos de sons pulmonares. Muitas

Diretrizes para o cuidado de enfermagem

Ausculta eficaz

- Certifique-se de que a criança está relaxada, não chorando, falando ou rindo. Registre se a criança estiver chorando
- Verificar se a sala é confortável e silenciosa
- Aquecer o estetoscópio antes de colocá-lo contra a pele
- Aplicar uma pressão firme na parte do tórax, mas não o suficiente para evitar vibrações e transmissão de som
- Evitar colocar o estetoscópio sobre o cabelo ou a roupa, movê-lo contra a pele, ou deslizar os dedos sobre a parte do tórax, o que pode causar sons que falsamente se assemelham a achados patológicos
- Usar uma abordagem simétrica e ordenada para comparar sons

Cuidado atraumático

Incentivar respirações profundas

- Pedir à criança que sopre e "apague" a luz de um otoscópio ou de uma lanterna de bolso; discretamente desligue a luz na última tentativa para que a criança se sinta bem-sucedida
- Colocar uma bola de algodão na palma da criança; pedir a ela para assoprar a bola no ar e pedir para os pais a pegarem
- Colocar um pequeno tecido no topo de um lápis e pedir que a criança o assopre
- Fazer a criança assoprar um cata-vento, uma língua de sogra ou bolhas

Boxe 4.12 Classificação de sons respiratórios normais.

Sons respiratórios vesiculares
Auscultar sobre toda a superfície dos pulmões, com exceção da parte superior da área intraescapular e da área sob o manúbrio.
A inspiração é mais alta, mais longa e mais aguda que a expiração.
O som é um ruído em assovio, suave.

Sons respiratórios broncovesiculares
Auscultar sobre o manúbrio e nas regiões intraescapulares superiores onde a traqueia e brônquios bifurcam.
A inspiração é mais alta e mais aguda que na respiração vesicular.

Sons respiratórios brônquicos
Auscultar apenas sobre a traqueia perto da incisura suprasternal.
A fase inspiratória é curta, e a fase expiratória é longa.

Boxe 4.13 Vários padrões respiratórios.

Taquipneia: frequência aumentada.
Bradipneia: frequência reduzida.
Dispneia: desconforto durante a respiração.
Apneia: cessação da respiração.
Hiperpneia: aumento da profundidade.
Hipoventilação: diminuição da profundidade (rasa) e ritmo irregular.
Hiperventilação: frequência e profundidade aumentadas.
Respiração de Kussmaul: hiperventilação, respiração ofegante e forçada; geralmente, observada em coma diabético ou outros estados de acidose respiratória.
Respiração de Cheyne-Stokes: frequência e profundidade gradualmente aumentadas com períodos de apneia.
Respiração de Biot: períodos de hiperpneia que alternam com apneia (semelhante a Cheyne-Stokes, exceto que a profundidade permanece constante).
Respiração em gangorra (paradoxal): o tórax desce na inspiração e sobe na expiração.
Agonal: últimas respirações ofegantes antes da morte.

vezes, é melhor descrever o tipo de som ouvido nos pulmões, em vez de tentar rotulá-los. Relate sempre quaisquer sons anormais para avaliação médica adicional.

CORAÇÃO

O coração está situado na cavidade torácica entre os pulmões, no mediastino, e acima do diafragma (Figura 4.32). Cerca de dois terços do coração ficam dentro do lado esquerdo da caixa torácica, com o outro terço no lado direito à medida que ele cruza o esterno. O coração é posicionado no tórax como um trapezoide:

Verticalmente ao longo da margem esternal direita (MED) a partir da segunda até a quinta costela.
Horizontalmente (lado longo) desde o esterno inferior direito até a quinta costela na linha clavicular média esquerda (LCME).
Diagonalmente a partir da margem esternal esquerda (MEE) na segunda costela até LCME na quinta costela.
Horizontalmente (lado curto) a partir da MED e MEE no segundo EIC – base do coração.

A inspeção é mais fácil quando a criança está sentada em uma posição semi-Fowler. Olhe para a parede torácica anterior de um ângulo, comparando ambos os lados da caixa torácica um com o outro. Normalmente, eles devem ser simétricos. Em crianças com paredes torácicas finas, uma pulsação pode ser visível. Pelo fato de a avaliação completa da função cardíaca não ser limitada ao coração, também considere outros achados, como a presença de todos os pulsos (especialmente os pulsos femorais) (Figura 4.33), veias do pescoço distendidas, baqueteamento dos dedos das mãos, cianose periférica, edema, PA e *status* respiratório.

Utilize a palpação para determinar a localização do **pulso apical (PA)**, o impulso cardíaco mais lateral que pode corresponder ao ápice. O PA é encontrado:

- No quinto EIC e LCME em crianças com mais de 7 anos
- No quarto EIC e imediatamente lateral ao LCME em crianças menores de 7 anos.

Embora o PA dê uma ideia geral do tamanho do coração (com alargamento, o ápice é mais baixo e mais lateral), a sua localização normal é variável, tornando-se um indicador não confiável do tamanho do coração.

O **ponto de intensidade máxima (PIM)**, como o nome indica, é a área de pulsação mais intensa. Geralmente, o PIM está localizado no mesmo local que o PA, mas pode ocorrer em outro lugar. Por essa razão, os dois termos não devem ser utilizados de forma sinônima.

Avalie o **tempo de enchimento capilar**, um teste importante para a circulação, pressionando a ponta de um dedo entre o polegar e o indicador por 5 segundos com pressão moderada em temperatura ambiente de 20 a 25°C (Fleming, Gill, Van den Bruel et al., 2016). O tempo que leva para a área branqueada retornar à sua cor original é o tempo de preenchimento capilar.

! ALERTA PARA A ENFERMAGEM

O enchimento capilar deve ser rápido – 2 segundos ou menos. O enchimento prolongado de 3 segundos ou mais é um sinal de alerta importante.

Ausculta̧ção

Origem dos sons cardíacos

Os sons cardíacos são produzidos pela abertura, pelo fechamento das válvulas e pela vibração do sangue contra as paredes do coração e dos vasos. Normalmente, dois sons – B_1 e B_2 – são ouvidos, os quais correspondem, respectivamente, ao familiar "tum ta" frequentemente usado para descrever os sons. B_1 é causado pelo fechamento das **válvulas tricúspide** e **mitral** (às vezes, chamadas **válvulas atrioventriculares**). B_2 é o resultado do fechamento das **válvulas pulmonar** e **aórtica** (algumas vezes, chamadas **válvulas semilunares**). Normalmente, o desdobramento dos dois sons em B_2 é distinguível e amplia durante a inspiração. O **desdobramento fisiológico** é um achado normal significativo.

! ALERTA PARA A ENFERMAGEM

O desdobramento fixo, no qual o desdobramento em B2 não muda durante a inspiração, é um sinal diagnóstico importante de comunicação interatrial.

Duas outras bulhas cardíacas, B_3 e B_4, podem ser produzidas. B_3 é normalmente auscultada em algumas crianças; B_4 raramente é auscultada como bulha normal; isso geralmente indica a necessidade de avaliação cardíaca adicional.

Diferenciação das bulhas normais

A Figura 4.34 ilustra a posição anatômica aproximada das válvulas dentro das câmaras cardíacas. Observe que a localização anatômica das válvulas não corresponde à área onde as bulhas são mais bem auscultadas. Os sítios auscultatórios estão localizados na direção do fluxo sanguíneo através das válvulas.

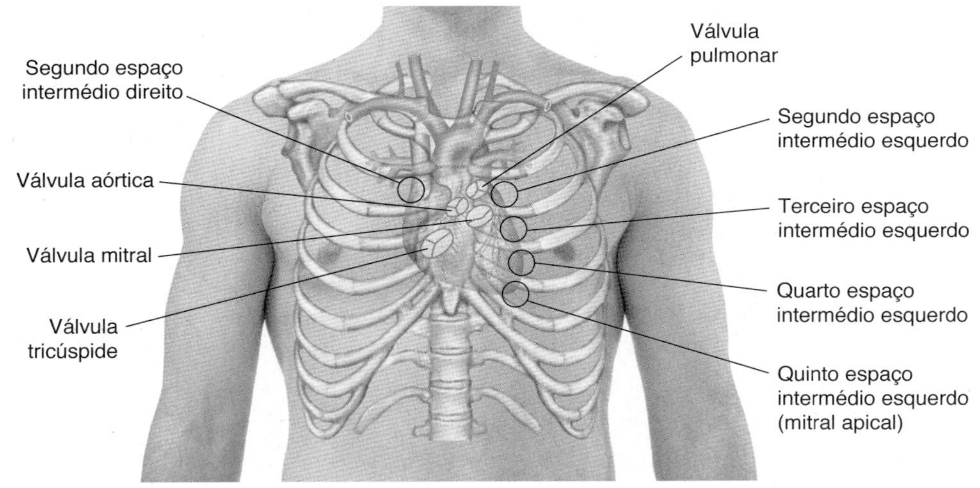

Figura 4.32 Posição do coração dentro do tórax. (De Ball, J. W., Dains, J. E., Flynn, J. A. et al. [2014]. *Seidel's guide to physical examination* [8th ed.]. St Louis, MO: Elsevier.)

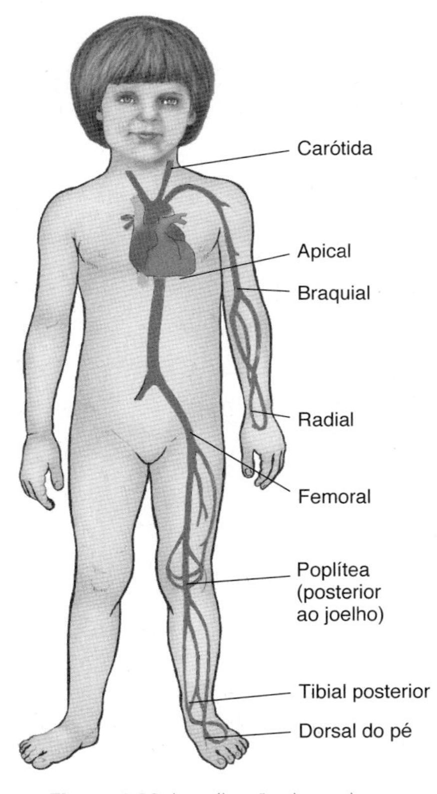

Figura 4.33 Localização dos pulsos.

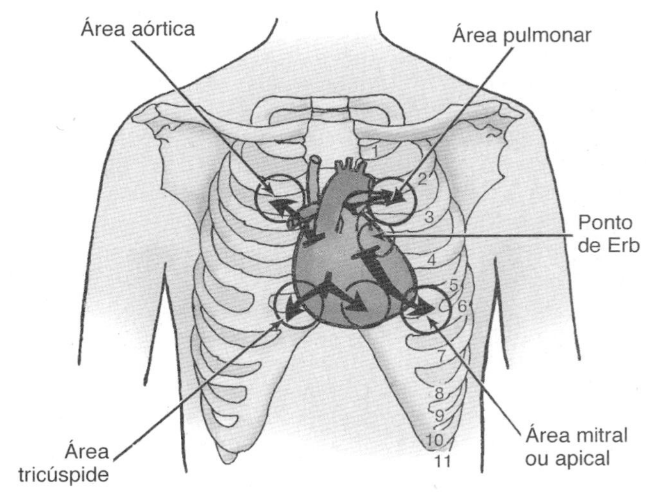

Figura 4.34 Direção dos sons cardíacos para locais anatômicos da válvula e áreas (*circuladas*) para auscultação.

Normalmente, B_1 é mais alta no ápice do coração na região mitral e na área tricúspide, e B_2 é mais alta perto da base do coração na área pulmonar e aórtica (Tabela 4.9). Ausculte cada som avançando para baixo no tórax. Ausculte as seguintes áreas para bulhas, como sopros, que podem irradiar para estes locais: área esternoclavicular acima das clavículas e do manúbrio, área ao longo da margem esternal, área ao longo da linha axilar média esquerda e área abaixo das escápulas.

DICA PARA A ENFERMAGEM Para distinguir entre as bulhas B_1 e B_2, palpar simultaneamente o pulso carotídeo com o indicador e os dedos médios e auscultar os sons cardíacos; B_1 é síncrona com o pulso carotídeo.

Ausculte o coração com a criança em pelo menos duas posições: sentada e reclinada. Se forem detectados sons adventícios, avalie-os melhor com a criança de pé, sentada e inclinada para a frente, bem como deitada do lado esquerdo. Por exemplo, sons atriais como B_4 são mais bem audíveis com a pessoa em posição reclinada e em geral desaparecem se a pessoa se sentar ou ficar de pé.

Avalie os sons cardíacos quanto a (1) qualidade (devem ser claros e distintos, não abafados, difusos ou distantes); (2) intensidade, especialmente em relação à posição ou ao sítio auscultatório (não devem ser fracos ou palpitantes); (3) frequência (devem ter a mesma frequência que o pulso radial); e (4) **ritmo** (devem ser regulares e uniformes). Uma arritmia particular que ocorre normalmente em muitas crianças é a **arritmia sinusal**, em que a frequência cardíaca aumenta com a inspiração e diminui com a expiração. Diferencie esse ritmo de uma arritmia verdadeiramente anormal pedindo para a criança segurar a respiração. Na arritmia sinusal, a cessação da respiração faz com que a frequência cardíaca permaneça estável.

Sopros cardíacos

Outra categoria importante dos sons cardíacos são os **sopros**, que estão por trás das vibrações dentro das câmaras cardíacas ou nas

Tabela 4.9 Sequência de auscultação dos sons cardíacos.[a]

Local da ausculta	Localização no tórax	Características de sons cardíacos
Área da aorta	Segundo EIC direito próximo ao esterno	B_2 auscultada mais alta que B_1; fechamento aórtico auscultado mais alto
Área pulmonar	Segundo EIC esquerdo próximo ao esterno	Desdobramento de B_2 mais bem auscultado, normalmente se alarga na inspiração; fechamento pulmonar mais bem auscultado
Ponto de Erb	Terceiro EIC esquerdo próximo ao esterno	Local frequente de sopros inocentes e aqueles de origem aórtica ou pulmonar
Área tricúspide	Quarto EIC direito e esquerdo próximos ao esterno	B_1 auscultado como som mais alto precedente a B_2 (B_1 síncrono com pulso carotídeo)
Área mitral ou apical	Quinto EIC, LCME (terceiro a quarto EIC e lateral a LCME em lactentes)	B_1 auscultado mais alto; desdobramento de B_1 pode ser audível, pois o fechamento mitral é mais alto que o fechamento tricúspide B_1 mais bem auscultado no início da expiração com criança em posição recumbente ou deitada do lado esquerdo; ocorre imediatamente após B_2; sons parecidos com B_1 B_2 B_3: "Ken-tuck-y" B_4 mais bem auscultada durante a expiração com a criança em posição reclinada (deitada do lado esquerdo diminui som); ocorre imediatamente antes dos sons de B_1; soa como a palavra B_4 B_1 B_2: "Ten-nes-see"

[a]Utilize as peças do diafragma e da campânula ao auscultar os sons cardíacos. A peça campânula é necessária para sons de baixa frequência de sopros, B_3 e B_4.
ICS, espaço intercostal; *LMCL*, linha hemiclavicular esquerda.

artérias principais do fluxo sanguíneo para frente e para trás (para uma discussão mais detalhada, ver Capítulo 23, seção *Disfunção cardiovascular*). Os sopros são classificados como:

Inocentes: não existe anormalidade anatômica ou fisiológica.

Funcionais: não existe defeito cardíaco anatômico, mas uma anomalia fisiológica (p. ex., anemia) está presente.

Orgânicos: existe um defeito cardíaco com ou sem uma anomalia orgânica.

A descrição e a classificação dos sopros são habilidades que requerem prática e treinamento consideráveis. Em geral, reconheça sopros como sons em assovio distintos que ocorrem além dos sons cardíacos normais e registre a (1) localização ou a área do coração em que o sopro é mais bem ouvido; (2) o tempo de ocorrência do sopro dentro do ciclo B_1–B_2; (3) a intensidade (avaliar em relação à posição da criança); e (4) a audibilidade. A Tabela 4.10 lista o método subjetivo habitual de classificação da altura ou a intensidade de um sopro.

Tabela 4.10 Classificação da intensidade de sopros cardíacos.

Categoria	Descrição
I	Muito fraco; frequentemente não se ouve se a criança se senta
II	Em geral, prontamente ouvido; ligeiramente mais alto que o grau I e audível em todas as posições
III	Alto, mas não acompanhado por um frêmito
IV	Alto, acompanhado por um frêmito
V	Alto o suficiente para ser auscultado com um estetoscópio quase sem tocar o tórax; acompanhado por um frêmito
VI	Alto o suficiente para ser ouvido com o estetoscópio não tocando o tórax; frequentemente é percebido com o ouvido humano perto do tórax; acompanhado por um frêmito

ABDOME

O exame do abdome envolve a inspeção seguida da auscultação e depois da palpação. Os examinadores experientes também podem percutir o abdome para avaliar se há organomegalia, massas, líquido e flato. Realize a palpação por último porque pode distorcer os sons abdominais normais. O conhecimento da localização anatômica dos órgãos abdominais é essencial para diferenciar os achados normais e esperados das anormalidades (Figura 4.35).

Para fins descritivos, a cavidade abdominal é dividida em quatro quadrantes desenhando-se uma linha vertical a meio caminho do esterno até a sínfise púbica e uma linha horizontal através do abdome até o umbigo. As seções são nomeadas:

- Quadrante superior esquerdo
- Quadrante inferior esquerdo
- Quadrante superior direito
- Quadrante inferior direito.

Inspeção

Inspecione o contorno do abdome com a criança ereta e em decúbito dorsal. Normalmente, o abdome de lactentes e crianças pequenas é cilíndrico e, na posição ereta, bastante proeminente por causa da lordose fisiológica da coluna vertebral. Na posição supina, o abdome parece plano. Uma protusão de linha média a partir do xifoide até o umbigo ou sínfise pubiana é geralmente **diástase do reto** ou falha dos músculos retos abdominais ao ligarem-se ao útero. Em uma criança saudável, uma protrusão da linha geralmente é uma variação do desenvolvimento muscular normal.

! ALERTA PARA A ENFERMAGEM

Um abdome tenso, semelhante a uma tábua, é um sinal grave de íleo paralítico e obstrução intestinal.

A pele que cobre o abdome deve ser uniformemente esticada, sem rugas ou cristas. Às vezes, estrias prateadas e esbranquiçadas ("marcas de estiramento") são observadas, especialmente se a pele tiver sido esticada como ocorre na obesidade. As veias superficiais geralmente são visíveis em lactentes magros de pele clara, mas veias distendidas são um achado anormal.

Observe o movimento do abdome. Normalmente, os movimentos torácicos e abdominais são síncronos. Em lactentes e crianças

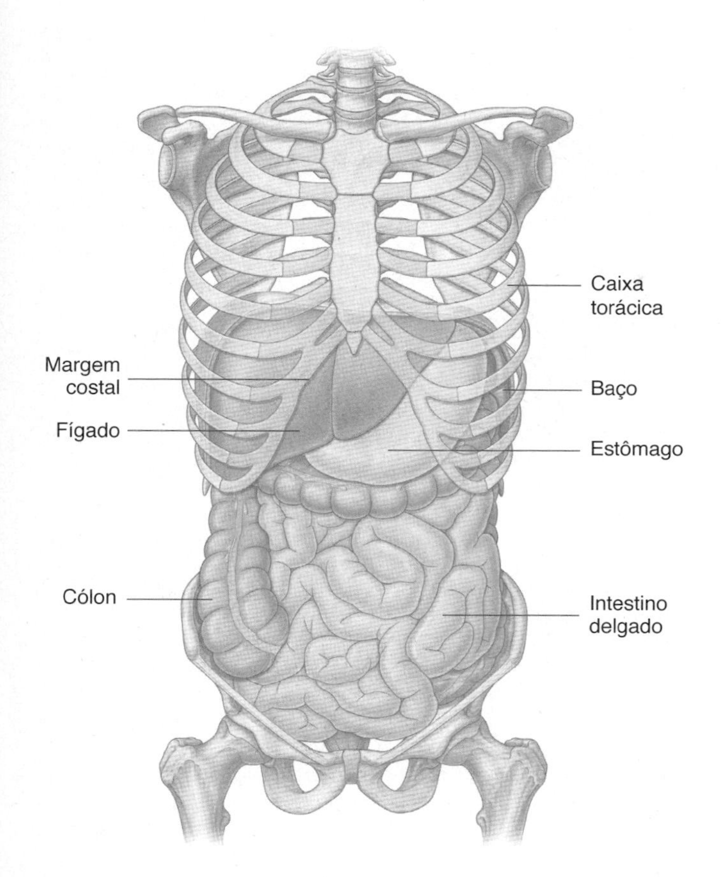

Figura 4.35 Localização de estruturas no abdome. (De Drake, R. L., Vogl, W., & Mitchell A. W. M. [2015]. *Gray's anatomy for students* [3rd ed.]. New York, NY: Churchill Livingstone.)

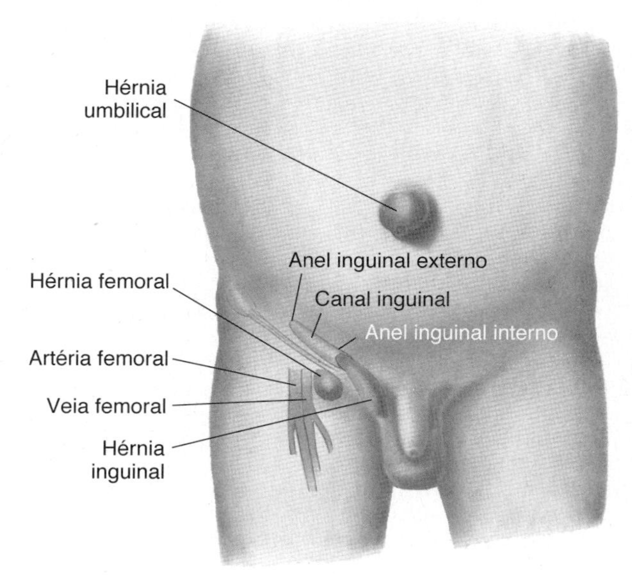

Figura 4.36 Localização de hérnias.

magras, **ondas peristálticas** podem ser visíveis através da parede abdominal; são mais bem observadas ao ficar de pé, de frente ao abdome, no nível dos olhos. Sempre relate esse achado.

Examine o umbigo quanto a tamanho, higiene e evidência de anormalidades, tais como hérnias. O umbigo deve ser plano ou apenas ligeiramente protuberante. Se houver presença de herniação, palpe o saco para detecção de conteúdo abdominal e estime o tamanho aproximado da abertura. **Hérnias umbilicais** são comuns em lactentes, sobretudo em crianças afro-americanas.

As hérnias podem existir em outras partes da parede abdominal (Figura 4.36). A **hérnia inguinal** é uma protrusão de peritônio através da parede abdominal no canal inguinal. Ocorre principalmente em meninos, é frequentemente bilateral, e pode ser visível como uma massa no escroto. Para localizar uma hérnia, deslize o dedo mínimo para dentro do anel inguinal externo na base do escroto e peça que a criança tussa. Se uma hérnia estiver presente, vai bater na ponta do dedo.

DICAS PARA A ENFERMAGEM Se a criança for muito pequena para tossir, faça com que ela assopre um cata-vento ou bolhas ou ria de modo a aumentar a pressão intra-abdominal o suficiente para demonstrar a presença de uma hérnia inguinal.

A **hérnia femoral**, que ocorre mais frequentemente em meninas, é sentida ou observada como uma pequena massa na face anterior da coxa logo abaixo do ligamento inguinal no canal femoral (um espaço potencial medial à artéria femoral). Procure a hérnia colocando o dedo indicador de sua mão direita no pulso femoral direito da criança (mão esquerda para pulso esquerdo) e o dedo médio plano contra a pele em direção à linha média. O dedo anelar fica sobre o canal femoral, onde ocorre a herniação. A palpação de hérnias na região pélvica é frequentemente parte do exame genital.

Auscultação

O aspecto mais importante a ser observado é a **peristalse**, ou **sons intestinais**, que soam como pequenos cliques metálicos e gorgolejos. Registre sua frequência por minuto (p. ex., 5 sons/min). Ouça até 5 minutos antes de determinar que os sons intestinais estão ausentes. Estimule os sons intestinais tocando a superfície abdominal com a unha. Relatar ausência de sons intestinais ou hiperperistalse, porque uma ou outra geralmente denota um distúrbio abdominal.

Palpação

Existem dois tipos de palpação: superficial e profunda. Para a **palpação superficial**, coloque sua mão levemente contra a pele e sinta cada quadrante, observando quaisquer áreas de sensibilidade, tônus muscular e lesões superficiais, como cistos. Devido ao fato de a palpação superficial ser muitas vezes percebida como cócegas, use várias técnicas para minimizar essa sensação e relaxe a criança (boxe *Cuidado atraumático*). Advertir a criança a parar de rir somente chama a atenção para a sensação e diminui a cooperação.

A **palpação profunda** é para órgãos e vasos sanguíneos e para detectar massas e sensibilidade que não foram descobertas durante a palpação superficial. A palpação geralmente começa nos quadrantes inferiores e prossegue para cima a fim de evitar perder a borda de um fígado ou baço aumentado. Excetuando a palpação do fígado, a identificação bem-sucedida de outros órgãos (como baço, rins e parte do cólon) requer prática considerável com supervisão tutorada. Relate qualquer massa questionável. A borda inferior do fígado é por vezes sentida em lactentes e crianças pequenas como uma massa superficial de 1 a 2 cm abaixo da margem costal direita (a distância às vezes é medida em largura de dedos). Normalmente, o fígado desce durante a inspiração enquanto o diafragma se move para baixo. Não confundir esse deslocamento descendente como um sinal de aumento do fígado.

Cuidado atraumático

Promoção de relaxamento durante palpação abdominal

- Posicionar a criança confortavelmente, como em uma posição semirreclinada, com os joelhos flexionados
- Aquecer as mãos antes de tocar a pele
- Distrair a criança, contando histórias ou conversando
- Ensinar a criança a usar a respiração profunda e a concentrar-se em um objeto
- Dar ao lactente uma mamadeira ou chupeta
- Começar com palpação leve e superficial e gradualmente progredir para a palpação profunda
- Palpar quaisquer áreas sensíveis ou dolorosas
- Pedir à criança que segure a mão do pai ou da mãe e a aperte se a palpação estiver desconfortável
- Usar a mão que não está palpando para confortar a criança, colocando-a no ombro dela enquanto palpa o abdome, por exemplo
- Para minimizar a sensação de cócegas durante a palpação:
  - Peça às crianças que "ajudem" com a palpação colocando uma das mãos delas sobre a sua mão que está fazendo a palpação
  - Coloque uma mão sobre o abdome com os dedos bem abertos e palpe entre os dedos

! ALERTA PARA A ENFERMAGEM

Se o fígado é palpável 3 cm (1,2 polegada) abaixo do rebordo costal direito ou o baço é palpável mais de 2 cm (0,8 polegada) abaixo do rebordo costal esquerdo, esses órgãos estão aumentados – um achado que é sempre relatado para investigações médicas adicionais.

Palpe os **pulsos femorais** colocando as pontas de dois ou três dedos (indicador, médio ou anelar) ao longo do ligamento inguinal cerca de meio caminho entre a crista ilíaca e a sínfise púbica. Sinta os dois pulsos simultaneamente para ter certeza de que são iguais e fortes (Figura 4.37).

! ALERTA PARA A ENFERMAGEM

A ausência de pulsos femorais é um sinal significativo de coarctação da aorta e deve ser encaminhada para avaliação.

GENITÁLIA

O exame da genitália segue convenientemente a avaliação do abdome enquanto a criança ainda está em decúbito dorsal. Ao examinar a genitália, use luvas ao tocar a criança e o adolescente. O exame deve ser realizado na presença de um dos pais, de um responsável ou de outro profissional de saúde. A melhor abordagem é examinar a genitália com naturalidade, não colocando mais ênfase nessa parte da avaliação do que em qualquer outro segmento. Ajuda a aliviar a ansiedade das crianças e dos pais contando-lhes os resultados das descobertas; por exemplo, o enfermeiro pode dizer: "Tudo parece bem aqui". Em adolescentes, a inspeção da genitália pode ser deixada para o final do exame.

Se for necessário fazer perguntas, como sobre secreção ou dificuldade para urinar, respeite a privacidade da criança, cobrindo a parte inferior do abdome com a camisola ou roupas de baixo. Para evitar interrupções embaraçosas, mantenha a porta ou cortina fechada e coloque uma placa de "não perturbe". Tenha um tecido à mão para cobrir a genitália se alguém entrar na sala.

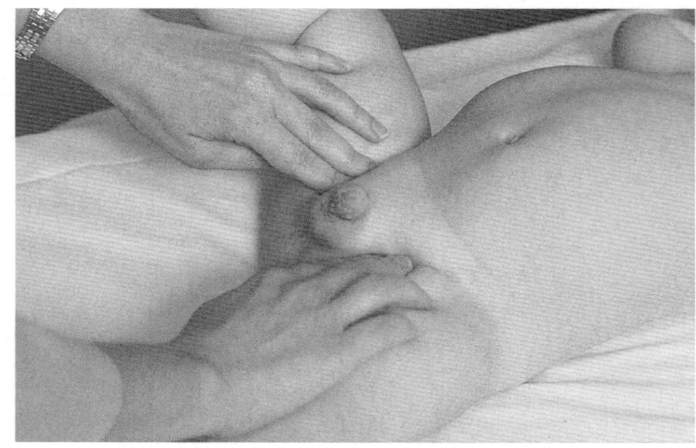

Figura 4.37 Palpação para pulsos femorais.

O exame genital é um excelente momento para suscitar perguntas ou preocupação sobre a função do corpo ou atividade sexual. Aproveite também essa oportunidade para aumentar ou reforçar o conhecimento da criança sobre a anatomia reprodutiva, nomeando cada parte do corpo e explicando sua função. Essa parte da avaliação de saúde é um momento oportuno para ensinar o autoexame para meninos.

Genitália masculina

Observe a aparência externa da **glande** (cabeça do pênis), do **prepúcio** (prepúcio), do **corpo** (porção entre o períneo e o prepúcio), o meato uretral e o escroto (Figura 4.38). O **pênis** é geralmente pequeno em lactentes e meninos até a puberdade, quando começa a aumentar em comprimento e largura. Em uma criança obesa, o pênis frequentemente parece anormalmente pequeno por causa das pregas da pele que o cobrem parcialmente na base. Deve-se estar familiarizado com o crescimento puberal da genitália masculina externa para comparar os achados com a sequência esperada de maturação (ver Capítulo 15).

Examine a glande e o corpo para detecção de sinais de edema, lesões cutâneas, inflamação ou outras irregularidades. Qualquer um desses sinais pode indicar doenças subjacentes, sobretudo as infecções sexualmente transmissíveis.

Inspecione cuidadosamente o **meato uretral** para encontrar a localização e evidências de secreção. Normalmente, é centrado na ponta da glande. Observe também a distribuição dos pelos. Normalmente, antes da puberdade, não há presença de pelos pubianos. Pelos suaves e macios na base do pênis são um sinal inicial de maturação puberal. Em adolescentes mais velhos, a distribuição dos pelos é em forma de losango a partir do umbigo até o ânus.

Observe a localização e o tamanho do **escroto**, o qual fica pendurado livremente a partir do períneo atrás do pênis, e o escroto esquerdo normalmente fica mais baixo que o direito. Nos lactentes, o escroto parece grande em relação ao restante da genitália. A pele do escroto é solta e altamente enrugada. Durante o início da adolescência, a pele normalmente se torna mais vermelha e mais grossa. Em meninos de pele escura, o escroto em geral é mais profundamente pigmentado.

A palpação do escroto inclui a identificação dos testículos, do epidídimo e, se presentes, das hérnias inguinais. Antes da puberdade, os dois **testículos** são sentidos como pequenos corpos ovoides com menos de 2,5 cm (1 polegada) de comprimento e menos de 4 mℓ de volume – um em cada saco escrotal. Eles não aumentam até a puberdade (ver Capítulo 15). O desenvolvimento testicular puberal normalmente começa em meninos entre 9 e 13 anos. Registre o desenvolvimento puberal (precoce) ou tardio, bem como evidências de quaisquer outras características sexuais secundárias.

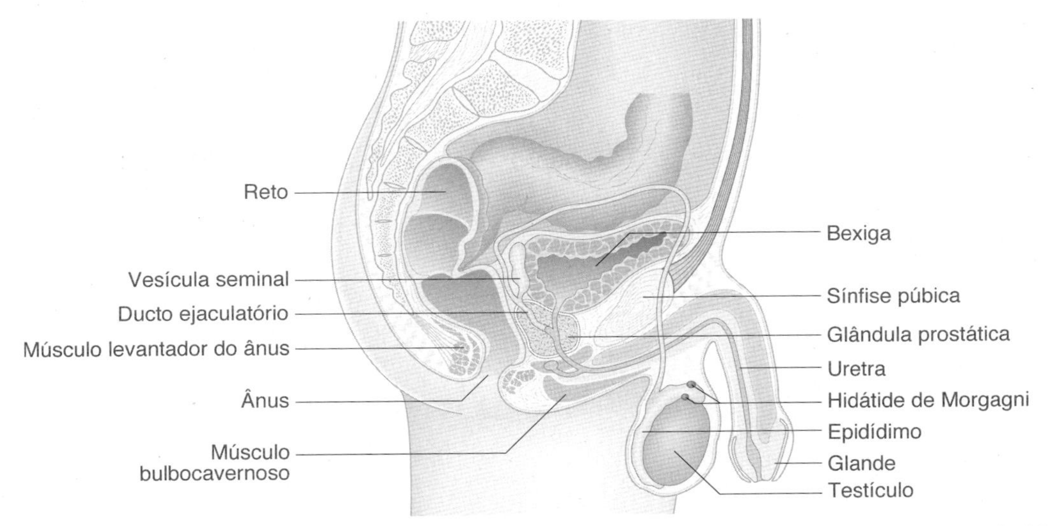

Figura 4.38 Principais estruturas da genitália em pessoa do sexo masculino pós-puberal não circuncidado. (De Douglas, G., Nicol, F., & Robertson, C. [2013]. *Macleod's clinical examination* [13th ed.]. Philadelphia, PA: Elsevier.)

Ao palpar a presença dos testículos, evite estimular o **reflexo cremastérico**, que é estimulado por frio, toque, excitação emocional ou exercício. Esse reflexo puxa os testículos para dentro da cavidade pélvica. Várias medidas são úteis na prevenção do reflexo cremastérico durante a palpação do escroto. Primeiro, aqueça as mãos. Segundo, se a criança tiver idade suficiente, examine-a em uma posição de alfaiate ou "indiana", que alonga o músculo, impedindo sua contração (Figura 4.39A). Terceiro, bloqueie a via normal de ascensão dos testículos colocando o polegar e o dedo indicador sobre a parte superior do saco escrotal ao longo do canal inguinal (Figura 4.39B). Se houver alguma dúvida sobre a existência de dois testículos, coloque os dedos indicador e médio em forma de tesoura para separar o escroto direito e o esquerdo. Se, depois de usar essas técnicas, você não tiver palpado os testículos, sinta ao longo do canal inguinal e do períneo para localizar massas que podem ser testículos que não desceram. Relate qualquer falha na palpação dos testículos para avaliação adicional.

Genitália feminina

O exame da genitália feminina é limitado à inspeção e à palpação das estruturas externas. Se for necessário um exame vaginal, o enfermeiro deve fazer um encaminhamento adequado, a menos que esteja qualificado para realizar o procedimento.

Uma posição conveniente para o exame da genitália envolve a colocação da menina em decúbito dorsal na mesa de exame ou em uma posição semirreclinada no colo de um dos pais com os pés apoiados nos joelhos quando você se senta de frente para a criança. Desvie a atenção da criança do exame instruindo-a a tentar manter a sola dos pés dela pressionadas uma contra a outra. Separe os grandes lábios com o polegar e o indicador e afaste-os para expor os pequenos lábios, o meato uretral e o orifício vaginal.

Examine os órgãos genitais femininos quanto ao tamanho e à localização das estruturas da **vulva**, ou **pudendo** (Figura 4.40). O **monte pubiano** é um coxim de tecido adiposo sobre a sínfise púbica. Na puberdade, o monte é coberto de pelos que se estendem ao longo dos lábios. O padrão usual de distribuição de pelos femininos é um triângulo invertido. O aparecimento de pelos finos, macios ao longo dos grandes lábios é um sinal inicial de maturação sexual. Observe o tamanho e a localização do **clitóris**, um pequeno órgão erétil localizado na extremidade anterior dos lábios menores. É coberto por um pequeno retalho de pele, o **prepúcio**.

Os **grandes lábios** são duas pregas espessas de pele que correm posteriormente do monte até a comissura posterior da vagina. Internamente aos grandes lábios, geralmente estão duas pregas de pele chamadas **pequenos lábios**. Embora os pequenos lábios quase sempre sejam proeminentes nas recém-nascidas, eles atrofiam de maneira gradual, o que os torna quase invisíveis até o seu aumento durante a puberdade. A superfície interna dos lábios deve ser rosa e úmida. Observe o tamanho dos lábios e qualquer evidência de fusão, que pode sugerir escroto masculino. Normalmente, nenhuma massa é palpável dentro dos lábios.

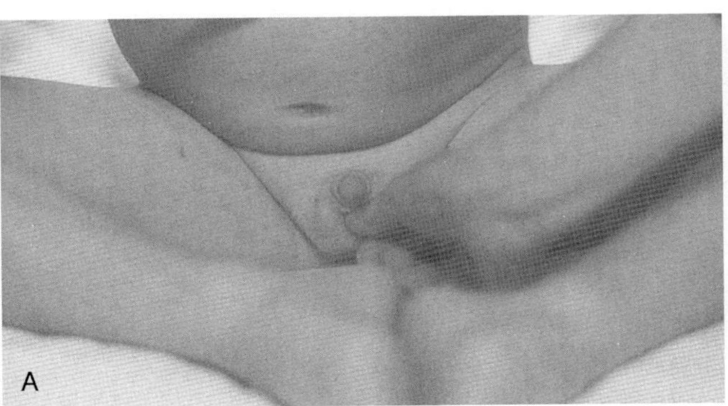

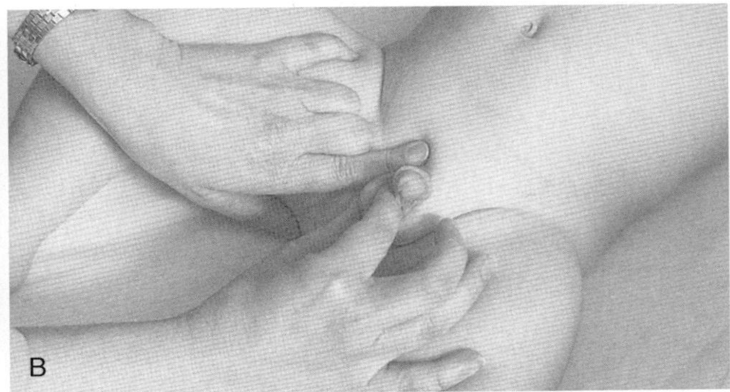

Figura 4.39 A. Prevenção de reflexo cremastérico fazendo a criança sentar-se na posição adaptada. **B.** Bloqueio do canal inguinal durante palpação do escroto para testículos descidos.

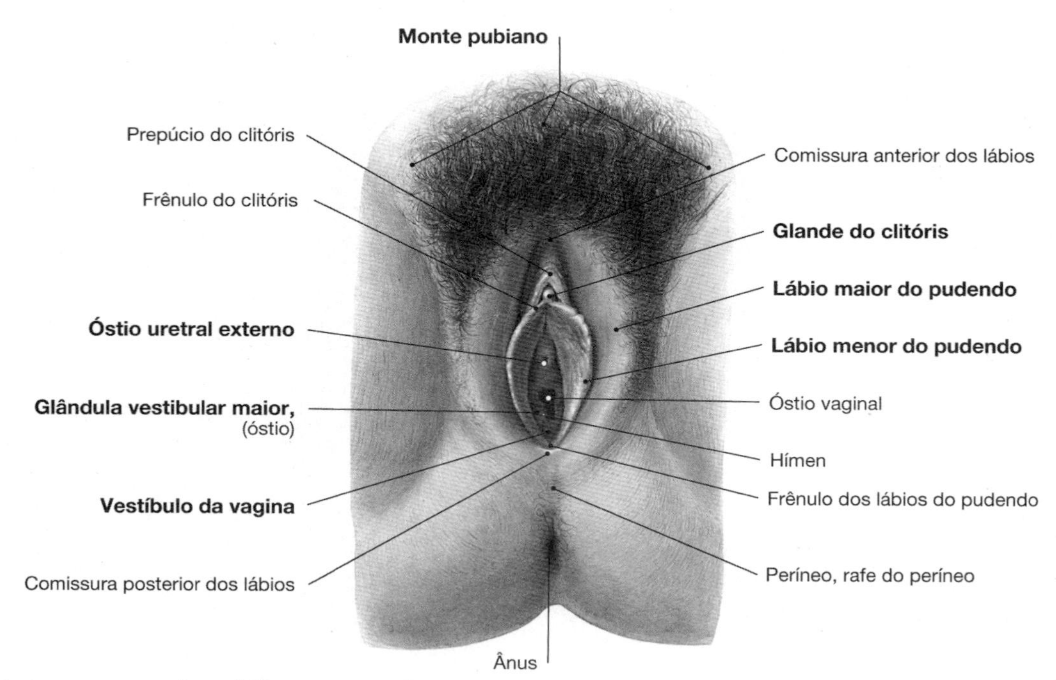

Figura 4.40 Estruturas externas da genitália em uma mulher pós-púbere. Os lábios estão espalhados para revelar estruturas mais profundas. (De Paulsen, F., & Waschke, J. [2014]. *Sobotta atlas of human anatomy* [Vol. 2, 15th ed.]. Munich, Germany: Elsevier.)

O **meato uretral** está localizado posteriormente ao clitóris e é circundado pelas glândulas e ductos de Skene. Embora não seja uma estrutura proeminente, o meato aparece como uma pequena fenda em forma de V. Observe sua localização, especialmente se ela se abrir no clitóris ou dentro da vagina. Apalpe suavemente as glândulas, que são locais comuns de cistos e lesões sexualmente transmissíveis.

O **orifício vaginal** está localizado posteriormente ao meato uretral. Sua aparência varia dependendo da anatomia individual e da atividade sexual. Normalmente, o exame da vagina é limitado à inspeção. Nas virgens, uma membrana fina em forma de lua crescente (*crescent-shaped*) ou circular, chamada **hímen**, pode cobrir parte da abertura vaginal. Em alguns casos, ele oclui completamente o orifício. Após a ruptura, pequenas partes arredondadas de tecido chamadas **carúnculas** permanecem. Embora um hímen imperfurado denote a ausência de relações penianas, um perfurado não necessariamente indica atividade sexual.

> **! ALERTA PARA A ENFERMAGEM**
>
> Nas meninas que foram circuncidadas, a genitália terá uma aparência diferente. Não demonstre surpresa ou repulsa, mas observe a aparência e discuta o procedimento com a jovem (ver também Capítulo 2).

Ao redor da abertura vaginal estão as **glândulas de Bartholin**, que secretam um fluido claro e mucoide na vagina para lubrificação durante a relação sexual. Palpe os ductos em busca de cistos. Observe também a secreção da vagina, que geralmente é clara, branca ou levemente amarelada com odor.

ÂNUS

Após o exame da genitália, é fácil identificar a área anal, embora a criança deva ser colocada de bruços. Observar a firmeza geral das **nádegas** e a simetria das **pregas glúteas**. Avaliar o tônus do esfíncter anal, provocando o **reflexo anal**. Coçar suavemente a área anal resulta em uma contração rápida evidente do esfíncter anal externo.

COSTAS E EXTREMIDADES

Coluna vertebral

Observe a **curvatura** geral da coluna vertebral. Normalmente, o dorso de um recém-nascido é arredondado ou em forma de C nas curvas torácica e pélvica. O desenvolvimento das curvas cervical e lombar aproxima-se do desenvolvimento de várias habilidades motoras, como curvatura cervical com controle da cabeça, e confere às crianças mais velhas a curva S típica dupla.

As curvaturas acentuadas na postura são anormais. **Escoliose**, a curvatura lateral da coluna vertebral, é um importante problema da infância, especialmente nas meninas. Embora a escoliose possa ser identificada observando-se e palpando-se a coluna vertebral, bem como observando-se um deslocamento lateral, testes mais objetivos incluem:

- Com a criança (vestida com uma bata aberta nas costas, com roupa interior que exponha as cristas ilíacas e espinhas ilíacas posteriores e anterossuperiores) inclinada para a frente da cintura para que as costas fiquem paralelas ao chão com os joelhos esticados e os braços pendurados livremente, observar de costas, notando assimetria torácica e/ou lombar
- Com a criança em pé, observe por trás, notando assimetria dos ombros, escápulas, cintura e quadris ou distância que os braços pendem do tronco.

Inspecione as costas, especialmente ao longo da coluna vertebral, para quaisquer tufos de cabelo, depressões ou descoloração. A mobilidade da coluna vertebral é fácil de avaliar na maioria das crianças devido à sua tendência de estarem em constante movimento durante o exame. Entretanto, você pode testar a mobilidade pedindo à criança para sentar-se a partir de uma posição em decúbito ventral ou fazer um exercício abdominal modificado.

O movimento da coluna cervical é um importante sinal diagnóstico de problemas neurológicos, como meningite. Normalmente, o movimento da cabeça em todas as direções é realizado sem esforço.

! ALERTA PARA A ENFERMAGEM

Quando se constata hiperextensão do pescoço e da coluna, ou *opistótono*, que é acompanhada por dor quando a cabeça é flexionada, deve-se sempre fazer encaminhamento para avaliação médica imediata.

Extremidades

Inspecione cada extremidade quanto à simetria de comprimento e tamanho; encaminhe qualquer desvio para avaliação ortopédica. Conte os dedos dos pés e das mãos para certificar-se do número normal. Isso é tão frequentemente considerado algo normal que um dígito extra (**polidactilia**) ou fusão de dígitos (**sindactilia**) pode passar despercebido.

Inspecione os braços e as pernas quanto à temperatura e à cor, que devem ser iguais em cada extremidade, embora os pés normalmente possam ser mais frios que as mãos.

Avalie a forma dos ossos. Existem muitas variações de forma de osso em crianças. Embora várias delas causem preocupação aos pais, a maioria é benigna e não necessita de tratamento. A **perna arqueada**, ou **geno varo**, é uma curvatura lateral da tíbia. Está clinicamente presente quando a criança fica de pé com uma curvatura das pernas para fora, dando a aparência de um arco. Geralmente, há uma curvatura para fora do fêmur e da tíbia (Figura 4.41A). As crianças na primeira infância quase sempre apresentam pernas tortas após começarem a andar até que todos os seus músculos da parte lombar e das pernas estejam bem desenvolvidos. Pernas tortas unilaterais ou assimétricas além dos 2 a 3 anos, particularmente em crianças afro-americanas, podem representar condições patológicas que exigem mais investigação.

O **joelho em X**, ou **geno valgo**, aparece como o oposto da perna arqueada, na medida em que os joelhos estão próximos, mas os pés estão separados. É clinicamente determinado utilizando-se o mesmo método usado para o geno varo, mas medindo a distância entre os maléolos, a qual normalmente deve ser inferior a 7,5 cm (3 polegadas) (ver Figura 4.41B). O joelho em X normalmente está presente em crianças de cerca de 2 a 7 anos. O joelho em X que é excessivo, assimétrico, acompanhado por baixa estatura, ou evidente em uma criança que se aproxima da puberdade, requer avaliação adicional.

Em seguida, inspecione os pés. Os pés de lactentes e crianças pequenas parecem chatos porque o pé é normalmente largo e o arco é coberto por um coxim de gordura. O desenvolvimento do arco ocorre naturalmente a partir da ação de caminhar. Normalmente, ao nascimento, os pés são mantidos em uma posição valga (para fora) ou vara (para dentro). Para determinar se uma deformidade do pé ao nascimento é resultado de posição ou desenvolvimento intrauterino, riscar a parte externa e em seguida a interna, lateral da planta do pé. Se a posição do pé for autocorrigível, ela assumirá um ângulo reto com a perna. Quando a criança começa a andar, os pés viram para fora menos de 30° e para dentro menos de 10°.

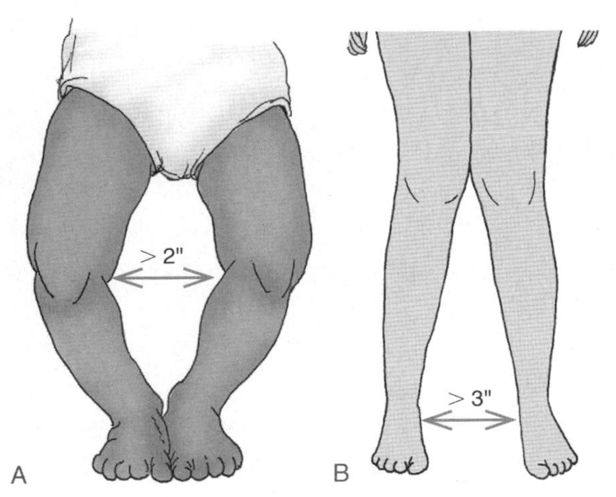

Figura 4.41 **A.** Geno varo. **B.** Geno valgo.

As crianças na primeira infância têm um "cambalear" ou marcha em base larga, que facilita o caminhar, abaixando o centro de gravidade. À medida que a criança atinge a idade pré-escolar, as pernas são aproximadas. Na idade escolar, a postura de andar é muito mais graciosa e equilibrada.

O problema mais comum da marcha em crianças pequenas é o **dedo de pombo**, ou **dedos dos pés para dentro**, que geralmente resulta de deformidades de torção, tais como torsão tibial interna (rotação anormal ou inclinação da tíbia). Testes para a torsão tibial incluem medir o ângulo da coxa-pé, que requer uma prática considerável de precisão.

Provoque o **reflexo plantar** ou **de preensão** exercendo pressão firme mas suave com a ponta do polegar contra a planta lateral do pé desde o calcanhar até o dedo mínimo e depois para o hálux. A resposta normal em crianças que estão andando é a flexão dos dedos dos pés. O **sinal de Babinski**, dorsiflexão do hálux e abertura em leque dos outros dedos, é normal em lactentes, mas anormal após cerca de 1 ano de vida ou quando a locomoção começa (ver Figura 7.8).

Articulações

Avalie as articulações para analisar a amplitude de movimento. Normalmente, isso não requer teste específico se tiver observado os movimentos da criança durante o exame. No entanto, investigue rotineiramente os quadris em lactentes para verificar se há luxação congênita, verificando se há subluxação do quadril (ver Capítulo 29). Relate qualquer evidência de imobilidade articular ou hiperflexibilidade. Palpe as articulações para analisar calor, sensibilidade e edema. Esses sinais, bem como eritema sobre a articulação, justificam uma investigação mais aprofundada.

Músculos

Observe a simetria e a qualidade do desenvolvimento muscular, do tônus e da força. Observe o desenvolvimento analisando a forma e o contorno do corpo em um estado relaxado e um tenso. Estime o tônus, segurando o músculo e sentindo sua firmeza quando está relaxado e contraído. Um local comum para teste de tônus é o músculo bíceps do braço. As crianças geralmente estão dispostas a "mostrar seus músculos" fechando os punhos.

Estimar a força fazendo a criança usar uma extremidade para empurrar ou puxar contra a resistência, como nos exemplos a seguir:

Força do braço: a criança mantém os braços estendidos na frente do corpo e tenta levantá-los enquanto a pressão descendente é aplicada.

Força da mão: a criança chacoalha as mãos com o enfermeiro e aperta um ou dois dedos da mão dele.

Força da perna: a criança se senta em uma mesa ou cadeira com as pernas balançando e tenta levantá-las enquanto a pressão descendente é aplicada. Observe a simetria de força nas extremidades, nas mãos e nos dedos e relate evidências de **paresia**, ou fraqueza.

AVALIAÇÃO NEUROLÓGICA

A avaliação do sistema nervoso é a parte mais ampla e diversificada do processo de exame, porque toda função humana, tanto física quanto emocional, é controlada por impulsos neurológicos. Grande parte do exame neurológico já foi discutida, como avaliação de comportamento, testes sensoriais e função motora. Os focos seguintes concentram-se em uma avaliação geral da função cerebelar, dos reflexos tendíneos profundos e dos nervos cranianos.

Função cerebelar

O cerebelo controla o equilíbrio e a coordenação. Grande parte da avaliação da função cerebelar está incluída na observação da postura da criança, dos movimentos corporais, da marcha e do desenvolvimento de habilidades motoras finas e grossas. Os testes (p. ex., equilíbrio em um pé [*heel-to-toe walk*] e caminhar colocando um dos pés em frente ao calcanhar do outro pé, sucessivamente) avaliam o equilíbrio. Teste a coordenação pedindo que a criança alcance um brinquedo, abotoe roupas, amarre calçados ou desenhe uma linha reta em um pedaço de papel (desde que tenha idade suficiente para fazer essas atividades). A coordenação também pode ser testada por qualquer sequência de movimentos rápidos e sucessivos, tais como tocar rapidamente cada dedo com o polegar da mesma mão.

Vários testes para a função cerebelar podem ser realizados como jogos (Boxe 4.14). Quando um teste de Romberg for realizado, fique ao lado da criança se houver uma possibilidade de ela cair. As crianças em idade escolar devem ser capazes de realizar esses testes, embora no teste dedo-a-nariz, pré-escolares normalmente só consigam trazer o dedo em uma faixa de 5 a 7,5 cm (2 a 3 polegadas) do nariz. A dificuldade na realização desses exercícios indica um mau senso de posição (especialmente com os olhos fechados) e incoordenação (especialmente com os olhos abertos).

Reflexos

O teste dos reflexos é uma parte importante do exame neurológico. A persistência de reflexos primitivos (ver Capítulo 7), a perda de reflexos ou a hiperatividade dos reflexos tendíneos profundos são geralmente resultado de um insulto cerebral.

Provoque reflexos usando a cabeça de borracha do martelo de reflexo, a parte plana do dedo ou o lado da mão. Se a criança for facilmente assustada pelo equipamento, use a mão ou o dedo. Embora o teste de reflexos seja um procedimento simples, a criança pode inibir o reflexo tensionando inconscientemente o músculo. Para evitar tensões, distraia as crianças menores com brinquedos ou fale com elas. As crianças mais velhas podem se concentrar no exercício de segurar as próprias mãos à frente do tórax e tentar separá-las. Isso desvia a atenção delas dos testes e provoca o relaxamento involuntário dos músculos.

Boxe 4.14 Testes para função cerebelar.

Teste dedo-a-nariz: com o braço da criança estendido, peça a ela para tocar o nariz com o dedo indicador com os olhos abertos e depois fechados.
Teste do calcanhar (*heel-to-shin*): peça à criança para se levantar e passar o calcanhar de um pé na parte posterior ou anterior da tíbia da outra perna até o pé, ambos os movimentos com os olhos abertos e depois fechados.
Teste de Romberg: fazer a criança ficar de pé com os olhos fechados e os calcanhares juntos; cair ou inclinar-se para um lado é anormal e é chamado sinal de Romberg.

Os **reflexos tendíneos profundos** são exercícios de estiramento de um músculo. A maioria dos reflexos tendíneos profundos comuns são o **reflexo do joelho** ou **reflexo patelar** (às vezes chamado de **reflexo do quadríceps**). As Figuras 4.42 a 4.45 ilustram os reflexos normalmente provocados. Relate qualquer resposta diminuída ou hiper-reflexiva para avaliação posterior.

Nervos cranianos

A avaliação dos nervos cranianos é uma área importante de avaliação neurológica (Figura 4.46, Tabela 4.11). Com crianças pequenas, apresente os testes como jogos para obter a confiança e segurança no início do exame. Inclua também o teste do nervo craniano ao examinar cada sistema, tais como movimento e força da língua, reflexo do vômito, deglutição, posições cardinais do olhar (Figura 4.47) e posição da úvula durante o exame da boca.

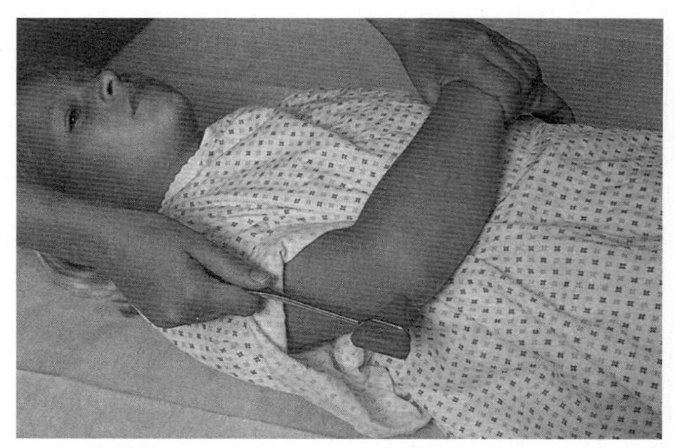

Figura 4.42 Teste para reflexo do tríceps. A criança é colocada em decúbito dorsal, com o antebraço descansando sobre o tórax, e o tendão do tríceps é golpeado. *Procedimento alternativo:* o braço da criança é abduzido com a parte superior apoiada e o antebraço deixado para pendurar livremente. O tendão do tríceps é golpeado. A resposta normal é a extensão parcial do antebraço.

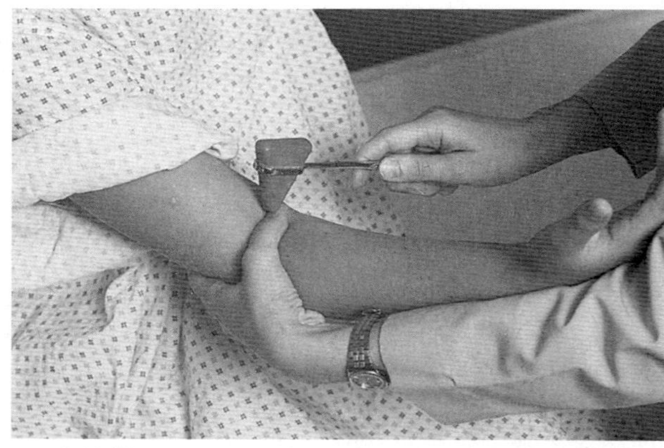

Figura 4.43 Teste para o reflexo do bíceps. O braço da criança é mantido colocando-se o cotovelo parcialmente flexionado na mão do examinador com o polegar sobre o espaço antecubital. A unha do polegar do examinador é atingida com um martelo. A resposta normal é a flexão parcial do antebraço.

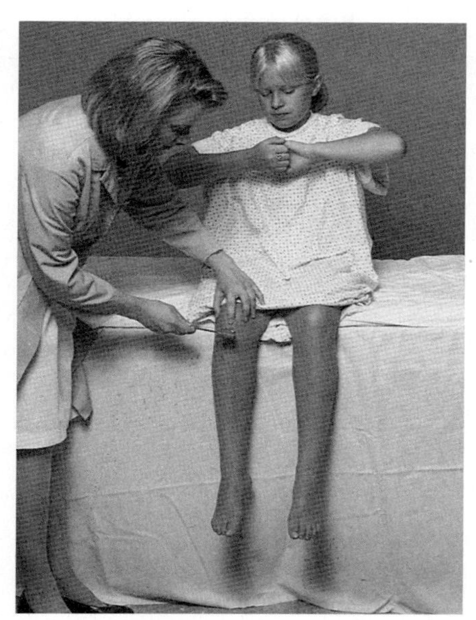

Figura 4.44 Teste para o reflexo patelar, ou teste do espasmo de joelho, usando distração. A criança senta-se na beirada da mesa de exame (ou no colo de um dos pais) com a parte inferior das pernas flexionadas no joelho e balançando livremente. Bate-se no tendão patelar logo abaixo da patela. A resposta normal é a extensão parcial da parte inferior da perna.

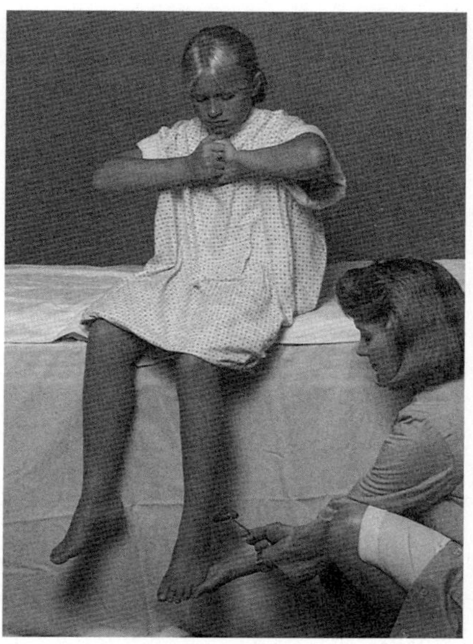

Figura 4.45 Teste para reflexo de Aquiles. A criança deve estar na mesma posição que para o reflexo patelar. O pé é sustentado levemente pela mão do examinador, e o tendão de Aquiles é atingido. A resposta normal é a flexão plantar do pé (o pé apontando para baixo).

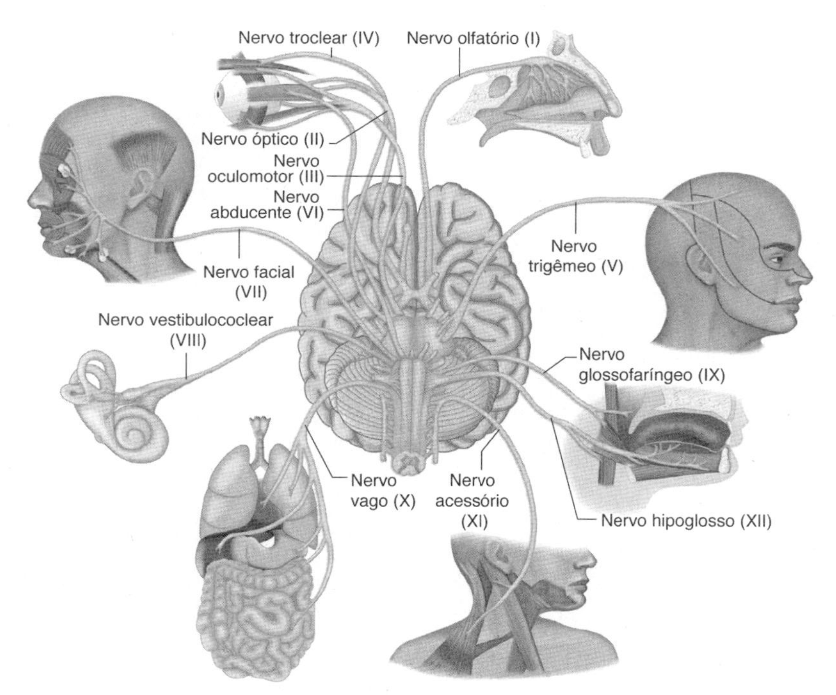

Figura 4.46 Nervos cranianos. (De Patton, K. T., & Thibodeau, G. A. [2013]. *Anatomy and physiology* [8th ed]. St Louis, MO: Mosby.)

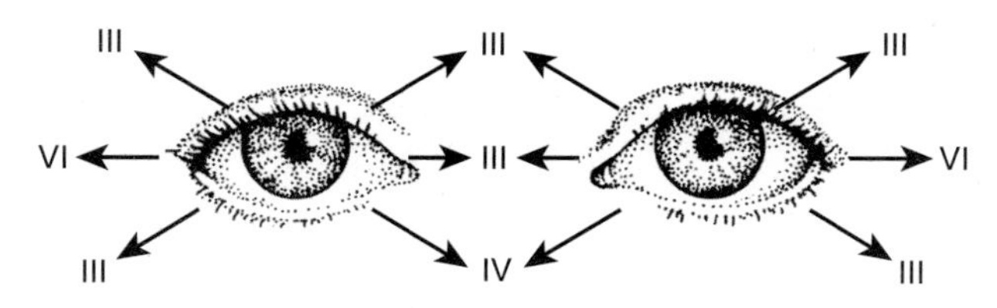

Figura 4.47 Verificar os movimentos extraoculares nas seis posições cardinais indica o funcionamento dos nervos cranianos III, IV e VI. (De Ignatavicius, D. D., & Workman, L. M. [2016]. *Medical-surgical nursing: Patient-centered collaborative care* [8th ed.]. St Louis, MO: Elsevier.)

Tabela 4.11 Avaliação dos nervos cranianos.

Descrição e função	Testes
I – Nervo olfatório	
Mucosa olfatória da cavidade nasal Olfato	Pedir à criança que, com os olhos fechados, identifique odores, como café, álcool em um cotonete ou outros odores; teste cada narina separadamente
II – Nervo óptico	
Bastonetes e cones da retina, nervo óptico Visão	Verificar a percepção de luz, acuidade visual, visão periférica, visão de cor e disco óptico normal
III – Nervo oculomotor	
Músculos extraoculares do olho: • Reto superior – move o globo ocular para cima e para dentro • Reto inferior – move o globo ocular para baixo e para dentro • Reto medial – move o globo ocular nasalmente • Oblíquo inferior – move o globo ocular para cima e para fora	Pedir à criança que siga um objeto (brinquedo) ou luz em seis posições cardinais do olhar (Figura 4.47)
Constrição e acomodação da pupila	Realizar PERRLA (pupilas isocóricas, redondas, fotorreagentes e reagentes à acomodação)
Fechamento do olho	Verificar se a pálpebra está bem localizada
IV – Nervo troclear	
Músculo oblíquo superior (OS) – move os olhos para baixo e para fora	Fazer com que a criança olhe para baixo e para dentro (Figura 4.47)
V – Nervo trigêmeo	
Músculos da mastigação	Fazer a criança morder com força e abrir a mandíbula; testar simetria e força
Sensorial – face, couro cabeludo, mucosa nasal e bucal	Com os olhos da criança fechados, verificar se ela consegue detectar contato leve nas regiões mandibulares e maxilares Testar reflexo corneano e de piscar tocando a córnea levemente com uma vassourinha ou bola de algodão torcida em um ponto (abordagem a partir do lado de modo que a criança não pisque antes de a córnea ser tocada)
VI – Nervo abducente	
Músculo reto lateral (RL) – move o olho temporalmente	Pedir para a criança olhar para o lado temporal (Figura 4.47)
VII – Nervo facial	
Músculos para expressão facial	Fazer a criança sorrir, fazer cara engraçada ou mostrar dentes para ver a simetria de expressão
Dois terços anteriores da língua (sensorial)	Fazer a criança identificar solução doce ou salgada; colocar cada gosto na seção anterior e nos lados da língua para fora; se a criança retrair a língua, a solução dissolverá para a parte posterior da língua
VIII – Nervo auditivo, acústico ou vestibulococlear	
Orelha interna Audição e equilíbrio	Teste de audição; observar qualquer perda de equilíbrio ou presença de vertigem
IX – Nervos glossofaríngeos	
Faringe, língua	Estimular a faringe posterior com um abaixador de língua; a criança deve ter ânsia
Terço posterior da língua	Testar sentido do sabor azedo ou amargo no segmento posterior da língua
X – Nervo vago	
Músculos da laringe, da faringe, alguns órgãos do sistema gastrintestinal, fibras sensoriais de raiz da língua, coração e pulmão	Observar a rouquidão da voz, o reflexo de vômito e a habilidade de engolir Verificar se a úvula está na linha média; quando estimulada com abaixador de língua, ela deve desviar para cima e para o lado estimulado
XI – Nervo acessório	
Músculos esternocleidomastóideo e trapézio do ombro	Fazer a criança encolher os ombros enquanto aplica uma pressão suave; com as palmas colocadas lateralmente nas bochechas da criança, faça-a virar a cabeça contra a pressão oposta em ambos os lados; observar a simetria e a força
XII – Nervo hipoglosso	
Músculos da língua	Fazer a criança mover a língua em todas as direções; fazer a criança colocar a língua para fora o máximo possível; observar qualquer desvio da linha média Testar a força colocando o abaixador de língua em um lado da língua e fazendo a criança afastá-la

QUESTÕES DE REVISÃO

1. Os pais de uma criança pequena chegam para uma consulta de puericultura (acompanhamento à saúde da criança). O enfermeiro inicia a entrevista e percebe que a mãe fica extremamente ansiosa com as perguntas. Uma vez que os bloqueios à comunicação podem afetar adversamente o cuidado da criança, o enfermeiro deve procurar e reconhecer pistas que indiquem que a comunicação pode estar abaixo do ideal. Os possíveis bloqueios à comunicação que podem interferir em uma entrevista bem-sucedida durante a consulta à criança saudável são mostrados abaixo. **Selecione tudo que se aplica.**
   A. Longos períodos de silêncio antes de responder a uma pergunta.
   B. Interrupções súbitas e frequentes durante a entrevista.
   C. A preocupação é levantada sobre o horário de alimentação da criança.
   D. Hábitos nervosos que desviam a atenção da entrevista.
   E. As perguntas são feitas tanto pela mãe quanto pelo pai.

2. O enfermeiro está se comunicando com uma menina de 6 anos hospitalizada por pneumonia. Ele precisa aferir a pressão arterial da criança e está selecionando o manguito de pressão arterial para a avaliação. **Escolha as opções *mais prováveis* para as informações que faltam nas declarações a seguir selecionando na lista de opções fornecidas.** O enfermeiro reconhece que, ao aferir a pressão arterial na parte superior do braço, um manguito de pressão arterial com largura da bolsa (não da capa que a recobre) igual a ____1____ da circunferência do braço reflete com mais precisão a pressão ____2____.

Opções para 1	Opções para 2
20%	arterial radial
30%	venosa radial
40%	arterial dorsal
50%	venosa poplítea
60%	arterial braquial

3. Abordagens organizadas para realizar o exame físico em uma criança são importantes. A sequência ordenada pode ser alterada para acomodar as necessidades de desenvolvimento da criança. **Para cada abordagem de avaliação do exame físico a seguir, use um X para indicar se a abordagem é eficaz, ineficaz ou não relacionada.**

Ação de enfermagem: abordagem ao exame físico	Eficaz	Ineficaz	Não relacionada
Com crianças pequenas, as restrições ajudam a mantê-las quietas, e solicitar a ajuda de um dos pais é inadequado			
O exame físico de uma criança é sempre realizado da cabeça aos pés, semelhantemente ao de um adulto			
Ao examinar uma criança em idade pré-escolar, escolher quais partes do corpo examinar primeiro pode ser útil para obter a cooperação dela			
Dar explicações sobre os sistemas do corpo pode deixar os adolescentes nervosos devido aos seus egocentrismos			
Com um adolescente, é melhor ter um dos pais presente durante o exame			
O conhecimento dos pais sobre estetoscópios pode ajudar na cooperação durante o exame			

4. A medição do crescimento é um elemento-chave para avaliar o estado de saúde das crianças. Uma medida é a medição de um crescimento linear. O que é essencial nas ações de enfermagem listadas a seguir, para que o enfermeiro compreenda como realizar adequadamente essa técnica? **Use um X para as ações de enfermagem listadas a seguir que são indicadas (apropriadas ou necessárias), contraindicadas (podem ser prejudiciais) ou não essenciais (não fazem diferença ou não são necessárias).**

Ação de enfermagem: abordagem ao exame físico	Indicada	Contraindicada	Não essencial
Entender a diferença de medição para crianças que podem ficar de pé sozinhas e para aquelas que devem ficar em posição recumbente			
Utilize um estadiômetro para mensurar o comprimento infantil			
Dois avaliadores são necessários para medir uma criança em posição recumbente			
Reposicionar a criança e repetir o procedimento. Medir pelo menos duas vezes (de preferência três vezes). Fazer a média das medidas para encontrar o valor final			
Demonstrar competência ao medir o crescimento de lactentes, crianças e adolescentes. Sessões de atualização devem ser realizadas quando ocorrer falta de padronização			
Entender a diferença no IMC em crianças *versus* adultos			

REFERÊNCIAS BIBLIOGRÁFICAS

American Academy of Pediatrics. (2019). *Providing culturally effective care.* Retrieved from https://www.aap.org/en-us/professional-resources/practice-transformation/managing-patients/Pages/effective-care.aspx.

Ball, J. W., Dains, J. E., Flynn, J. A., Solomon, B. S., & Stewart, R. W. (2018). *Seidel's guide to physical examination* (9th ed.). St. Louis, MO: Elsevier.

Batra, P., & Goyal, S. (2013). Comparison of rectal, axillary, tympanic, and temporal artery thermometry in the pediatric emergency room. *Pediatric Emergency Care, 29*(1), 63–66.

Batra, P., Saha, A., & Faridi, M. M. (2012). Thermometry in children. *Journal of Emergencies, Trauma, and Shock, 5*(3), 246–249.

Blank, L., Coster, J., O'Cathain, A., Knowles, E., Tosh, J., Turner, J., & Nicholl, J. (2012). The appropriateness of, and compliance with, telephone triage decisions: A systematic review and narrative synthesis. *Journal of Advanced Nursing, 68*(12), 2610–2621.

Clark, J. A., Lieh-Lai, M. W., Sarnaik, A., & Mattoo, T. K. (2002). Discrepancies between direct and indirect blood pressure measurements using various recommendations for arm cuff selection. *Pediatrics, 110*(5), 920–923.

Donahue, S. P., Baker, C. N., Committee on Practice and Ambulatory Medicine, Section on Ophthalmology, American Association of Certified Orthoptists, American Association for Pediatric Ophthalmology and Strabismus, American Academy of Ophthalmology. (2016). Procedure for evaluation of the visual system by pediatricians. *Pediatrics, 137*(1), 1–9.

Dosman, C., & Andrews, D. (2012). Anticipatory guidance for cognitive and social-emotional development: Birth to five years. *Paediatrics & Child Health, 17*(2), 75–80.

Fleming, S., Gill, P. J., Van den Bruel, A., & Thompson, M. (2016). Capillary refill time in sick children: A clinical guide for practice. *British Journal of General Practice, 66*(652), 587–588.

Foote, J. M. (2014). Optimizing linear growth measurement in children. *Journal of Pediatric Health Care, 28*(5), 413–419.

Foote, J. M., Brady, L. H., Burke, A. L., Cook, J. S., Dutcher, M. E., Gradoville, K. M., & Walker, B. S. (2009). *Evidence-based clinical practice guideline on linear growth measurement of children.* Retrieved from http://www.unitypoint.org/blankchildrens/education-resources.aspx (to access full-text guideline and implementation tools).

Foote, J. M., Brady, L. H., Burke, A. L., Cook, J. S., Dutcher, M. E., Gradoville, K. M., & Phillips, K. T. (2011). Development of an evidence-based clinical practice guideline on linear growth measurement of children. *Journal of Pediatric Nursing, 26*(4), 312–324.

Hagan, J. F., & Shaw, J. S. (Eds.). (2017). *Bright futures: guidelines for health supervision of infants, children and adolescents* (4th ed.) Elk Grove Village, IL: American Academy of Pediatrics.

Harlor, A. D., Jr., Bower, C., & Committee on Practice and Ambulatory Medicine, Section on Otolaryngology – Head and Neck Surgery. (2009). Hearing assessment in infants and children: Recommendations beyond neonatal screening. *Pediatrics, 124*(4), 1252–1263.

Mathers, M., Keyes, M., & Wright, M. (2010). A review of the evidence on the effectiveness of children's vision screening. *Child: Care, Health and Development, 36*(6), 754–780.

Miller, J. M., Lessin, H. R., American Academy of Pediatrics Section on Ophthalmology; Committee on Practice and Ambulatory Medicine; American Academy of Ophthalmology and Strabismus; & American Association of Certified Orthoptists. (2012). Instrument-based pediatric vision screening policy statement. *Pediatrics, 130*(5), 983–986.

National High Blood Pressure Education Program Working Group on High Blood Pressure in Children and Adolescents. (2004). The fourth report on the diagnosis, evaluation, and treatment of high blood pressure in children and adolescents. *Pediatrics, 114*(suppl. 2), 555–576.

Park, M. K., Menard, S. W., & Schoolfield, J. (2005). Oscillometric blood pressure standards for children. *Pediatric Cardiology, 26*(5), 601–607.

Purc-Stephenson, R. J., & Thrasher, C. (2010). Nurses' experiences with telephone triage and advice: A meta-ethnography. *Journal of Advanced Nursing, 66*(3), 482–494.

Purc-Stephenson, R. J., & Thrasher, C. (2012). Patient compliance with telephone triage recommendations: A meta-analytic review. *Patient Education and Counseling, 87*(2), 135–142.

Schell, K., Briening, E., Lebet, R., Pruden, K., Rawheiser, S., & Jackson, B. (2011). Comparison of arm and calf automatic noninvasive blood pressures in pediatric intensive care patients. *Journal of Pediatric Nursing, 26*(1), 3–12.

Stacey, D., Macartney, G., Carley, M., Harrison, M. B., & The Pan-Canadian Oncology Symptom Triage and Remote Support Group. (2013). Development and evaluation of evidence-informed clinical nursing protocols for remote assessment, triage and support of cancer treatment-induced symptoms. *Nursing Research and Practice,* article ID:171872. Retrieved from https://www.hindawi.com/journals/nrp/2013/171872/.

U.S. Department of Agriculture, National Agricultural Library. (2014). *Food and nutrition information center: Interactive DRI for healthcare professionals.* Retrieved from http://fnic.nal.usda.gov/fnic/interactiveDRI/.

U.S. Preventive Services Task Force. (2017). Vision screening in children aged 6 months to 5 years: US Preventive Task Force Recommendation statement. *Journal of the American Medical Association, 318*(9), 836–844.

5

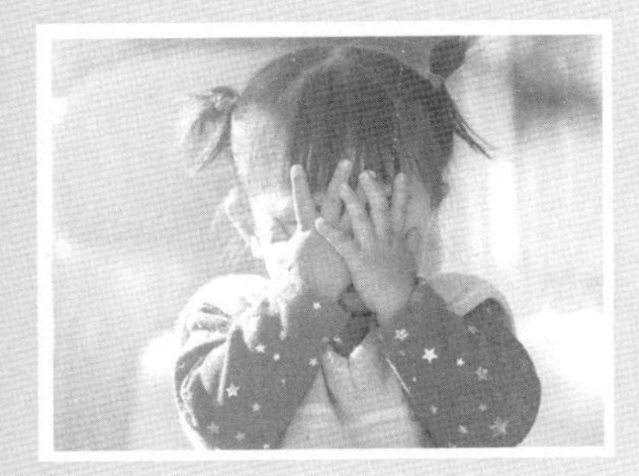

Avaliação e Manejo da Dor em Crianças

Melody Hellsten

CONCEITOS GERAIS

- Dor
- Percepção sensorial

A literatura baseada em evidências disponível sobre avaliação e tratamento da dor pediátrica cresce consideravelmente a cada ano. As opções de tratamento para a dor aguda e crônica de crianças estão sendo continuamente avaliadas, e novas tecnologias e modos de administração são disponibilizados todos os dias (Arane, Behboudi, & Goldman, 2017; Ria, Edmund Allen, & Darren, 2017; Tobias, 2014a; Wiegele, Marhofer, & Lönnqvist, 2019). Infelizmente, apesar dos avanços no manejo da dor aguda e crônica, muitas crianças e adolescentes continuam a experienciar a dor, de diferentes tipos, inadequadamente tratada. A dor é uma ocorrência frequente em crianças, com mais de 25% delas experimentando-a durante a hospitalização (Friedrichsdorf, 2015; Harrison, Joly, Chretien et al., 2014; Kozlowski, Kost-Byerly, Colantuoni et al., 2014). O manejo eficaz da dor em crianças requer uma abordagem abrangente de avaliação, intervenção da dor e reavaliação (Habich, Wilson, Thielk et al., 2012).

AVALIAÇÃO DA DOR

O objetivo da avaliação pediátrica da dor é determinar a experiência de dor das crianças que recebem cuidados em saúde. A *Pediatric Initiative on Methods, Measurement, and Pain Assessment in Clinical Trials (PedIMMPACT)* recomenda domínios centrais específicos para avaliar a dor em crianças que incluem intensidade da dor, julgamento global da satisfação com o tratamento, sintomas e eventos adversos, recuperação física e resposta emocional (Dosenovic, Jelicic Kadic, Jeric et al., 2018; McGrath, Walco, Turk et al., 2008; Stahlschmidt, Zernikow, & Wager, 2018). Avaliar a gravidade da dor usando uma escala de dor numérica é o primeiro passo para entender a experiência de dor individual da criança. Uma avaliação completa da dor é essencial para o controle eficaz e inclui a compreensão da experiência anterior de dor da criança, a qualidade (p. ex., aguda, dolorida, em queimação), o que torna a dor melhor ou pior e como ela interfere na capacidade da criança de realizar atividades necessárias para retornar ao seu estado de saúde habitual. Existem inúmeras escalas de dor pediátrica, as quais são mais comumente identificadas como escalas comportamentais de dor, escalas de autorrelato de avaliação e ferramentas multidimensionais de avaliação da dor.

ESCALAS COMPORTAMENTAIS DE AVALIAÇÃO DA DOR

As escalas comportamentais ou observacionais de avaliação da dor são geralmente usadas para crianças, desde recém-nascidos até os 4 anos (Tabela 5.1). A avaliação comportamental da dor pode fornecer uma imagem mais completa da experiência de dor total quando aplicada em conjunto com medidas subjetivas de autorrelato. Comportamentos de angústia – como gemer, chorar ou protestar; alterações na expressão facial; e movimentos corporais inesperados ou incomuns – têm sido associados à dor (Figuras 5.1 e 5.2). Compreender que esses comportamentos são associados à dor faz com que a avaliação da dor em lactentes e recém-nascidos, com habilidades de comunicação limitadas ou ausentes, seja um pouco mais fácil. Entretanto, a discriminação entre os comportamentos de dor e as reações a outras fontes de desconforto, como fome, ansiedade ou outros tipos de desconforto, nem sempre é fácil. As escalas comportamentais da dor são mais confiáveis quando usadas para medir a dor associada a procedimentos curtos e intensos, como durante as injeções ou punções lombares, ou quando se avalia a dor em lactentes e recém-nascidos. Elas são menos confiáveis quando se mede a dor recorrente ou crônica e ao avaliar a dor em crianças com mais idade, em que os escores de dor sobre medidas comportamentais nem sempre se correlacionam com os próprios relatos da criança sobre a intensidade da dor. O Boxe 5.1 descreve as respostas à dor pelos lactentes e crianças de várias idades.

FLACC Pain Assessment Tool é uma escala de intervalo que inclui as cinco categorias de comportamento: expressão **f**acial, movimento das pernas (***l**egs*), **a**tividade, **c**horo e **c**onsolação (Babl, Crellin, Cheng et al., 2012; Merkel, Voepel-Lewis, Shayevitz et al., 1997). Ela mede cada comportamento em uma escala de 0 a 10, com pontuações totais variando de 0 (sem comportamentos de dor) a 10 (comportamentos mais possíveis de dor).

A única ferramenta de medida comportamental de dor recomendada para uso com crianças em ambientes de cuidados intensivos é a escala COMFORT (Ambuel, Hamlett, Marx et al., 1992), que é uma escala comportamental para mensuração de dor em lactentes, crianças e adolescentes inconscientes e em ventilação pulmonar mecânica. Essa escala tem oito indicadores: alerta, calma/agitação, resposta respiratória, movimento físico, pressão arterial, frequência cardíaca, tônus muscular e tensão facial. Cada indicador é pontuado entre 1 e 5 com base nos comportamentos exibidos pelo paciente. O profissional observa o paciente durante 2 minutos e confere a pontuação total somando os escores de cada indicador. Os escores totais podem variar entre 8 e 40. Um escore de 17 a 26 geralmente indica sedação adequada e controle da dor. A escala de comportamento COMFORT (COMFORT-B) é capaz de detectar alterações específicas na intensidade da dor e de desconforto em crianças criticamente

Tabela 5.1 Resumo de escalas de avaliação comportamental de dor selecionadas para crianças pequenas.

Idade de uso	Confiabilidade e validade	Variáveis	Faixa de pontuação
FLACC Postoperative Pain Tool			
2 meses a 7 anos de vida	Validade por meio da análise de variância de medidas ao comparar as pontuações FLACC antes e depois da analgesia; escores FLACC pré-analgesia significantemente maiores que os escores com 10, 30 e 60 minutos ($p < 0{,}001$ para cada vez) Coeficientes de correlação usados para comparar escores de dor FLACC e EOD; correlação positiva significativa entre FLACC e EOD (r = 0,80; $p < 0{,}001$); correlação positiva também encontrada entre os escores FLACC e as avaliações globais de dor pelos enfermeiros (r [47] = 0,41; $p < 0{,}005$)	Face (0 a 2) Pernas (0 a 2) Atividade (0 a 2) Choro (0 a 2) Consolabilidade (0 a 2)	0 = sem dor; 10 = pior dor
	ESCALA FLACC[1]		
FLACC	**0**	**1**	**2**
Face	Nenhuma expressão especial ou sorriso	Caretas ou sobrancelhas franzidas de vez em quando, introversão, desinteresse	Tremor frequente do queixo, mandíbulas cerradas
Pernas	Normais ou relaxadas	Inquietas, agitadas, tensas	Chutando ou esticadas
Atividade	Quieta, na posição normal, movendo-se facilmente	Contorcendo-se, movendo-se para frente e para trás, tensa	Curvada, rígida ou com movimentos bruscos
Choro	Sem choro (acordada ou dormindo)	Gemidos ou choramingos; queixa ocasional	Choro continuado, grito ou soluço; queixa frequente
Consolabilidade	Satisfeita, relaxada	Tranquilizada por toques, abraços ou conversas ocasionais; pode ser distraída	Difícil de consolar ou confortar

De Merkel, S. I., Voepel-Lewis, T., Shayevitz, J. R. et al. (1997). The FLACC: A behavioral scale for scoring postoperative pain in young children. *Pediatric Nursing, 23*(3), 293-297. Usada com permissão de Jannetti Publications, Inc., e University of Michigan Health System. Pode ser reproduzida para uso clínico e de pesquisa.
FLACC, face, pernas (do inglês *legs*), atividade, choro e consolabilidade; *EOD,* escores observacionais de dor.

[1]N.R.T.: Escalas construídas e válidas em determinado idioma devem ser submetidas a adaptação transcultural para utilização em novos idiomas e culturas. A escala FLACC foi validada em 2008 para o português do Brasil na dissertação de mestrado, realizada pela Universidade Federal do Estado do Rio de Janeiro, por Flávia Claro da Silva, intitulada "Validação da escala face, pernas, atividade, choro e consolabilidade (FLACC) e escala de faces revisada (FPS-R) para avaliação da dor em crianças e adolescentes brasileiros". Disponível em: http://www.repositorio-bc.unirio.br:8080/xmlui/bitstream/handle/unirio/12402/Dissertacao%20-%20Neurologia%20-%202008%20-SILVA%2c%20Flavia%20Claro%20da%20-%20Validacao%20da%20escala.pdf?sequence=1&isAllowed=y. Acesso em: 30 ago. 2022. Também pode ser identificada na publicação Silva F. C., Thuler L. C. S. Tradução e adaptação transcultural de duas escalas para avaliação da dor em crianças e adolescentes. J Ped 2008;84(4):344-9. https://doi.org/10.1590/S0021-75572008000400010.

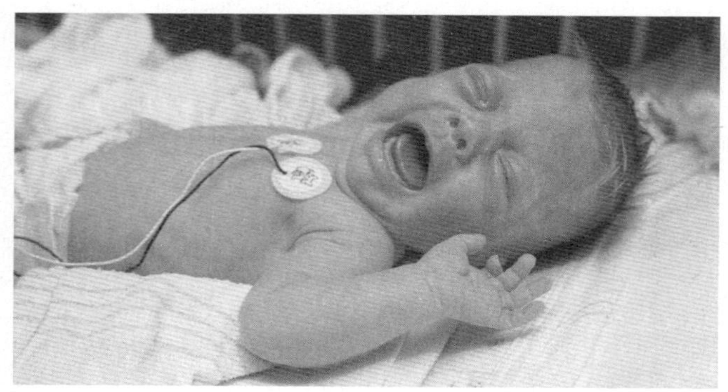

Figura 5.1 Choro forte e intenso de recém-nascido pré-termo após punção de calcâneo. (Cortesia de Halbouty Premature Nursery, Texas Children's Hospital, Houston, TX, foto de Paul Vincent Kuntz.)

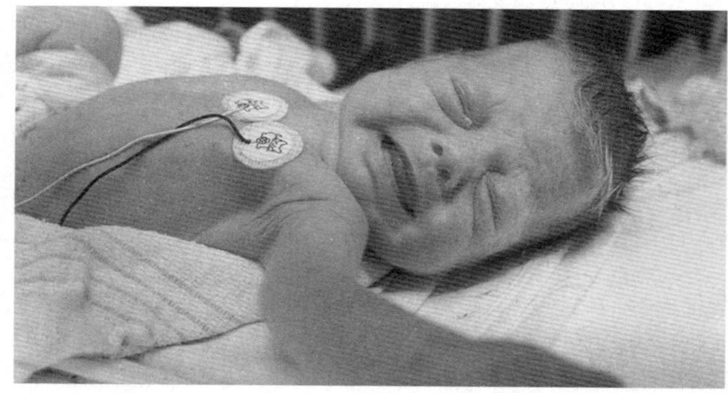

Figura 5.2 Face de dor após punção de calcâneo. Observe os olhos fechados, arqueamento de sobrancelhas, sulco nasolabial e abertura da boca. (Cortesia de Halbouty Premature Nursery, Texas Children's Hospital, Houston, TX; foto de Paul Vincent Kuntz.)

doentes e em lactentes com queimaduras (Boerlage, Ista, Duivenvoorden et al., 2015, de Jong, Tuinebreijer, Bremer et al., 2012). A escala COMFORT teve melhor desempenho quando comparada a outras escalas observacionais validadas, como a *Children's and Infants' Postoperative Pain Scale* – Escala de Dor Pós-Operatória para Crianças e Lactentes, em tradução livre – (CHIPPS), a escala de avaliação de dor neonatal CRIES e o *Premature Infant Pain Profile* – Perfil de Dor do Lactente Prematuro, em tradução livre – (PIPP), na avaliação dos componentes comportamentais e fisiológicos da dor em recém-nascidos após cirurgia cardíaca (Franck, Ridout, Howard et al., 2011).

Boxe 5.1 Respostas das crianças à dor em várias idades.

Recém-nascido e lactente

- Utiliza o choro
- Demonstra aparência facial da dor (sobrancelhas arqueadas e unidas, olhos bem fechados e boca aberta e esticada)
- Exibe uma resposta corporal generalizada de rigidez ou se debate, possivelmente com afastamento reflexo do local que está causando a dor
- Não mostra qualquer relação entre o que está causando a dor e a resposta subsequente

Lactente com mais idade

- Usa o choro
- Mostra uma resposta corporal localizada com afastamento deliberado do que está causando a dor
- Revela expressão de dor ou raiva
- Demonstra uma luta física, especialmente empurrando para longe o que está causando a dor

***Toddler* e pré-escolar**

- Usa choro e grito
- Usa expressões verbais, como "Au", "Ai" ou "Dói"
- Debate braços e pernas para combater a dor
- Tenta empurrar para longe o que está causando a dor, por exemplo, um medicamento antes de ser aplicado
- Mostra falta de cooperação; necessidade de ser contido fisicamente
- Implora que o procedimento termine
- Agarra-se ao pai ou à mãe, ao enfermeiro ou a outra pessoa significativa
- Solicita conforto físico, como abraços ou outras formas de apoio emocional
- Fica agitado e irritado com a dor contínua
- Preocupa-se com a antecipação do procedimento doloroso real

Criança em idade escolar

- Demonstra comportamentos de uma criança com menos idade, especialmente durante o procedimento doloroso real, mas menos antes do procedimento
- Exibe comportamento para protelar, como "Espere um minuto" ou "Eu não estou pronto"
- Apresenta rigidez muscular, tais como punhos fechados, articulação dos dedos brancas, ranger de dentes, membros contraídos, rigidez corporal, olhos fechados, testa enrugada

Adolescente

- Menos vocal com menos resistência física
- Mais verbal em expressões, como "Isso dói" ou "Você está me machucando"
- Apresenta tensão muscular aumentada e controle do corpo

ESCALAS DE AUTORRELATO DE AVALIAÇÃO DE DOR

O número de escalas de autorrelato de dor disponíveis para uso em crianças e adolescentes aumentou dramaticamente e adiciona uma camada de complexidade à avaliação da dor em crianças (Birnie, Chambers, Chorney et al., 2016). As escalas de autorrelato de dor são mais frequentemente usadas para crianças com mais de 4 anos (Tabela 5.2) e geralmente fornecem um relato do nível de dor da criança em uma escala de 0 a 10, com 0 representando ausência de dor e 10 a maior intensidade de dor.

Existem muitas escalas de "faces" diferentes para a medida da intensidade da dor. As escalas com figuras de rostos fornecem uma série de expressões faciais que descrevem gradações de dor. As faces são atrativas porque as crianças podem simplesmente apontar para o rosto que representa como elas se sentem.

Embora as crianças de 4 ou 5 anos sejam capazes de usar escalas de autorrelato, as características cognitivas do estágio pré-operatório influenciam sua capacidade de separar sentimentos de dor e de humor. Rostos sorridentes em escalas de avaliação da dor podem resultar em inadequações da classificação da dor (Quinn, Sheldon, & Cooley, 2014). Palavras simples e concretas, como "sem dor" e a "maior dor", são mais apropriadas do que "menor sensação de dor à pior dor intensa imaginável". A capacidade de discriminar graus de dor nas expressões faciais parece estar razoavelmente estabelecida aos 3 anos (ver Tabela 5.2).

A *Faces Pain Scale–Revised* (FPS-R) – Escala de Faces de Dor-Revisada, em tradução livre – (Hicks, von Baeyer, Spafford et al., 2001) e a *Wong-Baker FACES Pain Rating Scale* – Escala FACES de Wong-Baker de Avaliação da Dor, em tradução livre – (Wong & Baker, 1988) são as escalas de faces para avaliação de dor mais amplamente utilizadas. A escala FPS-R consiste em seis faces que representam a gradação crescente da gravidade da dor de 0 = "sem dor" na face esquerda a 5 = "maior dor possível" na face direita. Ao desenvolver essa escala, os autores não incluíram um rosto sorridente na extremidade "sem dor" ou lágrimas na extremidade "maior dor" e a validaram para que seja equivalente a um sistema métrico de 0 a 10. A *Wong-Baker FACES Pain Rating Scale* consiste em seis rostos de desenhos animados que variam de um rosto sorridente para "sem dor" a um rosto choroso para "pior dor". A criança é convidada a escolher um rosto que descreva sua dor. A *Wong-Baker FACES Pain Rating Scale* pode diferenciar a dor do medo em crianças em idade escolar (Garra, Singer, Domingo et al., 2013) e é a preferida e mais amplamente utilizada em hospitais pediátricos nos EUA, e foi traduzida para vários idiomas (Oakes, 2011).

Para crianças com 8 anos ou mais, a *Numeric Rating Scale* (NRS) – Escala de Classificação Numérica, em tradução livre –, especificamente a escala de 0 a 10, é a mais utilizada na prática clínica por ser de fácil aplicação. A *Visual Analogue Scale* (VAS) – Escala Visual Analógica, em tradução livre – usa descritores ao longo de uma linha que fornece uma avaliação altamente subjetiva de dor ou outro sintoma. As VASs são frequentemente usadas com crianças de mais idade e adultos. Embora a VAS exija um grau de abstração maior do que a NRS, o grupo PedIMMPACT recomenda a VAS devido à falta de evidências de base por meio de estudos psicométricos com a NRS em crianças e adolescentes.

ESCALAS MULTIDIMENSIONAIS

Várias habilidades cognitivas, como medição, classificação e seriação (a capacidade de colocar com precisão em ordem ascendente ou descendente), tornam-se aparentes entre 7 e 10 anos. As crianças com mais idade são capazes de usar uma escala de avaliação numérica/NRS de 0 a 10 usada por adolescentes e adultos. Outras dimensões (como a qualidade, localização e distribuição espacial da dor) podem mudar sem modificar a intensidade da dor.

Gráficos de dor ou esquemas de dor são utilizados para obter informações sobre a localização da dor e foram bem validados para crianças de 8 anos ou mais (von Baeyer, Lin, Seidman et al., 2011). O *Adolescent Pediatric Pain Tool* (APPT), modelado a partir do *McGill*

Tabela 5.2 Escalas de classificação de dor para crianças.

Escala de dor, descrição	Instruções	Idade recomendada, comentários
Wong-Baker FACES Pain Rating Scale[a]		
Consiste no desenho de seis faces que variam desde um sorriso indicativo de "nenhuma dor" até uma face chorosa para "a pior dor"	*Breves instruções verbais*: aponte para cada face usando as palavras para descrever a intensidade da dor. Peça à criança que escolha a face que melhor descreve a própria dor e registre o escore apropriado	Para crianças, mesmo as de 3 anos. O uso de orientações originais sem palavras afetivas, como feliz ou triste, ou orientações breves resultou no mesmo intervalo de classificação de dor na criança, provavelmente refletindo a intensidade da dor que a criança sente. Para fins de codificação, números 0, 2, 4, 6, 8 e 10 podem ser substituídos pelo sistema de 0 a 5 para abarcar o sistema de 0 a 10. A *Wong-Baker FACES Pain Rating Scale* fornece três escalas em uma: expressões faciais, números e palavras. A pesquisa evidenciou a sensibilidade cultural dessa escala para crianças de diversas etnias (caucasianas, afro-americanas, hispânicas, tailandesas, chinesas e japonesas)
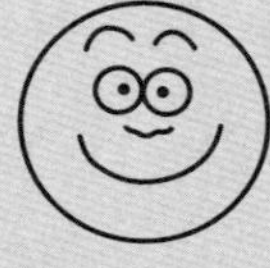 0 Sem dor 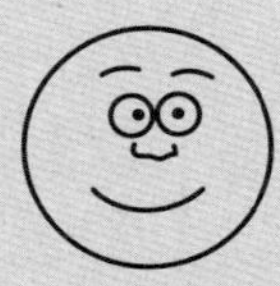 1 ou 2 Dói um pouco 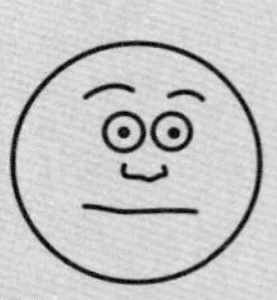 2 ou 4 Dói um pouco mais	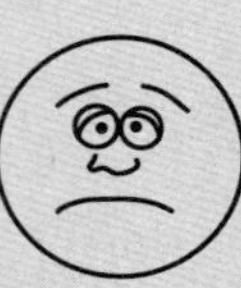 3 ou 6 Dói ainda mais 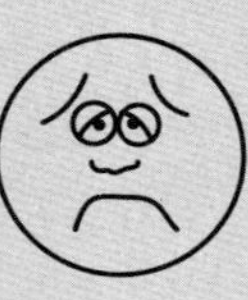 4 ou 8 Dói muito	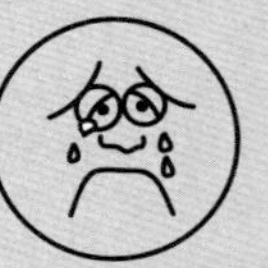 5 ou 10 Pior dor
Word-Graphic Rating Scale[b] **(Tesler, Savedra, Holzemer et al., 1991)**		
Utiliza palavras descritivas (pode variar em outras escalas) para denotar variações de intensidades de dor	Explique à criança: "Esta é uma linha com palavras para descrever o quanto de dor você pode estar sentindo. Este lado da linha significa nenhuma dor e, aqui, a linha significa a pior dor possível". (Aponte com o dedo onde "não há dor" e corra o dedo ao longo da linha até a "pior dor possível", enquanto você explica.) "Se você não tem dor, você marcaria assim." (Mostre o exemplo.) "Se você tem alguma dor, você marcaria em algum lugar ao longo da linha, dependendo de quanta dor você sente." (Mostre o exemplo.) "Quanto mais dor você tiver, mais perto da pior dor você marcaria. A pior dor possível é marcada assim." (Mostre o exemplo.) "Mostre-me quanta dor você tem agora marcando um ponto na linha reta, para cima e para baixo em qualquer ponto da linha para mostrar o quanto de dor você tem agora." Com uma régua milimetrada, meça a partir da extremidade "sem dor" para marcar e registrar essa medida como pontuação de dor	Para crianças de 4 anos a adolescentes de 17 anos
Sem dor — Pouca dor — Dor mediana — Muita dor — Pior dor possível		
Escala numérica		
Usa linha reta com extremidades identificadas como "sem dor" e "pior dor", e às vezes "dor média" no meio; divisões ao longo da linha marcada em unidades de 0 a 10 (numeração superior pode variar)	Explicar à criança que em uma extremidade da linha é 0, o que significa que a pessoa não sente dor (que machuca). Na outra extremidade está geralmente um 5 ou 10, o que significa que a pessoa sente a pior dor imaginável. Os números de 1 a 5 ou de 1 a 10 demonstram desde dor muito leve até dor muito intensa. Pedir à criança para escolher um número que melhor descreva a própria dor	Para crianças a partir dos 5 anos, desde que saibam contar e tenham algum conceito de números e seus valores em relação a outros números. A escala pode ser usada horizontalmente ou verticalmente. A codificação de números deve ser a mesma que as outras escalas utilizadas no serviço
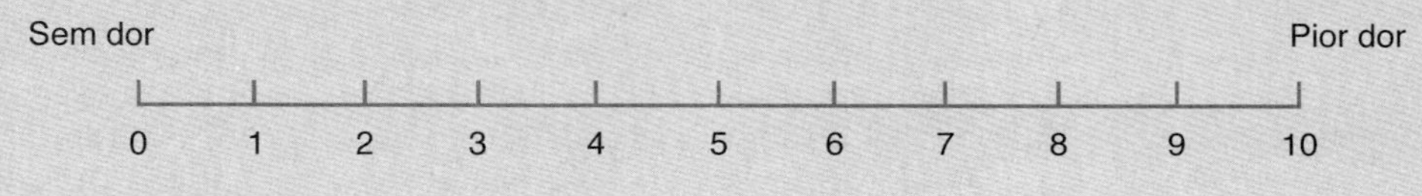		

(Continua)

Tabela 5.2 Escalas de classificação de dor para crianças. (*continuação*)

Escala de dor, descrição	Instruções	Idade recomendada, comentários
Visual Analog Scale (VAS) **(Cline, Herman, Shaw et al., 1992)**		
Definida como o desenho de uma linha vertical ou horizontal, até certo comprimento, tal como 10 cm, e ancorada por itens que representam extremos do fenômeno subjetivo que está sendo mensurado, como a dor	Pedir à criança que coloque uma marca na linha que melhor descreve a quantidade da própria dor. Com régua de centímetro, medir da extremidade "sem dor" até a marca e registrar essa medida como escore de dor	Para crianças desde os 4,5 anos, preferencialmente aos 7 anos. A escala pode ser usada na vertical ou horizontal. Pesquisas mostram que crianças/adolescentes de 3 a 18 anos preferem VAS em comparação com outras escalas (Luffy & Grove, 2003; Wong & Baker, 1988)
	Sem dor						Pior dor	

[a]Wong-Baker FACES Foundation. (2020). Wong-Baker FACES® Pain Rating Scale. Publicado com permissão de http://www.WongBakerFACES.org. Originalmente publicado em Whaley & Wong's Nursing Care of Infants and Children. ©Elsevier Inc.

[b]Instruções para Word-Graphic Rating Scale from Acute Pain Management Guideline Panel. (1992). Acute pain management in infants, children, and adolescents: Operative and medical procedures; Quick reference guide for clinicians. ACHPR Pub. No. 92-0020. Rockville, MD: Agency for Health Care Research and Quality, US Department of Health and Human Services. Word-Graphic A Escala de Classificação é parte do Adolescent Pediatric Pain Tool e está disponível em Pediatric Pain Study, University of California, School of Nursing, Department of Family Health Care Nursing, San Francisco, CA 94143-0606; 415-476-4040.

Pain Questionnaire – Questionário de Dor de McGill – (Melzack, 1975), é um instrumento multidimensional de avaliação da dor usado com crianças e adolescentes para avaliar a localização, intensidade e qualidade da dor (Fernandes, De Campos, Batalha et al., 2014) (Figura 5.3). O APPT é um instrumento com um contorno corporal anterior e posterior de um lado e uma escala de classificação gráfica de palavras de 100 mm com um descritor de dor no outro lado (Savedra, Holzemer, Tesler et al., 1993; Savedra, Tesler, Holzemer et al., 1989; Tesler, Savedra, Holzemer et al., 1991). Cada um dos três componentes do APPT é pontuado separadamente. O contorno do corpo é pontuado colocando-se uma sobreposição de modelo de plástico transparente com 43 áreas do corpo no diagrama de contorno do corpo. Uma estimativa da abrangência da dor é feita pela contagem do número de áreas do corpo marcadas. Uma régua ou micrômetro pré-impresso no APPT é usado para pontuar a escala de classificação de palavras-gráfico. O número de milímetros do lado esquerdo da escala até o ponto marcado pela criança é medido, e o valor numérico fornece uma avaliação geral da pontuação de dor que a criança está sentindo. O número total de palavras na lista de descritores é contado e as pontuações variam de 0 a 56. O profissional de saúde, então, conta o número de palavras selecionadas em cada uma das três categorias – avaliativa (0 a 8), sensorial (0 a 37) e afetivo (0 a 11) – e calcula uma pontuação porcentual para cada um (Savedra, Holzemer, Tesler et al., 1993). O APPT foi identificado como a ferramenta de avaliação da dor preferida por adolescentes hospitalizados quando comparado ao NRS, Oucher e FPS-R (Becker, Wilson, Chen-Lim et al., 2019). Uma revisão sistemática sobre o APPT revelou que ele pode ser útil na personalização de intervenções de controle da dor para adolescentes (Fernandes, De Campos, Batalha et al., 2014).

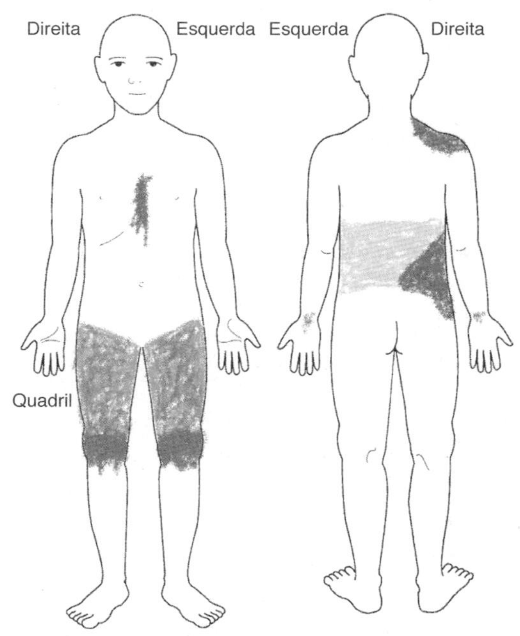

Figura 5.3 *Adolescent Pediatric Pain Tool* (APPT): esboço do corpo para avaliação da dor. Orientações: "Colorir as áreas destes desenhos para mostrar onde você tem dor. Faça as marcas tão grandes ou tão pequenas no local onde a dor é mais ou menos forte". O instrumento foi preenchido por uma criança com doença falciforme. (Redesenhada de Savedra M. C., Tesler M. D., Holzemer W. L., & Ward J. A. [1989]. *Adolescent Pediatric Pain Tool (APPT): Preliminary user's manual.* San Francisco, CA: University of California.)

O *Pediatric Pain Questionnaire* (PPQ) é um instrumento multidimensional de avaliação da dor que tem como base as percepções dos pacientes e dos pais sobre a experiência da dor de uma maneira apropriada para o nível de desenvolvimento cognitivo de crianças e adolescentes (Lootens e Rapoff, 2011). O PPQ consiste em oito áreas de investigação: história de dor, linguagem de dor, as cores que as crianças associam à dor, as emoções que as crianças experimentam, as piores experiências com a dor, as maneiras como elas lidam com a dor, os aspectos positivos da dor e a localização da dor atual. Os três componentes do PPQ incluem (1) VASs, (2) escalas de classificação codificadas por cores e (3) descritores verbais para fornecer informações sobre as dimensões sensoriais, afetivas e avaliativas da dor crônica. Também há informações sobre a história de dor da criança e da família, os sintomas, as intervenções de alívio da dor e situações socioambientais que podem influenciar a dor. A criança, o pai e o avaliador preenchem o formulário separadamente.

AVALIAÇÃO DE DOR CRÔNICA E RECORRENTE

Dor que persiste por 3 meses ou mais ou além do período esperado de cura é definida como **dor crônica.** A síndrome de dor regional complexa e a cefaleia diária crônica são os tipos mais comuns de condições de dor crônica em crianças. A dor episódica e recorrente é definida como **dor recorrente** – o período em que os episódios de dor recorrem a cada 3 meses ou mais frequentemente. Síndromes de dor recorrente em crianças incluem cefaleia tipo enxaqueca, dor episódica falciforme, dor abdominal recorrente (DAR) e dor em membro recorrente.

Para crianças e adolescentes com dor crônica, uma medida como o *Functional Disability Inventory* (FDI) (Walker & Greene, 1991) fornece uma avaliação mais abrangente da influência da dor no funcionamento físico. O FDI avalia a capacidade da criança de realizar atividades físicas cotidianas e estabeleceu propriedades psicométricas com diferentes populações (Claar & Walker, 2006; Kashikar-Zuck, Flowers, Claar et al., 2011). Para crianças menores de 7 anos, a *Pediatric Quality of Life Scale* (PedsQL), desenvolvida por Varni, Seid e Rode (1999), é uma escala multidimensional com versões para pais e filhos, recomendada para avaliação física, emocional e social e do desenvolvimento escolar no que se refere à dor da criança. O PedsQL e o PedMIDAS (Gold, Mahrer, Yee et al., 2009; Hershey, Powers, Vockell et al., 2001, 2004) foram validados para medir desenvolvimento funcional em crianças com dor crônica ou recorrente. O PedMIDAS foi desenvolvido especificamente para avaliar a dor causada por enxaquecas em crianças.

Os diários de dor são comumente utilizados para avaliar os sintomas de dor e a resposta ao tratamento em crianças e adolescentes com dor recorrente ou crônica (Fortier, Wahi, Bruce et al., 2014; Stinson, Stevens, Feldman et al., 2008). Os estudos com diários incluíram crianças a partir dos 6 anos. As medidas convencionais de papel e lápis têm sido associadas a várias limitações, como baixa conformidade, dados ausentes, acúmulo de respostas e preenchimento de trás para frente. Um diário eletrônico para avaliar a dor crônica pediátrica é uma área em desenvolvimento que é promissora para o futuro (ver boxe *Foco de pesquisa*).

A interrupção do sono também é comum em pessoas com dor crônica ou recorrente (Fisher, Laikin, Sharp et al., 2018; Rabbitts, Zhou, Narayanan et al., 2017; Valrie, Bromberg, Palermo et al., 2013). Um diário do sono pode ser útil para manter um registro das atividades relacionadas com o sono, incluindo hora de dormir, hora de adormecer, número de despertares noturnos, acordar pela manhã e, especialmente, qualquer dor ou outra circunstância que interfira no sono. O *Children's Sleep Habits Questionnaire* – Questionário de Hábitos de Sono das Crianças, em tradução livre – (Owens, Spirito e McGuinn, 2000), que é útil para avaliar os comportamentos do sono em crianças em idade escolar com dor crônica ou recorrente, também foi avaliado para uso em lactentes, *toddlers* e pré-escolares usando a representação dos pais (Sneddon, Peacock e Crowley, 2013).

Foco de pesquisa

O uso de diários de dor na pesquisa pediátrica de dor crônica

Os diários de dor têm sido usados em uma ampla variedade de pesquisa em dor pediátrica para obter informações sobre a experiência de dor das crianças. Um estudo que avaliou a relação entre a memória de dor e a avaliação momentânea da dor utilizou o diário eletrônico e-Ouch para registrar a avaliação momentânea da dor, além de um questionário semanal de recordação da dor em crianças com dor crônica da artrite. Os resultados demonstraram que os relatos de dor memorizados não se equiparam aos relatos de dor "no momento", sugerindo a necessidade de usar relatórios momentâneos eletrônicos ao coletar informações sobre a dor (Stinson, Jibb, Lalloo et al., 2014). Outro estudo de diário de dor avaliou o papel da ansiedade e da somatização em crianças com distúrbios gastrintestinais funcionais relacionados à dor (dorFGIDs) (Williams, Czyzewski, Self et al., 2015). As crianças preencheram questionários de ansiedade e somatização e documentaram a frequência e a gravidade da dor abdominal por duas semanas usando um diário de dor. Os achados demonstraram que a somatização foi mais fortemente associada à dor do que à ansiedade. Por fim, os diários dos pais foram usados para coletar relatos dos pais de episódios de dor vivenciados por crianças com comprometimento cognitivo profundo e a resposta dos pais a esses episódios, além de duas entrevistas face a face (Carter, Arnott, Simons et al., 2017). Os dados do diário e as entrevistas foram revisados e codificados, produzindo o metatema "desenvolver um senso de conhecimento" e três temas centrais de aprender a conhecer, aprender a ser um defensor convincente e aprender a suportar e encontrar equilíbrio. As descobertas fornecem informações sobre como os pais de crianças com comprometimento cognitivo profundo se envolvem na aprendizagem experiencial para avaliar e manejar a dor de seus filhos. Em cada um desses exemplos, diários relatados por pacientes e pais adicionaram profundidade de conhecimento à experiência de dor das crianças.

AVALIAÇÃO DA DOR EM POPULAÇÕES ESPECÍFICAS

DOR EM NEONATOS

O impacto da exposição precoce à dor afeta muito o sistema nervoso em desenvolvimento, com efeitos persistentes em longo prazo. Isso torna a avaliação da dor no neonato extremamente importante, apesar de difícil, porque o indicador de dor mais confiável, o autorrelato, não é possível. A avaliação deve ser baseada em alterações fisiológicas e observações comportamentais com instrumentos validados (Hatfield & Ely, 2015) (Boxe 5.2). Embora os comportamentos (como vocalizações, expressões faciais, movimentos corporais e estado de relaxamento geral) sejam comuns a todos os lactentes, variam em diferentes situações. O choro associado à dor é mais intenso e constante (ver Figura 5.1). A expressão facial é a característica mais consistente e específica; as escalas estão disponíveis para avaliar sistematicamente as características faciais, tais como constrição dos olhos, arqueamento das sobrancelhas, boca aberta e tensão da língua. A maioria dos neonatos responde com aumento dos movimentos corporais, mas o recém-nascido pode sentir dor mesmo quando está deitado em silêncio com os olhos fechados. A resposta do neonato prematuro à dor pode ser comportamentalmente embotada ou ausente; entretanto, há ampla evidência de que esses recém-nascidos são neurologicamente capazes de sentir dor. Além disso, os neonatos em estado de alerta demonstram uma reação mais robusta a estímulos dolorosos que aqueles em estados de sono. Também, um recém-nascido que recebe um agente paralisante muscular (vecurônio) é incapaz de uma resposta comportamental ou visível à dor.

Várias ferramentas de avaliação da dor para neonatos foram desenvolvidas (Tabela 5.3). Uma ferramenta utilizada pelos enfermeiros que trabalham com prematuros e nascidos a termo na unidade de terapia intensiva neonatal é o chamado *CRIES* (que, em inglês, é um acrônimo correspondente a ***C**rying, **R**equiring increased oxygen, **I**ncreased vital signs, **E**xpression e **S**leeplessness*), que contém indicadores fisiológicos e comportamentais de avaliação da dor: choro, necessidade aumentada de oxigênio, aumento dos sinais vitais, expressão facial e falta de sono. Cada indicador é pontuado de 0 a 2, com um escore total de dor possível, representando a pior dor, de 10. Um escore de dor maior que 4 é considerado significativo. Essa ferramenta foi testada quanto à confiabilidade e validade para dor pós-operatória em recém-nascidos com idades entre 32 semanas de gestação e 20 semanas pós-termo (60 semanas) (Sweet & McGrath, 1998).

O *Premature Infant Pain Profile* – Perfil de Dor no Recém-Nascido Prematuro – (PIPP) foi desenvolvido especificamente para recém-

Boxe 5.2 Manifestações de dor aguda no neonato.

Respostas fisiológicas

Sinais vitais: observe as variações

- Aumento da frequência cardíaca
- Aumento da pressão arterial
- Respirações rápidas e superficiais

Oxigenação

- Diminuição da pressão transcutânea de oxigênio ($TcPO_2$)
- Diminuição da saturação de oxigênio arterial (SaO_2)

Pele: observe a cor e as características

- Palidez ou rubor
- Diaforese
- Sudorese palmar

Outras observações

- Aumento do tônus muscular
- Pupilas dilatadas
- Tônus do nervo vagal diminuído
- Aumento da pressão intracraniana
- Evidência laboratorial de alterações metabólicas ou endócrinas: hiperglicemia, pH reduzido, corticosteroides elevados

Respostas comportamentais

Vocalizações: observe a qualidade, o tempo e a duração

- Chorando
- Choramingando
- Gemendo

Expressão facial: observar características, tempo, orientação dos olhos e da boca

- Caretas
- Sobrancelha franzida
- Queixo tremendo
- Olhos bem fechados
- Boca aberta e quadrada

Movimentos e postura corporal: observe o tipo, a qualidade e quantidade de movimento ou falta de movimento; relação com outros fatores

- Retirada do membro
- Debate-se
- Rigidez
- Flacidez
- Cerrar os punhos

Mudanças de estado: observe o sono, apetite, nível de atividade

- Alterações nos ciclos sono-vigília
- Mudanças no comportamento alimentar
- Mudanças no nível de atividade
- Agitação, irritabilidade
- Apatia

Tabela 5.3 Resumo das escalas de avaliação da dor para neonatos.

	PIPP-revisado (Stevens, Gibbins, Yamada et al., 2014)	NIPS (Lawrence, Alcock, McGrath et al., 1993)	NPASS (Hummel, Puchalski, Creech et al., 2008)	COMFORT-neo (van Dijk, Roofthooft, Anand et al., 2009)	CRIES (Krechel & Bildner, 1995)
Faixa etária	25 a 40 semanas	26 a 40 semanas	23 a 40 semanas	24 a 42 semanas	32 a 40 semanas
Tipo de dor	Procedimento e pós-operatório		Processual e prolongada	Dor prolongada	Dor pós-operatória
Variáveis avaliadas	Marcado em (0 a 3) cada Frequência cardíaca Saturação de oxigênio Sobrancelha arqueada Apertar os olhos Sulco nasolabial Estado comportamental	Respiração (0 a 1) Face (0 a 1) Braços (0 a 1) Pernas (0 a 1) Chorar (0 a 2) Excitabilidade (0 a 1)	Marcado em (0 a 2) cada Sinais vitais Choro/irritabilidade Expressões faciais Estado comportamental Extremidades/tônus	Marcado em (1 a 5) cada Prontidão Calma/agitação Resposta respiratória ou chorando Movimento corporal Tônus muscular Tensão facial	Marcado em (0 a 2) cada Choro Suplementação de oxigênio Alterações nos sinais vitais Expressões faciais Insônia
Faixa de pontuação	0 a 21	0 a 7	Dor: 0 a 10	6 a 30	0 a 10
Ajustado para a idade gestacional	Sim Marcado em (0 a 3)	Não	Sim	Não	Não

A Tabela 5.3 retrata várias escalas de avaliação neonatal com variáveis avaliadas e faixas de pontuação.

Adaptada de Harris, J., Ramelet, A., van Dijk, M. et al. (2016). Clinical recommendations for pain, sedation, withdrawal and delirium assessment in critically ill infants and children: An ESPNIC position statement for healthcare professionals. *Intensive Care Medicine, 42*, 972-986.

nascidos prematuros (Stevens, Gibbons, Yamada et al., 2014; Sweet & McGrath, 1998). A categoria "idade gestacional no momento da observação" confere um escore de dor mais alto para recém-nascidos com menor idade gestacional. Os neonatos que dormem 15 segundos antes do procedimento doloroso também recebem pontos adicionais por suas respostas comportamentais atenuadas aos estímulos dolorosos.

A *Neonatal Pain, Agitation, and Sedation Scale* – Escala Neonatal de Dor, Agitação e Sedação – (NPASS) foi originalmente desenvolvida para mensurar a dor ou sedação em prematuros após a cirurgia (Hillman, Tabrizi, Gauda et al., 2015). Ela mede cinco critérios (ver Tabela 5.3) em duas dimensões (dor e sedação) e é usado em recém-nascidos com 23 semanas de gestação até 100 dias de vida. Pontos extras são adicionados na dimensão da escala de dor para prematuros com base na idade gestacional.

CRIANÇAS COM COMPROMETIMENTO COGNITIVO E COMUNICATIVO

A avaliação da dor em crianças com comprometimento cognitivo e comunicativo pode ser desafiadora (Cascella, Bimonte, Saettini et al.,

2019; Crosta, Ward, Walker et al., 2014). As crianças com dificuldades significativas para comunicar aos outros sobre sua dor incluem aquelas que têm comprometimento neurológico significativo (p. ex., paralisia cerebral), comprometimento cognitivo, distúrbios metabólicos, autismo, lesão cerebral grave e barreiras de comunicação (p. ex., crianças gravemente doentes que estão em ventilador ou intensamente sedadas ou com distúrbios neuromusculares, perda de audição ou perda de visão) e consequentemente estão em maior risco de subtratamento da dor. As crianças com comprometimentos cognitivos e de comunicação frequentemente apresentam espasticidade, contraturas, lesões, infecções e tratamento cirúrgico ortopédico que podem ser dolorosos. Os comportamentos incluem gemidos, padrões inconsistentes de brincadeira e sono, mudanças na expressão facial e outros problemas físicos que podem mascarar a expressão da dor e ser difíceis de interpretar (boxe *Foco de pesquisa*).

A escala de dor observacional FLACC revisada utiliza uma abordagem comportamental que observa a face, as pernas, a atividade, o choro e a consolabilidade da criança e é suportada em evidências para uso na prática clínica para crianças com comprometimento cognitivo (Voepel-Lewis, Malviya, Tait et al., 2008). Os enfermeiros podem ajudar os pais a individualizarem a escala com os comportamentos únicos de dor de seus filhos.

O *Non-Communicating Children's Pain Checklist-Revised* (NCCPC) é uma ferramenta de avaliação da dor desenvolvida especificamente para crianças com deficiências cognitivas (Breau, McGrath, Camfield et al., 2002). A escala discrimina períodos de dor e calma e pode prever o comportamento durante episódios subsequentes de dor. Consiste em seis subescalas (vocal, social, facial, atividade, corpo e membros, sinais fisiológicos) que são pontuadas com base no número de vezes que os itens são observados em um período de 10 minutos (0 = nada; 1 = um pouco; 2 = com bastante frequência; 3 = muito frequentemente). O NCCPC tem sido utilizado no pós-operatório e foi eficaz na mensuração da dor no ambiente clínico (Massaro, Ronfani, Ferrara et al., 2014).

DIFERENÇAS CULTURAIS

A expressão da dor pode ser muito afetada por barreiras de comunicação (Azize, Humphreys, & Cattani, 2011; Jenkins & Fortier, 2014). Um grande desafio na avaliação e manejo da dor em crianças é a adequação cultural das ferramentas de avaliação da dor que foram validadas apenas em crianças brancas e de língua inglesa (ver boxes *Considerações culturais* e *Foco de pesquisa*). A base cultural pode influenciar a validade e a confiabilidade das ferramentas de avaliação da dor desenvolvidas em um único contexto cultural. No entanto, há uma tendência crescente de traduzir e validar instrumentos de avaliação de dor pediátrica estabelecidos em diferentes idiomas (Bueno, Moreno-Ramos, Forni et al., 2019; Dionysakopoulou, Giannakopoulou, Lianou et al., 2018; Matsuishi, Hoshino, Shimojo et al., 2018; Özalp Gerçeker, Bilsin, Binay et al., 2018).

Foco de pesquisa

Relato de dor em crianças com comprometimento cognitivo

Crianças, adolescentes e adultos jovens com paralisia cerebral (PC) experimentam dor de várias causas. Em um estudo de base populacional, Poirot et al. (2017) revisaram dados de uma coorte longitudinal de 240 crianças não ambulatoriais de 3 a 10 anos com PC na França. Dor ortopédica foi relatada em todas as 65 crianças com dor (prevalência de 27%), e 45% das crianças experimentaram dor de outra origem, como movimento articular (58%), escoliose (43%) e quadril (43%) e tratamento de espasticidade (32%). A dor é uma experiência frequente para crianças com PC, sendo necessária avaliação regular da dor e intervenções destinadas a prevenir a escoliose, luxação do quadril, reduzir a escoliose e fornecer analgésicos antes de fisioterapia ou atividades de amplitude de movimento.

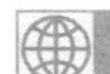

Considerações culturais

Escalas de dor

Escalas observacionais e questionários de entrevista para dor podem não ser tão confiáveis para avaliação da dor quanto escalas de autorrelato em crianças de origem hispânica. Crianças de ascendência asiática, que podem aprender a ler caracteres chineses verticalmente para baixo e da direita para a esquerda, podem ter dificuldade em usar escalas orientadas horizontalmente.

Foco de pesquisa

Relato de dor em famílias que não falam inglês

Há um crescente corpo de conhecimento demonstrando que as disparidades étnicas e raciais podem ter um efeito negativo na avaliação e no manejo da dor em crianças de famílias que não falam inglês. Crianças hispânicas receberam menos analgesia em casa após amigdalectomia, e seus cuidadores afirmaram que seu filho não estava com dor ou se recusou a tomar a medicação (Brown, Fortier, Zolghadr et al., 2016). Em um estudo sobre a influência do uso da língua primária no relato de dor musculoesquelética, adolescentes de pais hispânicos de idioma espanhol e hispânicos de idioma inglês eram menos propensos a relatarem dor musculoesquelética do que adolescentes de pais brancos do idioma inglês. A educação dos pais e o emprego também influenciaram o relato de dor das crianças. Filhos de pais com diploma universitário ou que estavam atualmente empregados relataram mais dor do que filhos de pais com Ensino Médio ou que estavam desempregados (Zamora-Kapoor, Omidpanah, Monico et al., 2015).

CRIANÇAS COM DOENÇA CRÔNICA E DOR COMPLEXA

Questionários e escalas de avaliação da dor nem sempre fornecem os meios mais significativos para avaliar a dor em crianças, principalmente para aquelas com dor complexa. Algumas crianças não conseguem relacionar um rosto ou um número para descrever a sua dor. Outras, como aquelas com câncer, apresentam várias alterações e podem achar difícil isolar a dor de outros sintomas. Classificar a dor é apenas um aspecto da avaliação e nem sempre transmite com precisão aos outros como as crianças experimentam e lidam com a dor (Yetwin, Mahrer, John et al., 2018).

Componentes importantes da avaliação incluem início da dor; duração ou padrão da dor; a eficácia do tratamento atual; fatores que agravam ou aliviam a dor; outros sintomas e complicações concomitantes; e interferência no humor, função e interações da criança com a família (Pasero & McCaffrey, 2011). Além de perguntar à criança ou aos pais quando a dor começou e quanto tempo dura, o enfermeiro pode avaliar as variações e a frequência perguntando se a dor é melhor ou pior em determinados momentos do dia ou da noite. Se a criança sentir dor por um tempo, ela ou os pais podem saber quais medicamentos e doses são úteis. Eles também podem ter encontrado alguns métodos não farmacológicos que ajudaram. O enfermeiro pode pedir à criança ou aos pais que mantenham um diário de atividades, posições e outros eventos que possam aumentar ou diminuir a dor. A dor pode ser acompanhada por outros sintomas (como náuseas e falta de apetite) e pode interferir no sono e em outras atividades. Um diário auxilia as famílias a identificar os gatilhos de dor e as intervenções que funcionam.

Outros aspectos que justificam uma avaliação cuidadosa que podem representar barreiras para o manejo eficaz incluem questões e relacionamentos familiares, medos e preocupações sobre vícios, falta de conhecimento do clínico e da família sobre a dor, uso inadequado de medicamentos para dor, manejo ineficaz de efeitos adversos de medicamentos e uso de diferentes modalidades de tratamento da dor.

MANEJO DA DOR

As crianças podem sentir dor como resultado de cirurgias, lesões, doenças agudas e crônicas e procedimentos clínicos ou cirúrgicos. A dor não aliviada pode levar a potenciais consequências fisiológicas, psicossociais e comportamentais em longo prazo. Melhorar o manejo da dor requer uma abordagem multifatorial que inclua educação, apoio institucional, mudanças de atitude e de líderes (Twycross, 2010). Intervenções não farmacológicas e medicamentos adequados para a dor são essenciais para fornecer o controle ideal da dor (Ria et al., 2017).

MANEJO NÃO FARMACOLÓGICO

A dor é frequentemente associada a medo, ansiedade e estresse. Várias técnicas não farmacológicas, como distração, relaxamento, imaginação guiada e estimulação cutânea, podem ajudar no controle da dor (ver boxe *Diretrizes para o cuidado de enfermagem*). Também é importante fornecer estratégias de enfrentamento que ajudem a reduzir a percepção da dor, torná-la mais tolerável, diminuir a ansiedade e aumentar a eficácia dos analgésicos ou reduzir a dosagem necessária. Mudanças recentes nos padrões da The Joint Commission para avaliação e manejo da dor (Baker, 2017) focaram a importância das modalidades não farmacológicas de manejo da dor como meio de minimizar a exposição a opioides em crianças e adolescentes. Os enfermeiros desempenham um papel vital na implementação de intervenções não farmacológicas eficazes no manejo da dor, adaptadas à criança e à família.

Há evidências crescentes de que abordagens não farmacológicas, como distração, hipnose, terapia cognitivo-comportamental (TCC) e intervenções focadas na respiração, são eficazes no controle da dor e da angústia relacionadas com agulhas em crianças e adolescentes (Bembich, Cont, Causin et al., 2018; Birnie, Chambers, Chorney et al., 2016). A TCC é uma abordagem psicológica baseada

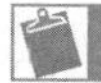

Diretrizes para o cuidado de enfermagem

Estratégias não farmacológicas para manejo da dor

Estratégias gerais

Consulte especialista em desenvolvimento infantil.

Use intervenções não farmacológicas para complementar, em vez de substituir, as intervenções farmacológicas, e use-as para dor leve e aquela razoavelmente bem controlada com analgésicos.

Estabeleça um relacionamento confiável com a criança e a família.

Expresse preocupação com suas queixas dor e intervenha de maneira adequada.

Adote uma conduta ativa na busca de estratégias eficazes de manejo da dor.

Use diretrizes gerais a fim de preparar a criança para o procedimento.

Prepare a criança antes de procedimentos potencialmente dolorosos, mas evite "incutir" a ideia de dor.

- Por exemplo, em vez de dizer "Isso vai (ou pode) doer", diga: "Às vezes, isso parece empurrar, espetar ou pinicar, e às vezes não incomoda as pessoas. Diga-me como é com você."
- Use descritores não indicativos de dor, quando possível (p. ex., "Parece quente", em vez de "É uma dor ardente"). Isso possibilita variação na percepção sensorial, evita sugestão de dor e confere controle à criança ao descrever as reações
- Evite declarações ou descrições avaliativas (p. ex., "Este é um procedimento terrível" ou "Realmente vai doer muito").

Fique com a criança durante um procedimento doloroso.

Possibilite que um dos pais permaneça com a criança se esse acompanhante o desejar; incentive-o a conversar suavemente com a criança e ficar próximo do rosto dela.

Envolva os pais na aprendizagem de estratégias não farmacológicas específicas e na assistência à criança com seu uso.

Oriente a criança sobre a dor, especialmente quando a explicação pode diminuir a ansiedade (p. ex., que a dor pode ocorrer após a cirurgia e não indica que algo está errado); assegure à criança de que ela não é responsável pela dor.

Para o controle da dor em longo prazo, ofereça à criança um boneco que represente "o paciente" e possibilite que ela faça nesse boneco tudo que é feito nela; enfatize o controle da dor por meio do brinquedo afirmando: "Dolly se sente melhor após o remédio".

Ensine procedimentos à criança e à família para uso posterior.

Estratégias específicas

Distração

Envolva o acompanhante e a criança na identificação de fortes distrações.

Envolva a criança no jogo; use rádio, gravador de fita, leitor de CD ou jogo de computador; faça a criança cantar ou empregar a respiração rítmica.

Peça a ela para respirar fundo e expirar até que se peça para que pare.

Peça à criança para soprar bolhas com o objetivo de "soprar a dor para longe".

Faça com que ela se concentre em gritar ou dizer "ai", com orientações para que "grite com o tom mais alto ou suave, de acordo como a dor que sente; assim eu sei o que está acontecendo".

Faça a criança olhar através de um caleidoscópio (tipo com brilho em suspensão em um tubo preenchido com líquido) e a incentive a concentrar-se, perguntando: "Você vê os diferentes desenhos?".

Use o humor, como assistir a desenhos animados com ela, contar piadas ou histórias engraçadas ou agir de maneira boba com a criança.

Faça a criança ler, jogar algum jogo ou ir à consulta com amigos.

Relaxamento

Com um lactente ou *toddler*:

- Mantenha-o em uma posição confortável e com bom apoio, como verticalmente contra o tórax e o ombro
- Balance a criança em um arco longo e rítmico em uma cadeira de balanço ou leve-a para frente e para trás, em vez de sacudi-la
- Repita duas ou três palavras suavemente, como "Mamãe está aqui".

Com uma criança com um pouco mais de idade:

- Peça à criança para respirar fundo e "ficar mole como uma boneca de pano" enquanto expira lentamente; depois, peça para a criança bocejar (demonstrar, se necessário)
- Ajude a criança a adotar uma posição confortável (p. ex., travesseiro sob o pescoço e os joelhos)

(*Continua*)

Diretrizes para o cuidado de enfermagem

Estratégias não farmacológicas para manejo da dor (continuação)

Comece o relaxamento progressivo: primeiro com os dedos dos pés, oriente sistematicamente a criança a deixar cada parte do corpo "ficar mole" ou "sentir-se pesada". Se a criança tiver dificuldade para relaxar, oriente-a a tensionar cada parte do corpo e depois relaxá-la.

- Deixe a criança ficar de olhos abertos, pois ela pode responder melhor se os olhos estiverem abertos em vez de fechados durante o relaxamento.

Imagem guiada

Faça a criança identificar alguma experiência real ou imaginária altamente prazerosa.

Faça-a descrever detalhes do evento, incluindo tantas sensações quanto possível (p. ex., "sinta a brisa fresca", "veja as belas cores", "ouça a música agradável").

Faça com que ela escreva ou digite um roteiro gravado.

Incentive a criança a concentrar-se apenas no evento prazeroso durante o momento doloroso; realce a imagem, lembrando de detalhes específicos por meio da leitura do roteiro ou tocando a gravação.

Combine relaxamento com a respiração ritmada

Conversa interior positiva

Ensine declarações positivas para a criança dizer quando estiver com dor (p. ex., "Eu vou me sentir melhor logo", ou "Quando eu for para casa, me sentirei melhor e tomaremos sorvete").

Pensamento positivo

Identifique fatos positivos sobre o evento doloroso (p. ex., "Não dura muito").

Identifique informações tranquilizadoras (p. ex., "Se eu penso em outra coisa, não dói tanto").

Condense fatos positivos e reconfortantes em um conjunto de declarações breves e faça a criança memorizá-las (p. ex., "Procedimento curto, boas veias, machucadinho, enfermeiro bom, ir para casa").

Faça a criança repetir as declarações memorizadas sempre que ela pensar em um evento doloroso ou o sofre.

Contrato de comportamento

Informal: pode ser usado com crianças de até 4 ou 5 anos:

- Use estrelas, símbolos ou adesivos de personagem de desenho animado como recompensas
- Dê um tempo limitado para uma criança que não coopere ou postergue um procedimento (medido por um cronômetro visível) para concluí-lo
- Prossiga conforme necessário se a criança for incapaz de aderir
- Reforce a cooperação com uma recompensa se o procedimento for realizado dentro do tempo especificado.

Formal: use contrato escrito, que inclui:

- Objetivo realista (parece possível) ou comportamento desejado
- Comportamento mensurável (p. ex., concorda em não bater em ninguém durante os procedimentos)
- Contrato escrito, datado e assinado por todas as pessoas envolvidas em qualquer dos acordos
- Recompensas ou consequências identificadas que são reforçadoras
- Objetivos que podem ser avaliados
- Compromisso e requisitos de compromisso para ambas as partes (p. ex., enquanto o cronômetro é utilizado, o enfermeiro não irá incomodar a criança para concluir o procedimento).

em evidências para o manejo da dor pediátrica (Logan, Coakley, & Garcia, 2014). A TCC utiliza estratégias que se concentram em pensamentos e comportamentos que modificam crenças negativas e aumentam a capacidade da criança de resolver problemas relacionados com a dor que resultam em melhor controle da dor.

A sucção nutritiva (amamentação ou fórmula) e a não nutritiva (chupeta) (Figura 5.4), o cuidado canguru (Figura 5.5) e o enrolamento ou as intervenções de aconchego facilitado reduzem as respostas comportamentais, fisiológicas e hormonais à dor de procedimentos, como punções no calcanhar, em prematuros e recém-nascidos (Bembich et al., 2018; Bos-Veneman, Otter, & Reijneveld, 2018; Meek & Huertas, 2012; Pillai Riddell, Racine, Gennis et al., 2015) (ver boxe *Foco de pesquisa*).

Se a criança não puder identificar uma técnica de enfrentamento familiar, o enfermeiro pode descrever várias estratégias (p. ex., distração, respiração, imagem guiada) e deixar a criança selecionar a que seja mais atraente. A experimentação com várias estratégias adequadas à idade da criança, à intensidade da dor e às habilidades é frequentemente necessária para determinar a abordagem mais eficaz. Os pais devem ser envolvidos no processo de seleção; eles podem estar familiarizados com as habilidades usuais de enfrentamento da criança e podem ajudar a identificar estratégias potencialmente bem-sucedidas. Envolver os pais também incentiva sua participação na aprendizagem do procedimento com a criança e sua atuação como treinador. Se os pais não puderem auxiliar a criança, outras pessoas apropriadas podem incluir um avô, um irmão mais velho, um enfermeiro ou um especialista em desenvolvimento infantil.

As crianças devem aprender a usar uma estratégia específica antes que a dor ocorra ou se torne intensa. Para reduzir o esforço da criança, as orientações para uma estratégia, como a distração ou o relaxamento, podem ser gravadas e projetadas durante o período de conforto. No entanto, mesmo depois de terem aprendido uma intervenção, as crianças frequentemente precisam de ajuda para usá-la durante o procedimento doloroso. A intervenção também pode ser utilizada após o procedimento. Isso dá à criança a chance de se recuperar, sentir domínio e enfrentá-lo de maneira mais efetiva.

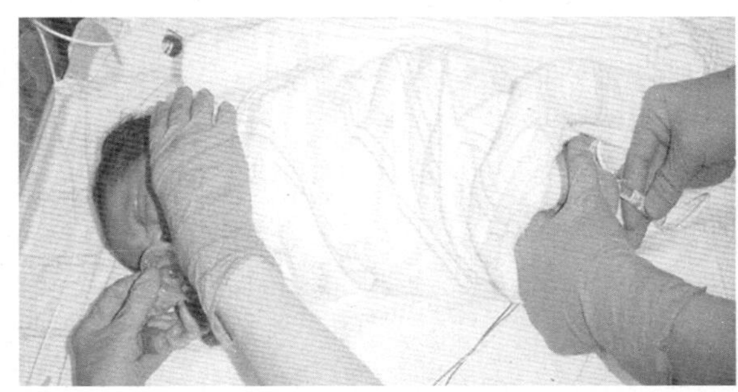

Figura 5.4 A sucção após a administração de sacarose oral pode aumentar a analgesia antes da punção de calcâneo em um recém-nascido pré-termo.

ABORDAGENS COMPLEMENTARES E INTEGRATIVAS EM SAÚDE PARA O TRATAMENTO DA DOR

As terapias complementares são intervenções de saúde baseadas em evidências usadas em conjunto com a medicina ocidental convencional, enquanto a saúde integrativa promove cuidados baseados em evidências centrados no paciente, combinando terapias complementares e convencionais. As terapias alternativas

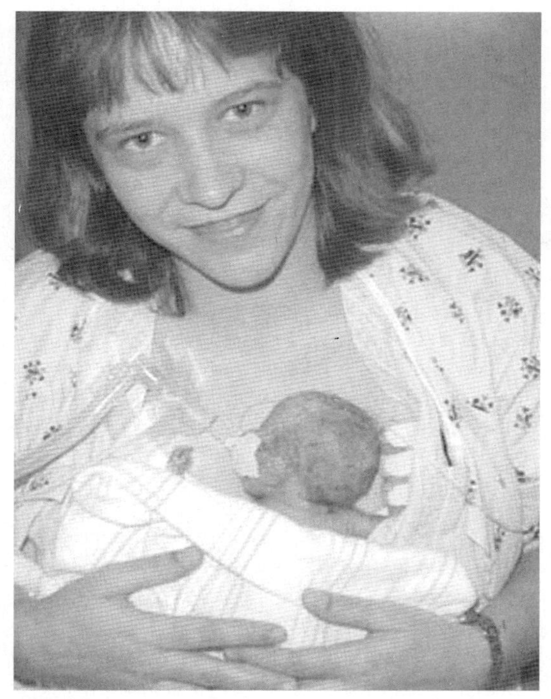

Figura 5.5 Mãe usa o método canguru com seu recém-nascido. Observe a posição do lactente diretamente em contato com a pele da mãe.

Foco de pesquisa

Métodos não farmacológicos de manejo da dor: recém-nascidos a termo e prematuros

Uma revisão Cochrane de sacarose para analgesia em recém-nascidos prematuros e a termo demonstrou eficácia na redução da dor do procedimento durante episódios únicos, como punção de calcanhar, punção venosa e injeções intramusculares (Stevens, Yamada, Ohlsson et al., 2016). Um estudo controlado randomizado multicêntrico com 245 recém-nascidos foi realizado para determinar a quantidade minimamente eficaz de sacarose a 24% durante a punção do calcanhar. Os recém-nascidos foram randomizados prospectivamente para três volumes diferentes de sacarose (0,1 mℓ, 0,5 mℓ e 1 mℓ) seguidos da avaliação da dor em 30 e 60 segundos após o procedimento usando o *Premature Infant Pain Profile-Revised*. Os resultados indicaram que o volume de 0,1 mℓ de sacarose a 24% foi uma dose suficientemente eficaz para o tratamento da dor relacionada à punção do calcanhar em recém-nascidos (Stevens, Yamada, Campbell-Yeo et al., 2018).

Um estudo com 109 recém-nascidos prematuros comparando sucção não nutritiva, leite materno oral e contenção durante procedimentos de punção de calcanhar demonstrou que o uso combinado de sucção, leite materno e contenção reduziu significativamente a dor moderada a intensa, com a adição da contenção auxiliando no pós-procedimento de recuperação (Peng, Yin, Yang et al., 2018). Gao et al. (2015) descobriram que recém-nascidos que receberam cuidados do método canguru tiveram frequências cardíacas significativamente mais baixas e choro e expressões faciais de dor mais breves do que recém-nascidos em incubadoras. Por fim, dados de vários estudos individuais avaliados em uma grande revisão sistemática descobriram que a sacarose reduziu significativamente a dor durante procedimentos relacionados à agulha em lactentes de 1 mês a 1 ano de vida (Kassab, Foster, Foureur et al., 2012). Outros ensaios controlados randomizados também descobriram que a sacarose é eficaz na redução do sofrimento em lactentes de mais idade durante as imunizações (Despriee & Langeland, 2016; Yilmaz, Caylan, Oguz et al., 2014).

são intervenções não convencionais usadas no lugar dos cuidados convencionais e não são consideradas baseadas em evidências (National Center for Complementary and Integrative Health, 2019). A medicina integrativa pediátrica é um campo emergente que promove o uso de terapias complementares, como produtos naturais e/ou práticas de mente e corpo isoladamente ou em combinação com intervenções médicas convencionais, com o objetivo de maximizar os resultados do paciente (McClafferty, Vohra, Bailey et al., 2017). As terapias cada vez mais utilizadas incluem fitoterapia, massagem, megavitaminas, grupos de autoajuda, remédios populares, cura energética e homeopatia (Groenewald, Beals-Erickson, Ralston-Wilson et al., 2017).

Classificação da medicina complementar e integrativa (McClafferty et al., 2017)

Produtos naturais

- De base biológica – alimentos, dietas especiais, preparações fitoterápicas, medicamentos tradicionais, medicamentos populares, remédios homeopáticos, probióticos, vitaminas, outros suplementos.

Práticas mente e corpo

- Tratamentos manipulativos – quiropraxia, osteopatia, massagem
- Baseado em energia – Reiki, tratamentos bioelétricos ou magnéticos, campos pulsados, correntes alternadas e contínuas
- Técnicas mente-corpo – cura mental, tratamentos expressivos, cura espiritual, hipnose, relaxamento.

Terapias de artes criativas – musicoterapia, arteterapia, terapia assistida por animais

- Sistemas médicos alternativos – homeopatia; naturopatia; ayurvédica; medicina tradicional chinesa, incluindo acupuntura e moxabustão.

As opções de medicina integrativa são usadas frequentemente com crianças no final da vida e são consideradas benéficas por seus cuidadores (Heath, Oh, Clarke et al., 2012; Schütze, Längler, Zuzak et al., 2016).

MANEJO FARMACOLÓGICO

A Organização Mundial da Saúde (2012) afirma que os princípios para o tratamento farmacológico da dor devem incluir:

- Uso de estratégia de duas etapas
- Dosagem em intervalos regulares
- Uso da via de administração apropriada
- Adaptação do tratamento a cada criança de maneira individual.

A escada da Organização Mundial da Saúde tradicional foi substituída por uma abordagem de duas etapas para o uso com crianças. Essa estratégia de duas etapas consiste na escolha da categoria de medicamentos analgésicos, de acordo com o nível de intensidade da dor da criança. Para aquelas maiores de 3 meses com dor leve, o primeiro passo é administrar um não opioide; anti-inflamatórios não esteroidais (AINEs) são frequentemente usados para dor leve. Um opioide forte é geralmente administrado em crianças com dor moderada ou intensa. A morfina é o medicamento de escolha para a segunda etapa, embora outros opioides possam ser considerados (World Health Organization, 2012). As seções a seguir discutem os analgésicos mais comuns nas categorias não opioides e opioides usados em crianças (ver *Alerta de segurança*).

Não opioides

Os não opioides, como o paracetamol e os AINEs, são adequados para dor leve a moderada (Tabela 5.4). Esses agentes são conhecidos pelas ações antipiréticas, anti-inflamatórias e/ou analgésicas (Tobias, 2014a). Os não opioides são geralmente os primeiros analgésicos para a dor relacionada com lesão tecidual, também conhecida como *dor nociceptiva*. Os AINEs podem proporcionar alívio da dor seguro e eficaz quando dosados em níveis adequados com frequência adequada. A maioria dos AINEs leva cerca de 1 hora para alcançar efeito, então o tempo é crucial.

Opioides

Os opioides são necessários para dor moderada a intensa (Tabela 5.5). A morfina continua sendo o agente-padrão usado para comparação com outros agentes opioides. Quando a morfina não é um opioide adequado, são usados medicamentos como cloridrato de hidromorfona e citrato de fentanila. A hidromorfona tem uma duração de ação mais longa do que a morfina (de 4 a 6 horas) e está menos associada às náuseas e ao prurido do que a morfina. O citrato de fentanila é um produto sintético 100 vezes mais potente que a morfina (Tobias, 2014b).

A codeína, um analgésico opiáceo oral comumente utilizado, é um opioide fraco e tem problemas de segurança e eficácia bem conhecidos relacionados com a variabilidade genética na biotransformação (Racoosin, Roberson, Pacanowski et al., 2013; World Health Organization, 2012; Yellon, Kenna, Cladis et al., 2014). A codeína é um pró-fármaco, que exige que o medicamento seja metabolizado em sua forma ativa (morfina) por meio da via do citocromo P450 família 2 subfamília D tipo 6 (CYP2D6). Crianças com mutações de alelos CYP2D6 específicos podem se enquadrar em uma das quatro categorias: (1) metabolizador fraco, (2) metabolizador intermediário, (3) metabolizador extenso ou (4) metabolizador ultrarrápido. Pacientes que são metabolizadores ruins recebem efeito analgésico mínimo ou nenhum da morfina, enquanto pacientes que são metabolizadores extensos ou ultrarrápidos correm maior risco de sofrerem efeitos de níveis excessivos de morfina, levando à depressão respiratória (Andrzejowski & Carroll, 2016; Chidambaran, Sadhasivam, & Mahmoud, 2017). Por esse motivo, a codeína é excluída como recomendação para o tratamento da dor moderada nas *WHO Guidelines on the Pharmacological Treatment of Persisting Pain in Children With Medical Illnesses* (Diretrizes da OMS sobre o tratamento farmacológico da dor persistente em crianças com doenças médicas, em tradução livre).

ALERTA DE SEGURANÇA

A dosagem ideal de um analgésico é aquela que controla a dor sem causar efeitos colaterais indesejáveis. Isso geralmente requer titulação, o ajuste gradual da dosagem do fármaco (geralmente, aumentando a dose) até que o alívio ideal da dor sem sedação excessiva seja alcançado. As recomendações de dosagem são apenas dosagens iniciais seguras (ver Tabelas 5.5 a 5.7), não dosagens ótimas.

Fármacos coanalgésicos

Vários medicamentos, conhecidos como **fármacos coanalgésicos** ou **analgésicos adjuvantes**, podem ser utilizados isoladamente ou com opioides para controlar os sintomas de dor e os efeitos colaterais dos opioides (Tabela 5.6). Os medicamentos frequentemente usados para aliviar a ansiedade, causar sedação e proporcionar amnésia são o diazepam e o midazolam; entretanto, esses medicamentos não são analgésicos e devem ser usados para potencializar os efeitos dos analgésicos, não como substitutos. Outros adjuvantes incluem antidepressivos tricíclicos (p. ex., amitriptilina, imipramina) e antiepilépticos (p. ex., gabapentina, carbamazepina, clonazepam) para dor neuropática (Rastogi & Campbell, 2014; Rodrigues & Kang, 2016). Outros medicamentos comumente prescritos incluem emolientes de fezes e laxantes para constipação intestinal, antieméticos para náuseas e vômito, difenidramina para prurido, esteroides para inflamação e dor óssea e dextroanfetamina e cafeína para possível aumento da dor e sedação (Tabela 5.7).

Escolha da dose de medicação para dor

Crianças (exceto lactentes com menos de 3 a 6 meses de vida) metabolizam os medicamentos mais rapidamente do que os adultos e apresentam grande variabilidade na eliminação de medicamentos e efeitos colaterais (Oakes, 2011; Samardzic, Allegaert, & Bajcetic, 2015). As crianças de menor idade podem necessitar de doses mais elevadas de opioides para obter o mesmo efeito analgésico. Portanto, o efeito terapêutico e a duração da analgesia variam. As dosagens pediátricas geralmente são calculadas de acordo com o peso corporal, exceto em crianças com peso superior a 50 kg, para as quais a fórmula de peso pode exceder a dose média para adultos. Nesse caso, a dose recomendada para adulto é utilizada.

Tabela 5.4 Fármacos anti-inflamatórios não esteroidais para crianças.

Fármaco	Dosagem	Comentários
Paracetamol	10 a 15 mg/kg/dose 4 a 6 horas VO não deve exceder cinco doses em 24 horas ou 75 mg/kg/dia, ou 4.000 mg/dia	Disponível em inúmeras apresentações Sem prescrição Uma gama de dosagem mais elevada pode proporcionar analgesia aumentada
Trisalicilato de colina e magnésio (Trilisato)	10 a 15 mg/kg a cada 8 a 12 horas VO Dose máxima 3.000 mg/dia	Disponível em suspensão, 500 mg/5 mℓ Com prescrição
Ibuprofeno	Crianças > 6 meses de vida: 5 a 10 mg/kg/dose a cada 6 a 8 horas Dose máxima 30 mg/kg/dia ou 3.200 mg/dia	Disponível em inúmeras apresentações Disponível em suspensão, 100 mg/5 mℓ, e gotas, 100 mg/2,5 mℓ Sem prescrição
Naproxeno	Crianças > 2 anos: 5 a 7 mg/kg/dose a cada 12 horas Máximo de 20 mg/kg/dia ou 1.250 mg/dia	Disponível em suspensão, 125 mg/5 mℓ, e várias dosagens diferentes para comprimidos Com prescrição
Indometacina	1 a 2 mg/kg a cada 6 a 12 horas Máximo 4 g/kg/dia ou 200 mg/dia	Disponível em cápsulas de 25 mg e 50 mg e suspensão de 25 mg/5 mℓ Com prescrição
Diclofenaco	0,5 a 0,75 mg/kg q 6 a 12 horas VO Máximo de 3 mg/kg de dia ou 200 mg/dia	Disponível em comprimidos de 50 mg e comprimidos de liberação prolongada de 100 mg Com prescrição

VO, via oral.
Dados de McAuley, D. F. (2013). *GlobalRPh: NSAIDs*. Recuperada de http://globalrph.com/nsaids.htm.

Tabela 5.5 Dosagens iniciais para analgésicos opioides em crianças virgens para opioides (para lactentes, iniciar com 25 a 33% da dosagem e titular analgesia e sedação).

Medicamento	Via de administração	Dosagem inicial
Morfina	Oral (liberação imediata) Oral (liberação prolongada) Infusão em *bolus* IV[a] Injeção SC Infusão IV Infusão SC	0,3 mg/kg a cada 3 a 4 horas VO 0,3 a 0,9 mg/kg a cada 8 a 12 horas VO 0,1 mg/kg a cada 1 a 2 horas IV ou SC 0,02 mg/kg/h
Fentanila	Infusão em *bolus* IV lento Infusão IV	0,5 a 1 mcg/kg,[a] repetida a cada 30 a 60 minutos 0,5 a 1 mcg/kg[a]
Hidromorfona[c]	Oral (liberação imediata) Infusão IV[a] ou injeção SC	60 mcg/kg a cada 3 a 4 horas (máximo: 2 a 4 mg/dose) 15 mcg/kg a cada 2 a 3 horas
Metadona	Oral (liberação imediata) Infusão IV[b] e injeção SC	0,1 mg/kg A cada 4 horas para as primeiras duas a três doses; então, à medida que a duração da analgesia aumenta, desmame para a cada 6 a 8 horas; intervalos de analgesia além a cada 8 horas são raros, mas pode ser administrado a cada 12 a 24 horas para tratar a abstinência[d]
Oxicodona	Oral (liberação imediata) Oral (liberação prolongada)	0,2 mg/kg a cada 3 a 4 horas (máximo: 10 mg/dose) 0,2 a 0,6 mg/dose ou 10 mg a cada 12 horas

[a]Administrar opioides IV por 3 a 5 minutos.
[b]Devido a sua natureza complexa e sua ampla variação interindividual na farmacocinética, a metadona deve ser iniciada apenas por profissionais que tenham experiência quanto ao seu uso.
[c]A hidromorfona é um opioide potente, e existem diferenças significativas entre a dosagem VO e IV. Tenha muito cuidado ao converter de uma rota para a outra.
[d]A metadona inicialmente deve ser titulada como outros opioides fortes. A dosagem pode precisar ser reduzida em 50% de 2 a 3 dias após a dose efetiva ter sido encontrada para prevenir efeitos adversos devido ao acúmulo de metadona. A partir de então, os aumentos de dose devem ser realizados em intervalos de 1 semana ou mais e com aumento máximo de 50%.
IV, via intravenosa; *VO*, via oral; *SC*, via subcutânea.
Dados da American Pain Society. (2016). *Principles of analgesic use* (7th ed.). Chicago, IL: Author.

Tabela 5.6 Medicamentos adjuvantes coanalgésicos.

Medicamento	Dosagem	Indicações	Comentários
Antidepressivos			
Amitriptilina	0,2 a 0,5 mg/kg VO ao deitar Titular para cima em 0,25 mg/kg a cada 5 a 7 dias conforme necessário Disponível em comprimidos de 10 e 25 mg Dose inicial habitual: 10 a 25 mg	Dor neuropática contínua com ardência, dor, disestesia com insônia	Promove analgesia bloqueando a recaptação de serotonina e norepinefrina, possivelmente retardando a transmissão de sinais de dor Auxilia com dor relacionada com a insônia e depressão (usar nortriptilina se o paciente estiver supersedado) Efeitos analgésicos observados antes dos efeitos antidepressivos
Nortriptilina	0,2 a 1,0 mg/kg VO pela manhã ou 2 vezes/dia Titular até 0,5 mg a cada 5 a 7 dias Máximo: 25 mg/dose	Dor neuropática como acima sem insônia	Efeitos colaterais incluem boca seca, obstipação, retenção urinária
Anticonvulsivantes			
Gabapentina	5 mg/kg VO ao deitar Aumentar para 2 vezes/dia no dia 2, 3 vezes/dia no dia 3 Máximo: 300 mg/dia	Dor neuropática	Mecanismo de ação desconhecido Efeitos colaterais incluem sedação, ataxia, nistagmo, tontura
Carbamazepina	< 6 anos: 2,5 a 5 mg/kg VO 2 vezes/dia inicialmente Aumentar 20 mg/kg/24 horas, dividir 2 vezes/dia a cada semana conforme necessário Máximo: 100 mg 2 vezes/dia 6 a 12 anos: 5 mg/kg VO 2 vezes/dia inicialmente Aumentar 10 mg/kg/24 horas Dividir 2 vezes/dia a cada semana conforme necessário até usual Máximo: 100 mg 2 vezes/dia > 12 anos: 200 mg VO 2 vezes/dia inicialmente Aumentar 200 mg/24 horas, dividir 2 vezes/dia a cada semana conforme necessário para máximo: 1,6 a 2,4 g/24 horas	Dor neuropática aguda, lancinante Neuropatias periféricas Dor em membro-fantasma	Efeito analgésico similar à amitriptilina Monitorar apenas os níveis sanguíneos de toxicidade Efeitos colaterais incluem diminuição da contagem sanguínea, ataxia, irritação gastrintestinal

(*Continua*)

Tabela 5.6 Medicamentos adjuvantes coanalgésicos. (*continuação*)

Medicamento	Dosagem	Indicações	Comentários
Ansiolíticos			
Lorazepam	0,03 a 0,1 mg/kg a cada 4 a 6 horas VO ou IV Máximo: 2 mg/dose	Espasmo muscular Ansiedade	Pode aumentar a sedação em combinação com opioides Pode causar depressão com uso prolongado
Diazepam	0,1 a 0,3 mg/kg a cada 4 a 6 horas VO ou IV Máximo: 10 mg/dose		
Corticosteroides			
Dexametasona	Dose dependente da situação clínica, doses maiores em *bolus* em compressão medular, em seguida reduzir dose diária Tentar desmamar para AINE se a dor permitir Edema cerebral: 1 a 2 mg/kg de ataque, depois 1 a 1,5 mg/kg/dia divididos a cada 6 horas Máximo: 4 mg/dose Anti-inflamatório: 0,08 a 0,3 mg/kg/dia dividido a cada 6 a 12 horas	Dor decorrente de aumento da pressão intracraniana Metástase óssea Compressão espinal ou de nervo	Efeitos colaterais incluem edema, irritação gastrintestinal, aumento de peso, acne Utilizar protetores gástricos tais como bloqueadores de H_2. (ranitidina) ou inibidores da bomba de prótons, tais como omeprazol para administração prolongada de esteroides ou AINEs no caso de câncer em fase terminal com dor óssea
Outros			
Clonidina	2 a 4 mcg/kg VO, a cada 4 a 6 horas Pode-se também utilizar um adesivo transdérmico de 100 mcg a cada 7 dias para pacientes > 40 kg	Dor neuropática Dor lancinante, aguda, elétrica Dor do membro-fantasma	O agonista do α2-adrenorreceptor modula as sensações de dor ascendente Vias de administração: oral, transdérmica e espinal Tratamento dos sintomas de abstinência Monitorar hipertensão ortostática, diminuição da frequência cardíaca Sedação comum
Mexiletina	2 a 3 mg/kg/dose VO 3 vezes/dia, pode titular 0,5 mg/kg a cada 2 a 3 semanas conforme necessário Máximo: 300 mg/dose		Semelhante à lidocaína, ação mais longa Estabiliza a condução de sódio em células nervosas, reduz disparo neuronal Pode aumentar a ação de opioides, antidepressivos, anticonvulsivantes Efeitos colaterais incluem tonturas, ataxia, náuseas, vômitos Pode medir os níveis sanguíneos de toxicidade

IV, intravenosa; *AINE*, anti-inflamatório não esteroidal; *VO*, via oral.

Uma dose inicial razoável de um opioide para lactentes com menos de 6 meses de vida que não estão em ventilação pulmonar mecânica é de um quarto a um terço da dose inicial recomendada para crianças com mais idade. O lactente é monitorado de perto para detecção de sinais de alívio da dor e depressão respiratória. A dose tem o seu efeito titulado. Pelo fato de a tolerância poder se desenvolver rapidamente, grandes doses podem ser necessárias para a dor intensa continuada. Se o alívio da dor for inadequado, a dose inicial é aumentada (geralmente, entre 25 e 50% se a dor for moderada, ou de 50 a 100% se a dor for intensa) para proporcionar maior eficácia analgésica. Diminuir o intervalo entre as doses pode também proporcionar um alívio mais contínuo da dor.

Uma grande diferença entre opioides e não opioides é que os últimos têm um **platô de efeito**, o que significa que doses superiores à dose recomendada não produzirão maior alívio da dor. Já os opioides não têm um platô de efeito diferente daquele imposto pelos efeitos secundários; portanto, doses maiores podem ser administradas com segurança para intensidade crescente da dor.

As dosagens parenteral e oral de opioides não são as mesmas. Por causa do efeito de primeira absorção, um opioide oral é rapidamente absorvido a partir do trato gastrintestinal e é parcialmente metabolizado no fígado antes de chegar à circulação central. Portanto, as dosagens orais devem ser maiores para compensar a perda parcial da potência analgésica a fim de se obter um efeito analgésico igual. Fatores de conversão (Tabela 5.8) para opioides selecionados devem ser usados quando uma alteração é feita de intravenosa (IV) (preferencial) ou intramuscular (IM) para oral. A conversão imediata de IM ou IV para a dose oral equianalgésica sugerida pode resultar em um erro substancial. Por exemplo, a dose pode ser significantemente maior ou menor do que a criança requer. Pequenas alterações podem resultar em menores erros de cálculo.

Escolha do momento da analgesia

O momento certo para administrar analgésicos depende do tipo de dor. Para o controle contínuo da dor, como a dor pós-operatória ou oncológica, um esquema preventivo de medicação de horário nas 24 horas por dia é eficaz. O esquema de horário nas 24 horas evita as baixas concentrações plasmáticas que geram episódios de dor. Se os analgésicos forem administrados apenas quando a dor retornar (um uso típico da ordem sn, ou "conforme necessário"), o alívio da dor pode levar várias horas. Isso pode exigir doses mais altas, levando a um ciclo de submedicação de dor alternando com períodos de supermedicação e toxicidade do medicamento. Esse ciclo de controle errático da dor também promove a "observação do relógio", que pode ser erroneamente equiparada ao vício. Os enfermeiros podem efetivamente usar as ordens de sn administrando o

Tabela 5.7 Manejo dos efeitos colaterais de opioides.

Efeito colateral	Fármacos adjuvantes	Técnicas não farmacológicas
Constipação intestinal	Sene e docusato de sódio *Comprimido*: 2 a 6 anos: comece com ½ comprimido 1 vez/dia; máximo: 1 comprimido 2 vezes/dia 6 a 12 anos: comece com 1 comprimido 1 vez/dia; máximo: 2 comprimidos 2 vezes/dia > 12 anos: comece com 2 comprimidos 1 vez/dia; máximo: 4 comprimidos 2 vezes/dia *Líquido*: 1 mês a 1 ano: 1,25 a 5 mℓ ao deitar 1 a 5 anos: 2,5 a 5 mℓ ao deitar 5 a 15 anos: 5 a 10 mℓ ao deitar > 15 anos: 10 a 25 mℓ ao deitar Casantanol e docusato sódico *Líquido*: 5 a 15 mℓ ao deitar *Cápsulas*: 1 cápsula VO ao deitar Bisacodil: VO ou VR 3 a 12 anos: 5 mg/dose/dia > 12 anos: 10 a 15 mg/dose/dia Lactulose 7,5 mℓ/dia após o café da manhã Adulto: 15 a 30 mℓ/dia VO Óleo mineral: 1 a 2 colheres de chá/dia VO Citrato de magnésio < 6 anos: 2 a 4 mℓ/kg VO uma vez 6 a 12 anos: 100 a 150 mℓ VO uma vez > 12 anos: 150 a 300 mℓ VO uma vez Leite de magnésia < 2 anos: 0,5 mℓ/kg/dose VO uma vez 2 a 5 anos: 5 a 15 mℓ/dia VO 6 a 12 anos: 15 a 30 mℓ VO uma vez > 12 anos: 30 a 60 mℓ VO uma vez	Aumentar a ingesta hídrica Suco de ameixa, farelo de cereais, legumes Exercício
Sedação	Cafeína: dose única de 1 a 1,5 mg VO Dextroanfetamina: 2,5 a 5 mg VO pela manhã e início da tarde Metilfenidato: 2,5 a 5 mg VO pela manhã e início da tarde Considere a mudança do opioide se a sedação persistir	Bebidas com cafeína (p. ex., bebidas à base de cola)
Náuseas, vômitos	Prometazina: 0,5 mg/kg a cada 4 a 6 horas; máximo: 25 mg/dose Ondansetrona: 0,1 a 0,15 mg/kg IV ou VO a cada 4 horas; máximo: 8 mg/dose Granisetrona: 10 a 40 mcg/kg a cada 2 a 4 horas; máximo: 1 mg/dose Droperidol: 0,05 a 0,06 mg/kg IV a cada 4 a 6 horas; pode ser muito sedativo	Imagens, relaxamento Respiração profunda e lenta
Prurido	Difenidramina: 1 mg/kg IV ou VO a cada 4 a 6 horas conforme necessário; máximo: 25 mg/dose Hidroxizina: 0,6 mg/kg/dose VO a cada 6 horas; máximo: 50 mg/dose Naloxona: 0,5 mcg/kg a cada 2 minutos até que o prurido melhore (diluído em solução de 0,1 mg de naloxona por 10 mℓ de solução salina) Butorfanol: 0,3 a 0,5 mg/kg IV (usar com precaução em crianças com tolerância a opiáceos; pode causar sintomas de abstinência); máximo: 2 mg/dose porque é agonista-antagonista misto	Banhos com aveia, boa higiene Excluir outras causas de coceira Mudar opioides
Depressão respiratória – leve a moderada	Manter dose de opioide Reduzir as doses subsequentes em 25%	Despertar suavemente, fornecer oxigênio, encorajar a respiração profunda
Depressão respiratória – grave	Naloxona Durante o tratamento da dor da doença: 0,5 mcg/kg em incrementos de 2 minutos até melhorar a nutrição (Pasero e McCaffrey, 2011) Reduzir a dose de opioides, se possível Considere a mudança do opioide Durante a sedação para procedimentos: 5 a 10 mg/kg até que a respiração melhore Reduzir a dose de opioides, se possível Considere a mudança do opioide	Oxigênio, máscara ventilatória com bolsa, se indicado

(*Continua*)

Tabela 5.7 Manejo dos efeitos colaterais de opioides. *(continuação)*

Efeito colateral	Fármacos adjuvantes	Técnicas não farmacológicas
Disforia, confusão, alucinações	Avaliar medicamentos, eliminar medicamentos adjuvantes com efeitos no sistema nervoso central à medida que os sintomas permitirem Considerar mudança do opioide se possível Haloperidol (Haldol): 0,05 a 0,15 mg/kg/dia dividido em duas a três doses; máximo: 2 a 4 mg/dia	Descartar outras causas fisiológicas
Retenção urinária	Avaliar medicamentos, eliminar medicamentos adjuvantes com efeitos anticolinérgicos (p. ex., anti-histamínicos, antidepressivos tricíclicos) Ocorre mais frequentemente com analgesia espinal que com uso sistêmico de opioides Oxibutinina 1 ano: 1 mg 3 vezes/dia 1 a 2 anos: 2 mg 2 vezes/dia 2 a 3 anos: 3 mg 3 vezes/dia 4 a 5 anos: 4 mg 3 vezes/dia > 5 anos: 5 mg 3 vezes/dia	Descartar outras causas fisiológicas Cateter urinário de entrada/saída ou permanente

IV, via intravenosa; *VO*, via oral.

Tabela 5.8 Proporções aproximadas de equianalgesia para alternar formas de dosagem parenteral e oral.

Medicamento	Proporção de dosagem parenteral	Proporção de dosagem oral
Morfina	1	3
Hidromorfona	0,15	0,6
Fentanila	0,01	–
Hidrocodona	–	3
Oxicodona	–	2

Dados de American Pain Society. (2016). *Principles of analgesic use* (7th ed.). Chicago, IL: Author.

medicamento em intervalos regulares porque "conforme necessário" deve ser interpretado como "conforme necessário para prevenir a dor", não "o mínimo possível".

Escolha da forma de administração

Várias vias de administração de analgésicos podem ser usadas (Boxe 5.3), e a via de administração mais eficaz e menos traumática deve ser selecionada. A analgesia contínua nem sempre é adequada porque nem toda dor é contínua. Frequentemente, o controle temporário da dor ou a sedação consciente são necessários para fornecer analgesia antes de um procedimento programado. Quando a dor pode ser prevista, o efeito máximo do medicamento deve ser programado para coincidir com o evento doloroso. Por exemplo, com opioides, o efeito de pico é de aproximadamente meia hora para a via IV; com não opioides, o efeito máximo ocorre cerca de 2 horas após a administração oral. Para início rápido e pico de ação, os opioides que penetram rapidamente na barreira hematencefálica (p. ex., fentanila IV) fornecem excelente controle da dor.

A dor intensa que não é controlada por grandes variações nas concentrações plasmáticas de opioides é mais bem controlada por infusão IV contínua em vez de *bolus* intermitentes. Se forem administrados *bolus* intermitentes, certifique-se de que os intervalos entre as doses não excedam a duração esperada da eficácia do medicamento. Para controle prolongado da dor com menos tempos de administração, podem ser usados medicamentos que proporcionam maior duração de ação (p. ex., alguns AINEs, morfina ou oxicodona de liberação prolongada, metadona).

Analgesia controlada pelo paciente

Um avanço significativo na administração de analgésicos IV, peridural ou subcutânea é o uso da analgesia controlada pelo paciente (PCA, do inglês *patient controlled analgesia*). Como o nome indica, o paciente controla a quantidade e a frequência do analgésico, que normalmente é administrado por meio de uma bomba de infusão especial. Crianças que são fisicamente capazes de "apertar um botão" (ou seja, de 5 a 6 anos) e que podem entender o conceito de apertar um botão para obter alívio da dor podem usar a PCA. Embora isso seja controverso, pais e enfermeiros têm utilizado a bomba de PCA para crianças. Os enfermeiros podem usar eficientemente o dispositivo de infusão em uma criança de qualquer idade para administrar analgésicos a fim de evitar o preparo de medicamentos opioides sempre que necessário (Figura 5.6). Quando a PCA é usada como analgesia "controlada pelo enfermeiro ou pelos pais", o conceito de controle do paciente é negado e a segurança inerente da PCA precisa ser monitorada. Pesquisas relataram analgesia segura e eficaz em crianças quando o paciente, pai ou enfermeiro controlavam a PCA (Anghelescu, Faughnan, Oakes et al., 2012; Donado, Solodiuk, Rangel et al., 2019; Oakes, 2011; Walia, Tumin, Wrona et al., 2016).

Os dispositivos de infusão de PCA normalmente permitem que três métodos ou modos de administração de medicamentos sejam usados sozinhos ou em combinação:

1. *Bolus* administrados pelo paciente que podem ser infundidos apenas de acordo com a quantidade predefinida e o intervalo de bloqueio (tempo entre as doses). Tentativas mais frequentes de autoadministração podem significar que o paciente precisa ajustar a dose e o tempo para melhor controle da dor.
2. *Bolus* administrados por enfermeiros que são normalmente usados para administrar uma dose inicial de ataque para aumentar os níveis sanguíneos rapidamente e para aliviar a dor persistente (dor não aliviada com a dose habitual programada).
3. Infusão de taxa basal contínua que fornece uma quantidade constante de analgésico e evita que a dor retorne durante esses momentos, como o sono, quando o paciente não consegue controlar a infusão.

Como em qualquer tipo de plano de manejo analgésico, a avaliação contínua do alívio da dor da criança é essencial para o maior benefício da PCA. Os usos típicos de PCA são para controlar a dor de cirurgia, a crise de células falciformes, o trauma e o câncer. A morfina é o fármaco de escolha para PCA e geralmente vem na

Boxe 5.3 Vias e métodos de administração de medicamentos analgésicos.

Oral

A via oral é preferida devido a conveniência, custo e níveis sanguíneos relativamente estáveis.
Doses mais elevadas de opioides na forma oral são requeridas para analgesia parenteral equivalente.
O efeito de pico de fármaco ocorre entre 1 e 2 horas para a maioria dos analgésicos.
O retardo no início é uma desvantagem quando se deseja o controle rápido da dor intensa ou recorrente.

Sublingual, bucal ou transmucosa

Comprimido ou líquido é colocado entre a mucosa oral e a gengiva (bucal) ou sob a língua (sublingual).
Altamente desejável, pois o início é mais rápido que na via oral:

- Produz menos efeito de primeira absorção através do fígado que a via oral, que normalmente reduz a analgesia de opioides orais (a menos que a forma sublingual ou bucal seja engolida, o que ocorre frequentemente em crianças)

Há poucos fármacos comercialmente disponíveis nessa forma.
Muitos fármacos podem ser compostos em pastilhas ou pastilhas sublinguais:[a]

- Actiq®: citrato de fentanila transmucoso oral em base rígida em embalagem plástica; indicado apenas para o tratamento de dor episódica do câncer em pacientes com neoplasias malignas que já estão recebendo e são tolerantes à terapia opioide, mas pode ser usado para sedação pré-operatória ou pré-procedimento e analgesia

Intravenosa (*bolus*)

Preferida para o controle rápido da dor intensa.
Promove início mais rápido do efeito, geralmente em aproximadamente 5 minutos.
Oferece vantagem para dor aguda, dor no procedimento e dor episódica.
Precisa ser repetida de hora em hora para o controle contínuo da dor
Os fármacos com meia-vida curta (morfina, fentanila, hidromorfona) são preferíveis para evitar acúmulo tóxico.

Intravenosa (contínuo)

É preferida em detrimento de infusão de *bolus* e intramuscular (IM) para manter o controle da dor.
Fornece níveis sanguíneos estáveis.
Permite titular a dosagem facilmente.

Subcutânea (contínuo)

Utilizada quando as vias oral e intravenosa (IV) não estão disponíveis.
Fornece níveis sanguíneos equivalentes à infusão IV contínua.
Sugestão de dose inicial em *bolus* para uma dose IV igual a 2 horas; dose total de 24 horas geralmente requer solução concentrada de opioide para minimizar o volume infundido; use agulha de menor calibre que acomoda a taxa de infusão.

Analgesia controlada pelo paciente

Geralmente, refere-se à autoadministração de fármacos, independentemente da via.
Tipicamente utiliza bomba de infusão programável (IV, epidural, subcutânea [SC]) que possibilita autoadministração de *bolus* de medicamento em dose e intervalo de tempo preestabelecidos (intervalo de bloqueio é o tempo entre as doses).
Administração em *bolus* de analgesia controlada pelo paciente (conhecido como PCA, do inglês *patient controlled analgesia*) frequentemente combinada com *bolus* inicial e infusão contínua (basal ou de fundo) de opioide.
O intervalo de travamento ideal não é conhecido, mas deve ser pelo menos tão longo quanto o tempo necessário para o início do fármaco:

- Deve controlar eficazmente a dor durante o movimento ou procedimentos
- Bloqueio mais prolongado proporciona dose maior

Analgesia controlada pela família

Um membro da família (geralmente, um dos pais) ou outro cuidador designado como responsável primário no controle da dor de uma criança com a responsabilidade de pressionar o botão da bomba de infusão de PCA.
Diretrizes para a seleção de responsável primário no controle da dor para analgesia controlada pela família:

- Permanece quantidade significativa de tempo com o paciente
- Está disposto a assumir a responsabilidade pelo manejo primário da dor
- Está disposto a aceitar e respeitar os relatos de dor do paciente (se for capaz de fornecer) como o melhor indicador de quanta dor ele está sentindo; sabe como usar e interpretar uma escala de avaliação de dor
- Compreende a finalidade e os objetivos do plano de manejo da dor do paciente
- Entende o conceito de manter o nível sanguíneo de analgésico estável
- Reconhece sinais de dor e efeitos colaterais e reações adversas aos opioides

Analgesia controlada pelo enfermeiro

O enfermeiro responsável pela criança é designado como responsável primário no controle da dor e é a única pessoa que pressiona o botão da bomba de PCA durante seu turno.
Diretrizes para a seleção do responsável primário da dor para analgesia controlada pela família também aplicável à analgesia controlada pelo enfermeiro
Pode ser utilizada em adição à taxa basal para tratar a dor episódica com doses em *bolus*; o paciente é avaliado a cada 30 minutos para necessidade de dose em *bolus*.
Pode ser utilizada sem uma taxa basal como meio de manter a analgesia com doses em *bolus* durante 24 horas.

Intramuscular

Nota: não recomendada para controle da dor; não é o padrão atual de cuidados.
Administração dolorosa (odiada pelas crianças).
Danos nos tecidos e nos nervos causados por alguns medicamentos.
Grande oscilação na absorção de fármaco a partir do músculo.
Absorção mais rápida a partir do deltoide que dos glúteos.
Duração mais curta e mais cara que a dos fármacos orais.
Demorada para a equipe e demorada desnecessariamente para a criança.

Intranasal

Disponível comercialmente como butorfanol; aprovada para aqueles com mais de 18 anos.
Não deve ser utilizada em pacientes que recebem fármacos do tipo morfina, pois o butorfanol é um antagonista parcial que reduzirá a analgesia e pode causar abstinência.

Intradérmica

Usada principalmente para anestesia da pele (p. ex., antes da punção lombar, aspiração da medula óssea, punção arterial, biopsia da pele).
Anestésicos locais (p. ex., lidocaína) causam sensação de ardor, queimação.
A duração da picada dependente do tipo de "caína" utilizada.
Para evitar sensação de picada associada à lidocaína:

(*Continua*)

Boxe 5.3 Vias e métodos de administração de medicamentos analgésicos. *(continuação)*

- Solução tamponada adicionando-se 1 parte de bicarbonato de sódio (1 mEq/mℓ) a 9 a 10 partes de lidocaína a 1 ou a 2% com ou sem epinefrina

Solução salina fisiológica com conservante, álcool benzílico, anestesia do local de punção venosa.
Mesma dose utilizada que para lidocaína tamponada.

Tópica ou transdérmica
EMLA® (mistura eutética de cremes anestésicos locais [lidocaína e prilocaína]) e disco anestésico ou LMX4® (creme a 4% de lidocaína lipossômica)

- Elimina ou reduz a dor da maioria dos procedimentos envolvendo punção cutânea
- Deve ser colocado sobre a pele íntegra sobre o local da punção e coberto por curativo oclusivo ou aplicado como disco anestésico durante 1 hora ou mais antes do procedimento

Lidocaína-tetracaína

- Aplicar por 20 a 30 minutos
- Não aplicar sobre pele com lesões

LAT (lidocaína-epinefrina-tetracaína), tetracaína-fenilefrina (tetrafeno)

- Promove anestesia cutânea cerca de 15 minutos após a aplicação na pele não íntegra
- Gel (preferível) ou líquido colocado em feridas para suturar
- A epinefrina não deve ser utilizada em arteríolas de extremidades (dedos das mãos e dos pés, ponta do nariz, pênis, lóbulos das orelhas) devido à vasoconstrição

Fentanila transdérmica

- Disponível como adesivo para controle contínuo da dor
- Segurança e eficácia não estabelecidas em crianças com menos de 12 anos
- Não é adequada ao alívio inicial da dor aguda devido ao longo intervalo para o pico de efeito (12 a 24 horas); para o início rápido do alívio da dor, administrar um opioide de liberação imediata
- Prescrição de "doses de resgate" de um opioide de liberação imediata recomendados para a dor episódica, uma exacerbação da dor intensa que ocorre subitamente com a medicação sendo administrada em intervalos regulares para dor persistente
- Tem duração de até 72 horas para alívio prolongado da dor
- Se houver depressão respiratória, possível necessidade de várias doses de naloxona

Spray frio

- O uso de *spray* frio com prescrição, como Fluori-Metano ou cloreto de etila; aplicado na pele por 10 a 15 segundos imediatamente antes da punção com agulha; a anestesia dura cerca de 15 segundos
- Algumas crianças não gostam de frio; pode ser mais confortável pulverizar o líquido frio em uma bola de algodão e depois aplicar à pele
- A aplicação de gelo na pele por 30 segundos é ineficaz

Retal
Alternativa às vias oral ou parenteral.
Taxa de absorção variável.
Geralmente não apreciado pelas crianças.
Muitos fármacos podem ser combinados em supositórios retais.[a]

Bloqueio nervoso regional
Uso de anestésico local de ação prolongada (bupivacaína ou ropivacaína) injetado nos nervos para bloquear a dor no local.
Promove analgesia prolongada no pós-operatório, como após herniorrafia inguinal.
Pode ser usado para fornecer anestesia local para cirurgia, como bloqueio de nervo peniano para circuncisão ou para redução de fraturas.

Inalação
Uso de anestésicos, como óxido nitroso, a fim de produzir analgesia parcial ou completa para procedimentos dolorosos.
Efeitos colaterais (p. ex., cefaleia) possíveis a partir da exposição ocupacional a níveis elevados de óxido nitroso.

Peridural ou intratecal
Envolve o uso de um cateter colocado no espaço peridural, caudal ou intratecal para infusão contínua ou administração única ou intermitente de opioides com ou sem anestésico local de ação prolongada (p. ex., bupivacaína, ropivacaína).
Analgesia principalmente pelo efeito direto do fármaco sobre os receptores opioides na medula espinal.
Depressão respiratória é rara, mas pode ter início lento e tardio; pode ser evitada verificando-se o nível de sedação e a frequência respiratória e a profundidade por hora durante as 24 horas iniciais e diminuindo a dose quando se detecta sedação excessiva.
Náuseas, prurido e retenção urinária são efeitos colaterais relacionados com a dose comuns do opioide peridural.
Hipotensão leve, retenção urinária e déficits motores ou sensoriais temporários são efeitos indesejados comuns da anestesia local peridural.
Uma sonda vesical é inserida durante a cirurgia para diminuir o trauma à criança; se inserida quando a criança está acordada, anestesiar a uretra com lidocaína.

[a]Para mais informações sobre fármacos compostos em forma de pastilha ou supositório, consultar *Professional Compounding Centers of America* (PCCA), 9901 S. Wilcrest Drive, Houston, TX 77009; 800-331-2498; www.pccarx.com.
Dados de Pasero C., McCaffrey M: *Pain assessment and pharmacologic management*. St Louis, MO: Elsevier.

concentração de 1 mg/mℓ. Outras opções são hidromorfona (0,2 mg/mℓ) e fentanila (0,01 mg/mℓ). A hidromorfona é frequentemente usada quando os pacientes não são capazes de tolerar efeitos colaterais, como prurido e náuseas da morfina administrada por PCA. A Tabela 5.9 fornece as configurações iniciais de PCA para crianças nas primeiras doses de opioides.

Analgesia epidural

A analgesia epidural é usada para controlar a dor em casos selecionados. Embora um cateter epidural possa ser inserido em qualquer nível vertebral, geralmente é colocado no espaço epidural da coluna vertebral no nível lombar ou caudal (Suresh, Birmingham, & Kozlowski, 2012; Wiegele et al., 2019). O nível torácico geralmente é reservado para crianças em idade escolar ou adolescentes que foram submetidos a um procedimento abdominal superior ou torácico, como um transplante de pulmão. Um opioide (geralmente, fentanila, hidromorfona ou morfina sem conservantes, que muitas vezes é combinado com um anestésico local de ação prolongada, como bupivacaína ou ropivacaína) é administrado por *bolus* único ou intermitente, infusão contínua ou analgesia epidural controlada pelo paciente. A analgesia resulta do efeito do fármaco nos receptores opiáceos no corno dorsal da medula espinal, não no cérebro. Como resultado, a depressão respiratória é rara, mas, quando ocorre, desenvolve-se lentamente, tipicamente de 6 a 8 horas após a administração. O monitoramento cuidadoso do nível de sedação e da função respiratória é fundamental para prevenir a depressão respiratória induzida por opioides. A avaliação da dor e da condição da pele ao redor do local do cateter são aspectos importantes do cuidado de enfermagem.

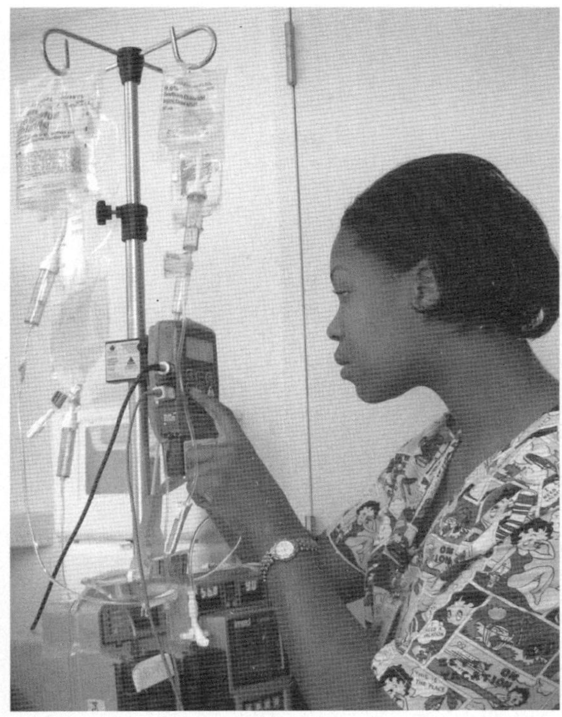

Figura 5.6 Enfermeira programando uma bomba de analgesia controlada pelo paciente (PCA) para administrar analgesia.

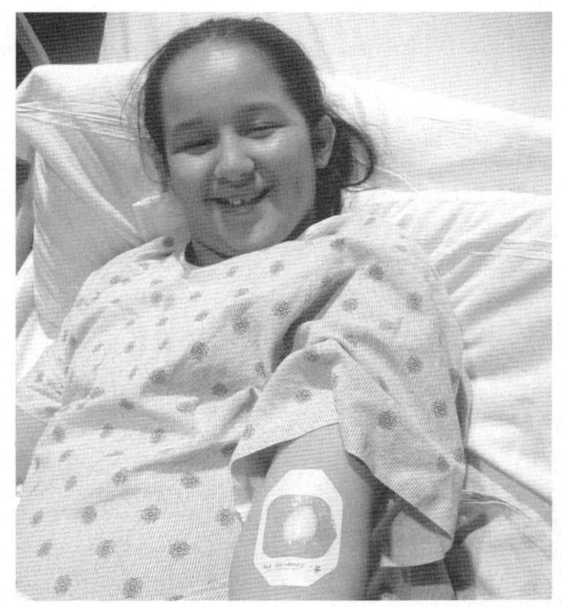

Figura 5.7 O LMX4® (creme de lidocaína lipossomal) é um analgésico eficaz antes da inserção intravenosa (IV) ou da coleta de sangue.

Tabela 5.9 Configurações iniciais de analgesia controlada pelo paciente para crianças nas primeiras doses de opioides.

Fármaco	Dosagem de infusão contínua	Dosagem/ Frequência de *bolus*
Morfina	0 a 0,02 mg/kg/h	0,02 mg/kg a cada 15 a 30 minutos
Hidromorfona	0 a 0,004 mg/kg/h	0,004 mg/kg a cada 15 a 30 minutos
Fentanila	0 a 0,5 a 1 mcg/kg/h	0,5 a 1 mcg/kg a cada 10 a 15 minutos

Analgesia transmucosa e transdérmica

A fentanila transmucosa oral e a fentanila intranasal (Mudd, 2011; Setlur & Friedland, 2018) fornecem analgesia e sedação não traumática pré-operatória e pré-procedimento. A fentanila também está disponível como adesivo transdérmico. O Duragesic é contraindicado para o controle da dor aguda, mas pode ser usado para crianças em idade escolar e adolescentes que têm dor crônica do câncer ou dor falciforme ou para pacientes que são tolerantes a opioides.

Uma das melhorias mais significativas na capacidade de prestar cuidados atraumáticos a crianças submetidas a procedimentos é o creme anestésico (Chua, Firaza, Ming et al., 2017; Oakes, 2011; Sansone, Passavanti, Fiorelli et al., 2017; Zempsky, 2014). O LMX4® (um creme de lidocaína lipossomal a 4%) e o EMLA® (uma mistura eutética de anestésicos locais) são os anestésicos tópicos mais bem estudados e que são considerados mais eficazes em crianças (Figura 5.7). Adesivos transdérmicos são métodos eficazes para administrar analgesia tópica antes de procedimentos dolorosos (Tabela 5.10). Ver Quadro 5.6 para conhecer recursos *online* de prevenção da dor.

Em situações de emergência, não há tempo suficiente para o uso de analgésicos em apresentações tópicas como LMX4® ou EMLA® fazerem efeito, e *sprays* de crioterapia, como cloreto de etila e fluorometano, podem ser usados. Quando pulverizados na pele, esses *sprays* vaporizam, resfriam rapidamente a área e fornecem anestesia superficial. Os protocolos hospitalares podem ter outros produtos com apresentações tópicas de lidocaína, prilocaína ou ametocaína que requerem menos tempo para aplicação.

A via intradérmica às vezes é usada para injetar um anestésico local, geralmente lidocaína, na pele a fim de reduzir a dor de uma punção lombar, aspiração de medula óssea ou acesso venoso ou arterial. Um problema com o uso de lidocaína é a ardência e queimação que ocorrem inicialmente. No entanto, o uso de lidocaína tamponada com bicarbonato de sódio reduz a sensação de ardor.

Monitoramento de efeitos colaterais

Tanto os AINEs quanto os opioides têm efeitos colaterais, embora a maior preocupação sejam os opioides (Boxe 5.4). A depressão respiratória é a complicação mais grave e é mais possível de ocorrer em pacientes sedados. A frequência respiratória pode diminuir gradualmente ou as respirações podem cessar abruptamente; limites inferiores da normalidade não são estabelecidos para crianças, mas qualquer mudança significativa em relação a uma frequência anterior exige maior vigilância. Uma frequência respiratória mais lenta não reflete necessariamente a diminuição da oxigenação arterial; uma maior profundidade de ventilação pode compensar a frequência alterada. Se ocorrer depressão ou parada respiratória, esteja preparado para intervir rapidamente (ver boxe *Diretrizes para o cuidado de enfermagem*).

Embora a depressão respiratória seja o efeito colateral mais grave, a constipação intestinal é um efeito colateral comum e às vezes grave dos opioides, que diminuem o peristaltismo e aumentam o tônus do esfíncter anal. A prevenção com emolientes de fezes e laxantes é mais eficaz do que o tratamento quando ocorre a constipação intestinal. O tratamento dietético, como o aumento de fibras, geralmente não é suficiente para promover a evacuação intestinal regular. No entanto, medidas dietéticas, como aumento da ingesta de líquidos e frutas, e atividade física são incentivadas. O prurido decorrente da infusão epidural ou IV é tratado com baixas doses de naloxona IV, nalbufina

Tabela 5.10 Produtos para prevenção da dor relacionada com agulhas.

Produtos	Início	Duração	Idade/peso apropriado	Efeitos adversos potenciais; contraindicação
EMLA®	1 hora	4 horas	Aprovada pela FDA para uso em recém-nascidos com mais de 27 semanas de gestação Tem sido usada em prematuros < 37 semanas; segurança de doses repetidas em prematuros não estabelecida (Biran, Gourrier, Cimerman et al., 2011)	Branqueamento, eritema Metemoglobinemia
LMX4®	30 minutos	1 hora	Não recomendado para uso < 1 mês de vida	Hiperemia, irritação no local do creme Edema, sensação anormal no local do creme
Dispositivo de injeção de lidocaína tamponada sem agulha	10 a 30 segundos	1 a 4 horas	Segurança teórica para ≥ 37 semanas de gestação, mas nenhuma pesquisa publicada Segurança estabelecida para uso em crianças ≥ 1 ano (Lunoe, Drendel, Levas et al., 2015)	Branqueamento, eritema, sangramento com colocação inadequada; não use em crianças com distúrbios hemorrágicos ou pele especialmente frágil
Chupeta de sacarose	2 minutos	10 minutos	Recém-nascido a 6 meses	
Dispositivo de vibração a frio	15 segundos	Limite o uso a 3 minutos	≥ 1 ano; avaliar a tolerância ao frio antes de usar	Branqueamento, eritema

FDA, US Food and Drug Administration.

Boxe 5.4 Efeitos colaterais dos opioides.

Geral
Constipação intestinal (possivelmente grave)
Depressão respiratória
Sedação
Náuseas e vômitos
Agitação, euforia
Confusão mental
Alucinações
Hipotensão ortostática
Prurido
Urticária
Sudorese
Miose (pode ser sinal de toxicidade)
Anafilaxia (raro)

Sinais de tolerância
Diminuição do alívio da dor
Diminuição da duração dos sinais de alívio da dor

Sinais de síndrome de abstinência em pacientes com dependência física

Sinais iniciais de abstinência
Lacrimejamento
Rinorreia
Bocejo
Sudorese

Sinais posteriores de abstinência
Inquietação
Irritabilidade
Tremores
Anorexia
Pupilas dilatadas
Calafrio
Náuseas, vômitos

Diretrizes para o cuidado de enfermagem

Como lidar com a depressão respiratória induzida por opioides

Se as respirações estiverem deprimidas
Avaliar o nível de sedação
Reduza a infusão em 25% quando possível
Estimular o paciente (agitar o ombro suavemente, chamar pelo nome, pedir para respirar)
Administrar oxigênio

Se o paciente não é despertado ou está apneico
Iniciar medidas de reanimação conforme apropriado.
Administrar naloxona:

- Para crianças com peso inferior a 40 kg, dilua 0,1 mg de naloxona em 10 mℓ de solução fisiológica estéril para fazer 10 mcg/mℓ de solução e dê 0,5 mcg/kg
- Para crianças com peso superior a 40 kg, dilua a ampola de 0,4 mg em 10 mℓ de solução fisiológica estéril e dê 0,5 mℓ

Administrar *bolus* intravenoso lento (IV) a cada 2 minutos até que o efeito seja obtido.
Monitorar de perto o paciente. A duração da ação antagonista da naloxona pode ser menor que a do opioide, exigindo doses repetidas de naloxona.
Nota: a depressão respiratória causada por benzodiazepínicos (p. ex., diazepam ou midazolam) pode ser revertida com flumazenil. A experiência de dosagem pediátrica sugere 0,01 mg/kg (0,1 mℓ/kg); se nenhuma resposta ocorrer (ou ocorrer resposta inadequada) após 1 a 2 minutos, administrar a mesma dose e repetir conforme necessário em intervalos de 60 segundos para dose máxima de 1 mg (10 mℓ).

ou difenidramina. Náuseas, vômitos e sedação geralmente desaparecem após 2 dias de administração de opioides, embora às vezes sejam necessários antieméticos orais ou retais.

Tanto a tolerância quanto a dependência física podem ocorrer com o uso prolongado de opioides. A dependência física é um estado normal, natural e fisiológico de "neuroadaptação". Quando os opioides são descontinuados abruptamente sem retirada gradual, por vezes denominada como desmame, os sintomas de abstinência ocorrem 24 horas depois e atingem um pico em 72 horas. Os sintomas de abstinência incluem sinais de excitabilidade neurológica (irritabilidade, tremores, convulsões, aumento do tônus motor, insônia), disfunção gastrintestinal (náuseas, vômitos, diarreia, cólicas abdominais) e disfunção autonômica (sudorese, febre, calafrios, taquipneia, congestão nasal, rinite). Os sintomas de abstinência podem ser antecipados e prevenidos pelo desmame dos pacientes de opioides que foram administrados por mais de 5 a 10 dias. É necessária a adesão a um protocolo de retirada gradual para prevenir ou minimizar os sintomas de abstinência de opioides (Fenn & Plake, 2017). Um fluxograma de retirada gradual (Figura 5.8A) pode ser usado para avaliar a eficácia do desmame de opioides em recém-nascidos. Em lactentes de mais idade e crianças (7 meses a 10 anos), a *Withdrawal Assessment Tool-1* – Escala de Avaliação de Abstinência-1 – (ver Figura 5.8B) pode ser usada para avaliar e monitorar os sintomas de abstinência em crianças criticamente doentes expostas a opioides e benzodiazepínicos por períodos prolongados (Best, Wypij, Asaro et al., 2017; Franck, Harris, Soetenga et al., 2008).

Risco de uso indevido de opioides em populações pediátricas

Tem sido um consenso tanto para os profissionais de saúde como para pacientes e famílias que o risco de desenvolver adição relacionada com o uso clínico de opioides é baixo, e tem havido muito pouco esforço até o momento para medir o risco de adição após a exposição a opioides (Pinkerton & Hardy, 2017). Vários estudos recentes documentaram o nível de exposição a opioides em populações pediátricas. Uma revisão retrospectiva da literatura acerca de crianças que receberam opioides enquanto estão hospitalizadas descobriu que 43% dos pacientes receberam alguma terapia com opioides, e que 75% deles receberam opioides por até 5 dias e

Fluxograma de retirada gradual de opioide do Children's Hospital Oakland e diretrizes para uso do escore

Pedidos de analgesia/sedação (fármaco/dose/frequência)

Data		
Fármaco		
Horário de administração		
↑ Dose ou ↓ ou mudança na freq.		

		Tempo:	
Escolha um: Choro/agitação de 25 a 50% do intervalo Choro/agitação > 50% do intervalo	 2 3		
Escolha um: Dorme ≤ 25% do intervalo Dorme de 26 a 75% do intervalo Dorme > 75% do intervalo	 3 2 1		
Escolha um: Moro hiperativo Moro acentuadamente hiperativo	 2 3		
Escolha um: Tremores leves, estimulado Tremores moderados/graves, estimulado	 1 2		
Aumento do tônus muscular	2		
Temperatura 37,2 a 38,4°C	1		
Temperatura > 38,4°C	2		
Frequência respiratória > 60 (extubado)	2		
Aspiração > 2 vezes/intervalo (intubado)	2		
Sudorese	1		
Bocejo frequente (> 3 a 4/intervalo)	1		
Espirro (> 3 a 4/intervalo)	1		
Entupimento nasal	1		
Êmese	2		
Vômitos em jato	3		
Fezes amolecidas	2		
Fezes aquosas	3		
ESCORE TOTAL			
ESCORE AJUSTADO			
INICIAIS DA PONTUAÇÃO DA PESSOA			

Orientações: escore a cada 2 a 4 horas por diretriz
Escore maior que 8 a 12 pode indicar abstinência

Diretrizes para a utilização do fluxograma

Utilização do escore

Utilize o formulário para todos os lactentes que receberam medicação opioide contínua ou 24 horas por dia por 3 dias ou mais, ou mais de 3 doses por dia por mais de 5 dias. Essa população de pacientes incluirá mais frequentemente pacientes no pós-operatório, lactentes agitados entubados e todos os pacientes pós ECMO.

Orientações

1. Escrever o nome do fármaco, a dose e a frequência de analgésicos e sedativos requeridos.
2. Descrever a data, o nome do fármaco (abreviado SM = sulfato de morfina ou FENT = fentanila) e o horário de administração dos fármacos fornecidos nos quadros apropriados; indicar se a frequência da dose administrada é aumento ou redução da dose prescrita.
3. A pontuação deve ser realizada a cada 4 horas durante o desmame de opioides, a cada 2 horas se o escore for 8 ou mais. O escore para cada item indica a presença do sinal durante as 2 a 4 horas anteriores (dependendo do intervalo entre a pontuação). A cada pontuação de 4 horas, continue até que o paciente não esteja sob uso de nem mais um opioide por 48 a 72 horas. Coloque um "0" na coluna após o sinal se ele não for observado durante o período de pontuação.

Sistema nervoso central

Comportamento de choro: dê 2 pontos se o paciente apresentar choro ou comportamento choroso por um tempo de duração de ≤ 50% do intervalo de pontuação. Dê 3 pontos se o comportamento choroso cumulativo totalizar > 50% do intervalo de pontuação.
Nota: o comportamento de choro é acompanhado por expressões faciais associadas a choro, mas sem sons audíveis por causa da intubação endotraqueal.

Dormir: dê 3 pontos se o paciente dormir por ≤ 25% do intervalo de pontuação. Dê 2 pontos se o paciente dormir por 26 a 75% do intervalo de pontuação. Dê 1 ponto se o paciente dormir por > 75% do intervalo de pontuação.

Reflexo de Moro (de susto): dê 2 pontos se o paciente tem alguma extensão para braço e/ou perna quando tocado ou quando estimulado por barulhos altos. Dê 3 pontos se o paciente tem extensão acentuada para braço e/ou perna que seja acompanhada por comportamento de choro, estado hiperalerta ou tremores contínuos de braço e/ou perna depois de se assustar.

Tremores estimulados: dê 1 ponto se o paciente tem tremores leves quando estimulado. Dê 2 pontos se o paciente tem tremores moderados a graves quando estimulado.
Nota: tremores são movimentos alternados que são rítmicos, de igual frequência e amplitude, e em geral podem ser parados por flexão do membro.

Tônus muscular aumentado: dê 2 pontos se o paciente apresentar punho fechado ou flexão firme das extremidades que sejam difíceis de estender.

Metabólico

Temperatura: dê 1 ponto se a temperatura do paciente for de 37,2 a 38,4°C. Dê 2 pontos se a temperatura do paciente for > 38,4°C.

Frequência respiratória: dê 1 ponto se a frequência respiratória do paciente for > 60/minuto. Dê 2 pontos se a frequência respiratória do paciente for > 60/minuto e acompanhada por retrações.

Aspiração: dê 2 pontos se o paciente for aspirado mais de 2 vezes durante um período de 4 horas.

Sudorese: dê 1 ponto se o paciente apresentar qualquer tipo de sudorese, incluindo gotas de suor ou se a pele estiver úmida ao toque.

Bocejo: dê 1 ponto se o paciente bocejar > 3 a 4 vezes em uma sucessão ou bocejar de 1 a 2 vezes frequentemente durante um período de 4 horas.

Espirro: dê 1 ponto se o paciente espirrar > 3 a 4 vezes em uma sucessão ou de 1 a 2 vezes durante um período de 4 horas.

Entupimento nasal: dê 1 ponto para entupimento nasal.

Gastrintestinal

Êmese de mamadeira/conteúdo estomacal: dê 2 pontos se o paciente tiver 1 ou mais episódios de êmese durante um período de 4 horas.

Vômito em jato: dê 3 pontos se o paciente tiver 1 ou mais episódios de vômitos em jato.

Fezes amolecidas: dê 2 pontos se paciente tiver fezes moles caracterizadas por anel de água em torno de um pouco de fezes sólidas. As fezes serão frequentes.
Nota: não pontue fezes de "leite materno": fezes frequentes, pequenas, em semente, amarelas.

Fezes aquosas: dê 3 pontos se paciente tiver fezes que consistem em líquido apenas. As fezes serão muitas vezes frequentes.

Escore total: adicione todos os escores na coluna e coloque o escore total no quadrado. Sinais clínicos que aparecem continuamente, como frequência respiratória > 60 ou alimentação precária regular, devem ser incluídos no escore total.

Escore ajustado: o escore ajustado é usado quando é detectado um sinal cuja ocorrência é esperada independentemente da retirada, devido a uma condição preexistente (alta frequência respiratória em lactente com displasia broncopulmonar). A decisão de ajustar o escore deve ser feita após discussão com a equipe de saúde durante as discussões clínicas, e a razão deve ser registrada em uma nota orientada para o problema. Circule os sinais a ser excluídos e deduza os pontos do escore total para obter o escore ajustado.

Iniciais da pessoa que definiu os escores: a pessoa que está atribuindo a pontuação deve escrever suas iniciais neste espaço.

A

Figura 5.8 A. Fluxograma de retirada gradual para monitorar o desmame de opioides em recém-nascidos. (*Continua*)

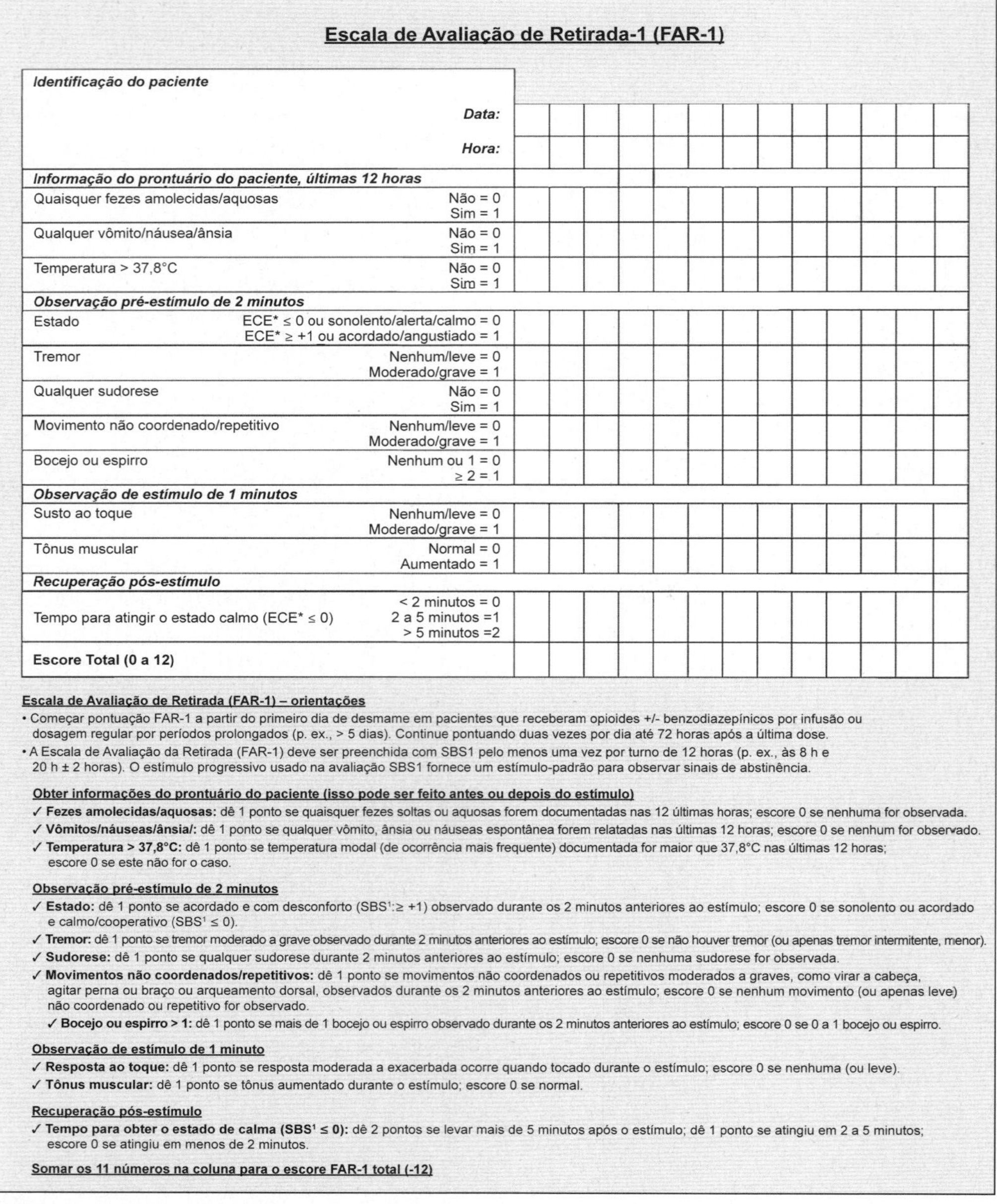

Escala de Avaliação de Retirada-1 (FAR-1)

Identificação do paciente													
	Data:												
	Hora:												
Informação do prontuário do paciente, últimas 12 horas													
Quaisquer fezes amolecidas/aquosas	Não = 0 Sim = 1												
Qualquer vômito/náusea/ânsia	Não = 0 Sim = 1												
Temperatura > 37,8°C	Não = 0 Sim = 1												
Observação pré-estímulo de 2 minutos													
Estado	ECE* ≤ 0 ou sonolento/alerta/calmo = 0 ECE* ≥ +1 ou acordado/angustiado = 1												
Tremor	Nenhum/leve = 0 Moderado/grave = 1												
Qualquer sudorese	Não = 0 Sim = 1												
Movimento não coordenado/repetitivo	Nenhum/leve = 0 Moderado/grave = 1												
Bocejo ou espirro	Nenhum ou 1 = 0 ≥ 2 = 1												
Observação de estímulo de 1 minutos													
Susto ao toque	Nenhum/leve = 0 Moderado/grave = 1												
Tônus muscular	Normal = 0 Aumentado = 1												
Recuperação pós-estímulo													
Tempo para atingir o estado calmo (ECE* ≤ 0)	< 2 minutos = 0 2 a 5 minutos =1 > 5 minutos =2												
Escore Total (0 a 12)													

Escala de Avaliação de Retirada (FAR-1) – orientações

- Começar pontuação FAR-1 a partir do primeiro dia de desmame em pacientes que receberam opioides +/- benzodiazepínicos por infusão ou dosagem regular por períodos prolongados (p. ex., > 5 dias). Continue pontuando duas vezes por dia até 72 horas após a última dose.
- A Escala de Avaliação da Retirada (FAR-1) deve ser preenchida com SBS1 pelo menos uma vez por turno de 12 horas (p. ex., às 8 h e 20 h ± 2 horas). O estímulo progressivo usado na avaliação SBS1 fornece um estímulo-padrão para observar sinais de abstinência.

Obter informações do prontuário do paciente (isso pode ser feito antes ou depois do estímulo)

✓ **Fezes amolecidas/aquosas:** dê 1 ponto se quaisquer fezes soltas ou aquosas forem documentadas nas 12 últimas horas; escore 0 se nenhuma for observada.
✓ **Vômitos/náuseas/ânsia/:** dê 1 ponto se qualquer vômito, ânsia ou náuseas espontânea forem relatadas nas últimas 12 horas; escore 0 se nenhum for observado.
✓ **Temperatura > 37,8°C:** dê 1 ponto se temperatura modal (de ocorrência mais frequente) documentada for maior que 37,8°C nas últimas 12 horas; escore 0 se este não for o caso.

Observação pré-estímulo de 2 minutos

✓ **Estado:** dê 1 ponto se acordado e com desconforto (SBS[1]:≥ +1) observado durante os 2 minutos anteriores ao estímulo; escore 0 se sonolento ou acordado e calmo/cooperativo (SBS[1] ≤ 0).
✓ **Tremor:** dê 1 ponto se tremor moderado a grave observado durante 2 minutos anteriores ao estímulo; escore 0 se não houver tremor (ou apenas tremor intermitente, menor).
✓ **Sudorese:** dê 1 ponto se qualquer sudorese durante 2 minutos anteriores ao estímulo; escore 0 se nenhuma sudorese for observada.
✓ **Movimentos não coordenados/repetitivos:** dê 1 ponto se movimentos não coordenados ou repetitivos moderados a graves, como virar a cabeça, agitar perna ou braço ou arqueamento dorsal, observados durante os 2 minutos anteriores ao estímulo; escore 0 se nenhum movimento (ou apenas leve) não coordenado ou repetitivo for observado.
✓ **Bocejo ou espirro > 1:** dê 1 ponto se mais de 1 bocejo ou espirro observado durante os 2 minutos anteriores ao estímulo; escore 0 se 0 a 1 bocejo ou espirro.

Observação de estímulo de 1 minuto

✓ **Resposta ao toque:** dê 1 ponto se resposta moderada a exacerbada ocorre quando tocado durante o estímulo; escore 0 se nenhuma (ou leve).
✓ **Tônus muscular:** dê 1 ponto se tônus aumentado durante o estímulo; escore 0 se normal.

Recuperação pós-estímulo

✓ **Tempo para obter o estado de calma (SBS[1] ≤ 0):** dê 2 pontos se levar mais de 5 minutos após o estímulo; dê 1 ponto se atingiu em 2 a 5 minutos; escore 0 se atingiu em menos de 2 minutos.

Somar os 11 números na coluna para o escore FAR-1 total (-12)

B

Figura 5.8 (*continuação*) B. Escala de avaliação de abstinência para lactentes e crianças. *SBS, State Behavioral Scale.* (**A**, modificada de Franck, L., & Vilardi, J. [1995]. Assessment and management of opioid withdrawal in ill neonates. *Neonatal Network, 14*[2], 39-48; B, ©2007 LS Franck e MAQ Curley Todos os direitos reservados. Reimpressa em Franck, LS, Harris, SK, Soetenga, DJ et al. [2008] The Withdrawal Assessment Tool–1 [WAT–1]: An assessment instrument for monitoring opioid and benzodiazepine withdrawal symptoms in pediatric patients. *Pediatric Critical Care Medicine,* 9[6], 577.) *De Curley, M. Q., Harris, S. K., Fraser, K. A. et al. (2008). State behavioral scale: A sedation assessment instrument for infants and young children supported on mechanical ventilation. Pediatric Critical Care Medicine, 7(2), 107-114.

menos de 5% receberam opioides por mais de 20 dias. Aqueles que receberam opioides em longo prazo eram principalmente crianças com câncer e outras condições de saúde complexas, bem como crianças em unidades de terapia intensiva pediátrica (UTIP) e unidades de terapia intensiva neonatal (UTIN) (Walco, Gove, Phillips et al., 2017).

Uma revisão de dados norte-americanos de crianças com leucemia mieloide aguda (LMA) recém-diagnosticada descobriu que quase 80% foram expostas a opioides durante o tratamento, sendo morfina, fentanila e oxicodona os mais frequentemente prescritos (Getz, Miller, Seif *et. al.*, 2018). Da mesma forma, um estudo com sobreviventes de câncer infantil descobriu que, nos primeiros 3 anos após a terapia, eles tinham um risco de 1,5 a 4,5 vezes maior de preencher prescrições de opioides em comparação com crianças da mesma idade sem câncer (Smitherman, Mohabir, Wilkins et al., 2018).

Crianças submetidas a vários procedimentos cirúrgicos e que receberam alta com prescrições de opioides e relataram uso prévio de opioide ou canabidiol pré-cirúrgico ou tiveram maiores escores de dor na alta consumiram mais opioides após deixarem o hospital (Whiteside, Russo, Wang et al., 2016). Dois estudos relataram a prescrição de opioides no pós-operatório e constataram que o consumo ambulatorial de opioides foi influenciado pela idade do paciente (crianças menores recebem menos opioides após a alta do que adolescentes) e pelo tipo de procedimento cirúrgico (pacientes com problemas ortopédicos submetidos a cirurgia de Nuss consumiram mais opioides em comparação aos que passaram por outros tipos de cirurgia) (Monitto, Hsu, Gao et al., 2017). Por fim, três estudos relataram que os profissionais pediátricos geralmente prescrevem mais opioides do que o necessário após a alta, citando a preocupação de haver opioides não consumidos em casa, o que cria o potencial de desvio ou uso indevido (Harbaugh & Gadepalli, 2019; Monitto et al., 2017; Nelson, Adams, Buczek et al., 2019).

Por fim, os dados do *National Poison Data System* entre 2000 e 2015 foram analisados para avaliar a prevalência de exposição a opioides em crianças e adolescentes (Allen, Casavant, Spiller et al., 2017). Durante esse período, o *National Poison Data System* recebeu relatórios de cerca de 190 mil crianças com menos de 20 anos, sendo a hidrocodona a exposição a opioides mais relatada. Os adolescentes eram mais propensos a ser admitidos em uma unidade de saúde e tinham maiores chances de desfechos clínicos graves relacionados com a exposição a opioides do que crianças menores de 12 anos. Tragicamente, a taxa de suspeita de suicídios relacionados com opioides prescritos para adolescentes aumentou 53% durante o período de estudo de 15 anos.

Administração de opioides e triagem de risco

A administração de opioides refere-se essencialmente a uma abordagem interprofissional estruturada por profissionais e instituições de saúde para melhorar, monitorar e avaliar o uso seguro de opioides em ambientes de assistência à saúde, bem como desenvolver estratégias para identificar e cuidar de pacientes com alto risco de dependência de opioides (Phelps, Achey, Mieure et al., 2018). Os componentes da administração de opioides recomendados pela The Joint Commission incluem o uso de programas de monitoramento de prescrição baseada na condição do paciente que permitem que os prescritores visualizem o histórico da prescrição de um paciente; consulta de farmácia especializada e monitoramento do uso de opioides; triagem de risco do paciente; educação de pacientes e familiares sobre uso seguro, armazenamento e descarte de opioides; e abordagens de saúde integrativas multimodais para o manejo da dor para maximizar o conforto e minimizar a exposição a opioides.

Na pediatria, há muitas crianças que vivem com condições crônicas complexas e que impõem risco à vida que as colocam em alto risco de comportamentos de uso indevido de opioides. Crianças com câncer e distúrbios hematológicos estão em risco de condições de dor crônica e, como tal, em risco de uso indevido de opioides. A triagem de risco deve adotar uma abordagem de "precauções universais" e deve ser feita no início da terapia com opioides (Passik, 2009). Os processos de triagem de risco foram relatados em dois centros de câncer infantil e, em ambos os locais, aproximadamente 35% dos adolescentes que receberam terapia com opioides apresentaram alto risco de uso indevido de opioides. Fatores de saúde mental e uso concomitante de dois ou mais opioides foram significativamente associados a um ou mais comportamentos de risco (Anghelescu, Ehrentraut, & Faughnan, 2013; Ehrentraut, Kern, Long et al., 2014; Thienprayoon, Porter, Tate et al., 2017).

A **tolerância** ocorre quando a dose de um opioide precisa ser aumentada para atingir os mesmos efeitos analgésicos que foram alcançados anteriormente com uma dose mais baixa. A tolerância pode se desenvolver após 10 a 21 dias da administração de morfina. O tratamento da tolerância envolve aumentar a dose ou diminuir a duração entre as doses.

Pais e crianças com mais idade podem temer a adição quando os opioides são prescritos. Os enfermeiros devem fornecer informações apropriadas de que os opioides são analgésicos eficazes para a dor aguda e discutir outras técnicas integrativas que podem ser usadas para reduzir a dose geral e a duração da terapia com opioides. Assegurar aos pais e filhos que, assim como os efeitos de outros medicamentos são monitorados, a resposta da criança aos opioides será monitorada de perto e ajustada para minimizar quaisquer riscos ou eventos adversos. Os enfermeiros também devem explicar aos pais as diferenças entre dependência física, tolerância e adição e permitir que expressem preocupações sobre o uso e a duração do uso de opioides. Por fim, se os opioides forem incluídos nos medicamentos de alta para casa, os enfermeiros devem fornecer orientações sobre uso, armazenamento e descarte seguros (Manworren & Gilson, 2015).

O desmame de opioides requer uma abordagem sistemática. Para crianças em uso de opioides por menos de 5 dias, diminua a dose de opioide em 20 a 30% a cada 1 a 2 dias (Oakes, 2011). Para crianças que tomaram opioides por mais de 5 a 7 dias, um desmame mais lento é recomendado: desmame em 20% no primeiro dia, depois siga com reduções de 5 a 10% em cada dia, conforme tolerado, até que um total de dose diária de morfina (ou seu equivalente) de 30 mg para um adolescente ou uma dose de 0,6 mg/kg/dia seja atingida (Oakes, 2011).

CONSEQUÊNCIAS DA DOR NÃO TRATADA EM RECÉM-NASCIDOS

Apesar das pesquisas atuais sobre a experiência de dor do recém-nascido, a dor muitas vezes permanece inadequadamente tratada. Problemas no controle da dor na criança resultam de equívocos sobre os efeitos da dor no neonato e a falta de conhecimento das consequências imediatas e em longo prazo da dor não tratada. Os neonatos respondem a estímulos nocivos por meio de indicadores fisiológicos (aumento da frequência cardíaca e pressão arterial, variabilidade na frequência cardíaca e pressão intracraniana e diminuição da saturação arterial de oxigênio [SaO_2] e fluxo sanguíneo da pele) e indicadores comportamentais (rigidez muscular, expressão facial, choro, movimento de retirada e insônia) (Clark, 2011; Oakes, 2011). As alterações fisiológicas e comportamentais, bem como uma variedade de respostas neurofisiológicas à estimulação nociva, são responsáveis pelas consequências agudas em longo prazo da dor (Kesavan, 2015).

Vários efeitos nocivos ocorrem com a dor não aliviada, particularmente quando a dor é prolongada. A dor desencadeia uma série de respostas fisiológicas orgânicas ao estresse, as quais levam a consequências negativas que envolvem múltiplos sistemas. A dor não aliviada pode prolongar a resposta ao estresse e afetar adversamente a recuperação de um lactente ou criança, seja por trauma, cirurgia ou doença.

A dor aguda mal controlada pode predispor os pacientes a síndromes de dor crônica. O Boxe 5.5 apresenta uma lista de inúmeras complicações da dor não tratada em lactentes. Um princípio orientador no manejo da dor é que a prevenção da dor é sempre melhor do que o tratamento. A dor que é esperada e intensa é muitas vezes mais difícil de controlar. Quando a dor não é aliviada, o estímulo sensorial dos tecidos lesados excita os neurônios da medula espinal e pode aumentar as respostas subsequentes. Alterações duradouras nas células dentro das vias de dor da medula espinal podem ocorrer após um breve estímulo doloroso e levar ao desenvolvimento de condições de dor crônica.

Uma experiência conhecida como *fenômeno de windup*, ou hiperalgesia, tem sido atribuída a uma diminuição do limiar de dor e à dor crônica. Mecanismos centrais e periféricos acionados em resposta à lesão tecidual nociva têm sido estudados na tentativa de explicar uma resposta neonatal prolongada à dor característica do fenômeno de *windup*. Após a exposição a estímulos nocivos, vários níveis da medula espinal experimentam uma excitabilidade alterada. Essa excitabilidade alterada pode fazer com que estímulos não nocivos, como cuidados e manipulação de enfermagem de rotina, sejam percebidos como estímulos nocivos. Os enfermeiros que cuidam de recém-nascidos e crianças devem considerar os potenciais efeitos agudos e de longo prazo da dor em seus jovens pacientes e ser defensores no tratamento e prevenção da dor.

Boxe 5.5 Consequências da dor não tratada em recém-nascidos.

Consequências agudas
Hemorragia periventricular-intraventricular
Aumento da liberação de mediadores químicos e hormonais
Diminuição das reservas de gordura e carboidratos
Hiperglicemia prolongada
Maior morbidade para pacientes de unidade de terapia intensiva neonatal
Memória de eventos dolorosos
Hipersensibilidade à dor
Resposta prolongada à dor
Inervação inadequada da medula espinal
Resposta inadequada a estímulos não nocivos
Limiar de dor mais baixo

Potenciais consequências em longo prazo
Queixas somáticas mais altas de origem desconhecida
Maiores respostas fisiológicas e comportamentais à dor
Prevalência aumentada de déficits neurológicos
Problemas psicossociais
Distúrbios neurocomportamentais
Déficits cognitivos
Distúrbios de aprendizagem
Baixo desempenho motor
Problemas comportamentais
Déficits de atenção
Comportamento adaptativo ruim
Incapacidade de lidar com novas situações
Problemas com impulsividade e controle social
Déficits de aprendizagem
Mudanças emocionais de temperamento na primeira infância ou na infância
Respostas de estresse hormonal acentuado na vida adulta

SITUAÇÕES DE DOR COMUNS EM CRIANÇAS

PROCEDIMENTOS DOLOROSOS E INVASIVOS

Os procedimentos que lactentes e crianças devem experimentar como parte dos cuidados de saúde de rotina geralmente causam dor e angústia. Por exemplo, lactentes e crianças experimentam uma quantidade substancial de dor devido às imunizações de rotina. O boxe *Evidência e prática: redução da dor relacionada com injeção durante as imunizações na infância* fornece intervenções que podem minimizar a dor durante esses procedimentos. Recursos para intervenções de dor relacionada com injeções podem ser encontrados no Boxe 5.6.

A combinação de intervenções farmacológicas e não farmacológicas fornece a melhor abordagem para reduzir a dor. A administração de anestésico local é crucial para minimizar a dor do procedimento e é discutida na seção *Analgesia transmucosa e transdérmica*, anteriormente apresentada neste capítulo. Sistemas comuns que não requerem agulhas para fornecer analgésicos locais são encontrados na Tabela 5.10.

Procedimento de sedação e analgesia

A dor intensa associada aos procedimentos invasivos e a ansiedade associada aos exames de diagnóstico por imagem podem ser controladas com sedação e analgesia. A sedação envolve uma ampla gama de níveis de consciência (Boxe 5.7). Uma avaliação completa do paciente, incluindo o histórico da criança, é essencial antes da sedação para o procedimento.

Os principais componentes a ser incluídos no histórico do paciente são:

- Histórico clínico pregresso: doenças graves, como asma, distúrbios psiquiátricos, doenças cardíacas, insuficiência hepática ou renal; internações ou cirurgias anteriores; história de anestesia ou sedação prévia
- Alergias: opiáceos, benzodiazepínicos, barbitúricos, anestésicos locais, outros
- Medicamentos atuais: medicamentos cardiovasculares, depressores do sistema nervoso central; tenha cuidado com usuários crônicos de benzodiazepínicos e opiáceos; a administração de agentes de reversão pode induzir a abstinência ou convulsões
- Uso de drogas: narcóticos, benzodiazepínicos, barbitúricos, cocaína, álcool
- Última ingesta oral: para casos não emergentes, algumas diretrizes recomendam mais de 6 horas para alimentos sólidos e mais de 2 horas para líquidos claros
- Estado de hidratação: vômitos, diarreia, restrição de líquidos, débito urinário, lacrimejamento.

Boxe 5.6 Recursos de prevenção da dor relacionada com agulha.

Online no *website* dos Centers for Disease Control and Prevention em https://www.cdc.gov/vaccines/pubs/pinkbook/vac-admin.html e https://www.cdc.gov/vaccines/parents/downloads/parent-ver-sch-0-6yrs.pdf.

Além disso, folhetos com informações para a equipe clínica e os pais estão disponíveis em https://www.pediatricnursing.net/ce/2018/article4206267274.pdf.

As diretrizes de prática clínica para reduzir a dor durante a imunização podem ser encontradas *online* em http://www.apsoc.org.au/PDF/SIG-Pain_in_Childhood/20150824_CMAJ_Reducing_pain_during_vaccine_injections_full.pdf.

Boxe 5.7 Níveis de sedação.

Sedação mínima (ansiólise)
O paciente responde aos comandos verbais
A função cognitiva pode estar comprometida
Os sistemas respiratório e cardiovascular não são afetados

Sedação moderada (anteriormente descrita como sedação consciente)
O paciente responde aos comandos verbais, mas pode não responder à estimulação tátil leve
A função cognitiva está comprometida
A função respiratória está adequada; o sistema cardiovascular não foi afetado

Sedação profunda
O paciente não consegue ser facilmente despertado exceto com estímulos repetidos ou dolorosos
A capacidade de manter a via aérea pode estar comprometida
A ventilação espontânea pode estar comprometida; a função cardiovascular está mantida

Anestesia geral
Perda de consciência, o paciente não pode ser despertado com estímulos dolorosos
A via aérea não pode ser mantida adequadamente, e a ventilação está comprometida
A função cardiovascular pode estar comprometida

De Meredith, J. R., O'Keefe, K. P., & Galwankar, S. (2008). Pediatric procedural sedation and analgesia. *Journal of Emergencies, Trauma, and Shock*, 1(2), 88-96.

Evidência e Prática

Redução da dor relacionada com injeção durante as imunizações na infância.

Introdução

Os lactentes e as crianças sofrem uma quantidade substancial de dor devido à rotina de imunizações. Evidências recentes mostram que a dor na lactância e na infância não é apenas imediatamente estressante tanto para o lactente quanto para o cuidador, mas pode ter consequências ao longo da vida. Essas evidências demonstraram também que as crianças que apresentam dor relacionada com a vacina no início da vida têm maior probabilidade de sofrer o mesmo com injeções subsequentes (McMurtry, Pillai Riddell, Taddio et al., 2015). Existem muitas estratégias simples e cientificamente fundamentadas as quais reduzem a dor da aplicação de injeção em lactentes (Shah, Taddio, McMurtry et al., 2015). Esta seção examina as atuais evidências que apoiam estratégias para reduzir a dor relacionada com a vacina entre recém-nascidos saudáveis e lactentes (do nascimento até 18 meses de vida) que recebem imunizações de rotina.

Faça a pergunta

Que medidas são eficazes na redução da dor experimentada durante as imunizações infantis de rotina para recém-nascidos e lactentes de 0 a 18 meses de vida?

Busca da evidência

Estratégias de busca

Os critérios de seleção da busca incluíram publicações em inglês nos últimos 10 anos, artigos de pesquisa (nível de evidência 1 ou inferior) em recém-nascidos e lactentes (0 a 18 meses de vida) que receberam imunizações de rotina na infância.

Bancos de dados utilizados

PubMed, Cochrane Collaboration, MD Consult, Joanna Briggs Institute, National Guideline Clearinghouse (AHQR), TRIP Database Plus, PedsCCM, BestBETs.

Análise crítica das evidências

Técnicas de injeção

Comprimento da agulha (mais longa *versus* agulha mais curta)

- Uma revisão da Cochrane conduzida por Beirne et al. (2018) identificou que uma agulha de 25-mm (calibre 23- ou 25-) provavelmente reduz a ocorrência de reações locais, mantendo a resposta imune em comparação com uma agulha de 16-mm quando utilizada durante as imunizações de rotina na infância

A estimulação tátil ajuda a reduzir a dor de injeção em lactentes?

- Um estudo controlado randomizado conduzido por Hogan et al. (2014) avaliou se a estimulação tátil liderada pelos pais reduziria a dor da injeção em 124 lactentes de 4 a 6 meses de vida submetidos a imunização de rotina. O estudo não demonstrou redução no escore da *Modified Behavior Pain Scale* (MBPS) para lactentes que receberam estimulação tátil na presença de outras estratégias de redução da dor, em comparação com lactentes que não receberam estimulação tátil

A aspiração aumenta a dor da injeção?

- A injeção intramuscular rápida (IM) sem aspiração reduz a dor da injeção, encurtando o tempo do procedimento e evitando o deslocamento da agulha (Taddio, Ilersich, Ipp et al., 2009)
- Em um estudo controlado randomizado conduzido por Ipp et al. (2007), 113 lactentes de 4 a 6 meses de vida foram randomizados para a técnica de imunização de injeção lenta-aspiração-retirada lenta (padrão) ou a imunização rápida sem aspiração (intervenção) técnica de imunização. Os lactentes do grupo de intervenção (n = 56) apresentaram MBPSs mais baixos, eram menos propensos a chorar, choraram por menos tempo e tiveram escores mais baixos de dor quando pontuados por pais e médicos usando uma VAS (Escala Visual Analógica)

Posicionamento

Vertical *versus* deitado

- A posição supina está associada ao aumento do medo em crianças que experimentam uma sensação maior de perda de controle, confusão, ansiedade e raiva (Gaskell, Binns, Heyhoe et al., 2005)
- Em um estudo conduzido por Sparks, Setlik e Luhman (2007), 118 crianças de 9 meses a 4 anos de vida foram randomizadas para posição vertical ou supina para punção intravenosa (IV). O grupo em posição vertical teve pontuações mais baixas na escala *Procedural Behavior Rating Scale–Revised* (PBRS-R), indicando menos ansiedade, medo e dor em comparação ao grupo supino
- Em um estudo com 106 lactentes de 2 a 6 meses de vida, não houve diferença no escore de dor ou duração do choro entre lactentes colocados em decúbito dorsal e ereto (Ipp, Taddio, Goldbach et al., 2004)

Amamentação

- Em uma revisão sistemática de 11 ensaios controlados randomizados e estudos quase-experimentais examinando o uso da amamentação para reduzir a dor relacionada com vacina, os lactentes amamentados choraram por períodos mais curtos e tiveram frequências cardíacas menos aumentadas do que lactentes enfaixados ou lactentes que receberam chupeta (Shah, Aliwalis, & Shah, 2007). Não houve diferença no tempo de choro ou nos escores de dor para lactentes que receberam altas doses de sacarose (2 mℓ de sacarose a 12% em água estéril) em comparação com lactentes amamentados. O aleitamento materno, quando viável e apropriado, é recomendado em detrimento da sacarose porque a amamentação é uma intervenção gratuita, promove o vínculo mãe-lactente e proporciona conforto ao lactente
- Sessenta e seis lactentes entre 2 e 4 meses de vida foram randomizados para receber uma vacina de rotina contra difteria, tétano e coqueluche acelular (DTaP) enquanto amamentavam ou recebiam cuidados padrão (enfaixados e colocados no berço) (Efe & Ozer, 2007). A dor foi medida com base na mudança na frequência cardíaca, níveis de saturação de oxigênio e duração do choro. O tempo de choro foi menor no grupo amamentado em comparação ao grupo controle, mas a frequência cardíaca e a saturação de oxigênio não foram afetadas pela amamentação
- Cento e vinte lactentes com menos de 1 ano foram randomizados para cuidados padrão ou amamentação durante a administração de uma imunização pediátrica de rotina (Abdel Razek & Az El-Dein, 2009). O grupo de amamentação apresentou menor dor em todas as medidas utilizadas, incluindo alteração na frequência cardíaca. Cuidados foram tomados nesse estudo para garantir que os lactentes tivessem uma pega segura antes da injeção e fossem encorajados a continuar a amamentação se houvesse uma pausa
- Cento e cinquenta e oito lactentes entre 0 e 6 meses de vida foram randomizados para nenhuma intervenção ou amamentação durante a administração da vacina de rotina (Dilli, Küçük, & Dallar, 2009). Os lactentes amamentados choraram em média 20 segundos e os não amamentados choraram em média 150 segundos (p< 0,001). Os escores da *Neonatal Infant Pain Scale* (NIPS) foram significativamente menores para lactentes amamentados (média NIPS = 3) em comparação com lactentes não amamentados (média NIPS = 6, p < 0,001)

(*Continua*)

Evidência e Prática

Redução da dor relacionada com injeção durante as imunizações na infância. (continuação)

Cuidado pele a pele ou método canguru

- Kostandy, Anderson e Good (2013) conduziram um estudo controlado randomizado intra-hospitalar entre recém-nascidos saudáveis a termo examinando o impacto do tempo de choro do lactente pele a pele e a consolabilidade entre lactentes que receberam uma vacina contra hepatite B na primeira hora da vida. Trinta e seis díades mãe-lactente foram randomizadas para administração de vacina de rotina (criança colocada em decúbito dorsal no berço) ou pele a pele (deitada no peito da mãe). Os lactentes pele a pele tiveram tempos de choro mais curtos e se acalmaram mais rapidamente após a administração da vacina
- Saeidi et al. (2011) conduziram um estudo controlado randomizado de 60 recém-nascidos a termo saudáveis, randomizados para enrolamento e colocados ao lado da mãe ou posicionamento pele a pele para administração hospitalar da vacina contra hepatite B. Os lactentes colocados pele a pele apresentaram escores de intensidade de dor mais baixos, choraram por menos tempo e retornaram ao comportamento pré-procedimento mais rapidamente em comparação com os lactentes em contenção
- Chermont et al. (2009) conduziram um estudo no qual 640 lactentes entre 12 e 72 horas foram randomizados para tratamento-padrão (sem analgesia) pele a pele iniciado 2 minutos antes da injeção, sacarose 25% administrada 2 minutos antes da injeção ou uma combinação de pele a pele e sacarose 25% para vacinação de rotina contra hepatite B. Os lactentes no grupo pele a pele do estudo tiveram escores de dor mais baixos (NIPS, *Premature Infant Pain Profile* [PIPP] e *Neonatal Facial Coding System* [NFCS]) e experimentaram dor durante o procedimento por um tempo mais curto do que os outros lactentes. Os lactentes que receberam 25% de dextrose tiveram diminuição da duração da dor, mas não diminuíram os escores de dor em comparação com o grupo pele a pele. A combinação de 25% de dextrose e pele a pele teve efeitos analgésicos mais fortes do que qualquer intervenção isolada

Tranquilidade verbal e calmante

- Racine et al. (2012) realizaram uma análise transversal de desconforto da criança e a tranquilização pelos pais (combinação de tranquilização verbal e embalar ou pegar no lactente) entre 606 lactentes entre 2 e 12 meses de vida. Aos 2 meses de vida, a tranquilização do cuidador não afetou o sofrimento da criança. No entanto, entre lactentes de 4, 6 e 12 meses de vida, o desconforto da criança gerou aumento das tentativas de tranquilização do cuidador e produziu aumento no desconforto da criança
- Campbell et al. (2013) conduziram um estudo transversal examinando a relação entre o conforto pelo cuidador e o desconforto do lactente, entre 760 lactentes entre 2 e 12 meses de vida. Os lactentes que foram acalmados não tiveram escores de angústia mais baixos avaliados pelo observador em comparação com os lactentes que não foram acalmados. O cuidador tranquilizador não afetou o desconforto do lactente, mas o conforto físico (p. ex., pegar o lactente ou embalá-lo) é incentivado porque promove o vínculo lactente-cuidador e elementos de confiança que têm implicações em longo prazo para o desenvolvimento infantil
- Em um estudo de observação naturalista de 49 lactentes conduzido por Blount et al. (2008), a reafirmação verbal, a empatia e o pedido de desculpas mostraram aumentar a ansiedade e o choro nos lactentes participantes (*Child-Adult Medical Procedure Interaction Scale–Infant Version IV* [CAMPIS-4]). Esse mesmo estudo mostrou que o contato pele a pele entre cuidador e lactente diminuiu os escores do CAMPIS-IV, assim como balançar ou acalmar fisicamente o lactente

Técnicas farmacológicas e complementares

Agentes anestésicos tópicos

- O'Brien et al. (2004) conduziram um estudo controlado randomizado examinando o efeito do gel tópico de ametocaína a 4% na redução da dor associada à injeção subcutânea de sarampo, caxumba e rubéola (MMR) em 120 crianças de 12 meses de vida. A mudança pós-injeção em relação a MBPS basal foi usada para medir a dor. As crianças do grupo de não intervenção (n = 59) tiveram aumento muito maior na pontuação MBPS em comparação ao grupo de intervenção (mudança na MBPS = 2,3 *versus* 1,5, respectivamente, p = 0,029)
- Em um estudo duplo-cego, controlado por placebo, randomizado, 110 recém-nascidos a termo receberam 1 g de gel de ametocaína 4% ou placebo 30 minutos antes da injeção IM de 0,5 mℓ de vitamina K (Shah, Taddio, Hancock et al., 2008). A dor foi medida usando VAS para avaliar a proporção de pontuação facial, de duração do choro e tempo de choro. Não houve diferença estatisticamente significativa para porcentagem de expressões faciais ou proporção de duração do choro entre os dois grupos (p = 0,41 e p = 0,34, respectivamente). O tempo de choro foi maior para o grupo ametocaína (4,7 *versus* 2,7 segundos, p = 0,01) em comparação ao grupo placebo
- Vinte e sete lactentes de 6 a 12 meses de vida foram randomizados para lidocaína-prilocaína tópica (n = 7), sacarose oral a 12% (n = 7) ou nenhuma intervenção (n = 13) para administração de imunização de rotina (Dilli et al., 2009). A dor foi medida usando NIPS e duração do choro. Ambos os grupos de intervenção apresentaram choro em média por 35 segundos em comparação com o tempo médio de choro do grupo sem intervenção de 150 segundos (p < 0,001). Os escores do NIPS foram reduzidos da mesma forma para os lactentes submetidos a intervenção (média de 3,5 em comparação a 6, p < 0,001). Não houve diferença mensurável na redução da dor entre o grupo sacarose e lidocaína-prilocaína, e ambas as intervenções foram eficazes na redução da dor associada à vacina neste estudo

Sacarose oral para diminuir a dor da vacina

- Hatfield et al. (2008) conduziram um estudo controlado randomizado comparando sacarose oral a 24% com placebo para controle da dor em lactentes recebendo imunizações de rotina de 2 ou 4 meses. Oitenta e três lactentes receberam sacarose (n = 38) ou placebo (n = 45) 2 minutos antes da injeção das vacinas combinadas de DTaP, poliovírus inativado (IPV) e vírus da hepatite B (HepB), seguidas 1 minuto depois de uma vacina contra *Haemophilus influenzae* tipo B (Hib) e 3 minutos depois por uma vacina pneumocócica conjugada (PCV). A *University of Wisconsin Children's Hospital Pain Scale* foi usada para medir a resposta à dor no início e 2, 5, 7 e 9 minutos após a administração de sacarose ou placebo. Os lactentes com sacarose oral apresentaram menores escores de dor nos minutos 5, 7 e 9. Os escores de dor atingiram o pico em ambos os grupos de lactentes aos 7 minutos, com uma pontuação média de dor de 3,8 para lactentes com sacarose e 4,8 para lactentes placebo. No minuto 9, as pontuações de dor para lactentes no grupo sacarose retornaram à linha de base, enquanto as crianças do grupo placebo tiveram uma pontuação média de dor de 2,91
- Um estudo controlado randomizado duplo-cego foi conduzido por Kassab et al. (2012) para examinar a eficácia da glicose oral a 25% no alívio da dor em 120 lactentes que receberam vacinas de rotina de 2 meses. Os lactentes receberam 2 mℓ de glicose (n = 60) ou água estéril (n = 60) 2 minutos antes da administração consecutiva das vacinas DTaP-HepB-IPV (coxa direita) ou Hib (coxa esquerda). A dor foi medida com a escala MBPS, o tempo de choro e a duração do choro intenso. Os lactentes do grupo

(*Continua*)

Evidência e Prática

Redução da dor relacionada com injeção durante as imunizações na infância. (continuação)

intervenção permaneceram chorando por 38 segundos em média em comparação aos 77,9 segundos no grupo placebo. A MBPS durante a imunização e após a imunização foi estatisticamente menor no grupo intervenção ($p = 0,005$ e $p < 0,001$, respectivamente). O tempo médio de choro intenso foi de 7,38 segundos nos lactentes glicose em comparação com 13,84 segundos nos lactentes placebo ($p < 0,001$)

- Cento e dez lactentes de 3 meses de vida foram randomizados para receber 2 mℓ de glicose a 30% ($n = 55$) ou água ($n = 55$) antes da imunização de rotina (Thyr, Sundholm, Teeland et al., 2007). Os lactentes foram incluídos no estudo e permaneceram em seus respectivos grupos de estudo para vacinas de 3, 5 e 12 meses. A dor foi avaliada medindo-se o tempo de choro em ambos os grupos. Aos 3 meses de vida, os lactentes do grupo glicose choraram em média 18 segundos em comparação com 23 segundos no grupo placebo ($p = 0,664$). Aos 5 e 12 meses, os lactentes da intervenção choraram em média 6 segundos e 14 segundos em comparação com 16 segundos ($p = 0,017$) e 29 segundos ($p = 0,031$), respectivamente. No grupo que recebeu água, houve correlação significativa entre lactentes que choraram aos 3 meses e choraram posteriormente aos 5 e 12 meses ($r = 0,515$, $p < 0,001$ e $r = 0,332$, $p = 0,199$, respectivamente). No entanto, essa correlação não se repetiu no grupo glicose, sugerindo que a glicose é uma intervenção eficaz para reduzir a dor relacionada à vacina em lactentes muito jovens
- Cento e treze lactentes foram randomizados para receber 2 mℓ de sacarose a 50%, sacarose a 75% ou água por via oral antes da administração das vacinas de 2, 4 e 6 meses (Curry, Brown & Wrona, 2012). A dor foi medida pela escala FLACC (expressão facial, movimento da perna, atividade, choro e consolabilidade) e tempo de choro. Não houve diferença significativa entre os grupos intervenção e controle quanto aos escores da FLACC ou tempo de choro ($p = 0,646$ e $p = 0,24$, respectivamente). Os pais não foram orientados a suspender as medidas de conforto, e os lactentes que foram embalados, segurados ou acariciados tiveram pontuações da FLACC significativamente mais baixas ($p = 0,029$)

Aplicar a evidência: implicações de enfermagem

Há evidências moderadas com fortes recomendações usando os critérios GRADE (*Grading of Recommendations, Assessment, Development and Evaluations*) (Balshem, Helfand, Schunemann et al., 2011) de que as seguintes intervenções reduzem a dor durante as imunizações de rotina para recém-nascidos e lactentes entre 0 e 18 meses:

- Pele a pele ou amamentação, quando apropriado e de acordo com o cuidador e o lactente
- Posicionamento ereto da criança (sentado ou segurado pelo cuidador)
- Administração de sacarose antes da injeção
- Uso de anestésicos tópicos antes da injeção (ver Tabela 5.10)
- Uso do local de vacina adequado e comprimento da agulha para a idade e tamanho da criança
- Injeção rápida sem aspiração

Há pouca evidência e forte recomendação para implementação apoiando as seguintes intervenções para reduzir a dor durante as imunizações de rotina para lactentes e crianças entre 0 e 18 meses de vida:

- Administrar a vacina menos dolorosa primeiro ao administrar várias vacinas em um atendimento
- Distração ou redirecionamento liderado pelos pais ou pelo profissional de saúde
- Cuidadores e enfermeiros devem *evitar* tranquilização verbal, empatia e desculpas

Competências para qualidade e segurança: prática baseada em evidências[a]

Conhecimento

Diferenciar a opinião clínica de pesquisas e consensos baseados em evidências. Descrever os métodos mais confiáveis para reduzir a dor durante as imunizações de rotina para lactentes e crianças entre 0 e 18 meses de vida.

Habilidades

Basear o plano de atendimento individualizado nos valores do paciente, na experiência clínica e nas evidências. Integrar evidências na prática usando os métodos mais confiáveis para reduzir a dor ao administrar vacinas de rotina para recém-nascidos e lactentes entre 0 e 18 meses de vida.

Atitudes

Valorizar o conceito de prática baseada em evidências como parte integrante da determinação da melhor prática clínica. Analise a força e os pontos fracos das evidências para as intervenções listadas neste boxe.

Referências bibliográficas

Abdel Razek A, Az El-Dein N: Effect of breast-feeding on pain relief during infant immunization injections, *International Journal of Nursing Practice* 15(2):99-104, 2009.

Balshem H, Helfand M, Schunemann HJ et al.: GRADE guidelines: 3. Rating the quality of evidence, *Journal of Clinical Epidemiology* 64(4):401-406, 2011.

Beirne PV, Hennessy S, Cadogan SL, Shiely F, Fitzgerald T, MacLeod F: Needle size for vaccination procedures in children and adolescents, *Cochrane Database of Systematic Reviews* 8, 2018, CD010720.

Blount RL, Devine KA, Cheng PS et al.: The impact of adult behaviors and vocalizations on infant distress during immunizations, *Journal of Pediatric Psychology* 33(10):1163-1174, 2008.

Campbell L, Pillai Riddell R, Garfield H et al.: A cross-sectional examination of the relationship between caregiver proximal soothing and infant pain over the first year of life, *Pain* 154(6):813-823, 2013.

Chermont AG, Falcão LF, de Souza Silva EH et al.: Skin-to-skin contact and/or oral 25% dextrose for procedural pain relief for term newborn infants, *Pediatrics* 124(6):e1101-e1107, 2009.

Curry DM, Brown C, Wrona S: Effectiveness of oral sacarose for pain management in infants during immunizations, *Pain Management Nursing* 13(3):139-149, 2012.

Dilli D, Küçük IG, Dallar Y: Interventions to reduce pain during vaccination in infancy, *Journal of Pediatrics* 154(3):385-390, 2009.

Efe E, Ozer ZC: The use of breast-feeding for pain relief during neonatal immunization injections, *Applied Nursing Research* 20(1):10-16, 2007.

Gaskell S, Binns F, Heyhoe MB et al.: Taking the sting out of needles: Education for staff in primary care, *Paediatric Nursing* 17(4):24-28, 2005.

Hatfield LA, Gusic ME, Dyer AM et al.: Analgesic properties of oral sacarose during routine immunizations at 2 and 4 months of age, *Pediatrics* 121(2):e327-e334, 2008.

Hogan ME, Probst J, Wong K et al.: A randomized-controlled trial of parent-led tactile stimulation to reduce pain during infant immunization injections, *Clinical Journal of Pain* 30(3):259-265, 2014.

(*Continua*)

Evidência e Prática

***Redução da dor relacionada com injeção durante as imunizações na infância.* (continuação)**

Ipp M, Taddio A, Goldbach M et al.: Effects of age, gender and holding on pain response during infant immunization, *Canadian Journal of Clinical Pharmacology* 11(1):e2-e7, 2004.

Ipp M, Taddio A, Sam J et al.: Vaccine-related pain: Randomised controlled trial of two injection techniques, *Archives of Disease in Childhood* 92(12):1105-1108, 2007.

Kassab M, Sheehy A, King M et al.: A double-blind randomised controlled trial 25% oral glucose for pain relief in 2-month old infants undergoing immunization, *International Journal for Nursing Studies* 49(3):249-256, 2012.

Kostandy R, Anderson GC, Good M: Skin-to-skin contact diminishes pain from hepatitis B vaccine injection in healthy full-term neonates, *Neonatal Network* 32(4):274-280, 2013.

McMurtry CM, Pillai Riddell R, Taddio A, Racine N, Asmundson GJG, Noel M, Adults T: Far from "just a poke": Common painful needle procedures and the development of needle fear, *Clinical Journal of Pain* 31(Suppl. 10):S3-S11, 2015.

O'Brien L, Taddio A, Ipp M et al.: Topical 4% amethocaine gel reduces the pain of subcutaneous measles-mumps-rubella vaccination, *Pediatrics* 114(6):e720-e724, 2004.

Racine NM, Pillai Riddell RR, Flora D et al.: A longitudinal examination of verbal reassurance during infant immunization: Occurrence and examination of emotional availability as a potential moderator, *Journal of Pediatric Psychology* 37(8):935-944, 2012.

Saeidi R, Asnaashari Z, Amirnejad M et al.: Use of "kangaroo care" to alleviate the intensity of vaccination pain in newborns, *Iranian Journal of Pediatrics* 21(1):99-102, 2011.

Shah PS, Aliwalas L, Shah V: Breastfeeding or breastmilk to alleviate procedural pain in neonates: A systematic review, *Breastfeeding Medicine* 2(2):74-84, 2007.

Shah VS, Taddio A, Hancock R et al.: Topical amethocaine gel 4% for intramuscular injection in term neonates: A double-blind, placebo-controlled, randomized trial, *Clinical Therapeutics* 30(1):166-174, 2008.

Shah V, Taddio A, McMurtry CM, Halperin SA, Noel M, Pillai Riddell R, Team HE: Pharmacological and combined interventions to reduce vaccine injection pain in children and adults: Systematic review and meta-analysis, *Clinical Journal of Pain* 31(Suppl. 10):S38-S63, 2015.

Sparks LA, Setlik J, Luhman J: Parental holding and positioning to decrease IV distress in young children: A randomized controlled trial, *Journal of Pediatric Nursing* 22(6):440-447, 2007.

Taddio A, Ilersich AL, Ipp M et al.: Physical interventions and injection techniques for reducing injection pain during routine childhood immunizations: Systematic review of randomized controlled trials and quasi-randomized controlled trials, *Clinical Therapeutics* 31(Suppl. 2):S48-S76, 2009.

Thyr M, Sundholm A, Teeland L et al.: Oral glucose as an analgesic to reduce infant distress following immunization at the age of 3, 5 and 12 months, *Acta Paediatrica* 96(2):233-236, 2007.

Preparado originalmente por Rebecca Njord

[a]Adaptado de Quality and Safety Education for Nurses Institute.

Uma avaliação do estado físico usando a classificação do estado físico da American Society of Anesthesiologists Physical Status Classification (Leahy, Berry, Johnson et al., 2018; Meredith, O'Keefe e Galwankar, 2008) é documentada antes da administração de analgesia e sedação:

- Classe I: um paciente normalmente saudável
- Classe II: um paciente com doença sistêmica leve
- Classe III: um paciente com doença sistêmica grave
- Classe IV: um paciente com doença sistêmica grave que é uma ameaça constante à vida
- Classe V: um paciente agonizante que não deve sobreviver sem a operação.

Para fornecer um ambiente seguro na realização de sedação e analgesia para procedimentos (SAP), o equipamento deve estar prontamente disponível para prevenir ou tratar eventos adversos e complicações (Boxe 5.8). O paciente deve ter acesso IV para titulação de medicamentos sedativos e analgésicos e para administração de possíveis antagonistas e fluidos. Uma equipe treinada (médico, enfermeiro, fisioterapeuta respiratório) deve estar presente com a única responsabilidade de monitorar o paciente (em vez de realizar ou auxiliar no procedimento), a fim de monitorar eventos adversos e complicações.

Boxe 5.8 Necessidade de equipamentos para realização de sedação e analgesia para procedimentos.

- Oxigênio de alto fluxo e método de oxigenioterapia
- Materiais de manutenção de vias aéreas: cânulas endotraqueais, bolsa-válvula-máscara e laringoscópios
- Oximetria de pulso, monitor de pressão arterial, eletrocardiografia,[a] capnografia[a]
- Sondas de aspiração de pequeno e grande calibre
- Suprimentos para obtenção de acesso vascular
- Medicamentos de reanimação, fluidos intravenosos (IV)
- Agentes antídotos, incluindo flumazenil e naloxona

[a]Podem ser dispositivos opcionais.

DOR PÓS-OPERATÓRIA

Cirurgias e lesões traumáticas (fraturas, luxações, distensões, entorses, lacerações, queimaduras) geram um estado catabólico como resultado do aumento da secreção de hormônios catabólicos, o qual leva a alterações no fluxo sanguíneo, na coagulação, na fibrinólise, no metabolismo de substrato e no equilíbrio hídrico e eletrolítico, e aumentam as demandas dos sistemas cardiovascular e respiratório. As principais alterações endócrinas e metabólicas ocorrem durante as primeiras 48 horas após a cirurgia ou o trauma. Anestésicos locais e bloqueio neural opioide podem efetivamente mitigar as respostas fisiológicas à lesão cirúrgica.

A dor associada à cirurgia no tórax (p. ex., correção de malformações cardíacas congênitas, trauma torácico) ou regiões abdominais (p. ex., apendicectomia, colecistectomia, esplenectomia) pode resultar em complicações pulmonares. A dor leva à diminuição do movimento muscular no tórax e na área abdominal e à diminuição do volume corrente, da capacidade vital, da capacidade residual funcional e da ventilação alveolar. O paciente não consegue tossir e eliminar secreções, e o risco de complicações (como pneumonia e atelectasia) é alto. A dor pós-operatória intensa também resulta em hiperatividade simpática que leva a aumentos na frequência cardíaca, resistência periférica, pressão arterial e débito cardíaco. O paciente eventualmente experimenta um aumento na demanda cardíaca e no consumo de oxigênio pelo miocárdio e uma diminuição no fornecimento de oxigênio aos tecidos.

A base para um bom controle da dor pós-operatória em crianças é a analgesia preventiva (Cicvaric, Divkovic, Tot et al., 2018; Michelet, Andreu-Gallien, Bensalah et al., 2012). A analgesia preventiva envolve a administração de medicamentos (p. ex., anestésicos locais e regionais, analgésicos) antes de a criança sentir a dor ou antes de a cirurgia ser realizada para que a ativação sensorial e as alterações nas vias de dor do sistema nervoso periférico e central possam ser controladas. A analgesia preventiva reduz a dor pós-operatória, diminui a necessidade de analgésicos, diminui a permanência hospitalar, diminui as complicações após a cirurgia e minimiza os riscos de sensibilização dos sistemas nervoso periférico e central que pode levar à dor persistente.

Uma combinação de medicamentos (analgesia multimodal ou balanceada) é usada para dor pós-operatória e pode incluir AINEs, anestésicos locais, não opioides e analgésicos opioides para obter alívio ideal e minimizar os efeitos colaterais. Opioides (ver Tabela 5.5) administrados com horário durante as primeiras 48 horas ou administrados via PCA são comumente prescritos. A administração perioperatória de AINEs reduz o consumo de opioides e náuseas e vômitos pós-operatórios em crianças (Cicvaric et al., 2018; Michelet et al., 2012). O paracetamol de horário é apoiado como a medicação preferida em crianças após amigdalectomia; a codeína não é recomendada devido ao risco de crianças apresentarem metabolizadores ultrarrápidos causados pela função anormal da enzima CYP2D6 (Yellon et al., 2014).

A combinação do trometamol cetorolaco IV e morfina por bomba de PCA é frequentemente prescrita após cirurgia torácica. A morfina fornecida por PCA leva a uma menor dose total de analgesia opioide quando comparada à administração de doses intermitentes de analgesia conforme necessário. Após a cirurgia intestinal, uma mistura de um anestésico local (bupivacaína) e um opioide de baixa dose (fentanila) administrado por via epidural melhora a recuperação e minimiza os efeitos gastrintestinais (p. ex., estase intestinal, náuseas, vômito). Uma vez que a função intestinal tenha sido restaurada, os opioides orais (como apresentações de liberação imediata e de liberação controlada) são preferidos em crianças com mais idade. Os opioides de liberação controlada facilitam a dosagem de horário e melhoram o sono. Eles também estão associados a uma menor incidência de náuseas, sedação e dor recorrente.

DOR DA QUEIMADURA

Como a dor da queimadura tem múltiplos componentes, envolve manipulações repetidas sobre os locais lesionados e dolorosos, e tem padrões de mudança ao longo do tempo, o controle é difícil e desafiador. A dor da queimadura inclui uma dor profunda e constante que é sentida nos locais da ferida e nas áreas circundantes. A dor da queimadura é exacerbada (dor intensa) por movimentos, como mudar de posição, virar na cama, andar ou até respirar. Áreas de pele normal que foram colhidas para enxertos de pele (locais doadores) também são dolorosas. A dor é comumente experimentada com sensações intensas de formigamento ou coceira quando o enxerto de pele é necessário. Durante o processo de cicatrização, quando o tecido e o nervo se regeneram, o tecido necrótico (escara) é desbridado até que o tecido viável seja alcançado. O processo de cicatrização pode durar meses a anos. Dor ou sensações parestésicas (coceira, formigamento, sensação de frio e assim por diante) podem persistir. Além disso, o desconforto pode estar associado à imobilização dos membros em talas ou vestimentas, além de múltiplas intervenções cirúrgicas, como enxertos de pele e cirurgias reconstrutivas.

Durante o curso do tratamento, são realizados múltiplos procedimentos terapêuticos (trocas de curativos, limpeza e desbridamento da ferida, sessões de fisioterapia), que ocorrem diariamente ou até mesmo várias vezes ao dia (Capítulo 31). Proporcionar analgesia adequada sem interferir na consciência do paciente durante e após o procedimento é o maior desafio no tratamento da dor por queimadura. Fentanila ou alfentanila têm uma grande vantagem sobre a morfina devido à curta duração, e podem prevenir a sedação após o procedimento. Para procedimentos menos dolorosos, a pré-medicação com morfina oral, quetamina oral ou opioides mais leves 15 minutos antes do procedimento pode ser suficiente. Dependendo do nível de ansiedade do paciente, um benzodiazepínico (p. ex., lorazepam) antes do procedimento pode ser benéfico. Para procedimentos mais longos, a morfina é o pilar do tratamento. Alguns pacientes podem requerer sedação moderada a profunda e analgesia. A oxicodona oral com midazolam e paracetamol, além do óxido nitroso, pode ser necessária. A quetamina IV administrada em doses subterapêuticas foi um dos anestésicos mais amplamente utilizados para pacientes queimados. A disforia e as reações desagradáveis associadas à administração de quetamina podem ser minimizadas com pré-medicação com um benzodiazepínico. Se a quetamina for usada com morfina ou fentanila, o esquema pode agir diminuindo uso de opioide e reduzir os efeitos colaterais relacionados com o opioide.

DORES DE CABEÇA RECORRENTES EM CRIANÇAS

As cefaleias recorrentes em crianças podem ser causadas por vários fatores, incluindo tensão, aparelho dentário, desequilíbrio ou fraqueza dos músculos oculares causando desvio no alinhamento e erros refrativos, sequelas de acidentes, sinusite e outras infecções ou inflamações cranianas, aumento da pressão intracraniana, surtos epilépticos, medicamentos, apneia obstrutiva do sono e, raramente, hipertensão (Connelly & Sekhon, 2019) (ver Capítulo 27). Outras causas podem incluir malformações arteriovenosas, distúrbios no fluxo ou absorção do líquido cefalorraquidiano, hemorragias intracranianas, doenças oculares e dentárias, infecções bacterianas e tumores cerebrais.

A dor intensa é o sintoma mais perturbador da enxaqueca. A cefaleia do tipo tensional é geralmente leve ou moderada, muitas vezes produzindo uma sensação de pressão nas têmporas, como uma "faixa apertada ao redor da cabeça". A cefaleia contínua, diária ou quase diária, sem causa específica ocorre em um pequeno subgrupo de crianças. Na epilepsia, as cefaleias geralmente ocorrem imediatamente antes, durante ou após um surto convulsivo.

O manejo da cefaleia envolve duas abordagens comportamentais principais: (1) ensinar aos pacientes habilidades de autocontrole para prevenir a dor de cabeça (técnicas de *biofeedback* e treinamento de relaxamento) e (2) modificar os padrões de comportamento que aumentam o risco de ocorrência de cefaleia ou reforçam a atividade da dor de cabeça (técnicas cognitivo-comportamentais de controle de estresse). As famílias podem identificar os fatores que desencadeiam a cefaleia e evitar os gatilhos no futuro. O *biofeedback* é uma forma de terapia de relaxamento baseada em tecnologia e pode ser útil para avaliar e reforçar o aprendizado de habilidades de relaxamento, como relaxamento muscular progressivo, respiração profunda e imagens. Crianças a partir de 7 anos podem aprender essas habilidades e com 2 a 3 semanas de prática são capazes de diminuir o tempo necessário para alcançar o relaxamento.

Para modificar os padrões de comportamento que aumentam o risco de cefaleia ou reforçam a atividade da dor de cabeça, o enfermeiro orienta os pais a evitar dar atenção excessiva à cefaleia de seu filho e a responder com naturalidade ao comportamento da dor e aos pedidos de atenção especial. Os pais aprendem a avaliar se a criança está evitando exigências de desempenho escolar ou social por causa da dor de cabeça e são ensinados a focar a atenção no enfrentamento adaptativo, como o uso de técnicas de relaxamento e a manutenção de padrões normais de atividade. Ao utilizar técnicas cognitivo-comportamentais de controle de estresse, os pais identificam pensamentos negativos e situações que podem estar associadas ao aumento do risco de cefaleia. O pai ensina a criança a ativar pensamentos positivos e se engajar em um comportamento adaptativo apropriado à situação.

DOR ABDOMINAL RECORRENTE EM CRIANÇAS

A DAR ou dor abdominal funcional é definida como dor que ocorre pelo menos uma vez por mês durante 3 meses consecutivos, acompanhada por períodos sem dor, e é grave o suficiente para interferir nas atividades normais de uma criança (Hyman, 2016) (ver Capítulo 16). O manejo da DAR é altamente individualizado para refletir as causas da dor e as necessidades psicossociais da criança e da família. Uma compreensão clara das características (ansiedade, saúde física, temperamento, habilidades de enfrentamento, experiência, resposta aprendida, depressão) e dos problemas da criança (frequência escolar, atividades com a família, interações sociais, comportamentos de dor), dos fatores ambientais (atitudes familiares e padrões comportamentais, ambiente escolar, comunidade, amizades) e do estímulo da dor (doença, lesão, estresse) é importante no planejamento de estratégias de manejo (Oakes, 2011).

Antes de qualquer avaliação da dor, o enfermeiro informa à família que a DAR é comum em crianças e que apenas 10% das crianças com DAR têm uma causa orgânica identificável para seu sintoma de dor. A avaliação médica é ditada pelos sintomas e sinais da criança em combinação com o conhecimento sobre as causas orgânicas comuns da DAR. Se uma causa orgânica for encontrada, será tratada adequadamente. Mesmo que nenhuma causa orgânica seja encontrada, o enfermeiro precisa comunicar à criança e à família a crença de que a dor é real. Geralmente, a dor abdominal desaparece, mas mesmo que os problemas sejam identificados, podem não ser a causa real, e a dor pode persistir, pode ser substituída por outro sintoma ou pode desaparecer por conta própria. O plano de tratamento inclui acompanhamento regular em intervalos de 3 a 4 meses, uma lista de sintomas que exigem contato precoce e técnicas biocomportamentais de manejo da dor. O objetivo é minimizar o impacto da dor nas atividades da criança e na vida da família.

O uso da TCC foi documentado para reduzir ou eliminar a dor em crianças com DAR e destaca o envolvimento dos pais no apoio ao comportamento de autogestão de seus filhos. Relatos de casos demonstraram a eficácia da implementação de um procedimento de tempo limite, sistemas de símbolos e reforço positivo com base nas modalidades de tratamento da teoria operante. O manejo do estresse e as estratégias cognitivo-comportamentais também têm sido bem-sucedidos. O treinamento dos pais sobre como evitar o reforço positivo de comportamentos doentios e focar a recompensa de comportamentos saudáveis é importante. Ao longo de várias sessões, os pais são orientados sobre a DAR, como distinguir entre comportamentos saudáveis e doentes, um sistema de recompensa para comportamentos saudáveis e a importância de reforçar as habilidades de relaxamento e enfrentamento ensinadas às crianças para o controle da dor. O tratamento pode consistir em um número variável de sessões ao longo de 1 a 6 meses e pode incluir vários componentes, como monitoramento dos sintomas, limitação da atenção dos pais, treinamento de relaxamento, aumento da fibra alimentar e exigência de frequência escolar. Nenhum efeito colateral negativo da substituição de sintomas ocorreu com as intervenções.

DOR EM CRIANÇAS COM DOENÇA FALCIFORME

Um episódio doloroso é a causa mais frequente de visitas ao departamento de emergência e internações hospitalares em crianças com doença falciforme (ver Capítulo 24). O episódio doloroso agudo na doença falciforme é a única síndrome dolorosa em que os opioides são considerados a principal terapia e são iniciados na primeira infância e continuados por toda a vida adulta. Uma fonte de frustração para pacientes e profissionais de saúde é que a maioria dos regimes analgésicos atuais são inadequados para controlar alguns dos episódios dolorosos mais graves. Uma abordagem multidisciplinar que envolva modalidades farmacológicas e não farmacológicas (intervenção cognitivo-comportamental, calor, massagem, fisioterapia) é necessária, mas muitas vezes não é implementada. Os objetivos do tratamento do episódio agudo podem não ser eliminar toda a dor, o que geralmente é impossível, mas tornar a dor tolerável ao paciente até que o episódio se resolva e aumentar a função e a participação do paciente nas atividades diárias de vida (Oakes, 2011; Telfer & Kaya, 2017).

Os pacientes que chegam a um departamento de emergência por episódios dolorosos agudos geralmente esgotaram todas as opções de atendimento domiciliar ou terapia ambulatorial. O enfermeiro deve perguntar aos pacientes quais foram as medicações, as posologias e os efeitos colaterais usuais no passado; a medicação habitual utilizada em casa; e os medicamentos utilizados desde o início da dor atual. O paciente pode estar em uso prolongado de opioides em casa e, portanto, pode ter desenvolvido algum grau de tolerância. Um opioide potente diferente ou uma dose maior do mesmo medicamento pode ser indicado. Como os antagonistas-agonistas-opioides mistos podem precipitar síndromes de abstinência, evite-os se os pacientes estiverem tomando opioides por um longo prazo em casa. Um cartão de "passaporte" com informações do paciente sobre o diagnóstico, complicações anteriores, regime de tratamento da dor sugerido e nome e informações de contato do hematologista primário é útil para os pais e facilita o tratamento da dor centrado no paciente no departamento de emergência.

O paciente é internado para tratamento de dor intensa se o alívio adequado não for obtido no departamento de emergência. Para dor intensa, a administração por via IV com dosagem em *bolus* e infusão contínua usando uma bomba de infusão de PCA pode ser necessária. Pacientes que necessitam de mais de 5 a 7 dias de opioides devem ter doses reduzidas para evitar os sintomas fisiológicos de abstinência (disforia, congestão nasal, diarreia, náuseas e vômitos, sudorese e convulsões). O desmame adequado dos esquemas de PCA começa com a redução da taxa de infusão contínua antes da descontinuação enquanto o paciente continua a usar doses de demanda para analgesia. As conversões equianalgésicas equivalentes à morfina podem ser usadas para converter as taxas de infusão contínua em analgésicos orais equivalentes. Doses de analgésicos orais de ação prolongada, como a morfina oral de liberação prolongada, também podem ser usadas para substituir a dosagem de infusão contínua. As doses intermitentes podem ser posteriormente reduzidas se a analgesia permanecer adequada.

Pacientes que recebem doses de opioides inadequadas para aliviar sua dor ou cujas doses não são reduzidas após um curso de tratamento podem desenvolver pseudoadição iatrogênica (Greene & Chambers, 2015; Passik, 2009). A pseudoadição é um fenômeno que sugere que o subtratamento da dor leve a comportamentos do paciente que "imitam" a adição, como pedir medicamentos específicos pelo nome e dose preferida, pedir medicamentos para a dor no horário (observação do relógio) e relatar altos escores de dor em um base frequente. Esse cenário pode ser vivenciado por pacientes com doença falciforme, câncer e outras condições de dor crônica ao se apresentarem em departamentos de emergência movimentados, onde encontram um profissional de saúde diferente a cada vez. Embora existam poucos dados sobre o papel da pseudoadição na dor crônica, em sua essência ela pode ser vista como uma questão fundamental de falta de comunicação e desconfiança entre um paciente e um cuidador. A comunicação com os pacientes para garantir o histórico e a avaliação precisos da dor e a participação na tomada de decisões compartilhadas sobre o manejo seguro e eficaz da dor podem fornecer aos pacientes e aos profissionais uma experiência e desfecho satisfatórios.

DOR DO CÂNCER EM CRIANÇAS

A dor em crianças com câncer está presente antes do diagnóstico e do tratamento e pode desaparecer após o início da terapia antineoplásica. No entanto, a dor relacionada com o tratamento é comum (Tabela 5.11). A dor pode estar relacionada com cirurgia, mucosite, membro-fantasma ou infecção. A dor também pode estar relacionada com quimioterapia e procedimentos, como aspiração de medula óssea, punção com agulha e punção lombar. A dor relacionada com o tumor ocorre frequentemente quando a criança tem recaída ou quando os tumores se tornam resistentes ao tratamento. Dor intratável pode ocorrer em pacientes com tumores sólidos volumosos que ocupam espaço nos pulmões, membros, abdome, pelve ou cérebro. Em adultos jovens sobreviventes de câncer infantil, condições de dor crônica podem se desenvolver, incluindo síndrome de dor regional complexa da extremidade inferior, dor do membro-fantasma, necrose avascular, dor mecânica relacionada com procedimentos de alongamento da perna e neuralgia pós-herpética.

A mucosite oral (ulceração da cavidade oral e garganta) ocorre frequentemente em pacientes submetidos a quimioterapia ou radioterapia e em pacientes submetidos a transplante de medula óssea. O tratamento inclui agentes únicos (solução salina, opioides, bicarbonato de sódio, peróxido de hidrogênio, suspensão de sucralfato, clotrimazol, nistatina, lidocaína viscosa, anfotericina B, diclonina) ou misturas de bochechos usando uma combinação de agentes (lidocaína, difenidramina, nistatina). A mucosite após o transplante de medula óssea pode ser prolongada, continuamente intensa, exacerbada por cuidados bucais e deglutição, ou pior durante as horas de vigília. O paciente pode ser incapaz de comer ou engolir. A morfina administrada como infusão contínua ou fornecida por dispositivo de PCA pode ser necessária até que a mucosite seja resolvida (Bennett, 2016; Hickman, Varadarajan, & Weisman, 2014; Sung, Robinson, Treister et al., 2017).

Outra dor relacionada com tratamento inclui (1) dor abdominal após transplante alogênico de medula óssea, que pode estar associada à doença aguda do enxerto contra o hospedeiro; (2) dor abdominal associada à tiflite (infecção do ceco), que ocorre quando o paciente está imunocomprometido; (3) sensações-fantasmas e dor no membro-fantasma após uma amputação; (4) neuropatia periférica após administração de vincristina e outros agentes quimioterápicos com efeitos neurotóxicos; e (5) dor óssea medular, que pode estar associada à administração de fator estimulante de colônias de granulócitos ou carga de doença nos espaços ósseos medulares.

Sobreviventes de câncer infantil descrevem memórias vívidas de sua experiência com procedimentos dolorosos repetidos durante o tratamento. Esses procedimentos incluem punção com agulha para quimioterapia IM (l-asparaginase), cateteres IV, acesso à cateteres implantados e coleta de sangue, punção lombar, aspiração e biopsia de medula óssea, remoção de cateteres venosos centrais e outros

Tabela 5.11 Dor do câncer em crianças.

Tipo	Apresentação clínica	Causas
Óssea		
Crânio Vértebras Pelve e fêmur	Dolorosa até dor aguda e intensa geralmente mais pronunciada com o movimento; ponto de sensibilidade comum Crânio – cefaleia, visão turva Coluna – sensibilidade sobre o processo espinhoso Extremidades – dor associada ao movimento ou levantamento Pelve e fêmur – dor associada ao movimento; dor com suporte de peso e caminhada	Infiltração óssea Metástases esqueléticas – irritação e alongamento dos receptores de dor no periósteo e endósteo Prostaglandinas liberadas da destruição óssea
Neuropática		
Periférica Plexo Epidural Compressão medular	Queixas de dor sem qualquer dano tecidual detectável Sensações anormais ou desagradáveis, mais rígidas, como formigamento, ardência ou pontada Muitas vezes, um atraso no início Dor breve, aguda Aumento da intensidade da dor com estímulos receptivos	Lesão nervosa causada por infiltração tumoral; também pode ser causada por lesão decorrente do tratamento (p. ex., toxicidade da vincristina) Infiltração ou compressão de nervos periféricos Interrupção cirúrgica dos nervos (dor-fantasma após amputação)
Visceral		
Tecido conjuntivo Tumores intestinais Retroperitoniais	Mal localizada Varia em intensidade Pressão, profunda ou dolorosa	Obstrução – intestino, trato urinário, trato biliar Ulceração da mucosa Alteração metabólica Ativação de nociceptores, geralmente por distensão ou inflamação de órgãos viscerais
Relacionada com tratamento		
Mucosite Infecção Cefaleia pós-punção lombar Dermatite por radiação Pós-operatório	Dificuldade para engolir, dor por lesões na orofaringe; pode se estender por todo o trato gastrintestinal A infecção pode ser dor localizada por infecção focalizada ou generalizada (ou seja, infecção tecidual versus septicemia) Cefaleia intensa após punção lombar Inflamação da pele causando hiperemia e colapso Dor relacionada ao trauma tecidual secundário à cirurgia	Efeitos colaterais diretos do tratamento do câncer: Quimioterapia Radiação Cirurgia

procedimentos diagnósticos invasivos. O medo e a ansiedade relacionados com esses procedimentos podem ser minimizados com o preparo dos pais e da criança. O preparo começa com a obtenção de informações dos pais sobre os estilos de enfrentamento da criança, explicando o procedimento e solicitando seu apoio, seguida de uma explicação adequada à idade da criança. A TCC (imagens guiadas, relaxamento, musicoterapia, hipnose), a sedação consciente e a anestesia geral têm sido eficazes na diminuição da dor e do desconforto durante o procedimento. Analgésicos tópicos (*sprays* frios, EMLA®, géis de ametocaína), conforme discutido anteriormente neste capítulo, são eficazes na instituição da analgesia antes de procedimentos com agulha.

Se o paciente for neutropênico (contagem absoluta de neutrófilos < 500/mm^3), a ação antipirética do paracetamol pode mascarar a febre. Em pacientes com trombocitopenia (contagem de plaquetas < 50.000/mm^3), que podem estar em risco de sangramento, os AINEs são contraindicados. A morfina é o opioide mais utilizado para dor moderada a intensa e pode ser administrada por via oral (incluindo apresentações de liberação sustentada, como MS Contin), IV, subcutânea, epidural e intratecal.

A síndrome clínica mais comum de dor neuropática é a neuropatia periférica dolorosa causada por agentes quimioterápicos, particularmente vincristina e cisplatina e raramente citarabina (Hickman et al., 2014). Após a retirada da quimioterapia, a neuropatia pode se resolver em semanas a meses, ou pode persistir mesmo após a retirada. A dor neuropática está associada a pelo menos um dos seguintes: (1) dor descrita como elétrica ou tipo choque, em pontada ou em queimação; (2) sinais de envolvimento neurológico (paralisia, neuralgia, hipersensibilidade à dor) diferentes daqueles associados à progressão do tumor; e (3) a localização do câncer de órgão sólido consistente com dano neurológico que poderia dar origem a dor neuropática. Uma infusão epidural ou subaracnóidea pode ser iniciada se o paciente apresentar efeitos colaterais dos opioides limitantes da dose ou se a dor for resistente aos opioides. Antidepressivos tricíclicos (amitriptilina, desipramina) e anticonvulsivantes (gabapentina, carbamazepina) demonstraram eficácia na dor neuropática do câncer (Anghelescu, Faughnan, Popenhagen et al., 2014).

DOR E SEDAÇÃO NOS CUIDADOS DE FIM DE VIDA

As crianças que vivem com doenças ou condições terminais experimentam dor em vários pontos da trajetória da doença. Os efeitos cumulativos de tratamentos, procedimentos, medicamentos e sintomas podem levar ao aumento do sofrimento à medida que se aproximam do fim da vida. Os profissionais de saúde e de cuidados paliativos são qualificados para lidar com a dor e os sintomas complexos que acompanham a doença complexa e o fim da vida, permitindo que as crianças permaneçam no conforto de suas casas ao chegarem a esse momento (Kaye, Gattas, Kiefer et al.., 2019). Na maioria dos casos, a dor e os sintomas podem ser controlados adequadamente e a criança pode permanecer confortável durante todo o processo de morte. No entanto, existem algumas crianças para as quais a dor e outros sintomas são difíceis de controlar, o que causa sofrimento tanto a eles como às famílias. A sedação paliativa pode ser considerada quando uma criança está em processo de morte iminente e sintomas intoleráveis estão causando angústia e sofrimento durante o processo de morrer, e não deve ser considerada a menos que todos os outros meios para alcançar o conforto tenham sido esgotados (Bodnar, 2017).

O início do diálogo sobre sedação paliativa deve ser focado em esclarecer o objetivo da sedação. Em algumas circunstâncias, a sedação paliativa pode ser um processo limitado no tempo para permitir o repouso e a oportunidade de ajustar o manejo dos sintomas, com a esperança de melhorar o conforto e a possibilidade de retornar a um estado mais acordado. Em situações mais intratáveis, o objetivo pode ser iniciar uma sedação profunda com o objetivo de criar um estado de repouso até a morte. Em ambos os casos, a equipe interdisciplinar ou de cuidados paliativos deve se reunir com a família para discutir sua percepção sobre o sofrimento da criança e as preferências pela sedação paliativa e determinar os resultados clínicos que indicariam quando titular ou descontinuar a sedação (Anghelescu, 2012).

O uso da sedação paliativa no final da vida está enraizado em princípios éticos de beneficência (agir no melhor interesse do paciente, ser misericordioso) e não maleficência (não causar danos). A sedação paliativa tem a intenção de reduzir o sofrimento induzindo um estado de repouso sedado, não de acelerar a morte, e não é considerada eutanásia ou suicídio assistido (Anghelescu, 2012).

A eutanásia ocorre quando outra pessoa que não o paciente determina que este está sofrendo e, então, age com a intenção de acabar com a vida desse paciente (Saad, 2017). O suicídio assistido por médico refere-se a indivíduos em estado terminal que solicitam que seu médico forneça os meios para acabar com sua vida no momento de sua escolha e, em seguida, agem com a intenção de acabar com sua vida. Vários estados permitem o suicídio assistido por médico apenas para adultos (Campbell & Black, 2014; Orentlicher, Pope, & Rich, 2016).

QUESTÕES DE REVISÃO

1. Ao cuidar de uma lactente de 6 meses hospitalizada por bronquiolite, um dos pais pergunta ao enfermeiro: "Ela está com dor?". Como você saberia, já que ela não pode dizer?" Na avaliação de enfermagem anterior, a lactente apresenta temperatura de 37°C, respiração de 32, pulso de 100 bpm e pressão arterial de 98/50 mmHg. A criança está dormindo. **Use um X para a resposta de enfermagem à mãe que está preocupada com a dor listada a seguir que é indicada (apropriada ou necessária), contraindicada (pode ser prejudicial) ou não essencial (não faz diferença ou não é necessária) em relação ao fato de a criança estar experimentando dor e como os enfermeiros saberão disso.**

Ação de enfermagem	Indicada	Contraindicada	Não essencial
"Os lactentes não sentem dor como os adultos porque seus receptores de dor ainda não estão totalmente desenvolvidos."			
"Embora tentemos dar remédio ao lactente antes que a dor seja sentida, observamos muito de perto e usamos diferentes técnicas para ajudar a aliviar a dor."			
"Quando necessário, os enfermeiros administram a medicação para dor a todos os pacientes hospitalizados, antes que o lactente realmente sinta dor."			
"Averiguamos a dor utilizando uma ferramenta de avaliação da dor para crianças de todas as idades e administramos o medicamento conforme necessário."			

Ação de enfermagem	Indicada	Contraindicada	Não essencial
"Esperamos até que o lactente chore ou fique agitado, e então sabemos que ele está sentindo dor."			

2. Um menino de 9 anos está sentindo dor após uma cirurgia de apendicite. Ele foi operado pela manhã e não teve complicações da cirurgia. O enfermeiro realiza uma avaliação 30 minutos depois de lhe dar a medicação para a dor e anota os achados dessa avaliação direcionada. Quais desses indicadores justificam mais ações de enfermagem? O paciente atualmente classifica sua dor como um "5" em uma escala de 0 a 5.

Selecione tudo que se aplica.

A. A classificação da dor é 4 em uma escala de 0 a 5 obtida 30 minutos após a medicação para dor IV.
B. A frequência respiratória é de 20 respirações/min - 2 horas após a medicação para dor IV.
C. Frequência respiratória de 20 respirações/min.
D. O escore de dor mudou de 4/5 para 2/5-30 minutos após a medicação para dor IV.
E. Nível de pressão arterial de 112/74 mmHg.
F. Frequência de pulso de 85 bpm.
G. Vômitos imediatamente após a administração de analgésicos orais.
H. Sentado na cama conversando com os pais 45 minutos após a administração da medicação para a dor.
I. Relata dor como 5 na escala de 0 a 5 ao pedir sorvete - precisa de acompanhamento porque o comportamento é incongruente com o que está sendo relatado.
J. A ferida está quente ao toque e hiperemiada.

3. O enfermeiro está cuidando de quatro pacientes pediátricos que podem estar sentindo dor por diferentes motivos. **Indique qual escala de dor listada na coluna da extrema esquerda é apropriada para a criança com dor listada na coluna do meio. Coloque o número da escala de dor que deve ser usada para o paciente descrito na coluna do meio na coluna da extrema direita. Observe que NEM todas as escalas de dor serão utilizadas.**

Escala de avaliação da dor	Paciente e tipo de dor experimentada	Escala de dor correta
1. CRIES: **c**horando, **r**equerendo mais oxigênio, **i**ncapacidade de consolar, **e**xpressão e insônia (***s**leeplessness*)	Criança de 2 anos com síndrome de Down em recuperação de cirurgia pela manhã	
2. *FLACC Pain Assessment Tool*: expressão **f**acial, movimento das pernas (***l**egs*), **a**tividade, **c**horo e **c**onsolabilidade	Recém-nascido em terapia intensiva por baixo peso ao nascer e nascido de mãe usuária de drogas	
3. *Non-Communicating Children's Pain Checklist* (NCCPC): questionário para pais e profissionais de saúde avaliando dor aguda e crônica	Jovem de 17 anos internado por crise de anemia falciforme	
4. *Neonatal Pain, Agitation, and Sedation Scale* (NPASS): para lactentes de 3 a 6 meses	Criança de 5 anos com leucemia submetida a punção lombar	
5. *Wong-Baker FACES Scale*		
6. *Premature Infant Pain Profile* (PIPP)		
7. *Visual Analogue Numeric Scale*		

4. Uma menina de 5 anos com doença falciforme é admitida por um episódio doloroso agudo e foi colocada em uso de opioides na sala de emergência. Na admissão, seu escore de dor era 5/5 segundo a *Wong-Baker Pain Scale*. Duas horas depois ela está se sentindo melhor e classifica sua dor como 2/5 segundo a *Wong-Baker Pain Scale*. **Escolha as opções mais prováveis para as informações que faltam nas declarações a seguir selecionando nas listas de opções fornecidas.**

A melhor opção para ela nesse momento é manter ___1___ infusão de analgésico com ___2___ doses conforme necessário. Se ela continuar com opioides por mais de 5 a 7 dias, são necessárias ___3___ doses ao longo do tempo para evitar sintomas de abstinência.

Opções para 1	Opções para 2	Opções para 3
intermitente	*bolus*	aumentar
contínua	tripla	mudar
a critério médico	metade	parar
sn	completa	afunilar
uma vez	contínua	ajustar
diária	diária	conter

REFERÊNCIAS BIBLIOGRÁFICAS

Allen, J. D., Casavant, M. J., Spiller, H. A., Chounthirath, T., Hodges, N. L., & Smith, G. A. (2017). Prescription opioid exposures among children and adolescents in the United States: 2000–2015. *Pediatrics, 139*(4), e20163382.

Ambuel, B., Hamlett, K. W., Marx, C. M., et al. (1992). Assessing distress in pediatric intensive care environments: The COMFORT scale. *Journal of Pediatric Psychology, 17*(1), 95–109.

Andrzejowski, P., & Carroll, W. (2016). Codeine in paediatrics: Pharmacology, prescribing and controversies. Archives of disease in childhood. *Education & Practice edition, 101*(3), 148–151.

Anghelescu, D. L. (2012). Pediatric palliative sedation therapy with propofol: Recommendations based on experience in children with terminal cancer. *Journal of Palliative Medicine, 15*(10), 1082–1090.

Anghelescu, D. L., Ehrentraut, J. H., & Faughnan, L. G. (2013). Opioid misuse and abuse: Risk assessment and management in patients with cancer pain. *Journal of the National Comprehensive Cancer Network, 11*(8), 1023–1031.

Anghelescu, D. L., Faughnan, L. G., Oakes, L. L., Windsor, K. B., Pei, D., & Burgoyne, L. L. (2012). Parent-controlled PCA for pain management in pediatric oncology: Is it safe? *Journal of Pediatric Hematology Oncology, 34*(6), 416–420.

Anghelescu, D. L., Faughnan, L. G., Popenhagen, M. P., Oakes, L. L., Pei, D., & Burgoyne, L. L. (2014). Neuropathic pain referrals to a multidisciplinary pediatric cancer pain service. *Pain Management Nursing, 15*(1), 126–131.

Anghelescu, D. L., Patel, R. M., Mahoney, D. P., Trujillo, L., Faughnan, L. G., Steen, B. D., et al. (2016). Methadone prolongs cardiac conduction in young patients with cancer-related pain. *Journal of Opioid Management, 12*(2), 131–138.

Arane, K., Behboudi, A., & Goldman, R. D. (2017). Virtual reality for pain and anxiety management in children. *Canadian Family Physician Medecin de famille canadien, 63*(12), 932–934.

Azize, P. M., Humphreys, A., & Cattani, A. (2011). The impact of language on the expression and assessment of pain in children. *Intensive and Critical Care Nursing, 27*(5), 235–243.

Babl, F. E., Crellin, D., Cheng, J., et al. (2012). The use of faces, legs, activity, cry and consolability scale to assess procedural pain and distress in young children. *Pediatric Emergency Care, 28*(12), 1281–1296.

von Baeyer, C. L., Lin, V., Seidman, L. C., et al. (2011). Pain charts (body maps or manikins) in assessment of the location of pediatric pain. *Pain Management, 1*(1), 61–68.

Baker, D. W. (2017). History of the joint commission's pain standards: Lessons for today's prescription opioid epidemic. The joint commission's pain standards and the prescription opioid epidemic. *The Journal of the American Medical Association, 317*(11), 1117–1118.

Becker, E. M., Wilson, B., Chen-Lim, M. L., & Ely, E. (2019). The experience of pain and pain tool preferences of hospitalized youth. *Pain Management Nursing*.

Bembich, S., Cont, G., Causin, E., Paviotti, G., Marzari, P., & Demarini, S. (2018). Infant analgesia with a combination of breast milk, glucose, or maternal holding. *Pediatrics, 142*(3), e20173416.

Bennett, M. (2016). Pain management for chemotherapy-induced oral mucositis. *Nursing Child Young People, 28*(10), 25–29.

Best, K. M., Wypij, D., Asaro, L. A., & Curley, M. A. (2017). Patient, process, and system predictors of iatrogenic withdrawal syndrome in critically ill children. *Critical Care Medicine, 45*(1), e7–e15.

Biran, V., Gourrier, E., Cimerman, P., et al. (2011). Analgesic effects of EMLA cream and oral sucrose during venipuncture in preterm infants. *Pediatrics, 128*(1), e63–e70.

Birnie, K. A., Chambers, C. T., Chorney, J., Fernandez, C. V., & McGrath, P. J. (2016). A multi-informant multi-method investigation of family functioning and parent–child coping during children's acute pain. *Journal of Pediatric Psychology*.

Bodnar, J. (2017). A review of agents for palliative sedation/continuous deep sedation: Pharmacology and practical applications. *Journal of Pain & Palliative Care Pharmacotherapy, 31*(1), 16–37.

Boerlage, A. A., Ista, E., Duivenvoorden, H. J., et al. (2015). The COMFORT behavior scale detects clinically meaningful effects of analgesic and sedative treatment. *European Journal of Pain, 19*(4), 473–479.

Bos-Veneman, N. G. P., Otter, M., & Reijneveld, S. A. (2018). Using feeding to reduce pain during vaccination of formula-fed infants: A randomised controlled trial. *Archives of Disease in Childhood, 103*(12), 1132.

Breau, L. M., McGrath, P. J., Camfield, C. S., et al. (2002). Psychometric properties of the non-communicating children's pain checklist—revised. *Pain, 99*(1–2), 349–357.

Brown, R., Fortier, M. A., Zolghadr, S., Gulur, P., Jenkins, B. N., & Kain, Z. N. (2016). Postoperative pain management in children of hispanic origin: A descriptive cohort study. *Anesthesia & Analgesia, 122*(2), 497–502.

Bueno, M., Moreno-Ramos, M. C., Forni, E., & Kimura, A. F. (2019). Adaptation and initial validation of the premature infant pain profile–revised (PIPP-R) in Brazil. *Pain Management Nursing*.

Campbell, C. S., & Black, M. A. (2014). Dignity, death, and dilemmas: A study of Washington hospices and physician-assisted death. *Journal of Pain and Symptom Management, 47*(1), 137–153.

Carter, B., Arnott, J., Simons, J., & Bray, L. (2017). Developing a sense of knowing and acquiring the skills to manage pain in children with profound cognitive impairments: Mothers' perspectives. *Pain Research & Management*, 2514920–2514920.

Cascella, M., Bimonte, S., Saettini, F., & Muzio, M. R. (2019). The challenge of pain assessment in children with cognitive disabilities: Features and clinical applicability of different observational tools. *Journal of Paediatrics and Child Health, 55*(2), 129–135.

Chidambaran, V., Sadhasivam, S., & Mahmoud, M. (2017). Codeine and opioid metabolism: Implications and alternatives for pediatric pain management. *Current Opinion in Anaesthesiology, 30*(3), 349–356.

Chua, M. E., Firaza, P. N. B., Ming, J. M., Silangcruz, J. M. A., Braga, L. H., & Lorenzo, A. J. (2017). Lidocaine gel for urethral catheterization in children: A meta-analysis. *The Journal of Pediatrics, 190*, 207–214 e201.

Cicvaric, A., Divkovic, D., Tot, O. K., & Kvolik, S. (2018). Effect of pre-emptive paracetamol infusion on postoperative analgesic consumption in children undergoing elective herniorrhaphy. *Turkish Journal of Anaesthesiology and Reanimation, 46*(3), 197–200.

Claar, R. L., & Walker, L. S. (2006). Functional assessment of pediatric pain patients: Psychometric properties of the functional disability inventory. *Pain, 121*(1–2), 77–84.

Clark, L. (2011). Pain management in the pediatric population. *Critical Care Nursing Clinics of North, 23*(2), 291–301.

Cline, M. E., Herman, J., Shaw, E. R., et al. (1992). Standardization of the visual analogue scale. *Nursing Research, 41*(6), 378–380.

Connelly, M., & Sekhon, S. (2019). Current perspectives on the development and treatment of chronic daily headache in children and adolescents. *Pain Management, 9*(2), 175–189.

Crosta, Q. R., Ward, T. M., Walker, A. J., et al. (2014). A review of pain measures for hospitalized children with cognitive impairment. *Journal for Specialists in Pediatric Nursing, 19*(2), 109–118.

De Jong, A. E., Tuinebreijer, W. E., Bremer, M., et al. (2012). Construct validity of two pain behavior observation measurement instruments for young children with burns by Rasch analysis. *Pain, 153*(11), 2260–2266.

Despriee, Å. W., & Langeland, E. (2016). The effect of sucrose as pain relief/comfort during immunisation of 15-month-old children in health care centres: A randomised controlled trial. *Journal of Clinical Nursing, 25*(3–4), 372–380.

van Dijk, M., Roofthooft, D. W., Anand, K. J., et al. (2009). Taking up the challenge of measuring prolonged pain in (premature) neonates: The COMFORTneo scale seems promising. *The Clinical Journal of Pain, 25*(7), 607–616.

Dionysakopoulou, C., Giannakopoulou, M., Lianou, L., Bozas, E., Zannikos, K., & Matziou, V. (2018). Validation of Greek versions of the neonatal infant pain scale and premature infant pain profile in neonatal intensive care unit. *Pain Management Nursing, 19*(3), 313–319.

Donado, C., Solodiuk, J., Rangel, S. J., Nelson, C. P., Heeney, M. M., Mahan, S. T., et al. (2019). Patient- and nurse-controlled analgesia: 22-Year experience in a pediatric hospital. *Hospital Pediatrics, 9*(2), 129.

Dosenovic, S., Jelicic Kadic, A., Jeric, M., Boric, M., Markovic, D., Vucic, K., et al. (2018). Efficacy and safety outcome domains and outcome measures in systematic reviews of neuropathic pain conditions. *The Clinical Journal of Pain, 34*(7), 674–684.

Ehrentraut, J. H., Kern, K. D., Long, S. A., An, A. Q., Faughnan, L. G., & Anghelescu, D. L. (2014). Opioid misuse behaviors in adolescents and young adults in a hematology/oncology setting. *Journal of Pediatric Psychology, 39*(10), 1149–1160.

Fenn, N. E., & Plake, K. S. (2017). Opioid and benzodiazepine weaning in pediatric patients: Review of current literature. *Pharmacotherapy: The Journal of Human Pharmacology and Drug Therapy, 37*(11), 1458–1468.

Fernandes, A. M., De Campos, C., Batalha, L., et al. (2014). Pain assessment using the adolescent pediatric pain tool: A systematic review. *Pain Research and Management, 19*(4), 212–218.

Fisher, K., Laikin, A. M., Sharp, K. M. H., Criddle, C. A., Palermo, T. M., & Karlson, C. W. (2018). Temporal relationship between daily pain and actigraphy sleep patterns in pediatric sickle cell disease. *Journal of Behavioral Medicine, 41*(3), 416–422.

Fortier, M. A., Wahi, A., Bruce, C., et al. (2014). Pain management at home in children with cancer: A daily diary study. *Pediatric Blood and Cancer, 61*(6), 1029–1033.

Franck, L. S., Harris, S. K., Soetenga, D. J., et al. (2008). The withdrawal assessment tool–1 (WAT-1): An assessment instrument for monitoring opioid and benzodiazepine withdrawal symptoms in pediatric patients. *Pediatric Critical Care Medicine, 9*(6), 573–580.

Franck, L. S., Ridout, D., Howard, R., et al. (2011). A comparison of pain measures in newborn infants after cardiac surgery. *Pain, 152*(8), 1758–1765.

Friedrichsdorf, S. J. (2015). Pain outcomes in a US children's hospital: A prospective cross-sectional survey. *Hospital Pediatrics, 5*(1), 18–26.

Gao, H., Xu, G., Gao, H., Dong, R., Fu, H., Wang, D., et al. (2015). Effect of repeated kangaroo mother care on repeated procedural pain in preterm infants: A randomized controlled trial. *International Journal of Nursing Studies, 52*(7), 1157–1165.

Garra, F., Singer, A. J., Domingo, A., et al. (2013). The Wong-Baker pain FACES scale measures pain, not fear. *Pediatric Emergency Care, 29*(1), 17–20.

Getz, K. D., Miller, T. P., Seif, A. E., Li, Y., Huang, Y.-S. V., Fisher, B. T., et al. (2018). Opioid utilization among pediatric patients treated for newly diagnosed acute myeloid leukemia. *PLoS One, 13*(2), 1–15.

Gold, J. I., Mahrer, N. E., Yee, J., et al. (2009). Pain, fatigue and health-related quality of life in children and adolescents with chronic pain. *The Clinical Journal of Pain, 25*(5), 407–412.

Greene, M. S., & Chambers, R. A. (2015). Pseudoaddiction: Fact or fiction? an investigation of the medical literature. *Current Addiction Reports, 2*(4), 310–317.

Groenewald, C. B., Beals-Erickson, S. E., Ralston-Wilson, J., Rabbitts, J. A., & Palermo, T. M. (2017). Complementary and alternative medicine use by children with pain in the United States. *Academic Pediatrics, 17*(7), 785–793.

Habich, M., Wilson, D., Thielk, D., et al. (2012). Evaluating the effectiveness of pediatric pain management guidelines. *Journal of Pediatric Nursing, 27*(4), 336–345.

Harbaugh, C. M., & Gadepalli, S. K. (2019). Pediatric postoperative opioid prescribing and the opioid crisis. *Current Opinion in Pediatrics, 31*(3), 378–385.

Harrison, D., Joly, C., Chretien, C., Cochrane, S., Ellis, J., Lamontagne, C., et al. (2014). Pain prevalence in a pediatric hospital: Raising awareness during pain awareness week. *Pain Research and Management : The Journal of the Canadian Pain Society, 19*(1), e24–e30.

Hatfield, L. A., & Ely, E. A. (2015). Measurement of acute pain in infants: A review of behavioural and physiological variables. *Biological Research For Nursing, 17*(1), 100–111.

Heath, J. A., Oh, L. J., Clarke, N. E., et al. (2012). Complementary and alternative medicine use in children with cancer at the end of life. *Journal of Palliative Medicine, 15*(11), 1218–1221.

Hershey, A. D., Powers, S. W., Vockell, A. L., et al. (2001). PedMIDAS: Development of a questionnaire to assess disability of migraines in children. *Neurology, 57*(11), 2034–2039.

Hershey, A. D., Powers, S. W., Vockell, A. L., et al. (2004). Development of a patient-based grading scale for PedMIDAS. *Cephalalgia, 24*(10), 844–849.

Hickman, J., Varadarajan, J., & Weisman, S. J. (2014). Paediatric cancer pain. In P. C. McGrath, B. J. Stevens, S. M. Walker, et al. (Eds.), *Oxford textbook of paediatric pain*. Oxford UK: Oxford University Press.

Hicks, C. L., von Baeyer, C. L., Spafford, P. A., et al. (2001). The faces pain scale–revised: Toward a common metric in pediatric pain measurement. *Pain, 93*(2), 173–183.

Hillman, B. A., Tabrizi, M. N., Gauda, E. B., et al. (2015). The neonatal pain, agitation and sedation scale and the bedside nurse's assessment of neonates. *Journal of Perinatology, 35*(2), 128–131.

Hummel, P., Puchalski, M., & Creech, S. D. (2008). Clinical reliability and validity of the N-PASS: Neonatal pain, agitation and sedation scale with prolonged pain. *Journal of Perinatology, 28*(1), 55–60.

Hyman, P. E. (2016). Chronic and recurrent abdominal pain. *Pediatrics in Review, 37*(9), 377.

Jenkins, B. N., & Fortier, M. A. (2014). Developmental and cultural perspectives on children's postoperative pain management at home. *Pain Management, 4*(6), 407–412.

Kashikar-Zuck, S., Flowers, S. R., Claar, R. L., et al. (2011). Clinical utility and validity of the Functional Disability Inventory among a multicenter sample of youth with chronic pain. *Pain, 152*(7), 1600–1607.

Kassab, M., Foster, J. P., Foureur, M., et al. (2012). Sweet-tasting solutions for needle-related procedural pain in infants one month to one year of age. *Cochrane Database of Systematic Reviews*.

Kaye, E. C., Gattas, M., Kiefer, A., Reynolds, J., Zalud, K., Li, C., et al. (2019). Provision of palliative and hospice care to children in the community: A population study of hospice nurses. *Journal of Pain and Symptom Management, 57*(2), 241–250.

Kesavan, K. (2015). Neurodevelopmental implications of neonatal pain and morphine exposure. *Pediatric Annals, 44*(11), e260–264. https://doi.org/10.3928/00904481-20151112-08.

Kozlowski, L. J., Kost-Byerly, S., Colantuoni, E., et al. (2014). Pain prevalence, intensity, assessment and management in a hospitalized pediatric population. *Pain Management Nursing, 15*(1), 22–35.

Krechel, S. W., & Bildner, J. (1995). Cries: A new neonatal postoperative pain measurement score: Initial testing of validity and reliability. *Paediatric Anaesthesia, 5*(1), 53–61.

Lawrence, J., Alcock, D., McGrath, P., et al. (1993). The development of a tool to assess neonatal pain. *Neonatal Network, 12*(6), 59–66.

Leahy, I., Berry, J. G., Johnson, C. J., Crofton, C., Staffa, S. J., & Ferrari, L. (2018). Does the current American Society of Anesthesiologists physical status classification represent the chronic disease burden in children undergoing general anesthesia? Anesthesia & Analgesia. Publish Ahead of Print.

Logan, D. E., Coakley, R. M., & Garcia, B. N. B. (2014). Cognitive-behavioural interventions. In P. C. McGrath, B. J. Stevens, S. M. Walker, et al. (Eds.), *Oxford textbook of paediatric pain*. Oxford UK: Oxford University Press.

Lootens, C. C., & Rapoff, M. A. (2011). Measures of pediatric pain: 21-numbered circle visual analog scale (VAS), E-Ouch electronic pain diary, oucher, pain behavior observation method, pediatric pain assessment yool (PPAT), and pediatric pain questionnaire (PPQ). *Arthritis Care & Research, 63*(Suppl. 11), S253–S262.

Luffy, R., & Grove, S. K. (2003). Examining the validity, reliability, and preference of three pediatric pain measurement tools in African-American children. *Pediatric Nursing, 29*(1), 54–60.

Lunoe, M. M., Drendel, A. L., Levas, M. N., et al. (2015). A randomized clinical trial of jet-injected lidocaine to reduce venipuncture pain for young children. *Annals of Emergency Medicine, 66*(5), 466–474.

Manworren, R. C. B., & Gilson, A. M. (2015). CE: Nurses' role in preventing prescription opioid diversion. *AJN: American Journal of Nursing, 115*(8), 34–40.

Massaro, M., Ronfani, L., Ferrara, G., et al. (2014). A comparison of three scales for measuring pain in children with cognitive impairment. *Acta Paediatrica, 103*(11), e495–e500.

Matsuishi, Y., Hoshino, H., Shimojo, N., Enomoto, Y., Kido, T., Hoshino, T., et al. (2018). Verifying the validity and reliability of the Japanese version of the face, legs, activity, cry, consolability (FLACC) behavioral scale. *PLoS One, 13*(3), e0194094-e0194094.

McClafferty, H., Vohra, S., Bailey, M., Brown, M., Esparham, A., Gerstbacher, D., et al. (2017). Pediatric integrative medicine. *Pediatrics, 140*(3), e20171961.

McGrath, P. J., Walco, G. A., Turk, D. C., et al. (2008). Core outcome domains and measures for pediatric acute and chronic/recurrent pain clinical trials: PedIMMPACT recommendations. *The Journal of Pain, 9*(9), 771–783.

Meek, J., & Huertas, A. (2012). Cochrane review: Non-nutritive sucking, kangaroo care and swaddling/facilitated tucking are observed to reduce procedural pain in infants and young children. *Evidence-Based Nursing, 15*(3), 84–85.

Melzack, R. (1975). The McGill pain questionnaire: Major properties and scoring methods. *Pain, 1*(3), 277–299.

Meredith, J. R., O'Keefe, K. P., & Galwankar, S. (2008). Pediatric procedural sedation and analgesia. *Journal of Emergencies, Trauma, and Shock, 1*(2), 88–96.

Merkel, S. I., Voepel-Lewis, T., Shayevitz, J. R., et al. (1997). The FLACC: A behavioral scale for scoring postoperative pain in young children. *Pediatric Nursing, 23*(3), 293–297.

Michelet, D., Andreu-Gallien, J., Bensalah, T., et al. (2012). A meta-analysis of the use of nonsteroidal antiinflammatory drugs for pediatric postoperative pain. *Anesthesia & Analgesia, 114*(2), 393–406.

Monitto, C. L., Hsu, A., Gao, S., Vozzo, P. T., Park, P. S., Roter, D., et al. (2017). Opioid prescribing for the treatment of acute pain in children on hospital discharge. *Anesthesia & Analgesia, 125*(6), 2113–2122.

Mudd, S. (2011). Intranasal fentanyl for pain management in children: A systematic review of the literature. *Journal of Pediatric Health Care, 25*(5), 316–322.

National Center for Complementary and Integrative Health. (2019). Complementary, alternative or integrative health: what's in a name? Available at: https://nccih.nih.gov/health/integrative-health. Accessed May 4th 2019

Nelson, S. E., Adams, A. J., Buczek, M. J., Anthony, C. A., & Shah, A. S. (2019). Postoperative pain and opioid use in children with supracondylar humeral fractures: Balancing analgesia and opioid stewardship. *The Journal of Bone & Joint Surgery, 101*(2), 119–126.

Oakes, L. L. (2011). *Infant and child pain management*. New York: Springer Publishing.

Orentlicher, D., Pope, T. M., & Rich, B. A. (2016). Clinical criteria for physician aid in dying. *Journal of Palliative Medicine, 19*(3), 259–262.

Owens, J. A., Spirito, A., & McGuinn, M. (2000). The children's sleep habits questionnaire (CSHQ): Psychometric properties of a survey instrument for school-aged children. *Sleep, 23*(8), 1043–1051.

Özalp Gerçeker, G., Bilsin, E., Binay, Ş., Bal Yılmaz, H., & Jacob, E. (2018). Cultural adaptation of the adolescent pediatric pain tool in Turkish children with cancer. *European Journal of Oncology Nursing, 34*, 28–34.

Pasero, C., & McCaffrey, M. (2011). *Pain assessment and pharmacologic management*. St Louis: Elsevier.

Passik, S. D. (2009). Issues in long-term opioid therapy: Unmet needs, risks, and solutions. *Mayo Clinic Proceedings, 84*(7), 593–601.

Peng, H. F., Yin, T., Yang, L., Wang, C., Chang, Y. C., Jeng, M. J., et al. (2018). Non-nutritive sucking, oral breast milk, and facilitated tucking relieve preterm infant pain during heel-stick procedures: A prospective, randomized controlled trial. *International Journal of Nursing, 77*, 162–170.

Phelps, P., Achey, T. S., Mieure, K. D., Cuellar, L., MacMaster, H., Pecho, R., et al. (2018). A survey of opioid medication stewardship practices at academic medical centers. *Hospital Pharmacy, 54*(1), 57–62.

Pillai Riddell, R. R., Racine, N. M., Gennis, H. G., Turcotte, K., Uman, L. S., Horton, R. E., et al. (2015). Non-pharmacological management of infant and young child procedural pain. *Cochrane Database of Systematic Reviews*, (12), CD006275-CD006275.

Pinkerton, R., & Hardy, J. R. (2017). Opioid addiction and misuse in adult and adolescent patients with cancer. *Internal Medicine Journal, 47*(6), 632–636.

Poirot, I., Laudy, V., Rabilloud, M., Roche, S., Ginhoux, T., Kassaï, B., et al. (2017). Prevalence of pain in 240 non-ambulatory children with severe cerebral palsy. *Annals of Physical and Rehabilitation Medicine, 60*(6), 371–375.

Quinn, B. L., Sheldon, L. K., & Cooley, M. E. (2014). Pediatric pain assessment by drawn faces scales: A review. *Pain Management Nursing, 15*(4), 909–918.

Rabbitts, J. A., Zhou, C., Narayanan, A., & Palermo, T. M. (2017). Longitudinal and temporal associations between daily pain and sleep patterns after major pediatric surgery. *The Journal of Pain : Official Journal of the American Pain Society,* 18(6), 656–663.

Racoosin, J. A., Roberson, D. W., Pacanowski, M. A., et al. (2013). New evidence about an old drug—risk with codeine after adenotonsillectomy. *New England Journal of Medicine, 368*(23), 2155–2157.

Rastogi, S., & Campbell, F. (2014). Drugs for neuropathic pain. In P. C. McGrath, B. J. Stevens, S. M. Walker, et al. (Eds.), *Oxford textbook of paediatric pain*. Oxford UK: Oxford University Press.

Ria, D., Edmund Allen, L., & Darren, F. (2017). Acute pain management in hospitalized children. *Reviews on Recent Clinical Trials, 12*(4), 277–283.

Rodrigues, A. C., & Kang, P. B. (2016). Neuropathic and myopathic pain. *Seminars in Pediatric Neurology, 23*(3), 242–247.

Saad, T. C. (2017). Euthanasia in Belgium: Legal, historical and political review. *Issues in Law & Medicine, 32*(2), 183–204.

Samardzic, J., Allegaert, K., & Bajcetic, M. (2015). Developmental pharmacology: A moving target. *International Journal of Pharmaceutics, 492*(1), 335–337.

Sansone, P., Passavanti, M. B., Fiorelli, A., Aurilio, C., Colella, U., De Nardis, L., et al. (2017). Efficacy of the topical 5% lidocaine medicated plaster in the treatment of chronic post-thoracotomy neuropathic pain. *Pain Management, 7*(3), 189–196.

Savedra, M. C., Holzemer, W. L., Tesler, M. D., et al. (1993). Assessment of postoperation pain in children and adolescents using the adolescent pediatric pain tool. *Nursing Research, 42*(1), 5–9.

Savedra, M. C., Tesler, M. D., Holzemer, W. L., et al. (1989). Pain location: Validity and reliability of body outline markings by hospitalized children and adolescents. *Research in Nursing & Health, 12*(5), 307–314.

Schütze, T., Längler, A., Zuzak, T. J., Schmidt, P., & Zernikow, B. (2016). Use of complementary and alternative medicine by pediatric oncology patients during palliative care. *Supportive Care in Cancer, 24*(7), 2869–2875.

Setlur, A., & Friedland, H. (2018). Treatment of pain with intranasal fentanyl in pediatric patients in an acute care setting: A systematic review. *Pain Management,* 8(5), 341–352.

Smitherman, A. B., Mohabir, D., Wilkins, T. M., Blatt, J., Nichols, H. B., & Dusetzina, S. B. (2018). Early post-therapy prescription drug usage among childhood and adolescent cancer survivors. *The Journal of Pediatrics, 195*, 161–168. e167.

Sneddon, P., Peacock, G. G., & Crowley, S. L. (2013). Assessment of sleep problems in preschool aged children: An adaptation of the children's sleep habits questionnaire. *Behavioral Sleep Medicine, 11*(4), 283–296.

Stahlschmidt, L., Zernikow, B., & Wager, J. (2018). Satisfaction with an intensive interdisciplinary pain treatment for children and adolescents: An independent outcome measure? *The Clinical Journal of Pain, 34*(9), 795–803.

Stevens, B. J., Gibbins, S., Yamada, J., et al. (2014). The premature infant pain profile-revised (PIPP-R): Initial validation and feasibility. *The Clinical Journal of Pain, 30*(3), 238–243.

Stevens, B., Yamada, J., Campbell-Yeo, M., Gibbins, S., Harrison, D., Dionne, K., et al. (2018). The minimally effective dose of sucrose for procedural pain relief in neonates: A randomized controlled trial. *BioMed Central Pediatrics, 18*(1), 85–85.

Stevens, B., Yamada, J., Ohlsson, A., Haliburton, S., & Shorkey, A. (2016). Sucrose for analgesia in newborn infants undergoing painful procedures. *Cochrane Database of Systematic Reviews, 7*(7), CD001069-CD001069.

Stinson, J. N., Jibb, L. A., Lalloo, C., Feldman, B. M., McGrath, P. J., Petroz, G. C., et al. (2014). Comparison of average weekly pain using recalled paper and momentary assessment electronic diary reports in children with arthritis. *The Clinical Journal of Pain, 30*(12), 1044–1050.

Stinson, J. N., Stevens, B. J., Feldman, B. M., et al. (2008). Construct validity of a multidimensional electronic pain diary for adolescents with arthritis. *Pain, 136*(3), 281–292.

Sung, L., Robinson, P., Treister, N., Baggott, T., Gibson, P., Tissing, W., et al. (2017). Guideline for the prevention of oral and oropharyngeal mucositis in children receiving treatment for cancer or undergoing haematopoietic stem cell transplantation. *BMJ Supportive & Palliative Care, 7*(1), 7–16.

Suresh, S., Birmingham, P. K., & Kozlowski, R. J. (2012). Pediatric pain management. *Anesthesiology Clinics, 30*(1), 101–117.

Sweet, S., & McGrath, P. (1998). Physiological measures of pain. In G. A. Finley, & P. J. McGrath (Eds.), *Measurement of pain in infants and children*. Seattle: IASP Press.

Telfer, P., & Kaya, B. (2017). Optimizing the care model for an uncomplicated acute pain episode in sickle cell disease. *Hematology. American Society of Hematology. Education Program, 2017*(1), 525–533.

Tesler, M. D., Savedra, M. C., Holzemer, W. L., et al. (1991). The word-graphic rating scale as a measure of children's and adolescents' pain intensity. *Research in Nursing & Health, 14*(5), 361–371.

Thienprayoon, R., Porter, K., Tate, M., Ashby, M., & Meyer, M. (2017). Risk stratification for opioid misuse in children, adolescents, and young adults: A quality improvement project. *Pediatrics, 139*(1).

Tobias, J. D. (2014a). Acute pain management in infants and children-Part 1: Pain pathways, pain assessment, and outpatient pain management. *Pediatric Annals, 43*(7), e163–e168.

Tobias, J. D. (2014b). Acute pain management in infants and children-Part 2: Intravenous opioids, intravenous nonsteroidal anti-inflammatory drugs, and managing adverse effects. *Pediatric Annals, 43*(7), e169–e175.

Twycross, A. (2010). Managing pain in children: Where to from here? *Journal of Clinical Nursing, 19*(15–16), 2090–2099.

Valrie, C. R., Bromberg, M. H., Palermo, T., et al. (2013). A systematic review of sleep in pediatric pain populations. *Journal of Developmental and Behavioral Pediatrics, 34*(2), 120–128.

Varni, J. W., Seid, M., & Rode, C. A. (1999). The PedsQL: Measurement model for the pediatric quality of life inventory. *Medical Care, 37*(2), 126–139.

Voepel-Lewis, T., Malviya, S., Tait, A. R., et al. (2008). A comparison of the clinical utility of pain assessment tools for children with cognitive impairment. *Anesthesia & Analgesia, 106*(1), 72–78.

Walco, G. A., Gove, N., Phillips, J., & Weisman, S. J. (2017). Opioid analgesics administered for pain in the inpatient pediatric setting. *The Journal of Pain, 18*(10), 1270–1276.

Walia, H., Tumin, D., Wrona, S., Martin, D., Bhalla, T., & Tobias, J. D. (2016). Safety and efficacy of nurse-controlled analgesia in patients less than 1 year of age. *Journal of Pain Research, 9*, 385–390.

Walker, L. S., & Greene, J. W. (1991). The functional disability inventory: Measuring a neglected dimension of child health status. *Journal of Pediatric Psychology, 16*(1), 39–58.

Whiteside, L. K., Russo, J., Wang, J., Ranney, M. L., Neam, V., & Zatzick, D. F. (2016). Predictors of sustained prescription opioid use after admission for Trauma in adolescents. *The Journal of Adolescent Health : Official Publication of the Society for Adolescent Medicine, 58*(1), 92–97.

Wiegele, M., Marhofer, P., & Lönnqvist, P. A. (2019). Caudal epidural blocks in paediatric patients: A review and practical considerations. *British Journal of Anaesthesia, 122*(4), 509–517.

Williams, A. E., Czyzewski, D. I., Self, M. M., & Shulman, R. J. (2015). Are child anxiety and somatization associated with pain in pain-related functional gastrointestinal disorders? *Journal of Health Psychology, 20*(4), 369–379.

Wong, D. L., & Baker, C. M. (1988). Pain in children: Comparison of assessment scales. *Pediatric Nursing, 14*(1), 9–17.

World Health Organization. (2012). *WHO guidelines on the pharmacological treatment of persisting pain in children with medical illnesses*. Geneva: World Health Organization.

Yellon, R. F., Kenna, M. A., Cladis, F. P., et al. (2014). What is the best non-codeine post adenotonsilectomy pain management for children? *The Laryngoscope, 124*(8), 1737–1738.

Yetwin, A. K., Mahrer, N. E., John, C., & Gold, J. I. (2018). Does pain intensity matter? the relation between coping and quality of life in pediatric patients with chronic pain. *Journal of Pediatric Nursing, 40*, 7–13.

Yilmaz, G., Caylan, N., Oguz, M., et al. (2014). Oral sucrose administration to reduce pain response during immunization in 16-19-month infants: A randomized, placebo-controlled trial. *European Journal of Pediatrics, 173*(11), 1527–1532.

Zamora-Kapoor, A., Omidpanah, A., Monico, E., Buchwald, D., Harris, R., & Jimenez, N. (2015). The role of language use in reports of musculoskeletal pain among hispanic and non-hispanic white adolescents. *Journal of Transcultural Nursing, 28*(2), 144–151.

Zempsky, W. T. (2014). Topical anesthetics and analgesics. In P. C. McGrath, B. J. Stevens, S. M. Walker, et al. (Eds.), *Oxford textbook of paediatric pain*. Oxford UK: Oxford University Press.na avaliação dos componentes comportamentais e fisiológicos da dor em recém-nascidos após cirurgia cardíaca (Franck, Ridout, Howard et al., 2011).

6

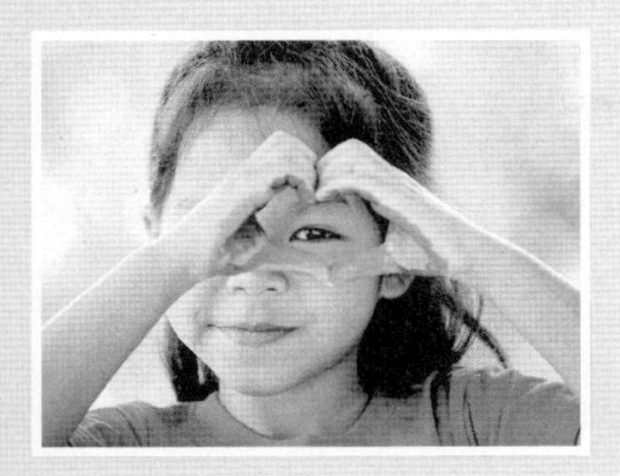

Doenças Infecciosas e Transmissíveis da Infância

Marilyn J. Hockenberry

CONCEITOS GERAIS

- Imunidade
- Infecção
- Segurança

CONTROLE DE INFECÇÕES

De acordo com os Centers for Disease Control and Prevention (CDC) dos EUA, embora tenha havido progresso no controle das infecções relacionadas à assistência à saúde (IRAS), a cada dia cerca de 1 em cada 31 pacientes adquirirá pelo menos uma IRAS (Centers for Disease Control and Prevention, 2018). Essas infecções ocorrem quando há interação entre pacientes, profissionais de saúde, equipamentos e patógenos. As IRAS são evitáveis se os profissionais praticarem a higienização das mãos e técnicas meticulosas de limpeza e descarte de materiais.

As **precauções-padrão** sintetizam as principais características das precauções universais (p. ex., incluem cuidados com sangue e fluidos corporais) (planejadas para reduzir o risco de transmissão de patógenos veiculados pelo sangue) e precauções com fluidos corporais (para reduzir o risco de transmissão de patógenos a partir de fluídos orgânicos corporais). Elas envolvem o uso de barreira de proteção (Equipamentos de Proteção Individual [EPI]), como luvas, óculos de proteção, aventais e máscaras, para evitar a contaminação por sangue; todos os fluidos corporais, secreções e excreções, exceto suor, independentemente de conterem sangue visível; pele não intacta; e membranas mucosas. As precauções-padrão são planejadas para o cuidado de todos os pacientes a fim de reduzir o risco de transmissão de microrganismos de fontes de infecção reconhecidas e não reconhecidas.

Há muitos anos, os CDC recomendaram adicionar Higiene Respiratória/Etiqueta de Tosse e práticas seguras de injeção às precauções-padrão. A Higiene Respiratória/Etiqueta de Tosse enfatiza a importância das medidas de controle de fonte de secreções respiratórias para prevenir a transmissão por gotículas e fômites de infecções virais do sistema respiratório, como vírus sincicial respiratório, *influenza* e adenovírus. As práticas de injeção seguras envolvem o uso de dispositivos projetados para segurança e evitar ferimentos decorrentes da manipulação de objetos perfurocortantes como um componente das precauções-padrão.

A higiene das mãos continua a ser a prática mais importante para reduzir a transmissão de doenças infecciosas em ambientes de saúde (Bolon, 2016) e inclui a lavagem com água e sabão, bem como o uso de produtos à base de álcool para desinfecção das mãos.

As **precauções baseadas na transmissão** são planejadas para pacientes com infecção ou colonização documentada ou suspeita (presença de microrganismos no paciente, mas sem sinais e sintomas clínicos de infecção) por patógenos altamente transmissíveis ou epidemiologicamente importantes para os quais são necessárias precauções adicionais além das precauções-padrão para interromper a transmissão nos ambientes de cuidado à saúde. Os três tipos de precauções baseadas na transmissão são (1) precauções para aerossóis, (2) precauções para gotículas e (3) precauções de contato. Eles podem ser combinados para doenças que têm múltiplas vias de transmissão (Boxe 6.1) e devem ser usados em adição às precauções-padrão.

As **precauções para aerossóis** reduzem o risco de transmissão aérea de agentes infecciosos. A transmissão aérea ocorre pela disseminação de núcleos de gotículas no ar (ou seja, partículas residuais e pequenas [≤ 5 mm] de gotículas evaporadas que podem permanecer suspensas no ar por longos períodos) ou partículas de poeira que contêm o agente infeccioso. Microrganismos transportados dessa maneira podem ser amplamente dispersos por correntes de ar e ser inalados ou depositados em um hospedeiro suscetível dentro da mesma sala ou a uma distância maior do paciente-fonte, dependendo de fatores ambientais. Purificação do ar e ventilação especiais são necessárias para evitar a transmissão aérea. O termo *sala de isolamento de infecções transmitidas pelo ar* (AIIR, do inglês *airborne infections isoltion room*) substituiu o *quarto de isolamento por pressão negativa*; esse quarto é usado para isolar pacientes com suspeita ou confirmação de doença infecciosa transmitida por via aérea, como sarampo, varicela e tuberculose.

As **precauções para gotículas** reduzem o risco de transmissão por gotículas de agentes infecciosos. A transmissão por gotículas envolve o contato da conjuntiva ou das membranas mucosas do nariz ou da boca de uma pessoa suscetível com gotículas de partículas grandes (> 5 mm) contendo microrganismos gerados por uma pessoa que tem uma doença clínica ou que é portadora do microrganismo. As gotículas são geradas pela pessoafonte principalmente durante a tosse, o espirro ou a fala e durante procedimentos como aspiração e broncoscopia. A transmissão requer contato próximo entre as pessoas fonte e receptora porque as gotículas não permanecem suspensas no ar e geralmente circulam apenas distâncias curtas, geralmente 1 metro ou menos, pelo ar. Como as gotículas não permanecem suspensas no ar, não são necessárias purificação do ar e ventilação especiais para evitar a transmissão por gotículas. As precauções para gotículas se aplicam a qualquer paciente com infecção conhecida ou suspeita por patógenos que podem ser transmitidos por gotículas contaminadas (ver Boxe 6.1).

Boxe 6.1 Tipos de precauções e pacientes que as requerem.

Precauções-padrão para prevenção da transmissão de patógenos

Utilize as precauções-padrão para o cuidado de todos os pacientes. A higiene das mãos deve ser enfatizada como parte das precauções-padrão.

Higiene respiratória/etiqueta da tosse

Além das precauções-padrão, os Centers for Disease Control and Prevention sugerem uma combinação de medidas destinadas a minimizar a transmissão de patógenos respiratórios por meio de gotículas ou vias aéreas no ambiente de saúde. As medidas incluem cobrir a boca e o nariz ao tossir e espirrar; oferecer máscara cirúrgica a pessoas com tosse; usar lenços para conter secreções respiratórias; e virar a cabeça para longe dos outros e manter uma distância de 90 cm ou mais ao tossir. Essas medidas devem ser utilizadas na admissão na instituição de saúde para pacientes e visitantes ou familiares que apresentem sintomas de infecção respiratória.

Precauções para aerossóis

Além das precauções-padrão, use as precauções para aerossóis e um quarto de isolamento para infecção transmitida pelo ar (AIIR, sigla em inglês para *airborne infection isolation room*) para pacientes com infecção comprovada ou suspeita por doenças graves transmitidas por núcleos de gotículas transportadas pelo ar. Exemplos de doenças incluem sarampo, varicela (incluindo herpes-zóster disseminado) e tuberculose.

Precauções para gotículas

Além das precauções-padrão, use as precauções para gotículas nos pacientes com doenças graves confirmadas ou suspeitas transmitidas por partículas grandes de gotículas. Exemplos de doenças incluem:

- Doenças causadas por *Haemophilus influenzae* tipo b, incluindo meningite, pneumonia, epiglotite e sepse
- Doença causadas por *Neisseria meningitidis*, incluindo meningite, pneumonia e sepse
- Outras infecções bacterianas graves do sistema respiratório disseminadas por transmissão por gotículas, incluindo difteria (faríngea), pneumonia micoplasmática, coqueluche, peste pneumônica, faringite estreptocócica, pneumonia ou escarlatina em recém-nascidos e lactentes
- Infecções virais graves disseminadas por transmissão de gotículas, incluindo adenovírus, *influenza*, caxumba, parvovírus humano B19 e rubéola

Precauções de contato

Além das precauções-padrão, use as precauções de contato para pacientes com doenças graves confirmadas ou suspeitas transmitidas facilmente por contato direto com o paciente ou por contato com itens no ambiente do paciente. Exemplos de doenças incluem:

- Infecções gastrintestinais, respiratórias, cutâneas ou de feridas ou colonização por bactérias multirresistentes que sejam consideradas, segundo a comissão de controle de infecções, com base na situação atual, nas recomendações regionais ou nacionais, de importância clínica e epidemiológica especial
- Infecções entéricas com baixa carga infecciosa ou sobrevivência ambiental prolongada, incluindo *Clostridium difficile*; para pacientes em uso de fraldas ou incontinentes: *Escherichia coli* entero-hemorrágica 0157:H7, microrganismos *Shigella*, hepatite A ou rotavírus
- Vírus sincicial respiratório, vírus *parainfluenza* ou infecções enterovirais em lactentes e recém-nascidos
- Infecções de pele que são altamente contagiosas ou que podem ocorrer em pele seca, incluindo difteria (cutânea), herpes-vírus simples (neonatal ou mucocutâneo), impetigo, abscessos maiores (não contidos), celulite, úlcera por pressão, pediculose, escabiose, furunculose estafilocócica em recém-nascidos e lactentes, zóster (disseminado ou no hospedeiro imunocomprometido)
- Conjuntivite viral ou hemorrágica
- Infecções hemorrágicas virais (Ebola, Lassa ou Marburg)

Modificado de Siegel, J. D., Rhinehart, E., Jackson, M. et al. (2007). 2007 *Guideline for isolation precautions: Preventing transmission of infectious agents in healthcare settings*. Recuperado de https://www.cdc.gov/hicpac/pdf/isolation/Isolation2007.pdf.

As **precauções de contato** reduzem o risco de transmissão de microrganismos por contato direto ou indireto. A transmissão por contato direto envolve o contato pele a pele e a transferência física de microrganismos para um hospedeiro suscetível de uma pessoa infectada ou colonizada, como ocorre ao mudar o decúbito ou dar banho em pacientes. A transmissão por contato direto também pode ocorrer entre dois pacientes (p. ex., por contato manual). A transmissão por contato indireto envolve o contato de um hospedeiro suscetível com um objeto intermediário contaminado, geralmente inanimado, no ambiente do paciente (ver boxe *Alerta para a enfermagem*). As precauções de contato aplicam-se a pacientes específicos com confirmação ou suspeita de estarem infectados ou colonizados por microrganismos que podem ser transmitidos por contato direto ou indireto.

! ALERTA PARA A ENFERMAGEM

O equipamento médico mais comum, o estetoscópio, pode ser uma fonte potencial de microrganismos nocivos e infecções nosocomiais. Considere também o teclado e a área de trabalho como fontes potenciais.

Os enfermeiros que cuidam de lactentes estão frequentemente em contato com substâncias corporais, especialmente urina, fezes e vômitos. Eles precisam julgar as situações em que luvas, aventais ou máscaras são necessários. Por exemplo, use luvas e possivelmente aventais para trocar fraldas quando as fezes estiverem amolecidas ou em casos de evacuação explosiva. Caso contrário, o revestimento plástico das fraldas descartáveis fornece uma barreira suficiente entre as mãos e as substâncias corporais e, portanto, as luvas são adequadas.

Microrganismos resistentes a antimicrobianos estão causando um número crescente de IRAS. Nos hospitais, os pacientes são as fontes mais significativas de *Staphylococcus aureus* resistente à meticilina (MRSA, do inglês *methicillin-resistant Staphylococcus aureus*), e o principal modo de transmissão é a disseminação de paciente para paciente por meio das mãos de um profissional de saúde. A higienização das mãos é a prática mais relevante para o controle de infecção.

Durante as mamadas, use aventais se houver probabilidade de a criança vomitar ou cuspir, o que geralmente ocorre durante a eructação. Ao usar luvas, lave bem as mãos após removê-las, pois as luvas não fornecem proteção completa; a ausência de vazamentos visíveis não indica que estejam intactas.

Outra prática essencial de controle de infecção é que todas as agulhas (sem tampa e não quebradas) sejam descartadas em um recipiente rígido e resistente a perfurações localizado próximo ao local de uso. Consequentemente, esses recipientes são instalados no quarto de cada paciente. Como as crianças são naturalmente curiosas, é necessária atenção extra na seleção de um tipo adequado de recipiente e um local que impeça o acesso às agulhas descartadas (Figura 6.1). O uso de sistemas sem agulha permite a fixação segura de seringas ou equipos intravenosos (IV) a dispositivos de acesso vascular sem o risco de ferimentos com agulhas na criança ou no enfermeiro.

IMUNIZAÇÕES

Um dos avanços mais dramáticos em pediatria foi o declínio de doenças infecciosas durante o século XX devido ao uso generalizado de imunização para doenças evitáveis. Essa tendência continuou no século XXI com o desenvolvimento de novas vacinas. Embora muitas das imunizações possam ser administradas em indivíduos de qualquer idade, o esquema primário recomendado começa durante a infância e, com exceção dos reforços, é concluído durante a primeira infância. Esta seção inclui uma discussão sobre imunizações pediátricas para difteria, tétano e coqueluche acelular (DTPa); poliovírus; sarampo, caxumba e rubéola (MMR); *Haemophilus influenzae* tipo B (Hib); vírus da hepatite B (VHB); vírus da hepatite A (VHA); doença meningocócica; vacina pneumocócica conjugada (VPC); *influenza* (e H1N1); vírus varicela-zóster (VVZ; varicela); rotavírus; e papilomavírus humano. Vacinas selecionadas geralmente reservadas para crianças consideradas de alto risco para a doença são discutidas aqui e conforme apropriado ao longo do texto.

Para facilitar a compreensão das imunizações, os termos-chave estão listados no Boxe 6.2. Embora nesta discussão os termos *vacinação* e *imunização* sejam usados de forma intercambiável em referência à imunização ativa, eles não são sinônimos porque a administração de um imunobiológico, como uma vacina, não pode ser automaticamente equiparada ao desenvolvimento de adequada imunidade.

Cronograma de imunizações

Nos EUA, duas organizações, o Advisory Committee on Immunization Practices of the Centers for Disease Control and Prevention e o Committee on Infectious Diseases of the American Academy of Pediatrics, regem as recomendações para políticas e procedimentos de imunização. No Canadá, as recomendações são do National Advisory Committee on Immunization sob a autoridade do Minister of Health and Public Health Agency of Canada.[1] As políticas de cada comitê são recomendações, não regras, e mudam como resultado dos avanços no campo da imunologia. Os enfermeiros precisam conhecer o propósito de cada organização, entender as práticas de imunização à luz das necessidades de cada criança e da comunidade e manter-se informados sobre os últimos avanços e mudanças nas políticas.

A idade recomendada para iniciar as imunizações primárias de recém-nascidos é no nascimento ou dentro de 2 semanas após o nascimento. Recém-nascidos prematuros devem receber a dose completa de cada vacina na idade cronológica apropriada. Um cronograma de recuperação recomendado para crianças não imunizadas durante a infância está disponível no site dos CDC (https://www.cdc.gov/vaccines/schedules/downloads/child/0-18yrs-child-combined-agenda.pdf). Os calendários de recomendações de vacinação para crianças canadenses estão disponíveis em http://www.phac-aspc.gc.ca/im/iscv/index-eng.php.

As crianças que iniciaram a imunização primária na idade recomendada, mas não receberam todas as doses, não precisam iniciar a série novamente, recebendo apenas as doses perdidas. A Tabela 6.1 relata os indicadores de qualidade para imunizações para adolescentes. Para situações em que há dúvida de que a criança retornará para imunização de acordo com o cronograma ideal, as vacinas VHB (HepB), DTPa, IPV, MMR, varicela e Hib podem ser administradas simultaneamente em locais de injeção separados. As vacinas parenterais são administradas em seringas separadas em diferentes locais de injeção (Kimberlin, Brady, Jackson et al., 2018).

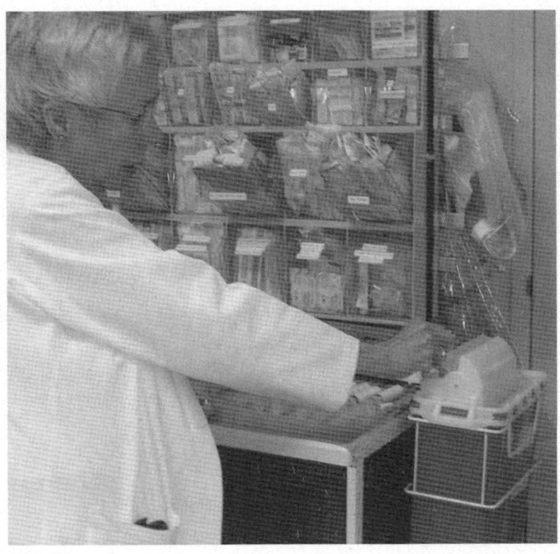

Figura 6.1 Para prevenir as lesões decorrentes de picadas de agulha, as agulhas utilizadas (e outros instrumentos pontiagudos) não são reencapadas ou quebradas, e sim eliminadas em um recipiente rígido, resistente a perfurações, localizado perto do local de uso. Observar o posicionamento do recipiente de descarte de perfurocortantes para impedir o acesso de crianças ao conteúdo.

---

[1]N.R.T.: No Brasil, o Programa Nacional de Imunização do Brasil foi criado em 1973 pelo Ministério da Saúde com o objetivo de coordenar as ações de imunização e planejar o Calendário Nacional de Vacinação que contempla crianças, adolescentes, adultos, idosos, gestantes e população indígena. O Programa Nacional de Imunizações é uma referência internacional de política pública de saúde que disponibiliza para a população brasileira todas as vacinas recomendadas pela Organização Mundial de Saúde (OMS) e, atualmente, 48 imunobiológicos são distribuídos anualmente pelo programa, sendo 18 vacinas para crianças e adolescentes partes do Calendário Nacional de Vacinação e campanhas especificamente planejadas para atender às demandas de saúde pública. O Calendário Nacional de Vacinação para crianças pode ser acessado em https://www.saude.go.gov.br/files/imunizacao/calendario/calendarioacionalvacincacao2021.pdf. Para adolescentes, acessar o site do Ministério da Saúde em https://www.gov.br/saude/pt-br/assuntos/saude-de-a-a-z/c/calendario-nacional-de-vacinacao/calendario-vacinal-2020/calendario-de-vacinacao-2020_adolescente.pdf/view. Instruções Normativas específicas devem ser consultadas bem como planos específicos, como o Plano Nacional de Vacinação contra a Covid-19, lançado no combate à infecção pelo SARS-CoV-2 (https://www.gov.br/saude/pt-br/coronavirus/vacinas/plano-nacional-de-operacionalizacao-da-vacina-contra-a-covid-19), ressaltando-se que as Secretarias de Saúde de estados e municípios também podem instituir campanhas específicas para imunização. As recomendações deste capítulo referem-se a esquemas vacinais empregados nos EUA, sendo importante consultar o Calendário Nacional de Vacinação para atualizar-se quanto às normativas nacionais.

Fontes: Ministério da Saúde. Programa Nacional de Imunização. Disponível em: https://www.gov.br/saude/pt-br/acesso-a-informacao/acoes-e-programas/programa-nacional-de-imunizacoes-vacinacao. Acesso em: 9 mar. 2020; e Domingues CMAS, Maranhão AGK, Teixeira AM, Fantinato FFS, Domingues RAS. 46 anos do Programa Nacional de Imunizações: uma história repleta de conquistas e desafios a serem superados. Cad Saúde Pública 2020; 36 Su2: e00222919.

Boxe 6.2 Termos-chave de imunização.

Imunização – termo inclusivo que denota o processo de induzir ou fornecer imunidade ativa ou passiva artificialmente pela administração de um imunobiológico.
Imunidade – estado herdado ou adquirido no qual um indivíduo é resistente à ocorrência ou aos efeitos de uma doença específica, particularmente um agente infeccioso.
Imunidade natural – imunidade inata ou resistência à infecção ou toxicidade.
Imunidade adquirida – imunidade à exposição ao agente invasor, seja bactéria, vírus ou toxina.
Imunidade ativa – estado em que os anticorpos são ativamente formados contra antígenos específicos, seja naturalmente por ter tido a doença clínica ou subclínica, ou artificialmente pela introdução do antígeno no indivíduo.
Imunidade passiva – imunidade temporária obtida pela transfusão de imunoglobulinas ou antitoxinas artificialmente de outro ser humano ou animal que foi ativamente imunizado contra um antígeno ou naturalmente da mãe para o feto através da placenta.
Anticorpo – proteína, encontrada principalmente no soro, que é formada em resposta à exposição a um antígeno específico.
Antígeno – variedade de substâncias estranhas ao organismo, incluindo bactérias, vírus, toxinas e proteínas exógenas, que estimulam a formação de anticorpos.
Atenuar – reduzir a virulência (infecciosidade) de um microrganismo patogênico por medidas como tratá-lo com calor ou produtos químicos ou cultivá-lo em um determinado meio.
Imunobiológicos – substâncias antigênicas (p. ex., vacinas e toxoides) ou formulações contendo anticorpos (p. ex., globulinas e antitoxinas) de doadores humanos ou animais, usadas para imunização ou terapia ativa ou passiva.
Vacina – suspensão de microrganismos vivos (geralmente atenuados) ou inativados (p. ex., bactérias, vírus, riquétsias) ou frações do microrganismo administrado para induzir imunidade e prevenir doenças infecciosas ou suas sequelas.
Toxoide – toxina bacteriana modificada que se tornou não tóxica, mas retém a capacidade de estimular a formação de antitoxina.
Antitoxina – solução de anticorpos (p. ex., antitoxina diftérica, antitoxina botulínica) derivada do soro de animais imunizados com antígenos específicos e usada para conferir imunidade passiva e para tratamento.
Imunoglobulina (Ig) ou imunoglobulina intravenosa (IGIV) – solução estéril contendo anticorpos de grande quantidade de plasma sanguíneo humano; indicada principalmente para manutenção de rotina da imunidade de certas pessoas imunocomprometidas e para imunização passiva contra sarampo e hepatite A.
Imunoglobulinas específicas – formulações especiais obtidas de plasma sanguíneo de doadores pré-selecionados para um alto teor de anticorpos contra um antígeno específico (p. ex., imunoglobulina da hepatite B, imunoglobulina da varicela-zóster, imunoglobulina da raiva, imunoglobulina do tétano e imunoglobulina do citomegalovírus); como com Ig e IGIV, não transmitem vírus da hepatite B, vírus da imunodeficiência humana ou outras doenças infecciosas.
Vacinação – originalmente, referida à inoculação com o vírus da varíola *vaccinia* para tornar uma pessoa imune à varíola; atualmente, denota ato físico de administrar qualquer vacina ou toxoide.
Imunidade de rebanho – condição em que a maioria da população de uma comunidade é vacinada e a propagação de certas doenças é interrompida porque a população que foi vacinada protege aqueles da mesma população que não foram vacinados.
Vacina monovalente – vacina preparada para vacinar contra um único antígeno ou organismo.
Vacina conjugada – proteína transportadora com potencial imunológico comprovado combinada com um antígeno polissacarídeo menos antigênico para aumentar o tipo e a magnitude da resposta imune (p. ex., *Haemophilus influenzae* tipo b [Hib]).
Vacina combinada – combinação de várias vacinas em uma forma parenteral.
Vacina polivalente – vacina preparada para vacinar contra dois ou mais antígenos ou organismos (p. ex., vacina de poliovírus inativado [IPV]).
Estratégia *cocoon* – estratégia para proteger os lactentes da coqueluche vacinando todas as pessoas que entram em contato próximo com o lactente, incluindo a mãe, avós e profissionais de saúde.

Recomendações para imunizações de rotinas[a,2]

Vírus da hepatite B

O VHB é uma doença pediátrica significativa porque as infecções por VHB que ocorrem durante a infância e a adolescência podem levar a consequências fatais de cirrose ou câncer de fígado durante a vida adulta. Até 90% dos recém-nascidos infectados perinatalmente e de 25 a 50% das crianças infectadas antes dos 5 anos tornam-se cronicamente infectados (Kimberlin et al., 2018). Recomenda-se que os recém-nascidos recebam HepB antes da alta hospitalar se a mãe apresentar antígeno de superfície da hepatite B (HBsAg) negativo. A HepB monovalente deve ser administrada como dose ao nascimento, enquanto a vacina combinada contendo HepB pode ser administrada nas doses subsequentes da série. Recém-nascidos a termo e prematuros nascidos de mães cujo *status* de HBsAg é positivo ou desconhecido devem receber imunoglobulina HepB e hepatite B (HBIG), 0,5 mℓ, dentro de 12 horas após o nascimento em dois locais de injeção diferentes. Como a resposta imune à HepB não é ótima em recém-nascidos com peso inferior a 2.000 g, a primeira dose de HepB deve ser administrada a esses recém-nascidos com idade cronológica de 1 mês, desde que o *status*

Tabela 6.1 Indicador de qualidade pediátrico.[a]

Imunizações para adolescentes	
Mensuração	A porcentagem de adolescentes de 13 anos que receberam as vacinas recomendadas até o 13º aniversário
Numerador	Adolescentes que receberam uma dose da vacina meningocócica entre os 11 e 13 anos do paciente Adolescentes que tomaram uma vacina contra tétano, toxoide diftérico e coqueluche acelular (Tdap) entre os 10 e 13 anos do paciente Adolescentes que receberam pelo menos três vacinas contra o papilomavírus humano (HPV) entre os 9 e 13 anos
Denominador	Adolescentes que completam 13 anos durante o período de mensuração

[a]Aprovada pelo National Quality Forum NQF #0394 e 2019 Core Set of Children's Health Care Quality Measures for Medicaid e CHIP. https://www.medicaid.gov/federal-policy-guidance/downloads/cib112018.pdf.

[a]Devido às constantes mudanças na indústria farmacêutica, os nomes comerciais das vacinas simples e combinadas nesta seção podem diferir daqueles atualmente disponíveis. O leitor é encorajado a acessar a página de vacinas do *Center for Biologics Evaluation and Research of the US Food and Drug Administration* para se informar sobre os mais recentes nomes comerciais de vacinas licenciadas: http://www.fda.gov/BiologicsBloodVaccines/Vaccines/ApprovedProducts/ucm093833.htm.

[2]N.R.T.: No Brasil, o registro e acompanhamento de uso de imunobiológicos são realizados pela Agência Nacional de Vigilância Sanitária (ANVISA), e podem ser consultadas as Resoluções da Diretoria Colegiada (RDC) em https://www.gov.br/anvisa/pt-br/assuntos/noticias-anvisa/2020/saiba-o-que-e-exigido-para-a-aprovacao-de-vacinas.

de HBsAg da mãe seja negativo (Kimberlin et al., 2018). Se um recém-nascido prematuro receber uma dose ao nascer, a recomendação atual é que o lactente receba a série completa (três doses adicionais) aos 1, 2 e 6 meses de vida. A American Academy of Pediatrics (2018) também incentiva a imunização de todas as crianças até os 11 anos (Kimberlin et al., 2018).

A vacina é administrada por via intramuscular no vasto lateral em recém-nascidos ou no deltoide para lactentes maiores e crianças. Independentemente da idade, evite o sítio dorsoglúteo porque tem sido associado a baixas taxas de soroconversão de anticorpos, indicando uma resposta imune reduzida. Não existem dados sobre a soroconversão quando o sítio ventroglúteo é usado. A vacina pode ser administrada com segurança simultaneamente em um local separado com as vacinas DTPa, MMR e Hib.

Vírus da hepatite A

A hepatite A tem sido reconhecida como um problema de saúde infantil significativo, particularmente em comunidades com taxas de infecção excepcionalmente altas. O VHA é disseminado pela via fecal-oral e por contato pessoa a pessoa, pela ingesta de alimentos ou água contaminados e, raramente, por transfusão de sangue. A doença tem início abrupto, sendo febre, mal-estar, anorexia, náuseas, desconforto abdominal, urina escura e icterícia os sinais clínicos mais comuns de infecção. Em crianças menores de 6 anos, que representam aproximadamente um terço de todos os casos de hepatite A, a doença pode ser assintomática e a icterícia raramente é evidente.

A vacina do VHA (HepA) agora é recomendada para todas as crianças a partir de 1 ano (ou seja, de 12 a 23 meses). A segunda dose da série de duas doses pode ser administrada não antes de 6 meses após a primeira dose. Desde a implementação da ampla vacinação infantil com HepA, as taxas de infecção entre crianças de 5 a 14 anos diminuíram significativamente.

Difteria

Embora os casos de difteria sejam raros nos EUA, a doença pode resultar em morbidade significativa. As manifestações respiratórias incluem nasofaringite respiratória ou laringotraqueíte obstrutiva com obstrução das vias aéreas superiores. As manifestações cutâneas da doença incluem lesões vaginais, óticas, conjuntivais ou cutâneas, que são vistas principalmente em pessoas em situação de rua urbanos e nos trópicos (Kimberlin et al., 2018). Deve-se administrar uma dose única de antitoxina equina por via IV à criança com sintomas clínicos devido à progressão muitas vezes fulminante da doença (Kimberlin et al., 2018). A vacina contra difteria é comumente administrada (1) em combinação com vacinas contra tétano e coqueluche (DTPa) ou vacinas DTPa e contra Hib para crianças menores de 7 anos; (2) em combinação com uma vacina conjugada contra Hib; (3) em uma vacina combinada com tétano (DT) para crianças menores de 7 anos que tenham alguma contraindicação para receber a vacina contra coqueluche; (4) em combinação com tétano e coqueluche acelular (Tdap) para crianças de 11 anos ou mais; ou (5) como antígeno único quando as formulações combinadas de antígenos não são indicadas. Embora a vacina contra a difteria não produza imunidade absoluta, a antitoxina protetora persiste por 10 anos ou mais quando administrada de acordo com o esquema recomendado, e os reforços são administrados a cada 10 anos por toda a vida (consulte a seção a seguir para recomendação em caso de difteria em adolescente e coqueluche acelular e toxoide tetânico). Várias vacinas contêm toxoide diftérico (p. ex., Hib, meningocócica, pneumocócica), mas essa característica não confere imunidade à doença.

Tétano

Três formas de vacina contra o tétano – toxoide tetânico, imunoglobulina antitetânica (TIG) (humana) e antitoxina tetânica (antitoxina equina) – estão disponíveis; entretanto, a antitoxina tetânica não está mais disponível nos EUA. O toxoide tetânico é usado para imunização primária de rotina, geralmente em uma das combinações recomendadas para difteria, e fornece níveis protetores de antitoxina por aproximadamente 10 anos.

Os toxoides antitetânicos e diftéricos juntamente da vacina acelular contra coqueluche (Tdap) são agora recomendados para crianças de 11 a 12 anos que completaram a série de vacinas DTPa/DTP recomendadas, mas não receberam a dose de reforço antitetânica (DT). Adolescentes de 13 a 18 anos que não receberam o reforço DT/Tdap devem receber um único reforço Tdap, desde que a série de imunização infantil de rotina DTPa/DTP tenha sido previamente recebida. Além disso, crianças de 7 a 10 anos que não estão totalmente vacinadas para coqueluche (ou seja, não receberam cinco doses de DTPa ou quatro doses de DTPa com a quarta dose sendo administrada no quarto aniversário ou após) devem receber uma dose de Tdap (Kimberlin et al., 2018). Recomenda-se que as crianças recebam reforços de DT subsequentes a cada 10 anos (Kimberlin et al., 2018). O Boostrix® (Tdap) está atualmente licenciado para pessoas a partir dos 10 anos (incluindo aquelas ≥ 65 anos) e mais idosas, enquanto o Adacel® (Tdap) está licenciado para indivíduos de 10 a 64 anos.

Para o tratamento de feridas, a imunidade passiva pode ser implementada com TIG. Pessoas com histórico de duas doses anteriores de toxoide tetânico podem receber uma dose de reforço do toxoide. Seringas separadas e locais diferentes são usados quando toxoide tetânico e TIG são administrados simultaneamente.

Para crianças com mais de 7 anos que necessitam de profilaxia decorrentes de presença de feridas, a imunização contra o tétano pode ser realizada pela administração de dT (difteria do tipo adulto e toxoide tetânicos). Se o TIG não estiver disponível, a antitoxina equina (não disponível nos EUA) pode ser administrada após exames apropriados de sensibilidade. A antitoxina é administrada em uma seringa separada e em um sítio intramuscular diferente, se administrada concomitantemente com o toxoide tetânico.

Coqueluche

A vacina contra coqueluche é recomendada para todas as crianças de 6 semanas a 6 anos (até o sétimo aniversário) que não apresentam contraindicações neurológicas ao seu uso. Preocupações com surtos da doença na última década levaram à discussão sobre a vacinação de recém-nascidos e adultos. Muitos casos de coqueluche ocorreram em crianças menores de 6 meses ou pessoas com mais de 7 anos, ambos os grupos se enquadrando na categoria para a qual a imunização contra coqueluche anteriormente não era recomendada. O Tdap agora é recomendado nas idades de 11 a 12 anos para indivíduos que completaram a série infantil DTPa/DTP. O Tdap também é recomendado para adolescentes de 13 a 18 anos que não receberam reforço antitetânico (DT) ou dose de Tdap e completaram a série DTPa/DTP na infância. Quando o Tdap é usado como dose de reforço, pode ser administrado independentemente do intervalo da vacina anterior contendo tétano, difteria e coqueluche. Crianças de 7 a 10 anos que não estão totalmente vacinadas para coqueluche (ou seja, não receberam cinco doses de DTPa ou quatro doses de DTPa com a quarta dose sendo administrada no quarto aniversário ou após) devem receber uma dose de Tdap (Kimberlin et. al., 2018) (ver discussão na seção anterior, *Tétano*).

O Advisory Committee on Immunization Practices e o American College of Obstetricians and Gynecologists recomendaram que adolescentes grávidas e mulheres não protegidas contra coqueluche recebam a vacina Tdap de forma ideal entre 27 e 36 semanas de gestação ou pós-parto antes da alta hospitalar; a amamentação não é uma contraindicação para a vacinação com Tdap (Centers for Disease Control and Prevention, 2013a). O conceito de *cocooning* (casulo) foi promovido desde 2006 para reduzir a propagação da coqueluche para crianças vulneráveis. A estratégia *cocooning* envolve a vacinação de mulheres grávidas durante ou após a gravidez, bem como todas as pessoas que terão contato próximo com os recém-nascidos (incluindo profissionais de saúde, pais e adultos [especialmente aqueles com 65 anos ou mais]) (Blain, Lewis, Banerjee et al., 2016). O *cocooning* pode prevenir coqueluche em recém-nascidos vulneráveis; no entanto, a implantação real da estratégia de casulo entre todos os membros da família é difícil (Blain, Lewis, Banerjee et al., 2016).

Atualmente, duas formas de vacina contra coqueluche estão disponíveis nos EUA. A vacina contra coqueluche de células inteiras é preparada a partir de células inativadas de *Bordetella pertussis* e contém vários antígenos. Em contraste, a vacina *pertussis* acelular contém um ou mais imunógenos derivados do organismo *B. pertussis*. A vacina acelular altamente purificada está associada a menos reações locais e sistêmicas do que aquelas que ocorrem com a vacina de célula inteira em crianças de idade semelhante. A vacina acelular contra coqueluche é recomendada pela American Academy of Pediatrics (2018) para as três primeiras imunizações e geralmente é administrada aos 2, 4 e 6 meses de vida junto às vacinas contra difteria e tétano (DTPa) (Kimberlin et al., 2018). Várias formas de vacina acelular contra coqueluche estão atualmente licenciadas para uso em lactentes: Daptacel®, Pediarix®, Kinrix® (DTPa e IPV) e Infanrix® (difteria, toxoide tetânico e conjugado acelular de coqueluche). O Pentacel® é licenciado para uso em lactentes com 4 semanas de vida ou mais; além de coqueluche acelular, difteria e tétano, essa vacina contém poliovírus inativado (IPV) e conjugado Hib. Tanto a vacina acelular como a de célula inteira podem ser administradas para a quarta e quinta doses, mas a vacina acelular é preferida. Recomenda-se também que as três primeiras vacinações DTPa sejam do mesmo fabricante. A quarta dose pode ser de um fabricante diferente. A criança que recebeu uma ou mais vacinas de células inteiras pode completar a série de cinco com a vacina acelular.

Os profissionais de saúde que podem ser suscetíveis à coqueluche como resultado da diminuição da imunidade e que têm exposição potencial a crianças ou adultos com coqueluche devem receber uma dose única de Tdap (se não foram previamente vacinados com ela) e tomar as precauções de proteção necessárias contra contaminação por gotículas (ou seja, use máscaras de alta filtragem ou cirúrgicas e pratique a higienização das mãos). O diagnóstico de coqueluche pode ser não realizado ou atrasado em lactentes não vacinados, que muitas vezes são vistos com dificuldade respiratória e apneia sem a tosse típica.

Diretrizes adicionais para prevenção e tratamento da coqueluche entre profissionais de saúde e contatos próximos podem ser encontradas no site dos CDC em http://www.cdc.gov/vaccines/.

Poliomielite

Um esquema de IPV (vacina de IPV) para vacinação de rotina infantil contra a poliomielite é agora recomendado para crianças nos EUA. Todas as crianças devem receber quatro doses de IPV aos 2 meses, 4 meses, de 6 a 18 meses e de 4 a 6 anos (Kimberlin et al., 2018).

A mudança do uso exclusivo da vacina oral contra a poliomielite (VOP) para o uso exclusivo da IPV está relacionada com o risco raro de paralisia da poliomielite associada à vacina (PPAV) da VOP. O uso exclusivo de IPV elimina o risco de PPAV, mas está associado a um aumento do número de injeções e do custo. Desde que o uso de VPI foi instituído nos EUA, em 2000, não ocorreram novos casos de PPAV adquiridos de forma nativa. A Pediarix® é uma **vacina combinada** que contém DTPa, HepB e IPV; pode ser usada como a imunização primária a partir dos 2 meses de vida (Kimberlin et al., 2018). A Kinrix® contém DTPa e IPV, e pode ser usada como a quinta dose na série DTPa e como a quarta dose na série IPV em crianças de 4 a 6 anos cujas doses de vacina anteriores foram com Infanrix® e/ou Pediarix® para as três primeiras doses e Infanrix® para a quarta dose. Conforme observado anteriormente, o Pentacel® também é licenciado para uso em lactentes com 4 semanas de vida ou mais e contém DTPa, Hib e IPV. A Pediarix® foi licenciada para uso em crianças a partir de 6 semanas e contém DTPa, Hep B e IPV.

Sarampo

A vacina contra o sarampo é administrada aos 12 a 15 meses de vida. Durante os surtos de sarampo, a vacina pode ser administrada aos 6 a 11 meses de vida, seguida de uma segunda inoculação após os 12 meses de vida. A segunda imunização contra o sarampo é recomendada aos 4 a 6 anos (no ingresso na escola), mas pode ser administrada mais cedo, desde que tenham decorrido 4 semanas desde a administração da dose anterior. A revacinação deve ocorrer por volta dos 11 a 12 anos se a vacina contra o sarampo não foi administrada no ingresso na escola (4 a 6 anos). Qualquer criança vacinada antes dos 12 meses de vida deve receber duas doses adicionais a partir de 12 a 15 meses de vida e separadas por pelo menos 4 semanas (Kimberlin et al., 2018). A revacinação deve incluir todos os indivíduos nascidos após 1956 que não receberam duas doses da vacina contra o sarampo após os 12 meses de vida. Acredita-se que os indivíduos nascidos antes dessa data sejam imunes à exposição ao vírus natural do sarampo. Devido à ocorrência contínua de sarampo em crianças de mais idade e adultos jovens, deve-se identificar adolescentes e adultos jovens potencialmente suscetíveis e imunizá-los se duas doses da vacina contra o sarampo não tiverem sido administradas anteriormente ou se a pessoa tiver um caso confirmado da doença. Para profilaxia pós-exposição, uma dose de MMR pode ser administrada dentro de 72 horas após a exposição em indivíduos elegíveis para vacina com 12 meses de vida ou mais e é preferível à imunoglobulina (Centers for Disease Control and Prevention, 2013b).

A vacina contra sarampo, caxumba, rubéola e varicela (MMRV) é uma vacina de vírus vivo atenuado e pode ser administrada a crianças de 12 a 15 meses de vida ou de 4 a 6 anos de concomitantemente com outras vacinas. Crianças com vírus da imunodeficiência humana (HIV) não devem receber a vacina MMRV devido à falta de evidências de sua segurança nessa população. Os riscos e benefícios da administração da vacina MMRV devem ser totalmente explicados aos pais ou cuidadores; o risco de uma convulsão febril em 5 a 12 dias em crianças de 12 a 23 meses de vida permanece relativamente baixo e deve ser ponderado em relação ao benefício de uma injeção intramuscular a menos (Kimberlin et al., 2018). A American Academy of Pediatrics (2018) recomenda que a vacina MMR ou MMRV seja administrada como a primeira dose dos 12 aos 47 meses; para crianças com 48 meses ou mais, recomenda-se a primeira dose com MMRV para diminuir o número de injeções; para a segunda dose em qualquer idade (15 meses a 12 anos), a MMRV também é recomendada pelo mesmo motivo (Kimberlin et al., 2018).

A suplementação de vitamina A tem sido eficaz na redução dos riscos de morbidade e mortalidade associadas ao sarampo em países em desenvolvimento.

Caxumba

A vacina contra o vírus da caxumba é recomendada para crianças de 12 a 15 meses de vida e geralmente é administrada em combinação com sarampo e rubéola. Não deve ser administrada a lactentes com menos de 12 meses de vida porque os anticorpos maternos persistentes podem interferir na resposta imune. Devido à ocorrência contínua da doença, especialmente em crianças de 10 a 19 anos, a imunização contra caxumba é recomendada para todos os indivíduos nascidos após 1957 que possam ser suscetíveis ao vírus (ou seja, aqueles que não têm histórico de ter tido a doença ou vacina e que não têm evidência laboratorial de imunidade).

Rubéola

A rubéola é uma infecção relativamente leve em crianças, mas, em uma mulher grávida, a infecção apresenta sérios riscos para o feto em desenvolvimento. O objetivo da imunização contra a rubéola é a proteção do nascituro, e não do receptor da imunização.

A imunização contra rubéola é recomendada para todas as crianças de 12 a 15 mesesde vida e na idade de ingresso na escola ou de 4 a 6 anos ou antes, de acordo com as recomendações de rotina para a vacina MMRV (Kimberlin et al., 2018). Maior ênfase também deve ser colocada na vacinação de todas as crianças pré-púberes não imunizadas e adolescentes suscetíveis e mulheres adultas em idade fértil. Mulheres pós-púberes sem evidência de imunidade à rubéola devem ser imunizadas, a menos que estejam grávidas; elas devem ser aconselhadas a não engravidar por 28 dias após receber a vacina contendo rubéola (Kimberlin et al., 2018). Como o vírus vivo atenuado pode atravessar a placenta e teoricamente apresentar risco ao feto em desenvolvimento, a vacina contra a rubéola atualmente não é administrada a nenhuma mulher grávida. Embora essa seja uma prática-padrão, as evidências atuais de mulheres que receberam a vacina durante a gravidez e tiveram filhos não afetados indicam que o risco para o feto é insignificante (de Martino, 2016). Além disso, não há perigo relatado de administrar a vacina contra rubéola a uma criança se a mãe estiver grávida.

Haemophilus influenzae *tipo B*

As vacinas conjugadas de Hib protegem contra várias infecções graves causadas por *H. influenzae* tipo B, especialmente meningite bacteriana, epiglotite, pneumonia bacteriana, artrite séptica e sepse (Hib não está associado aos vírus que causam *influenza* ou "gripe"). As vacinas contra Hib atualmente disponíveis incluem PedvaxHIB® e Pentacel®, que são vacinas combinadas, e Hiberix® e ActHib®. A Pentacel® é descrita anteriormente neste capítulo, na seção *Coqueluche*. Essas vacinas conjugadas conectam o Hib a uma forma não tóxica de outro organismo, como a proteína meningocócica, o toxoide tetânico ou a proteína da difteria. Não há resposta de anticorpos a essas proteínas não tóxicas, mas elas melhoram significativamente a resposta de anticorpos ao Hib, especialmente em lactentes. O uso de vacinas combinadas fornece imunogenicidade equivalente e diminui o número de injeções que uma criança recebe. No entanto, é importante que elas sejam dadas à criança da idade apropriada. A American Academy of Pediatrics (2018) esclareceu que apenas uma dose de Hib deve ser administrada a crianças com 15 meses de vida ou mais que não tenham sido previamente vacinadas (Kimberlin et al., 2018).

Quando possível, a vacina conjugada Hib usada na primeira vacinação deve ser usada para todas as vacinações subsequentes na série primária. Todas as vacinas Hib são administradas por injeção intramuscular usando uma seringa separada e em um local diferente de quaisquer vacinas concomitantes.

> **! ALERTA PARA A ENFERMAGEM**
>
> O uso de proteínas meningocócicas e diftéricas em vacinas combinadas não significa que a criança tenha recebido imunização adequada para doenças meningocócicas ou diftéricas; a criança deve receber a vacina apropriada para cada doença específica.

Varicela

A administração da vacina de varicela atenuada isenta de células vivas é recomendada para qualquer criança suscetível (ou seja, aquela que não tem comprovação de vacinação contra varicela ou tem um histórico confiável de infecção por varicela). Uma dose única de 0,5 mℓ deve ser administrada por injeção subcutânea. A primeira dose da vacina contra varicela é recomendada para crianças de 12 a 15 meses e, para garantir proteção adequada, uma segunda vacina contra varicela é recomendada para crianças de 4 a 6 anos. A segunda vacina contra varicela pode ser administrada antes dos 4 anos, desde que ocorra um período de 3 meses entre a primeira e a segunda dose. Crianças com 13 anos ou mais suscetíveis devem receber duas doses administradas com pelo menos 4 semanas de intervalo. Crianças na mesma faixa etária (13 a 18 anos) que receberam apenas uma vacina anterior contra varicela devem receber uma segunda vacina contra varicela. O regime de duas doses foi adotado para proteger crianças que não tiveram proteção adequada com uma dose, não por diminuição da imunidade à vacina (Kimberlin et al., 2018). A vacina combinada MMRV (ProQuad®) está licenciada para uso em crianças de 12 meses a 12 anos (ver discussão na seção *Sarampo*, anteriormente neste capítulo).

De acordo com a American Academy of Pediatrics (2018), as crianças que receberam duas doses da vacina contra a varicela têm um terço menos de probabilidade de desenvolver doença nos primeiros 10 anos de imunização em comparação com aquelas que receberam uma dose (Kimberlin et al. al., 2018). As crianças que contraem varicela após a imunização apresentam casos mais leves com menos vesículas, menor grau de febre e recuperação mais rápida. Os anticorpos persistem por pelo menos 8 anos.

Mantenha a vacina congelada na forma liofílica (ou seja, partículas estáveis que se dissolvem prontamente) e use-a dentro de 30 minutos após ser reconstituída para garantir a potência viral.

A vacina contra a varicela pode ser administrada simultaneamente com a MMR. No entanto, seringas e locais de injeção separados devem ser usados. Se essas vacinas não forem administradas simultaneamente, o intervalo entre a administração da vacina contra varicela e a tríplice viral deve ser de pelo menos 1 mês. A vacina contra varicela também pode ser administrada simultaneamente com DTPa, IPV, HepB ou Hib (Kimberlin et al., 2018). A vacina é administrada por via subcutânea.

Doença pneumocócica

A bactéria *Streptococcus pneumoniae* é responsável por uma série de infecções em crianças menores de 2 anos que podem causar séria morbidade e mortalidade. Entre elas, estão infecções generalizadas, como septicemia e meningite, e infecções localizadas, como otite média, sinusite e pneumonia. Essas doenças são particularmente problemáticas em crianças que frequentam creches (a incidência em crianças que frequentam creches é de duas a três vezes maior do que naquelas que não frequentam) e imunocomprometidas. Uma vacina pneumocócica 13-valente (PCV13 [Prevnar 13®]) foi licenciada para uso e atualmente é recomendada como a vacina pneumocócica padrão para crianças de 6 semanas a 24 meses. As crianças que iniciaram a série de PCV com PCV7 podem completar a série de vacinas com PCV13 (Kimberlin et al., 2018).

A vacina PCV13 é administrada aos 2, 4 e 6 meses de vida, com uma quarta dose aos 12 a 15 meses de vida. Uma única dose suplementar de PCV13 é recomendada para crianças de 14 a 59 meses que receberam uma série de PCV7 apropriada para a idade. A PCV13 também é recomendada para todas as crianças com menos de 24 meses de vida e para crianças de 24 a 71 meses com doença falciforme; asplenia funcional ou anatômica; síndrome nefrótica ou insuficiência renal crônica; condições associadas à imunossupressão, como transplante de órgão sólido, terapia medicamentosa ou terapia de citorredução (incluindo terapia sistêmica de corticosteroide em longo prazo); diabetes melito; implantes cocleares; imunodeficiência congênita; infecção pelo HIV; perda de líquido cefalorraquidiano; doença cardiovascular crônica (p. ex., insuficiência cardíaca congestiva ou cardiomiopatia); doença pulmonar crônica (p. ex., enfisema ou fibrose cística, mas não asma); doença hepática crônica (p. ex., cirrose); ou exposição a ambientes de vida ou ambientes sociais em que o risco de doença pneumocócica invasiva ou suas complicações é muito alto (p. ex., nativos do Alasca, afro-americanos e certas populações de índios americanos). A vacina PCV13 pode ser administrada em conjunto com todas as outras imunizações em uma seringa separada e em um sítio intramuscular diferente.

A PPSV23 (vacina pneumocócica polissacarídica [23-valente]) não é recomendada para crianças menores de 24 meses de vida que não tenham uma das condições de alto risco descritas anteriormente. Uma dose de PPSV23 é recomendada em crianças com mais de 23 meses de vida que tenham uma das condições de alto risco após a imunização primária com PCV13.

Influenza *(gripe)*

A vacina contra a gripe é recomendada anualmente para crianças de 6 meses a 18 anos. A vacina contra a gripe (vacina contra a gripe inativada [IIV]) pode ser administrada a qualquer criança saudável com 6 meses de vida ou mais. A vacina de *influenza* inativada trivalente (TIV) foi alterada para vacina de *influenza* inativada (IIV) (Kimberlin et al., 2018). É administrada no início do outono antes do início da temporada de gripe e é repetida anualmente para proteção contínua. A vacina intramuscular é administrada em duas doses separadas com 4 semanas de intervalo em receptores de primeira viagem com menos de 9 anos. A dose é de 0,25 mℓ de Fluzone® ou 0,5 mℓ de FluLaval® ou Fluarix® para crianças de 6 a 35 meses e 0,5 mℓ para crianças de 3 anos ou mais. Uma forma intradérmica de IIV foi licenciada para pessoas de 18 a 64 anos. A vacina pode ser administrada simultaneamente com outras, mas em uma seringa separada e em um local diferente. A vacina é administrada anualmente porque diferentes cepas de *influenza* são usadas a cada ano em sua fabricação. De acordo com a American Academy of Pediatrics (2018), dados recentes mostraram que IIV administrado em uma única dose apropriada para a idade é tolerado por pessoas com alergia a ovo de qualquer gravidade, sugerindo que precauções especiais para receptores de IIV alérgicos a ovo não são garantidas (Kimberlin et al., 2018). Um produto recombinante ou de cultura de células apropriado para a idade pode ser usado para pacientes que se recusam a receber uma vacina à base de ovo. Várias opções para administrar a vacina contra *influenza* são descritas na literatura, e os indivíduos devem discutir os riscos e benefícios com um profissional de saúde experiente.

Durante a temporada de *influenza* de 2016-2017, a vacina viva atenuada contra *influenza* (LAIV) foi determinada como não sendo uma alternativa aceitável para a vacina contra *influenza* devido às preocupações sobre sua eficácia (Belongia, Karron, Reingold et al., 2017). O US Advisory Committee on Immunization Practices está monitorando pesquisas em andamento para determinar recomendações para futuras temporadas de gripe.

O vírus H1N1 (gripe suína) é um subtipo de *influenza* tipo A. A pandemia de H1N1 em 2009-2010 causou morbidade e mortalidade significativas em todo o mundo (Kimberlin et al., 2018). Os sinais e sintomas da gripe H1N1 são os mesmos mencionados para a gripe. As informações mais atualizadas sobre o *status* dessa doença podem ser encontradas no site do CDC (http://www.cdc.gov/flu/about/season/index.html).

Doença meningocócica

A doença meningocócica invasiva continua sendo a causa de alta morbidade em crianças nos EUA. Crianças com menos de 1 ano são particularmente suscetíveis, mas as maiores fatalidades ocorrem em adolescentes e adultos jovens, com 50 a 60 casos e 5 a 10 mortes relatadas anualmente (Centers for Disease Control and Prevention, 2015). Há também evidências de que o risco de infecções meningocócicas é alto em calouros universitários que vivem em dormitórios. As infecções meningocócicas também são responsáveis por morbidades significativas, incluindo amputação de membros ou dedos, cicatrizes na pele, perda auditiva e deficiências neurológicas.

A *Neisseria meningitidis* é a principal causa de meningite bacteriana nos EUA. Não é recomendado que crianças de 9 meses a 10 anos recebam rotineiramente as vacinas meningocócicas conjugadas (MCVs) porque a taxa de infecção é baixa nessa faixa etária. Crianças com risco aumentado de infecção meningocócica devem receber uma série de duas doses de MenACWY-D (Menactra®) ou MenACWY-CRM (Menveo®), ambas vacinas contra MCV4, ou a série infantil de Menveo® (MenACWY-CRM) administrada em menos 2 meses de intervalo. Essas incluem crianças com deficiência de componentes terminais do complemento, asplenia anatômica ou funcional ou HIV. Crianças de 2 a 18 anos que viajam ou residem em países onde *N. meningitidis* é hiperendêmica ou epidêmica ou que estão em risco durante um surto na comunidade devem receber uma dose de MCV4 (Menveo® ou Menactra®). A Menactra® é licenciada para administração em crianças a partir de 9 meses de vida, e a Menveo® é licenciada para crianças de 2 meses de vida ou mais.

Crianças e adolescentes de 11 a 12 anos devem receber uma única imunização de MCV4 (Menactra® ou Menveo®) e um reforço entre 16 e 18 anos. Outros de alto risco que devem receber o MCV4 incluem calouros universitários que vivem em dormitórios e recrutas militares. Lactentes de 2 a 23 meses com condições de alto risco podem receber uma série de quatro doses de Menveo® aos 2, 4, 6 e 12 meses. Pessoas com alto risco para a doença e que receberam a vacina meningocócica polissacarídica (MPSV4) 3 ou mais anos antes devem ser re-imunizadas com MCV4. MCV4 (Menveo® ou Menactra®) é administrada como uma injeção intramuscular (0,5 mℓ) e pode ser administrada em conjunto com outras vacinas em uma seringa separada e em um local diferente. A imunização com MCV4 é contraindicada em pessoas com hipersensibilidade a qualquer componente da vacina, incluindo toxoide diftérico e ao látex de borracha (parte da tampa do frasco).

Rotavírus

O rotavírus é uma das principais causas de diarreia grave em recém-nascidos e lactentes e é transmitido pela via fecal-oral. A incidência de rotavírus diminuiu drasticamente desde que as vacinas contra rotavírus se tornaram disponíveis em 2006. Duas vacinas contra rotavírus, RotaTeq® (RV5) e Rotarix® (RV1), receberam uma licença da Food and Drug Administration para distribuição nos EUA. Os lactentes nos EUA são rotineiramente imunizados com três doses de RotaTeq® aos 2, 4 e 6 meses de vida ou duas doses de Rotarix® aos 2 e 4 meses de vida. O RotaTeq® está licenciado para administração em lactentes de 6 a 14 semanas de vida, com duas doses adicionais administradas em intervalos de 4 a 10 semanas, mas não após 32 semanas de vida (Kimberlin et al., 2018). A vacina Rotarix® (1 mℓ) pode ser administrada a partir das 6 semanas de vida, com uma segunda dose pelo menos 4 semanas após a primeira dose, mas antes das 32 semanas de vida (Kimberlin et al., 2018). Ambas as vacinas são administradas por via oral. Os lactentes que contraem a infecção por rotavírus antes de completar a série vacinal devem completar as vacinações seguindo os intervalos padrão (Kimberlin et al., 2018).

Papilomavírus humano

Os papilomavírus humanos (HPVs) são uma grande família de vírus que consiste em tipos cutâneos (ou seja, verrugas na pele) e genitais (ou seja, mucosas). Os HPVs genitais podem ser classificados como de baixo risco e alto risco de acordo com sua associação com cânceres. Três vacinas contra o HPV foram licenciadas para uso em adolescentes, mas a Gardasil 9® é a única vacina contra o HPV disponível nos EUA (Centers for Disease Control and Prevention, 2016a). A vacina é administrada por via intramuscular, preferencialmente no músculo deltoide, em três doses separadas; a primeira dose da série é comumente administrada entre os 11 e 12 anos, e a segunda dose é administrada de 1 a 2 meses após a primeira, com a terceira dose administrada 6 meses após a primeira dose (Kimberlin et al., 2018). A vacina é recomendada para meninos e meninas com idade mínima de 9 anos e idade máxima de 26 anos (Centers for Disease Control and Prevention, 2016a). As mulheres que recebem a vacina contra o HPV devem continuar a fazer exames regulares de Papanicolau (Pap) (Kimberlin et al., 2018).

Reações

As vacinas para imunizações de rotina estão entre os medicamentos mais seguros e confiáveis disponíveis. No entanto, efeitos colaterais leves ocorrem após muitas das imunizações e, raramente, uma reação grave pode resultar da vacina. Vários componentes inativos são incorporados nas vacinas para aumentar sua eficácia e segurança. Alguns desses componentes incluem conservantes, estabilizadores, adjuvantes, antibióticos (p. ex., neomicina) e proteínas do meio de cultura purificadas (p. ex., ovo) para aumentar a eficácia. Uma criança pode reagir ao conservante da vacina em vez do componente da vacina; um exemplo disso é a vacina contra a hepatite B, que é preparada a partir de culturas de leveduras. A hipersensibilidade à levedura, portanto, impediria um indivíduo de receber essa vacina sem consultar um alergista. Vestígios de neomicina são usados para diminuir o crescimento bacteriano em certas formulações de vacinas, e pessoas com reações anafiláticas documentadas à neomicina devem evitar essas vacinas.

A maioria das formulações de vacinas agora contém rolhas de frasco com borracha sintética para prevenir reações alérgicas ao látex, mas os profissionais de saúde que administram as vacinas devem certificar-se de que a bula especifica que não há látex na rolha. Se um indivíduo tiver uma reação grave a uma vacina e imunizações subsequentes forem necessárias, um alergista deve ser consultado para determinar o melhor curso de ação. Embora as vacinas contra *influenza* contenham pequenas quantidades de proteína do ovo, evidências recentes não mostram risco de reação anafilática com a vacina *influenza* inativada entre crianças com alergia ao ovo, e essas crianças devem receber a vacina contra *influenza* (American Academy of Pediatrics, Committee on Infectious Diseases, 2016). Algumas vacinas contêm um conservante, timerosal, que contém etilmercúrio. Preocupações com o possível envenenamento por mercúrio na década de 1990 levaram muitos a adiarem a vacinação de recém-nascidos e lactentes por medo de problemas de desenvolvimento na infância, como o autismo. Desde então, vários fabricantes pararam de produzir vacinas contendo timerosal. Nenhuma reação de hipersensibilidade local ao timerosal foi registrada, e estudos sobre timerosal e o potencial vínculo com autismo ou qualquer outro transtorno invasivo do desenvolvimento não conseguiram estabelecer uma relação causal entre os dois (DeStefano, Price, & Weintraub, 2013; Yoshimasu, Kiyohara, Takemura et al., 2014). O Institute of Medicine (2004), após um estudo aprofundado de 3 anos, concluiu que não havia ligação entre o autismo e a vacina MMR ou vacinas contendo o conservante timerosal.

Com antígenos inativados, como DTPa, os efeitos colaterais são mais prováveis de ocorrer dentro de algumas horas ou dias após a administração e geralmente são limitados a sensibilidade local, eritema e edema no local da injeção; febre baixa; e alterações comportamentais (p. ex., sonolência, perda de apetite, choro prolongado ou incomum). As reações locais tendem a ser menos graves quando é utilizada uma agulha de comprimento suficiente para depositar a vacina no músculo (ver boxe *Cuidado atraumático*). Raramente, podem ocorrer reações mais graves (ver boxe *Alerta para medicamento*). Se a epinefrina for administrada, observar reações adversas como taquicardia, hipertensão, irritabilidade, cefaleias, náuseas e tremores.

Cuidado atraumático

Imunizações

O comprimento da agulha e as técnicas de injeção são fatores importantes e devem ser considerados para cada criança. Menos reações às imunizações são observadas quando a vacina é administrada profundamente no músculo e não no tecido subcutâneo. O local dorsoglúteo não é recomendado como local de injeção para crianças devido ao potencial de dano do nervo ciático (Rishovd, 2014). Além disso, a aspiração de sangue não é mais recomendada para uma injeção intramuscular porque grandes vasos sanguíneos não estão presentes nos locais de injeção recomendados e a aspiração lenta causa mais dor do que a injeção sem aspiração (Rishovd, 2014).

Para garantir o tamanho apropriado da agulha para a administração da vacina (Rishovd, 2014):

- Recém-nascidos (de 0 a 28 dias de vida): o tamanho recomendado da agulha é 16 mm, calibre de 22 a 25; local de injeção recomendado: músculo vasto lateral
- Lactentes/crianças (de 1 mês a 2 anos): o tamanho e local recomendados da agulha é de 25 mm, calibre de 22 a 25 no músculo vasto lateral ou de 16 a 25 mm, calibre de 22 a 25 no músculo deltoide somente se a massa muscular for adequadamente desenvolvida
- Criança/adolescente (de 3 a 18 anos): menos de 60 kg: de 16 a 25 mm, calibre de 22 a 25 no músculo deltoide; superior a 60 kg: de 25 a 38mm, calibre de 22 a 25 no músculo deltoide

Use uma ou mais das seguintes técnicas para minimizar a dor (Rishovd, 2014; Organização Mundial da Saúde, 2015):

- Aplique o anestésico tópico EMLA® (lidocaína-prilocaína) no local da injeção e cubra com um curativo oclusivo por pelo menos 1 hora[a] ou aplique o anestésico tópico LMX4® (lidocaína a 4%) no local da injeção e cubra com um curativo oclusivo por 30 minutos antes da injeção
- Aplique um spray de vapor frio (p. ex., cloreto de etila ou fluorometano) diretamente na pele; no entanto, algumas crianças podem relatar dor associada à sensação de resfriamento
- Assegurar o posicionamento benéfico do paciente: sendo segurado por um dos pais ou cuidador, para recém-nascidos e lactentes, e sentado na posição vertical, para crianças maiores e adolescentes
- Incentivar o aleitamento materno durante ou antes das imunizações
- Para crianças menores de 6 anos, use a distração, como pedir à criança para soprar bolhas ou dizer à criança para "respirar fundo e soprar e soprar e soprar até eu dizer para parar". As evidências não mostram nenhum benefício no uso de distração durante as injeções com adolescentes
- Os enfermeiros que administram as injeções devem permanecer calmos e usar palavras neutras como "aqui vou eu" em vez de "aqui vem a picada"
- Não estimule manualmente (ou seja, não esfregue ou aplique pressão) no local da injeção

[a]O uso de um adesivo EMLA® antes da administração de poliovírus inativado por difteriatetano-coqueluche acelular-*Haemophilus influenzae* tipo b (DTPa-IPV-Hib) e vacina contra hepatite B.

ALERTA PARA MEDICAMENTO

Tratamento de emergência da anafilaxia

EpiPen Jr (0,15 mg; 0,3 mℓ de 1:2.000) por via intramuscular (IM) para criança com peso de 15 a 30 kg

EpiPen (0,3 mg; 0,3 mℓ de 1:1.000) IM para peso da criança 30 kg ou mais

Contraindicações e precauções

Os enfermeiros precisam estar cientes das razões para a suspensão das imunizações – tanto para a segurança da criança no que se refere a evitar reações quanto para o benefício máximo da criança ao receber a vacina. Medos infundados e falta de conhecimento sobre as contraindicações podem impedir desnecessariamente que uma criança tenha proteção contra doenças que ameaçam a vida. Os problemas que surgiram em relação às vacinas incluem o equívoco de que a administração de vacinas combinadas pode sobrecarregar o sistema imunológico da criança; as vacinas combinadas passaram por rigoroso estudo em relação aos efeitos colaterais e taxas de imunogenicidade após a administração. Outros podem expressar preocupação de que as vacinas não façam parte da imunidade natural do indivíduo e que a administração de muitas vacinas possa diminuir a imunidade da criança a essas doenças. Uma avaliação recente das preocupações dos pais com a vacinação identificadas por meio de postagens nas mídias sociais descobriu que eles estavam preocupados com reações adversas, como autismo, dor, imunidade comprometida e morte associada às vacinas (Tangherlini, Roychowdhury, Glenn et al., 2016).

Uma *contraindicação* é uma condição em um indivíduo que aumenta o risco de uma reação adversa grave (p. ex., não administrar uma vacina de vírus vivo a uma criança gravemente imunocomprometida). Assim, não se administraria uma vacina quando uma contraindicação estivesse presente. Uma *precaução* é uma condição em um receptor que pode aumentar o risco de uma reação adversa grave ou que pode comprometer a capacidade da vacina de produzir imunidade. Se as condições forem tais que o benefício de receber a vacina supere o risco de um evento adverso ou resposta incompleta, uma precaução não impediria a administração da vacina (Kimberlin et al., 2018).

A contraindicação geral para todas as imunizações é uma doença febril grave. Essa precaução evita adicionar o risco de efeitos colaterais adversos da vacina a uma criança já doente ou identificar erroneamente um sintoma da doença como sendo causado pela vacina. A presença de doenças menores, como o resfriado comum, não é uma contraindicação. As vacinas de vírus vivo geralmente não são administradas a pessoas com um sistema imunológico comprometido porque a multiplicação do vírus pode ser aumentada, causando uma doença grave induzida pela vacina.

Em geral, as vacinas de vírus vivos não devem ser administradas a pessoas gravemente imunocomprometidas ou entre pessoas cuja função imunológica é desconhecida (Kimberlin et al., 2018). Outra contraindicação para vacinas de vírus vivos (p. ex., MMR, varicela e rotavírus) é a presença de imunidade passiva adquirida recentemente por meio de transfusões de sangue, imunoglobulina ou anticorpos maternos. A administração de MMR e varicela deve ser adiada por no mínimo 3 meses após imunização passiva com imunoglobulinas e transfusões de sangue (exceto hemácias lavadas, que não interferem na resposta imune). Os intervalos sugeridos entre a administração de formulações de imunoglobulina e MMR e varicela dependem do tipo de produto imunológico e da dosagem. Se a vacina e a imunoglobulina forem administradas simultaneamente devido à exposição iminente à doença, as duas formulações são injetadas em locais distantes um do outro. A vacinação deve ser repetida após os intervalos sugeridos, a menos que haja evidência sorológica de produção de anticorpos.

Uma contraindicação final é uma resposta alérgica conhecida a uma vacina previamente administrada ou a uma substância da vacina. Uma reação anafilática a uma vacina ou seu componente é uma verdadeira contraindicação. As vacinas MMR contêm pequenas quantidades de neomicina; vacinas contra sarampo e caxumba, que são cultivadas em culturas de tecido embrionário de galinhas, não são acreditadas para conter quantidades significativas de proteínas de reação cruzada de ovo. Portanto, apenas um histórico de reação anafilática à neomicina, à gelatina ou à própria vacina é considerado uma contraindicação ao seu uso.

A gravidez é uma contraindicação às vacinas MMR, embora o risco de dano fetal seja principalmente teórico. O aleitamento materno não é contraindicação para nenhuma vacina. O único vírus vacinal que foi isolado no leite humano é a rubéola, e não há indicação de que seja prejudicial aos lactentes. A infecção por rubéola em uma criança como resultado da exposição ao vírus da rubéola no leite humano provavelmente seria bem tolerada porque a vacina é atenuada (Kimberlin et al., 2018).

Para identificar a criança rara que pode não ser capaz de receber as vacinas, faça um histórico cuidadoso de alergia. Se a criança tiver histórico de anafilaxia, informe isso ao médico antes de administrar a vacina. A dermatite de contato em reação à neomicina não é considerada uma contraindicação à imunização. As evidências indicam que as crianças que são sensíveis ao ovo não correm maior risco de reações indesejáveis à vacina MMR. Além disso, os exames cutâneos de crianças alérgicas ao ovo com vacina não conseguiram prever reações de hipersensibilidade imediata (Kimberlin et al., 2018). Um histórico familiar de convulsões ou eventos adversos após a vacinação, alergia à penicilina, alergia a carne de pato ou penas de pato e histórico familiar de síndrome da morte súbita infantil (SMSI) não são considerados contraindicações para receber vacinas infantis (Kimberlin et al., 2018).

Os enfermeiros estão na vanguarda em fornecer aos pais informações apropriadas sobre os benefícios da imunização infantil, as contraindicações, os efeitos colaterais e os efeitos da não vacinação na saúde da criança. Algumas sugestões para comunicar aos pais sobre os benefícios das imunizações na infância incluem as seguintes (porções adaptadas de Coyer, 2002; Fredrickson, Davis, Arnold et al., 2004; Rosenthal, 2004):

- Fornecer informações precisas e fáceis de entender sobre vacinas (a necessidade de cada uma, a doença que cada uma previne, potenciais efeitos adversos)
- Perceber que os pais estão expressando preocupação com a saúde da criança
- Reconhecer as preocupações dos pais de maneira genuína e empática
- Adaptar a discussão às necessidades dos pais; evitar linguagem crítica ou ameaçadora
- Manter-se bem-informado sobre os benefícios individuais das vacinas, os efeitos adversos comuns e como minimizar esses efeitos
- Dar aos pais a **declaração de informação sobre vacinas** antes da vacinação e estar preparado para responder a quaisquer perguntas que possam surgir
- Ajudar os pais a tomar uma decisão informada sobre a administração de cada vacina
- Ser flexível e oferecer aos pais opções quanto à administração de múltiplas vacinas, especialmente em lactentes, que devem receber múltiplas injeções aos 2, 4 e 6 meses de vida (ou seja, permitir que os pais programem a realização das vacinas em diferentes visitas para diminuir o número total de injeções em cada consulta; fazer provisões para visitas ao consultório apenas para fins de imunização [não incorre em honorários do médico, exceto para administração da vacina], desde que a criança seja saudável)
- Envolver os pais na minimização dos potenciais efeitos adversos da vacina (p. ex., administrar uma dose apropriada de paracetamol 45 minutos antes de administrar a vacina [conforme apropriado]; aplicar mistura eutética de anestésicos locais [EMLA®; lidocaína-prilocaína] ou lidocaína a 4% [LMX4®] nos locais de injeção antes da administração [ver boxe *Cuidado atraumático* no início do capítulo]; fazer acompanhamento para verificar a criança caso tenham ocorrido reações indesejáveis no passado ou se os pais estiverem especialmente preocupados com o bem-estar da criança)
- Respeitar as preferências dos pais.

Administração

As principais precauções na administração de imunizantes incluem o armazenamento adequado da vacina para manter sua potência e a instituição de procedimentos recomendados para injeção. O enfermeiro deve estar familiarizado com as instruções do fabricante para armazenamento e reconstituição da vacina. Por exemplo, se a vacina for refrigerada, ela deve ser armazenada em uma prateleira central, não na porta, onde aumentos frequentes de temperatura ao abrir a geladeira podem alterar sua potência. Para proteção contra a luz, o frasco deve ter coloração âmbar. Verificações periódicas são estabelecidas para garantir que nenhuma vacina seja usada após a data de validade.

As vacinas DTP (ou DTPa) contêm um adjuvante para reter o antígeno no local da injeção e prolongar o efeito estimulador. Como a injeção subcutânea ou intradérmica do adjuvante pode causar irritação local, inflamação ou formação de abscesso, uma excelente técnica de injeção intramuscular deve ser usada (ver boxe *Cuidado atraumático* no início do capítulo).

A série total requer várias injeções, e todas as tentativas são feitas para alternar os locais e administrar as injeções da forma mais indolor possível. (ver Capítulo 20, seção *Administração intramuscular*.) Quando duas ou mais injeções são administradas em locais separados, a ordem é arbitrária. Alguns praticantes sugerem injetar a menos dolorosa primeiro. Alguns acreditam que deve ser a DTP (ou DTPa), enquanto outros sugerem a vacina MMR ou Hib. Outros ainda defendem a injeção em dois locais simultaneamente (requer dois profissionais) (ver boxe *Foco de pesquisa*).

Os enfermeiros geralmente administram vacinas e, portanto, podem ter a responsabilidade de informar adequadamente os pais sobre a natureza, a prevalência e os riscos da doença; o tipo de produto de imunização a ser utilizado; os benefícios e riscos esperados dos efeitos colaterais da vacina; e a necessidade de registros de vacinação precisos. Referir-se às imunizações como "injeções de lactentes" e limitar a discussão a declarações vagas sobre as vacinas são práticas inaceitáveis.

Embora as taxas de imunização tenham aumentado significativamente, os profissionais de saúde devem aproveitar todas as oportunidades para incentivar a imunização completa de todas as crianças (ver boxe *Foco na comunidade*). A Tabela 6.2 descreve o indicador de qualidade para o estado de imunização infantil.

Outra responsabilidade importante da enfermagem é a documentação precisa. Cada criança deve ter um registro de imunização que os pais devem manter, especialmente no caso das famílias que se mudam com frequência. Registros de imunização em branco podem ser baixados de vários *sites*, incluindo o Immunization Action Coalition (http://www.immunize.org), utilizado nos EUA, que tem informações e registros sobre vacinas em vários idiomas.

Foco de pesquisa

Ordem das injeções

Ipp et al. (2009) avaliaram a ordem de administração das vacinas difteria-tétano-coqueluche acelular-*Haemophilus influenzae* tipo B (DTPa Hib) e vacina pneumocócica conjugada (PCV) e a percepção da dor em 120 lactentes de 2 a 6 meses de vida. Os lactentes que receberam a vacina primária DTPa Hib antes da PCV tiveram escores de dor significativamente mais baixos do que aqueles que receberam a PCV primeiro. Fallah et al. (2016) avaliaram a melhor ordem de imunizações: injeção intramuscular (difteria, coqueluche e tétano) *versus* injeção subcutânea (sarampo, caxumba e rubéola) em 70 crianças. A dor foi significativamente menor quando a injeção subcutânea foi administrada antes da injeção intramuscular.

Uma das características mais importantes da injeção de vacinas é a penetração adequada do músculo para deposição do fármaco por via intramuscular, e não subcutânea (dependendo da recomendação do fabricante para administração). O uso de agulhas de comprimento adequado é um componente essencial da administração de vacinas. Uma revisão sistemática recente relatou que o tamanho apropriado da agulha deve ser de 16 mm para lactentes com menos de 28 dias de vida, 26 mm para lactentes de 1 mês a 2 anos e 16 mm se a pele for esticada firmemente e não agrupada a 26 mm para crianças de 3 até 18 anos (Beirne, Hennessy, Cadogan et al., 2015). Em dois estudos, o uso de agulhas mais longas diminuiu significativamente a incidência de edema localizado e sensibilidade quando as vacinas foram administradas a um grupo de lactentes (Diggle & Deeks, 2000; Diggle, Deeks & Pollard, 2006). Achados semelhantes foram registrados para crianças de 4 a 6 anos que receberam a quinta vacina DTPa (Jackson, Yu, Nelson et al., 2011).

Foco na comunidade

Mantenha-se atualizado sobre as recomendações de vacinas

É muito mais fácil manter-se atualizado se você souber onde procurar as recomendações oficiais da American Academy of Pediatrics e dos Centers for Disease Control and Prevention's Advisory Committee on Immunization Practices. As fontes primárias são as publicações e a internet. Você também pode entrar em contato com cada organização para solicitar informações:

American Academy of Pediatrics
141 Northwest Point Blvd.
Elk Grove Village, IL 60007
847-434-4000
Fax: 847-434-8000
http://www.aap.org

Centers for Disease Control and Prevention
1600 Clifton Road
Atlanta, GA 30333
404-639-3311
Informações: 800-232-4636
https://www.cdc.gov
Informações sobre vacinas e imunizações: https://www.cdc.gov/vaccines

Tabela 6.2 Indicador de qualidade pediátrica[a]

Situação de imunização infantil	
Mensuração	Crianças de 2 anos que tiveram quatro vacinas contra difteria, tétano e coqueluche acelular (DTaP); três vacinas inativadas contra a poliomielite (IPV); uma contra sarampo, caxumba e rubéola (MMR); três *Haemophilus influenzae* tipo B (Hib); três vacinas contra hepatite B (HepB); uma vacina para vírus varicela-zóster (VZV); quatro vacinas pneumocócicas conjugadas (PCV); duas vacinas contra hepatite A (HepA); duas ou três para rotavírus (RV); e duas vacinas contra *influenza* (gripe) até o segundo aniversário.
Numerador	Número de crianças que possuem evidências de que receberam as vacinas recomendadas durante o período de mensuração.
Denominador	Número de crianças que completam 2 anos durante o ano de medição e são elegíveis para inclusão.

[a]Endossado pelo National Quality Forum NQF #0038 and 2019 Core Set of Children's Health Care Quality Measures for Medicaid and CHIP. https://www.medicaid.gov/federal-policy-guidance/downloads/cib112018.pdf.

Documente no prontuário as seguintes informações: dia, mês e ano de administração; fabricante e número do lote da vacina; e nome, endereço e cargo da pessoa que administra a vacina. Dados adicionais a ser registrados são o local e a via de administração e evidências de que os pais ou o responsável legal deram consentimento informado antes da administração da imunização. Nos EUA, orienta-se que quaisquer reações adversas após a administração de uma vacina devem ser relatadas ao Vaccine Adverse Event Reporting System (http://www.vaers.hhs.gov; 1-800-822-7967).

Muitos estados e territórios participam do sistema de informações sobre imunização (IIS), que fornece informações sobre imunização para pais e profissionais de saúde, bem como um registro local ou regional de imunizações que as crianças receberam. Além disso, o IIS pode fornecer aos pais informações sobre imunizações programadas e as perdidas. Essa informação também é útil para escolas e clínicas de saúde.

Uma fonte adicional de informação sobre vacinas que deve ser fornecida aos pais (conforme exigido pelo National Childhood Vaccine Injury Act de 1986) antes da administração de vacinas é o VIS para a vacina específica que está sendo administrada. Os profissionais são obrigados por lei a informar plenamente as famílias sobre os riscos e benefícios das vacinas. Os VISs são projetados para fornecer informações atualizadas ao vacinado adulto ou aos pais ou responsáveis legais das crianças que estão sendo vacinadas sobre os riscos e benefícios de cada vacina. O profissional deve responder a perguntas sobre as informações contidas no VIS. VISs estão disponíveis para as seguintes vacinas: adenovírus, antraz, tétano, difteria, coqueluche, MMR, MMRV, IPV, HPV, varicela, Hib, *influenza*, meningocócica, pneumocócica (13 e 23), raiva, rotavírus, zona, varíola, amarela febre, encefalite japonesa, febre tifoide e hepatite A e B. Um VIS atualizado deve ser fornecido e a documentação no prontuário do paciente deve indicar que o VIS foi administrado e incluir sua data de publicação; isso representa o **consentimento informado**, uma vez que o pai ou cuidador dá permissão para administrar as vacinas. Os VISs estão disponíveis nos departamentos de saúde estaduais ou locais ou na Immunization Action Coalition (http://www.immunize.org/vis) e CDC (https://www.cdc.gov/vaccines/hcp/vis/index.html).

Em resposta às preocupações de fabricantes, profissionais e pais de crianças com lesões graves associadas às vacinas, a National Childhood Vaccine Injury Act de 1986 e as Vaccine Compensation Amendments de 1987 foram aprovadas. Essas Leis são planejadas para fornecer compensação justa para crianças que são lesadas inadvertidamente e fornecer maior proteção e análise de responsabilidade para fabricantes e fornecedores de vacinas. (*Ver 2018 Red Book: Report of the Committee on Infectious Diseases* [Kimberlin et al., 2018] para mais detalhes sobre esse programa.)

O relatório *American Academy of Pediatrics' Report do Committee on Infectious Diseases*, conhecido como *Red Book*, é uma fonte confiável de informações sobre vacinas e outras doenças infecciosas pediátricas importantes. No entanto, carece de uma revisão aprofundada e lista de referência de questões controversas. As recomendações do *Red Book* aparecem pela primeira vez no periódico *Pediatrics* e/ou no *AAP News*. Normalmente, o calendário de vacinação mais recente aparece na edição de janeiro do periódico.

Os CDC agora oferecem uma valiosa ferramenta de recursos *online* para pais e profissionais de saúde. A ferramenta imprime um calendário de vacinação individualizado com datas associadas a cada vacinação com base na data de nascimento da criança. Os profissionais podem usar essa ferramenta para crianças com menos de 5 anos para servir de lembrete para os pais. Os enfermeiros devem observar que a ferramenta personalizada é baseada no calendário de imunização atual e pode precisar ser ajustada com as atualizações anuais da American Academy of Pediatrics e do Advisory Committee on Immunization Practices. A ferramenta está disponível em https://www2a.cdc.gov/vaccines/childquiz/.

Uma publicação do CDC, *Morbidity and Mortality Weekly Report* (MMWR) contém revisões abrangentes da literatura e dados importantes sobre a eficácia da vacina e os efeitos colaterais. Para assinar essa publicação gratuita, visite https://www.cdc.gov/mmwr/mmwr-subscribe.html. Uma cópia eletrônica também está disponível no site dos CDC em https://www.cdc.gov.

DOENÇAS TRANSMISSÍVEIS

A incidência de doenças transmissíveis na infância diminuiu significativamente desde o advento das imunizações. O uso de antibióticos e antitoxinas reduziu ainda mais as complicações graves resultantes de tais infecções. No entanto, doenças infecciosas ocorrem e os enfermeiros devem estar familiarizados com o agente infeccioso para reconhecer a doença e instituir intervenções preventivas e de suporte adequadas (Tabela 6.3 e Figuras 6.2 a 6.7).

CUIDADOS DE ENFERMAGEM

A Tabela 6.3 descreve as doenças transmissíveis mais comuns da infância, seu manejo terapêutico e cuidados de enfermagem. A seguir, é apresentada uma discussão geral sobre o planejamento do cuidado de enfermagem às crianças com doenças transmissíveis.

A identificação do agente infeccioso é de primordial importância para evitar a exposição a indivíduos suscetíveis. Enfermeiros em ambientes de atendimento ambulatorial, creches e escolas são muitas vezes as primeiras a identificarem sinais de uma doença transmissível, como erupção cutânea ou dor de garganta. O enfermeiro deve investigar e suspeitar de doenças comuns da infância para identificar casos potencialmente infecciosos e reconhecer casos que requerem intervenção médica. Um exemplo é a queixa comum de dor de garganta. Embora na maioria das vezes seja um sintoma de uma infecção viral leve, pode sinalizar difteria ou uma infecção estreptocócica, como escarlatina. Cada uma dessas condições bacterianas requer tratamento adequado para evitar complicações graves.

Quando o enfermeiro suspeita de uma doença transmissível, é importante avaliar o seguinte:

- Exposição recente a um caso conhecido
- **Sintomas prodrômicos** (sintomas que ocorrem entre as manifestações iniciais da doença e sua síndrome clínica evidente) ou evidência de sintomas gerais, como febre ou erupção cutânea (ver Tabela 6.3)
- Histórico de imunização
- Histórico prévio da doença.

As imunizações estão disponíveis para muitas doenças, e a infecção geralmente confere imunidade vitalícia; portanto, a possibilidade de muitos agentes infecciosos pode ser eliminada com base nesses dois critérios.

Prevenção da propagação

A prevenção consiste em dois componentes: prevenção da doença e controle de sua disseminação para outras pessoas. A **prevenção primária** baseia-se quase exclusivamente na imunização.

As medidas de controle para prevenir a propagação de doenças devem incluir técnicas para reduzir o risco de transmissão cruzada de microrganismos infecciosos entre pacientes e proteger os profissionais de saúde dos microrganismos dos pacientes portadores. Se a criança estiver hospitalizada, siga as políticas da instituição para controle de infecção. O procedimento mais importante é a higienização das mãos. As pessoas que cuidam diretamente da criança ou manuseiam materiais contaminados devem higienizar as mãos e praticar precauções-padrão eficazes no atendimento de seus pacientes.

Tabela 6.3 Doenças transmissíveis da infância.

Doença	Manifestações clínicas	Manejo terapêutico e complicações	Cuidados de enfermagem
Varicela (Figura 6.2)			
Agentes – vírus varicela-zóster (VVZ) **Fonte** – secreções primárias do sistema respiratório de pessoas infectadas; em menor grau, lesões na pele (crostas não infectadas) **Transmissões** – contato direto, propagação de gotículas (no ar) e objetos contaminados Período de incubação – de 2 a 3 semanas, geralmente de 14 a 16 dias **Período de transmissibilidade** – provavelmente, de 1 dia antes da erupção das lesões (período prodrômico) a 6 dias após a primeira erupção de vesículas quando as crostas se formaram	**Estágio prodrômico** – febre leve, mal-estar e anorexia nas primeiras 24 horas; erupção cutânea altamente pruriginosa; começa como mácula, progride rapidamente para pápula e depois para vesícula (rodeada por base eritematosa; torna-se umbilicada e turva; rompe-se facilmente e forma crostas); todos os três estágios (pápula, vesícula, crosta) presentes em vários graus ao mesmo tempo **Distribuição** – centrípeta, espalhando-se para a face e extremidades proximais, mas esparsa nos membros distais e menos em áreas não expostas ao calor (ou seja, de roupas ou sol) **Sinais e sintomas constituintes** – temperatura elevada por linfadenopatia, irritabilidade por prurido	**Específico** – agente antiviral aciclovir; imunoglobulina varicela-zóster ou imunoglobulina intravenosa (IGIV) após exposição em crianças de alto risco **Suporte** – cloridrato de difenidramina ou anti-histamínicos para aliviar o prurido; cuidados com a pele para prevenir infecção bacteriana secundária **Complicações** – infecções bacterianas secundárias (abscessos, celulite, fasceíte necrosante, pneumonia, sepse) Encefalite Pneumonia por varicela (raro em crianças saudáveis) Varicela hemorrágica (pequenas hemorragias nas vesículas e numerosas petéquias na pele) Trombocitopenia crônica ou transitória Preventivo – imunização infantil	Manter precauções-padrão, para aerossóis e de contato se hospitalizado até que todas as lesões estejam com crostas; para crianças imunizadas com varicela leve, isolar até que não sejam observadas novas lesões Manter a criança em casa longe de indivíduos suscetíveis até que as vesículas sequem (geralmente, 1 semana após o início da doença) e isolar as crianças de alto risco das crianças infectadas Realizar cuidados com a pele: dar banho, trocar roupa e roupa de cama diariamente; administrar loção tópica de calamina, se indicado; manter as unhas da criança curtas e limpas; calçar luvas se a criança arranhar Manter a criança com roupas leves (pode diminuir o número de lesões) Diminuir o prurido; manter a criança ocupada Remover as crostas soltas que esfregam e irritam a pele Ensinar a criança a aplicar pressão na área pruriginosa em vez de coçá-la Evitar o uso de ácido acetilsalicílico (possível associação com síndrome de Reye)
Difteria			
Agente – *Corynebacterium diphtheriae* **Fonte** – secreção das membranas mucosas do nariz e da nasofaringe, pele e outras lesões da pessoa infectada **Transmissão** – contato direto com pessoa infectada, portador ou artigos contaminados **Período de incubação** – geralmente de 2 a 5 dias, possivelmente mais longo **Período de transmissibilidade** – variável; até que os bacilos virulentos não estejam mais presentes (identificados por três culturas negativas); geralmente 2 semanas, mas até 4 semanas	Variam de acordo com a localização anatômica da pseudomembrana **Nasal** – assemelha-se ao resfriado comum, secreção nasal mucopurulenta serossanguinolenta sem sintomas adicionais; pode ter epistaxe importante **Tonsilar-faríngea** – mal-estar; anorexia; dor de garganta; febre baixa; pulso aumentado acima do esperado para temperatura em 24 horas; membrana lisa, aderente, branca ou cinza; linfadenite possivelmente pronunciada ("pescoço de touro"); em casos graves, toxemia, choque séptico e morte dentro de 6 a 10 dias **Laríngea** – febre, rouquidão, tosse, com ou sem sinais prévios listados; potencial obstrução das vias aéreas; apreensão; retrações dispneicas; cianose	Antitoxina equina (geralmente, IV); precedido por exame cutâneo ou conjuntival para descartar sensibilidade ao soro equino Antibióticos (penicilina G procaína ou eritromicina) além de antitoxina equina Repouso completo no leito (prevenção de miocardite) Traqueostomia para obstrução das vias aéreas Tratamento de contatos e portadores infectados Complicações – cardiomiopatia tóxica (semanas 2 a 3) Neuropatia tóxica Preventivo – imunização infantil	Seguir as precauções-padrão e para gotículas até que duas culturas sejam negativas para *C. diphtheriae*; utilizar precauções de contato com manifestações cutâneas Administrar antibióticos em tempo hábil Auxiliar na realização do exame de sensibilidade; ter epinefrina disponível Realizar todos os cuidados de forma concentrada para promover a criança em repouso no leito Realizar aspiração quando for necessário Observar a respiração quanto à presença de sinais de obstrução Administrar oxigênio umidificado quando indicado

(*Continua*)

Tabela 6.3 Doenças transmissíveis da infância. (*continuação*)

Doença	Manifestações clínicas	Manejo terapêutico e complicações	Cuidados de enfermagem
Eritema infeccioso (quinta doença) (Figura 6.3)			
Agente: parvovírus humano B19 **Fonte**: pessoas infectadas, principalmente crianças em idade escolar **Transmissão**: secreções respiratórias e sangue, hemoderivados **Período de incubação**: de 4 a 14 dias; pode ser de até 21 dias **Período de transmissibilidade**: incerto, mas antes do início dos sintomas em crianças com crise aplásica	Exantema (erupção cutânea) aparece em três estágios: **I**: eritema na face, principalmente nas faces (aparência de "rosto ruborizado"); desaparece entre 1 e 4 dias **II**: aproximadamente 1 dia após o exantema surgir na face, manchas vermelhas maculopapulares aparecem, com distribuição simétrica nas extremidades superiores e inferiores; erupção cutânea progride das superfícies proximais para distais e pode durar ≥ 1 semana **III**: erupção cutânea diminui, mas reaparece se a pele está irritada ou traumatizada (sol, calor, frio, fricção) Em crianças com crise aplásica, a erupção cutânea é geralmente ausente e a doença prodrômica inclui febre, mialgia, letargia, náuseas, vômitos e dor abdominal Criança com doença falciforme pode ter crise vaso-oclusiva simultânea	**Sintomáticas e de suporte** – antitérmicos, analgésicos, anti-inflamatórios Possível transfusão de sangue para anemia aplásica transitória **Complicações** – -artrite autolimitante e artralgia (artrite pode tornar-se crônica); mais comum em mulheres adultas Pode resultar em complicações graves (anemia, hidropisia) ou morte fetal, se a mãe é infectada durante a gravidez (principalmente no segundo trimestre) Crise aplásica em crianças com doença hemolítica ou imunodeficiência Miocardite (rara)	O isolamento da criança não é necessário, exceto se hospitalizada (imunodeprimida ou com crises aplásicas) suspeita de infecção por parvovírus é colocada nas precauções para gotículas e precauções-padrão Mulheres grávidas precisam ser afastadas do local de trabalho onde a infecção pelo parvovírus está presente; não devem cuidar de pacientes com crises aplásicas Explicar o baixo risco de morte fetal àqueles que estão em contato com crianças afetadas; auxiliar com ultrassom fetal de rotina para detecção de hidropisia fetal
Exantema súbito (*Roseola infantum*) (Figura 6.4)			
Agente – herpes-vírus humano 6 (HHV-6; raramente HHV-7) **Fonte** – possivelmente adquirida da saliva de pessoa adulta saudável; entrada via mucosa nasal, bucal ou conjuntival **Transmissão** – o ano todo; nenhum contato relatado com o indivíduo infectado na maioria dos casos (limitado a crianças < 3 anos, mas a idade máxima é de 6 a 15 meses) **Período de incubação** – geralmente de 5 a 15 dias **Período de transmissibilidade** – desconhecido	Febre alta persistente > 39,5°C por 3 a 7 dias em criança que parece bem Queda abrupta da febre ao normal com aparecimento de erupção cutânea Fontanela abaulada **Erupção cutânea** – discretas máculas ou maculopápulas rosa-rosadas que aparecem primeiro no tronco, depois se espalhando para o pescoço, face e extremidades; não pruriginoso; desaparece na pressão; dura de 1 a 2 dias **Sinais e sintomas associados** – linfadenopatia cervical e retroauricular, faringe inflamada, tosse, coriza	Inespecíficas Antipiréticos para controlar a febre **Complicações** – convulsões febris recorrentes (possivelmente, por infecção latente no sistema nervoso central que é reativada pela febre) Encefalite Hepatite (raro)	Utilizar as precauções-padrão Ensinar aos pais medidas para baixar a temperatura (medicamentos antipiréticos); assegurar a compreensão adequada dos pais da dosagem antipirética específica para evitar superdosagem acidental Se a criança for propensa a convulsões, discuta as precauções apropriadas e a possibilidade de convulsões febris recorrentes
Caxumba			
Agente – paramixovírus **Fonte** – saliva de pessoas infectadas **Transmissão** – contato direto ou propagação de gotículas de uma pessoa infectada **Período de incubação** – de 14 a 21 dias **Período de transmissibilidade** – mais transmissível imediatamente antes e após o início do edema	**Estágio prodrômico** –febre, cefaleia, mal-estar e anorexia por 24 horas, seguidos de otalgia que é agravada pela mastigação **Parotidite** – no terceiro dia, a(s) glândula(s) parótida(s) (unilaterais ou bilaterais) aumenta(m) e atinge(m) o tamanho máximo no período de 1 a 3 dias; acompanhada de dor e sensibilidade; outras glândulas exócrinas (submandibulares) também podem estar edemaciadas	**Preventiva** – imunização infantil **Sintomática e de suporte** – analgésicos para dor e antipiréticos para febre Hidratação intravenosa, se necessário, para criança que se recusa a beber ou com vômitos decorrentes de meningoencefalite **Complicações** – surdez neurossensorial Encefalite pós-infecciosa Miocardite	Manter o isolamento durante o período de transmissibilidade; instituir as precauções de contato e gotículas durante a hospitalização. Incentivar o repouso e a diminuição da atividade durante a fase prodrômica até que o edema desapareça Administrar analgésicos para a dor; se a criança não estiver disposta a engolir pílulas ou comprimidos, utilize apresentação em elixir

(*Continua*)

Tabela 6.3 Doenças transmissíveis da infância. (*continuação*)

Doença	Manifestações clínicas	Manejo terapêutico e complicações	Cuidados de enfermagem
Caxumba (*continuação*)			
		Artrite Hepatite Epidídimo-orquite Ooforite Pancreatite Esterilidade (extremamente rara em homens adultos) Meningite	Incentivar líquidos e alimentos leves e fáceis de deglutir; evitar alimentos que exijam mastigação Aplicar compressas quentes ou frias no pescoço, o que for mais reconfortante Para aliviar a orquite, realizar compressas quentes ou frias para analgesia e elevação escrotal
Sarampo (Figura 6.5)			
Agente – vírus **Fonte** – secreções do sistema respiratório, sangue e urina da pessoa infectada **Transmissão** –geralmente, por contato direto com gotículas de pessoa infectada; principalmente no inverno **Período de incubação** – de 10 a 20 dias **Período de transmissibilidade** – de 4 dias antes a 5 dias após o aparecimento da erupção, mas principalmente durante o estágio prodrômico (catarral)	**Estágio prodrômico (catarral)** – febre e mal-estar, seguido em 24 horas de coriza, tosse, conjuntivite, manchas de Koplik (manchas vermelhas, pequenas, irregulares com um centro diminuto, branco-azulado observado primeiramente na mucosa bucal em região oposta aos molares 2 dias antes da erupção cutânea); sintomas gradualmente crescentes em gravidade até o segundo dia após o aparecimento da erupção cutânea, quando começam a diminuir **Erupção cutânea** – aparece de 3 a 4 dias após o início do estágio prodrômico; começa como erupção maculopapular eritematosa na face e gradualmente se espalha para baixo; mais grave em locais anteriores (parece confluente) e menos intenso em locais posteriores (parece discreto); após 3 a 4 dias assume aspecto acastanhado, e ocorre descamação fina sobre a área de envolvimento extenso **Sinais e sintomas constitucionais** – anorexia, dor abdominal, mal-estar, linfadenopatia generalizada	**Preventiva** – imunização infantil Suporte – repouso no leito durante o período febril; antipiréticos Antibióticos para prevenir infecção bacteriana secundária em crianças de alto risco **Complicações** – otite média Pneumonia (bacteriana) Laringite obstrutiva e laringotraqueíte Encefalite (raro, mas tem alta mortalidade) **Tratamento** – administrar vitamina A (recomendação da Organização Mundial da Saúde) para crianças com doença aguda: 200.000 UI para crianças ≥ 12 meses; 100.000 UI para crianças de 6 a 11 meses; 50.000 UI para lactentes < 6 meses (Kimberlin et al., 2018)	Manter isolamento até o quinto dia do exantema; se a criança for hospitalizada, instituir precauções para aerossóis. Incentivar o repouso durante o estágio prodrômico; proporcionar atividade silenciosa **Febre** – orientar os pais a administrar antipiréticos; evitar o resfriamento; se a criança for propensa a convulsões, tomar as devidas precauções **Cuidados com os olhos** – diminuir as luzes se houver fotofobia; limpar as pálpebras com solução salina morna para remover secreções ou crostas; evitar que a criança esfregue os olhos **Coriza, tosse** – utilizar inalação sem aquecimento; proteger a pele ao redor das narinas com produtos protetores; encorajar líquidos e alimentos macios e fáceis de engolir **Cuidados com a pele** – manter a pele limpa; realizar banhos mornos conforme necessário
Coqueluche (tosse paroxística)			
Agente – *Bordetella pertussis* **Fonte** – secreção do sistema respiratório de pessoas infectadas **Transmissão** – contato direto ou propagação de gotículas de uma pessoa infectada; contato indireto com artigos recentemente contaminados **Período de incubação** – de 6 a 20 dias; geralmente de 7 a 10 dias **Período de transmissibilidade** – maior durante o estágio catarral antes do início dos paroxismos	**Estágio catarral** – inicia-se com sintomas de infecção do trato respiratório superior, como coriza, espirros, lacrimejamento, tosse e febre baixa; os sintomas continuam pelo período de 1 a 2 semanas, quando a tosse seca torna-se mais grave **Estágio paroxístico** – tosse mais comum à noite, consiste em tosses curtas e rápidas seguidas de inspiração súbita associada a um som agudo de semelhante a uma tentativa de gritar; durante os paroxismos, a face fica corada ou cianóticas, olhos saliente e língua protusa; o paroxismo pode continuar até que o tampão mucoso espesso seja mobilizado; vômitos frequentes	**Preventiva** – imunização; a crença atual é de que as imunizações infantis para coqueluche não conferem imunidade vitalícia a adolescentes e adultos; portanto, um reforço da vacina da coqueluche é recomendado para adolescentes (ver a seção *Coqueluche*, no início do capítulo) Terapia antimicrobiana (p. ex., eritromicina, claritromicina, azitromicina) Suporte – às vezes, a hospitalização é necessária para lactentes, crianças desidratadas ou com complicações Aumento da oferta de oxigênio umidificado Hidratação adequada	Manter o isolamento durante a fase catarral; se a criança for hospitalizada, instituir precauções-padrão e para gotículas Obter cultura nasofaríngea para diagnóstico Incentivar ingesta líquida oral; oferecer pequena quantidade de líquidos com frequência. Assegurar a oxigenação adequada durante os paroxismos; posicionar a criança de lado para diminuir a chance de aspiração de vômitos Fornecer oxigênio umidificado; aspirar conforme necessário para evitar engasgos com secreções Observar sinais de obstrução das vias aéreas (p. ex., agitação aumentada,

(*Continua*)

Tabela 6.3 Doenças transmissíveis da infância. (*continuação*)

Doença	Manifestações clínicas	Manejo terapêutico e complicações	Cuidados de enfermagem
Coqueluche (tosse paroxística) (*continuação*)			
	seguem a crise; o estágio geralmente dura de 4 a 6 semanas, seguido do estágio de convalescença Lactentes < 6 meses de vida podem não apresentar tosse persistente característica, mas têm dificuldade em manter a oxigenação adequada devido a quantidade de secreções, vômitos frequentes de muco e fórmula ou leite materno A coqueluche pode ocorrer em adolescentes e adultos com manifestações variadas; tosse e gemidos podem estar ausentes, mas até 50% dos adolescentes podem ter tosse por até 10 semanas (Kimberlin et al., 2018) Sintomas adicionais em adolescentes incluem dificuldade para respirar e vômitos pós-tussígenos (*ver também* a seção *Coqueluche*, no início do capítulo para discussão do calendário de imunização contra coqueluche)	Cuidados intensivos e ventilação pulmonar mecânica, se necessário, para lactentes < 6 meses de vida **Complicações** – pneumonia (causa habitual de morte em crianças mais novas) Atelectasia Otite Convulsões Hemorragia (escleral, conjuntival, epistaxe; hemorragia pulmonar no recém-nascido) Perda de peso e desidratação Hérnias (umbilicais e inguinais) Prolapsado de reto As complicações relatadas entre os adolescentes incluem síncope, distúrbios do sono, fraturas de costelas, incontinência e pneumonia (Kimberlin et al., 2018)	apreensão, retrações, cianose) Incentivar a adesão à antibioticoterapia para contactentes no domicílio Incentivar os adolescentes a receber vacina de reforço de coqueluche (Tdap) (ver a seção *Coqueluche*, no início do capítulo). Usar precauções-padrão e para gotículas em profissionais de saúde expostos a crianças com tosse persistente e alta suspeita de coqueluche
Poliomielite			
Agente – enterovírus, três tipos: tipo 1, causa mais frequente de paralisia, tanto epidêmica quanto endêmica; tipo 2, menos frequentemente associado à paralisia; tipo 3, segundo mais frequentemente associado à paralisia **Fonte** – fezes e secreções orofaríngeas de pessoas infectadas, especialmente crianças pequenas **Transmissão** – contato direto com pessoas com infecção ativa aparente ou inaparente; disseminado pelas vias fecal-oral e faríngeo-orofaríngea; a poliomielite paralítica adquirida pela vacina pode ocorrer como resultado da vacinação oral contra a poliomielite (não mais disponível nos EUA) **Período de incubação** – geralmente, de 7 a 14 dias, com intervalo de 5 a 35 dias **Período de transmissibilidade** – não conhecido exatamente; vírus presente na faringe e nas fezes logo após a infecção e persiste por cerca de 1 semana na garganta e de 4 a 6 semanas nas fezes	Pode se manifestar de três formas diferentes: **Abortiva ou inaparente** – febre, mal-estar, dor de garganta, cefaleia, anorexia, vômito, dor abdominal; dura de algumas horas a alguns dias **Não paralítica** – mesmas manifestações do abortivo, mas mais graves, com dor e rigidez no pescoço, costas e pernas **Paralítica** – curso inicial semelhante ao tipo não paralítico, seguido de recuperação e, em seguida, sinais de paralisia do sistema nervoso central	**Preventiva** – imunização infantil **Suporte** – repouso completo no leito durante a fase aguda Ventilação pulmonar mecânica ou suporte ventilatório em caso de paralisia respiratória Fisioterapia motora após a fase aguda **Complicações** – paralisia permanente Parada respiratória Hipertensão Falência renal por desmineralização óssea durante imobilidade prolongada	Estabelecer precauções de contato Administrar sedativos leves conforme necessário para aliviar a ansiedade e promover o repouso Participar de procedimentos fisioterapêuticos (uso de compressas quentes úmidas e exercícios de amplitude de movimento) Posicionar a criança para manter o alinhamento do corpo e evitar contraturas ou ruptura da pele; usar estribo ou órteses apropriadas para evitar pé equino; usar colchão de pressão para imobilidade prolongada Incentivar a criança a realizar atividades de vida diária conforme a capacidade; promover a deambulação precoce com dispositivos assistivos; administrar analgésicos para máximo conforto durante a atividade física; oferecer dieta rica em proteínas e fibras para imobilidade prolongada Observar paralisia respiratória (p. ex., dificuldade para falar, tosse ineficaz, incapacidade de prender a respiração, respiração superficial e rápida); relatar tais sinais e sintomas ao médico

(*Continua*)

Tabela 6.3 Doenças transmissíveis da infância. (*continuação*)

Doença	Manifestações clínicas	Manejo terapêutico e complicações	Cuidados de enfermagem
Rubéola (sarampo alemão) (Figura 6.6)			
Agente – vírus da rubéola **Fonte** – principalmente, secreções nasofaríngeas de pessoas com infecção aparente ou inaparente; vírus também presente no sangue, fezes e urina **Período de incubação** – de 14 a 21 dias **Período de transmissibilidade** – 7 dias antes a cerca de 5 dias após o aparecimento da erupção cutânea **Sinais e sintomas constitucionais** – ocasionalmente, febre baixa, cefaleia, mal-estar e linfadenopatia	**Estágio prodrômico** – ausente em crianças, presente em adultos e adolescentes; consiste em febre baixa, cefaleia, mal-estar, anorexia, conjuntivite leve, coriza, dor de garganta, tosse e linfadenopatia; dura de 1 a 5 dias, desaparece 1 dia após o aparecimento da erupção cutânea **Erupção cutânea** – aparece pela primeira vez no rosto e se espalha rapidamente para o pescoço, braços, tronco e pernas; ao final do primeiro dia, o corpo está coberto de um discreto exantema maculopapular vermelho-rosado; desaparece na mesma ordem em que começou e geralmente desaparece no terceiro dia	**Preventiva** – imunização infantil o tratamento necessário além de antipiréticos para febre baixa e analgésicos para desconforto **Complicações** – raras (artrite, encefalite ou púrpura); a mais benigna de todas as doenças transmissíveis da infância; maior perigo é o efeito teratogênico no feto	Instituir precauções para gotículas Tranquilizar os pais sobre a natureza benigna da doença na criança afetada Usar medidas de conforto conforme necessário Evitar o contato com mulheres grávidas Monitorar a titulação de rubéola em adolescente grávida
Escarlatina (Figura 6.7)			
Agente – estreptococos beta-hemolíticos do Grupo A **Fonte** – geralmente, de secreções nasofaríngeas de pessoas infectadas e portadores **Transmissão** – contato direto com pessoa infectada ou disseminação de gotículas; indiretamente por contato com objetos contaminados ou ingesta de leite ou outros alimentos contaminados **Período de incubação** – de 2 a 5 dias, com intervalo de 1 a 7 dias **Período de transmissibilidade** – durante o período de incubação e doença clínica, aproximadamente 10 dias; durante as primeiras 2 semanas da fase de portador, embora possa persistir por meses	**Estágio prodrômico** – febre alta abrupta, pulso aumentado desproporcionalmente a febre, vômitos, cefaleia, calafrios, mal-estar, dor abdominal, halitose **Enantema** – tonsilas aumentadas, edemaciadas, hiperemiadas e cobertas de marcas de exsudato; em casos graves, a aparência assemelha-se à membrana observada na difteria; a faringe é edematosa e de vermelho intensa; durante os primeiros 1 a 2 dias, a língua é revestida e as papilas ficam vermelhas e edemaciadas; língua semelhante ao um morango de cor branca; no quarto ou quinto dia a cobertura esbranquiçada se desprende, deixando papilas proeminentes (língua vermelho morango); o palato é coberto de lesões eritematosas puntiformes **Exantema** – a erupção aparece dentro de 12 horas após os sinais prodrômicos; lesões puntiformes vermelhas do tamanho de cabeças de alfinete rapidamente se generalizam, mas estão ausentes na face, que fica corada com palidez perioral marcante; erupção cutânea mais intensa nas articulações; no final da primeira semana começa a descamação (fina, semelhante a uma lixa no torso; descamação em forma de folha nas palmas das mãos e solas dos pés), que pode estar completa em 3 semanas ou mais	Tratamento completo com penicilina (ou eritromicina em crianças sensíveis à penicilina) ou cefalosporina oral Terapia antibiótica para portadores recém-diagnosticados (culturas nasal ou orofaríngea positivas para estreptococos) **Suporte** – repouso durante a fase febril, analgésicos para dor de garganta; antipruriginoso para erupção cutânea se incômodo **Complicações** – abscesso peritonsilar e retrofaríngeo Sinusite Otite Glomerulonefrite aguda Febre reumática aguda Poliartrite (incomum)	Instituir precauções-padrão e para gotículas até 24 horas após o início do tratamento Garantir a adesão à antibioticoterapia oral; penicilina G benzatina intramuscular (bicilina) pode ser administrada Estimular o repouso durante a fase febril; fornecer atividade tranquila durante o período de convalescença Aliviar o desconforto da dor de garganta com analgésicos, gargarejos, pastilhas, *sprays* antissépticos para a garganta e inalação de névoa fria Incentivar líquidos durante a fase febril; evitar líquidos irritantes (p. ex., sucos cítricos) ou alimentos secos (p. ex., batatas fritas); quando a criança pode comer, começar com uma dieta leve Aconselhar os pais a consultar o médico se a febre persistir após o início da terapia Discutir os procedimentos para prevenir a propagação da infecção; descarte a escova de dentes; evitar compartilhar utensílios utilizados para beber e comer

Tdap, tétano, toxoide diftéricos e vacina acelular contra coqueluche.

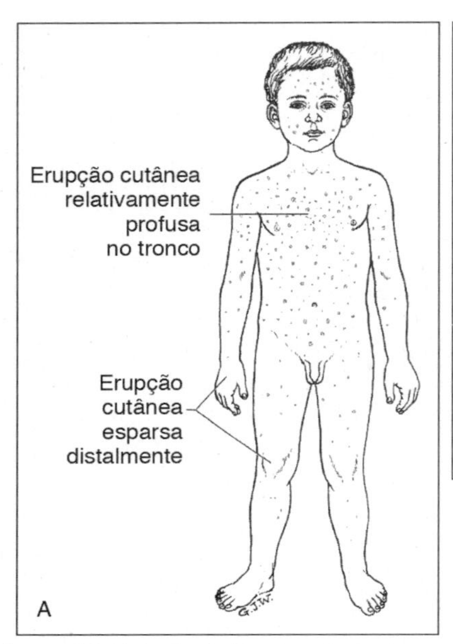

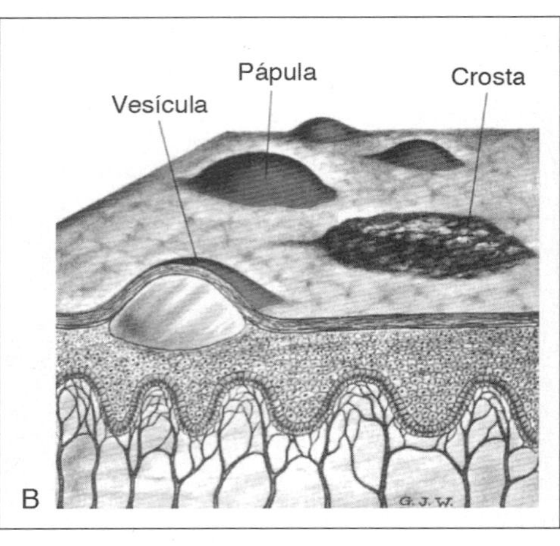

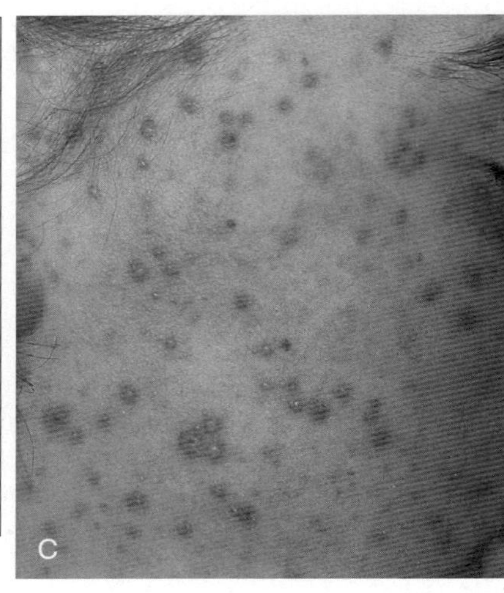

Figura 6.2 Varicela. **A.** Progressão da doença. **B.** Lesões em vários estágios simultâneos. **C.** Aspecto clínico. (C, De Habif, T. P. [2016]. *Clinical dermatology: A color guide to diagnosis and therapy* [6th ed.]. St. Louis, MO: Mosby.)

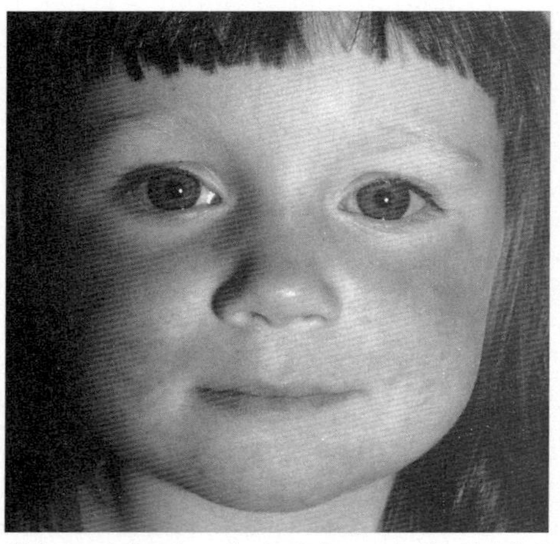

Figura 6.3 Eritema infeccioso (quinta doença). (De Habif, T. P. [2016]. *Clinical dermatology: A color guide to diagnosis and therapy* [6th ed.]. St. Louis, MO: Mosby.)

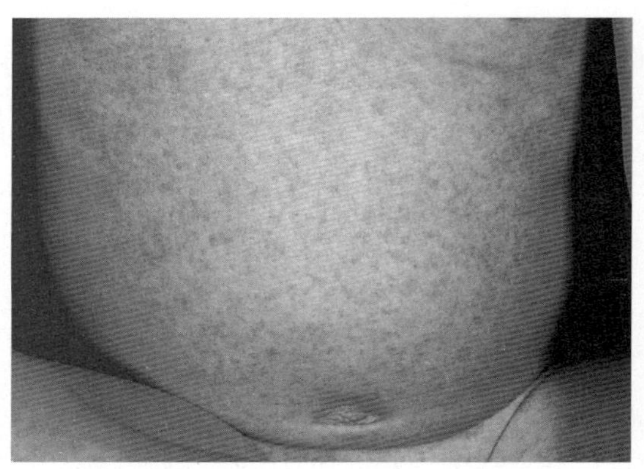

Figura 6.4 Exantema súbito (roséola infantil). (De Habif, T. P. [2016]. *Clinical dermatology: A color guide to diagnosis and therapy* [6th ed.]. St. Louis, MO: Mosby.)

Oriente a criança a praticar uma boa técnica de higienização das mãos após ir ao banheiro e antes de comer. Para as doenças transmitidas por gotículas, ensine os pais sobre medidas para reduzir a transmissão aérea. A criança com idade suficiente deve usar um lenço de papel para cobrir o rosto ao tossir ou espirrar; caso contrário, os pais devem cobrir a boca da criança com um lenço de papel e depois descartá-lo (ver *Higiene respiratória/Etiqueta da tosse*, na seção *Controle de infecções*, discutida anteriormente neste capítulo e no Boxe 6.1). Enfatize as medidas usuais de higiene de não compartilhar com a família utensílios usados para comer e beber.

! ALERTA PARA A ENFERMAGEM

Se uma criança for internada no hospital com um exantema não diagnosticado, instituir estritas precauções baseadas na transmissão (contato, aerossóis e gotículas) e precauções-padrão até que o diagnóstico seja confirmado. Doenças transmissíveis na infância que requerem essas precauções incluem difteria, vírus varicela-zóster (VVZ; varicela), sarampo, tuberculose, adenovírus, *Haemophilus influenzae* tipo B (Hib), gripe, caxumba, *Neisseria meningitides*, infecção por *Mycoplasma pneumoniae*, coqueluche, peste, rinovírus, faringite estreptocócica do grupo A, síndrome respiratória aguda grave, pneumonia ou escarlatina (Kimberlin et al., 2018).

Prevenção de complicações

Embora a maioria das crianças se recupere sem dificuldade, certos grupos correm risco de complicações graves, até mesmo fatais, de doenças transmissíveis, especialmente as doenças virais varicela e eritema infeccioso (quinta doença) causadas pelo **parvovírus humano B19**.

Crianças com imunodeficiência – aquelas que recebem esteroides ou outra terapia imunossupressora, aquelas com neoplasias malignas, como leucemia ou linfoma com distúrbio imunológico – correm risco de viremia pela replicação do vírus varicela-zoster (VVZ)[b] no sangue. O VVZ é assim chamado porque causa duas doenças distintas:

[b]Materiais educacionais podem ser obtidos no *National Shingles Foundation*, 590 Madison Ave., 21 st Floor, New York, NY 10022; 212-222-3390; http://www.vzvfoundation.org.

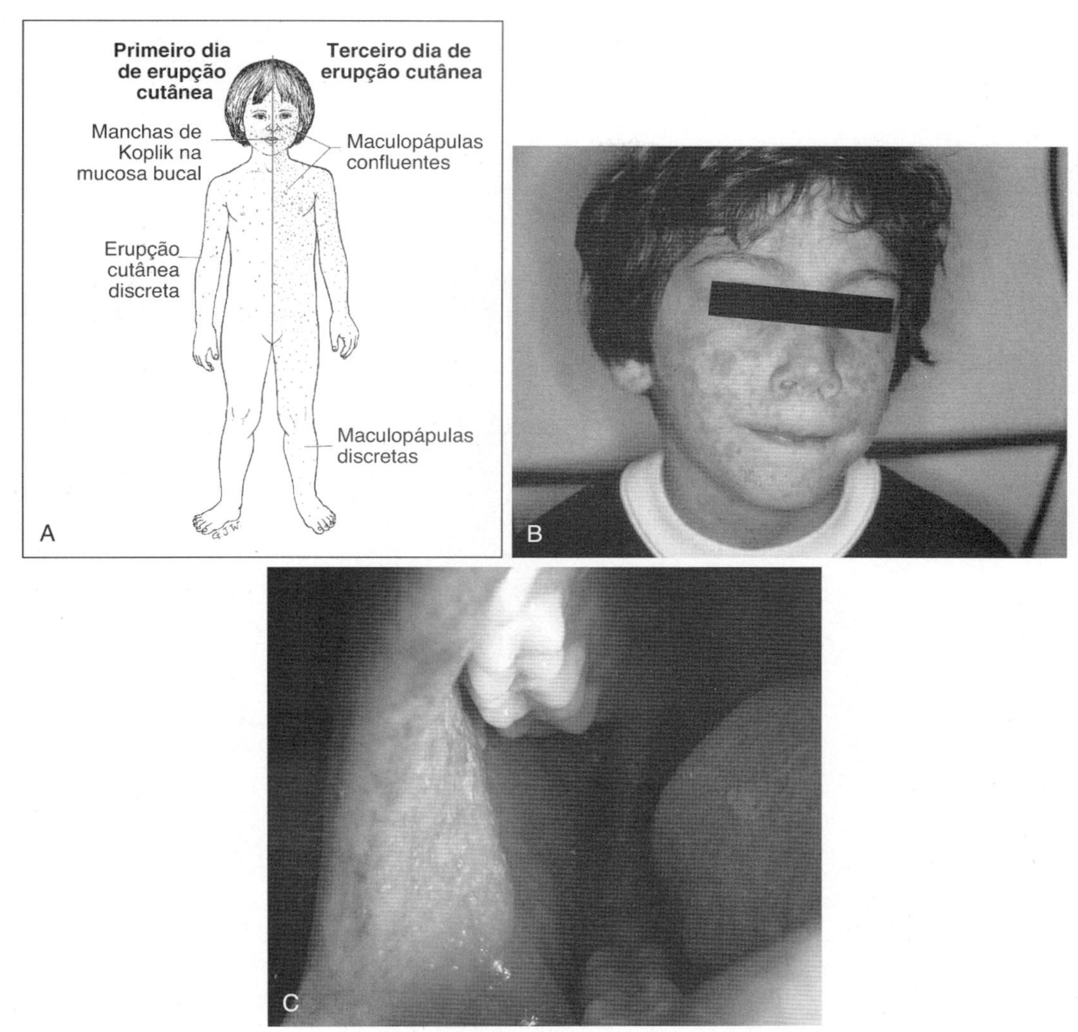

Figura 6.5 Sarampo. **A.** Progressão da doença. **B.** Aspecto clínico. **C.** Manchas de Koplik. (B, de Paller, S. A., & Mancini, A. J. [2011]. *Hurwitz clinical pediatric dermatology* [4th ed.]. St. Louis, MO: Saunders; **C**, From Habif, T. P. [2016]. *Clinical dermatology: A color guide to diagnosis and therapy* [6th ed.]. St. Louis, MO: Mosby.)

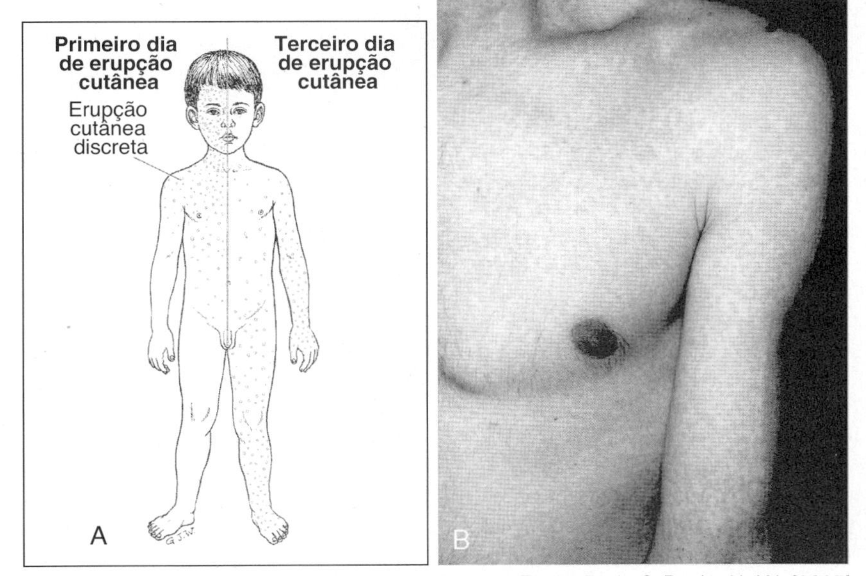

Figura 6.6 Rubéola. **A.** Progressão do exantema. **B.** Aspecto clínico. (**B**, From Zitelli, B. J., & Davis, H. W. [2007]. *Atlas of pediatric physical diagnosis* [5th ed.]. St. Louis, MO: Mosby; courtesy Dr. Michael Sherlock, Lutherville, MD.)

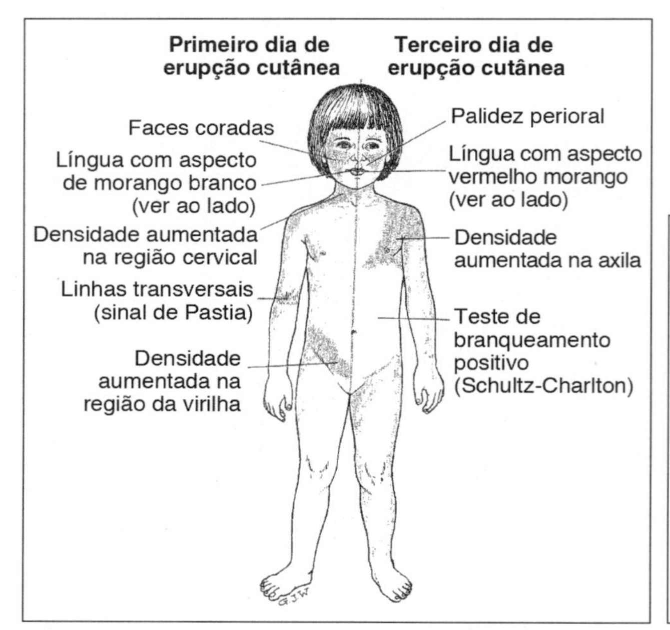

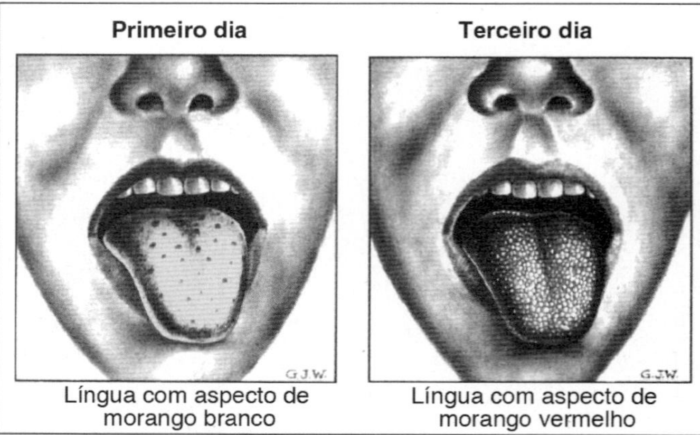

Figura 6.7 Escarlatina.

varicela (catapora) e **zóster (herpes-zóster ou "cobreiro")**. A varicela ocorre principalmente em crianças com menos de 15 anos. No entanto, permanece o risco relacionado com o herpes-zóster de uma lesão intensamente dolorosa localizada em um único **dermátomo** (área do corpo inervada por um segmento específico da medula espinal). Pacientes imunocomprometidos e lactentes saudáveis com menos de 1 ano (que também apresentam imunidade reduzida) correm maior risco de reativação do VVZ causador do herpes-zóster, provavelmente como resultado de uma deficiência na imunidade celular (Kimberlin et al., 2018). As complicações do vírus herpes-zóster em crianças incluem infecção bacteriana secundária, despigmentação e cicatrizes. A neuralgia pós-herpética em crianças é incomum (Kimberlin et al., 2018).

O uso de imunoglobulina varicela-zóster (VariZIG) ou IGIV é recomendado para crianças imunocomprometidas, sem histórico prévio de varicela e com probabilidade de contrair a doença e ter complicações como resultado (Kimberlin et al. al., 2018). O agente antiviral aciclovir ou valaciclovir pode ser usado para tratar infecções por varicela em pessoas suscetíveis imunocomprometidas. É eficaz na diminuição do número de lesões; reduzindo a duração da febre; e diminuindo o prurido, letargia e anorexia. Considere valaciclovir oral para crianças imunocomprometidas sem histórico de varicela, recém-nascidos cuja mãe teve varicela nos 5 dias anteriores ao parto ou dentro de 48 horas após o parto e recém-nascidos prematuros hospitalizados com exposição significativa à varicela (Kimberlin et al., 2018).

Crianças com doença hemolítica, como doença falciforme, correm risco de anemia aplásica por eritema infeccioso. O parvovírus humano B19 infecta e lisa os precursores de glóbulos vermelhos, interrompendo, assim, a produção de glóbulos vermelhos. Portanto, o vírus pode precipitar uma crise aplásica grave em pacientes que precisam aumentar a produção de hemácias para manter os volumes normais de glóbulos vermelhos. Trombocitopenia e neutropenia também podem ocorrer como resultado da infecção pelo parvovírus B19 humano. O feto tem uma taxa relativamente alta de produção de glóbulos vermelhos e um sistema imunológico imaturo; pode desenvolver anemia grave e hidropisia como resultado da infecção materna por parvovírus humano. As taxas de mortalidade fetal como resultado do parvovírus humano B19 foram estimadas entre 2 e 6%, com o maior risco parecendo ser nas primeiras 20 semanas (Kimberlin et al., 2018; Koch, 2020).

> **! ALERTA PARA A ENFERMAGEM**
>
> Encaminhe as crianças em risco de contrair essas doenças transmissíveis ao médico imediatamente em caso de exposição ou surtos conhecidos.

Na última década, a incidência de coqueluche aumentou, principalmente em crianças menores de 6 meses e em crianças de 10 a 14 anos. As manifestações clínicas precoces da coqueluche em lactentes podem incluir tosse e engasgos, seguidos por vômitos pós-tussígenos, apneia e cianose; o típico "grito" associado à doença está ausente (Souder & Long, 2020). Em crianças de mais idade, a doença pode se manifestar como um resfriado comum, mas uma tosse prolongada (pelo menos 21 dias) é comum em adolescentes (Souder & Long, 2020) (ver Tabela 6.3). Existe agora uma recomendação nos EUA de que crianças de 11 a 12 anos recebam uma vacina de reforço contra coqueluche (Tdap) para prevenir a doença. Como a coqueluche é contagiosa, especialmente entre os membros próximos da família, identifique a coqueluche precocemente e inicie o tratamento para a criança e para aqueles que foram expostos. Azitromicina (para recém-nascidos com menos de 1 mês de vida) e eritromicina ou claritromicina são administradas a lactentes e crianças com coqueluche (Kimberlin et al., 2018).

A prevenção de complicações de doenças como difteria, coqueluche e escarlatina requer adesão à antibioticoterapia. Com formulações orais, eduque sobre a importância de completar todo o curso da terapia (ver Capítulo 20, seção *Complacência*).

Evidências sugerem que a suplementação de vitamina A reduz tanto a morbidade quanto a mortalidade no sarampo e que todas as crianças com sarampo grave devem receber suplementos de vitamina A. Recomenda-se uma dose oral única de 200.000 UI para crianças com pelo menos 1 ano (use metade dessa dose para crianças de 6 a 12 meses de vida) (ver Tabela 6.3). A dose mais elevada pode estar associada a vômitos e cefaleias durante algumas horas. A dose deve ser repetida no dia seguinte e em 4 semanas para crianças com evidência oftalmológica de deficiência de vitamina A (Kimberlin et al., 2018).

> **! ALERTA PARA A ENFERMAGEM**
>
> Embora o risco de toxicidade da vitamina A associada a essas doses (elas são de 100 a 200 vezes a ingesta dietética recomendada) seja relativamente baixo, os enfermeiros devem orientar os pais sobre o armazenamento seguro do medicamento. Idealmente, a vitamina A deve ser dispensada na dose unitária adequada à idade para evitar administração excessiva e possível toxicidade.

Conforto da criança

Muitas doenças transmissíveis causam manifestações cutâneas que incomodam a criança. O principal desconforto da maioria das erupções é o prurido, e medidas como banhos frios (geralmente, sem sabão) e loções (p. ex., calamina) são úteis. O resfriamento da loção na geladeira antes da aplicação geralmente a torna mais calmante para a pele do que quando está à temperatura ambiente.

> **! ALERTA PARA A ENFERMAGEM**
>
> Quando loções com ingredientes ativos como difenidramina em Caladryl® são usadas, são aplicadas com moderação, especialmente sobre lesões abertas, nas quais a absorção excessiva pode levar à toxicidade do medicamento. Use essas loções com cautela em crianças que estejam recebendo simultaneamente um anti-histamínico oral.

Para evitar o superaquecimento, que aumenta o prurido, as crianças devem usar roupas leves, largas, não irritantes e manter-se longe do sol. Se a criança insistir em coçar, mantenha as unhas dela curtas e lisas ou vista-a com luvas e roupas com mangas ou pernas compridas. Para prurido intenso, medicamentos antipruriginosos, como difenidramina ou hidroxizina podem ser necessários, especialmente quando a criança tem problemas de sono por causa do prurido. Loratadina, cetirizina e fexofenadina não causam sonolência e podem ser preferidas para urticária durante o dia.

Temperatura elevada é comum, e tanto o medicamento antipirético (paracetamol ou ibuprofeno) como a manipulação ambiental são implementados (ver Capítulo 20, seção *Controle de temperaturas elevadas*). O paracetamol é eficaz na redução da febre, mas não reduz significativamente os sintomas de prurido, anorexia, dor abdominal, agitação ou vômito.

A dor de garganta, outro sintoma frequente, é tratada com pastilhas, soluções salinas (se a criança tiver idade suficiente para cooperar) e analgésicos. Como a maioria das crianças é anoréxica durante uma doença, geralmente são preferidos alimentos leves e bastante líquido. Durante os estágios iniciais da doença, as crianças reduzem voluntariamente suas atividades e, embora o repouso no leito seja benéfico, não deve ser imposto, a menos que seja especificamente indicado. Durante os períodos de irritabilidade, atividades silenciosas (p. ex., leitura, música, televisão, *videogames*, quebra-cabeças, colorir) ajudam a distrair as crianças do desconforto.

Apoio à criança e à família

A maioria das doenças transmissíveis é benigna, mas podem gerar preocupação e ansiedade consideráveis para os pais. Muitas vezes, a ocorrência de uma doença, como a varicela (catapora), é a primeira vez que a criança sente um desconforto agudo. Os pais precisam de ajuda para lidar com manifestações da doença, como o prurido intenso. A família e a criança precisam de garantias de que a recuperação é geralmente rápida. No entanto, sinais visíveis da dermatose podem estar presentes por algum tempo após a criança estar bem o suficiente para retomar as atividades habituais.

> **! ALERTA PARA A ENFERMAGEM**
>
> A ocorrência de uma doença transmissível oferece a oportunidade de perguntar aos pais sobre o estado vacinal da criança e reforçar os benefícios das vacinas para as crianças.

CONJUNTIVITE

A **conjuntivite** aguda (inflamação da conjuntiva) ocorre por uma variedade de causas que geralmente estão relacionadas com a idade. Em recém-nascidos, a conjuntivite pode ocorrer por infecção durante o parto, mais frequentemente por *Chlamydia trachomatis* (conjuntivite de inclusão) ou *Neisseria gonorrhoeae*. A conjuntivite em um recém-nascido é uma condição séria e pode levar à cegueira; todos os sinais de conjuntivite requerem notificação imediata e uma avaliação abrangente (Olitsky & Marsh, 2020). Os sinais clínicos da conjuntivite são semelhantes, independentemente da causa: hiperemia e edema da conjuntiva, edema palpebral e secreção (Olitsky & Marsh, 2020). Em neonatos, a conjuntivite recorrente pode ser um sinal de obstrução do ducto nasolacrimal (lacrimal) ou dacriocistite, uma infecção do saco lacrimal. O momento da infecção pode fornecer sinais da causa. Uma conjuntivite química pode ocorrer dentro de 24 horas após a instilação da profilaxia oftálmica neonatal; *N. gonorrhoeae* geralmente ocorre dentro de 2 a 5 dias após o nascimento, e *C. trachomatis* ocorre de 5 a 14 dias após o nascimento (Olitsky & Marsh, 2020). Em crianças, as causas usuais de conjuntivite são virais, bacterianas, alérgicas ou relacionadas com um corpo estranho. A infecção bacteriana é responsável pela maioria dos casos de conjuntivite aguda em crianças. O diagnóstico é feito principalmente a partir das manifestações clínicas (Boxe 6.3), embora culturas de secreções possam ser necessárias para identificar a causa específica.

Manejo terapêutico

O tratamento da conjuntivite depende da causa. A conjuntivite viral é autolimitada e o tratamento limita-se à remoção das secreções acumuladas. Tradicionalmente, a conjuntivite bacteriana tem sido tratada com agentes antibacterianos tópicos, como polimixina e bacitracina, sulfacetamida de sódio ou trimetoprima e polimixina. Lactentes com

> **Boxe 6.3** Manifestações clínicas da conjuntivite
>
> **Conjuntivite bacteriana ("olho vermelho")**
> Secreção purulenta
> Formação de crosta nas pálpebras, principalmente ao acordar
> Conjuntiva inflamada
> Pálpebras edemaciadas
>
> **Conjuntivite viral**
> Geralmente, ocorre com infecção do trato respiratório superior
> Secreção serosa (aquosa)
> Conjuntiva inflamada
> Pálpebras edemaciadas
>
> **Conjuntivite alérgica**
> Prurido
> Secreção aquosa a espessa, fibrosa
> Conjuntiva inflamada
> Pálpebras edemaciadas
>
> **Conjuntivite causada por corpo estranho**
> Lacrimejamento
> Dor
> Conjuntiva inflamada
> Geralmente, apenas um olho afetado

conjuntivite bacteriana podem precisar de antibióticos sistêmicos (Olitsky & Marsh, 2020). Para crianças de 1 ano ou mais, fluoroquinolonas e aminoglicosídeos são agentes antimicrobianos oftálmicos comumente usados. As fluoroquinolonas de quarta geração, como moxifloxacino, gatifloxacino e besifloxacino, fornecem cobertura de amplo espectro, são antimicrobianos e geralmente bem toleradas (Alter, Vidwan, Sobande et al., 2011). As gotas podem ser usadas durante o dia e uma pomada na hora de dormir porque a apresentação em pomada permanece no olho por mais tempo, mas embaça a visão. Os corticosteroides são evitados porque reduzem a resistência ocular às bactérias.

Cuidados de enfermagem

Os cuidados de enfermagem incluem manter limpeza ocular e administrar adequadamente a medicação oftálmica. Remova as secreções acumuladas limpando do canto interno para baixo e para fora, evitando, assim, o olho oposto. Compressas mornas e úmidas, como um pano limpo com água morna, são úteis para remover as crostas. As compressas *não* são mantidas no olho porque uma cobertura oclusiva promove o crescimento bacteriano. Instilar a medicação imediatamente após a limpeza dos olhos e de acordo com o procedimento correto (ver Capítulo 20).

A prevenção da infecção em outros membros da família é uma consideração importante na conjuntivite bacteriana. Mantenha roupas e toalhas da criança separadas daquelas usadas por outras pessoas. Descarte os lenços usados para limpar o olho. Ensine a criança a não esfregar os olhos e a usar uma boa técnica de higienização das mãos.

ESTOMATITE

A estomatite é a inflamação da mucosa oral, que pode incluir a mucosa bucal e labial, língua, gengiva, palato e assoalho da boca. Pode ser infecciosa ou não infecciosa e pode ser causada por fatores locais ou sistêmicos. Em crianças, a estomatite aftosa e a estomatite herpética são tipicamente observadas. Crianças com imunossupressão e aquelas que recebem quimioterapia ou radioterapia de cabeça e pescoço têm alto risco de desenvolver ulceração da mucosa e estomatite herpética.

A **estomatite aftosa** (úlcera aftosa, afta) é uma condição benigna, mas dolorosa, cuja causa é desconhecida. Seu início geralmente está associado às lesões traumáticas leves (p. ex., morder a bochecha, bater na mucosa com uma escova de dentes, um aparelho dentário atritando a mucosa), alergia ou estresse emocional. As lesões são ulcerações dolorosas, pequenas, esbranquiçadas, circundadas por uma borda vermelha. Distinguem-se de outros tipos de estomatite por tecidos adjacentes saudáveis, ausência de vesículas e ausência de doença sistêmica. As úlceras persistem por um período de 4 a 12 dias e cicatrizam sem intercorrências.

A **gengivoestomatite herpética** é causada pelo herpes-vírus simples (HSV), mais frequentemente do tipo 1, e pode ocorrer como uma infecção primária ou recorrer em uma forma menos grave conhecida como **herpes labial recorrente** (comumente chamado de *herpes labial*). A infecção primária geralmente começa com febre; a faringe torna-se edemaciada e eritematosa; e vesículas irrompem na mucosa, causando dor intensa (Figura 6.8). A linfadenite cervical geralmente ocorre e o hálito tem um odor nitidamente fétido. Na forma recorrente, as vesículas aparecem nos lábios, geralmente isoladas ou em grupos. Os fatores precipitantes para o herpes labial incluem estresse emocional, trauma (geralmente, relacionado com procedimentos odontológicos), imunossupressão ou exposição excessiva à luz solar. A doença pode durar de 5 a 14 dias, com graus variados de gravidade.

A estomatite pode ocorrer como manifestação da doença mão-pé-boca (DMPB) e herpangina; ambas se manifestam com vesículas espalhadas na mucosa bucal e são comumente causadas por enterovírus não poliomielite (principalmente, vírus coxsackie). As crianças com DMPB ou herpangina muitas vezes têm má ingesta

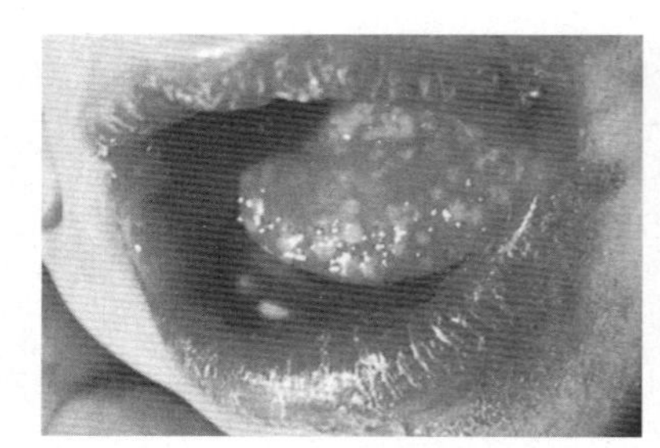

Figura 6.8 Gengivoestomatite primária. (De Thompson, J. M., McFarland, G. M., Hirsch, J. E. et al. [2002]. *Mosby's clinical nursing* [5th ed.]. St. Louis, MO: Mosby.)

como resultado das feridas na boca; os lactentes podem se recusar a mamar ou tomar uma mamadeira ou podem se afastar e chorar após alguns segundos de amamentação.

Manejo terapêutico

O tratamento para todos os tipos de estomatite visa ao alívio dos sintomas, principalmente da dor. O paracetamol e o ibuprofeno geralmente são suficientes para casos leves, mas, com gengivoestomatite herpética mais grave, analgésicos mais fortes, como codeína, podem ser necessários. Anestésicos tópicos são úteis e incluem medicamentos de venda liberada, como Orabase®, Anbesol® e Kank-A®. A lidocaína pode ser prescrita para a criança que pode manter 1 colher de chá da solução na boca por 2 a 3 minutos e depois expelir o medicamento. Uma mistura de partes iguais de elixir de difenidramina e hidróxido de alumínio e magnésio proporciona analgesia leve, propriedades anti-inflamatórias e um revestimento protetor para as lesões. O sucralfato também pode ser usado como agente de revestimento para membranas mucosas orais. O tratamento para crianças com casos graves de DMPB inclui o uso de agentes antivirais como o aciclovir (Dhar, 2020).

> **! ALERTA PARA A ENFERMAGEM**
>
> Os sinais de conjuntivite grave incluem redução ou perda de visão, dor ocular, fotofobia, exoftalmia (globo ocular saliente), diminuição da mobilidade ocular, ulceração da córnea e padrões incomuns de inflamação (p.ex., rubor perilimbal associado à irite ou inflamação localizada associada à esclerite). Se um paciente apresentar algum desses sinais, encaminhe-o imediatamente a um oftalmologista.

Cuidados de enfermagem

Os principais objetivos dos cuidados de enfermagem para crianças com estomatite são o alívio da dor e a prevenção da disseminação do herpes-vírus. Analgésicos e anestésicos tópicos são usados conforme necessário para proporcionar alívio, especialmente antes das refeições para estimular a ingesta de alimentos e líquidos. Para recém-nascidos e lactentes que não podem bochechar e engolir, aplique a solução de difenidramina e Maalox® com uma espátula com ponta de algodão antes das mamadas para minimizar a dor. Educar os pais sobre o uso desses medicamentos é importante para manter a hidratação adequada da criança cuja boca está dolorida demais para ingerir líquidos. Beber líquidos leves através de um canudo é útil para evitar dor decorrente das lesões. Incentivar os cuidados bucais; o uso de uma escova de dentes de cerdas muito macias ou escova de dentes descartável com ponta de espuma proporciona uma limpeza suave perto de áreas ulceradas.

A lavagem cuidadosa das mãos é essencial ao cuidar de crianças com gengivoestomatite herpética. Como a infecção é autoinoculável, as crianças devem manter os dedos fora da boca; mãos contaminadas podem infectar outras partes do corpo. Crianças muito pequenas podem precisar de contenção das regiões do cotovelo para garantir a conformidade. Os artigos colocados na boca são cuidadosamente limpos. Recém-nascidos e indivíduos com imunossupressão não devem ser expostos a crianças infectadas.

! ALERTA PARA A ENFERMAGEM

Ao examinar lesões herpéticas, use luvas. O vírus entra facilmente em qualquer abertura da pele e pode causar contaminação herpética dos dedos.

Como a infecção por herpes é frequentemente associada à transmissão sexual, explique aos pais e às crianças com mais idade que a gengivoestomatite herpética geralmente é causada pelo HSV tipo 1, o tipo não associado à atividade sexual.

ZIKA VÍRUS

O vírus zika (ZIKV) foi inicialmente descoberto há quase 70 anos na floresta Zika em Uganda com surtos esporádicos, mas em 2013 as ocorrências do vírus na Polinésia se espalharam para várias áreas da América do Sul, levando a uma grande epidemia em 2016. ZIKV é transmitido aos seres humanos principalmente por meio de picada de mosquito da espécie *Aedes* infectado; no entanto, o vírus também pode ser transferido da mãe para o filho durante a gravidez (via transplacentária) e para outras pessoas por contato com urina, sangue, sêmen ou fluido vaginal (Centers for Disease Control and Prevention, 2016b). Não há evidências atuais de que o vírus zika esteja no leite materno, e as mães são incentivadas a continuar amamentando (Centers for Disease Control and Prevention, 2016b).

A maioria dos indivíduos infectados é assintomática, mas aproximadamente 18% desenvolverão febre, artralgia, erupção maculopapular ou conjuntivite de 3 a 12 dias após a infecção, com sintomas que duram até 7 dias (Murray, 2016). As manifestações mais graves do ZIKV são malformações cerebrais fetais, incluindo microcefalia, que ocorrem no feto em desenvolvimento quando uma mulher grávida contrai o vírus (Murray, 2016). O diagnóstico preliminar é baseado nos sintomas do paciente e realização de viagens recentes (Centers for Disease Control and Prevention, 2016b). A confirmação do diagnóstico pode ser feita por meio de técnicas de diagnóstico molecular de sangue ou urina do próprio indivíduo.

Manejo terapêutico

Não há terapia atual disponível para tratar o ZIKV (Murray, 2016). Deve-se fornecer ao paciente medidas de cuidados de suporte, incluindo repouso, hidratação adequada, analgésicos e antipiréticos, conforme necessário. Como em qualquer outra doença viral, ácido acetilsalicílico e outros salicilatos não devem ser administrados a crianças para evitar a síndrome de Reye (Murray, 2016). Evitar picadas de mosquito é o melhor método para prevenir a doença.

Cuidados de enfermagem

Os enfermeiros devem manter-se informados sobre os desenvolvimentos emergentes do ZIKV e educar os pacientes, pais e cuidadores com informações precisas. Os CDC fornecem informações completas e atualizadas sobre o ZIKV em seu *site* (https://www.cdc.gov-/zika). Recursos como fichas informativas, cartazes e conjuntos de ferramentas de comunicação em vários idiomas também estão disponíveis no site.

A prevenção de picadas de mosquito é uma das maneiras mais eficazes de prevenir a infecção pelo ZIKV. Ao viajar para áreas conhecidas por ter ZIKV, as medidas preventivas incluem o uso de roupas apropriadas para ter o mínimo possível de exposição da pele, usar repelente de insetos e usar telas nas janelas e portas ou mosquiteiros tratados com inseticida se as janelas e portas não estiverem disponíveis (Murray, 2016).

DOENÇAS PARASITÁRIAS INTESTINAIS

As doenças parasitárias intestinais, incluindo helmintos (vermes) e protozoários, constituem as infecções mais frequentes no mundo. Nos EUA, a incidência de parasitoses intestinais, especialmente giardíase, tem aumentado entre crianças que frequentam creches. Lactentes estão especialmente em risco por causa da ação mão-a-boca típica e não controle intestinal.

Vários organismos infectantes causam doenças parasitárias intestinais em humanos. Essa discussão é limitada a três infecções parasitárias comuns entre crianças nos EUA: giardíase, ascaridíase e percevejos. A Tabela 6.4 descreve as características marcantes de helmintos selecionados que pertencem à família dos nematoides.

CUIDADOS DE ENFERMAGEM GERAIS

As atribuições da enfermagem relacionadas com as parasitoses intestinais envolvem assistência na identificação do parasita, tratamento da infecção e prevenção da infecção inicial ou reinfecção. O exame laboratorial de substâncias contendo o verme, suas larvas ou seus óvulos pode identificar o organismo. A maioria é identificada pelo exame de esfregaços fecais coletados a partir das fezes de pessoas suspeitas de abrigar o parasita. Amostras frescas são melhores para revelar parasitas ou larvas; portanto, leve as amostras coletadas diretamente ao laboratório para exame. Se isso não for possível, coloque a amostra em um recipiente com conservante. Os pais precisam de informações claras sobre como obter uma amostra adequada e o número de amostras necessárias (ver Capítulo 20, seção *Amostras de fezes*). Na maioria das infecções parasitárias, outros membros da família, especialmente crianças, podem ser examinados para identificar aqueles que são afetados de forma semelhante.

Depois que o diagnóstico é confirmado e o tratamento adequado é planejado, os pais precisam de mais explicações e reforço. A adesão ao tratamento medicamentoso e outras medidas, como a lavagem minuciosa das mãos, é essencial para a erradicação do parasita. A família precisa entender a natureza da transmissão e que, em alguns casos, a medicação deve ser repetida entre 2 semanas e 1 mês para matar os organismos eclodidos desde o tratamento inicial.

A função mais importante do enfermeiro é a educação preventiva das crianças e famílias quanto aos hábitos de higiene e saúde. Lavar bem as mãos antes de comer ou manusear alimentos e depois de usar o banheiro é o método de precaução mais importante. O boxe *Cuidado centrado na família* lista outras práticas preventivas.

GIARDÍASE

A giardíase é causada pelo protozoário *Giardia intestinalis* (anteriormente chamado *Giardia lamblia* e *Giardia duodenalis*). É o patógeno parasitário intestinal mais comum nos EUA, com uma estimativa de 1,2 milhão de pessoas afetadas anualmente (Painter, Gargano, Collier et al., 2015). Creches e instituições que cuidam de pessoas com deficiências de desenvolvimento são locais comuns de giardíase urbana, e as crianças podem passar cistos por meses. Considere também a giardíase em pessoas com histórico de viagens recentes para uma área endêmica ou que tenham bebido água não tratada.

O potencial de transmissão é grande porque os cistos – o estágio imóvel do protozoário – podem sobreviver no ambiente por meses.

Tabela 6.4 Alguns parasitas intestinais.

Manifestações clínicas	Comentários
Ascaridíase – *Ascaris lumbricoides* (lombriga comum ou nematelmintos)	
Infecções leves ou assintomáticas: os pais podem encontrar lombriga na fralda da criança com ou sem fezes ou ver lombrigas no banheiro Infecções graves: anorexia, irritabilidade, nervosismo, abdome aumentado, perda de peso, febre, cólica intestinal Infecções graves: obstrução intestinal, apendicite, perfuração do intestino com peritonite, icterícia obstrutiva, envolvimento pulmonar (pneumonite)	Transferido para a boca por meio de alimentos, dedos ou brinquedos contaminados (ascaris põe ovos no solo, onde as crianças brincam) Sem transmissão de pessoa para pessoa O maior dos helmintos intestinais Afeta principalmente crianças de 1 a 4 anos Prevalente em climas quentes Tratamento com albendazol (dose única) ou mebendazol por 3 dias OU ivermectina oral (crianças > 15 kg) em dose única OU nitazoxanida por 3 dias Reexaminar a amostra de fezes em 2 semanas para estabelecer a necessidade de terapia farmacológica adicional (Kimberlin et al., 2018)
Ancilostomídeos – *Necator americanus* e *Ancylostoma duodenale*	
Infecções leves em indivíduos bem nutridos: sem problemas Infecções mais graves: hipocromia leve a grave, anemia microcítica, desnutrição, hipoproteinemia e edema Pode haver prurido e ardor seguidos de eritema e erupção papular nas áreas para as quais o organismo migra	Transmitido pela eliminação de ovos no solo, que são apanhados pelo hospedeiro humano, comumente nos pés, causando infecção pelo contato direto da pele com solo contaminado Recomendar o uso de sapatos, embora as crianças que brincam em solo contaminado exponham muitas superfícies da pele Diagnóstico estabelecido pela presença de ovos de ancilostomídeos nas fezes (os humanos são o único hospedeiro de ancilostomídeos) Tratar com albendazol, mebendazol e pamoato de pirantel
Estrongiloidíase – *Strongyloides stercoralis* (oxiúro)	
Infecção leve: assintomática Infecção grave: sinais e sintomas respiratórios; dor abdominal, distensão; náusea e vômito; diarreia (fezes grandes e pálidas, muitas vezes com muco) A migração das larvas se manifesta como lesões cutâneas pruriginosas na região perianal, nádegas e parte superior das coxas, criando faixas serpiginosas e eritematosas chamadas *larva currens* (Kimberlin et al., 2018) Risco de morte em crianças com imunossupressão	A transmissão é a mesma do ancilostomídeo, exceto autoinfecção comum; humanos são hospedeiros, mas gatos, cães e outros animais também podem ser hospedeiros do verme Crianças com mais idade e adultos são afetados com mais frequência do que crianças de menos idade Infecções graves podem levar à deficiência nutricional grave Diagnóstico: muitas vezes difícil; várias amostras de fezes podem ser necessárias Tratar com ivermectina oral (preferencial) OU tiabendazol e albendazol (ambos menos eficazes que a ivermectina oral)
Larva *migrans* visceral – *Toxocara canis* (cães) Toxocaríase intestinal – *Toxocara cati* (gatos)	
Depende da reatividade do indivíduo infectado Pode ser assintomático, exceto por eosinofilia ou sibilos pulmonares Diagnóstico específico difícil Toxocaríase visceral: febre, leucocitose, eosinofilia, hepatomegalia, hipogamaglobulinemia, mal-estar, anemia, tosse (Kimberlin et al., 2018) Pode ocorrer invasão ocular Raramente pneumonia, miocardite, encefalite	Transmitido por contaminação direta das mãos pelo contato com solo ou objetos contaminados; menos comum por contato direto com cão ou gato Mais comum em crianças ou adultos com alotriofagia Mantenha cães e gatos longe de áreas onde as crianças brincam; caixas de areia; áreas de transmissão especialmente importantes; mais comum em regiões quentes e úmidas Lavar as mãos é imperativo em crianças que brincam no solo ou em torno de animais domésticos, como cães e gatos Desparasitação periódica de cães e gatos diagnosticados Controle da população de cães e gatos Diagnóstico: hipergamaglobulinemia e hipereosinofilia; títulos aumentados de antígenos do grupo sanguíneo anti-A ou anti-B; biopsia hepática em alguns casos Tratamento: albendazol; sintomas específicos podem exigir tratamento adicional
Tricuríase – *Trichuris trichiura* (nematódeos ou nematódeos humanos)	
Infecções leves: assintomáticas Infecções pesadas: dor e distensão abdominal, diarreia; falha de crescimento, desenvolvimento cognitivo prejudicado; as fezes podem ter muco, água e sangue	Transmitido por solo contaminado, frutas, vegetais, brinquedos e outros objetos Mais frequente em climas quentes e úmidos Ocorre mais frequentemente em crianças desnutridas que vivem em condições insalubres onde as fezes humanas não são eliminadas adequadamente Diagnóstico por exame microscópico de amostra de fezes Tratar com albendazol, mebendazol ou ivermectina oral

Os principais modos de transmissão são pessoa a pessoa, alimentos e animais. Água contaminada, especialmente em lagos, riachos e piscinas para natação frequentadas por lactentes de fraldas são fontes comuns de transmissão (Painter et al., 2015). Em crianças, a transmissão de pessoa para pessoa é a causa mais provável. Embora os indivíduos infectados com giardíase possam ser assintomáticos, os sintomas comuns incluem cólicas abdominais, distensão abdominal e diarreia (Boxe 6.4).

O diagnóstico de giardíase pode ser feito por exame microscópico de amostras de fezes ou fluido duodenal ou pela identificação

Cuidado centrado na família

Prevenção de doenças parasitárias intestinais

- Sempre lave as mãos e as unhas com água e sabão antes de comer e manusear alimentos e depois de ir ao banheiro
- Evite colocar os dedos na boca e roer as unhas
- Desencoraje as crianças de coçar a área anal nua
- Use fraldas descartáveis superabsorventes para evitar vazamentos
- Troque as fraldas assim que estiverem sujas e descarte as fraldas em recipiente fechado fora do alcance das crianças
- Não enxágue panos ou fraldas descartáveis no vaso sanitário
- Desinfete os assentos sanitários e as áreas de troca de fraldas; use alvejante doméstico diluído (solução a 10%) ou desinfetante e limpe com toalhas de papel
- Beba apenas água tratada ou água engarrafada, especialmente se estiver acampando
- Lave todas as frutas e vegetais crus e alimentos que caíram no chão
- Evite cultivar alimentos em solo fertilizado com excrementos humanos ou animais não tratados
- Ensine as crianças a evacuar apenas no banheiro, não no chão
- Mantenha cães e gatos longe de *playgrounds* e caixas de areia
- Evite nadar em piscinas frequentadas por crianças de fraldas
- Use sapatos ao ar livre

Boxe 6.4 Manifestações clínicas da giardíase.

Recém-nascidos e lactentes:

- Diarreia
- Vômitos
- Anorexia
- Déficit de crescimento – em caso de exposição crônica

Crianças com mais de 5 anos:

- Cólicas abdominais
- Fezes amolecidas intermitentes
- Prisão de ventre
- Fezes fétidas, aquosas, claras e gordurosas
- Resolução espontânea da maioria das infecções em 4 a 6 semanas

Forma rara e crônica:

- Fezes amolecidas e fétidas intermitentes
- Possibilidade de edema abdominal, flatulência, eructação com gosto de enxofre, dor epigástrica, vômitos, cefaleia e perda de peso

de antígenos de *G. intestinalis* nessas amostras por técnicas como imunoensaio enzimático (EIA) e ensaios de anticorpos de fluorescência direta (DFA). Como os organismos *Giardia* vivem na parte superior do intestino e são excretados em um padrão altamente variável, o exame microscópico repetido de amostras de fezes pode ser necessário para identificar trofozoítos (parasitas ativos) ou cistos. As amostras duodenais são obtidas por aspiração direta, biopsia ou teste do barbante. No teste do barbante, a criança engole uma cápsula de gelatina com um barbante de náilon preso. Várias horas depois, o barbante é retirado e o conteúdo é enviado para análise laboratorial. Com a disponibilidade de técnicas de EIA para identificar antígenos de *Giardia* em amostras de fezes, outros exames estão sendo usados com menos frequência.

Manejo terapêutico

As drogas de escolha para o tratamento da giardíase são metronidazol, tinidazol e nitazoxanida. Diz-se que o tinidazol tem uma taxa de cura de 80 a 100% após uma dose única (Kimberlin et al., 2018). O metronidazol e o tinidazol têm sabor metálico e efeitos colaterais gastrintestinais, incluindo náuseas e vômitos. A nitazoxanida não tem sabor amargo e deve ser ingerida com alimentos para evitar sintomas gastrintestinais; comprovadamente, tem poucos efeitos adversos e está disponível em forma de suspensão. A terapia medicamentosa alternativa inclui albendazol, furazolidona e quinacrina (John, 2020). A quinacrina só está disponível em farmácias de manipulação.

A consideração de enfermagem mais importante é a prevenção da giardíase e a educação dos pais, funcionários da creche e outros que assumem o cuidado diário de crianças pequenas. A atenção às práticas sanitárias meticulosas, especialmente durante as trocas de fraldas, é essencial (ver boxe *Cuidado centrado na família* e Figura 6.9). Os enfermeiros podem desempenhar um papel importante na educação dos pais de crianças pequenas e da equipe de creches sobre as práticas adequadas de saneamento. Além disso, desencoraje crianças pequenas infectadas ou com diarreia de nadarem em piscinas comunitárias ou privadas até que estejam livres de infecção por 2 semanas (Kimberlin et al., 2018). Lagos e riachos podem conter um grande número de cistos de esporos de *Giardia*, que podem ser engolidos na água. Desencoraje as crianças de nadarem em poças d'água estagnadas e em águas onde existam crianças infectadas que possam nadar quando há uma grande chance de engolir água. Os organismos *Giardia* são resistentes ao cloro (Painter et al., 2015). Incentive os pais a levarem as crianças pequenas ao banheiro com frequência ao nadar, para evitar que elas usem fraldas nas áreas de natação e a trocar as fraldas longe da fonte de água. (Ver também as informações sobre doenças recreativas da água dos CDC, http://www.cdc.gov/healthywater/swimming.) Depois que as crianças são infectadas, a educação da família sobre a administração de medicamentos é essencial.

ENTEROBÍASE (OXIURÍASE)

A enterobíase, ou oxiúros, causada pelo nematoide *Enterobius vermicularis*, é a infecção helmíntica mais comum nos EUA. Está universalmente

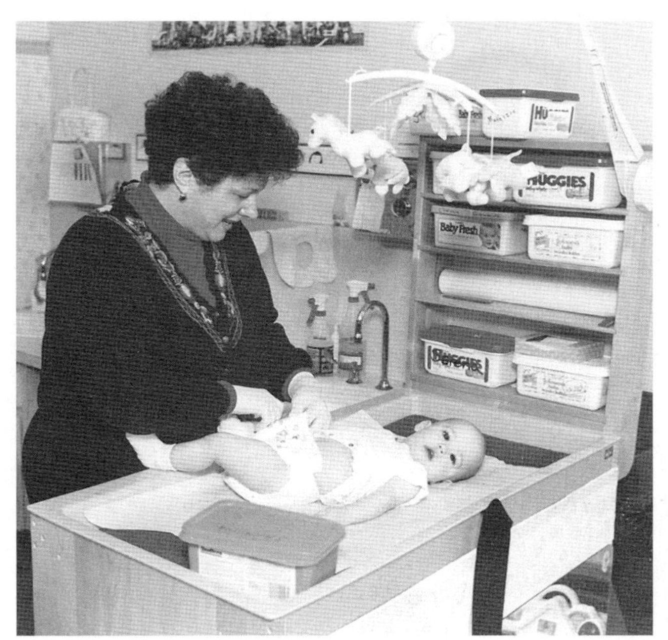

Figura 6.9 A prevenção da giardíase, principalmente em creches, requer práticas sanitárias durante as trocas de fraldas, como descartá-las em recipiente coberto, trocar os lenços de papel na superfície de troca de fraldas e ter instalações para higienização das mãos nas proximidades.[a]

[a]Fraldas e roupas de pano sujas devem ser armazenadas em um saco plástico para transporte para casa.

presente em zonas climáticas temperadas e pode infectar mais de 30% de todas as crianças a qualquer momento. A transmissão é favorecida em condições de aglomeração, como em salas de aula e creches. A infecção começa quando os ovos são ingeridos ou inalados (os ovos se disseminam pelo ar). Os ovos eclodem na parte superior do intestino e depois amadurecem e migram através do intestino. Após o acasalamento, as fêmeas adultas migram para fora do ânus e põem ovos (Kimberlin et al., 2018).

O movimento dos vermes nas superfícies da pele e das mucosas causa prurido intenso. À medida que a criança se coça, os ovos são depositados nas mãos e embaixo das unhas. A atividade mão-a-boca típica de crianças pequenas as torna especialmente propensas à reinfecção. Os ovos de oxiúros persistem no ambiente de 2 a 3 semanas, contaminando tudo o que entram em contato, como assentos sanitários, maçanetas, roupas de cama, roupas íntimas e alimentos. Exceto pelo prurido retal intenso associado aos oxiúros, as manifestações clínicas são inespecíficas (Boxe 6.5).

Avaliação diagnóstica

O diagnóstico é mais comumente feito a partir do teste de fita (ver seção *Cuidados de enfermagem*, a seguir). Exames repetidos para coletar ovos podem ser necessários (3 dias consecutivos no início da manhã antes do banho da criança são recomendados para o exame [Kimberlin et al., 2018]), e, se houver a possibilidade de outros membros da família estarem infectados, o exame deve ser realizado neles também).

Manejo terapêutico

Os medicamentos disponíveis para o tratamento dessas verminoses incluem pamoato de pirantel e albendazol. O mebendazol não é recomendado para crianças com menos de 2 anos. Como os oxiúros são facilmente transmitidos, todos os membros da família devem ser tratados. A dose da medicação antiparasitária deve ser repetida em 2 semanas para erradicar completamente o parasita e prevenir a reinfecção.

Cuidados de enfermagem

Cuidados diretos de enfermagem ocorrem na identificação do parasita, erradicação do microrganismo e prevenção da reinfecção. Os pais precisam de orientações claras e detalhadas para o **teste da fita**. Um pedaço de fita transparente (não "fosca" ou "dupla face"), com o lado adesivo para fora, é colocado ao redor da ponta de um abaixador de língua, que é então pressionado firmemente contra a área perianal da criança. Uma fita conveniente, preparada comercialmente, também está disponível para essa finalidade. Amostras de oxiúros são coletadas pela manhã assim que a criança acorda e *antes* que a criança evacue ou tome banho. O procedimento pode precisar ser realizado em 3 ou mais dias consecutivos antes da coleta dos ovos. Os pais são orientados a colocar a espátula em um tubo de vidro ou frouxamente em um saco plástico para que possa ser levada para exame microscópico. Para amostras coletadas no hospital, consultório médico ou clínica, coloque a fita suavemente em uma lâmina de vidro, com o lado adesivo para baixo, para exame.

A adesão ao regime medicamentoso geralmente é excelente porque apenas uma ou duas doses são necessárias. A família deve ser lembrada da necessidade de tomar uma segunda dose em 2 semanas para garantir a erradicação dos ovos.

Para evitar a reinfecção, recomenda-se lavar todas as roupas e roupas de cama com água quente e aspirar a casa. No entanto, há pouca documentação sobre a eficácia dessas medidas porque os oxiúros sobrevivem em muitas superfícies. Sugestões úteis incluem lavar as mãos depois de ir ao banheiro e antes de comer, manter as unhas da criança curtas para minimizar a chance de armazenamento de óvulos sob elas, vestir as crianças com roupas de dormir de uma peça e tomar banho de chuveiro em substituição ao banho na banheira. Informe as famílias que a recorrência é comum. Trate infecções repetidas da mesma maneira que a primeira.

Boxe 6.5 Manifestações clínicas de verminoses.

O prurido perianal intenso é o principal sintoma. Evidência de prurido em crianças pequenas inclui o seguinte:

- Irritabilidade geral
- Inquietação
- Sono prejudicado
- Enurese
- Distração
- Curto período de atenção
- Dermatite perianal e lesão secundária ao prurido
- Se os vermes migrarem, possível infecção vaginal (vulvovaginite) e uretral

PERCEVEJOS

Os percevejos são classificados como insetos, e os tipos mais comuns vistos são *Cimex lectularius* (percevejo comum) e *Cimex hemipterus* (percevejo tropical). Embora uma vez considerados praticamente inexistentes nos EUA, esses parasitas ressurgiram e estão aumentando de 100 a 500% anualmente (Lai, Ho, Glick et al., 2016). Os percevejos são problemáticos porque são difíceis de diagnosticar e estão entre as pragas mais difíceis de erradicar. São mencionados aqui principalmente por causa dos problemas de saúde secundários que podem ocorrer como resultado de picadas: infecção, celulite, foliculite, urticária intensa, impetigo, reação anafilática e insônia. No entanto, em alguns casos, uma pessoa pode ser assintomática (McMenaman & Gausche-Hill, 2016).

Os percevejos passam por vários estágios de vida, mas os pequenos têm aproximadamente 5 mm de comprimento e são amarelo-claros; uma vez que os percevejos "se alimentam" de sangue, aumentam e se tornam marrom-avermelhados. Eles tendem a habitar áreas quentes e escuras, como colchões, sofás e outros móveis e sair à noite para se alimentar. Embora haja especulações de que sejam vetores de transmissão de outras doenças, atualmente não há evidências de que os percevejos estejam associados à transmissão de doenças (Lai et al., 2016).

As manifestações clínicas das picadas de percevejos são descritas no Boxe 6.6. As manifestações cutâneas das tendem a ocorrer principalmente nas áreas dos braços, pernas e tronco.

O tratamento de percevejos deve se concentrar na identificação adequada, no tratamento dos sintomas e erradicação. Percevejos podem ser identificados na cama à noite por causa de sua atividade noturna. Eles tendem a se esconder em fendas escuras (p. ex., piso, paredes, móveis) durante o dia e não ficam no hospedeiro humano. Ao contrário de vários mitos, os percevejos não voam nem pulam. Não é incomum que as picadas de percevejos sejam diagnosticadas erroneamente como escabiose, varicela, picadas de aranha ou mosquito e até mesmo anafilaxia alimentar em alguns casos. Não há tratamento específico para percevejos; esteroides tópicos e anti-histamínicos sistêmicos podem ser usados para tratar a urticária. As infecções secundárias da pele são tratadas com antibióticos conforme descrito neste capítulo. A erradicação de percevejos é complexa e deve ser realizada por profissionais especializados; muitas aplicações químicas são necessárias para erradicar completamente os insetos. Sugestões para minimizar a exposição ao viajar incluem inspecionar os colchões em busca de sinais de infestação; cobrir as capas dos colchões pode ser útil. A lavagem completa de todas as roupas e roupas de cama também pode ajudar a minimizar a exposição. O uso de pesticidas e várias outras medidas de controle é discutido em Bennett et al. (2016).

Boxe 6.6 Manifestações clínicas de picadas de percevejos.

Reações cutâneas
- Pápula eritematosa
- Pápulas lineares
- Lesão macular vermelha
- Irritação na pele
- Pápula
- Vesículas
- Bolhas
- Urticária

Secundário
- Lesões impetiginosas com arranhões
- Foliculite
- Celulite
- Dermatite eczematoide

Reações sistêmicas
- Exacerbação da asma
- Anafilaxia
- Febre e mal-estar (exposição crônica)

Dados de Doggett, S. L., Dwyer, D., Peñas, P. F. et al. (2012). Bed bugs: Clinical relevance and control options. *Clinical Microbiology Reviews*, 25(1), 164-192; Haisley-Royster, C. (2011). Cutaneous infestations and infections. *Adolescent Medicine: State of the Art Reviews*, 22(1), 129-145.

COVID-19 (DOENÇA CAUSADA POR SARS-COV-2)

A doença pelo coronavírus 2019 (Covid-19) é uma nova doença causada por um novo coronavírus humano que não havia sido identificado anteriormente em humanos. Existem muitos tipos de coronavírus humanos, incluindo alguns que geralmente causam doenças leves do trato respiratório superior (Centers for Disease Control, 2020). Os sinais e sintomas da Covid-19 em crianças podem ser semelhantes aos de infecções respiratórias virais comuns ou outras doenças infantis. Muitas crianças não apresentam nenhum sintoma (MMWR, 2020; Shekerdemian, Mahmood, Wolfe et al., 2020). O maior estudo de pacientes pediátricos (> 2.000) com Covid-19 da China relatou que os sintomas variaram de assintomáticos a críticos (Don, Mo, Hu et al., 2020).

- Assintomático (sem sinais ou sintomas clínicos com imagem torácica normal): 4%
- Leve (sintomas leves, incluindo febre, fadiga, mialgia, tosse): 51%
- Moderado (pneumonia com sintomas ou doença subclínica com imagem torácica anormal): 39%
- Grave (dispneia, cianose central, hipoxia): 5%
- Crítico (síndrome do desconforto respiratório agudo [SDRA], insuficiência respiratória, choque ou disfunção de múltiplos órgãos): 0,6%.

Em 2020, havia uma incerteza considerável entre os especialistas em epidemiologia de doenças infecciosas na previsão do momento e da extensão da pandemia da Covid-19 nos EUA. Os primeiros relatórios descrevem um aumento dos casos de da infecção por SARS-CoV-2 nas UTIPs norte-americanas e confirmam que a doença grave em crianças é significativa, mas muito menos frequente do que em adultos (MMWR, 2020; Patel, 2020).

Manejo terapêutico

Não há terapia aprovada para tratar a Covid-19 em crianças e dados insuficientes para recomendar a favor ou contra o uso de antivirais ou agentes imunomoduladores específicos para o tratamento da Covid-19 em pacientes pediátricos (National Institutes of Health, 2020). O surgimento de uma síndrome inflamatória multissistêmica com risco à vida nos EUA é visto em crianças e causa danos a vários sistemas de órgãos. Essa síndrome tem sintomas semelhantes à doença de Kawasaki e é discutida no Capítulo 23.

Cuidados de enfermagem

Para crianças que não têm comorbidades, são recomendadas intervenções de cuidados de suporte semelhantes às do resfriado ou gripe comum, incluindo repouso, hidratação adequada, analgésicos e antipiréticos, conforme necessário. Crianças com comorbidades, como doença pulmonar crônica (incluindo asma), doenças cardíacas e patologias que afetam o sistema imunológico, podem ter que ser hospitalizadas devido ao risco de apresentar condições de maior gravidade.

QUESTÕES DE REVISÃO

1. O uso das precauções-padrão para a prevenção da transmissão de patógenos é crucial para impedir a propagação da doença. O enfermeiro pediatra deve conhecer os tipos de precauções e saber quando utilizá-las. O enfermeiro está realizando a triagem de crianças que se apresentaram ao departamento de emergência (DE) por várias necessidades. **Indique em que tipo de precauções listadas na coluna da extrema esquerda o enfermeiro colocará o cliente da coluna do meio, ao chegar ao pronto-socorro, a fim de evitar a transmissão de vários patógenos aos quais as crianças listadas na coluna do meio podem estar expostas.**

Precauções-padrão	Histórico e resultados da avaliação	Tipo de precaução a implementar
1. Precauções baseadas em transfusão	Jovem de 15 anos voltando do verão na Índia que apresenta sintomas de tuberculose	
2. Precauções para aerossóis	Criança de 3 anos que apresenta doença respiratória com tosse	
3. Precauções-padrão	Criança de 5 anos internada com febre e tosse produtiva; pneumonia bacteriana confirmada por exames laboratoriais e de raio X	
4. Precauções para gotículas	Criança de 7 anos internada para amigdalectomia	
5. Higiene respiratória/ etiqueta da tosse		
6. Não são necessárias precauções		

2. Um adolescente de 14 anos está se preparando para viajar para fora dos EUA em uma viagem missionária. Quando ele se reúne com o enfermeiro pediatra para revisar as imunizações, o enfermeiro determina que o adolescente precisa de uma imunização para permanecer seguro durante a viagem. **Escolha as opções mais prováveis para as informações que faltam nas declarações a seguir selecionando nas listas de opções fornecidas.**

   Com base nessas informações, o enfermeiro administrará a vacina contra hepatite ___1___ ___2___ no músculo ___3___.

Opções para 1	Opções para 2	Opções para 3
Vírus A	subcutânea	dorsoglúteo
Vírus B	intravenosa	vasto lateral
Tétano	intramuscular	peitoral
Infecção	intratecal	subclavicular

3. Uma menina de 6 anos é levada à clínica pelos pais adotivos, que assumiram os cuidados dela há 1 semana. Os pais adotivos relatam que a menina "não está agindo corretamente há alguns dias" depois de desenvolver febre e tosse há 2 dias. Eles também afirmam que: "Ela teve uma erupção cutânea no rosto e algumas pequenas manchas vermelhas na boca há 2 dias, mas elas desapareceram agora". Quando perguntados sobre um surto de sarampo, afirmam que a professora ligou para eles na noite anterior sobre outra criança na escola que estava com sarampo. Os pais adotivos relatam que não existem registros de imunizações; portanto, não se sabe se a criança já foi imunizada. Quais achados da avaliação requerem acompanhamento? **Selecione tudo que se aplica.**
   A. Temperatura de 38,6ºC.
   B. Pulso 95 bpm.
   C. Respirações 20 respirações/min.
   D. Tosse por 2 dias.
   E. Pequenas manchas na mucosa oral há 3 dias que desapareceram, descritas como brancas com um anel vermelho.
   F. Peso no 25º percentil para a idade.
   G. Erupção cutânea no rosto, tórax e braços.
   H. Dor abdominal.
   I. Linfadenopatia generalizada.

4. Uma criança de 7 anos é levada por um dos pais para a clínica devido a um surto de pediculose (piolhos) na escola. A avaliação confirma que a criança está coçando o couro cabeludo e há lêndeas no cabelo. Qual intervenção o enfermeiro irá implementar nesse momento? **Selecione tudo que se aplica.**
   A. Ensine os pais a mergulhar pentes, escovas e acessórios de cabelo em produtos contra pediculose por 1 hora ou em água fervente por 10 minutos.
   B. Raspe a cabeça da criança e limpe o couro cabeludo com álcool.
   C. Diga aos pais para lavar na máquina as roupas, toalhas e roupa de cama em água quente e secar na secadora quente por pelo menos 20 minutos.
   D. Descarte as roupas da criança em um saco plástico de lixo na clínica.
   E. Recomende que os pais aspirem tapetes, assentos de carro, travesseiros, bichos de pelúcia, tapetes, colchões e móveis estofados.
   F. Explique à criança que ela só pode compartilhar chapéus, cachecóis, pentes e escovas com os membros da família.
   G. Administrar antibióticos intramusculares para limitar a propagação da infecção.
   H. Use um remédio natural como maionese no cabelo para sufocar as lêndeas.

REFERÊNCIAS BIBLIOGRÁFICAS

Alter, S. J., Vidwan, N. K., Sobande, P. O., et al. (2011). Common childhood bacterial infections. *Current Problems in Pediatric and Adolescent Health Care, 41*(10), 256–283.

American Academy of Pediatrics, Committee on Infectious Diseases. (2016). Recommendations for prevention and control of influenza in children, 2016-2017. *Pediatrics, 138*, 1–20.

Beirne, P. V., Hennessy, S., Cadogan, S. L., et al. (2015). Needle size for vaccination procedures in children and adolescents. *Cochrane Database of Systematic Reviews* (6), CD010720.

Belongia, E. A., Karron, R. A., Reingold, A., et al. (2017). The Advisory Committee on Immunization Practices recommendation regarding the use of live influenza vaccine: A rejoinder. *Vaccine*, epub ahead of print.

Bennett, G. W., Gondhalekar, A. D., Wang, C., et al. (2016). Using research and education to implement practical bed bug control programs in multifamily housing. *Pest Management Science, 72*, 8–14.

Blain, A. E., Lewis, M., Banerjee, E., et al. (2016). An assessment of the cocooning strategy for preventing infant pertussis - United States, 2011. *Clinical Infectious Diseases, 63*(suppl. 4), S221–S226.

Bolon, M. K. (2016). Hand hygiene: An update. *Infectious Disease Clinics of North America, 30*, 591–607.

CDC COVID-19 Response Team. (2020). Coronavirus Disease 2019 in Children — United States, February 12–April 2, 2020. *MMWR. Morbidity and Mortality Weekly Report, 69*(14), 422–426.

Centers for Disease Control and Prevention. (2013a). Updated recommendations for use of tetanus toxoid, reduced diphtheria toxoid and acellular pertussis vaccine (Tdap) in pregnant women—Advisory Committee on Immunization Practices (ACIP), 2012. *MMWR. Morbidity and Mortality Weekly Report, 62*(7), 131–135.

Centers for Disease Control and Prevention. (2013b). Prevention of measles, rubella, congenital rubella syndrome, and mumps, 2013: Summary recommendations of the Advisory Committee on Immunization Practices (ACIP). *Morbidity and Mortality Weekly Report. Recommendations and Reports, 62*(4), 1–25.

Centers for Disease Control and Prevention. (2015). Use of serogroup B meningococcal vaccines in adolescents and young adults: Recommendations of the Advisory Committee on Immunization Practices, 2015. *Morbidity and Mortality Weekly Report, 64*(41), 1171–1176.

Centers for Disease Control and Prevention. (2016a). *Human papillomavirus (HPV)*. Obtained from https://www.cdc.gov/hpv/.

Centers for Disease Control and Prevention. (2016b). *Zika virus*. Retrieved from https://www.cdc.gov/zika/.

Centers for Disease Control and Prevention. (2018). Health care associated infections. Obtained from https://www.cdc.gov.

Centers for Disease Control and Prevention. (2020, June 17). *Coronavirus Disease 2019 Covid-19*. Retrieved June 24, 2020, from https://www.cdc.gov/ncird/dvd.html.

Coyer, S. M. (2002). Understanding parental concerns about immunizations. *Journal of Pediatric Health Care, 16*(4), 193–196.

de Martino, M. (2016). Dismantling the taboo against vaccines in pregnancy. *International Journal of Molecular Sciences, 17*, 1–8.

DeStefano, F., Price, C. S., & Weintraub, E. S. (2013). Increasing exposure to antibody- stimulating proteins and polysaccharides in vaccines is not associated with risk of autism. *The Journal of Pediatrics, 163*(2), 561–567.

Dhar, V. (2020). Common lesions of the oral soft tissues. In R. M. Kliegman, J. W. St. Geme, N. J. Blum, et al. (Eds.), *Nelson textbook of pediatrics* (21st ed.). Philadelphia: Saunders/Elsevier.

Diggle, L., & Deeks, J. (2000). Effect of needle length on incidence of local reactions to routine immunizations in infants aged 4 months: Randomized controlled trial. *BMJ (Clinical Research Ed.), 321*(7266), 931–993.

Diggle, L., Deeks, J. J., & Pollard, A. J. (2006). Effect of needle size and immunogenecity and reactogenecity of vaccines in infants: A randomized controlled trial. *BMJ (Clinical Research Ed.), 333*(7568), 571.

Dong, Y., Mo, X., Hu, Y., et al. (2020). Epidemiological characteristics of 2,143 pediatric patients with 2019 coronavirus disease in China. *Pediatrics, 145*(6), e20200702.

Fallah, R., Gholami, H., Ferdosian, F., et al. (2016). Evaluation of vaccines injection order on pain score of intramuscular injection of diphtheria, whole cell pertussis and tetanus vaccine. *Indian Journal of Pediatrics, 83*, 1405–1409.

Fredrickson, D. D., Davis, T. C., Arnold, C. L., et al. (2004). Childhood immunization refusal: Provider and parent perceptions. *Family Medicine, 36*(6), 431–438.

Institute of Medicine. (2004). *Immunization safety review: Vaccines and autism*. Washington, DC: National Academies Press.

Ipp, M., Parkin, P. C., Lear, N., et al. (2009). Order of vaccine injection and infant pain response. *Archives of Pediatrics and Adolescent Medicine, 163*(5), 469–472.

Jackson, L. A., Yu, O., Nelson, J. C., et al. (2011). Injection site and risk of medically attended local reactions to acellular pertussis vaccine. *Pediatrics, 127*(3), e681–e687.

John, C. C. (2020). Giardiasis and Balantidiasis. In R. M. Kliegman, J. W. St. Geme, N. J. Blum, et al. (Eds.), *Nelson textbook of pediatrics* (21st ed.). Philadelphia: Saunders/Elsevier.

Kimberlin, D. W., Brady, M. T., Jackson, M. A., et al. (Eds.). (2018). *Red Book: Report of the committee on infectious diseases* (31st ed.) Elk Grove Village, Ill: The Academy.

Koch, W. C. (2020). Parvoviruses. In R. M. Kliegman, J. W. St. Geme, N. J. Blum, et al. (Eds.), *Nelson textbook of pediatrics* (21st ed.). Philadelphia: Saunders/Elsevier.

Lai, O., Ho, D., Glick, S., et al. (2016). Bed bugs and possible transmission of human pathogens: A systematic review. *Archives of Dermatological Research, 308*, 531–538.

McMenaman, K. S., & Gausche-Hill, M. (2016). Cimex lectularius ("Bed Bugs") recognition, management, and eradication. *Pediatric Emergency Care, 32*, 801–806.

Murray, J. S. (2016). Understanding zika virus. *Journal for Specialists in Pediatric Nursing, 22*(1), e12164.

National Childhood Vaccine Injury Act. (1986). *42 U.S.C. Sec 300aa-1 to 300aa-34*. Rockville, Md: Public Health Service.

National Institutes of Health. (n. d.). (Special considerations in Children. Retrieved June 11. 2020, from https://www.covid19treatmentguidelines.nih.gov/overview/children/.Olitsky, S. E., & Marsh, J. D. (2020). Disorders of the conjunctiva. In R. M. Kliegman, J. W. St. Geme, N. J. Blum, et al. (Eds.), *Nelson textbook of pediatrics* (21st ed.). Philadelphia: Saunders/Elsevier.

Painter, J. E., Gargano, J. W., Collier, S. A., et al. (2015). Giardiasis surveillance – United States, 2011-2012. *MMWR Supplements, 64*(3), 15–25.

Patel, N. A. (2020). Pediatric COVID-19: Systematic review of the literature. *American Journal of Otolaryngology, 41*(5), 102573.

Rishovd, A. (2014). Pediatric intramuscular injections: Guidelines for best practice. *MCN: The American Journal of Maternal Child Nursing, 39*, 107–112.

Rosenthal, M. (2004). Bacterial colonization, hyperresponsive immune systems conspire in eczema: Diagnosing dermatological disorders. *Infectious Diseases in Children, 17*(3), 47–48.

Shekerdemian, L. S., Mahmood, N. R., Wolfe, K. K., et al. (2020). Characteristics and outcomes of children with Coronavirus Disease 2019 (COVID-19) infection admitted to US and Canadian Pediatric Intensive Care Units. *JAMA Pediatrics*. https://doi.org/10.1001/jamapediatrics.2020.1948. Advance online publication.

Souder, E., & Long, S. S. (2020). Pertussis. In R. M. Kliegman, J. W. St. Geme, N. J. Blum, et al. (Eds.), *Nelson textbook of pediatrics* (21st ed.). Philadelphia: Saunders/Elsevier.

Tangherlini, T. R., Roychowdhury, V., Glenn, B., et al. (2016). "Mommy blogs" and the vaccination exemption narrative: Results from a machine-learning approach for story aggregation on parenting social media sites. *JMIR Public Health and Surveillance, 2*, 1–15.

World Health Organization. (2015). Reducing pain at the time of vaccination: WHO position paper – September 2015. *World Health Organization Weekly Epidemiological Record, 39*, 505–516.

Yoshimasu, K., Kiyohara, C., Takemura, S., et al. (2014). A meta-analysis of the evidence on the impact of prenatal and early infancy exposures to mercury on autism and attention deficit/hyperactivity disorder in the childhood. *Neurotoxicology, 44*, 121–131.

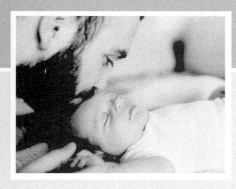

7 Promoção da Saúde do Recém-Nascido e da Família

Lisa M. Cleveland

CONCEITOS GERAIS

- Perfusão
- Termorregulação

ADAPTAÇÃO À VIDA EXTRAUTERINA

A mudança fisiológica mais profunda exigida dos neonatos é a transição da circulação fetal ou placentária para respiração independente. A perda da conexão placentária significa a perda de suporte metabólico completo, especialmente o suprimento de oxigênio e a remoção do dióxido de carbono. Os estresses normais do trabalho de parto e parto produzem alterações de padrões de mudança de gás placentário, equilíbrio acidobásico no sangue e atividade cardiovascular no recém-nascido. Os fatores que interferem na transição normal ou **oxigenação** fetal (incluindo alterações como hipoxemia, hipercapnia e acidose) afetam a adaptação do feto à vida extrauterina.

ADAPTAÇÕES IMEDIATAS

Sistema respiratório

A mudança fisiológica mais crítica e imediata exigida dos recém-nascidos é o início da respiração. Os estímulos que ajudam a iniciar a primeira respiração são primariamente químicos e térmicos. Os **fatores químicos** no sangue (baixa taxa de oxigênio, alta de dióxido de carbono e pH baixo) iniciam impulsos que excitam o centro respiratório na medula. O **estímulo térmico** primário é o resfriamento súbito do recém-nascido, o qual deixa um ambiente quente e entra em uma atmosfera relativamente mais fria. Essa mudança abrupta na temperatura excita impulsos sensoriais na pele, que são transmitidos ao centro respiratório.

A **estimulação tátil** pode ajudar a iniciar a respiração. A descida pelo canal do parto e o manuseio normal durante o parto ajudam a estimular a respiração em lactentes não comprometidos. Os métodos aceitáveis de estimulação tátil incluem tapinhas ou batidas leves nas solas dos pés ou esfregar suavemente as costas, o tronco ou as extremidades do recém-nascido. Palmadas nos glúteos ou nas costas do recém-nascido é uma técnica prejudicial e não deve ser usada. A estimulação tátil prolongada, além de um ou dois toques nas solas dos pés ou esfregar as costas uma ou duas vezes, pode desperdiçar um tempo precioso em caso de dificuldade respiratória e pode causar danos adicionais em lactentes que ficaram hipoxêmicos antes ou durante o processo de nascimento (Kimberlin, Brady, Jackson et al., 2018).

A entrada inicial de ar nos pulmões opõe-se à tensão superficial do líquido que enchia os pulmões fetais e alvéolos. Algum fluido pulmonar é removido durante as forças normais do trabalho de parto e no parto. Conforme o tórax emerge do canal de parto, o fluido é empurrado dos pulmões por meio do nariz e boca. Após o parto completo do tórax, ocorre um recuo brusco do tórax e o ar entra na via respiratória superior para substituir o fluido perdido. O fluido pulmonar restante é absorvido pelos vasos linfáticos e capilares pulmonares.

Nos alvéolos, a tensão superficial do fluido é reduzida pelo **surfactante**, uma substância produzida pelo epitélio alveolar que reveste a superfície dos alvéolos. O efeito do surfactante em facilitar a respiração é discutido em relação à síndrome do desconforto respiratório (ver Capítulo 8).

Sistema cardiovascular

Tão importante quanto a iniciação da respiração são as mudanças circulatórias, que permitem ao sangue fluir através dos pulmões. Essas mudanças, as quais ocorrem mais gradualmente, são o resultado de mudanças de pressão nos pulmões, no coração e nos principais vasos. A transição da circulação fetal para pós-natal envolve o fechamento funcional dos ***shunts* fetais**: o forame oval, o ducto arterioso e, eventualmente, o ducto venoso. (Para uma revisão de circulação fetal, ver Capítulo 23.) O fluxo aumentado de sangue dilata os vasos pulmonares, a resistência vascular pulmonar diminui e a resistência sistêmica aumenta e, então, mantém-se a pressão arterial (PA). Conforme os vasos pulmonares recebem sangue, a pressão no átrio direito, no ventrículo direito e nas artérias pulmonares diminui. A pressão atrial esquerda aumenta acima da pressão atrial direita, com fechamento subsequente do forame oval. Com o aumento do fluxo sanguíneo pulmonar e redução expressiva de resistência vascular pulmonar, o ducto arterioso começa a fechar.

Os fatores mais importantes que controlam o fechamento do ducto são a concentração aumentada de oxigênio no sangue e a queda de prostaglandinas endógenas. O forame oval fecha funcionalmente no ou logo após o nascimento. O ducto arterioso fecha-se funcionalmente até o quarto dia. O fechamento anatômico leva consideravelmente mais tempo. A falha dos ductos arteriosos ou forame oval em fechar resulta na persistência do desvio fetal de sangue para fora dos pulmões (Capítulo 23).

Devido ao fluxo reversível de sangue através dos ductos durante o período neonatal precoce, um sopro funcional ocasionalmente pode ser audível. Em condições como choro ou esforço, a pressão aumentada desvia o sangue desoxigenado do lado direito do coração através do canal ductal, o que pode causar **cianose transitória**.

ESTADO FISIOLÓGICO DE OUTROS SISTEMAS

Termorregulação

Além de estabelecer a respiração, a regulação do calor é mais crítica para a sobrevivência do recém-nascido. Embora a capacidade de produção de calor do recém-nascido seja adequada, três fatores predispõem os recém-nascidos à perda excessiva de calor:

- A grande superfície do recém-nascido facilita a perda de calor para o ambiente, embora seja parcialmente compensada pela posição habitual de flexão do recém-nascido, que diminui a quantidade de superfície exposta ao ambiente
- A fina camada de gordura subcutânea do recém-nascido oferece isolamento deficiente para conservação do calor
- O mecanismo de produção de calor do recém-nascido é diferente do adulto, que pode aumentar a produção de calor por meio de calafrios. Um neonato com frio não pode tremer, mas produz calor por meio da **termogênese sem tremores (NST, do inglês *nonshivering thermogenesis*)**, que envolve aumento do metabolismo e consumo de oxigênio.

As principais fontes termogênicas são coração, fígado e cérebro. Uma fonte adicional, que se acredita ser exclusiva de recém-nascidos, é conhecida como **tecido adiposo marrom** ou **gordura marrom** (Symonds, Aldiss, Pope et al., 2018). A gordura marrom, que deve seu nome ao seu maior conteúdo de citocromos mitocondriais, tem maior capacidade de produção de calor por meio de atividade metabólica intensificada do que o tecido adiposo comum. O calor gerado na gordura marrom é distribuído para outras partes do corpo pelo sangue, que é aquecido ao fluir pelas camadas desse tecido. Depósitos superficiais de gordura marrom estão localizados entre as escápulas, ao redor do pescoço, nas axilas e atrás do esterno. Camadas mais profundas envolvem os rins, a traqueia, o esôfago, algumas artérias principais e as glândulas suprarrenais. A localização da gordura marrom pode explicar por que a nuca geralmente parece mais quente do que o restante do corpo de recém-nascidos. Devido a fatores que predispõem os recém-nascidos à perda de calor, eles devem ser rapidamente secos e colocados em contato pele a pele com suas mães ou com cobertores quentes e secos após o parto. Embora a capacidade do recém-nascido de conservar o calor seja geralmente a maior preocupação, ele também pode ter dificuldade em dissipar o calor em um ambiente superaquecido, o que aumenta o risco de hipertermia.

Sistema hematopoético

O volume de sangue do recém-nascido depende da quantidade de transferência placentária de sangue. O volume sanguíneo de um recém-nascido a termo é de cerca de 80 a 85 mℓ/kg de peso corporal. Imediatamente após o nascimento, o volume total de sangue é em média de 300 mℓ, mas, dependendo de quanto tempo o clampeamento do cordão umbilical é atrasado ou se o cordão umbilical é ordenhado, até 100 mℓ podem ser adicionados ao volume sanguíneo (American College of Obstetrics & Gynecology, 2017).

Equilíbrio hídrico e eletrolítico

Ocorrem mudanças no volume total de água corporal, volume de líquido extracelular e volume de líquido intracelular durante a transição da vida fetal para a pós-natal. Ao nascer, o peso total de uma criança é de 73% de fluidos em comparação com 58% em um adulto. Os lactentes têm uma proporção maior de líquido extracelular do que os adultos. Um aspecto importante do equilíbrio hídrico é sua relação com outros sistemas. A taxa de metabolismo de uma criança é duas vezes maior que a de um adulto em relação ao peso corporal. Como resultado, é formado duas vezes mais ácido, levando a um desenvolvimento mais rápido da acidose. Além disso, os rins imaturos não conseguem concentrar a urina o suficiente para conservar a água corporal. Esses três fatores tornam os lactentes mais propensos à desidratação, acidose e possível super-hidratação ou intoxicação hídrica.

Sistema gastrintestinal

A capacidade dos recém-nascidos de digerir, absorver e metabolizar alimentos é suficiente, mas limitada em certas funções. As enzimas são adequadas para manipular proteínas e carboidratos simples (monossacarídeos e dissacarídeos), mas a produção deficiente de amilase pancreática prejudica o uso de carboidratos complexos (polissacarídeos). A deficiência de lipase pancreática limita a absorção de gorduras, principalmente com a ingestão de alimentos com alto teor de ácidos graxos saturados, como o leite de vaca. O leite humano, apesar de seu alto teor de gordura, é facilmente digerido porque contém enzimas (como a lipase) que auxiliam na digestão.

O fígado é o mais imaturo dos órgãos gastrintestinais. A atividade da enzima **glucuronil transferase** é reduzida, o que afeta a conjugação da bilirrubina com o ácido glicurônico e contribui para a icterícia fisiológica do recém-nascido. O fígado também é deficiente na formação de proteínas plasmáticas. A concentração de proteína plasmática diminuída provavelmente desempenha um papel no edema geralmente observado ao nascimento. A protrombina e outros fatores de coagulação também são baixos. O fígado armazena menos glicogênio ao nascer do que mais tarde em toda vida. Consequentemente, os recém-nascidos são propensos à hipoglicemia, que pode ser prevenida pela alimentação precoce e eficaz, idealmente com a amamentação.

Algumas glândulas salivares são funcionais ao nascimento, mas a maioria não começa a secretar saliva até os 2 a 3 meses, quando a baba é frequente. A capacidade do estômago do recém-nascido é difícil de determinar; entretanto, pequenas quantidades de leite materno precoce (chamado *colostro*) atendem ou excedem idealmente as necessidades do recém-nascido (Academy of Breastfeeding Medicine, 2017). O cólon do recém-nascido tem um pequeno volume; portanto, os recém-nascidos podem evacuar após cada mamada. Recém-nascidos que amamentam geralmente têm mamadas mais frequentes, resultando em evacuações mais frequentes do que lactentes que recebem fórmula infantil comercialmente preparada.

O intestino de uma criança é mais longo em relação ao tamanho do corpo quando comparado ao de um adulto. Comparativamente, eles têm um número maior de glândulas secretoras e maior área de superfície para absorção. Os lactentes têm ondas peristálticas rápidas e ondas não peristálticas simultâneas ao longo de todo o esôfago, que impulsionam os nutrientes para a frente. A relativa imaturidade das ondas peristálticas combinada com a diminuição da pressão do esfíncter esofágico inferior (EEI), relaxamento inadequado do EEI e retardo do esvaziamento gástrico tornam a regurgitação uma ocorrência comum. Mudanças progressivas no padrão de fezes indicam um sistema gastrintestinal funcionando adequadamente (Boxe 7.1).

A mucosa gastrintestinal neonatal desempenha uma função importante como barreira a antígenos estranhos. Tanto os fatores imunes quanto os não imunes podem desempenhar um papel vital na diminuição da absorção de antígenos capazes de causar doenças neonatais

Boxe 7.1 Mudança nos padrões de fezes de recém-nascidos.

Mecônio

São as primeiras fezes do lactente; compostas de líquido amniótico e seus constituintes, secreções intestinais, células mucosas e possivelmente sangue (sangue materno ingerido ou sangramento menor dos vasos do trato alimentar).

A eliminação do mecônio deve ocorrer nas primeiras 24 a 48 horas, embora possa ser retardada em até 7 dias em recém-nascidos de muito baixo peso.

Fezes de transição

Geralmente, aparecem no terceiro dia após o início da alimentação; de cor marrom esverdeado a marrom amarelado, fina e menos pegajosa que o mecônio; pode conter algum leite coalhado.

Fezes de leite

Geralmente, aparece no quarto dia.

Em **lactentes amamentados**, as fezes são amarelas a douradas, têm consistência pastosa e odor semelhante ao do leite azedo.

Em **lactentes alimentados com fórmula**, as fezes são amarelo-pálidas a marrom-claras, têm consistência mais firme e odor mais forte.

graves; entretanto, a capacidade funcional desse sistema pode ser imatura ou alterada. Alimentar um lactente com leite humano aumenta a eficácia desse mecanismo de defesa (Molès, Tuaillon, Kankasa et al., 2018).

Sistema renal

Todos os componentes estruturais estão presentes no sistema renal, mas há uma deficiência funcional na capacidade dos rins de concentrar a urina e lidar com condições de estresse hídrico e eletrolítico, como desidratação ou carga concentrada de soluto. O volume total de urina por 24 horas é de cerca de 200 a 300 mℓ ao fim da primeira semana. No entanto, a bexiga esvazia voluntariamente quando esticada em um volume de 15 mℓ, resultando em até 20 micções por dia. A primeira micção deve ocorrer dentro de 24 horas. A urina é incolor e inodora e tem uma densidade específica de cerca de 1,020.

Sistema tegumentar

Ao nascimento, todas as estruturas da pele estão presentes, mas muitas funções do tegumento são imaturas. As duas camadas externas da pele – epiderme e derme – são frouxamente ligadas uma a outra e muito finas. As **cristas epidérmicas**, que mais tarde ancoram a epiderme à derme, não são desenvolvidas. Um leve atrito na epiderme, como a remoção rápida da fita adesiva, pode causar a separação dessas camadas e a formação de bolhas. A zona de transição entre as camadas cornificadas e vivas da epiderme é eficaz para evitar que o fluido atinja a superfície da pele.

As **glândulas sebáceas** são ativas no fim da vida fetal e na primeira infância devido aos altos níveis de hormônios andrógenos maternos. Elas estão localizadas mais densamente no couro cabeludo, na face e na genitália, e produzem o vérnix caseoso gorduroso que recobre os recém-nascidos ao nascer. A obstrução das glândulas sebáceas causa **milia**.

As **glândulas écrinas**, que produzem suor em resposta ao calor ou aos estímulos emocionais, são funcionais ao nascimento e, por volta de 3 semanas de vida, a sudorese palmar ao choro atinge níveis equivalentes aos de adultos ansiosos. As glândulas écrinas produzem suor em resposta a temperaturas mais altas do que as exigidas em adultos, e a retenção de suor pode resultar em milia. As **glândulas apócrinas** permanecem pequenas e não funcionais até a puberdade.

As fases de crescimento dos folículos pilosos geralmente ocorrem simultaneamente ao nascimento. Durante os primeiros meses, a sincronia entre a perda de cabelo e o crescimento é interrompida, e pode haver crescimento excessivo de cabelo ou alopecia temporária.

Como a quantidade de melanina é baixa ao nascer, os recém-nascidos têm a pele mais clara do que serão quando crianças. Consequentemente, eles são mais suscetíveis aos efeitos nocivos do sol.

Sistema musculoesquelético

Ao nascimento, o sistema esquelético contém mais cartilagem do que osso ossificado, embora o processo de ossificação seja rápido durante o primeiro ano. O nariz, por exemplo, é predominantemente cartilaginoso ao nascimento e pode ser temporariamente achatado ou assimétrico devido à força do parto. Os seis ossos do crânio são relativamente flexíveis e separados apenas por suturas membranosas. Os seios são formados de forma incompleta em recém-nascidos.

Ao contrário do sistema esquelético, o sistema muscular é quase completamente formado no nascimento. O crescimento do tecido muscular é causado pela hipertrofia, não pela hiperplasia, das células.

Defesas contra infecções

Os recém-nascidos nascem com várias defesas contra infecções. A primeira linha de defesa é a pele e as membranas mucosas, que protegem o corpo de organismos invasores. A barreira da mucosa intestinal neonatal madura (intestino) também desempenha um papel vital como um importante mecanismo de defesa contra antígenos. A segunda linha de defesa é o sistema de macrófagos, que produz vários tipos de células capazes de atacar um patógeno. Os **neutrófilos** e **monócitos** são fagócitos, o que significa que podem engolir, ingerir e destruir agentes estranhos. Os **eosinófilos** provavelmente também possuem uma propriedade fagocitária porque aumentam em número na presença de proteínas estranhas. Os **linfócitos** (células T e células B) são capazes de serem convertidos em outros tipos de células, como monócitos e anticorpos. Embora as propriedades fagocíticas do sangue estejam presentes em recém-nascidos, a resposta inflamatória dos tecidos para localizar uma infecção é imatura.

A terceira linha de defesa é a formação de anticorpos específicos para um antígeno. A exposição a vários agentes estranhos é necessária para que ocorra a produção de anticorpos. Os lactentes geralmente não são capazes de produzir sua própria imunoglobulina até o início do segundo mês de vida, mas recebem considerável imunidade passiva na forma de imunoglobulina G (IgG) da circulação materna e do leite humano (ver a seção *Leite humano* mais adiante no capítulo). Eles são protegidos contra a maioria das principais doenças infantis, incluindo difteria, sarampo, poliomielite e rubéola, por cerca de 3 meses, desde que a mãe tenha desenvolvido anticorpos para essas doenças.

Sistema endócrino

Normalmente, o sistema endócrino dos recém-nascidos está adequadamente desenvolvido, mas suas funções são imaturas. Por exemplo, o lobo posterior da glândula hipófise produz quantidades limitadas de **hormônio antidiurético**, ou **vasopressina**, que inibe a diurese. Isso torna os recém-nascidos e lactentes altamente suscetíveis à desidratação.

O efeito dos hormônios sexuais maternos é particularmente evidente em recém-nascidos. Os lábios estão hipertrofiados e as mamas de ambos os sexos podem estar ingurgitadas e secretar leite desde os primeiros dias de vida até os 2 meses. Recém-nascidos do sexo feminino podem ter **pseudomenstruação** (mais frequentemente vista como uma secreção leitosa do que sangue real) devido a uma queda repentina nos níveis de progesterona e estrogênio.

Sistema neurológico

Ao nascimento, o sistema nervoso não está totalmente integrado, mas suficientemente desenvolvido para sustentar a vida extrauterina.

A maioria das funções neurológicas é reflexo primitivo. O sistema nervoso autônomo é crucial durante a transição porque estimula as respirações iniciais, ajuda a manter o equilíbrio ácido-base e regula parcialmente o controle da temperatura.

A mielinização do sistema nervoso segue as leis de desenvolvimento cefalocaudal e proximodistal (da cabeça aos pés e do centro para a periferia) e está intimamente relacionada com o domínio observado das habilidades motoras refinadas e grosseiras. A mielina é necessária para a transmissão rápida e eficiente de alguns, mas não de todos, impulsos nervosos ao longo da via neural. Os tratos que desenvolvem mielina mais cedo são os tratos sensitivo, cerebelar e extrapiramidal. Isso explica os sentidos agudos do paladar, do olfato e da audição em recém-nascidos, bem como a percepção da dor. Todos os nervos cranianos estão presentes e mielinizados, exceto os nervos óptico e olfatório.

Funções sensoriais

As funções sensoriais dos recém-nascidos são notavelmente bem desenvolvidas e têm um efeito significativo no crescimento e desenvolvimento, incluindo o processo de vínculo.

Visão

Ao nascimento, o olho é estruturalmente incompleto. A fóvea central ainda não está completamente diferenciada da mácula. Os músculos ciliares também são imaturos, limitando a capacidade dos olhos de acomodar e focalizar um objeto por qualquer período. A criança pode rastrear e seguir objetos. As pupilas reagem à luz, o reflexo de piscar responde a estímulos mínimos e o reflexo da córnea é ativado por um leve toque. As glândulas lacrimais geralmente não começam a funcionar até 2 a 4 semanas de vida.

Os recém-nascidos podem focar momentaneamente em um objeto brilhante ou em movimento que esteja dentro de 20 cm e na linha média do campo visual. De fato, a capacidade dos lactentes de se fixarem em movimentos coordenados é maior durante a primeira hora de vida do que durante os vários dias seguintes. A acuidade visual é relatada entre 20/100 e 20/400, dependendo das técnicas de medidas da visão.

Os recém-nascidos também demonstram preferências visuais: cores médias (amarelo, verde, rosa) sobre cores vivas (vermelho, laranja, azul) ou escuras; padrões contrastantes em preto e branco, especialmente formas geométricas e xadrez; objetos grandes com complexidade média em vez de objetos pequenos e complexos; e objetos refletindo sobre os opacos.

Audição

Depois que o líquido amniótico é drenado das orelhas, os lactentes provavelmente possuem **acuidade auditiva** semelhante à dos adultos. Os neonatos reagem a sons altos de cerca de 90 decibéis com um reflexo de sobressalto (Moro). A resposta do recém-nascido a sons de baixa e alta frequência difere; o primeiro, como batimentos cardíacos, metrônomo ou canção de ninar, tende a diminuir a atividade motora e o choro do lactente, enquanto o último provoca uma reação de alerta. Há uma sensibilidade precoce ao som das vozes humanas. Por exemplo, recém-nascidos com menos de 3 dias podem discriminar a voz da mãe da de outras mulheres. Já aos 5 dias, os recém-nascidos podem diferenciar entre as histórias repetidas para eles durante o último trimestre de gravidez por sua mãe e as mesmas histórias lidas após o nascimento por uma mulher diferente.

As orelhas interna e média são grandes ao nascimento, mas o canal externo é pequeno. O processo mastoide e a parte óssea do canal externo ainda não se desenvolveram. Consequentemente, a membrana timpânica e o nervo facial estão muito próximos da superfície e podem ser facilmente lesados.

Olfação

Os recém-nascidos reagem a odores fortes, como álcool e vinagre, virando a cabeça. Os recém-nascidos amamentados podem sentir o cheiro do leite materno e chorarão por suas mães quando sentirem o cheiro de leite vazando. Os recém-nascidos também são capazes de diferenciar o leite materno de suas mães do leite materno de outras mulheres apenas pelo cheiro. Acredita-se que os odores maternos influenciem o processo de vínculo e o sucesso da amamentação. A lavagem rotineira desnecessária da mama pode interferir no estabelecimento da amamentação precoce.

Paladar

O recém-nascido pode distinguir diferentes gostos, e vários tipos de substâncias provocam diferentes reflexos faciais. Uma substância insípida não provoca nenhuma expressão facial, enquanto a doce provoca uma sucção ansiosa e um olhar de satisfação, uma solução azeda causa enrugamento dos lábios e um líquido amargo produz uma expressão de raiva e aborrecimento.

Tato

Ao nascer, os recém-nascidos podem perceber a sensação tátil em qualquer parte do corpo, embora o rosto (especialmente a boca), as mãos e as solas dos pés pareçam ser os mais sensíveis. As evidências mostram que o toque e o movimento são essenciais para o crescimento e desenvolvimento normais. Batidas suaves nas costas ou fricção no abdome geralmente provocam uma resposta calmante dos lactentes. Por sua vez, estímulos dolorosos, como uma picada de alfinete, provocam uma resposta perturbadora.

CUIDADOS DE ENFERMAGEM AO RECÉM-NASCIDO E À SUA FAMÍLIA

Avaliação

Os recém-nascidos requerem uma observação minuciosa, habilidosa para assegurar adaptação satisfatória à vida extrauterina. A avaliação física após o parto pode ser dividida em quatro fases:

1. Avaliação inicial, a qual inclui índice de Apgar.
2. Avaliação transicional durante os períodos de reatividade.
3. Avaliação de idade gestacional.
4. Exame físico sistemático.

Além disso, o enfermeiro deve estar ciente de comportamentos que sinalizam vínculo recíproco e bem-sucedido entre o recém-nascido e os pais. A consciência das descobertas normais esperadas durante cada processo de avaliação ajuda o enfermeiro a reconhecer qualquer desvio que possa comprometer a saúde do recém-nascido durante o período pós-natal inicial. Com hospitalizações mais curtas, a realização de avaliações minuciosas de recém-nascidos e o preparo dos pais para a alta podem ser um desafio.

Avaliação inicial: pontuação de Apgar

O método mais utilizado para avaliar a adaptação imediata do recém-nascido à vida extrauterina é o índice de **Apgar**, que se baseia na frequência cardíaca do recém-nascido, esforço respiratório, tônus muscular, irritabilidade reflexa e cor (Tabela 7.1). Cada item recebe uma pontuação de 0, 1 ou 2. As avaliações de todas as cinco categorias são feitas entre 1 e 5 minutos após o nascimento e repetidas até que a condição do lactente seja estabilizada. Escores totais de 0 a 3 representam sofrimento grave, escores de 4 a 6 significam dificuldade moderada e escores de 7 a 10 indicam ausência de dificuldade de adaptação à vida extrauterina. O índice de Apgar é afetado pelo grau de imaturidade fisiológica, infecção, malformações congênitas, sedação ou analgesia materna e distúrbios neuromusculares.

O índice de Apgar reflete a condição geral do recém-nascido no 1º e 5º minutos após nascimento com base nos cinco parâmetros descritos anteriormente. No entanto, o índice de Apgar não é uma ferramenta isolada para interpretar eventos passados, determinar a necessidade de reanimação do recém-nascido ou prever eventos futuros ligados ao eventual estado neurológico ou físico do recém-nascido. Consideráveis discussões e controvérsias centraram-se na pontuação do índice de Apgar devido ao seu uso indevido como indicador da presença ou ausência de asfixia perinatal no campo médico-legal (American Academy of Pediatrics, Committee on Fetus and Newborn & American College of Obstetricians and Gynecologists, Committee on Obstetrics and Gynecologists, Committee on Obstetrics Prática, 2015a).

Tabela 7.1 Avaliação do recém-nascido ao nascimento – índice de Apgar.

Sinal	0	1	2
Frequência cardíaca	Ausente	Lenta, < 100 batimentos/min	> 100 batimentos/min
Esforço respiratório	Ausente	Irregular, lento, choro fraco	Bom, choro forte
Tônus muscular	Flácido	Alguma flexão das extremidades	Bem flexionado
Reflexo de irritabilidade	Sem resposta	Careta	Choro, espirro
Cor	Cianótica, pálida	Corpo rosado, extremidades cianóticas	Completamente rosada

Avaliação clínica da idade gestacional

A avaliação da idade gestacional é um critério importante, pois a morbimortalidade perinatal está relacionada à idade gestacional e ao peso ao nascer. Um método frequentemente usado para determinar a idade gestacional é a ***New Ballard Scale*** **(NBS)** por Ballard et al. (1991) (Figura 7.1A). Essa escala, uma versão abreviada da **escala de Dubowitz**, avalia seis sinais físicos externos e seis sinais neuromusculares. Cada sinal tem uma pontuação numérica, e a pontuação cumulativa correlaciona-se com uma classificação de maturidade de 20 a 44 semanas de gestação.

Estimativa da idade gestacional pela classificação de maturidade

Maturidade neuromuscular

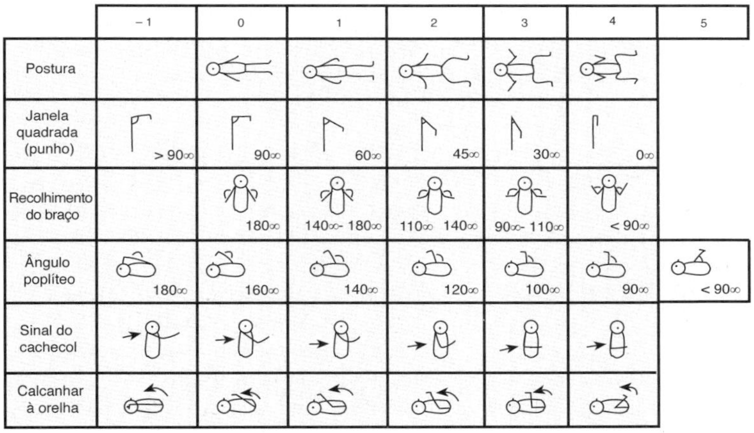

	−1	0	1	2	3	4	5
Postura							
Janela quadrada (punho)	> 90°	90°	60°	45°	30°	0°	
Recolhimento do braço		180°	140°- 180°	110° 140°	90°- 110°	< 90°	
Ângulo poplíteo	180°	160°	140°	120°	100°	90°	< 90°
Sinal do cachecol							
Calcanhar à orelha							

Maturidade física

Pele	pegajosa friável transparente	vermelha gelatinosa, translúcida	rosa suave, veias visíveis	descamação superficial e/ou exantema, poucas veias	áreas pálidas com rachaduras, raras veias	apergaminhada, rachadura profundas, sem vasos	coriácea, ausência de vasos com rachaduras
Lanugem	nenhuma	esparsa	abundante	rala	áreas sem lanugem	maioria sem lanugem	
Superfície plantar	calcanhar-pé 40 a 50 mm: −1 < 40 mm: −2	> 50 mm sem pregas plantares	marcas vermelhas fracas	apenas rugas transversas anteriores	rugas ant. 2/3	rugas sobre a sola inteira	
Glândula mamária	imperceptível	quase imperceptível	aréola achatada, nenhum broto	aréola pontilhada, broto 1 a 2 mm	aréola elevada, broto 3 a 4 mm	aréola completa, broto 5 a 10 mm	
Olho/orelha	pálpebras fundidas levemente: −1 firmemente: −2	pálpebras abertas, pavilhão auricular plano, permanece dobrado	pavilhão auricular levemente curvado, recuo lento	pavilhão auricular bem curvado; recuo suave, porém pronto	recuo instantâneo sólido e formado	cartilagem auricular grossa e rígida	
Genitais (sexo masculino)	escroto achatado, macio	escroto vazio com rugas tênues	testículos no canal superior raras rugas	testículos descendentes, poucas rugas	testículos descidos, rugas em maior quantidade	testículos pendulares, rugas profundas	
Genitais (sexo feminino)	clitóris proeminente, lábios achatados	clitóris proeminente, pequenos lábios menores	clitóris proeminente, alargamento menor	pequenos e grandes lábios proeminentes igualmente	grandes lábios maiores que os pequenos	grandes lábios cobrem o clitóris e os pequenos lábios	

Classificação de maturidade

Escore	Semanas
−10	20
−5	22
0	24
5	26
10	28
15	30
20	32
25	34
30	36
35	38
40	40
45	42
50	44

A

Figura 7.1 A. Escala Ballard para classificação de maturidade do recém-nascido. A escala expandida inclui recém-nascidos extremamente prematuros e foi refinada para melhorar a precisão em recém-nascidos mais maduros. (**A.** De Ballard, J. L., Khoury, J. C., Wedig, K. et al. [1991]. New Ballard score expanded to include extremely premature infants. *Journal of Pediatrics*, 119, 417.)

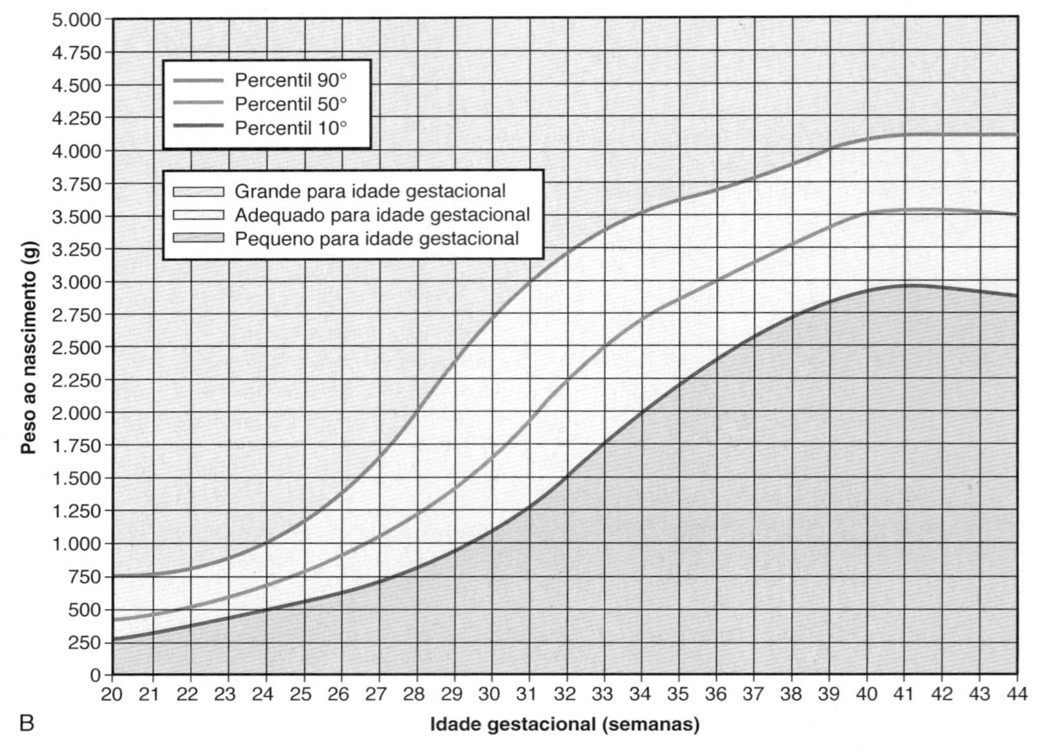

Figura 7.1 (*continuação*) **B.** Crescimento intrauterino: percentis de peso ao nascer com base em nascidos vivos únicos nas idades gestacionais de 20 a 44 semanas. (**B.** Dados de Alexander, G. R., Himes, J. H., Kaufman, R. B. et al. [1996]. A United States national reference for fetal growth. *Obstetrics & Gynecology*, 87(2), 163-168.)

A NBS inclui pontuações que refletem sinais de prematuros extremos, como pálpebras fundidas; tecido mamário imperceptível; pele pegajosa, friável e transparente; sem lanugem; e ângulo de janela quadrada (flexão do punho) maior que 90° (ver Figura 7.1A e a descrição dos testes no Boxe 7.2). Para recém-nascidos com idade gestacional de pelo menos 26 semanas, o exame pode ser realizado até 96 horas após o nascimento; entretanto, recomenda-se que o exame inicial seja realizado nas primeiras 48 horas de vida. Em um estudo com recém-nascidos prematuros variando de 29 a 35 semanas ao nascimento, os escores da NBS completados mais de 7 dias após o nascimento superestimaram ou subestimaram a idade gestacional em até 2 semanas (Sasidharan, Dutta, & Narang, 2009). Além disso, em outro estudo publicado em 2017, os pesquisadores descobriram que a NBS superestimou as pontuações do componente físico de recém-nascidos pequenos para a idade gestacional (PIG). No entanto, a reanálise após a redução dos escores dos parâmetros físicos da pele

Boxe 7.2 Testes utilizados na avaliação da idade gestacional.

Postura: com o recém-nascido quieto e em uma posição supina, observar o grau de flexão em braços e pernas. O tônus muscular e o grau da flexão aumentam com a maturidade.

Flexão completa dos braços e pernas – 4[a]

Janela quadrada: com o polegar apoiando a parte de trás do braço abaixo do pulso, aplicar de forma gentil uma leve pressão com os dedos indicador e terceiro no dorso da mão sem girar o pulso do recém-nascido. Medir o ângulo entre a base do polegar e antebraço.

Flexão completa (a mão encosta-se horizontalmente na superfície ventral do antebraço) – 4

Rechaço do braço: com o recém-nascido em posição supina, flexionar completamente ambos os antebraços e parte superior dos braços, segurar por 5 segundos; retirar as mãos para completamente estender e rapidamente soltar os braços. Observar a rapidez e intensidade de recuo ao estado de flexão.

Retorno rápido à flexão completa – 4

Ângulo poplíteo: com o recém-nascido em posição supina e a pélvis sobre uma superfície firme, flexionar a parte inferior da perna nas coxas e depois flexionar a coxa no abdome. Enquanto segura o joelho com o polegar e o dedo indicador, estender a perna inferior com o dedo indicador da outra mão. Medir o grau do ângulo atrás do joelho (ângulo poplíteo).

Um ângulo menor que 90° – 5

Sinal do cachecol: com o recém-nascido em posição supina, apoiar a cabeça em linha mediana com uma mão; usar a outra mão para puxar o braço do recém-nascido ao longo do ombro a fim de que a mão toque o ombro. Determinar a localização do cotovelo em relação a linha mediana.

Cotovelo não alcança a linha mediana – 4

Calcanhar à orelha: com o recém-nascido em posição supina e a pélvis sobre uma superfície firme, empurre o pé tão longe quanto possível em direção à orelha no mesmo lado. Medir o grau de flexão do joelho (mesmo que ângulo poplíteo).

Joelhos flexionados com um ângulo poplíteo menor que 90° – 4

[a] As classificações numéricas correspondem à Figura 7.1A.

e do sulco plantar mostrou que os escores da NBS eram mais consistentes com a idade gestacional dos recém-nascidos (Singhal, Jain, Chawla et al., 2017).

Peso relacionado com a idade gestacional

O peso ao nascer está correlacionado com a morbidade e mortalidade perinatal. No entanto, o peso ao nascer, por si só, é um indicador pobre da idade gestacional e maturidade fetal. A maturidade implica **capacidade funcional** – o grau em que os sistemas orgânicos do neonato podem se adaptar às exigências da vida extrauterina. Portanto, a idade gestacional está mais intimamente relacionada com a maturidade fetal do que com o peso ao nascer. Como a hereditariedade influencia o tamanho do recém-nascido, observar o tamanho de outros membros da família faz parte do processo de avaliação.

As **curvas de crescimento intrauterino** são usadas para classificar os recém-nascidos de acordo com o peso ao nascer e a idade gestacional. Os principais gráficos de crescimento intrauterino que fornecem dados de referência nacionais incluem o trabalho de Alexander et al. (1996), que é representativo de mais de 3,1 milhões de nascidos vivos nos EUA, e Thomas et al. (2000). Em 2010, novas curvas de crescimento intrauterino baseadas em mais de 257 mil lactentes nos EUA foram publicadas, observando que o uso de uma amostra contemporânea, grande e racialmente diversa dos EUA produziu curvas de crescimento intrauterino que diferem daquelas produzidas anteriormente (Olsen, Groveman, Lawson et al., 2010).

Até recentemente, os intervalos de referência comumente utilizados eram baseados apenas em populações únicas, em grande parte de países industrializados. Portanto, em 2018, a Organização Mundial da Saúde (OMS) priorizou o estabelecimento de gráficos de crescimento fetal para uso internacional e incluiu países nos quais a morbimortalidade perinatal é alta. Como resultado, desenvolveu novos gráficos de crescimento fetal para medidas fetais comuns e peso fetal estimado com base em um estudo longitudinal de 1387 gestantes de baixo risco de 10 países (Argentina, Brasil, República Democrática do Congo, Dinamarca, Egito, França, Alemanha, Índia, Noruega e Tailândia) que forneceram 8.203 mensurações de ultrassom. Descobriu-se que o crescimento fetal pode não ser uniforme mesmo sob condições maternas ideais. Assim, recomenda-se o uso de gráficos de crescimento cuidadosamente ajustados que reflitam o crescimento local ideal quando os problemas de saúde pública estão sendo abordados (Kiserud, Benachi, Kecher et al., 2018).

A classificação de recém-nascidos por peso e idade gestacional provê um método mais preciso para prever os riscos de morbidade e mortalidade e fornece mais diretrizes para o cuidado do recém-nascido do que apenas estimar a idade gestacional ou o peso ao nascer. Peso ao nascer, comprimento e perímetro cefálico são plotados em gráficos padronizados com valores normais para a idade gestacional (para peso ao nascer, ver Figura 7.1B). Os recém-nascidos com **peso adequado para a idade gestacional (AIG)** (entre os percentis 10 e 90) são classificados como tendo crescido a uma taxa normal, independentemente do momento do nascimento – pré-termo, termo ou pós-termo. Considera-se que os **recém-nascidos grandes para a idade gestacional (GIG)** (acima do percentil 90) cresceram em ritmo acelerado durante a vida fetal; **recém-nascidos pequenos para a idade gestacional (PIG)** (abaixo do percentil 10) são classificados como tendo restrição ou atraso no crescimento intrauterino.

Quando a idade gestacional é determinada de acordo com uma escala padronizada de idade gestacional, como a NBS, o recém-nascido se enquadra em uma das nove categorias possíveis para peso ao nascer e idade gestacional: AIG-termo, pré-termo, pós-termo; PIG-termo, pré-termo, pós-termo; GIG-termo, pré-termo, pós-termo. A Figura 7.2 ilustra a disparidade entre os pesos ao nascer de três recém-nascidos prematuros da mesma idade gestacional (32 semanas).

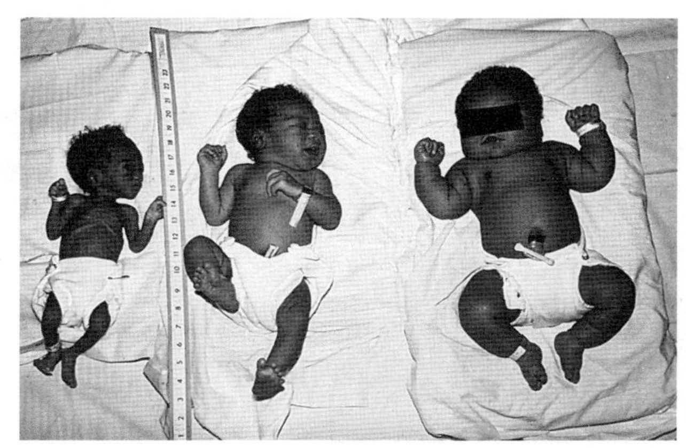

Figura 7.2 Três recém-nascidos com a mesma idade gestacional, peso 600 g, 1.400 g e 2.750 g, respectivamente, da esquerda para a direita. (De: Perinatal assessment of maturation, National Audiovisual Center, Washington, DC.)

O peso ao nascer e a idade gestacional influenciam a morbidade e mortalidade; quanto menor o peso ao nascer e a idade gestacional, maior serão a taxa de morbidade e a mortalidade.

Mensurações gerais

Várias mensurações importantes do recém-nascido são significativas quando comparadas e registradas ao longo do tempo em um gráfico. Para recém-nascidos a termo, a média do perímetro cefálico está entre 33 e 35,5 cm. O perímetro cefálico pode ser um pouco menor e impreciso imediatamente após o nascimento devido ao processo de moldagem que ocorre com partos vaginais. No entanto, geralmente no segundo ou terceiro dia após o nascimento, a cabeça é normal em tamanho e contorno.

O perímetro cefálico pode ser comparado com o comprimento medido da cabeça às nádegas ou à altura sentada. As medidas da coroa-nádegas (*crown-rump*) são geralmente de 31 a 35 cm; portanto, o perímetro cefálico é geralmente igual ou até 2 cm a mais do que o comprimento da coroa-nádegas. A comparação do perímetro cefálico neonatal com o comprimento coroa-nádegas pode fornecer um meio para identificar recém-nascidos com risco de microcefalia, hidrocefalia, cefálo-hematoma, hemorragia subgaleal e hematoma subdural. A prematuridade e a desnutrição intrauterina também podem romper a relação entre o perímetro cefálico e o comprimento coroa-nádegas.

A circunferência abdominal não é monitorada rotineiramente em recém-nascidos a termo, mas deve ser feita em caso de distensão abdominal para determinar mudanças na circunferência ao longo do tempo. Como o cordão umbilical ainda está intacto, a circunferência abdominal é medida logo acima do nível do umbigo. A medição da circunferência abdominal abaixo da região umbilical pode ser imprecisa, pois a plenitude vesical pode afetar a leitura.

O comprimento da cabeça aos calcanhares também é medido e, como a posição usual do recém-nascido é flexionada, será necessário estender as pernas completamente ao medir o comprimento total do corpo. O comprimento médio dos recém-nascidos é de 48 a 53 cm (Figura 7.3).

O peso corporal deve ser avaliado logo após o nascimento, pois a perda de peso pode ocorrer rapidamente. Normalmente, os recém-nascidos perdem cerca de 10% do peso ao nascer no 3º ou 4º dia devido à perda de líquido extracelular e eliminação de mecônio, bem como à ingestão limitada de alimentos, principalmente em recém-nascidos amamentados. Espera-se que os recém-nascidos retornem ao seu peso de nascimento em, no máximo, 10 a 14 dias. A maioria dos recém-nascidos pesa 2.700 a 4.000 g, sendo o peso médio de cerca de 3.400 g. O peso e o comprimento ao nascer são importantes, pois essas medidas fornecem uma linha de base para avaliar o crescimento futuro.

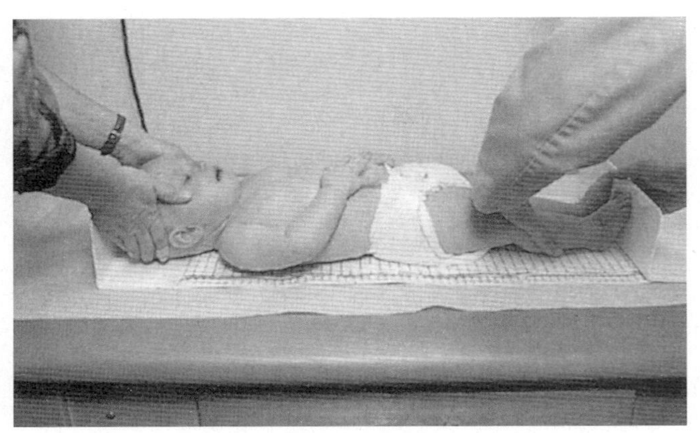

Figura 7.3 Mensuração do comprimento do recém-nascido.

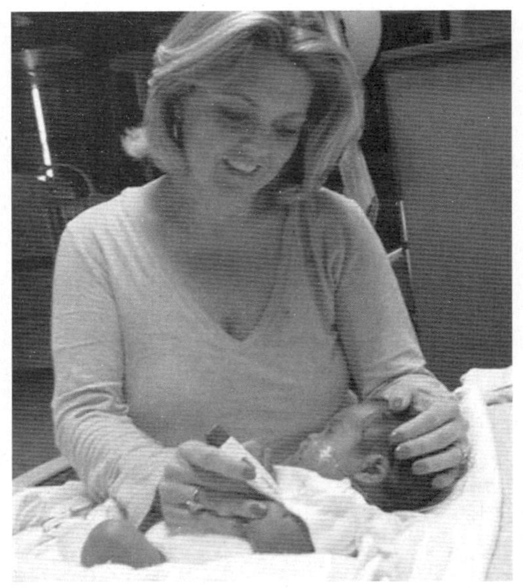

Figura 7.4 Mãe aferindo a temperatura axilar com termômetro digital.

Os sinais vitais de um recém-nascido são outra medida importante de bem-estar. As temperaturas axilares, em vez das temperaturas retais, são avaliadas porque um termômetro inserido incorretamente no reto pode causar perfuração da mucosa (Figura 7.4). A temperatura corporal central varia de acordo com os períodos de reatividade, mas geralmente é de 36,5 a 37,6°C. A temperatura da pele é ligeiramente inferior à temperatura corporal central. O melhor método para determinar a temperatura de um recém-nascido permanece indefinido quando se consideram os estudos disponíveis. Apesar de sua utilidade em crianças maiores e adultos, a precisão dos sensores de membrana timpânica é problemática em recém-nascidos. Em uma abrangente revisão da literatura explorando métodos e dispositivos para medidas de temperatura no recém-nascido, os autores concluíram que a precisão da via timpânica no neonato é controversa (Smith, 2014; Smith, Alcock, & Usher, 2013).

A Canadian Paediatric Society, Community Paediatrics Committee (2017a) delineou preocupações em relação à segurança e precisão da medida da temperatura timpânica em recém-nascidos devido ao tamanho do canal auditivo externo em relação ao tamanho haste do termômetro. Para garantir a precisão, a haste, que pode ter até 8 mm de diâmetro, deve ser inserida profundamente no canal auditivo para permitir a orientação do sensor próximo ou contra a membrana timpânica. Ao nascimento, o diâmetro médio do canal é de apenas 4 mm; aos 2 anos, tem apenas 5 mm. A Canadian Pediatric Society (2017a) concluiu que a termometria timpânica infravermelha atual carece de segurança e precisão para atender às necessidades clínicas de uso em recém-nascidos e crianças menores de 2 anos.

Os termômetros axilares e digitais infravermelhos são usados em muitas unidades neonatais porque fornecem leituras rápidas e são fáceis de limpar; estudos demonstram sua utilidade em recém-nascidos saudáveis e a termo. Smith, Alcock e Usher (2013) realizaram uma extensa revisão da literatura sobre medidas de temperatura em recém-nascidos a termo e prematuros. Esses pesquisadores concluíram que a via mais utilizada, quando se utiliza, termômetros digitais e eletrônicos, para medidas de temperatura é a via axilar. As vantagens dos termômetros digitais no cuidado neonatal incluem legibilidade relativamente fácil pelos pais e cuidadores em casa, melhoria da eficácia do planejamento de alta e diminuição do risco de quebra e complicações associadas em comparação com termômetros de vidro.

A aferição de temperatura com termômetros de artéria temporal (TATs), em que um aparelho alimentado por bateria é deslizado suavemente através da fronte do recém-nascido, estão disponíveis para profissionais da pediatria. Um benefício desse tipo de medida de temperatura é que não é necessário despir o recém-nascido. Os resultados da pesquisa na população neonatal sugerem que o TAT pode ser um método razoável para a aferição da temperatura do recém-nascido, embora não seja mais preciso do que o método axilar padrão (Syrkin-Nikolau, Johnson, Colaizy et al., 2017). Além disso, descobriu-se que o TAT detecta com precisão a temperatura em neonatos a termo febris e normotérmicos, mas não em neonatos hipotérmicos (Goswami, Batra, Khurana et al., 2017). Na maioria dos estudos sobre a temperatura do recém-nascido, o termômetro de mercúrio de vidro é o padrão-ouro com o qual outros métodos são comparados. Não há consenso universal sobre os tempos de colocação dos termômetros de vidro, embora 3 minutos para temperatura retal e 5 minutos para temperatura axilar sejam considerados adequados. Em 2009, o American Academy of Pediatrics, Committee on Environmental Health reafirmou sua declaração recomendando que os termômetros de mercúrio não fossem mais usados em clínicas e residências para diminuir o risco de exposição ao mercúrio (Wyckoff, 2009).

Os enfermeiros devem estar cientes das muitas variáveis envolvidas:

Local – axilar, retal, timpânico, pele.

Ambiente – aquecedor radiante, berço aberto, incubadora, roupas ou ninho.

Objetivo – febre, possível sepse (caso em que a temperatura pode estar abaixo do normal em recém-nascidos) e termorregulação na fase de transição.

Aparelho – eletrônico, digital, infravermelho.

Os enfermeiros também devem tomar decisões clínicas claras com base em dados precisos e objetivos. Mais pesquisas são necessárias para aperfeiçoar termômetros que reflitam com precisão a temperatura central dos recém-nascidos para planejar efetivamente os cuidados de enfermagem e manter uma temperatura estável.

O pulso e a respiração também variam de acordo com os períodos de reatividade e os comportamentos do recém-nascido, mas geralmente estão na faixa de 120 a 140 bpm e 30 a 60 respirações por minuto (rpm). Ambos são contados por 60 segundos completos para detectar irregularidades na frequência ou no ritmo. A frequência cardíaca é aferida apicalmente com um estetoscópio e as artérias femorais são palpadas para igualdade de força ou plenitude.

A mensuração da PA fornece dados basais e pode indicar problemas cardiovasculares. A PA é avaliada com mais facilidade e precisão usando oscilometria (Dinamap) quando o recém-nascido está quieto ou dormindo, usando uma relação largura de braçadeira adequada de 0,45 a 0,70 (aproximadamente metade a três quartos) (Figura 7.5). Para recém-nascidos a termo saudáveis, a PA sistólica/diastólica

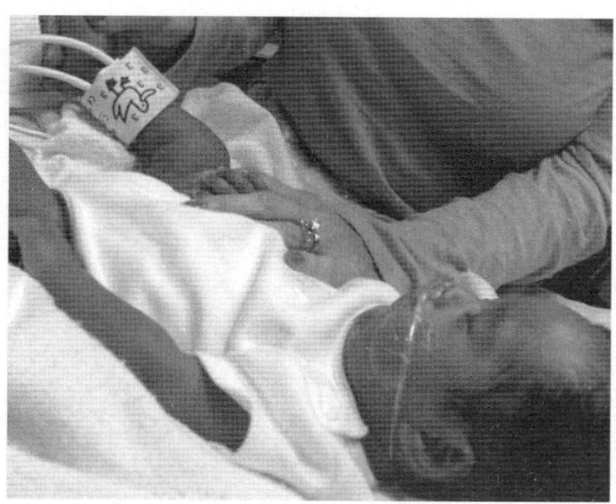

Figura 7.5 Mensuração da pressão arterial utilizando oscilometria.

oscilométrica média é de 68/38 mmHg no dia 1 de vida, mudando para 75,5/44 mmHg no dia 4 (Novak & Gill, 2018). A PA deve ser comparada nas extremidades superiores e inferiores e deve ser igual.

> **! ALERTA PARA A ENFERMAGEM**
>
> Embora incomum, a presença de hipertensão neonatal pode ser sinal de um problema subjacente significante (como doença patológica renal, cardíaca ou tromboembólica) ou pode ser associada ao tratamento medicamentoso. A hipertensão neonatal deve ser comunicada ao médico para avaliação adicional.

O American Academy of Pediatrics, Section on Cardiology and Cardiac Surgery Executive Committee, recomenda a triagem de rotina de oximetria de pulso para cardiopatia congênita crítica (CCC) para todos os recém-nascidos (Ewer & Martin, 2016).[1] O diagnóstico tardio de CCC pode resultar em morbidade ou mortalidade para crianças. Pesquisas têm demonstrado que a adição de oximetria de pulso, uma tecnologia não invasiva e indolor, à avaliação do recém-nascido pode detectar CCC. Os profissionais são orientados a usar oxímetros de pulso tolerantes ao movimento e a rastrear lactentes após 24 horas de vida para reduzir resultados falso-positivos. A saturação de oxigênio deve ser medida na mão direita e em um pé; uma leitura de 95% ou mais em qualquer extremidade com uma diferença de 3% ou menos entre as extremidades superiores e inferiores seria um "aprovado". Recém-nascidos com saturação de oxigênio inferior a 90% precisam de avaliação imediata.

Um planejamento sugerido para monitoramento da frequência cardíaca, respiratória e temperatura é que seja realizado na admissão no berçário, depois uma vez a cada 30 minutos até que o recém-nascido esteja estável por 2 horas e, em seguida, uma vez a cada 8 horas até a alta. No entanto, esse cronograma pode variar de acordo com a política institucional. Qualquer mudança no recém-nascido, como cor, respiração, tônus muscular ou comportamento, requer monitoramento mais frequente.

Aparência geral

Antes de avaliar cada sistema corporal, é importante descrever a postura geral e o comportamento do recém-nascido. A aparência geral fornece pistas valiosas sobre o estado físico do neonato. Em recém-nascidos a termo, a postura é de flexão completa como resultado da posição intrauterina. A maioria dos recém-nascidos nasce em uma apresentação de vértice com a cabeça flexionada e o queixo apoiado na parte superior do tórax, os braços flexionados com as mãos cerradas, as pernas flexionadas nos joelhos e quadris e os pés dorsiflexionados. A coluna vertebral também é flexionada. É importante reconhecer qualquer desvio dessa posição fetal característica.

O comportamento do recém-nascido é cuidadosamente observado, especialmente o grau de alerta, sonolência e irritabilidade; os dois últimos fatores podem refletir sinais comuns de problemas neurológicos. Algumas perguntas a ser feitas mentalmente ao avaliar o comportamento são:

- O recém-nascido acorda facilmente com um barulho alto?
- O recém-nascido é confortado balançando, sugando ou aconchegado?
- Parece haver períodos de sono profundo e leve?
- Quando está acordado, o recém-nascido parece satisfeito após a alimentação?
- Que estímulos provocam respostas do recém-nascido?
- Quando perturbado, quanto o recém-nascido protesta?

Pele

A textura da pele do recém-nascido é lisa e aveludada, principalmente nos olhos, nas pernas, no dorso das mãos e dos pés e no escroto ou lábios. A cor da pele depende da origem racial e familiar e varia muito entre os recém-nascidos. Em geral, os recém-nascidos brancos são geralmente rosa a vermelho. Os neonatos afro-americanos podem ter uma coloração marrom-rosada ou amarelada. Os recém-nascidos de ascendência hispânica podem ter um tom verde-oliva ou um leve tom amarelo na pele. Recém-nascido de ascendência asiática podem ter pele rosada ou amarelada. A cor dos recém-nascidos índios americanos varia de um rosa-claro a um marrom avermelhado escuro. No segundo ou terceiro dia de vida, a pele volta ao seu tom mais natural e fica mais seca e escamosa. Várias outras mudanças de cor que podem ser observadas na pele são descritas mais adiante neste capítulo (Tabela 7.4). Ao nascimento, a pele pode estar parcialmente coberta por uma substância branca acinzentada, semelhante a queijo, chamada **vérnix caseoso**, uma mistura de secreção sebácea e células descamativas. É absorvido em 24 a 28 horas. Um pelo fino e macio chamado **lanugo** pode estar presente na pele, especialmente na testa, nas bochechas, nos ombros e nas costas.

Cabeça

A observação geral do contorno da cabeça é importante porque a moldagem ocorre em quase todos os partos vaginais. Em um parto de vértice, a cabeça geralmente é achatada na testa, com o ápice subindo e formando um ponto no fim dos ossos parietais e o crânio posterior ou occipital caindo abruptamente. O contorno usual e mais oval da cabeça é aparente 1 a 2 dias após o nascimento. A mudança na forma ocorre porque os ossos do crânio não estão fundidos, permitindo a sobreposição das bordas desses ossos para acomodar o tamanho do canal do parto durante o parto. Tal moldagem geralmente não ocorre em neonatos nascidos de cesariana eletiva.

Seis ossos – o frontal, occipital, dois parietais e dois temporais – compõem o crânio. Entre a junção desses ossos há faixas de tecido conjuntivo chamadas **suturas**. Na junção das suturas existem espaços mais amplos de tecido membranoso não ossificado chamados **fontanelas**. As duas fontanelas mais proeminentes em recém-nascido são a fontanela anterior formada pela junção das suturas sagital, coronal e frontal e a fontanela posterior formada pela junção das suturas sagital e lambdoide (Figura 7.6A).

> **DICAS PARA A ENFERMAGEM** A localização das suturas é facilmente lembrada porque a sutura coronal "coroa" a cabeça e a sutura sagital "separa" a cabeça.

[1]N.R.T.: No Brasil, a Portaria nº 20, de 10 de junho de 2014, "Torna pública a decisão de incorporar a oximetria de pulso – teste do coraçãozinho, a ser realizado de forma universal, fazendo parte da triagem Neonatal no Sistema Único de Saúde – SUS". Disponível em: https://bvsms.saude.gov.br/bvs/saudelegis/sctie/2014/prt0020_10_06_2014.html. Acesso em: 2 mar. 2022.

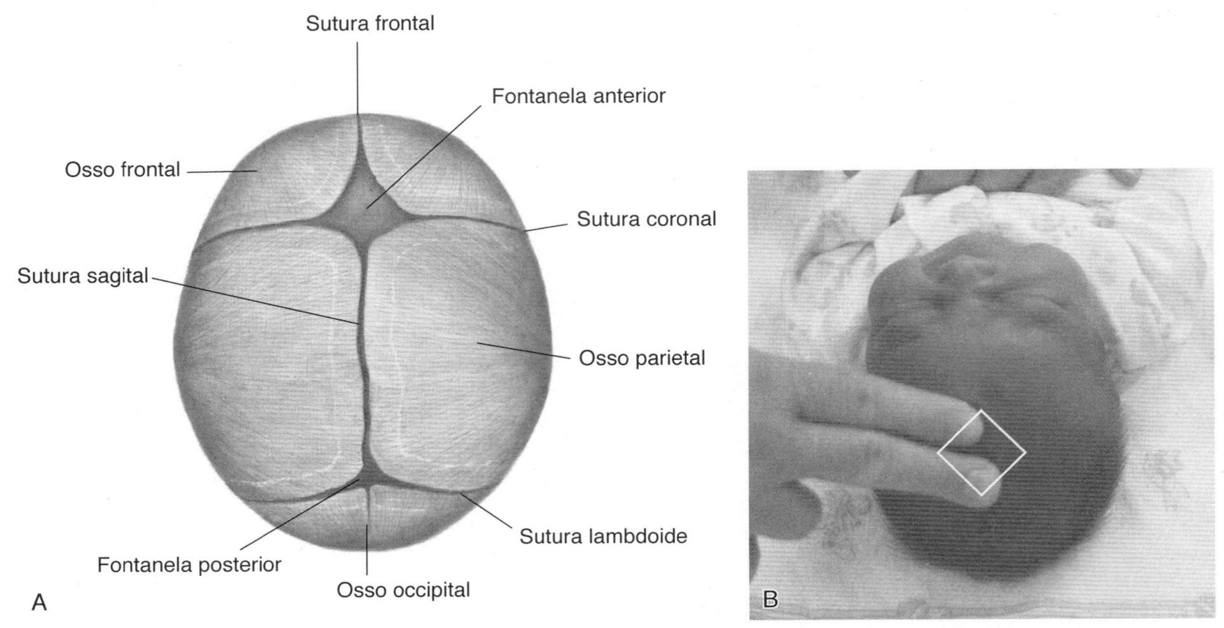

Figura 7.6 **A.** Localização de suturas e fontanelas. **B.** Palpação da fontanela anterior.

O crânio é palpado para todas as suturas e fontanelas patentes, observando-se tamanho, forma, moldagem ou fechamento anormal. As suturas parecem rachaduras entre os ossos do crânio, e as fontanelas parecem pontos moles mais largos na junção das suturas. São palpados usando a ponta do dedo indicador e passando-o ao longo das extremidades dos ossos (Figura 7.6B).

A fontanela anterior é em forma de diamante e mede de pouco palpável a 4 a 5 cm em seu ponto mais largo (de osso a osso em vez de sutura a sutura). A fontanela posterior é facilmente localizada seguindo a sutura sagital em direção ao occipital. A fontanela posterior é triangular, geralmente medindo entre 0,5 e 1 cm em sua parte mais larga. As fontanelas devem parecer planas, firmes e bem demarcadas contra as bordas ósseas do crânio. Frequentemente, as pulsações são visíveis na fontanela anterior. Tossir, chorar ou deitar-se pode temporariamente fazer com que as fontanelas inchem e fiquem tensas.

Palpe o crânio em busca de massas ou proeminências incomuns, particularmente aquelas resultantes de trauma de nascimento, como *caput succedaneum* ou céfalo-hematoma (ver Capítulo 8). Devido à flexibilidade do crânio, exercer pressão na margem dos ossos parietal e occipital ao longo da sutura lambdoide pode produzir uma sensação de estalo, como a reentrância de uma bola de pingue-pongue. Esse fenômeno, conhecido como **craniotabes fisiológicos**, pode ser encontrado normalmente, principalmente em recém-nascidos de parto pélvico, mas também pode indicar hidrocefalia, sífilis congênita ou raquitismo.

Avalie o grau de controle da cabeça. Embora o atraso da cabeça seja normal em recém-nascidos, o grau de capacidade de controlar a cabeça em determinadas posições deve ser reconhecido. Se uma criança em decúbito dorsal é puxada pelos braços para uma posição semi-Fowler, observam-se uma defasagem da cabeça e hiperextensão acentuada (Figura 7.7A). No entanto, à medida que a criança é trazida para a frente na posição sentada, ela tentará controlar a cabeça na posição vertical. À medida que a cabeça cai para a frente sobre o peito, muitos recém-nascidos tentam colocá-la na posição ereta. Além disso, se a criança for mantida em suspensão ventral (p. ex., mantida em decúbito ventral acima e paralela à superfície de exame), ela manterá a cabeça em linha reta com a coluna vertebral (Figura 7.7B). Ao deitar-se de bruços, os recém-nascidos têm a capacidade de levantar levemente a cabeça, virando-a de um lado para o outro. Atraso acentuado da sustentação da cabeça é visto em neonatos com síndrome de Down, prematuridade, hipoxia e comprometimento neuromuscular.

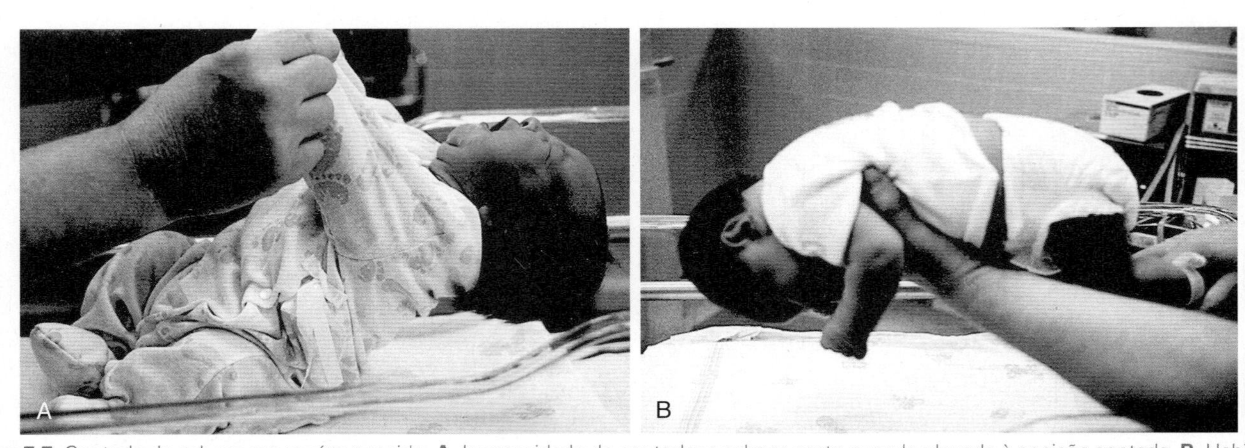

Figura 7.7 Controle de cabeça em recém-nascido. **A.** Incapacidade de controlar a cabeça ereta quando elevado à posição sentada. **B.** Habilidade de segurar a cabeça ereta quando colocado em suspensão ventral.

Olhos

Como os recém-nascidos tendem a ter os olhos bem fechados, é indicado iniciar o exame dos olhos observando as pálpebras em busca de edema, que normalmente está presente nos primeiros 2 dias após o parto. Os olhos são observados quanto à simetria. Lágrimas podem estar presentes no nascimento, mas a secreção purulenta dos olhos logo após o nascimento é anormal. Para visualizar as estruturas superficiais dos olhos, a criança é mantida em decúbito dorsal e a cabeça é abaixada suavemente. Os olhos geralmente se abrem, como o mecanismo dos olhos de uma boneca. A esclera deve ser branca e clara.

A córnea é examinada quanto à presença de opacidades ou nebulosidade. O reflexo corneano está normalmente presente ao nascimento, mas pode não ser desencadeado a menos que haja suspeita de lesão neurológica ou ocular. A pupila geralmente responde à luz por constrição. As pupilas são normalmente desalinhadas. Um nistagmo de busca é comum. O estrabismo é um achado normal devido à falta de binocularidade visual. A cor da íris é observada. A maioria dos recém-nascidos de pele clara tem olhos cinza-ardósia ou azul-escuro, e lactentes de pele escura têm olhos castanhos.

Um exame fundoscópico pode ser difícil de realizar devido à tendência de a criança manter os olhos bem fechados. No entanto, um reflexo vermelho deve ser provocado. A ausência do reflexo vermelho em um recém-nascido pode indicar catarata, glaucoma, anormalidades da retina ou retinoblastoma (ver Capítulo 4).[2]

DICAS PARA A ENFERMAGEM Para provocar um reflexo vermelho, coloque o lactente em um quarto escuro. Em estado de alerta, muitos recém-nascidos abrem os olhos em posição sentada apoiada.

Orelhas

As orelhas são examinadas quanto à posição, estrutura e função auditiva. A parte superior do pavilhão auricular deve ficar em um plano horizontal em relação ao canto externo do olho. O pavilhão auricular é, muitas vezes, achatado contra o lado da cabeça devido à pressão no útero. Um exame otoscópico pode ser difícil de realizar se os canais estiverem preenchidos com vérnix caseoso e líquido amniótico, dificultando a visualização da membrana timpânica.

A habilidade auditiva é testada por uma série de testes auditivos objetivos. Fazer um barulho alto perto da cabeça do recém-nascido pode ou não provocar uma resposta; a falta de resposta, no entanto, não é uma indicação definitiva de perda auditiva. O reflexo de sobressalto (Tabela 7.2) pode ser observado quando há um ruído alto repentino perto do recém-nascido ou o berço é acidentalmente atingido, mas isso geralmente depende do estado do recém-nascido no momento.

Nariz

O nariz geralmente é achatado após o nascimento e hematomas são comuns. A permeabilidade dos canais nasais pode ser avaliada colocando a mão sobre a boca do recém-nascido e um canal e observando a passagem de ar através da abertura desobstruída. Se a permeabilidade nasal for questionável, comunique, pois a maioria dos recém-nascidos é de respirador nasal obrigatório e incapaz de respirar oralmente em resposta à oclusão nasal. Espirros e muco branco fino são comuns até várias horas após o nascimento.

Boca e garganta

Um defeito externo da boca (como lábio leporino) é óbvio; todavia, as estruturas internas requerem uma inspeção cuidadosa. O palato é normalmente muito arqueado e um pouco estreito. Raramente, os dentes podem estar presentes. Um achado comum são as **pérolas de Epstein**, pequenos cistos epiteliais brancos ao longo de ambos os lados da linha média do palato duro. Eles são insignificantes e desaparecem em várias semanas.

O **frênulo** do lábio superior é uma faixa de tecido rosa espesso, que fica sob a superfície interna do lábio superior e estende-se até o rebordo alveolar maxilar. É particularmente evidente quando o recém-nascido boceja ou sorri. Desaparece à medida que o maxilar cresce. O frênulo lingual liga a parte inferior da língua ao palato inferior a meio caminho entre a superfície ventral da língua e a ponta. Em alguns casos, um freio lingual rígido, anteriormente conhecido como *língua presa*, pode restringir a sucção adequada (Brookes & Bowley, 2014). Pode ser necessária uma avaliação adicional para verificar a sucção adequada, particularmente em recém-nascido amamentados. O tratamento para um freio lingual curto é a frenotomia, um procedimento cirúrgico seguro e eficaz para melhorar o conforto, a eficácia e a facilidade da amamentação para a mãe e o recém-nascido. Uma revisão recente da Cochrane de cinco estudos publicados concluiu, no entanto, que, embora uma redução na dor materna tenha sido geralmente relatada, a amamentação não melhorou consistentemente após o procedimento (O'Shea, Foster, O'Donnell et al., 2017). Pesquisas continuam a determinar a melhor forma de selecionar quais lactentes podem se beneficiar do procedimento e quando realizá-lo (Emond, Ingram, Johnson et al., 2014; Power & Murphy, 2015).

Provoque o reflexo de sucção colocando um mamilo ou dedo enluvado sem látex na boca do lactente. Ele deve apresentar uma sucção forte e vigorosa. O reflexo de busca é desencadeado acariciando a bochecha e observando a resposta do lactente de virar para o lado estimulado e succionar.

A úvula pode ser inspecionada enquanto o lactente está chorando e o queixo está abaixado. No entanto, pode ser retraído para cima e para trás durante o choro. As tonsilas geralmente não são vistas em recém-nascidos. Os **dentes natais**, dentes presentes ao nascimento, ao contrário dos **dentes neonatais**, que erupcionam durante o primeiro mês de vida, são vistos com pouca frequência e erupcionam principalmente na posição dos incisivos inferiores. Os dentes são relatados porque são frequentemente encontrados com anormalidades e síndromes de desenvolvimento, incluindo fissuras de lábio leporino e fenda palatina. A maioria dos dentes natais está fracamente fixada. No entanto, atualmente sugere-se preservá-los até que esfoliem naturalmente (Maheswari, Kumar, Karunakaran et al., 2012), a menos que os dentes estejam presos frouxamente ou a amamentação seja prejudicada pela mordida do neonato na mama.

Pescoço

Como o pescoço do recém-nascido é curto e coberto com dobras de tecido, a avaliação adequada do pescoço requer que a cabeça caia suavemente para trás em hiperextensão enquanto as costas são apoiadas em uma posição levemente elevada. Observe a amplitude de movimento, forma e quaisquer massas anormais e palpe cada clavícula para possíveis fraturas.

Tórax

O formato do tórax do recém-nascido é quase circular porque os diâmetros anteroposterior e lateral são iguais. As costelas são flexíveis,

[2]N.R.T.: No Brasil, segundo as Diretrizes de Atenção à Saúde Ocular na Infância: Detecção e Intervenção Precoce para a Prevenção de Deficiências Visuais (2016), do Ministério da Saúde, deve ser realizado em todos os nascidos o Teste do Reflexo Vermelho ("Teste do Olhinho") após nascimento, antes da alta da maternidade e, pelo menos, duas a três vezes ao ano, nos 3 primeiros anos. Em caso da presença de qualquer alteração, o recém-nascido deve ser encaminhado para avaliação em unidade especializada. Disponível em: https://bvsms.saude.gov.br/bvs/publicacoes/diretrizes_saude_ocular_infancia_prevencao_deficiencias_visuais.pdf. Acesso em: 8 mar. 2022.

Tabela 7.2 Avaliação dos reflexos no recém-nascido.

Reflexos	Respostas comportamentais esperadas
Localizados	
Olhos	
Piscar ou corneano	O recém-nascido pisca com a aparição repentina de luz brilhante ou com a aproximação de um objeto em direção à córnea; persiste durante toda a vida
Pupilar	A pupila contrai-se quando brilha uma luz intensa em sua direção; persiste durante toda a vida
Olhos de boneca	Conforme a cabeça é movida lentamente para a direita ou esquerda, os olhos ficam para trás e não se ajustam imediatamente à nova posição da cabeça; desaparece conforme a fixação desenvolve-se; se persistir, indica dano neurológico
Nariz	
Espirro	O espirro é uma resposta espontânea das passagens nasais à irritação ou obstrução; persiste durante toda a vida.
Glabelar	Ao ser tocado rapidamente na glabela (ponte do nariz), o recém-nascido fecha os olhos
Boca e garganta	
Sucção	O recém-nascido começa movimentos fortes de sucção da área circum-oral em resposta ao estímulo; persiste durante toda a infância até mesmo sem estímulo, como durante o sono
Vômito	Estímulo da faringe posterior por alimento, sucção ou passagem de sonda causa o reflexo de vômito; persiste ao longo da vida
Busca	Toque ou acariciamento da região malar ao longo da boca leva o recém-nascido a virar a cabeça em direção àquele lado e a começar a mamar; deve desaparecer em cerca de 3 a 4 meses, mas pode persistir por até 12 meses
Extrusão	Quando a língua é tocada ou deprimida, o recém-nascido responde, forçando-a para fora; desaparece por volta dos 4 meses
Bocejo	Bocejar é uma resposta espontânea à diminuição do oxigênio pelo aumento da quantidade de ar respirada; persiste ao longo da vida
Tosse	A irritação de membranas mucosas da laringe ou árvore traqueobrônquica causa a tosse; persiste durante toda a vida; normalmente, presente após o 1º dia de nascimento
Extremidades	
Preensão	O toque das regiões palmar e plantar provoca flexão dos dedos e artelhos (Figura 7.8A); a preensão palmar diminui após 3 meses para ser substituída pelo movimento voluntário; a preensão plantar diminui por volta dos 8 meses
Babinski	O estímulo tátil ao longo da região plantar desde o calcanhar até o arco provoca a extensão dos dedos do pé e dorsiflexão do hálux (Figura 7.8B); desaparece após 1 ano
Clônus do tornozelo	A dorsiflexão brusca do pé com o joelho em posição parcialmente flexionada resulta em um ou dois movimentos oscilatórios ("batimento"); eventualmente, nenhum batimento deve ser sentido
Gerais	
Moro	Dissonância repentina ou mudança de equilíbrio causa a súbita extensão e abdução das extremidades e abanar dos dedos, com dedo indicador e polegar formando um formato C, seguido de flexão e adução das extremidades; as pernas podem flexionar-se levemente; o recém-nascido pode chorar (Figura 7.9A); desaparece após 3 ou 4 meses, normalmente mais forte durante os primeiros 2 meses
Sobressalto	Um ruído alto e repentino causa a abdução dos braços com flexão dos cotovelos; as mãos permanecem apertadas; desaparece aos 4 meses
Perez	Com o recém-nascido em decúbito ventral sobre uma superfície sólida, o polegar é pressionado ao longo da espinha do osso sacro ao pescoço; o recém-nascido responde com choro, flexionando as extremidades e elevando a pélvis e a cabeça; podem ocorrer lordose da coluna, bem como defecação e micção; desaparece por volta 4 ou 6 meses
Tônico do pescoço	Quando a cabeça do recém-nascido é virada para um lado, o braço e a perna estendem-se para este lado, e braço e perna opostos flexionam (Figura 7.9B); desaparece entre 3 e 4 meses para ser substituído pelo posicionamento simétrico de ambos os lados do corpo
Encurvamento do tronco (Galant)	Acariciar o dorso do recém-nascido ao longo da coluna leva os quadris a se moverem em direção ao lado estimulado; desaparece em até 4 semanas de vida
Marcha	Se o recém-nascido é segurado para que a região plantar toque uma superfície dura, há flexão e extensão recíproca da perna, estimulando a caminhada (Figura 7.9C); desaparece após 3 ou 4 semanas de vida para ser substituído pelo movimento voluntário
Engatinhar	Quando colocado em decúbito ventral, o recém-nascido faz movimentos de engatinhar com os braços e pernas (Figura 7.9D); desaparece em cerca de 6 semanas de vida
Posicionamento	Quando o recém-nascido é mantido ereto sob os braços e o lado dorsal do pé é colocado rapidamente contra um objeto duro, como uma mesa, a perna levanta como se o pé estivesse pisando na mesa; a idade de desaparecimento varia

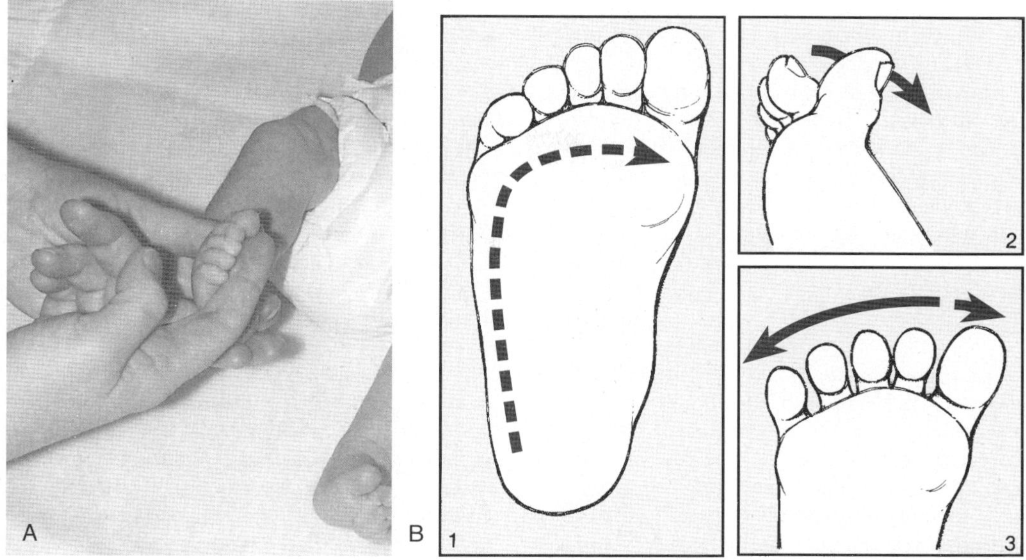

Figura 7.8 **A.** Reflexo plantar ou de apreensão. **B.** Reflexo de Babinski. *1,* Direção do estímulo plantar. *2,* Dorsiflexão do hálux. *3,* Abertura dos dedos dos pés. (**A.** De: Zitelli BJ, McIntire SC & Nowalk AJ. *Zitelliand Davis' atlas of pediatric physical diagnosis,* ed. 6, St Louis, 2012, Saunders/Elsevier.)

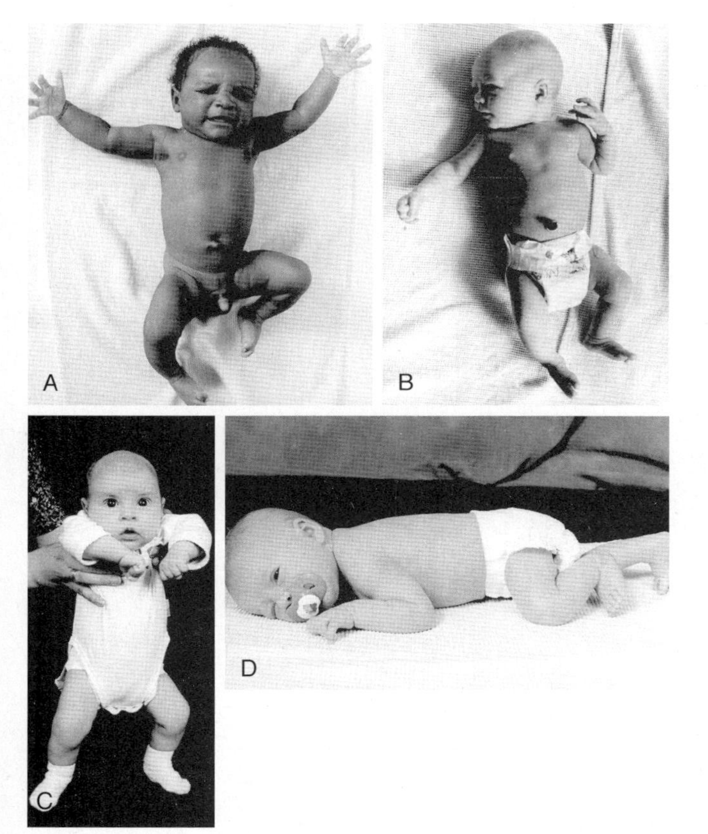

Figura 7.9 **A.** Reflexo Moro. **B.** Reflexo tônico do pescoço. **C.** Reflexo de marcha. **D.** Reflexo de engatinhar. (Cortesia de Paul Vincent Kuntz, Texas Children's Hospital, Houston, TX.)

e pequenas retrações intercostais são normalmente vistas na inspiração. O processo xifoide é comumente visível como uma pequena saliência na extremidade do esterno. O esterno é geralmente elevado e ligeiramente curvado.

Inspecione os seios quanto ao tamanho, à forma e ao desenvolvimento do mamilo, localização e número. O aumento das mamas aparece em muitos recém-nascidos de ambos os sexos no 2º ou 3º dia e é causado por hormônios maternos. Ocasionalmente, uma substância leitosa é secretada pelos seios do recém-nascido. Mamilos supranumerários podem ser encontrados no tórax, no abdome ou na axila.

Pulmões

As respirações normais dos recém-nascidos são irregulares e abdominais, com frequência entre 30 e 60 rpm. Pausas na respiração com duração inferior a 20 segundos são consideradas normais. Após as respirações forçadas iniciais necessárias para iniciar a respiração, as respirações subsequentes devem ser sem esforço e com um ritmo bastante regular. A respiração periódica é comumente observada em recém-nascidos a termo e consiste em respirações rápidas sem esforço, seguidas de pausas de menos de 20 segundos; a respiração periódica pode ser mais proeminente durante o sono e não é acompanhada por alterações de estado, como cianose ou bradicardia. Irregularidades ocasionais ocorrem em relação ao choro, sono, evacuação e alimentação.

Realize a ausculta quando o lactente estiver quieto. Os sons respiratórios brônquicos devem ser iguais bilateralmente. Quaisquer diferenças nos achados auscultatórios entre locais simétricos são relatadas. Crepitações logo após o nascimento indicam a presença de líquido, que representa a transição normal dos pulmões para a vida extrauterina. No entanto, sibilos, persistência de crepitações médias ou grossas após as primeiras horas de vida e estridores devem ser relatados para investigação adicional.

Coração

A frequência cardíaca é auscultada e pode variar de 100 a 180 bpm logo após o nascimento e, quando a condição do recém-nascido se estabilizar, de 120 a 140 bpm. O ponto de máxima intensidade (PMI) pode ser palpado e geralmente é encontrado do quarto ao quinto espaço intercostal, medialmente à linha hemiclavicular esquerda. O PMI dá alguma indicação da localização do coração, que pode ser deslocado em condições como hérnia diafragmática congênita ou pneumotórax. A **dextrocardia**, uma anomalia em que o coração está no lado direito do corpo, é relatada porque os órgãos abdominais também podem ser revertidos, com anormalidades circulatórias associadas.

A ausculta dos componentes específicos dos sons cardíacos é difícil devido à velocidade rápida e à transmissão eficaz dos sons respiratórios. No entanto, o primeiro (S1) e o segundo (S2) sons devem ser claros e bem definidos; o segundo som é um pouco mais alto em tom e mais nítido que o primeiro. Um sopro é frequentemente audível em recém-nascidos, especialmente na base do coração ou na borda esternal esquerda no terceiro ou quarto espaço intercostal. Em recém-nascidos, um sopro não está necessariamente associado a defeitos cardíacos específicos, mas frequentemente representa o fechamento funcional incompleto de *shunts* fetais (ver Capítulo 4 para outras características de sopros). No entanto, sempre registre e relate todos os sopros e outros sons cardíacos incomuns.

Abdome

O contorno normal do abdome é cilíndrico e geralmente proeminente com poucas veias visíveis. Os sons intestinais são audíveis nos primeiros 15 a 20 minutos após o nascimento. Ondas peristálticas visíveis podem ser observadas em alguns recém-nascidos.

Inspecionar o cordão umbilical para determinar a presença de duas artérias, que se parecem com estruturas papulares, e uma veia, que tem um lúmen maior que as artérias e uma parede do vaso mais fina. Ao nascimento, o cordão umbilical apresenta-se branco-azulado e úmido. Após o clampeamento, começa a secar e apresenta uma coloração marrom-amarelada opaca. Diminui progressivamente de tamanho e fica preto esverdeado.

Se o cordão umbilical parecer extraordinariamente grande em diâmetro na base, inspecione a presença de hematoma ou pequena onfalocele. Se o cordão for clampeado sobre uma onfalocele existente, parte do intestino será clampeada, causando necrose tecidual. Uma regra prática é cortar o cordão distalmente 10 a 12 cm de um aumento questionável até que um exame adicional seja realizado por um médico. O comprimento extra pode ser cortado posteriormente se nenhuma condição patológica for identificada.

! ALERTA PARA A ENFERMAGEM

Um cordão umbilical que está com a base drenando e eritematoso deve ser investigado pelo clínico geral. O cordão sofre um processo de decomposição gangrena seca, que tem odor; portanto, o odor por si só pode não ser um índice confiável de suspeita de onfalite.

Palpar após inspecionar o abdome. O fígado é normalmente palpável de 1 a 3 cm abaixo do rebordo costal direito. A ponta do baço às vezes pode ser sentida, mas um baço palpável mais de 1 cm abaixo do rebordo costal esquerdo sugere aumento e merece investigação adicional. Embora ambos os rins devam ser palpados, essa manobra requer prática considerável. Quando sentida, a metade inferior do rim direito e a ponta do rim esquerdo estão de 1 a 2 cm acima do umbigo. Durante o exame do abdome inferior, palpe os pulsos femorais, que devem ser fortes e iguais bilateralmente.

Genitália feminina

Normalmente, os lábios menores, os grandes lábios e o clitóris são edematosos, especialmente após um parto pélvico. No entanto, os lábios e o clitóris devem ser cuidadosamente inspecionados para identificar qualquer evidência de genitália ambígua ou outras anormalidades. Normalmente, em uma menina, a abertura uretral está localizada atrás e abaixo do clitóris.

Uma **marca himenal** é ocasionalmente visível a partir da abertura posterior da vagina. É composto de tecido do hímen e dos pequenos lábios. Geralmente desaparece em várias semanas. Normalmente, a abóbada vaginal não é inspecionada.

Corrimento vaginal pode ser observado durante a primeira semana de vida. Essa pseudomenstruação é uma manifestação da diminuição abrupta dos hormônios maternos e geralmente desaparece por volta de 2 a 4 semanas de vida. A presença de fezes na abertura vaginal indica uma fístula retovaginal e deve ser sempre relatada. O vérnix caseoso pode estar presente em grandes quantidades entre os lábios; ele desaparecerá após vários dias com banhos e cuidados de rotina.

Genitália masculina

O pênis é inspecionado quanto à abertura uretral, localizada na extremidade. Entretanto, a abertura pode ser totalmente coberta pelo **prepúcio**, que cobre a glande do pênis. Um prepúcio apertado é um achado comum em recém-nascidos. Não deve ser retraído com força; a localização do meato urinário geralmente é possível sem retrair o prepúcio. O **smegma**, uma substância branca caseosa, é comumente encontrada ao redor da glande do pênis sob o prepúcio. Lesões pequenas, brancas e firmes chamadas *pérolas epiteliais* podem ser vistas na ponta do prepúcio. Uma ereção é comum em recém-nascidos.

O escroto pode ser grande, edematoso e pendular em recém-nascidos a termo, especialmente em neonatos nascidos em posição pélvica. É mais profundamente pigmentado em lactentes de pele escura. Uma hidrocele não comunicante geralmente ocorre unilateralmente e desaparece em poucos meses. Sempre palpe o escroto para a presença de testículos (ver Capítulo 4). Em recém-nascidos pequenos, particularmente prematuros, os testículos que não desceram podem ser palpáveis dentro do canal inguinal. A ausência dos testículos também pode ser um sinal de genitália ambígua (distúrbios do desenvolvimento sexual), especialmente quando acompanhada por um pequeno escroto e pênis. As hérnias inguinais podem ou não se manifestar imediatamente após o nascimento. Uma hérnia é mais facilmente detectada quando o recém-nascido está chorando. Os linfonodos palpáveis são mais comumente encontrados na região inguinal.

Dorso e reto

Inspecione a coluna com o recém-nascido de bruços. O formato da coluna é suavemente arredondado, sem nenhuma das curvas características em forma de S vistas mais tarde na vida. Quaisquer aberturas anormais, massas, depressões ou áreas moles são observadas. Uma bolsa saliente em qualquer lugar ao longo da coluna, mas mais comumente na área sacral, indica algum tipo de espinha bífida. Um pequeno seio, que pode ou não estar comunicando-se com a coluna, é um seio pilonidal. É frequentemente coberto com um tufo de cabelo. Embora possa não ter significado patológico, um cisto pilonidal pode indicar a existência de espinha bífida oculta ou ser uma porta de entrada na coluna vertebral.

Com a criança ainda em decúbito ventral, observe a simetria das pregas glúteas. Relate qualquer evidência de assimetria. Examinadores habilidosos testam a displasia do desenvolvimento do quadril (ver Capítulo 29).

A presença de um orifício anal e a passagem de mecônio do orifício anal durante as primeiras 24 a 48 horas de vida indicam permeabilidade anal. Se houver suspeita de ânus imperfurado, relate isso ao clínico geral para avaliação adicional.

! ALERTA PARA A ENFERMAGEM

A presença de mecônio ou fezes na área retal não é indicação de permeabilidade retal; pode existir uma fístula em que as fezes são evacuadas pela vagina, escroto ou rafe. Portanto, é imperativo que a permeabilidade anal seja verificada com um pequeno cateter de borracha se houver dúvida sobre a permeabilidade.

Extremidades

Examine as extremidades quanto à simetria, amplitude de movimento e sinais de malformação. Conte os dedos das mãos e dos pés e observe quaisquer dígitos supranumerários (**polidactilia**) ou fusão de dígitos (**sindactilia**). Uma sindactilia parcial entre o segundo e o terceiro dedo do pé é uma variação comum observada em lactentes normais. Os leitos ungueais devem ser rosados, embora um leve tom azulado seja evidente na acrocianose.

A região palmar deve ter as depressões habituais. Recém-nascidos a termo normalmente possuem sulcos cobrindo a região plantar. As solas dos pés são achatadas com coxins de gordura proeminentes.

Observar a amplitude de movimento das extremidades ao longo do exame inteiro. A ausência de sinais de movimentos dos braços sinaliza uma potencial paralisia de lesão de nascimento, como paralisia de Klumpke ou Erb-Duchenne. Um reflexo de Moro assimétrico ou parcial deve alertar o médico a avaliar melhor a mobilidade da extremidade superior. Examine as extremidades inferiores quanto a comprimento, simetria e adução ou flexão do quadril. Recém-nascidos demonstram uma amplitude de movimento completa no cotovelo, quadril, ombro e articulações do joelho. Os movimentos devem ser simétricos, suaves e irrestritos.

O tônus muscular também deve ser avaliado. Ao tentar estender uma extremidade flexionada, determine se o tônus muscular é igual bilateralmente. A extensão de qualquer extremidade é normalmente recebida com resistência, e, quando liberada, a extremidade retorna à sua posição flexionada anterior. A hipotonia sugere algum grau de hipoxia ou distúrbio neurológico e é comum em um recém-nascido com síndrome de Down. A assimetria do tônus muscular pode indicar um grau de paralisia relacionada com dano cerebral ou de algum nervo. A falha para mover os membros inferiores sugere uma lesão ou um ferimento da medula espinal. Tremores rítmicos mantidos, contrações musculares e espasmos mioclônicos caracterizam convulsões neonatais ou podem indicar síndrome de abstinência neonatal (ver Capítulo 8, seção *Convulsões neonatais e Lactentes expostos a drogas*). Movimentos bruscos assíncronos repentinos, estremecimento ou tremores momentâneos geralmente são normais.

Sistema neurológico

A avaliação do estado neurológico é uma parte crítica do exame físico do recém-nascido. Grande parte dos testes neurológicos ocorre durante a avaliação dos sistemas do corpo, como a obtenção de reflexos localizados e a observação da postura, tônus – muscular, controle da cabeça e movimento. No entanto, vários reflexos gerais importantes (corpo total) também precisam ser eliciados. Esses devem ser testados no fim do exame, pois podem perturbar o recém-nascido e interferir na ausculta. Dois reflexos comuns do recém-nascido são provocados. O primeiro é o reflexo de preensão. Tocar as palmas das mãos ou plantas dos pés perto da base dos dedos causa flexão ou preensão (Figura 7.8A). O outro é o reflexo de Babinski. Acariciar a planta externa do pé para cima a partir do calcanhar faz o dedão dorsiflexionar-se e os outros dedos se hiperestenderem (Figura 7.8B).

Esses reflexos, assim como vários reflexos locais, estão descritos na Tabela 7.2. Registre e relate a ausência, assimetria, persistência ou fraqueza de um reflexo.

Avaliação transitória: períodos de reatividade

Os recém-nascidos exibem características comportamentais e fisiológicas que podem, a princípio, parecer sinais de estresse. No entanto, durante as primeiras 24 horas, as alterações na frequência cardíaca, respiração, atividade motora, cor, produção de muco e atividade intestinal ocorrem em uma sequência ordenada e previsível, que é normal e indica falta de estresse.

Por 6 a 8 horas após o nascimento, o recém-nascido está no primeiro período de reatividade. Durante os primeiros 30 minutos, a criança está muito alerta, chora vigorosamente, pode chupar os dedos ou punho e parece muito interessada no ambiente. Nesse momento, os olhos do recém-nascido geralmente estão abertos, tornando uma excelente oportunidade para mãe, pai e filho se verem. Como o recém-nascido saudável tem uma sucção vigorosa, esse também é um momento oportuno para iniciar a amamentação. O recém-nascido geralmente agarra o mamilo rapidamente, satisfazendo tanto a mãe quanto a si mesmo. Isso é particularmente importante para os pais, porque após esse estado inicial altamente ativo, o recém-nascido pode ficar sonolento e desinteressado em sugar. Fisiologicamente, a frequência respiratória durante esse período é alta, em torno de 80 rpm crepitações podem ser ouvidas, a frequência cardíaca atinge 180 bpm, os sons intestinais são ativos, as secreções de muco aumentam e a temperatura pode diminuir. A melhor forma de manter a temperatura adequada para os recém-nascidos é o contato pele a pele (método canguru), em que apenas uma fralda é usada para permitir que a maior parte da superfície da pele do recém-nascido entre em contato com a pele da mãe. Um cobertor leve é usado para cobrir a mãe e o recém-nascido. Pesquisa mostrou que o contato pele a pele mãe-recém-nascido é eficaz para garantir que o neonato não se torne hipotérmico (Cleveland, Hill, Pulse et al., 2017).

Após esse estágio inicial de alerta e atividade, o recém-nascido entra no segundo estágio do primeiro período reativo, que geralmente dura de 2 a 4 horas. As frequências cardíaca e respiratória diminuem, a temperatura continua a cair, a produção de muco diminui e a urina e as fezes geralmente não são eliminadas. A criança está em um estado de sono e relativa calma. Qualquer tentativa de estimulação geralmente provoca uma resposta mínima. Devido ao declínio contínuo da temperatura corporal, despir ou dar banho no recém-nascido deve ser evitado durante esse período.

O segundo período de reatividade começa quando o recém-nascido desperta desse sono profundo; dura cerca de 2 a 5 horas e oferece outra excelente oportunidade para a criança e os pais interagirem. O neonato está novamente alerta e responsivo, as frequências cardíaca e respiratória aumentam, o reflexo de vômito está ativo, as secreções gástricas e respiratórias aumentam e a passagem de mecônio ocorre com frequência. Esse período geralmente termina quando a quantidade de muco respiratório diminui. Após esse estágio, ocorre um período de estabilização dos sistemas fisiológicos e um padrão vacilante de sono e atividade.

Avaliação comportamental

Uma área importante de avaliação é a observação do comportamento. O comportamento dos recém-nascidos ajuda a moldar seu ambiente, e sua capacidade de reagir a vários estímulos afeta a forma como os outros se relacionam com eles. As principais áreas de comportamento dos recém-nascidos são o sono, a vigília e atividades como o choro.

Um método de avaliação sistemática do comportamento do recém-nascido é a utilização da Brazelton Neonatal Behavioral Assessment Scale (BNBAS) (Brazelton & Nugent, 1996). A BNBAS é um exame interativo que avalia a resposta do recém-nascido a 28 itens organizados em clusters (Boxe 7.3). Geralmente, é usado como uma ferramenta de pesquisa ou diagnóstico e requer treinamento especial.

A escala pode ser usada para avaliar e apoiar as relações pais-filhos, orientando os pais a se concentrarem na individualidade de seus lactentes e desenvolverem um vínculo mais profundo. Estudos demonstraram que a exposição à BNBAS resulta em aumento da confiança materna e em melhor interação pais-recém-nascido e resultados de desenvolvimento (Nugent, Bartlett, Von Ende et al., 2017).

O sistema Newborn Behavioral Observations (NBO), inspirado no BNBAS, é um instrumento interativo de construção de relacionamentos

Boxe 7.3 Grupos de comportamentos neonatais na escala de avaliação comportamental neonatal de Brazelton.

Habituação: habilidade de responder a um pequeno estímulo e inibir a resposta a ele (luz, chocalho, sino, "picadela") enquanto dorme
Orientação: qualidade de estados alertas e habilidade em atender aos estímulos visuais e auditivos enquanto alerta
Desempenho motor: qualidade e tônus e de movimento
Variação de estado: medida do grau de despertar geral do recém-nascido
Regulação de estado: modo que o recém-nascido responde quando desperto
Estabilidade autonômica: sinais de estresse (tremores, sobressaltos, cor da pele) relacionados com o ajuste homeostático (autorregulado) do sistema nervoso
Reflexos: avaliação de diversos reflexos neonatais

que destaca as capacidades e a individualidade do recém-nascido (Nugent et al., 2017). É muito mais curto que o BNBAS, composto por 18 observações neurocomportamentais, que são facilmente integradas à rotina de cuidados (Sanders & Buckner, 2006). Recentemente, houve um interesse renovado no NBO, e agora está sendo usado por enfermeiros, médicos, visitadores domiciliares e outros para otimizar os relacionamentos pais-recém-nascido (Holland & Watkins, 2015). No entanto, em uma revisão recente de Cochrane, descobriu-se que atualmente há apenas evidências de qualidade muito baixa para a eficácia do BNBAS e NBO na melhoria da interação pais-recém-nascido. Além disso, essa evidência aplica-se apenas a cuidadores de baixo risco e iniciantes e seus recém-nascidos. Pesquisas adicionais estão em andamento para explorar melhor a eficácia do NBO e são necessárias para corroborar os achados dessa revisão (Barlow, Herath, Bartram et al., 2018).

Padrões de sono e atividade

Os recém-nascidos começam a vida com um ritmo sistemático de sono e vigília, que é inicialmente evidente durante os períodos de reatividade. Após esse período inicial, não é incomum que o recém-nascido durma quase constantemente pelos próximos 2 a 3 dias para se recuperar do exaustivo processo de nascimento.

Os recém-nascidos têm seis estados distintos de sono-vigília, que representam uma forma particular de controle neural (Tabela 7.3). À medida que a maturidade aumenta, cada estado torna-se mais precisamente definido de acordo com os comportamentos observados. **Estado** é definido como um "grupo de características que regularmente ocorrem juntas" (Leigh, 2016) e inclui atividade corporal, movimentos oculares e faciais, padrão respiratório e resposta a estímulos internos e externos. Os seis estados de sono-vigília são: sono tranquilo (profundo), sono ativo (leve), sonolência, alerta quieto, alerta ativo e choro. Os recém-nascidos respondem a fatores ambientais internos e externos controlando a entrada sensorial e regulando os estados de sono-vigília; a capacidade de fazer transições suaves entre os estados é chamada de **modulação de estado**. A capacidade de regular os estados de sono-vigília é essencial no desenvolvimento neurocomportamental dos recém-nascidos. Quanto mais imaturo for o recém-nascido, menos ele conseguirá lidar com fatores externos e internos que afetam os padrões de sono-vigília.

O reconhecimento e o conhecimento dos estados de sono-vigília são importantes no planejamento do cuidado de enfermagem. Também é importante que os enfermeiros ajudem os pais e cuidadores a entender o significado das respostas comportamentais do recém-nascido aos cuidados diários e como esses estados podem ser alterados. Um exemplo clássico é um recém-nascido que se alimenta vigorosamente no estado de alerta ativo, porém de forma precária quando progride para o estado de choro. A avaliação neurológica de um recém-nascido em estado de alerta ativo será significativamente diferente daquela realizada durante o estado de sono profundo.

Tabela 7.3 Estados de sono e atividade.

Estado e comportamento	Implicações para os pais
Sono profundo (quieto)	
Olhos fechados Respiração regular Sem movimento, exceto de contração corporal repentina ocasional Sem movimento ocular	Continuar com barulhos normais da casa, porque os estímulos externos não despertam o recém-nascido Deixar o recém-nascido sozinho, pois se um ruído alto e repentino o acorda, ele chora Não tentar alimentar
Sono leve (ativo)	
Olhos fechados Respiração irregular Contração muscular leve do corpo Movimento rápido dos olhos (REM) sob as pálpebras fechadas Pode sorrir	Estímulos externos que não despertaram o recém-nascido durante o sono profundo podem acordá-lo Gemido periódico ou choro é normal; não interpretar como indicação de dor ou desconforto
Sonolento	
Olhos podem estar abertos Respiração irregular Movimento ativo do corpo variável com sobressaltos leves ocasionais	A maioria dos estímulos desperta o recém-nascido, mas ele pode retornar ao estado de sono Pegar o recém-nascido nesse momento em vez de deixá-lo no berço Fornecer estímulos leves para acordar. O recém-nascido pode aproveitar a sucção não nutritiva
Alerta quieto	
Olhos bem abertos e brilhantes Responde ao ambiente com movimento corporal ativo e olha fixamente para objetos próximos Mínima atividade corporal Respiração regular Foca a atenção em estímulo	Satisfazer as necessidades do recém-nascido como fome ou sucção não nutritiva Colocar o recém-nascido em uma área da casa onde a atividade seja contínua Colocar um brinquedo no berço ou no cercadinho Colocar objetos a uma distância de 17,5 a 20 cm da visão do recém-nascido Intervir para consolar
Alerta ativo	
Pode começar com choramingar e movimentar o corpo levemente Olhos abertos Respiração irregular	Remover estímulos externos ou internos intensos devido ao aumento de sensibilidade do recém-nascido aos estímulos
Choro	
Progride para choro forte, com raiva e agitação descoordenada de extremidades Olhos abertos ou firmemente fechados Caretas Respiração irregular	Medidas reconfortantes que foram efetivas durante o estado de alerta são geralmente ineficazes Balançar e enrolar para diminuir o choro Intervir para reduzir o cansaço, fome ou desconforto

Adaptada de: Blackburn S & Loper DL: *Maternal, fetal, and neonatal physiology: A clinical perspective*, Philadelphia, 1992, Saunders.

Os recém-nascidos geralmente passam de 16 a 18 horas dormindo e não seguem necessariamente um padrão de ritmo diurno claro-escuro. Com o aumento da idade, os estados de sono-vigília mudam, com quantidades crescentes de tempo gasto em estados de alerta acordados e quantidades decrescentes de tempo de sono. Aproximadamente 50% do tempo total de sono é gasto em sono com movimentos – oculares irregulares ou rápidos.

Choro

Os recém-nascidos devem começar a vida extrauterina com um choro forte e vigoroso. A duração do choro é tão variável em cada neonato quanto a duração dos padrões de sono. Os recém-nascidos podem chorar por apenas 5 minutos ou até 2 horas ou mais por dia. A alimentação geralmente encerra o estado de choro quando a causa é a fome. Segurar o recém-nascido com contato pele a pele, enfaixá-lo ou envolvê-lo confortavelmente em um cobertor (garantindo que as mãos permaneçam livres para permitir acalmar a si mesmo e evitar superaquecimento) acalma os recém-nascidos, promove o sono e mantém a temperatura corporal. Balançar o recém-nascido pode reduzir o choro e induzir um estado de alerta ou sono tranquilo.

Variações no choro inicial podem indicar anormalidades. Um choro fraco e gemido ou grunhido durante a expiração geralmente indica distúrbio respiratório. Choro ausente, fraco ou constante requer investigação adicional para possível abstinência ou um problema neurológico.

Avaliação de comportamentos de vínculo

Uma das áreas mais importantes da avaliação é a observação cuidadosa de comportamentos, que podem indicar a formação de laços emocionais entre o recém-nascido e a família, especialmente a mãe. Tais comportamentos incluem a posição de rosto; despir e tocar o recém-nascido; sorrir, beijar e falar com o recém-nascido; e segurar, balançar e embalar a criança perto do corpo (ver boxe *Diretrizes para o cuidado de enfermagem*). Devido à avaliação estar estreitamente relacionada com intervenções que promovem o vínculo (p. ex., encorajar esses comportamentos nos pais), avaliar os comportamentos de vínculo é mais profundamente discutido posteriormente no capítulo.

Avaliação física

Um aspecto essencial do cuidado ao recém-nascido é uma avaliação física completa, que inclui estimativa da idade gestacional e exame físico para identificar características normais e anormalidades existentes. Essas avaliações iniciais e contínuas são fundamentais para estabelecer dados de base para planejar, implementar e avaliar os cuidados e são uma prioridade de enfermagem no cuidado ao recém-nascido. A discussão do exame físico concentra-se em achados normais e variações da norma que requerem pouca ou nenhuma intervenção. Os leitores são encorajados a rever o Capítulo 4 para uma discussão mais aprofundada das técnicas de exame. As diretrizes gerais para a realização de um exame físico são apresentadas no boxe *Diretrizes para o cuidado de enfermagem*. A Tabela 7.4 resume o exame físico dos recém-nascidos.

Os cuidados de enfermagem ao recém-nascido são discutidos nas páginas seguintes.

MANTER UMA VIA RESPIRATÓRIA PATENTE

Estabelecer uma via respiratória patente é um objetivo primário na sala de parto. Quando o recém-nascido está em decúbito dorsal, a posição neutra do pescoço (ou seja, evitando a flexão ou hiperextensão do pescoço) é fundamental para alcançar e manter uma via respiratória pérvia.

A American Academy of Pediatrics (2016b) recomenda a posição supina durante o sono para recém-nascidos saudáveis. Essa recomendação baseia-se na associação entre dormir de bruços e síndrome da morte súbita infantil (ver Capítulo 10). Desde a recomendação inicial em 1992 de que todos os lactentes fossem colocados em decúbito dorsal para dormir, não houve evidência de aumento do número de complicações, como engasgos ou vômitos, quando os recém-nascidos são colocados nessa posição. No entanto, houve um aumento no

Diretrizes para o cuidado de enfermagem

Avaliação do comportamento de vínculo

- Quando o recém-nascido é trazido aos pais, eles estendem as mãos para a criança e chamam a criança pelo nome?
- Os pais falam sobre a criança em termos de identificação – com quem a criança se parece; o que parece especial sobre a criança quando comparada a outras crianças?
- Quando os pais estão segurando o recém-nascido, que tipo de contato corporal há? Eles sentem-se à vontade em trocar o recém-nascido de posição? Usam as pontas dos dedos ou as mãos inteiras? Há partes do corpo que eles evitam tocar ou partes do corpo que eles investigam e examinam?
- Quando o recém-nascido está acordado, que tipos de estímulos os pais fornecem? Eles falam com o recém-nascido, um com o outro, ou com ninguém? Como eles olham para o recém-nascido – contato visual direto, evitam o contato visual ou olham para outras pessoas ou objetos?
- Quão confortáveis os pais parecem em termos de cuidados com o recém-nascido? Eles expressam qualquer preocupação em relação às suas habilidades ou aversão por certas atividades, como troca de fraldas?
- Que tipo de afeto eles demonstram com o recém-nascido, como sorrir, acariciar, beijar ou balançar?
- Se o recém-nascido está agitado, que tipos de técnicas de conforto os pais usam, como balançar, envolver, falar ou acariciar?

Diretrizes para o cuidado de enfermagem

Exame físico do recém-nascido

1. Fornecer uma área de exame normotérmica e tranquila.
2. Checar se os equipamentos e os materiais estão acessíveis e funcionando de forma apropriada.
3. Despir apenas a área do corpo examinada para prevenir perda de calor.
4. Proceder em uma sequência ordenada (normalmente cefalocaudal) com as seguintes exceções:
   - Observar a atitude e a posição do recém-nascido de flexão primeiro para evitar perturbá-lo
   - Realizar todos os procedimentos que requerem silêncio em seguida, como auscultar os pulmões, coração e abdome
   - Realizar por último, procedimentos estressores, como testar os reflexos
   - Mensurar o perímetro cefálico e o comprimento ao mesmo tempo para comparar resultados.
5. Proceder rapidamente para evitar estressar o recém-nascido.
6. Confortar o recém-nascido durante e depois do exame:
   - Falar suavemente
   - Segurar as mãos do recém-nascido contra o tórax dele ou dela
   - Envolver e segurar o recém-nascido
   - Oferecer um dedo com luva sem látex para sucção
   - Usar contenção e posicionamento para maximizar a regulação do estado em desenvolvimento.

Tabela 7.4 Avaliação física do recém-nascido.

Achados habituais	Variações comuns ou anormalidades menores	Sinais potenciais de angústia ou anormalidades principais
Aparência geral		
Postura: flexão da cabeça e extremidades sobre o tórax e abdome	**Parto pélvico**: pernas estendidas, abduzidas e coxas abduzidas e em rotação, occipital achatado, pescoço estendido	Postura claudicante, extensão das extremidades
Pele		
Ao nascimento, vermelho brilhante, edemaciada, macia Segundo ao terceiro dia, rosa, escamosa, vérnix caseoso seco Lanugo Edema em torno dos olhos, rosto, pernas, dorso das mãos, pés e escroto ou lábios **Acrocianose**: cianose das mãos e pés **Pele marmórea**: manchas transitórias quando o recém-nascido é exposto a temperatura diminuída	Icterícia neonatal após as primeiras 24 horas Equimose ou petéquias causadas pelo trauma no nascimento **Milia**: glândulas sebáceas distendidas que surgem como pequenas pápulas brancas na região malar, queixo e nariz **Miliaria ou sudâmina**: glândulas sudoríparas (écrinas) distendidas que surgem como vesículas ínfimas, especialmente na face **Eritema tóxico**: erupção cutânea papular rosa com vesículas sobrepostas no tórax, dorso, glúteos e abdome; pode aparecer em 24 a 48 horas e desaparecer após diversos dias **Mudança de cor Arlequim**: mudança de cor claramente delineada enquanto o recém-nascido deita-se de lado; a metade inferior do corpo torna-se rosa, enquanto a metade superior é pálida **Manchas mongólicas**: áreas irregulares de pigmentação azul-escura, normalmente nas regiões sacra e glútea; observado predominantemente em recém-nascidos de descendência africana, índios americanos, asiática ou hispânica **Nevo telangiectásico ("picadas de cegonha")**: áreas localizadas rosa-escuro, achatadas, normalmente observadas na região posterior do pescoço	Icterícia que aparece nas primeiras 24 horas Cianose generalizada Palidez Manchas Moteamento Pele acinzentada Pletora Hemorragia, equimose ou petéquias que persistem **Esclerema:** pele dura e rígida Turgência precária da pele Erupção cutânea, pústulas ou bolhas **Manchas café-com-leite:** manchas marrom-claras ***Nevus flammeus***: mancha vinho do porto
Cabeça		
Fontanelas achatadas, suaves e sólidas A parte mais ampla da fontanela é medida de osso a osso, não sutura a sutura	Molde após o parto vaginal Terceira fontanela sagital (parietal) Abaulamento da fontanela devido ao choro e tosse ***caput succedaneum***: edema do tecido macio do couro cabeludo **Céfalo-hematoma (descomplicado)**: hematoma entre o periósteo e o osso craniano	Suturas fundidas Abaulamento ou depressão de fontanelas quando quieto Suturas e fontanelas ampliadas **Craniotabes**: sensação de estalido ao longo da sutura lambdoide que parece endentação de bolas de pingue-pongue
Olhos		
Olhos Pálpebras normalmente edemaciadas **Cor**: cinza ardósia, azul-escuro, marrom Ausência de lágrimas Presença de reflexo retiniano vermelho Reflexo corneano em resposta ao toque Reflexo pupilar em resposta à luz Reflexo de piscar em resposta a luz ou toque Fixação rudimentar em objetos e habilidade em seguir a linha média	Pregas epicânticas em recém-nascidos asiáticos Nistagmo ou estrabismo **Hemorragias (esclerais)** subconjutivais: capilares rompidos, normalmente no limbo	Cor rosa da íris Secreção purulenta Inclinação ascendente em não asiáticos Hipertelorismo (3 cm) Hipotelorismo Catarata(s) congênita(s) Pupila fixada constrita ou dilatada Ausência de reflexo retiniano vermelho Reflexo branco (leucocoria) Ausência de reflexo pupilar ou corneano Inabilidade para seguir objetos ou luz brilhante até a linha média Esclera amarelada
Orelhas		
Orelhas **Posição**: parte superior do pavilhão auricular em alinhamento horizontal com canto orbital externo Reflexo de sobressalto provocado por um barulho alto, repentino Pina flexível (ouvido externo), cartilagem presente	Inabilidade de visualizar a membrana timpânica devido aos canais auditivos preenchidos de líquido Orelha achatada contra a cabeça Formato ou tamanho irregular Depressão ou marcas na pele Seio pré-auricular	Implantação baixa das orelhas Ausência de reflexo de sobressalto em resposta a ruído alto deve ser avaliado, mas não é diagnóstico Anormalidades menores podem ser sinais de diversas síndromes, especialmente renais

(*Continua*)

Tabela 7.4 Avaliação física do recém-nascido. (*continuação*)

Achados habituais	Variações comuns ou anormalidades menores	Sinais potenciais de angústia ou anormalidades principais
Nariz		
Nariz Patência nasal **Secreção nasal:** muco branco fino (transitório) Espirro	Achatado e ferido	Ausência de patência nasal Descarga nasal espessa, com sangue Batimento de asas de nariz (*alae nasi*) Secreção nasal abundante ou congestão (pode ser menor)
Boca e garganta		
Palato arqueado em ogiva e intacto Úvula na linha média Frênulo lingual Frênulo do lábio superior **Reflexo de sucção**: forte e coordenado Reflexo de busca Reflexo de vômito Reflexo de extrusão Salivação mínima ou ausente Choro vigoroso	**Dentes natais**: dentes presentes ao nascimento; benigno, mas pode estar associado a defeitos congênitos **Pérolas de Epstein**: cistos epiteliais pequenos e brancos, localizados ao longo da linha média do palato duro	Lábio leporino Fenda palatina Protusão ou deslocamento posterior da língua Queixo recuado (maxilar inferior): micrognatia Salivação abundante ou sialorreia **Candidíase (cândida)**: manchas brancas e aderentes nas superfícies da língua, palato ou boca Impossibilidade de introduzir sonda nasogástrica Rouquidão, estridor, choro fraco ou ausente, ou qualquer outra anormalidade de choro
Pescoço		
Curto, grosso, normalmente cercado por dobras cutâneas Reflexo tônico do pescoço	**Torcicolo (pescoço torto)**: cabeça mantida para um lado com o queixo apontando para o lado oposto	Dobras cutâneas excessivas Resistência à flexão Ausência de reflexo tônico do pescoço Clavícula fraturada; crepitação
Tórax		
Diâmetros anteroposterior e lateral iguais Retrações leves do esterno durante a inspiração Processo xifoide evidente Alargamento do tórax	Tórax cônico (*pectus excavatum*) Tórax de pombo (*pectus carinatum*) Mamilos supranumerários Secreção de substância leitosa dos seios	Esterno deprimido Retrações marcadas do tórax e espaços intercostais durante a respiração Expansão assimétrica do tórax Eritema e firmeza em volta dos mamilos Hipertelorismo mamário
Pulmões		
Respirações majoritariamente abdominais Reflexo de tosse ausente ao nascimento; podendo estar presente em 1 a 2 semanas Sons respiratórios audíveis bilateralmente	Respiração com frequência e profundidade irregulares, respiração periódica Crepitações logo após o nascimento	Estridor inspiratório Gemido expiratório Retrações intercostais, subesternais ou supraesternais Respiração irregular persistente Respiração periódica com períodos repetidos de apneia durando > 20 segundos Respiração pendular (paradoxal) Sons respiratórios bilateralmente desiguais Crepitações persistentes finas, médias ou grosseiras Sibilo Tosse Sons respiratórios diminuídos Peristalse audível no mesmo lado com sons respiratórios diminuídos
Coração		
Ápice: quarto a quinto espaço intercostal, lateral à borda esternal esquerda S_2 levemente mais nítido e mais agudo que S_1	**Arritmia sinusal**: frequência cardíaca aumenta durante a inspiração e diminui com expiração Cianose transitória durante o choro ou esforço	**Dextrocardia**: coração do lado direito Deslocamento do ápice, com sons abafados ou distantes Cardiomegalia Ruído abdominal Murmúrio Frêmito Cianose central persistente Precórdio hiperativo

(*Continua*)

Tabela 7.4 Avaliação física do recém-nascido. (*continuação*)

Achados habituais	Variações comuns ou anormalidades menores	Sinais potenciais de angústia ou anormalidades principais
Abdome		
Cilíndrico **Fígado**: palpável em 2 a 3 cm abaixo da margem costal direita **Baço**: borda palpável no fim da primeira semana de vida **Rins**: palpáveis em 1 a 2 cm acima do umbigo **Cordão umbilical**: branco-azulado ao nascimento com duas artérias e uma veia **Pulsos femorais**: iguais bilateralmente	Hérnia umbilical **Diástase dos retos:** separação dos feixes do músculo reto abdominal na linha média do abdome **Geleia de Wharton:** cordão umbilical anormalmente espesso	Distensão abdominal Abaulamento localizado Veias distendidas Sons intestinais ausentes Hepatoesplenomegalia Ascite Ondas peristálticas visíveis Abdome escafoide ou côncavo Cordão umbilical úmido Presença de apenas uma artéria no cordão umbilical Drenagem de urina, fezes ou secreção purulenta do cordão umbilical ou local de inserção do cordão Eritema periumbilical Distensão palpável da bexiga após micção escassa Ausência de pulsos femorais Sangramento do cordão ou hematoma **Onfalocele ou gastrosquise**: protrusão de conteúdos abdominais através da parede abdominal ou cordão
Genitália feminina		
Lábios e clitóris normalmente edemaciados Meato uretral atrás do clitóris Vérnix caseoso entre os lábios Micção dentro de 24 horas	**Pseudomenstruação**: secreção mucoide ou sanguinolenta Marca himenal	Clitóris aumentado com meato uretral na ponta Lábios fundidos Ausência de abertura vaginal Drenagem de mecônio do canal vaginal Ausência de micção em 24 horas Massa nos lábios Genitália ambígua Extrofia da bexiga
Genitália masculina		
Abertura uretral na ponta da glande Testículos palpáveis em cada escroto Escroto normalmente grande, edemaciado, pendular e coberto com rugas; profundamente pigmentado em grupos étnicos de pele escura Esmegma Micção dentro de 24 horas	Abertura uretral coberta pelo prepúcio Prepúcio sem retração **Pérolas epiteliais**: lesões pequenas, sólidas, brancas na extremidade do prepúcio Ereção ou priapismo Testículos palpáveis no ducto inguinal Escroto pequeno	**Hipospadias**: abertura uretral na superfície ventral do pênis **Epispádias**: abertura uretral na superfície dorsal do pênis ***Chordee***: curvatura ventral do pênis Testículos não palpáveis no escroto ou ducto inguinal Sem micção dentro de 24 horas Hérnia inguinal Escroto hipoplásico **Hidrocele**: fluido no escroto Massas no escroto Mecônio no escroto Descoloração dos testículos Genitália ambígua Extrofia da bexiga
Dorso e reto		
Medula intacta; sem aberturas, massas ou curvas proeminentes Reflexo de encurvamento do tronco Reflexo anal Abertura anal patente Eliminação de mecônio dentro de 48 horas	Fezes líquidas verdes em recém-nascidos sob fototerapia Eliminação tardia de mecônio em recém-nascidos de muito baixo peso	Fissuras ou fístulas anais Ânus imperfurado Ausência de reflexo anal Ausência de mecônio entre 36 e 48 horas Ausência de vértebras Cistos ou seios pilonidais Tufo de cabelo ao longo da medula Espinha bífida cística

(*Continua*)

Tabela 7.4 Avaliação física do recém-nascido. (*continuação*)

Achados habituais	Variações comuns ou anormalidades menores	Sinais potenciais de angústia ou anormalidades principais
Extremidades		
Pés e mãos com 10 dedos Amplitude de movimento completa Leitos ungueais rosa com cianose transitória imediatamente após o nascimento Sulcos nos dois terços anteriores da região plantar Planta dos pés normalmente achatada Simetria das extremidades Tônus muscular igual bilateralmente, especialmente resistência a flexão oposta Pulsos braquiais bilaterais iguais	Sindactilia parcial entre os segundo e terceiro dedos dos pés Segundo dedo do pé sobreposto ao terceiro Grande lacuna entre o hálux e segundo pododáctilo Depressão profunda na superfície plantar do pé entre o primeiro e segundo pododáctilo Comprimento assimétrico dos pododáctilos Dorsiflexão e encurtamento do hálux	**Polidactilia**: dedos extras **Sindactilia**: dedos fundidos ou em rede **Focomelia**: mãos ou pés ligados próximos ao tronco **Hemimelia**: ausência da parte distal da extremidade Hiperflexibilidade das articulações Cianose persistente dos leitos ungueais Amarelamento dos leitos ungueais Região plantar com depressões Depressão palmar transversa (simiano) Fraturas Amplitude de movimento diminuída ou ausente Quadril deslocado ou subluxado Limitação na abdução do quadril Pregas glútea e das pernas desiguais Altura desigual dos joelhos Ruído audível na abdução do quadril Assimetria das extremidades Tônus muscular ou amplitude de movimento desigual
Sistema neuromuscular		
Extremidades normalmente em algum grau de flexão Extensão de uma extremidade seguida de posição prévia de flexão Atraso na sustentação da cabeça enquanto sentado, mas com habilidade momentânea para manter a cabeça erguida Habilidade em virar a cabeça de lado a outro quando em decúbito ventral Habilidade em manter a cabeça alinhada horizontalmente com o dorso em decúbito ventral	Estremecimento ou tremores momentâneos	**Hipotonia**: fraco controle da cabeça, extremidades flácidas **Hipertonia**: trêmulo, braços e mãos firmemente flexionados, pernas rigidamente estendidas, agita-se facilmente Postura assimétrica (exceto o reflexo tônico do pescoço) **Postura opistótona**: dorso arqueado Sinais de paralisia Tremores, contrações e espasmos mioclônicos Atraso na sustentação da cabeça observado em todas as posições

número de recém-nascidos com assimetria craniana, particularmente achatamento unilateral do occipital, e a American Academy of Pediatrics (2016c) endossou diretrizes para o cuidado da plagiocefalia posicional. Os profissionais de saúde devem educar os pais sobre a prevenção da plagiocefalia posicional, incentivando posições alternativas quando os recém-nascidos estão acordados (ver também o Capítulo 10, seção *Plagiocefalia posicional*).

Uma pera de aspiração (bulbo) é mantida perto do recém-nascido para ser usada se a sucção for necessária. Se for precisa uma remoção mais vigorosa das secreções, é utilizada a sucção mecânica. O uso de uma sonda de tamanho adequado e a técnica de aspiração correta são essenciais para evitar danos à mucosa e edema. A aspiração suave é necessária para prevenir bradicardia reflexa, laringospasmo e arritmias cardíacas decorrentes da estimulação vagal. A aspiração orofaríngea deve ser realizada por até 5 segundos, deixando tempo suficiente entre cada tentativa para permitir que o recém-nascido se reoxigene.

> **! ALERTA PARA A ENFERMAGEM**
>
> Para evitar a aspiração de líquido amniótico ou muco, limpe primeiro a faringe e depois as fossas nasais usando uma seringa de bulbo; lembre-se: boca antes do nariz. Os sinais vitais devem ser monitorados de perto e qualquer indicação de desconforto respiratório deve ser relatada imediatamente.

> **! ALERTA PARA A ENFERMAGEM**
>
> Os sinais cardinais de desconforto respiratório em um recém-nascido incluem taquipneia, batimento de asa do nariz, gemidos, retrações intercostais e cianose.

MANTER UMA TEMPERATURA CORPORAL ESTÁVEL

Manter a temperatura corporal do recém-nascido é um objetivo essencial da enfermagem. Ao nascimento, importante causa para perda de calor é a **evaporação**, que consiste na perda de calor através da pele úmida do recém-nascido. O fluido amniótico que banha a pele do recém-nascido favorece a evaporação, especialmente quando combinado com a atmosfera fria da sala de parto. A perda de calor pela evaporação é minimizada por meio da secagem rápida da pele e cabelo com uma toalha aquecida e colocação do recém-nascido em contato pele a pele com a mãe, cobertos por um cobertor.

Outra causa importante para a perda de calor é a **radiação**, definida como a perda de calor para objetos sólidos mais frios no ambiente que não estão em contato direto com o recém-nascido. A perda de calor pela radiação aumenta conforme esses objetos sólidos tornam-se mais frios e mais próximos ao recém-nascido. A temperatura do ambiente ou o ar circundante não têm efeito na perda de calor pela radiação. Esse é um ponto essencial a ser lembrado ao tentar manter uma temperatura constante para o recém-nascido, porque, embora a temperatura do ambiente seja ideal, o recém-nascido pode tornar-se hipotérmico.

Um exemplo de perda de calor radiante é a colocação do berço perto de uma janela fria ou de uma unidade de ar-condicionado. O frio de qualquer fonte esfriará as paredes do berço e, subsequentemente, o corpo do recém-nascido. Para prevenir isso, colocar os berços o mais longe possível de paredes externas, janelas e unidades de ventilação. A perda de calor também pode ocorrer por meio de condução e convecção. A **condução** envolve a perda de calor do corpo devido ao contato direto da pele com um objeto sólido mais frio. Coloque o recém-nascido sobre uma superfície acolchoada e coberta e forneça isolamento por meio das roupas e cobertas em vez de diretamente em uma mesa dura e fria pode minimizar a perda de calor por esse mecanismo. Colocar o recém-nascido em contato pele a pele com a mãe no seu tórax ou abdome imediatamente após o parto é fisicamente benéfico em termos de conservar o calor, bem como fomentar o vínculo materno e a amamentação.

A **convecção** é similar à condução, exceto pelo fato de que a perda de calor é provocada pelas correntes de ar circundantes. Por exemplo, colocar o recém-nascido no fluxo direto de ar de ventilação mecânica ou da ventilação de ar-condicionado causará perda de calor rápida por convecção. Transportar o neonato em um berço com laterais sólidas reduz o fluxo de ar ao seu redor.

PROTEGER DE INFECÇÃO E LESÃO

A prática mais importante para prevenir a infecção cruzada é pela higienização das mãos de todos os indivíduos envolvidos com o cuidado do recém-nascido. Outros procedimentos para prevenir a infecção incluem cuidados oculares, umbilicais, banhos e cuidados com a circuncisão. Unhas artificiais são proibidas (Organização Mundial da Saúde, 2009) e unhas compridas são desencorajadas para profissionais da saúde, porque as primeiras foram implicadas na transmissão de sepse. A vitamina K é administrada para proteção contra hemorragia.

Identificação

A identificação adequada do recém-nascido é essencial. O enfermeiro deve verificar se as pulseiras de identificação estão bem presas e verificar as informações sobre elas (nome, sexo, número de admissão da mãe, data e hora do nascimento) com os registros de nascimento. O ideal é que esse processo de identificação ocorra na sala de parto. Algumas instituições usam métodos de identificação infantil, como uma fotografia colorida mantida no prontuário, armazenamento de sangue do cordão umbilical para genotipagem de DNA e sistemas de vigilância eletrônica para segurança infantil.[3] O National Center for Missing and Exploited Children recomenda o uso de marcas das pegadas como forma de identificação, além de uma amostra de sangue do cordão umbilical, que é armazenada até o dia seguinte à alta. Pulseiras eletrônicas que emitem uma radiofrequência também podem ser usadas para evitar raptos de recém-nascidos (Rabun, 2014). A pulseira deve ser colocada no recém-nascido na sala de parto e removida no momento da alta pelo pessoal do hospital.

Um plano de emergência hospitalar proativo deve ser implementado para evitar o sequestro de recém-nascidos e para responder prontamente e de forma eficaz se isso acontecer. Uma simulação de sequestro de recém-nascidos é um método eficaz que pode ser usado para avaliar a competência da equipe e a resposta ao incidente (Rabun, 2014). Todos os funcionários do hospital devem ser instruídos sobre sequestro de recém-nascidos, aspectos preventivos e métodos para identificar o risco potencial de tal ocorrência.

O enfermeiro deve discutir questões de segurança com a mãe na primeira vez que o recém-nascido for trazido a ela. De acordo com o National Center for Missing and Exploited Children,[a] 58% dos sequestros de recém-nascidos ocorrem no quarto de hospital da mãe (Rabun, 2014). Uma cópia escrita das instruções de segurança também deve ser entregue aos pais, que são instruídos a olhar para os crachás de identificação de enfermeiros e funcionários do hospital que vêm para levar os recém-nascidos e não entregar seus recém-nascidos a ninguém sem a devida identificação. As mães também são aconselhadas a não deixar os recém-nascidos sozinhos no berço enquanto tomam banho ou usam o banheiro; em vez disso, elas devem pedir para que os recém-nascidos sejam observados por um profissional de saúde se um membro da família não estiver presente na sala. Os pais e funcionários são incentivados a usar um sistema de senha quando o recém-nascido for retirado do quarto como medida de segurança de rotina. O enfermeiro deve documentar no prontuário que essas instruções foram dadas e que as verificações apropriadas da faixa de identificação são feitas rotineiramente ao longo de cada turno. A equipe de enfermagem também é instruída sobre o perfil "típico" dos sequestrados e estar constantemente atenta a visitantes com comportamento incomum. O perfil típico de um sequestrador é uma mulher com idade entre 12 e 55 anos (geralmente, no início dos 20 anos), que muitas vezes está acima do peso e tem baixa autoestima; ela pode estar emocionalmente perturbada por causa da perda de seu próprio filho ou da incapacidade de conceber e ter um relacionamento tenso com seu marido ou parceiro. O sequestrador típico também pode ser visto visitando o berçário ou a unidade de terapia intensiva neonatal antes do sequestro e pode fazer perguntas específicas sobre os cuidados ou a saúde de um recém-nascido. O sequestrador pode estar familiarizado com a rotina do hospital bem como pode se passar por um profissional de saúde. Os pais estão cientes do fato de que as medidas de segurança infantil também devem ser implementadas em casa. As medidas para prevenir e diminuir o sequestro infantil após a alta hospitalar incluem evitar a publicação de anúncios de nascimento no jornal local e evitar o uso de decorações de quintal para anunciar a chegada de um recém-nascido (Rabun, 2014).

[3]N.R.T.: A identificação de recém-nascidos, no Brasil, é um direito legal, reconhecido pela legislação. O Estatuto da Criança e do Adolescente (ECA), no art. 10, refere que "Os hospitais e demais estabelecimentos de atenção à saúde de gestantes, públicos e particulares, são obrigados a: I – manter registro das atividades desenvolvidas, através de prontuários individuais, pelo prazo de dezoito anos; II – identificar o recém-nascido mediante o registro de sua impressão plantar e digital e da impressão digital da mãe, sem prejuízo de outras formas normatizadas pela autoridade administrativa competente".
Alguns serviços de saúde têm utilizado e sugerido o método de identificação de recém-nascidos combinado com a identificação no grampo do cordão umbilical e em pulseiras (ou seja, a pulseira da mãe, do recém-nascido e o grampo do cordão umbilical devem ter o mesmo número e um sistema de código de barras para cada neonato).
Disponível em: https://www.gov.br/mdh/pt-br/navegue-por-temas/crianca-e-adolescente/publicacoes/eca_digital_.pdf.; e https://proqualis.net/artigo/recomenda%C3%A7%C3%B5es-para-identifica%C3%A7%C3%A3oinequ%C3%ADvocaderec%C3%A9mnascidos#:~:text=Atualmente%2C%20o%20m%C3%A9todo%20mais%20confi%C3%A1vel,cada%20rec%C3%A9m%2Dnascido)%20e%20a. Acesso em: 14 mar. 2022.

[a]O National Center for Missing and Exploited Children possui uma variedade de recursos para pais e profissionais da saúde para a prevenção de sequestro de crianças. Contatar 800-THE-LOST (800-843-5678); http://www.missingkids.com.

Cuidados com os olhos

O tratamento oftalmológico profilático contra **oftalmia neonatal**, conjuntivite infecciosa do recém-nascido, inclui o uso de (1) solução de nitrato de prata (1%), (2) eritromicina (0,5%) pomada ou gotas oftálmicas ou (3) tetraciclina (1%) pomada ou gotas oftálmicas (de preferência em ampolas ou tubos de dose única). Todos os três são eficazes contra a conjuntivite gonocócica. A *Chlamydia trachomatis* é a principal causa de oftalmia neonatal nos EUA; antibióticos tópicos (tetraciclina e eritromicina) e nitrato de prata não são eficazes na prevenção e no tratamento da conjuntivite por clamídia. Um tratamento de 14 dias de eritromicina oral ou de 3 dias de azitromicina pode ser administrado para conjuntivite por clamídia (American Academy of Pediatrics, 2018). A administração de eritromicina oral a recém-nascidos com menos de 6 semanas de vida tem sido associada ao desenvolvimento de estenose pilórica hipertrófica infantil; portanto, os pais devem ser informados sobre os potenciais riscos e sinais da doença (American Academy of Pediatrics, 2018).

Embora a profilaxia ocular seja obrigatória nos EUA, as unidades de saúde são livres para escolher os medicamentos específicos usados. A profilaxia eficaz pode ser mais bem direcionada para o tratamento de infecções maternas por clamídia em áreas onde o organismo é prevalente. Estudos sobre vínculo materno mostraram que, na primeira hora de vida, um recém-nascido tem maior capacidade de se concentrar em movimentos coordenados do que em qualquer outro momento durante os próximos dias. Como o contato visual é muito importante no desenvolvimento do vínculo mãe-lactente, a administração rotineira de nitrato de prata[4] ou antibióticos oftálmicos tópicos pode ser adiada por até uma hora após o nascimento. No entanto, os médicos devem garantir que o medicamento seja administrado até 1 hora após nascimento.

Administração de vitamina K

Logo após o nascimento, a vitamina K é administrada para prevenir a doença hemorrágica do recém-nascido. Normalmente, a vitamina K é sintetizada pela flora intestinal. No entanto, como os intestinos dos recém-nascidos são relativamente estéreis ao nascer, acrescido ao fato de que o leite materno contém baixos níveis de vitamina K, o suprimento é inadequado pelo menos nos primeiros 3 ou 4 dias. A principal função da vitamina K é catalisar a síntese de protrombina no fígado, que é necessária para a coagulação do sangue. O músculo vasto lateral é o local de injeção tradicionalmente recomendado, mas o músculo ventroglúteo (não o dorsoglúteo) pode ser utilizado.

Vários países notaram o ressurgimento do início tardio do **sangramento por deficiência de vitamina K (VKDB, do inglês *vitamin K deficiency bleeding*)** após a prática de profilaxia administrada por via oral (American Academy of Pediatrics, 2014). As recomendações atuais são que a vitamina K seja administrada a todos os recém-nascidos em dose única intramuscular de 0,5 a 1 mg (American Academy of Pediatrics, 2014; Ng, Loewy, 2018). São necessários estudos adicionais sobre a eficácia, segurança e biodisponibilidade de preparações orais e sobre os regimes de dosagem mais eficazes para prevenir o VKDB.[5]

Administração da vacina contra hepatite B

Para diminuir a incidência do vírus da hepatite B (HBV) em crianças e suas graves consequências (cirrose e câncer de fígado) na idade adulta, recomenda-se a primeira das três doses da vacina contra hepatite B logo após o nascimento e antes da alta hospitalar para todos os recém-nascidos de mães negativas para o antígeno de hepatite de superfície B (HBsAg). A injeção é administrada no músculo vasto lateral porque esse local está associado a uma melhor resposta imune do que a área dorsoglútea (American Academy of Pediatrics, 2018). Dar ao recém-nascido sacarose oral concentrada pode reduzir a dor da injeção (Stevens, Yamada, Ohlsson et al., 2016).

Os prematuros nascidos de mulheres HBsAg-negativas devem ser vacinados a partir dos 30 dias de vida, independentemente da idade gestacional ou do peso ao nascer. Os recém-nascidos de mulheres HBsAg-positivas devem ser imunizados dentro de 12 horas após o nascimento com vacina contra hepatite B e imunoglobulina contra hepatite B (HBIG) em locais separados, independentemente da idade gestacional ou peso ao nascer (American Academy of Pediatrics, 2018).

Triagem neonatal para doenças

Vários distúrbios genéticos podem ser detectados no período neonatal. Não há política nacional para triagem neonatal nos EUA; portanto, a extensão da triagem neonatal é determinada por leis estaduais e diretrizes voluntárias. Todos os estados exigem triagem para fenilcetonúria (PKU) e hipotireoidismo congênito; muitos estados também têm programas que incluem triagem para doença falciforme e galactosemia. Como há uma preocupação com a inconsistência entre os estados na triagem de doenças genéticas com base no custo, demografia populacional, disponibilidade de recursos e ambiente político, a Task Force on Newborn Screening foi formada pela American Academy of Pediatrics e outras agências federais de saúde para lidar com isso. Várias resoluções e políticas foram desenvolvidas para melhor abordar a questão da triagem neonatal (American Academy of Pediatrics, 2016d).

A responsabilidade do enfermeiro é educar os pais sobre a importância da triagem e coletar amostras apropriadas no momento recomendado (após 24 horas de vida). Com a alta precoce do recém-nascido antes das 24 horas de vida, algumas autoridades recomendam uma nova triagem para PKU dentro de 2 semanas. A triagem depende de amostra de sangue de alta qualidade em formulários de papel com

[4]N.R.T.: No Brasil, a profilaxia com o nitrato de prata (método de Credé) foi regulamentada em 1977, pelo Decreto-lei nº 9.713, e posteriormente complementado pelo Decreto-lei nº 19.941/1982, que normatizou a operacionalização do método. A orientação do Ministério da Saúde, embasada nas novas Diretrizes Nacionais de Assistência ao Parto (2017), é que a profilaxia da oftalmia neonatal deve ser realizada na rotina com o recém-nascido. Como alternativa (mais segura e eficaz) ao nitrato de prata, podem ser utilizadas a pomada de eritromicina a 0,5% ou tetraciclina a 1% para realização da profilaxia da oftalmia neonatal. O tempo de administração da profilaxia da oftalmia neonatal pode ser ampliado em até 4 horas após o nascimento. Fonte: BRASIL. Ministério da Saúde. Secretaria de Ciência, Tecnologia e Insumos Estratégicos, Departamento de Gestão e Incorporação de Tecnologias em Saúde. Diretrizes Nacionais de Assistência ao Parto Normal: versão resumida [recurso eletrônico]. Brasília: Ministério da Saúde, 2017. Disponível em: https://bvsms.saude.gov.br/bvs/publicacoes/diretrizes_nacionais_assistencia_parto_normal.pdf. Acesso em: 14 mar. 2022.

[5]N.R.T.: Segundo as Diretrizes Nacionais de Assistência ao Parto Normal, do Ministério da Saúde, todos os recém-nascidos devem receber vitamina K para a profilaxia da doença hemorrágica. A vitamina K deve ser administrada por via intramuscular, na dose única de 1 mg, pois esse método apresenta a melhor relação de custo-efetividade. Caso os pais recusem a administração intramuscular, deve ser oferecida a administração oral da vitamina K e eles devem ser advertidos de que esse método deve seguir as recomendações do fabricante e exige múltiplas doses. A dose oral é de 2 mg ao nascimento ou logo após, seguida por uma dose de 2 mg entre o quarto e o sétimo dia. Para recém-nascidos em aleitamento materno exclusivo, em adição às recomendações para todos os neonatos, uma dose de 2 mg via oral deve ser administrada após 4 a 7 semanas, por causa dos níveis variáveis e baixos da vitamina K no leite materno e a inadequada produção endógena. Fonte: BRASIL. Ministério da Saúde. Secretaria de Ciência, Tecnologia e Insumos Estratégicos, Departamento de Gestão e Incorporação de Tecnologias em Saúde. *Diretrizes Nacionais de Assistência ao Parto Normal*: versão resumida [recurso eletrônico]. Brasília: Ministério da Saúde, 2017. Disponível em: https://bvsms.saude.gov.br/bvs/publicacoes/diretrizes_nacionais_assistencia_parto_normal.pdf. Acesso em: 14 mar. 2022.

filtro aprovados. O sangue deve saturar completamente a amostra do papel filtro apenas de um lado. O papel não deve ser manuseado, colocado em superfícies molhadas ou contaminado com qualquer substância (ver boxe *Cuidado atraumático*).

A American Academy of Pediatrics (2018) recomenda aconselhamento e teste de rotina pré-natal e perinatal para o vírus da imunodeficiência humana (HIV) para todas as mulheres grávidas.[6] Os benefícios da identificação precoce de recém-nascidos infectados pelo HIV incluem o seguinte:

- Terapia antirretroviral precoce e suplementação nutricional agressiva
- Mudanças apropriadas em seu calendário de imunização
- Monitoramento e avaliação das funções imunológicas, neurológicas e neuropsicológicas para possíveis alterações causadas pela terapia antirretroviral
- Iniciação de serviços educacionais especiais
- Avaliação da necessidade de outras terapias, como imunoglobulina para prevenção de infecções bacterianas
- Triagem e tratamento da tuberculose
- Gestão de exposições a doenças transmissíveis.

A American Academy of Pediatrics (2018) fornece orientação abrangente para o atendimento de mães afetadas pelo HIV e seus recém-nascidos. A cesariana realizada antes da ruptura das membranas ou do início do trabalho de parto pode prevenir a transmissão vertical do HIV em mulheres com tratamento ideal e está associada à redução do risco de transmissão vertical entre mulheres infectadas pelo HIV, que não estão recebendo terapia antirretroviral ou recebendo terapia mínima. Para recém-nascido cujo *status* de HIV da mãe é desconhecido, o teste rápido de anticorpos HIV fornece informações dentro de 12 horas após o nascimento do recém-nascido. A profilaxia antirretroviral é iniciada o mais rápido possível, dependendo da conclusão do teste de confirmação de HIV. A amamentação é adiada até que o teste de confirmação seja feito. Se o teste for negativo, a profilaxia é descontinuada e a amamentação pode ser iniciada. Se o teste for positivo, os recém-nascidos devem ser tratados com profilaxia antirretroviral por 6 semanas e a mãe não deve amamentar (American Academy of Pediatrics, 2018).

Triagem auditiva neonatal universal

A avaliação dos fatores de risco isoladamente pode não identificar até 50% dos recém-nascidos com perda auditiva. A privação auditiva na primeira infância resulta em reorganização estrutural e funcional em nível cortical, levando a déficits ao longo da vida (Canadian Pediatric Society, 2016). Sem diagnóstico e intervenção precoces, a perda auditiva leva a déficits irreversíveis na comunicação e nas habilidades psicossociais, cognição e alfabetização (Canadian Pediatric Society, 2016). Por esses motivos, a American Academy of Pediatrics (2016d) e a Canadian Pediatric Society (2016) recomendam a triagem auditiva universal de todos os recém-nascidos antes da alta do hospital do parto.

Os recém-nascidos podem ser monitorados para perda auditiva pela resposta auditiva do tronco encefálico ou emissões otoacústicas evocadas. Para crianças nascidas por parto cesariana, é preferível adiar o teste de emissões otoacústicas (EOA) até 48 horas pós-nascimento,

[6]N.R.T.: No Brasil, no período de 2000 até 7/2021, foram notificadas 141.025 gestantes infectadas com HIV. Destas, 37,4% das gestantes eram residentes da Região Sudeste, seguida pelas Regiões Sul (29,5%), Nordeste (18,3%), Norte (8,9%) e Centro-Oeste (5,9%). Em 10 anos, houve aumento de 30,3% na taxa de detecção de HIV em gestantes: em 2010, foram registrados 2,1 casos/mil nascidos vivos e, em 2020, essa taxa passou para 2,7 mil nascidos vivos. Em parte, essa elevação pode ser explicada pelo aumento do diagnóstico no pré-natal e pela melhoria da vigilância na prevenção da transmissão vertical do HIV. Disponível em: http://www.aids.gov.br/pt-br/pub/2021/boletim-epidemiologico-hivaids-2021. Acesso em: 15 mar. 2022.

Cuidado atraumático

Punções de calcanhar

A punção do calcanhar é necessária para obter sangue para exames de recém-nascidos, incluindo triagem metabólica neonatal. A punção do calcanhar é reconhecida como um procedimento doloroso, e inúmeras estratégias não farmacológicas demonstraram potencial de alívio da dor.

A American Academy of Pediatrics (2016e) escreveu uma declaração política abrangente sobre prevenção e cuidado da dor no neonato. Ela destaca a importância de prevenir e minimizar a dor com intervenções como sucção não nutritiva, contato pele a pele, enfaixamento ou aconchego facilitado e amamentação ou sacarose oral. Essas estratégias podem gerenciar significativamente os comportamentos de dor associados a procedimentos dolorosos em neonatos. A sacarose oral e a sucção não nutritiva mostraram-se eficazes na diminuição da dor associada a punções no calcanhar e outros procedimentos dolorosos em recém-nascidos prematuros e a termo; no entanto, a faixa de dosagem exata que fornece eficácia ideal varia entre os estudos. Evidências indicam que apenas 0,05 a 0,5 mℓ de uma solução oral de sacarose a 24% é eficaz na diminuição da dor em recém-nascidos a termo e prematuros (Stevens et al., 2016). O melhor efeito analgésico é alcançado quando a sacarose é administrada 2 minutos antes do procedimento doloroso com chupeta ou seringa e é administrada repetidamente em pequenas quantidades (ou seja, 0,05 a 0,5 mℓ) em intervalos de 2 minutos durante todo o procedimento doloroso. O efeito parece começar aos 2 minutos e dura cerca de 4 minutos; portanto, o efeito analgésico pode diminuir se os procedimentos forem prolongados (Stevens et al., 2016). Atualmente, existem várias soluções de sacarose orais disponíveis comercialmente. Quando não estiverem disponíveis, a farmácia pode misturar uma solução oral de sacarose para garantir um produto limpo. Atenção estrita à técnica asséptica deve ser dada com esse método para evitar a contaminação da solução e problemas subsequentes. A amamentação está correlacionada com o alívio da dor em recém-nascidos a termo submetidos a procedimentos dolorosos, como demonstrado pela redução do tempo de choro e dos escores de dor dos recém-nascidos (Cleveland et al., 2017), mas o leite materno administrado por seringa não mostrou a mesma eficácia que amamentação propriamente dita (Shah, Herbozo, Aliwalas et al., 2012). A comparação da sacarose com a amamentação produziu resultados mistos; portanto, é difícil determinar o tratamento ideal para a prevenção da dor ao comparar a amamentação com a sacarose, e mais pesquisas são necessárias (Shah et al., 2012). Em uma revisão de oito estudos randomizados controlados, foi explorado o uso de anestésicos tópicos, como a mistura eutética de anestésicos locais (EMLA) em creme antes da punção venosa, em recém-nascidos a termo e prematuros. Os autores concluíram que os efeitos analgésicos eram de significância clínica incerta e as preocupações com o risco de metemoglobinemia precisavam ser avaliadas em estudos futuros (Foster, Taylor & Spence, 2017). O contato pele a pele mãe-recém-nascido, também conhecido como método canguru, demonstrou reduzir significativamente o sofrimento de um recém-nascido durante procedimentos dolorosos (Cleveland et al., 2017). Isso foi medido com índices fisiológicos, como frequência cardíaca e comportamentos, como chorar. Os estudos publicados são diversos em relação aos resultados medidos, e é impossível que os observadores sejam cegos para os tratamentos de prevenção da dor. Os autores de uma revisão abrangente de 25 estudos concluíram que mais pesquisas são necessárias para entender melhor as estratégias ideais e os efeitos do contato pele a pele para prevenção e alívio da dor (Johnston, Campbell-Yeo, Disher et al., 2017). Existem muitas intervenções eficazes para diminuir a dor associada à punção do calcanhar em recém-nascidos. Os enfermeiros devem usar todos os recursos disponíveis para defender a prevenção e o cuidado da dor neonatal durante procedimentos dolorosos (ver também o boxe *Cuidado atraumático* mais adiante neste capítulo).

uma vez que o teste precoce está associado a taxas significativamente mais altas de falha, possivelmente devido à retenção de líquido no ouvido médio (Smolkin, Mick, Dabbah et al., 2012). Recém-nascidos que falham na triagem inicial requerem encaminhamento para reteste ambulatorial e intervenção até 1 mês de vida; recém-nascidos que não recebem triagem inicial antes da alta também devem ser testados no primeiro mês de vida (American Academy of Pediatrics, 2016d).[7]

Banho

A hora do banho é uma oportunidade para o enfermeiro realizar muito mais do que a higiene geral. É um excelente momento para observar o comportamento do recém-nascido, estado de excitação, estado de alerta e atividade muscular. Devido à possibilidade de transmissão de organismos como HBV e HIV via sangue materno e líquido amniótico com a presença de sangue, como parte das precauções-padrão, os enfermeiros devem utilizar luvas ao manusear o recém-nascido até que o sangue e o líquido amniótico sejam removidos pelo banho.

O banho precoce (na primeira hora de vida) interfere no contato pele a pele e na amamentação, comprometendo a proteção básica contra a infecção neonatal. Recomendações recentes da OMS aconselham adiar o primeiro banho do recém-nascido por 24 horas (Organização Mundial da Saúde, 2018a). Se houver motivos culturais para o banho mais cedo, a OMS recomenda adiar o primeiro banho por no mínimo 6 horas após o nascimento. Além disso, em um projeto recente de melhoria da qualidade, os enfermeiros descobriram que adiar o primeiro banho por pelo menos 12 horas resultava em maiores taxas de aleitamento materno exclusivo no hospital (Condo DiCioccio, Ady, Bena et al., 2018).

A hora do banho é uma oportunidade para o enfermeiro envolver os pais no cuidado de seu filho, ensinar procedimentos de higiene corretos e ajudar os pais a aprender sobre as características individuais de seu filho (Figura 7.10). O banho também pode incentivar os pais a aprender e entender melhor as características comportamentais do recém-nascido. O enfermeiro reforça o material de banho adequado e a necessidade de segurança quanto à temperatura da água e supervisão do recém-nascido em todos os momentos do banho.

A superfície da pele do recém-nascido tem um pH de cerca de 5 logo após o nascimento, e os efeitos bacteriostáticos desse pH são significativos. Além disso, a pele do recém-nascido é coberta com vérnix caseoso, uma barreira química e mecânica da pele para recém-nascidos. Vérnix protege os recém-nascidos de infecções e auxilia no desenvolvimento do manto ácido da pele. O vérnix não deve ser removido com o banho; deve-se permitir que ele absorva ou desgaste-se com cuidado e manuseio normais (Lund, 2016). Consequentemente, a água morna é apropriada para banhos de rotina. Se for necessário um produto de higiene corporal, ele deve ser suave e ter pH neutro. Sabões, óleos, pós e loções alcalinos não são usados porque alteram o manto ácido, proporcionando, assim, um meio para o crescimento bacteriano. Os pós de talco ou amido de milho têm o risco adicional de aspiração se forem aplicados perto do rosto do lactente (ver Capítulo 10, seção *Dermatite da fralda*).

Os pais devem ser envolvidos em uma discussão sobre o banho do recém-nascido em casa. Recomenda-se que nas primeiras 2 a 4 semanas o recém-nascido seja banhado não mais do que duas ou três vezes por semana com um banho de esponja morna simples. Essa prática ajudará a manter a integridade da pele do recém-nascido e dará tempo para que o cordão umbilical seque completamente. O banho diário de rotina para recém-nascidos não é mais recomendado.

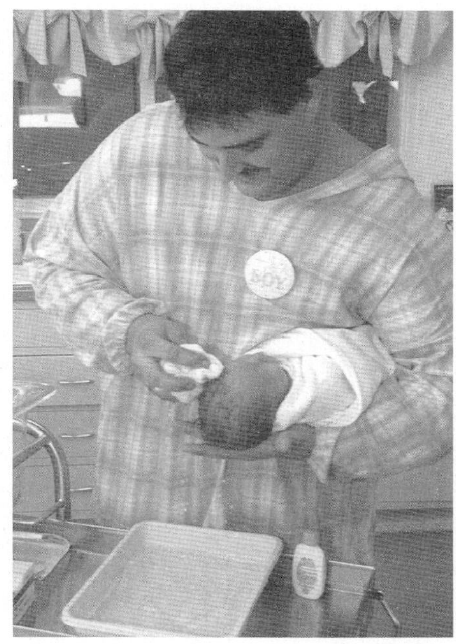

Figura 7.10 O momento do banho é uma oportunidade excelente para os pais aprenderem sobre seu recém-nascido.

A limpeza deve prosseguir na direção cefalocaudal (da cabeça aos pés). Lembre os pais de não esfregar vigorosamente a pele do recém-nascido para remover o vérnix. Uma fralda deve ser colocada após o banho e a criança vestida adequadamente para evitar a perda de calor.

Cuidados com o umbigo

Uma vez que o coto umbilical é um excelente meio para o crescimento bacteriano, vários métodos de cuidado do cordão umbilical têm sido praticados para prevenção de infecção. Alguns métodos populares no passado incluem o uso de um agente antimicrobiano, como bacitracina ou corante triplo ou agentes como álcool ou povidona. Uma revisão Cochrane de 21 estudos (a maioria dos quais foi realizada em países desenvolvidos) não encontrou diferença significativa entre os cordões tratados com antissépticos em comparação com os cuidados mantendo o cordão seco ou usando placebo; não houve relatos de infecções sistêmicas ou mortes, e uma tendência de colonização reduzida foi encontrada em cordões tratados com antibióticos (Zupan, Garner & Omari, 2004). Além disso, em uma revisão clínica publicada pela American Academy of Pediatrics em 2016, os autores relataram que nenhum benefício ocorreu com a aplicação de antimicrobianos no umbigo de uma criança nascida no hospital de um país com muitos recursos (Stewart & Benitz, 2016). Assim, as recomendações atuais para o cuidado do cordão umbilical para recém-nascidos no mundo desenvolvido incluem a limpeza do cordão inicialmente com água estéril ou um produto de higiene com pH neutro e, posteriormente, a limpeza do cordão com água (American Academy of Pediatrics, 2016f).

Os enfermeiros que trabalham no cuidado neonatal devem avaliar cuidadosamente os estudos disponíveis e comparar os riscos e benefícios do método de cuidado do cordão em sua própria população de recém-nascidos e famílias. Particularmente no mundo em desenvolvimento, os recém-nascidos podem encontrar um risco aumentado

[7]N.R.T.: Para conhecimento sobre saúde auditiva na infância, no Brasil, em especial a Triagem Auditiva Neonatal, nos diferentes pontos de atenção da rede, consultar as Diretrizes de Atenção da Triagem Auditiva Neonatal. Fonte: BRASIL. Ministério da Saúde; Secretaria de Atenção à Saúde; Departamento de Ações Programáticas Estratégicas; Departamento de Atenção Especializada. *Diretrizes de Atenção da Triagem Auditiva Neonatal*. Brasília: Ministério da Saúde, 2012.32 p.: il. Disponível em: https://bvsms.saude.gov.br/bvs/publicacoes/diretrizes_atencao_triagem_auditiva_neonatal.pdf. Acesso em: 15 mar. 2022.

de sepse potencialmente fatal; portanto, o tratamento antimicrobiano pode ser apropriado nesses ambientes (American Academy of Pediatrics, 2016f).

Independentemente do método utilizado, o enfermeiro deve ensinar aos pais a importância da observação e monitoramento do cordão, além dos métodos de cuidado do cordão, no planejamento da alta. A fralda deve ser posicionada abaixo do cordão para evitar irritação e umidade do local. Os pais são instruídos sobre a deterioração do coto e os cuidados umbilicais adequados. O coto deteriora-se pelo processo de gangrena seca, com tempo médio de separação de 5 a 15 dias. O tempo de separação do cordão é influenciado por vários fatores, incluindo tipo de cuidado do cordão, tipo de parto e outros eventos perinatais. Leva mais algumas semanas para a base do cordão cicatrizar completamente após a separação do cordão. Durante esse tempo, o cuidado consiste em manter a base limpa e seca e observar qualquer sinal de infecção.

Circuncisão

A circuncisão, a remoção cirúrgica do prepúcio na glande do pênis, não é uma prática comum na maioria dos países. Nos EUA, no entanto, entre 40 e 70% dos recém-nascidos do sexo masculino são circuncidados, dependendo da região (Owings, Uddin & Williams, 2013). Os Centers for Disease Control and Prevention relatam que a taxa geral de circuncisão de recém-nascidos nos EUA caiu de 64,5% em 1979 para 58,3% em 2010 (Owings et al., 2013). Apesar da frequência do procedimento nos EUA, há controvérsias em relação aos benefícios e riscos (Boxe 7.4).

Os pesquisadores exploraram a possível ligação entre a circuncisão e a redução da propagação de doenças transmissíveis, como o papilomavírus humano (HPV) e o HIV na vida adulta. As evidências atuais sugerem que a circuncisão reduz a incidência de infecções do trato urinário, câncer de pênis e vagina e a aquisição de infecções sexualmente transmissíveis (ISTs); no entanto, os benefícios são mais significativos para populações de alto risco nos países em desenvolvimento (Canadian Pediatric Society, 2015; Morris, Krieger & Klausnerc, 2017). A American Academy of Pediatrics (2012a) afirma que as evidências atuais indicam que os benefícios para a saúde da circuncisão masculina do recém-nascido superam os riscos e que o procedimento deve ser disponibilizado às famílias que o escolherem. Apesar dos dados de resultados encorajadores, os benefícios para a saúde ainda não são grandes o suficiente para recomendar a circuncisão de *rotina* para todos os recém-nascidos do sexo masculino (Canadian Pediatric Society, 2015; Jagannath, Fedorowicz, Sud et al., 2012; Morris et al., 2017).

A declaração da American Academy of Pediatrics (2012a) enfatiza a autonomia dos pais para determinar o que é melhor para seu recém-nascido. A política incentiva o profissional de cuidados primários a garantir que os pais recebam informações precisas e imparciais sobre os riscos, benefícios e alternativas antes de fazer uma escolha informada, e que eles entendam que a circuncisão é um procedimento eletivo. Além de examinar os benefícios médicos da circuncisão do recém-nascido, a American Academy of Pediatrics recomenda que, se os pais decidirem circuncidar seu recém-nascido do sexo masculino, deve ser fornecida analgesia para o procedimento.

Os enfermeiros estão em uma posição única para educar os pais sobre os cuidados com seus recém-nascidos e devem garantir que os pais tenham informações precisas e imparciais para tomar uma decisão informada. Os pais devem discutir as opções de controle da dor e a possibilidade de observar o procedimento com o clínico geral.[b]

O enfermeiro deve utilizar intervenções não farmacológicas como adjuvante para reduzir a dor desse procedimento operatório (ver boxe *Cuidado atraumático*). Apesar das evidências científicas adequadas de que os recém-nascidos sentem e respondem à dor, as circuncisões ainda podem ser realizadas com analgesia insuficiente ou sem analgesia. Os enfermeiros devem usar a declaração de política da American Academy of Pediatrics para defender o uso de alívio ideal da dor durante a circuncisão.

A circuncisão geralmente é realizada no berçário. Não deve ser realizada imediatamente após o parto devido ao estado fisiológico instável do neonato e à maior suscetibilidade ao estresse. Os cuidados de enfermagem pré-operatórios incluem não permitir que o recém-nascido seja amamentado antes do procedimento para evitar aspiração de vômito (cerca de 1 a 2 horas); todavia, a necessidade dessa prática tem sido contestada. Medidas adicionais incluem o intervalo cirúrgico, a verificação de um formulário de consentimento assinado e a contenção adequada do lactente, geralmente em uma prancha especial (Figura 7.11) ou cadeira de contenção de circuncisão fisiológica. A cadeira de circuncisão é acolchoada e permite a livre movimentação das extremidades do recém-nascido sem comprometer o campo cirúrgico. Além disso, a cadeira permite que o recém-nascido se sente em um ângulo de 30 a 45° e é ajustável para acomodar recém-nascidos menores. Todos os equipamentos utilizados para o procedimento, como luvas, instrumentos, curativos e toalhas, devem ser estéreis.

O procedimento envolve a liberação do prepúcio da glande do pênis usando um bisturi, pinça Gomco ou Mogen (ver boxe *Considerações culturais*) ou Plastibell. Na técnica de Gomco, o prepúcio é pinçado, cortado com bisturi e removido; a pinça esmaga as terminações nervosas e

[b]*Should the baby be circumcised?* está disponível na American Academy of Pediatrics, 141 Northwest Point Blvd., Elk Grove Village, IL 60009-1098; 847-434-4000; fax: 847-434-8000; http://www.aap.org.

Boxe 7.4 Riscos e benefícios de circuncisão neonatal.

Riscos

Complicações:

- Hemorragia
- Infecção
- Meatite (da perda do prepúcio protetor)
- Aderências
- Pênis escondido
- Fístula uretral
- Estenose de meato
- Necrose ou amputação

Dor em recém-nascidos não anestesiados: consequências de longo prazo são desconhecidas, mas estresses em curto prazo incluem frequência cardíaca aumentada, mudanças de comportamento, choro prolongado, níveis aumentados de cortisol e oxigenação diminuída do sangue.

Benefícios[a]

Prevenção de câncer peniano e postite (inflamação do prepúcio)
Redução da incidência de balanite (inflamação da glande), de infecções do trato urinário em recém-nascidos meninos e de algumas infecções sexualmente transmitidas na vida adulta (herpes, sífilis, gonorreia)
Incidência diminuída de infecção por vírus da imunodeficiência humana (HIV), papiloma vírus humano (HPV) e câncer cervical (na parceira mulher)
Prevenção de complicações associadas à circuncisão tardia
Preservação da imagem do corpo masculino que é consistente com os pares (apenas em países ou culturas onde o procedimento é comum)

[a]Embora haja redução do risco para essas condições com a circuncisão, o risco absoluto de doenças (como câncer de pênis e infecções do trato urinário infantil) é tão baixo que nem a American Medical Association nem a American Academy of Pediatrics recomendam a circuncisão para prevenção. Há evidências crescentes sobre a circuncisão e a diminuição da transmissão de infecções sexualmente transmissíveis (Morris, Krieger & Klausnerc, 2017). As recomendações de circuncisão masculina dos Centers for Disease Control and Prevention representam uma medida fundamental de saúde pública para a prevenção do HIV em longo prazo e provavelmente incluirão a circuncisão neonatal.

Cuidado atraumático

Diretrizes para o tratamento da dor durante a circuncisão neonatal[a]

Intervenções farmacológicas

Uso de bloqueio do nervo peniano dorsal ou bloqueio do anel com analgesia tópica.

Cremes tópicos como EMLA são usados para anestesiar o local da operação e lidocaína, que é administrada por injeção para realizar um bloqueio nervoso.

Intervenções não farmacológicas

Medidas de conforto como música, chupar chupeta e vozes calmantes são úteis; no entanto, essas estratégias não se mostraram suficientes para reduzir a dor da circuncisão quando usadas isoladamente. Além das intervenções farmacológicas solicitadas pelo médico:

- Se estiver usando uma placa de circuncisão, cobrir conforme necessário com cobertores ou outro material grosso e macio. Uma contenção mais confortável, acolchoada e fisiológica, que coloca o recém-nascido em uma posição semirreclinada, também pode diminuir o sofrimento
- Dar aos pais a opção de estarem presentes durante a circuncisão, depois de verificarem que essa é uma opção, discutindo-a com o clínico geral
- Enrolar a parte superior do corpo e as pernas do recém-nascido para fornecer calor e contenção e reduzir o movimento
- Se o recém-nascido não estiver enfaixado e despido, usar um aquecedor radiante para evitar hipotermia. Proteger os olhos do recém-nascido das luzes do teto
- Pré-aquecer quaisquer soluções tópicas a ser usadas na preparação estéril do local cirúrgico, colocando-as em um cobertor ou toalha quente
- Tocar uma música de relaxamento infantil antes, durante e após o procedimento; permitir aos pais ou outro cuidador a opção de escolher a música
- Após o procedimento, remover as restrições e faixas. Imediatamente, pedir aos pais, cuidador ou equipe de enfermagem que segurem a criança. Continuar a estimular a sucção do recém-nascido em uma chupeta ou oferecer alimentação

[a]Existem evidências e suporte suficientes para o uso de intervenções farmacológicas e não farmacológicas para o cuidado holístico da dor neonatal. Analgesia combinada, incluindo intervenções farmacêuticas e não farmacológicas (como panos, sucção e sacarose), são recomendadas durante o procedimento para fornecer controle holístico da dor (American Academy of Pediatrics, 2016d).

os vasos sanguíneos, promovendo a hemostasia. No procedimento Plastibell, o prepúcio é removido usando um anel de plástico e um barbante amarrado ao redor do prepúcio como um torniquete. O prepúcio em excesso é aparado. Em cerca de 5 a 8 dias o anel de plástico separa-se e cai.

Uma vez que o procedimento é concluído, o recém-nascido é liberado das restrições e confortado. Se os pais não estiveram presentes durante o procedimento, eles são informados sobre o estado da criança e reencontram o filho.

Os cuidados com a circuncisão dependem do tipo de procedimento. Se uma pinça foi usada, um curativo de gaze de petrolato pode ser aplicado frouxamente para evitar aderência à fralda. Se o Plastibell foi aplicado, não é necessário curativo especial; no entanto, um curativo de gaze com gelatina de petrolato pode ser utilizado para evitar a aderência da glande à fralda. Como a área é sensível, a fralda deve ser colocada frouxamente para evitar atrito contra o pênis. A circuncisão é avaliada quanto ao sangramento excessivo nas primeiras horas após o procedimento, e a primeira micção é registrada. Um padrão recomendado é avaliar o local a cada 30 minutos por pelo menos 2 horas e, posteriormente, pelo menos a cada 2 horas.

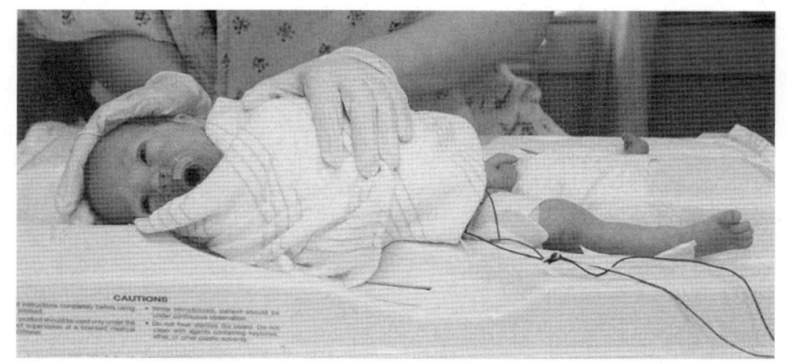

Figura 7.11 Posicionamento apropriado de recém-nascido em Circumstraint®. (Foto por Paul Vincent Kuntz, Texas Children's Hospital, Houston, TX.)

Considerações culturais

Circuncisão

Na cultura judaica, a circuncisão é realizada durante uma cerimônia chamada *berith*, ou *bris*, que ocorre no 8º dia de vida. Um profissional especialmente treinado, conhecido como *mohel*, estica o prepúcio sobre a glande, puxando-o através de uma fenda em um escudo (geralmente, um grampo Mogen) e cortando-o com uma faca. A técnica tradicional não é estéril, e o sangramento é controlado por uma bandagem apertada ao redor do pênis. A criança pode receber um pouco de vinho doce antes do procedimento. Cobertores em vez de tiras são geralmente usados para prender o recém-nascido a uma prancha, e os pais estão presentes. Embora o risco de lesão da circuncisão neonatal seja baixo, o risco aumenta quando a circuncisão é realizada fora do hospital por profissionais não profissionais. Estão disponíveis técnicas sugeridas para evitar lesões e para reparar lesões (Banihani, Fox, Gander et al., 2014; Pippi Salle, Jesus, Lorenzo et al., 2013).

A circuncisão feminina (mutilação) é praticada em algumas partes da África, Oriente Médio, Sudeste Asiático e América do Sul – e em alguns imigrantes dessas áreas. Nas operações mais extensas, o orifício vaginal é estreitado com criação de um selo de cobertura por corte e aposição dos pequenos lábios e/ou grandes lábios, com ou sem excisão do clitóris (Bazi, 2017). Objetos pontiagudos como vidro, navalhas, tesouras ou pedras afiadas são normalmente utilizados, muitas vezes sem anestesia de qualquer tipo. Hemorragia, trauma e sepse são complicações potenciais. A mutilação genital feminina pode ser feita em recém-nascido ou pode ser adiada até a puberdade. Em algumas culturas, a circuncisão feminina é usada para provar a virgindade e reduzir o prazer sexual, promovendo, assim, a fidelidade.

A OMS (2018b) condena todas as formas de mutilação genital feminina. Está associada a um risco aumentado de resultados obstétricos adversos e a inúmeros problemas físicos, que muitas vezes podem não receber cuidados médicos adequados.

Normalmente, no segundo dia, forma-se um exsudato branco amarelado como parte do processo de granulação. Esse não é um sinal de infecção e não deve ser removido à força. À medida que a cicatrização progride, o exsudato desaparece. Os pais são instruídos a relatar qualquer evidência de sangramento, edema incomum ou ausência de micção ao médico.

DICAS PARA A ENFERMAGEM Para verificar a micção em fraldas descartáveis feitas de material gel absorvente, aperte a fralda próximo ao local no qual fica a virilha do recém-nascido, quando a utiliza, e sentirá uma sensação "grumosa e pastosa". Essas fraldas ficarão secas apesar da micção.

FORNECIMENTO DA NUTRIÇÃO IDEAL

A seleção de um método de alimentação é uma das principais decisões que os pais encaram. Em geral, há duas escolhas: (1) leite materno e (2) fórmula de leite de vaca integral preparada comercialmente. Esses dois métodos têm vantagens e diferenças nutricionais, econômicas e psicológicas significativas. Os enfermeiros devem estar na vanguarda do fornecimento aos pais de informações precisas e imparciais necessárias para tomar uma decisão informada consciente em relação ao método de alimentação.

Influências culturais na alimentação infantil

Crenças e práticas culturais podem influenciar significativamente os métodos de alimentação infantil. Muitas culturas normalmente não fornecem colostro aos recém-nascidos e só começam a amamentar depois que o leite "desce" (ou seja, o leite é produzido em volumes maiores do que aqueles observados com a produção inicial de colostro). Esses grupos incluem mães na Ásia, América Latina e África Subsaariana e, muitas vezes, mães que emigraram dessas áreas (Agho, Ogeleka, Ogbo et al., 2016). Quando a amamentação é adiada até que o leite materno esteja disponível em volumes maiores (geralmente, alguns dias após o parto), os lactentes recebem líquidos pré-lácteos como chá, suco, água ou água adoçada com açúcar ou mel antes do início da amamentação (Agho et al., 2016). Algumas justificativas para essa prática incluem a preocupação de que, como o volume de colostro é pequeno, o lactente pode estar em risco de desidratação ou de que alimentos não lácteos sejam necessários para "limpar" o trato gastrintestinal para a digestão. Embora talvez intuitivamente lógico, nenhum desses fundamentos é baseado em evidências. O uso de alimentação pré-láctea aumenta significativamente o risco de infecção, particularmente em países em desenvolvimento onde o saneamento pode ser precário. Além disso, a falha em esvaziar as mamas regularmente nas primeiras horas e dias após o parto contribui para uma oferta de leite abaixo do ideal.

Um estudo recente de mulheres imigrantes chinesas na Austrália relatou que as mulheres chinesas eram mais propensas a combinar amamentação com fórmula e introduzir sólidos mais cedo do que a população geral australiana (Kuswara, Laws, Kremer et al., 2016). As mães chinesas compartilharam que, embora apoiassem a amamentação exclusiva, os avós frequentemente as pressionavam a usar fórmula, acreditando que "um recém-nascido gordo é um bebê saudável". Wandel et al. (2016) relataram achados semelhantes depois de estudar um pequeno grupo de mulheres somalis que imigraram para a Noruega. Embora o apoio familiar ao aleitamento materno seja geralmente relatado como forte, a suplementação precoce com fórmula é comum, assim como a crença na necessidade de introduzir a alimentação hídrica precocemente. A cultura somali aparentemente favorece recém-nascidos "gordinhos", e a fórmula é vista como a melhor forma de garantir esse ganho de peso.

Waldrop (2016) descreve a prática de *los dos* (que significa *os dois* ou *ambos*) entre mulheres hispânicas que vivem nos EUA, que envolve a suplementação da amamentação com fórmula infantil. As mulheres desse estudo afirmaram que as razões para escolher *los dos* foram baseadas na experiência anterior com a alimentação infantil, não querer que o recém-nascido chore de fome, desejo de melhorar a saúde do recém-nascido e querer evitar que o neonato sofra quando a mãe volta ao trabalho. Muitas mães acreditavam que o leite materno por si só era inadequado para a nutrição dos recém-nascidos e que elas não tinham uma oferta adequada de leite materno para manter seus lactentes satisfeitos. A amamentação também foi percebida como algo trabalhoso e às vezes doloroso e constrangedor em comparação com a mamadeira. As crenças familiares e culturais também foram citadas como motivos para não amamentar exclusivamente e praticar *los dos*.

Em um pequeno estudo recente com mulheres mexicano-americanas de uma cidade do meio-Oeste dos EUA, os autores relataram que 43% das mulheres amamentavam exclusivamente e apenas uma minoria dessas mães usava fórmula nos primeiros dias de amamentação (Wambach, Domain, Page-Goertz et al., 2016). Esse achado ilustra o perigo de se fazer suposições sobre qualquer grupo cultural, pois a educação e a exposição a diferentes práticas podem influenciar na mudança na prática do aleitamento materno. As ideias e práticas culturais tradicionais podem evoluir ao longo do tempo; portanto, a formação cultural nem sempre prevê o comportamento, e a avaliação individual é necessária.

Os valores socioculturais podem impedir que a mãe receba informações adequadas sobre aleitamento materno. Se a família é fortemente patriarcal e o pai é a única pessoa que fala inglês na família, as informações necessárias transmitidas à família pelo profissional de saúde podem não ser traduzidas corretamente, daí a necessidade de avaliar continuamente as crenças e práticas das mães. A variação no dialeto também pode contribuir para a confusão. Por exemplo, entre os hispânicos de língua espanhola, a terminologia usada em um país para o ato de amamentar ou descrever os seios pode ser ofensiva em outro país. Atitudes culturais em relação à modéstia e amamentação às vezes são considerações importantes (ver boxe *Considerações culturais*).

Com o aumento do número de imigrantes nos EUA, cabe aos enfermeiros discutirem os valores culturais relacionados com a amamentação e os benefícios da amamentação para que as mães possam tomar uma decisão informada. Os enfermeiros devem esclarecer com as mães quais são suas expectativas em relação à alimentação infantil e auxiliá-las no cumprimento dessas metas.

Leite humano

O leite humano é a melhor opção para nutrição infantil até 1 ano. Ele contém micronutrientes que são **biodisponíveis**, o que significa que esses nutrientes estão disponíveis em quantidades e qualidades que os tornam facilmente digeríveis pelo intestino do recém-nascido e absorvidos para energia e crescimento. O leite humano oferece uma variedade de propriedades imunológicas não encontradas em fórmulas infantis comercialmente preparadas. Além disso, o leite humano demonstrou ser eficaz na proteção de recém-nascidos contra infecções do sistema respiratório, infecções gastrintestinais, otite média, inúmeras alergias, diabetes melito tipo 2 e atopia.

A lisozima é encontrada em grandes quantidades no leite humano com funções bacteriostáticas contra bactérias gram-positivas e organismos *Enterobacteriaceae*. O leite humano também contém vários

Considerações culturais

Aculturação

A aculturação é um processo pelo qual os membros de um grupo cultural adotam as crenças e os comportamentos de outro grupo. Pode haver problemas de linguagem ou alfabetização que interfiram na aquisição de informações atualizadas sobre aleitamento materno. Pode haver apoio familiar limitado para mulheres imigrantes e as normas culturais podem estar em desacordo com as informações apresentadas pelos prestadores de cuidados em seu novo país. Jones et al. (2015) relataram que, embora algumas barreiras potenciais à amamentação sejam comuns a todas as mulheres, como dor, constrangimento, emprego ou inconveniência, as mulheres imigrantes geralmente têm preocupações adicionais. As estratégias para aumentar a probabilidade de sucesso do aleitamento materno incluem educação pré-natal sobre aleitamento materno, programas aprimorados de apoio à amamentação em hospitais e vinculação das mães a apoiadores não profissionais (Jones et al., 2015).

outros fatores de defesa do hospedeiro, como macrófagos, granulócitos e linfócitos T e B. A caseína no leite humano aumenta muito a absorção de ferro, evitando a proliferação de bactérias dependentes de ferro no trato gastrintestinal. A imunoglobulina A (IgA) secretora é encontrada em níveis elevados no colostro, mas os níveis diminuem gradualmente ao longo dos primeiros 14 dias de vida. A IgA secretora é uma imunoglobulina que impede que vírus e bactérias invadam a mucosa intestinal em recém-nascidos amamentados, protegendo-os da infecção. Acredita-se também que essa proteína do soro de leite desempenha um papel importante na prevenção do desenvolvimento de alergias.

O teor de gordura do leite humano é composto por lipídios, triglicerídeos e colesterol; o colesterol é um elemento essencial para o crescimento do cérebro. A função desses lipídios é permitir uma ótima absorção intestinal de ácidos graxos e fornecer ácidos graxos essenciais e ácidos graxos poli-insaturados. Além disso, os lipídios contribuem com aproximadamente 50% do total de calorias no leite humano. Embora o teor geral de gordura no leite humano seja maior do que o da fórmula à base de leite de vaca, ele é usado de forma mais eficiente pelo recém-nascido.

A principal fonte de carboidratos no leite humano é a lactose, que está presente em concentrações mais altas (6,8 g/dℓ) do que na fórmula à base de leite de vaca (4,9 g/dℓ). Outros carboidratos encontrados no leite humano incluem glicose, galactose e glucosamina. Os carboidratos servem não apenas como uma grande porcentagem das calorias totais do leite humano, mas também têm uma função protetora; os oligossacarídeos (**prebióticos**) no leite humano estimulam o crescimento de *Lactobacillus bifidus* (um **probiótico**) e previnem a adesão de bactérias às superfícies epiteliais.

O leite humano contém as duas proteínas de soro (lactalbumina) e caseína (coalhada) em uma proporção de soro dominante de 70 a 80:20 a 30 no início da lactação, diminuindo para 50:50 no fim da lactação. O leite de vaca é dominante em caseína, com uma proporção de aproximadamente 20:80 de soro de leite para caseína. As fórmulas à base de leite de vaca variam em suas proporções de soro de leite para caseína, pois algumas adicionaram soro de leite para alterar sua formulação para se assemelhar mais ao leite humano (Martin, Ling & Blackburn, 2016). Essa proporção de dominância de soro no leite humano o torna mais digerível e produz as fezes moles observadas em recém-nascidos amamentados. Assim, o leite humano tem um efeito laxante e a constipação intestinal é incomum. A proteína de soro de leite lactoferrina no leite humano tem características de ligação de ferro com capacidades bacteriostáticas, particularmente contra aeróbios, anaeróbios e leveduras gram-positivos e gram-negativos.

Várias enzimas digestivas, como amilases, lipases, proteases e ribonucleases, estão presentes no leite humano e melhoram a digestão e absorção de vários nutrientes. As quantidades de vitaminas lipossolúveis e hidrossolúveis, bem como eletrólitos, minerais e oligoelementos, no leite humano são suficientes para o crescimento, desenvolvimento e necessidades energéticas do lactente durante os primeiros 6 meses de vida. A única exceção possível é a vitamina D, que é encontrada em quantidades variadas, dependendo da ingestão da mãe de alimentos fortificados com vitamina D e exposição à luz ultravioleta. Portanto, para prevenir o raquitismo por deficiência de vitamina D, os Centers for Disease Control and Prevention (2018) recomendam que, a menos que a mãe lactante esteja tomando suplementos de aproximadamente 6.000 UI/dia, os lactentes amamentados e parcialmente amamentados devem ser suplementados com 400 UI de vitamina D (oral) por dia, começando nos primeiros dias de vida. A suplementação deve continuar até que a criança consuma pelo menos 1 ℓ/dia de fórmula infantil fortificada com vitamina D ou leite de vaca (Centers for Disease Control and Prevention, 2018). A Canadian Pediatric Society (2017b) sugere que, para lactentes e crianças que vivem nos climas mais ao norte do Canadá, pode ser razoável suplementar com 800 UI/dia, para compensar a exposição extremamente limitada à luz solar.

A amamentação está associada a uma diminuição na incidência de diabetes melito tipo 2 e obesidade, menos internações hospitalares por doenças do sistema respiratório em lactentes geralmente saudáveis e maiores pontuações de inteligência em comparação com lactentes alimentados com fórmula (Horta, Loret de Mola & Victora, 2015; Wang, Collins, Ratliff et al., 2017). A amamentação tem um efeito analgésico em recém-nascidos durante procedimentos dolorosos, como punção de calcanhar (Shah et al., 2012), bem como para diminuir os escores de dor em recém-nascidos a termo e crianças que recebem imunizações de rotina na infância (Modarres, Jazayeri, Rahnama et al., 2013). Componentes benéficos adicionais do leite humano incluem células-tronco, prostaglandinas, fator de crescimento epidérmico, ácido docosa-hexaenoico (DHA), ácido araquidônico (AA), taurina, carnitina, citocina, interleucinas e hormônios naturais, como hormônio liberador da tireoide, hormônio liberador de gonadotrofina e prolactina.

O leite humano muda ao longo do ciclo de lactação. O **colostro**, por exemplo, é rico em imunoglobulinas e vitamina K e possui maior teor de proteína do que o leite maduro; no entanto, tem um teor de gordura mais baixo. O leite de transição substitui o colostro quando o suprimento de leite da mãe começa a aumentar e, eventualmente, o leite maduro se torna a fonte primária de leite. Há também variação diurna na bioquímica do leite humano maduro. O leite humano também varia em relação à idade gestacional; o leite humano prematuro difere do leite maduro em sua composição bioquímica. As vantagens não fisiológicas do leite humano são discutidas na próxima seção.

Amamentação

O leite humano é a forma preferida de nutrição para todos os recém-nascidos. O Healthy People 2020 tem como meta aumentar as taxas de amamentação nos EUA para 81,9% no pós-parto precoce e para 61% para mães que continuam amamentando por pelo menos 6 meses (United States Breastfeeding Committee, 2019). As taxas de amamentação variam entre os diferentes grupos demográficos, com taxas mais baixas de amamentação aos 6 meses relatadas em mulheres afro-americanas e taxas mais altas relatadas em mulheres de ascendência asiática. Curiosamente, a inscrição no programa Women, Infants and Children (WIC) é consistentemente encontrada como tendo impacto negativo nas taxas de amamentação nos EUA (Houghtaling, Byker Shanks & Jenkins, 2017). Várias estratégias foram identificadas para mitigar as influências negativas, incluindo estratégias ambientais, sociais e individuais dos participantes do WIC (Houghtaling et al., 2017).

Estudos que exploram os motivos das mães para a interrupção precoce do aleitamento materno sugerem que vários fatores podem contribuir para essa decisão, como a percepção de leite insuficiente, dificuldades na lactação como trauma mamilar e preocupações com a saúde materna ou do recém-nascido (Newby & Davies, 2016; Odom, Li, Scanlon et al., 2013). Os fatores modificáveis associados à diminuição do risco de interrupção precoce da amamentação incluem apoio profissional e social (Newby & Davies, 2016; Odom et al., 2013). Esses achados possuem implicações importantes para os enfermeiros na educação e discussão sobre o aleitamento materno antes, durante e após a gravidez. Ensinar as famílias sobre a importância da amamentação e apoiar as mães que estão aprendendo essa habilidade contribuirá para o sucesso das mães.

A American Academy of Pediatrics (2012b) reafirmou sua posição de recomendar o aleitamento materno exclusivo até os 6 meses, com amamentação continuada até pelo menos 1 ano e além, se mutuamente desejável pela mãe e pelo lactente. A American Academy of

Pediatrics também apoia programas que permitem que as mulheres continuem amamentando após o retorno ao trabalho. Em seu apoio às práticas de amamentação, a American Academy of Pediatrics desencoraja ainda mais a propaganda de fórmula infantil para mães que amamentam e a distribuição de embalagens de fórmula na alta sem o conselho do profissional de saúde.[8]

A Baby-Friendly Initiative (BFI) é um esforço conjunto da OMS e da Fundo das Nações Unidas para a Infância (Unicef) para incentivar, promover e apoiar o aleitamento materno como modelo para a nutrição infantil ideal. A BFI desenvolveu 10 práticas apoiadas por pesquisas como diretrizes para cuidadores em todo o mundo para promover a amamentação (World Health Organization, United Nations Children's Fund & Wellstart International, 2009) (Boxe 7.5). Pesquisas indicam que a designação BFI às vezes está associada a taxas mais altas de início da amamentação; no entanto, a designação não parece afetar as taxas de amamentação entre as mulheres com níveis educacionais mais elevados nas populações dos EUA (Hawkins, Stern, Baum et al., 2014, 2015). Howe-Heyman e Lutenbacher (2016), após revisarem 25 estudos publicados ao longo de 23 anos, concluíram que, embora existam mais estudos que apoiem a BFI como intervenção para aumentar as taxas de amamentação do que estudos que não demonstrem efeito, muitos deles são metodologicamente fracos. Esses autores sugerem que o apoio dos pares, a educação formal sobre aleitamento materno pré-natal e o apoio pós-parto informal baseado nas necessidades podem ser mais eficazes do que a BFI para aumentar as taxas de amamentação (Howe-Heyman & Lutenbacher, 2016).

Além das qualidades fisiológicas do leite humano, o benefício psicológico mais notável da amamentação é a estreita relação mãe-filho. A criança está aninhada perto da pele da mãe, pode ouvir o ritmo de seus batimentos cardíacos, pode sentir o calor de seu corpo e tem uma sensação de segurança pacífica. A mãe tem um sentimento íntimo de união com seu filho e sente uma sensação de realização e satisfação quando o lactente suga o leite dela.

O leite humano é a forma mais econômica de alimentação. Está sempre disponível, pronto para servir à temperatura ambiente e livre de contaminação. Embora o leite humano não seja estéril, recém-nascidos a termo saudáveis podem tolerar e, de fato, se beneficiar de quantidades variadas de organismos não patogênicos e patogênicos. A proteção contra infecções pode proporcionar economias de custos adicionais em termos de menos visitas médicas e menos tempo perdido no trabalho para a mãe empregada. Os recém-nascidos amamentados, especialmente após os 2 a 3 meses, tendem a crescer a uma taxa satisfatória, porém mais lenta, do que os lactentes alimentados com mamadeira.

As contraindicações à amamentação incluem o seguinte (American Academy of Pediatrics, 2012b):

- Quimioterapia-materna-antimetabólitos e certos medicamentos antineoplásicos
- Tuberculose ativa não tratada na mãe
- HIV em mães em países desenvolvido; em países em desenvolvimento, os riscos de desnutrição e doenças infecciosas para recém-nascidos que não amamentam são significativos, de modo que os benefícios da amamentação podem superar o risco de adquirir HIV do leite humano (American Academy of Pediatrics, 2018)

Boxe 7.5 Dez passos para uma amamentação bem-sucedida.

Todas as instituições que prestam serviços de maternidade e cuidados a recém-nascidos devem:

1. Possuir uma política de amamentação escrita que seja rotineiramente comunicada a todos os profissionais de saúde.
2. Treinar todo o pessoal de saúde nas habilidades necessárias para implementar essa política.
3. Informar todas as gestantes sobre os benefícios e cuidados da amamentação.
4. Ajudar as mães a iniciar a amamentação dentro de meia hora após o nascimento.
5. Mostrar às mães como amamentar e como manter a lactação mesmo que sejam separadas de seus recém-nascidos.
6. Não dar alimentos ou bebidas aos recém-nascidos além do leite materno, a menos que haja indicação médica.
7. Praticar o alojamento conjunto, permitindo que mães e recém-nascidos permaneçam juntos 24 horas por dia.
8. Incentivar o aleitamento materno em livre demanda.
9. Não dar bicos artificiais ou chupetas para recém-nascidos que estão amamentando.
10. Incentivar a criação de grupos de apoio ao aleitamento materno e encaminhar as mães para eles na alta do hospital ou clínica.

Dados da World Health Organization, United Nations Children's Fund, e Wellstart International. (2012). *The baby-friendly hospital initiative.* Recuperado de https://www.babyfriendlyusa.org/about/[9]

- Galactosemia em recém-nascidos
- Lesão de herpes simples materno em uma mama
- Citomegalovírus (CMV): pode ser um risco para prematuros de extremo baixo peso (< 1.500 g); não é um risco para recém-nascidos a termo cuja mãe é soropositiva para CMV
- Uso materno de drogas ilícitas de rua (p. ex., fenciclidina [PCP], cocaína, metanfetamina, heroína); observe que as mulheres em tratamento e recebendo tratamento assistido por medicamentos (usando medicamentos como metadona ou buprenorfina) devem ser incentivadas a amamentar se forem negativas para HIV e drogas ilícitas (Cleveland, 2016)
- Vírus da leucemia (vírus linfotrópico) de células T humanas tipo I ou II
- Mães que recebem isótopos de diagnóstico ou radioativos ou que tiveram exposição a materiais radioativos (enquanto houver radioatividade no leite).

Um pequeno número de medicamentos é contraindicado para mães que amamentam. Consulte uma referência como a LactMed,

[8]N.R.T.: No Brasil, existe a Norma Brasileira de Comercialização de Alimentos para Lactentes e Crianças de Primeira Infância, Bicos, Chupetas e Mamadeiras (NBCAL), que tem como principal objetivo assegurar o uso adequado desses produtos para que não ocorra interferência na prática do aleitamento materno. É um instrumento para o controle da publicidade indiscriminada dos alimentos e produtos de puericultura que concorrem para a amamentação, bem como de produtos destinados a crianças de até 3 anos, como leites, papinhas, chupetas e mamadeiras. Disponível em: https://aps.saude.gov.br/ape/promocaosaude/guias. Acesso em: 15 mar. 2022.

[9]N.R.T.: O Brasil foi um dos países que participou da elaboração de políticas *Breastfeeding in the 1990s: a Global Initiative*, promovido pela Organização Mundial da Saúde (OMS) e pelo Fundo Internacional de Emergência para a Infância das Nações Unidas (Unicef) em Florença, na Itália, em 1990. Assim, a Iniciativa Hospital Amigo da Criança (IHAC) foi lançada nos países membros da Organização das Nações Unidas (ONU) em 1991 para assegurar a prática do aleitamento materno e a prevenção do desmame precoce. O Brasil foi um dos países selecionados para dar início à IHAC; atualmente, completamos três décadas de compromisso com os 10 passos da amamentação. Todavia, ao longo desses 30 anos, o processo de titulação de hospitais não foi uniforme; houve variações em função das políticas públicas relacionadas com a assistência à mulher e à criança. Entretanto, houve avanços progressivos na garantia dos direitos das crianças e das mulheres, qualificando o cuidado integral, no pré-natal, parto e nascimento e no período pós-natal, nos primeiros dois anos de vida. Disponível em: https://portaldeboaspraticas.iff.fiocruz.br/biblioteca/iniciativa-hospital-amigo-da-crianca-25-anos-de-experiencia-no-brasil/. Acesso em: 15 mar. 2022.

uma fonte *online* publicada pela National Library of Medicine/National Institutes of Health (US National Library of Medicine, 2019). A mastite geralmente não é uma contraindicação se o desconforto for tolerável; no entanto, cada caso deve ser tratado individualmente.

Alguns produtos à base de plantas são comercializados como alternativas seguras e eficazes aos medicamentos prescritos, e podem ser feitas alegações de eficácia para as quais não há evidências. Certos agentes, chamados galactogogos, são relatados para aumentar a produção de leite materno. Os dados são insuficientes para confirmar ou negar a afirmação do aumento da produção de leite usando galactogogos à base de plantas, e os enfermeiros devem alertar as mães a procurar aconselhamento de um profissional para garantir que as preparações à base de plantas não tenham o potencial de causar danos (Bazzano, Hofer, Thibeau et al., 2016).

A amamentação com gêmeos e outros múltiplos requer apoio profissional especializado. Se os recém-nascidos são a termo, podem começar a se alimentar imediatamente após o nascimento (Figura 7.12); prematuros tardios devem ser avaliados individualmente, mas podem ser amamentados se estiverem estáveis. A alimentação simultânea promove a rápida produção de leite necessária para ambos os recém-nascidos e torna o leite, que normalmente seria perdido no reflexo de descida, disponível para um dos gêmeos. Quando apenas um recém-nascido está com fome, a mãe deve alimentá-lo sozinho. Ela também deve alternar os seios ao alimentar cada recém-nascido e evitar favorecer um seio para um recém-nascido. Os padrões de sucção dos recém-nascidos variam, e cada um precisa da estimulação visual e do exercício que os seios alternados proporcionam.

! ALERTA PARA A ENFERMAGEM

Não use micro-ondas para descongelar ou aquecer o leite humano. O micro-ondas em alta temperatura (72 a 98°C) destrói significativamente os fatores anti-infecciosos e a vitamina C e pode causar pontos quentes que podem queimar a boca do recém-nascido (Eglash & Simon, 2017). O leite humano pode ser descongelado ou aquecido em água morna da torneira (certifique-se de que o leite não está contaminado pelo banho-maria) ou colocando-o em um aquecedor de mamadeiras comercial. Teste a temperatura do leite antes de alimentar.

Alimentação por mamadeira

A alimentação por mamadeira geralmente refere-se ao uso de mamadeiras para alimentar fórmulas comerciais ou de leite evaporado (o leite evaporado é o leite em que a água foi parcialmente removida por evaporação, em torno de 60% da umidade é retirada), em vez de usar o peito, embora em alguns casos o leite humano possa ser ordenhado e oferecido com uma mamadeira. A mamadeira é um método aceitável de alimentação. Os enfermeiros não devem presumir que os novos pais sabem como dar mamadeira ao recém-nascido. Os pais que optam pela mamadeira também precisam de apoio e assistência para atender às necessidades de seus filhos.

Fornecer nutrição aos recém-nascidos é apenas um aspecto da alimentação. Segurá-los perto do corpo enquanto os embala ou abraça ajuda a garantir o componente emocional da alimentação. Assim como os recém-nascidos amamentados, aqueles alimentados com mamadeira precisam ser segurados em lados alternados do colo para expô-los a diferentes estímulos. A alimentação não deve ser apressada. Mesmo que eles possam sugar vigorosamente nos primeiros 5 minutos e parecerem satisfeitos, eles devem continuar a sugar. Os recém-nascidos precisam de pelo menos 2 horas de sucção por dia. Se houver seis mamadas por dia, cerca de 20 minutos de sucção em cada mamada proporcionam gratificação oral.

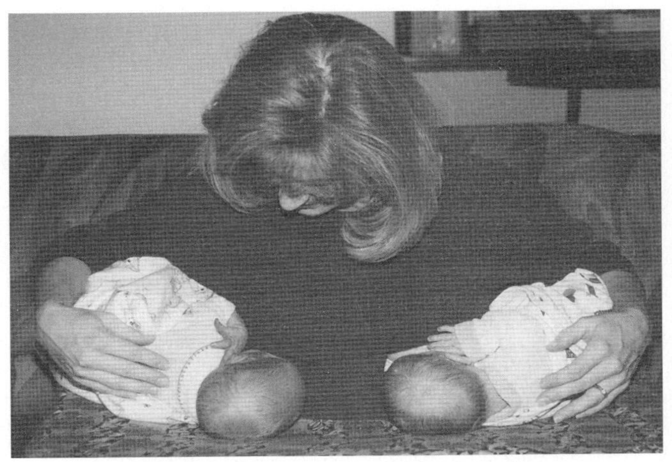

Figura 7.12 Amamentação simultânea de gêmeos.

O apoio da mamadeira é desencorajado pelas seguintes razões:

- Nega ao recém-nascido o importante componente do contato humano próximo
- O recém-nascido pode aspirar fórmula na traqueia e nos pulmões
- Pode facilitar o desenvolvimento de infecções do ouvido médio. À medida que a criança fica deitada e suga, o leite que se acumulou na faringe torna-se um meio adequado para o crescimento bacteriano. As bactérias podem, então, entrar na tuba auditiva, que leva ao ouvido médio, causando otite média aguda
- Estimula o acúmulo contínuo de fórmula na boca, que pode levar a cáries de mamadeira quando os dentes irromperem (ver Capítulo 12).

! ALERTA PARA A ENFERMAGEM

Aquecer mamadeiras no forno de micro-ondas não é recomendado devido ao risco de queimaduras por temperaturas excessivamente altas do leite ou pela explosão das mamadeiras. Quando o leite é aquecido no micro-ondas, ele não é aquecido uniformemente e pode estar muito quente em alguns lugares, causando queimaduras na boca (US Food and Drug Administration, 2018). O leite pode ser aquecido em água morna da torneira (certifique-se de que o leite não está contaminado pelo banho-maria) ou em um aquecedor de mamadeiras comercial. Teste a temperatura do leite antes de alimentar.

Fórmulas infantis comercialmente preparadas

A análise do leite humano e de vaca integral indica que esse último é inadequado para a alimentação infantil. O leite de vaca integral possui alto teor de proteína e baixo teor de gordura e lipídios, podendo causar sangramento intestinal e levar à anemia ferropriva em lactentes. Também foram levantadas questões sobre o teor de proteína não modificada do leite de vaca integral, que pode desencadear uma resposta imune indesejada e, assim, aumentar a incidência de alergias em crianças em idade precoce.

As fórmulas infantis comercialmente preparadas são à base de leite de vaca e foram modificadas para se assemelharem ao conteúdo nutricional do leite humano. Essas fórmulas são alteradas a partir do leite de vaca, removendo a gordura da manteiga, diminuindo o teor de proteína e adicionando óleo vegetal e carboidrato. Algumas fórmulas à base de leite de vaca têm soro desmineralizado adicionado para produzir uma proporção de soro de leite para caseína de 60:40. As fórmulas padrão à base de leite de vaca, independentemente da marca comercial, possuem essencialmente as mesmas composições de vitaminas, minerais, proteínas, carboidratos e aminoácidos essenciais com pequenas variações, como a fonte de carboidrato, nucleotídios para melhorar a função imunológica, e ácidos graxos poli-insaturados de cadeia longa (LCPUFAs) – DHA e AA. DHA e AA são encontrados em grandes quantidades no leite humano, mas até recentemente não estavam presentes na maioria das fórmulas infantis. Estudos sugerem que recém-nascidos prematuros e nascidos a termo que receberam fórmula suplementada com DHA e AA melhoraram a função cerebral e a acuidade visual quando comparados com aqueles que receberam fórmula sem DHA e AA (Hadley, Ryan, Forsyth et al., 2016). Fontes de LCPUFAs incluem lipídios de gema de ovo, fosfolipídios e triglicerídeos. Os resultados das revisões Cochrane recentes não mostraram nenhum benefício da suplementação de recém-nascidos a termo ou prematuros com LCPUFAs e que a qualidade geral da evidência para a suplementação de LCPUFAs foi baixa (Jasani, Simmer, Patole et al., 2017; Moon, Rao, Schulzke et al., 2016).

A U.S. Food and Drug Administration (FDA) regula a fabricação de fórmula infantil nos EUA para garantir a segurança do produto. As fórmulas padrão à base de leite de vaca são vendidas com baixo teor de ferro e fortificadas com ferro; no entanto, a American Academy of Pediatrics (2015b) afirma que apenas as fórmulas fortificadas com ferro atendem às necessidades dos recém-nascidos.

Existem quatro categorias principais de fórmulas infantis comercialmente preparadas: (1) **fórmulas à base de leite de vaca**, disponíveis em 20 kcal/30 mℓ como líquido (pronto para alimentação), pó (requer reconstituição com água) ou líquido concentrado (requer diluição com agua); (2) **fórmulas à base de soja**, disponíveis comercialmente em pó pronto para consumo de 20 kcal/30 mℓ e formas líquidas concentradas e comumente usadas para crianças intolerantes à lactose ou à proteína do leite de vaca; (3) **fórmulas de caseína ou hidrolisado de soro de leite**, comercialmente disponíveis em formas prontas para alimentação e em pó e usadas principalmente para crianças que não toleram ou digerem fórmulas à base de leite de vaca ou soja; e (4) **fórmulas de aminoácidos**.

A American Academy of Pediatrics (2015b) afirma que há poucas circunstâncias em que a fórmula à base de soja deve ser escolhida em vez da fórmula à base de leite de vaca para recém-nascidos a termo; no entanto, recomenda o uso de fórmulas à base de proteína de soja para recém-nascidos com galactosemia e intolerância hereditária à lactose ou preferência por dieta vegetariana.

Para recém-nascidos com alergias documentadas causadas por leite de vaca, fórmulas proteicas extensivamente hidrolisadas devem ser consideradas porque até 14% desses crianças também terão alergia à proteína de soja. As fórmulas de caseína ou hidrolisado de soro de leite são menos antigênicas do que as fórmulas à base de leite de vaca ou de soja. As fórmulas de hidrolisado de proteína (caseína e soro de leite) são derivadas da fórmula à base de leite de vaca por um processo de calor, filtração e tratamento enzimático projetado para quebrar as cadeias peptídicas em proteínas mais digeríveis. Existem também fórmulas de aminoácidos, projetadas para recém-nascidos extremamente sensíveis a fórmulas à base de leite de vaca, à base de soja e fórmulas à base de caseína e soro de leite parcial ou extensivamente hidrolisadas. Várias fórmulas são fabricadas para recém-nascidos e crianças com necessidades especiais. Um representante da empresa de fórmulas pode fornecer livros de produtos que descrevam a finalidade e o conteúdo de cada fórmula.

As fórmulas de acompanhamento são comercializadas como uma fórmula de transição para lactentes com mais de 6 meses que também estão ingerindo alimentos sólidos. Esses geralmente contêm uma porcentagem maior de calorias de fontes de proteínas e carboidratos, uma quantidade maior de ferro e vitaminas e uma quantidade menor de gordura do que as fórmulas à base de leite de vaca padrão. No entanto, muitos especialistas em nutrição e o American Academy of Pediatrics Committee on Nutrition (Kleinman & Greer, 2014) descartam a necessidade de fórmulas de acompanhamento se o lactente estiver recebendo uma quantidade adequada de alimentos sólidos contendo ferro, vitaminas e minerais suficientes.

Preparação da fórmula

As pessoas que preparam a fórmula infantil devem lavar bem as mãos e, em seguida, lavar todos os equipamentos usados para preparar a fórmula (incluindo as latas de fórmula) com água e sabão. A esterilização de mamadeiras e bicos pode ser feita em lava-louças ou esterilizador doméstico comercial (esterilizador a vapor elétrico ou de micro-ondas ou esterilizador químico), seguindo as instruções do fabricante. O equipamento também pode ser esterilizado por fervura. Encha uma panela grande com água e mergulhe completamente todo o equipamento lavado, garantindo que não haja bolhas de ar presas. Cubra a panela com uma tampa e deixe ferver, certificando-se de que a panela não ferva seca. Mantenha a panela tampada até que o equipamento seja utilizado.

A fórmula infantil em pó não é estéril e tem sido associada a doenças graves atribuíveis às espécies de *Cronobacter* (Xinjie, Shukula, Lee et al., 2016) e *Salmonella enterica* (Morlay, Piat, Mercey et al., 2016). A preparação e o manuseio cuidadosos reduzem o risco de doença. As recomendações incluem a reconstituição da fórmula infantil em pó com água fervida e misturada quando estiver a 70°C ou acima, pois acredita-se que seja quente o suficiente para inativar *Cronobacter* e outros patógenos (World Health Organization, 2007). Pesquisas mais recentes mostram que podem ser necessárias temperaturas superiores a 70°C (Losio, Pavoni, Finazzi et al., 2018). A água engarrafada não é considerada estéril e deve ser fervida antes do uso.

Seguir as instruções do fabricante para preparar a fórmula é essencial para garantir que o recém-nascido receba as calorias e os líquidos necessários para um crescimento adequado. Os pais são instruídos a não alterar a reconstituição ou diluição da fórmula infantil, exceto sob instruções específicas do médico. A fórmula em pó e a fórmula concentrada são preparadas e engarrafadas e refrigeradas se não forem usadas para alimentação imediata. O aquecimento da fórmula é opcional, embora muitos pais prefiram aquecê-la antes de alimentar. Qualquer leite restante na mamadeira após a alimentação é descartado porque é um excelente meio para o crescimento bacteriano. As latas abertas de fórmula pronta ou concentrada são cobertas e refrigeradas imediatamente até a próxima alimentação. Devido a incidentes envolvendo contaminação de fórmula em pó com espécies de *Cronobacter* e subsequente morte infantil em uma unidade neonatal, agora é recomendado que a preparação de fórmula hospitalar para recém-nascidos siga diretrizes separadas.

As leis que regem a rotulagem de fórmulas infantis exigem que as instruções para preparação e uso da fórmula incluam figuras e símbolos para pessoas que não sabem ler. Além disso, os fabricantes estão traduzindo as instruções para idiomas estrangeiros, como espanhol e vietnamita, para evitar mal-entendidos e erros na preparação da fórmula.

! ALERTA PARA A ENFERMAGEM

Enfatizar para as famílias que as proporções não devem ser alteradas ao preparar a fórmula – nem diluída com água extra para aumentar a quantidade de fórmula nem concentrada para fornecer mais calorias.

Produtos alternativos ao leite

Nos EUA, poucos recém-nascidos são alimentados com fórmula de leite evaporado, e seu uso não é recomendado pelo American Academy of Pediatrics Committee on Nutrition (Kleinman & Greer, 2014).

Entretanto, ele tem vantagens sobre o leite integral. Está prontamente disponível em latas; não precisa de refrigeração se fechado; é mais barato que a fórmula comercial; fornece uma coalhada mais macia e digerível; e contém mais lactalbumina e uma razão cálcio-fósforo mais alta. As desvantagens do leite evaporado para a nutrição infantil incluem baixas concentrações de ferro e vitamina C, excesso de sódio e fósforo, diminuição da vitamina A e D (exceto nas formas fortificadas) e gordura mal digerida. Uma regra comum para preparar a fórmula de leite evaporado é diluir a lata de 400 mℓ de leite com 600 mℓ de água e adicionar 3 colheres de sopa de açúcar ou xarope de milho processado comercialmente.

O leite evaporado não deve ser confundido com o leite condensado, que é uma forma de leite evaporado com 45% mais açúcar. Devido à sua alta concentração de carboidratos e teor desproporcionalmente baixo de gordura e proteína, o leite condensado não é usado na alimentação infantil. Da mesma forma, o leite desnatado e com baixo teor de gordura não deve ser usado para o leite infantil, pois são deficientes em concentração calórica, aumentam significativamente a carga de solutos renais e as demandas hídricas, e privam o corpo de ácidos graxos essenciais.

O leite de cabra é uma fonte pobre de ferro e ácido fólico. Possui uma carga de solutos renais excessivamente alta devido ao seu alto teor de proteína, tornando-o inadequado para a nutrição infantil (Kleinman, Greer, 2014). Alguns acreditam que o leite de cabra é menos alergênico do que outras fontes de leite disponíveis e podem oferecê-lo para seus recém-nascidos para reduzir as reações alérgicas ao leite. No entanto, recém-nascidos alérgicos ao leite de vaca têm a mesma probabilidade de serem alérgicos ao leite de cabra; outras complicações (como hipernatremia e acidose metabólica) podem ocorrer devido à alta concentração de sódio e proteína encontrada no leite de cabra em comparação com o leite humano (Basnet, Schneider, Gazit et al., 2010). O leite cru e não pasteurizado de qualquer fonte animal é inaceitável para a nutrição infantil.

Horários de alimentação

Idealmente, os horários de alimentação devem ser determinados pela fome do recém-nascido. A **alimentação por demanda** envolve alimentar os recém-nascidos quando eles sinalizam prontidão. As **alimentações programadas** são organizadas em intervalos predeterminados. Embora isso possa ser satisfatório para recém-nascidos alimentados com mamadeira, dificulta o processo de amamentação. Os recém-nascidos amamentados tendem a sentir fome a cada 2 a 3 horas devido à fácil digestão do leite; portanto, eles devem ser alimentados sob demanda.

A alimentação suplementar *não* deve ser oferecida a recém-nascidos amamentados antes que a lactação esteja bem estabelecida, pois podem saciar o recém-nascido e causar preferência pelo mamilo. Água suplementar não é necessária em recém-nascidos amamentados, mesmo em climas quentes. Recém-nascidos saciados mamam com menos vigor na mama, e a produção de leite depende do esvaziamento da mama a cada mamada. Se o leite se acumula nos ductos (causando ingurgitamento mamário), ocorre isquemia, suprimindo a atividade dos ácinos, ou células secretoras de leite. Consequentemente, a produção de leite é reduzida. Além disso, o processo de sucção da mamadeira é diferente da compressão do mamilo. O mamilo de borracha relativamente inflexível impede a língua de sua ação rítmica usual. Os recém-nascidos aprendem a colocar a língua contra os orifícios dos mamilos para diminuir o fluxo mais rápido de fluido. Quando os recém-nascidos usam esses mesmos movimentos da língua durante a amamentação, eles podem empurrar o mamilo humano para fora da boca e não segurar a aréola adequadamente.

Geralmente, por volta das 3 semanas de vida, a lactação está bem estabelecida. Recém-nascidos alimentados com mamadeira consomem cerca de 60 a 90 g aproximadamente de fórmula em cada mamada e são alimentados aproximadamente seis vezes ao dia. A quantidade de fórmula consumida é baseada na necessidade calórica de 108 kcal/kg/dia; portanto, um recém-nascido que pesa 3 kg necessita de 324 kcal/dia. Como a fórmula comercial tem 20 kcal/30 mℓ, aproximadamente 480 mℓ fornecem a necessidade calórica diária. Os recém-nascidos amamentados ao seio podem mamar com uma frequência de 10 a 12 vezes ao dia.

Comportamento alimentar

Cinco estágios comportamentais ocorrem durante a alimentação bem-sucedida. Reconhecer essas etapas pode auxiliar os enfermeiros na identificação de possíveis problemas de alimentação causados por técnicas inadequadas de alimentação. O **comportamento pré-alimentação**, como choro ou agitação, demonstra o nível de excitação e o grau de fome do recém-nascido. Para encorajar o recém-nascido a pegar o seio adequadamente, é preferível começar a amamentá-lo durante o estado de alerta quieto antes que o recém-nascido fique irritado. O **comportamento de aproximação** é indicado por movimentos de sucção ou reflexo de busca. O **comportamento de vínculo** inclui atividades que ocorrem a partir do momento em que o recém-nascido recebe o mamilo e suga (às vezes, mais pronunciada durante as tentativas iniciais de amamentação). O **comportamento de consumo** consiste em sucção e deglutição coordenadas. O engasgo persistente pode indicar um comportamento consumado malsucedido. O **comportamento de saciedade** é observado quando os recém-nascidos deixam os pais saberem que está satisfeito, geralmente adormecendo.

PROMOÇÃO DO VÍNCULO AFETIVO PAIS-RECÉM-NASCIDO

O processo de parentalidade é baseado em uma relação entre os pais e o recém-nascido. Os neonatos são indivíduos complexos, capazes de influenciar e moldar seus ambientes, particularmente sua interação com outros entes queridos. A promoção de relacionamentos positivos entre pais e filhos requer uma compreensão dos passos comportamentais no vínculo, variáveis que melhoram ou dificultam esse processo e métodos para ensinar os pais a desenvolver um relacionamento mais forte com seus filhos, especialmente reconhecendo problemas potenciais (ver também seção *Avaliação de comportamentos de vínculo,* no início do capítulo).

Comportamento infantil

Os enfermeiros devem apreciar a individualidade e singularidade de cada recém-nascido. De acordo com seus temperamentos individuais, os recém-nascido mudam e moldam o ambiente, o que influencia seu desenvolvimento futuro (ver a seção *Padrões de sono e atividade,* anteriormente neste capítulo). Uma criança que dorme 20 horas por dia será exposta a menos estímulos do que uma que dorme 16 horas por dia. Por sua vez, cada recém-nascido provavelmente provocará uma resposta diferente dos pais. Um recém-nascido quieto, pouco exigente e passivo pode receber muito menos atenção do que um responsivo, alerta e ativo. Características comportamentais como irritabilidade e consolabilidade podem influenciar a facilidade de transição para a parentalidade e a percepção dos pais sobre o recém-nascido.

Os enfermeiros podem influenciar positivamente o vínculo do pai com o recém-nascido. O primeiro passo é reconhecer as diferenças individuais e explicar aos pais que tais características são normais. Por exemplo, algumas pessoas acreditam que os recém-nascido dormem durante todo o dia, exceto durante as mamadas. Para alguns recém-nascidos, isso pode ser verdade, mas para muitos, não é. Compreender que a vigília do recém-nascido faz parte de um ritmo biológico e não um reflexo de uma parentalidade inadequada pode ser crucial na promoção de relacionamentos saudáveis entre pais e filhos. Outro aspecto para ajudar os pais com suas preocupações inclui fornecer orientações sobre como melhorar o desenvolvimento do recém-nascido durante os períodos de vigília. Colocar a criança no berço para olhar para o mesmo móbile todos os dias não é emocionante, mas carregar a criança em cada quarto enquanto faz as tarefas diárias pode ser fascinante.

Os recém-nascido gostam do contato humano e geralmente respondem aos estímulos visuais e auditivos de maneiras diferentes, dependendo do estado de sono-vigília e do tipo de estímulo fornecido. Os recém-nascidos preferem objetos em preto e branco, padrões e formas geométricas e superfícies reflexivas, como espelhos e óculos. No entanto, as evidências indicam que os lactentes preferem o contato com rostos humanos e gostam de interações com outras pessoas mais do que gostam de objetos ou imagens de televisão.

Vínculo materno

As mães podem demonstrar um padrão de comportamento previsível e ordenado durante o desenvolvimento do processo de vínculo. Quando as mães são apresentadas aos seus recém-nascido nus, elas começam a examiná-lo com as pontas dos dedos, concentrando-se em tocar as extremidades, e então passam a massagear e envolver o tronco com as mãos inteiras. Assumir a **posição face a face**, na qual os olhos da mãe e do recém-nascido encontram-se em contato visual no mesmo plano vertical, é significativo na formação de laços afetivos (Figura 7.13).

Alguns autores relataram que mães com depressão, assim como mães adolescentes, podem ter menores taxas de vínculo seguro com seus recém-nascidos (Flaherty & Sadler, 2011; Riva Crugnola, Ierardi, Ferro et al., 2016a; 2016b), sendo necessário que os cuidadores monitorem essas mães de perto e modelem os comportamentos de vínculo. Os enfermeiros devem observar os comportamentos de vínculo materno e ter cautela na interpretação de tais comportamentos.

Os benefícios de longo prazo de proporcionar aos pais oportunidades de criar vínculos com seus recém-nascidos durante o período pós-parto inicial não são claros; entretanto, o contato pele a pele com a mãe imediatamente após o parto aumenta a probabilidade de sucesso na amamentação. O enfermeiro deve enfatizar aos pais que, embora o vínculo precoce possa ser valioso, não representa um fenômeno do tipo "tudo ou nada". Ao longo da vida da criança, haverá múltiplas oportunidades para o desenvolvimento do vínculo pais-filhos. O vínculo é um processo complexo que se desenvolve gradualmente e é influenciado por inúmeros fatores, dos quais apenas um é o tipo de contato inicial entre o recém-nascido e os pais.

Um componente de vínculo materno bem-sucedido é o conceito de **reciprocidade** (Brazelton, 1974). Conforme a mãe responde ao recém-nascido, o recém-nascido deve responder à mãe por algum sinal, como mamar, murmurar, contato visual, agarrar ou moldar (adaptar ao corpo do outro durante o contato físico próximo). O primeiro passo é a *iniciação*, na qual a interação entre o recém-nascido e os pais começa. O próximo é a *orientação*, a qual estabelece as expectativas dos parceiros entre si durante a interação. Após esse passo, se dá a *aceleração* do ciclo de atenção a um pico de entusiasmo. O recém-nascido estende as mãos e murmura, ambos os braços são empurrados para frente, a cabeça move-se para trás, os olhos dilatam e a face ilumina-se. Após um período curto, a *desaceleração* do entusiasmo e o *afastamento* ocorrem: os olhos do recém-nascido afastam-se dos pais e a criança pode agarrar a camisa dele ou dela. Durante esse ciclo de desatenção, tentativas repetitivas verbais ou visuais para reiniciar a atenção do recém-nascido são ineficazes. Essa desaceleração e afastamento provavelmente evitam que o recém-nascido seja sobrecarregado pelo excesso de estímulos. Em uma interação boa, ambos os parceiros sincronizam os seus ciclos de atenção-desatenção. Os pais ou outros cuidadores que não permitem que o recém-nascido afaste-se e que continuamente tentam manter o contato visual encorajam o recém-nascido a desligar o ciclo de atenção e, então, prolongam a fase de desatenção.

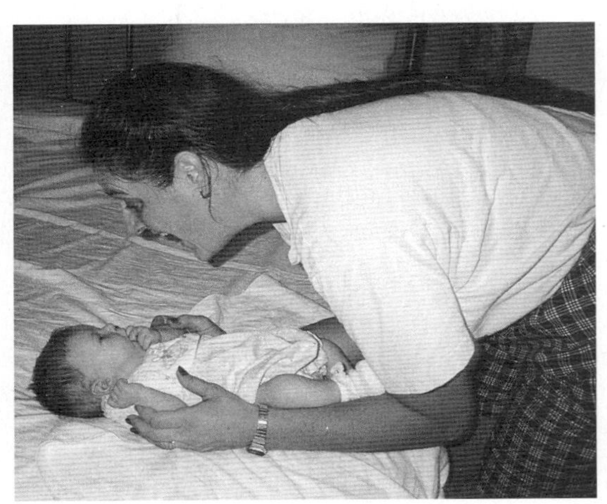

Figura 7.13 Posição face a face entre os pais e o recém-nascido pode ser significativa no processo de vínculo.

Embora essa descrição de comportamento recíproco de interação seja normalmente observada em recém-nascidos em até 2 a 3 semanas de vida, os enfermeiros podem usar essa informação para ensinar aos pais a como interagir com seus recém-nascidos. O reconhecimento dos ciclos de atenção *versus* desatenção e o entendimento de que o último não é uma rejeição dos pais ajuda-os a desenvolver a competência parental.

Envolvimento paterno

Os pais também mostram comportamentos específicos de vínculos com seus recém-nascidos. Esse processo de **envolvimento paterno**, que forma um senso de absorção, preocupação e interesse no recém-nascido, inclui (1) consciência visual do recém-nascido, especialmente focando na sua beleza; (2) consciência tátil, frequentemente expressa no desejo de segurar o recém-nascido; (3) consciência de características distintas com ênfase naquelas características do recém-nascido que lembram o pai; (4) percepção do recém-nascido como perfeito; (5) desenvolvimento de um sentimento forte de atração à criança que leva ao foco intenso de atenção no recém-nascido; (6) euforia extrema; e (7) sentir um senso de autoestima e satisfação profunda. Essas respostas são maiores durante os contatos iniciais com o recém-nascido e são intensificadas pela atividade de reflexo normal do neonato, especialmente o reflexo de preensão e alerta visual. Além de reações comportamentais, os pais também demonstram respostas fisiológicas como frequência cardíaca e PA aumentadas durante as interações com seus recém-nascidos.

O processo de envolvimento possui implicações significativas para a enfermagem. É imperativo reconhecer a importância do contato pais-recém-nascido na liberação desses comportamentos. Os pais devem ser encorajados a expressar seus sentimentos positivos, especialmente se tais emoções são contrárias a qualquer crença de que os pais devam permanecer estoicos. Se isso não for clarificado, os pais podem sentir-se confusos e tentar suprimir as sensações naturais de absorção, preocupação e interesse a fim de conformar-se às expectativas da sociedade.

As mães também precisam estar conscientes das respostas do pai em direção ao recém-nascido, especialmente porque uma das consequências da preocupação paterna com o recém-nascido é a atenção menos ostensiva em direção à mãe. Se ambos são capazes de compartilhar seus sentimentos, cada um pode apreciar o processo de vínculo em relação ao recém-nascido e evitar o conflito infeliz de ser insensível e inconsciente das necessidades do outro. Além disso, o pai que é encorajado a formar um relacionamento com seu recém-nascido tem menor probabilidade de sentir-se excluído e abandonado após a família voltar para casa e a mãe direcionar sua atenção aos cuidados com o recém-nascido.

Idealmente, o processo de envolvimento deve ser discutido com os pais antes do parto, como em aulas pré-natais, para reforçar a consciência do pai de seus sentimentos naturais em relação à criança esperada. Focar na experiência futura de ver, tocar e segurar o recém-nascido de alguém também pode ajudar os futuros pais a tornarem-se mais confortáveis na aceitação de seus sentimentos paternos. Isso, por sua vez, pode auxiliá-los a ser mais solidários com as mães, especialmente se o trabalho de parto e parto estão próximos.

No nascimento do recém-nascido, o enfermeiro pode ter um papel vital em ajudar o pai a expressar envolvimento pela avaliação do recém-nascido na frente do casal; apontando características normais; encorajando a identificação por meio da referência constante à criança pelo nome; encorajando o pai a acariciar, abraçar, falar com ou alimentar o recém-nascido; e demonstrando sempre que necessário os poderes calmantes de acariciar, apalpar e balançar a criança (Figura 7.14).

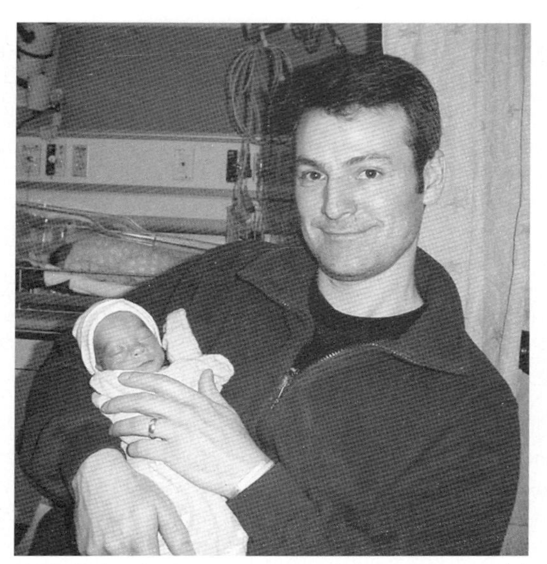

Figura 7.14 O desejo de segurar o recém-nascido e participar nas atividades de cuidados é uma indicação de envolvimento paterno.

O papel do pai no apoio à mãe durante esse período não pode ser subestimado. Uma vez que a mãe segurou o recém-nascido pele com pele, o pai também pode ser encorajado a segurar o recém-nascido pele com pele enquanto a mãe descansa. Os pais são incentivados a estar com a mãe durante o trabalho de parto e o parto, a passar um tempo sozinhos com a mãe e o recém-nascido após o parto e a "alojar-se" com a mãe e o recém-nascido. Os programas de educação devem ser disponibilizados aos novos pais e incluir informações sobre como segurar o recém-nascido, dar banho, ajudar a mãe na amamentação, problemas associados à amamentação e possíveis soluções e cuidados com o recém-nascido em casa (incluindo segurança). A integração do pai na díade mãe-recém-nascido existente para formar uma nova família – uma tríade – ajudará a solidificar seu papel de pai e parceiro no cuidado e sustento de sua família.

As indicações de vínculo do pai são as mesmas esperadas na mãe, como o contato visual na posição de face e o abraço do recém-nascido junto ao corpo. Quando presentes, tais comportamentos devem ser reforçados. Se tais respostas não forem óbvias, o enfermeiro precisa avaliar os sentimentos do pai em relação a esse nascimento, crenças culturais que podem impedir sua expressão de emoções e outros fatores que facilitem seu vínculo positivo durante o período de recém-nascido.

Irmãos

Embora o processo de vínculo tenha sido discutido quase exclusivamente em termos de pais e recém-nascidos, é essencial que os enfermeiros estejam cientes de outros membros da família, como irmãos ou membros de família estendida, que precisam de preparação para a aceitação dessa nova criança. Crianças jovens, especialmente, precisam de preparação atenta para o nascimento a fim de minimizar o ciúme fraterno.

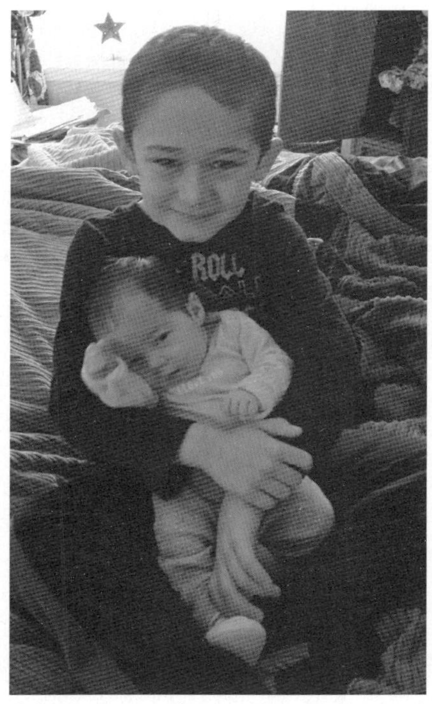

Figura 7.15 O irmão segura a irmã recém-nascida no primeiro dia em casa depois do hospital.

Em apoio ao cuidado centrado na família, os irmãos são geralmente encorajados a visitar a mãe no hospital e segurar o recém-nascido (Figura 7.15). Outra tendência tem sido a presença dos irmãos no nascimento da criança. Diferente da visita fraterna, a evidência que embasa essa prática tem sido controversa. Ainda assim, o cuidado centrado na família abrange irmãos, avós e outras pessoas importantes que compõem a unidade de família estendida. As crianças exibem diferentes graus de envolvimento no processo de nascimento. Alguns benefícios relatados incluem maior conhecimento das crianças sobre o processo de nascimento, comportamento menos regressivo após o nascimento e comportamento materno e cuidadoso em relação ao recém-nascido. Alguns médicos adicionam o laço familiar facilitado e assimilação do recém-nascido na família como resultados positivos. Os pais cujas crianças presenciaram o nascimento reforçaram esses mesmos benefícios e expressaram seus desejos de repetir a experiência caso outra gravidez ocorra. Apesar dessas descobertas positivas, alguns autores acreditam que permitir às crianças observarem o parto pode levar a dificuldades emocionais, embora não haja pesquisa para apoiar essa alegação. Conforme as evidências avançam, os centros de nascimento que permitem os irmãos no parto estão desenvolvendo diretrizes mais definitivas, como requisito de idade de no mínimo 4 a 5 anos, a presença de uma pessoa de apoio apenas para o irmão e uma sequência adequada de preparação na qual os pais exploram todas as opções para preparar suas outras crianças.

A partir das observações durante a visita dos irmãos, há evidência de que o vínculo fraterno ocorre. No entanto, a posição frontal é assumida bem menos frequentemente entre o recém-nascido e os irmãos que entre a mãe e o recém-nascido, e quando essa posição é utilizada, ela é breve. Os irmãos focam mais na cabeça ou face que em tocar ou falar com o recém-nascido. As verbalizações dos irmãos são frequentemente focadas menos em atrair a atenção do recém-nascido e mais em dirigir-se à mãe sobre o recém-nascido. As crianças que estabeleceram um relacionamento pré-natal com o feto demonstraram mais comportamentos de vínculo, embasando a sugestão de encorajar a aproximação pré-natal. Pesquisas adicionais são necessárias a fim de estabelecer teorias sobre os laços fraternos conforme foram construídas para os laços parentais.

Múltiplos nascimentos e crianças subsequentes

Um componente do vínculo que tem significado especial para famílias com múltiplos nascimentos, a **monotropia**, refere-se ao princípio de que uma pessoa pode tornar-se idealmente ligada a apenas um indivíduo por vez. Se um pai pode formar apenas um vínculo por vez, como podem todos os irmãos de um nascimento múltiplo receber cuidado emocional ideal? A pesquisa sobre vínculos e múltiplos nascimentos ainda é escassa apesar do aumento recente em múltiplos nascimentos, e conhece-se ainda menos sobre o envolvimento paterno e vínculo fraterno. Em relação ao laço mãe-gêmeos, as conclusões de diferentes autores variam. Alguns relatam que as mães se ligam igualmente a cada gêmeo no momento do nascimento mesmo que um deles esteja doente. Outros sugerem que as mães de gêmeos podem levar meses ou anos para formar vínculos individuais com cada criança ou ainda mais tempo se os gêmeos forem idênticos.

Os enfermeiros podem estimular a promoção dos laços de nascimentos múltiplos. O princípio mais importante é assistir aos pais no reconhecimento da individualidade das crianças, especialmente em gêmeos monozigóticos (idênticos). A mãe deve visitar cada recém-nascido, incluindo um recém-nascido doente, tanto quanto possível após o nascimento. A não separação e a amamentação são encorajadas. Quaisquer características que sejam singulares de cada criança são enfatizadas, e cada recém-nascido é chamado pelo nome em vez de referir-se a eles como "os gêmeos". Perguntar para a família questões como "Como você diferencia a Ashley e a Amy?" e "Em que maneiras a Ashley e a Amy são diferentes e similares?" ajuda a apontar suas características individuais. Os comportamentos na BNBAS podem ser utilizados para ilustrar essas diferenças e para destacar estratégias efetivas para lidar com múltiplas personalidades ao mesmo tempo.

Pode-se manter os gêmeos e outros múltiplos em **cama compartilhada** (dividir a cama) no espaço hospitalar com o objetivo de manter o laço que foi formado no útero entre os irmãos. Uma revisão de cinco estudos explorando a segurança e os benefícios da prática de cama compartilhada de gêmeos prematuros estáveis concluiu que as evidências disponíveis são insuficientes para recomendar essa prática (Lai, Foong, Foong et al., 2016) (ver Capítulo 10, seção *Síndrome da morte súbita infantil*). A American Academy of Pediatrics (2016b) também recomendou que os pais ou outros membros da família durmam na mesma cama com recém-nascido em casa. Como nem a segurança nem os benefícios da cama compartilhada para recém-nascidos foram documentados na literatura, a American Academy of Pediatrics recomenda que as famílias sejam aconselhadas a seguir práticas de sono seguras, que atualmente determinam que os recém-nascidos durmam sozinhos para uma segurança ideal.

Outra área de vínculo que recebeu atenção mínima é o vínculo materno com mães multíparas. A pesquisa sugere que há diversas tarefas adicionais em "aceitar" uma segunda criança. Elas incluem:

- Promover a aceitação e aprovação da segunda criança
- Luto e resolução da perda de relacionamento diádico exclusivo com a primeira criança
- Planejar e coordenar a vida em família para incluir a segunda criança
- Reformular o relacionamento com a primeira criança
- Identificar-se com a segunda criança pela comparação dela com a primeira em termos de características físicas e psicológicas
- Avaliar suas capacidades afetivas de fornecer suporte emocional suficiente e nutrir simultaneamente as duas crianças.

PREPARAÇÃO PARA ALTA E CUIDADOS DOMICILIAR

Com internações pós-parto mais curtas, bem como uma tendência para o cuidado mãe-lactente (também chamado de díade ou cuidado conjugado), o planejamento da alta e o acompanhamento pós-alta tornaram-se componentes importantes do cuidado integral ao recém-nascido. Pais de "primeira viagem", bem como os experientes, beneficiam-se de orientação e assistência nos cuidados com o recém-nascido, como amamentação ou mamadeira, e com a integração familiar de um novo membro, principalmente a adaptação dos irmãos.

Para avaliar e atender essas necessidades, o aprendizado deve começar cedo, idealmente antes do nascimento. Não só a permanência no pós-parto às vezes é muito curta (até 12 a 24 horas), mas as mães também estão na fase de acolhimento, no qual podem demonstrar comportamentos passivos e dependentes. No primeiro dia pós-parto, por causa do cansaço e da excitação com o recém-nascido, as mães podem não conseguir absorver grandes quantidades de informações. Esse tempo pode precisar ser gasto destacando aspectos essenciais do cuidado, como segurança infantil e alimentação. Os pais também podem receber uma lista de tópicos de cuidados com a mãe e o recém-nascido, para que possam escolher as questões que desejam revisar antes de ir para casa. O aprendizado antes da alta deve concentrar-se nos padrões de alimentação do recém-nascido, monitoramento das fraldas para fezes e micção, icterícia e choro do recém-nascido (ver boxe *Cuidado centrado na família*).

Embora a legislação tenha sido promulgada garantindo à maioria das mães um mínimo de 48 horas de internação, algumas mães deixam o hospital de 8 a 12 horas após o parto vaginal. A American Academy of Pediatrics (2015c) estabeleceu diretrizes para critérios de alta para recém-nascidos a termo saudáveis. A American Academy of Pediatrics enfatiza que o profissional de cuidados primários, em consulta com a mãe, a parteira ou obstetra e outros profissionais de saúde, deve determinar o tempo de alta adequado.

Os cuidados domiciliares de acompanhamento dentro de dias (ou mesmo horas após a alta, quando são antecipados problemas menores) é importante para fornecer cuidados materno-infantis adequados com o mínimo de complicações. Apesar da mudança no espectro de cuidados de saúde do recém-nascido, a função do enfermeiro continua sendo o de fornecer avaliações contínuas de cada díade mãe-recém-nascido para garantir uma transição segura para casa e uma adaptação bem-sucedida na unidade familiar. A segurança final e o sucesso da alta precoce do recém-nascido do hospital dependem do uso de critérios claros de alta e de um programa de acompanhamento precoce de alta qualidade (ver boxe *Foco na comunidade*).

Com a mudança das estruturas familiares, é essencial que os enfermeiros identifiquem o cuidador principal, que pode nem sempre ser a mãe, mas pode ser o pai, avô ou babá. Dependendo da composição familiar, o principal sistema de apoio da mãe no cuidado ao recém-nascido pode nem sempre ser o marido tradicional ou o companheiro masculino.

Os enfermeiros não devem presumir que a terminologia associada ao cuidado mãe-recém-nascido seja compreendida. Palavras relacionadas com a anatomia (p. ex., *mecônio, lábios, edema* e *genitália*) e à amamentação (p. ex., *aréola, colostro* e *reflexo de descida*) podem ser desconhecidas para as mães. Mães com outros filhos não necessariamente entendem mais palavras, e mães mais jovens e menos instruídas podem correr o risco de não entender o que foi ensinado.

Cuidado centrado na família

Critérios de alta do recém-nascido a termo saudável[a]

- Recém-nascido entre 37 e 41 semanas completas de gestação
- A evolução clínica e o exame físico na alta não revelaram anormalidades que exijam hospitalização contínua
- Os sinais vitais estão dentro da faixa normal e estáveis nas 12 horas anteriores à alta
- O recém-nascido tem urinado regularmente e eliminado pelo menos uma evacuação espontânea
- O recém-nascido completou pelo menos duas mamadas com sucesso. Para recém-nascidos amamentados: um cuidador com conhecimento em amamentação deve observar a alimentação e avaliar a pega, a deglutição e a saciedade do recém-nascido. Para neonatos alimentados com mamadeira: avalie a capacidade de coordenar sucção, deglutição e respiração durante a alimentação. Essas avaliações devem ser documentadas no prontuário
- Não há sangramento significativo no local da circuncisão
- O risco clínico de desenvolvimento de hiperbilirrubinemia foi avaliado e os planos de acompanhamento de acordo com as diretrizes de prática clínica da American Academy of Pediatrics estão em vigor
- O recém-nascido foi adequadamente avaliado e monitorado para sepse com base em fatores de risco maternos, incluindo doença estreptocócica do grupo B
- Os resultados do exame de sangue materno e da triagem estão disponíveis e foram revisados, incluindo sífilis, hepatite B e HIV de acordo com os regulamentos estaduais
- Os exames de sangue infantil estão disponíveis e foram revisados, incluindo o tipo de sangue do cordão umbilical ou infantil e os resultados do teste de Coombs direto, conforme indicado clinicamente
- A vacina inicial contra a hepatite B foi administrada
- Se a mãe não foi vacinada anteriormente, ela deve receber toxoide tetânico, toxoide diftérico reduzido e vacina contra coqueluche acelular (Tdap) imediatamente após o parto
- Se uma mãe que dá à luz durante a temporada de gripe não foi imunizada anteriormente, ela deve receber a vacina contra a gripe
- A triagem de doenças cardíacas, auditivas e metabólicas do recém-nascido foi concluída de acordo com o protocolo do hospital e os regulamentos estaduais
- Fatores de risco familiares, ambientais e sociais foram avaliados, e uma gestão proativa está em vigor
- O conhecimento, a capacidade e a confiança da mãe para fornecer cuidados adequados ao recém-nascido foram avaliados quanto à competência
- Assento apropriado para transporte do recém-nascido no carro está disponível antes da alta hospitalar e a mãe demonstrou competência em seu uso
- Os cuidados médicos contínuos são planejados; recém-nascidos que receberam alta antes de 48 horas devem ser examinados dentro de 48 horas após a alta hospitalar
- As barreiras ao acompanhamento adequado (p. ex., falta de telefone ou transporte) foram avaliadas e um plano está em vigor para gerenciar os problemas

[a]Consultar a American Academy of Pediatrics (2015c) para uma discussão abrangente de cada critério. Dados da American Academy of Pediatrics. (2015c). Policy statement: Hospital stay for healthy term newborn infants. *Pediatrics*, 135(5), 948-953.

Uma área essencial de aconselhamento de alta é o transporte seguro do recém-nascido do hospital para casa. Idealmente, essa informação deve ser fornecida *antes* do parto para permitir aos pais a oportunidade de comprar um assento adequado de segurança infantil para o carro. Ao comprar um assento de segurança para o carro, os pais devem considerar o custo e a conveniência. Os assentos tipo conversíveis são mais caros inicialmente, mas custam menos que dois sistemas separados (modelo apenas infantil e modelo conversível recém-nascido-criança). A conveniência é o fator principal, porque uma restrição complexa pode ser usada com menos frequência ou inadequadamente. Antes de comprar um assento de segurança para o carro, é melhor procurar cuidadosamente diferentes modelos. Por exemplo, alguns tipos são muito grandes para carros compactos. Perguntar aos amigos sobre as vantagens e desvantagens de suas restrições também é útil, mas pegar emprestado um assento de carro ou comprar um usado pode ser perigoso. Os pais devem usar apenas um assento que tenha informações de uso e etiqueta de certificação declarando que ela cumpre com os padrões federais de segurança para veículos motores (ambos devem estar no assento). Eles não devem usar um assento que tenha sido envolvido em um acidente. Alguns clubes de serviços e hospitais têm programas de empréstimo de restrições. As informações sobre modelos aprovados e outros aspectos de restrições de assento de segurança para carros estão disponíveis em diversas organizações e fontes.[c,9]

Os pais são advertidos contra colocar uma criança no banco da frente de um carro com *airbag* do lado do passageiro. A American Academy of Pediatrics (2018) fornece as seguintes recomendações para crianças e assentos de carro: (1) assentos de segurança voltados para trás do banco do motorista pelo maior tempo possível; (2) cadeiras de segurança voltadas para a frente a partir do momento em que a criança excede uma cadeira voltada para trás para a maioria das crianças até pelo menos 4 anos; (3) assentos elevatórios com posicionamento do cinto a partir do momento em que a criança excede os assentos voltados para a frente para a maioria das crianças até pelo menos 8 anos; e (4) cintos de segurança subabdominais e de ombro para todos os que têm assentos elevatórios maiores. Além disso, a American Academy of Pediatrics (2018) recomenda que todas as crianças menores de 13 anos andem nos bancos traseiros dos veículos.

QUESTÕES DE REVISÃO

1. Um recém-nascido a termo acabou de nascer. O índice de Apgar de 1 minuto foi 8. O que o enfermeiro avaliaria ao realizar uma avaliação do Apgar de 5 minutos? Selecione os indicadores a seguir. **Selecione tudo que se aplica.**
   A. Esforço respiratório.
   B. Frequência cardíaca.
   C. Temperatura do núcleo.
   D. Irritabilidade reflexa.
   E. Tônus muscular.
   F. Cor.

2. Uma mãe e seu filho recém-nascido a termo recebem alta 24 horas após o nascimento. **Indique qual ação de educação de enfermagem listada na coluna da extrema esquerda é apropriada para ensinar a mãe sobre as necessidades específicas de cuidados domiciliares do recém-nascido na coluna do meio. Coloque o**

[c]American Academy of Pediatrics, 141 Northwest Point Blvd., Elk Grove Village, IL 60007-1098; 847-434-4000; *Car Seats: Information for Families*, http://www.healthychildren.org.

[9]No Brasil, a Lei nº 14.071/2020 altera o Código de Trânsito. Entre as modificações, está a consolidação da obrigatoriedade do uso de equipamentos de retenção infantil (bebê conforto, cadeirinha e assento de elevação). A legislação inclui textualmente os equipamentos de retenção e determina seu uso para crianças de até 10 anos que não tenham atingido 1,45 m, pois os bancos dos veículos e os cintos de segurança são projetados para garantir o transporte seguro a partir dessa altura. Disponível em: https://criancasegura.org.br/noticias/manifesto-em-defesa-da-vida-das-criancas-no-transito/. Acesso em: 16 mar. 2022.

número na coluna da extrema direita. Observe que nem todas as ações de enfermagem serão utilizadas.

Ação de enfermagem: cuidados de alta precoce ao recém-nascido	Tópico	Ação apropriada de educação em enfermagem
1. O recém-nascido deve ser alimentado a cada 1,5 a 3 horas.	Fraldas molhadas	
2. Isso pode ocorrer dentro de 24 horas após o nascimento e hemólise ou suspeita de problema ABO/Rh.	Posição de dormir	
3. O recém-nascido deve ser alimentado com 30 a 60 mℓ a cada 4 a 6 horas.	Cordão umbilical	
4. Lave com água morna e verifique se há sangramento.	Fezes	
5. Mantenha-o acima da linha da fralda, deixe secar e verifique a drenagem.	Amamentação	
6. Coloque o recém-nascido de costas.	Icterícia patológica	
7. O recém-nascido deve ter 4 a 5 períodos de vigília por dia.		
8. O recém-nascido deve ter 6 a 10 períodos de vigília por dia após os 14 dias de vida.		
9. O recém-nascido deve fazer 2 a 3 evacuações por dia se estiver sendo amamentado.		

3. Um recém-nascido a termo após o nascimento precisará de várias intervenções como parte dos cuidados de rotina, bem como para prevenir a infecção. **Selecione todos os itens a seguir que o enfermeiro deve administrar como parte dos cuidados rotineiros do recém-nascido. Selecione tudo que se aplica.**
   A. Tratamento oftalmológico profilático.
   B. Vacina contra a hepatite C.
   C. PKU e hipotireoidismo congênito.
   D. Vacina pneumocócica.
   E. Administração de vitamina K.

4. Um recém-nascido saudável nasce de uma mãe com comportamentos conhecidos de alto risco cujo *status* de HIV é indeterminado. A mãe afirma que deseja amamentar seu recém-nascido. A resposta do enfermeiro ao pedido da mãe será baseada em qual das seguintes informações? **Use um X para as orientações em saúde a seguir que são indicadas (apropriadas ou necessárias), contraindicadas (podem ser prejudiciais) ou não essenciais (não fazem diferença ou não são necessárias).**

Orientação em saúde	Indicada	Contraindicada	Não essencial
O HIV raramente é transmitido ao recém-nascido através do leite materno.			
Nesses recém-nascidos, a medicação antirretroviral será iniciada dentro de 12 horas após o nascimento.			
A amamentação será evitada completamente em mães com comportamentos de alto risco.			
A amamentação será suspensa até que o *status* de HIV (materno) seja determinado.			

REFERÊNCIAS BIBLIOGRÁFICAS

Academy of Breastfeeding Medicine. (2017). ABM clinical protocol #3: Supplementary feedings in the healthy term breastfed neonate, revised 2017. *Breastfeeding Medicine, 12*(3).

Agho, K. E., Ogeleka, P., Ogbo, F. A., et al. (2016). Trends and predictors of prelacteal feeding practices in Nigeria (2003–2013). *Nutrients, 8*(8), E462.

Alexander, G. R., Himes, J. H., Kaufman, R. B., et al. (1996). A United States national reference for fetal growth. *Obstetrics and Gynecology, 87*(2), 163–168.

American Academy of Pediatrics, Task Force on Circumcision. (2012a). Circumcision policy statement. *Pediatrics, 130*(3), 585–586.

American Academy of Pediatrics. (2012b). Policy statement: Breastfeeding and the use of human milk. *Pediatrics, 129*(3), e827–e841.

American Academy of Pediatrics (2003; reaffirmed 2014). Policy statement: Controversies concerning vitamin K and the newborn, *Pediatrics. 112*(1):191–192.

American Academy of Pediatrics, Committee on Fetus and Newborn, American College of Obstetricians and Gynecologists, Committee on Obstetric Practice. (2015a). The Apgar score. *Pediatrics, 136*(4), 819–822.

American Academy of Pediatrics. (2015b). *Caring for Your Baby and Young child: Birth to age 5* (6th ed.). Retrieved January 27, 2019 from https://www.healthychildren.org/English/ages-stages/baby/formula-feeding/Pages/Choosing-an-Infant-Formula.aspx.

American Academy of Pediatrics, Committee on Fetus & Newborn, Policy statement. (2015c). Hospital stay for healthy term newborn infants. *Pediatrics, 135*(5), 948–953.

American Academy of Pediatrics. (2016a). *Neonatal resuscitation textbook* (7th ed.). Elk Grove Village, IL: American Academy of Pediatrics & American Heart Association.

American Academy of Pediatrics Task Force on Sudden Infant Death Syndrome Policy Statement. (2016b). SIDS and other sleep-related infant deaths. updated 2016 recommendations for a safe infant sleeping environment. *Pediatrics, 138*(5), e20162938.

American Academy of Pediatrics, Statement of Endorsement. (2016c). Systematic review of and evidence-based guidelines for the management of patients with positional plagiocephaly. *Pediatrics, 138*(5), e20162802.

American Academy of Pediatrics, Clinical Report. (2008; reaffirmed 2016d). Newborn screening expands: Recommendations for pediatricians and medical homes – implications for the system. *Pediatrics, 121*(1), 192–217.

American Academy of Pediatrics, Committee on Fetus and Newborn, and Section on Anesthesiology and Pain Medicine, Policy Statement. (2016e). Prevention and management of procedural pain in the neonate: An update. *Pediatrics, 137*(2), e20154217.

American Academy of Pediatrics, Committee on fetus and newborn. (2016f). Umbilical cord care in the newborn infant. *Pediatrics, 138*(3), e201622149.

American College of Obstetrics & Gynecology. (2017). Delayed umbilical cord clamping after birth. committee opinion No. 684. *Obstetrics & Gynecology, 129*, e5–e10.

Ballard, J. L., Khoury, J. C., Wedig, K., et al. (1991). New Ballard score expanded to include extremely premature infants. *The Journal of Pediatrics, 119*(3), 417–423.

Banihani, O. I., Fox, J. A., Gander, B. H., et al. (2014). Complete penile amputation during ritual neonatal circumcision and successful replantation using postoperative leech therapy. *Urology, 84*(2), 472–474.

Barlow, J., Herath, N., Bartram, T. C., et al. (2018). The neonatal behavioral assessment scale (NBAS) and newborn behavioral observations (NBO) system for supporting caregivers and improving outcomes in caregivers and their infants. *Cochrane Database of Systematic Reviews, 3*, CD011754.

Basnet, S., Schneider, M., Gazit, A., et al. (2010). Fresh goat's milk for infants: Myths and realities—a review. *Pediatrics, 125*(4), e973–e977.

Bazi, T. (2017). Female genital mutilation: The role of medical professional organizations. *International Urogynecology Journal, 28*(4), 537–541.

Bazzano, A. N., Hofer, R., Thibeau, S., et al. (2016). A review of herbal and pharmaceutical galactogogues for breast-feeding. *The Ochsner Journal, 16*(4), 511–514.

Brazelton, T. B. (1974). Mother–infant reciprocity. In M. Klaus, T. Leger, & M. A. Trause (Eds.), *Maternal attachment and mothering disorders.* New Brunswick, NJ: Johnson & Johnson Baby Products.

Brazelton, T. B., & Nugent, J. K. (1996). *Neonatal behavioral assessment scale.* London: MacKeith Press.

Brookes, A., & Bowley, D. M. (2014). Tongue tie: The evidence for frenotomy. *Early Human Development, 90*(11), 765–768.

Canadian Paediatric Society, Position Statement. (2015). Newborn male circumcision. *Paediatrics & Child Health, 20*(6), 311–315.

Canadian Paediatric Society, Community Paediatrics Committee. (2011, reaffirmed 2016). Universal newborn hearing screening. *Paediatrics & child Health,* 16(5), 301–305.

Canadian Paediatric Society, Community Paediatrics Committee. (2017a). *Temperature Measurement in Paediatrics.* Retrieved January 21, 2019 from: https://www.cps.ca/en/documents/position/temperature-measurement.

Canadian Paediatric Society, First Nations, Inuit, and Métis Health Committee. (2007, reaffirmed 2017b). Vitamin D supplementation: Recommendations for Canadian mothers and infants, *Paediatric Child Health 12*(7):583–598. Retrieved January 27, 2019 from: https://www.cps.ca/en/documents/position/vitamin-d.

Centers for Disease Control & Prevention. (2018). Vitamin D. Retrieved January 27, 2019 from: https://www.cdc.gov/breastfeeding/breastfeeding-special-circumstances/diet-and-micronutrients/vitamin-d.html.

Cleveland, L. M. (2016). Breastfeeding recommendations for women who receive medication-assisted treatment for opioid use disorders: AWHONN practice brief number 4. *Journal of Obstetrics, Gynecology and Neonatal Nurses, 45*(4), 574–576.

Cleveland, L. M., Hill, C. M., Pulse, W. S., et al. (2017). Systematic review of skin-to-skin care for full-term, healthy newborns. *Journal of Obstetric, Gynecologic & Neonatal Nursing, 46*(6), 857–869.

Condo DiCioccio, H., Ady, C., Bena, J. F., et al. (2018). Initiative to improve exclusive breastfeeding by delaying the newborn bath. *Journal of Obstetric, Gynecologic & Neonatal Nurses, 7*(3), S30–S31.

Eglash, A., & Simon, L. (2017). ABM clinical protocol #8: Human milk storage information for home use for full-term infants. *Breastfeeding Medicine, 12*(7), 390–395.

Emond, A., Ingram, J., Johnson, D., et al. (2014). Randomized controlled trial of early frenotomy in breastfed infants with mild-moderate tongue-tie. archives of disease in childhood. *Fetal and Neonatal Edition, 99*(3), F189–F195.

Ewer, A. K., & Martin, G. R. (2016). Newborn pulse oximetry screening: Which algorithm is best? *Pediatrics, 138*(5). Retrieved January 21, 2019 from: http://pediatrics.aappublications.org/content/138/5/e20161206. .

Flaherty, S. C., & Sadler, L. S. (2011). A review of attachment theory in the context of adolescent parenting. *Journal of Pediatric Health Care, 25*(2), 114–121.

Foster, J. P., Taylor, C., & Spence, K. (2017). Topical anaesthesia for needle-related pain in newborn infants. *Cochrane Database of Systematic Reviews, 2,* CD010331.

Goswami, E., Batra, P., Khurana, R., et al. (2017). Comparison of temporal artery thermometry with axillary and rectal thermometry in full term neonates. *Indian Journal of Pediatrics, 84*(3), 195–199.

Hadley, K. B., Ryan, A. S., Forsyth, S., et al. (2016). The essentiality of arachidonic acid in infant development. *Nutrients, 8*(4), 40–47.

Hawkins, S. S., Stern, A. D., Baum, C. F., et al. (2014). Compliance with the baby-friendly hospital initiative and impact on breastfeeding rates. *Archives of Disease in Childhood. Fetal and Neonatal Edition, 99*(2), F138–F143.

Hawkins, S. S., Stern, A. D., Baum, C. F., et al. (2015). Evaluating the impact of the baby-friendly hospital initiative on breast-feeding rates: A multi-state analysis. *Public Health Nutrition, 18*(2), 179–187.

Holland, A., & Watkins, D. (2015). Flying start health visitors' views of implementing the newborn behavioural observation: Barriers and facilitating factors. *Community Practitioner, 88*(6), 33–36.

Horta, B. L., Loret de Mola, C., & Victora, C. G. (2015). Breastfeeding and intelligence: A systematic review and meta-analysis. *Acta Paediatrica, 104*(467), 14–19.

Houghtaling, B., Byker Shanks, C., & Jenkins, M. (2017). Likelihood of breastfeeding within the USDA's food and nutrition service special supplementation nutrition program for women, infants, and children population. *Journal of Human Lactation, 33*(1), 83–97.

Howe-Heyman, A., & Lutenbacher, M. (2016). The baby-friendly hospital initiative as an intervention to improve breastfeeding rates: A review of the literature. *Journal of Midwifery & Women's Health, 61*(1), 77–102.

Jagannath, V. ,A. „ Fedorowicz, Z., Sud, V., et al. (2012). Routine neonatal circumcision for the prevention of urinary tract infections in infancy. *Cochrane Database Systematic Reviews, 11,* CD009129.

Jasani, B., Simmer, K., Patole, S. K., et al. (2017). Long chain polyunsaturated fatty acid supplementation in infants born at term. *Cochrane Database of Systematic Reviews, 3,* CD000376.

Johnston, C., Campbell-Yeo, M., Disher, T., et al. (2017). Skin-to-skin care for procedural pain in neonates. *Cochrane Database of Systematic Reviews, 2,* CD008435.

Jones, K. M., Power, M. L., Queenan, J. T., et al. (2015). Racial and ethnic disparities in breastfeeding. *Breastfeeding Medicine, 10*(4), 186–196.

Kimberlin, Brady, Jackson, et al. (2018). *American Academy of Pediatrics, Committee on Infectious Diseases. Red Book: 2018 Report of the Committee on Infectious Diseases* (31st ed.). Elk Grove Village, IL: The Academy.

Kiserud, T., Benachi, A., Hecher, K., et al. (2018). The World Health Organization fetal growth charts: concept, findings, interpretation, and application. *American Journal of Obstetrics & Gynecology, 218*(2), S619–S629.

Kleinman, R. E., & Greer, F. R. (Eds.). (2014). *Pediatric nutrition* (7th ed.). Elk Grove Village, IL: American Academy of Pediatrics.

Kuswara, K., Laws, R., Kremer, P., et al. (2016). The infant feeding practices of Chinese immigrant mothers in Australia: A qualitative exploration. *Appetite, 105,* 375–384.

Lai, N. M., Foong, S. C., Foong, W. C., et al. (2016). Co-bedding in neonatal nursery for promoting growth and neurodevelopment in stable preterm twins. *Cochrane Database of Systematic Reviews, 4,* CD008313.

Leigh, B. (2016). *Six States of Alertness for Newborns.* Centre for Perinatal Psychology. Retrieved January 21, 2019 from: https://www.centreforperinatalpsychology.com.au/states-of-alertness/. Retrieved from.

Losio, M. N., Pavoni, E., Finazzi, G., et al. (2018). Preparation of powdered infant formula: Could product's safety be improved? *Journal of Pediatric Gastroenterology & Nutrition, 67*(4), 543–546.

Lund, C. (2016). Bathing and beyond: Current bathing controversies for newborn infants. *Advances in Neonatal Care, 16*(5S), S13–S20.

Maheswari, N. U., Kumar, B. P., Karunakaran, A., et al. (2012). "Early baby teeth": Folklore and facts. *Journal of Pharmacy and Bioallied Sciences, 4*(Suppl 2, part 3), S329–S333.

Martin, C. R., Ling, P. R., & Blackburn, G. L. (2016). Review of infant feeding: Key features of breast milk and infant formula. *Nutrients, 8*(5), 279–290.

Modarres, M., Jazayeri, Q., Rahnama, P., et al. (2013). Breastfeeding and pain relief in full-term neonates during immunization injections: A clinical randomized trial. *BMC Anesthesiology, 13*(1), 22–28.

Molès, J. P., Tuaillon, E., Kankasa, C., et al. (2018). Breastmilk cell trafficking induces microchimerism-mediated immune system maturation in the infant. *Pediatric Allergy & Immunology, 29*(2), 133–143.

Moon, K., Rao, S. C., Schulzke, S. M., et al. (2016). Longchain polyunsaturated fatty acid supplementation in preterm infants. *Cochrane Database of Systematic Reviews, 12,* CD000375.

Morlay, A., Piat, F., Mercey, T., et al. (2016). Immunological detection of cronobacter and salmonella in powdered infant formula by plasmonic label-free assay. *Letters in Applied Microbiology, 62*(2), 459–465.

Morris, B. J., Krieger, J. N., & Klausnerc, J. D. (2017). CDC's male circumcision recommendations represent a key public health measure. *Global Health: Science & Practice, 5*(1), 15–27.

Newby, R. M., & Davies, P. S. (2016). Why do women stop breast-feeding? Results from a contemporary prospective study in a cohort of Australian women. *European Journal of Clinical Nutrition, 70*(12), 1428–1432.

Ng, E., & Loewy, A. D. (2018). *Policy Statement: Guidelines for Vitamin K Prophylaxis in Newborns.* Canadian Paediatric Society. Fetus & Newborn Committee & College of Family Physicians of Canada. Retrieved January 21, 2019 from: https://www.cps.ca/en/documents/position/vitamin-k-prophylaxis-in-newborns.

Novak, C., & Gill, P. (2018). Pediatric Vital Signs Reference Chart. *PedsCases.* Retrieved January 21, 2019 from: http://www.pedscases.com/pediatric-vital-signs-reference-chart.

Nugent, K. J., Bartlett, J. D., Von Ende, A., et al. (2017). The effects of the newborn behavioral observations (NBO) system on sensitivity in mother–infant interactions. *Infants & Young Children, 30*(4), 257–268.

Odom, E. C., Li, R., Scanlon, K. S., Perrine, C. G., et al. (2013). Reasons for earlier than desired cessation of breastfeeding. *Pediatrics, 131*(3), e726–e732.

Olsen, I. E., Groveman, S. A., Lawson, M. L., et al. (2010). New intrauterine growth curves based on United States data. *Pediatrics, 125*(2), e214–e224.

O'Shea, J. E., Foster, J. P., O'Donnell, C. P. F., et al. (2017). Frenotomy for tongue-tie in newborn infants. *The Cochrane Database of Systemic Reviews, 3*, CD011065.

Owings, M., Uddin, S., & Williams, S. (2013). Trends in circumcision for male newborns in US hospitals: 1979-2010.

Pippi Salle, J. L., Jesus, L. E., Lorenzo, A. J., et al. (2013). Glans amputation during routine neonatal circumcision: Mechanisms of injury and strategy for prevention. *Journal of Pediatric Urology*, 9(6 Pt A), 763–768. Epub 2012 Nov 5.

Power, R. F., & Murphy, J. F. (2015). Tongue-tie and frenotomy in infants with breastfeeding difficulties: Achieving a balance. *Archives of Disease in Childhood, 100*(5), 489–494.

Rabun, J. B. (2014). For health care professionals: Guidelines on prevention of and response to infant abductions. *National Center for Missing and Exploited Children* (10th ed.).

Riva Crugnola, C., Ierardi, E., Ferro, V., et al. (2016a). Mother-infant emotion regulation at three months: The role of maternal anxiety, depression and parenting stress. *Psychopathology, 49*, 285–294.

Riva Crugnola, C., Ierardi, E., Ferro, V., et al. (2016b). Post-natal mother-to-infant attachment in sub-clinically depressed mothers: Dyads at risk? *Psychopathology, 49*(4), 269–276.

Sanders, L., & Buckner, E. B. (2006). The newborn behavioral observations (NBO) system as a nursing intervention to enhance engagement in first-time mothers: Feasibility and desirability. *Pediatric Nursing, 32*(5), 455–459.

Sasidharan, K., Dutta, S., & Narang, A. (2009). Validity of new Ballard score until 7th day of postnatal life in moderately preterm neonates. archives of disease in childhood. *Fetal and Neonatal Edition, 94*, F39–F44.

Shah, P. S., Herbozo, C., Aliwalas, L. L., et al. (2012). Breastfeeding or breast milk for procedural pain in neonates. *Cochrane Database of Systematic Reviews, 12*, CD004950.

Singhal, R., Jain, S., Chawla, D., et al. (2017). Accuracy of new Ballard score in small--for-gestational age neonates. *Journal of Tropical Pediatrics, 63*(6), 489–494.

Smith, J. (2014). Methods and devices of temperature measurement in the neonate: A narrative review of practice recommendations. *Newborns and Infant Nursing Reviews, 14*(2), 64–71.

Smith, J., Alcock, G., & Usher, K. (2013). Temperature measurement in the preterm an term neonate: A review of literature. *Neonatal Network, 32*(1), 16–25.

Smolkin, T., Mick, O., Dabbah, M., et al. (2012). Birth by cesarean delivery and failure on first otoacoustic emissions hearing test. *Pediatrics, 130*(1), e95–e100.

Stevens, B., Yamada, J., Ohlsson, A., et al. (2016). Sucrose for analgesia in newborn infants undergoing painful procedures. *The Cochrane Database Systematic Reviews, 7*, CD0010690. CD001069.pub5.

Stewart, D., & Benitz, W. (2016). AAP committee on fetus and newborn: Umbilical cord care in the newborn infant. *Pediatrics, 138*(3), e20162149.

Symonds, M. E., Aldiss, P., Pope, M., et al. (2018). *Recent advances in our understanding of brown and beige adipose tissue: The good fat that keeps you healthy, F1000Res 7.*

Syrkin-Nikolau, M. E., Johnson, K. J., Colaizy, T. T., et al. (2017). Temporal artery temperature measurement in the neonate. *American Journal of Perinatology, 34*(10), 1026–1031.

Thomas, P., Peabody, J., Turnier, V., et al. (2000). A new look at intrauterine growth and the impact of race, altitude, and gender. *Pediatrics, 106*(2), e21.

United States Breastfeeding Committee. (2019). *Healthy people 2020.* Retrieved January 27, 2019 from: http://www.usbreastfeeding.org/p/cm/ld/fid=221.

US Food & Drug Administration. (2018). *Once Baby Arrives From Food Safety for Moms to be.* Retrieved January 27, 2019 from: https://www.fda.gov/Food/ResourcesForYou/HealthEducators/ucm089629.htm.

US National Library of Medicine, Toxicology Data Network, Drugs and Lactation Database. LactMed. Retrieved January 27, 2019 from: http://toxnet.nlm.nih.gov/newtoxnet/lactmed.htm.

Wambach, K., Domain, E. W., Page-Goertz, S., et al. (2016). Exclusive breastfeeding experiences among Mexican-American women. *Journal of Human Lactation, 32*(1), 103–111.

Wandel, M., Terragni, L., Nguyen, C., et al. (2016). Breastfeeding among soMali mothers living in Norway: Attitudes, practices and challenges. *Women and Birth, 29*(6), 487–493.

Wang, L., Collins, C., Ratliff, M., et al. (2017). Breastfeeding reduces childhood obesity risks. *Childhood Obesity, 13*(3).

World Health Organization. (2007). *Safe Preparation, Storage and Handling of Powdered Infant Formula: Guidelines.* Food and Agriculture Organization of the United Nations. Retrieved January 28, 2019 from: https://apps.who.int/iris/bitstream/handle/10665/43659/9789241595414_eng.pdf?sequence=1&isAllowed=y.

World Health Organization. (2009). *WHO Guidelines on Hand Hygiene in Health Care.* Retrieved January 27, 2019 from: https://apps.who.int/iris/bitstream/handle/10665/44102/9789241597906_eng.pdf;jsessionid=2EA5179FC8C081BA7FE1307832E630CF?sequence=1.

World Health Organization, United Nations Children's Fund, and Wellstart International. (2009). Baby-friendly hospital initiative: Revised, updated and expanded for integrated care. https://apps.who.int/iris/bitstream/handle/10665/43593/9789241594981_eng.pdf?sequence

World Health Organization. (2018a). WHO Recommendation on Bathing and Other Immediate Postnatal Care of the Newborn. Retrieved January 26, 2019 from: https://extranet.who.int/rhl/topics/newborn-health/care-newborn-infant/who-recommendation-bathing-and-other-immediate-postnatal-care-newborn.

World Health Organization. (2018b). Female Genital Mutilation. Retrieved January 27, 2019 from: https://www.who.int/news-room/fact-sheets/detail/female-genital-mutilation.

Wyckoff, A. S. (2009). Thermometer use 101. AAP News. Retrieved January 21, 2019 from: http://www.aappublications.org/content/30/11/29.2.

Xinjie, S., Shukla, S., Lee, G., et al. (2016). Detection of Cronobacter genus in powdered infant formula by enzyme-linked immunosorbent assay using anti-Cronobacter antibody. *Frontiers of Microbiology, 7*(1124), 1–10.

8

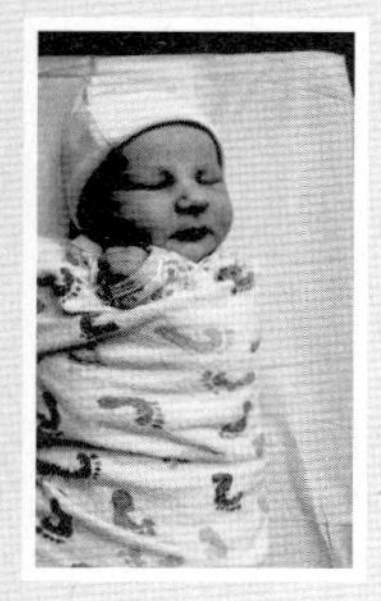

Problemas de Saúde dos Recém-Nascidos

Kimberley Ann Fisher

CONCEITOS GERAIS

- Lesões de nascimento
- Anomalias congênitas
- Termorregulação
- Regulação da glicose

LESÕES DE NASCIMENTO

Vários fatores predispõem um recém-nascido a lesões no parto (Mangurten, Puppala, & Prazad, 2015; Parsons, Seay, & Jacobson, 2016). Os fatores maternos incluem disfunção uterina que leva a trabalho de parto prolongado ou precipitado, trabalho de parto prematuro ou pós-termo e desproporção cefalopélvica. A lesão pode resultar de distocia causada por macrossomia fetal, gestação multifetal, apresentação anormal ou difícil (não causada por condições uterinas ou pélvicas maternas) e anomalias congênitas. Os eventos intraparto que podem resultar em lesão do couro cabeludo incluem o uso de monitoramento intraparto da frequência cardíaca fetal e coleta de sangue do couro cabeludo fetal para avaliação ácido-base. As técnicas de parto obstétrico podem causar lesões. Parto com fórceps, extração a vácuo, versão e extração e parto cesáreo são fatores contribuintes potenciais. Muitas vezes, mais de um fator está presente e vários fatores predisponentes podem estar relacionados com uma única condição materna.

LESÃO DE TECIDO MOLE

Vários tipos de lesão de tecidos moles podem ser mantidos durante o processo de nascimento, principalmente na forma de hematomas ou escoriações secundárias à distocia. A lesão de tecidos moles geralmente ocorre quando há algum grau de desproporção entre a apresentação e a pelve materna (**desproporção cefalopélvica**). A utilização do fórceps para facilitar um parto difícil em apresentação de vértice pode produzir hematomas ou abrasão nas laterais da face do neonato. Petéquias ou equimoses podem ser observadas após um parto pélvico ou frontal. Depois de um parto difícil ou precipitado, a liberação repentina de pressão na cabeça pode produzir hemorragias esclerais ou petéquias generalizadas na face e na cabeça. Petéquias e equimoses também podem aparecer na cabeça, pescoço e face de um recém-nascido que apresentou circular cervical de cordão, dando à sua face uma aparência cianótica. Um círculo bem definido de petéquias e equimoses ou escoriações também pode ser visto na região occipital da cabeça do recém-nascido quando uma ventosa a vácuo é aplicada durante o parto. Raramente, as lacerações ocorrem durante a cesariana.

Essas lesões traumáticas, em geral, desaparecem espontaneamente em poucos dias sem tratamento. No entanto, as petéquias podem ser uma manifestação de um distúrbio hemorrágico subjacente ou de uma doença sistêmica (como uma infecção) e devem ser avaliadas quanto à sua origem. Os cuidados de enfermagem são direcionados principalmente para avaliar e monitorar a lesão e fornecer uma explicação e segurança aos pais.

TRAUMA NA CABEÇA

O trauma na cabeça e no couro cabeludo que ocorre durante o parto geralmente é benigno, mas ocasionalmente resulta em lesões mais graves. As lesões que produzem traumas graves, como hemorragia intracraniana e hematoma subdural, são discutidas em relação aos distúrbios neurológicos do recém-nascido (Tabela 8.1). As fraturas do crânio são discutidas em associação com outras fraturas sofridas durante o parto. Os três tipos mais comuns de lesão hemorrágica extracraniana são bossa serossanguínea, céfalo-hematoma e hemorragia subgaleal.

Caput succedaneum (bossa serossanguínea)

A lesão do couro cabeludo mais comumente observada é o ***caput succedaneum* (bossa serossanguínea)**, uma área mal delimitada de tecido edematoso situada sobre a porção do polo cefálico que se apresenta no parto de apresentação em vértice (Figura 8.1A). A tumefação consiste em soro, sangue, ou ambos acumulados nos tecidos acima do osso, e, em geral, estende-se além das margens ósseas. A tumefação pode associar-se a petéquias ou equimoses sobrejacentes. Não é necessário nenhum tratamento, e a tumefação desaparece espontaneamente em alguns dias. É necessária observação cuidadosa à procura de sinais de infecção caso a pele sobre a bossa apresente lesão ou rompimento.

Céfalo-hematoma

Raramente, o céfalo-hematoma forma-se quando vasos sanguíneos rompem-se durante o trabalho de parto ou parto produzindo sangramento para a áreas entre o osso e seu periósteo. A lesão ocorre mais frequentemente com parto de primíparas e é mais provável com o parto utilizando fórceps e extração a vácuo. Ao contrário da bossa serosa, os limites do céfalo-hematoma são bem demarcados e não se estendem além dos limites do osso (linhas de sutura) (Figura 8.1B). O céfalo-hematoma pode envolver um ou ambos os ossos parietais. Os ossos occipitais são menos atingidos, e os frontais raramente são acometidos. A tumefação geralmente é mínima ou ausente ao nascimento e aumenta de tamanho no segundo ou terceiro dia. A perda sanguínea geralmente não é significativa.

Tabela 8.1 Complicações neurológicas.

Descrição	Manifestações clínicas	Tratamento	Cuidados de enfermagem
Lesão cerebral hipóxico-isquêmica			
Comprometimento neurológico não progressivo (cérebro) causado por asfixia intrauterina ou pós-natal resultando em hipoxemia ou isquemia cerebral Encefalopatia hipóxico-isquêmica – o dano celular resultante causa as manifestações clínicas	Aparece nas primeiras 6 a 12 horas após o episódio hipóxico Convulsões Tônus muscular anormal (geralmente hipotonia) Distúrbio de sucção e deglutição Episódios de apneia Estupor ou coma Fraqueza muscular nos quadris e ombros (termo), fraqueza nos membros inferiores (prematuro)	Prevenir a hipoxia Realizar cuidados de suporte Fornecer ventilação adequada Manter a perfusão cerebral Prevenir edema cerebral Tratar a causa subjacente Administrar anticonvulsivantes Iniciar hipotermia terapêutica se os critérios forem atendidos	Ver *Cuidados de enfermagem ao recém-nascido e família de alto risco* mais adiante neste capítulo Observar os sinais que indicam hipoxia cerebral Monitorar terapia ventilatória e IV Observar e controlar as convulsões Apoie a família Fornecer diretrizes para o cuidado da família em caso de possíveis danos neurológicos leves a graves
Matriz germinal ou hemorragia intraventricular			
Hemorragia dentro e ao redor dos ventrículos causada por rompimento de vasos como resultado de um evento que aumenta o fluxo sanguíneo cerebral para a área	Deterioração súbita da condição se o sangramento for grande A maioria dos sangramentos inicialmente é assintomática Fontanela anterior tensa e saliente Sinais neurológicos: • Contração • Estupor • Apneia • Convulsões Evidente na ultrassonografia craniana ou ressonância magnética	Cuidados de suporte: Manter a oxigenação Regular fluido e eletrólitos, equilíbrio ácido-base Suprimir ou prevenir convulsões Proporcionar derivação ou drenagem ventricular	Ver *Cuidados de enfermagem ao recém-nascido e família de alto risco* mais adiante neste capítulo Prevenir o aumento da PA cerebral Evitar eventos que possam aumentar ou diminuir o fluxo sanguíneo cerebral (p. ex., dor, estimulação desnecessária, aspiração ET, hipoxia, drogas hiperosmolares, expansão rápida do volume) Elevar a cabeceira do berço em torno de 20 a 30°; manter a cabeça na linha média nas primeiras 72 horas após o nascimento Apoiar a família Monitorar para hidrocefalia pós-hemorrágica após o diagnóstico Fornecer cuidados de desenvolvimento e aprimoramento
Hemorragia intracraniana			
Subdural Subaracnóidea Intracerebelar	Diminuição repentina do hematócrito Mudança no sensório Má alimentação Ver Capítulo 27	Ver Capítulo 27	O mesmo que para matriz germinativa ou hemorragia intraventricular

PA, pressão arterial; *ET*, endotraqueal; *IV*, intravenosa; *RM*, ressonância magnética.

Nenhum tratamento está indicado para o céfalo-hematoma não complicado. A maioria das lesões é absorvida entre 2 semanas a 3 meses. As lesões que resultam em perda sanguínea grave para a área ou que envolvem uma fratura subjacente exigem avaliação adicional. A hiperbilirrubinemia pode ocorrer durante a resolução do hematoma. Uma infecção local pode desenvolver-se e suspeita-se dela quando ocorre um aumento súbito na tumefação. Os pais devem ser advertidos de que, em alguns casos, uma pequena área de calcificação pode se desenvolver e persistir.

Hemorragia subgaleal

A hemorragia subgaleal é o sangramento para o **compartimento subgaleal** (Figura 8.1C). O compartimento subgaleal é um espaço potencial que contém tecido conjuntivo frouxo; está localizado abaixo da aponeurose da gálea, a bainha tendínea que conecta os músculos frontal e occipital e forma a superfície interna do couro cabeludo. A lesão ocorre como resultado de forças que comprimem e depois arrastam a cabeça do recém-nascido para a saída pélvica (Parsons et al., 2016). O parto instrumentado, particularmente a extração a vácuo e o parto com fórceps, aumenta o risco de hemorragia subgaleal. Fatores de risco adicionais incluem segundo estágio prolongado do trabalho de parto, ruptura prolongada de membranas, sofrimento fetal, falha na extração a vácuo, má posição da cabeça fetal e primiparidade materna (Colditz, Lai, Cartwright et al., 2015). O sangramento estende-se além do osso, muitas vezes posteriormente para o pescoço, e continua após o nascimento com potencial para complicações graves, como anemia ou choque hipovolêmico.

A detecção precoce da hemorragia é vital; são essenciais medidas seriadas da circunferência da cabeça e inspeção do dorso do pescoço à procura de edema expansivo e massa firme. Uma massa que flutua sobre o couro cabeludo, que cruza a linha de sutura e movimenta-se conforme o recém-nascido é reposicionado, é um sinal precoce de hemorragia subgaleal (Parsons et al., 2016). Outros sinais incluem palidez, taquicardia e aumento do perímetro cefálico (Mangurten et al., 2015). Outro sinal de hemorragia subgaleal é o posicionamento para a frente e lateral das orelhas do neonato porque o hematoma estende-se posteriormente (Mangurten et al., 2015). Também tem sido relatada coagulação intravascular disseminada em associação com hemorragia subgaleal (Colditz et al., 2015). A tomografia computadorizada (TC) ou a ressonância magnética (RM) é útil na confirmação do diagnóstico.

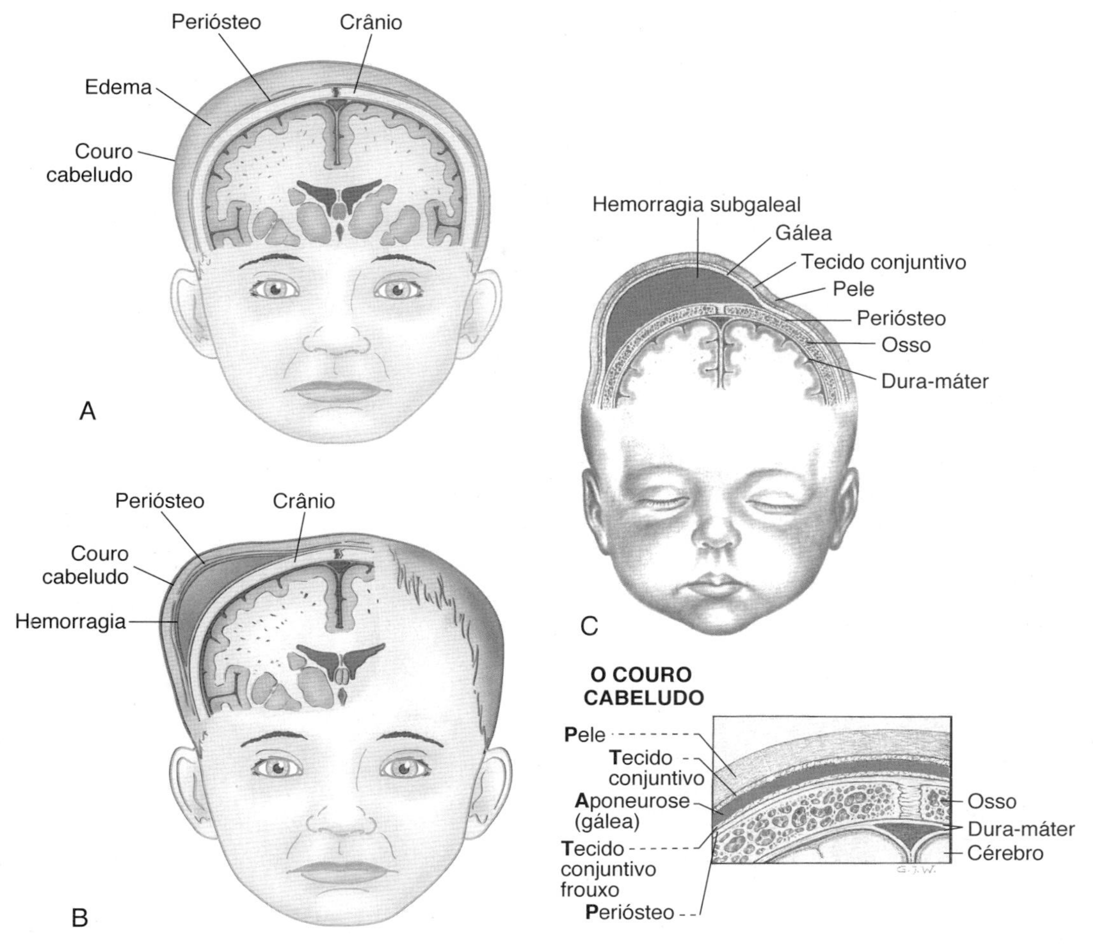

Figura 8.1 **A.** *Caput succedaneum.* **B.** Céfalo-hematoma. **C.** Hemorragia subgaleal. (**A** e **B**, de: Seidel, H. M., Ball, J. M., Davis, J. E. et al. [2006]. *Mosby's guide to physical examination* [ed 6]. St Louis, MO: Mosby.)

É necessário a reposição do sangue perdido e fatores de coagulação nos casos agudos de hemorragia. O monitoramento do recém-nascido em relação às mudanças no grau de consciência e na redução no hematócrito também são fundamentais para o reconhecimento e tratamento precoces. Um aumento nos níveis de bilirrubina sérica pode ser visto como resultado da degradação de hemácias dentro do hematoma.

Cuidados de enfermagem

A assistência de enfermagem é direcionada para avaliação e observação das lesões comuns do couro cabeludo e vigilância quanto a possíveis complicações associadas (como infecção) ou, como no caso de hemorragia subgaleal, perda aguda de sangue e hipovolemia. Os cuidados de enfermagem ao recém-nascido com hemorragia subgaleal incluem monitoramento cuidadoso de sinais de instabilidade hemodinâmica e choque (Parsons et al., 2016).

Como a bossa serossanguínea e o céfalo-hematoma geralmente se curam espontaneamente, os pais precisam de confirmação da sua natureza benigna.

FRATURAS

A **clavícula** é o osso mais frequentemente fraturado durante o parto. A fratura clavicular é mais comum com distocia de ombro, em apresentação em vértice ou parto pélvico de recém-nascidos que são grandes para a idade gestacional ou braços estendidos em partos pélvicos (Mangurten et al., 2015). A **crepitação** (a sensação de estalo grosseiro produzida pelo atrito entre fragmentos de ósseos fraturados) pode ser sentida ou ouvida no exame. Uma massa esponjosa e palpável, simulando edema e hematoma localizados, também pode ser sinal de fratura de clavícula. O recém-nascido pode ser relutante em mover o braço do lado afetado e o reflexo de Moro pode ser assimétrico. As radiografias geralmente revelam uma fratura completa com sobreposição dos fragmentos.

Fraturas de **ossos longos**, como o fêmur ou o úmero, às vezes são difíceis de detectar por exame radiográfico em recém-nascidos. Embora a osteogênese imperfeita seja um achado raro, um recém-nascido com fratura deve ser avaliado quanto a outras evidências desse distúrbio congênito.

As fraturas do crânio em recém-nascidos são incomuns. Os ossos, que são menos mineralizados e mais compressíveis do que os ossos de recém-nascidos maiores e crianças, são separados por suturas membranosas que permitem alteração suficiente no contorno da cabeça para que ela se ajuste ao canal do parto durante o parto. As fraturas do crânio geralmente seguem um parto prolongado e difícil ou a extração com fórceps. A maioria das fraturas é linear, mas algumas podem ser visíveis, como reentrâncias deprimidas que comprimem ou descomprimem como uma bola de pingue-pongue. O tratamento das fraturas de crânio deprimidas é controverso; muitas se resolvem sem intervenção. A elevação não cirúrgica da indentação usando-se uma bomba para extração de leite materno ou um extrator a vácuo tem sido relatada (Mangurten et al., 2015). A cirurgia pode ser necessária na presença de fragmentos ósseos ou sinais de coágulos sanguíneos significativos (pressão intracraniana [PIC]) (Roland & Hill, 2016). Um achado semelhante em neonatos é o **craniotabes**, que geralmente é benigno e pode estar associado à prematuridade ou compressão uterina (Brady, Barnes-Davis, & Poindexter, 2020). Nessa condição, o(s) osso(s) craniano(s) move(m)-se livremente à palpação; futuras investigações são necessárias se a condição persistir.

> **! ALERTA PARA A ENFERMAGEM**
>
> Um recém-nascido com fratura de clavícula pode não apresentar sintomas, mas suspeite de fratura se o neonato tiver uso limitado ou mau posicionamento do braço afetado, reflexo de Moro assimétrico, edema ou sensibilidade focal ou se chorar de dor quando o braço é movido.

> **! ALERTA PARA A ENFERMAGEM**
>
> Qualquer recém-nascido que é grande para a idade gestacional ou pesa mais de 3.855 g e nasceu de parto vaginal deve ser avaliado para uma fratura de clavícula.

Cuidados de enfermagem

Muitas vezes, nenhuma intervenção é necessária além de se manter o alinhamento corporal adequado, e vestir e despir cuidadosamente o recém-nascido, com o manuseio e cuidado que sustentam o osso afetado. Por exemplo, se o recém-nascido tiver uma clavícula fraturada, é importante apoiar as partes superior e inferior das costas, em vez de puxá-las por baixo dos braços. Também deve-se evitar colocar o recém-nascido em decúbito lateral com o lado afetado para baixo. As fraturas lineares do crânio geralmente não requerem tratamento. Uma fratura do crânio do tipo bola de pingue-pongue pode exigir descompressão por intervenção cirúrgica. O recém-nascido deve ser cuidadosamente observado à procura de sinais de complicações neurológicas. Os pais de recém-nascidos que apresentam fratura de qualquer osso devem ser envolvidos no cuidado deles durante a hospitalização, como parte do planejamento de alta para o cuidado em casa.

PARALISIA

Paralisia facial

A pressão no nervo facial (nervo craniano VII) durante o parto pode resultar em lesão no nervo. As manifestações clínicas primárias são perda de movimento no lado afetado, como incapacidade de fechar completamente o olho, queda do canto da boca e ausência de enrugamento da testa e sulco nasolabial (Figura 8.2). A paralisia é mais perceptível quando o recém-nascido chora. A boca é puxada para o lado não afetado, as rugas são mais profundas no lado normal e o olho do lado afetado permanece aberto.

Nenhuma intervenção médica é necessária. A paralisia geralmente desaparece espontaneamente em poucos dias, mas pode durar vários meses.

Paralisia braquial

A lesão do plexo resulta de forças que alteram a posição normal e a relação do braço, ombro e pescoço. A paralisia de **Erb (paralisia de Erb-Duchenne)** é causada por danos no plexo superior e geralmente resulta do alongamento ou afastamento do ombro a partir da cabeça, como pode ocorrer com a distocia do ombro, parto pélvico ou parto difícil com apresentação em vértice. Outros fatores de risco identificados incluem um recém-nascido com peso ao nascer de mais de 4.000 g, gravidez multípara, extração assistida a vácuo, trabalho de parto prolongado e história anterior de lesão do plexo braquial (Buterbaugh & Shah, 2016; Lindqvist, Ajne, Cooray et al., 2014). A paralisia do plexo inferior, menos comum, ou **paralisia de Klumpke**, resulta do estiramento grave da extremidade superior, enquanto o tronco é relativamente menos móvel.

As manifestações clínicas da paralisia de Erb estão relacionadas com a paralisia da extremidade e dos músculos afetados. O braço fica flácido ao lado do corpo, enquanto o ombro e o braço são aduzidos e girados internamente. O cotovelo está estendido e o antebraço, pronado, com o punho e os dedos flexionados; um reflexo de preensão pode estar presente porque o movimento do dedo e do punho permanece normal (Tappero, 2015) (Figura 8.3). Na paralisia do plexo inferior, os músculos da mão ficam paralisados, com consequente queda do punho e dedos relaxados. Em uma terceira e mais grave forma de paralisia braquial, todo o braço fica paralisado e pende flácido e sem movimento. O reflexo de Moro está ausente no lado afetado para todas as formas de paralisia braquial.

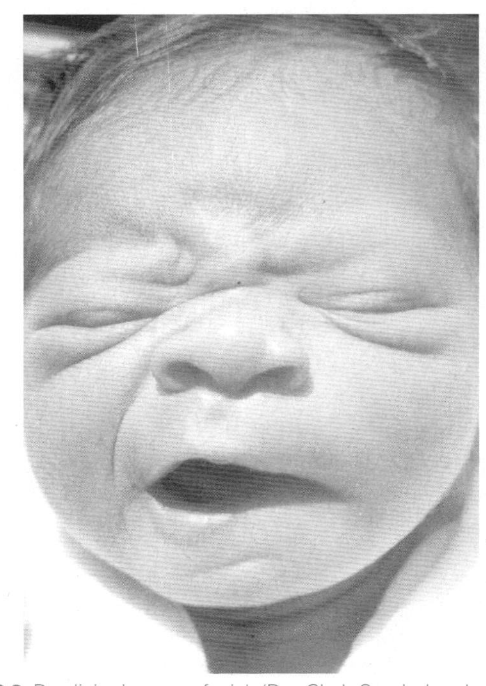

Figura 8.2 Paralisia do nervo facial. (De: Clark-Gambelunghe, M. B., & Clark, D. [2015]. Desenvolvimento sensorial. *Pediatric Clinics of North America*, 62[2], 367-384.)

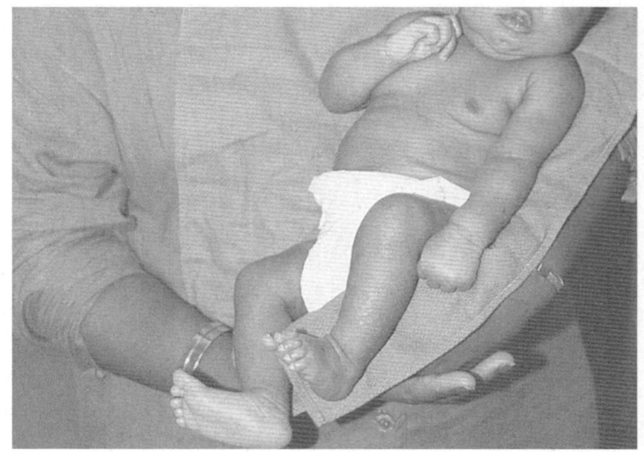

Figura 8.3 Paralisia do plexo braquial do lado esquerdo (Erb). Observe o lado afetado, a extensão e rotação interna e o punho em pronação.

O tratamento do braço afetado visa prevenir contraturas dos músculos paralisados e manter o posicionamento correto da cabeça do úmero dentro da fossa glenoide da escápula. A recuperação completa dos nervos esticados geralmente leva de 3 a 6 meses. A recuperação completa é esperada em 88 a 92% dos recém-nascidos (Parsons et al., 2016). No entanto, a avulsão dos nervos (desconexão completa dos gânglios da medula espinal que envolve as raízes anterior e posterior) resulta em dano permanente. Para lesões que não melhoram espontaneamente em 3 a 6 meses, a intervenção cirúrgica pode ser necessária para aliviar a pressão sobre os nervos ou para reparar os nervos com enxerto. Em alguns casos, a injeção de toxina botulínica A no músculo peitoral maior pode ser eficaz na redução das contraturas musculares após lesões do plexo braquial relacionadas com o parto (Buterbaugh & Shaw, 2016).

Paralisia do nervo frênico

A paralisia do nervo frênico resulta em paralisia diafragmática, como demonstrado pela ultrassonografia, que mostra movimento torácico paradoxal e diafragma elevado. Inicialmente, a radiografia pode não demonstrar um diafragma elevado se o neonato estiver recebendo ventilação com pressão positiva (Parsons et al., 2016). A lesão às vezes ocorre com a paralisia braquial. O desconforto respiratório é o sinal mais comum e importante de lesão. Como a lesão do nervo frênico geralmente é unilateral, o pulmão do lado afetado não se expande e os esforços respiratórios são ineficazes. A respiração é principalmente torácica, e cianose, taquipneia ou insuficiência respiratória completa podem ser observadas. Pneumonia e atelectasia no lado afetado também podem ocorrer.

Cuidados de enfermagem

Os cuidados de enfermagem a um recém-nascido com paralisia do nervo facial envolvem auxiliá-lo na sucção e ajudar a mãe com técnicas de alimentação. Recomenda-se uma avaliação abrangente das habilidades motoras orais do recém-nascido por um especialista em alimentação infantil e um consultor de lactação para desenvolver um programa de alimentação multidisciplinar eficaz. O recém-nascido pode necessitar de alimentação por gavagem e estimulação oral suplementar com uma quantidade mínima de leite materno extraído para evitar a aspiração. A amamentação é recomendada e a mãe precisará de assistência para ajudar o recém-nascido a pegar e comprimir a área areolar para garantir a transferência eficaz do leite da mãe para o recém-nascido (Lawrence & Lawrence, 2016a).

Se a pálpebra do olho do lado afetado não fechar completamente, lágrimas artificiais podem ser instiladas diariamente para evitar o ressecamento da conjuntiva, esclera e córnea. A pálpebra é frequentemente fechada com fita adesiva para evitar lesões acidentais. Se for necessário tratamento oftalmológico em casa, os pais são ensinados sobre o procedimento de administração de colírios antes que o recém-nascido receba alta do berçário (ver Capítulo 20).

A assistência de enfermagem ao recém-nascido com paralisia braquial consiste principalmente com o posicionamento adequado do braço afetado. O braço afetado deve ser imobilizado suavemente na parte superior do abdome se houver fratura; exercícios passivos de amplitude de movimento do ombro, punho, cotovelo e dedos são iniciados com 7 a 10 dias de vida (Yang, 2014). As contraturas de flexão do punho podem ser evitadas com o uso de talas de suporte. Ao vestir o recém-nascido, dá-se preferência ao braço afetado. Despir começa com o braço não afetado e vestir outra vez começa com o braço afetado para evitar manipulação desnecessária e estresse nos músculos paralisados. Ensine os pais a usar a posição "futebol" ao segurar o recém-nascido e evitar pegá-lo por baixo das axilas ou puxando os braços.

O recém-nascido com paralisia do nervo frênico requer os mesmos cuidados de enfermagem que qualquer recém-nascido com dificuldade respiratória. A ventilação mecânica pode ser necessária para evitar comprometimento respiratório adicional.

As necessidades emocionais da família também são parte importante do cuidado de enfermagem; a família precisará de garantias quanto ao progresso do recém-nascido em direção a um resultado ideal. O acompanhamento também é essencial devido ao longo período de recuperação.

DEFORMIDADES CRANIANAS

Em um recém-nascido normal, as suturas cranianas são separadas por suturas membranosas com milímetros de largura. Até 2 dias após o nascimento, os ossos cranianos são altamente móveis, o que permite que eles se moldem e deslizem um sobre o outro, ajustando a circunferência da cabeça para acomodar à mudança de forma e caráter do canal de parto. As principais suturas no crânio do recém-nascido são as suturas sagital, coronal e lambdoide, e as principais áreas moles na junção dessas suturas são as fontanelas anterior e posterior.

Após o nascimento, o crescimento dos ossos do crânio ocorre em uma direção **perpendicular** à linha da sutura e o fechamento normal ocorre em uma ordem regular e previsível. Embora existam grandes variações na idade em que o fechamento ocorre em crianças individualmente, normalmente todas as suturas e fontanelas são ossificadas nas seguintes idades:

8 semanas: fontanela posterior fechada

6 meses: união fibrosa das linhas de sutura e intertravamento das margens serrilhadas

18 meses: fontanela anterior fechada

Após 12 anos: suturas incapazes de serem separadas por aumento da PIC.

A união sólida de todas as suturas não é completada até o fim da infância. A craniostenose, fechamento de uma sutura antes do tempo esperado, inibe o crescimento perpendicular. Como o aumento normal do volume cerebral requer expansão, o crânio é forçado a crescer em uma direção *paralela* à sutura fundida. Essa alteração no crescimento do crânio sempre produz uma distorção da forma da cabeça quando o crescimento cerebral subjacente é normal. Uma cabeça pequena com formato fechado e normal é resultado de um crescimento deficiente do cérebro; o fechamento da sutura é secundário a essa falha de crescimento cerebral. A falha no crescimento cerebral não é secundária ao fechamento da sutura.

Vários tipos de deformidades cranianas são encontrados na primeira infância, e incluem cabeça aumentada com protrusão frontal (**protuberância**; característica da hidrocefalia [Figura 8.4]), protuberância parietal, que é vista no hematoma subdural crônico, cabeça pequena e uma variedade de deformidades do crânio. Alguns ocorrem durante o desenvolvimento pré-natal; em outros, o perímetro cefálico geralmente está dentro dos limites normais ao nascimento, e o desvio do desenvolvimento normal torna-se aparente com o avanço da idade.

PROGNÓSTICO

A maioria das crianças com cranioestenose possui desenvolvimento cerebral normal. As exceções são aqueles com distúrbios genéticos que envolvem condições patológicas cerebrais.

CUIDADOS DE ENFERMAGEM

O cuidado de enfermagem às famílias em que há criança com deformidade craniana envolve a identificação das crianças com deformidades e seu encaminhamento para avaliação. Como não há terapia disponível para crianças com microcefalia, os cuidados de enfermagem são direcionados para ajudar os pais a ajustarem-se ao cuidado de uma criança com lesão cerebral (ver Capítulo 18).

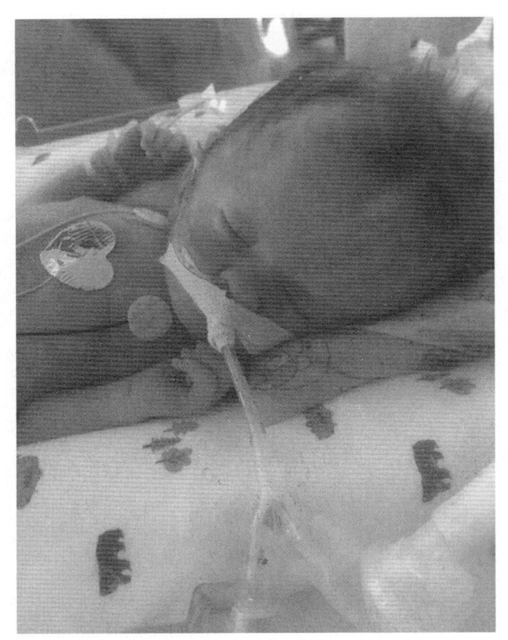

Figura 8.4 Recém-nascido com hidrocefalia. (Cortesia de K. Fisher, Duke University Medical Center, Durham, NC.)

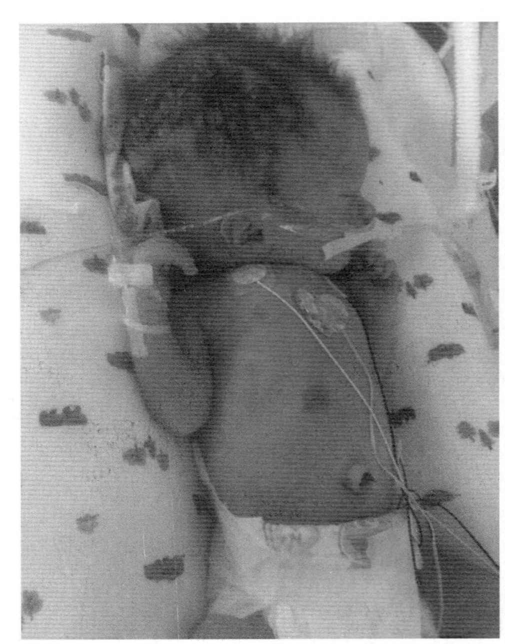

Figura 8.5 Recém-nascido após colocação de *shunt* cirúrgico. (Cortesia de K. Fisher, Duke University Medical Center, Durham, NC.)

Os recém-nascidos que se beneficiam de cirurgia requerem ênfase especial na observação de sinais de anemia devido à grande perda de sangue durante a cirurgia (ver boxe *Cuidado centrado na família*). Os cuidados de enfermagem incluem a observação de sinais de hemorragia, infecção, dor e edema, bem como educação dos pais para cuidados e segurança das suturas (Figura 8.5). As suturas cirúrgicas devem permanecer secas e intactas. Os pais precisam observar quaisquer sinais de vermelhidão, drenagem ou edema e relatar qualquer temperatura superior a 38,4°C.

DEFEITOS ESTRUTURAIS

Lábio leporino e fissura palatina

As fissuras do lábio (FL) e do palato (FP) são malformações faciais que ocorrem durante o desenvolvimento embrionário e são as deformidades congênitas mais comuns nos EUA. Elas podem aparecer separadamente ou, mais frequentemente, juntas.

O palato pode ser dividido em palato primário e secundário. O palato primário consiste na porção medial do lábio superior e na porção do rebordo alveolar, que contém os incisivos centrais e laterais. O palato secundário consiste na porção restante do palato duro e em todo o palato mole. A FL pode variar de uma pequena incisura no lábio superior a uma fenda completa, que se estende até a base do nariz, incluindo o lábio e o rebordo alveolar (Figura 8.6). A FL pode ser unilateral ou bilateral. Estruturas dentárias deformadas estão associadas à FL. A FP isolada ocorre na linha média do palato secundário e também pode variar de uma úvula bífida (a forma mais leve de FP) a uma fenda completa que se estende do palato mole ao palato duro.

A fissura labiopalatina (FL/P) é mais comum do que a FP isolada e varia de acordo com a etnia. A ocorrência é de 1 em 750 nascimentos em brancos, 1 em 500 nascimentos em asiáticos, 1 em 300 nascimentos em índios americanos e 1 em 2.500 nascimentos em afro-americanos (Dhar, 2020). A FL/P tende a ser mais comum no sexo masculino, e a FP isolada ocorre mais frequentemente no sexo feminino.

 **Cuidado centrado na família**

Doação de sangue

Os pais podem desejar fornecer um doador de sangue compatível para seu recém-nascido submetido a uma correção cirúrgica planejada para cranioestenose. Os enfermeiros precisam informar e orientar os pais sobre o procedimento do banco de sangue.

O manejo cirúrgico precoce da cranioestenose em lactentes antes de 1 ano permite a expansão adequada do cérebro e a criação de uma aparência aceitável (Lee, Hwang, Doumit et al., 2017). Os pais precisam de apoio e educação especiais durante esse período, principalmente da equipe de saúde.

Etiologia

As deformidades da fenda podem ser uma anomalia isolada ou podem ocorrer com uma síndrome reconhecida. FL/P e FP são distintas de FP isolada. Fissuras do palato secundário isoladas são mais propensas a estar associadas às síndromes do que FL ou FL/P isoladas.

A maioria dos casos de FL e FP tem herança multifatorial, que geralmente é causada por uma combinação de fatores genéticos e ambientais. Os pesquisadores ainda não sabem quais genes são responsáveis pela fissura ou até que ponto os fatores ambientais afetam as estruturas em desenvolvimento. A exposição a teratógenos como álcool, tabagismo, anticonvulsivantes, esteroides e retinoides está associada às maiores taxas de fissuras orais. A deficiência de folato (ácido fólico) também é um fator de risco para fissuras.

Fisiopatologia

As deformidades de fenda representam um defeito na migração celular que resulta em uma falha dos processos maxilares e pré-maxilares em se unirem entre a quarta e a décima semanas de desenvolvimento embrionário.

Embora muitas vezes apareçam juntos, FL e FP são malformações distintas embriologicamente, ocorrendo em momentos diferentes durante o processo de desenvolvimento. A fusão do palato primário (lábio superior e alvéolo bilateralmente) é completada na sétima semana de gestação. A fusão do palato secundário (palato duro e palato mole) ocorre mais tarde, entre a sétima e a décima semanas de

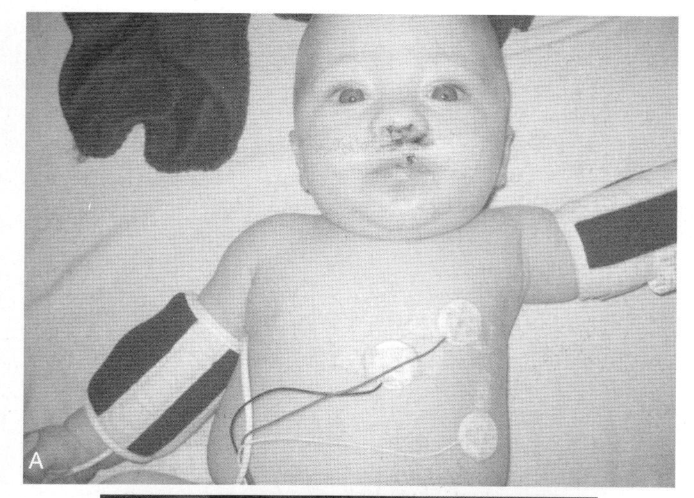

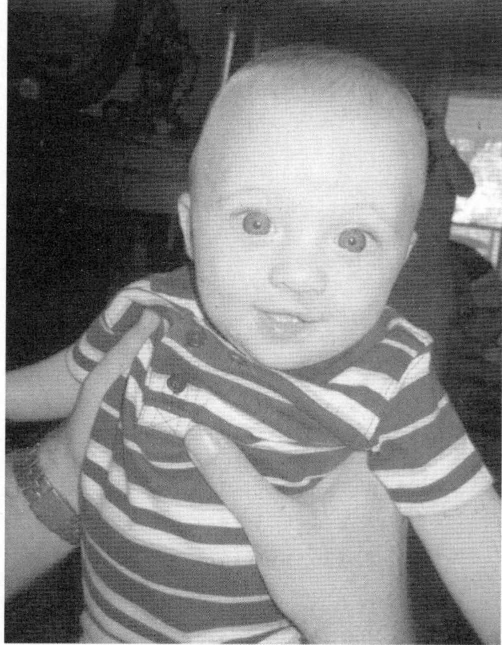

Figura 8.6 A. Reparo de lábio leporino ou fenda labial (FL) com 16 semanas. Observe as restrições de cotovelo. **B.** FL 3 semanas após a correção cirúrgica. (Foto cortesia de E. Danks.)

gestação. No processo de migração para a posição horizontal, os palatos são separados pela língua por um curto período. Se houver atraso nesse movimento ou se a língua não descer em tempo suficiente, o desenvolvimento restante prossegue, mas o palato nunca se funde.

Avaliação diagnóstica

FL e FL/P são aparentes ao nascimento. A FP é menos visível que a FL e pode não ser detectada imediatamente sem uma avaliação completa da boca. A FP é identificada por meio de um exame visual da cavidade oral ou quando o examinador coloca o dedo enluvado diretamente no palato.

As fendas do palato duro e mole formam uma abertura contínua entre a boca e a cavidade nasal. A gravidade da FP tem impacto na alimentação; o recém-nascido é incapaz de criar sucção na cavidade oral, que é necessária para a alimentação. Entretanto, na maioria dos casos, a capacidade do recém-nascido de engolir é normal.

O diagnóstico pré-natal com ultrassonografia fetal não é confiável até que os tecidos moles da face fetal possam ser visualizados em 13 a 14 semanas. Cerca de 20 a 30% dos recém-nascidos com FL e FL/P são diagnosticados no pré-natal mediante ultrassonografia (Abramson, Peacock, Cohen et al., 2015), embora recém-nascidos com FP apenas raramente sejam diagnosticados no pré-natal.

Manejo terapêutico

O tratamento da criança com FL e FP envolve os esforços cooperativos de uma equipe multiprofissional de saúde, incluindo Pediatria, cirurgia plástica, Ortodontia, Otorrinolaringologia, consultores de lactação, Fonoaudiologia, Enfermagem e Serviço Social. O tratamento é direcionado para o fechamento da(s) fenda(s), prevenção de complicações e facilitação do crescimento e desenvolvimento normais da criança.

Correção cirúrgica de fissura labial. O reparo da FL geralmente ocorre na maioria dos centros entre 2 e 3 meses de vida. Os dois procedimentos mais comuns para reparo da FL são o reparo de Fisher e a técnica de avanço rotacional de Millard. Os cirurgiões costumam usar uma combinação de técnicas para resolver as diferenças individuais. Técnicas cirúrgicas aprimoradas e cuidados pós-operatórios de feridas minimizaram a retração cicatricial e, na ausência de infecção ou trauma, a maioria cicatriza muito bem (Figura 8.6). A moldagem nasoalveolar também pode ser usada para aproximar os segmentos da fissura antes do reparo definitivo da FL, reduzindo a necessidade de revisão da FL. Resultados estéticos ideais, no entanto, podem ser difíceis de obter em defeitos graves. Revisões adicionais podem ser necessárias em idade posterior.

Correção cirúrgica da fissura palatina. O reparo da FP geralmente ocorre antes dos 12 meses para melhorar o desenvolvimento normal da fala (Dhar, 2020). As técnicas mais comuns para reparar a FP incluem o procedimento *pushback* Veau-Wardill-Kilner V-Y e a dupla Z-plastia oposta de Furlow. Aproximadamente de 20 a 30% das crianças com FP reparada precisarão de uma cirurgia secundária para melhorar o fechamento velofaríngeo para fala. Os procedimentos secundários podem incluir alongamento palatino, retalho faríngeo, faringoplastia do esfíncter ou aumento da parede posterior da faringe. Se a criança não for candidata à revisão cirúrgica para melhorar a função velofaríngea, o tratamento protético deve ser considerado.

Prognóstico

Crianças com FL podem necessitar de múltiplas cirurgias para alcançar resultados estéticos ideais, mas não correm risco de aumentar os problemas de fala. Embora algumas crianças com FP e FL/P não necessitem de terapia fonoaudiológica, muitas apresentam algum grau de comprometimento da fala que requer terapia fonoaudiológica em algum momento da infância. Os erros de articulação resultam de um histórico de disfunção velofaríngea, posicionamento articulatório incorreto, alinhamento inadequado dos dentes e graus variados de perda auditiva. A drenagem inadequada do ouvido médio como resultado da função ineficiente da tuba auditiva relacionada com história de FP contribui para a otite média recorrente, que leva à perda auditiva condutiva em muitas crianças com FP; muitas crianças com fissuras terão tubos de equalização de pressão colocados. Extensa ortodontia e prótese podem ser necessárias para corrigir o mau posicionamento dos dentes e arcos maxilares. O desempenho acadêmico, o ajuste social e o comportamento devem ser monitorados, principalmente em crianças com fissuras sindrômicas.

Cuidados de enfermagem

Os problemas imediatos de enfermagem para um recém-nascido com deformidades de FL/P estão relacionados com a alimentação. Os pais de recém-nascidos com fissuras dão alta prioridade ao aprendizado de como alimentar seus filhos e identificar quando estão doentes, mas também manifestam interesse em aprender sobre as características "normais" do neonato. Sempre que possível, eles devem ser encaminhados para uma equipe especializada em FP.

Alimentação. Alimentar o recém-nascido com fissura apresenta um desafio para enfermeiros e pais. A falha de crescimento em lactentes com FL/P ou FP tem sido atribuída a dificuldades de alimentação pré-operatória. Após o reparo cirúrgico, a maioria dos lactentes com FL, FP ou FL/P isoladas sem síndromes associadas ganha peso ou atingem peso e altura adequados para a idade.

A FL pode interferir na capacidade do recém-nascido de obter um selamento labial anterior adequado. Um recém-nascido com uma FL isolada normalmente não tem dificuldade em amamentar porque o tecido mamário é capaz de adaptar-se à fenda. Se alimentado com mamadeira, um recém-nascido com FL isolada pode ter maior sucesso usando mamadeiras com uma base larga do bico, como uma mamadeira Playtex® ou um bico NUK® (ortodôntico). O apoio da bochecha (apertar as bochechas para diminuir a largura da fenda) pode ser útil para melhorar o selamento labial durante a alimentação.

As mães devem ser encorajadas a fornecer o leite materno e com ele passar seus benefícios protetores. Recém-nascido com FP e FL/P devem ser avaliados individualmente para amamentação e receber apoio especializado. É importante avaliar o seguinte: (1) tamanho e localização da FL/P do recém-nascido, (2) desejo da mãe de fornecer leite materno e (3) experiência anterior com amamentação (Reilly, Reid, Skeat et al., 2013). A FP reduz a capacidade de sucção do recém-nascido, o que interfere na amamentação e na alimentação oferecida por mamadeira tradicional. Por meio de modificações no posicionamento, seleção de mamadeiras e técnicas de suporte, o cuidador que alimenta pode ajudar os recém-nascidos com FP a alimentarem-se de modo eficiente. Comece posicionando o recém-nascido com FP em posição ereta com a cabeça apoiada na mão do cuidador ou aninhada no braço; essa posição permite que a gravidade ajude no fluxo do líquido para que seja engolido em vez de perdido pelo nariz.

A sucção é quase sempre prejudicada em recém-nascido com FP porque o véu é incapaz de elevar e separar as cavidades nasais orais enquanto gera pressão intraoral negativa adequada. Vários tipos de mamadeiras funcionam bem com recém-nascidos incapazes de gerar sucção adequada, incluindo o SpecialNeeds® Feeder (anteriormente Haberman®), a mamadeira Pigeon® e o Mead Johnson® Cleft Palate Nurser. A mamadeira SpecialNeeds® e as Pigeon® utilizam uma válvula de fluxo unidirecional, que permite que o recém-nascido se alimente com sucesso comprimindo o mamilo com os segmentos intactos do palato e da mandíbula ou da língua. Com a válvula de fluxo unidirecional no lugar, o líquido flui para a cavidade oral em vez de voltar para a câmara da mamadeira quando o bico é comprimido. A mamadeira SpecialNeeds® também possui uma grande câmara de bico que permite que o alimentador forneça assistência extra apertando a câmara, se necessário. A ponta dessa mamadeira possui um corte em fenda, que permite ao dosador controlar o fluxo de líquido, posicionando a fenda na vertical ou horizontal dentro da boca, o que pode reduzir aspiração e engasgos. A mamadeira Pigeon® vem com dois tamanhos de bico – padrão e pequeno –, cada um com um bico de corte em Y, que aumenta o fluxo de líquido. A terceira mamadeira, a Mead Johnson® Cleft Palate Nurser, é flexível, com um bico longo e fino com corte em X; essa mamadeira exige que o cuidador que esteja alimentando o recém-nascido aperte-a ritmicamente durante a mamada e não exige que o recém-nascido comprima ativamente o mamilo durante a mamada.

Recém-nascidos com fissuras tendem a engolir ar em excesso durante as mamadas, e por isso é importante fazer uma pausa durante as mamadas e fazer o recém-nascido eructar (arrotar). Alguns especialistas em FP defendem o uso de obturadores de alimentação para auxiliar na alimentação; esses dispositivos podem aumentar as superfícies de compressão dentro da cavidade oral, mas não melhoram a eficiência da alimentação ou o crescimento no primeiro ano de vida (Lawrence, Lawrence, 2016a).

Independentemente do método de alimentação utilizado, a mãe deve começar a alimentar o recém-nascido o mais rápido possível. Quando a alimentação materna é iniciada precocemente, a mãe pode ajudar a determinar o método mais adequado para ela e para o recém-nascido e pode tornar-se adepta da técnica antes da alta hospitalar.

Cuidados pré-operatórios. Na preparação para o reparo cirúrgico, os pais podem ser ensinados a utilizar sistemas de alimentação alternativos (p. ex., seringas) vários dias antes da cirurgia. Para FL, muitos cirurgiões permitem que os lactentes retornem ao seu sistema de alimentação típico. No entanto, para FP, alguns cirurgiões exigem que a criança esteja fora da mamadeira e beba de um copo aberto ou copo com canudinho.

Cuidados pós-operatórios. Os maiores esforços no pós-operatório são direcionados para a proteção do sítio operatório. Para FL, os pais podem ser aconselhados a aplicar vaselina no local da cirurgia por vários dias após a cirurgia. Para FL, FP ou FL/P, imobilizadores de cotovelo podem ser utilizados para evitar que a criança esfregue ou lese o local de sutura; eles são colocados imediatamente após a cirurgia e podem ser usados por 7 a 10 dias. Algumas instituições de saúde defendem o uso de seringa para alimentação por 7 a 10 dias após o reparo de FL ou FP. A analgesia adequada é necessária para aliviar a dor pós-operatória e prevenir inquietação. A alimentação é retomada quando tolerada. Uma posição vertical ou de assento infantil é útil no pós-operatório imediato (especialmente para recém-nascidos que possuem dificuldade em lidar com secreções). Evite o uso de sucção ou outros objetos na boca, como abaixadores de língua, termômetros, chupetas, colheres e canudos.

O lactente ou a criança pode receber alta com uma dieta mista ou suave, e os pais são instruídos a continuar a dieta até que o cirurgião os oriente de outra forma. Os pais são advertidos contra permitir que a criança coma alimentos duros (p. ex., torradas, biscoitos duros e batatas fritas), que podem danificar o palato reparado.

Cuidados a longo prazo. As crianças com FL/P geralmente necessitam de uma variedade de serviços durante a recuperação. Os familiares necessitam de apoio e incentivo por parte dos profissionais de saúde e orientação em atividades que facilitem um desfecho normal para seu filho. Os pais frequentemente citam o estresse financeiro como uma questão difícil. Com os esforços combinados da família e da equipe de saúde, a maioria das crianças alcança um resultado satisfatório. Muitas crianças com FL/P têm correção cirúrgica, que cria um lábio de aparência quase normal e permite uma boa função do palato para fala e alimentação. Os pais precisam entender a função da terapia fonoaudiológica e a finalidade e os cuidados de todos os aparelhos ortodônticos, bem como a importância de estabelecer bons cuidados bucais e hábitos de escovação adequados.

Ao longo do desenvolvimento da criança, um objetivo importante é o desenvolvimento de uma personalidade e autoestima saudáveis. Muitas comunidades têm grupos de pais com FP que oferecem ajuda e apoio às famílias. As agências que fornecem serviços e informações para crianças com FL/P e suas famílias incluem a American Cleft Palate-Craniofacial Association (http://www.acpa-cpf.org), o Cleft Palate Foundation (http://www.cleftline.org), Cleft Advocate (http://www.cleftadvocate.org), o March of Dimes (http://www.marchforbabies.org), e vários serviços médicos estaduais para crianças.

PROBLEMAS COMUNS NO RECÉM-NASCIDO

ERITEMA TÓXICO NEONATAL

O **eritema tóxico neonatal**, também conhecido como **dermatite por picada de pulga** ou **erupção cutânea do recém-nascido**, é uma erupção benigna e autolimitada de causa desconhecida que geralmente aparece nos primeiros 2 dias de vida. As lesões são pápulas ou pústulas firmes, de 1 a 3 mm, amarelo-pálido ou branco em base eritematosa; eles assemelham-se a picadas de pulgas. A erupção aparece mais comumente na face, extremidades proximais, tronco e glúteos, mas pode estar localizada em qualquer parte do corpo, exceto nas palmas das mãos e plantas dos pés. A erupção é mais óbvia durante os episódios de choro. Não há manifestações sistêmicas e sucessivas coletas de lesões cicatrizam sem alterações de pigmentação. A erupção geralmente dura cerca de 5 a 7 dias. A etiologia é desconhecida. No entanto, um esfregaço da pústula mostrará numerosos eosinófilos e uma relativa ausência de neutrófilos. Quando o diagnóstico é questionável, culturas bacterianas, fúngicas ou virais devem ser obtidas. Embora nenhum tratamento seja necessário, os pais geralmente estão preocupados com a erupção cutânea e precisam ser tranquilizados sobre sua natureza benigna e transitória.

CANDIDÍASE

A **candidíase**, também conhecida como **monilíase**, não é incomum em recém-nascidos. ***Candida albicans***, o organismo usual responsável, pode causar doença em qualquer sistema orgânico. É um fungo leveduriforme (produz células de levedura e esporos), que pode ser adquirido de uma infecção vaginal materna durante o parto; da transmissão de pessoa para pessoa (especialmente da técnica inadequada de lavagem das mãos); ou de mãos, mamadeiras, bicos ou outros artigos contaminados. Infecções mucocutâneas, cutâneas e disseminadas por candidíase são observadas nessa faixa etária. A candidíase é geralmente uma doença benigna em recém-nascidos, muitas vezes confinada às regiões oral e das fraldas. Em prematuros extremos, há risco aumentado de infecções sistêmicas graves causadas por *Candida*. A **dermatite das fraldas** causada por organismos *Candida* manifesta-se como uma erupção úmida e eritematosa com pequenas pústulas brancas ou amarelas. Pequenas áreas de erosão da pele também podem ser observadas (ver Capítulo 10, seção *Dermatite das fraldas*).

Candidíase oral

A candidíase oral (**aftas-sapinho**) é caracterizada por manchas brancas e aderentes na língua, palato e aspectos internos das bochechas (Figura 8.7). Muitas vezes, é difícil distinguir do leite coagulado. A criança pode recusar-se a sugar por causa da dor na boca.

Essa condição tende a ser aguda em recém-nascidos e crônica em lactentes e crianças pequenas. A candidíase aparece quando a flora oral é alterada como resultado de antibioticoterapia ou má lavagem das mãos pelo cuidador do lactente. Embora o distúrbio seja geralmente autolimitado, a resolução espontânea pode levar até 2 meses, período durante o qual as lesões podem espalhar-se para laringe, traqueia, brônquios e pulmões e ao longo do trato gastrintestinal. A doença é tratada com boa higiene, aplicação de fungicida e correção de qualquer distúrbio subjacente. A fonte de infecção deve ser tratada para evitar a reinfecção.

A aplicação tópica de 1 mℓ de nistatina sobre as superfícies da cavidade oral 4 vezes ao dia, ou a cada 6 horas, geralmente é suficiente para evitar a propagação da doença ou o prolongamento de seu curso. Vários outros medicamentos podem ser utilizados, incluindo anfotericina B, clotrimazol, fluconazol ou miconazol administrados por via intravenosa, oral ou tópica. Para prevenir a recaída, a terapia deve ser continuada por pelo menos 2 dias após o desaparecimento das lesões (Lawrence & Lawrence, 2016a). A solução de violeta de genciana pode ser usada em adição a um dos medicamentos antifúngicos em casos crônicos de candidíase oral; no entanto, o primeiro não trata a infecção gastrintestinal por *Candida*. Alguns profissionais evitam sua utilização porque faz sujeira, mancha facilmente a roupa e pode ser irritante para a mucosa oral.

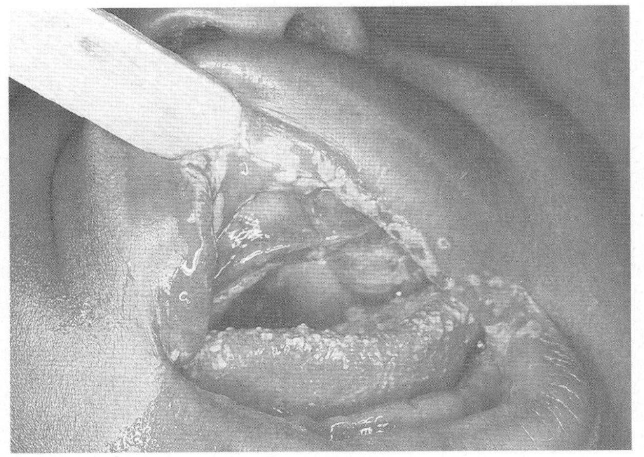

Figura 8.7 Candidíase oral (aftas). (De: Paller, A. S., & Mancini, A. J. [2016]. *Hurwitz clinical pediatric dermatology* [5th ed.]. St Louis, MO: Elsevier.)

> **! ALERTA PARA A ENFERMAGEM**
>
> A candidíase oral pode ser distinguida do leite coagulado quando as tentativas de remover as manchas com uma espátula para língua não são bem-sucedidas. O cuidador principal também pode relatar que a criança não mama bem ou alimenta-se com mamadeira como antes.

Cuidados de enfermagem

Os cuidados de enfermagem são direcionados à prevenção da disseminação da infecção e à aplicação correta da medicação tópica prescrita. Para candidíase na área da fralda, o cuidador é instruído a manter a área da fralda limpa e a aplicar o medicamento nas áreas afetadas conforme prescrito (ver também o Capítulo 10, seção *Dermatite da fralda*). Lactentes com dermatite de fralda por *Candida* podem introduzir a levedura na boca a partir das mãos contaminadas. Colocar roupas sobre a fralda pode evitar esse ciclo de autoinfecção.

Em casos de candidíase oral, a nistatina é administrada após as mamadas. Distribuir o medicamento sobre a superfície da mucosa oral e língua com aplicador ou seringa; o restante da dose é depositado na boca para ser engolido pelo recém-nascido para tratar quaisquer lesões gastrintestinais.

Além de bons cuidados higiênicos, outras medidas para controlar a candidíase incluem enxaguar a boca do recém-nascido com água corrente após cada mamada antes de aplicar a medicação e ferver bicos e mamadeiras reutilizáveis por pelo menos 20 minutos após uma lavagem completa (os esporos são resistentes ao calor). Se usadas, as chupetas devem ser fervidas por pelo menos 20 minutos uma vez ao dia. Se a mãe estiver amamentando ao seio, recomenda-se que o tratamento simultâneo do recém-nascido e da mãe ocorra se ambos estiverem infectados (Lawrence & Lawrence, 2016a).

HERPES-VÍRUS SIMPLES

O herpes neonatal é uma das infecções virais mais graves em recém-nascidos, com taxa de mortalidade de até 60% em recém-nascidos com doença disseminada. Aproximadamente 85% da transmissão do herpes-vírus simples (HSV) ocorre durante a passagem pelo canal do parto (James, Sheffield, & Kimberlin, 2014). O risco de infecção durante o parto vaginal na presença de herpes genital é estimado em 25 a 60% com infecção primária ativa a termo (American Academy of Pediatrics, 2018). Globalmente, a incidência de infecção por herpes neonatal continua a exigir vigilância, pois as infecções genitais por HSV entre adolescentes e adultos são um problema de saúde global estimado em mais de meio bilhão de pessoas em todo o mundo (Looker, Magaret, May et al., 2017).

O herpes neonatal manifesta-se de três maneiras: (1) com envolvimento da pele, olhos e boca (POB); (2) como doença localizada do sistema nervoso central (SNC); ou (3) como doença disseminada envolvendo múltiplos órgãos. Na doença da pele e dos olhos, uma erupção aparece como vesículas ou pústulas em uma base eritematosa. Aglomerados de lesões são comuns. As lesões ulceram e formam crostas rapidamente. Os achados oftalmológicos incluem ceratoconjuntivite, coriorretinite, catarata e descolamento de retina; envolvimento neurológico (como microcefalia e encefalomalacia) também pode se desenvolver (Baley & Gonzalez, 2015). As infecções disseminadas podem envolver praticamente todos os sistemas e órgãos, mas o fígado, as glândulas adrenais e os pulmões são os mais comumente afetados. Na meningite por HSV, os recém-nascidos desenvolvem múltiplas lesões com necrose hemorrágica cortical. Pode ocorrer isoladamente ou com lesões orais, oculares ou cutâneas. Os sintomas de apresentação, que podem ocorrer entre a segunda e a quarta semanas de vida, incluem letargia, má alimentação, irritabilidade e convulsões locais ou generalizadas.

Cuidados de enfermagem

Recém-nascidos com HSV ou suspeita de infecção (como resultado da exposição) devem ser cuidadosamente avaliados quanto a manifestações clínicas. A ausência de lesões cutâneas no neonato exposto ao HSV materno não indica ausência de doença. As precauções de contato (além das precauções padrão) devem ser instituídas de acordo com as diretrizes ou protocolo do hospital da American Academy of Pediatrics e do American College of Obstetricians and Gynecologists (2017). Recomenda-se a obtenção de *swabs* da boca, nasofaringe, conjuntiva, reto e quaisquer vesículas da pele do neonato exposto; além disso, amostras de urina, sangue e líquido cefalorraquidiano (LCR) devem ser obtidas para cultura. A terapia com aciclovir é iniciada se os resultados da cultura forem positivos ou se houver forte suspeita de infecção por HSV (Kimberlin, 2018). Alta dose de aciclovir (60 mg/kg/dia) tem demonstrado diminuir as taxas de mortalidade em recém-nascidos com HSV disseminado (Ericson, Gostelow, Autmizguine et al., 2017).

MARCAS DE NASCENÇA

Descolorações da pele são achados comuns em recém-nascidos (ver no Capítulo 7 discussão sobre avaliação da pele de recém-nascidos). A maioria, como as manchas mongólicas ou nevo telangiectásico, não envolve outra terapia além da reafirmação aos pais da natureza benigna dessas descolorações. Entretanto, algumas podem ser uma manifestação de uma doença que sugere exame adicional da criança e de outros membros da família (p. ex., as múltiplas **manchas café com leite** marrom-claro que, com frequência, caracterizam o distúrbio hereditário autossômico dominante neurofibromatose e que são achados comuns na síndrome de Albright).

Lesões mais extensas e mais escuras demandam investigação adicional, e a excisão da lesão é recomendada quando exequível. Essas lesões incluem um nódulo solitário marrom avermelhado que aparece na face ou na parte superior do braço e geralmente representa um nevo de célula epitelioide e em fuso (**melanoma juvenil**); um **nevo gigante pigmentado** (**ou nevo em calção de banho**), uma placa irregular marrom-escuro a preta que corre risco de transformação em melanoma maligno; e as máculas marrom-escuro ou pretas que se tornam mais numerosas com a idade (**nevo juncional ou composto**).

As marcas de nascença vasculares podem ser divididas nas seguintes categorias: malformações vasculares, hemangiomas capilares e hemangiomas mistos. As **manchas vasculares (malformações)** são lesões permanentes presentes ao nascimento e inicialmente planas e eritematosas. Qualquer estrutura vascular, capilar, veia, artéria ou linfática pode estar envolvida. As duas manchas vasculares mais comuns são a **mancha macular transitória** (mordida de cegonha, mancha de salmão ou beijo de anjo) e a **mancha vinho do Porto**, ou ***nevus flammeus***. As lesões cor de vinho do Porto são manchas rosadas, vermelhas ou, raramente, roxas da pele que engrossam, escurecem e aumentam proporcionalmente à medida que a criança cresce (Figura 8.8A). A mancha macular é mais frequentemente localizada nas pálpebras, glabela ou nuca e geralmente desaparece ao longo de vários meses, mas pode ser proeminente com choro ou mudanças de temperatura ambiental.

As manchas de vinho do Porto também podem estar associadas às malformações estruturais, como glaucoma ou angiomatose leptomeníngea (tumor de vasos sanguíneos ou linfáticos na pia-aracnoide) (**síndrome de Sturge-Weber**) ou supercrescimento ósseo ou muscular (**síndrome de Klippel-Trenaunay-Weber**). Crianças com manchas de vinho do Porto nas pálpebras, testa ou bochechas devem ser monitoradas para essas síndromes com exame oftalmológico periódico, imagem neurológica e medição das extremidades.

O tratamento de escolha para manchas vinho do Porto é a utilização do *laser pulseddye*. Geralmente, é necessária uma série de tratamentos. Os tratamentos podem clarear significativamente ou limpar completamente as lesões com quase nenhuma cicatriz ou alteração de pigmento.

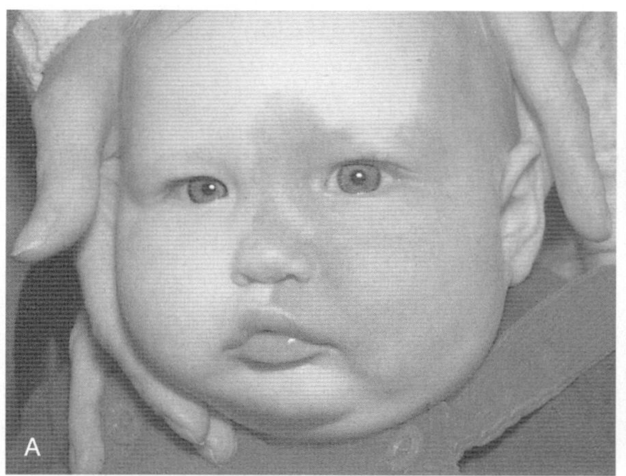

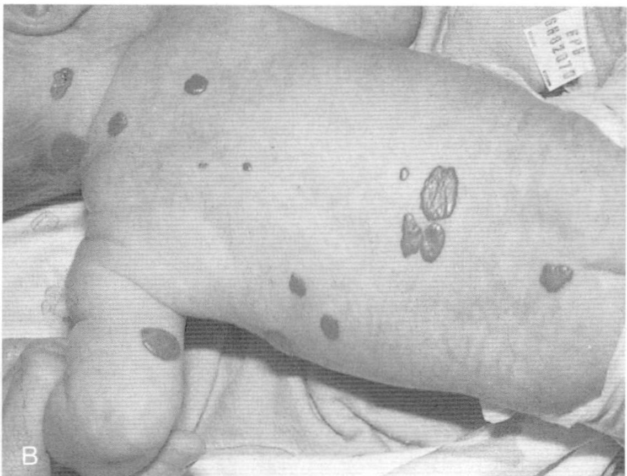

Figura 8.8 A. Mancha vinho do Porto. **B.** Hemangioma em morango. (De: Zitelli, B. J., McIntire, S. C., & Nowalk, A. J. *Zitelli and Davis' atlas of pediatric physical diagnosis* [6th ed.]. St Louis, MO: Saunders/Elsevier.)

Os **hemangiomas capilares**, às vezes chamados de **hemangiomas de morango**, são tumores cutâneos benignos que envolvem apenas capilares. Esses hemangiomas são nódulos vermelhos brilhantes, emborrachados, com superfície áspera e margem bem definida (Figura 8.8B). Os hemangiomas em morango podem não ser aparentes ao nascimento, mas podem aparecer dentro de algumas semanas e aumentar consideravelmente durante o primeiro ano de vida e, então, começar a involuir espontaneamente. Pode levar de 5 a 12 anos para resolução completa, e um número significativo de pacientes pode ficar com achados residuais, como telangiectasia, tecido adiposo redundante ou atrofia da pele (Ji, Chen, Li et al., 2014). A solução tópica de timolol (gel 0,5%; dose máxima 0,5 mg/dia) é eficaz para casos que requerem intervenção, e propranolol sistêmico pode ser usado em casos graves para diminuir as lesões (Martin, 2020). Os **hemangiomas venosos cavernosos** envolvem vasos mais profundos na derme e apresentam coloração vermelho-azulada e margens pouco definidas. Essas últimas formas podem estar associadas ao aprisionamento de plaquetas (**síndrome de Kasabach-Merritt**) e subsequente trombocitopenia (Martin, 2020; Witt, 2015).

Os hemangiomas também podem ocorrer como parte da síndrome PHACE (Valdivielso-Ramos, Torrelo, Martin-Santiago et al., 2018):

Malformação da fossa **P**osterior do cérebro
Hemangiomas (cervicofacial segmentar)
Anormalidades **A**rteriais
Defeitos **C**ardíacos, incluindo coarctação da aorta
Anormalidades do olho (***E**ye*, em inglês)

Embora a maioria dos hemangiomas não demande tratamento devido à sua alta taxa de involução espontânea, alguma obstrução da visão e de vias respiratórias pode necessitar de terapia. O propranolol sistêmico ou a prednisona pode deter crescimento adicional. Podem ser necessárias injeções subcutâneas de interferon ou vincristina caso a terapia com prednisona e o *laser* falhem em controlar um hemangioma de difícil tratamento; entretanto, os efeitos colaterais associados podem ser maiores que os benefícios da terapia em alguns casos (Martin, 2020).

Cuidados de enfermagem

Marcas de nascença, especialmente aquelas no rosto, são perturbadoras para os pais. As famílias precisam de uma explicação sobre o tipo de lesão, seu significado e possível tratamento.[a] Os pais podem beneficiar-se ao ver fotografias de outros recém-nascidos antes e após o tratamento de manchas vinho do Porto ou após acompanhamento da linha do tempo do hemangioma. Fotos tiradas para acompanhar o processo de involução podem ajudar ainda mais os pais a ganhar confiança de que o progresso está ocorrendo.

Se a terapia a *laser* for realizada, a lesão terá um aspecto preto arroxeado por 7 a 10 dias, que desaparece após o escurecimento e dá lugar à vermelhidão, com um eventual clareamento da área tratada. Durante a fase de tratamento, os pais são alertados para evitar qualquer trauma na lesão ou cutucar a crosta. As unhas da criança devem ser aparadas como precaução adicional. Lavar a área suavemente com água e enxugá-la adequadamente, embora em alguns casos uma pomada antibiótica tópica possa ser usada. Nenhum salicilato deve ser tomado durante a fase de tratamento, porque eles diminuem os efeitos da terapia. A criança deve ser mantida sem tomar sol por várias semanas e depois protegida com um filtro solar com fator de proteção (FPS) de pelo menos 25. As complicações associadas ao tratamento a *laser* incluem eritema e hematomas e, menos comumente, hiperpigmentação, hipopigmentação e cicatriz atrófica (Furuta, Sato, Tsuji et al., 2016).

[a]Os laboratórios devem verificar se essas faixas são apropriadas para uso em seus próprios ambientes.

CUIDADOS DE ENFERMAGEM AO RECÉM-NASCIDO E FAMÍLIA DE ALTO RISCO

IDENTIFICAÇÃO DE RECÉM-NASCIDOS DE ALTO RISCO

Recém-nascido de alto risco pode ser definido como um recém-nascido, independentemente da idade gestacional ou peso ao nascer, que tem uma chance maior que a média de morbidade ou mortalidade devido às condições ou circunstâncias associadas ao nascimento e adaptação ao ambiente extrauterino. O período de alto risco abrange o crescimento e desenvolvimento humano desde o momento da **viabilidade** (a idade gestacional na qual se acredita que a sobrevivência fora do útero seja possível, ou tão cedo quanto 23 semanas de gestação) até 28 dias após o nascimento; portanto, inclui ameaças à vida e à saúde que ocorrem durante os períodos pré-natal, perinatal e pós-natal.

Houve aumento do interesse em **recém-nascidos prematuros tardios** entre 34 e 36 semanas de gestação, que podem receber o mesmo tratamento que os recém-nascidos a termo. Os recém-nascidos prematuros tardios geralmente apresentam morbidades semelhantes aos recém-nascidos prematuros, incluindo desconforto respiratório, hipoglicemia, que requer tratamento, instabilidade de temperatura, má alimentação, icterícia e resultados adversos no desenvolvimento neurológico (Horgan, 2015). Portanto, avaliação e intervenção imediata em emergências perinatais com risco de vida muitas vezes fazem a diferença entre um desfecho favorável e uma vida inteira de incapacidade. Estima-se que os prematuros tardios representem 70% da população total de prematuros e que a taxa de mortalidade para esse grupo seja até cinco vezes maior do que a dos prematuros (Horgan, 2015). Como o peso ao nascer de prematuros tardios geralmente varia de 2.000 a 2.500 g e eles parecem relativamente maduros em comparação com prematuros menores, eles podem ser cuidados da mesma maneira que recém-nascidos a termo saudáveis, deixando fatores de risco para prematuros tardios negligenciados. Os recém-nascidos prematuros tardios geralmente recebem alta precoce da instituição de nascimento e têm uma taxa de reinternação significativamente maior do que os recém-nascidos a termo (Reedy, 2014). As discussões sobre recém-nascidos de alto risco neste capítulo também se referem a recém-nascidos prematuros tardios que estão passando por uma transição tardia para a vida extrauterina. Os enfermeiros dos berçários devem estar familiarizados com as características dos recém-nascidos e reconhecer a importância de desvios graves das observações esperadas. Quando os provedores podem antecipar a necessidade de cuidados especializados e planejá-los, a probabilidade de um desfecho bem-sucedido aumenta.

A Association of Women's Health, Obstetric and Neonatal Nurses (2017) publicou o guia *Assessment and Care of the Late Preterm Infant* para a formação de enfermeiros perinatais, sobre os fatores de risco do prematuro tardio, cuidados adequados e cuidados de acompanhamento.

Classificação de recém-nascidos de alto risco

Os recém-nascidos de alto risco são mais frequentemente classificados de acordo com o peso ao nascer, idade gestacional e problemas fisiopatológicos predominantes. Os problemas mais comuns relacionados com o estado fisiológico estão intimamente associados ao estado de maturidade do recém-nascidos e geralmente envolvem distúrbios metabólicos (p. ex., hipoglicemia, hipocalcemia) ou consequências de órgãos e sistemas imaturos (p. ex., hiperbilirrubinemia, desconforto respiratório, hipotermia). Como os fatores de alto risco são comuns a várias áreas de especialidade, principalmente obstetrícia, pediatria e neonatologia, é necessária uma terminologia específica para descrever o estado de desenvolvimento do recém-nascido (Boxe 8.1).

Boxe 8.1 Classificação de recém-nascidos de alto risco.

Classificação de acordo com o tamanho

Recém-nascido de baixo peso (BP): recém-nascido cujo peso ao nascer é inferior a 2.500 g, independentemente da idade gestacional

Recém-nascido de muito baixo peso (MBP): recém-nascido cujo peso ao nascer é inferior a 1.500 g

Recém-nascido de extremo baixo peso (EBP): recém-nascido cujo peso ao nascer é inferior a 1.000 g

Recém-nascido apropriado para a idade gestacional (AIG): recém-nascido cujo peso está entre os percentis 10 e 90 nas curvas de crescimento intrauterino

Recém-nascido pequeno para a idade (PI) ou pequeno para a idade gestacional (PIG): recém-nascido cuja taxa de crescimento intrauterino foi atrasada e cujo peso ao nascer é menor do que o percentil 10 nas curvas de crescimento intrauterino

Restrição de crescimento intrauterino (RCIU): encontrado em recém-nascidos cujo crescimento intrauterino é restrito (às vezes, usado como um termo mais descritivo para lactentes SGA)

RCIU simétrico: restrição de crescimento em que o peso, comprimento e perímetro cefálico são afetados

RCIU assimétrico: restrição de crescimento em que o perímetro cefálico permanece dentro dos parâmetros normais enquanto o peso ao nascer fica abaixo do percentil 10

Recém-nascido grande para a idade gestacional (GIG): recém-nascido cujo peso ao nascer fica acima do percentil 90 nos gráficos de crescimento intrauterino

Classificação de acordo com a idade gestacional

Recém-nascido pré-termo (prematuro): lactente nascido com menos de 37 semanas de gestação, independentemente do peso ao nascer

Recém-nascido a termo: lactente nascido entre o início de 38 semanas e final de 42 semanas de gestação, independentemente do peso ao nascer

Recém-nascido prematuro tardio: lactente nascido entre 34 e 36 semanas de gestação, independentemente do peso ao nascer

Recém-nascido pós-termo (pós-maduro): lactente nascido após 42 semanas de idade gestacional, independentemente do peso ao nascer

Classificação de acordo com a mortalidade

Nascimento vivo: nascimento em que o neonato manifesta qualquer batimento cardíaco, respira ou exibe movimento voluntário, independentemente da idade gestacional

Morte fetal: morte do feto após 20 semanas de gestação e antes do parto com ausência de quaisquer sinais de vida após o nascimento

Óbito neonatal: óbito que ocorre nos primeiros 27 dias de vida; a morte neonatal precoce ocorre na primeira semana de vida; a morte neonatal tardia ocorre em 7 a 27 dias

Mortalidade perinatal: número total de mortes fetais e neonatais precoces por 1.000 nascidos vivos

Anteriormente, considerava-se que o peso ao nascer refletia uma estimativa razoavelmente precisa da idade gestacional, ou seja, se o peso ao nascer de um lactente excedesse 2.500 g, o recém-nascido era considerado maduro. No entanto, dados acumulados mostraram que as taxas de crescimento intrauterino não são as mesmas para todos os recém-nascidos e que outros fatores (p. ex., hereditariedade, insuficiência placentária, doença materna) influenciam o crescimento intrauterino e o peso ao nascer. A partir desses dados, foi desenvolvido um sistema de classificação mais definitivo e significativo que engloba peso ao nascer, idade gestacional e desfecho neonatal.

CUIDADOS COM RECÉM-NASCIDOS DE ALTO RISCO

Avaliação sistemática

Uma avaliação física sistemática completa é um componente essencial no cuidado de recém-nascido de alto risco (ver boxe *Diretrizes para o cuidado de enfermagem*). Mudanças sutis no comportamento alimentar, atividade, cor, saturação de oxigênio (SaO_2) ou sinais vitais geralmente indicam um problema subjacente. Recém-nascidos prematuros de baixo peso (BPN), especialmente recém-nascidos de muito baixo peso (MBP) ou extremamente baixo peso (EBP), estão mal preparados para suportar estresse fisiológico prolongado e podem morrer minutos após apresentarem sintomas anormais se o processo patológico subjacente não for corrigido. Enfermeiros alertas estão cientes de mudanças sutis e reagem prontamente para implementar intervenções que promovam o funcionamento ideal em neonatos de alto risco. As mudanças no estado do recém-nascido são percebidas por meio de observações contínuas da adaptação do recém-nascido ao ambiente extrauterino.

Monitoramento de dados fisiológicos

A maioria dos recém-nascidos que precisa de observação cuidadosa é colocada em um ambiente térmico controlado e monitorados quanto à frequência cardíaca, atividade respiratória e temperatura. Os dispositivos de monitoramento são equipados com um sistema de alarme que indica quando os sinais vitais estão acima ou abaixo dos limites preestabelecidos. Entretanto, é essencial verificar a frequência cardíaca apical e compará-la com a leitura do monitor.

A pressão arterial (PA) é monitorada rotineiramente em recém-nascidos de risco por meios internos ou externos. O registro direto com cateteres arteriais pode ser usado, mas traz os riscos inerentes a qualquer procedimento no qual um cateter é introduzido em uma artéria. Os valores da PA aumentam gradualmente ao longo do primeiro mês de vida em recém-nascidos prematuros e a termo. Os valores normais da PA variam de acordo com a idade gestacional e peso, medicamentos (como corticosteroides) e processo da doença. Uma das principais considerações no recém-nascido pré-termo é a relação entre a PA sistêmica e a determinação do fluxo sanguíneo cerebral adequado. Na unidade de terapia intensiva neonatal (UTIN), exames laboratoriais frequentes e sua interpretação são parte integrante da avaliação contínua do progresso dos recém-nascidos. Registros precisos de ingestão e eliminação são mantidos em todos os recém-nascidos com doença aguda. Uma saída precisa pode ser obtida pesando primeiro a fralda seca, seguida pela fralda suja e depois subtraindo a diferença; esse é o meio mais simples e menos traumático de medir o débito urinário. A fralda molhada pré-pesada é pesada em uma escala de gramas e o peso em gramas da urina é convertido diretamente em mililitros (p. ex., 25 g = 25 mℓ).

Os exames de sangue são uma parte necessária da avaliação e do monitoramento contínuos do progresso do recém-nascido de alto risco. Os exames mais realizados são glicemia, bilirrubina, cálcio, hematócrito, eletrólitos séricos e gasometria. As amostras podem ser obtidas do calcanhar; por venopunção; por punção arterial; ou por um cateter permanente em uma veia umbilical, uma artéria umbilical ou uma artéria periférica (ver boxe *Cuidado atraumático* no Capítulo 7, e Capítulo 20, seção *Coleta de amostras*).

Quando várias amostras de sangue devem ser coletadas, é importante manter um registro preciso da quantidade de sangue que está sendo extraído, especialmente em recém-nascidos de EBP e BP. Há uma ênfase crescente em coletar o mínimo de sangue possível de neonatos de alto risco para minimizar a depleção do volume sanguíneo e evitar transfusões de sangue e complicações associadas. Para evitar a necessidade de punções arteriais repetidas, normalmente é utilizada a oximetria de pulso, que mede a saturação ou porcentagem de oxigênio na hemoglobina. O enfermeiro observa alterações

Diretrizes para o cuidado de enfermagem

Avaliação física

Avaliação geral

Utilizar uma balança eletrônica, pesar diariamente ou com mais frequência se indicado
Medir o comprimento e a circunferência da cabeça ao nascimento
Descrever a forma geral do corpo e o tamanho, postura em repouso, facilidade para respirar, presença e localização de edema
Descrever quaisquer deformidades evidentes
Descrever quaisquer sinais de sofrimento – cor deficiente, hipotonia, letargia, apneia

Avaliação respiratória

Descrever a forma do tórax (em barril, côncavo), simetria, presença de incisões, drenos torácicos ou outros desvios
Descrever o uso de músculos acessórios – dilatação nasal ou subesternal, intercostal ou retrações supraesternais
Determinar a frequência respiratória e regularidade
Auscultar e descrever os sons respiratórios – estertores, sibilos, sons úmidos ou reduzidos, grunhidos, entrada de ar diminuída, estridor, igualdade dos sons respiratórios
Descrever o choro se não intubado
Descrever o oxigênio ambiente e método de oferta; se intubado, descrever o tamanho e a posição da cânula, tipo de ventilador e ambientes
Determinar a saturação de oxigênio por oximetria de pulso e pressão parcial de oxigênio, e descrever o dióxido de carbono por dióxido de carbono transcutâneo ($tcPCO_2$)

Avaliação cardiovascular

Determinar frequência e ritmo cardíaco
Descrever os sons cardíacos, incluindo quaisquer sopros
Determinar o ponto de impulso máximo (PIM), o ponto em que o batimento cardíaco soa, e palpar o mais baixo (uma mudança em PIM pode indicar desvio mediastinal)
Descrever a cor do recém-nascido: cianose (pode ser de origem cardíaca, respiratória ou hematopoética), palidez, pletora, icterícia, mosteamento
Avaliar a cor de membranas mucosas e lábios
Determinar a pressão arterial (PA) conforme recomendado. Indicar o membro usado e o tamanho do manguito
Descrever pulsos femorais, enchimento capilar e perfusão periférica (moteamento)
Descrever os monitores, seus parâmetros e se os alarmes estão ligados

Avaliação gastrintestinal

Determinar a presença de distensão abdominal – aumento na circunferência, pele brilhante, evidência de eritema da parede abdominal, peristalse visível, alças intestinais visíveis, estado do umbigo
Determinar quaisquer sinais de regurgitação e tempo relacionado com a amamentação; descrever característica e quantidade residual se alimentado por gavagem; se estiver com sonda orogástrica, descrever o tipo de drenagem (cor, consistência, pH)
Descrever quantidade, cor, consistência e odor de qualquer êmese
Palpar a margem do fígado (1 a 3 cm abaixo da margem costal direita)
Descrever quantidade, cor e consistência das fezes
Descrever os sons intestinais – presença ou ausência (precisam estar presentes se mamando)

Avaliação geniturinária

Descrever quaisquer anormalidades da genitália
Descrever a quantidade de urina (determinada pelo peso), cor, pH, análise de fitas-teste e densidade urinária
Verificar o peso

Avaliação neurológica-musculoesquelética

Descrever os movimentos do recém-nascido – aleatórios, propositais, irrequieto, espasmo, espontâneo, provocado; descreva nível de atividade com estimulação; avalie com base na idade gestacional
Descrever a posição ou atitude do recém-nascido – flexionado ou estendido
Descrever os reflexos observados – Moro, sucção, Babinski, palmar, plantar e outros reflexos esperados
Determinar o nível de resposta e consolabilidade
Determinar mudanças no perímetro cefálico (se indicado), tamanho e tensão das fontanelas, linhas de sutura
Determinar respostas pupilares no recém-nascido com mais de 32 semanas de gestação
Verificar alinhamento do quadril (apenas profissionais experientes devem realizar isso)

Temperatura

Determinar a temperatura axilar
Determinar a relação com a temperatura do ambiente

Avaliação da pele

Observar quaisquer lesões de pele ou marcas de nascimento
Descrever qualquer descoloração, área com eritema, sinais de irritação, abrasões ou áreas expostas, especialmente onde equipamento de monitoramento, infusões ou outros aparelhos fiquem em contato com a pele; verificar e observar qualquer substância utilizada na pele (p. ex., antissépticos de pele)
Determinar a textura e o turgor da pele – seca, macia, flocosa, descamando ou quaisquer outras alterações
Descrever qualquer erupção, lesão de pele ou marcas de nascimento
Determinar se o cateter de infusão intravenosa (IV) está pérvio e observe sinais de infiltração
Descrever cateteres de infusão parenteral – localização, tipo (arterial, venoso, periférico, umbilical, central, cateter venoso central com inserção periférica – PICC [sigla em inglês, porém comumente utilizada no Brasil]), tipo de infusão (medicamento, solução salina, dextrose, eletrólito, lipídios, nutrição parenteral total), tipo de bomba de infusão e frequência de fluxo, tipo de cateter e aparência do local de inserção
As avaliações observacionais dos recém-nascidos de alto risco são realizadas de acordo com o quadro clínico agudo de cada recém-nascido; os recém-nascidos criticamente doentes demandam observação estrita e avaliação da função respiratória, incluindo oximetria de pulso contínua, eletrólitos e avaliações dos gases sanguíneos. O registro preciso do estado do recém-nascido é componente integral do cuidado de enfermagem. Com o auxílio de monitoramento cardiopulmonar contínuo e sofisticado, as avaliações da enfermagem e o cuidado diário podem ser coordenados para permitir manuseio mínimo do recém-nascido (especialmente os de peso muito baixo ao nascimento [MBP] ou os de peso extremamente baixo [EBP]) para reduzir os efeitos do estresse ambiental.

na oxigenação (ou outros aspectos monitorados) associadas ao manuseio e ajusta os cuidados com o recém-nascido em conformidade com as alterações. A frequência dos sinais vitais é determinada pelo nível de acuidade do recém-nascido (gravidade da condição) e resposta ao tratamento.

Suporte respiratório

O objetivo primário no cuidado de recém-nascido de alto risco é estabelecer e manter uma respiração adequada. Muitos recém-nascidos necessitam de oxigênio suplementar e ventilação assistida. Todos os recém-nascidos necessitam de posicionamento adequado para maximizar a oxigenação e a ventilação. A oxigenoterapia é fornecida com base nas necessidades e na doença do recém-nascido (ver seção *Síndrome do desconforto respiratório* mais adiante neste capítulo).

Termorregulação

Após ou concomitante ao estabelecimento da respiração, a necessidade mais crucial dos recém-nascidos de MBP é a aplicação de calor externo. A prevenção da perda de calor em recém-nascidos em sofrimento é essencial para a sobrevivência, e a manutenção de um ambiente térmico neutro é um aspecto desafiador do cuidado intensivo de enfermagem neonatal. A produção de calor é um processo complicado que envolve os sistemas cardiovascular, neurológico e metabólico; e recém-nascidos imaturos têm todos os problemas relacionados com a produção de calor enfrentados por recém-nascidos a termo (ver Capítulo 7, seção *Termorregulação*). Entretanto, os recém-nascidos MBP encontram-se em desvantagem adicional por vários outros problemas. Eles têm massa muscular menor e poucos depósitos de gordura marrom para produzir calor, ausência de gordura subcutânea para isolamento térmico e controle de reflexo deficiente dos capilares da pele.

Para reduzir o risco de estresse pelo frio, os recém-nascidos de risco são colocados em contato pele a pele com a mãe, se estiverem clinicamente estáveis ou em ambiente aquecido, imediatamente após o nascimento, onde permanecem até serem capazes de manter a **estabilidade térmica**, que é a capacidade para equilibrar a produção e conservação de calor com a dissipação de calor. Como o superaquecimento produz um aumento no consumo de oxigênio e calorias, os recém-nascidos também são prejudicados em um ambiente hipertérmico. Um **ambiente térmico neutro** é aquele que permite que a criança mantenha uma temperatura central normal com consumo mínimo de oxigênio e gasto calórico. Estudos indicam que a termoneutralidade ideal não pode ser prevista para todas as necessidades de recém-nascidos de alto risco. Em recém-nascidos a termo saudáveis, recomenda-se que as temperaturas axilares sejam mantidas em 36,5 a 37,5°C (American Academy of Pediatrics, Committee on Fetus and Newborn & American College of Obstetricians and Gynecologists, Committee on Obstetrics Prática, 2017); em prematuros, temperaturas de admissão de 36,5 e 37,2°C são consideradas ótimas (Lyu, Shah, Ye et al., 2015).

Os recém-nascidos de MBP e EBP, com pele fina e quase nenhuma gordura subcutânea, podem controlar a perda de calor corporal ou ganho apenas dentro de uma variação limitada de temperaturas ambientais. Nesses recém-nascidos, a perda de calor por radiação, evaporação e perda de água transepidérmica é de 3 a 5 vezes maior do que em recém-nascidos maiores, e uma redução na temperatura corporal associa-se ao aumento de mortalidade. É necessária pesquisa adicional para definir um ambiente térmico neutro para recém-nascidos EBP.

As consequências do estresse pelo frio que produzem riscos adicionais aos neonatos são (1) hipoxia, (2) acidose metabólica e (3) hipoglicemia. O aumento do metabolismo em resposta ao arrepio cria um aumento compensatório no consumo de oxigênio e calorias. Se o oxigênio disponível não for aumentado para atender a essa necessidade, a tensão arterial de oxigênio diminui. Isso pode ser complicado por um volume pulmonar menor em relação à taxa metabólica, o que cria uma diminuição do oxigênio no sangue e distúrbios pulmonares concomitantes. Uma pequena vantagem é obtida pela presença de hemoglobina fetal, porque sua maior capacidade de transportar oxigênio permite que o recém-nascido viva por períodos mais longos em condições de baixa tensão de oxigênio.

Os três métodos primários de manutenção de um ambiente térmico neutro são uso de uma incubadora, um aquecedor radiante (Figura 8.9) e um berço aberto com cobertores de algodão. O recém-nascido vestido sob cobertores pode manter determinada temperatura dentro de uma variação mais ampla de temperaturas ambientes; entretanto, a necessidade de observação estrita do recém-nascido de alto risco pode exigir que ele permaneça parcialmente despido. A incubadora deve sempre ser preaquecida antes de receber o recém-nascido. O uso de **incubadoras de parede dupla** melhora significativamente a capacidade do recém-nascido de manter uma temperatura desejável e reduzir o gasto de energia relacionado com a regulação do calor. Dentro ou fora da incubadora, os gorros para cabeça são efetivos em evitar perda de calor. Um gorro de lã é mais efetivo do que um de malha. O uso de um colchão com gel aquecido com calor radiante tem revelado reduzir significativamente a incidência de perda de calor por radiação e preservar um ambiente térmico neutro adequado para o recém-nascido MBP (Lewis, Sanders, Brockopp, 2011; Altimier, 2012). Um meio efetivo de manutenção de uma variação desejada de temperatura no recém-nascido é o uso de **incubadora ajustada manualmente** ou **controlada automaticamente (servocontrolada)**. O último mecanismo, quando ajustado nos limites superiores e inferiores de variação da temperatura de ar circulante desejada, ajusta-se automaticamente em resposta aos sinais de um sensor térmico preso à pele abdominal do recém-nascido. Se a temperatura do recém-nascido cair, o alarme do aparelho é deflagrado para aumentar o débito de calor. O servocontrole geralmente é ajustado para uma temperatura cutânea desejada entre 36,5 e 37°C (Gardner, Hernandez, 2016a).

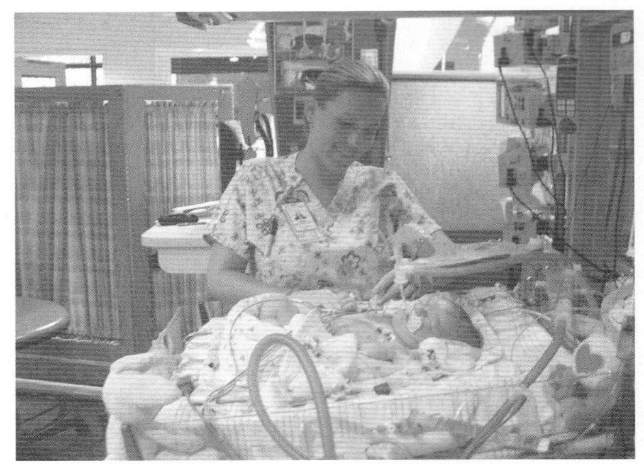

Figura 8.9 Enfermeira cuidando de criança em um aquecedor radiante. (Foto cortesia de E. Jacobs, Texas Children's Hospital, Houston, TX.)

Uma atmosfera com alta umidade contribui para a manutenção da temperatura corporal, reduzindo a perda de **calor por evaporação**. Vários "microambientes" podem ser usados com recém-nascidos com MBP e EBP ao nascer para minimizar as **perdas de água insensíveis** e evaporativas. Isso inclui itens como bolsas, mantas ou filme plástico, reservatórios umidificados para incubadoras e protetores térmicos de plástico umidificados cobertos com filme plástico (Figura 8.10). Quando tais ambientes são utilizados, cuidados especiais devem ser tomados para evitar a contaminação bacteriana do ambiente quente e úmido por organismos como *Pseudomonas* e *Serratia*, que possuem afinidade por ambientes úmidos; pneumonia adquirida pós-natal de tais organismos pode ser fatal, particularmente em recém-nascidos EBP. Uma revisão sistemática de práticas para diminuir a hipotermia ao nascer em recém-nascidos de BP descobriu que embalagens plásticas (polietileno) ou bolsas mantinham os prematuros mais aquecidos, levando a temperaturas mais altas na admissão nas unidades neonatais e menos hipotermia (McCall, Alderdice, Halliday et al., 2014; Wilson, Maier, Norman et al., 2016). Essa prática agora é recomendada nas diretrizes do *Programa de Reanimação Neonatal* publicadas pela American Heart Association (Zaichkin, 2017).

O **contato pele a pele (método canguru)** entre o recém-nascido pré-termo estável e os pais também é uma opção viável de interação

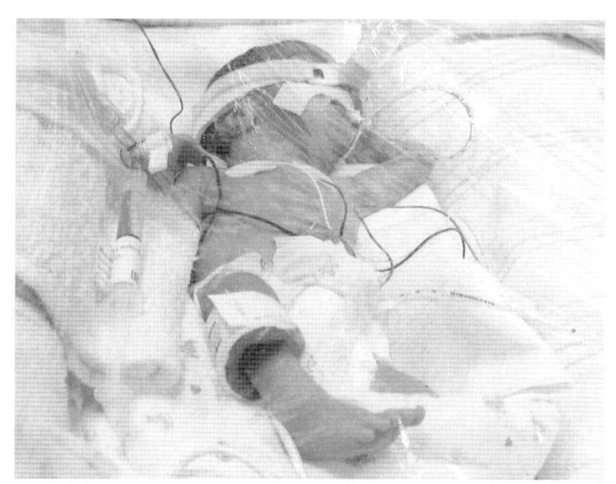

Figura 8.10 Recém-nascido sob manta plástica, que produz um ambiente livre de correntes de ar. (Foto cortesia de E. Jacobs, Texas Children's Hospital, Houston, TX.)

devido à manutenção de temperatura corporal apropriada pelo recém-nascido. Outros benefícios do contato pele a pele são discutidos neste capítulo.

Proteção contra infecção

A proteção contra infecção é parte integrante de todo o cuidado do recém-nascido, mas recém-nascidos pré-termo e doentes são particularmente suscetíveis. O ambiente protetor de uma incubadora regularmente limpa e trocada fornece isolamento efetivo dos agentes infecciosos transportados pelo ar. Entretanto, a higiene frequente, completa e meticulosa das mãos é o fundamento de um programa preventivo. Isso inclui todas as pessoas que mantêm contato com recém-nascidos e seus equipamentos. Após manipular outro recém-nascido ou equipamento, ninguém deve tocar um recém-nascido sem antes higienizar as mãos.

Os profissionais com doenças infecciosas são impedidos de entrar na unidade até que não seja mais transmitida a infecção ou seja obrigado a usar proteções adequadas, como máscaras ou luvas, para reduzir a probabilidade de contaminação. Uma vacinação anual contra *influenza* é recomendada para o pessoal da UTIN. **Precauções-padrão** como método de controle de infecção são instituídas em todas as áreas do berçário para proteger os recém-nascidos e a equipe (ver Capítulo 20). O benefício de "vestir avental" nos visitantes e funcionários do hospital para controlar a infecção não é apoiado por pesquisas. A visita de irmãos na NICU não demonstrou aumentar as infecções nosocomiais (American Academy of Pediatrics & American College of Obstetricians and Gynecologists, 2017); no entanto, a triagem apropriada para doenças respiratórias superiores em irmãos é frequentemente recomendada.

As fontes de infecção aumentam em relação direta com o número de pessoas e partes do equipamento em contato com os recém-nascidos. O equipamento utilizado nos cuidados dos recém-nascidos deve ser limpo regularmente de acordo com as recomendações do fabricante ou protocolo institucional; isso inclui a limpeza de berços, colchões, incubadoras, aquecedores radiantes, monitores cardiorrespiratórios, oxímetros de pulso e equipamento para monitoramento dos sinais vitais após o uso em um recém-nascido e antes do uso em outro. Como os microrganismos desenvolvem-se melhor em água, as conexões dos circuitos e cânulas e os equipamentos de umidificação são particularmente perigosos. O equipamento usado para terapias relacionadas com água, como nebulizadores e tubos plásticos, deve ser trocado regularmente.

Hidratação

Os recém-nascidos de alto risco com frequência recebem líquidos parenterais suplementares para suprir calorias, eletrólitos e água adicionais. A hidratação adequada é particularmente importante nos recém-nascidos pré-termo porque seu conteúdo de água extracelular é mais alto (70% em recém-nascidos a termo e até 90% em recém-nascidos pré-termo), sua superfície corporal é maior e a capacidade de lidar com mudanças de líquido é limitada em recém-nascidos pré-termo com rins imaturos. Desse modo, esses recém-nascidos são altamente vulneráveis a depleção de líquido.

Os líquidos parenterais podem ser ofertados ao neonato de alto risco por várias vias dependendo da natureza da doença, da duração, do tipo de terapia líquida e da preferência da unidade. As vias comuns de infusão de líquido incluem periférica, venosa central com inserção periférica (ou venosa central percutânea), venosa central inserida cirurgicamente e cateteres venosos umbilicais. Os locais preferidos para as infusões intravenosas (IV) periféricas em neonatos são as veias periféricas nas superfícies dorsais das mãos e dos pés. Locais alternativos são as veias do couro cabeludo e as veias antecubitais. Precauções especiais e observações frequentes precisam acompanhar o uso de acessos periféricos. Em muitos centros neonatais, o cateter venoso central percutâneo (cateter central de inserção periférica [PICC]) é usado para terapia parenteral e administração de medicamento devido a um custo mais baixo e traumatismo neonatal reduzido.

Na maioria das instituições, os enfermeiros da UTIN inserem os cateteres IV periféricos e mantêm as infusões. Os líquidos IV precisam ser sempre administrados por bombas de infusão contínua, que infundem diminutos volumes a uma taxa de fluxo preestabelecida. O cateter deve ser fixado à pele com um curativo transparente (ver *Cuidado com a pele*, mais adiante neste capítulo), com cuidado para não causar pressão indevida no *hub* e nas conexões do cateter. Como todos os recém-nascidos, especialmente aqueles que são EBP e MBP, são altamente vulneráveis a quaisquer complicações da terapia IV, as taxas de infusão devem ser cuidadosamente reguladas e verificadas a cada hora para evitar lesão de tecido por extravasamento, sobrecarga de líquido ou desidratação (Nyp, Brunkhorst, Reavey et al., 2016). Podem ocorrer edema pulmonar, insuficiência cardíaca congestiva, persistência do ducto arterioso e hemorragia intravascular com sobrecarga de líquido. A desidratação pode causar desequilíbrios eletrolíticos com efeitos do SNC potencialmente graves.

Os recém-nascidos que são EBP, taquipneicos, que recebem fototerapia ou que estão sob calor radiante têm **perdas de água insensíveis** aumentadas que exigem ajustes apropriados dos líquidos. Os enfermeiros precisam monitorar o estado líquido mediante pesagens diárias (ou mais frequentes) e ingesta e débito precisos de todos os líquidos, incluindo medicamentos e hemoderivados. Os eletrólitos séricos são monitorados por protocolo da unidade, e os eletrólitos urinários são obtidos de acordo com a condição do recém-nascido. Os recém-nascidos EBP com frequência exigem monitoramento mais frequente desses parâmetros devido à sua perda de líquido transepidérmica desordenada, função renal imatura e propensão à desidratação e super-hidratação. A intolerância mesmo a 5% de dextrose não é incomum nos recém-nascidos EBP, com subsequente glicosúria e diurese osmótica. As alterações de comportamento, estado de alerta ou nível de atividade nesses recém-nascidos recebendo líquidos IV podem sinalizar um desequilíbrio eletrolítico, hipoglicemia ou hiperglicemia. Os enfermeiros também devem observar tremores e convulsões em recém-nascidos MBP ou EBP, porque esses podem ser sinais de hiponatremia ou hipernatremia.

Um problema comum observado em recém-nascidos que estejam com um cateter de artéria umbilical é a vasoconstrição dos vasos periféricos, o que pode prejudicar seriamente a circulação. A resposta

> **! ALERTA PARA A ENFERMAGEM**
>
> Os enfermeiros devem estar constantemente alertas a sinais de infiltração intravenosa (IV) (p. ex., eritema, edema, mudança de cor de tecido, branqueamento no local) e a sinais de super-hidratação (ganho de peso de > 30 g em 24 horas, edema periorbital, taquipneia e crepitações na ausculta pulmonar).

é desencadeada por vasoespasmo arterial causado pela presença do cateter, pela infusão de líquidos ou injeção de medicação. O embranquecimento das nádegas, genitália ou pernas ou pés é uma indicação de vasoespasmo. O problema deve ser reconhecido prontamente e relatado ao médico. O enfermeiro também deve observar sinais de trombos em recém-nascidos com cateteres venosos ou arteriais umbilicais. A precipitação de microtrombos no leito vascular com o uso desses cateteres é comumente manifestada por uma súbita descoloração azulada observada nos dedos dos pés, chamada de **dedos dos cateteres**. O problema é prontamente relatado ao médico porque a falha em aliviar a condição patológica existente pode resultar na perda dos dedos dos pés ou até mesmo de um pé ou perna.

Recém-nascidos com cateteres umbilicais venosos ou arteriais também devem ser observados atentamente quanto ao deslocamento do cateter e subsequente sangramento ou hemorragia; débito urinário, função renal e gastrintestinal também são avaliados nesses recém-nascidos. Embora a função de tais cateteres seja fornecer efetivamente fluidos IV (e às vezes medicamentos) e obter amostras de gases do sangue arterial, eles não são isentos de complicações.

Nutrição

A nutrição ideal é crítica no tratamento dos recém-nascidos MBP e pré-termo, mas existem dificuldades em satisfazer suas necessidades nutricionais. Os vários mecanismos de ingestão e digestão de alimentos não são completamente desenvolvidos; quanto mais imaturo for o recém-nascido, maior será o problema. Além disso, as demandas nutricionais para esse grupo de recém-nascidos não são conhecidas com certeza. Sabe-se que os recém-nascidos pré-termo estão em risco devido à nutrição deficiente e a várias características físicas e do desenvolvimento.

As necessidades nutricionais do recém-nascido para crescimento rápido e manutenção diária precisam ser satisfeitas na presença de várias incapacidades anatômicas e fisiológicas. Embora algumas atividades de sucção e deglutição estejam presentes antes do nascimento e em recém-nascidos pré-termo, a coordenação desses mecanismos não ocorre até aproximadamente 32 a 34 semanas de gestação, e eles não são plenamente sincronizados até 36 a 37 semanas. A sucção inicial não é acompanhada de deglutição, e as contrações esofágicas são descoordenadas. Consequentemente, os recém-nascidos são altamente propensos a aspiração e seus perigos esperados. Conforme o recém-nascido amadurece, o padrão de sucção-deglutição desenvolve-se, mas é lento e inefetivo, e esses reflexos também podem esgotar-se facilmente.

A quantidade e o método de alimentação são determinados pelo tamanho e pela condição do recém-nascido. A nutrição pode ser fornecida pela via parenteral ou enteral ou por uma combinação das duas. Os recém-nascidos que são EBP, MBP ou criticamente doentes com frequência obtêm a maior parte de sua nutrição pela via parenteral devido à sua incapacidade de digerir e absorver a nutrição enteral. Insultos hipóxicos ou doença e a grande imaturidade de órgão adiam o uso da alimentação enteral até a condição do recém-nascido ser estabilizada; a enterocolite necrosante (ECN) foi inicialmente associada às alimentações enterais em recém-nascidos criticamente doentes ou em sofrimento (ver *Enterocolite necrosante* mais adiante neste capítulo). O suporte nutricional parenteral total dos recém-nascidos criticamente doentes pode ser realizado com sucesso com soluções IV disponíveis no comércio especificamente elaboradas para satisfazer as necessidades nutricionais do recém-nascido, incluindo proteína, aminoácidos, oligoelementos, vitaminas, carboidratos (dextrose) e gordura (emulsão lipídica).

Estudos têm demonstrado que há benefícios na introdução precoce de pequenas quantidades de alimentação enteral em prematuros metabolicamente estáveis. Essas **dietas enterais mínimas (*priming* gastrintestinal trófico)** demonstraram estimular o trato gastrintestinal da criança, prevenindo a atrofia da mucosa e as subsequentes dificuldades de alimentação enteral. Alimentação enteral mínima com apenas 1 mℓ/kg de leite materno ou leite de doador pode ser administrada por gavagem assim que a criança estiver clinicamente estável. A nutrição parenteral é continuada até que a criança seja capaz de tolerar uma quantidade de alimentação enteral suficiente para sustentar o crescimento. Um aumento da incidência de ECN em recém-nascidos MBP que recebem nutrição enteral mínima não foi comprovado (Poindexter & Ehrenkranz, 2015). Foi comprovado que a alimentação enteral mínima aumenta a absorção de minerais, aumenta a atividade hormonal intestinal e diminui substancialmente a incidência de intolerância alimentar em recém-nascidos prematuros (Poindexter & Ehrenkranz, 2015). As dietas enterais mínimas são recomendadas como padrão de cuidado para a alimentação de recém-nascidos MBP (Malhotra, Nzegwu, Harrington et al., 2016).

Embora o momento da primeira alimentação tenha sido motivo de controvérsia, a maioria dos profissionais de referência na área agora acredita que a alimentação precoce (desde que a criança esteja clinicamente estável) reduz a incidência de fatores complicadores, como hipoglicemia e desidratação, e o grau de hiperbilirrubinemia. O esquema de alimentação utilizado varia em diferentes unidades.

Aleitamento materno

O leite humano é a melhor fonte de nutrição para os recém-nascidos a termo e pré-termo. Estudos indicam que os recém-nascidos pré-termo pequenos são capazes de mamar se tiverem reflexos de sucção e deglutição adequados e não existem contraindicações para isso, como complicações respiratórias ou doença comuns (Cartwright, Atz, Newman et al., 2017; Rayfield, Oakley, & Quigley, 2015). As mães que desejam amamentar seus recém-nascidos pré-termo são encorajadas a realizar ordenha do leite materno até que seus filhos estejam suficientemente estáveis para tolerar a amamentação ao seio. As diretrizes apropriadas para o armazenamento do **leite materno ordenhado** devem ser seguidas para reduzir o risco de contaminação e a destruição de suas propriedades benéficas (Steele,2018).

A American Academy of Pediatrics Section on Breastfeeding (2012) recomenda leite humano para todos os recém-nascidos, incluindo os doentes e prematuros (com raras exceções). A American Academy of Pediatrics reconhece que a escolha do tipo de alimento a ser oferecido para a criança é prerrogativa dos pais, mas aconselha que os provedores de cuidado forneçam aos pais informações completas e precisas sobre os benefícios e os riscos de não fornecer leite materno para garantir que uma decisão informada seja tomada. As barreiras ao início e à continuação da amamentação incluem indiferença do médico, desinformação, falta de educação pré-natal sobre aleitamento materno, desatenção das políticas hospitalares, falta de acompanhamento, emprego materno, falta de apoio da família ou da sociedade, pacotes de alta hospitalar com fórmula ou cupons para fórmula, e retrato da mídia sobre a alimentação com mamadeira.

O leite produzido pelas mães cujos recém-nascidos nascem antes do termo contém concentrações mais altas de proteína, sódio, cloreto e imunoglobulina A (IgA). Fatores de crescimento, hormônios, prolactina, calcitonina, tiroxina (T_4), esteroides e taurina (um aminoácido essencial) estão presentes no leite humano. A concentração de IgA secretora é mais alta no leite de mães de recém-nascidos pré-termo do que no leite de mães de recém-nascidos a termo.

A IgA é importante no controle bacteriano do trato intestinal, na qual exibe aderência e proliferação de bactérias nas superfícies epiteliais. Proteção adicional contra infecção é fornecida pelos leucócitos, pela lactoferrina e pela lisozima, todos presentes no leite humano. O leite produzido pelas mães para seus recém-nascidos muda de conteúdo ao longo dos primeiros 30 dias pós-natais, ocasião em que ele é semelhante ao leite humano a termo. Apesar de seus benefícios, os recém-nascidos BP (<1.500 g) que são alimentados exclusivamente com leite humano não fortificado demonstram taxas de crescimento reduzidas e deficiências nutricionais mesmo além do período de hospitalização. Esses recém-nascidos, com frequência, têm inadequações de cálcio, fósforo, proteína, sódio, vitaminas e energia. Suplementos especialmente projetados para o leite humano têm sido desenvolvidos para tratar esses déficits. Fortificantes contendo proteína, carboidrato, cálcio, fósforo, magnésio, sódio e quantidades variadas de zinco, cobre e vitaminas são usados para suplementar o leite materno. Como os fortificantes não contêm ferro suficiente, é acrescentado ferro suplementar, geralmente quando o recém-nascido atinge 1 mês.

Vários estudos relativos aos efeitos dos ácidos graxos poli-insaturados de cadeia longa sobre o desenvolvimento cognitivo, acuidade visual e crescimento físico em recém-nascidos pré-termo e a termo têm levado as empresas de fórmula a acrescentar ácido docosahexaenoico (DHA) e ácido araquidônico (AA) a suas fórmulas para recém-nascidos. O AA e o DHA estão presentes no leite humano, e sua presença tem sido relatada como ocasionando um aumento no desenvolvimento cognitivo em recém-nascidos alimentados com leite humano em comparação com recém-nascidos alimentados com fórmula sem esses ácidos graxos. Entretanto, uma metanálise composta por quatro ensaios clínicos demonstrou não existir nenhum benefício clinicamente significativo no desenvolvimento para suplementação da fórmula com AA e DHA em recém-nascidos a termo e pré-termo com 24 meses (Jasani, Simmer, Patole et al., 2017).

Os recém-nascidos prematuros podem ser capazes de amamentar com sucesso antes do que se acreditava anteriormente (28 a 36 semanas); além disso, recém-nascidos prematuros que são amamentados ao seio em vez de mamadeira demonstram menos incidências de dessaturação de oxigênio; ausência de bradicardia; temperatura da pele mais quente; e melhor coordenação da respiração, sucção e deglutição (Lawrence & Lawrence, 2016b). Os recém-nascidos prematuros devem ser cuidadosamente avaliados quanto à prontidão para amamentar, incluindo avaliação do estado comportamental, capacidade de manter a temperatura corporal fora de uma fonte de calor artificial, estado respiratório e prontidão para mamar no peito da mãe. Esta última pode ser realizada com sucção não nutritiva (SNN) na mama durante o contato pele a pele (método canguru) para que a mãe e o recém-nascido acostumem-se (Lawrence, Lawrence, 2016b). O oxigênio da cânula nasal também pode ser fornecido durante a amamentação ao pré-termo com base nos requisitos avaliados do recém-nascido.

Tempo, paciência e dedicação por parte da mãe e da equipe de enfermagem são necessários para ajudar os recém-nascidos na amamentação. O processo é iniciado lentamente – começando com uma mamada diária e aumentando gradualmente à medida que o recém-nascido as tolera. O leite humano oferece vantagens a curto e longo prazos em uma relação dose-dependente, pois quanto mais leite materno o prematuro recebe, mais benefícios são obtidos (Gardner & Lawrence, 2016; Johnson, Patra, Greene et al., 2019). A mamadeira suplementar é ineficiente, porque a criança gasta energia e calorias para se alimentar duas vezes. Suplementar por alimentação por gavagem ou usando um bico de treinamento é mais eficiente em termos de gastos de energia e calorias. A amamentação de recém-nascidos prematuros geralmente requer orientação adicional de um consultor de lactação; apoio e incentivo contínuos por parte da equipe de enfermagem e familiares são essenciais. Além disso, a amamentação pós-alta muitas vezes requer mais orientação, aconselhamento e apoio da equipe de enfermagem (Dennison, Nguyen, Gregg et al., 2016).

Devido às propriedades anti-infecciosas e promotoras do crescimento do leite humano, bem como à sua nutrição superior, o leite de doadoras é utilizado em muitas UTINs para recém-nascidos prematuros ou doentes quando o leite materno não está disponível (American Academy of Pediatrics, Section on Breastfeeding, 2012). O leite de doador também é usado terapeuticamente para fins médicos, como em receptores de transplantes imunocomprometidos. O leite humano não processado de doadoras não selecionadas não é recomendado devido ao risco de transmissão de agentes infecciosos (American Academy of Pediatrics, Section on Breastfeeding, 2012).

A Human Milk Banking Association of North America[b] estabeleceu diretrizes para a operação de bancos de leite humano de doadores (Human Milk Banking Association, 2015). Os bancos de leite de doadores coletam, selecionam, processam (pasteurizam) e distribuem o leite doado por mães que estão alimentando seus próprios recém-nascidos e ordenhando alguns gramas extras todos os dias para o banco de leite.

Alimentação por mamadeira

Os recém-nascidos vigorosos podem ser alimentados com mamadeira com pouca dificuldade, mas recém-nascidos pré-termo comprometidos exigem métodos alternativos. A quantidade a ser ofertada é determinada pelo ganho de peso do recém-nascido e pela tolerância à alimentação anterior, e é aumentada em pequenos incrementos até se assegurar uma ingesta calórica garantida.

A taxa de aumento de volume que é bem tolerada varia de um recém-nascido para outro, e a determinação dessa taxa com frequência é responsabilidade da enfermagem. Os recém-nascidos pré-termo demandam mais tempo e paciência para alimentar em comparação com recém-nascidos a termo, e o mecanismo orofaríngeo pode estar estressado por uma tentativa de alimentação muito rápida. É importante não cansar os recém-nascidos ou exigir mais de sua capacidade de reter as alimentações. Quando os recém-nascidos exigem tempo prolongado (arbitrariamente, mais de 30 minutos) para completar uma alimentação, a alimentação por gavagem pode ser considerada para a vez seguinte.

A alimentação baseada em pistas (também conhecida como *infant-drive*)[1] é uma abordagem de desenvolvimento da alimentação oral, que considera a prontidão individual do lactente, em vez de iniciar a alimentação com base no peso e na idade ou em um cronograma predeterminado (Fry, Marfurt, Wengier, 2018; Gennattasio, Perri, Baranek et al., 2015; Whetten, 2016). A prontidão alimentar é determinada pelas condições físicas e de saúde de cada recém-nascido, nível de energia, capacidade de manter um breve estado de alerta silencioso, reflexo de vômito, comportamentos espontâneos de busca, sucção e comportamentos de levar a mão à boca (Fry et al., 2018). Um recém-nascido prematuro pode apresentar dificuldade em coordenar a sucção, a deglutição e a respiração, resultando em apneia, bradicardia e diminuição da saturação de oxigênio. A capacidade do recém-nascido de chupar

[b]http://www.hmbana.org.

[1]N.R.T. *Infant-drive* é um método de alimentação orientada para crianças (IDF – sigla em inglês), composto de três avaliações comportamentais, incluindo prontidão para se alimentar, qualidade da alimentação e apoio ao cuidador. Cada avaliação inclui cinco categorias. É um método de comunicação entre os cuidadores quanto à prontidão e progressão da criança para alimentação oral independente. Fonte: Settle M, Francis K. Does the Infant-Driven Feeding Method Positively Impact Preterm Infant Feeding Outcomes? *Adv Neonatal Care.* 2019 Feb;19(1):51-55. doi: 10.1097/ANC.0000000000000577. PMID: 30672812.

chupeta não indica prontidão completa para mamar no bico ou capacidade de coordenar as atividades mencionadas sem algum grau de estresse; a introdução gradual do mamilo em recém-nascido prematuro baseia-se na avaliação cuidadosa de sua capacidade de manter as funções cardiopulmonares adequadas durante a alimentação. Quando os recém-nascidos são incapazes de tolerar a mamadeira, a alimentação intermitente por gavagem é instituída até que eles ganhem força e coordenação suficientes para utilizar o bico.

! ALERTA PARA A ENFERMAGEM

Os comportamentos deficientes durante alimentação como apneia, bradicardia, cianose, palidez e queda de saturação de oxigênio em qualquer recém-nascido que já tenha tido prontidão para alimentação podem indicar uma doença subjacente.

O bico utilizado deve ser relativamente firme e estável. Embora um bico flexível de alto fluxo exija menos energia a ser usada, ele pode fornecer uma taxa de fluxo que é muito rápida para alguns recém-nascidos pré-termo sem risco de aspiração. Um bico mais firme facilita a configuração da língua mais "em concha" e permite uma taxa de fluxo mais controlada e viável.

Brown et al., (2016) usaram a posição semielevada deitada lateralmente (SDL) ao introduzir mamadeiras para recém-nascidos prematuros entre 32 e 36 semanas. A SDL imita melhor a posição de amamentação e permite melhor coordenação da respiração com a deglutição. Os recém-nascidos com suporte tiveram menos e mais curtas pausas durante a alimentação e apresentaram saturações de oxigênio pós-alimentação mais altas do que os recém-nascidos que não receberam suporte oral (Brown et al., 2016). O lactente é posicionado nos braços do cuidador ou colocado em posição semivertical no colo (Figura 8.11) e é segurado com as costas levemente curvadas para simular a posição assumida naturalmente pela maioria dos recém-nascidos a termo. Demonstrou-se que o uso de apoio suave da bochecha e mandíbula para lactentes prematuros facilita a alimentação. Acariciar lábios, bochechas e língua do recém-nascido antes da alimentação ajuda a promover a sensibilidade oral. O apoio para dentro e para cima das bochechas do recém-nascido e uma suave elevação do queixo são fornecidos pelos dedos para auxiliar a compressão do mamilo durante a alimentação.

As mamadas são continuadas se os recém-nascidos forem capazes de tolerar as mamadas e tomar a quantidade necessária. Alguns recém-nascidos prematuros respondem mais lentamente do que recém-nascidos a termo; portanto, o intervalo de alimentação e a quantidade da alimentação são individualizados. Os recém-nascidos prematuros geralmente alimentam-se lentamente e exigem paciência, períodos de descanso frequentes e arrotos (ou borbulhamento).

Alimentação por gavagem

A alimentação por gavagem é um meio seguro de atender às necessidades nutricionais de recém-nascidos que não podem se alimentar por via oral. Esses recém-nascidos geralmente são fracos demais para sugar de forma eficaz, são incapazes de coordenar a deglutição e não têm reflexo de vômito. Estudos demonstraram que tanto a alimentação em *bolus* quanto a alimentação contínua são estratégias de alimentação igualmente adequadas para recém-nascidos prematuros, com apenas uma ligeira preferência pela alimentação em *bolus* para permitir maior vínculo entre pais e recém-nascido (Bozzetti, Paterlini, De Lorenzo et al., 2016; Rövekamp-Abels, Hogewind-Schoonenboom, de Wijs-Meijller et al., 2015). O objetivo de qualquer estratégia de alimentação é otimizar a saúde geral da criança e, assim, reduzir o tempo para alcançar a alimentação completa.

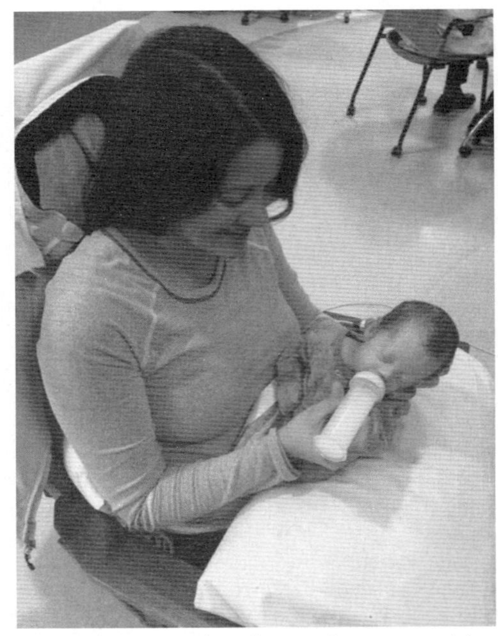

Figura 8.11 Mãe demonstrando a alimentação por mamadeira de recém-nascido prematuro utilizando a técnica SDL. (Cortesia de K. Fisher, Duke University Medical Center, Durham, NC.)

Uma sonda para alimentação de tamanho 5-, 6- ou 8-Fr é utilizada para instilar a alimentação e os métodos usuais para determinar o posicionamento correto devem ser usados (ver Capítulo 20 para saber sobre a técnica). Embora o esfíncter esofágico inferior mais relaxado facilite a passagem da sonda, pode haver alterações na frequência cardíaca e na PA em resposta à estimulação vagal. Quando uma sonda permanente é necessária, deve-se considerar o uso de uma sonda de desenvolvida com material de Silastic em vez de cloreto de polivinila (PVC), porque o PVC torna-se rígido quando exposto a fluidos corporais. Em comparação com as sondas de PVC e Silastic, as de poliuretano (poli) oferecem outra opção viável de uso. As sondas poli são mais fáceis de inserir e possuem um lúmen interno maior (Wallace & Steward, 2014).

Deve-se aspirar o conteúdo do estômago, em seguida medir e devolver como parte da alimentação. No entanto, essa prática pode variar dependendo das circunstâncias e do protocolo da instituição. A quantidade de aspirado depende do tempo desde a alimentação anterior ou doença concomitante.

Permite-se que o leite ou a fórmula escorra por gravidade, e o período de tempo varia. Esse procedimento não é utilizado como um método de economia de tempo para o enfermeiro. As complicações das sondas incluem aspiração, obstrução das narinas, tampões mucosos, rinite purulenta, epistaxe, infecção e possível perfuração do estômago. A prática atual recomenda uma radiografia como a única maneira certa de determinar a colocação da sonda nasogástrica. Métodos como medidas do nariz-orelha-ponto médio entre processo xifoide e umbigo (NEMU, sigla do inglês *nose-ear-midway to umbilicus*), do nariz-orelha-processo xifoide (NEX, do inglês *nose-ear-xiphoid*) para profundidade de inserção e medições de pH são considerados imprecisos quando utilizados como o único método para determinar a colocação (Ellett, Cohen, Croffie et al., 2014; Parker, Withers, & Talage, 2018; Taylor, Allan, McWilliam et al., 2014). Um estudo determinou que o método NEMU foi usado com mais frequência pela maioria dos enfermeiros pesquisados (64%) e foi incorporado em aproximadamente 50% das diretrizes da política da UTIN (Parker et al., 2018). O método NEMU também é recomendado para uso na sala de parto pelo *Neonatal Resuscitation Program* (Weiner & Zaichkin,

2015). Pesquisas com foco na colocação de sonda nasogástrica guiada por ressonância magnética para neonatos demonstraram viabilidade e benefícios (Daniels, Ireland, Kraus et al., 2016). Mais pesquisas são necessárias para determinar o posicionamento ideal das sondas de alimentação em recém-nascidos de alto risco em *bolus* intermitente ou alimentação por gavagem contínua.

> **! ALERTA PARA A ENFERMAGEM**
>
> O enfermeiro deve observar de perto os recém-nascidos pré-termo em busca de comportamentos que indiquem prontidão para as alimentações orais. Eles incluem:
>
> - Sucção forte e vigorosa
> - Coordenação da sucção e da deglutição
> - Reflexo de vômito
> - Sucção da sonda de gavagem, mãos ou de chupeta
> - Reflexo de busca; vigília antes e sono após as alimentações
>
> Quando esses comportamentos são observados, os recém-nascidos podem ser desafiados com alimentações orais que são introduzidas lentamente.

O recém-nascido pode ser segurado durante a alimentação por gavagem pelo cuidador ou pais. Se necessário, o oxigênio pode ser fornecido via cânula nasal para facilitar o manuseio. Não é recomendado que o recém-nascido seja removido de uma fonte primária de oxigênio para alimentação, porque isso diminui a disponibilidade de oxigênio. A **sucção não nutritiva (SNN)** em uma chupeta pode ajudar a levar o recém-nascido a um estado de alerta tranquilo em preparação para a alimentação. Os benefícios propostos da SNN incluem melhora do ganho de peso, melhora da ingestão de leite, frequência cardíaca e saturação de oxigênio mais estáveis, idade mais precoce em alimentação oral completa e melhora do estado comportamental. Uma revisão sistemática da SNN descobriu que os recém-nascidos que receberam SNN tiveram alta significativamente mais cedo do que os recém-nascidos não SNN e que experimentaram uma transição mais rápida da alimentação por sonda para a mamadeira e melhor desempenho da mamadeira (Harding, Frank, Van Someren et al., 2014). Pesquisas adicionais sugerem que a SNN pode proporcionar alívio da dor leve a moderada associada a procedimentos como punções no calcanhar (Liu, Huang, Luo et al., 2017).

> **! ALERTA PARA A ENFERMAGEM**
>
> Um aumento em resíduos gástricos, distensão abdominal, vômito bilioso, instabilidade de temperatura, episódios apneicos e bradicardia podem ser indicativos de enterocolite necrosante (ECN) precoce e devem ser relatados ao médico.

Resistência à alimentação

Qualquer técnica de alimentação que substitua a boca, adia a oportunidade do recém-nascido de praticar a sucção e a deglutição ou de experimentar os ciclos normais de fome e saciedade. Os recém-nascidos podem demonstrar aversão às alimentações orais mediante comportamentos como virar a cabeça à apresentação do bico, empurrar o bico com a língua, ter náuseas ou mesmo vomitar.

Outras observações incluem desinteresse ou resistência ativa para brincar com a boca, espontaneidade e motivação diminuídas e relações interpessoais vazias, provavelmente relacionadas com a ausência de alguns padrões incorporativos iniciais de experiências orais normais. Quanto mais longo for o período de alimentação não oral, mais graves serão os problemas de alimentação, especialmente se esse período ocorre na ocasião em que o recém-nascido evolui de ações reflexivas para aprendidas e de alimentação voluntária. A lactância é o período em que a boca é o instrumento primário de recepção de estimulação e prazer.

Os recém-nascidos identificados como estando em risco de resistência à alimentação devem receber estimulação oral regular, com toques na área oral desde as bochechas até os lábios, tocando-se a língua, colocando-se algum alimento nos lábios e na língua e associando-se a alimentação a atividades prazerosas (segurando, falando, fazendo contato visual) com base no grau de desenvolvimento da criança. Aqueles que exibem aversão à alimentação devem iniciar um programa de estimulação para vencer a resistência e adquirir a capacidade de se nutrir por via oral. Como o tratamento exige comprometimento em longo prazo, a implementação bem-sucedida de um plano para estimulação oral depende do envolvimento máximo dos pais e de uma abordagem de equipe multiprofissional.

Conservação de energia

Um dos principais objetivos do cuidado do recém-nascido de alto risco é a conservação de energia. Grande parte do cuidado descrito nesta seção direciona-se a esse objetivo (p. ex., incomodar o recém-nascido o mínimo possível, mantendo um ambiente térmico neutro, alimentando por gavagem como apropriado, promovendo oxigenação e implementando criteriosamente qualquer atividade de cuidado que aumente a demanda de oxigênio e o consumo calórico). O recém-nascido do qual não se exige gasto excessivo de energia para respirar, alimentar ou alterar a temperatura corporal, pode usar essa energia para crescer e desenvolver-se. A diminuição dos níveis de ruído ambiental e o sombreamento do recém-nascido fora de luzes brilhantes também promovem o repouso (ver *Resultado do desenvolvimento* mais adiante neste capítulo).

No início da hospitalização, a posição prona é a melhor para a maioria dos prematuros e resulta em melhor oxigenação, alimentação mais tolerada e padrões de sono-repouso mais organizados. Os recém-nascidos exibem menos atividade física e gasto de energia quando colocados em decúbito ventral (Figura 8.12). O posicionamento prolongado em decúbito dorsal para recém-nascidos prematuros também não é desejável porque eles parecem perder o senso de equilíbrio quando em decúbito dorsal e usam energia vital na tentativa de recuperar o equilíbrio por meio de mudanças posturais. Além disso, o posicionamento supino prolongado está associado a problemas em longo prazo, como quadris amplamente abduzidos (posição de perna de rã), ombros retraídos e abduzidos, eversão de tornozelo e pé e aumento da extensão do pescoço (Gardner, Goldson, & Hernandez, 2016). A American Academy of Pediatrics, Task Force on Sudden Infant Death Syndrome (2016) continua a afirmar sua posição de que recém-nascidos saudáveis devem ser colocados para dormir em posição supina.[c] Quando clinicamente estáveis, recém-nascidos prematuros também devem ser colocados em posição supina para dormir, a menos que condições como refluxo gastresofágico ou anomalias das vias respiratórias superiores tornem isso impraticável (ver Capítulo 10, seção *Síndrome da morte súbita infantil*). A posição prona para brincar deve ser fornecida no berçário e incentivada após a alta.

Cuidado com a pele

A pele dos recém-nascidos pré-termo é caracteristicamente imatura em relação à dos recém-nascidos a termo. Na maioria dos recém-nascidos pré-termo, as propriedades de barreira da pele assemelham-se àquelas do recém-nascido a termo por volta de 2 a 4 semanas de vida pós-natal, independe da idade gestacional ao nascimento.

[c]As informações estão disponíveis no National Institute of Child Health and Human Development's Safe to Sleep Public Education Campaign, http://www.nichd.nih.gov/sts.

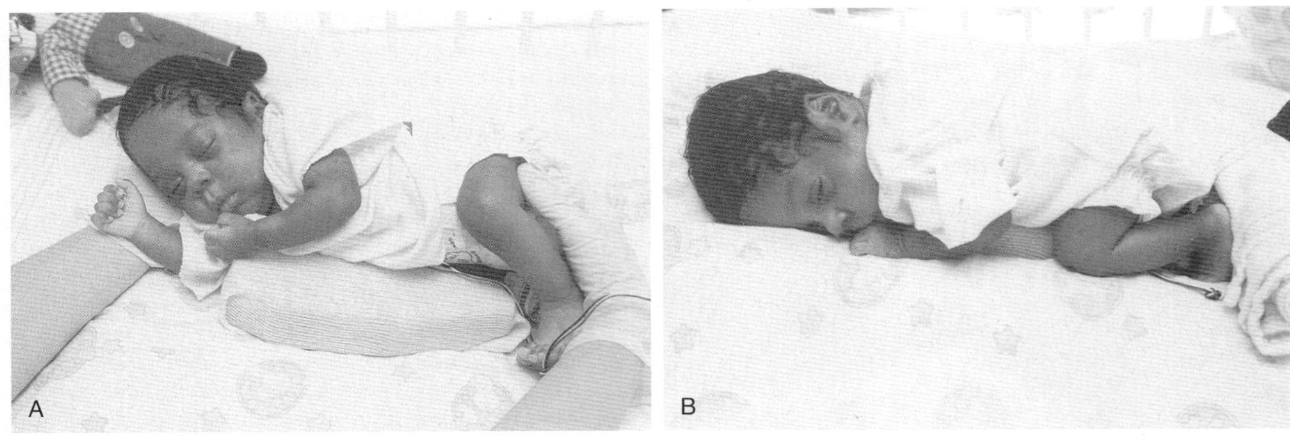

Figura 8.12 **A.** Recém-nascido pré-termo lentamente mudado para a posição de decúbito ventral sobre um rolo para pronação. **B.** Recém-nascido pré-termo posicionado sobre um rolo para pronação. (Cortesia de Halbouty Premature Nursery, Texas Children's Hospital, Houston, TX; fotos de Paul Vincent Kuntz.)

Devido à sua sensibilidade e fragilidade aumentadas, evita-se o sabão alcalino, que pode destruir o **manto ácido** da pele. A permeabilidade aumentada da pele facilita a absorção de ingredientes. Todos os produtos para pele (p. ex., álcool, clorexidina, iodo povidona) devem ser usados com cautela; a pele deve ser lavada com água posteriormente porque essas substâncias podem causar irritação grave e queimaduras químicas nos recém-nascidos MBP e EBP.

A pele é facilmente escoriada e desnudada; desse modo, deve-se tomar cuidado para evitar danos à essa estrutura delicada. A pele total é mais fina do que a de recém-nascido a termo e carece de **cristas interpapilares**, apêndices que ancoram a epiderme à derme. Portanto, há menos coesão entre as camadas mais finas da pele. O uso de fita adesiva ou bandagens pode escoriar a pele ou aderir à sua superfície tão bem que a epiderme pode ser separada da derme e afastada com a fita. O uso de barreiras de pectina e adesivos hidrocoloides pode ser útil, pois esses produtos moldam-se bem aos contornos da pele e aderem em condições úmidas. As recomendações para proteger a integridade da pele de recém-nascidos prematuros incluem o uso mínimo de fita adesiva, reforço da fita com algodão e retardamento da remoção do adesivo e da barreira de pectina até que a aderência seja reduzida (Lund & Kuller, 2014). Emolientes têm sido usados para promover a integridade da pele e prevenir ressecamento, rachaduras e descamação em recém-nascido com risco de ruptura da pele; no entanto, o uso de tais agentes demonstrou aumentar o risco de infecções por bactérias coagulase-negativas em prematuros e, portanto, não deve ser usado rotineiramente (Lund & Kuller, 2014).

Não é seguro usar tesouras para remover curativos ou fita adesiva das extremidades de recém-nascido muito pequenos e imaturos, porque é fácil cortar extremidades minúsculas ou cortar a pele frouxamente presa. Os solventes usados para remover a fita devem ser evitados, pois tendem a secar e queimar a pele delicada. As diretrizes para cuidados com a pele estão listadas no boxe *Diretrizes para o cuidado de enfermagem*.

Durante a avaliação da pele de recém-nascidos pré-termo, os enfermeiros devem ficar alertas a sinais sutis que indicam **deficiência de zinco**, um problema algumas vezes observado em recém-nascidos

Diretrizes para o cuidado de enfermagem

Cuidados com a pele do neonato

Cuidados gerais com a pele

Avaliação

Avaliar a pele a cada dia ou com mais frequência conforme necessário em busca de eritema, ressecamento, descamação, erupções, lesões, escoriações e ruptura

Identificar fatores de risco de lesão da pele: idade gestacional de 32 semanas ou menos, ventilação de alta frequência, oxigenação de membrana extracorpórea (ECMO), hipotensão exigindo vasopressores

Utilizar um instrumento de avaliação válido para fornecer medida confiável e objetiva da condição da pele

Avaliar e relatar achados anormais da pele e analisar possíveis causas

Intervir de acordo com a interpretação dos achados ou prescrição médica

Banho

Banho inicial

Avaliar para garantir que o recém-nascido possua temperatura estável por, no mínimo, 2 a 4 horas antes do primeiro banho

Utilizar produtos de higiene com pH neutro e o mínimo possível de corantes ou perfume

Utilizar precauções padrão; usar luvas

Não remover completamente o vérnix caseoso; permitir que ele seja removido naturalmente com o cuidado normal e o manuseio

Banhar o recém-nascido pré-termo de menos de 32 semanas em água quente apenas na primeira semana

Rotina

Reduzir a frequência dos banhos para o segundo ou terceiro dia, higienizando diariamente olhos, cavidade oral, áreas de contato com a fralda e pontos de pressão

Utilizar produtos de higiene ou sabões de pH neutro não mais do que duas ou três vezes por semana

Evitar esfregar a pele durante o banho ou a secagem

Imergir completamente os recém-nascidos estáveis (exceto a cabeça) em banheira de tamanho apropriado

Utilizar técnica de banho de imersão com enrolamento: após enrolar o recém-nascido em cueiro, colocar a criança na água e desenrolar suavemente ainda na água. Essa técnica deve ser utilizada em recém-nascidos sensíveis, mas estáveis e que necessitam de estimulação do sistema motor

(*Continua*)

Diretrizes para o cuidado de enfermagem

Cuidados com a pele do neonato (continuação)

Emolientes

Aplicar com moderação nas áreas secas, com descamação ou fissuras conforme necessário

Escolher produtos à base de petrolato que sejam livres de conservantes, corantes e perfumes

Observar os recém-nascidos que pesam 750 g ou menos e estão recebendo terapia emoliente para risco aumentado de infecções por *Staphylococcus* coagulase-negativo (ConS). Considerar dispensar emolientes da farmácia hospitalar, dose unitária ou recipiente específico para o paciente

Adesivos

Reduzir o uso o máximo possível

Utilizar curativos semipermeáveis para fixar os acessos intravenosos (IV), sondas nasogástricas ou orogástricas, cateteres de silicone e cateteres centrais

Utilizar eletrodos de hidrogel

Considerar barreiras de pectina sob os adesivos para proteger a pele

Fixar o sensor do oxímetro de pulso ou eletrodos com material elástico do curativo (evitar cuidadosamente restringir o fluxo sanguíneo)

Não utilizar removedores de adesivo, solventes ou agentes de ligação

A remoção dos adesivos pode ser facilitada usando-se água, óleo mineral ou petrolato

Remover os adesivos ou barreiras da pele lentamente, apoiando a pele com uma das mãos e retirando suavemente o produto da pele com a outra mão

Agentes antissépticos

Aplicar antes de procedimentos invasivos

Considerar o potencial de ruptura da pele ou irritação com agente antisséptico

Nenhum agente antisséptico específico é recomendado para todos os neonatos; remover completamente com água ou soro fisiológico após o uso

Evitar utilizar álcool isopropílico para o preparo da pele ou remoção de outro agente antisséptico

Perda de água transepidérmica

Minimizar a perda de água transepidérmica e a perda de calor em recém-nascidos pré-termo com menos de 30 semanas de gestação por:

- Manter a umidade do ambiente durante as primeiras semanas de vida
- Utilizar bolsa plástica de polietileno para o corpo imediatamente após o parto e remover após o recém-nascido estar estabilizado na unidade de terapia intensiva neonatal (UTIN)
- Considerar aumentar a umidade para 70 a 90% usando uma incubadora umidificada nos 7 primeiros dias; reduza para 50% até 28 dias de vida
- Utilizar calor suplementar por condução e reduzir a fonte de calor radiante

Ruptura da pele

Prevenção

Reduzir a pressão de forças aplicadas externamente usando água, ar, colchões de gel ou roupa do berço de algodão

Fornecer nutrição adequada, incluindo proteína, gordura e zinco

Aplicar curativos adesivos transparentes para proteger braços, cotovelos e joelhos de lesão por fricção

Utilizar emoliente na área da fralda (região inguinal e coxas) para reduzir a irritação da urina

Tratamento da ruptura da pele

Irrigar a ferida a cada 4 a 8 horas com soro fisiológico aquecido

Coletar *swab* da ferida e tratar os sinais de infecção, se presentes (eritema excessivo, edema, dor ao toque, calor ou resistência à cicatrização)

Utilizar curativo adesivo transparente nas feridas não infectadas

Aplicar hidrogel com ou sem unguentos antibacterianos ou antifúngicos (como prescrito) para as feridas infectadas (podem necessitar ser umedecidas antes da remoção)

Utilizar curativos com hidrocoloide para feridas não infectadas e profundas (deixe por 5 a 7 dias) ou como barreira de ostomia e para melhorar a adesão

Evitar utilizar soluções antissépticas para limpeza de ferida (use apenas na pele intacta)

Tratando a dermatite da fralda

Manter a pele seca e limpa; usar fraldas absorventes e trocar com frequência

Se ocorrer irritação branda, usar barreira de petrolato

Para a dermatite em desenvolvimento, aplicar quantidade generosa de barreira de óxido de zinco

Para a dermatite grave, identificar a causa e tratar (fezes frequentes a partir da espinha bífida, retirada de opiáceo ou síndrome de má absorção)

Tratar *Candida albicans* com unguento ou creme antifúngico

Evitar talcos e unguentos antibióticos (ver Capítulo 7, seções *Cuidado do umbigo e Circuncisão*)

Outros cuidados com a pele

Utilização de substâncias sobre a pele

Avaliar todas as substâncias que mantêm contato com a pele do recém-nascido

Antes de utilizar qualquer agente tópico, analise os componentes da preparação e:

- Utilize com moderação e apenas quando necessário
- Restringir o uso à menor área possível
- Sempre que possível e apropriado, lavar com água
- Monitorar o recém-nascido cuidadosamente em busca de sinais de toxicidade e efeitos sistêmicos

Uso de dispositivos térmicos

Quando preaquecer os calcanhares antes da punção, evitar temperaturas acima de 40°C

Proporcionar ambiente úmido e aquecido, direcionando-o distante do recém-nascido; usar água estéril aerossolizada e manter a temperatura ambiente para não exceder 40°C

Documentar o uso de todos os dispositivos utilizados para aquecimento

Uso de hidratação venosa e monitoramento hemodinâmica

Assegurar-se de que os dedos e artelhos estejam visíveis sempre que uma extremidade seja usada para acesso IV periférico ou arterial

Fixar o cateter ou agulha com curativo transparente e fitas para promover a visualização rápida do local

Avaliar o local a cada hora em busca de sinais de infiltração e perfusão inadequada (verifique o enchimento capilar, pulsos, cor)

Evitar utilizar contenções (p. ex., talas); se usadas, verificar que estão fixadas com segurança sem restringir a circulação ou o movimento (verificar as áreas de pressão)

Dados de: Association of Women's Health, Obstetric and Neonatal Nurses. (2018). *Evidence-based clinical practice guideline: Neonatal skin care* (4th ed.). Washington, DC: Author; Edraki, M., Paran, M., Montaseri, S. et al. (2014). Comparing the effects of swaddled and conventional bathing methods on body temperature and crying duration in premature infants. *Journal of Caring Sciences*, 3(2),83-91; Lund, C. H., & Durand, D. J. (2016). Skin and skin care. In S. L. Gardner, B. S. Carter, M. Enzman-Hines, & J. A. Hernandez (Eds.), *Merenstein & Gardner's handbook of neonatal intensive care* (8th ed.). St Louis, MO: Mosby/Elsevier; Lund, C. H., & Kuller, J. M. (2014). Integumentary system. In C. Kenner & J. Lott (Eds.), *Comprehensive neonatal care: An interdisciplinary approach* (5th ed.). New York, NY: Springer.

que possuem ingesta inadequada ou perdas anormais de zinco. A ruptura geralmente ocorre em áreas ao redor da boca, glúteos, dedos das mãos e pés. Nos recém-nascidos pré-termo e em de MBP, também pode ocorrer nas pregas do pescoço, punhos e tornozelos ou em volta de feridas. A deficiência de zinco tem mais probabilidade de aparecer em recém-nascidos pré-termo com ingesta inadequada de zinco, com uma ileostomia, síndrome do intestino curto ou diarreia crônica. Lesões suspeitas devem ser relatadas ao médico para que suplementos de zinco possam ser prescritos. Lesões de pele têm sido relatadas durante o uso de cobertores de fototerapia. Deve-se ter cautela no uso desses produtos em recém-nascidos de EBP e em recém-nascidos que estejam em risco de ruptura da pele.

Administração de medicamentos

A administração de agentes terapêuticos (como fármacos, unguentos, infusões IV e oxigênio) exige manipulação criteriosa e atenção meticulosa aos detalhes. O cálculo, a preparação e a administração de fármacos em quantidades diminutas com frequência exigem colaboração entre os membros da equipe para reduzir a possibilidade de erro. Além disso, a imaturidade dos mecanismos de desintoxicação do recém-nascido e a incapacidade de demonstrar sintomas de toxicidade (p. ex., sinais de comprometimento de nervo auditivo proveniente de fármacos ototóxicos, como a gentamicina) complicam a farmacoterapia e exigem que os enfermeiros estejam particularmente alertas a sinais de reação adversa (ver Capítulo 20, seção *Administração de medicamentos*).

Os enfermeiros devem estar conscientes dos riscos da administração de soluções bacteriostáticas e hiperosmolares a recém-nascidos. O álcool benzila, um conservante comum em água e solução salina bacteriostáticas, tem-se revelado tóxico em recém-nascidos, e produtos contendo essa substância não devem ser usados para lavar cateteres IV, diluir ou reconstituir medicamentos, ou como anestésico para instalar em acessos IV. Recomenda-se que medicamentos com conservantes (como álcool benzila) sejam evitados sempre que possível. *Os enfermeiros precisam ler os rótulos cuidadosamente para detectar a presença de conservantes em qualquer medicamento a ser administrado ao recém-nascido.*

As soluções hiperosmolares apresentam um perigo potencial para os recém-nascidos pré-termo. As soluções hiperosmolares administradas por via oral aos recém-nascidos podem produzir alterações clínicas, fisiológicas e morfológicas, sendo a mais grave a ECN. Os medicamentos orais e parenterais devem ser suficientemente diluídos para prevenir complicações relacionadas com hiperosmolalidade.

Tem havido maior conscientização do impacto de erros de medicações e subsequente diminuição de complicações para neonatos de alto risco. Os enfermeiros, os médicos e os farmacêuticos devem trabalhar em cooperação para implementar estratégias no ambiente da UTIN para erradicar os erros de medicamento. A tecnologia isoladamente não tem provado ser a solução; entretanto, os enfermeiros precisam ser extremamente vigilantes ao administrar medicamentos a recém-nascidos pré-termo e de alto risco.

Resultado do desenvolvimento

Muita atenção tem sido focalizada nos efeitos da intervenção precoce no desenvolvimento tanto em recém-nascidos normais quanto pré-termo. Os recém-nascidos respondem a grande variedade de estímulos, e o ambiente e as atividades da UTIN são superestimulantes. Consequentemente, os recém-nascidos na UTIN são submetidos à estimulação inapropriada, que pode ser danosa. Por exemplo, o nível de barulho que resulta do equipamento de monitoramento, dos alarmes e das atividades gerais da unidade tem sido correlacionado com a incidência de hemorragia intracraniana, especialmente em recém-nascidos EBP e MBP. A equipe deve reduzir as atividades geradoras de barulho, como fechar portas (incluindo portinholas da incubadora), ouvir rádios alto, falar alto e manipular equipamento (p. ex., latas de lixo). O treinamento planejado de controle de ruído para os profissionais de saúde que trabalham no ambiente da UTIN pode ser um método eficaz para abordar áreas problemáticas (Calikusu & Balci, 2017). Os cuidados de enfermagem (como verificação dos sinais vitais, troca de posição do recém-nascido, pesagem e troca de fraldas) associam-se a períodos frequentes de hipoxia, queda de saturação de oxigênio e PIC elevada. Quanto mais imaturo for o recém-nascido, menos capaz ele é de habituar-se a um único procedimento, como verificação da PA oscilométrica, sem ficar superestimulado.

A vigilância de 24 horas de recém-nascidos doentes implica visibilidade máxima e, com frequência, luzes brilhantes. As unidades devem estabelecer um padrão de sono noite-dia por meio do escurecimento da sala, cobertura dos berços com cobertores ou com a colocação de compressas sobre os olhos do recém-nascido à noite. Os recém-nascidos precisam de períodos programados de repouso, durante os quais as luzes sejam diminuídas, as incubadoras sejam cobertas com cobertores e os recém-nascidos não sejam perturbados por manipulação de qualquer tipo (Altimier, White, 2014). Os períodos de sono não devem ser perturbados por pelo menos 50 minutos, para permitir ciclos de sono completos.

Os olhos do recém-nascido devem ser protegidos de luzes de procedimento brilhantes para prevenir perigo potencial. Muitos especialistas sugerem que a face humana, especialmente a dos pais, é o melhor estímulo visual e que os estímulos visuais sejam mínimos nos estágios iniciais de desenvolvimento. O cuidado do desenvolvimento, acentuando a capacidade única de o recém-nascido de atingir organização do estado comportamental, é desenhado para o nível de desenvolvimento e tolerância de cada recém-nascido com base em uma avaliação comportamental abrangente. Nos estágios iniciais do desenvolvimento (especialmente antes de 33 semanas de gestação), a estimulação externa produz atividade descoordenada e aleatória, como extensão espasmódica de membro, hiperflexão e sinais vitais irregulares. Nesse estágio, os recém-nascidos precisam ter estimulação ambiental mínima. Usando o modelo de cuidado de desenvolvimento, o enfermeiro monitora os sinais fisiológicos e comportamentais para promover organização e bem-estar do recém-nascido de alto risco durante a manipulação. Chamar suavemente pelo nome e depois colocar gentilmente a mão no corpo sinalizam que o cuidado está começando e aliviam a interrupção abrupta que precede o cuidado. Os recém-nascidos são manipulados com movimentos lentos e controlados (alguns recém-nascidos ficam instáveis se movimentados abruptamente), e seus movimentos aleatórios são controlados com os membros mantidos flexionados perto de seus corpos durante viradas ou outras mudanças de posição. Essa contenção facilitada também pode ser usada antes de procedimentos invasivos, como punção do calcanhar, para aliviar o sofrimento. A contenção ou o aninhamento com o cueiro tem revelado reduzir o estresse fisiológico e comportamental durante os procedimentos rotineiros, como banho, pesagem e punção do calcanhar. Um ninho construído pela colocação de rolos de cobertores embaixo do lençol do leito ajuda os recém-nascidos a manterem uma atitude de flexão quando em decúbito ventral ou em posição lateralizada.

Embora deva ser ajustado individualmente, o contato pele a pele (método canguru) e curtos períodos de massagem suave podem ajudar a reduzir o estresse em recém-nascidos prematuros. O contato pele a pele passivo regular entre pais (mãe ou pai) e recém-nascidos de baixo peso (BP) demonstrou aliviar o estresse. Os pais usam uma roupa folgada e aberta, com o recém-nascido despido (exceto fralda) colocado na posição vertical no peito nu dos pais, o que permite contato visual direto, sensações de pele com pele e proximidade (Figura 8.13). O contato pele a pele entre os pais e o recém-nascido, além de ser um método seguro e eficaz para o conhecimento dos pais e recém-nascidos MBP, pode ter um efeito curativo positivo para a mãe com

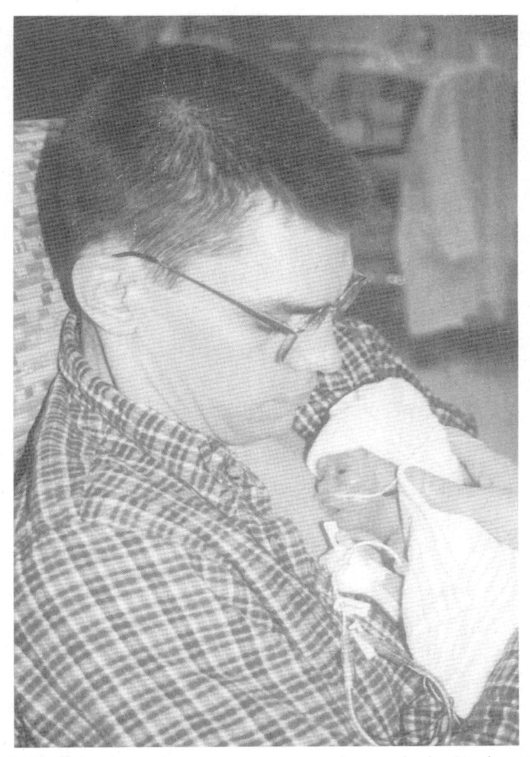

Figura 8.13 Pai proporcionando contato pele a pele (método canguru). (Cortesia de Judy Meyr, St Louis, MO.)

gravidez de alto risco. As mães podem experimentar a cura psicológica relacionada com o parto prematuro e recuperar a função materna por meio do contato pele a pele precoce com seus lactentes MBP. Os principais benefícios neonatais do cuidado pele a pele incluem risco reduzido de mortalidade, menos infecções nosocomiais, diminuição do tempo de internação hospitalar, manutenção da estabilidade térmica neonatal e saturação de oxigênio, aumento do vigor alimentar e melhora do crescimento (Evereklian & Posmontier, 2017; Gardner & Hernandez, 2016b). Em recém-nascidos a termo, o contato pele a pele tem forte efeito analgésico durante procedimentos, como a punção do calcanhar (Liu, Zhao, & Li, 2015). Recém-nascidos de baixo peso que vivenciaram o contato pele a pele com mães que amamentam mantiveram maior saturação de oxigênio e tiveram menor probabilidade de ter dessaturações abaixo de 90%, e suas mães tiveram maior probabilidade de continuar amamentando tanto no hospital quanto por 1 mês após a alta. O método canguru aplicado em recém-nascidos prematuros promove o desenvolvimento neurocomportamental adequado, promovendo a estabilidade da função cardíaca e respiratória, minimiza movimentos sem propósito, oferece proximidade materna para atenção, melhora o estado comportamental do recém-nascido e permite comportamentos autorreguladores (Gardner & Hernandez, 2016b).

Estudos adicionais confirmaram os efeitos benéficos dos cuidados de desenvolvimento com recém-nascidos prematuros. Além de exigir menos dias de ventilação mecânica, os prematuros que receberam cuidados de desenvolvimento individualizados tiveram menor tempo de internação; diminuição significativa de complicações, como infecção hospitalar e displasia broncopulmonar; escores de neurodesenvolvimento melhorados; e aumento da amamentação (Casper, Sarapuk, & Pavlyshyn, 2018; Deng, Li, Wang et al., 2018; Lorenz, Marulli, Dawson et al., 2018).

A área de cuidados de desenvolvimento para recém-nascidos prematuros expandiu-se para incluir uma ampla variedade de intervenções, como massagem infantil, música suave, gravações de pais lendo histórias, posicionamento para melhorar as habilidades de autorregulação, aprimoramento das atividades mão-boca, períodos de sono ininterruptos, diminuição da luz e ruído do ambiente e, até mesmo, o uso de bichos de pelúcia para facilitar o posicionamento do recém-nascido. Como resultado de tais intervenções, os pais podem perceber o ambiente da UTIN como menos ameaçador. A participação ativa no fornecimento de tal ambiente para seu recém-nascido especial também envolve os pais na prestação de cuidados diários quando o recém-nascido está gravemente doente e não pode ser alimentado ou segurado.

Quando os recém-nascidos atingem organização e estabilidade de desenvolvimento suficientes, as intervenções são projetadas e implementadas para apoiar suas habilidades de crescimento. Enfermeiros e pais tornam-se hábeis em aprender a ler as pistas comportamentais dos recém-nascidos e fornecer intervenções apropriadas (Tabela 8.2). As pistas incluem comportamentos de aproximação e afastamento. Os **comportamentos de aproximação** que são apoiados e aprimorados incluem extensão da língua, aperto de mão, movimentos mão-boca, sucção, olhar e arrulhar. Sinais de estresse ou fadiga que sinalizam a necessidade de "tempo limite" dos recém-nascidos estão descritos na Tabela 8.2.

Quando os recém-nascidos estão se recuperando e estão livres de sistemas de suporte, clinicamente estáveis e com ar ambiente ou quantidades menores de oxigênio, eles são avaliados para se documentar a organização do estado comportamental e a capacidade de autorregulação. Quando o recém-nascido está estável e maduro o suficiente para iniciar a intervenção no desenvolvimento, as atividades são individualizadas de acordo com as pistas, temperamento, estado, organização comportamental e necessidades particulares de cada recém-nascido. Os períodos de intervenção são curtos (p. ex., 2 a 3 minutos de vozes, 5 minutos de música calma). As intervenções auditivas e vestibulares são iniciadas antes da estimulação visual. Um tipo de intervenção de cada vez é aplicado para documentar a tolerância e a resposta do recém-nascido (ver boxe *Diretrizes para o cuidado de enfermagem*). Um programa de intervenção para recém-nascidos convalescentes inclui pais e irmãos no início da hospitalização do recém-nascido; ensinar os pais a ser responsivos às pistas individuais do recém-nascido é uma função importante do enfermeiro da UTIN. Pais, irmãos e profissionais de saúde são incentivados a aderir ao plano de cuidados de desenvolvimento estabelecido para evitar interrupções nos ciclos de sono-vigília e minimizar estímulos inadequados.

O cuidado de desenvolvimento do recém-nascido pré-termo é um processo contínuo na UTIN e é incorporado ao cuidado diário de cada recém-nascido. O enfermeiro deve estar ciente das necessidades de desenvolvimento do recém-nascido prematuro, temperamento e estado do recém-nascido, bem como as condições ambientais que o afetam negativamente; os cuidados de enfermagem são planejados com vistas a melhorar o desenvolvimento físico, psicossocial e neurológico ideal. Essa tarefa é muitas vezes difícil de realizar quando são necessários tratamentos ou intervenções invasivas para estabilizar o recém-nascido criticamente doente.

Apoio e envolvimento da família

Os profissionais de saúde muitas vezes estão tão absortos nos aspectos físicos do cuidado que salvam vidas, que ignoram as necessidades emocionais dos recém-nascido e de suas famílias. A importância da interação precoce entre pais e filhos e a estimulação infantil foi documentada por pesquisas confiáveis. Os enfermeiros, cientes dessas necessidades do recém-nascido e da família, devem incorporar ao plano de cuidados de enfermagem atividades que facilitem a interação familiar.

O nascimento de um recém-nascido prematuro é um evento inesperado e estressante para o qual as famílias estão emocionalmente despreparadas. Eles encontram-se simultaneamente lidando com suas

Tabela 8.2 Sinais de estresse ou fadiga em neonatos.

Subsistema	Sinais de estresse
Autonômico	Instabilidade fisiológica
Respiratório	Taquipneia, pausas, ofegância, suspiro
Cor	Mosqueada, escura, pálida ou cinza
Visceral	Soluços, engasgos, sufocação, salivação, gemido e esforço como se estivesse tendo movimento intestinal, tosse, coriza, bocejo
Autonômico	Tremores, sobressalto, espasmo
Motor	Tônus flutuante; ausência de controle sobre o movimento, atividade e postura
Flacidez	Tônus diminuído no tronco; extremidades superiores e inferiores flácidas e pendentes; queda e flacidez mandibular, boca aberta
Hipertonicidade	Extensões de braços e pernas, braços estendidos com mãos em gesto de saudação, dedos rigidamente estendidos, tronco arqueado, pescoço hiperestendido
Hiperflexão	Tronco, extremidades
Atividade	Contorção; atividade difusa e frenética ou pouca ou nenhuma atividade ou responsividade
Estado	Desorganização comportamental, incluindo estados disponíveis, manutenção do controle do estado, e transição de um estado para outro
Sono	Sons de choramingo, respirações irregulares, agitação, careta, inquietude
Desperto	Olhar sem foco; olhar fixo; expressão de preocupação ou de dor; hiperalerta ou aparência aterrorizada; desvio do olhar; choro; face de choro; evita olhar ativamente ou fecha os olhos; irritabilidade; períodos prolongados de vigília; desperto; inconsolável
	Mudanças de estado abruptas ou rápidas
Outros comportamentos relacionados com o estado e interação de atenção	Esforços para interagir com a estimulação ambiental provocando sinais de estresse e funcionamento desorganizado de subsistema
Autonômico	Instabilidade fisiológica de vários graus com respostas autonômicas, respiratórias, de cor e viscerais
Motor	Tônus flutuante, atividade motora aumentada, atividade difusa progressivamente frenética se a estimulação for contínua
Estado	Desvio do olhar; olhar fixo, não focalizado com expressão de preocupação, expressão de pânico; choro fraco; face de choro; irritabilidade Olhos fechados e de sono Mudanças abruptas de estado Sinais de estresse na presença de estímulos simultâneos

Dados de: Bradley, C., & Ritter, R. (2014). Developmental care for the sick and preterm infant. In C. Kenner & J. Lott (Eds.), *Comprehensive neonatal care: An interdisciplinary approach* (5th ed.). New York, NY: Springer; Gardner, S. L., Goldson, E., & Hernandez, J. A. (2016). The neonate and the environment: Impact on development. In S. L. Gardner, B. S. Carter, M. Enzman-Hines et al. (Eds.), *Merenstein and Gardner's handbook of neonatal intensive care* (8th ed.). St Louis, MO: Mosby/Elsevier; Lin, H.-C., Huang, L.-C., Li, T.-C et al. (2014). Relationship between energy expenditure and stress behaviors of preterm infants in the neonatal intensive care unit. *Journal for Specialists in Pediatric Nursing*, 19(4),331-338.

próprias necessidades, as necessidades de seu recém-nascido e as necessidades de sua família (especialmente quando têm outros filhos). Para agravar a situação, a condição precária do recém-nascido gera um clima de apreensão e incerteza. Os pais são confrontados com múltiplas crises e sentimentos avassaladores de responsabilidade, impotência e frustração.

Todos os pais têm alguma ansiedade sobre o resultado de uma gravidez, mas após um parto prematuro, a preocupação aumenta tanto com a viabilidade quanto com a normalidade de seu recém-nascido. As mães podem ver seu recém-nascido apenas brevemente antes que ele seja removido para a unidade de cuidados intensivos ou mesmo para outro hospital, deixando-as apenas com a lembrança do tamanho muito pequeno e da aparência incomum do recém-nascido. Muitas vezes, elas sentem-se sozinhas ou perdidas na unidade mãe-recém-nascido, não pertencendo ao grupo de mães que perderam seus recém-nascidos nem às que deram à luz recém-nascidos saudáveis e a termo. A equipe e os médicos costumam ser cautelosos ao discutir a condição do recém-nascido; as mães estão continuamente esperando ouvir que seu recém-nascido morreu e são sensíveis às ansiedades de outras mães e membros da equipe. Ir para casa sem o recém-nascido só aumenta seus sentimentos de decepção, fracasso e privação.

Quando uma criança deve ser transportada do hospital, os pais precisam de uma descrição da instituição para onde a criança está indo. Eles precisam conhecer a localização, a reputação e a natureza da instituição e os cuidados que se espera que o recém-nascido receba. O nome do médico do recém-nascido e o número de telefone do berçário devem ser fornecidos a eles, bem como termos desconhecidos (como *neonatologista, ventilador, infusão e incubadora*) devem ser explicados. As explicações devem ser simples, e os pais devem ter a oportunidade de fazer perguntas. Se houver folhetos que descrevam a instituição, eles devem ser entregues à família.

Talvez o mais importante seja os pais terem algum contato com o recém-nascido antes do transporte. Ser capaz de ver, tocar e (se possível) segurar o recém-nascido pode ajudar a diminuir a ansiedade dos pais. Muitas vezes, uma fotografia ou mesmo uma fita de vídeo de seu recém-nascido pode servir como evidência tangível da sua existência até que os pais possam viajar para a unidade regional. Quando possível, muitas vezes é aconselhável transferir a mãe para a mesma instituição que seu recém-nascido.

Os pais precisam ser informados sobre a evolução de seu recém-nascido e ter certeza de que ele está recebendo os cuidados adequados. Eles precisam entender os menores aspectos da condição e do tratamento do recém-nascido. Os pais precisam de uma avaliação

Diretrizes para o cuidado de enfermagem

Intervenções de desenvolvimento

Diretrizes gerais

Individualizar as intervenções para cada recém-nascido
Oferecer estímulo apenas durante períodos de vigília
Iniciar um tipo de estímulo por vez
Fornecer intervenção por períodos curtos
Espaçar os períodos de acordo com a tolerância do recém-nascido
Avaliar continuamente a resposta do recém-nascido às intervenções do desenvolvimento
Realizar as intervenções de acordo com as pistas do recém-nascido
Terminar o estímulo se o recém-nascido exibir evidência de superestimulação (ver Tabela 8.1)
Proporcionar períodos ininterruptos de sono de 50 minutos
Manipular para promover ou manter organização comportamental, fornecendo flexão, contenção, pressão firme, preensão e sucção não nutritiva (SNN)

Tátil

Tocar a pele lenta e suavemente na direção cefalocaudal (avaliar tolerância primeiro)
Fornecer texturas alternadas (p. ex., seda, veludo)
Fornecer limites firmes: braçadeira de pé, cobertores, "ninho"
Encorajar pais e irmãos a realizarem contato pele a pele (método canguru) conforme tolerado
Fornecer contenção segurando com as palmas das mãos para aninhamento e conforto

Auditiva

Reduzir os níveis de barulho
A voz da mãe é a melhor
Manter 50 dB – com máximo de 55 dB – por apenas 10 minutos por hora
Ligar gravador com as vozes de pais e irmãos
Tocar suavemente música calmante e simples[a], registrando sons do útero por curtos períodos apenas
Chamar o recém-nascido pelo nome a cada interação

Vestibular

Posicionar com os membros e tronco em flexão com as mãos para a face na linha média
Trocar de posição lentamente durante o manuseio; evitar mudanças de posição rápidas
O movimento lento de lado a lado é preferido em vez do balanço
Colocar o recém-nascido em uma rede e embalar
Fechar o punho do recém-nascido em torno de um brinquedo de pano
Levantar a cabeça para a posição ereta, inclinar para a direita e depois para a esquerda, parando na linha média (apenas com recém-nascidos estáveis e mais maduros)
Evitar movimentos rápidos da horizontal para a vertical no recém-nascido doente para minimizar pressão intracraniana (PIC) e consequências autonômicas (queda de saturação, apneia, bradicardia)

Olfatória

Passar um recipiente aberto de leite humano ou uma gaze de algodão embebida de leite humano sob o nariz
Colocar no leito do recém-nascido um boneco de pano que tenha estado em contato íntimo com a pele da mãe; evitar perfumes, sabões e talcos com aromas
Usar uma chupeta mergulhada no leite da mãe durante alimentação por gavagem para sucção não nutritiva

Gustativa

Colocar a mão do recém-nascido ou uma chupeta na boca quando os movimentos de sucção forem observados ou durante a alimentação por gavagem.
Colocar uma ou duas gotas de leite na boca do recém-nascido com cada frasco de alimentação
Fornecer sucção não nutritiva no seio materno

Visual

Reduzir os níveis de luz e proteger os olhos de luzes diretas, como luzes de exame ou procedimento
Colocar fotografias dos pais e irmãos em variação visual (19 a 22 cm) em posição em face (manter por curtos períodos quando desperto e alerta; fotos constantes em muita proximidade podem ser estímulos excessivos)
Iniciar o contato visual; repetir conforme tolerado, uma vez que o recém-nascido atinja o equivalente a 30 semanas de gestação. Monitorar cuidadosamente as respostas de estresse

[a]Música de relaxamento sugerida para o recém-nascido: *Hearthbeat Lullabies*, de Terry Woodford. Disponível em: Baby-Go-To-Sleep Center, Audio Therapy Innovations, Inc., PO Box 550, Colorado Springs, CO 80901; 800-537-7748; http://www.babygotosleep.com.

realista, honesta e direta da situação. Usar terminologia não médica, mover-se em um ritmo confortável para os pais assimilarem as informações e evitar longas explicações técnicas facilitam a comunicação com os membros da família. As tarefas psicológicas que devem ser realizadas pelos pais durante o cuidado do recém-nascido são apresentadas no Boxe 8.2.

Facilitando as relações pais-recém-nascido

Devido à sua instabilidade fisiológica, os recém-nascidos são separados de suas mães imediatamente e cercados por uma barreira complexa e impenetrável de janelas de vidro, equipamentos mecânicos e cuidadores especiais. Existe alguma evidência indicando que a separação emocional que acompanha a separação física das mães e dos recém-nascidos pode interferir no processo de vínculo mãe-recém-nascido discutido no Capítulo 7. A ligação materna é um processo cumulativo, que se inicia antes da concepção, fortalece-se por eventos significativos durante a gravidez e amadurece por meio do contato mãe-recém-nascido durante o período neonatal e a lactância.

Quando o recém-nascido está doente, a separação física necessária parece se acompanhar de um estranhamento emocional pelos pais, o que pode minar gravemente a capacidade de serem pais de seu recém-nascido. Esse desligamento é um fator adicional à natureza tênue da condição do recém-nascido. Quando existe dúvida sobre

Boxe 8.2 Atividades psicológicas a ser desenvolvidas pelos pais de um recém-nascido de alto risco.

- Trabalhar por meio dos eventos que cercam o trabalho de parto e o parto
- Reconhecer que a vida do recém-nascido não é isenta de risco e começar o processo de luto antecipatório
- Confrontar e reconhecer sentimentos de inadequação e culpa por não dar à luz uma criança saudável
- Adaptar-se ao ambiente de cuidado intensivo neonatal
- Retomar as relações parentais com o recém-nascido doente e iniciar o papel de cuidador
- Preparar-se para levar o recém-nascido para casa

Modificado de: Gardner, S. L., Voos, K., & Hills, P. (2016). Families in crisis: Theoretical and practical considerations. In S. L. Gardner, B. S. Carter, M. Enzman-Hines et al. (Eds.), *Merenstein and Gardner's handbook of neonatal intensive care* (8th ed.). St Louis, MO: Mosby/Elsevier.

a sobrevivência, os pais podem ser relutantes em estabelecer uma relação com seu recém-nascido. Eles se preparam para a morte do recém-nascido ao mesmo tempo em que esperam sua recuperação. Esse **luto antecipatório** (Capítulo 17) e a hesitação em assumir uma relação são evidenciados por comportamentos como demora em dar nome ao recém-nascido, relutância em visitar o berçário (ou quando visitam, focalizam o equipamento e os tratamentos em vez de focalizar o recém-nascido) e hesitação em tocar ou manipular o recém-nascido quando há oportunidade.

O **cuidado centrado na família** dos recém-nascidos de alto risco inclui encorajamento e facilitação do envolvimento parental em vez de isolamento dos pais de seu recém-nascido e do cuidado associado. Isso é particularmente importante em relação às mães; para reduzir os efeitos da separação física, as mães são unidas aos seus recém-nascidos na primeira oportunidade.

O preparo dos pais para ver seu recém-nascido pela primeira vez é uma responsabilidade importante da enfermagem. O enfermeiro prepara os pais sobre a aparência, os equipamentos ligados ao recém-nascido e à atmosfera geral da unidade. O encontro inicial com a unidade de cuidado intensivo é uma experiência estressante, e a disposição das pessoas e dos equipamentos e as atividades provavelmente são ameaçadores. Um álbum de fotografias ou panfletos descrevendo o ambiente da UTIN (recém-nascidos em incubadoras ou sob unidades de calor radiantes, monitores, ventiladores mecânicos e dispositivos IV) fornece uma introdução útil e não ameaçadora da UTIN.

Os pais são encorajados a visitar seu recém-nascido tão logo quanto possível. Mesmo que o vejam na ocasião do transporte ou brevemente após o parto, o recém-nascido pode ter mudado consideravelmente, em especial se um número de demandas clínicas e de equipamento associar-se à sua hospitalização. À beira do leito, o enfermeiro deve explicar a função de cada equipamento e a função que desempenha na facilitação da recuperação. As explicações com frequência necessitam ser repetidas pacientemente, porque a ansiedade dos pais sobre a condição do recém-nascido e o ambiente à sua volta pode impedi-los de realmente "escutar" o que está sendo dito. Quando possível, alguns itens relacionados com a terapia podem ser removidos; por exemplo, a fototerapia pode ser temporariamente descontinuada e as compressas dos olhos removidas para permitir contato visual.

Os pais apreciam o apoio de um enfermeiro durante a visita inicial ao seu recém-nascido, mas eles também podem apreciar algum tempo sozinhos com ele. Durante as visitas iniciais, é importante enfatizar os aspectos positivos do comportamento e do desenvolvimento do recém-nascido, de modo que possam focalizá-lo como um indivíduo, em vez de focalizar o equipamento que o cerca. Por exemplo, o enfermeiro pode descrever os comportamentos espontâneos do recém-nascido durante o cuidado, como o reflexo de preensão e movimento espontâneo, ou fazer comentários sobre as funções biológicas do recém-nascido. A maioria das instituições tem políticas de visitação aberta para que os pais e irmãos possam visitar seu recém-nascido com a frequência que desejarem.

Os pais variam grandemente no grau em que são capazes de interagir com seu recém-nascido. Alguns podem desejar tocar ou segurar o recém-nascido durante a primeira visita, mas outros podem não se sentir confortáveis o suficiente mesmo para entrar no berçário. Essas reações dependem de uma variedade de fatores pré-natais e pós-natais, como a paridade da mãe e sua preparação antes do parto; o tamanho, a condição e a aparência física do recém-nascido; e o tipo de tratamento que o recém-nascido está recebendo. É essencial reconhecer que o tempo e a qualidade das interações individualizadas são mais importantes do que um início precoce dessas interações. Os pais podem não ser receptivos ao contato inicial e estendido com o recém-nascido, porque eles necessitam de tempo para se ajustar ao impacto de um filho com problemas do nascimento e precisam ser ajudados em seu luto antes de poderem aceitar seu recém-nascido.

A incapacidade dos pais de focalizar seu recém-nascido é uma indicação para o enfermeiro ajudá-los a expressar sentimentos de culpa, ansiedade, tristeza, inadequação, raiva e ambivalência. Os enfermeiros podem ajudar os pais a lidar com esses sentimentos e destacar e reforçar os aspectos positivos do comportamento e das interações dos pais com seu recém-nascido.

A maioria dos pais sente-se insegura sobre iniciar a interação com seu recém-nascido. O enfermeiro pode sentir o grau de prontidão dos pais e oferecer encorajamento nesses esforços iniciais. Os pais de recém-nascidos pré-termo seguem o mesmo processo de aquisição dos pais de recém-nascidos a termo. Eles podem avançar rapidamente pelo processo ou podem exigir vários dias ou mesmo semanas para completá-lo. Os pais começam tocando as extremidades de seu recém-nascido suavemente com a ponta dos dedos e, depois, acarinhando afetuosamente (Figuras 8.14 e 8.15). O toque é

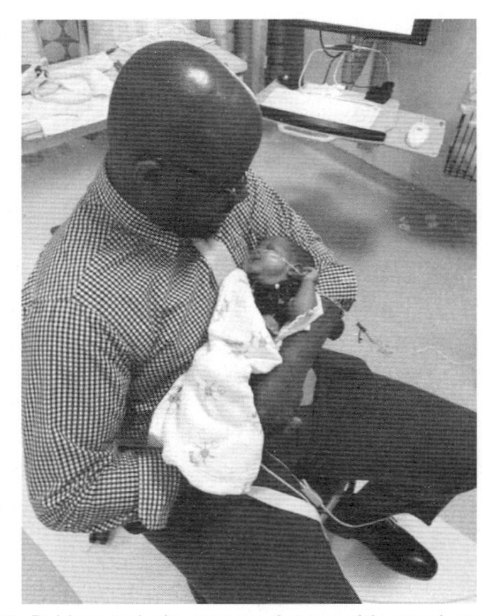

Figura 8.14 Pai interagindo com recém-nascido recebendo cuidados intensivos. (Foto cortesia de K. Fisher, Duke University Medical Center, Durham, NC.)

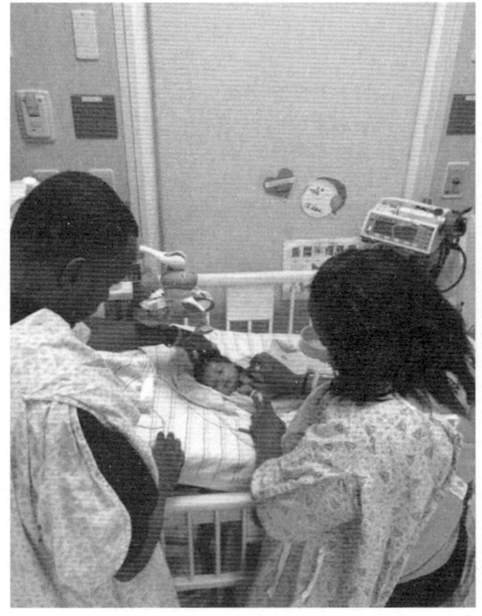

Figura 8.15 Mãe e pai interagindo com seu recém-nascido prematuro. (Foto cortesia de K. Fisher, Duke University Medical Center, Durham, NC.)

o primeiro ato de comunicação entre pais e criança. Os pais necessitam ser preparados para as respostas exageradas e generalizadas de seu recém-nascido ao toque, de modo que não interpretem essas reações negativas aos seus passos iniciais. Pode ser necessário limitar os estímulos táteis quando o recém-nascido está criticamente doente e lábil, mas o enfermeiro pode oferecer opções como falar suavemente ou sentar-se à beira do leito.

Os pais de recém-nascidos pré-termo criticamente doentes podem expressar sentimentos de desesperança e falta de controle. Envolver os pais em algum tipo de atividade de cuidado, independentemente de quão pequeno possa parecer para o enfermeiro, capacita os pais a ter um papel mais ativo. Exemplos de tais cuidados para uma criança gravemente doente que não pode ser segurada e aparentemente não está respondendo positivamente incluem umedecer os lábios da criança com uma pequena quantidade de água estéril em um cotonete ou deslizar a fralda debaixo da criança quando ela estiver molhada ou suja.

Eventualmente, os pais começam a contemplar seu recém-nascido como uma identidade – como parte da família. Quando o recém-nascido não mais parece um objeto estranho e começa a ter aspectos dos membros da família, como o queixo do pai ou o nariz da irmã, os enfermeiros podem facilitar essa incorporação. Os pais são encorajados a levar roupas, um brinquedo, um bicho de pelúcia ou uma foto da família, e o enfermeiro pode ajudar aos pais a estabelecer metas para si mesmos e para o recém-nascido. Os pais podem tornar-se envolvidos ao ler livro de histórias para o filho em voz suave e baixa. Algumas famílias gravam as vozes dos pais falando ou lendo histórias e colocam o gravador para funcionar quando o recém-nascido é capaz de adaptar-se a esses estímulos. Os horários de alimentação são discutidos, e os pais são encorajados a visitar em ocasiões em que eles possam ser envolvidos no cuidado de seu recém-nascido (Figura 8.16).

Ao longo do processo de familiarização entre pais e filhos, o enfermeiro ouve cuidadosamente o que os pais dizem para avaliar suas preocupações e seu progresso em direção à incorporação de seu recém-nascido às suas vidas. A maneira como os pais referem-se ao recém-nascido e as perguntas que fazem revelam suas preocupações e seus sentimentos e podem servir como indicações valiosas para as relações futuras com o recém-nascido. O enfermeiro deve ser sensível a essas indicações sutis das necessidades dos pais, o que fornece diretrizes para a intervenção da enfermagem. Com frequência, tudo o que os pais necessitam é reafirmação de que terão apoio do enfermeiro durante os cuidados e de que os comportamentos sobre os quais estão preocupados são reações normais e desaparecerão conforme o recém-nascido amadureça.

Os pais necessitam de orientação em suas relações com o recém-nascido e de assistência em seus esforços de satisfazer as necessidades físicas e do desenvolvimento do recém-nascido. A equipe de enfermagem precisa ajudar os pais a compreender que seu recém-nascido pré-termo oferece poucas recompensas comportamentais e lhes mostra como aceitá-las. As reações e comportamentos do recém-nascido são explicados aos pais, que tomam o comportamento espasmódico e de rejeição do recém-nascido como pessoal. Eles precisam de reafirmação de que esses comportamentos não são reflexo de suas habilidades parentais. Os pais são ensinados a reconhecer as pistas do recém-nascido relativas à estimulação, manipulação e outra interação, especialmente comportamentos aversivos que indicam a necessidade de repouso. Os enfermeiros precisam incluir os pais no planejamento do cuidado e dos materiais de estimulação sensorial do recém-nascido, como música e gravação.

Acima de tudo, os enfermeiros precisam encorajar e reforçar os pais durante suas atividades de cuidado do recém-nascido para promover relações pais-criança saudáveis. Também é útil para os pais manter contato e comunicação com um grupo consistente de enfermeiros. Isso reduz divergências nas informações fornecidas aos pais e, com frequência, inspira confiança de que, embora os pais não possam estar à beira do leito do recém-nascido 24 horas por dia, existem enfermeiros competentes e cuidadores para as quais eles podem telefonar para indagar sobre o estado do filho. As reuniões periódicas dos pais envolvendo a equipe que cuida da criança servem para esclarecer mal-entendidos ou problemas relacionados com a condição da criança.

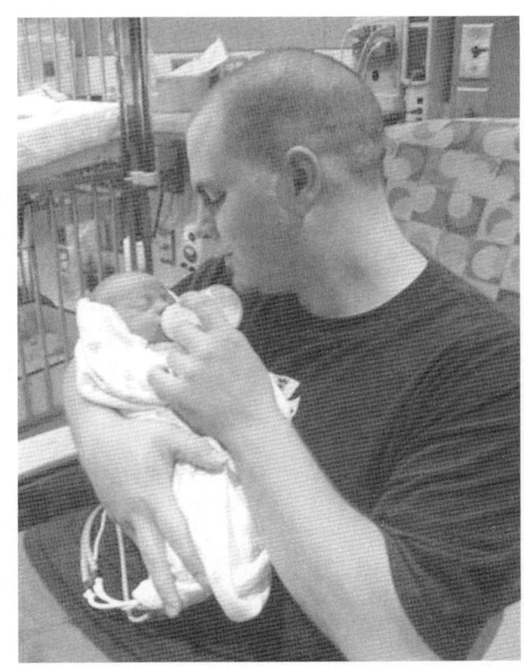

Figura 8.16 Pai alimentando o recém-nascido prematuro. (Foto cortesia de E. Jacobs, Texas Children's Hospital, Houston, TX.)

Irmãos

No passado, as preocupações com a visita de irmãos na UTIN concentravam-se em medos de infecção e interrupção das rotinas de enfermagem. Esses temores não foram comprovados, e as visitas dos irmãos devem fazer parte do funcionamento normal das UTINs (Figura 8.17). Políticas e procedimentos claramente definidos devem ser desenvolvidos para facilitar a visitação de irmãos (American Academy of Pediatrics, American College of Obstetricians and Gynecologists, 2017; Maree, Downes, 2016).

O nascimento de um recém-nascido pré-termo é um momento difícil para os irmãos, que confiam no suporte dos pais. Quando a antecipação feliz é trocada por tristeza, preocupação e rotinas alteradas, os irmãos ficam desnorteados e privados da atenção dos pais. Eles sabem que alguma coisa está errada, mas têm apenas uma ligeira noção do que é. A preocupação sobre os efeitos negativos de ver o recém-nascido doente não tem se confirmado. As crianças não têm hesitado em abordar e tocar o recém-nascido, e crianças menores de 5 anos têm sido menos relutantes do que as crianças maiores; além disso, não há diferenças mensuráveis entre comportamentos pré-visita e pós-visita. Os potenciais benefícios das visitas dos irmãos precisam ser pesados contra a exposição da criança ao ambiente da UTIN. As crianças precisam ser preparadas para a atmosfera pouco familiar da UTIN, mas o contato com o recém-nascido parece ter um efeito positivo nos irmãos ajudando-os a lidar com a realidade em vez das fantasias bizarras que são características das crianças pequenas. Essas visitas também ajudam a constituir a família como uma unidade.

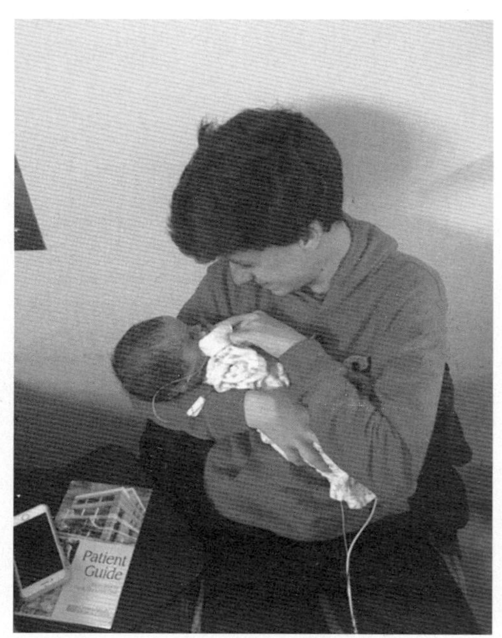

Figura 8.17 Irmão segurando irmão na unidade de cuidados intensivos neonatal (UTIN). (Foto cortesia de K. Fisher, Duke University Medical Center, Durham, NC.)

Grupos de apoio

Os pais precisam sentir que não estão sozinhos. Os grupos de apoio aos pais têm sido de valor imensurável para as famílias de recém-nascidos na UTIN. Alguns grupos consistem em pais que têm recém-nascidos no hospital e partilham as mesmas ansiedades e preocupações. Outros grupos incluem pais que tiveram recém-nascidos na UTIN e que lidaram com crises efetivamente. Os grupos geralmente estão sob a liderança de uma pessoa da equipe e envolve médicos, enfermeiros e assistentes sociais, mas os pais podem oferecer a outros pais algo que ninguém mais pode proporcionar.

Um recurso excelente para pais de recém-nascidos pré-termo é o livro *Understanding the NICU: What Parents of Preemies and Other Hospitalized Newborns Need to Know* (Zaichkin, Weiner, & Loren, 2017). Esse recurso tem informação técnica e anedótica sobre diferentes problemas dos recém-nascidos pré-termo, tratamentos e terapias comuns, preparo para alta e cuidado domiciliar para o recém-nascido pré-termo.

Planejamento da alta e cuidado domiciliar

Os pais tornam-se apreensivos e ficam excitados com a aproximação da alta. Eles possuem muitas preocupações e inseguranças relativas ao cuidado do recém-nascido. Eles temem que o filho possa estar em perigo, que serão incapazes de reconhecer os sinais de sofrimento ou doença no recém-nascido e que ele possa não estar pronto para a alta. Os enfermeiros precisam começar a ajudar os pais precocemente em adquirir ou aumentar suas habilidades no cuidado do recém-nascido. Deve ser fornecida informação suficiente e dado tempo à família para assimilar a informação e aprender as exigências de cuidado especial contínuo. Onde o alojamento conjunto ou outros arranjos estejam disponíveis, os pais podem ficar por alguns dias e noites e assumir o cuidado do recém-nascido sob a supervisão e o suporte da equipe de enfermagem.

Deve existir acompanhamento clínico e de enfermagem e encaminhamentos a serviços que podem beneficiar a família, incluindo acompanhamento do desenvolvimento. Também se deve fornecer aos pais de recém-nascidos pré-termo informação adequada sobre imunizações e planejamento da alta. Com a tendência à alta mais cedo, muitas agências de cuidado domiciliar tornam-se envolvidas no acompanhamento e cuidam das "graduadas" em UTIN em casa. Para os pais de um recém-nascido recebendo alta com equipamentos (como cilindro de oxigênio, monitor de apneia ou um ventilador), o planejamento da alta exige prática colaborativa multidisciplinar para assegurar que a família não só dispõe dos recursos apropriados, como também da assistência disponível para lidar com as necessidades do recém-nascido. Muitas comunidades têm organizado grupos de suporte, incluindo aqueles discutidos anteriormente, designados para os pais de recém-nascidos que exigem cuidado especial e para os pais de múltiplos.

Desde 1991, a American Academy of Pediatrics recomenda o teste de tolerância ao assento de carro (CSTS – em inglês, *car seat tolerance screen*) para todos os recém-nascidos prematuros ou pequenos para a idade gestacional antes de receberem alta hospitalar (Davis, 2015). O CSTS destina-se a detectar possível apneia, bradicardia e diminuição da saturação de oxigênio durante o processo de triagem necessário de 90 a 120 minutos ou a duração da viagem de carro para casa, o que for mais longo (Bull, Engle, Committee on Injury, Violence, and Poison Prevention; Committee on Fetus and Newborn et al., 2009) (ver boxe *Foco na comunidade*). Para um suporte adequado, a distância entre as costas do assento e o cinto da virilha deve ser de 14 cm ou menos; um pequeno cobertor enrolado pode ser colocado entre a alça da virilha e o recém-nascido para reduzir má postura. A distância da alça inferior do arnês (ponto final que liga os cintos ao sistema de travas) até o fundo do assento deve ser de 25,5 cm ou menos para diminuir a possibilidade de as alças do arnês cruzarem as orelhas do recém-nascido. A posição do assento voltada para trás do banco do motorista fornece suporte para a cabeça, pescoço e costas, reduzindo o estresse no pescoço e na medula espinal em caso de acidente com o veículo. Os fabricantes de assentos de carro devem especificar os pesos mínimo e máximo recomendados para o ocupante; portanto, é importante verificar as recomendações do fabricante antes de comprar um assento de carro para um recém-nascido menor. Diretrizes adicionais estão disponíveis na American Academy of Pediatrics (Durbin & Committee on Injury, Violence, and Poison Prevention, 2011). Ver Capítulo 9 para uma discussão sobre os sistemas de retenção infantil para carros.

Uma parte importante do planejamento da alta e do cuidado de prematuros é a nutrição para o crescimento contínuo; assim, a escolha da alimentação deve ser cuidadosamente avaliada. O leite humano é a forma recomendada de nutrição infantil. A alimentação com leite humano para todos os recém-nascidos, a termo e prematuros, é apoiada pela American Academy of Pediatrics.

Uma fórmula enriquecida pós-alta tem sido usada para recém-nascidos prematuros nascidos com menos de 36 semanas para atender aos padrões de crescimento apropriados (Poindexter & Ehrenkranz, 2015). No entanto, uma revisão Cochrane de estudos que examinaram o crescimento em recém-nascidos prematuros alimentados com uma fórmula pós-alta enriquecida, não encontrou fortes evidências de crescimento e desenvolvimento aprimorados em comparação com recém-nascidos alimentados com fórmula padrão (Young, Embleton, McGuire, 2016). Vários produtos estão disponíveis para fortificar o leite humano, e estes devem ser usados para manter o crescimento e desenvolvimento adequados do recém-nascidos prematuro (Radmacher & Adamkin, 2017).

O conhecimento de que os membros da equipe estão disponíveis para contato telefônico ou pessoal quando os pais levam o recém-nascido para casa fornece uma medida de segurança aos pais ansiosos. Muitas unidades de UTIN mantêm uma política de comunicação aberta entre a equipe e os pais, tanto durante a hospitalização do recém-nascido quanto após a alta. É responsabilidade da

Foco na comunidade

Avaliação do assento de segurança do carro para recém-nascido pré-termo e próximo do termo

A American Academy of Pediatrics (Bull, Engle, Committee on Injury, Violence, and Poison Prevention; Committee on Fetus and Newborn et al., 2009) recomenda que as crianças nascidas antes de 37 semanas de gestação sejam avaliadas para episódios de apneia, bradicardia e queda de saturação de oxigênio antes da alta hospitalar.[a] A American Academy of Pediatrics sugere, ainda, que as instituições desenvolvam políticas para a implementação de um programa de avaliação; entretanto, poucas recomendações de prática baseadas em evidência têm sido publicadas, delineando exigências específicas para esse programa. Com base na literatura disponível, as sugestões para prover avaliação do assento do carro de lactentes nascidos antes de 37 semanas de gestação incluem:

- Uso do assento do carro dos pais para a avaliação
- Realizar a avaliação 1 a 7 dias antes da alta do recém-nascido
- Prender o recém-nascido no assento de carro segundo diretrizes usando rolos de cobertor na lateral
- Estabelecer o alarme baixo do oxímetro de pulso em 88% (ou segundo o protocolo da unidade)
- Estabelecer o limite de alarme baixo da frequência cardíaca em 80 bpm e o alarme de apneia em 20 segundos (monitor cardiorrespiratório)
- Deixar o recém-nascido semiereto no assento de segurança do carro por um mínimo de 90 a 120 minutos ou pelo tempo que os pais levam para chegar em casa
- Documentar a tolerância do recém-nascido à avaliação de permanência no assento do carro
- Um episódio de queda de saturação, bradicardia ou apneia (20 segundos ou mais) constitui uma falha, e a avaliação pelo profissional precisa ocorrer antes da alta. Se o recém-nascido apresentar um desses sinais em posição semiereta, deve-se considerar uma cama de transporte para carro com o recém-nascido em decúbito dorsal, e testagem semelhante deve ser feita na cama para carro
- Repetir o teste 24 horas após as modificações terem sido realizadas no assento de carro, cama de carro, ou posição do recém-nascido em ambos os sistemas de contenção
- Recomenda-se que um técnico certificado em assento de carro coloque o recém-nascido no assento (ou cama) se ocorrer uma falha (ver *website* da National Highway Traffic Safety Administration[b] para estação de inspeção de assento de carro)
- Se o recém-nascido estiver recebendo alta com um monitor de apneia ou cardiorrespiratório, esse equipamento deve ser utilizado durante a viagem para casa
- O técnico demonstrará aos pais o posicionamento apropriado do recém-nascido no dispositivo de contenção e os verá fazer uma demonstração da manobra
- Documentar as intervenções, a tolerância do recém-nascido e o desempenho dos pais quanto à demonstração

[a]Recém-nascidos em risco de apneia obstrutiva (p. ex., anomalia de Pierre Robin ou distúrbios neuromusculares congênitos como atrofia muscular espinal) também podem necessitar ser avaliados em um assento de carro semideitado ou cama para carro antes da alta.
[b]http://www.nhtsa.gov.
Modificado de: American Academy of Pediatrics: Safe transportation of premature and low birth weight infants, *Pediatrics* 123(5):1424-1429,2009; O'Neil J, Yonkman J, Taltry J et al.: Transporting children with special health care needs, *Pediatrics* 124(2);596-603,2009; Bull MJ, Engle WA, e Committee on Injury, Violence, and Poison Prevention and the Committee on Fetus and Newborn et al.: Safe transportation of preterm and low birth weight infants at hospital discharge, *Pediatrics* 123(5):1424-1429,2009.

equipe da UTIN garantir que os pais estejam preparados para cuidar de seu recém-nascido, tanto emocional quanto fisicamente. Ao mesmo tempo, é importante que os pais estabeleçam uma relação de confiança com o prestador de cuidados primários da criança na comunidade antes da alta da unidade de cuidados intensivos.

Perda neonatal

A natureza precária de muitos recém-nascidos de alto risco torna a morte uma possibilidade real e sempre presente. Embora a mortalidade infantil tenha sido reduzida drasticamente com o aprimoramento da tecnologia, a taxa de mortalidade ainda é maior durante o período neonatal. Os enfermeiros na UTIN são as pessoas que devem preparar os pais para uma morte inevitável, prestar cuidados de fim de vida ao recém-nascido e à família e facilitar o processo de luto da família após uma morte esperada ou inesperada.

A perda de um recém-nascido tem um significado especial para os pais enlutados. Representa a perda de uma parte de si mesmos, a perda do potencial de imortalidade que a prole representa e a perda do filho dos sonhos que foi fantasiado durante toda a gravidez. Muitas vezes, há uma sensação de vazio e fracasso. Além disso, quando um recém-nascido vive por tão pouco tempo, pode haver poucas, ou nenhuma, lembranças agradáveis para servir de base para a identificação e idealização que fazem parte da resolução de uma perda.

Para ajudar os pais a entenderem que a morte é uma realidade, é importante que eles sejam incentivados a segurar seu recém-nascido antes da morte e, se possível, estar presentes no momento da morte para que seu recém-nascido possa morrer em seus braços se assim o desejarem. Muitos que negam a necessidade de segurar o recém-nascido podem se arrepender mais tarde da decisão.

Os pais têm a oportunidade de serem de fato "pais" da maneira que quiserem ou que sejam capazes de ser antes e após a morte. Isso pode incluir ver, tocar, segurar e falar com o recém-nascido em privacidade; os pais também podem querer dar banho e vestir o recém-nascido. Se os pais forem hesitantes sobre ver o recém-nascido morto, é recomendável manter o corpo na unidade por algumas horas porque muitos pais mudam de ideia após o choque inicial da morte.

Os pais podem precisar ver e segurar o recém-nascido mais de uma vez – a primeira vez para dizer "olá" e a última vez para dizer "adeus". Se os pais desejarem ver o recém-nascido após o corpo ter sido levado ao necrotério, o recém-nascido deve ser recuperado, envolto em um cobertor, reaquecido em um aquecedor radiante e levado para o quarto da mãe ou outro local privado. O enfermeiro deve ficar com os pais e dar-lhes a oportunidade de um tempo a sós com o recém-nascido que veio à óbito. As reações individuais de luto da mãe e do pai devem ser reconhecidas e tratadas adequadamente; diferenças de gênero e crenças culturais e religiosas afetarão as reações de luto dos pais.

Uma abordagem de abrigo, que presta cuidados a doentes ou doentes terminais para famílias com recém-nascido para os quais foi tomada a decisão de não prolongar a vida e que estão recebendo apenas cuidados paliativos, pode ser implementada nesses casos. Outra abordagem é enviar a família para casa com o recém-nascido e permitir que eles passem algum tempo juntos até a eventual morte; serviços de cuidados paliativos podem estar disponíveis e cuidados de suporte deverão ser fornecidos em casa. Algumas famílias consideram essa opção menos restritiva e mais orientada para a família do que estar no ambiente hospitalar. Ver Capítulo 17 para uma discussão mais aprofundada sobre cuidados paliativos.

Quando disponíveis, os profissionais treinados em cuidados paliativos trazem conhecimentos adicionais no cuidado eficaz da dor aguda e crônica para recém-nascido e suas famílias (Marc-Aurele & English, 2016). A integração precoce dos cuidados paliativos permite o envolvimento do apoio à decisão tanto para a família quanto para os médicos. Um foco fundamental dos cuidados paliativos é maximizar a qualidade de vida tanto para o paciente quanto para a família durante todo o processo de doença (Lemmon, Bidegain, & Boss, 2016). Integrar esse foco precocemente pode ajudar as famílias a começarem a formular seus objetivos relacionados com a qualidade de vida e, assim, diminuir a carga de tomada de decisão sobre a família.

Uma fotografia da criança tirada antes ou depois da morte é altamente desejável. Os pais podem querer tirar um retrato especial da família com a criança e outros membros da família; isso geralmente ajuda a personalizar a experiência e torná-la mais tangível. Os pais podem não querer ver a fotografia no momento da morte, mas a chance de consultá-la mais tarde ajudará a fazer com que seu recém-nascido pareça mais real, o que faz parte do processo normal de luto. Uma fotografia de seu recém-nascido sendo segurada pela mão ou tocada por um adulto oferece uma imagem mais positiva do que uma fotografia do tipo necrotério. Um conjunto de memória do recém-nascido pode ser dado aos pais e familiares enlutados; pode incluir impressões de mãos e pegadas do recém-nascido; uma mecha de cabelo; o cartão com seu nome usado no berço; a pulseira ou braçadeiras de identificação; e, conforme apropriado às crenças religiosas da família, um certificado de batismo.

Dar nome ao recém-nascido falecido é um passo importante no processo de luto. Alguns pais podem hesitar em dar ao recém-nascido um nome que foi escolhido durante a gravidez para seu "recém-nascido especial". No entanto, ter uma pessoa tangível por quem sofrer é um componente importante do processo de luto.

Um enfermeiro que é próximo à família deve estar presente durante a discussão sobre o recém-nascido que veio à óbito ou desfalecido. O enfermeiro deve conversar aberta e honestamente com os pais sobre os preparativos para o funeral, porque poucos pais tiveram experiência com esse aspecto da morte. Muitas casas funerárias agora oferecem arranjos econômicos para esses casos especiais. Alguém da UTIN deve assumir a responsabilidade de levantar esse tipo de informação. Muitas vezes, é útil para os pais que a UTIN tenha uma lista de funerárias locais, serviços oferecidos e preços. As famílias precisam ser informadas das opções disponíveis, mas um funeral é preferível porque o ritual oferece uma oportunidade para os pais sentirem o apoio de amigos e parentes. Um membro do clero da fé apropriada pode ser notificado se os pais assim o desejarem. As questões relativas a uma necropsia ou doação de órgãos (quando apropriado) são abordadas de forma multidisciplinar (médico e enfermeiro principal) com respeito, sensibilidade às crenças culturais e religiosas, tato e consideração dos desejos da família.

Antes dos pais saírem do hospital, eles recebem o telefone da unidade (caso não tenham) e são convidados a ligar sempre que tiverem mais dúvidas. Muitas unidades de cuidados intensivos fazem questão de entrar em contato com os pais várias semanas após a morte neonatal para avaliar os mecanismos de enfrentamento dos pais, o processo de luto e fornecer apoio conforme necessário. Várias organizações estão disponíveis para oferecer apoio e compreensão às famílias que perderam um recém-nascido; essas organizações incluem a Compassionate Friends,[d] Aiding Mothers and Fathers Experiencing Neonatal Death[e] e Share Pregnancy and Infant Loss Support, Incorporated.[f] Ver Capítulo 17 para uma discussão mais aprofundada sobre a família e o processo de luto.

Os enfermeiros que cuidam de recém-nascidos criticamente doentes também vivenciam o luto; os enfermeiros da UTIN podem sentir-se desamparados e tristes. É importante que o luto seja permitido e que os enfermeiros compareçam ao funeral ou serviço memorial como parte do trabalho com o processo de luto. Os enfermeiros podem temer que mostrar emoção não seja profissional e que a expressão de tristeza indique "perda de controle". Esses medos são infundados. Estudos demonstraram que, para continuar a ser gestores e prestadores de cuidados eficazes, os enfermeiros devem poder sofrer e apoiar uns aos outros durante o processo (Gardner & Carter, 2016).

Batismo

Como muitos pais cristãos desejam que seus filhos sejam batizados se a morte for prevista ou for uma possibilidade decidida, isso pode se tornar uma responsabilidade de enfermagem. Sempre que possível, é mais desejável que um representante da fé dos pais (p. ex., padre católico romano, ministro protestante) realize o ritual. Quando a morte é iminente, um enfermeiro ou um médico pode realizar o batismo simplesmente derramando água na testa da criança (um conta-gotas é um meio conveniente) enquanto repete as palavras: "Eu te batizo em nome do Pai e do Filho e do Espírito Santo". Isso inclui um nascimento de qualquer idade gestacional, principalmente quando os pais são católicos romanos.

Quando a fé dos pais é incerta, um batismo condicional pode ser realizado dizendo: "Se você é capaz de receber o batismo, eu te batizo em nome do Pai e do Filho e do Espírito Santo". O batismo é registrado no prontuário do recém-nascido e um aviso é colocado no berço ou na incubadora. Os pais são informados na primeira oportunidade.

ALTO RISCO RELACIONADO COM A DISMATURIDADE

PREMATUROS

A prematuridade é responsável pelo maior número de internações em UTIN. A imaturidade da maioria dos sistemas orgânicos coloca os recém-nascido em risco de uma variedade de complicações neonatais (p. ex., hiperbilirrubinemia, síndrome do desconforto respiratório [SDR], atrasos intelectuais e motores). De acordo com os Centers for Disease Control and Prevention, o baixo peso ao nascer e a prematuridade foram a segunda principal causa de mortalidade infantil nos EUA em 2011 (Kochanek, Murphy, & Xu, 2015). A causa real da prematuridade não é conhecida na maioria dos casos. Fatores como pobreza, infecções maternas, parto prematuro prévio, gestações múltiplas, hipertensão induzida pela gravidez e problemas placentários que interrompem o curso normal da gestação antes da conclusão do desenvolvimento fetal são responsáveis por muitos partos prematuros. Fatores adicionais estão listados no Boxe 8.3.

A perspectiva para o recém-nascido pré-termo é grande, mas não inteiramente, relacionada com o estado de imaturidade fisiológica e anatômica dos vários órgãos e sistemas no momento do nascimento. Os recém-nascidos a termo avançaram para um estado de maturidade suficiente para permitir uma transição bem-sucedida para o ambiente extrauterino. Os recém-nascidos pré-termo precisam fazer os mesmos ajustes, mas com imaturidade funcional proporcional ao estágio de desenvolvimento atingido no momento do nascimento. Esses ajustes, entretanto, podem ser limitados ou mesmo retardados pelo ambiente externo ao qual o recém-nascido pré-termo é exposto. A exposição a estímulos excessivos, bactérias e vírus torna o ambiente menos propício para os recém-nascidos pré-termo crescerem e desenvolverem-se. O grau ao qual os recém-nascidos são preparados para a vida extrauterina pode ser previsto, em alguma extensão, pelo peso do nascimento e pela idade gestacional estimada (ver Capítulo 7, seção *Avaliação clínica da idade gestacional*).

Na década de 2010, deu-se atenção crescente aos **recém-nascidos pré-termo tardios**, ou seja, lactentes nascidos entre 34 e 36 semanas de gestação. Esses recém-nascidos têm alguns dos mesmos fatores de risco daqueles nascidos antes de 34 semanas de gestação, mas as características físicas e a adaptação à vida extrauterina são variáveis. Os recém-nascidos pré-termo tardios têm imaturidade física e metabólica

[d]PO Box 3696, Oakbrook, IL 60522-3696; 630-990-0010, 877-969-0010; http://www.compassionatefriends.org.

[e]Contact Maureen Connelly, 4324 Berrywick Terrace, St Louis, MO 63128; 314-487-7582; or Martha Eise, martha@amendgroup.com; http://www.amendgroup.com.

[f]National Share Office, 402 Jackson Street, St Charles, MO 63301; 800-821-6819.

Boxe 8.3 Etiologia do nascimento pré-termo.

Fatores maternos

Socioeconômicos

- Má nutrição
- Idade
- Raça

Condições clínicas crônicas

- Doença cardíaca
- Doença renal
- Diabetes
- Hipertensão

Comportamental

- Uso abusivo de substâncias
- Tabagismo
- Cuidado pré-natal deficiente ou ausente

Fatores relacionados com a gravidez

Gravidez múltipla
Índice de massa corporal baixo (<19,8 kg/m^2) (Markham & Fanaroff, 2015)
Placenta abrupta ou placenta prévia
Cérvice impotente
Hipertensão materna
Ruptura prematura de membranas ou corioamnionite
Poli-hidrâmnio ou oligo-hidrâmnio
Infecção
Traumatismo

Fatores fetais

Anormalidades cromossômicas
Anormalidades congênitas
Hidropisia não imune
Eritroblastose

Fatores desconhecidos

que os coloca em risco de maior mortalidade e morbidade do que os recém-nascidos a termo (Aliaga, Zhang, Long et al., 2016). Estudos têm demonstrado função cognitiva e motora reduzida em recém-nascidos pré-termo tardios em 24 meses em comparação com recém-nascidos a termo (Natarajan & Shankaran, 2016). Nas seções a seguir, a discussão de recém-nascidos pré-termo continua a aplicar-se a todos os recém-nascidos que nasceram antes de completada a idade gestacional de 37 semanas. Como a prematuridade engloba agora idade, peso e variação de maturidade fisiológica mais amplos, as características físicas descritas também podem variar; essas descrições são generalizadas com propósitos de descrição.

Avaliação diagnóstica

Os recém-nascidos pré-termo têm várias características distintas em vários estágios do desenvolvimento. A identificação dessas características proporciona indicações valiosas da idade gestacional e, assim, das capacidades fisiológicas do recém-nascido. A aparência física geral muda conforme o recém-nascido evolui para a maturidade. As características da pele, a atitude geral (ou postura) quando supino, a aparência do cabelo e a quantidade de gordura subcutânea proporcionam indicações do desenvolvimento físico do recém-nascido. A observação de movimentos ativos e espontâneos e da resposta à estimulação e do movimento passivo contribui para a avaliação do estado neurológico. A avaliação é feita tão cedo quanto possível após a admissão ao berçário, porque grande parte da observação e do tratamento dos recém-nascidos depende dessa informação.

Na inspeção, os recém-nascidos pré-termo são muito pequenos e parecem esqueléticos, porque eles têm apenas depósitos mínimos de gordura cutânea (ou nenhuma em alguns casos) e têm cabeça proporcionalmente grande em relação ao corpo, o que reflete a direção cefalocaudal do crescimento. A pele é rosa brilhante (com frequência translúcida, dependendo do grau de imaturidade), suave e brilhante, com pequenos vasos sanguíneos claramente visíveis embaixo da epiderme fina. A lanugem fina é abundante sobre o corpo (dependendo da idade gestacional), mas é esparsa, fina e penugenta na cabeça. A cartilagem da orelha é macia e flexível, e as regiões plantar e palmar possuem pregas mínimas, resultando em uma aparência suave. Os ossos do crânio e as costelas são suaves, e os olhos podem estar fechados. Os recém-nascidos do sexo masculino têm poucas pregas escrotais, e os testículos são não descidos; em meninas, os lábios e o clitóris são proeminentes. A Figura 8.18 compara as características de recém-nascidos a termo e pré-termo.

Em contraste com a atitude geral de flexão e atividade contínua dos lactentes a termo, os lactentes prematuros podem ser inativos e apáticos. As extremidades mantêm uma atitude de extensão e permanecem em qualquer posição em que são colocadas. A atividade reflexa é apenas parcialmente desenvolvida – a sucção é ausente, fraca ou ineficaz; os reflexos de deglutição, vômito e tosse estão ausentes ou fracos; e outros sinais neurológicos estão ausentes ou diminuídos. Os prematuros fisiologicamente imaturos são incapazes de manter a temperatura corporal, têm capacidade limitada de excretar solutos na urina e têm maior suscetibilidade à infecção. Um tórax flexível, tecido pulmonar imaturo e um centro regulador imaturo levam a respiração periódica, hipoventilação e períodos frequentes de apneia. São mais suscetíveis a alterações bioquímicas, como hiperbilirrubinemia e hipoglicemia, e possuem maior teor de água extracelular, o que os torna mais vulneráveis a distúrbios hidreletrolíticos. Recém-nascidos prematuros trocam metade do volume de líquido extracelular a cada 24 horas em comparação com um sétimo do volume em adultos. O crânio mole está sujeito à deformação não intencional característica (dolicocefalia) causada pelo posicionamento de um lado para o outro em um colchão (McCarty, Peat, Malcolm et al., 2017). A cabeça parece desproporcionalmente mais longa da frente para trás, é achatada em ambos os lados e não tem a convexidade usual vista nas áreas temporal e parietal. Essa moldagem posicional é muitas vezes uma preocupação para os pais e pode influenciar a percepção dos pais sobre a atratividade do recém-nascido e sua capacidade de resposta ao recém-nascido. Posicionar o recém-nascido em um berço com colchão de água ou gel e o uso de um sistema de posicionamento da linha média podem reduzir ou minimizar a moldagem craniana (McCarty, O'Donnell, Goldstein et al., 2018).

Comprometimento neurológico (p. ex., hemorragia intraventricular) e sequelas graves correlacionam-se com o tamanho e a idade gestacional dos recém-nascidos ao nascimento e com a gravidade das complicações neonatais. Quanto maior é o grau de imaturidade, maior é o grau de incapacidade potencial. Maior incidência de paralisia cerebral, transtorno de déficit de atenção/hiperatividade (TDAH), déficits visuomotores e alteração do funcionamento intelectual é mais observada em prematuros do que em recém-nascidos a termo. No entanto, o desenvolvimento comportamental pode ser aprimorado quando as famílias recebem apoio e os recém-nascidos são encaminhados para serviços apropriados para intervenções neurológicas e de desenvolvimento. O interesse e o envolvimento dos pais são variáveis importantes no progresso do desenvolvimento dos recém-nascidos.

Cuidado terapêutico

Quando o parto de um recém-nascido prematuro é antecipado, o berçário de terapia intensiva é alertado e uma abordagem de equipe é implementada. Idealmente, um neonatologista, um enfermeiro

Avaliação clínica

	Pré-termo	A termo
Postura – O recém-nascido pré-termo repousa em uma "atitude relaxada", com membros mais estendidos; o tamanho do corpo é pequeno, e a cabeça pode parecer um pouco maior em proporção ao tamanho do corpo. O recém-nascido a termo tem mais tecido gorduroso subcutâneo e repousa em uma atitude mais flexionada.	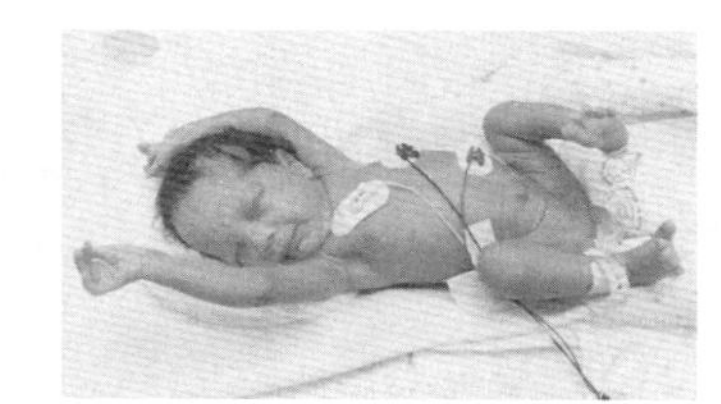	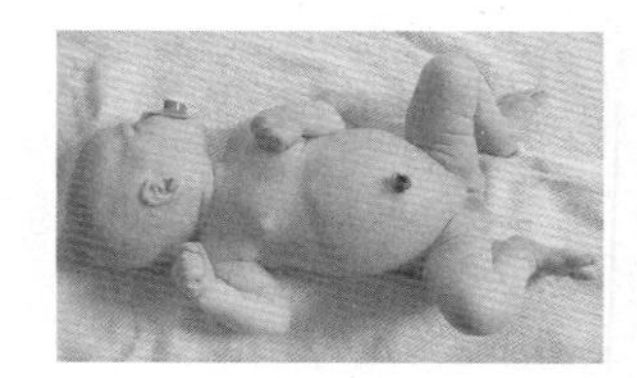
Orelha – As cartilagens da orelha do recém-nascido pré-termo são pouco desenvolvidas, e a orelha pode dobrar facilmente; o cabelo é fino e frágil, e lanugem pode cobrir o dorso e a face. As cartilagens da orelha do recém-nascido maduro são bem formadas, e o cabelo tem mais probabilidade de formar tiras firmes e separadas.	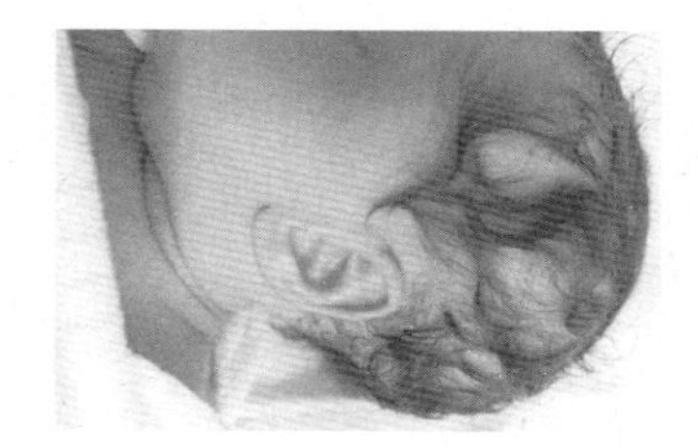	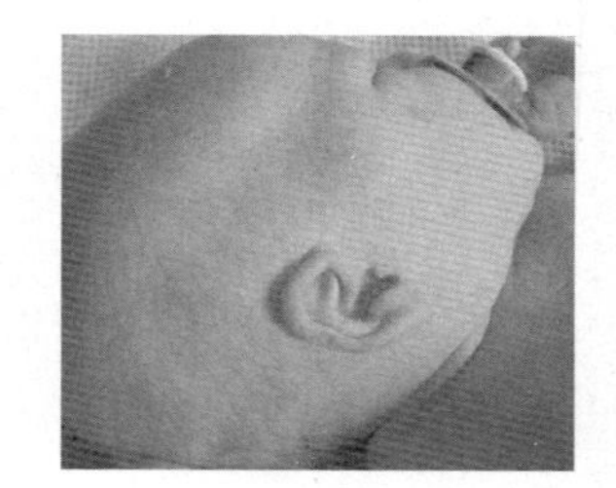
Região plantar – A região plantar do recém-nascido pré-termo parece mais túrgida e pode ter apenas pregas finas. A região plantar do recém-nascido maduro tem rugas definidas e profundamente marcadas.	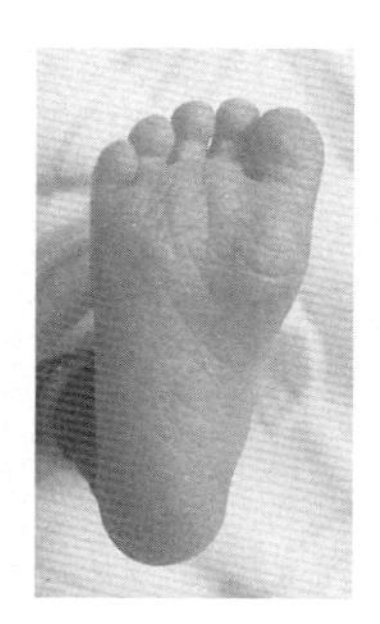	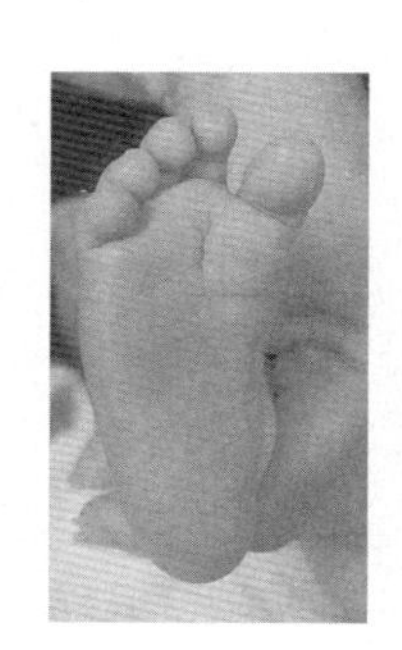
Genitália feminina – O clitóris do recém-nascido pré-termo do sexo feminino é proeminente, e os lábios maiores são pouco desenvolvidos e em fenda. Os lábios maiores do recém-nascido do sexo feminino maduro são completamente desenvolvidos, e o clitóris não é proeminente.	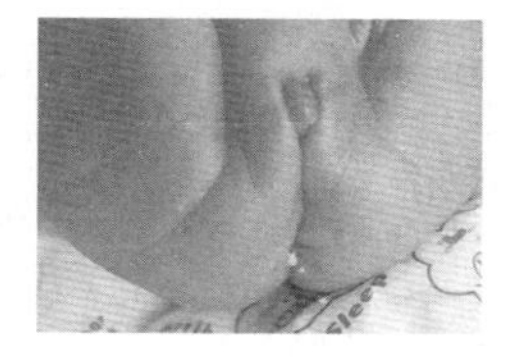	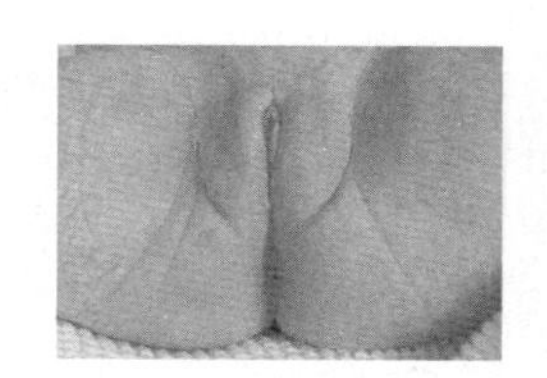
Genitália masculina – O escroto do recém-nascido pré-termo do sexo masculino não é desenvolvido nem penduloso; estão presentes rugas mínimas, e os testículos podem estar nos canais inguinais ou na cavidade abdominal. O escroto do recém-nascido a termo do sexo masculino é bem desenvolvido, penduloso e enrugado, e os testículos estão bem descidos no saco escrotal.	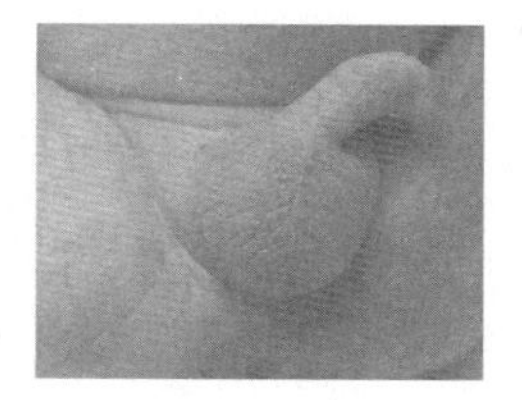	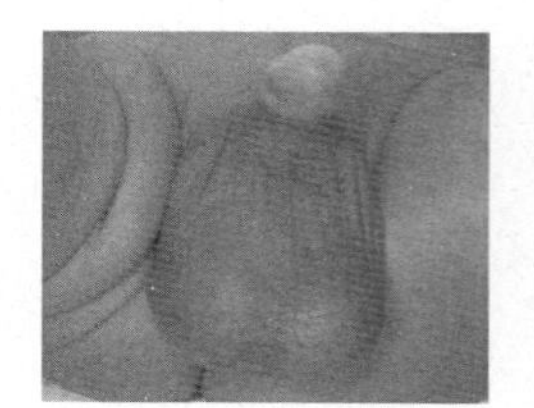
Sinal do cachecol – O ombro do recém-nascido pré-termo pode ser levado facilmente a partir do tórax com pequena ou nenhuma resistência. O cotovelo do recém-nascido maduro pode ser levado para a linha média do tórax, resistindo às tentativas de levar o cotovelo passada a linha média.	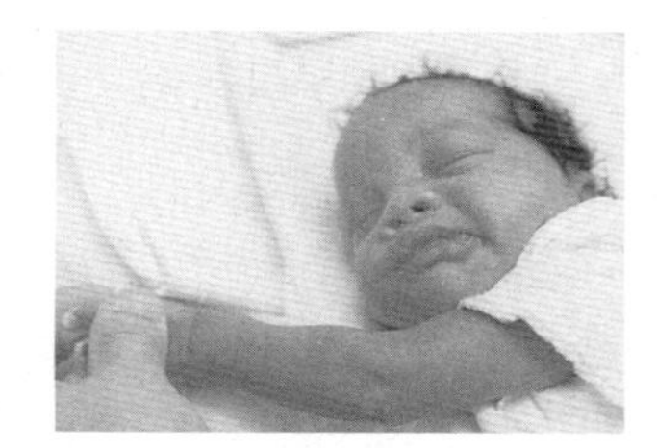	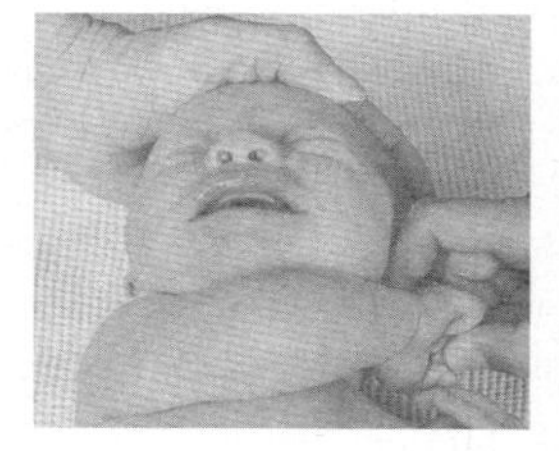

Figura 8.18 Exames clínicos e neurológicos comparando recém-nascidos prematuros e nascidos a termo. (Dados de Pierog, S. H., & Ferrara, A. [1976]. *Medical care of the sick newborn* [2nd ed.]. St Louis, MO: Mosby.)

Avaliação neurológica

Pré-termo A termo

Reflexo de preensão – O reflexo da preensão palmar do recém-nascido pré-termo é fraco; o reflexo da preensão palmar do recém-nascido a termo é forte, permitindo que ele seja levantado do colchão.

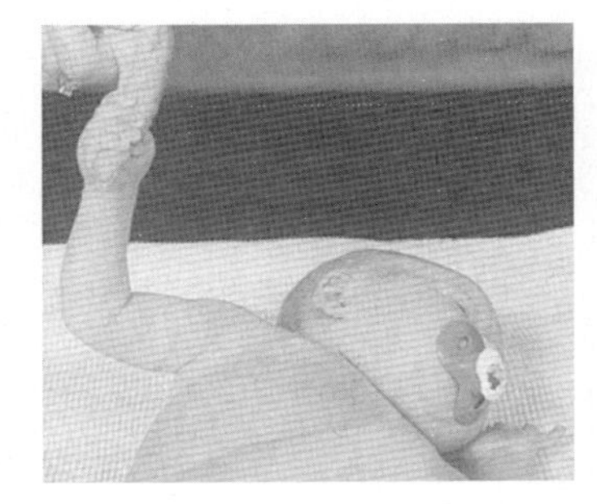

Manobra do calcanhar-orelha – O calcanhar do recém-nascido pré-termo é facilmente levado para a orelha, não encontrando resistência. Essa manobra não é possível no recém-nascido a termo, já que há resistência considerável no joelho.

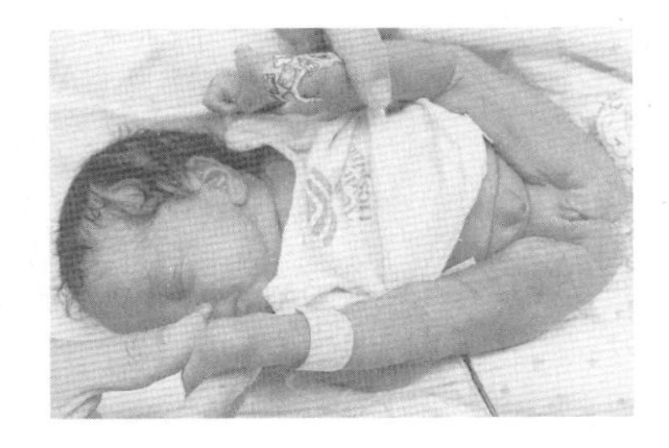

Figura 8.18 *Continuação.*

de prática avançada, um enfermeiro da equipe e um terapeuta respiratório estão presentes para o parto. Os recém-nascidos que não precisam de reanimação são imediatamente transferidos para uma incubadora aquecida para a UTIN, onde são pesados e instaladas acessos intravenosas, oxigenoterapia e são iniciadas outras intervenções terapêuticas conforme necessário. A reanimação é realizada na sala de parto até que os recém-nascidos possam ser transportados com segurança para a UTIN.

Os cuidados subsequentes são determinados pelo estado da criança. Os cuidados gerais aos recém-nascidos prematuros diferem daqueles a termo, principalmente nas áreas de suporte respiratório, regulação da temperatura, nutrição, suscetibilidade a infecções, intolerância à atividade, cuidados com o desenvolvimento neurológico e outras consequências da imaturidade física.

Cuidados de enfermagem

O cuidado de enfermagem, semelhante ao cuidado terapêutico, é individualizado para cada recém-nascido. Ver as discussões apropriadas na seção *Cuidados de enfermagem ao recém-nascido e família de alto risco* para obter detalhes adicionais sobre os cuidados.

RECÉM-NASCIDOS PÓS-TERMO

As crianças nascidas além de 42 semanas como calculado a partir do último período menstrual da mãe (ou pela avaliação da idade gestacional) são consideradas pós-termo independentemente do peso ao nascimento. Isso constitui de 3,5 a 15% de todas as gestações. A causa do nascimento pós-termo não é conhecida. Alguns recém-nascidos são apropriados para a idade gestacional, mas mostram as características de disfunção placentária progressiva. Esses recém-nascidos exibem características como ausência de lanugem, pouco ou nenhum vérnix caseoso, pelo abundante no couro cabeludo e unhas longas. A pele com frequência é rachada, do tipo pergaminho e descamativa. Um achado comum em recém-nascidos pós-termo é uma aparência física emaciada, que reflete privação intrauterina. A depleção da gordura subcutânea dá a eles uma aparência fina e alongada. A pequena quantidade de vérnix caseoso que permanece nas dobras cutâneas pode apresentar uma coloração amarelo-escura ou verde, o que geralmente é uma indicação de mecônio no líquido amniótico.

Há aumento significativo na mortalidade fetal e neonatal em recém-nascidos pós-termo em comparação com aqueles nascidos a termo. Eles são especialmente propensos a sofrimento fetal associado à menor eficiência placentária, macrossomia e síndrome de aspiração de mecônio. O maior risco ocorre durante o estresse do trabalho de parto e o parto, particularmente no recém-nascido de **primípara**. Em geral, recomenda-se vigilância estrita com avaliação fetal e com indução do parto quando os recém-nascidos estão significativamente pós-termo.

ALTO RISCO RELACIONADO COM FATORES FISIOLÓGICOS

HIPERBILIRRUBINEMIA

Hiperbilirrubinemia refere-se a um nível excessivo de bilirrubina acumulada no sangue e caracteriza-se por **icterícia**, uma descoloração amarelada da pele, esclerótica e unhas. A hiperbilirrubinemia é um achado comum em recém-nascidos e, em muitas circunstâncias, é relativamente benigna. Entretanto, em casos extremos, ela pode indicar um estado patológico.

A hiperbilirrubinemia pode resultar do aumento da bilirrubina não conjugada ou conjugada. A forma não conjugada ou hiperbilirrubinemia indireta (Tabela 8.3) é o tipo mais comumente observado em recém-nascidos. A discussão a seguir sobre hiperbilirrubinemia é limitada à hiperbilirrubinemia não conjugada.

Fisiopatologia

A **bilirrubina** é um dos produtos da quebra da hemoglobina, que resulta em destruição de hemácia. Quando as hemácias são

Tabela 8.3 Comparação dos tipos principais de hiperbilirrubinemia não conjugada.[a]

Icterícia fisiológica	Icterícia associada ao aleitamento materno (início precoce)	Icterícia associada ao aleitamento materno (início tardio)	Doença hemolítica
Causa			
Função hepática imatura somada ao aumento da bilirrubina proveniente de hemólise	Ingesta de leite reduzida relacionada com menos calorias consumidas pelo recém-nascido antes do aleitamento estar bem estabelecido; aumento da circulação êntero-hepática	Possíveis fatores no leite materno que impedem a conjugação de bilirrubina Menor frequência de evacuações	Incompatibilidade de antígeno sanguíneo causando hemólise de grandes números de hemácias Incapacidade do fígado de conjugar e excretar a bilirrubina em excesso a partir de hemólise
Início			
Após 24 horas (recém-nascidos pré-termo, prolongado)	2º a 4º dia	4º a 8º dia	Nas primeiras 24 horas (os níveis aumentam > 5 mg/dℓ/dia)
Pico			
3º a 4º dia	3º a 5º dia	10º a 15º dia	Variável
Duração			
Declina no 5º a 7º dia	Variável	A icterícia pode permanecer por 3 a 12 semanas ou mais	Depende da gravidade e do tratamento
Tratamento			
Aumentar a frequência das mamadas e evitar suplementos Avaliar o padrão das fezes Monitorar bilirrubina transcutânea (BTc) ou nível de bilirrubina sérica total (BST) Realizar a avaliação de risco (Figura 8.19A) Utilizar fototerapia se os níveis de bilirrubina aumentarem significativamente ou se hemólise significativa estiver presente	Amamentar frequentemente (10 a 12 vezes/dia); evitar suplementos como água, água com dextrose e fórmula Avaliar o padrão das fezes; estimular conforme necessário Realizar a avaliação de risco (Figura 8.19A) Usar fototerapia se os níveis de bilirrubina aumentarem significativamente ou hemólise significativa estiver presente Se a fototerapia for instituída, avaliar os benefícios e riscos de descontinuar temporariamente a amamentação; avaliações adicionais podem ser necessárias Auxiliar a mãe a manter a lactação; oferecer o leite materno ordenhado como apropriado Após a alta, acompanhar de acordo com a hora da alta	Amamentar frequentemente; não usar suplementação, como água com glicose; a suspensão do aleitamento materno não é recomendada Realizar avaliação de risco (Figura 8.19A) Considerar realizar avaliações adicionais; G6 PD, bilirrubina sérica direta e indireta, histórico familiar e outros se necessário Pode incluir fototerapia em casa com descontinuação temporária (10 a 12 horas) do aleitamento materno; a BST subsequente pode ser utilizada para avaliar a queda dos níveis séricos Auxiliar a mãe com a ordenha do leite materno para a manutenção da lactação e a manter-se confiante no tratamento Somente utilizar suplementos de fórmula a critério médico	Monitorar nível de BTc ou BST Realizar avaliação de risco (Figura 8.19A) Pós-natal: usar fototerapia; administrar imunoglobulina IV de acordo com o protocolo; se grave, realizar transfusão de troca Pré-natal: realizar transfusão (feto) Prevenir sensibilização (incompatibilidade Rh) da mãe Rh-negativa com Rh_0(D) globulina imune (Rhlg) Se a mãe estiver amamentando, ajudar com a manutenção e armazenamento do leite; pode ofertar o leite ordenhado com mamadeira como apropriado para a terapia Minimizar a separação materna-recém-nascido e encorajar o contato como apropriado

[a]Tabela descreve padrões de icterícia em recém-nascidos a termo; os padrões em prematuros variam de acordo com fatores como idade gestacional, peso ao nascer e doença.
G6 PD, glicose-6-fosfato desidrogenase; *IV*, intravenosa; *RBC*, glóbulo vermelho; *Rhlg*, imunoglobulina Rh; *TcB*, bilirrubina transcutânea; *TSB*, bilirrubina sérica total.

destruídas, os produtos da quebra são liberados para a circulação e a hemoglobina divide-se em duas frações: heme e globina. A porção de globina (proteína) é usada pelo corpo, e a porção de heme é convertida a **bilirrubina não conjugada**, uma substância insolúvel ligada à albumina.

No fígado, a bilirrubina desliga-se da molécula de albumina e, na presença da enzima **glicuronil transferase**, é conjugada com ácido glicurônico para produzir uma substância altamente solúvel, **bilirrubina conjugada**, que é, então, excretada para a bile. No intestino, a ação bacteriana reduz a bilirrubina conjugada a urobilinogênio, o pigmento que dá às fezes sua cor característica. Grande parte da bilirrubina reduzida é excretada pelas fezes; uma quantidade pequena é eliminada na urina.

Normalmente, o corpo é capaz de manter um equilíbrio entre a destruição de hemácias e o uso ou excreção de bioprodutos. Entretanto, quando as limitações do desenvolvimento ou um processo patológico interfere nesse equilíbrio, a bilirrubina acumula-se nos tecidos produzindo icterícia. As possíveis causas de hiperbilirrubinemia em recém-nascidos são:

- Fatores (prematuridade) fisiológicos (do desenvolvimento)
- Uma associação com amamentação ou leite materno
- Desidratação (ingesta oral limitada)
- Produção excessiva de bilirrubina (p. ex., doença hemolítica, defeitos bioquímicos)
- Incapacidade hepática de secretar bilirrubina conjugada (p. ex., deficiência de enzima, obstrução do ducto biliar)

- Superprodução e subsecreção combinadas (p. ex., sepse)
- Alguns estados de doença (p. ex., hipotireoidismo, galactosemia, recém-nascido de mãe diabética [IDM])
- Predisposição genética à produção aumentada ou metabolismo lento (índios americanos, asiáticos, mediterrâneos).

A causa mais comum de hiperbilirrubinemia é a **icterícia fisiológica** relativamente branda e autolimitada. Ao contrário da doença hemolítica do feto e do recém-nascido (DHFN) (ver discussão mais adiante neste capítulo), a icterícia fisiológica não está associada a nenhum processo patológico. Embora quase todos os recém-nascidos experimentem níveis elevados de bilirrubina, apenas cerca de 50 a 60% demonstram sinais observáveis de icterícia (Blackburn, 2018).

Duas fases de icterícia fisiológica foram identificadas em recém-nascidos a termo. Na primeira fase, os níveis de bilirrubina de recém-nascidos brancos e afro-americanos alimentados com fórmula aumentam gradualmente para aproximadamente 5 a 6 mg/dℓ por 3 a 4 dias de vida e depois diminuem para um platô de 2 a 3 mg/dℓ no quinto dia (Blackburn, 2018). Os níveis de bilirrubina mantêm um estado de platô estável na segunda fase, sem aumentar ou diminuir até aproximadamente 12 a 14 dias, momento em que os níveis diminuem para o valor normal de 1 mg/dℓ (Blackburn, 2018). Esse padrão varia de acordo com o grupo racial, método de alimentação (mama × mamadeira) e idade gestacional. Em recém-nascidos prematuros alimentados com fórmula, os níveis séricos de bilirrubina podem atingir um pico de 10 a 12 mg/dℓ aos 5 ou 6 dias de vida e diminuir lentamente ao longo de um período de 2 a 4 semanas (Blackburn, 2018).

Como observado anteriormente, recém-nascidos de ascendência asiática (assim como índios americanos) possuem níveis médios de bilirrubina de quase o dobro daqueles observados em brancos ou afro-americanos. Uma incidência aumentada de hiperbilirrubinemia é observada em recém-nascidos de certas áreas geográficas, particularmente áreas ao redor da Grécia. Essas populações podem ter deficiência de glicose-6-fosfato desidrogenase (G6PD), o que pode causar anemia hemolítica.

Em média, os recém-nascidos produzem duas vezes mais bilirrubina do que os adultos devido às maiores concentrações de eritrócitos circulantes e uma vida mais curta dos eritrócitos (apenas de 70 a 90 dias, em contraste com 120 dias em crianças mais velhas e adultos). Além disso, a capacidade do fígado de conjugar a bilirrubina é reduzida devido à produção limitada de glucuronil transferase. Os recém-nascidos também possuem menor capacidade de ligação da bilirrubina ao plasma devido às concentrações reduzidas de albumina em comparação com crianças com mais idade. Alterações normais na circulação hepática após o nascimento podem contribuir para o excesso de demandas da função hepática.

Normalmente, a bilirrubina conjugada é reduzida a urobilinogênio pela flora intestinal e excretada nas fezes. Entretanto, o intestino do recém-nascido relativamente estéril e menos móvel é inicialmente menos eficaz na excreção de urobilinogênio. No intestino do recém-nascido, a enzima beta-glicuronidase é capaz de converter a bilirrubina conjugada na forma não conjugada, que é posteriormente reabsorvida pela mucosa intestinal e transportada para o fígado. Esse processo, conhecido como **circulação êntero-hepática**, ou ***shunt***, é acentuado em recém-nascidos e acredita-se que seja um mecanismo primário na icterícia fisiológica (Blackburn, 2018). A alimentação (1) estimula o peristaltismo e produz uma passagem mais rápida de mecônio, diminuindo, assim, a quantidade de reabsorção de bilirrubina não conjugada, e (2) introduz bactérias para auxiliar na redução da bilirrubina a urobilinogênio. O colostro, um catártico natural, facilita a evacuação do mecônio.

A amamentação está associada a um aumento da incidência de icterícia como resultado de dois processos distintos. A **icterícia associada à amamentação (icterícia de início precoce)** começa aos 2 a 4 dias de vida e ocorre em aproximadamente 12 a 35% dos recém-nascidos amamentados (Blackburn, 2018). A icterícia está relacionada com o processo de amamentação e resulta da diminuição da ingestão calórica e hídrica pelos recém-nascidos antes da oferta de leite estar bem estabelecida, pois a diminuição da ingestão de leite está associada ao aumento da circulação êntero-hepática da bilirrubina (Chantry, Eglash, Labbok et al., 2015). A redução da ingestão de líquidos resulta em desidratação, que também concentra a bilirrubina no sangue.

A **icterícia do leite materno (icterícia de início tardio)** começa aos 5 a 7 dias de vida e ocorre em 2 a 4% dos recém-nascidos amamentados (Blackburn, 2018). Os níveis crescentes de bilirrubina atingem o pico durante a segunda semana e diminuem gradualmente. Apesar dos altos níveis de bilirrubina, que podem persistir por 3 a 12 semanas, esses recém-nascidos estão bem. A icterícia pode ser causada por fatores no leite materno (pregnanediol, ácidos graxos e beta-glicuronidase), que inibem a conjugação ou diminuem a excreção de bilirrubina. A evacuação menos frequente de recém-nascidos amamentados pode permitir um tempo maior para a reabsorção da bilirrubina das fezes.

Avaliação diagnóstica

O grau de icterícia é determinado por medidas dos valores de bilirrubina sérica. Os valores normais de bilirrubina não conjugada são de 0,2 a 1,4 mg/dℓ. Em recém-nascidos, os níveis devem exceder 5 mg/dℓ antes que a icterícia seja observada. É importante notar, entretanto, que a avaliação da icterícia não se baseia apenas nos níveis séricos de bilirrubina, mas também no momento do aparecimento da icterícia clínica; idade gestacional ao nascimento; idade em dias desde o nascimento; histórico familiar, incluindo fator Rh materno; evidência de hemólise; método de alimentação; estado fisiológico do recém-nascido; e a progressão dos níveis séricos seriados de bilirrubina. Os seguintes critérios são indicadores de icterícia patológica que, quando presentes, justificam uma investigação mais aprofundada quanto à causa da icterícia:

- Icterícia persistente por mais de 2 semanas em um recém-nascido alimentado com fórmula a termo
- Níveis séricos totais de bilirrubina acima de 12,9 mg/dℓ (recém-nascido a termo) ou acima de 15 mg/dℓ (recém-nascido prematuro); o limite superior para recém-nascido amamentado é de 15 mg/dℓ
- Aumento da bilirrubina sérica em 5 mg/dℓ/dia
- Bilirrubina direta superior a 1,5 a 2 mg/dℓ
- Nível sérico total de bilirrubina acima do percentil 95 para a idade (em horas) em um nomograma de hora específica (Figura 8.19).

Essa não é uma lista completa; outros fatores também são avaliados.

Fatores que colocam os recém-nascidos em maior risco de hiperbilirrubinemia incluem raça materna (p. ex., asiático ou asiático-americano), parto prematuro tardio, icterícia observada nas primeiras 24 horas de vida, hematomas significativos, céfalo-hematoma, amamentação exclusiva, incompatibilidade de grupos sanguíneos ou doença hemolítica (como G6PD) e história de irmão com hiperbilirrubinemia (Muchowski, 2014).

O monitoramento não invasivo da bilirrubina por meio de medidas de refletância cutânea (**bilirrubinometria transcutânea [TcB]**) permite estimativas repetitivas de bilirrubina e, quando usado corretamente, pode diminuir a necessidade de monitoramento invasivo. Os novos monitores de TcB fornecem medições precisas dentro de 2 mg/dℓ na maioria das populações neonatais em níveis séricos abaixo de 15 mg/dℓ (Shabuj, Hossain, & Dey, 2019). Os monitores de TcB devem ser utilizados de acordo com as diretrizes publicadas como uma ferramenta de triagem, não como um preditor da necessidade de terapia; várias leituras ao longo do tempo em um local consistente (p. ex., esterno ou testa) são de mais valor do que uma única leitura. Após o início da fototerapia, o TcB não é mais útil como ferramenta de triagem.

A utilização dos níveis de bilirrubina sérica hora-específico para predizer recém-nascidos em risco de níveis que se elevam

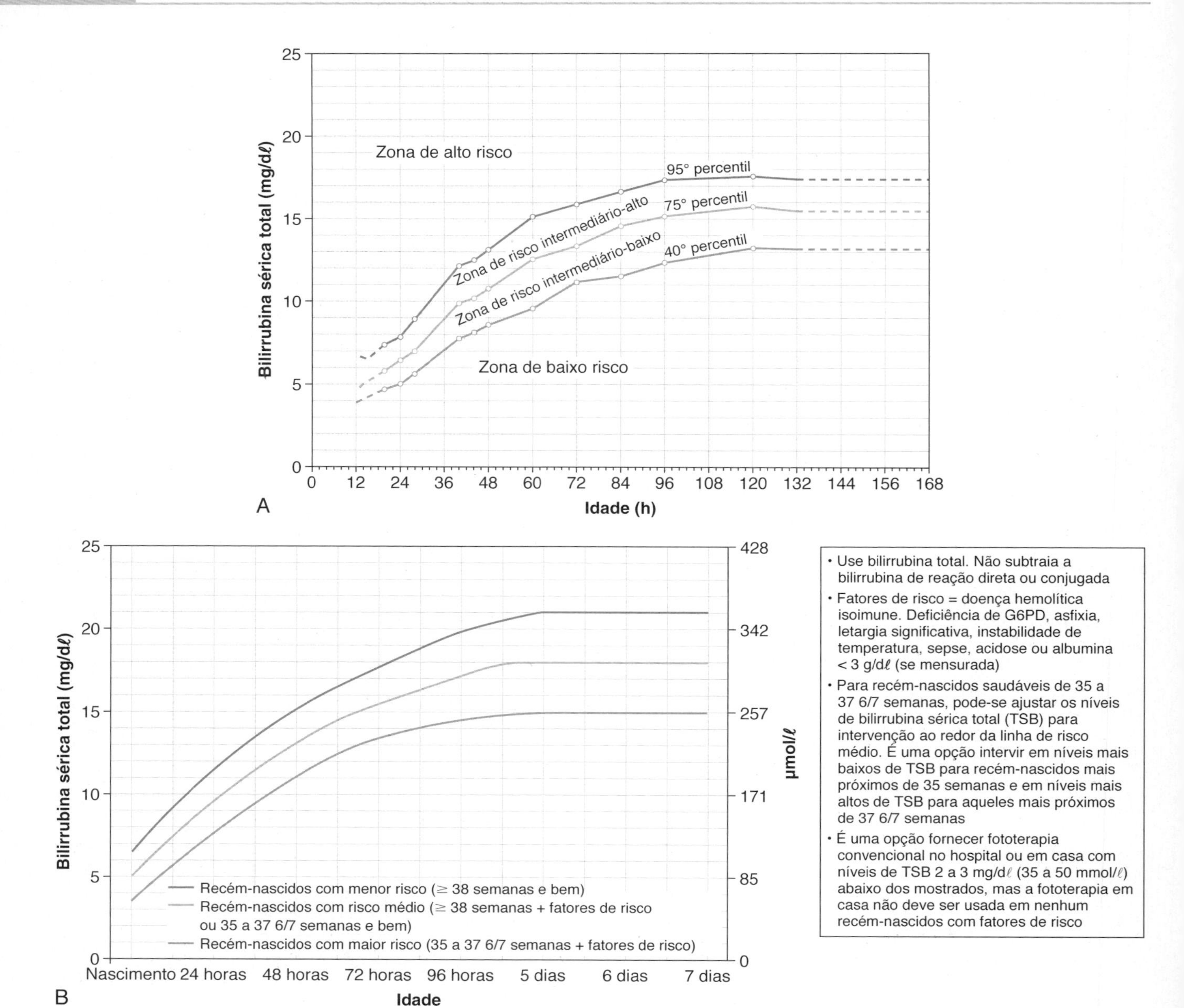

Figura 8.19 A. Nomograma para designação de risco em 2.840 recém-nascidos bem com 36 ou mais semanas de idade gestacional com peso de nascimento de 2.000 g ou mais ou com 35 ou mais semanas de idade gestacional com peso de nascimento de 2.500 g ou mais com base nos valores de bilirrubina sérica específicos da hora. (Este nomograma não deve ser usado para representar a história natural da hiperbilirrubinemia neonatal.) **B.** Diretrizes para fototerapia em recém-nascidos hospitalizados com 35 ou mais semanas de gestação. *G6 PD*, glicose-6-fosfato desidrogenase. (**A.** De: Bhutani, VK, Johnson, L., & Sivieri, EM [1999]. Predictive ability of a predischarge hour-specific serum bilirubin for subsequent significant hyperbilirubinemia in healthy term and near-term newborns. *Pediatrics*, 103[1], 6-14. **B.** De: American Academy of Pediatrics, Subcommittee on Hyperbilirubinemia. [2004]. Management of hyperbilirubinemia in the newborn infant 35 or more weeks of gestation. *Pediatrics*, 114[1], 297-316.)

rapidamente tem se tornado agora o padrão de cuidado, bem como uma recomendação oficial da American Academy of Pediatrics, Subcommittee on Hyperbilirubinemia (2004) para o monitoramento de recém-nascidos saudáveis de 35 semanas de gestação ou mais. O uso de um nomograma com três níveis (alto, intermediário ou baixo risco) de aumento dos valores séricos de bilirrubina total auxilia na determinação de quais recém-nascidos podem precisar de avaliação adicional após a alta (Lai, Ahmad, Choo et al., 2017) (Figura 8.19A). O nomograma de risco de bilirrubina por hora é usado para determinar o risco do recém-nascidos desenvolver hiperbilirrubinemia, que requer tratamento médico ou triagem mais frequente. Os fatores de risco reconhecidos para colocar os recém-nascidos na categoria de alto risco incluem idade gestacional inferior a 38 semanas, idade materna, diabetes materno, amamentação, irmão que teve icterícia significativa, movimento intestinal lento, perda de peso, hematomas cutâneos e icterícia de aparecimento precoce (Shaughnessy & Goyal, 2020a; Kamath-Rayne, Thilo, Deacon et al., 2016).

Também se recomenda que recém-nascidos a termo saudáveis recebam cuidado de acompanhamento e avaliação de risco de bilirrubina com BTc ou com o nomograma hora-específico em 3 dias da alta se receberam alta com menos de 24 horas de vida. Os recém-nascidos que receberam alta em 24 a 48 horas devem receber avaliação de acompanhamento em 4 dias (96 horas), e aqueles que receberam alta entre 48 e 72 horas devem receber acompanhamento em 5 dias

(American Academy of Pediatrics, Subcommittee on Hyperbilirubinemia, 2004; Blackburn, 2018). A bilirrubina sérica pode ser obtida na ocasião do rastreamento metabólico, adiando a necessidade de amostra adicional de sangue. As diretrizes mais novas para monitoramento e tratamento neonatal da hiperbilirrubinemia são publicadas extensivamente, e podem ser consultadas em *Management of Hyperbilirubinemia in the Newborn Infant 35 or More Weeks of Gestation (Clinical Practice Guideline)* (American Academy of Pediatrics, Subcommittee on Hyperbilirubinemia, 2004) para uma visão geral mais profunda das diretrizes de tratamento.

Complicações

A bilirrubina não conjugada é altamente tóxica para os neurônios; desse modo, o recém-nascido com icterícia grave está em risco de desenvolver **encefalopatia bilirrubínica**, uma síndrome de lesão grave do cérebro resultante da deposição de bilirrubina não conjugada nas células cerebrais. O ***kernicterus*** descreve a coloração amarela das células cerebrais, que pode resultar em encefalopatia bilirrubínica. A lesão ocorre quando a concentração sérica atinge níveis tóxicos, independentemente da causa. Existe evidência de que uma fração de bilirrubina não conjugada cruza a barreira hematoencefálica em neonatos com hiperbilirrubinemia fisiológica. Quando existem determinadas condições patológicas além de níveis elevados de bilirrubina, há um aumento na permeabilidade da barreira hematencefálica à bilirrubina não conjugada e assim potencial lesão irreversível. O nível exato de bilirrubina sérica exigido para causar lesão ainda não é conhecido.

Múltiplos fatores contribuem para a neurotoxicidade da bilirrubina; assim, os níveis de bilirrubina sérica isolados não predizem o risco de lesão cerebral. Os fatores conhecidos por aumentar o desenvolvimento de encefalopatia-bilirrubínica incluem acidose metabólica, níveis de albumina sérica reduzidos, infecções intracranianas (como meningite) e alterações abruptas na PA. Além disso, qualquer condição que aumente as demandas metabólicas de oxigênio ou glicose (p. ex., sofrimento fetal, hipoxia, hipotermia, hipoglicemia) também aumenta o risco de lesão cerebral em níveis séricos mais baixos de bilirrubina.

Os sinais de encefalopatia por bilirrubina são os de depressão ou excitação do SNC. Os sintomas prodrômicos consistem em atividade diminuída, letargia, irritabilidade, hipotonia e convulsões. Mais tarde, esses achados sutis são seguidos pelo desenvolvimento de hipertonia dos músculos extensores, opistótono, retrocolis e febre (Shaughnessy & Goyal, 2020b). As habilidades motoras ficam atrasadas e a hipoplasia do esmalte dentário também pode ocorrer. Aqueles que sobrevivem podem eventualmente mostrar evidências de danos neurológicos, como atraso cognitivo, transtorno do déficit de atenção com hiperatividade (TDAH), movimento motor atrasado ou anormal (especialmente ataxia ou atetose), distúrbios de comportamento, problemas de percepção ou perda auditiva neurossensorial.

Cuidado terapêutico

Os objetivos primários no tratamento da hiperbilirrubinemia são identificar crianças com alto risco de hiperbilirrubinemia; monitorar os níveis séricos de bilirrubina; prevenir a encefalopatia por bilirrubina; e, como em qualquer incompatibilidade de grupo sanguíneo, reverter o processo hemolítico. A principal forma de tratamento envolve o uso da fototerapia. A transfusão sanguínea é geralmente usada para reduzir os níveis perigosamente altos de bilirrubina que podem ocorrer com a doença hemolítica.

A administração de imunoglobulina intravenosa (IgIV) é um tratamento adjuvante na redução dos níveis de bilirrubina em recém-nascidos com aloimunização (isoimunização) Rh e incompatibilidade ABO (Shaughnessy, Goyal, 2020b) e é recomendado pela American Academy of Pediatrics (American Academy of Pediatrics, Subcommittee on Hyperbilirubinemia, 2004).

Recém-nascidos saudáveis a termo e a termo com icterícia também podem se beneficiar do início precoce das mamadas e da amamentação frequente. Essas medidas preventivas visam promover o aumento da motilidade intestinal, diminuir o *shunt* êntero-hepático e estabelecer a flora bacteriana normal no intestino para aumentar efetivamente a excreção de bilirrubina não conjugada.

A **fototerapia** consiste na aplicação de uma fonte especial de luz (irradiação) na pele exposta do recém-nascido (Figura 8.20). A luz promove a excreção de bilirrubina por **fotoisomerização**, que altera a estrutura da bilirrubina para uma forma solúvel (**lumirrubina**) para facilitar a excreção.

Estudos indicam que a luz fluorescente azul é mais eficaz do que a fluorescente branca na redução dos níveis de bilirrubina. No entanto, como a luz azul altera a coloração do lactente, a luz normal das lâmpadas fluorescentes no espectro de 420 a 460 nm é frequentemente preferida para que a cor da pele do recém-nascido possa ser mais bem observada (icterícia, palidez, cianose) ou outras condições. Aumentar a irradiância para a banda de 430 a 490 nm fornece melhores resultados. Para que a fototerapia seja eficaz, a pele do recém-nascido deve ser totalmente exposta a uma quantidade adequada da fonte de luz. Uma fralda e materiais de contorno para suporte postural podem ser deixados no local; virar periodicamente o neonato sob fototerapia não demonstrou acelerar a depuração da bilirrubina. Quando os níveis séricos de bilirrubina estão aumentando rapidamente ou se aproximando de níveis críticos, recomenda-se a fototerapia intensiva. A fototerapia intensiva com maior irradiância é considerada mais eficaz do que a fototerapia padrão para a rápida redução dos níveis séricos de bilirrubina (Edris, Ghany, Razek et al., 2014). A cor da pele do recém-nascido não influencia a eficácia da fototerapia. Os melhores resultados ocorrem nas primeiras 4 a 6 horas de tratamento (Cai, Qi, Su et al., 2016). A fototerapia isolada não é eficaz no manejo da hiperbilirrubinemia quando os níveis estão em um nível crítico ou estão subindo rapidamente; destina-se principalmente ao tratamento da hiperbilirrubinemia moderada.

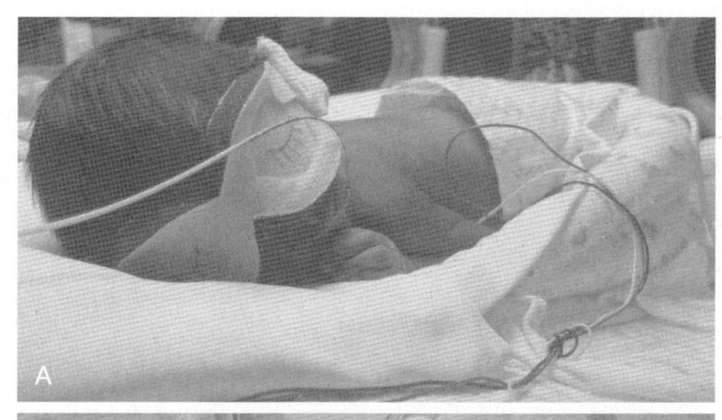

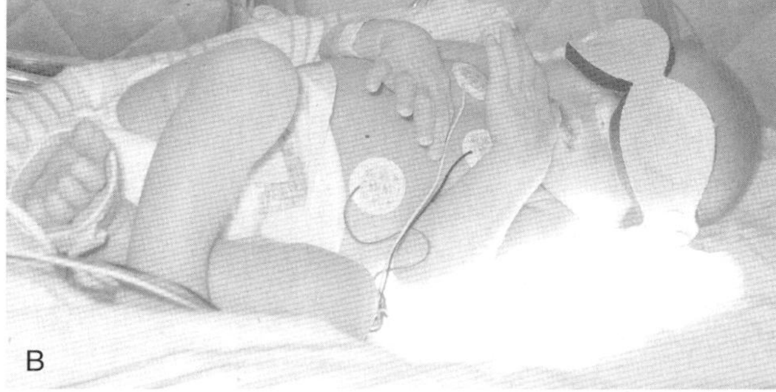

Figura 8.20 **A.** Recém-nascido recebendo fototerapia; observe os limites do ninho para conforto e proteção dos olhos. **B.** Recém-nascido sobre um BiliBlanket, que pode ser utilizado com o método convencional para fornecer fototerapia intensiva. (Cortesia de E. Jacobs, Texas Children's Hospital, Houston, TX.)

As diretrizes de parâmetros de prática da American Academy of Pediatrics, Subcommittee on Hyperbilirubinemia (2004) fornecem sugestões para o início da fototerapia (ver Figura 8.19B) e para a implementação da transfusão sanguínea em recém-nascidos a termo saudáveis. No entanto, cada recém-nascido deve ser cuidadosamente avaliado para outras doenças e ter em mente fatores de risco, e não depender de valores absolutos para todos os recém-nascidos de um grupo específico. A fototerapia profilática pode ser utilizada em recém-nascidos prematuros para evitar um aumento significativo nos níveis séricos de bilirrubina (Waite & Taylor, 2016).

A fototerapia não revelou causar efeitos adversos a longo prazo. A eficácia do tratamento é determinada pela diminuição dos níveis séricos totais de bilirrubina. Concomitantemente, o estado físico total da criança é avaliado continuamente porque a supressão da icterícia pela fototerapia pode mascarar sinais de sepse, doença hemolítica ou hepatite.

As recomendações para prevenção e manejo da icterícia de início precoce em recém-nascidos amamentados incluem o incentivo ao aleitamento materno frequente, de preferência a cada 1,5 a 2 horas; evitar água com glicose, fórmula e suplementação de água; e monitoramento para evacuação precoce. O peso, a micção e as fezes do recém-nascido devem ser avaliados com o padrão de amamentação (Lawrence & Lawrence, 2016a). Os pais são ensinados a avaliar o número de micções e a evidência de amamentação adequada depois que o recém-nascido está em casa, e são incentivados a chamar o médico de cuidados primários se o recém-nascido não estiver se alimentando bem, for difícil de acordar para as mamadas ou não estiver urinando e evacuando adequadamente.

A fototerapia como tratamento para hiperbilirrubinemia é discutida mais adiante neste capítulo.

Prognóstico

O reconhecimento e o tratamento precoces da hiperbilirrubinemia evitam terapias clínicas desnecessárias, separação pais-recém-nascido, rompimento e possível falha da amamentação ao seio e lesão neurológica (encefalopatia da bilirrubina). A fototerapia é um método seguro e efetivo de redução dos níveis de bilirrubina sérica em recém-nascidos com hiperbilirrubinemia branda a moderada.

Cuidados de enfermagem

Parte do manejo de cuidados de enfermagem de rotina inclui a observação de evidências de icterícia em intervalos regulares. A icterícia é avaliada de forma mais confiável observando a cor da pele do recém-nascido da cabeça aos pés e a cor da esclera e das membranas mucosas. A aplicação de pressão direta sobre a pele, especialmente sobre as proeminências ósseas (como a ponta do nariz ou o esterno), causa o branqueamento e permite que a mancha amarela seja mais pronunciada. Para recém-nascidos de pele escura, a cor da esclera, conjuntiva e mucosa oral é o indicador mais confiável. Além disso, a bilirrubina (especialmente em níveis elevados) não é distribuída uniformemente na pele. O enfermeiro deve observar o recém-nascido à luz natural do dia para uma verdadeira avaliação da cor.

A BTc é um dispositivo de rastreamento útil e é usada para detectar icterícia neonatal em recém-nascidos a termo. Como a fototerapia reduz a precisão do instrumento, seu valor é limitado a avaliações feitas antes do início da fototerapia. As instituições em que o aparelho é usado estabelecem seus próprios critérios com base em sua experiência com seu instrumento particular. As amostras de sangue também são retiradas para medida da bilirrubina no laboratório.

Com as permanências hospitalares mais curtas, a icterícia pode aparecer após a alta. Um histórico cuidadoso dos pais pode revelar padrões familiares significativos de hiperbilirrubinemia (p. ex., irmãos mais velhos que tiveram icterícia). Outras considerações na avaliação incluem a origem étnica da família (p. ex., incidência mais alta em recém-nascidos asiáticos); tipo de parto (p. ex., indução do parto); e características do recém-nascido, como perda de peso após o nascimento, idade gestacional, sexo e a presença de qualquer contusão. O método e a frequência das amamentações são avaliados. Pode ser possível a prevenção da icterícia com introdução precoce de amamentações e amamentações frequentes sem suplementação. Todo esforço é feito para proporcionar um ambiente térmico ideal para reduzir as necessidades metabólicas.

! ALERTA PARA A ENFERMAGEM

Enquanto o sangue é coletado, as luzes da fototerapia devem ser desligadas. O sangue é transferido para um tubo coberto para evitar uma leitura falsa como resultado da destruição da bilirrubina no tubo de ensaio.

QUALIDADE DOS RESULTADOS DO PACIENTE: Hiperbilirrubinemia neonatal

O nível de bilirrubina sérica total será mantido abaixo do valor crítico de alto risco (como determinado no nomograma da bilirrubina sérica total hora-específico).

! ALERTA PARA A ENFERMAGEM

A evidência de icterícia que aparece antes de o recém-nascido completar 24 horas é uma indicação para avaliar os níveis de bilirrubina.

Fototerapia

O recém-nascido que recebe fototerapia é colocado semidespido (a fralda pode ser usada) sob a fonte de luz e periodicamente avaliado para assegurar tolerância ao procedimento. Após a fototerapia ter sido iniciada, são necessárias medições frequentes dos níveis de bilirrubina sérica (a cada 6 a 24 horas) porque a avaliação visual da icterícia ou o monitoramento da bilirrubina transcutânea não são mais considerados válidos.

Várias precauções são instituídas para proteger o recém-nascido durante a fototerapia. Os olhos devem ser protegidos por uma máscara opaca para evitar exposição à luz (Figura 8.20). O protetor ocular deve ser de tamanho apropriado e corretamente posicionado para cobrir completamente os olhos, e evitar qualquer oclusão das narinas. As pálpebras do recém-nascido são fechadas antes da aplicação da máscara porque as córneas podem ficar escoriadas caso façam contato com o curativo. A cada turno da enfermagem os olhos devem ser verificados para evidência de secreção, pressão excessiva sobre as pálpebras e irritação na córnea. Os protetores oculares devem ser removidos durante as amamentações, que proporcionam a oportunidade de estimulação visual e sensorial.

Os recém-nascidos que estejam em um berço aberto precisam ter um escudo Plexiglas protetor entre eles e as luzes fluorescentes acima para minimizar a quantidade de luz ultravioleta indesejável atingindo sua pele e para protegê-los de quebra acidental do bulbo. Sua temperatura é monitorada estritamente para evitar hipertermia ou hipotermia. Manter o recém-nascido em uma posição flexionada com cobertores enrolados ao longo das laterais do corpo ajuda a manter calor e proporciona conforto.

A documentação precisa é outra responsabilidade importante da enfermagem e inclui (1) data e hora de início e término da fototerapia, (2) proteção apropriada dos olhos, (3) tipo de fonte de luz (pelo fabricante), (4) uso de fototerapia em combinação com uma incubadora ou berço aberto, (5) medida fotométrica da intensidade da luz de acordo com o protocolo do hospital, (6) padrão de amamentação e eliminação, (7) temperatura corporal e (8) níveis de bilirrubina sérica.

Efeitos colaterais pequenos para os quais o enfermeiro deve estar alerta incluem fezes esverdeadas e moles; erupções cutâneas transitórias; hipertermia; taxa metabólica aumentada; desidratação; distúrbios eletrolíticos, como hipocalcemia; e priapismo. Para prevenir ou minimizar esses efeitos, a temperatura é monitorada para detectar sinais precoces de hipotermia ou hipertermia, e a pele é observada para evidência de desidratação e ressecamento, o que pode causar escoriação e ruptura. Não devem ser usados lubrificantes ou loções oleosas sobre a pele enquanto o recém-nascido está sob fototerapia. Os recém-nascidos recebendo fototerapia podem demandar volume de líquido adicional para compensar a perda de líquido insensível e intestinal. A amamentação ou alimentação com mamadeira, ofertada pelos pais, e a interação parental são encorajadas uma vez iniciada a fototerapia, desde que o recém-nascido receba exposição adequada ao tratamento. Como a fototerapia aumenta a excreção de bilirrubina não conjugada por meio do intestino, a evacuação pode indicar remoção acelerada de bilirrubina. As fezes frequentes podem causar irritação perianal; desse modo, é essencial o cuidado meticuloso da pele, especialmente mantendo-a limpa e seca.

! ALERTA PARA A ENFERMAGEM

Os pais podem ser instruídos por alguns profissionais a colocar a criança na luz do sol quando a criança tiver icterícia; no entanto, essa prática não é recomendada. Se realizada, a criança só deve ser colocada sob luz solar indireta (p. ex., em uma sala onde a luz solar filtra através de uma janela de vidro), porque a luz solar direta pode causar queimaduras na pele do recém-nascido.

Após a fototerapia ser permanentemente descontinuada, com frequência existe um aumento subsequente no nível de bilirrubina sérica, em geral denominado de **efeito rebote**. Isso geralmente é transitório e resolve-se sem a necessidade de reiniciar a fototerapia; entretanto, um acompanhamento do nível de bilirrubina sérica deve ser feito.

Apoio à família

Os pais necessitam de reafirmação relativa ao progresso do recém-nascido. Todos os procedimentos são explicados para conscientizar a família sobre os benefícios e riscos. Os pais precisam de reafirmação de que o recém-nascido despido sob a luz está aquecido e confortável. Os protetores oculares devem ser removidos quando os pais visitam o recém-nascido para facilitar o processo de vinculação. Os pais podem ser reafirmados de que o neonato está acostumado à escuridão após meses de existência intrauterina e que se beneficia bastante da estimulação auditiva e tátil (ver boxe *Cuidado centrado na família*).

A iniciação de qualquer tratamento exige **consentimento informado** pelos pais para a terapia prescrita; entretanto, no caso da fototerapia, pode ocorrer considerável ansiedade quando palavras como *kernicterus* e *lesão neurológica* são usadas para descrever os possíveis efeitos da falta de tratamento. É imperativo que os enfermeiros permaneçam sensíveis aos sentimentos dos pais e às necessidades de informação durante esse processo; uma intervenção de enfermagem importante é a avaliação da compreensão dos pais sobre o tratamento envolvido e o esclarecimento da natureza da terapia.

Outra intervenção importante de enfermagem é o reconhecimento da icterícia da amamentação ao seio. A ausência de familiaridade entre os profissionais de saúde tem causado hospitalização prolongada de muitos recém-nascidos, cessação da amamentação e fototerapia desnecessária. O cuidado da nova mãe pode incluir suporte bem-sucedido e amamentações ao seio frequentes. Os pais também precisam de reafirmação da natureza benigna da icterícia no recém-nascido saudável e de encorajamento para reassumir a amamentação ao seio se a cessação temporária for prescrita. Em algumas situações, a icterícia pode aumentar o risco de descontinuação pela mãe da amamentação ao seio e de desenvolvimento da **síndrome da criança vulnerável** – uma crença de que seu filho passou por uma situação "foi por pouco" e é vulnerável a ferimentos graves (ver boxe *Estudo de caso para reflexão*).

Cuidado centrado na família

Fototerapia e interação pais-recém-nascido

O uso tradicional da fototerapia tem evocado preocupações relativas a várias questões psicocomportamentais, incluindo separação de pais-recém-nascido, potencial isolamento social, estimulação sensorineural reduzida, ritmos biológicos alterados, padrões de amamentação alterados e mudanças de atividade. A ansiedade parental é grandemente aumentada, particularmente à visão do recém-nascido com os olhos vendados e sob luzes especiais. A interrupção da amamentação ao seio para a fototerapia é um potencial impedimento da vinculação e interação mãe-recém-nascido bem-sucedida. Como a pesquisa tem demonstrado que o catabolismo da bilirrubina ocorre primariamente nas primeiras poucas horas da iniciação da fototerapia, existe suporte aumentado para a remoção periódica do recém-nascido do tratamento para amamentação e para que possa ir ao colo dos pais. Os benefícios de interromper a fototerapia para a amamentação e para que o recém-nascido possa ir ao colo sobrepõem-se às preocupações relativas à depuração da bilirrubina em recém-nascidos a termo saudáveis com hiperbilirrubinemia branda. A fototerapia em casa oferece uma oportunidade adicional de reforço do vínculo pais-recém-nascido.

Planejamento da alta e cuidado em casa

Com a curta permanência em hospitais, as mães e os recém-nascidos podem receber alta antes da evidência de icterícia estar presente. É importante para o enfermeiro discutir os sinais de icterícia com a mãe porque qualquer sintoma clínico provavelmente aparecerá em casa. As visitas em casa em 2 a 3 dias após a alta para avaliar padrões de alimentação e eliminação e icterícia com frequência são rotineiras em algumas maternidades. Outras podem ter uma clínica ou laboratório de bilirrubina para pacientes, nas quais o recém-nascido pode ser avaliado e pesado por um enfermeiro, e a bilirrubina sérica pode ser colhida para avaliação. A avaliação da amamentação é essencial.

Se a fototerapia domiciliar for instituída, o enfermeiro do hospital ou da assistência domiciliar ou o representante da empresa de equipamentos médicos geralmente são responsáveis por ensinar os membros da família e avaliar suas habilidades para implementar o tratamento com segurança. Diretrizes gerais para preparação e educação de cuidados domiciliares são discutidas no Capítulo 20. Instruções escritas e supervisão de cuidados – especialmente a aplicação de protetores oculares, se necessário – são essenciais. Os efeitos colaterais menores da fototerapia são revisados e os pais podem precisar de instruções sobre como medir a temperatura axilar e registrar os horários, a quantidades de mamadas e o número de fraldas molhadas e fezes. Independentemente de quão benigno seja o distúrbio ou a terapia, os pais precisam de apoio e compreensão. Devem ser tomadas medidas para ajudar a mãe a conseguir uma amamentação bem-sucedida, incluindo a consulta com um especialista em lactação em esquema ambulatorial. Recém-nascidos tratados com fototerapia para icterícia neonatal correm maior risco de falha na amamentação. Pesquisas demonstraram que recém-nascidos tratados com fototerapia para icterícia neonatal apresentam taxas reduzidas de

Estudo de caso para reflexão

Icterícia

Um recém-nascido a termo com 120 horas pós nascimento é levado à emergência para avaliação de icterícia. O nível de bilirrubina sérica foi medido no início do dia no hospital do nascimento por punção do calcanhar; os resultados foram bilirrubina total de 13,6 mg/dℓ e bilirrubina direta de 0,6 mg/dℓ. O pai está preocupado porque ele viu um relato médico na internet dizendo que os recém-nascidos podem desenvolver lesão cerebral caso os níveis de bilirrubina aumentem a níveis altos. A mãe está amamentando ao seio a cada 2 a 3 horas, e o recém-nascido teve cinco fraldas úmidas e três de fezes semilíquidas nas últimas 18 horas. O peso ao nascer do recém-nascido foi de 2.834 g, e seu peso atual é de 2.722 g. Ao exame, o recém-nascido está ativo e alerta, com pele e esclerótica visivelmente ictéricas, reflexos neurológicos intactos e um forte reflexo de sucção. O histórico não revela complicações pré-natais ou do parto. Os escores de Apgar em 1 e em 5 minutos foram de 8 e 9, respectivamente, e a avaliação inicial não revelou qualquer problema. O tipo sanguíneo da mãe é A positivo, e o teste de Coombs direto resultou em negativo. O recém-nascido recebeu alta no segundo dia de vida em aparente boa saúde.

Avaliação inicial. Que achados no estudo de caso fornecem evidências para hiperbilirrubinemia não conjugada?
Raciocínio clínico. Que fatores de risco são comumente associados a esse tipo de icterícia?

Pontos de ensino

- Recomende a amamentação frequente a cada 2 horas
- Evite água com glicose, água suplementar e fórmula
- Monitorar para evacuação precoce
- Aconselhe a ligar se não estiver se alimentando bem, difícil de acordar para mamar ou não urinar e evacuar adequadamente

Respostas da reflexão

Avaliação inicial. Bilirrubina total 13,6 mg/dℓ e bilirrubina direta 0,6 mg/dℓ em recém-nascido a termo de 120 horas; pele e escleras visivelmente ictéricas. Essa é a icterícia do recém-nascido em uma criança a termo saudável que está sendo amamentado a cada 2 a 3 horas (ver Tabela 8.3 e Figura 8.19)
Raciocínio clínico. A icterícia associada à amamentação começa 2 a 4 dias após o nascimento. Icterícia relacionada com a diminuição da ingestão calórica e hídrica antes que a oferta de leite esteja bem estabelecida

amamentação exclusiva nos primeiros 4 meses de vida (Waite & Taylor, 2016). Para recém-nascidos, é importante enfatizar uma abordagem que se concentre na modificação de quaisquer fatores que possam afetar a icterícia de início precoce em recém-nascidos amamentados (Lawrence & Lawrence, 2016a).

DOENÇA HEMOLÍTICA DO RECÉM-NASCIDO

A hiperbilirrubinemia nas primeiras 24 horas de vida com frequência é o resultado de doença hemolítica do recém-nascido (DHRN), uma taxa anormal e rápida de destruição de hemácias. A anemia causada por essa destruição estimula a produção de hemácias, que, por sua vez, proporcionam números crescentes de células para hemólise. As principais causas de destruição de eritrócitos aumentada são isoimunização (primariamente Rh) e incompatibilidade ABO.

Incompatibilidade sanguínea

As membranas das células sanguíneas humanas contêm uma variedade de **antígenos**, também conhecidos como **aglutinogênios**, substâncias capazes de produzir uma resposta imunológica se reconhecidas pelo corpo como estranhas. A relação recíproca entre antígenos nas hemácias e anticorpos no plasma causa **aglutinação** (grumo). Em outras palavras, os anticorpos no plasma de um grupo sanguíneo (exceto o grupo AB, que não contém anticorpos) produzem aglutinação quando misturados com antígenos de um grupo sanguíneo diferente. No **sistema do grupo sanguíneo ABO**, os anticorpos ocorrem naturalmente. No **sistema Rh**, a pessoa precisa ser exposta ao antígeno Rh antes que ocorra formação significativa de anticorpo e cause uma resposta de sensibilidade conhecida como **isoimunização.**

Incompatibilidade Rh (isoimunização)

O grupo sanguíneo Rh consiste em vários antígenos (com D sendo o mais prevalente). Para simplicidade, apenas os termos **Rh positivo** (presença de antígeno) e **Rh negativo** (ausência de antígeno) são usados nesta discussão. A presença ou ausência do fator Rh de ocorrência natural determina o tipo sanguíneo.

Ordinariamente, nenhum problema é antecipado quando os tipos de sangue Rh são os mesmos na mãe e no feto ou quando a mãe é Rh positiva e o recém-nascido é Rh negativo. Pode surgir dificuldade quando a mãe é Rh negativa e o recém-nascido é Rh positivo. Embora as circulações materna e fetal sejam separadas, existe evidência de que as hemácias fetais e o DNA livre de células podem entrar na circulação materna durante a gravidez (Moise, 2017). Mais comumente, entretanto, as hemácias fetais entram para a circulação materna na ocasião do parto. O mecanismo de defesa natural da mãe responde a essas células estranhas produzindo anticorpos Rh.

Em circunstâncias normais, esse processo de isoimunização não tem efeito durante a primeira gravidez com um feto Rh positivo, porque a sensibilização inicial aos antígenos Rh raramente ocorre antes do início do trabalho de parto. No entanto, com o aumento do risco de transferência de sangue fetal para a circulação materna durante a separação placentária, a produção de anticorpos maternos é estimulada. Durante uma gravidez subsequente com um feto Rhpositivo, esses anticorpos maternos previamente formados para células sanguíneas Rhpositivas podem entrar na circulação fetal, onde atacam e destroem os eritrócitos fetais (Figura 8.21). O American College of Obstetricians and Gynecologists recomenda a administração pré-parto de imunoglobulina Rh (RhIG) para as seguintes indicações: aborto espontâneo, aborto eletivo, gravidez ectópica, amniocentese genética, amostragem de vilosidades coriônicas e amostragem de sangue fetal (Moise, 2017).

Como a condição começa no útero, o feto tenta compensar a hemólise progressiva e a anemia acelerando a taxa de eritropoese. Como resultado, eritrócitos imaturos (**eritroblastos**) aparecem na circulação fetal, daí o termo **eritroblastose fetal.**

Existe uma ampla variabilidade no desenvolvimento de sensibilização a antígenos Rh positivos. A sensibilização pode ocorrer durante a primeira gravidez caso a mulher tenha recebido previamente uma transfusão de sangue Rh positivo. Pode não ocorrer nenhuma sensibilização em situações em que uma barreira placentária forte impede a transferência de sangue fetal para a circulação materna. Em aproximadamente 10 a 15% das mães sensibilizadas, não existe reação hemolítica no recém-nascido.

Na forma mais grave de eritroblastose fetal, **hidropisia fetal**, a hemólise progressiva causa hipoxia fetal; insuficiência cardíaca; edema generalizado (anasarca); e derrames líquidos nos espaços pericárdico, pleural e peritoneal (hidropisia). O feto pode nascer natimorto ou com dificuldade respiratória grave. A administração materna de RhIg, a detecção precoce intrauterina de anemia fetal por ultrassonografia (avaliação com Doppler seriado do pico de velocidade na artéria cerebral média fetal) e o tratamento subsequente por transfusões de sangue fetal ou altas doses de IgIV melhoraram drasticamente o resultado dos fetos afetados (Niss & Ware, 2020).

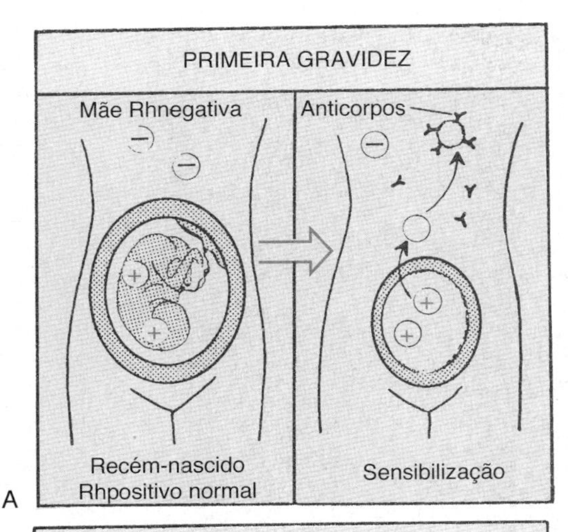

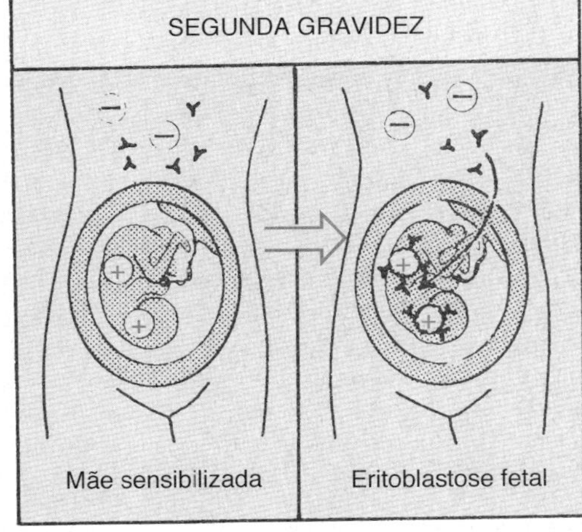

Figura 8.21 Desenvolvimento de sensibilização materna a aRh positivontígenos Rh. **A.** Eritrócitos fetais Rh positivos entram no sistema materno. Anticorpos anti-Rh maternos são formados. **B.** Anticorpos anti-Rh cruzam a placenta e atacam os eritrócitos fetais.

Incompatibilidade ABO

A doença hemolítica também pode ocorrer quando os antígenos do grupo sanguíneo principal do feto são diferentes daqueles do da mãe. Os principais grupos sanguíneos são A, B, AB e O. Na população branca norte-americana, 46% têm sangue do tipo O, 42% têm sangue do grupo A, 9% têm sangue do grupo B e 3% têm sangue do tipo AB.

A presença ou ausência de anticorpos e antígenos determina se a aglutinação ocorrerá. Os anticorpos no plasma de um grupo sanguíneo (exceto o grupo AB, que não contém anticorpos) produzirão aglutinação (grumos) quando misturados com antígenos de um grupo sanguíneo diferente. Os anticorpos de ocorrência natural no sangue do receptor causam aglutinação das hemácias do doador. As células doadoras aglutinadas tornam-se aprisionadas nos vasos sanguíneos periféricos, onde hemolisam, liberando quantidades grandes de bilirrubina para a circulação.

A incompatibilidade de grupo sanguíneo mais comum no recém-nascido é entre uma mãe com grupo sanguíneo O e uma criança com grupo sanguíneo A ou B (ver Tabela 8.4 para possíveis incompatibilidades ABO). Anticorpos anti-A ou anti-B de ocorrência natural já presentes na circulação materna atravessam a placenta e atacam as hemácias fetais, causando hemólise. Geralmente, a reação hemolítica é menos grave do que na incompatibilidade Rh. Ao contrário da reação Rh, a incompatibilidade ABO pode ocorrer na primeira gravidez.

Tabela 8.4 Possíveis incompatibilidades materno-fetais do tipo ABO.

Grupo sanguíneo materno	Grupo sanguíneo fetal incompatível
O	A ou B
B	A ou AB
A	B ou AB

Manifestações clínicas

A icterícia pode aparecer logo após o nascimento (nas primeiras 24 horas) em recém-nascidos acometidos por doença hemolítica do feto e do recém-nascido (HDFN, do inglês *hemolytic disease of the fetus and newborn*), e os níveis séricos de bilirrubina não conjugada elevam-se rapidamente. A anemia resulta da hemólise de grandes números de eritrócitos, e a hiperbilirrubinemia e a icterícia resultam da incapacidade do fígado de conjugar e excretar a bilirrubina em excesso. A maioria dos recém-nascidos com HDFN não é ictérica ao nascimento. Entretanto, podem ser evidentes hepatoesplenomegalia e vários graus de hidropisia. Se o recém-nascido for gravemente acometido, os sinais de anemia (notavelmente, palidez acentuada) e choque hipovolêmico são evidentes. A hipoglicemia pode ocorrer como consequência de hiperplasia de célula pancreática.

Avaliação diagnóstica

A identificação e o diagnóstico precoces de sensibilização RhD são importantes no tratamento e na prevenção de complicações fetais. A titulação de anticorpo materno (**teste de Coombs indireto**) deve ser feita na primeira visita pré-natal. A testagem genética permite identificação precoce da zigozidade paterna no *locus* do gene RhD, permitindo a detecção precoce do potencial de isoimunização e evitando testagem materna ou fetal adicional (Liao, Gronowski, Zhao, 2014). A amniocentese pode ser usada para testar o tipo sanguíneo fetal de uma mulher cujo resultado do rastreamento de anticorpo é positivo; o uso da reação da cadeira da polimerase pode determinar o tipo sanguíneo fetal e a presença de anticorpos maternos. A hemoglobina fetal e o hematócrito também podem ser medidos (Moise, 2017). A testagem para a presença de DNA fetal livre de célula no plasma materno de mulheres RhD negativas para detectar feto RhD positivo tem sido usada com sucesso (Moise, 2017). Esse teste nega a necessidade de amniocentese para o tipo sanguíneo fetal.

A ultrassonografia é considerada um adjunto importante na detecção de isoimunização; alterações na placenta, cordão umbilical e volume de líquido amniótico, bem como a presença de hidropisia fetal, podem ser detectados com ultrassonografia de alta resolução e permitem o tratamento precoce antes do desenvolvimento de eritroblastose. A ultrassonografia com Doppler da velocidade de pico da artéria cerebral média fetal tem sido usada para detectar e medir hemoglobina fetal e, subsequentemente, anemia fetal (Moise, 2017). A eritoblastose fetal causada por incompatibilidade Rh também pode ser monitorada avaliando-se titulações de anticorpo antiRh que se elevam na circulação materna ou testando-se a densidade óptica do líquido amniótico (teste ΔOD450) (Moise, 2017).

Suspeita-se de hemólise no recém-nascido com base na ocasião e aparecimento de icterícia (ver Tabela 8.3) e ela pode ser confirmada no pós-natal detectando-se anticorpos fixados aos eritrócitos circulantes dos recém-nascidos acometidos (**teste de Coombs direto** ou **teste da antiglobulina direta**). O teste de Coombs pode ser realizado em amostras do sangue do cordão umbilical retiradas de lactentes nascidos de mães Rh-negativas se existir histórico de incompatibilidade ou uma investigação mais aprofundada seja justificada.

Cuidado terapêutico

O principal objetivo do cuidado terapêutico da aloimunização é a prevenção. A terapia pós-natal geralmente é fototerapia para casos leves de hemólise e transfusão de troca para formas mais graves. Embora a fototerapia possa controlar os níveis de bilirrubina em casos leves, o processo hemolítico pode continuar causando anemia significativa entre 7 e 21 dias de vida. Em algumas instituições, uma IgIV é administrada para diminuir a formação de bilirrubina em neonatos com incompatibilidade ABO.

Prevenção da isoimunização Rh

A administração de Rhlg, um concentrado de gamaglobulina humana de anti-D, a todas as mães Rh negativas não sensibilizadas com 28 semanas de gestação e após o parto ou aborto de um recém-nascido ou feto Rh positivo, previne o desenvolvimento de sensibilização materna ao fator Rh. Acredita-se que os anticorpos anti-Rh injetados destruam (por fagocitose e aglutinação subsequentes) os eritrócitos fetais que passam para a circulação materna antes que possam ser reconhecidos pelo sistema imunológico da mãe. Como a resposta imune é bloqueada, anticorpos anti-D e células de memória (que produzem as respostas imunes primária e secundária, respectivamente) não são formados (Bagwell, 2014; Blackburn, 2018). A inibição da formação de células de memória é especialmente importante porque as células de memória fornecem imunidade em longo prazo, iniciando uma resposta imune rápida após a reintrodução do antígeno.

Para ser eficaz, Rhlg (p. ex., RhoGAM) deve ser administrado a mães não sensibilizadas dentro de 72 horas (mas, possivelmente, até 3 a 4 semanas) após o primeiro parto ou aborto e repetido após gestações ou perdas subsequentes. A administração de Rhlg com 26 a 28 semanas de gestação reduz ainda mais o risco de aloimunização Rh. Rhlg não é eficaz contra anticorpos Rhpositivos existentes na circulação materna.

Estudos demonstraram a eficácia da IgIV em diminuir a gravidade da destruição de eritrócitos (hemólise) em HDFN e subsequente desenvolvimento de icterícia neonatal; no entanto, são recomendados mais estudos, incluindo uma intervenção cega controlada pelo uso de placebo (Zwiers, Scheffer-Rath, Lopriore et al., 2018). Essa terapia, muitas vezes usada com a fototerapia, pode diminuir a necessidade de exsanguinotransfusão. A administração materna de altas doses de IgIV, isoladamente ou em combinação com plasmaférese, diminui os efeitos fetais da aloimunização RhD (Bellone & Boctor, 2014).

ALERTA PARA MEDICAMENTO

Rhlg é administrado por via intramuscular, não intravenosa, e apenas para mulheres Rh negativas com resultado negativo no teste de Coombs – nunca para o recém-nascido ou pai.

Transfusão intrauterina

Recém-nascidos de mães já sensibilizadas podem ser tratados por transfusão intrauterina, que consiste na infusão de sangue na veia umbilical do feto. A necessidade de terapia baseia-se no diagnóstico pré-natal de aloimunização pela determinação da densidade óptica do líquido amniótico (por amniocentese) como índice de hemólise fetal ou por ultrassonografia seriada, que pode detectar a presença de hidropisia fetal já na 16ª semana de gestação. Com o avanço da tecnologia de ultrassom, a transfusão fetal pode ser realizada diretamente pela veia umbilical, infundindo hemácias tipo O Rh negativas para elevar o hematócrito fetal entre 40 e 50%. A frequência das transfusões intrauterinas pode variar de acordo com a instituição e o *status* hidrópico fetal, mas, na maioria das vezes, são feitas a cada 2 a 3 semanas até que o feto atinja a maturidade pulmonar com aproximadamente 36 semanas de gestação (Sainio, Nupponen, Kuosmanen et al., 2015). As transfusões de sangue intraperitoneais são usadas menos comumente para aloimunização devido aos maiores riscos fetais associados; no entanto, podem ser utilizados quando o acesso intravascular é impossível.

Exsanguinotransfusão

A exsanguinotransfusão, na qual o sangue do recém-nascido é removido em pequenas quantidades (geralmente, de 5 a 10 mℓ de cada vez) e substituído por sangue compatível (p. ex., sangue Rh negativo), é um modo padrão de terapia para tratamento da hiperbilirrubinemia grave e é o tratamento de escolha para hiperbilirrubinemia e hidropisia causada por incompatibilidade Rh (Figura 8.22). Ela remove os eritrócitos sensibilizados, reduz o nível sérico de bilirrubina para prevenir a encefalopatia bilirrubínica, corrige a anemia e previne a insuficiência cardíaca. As indicações para transfusão de troca em recém-nascidos a termo podem incluir aumento rápido dos níveis séricos de bilirrubina e hemólise apesar da fototerapia intensiva. Os critérios para exsanguinotransfusão em prematuros variam de acordo com os fatores associados à doença. As diretrizes de parâmetros de prática da American Academy of Pediatrics, Subcommittee on Hyperbilirubinemia (2004) fornecem recomendações para iniciar fototerapia e para exsanguinotransfusão em recém-nascidos com 35 semanas de gestação ou mais. Uma criança nascida com hidropisia fetal ou sinais de insuficiência cardíaca é candidata à exsanguinotransfusão imediata com sangue fresco total.

Para transfusão de troca, o sangue fresco total é tipado e cruzado com o soro da mãe. A quantidade de sangue do doador usada geralmente é o dobro do volume de sangue da criança, que é de aproximadamente 85 mℓ/kg do peso corporal, mas é limitado a não mais que 500 mℓ. A exsanguinotransfusão com dois volumes substitui aproximadamente 85% do sangue do neonato.

A exsanguinotransfusão é um procedimento cirúrgico estéril. Um cateter é inserido para a veia umbilical e levado para a veia cava

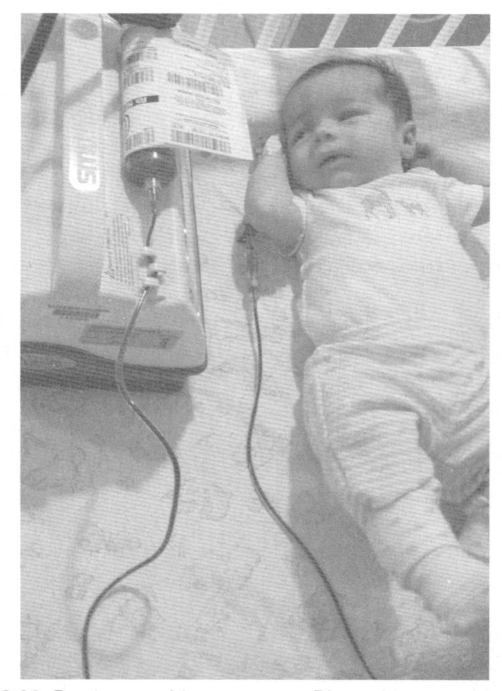

Figura 8.22 Recém-nascido prematuro Rh positivo nascido de mãe Rh negativo que recebeu transfusões intrauterinas e está recebendo transfusões pós-natais.

inferior. Dependendo do peso do recém-nascido, 5 a 10 mℓ de sangue são retirados em 15 a 20 segundos, e o mesmo volume de sangue de doador é infundido em 60 a 90 segundos. Se o sangue tiver sido **citrado** (adição de adenina dextrose de fosfato citrado para evitar coagulação), o gluconato de cálcio pode ser dado após a infusão de cada 100 mℓ do sangue do doador para evitar hipocalcemia.

Prognóstico

A anemia grave da isoimunização pode resultar em nascimento de natimorto, choque, insuficiência cardíaca congestiva, ou complicações pulmonares ou cerebrais, como paralisia cerebral. Como resultado da detecção precoce e do tratamento intrauterino, os recém-nascidos eritroblastóticos são vistos com menos frequência e a exsanguinotransfusão para a essa condição é menos comum. Apesar da disponibilidade de medidas preventivas efetivas, a HDFN Rh continua a causar morbidade e mortalidade fetais significativas nos EUA.

Cuidados de enfermagem

A responsabilidade inicial da enfermagem é reconhecer a icterícia do recém-nascido. A possibilidade de doença hemolítica pode ser antecipada do histórico pré-natal e perinatal. A evidência pré-natal de incompatibilidade e um resultado positivo do teste de Coombs são causa de vigilância aumentada dos sinais precoces de icterícia no recém-nascido. Os dados indicam que o uso de nomograma da bilirrubina hora-específico pode ser realizado em lactentes nascidos com 35 semanas ou mais com incompatibilidade ABO e resultado positivo do teste de Coombs, para acompanhar a bilirrubina sérica do recém-nascido de modo a determinar a necessidade de acompanhamento adicional após a alta hospitalar (Shaughnessy & Goyal, 2020).

Se for necessária a exsanguinotransfusão, o enfermeiro prepara o recém-nascido e a família, e ajuda o médico com o procedimento. O lactente fica em dieta zero durante o procedimento; desse modo, uma infusão periférica de dextrose e eletrólitos deve ser estabelecida. O enfermeiro deve documentar o volume de sangue trocado, incluindo a quantidade de sangue retirada e infundida, o tempo de cada procedimento e o registro cumulativo do volume total trocado. Os sinais vitais, monitorados eletronicamente, são avaliados frequentemente e correlacionados com a remoção e infusão de sangue. Se ocorrerem sinais de problemas cardíacos ou respiratórios, o procedimento deve ser interrompido temporariamente e retomado após a função cardiorrespiratória do recém-nascido estabilizar. O enfermeiro também observa sinais de reação à transfusão de sangue e mantém os níveis de glicose sanguínea do recém-nascido e o equilíbrio hídrico.

Durante todo o procedimento, é preciso dar atenção à termorregulação do recém-nascido. A hipotermia aumenta o consumo de oxigênio e glicose, causando acidose metabólica. Essas consequências comprometem a capacidade física geral do recém-nascido de suportar o longo procedimento, além de inibirem a capacidade de ligação da albumina e da bilirrubina e as reações enzimáticas hepáticas, aumentando o risco de *kernicterus*. Além disso, a hipertermia lesiona os eritrócitos doadores, elevando o conteúdo de potássio livre e predispondo o recém-nascido a parada cardíaca.

A exsanguinotransfusão é realizada com o recém-nascido em um aquecedor radiante. Entretanto, o recém-nascido deve ser coberto com lençóis estéreis, que podem prevenir o calor radiante por aquecimento suficiente da pele. O sangue também pode ser aquecido (usando dispositivos de aquecimento de sangue especialmente desenhados) antes da infusão.

Após o procedimento ser concluído, o enfermeiro inspeciona a região umbilical em busca de sangramento. O cateter pode permanecer no local no caso de trocas repetidas serem necessárias.

! ALERTA PARA A ENFERMAGEM

Os sinais de reação transfusional de exsanguinotransfusão incluem taquicardia ou bradicardia, desconforto respiratório, mudança drástica na pressão arterial (PA), instabilidade de temperatura e erupção cutânea generalizada.

COMPLICAÇÕES METABÓLICAS

Os recém-nascidos de alto risco estão sujeitos a uma variedade de complicações relacionadas com a função fisiológica e a transição para a vida extrauterina. Proeminentes entre essas complicações estão distúrbios de líquido e eletrólito, hipoglicemia e hipocalcemia. Essas complicações com frequência ocorrem em simultâneo ou como resultado secundário de outros distúrbios neonatais e podem, desse modo, podem ser difíceis de diferenciar de outras condições. As principais características de hipoglicemia e hipocalcemia estão delineadas na Tabela 8.5.

ALERTA PARA MEDICAMENTO

As soluções de cálcio nunca devem ser administradas por infusão rápida em *bolus* em recém-nascidos.

QUALIDADE DOS RESULTADOS DO PACIENTE:
Hipoglicemia neonatal

- Mantém o nível de glicose sanguínea sérica acima de 45 mg/dℓ
- Nenhuma evidência clínica de hipoglicemia ou de seus efeitos
- Recebe ingesta adequada de carboidrato

SÍNDROME DO DESCONFORTO RESPIRATÓRIO

O **desconforto respiratório** é um nome aplicado à disfunção respiratória em recém-nascidos e é a principal doença relacionada com o atraso no desenvolvimento da maturação pulmonar. Os termos **síndrome do desconforto respiratório (SDR)** e **doença da membrana hialina** são mais frequentemente aplicados a esse grave distúrbio pulmonar, que não só é responsável por mais mortes de recém-nascido do que qualquer outra doença, mas também implica o maior risco em termos de complicações respiratórias e neurológicas a longo prazo (ver Capítulo 21 para uma discussão da SDR aguda). Ele é observado quase exclusivamente em recém-nascidos pré-termo. O distúrbio é raro em recém-nascidos expostos a droga e aqueles que foram submetidos a estresse intrauterino crônico (p. ex., pré-eclâmpsia materna ou hipertensão). O desconforto respiratório de origem não pulmonar em neonatos também pode ser causado por sepse, anomalias cardíacas (estruturais ou funcionais), exposição ao frio, obstrução de via respiratória (atresia), hemorragia intraventricular, hipoglicemia, acidose metabólica, perda de sangue aguda e fármacos. A pneumonia no período neonatal pode resultar em desconforto respiratório causado por agentes bacterianos ou virais e pode ocorrer isoladamente ou como complicação da SDR.

Fisiopatologia

Os recém-nascidos prematuros nascem antes que os pulmões estejam totalmente preparados para servir como órgãos eficientes para as trocas gasosas. Esse parece ser um fator crítico no desenvolvimento de SDR. Os efeitos da imaturidade pulmonar são agravados pela presença de mais cartilagem na parede torácica, levando ao aumento da complacência da parede torácica, que colapsa para dentro em resposta ao tecido pulmonar menos complacente (mais rígido).

Tabela 8.5 Complicações metabólicas.

Hipoglicemia	Hipocalcemia
Definição	
Concentração de glicose no sangue significativamente menor do que na maioria dos recém-nascidos da mesma idade e peso (geralmente < 45 mg/dℓ) (ver também Adamkin, American Academy of Pediatrics, Committee on Fetus and Newborn, 2011, para parâmetros para PIG, prematuros e recém-nascidos IDM ou GIG)	Níveis baixos de cálcio fora dos níveis normais no sangue circulante (ver valores listados a seguir)
Tipo	
Utilização de glicose aumentada ou diminuída: recém-nascidos grandes ou de tamanho normal que parecem ter hiperinsulinismo; recém-nascidos de mulheres com diabetes; recém-nascidos com demandas metabólicas aumentadas, como aqueles com estresse pelo frio, sepse ou após reanimação; recém-nascidos com defeitos enzimáticos ou endócrinos metabólicos **Redução do armazenamento de glicose:** recém-nascidos pequenos ou com crescimento restrito, e pré-termo	**Início precoce:** aparece nas primeiras 48 horas; em recém-nascidos pré-termo que experimentaram hipoxia perinatal ou algumas vezes RMD **Início tardio:** hipocalcemia induzida pelo leite de vaca (tetania neonatal); aparente após os primeiros 3 a 4 dias (a relação cálcio-fósforo é alta do leite de vaca e deprime a atividade da paratireoide, reduzindo os níveis de cálcio sérico); recém-nascidos com má absorção intestinal, hipoparatireoidismo ou hipomagnesemia
Manifestações clínicas	
Vagas com frequência indistinguíveis de outras condições do recém-nascido **Sinais cerebrais:** tremores, espasmo, choro fraco ou de intensidade alta, letargia, fraqueza, apatia, convulsões e coma **Outros:** cianose, apneia, respirações rápidas e irregulares, sudorese, revirar dos olhos, alimentação deficiente Sinais com frequência transitórios, mas recidivantes	**Início precoce:** tremores, apneia, episódios cianóticos, edema, choro de intensidade alta, distensão abdominal **Início tardio:** espasmo, tremores, convulsões
Rastreamento	
Monitoramento à beira do leito ou glicose sanguínea para todos os recém-nascidos em risco	Recém-nascidos em risco ou aqueles que são sintomáticos
Diagnóstico laboratorial	
Concentrações de glicose plasmática < 47 a 50 mg/dℓ (2,6 a 2,8 mmol/ℓ) (ver também Adamkin, American Academy of Pediatrics, Committee on Fetus and Newborn, 2011, para parâmetros para PIG, pré-termo tardio; RMD ou GIG)	Cálcio sérico < 7,8 a 8 mg/dℓ (1,95 a 2 mmol/ℓ) em recém-nascido a termo ou Cálcio ionizado < 4,4 mg/dℓ (1,1 mmol/ℓ)
Tratamento	
Alimentação precoce (em 1 hora) em recém-nascidos normoglicêmicos e assintomáticos (preventivo); administração de glicose IV se amamentação ou alimentações com fórmula não toleradas ou nível de glicose extremamente baixo (< 25 mg/dℓ)	**Início precoce:** aumentar a oferta de ingesta alimentar apropriada; administrar suplementos de cálcio (algumas vezes) **Início tardio:** administrar gluconato de cálcio VO ou intravenosa (lentamente); vitamina D Corrigir hipoparatireoidismo
Enfermagem	
Identificar os recém-nascidos em risco ou com hipoglicemia (p. ex., PIG, RCIU, GIG, RDM, pré-termo tardio) Reduzir fatores ambientais que predispõem a hipoglicemia (p. ex., estresse do frio, desconforto respiratório) Administrar dextrose IV como prescrito Iniciar a amamentação precoce ou alimentações com fórmula em recém-nascidos saudáveis Assegurar ingesta adequada de carboidrato (leite materno ou fórmula)	Identificar recém-nascidos de risco ou com hipocalcemia Administrar cálcio como prescrito[a] Observar sinais de hipercalcemia aguda (p. ex., vômito, bradicardia) Organizar o ambiente para reduzir estímulos que possam precipitar uma convulsão ou tremores (p. ex., pegar o recém-nascido subitamente, movimentar o berço repentinamente)

[a]Ver boxe *Alerta para medicamento*.
RMD, recém-nascido de mãe diabética; *RCIU*, restrição do crescimento intrauterino; *IV*, intravenoso; *GIG*, grande para a idade gestacional; *PIG*, pequeno para a idade gestacional

Há evidência de atividade respiratória fetal antes do nascimento. Os pulmões realizam movimentos respiratórios fracos e o líquido é excretado pelos alvéolos. Como o desdobramento final dos septos alveolares, que aumenta a área de superfície dos pulmões, ocorre durante o último trimestre da gravidez, os prematuros nascem com numerosos alvéolos subdesenvolvidos e muitos não infláveis. O fluxo sanguíneo pulmonar é limitado como resultado do estado de colapso dos pulmões fetais, desenvolvimento vascular deficiente em geral e uma rede capilar imatura. Devido ao aumento da resistência vascular pulmonar (RVP), a maior parte do sangue fetal é desviada dos pulmões por meio do canal arterial e do forame oval.

Ao nascer, os recém-nascidos devem iniciar a respiração e manter os pulmões previamente cheios de líquido inflados com ar. Ao mesmo tempo, o fluxo sanguíneo capilar pulmonar aumenta cerca de dez vezes para fornecer perfusão pulmonar adequada e alterar a pressão intracardíaca que fecha os *shunts* cardíacos fetais. A maioria dos recém-nascidos a termo realiza esses ajustes com sucesso, mas os prematuros com desconforto respiratório são incapazes de fazê-lo. Embora vários fatores estejam envolvidos, a falta de surfactante estável desempenha um papel central.

O **surfactante** é um fosfolipídio ativo na superfície secretado pelo epitélio alveolar. Atuando como um detergente, essa substância reduz a tensão superficial dos fluidos que revestem os alvéolos e as vias respiratórias, resultando em expansão uniforme e manutenção da expansão pulmonar com baixa pressão interalveolar. A produção deficiente de surfactante causa insuflação desigual dos alvéolos na inspiração e colapso dos alvéolos no fim da expiração. Sem surfactante, os recém-nascidos são incapazes de manter seus pulmões inflados e, portanto, fazem um grande esforço para reexpandir os alvéolos a cada respiração. Com o aumento da exaustão, os recém-nascidos são capazes de abrir cada vez menos alvéolos. Essa incapacidade de manter a expansão pulmonar produz atelectasia generalizada.

Após o nascimento, a concentração de oxigênio no sangue normalmente aumenta, o canal arterial se contrai e os vasos pulmonares dilatam-se para diminuir a RVP. Na ausência de estabilidade alveolar (capacidade residual funcional normal) e com atelectasia progressiva, a RVP aumenta à medida que a resistência ao fluxo sanguíneo para os pulmões aumenta a hipoperfusão para o tecido pulmonar. Com o aumento da RVP, os *shunts* fetais (ducto arterioso e forame oval) permanecem abertos, permitindo o *shunt* de sangue da direita para a esquerda através dos *shunts* fetais persistentes.

Perfusão e ventilação pulmonar inadequadas produzem hipoxemia e hipercapnia. As arteríolas pulmonares, com sua espessa camada muscular, contraem-se em resposta à hipoxia. Assim, uma diminuição na tensão de oxigênio causa vasoconstrição nas arteríolas pulmonares, que é ainda aumentada pela diminuição do pH sanguíneo. Essa vasoconstrição contribui para um aumento adicional da RVP.

A hipoxemia prolongada ativa a glicólise anaeróbica, que produz quantidades aumentadas de ácido láctico. Um aumento no ácido láctico causa acidose metabólica; a incapacidade dos pulmões atelectásicos de expelir o excesso de dióxido de carbono produz acidose respiratória. A acidose causa mais vasoconstrição. Com circulação pulmonar e perfusão alveolar deficientes, a pressão parcial de oxigênio no sangue arterial continua a cair, o pH cai e os materiais necessários para a produção de surfactante não circulam para os alvéolos.

Avaliação diagnóstica

O diagnóstico de SDR é feito com base nos sinais clínicos (Boxe 8.4) e nos estudos de radiografia de tórax. Os achados radiográficos característicos da SDR incluem (1) um padrão granular difuso em ambos os campos pulmonares que se assemelha ao vidro fosco e representa atelectasia alveolar e (2) estrias escuras, ou broncogramas, dentro das áreas em vidro fosco que representam bronquíolos dilatados e cheios de ar. É difícil distinguir entre SDR e pneumonia em recém-nascidos com dificuldade respiratória. A extensão do comprometimento respiratório e o estado ácido-básico são determinados pela gasometria. Os critérios para avaliar visualmente o grau de desconforto respiratório estão ilustrados na Figura 8.23. A oximetria de pulso e o monitoramento de dióxido de carbono, bem como estudos de função pulmonar, auxiliam na diferenciação de doenças pulmonares e extrapulmonares e são utilizados no tratamento da SDR.

QUALIDADE DOS RESULTADOS DO PACIENTE: Síndrome do desconforto respiratório neonatal

- Ar ambiente ou saturação de oxigênio ^{3}88%
- Frequência respiratória < 60 respirações/min
- pH 7,30 ou mais alto

Boxe 8.4 Manifestações clínicas da síndrome do desconforto respiratório.

Taquipneia (> 80 a 120 respirações/min) inicialmente[a]
Dispneia
Retrações intercostais ou subesternal pronunciadas (Figura 8.23)
Estertores inspiratórios finos
Grunhido expiratório audível
Alargamento das narinas externas
Cianose ou palidez

[a]Nem todos os recém-nascidos com síndrome do desconforto respiratório (SDR) manifestam essas características; recém-nascidos de muito baixo peso (MBP) e extremo baixo peso (EBP) podem apresentar insuficiência respiratória e choque ao nascer devido à imaturidade fisiológica.

Cuidado terapêutico

O tratamento da SDR envolve o estabelecimento imediato de oxigenação e ventilação adequadas e cuidados e medidas de suporte necessários para qualquer recém-nascido prematuro, bem como aqueles instituídos para prevenir complicações adicionais associadas ao parto prematuro. As medidas de apoio mais cruciais para um resultado favorável são:

- Manter ventilação e oxigenação adequadas
- Manter o equilíbrio ácido-base
- Manter um ambiente térmico neutro
- Manter perfusão e oxigenação tecidual adequadas
- Prevenir hipotensão
- Manter hidratação adequada e estado eletrolítico.

A alimentação oral é contraindicada em qualquer situação que crie um aumento acentuado na frequência respiratória devido aos maiores riscos de aspiração. A nutrição é fornecida por terapia parenteral durante o estágio agudo da doença, e alimentação enteral mínima é fornecida para aumentar a maturação do sistema gastrintestinal do neonato.

A administração de **surfactante exógeno** a recém-nascidos prematuros com SDR tornou-se uma terapia aceita em centros neonatais em todo o mundo. Numerosos ensaios clínicos envolvendo a administração de surfactante exógeno a recém-nascidos com ou em alto risco de SDR demonstram melhorias nos valores de gases sanguíneos e configurações do ventilador, diminuição da incidência de escape de ar pulmonar, hemorragia intraventricular, diminuição das mortes por SDR e diminuição geral da taxa de mortalidade infantil (Polin, Carlo & American Academy of Pediatrics, Committee on Fetus and Newborn, 2014). As taxas gerais de algumas comorbidades associadas (displasia broncopulmonar, ECN, persistência do canal arterial) não diminuíram com a reposição de surfactante. Atualmente, o surfactante exógeno é derivado de uma fonte natural (p. ex., suíno, bovino).

A terapia com surfactante também está sendo usada em recém-nascidos com aspiração de mecônio, pneumonia infecciosa, sepse, hipertensão pulmonar persistente e hérnia diafragmática congênita (Polin et al., 2014). O surfactante pode ser administrado ao nascimento como tratamento preventivo ou profilático de SDR ou, mais tarde, no curso de SDR como tratamento de resgate; no entanto, pesquisas demonstraram melhores resultados clínicos e menos efeitos adversos quando o surfactante é administrado profilaticamente em recém-nascidos com risco de desenvolver SDR (Polin et al., 2014). O uso de surfactante em prematuros tardios com SDR demonstrou melhora na função respiratória, mas não afetou os resultados a curto prazo (Dani, Mosca, Vento et al., 2018). O surfactante é administrado por meio de um tubo endotraqueal (ET) diretamente na traqueia do recém-nascido. As complicações observadas com a administração de surfactante incluem hemorragia pulmonar e obstrução com muco. As responsabilidades da enfermagem com

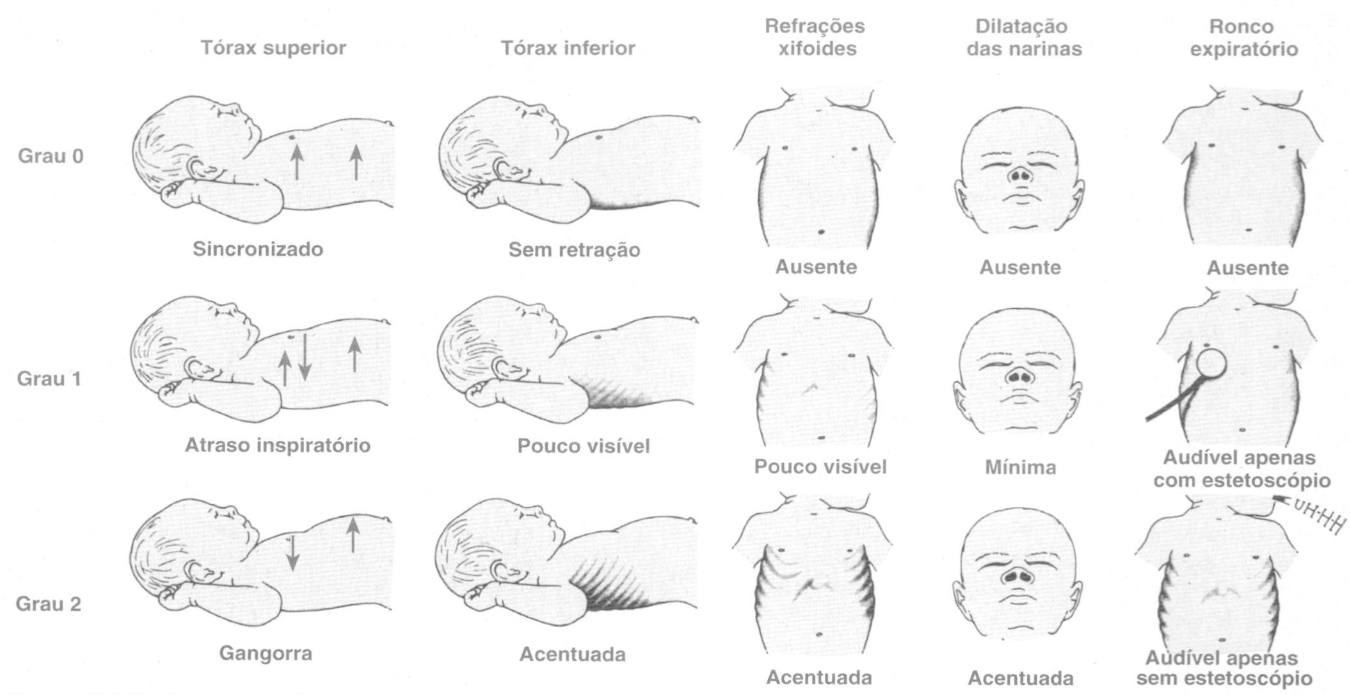

Figura 8.23 Critérios para avaliação do desconforto respiratório. (Modificado de Silvermann, W. A., Anderson, D. H. [1956]. Um ensaio clínico controlado dos efeitos da nebulização em sinais respiratórios obstrutivos, taxa de mortalidade e achados de necropsia entre recém-nascidos prematuros. *Pediatrics*, 17, 1.)

a administração do surfactante incluem assistência na entrega do produto, coleta e monitoramento de gases sanguíneos, monitoramento minucioso da oxigenação com oximetria de pulso e avaliação da tolerância do recém-nascido ao procedimento. Depois que o surfactante é absorvido, geralmente há aumento na complacência respiratória que requer ajuste das configurações do ventilador para diminuir a pressão média das vias respiratórias e evitar hiperinsuflação ou hiperoxemia. A aspiração geralmente é atrasada por cerca de 1 hora (dependendo do tipo de surfactante e do protocolo da unidade) para permitir que os efeitos máximos ocorram. Estudos mostraram o benefício de administrar surfactante precocemente (profilático) em recém-nascidos com risco de desenvolver SDR, extubando-os e colocando-os em pressão positiva contínua nas vias respiratórias (CPAP) nasal; isso diminuiu a incidência geral de displasia broncopulmonar, necessidade de ventilação mecânica e menos síndromes de escape de ar (Gardner, Enzman-Hines, Nyp, 2016). Pesquisas estão em andamento para investigar a possibilidade de fornecer um surfactante aerossolizado (Rey-Santano, Mielgo, Lopez et al., 2016). Esse método diminuiria os problemas associados aos sistemas de administração atuais (contaminação das vias respiratórias, interrupção da ventilação mecânica e perda do medicamento na tubulação ET por refluxo).

Os objetivos da oxigenoterapia são fornecer oxigênio adequado aos tecidos, prevenir o acúmulo de ácido láctico resultante da hipoxia e, ao mesmo tempo, evitar os efeitos potencialmente negativos do oxigênio e do barotrauma. Numerosos métodos foram desenvolvidos para melhorar a oxigenação (Tabela 8.6). Todos requerem que o gás seja aquecido e umidificado antes de entrar no sistema respiratório. Se o recém-nascido não necessitar de ventilação mecânica, o oxigênio pode ser fornecido por cânula nasal ou por prongas nasais com CPAP (ver Capítulo 20, seção *Monitoramento da oxigenoterapia*). Se a saturação de oxigênio do sangue não puder ser mantida em um nível satisfatório e o nível de dióxido de carbono arterial ($PaCO_2$) aumentar, os recém-nascidos precisarão de assistência ventilatória.

Prevenção

A abordagem mais bem-sucedida para a prevenção da SDR é a prevenção do parto prematuro, especialmente no parto prematuro eletivo e na cesariana. Métodos aprimorados para avaliar a maturidade do pulmão fetal por amniocentese, embora não seja um procedimento de rotina, permitem uma previsão razoável da formação adequada de surfactante. Como a estimativa de uma data de parto pode ser calculada incorretamente em até 1 mês, esses testes são particularmente valiosos ao agendar uma cesariana eletiva. A combinação de administração materna de esteroides antes do parto e administração de surfactante pós-natal parece ter um efeito sinérgico nos pulmões neonatais, tendo como resultado uma diminuição da mortalidade infantil, diminuição da incidência de hemorragia intraventricular, menos escape de ar pulmonar e menos problemas com enfisema intersticial pulmonar, e SDR (Shaughnessy, Goyal, 2020).

Prognóstico

A SDR é uma doença autolimitada. Antes do uso do surfactante, os recém-nascidos normalmente passavam por um período de deterioração (≈ 48 horas) e, na ausência de complicações, melhoravam em 72 horas. Muitas vezes anunciada pelo início da diurese, essa melhora foi atribuída principalmente ao aumento da produção e maior disponibilidade de surfactante. Com a administração de surfactante, a complacência pulmonar começa a melhorar quase imediatamente, resultando em menores necessidades de oxigênio e diminuição da necessidade de suporte ventilatório.

Os recém-nascidos com SDR que sobrevivem às primeiras 96 horas têm chance razoável de recuperação. No entanto, as complicações da SDR incluem condições respiratórias associadas e problemas à prematuridade, incluindo persistência do canal arterial e insuficiência cardíaca congestiva, hemorragia intraventricular, displasia broncopulmonar, retinopatia da prematuridade, pneumonia, síndrome de escape de ar, sepse, ECN e sequelas neurológicas.

Tabela 8.6 Métodos comuns de ventilação assistida no desconforto respiratório neonatal.

Método	Descrição	Como fornecer
Métodos convencionais		
Pressão positiva contínua da via respiratória (CPAP)	Fornece pressão para distensão constante nas vias respiratórias em recém-nascido com respiração espontânea	Prongas nasais Tubo endotraqueal Máscara facial
Ventilação mandatória intermitente (VMI)[a]	Permite que o recém-nascido respire espontaneamente na própria frequência, mas fornece ciclos de ventilações e pressão em intervalos regulares preestabelecidos	Intubação ET e ventilador
Ventilação mandatória intermitente sincronizada (VMIS)	Fornece ciclos de ventilação sincronizados com o início da respiração espontânea do recém-nascido; o modo assistido-controlado facilita a sincronia inspiratória completa; envolve detecção do sinal de início da respiração espontânea do movimento abdominal, impedância torácica e pressão da via respiratória ou mudanças de fluxo	Ventilador para recém-nascido deflagrado pelo paciente com detector de sinal e modo auxílio/controle; tubo ET
Ventilação volumétrica	Libera um volume predeterminado de ar usando uma pressão inspiratória que varia de acordo com a complacência pulmonar do recém-nascido (com frequência usada com VMIS)	Ventilador volumétrico com sensor de fluxo; tubo ET
Métodos alternativos		
Ventilação de alta frequência (VAF)	Aplicação de oscilações de alta frequência, baixo volume, oscilações do fluxo de onda sinusoidal para a via respiratória com frequências entre 480 e 1.200 respirações/min	Bomba com pistão de velocidade variável (pistão semelhante à de um alto-falante que emite ondas, oscilador fluídico); tubo ET
Ventilação a jato de alta frequência (VJFA)	Utiliza um circuito separado, paralelo, de complacência baixa com injetor para liberar pequenos pulsos ou jatos de ar fresco, profundamente, para a via respiratória a frequências entre 250 e 900 respirações/min	Pode ser usada isoladamente ou com VMI; tubo ET

[a]Também referida como *ventilação convencional* (vs. ventilação de alta frequência [VAF]).
ET, endotraqueal.

Cuidados de enfermagem

O cuidado de recém-nascidos com SDR envolve todas as observações e intervenções previamente descritas para recém-nascidos de alto risco. Além disso, o enfermeiro preocupa-se com os problemas complexos relacionados à fisioterapia respiratória e à constante ameaça de hipoxemia e acidose, que dificulta o atendimento de pacientes com dificuldade respiratória.

O fisioterapeuta respiratório, importante membro da equipe da UTIN, muitas vezes é o responsável pela manutenção dos equipamentos respiratórios. Embora possa ser responsabilidade do terapeuta respiratório regular o aparelho, o enfermeiro deve entender o equipamento e ser capaz de reconhecer quando ele não está funcionando corretamente. A função de enfermagem mais essencial é observar e avaliar a resposta do recém-nascido à terapia. O monitoramento contínuo e a observação cuidadosa são obrigatórios porque o estado de um recém-nascido pode mudar rapidamente e a concentração de oxigênio e os parâmetros de ventilação são prescritos de acordo com as medidas dos gases sanguíneos do recém-nascido e as leituras da oximetria de pulso.

As mudanças na concentração de oxigênio são baseadas nessas observações. A quantidade de oxigênio administrada, expressa em fração inspirada de oxigênio (FIO_2), é determinada individualmente de acordo com a oximetria de pulso ou medida direta ou indiretamente da concentração arterial de oxigênio. Amostras capilares coletadas do calcanhar (ver Capítulo 20 para procedimento) são úteis para determinações de pH e $PaCO_2$, mas não para o *status* de oxigenação. As leituras contínuas de oximetria transcutânea ou de pulso devem ser registradas pelo menos a cada hora. A amostragem de sangue deve ser obtida após as trocas do ventilador para o lactente com doença aguda e, posteriormente, quando clinicamente indicado.

O muco pode se acumular no sistema respiratório como resultado da condição pulmonar do recém-nascido. As secreções interferem no fluxo de gás e predispõem o recém-nascido à obstrução da passagem de ar, e o tubo ET. A aspiração deve ser realizada apenas quando necessário e deve ser baseada na avaliação individual do recém-nascido, que inclui ausculta do tórax, evidência de diminuição da oxigenação, excesso de umidade no tubo ET ou aumento da irritabilidade do lactente. Durante a aspiração, uma variedade de técnicas pode ser usada para minimizar as complicações, incluindo o uso de um sistema de aspiração fechado (Gardner, Enzman-Hines, & Nyp, 2016).

! ALERTA PARA A ENFERMAGEM

A aspiração endotraqueal (ET) não é um procedimento inócuo (pode causar broncospasmo, bradicardia resultante da estimulação do nervo vago, hipoxia ou aumento da pressão intracraniana [PIC], predispondo o recém-nascido à hemorragia intraventricular) e nunca deve ser realizada rotineiramente. A técnica de aspiração inadequada também pode causar infecção, danos nas vias respiratórias ou até mesmo pneumotórax.

Quando as passagens nasofaríngeas, a traqueia ou o tubo ET estão sendo aspirados, o cateter deve ser inserido suavemente, mas rapidamente; a aspiração intermitente é aplicada à medida que o cateter é retirado. A pressão negativa nas vias respiratórias deve ser aplicada por não mais que 10 a 15 segundos, porque a aspiração contínua remove o ar dos pulmões com o muco. Recomenda-se que o procedimento de aspiração seja realizado com "duas pessoas" em recém-nascido com doença aguda e que não toleram nenhum procedimento sem que haja uma diminuição profunda na saturação de oxigênio, PA e frequência cardíaca. O objetivo de aspirar uma via respiratória artificial é manter a permeabilidade dessa via respiratória, não dos brônquios. A aspiração aplicada além do tubo ET pode causar lesões traumáticas da traqueia. O uso de sondas de aspiração com sistema fechado pode diminuir a contaminação das vias respiratórias e a hipoxia. Complicações graves associadas à aspiração do tubo ET podem ser mitigadas com treinamento da equipe de enfermagem e técnicas adequadas (Gardner, Enzman-Hines, & Nyp, 2016).

As posições mais vantajosas para facilitar a abertura das vias respiratórias do recém-nascido são de lado com a cabeça apoiada em alinhamento por um pequeno cobertor dobrado ou, quando de costas, posicionado para manter o pescoço levemente estendido. Com a cabeça na posição de "fungar", a traqueia é aberta ao máximo; hiperextensão reduz o diâmetro traqueal em recém-nascidos.

A inspeção da pele faz parte da avaliação dos recém-nascidos de rotina. Mudanças de posição e o uso de bolsas de água são úteis na proteção contra a ruptura da pele.

O cuidado com a boca é especialmente importante quando os recém-nascidos estão recebendo suporte respiratório. Secreções orais espessas e membranas mucosas secas podem resultar do efeito de secagem da oxigenoterapia. O ressecamento e rachaduras podem ser evitados com uma boa higiene bucal com água estéril. A irritação das narinas ou da boca que ocorre com aparelhos usados para administrar oxigênio (p. ex., CPAP nasal) pode ser reduzida pelo uso de uma pomada solúvel em água. Os cuidados de higiene oral de rotina em adultos intubados e crianças mais velhas demonstraram diminuir a incidência de pneumonia associada à ventilação mecânica (ver Capítulo 21).

O cuidado de enfermagem a uma criança com SDR é complexo; atenção meticulosa deve ser dada às mudanças sutis no estado de oxigenação do recém-nascido. A importância da atenção aos detalhes não pode ser subestimada, principalmente no que diz respeito à administração de medicamentos.

COMPLICAÇÕES RESPIRATÓRIAS

Os recém-nascidos são vulneráveis a uma variedade de complicações pulmonares, algumas exigindo oxigenoterapia (Tabela 8.7). Por exemplo, o recém-nascido prematuro está sujeito a períodos de apneia e, em recém-nascido a termo, prematuros tardios e pós-termo, o estresse intrauterino geralmente faz com que os fetos expulsem mecônio, que pode ser aspirado antes ou durante o nascimento. A oxigenoterapia, embora salve vidas, não é isenta de riscos. A pressão positiva introduzida por aparelhos mecânicos criou um aumento na incidência de ruptura de alvéolos e subsequente pneumotórax e displasia broncopulmonar (doença pulmonar crônica). O uso de CPAP nasal diminui a incidência de efeitos adversos associados à intubação e ventilação com pressão positiva em prematuros com SDR. A retinopatia da prematuridade é observada quase exclusivamente em recém-nascido prematuros e está relacionada principalmente com a prematuridade e à oxigenoterapia (ver Tabela 8.7). As evidências apoiam a reanimação de recém-nascidos asfixiados com 21% de oxigênio em vez de 100% de oxigênio; estudos preliminares reduziram a mortalidade e as morbidades neurológicas em recém-nascidos ressuscitados com oxigênio a 21% (Manley, Owen, Hooper et al., 2017). Os defensores da reanimação com ar ambiente sugerem que menos complicações estão associadas ao estresse oxidativo e hiperoxemia quando o ar ambiente é administrado (Vento, 2015). As *American Heart Association Neonatal Resuscitation Guidelines* de 2015 recomendam o início da reanimação neonatal usando ar ambiente (sem oxigênio suplementar); se o recém-nascido não melhorar em 60 segundos ("Minuto de Ouro"), o uso de oxigênio suplementar é recomendado (ver boxe *Evidência e prática*). A oximetria de pulso é recomendada para monitorar o estado de oxigenação do recém-nascido durante a reanimação e para evitar o uso excessivo de oxigênio em recém-nascidos a termo e prematuros (Wyckoff, Aziz, Escobedo et al., 2015).

QUALIDADE DOS RESULTADOS DO PACIENTE: Síndrome da aspiração de mecônio

- Saturação de oxigênio do ar ambiente 90% ou mais
- Mantém pH arterial/venoso 7,35 ou mais

O **óxido nítrico inalado (ONI)** e a **oxigenação de membrana extracorpórea (ECMO)** são terapias adicionais usadas no tratamento de sofrimento respiratório e insuficiência respiratória em neonatos. O ONI é usado em recém-nascidos a termo e pré-termo tardio com condições como hipertensão pulmonar persistente, síndrome de aspiração de mecônio (ver Tabela 8.7), pneumonia, sepse e hérnia

Tabela 8.7 Complicações respiratórias.

Descrição	Manifestações clínicas	Tratamento	Cuidado de enfermagem
Síndrome da aspiração de mecônio			
Aspiração de líquido amniótico contendo mecônio para a traqueia fetal intrauterina ou do recém-nascido durante o primeiro movimento respiratório	Líquido amniótico tinto de mecônio ao nascimento Taquipneia Hipoxia Acidemia Hiperventilação (precoce) Hipoventilação (tardia)	Aspirar a hipofaringe após o parto Recém-nascidos que são vigorosos com choro forte; estável, com bom tônus muscular e frequência cardíaca > 100 bpm não devem ser submetidos à aspiração traqueal, mas devem ser monitorados estritamente. Os recém-nascidos que demonstram choro fraco, frequência cardíaca baixa e tônus flácido devem ser intubados rapidamente, aspirados apropriadamente e reanimados de acordo com o estado clínico após a aspiração Monitorar o desconforto respiratório; administrar oxigênio suplementar Prevenir acidose e hipoxemia Poderão ser utilizados surfactante exógeno, ONI, ou ECMO	Ver Síndrome do Desconforto Respiratório, no boxe *Cuidados de enfermagem* anteriormente neste capítulo

(*Continua*)

Tabela 8.7 Complicações respiratórias. (*continuação*)

Descrição	Manifestações clínicas	Tratamento	Cuidado de enfermagem
Apneia da prematuridade			
Lapso de respiração espontânea por período ≥ 20 segundos, o que pode ou não ser seguido de bradicardia, queda de saturação de oxigênio e mudança de cor	Períodos persistentes de apneia	Observar a apneia Verificar a estabilidade térmica e problema metabólico como hipoglicemia Administrar cafeína como prescrito Administrar CPAP nasal	Realizar monitoramento eletrônico contínuo (frequências respiratória e cardíaca) Observar presença de respirações Observar cor Fazer estimulação tátil suave Aspirar o nariz e orofaringe se a apneia persistir Realizar ventilação com pressão positiva com máscara e balão autoinflável usando o mínimo de pressão necessária para elevar suavemente o tórax Avaliar e tratar quaisquer fatores precipitantes (p. ex., instabilidade da temperatura, distensão abdominal, o oxigênio ambiente) Observar sinais de toxicidade da cafeína: taquicardia (frequência ≥ 180 bpm) e vômito (tardio), inquietação, irritabilidade Avaliar a pele (com uso de CPAP nasal) quanto à ruptura e à irritação no septo nasal
Pneumotórax			
Presença de ar no espaço pleural como resultado de ruptura alveolar	Taquipneia ou apneia Hipotensão sistêmica Queda de saturação de oxigênio súbita ou persistente Ronco, batimento de asa nasal Retrações Sons respiratórios ausentes ou diminuídos Mudança no ponto de impulso máximo dos sons cardíacos Bradicardia, cianose	Proceder a drenagem de ar do espaço pleural por meio de punção aspirativa ou dreno de tórax Nos recém-nascidos a termo saudáveis que não demandam concentração de oxigênio alta ou ventilação mecânica, oxigênio suplementar para manter níveis de saturação normais e observação estrita podem ser o único tratamento necessário	Manter vigilância estrita dos recém-nascidos com desconforto respiratório e em ventilação assistida Cuidar de forma apropriada do sistema de drenagem do tórax Garantir que *kit* de aspiração com agulha de emergência esteja disponível
Displasia broncopulmonar			
Processo patológico relacionado com lesão alveolar por doença pulmonar, exposição prolongada à ventilação mecânica, altos picos de pressões inspiratórias, altas concentrações de oxigênio, alvéolos e sistema respiratório imaturos	Dispneia Tórax em barril Incapacidade de desmame do oxigênio ou ventilação mecânica após tratamento da SDR (deficiência de surfactante) Sibilação	Prevenção: Administrar esteroides maternos e surfactante exógeno no pós-natal Evitar intubação e ventilação mecânica quando a condição do recém-nascido permite Extubar os recém-nascidos em ventilação mecânica tão logo quanto clinicamente indicado Detectar precocemente com testes de função pulmonar Utilizar ventilação sincronizada ou de volume garantido, pressões inspiratórias reduzidas, ou CPAP nasal Prevenir escape de ar Utilizar ventilação de alta frequência Prevenir ou controlar infecções respiratórias ou sistêmicas Minimizar o uso de concentrações altas de oxigênio em reanimação neonatal e em ventilação mecânica; monitorar a saturação de oxigênio e implementar a reanimação de acordo com a resposta do neonato à administração de oxigênio em baixa concentração Diagnóstico estabelecido: fornecer suporte em caso de esforço respiratório	Promover cuidado voltado para o desenvolvimento e individualizado Monitorar rigorosamente a saturação de oxigênio em recém-nascidos pré-termo e evitar hiperoxemia Fornecer oportunidades de repouso adicional durante as mamadas Observar sinais de sobrecarga de líquido ou edema pulmonar Auxiliar os pais com oxigenoterapia domiciliar se necessário Avaliar suscetibilidade a infecções do trato respiratório superior e necessidade de hospitalização frequente para disfunção respiratória Aumentar a densidade calórica (alimentações) com fortificantes do leite humano ou suplementos de proteína

(*Continua*)

Tabela 8.7 Complicações respiratórias. (*continuação*)

Descrição	Manifestações clínicas	Tratamento	Cuidado de enfermagem
Displasia broncopulmonar (*continuação*)			
		Manter a oxigenação adequada e evitar hipoxemia Administrar broncodilatadores e, em casos selecionados, esteroides pós-natais Fornecer oxigênio suplementar no hospital ou em casa	
Hipertensão pulmonar persistente do recém-nascido			
Hipertensão pulmonar grave e grande *shunt* direita-esquerda através do forame oval e ducto arterioso	Hipoxia Cianose acentuada Taquipneia com roncos e retrações Diminuição de pulso periféricos e enchimento capilar prolongado (má perfusão) Choque	Controlar fluidos IV Fornecer oxigênio suplementar e ventilação assistida Administrar vasodilatadores sistêmicos, como sildenafila Manter o equilíbrio ácido-base Prevenir hipoxemia e hipercarbia Administrar ONI ou ECMO	Ver *Cuidados de enfermagem do recém-nascido e família de alto risco* e boxe *Síndrome do desconforto respiratório*, anteriormente neste capítulo Fornecer cuidado de enfermagem para reduzir o estresse ao recém-nascido, especialmente estímulos nocivos que causam demandas aumentadas de oxigênio Reduzir a manipulação física e agitações
Retinopatia da prematuridade			
Constrição vascular severa na retiniana imatura seguida de hipoxemia na retina, que, por sua vez, estimula proliferação vascular anormal dos capilares retinianos para a área hipóxica; conforme as veias retinianas dilatam e multiplicam-se em direção ao cristalino, pode ocorrer descolamento da retina se não tratada Etiologia multifatorial: o nascimento pré-termo é o maior fator de risco	Crescimento vascular progressivo da retina Cegueira eventual se não tratada Diagnosticada por exame oftalmológico	Prevenir nascimento pré-termo Realizar rastreamento precoce e detecção em lactentes nascidos < 30 semanas de gestação e com peso < 1.500 g Reduzir exposição à luz brilhante e direta; embora não haja evidências de que a exposição à luz brilhante contribui para a retinopatia da prematuridade, essa exposição é indesejável na perspectiva do desenvolvimento neurocomportamental Usar suplementação de oxigênio criteriosamente e monitorar os níveis sanguíneos de oxigênio cuidadosamente; prevenir amplas variações nos níveis sanguíneos de oxigênio (hiperoxemia e hipoxemia) Deter o processo de proliferação vascular – fotocoagulação a *laser*, reparo cirúrgico da retina deslocada Recentemente, tem havido interesse crescente na administração de um fármaco de fator de crescimento endotelial antivascular (bevacizumabe), que interrompe a proliferação de vasos e previne o deslocamento da retina comumente observado na retinopatia da prematuridade Se bem-sucedida, essa terapia pode adiar o uso da laserterapia (Harnett, 2014)	Ver *Cuidados de enfermagem do recém-nascido e família de alto risco* anteriormente neste capítulo Realizar cuidado preventivo por monitoramento estrito dos níveis de oxigênio sanguíneo, respondendo prontamente a alarmes de saturação, e prevenindo variações nos níveis de oxigênio sanguíneo Tratar a dor no pós-operatório se a cirurgia for realizada Educar e dar apoio aos pais Realizar cuidado de enfermagem usando princípios do cuidado voltado para desenvolvimento e individualizado.

CPAP, pressão positiva contínua na via respiratória; *ECMO*, oxigenação de membrana extracorpórea; *ONI*, óxido nítrico inalado; *IV*, intravenoso; *SDR*, síndrome do desconforto respiratório.

Evidência e Prática

Utilização do ar ambiente ou de oxigênio em baixa concentração para estabilização do recém-nascido e reanimação na sala de parto

Faça a pergunta

O ar ambiente ou o oxigênio em baixa concentração é melhor para estabilização do recém-nascido e reanimação na sala de parto?

Pesquisa de evidência

Estratégias de pesquisa

A seleção da pesquisa incluiu publicações em inglês sobre o uso de ar ambiente ou oxigênio em baixa concentração para estabilização e reanimação do recém-nascido na sala de parto nos 3 últimos anos

Banco de dados utilizado

PubMed

Analise criticamente as evidências

- Em recém-nascidos com menos de 32 semanas de gestação, a suplementação inicial de oxigênio de 30% de oxigênio é tão segura quanto 65% de oxigênio, sem diferenças na doença pulmonar crônica ou marcadores de estresse oxidativo (Rook, Schierbeek, Vento et al., 2014)

(*Continua*)

Evidência e Prática

Utilização do ar ambiente ou de oxigênio em baixa concentração para estabilização do recém-nascido e reanimação na sala de parto (continuação)

- Revisão sistemática do uso de oxigênio a 21% *versus* oxigênio a 100% para estabilização ou reanimação de recém-nascidos encontrou uma redução significativa no risco de mortalidade neonatal, bem como encefalopatia hipóxico-isquêmica quando foi usado oxigênio a 21% (Saugstad, Ramji, Soll et al., 2008)

Em recém-nascidos a termo moderadamente asfixiados, aqueles ressuscitados com oxigênio a 100% apresentaram marcadores de estresse oxidativo elevados no sangue aos 28 dias de vida, enquanto aqueles ressuscitados com oxigênio a 21% apresentaram níveis semelhantes aos recém-nascidos controle não asfixiados (Vento, Escobar, Cernada et al., 2012)

- Em recém-nascidos de 24 a 34 semanas de idade gestacional, uma estratégia de administração de oxigênio com baixa concentração começando com ar ambiente, com aumento de 10% na sua concentração a cada 30 segundos até que saturações de oxigênio satisfatórias fossem alcançadas, resultou em menor exposição ao oxigênio, menor estresse oxidativo e diminuição da respiração e morbidades em comparação com recém-nascidos reanimados com uma estratégia de utilização de alta concentração de oxigênio (100% de oxigênio para iniciar seguido de 10% com diminuição na sua concentração a cada 30 segundos)
- Em recém-nascidos com 32 semanas de idade gestacional ou menos, iniciar a reanimação com 100% de oxigênio. A titulação descendente foi mais eficaz do que iniciar a reanimação com 21% de oxigênio (Rabi, Singhal, & Nettel-Aguirre, 2011)
- O uso de ar aquecido e umidificado em neonatos com 32 semanas de idade gestacional ou menos durante a reanimação ou estabilização na sala de parto minimizou a perda de calor pós-natal (te Pas, Lopriore, Dito et al., 2010)
- Recém-nascidos que receberam 100% de oxigênio com ventilação com pressão positiva e recém-nascidos saudáveis em transição em ar ambiente tiveram aumento semelhante na saturação de oxigênio, mas um aumento de forma mais lenta na saturação de oxigênio foi observado em recém-nascidos que receberam 100% de fluxo livre de oxigênio (Rabi, Chen, Yee et al., 2009)
- Recém-nascidos com circulação espontânea (frequência cardíaca > 60 bpm) devem ser estabilizados ou reanimados com ar ambiente, mas recém-nascidos asfixiados com circulação deprimida (frequência cardíaca < 60 bpm) devem ser estabilizados ou reanimados com oxigênio a 100% (Ten & Matsiukevich, 2009)
- Em recém-nascidos muito prematuros (< 30 semanas de idade gestacional) estabilizados ou reanimados com oxigênio a 100%, a maioria (80%) apresentou SpO_2 95% nos primeiros 10 minutos. Os recém-nascidos estabilizados ou reanimados com ar ambiente seguiram um curso semelhante aos recém-nascidos a termo e pré-termo, quando foi administrado oxigênio a 100% com titulação contra SpO_2. Alterações semelhantes na frequência cardíaca foram observadas em ambos os grupos (Dawson, Kamlin, Wong et al., 2009)

Aplicar a evidência: implicações de enfermagem

O International Liaison Committee on Resuscitation recomenda que "em recém-nascidos a termo que recebem reanimação ao nascimento com ventilação com pressão positiva, é melhor começar com ar ambiente em vez de 100% de oxigênio" (Perlman, Wyllie, Kattwinkel et al., 2010). As decisões para aumentar a concentração de oxigênio devem ser baseadas na saturação de oxigênio e na resposta clínica do recém-nascido. Quando a saturação de oxigênio estiver abaixo dos níveis recomendados, aumentar a fração inspirada de oxigênio (FiO_2) em 10% a cada 30 segundos até que o nível de saturação atinja a faixa desejada. Mudanças rápidas de FiO_2 podem causar constrição dos vasos sanguíneos pulmonares (Ramji, Saugstad, & Jain, 2015).

Competências de qualidade e segurança: prática baseada em evidências[a]

Conhecimento

Diferenciar a opinião clínica de pesquisas e resumos baseados em evidências

Descrever as várias intervenções para estabilização do recém-nascido e reanimação em sala de parto com ar ambiente ou baixo oxigênio

Habilidades

Basear o plano de cuidado individualizado nos valores do paciente, experiência clínica e evidência

Integrar evidência à prática usando intervenções para estabilização do recém-nascido e reanimações na sala de parto com ar ambiente ou oxigênio em baixa concentração

Atitudes

Valorizar o conceito de prática baseada em evidência como integral para determinar a melhor prática clínica

Apreciar os pontos fortes e fracos da evidência para estabilização do recém-nascido e reanimações na sala de parto com ar ambiente ou oxigênio em baixa concentração

Referências bibliográficas

Dawson JA, Kamlin CO, Wong C et al.: Oxygen saturation and heart rate during delivery room resuscitation of infants <30 weeks' gestation with air or 100% oxygen, *Arch Dis Child Fetal Neonatal Ed* 94(2):F87-F91, 2009.

Perlman JM,Wyllie J, Kattwinkel J et al.: Part 11: Neonatal resuscitation: 2010 international consensus on cardiopulmonary resuscitation and emergency cardiovascular care science with treatment recommendations, *Circulation* 122(16 Suppl 2):S516-S538, 2010.

Rabi Y, Chen SY, Yee WH et al.: Relationship between oxygen saturation and the mode of oxygen delivery used in newborn resuscitation, *J Perinatol* 29(2):101-105, 2009.

Rabi Y, Singhal N, Nettel-Aguirre A: Room-air *versus* oxygen administration for resuscitation of preterm infants: the ROAR study, *Pediatrics* 128(2):e374-e381, 2011.

Ramji S, Saugstad OD, Jain A: Current concepts of oxygen therapy in neonates, *Indian J Pediatr* 82(1):46-52, 2015.

Rook D, Schierbeek H, Vento M et al.: Resuscitation of preterm infants with different inspired oxygen fractions, *J Pediatr* 164(6):1322-1326, 2014.

Saugstad OD, Ramji S, Soll RF et al.: Resuscitation of newborn infants with 21% or 100% oxygen: an updated systematic review and meta-analysis, *Neonatology* 94(3):176-182, 2008.

te Pas AB, Lopriore E, Dito I et al.: Humidified and heated air during stabilization at birth improves temperature in preterm infants, *Pediatrics* 125(6):e1427-e1432, 2010.

Ten VS, Matsiukevich D: Room air or 100% oxygen for resuscitation of infants with prenatal depression, *Curr Opin Pediatr* 21(2):188-193, 2009.

Vento M, Escobar J, Cernada M et al.: The use and misuse of oxygen during the neonatal period, *Clin Perinatol* 39(1):165-176, 2012.

Atualizado por Deb Fraser

[a]Adaptado de: Quality and Safety Education for Nurses Institute.

diafragmática congênita para reduzir ou reverter hipertensão pulmonar, vasoconstrição pulmonar, acidose e hipoxemia. O óxido nítrico é um gás incolor altamente difusível que pode ser administrado por meio de um circuito de ventilador misturado com oxigênio. A terapia com ONI pode ser usada com terapia de reposição de surfactante, ventilação de alta frequência ou ECMO. Embora o ONI seja usado em recém-nascidos pré-termo com sofrimento respiratório e insuficiência respiratória, seu uso não tem provado ser significativamente efetivo em reduzir as taxas de displasia broncopulmonar ou em melhorar as taxas de sobrevida em recém-nascidos pré-termo (Barrington, Finer, & Pennaforte, 2017).

A ECMO pode ser usada no tratamento de recém-nascidos a termo com insuficiência respiratória grave aguda para as mesmas condições que aquelas mencionadas para ONI. Essa terapia envolve uma máquina coração-pulmão modificada, embora na ECMO o coração não seja parado e o sangue não derive completamente dos pulmões. O sangue é derivado do cateter no átrio direito ou veia jugular interna direita por gravidade para uma bomba autorregulada, bombeado através de um pulmão de membrana, no qual ele é oxigenado, e por meio de um pequeno trocador de calor e depois retornado para a circulação sistêmica via uma artéria principal, como artéria carotídea, para o arco aórtico. A ECMO fornece oxigênio para a circulação, permite que os pulmões "descansem", e reduz a hipertensão pulmonar e a hipoxemia em condições como hipertensão pulmonar persistente do recém-nascido, hérnia diafragmática congênita, sepse, aspiração de mecônio e pneumonia grave.

Desequilíbrio ácido-base

Muitas condições respiratórias e metabólicas em recém-nascidos e crianças podem causar desequilíbrio ácido-base. Os estados de doença como diarreia (ver Capítulo 22), RDS, displasia bronco-pulmonar e insuficiência respiratória podem interferir na capacidade do corpo de regular e manter o equilíbrio ácido-base. De maneira simples, a **acidose** (acidemia) resulta do acúmulo de ácido ou de perda de base, e **alcalose** (alcalemia) resulta de acúmulo de base ou perda de ácido. Vários exames laboratoriais são usados para avaliar a natureza e a extensão dos distúrbios ácido-base; eles são delineados na Tabela 8.8.

Para determinar o estado ácido-base, precisam ser determinadas três variáveis: o componente respiratório (PCO_2), o componente metabólico (bicarbonato arterial ou dióxido de carbono [HCO_3^-]) e o pH sérico. Além disso, a diferença de ânions pode ser útil na determinação da causa e da extensão da acidose metabólica; desse modo, obtém-se também a química sérica. A medida de quaisquer duas variáveis (PCO_2, pH, HCO_3^-) permite a computação da terceira usando a equação de Henderson-Hasselbalch. Um resumo das relações entre essas e outras variáveis é delineado na Tabela 8.9.

O pH representa a concentração de hidrogênio (H^+) em solução e indica apenas se o desequilíbrio é mais ácido ou mais alcalino. Não reflete a natureza do desequilíbrio (ou seja, se é de origem metabólica ou respiratória). O metabolismo corporal afeta principalmente o bicarbonato básico (HCO_3^-); portanto, as alterações na concentração de bicarbonato são chamadas de *distúrbios metabólicos do equilíbrio ácido-base*. Além disso, como a quantidade de dióxido de carbono (CO_2) exalada pelos pulmões afeta o ácido carbônico (H_2CO_3), as mudanças na concentração de ácido carbônico são chamadas de *distúrbios respiratórios*. Consequentemente, os distúrbios simples (aqueles com uma única causa primária) são categorizados como acidose metabólica ou alcalose e acidose ou alcalose respiratória.

Quando a proporção fundamental ácido-base é alterada por qualquer motivo, o corpo tenta corrigir o desvio. Em um distúrbio simples, um fator primário único influencia um componente do par ácido-base e é geralmente acompanhado de uma mudança compensatória

Tabela 8.9 Resumo de distúrbios ácido-base simples (parcialmente compensados).

Distúrbio	pH plasmático	PCO_2 plasmático	HCO_3^- plasmático
Acidose respiratória	↓	↑	↑
Alcalose respiratória	↑	↓	↓
Acidose metabólica	↓	↓	↓
Alcalose metabólica	↑	↑	↑

Tabela 8.8 Testes laboratoriais usados na avaliação do estado ácido-base.

Abreviação	Teste	Valores normais[a]	Descrição
pH	Pressão parcial de hidrogênio	Nascimento: 7,11 a 7,36 Dia 1: 7,29 a 7,45 Criança: 7,35 a 7,45	Expressão da concentração de íons hidrogênio
PCO_2	Pressão parcial de dióxido de carbono ou tensão de dióxido de carbono	Recém-nascido: 27 a 40 mmHg Lactente: 27 a 41 mmHg	Mensuração da tensão de dióxido de carbono; reflete concentrações de ácido carbônico (H_2CO_3) do plasma
HCO_3^- (sérico) arterial	Conteúdo de dióxido de carbono ou força combinante de dióxido de carbono	Recém-nascidos e lactentes: 21 a 28 mEq/mℓ Crianças maiores: 22 a 26 mEq/mℓ	Concentração de bicarbonato de base
Excesso de base	Excesso de base (sangue total)	Recém-nascido: –2 a –10 Lactente: –1 a –7 Criança: +2 a –4 Adolescentes e adultos: +3 a –3	Usado para expressar a extensão do desvio da concentração de base tampão normal; indica a quantidade de tampões remanescentes no sangue após o íon de hidrogênio ser tamponado
Diferença de ânions	Diferença de ânions; usando perfil químico e bicarbonato de sódio	10-12[a] (4 a 11)[b]	Reflete diferença entre cátion de sódio medido e ânions (também medidos) de cloreto e bicarbonato

[a]Huether, S. E. (2019). The cellular environment: Fluids and electrolytes, acids and bases. In K. L. McCance and S. E. Huether (Eds.), *Pathophysiology: The biologic basis for disease in adults and children* (8th ed.). St Louis, MO: Elsevier.
[b]Data from Kliegman, R. M., Stanton, B. F., St. Geme, J. W. et al. (Eds.). (2020). *Nelson textbook of pediatrics* (21st ed.). Philadelphia, PA: Elsevier.

ou secundária no componente que não é primariamente afetado. Por exemplo, quando a concentração de ácidos metabólicos no corpo aumenta, eles se combinam com bicarbonato (um tampão) para formar ácido carbônico. Os pulmões imediatamente tentam compensar o desequilíbrio eliminando o ácido carbônico por meio de dióxido de carbono e água (compensação). O desequilíbrio é corrigido quando os rins excretam hidrogênio e íons de amônio em troca do bicarbonato de sódio reabsorvido.

Quando as mudanças secundárias (a hiperventilação e a excreção renal de íons de hidrogênio no exemplo precedente) sucedem-se na prevenção de uma distorção da proporção ácido-base e o pH é restaurado ao normal, o desequilíbrio é descrito como **compensado**. O estado **não compensado** existe quando não há efeito compensatório e o pH permanece não corrigido. Diz-se que o desequilíbrio é corrigido quando mecanismos fisiológicos corrigem totalmente a anormalidade primária. Desequilíbrios ácido-base *mistos* também podem ocorrer em estados de doença, e o paciente manifestará dois desequilíbrios ácido-base simultâneos em vez de um desequilíbrio único. Não está dentro do escopo desse texto discutir as muitas variações dos desequilíbrios ácido-base mistos; os leitores são referidos a outras fontes publicadas deste material.

COMPLICAÇÕES CARDIOVASCULARES

Os distúrbios cardiovasculares mais graves dos recém-nascidos são os defeitos cardíacos congênitos. Outras condições que ocorrem no período neonatal geralmente estão relacionadas com a prematuridade (p. ex., anemia, persistência do canal arterial) ou outras doenças (p. ex., desconforto respiratório). Alguns desses distúrbios estão descritos na Tabela 8.10.

COMPLICAÇÕES NEUROLÓGICAS

A lesão neurológica em recém-nascidos é comum. Os recém-nascidos são particularmente vulneráveis à lesão isquêmica causada por fluxo sanguíneo cerebral variável (tanto aumentado quanto reduzido) subsequente à asfixia; e recém-nascidos pré-termo, com uma rede cerebrovascular frágil, são altamente propensos à hemorragia periventricular ou intraventricular. A fragilidade e a permeabilidade aumentada dos capilares e o tempo de protrombina prolongado predispõem os recém-nascidos pré-termo a traumatismo quando estruturas delicadas são sujeitas às forças do parto. As complicações neurológicas mais comuns estão delineadas na Tabela 8.1.

Tabela 8.10 Complicações cardiovasculares e hematológicas.

Descrição	Manifestações clínicas	Tratamento	Cuidado de enfermagem
Persistência do ducto arterioso			
Falha do ducto arterioso em fechar ao nascimento, resultando em desvio do sangue oxigenado da aorta através do ducto arterioso aberto para a artéria pulmonar, aumentando a carga de trabalho do lado esquerdo do coração e aumentando a congestão vascular pulmonar (ver Capítulo 23)	PaO_2 reduzida PCO_2 aumentada Apneia de repetição Pulsos periféricos limítrofes Sopro sistólico ou contínuo	Controlar a oferta de líquidos parenterais Proporcionar suporte respiratório Administrar indometacina ou ibuprofeno ou realizar ligação ductal cirúrgica	Ver *Cuidados de enfermagem do recém-nascido e família de alto risco* anteriormente neste capítulo
Anemia			
Hemoglobina (< 14 mg/dℓ) insuficiente para carrear sangue oxigenado para os tecidos A anemia comumente ocorre em recém-nascidos pré-termo doentes como resultado de coleta de amostras de sangue aumentada e eritropoese deficiente	Palidez Apneia Taquicardia Atividade diminuída Alimentação deficiente Ganho de peso deficiente Sofrimento respiratório – roncos, batimento de asa nasal, retrações intercostais Dificuldade respiratória	Administrar expansores de volume para hipovolemia aguda ao nascimento (p. ex., salina normal) Transfundir com concentrado de hemácias ou administrar eritropoetina humana recombinante	Usar microamostras para testes sanguíneos Monitorar quantidade de sangue retirado para exames Administrar eritropoetina humana recombinante como prescrito Administrar suplemento de ferro como prescrito
Policitemia ou síndrome da hiperviscosidade			
O hematócrito venoso ≥ 65% resulta em estase venosa em órgãos vitais e risco de desenvolvimento de microtrombos	Alta incidência de: sintomas cardiovasculares (HPPN, cianose, apneia) Convulsões Hiperbilirrubinemia Anormalidades gastrintestinais	Implementar transfusão de troca parcial com hemoderivado ou expansor de volume apropriado Fornecer terapia apropriada para problemas associados	Ver *Cuidados de enfermagem do recém-nascido e família de alto risco* e *Hiperbilirrubinemia* anteriormente neste capítulo
Sangramento por deficiência de vitamina K (anteriormente doença hemorrágica do recém-nascido)			
Distúrbio de sangramento resultante de deficiência transitória de vitamina K – fatores sanguíneos dependentes; o intestino estéril do recém-nascido não produz quantidades adequadas de vitamina K	Sangramento pelo coto umbilical ou circuncisão Fezes sanguinolentas ou pretas Hematúria Petéquias	Administrar vitamina K profilática	Administrar vitamina K profilática IM Observar complicações, como sangramento do cordão umbilical, sangramento prolongado na circuncisão e petéquias

HPPN, hipertensão pulmonar persistente do recém-nascido.

A incidência mais alta de achados neurológicos anormais ocorre em recém-nascidos MBP e naqueles com hemorragia intracraniana. Problemas neurológicos importantes, como paralisia cerebral, convulsões e hidrocefalia, são geralmente diagnosticados nos primeiros 2 anos. Déficits menos graves, como distúrbios do aprendizado, TDH e incoordenação motora grossa e fina, podem não ser diagnosticados até a idade pré-escolar e mesmo escolar. A paralisia cerebral é um dos déficits neurológicos mais comuns em sobreviventes da prematuridade (ver Capítulo 30).

CONVULSÕES NEONATAIS

As convulsões no período neonatal geralmente são a manifestação clínica de doença subjacente grave. A causa mais comum de convulsões em neonatos a termo e pré-termo é a encefalopatia isquêmica hipóxica secundária à asfixia perinatal (Parsons et al., 2016). Embora não potencialmente letais como entidade isolada, as convulsões constituem uma emergência médica porque sinalizam um processo de doença que pode produzir lesão cerebral irreversível. Consequentemente, é imperativo reconhecer a convulsão e seu significado de modo que a causa, bem como a própria convulsão, possam ser tratadas (Boxe 8.5).

Boxe 8.5 Causas das convulsões neonatais.

Metabólicas
Hipoglicemia, hiperglicemia
Hipocalcemia
Hipernatremia, hiponatremia
Hipomagnesemia
Deficiência de piridoxina
Aminoacidúria (p. ex., fenilcetonúria, doença da urina em xarope de bordo)
Hiperamonemia

Tóxicas
Uremia
Encefalopatia bilirrubínica (*kernicterus*)

Infecções pré-natais
Toxoplasmose
Sífilis
Citomegalovírus
Herpes simples
Infecções pós-natais
Meningite bacteriana
Meningoencefalite viral
Sepse
Abcesso cerebral

Traumatismo ao nascimento
Lesão cerebral hipóxica
Hemorragia subaracnoide, subdural
Hemorragia intraventricular

Malformações
Agenesia do sistema nervoso central (SNC)
Hidranencefalia
Esclerose tuberosa

Diversos
AVC neonatal
Abstinência de narcótico
Doença degenerativa
Convulsões neonatais familiares benignas

As características das convulsões neonatais são diferentes daquelas observadas em lactentes e em crianças. Por exemplo, as convulsões tônico-clônicas generalizadas e bem-organizadas observadas em crianças maiores são raras em recém-nascidos, especialmente pré-termo. O cérebro do recém-nascido, com seu estado imaturo anatômico e fisiológico e menos organização cortical, é incapaz de permitir desenvolvimento e manutenção imediatos da convulsão generalizada. Em vez disso, os sinais de convulsões em recém-nascidos, especialmente recém-nascidos pré-termo, são sutis e incluem achados como estalar de lábios, protrusão da língua, rolamento dos olhos e movimentos natatórios (Parsons et al., 2016).

Tremedeira ou tremores em recém-nascidos são sacudidas repetitivas de uma extremidade ou extremidades que podem ser observados com o choro, ocorrem com mudanças no estado do sono, ou são provocados com estimulação. O tremor é relativamente comum em recém-nascidos e, em grau brando, pode ser considerado normal nos 4 primeiros dias de vida. Os tremores podem ser distinguidos das convulsões por várias características:

- Os tremores não são acompanhados de movimento ocular como as convulsões
- O movimento da convulsão é espasmo clônico, que não pode ser cessado por flexão do membro acometido
- Tremores são altamente sensíveis à estimulação, mas as convulsões não o são.

Tremores podem ser um sinal de hipoglicemia, e os recém-nascidos devem ter o nível de glicose sanguínea avaliado.

O **tremor** é definido como movimentos repetitivos de ambas as mãos (com ou sem movimento das pernas ou maxilares) em uma frequência de 2 a 5 por segundo e durando mais de 10 minutos. É comum em recém-nascidos e tem uma variedade de causas, incluindo lesão neurológica, hipoglicemia e hipocalcemia. Em muitas circunstâncias, os tremores não têm significado patológico.

Os **espasmos** são contrações generalizadas repentinas com duração breve (1 a 2 segundos) que se distinguem dos ataques tônicos generalizados por sua curta duração e pelo fato de os espasmos serem mais frequentemente associados a uma única descarga generalizada breve (Mikati & Tchapjnikov, 2020).

As convulsões neonatais podem ser divididas em quatro tipos principais. Essas classificações são descritas em ordem de frequência na Tabela 8.11 e consistem em crises clônicas, tônicas, sutis e mioclônicas (Parsons et al., 2016). As crises clônicas, clônicas multifocais e clônicas migratórias são mais comuns em recém-nascidos a termo.

Avaliação diagnóstica

A avaliação e o diagnóstico precoces das convulsões são urgentes. Além de um exame físico cuidadoso, os históricos da gravidez e da família são investigados para causas familiares e pré-natais. Retira-se sangue para exame de glicose e eletrólito, e o LCR pode ser obtido para testar contagem diferencial de célula, proteína, glicose e para cultura. A eletroencefalografia (EEG) pode ajudar a identificar convulsões sutis, mas é menos útil no estabelecimento do diagnóstico. Outros procedimentos diagnósticos, como TC, RM e ultrassonografia cerebral, podem estar indicados. O EEG com vídeo pode ser usado para identificar a atividade convulsiva em alguns recém-nascidos. Exames de metabólicos mais extensos podem ser necessários quando os resultados dos exames iniciais não fornecem um diagnóstico ou o histórico é sugestivo de um distúrbio metabólico herdado.

CUIDADO TERAPÊUTICO

O tratamento é direcionado para a prevenção de danos neurológicos e envolve a correção de distúrbios metabólicos, suporte respiratório e cardiovascular e supressão da atividade convulsiva. A causa subjacente é

Tabela 8.11 Classificações das convulsões neonatais.

Tipo	Características
Clônica	Lenta, movimentos de espasmódicos rítmicos Aproximadamente 1 a 3 segundos
Focal	Envolve a face, extremidades superiores e inferiores em um lado do corpo Pode envolver o pescoço e o tronco Recém-nascido permanece consciente durante o evento
Multifocal	Pode migrar aleatoriamente de uma parte do corpo para outra Movimentos podem iniciar em ocasiões diferentes
Tônica	Extensão, movimentos de enrijecimento
Generalizada	Extensão de todos os quatro membros (semelhante à rigidez decorticada)
Focal	Postura sustentada do membro Postura assimétrica do tronco ou pescoço
Sutil	Pode desenvolver-se em recém-nascidos a termo ou pré-termo, mas mais comum em pré-termo Com frequência esquecida por observadores experientes Sinais: • Desvio ocular horizontal • Piscar repetitivo • Sucção ou outros movimentos orais-bucais-linguais • Movimentos do braço que se assemelham a natação ou remadura • Movimentos da perna descritos como pedalada ou andando de bicicleta • Apneia (comum) Os sinais podem aparecer isolados ou em combinação
Mioclônico	Contrações musculares rápidas que envolvem grupos de músculos flexores
Focal	Envolve o grupo de músculos flexores da extremidade superior Não pode ser observada no EEG
Multifocal	Espasmo assincrônico de várias partes do corpo Não pode ser observada no EEG
Generalizada	Contrações musculares bilaterais dos membros superiores e inferiores Associado a descargas do EEG

EEG, eletroencefalograma.
Adaptada de: Volpe, J. (2008). Neonatal seizures. In J. Volpe, *Neurology of the newborn* (4th ed.). Philadelphia, PA: Saunders.

tratada (p. ex., infusão de glicose para hipoglicemia, cálcio para hipocalcemia, antibióticos para infecção). Se necessário, é fornecido suporte respiratório para hipoxia e anticonvulsivantes podem ser administrados, especialmente quando as outras medidas não conseguem controlar as convulsões. O lorazepam é o fármaco inicial de escolha para o controle de crises agudas, pois é distribuído ao cérebro rapidamente e exerce seu efeito anticonvulsivante em menos de 5 minutos (Mikati & Tchapjnikov, 2020). O fenobarbital, administrado por via intravenosa ou oral, é a primeira droga de escolha para um medicamento de ação prolongada e é usado se as convulsões forem graves e persistentes. Outros medicamentos que podem ser usados são a fenitoína e o lorazepam.

O sódio de fosfenitoína é um profármaco hidrossolúvel que também pode ser usado para as convulsões. A fosfenitoína metaboliza a forma fenitoína no corpo e pode ser facilmente diluída ou misturada com dextrose e solução salina normal e pode ser administrada via IV ou via intramuscular. Além disso, a fosfenitoína não causa dor durante a administração IV. Se o EEG feito no momento da alta não mostrar evidência de atividade epileptiforme, os medicamentos geralmente são reduzidos nesse momento.

Pesquisas recentes mostraram que a hipotermia terapêutica fornecida pelo resfriamento da cabeça do recém-nascido ou de todo o corpo reduz a gravidade do dano neurológico na encefalopatia hipóxico-isquêmica (HIE) quando aplicada nos estágios iniciais da lesão (primeiras 6 horas após o parto) em recém-nascidos com idade gestacional de 35 a 36 semanas ou mais (Azzopardi, Strohm, Marlow et al., 2014; Parsons et al., 2016). Atualmente, ensaios clínicos estão em andamento para avaliar a eficácia e segurança do uso de resfriamento de corpo inteiro em recém-nascido com encefalopatia HIE nascidos com 33 a 35 semanas de idade gestacional.

Um estudo piloto que avaliou a segurança e a viabilidade de fornecer células autólogas de sangue de cordão umbilical (SCU) a neonatos com HIE demonstrou viabilidade (Cotten, Murtha, Goldberg et al., 2014). O estudo levantou a hipótese de que a infusão precoce de células de SCU com redução de volume e hemácias autólogas em recém-nascido com EHI melhoraria os resultados (Cotten et al., 2014).

Cuidados de enfermagem

As responsabilidades principais da enfermagem no cuidado de recém-nascidos com convulsões são reconhecer quando o recém-nascido está tendo uma convulsão de modo que a terapia possa ser instituída, executar o esquema terapêutico e observar a resposta à terapia e qualquer evidência adicional de convulsões ou outra sintomatologia. A avaliação e outros aspectos do cuidado são os mesmos para recém-nascidos de alto risco. Os pais precisam ser informados do estado do seu recém-nascido, e o enfermeiro deve reforçar e esclarecer as explicações do médico. Os comportamentos do recém-nascido precisam ser interpretados para os pais, e as respostas do recém-nascido ao tratamento precisam ser antecipadas e seu significado explicado. Os pais são encorajados a visitar a criança e realizar as atividades parentais consistentes com o plano de cuidado. As convulsões são um fenômeno assustador e geram grande ansiedade e medo, que são facilmente compostos pela preocupação justificável da equipe. Fornecer apoio e orientação é uma função importante da enfermagem.

ALTO RISCO RELACIONADO COM PROCESSOS INFECCIOSOS

SEPSE

A **sepse**, ou **septicemia**, refere-se a uma infecção bacteriana generalizada na corrente sanguínea. Os neonatos são altamente suscetíveis à infecção como resultado de imunidade não específica (inflamatória) e específica (humoral) reduzidas, como fagocitose deteriorada, resposta quimiotática atrasada, IgA e imunoglobulina M (IgM) mínimas ou ausentes e níveis reduzidos de complemento. Devido à resposta deficiente do recém-nascido a agentes patogênicos, geralmente não existe reação inflamatória local como porta de entrada para sinalizar uma infecção, e os sintomas resultantes tendem a ser vagos e não específicos. Consequentemente, o diagnóstico e o tratamento podem ser retardados.

A amamentação ao seio tem benefício protetor contra infecção e deve ser promovida para todos os recém-nascidos. Ela é um benefício particular para recém-nascidos de alto risco. O colostro contém imunoglobulinas que são efetivas contra bactérias gram-negativas.

A sepse no período neonatal pode ser adquirida antes do nascimento por meio da placenta a partir da corrente sanguínea materna ou durante o parto a partir da ingestão ou aspiração de líquido amniótico infectado. A ruptura prolongada das membranas sempre apresenta um risco desse tipo de transferência materno-fetal de microrganismos patogênicos. A transferência transplacentária *in utero* pode ocorrer com microrganismos e vírus como citomegalovírus, toxoplasmose e *Treponema pallidum* (sífilis), que cruzam a barreira placentária durante a última metade da gravidez. A infecção intraparto pode ocorrer via contato com a mãe infectada; exemplos dessas infecções incluem herpes-vírus e vírus da imunodeficiência humana (HIV).

A sepse precoce (menos de 3 dias após o nascimento) é adquirida no período perinatal; a infecção pode ocorrer a partir do contato direto com organismos dos tratos gastrintestinal e geniturinário maternos. O organismo infectante mais comum em recém-nascidos a termo é o estreptococo do grupo B (GBS); em prematuros, é *Escherichia coli* (Mukhopadhyay & Puopolo, 2017). Apesar do desenvolvimento da triagem e profilaxia materna, as taxas de infecção por GBS de início precoce permanecem em aproximadamente 0,1 a 0,3 por 1.000 nascidos vivos (Berardi, Rossi, Spada et al., 2018). O GBS é um organismo extremamente virulento em neonatos, continua sendo o patógeno predominante responsável pela sepse neonatal (Cortese, Scicchitano, Gesualdo et al., 2016). Outras bactérias que causam infecção de início precoce incluem *E. coli, Haemophilus influenzae*, organismos *Enterobacter* e *Staphylococcus* coagulase-negativo (SCN) (Pammi, Brand, & Weisman, 2016; Resch, Renoldner, & Hofer, 2016). Outros patógenos que estão alojados na vagina e podem infectar o recém-nascido incluem gonococos, *C. albicans*, HSV (tipo II) e clamídia.

A sepse de início tardio (1 a 3 semanas após o nascimento) é principalmente nosocomial, e os organismos agressores geralmente são estafilococos, organismos *Klebsiella*, enterococos, *E. coli* e *Pseudomonas* ou *Candida* (Pammi, Flores, Versalovic et al., 2017). SCN, considerado principalmente um contaminante em crianças mais velhas e adultos, é a causa mais comum de septicemia de início tardio em recém-nascidos de BPN e MBP. A invasão bacteriana pode ocorrer através de locais como o coto umbilical; a pele; membranas mucosas do olho, nariz, faringe e ouvido; e sistemas internos, como os sistemas respiratório, nervoso, urinário e digestório. Os fatores de risco para SCN incluem baixo peso ao nascer e idade gestacional precoce, má higiene das mãos, exposição prévia a antibióticos e presença de acessos intravenosos centrais (Nour, Eldegla, Nasef et al., 2017).

A infecção pós-natal é adquirida por contaminação cruzada de outros recém-nascidos, equipe ou objetos no ambiente. As bactérias que são comumente denominadas "insetos de água" (porque são capazes de crescer em água) são encontradas em suprimentos de água, aparelho de umidificação, drenos de pele, aspiradores e umidificadores. Microrganismos como SCN, que geralmente colonizam a pele, podem infectar cateteres venosos e arteriais permanentes usados para infusões, coleta de amostras de sangue e monitoramento dos sinais vitais. A sepse neonatal é mais comum em recém-nascidos em risco, particularmente os pré-termo e os nascidos após trabalho de parto e parto difíceis ou traumáticos, que são menos capazes de resistir a essa invasão bacteriana. Esses microrganismos com frequência são transmitidos pela equipe a partir de pessoa para pessoa ou objeto para pessoa por higiene das mãos deficiente, condições de aglomeração e limpeza inadequada.

Avaliação diagnóstica

O diagnóstico de sepse com frequência baseia-se na suspeita de sinais e sintomas clínicos característicos. Como a sepse é facilmente confundida com outros distúrbios neonatais, o diagnóstico definitivo é estabelecido por exame laboratorial e radiográfico. Culturas de sangue, urina e LCR são coletadas para identificar o microrganismo causador. Os exames de sangue podem identificar sinais de anemia, leucocitose ou leucopenia. A leucopenia geralmente é um sinal ominoso devido à sua frequente associação com mortalidade alta. Um número elevado de neutrófilos imaturos (**desvio para a esquerda**), neutrófilos totais reduzidos ou aumentados e mudanças na morfologia dos neutrófilos sugere um processo infeccioso no neonato. Outros dados diagnósticos podem ser úteis na determinação da sepse neonatal e incluem proteína C reativa e outros reagentes de fase aguda, como amiloide A sérico, procalcitonina e interleucinas, especificamente interleucina-6 (Pammi et al., 2017).

Prevenção

Várias medidas são importantes na prevenção de infecções de início precoce e tardio. Programas para rastrear mulheres grávidas para colonização por GBS (baseado em cultura) e tratamento dessas mulheres em trabalho de parto reduziram drasticamente a incidência de infecção por GBS em recém-nascidos (Parsons et al., 2016). Programas de triagem para outras infecções maternas, incluindo hepatite B e HIV, também são recomendados. Nos países desenvolvidos, a amamentação por mães infectadas pelo HIV não é recomendada porque o vírus pode ser transmitido pelo leite materno.

Os procedimentos do berçário que visam minimizar o risco de infecções nosocomiais incluem a prática de boas técnicas de higiene das mãos, precauções de isolamento apropriadas quando indicadas e a adoção de padrões recomendados para o espaçamento dos leitos infantis. Estratégias como a introdução precoce de alimentação enteral, aleitamento materno preferencial e protocolos de nutrição padronizados demonstraram reduzir o risco de infecção nosocomial, ou seja, NEC (Uberos, Aguilera-Rodríguez, Jerez-Calero et al., 2017).

Cuidado terapêutico

Além da instituição de medidas terapêuticas vigorosas, o reconhecimento precoce (Boxe 8.6) e o diagnóstico são essenciais para aumentar a chance de sobrevivência do recém-nascido e reduzir a probabilidade de lesão neurológica permanente. A antibioticoterapia é iniciada antes dos resultados laboratoriais estarem disponíveis para confirmação e identificação do microrganismo exato. O tratamento consiste em suporte circulatório, suporte respiratório, administração agressiva de antibióticos e imunoterapia.

A terapia de suporte geralmente envolve a administração de oxigênio (se for evidente sofrimento respiratório ou hipoxia), regulação cuidadosa de líquidos, correção de desequilíbrio ácido-base e eletrolítico e descontinuação temporária das alimentações orais. As transfusões de sangue podem ser necessárias para corrigir anemia e choque, e são mandatórios o monitoramento eletrônico dos sinais vitais e a regulação do ambiente térmico.

A antibioticoterapia, geralmente administrada por via intravenosa, é continuada por 7 a 10 dias se os resultados da cultura forem positivos, descontinuada em 48 a 72 horas se os resultados da cultura forem negativos e o recém-nascido estiver assintomático. Terapias antifúngicas e antivirais são implementadas conforme apropriado, dependendo dos agentes causadores.

Prognóstico

O prognóstico da sepse neonatal é variável. Podem ocorrer sequelas respiratórias e neurológicas graves em recém-nascidos EBP e MBP com sepse de início precoce. Sepse de início tardio e meningite também podem levar a resultados ruins para neonatos imunocomprometidos.

A introdução de novos marcadores de sepse neonatal como reagentes de fase aguda, citocinas, antígenos de superfície de célula e genomas bacterianos pode se revelar particularmente útil em orientar a antibioticoterapia (Gilfillan & Bhandari, 2017). Métodos experimentais futuros sendo explorados para combater infecção em neonatos incluem terapia de anticorpo monoclonal, infusão de fibronectina e aumento de linfocina.

Boxe 8.6 Manifestações da sepse neonatal.

Sinais gerais
Recém-nascido geralmente "não está indo bem"
Controle deficiente da temperatura – hipotermia, hipertermia (raro em neonatos)

Sistema circulatório
Palidez, cianose ou manchas
Pele fria e pegajosa
Hipotensão
Edema
Batimentos cardíacos irregulares – bradicardia, taquicardia

Sistema respiratório
Respiração irregular, apneia ou taquipneia
Cianose
Gemido
Dispneia
Retrações

Sistema nervoso central
Atividade diminuída – letargia, hiporreflexia, coma
Aumento da atividade – irritabilidade, tremores, convulsões
Fontanela completa
Aumento ou diminuição do tônus
Movimentos oculares anormais

Sistema gastrintestinal
Má alimentação
Vômitos
Diarreia ou diminuição das fezes
Distensão abdominal
Hepatomegalia
Fezes hemocultas positivas

Sistema hematopoético
Icterícia
Palidez
Petéquias, equimoses
Esplenomegalia

Cuidados de enfermagem

O cuidado de enfermagem dos recém-nascidos com sepse envolve observação à avaliação como delineado para qualquer recém-nascido de alto risco. O reconhecimento do problema existente é de importância máxima; geralmente é o enfermeiro quem observa e avalia os recém-nascidos e identifica que "alguma coisa está errada" com eles. O conhecimento dos potenciais modos de transmissão da infecção também ajuda o enfermeiro a identificar os recém-nascidos em risco de desenvolvimento de sepse. Grande parte do cuidado de recém-nascidos com sepse envolve o tratamento clínico da doença. O conhecimento dos efeitos colaterais do antibiótico específico e a regulação e administração apropriadas do fármaco são vitais.

A antibioticoterapia prolongada impõe riscos adicionais para os recém-nascidos acometidos. Os antibióticos predispõem os recém-nascidos a crescimento de microrganismos resistentes e à superinfecção por agentes fúngicos e micóticos, como *C. albicans*. Os enfermeiros precisam estar alertas à evidência dessas complicações. A suspensão oral de nistatina é passada com *swab* na mucosa bucal para profilaxia contra candidíase oral.

Parte do cuidado total dos recém-nascidos com sepse é reduzir qualquer estresse fisiológico ou ambiental adicional. Isso inclui o fornecimento de um ambiente termorregulado ideal e a antecipação de potenciais problemas, como desidratação ou hipoxia. As precauções são implementadas para prevenir a disseminação da infecção para outros recém-nascidos, mas para serem efetivas, as atividades precisam ser realizadas por todos os cuidadores. A higiene apropriada das mãos, o uso de equipamento descartável (p. ex., acessos, cateteres, suprimentos de alimentação, equipamento IV), a dispensação de excreções (p. ex., vômito, fezes) e a limpeza adequada do ambiente e do equipamento são essenciais. Como os enfermeiros são os cuidadores mais consistentes envolvidos com recém-nascidos doentes, geralmente é sua responsabilidade observar que as precauções padrão sejam mantidas por todos.

Nos últimos anos, a pneumonia associada ao ventilador tem recebido considerável atenção em unidades de cuidado intensivo de adulto e pediátricas. A higiene das mãos (equipe) e a higiene oral (paciente) têm revelado reduzir a incidência de pneumonia associada à ventilação mecânica em crianças (ver Capítulo 21).

Outro aspecto do cuidado de recém-nascidos com sepse envolve a observação de sinais de complicações, incluindo meningite e choque séptico, uma complicação grave causada por toxinas na corrente sanguínea.

ENTEROCOLITE NECROSANTE

A ENC é uma doença inflamatória aguda do intestino, com incidência aumentada em prematuros. A causa precisa da ECN ainda é incerta, mas parece ocorrer em recém-nascidos cujos tratos gastrintestinais sofreram comprometimento vascular. Acredita-se que isquemia intestinal de etiologia desconhecida, defesas do hospedeiro gastrintestinal imaturas, proliferação bacteriana e substrato alimentar tenham um papel multifatorial na etiologia da ECN. Acredita-se que o uso frequente de antibioticoterapia e medicamentos antiácidos, seguidos de alimentação enteral, aumente o risco de ECN (Chang, Chen, Chang et al., 2017). A prematuridade continua sendo o fator de risco mais proeminente no desenvolvimento da ECN (Bucher, Pacetti, Lovvorn et al., 2016).

A lesão das células mucosas que revestem a parede do intestino é significativa. O suprimento sanguíneo reduzido para essas células provoca sua morte em números grandes; elas param de secretar muco protetor e lubrificante; e a parede do intestino fina e desprotegida é atacada por enzimas proteolíticas. Assim, a parede do intestino continua a intumescer e rompe; ela é incapaz de sintetizar IgM protetora, e a mucosa é permeável a macromoléculas (p. ex., exotoxinas), que dificultam adicionalmente as defesas intestinais. Bactérias formadoras de gás invadem as áreas lesionadas para produzir **pneumatose intestinal**, um achado radiológico que reflete a presença de gás nas superfícies submucosas ou subserosas do intestino. Tem sido observada uma relação consistente entre o desenvolvimento de ECN e a alimentação entérica de substâncias hipertônicas (p. ex., fórmula, medicamentos hiperosmolares). Não está claro se essa conexão é resultante da fórmula que impõe estresse sobre o intestino isquêmico, funcionando como substrato para crescimento bacteriano, ou de ambos.

Avaliação diagnóstica

Os estudos radiográficos mostram uma dilatação em forma de salsicha do intestino, que evolui para distensão acentuada e a característica pneumatose intestinal – "espuma de sabão" ou a aparência de bolha da parede intestinal espessada. Pode existir ar na circulação portal ou ar livre observado no abdome, indicando perfuração. Os achados laboratoriais podem incluir anemia, leucopenia, leucocitose, acidose metabólica e desequilíbrio eletrolítico. Nos casos graves, coagulopatia (DIC – do inglês *disseminated intravascular coagulation* [coagulação intravascular disseminada]) ou trombocitopenia pode ser evidente. Microrganismos gram-negativos com frequência são cultivados do sangue, embora a bacteremia ou septicemia possa não ser proeminente precocemente no curso da doença.

Cuidado terapêutico

O tratamento dos recém-nascidos com ECN começa com prevenção. As alimentações orais podem ser suspensas por pelo menos 24 a 48 horas em recém-nascidos que se acredita tenham experimentado asfixia do nascimento. O leite materno é o nutriente enteral preferido porque ele confere alguma imunidade passiva (IgA), macrófagos e lisozimas.

As **dietas enterais mínimas** (alimentação trófica, *priming* gastrintestinal) ganharam aceitação sem evidência de aumento da incidência de ECN. Em particular, o uso de leite humano fresco demonstrou promover a maturação intestinal, reduzir a disfunção hepática e melhorar a tolerância à alimentação (Poindexter & Ehrenkranz, 2015). Uma revisão sistemática sobre a função da lactoferrina, um componente normal do leite humano, administrado como suplemento à alimentação enteral, diminui a incidência de ECN em prematuros (Pammi & Suresh, 2017). Muitos estudos controlados randomizados confirmaram que os probióticos orais previnem efetivamente a ECN quando administrados nos primeiros 7 dias e continuados por 14 dias em recém-nascidos prematuros (< 34 semanas de gestação) e/ou naqueles com peso ao nascer menor que 1.500 g (Aceti, Gori, Barone et al., 2015; Alfaleh, Anabrees, Bassler et al., 2014; Athalye-Jape, Rao, & Patole, 2016; Lau & Chamberlain, 2015). O tipo preferido e a dosagem ideal de probióticos ainda precisam ser determinados.

O tratamento médico de recém-nascidos com ECN confirmada consiste na descontinuação de todas as alimentações orais; instituição de descompressão abdominal por aspiração nasogástrica; administração de antibióticos IV; e correção da depleção de volume extravascular, anormalidades eletrolíticas, desequilíbrios ácido-base e hipoxia. A substituição da alimentação oral por fluidos parenterais diminui a necessidade de oxigênio e a circulação para o intestino. Radiografias abdominais seriadas (a cada 6 a 8 horas na fase aguda) devem ser realizadas para monitorar a possível progressão da doença para perfuração intestinal.

Prognóstico

Com reconhecimento e tratamento precoces, o tratamento médico é cada vez mais bem-sucedido. Se houver deterioração progressiva sob tratamento médico ou evidência de perfuração, ressecção cirúrgica e anastomose devem ser realizadas. O envolvimento extenso pode necessitar de intervenção cirúrgica e estabelecimento de uma ileostomia, jejunostomia ou colostomia. As sequelas em recém-nascidos sobreviventes incluem síndrome do intestino curto (ver Capítulo 22), estenose colônica com obstrução, má absorção de gordura e déficit de crescimento secundário à disfunção intestinal. Uma variedade de intervenções cirúrgicas para ECN está disponível e depende da extensão da necrose intestinal, fatores associados à doença e estabilidade infantil. O transplante intestinal foi bem-sucedido em alguns recém-nascidos prematuros com síndrome do intestino curto associada à ECN que já haviam desenvolvido complicações relacionadas com a nutrição parenteral total com risco de vida. O transplante pode ser uma opção para salvar vidas de recém-nascidos que anteriormente enfrentavam alta morbidade e mortalidade. Pesquisas estão em andamento para avaliar o uso de intestino delgado fabricado com tecidos (Liu, Cromeens, Wang et al., 2018).

Cuidados de enfermagem

As responsabilidades da enfermagem começam com o reconhecimento imediato dos sinais iniciais da ECN. Como os sinais são semelhantes àqueles observados em muitos outros distúrbios dos recém-nascidos, os enfermeiros precisam estar constantemente cientes da possibilidade dessa doença em recém-nascidos que estejam em alto risco de desenvolver ECN (Boxe 8.7).

Quando se suspeita da doença, o enfermeiro auxilia com os procedimentos diagnósticos e implementa o esquema terapêutico.

Boxe 8.7 Manifestações clínicas da enterocolite necrosante.

Sinais clínicos não específicos
Letargia
Alimentação deficiente
Hipotensão
Vômito
Apneia
Débito urinário reduzido
Temperatura instável
Icterícia

Sinais específicos
Abdome distendido (com frequência brilhante)
Sangue nas fezes ou conteúdos gástricos
Retenção gástrica (fórmula não digerida)
Eritema ou endurecimento localizado da parede abdominal
Vômito bilioso

Os sinais vitais, incluindo PA, devem ser monitorados para mudanças que possam indicar perfuração intestinal, septicemia ou choque cardiovascular, e medidas são instituídas para evitar possível transmissão para outros recém-nascidos. É especialmente importante evitar medição de temperaturas retais devido ao perigo aumentado de perfuração. Para evitar pressão sobre o abdome distendido e para facilitar a observação contínua, com frequência os recém-nascidos ficam sem fralda e posicionados em decúbito dorsal ou de lado.

Observe indicações de desenvolvimento precoce de ECN verificando a aparência do abdome quanto à distensão (medindo a circunferência abdominal, conteúdos gástricos residuais antes das alimentações e auscultando os sons intestinais) e realizando todas as avaliações rotineiras para neonatos de alto risco.

A atenção consciente às necessidades nutricionais e de hidratação é essencial, e os antibióticos devem ser administrados conforme prescrito. A ocasião em que as alimentações orais são reinstituídas varia consideravelmente, mas, geralmente, é de 7 a 10 dias após o diagnóstico e tratamento. A alimentação geralmente é reestabelecida com a oferta de leite humano, se disponível.

Como a ECN é uma doença infecciosa, uma das mais importantes funções da enfermagem é o controle da infecção. A higiene rigorosa das mãos é a barreira primária à disseminação, e os múltiplos casos confirmados são isolados. As pessoas com sintomas de um distúrbio gastrintestinal não devem cuidar desses recém-nascidos ou de quaisquer outros recém-nascidos.

Os recém-nascidos que necessitam de cirurgia demandam a mesma atenção cuidadosa e observação de qualquer recém-nascido com cirurgia abdominal, incluindo cuidado da ostomia (se aplicável). Esse distúrbio é uma das razões mais comuns para a realização de ostomias em recém-nascidos. Em todo o tratamento clínico e cirúrgico dos recém-nascidos com ECN, o enfermeiro deve estar continuamente alerta aos sinais de complicações, como septicemia, DIC, hipoglicemia e outros distúrbios metabólicos.

ALTO RISCO RELACIONADO COM CONDIÇÕES MATERNAS

A saúde dos fetos e recém-nascidos pode ser afetada por várias condições maternas; essencialmente, qualquer condição que acometa a mãe também tem potencial de afetar negativamente a saúde do recém-nascido. A hipertensão induzida pela gravidez ou síndrome HELLP (hemólise, enzimas hepáticas elevadas, plaquetas baixas) pode causar parto pré-termo, restrição do crescimento intrauterino (RCIU), asfixia e morte se não for detectada precocemente e intervenções apropriadas não forem implementadas. Não está dentro do escopo deste texto elaborar sobre a fisiopatologia e o tratamento dessas condições; entretanto, os leitores são referidos a qualquer um dos excelentes textos sobre saúde materna disponíveis para uma discussão detalhada dessas condições.

RECÉM-NASCIDOS DE MÃES DIABÉTICAS

Antes da insulinoterapia, poucas mulheres com diabetes eram capazes de conceber; para aquelas que o fizeram, a taxa de mortalidade para a mãe e o recém-nascido era alta. A morbidade e a mortalidade de recém-nascidos de mães diabéticas (RMD) têm sido significativamente reduzidas como resultado do controle efetivo do diabetes materno e de maior compreensão dos distúrbios fetais. Como os recém-nascidos de mães com diabetes melito gestacional estão em risco das mesmas complicações que os RMD, a discussão de RMD a seguir inclui recém-nascidos de mulheres com diabetes melito gestacional.

A gravidade do diabetes materno influencia a sobrevivência do recém-nascido. A gravidade do diabetes materno é determinada pela duração da doença antes da gravidez; idade de início; extensão das complicações vasculares; e anormalidades da gravidez atual, como pielonefrite, cetoacidose diabética, hipertensão induzida pela gravidez e não adesão. O fator isolado mais importante que influencia o bem-estar fetal é o estado euglicêmico da mãe. Tem-se descoberto que o controle metabólico razoável que começa antes da concepção e continua nas primeiras semanas de gravidez pode prevenir malformação em um RMD. Níveis elevados de hemoglobina A1c durante o período periconcepciomal parecem associar-se à incidência mais alta de malformações congênitas. No caso do diabetes gestacional, a macrossomia é o achado mais comum; complicações graves são raras (Tieu, McPhee, Crowther et al., 2017).

A hipoglicemia pode aparecer pouco tempo após o nascimento e em IDMs (do inglês *infant of a diabetic mother* – recém-nascidos de mãe diabética) está associada ao aumento da atividade da insulina no sangue (ver Tabela 8.5). O nível sérico de glicose que corresponde à hipoglicemia clínica não está bem definido. Como alguns recém-nascidos apresentam complicações metabólicas em níveis mais altos do que se pensava anteriormente, alguns pesquisadores recomendam que os níveis séricos de glicose sejam mantidos acima de 45 mg/dℓ em recém-nascidos com sintomas clínicos anormais e tão altos quanto 50 mg/dℓ em outros recém-nascidos (Sperling, 2016). A American Academy of Pediatrics recomenda que recém-nascidos sintomáticos recebam tratamento se a glicose no sangue for inferior a 40 mg/dℓ (Adamkin, American Academy of Pediatrics, Committee on Fetus and Newborn, 2011).

A hipoglicemia em IDMs está relacionada com a hipertrofia e hiperplasia das células das ilhotas pancreáticas e, portanto, é um estado transitório de hiperinsulinismo. Níveis elevados de glicose no sangue materno durante a vida fetal fornecem um estímulo contínuo às células das ilhotas fetais para a produção de insulina (a glicose passa facilmente pela barreira placentária do lado materno para o fetal; a insulina, no entanto, não atravessa a barreira placentária). Esse estado sustentado de hiperglicemia promove a secreção de insulina fetal que, em última análise, leva ao crescimento excessivo e deposição de gordura, o que provavelmente explica os recém-nascidos grandes para a idade gestacional ou macrossômicos (Sheanon, Muglia, 2020). Quando o suprimento de glicose do neonato é removido abruptamente no momento do nascimento, a produção continuada de insulina logo esgota a glicose circulante no sangue, criando um estado de hiperinsulinismo e hipoglicemia dentro de 30 minutos a 4 horas, especialmente em recém-nascidos de mães com diabetes mal controlado (anteriormente diabetes classe C ou além [classe D a R]). Quedas abruptas nos níveis de glicose no sangue podem causar sérios danos neurológicos ou morte.

Os IDMs têm uma aparência característica (Boxe 8.8 e Figura 8.24). Os IDMs são mais propensos a ter circunferências abdominais e ombros desproporcionalmente grandes, levando a um risco aumentado de distocia de ombro e lesão no nascimento (Sheanon, Muglia, 2020). Os recém-nascidos de mães com diabetes avançado podem ser pequenos para a idade gestacional, ter RCIU ou ter o tamanho apropriado para a idade gestacional devido ao envolvimento vascular materno (placentário). Há aumento de anomalias congênitas em IDMs, além de alta suscetibilidade à hipoglicemia, hipocalcemia, hipomagnesemia, policitemia, hiperbilirrubinemia, cardiomiopatia e SDR (Sheanon & Muglia, 2020). A hiperinsulinemia e a hiperglicemia na mãe diabética podem ser fatores de redução da síntese fetal de surfactante, contribuindo para o desenvolvimento da SDR. Embora grandes, esses recém-nascidos podem nascer antes do termo como resultado de complicações maternas ou aumento do tamanho fetal.

O **hiperinsulinismo congênito**, condição que causa macrossomia neonatal e hipoglicemia profunda, está frequentemente presente no período neonatal. No entanto, essa condição geralmente não está associada ao diabetes melito materno, mas parece ter uma etiologia genética; a condição também está associada às síndromes, como a de Beckwith-Wiedemann (Sperling, 2016).

Cuidado terapêutico

O tratamento mais importante dos RMDs é o monitoramento cuidadoso dos níveis de glicose sérica e a observação de complicações como SDR. Os recém-nascidos são examinados em busca de quaisquer anormalidades ou lesões do nascimento, e análises sanguíneas para determinação de glicose, cálcio, hematócrito e bilirrubina são obtidas regularmente.

Como o pâncreas hipertrofiado é muito sensível a concentrações de glicose sanguínea, a administração de glicose oral pode deflagrar uma liberação maciça de insulina, resultando em hipoglicemia de rebote. Desse modo, a oferta de leite materno ou

Boxe 8.8 Manifestações clínicas dos recém-nascidos de mães diabéticas

- Grande para a idade gestacional
- Face arredondada
- Vérnix caseoso abundante
- Pletórico (policitemia)
- Apático e letárgico
- Tremores

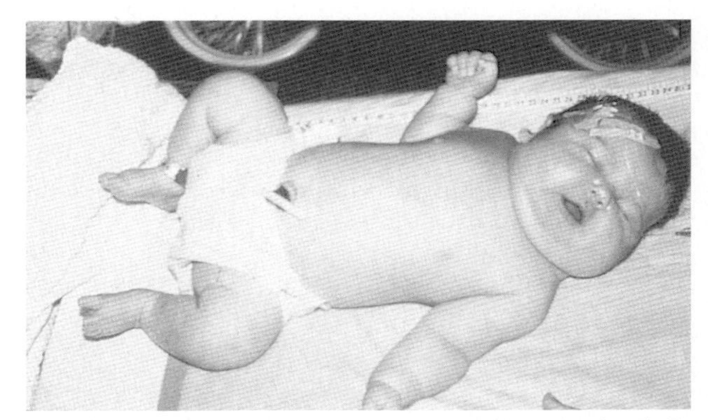

Figura 8.24 Recém-nascido grande para a idade gestacional. Esse recém-nascido de mãe diabética (IDM) pesou 5 kg ao nascimento e exibe as típicas faces arredondadas. (De Zitelli BJ, McIntire SC, Nowalk AJ: *Zitelli and Davis' Atlas of Pediatric physical diagnosis*, ed 6, St Louis, 2012, Saunders/Elsevier.)

fórmula começa nas primeiras horas após o nascimento, desde que a condição cardiorrespiratória do recém-nascido esteja estável. Aproximadamente metade desses recém-nascidos fica bem e ajusta-se sem complicações. Os recém-nascidos de mães com diabetes controlado deficientemente podem demandar infusões IV de dextrose. O tratamento com dextrose a 10% e água (IV) é iniciado com o objetivo de manter os níveis de glicose sérica acima de 45 mg/dℓ (Adamkin, American Academy of Pediatrics, Committee on Fetus and Newborn, 2011). A ingesta oral e IV pode ser titulada para manter níveis de glicose sanguínea adequados. As determinações frequentes da glicose sanguínea são necessárias nos primeiros 2 a 4 dias de vida para avaliar o grau de hipoglicemia presente em determinada ocasião. A exame do sangue retirado do calcanhar com instrumentos de reflectância portáteis e calibrados (p. ex., glicômetros) é uma avaliação de rastreamento simples e efetiva que pode então ser confirmada pelo exame laboratorial.

Cuidados de enfermagem

O cuidado de enfermagem dos RMDs envolve exame precoce de anormalidades congênitas, sinais de possíveis problemas cardíacos ou respiratórios, manutenção de termorregulação adequada, introdução precoce da alimentação conforme apropriado e monitoramento dos níveis de glicose sanguínea. Este último tem importância particular, porque muitos recém-nascidos com hipoglicemia podem permanecer assintomáticos. A infusão IV de glicose demanda monitoramento cuidadoso do local e da reação do neonato à terapia; concentrações altas de glicose (≥ 12,5%) devem ser infundidas via acesso central.

Como os recém-nascidos macrossômicos estão em risco de problemas associados à dificuldade no parto, eles são monitorados para lesões do nascimento, como lesão do plexo braquial e paralisia, fratura de clavícula e paralisia de nervo frênico. O monitoramento adicional do recém-nascido para problemas associados a essas condições (policitemia, hipocalcemia, alimentação deficiente e hiperbilirrubinemia) também é uma função importante da enfermagem.

RECÉM-NASCIDOS EXPOSTOS A DROGA[g]

Os hábitos maternos de risco para o feto e o neonato incluem adição à droga, tabagismo e uso abusivo de álcool. Reações de abstinência ocasionais têm sido relatadas em neonatos de mães que usam quantidades excessivas de drogas, como barbitúricos, álcool, anfetaminas ou antidepressivos. São observadas reações graves em neonatos cujas mães abusam de drogas psicoativas ou são tratadas com metadona.

Os narcóticos, que têm peso molecular baixo, cruzam prontamente a membrana placentária e entram no sistema fetal. As substâncias ilícitas também podem ser transmitidas ao recém-nascido pelo leite materno. Quando a mãe é usuária habitual de opiáceos, especialmente oxicodona, heroína ou metadona, a criança ainda não nascida também pode tornar-se quimicamente dependente ou passivamente viciada na droga, que coloca esses recém-nascidos em risco durante os períodos perinatal e neonatal inicial. **Síndrome de abstinência neonatal (SAN)** é o termo usado para descrever o grupo de comportamentos exibidos pelos recém-nascidos expostos a narcóticos *in utero*.

[g]Notar que o termo *adição* com frequência associa-se a comportamentos em que a pessoa busca a droga para experimentar um paraíso ou euforia, escapar da realidade ou satisfazer uma necessidade pessoal. Os recém-nascidos que foram expostos a drogas *in utero* não são adictos em um sentido comportamental, ainda que possam experimentar sinais fisiológicos brandos a fortes como resultado da exposição. Desse modo, dizer que um lactente nascido de uma mãe que usa substâncias é adicto é incorreto; *recém-nascido exposto a droga* é um termo mais adequado, que implica exposição intrauterina à droga.

Manifestações clínicas

Os efeitos adversos da exposição do feto a drogas são variados. Eles incluem mudanças transitórias de comportamento, como alterações nos movimentos respiratórios fetais e efeitos irreversíveis como morte fetal, RCIU, malformações estruturais ou deterioração cognitiva. A determinação de efeitos específicos de drogas individuais sobre um feto individual é difícil pelo uso de polidrogas, que é comum; erros ou omissões no relato do uso de droga; e variação na potência, pureza e tipos de aditivos encontrados nas drogas de rua. Condições maternas como pobreza, má nutrição e condições de comorbidades (como infecções transmitidas sexualmente) compõem adicionalmente a dificuldade em se identificar a presença e as consequências da exposição intrauterina a droga. A maioria dos recém-nascidos expostos a drogas *in utero* pode não demonstrar efeitos refratários imediatos e parecer normal ao nascimento. Os recém-nascidos expostos apenas à heroína podem começar a exibir sinais de abstinência de droga em 12 a 24 horas. Se as mães estiveram tomando metadona, os sinais aparecem um pouco mais tarde – em qualquer momento de 1 ou 2 dias a 2 a 3 semanas ou mais após o nascimento. As manifestações clínicas podem cair em qualquer uma ou em todas as seguintes categorias: SNC, gastrintestinal, respiratório e sinais do sistema nervoso autonômico (Weiner, Finnegan, 2016). As manifestações tornam-se mais pronunciadas entre 48 e 72 horas de vida e podem durar de 6 dias a 8 semanas, dependendo da gravidade da abstinência (Boxe 8.9). Embora esses recém-nascidos suguem avidamente os punhos e exibam um reflexo fundamental exagerado, eles se alimentam de forma deficiente devido à sucção e reflexos de deglutição descoordenados e inefetivos.

Devido ao uso irregular e grau variado de drogas, qualidade da droga e uso misto de drogas pela mãe, alguns recém-nascidos apresentam manifestações leves ou variáveis. As manifestações, em sua maioria, são os sinais vagos e inespecíficos característicos de todas as crianças em geral; portanto, é importante diferenciar entre a retirada do medicamento e outros distúrbios antes que a terapia específica seja

Boxe 8.9 Sinais de abstinência em neonatos.

Neurológicos
Irritabilidade
Convulsões
Hiperatividade
Choro de intensidade alta
Tremores
Reflexo de Moro exagerado
Hipertonicidade dos músculos

Gastrintestinais
Alimentação deficiente
Diarreia
Desidratação
Vômito
Agitação e sucção descoordenada
Resíduo gástrico

Autonômicos
Diaforese
Febre
Pele manchada
Congestão nasal

Diversos
Padrões de sono interrompidos
Taquipneia (> 60 respirações/min)
Escoriações (joelhos, face, perianal)
Instabilidade da temperatura

instituída. Outras condições (p. ex., hipocalcemia, hipoglicemia, sepse) geralmente coexistem com a retirada do medicamento. Sinais adicionais observados em recém-nascidos expostos a drogas incluem fezes moles, taquicardia, febre, vômito projetado, choro, entupimento nasal e transpiração generalizada, o que é incomum em recém-nascidos.

Avaliação diagnóstica

A amostragem de urina, cabelo ou mecônio do recém-nascido pode ser necessária para identificar a exposição ao medicamento e implementar terapias de intervenção precoce apropriadas destinadas a minimizar as consequências da exposição intrauterina ao medicamento. A amostragem de mecônio para exposição fetal a drogas é relatada para fornecer mais precisão de triagem do que a triagem de urina, pois os metabólitos da droga acumulam-se no mecônio (Weiner & Finnegan, 2016). A triagem toxicológica da urina pode ser menos precisa porque reflete apenas a ingestão recente da substância pela mãe (Malcolm, 2015). O teste de mecônio e cabelo para metabólitos de drogas possuem as vantagens de ser não invasivo, mais preciso e fácil de coletar.

Manejo terapêutico

O tratamento de crianças expostas a drogas consiste inicialmente na identificação precoce por meio da história materna, apresentando sintomas de NAS ou triagem toxicológica quando há forte suspeita de abuso de substâncias. A identificação e intervenção precoces são essenciais para evitar mais efeitos adversos; a alta precoce da instituição de parto deve ser adiada até uma avaliação mais aprofundada da situação materna e o estabelecimento de um plano de tratamento para a mãe e o recém-nascido. As terapias medicamentosas para diminuir os efeitos da abstinência incluem administração parenteral ou oral de fenobarbital, buprenorfina, clonidina, metadona e morfina. Uma combinação desses medicamentos pode ser necessária para tratar neonatos expostos a vários medicamentos no útero, e atenção cuidadosa deve ser dada a possíveis efeitos adversos dos medicamentos de tratamento (Malcolm, 2015).

Prognóstico

O prognóstico dos recém-nascidos expostos a droga depende do tipo e da quantidade de droga usada pela mãe e do estágio do desenvolvimento fetal em que a droga foi usada. A taxa geral de mortalidade de recém-nascidos de mães adictas a narcótico é alta, mas com o reconhecimento precoce, tratamento apropriado e acompanhamento em longo prazo, a morbidade e a mortalidade associadas à exposição à droga são reduzidas.

Com frequência, os recém-nascidos expostos à droga exibem crescimento do cérebro e do corpo deficiente ao nascimento; entretanto, às vezes, os recém-nascidos não exibem quaisquer sinais que indiquem exposição a agentes perigosos, e sua condição pode, assim, ser superestimada até aparecerem sintomas mais tarde na vida. Os recém-nascidos expostos à droga podem ter problemas de alimentação crônicos, irritabilidade, respostas neurológicas anormais, interações pais-recém-nascido anormais, atrasos do desenvolvimento e cognitivos, incapacidades de aprendizado na infância e problemas comportamentais, incluindo TDAH.

Cuidados de enfermagem

Um dos fatores-chave no tratamento de neonatos expostos a droga é a identificação precoce do uso abusivo de substância na gestante de modo que o tratamento possa ser iniciado e os efeitos colaterais minimizados. Isso é especialmente problemático a partir do ponto de vista social e legal, porque a gestante com frequência está consciente das consequências de admitir o uso abusivo de substância e pode, portanto, ter menos probabilidade de admitir prontamente o problema por medo das repercussões sociais e legais. Se a mãe teve bom cuidado pré-natal, o médico está ciente do problema e pode ter instituído terapia antes do parto. Entretanto, várias mães dão à luz sem o benefício de cuidado adequado, e a condição não é conhecida pela equipe de saúde na ocasião do parto.

O grau de abstinência relaciona-se intimamente com a quantidade de droga que a mãe tem usado habitualmente, a extensão de tempo que ela tem usado a droga e seu nível de droga no momento do parto. Os sintomas mais graves são observados nos recém-nascidos de mães que têm usado quantidades grandes de drogas por longo período. Além disso, quanto mais perto do momento do parto a mãe usa drogas, mais tempo a criança leva para desenvolver abstinência e mais graves são as manifestações. O recém-nascido pode não exibir sintomas de abstinência até 7 a 10 dias após o parto, ocasião em que a maioria dos recém-nascidos já recebeu alta e os cuidadores têm menos probabilidade de reconhecer os sinais de irritabilidade e alimentação deficiente como abstinência, predispondo o recém-nascido a abuso e negligência e falha do crescimento (falha em se desenvolver). O recém-nascido pode estar sujeito a risco adicional de abuso subsequente ou negligência devido às condições em casa, que adiam o cuidado e o acompanhamento adequados do recém-nascido.

Após a identificação da presença de SAN em um recém-nascido, o cuidado da enfermagem direciona-se ao tratamento dos sinais de apresentação, reduzindo os estímulos que podem precipitar hiperatividade e irritabilidade (p. ex., reduzindo as luzes, reduzindo os níveis de barulho), fornecendo nutrição e hidratação adequadas e promovendo a relação mãe-recém-nascido. O cuidado do desenvolvimento individualizado e apropriado é implementado para facilitar comportamentos de autoconsolação e autorregulação.

Recém-nascidos irritáveis e hiperativos têm revelado responder a conforto físico, movimento e contato íntimo. Enrolar confortavelmente o recém-nascido e segurá-lo firmemente limitam sua capacidade de autoestimulação. As atividades de enfermagem para reduzir a quantidade de estresse ajudam a reduzir a estimulação exógena.

A amamentação é encorajada em mães que não estejam usando substâncias ilícitas, que não tenham infecção pelo HIV e que são cooperativas a um programa de metadona; a amamentação ao seio promove ligação mãe-recém-nascido, e pequenas quantidades de metadona que passam pelo leite materno não se revelaram perigosas.

O *Neonatal Abstinence Scoring System* foi desenvolvido para monitorar recém-nascidos de maneira objetiva e avaliar sua resposta às intervenções clínicas e farmacológicas (Finnegan, 1985). Esse sistema também é projetado para ajudar os enfermeiros e outros profissionais do cuidado da saúde a avaliar a gravidade dos sintomas de abstinência do recém-nascido. Outra ferramenta que pode ser usada para avaliar o comportamento de abstinência e o tratamento em recém-nascidos é o *Neonatal Withdrawal Inventory*, desenvolvido por Zaharodny et al. (1998).

A *Neonatal Intensive Care Unit Network Neurobehavioral Scale* (NNNS) é uma ferramenta de avaliação neurológica e comportamental que pode ser usada para identificar recém-nascidos em risco como consequência da exposição intrauterina à droga. A ferramenta mede estresse ou abstinência, estado, estado neurológico e tônus muscular no contexto da condição clínica do recém-nascido no momento do exame. A NNNS pode ser usada por recém-nascidos clinicamente estáveis que sejam pelo menos de 30 semanas de gestação e até 48 semanas de vida corrigida ou concepcional (Lester, Tronick, Brazelton, 2004).

Fezes amolecidas, ingesta deficiente e regurgitação após as alimentações predispõem esses recém-nascidos à má nutrição, desidratação, ruptura de pele e desequilíbrio eletrolítico. Além disso, esses recém-nascidos gastam energia com a atividade contínua e consumo de oxigênio aumentado em nível celular. Podem ser necessários pesagem frequente, monitoramento cuidadoso da ingesta e do débito e de eletrólitos e suplementação calórica adicional. Os recém-nascidos hiperativos precisam ser protegidos das lesões cutâneas sobre joelhos, artelhos e bochechas, que são causadas por atrito nos lençóis na posição de decúbito dorsal (despertos). O monitoramento e o registro do nível de atividade e sua relação com outras atividades, como alimentação e prevenção de complicações, são importantes funções da enfermagem.

Um auxílio valioso para antecipar problemas no recém-nascido é o reconhecimento de uso abusivo da substância pela mãe. A menos que a mãe esteja participando de um programa de reabilitação com metadona, ela raramente arrisca chamar atenção ao seu hábito procurando cuidado pré-natal. Consequentemente, os recém-nascidos e as mães são expostos aos riscos adicionais de complicações obstétricas e clínicas. Mais ainda, a natureza do uso de substância e adição torna a usuária suscetível a distúrbios como infecção (hepatite B, HIV), reação a corpo estranho e os riscos de nutrição inadequada e nascimento de pré-termo. O tratamento com metadona não previne a reação de abstinência em neonatos, mas o curso clínico pode ser modificado. Também, o suporte psicológico intensivo das mães é um fator no tratamento e na redução de mortalidade perinatal. A experiência tem indicado que essas mães são geralmente ansiosas e deprimidas, carecem de confiança, têm baixa autoestima e têm dificuldade com as relações interpessoais. Elas podem ter necessidade psicológica para a gravidez e para o cuidado de um recém-nascido.

Os sintomas iniciais de recidiva dos sintomas de abstinência podem desenvolver-se após a alta do hospital; desse modo, é importante estabelecer apoio e manter contato com a família, de modo que possam voltar para tratamento se isso ocorrer. As demandas do recém-nascido exposto à droga sobre o cuidador são enormes e não recompensadoras em termos de *feedback* positivo. Os recém-nascidos são difíceis de confortar e choram por longos períodos, que podem ser especialmente desafiadores para o cuidador após a alta do recém-nascido do hospital. O acompanhamento no longo prazo para avaliar o estado do recém-nascido e da família é muito importante. Síndrome da morte súbita infantil e infecção pelo HIV são observadas mais comumente em recém-nascidos de usuárias de metadona e heroína.

Surgem muitos problemas relativos à disposição dos recém-nascidos de mães dependentes de droga. Aqueles que defendem a separação das mães e das crianças afirmam que as mães não são capazes de assumir responsabilidade pelo cuidado de seu recém-nascido, que o cuidado da criança é frustrante para elas e que sua existência é muito desorganizada e caótica. Outros encorajam a ligação mãe-recém-nascido e recomendam um ambiente protegido, como uma comunidade terapêutica, uma casa compartilhada ou serviços de apoio contínuo em casa após a alta. São necessários avaliação cuidadosa e esforços cooperativos de uma variedade de profissionais da saúde se a escolha for um lar adotivo ou cuidado de acompanhamento de apoio de mães que mantêm seus recém-nascidos.

Exposição ao álcool

A ingestão de álcool durante a gravidez está associada a efeitos de curto e longo prazos no feto e no recém-nascido. A quantidade de álcool necessária para produzir efeitos no feto não é clara, mas sabe-se que recém-nascidos de alcóolatras têm duas vezes o risco de anormalidades congênitas do que aqueles nascidos de mães com consumo moderado (Weitzman, 2020). A abstinência de álcool pode ocorrer em recém-nascidos, principalmente quando a ingestão materna ocorre próximo ao momento do parto. Os sinais e sintomas incluem nervosismo, aumento do tônus e respostas reflexas e irritabilidade. Convulsões também são comuns. Os efeitos fetais da exposição ao álcool variam de sutis dificuldades de aprendizagem a características faciais óbvias e anormalidades de crescimento. Em 2004, a National Organization on Fetal Alcohol Syndrome esclareceu a terminologia para a exposição fetal ao álcool, adotando o termo *transtorno do espectro alcoólico fetal (FASD)* como um termo abrangente para descrever a gama de efeitos clínicos. A síndrome alcoólica fetal (SAF) enquadra-se nesse espectro, mas é reservada a indivíduos que apresentam a tríade de características faciais características, restrição de crescimento e déficits de desenvolvimento neurológico com histórico confirmado de consumo materno de álcool (Denny, Coles, Blitz, 2017). As características craniofaciais incluem microcefalia, olhos pequenos ou fissuras palpebrais curtas, lábio superior fino, face média plana e filtro indistinto. Problemas neurológicos em crianças com SAF incluem algum grau de déficit do quociente de inteligência (QI), TDAH, habilidades motoras finas diminuídas e fala pobre. Essas crianças mostraram falta de inibição, não são ansiosos com estranhos e não têm habilidades de julgamento apropriadas.

Os recém-nascidos que não exibem os sinais de SAF, mas nasceram de mães alcoólatras, têm significativamente menos tremores, hipertonia, inquietação, movimentos excessivos da boca, choro e inconsolabilidade do que recém-nascidos de mães abusivas de substância que não consomem álcool durante a gravidez. Uma questão adicional relativa ao uso abusivo de substância é que muitas das mães com frequência usam várias drogas, como tranquilizantes, sedativos, anfetaminas, feniciclidina, marijuana e outros agentes psicotrópicos.

Exposição à cocaína

A cocaína é um estimulante do SNC e simpaticomimético periférico. Legalmente, é classificado como narcótico, mas não é um opioide. A exposição pré-natal à cocaína é comumente associada a uma série de consequências adversas ao longo do desenvolvimento (Ross, Graham, Money et al., 2015). Os efeitos sobre os fetos são secundários aos efeitos maternos, que incluem aumento da PA, diminuição do fluxo sanguíneo uterino e aumento da resistência vascular. Consequentemente, o feto experimenta diminuição do fluxo sanguíneo e oxigenação devido à vasoconstrição placentária e fetal. Pesquisadores concluíram que variáveis como a falta de acompanhamento pré-natal da mãe, nutrição pobre e o uso de tabaco, álcool e outras drogas durante a gravidez agravam os efeitos da exposição à cocaína no recém-nascido (Parcianello, Mardini, Cereser et al., 2018).

Os recém-nascidos podem parecer normais ou apresentam problemas neurológicos ao nascimento que podem continuar durante o período neonatal. Em grande parte da literatura de pesquisa, esses achados foram transitórios e houve evidências variáveis demonstrando sequelas permanentes. Qualquer um dos dois tipos de comportamento pode surgir como resultado dos efeitos da cocaína no desenvolvimento fetal: depressão neurocomportamental ou excitabilidade. Os comportamentos de uma criança deprimida incluem letargia, hipotonia, choro fraco e dificuldade em despertar. Os comportamentos de um neonato excitável podem incluir choro agudo, hipertonicidade, nervosismo, irritabilidade e incapacidade de ser consolado (Hudak, 2015).

As sequelas da exposição pré-natal à cocaína incluem parto prematuro, menor perímetro cefálico, comprimento e peso reduzido ao nascer. As áreas do cérebro que parecem ser particularmente vulneráveis aos efeitos da exposição pré-natal à cocaína incluem aquelas que regulam a atenção e o funcionamento executivo. Os primeiros estudos de exposição à cocaína identificaram aumento da incidência de gastrosquise, anomalias geniturinárias e hemorragia periventricular e intraventricular; no entanto, as metaanálises não confirmaram essas complicações (Hudak, 2015). A exposição à cocaína é caracterizada pela excitação anormal e regulação da atenção. Um estudo demonstrou conectividade funcional e interrupções comportamentais no tálamo de recém-nascidos expostos à cocaína no pré-natal (Salzwedel, Grewen, Goldman et al., 2016).

O acompanhamento na adolescência de 218 crianças expostas à cocaína no pré-natal demonstrou pior QI de organização perceptual, processamento de informações visuais-espaciais, atenção, linguagem, função executiva e regulação do comportamento até os 14 anos (Singer, Minnes, Min et al., 2015). Outro fator agravante para a exposição pré-natal a drogas e risco posterior de uso abusivo de substâncias é que os adolescentes expostos à cocaína relataram que eram mais propensos a usar álcool, tabaco e/ou maconha aos 15 anos em comparação com adolescentes não expostos à cocaína (Minnes, Singer, Min et al., 2014).

Cuidado terapêutico

O tratamento desses recém-nascidos é semelhante ao de outros recém-nascidos expostos a drogas, incluindo redução de estímulos externos, tratamento de suporte destinado a aliviar os sintomas e, às vezes, sedação leve.

Cuidados de enfermagem

Os cuidados de enfermagem para recém-nascidos expostos à cocaína são os mesmos que para outros recém-nascidos expostos a drogas. Por terem aumentado o tônus flexor, esses recém-nascidos respondem ao enfaixamento (Sherman, 2015). Posicionamento, massagem e estimulação tátil limitada demonstraram ser intervenções eficazes para essa população. Quantidades significativas de cocaína foram encontradas no leite materno (Hale, 2019); portanto, as mães devem ser alertadas sobre esse perigo para seus recém-nascidos.

O encaminhamento para programas de intervenção precoce, incluindo cuidados de saúde infantil, tratamento medicamentoso dos pais, cuidados de desenvolvimento individualizados e educação dos pais, é essencial para promover o melhor resultado para essas crianças. Como elas geralmente vivem em ambientes empobrecidos, correm alto risco de atrasos cognitivos, falta de cuidados com a saúde infantil e nutrição inadequada e beneficiam-se de programas de intervenção precoce.

Exposição à metanfetamina

Os efeitos fetais e neonatais do uso materno de metanfetamina na gravidez não são bem conhecidos, e os achados são com frequência confundidos pelo uso de polidroga e pelos efeitos do ambiente do recém-nascido ou criança. Baixo peso ao nascer, parto pré-termo e anormalidades como fenda labial e palatina e defeitos cardíacos têm sido relatados em recém-nascidos expostos a metanfetamina *in utero* (Sherman, 2015).

O uso de metanfetaminas aumentou significativamente nos últimos 10 anos em algumas regiões dos EUA. Uma maior incidência de parto prematuro e descolamento prematuro da placenta foi associada ao uso de metanfetaminas. Além disso, a restrição do crescimento fetal (pequeno para a idade gestacional) foi ligeiramente maior na prole exposta à metanfetamina; entretanto, 80% das mães desses neonatos também apresentavam uso significativo de álcool e tabaco.

Os relatórios do estudo variam no tempo das manifestações clínicas de retirada desse medicamento. O uso contínuo de metanfetaminas durante a gravidez está associado ao parto prematuro e ao baixo peso ao nascer, os quais contribuem para a morbidade e mortalidade neonatal (Wright, Schuetter, Tellei et al., 2015). A interrupção do uso de metanfetaminas a qualquer momento durante a gravidez melhora os resultados do parto (Wright et al., 2015). Após o nascimento, os recém-nascidos podem apresentar padrões anormais de sono, agitação, má alimentação e estado de desorganização (Sherman, 2015).

Os efeitos a longo prazo da exposição à metanfetamina em crianças permanecem obscuros; no entanto, alguns estudos mostraram problemas com habilidades de matemática e linguagem. Postula-se que, à semelhança da cocaína, a exposição à metanfetamina pode afetar áreas do cérebro responsáveis pelo funcionamento de ordem superior, com efeitos mais prováveis de manifestarem-se quando a criança atinge a idade escolar (Hudak, 2015).

Exposição à maconha

A maconha substituiu a cocaína como a droga ilícita mais comum usada por mulheres de 18 a 44 anos (não grávidas e grávidas) nos EUA (Oh, Salas-Wright, Vaughn et al., 2017). A maconha atravessa a placenta; no entanto, os efeitos específicos sobre o feto têm sido difíceis de determinar. Alguns estudos relataram uma associação entre o uso crônico de maconha e uma diminuição do peso infantil ao nascer e a necessidade de colocação em uma UTIN (Conner, Carter, Tuuli et al., 2015; Gunn, Rosales, Center et al., 2016). Para agravar a questão dos efeitos da maconha, está o uso de múltiplas drogas, que combina os efeitos nocivos da maconha, tabaco, álcool, opiáceos e cocaína. Estudos de acompanhamento em longo prazo em recém-nascidos expostos são necessários.

Inibidores seletivos da recaptação de serotonina

Estudos estimam que cerca de 12,4% das mulheres grávidas sofrem de depressão importante (Zhao, Liu, Cao et al., 2018). Para muitas dessas mulheres, os inibidores seletivos da recaptação da serotonina (ISRSs) proporcionam um importante benefício terapêutico; no entanto, esses medicamentos podem resultar em efeitos colaterais em seus recém-nascidos. Sinais de abstinência estão presentes em até um terço dos recém-nascidos expostos a ISRSs *in utero* (Zhao et al., 2018). Os achados incluem hipertonia, tremores, vigília, choro agudo e problemas de alimentação. Um risco aumentado de hipertensão pulmonar persistente foi relatado em recém-nascidos expostos a ISRSs no início da gravidez (Zhao et al., 2018); no entanto, esse achado não foi relatado de forma consistente (Zullino & Simoncini, 2018). Alguns ISRSs são transferidos para o leite materno. Os recém-nascidos cujas mães estão tomando ISRSs devem ser monitorados quanto a distúrbios do sono, irritabilidade e má alimentação.

INFECÇÕES MATERNAS

A amplitude de condições patológicas produzidas por agentes infecciosos é grande, e a diferença entre os efeitos maternos e fetais causados por qualquer agente também é grande. Algumas infecções maternas, especialmente durante o início da gestação, podem resultar em perda fetal ou malformação, porque a capacidade do feto de lidar com microrganismos infecciosos é limitada e o sistema imunológico fetal é incapaz de evitar a disseminação dos microrganismos infecciosos para vários tecidos.

Nem todas as infecções pré-natais produzem efeitos teratogênicos. Além disso, o quadro clínico dos distúrbios causados por transferência placentária de agentes infecciosos nem sempre é bem definido. Alguns agentes virais podem causar manifestações acentuadamente semelhantes, e é comum testar para todos eles quando se suspeita de uma infecção pré-natal. Esse é o denominado complexo **TORCH**, um acrônimo para:

Toxoplasmose
Outros (p. ex., hepatite B, parvovírus, HIV, Nilo ocidental)
Rubéola
Infecção por **C**itomegalovírus
Herpes simples

Para determinar o agente causador no recém-nascido sintomático, os testes são realizados para excluir cada uma dessas infecções. A categoria *O* pode envolver testagem de infecções virais (p. ex., hepatite B, varicela-zóster, sarampo, caxumba, HIV, sífilis e parvovírus humano). As infecções bacterianas não são incluídas em TORCH porque elas são geralmente identificadas pelas manifestações clínicas e exames laboratoriais prontamente disponíveis. A conjuntivite gonocócica (oftalmia neonatal) e a conjuntivite por *Chlamydia* têm sido significativamente reduzidas por medidas profiláticas ao nascimento (ver Capítulo 7). As principais infecções maternas, seus possíveis efeitos e considerações de enfermagem específicas estão delineados na Tabela 8.12.

Cuidados de enfermagem

Um dos principais objetivos no cuidado de recém-nascidos com suspeita de doença infecciosa é a identificação do organismo causador. As precauções padrão são implementadas de acordo com a política institucional. Na suspeita de infecções por citomegalovírus e rubéola, as profissionais de saúde grávidas são alertados para evitar o contato com esses recém-nascidos. O HSV é facilmente transmitido de uma criança para outra; portanto, o risco de contaminação cruzada é reduzido ou eliminado pelo uso de luvas para contato com o paciente. O *Red Book 2018*, da American Academy of Pediatrics: *Report of the Committee on Infectious Diseases*, fornece as diretrizes para o tipo e a duração das precauções para a maioria das exposições bacterianas e

Tabela 8.12 Infecções adquiridas da mãe antes, durante ou após o nascimento.[a]

Efeito fetal ou do recém-nascido	Transmissão	Considerações de enfermagem[b]
Vírus da imunodeficiência humana		
Nenhuma diferença significativa entre recém-nascidos infectados e não infectados ao nascimento em algumas circunstâncias Embriopatia relatada por alguns observadores: • Ponte nasal deprimida • Leve obliquidade ascendente ou descendente dos olhos • Fissuras palpebrais longas e escleróticas azuladas • Lábios patulosos • Hipertelorismo ocular • Margem superior do vermelhão labial proeminente (ver também Capítulo 24)	Transplacentária; durante o parto vaginal; potencialmente durante a amamentação	Administrar profilaxia antiviral à mãe HIV-positiva. O momento de início (se ainda não estiver em tratamento) e a escolha dos regimes são determinados examinando vários fatores, incluindo o tratamento atual da mãe. Recomendações detalhadas podem ser obtidas no Office of AIDS Research Advisory Council (2014) Durante o trabalho de parto, *o ZDV é recomendado para todas as gestantes infectadas pelo HIV, independentemente do esquema de tratamento pré-parto* A cesariana em mães HIV-positivas é recomendada para reduzir a transmissão Os recém-nascidos expostos ao HIV devem receber um ciclo de 6 semanas de ZDV (zidovudina ou AZT azidotimidina) (considerar a adição de outro medicamento antirretroviral com base no tratamento materno e exposição) Evitar o aleitamento materno em mães soropositivas Recomenda-se a educação de rotina documentada sobre HIV e testes de rotina com consentimento para todas as mulheres grávidas nos EUA
Catapora (vírus varicela-zóster)		
Exposição intrauterina – síndrome da varicela congênita, displasia de membro, microcefalia, atrofia cortical, coriorretinite, cataratas, cicatrizes cutâneas, outras anormalidades, paralisia de nervo auditivo, atrasos motores e cognitivos Sintomas graves (erupção, febre) e mortalidade mais alta em recém-nascido cuja mãe desenvolve varicela de 5 dias a 2 dias após o parto	Primeiro trimestre (síndrome da varicela fetal); período perinatal (infecção)	Usar imunoglobulina antivaricela-zóster (VariZIG) ou IgIV para tratar recém-nascidos de mães com início da doença em 5 dias antes ou 2 dias após o parto Instituir precauções de isolamento em recém-nascido de mãe com varicela até 21 a 28 dias (mais adiante se o recém-nascido recebeu VarZIG ou IgIV após o nascimento) se hospitalizado Prevenção: imunização universal de todas as crianças com vacina contra varicela
Infecção por *Chlamydia* (*Chlamydia Trachomatis*)		
Conjuntivite, pneumonia	Último trimestre ou período perinatal	A profilaxia oftálmica padrão para oftalmia gonocócica neonatal (antibióticos tópicos, nitrato de prata, ou iodo povidona) não é efetiva no tratamento ou na prevenção de oftalmia clamidial Tratar com eritromicina oral por 14 dias
Vírus Coxsackie (enterovírus do grupo B-não pólio)		
Alimentação deficiente, vômito, diarreia, febre; aumento cardíaco, arritmias, insuficiência cardíaca congestiva; letargia, convulsões, envolvimento meníngeo Mimetiza a sepse bacteriana	Periparto	O tratamento é de suporte Fornecer IgIV nas infecções neonatais
Citomegalovírus		
Citomegalovírus Manifestação variável de assintomática a grave Microcefalia, calcificações cerebrais, coriorretinite Icterícia, hepatoesplenomegalia Erupção petequial ou purpúrica Sequelas neurológicas – distúrbios convulsivos, surdez sensorimotora, deterioração cognitiva	Em toda a gravidez	A infecção adquirida logo após o nascimento ou via leite humano não se associa à doença clínica Os indivíduos acometidos excretam vírus O vírus é detectado na urina ou em tecido por microscopia eletrônica A gestante deve evitar contato íntimo com casos conhecidos Para tratar infecção, deve ser administrado antivirais IV como ganciclovir ao recém-nascido

(*Continua*)

Tabela 8.12 Infecções adquiridas da mãe antes, durante ou após o nascimento.[a] (*continuação*)

Efeito fetal ou do recém-nascido	Transmissão	Considerações de enfermagem[b]
Parvovírus B19 (eritema infeccioso)		
Hidropisia fetal e morte por anemia e insuficiência cardíaca com exposição precoce Anemia com exposição tardia Nenhum efeito teratogênico estabelecido Ordinariamente, risco baixo de efeito adverso para o feto	Transplacentária	A infecção do primeiro trimestre tem efeitos mais graves Os profissionais de saúde materna não devem cuidar de pacientes que possam ser altamente contagiosos (p. ex., crianças com anemia falciforme, crise aplásica) A exclusão rotineira da gestante do local de trabalho onde a doença está ocorrendo não é recomendada
Doença gonocócica (*Neisseria Gonorrhoeae*)		
Oftalmite Artrite gonocócica neonatal, septicemia, meningite	Último trimestre ou período perinatal	Aplicar medicamento profilático aos olhos no momento do nascimento Obter esfregaços para cultura Tratar infecção, administrar penicilina
Vírus da hepatite B		
Pode ser assintomático ao nascimento Hepatite aguda, mudanças na função hepática	Transplacentária; líquidos maternos contaminados ou secreções durante o parto	Administrar HBIg a todos os recém-nascidos de mães HbsAG-positivas em 12 horas do nascimento; além disso, administrar vacina da hepatite B em local separado Prevenção: imunização universal de todos os recém-nascidos com vacina de hepatite B (ver Capítulo 6, seção *Imunizações*)
Listeriose (*Listeria monocytogenes*)		
Infecção materna associada a aborto, parto pré-termo e morte fetal Nascimento pré-termo, sepse e pneumonia observada em doença de início precoce; doença de início tardio geralmente se manifesta como meningite	Transplacentária por infecção ascendente ou exposição no parto	A higiene das mãos é essencial para evitar disseminação nosocomial Tratar o recém-nascido infectado com antibióticos – ampicilina e gentamicina
Rubéola congênita (vírus da rubéola)		
Defeitos nos olhos – cataratas (unilaterais ou bilaterais), microftalmia, retinite, glaucoma Sinais do SNC – microcefalia, convulsões, deterioração cognitiva grave Defeitos cardíacos congênitos – persistência do ducto arterioso Auditivo – incidência alta de perda auditiva atrasada RCIU Hiperbilirrubinemia, meningite, trombocitopenia, hepatomegalia	Primeiro trimestre; início do segundo trimestre	As gestantes devem evitar contato com todas as pessoas infectadas, incluindo recém-nascidos com síndrome de rubéola Enfatizar a vacinação de todas as crianças pré-púberes não imunizadas, adolescentes suscetíveis e mulheres em idade fértil (não grávidas) Prevenir as mulheres contra gravidez por pelo menos 3 meses após a vacinação
Sífilis congênita (*Treponema pallidum*)		
Natimorto, prematuridade, hidropisia fetal Pode ser assintomática ao nascimento e nas primeiras semanas de vida ou pode ter manifestações multissistêmicas: hepatoesplenomegalia, linfadenopatia, anemia hemolítica e trombocitopenia Lesões cutâneas maculopapulares cor de cobre (geralmente, após as primeiras poucas semanas de vida), manchas de membrana mucosa, perda de cabelo, esfoliação das unhas, coriza (rinite sifilítica), anemia profunda, alimentação deficiente, pseudoparalisia de um ou mais membros, dentes dismórficos (crianças maiores)	Transplacentária; pode ser em qualquer momento durante a gravidez ou ao nascimento	Essa é a forma mais grave de sífilis O tratamento consiste em penicilina IV A avaliação diagnóstica depende da testagem da sorologia materna e dos sintomas do recém-nascido (American Academy of Pediatrics, Committee on Infectious Diseases, 2012)

(*Continua*)

Tabela 8.12 Infecções adquiridas da mãe antes, durante ou após o nascimento.[a] (*continuação*)

Efeito fetal ou do recém-nascido	Transmissão	Considerações de enfermagem[b]
Toxoplasmose (*Toxoplasma gondii*)		
Pode ser assintomática ao nascimento (70 a 90% dos casos) ou ter erupção maculopapular, linfadenopatia, hepatoesplenomegalia, icterícia, trombocitopenia Hidrocefalia, calcificações cerebrais, coriorretinite (tríade clássica) Microcefalia, convulsões, deterioração cognitiva, surdez Encefalite, miocardite, hepatoesplenomegalia, anemia, icterícia, diarreia, vômito, púrpura	Em toda a gravidez Hospedeiro predominante para microrganismos é o gato Pode ser transmitida pelas fezes do gato ou carnes malcozidas ou cruas	Orientar a gestante a evitar contato com fezes de gato (p. ex., esvaziando caixas de areia para gatos) Administrar uma combinação de sulfadiazina e pirimetamina com ácido folínico suplementar

[a]Esta tabela não é uma representação completa de todas as infecções de transmissão perinatal. Para mais informações sobre doenças específicas ou tratamentos não listados aqui, consulte a American Academy of Pediatrics, Committee on Infectious Diseases. (2018). *2018–2021 Red book: Report of the Committee on Infectious Diseases* (31st ed.). Elk Grove Village, IL: American Academy of Pediatrics.
[b]As precauções de isolamento dependem da política institucional (ver Capítulo 20, seção *Controle de infecção*).
SNC, sistema nervoso central; *HBsAG*, antígeno de superfície da hepatite B; *HBIg*, imunoglobulina da hepatite B; *HIV*, vírus da imunodeficiência humana; *IUGR*, restrição de crescimento intrauterino; *IV*, intravenosa; *IgIV*, imunoglobulina intravenosa; *ZDV*, zidovudina.
De: Nussbaum, R. L., McInnes, R. R., & Willard, H. F. (2007). *Thompson and Thompson genetics in medicine* (6th ed., rev reprint). Philadelphia, PA: Saunders/Elsevier.

virais (Kimberlin, Brady & Jackson, 2018). A higiene cuidadosa das mãos é a intervenção de enfermagem mais importante para reduzir a propagação de qualquer infecção.

É preciso obter amostras para exames laboratoriais, e o recém-nascido e os pais precisam ser preparados para procedimentos diagnósticos. Quando possível, as incapacidades em longo prazo são evitadas mediante avaliação precoce e implementação de terapia. Ensina-se à família quaisquer técnicas especiais de manipulação necessárias para o cuidado de seu recém-nascido e sinais de complicações ou possíveis sequelas. Se as sequelas forem inevitáveis, a família necessitará de assistência para determinar como se adaptar melhor aos problemas, como assistência com o cuidado em casa, encaminhamento a agências apropriadas, ou colocação em uma instituição para cuidado. O principal objetivo do cuidado de enfermagem é a prevenção desses distúrbios com provisão de cuidado pré-natal adequado para a mãe expectante e precauções relativas à exposição a infecções teratogênicas.

DEFEITOS CAUSADOS POR AGENTES QUÍMICOS

As influências ambientais pré-natais de agentes químicos como álcool, medicamentos e drogas de abuso, doença infecciosa, radiação ou outras influências ambientais podem ser vistas como causas não genéticas de anormalidades congênitas, porque esses efeitos podem produzir anomalias congênitas estruturais, funcionais ou do crescimento. Um agente que produz más-formações congênitas ou aumenta sua incidência é denominado **teratógeno**.

A relação das circulações materna e fetal permite a troca de substâncias químicas através da membrana placentária. Tem-se suspeitado que muitas drogas produzam malformações congênitas, e algumas têm sido definitivamente implicadas. Algumas das drogas teratogênicas mais reconhecidas incluem álcool, tabaco, medicamentos antiepilépticos, isotretinoína, lítio, cocaína e dietilestilbestrol (Tabela 8.13).

A extensão em que os agentes químicos afetam a criança não nascida depende da inter-relação de vários fatores, incluindo a natureza do agente e sua acessibilidade para o feto, a idade gestacional em que a exposição ocorreu, o grau e a duração do uso e da constituição genética do feto. Por exemplo, a exposição fetal a ácido valproico nos 3 primeiros meses de gravidez pode resultar em anormalidades congênitas como defeitos do tubo neural, defeitos cardíacos congênitos e características faciais distintivas. As capacidades metabólicas limitadas do fígado fetal e seus sistemas enzimático e de transporte imaturos tornam o feto apto para manter homeostasia quando distúrbios químicos são impostos pela mãe ou pelo ambiente. Isso inclui tanto substâncias produzidas pela mãe em resposta a um estado de doença (p. ex., diabetes) quanto substâncias exógenas ingeridas ou inaladas pela mãe.

Não se acredita que o efeito teratogênico das drogas tenha um efeito sobre o desenvolvimento de tecido até o 15º dia da gestação, quando a diferenciação de tecido começa a ocorrer. Antes desse tempo, as drogas geralmente têm pouco efeito, porque se acredita que tenham uma afinidade insignificante por tecido não diferenciado. Também, até que a implantação ocorra, em aproximadamente 7 dias após a concepção, o embrião não é exposto a sangue materno que contém a droga. Entretanto, algumas drogas podem afetar o revestimento uterino, tornando-o inviável para implantação. As drogas administradas entre os dias 15 e 90 podem produzir um efeito se o tecido para o qual a droga tenha afinidade esteja nesse momento em processo de diferenciação. Após 90 dias, quando a diferenciação é completa, acredita-se que a maioria dos tecidos fetais seja relativamente resistente aos efeitos teratogênicos das drogas. Entretanto, o impacto no desenvolvimento neurológico em andamento não é conhecido.

Cuidados de enfermagem

As gestantes são aconselhadas a não ingerir qualquer medicamento sem antes consultar o médico. Para ajudar a assegurar que menos mulheres tomarão inadvertidamente algum agente químico que possa ser perigoso para o feto, exige-se agora que os rótulos nos medicamentos incluam informação relativa a possíveis efeitos teratogênicos de cada fármaco. Todas as mulheres em idade procriativa devem ser educadas quanto aos efeitos dos agentes químicos, especialmente álcool, sobre os fetos. A SAF é uma condição irreversível, mas é completamente prevenível. A March of Dimes[h] e os Centers for Disease Control and Prevention[i] têm informação sobre recomendações de prevenção, e a Genetic Alliance[j] tem informação sobre grupos de apoio para famílias de crianças com SAF. É recomendado o aconselhamento genético para mulheres que têm preocupações sobre um possível teratógeno durante a gravidez.

[h]1275 Mamaroneck Ave., White Plains, NY 10605; 914-997-4488; http://www.marchofdimes.com.
[i]http://www.cdc.gov/.
[j]4301 Connecticut Ave. NW, Suite 404, Washington, DC 20008; http://www.geneticalliance.org.

Tabela 8.13 Efeitos congênitos da ingestão materna de álcool e do tabagismo.

Efeitos fetais ou no recém-nascido	Comentários e cuidado de enfermagem
Álcool (Distúrbio do Espectro do Álcool Fetal)	
As características variam – o recém-nascido pode não exibir características físicas; envolvem três categorias principais: • Falha do crescimento *in utero* e após o nascimento, incluindo microcefalia • Características dismórficas da face • Envolvimento do SNC, incluindo deterioração cognitiva, irritabilidade, hiperatividade, hipertonia e problemas de comportamento As características faciais incluem maxilar hipoplástico, micrognatia, fissuras palpebrais pequenas, lábio superior afinado, filtro hipoplástico, nariz pequeno e elevado Uma ou a combinação dessas características apresenta-se na infância ou mais tarde (pode não aparecer até mais tarde na vida) As crianças ou os adultos que demonstram problemas cognitivos, comportamentais e psicossociais sem características físicas e atraso do crescimento são encaminhados como tendo Distúrbios do Desenvolvimento Neurológico Relacionado ao Álcool (DDNRA) Os recém-nascidos acometidos podem exibir sinais não específicos, como irritabilidade, letargia, dificuldade em estabelecer as respirações, convulsões, tremores, refluxo de sucção deficiente e distensão abdominal. Os defeitos do nascimento podem ocorrer, mas são menos comuns O diagnóstico é mais difícil por uma ausência de um único marcador biológico e pode ser feito com base no histórico materno de ingestão de álcool Vários termos (incluindo DDRA e SAF) têm sido propostos para descrever a combinação de achados	A quantidade de álcool consumida não é o determinante; ao contrário, é a quantidade consumida em excesso da capacidade do fígado de desintoxicar o álcool. O álcool livre tem afinidade pelo tecido cerebral, daí os sintomas do SNC. Os subprodutos do etanol também contribuem para a toxicidade, assim como outras substâncias consumidas além do álcool e o baixo autocuidado materno. Os efeitos do álcool no feto ocorrem em um continuum que varia de déficits neurológicos sutis a SAF completa. O termo FASD é usado para descrever a variedade de apresentações clínicas atribuídas à exposição fetal ao álcool O início da gestação é considerado o período mais vulnerável; no entanto, a exposição em qualquer período pode causar danos sutis ao feto em desenvolvimento Os efeitos do álcool no SNC não são reversíveis FASD é a principal causa de deficiência cognitiva evitável nos EUA A intervenção precoce com as mães visa minimizar os efeitos fetais, educação e envolvimento na prevenção e aconselhamento de tratamento A intervenção precoce com recém-nascidos concentra-se na redução dos efeitos da exposição ao álcool no crescimento da criança, principalmente em relação aos déficits cognitivos e dificuldades de aprendizagem O tratamento no período neonatal é semelhante ao de recém-nascidos expostos a drogas e deve envolver ampla avaliação e cuidados de desenvolvimento individualizados Fornecer recursos para ajudar a diminuir ou eliminar a ingestão de álcool *During Your Pregnancy: Alcohol During Pregnancy* está disponível no *site* da March of Dimes[a] Mais informações estão disponíveis na National Organization on Fetal Alcohol Syndrome[b] e nos Centers for Disease Control and Prevention
Tabagismo materno	
O tabagismo associa-se a déficits significativos de peso ao nascimento; a relação dose-resposta positiva relaciona-se com o tamanho do feto Duas substâncias ativas – nicotina e cotinina – são mais altas em recém-nascidos de mães que fumam do que em mães que não fumam Ocorrem déficits do crescimento pós-natal, como também déficits no desenvolvimento emocional e comportamental na criança em desenvolvimento O tabagismo materno associa-se a risco aumentado de síndrome da morte súbita infantil (SMSI), doença do sistema respiratório e déficits de aprendizado na infância Existe evidência de que mesmo o tabagismo passivo pode ser deletério para o feto e crianças em crescimento	Aconselhamento relativo aos efeitos fetais e pós-natais deve estar disponível para todas as gestantes, e elas são encorajadas a parar de fumar. A cessação do tabagismo durante a gravidez reduz a chance de complicações fetais Encorajar a gestante a participar de programas de cessação do tabagismo Avaliar o uso de polidroga com tabagismo A incidência aumentada de complicações perinatais ocasionando parto pré-termo inclui placenta abrupta, placenta prévia e ruptura prematura das membranas Forneça recursos para ajudar a eliminar o tabagismo *During Your Pregnancy: Smoking During Pregnancy* está disponível no *site* da March of Dimes[a]

[a] http://www.marchofdimes.com.
[b] 1200 Eton Court NW, 3rd Floor, Washington, DC 20007; 202-785-4585; 800 66 NOFAS; http://www.nofas.org.
ARND, transtorno do neurodesenvolvimento relacionado ao álcool; *SNC*, sistema nervoso central; *SAF*, síndrome alcoólica fetal; *FASD*, transtorno do espectro alcoólico fetal; *SMSI*, síndrome da morte súbita infantil.

! ALERTA PARA A ENFERMAGEM

Um fármaco conhecido por seu efeito carcinogênico é o dietilestilbestrol. Doses grandes desse hormônio, administradas em gestantes nos EUA entre 1938 e 1971 para prevenir aborto, causaram adenocarcinoma da vagina em parcela significativa da prole feminina quando essas meninas atingiram a adolescência e a idade adulta precoce.

HIPOTIREOIDISMO CONGÊNITO

O hipotireoidismo congênito (HC) pode ter várias causas e pode ser permanente ou transitório. O HC transitório frequentemente associa-se à doença de Graves materna que foi tratada com fármacos antitireoideanos. A maior parte dos casos é esporádica (não hereditária), mas aproximadamente 15% de todos os casos são transmitidos como traço autossômico dominante. A patogênese mais comum é disgenesia da tireoide, principalmente com causas desconhecidas. No mundo todo, a causa mais comum de HC resultando em hipotireoidismo é a deficiência de iodo. Entretanto, independentemente da causa, as manifestações e o tratamento são semelhantes. Em algumas condições, a deficiência da tireoide é grave, e as manifestações desenvolvem-se precocemente; em outras, os sintomas podem ser retardados por meses ou anos. A detecção precoce e a iniciação imediata do tratamento são essenciais porque seu atraso resultará em vários graus de deterioração cognitiva, na qual a perda de QI tem relação direta com a ocasião em que o tratamento é iniciado. Se o tratamento for implementado de 0 a 3 meses de vida, o QI médio atingido é de 89 (variação, 64 a 107); se o tratamento começar em 3 a 6 meses, o QI atingirá 71 (variação, 36 a 96); o tratamento iniciado após 6 meses resultará em QI médio de 54 (variação, 25 a 80).

Os resultados dos testes de triagem indicam que o HC ocorre em aproximadamente de 1 em 4 mil a 1 em 3 mil recém-nascidos (Sheanon

& Muglia, 2020). Afeta todas as raças e etnias, mas é mais prevalente entre hispânicos e índios americanos ou nativos do Alasca (1 em 2 mil a 1 em 700 recém-nascidos) e menos prevalente entre afro-americanos (1 em 3.200 a 1 em 17 mil recém-nascidos). Além disso, uma maior incidência de outras anomalias congênitas foi observada em recém-nascidos com HC. Muitos recém-nascidos prematuros têm hipotireoidismo transitório (hipotiroxinemia) ao nascimento como resultado de imaturidade hipotalâmica e hipofisária. Lactentes nascidos antes de 28 semanas de gestação podem necessitar de reposição temporária de hormônio tireoidiano. Alguns programas de rastreamento visam tanto o hipo-tireoidismo primário (baseado na tireoide) quanto o secundário (baseado na hipófise).

Avaliação diagnóstica

Como o HC é uma das causas preveníveis mais comuns de deterioração cognitiva, o diagnóstico e o tratamento precoces dessa doença são intervenções essenciais. O rastreamento neonatal consiste em medida de T_4 em amostra de sangue em filtro de papel seguida de medida do hormônio tireoestimulante (TSH) em amostras com valores baixos de T_4.

Os exames são mandatórios em todos os estados e territórios norte-americanos. Embora uma amostra obtida por punção do calcanhar para o teste seja preferível entre 2 e 6 dias de vida, as amostras geralmente são colhidas em 24 a 48 horas ou antes da alta como parte do rastreamento atual para outros defeitos metabólicos.[2] O rastreamento precoce pode resultar em superdiagnósticos (falso-positivos), mas é preferível a perder o diagnóstico.

Para resultados do rastreamento que mostram um nível baixo de T_4 (< 10%), obtenha os níveis de TSH e, se eles forem elevados (> 40 μm/ℓ), devem ser realizados exames adicionais para determinar a causa da doença (Stokowski, 2014). Os exames adicionais incluem medida sérica de T_4, triiodotironina (T_3), captação de resina, T_4 livre e globulina ligadora de tireoide. Os exames da função da glândula tireoide (varredura da tireoide e captação) geralmente envolvem a administração oral de um isótopo radioativo de iodo (I^{131}) e medida da captação de iodo pela tireoide, geralmente em 24 horas. No HC, o iodo de ligação de proteína, os níveis de T_4, T_3 e T_4 livre são baixos, e a captação da tireoide de ^{131}I é reduzida. A radiografia esquelética é utilizada para avaliar a idade.

Em recém-nascidos, os estudos da função tireoideana são elevados em comparação com os valores em crianças maiores; desse modo, é importante documentar a ocasião dos exames. Em recém-nascidos pré-termo e em recém-nascidos a termo doentes, os testes da função tireóidea geralmente são inferiores ao de recém-nascidos a termo saudáveis; um teste repetido de T_4 e TSH pode ser avaliado após 30 semanas (idade corrigida) em neonatos nascidos antes desse tempo e após resolução da doença aguda em recém-nascidos a termo doentes.

Cuidado terapêutico

O tratamento envolve terapia de reposição de hormônio da tireoide por toda vida logo após o diagnóstico para anular todos os sinais de hipotireoidismo e restabelecer o desenvolvimento físico e mental normal. O fármaco preferido é o sódio de levotiroxina sentético. A dosagem ideal de L-tiroxina deve ser capaz de manter a concentração sanguínea de TSH entre 0,5 e 4 mU/ℓ nos primeiros 3 anos de vida (Stokowski, 2014). A medida regular dos níveis de T_4 é importante em assegurar tratamento ideal. As pesquisas sobre idade óssea também são realizadas para assegurar crescimento ideal.

Prognóstico

Se o tratamento for iniciado logo após o nascimento, o crescimento físico e intelectual normais são possíveis. O fator mais significativo que afeta negativamente o eventual desenvolvimento intelectual parece ser o tratamento inadequado, que pode estar relacionado com a não adesão. Uma abordagem adequada para o tratamento continua a ser um assunto de debate. Alguns estudos mostraram que o atraso no diagnóstico e o tratamento tardio ou não do HC podem levar a danos cerebrais irreversíveis ou cretinismo (Chuang, Gutmark-Little, Rose, 2015).

Cuidados de enfermagem

O objetivo mais importante da enfermagem é a identificação precoce do distúrbio. Os enfermeiros que cuidam dos neonatos precisam estar certas de que o rastreamento foi realizado, especialmente em recém-nascidos que são pré-termo e receberam alta precoce, ou nascidos em casa. Aproximadamente 10% dos casos são detectados apenas por um segundo rastreamento em 2 a 6 semanas de vida. Os enfermeiros na saúde da comunidade precisam estar cientes dos sinais iniciais do distúrbio. Relatos parentais incomuns sobre um recém-nascido "quieto e bom" e sintomas demonstrados (como icterícia prolongada, constipação intestinal e hérnia umbilical) devem levar à suspeita de hipotireoidismo, que requer encaminhamento para exames específicos.

Após a confirmação do diagnóstico, os pais precisam de uma explicação sobre o transtorno e a necessidade de tratamento ao longo da vida. A criança deve ser encaminhada a um endocrinologista pediátrico para atendimento. Ressalta-se a importância do cumprimento do esquema medicamentoso para que a criança alcance crescimento e desenvolvimento normais (Chuang et al., 2015). Como o medicamento é insípido, pode ser triturado e adicionado à fórmula, água ou alimentos. Se uma dose for esquecida, a dose deve ser administrada duas vezes no dia seguinte. A menos que haja fatores contraindicados maternos, a amamentação é aceitável e incentivada em recém-nascidos com hipotireoidismo (Lawrence, Lawrence, 2016a). Os pais também precisam estar atentos aos sinais que indicam superdosagem, como pulso rápido, dispneia, irritabilidade, insônia, febre, sudorese e perda de peso. Idealmente, eles devem saber contar o pulso e ser instruídos a reter uma dose e consultar seu médico se a taxa de pulso estiver acima de determinado valor. Os sinais de tratamento inadequado são fadiga, sonolência, diminuição do apetite e constipação intestinal.

Se o diagnóstico foi atrasado após a primeira infância, a chance de comprometimento cognitivo permanente é grande. Os pais precisam da mesma orientação para cuidar de seus filhos que outras pessoas que têm filhos com deficiência cognitiva (ver Capítulo 18). Eles precisam de uma oportunidade para discutir seus sentimentos em relação ao reconhecimento tardio do transtorno. Embora o tratamento não reverta o déficit intelectual, ele pode evitar mais danos. O aconselhamento genético é importante para as raras famílias em que a etiologia do HC é a disormonogênese da tireoide, que é herdada de maneira autossômica recessiva (ver seção *Avaliação e aconselhamento genético* mais adiante neste capítulo).

FENILCETONÚRIA

A fenilcetonúria (PKU), um erro inato do metabolismo herdado como traço autossômico recessivo (o gene *PAH* está localizado no cromossomo 12q24), é causado por uma deficiência ou ausência da enzima necessária para metabolizar o aminoácido essencial

[2]N.R.T. No Brasil, a Lei nº 14.154, de 26 de maio de 2021, foi sancionada visando aperfeiçoar o Programa Nacional de Triagem Neonatal (PNTN), por meio do estabelecimento de rol mínimo de doenças a ser rastreadas pelo Teste do Pezinho, que amplia de 6 para aproximadamente 50 diagnósticos. Disponível em: https://www.in.gov.br/en/web/dou/-/lei-n-14.154-de-26-de-maio-de-2021-322209993. Acesso em: 1 abr. 2022.

fenilalanina. A PKU clássica está em uma extremidade de um espectro de condições conhecidas como **hiperfenilalaninemia**. Dentro do espectro da hiperfenilalaninemia estão condições com graus variados de gravidade, dependendo do grau de deficiência enzimática. Como as formas mais raras são resultado de uma deficiência em outras enzimas e são diagnosticadas e tratadas de forma diferente, a discussão a seguir sobre PKU é limitada à forma clássica e grave.

Na PKU, a enzima hepática fenilalanina hidroxilase, que normalmente controla a conversão de fenilalanina em tirosina, é deficiente. Isso resulta no acúmulo de fenilalanina na corrente sanguínea e na excreção urinária de quantidades anormais de seus metabólitos, os fenilácidos. Uma dessas fenilcetonas, o ácido fenilacético, confere à urina o odor característico de mofo associado à doença. Outro é o ácido fenilpirúvico, responsável pelo termo *fenilcetonúria*.

A **tirosina**, o aminoácido produzido pelo metabolismo da fenilalanina, está ausente na PKU. A tirosina é necessária para formar o pigmento melanina e os hormônios epinefrina e T_4. A diminuição da produção de melanina resulta em fenótipos semelhantes da maioria dos indivíduos com PKU, que são cabelos loiros, olhos azuis e pele clara, particularmente suscetível a eczema e outros problemas dermatológicos. Crianças com uma cor de pele geneticamente mais escura podem ser ruivas ou morenas.

A prevalência de PKU varia muito nos EUA porque diferentes estados têm diferentes critérios de definição para o que constitui hiperfenilalaninemia e PKU. O número relatado para PKU nos EUA é de 1 caso por 10 mil nascidos vivos. A doença tem grande variação de incidência por grupos étnicos. As populações asiáticas relatam taxas de 1 caso por 17 mil nascimentos na China a 1 caso por 125 mil nascimentos no Japão, enquanto as populações europeias relatam a Irlanda com uma taxa de prevalência de 1 caso por 4.500 nascimentos e a Finlândia com uma taxa de 1 caso em 200 nascimentos. Contudo, foi identificada na Turquia uma taxa de prevalência de PKU de 1 caso por 2.600 nascimentos. A grande variação na prevalência demonstra a necessidade de pesquisas para investigar a verdadeira prevalência da PKU usando testes abrangentes de triagem populacional (El-Metwally, Yousef, Ayman et al., 2018).[3]

As manifestações clínicas na PKU não tratada incluem falha de crescimento, vômitos frequentes, irritabilidade, hiperatividade e comportamento imprevisível e errático. Acredita-se que o comprometimento cognitivo seja causado pelo acúmulo de fenilalanina e, presumivelmente, pela diminuição dos níveis dos neurotransmissores dopamina e triptofano, que afetam o desenvolvimento normal do cérebro e do SNC, resultando em mielinização defeituosa, degeneração cística da substância cinzenta e branca e distúrbios na laminação cortical. As crianças mais velhas geralmente exibem padrões de comportamento bizarros ou esquizoides, como reações de medo, episódios de gritos, batidas de cabeça, mordidas no braço, desorientação, incapacidade de responder a estímulos fortes e posições semelhantes à catatonia.

Avaliação diagnóstica[k]

O objetivo no diagnóstico e tratamento do transtorno é prevenir o comprometimento cognitivo. Todo recém-nascido deve ser rastreado para PKU. O teste mais comumente utilizado para triagem de recém-nascidos é o **teste sanguíneo de Guthrie**, um ensaio de inibição bacteriana da fenilalanina no sangue. *Bacillus subtilis*, presente no meio de cultura, cresce se o sangue contém uma quantidade excessiva de fenilalanina. Se realizado corretamente, esse teste detecta níveis séricos de fenilalanina superiores a 4 mg/dℓ (valor normal, 1,6 mg/dℓ), mas não quantifica os resultados. Outros métodos de teste incluem ensaio fluorométrico quantitativo e espectrometria de massa em tandem, que fornecerá um valor absoluto. Apenas sangue fresco do calcanhar pode ser usado para o teste; não deve ser usado o sangue do cordão umbilical.

Evite "colocar em camadas" a amostra de sangue no papel especial de Guthrie. Colocar em camadas é colocar uma gota de sangue sobre outra ou sobrepor a amostra. Essa prática resulta em uma leitura com alto índice de resultados falso, ou falso-positivo, que levará o departamento de rastreamento do recém-nascido a chamar a família e o médico para um teste confirmação de fenilalanina sanguínea para determinar se o recém-nascido realmente é um portador de PKU. Melhores resultados são obtidos pela coleta de amostra com uma pipeta a partir da punção do calcanhar e disseminando o sangue uniformemente sobre o papel de filtro.

Devido à possibilidade de formas variantes de hiperfenilalaninemia, o rastreamento de variante do cofator de PKU deve ser realizado em todas as crianças diagnosticadas com PKU. Uma preocupação importante é que um número significativo de recém-nascidos não é rastreado de novo para PKU após a alta precoce e corre risco de ter o diagnóstico retardado ou omitido. Dê consideração especial a rastrear crianças nascidas em casa, que não tiveram contato com o hospital e crianças adotadas internacionalmente.

Cuidado terapêutico[l]

O tratamento da PKU envolve a restrição da fenilalanina na dieta. Como a enzima genética é intracelular, a administração sistêmica de fenilalanina hidroxilase não tem valor. A fenilalanina não pode ser eliminada porque é um aminoácido essencial no crescimento dos tecidos. Portanto, o manejo dietético deve atender a dois critérios: (1) atender à necessidade nutricional da criança para um ótimo crescimento e (2) manter os níveis de fenilalanina dentro de uma faixa segura (2 a 6 mg/dℓ em recém-nascidos e crianças até 12 anos e 2 a 10 mg/dℓ até a adolescência) (Soltanizadeh & Mirmoghtadaie, 2014).

Os profissionais concordam que recém-nascidos com PKU que apresentam níveis de fenilalanina no sangue superiores a 10 mg/dℓ devem iniciar o tratamento para estabelecer o controle metabólico tão logo quanto possível, idealmente entre 7 e 10 dias de vida (Shchelochkov & Venditti, 2020). As quantidades diárias de fenilalanina são individualizadas para cada criança e requerem mudanças frequentes com base no apetite, crescimento e desenvolvimento e níveis sanguíneos de fenilalanina e tirosina.

Como todas as proteínas alimentares naturais contêm fenilalanina e serão limitadas, a dieta deve ser complementada com uma fórmula sem fenilalanina especialmente preparada (p. ex., Phenex-1 para recém-nascidos ou Phenex-2 para crianças e adultos).[m] A fórmula sem fenilalanina é uma fórmula modificada com aminoácidos essenciais na dieta com baixo teor de fenilalanina para fornecer as proteínas, vitaminas, minerais e calorias apropriadas para o crescimento e desenvolvimento ideais. Como a tirosina torna-se um aminoácido essencial, a fórmula sem fenilalanina fornece uma quantidade adequada, mas em alguns casos pode ser necessária suplementação adicional. A fórmula

[3]N.R.T.: No Brasil, segundo o Ministério da Saúde, a prevalência do PKU varia entre 1:15 mil a 1:25 mil. Disponível em: https://www.gov.br/saude/pt-br/composicao/saes/sangue/programa-nacional-da-triagem-neonatal/fenilcetonuria-pku. Acesso em: 1 abr. 2022.

[k]Sempre encaminhar o paciente para um especialista em genética metabólica. Para obter uma lista de referência, visite o *site* da American Society of Human Genetics website, http://www.ashg.org.

[l]Para mais informações, contatar American Society of Human Genetics, 9650 Rockville Pike, Bethesda, MD 20814; 301-634-7300, 866-HUMGENE; http://www.ashg.org.

[m]Um recurso para o cuidado dietético é Acosta, P. B., & Yannicelli, S. (2001). *The Ross metabolic formula system nutrition support protocols* (4th ed.). Columbus, OH: Abbott Nutrition; 800-227-5767; http://abbottnutrition.com.

modificada de aminoácidos sem fenilalanina para recém-nascidos tem todos os nutrientes necessários para o crescimento infantil adequado. Devido ao baixo teor de fenilalanina do leite materno, a amamentação total ou parcial pode ser possível com monitoramento cuidadoso dos níveis de fenilalanina (Lawrence & Lawrence, 2016a).

Quando o tratamento da PKU foi instituído, acreditava-se que a retirada da fenilalanina apenas nos primeiros 3 anos seria suficiente para evitar o comprometimento cognitivo e outras manifestações deletérias da PKU. No entanto, a maioria dos médicos agora concorda que, para alcançar o controle e o resultado metabólico ideais, uma dieta restrita à fenilalanina, incluindo alimentos terapêuticos e produtos com baixo teor de proteína, provavelmente será medicamente necessária para praticamente todos os indivíduos com PKU clássica por toda a vida (Soltanizadeh, Mirmoghtadaie, 2014). Essa redução da ingestão de fenilalanina ao longo da vida é necessária para prevenir déficits neuropsicológicos e cognitivos porque mesmo hiperfenilalaninemia leve (20 mg/dℓ) produziria tais efeitos. Para avaliar a eficácia do tratamento dietético, é necessário o monitoramento frequente dos níveis de fenilalanina e tirosina no sangue.

Níveis de fenilalanina superiores a 6 mg/dℓ em mães com PKU afetam o desenvolvimento embriológico normal do feto, incluindo comprometimento cognitivo, defeitos cardíacos e BPN. Recomenda-se que níveis de fenilalanina abaixo de 5 mg/dℓ sejam alcançados durante a gravidez em mulheres com PKU (Grange, Hillman, Burton et al., 2014).

Prognóstico

Embora muitos indivíduos com PKU tratada não manifestem déficits cognitivos e comportamentais, muitas comparações de indivíduos com PKU com participantes controle mostram desempenho inferior em testes de QI, com diferenças maiores em outros domínios cognitivos; no entanto, seu desempenho ainda está na faixa média. A evidência de diferenças no ajuste comportamental é inconsistente, apesar de relatos sugerindo maior risco de internalização de psicopatologia e distúrbios de atenção. Além disso, dados insuficientes estão disponíveis sobre os efeitos da restrição de fenilalanina ao longo de muitas décadas de vida (Shchelochkov & Venditti, 2020). Dados recentes sugerem que o tratamento com tetra-hidrobiopterina, além da dieta restrita em fenilalanina, pode ser benéfico para pacientes com PKU (Kor, Yilmaz, Bulut et al., 2017). A densidade mineral óssea total é consideravelmente menor em crianças que estão em uma dieta pobre em fenilalanina, embora a ingestão de cálcio, fósforo e magnésio seja maior que o normal.

Cuidados de enfermagem

As principais considerações de enfermagem envolvem o ensino à família sobre as restrições alimentares. Embora o tratamento possa parecer simples, a tarefa de manter um regime alimentar tão rigoroso é complexo, principalmente para crianças maiores e adolescentes. Além disso, mães de crianças com PKU podem ter que passar muitas horas preparando alimentos especiais, como lanches com baixo teor de fenilalanina. Alimentos com baixos níveis de fenilalanina (p. ex., vegetais, frutas, sucos e alguns cereais, pães e amidos) devem ser medidos para fornecer a quantidade prescrita de fenilalanina. Alimentos ricos em proteínas, como carne e laticínios, são eliminados da dieta. O adoçante aspartame deve ser evitado, pois é composto por dois aminoácidos, ácido aspártico e fenilalanina, e, se usado, diminuirá a quantidade de fenilalanina natural que é prescrita para o dia. No entanto, medicamentos que usam aspartame como adoçante podem ser utilizados se nenhum outro medicamento sem aspartame estiver disponível, porque o conteúdo do adoçante artificial é mínimo ou pode ser contado na dose diária total de fenilalanina.

A manutenção da dieta durante a infância apresenta poucos problemas. Alimentos sólidos como cereais, frutas e vegetais são introduzidos como de costume para a criança. As dificuldades surgem à medida que a criança cresce. O cuidado no longo prazo de pacientes com PKU é mais bem realizado com uma equipe de profissionais experientes (Shchelochkov & Venditti, 2020).

A diminuição do apetite e a recusa em comer podem reduzir a ingestão da necessidade calculada de fenilalanina. A crescente independência da criança também pode inibir o controle absoluto do que ela come. Qualquer um dos fatores pode resultar em níveis diminuídos ou aumentados de fenilalanina. Durante os anos escolares, a pressão dos colegas torna-se uma força importante para dissuadir a criança de comer os alimentos prescritos ou abster-se de alimentos ricos em proteínas, como *milkshakes* e sorvetes. As limitações dessa dieta são mais bem ilustradas por um exemplo: um hambúrguer de 250 gramas pode fornecer uma dose de fenilalanina de 2 dias para uma criança em idade escolar.

A ajuda de um nutricionista especializado é essencial. Os pais precisam de uma compreensão básica do distúrbio e de sugestões práticas relativas à seleção e preparação do alimento.[n] O planejamento das refeições baseia-se em pesagem do alimento em uma balança graduada em gramas; um método menos preciso é a lista de troca. Tão logo a criança tenha idade suficiente, geralmente por volta da pré-escola, ela deve ser envolvida no cálculo diário, no planejamento do cardápio e na preparação da fórmula. Usando um computador, a calculadora ativada por voz, cartões ou contas coloridas podem ajudar as crianças a manter a meta das porções diárias de alimentos com fenilalanina. Um sistema de metas, automonitoramento, contratos e recompensas pode promover adesão na adolescência.

A preparação da fórmula livre de fenilalanina pode apresentar alguns desafios. A fórmula tende a ser grumosa; misturar o pó com uma pequena quantidade de água para fazer uma pasta e depois adicionar o restante do líquido necessário ajuda a diminuir esse problema. Um misturador dissolve o pó mais facilmente; um misturador portátil recarregável pode ser usado em viagens. Embora o sabor seja praticamente impossível de camuflar, muitos produtos novos estão à disposição hoje em dia. Algumas das fórmulas completas têm sabor de chocolate, baunilha, morango e laranja. Também estão disponíveis fórmulas incompletas que não contêm as vitaminas e minerais e têm gosto natural; elas podem ser adicionadas a alimentos frios em vez de misturadas como fórmula. Barras de fórmula são convenientes para adolescentes ativos. Cápsulas de fórmula também estão disponíveis, mas o paciente precisará tomar 20 ou mais cápsulas por dia.

Apoio familiar[o]

Além dos problemas relacionados com uma criança com um distúrbio crônico (ver Capítulo 17), os pais têm o fardo de saber que são portadores do defeito. O aconselhamento genético é especialmente importante para informar aos pais que o teste pré-natal já está disponível para detectar a presença do gene defeituoso em heterozigotos. O aconselhamento também é importante para adultos com PKU para informá-los de que todos os seus descendentes serão portadores de PKU (ver seção *Avaliação e aconselhamento genético* mais adiante no capítulo).

[n]Um recurso útil é Schuett, V. (Ed.). (1997). *Low protein cookery for phenylketonuria* (3rd ed.). Madison, WI: University of Wisconsin Press.

[o]Os grupos nacionais de apoio incluem a Children's PKU Network, que oferece uma variedade de serviços de apoio; contato: 3790 Via de la Valle, Suite 120, Del Mar, CA 92014; 800-377-6677; e-mail: PKUnetwork@aol.com, http://www.pkunetwork.org e a National PKU Alliance, contato: Christine Brown, diretora executiva, PO Box 501, Tomahawk, WI 54487; 715-437-0477; http://www.npkua.org.

GALACTOSEMIA

A galactosemia é um distúrbio autossômico recessivo raro que resulta de mutações de vários genes, ocasionando três deficiências enzimáticas distintas. O tipo mais comum de galactosemia (galactosemia clássica) resulta de uma deficiência de uma enzima hepática, galactose 1-fosfato uridiltransferase (GALT), e acomete aproximadamente 1 em 50 mil nascimentos. As outras duas variedades de galactosemia envolvem deficiências nas enzimas galactoquinase (GALK) e galactose 4'-epimerase (GALE); esses são distúrbios extremamente raros. Todas as três enzimas (GALT, GALK e GALE) estão envolvidas na conversão de galactose para glicose.

Conforme a galactose acumula-se no sangue, vários órgãos são afetados. A disfunção hepática provoca cirrose, resultando em icterícia no recém-nascido por volta da segunda semana de vida. O baço subsequentemente torna-se aumentado como resultado de hipertensão portal. As cataratas geralmente são reconhecíveis por volta de 1 ou 2 meses de vida; a lesão cerebral, manifestada pelos sintomas de letargia e hipotonia, é evidente logo após. Os recém-nascidos com galactosemia parecem normais ao nascimento, mas em poucos dias de ingestão de leite (que tem um teor alto de lactose), eles começam a experimentar vômito e diarreia, o que ocasiona perda de peso. A sepse por *E. coli* também é um sinal clínico comum. A morte no primeiro mês de vida é frequente em recém-nascidos não tratados. Ocasionalmente, a galactosemia clássica é observada com manifestações crônicas mais brandas, como falha no crescimento, dificuldade em se alimentar e atraso do desenvolvimento. Essa apresentação é mais frequente entre crianças afro-americanas com galactosemia (Kishnani, Chen, 2020).

Avaliação diagnóstica

O diagnóstico é feito com base no histórico do recém-nascido, exame físico, galactosúria, níveis aumentados de galactose no sangue e níveis reduzidos de atividade de GALT nos eritrócitos. O recém-nascido pode exibir características de má nutrição, hipoglicemia, icterícia, hepatoesplenomegalia, sepse, cataratas e tônus muscular reduzido (Kishnani & Chen, 2020). O rastreamento de recém-nascidos para essa doença é exigido na maioria dos estados. Os heterozigotos também podem ser identificados, porque indivíduos heterozigóticos têm níveis significativamente mais baixos da enzima essencial.

Manejo terapêutico

Durante a infância, o tratamento consiste na eliminação de todo o leite e fórmulas contendo lactose, incluindo o leite materno. Tradicionalmente, são utilizadas fórmulas sem lactose, sendo a fórmula de proteína de soja a alimentação de escolha; no entanto, algumas pesquisas sugerem que a fórmula elementar (sem galactose) pode ser mais benéfica do que as fórmulas de soja (Kishnani, Chen, 2020). No entanto, a American Academy of Pediatrics recomenda o uso de fórmula à base de proteína de soja para recém-nascidos com galactosemia, e é consideravelmente mais barato do que a fórmula elementar (Bhatia, Greer, & Committee on Nutrition, 2008). À medida que a criança progride para sólidos, apenas alimentos com baixo teor de galactose devem ser consumidos. Certas frutas são ricas em galactose, e alguns nutricionistas recomendam que sejam evitadas. As listas de alimentos devem ser entregues à família para garantir que os alimentos apropriados sejam escolhidos. Se houver suspeita de galactosemia, tratamento e cuidados de suporte são implementados, incluindo monitoramento de hipoglicemia, insuficiência hepática, distúrbios hemorrágicos e sepse por *E. coli*.

Prognóstico

Estudos de acompanhamento de crianças tratadas desde o nascimento ou nos primeiros 2 meses de vida após o aparecimento dos sintomas encontraram complicações no longo prazo, como hipogonadismo, comprometimento cognitivo, restrição de crescimento e atrasos verbais e motores (Kishnani & Chen, 2020). Esses achados revelaram que a eliminação de fontes de galactose não melhora significativamente o resultado. Novas estratégias terapêuticas, como aumentar a atividade da transferase residual, substituir metabólitos esgotados e usar terapia de reposição gênica, são necessárias para melhorar o prognóstico dessas crianças.

Cuidados de enfermagem[p]

As intervenções de enfermagem são semelhantes às da PKU, exceto que as restrições alimentares são mais fáceis de manter porque muitos outros alimentos são permitidos. No entanto, é obrigatória a leitura cuidadosa dos rótulos dos alimentos quanto à presença de qualquer forma de lactose, principalmente laticínios. Muitos medicamentos, como algumas preparações de penicilina, contêm lactose como complemento e devem ser evitados. Infelizmente, a lactose é um ingrediente não rotulado em muitos produtos farmacêuticos. Portanto, instrua os pais a perguntar ao farmacêutico local sobre o conteúdo de galactose de qualquer medicamento de venda livre ou de prescrição.

AVALIAÇÃO E ACONSELHAMENTO GENÉTICO

O aconselhamento genético é um processo de comunicação que tem como principal finalidade avaliar os problemas humanos associados à ocorrência, ou risco de ocorrência, de um distúrbio genético em uma família. Envolve a transmissão de informações sobre diagnóstico, opções de tratamento, risco de recorrência e disponibilidade de diagnóstico pré-natal. Com a conclusão do Projeto Genoma Humano, o projeto internacional para determinar a informação genética total em humanos, uma nova era da genética humana está se desenrolando (International Human Genome Sequencing Consortium, 2004), e levará a uma melhor compreensão de como especificamente a variação genética contribui para a saúde e a doença. É essencial que os enfermeiros dominem os princípios básicos da hereditariedade, entendam como a hereditariedade contribui para os distúrbios e estejam cientes dos tipos de testes genéticos disponíveis.

Os enfermeiros frequentemente encontram crianças com doenças genéticas e famílias nas quais existe o risco de que uma doença possa ser transmitida ou ocorrer em uma prole. É responsabilidade do enfermeiro estar alerta para situações em que as pessoas possam se beneficiar de uma avaliação e aconselhamento genético (ver boxe *Diretrizes para o cuidado de enfermagem*), estar ciente dos recursos genéticos locais, ajudar as famílias a encontrar serviços e oferecer apoio e cuidar de crianças e famílias afetadas por condições genéticas. As clínicas genéticas locais podem ser localizadas em vários locais; por exemplo, *GeneTests*,[q] um recurso de informação de genética médica financiado publicamente desenvolvido para médicos e outros prestadores de cuidados de saúde, está disponível gratuitamente para todas as pessoas interessadas. Outro recurso é a National Society of Genetic Counselors,[r] que lista os conselheiros genéticos por estado nos EUA.

Manter contato com a família ou encaminhá-la a um órgão que possa proporcionar um relacionamento sustentado, geralmente o órgão de saúde pública de sua localidade, é um dos aspectos mais importantes no atendimento ao paciente e à família. Em um distúrbio que requer um cuidado consciente da dieta, como PKU ou galactosemia,

[p]Informações e apoio para os pais podem ser encontrados na American Liver Foundation, http://www.liverfoundation.org, e em Parents of Galactosemic Children, Inc., PO Box 2401, Mandeville, LA 74070-2401; 866-900-PGC1; http://www.galactosemia.org.

[q]http://www.ncbi.nlm.nih.gov/sites/GeneTests.

[r]http://www.nsgc.org.

Diretrizes para o cuidado de enfermagem

Indicações comuns para encaminhamento

Criança anterior na família com anormalidades congênitas múltiplas, deterioração cognitiva ou um defeito do nascimento isolado, como defeito do tubo neural, fenda labial, ou palatina
Histórico familiar de uma condição hereditária, como fibrose cística, síndrome do X frágil, ou diabetes
Diagnóstico pré-natal de idade materna avançada ou outra indicação
Consanguinidade
Exposição a teratógeno, como químicos ocupacionais, medicamentos ou álcool
Perda de gravidez repetida ou infertilidade
Anormalidade ou condição genética recentemente diagnosticada
Antes de realizar o teste genético e após receber os resultados, particularmente ao testar suscetibilidade a distúrbios de início tardio, como câncer ou doença neurológica
Acompanhamento para um teste positivo do recém-nascido, como com fenilcetonúria, ou teste de rastreamento de heterozigoto, como doença de Tay-Sachs

De Nussbaum, R., McInnes, R., & Willard, H. (2007). Thompson and Thompson genetics in medicine (6th ed.). Philadelphia, PA: Saunders/Elsevier.

é importante certificar-se de que a família entenda e siga o conselho. Uma função importante para os enfermeiros é defender a criança e a família à medida que percorrem as várias clínicas especializadas. Isso é especialmente importante para famílias que são mais vulneráveis devido aos problemas cognitivos, auditivos, de linguagem ou financeiros, e aqueles que de outra forma podem ter dificuldade de acesso aos serviços de saúde. Os enfermeiros podem reforçar a informação genética ou providenciar aconselhamento genético adicional se a família tiver dúvidas adicionais ou mal-entendidos.

Uma das preocupações éticas atuais é o teste de crianças saudáveis para o *status* de portador de uma condição genética que não terá consequências adversas até a idade adulta ou tem apenas implicações reprodutivas. A declaração de política da American Academy of Pediatrics, Committee on Bioethics (2001, reafirmada em 2008) não apoia o uso amplo de testes ou triagem de portadores em crianças ou adolescentes. Quando não há benefícios médicos claros para o teste na infância, a criança deve ter permissão para esperar até a idade adulta para escolher se quer fazer o teste. O aconselhamento genético é recomendado para ajudar a família a pesar todas as questões.

ASPECTOS PSICOLÓGICOS DA DOENÇA GENÉTICA

O diagnóstico de uma doença genética em uma criança pode ser uma experiência que altera a vida das famílias. Eles podem ter que reavaliar sua percepção de "eu" e a perda do sonho do recém-nascido perfeito. Os pais podem mudar os planos educacional, de emprego e reprodutivo após o diagnóstico de um distúrbio genético em seu filho.

As famílias podem precisar que a informação genética seja repetida várias vezes. Elas também podem encontrar dilemas éticos ou morais em relação à avaliação genética e opções de teste, bem como o envolvimento potencial de outros membros da família. Os enfermeiros são cuidadores fundamentais na avaliação da compreensão da família sobre o distúrbio genético, as respostas psicológicas e os mecanismos de enfrentamento. Os enfermeiros podem ajudar as famílias fornecendo apoio e tentando aliviar possíveis sentimentos de culpa e ajudando a família a fazer o melhor ajuste possível ao transtorno.

É importante ressaltar que não há nada de vergonhoso em um defeito hereditário ou congênito e enfatizar qualquer remédio adequado. O pensamento de um distúrbio hereditário muitas vezes cria conflitos intrafamiliares, hostilidade e desarmonia conjugal, às vezes até o ponto de desintegração familiar. Os parentes podem mudar seus planos reprodutivos após o diagnóstico de um distúrbio genético em um membro, ou a decisão de se reproduzir pode ser adiada indefinidamente com base em um distúrbio em um parente, mesmo que remoto. Embora as pessoas possam entender as informações no nível intelectual, elas ainda podem abrigar medos no nível emocional. Os enfermeiros podem ajudar a família a identificar seus pontos fortes pessoais e oferecer informações sobre grupos de apoio locais e nacionais. (The Genetic Alliance[s] é uma organização sem fins lucrativos, que possui um banco de dados de grupos de apoio para doenças genéticas.) Por fim, é importante ter em mente que o recém-nascido ou criança têm as mesmas necessidades básicas após o diagnóstico de um distúrbio genético que ele ou ela tinha antes do diagnóstico.

QUESTÕES DE REVISÃO

1. **Escolha as opções mais prováveis para as informações que faltam nas declarações a seguir, selecionando nas listas de opções fornecidas.**

   Ao avaliar a temperatura em um recém-nascido, temperaturas ____1____ são tomadas porque a inserção de um termômetro no ____2____ pode causar perfuração se feita incorretamente.

Opções para 1	Opções para 2
oral	boca
retal	orelha
axilar	reto
temporal	nariz

2. O enfermeiro está desenvolvendo um plano de cuidados para um menino recém-nascido a termo de 4 dias, que está sendo atendido no consultório do pediatra. Na alta há 2 dias, o nível sérico de bilirrubina total era de 12 mg/dℓ e bilirrubina direta de 0,6 mg/dℓ. Hoje, ele retorna para acompanhamento de bilirrubina e seu nível sérico de bilirrubina total é de 14 mg/dℓ e bilirrubina direta é de 0,7 mg/dℓ. O recém-nascido está sendo amamentado por 10 minutos a cada 3 a 4 horas de cada lado. A mãe não relata nenhuma mudança nas fraldas molhadas ou nas fezes desde que chegou em casa. **Use um X para as ações de enfermagem a seguir que são indicadas (apropriadas ou necessárias), contraindicadas (podem ser prejudiciais) ou não essenciais (não fazem diferença ou não são necessárias).**

Ação de enfermagem	Indicada	Contraindicada	Não essencial
Revisar o histórico médico para avaliar quais exames laboratoriais foram realizados após o nascimento			
Incentivar a amamentação frequente			
Mudar para a alimentação com fórmula por 72 horas			
Ensinar a mãe a agasalhar o recém-nascido			
Administrar imunoglobulina IV			

3. Um recém-nascido prematuro tardio (6 semanas de gestação) que acabou de nascer apresentou aspiração de mecônio. O recém-nascido

[s]http://www.geneticalliance.org.

apresenta esforço respiratório estável e bom tônus muscular. A frequência cardíaca é de 120 bpm. Ao planejar a assistência a esse recém-nascido pré-termo, quais intervenções de enfermagem o enfermeiro consideraria neste momento? **Selecione tudo que se aplica.**

A. A aspiração traqueal deve ser feita imediatamente.
B. Aspirar a hipofaringe após o parto.
C. Monitoramento de desconforto respiratório.
D. Prevenir a acidose.
E. Prevenir a hipoxemia.
F. Administrar CPAP nasal.
G. Colocar a criança em estrito isolamento.

4. Um lactente nascido ontem tem uma possível infecção viral que se acredita ter sido obtida da mãe. O enfermeiro que cuida do recém-nascido deve obter amostras para a investigação do TORCH. **Selecione todas as infecções virais que são avaliadas na investigação TORCH. Selecione tudo que se aplica.**

A. Tétano.
B. Toxoplasmose.
C. HIV.
D. Gonorreia.
E. Citomegalovírus.
F. Rubéola.
G. Herpes simples.
H. *Klebsiella*.

REFERÊNCIAS BIBLIOGRÁFICAS

Abramson, A. R., Peacock, Z. S., Cohen, H. L., & Choudhri, A. F. (2015). Radiology of cleft lip and palate: Imaging for the prenatal period and throughout life. *Radiographics, 35*(7), 2053–2063.

Aceti, A., Gori, D., Barone, G., et al. (2015). Probiotics for prevention of necrotizing enterocolitis in preterm infants: Systematic review and meta-analysis. *Italian Journal of Pediatrics, 41*, 1–20.

Adamkin, D. H., & American Academy of Pediatrics, Committee on Fetus and Newborn (2011). Postnatal glucose homeostasis in late-preterm and term infants. *Pediatrics, 127*(3), 575–579.

Alfaleh, K., Anabrees, J., Bassler, D., et al. (2014). Probiotics for prevention of necrotizing enterocolitis in preterm infants. *The Cochrane Database of Systematic Reviews* (4), CD005496.

Aliaga, S., Zhang, J., Long, D. L., et al. (2016). Center variation in the delivery of indicated late preterm births. *American Journal of Perinatology, 33*(10), 1008–1016.

Athalye-Jape, G., Rao, S., & Patole, S. (2016). Lactobacillus reuteri DSM 17938 as a probiotic for preterm neonates: A strain-specific systematic review. *Journal of Parenteral and Enteral Nutrition, 40*, 783–794.

Altimier, L., & White, R. D. (2014). The neonatal intensive care unit (NICU) environment. In C. Kenner, & J. Lott (Eds.), *Comprehensive neonatal care: An interdisciplinary approach* (5th ed.). New York: Springer.

American Academy of Pediatrics & American College of Obstetricians and Gynecologists. (2017). In S. Kilpatrick, L. Papile, (Associate eds) & G. A. Macones, K. L. Watterberg, (Eds.), *Guidelines for perinatal care.* (8th ed.). Elk Grove Village, IL: American Academy of Pediatrics.

American Academy of Pediatrics, Committee on Bioethics. (2001). Ethical issues with genetic testing in pediatrics. *Pediatrics, 107*(6), 1451–1455, Reaffirmed 2008.

American Academy of Pediatrics Section on Breastfeeding. (2012). Breastfeeding and the use of human milk. *Pediatrics, 129*(3), e827–e841.

American Academy of Pediatrics, Subcommittee on Hyperbilirubinemia. (2004). Management of hyperbilirubinemia in the newborn infant 35 or more weeks of gestation (clinical practice guideline). *Pediatrics, 114*(1), 297–316.

American Academy of Pediatrics, Task Force on Sudden Infant Death Syndrome. (2016). SIDS and other sleep-related infant death: Expansion of recommendations for a safe infant sleeping environment. *Pediatrics, 138*(5), e1341–e1367.

Association of Women's Health, Obstetric and Neonatal Nurses. (2017). *Assessment and care of the late preterm infant.* Washington, DC: Association of Women's Health, Obstetric and Neonatal Nurses.

Azzopardi, D., Strohm, B., Marlow, N., et al. (2014). Effects of hypothermia for perinatal asphyxia on childhood outcomes. *The New England Journal of Medicine, 371*(2), 140–149.

Bagwell, G. A. (2014). Hematologic system. In C. Kenner, & J. Lott (Eds.), *Comprehensive neonatal care: An interdisciplinary approach* (5th ed.). St Louis: Saunders/Elsevier.

Baley, J. E., & Gonzalez, B. E. (2015). Perinatal viral infants. In R. J. Martin, A. A. Fanaroff, & M. C. Walsh (Eds.), *Fanaroff and Martin's neonatal-perinatal medicine: Diseases of the fetus and infant* (10th ed.). St Louis: Elsevier.

Barrington, K. J., Finer, N., & Pennaforte, T. (2017). Inhaled nitric oxide for respiratory failure in preterm infants. *Cochrane Database Systematic Reviews, 3*(1), CD000509.

Bellone, M., & Boctor, F. N. (2014). Therapeutic plasma exchange and intravenous immunoglobulin as primary therapy for D alloimmunization in pregnancy precludes the need for intrauterine transfusion. *Transfusion, 54*(8), 2118–2121.

Berardi, A., Rossi, C., Spada, C., et al. (2018). GBS prevention working group of emilia-romagna: strategies for preventing early-onset sepsis and for managing neonates at-risk: Wide variability across six Western countries. *The Journal of Maternal-Fetal and Neonatal Medicine, 1*, 1–7.

Bhatia, J., Greer, F., & Committee on Nutrition. (2008). Use of soy protein-based formulas in infant feeding. *Pediatrics, 121*(5), 1062–1068.

Blackburn, S. T. (2018). *Maternal, fetal, and neonatal physiology: A clinical perspective* (5th ed.). Philadelphia: Saunders/Elsevier.

Bozzetti, V., Paterlini, G., De Lorenzo, P., et al. (2016). Impact of continuous vs bolus feeding on splanchnic perfusion in very low birth weight infants: A randomized trial. *The Journal of Pediatrics, 9*, 86–92.

Brown, L. D., Hendrickson, K., Evans, R., et al. (2016). Enteral nurtition. In S. L. Gardner, B. S. Carter, M. Enzman-Hines, et al. (Eds.), *Merenstein & Gardner's handbook of neonatal intensive care* (8th ed.). St. Louis: Mosby.

Bucher, B. T., Pacetti, A., Lovvorn, III., et al. (2016). Neonatal surgery. In S. L. Gardner, B. S. Carter, M. Enzman-Hines, et al. (Eds.), *Merenstein and Gardner's handbook of neonatal intensive care* (8th ed.). St Louis: Mosby/Elsevier.

Bull, M. J., Engle, W. A., Committee on Injury, Violence and Poison Prevention and the Committee on Fetus and Newborn, et al. (2009). Safe transportation of preterm and low birth weight infants at hospital discharge. *Pediatrics, 123*(5), 1424–1429.

Buterbaugh, K. L., & Shah, A. S. (2016). The natural history and management of brachial plexus birth palsy. *Pediatric Orthopedics, 9*(4), 418–426.

Cai, A., Qi, S., Su, Z., et al. (2016). A pilot metabolic profiling study of patients with neonatal jaundice and response to phototherapy. *Clinical and Translational Science, 9*(4), 216–220.

Calikusu, M., & Balci, S. (2017). The effect of training on noise reduction in neonatal intensive care units. *Journal for Specialists in Pediatric Nursing, 22*(3), 1–8.

Cartwright, J., Atz, T., Newman, S., et al. (2017). Integrative review of interventions to promote breastfeeding in the late preterm infant. *The Journal of Obstetric, Gynecologic, & Neonatal Nursing, 46*(3), 347–356.

Casper, C., Sarapuk, I., & Pavlyshyn, H. (2018). Regular and prolonged skin-to-skin contact improves short-term outcomes for very preterm infants: A dose-dependent intervention. *Archives of Pediatric, 25*(8), 469–475.

Chang, H., Chen, J., Chang, J., et al. (2017). Multiple strains probiotics appear to be the most effective probiotics in the prevention of necrotizing enterocolitis and mortality: An updated meta-analysis. *PLOS One, 12*(2), 1–14.

Chantry, C. J., Eglash, A., Labbok, M., & The Academy of Breastfeeding Medicine (2015). ABM Position on Breastfeeding – Revised 2015. *Breastfeeding Medicine, 10*(9), 407–411.

Chuang, J., Gutmark-Little, I., & Rose, S. R. (2015). Thyroid disorders in the neonate. In R. J. Martin, A. A. Fanaroff, & M. C. Walsh (Eds.), *Neonatal-perinatal medicine: Diseases of the fetus and infant* (10th ed.). St Louis: Elsevier.

Colditz, M. J., Lai, M. M., Cartwright, D. W., et al. (2015). Subgaleal haemorrhage in the newborn: A call for early diagnosis and aggressive management. *Journal of the Paediatrics & Child Health, 51*(2), 140–146.

Committee on Approaching Death. (2015). *Addressing key end of life issues*; Institute of Medicine, *3*, 1–4.

Committee on Injury and Poison Prevention and Committee on Fetus and Newborn. (1991). American academy of pediatrics safe transportation of premature infants. *Pediatrics, 87*, 120–122.

Conner, S. N., Carter, E. B., Tuuli, M. G., et al. (2015). Maternal marijuana use and neonatal morbidity. *American Journal of Obstetrics and Gynecology, 213*(3), 422–425.

Cortese, F., Scicchitano, P., Gesualdo, M., et al. (2016). Early and late infections in newborns: Where do we stand? A review. *Pediatr Neonatal, 57*(4), 265–273.

Cotten, M., Murtha, A., Goldberg, R., et al. (2014). Feasibility of autologous cord blood cells for infants with hypoxic-ischemic encelphalopathy. *Journal of Pediatrics, 164*, 973–979.

Dani, C., Mosca, F., Vento, G., et al. (2018). Effects of surfactant treatment in late preterm infants with respiratory distress syndrome. *The Journal of Maternal-Fetal and Neonatal Medicine, 31*(10), 1259–1266.

Daniels, B., Ireland, C., Kraus, S., et al. (2016). Magnetic resonance–guided nasogastric feeding tube placement for neonates: A preclinical study. *Journal of Parenteral and Enteral Nutrition*, 1–7.

Davis, N. L. (2015). Care seat screening for low birth weight term neonates. *Pediatrics, 136*(1), 89–96.

Deng, Q., Li, Q., Wang, H., et al. (2018). Early father-infant skin-to-skin contact and its effect on the neurodevelopmental outcomes of moderately preterm infants in China: Study protocol for a randomized controlled trial. *Trials, 19*(1), 1–11.

Dennison, B. A., Nguyen, T. Q., Gregg, D. J., et al. (2016). The impact of hospital resources and availability of professional lactation support on maternity care: Results of breastfeeding surveys 2009-2014. *Breastfeed Medicine, 11*, 479–486.

Denny, L., Coles, S., & Blitz, R. (2017). Fetal alcohol syndrome and fetal alcohol spectrum disorders. *American Family Physician, 96*(8), 515–522.

Dhar, V. (2020). Cleft lip and palate. In R. M. Kliegman, J. W. St. Geme, N. J. Blum, et al. (Eds.), *Nelson textbook of pediatrics* (21st ed.). Philadelphia: Elsevier.

Durbin, D. R., & Committee on Injury, Violence, and Poison Prevention. (2011). Child passenger safety. *Pediatrics, 127*(4), e1050–e1066.

Dying in America. (2014). *Improving quality and honoring individual preferences near the end of life*. Institute of Medicine of the National Academies Report; September17.

Edris, A. A., Ghany, E. A., Razek, A. R., et al. (2014). The role of intensive phototherapy in decreasing the need for exchange transfusion in neonatal jaundice. *The Journal of Pakistan Medical Association, 64*(1), 5–8.

Ellett, M. L., Cohen, M. D., Croffie, J. M., et al. (2014). Comparing bedside methods of determining placement of gastric tubes in children. *The Journal of Pediatric Nursing, 19*(1), 68–79.

El-Metwally, A., Yousef Al-Ahaidib, L., et al. (2018). The prevalence of phenylketonuria in Arab countries, Turkey, and Iran: A systematic review. *BioMed Research International, 18*, 1–13.

Ericson, J. E., Gostelow, M., Autmizguine, J., et al. (2017). Safety of high-dose acyclovir in infants with suspected and confirmed neonatal herpes simplex virus infections. *The Pediatric Infectious Disease Journal, 36*(4), 369–373.

Evereklian, M., & Posmontier, B. (2017). The impact of kangaroo care on premature infant weight gain. *The Journal of Pediatric Nursing, 34*, 10–16.

Fastman, B. R., Howell, E. A., Holzman, I., et al. (2014). Current perspectives on temperature management and hypothermia in low birth weight infants. *Newborn & Infant Nursing Reviews* (14), 50–55.

Finnegan, L. P. (1985). Neonatal abstinence. In N. Nelson (Ed.), *Current therapy in neonatal perinatal medicine* (pp. 1985–1986). Toronto: Decker.

Fry, T. J., Marfurt, S., & Wengier, S. (2018). Systematic review of quality improvement initiatives related to cue-based feeding in preterm infants. *Neonatal Network, 32*(2), 132–137.

Furuta, S., Sato, H., Tsuji, S., et al. (2016). Effective treatment for infantile hemangioma with long-pulsed dye laser with oral propranolol medication: A preliminary report. *Pediatric Surgery International, 32*(9), 857–862.

Gardner, S. L., & Carter, B. S. (2016). Grief and perinatal loss. In S. L. Gardner, B. S. Carter, M. Enzman-Hines, et al. (Eds.), *Merenstein and Gardner's handbook of neonatal intensive care* (8th ed.). St Louis: Mosby/Elsevier.

Gardner, S. L., & Hernandez, J. A. (2016a). Heat balance. In S. L. Gardner, B. S. Carter, M. Enzman-Hines, et al. (Eds.), *Merenstein and Gardner's handbook of neonatal intensive care* (8th ed.). St Louis: Elsevier.

Gardner, S. L., & Hernandez, J. A. (2016b). Initial nursery care. In S. L. Gardner, B. S. Carter, M. Enzman-Hines, et al. (Eds.), *Merenstein and Gardner's handbook of neonatal intensive care* (8th ed.). St Louis: Mosby/Elsevier.

Gardner, S. L., & Lawrence, R. A. (2016). Breast-feeding the neonate with special needs. In S. L. Gardner, B. S. Carter, M. Enzman-Hines, et al. (Eds.), *Merenstein & Gardner's handbook of neonatal intensive care* (8th ed.). St. Louis: Mosby.

Gardner, S. L., Enzman-Hines, M., & Nyp, M. (2016). Respiratory diseases. In S. L. Gardner, B. S. Carter, M. Enzman-Hines, et al. (Eds.), *Merenstein and Gardner's handbook of neonatal intensive care* (8th ed.). St Louis: Mosby/Elsevier.

Gardner, S. L., Goldson, E., & Hernandez, J. A. (2016). The neonate and the environment: Impact on development. In S. L. Gardner, B. S. Carter, M. Enzman-Hines, et al. (Eds.), *Merenstein and Gardner's handbook of neonatal intensive care* (8th ed). St Louis: Mosby/Elsevier.

Gennattasio, A., Perri, E. A., Baranek, D., & Rohan, A. (2015). Oral feeding: Readiness assessment in premature infants. *MCN The American Journal of Maternal Child Nursing, 40*(2), 96–104.

Gilfillan, M., & Bhandari, V. (2017). Biomarkers for the diagnosis of neonatal sepsis and necrotizing enterocolitis: Clinical practice guidelines. *Early Human Development, 105*, 25–33.

Grange, D. K., Hillman, R. E., Burton, B. K., et al. (2014). Phenylketonuria demographics outcomes and safety (PKUDOS) registry; maternal phenylketonuria observational program (PKU MOMS) sub-registry. *Molecular Genetics and Metabolism, 112*(1), 9–16.

Gunn, J. K., Rosales, C. B., Center, K. E., et al. (2016). Prenatal exposure to cannabis and maternal and child health outcomes: A systematic review and meta-analysis. *BMJ, 6*(4), 1–8.

Hale, T. W. (2019). *Medications and mother's milk* (18th ed.). Springer Publishing.

Harding, C., Frank, L., Van Someren, V., Hilari, K., & Botting, N. (2014). How does non-nutritive sucking support infant feeding? *Infant Behavior and Development, 37*(4), 457–464.

Hartnett, M. E. (2014). Vascular endothelial growth factor antagonist therapy for retinopathy of prematurity. *Clinics in perinatology, 41*(4), 925–943.

Horgan, M. J. (2015). Management of the late preterm infant. *Pediatric Clinics of North America, 62*(2), 439–451.

Hudak, M. L. (2015). Infants with antenatal exposure to drugs. In R. J. Martin, A. A. Fanaroff, & M. C. Walsh (Eds.), *Fanaroff and Martin's neonatal-perinatal medicine: Diseases of the fetus and infant* (10th ed.). St Louis: Elsevier.

Human Milk Banking Association. (2015). *2015 guidelines for the establishment and operation of a donor human milk bank*. http://www.hmbana.org/publications.

International Human Genome Sequencing Consortium. (2004). Finishing the euchromatic sequence of the human genome. *Nature, 431*(7011), 931–945.

James, S. H., Sheffield, J. S., & Kimberlin, D. W. (2014). Mother-to-child transmission of herpes simplex virus. *Journal of the Pediatric Infectious Diseases Society, 3*(1), 19–23.

Jasani, B., Simmer, K., Patole, S. K., et al. (2017). Long chain polyunsaturated fatty acid supplementation in infants born at term. *The Cochrane Database of Systematic Reviews, 10*(3), CD000376.

Ji, Y., Chen, S., Li, K., et al. (2014). Signaling pathways in the development of infantile hemangioma. *The Journal of Hematology & Oncology, 7*, 13.

Johnson, T. J., Patra, K., Greene, M. M., et al. (2019). NICU human milk dose and health care use after NICU discharge in very low birth weight infants. *Journal of perinatology, 39*(1), 120–128.

Kamath-Rayne, B. D., Thilo, E. H., Deacon, J., et al. (2016). Jaundice. In S. L. Gardner, B. S. Carter, M. Enzman-Hines, et al. (Eds.), *Merenstein and Gardner's handbook of neonatal intensive care* (8th ed.). St Louis: Mosby/Elsevier.

Kimberlin, D. W., Brady, M. T., & Jackson, M. A. (Eds.). (2018). American Academy of Pediatrics, Committee on Infectious Diseases, *Red book. 2018 report of the Committee on Infectious Diseases* (31th ed.). Elk Grove, IL: American Academy of Pediatrics.

Kishnani, P. S., & Chen, Y. (2020). Defects in galactose metabolism. In R. M. Kliegman, J. W. St. Geme, N. J. Blum, et al. (Eds.), *Nelson textbook of pediatrics* (21st ed.). Philadelphia: Elsevier.

Kochanek, K. D., Murphy, S. L., & Xu, J. (2015). Deaths: Final data for 2011. *National Vital Statistics Reports, 63*(3), 1–120.

Kor, D., Yilmaz, B. S., Bulut, F. D., et al. (2017). Improved metabolic control in tetrahydrobiopterin (bh4), responsive phenylketonuria with sapropterin administered in two divided doses vs. a single daily dose. *The Journal of Pediatric Endocrinology and Metabolism, 30*(7), 713–718.

Lai, N. M., Ahmad, K. A., Choo, Y. M., et al. (2017). Fluid supplementation for neonatal unconjugated hyperbilirubinaemia (Review). *Cochrane Database Systematic Review*, No.: CD011891.

Lau, C. S., & Chamberlain, R. S. (2015). Probiotic administration can prevent necrotizing enterocolitis in preterm infants: A meta-analysis. *Journal of Pediatric Surgery, 50*.

Lawrence, R. A., & Lawrence, R. M. (2016a). *Breastfeeding infants with problems, Breastfeeding: A guide for the medical profession* (8th ed.). Philadelphia, PA: Elsevier.

Lawrence, R. A., & Lawrence, R. M. (2016b). *Premature infants and breastfeding, Breastfeeding: A guide for the medical profession* (8th ed.). Philadelphia, PA: Elsevier.

Lee, B. S., Hwang, L. S., Doumit, G. D., et al. (2017). Management options of non-syndromic sagittal craniosynostosis. *Journal of Clinical Neuroscience, 39*, 28–34.

Lemmon, M. E., Bidegain, M., & Boss, R. D. (2016). Palliative care in neonatal neurology: Robust support for infants, families and clinicians. *Journal of Perinatology, 36*, 331–337.

Lester, B. M., Tronick, E. Z., & Brazelton, T. B. (2004). The Neonatal Intensive Care Unit Network Neurobehavioral Scale procedures. *Pediatrics, 113*(3 Pt 2), 641–667.

Liao, G. J., Gronowski, A. M., & Zhao, Z. (2014). Non-invasive prenatal testing using cell-free fetal dna in maternal circulation. *Clinica Chimica Acta, 428*, 44–50.

Lindqvist, P. G., Ajne, G., Cooray, C., et al. (2014). Identification of pregnancies at increased risk of brachial plexus birth palsy—the construction of a weighted risk score. *The Journal of Maternal-Fetal and Neonatal Medicine, 27*(3), 252–256.

Liu, Y., Cromeens, B. P., Wang, Y., et al. (2018). Comparison of different in vivo incubation sites to produce tissue-engineered small intestines. *Tissue Engineering, 24*(13-14), 1138–1147.

Liu, M., Zhao, L., & Li, X. F. (2015). Effect of skin contact between mother and child in pain relief of full-term newborns during heel blood collection. *Clinical and Experimental Obstetrics & Gynecology, 42*(3), 304–308.

Liu, Y., Huang, X., Luo, B., et al. (2017). Effects of combined oral sucrose and nonnutritive sucking (nns) on procedural pain of NICU newborns, 2001 to 2016: A prisma-compliant systematic review and meta-analysis. *Medicine, 96*(6), 1–9.

Looker, K. J., Magaret, A. S., May, M. T., et al. (2017). First estimates of the global and regional incidence of neonatal herpes infection. *Lancet Glob Health, 5*(3), 300–309.

Lorenz, L., Marulli, A., Dawson, J. A., et al. (2018). Cerebral oxygenation during skin-to-skin care in preterm infants not receiving respiratory support. *Archives of Disease in Childhood, 103*(2), 137–142.

Lund, C. H., & Kuller, J. M. (2014). Integumentary system. In C. Kenner, & J. Lott (Eds.), *Comprehensive neonatal care: An interdisciplinary approach* (5th ed.). New York: Springer.

Lyu, Y., Shah, P. S., Ye, X. Y., et al. (2015). For the Canadian neonatal network: Association between admission temperature and mortality and major morbidity in preterm infants born at fewer than 33 weeks' gestation. *The Journal of the American Medical Association, 169*(4), 1–8.

Malcolm, W. (2015). *Beyond the NICU: Comprehensive care of the high-risk infant* (1st ed.). McGraw-Hill.

Malhotra, Y., Nzegwu, N., Harrington, J., et al. (2016). Identifying barriers to initiating minimal enteral feedings in very low birth weight infants: A mixed methods approach. *American Journal of Perinatology, 33*(1), 47–56.

Mangurten, H. H., Puppala, B. L., & Prazad, P. A. (2015). Birth injuries. In R. J. Martin, A. A. Fanaroff, & M. C. Walsh (Eds.), *Fanaroff and Martin's neonatal-perinatal medicine: Diseases of the fetus and infant* (10th ed.). St Louis: Elsevier/Mosby.

Manley, B. J., Owen, L. S., Hooper, S. B., et al. (2017). Towards evidence-based resuscitation of the newborn infant. *Lancet, 389*(10079), 1639–1648.

Marc-Aurele, K. L., & English, N. K. (2016). Primary palliative care in neonatal intensive care. *Seminars in Perinatology*, 1–7.

Markham, K. B., & Fanaroff, A. A. (2015). Obstetric management of prematurity. In R. J. Martin, A. A. Fanaroff, & M. C. Walsh (Eds.), *Fanaroff and martin's neonatal-perinatal medicine: Diseases of the fetus and infant* (10th ed.). St Louis: Elsevier/Mosby.

Martin, K. L. (2020). Vascular disorders. In R. M. Kliegman, J. W. St. Geme, N. J. Blum, et al. (Eds.), *Nelson textbook of pediatrics* (21st ed.). Philadelphia: Elsevier.

Maree, C., & Downes, F. (2016). Trends in family-centered care in neonatal intensive care. *The Journal of Perinatal and Neonatal Nursing, 30*(3), 265–269.

McCall, E. M., Alderdice, F. A., Halliday, H. L., et al. (2014). Challenges of minimizing heat loss at birth: A narrative overview of evidence-based thermal interventions. *Newborn and Infant Nursing Reviews, 14* 56–53.

McCance, K., & Huether, S. (2010). *Pathophysiology: The biological basis for disease in infants and children* (6th ed.). St Louis: Mosby/Elsevier.

McCarty, D. B., O'Donnell, S., Goldstein, R. F., et al. (2018). Use of a midliner positioning system for prevention of dolichocephaly in preterm infants. *Pediatric Physical Therapy, 30*(2), 126–134.

McCarty, D. B., Peat, J. R., Malcolm, W. F., et al. (2017). Dolichocephaly in preterm infants: Prevalence, risk factors, and early outcomes. *The American Journal of Perinatology, 34*(4), 372–378.

Mikati, M. A., & Tchapjnikov, D. (2020). Neonatal seizures. In R. M. Kliegman, J. W. St. Geme, N. J. Blum, et al. (Eds.), *Nelson textbook of pediatrics* (21st ed.). Philadelphia: Elsevier.

Minnes, S., Singer, L., Min, M. O., et al. (2014). Effects of prenatal cocaine/polydrug exposure on substance use by age 15. *Drugs Alcohol Dependence, 134*, 201–210.

Moise, K. J. (2017). Red cell alloimmunization. In S. G. Gabbe, J. R. Niebyl, & K. L. Simpson (Eds.), *Obstetrics: Normal and problem pregnancies* (7th ed.). London: Churchill Livingstone.

Muchowski, K. E. (2014). Evaluation and treatment of neonatal hyperbilirubinemia. *American Family Physician, 89*(11), 873–878.

Mukhopadhyay, S., & Puopolo, K. M. (2017). Clinical and microbiologic characteristics of early-onset sepsis among very low birth weight infants: Opportunities for antibiotic stewardship. *Pediatric Infectious Diseases, 36*(5), 477–481.

Natarajan, G., & Shankaran, S. (2016). Short- and long-term outcomes of moderate and late preterm infants. *American Journal of Perinatology, 33*(3), 305–317.

Niss, O., & Ware, R. E. (2020). Hemolytic disease of the newborn: Erythroblastosis fetalis. In R. M. Kliegman, J. W. St. Geme, N. J. Blum, et al. (Eds.), *Nelson textbook of pediatrics* (21st ed.). Philadelphia: Elsevier.

Nour, I., Eldegla, H. E., Nasef, N., et al. (2017). Risk factors and clinical outcomes for carbapenem-resistant gram-negative late-onselt sepsis in a neonatal intensive care unit. *The International Journal of Infectious Diseases, 97*(1), 52–58.

Nyp, M., Brunkhorst, J. L., Reavey, D., et al. (2016). Fluid and electrolyte management. In S. L. Gardner, B. S. Carter, M. Enzman-Hines, et al. (Eds.), *Merenstein & Gardner's handbook of neonatal intensive care* (8th ed.). St. Louis: ELSEVIER.

Office of AIDS Research Advisory Council. (2014). *Recommendations for use of antiretroviral drugs in pregnant hiv-1-infected women for maternal health and interventions to reduce perinatal hiv transmission in the United States.* http://aidsinfo.nih.gov/Guidelines/HTML/3/perinatal_guidelines/0/.

Oh, S., Salas-Wright, C. P., Vaughn, M. G., et al. (2017). Marijuana use during pregnancy: A comparison of trends and correlated among married and unmarried pregnant women. *Drug and Alcohol Dependence, 12*(1), 229–233.

Pammi, M., & Suresh, G. (2017). Enteral lactoferrin supplementation for prevention of sepsis and necrotizing enterocolitis in preterm infants. *Cochrane Database Sytematic Reviews, 28*(6), CD007137.

Pammi, M., Brand, M. C., & Weisman, L. E. (2016). Infection in the neonate. In S. L. Gardner, B. S. Carter, M. Enzman-Hines, et al. (Eds.), *Merenstein & Gardner's handbook of neonatal intensive care* (8th ed.). St. Louis: Mosby.

Pammi, M., Flores, A., Versalovic, J., et al. (2017). Molecular assays for the diagnosis of sepsis in neonates. *Cochrane Database Sytematic Reviews, 25*(2), CD011926.

Parcianello, R. R., Mardini, V., Cereser, K. M., et al. (2018). Increased cocaine and amphetamine-regulated transcript cord blood levels in the newborns exposed to crack cocaine in utero. *Psychopharmacology, 235*(1), 215–222.

Parker, L. A., Withers, J. H., & Talaga, E. (2018). Comparison of neonatal nursing practices for determining feeding tube insertion length and verifying gastric placement with current best evidence. *Advances in Neonatal Care, 18*(4), 307–317.

Parsons, J. A., Seay, A. R., & Jacobson, M. (2016). Neurologic disorders. In S. L. Gardner, B. S. Carter, M. Enzman Hines, et al. (Eds.), *Merenstein and Gardner's handbook of neonatal intensive care* (8th ed.). St Louis: Mosby/Elsevier.

Poindexter, B., & Ehrenkranz, R. A. (2015). Nutrient requirements and provision of nutritional support in the premature infant. In R. J. Martin, A. A. Fanaroff, & M. C. Walsh (Eds.), *Neonatal-perinatal medicine: Diseases of the fetus and infant* (10th ed.). St Louis: Elsevier.

Polin, R. A., Carlo, W. A., & American Academy of Pediatrics, & Committee on Fetus and Newborn. (2014). Surfactant-replacement therapy for preterm and term neonates with respiratory distress. *Pediatrics, 133*(1), 156–163.

Radmacher, P. G., & Adamkin, D. H. (2017). Fortification of human milk for preterm infants. *Seminars in Fetal & Neonatal Medicine, 22*(1), 30–35.

Rayfield, S., Oakley, L., & Quigley, M. A. (2015). Association between breastfeeding support and breastfeeding rates in the UK: A comparison of late preterm and term infants. *BMJ Open, 5*(11), 1–10.

Reedy, N. J. (2014). Preterm labor and birth. In K. R. Simpson (Ed.), *Perinatal nursing* (4th ed.). Philadelphia: Lippincott Williams & Wilkins.

Resch, B., Renoldner, B., & Hofer, N. (2016). Comparison between pathogen associated laboratory and clinical parameters in early-onset sepsis of the newborn. *The Open Microbiology Journal, 10*, 133–139.

Reilly, S., Reid, J., Skeat, J., & The Academy of Breastfeeding Medicinew. (2013). ABM clinical protocol #17: Guidelines for breastfeeding infants with cleft lip, cleft palate, or cleft lip and palate, revised 2013. *Breastfeeding Medicine, 8*(4), 349–353.

Rey-Santano, C., Meilgo, V. E., López-de-Heredia-y-Goya, J., et al. (2016). Cerebral effect of intratracheal aerosolized surfactant versus bolus therapy in preterm lambs. *Critical Care Medicine* (44), 218–226 4.

Roland, E., & Hill, A. (2016). Neurologic problems of the newborn. In R. B. Daroff, G. M. Fenichel, J. Jankovic, et al. (Eds.), *Neurology in clinical practice* (7th ed.). Philadelphia: Elsevier/Saunders.

Ross, E. J., Graham, D. L., Money, K. M., et al. (2015). Developmental consequences of fetal exposure to drugs: What we know and what we still must learn. *Neuropsychopharmacology, 40*, 61–87.

Rövekamp-Abels, L. W., Hogewind-Schoonenboom, J. E., de Wijs-Meijler, D. P., et al. (2015). Intermittent bolus or semicontinuous feeding for preterm infants? *Journal of Pediatric Gastroenterology and Nutrition, 61*(6), 659–664.

Sainio, S., Nupponen, I., Kuosmanen, M., et al. (2015). Diagnosis and treatment of severe hemolytic disease of the fetus and newborn: A 10-year nationwide retrospective study. *Acta Obstetricia et Gynecologica Scandinavica, 94*(4), 383–390.

Salzwedel, A. P., Grewen, K. M., Goldman, B. D., et al. (2016). Thalamocortical functional connectivity and behavioral disruptions in neonates with prenatal cocaine exposure. *Neurotoxicology and Teratology, 56*, 16–25.

Shabuj, M. H., Hossain, J., & Dey, S. (2019). Accuracy of transcutaneous bilirubinometry in the preterm infants: A comprehensive meta-analysis. *The Journal of Maternal-Fetal and Neonatal Medicine, 32*(5), 734–741.

Shaughnessy, E. E., & Goyal, N. K. (2020a). Jaundice and hyperbilirubinemia in the newborn. In R. M. Kliegman, J. W. St. Geme, N. J. Blum, et al. (Eds.), *Nelson textbook of pediatrics* (21st ed.). Philadelphia: Elsevier.

Shaughnessy, E. E., & Goyal, N. K. (2020b). Kernicterus. In R. M. Kliegman, J. W. St. Geme, N. J. Blum, et al. (Eds.), *Nelson textbook of pediatrics* (21st ed.). Philadelphia: Elsevier.

Shchelochkov, O. A., & Venditti, C. P. (2020). Defects in metabolism of amino acids. In R. M. Kliegman, J. W. St. Geme, N. J. Blum, et al. (Eds.), *Nelson textbook of pediatrics* (21st ed.). Philadelphia: Elsevier.

Sheanon, N. M., & Muglia, L. J. (2020). The endocrine system. In R. M. Kliegman, J. W. St. Geme, N. J. Blum, et al. (Eds.), *Nelson textbook of pediatrics* (21st ed.). Philadelphia: Elsevier.

Sherman, J. (2015). Perinatal substance abuse. In M. T. Verklan, & M. Walden (Eds.), *Core curriculum for neonatal intensive care nursing* (5th ed.). St Louis: Saunders/Elsevier.

Singer, L. T., Minnes, S., Min, M. O., et al. (2015). Prenatal cocaine exposure and child outcomes: A conference report based on a prospective study from Cleveland. *Human Psychopharmacology, 30*, 285–289.

Soltanizadeh, N., & Mirmoghtadaie, L. (2014). Strategies used in production of phenylalanine-free foods for pku management. *Comprehensive Reviews in Food Science and Food Safety, 13*(3), 287–299.

Sperling, M. A. (2020). Hypoglycemia. In R. M. Kliegman, J. W. St. Geme, N. J. Blum, et al. (Eds.), *Nelson textbook of pediatrics* (21st ed.). Philadelphia: Elsevier.

Steele, C. (2018). Best practices for handling and administration of expressed human milk and donor human milk for hospitalized preterm infants. *Frontiers in Nutrition, 3*(5), 1–5.

Stokowski, L. A. (2014). Endocrine system. In C. Kenner, & J. Lott (Eds.), *Comprehensive neonatal care: An interdisciplinary approach* (5th ed.). New York: Springer.

Tappero, E. (2015). Musculoskeletal system assessment. In E. Tappero, & M. A. Honeyfield (Eds.), *Physical assessment of the newborn* (5th ed.). Petaluma, CA: NICU Ink.

Taylor, S. J., Allan, K., McWilliam, H., et al. (2014). Nasogastric tube depth: the 'NEX' guideline is incorrect. *British Journal of Nursing, 23*(12), 641–644.

Tieu, J., McPhee, A. J., Crowther, C. A., et al. (2017). Screening for gestational diabetes mellitus based on different risk profiles and settings for improving maternal and infant health. *Cochrane Database System Reviews, 3*(8), CD007222.

Uberos, J., Aguilera-Rodríguez, E., Jerez-Calero, A., et al. (2017). Probiotics to prevent encrotising enterocolities and nosocomial infection in very low birth weight preterm infants. *British Journal of Nutrition, 117*(7), 994–1000.

Valdivielso-Ramos, M., Torrelo, A., Martin-Santiago, A., et al. (2018). Infantile hemangioma with minimal or arrested growth as the skin manifestation of phace syndrome. *Pediatric Dermatology, 35*(5), 622–627.

Vento, M. (2015). Oxygen therapy. In R. J. Martin, A. A. Fanaroff, & M. C. Walsh (Eds.), *Fanaroff and Martin's neonatal-perinatal medicine: Diseases of the fetus and infant* (10th ed.). St Louis: Elsevier/Mosby.

Waite, W. M., & Taylor, J. A. (2016). Phototherapy for the treatment of neonatal jaundice and breastfeeding duration and exclusivity. *Breastfeeding Medicine, 11*(4), 180–185.

Wallace, T., & Steward, D. (2014). Gastric tube use and care in the NICU. *Newborn & Infant Nursing Review* (14), 103–108.

Weiner, G. M., & Zaichkin, J. (2015). *Textbook of Neonatal Resuscitation* (7th ed.). American Academy of Pediatrics and the American Heart Association.

Weiner, S. M., & Finnegan, L. P. (2016). Drug withdrawal in the neonate. In S. L. Gardner, B. S. Carter, M. Enzman-Hines, et al. (Eds.), *Merenstein and Gardner's handbook of neonatal intensive care* (8th ed.). St Louis: Mosby/Elsevier.

Weitzman, C. (2020). Fetal alcohol exposure. In R. M. Kliegman, J. W. St. Geme, N. J. Blum, et al. (Eds.), *Nelson textbook of pediatrics* (21st ed.). Philadelphia: Elsevier.

Whetten, C. H. (2016). Cue-based feeding in the NICU. *Nursing for Womens Health, 20*(5), 507–510.

Wilson, E., Maier, R. F., Norman, M., et al. (2016). Admission hypothermia in very preterm infants and neonatal mortality and morbidity. *The Journal of Pediatrics, 175*, 61–67.

Witt, C. (2015). Skin assessment. In E. P. Tappero, & M. E. Honeyfield (Eds.), *Physical assessment of the newborn* (5th ed.). Santa Rosa, CA: NICU Ink.

Wright, T. E., Schuetter, R., Tellei, J., et al. (2015). Methamphetamines and pregnancy outcomes. *Journal Addict Medicine, 9*(2), 111–117.

Wyckoff, M. H., Aziz, K., Escobedo, M. B., et al. (2015). Part 13: Neonatal resuscitation, 2015 American Heart Association guidelines update for cardiopulmonary resuscitation and emergency cardiovascular care. *Circulation, 132*(18 Suppl. 2), 543–560.

Yang, L. J. S. (2014). Neonatal brachial plexus palsy—management and prognostic factors. *Seminars in Perinatology, 38*(4), 222–234.

Young, L., Embleton, N. D., & McGuire, W. (2016). Nutrient-enriched formula versus standard formula for preterm infants following hospital discharge. *The Cochrane Database of Systematic Reviews* (12), CD004696.

Zahorodny, W., Rom, C., Whitney, W., et al. (1998). The neonatal withdrawal inventory: A simplified score of newborn withdrawal. *The Journal of Developmental & Behavioral Pediatrics, 19*(2), 89–93.

Zaichkin, J. (2017). Part 15: Neonatal resuscitation: American Heart Association guidelines for cardiopulmonary resuscitation and emergency cardiovascular care. *Circulation, 122*(18 Suppl. 3), S909–S919.

Zaichkin, J., Weiner, G., & Loren, D. J. (2017). *Understanding the NICU: What parents of preemies and other hospitalized newborns need to know know.* Elk Grove, IL: American Academy of Pediatrics.

Zhao, X., Liu, Q., Cao, S., et al. (2018). A meta-analysis of selective serotonin reuptake inhibitors (SSRIs) use during prenatal depression and risk of low birth weight and small for gestational age. *The Journal of Affective Disorders, 12*(1), 563–570.

Zullino, S., & Simoncini, T. (2018). Impact of selective serotonin reuptake inhibitors (SSRIs) during pregnancy and lactation: A focus on short and long-term vascular effects. *Vascular Pharmacology, 108*, 74–76.

Zwiers, C., Scheffer-Rath, M. E. A., Lopriore, E., et al. (2018). Immunoglobulin for alloimmune hemolytic disease in neonate. *The Cochrane Database of Systematic Reviews* (3), CD003313.

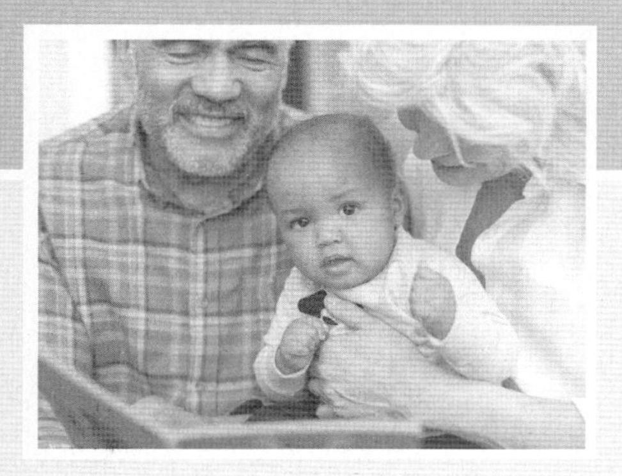

9

Promoção de Saúde do Lactente e Família

R. Elizabeth Fisher

CONCEITOS GERAIS

- Desenvolvimento
- Capacidade funcional
- Nutrição
- Segurança

PROMOÇÃO DO CRESCIMENTO E DESENVOLVIMENTO IDEAIS

DESENVOLVIMENTO BIOLÓGICO

Em nenhum outro momento da vida as mudanças físicas e as conquistas de desenvolvimento são tão marcantes quanto durante a infância. Todos os principais sistemas do corpo passam por processo de maturação progressiva e há desenvolvimento simultâneo de habilidades que proporcionam aos lactentes capacidade cada vez maiores de responderem ao ambiente e de enfrentá-lo. A aquisição dessas habilidades motoras finas e grossas ocorre em uma sequência ordenada cafalocaudal e do centro para a periferia (cefalocaudal-proximodistal).

Alterações proporcionais

Durante o primeiro ano de vida, especialmente nos primeiros 6 meses iniciais, o crescimento é muito rápido. Os lactentes ganham de 150 a 210 g semanalmente até aproximadamente 5 a 6 meses, quando o peso ao nascer chega a duplicar. Um peso médio para uma criança de 6 meses é de 7,3 kg. O ganho de peso diminui durante o segundo semestre de vida. Com 1 ano, o peso ao nascer do lactente triplicou, para um peso médio de 9,75 kg. Lactentes que são amamentados além dos 4 a 6 meses geralmente ganham menos peso do que aqueles que são alimentados com mamadeira, mas o perímetro cefálico é mais do que adequado. Há evidências de que lactentes amamentados tendem a autorregular a ingestão energética. Acredita-se que essa autorregulação da ingestão com a amamentação (*versus* fórmula [mamadeira]) tenha ainda mais importância no desenvolvimento da obesidade infantil e subsequente doença cardiovascular (Fewtrell, 2011). Os pesquisadores também descobriram que os lactentes que foram amamentados na primeira infância eram mais propensos a regular seu apetite no fim desse período e na infância do que os lactentes alimentados com mamadeira (DiSantis, Collins, Fisher et al., 2011).

A altura aumenta 2,5 cm mensalmente durante os primeiros 6 meses e diminui o ritmo durante o segundo semestre. Os aumentos no comprimento ocorrem em estirões repentinos e não em um padrão lento e gradual. A altura média é de 65 cm aos 6 meses e 74 cm aos 12 meses. Com 1 ano, o comprimento do nascimento aumentou quase 50%. Esse aumento ocorre principalmente no tronco, e não nas pernas, e contribui para o físico característico do lactente.

O crescimento da cabeça também é rápido. O perímetro cefálico aumenta aproximadamente 2 cm por mês nos primeiros 3 meses; depois, 1 cm por mês de 4 a 6 meses; então, a taxa de crescimento diminui para apenas 0,5 cm por mês durante o segundo semestre de vida. O tamanho médio é de 43 cm aos 6 meses e 46 cm aos 12 meses. Com 1 ano, o tamanho da cabeça aumenta quase 33%. Ocorre o fechamento das suturas cranianas, com fusão da fontanela posterior, com 6 a 8 semanas, e fechamento da fontanela anterior com 12 a 18 meses (média, 14 meses).

A expansão do tamanho da cabeça reflete o crescimento e a diferenciação do sistema nervoso. No fim do primeiro ano, o cérebro aumentou de peso cerca de 2,5 vezes. A maturação do cérebro mostra-se nas realizações mais aceleradas de desenvolvimento da infância (Tabela 9.1). Os reflexos primitivos são substituídos por movimentos voluntários e intencionais, e surgem novos reflexos que influenciam o desenvolvimento motor.

O tórax assume um contorno mais adulto, com o diâmetro lateral tornando-se maior que o diâmetro anteroposterior. O perímetro do tórax é aproximadamente igual ao da cabeça no fim do primeiro ano. O coração cresce menos rapidamente do que o restante do corpo. Seu peso quase sempre dobra com 1 ano em comparação com o peso corporal, que triplica no mesmo período. O tamanho do coração ainda é grande em relação à cavidade torácica; sua largura é de aproximadamente 55% da largura do tórax.

É importante notar que fatores genéticos, metabólicos, ambientais e nutricionais influenciam fortemente o crescimento infantil; assim, os dados anteriores são apenas diretrizes gerais. Use os gráficos de crescimento infantil apropriados, refletindo o peso para o comprimento e o perímetro cefálico em cada caso, para determinar os parâmetros de crescimento apropriados. Os gráficos de crescimento da Organização

Tabela 9.1 Crescimento e desenvolvimento durante a primeira infância.

Físico	Motor grosso	Motor fino	Sensorial	Vocalização	Socialização e cognição
1 mês					
Ganho de peso de 150 a 210 g por semana nos primeiros 6 meses Ganho de altura de 2,5 cm ao mês nos primeiros 6 meses O perímetro cefálico aumenta 1,5 cm ao mês nos primeiros 6 meses Reflexos primitivos presentes e fortes Reflexos dos olhos de boneca e reflexo da marcha desaparecem Respiração obrigatória pelo nariz (a maioria dos lactentes)	• Assume a posição flexionada com a pelve alta; porém, os joelhos não abaixo do abdome em decúbito ventral (ao nascimento, joelhos flexionados sob o abdome) • Pode virar a cabeça de um lado para outro em decúbito ventral; eleva a cabeça momentaneamente no berço (Figura 9.3A) Tem falta acentuada de controle da cabeça quando retirado da posição deitada para a posição sentada (Figura 9.2A) Segura a cabeça momentaneamente paralela e na linha média quando suspenso do decúbito ventral Assume posição flexionada tônica assimétrica do pescoço em decúbito dorsal Quando mantido na posição em pé, o corpo fica flexível nos joelhos e quadris Na posição sentada, as costas são uniformemente arredondadas, com ausência de controle da cabeça	Mãos predominantemente fechadas Reflexo de preensão forte As mãos fecham-se em contato com o chocalho	• Pode fixar no objeto em movimento na faixa de 45° quando mantido a uma distância de 20 a 25 cm A acuidade visual aproxima-se a 20/100[a] Acompanha a luz em uma linha média Acalma-se quando ouve uma voz	Chora para expressar descontentamento Emite pequenos sons guturais Emite sons de conforto durante a alimentação	Está na sua fase sensorimotora – estágio I, uso de reflexos (do nascimento ao primeiro ano de vida), e estágio II, reações circulares primárias (do primeiro ao quarto mês de vida) Observa atentamente o rosto dos pais quando eles falam com o lactente
2 meses					
Fontanela posterior fechada Reflexo de Bauer desaparece	• Assume uma posição menos flexionada em decúbito ventral – quadris planos, pernas estendidas, braços flexionados, lateraliza a cabeça Menor falta de controle da cabeça quando colocado na posição sentada (Figura 9.2B) Pode manter a cabeça no mesmo plano que o restante do corpo quando mantido em suspensão ventral Em decúbito ventral, pode elevar a cabeça a quase 45° fora da mesa Quando movido para a posição sentada, a cabeça é mantida elevada, mas se inclina para frente (Figura 9.5B) Assume a posição tônica simétrica do pescoço intermitentemente	As mãos geralmente se abrem Desaparecimento do reflexo de preensão	Fixação binocular e convergência para objetos próximos Em decúbito dorsal, acompanha o objeto pendendo de um lado para outro até o ponto além da linha média Faz buscas visuais para localizar sons Vira a cabeça para o lado quando o som é feito no nível do ouvido	• Vocaliza, o que é diferente do choro O choro torna-se diferenciado Arrulha Vocaliza para a voz que lhes é familiar	• Demonstra um sorriso social em resposta a diversos estímulos

(*Continua*)

Tabela 9.1 Crescimento e desenvolvimento durante a primeira infância. (*continuação*)

Físico	Motor grosso	Motor fino	Sensorial	Vocalização	Socialização e cognição
3 meses					
Desaparecimento dos reflexos primitivos	Capaz de manter a cabeça mais ereta quando sentado, mas ainda se agita para frente Tem apenas uma ligeira falta de controle da cabeça quando colocado na posição sentada Assume o posicionamento simétrico do corpo Capaz de elevar a cabeça e os ombros do decúbito ventral para um ângulo de 45 a 90° da mesa; concentra o peso nos antebraços Quando mantido na posição de pé, é capaz de sustentar uma pequena fração de peso nas pernas Repara na sua própria mão	• Segura o chocalho ativamente, mas não vai pegá-lo Reflexo de preensão ausente Mãos mantidas livremente abertas Agarra sua própria mão; puxa os cobertores e as roupas	• Segue os objetos periféricos (180°) • Localiza o som virando a cabeça para o lado e olha na mesma direção Começa a ter a capacidade de coordenar os estímulos de diversos órgãos dos sentidos	• Grita para mostrar prazer Arrulha, balbucia, gargalha "Fala" bastante quando alguém dirige-se a ele Menos choro durante o período de alerta	Demonstra interesse considerável no entorno Para de chorar quando o pai ou a mãe entra no cômodo Pode reconhecer rostos e objetos familiares, como a mamadeira Mostra consciência de situações estranhas
4 meses					
Começa a babar Os reflexos de Moro e tônico do pescoço, bem como os reflexos de procura, desapareceram	• Quase controla a cabeça totalmente quando colocado sentado (Figura 9.2C) • Equilibra bem a cabeça na posição sentada (Figura 9.5C) Costas menos arredondadas e curvadas somente na área lombar Capaz de sentar-se ereto se apoiado Capaz de elevar a cabeça e o tórax da superfície a um ângulo de 90° (Figura 9.3B) Assume uma posição simétrica predominante • Rola de costa para os lados	• Inspeciona e brinca com as mãos; puxa a roupa ou o cobertor sobre o rosto para brincar Tenta alcançar objetos com a mão, mas erra Agarra o objeto com ambas as mãos Brinca com o chocalho colocado na mão e agita-o, mas não consegue pegá-lo se cair Pode levar objetos à boca	Capaz de acomodar-se em objetos próximos Visão binocular razoavelmente bem-estabelecida Pode concentrar-se em um bloco de 1,25 cm Início da coordenação olho-mão	Faz sons consonantais *n, k, g, p, b* • Ri em som alto A vocalização muda de acordo com o humor	Está no estágio III, reações circulares secundárias Exige atenção pela agitação; fica entediado se deixado sozinho Aprecia a interação social com as pessoas Antecipa a alimentação quando vê a mamadeira ou a mãe, caso seja amamentado Mostra empolgação com todo o corpo, grita, respira pesadamente Mostra interesse em estímulos estranhos Começa a mostrar memória
5 meses					
Início dos sinais de erupção dos dentes O peso de nascimento duplica	Controle da cabeça quando colocado sentado Quando sentado, capaz de manter a cabeça ereta e firme Capaz de ficar sentado por longos períodos quando as costas estão bem apoiadas Costas retas Em decúbito ventral, assume o posicionamento simétrico com os braços estendidos • Pode virar-se da posição ventral para a dorsal Em decúbito dorsal, coloca os pés na boca	• Capaz de pegar os objetos voluntariamente Usa a preensão palmar, abordagem ambidestra Brinca com os dedos dos pés Leva os objetos diretamente para a boca Segura um cubo enquanto olha para o outro	Busca visualmente um objeto caído É capaz de sustentar uma inspeção visual de um objeto Pode localizar sons feitos abaixo do nível do ouvido	Grita Emite sons arrulhantes de vogais intercalados com sons consonantais (p. ex., *ah-goo*)	Sorri com a imagem no espelho Afaga a mamadeira ou o seio com ambas as mãos Brinca com mais entusiasmo, mas tem rápidas alterações de humor É capaz de discriminar estranhos de familiares Mostra descontentamento quando o objeto é tirado de suas mãos Descobre partes do corpo

(*Continua*)

Tabela 9.1 Crescimento e desenvolvimento durante a primeira infância. (*continuação*)

Físico	Motor grosso	Motor fino	Sensorial	Vocalização	Socialização e cognição
6 meses					
A velocidade de crescimento pode começar a diminuir Ganho de peso de 90 a 150 g por semana pelos próximos 6 meses Ganho de altura de 1,25 cm ao mês pelos próximos 6 meses • A dentição pode começar com a erupção dos dois incisivos centrais inferiores • Começa a mastigar e morder	Em decúbito ventral, pode elevar o tórax e parte superior do abdome da superfície, suportando o peso nas mãos (Figura 9.3C) Quando está para ser colocado na posição sentada, eleva a cabeça Senta-se no cadeirão com as costas retas Rola da posição dorsal para a ventral Quando mantido na posição em pé, sustenta quase todo o peso Não olha mais para as mãos	Segura com mais força um objeto derrubado Derruba um cubo quando outro é dado Agarra e manipula objetos pequenos Segura a mamadeira Agarra os pés e os coloca na boca	Ajusta a postura para ver um objeto Prefere estímulos visuais mais complexos Pode localizar sons feitos acima do ouvido Vira a cabeça para o lado e depois olha para cima ou para baixo	• Começa a imitar sons • O balbucio assemelha-se a pronúncias de uma sílaba – *ma, mu, da, di, hi* Vocaliza para brinquedos, imagem no espelho Tem prazer em ouvir os próprios sons (autorreforço)	Reconhece os pais, começa a temer estranhos Mantém os braços para cima para ser pego Tem gostos e desgostos definidos Começa a imitar (tosse, protrusão da língua) Anima-se ao ouvir passos • Busca brevemente por um objeto caído (início da permanência do objeto) Alterações de humor frequentes, do choro para o riso, com pouca ou nenhuma provocação
7 meses					
Erupção dos incisivos centrais superiores	Em decúbito dorsal, eleva a cabeça espontaneamente da mesa • Senta-se, inclina-se para frente em ambas as mãos (Figura 9.5D) Em decúbito ventral, suporta o peso em uma mão Senta-se ereto momentaneamente Sustenta todo o peso nos pés (Figura 9.6A) Quando mantido na posição em pé, salta ativamente	• Transfere o objeto de uma mão para outra (Figura 9.5E) Tem abordagem e preensão com uma das mãos Segura dois cubos por um período mais longo. Bate os cubos na mesa Remexe um objeto pequeno	• Pode fixar em objetos pequenos Responde ao próprio nome Localiza o som ao virar a cabeça em um arco curvo Início da consciência de profundidade e espaço Tem preferências de sabores	• Produz sons de vogais e sílabas sequenciais – *baba, papa, caca* Vocaliza quatro sons distintos de vogais "Fala" quando outros estão falando	• Aumento do medo de estranhos; mostra sinais de inquietação quando os pais desaparecem Imita atos e ruídos simples Tenta atrair atenção tossindo ou bufando Brinca de "esconde-esconde" Demonstra desgosto de alimentos ao manter os lábios fechados Exibe agressividade oral ao morder e fazer caretas Demonstra expectativa em resposta à repetição de estímulos
8 meses					
Começa a mostrar padrões regulares na eliminação vesical e intestinal O reflexo de paraquedas aparece (Figura 9.4)	• Senta-se firmemente sem apoio (Figura 9.5E) Sustenta prontamente o peso nas pernas quando apoiado; pode ficar em pé apoiando-se em alguma mobília Ajusta a postura para alcançar um objeto	Início da preensão em pinça usando o indicador, o anelar e o dedo mínimo contra a parte inferior do polegar Solta os objetos quando quer Toca o sino propositalmente Segura dois cubos enquanto olha o terceiro Prende um objeto puxando-o em uma corda Busca persistentemente por brinquedos fora de alcance		Faz os sons consonantais *t, d, u* Escuta seletivamente palavras familiares As pronúncias sinalizam ênfase e emoção Combina sílabas, como dada, mas não atribui significado a elas	Aumento da ansiedade com a perda dos pais, principalmente da mãe, e tem medo de estranhos Responde à palavra "não" Não gosta de se vestir nem de trocar a fralda

(*Continua*)

Tabela 9.1 Crescimento e desenvolvimento durante a primeira infância. (*continuação*)

Físico	Motor grosso	Motor fino	Sensorial	Vocalização	Socialização e cognição
9 meses					
A erupção do incisivo lateral superior pode começar	Engatinha sobre as mãos e os joelhos Senta-se firmemente no chão por um tempo prolongado (10 minutos) Recupera o equilíbrio quando se inclina para frente, mas não consegue fazê-lo quando inclina para o lado • Puxa a si mesmo para a posição em pé e fica de pé segurando-se nos móveis (Figuras 9.6B e C)	• Usa o polegar e o indicador na preensão em pinça brusca (Figura 9.1) Preferência pelo uso da mão dominante, já evidente Agarra o terceiro cubo Compara dois cubos ao uni-los	Localiza os sons girando a cabeça na diagonal e diretamente na direção do som Aumento da percepção de profundidade	Responde a comandos verbais simples Compreende "não, não"	Os pais (principalmente a mãe) são cada vez mais importantes para seu próprio bem Mostra aumento de interesse em agradar os pais Começa a mostrar medo de ir para a cama e ser deixado sozinho Coloca os braços na frente do rosto para evitar ter de lavá-lo
10 meses					
O reflexo de retificação do labirinto é mais forte quando o lactente está em decúbito ventral ou em decúbito dorsal; é capaz de levantar a cabeça	Pode mudar do decúbito ventral para a posição sentada Fica em pé enquanto segura nos móveis; senta-se jogando Recupera o equilíbrio facilmente quando está sentado Enquanto está de pé, levanta um pé e dá um passo (Figura 9.6D)	Começa a soltar um objeto bruscamente Agarra o sino pela alça		• Diz "papa", "mama" com significado Compreende "tchau tchau" Pode dizer uma palavra (p. ex., "oi", "tchau", "não")	Inibe o comportamento para o comando verbal de "não não" ou do próprio nome Imita expressões faciais; acena para dar tchau Estende o brinquedo para outra pessoa, mas não o solta • Desenvolve a permanência do objeto Repete ações que chamam atenção e causam risadas Puxa as roupas de outra pessoa para chamar atenção Brinca de jogos interativos, como bater palminha Reage à ira do adulto; chora quando repreendido Demonstra independência ao se vestir, ao se alimentar, com habilidades locomotoras e ao testar os pais Olha e acompanha as figuras de um livro
11 meses					
A erupção do incisivo lateral inferior pode começar	Quando sentado, gira para ir em direção a um objeto a fim de pegá-lo • Anda segurando nos móveis ou segurando-se com ambas as mãos	Explora os objetos mais meticulosamente (p. ex., o badalo dentro do sino) Tem uma preensão em pinça hábil Derruba o objeto deliberadamente para que ele seja pego Coloca o um objeto após o outro em um recipiente (brincadeira sequencial) Capaz de manipular um objeto para removê-lo de um lugar apertado		Imita sons de fala definidos	Experimenta alegria e satisfação quando uma tarefa é dominada Reage a restrições com frustração Rola a bola a pedido de outra pessoa Antecipa os gestos corporais quando uma canção ou história familiar está sendo contada (p. ex., segura os dedos e os pés em resposta a "esse porquinho foi ao mercado") Brinca de jogos intuitivos, como "esconde-esconde" Balança a cabeça para dizer "não"

(*Continua*)

Tabela 9.1 Crescimento e desenvolvimento durante a primeira infância. (*continuação*)

Físico	Motor grosso	Motor fino	Sensorial	Vocalização	Socialização e cognição
12 meses					
• O peso de nascimento triplica • O comprimento de nascimento aumenta em 50% O perímetro cefálico e do tórax são iguais (o perímetro cefálico é de 46 cm) Tem de seis a oito dentes de leite A fontanela anterior está quase fechada O reflexo de Landau está desaparecendo O reflexo de Babinski desaparece A curva lombar desenvolve-se; lordose evidente durante a caminhada	• Anda segurando-se com uma mão • Anda uma boa distância Pode tentar ficar de pé sozinho momentaneamente; pode tentar dar o primeiro passo sozinho Pode sentar-se depois de ficar em pé sem ajuda	Solta o cubo em um copo Tenta construir uma torre de dois blocos, mas falha Tenta inserir uma bolinha em uma garrafa de gargalo estreito, mas não consegue Pode virar as páginas de um livro, muitas por vez	Discrimina formas geométricas simples (p. ex., círculo) A ambliopia pode se desenvolver com a falta de binocularidade Pode acompanhar um objeto se movendo rapidamente Controla e ajusta a resposta ao som; ouve o som para poder repetir	• Diz três a cinco palavras além de "dada", "mama" Compreende o significado de várias palavras (a compreensão sempre precede a verbalização) Reconhece os objetos pelo nome Imita sons de animais Compreende comandos verbais simples (p. ex., "Dá para mim", "Mostre seus olhos")	Mostra emoções, como ciúme, afeto (pode abraçar ou beijar a pedido da pessoa), raiva, medo Gosta do ambiente familiar e explora longe dos pais Sente medo em uma situação estranha; agarra-se aos pais Pode desenvolver o hábito de ter o cobertor ou o brinquedo favorito Tem cada vez mais determinação para praticar suas habilidades locomotoras • Busca por um objeto mesmo que ele não tenha sido escondido, mas procura apenas onde o objeto foi visto pela última vez

•Marcos que representam aspectos integrativos essenciais do desenvolvimento que estabelecem as bases para a conquista de habilidades mais avançadas.
[a]O grau de acuidade visual varia de acordo com o procedimento de medida da visão utilizado.

Mundial da Saúde (OMS) divulgados em 2006 são agora recomendados como gráficos de crescimento de referência em crianças de 0 a 59 meses de vida (Turck, Michaelsen, Shamir et al., 2013).

Maturação de sistemas

Outros sistemas de órgãos também mudam e crescem durante a infância. A frequência respiratória diminui um pouco e é relativamente estável. Os movimentos respiratórios continuam sendo abdominais. Vários fatores predispõem os lactentes a problemas respiratórios mais graves e agudos do que as crianças com mais idade. A proximidade da traqueia aos brônquios e suas estruturas ramificadas transmitem rapidamente agentes infecciosos de uma localização anatômica para outra. A tuba auditiva curta e reta comunica-se intimamente com o ouvido, permitindo que a infecção suba da faringe para o ouvido médio. Além disso, a incapacidade do sistema imunológico de produzir imunoglobulina A (IgA) no revestimento da mucosa fornece menos proteção contra a infecção durante a primeira infância do que a infância.

A frequência cardíaca diminui e o ritmo geralmente indica **arritmia sinusal** (a frequência aumenta com a inspiração e diminui com a expiração). A pressão arterial também muda durante a infância. A pressão sistólica aumenta durante os primeiros 2 meses como resultado da capacidade crescente do ventrículo esquerdo de bombear sangue para a circulação sistêmica. A pressão diastólica diminui durante os primeiros 3 meses e depois aumenta gradualmente para valores próximos aos do nascimento. Flutuações na pressão arterial ocorrem durante diferentes estados de atividade e emoção.

Alterações hematopoéticas significativas ocorrem durante o primeiro ano de vida. A hemoglobina fetal (HgbF) está presente nos primeiros 5 meses, com a hemoglobina adulta aumentando constantemente durante a primeira metade da infância. A hemoglobina fetal resulta em uma sobrevida reduzida de glóbulos vermelhos (hemácias) e, portanto, um número reduzido de hemácias. Um resultado comum aos 3 a 6 meses é a **anemia fisiológica**. Altos níveis de hemoglobina fetal deprimem a produção de eritropoetina, um hormônio liberado pelos rins que estimula a produção de eritrócitos.

Os estoques de ferro de origem materna estão presentes nos primeiros 5 a 6 meses e diminuem gradualmente, o que também explica a diminuição dos níveis de hemoglobina no fim dos primeiros 6 meses. A ocorrência de anemia fisiológica não é afetada por uma oferta adequada de ferro. No entanto, quando a eritropoiese é estimulada, os estoques de ferro são necessários para a formação da hemoglobina.

Os processos digestivos são relativamente imaturos ao nascimento. Embora os recém-nascidos a termo tenham algumas limitações na função digestiva, o leite humano possui propriedades que compensam parcialmente a diminuição da atividade enzimática digestiva, permitindo que os lactentes amamentados recebam nutrição ideal durante os primeiros meses de vida. A enzima amilase (também chamada de *ptialina*) está presente em pequenas quantidades, mas geralmente tem pouco efeito sobre os alimentos devido ao pouco tempo que o alimento permanece na boca. A digestão gástrica no estômago consiste principalmente na ação do ácido clorídrico e da renina, uma enzima que atua especificamente na caseína do leite para causar a formação de **coalhada** – partículas semissólidas coaguladas do leite. A coalhada faz com que o leite fique retido no estômago por tempo suficiente para que a digestão ocorra.

A digestão também ocorre no duodeno, onde as enzimas pancreáticas e a bile começam a decompor proteínas e gorduras. A secreção da enzima pancreática **amilase**, necessária para a digestão de carboidratos complexos, é deficiente até o 4º e o 6º mês de vida. A **lipase** também é limitada e os lactentes não atingem os níveis adultos de absorção de gordura até os 4 a 5 meses. A **tripsina** é secretada em quantidades suficientes para catabolizar proteínas em polipeptídeos e alguns aminoácidos.

A imaturidade dos processos digestivos é evidente na aparência das fezes. Durante a primeira infância, alimentos sólidos (p. ex., ervilhas, cenouras, milho, uvas-passas) são eliminados de forma incompleta nas fezes. Os lactentes liberam facilmente uma quantidade excessiva de fibra, tornando as fezes soltas e volumosas.

Durante a infância, o estômago aumenta para acomodar um maior volume de alimentos. No fim do primeiro ano, os lactentes são capazes de tolerar três refeições por dia e uma mamadeira à noite e podem ter uma ou duas evacuações diárias. No entanto, com qualquer tipo de irritação gástrica, os lactentes são vulneráveis a diarreia, vômito e desidratação (ver Capítulo 22).

O fígado é o mais imaturo de todos os órgãos gastrintestinais ao longo da infância. A capacidade de conjugar bilirrubina e secretar bile é alcançada após as primeiras semanas de vida. No entanto, as capacidades de gliconeogênese, formação de proteínas e cetonas plasmáticas, armazenamento de vitaminas e desaminação de aminoácidos permanecem relativamente imaturas durante o primeiro ano de vida.

O sistema imunológico sofre inúmeras alterações durante o primeiro ano. Os recém-nascidos a termo recebem quantidades significativas de imunoglobulina G (IgG) materna, que, por aproximadamente 3 meses, confere imunidade contra antígenos aos quais suas mães foram expostas. Durante esse período, os lactentes começam a sintetizar IgG, mas em quantidades limitadas. Aproximadamente 40% dos níveis de adultos são alcançados com 1 ano de vida; portanto, os lactentes correm maior risco de infecção durante os primeiros 12 meses de vida. Quantidades significativas de imunoglobulina M (IgM) são produzidas ao nascimento e os níveis adultos são atingidos aos 9 meses. Os oligossacarídeos prebióticos encontrados no leite materno produzem bactérias probióticas, como bifidobactérias e lactobacilos, que, por sua vez, estimulam a síntese e secreção de IgA secretora. A IgA secretora está presente em grandes quantidades no colostro e confere proteção às membranas mucosas do trato gastrintestinal (Durand, Ochoa, Bellomo et al., 2013) contra muitas bactérias, como *Escherichia coli*, e vírus como rubéola, poliovírus e enterovírus. O desenvolvimento do tecido linfoide associado à mucosa ocorre durante a infância; em parte, acredita-se que esse sistema previna a colonização e a passagem de bactérias através da barreira mucosa do lactente. A função e a quantidade de linfócitos T, linfocinas, interferon-gama, interleucinas, fator de necrose tumoral-alfa e complemento são reduzidos na primeira infância, impedindo a resposta ideal a certas bactérias e vírus. A produção de IgA e imunoglobulinas D e E (IgD e IgE) é muito mais gradual, e os níveis máximos não são atingidos até a primeira infância.

Os **probióticos** podem ter um papel significativo em ajudar o trato gastrintestinal a estabelecer uma "boa" colonização bacteriana no intestino para prevenir muitas doenças, incluindo diarreia induzida por antibióticos e possivelmente gastrite por *Helicobacter pylori* (Szajewska, Canani, Guarino et al., 2016; Yu, Liu, Chang et al., 2015).

Evidências indicam que o **vérnix caseoso**, uma substância oleosa branca que reveste o corpo dos lactentes a termo e é frequentemente encontrada em abundância nas dobras da axila e da virilha, possui propriedades imunológicas inatas que servem para proteger os recém-nascidos de infecções (Visscher & Narendran, 2014). O vérnix também parece ter uma função na manutenção da integridade do estrato córneo e facilitar o desenvolvimento do manto ácido (Visscher & Narendran, 2014). A epiderme de um recém-nascido a termo sofre maturação durante o primeiro mês de vida; a pele do recém-nascido atua como barreira à infecção, auxilia na regulação térmica e previne a perda de água transepidérmica em recém-nascidos a termo.

Durante a infância, a **termorregulação** torna-se mais eficiente; a capacidade da pele de se contrair e dos músculos de tremer em resposta ao frio aumenta. Os capilares periféricos respondem às mudanças na temperatura ambiente para regular a perda de calor. Os capilares contraem-se em resposta ao frio, conservando a temperatura corporal central e diminuindo a perda potencial de calor por evaporação da superfície da pele. Os capilares dilatam em resposta ao calor, diminuindo a temperatura interna do corpo por evaporação, condução e convecção. O tremor (**termogênese**) faz com que os músculos e as fibras musculares contraiam-se, gerando calor metabólico, que é distribuído por todo o corpo. O aumento do tecido adiposo durante os primeiros 6 meses isola o corpo contra a perda de calor.

Ocorre uma mudança no fluido corporal total; ao nascimento, 78% do peso corporal de um recém-nascido a termo é água e há abundância de líquido extracelular (LEC). À medida que a porcentagem de água corporal diminui, o mesmo acontece com a quantidade de LEC – de 44% no termo para 20% na idade adulta. A alta proporção do LEC, que é composto por plasma sanguíneo, líquido intersticial e linfa, predispõe o lactente a uma perda mais rápida de líquido corporal total e, consequentemente, à desidratação. A perda de 5 a 10% do peso inicial do recém-nascido a termo nos primeiros 5 dias de vida é atribuída à contração do compartimento do LEC, função tubular renal aprimorada e taxa de filtração glomerular que aumenta rapidamente (Blackburn, 2017).

A imaturidade das estruturas renais também predispõe os lactentes à desidratação e ao desequilíbrio eletrolítico. A maturidade completa dos rins ocorre durante a segunda metade do segundo ano, quando o epitélio cúbico dos glomérulos se torna achatado. Antes desse período, a capacidade de filtração dos glomérulos é reduzida. A urina é eliminada com frequência e tem uma gravidade específica baixa (1,008 a 1,012). A termo, a maioria dos lactentes produz e excreta aproximadamente de 15 a 60 mℓ/kg/24 horas, e uma produção inferior a 0,5 mℓ/kg/h após 48 horas de vida é considerada oligúria (Blackburn, 2017).

A **acuidade auditiva** está em níveis adultos durante a infância. A acuidade visual começa a melhorar e a fixação binocular é estabelecida. A **binocularidade**, ou a fixação de duas imagens oculares em uma imagem cerebral (**fusão**), começa a se desenvolver na sexta semana de vida e deve ser estabelecida aos 4 meses. A **percepção de profundidade (estereopsia)** começa a se desenvolver por volta dos 7 a 9 meses, mas pode não estar totalmente madura até os 2 ou 3 anos, aumentando o risco de queda de lactentes e crianças menores.

Desenvolvimento motor fino

O comportamento motor fino inclui o uso das mãos e dedos na **preensão** (agarrar) de objetos. A preensão ocorre durante os primeiros 2 a 3 meses como um reflexo e gradualmente torna-se voluntária. Com 1 mês de vida, as mãos estão predominantemente fechadas e aos 3 meses, principalmente abertas. A essa altura, os lactentes demonstram desejo de agarrar objetos, mas "agarram" objetos mais com os olhos do que com as mãos. Se um chocalho for colocado na mão, os lactentes irão segurá-lo ativamente. Aos 4 meses, os lactentes olham tanto para uma pequena bola quanto para as mãos e depois olham do objeto para as mãos, e vice-versa. Aos 5 meses, os lactentes são capazes de agarrar objetos voluntariamente.

Aos 6 meses, os lactentes têm maior habilidade de manipulação. Eles seguram suas mamadeiras, agarram seus pés e os puxam para suas bocas, e alimentam-se de biscoitos. Aos 7 meses, eles transferem objetos de uma mão para a outra, usam uma mão para agarrar e seguram simultaneamente um cubo em cada mão. Eles gostam de bater objetos e explorar as partes móveis dos brinquedos.

Gradualmente, a **preensão palmar** (usando a mão inteira) é substituída por uma **preensão em pinça** (usando o polegar e o dedo indicador). Por volta dos 8 e 9 meses, os lactentes usam uma preensão de pinça grosseira e, aos 10 meses, progridem para uma preensão de pinça perfeita o suficiente para pegar uvas-passas e outros petiscos (Figura 9.1). Eles podem deliberadamente soltar um objeto e oferecê-lo a alguém. Aos 11 meses, colocam objetos em recipientes e gostam de removê-los. Com 1 ano, as crianças tentam construir torres de dois blocos, mas falham.

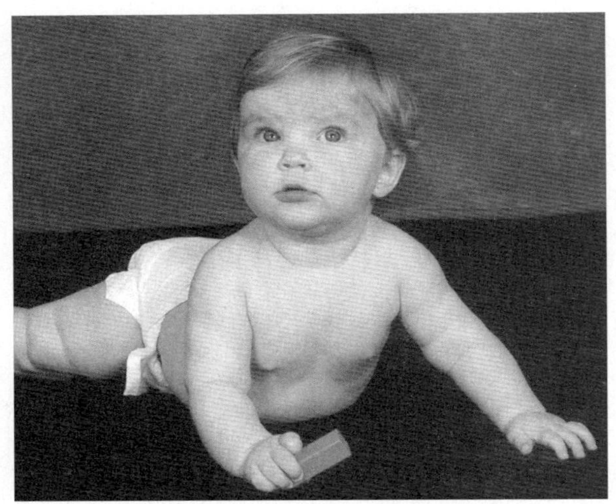

Figura 9.1 Preensão em garra aos 8 a 10 meses. (Foto de Paul Vincent Kuntz Texas Children's Hospital, Houston, TX.)

Desenvolvimento motor grosso

Controle de cabeça

Recém-nascidos a termo podem momentaneamente manter a cabeça na linha média e paralela quando o corpo está suspenso ventralmente, e podem levantar e virar a cabeça de um lado para o outro quando estão de bruços (ver Capítulo 7, Figura 7.7). Esse não é o caso quando os lactentes estão deitados de bruços em um travesseiro ou superfície macia; lactentes não têm o controle da cabeça para levantá-la para fora da depressão do objeto e, portanto, correm o risco de asfixia na posição de bruços no início da infância (ver Capítulo 10, seção *Síndrome da morte súbita infantil*). O atraso acentuado da cabeça é evidente quando os lactentes são retirados da posição deitada para a sentada. Aos 3 meses, os lactentes podem manter suas cabeças bem além do plano de seus corpos. Aos 4 meses, eles podem levantar a cabeça e a parte frontal do peito aproximadamente 90° acima da mesa, apoiando seu peso nos antebraços. Apenas um leve atraso da cabeça é evidente quando os lactentes são colocados na posição deitada para a sentada e, entre 4 e 6 meses, o controle da cabeça está bem estabelecido (Figuras 9.2 e 9.3).

Rolar

Os recém-nascidos podem rolar acidentalmente por causa de suas costas arredondadas. A capacidade de virar voluntariamente do abdome para as costas ocorre por volta dos 5 meses, e a de virar das costas para o abdome ocorre por volta dos 6 meses. Lactentes colocados para dormir de lado podem facilmente rolar para uma posição de bruços (com a face para baixo), colocando-os em maior risco de síndrome da morte súbita infantil (SMSI). Portanto, é importante colocar os lactentes em decúbito dorsal para dormir. Enquanto os lactentes estão acordados, uma posição de bruços (tempo de bruços) é aceitável para melhorar a realização de marcos, como controle da cabeça, engatinhar, rastejar e virar. Vale ressaltar que o reflexo de paraquedas (Figura 9.4), uma resposta protetora à queda, aparece por volta dos 7 meses.

> **! ALERTA PARA A ENFERMAGEM**
>
> Nos primeiros meses, antes do lactente poder rolar, a cabeça deve ser posicionada lateralmente de forma alternada para prevenir a plagiocefalia posicional (quando está dormindo ou acordado em decúbito dorsal) (ver Capítulo 10).

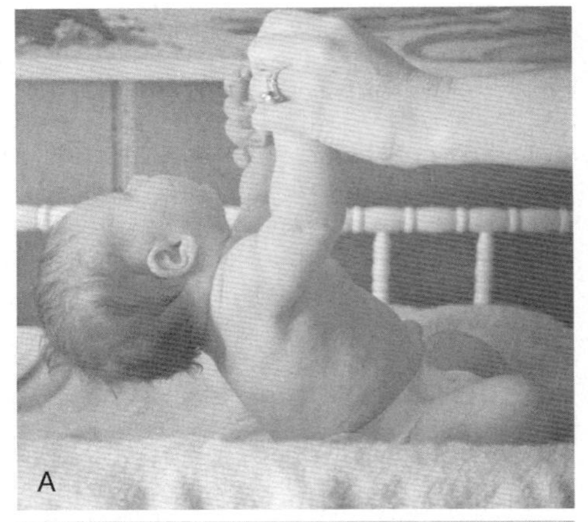

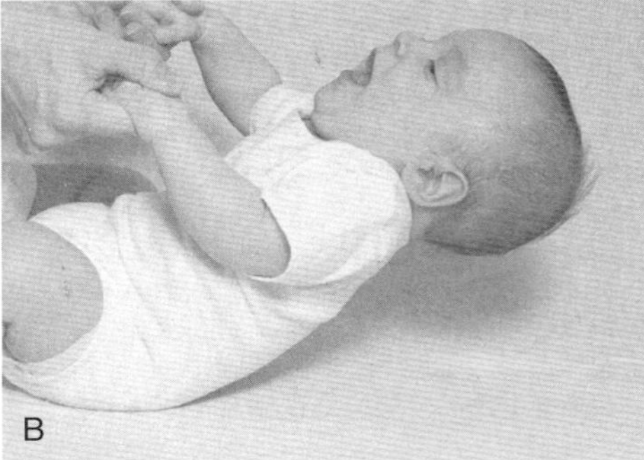

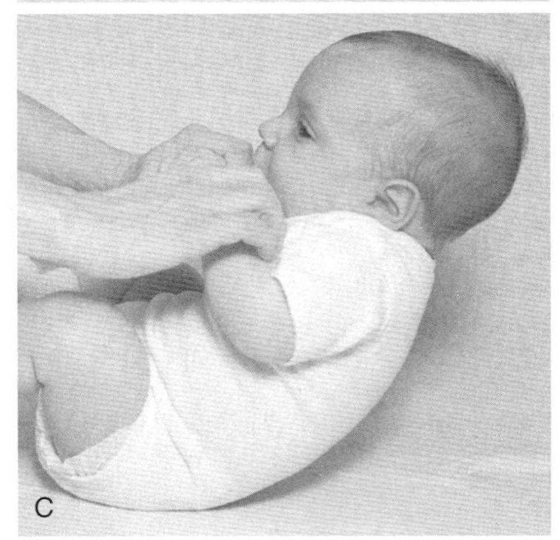

Figura 9.2 Controle da cabeça enquanto colocado na posição sentada. **A.** Falta completa de controle da cabeça com 1 mês. **B.** Falta parcial de controle da cabeça aos 2 meses. **C.** Quase nenhuma falta de controle da cabeça aos 4 meses.

Sentar

A capacidade de sentar acompanha o controle progressivo da cabeça e a retificação das costas (Figura 9.5). Para os primeiros 2 a 3 meses, as costas são uniformemente arredondadas. A curva cervical convexa forma-se aproximadamente aos 3 a 4 meses, quando o controle da cabeça é estabelecido. A curva lombar convexa aparece quando a criança começa a sentar-se, por volta dos 4 meses. À medida que a coluna espinal se retifica, os lactentes podem ser apoiados em uma posição sentada. Aos 7 meses, eles podem sentar-se sozinhos, inclinando-se para a frente sobre as mãos para apoio. Aos 8 meses, podem sentar-se bem quando estão sem apoio e começam a explorar seus arredores nessa posição, em vez de uma posição deitada. Aos 10 meses, eles podem mudar de uma posição em decúbito ventral para a posição sentada.

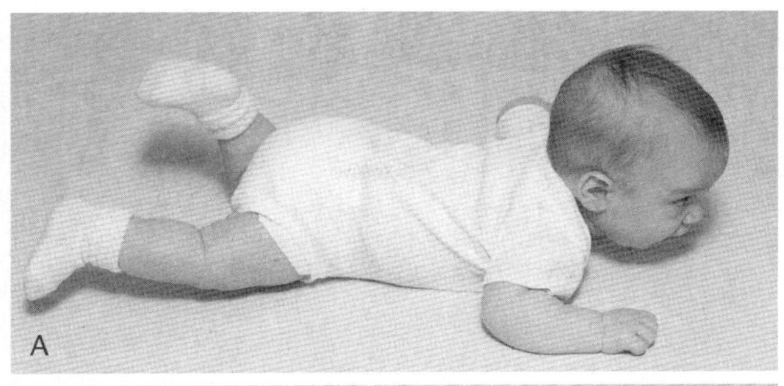

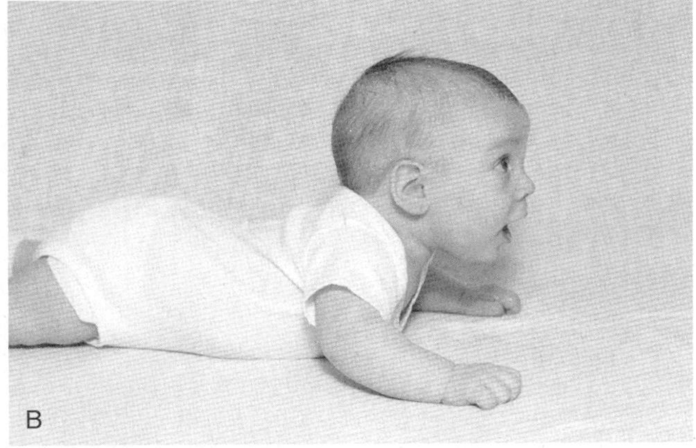

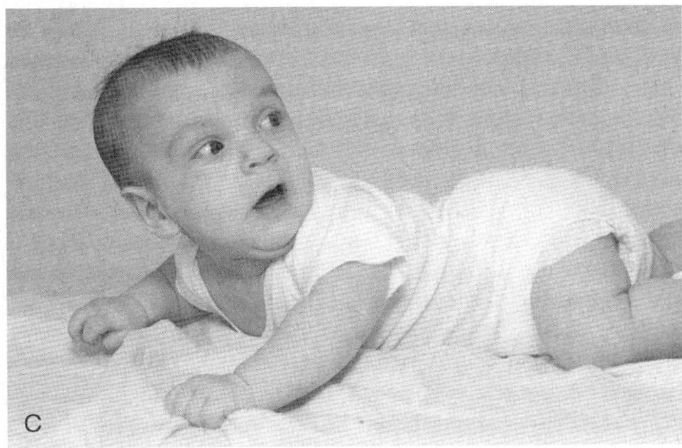

Figura 9.3 Controle da cabeça em decúbito ventral. **A.** O lactente levanta momentaneamente a cabeça com 1 mês de vida. **B.** Levanta a cabeça e o tórax a 90° e sustenta o peso nos antebraços aos 4 meses. **C.** O lactente levanta a cabeça, o tórax e a parte superior do abdome, e pode sustentar o peso sobre as mãos aos 6 meses. Observe como essa posição facilita o rolar do decúbito ventral para dorsal.

Locomoção

A locomoção envolve adquirir a capacidade de suportar o peso, impulsionar-se para frente em todos os quatro membros, ficar de pé com apoio, percorrer pequenas distâncias segurando-se em móveis e, por fim, andar sozinho (Figura 9.6). Seguindo um padrão cefalocaudal, os lactentes com 4 a 6 meses aumentam a coordenação dos braços. A locomoção inicial resulta em lactentes impulsionando-se para trás empurrando com os braços. Aos 6 a 7 meses, eles são capazes de suportar todo seu peso nas pernas com ajuda. A ação de **rastejar** (impulsionar-se para frente com a barriga no chão) progride para **engatinhar** com as mãos e os joelhos (com a barriga fora do chão) aos 9 meses. Nesse momento, eles ficam em pé enquanto se seguram em alguma mobília e podem puxar-se para a posição em pé, mas são incapazes de manobrar de volta para baixo, exceto ao cair. Aos 11 meses, eles andam apoiando-se em móveis ou se alguém os segura com ambas as mãos; e com

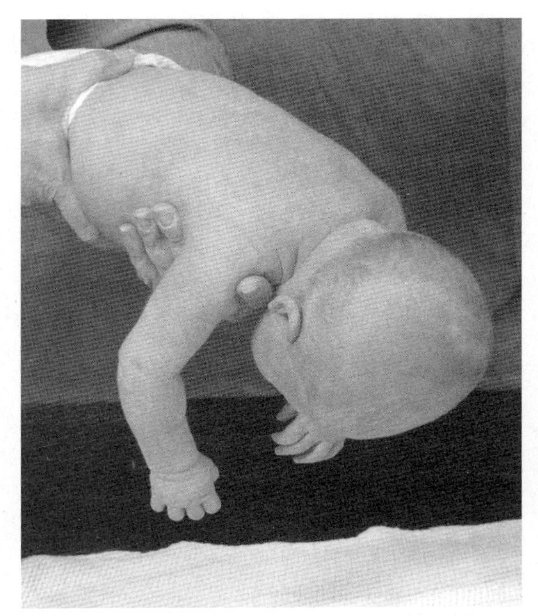

Figura 9.4 Reflexo de paraquedas. (Foto de Paul Vincent Kuntz, Texas Children's Hospital, Houston, TX.)

1 ano, eles podem ser capazes de andar segurando com apenas uma mão. Inúmeros lactentes tentam seus primeiros passos independentes perto do primeiro aniversário.

> **! ALERTA PARA A ENFERMAGEM**
>
> Um lactente que não impulsiona a si mesmo para a posição em pé aos 11 ou 12 meses deve ser avaliado com mais atenção quanto à possível displasia do desenvolvimento do quadril (ver Capítulo 29).

DESENVOLVIMENTO PSICOSSOCIAL: DESENVOLVIMENTO DO SENSO DE CONFIANÇA (ERIKSON)

A fase de Erikson I (do nascimento até 1 ano) é sobre a **aquisição do senso de confiança** enquanto supera o **senso de desconfiança**. A confiança desenvolvida é uma confiança em si mesmo, nos outros e no mundo. Os lactentes "confiam" que suas necessidades de alimentação, conforto, estímulo e cuidado serão atendidas. O elemento crucial para a conquista dessa tarefa é a qualidade da relação entre pais (cuidador) e filho e do cuidado que o lactente recebe. A provisão de alimento, calor e abrigo por si só é inadequada para o desenvolvimento de um forte senso de confiança em si mesmo. Juntos, o lactente e os pais devem aprender a atender satisfatoriamente às suas exigências para regulação mútua da frustração que pode vir a ocorrer. Quando essa sincronia não se desenvolve, ocorre a desconfiança.

A falha em aprender a gratificação tardia leva à desconfiança. A desconfiança pode resultar de muita ou pouca frustração. Se os pais sempre atendem às necessidades de seus filhos antes de eles sinalizarem sua prontidão, os lactentes nunca aprenderão a testar sua capacidade de controlar o ambiente. Se o atraso for prolongado, os lactentes experimentarão uma frustração constante e eventualmente desconfiarão de outros em seus esforços para satisfazê-los. Portanto, a consistência do cuidado é essencial.

A confiança adquirida na primeira infância fornece a base para todas as próximas fases. A confiança permite que os lactentes tenham uma sensação de conforto físico e segurança, que os ajuda a vivenciar

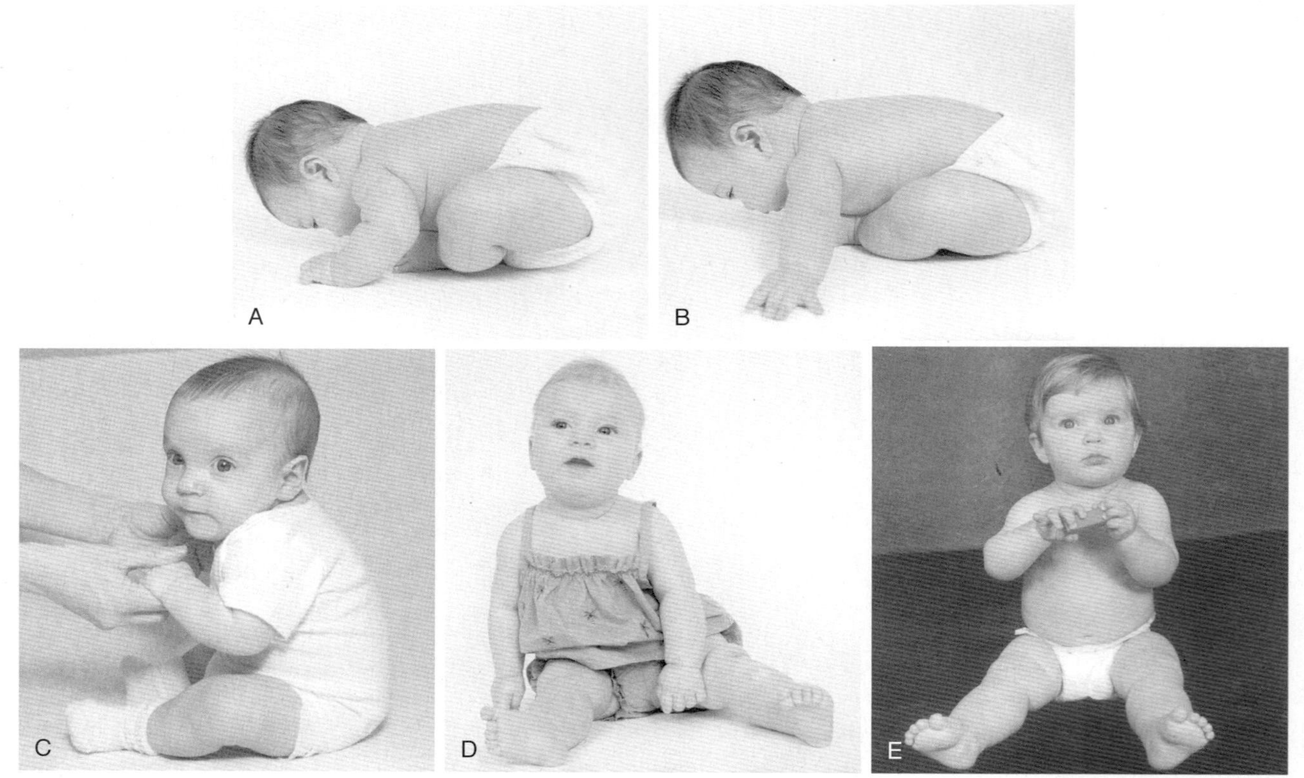

Figura 9.5 Desenvolvimento da posição sentada. **A.** As costas são completamente arredondadas, e o lactente não tem capacidade de sentar-se ereto com 1 mês de vida. **B.** Aos 2 meses, o lactente exibe mais controle; as costas ainda são arredondadas, porém, ele pode tentar levantar-se para cima com algum controle da cabeça. **C.** As costas são arredondadas apenas na área lombar, e o lactente é capaz de sentar-se ereto com um bom controle da cabeça aos 4 meses. **D.** O lactente pode sentar-se sozinho, inclinando-se sobre as mãos para apoio, aos 7 meses. **E.** O lactente senta-se sem apoio aos 8 meses. Observe a transferência dos objetos que ocorre aos 7 meses. (**B**, **D** e **E**: fotos de Paul Vincent Kuntz, Texas Children's Hospital, Houston, TX.)

situações estranhas, desconhecidas com um mínimo de medo. Erikson dividiu o primeiro ano de vida em dois estágios oral-social. Durante os primeiros 3 a 4 meses, a ingestão de alimentos é a atividade social mais importante em que o lactente se envolve. Os recém-nascidos podem tolerar uma pequena frustração ou a gratificação tardia. O **narcisismo** (total preocupação por si mesmo) primário está no seu auge. No entanto, à medida que os processos corporais (como a visão, os movimentos motores e a vocalização) tornam-se mais bem controlados, os lactentes usam comportamentos mais avançados para interagir com os outros. Por exemplo, em vez de chorar, os lactentes podem colocar seus braços para cima, o que significa um desejo a ser realizado.

A próxima aquisição social envolve um modo de chegar aos outros por meio da **preensão**. A preensão inicialmente é reflexiva, mas mesmo como um reflexo, tem um poderoso significado social para os pais. A resposta recíproca à preensão do lactente é o abraço ou toque paternos. Há um estímulo tátil agradável para a criança e para os pais.

O estímulo tátil é extremamente importante no processo total de aquisição de confiança. O grau da habilidade materna, a quantidade de comida ou a extensão da sucção não determina a qualidade da experiência. Em vez disso, a natureza total da qualidade da relação interpessoal influencia a formulação de confiança do lactente.

Durante o segundo estágio, a capacidade de morder mais ativa e agressiva ocorre. Os lactentes aprendem que podem agarrar-se ao que é seu e podem controlar mais completamente seu ambiente. Durante esse estágio, eles podem enfrentar um dos seus primeiros conflitos. Se estiverem sendo amamentados, aprendem rapidamente que morder faz com que a mãe se irrite e retire o seio. Todavia, morder também traz alívio interno do desconforto da dentição e uma sensação de poder ou controle.

Esse conflito pode ser resolvido de várias maneiras. A mãe pode desmamar o lactente do seio e começar a mamadeira, ou a criança pode aprender a morder os mamilos substitutos, como uma chupeta, e manter o aleitamento materno agradável. A resolução bem-sucedida desse conflito fortalece a relação mãe-filho, porque ocorre em um momento em que os lactentes estão reconhecendo a mãe como a pessoa mais importante na sua vida.

DESENVOLVIMENTO COGNITIVO: FASE SENSORIMOTORA (PIAGET)

A teoria mais usada para explicar a **cognição**, ou a capacidade de conhecer, é a de Piaget. O período desde o nascimento aos 24 meses é denominado **fase sensorimotora** e é composto de seis estágios; no entanto, como esta discussão está concentrada do nascimento aos 12 meses, apenas os quatro primeiros estágios serão discutidos. Os dois últimos estágios ocorrem durante o período entre 12 e 24 meses da criança e são discutidos no Capítulo 11.

Durante a fase sensorimotora, os lactentes progridem de comportamentos reflexivos para atos simples repetitivos e para a atividade imitativa. Três eventos cruciais ocorrem durante essa fase. O primeiro evento envolve separação, na qual os lactentes aprendem a separarem-se a si mesmos dos outros objetos no ambiente. Eles percebem que outras pessoas além deles controlam o ambiente e que certos reajustes devem ocorrer para que a satisfação mútua aconteça. Isso coincide com o conceito de Erikson sobre a formação de confiança.

O segundo grande feito é alcançar o conceito de **permanência do objeto**, ou a percepção de que os objetos que deixam o campo visual

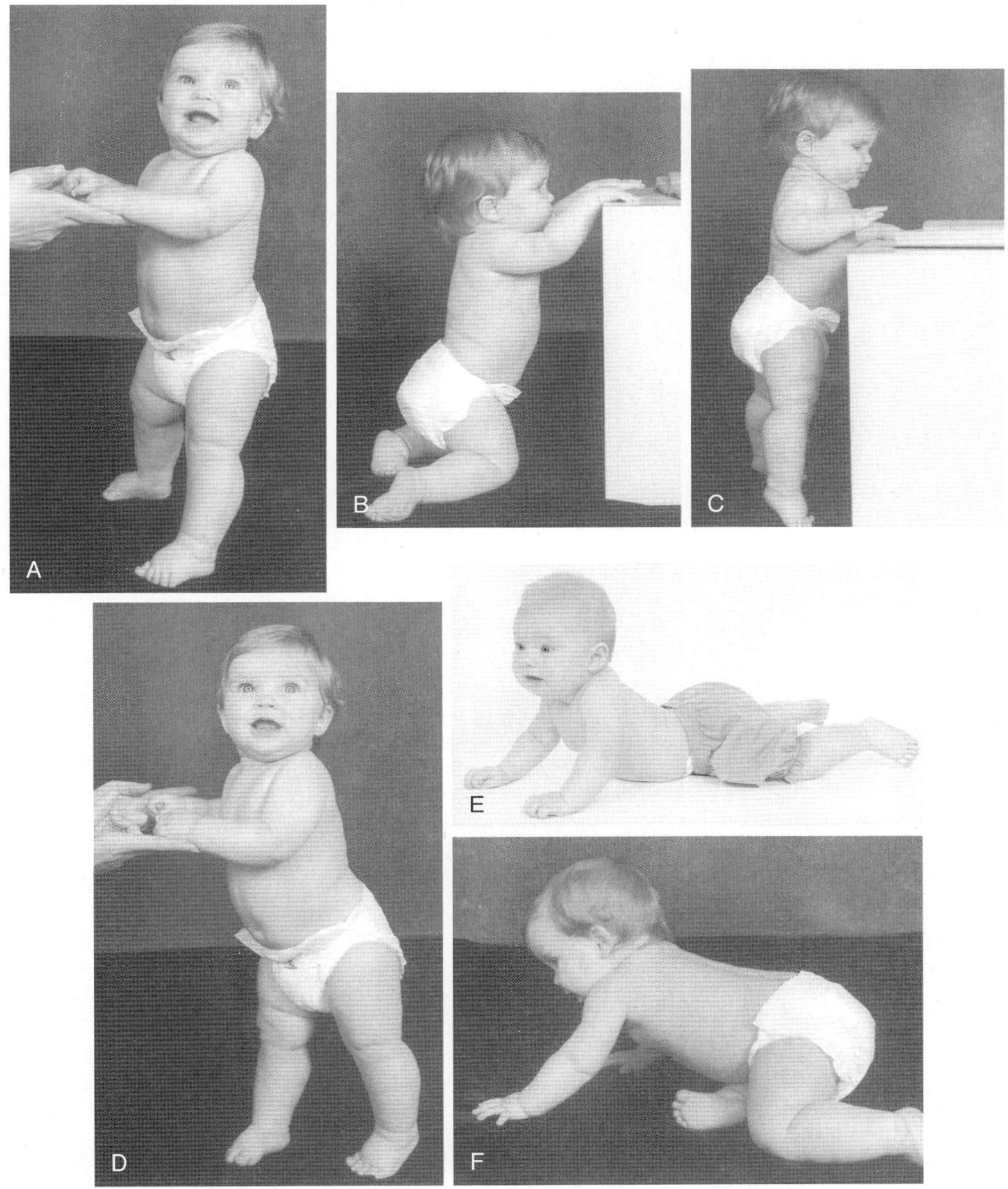

Figura 9.6 Desenvolvimento da locomoção. **A.** O lactente suporta todo o peso sobre os pés aos 7 meses de vida. **B.** O lactente consegue passar da posição sentada para a ajoelhada. **C.** O lactente consegue ficar em pé segurando-se na mobília aos 9 meses de vida. **D.** Em pé, o lactente dá um passo deliberado aos 10 meses de vida. **E.** O lactente engatinha com o abdome no chão e se puxa para frente por volta dos 7 meses de vida e, então, (**F**) engatinha sobre as mãos e joelhos aos 9 meses de vida. (Fotos de Paul Vincent Kuntz, Texas Children's Hospital, Houston, TX.)

ainda existem. Um exemplo típico do desenvolvimento da permanência do objeto é quando os lactentes são capazes de buscar objetos que eles observam estar oculto sob um travesseiro ou atrás de uma cadeira (Figura 9.7). Essa habilidade desenvolve-se por volta dos 9 a 10 meses, época correspondente em que as habilidades de locomoção aumentam.

A última grande realização intelectual desse período é a capacidade de usar símbolos, ou **representação mental**. O uso de símbolos permite que os lactentes pensem em um objeto ou uma situação sem realmente vivenciá-la. O reconhecimento dos símbolos é o início da compreensão do tempo e espaço.

No primeiro estágio, do nascimento até 1 mês, identifica-se o **uso dos reflexos** pelos lactentes. Ao nascimento, a individualidade e o temperamento dos lactentes são expressos por meio dos reflexos fisiológicos de sucção, procura ou de busca, preensão e choro. A natureza repetitiva dos reflexos é o início das associações entre um ato e uma resposta sequencial. Quando os lactentes choram porque estão com fome, um mamilo é colocado na boca e eles sugam, satisfazem-se e dormem. Eles estão assimilando essa experiência enquanto percebem pistas auditivas, visuais e táteis. Essa experiência de perceber certos padrões, ou "ordenar", dá uma base para as fases subsequentes.

O segundo estágio, **reações circulares primárias**, marca o início da substituição do comportamento reflexivo por atos voluntários. Durante o período de 1 a 4 meses, atividades como sucção e preensão tornam-se atos deliberados que induzem determinadas respostas. O início da acomodação é evidente. Os lactentes incorporam e adaptam suas reações ao ambiente e reconhecem o estímulo que produziu uma resposta. Anteriormente, eles choravam até o mamilo ser trazido à sua boca. Agora, eles associam o mamilo com o som da voz de sua mãe. Eles acomodam essa nova informação e adaptam-se deixando de

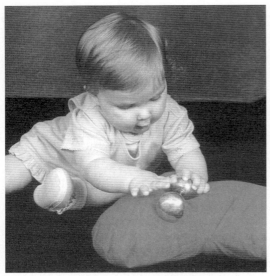

Figura 9.7 Um lactente de 9 meses é capaz de encontrar objetos escondidos sob um travesseiro. (Foto de Paul Vincent Kuntz, Texas Children's Hospital, Houston, TX.)

chorar quando eles ouvem a voz – antes de receber o mamilo. O que está ocorrendo é a realização da causalidade e o reconhecimento de uma sequência ordenada de eventos. O ambiente é assimilado com todos os sentidos e com qualquer habilidade motora que esteja presente.

O estágio **reações circulares secundárias** é uma continuação das reações circulares primárias e dura até os 8 meses. Nesse estágio, as reações circulares primárias são repetidas e prolongadas resultando em uma resposta. Agarrar e segurar agora se tornam agitar, bater e puxar. O ato de agitar é realizado para ouvir um barulho, não exclusivamente pelo prazer de agitar. A qualidade e a quantidade de um ato tornam-se evidentes. Agitar "mais" ou "menos" produz respostas diferentes. Causalidade, tempo, intenção deliberada e separação do ambiente começam a se desenvolver.

Três novos processos de comportamento humano ocorrem. A **imitação** exige a diferenciação dos atos selecionados de diversos eventos. Na segunda metade do primeiro ano, os lactentes podem imitar sons e gestos simples. **Brincar** torna-se evidente à medida que eles sentem prazer em realizar uma ação depois de a terem dominado. Grande parte das horas despertas dos lactentes são absorvidas em jogos sensorimotores. O **afeto** (manifestação externa de emoção e sentimento) é observado quando os lactentes começam a desenvolver uma sensação de permanência. Durante os primeiros 6 meses, os lactentes acreditam que um objeto existe somente enquanto eles podem percebê-lo visualmente. Em outras palavras, o que os olhos não veem, o coração não sente. O afeto por objetos externos é evidente quando continuam presentes ou são lembrados ainda que estejam além do alcance da percepção. A permanência do objeto é um componente crítico do vínculo entre pais e filho e é vista no desenvolvimento de ansiedade perante estranhos aos 6 a 8 meses.

Durante o quarto estágio sensorimotor, **coordenação dos esquemas secundários e sua aplicação a novas situações,** os lactentes usam as conquistas comportamentais anteriores principalmente como base para adicionar novas habilidades intelectuais ao seu repertório em expansão. Esse estágio é altamente transitório. O aumento das habilidades motoras permite maior exploração do ambiente. Eles começam a descobrir que a ocultação de um objeto não significa que ele se foi, mas que é só remover um obstáculo para ele ser revelado. Isso marca o início do raciocínio intelectual. Além do mais, eles podem vivenciar um evento ao observá-lo e começam a associar os símbolos aos eventos (p. ex., "tchau tchau" com "mamãe e papai vão trabalhar"), mas a classificação é puramente deles mesmos. Nesse estágio, eles aprendem com o objeto em si; isso ocorre ao contrário do segundo estágio, em que os lactentes aprendem com o tipo de interação entre objetos ou os indivíduos. A intencionalidade é mais desenvolvida no sentido de que os lactentes agora tentam ativamente remover uma barreira para a ação desejada (ou indesejada) (Figura 9.7). Se algo estiver no seu caminho, eles tentam escalar ou empurrá-lo para longe. Anteriormente, um obstáculo faria com que eles desistissem de qualquer outra tentativa de alcançar a meta desejada.

DESENVOLVIMENTO DA IMAGEM CORPORAL

O desenvolvimento da imagem corporal é paralelo ao desenvolvimento sensorimotor. As experiências sinestésicas e táteis dos lactentes são as primeiras percepções de seus corpos, e a boca é a principal área de sensações de prazer. Outras partes de seus corpos são, principalmente, objetos de prazer – as mãos e os dedos para sugar e os pés para brincar. Quando suas necessidades físicas são atendidas, eles sentem conforto e satisfação com seu corpo. As mensagens transmitidas pelos seus cuidadores reforçam essas sensações. Por exemplo, quando os lactentes sorriem, eles recebem a satisfação emocional de outras pessoas que sorriem de volta.

Atingir o conceito de permanência do objeto é básico para o desenvolvimento da autoimagem. Ao fim do primeiro ano, os lactentes reconhecem que eles são diferentes de seus pais. Ao mesmo tempo, eles têm interesse cada vez maior na sua imagem, sobretudo no espelho (Figura 9.8). À medida que as habilidades motoras desenvolvem-se, eles aprendem que as partes do corpo são úteis; por exemplo, suas mãos trazem objetos à boca e suas pernas os ajudam a se deslocar para locais diferentes. Todas essas conquistas transmitem mensagens para eles sobre si mesmos. Portanto, é importante transmitir mensagens positivas para os lactentes sobre seus corpos.

DESENVOLVIMENTO SOCIAL

O desenvolvimento social dos lactentes é inicialmente influenciado por seu comportamento reflexivo, como a preensão, e eventualmente depende da interação entre eles e seus cuidadores principais. O

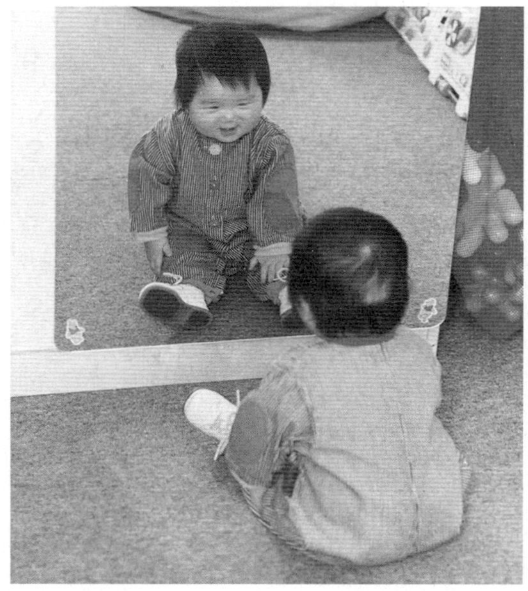

Figura 9.8 Um lactente de 9 meses apreciando a própria imagem no espelho.

vínculo com seus pais fica cada vez mais evidente durante a segunda metade do primeiro ano. Além disso, grandes avanços são feitos na comunicação e no comportamento pessoal-social. Enquanto o choro e o comportamento reflexivo são métodos para atender às suas necessidades na primeira infância, o sorriso social é um passo inicial na comunicação social. Isso tem um profundo efeito nos membros da família e é um enorme estímulo para suscitar as respostas continuadas dos outros. Aos 4 meses, os lactentes riem em voz alta.

Brincar é um agente decisivo de socialização e fornece o estímulo necessário para aprender e interagir com o meio ambiente. Aos 6 meses, os lactentes são muito amáveis. Eles brincam de jogos como esconde-esconde quando a cabeça é escondida sob uma toalha, eles sinalizam o desejo de ser pegos estendendo os braços, e mostram desagrado quando um brinquedo é removido ou lavam o seu rosto.

Vínculo

A importância do contato físico humano com lactentes não pode ser subestimada. A paternidade não é uma habilidade instintiva, mas um processo aprendido e adquirido. O vínculo entre pais e filhos, que muitas vezes se inicia antes do nascimento e assume ainda mais importância no nascimento (ver Capítulo 7), continua durante o primeiro ano (Figura 9.9). Na discussão a seguir sobre vínculo, o termo *mãe* é usado no contexto amplo do cuidador consistente com quem a criança relaciona-se mais do que qualquer outra pessoa. No entanto, com o clima social em mudança da sociedade e os estereótipos de papéis sexuais, essa pessoa pode muito bem ser o pai ou o avô. Estudos sobre vínculo pai-lactente demonstram que ocorrem estágios semelhantes ao vínculo materno e que os pais estão mais envolvidos no cuidado da criança quando as mães estão empregadas (embora as mães continuem a executar a maioria dos cuidados infantis). Pesquisas adicionais mostraram que pais inexperientes e de primeira viagem são tão capazes quanto pais experientes de desenvolver uma ligação íntima com seus lactentes. Os pais verbalizaram sentimentos mais positivos de amor e carinho para com seus recém-nascidos quando puderam ter contato físico próximo, como segurar seu lactente (Feeley, Sherrard, Waitzer et al., 2013). Os pais também têm sido relatados como tendo um papel significativo no apoio às mães no período perinatal. O envolvimento dos pais no nascimento tem sido citado como um forte preditor de envolvimento continuado dos pais até os 5 anos. O envolvimento dos pais no período pré-natal mostra uma correlação positiva com os cuidados pré-natais da mãe, diminuição da incidência de prematuridade e da mortalidade infantil (Yogman & Garfield, 2016).

Pesquisas demonstram que os pais desenvolvem sentimentos de vínculo com seus filhos e que seu relacionamento com o lactente é um fator importante no bem-estar emocional da mãe. Com muitas famílias monoparentais existentes hoje, uma avó (ou outro cuidador importante) pode se tornar o principal cuidador. É importante que os enfermeiros reconheçam que os vínculos pais-lactente possam estar presentes ou ausentes em situações em que os papéis do cuidador são menos bem definidos pelos envolvidos.

Quando os lactentes não recebem um abrigo seguro e cuidados consistentes e amorosos, desenvolve-se um vínculo inseguro; essas crianças não sentem que podem confiar no mundo em que vivem. Esse vínculo inseguro pode resultar em dificuldades psicossociais à medida que a criança cresce e podem persistir até a idade adulta. O vínculo inseguro também pode existir em lares no qual há violência doméstica e depressão materna pós-parto.

O vínculo progride durante a infância, com o lactente assumindo um papel cada vez mais significativo na família. Dois componentes do desenvolvimento cognitivo são necessários para o vínculo: (1) a capacidade de discriminar a mãe de outros indivíduos e (2) a conquista da permanência do objeto. Ambos os processos preparam os lactentes para um aspecto igualmente importante da separação do vínculo dos pais. A separação-individuação deve ocorrer como um processo harmonioso e paralelo com o vínculo emocional.

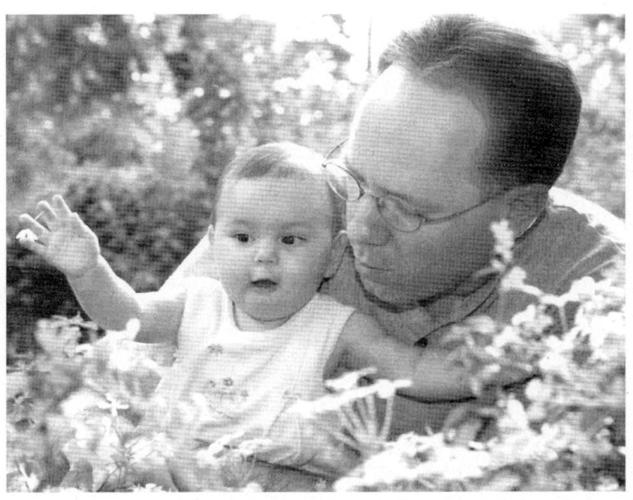

Figura 9.9 A primeira infância é um período especial para o vínculo com pessoas importantes. (Foto de Paul Vincent Kuntz, Texas Children's Hospital, Houston, TX.)

Durante a formação do vínculo com os pais, o lactente progride por meio de quatro estágios distintos, mas sobrepostos. Nas primeiras semanas de vida, os lactentes respondem indiscriminadamente a qualquer pessoa. A partir de aproximadamente 8 a 12 semanas após o nascimento, eles choram, sorriem e vocalizam mais para a mãe do que para qualquer outra pessoa, mas continuam a responder aos outros, sejam familiares ou não. Com aproximadamente 6 meses, os lactentes mostram uma preferência distinta pela mãe. Eles a seguem mais, choram quando ela sai, gostam mais de brincar com ela e sentem-se mais seguros em seus braços. Cerca de 1 mês depois de demonstrar vínculo à mãe, muitos lactentes começam a se apegar a outros membros da família, na maioria das vezes o pai.

Os lactentes adquirem outros comportamentos de desenvolvimento que influenciam o processo de vínculo, e incluem:

- Choro, sorriso e vocalização diferenciados (mais para a mãe do que para qualquer outra pessoa)
- Orientação vasomotora (olhar mais para a mãe, mesmo que ela não esteja próxima)
- Chora quando a mãe sai do quarto
- Aproxima-se por meio da locomoção (engatinhando, rastejando ou andando)
- Se apega (especialmente na presença de um estranho)
- Explorar longe da mãe enquanto a usa como base segura.

Distúrbios graves de vínculo são problemas psicológicos e de desenvolvimento que resultam de vínculo mal adaptativo ou ausente entre o lactente e os pais (Zeanah & Gleason, 2015). Existem dois padrões diferentes de transtornos de vínculo: o padrão inibido emocionalmente retraído e um padrão desinibido indiscriminado (Zeanah & Gleason, 2015). Esses dois subtipos foram classificados em transtornos separados: transtorno de vínculo reativo (TVR) e transtorno de engajamento social desinibido (TESD) da primeira infância. Os lactentes em risco de distúrbios graves de vínculo incluem aqueles que foram vítimas de abuso ou negligência física ou sexual; lactentes expostos ao alcoolismo dos pais, doença mental e uso abusivo de substâncias; e lactentes que experimentaram a ausência de um cuidador principal consistente como resultado de assistência social, institucionalização, abandono ou encarceramento dos pais (Zeanah & Gleason, 2015). Crianças com TVR podem manifestar comportamentos como não ser carinhoso com os pais, não buscar e responder ao conforto quando angustiados, reciprocidade social e emocional mínima e desregulação emocional, como medo ou irritabilidade inexplicáveis (Zeanah & Gleason, 2015). Crianças com TESD podem apresentar comportamentos como abordagem inadequada a adultos desconhecidos, falta de suspeita de estranhos e controle de impulsos deficiente (Zeanah & Gleason, 2015). Um ou ambos desses distúrbios complexos são diagnosticados com crianças maltratadas e órfãs. Sem intervenção precoce, algumas dessas crianças não desenvolvem consciência e desenvolvem um transtorno de personalidade antissocial, que pode levar a atos criminosos. Crianças com autismo ou outros transtornos invasivos do desenvolvimento têm comportamentos que são categoricamente diferentes daqueles com TVR (Zeanah & Gleason, 2015).

Ansiedade de separação

Entre 4 e 8 meses, os lactentes progridem por meio do primeiro estágio de separação-individuação e começam a ter alguma consciência de si mesmos e de suas mães como seres separados. Ao mesmo tempo, a permanência do objeto está se desenvolvendo e os lactentes estão cientes de que seus pais podem estar ausentes. Portanto, a ansiedade de separação desenvolve-se e manifesta-se por meio de uma sequência previsível de comportamentos.

No início da segunda metade do primeiro ano, os lactentes protestam quando colocados em seus berços e, pouco tempo depois, fazem objeções quando suas mães saem do quarto. Os lactentes podem não notar a ausência da mãe se estiverem absortos em uma atividade. No entanto, quando percebem sua ausência, protestam. A partir desse ponto, eles ficam alertas para suas atividades e seu paradeiro. Com 11 a 12 meses, eles são capazes de antecipar sua partida iminente, observando seus comportamentos, e começam a protestar antes que ela vá embora. Nesse ponto, muitos pais aprendem a adiar o alerta da criança sobre sua partida até pouco antes de sair.

Medo de estranhos

À medida que os lactentes demonstram apego a uma pessoa, eles exibem correspondentemente menos amizade com os outros. Entre 6 e 8 meses, a ansiedade e o medo de estranhos tornam-se proeminentes e estão relacionados com a capacidade dos lactentes de discriminar entre pessoas familiares e desconhecidas. Comportamentos como se agarrar ao pai, chorar e afastar-se do estranho são comuns.

Desenvolvimento da linguagem

O primeiro meio de comunicação verbal dos lactentes é o choro. O choro como sinal biológico transmite uma mensagem de urgência e sinaliza desprazer, como a fome. No entanto, o choro também é um evento social que afeta o desenvolvimento da relação pais-lactente – seja por sua ausência, que geralmente tem um efeito positivo nos pais, ou por sua presença, que pode evocar uma resposta negativa ou persuadir os pais a ministrar necessidades físicas ou emocionais da criança.

Nas primeiras semanas de vida, o choro tem uma qualidade reflexiva e está principalmente relacionado com necessidades fisiológicas. Os lactentes choram de 1 a 1 hora e 30 minutos por dia até a 3ª semana de vida e, em seguida, aumentam para 2 a 4 horas na 6ª semana. O choro tende a diminuir por volta da 12ª semana. Pensa-se que o aumento do choro sem motivo aparente durante os primeiros meses pode estar relacionado com a descarga de energia e as alterações maturacionais no sistema nervoso central (SNC). No fim do primeiro ano, os lactentes choram por atenção, por medo (especialmente medo de estranhos) e por frustração, geralmente em resposta ao desenvolvimento de suas habilidades motoras inadequadas.

As vocalizações ouvidas durante o choro acabam tornando-se sílabas e palavras (p. ex., a "mamãe" ouvida durante o choro vigoroso). Os lactentes vocalizam com 5 a 6 semanas de vida, fazendo pequenos sons guturais. Aos 2 meses, eles fazem sons de vogais únicas, como *a, e* e *u*. Aos 3 a 4 meses, as consoantes *n, k, g, p* e *b* são adicionadas, e as crianças arrulham, gorgolejam e riem em voz alta. Aos 6 meses, imitam sons; adicionam as consoantes *t, d* e *w*; e combinam sílabas (p. ex., "dada"), mas não atribuem significado às palavras até os 10 a 11 meses. Entre o 9º e o 10º mês, eles compreendem o significado da palavra "não" e obedecem a comandos simples. Com 1 ano, eles podem dizer de 3 a 5 palavras com significado e podem entender até 100 palavras. Como o desenvolvimento da linguagem é baseado em habilidades expressivas (capacidade de tornar pensamentos, ideias e desejos conhecidos por outras pessoas) e habilidades receptivas (capacidade de entender as palavras que estão sendo faladas), é importante que os lactentes sejam expostos à fala expressiva e que os lactentes com atrasos ao atingir os marcos devem ser cuidadosamente avaliados quanto à possível perda auditiva (ver Capítulo 7, seção *Triagem auditiva neonatal universal*).

Brincar

O brincar durante a infância representa as várias modalidades sociais observadas durante o desenvolvimento cognitivo. A atividade dos lactentes é principalmente narcisista e gira em torno de seus próprios corpos. Conforme discutido em *Desenvolvimento da imagem corporal* no início deste capítulo, as partes do corpo são principalmente objetos de brincadeira e prazer.

Durante o primeiro ano, a brincadeira torna-se mais sofisticada e interdependente. Do nascimento aos 3 meses, as respostas dos lactentes ao ambiente são globais e altamente não diferenciadas. O jogo é dependente; o prazer é demonstrado por uma atitude quieta (1 mês), um sorriso (2 meses) ou um grito agudo (3 meses).

Dos 3 aos 6 meses, os lactentes mostram mais interesse discriminado em estímulos e começam a brincar sozinhos com chocalhos ou brinquedos macios de pelúcia ou com outra pessoa. Há muito mais interação durante a brincadeira. Aos 4 meses, eles riem em voz alta, mostram preferência por determinados brinquedos e ficam animados quando a comida ou um objeto favorito é trazido até eles. Reconhecem imagens em um espelho, sorriem e vocalizam para elas. Dos 6 meses até 1 ano, a brincadeira envolve habilidades sensorimotoras. Brincadeiras como esconde-esconde e bater palmas são realizadas. A repetição verbal e a imitação de gestos simples ocorrem em resposta à demonstração. A brincadeira é muito mais seletiva, não só em termos de brinquedos específicos, mas também em termos de "companheiros". Embora brincar seja solitário ou unilateral, os lactentes escolhem com quem eles interagirão. Do 6º ao 8º mês, eles geralmente se recusam a brincar com estranhos. Os pais são os favoritos definitivos, e lactentes sabem como atrair a atenção deles. Aos 6 meses, eles estendem seus braços para serem pegos; aos 7 meses, eles tossem para alertar sobre sua presença; aos 10 meses, eles puxam a roupa dos pais; e aos 12 meses, chamam os pais pelo nome. Isso representa um enorme avanço do recém-nascido, que sinalizava as necessidades biológicas pelo choro para expressar descontentamento.

A estimulação é tão importante para o crescimento psicossocial quanto o alimento é para o crescimento físico. O conhecimento dos marcos do desenvolvimento permite que os enfermeiros orientem os pais sobre a brincadeira adequada para os lactentes. Colocar um móbile sobre um berço e brinquedos em um cercadinho para o desenvolvimento social, emocional e intelectual ideal de uma criança não é suficiente. A brincadeira deve proporcionar contato interpessoal e um estímulo recreativo e educativo. Os lactentes precisam de alguém *para brincar*, não simplesmente de *permissão para brincar*. Embora o tipo de brincadeira que os lactentes façam seja chamado de *solitário*, esse é um termo figurativo, não literal, para denotar a brincadeira unilateral. O tipo de brinquedos dado às crianças é bem menos importante do que a qualidade da interação pessoal que ocorre.

TEMPERAMENTO

O temperamento ou estilo de comportamento de um lactente influencia o tipo de interação que ocorre entre a criança e os pais, especialmente a mãe, e outros membros da família (ver Capítulo 3, seção *Temperamento*). Ao avaliar o temperamento de uma criança, a percepção dos pais sobre ela e o grau de ajuste entre suas expectativas e o temperamento real da criança são importantes. Quanto mais dissonância ou falta de harmonia houver entre o temperamento da criança e a capacidade dos pais de aceitar e lidar com o comportamento, maior será o risco de conflitos subsequentes entre pais e filhos.

Embora a maioria dos pesquisadores comportamentais concorde que há um forte componente biológico no temperamento, os pesquisadores também sugerem que o ambiente, particularmente a família, pode modificá-lo (Bates & Pettit, 2015). A interação familiar com o lactente é percebida como um processo circular em que cada membro da família afeta os outros e a família como uma unidade. Com esses conceitos em mente, o enfermeiro possui uma função importante em ajudar a família a entender o temperamento do lactente no que se refere à dinâmica familiar e ao eventual bem-estar da criança e da unidade familiar.

Alguns pesquisadores especulam que o temperamento do lactente possa contribuir para a depressão. Mães e pais deprimidos (*versus* mães e pais não deprimidos) classificam o temperamento de seus lactentes como mais difícil aos 3 e 18 meses (Kerstis, Engström, Edlund et al., 2013). Os pesquisadores enfatizam que os pais deprimidos precisam ser identificados precocemente e receber programas de apoio para melhorar a relação pais-lactente. Quando há falta de reciprocidade entre o lactente e os pais ou quando o comportamento do lactente não atende às expectativas dos pais, há risco aumentado de discórdia. Pesquisadores correlacionaram o temperamento infantil agitado com a introdução de alimentação complementar aos 3 meses (Wasser, Bentley, Borja et al., 2011) e alimentação infantil com alimentos que podem contribuir para a obesidade (Vollrath, Tonstadt, Rothbart et al., 2011).

Vários instrumentos podem avaliar o temperamento infantil, como o Questionário de Temperamento Infantil Revisado (Carey & McDevitt, 1978), o Questionário de Comportamento Infantil (Gartstein & Rothbart, 2003) e o Questionário de Temperamento da Primeira Infância (Medoff-Cooper, Carey & McDevitt, 1993). Ao discutir os resultados dos testes com os pais, é melhor evitar descritores (como "difícil"); em vez disso, os lactentes podem ser descritos em termos de características (como "intenso" ou "menos previsível").

Práticas de criação de filhos relacionadas com o temperamento

Com o conhecimento do temperamento do lactente, os enfermeiros são mais capazes de (1) fornecer aos pais informações básicas que os ajudarão a ver seu filho em uma perspectiva melhor, (2) oferecer uma imagem mais organizada do comportamento de seu filho e possivelmente revelar distorções em seu comportamento e percepções do comportamento e (3) orientar os pais sobre técnicas apropriadas de criação dos filhos.

O conhecimento da sequência de desenvolvimento permite ao enfermeiro avaliar o crescimento normal e os desvios menores ou anormais. Também ajuda os pais a obter expectativas realistas sobre a capacidade de seus filhos e fornece diretrizes para brincadeiras e estímulos adequados. Os pais que não têm conhecimento do crescimento e desenvolvimento infantil podem definir expectativas comportamentais inadequadas para seu filho. Enfatizar o desenvolvimento da criança em vez da idade cronológica fortalece a relação pais-filhos, promovendo a confiança e diminuindo a frustração. Portanto, a compreensão e a apreciação completas do crescimento e desenvolvimento das crianças são essenciais.

Devido à complexidade do processo de desenvolvimento durante os primeiros 12 meses, a Tabela 9.1 é apresentada para ajudar a organizar e esclarecer os dados já discutidos. Embora todos os marcos sejam importantes, alguns representam aspectos integrativos essenciais do desenvolvimento que estabelecem as bases para a obtenção de habilidades mais avançadas. Esses marcos essenciais são designados por um ponto preto (•) na tabela. A tabela representa a idade média mensal em que várias habilidades são alcançadas. Deve-se lembrar que embora a sequência seja a mesma, a taxa variará entre as crianças.

ENFRENTAMENTO COM PREOCUPAÇÕES RELACIONADAS COM O CRESCIMENTO E DESENVOLVIMENTO NORMAIS

Separação e medo de estranhos

Vários medos podem aparecer durante a infância. No entanto, o medo que mais preocupa os pais é o relacionado com estranhos e separação. Embora erroneamente interpretado por alguns como um sinal de comportamento antissocial indesejável, o medo de estranhos e a ansiedade de separação são componentes importantes de um apego forte e saudável entre pais e filhos. No entanto, esse período pode apresentar dificuldades para os pais e à criança. Os pais podem ficar mais confinados em casa porque a criança protesta violentamente por ter babás. Para acostumar o lactente a novas pessoas, os pais são incentivados a receber visitas frequentes de amigos ou parentes próximos. Isso possibilita que a criança conheça outras pessoas e sinta-se confortável com elas, além de poder dar aos pais tempo para si mesmos.

Os lactentes também precisam de oportunidades para ter uma experiência segura com os estranhos. Geralmente no fim do primeiro ano, os lactentes começam a aventurar-se longe dos pais e demonstram curiosidade sobre estranhos. Se for permitido explorar em seu próprio ritmo, muitos lactentes eventualmente "preparam-se". Se os pais seguram a criança longe do seu rosto, a criança pode observar enquanto mantém contato físico próximo.

A melhor abordagem para o estranho (incluindo enfermeiros) é falar suavemente; aproximar-se da criança no nível dos olhos (para parecer menor); manter uma distância segura do lactente; e evitar gestos súbitos e intrusivos, como estender os braços e sorrir abertamente.

Os pais também podem se perguntar se devem incentivar o comportamento apegado e dependente da criança, especialmente se houver pressão de outras pessoas que percebem isso como "prejudicial" (ver a discussão a seguir). Os pais precisam ter certeza de que esse comportamento é saudável, desejável e necessário para o desenvolvimento emocional ideal da criança. Se os pais puderem tranquilizar o lactente de sua presença, ele aprenderá a perceber que ainda estão lá, mesmo que não estejam fisicamente presentes. Conversar com os lactentes ao sair da sala, permitir que eles ouçam a voz ao telefone e usar objetos de transição (p. ex., um cobertor ou brinquedo favorito) tranquilizam a presença contínua dos pais.

Arranjos alternativos de cuidados infantis

Para muitos pais, especialmente mães que trabalham, localizar creches seguras e adequadas para lactentes é um problema cada vez mais difícil, agravado pelo número de mães que trabalham fora de casa. Nos últimos 40 anos, houve mudanças variáveis nos arranjos de cuidados infantis; enquanto a maioria das crianças é cuidada em creche ou outros ambientes, cada vez mais crianças estão sendo cuidadas em ambientes domésticos.

Os cuidados básicos são os cuidados domiciliares, seja na casa dos pais ou cuidadores (creche familiar), e os cuidados comunitários, geralmente em uma creche. Os cuidados em casa podem consistir em uma babá em tempo integral que mora na casa, ou uma babá em tempo integral que vem até a casa, com arranjos cooperativos como trocas de babá ou creche familiar. Uma creche licenciada para pequenas famílias normalmente oferece cuidados e proteção para até seis crianças por um período de um dia de 24 horas, e não inclui arranjos informais, como trocas de babá ou cuidadores na própria casa da criança. As seis crianças podem incluir os próprios filhos da creche familiar com menos de 5 anos que vivem na casa. As grandes creches familiares podem atender de 8 a 12 crianças. Infelizmente, muitas creches familiares funcionam sem licença e podem cuidar de um grande número de crianças sem pessoal e instalações adequadas.

Os cuidados baseados em centros infantis geralmente se referem a uma creche licenciada que presta cuidados a seis ou mais crianças por 6 horas ou mais em 1 dia de 24 horas. O cuidado comunitário no ambiente de trabalho é outra opção que está se tornando cada vez mais popular à medida que os empregadores reconhecem o benefício de fornecer cuidados infantis convenientes e de alta qualidade aos seus funcionários. Cuidados de crianças doentes também podem estar disponíveis para os momentos em que as crianças estão doentes. Esses programas geralmente estão localizados em hospitais comunitários ou em ambientes de trabalho.

Os enfermeiros podem desempenhar uma função única na orientação dos pais na localização de instalações adequadas que tenham uma equipe bem qualificada. As agências estaduais de licenciamento podem ajudar os pais a identificar creches que aceitam crianças de faixas etárias específicas e são convenientes para casa e trabalho. Seus registros estão disponíveis ao público e fornecem relatórios dos departamentos de saúde, segurança e bombeiros; avaliações periódicas do órgão licenciador; queixas apresentadas contra a creche; e qualificação dos seus funcionários. Os programas licenciados pelo Estado devem obedecer aos padrões estabelecidos, que representam os requisitos e as salvaguardas mínimos. Entretanto, a aplicação das normas às vezes é inadequada.

Os programas da primeira infância também podem pertencer a um sistema de credenciamento voluntário patrocinado pela National Association for the Education of Young Children, que serve como modelo para o melhor atendimento. As referências de outros pais também são úteis, desde que tenham investigado a instituição cuidadosamente e se envolvam com as atividades da agência.

A mesma atenção conscienciosa deve ser aplicada à contratação de babás competentes. Referências de outros empregadores são essenciais, não há substituto para observar a interação entre o indivíduo e a criança.

Áreas importantes para os pais avaliarem são o programa diário do centro, as qualificações dos professores, as qualidades dos cuidadores, a proporção aluno-funcionário, política de disciplina, precauções de segurança ambiental, fornecimento de refeições, condições sanitárias, espaços interno e externo adequados por criança, e tabela de taxas. Embora as taxas variem consideravelmente, um programa que cobra uma taxa mínima também pode fornecer serviços mínimos. Os pais devem marcar um encontro com o diretor e alguns dos funcionários, especialmente aqueles que cuidarão da criança. Recursos para familiarizar os pais com as características de cuidados infantis de qualidade e listas de verificação para avaliar sistematicamente o centro e compará-lo com outros estabelecimentos podem ajudar os pais a fazer escolhas bem-sucedidas. Em todos os momentos, os pais devem ter o direito de visitar a criança, e reuniões regulares devem ocorrer para revisar o progresso da criança.

Uma área que é cada vez mais importante na seleção de cuidados infantis são as práticas de saúde da creche; no entanto, os pais muitas vezes não verificam os recursos de saúde e a segurança. Evidências mostram que crianças, especialmente aquelas menores de 6 anos em creches, têm mais doenças – especialmente diarreia, otite média, infecções do sistema respiratório (especialmente se o cuidador é fumante), hepatite A, meningite e citomegalovírus do que crianças assistidas em suas casas. O preditor de risco mais forte de doença é o número de crianças não relacionadas na sala. Medidas proativas de controle de infecção e educação da equipe têm sido eficazes na redução da incidência de infecções do trato respiratório superior, diarreia e rotavírus. Tem sido relatado que famílias com filhos em creches fora de casa perdem em média 1,5 dia de trabalho por episódio de doença (Peetom, Crutzen, Bohnen et al., 2018). Crianças com idade inferior a 5 anos, cuidadas em centro de educação infantil ou creche, adquirem taxas mais elevadas de doenças infecciosas que podem obrigar os pais a faltar ao trabalho (Donoghue, 2017). Os pais devem perguntar sobre a política da creche sobre atendimento e cuidado de crianças doentes.

Estabelecimento de limites e disciplina

À medida que as habilidades motoras dos lactentes avançam e a mobilidade aumenta, os pais deparam-se com a necessidade de estabelecer limites seguros para proteger a criança e estabelecer um relacionamento positivo e de apoio entre pais e filhos (ver a seção *Promoção da segurança e prevenção de acidentes* mais adiante neste capítulo). Embora existam inúmeras técnicas disciplinares, algumas são mais apropriadas para essa idade do que outras. Uma abordagem eficaz usada para disciplinar uma criança é o uso do castigo. Por exemplo, um pátio de recreio é melhor para a maioria das crianças do que uma cadeira. Embora os pais possam estar preocupados em instituir disciplina durante a infância, é importante enfatizar que quanto mais cedo forem usados métodos disciplinares eficazes, mais fácil será continuar com essas abordagens.

Os pais devem reconhecer as limitações cognitivas e comportamentais do seu filho; proteção adequada contra acidentes deve ser implementada porque lactentes e crianças pequenas não entendem uma relação de causa e efeito entre objetos perigosos e danos físicos. Além disso, os pais podem precisar de garantias de que o comportamento de seu lactente é de natureza exploratória, não de oposição (nessa idade) e principalmente centrado nas necessidades básicas de calor, amor, comida, segurança e conforto. Os pais podem verbalizar que confortar demais o lactente ou satisfazer suas necessidades resultará em uma criança mimada; não há evidências substanciais de que atender às necessidades básicas do lactente resultará em tais comportamentos mais tarde na vida. As crianças testam limites e exploram inatamente durante a fase exploratória do crescimento; em vez de desencorajar a exploração, os pais devem fornecer alternativas seguras, guardar itens domésticos perigosos e dar às crianças disciplina e carinho consistentes.

O ensino eficaz para a prevenção de acidentes deve começar de maneira ideal na infância, ajudando os pais a entender a natureza do desenvolvimento normal de seus filhos. Deve-se reiterar continuamente que os lactentes choram porque uma necessidade não está sendo atendida, e não para irritar intencionalmente um adulto. Um lactente agitado ou irritável é uma vítima potencial da síndrome do bebê sacudido (ou outros danos corporais), porque os adultos e cuidadores podem não entender a natureza do choro do lactente.

Sucção do dedo e uso de chupeta

A sucção é o principal prazer dos lactentes e pode não ser satisfeita pela amamentação ou pela mamadeira. É uma necessidade tão forte que os lactentes privados de sucção, como aqueles com lábio leporino, chupem a língua. Alguns recém-nascidos nascem com bolhas de sucção nas mãos devido à atividade de sucção intraútero.

Os problemas surgem quando os pais estão muito preocupados com a sucção dos dedos, polegar ou chupeta e tentam conter essa tendência natural. Antes de dar conselhos, o enfermeiro deve investigar os sentimentos dos pais e basear as orientações nessas informações.

O uso de chupeta, particularmente nos primeiros dias após o parto e no hospital de parto, ganhou considerável atenção na literatura científica (ver boxe *Foco de pesquisa*). Nelson (2012) sugere que não se pode afirmar com absoluta certeza de que o uso de chupeta é ruim em todas as situações. Uma revisão recente de Zimmerman e Thompson (2015) encontrou evidências sugerindo que a confusão de bicos ocorre predominantemente com o uso de mamadeira e não é tão provável com o uso de chupeta em lactentes amamentados. Os profissionais de saúde devem ser informados sobre possíveis danos e benefícios no uso de chupeta e fornecer aos pais o mais alto nível de evidência para tomar uma decisão informada sobre o assunto.

O uso de chupeta tem sido associado a um risco aumentado de otite média em vários estudos (Salah, Abdel-Aziz, Al-Farok et al., 2013). Por causa disso, o American Academy of Pediatrics, Subcommittee on the Management of Acute Otitis Media, recomendou que os pais reduzissem o uso de chupeta no segundo semestre de vida (Nelson, 2012). No entanto, a American Academy of Pediatrics' Task Force on Sudden Infant Death Syndrome (SIDS) (2011) cita fortes evidências de um efeito protetor na redução da SMSI quando as chupetas são usadas na hora de dormir e na hora da soneca. O mecanismo exato envolvido na proteção para SMSI não é conhecido. Ainda assim, as chupetas devem ser limpas e substituídas regularmente, e deve haver ênfase em permitir que o lactente controle o ritmo, a frequência e o término da alimentação, em vez de permitir que a chupeta (ou qualquer outra coisa) torne-se o foco da interação. Demonstrou-se que o uso de chupeta durante procedimentos dolorosos em neonatos produz um efeito analgésico (ver Capítulo 5).

Uma revisão sistemática encontrou uma associação entre o uso de chupeta na infância e a redução do aleitamento materno e do aleitamento materno exclusivo (Nelson, 2012). No entanto, o autor concluiu que o uso de chupeta e os maus resultados da amamentação podem não ter um efeito causal; ao contrário, pode estar relacionada com um marcador de fatores socioeconômicos, demográficos, psicossociais e culturais que determinam o uso de chupeta e a amamentação. Uma revisão recente da Cochrane revelou que o uso de chupeta em lactentes saudáveis a termo iniciados desde o nascimento ou após a lactação não afetou significativamente a prevalência da duração da amamentação exclusiva e parcial até os 4 meses (Jaafar, Jahanafar, Angolkar et al., 2011). No momento da redação deste artigo, não havia evidências de que o uso de chupeta e sucção não nutritiva em lactentes prematuros tenha algum efeito sobre o início e a duração da amamentação. A sucção não nutritiva não deve ser evitada em *recém-nascidos prematuros*, especialmente quando usada com sacarose concentrada para controle da dor.

> **Foco de pesquisa**
>
> ***Uso de chupeta e amamentação***
>
> A associação do uso de chupeta e a diminuição da duração da amamentação foi encontrada apenas em estudos observacionais, enquanto nenhum efeito do uso de chupeta na duração da amamentação foi observado em ensaios clínicos randomizados (Nelson, 2012). Esses estudos concluíram, ainda, que o maior impacto no uso de chupeta e na amamentação ocorreu no início da vida do lactente, ao aprender a sucção efetiva e estimular o leite materno.

Para diminuir a dependência da sucção não nutritiva em lactentes pequenos, o prazer da sucção pode ser aumentado pelo prolongamento do tempo de alimentação. Além disso, o uso excessivo da chupeta induzida pelos pais para acalmar a criança deve ser explorado. Não é incomum que os pais coloquem a chupeta na boca do lactente assim que ele começa a chorar, reforçando um padrão de alívio da angústia.

Se a criança usar chupeta, deve-se observar as medidas de segurança no momento da compra. Durante a infância e a primeira infância, não há necessidade de restringir a sucção não nutritiva dos dedos. A má oclusão pode ocorrer se a sucção do polegar persistir após aproximadamente 4 anos ou quando os dentes permanentes irromperem. Alguns pais podem perceber as chupetas como menos prejudiciais porque são descartadas aos 2 a 3 anos, enquanto a sucção de dedo pode persistir até os anos escolares. Devido ao número limitado de estudos correlacionando o uso de chupeta e aumento do risco de infecções ou má oclusão dentária, não há recomendações a favor ou contra o uso de chupeta relacionados com a saúde bucal (Nelson, 2012). Tanto o uso de chupeta quanto a sucção de dedo também podem apresentar variações culturais significativas. A sucção do polegar atinge seu pico na idade de 18 a 20 meses e é mais prevalente quando as crianças estão com fome, cansadas ou sentindo-se inseguras. A sucção persistente do polegar em uma criança apática sempre merece investigação. Pode ser um sinal de um problema emocional entre pai e filho ou de tédio, isolamento e falta de estímulo.

Dentição

Um dos períodos mais difíceis na vida dos lactentes (e dos pais) é a erupção dos dentes decíduos (primários), muitas vezes referidos como dentição. A idade de erupção dentária mostra uma variação considerável entre as crianças, mas a ordem de aparecimento dos dentes é bastante regular e previsível (Figura 9.10). Os primeiros dentes decíduos a erupcionar são os incisivos centrais inferiores, que aparecem por volta dos 6 a 10 meses (média de 8 meses). Eles são seguidos pelos incisivos centrais superiores. Um guia rápido para avaliação dos dentes decíduos durante os primeiros 2 anos é: idade da criança em meses – 6 = número de dentes. Por exemplo: 8 meses de vida – 6 = 2 dentes nessa idade.

A dentição é um processo fisiológico; algum desconforto é comum quando a coroa dentária rompe a membrana periodontal. Algumas crianças mostram evidências mínimas de dentição, como babar, chupar os dedos ou morder objetos duros. Outros ficam irritáveis, têm dificuldade para dormir, esfregam os ouvidos e diminuem o interesse por

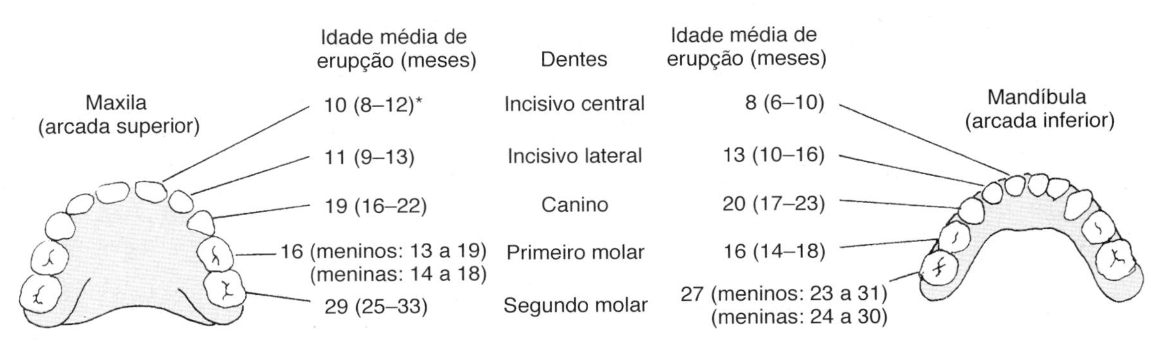

Figura 9.10 Sequência de erupção dos dentes decíduos. *O intervalo representa ± 1 desvio-padrão, ou 67% dos indivíduos estudados. (De American Dental Association. [2014]. *Eruption charts*. Recuperado de http://www.ada.org/2930.aspx?currentTab=1.)

alimentos sólidos. Geralmente, sinais de doença como febre (> 39°C), vômito ou diarreia não são sintomas de dentição, mas de doença e podem justificar uma investigação mais aprofundada. Como a dor da dentição é resultado da inflamação, o frio é calmante. Dar à criança um anel de dentição congelado ajuda a aliviar a inflamação, mas não congele anéis de dentição cheios de géis ou água não estéril porque eles podem rachar e vazar para a boca do lactente. Várias pomadas anestésicas tópicas sem receita médica estão disponíveis, embora o ingrediente ativo na maioria delas seja a benzocaína, que pode causar um distúrbio raro, mas grave, chamado *metemoglobinemia*. Portanto, a U.S. Food and Drug Administration (2018) recomenda o uso de tais produtos somente sob orientação e supervisão de um profissional de saúde. No caso de irritabilidade persistente que afete o sono e a alimentação, analgésicos sistêmicos (como paracetamol ou ibuprofeno) podem ser administrados (se apropriado para a idade) por não mais de 3 dias; no entanto, os pais devem saber que essa é uma medida temporária e devem entrar em contato com o médico se os sintomas persistirem ou se a condição da criança mudar.

Pode ocorrer o uso de pós dentários ou procedimentos como corte ou a fricção do pó; pode ocorrer infecção ou irritação do tecido e ingestão ou aspiração de ácido acetilsalicílico. Balas duras podem causar asfixia ou aspiração acidental e devem ser evitadas nessa idade.

PROMOÇÃO DE SAÚDE IDEAL DURANTE A INFÂNCIA

NUTRIÇÃO

Idealmente, a discussão da nutrição ideal deve começar no pré-natal para abordar a ingestão materna de nutrição adequada na forma de uma dieta equilibrada e quantidades adequadas de proteínas, vitaminas e minerais – todas têm impacto no feto em crescimento. Os enfermeiros devem encorajar e fornecer informações para os pais discutirem as opções de amamentação ou alimentação com mamadeira do seu filho bem antes da data do parto. A escolha é altamente individual e é discutida no Capítulo 7. Esta seção trata principalmente da nutrição infantil durante os meses em que as necessidades de crescimento e os marcos de desenvolvimento preparam a criança para a introdução de alimentos sólidos.

Apesar da disponibilidade adequada de fontes ideais de nutrientes, os especialistas estão preocupados que os lactentes não sejam alimentados adequadamente. Eles podem receber alimentos sólidos quando o sistema digestório não está pronto para absorver completamente esses alimentos. Além disso, bebidas inadequadas para lactentes em crescimento podem ser dadas no lugar do leite infantil enriquecido e podem fornecer apenas calorias "vazias", contribuir para a obesidade infantil e adulta, e colocar as crianças em risco de anemia por deficiência de ferro, deficiência de vitamina D e raquitismo. Uma pesquisa sobre as práticas de alimentação infantil descobriu que cerca de 20% dos lactentes consumiram alimentos sólidos antes dos 4 meses de vida, apesar das recomendações de que esses alimentos não fossem introduzidos até os 4 a 6 meses (Aronsson, Uusitalo, Vehik et al., 2015). As práticas de saúde infantil, incluindo a nutrição, podem ter um impacto de longo prazo na vida da criança. O crescimento e o desenvolvimento podem ser afetados negativamente, assim como o risco de adquirir certas condições crônicas de saúde. Há alguma evidência de que a obesidade infantil diminui significativamente quando a amamentação é continuada e a introdução de alimentos sólidos é adiada até pelo menos os 4 meses (Moss & Yeaton, 2014). Os enfermeiros devem ser proativos em ensinar aos pais o que constitui nutrição infantil adequada e hábitos nutricionais, que proporcionam à criança uma ótima oportunidade para crescer e desenvolver-se como uma criança e um adulto saudáveis.

Os profissionais de saúde tornaram-se recentemente mais conscientes do uso de terapias médicas complementares e alternativas em crianças que podem não ser tão benéficas quanto anunciadas nas mídias. Uma preocupação é a ingestão de megavitaminas e ervas pelas crianças; os pais podem supor que a palavra *natural* em referência aos ingredientes significa que o produto é seguro quando isso pode não ser o caso. É importante que os enfermeiros estejam cientes dos efeitos, da disponibilidade e da prática das terapias complementares e sejam capazes de discutir de forma convincente seu uso com os pais.

Primeiro semestre

O leite humano é a dieta completa mais desejável para lactentes durante os primeiros 6 meses. Um recém-nascido a termo saudável, que recebe leite materno de uma mãe bem nutrida, geralmente não requer suplementos vitamínicos e minerais específicos, com algumas exceções. Suplementos diários de vitamina D e vitamina B12 podem ser indicados se a ingestão dessas vitaminas pela mãe for inadequada. A American Academy of Pediatrics (Wagner, Greer, American Academy of Pediatrics, Section on Breastfeeding et al., 2008) recomenda que todos os lactentes (incluindo os amamentados exclusivamente) recebam um suplemento diário de 400 UI de vitamina D, começando nos primeiros dias de vida para prevenir o raquitismo e a deficiência de vitamina D. A suplementação dessa vitamina deve ocorrer até que a criança esteja consumindo pelo menos 1 ℓ/dia (ou 1 qt/dia) de fórmula fortificada com vitamina D (Wagner et al., 2008). Lactentes não amamentados que estão tomando menos de 1 ℓ/dia de fórmula fortificada com vitamina D também devem receber um suplemento diário de vitamina D de 400 UI (ver *Alerta de segurança*). Se o lactente for amamentado exclusivamente após os 4 meses (quando os estoques fetais de ferro estão esgotados), a suplementação de ferro (1 mg/kg/dia) é recomendada até que alimentos complementares contendo ferro apropriados, como cereais fortificados com ferro, sejam introduzidos (Baker & Greer, 2010) (ver boxe *Foco na comunidade*). Os lactentes, sejam amamentados ou alimentados com mamadeira, não precisam de líquidos adicionais, especialmente água ou suco, durante os primeiros 4 meses. A ingestão excessiva de água em lactentes pode resultar em intoxicação hídrica e hiponatremia.

ALERTA DE SEGURANÇA

Há relatos de superdosagens acidentais de vitamina D líquida em lactentes causadas por erros de embalagem; a seringa para administração líquida pode não estar claramente rotulada para 400 UI. Os enfermeiros devem educar os pais para ler seringas e evitar administrar mais de 400 UI de vitamina D (U.S. Food and Drug Administration Consumer Health Information, 2010).

A suplementação de flúor em crianças amamentadas exclusivamente não é necessária nos primeiros 6 meses devido ao risco de fluorose dentária. No entanto, a suplementação de flúor pode ser necessária se o suprimento de água da mãe que amamenta não contiver a quantidade suficiente de fluoretação (ver discussão mais adiante no capítulo). As mães que trabalham fora de casa podem continuar amamentando com orientação e incentivo.[a] As mães são incentivadas a estabelecer metas realistas para emprego e amamentação, com informações precisas sobre os custos, riscos e benefícios das opções de alimentação disponíveis.

[a]Veja também o *The CDC Guide to Strategies to Support Breastfeeding Mothers and Babies*, que inclui informações sobre amamentação no local de trabalho. Esse guia foi atualizado em 2013 e pode ser baixado em http://www.cdc.gov/breastfeeding/pdf/BF-Guide-508.PDF.

Foco na comunidade

Administração de suplementos de ferro

- Idealmente, os suplementos de ferro devem ser administrados entre as refeições para maior absorção
- Suplementos líquidos de ferro podem manchar os dentes; portanto, administrar com um conta-gotas na parte detrás da boca (lateral). Em crianças maiores, administrar suplementos líquidos de ferro com o uso de um canudo ou enxaguar bem a boca após a ingestão
- Evitar a administração de suplementos líquidos de ferro com leite de vaca integral ou produtos lácteos, pois eles ligam-se ao ferro livre e impedem a absorção
- Educar os pais que os suplementos de ferro tornarão as fezes pretas ou verdes
- Suplementos de ferro podem causar constipação intestinal transitória. Alertar os pais para não mudarem para uma fórmula com baixo teor de ferro ou leite integral, que são fontes pobres de ferro e podem levar à anemia por deficiência de ferro (ver Capítulo 24, seção *Anemia ferropriva*)
- Em crianças com mais idade, administrar o suplemento de ferro líquido com uma bebida cítrica ou suco (não mais que 88 a 118 mℓ)
- Evitar a administração de suplementos de ferro com alimentos ou bebidas que retenham o ferro e impeçam a absorção (ver Capítulo 24, seção *Anemia ferropriva*).

As barreiras encontradas pelas mães que trabalham em período de amamentação incluem a falta de apoio do empregador ou do colega de trabalho, instalações indisponíveis ou inadequadas para ordenha e armazenamento de leite, falta de tempo para ordenhar o leite durante o trabalho, baixa oferta de leite real ou percebida e tempo insuficiente para ordenha durante o trabalho. Muitas mães podem achar que um programa de extração de leite fora de casa e de dar mamadeira ao lactente com ou sem suplementação de fórmula é bem-sucedido. O leite materno extraído pode ser armazenado na geladeira (4°C) sem risco de contaminação bacteriana por até 5 dias (Lawrence & Lawrence, 2016). Embora a alimentação do lactente em casa possa ocorrer com base na demanda, pode ser necessário ordenhar leite fora de casa a cada 3 a 4 horas para manter o suprimento adequado. O leite materno pode ser ordenhado manualmente ou em bomba (manual ou elétrica) e armazenado em um recipiente hermético apropriado de vidro ou plástico. O leite materno extraído pode ser congelado (–18°C ou menos) por até 6 meses (dependendo do tipo de *freezer* usado), mas deve-se tomar cuidado para evitar queimaduras no congelador (ver *Breastfeeding: A Guide for the Medical Profession* [Lawrence & Lawrence, 2016] para mais orientações sobre armazenamento e congelamento do leite humano).

Além da extração de leite eficiente, as mães também precisam de cuidados infantis por um indivíduo ou agência confiável, apoio e assistência de outras pessoas importantes. Tal como acontece com todas as mães que amamentam, essas mulheres devem ter alimentação adequada e repouso para uma lactação adequada. A fadiga materna é considerada a maior ameaça ao sucesso da amamentação em mães que trabalham fora de casa.

! ALERTA PARA A ENFERMAGEM

Aquecer o leite no micro-ondas diminui a disponibilidade de propriedades anti-infecciosas e nutrientes (Labiner-Wolfe, Fein, 2013). Para evitar queimaduras orais devido ao aquecimento desigual do leite, o leite materno nunca deve ser descongelado ou reaquecido em um forno de micro-ondas. Para descongelar o leite congelado, colocar o recipiente em banho-maria em temperatura morna (<40,5°C) ou colocar na geladeira durante a noite.

Há relatos de um aumento no uso de ervas por mães lactantes para aumentar a oferta de leite materno. Os **galactogogos**, incluindo feno-grego, cardo abençoado, erva-doce e árvore casta, supostamente aumentam a oferta de leite materno, mas uma revisão sistemática recente encontrou evidências insuficientes para o uso de qualquer tipo de galactogogos (Mortel & Mehta, 2013). Para uma discussão sobre galactogogos, incluindo os mencionados aqui, ver Apêndice P, Protocolo 9, em *Breastfeeding: A Guide for the Medical Profession* (Lawrence & Lawrence, 2016).

Uma alternativa aceitável à amamentação é a fórmula comercial fortificada com ferro. Semelhante ao leite humano, fornece todos os nutrientes necessários para os lactentes nos primeiros 6 meses. Leite de vaca integral não modificado, leite de vaca com baixo teor de gordura, leite desnatado, outros leites animais e bebidas lácteas de imitação não são aceitáveis como principais fontes de nutrição para lactentes devido à sua digestibilidade limitada, risco aumentado de contaminação e falta de componentes necessários para um crescimento adequado. O leite integral pode causar anemia por deficiência de ferro em lactentes, possivelmente como resultado de perda de sangue oculto de origem gastrintestinal. O leite de vaca integral pasteurizado é deficiente em ferro, zinco e vitamina C e possui alta carga renal de solutos, o que o torna indesejável para lactentes com menos de 12 meses (American Academy of Pediatrics, 2014, Committee on Nutrition).

! ALERTA PARA A ENFERMAGEM

A gordura dietética em lactentes com menos de 6 meses não deve ser restringida, a menos que sob orientação médica específica. A substituição do leite desnatado ou com baixo teor de gordura é inaceitável, porque os ácidos graxos essenciais são inadequados e a concentração de solutos de proteínas e eletrólitos, como o sódio, é muito alta.

A quantidade de fórmula por mamada e o número de mamadas por dia variam entre os lactentes. Aqueles alimentados sob demanda geralmente determinam seu próprio horário de alimentação, mas alguns lactentes podem precisar de um horário mais planejado com base nos padrões médios de alimentação para garantir nutrientes suficientes. Em geral, o número de mamadas diminui de seis vezes por dia com 1 mês para quatro ou cinco com 6 meses. Independentemente do número de mamadas, a quantidade total de fórmula ingerida geralmente estabiliza-se em cerca de 946 mℓ por dia.

O mel deve ser evitado nos primeiros 12 meses devido ao risco de botulismo (ver Capítulo 30); as chupetas não devem ser revestidas com mel para estimular o lactente a tomá-la. Socializar o lactente com os sabores dos alimentos da cultura familiar é comum, além de continuar amamentando por 2 a 4 anos (ver boxe *Considerações culturais*).

A água engarrafada para misturar fórmula em pó ou concentrada é uma alternativa relativamente segura à água da torneira, se disponível. A água da torneira tem alto teor de contaminantes, como

Considerações culturais

Práticas de alimentação multiculturais

Crenças e valores culturais muitas vezes influenciam as práticas de alimentação infantil. Os profissionais de saúde podem beneficiar-se ao compreender as práticas alimentares multiculturais que os pais escolhem para seus filhos lactentes. As práticas alimentares tradicionais incluem oferecer uma variedade de líquidos ou alimentos (como vinho doce, água ou mel) durante os primeiros dias de vida e posteriormente.

chumbo. Não presuma, no entanto, que a água engarrafada é estéril, a menos que especificamente indicado no recipiente. A água engarrafada fluoretada não é necessária para misturar a fórmula em pó, a menos que a fonte de água local tenha baixo teor de flúor, caso em que a suplementação de flúor é recomendada após os 6 meses (ver *Saúde bucal* mais adiante neste capítulo).

A adição de alimentos sólidos antes dos 4 a 6 meses não é recomendada. Durante os primeiros meses, os alimentos sólidos não são compatíveis com a capacidade do trato gastrintestinal e as necessidades nutricionais do lactente. Alimentar lactentes com sólidos os expõe a antígenos alimentares que podem produzir alergia à proteína alimentar. Novas diretrizes da American Academy of Pediatrics (2017) sobre a introdução do amendoim na alimentação de crianças recomendam que as proteínas de amendoim sejam introduzidas de forma precoce para lactentes com maior risco de alergia, aos 4 a 6 meses, em um esforço para diminuir o risco de alergias graves ao longo da vida. Diretrizes específicas baseadas nos fatores de risco do lactente emitidas pela referida associação podem ser encontradas em https://www.aap.org/en-us/aboutthe-aap/aap-press-room/Pages/AAP-Clinical-Report-Highlights-Early-Introduction-of-Peanut-Based-Foods-to-Prevent-Allergies.aspx.

Em termos de desenvolvimento, os lactentes não estão prontos para alimentos sólidos. O reflexo de extrusão (protrusão) é forte e muitas vezes faz com que eles empurrem a comida para fora da boca. Os lactentes sugam instintivamente quando recebem comida. Por causa de suas habilidades motoras limitadas, os lactentes são incapazes de deliberadamente afastar os alimentos ou evitar a alimentação. Portanto, a introdução precoce de sólidos é um tipo de alimentação forçada, que pode levar ao ganho excessivo de peso e ao aumento da predisposição a alergias e anemia ferropriva. Os pais devem ser alertados quanto ao uso de sucos e bebidas não nutritivas, como bebidas com sabor de frutas ou bebidas gaseificadas (refrigerantes ou refrigerantes) durante esse período. Muitos sucos e bebidas não nutritivas, embora prontamente disponíveis para os consumidores, não fornecem ingestão calórica suficiente e adequada para lactentes com menos de 12 meses; essas bebidas podem substituir os nutrientes do leite materno ou fórmula e levar ao crescimento ou problemas de saúde. Os sucos de frutas não oferecem nenhum benefício nutricional para crianças menores de 1 ano (Heyman, Abrams, 2017).

Segundo semestre

Durante a segunda metade do primeiro ano, o leite humano ou fórmula deve continuar a ser a principal fonte de nutrição. O uso de suplementação de flúor depende da ingestão de água da torneira com flúor pelo lactente (ver a seção *Saúde bucal* mais adiante neste capítulo). Se a amamentação for interrompida, uma fórmula comercial fortificada com ferro deve ser substituída. As fórmulas de acompanhamento ou transição comercializadas para lactentes mais velhos não oferecem vantagens especiais em relação a outras fórmulas infantis e fornecem proteína em excesso (American Academy of Pediatrics, Committee on Nutrition, 2014).

A principal mudança nos hábitos alimentares é a adição de alimentos sólidos à dieta do lactente. Fisiologicamente e em termos de desenvolvimento, lactentes de 4 a 6 meses estão em um período de transição. A essa altura, o trato gastrintestinal amadureceu o suficiente para lidar com nutrientes mais complexos e é menos sensível a alimentos potencialmente alergênicos. A erupção dentária está começando e facilita a mordida e a mastigação. O reflexo de extrusão desapareceu e a deglutição é mais coordenada para permitir que os lactentes aceitem sólidos com facilidade. O controle da cabeça é bem desenvolvido, o que permite que o lactente se sente com apoio e vire a cabeça propositalmente para comunicar a falta de interesse pela comida. A preensão voluntária e a coordenação olho-mão melhorada gradualmente permitem que os lactentes peguem os alimentos e alimentem-se sozinhos. Sua crescente sensação de independência é evidente em seu desejo de segurar suas mamadeiras e tentar "ajudar" durante a alimentação.

Seleção e preparação de alimentos sólidos

A escolha dos alimentos sólidos a ser introduzidos primeiro é variável, mas deve atender às razões para a alimentação de sólidos, como o fornecimento de nutrientes não encontrados na fórmula ou no leite materno. O cereal infantil fortificado com ferro é geralmente introduzido primeiro devido ao seu alto teor de ferro (7 mg/3 colheres de sopa de cereal seco preparado). Cereais secos prontos para servir comercialmente preparados para lactentes incluem arroz, cevada, aveia e cereais ricos em proteínas. O arroz é geralmente sugerido como alimento inicial devido à sua fácil digestibilidade e baixo potencial alergênico. Cereais (como creme de farinha) não são usados porque os cereais infantis comercializados são uma fonte melhor de ferro. Alguns cereais comercializados para lactentes são combinados com frutas. Há pouco benefício nutricional dessas preparações e são mais caras. Novos alimentos devem ser adicionados, um de cada vez; portanto, os pais devem evitar combinações de cereais ao iniciar um novo grão.

O cereal infantil (enriquecido com ferro) pode ser misturado com leite materno ordenhado ou água até que o leite integral seja administrado. Após os 12 meses, pequenas quantidades de sumos de fruta 100% podem ser misturadas com o cereal seco; o teor de vitamina C do suco aumenta a absorção de ferro no cereal. Devido ao seu benefício como fonte de ferro, os cereais infantis devem ser continuados até a criança completar 18 meses.

O suco de frutas pode ser oferecido em um copo por sua rica fonte de vitamina C e como substituto do leite para uma mamada por dia. Grandes quantidades de determinados sucos (p. ex., maçã, pera, ameixa, cereja doce, pêssego e uva) são evitadas porque podem causar dor abdominal, diarreia ou edema em algumas crianças. Evite bebidas com sabor de frutas, que podem ser comercializadas como sucos, pois contêm altas concentrações de açúcares complexos. Suco de uva branca (não mais do que 147 mℓ/dia) pode ser melhor absorvido e seguro para crianças dessa idade sem causar desconforto gastrintestinal. A American Academy of Pediatrics, Committee on Nutrition (2014) recomenda que a ingestão de suco de frutas não exceda 120 a 180 mℓ/dia e que os sucos não sejam administrados a lactentes com menos de 4 a 6 meses. Como a vitamina C é naturalmente destruída pelo calor, o suco não deve ser aquecido. Os recipientes de suco devem sempre ser mantidos cobertos e refrigerados para evitar mais perda de vitaminas.

A adição de outros alimentos é arbitrária. Uma sequência comum é introduzir frutas coadas seguidas de legumes e, por fim, carnes; no entanto, alguns médicos preferem adicionar vegetais antes de frutas. Se os alimentos forem introduzidos precocemente, frutas cítricas, carnes e ovos são adiados até depois dos 6 meses devido ao seu potencial de resultar em alergia. Aos 6 meses, alimentos como biscoito salgado ou torrada pode ser oferecido como alimentos que ajudam na dentição. Por volta dos 8 a 9 meses, podem ser dados alimentos infantis e petiscos nutritivos, como vegetais bem cozidos, pedaços de frutas cruas ou queijo. A partir de 1 ano, são servidos alimentos de mesa bem cozidos.

A introdução de alimentos sólidos na dieta do lactente nessa idade é principalmente para experiência de paladar e mastigação, não para crescimento. A maioria das necessidades calóricas dos lactentes é derivada da fonte primária de leite (humano ou fórmula); portanto, os sólidos não devem ser percebidos como substitutos do leite até que a criança tenha mais de 12 meses. O tamanho das porções pode variar de acordo com o gosto do lactente. Em geral, 1 colher de sopa por ano de idade (ou seja, ½ a ¾ de colher de sopa para a maioria dos lactentes com menos de 12 meses) é adequada para a maioria dos lactentes. Na maioria dos casos, 2 colheres de sopa podem ser servidas, mas devido ao foco dos lactentes na textura e na sensação da comida, quantidades menores serão consumidas. Outro motivo para porções menores é a preocupação com os hábitos alimentares na primeira infância e a obesidade. A alimentação precoce de porções menores pode ajudar a evitar os conceitos de "limpe seu prato" ou "coma toda a sua comida ou você não vai sair da mesa", que são conhecidos por contribuir para excessos na vida adulta. A adição de alimentos sólidos à dieta de lactentes amamentados exclusivamente não aumenta significativamente a ingestão calórica geral ou o ganho de peso.

Alimentos para lactentes preparados comercialmente são o tipo mais comum de alimentos servidos a lactentes nos EUA. Eles são convenientes e geralmente não contêm sal ou açúcar adicionados, mas podem ser relativamente caros. Uma alternativa é preparar as papinhas em casa, que é um processo simples e econômico.

Em geral, leite e alimentos com baixa caloria devem ser evitados em lactentes e crianças pequenas, a menos que uma dieta rigorosamente prescrita por médicos seja necessária. O crescimento dos lactentes durante essa fase é crucial para o desenvolvimento futuro, e a gordura da dieta deve ser reduzida com muita cautela. Ao mesmo tempo, é importante reconhecer que certos tipos de gordura na dieta são inaceitáveis para lactentes; batatas fritas, doces, sorvetes, bolos, refrigerantes e outras bebidas açucaradas e itens semelhantes não constituem uma quantidade adequada de ingestão de gordura e podem contribuir para a obesidade infantil. Uma sugestão é limitar a quantidade (tamanho da porção) de gordura da dieta nos alimentos fornecidos, em vez de eliminá-los completamente, especialmente durante a infância.

Os pais são alertados para evitar a dependência de alimentos e suplementos comercializados como ferro ou vitaminas fortificados como fontes primárias de minerais. Por isso, incentive os pais a oferecer à criança uma variedade de frutas, vegetais e grãos integrais, incluindo aqueles conhecidos por serem naturalmente ricos em ferro.

Introdução de alimentos sólidos

Quando a colher é introduzida pela primeira vez, os lactentes geralmente a afastam e parecem insatisfeitos. O alimento que é colocado na frente da língua e empurrado para fora é simplesmente recolhido e realimentado. À medida que os lactentes se acostumam com a colher, eles aceitam mais avidamente a comida e, eventualmente, abrem a boca em antecipação (ou a mantêm fechada em desgosto).

Um item alimentar é introduzido em intervalos de 4 a 7 dias para permitir a identificação de alergias alimentares. Novos alimentos são fornecidos em pequenas quantidades. À medida que a quantidade de alimentos sólidos aumenta, a quantidade de leite diminui para menos de 1 ℓ/dia para evitar a superalimentação.

Como a alimentação é um processo de aprendizagem, bem como um meio de nutrição, novos alimentos são dados sozinhos para permitir que a criança aprenda novos sabores e texturas. Os alimentos não devem ser misturados na mamadeira e alimentados por meio de um bico com um orifício grande. Isso priva a criança do prazer de aprender novos sabores e desenvolver um paladar exigente. Também pode causar problemas com má mastigação de alimentos mais tarde na vida devido à falta de experiência. As orientações para a introdução de novos alimentos são apresentadas no boxe *Cuidado centrado na família*.

Desmame

Definido como o processo de renunciar a um método de alimentação por outro, o **desmame** geralmente refere-se ao abandono ou troca do peito ou da mamadeira por uma caneca. Nas sociedades ocidentais, isso geralmente é considerado como uma das principais tarefas para os lactentes e muitas vezes é visto como uma experiência potencialmente traumática. É psicologicamente significativo, porque os lactentes são obrigados a desistir de uma importante fonte de prazer e gratificação oral.

Outros grupos culturais definem o desmame com base em eventos significativos da vida (p. ex., a dentição) ou a chegada a uma idade específica. Não existe um momento ideal de desmame, mas, em geral, a maioria dos lactentes mostra sinais de prontidão durante a segunda metade do primeiro ano. Recomenda-se que o desmame ocorra de acordo com as necessidades da criança (Lawrence & Lawrence, 2016). O crescente desejo de liberdade de movimento pode diminuir o seu desejo de ser mantido por perto para as mamadas. Eles estão adquirindo mais controle sobre suas ações e podem facilmente levar a caneca até a boca (mesmo que seja de cabeça para baixo!). A imitação se torna um motivador poderoso dos 8 e 9 meses, e eles gostam de usar uma xícara ou um copo como os outros fazem.

O desmame deve ser gradual ao substituir uma sessão de mamadeira ou amamentação de cada vez. A alimentação noturna normalmente é a última a ser descontinuada. É aconselhável nunca permitir que uma criança leve a mamadeira para a cama; essa é a principal causa de cáries nos dentes decíduos. Se a amamentação for encerrada antes dos 5 ou 6 meses, o desmame deve ser para uma mamadeira (não na cama) a fim de fornecer ao lactente as necessidades de sucção continuada. Se interrompido mais tarde, o desmame pode ser diretamente para uma caneca, especialmente aos 12 e 14 meses. Qualquer líquido doce, como suco de fruta, deve ser dado em uma caneca e não na hora de dormir.

SONO E ATIVIDADE

Os padrões de sono variam entre os lactentes, com os mais ativos normalmente menos que as crianças mais tranquilas. Os lactentes de 2 meses dormem aproximadamente 15 horas por dia (variando de 10 a 20 horas), enquanto os lactentes de 6 a 12 meses, aproximadamente 13 horas por dia (variando de 9 a 17 horas) (Galland, Taylor, Elder et al., 2012). A consolidação das horas de sono noturno ocorre durante os primeiros 12 meses, com a diminuição do sono diurno e aumento do sono noturno. No geral, aos 12 meses, a maioria dos lactentes desenvolve um padrão de sono noturno que dura pelo menos 8 horas. O número de cochilos por dia varia, mas os lactentes geralmente tiram dois cochilos ao fim do primeiro ano. Lactentes amamentados dormem por períodos mais curtos, sobretudo durante a noite, em comparação aos lactentes alimentados com mamadeira (Middlemiss, Yaure e Huey, 2015). Uma discussão sobre os problemas do sono encontra-se no Capítulo 10.

A maioria dos lactentes é naturalmente ativa e não precisa de nenhum incentivo para se movimentar. Os problemas podem surgir quando dispositivos como cercadinhos, carrinhos, balanços comerciais e andadores móveis são usados em excesso. Esses itens restringem o movimento e privam os lactentes da exploração e do desenvolvimento das habilidades motoras grossas. Ao contrário da crença popular, os andadores não melhoram a coordenação e são perigosos em caso de tropeço ou se colocados perto do topo de escadas, varandas, piscinas, fornalhas e outras superfícies perigosas.[1]

SAÚDE ORAL

Uma boa higiene oral começa com a saúde oral materna adequada antes e durante a gravidez e o aconselhamento durante a primeira

[1]N.R.T.: No Brasil, a Sociedade Brasileira de Pediatria condena o uso do andador e recomenda que esse equipamento não seja usado em lactentes de nenhuma idade. Disponível em: https://orthosossa.com.br/dicas/a-sociedade-brasileira-de-pediatria-condena-o-uso-do-andador/. Acesso em: 10 abr. 2022.

Cuidado centrado na família

Alimentação durante o primeiro ano

Do nascimento até os 6 meses (amamentação ou alimentação por mamadeira)

Amamentação

- Dieta completa mais desejável para a primeira metade do primeiro ano[a]
- Um suplemento recomendado é a vitamina D oral (400 UI/dia)
- Em lactentes em amamentação exclusiva com 4 meses ou mais, recomenda-se um suplemento de ferro de 1 mg/kg/dia até que alimentos complementares ricos em ferro sejam introduzidos

Fórmula

- A fórmula comercial enriquecida com ferro é um alimento completo para a primeira metade do primeiro ano[a]
- Requer suplementos de flúor (0,25 mg) quando a concentração de flúor na água potável é inferior a 0,3 ppm após os 6 meses
- A fórmula de leite evaporado requer suplementos de vitamina C, ferro e flúor (de acordo com o conteúdo de flúor no abastecimento de água local após os 6 meses)

Dos 4 a 12 meses (alimentos sólidos)

- Os sólidos podem começar a ser adicionados aos 4 a 6 meses
- Os primeiros alimentos são coados ou bem amassados em purê
- Petiscos como biscoitos para ajudar na dentição, frutas cruas ou vegetais podem ser introduzidos aos 6 a 7 meses
- Alimentos maiores picados ou alimentos preparados comercialmente podem ser iniciados aos 9 a 12 meses
- Com exceção dos cereais, a ordem de introdução de alimentos é variável; uma sequência recomendada é fruta, vegetais e depois carne
- Introduzir um alimento por vez, normalmente em intervalos de 4 a 7 dias, para identificar alergias alimentares
- Introduzir os alimentos sólidos quando o lactente estiver com fome
- Iniciar a alimentação com colher empurrando a comida para trás da língua devido à tendência natural dos lactentes a impulsionar a língua para frente
- Usar uma colher pequena com a mão firme; começar com 1 ou 2 colheres de chá do alimento; aumentar gradualmente para 2 a 3 colheres de sopa por alimentação
- À medida que a quantidade de sólidos aumenta, diminuir a quantidade de leite para evitar a alimentação excessiva
- Limitar a fórmula ou o leite para aproximadamente 960 mℓ/dia e o suco de fruta para menos de 180 mℓ/dia
- Nunca introduzir alimentos misturando-os com a fórmula na mamadeira

Cereais – início aos 4 a 6 meses

- Introduzir os cereais infantis enriquecidos com ferro preparados comercialmente e administrá-los diariamente até os 18 meses
- O cereal de arroz normalmente é introduzido primeiro devido ao seu baixo potencial alergênico
- Os pais podem descontinuar o ferro suplementar quando os cereais enriquecidos com ferro forem administrados

Frutas e vegetais – início aos 6 a 8 meses

- Purê de maçã, bananas e peras geralmente são bem tolerados
- Evitar frutas e vegetais enlatados que não são especificamente destinados a lactentes devido ao teor variável, e muitas vezes alto, de chumbo e à adição de sal, açúcar ou conservantes
- Oferecer suco de fruta apenas em uma xícara, não em uma mamadeira, para reduzir o desenvolvimento de cáries no início da infância. Limitar-se a 118 mℓ/dia ou menos

Carnes, peixes e aves – início aos 8 a 10 meses

- Evitar carnes gordas
- Preparar cozida, grelhada, a vapor ou escaldada
- Incluir carnes de órgãos, como fígado, que têm um alto teor de ferro, vitamina A e vitamina do complexo B
- Se uma sopa for dada, certificar-se de que todos os ingredientes sejam familiares à dieta da criança
- Evitar combinações comerciais de carne e vegetais porque seu teor de proteína é baixo

Ovos e queijo – início aos 12 meses

- Servir gema de ovo dura cozida e em purê, levemente cozida ou escaldada
- Introduzir a clara de ovo em pequenas quantidades (1 colher de chá) no final do primeiro ano para detectar alergia
- Usar o queijo como substituto para carne e como um petisco

[a]Recomenda-se a alimentação por aleitamento materno ou por fórmula comercial até os 12 meses. Após 1 ano, o leite de vaca integral pode ser administrado.

infância a respeito da ingestão dietética para a promoção de uma higiene oral ideal. Aconselhe cedo os pais sobre o risco de práticas alimentares que aumentam o risco de problemas para a saúde oral. Alguns destes, como mencionado anteriormente, incluem evitar escorar a mamadeira; dar a mamadeira na cama; ou dar sucos de frutas na mamadeira, especialmente antes dos 6 meses. Isso contribui com a erosão do esmalte e **cárie precoce na infância** (anteriormente chamada de *cárie da mamadeira*).

Quando os dentes decíduos irrompem, a limpeza deve ser iniciada. Os dentes e as gengivas são inicialmente limpos esfregando-os com um pano úmido; a escova de dentes é demasiado dura para a gengiva sensível. O cuidador pode segurar a criança envolvendo-a com um braço e usando a mão livre para limpar os dentes. A higiene oral pode ficar mais agradável se acompanhada de música ou conversa. Recomenda-se que seja feita uma avaliação breve da saúde oral do lactente aos 6 meses, com um odontopediatra qualificado; os lactentes em maior risco para cáries devem ser identificados e realizado aconselhamento sobre a saúde oral. Também é recomendável que o lactente tenha consultas odontológicas estabelecidas a partir de 1 ano (American Academy of Pediatric Dentistry, 2016). Geralmente, é recomendado que uma escova de dentes pequena, de cerdas macias, seja usada à medida que mais dentes irrompem e a criança se ajusta à rotina de limpeza. A água é preferida à pasta de dentes, que a criança engolirá (e se a pasta de dentes for fluoretada, a criança pode ingerir quantidades excessivas de flúor). A American Academy of Pediatric Dentistry (2016) recomenda uma "sujeirinha" de pasta de dente para crianças com menos de 3 anos e uma quantidade do tamanho de uma ervilha para crianças de 3 a 6 anos.

Flúor é um mineral essencial para a construção de dentes resistentes à cárie, e seu uso deve ser iniciado aos 6 meses caso a criança não receba água com teor de flúor adequado. A American Academy of Pediatric Dentistry (2016) recomenda que a determinação da administração de flúor seja fundamentada nas necessidades individuais de cada criança. A administração sistêmica de flúor deve ser considerada para todas as crianças em risco de cárie que bebem água com deficiência de flúor (< 0,6 ppm), mas apenas após todas as fontes dietéticas de flúor serem determinadas.

As considerações dietéticas também são importantes porque os hábitos que começaram durante a primeira infância tendem a continuar nos anos seguintes. Evite alimentos com açúcar concentrado (sacarose) na dieta das crianças. Tais alimentos são usados escassamente (quando usados) na dieta do lactente. A prática de imergir a chupeta com mel ou usar doces em forma de chupeta comercialmente disponíveis é desencorajada. Além de ser cariogênico, o mel também pode causar botulismo infantil, e partes do doce em forma de chupeta podem ser aspiradas (Boxe 9.1). Os pais precisam ser aconselhados sobre os efeitos nocivos da alimentação com mamadeira ou aleitamento materno frequente e prolongado durante o sono, quando o leite doce ou outro líquido (como suco) banha os dentes, produzindo cárie da primeira infância. Além disso, as bebidas gasosas devem ser evitadas na primeira infância. (Ver Capítulo 11 para uma discussão mais ampla sobre saúde dental, incluindo a cárie da primeira infância.)

Boxe 9.1 Promoção da segurança e prevenção de acidentes durante a primeira infância.

Do nascimento aos 4 meses

Principais realizações do desenvolvimento

Exibe reflexos involuntários (p. ex., o reflexo de rastejar pode impulsionar o lactente para frente ou para trás; o reflexo de Moro pode fazer o corpo agitar-se)
Pode rolar
Tem coordenação olho-mão crescente e reflexo de preensão voluntário

Prevenção de acidentes

Aspiração

A aspiração não é um perigo tão grande nessa faixa etária, mas os pais devem começar a praticar a salvaguarda cedo (ver *Dos 4 aos 7 meses* neste boxe)
Nunca passar talco diretamente no lactente; colocar o talco na mão e depois na pele do recém-nascido; guardar o recipiente fechado e fora do alcance da criança
Segurar o lactente para alimentá-lo; não apoiar a mamadeira
Conhecer os procedimentos de emergência para asfixia
Usar uma chupeta em peça única e com alça que pode ser colocada no punho do lactente

Queimaduras

Instale detectores de fumaça em casa
Não usar o micro-ondas para esquentar a fórmula; sempre verificar a temperatura do líquido antes da alimentação
Verificar a temperatura da água do banho
Não manipular líquidos quentes quando a criança estiver por perto, como sentada no colo
Cuidado com as cinzas de cigarro que podem cair no lactente
Não deixar o lactente no sol por mais de alguns minutos; manter cobertas as áreas expostas
Lavar o vestuário antichamas conforme as instruções da etiqueta
Usar vaporizadores
Não deixar a criança sozinha no automóvel estacionado
Verificar o calor da superfície da cadeira para automóvel antes de colocar a criança

Asfixia e afogamento

Manter todas as sacolas de plástico armazenadas fora do alcance da criança; descartar as sacolas grandes depois de fazer um nó
Não cobrir o colchão com plástico
Usar um colchão firme e cobertores soltos sem almofadas
Certificar-se de que o modelo do berço segue a legislação de segurança e o colchão se encaixa adequadamente – com estrado do berço com 6 cm de distância das laterais[a]
Posicionar o berço longe de outros móveis e aquecedores
Não prender a chupeta em um cordão em volta do pescoço da criança
Remover os babadores na hora de dormir
Nunca deixar a criança sozinha no banho
Não deixar o lactente com menos de 12 meses sozinho na cama ou em pufes

Veículos automotivos

Transportar o lactente em cadeirinhas com selo de segurança de acordo com os órgãos governamentais de segurança, voltadas para a parte detrás do automóvel, de preferência no assento traseiro
Não colocar o lactente no assento (do automóvel) ou no colo
Não colocar a criança em um equipamento de segurança ("bebê conforto") ou carrinho na parte detrás de um automóvel estacionado
Não colocar o lactente ou a criança no assento do passageiro com *airbag*
Não deixar o lactente sozinho no automóvel[2]

Quedas

Usar um berço com estrado para colchão fixo e grades elevadas
Nunca deixar o lactente sozinho em uma superfície levantada e desprotegida
Quando estiver em dúvida sobre onde colocar a criança, usar o chão
Prender a criança na cadeirinha e nunca deixá-la sozinha enquanto o assento estiver colocado em uma superfície elevada
Evitar o uso de um cadeirão até que a criança consiga sentar-se bem sem apoio

Intoxicação acidental

A intoxicação não é um perigo tão grande nessa faixa etária, mas os pais devem começar a praticar a salvaguarda cedo (ver *Dos 4 aos 7 meses* neste boxe)

Danos corporais

Manter objetos afiados e denteados, como facas e vidro quebrado, fora do alcance da criança
Manter os alfinetes de fraldas fechados e longe do lactente

Dos 4 aos 7 meses

Principais realizações do desenvolvimento

Rolar
Sentar-se momentaneamente
Agarrar e manipular objetos pequenos
Segurar com mais força um objeto derrubado
Tem coordenação olho-mão bem desenvolvida
Pode concentrar-se em objetos pequenos e localizá-los
Fazer caretas proeminentementes (fixação oral)
Pode levantar-se sobre as mãos e os joelhos
Rastejar para trás

[2]N.R.T.: No Brasil, segundo nossa legislação, as crianças de até 1 ano devem ser transportadas no bebê conforto. O equipamento deve ser instalado no meio do banco detrás, com o apoio para a cabeça da criança virado contra o painel do carro. Entre 1 e 4 anos, colocá-las em cadeirinhas com encosto e cinto próprios. Os assentos de elevação (*booster*), que utilizam o cinto de segurança do carro e evitam que ele fique na altura do pescoço da criança, podem ser usados para as crianças de 4 a 7 anos e 6 meses. Acima dessa idade ou a partir de 1,45 m de altura, o uso do cinto de segurança continua obrigatório. A regra das cadeirinhas e dos assentos de elevação não vale para veículos de transporte coletivo, como ônibus escolares e táxis. Os equipamentos de segurança de transporte para crianças em nosso país são regulamentados pelo Instituto Nacional de Metrologia, Qualidade e Tecnologia (Inmetro). Disponível em: https://www.sbp.com.br/imprensa/detalhe/nid/agora-so-na-cadeirinha/#:~:text=Peso%20e%20altura%20m%C3%A9dios%3A%20nessa%20faixa%20de%20idade%2C,-sua%20vez%2C%20%C3%A9%20presa%20ao%20cinto%20do%20carro. Acesso em: 10 abr. 2022.

(*Continua*)

Boxe 9.1 Promoção da segurança e prevenção de acidentes durante a primeira infância. (*continuação*)

Prevenção de acidentes

Aspiração

Manter botões, miçangas, tampas de seringas e outros pequenos objetos fora do alcance do lactente
Manter o piso livre de quaisquer objetos pequenos
Não dar balas, nozes, alimentos com caroços ou sementes, ou pedaços inteiros ou circulares de salsicha ao lactente
Ter cuidado ao dar biscoitos para ajudar na dentição porque os pedaços grandes podem ser quebrados e aspirados
Não alimentar o lactente enquanto ele estiver deitado
Inspecionar os brinquedos em relação às peças removíveis
Manter o talco, se usado, fora do alcance do lactente
Evitar guardar o líquido de limpeza, tintas, pesticidas e outras substâncias tóxicas ao alcance do lactente
Sabe o número do telefone do centro de controle de intoxicação disponível em seu município de moradia[3]

Asfixia

Manter todas as bexigas de látex fora de alcance
Remover todos os brinquedos do berço que ficam amarrados no cercadinho quando a criança começar a colocar-se sobre as mãos ou os joelhos ou tiver 5 meses

Queimaduras

Manter as torneiras fora de alcance
Colocar os objetos quentes (cigarros, velas, incenso) em superfícies altas, fora do alcance da criança
Limitar a exposição ao sol; aplicar filtro solar

Quedas

Colocar uma proteção em cadeiras altas
Manter o estrado fixo e as grades do berço elevadas à altura máxima permitida

Veículos automotivos

Consultar *Do nascimento aos 4 meses* neste boxe

Intoxicação acidental

Certificar-se de que a pintura para móveis ou brinquedos não contenha chumbo
Colocar as substâncias tóxicas em uma prateleira alta ou em um armário fechado
Pendurar as plantas ou colocá-las em uma superfície alta em vez de deixá-las no chão
Saber o número do telefone do centro de controle de intoxicação disponível no município onde reside

Danos corporais

Dar brinquedos macios e arredondados, de preferência feitos de madeira ou plástico
Evitar objetos longos e pontiagudos como brinquedos
Evitar brinquedos que são excessivamente altos
Manter objetos cortantes fora do alcance do lactente

Dos 8 aos 12 meses

Principais realizações do desenvolvimento

Rastejar ou engatinhar
Segurar-se na mobília
Ficar em pé sozinho
Passear em torno dos móveis
Caminhar
Escalar
Puxar os objetos
Arremessar os objetos
Pegar pequenos objetos; tem preensão em pinça
Explorar colocando objetos na boca
Não gosta de ficar preso
Explorar longe dos pais
Entende cada vez mais comandos e frases simples

Prevenção de acidentes

Aspiração

Manter objetos pequenos fora do chão, fora dos móveis e fora do alcance das crianças
Tomar cuidado ao dar pedaços muito pequenos de alimentos sólidos grandes
Não utilizar brinquedos de tecido ou permitir que a criança brinque com feijões secos
Consultar também *Dos 4 aos 7 meses* neste boxe

Danos corporais

Consultar *Dos 4 aos 7 meses* neste boxe
Evitar colocar televisões ou outros objetos grandes em cima dos móveis, que podem ser virados quando a criança se apoia para ficar de pé

Quedas

Evitar andadores, sobretudo perto de escadas[a]
Certificar-se de que os móveis estejam firmes o suficiente para a criança se apoiar para ficar de pé e caminhar entre eles
Cercar as escadas na parte superior e inferior se a criança tiver acesso a elas[a]
Colocar calçados e roupas seguras no lactente (solas que não "pegam" no chão, cadarços amarrados, pernas de calças que não tocam no chão)

Asfixia e afogamento

Manter as portas de fornos, máquinas de lavar louça, geladeiras, *freezers*, lavadoras de roupas e secadoras fechadas o tempo todo
Ao guardar um aparelho grande não utilizado, como uma geladeira, retirar a porta
Supervisionar o contato com bexigas infladas; descartar imediatamente bexigas estouradas e manter as bexigas vazias fora do alcance
Cercar as piscinas e outros locais de água parada, como fontes decorativas; trancar os portões de acesso às piscinas para que somente os adultos possam acessar. Sempre supervisionar quando há qualquer fonte de água próxima, como baldes de limpeza, áreas de drenagem, bacias sanitárias
Manter as portas dos banheiros fechadas
Eliminar poças d'água desnecessárias
Manter uma mão na criança sempre que ela estiver na banheira

Intoxicação acidental

Administrar os medicamentos como um fármaco, não como uma bala
Não administrar medicamentos a menos que prescritos por um médico
Devolver medicamentos e venenos para as áreas de armazenamento seguras imediatamente após a utilização; substituir as tampas corretamente se um protetor para crianças for usado
Ter sempre o número do centro de controle de intoxicação disponível no município onde reside

[3]N.R.T.: No Brasil, ligue para o Disque-Intoxicação, criado pela Agência nacional de Vigilância Sanitária (Anvisa), no número 0800-722-6001, ou para o centro de intoxicação de seu município. Disponível em: https://www.gov.br/anvisa/pt-br/assuntos/agrotoxicos/disque-intoxicacao. Acesso em: 10 abr. 2022.

(*Continua*)

Boxe 9.1 Promoção da segurança e prevenção de acidentes durante a primeira infância. (*continuação*)

Queimaduras

Colocar proteções na frente ou em torno de qualquer aparelho de aquecimento, lareira ou forno

Manter os fios elétricos escondidos ou fora de alcance

Colocar proteções de plástico sobre tomadas elétricas; colocar os móveis na frente das tomadas

Manter as toalhas de mesa penduradas fora do alcance (a criança pode puxar líquidos quentes ou objetos pesados ou cortantes para baixo)

[a]As informações sobre muitos itens, como berços ou andadores, estão disponíveis em U.S. Consumer Product Safety Commission, 800-638-2772; http://www.cpsc.gov/.

PROMOÇÃO DA SEGURANÇA E PREVENÇÃO DE ACIDENTES

Os acidentes são uma das principais causas de morte durante a infância, especialmente para crianças de 6 a 12 meses. As três principais causas de morte acidental em lactentes são asfixia, lesões relacionadas com veículos motorizados e afogamento (Dellinger, Gilchrist, 2019). De acordo com um estudo da Cochrane, um terço de todos os acidentes ocorrem em casa, mas não há evidências suficientes para demonstrar que a modificação do ambiente doméstico tem impacto na taxa de acidentes (Turner, Arthur, Lyons et al., 2011). Vigilância constante, conscientização e supervisão são essenciais à medida que as crianças adquirem habilidades locomotoras e manipulativas aumentadas que são combinadas com uma curiosidade insaciável sobre o meio ambiente. O Boxe 9.1 lista as principais realizações de desenvolvimento de cada período durante a infância e o plano de prevenção de acidentes apropriado. A Tabela 9.2 lista tipos comuns de lesões e objetos associados que predispõem a tais lesões. Sugestões para promover a segurança no ambiente doméstico são dadas para tipos específicos de acidentes. A sigla SAFE PAD, descrita na Tabela 9.2, pode ser usada para identificar tipos comuns de acidentes em lactentes e crianças mais velhas.

Acidentes com veículos automotores

Um número significativo de lactentes é ferido ou morre devido à retenção inadequada dentro dos veículos, na maioria das vezes ao andar no colo de outro ocupante. O uso do sistema de retenção infantil diminui com o aumento da idade das crianças e com o aumento do número de ocupantes. A falta de sistema de retenção infantil adequado continua a ser um fator importante em acidentes fatais envolvendo crianças. Um relato observacional de recém-nascidos sendo colocados em um assento de carro por sua família encontrou uma incidência de 52% de recém-nascidos colocados incorretamente em assentos de carro e uma incidência de 48% de erros na colocação de assentos de carro infantil, com 29% dos assentos de carro não fixados ao veículo (Rogers, Gallo, Saleheen et al., 2012). Todos os lactentes devem ser protegidos

Tabela 9.2 Acidentes infantis comuns associados a fatores de risco e promoção da segurança.

Sigla SAFE PAD	Fatores de risco	Intervenções de segurança sugeridas
Sufocamento, posição no sono	Bolas ou bexigas de látex	Evitar bolas ou bexigas de látex, exceto sob a supervisão de um adulto
	Sacolas plásticas	Amarrar sacolas plásticas não utilizadas com um nó e descartá-las em um recipiente seguro
	Superfície da cama (não infantil), como sofá ou cama de adulto	Evitar colocar os lactentes para dormir em sofás, pilhas de roupas de cama ou em camas de adulto
	Travesseiros	Evitar usar travesseiros para dormir
	Almofadas e cobertores macios	Não usar almofadas nem cobertores
	Dorme em decúbito ventral	Colocar o lactente para dormir de costas sempre
Asfixia, mordidas de animais	Itens para uso nas refeições: itens cilíndricos, como salsichas, balas duras, amendoins, amêndoas	Cortar a salsicha longitudinalmente; evitar balas duras em lactentes e crianças pequenas. Os lactentes devem mastigar completamente cada alimento; não dê mais até que o item seja engolido
	Brinquedos: brinquedos pequenos, como Lego	Como regra geral, se o brinquedo entra em um rolo de papel higiênico, ele pode ser engolido por uma criança pequena
	Objetos pequenos: baterias, botões, miçangas, feijões secos, tampas de seringa, alfinetes de segurança	Manter fora do alcance dos lactentes, que são naturalmente curiosos
	Chupetas	As chupetas devem ser uma peça única
	Talco	Evitar agitar o talco sobre o lactente; se usado, colocar na mão do adulto e depois na pele do lactente
	Cães, gatos domésticos	Supervisionar a criança em torno de animais domésticos; ensinar a não se aproximar do cão que está comendo, tem filhotes ou não está se sentindo bem. Animais que são "domesticados" podem ser imprevisíveis. Crianças pequenas são do tamanho certo para ficarem cara a cara com animais domesticados Supervisionar de perto a criança em torno de animais de estimação visitantes. (Ver Capítulo 13, seção *Animais de estimação e mordidas de animais selvagens*.)

(*Continua*)

Tabela 9.2 Acidentes infantis comuns associados a fatores de risco e promoção da segurança. (*continuação*)

Sigla SAFE PAD	Fatores de risco	Intervenções de segurança sugeridas
Quedas (***f****alls*)	Escadas	Os lactentes gostam de escalar; colocar o portão de segurança para crianças na parte superior e inferior das escadas
	Fraldário	Os lactentes não têm a percepção de profundidade e não podem perceber a diferença entre uma altura perigosa e uma segura. Nunca deixe-os sem vigilância sobre uma superfície plana mesmo se eles não rolarem
	Berço, as laterais da cama do berço podem cair quando o lactente se inclina sobre elas	Em 2011, um mandato foi emitido para interromper a venda de berços com as laterais móveis[a]
	Canguru colo	Nunca deixar o lactente desacompanhado em um equipamento de transporte ("bebê conforto") em cima de uma superfície, como um carrinho de compras, secadora de roupas, máquina de lavar, armário da cozinha; coloque o equipamento no chão
	Cadeira para automóvel	Colocar o lactente na "cadeirinha" para automóvel prendendo-o bem e nunca deixe-o sem vigilância se não estiver com o cinto colocado
	Cadeirão	Prender o lactente no cadeirão; evitar usá-lo exceto para a alimentação com supervisão de um adulto qualificado; mesmo presos, os lactentes podem escapar da proteção e cair
	Andadores	Usar apenas andadores fixos. Não há evidências de que os andadores ajudam os lactentes a "andar" mais cedo. Os andadores com rodas podem ser facilmente impelidos de escadas e outras plataformas, como varandas ou coberturas, causando acidentes
	Janelas; telas	Evitar colocar móveis ao lado de uma janela, os lactentes aprendem a escalar e podem cair de janelas abertas, mesmo com telas
	Televisão, aparelhos de som, sistemas de som	Estantes devem estar fixadas; os lactentes a puxam, fazendo com que a TV ou o sistema de som caia sobre eles, causando lesões significativas
Queimaduras ou queimaduras **e**létricas	Tomadas elétricas	Colocar um protetor de segurança em tomadas elétricas; os lactentes podem se queimar ao colocar um objeto condutor na tomada Manter fora de alcance da criança e deixá-los desligados quando não estiver usando
	Pentes quentes elétricos, modeladores de cabelos	Os lactentes podem abrir a torneira da banheira e queimarem-se
	Água	Reduzir o aquecedor de água a uma temperatura segura de 49°C. Antes de colocar o lactente na banheira, verificar a temperatura da água e fechar completamente a torneira para que a criança não altere a temperatura da água. Nunca deixar o lactente desacompanhado na banheira ou bacia d'água
	Lareira	Colocar uma tela de segurança para crianças na frente da lareira
	Fogão, líquidos quentes	Manter os aquecedores frontais desligados e alças de panelas viradas para trás para evitar que o lactente puxe a panela quente sobre si e provoque queimaduras
	Cigarros	Evitar segurar o lactente no colo enquanto fuma um charuto ou cigarro
Intoxicação (***p****oisoning*), ingestões	Medicação, pomadas, creme, loções	Os medicamentos deixados em bolsas ou sobre uma mesa muitas vezes podem ser ingeridos pelo lactente curioso Ter o número do centro de controle de intoxicação do município onde vive prontamente disponível
	Plantas: plantas domésticas podem ser uma fonte de intoxicação acidental	Manter as plantas fora do alcance da criança
	Soluções para limpeza	Guardar em um armário trancado ou na parte de cima do armário onde não haja gavetas ou prateleiras para o lactente escalar. Evitar guardar soluções cáusticas e de limpeza em recipientes como uma garrafa de refrigerante ou jarra – os lactentes e as crianças pequenas não conseguem diferenciar um refrigerante de uma soda cáustica
	Inalação ou ingestão oral ou nasal de produtos químicos venenosos ou nocivos, como metanfetamina, gasolina, terebintina	Manter a gasolina e a terebintina armazenadas em um armário trancado fora do alcance da criança Evitar armazená-las em recipientes que também são usados para bebidas ou alimentos

(*Continua*)

Tabela 9.2 Acidentes infantis comuns associados a fatores de risco e promoção da segurança. (*continuação*)

Sigla SAFE PAD	Fatores de risco	Intervenções de segurança sugeridas
Segurança do **a**utomóvel	Automóvel ou caminhão e água quente	Um perigo relacionado com o automóvel para os lactentes é o superaquecimento (hipertermia) e a morte subsequente quando deixados em um veículo em um clima quente (> 26,4°C). Os lactentes não dissipam bem o calor, e um aumento na temperatura corporal pode causar a morte em poucas horas Alertar os pais sobre deixar os lactentes sozinhos em um veículo por qualquer motivo
	Airbags	Evitar colocar o lactente em um assento de segurança para automóvel atrás de um *airbag*. Desativar o *airbag* (disponível em alguns modelos de carros) ou colocar o lactente no banco detrás em um assento de segurança adequado para automóvel
	Cadeira para automóvel	Consultar a discussão anteriormente neste capítulo
Afogamento (***d**rowning*)	Banheira	Nunca deixar o lactente desacompanhado na banheira ou bacia d'água
	Piscinas, piscinas para pássaros, lagos decorativos, fontes	Cercar ao redor de piscinas com um portão que fique fora do alcance da criança. Supervisionar os lactentes na água em todos os momentos; um lactente pode se afogar em pouco menos de 5 cm de água. Aulas de natação são incentivadas, mas não são infalíveis para afogamentos caso o lactente ou a criança bata a cabeça em algum objeto duro, fique inconsciente e caia na água
	Baldes de 20 ℓ	Deixar os baldes de 20 ℓ vazios ou elevados fora do alcance da criança

[a]Inúmeros folhetos informativos para os pais (*Crib Safety Tips and Is Your Used Crib Safe?*) estão disponíveis em inglês e espanhol em U.S. Consumer Product Safety Commission, 4330 East West Highway, Bethesda, MD 20814; 800-638-2772; http://www.cpsc.gov.[4]

em equipamentos de segurança aprovados por meio de legislação nacional, em vez de segurados ou colocados no assento do carro. Não há alternativa segura. As cadeirinhas de carro possuem data de validade expressa no próprio equipamento ou no manual do proprietário, que indica a data em que deve ser descartada e um novo modelo adquirido. Se o assento do carro utilizado estiver envolvido em algum acidente de veículo motorizado, pode ser necessário substituí-lo.

As cadeirinhas infantis são projetadas como um modelo para diferentes faixas etárias. Qualquer retenção é um assento semirreclinado voltado para a parte traseira do carro. Um assento de carro para lactente deve ser colocado em posição oposta ao painel do motorista, pois oferece a melhor proteção para o pescoço fraco e para a cabeça do lactente, que é desproporcionalmente mais pesada nessa faixa etária. Essa posição minimiza o estresse no pescoço, espalhando as forças de uma colisão frontal por todas as costas, pescoço e cabeça; a coluna é suportada pela parte detrás do assento do carro. Se o assento estivesse voltado para a frente, a cabeça seria lançada para frente devido à força da colisão, criando uma enorme tensão no pescoço (Figura 9.11). É recomendado que todos os lactentes e crianças pequenas andem em assentos de segurança voltados para trás pelo maior tempo possível ou até que ultrapassem a altura e o peso máximos recomendados para o assento do carro (American Academy of Pediatrics, 2018).[b] Estudos indicam que os lactentes estão mais seguros quando andam em assentos de carro na posição voltada para trás (Truong, Hill, Cole, 2013).

O sistema de retenção é fixado ao veículo com o cinto de segurança do próprio veículo, que possui um sistema de contenção para prender a criança. Alguns sistemas de contenção requerem um clipe para manter as alças dos ombros corretamente posicionadas. Veículos mais novos (fabricados depois de 1999) têm tiras de fixação que se prendem a âncoras no assento do carro para prender melhor o assento e minimizar o movimento para frente dos assentos conversíveis voltados para a frente em caso de acidente. O sistema LATCH[5] (*Lower Anchors and Tethers for Children* – sistema internacional de fixação de cadeirinhas e bebê conforto para crianças, que prende os assentos diretamente ao chassi do carro) fornece fixação do assento do carro entre a almofada dianteira e o encosto para que o cinto de segurança não seja usado. Alguns automóveis também possuem tiras de contenção para assentos infantis voltados para trás (ver Figura 9.11). Embora muitos sistemas

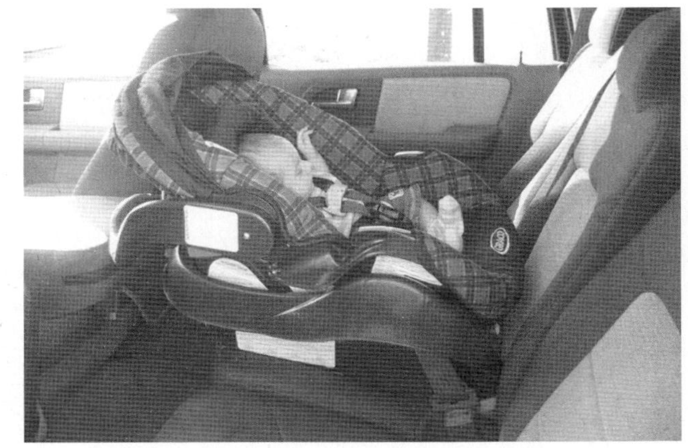

Figura 9.11 Cadeirinha para automóvel no banco traseiro voltada para a parte detrás do automóvel. O lactente foi colocado no assento ao sair do hospital para casa. (Cortesia de Brian e Mayannyn Sallee, Anchorage, AK.)

[4]N.R.T.: Criança Segura Brasil é uma organização não governamental e sem fins lucrativos. Em seu *site* (https://criancasegura.org.br/), é possível encontrar folhetos educativos sobre prevenção de acidentes com crianças e adolescentes. No *site* da Sociedade Brasileira de Pediatria, está disponível o Manual de Orientação do Departamento Científico de Segurança (2019-2021). Disponível em: https://www.sbp.com.br/fileadmin/user_upload/_22337c-ManOrient_-_Os_Acidentes_Sao_Evitaveis__1_.pdf. Acesso em: 10 abr. 2022.

[b]As informações sobre assentos de carro estão disponíveis na American Academy of Pediatrics em https://healthychildren.org/English/safety-prevention/onthe-go/Pages/Car-Safety-Seats-Information-for-Families.aspx e no Insurance Institute for Highway Safety, 1005 N. Glebe Road, Suite 800, Arlington, VA 22201; 703-247-1500; http://www.iihs.org. A National Highway Traffic Safety Administration, http://www.nhtsa.gov, também fornece informações sobre segurança de passageiros infantis e segurança de airbags para os pais.

[5]N.R.T.: Conhecido no Brasil como ISOFIX.

de retenção infantil possam ser reclináveis, eles são usados no carro apenas na posição especificada pelo fabricante. Em 2014, a National Highway Traffic Safety Administration mudou a regra do sistema LATCH, que agora afirma que, se o peso combinado da criança e do assento do carro for superior a 29 kg, os pais serão instruídos a usar o cinto de segurança no ombro para conter o criança no assento do carro e não confiar no sistema LATCH para proteção máxima.

Lesões graves e mortes em crianças ocorreram devido ao acionamento dos *airbags* no impacto no banco dianteiro do passageiro. O banco traseiro é a área mais segura do carro para as crianças. Para que as restrições sejam eficazes, elas devem ser usadas adequadamente. Vestir a criança com uma roupa com mangas e pernas permite que o sistema de contenção segure a criança com segurança no assento. Um pequeno cobertor ou toalha bem enrolado pode ser colocado em ambos os lados da cabeça para minimizar o movimento e manter os quadris do lactente contra a parte detrás do assento. O acolchoamento entre as pernas e a virilha do lactente é adicionado para evitar que ele deslize. O acolchoamento espesso e macio não é colocado sob a criança ou atrás das costas porque, durante o impacto, o acolchoamento se comprimirá, deixando as tiras da contenção soltas. Os lactentes prematuros que recebem alta do hospital devem ser colocados em assentos de carro apropriados, como seriam colocados no carro antes da alta, e sua frequência cardíaca e saturação de oxigênio devem ser monitoradas por 90 a 120 minutos para detectar possíveis problemas de oclusão nas vias respiratórias. (Para uma discussão mais detalhada sobre os sistemas de retenção do assento do carro, ver Capítulo 11.)

> **! ALERTA PARA A ENFERMAGEM**
>
> As cadeirinhas para automóvel voltadas para a parte detrás do automóvel não devem ser colocadas nos assentos da frente de automóveis equipados com *airbag* do lado do passageiro. Se uma cadeira para automóvel é colocada no assento do passageiro com um *airbag*, a criança pode sofrer ferimento grave se o *airbag* for liberado, porque as cadeiras voltadas para a parte detrás do automóvel ficam mais perto do painel de controle.

Função do enfermeiro na prevenção de acidentes

A tarefa de prevenção de acidentes começa a ser valorizada somente quando são considerados os potenciais perigos ambientais aos quais os lactentes são vulneráveis. A prevenção de acidentes e a educação dos pais devem ser tratadas com base no crescimento e no desenvolvimento. É impossível proteger completamente lactentes e crianças pequenas de todos os perigos potenciais sem colocá-los em um ambiente estéril e impraticável. No entanto, muitas mortes na infância continuam a ocorrer como resultado de acidentes evitáveis. Os enfermeiros devem estar atentos às possíveis causas de acidentes em cada faixa etária para proporcionar um ensino antecipatório e preventivo. Por exemplo, o enfermeiro deve discutir diretrizes para prevenção de acidentes durante a infância (ver Boxe 9.1) antes que a criança atinja a faixa etária suscetível. O ensino preventivo começa idealmente durante a gravidez.

Um terço de todos os acidentes com crianças ocorrem em casa e, portanto, a importância da segurança não pode ser subestimada. O boxe *Cuidado centrado na família* resume uma lista de verificação de segurança doméstica que pode ser apresentada aos pais para aumentar sua conscientização sobre áreas de perigo em casa e ajudá-los a implementar dispositivos e práticas de segurança antes que sua ausência possa causar ferimentos em lactentes. Expositores práticos (como travas de armários ou travas de assentos sanitários) podem familiarizar os pais com dispositivos comerciais baratos que podem ser usados em casa para evitar acidentes.

A prevenção de acidentes requer proteção da criança e educação do cuidador. Enfermeiros em ambientes de cuidados ambulatoriais, centros de manutenção de saúde e serviços de *home care* estão em uma posição mais favorável para a educação sobre acidentes. Embora a alta pós-parto precoce possa ser restritiva para o ensino dos pais, essa é uma excelente oportunidade para apresentar à família a segurança do lactente e a segurança de outras crianças também. Uma abordagem para ensinar a prevenção de acidentes é relacionar porque as crianças em várias faixas etárias são propensas a tipos específicos de lesões. No entanto, a prevenção de acidentes também deve ser prática. Por exemplo, os pais são ensinados que os produtos de limpeza do banheiro, cosméticos e itens de higiene pessoal podem ser colocados em uma prateleira superior no armário de roupa de cama e toalhas ou lençóis podem ser armazenados

Cuidado centrado na família

Lista de verificação de segurança infantil

Segurança: fogo, eletricidade, queimaduras

- Protetores na frente ou ao redor de qualquer aparelho de aquecimento, lareira ou forno (incluindo forno de piso)[a]
- Fios elétricos escondidos ou fora de alcance[a]
- Sem fios desgastados ou quebrados; sem soquetes sobrecarregados
- Protetores ou tampas plásticas sobre tomadas elétricas; móveis em frente a tomadas[a]
- Pendurar toalhas de mesa fora do alcance de lareiras abertas
- Detectores de fumaça testados e funcionando corretamente
- Fósforos de cozinha armazenados fora do alcance das crianças[a]
- Cinzeiros grandes e fundos em toda a casa (se usados)
- Fogões pequenos, aquecedores e outros objetos quentes (cigarros, velas, cafeteiras, panelas de cozimento lento) colocados onde não possam ser derrubados ou alcançados por crianças
- Aquecedor de água quente ajustado para 49°C ou menos
- Asas das panelas viradas para trás do fogão e para o centro da mesa
- Não use roupas largas perto do fogão
- Não cozinhar ou comer alimentos ou líquidos quentes com a criança por perto ou sentada no colo
- Todos os pequenos aparelhos, como ferro, devem ser desligados, desconectados e colocados fora de alcance quando não estiverem em uso
- Utilizar vaporizador de névoa frio, não quente
- Extintor de incêndio disponível em cada andar e verificado periodicamente
- Caixa de fusíveis elétricos e fechamento de gás acessíveis
- Plano de fuga familiar em caso de incêndio praticado periodicamente; escada de incêndio disponível nos andares superiores
- Número de telefone do corpo de bombeiros ou resgate e endereço da residência com a rua transversal mais próxima afixada perto do telefone

Segurança: asfixia e aspiração

- Pequenos objetos armazenados fora de alcance[a]
- Brinquedos inspecionados quanto a pequenas peças removíveis ou longas cordas[a]
- Brinquedos de berço e móbiles pendurados fora do alcance
- Sacolas plásticas guardadas fora do alcance de crianças pequenas; grandes sacolas plásticas para roupas descartadas após serem amarradas em nós[a]

(*Continua*)

Cuidado centrado na família

Lista de verificação de segurança infantil (continuação)

- Colchão ou travesseiro não coberto com plástico ou de maneira acessível à criança
- Projeto do berço de acordo com os regulamentos federais (barras do berço com < 2,375 polegadas [6 cm] de distância) com colchão confortável[a,b]
- Berço posicionado longe de outros móveis ou janelas[a]
- Cercado portátil com as laterais voltadas para cima e travadas o tempo todo durante o uso
- Portões estilo sanfona não usados[a]
- Portas do banheiro mantidas fechadas e assentos sanitários abaixados[a]
- Torneiras fechadas firmemente[a]
- Piscina cercada e com portão trancado
- Equipamento de segurança adequado à beira da piscina
- Abridores eletrônicos de porta de garagem armazenados com segurança e porta de garagem ajustada para subir quando a porta bate em um objeto
- Portas de fornos, baús, lava-louças, geladeiras, lavadoras e secadoras de roupas com abertura frontal mantidas fechadas
- Aparelho não utilizado, como uma geladeira, bem fechado com fechadura ou portas removidas[a]
- Alimentos servidos em pequenos pedaços não cilíndricos[a]
- Baús de brinquedos sem tampas ou com tampas que travam com segurança na posição aberta[a]
- Baldes e piscinas infantis mantidas vazias quando não estiverem em uso[a]
- Varal acima do nível da cabeça
- Pelo menos um membro da família treinado em suporte básico de vida (ressuscitação cardiopulmonar [RCP]), incluindo primeiros socorros para engasgamento

Segurança: envenenamento
- Substâncias tóxicas, incluindo baterias, colocadas em uma prateleira alta, de preferência em um armário trancado
- Plantas tóxicas penduradas ou colocadas fora de alcance[a]
- Quantidades excessivas de fluido de limpeza, tintas, pesticidas, drogas e outras substâncias tóxicas não armazenadas em casa
- Recipientes usados de substâncias venenosas descartados onde a criança não pode ter acesso
- Número de telefone do centro de controle de envenenamento local e endereço residencial com a rua transversal mais próxima afixados perto do telefone
- Medicamentos claramente rotulados em recipientes à prova de crianças e armazenados fora do alcance
- Produtos de limpeza domésticos, desinfetantes e inseticidas mantidos em seus recipientes originais separados dos alimentos e fora de alcance
- Fumar em áreas longe das crianças

Segurança: quedas
- Tapetes, tiras ou superfícies antiderrapantes em banheiras e chuveiros
- Saídas, corredores e passagens em salas mantidas livres de brinquedos, móveis, caixas e outros itens que possam ser obstrutivos
- Escadas e corredores bem iluminados, com interruptores na parte superior e inferior
- Corrimão resistente para todos os degraus e escadas
- Nada guardado nas escadas
- Degraus, tirantes e carpetes em bom estado
- Portas e paredes de vidro sinalizadas com decalques
- Vidro de segurança usado em portas, janelas e paredes
- Portões na parte superior e inferior das escadas e áreas elevadas, como varanda ou escada de incêndio[a]
- Grades de proteção nas janelas do andar de cima com fechaduras que limitam a altura da abertura da janela e acesso a áreas como escada de incêndio[a]
- Grades laterais do berço levantadas em toda a altura; colchão deve ser abaixado conforme a criança cresce
- Contenções usadas em cadeiras altas, andadores ou outros móveis para lactentes; de preferência, não usar andadores[a]
- Tapetes presos no lugar ou usados com forro antiderrapante
- Passeios, pátios e calçadas em bom estado

Segurança: lesões corporais
- Facas, ferramentas elétricas e armas de fogo descarregadas armazenadas com segurança ou colocadas em gabinete
- Ferramentas de jardim devolvidas aos suportes de armazenamento após o uso
- Animais de estimação devidamente contidos e imunizados contra a raiva
- Balanços, escorregadores e outros equipamentos de recreação ao ar livre mantidos em condições seguras
- Pátio livre de cacos de vidro, tábuas cravejadas de pregos e outros detritos
- Bebedouros de cimento para pássaros colocados onde a criança não possa derrubá-los
- Móveis ancorados para que a criança não possa puxar para baixo ao subir ou puxar para ficar de pé

[a]As medidas de segurança são específicas para casas com crianças pequenas. Todas as medidas de segurança devem ser implementadas em casas onde as crianças residem e visitam com frequência, como avós e babás.
[b]Os regulamentos federais estão disponíveis na US Consumer Product Safety Commission, 800-638-2772; http://www.cpsc.gov.

nas prateleiras inferiores e no chão. Além disso, os pais devem ser encorajados a participar de uma aula sobre reanimação cardiopulmonar (RCP) infantil para lidar efetivamente com possíveis problemas.

Os pais precisam lembrar que lactentes e crianças pequenas não podem prever o perigo ou entender quando ele está ou não presente. Quando crianças pequenas estão em casa, objetos perigosos devem ser removidos ou colocados fora do alcance. Além disso, os lactentes não têm nenhum conceito cognitivo de causa e efeito e, portanto, não podem relacionar o significado com experiências ou perigos potenciais. Um fio elétrico morto pode não apresentar nenhum dano real, mas se a criança conseguir brincar com ele, um mau comportamento será incentivado e será praticado quando a criança encontrar um fio energizado. Embora seja sempre sábio explicar por que algo é perigoso, deve-se lembrar que crianças pequenas precisam ser fisicamente afastadas da situação.

Não é fácil ensinar segurança, supervisionar de perto e evitar dizer "não" 100 vezes por dia. Os pais tornam-se conscientes desse dilema assim que seus lactentes aprendem a engatinhar. Quando as crianças aprendem o significado de "não", elas também devem aprender o que "sim" significa. As crianças devem ser elogiadas por brincar com brinquedos adequados, seus esforços para se comportar ou ouvir devem ser reforçados e brinquedos recreativos inovadores e criativos devem ser fornecidos para elas. Os lactentes adoram rasgar papel e perseguir avidamente livros, revistas ou jornais deixados no chão. Em vez de sempre repreendê-las por destruir um livro valioso, os pais devem fornecer livros seguros para crianças (p. ex., aqueles feitos de tecido) para brincarem. Se elas gostam de panelas e frigideiras, um armário pode ser organizado com utensílios seguros para eles explorarem.

Um fator adicional deve ser enfatizado em relação à prevenção e educação de acidentes. As crianças são imitadoras; copiam o que veem e ouvem. *Praticar segurança* e *ensinar segurança*, que se aplica aos pais e seus filhos e aos enfermeiros e seus clientes. Dizer uma coisa, mas fazer outra confunde as crianças e pode levar a dificuldades à medida que a criança cresce.

ORIENTAÇÃO ANTECIPADA – CUIDADO DAS FAMÍLIAS

Criar filhos não é tarefa fácil; apresenta desafios tanto para os novos pais quanto para os pais experientes. Com mudança dos papéis na sociedade, combinados com uma população altamente móvel, os modelos tradicionais e métodos consagrados de criar filhos estão em declínio. Como resultado, os pais procuram profissionais para orientação. Os enfermeiros estão em posição vantajosa para prestar assistência e sugestões. Cada fase da vida de uma criança tem seus traumas particulares – treinamento de banheiro para crianças pequenas, medos inexplicáveis para pré-escolares e crises de identidade para adolescentes. Para os pais de lactentes, alguns desafios giram em torno de dependência, disciplina, maior mobilidade e segurança. As principais áreas para orientação dos pais durante o primeiro ano estão listadas no boxe *Cuidado centrado na família*.

Cuidado centrado na família

Orientação durante o primeiro ano do lactente

Primeiro semestre

- Ensinar aos pais a segurança de transporte de lactentes e o uso de sistema de retenção aprovado pela legislação vigente, assento voltado para trás, no meio do banco traseiro – não em um assento com *airbag*
- Compreender a adaptação de cada pai ao recém-nascido, especialmente as necessidades emocionais pós-parto da mãe
- Ensinar a cuidar do lactente e ajudar os pais a entenderem suas necessidades individuais e temperamento e que o lactente expressa desejos por meio do choro
- Assegurar aos pais que o lactente não pode ser mimado por muita atenção durante os primeiros 4 a 6 meses
- Incentivar os pais a estabelecerem um cronograma que atenda às necessidades da criança e deles próprios
- Ajudar os pais a entenderem a necessidade de estimular o lactente no ambiente
- Apoiar o prazer dos pais em ver a crescente simpatia e resposta social da criança, especialmente sorrindo
- Planejar orientações antecipadas para segurança
- Necessidade de estresse para imunizações
- Preparar-se para a introdução de alimentos sólidos

Segundo semestre

- Preparar os pais para a "ansiedade perante a estranhos" da criança
- Incentivar os pais a permitir que a criança se apegue a eles e evitar uma longa separação de um dos pais
- Orientar os pais quanto à disciplina devido à crescente mobilidade do lactente
- Incentivar o uso de voz negativa e contato visual em vez de punição física como meio de disciplina
- Incentivar a mostrar mais atenção quando o lactente está se comportando bem, e não quando o lactente está chorando
- Ensinar sobre prevenção de acidentes por causa do avanço das habilidades motoras e da curiosidade da criança
- Incentivar os pais a deixarem a criança com um cuidador de confiança para permitir algum tempo livre
- Discutir a prontidão para o desmame
- Explorar os sentimentos dos pais em relação aos padrões de sono do lactente

QUESTÕES DE REVISÃO

1. O enfermeiro está atendendo a um lactente a termo de 5 meses para uma consulta de saúde infantil. O enfermeiro está avaliando as tarefas de desenvolvimento que uma criança dessa idade deve ser capaz de realizar enquanto completa a avaliação física. Selecione cada tarefa de desenvolvimento apropriada para um lactente de 5 meses. **Selecione tudo que se aplica.**
   A. Tem um leve atraso na cabeça quando puxado para a posição sentada.
   B. Quando sentado, capaz de manter a cabeça ereta e firme.
   C. Senta-se firmemente sem apoio.
   D. Vira-se do abdome para as costas.
   E. Quando em decúbito dorsal, pode colocar os pés na boca.
   F. Suporta todo o peso nos pés.

2. Em uma consulta de um lactente saudável a termo de 4 meses, o enfermeiro identifica que a mãe está amamentando exclusivamente. O lactente está bem e não há problemas. O que o enfermeiro discutiria com a mãe sobre as necessidades nutricionais do lactente? **Use um X para as orientações em saúde a seguir que são indicadas (apropriadas ou necessárias), contraindicadas (podem ser prejudiciais) ou não essenciais (não fazem diferença ou não são necessárias).**

Orientação em saúde	Indicada	Contraindicada	Não essencial
A criança tomará um suplemento de vitamina D diariamente			
O lactente receberá suplemento de flúor			
A criança receberá um suplemento de ferro			
A cabeça do lactente será coberta durante a amamentação			
O leite materno pode ser armazenado na geladeira por até 5 dias.			

3. Uma criança a termo de 6 meses é trazida à clínica de puericultura. A mãe indica que, com base nas recomendações de sua irmã, ela parou de alimentá-lo com fórmula fortificada com ferro. A história revela que o lactente muitas vezes esforça-se para evacuar, e por isso a mãe tem lhe dado mel. **Escolha as opções mais prováveis para as informações que faltam nas declarações abaixo selecionando nas listas de opções fornecidas.**

O enfermeiro reconhece que o lactente está em risco para o desenvolvimento de ____1____. Ao discutir os alimentos sólidos com a mãe, os enfermeiros devem informar que os alimentos sólidos podem ser introduzidos, sendo dado um novo alimento a cada ____2____ para permitir a identificação de ____3____.

Opções para 1	Opções para 2	Opções para 3
obesidade	1 a 2 dias	alergias a alimentos
anemia ferropriva	10 a 12 dias	infecção
raquitismo	4 a 7 dias	atraso de crescimento
botulismo infantil	14 dias	infecção do sistema urinário

4. Um lactente a termo de 4 meses é trazido à clínica e o enfermeiro está revisando as estratégias de promoção da segurança e prevenção de acidentes de acordo com a idade da criança com a mãe. **Indique qual número de ensino de enfermagem listado na coluna da extrema esquerda é apropriado para a lesão potencial listada na coluna do meio. Coloque o número na coluna da extrema direita. Observe que nem todas as ações de enfermagem serão utilizadas.**

Educação em enfermagem	Potencial lesão	Ação de enfermagem apropriada para promover a segurança
1. Mantenha botões, miçangas ou outros objetos pequenos fora do alcance do lactente	Quedas	
2. Contenção em uma cadeira alta	Aspiração	
3. Conheça o número de centro de controle e intoxicações local	Asfixia	
4. Mantenha fora do alcance de torneiras de água	Intoxicação	
5. Mantenha os balões de látex fora do alcance	Queimaduras	
6. Mantenha as portas do banheiro fechadas		
7. Mantenha objetos grandes que possam cair dos móveis		

REFERÊNCIAS BIBLIOGRÁFICAS

American Academy of Pediatric Dentistry. (2016). *Guideline on infant oral health care*. https://www.aapd.org/globalassets/media/policies_guidelines/bp_perinataloralhealthcare.pdf.

American Academy of Pediatrics: Updates Recommendations on Car Seats fro Children. (2018). https://www.aap.org/en-us/about-the-aap/aap-press-room/Pages/AAP-Updates-Recommendations-on-Car-Seats-for-Children.aspx.

American Academy of Pediatrics. (2014). *Committee on nutrition: Pediatric nutrition handbook* (7th ed). Elk Grove Village, IL: American Academy of Pediatrics.

American Academy of Pediatrics. (2011). Task force on sudden infant death syndrome: SIDS and other sleep-related infant deaths: Expansion of recommendations for a safe infant sleeping environment. *Pediatrics, 128*(5), 1030–1039.

Aronsson, C. A., Uusitalo, U., Vehik, K., et al. (2015). Age at first introduction to complementary foods is associated with sociodemographic factors in children with increased genetic risk of developing type 1 diabetes. *Maternal & Child Nutrition, 11*(4), 803–814.

Baker, R. D., Greer, F. R., & American Academy of Pediatrics. (2010). Committee on nutrition: Diagnosis and prevention of iron deficiency and iron-deficiency anemia in infants and young children (0–3 years of age). *Pediatrics, 126*(5), 1040–1050.

Bates, J., & Pettit, G. (2015). Temperament, parenting, and social development. In J. Grusec, & P. Hastings (Eds.), *Handbook of socialization: Theory and research* (2nd ed) (p. 373). New York, New York: Guilford Press.

Blackburn, S. T. (2017). *Maternal, fetal, and neonatal physiology: A clinical perspective* (5th ed). Philadelphia: Saunders/Elsevier.

Carey, W. B., & McDevitt, S. C. (1978). Revision of the infant temperament questionnaire. *Pediatrics, 61*(5), 735–739.

Dellinger, A., & Gilchrist, J. (2019). Leading causes of fatal and nonfatal unintentional injury for children and teens and the role of lifestyle clinicians. *American Journal of Lifestyle Medicine, 13*(1), 7–21.

DiSantis, K. I., Collins, B. N., Fisher, J. O., et al. (2011). Do infants fed directly from the breast have improved appetite regulation and slower growth during early childhood compared with infants fed from a bottle? *International Journal of Behavioral Nutrition and Physical Activity, 8*, 89.

Donoghue, E. A., & AAP Council on Early Childhood. (2017). Quality early education and child care from birth to kindergarten. *Pediatrics, 140*(2), 1–10.

Durand, D., Ochoa, T. J., Bellomo, S. M. E., et al. (2013). Detection of secretory immunoglobulin A in human colostrum as mucosal immune response against proteins of the type III secretion system of Salmonella, Shigella and enteropathogenic Escherichia coli. *The Pediatric Infectious Disease Journal, 32*(10), 1122–1126.

Feeley, N., Sherrard, K., Waitzer, E., et al. (2013). The father at the bedside: Patterns of involvement in the NICU. *The Journal of Perinatal and Neonatal Nursing, 27*(1), 72–80.

Fewtrell, M. S. (2011). Breastfeeding and later risk of CVD and obesity: evidence from randomized trials. *The Proceedings of the Nutrition Society, 70*(4), 472–477.

Galland, B. C., Taylor, B. J., Elder, D. E., et al. (2012). Normal sleep patterns in infants and children: a systematic review of observational studies. *Sleep Medicine Reviews, 16*(3), 213–222.

Gartstein, M. A., & Rothbart, M. K. (2003). Studying infant temperament via the revised infant behavior questionnaire. *Infant Behavior & Development, 26*(1), 64–86.

Heyman, M. B., & Abrams, S. A. (2017). Fruit juice in infants, children, and adolescents: Current recommendations. *Pediatrics, 139* (6), e20170967.

Jaafar, S. H., Jahanafar, S., Angolkar, M., et al. (2011). Pacifier use versus no pacifier use in breastfeeding term infants for increasing duration of breastfeeding. *The Cochrane Database of Systematic Reviews* (3), CD007202.

Kerstis, B., Engström, G., Edlund, B., et al. (2013). Association between mothers' and fathers' depressive symptoms, sense of coherence and perception of their child's temperament in early parenthood in Sweden. *Scandinavian Journal of Public Health, 41*(3), 233–239.

Labiner-Wolfe, J., & Fein, S. B. (2013). How US mothers store and handle their expressed breast milk. *Journal of Human Lactation : Official Journal of International Lactation Consultant Association, 29*(1), 54–58.

Lawrence, R. A., & Lawrence, R. M. (2016). *Breastfeeding: A guide for the medical profession* (8th ed). St Louis: Elsevier.

Medoff-Cooper, B., Carey, W. B., & McDevitt, S. C. (1993). The early infancy temperament questionnaire. *Journal of Developmental & Behavioral Pediatrics, 14*(4), 230–235.

Middlemiss, S., Yaure, R., & Huey, E. (2015). Translating research-based knowledge about infant sleep into practice. *Journal of the American Association of Nurse Practitioners, 27*(6), 328–337.

Mortel, M., & Mehta, S. D. (2013). Systematic review of the efficacy of herbal galactogogues. *Journal of Human Lactation : Official Journal of International Lactation Consultant Association, 29*(2), 154–162.

Moss, B. G., & Yeaton, W. H. (2014). Early childhood healthy and obese weight status: potentially protective benefits of breastfeeding and delaying solid foods. *Journal of Maternal and Child Health, 18*(5), 1224–1232.

Nelson, A. M. (2012). A comprehensive review of evidence and current recommendations related to pacifier usage. *The Journal of Pediatric Nursing: Nursing, 27*(6), 690–699.

Rogers, S. C., Gallo, K., Saleheen, H., et al. (2012). Wishful thinking: safe transportation of newborns at hospital discharge. *Journal of Trauma and Acute Care Surgery, 73*(4 Suppl. 3), S262–S264.

Peetom, K. K. B., Crutzen, R., Bohnen, H. J. M. G., Verhoeven, R., Nelissen-Vrancken, H. J. M. G, Winkens, B., Dinant, G. J., et al. (2018). Optimising decision making on illness absenteeism due to fever and common infections within childcare centres: Development of a multicomponent intervention and study protocol of a cluster randomized controlled trial. *BioMed Central Public Health, 18*(61), 1–10.

Salah, M., Abdel-Aziz, M., Al-Farok, A., et al. (2013). Recurrent acute otitis media in infants: analysis of risk factors. *International Journal of Pediatric Otorhinolaryngology, 77*(10), 1665–1669.

Szajewska, H., Canani, R. B., Guarino, A., Hojsak, I., Indrio, F., Kolacek, S., et al. (2016). Probiotics for the prevention of antibiotic associated diarrhea in children. *Journal of Pediatric Gastroenterology and Nutrition, 62*(3), 495–506.

Truong, W. H., Hill, B. W., & Cole, P. A. (2013). Automobile safety in children: A review of North American evidence and recommendations. *Journal of the American Academy of Orthopaedic Surgeons, 21*(6), 323–331.

Turck, D., Michaelsen, K. F., Shamir, R., et al. (2013). World Health Organization 2006 child growth standards and 2007 growth reference charts: A discussion paper by the committee on Nutrition of the European Society for Pediatric Gastroenterology, Hepatology, and Nutrition. *Journal of Pediatric Gastroenterology and Nutrition, 57*(2), 258–264.

Turner, S., Arthur, G., Lyons, R. A., et al. (2011). Modification of the home environment for the reduction of injuries. *Cochrane Database of Systematic Reviews* (2), CD003600.

US Food and Drug Administration. (2018). *Safely Soothing Teething pain and Sensory Needs in Babies and Older Children.* https://www.fda.gov/consumers/consumer-updates/safely-soothing-teething-pain-and-sensory-needs-babies-and-older-children.

US Food and Drug Administration Consumer Health Information. (2010). *Infant overdose risk with liquid vitamin D.* https://www.fda.gov/consumers/consumer-updates/infant-overdose-risk-liquid-vitamin-d.

Visscher, M., & Narendran, V. (2014). The ontogeny of skin. *Advanced Wound Care, 3*(4), 291–303.

Vollrath, M. E., Tonstad, S., Rothbart, M. K., et al. (2011). Infant temperament is associated with potentially obesogenic diet at 18 months. *International Journal of Obesity, 6*(2–2), e408–e414.

Wagner, C. L., Greer, F. R., American Academy of Pediatrics, section on breastfeeding, et al. (2008). Prevention of rickets and vitamin D deficiency in infants, children, and adolescents. *Pediatrics, 122*(5), 1142–1152.

Wasser, H., Bentley, M., Borja, J., et al. (2011). Infants perceived as "fussy" are more likely to receive complementary foods before 4 months. *Pediatrics, 127*(2), 229–237.

Yogman, M., Garfield, C. F., & Committee on psychosocial aspects of child and family. (2016). Fathers' roles in the care and development of their children: The role of pediatricians. *Pediatrics, 138*, e1–e15.

Yu H. J, Liu W, Chang Z, Shen H, He L. J, Wang, S. S, et al. (2015). Probiotic BIFICO cocktail ameliorates heliocobacter pylori induced gastritis. *World Journal of Gastroenterology*, 21(21), 6561–6571.

Zeanah, C. H., & Gleason, M. M. (2015). Attachment disorders in early childhood—clinical presentation, causes, correlates, and treatment. *Journal of Child Psychology and Psychiatry's, 56*(3), 207–222.

Zimmerman, E., & Thompson, K. (2015). Clarifying nipple confusion. *Journal of Perinatology, 35*, 895–899.

10

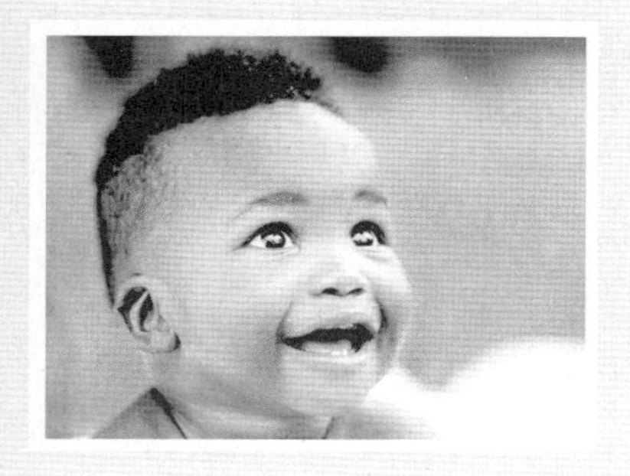

Problemas de Saúde dos Lactentes

Kristina Miller

CONCEITOS GERAIS

- Desenvolvimento
- Nutrição
- Regulação celular
- Segurança

DESEQUILÍBRIOS NUTRICIONAIS

Relatos de crianças com distúrbios nutricionais graves na maioria dos países desenvolvidos são incomuns, mas, muitas vezes, existe um pequeno número de crianças que pode apresentar algum tipo de deficiência nutricional. De acordo com pesquisas sobre avaliações de saúde e nutrição recentes, crianças nos EUA com 2 anos ou menos têm uma ingesta adequada (IA) da maioria dos nutrientes (Ahluwalia, Herrick, Rossen et al., 2016). Entretanto, apenas 21% dessas crianças tiveram uma ingesta de vitamina D que atendeu ou excedeu a IA recomendada e 10% tiveram uma ingesta de ferro abaixo da necessidade média estimada (EAR, sigla do inglês *estimated average requirement*). A publicação de 2016 do *Feeding Infants and Toddlers Study* (FITS) encontrou que menos lactentes estão consumindo cereais enriquecidos com ferro, fórmulas e carnes para lactentes em purê, o que leva a preocupações sobre a adequação da ingesta de ferro em lactentes (Dwyer, 2018). Conforme as crianças atingiam a primeira infância, mais deficiências eram observadas; a ingestão de gordura foi menor do que a recomendada em 25% das crianças, e a maioria tinha consumo de vitamina E (82%) e vitamina D (74%) abaixo da EAR (Ahluwalia et al., 2016). Além disso, pouquíssimas crianças (1%) atingiram ou excederam a IA para fibra e potássio. Por outro lado, 16% apresentaram ingesta excessiva de vitamina A, 41% excederam as recomendações para consumo de zinco e 50% apresentaram ingesta de sódio acima do nível superior de consumo tolerável.

As tendências atuais mostram que as crianças estão consumindo alimentos saudáveis, mas apenas em pequenas quantidades, e que continuam a preferir quantidades maiores de itens altamente calóricos que contêm quantidades desfavoráveis de sódio e gorduras saturadas (Dwyer, 2018). Embora as quantidades de suco de frutas consumidas por crianças continuem a diminuir, estudos mostram que o suco ainda está sendo introduzido em excesso antes dos 12 meses de vida e que as crianças estão recebendo mais do que a recomendação da American Academy of Pediatrics (2017) de 120 mℓ por dia. Muitas crianças não têm variedade no consumo de vegetais, sendo as batatas brancas as mais consumidas, e o consumo de grãos integrais se dá principalmente na forma de cereais. Os achados desses estudos e outros relatórios semelhantes são importantes para enfermeiros que trabalham com lactentes e crianças. Em 2020, as *United States Dietary Guidelines* foram revisadas para incluir lactentes e *toddlers* (Bailey, Catellier, Jun et al., 2018). O enfermeiro deve trabalhar para a promoção de hábitos alimentares saudáveis desde o início da vida das crianças, por meio da educação adequada das famílias e das crianças sobre hábitos de vida saudáveis, que incluem dieta e exercícios para promoção da saúde e prevenção de morbidades associadas à baixa ingestão de micronutrientes e sedentarismo.

DESEQUILÍBRIOS VITAMÍNICOS

Embora as verdadeiras deficiências de vitaminas sejam raras nos EUA, as deficiências subclínicas são comumente observadas em alguns grupos populacionais nos quais a ingesta alimentar materna ou infantil é desequilibrada e contém quantidades inadequadas de vitaminas. O **raquitismo por deficiência de vitamina D**, antes raramente visto devido à ampla disponibilidade comercial de leite fortificado com vitamina D, aumentou antes da virada do século.

As populações em risco incluem:

- Crianças que são amamentadas exclusivamente por mães com ingesta inadequada de vitamina D ou que são amamentadas exclusivamente por mais de 6 meses sem ingesta ou suplementação materna adequada de vitamina D
- Crianças com pigmentação da pele escura que são expostas à luz solar mínima devido a crenças socioeconômicas, religiosas ou culturais ou moradia em áreas urbanas com altos níveis de poluição ou que vivem acima ou abaixo de uma latitude de 33° Norte e Sul, onde a luz solar não produz vitamina D (Misra, 2018)
- Crianças com dietas pobres em fontes de vitamina D e cálcio
- Indivíduos que utilizam produtos lácteos não suplementados com vitamina D (p. ex., iogurte,[a] leite de vaca cru) como fonte primária de leite
- Crianças com sobrepeso ou obesidade (Antonucci, Locci, Clemente et al., 2018).

Os resultados de estudos populacionais nos EUA mostram que as taxas de deficiência de vitamina D na infância são duas a três vezes maiores em crianças obesas e que crianças obesas correm maior risco de ingesta inadequada de vitamina D (Moore & Liu, 2016).

[a]O iogurte não contém quantidades adequadas de vitaminas A e D, mas é uma fonte aceitável de cálcio e fósforo.

Dor abdominal, convulsões, dor nos membros e fraqueza são sinais e sintomas de deficiência de vitamina D em crianças. Um estudo de Esposito e Lelii (2015) encontrou uma correlação entre a incidência de infecção respiratória superior infantil e deficiência de vitamina D, mas as implicações dos resultados da pesquisa ainda não foram completamente compreendidas.

Lactentes em amamentação exclusiva também podem estar em risco de deficiência de vitamina D, portanto, a American Academy of Pediatrics recomenda que eles recebam 400 UI de vitamina D logo após o nascimento para prevenir o raquitismo e a deficiência de vitamina D (Kleinman & Greer, 2014). A suplementação de vitamina D deve continuar até que a criança esteja consumindo pelo menos 1 ℓ/dia de fórmula fortificada com vitamina D. Apesar dessas recomendações, estudos nacionais indicam que apenas um em cada cinco lactentes norte-americanos amamentados recebe essa suplementação recomendada de vitamina D (Furman, 2015). Um fator que contribui para que os lactentes não recebam esse suplemento pode ser a não adesão dos pais. Um ensaio clínico foi realizado para determinar a viabilidade e eficácia de mães que suplementam suas dietas com vitamina D como forma de abordar esse problema e garantir que os lactentes possuam IA de vitamina D se forem amamentados exclusivamente. Os pesquisadores descobriram que 6.400 UI de suplementação materna diária de vitamina D3 por 6 meses sustentaram com sucesso o *status* materno de vitamina D e foram eficazes na produção de níveis suficientes de vitamina D em lactentes amamentados. O aumento da ingesta materna de vitamina D possui o benefício adicional de melhorar a saúde materna e infantil (Furman, 2015).

Lactentes não amamentados que estão consumindo menos que 1 ℓ/dia de fórmula fortificada com vitamina D também devem receber um suplemento diário de vitamina D de 400 UI. O National Institutes of Health Office of Dietary Supplement (2016) recomenda uma ingestão diária de 400 UI para lactentes (com limite superior de 1.000 a 1.500 UI/dia) e 600 UI para crianças maiores de 1 ano (com limite superior de 2.500 a 3.000 UI/dia). Salmão, sardinha, atum e óleo de fígado de bacalhau são fontes alimentares consideradas ricas em vitamina D. Existem também vários alimentos fortificados com vitamina D, como suco de laranja, aveia, leite integral, iogurte e alguns cereais matinais (Antonucci et al., 2018).

As crianças também podem estar em risco de deficiências vitamínicas secundárias a distúrbios, dietas especiais ou tratamento médico. Por exemplo, deficiências vitamínicas das vitaminas lipossolúveis A e D podem ocorrer em distúrbios de má absorção, como fibrose cística e síndrome do intestino curto. Os prematuros podem desenvolver raquitismo no segundo mês de vida como resultado da ingesta inadequada de vitamina D, cálcio e fósforo. Crianças que recebem altas doses de salicilatos podem ter o armazenamento prejudicado de vitamina C. Embora o escorbuto (causado por uma deficiência de vitamina C) seja raro em países desenvolvidos, foram relatados casos em crianças que reduziram a ingesta de vitamina C devido à ingesta oral deficiente, disfunção motora oral ou problemas de alimentação (Brambilla, Pizza & Lasagni, 2018; Perry, Page, Manthey et al., 2018). Além disso, crianças em dietas vegetarianas, especialmente dietas veganas, correm risco de deficiência de vitamina B_{12}; portanto, deve-se garantir que uma fonte adequada dessa vitamina seja consumida (Pawlak, Lester & Babatunde, 2014). Lactentes amamentados de mães vegetarianas estritas também correm risco de deficiência de vitamina B_{12}, especialmente se a mãe for deficiente em vitamina B_{12} (Bousselamti, Hasbaoui, Echahdi et al., 2018). Crianças com doenças crônicas que resultam em anorexia, diminuição do consumo de alimentos ou possível má absorção de nutrientes como resultado de vários medicamentos, devem ser cuidadosamente avaliadas quanto ao consumo adequado de vitaminas e minerais de alguma forma (parenteral ou enteral).

As crianças com doença falciforme (DF) apresentam ingesta abaixo do ideal de cálcio, ferro e vitaminas B_1 e C. Isso é preocupante porque a baixa ingesta de cálcio e vitamina B_1 tem sido correlacionada com um aumento na gravidade dos sintomas da doença (Mandese, Marotti, Bedetti et al., 2016). Um estudo descobriu que crianças com insuficiência intestinal que receberam nutrição parenteral em casa apresentavam deficiências significativas de vitamina D. Portanto, a triagem de rotina e a adição de suplementação de vitamina D são recomendadas para crianças que recebem nutrição parenteral (Wozniak, Bechtold, Reyen et al., 2015).

A deficiência de vitamina A pode ocorrer em crianças como resultado de diarreia ou infecção. A deficiência de vitamina A também tem sido associada a um risco aumentado de cegueira em crianças que também têm sarampo. No entanto, uma recente revisão Cochrane de estudos avaliando a eficácia da vitamina A em crianças com sarampo não encontrou informações especificamente relacionadas com morbidades oculares (Bello, Meremikwu, Ejemot-Nwadiaro et al., 2016). Apesar da falta de evidências, a suplementação de vitamina A tem efeitos colaterais mínimos e deve ser administrada a crianças com sarampo (Bello, Meremikwu, Ejemot-Nwadiaro et al., 2014).

Doses excessivas de vitaminas também podem ser alarmantes. Uma dose excessiva de uma vitamina geralmente é definida como 10 ou mais vezes a Ingestão Diária Recomendada (IDR). As vitaminas lipossolúveis, especialmente as vitaminas A e D, tendem a causar reações tóxicas em doses mais baixas, enquanto as vitaminas hidrossolúveis, principalmente niacina, B_6 e C, causam toxicidade quando doses mais altas são consumidas. Com a adição de vitaminas aos alimentos preparados comercialmente, o potencial de **hipervitaminose** aumentou, principalmente quando combinado com o uso excessivo de suplementos vitamínicos. A hipervitaminose das vitaminas A e D apresenta os maiores problemas porque essas vitaminas lipossolúveis são armazenadas no corpo, e anemia e trombocitopenia graves resultaram de megadoses de vitamina A. A alta ingesta de vitamina A também pode causar anorexia, aumento da pressão intracraniana, lesões ósseas dolorosas, dermatite descamativa e hepatotoxicidade (Kleinman & Greer, 2014). A hipercalcemia foi relatada em crianças que receberam doses terapêuticas de vitamina D para a prevenção do raquitismo (Talarico, Barreca, Galiano et al., 2016) e em crianças que estão tomando altas doses de vitamina A para o tratamento do autismo (Boyd & Moondambail, 2016). A vitamina D é a mais provável de todas as vitaminas para causar reações tóxicas em superdosagens relativamente pequenas.

Um suplemento vitamínico recomendado para todas as mulheres em idade fértil é uma dose diária de 0,4 mg de ácido fólico, a IDR usual. O ácido fólico recebido antes da concepção e durante o início da gravidez pode reduzir o risco de defeitos do tubo neural, como espinha bífida, em até 70%. Medicamentos como contraceptivos orais e antidepressivos podem diminuir a absorção de ácido fólico; assim, as adolescentes que tomam esses medicamentos devem considerar a suplementação (ver Capítulo 30, seção *Espinha bífida*).

DESEQUILÍBRIOS MINERAIS

Vários minerais são nutrientes essenciais. Os **macrominerais** referem-se àqueles com necessidades diárias superiores a 100 mg e incluem cálcio, fósforo, magnésio, sódio, potássio, cloreto e enxofre. Os **microminerais**, ou **oligoelementos**, têm necessidades diárias inferiores a 100 mg e incluem vários minerais essenciais e aqueles cujo papel exato na nutrição ainda não está claro. A maior preocupação com os minerais é a deficiência, especialmente a anemia por deficiência de ferro (ver Capítulo 24). No entanto, outros minerais que podem ser inadequados na dieta das crianças, mesmo com suplementação, incluem cálcio, fósforo, magnésio e zinco. Baixos níveis de zinco podem causar falha nutricional no crescimento (FNC). Alguns dos macrominerais podem ser negligenciados inadvertidamente quando uma criança com insuficiência intestinal ou cirurgia recente está fazendo a transição da ingesta parenteral total para a enteral.

Um desequilíbrio na ingestão de cálcio e fósforo pode ocorrer em lactentes com menos de 1 ano que recebem leite de vaca integral em vez de fórmula infantil; tetania neonatal pode ser observada nesses casos (ver Capítulo 8). O leite de vaca integral também é uma fonte pobre de ferro, e a ingesta inadequada de ferro de outras fontes alimentares (como cereais fortificados com ferro) pode causar anemia por deficiência de ferro.

A regulação do equilíbrio mineral no corpo é um processo complexo. Dietas extremas de ingesta de minerais podem causar uma série de interações mineral-mineral que podem resultar em deficiências ou excessos inesperados. Resultados ruins em lactentes (p. ex., hipermagnesemia fatal) foram associados à terapia com megavitaminas com altas doses de óxido de magnésio. Além disso, quantidades excessivas de um mineral, como o zinco, podem resultar na deficiência de outro mineral, como o cobre, mesmo que sejam ingeridas quantidades suficientes de cobre. Assim, a ingesta de megadoses de um mineral pode causar uma deficiência inadvertida de outro mineral essencial, bloqueando sua absorção no sangue ou na parede intestinal ou competindo com os sítios de ligação nos transportadores de proteínas necessários para o metabolismo.

As deficiências também podem ocorrer quando várias substâncias da dieta interagem com os minerais. Por exemplo, ferro, zinco e cálcio podem formar complexos insolúveis com **fitatos** ou **oxalatos** (substâncias encontradas em proteínas vegetais), que prejudicam a biodisponibilidade do mineral. Esse tipo de interação é importante em dietas vegetarianas porque os alimentos vegetais (como a soja) são ricos em fitatos. Ao contrário da opinião popular, o espinafre não é uma fonte ideal de ferro ou cálcio devido ao seu alto teor de oxalato.

Crianças com determinadas doenças correm mais risco de déficits de crescimento, especialmente em relação à deficiência mineral óssea resultante de tratamentos médicos, diminuição da ingesta de nutrientes ou diminuição da absorção de minerais necessários. Aqueles em risco para tais deficiências incluem crianças que têm (1) vírus da imunodeficiência humana (HIV); (2) doença falciforme; (3) fibrose cística; (4) má absorção gastrintestinal (GI); ou (5) nefrose. Recém-nascidos prematuros de extremo baixo peso (EBP) e muito baixo peso (MBP) e crianças que estão recebendo ou receberam radiação e/ou quimioterapia para câncer também estão em risco.

CUIDADOS DE ENFERMAGEM

Um objetivo vital da enfermagem pediátrica é garantir uma nutrição adequada em crianças. Isso requer uma avaliação nutricional baseada em uma história alimentar e exame físico para sinais de deficiência ou excesso. Depois que os dados de avaliação são coletados, essas informações são avaliadas em relação às entradas padrão para identificar áreas de preocupação. Uma fonte de ingesta padrão de nutrientes é a Ingestão Dietética de Referência (IDR) (ver Capítulo 4).

Gráficos de crescimento padronizados são usados em lactentes, crianças e adolescentes para comparar e avaliar parâmetros de crescimento, como altura e perímetro cefálico, com a distribuição porcentual de outras crianças da mesma idade. Os gráficos de crescimento da Organização Mundial da Saúde (OMS) representam a referência de crescimento padronizada agora recomendada para recém-nascidos e crianças de até 24 meses. Esses gráficos incluem referências de circunferência da cabeça, altura e peso, derivadas de estudos com crianças saudáveis em seis países ao redor do mundo. Esses padrões de crescimento são baseados no crescimento de lactentes saudáveis que foram predominantemente amamentados por pelo menos 4 meses e ainda estão amamentando até certo ponto aos 12 meses (Organização Mundial da Saúde, 2017a). Os Centers for Disease Control and Prevention também oferecem um conjunto de gráficos de crescimento para crianças; no entanto, esses gráficos são recomendados apenas para crianças de 2 a 19 anos (Kleinman & Greer, 2014).

As recomendações atuais para a alimentação de lactentes incluem aleitamento materno exclusivo nos primeiros 6 meses com amamentação continuada por pelo menos 1 ano ou mais, se desejado, com a adição de alimentos complementares apropriados para a idade (Chantry, Eglash & Labbok, 2015). A adição de alguns alimentos sólidos complementares pode começar por volta dos 4 a 6 meses, e os lactentes devem receber cereais fortificados com ferro por pelo menos 18 meses (ver Capítulo 9). A introdução de alimentos sólidos para lactentes vegetarianos pode ocorrer usando as mesmas diretrizes que para outras crianças (ver Capítulo 11, seção *Nutrição*). Uma variedade de alimentos deve ser introduzida durante os primeiros anos para garantir uma ingesta bem equilibrada. Os lactentes que apresentam déficits nutricionais específicos devem ser identificados. Uma abordagem multidisciplinar deve ser realizada para identificar a deficiência, determinar sua etiologia e estabelecer um plano com o cuidador para promover crescimento e desenvolvimento adequados.

PROBLEMAS DE SAÚDE RELACIONADOS COM A NUTRIÇÃO

DESNUTRIÇÃO AGUDA GRAVE (DESNUTRIÇÃO PROTEICO-ENERGÉTICA)

A desnutrição continua a ser um grande problema de saúde no mundo de hoje, particularmente em crianças menores de 5 anos. No entanto, a falta de alimentos nem sempre é a principal causa da desnutrição. Em muitos países em desenvolvimento e subdesenvolvidos, a diarreia (gastrenterite) é um fator importante. Fatores adicionais são (1) uso de mamadeira (em más condições sanitárias); (2) conhecimento inadequado de práticas adequadas de cuidados pediátricos; (3) analfabetismo dos pais; (4) fatores econômicos e políticos; (5) condições climáticas; (6) preferências alimentares culturais e religiosas; e (7) falta de alimentação adequada. A pobreza e a insegurança alimentar, que é a falta de uma fonte alimentar consistente e confiável, desempenham um papel fundamental na desnutrição mundial (U.S. Department of Agriculture, 2016). As formas mais extremas de desnutrição, ou **desnutrição proteico-calórica (DPC)**, são o kwashiorkor e o marasmo. Algumas autoridades sugerem que a desnutrição grave abrange mais do que déficits energético-proteicos e, portanto, preferem o termo *desnutrição infantil grave* (DIG). Entretanto, outras organizações, como a OMS (2017b), agora utilizam o termo *desnutrição aguda grave* (DAG). A DAG pode ser subdividida em edematosa (kwashiorkor) e não edematosa com emaciação grave (marasmo). Um terceiro tipo, kwashiorkor marásmico, inclui características de marasmo e kwashiorkor (Ashworth, 2020).

Nos EUA, formas mais leves de DAG são vistas como resultado de desnutrição primária, embora os casos clássicos de marasmo e kwashiorkor também possam ocorrer, mas são raros. Ao contrário dos países em desenvolvimento, onde a principal razão para o DAG é a alimentação inadequada, nos EUA, o DAG ocorre apesar dos amplos suprimentos dietéticos (ver seção *Déficit pondero-estatural* mais adiante neste capítulo). A DAG também pode ser observada em crianças com problemas crônicos de saúde, como (1) fibrose cística; (2) doença renal; (3) câncer; (4) transplante de medula óssea; (5) HIV; (6) erros inatos do metabolismo; (7) má absorção GI; e (8) anorexia nervosa prolongada e não tratada. Kwashiorkor foi relatado nos EUA em crianças alimentadas apenas com uma dieta de bebida de arroz

(*Rice Dream*) e poucos alimentos sólidos (Ashworth, 2020). A bebida de arroz contém 0,13 g de proteína em 30 mℓ (em comparação com os 0,5 g encontrados no leite humano e fórmulas pediátricas) e é uma fonte inadequada de nutrição para crianças. Portanto, é importante que os profissionais de saúde não assumam que a DAG não pode ocorrer em países desenvolvidos; uma história dietética abrangente deve ser obtida em qualquer criança com características clínicas semelhantes à DAG.

Kwashiorkor

Kwashiorkor é derivado da língua Ga (Gana) e significa "a doença que a criança mais velha adquire quando o próximo lactente nasce". Descreve claramente a síndrome que se desenvolve no primeiro filho, geralmente entre 1 e 4 anos, quando desmamado após o nascimento do segundo filho. Kwashiorkor foi definida principalmente como uma deficiência de proteína com um suprimento adequado de calorias. Uma dieta composta principalmente de grãos de amido ou tubérculos fornece calorias adequadas na forma de carboidratos, mas uma quantidade inadequada de proteínas de alta qualidade. Algumas evidências, no entanto, suportam uma etiologia multifatorial, incluindo fatores culturais, psicológicos e infecciosos que podem interagir para colocar a criança em risco de kwashiorkor. Além disso, o kwashiorkor pode resultar da interação de privação de nutrientes e estresses infecciosos ou ambientais, o que produz uma resposta desequilibrada a tais insultos (Trehan & Manary, 2015). Por exemplo, o kwashiorkor geralmente ocorre após um surto infeccioso de sarampo e disenteria.

A criança com kwashiorkor possui extremidades finas e atrofiadas e um abdome proeminente devido a edema (ascite). O edema muitas vezes mascara a atrofia muscular grave, fazendo com que a criança pareça menos debilitada do que realmente é. A pele é escamosa e seca e apresenta áreas de despigmentação. Diversas dermatoses podem ser evidentes, em parte decorrentes das deficiências vitamínicas. A cegueira permanente geralmente resulta da grave falta de vitamina A. Deficiências minerais são comuns, especialmente ferro, cálcio e zinco. A deficiência aguda de zinco é uma complicação comum da DAG e resulta em (1) erupções cutâneas; (2) perda de cabelo; (3) resposta imune prejudicada e suscetibilidade a infecções; (4) problemas digestivos; (5) cegueira noturna; (6) mudanças no comportamento afetivo; (7) cicatrização comprometida de feridas; e (8) crescimento prejudicado. Seu efeito depressor sobre o apetite limita ainda mais a ingesta de alimentos.

A diarreia (síndrome de desnutrição com diarreia persistente) geralmente ocorre a partir de uma resistência reduzida à infecção e complica ainda mais o desequilíbrio eletrolítico frequentemente concomitante observado em crianças com kwashiorkor. Isso pode levar à falência orgânica e colapso circulatório. Baixos níveis de citocinas (ou seja, células de proteína envolvidas na resposta primária à infecção) foram relatados em crianças com kwashiorkor, sugerindo que essas crianças possuem uma resposta imune atenuada à infecção. A deficiência de proteína aumenta a suscetibilidade da criança à infecção, que eventualmente resulta em morte. Muitas mortes em crianças com kwashiorkor ocorrem naqueles que desenvolvem a infecção pelo HIV. Distúrbios gastrintestinais, como infiltração gordurosa do fígado e atrofia das células acinares do pâncreas, são complicações adicionais do kwashiorkor. A anemia também é um achado comum nessas crianças.

Marasmo

O **marasmo** resulta da desnutrição global de calorias e proteínas. É comum em países subdesenvolvidos durante períodos de seca, especialmente em culturas nas quais os adultos comem primeiro. A comida restante é muitas vezes insuficiente em qualidade e quantidade para as crianças. O marasmo é geralmente uma síndrome de privação física e emocional e não se limita a áreas geográficas onde o suprimento de alimentos é inadequado. Pode ser observada em crianças com deficiência de crescimento nas quais a causa não é apenas nutricional, mas principalmente emocional. O marasmo pode ser visto em lactentes a partir dos 3 meses se a amamentação não for bem-sucedida e não houver alternativas adequadas.

O **kwashiorkor marásmico** é uma forma de DAG em que os achados clínicos de kwashiorkor e marasmo são evidentes; a criança possui edema, emaciação grave e crescimento atrofiado. No kwashiorkor marásmico, a criança apresenta ingesta inadequada de nutrientes e infecção sobreposta. Distúrbios concomitantes de fluidos e eletrólitos, hipotermia e hipoglicemia estão associados a um prognóstico ruim.

O marasmo é caracterizado pelo desgaste gradual e atrofia dos tecidos orgânicos, especialmente da gordura subcutânea. A criança possui uma aparência envelhecida, com a pele flácida e enrugada, ao contrário da criança com kwashiorkor, que aparece mais arredondada pelo edema. O metabolismo da gordura é menos prejudicado do que no kwashiorkor; assim, a deficiência de vitaminas lipossolúveis é geralmente mínima ou ausente. Em geral, as manifestações clínicas do marasmo são semelhantes às observadas no kwashiorkor. No entanto, com marasmo não há edema por hipoalbuminemia ou retenção de sódio, o que contribui para uma aparência severamente emaciada. Também não há dermatoses causadas por deficiências vitamínicas, pouca ou nenhuma despigmentação do cabelo ou da pele, metabolismo de gordura e absorção de lipídios moderadamente normais, menor tamanho da cabeça e recuperação mais lenta após o tratamento. A criança é inquieta, apática, retraída e tão letárgica que o colapso ocorre com frequência. A infecção concomitante com doenças debilitantes como tuberculose, parasitoses, HIV e diarreia é comum.

Manejo terapêutico

O tratamento da DAG inclui fornecer uma dieta com proteínas, carboidratos, vitaminas e minerais de alta qualidade. Quando a DAG ocorre como resultado de diarreia persistente, são identificados três objetivos de gestão:

1. Reidratação com uma solução de reidratação oral que também substitui eletrólitos.
2. Administração de antibióticos para prevenir infecções concomitantes.
3. Fornecimento de nutrição adequada por meio de amamentação ou uma dieta de desmame adequada.

Protocolos locais são utilizados em países em desenvolvimento para lidar com DAG, mas especialistas recomendam um protocolo de tratamento de três fases. Na fase 1, chamada de **fase aguda ou inicial**, que ocorre nos primeiros 2 a 10 dias, o manejo envolve o início da reidratação oral e o tratamento da diarreia e parasitoses intestinais. Outras intervenções durante a primeira fase incluem a prevenção de hipoglicemia e hipotermia e posterior gestão dietética. A fase 2, **recuperação ou reabilitação**, ocorre durante as próximas 2 a 6 semanas, e o tratamento é focado no aumento da ingesta alimentar e o ganho de peso. Por fim, na fase 3, ou **fase de acompanhamento**, o foco muda para os cuidados após a alta em ambiente ambulatorial para prevenir recidivas e promover ganho de peso, fornecer estímulo ao desenvolvimento e avaliar o desenvolvimento cognitivo e motor.

Cautela extrema deve ser tomada na fase aguda para evitar sobrecarga de líquidos, e a criança deve ser observada atentamente quanto a sinais de intolerância alimentar ou a líquidos. A **síndrome de realimentação** pode ocorrer se a ingesta calórica progredir muito rapidamente. A insuficiência cardíaca resultante pode causar morte súbita em uma criança desnutrida e alimentada muito rapidamente (Ashworth, 2020). Como as crianças gravemente desnutridas não podem tolerar uma dieta rica em proteínas e alta energia, uma fonte alimentar de energia conservadora é fornecida inicialmente e, em seguida, as crianças progridem lentamente para alimentos ricos em proteínas e alta energia, conforme tolerado (Ashworth, 2020). Eles incluem soluções de reidratação oral (ReSoMal), alimentos elementares à base de aminoácidos e alimentos prontos para alimentação que não requerem adição de água, para minimizar o consumo de água contaminada (Jones & Berkley, 2014). Além disso, os antibióticos parenterais e orais costumam fazer parte do tratamento padrão para DAG (Ashworth, 2020).

A suplementação de vitaminas e minerais é necessária na maioria dos casos de DAG, sendo recomendados vitamina A, zinco e cobre. Por outro lado, a suplementação de ferro não é recomendada até que a criança seja capaz de tolerar uma fonte de alimento estável. Durante a recuperação, a criança é observada quanto a sinais de lesão de pele, que devem ser tratados para prevenir infecção. A amamentação é incentivada se a mãe e a criança forem capazes de fazê-lo de forma eficaz; no entanto, em alguns casos, a suplementação parcial com uma fórmula pediátrica à base de leite de vaca modificado pode ser necessária (Ashworth, 2020).

A OMS emitiu uma declaração reconhecendo a importância do aleitamento materno durante os primeiros 6 meses em países em desenvolvimento onde o HIV é prevalente entre mulheres grávidas e crianças (Organização Mundial da Saúde, 2016). A OMS reconhece que fontes apropriadas de alimento e água para lactentes podem não estar disponíveis após a conclusão dos 6 meses e que o risco de desnutrição é maior entre essas crianças do que o risco teórico de HIV. Além disso, a Organização recomenda que a amamentação continue após os 6 meses com a introdução de alimentos complementares, desde que sejam seguros para o consumo infantil.

Cuidados de enfermagem

Como a DAG surge cedo na infância, principalmente em crianças de 6 meses a 2 anos, e está associada ao desmame precoce, analfabetismo materno, pobreza, família numerosa e vacinações incompletas (Mishra, Kumar, Basu et al., 2014), é fundamental que os cuidados de enfermagem se concentrem na *prevenção* da DAG por meio da educação dos pais sobre as práticas de alimentação e os cuidados com o lactente durante esse período crítico. A prevenção também deve se concentrar na saúde nutricional das mulheres grávidas, pois isso afetará diretamente a saúde de seus nascituros. A amamentação é o método ideal de alimentação durante os primeiros 6 meses. As propriedades imunológicas encontradas naturalmente no leite materno não apenas nutrem os lactentes, mas também ajudam a prevenir infecções oportunistas, que podem contribuir para a DAG. Prover as necessidades fisiológicas essenciais, incluindo nutrição e hidratação adequadas, proteção contra infecções e cuidados adequados com a pele, é primordial. Cuidados adicionais de enfermagem devem se concentrar em educar os pais sobre a importância de (1) vacinas pediátricas para prevenir doenças; (2) nutrição e bem-estar para mães lactantes; (3) visitas de puericultura para lactentes e crianças; (4) fontes de alimentos para crianças que estão sendo desmamadas; e (5) práticas de saneamento para prevenir doenças gastrintestinais na infância.

Os cuidados de enfermagem para lactentes também devem incluir cuidados adequados com a pele, pois a integridade deficiente da pele contribui para infecção, hipotermia, perda de água e ruptura da pele. A alimentação por sonda pode ser necessária para lactentes debilitados para o aleitamento materno ou mamadeira. A reidratação oral com uma solução de reidratação oral aprovada é comumente utilizada em casos de DAG em que a diarreia e a infecção não são imediatamente fatais.

Além disso, os lactentes podem ser tratados com fórmulas pediátricas comerciais de alto teor calórico (24 a 27 kcal/28 g) quando apropriado. Uma desvantagem potencial do uso de leites terapêuticos (fórmulas F75 e F100) é que eles requerem água para a mistura e podem ser contaminados durante a mistura. Uma abordagem que ganhou aceitação para o tratamento da desnutrição infantil nos países em desenvolvimento é o uso de alimentos terapêuticos prontos para uso (ATPU), que é uma pasta à base de amendoim contendo leite desnatado, vitaminas e minerais e com pouco conteúdo de água (UNICEF, 2013). O ATPU embalado pode ser armazenado sem refrigeração, tem longa vida útil e melhora as taxas de sobrevivência em crianças desnutridas (UNICEF, 2013). Além disso, o ATPU pode ser administrado por agentes comunitários de saúde e oferece a vantagem adicional do tratamento domiciliar de DAG, que demonstrou ser bem-sucedido em 80% das crianças com DAG. O tratamento domiciliar pode prevenir a exposição a infecções hospitalares em crianças que já são vulneráveis. Esse gerenciamento de cuidados rápido e adequado pode reduzir as taxas de letalidade para até 5%, tanto na comunidade quanto no ambiente de saúde (UNICEF, 2013).

É imperativo que os enfermeiros estejam na vanguarda da educação e no reforço de hábitos alimentares saudáveis em pais de crianças de menos idade para prevenir a desnutrição. Como as crianças com marasmo também podem passar fome emocional, os cuidados devem ser consistentes com os cuidados típicos de apoio ao desenvolvimento, apropriados para a idade, fornecidos para crianças com déficit de crescimento (discutido mais adiante neste capítulo).

A OMS publicou diretrizes para o tratamento e manejo dietético de crianças com DAG (disponíveis em https://www.who.int/elena/titles/full_recommendations/sam_management/en/). Essas diretrizes incluem 11 recomendações para o manejo da DAG em crianças de 6 a 59 meses, bem como critérios de admissão e alta hospitalar para esses lactentes (Organização Mundial da Saúde, 2017b).

SENSIBILIDADE ALIMENTAR

Em 2010, o National Institute of Allergy and Infectious Diseases, trabalhando com 34 outras organizações profissionais, publicou novas diretrizes baseadas em evidências para o diagnóstico e manejo da alergia alimentar (Boyce, Assa'ad, Burks et al., 2010). As **alergias alimentares** são reações imunológicas adversas aos alimentos (Nowak-Węgrzyn, Sampson, Sicherer, 2020). Elas podem ainda ser definidas como componentes específicos de um alimento ou ingredientes em um alimento, como uma proteína, que são reconhecidas por células imunes específicas de alergênios, provocando uma reação imune que resulta nos sintomas característicos de uma resposta alérgica. Por outro lado, uma **intolerância alimentar** ocorre quando um alimento ou componente alimentar provoca uma reação adversa reproduzível, mas não tem um mecanismo imunológico estabelecido ou provável (Nowak-Węgrzyn et al., 2020). Por exemplo, uma pessoa com alergia ao leite pode ter uma resposta imunomediada à proteína do leite de vaca; no entanto, uma pessoa que é incapaz de digerir a lactose do leite de vaca é intolerante ao leite de vaca, não alérgica a ele. Anafilaxia, alergias alimentares gastrintestinais e reações cutâneas a alimentos são observadas com alergias alimentares (Nowak-Węgrzyn et al., 2020). A prevalência exata de alergias alimentares em crianças é muito menor do que o relatado pelos pais. Aproximadamente 6% das crianças podem apresentar reações alérgicas alimentares nos primeiros 2 a 3 anos de vida; 1,5% terá alergia a ovos, 2,5% terão alergia ao leite de vaca e 1%, ao amendoim (Nowak-Węgrzyn et al., 2020). Os sintomas de alergia alimentar são mais comuns em recém-nascidos e lactentes, mas podem ocorrer em qualquer idade. As manifestações clínicas das alergias alimentares são descritas a seguir (NowakWęgrzyn et al., 2020):

Sistêmica: anafilaxia, déficit de crescimento
GI: dor abdominal, vômitos, cólicas, diarreia
Respiratória: tosse, sibilos, rinite, infiltrados
Cutânea: urticária, erupção cutânea, dermatite atópica.

Aproximadamente 90% das reações adversas aos alimentos são causadas por oito tipos de alimentos: ovos, leite, amendoim, nozes, peixe, frutos do mar, trigo e soja (American College of Allergy, Asthma & Immunology, 2014). Em crianças com alergias alimentares, o amendoim é o alergênio mais comum, seguido pelo leite e depois por frutos do mar (American Academy of Allergy, Asthma & Immunology, 2017). Um relatório do National Institute of Allergy and Infectious Diseases aponta ainda que a maioria das crianças acabará por tolerar leite, ovos, soja e trigo, mas muito menos tolerará nozes e amendoim (Nowak-Węgrzyn et al., 2020). As crianças (50%) normalmente superam as alergias ao leite e ao ovo quando chegam à idade escolar; no entanto, de 80 a 90% das crianças com alergia a amendoim, nozes ou frutos do mar as manterão por toda a vida. Além disso, é importante notar que a prevalência de alergia ao amendoim triplicou na última década (Nowak-Węgrzyn et al., 2020) e a principal causa de morte por anafilaxia induzida por alimentos nos EUA é de alergia ao amendoim (Togias, Cooper, Acebal et al., 2017).

De acordo com as *Guidelines for the Diagnosis and Management of Food Allergy*, do National Institute of Allergy and Infectious Diseases dos EUA (Boyce et al., 2010), as recomendações para a prevenção de alergias alimentares em crianças mais novas incluem:

- Amamentar exclusivamente as crianças durante os primeiros 4 a 6 meses de vida
- As fórmulas pediátricas à base de soja não previnem o desenvolvimento de alergia alimentar
- Introduzir alimentos sólidos complementares somente após 4 a 6 meses de aleitamento materno exclusivo
- Introduzir alimentos altamente causadores de alergia (ovos, derivados de nozes, peixe, leite e trigo) logo após alimentos pouco causadores de alergia. Atrasar a introdução desses alimentos não evitará alergias alimentares. Além disso, evitar alimentos causadores de alergia durante a gravidez ou lactação não impedirá a alergia alimentar
- As crianças, mesmo aquelas com alergia ao ovo, devem ser vacinadas com as vacinas contra sarampo, caxumba e rubéola (MMR) ou sarampo, caxumba, rubéola e varicela (MMRV)
- Os pacientes com reações graves de alergia ao ovo devem ser encaminhados a um alergista antes de considerarem receber a vacina contra a gripe (ver Capítulo 6, seção *Imunizações*).

Em 2017, um adendo às *Guidelines for the Diagnosis and Management of Food Allergy*, do National Institute of Allergy and Infectious Diseases (Boyce et al., 2010), foi publicado para abordar especificamente a prevenção da alergia ao amendoim nos EUA (Togias et al., 2017). As diretrizes foram desenvolvidas com base em um ensaio clínico de referência que forneceu dados sugerindo que a alergia ao amendoim pode ser evitada pela introdução de alimentos contendo amendoim no início da infância. O adendo fornece três diretrizes separadas para os médicos usarem para determinar o nível de risco para o desenvolvimento de alergia ao amendoim e discute as intervenções para cada nível de risco. A primeira diretriz afirma que lactentes que possuem alergia a ovo, eczema grave ou ambos precisam ser introduzidos a alimentos contendo amendoim que sejam apropriados para a idade de 4 a 6 meses, para reduzir o risco de alergia ao amendoim. Lactentes com eczema leve a moderado estão incluídos na segunda diretriz, que recomenda a introdução de alimentos contendo amendoim apropriados à idade até os 6 meses. Por fim, a terceira diretriz sugere que os lactentes que não têm eczema ou qualquer alergia alimentar incorporem alimentos contendo amendoim apropriados à idade em sua dieta regular de alimentos sólidos conforme a família desejar, pois não há evidências para restringir alimentos contendo amendoim e a probabilidade de desenvolver uma alergia ao amendoim é muito baixa.

Também são fornecidas no adendo de 2017 (Togias et al., 2017) diretrizes sobre testes de alergia usando imunoglobulina E (IgE) específica para amendoim ou testes cutâneos e como analisar esses resultados para orientar a identificação de alergias ao amendoim, necessidades de encaminhamento e se a introdução de alimentos contendo amendoim pode ocorrer em casa ou se for necessário completá-la no consultório do profissional de saúde. Se, após testes e encaminhamentos, uma criança for identificada como tendo alergia ao amendoim, as diretrizes recomendam evitar estritamente o amendoim em vez da introdução precoce. Em cada diretriz são fornecidas receitas para ajudar a orientar os médicos e pais sobre como preparar alimentos que contenham amendoim, e também é recomendado que os lactentes sejam alimentados com outros alimentos sólidos antes dos alimentos que contenham amendoim, a fim de estabelecer que o lactente esteja pronto em termos de desenvolvimento para alimentos sólidos.

As alergias alimentares geralmente ocorrem como uma resposta imune mediada por IgE ou não mediada por IgE. Algumas reações tóxicas podem ocorrer como resultado de uma toxina encontrada no alimento. A alergia alimentar é causada pela exposição a **alergênios**, geralmente proteínas (mas não os aminoácidos menores), que são capazes de induzir a formação de anticorpos IgE (sensibilização) quando ingeridos. A **sensibilização** refere-se à exposição inicial de um indivíduo a um alergênio, resultando em uma resposta imune. A exposição subsequente induz uma resposta muito mais forte, que é clinicamente aparente. Consequentemente, a alergia alimentar geralmente ocorre após o alimento ter sido ingerido uma ou mais vezes. A sensibilização por si só não é suficiente para ser classificada como alergia alimentar. Em vez disso, uma resposta imunomediada e manifestação de sinais e sintomas específicos são necessários para categorizar um indivíduo como tendo uma alergia alimentar (Boyce et al., 2010). Os alergênios alimentares mais comuns estão listados no Boxe 10.1.

A síndrome de alergia oral ocorre quando um alergênio alimentar (geralmente frutas e vegetais) é ingerido e há edema e prurido subsequentes envolvendo lábios, língua, palato e garganta. A recuperação dos sintomas geralmente é rápida. A **hipersensibilidade GI imediata** é uma reação mediada por IgE a um alergênio alimentar que pode resultar em náuseas, dor abdominal, cólicas, diarreia, vômito, anafilaxia ou em todos anteriores. Alergias alimentares adicionais observadas em crianças pequenas incluem esofagite eosinofílica alérgica, gastrenterite eosinofílica alérgica, proctocolite induzida por proteína alimentar e enterocolite induzida por proteína alimentar.

A alergia ou hipersensibilidade alimentar também pode ser classificada de acordo com o intervalo entre a ingesta e a manifestação dos sintomas: imediata (entre minutos a horas) ou tardia (2 a 48 horas). Além disso, as alergias alimentares podem ocorrer a qualquer momento, mas são comuns durante a infância, porque o trato intestinal imaturo é mais permeável às proteínas do que o trato intestinal maduro, aumentando a probabilidade de uma resposta imune. As alergias em geral demonstram um componente genético: crianças que têm um dos pais com alergia têm 50% ou mais de risco de desenvolver alergia; crianças que têm ambos os pais com alergia têm até 100% de risco de desenvolver alergia. A alergia com tendência hereditária é chamada de **atopia**. Alguns lactentes com atopia podem ser identificados ao nascimento a partir de níveis elevados de IgE no sangue do cordão umbilical.

Mortes foram relatadas em crianças que experimentaram uma reação anafilática aos alimentos. O início das reações ocorreu logo após a ingesta (5 a 30 minutos). Na maioria das crianças, as reações não começaram com sinais cutâneos, como urticária, erupção cutânea e rubor, mas, sim, simularam um ataque agudo de asma (chiado, diminuição do movimento do ar nas vias aéreas, dispneia). Observe atentamente as crianças com anafilaxia alimentar, porque uma resposta bifásica foi registrada em até 35% das crianças (Keet & Wang, 2014). Isso pode se manifestar como uma resposta imediata ao tratamento, recuperação aparente e, em seguida, recorrência aguda dos sintomas. Crianças com alergias alimentares extremamente sensíveis devem usar uma pulseira de identificação médica e ter um cartucho de epinefrina injetável (EpiPen®) prontamente disponível

Boxe 10.1 Alimentos e fontes hiperalergênicas.

Nozes[a]: alguns chocolates, doces, assados, refrigerante de cereja (pode ser aromatizado com extrato de nozes), óleo de noz
Ovos[a]: maionese, molho de salada cremoso, assados, macarrão de ovo, alguma cobertura de bolo, merengue, creme, panquecas, rabanada, cerveja de raiz
Trigo[a]: quase todos os produtos assados, salsichas, mortadela, frios prensados ou picados, molho, molho de soja, malte, macarrão, algumas sopas enlatadas
Leguminosas: amendoim, manteiga de amendoim ou óleo, feijão, ervilha, lentilha
Peixes ou moluscos[a]: óleo de fígado de bacalhau, pizza com anchovas, molho de salada Caesar, qualquer alimento frito no mesmo óleo do peixe
Soja[a]: molho de soja, molho teriyaki ou Worcestershire, tofu, assados com farinha ou óleo de soja, nozes de soja, fórmulas pediátricas de soja ou leite, pasta de soja, atum embalado em óleo vegetal, muitas margarinas
Chocolate: bebidas de cola, cacau, bebidas com sabor de chocolate
Leite[a]: sorvete, manteiga, margarina (se contiver produtos lácteos), iogurte, queijo, pudim, assados, salsichas, mortadela, sopas cremosas enlatadas, bebidas instantâneas para café da manhã, bebidas lácteas em pó, chocolate ao leite
Trigo sarraceno: alguns cereais, panquecas
Carne de porco, frango: *bacon*, salsichas, salsicha, gordura de porco, caldo de galinha
Morangos, melão, abacaxi: gelatina, xaropes
Milho: pipoca, cereais, *muffins*, amido de milho, fubá, broa de milho, tortilhas de milho; muitos alimentos processados também contêm xarope de milho
Frutas cítricas: laranja, limão, lima, toranja; qualquer um deles em bebidas, gelatina, suco ou medicamentos
Tomate: suco, algumas sopas de legumes, espaguete, molho de pizza, ketchup
Temperos: pimenta, pimenta, vinagre, canela

[a]Alergênios mais comuns.

! ALERTA PARA A ENFERMAGEM

As indicações para a administração de epinefrina **intramuscular** em uma criança com reação anafilática com risco de vida ou com sintomas graves são indicadas quando a criança apresenta qualquer um dos seguintes sintomas (Keet & Wang, 2014):

- Sensação de prurido ou aperto na garganta; rouquidão, dificuldade em engolir
- Tosse seca, sibilos, dispneia, cianose, parada respiratória
- Arritmia cardíaca leve ou hipotensão leve
- Bradicardia grave, hipotensão, parada cardíaca ou perda de consciência

ALERTA PARA MEDICAMENTO

Tratamento de emergência da anafilaxia

- **Medicamento:** epinefrina 0,01 mg/kg até o máximo de 0,5 mg
- **Dosagem:** EpiPen® Jr 0,15 mg por via intramuscular (IM) para crianças com peso de 8 a 25 kg

EpiPen® 0,3 mg IM para crianças com peso de 25 kg ou mais

- **Observar reações adversas:** taquicardia, hipertensão, irritabilidade, dor de cabeça, náuseas e tremores

Dados de: Sampson, H. A., Wang, J., & Sicherer, S. H. (2020). Anaphylaxis. In R. M. Kliegman, J.W. St. Geme, N.J. Blum et al., (Eds.), *Nelson textbook of pediatrics* (21 st ed.). Philadelphia: Elsevier.

(ver Capítulo 23, seção *Anafilaxia*). Qualquer criança com histórico de alergia alimentar ou reação grave anterior a alimentos deve ter um plano de tratamento de emergência por escrito, bem como um EpiPen. Observe que a difenidramina e a cetirizina são eficazes para manifestações cutâneas e nasais, mas não para manifestações das vias aéreas (Keet & Wang, 2014).

Embora o motivo seja desconhecido, muitas crianças "superam" suas alergias alimentares (Nowak-Węgrzyn et al., 2020). Portanto, os alimentos alergênicos devem ser reintroduzidos na dieta após um período de abstinência para avaliar se o alimento pode retornar à dieta com segurança. Há evidências de que as crianças podem tolerar alimentos aos quais eram anteriormente alérgicas quando esses alimentos são extensivamente aquecidos, como em *muffins* ou pães. Evitar por um período ou completamente alimentos para prevenir a alergia alimentar não é recomendado, e há algumas evidências de que a falta de exposição a antígenos pode realmente ser prejudicial (Kleinman & Greer, 2014; Togias et al., 2017).

Diagnóstico e manejo terapêutico

O diagnóstico de alergia alimentar é realizado com base em vários fatores, incluindo a ocorrência de anafilaxia ou qualquer combinação de 37 sintomas listados nas diretrizes do National Institute of Allergy and Infectious Diseases minutos a horas após a ingesta de alimentos ou se tais sintomas ocorreram após a ingesta de um alimento específico em uma ou mais ocasiões. O padrão-ouro é o desafio alimentar duplo-cego controlado por placebo. O teste cutâneo e as medições de IgE sérica podem ser usados como adjuvantes para diagnosticar alergia alimentar, mas isoladamente não devem ser usados para o diagnóstico (Nowak-Węgrzyn et al., 2020). O teste de atopia, o teste intradérmico e o teste de IgE sérica não são recomendados para estabelecer um diagnóstico. Um único desafio alimentar oral pode ser usado em determinadas circunstâncias (Bock & Sampson, 2016).

O manejo tradicional da alergia alimentar consiste em evitar o alimento ou ingrediente específico que causa as manifestações. No entanto, a imunoterapia oral (ITO) está ganhando cada vez mais interesse como uma forma potencial de tratar alergias alimentares, sendo o tratamento da alergia ao leite de vaca, ovos e amendoim os mais estudados (Nowak-Węgrzyn, 2018). A ITO consiste na administração de pequenas quantidades do alimento alérgico à criança em doses diárias que são aumentadas ao longo de vários meses para atingir uma dose de manutenção. Reações alérgicas (p. ex., sintomas orais e gastrintestinais) durante esse processo são comuns, especialmente quando as doses estão aumentando. Até 75% dos pacientes tratados com ITO apresentam dessensibilização (um estado de hiporresponsividade temporária ao alergênio alimentar, resultando em um aumento do limiar de reações). Infelizmente, em muitas crianças, quando a ITO é interrompida, o estado de dessensibilização desaparece e a falta de resposta sustentada raramente é alcançada. A maioria dos estudos que examinaram a ITO envolveu apenas o tratamento com um único alimento, embora muitas crianças tenham múltiplas alergias alimentares. Outras pesquisas estão examinando a eficácia, a segurança e o uso de tratamentos combinados na ITO (Nowak-Węgrzyn, 2018).

Como as crianças com alergias alimentares (geralmente duas ou mais) correm o risco de ingesta inadequada de nutrientes e déficit de crescimento, é recomendável que elas façam uma avaliação nutricional anual para prevenir problemas. Restrições alimentares de leite podem levar a deficiências de cálcio, vitamina D, calorias e proteínas em crianças pequenas. Além disso, a eliminação do trigo pode resultar em ingesta inadequada de vitaminas do complexo B, ferro e calorias.

Cuidados de enfermagem

Uma estratégia de prevenção primária para evitar atopia alimentar em crianças inclui a educação dos pais sobre a importância do aleitamento materno exclusivo por pelo menos 4 a 6 meses. Não há evidências de que a evitação materna (durante a gravidez ou lactação) de alergênios alimentares comuns (ovos, amendoim) previne alergias alimentares em crianças (Kleinman & Greer, 2014). Além disso, os pesquisadores descobriram que retardar a introdução de alimentos altamente alergênicos após os 4 a 6 meses de vida pode não ser tão protetor contra a alergia alimentar quanto se acreditava anteriormente (Nowak-Węgrzyn et al., 2020). Além disso, não há evidências de que as fórmulas de soja previnam doenças alérgicas em lactentes e crianças (Kleinman & Greer, 2014).

A assistência de enfermagem à criança com potencial alergia alimentar consiste em auxiliar na coleta de dados de avaliação vital de saúde para o estabelecimento do diagnóstico e auxiliar nos exames diagnósticos. É importante que os enfermeiros sejam informados sobre alergia alimentar e forneçam aos pais e cuidadores, bem como às crianças mais velhas, informações precisas sobre a alergia alimentar. A educação de pais, professores e funcionários de creches sobre sinais e sintomas de alergia alimentar e reações é vital (ver boxe *Estudo de caso para reflexão*). Crianças com alergia alimentar diagnosticada devem evitar alimentos desconhecidos e restaurantes que não divulguem ingredientes alimentares. As novas diretrizes de rotulagem exigem que os aditivos alimentares (como especiarias e aromatizantes) sejam claramente rotulados em alimentos vendidos comercialmente e comprados em lojas. Ingredientes ocultos em alimentos preparados também são fontes potenciais de alergia alimentar. A consulta nutricional é imprescindível para crianças diagnosticadas com alergia a determinados alimentos, a fim de desenvolver um plano alimentar que inclua nutrientes suficientes para o crescimento e desenvolvimento, evitando o alimento agressor.

Crianças com histórico de alergia alimentar podem passar um longo período em creches; portanto, as pessoas que trabalham em creches e outros ambientes pediátricos precisam ser adequadamente orientadas quanto ao reconhecimento e manejo de reações anafiláticas graves. Também é importante que as escolas garantam que as crianças que têm alergias alimentares potencialmente fatais sejam reconhecidas para que planos possam ser implementados para evitar o contato com alimentos que produzem alergias. Uma ação de emergência por escrito ou um plano de alergia alimentar deve ser mantido para a criança e um dispositivo autoinjetável de epinefrina deve estar prontamente disponível para essas crianças (Keet & Wang, 2014). Algumas estratégias incluídas pelas escolas para ajudar a prevenir alergias alimentares incluem áreas seguras para alergênios na escola, proibição de alimentos específicos na escola, treinamento em alergia alimentar para funcionários de serviços de alimentação e manutenção de registros de ingredientes para todos os alimentos servidos na escola (Sauer, Patten, Roberts et al., 2018). Infelizmente, há evidências crescentes de que crianças rotuladas como tendo alergia alimentar estão sendo vítimas de taxas crescentes de *bullying* e vitimização (Egan & Sicherer, 2016; Rocheleau & Rocheleau, 2019), demonstrando a necessidade de maior educação para os alunos sobre a gravidade das doenças decorrentes de alergias à comida. As famílias de crianças com alergias alimentares com risco de vida também correm risco de aumento do sofrimento psicossocial; portanto, os profissionais de saúde devem estar preparados para atender às necessidades psicossociais e físicas das famílias em relação aos filhos.

Estudo de caso para reflexão

Anafilaxia por alergia alimentar

Um grupo de estudantes de enfermagem está realizando uma feira de promoção da saúde em uma escola primária local para alunos de primeira, segunda e terceira séries. Os alunos de enfermagem têm várias cabines montadas no refeitório da escola. Três meninos da segunda série estão brincando na frente de uma das cabines quando um dos meninos, Jason, uma criança de 8 anos, de repente começa a tossir e apertar a garganta. Os alunos também observam que ele está desenvolvendo manchas vermelhas no rosto, pescoço e garganta, e que está se coçando. Jason diz: "Estou com problemas para respirar!". O enfermeiro da escola está por perto e aproxima-se para ver do que se trata a comoção. Um dos meninos com Jason diz: "Nós não quisemos fazer nenhum mal! Estávamos apenas brincando quando colocamos amendoins em sua mistura de trilha". Uma das estudantes de enfermagem diz: "Ele está obviamente em perigo – o que devemos fazer?".

Avaliação inicial. Que sinais e sintomas que Jason está experimentando levam você a acreditar que ele está tendo uma reação anafilática ao amendoim?

Ação de enfermagem esperada. Quais intervenções são apropriadas para uma reação anafilática a uma alergia alimentar?

Pontos de ensino

- O tratamento de uma reação anafilática por meio da administração de epinefrina intramuscular é indicado se a criança apresentar tosse tipo "latido", sensação de prurido ou aperto na garganta, dificuldade para engolir ou respirar, chiado no peito ou rouquidão
- Qualquer criança que tenha uma alergia alimentar extremamente sensível deve usar uma pulseira de identificação médica e ter um cartucho de epinefrina injetável (EpiPen®) prontamente disponível. Um plano de tratamento de emergência por escrito deve ser criado e discutido com os pais, professores e pessoal de saúde da escola
- A difenidramina e a cetirizina podem ser eficazes para os sintomas cutâneos e nasais, mas não ajudam nos sintomas das vias aéreas.

Respostas da reflexão

Avaliação inicial. Jason está sentindo os sinais e sintomas de tosse, aperto na garganta, manchas vermelhas no rosto/pescoço/garganta, coceira na pele e dificuldade para respirar. Esses sinais e sintomas são consistentes com uma reação anafilática a uma alergia alimentar.

Ação de enfermagem esperada. A intervenção de enfermagem prioritária para Jason é a administração de epinefrina intramuscular (EpiPen®). Isso pode ser seguido pelo monitoramento de suas vias aéreas e por outros sintomas de desconforto respiratório, bem como seguindo as outras etapas de seu plano de ação de emergência. Alguém também deve ligar para o 911[1] e esperar a chegada do pessoal de emergência, pois Jason precisará ir ao hospital para monitoramento adicional, especialmente por uma reação bifásica.

[1]N.R.T.: No Brasil, disque 192: Serviço de Atendimento Móvel de Urgência (SAMU).

Alergia ao leite de vaca

A **alergia ao leite de vaca (ALV)** é um distúrbio multifatorial que representa reações adversas gastrintestinais sistêmicas e locais à proteína do leite de vaca. Aproximadamente, 2,5% dos lactentes desenvolvem hipersensibilidade ao leite de vaca, sendo 60% mediada por IgE. Estima-se que 50% dessas crianças podem superar a hipersensibilidade aos 3 a 4 anos (Groetch & Sampson, 2016). (Essa discussão centra-se na proteína do leite de vaca contida em fórmulas pediátricas comerciais. O leite integral não é recomendado para lactente com menos de 12 meses.) A alergia pode se manifestar nos primeiros 4 meses de vida por meio de uma variedade de sinais e sintomas que podem aparecer dentro de 45 minutos após a ingesta de leite ou após vários dias (Boxe 10.2). O diagnóstico pode ser feito

Boxe 10.2 Manifestações clínicas comuns de sensibilidade ao leite de vaca.

Gastrintestinal
Diarreia
Vômito
Cólica
Chiado
Refluxo gastresofágico
Fezes sanguinolentas
Sangramento retal

Respiratório
Rinite
Bronquite
Asma
Espirros
Tosse
Corrimento nasal crônico

Outros sinais e sintomas
Eczema
Choro excessivo
Palidez (de anemia secundária à perda crônica de sangue no trato gastrintestinal)
Agitação, irritabilidade

inicialmente a partir da história, embora a história por si só não seja diagnóstica. O momento e a diversidade das manifestações clínicas variam muito. Por exemplo, a ALV pode se manifestar como cólica (ver informações mais adiante no capítulo), diarreia, vômito, sangramento GI, refluxo gastresofágico, constipação intestinal crônica ou insônia em uma criança saudável.

Avaliação diagnóstica

Vários testes diagnósticos podem ser realizados, incluindo análise de fezes para presença de sangue (sangramento franco e oculto pode ocorrer por colite), eosinófilos e leucócitos; níveis séricos de IgE; e teste cutâneo. Testes cutâneos podem ajudar a identificar o alimento causador, mas os resultados nem sempre são conclusivos. Nenhum teste diagnóstico único é considerado definitivo para o diagnóstico (Kleinman & Greer, 2014).

A estratégia diagnóstica mais definitiva é a eliminação do leite de vaca da dieta seguida de teste de provocação após melhora dos sintomas. O teste de desafio envolve a reintrodução de pequenas quantidades de leite na dieta, para detectar o ressurgimento dos sintomas. Também pode incluir o uso de um placebo para que os pais desconheçam (ou fiquem "cegos" para) o momento da ingestão do alergênio. Um desafio alimentar duplo-cego controlado por placebo é o padrão-ouro para o diagnóstico de alergias alimentares, como ALV. A observação cuidadosa da criança é necessária durante um teste de provocação devido à possibilidade de reação anafilática. O diagnóstico clínico é feito quando os sintomas melhoram após a retirada do leite da dieta e dois ou mais testes de provocação produzem sintomas (Groetch & Sampson, 2016).

Manejo terapêutico

O tratamento da ALV envolve a eliminação da fórmula à base de leite de vaca e todos os outros produtos lácteos. Para lactentes alimentados com fórmula comercial de leite de vaca, isso envolve principalmente a mudança da fórmula para uma fórmula láctea hidrolisada de caseína na qual a proteína foi decomposta em seus aminoácidos por meio de hidrólise enzimática. Embora a American Academy of Pediatrics (Kleinman & Greer, 2014) recomende o uso de fórmulas extensivamente hidrolisadas para ALV, muitos profissionais podem iniciar uma fórmula infantil à base de soja devido ao custo das fórmulas hidrolisadas. Infelizmente, aproximadamente 50% dos lactentes sensíveis à proteína do leite de vaca também demonstram sensibilidade às fórmulas à base de soja. Outras opções para crianças que são intolerantes a fórmulas à base de leite de vaca incluem fórmulas à base de aminoácidos, mas seu custo é uma consideração importante. Os lactentes com ALV geralmente permanecem em uma dieta sem leite de vaca por 12 meses, após os quais pequenas quantidades de leite são reintroduzidas.

Cuidados de enfermagem

Os principais objetivos de enfermagem são a identificação de potenciais ALV e o aconselhamento adequado dos pais sobre as fórmulas pediátricas substitutas. Os pais muitas vezes interpretam os sintomas gastrintestinais, como regurgitação, presença de fezes amolecidas ou agitação como ALV e mudam para uma variedade de fórmulas na tentativa de resolver o problema. Os pais precisam ser tranquilizados quanto às necessidades dos lactentes não verbais que apresentam uma série de sintomas. Noites intermináveis de sono perdido devido ao choro do lactente podem promover sentimentos de inadequação parental e conflito de papéis, agravando a situação. Os enfermeiros podem tranquilizar os pais de que muitos desses sintomas são comuns e as razões muitas vezes nunca são conhecidas, mas a criança alcança crescimento e desenvolvimento adequados. Os pais devem ser aconselhados a relatar sintomas agudos ao médico para avaliação adicional. Eles devem ser assegurados de que o lactente receberá nutrição completa da nova fórmula e não terá efeitos nocivos pela ausência de fórmula à base de leite de vaca.

Quando os alimentos sólidos são introduzidos, os pais precisam de orientação para evitar os derivados do leite de vaca. A leitura cuidadosa de todos os rótulos dos alimentos ajuda a evitar a exposição a alimentos preparados contendo produtos lácteos. Embora rotulados como não lácteos, os substitutos de creme e manteiga podem conter proteína do leite de vaca.

DÉFICIT PONDERO-ESTATURAL

O **déficit pondero-estatural (DPE)** é um termo utilizado para descrever o crescimento inadequado resultante da incapacidade de obter ou usar as calorias necessárias para o crescimento. O DPE – conhecido na língua inglesa como *failure to thrive* – não tem definição universal; entretanto, o parâmetro objetivo geralmente é a desaceleração do crescimento tanto em altura quanto em peso. Se o DPE for grave, o crescimento cerebral deficiente pode ocorrer, como evidenciado por uma circunferência cefálica menor que o normal. O diagnóstico é baseado em parâmetros de crescimento que (1) se encontram abaixo de mais de dois percentis da linha de base, (2) estão persistentemente abaixo dos percentis 3 a 5 ou (3) estão abaixo do percentil 80 do peso mediano para a medição da altura. O termo *déficit de crescimento* é agora geralmente considerado excessivamente simplista e obsoleto (Sirotnak & Chiesa, 2016). O peso por comprimento é relatado como um indicador mais preciso de desnutrição (Becker, Carney, Corkins et al., 2015).

O achado de um padrão de desvio persistente dos parâmetros de crescimento estabelecidos é usado no diagnóstico de DPE, em vez de apenas medidas de crescimento isoladas. Além da falta de consenso sobre a definição exata de DPE, alguns defendem uma mudança na terminologia usada para descrever DPE; assim, termos como *déficit de crescimento* e *desnutrição pediátrica* começam a ser vistos na literatura para DPE. Além disso, alguns especialistas sugerem que as classificações usadas anteriormente de DPE *orgânico* e

DPE *inorgânico* são muito simplistas, porque a maioria dos casos de déficits de crescimento tem causas mistas. Portanto, os especialistas sugerem que o DPE seja classificado por fisiopatologia nas seguintes categorias (Sirotnak & Chiesa, 2016):

Ingesta calórica inadequada: preparação incorreta da fórmula, negligência, modismos alimentares, consumo excessivo de suco, pobreza, problemas de amamentação, problemas comportamentais que afetam a alimentação, restrição dos pais de ingesta calórica ou problemas do sistema nervoso central (SNC) que afetam a ingesta.
Absorção inadequada: fibrose cística, doença celíaca, doença de Crohn, deficiências de vitaminas ou minerais, alergia ao leite de vaca, atresia biliar ou doença hepática.
Metabolismo aumentado: hipertireoidismo, doença cardíaca congênita ou imunodeficiência crônica
Utilização defeituosa: anomalia genética, como trissomia 21 ou 18, infecção congênita ou doenças metabólicas de armazenamento.

As taxas de DPE verdadeiro em crianças dos EUA não são claramente conhecidas. No entanto, acredita-se que a pobreza seja o maior fator de risco para o DPE nos países desenvolvidos e em desenvolvimento (Sirotnak & Chiesa, 2016). Quase 20% das crianças menores de 4 anos vivem em situação de pobreza e não conseguem obter alimentos adequados regularmente (Sirotnak & Chiesa, 2016). A causa do DPE é muitas vezes multifatorial e envolve uma combinação de doença orgânica infantil, comportamentos parentais disfuncionais, problemas neurológicos ou comportamentais sutis e interações perturbadas entre pais e filhos (Sirotnak, Chiesa, 2016). No entanto, a etiologia primária do DPE é a ingesta calórica inadequada, independentemente da causa.

Os lactentes que nascem prematuros com MBP ou EBP e aqueles com restrição de crescimento intrauterino (RCIU) são frequentemente vistos para DPE nos primeiros 2 anos de vida. Isso ocorre porque eles normalmente não crescem fisicamente na mesma taxa que as coortes de termo, mesmo após a alta do hospital. A "recuperação" do crescimento tem se mostrado muito mais difícil de alcançar em lactentes EBP e MBP. Quando crianças, os lactentes que experimentam o DPE são mais propensos a ter baixa estatura e apresentar pontuações mais baixas de desempenho cognitivo e escolar quando comparados aos lactentes que não experimentaram o DPE (Feifer & Walker-Descartes, 2017). Crianças com cardiopatia congênita também são mais propensas a desenvolver DPE na infância devido à ingesta calórica inadequada, má absorção, gasto energético aumentado que sobrepõe a ingesta calórica e hipertensão pulmonar.

Outros fatores que podem levar à ingesta calórica inadequada na infância incluem (1) crenças de saúde ou educação infantil, como dietas da moda; (2) negligência infantil; (3) abuso infantil; (4) conhecimento nutricional inadequado; (5) dificuldades financeiras; (6) estresse familiar; (7) resistência alimentar; e (8) ingesta insuficiente de leite materno. Em lactentes com menos de 8 semanas de vida, podem ocorrer problemas de amamentação como resultado de pega inadequada ou sucção e deglutição descoordenadas (Sirotnak & Chiesa, 2016).

Avaliação diagnóstica

O diagnóstico de DPE é feito primeiro clinicamente por meio da identificação de sinais e sintomas. Se o DPE for agudo, o peso, mas não a estatura ou a altura, está abaixo dos padrões aceitos (geralmente o percentil 5). Se o DPE for crônico, tanto o peso quanto a estatura são baixos, indicando desnutrição contínua. O uso de velocidades de ganho de peso (de acordo com os gráficos de crescimento da Organização Mundial da Saúde [OMS] disponíveis em http://www.who.int/childgrowth/standards/height_for_age/en/) pode ser um melhor indicador de falha de crescimento aguda ao considerar as mudanças dependentes da idade no crescimento. Talvez tão importante quanto as medidas antropométricas seja uma história completa de saúde e dieta (incluindo história perinatal), exame físico para evidência de causas orgânicas, avaliação do desenvolvimento e avaliação familiar. Um histórico de ingesta alimentar, seja na forma de um histórico alimentar de 24 horas ou um histórico de alimentos consumidos em um período de 3 a 5 dias, também é essencial. Além disso, explore o nível de atividade da criança, estatura dos pais, alergias alimentares percebidas e restrições alimentares.

Uma avaliação da dinâmica familiar e dos comportamentos e rituais na hora das refeições é um componente importante na coleta de dados pertinentes. Muitas vezes, é útil obter os padrões de crescimento dos pais e irmãos da criança afetada porque eles podem ser comparados com padrões referenciados em normas para avaliar o crescimento da criança. Uma avaliação do ambiente doméstico e da interação entre pais e filhos também pode ser útil. Outros testes (p. ex., toxicidade por chumbo, anemia, substâncias redutoras de fezes, sangue oculto, óvulos e parasitas, fosfatase alcalina e níveis de zinco) são selecionados apenas conforme indicado para descartar problemas orgânicos. Para evitar o uso excessivo de procedimentos diagnósticos, considere o DPE no início do diagnóstico diferencial. Para evitar o estigma social do DPE durante a fase inicial de investigação, alguns profissionais de saúde usam o termo *atraso de crescimento* (ou *déficit de crescimento*) até que a causa real seja estabelecida.

Manejo terapêutico

O manejo primário do DPE visa reverter a causa do déficit de crescimento. Se a desnutrição for grave, o tratamento inicial é direcionado para reverter a desnutrição, evitando a síndrome de realimentação (ver informações anteriores neste capítulo). O objetivo é fornecer calorias suficientes para apoiar a "recuperação" do crescimento, que é uma taxa de crescimento maior do que a taxa esperada para a idade. Uma meta sugerida para recuperação do crescimento é de duas a três vezes a taxa média de ganho de peso para a idade corrigida da criança (Kleinman & Greer, 2014). Além de adicionar densidade calórica às mamadas, a criança pode precisar de suplementação multivitamínica. Por fim, quaisquer problemas médicos coexistentes devem ser abordados.

Na maioria dos casos de DPE, é necessária uma equipe interprofissional composta de médicos, enfermeiros, nutricionistas, especialistas em vida infantil, terapeutas ocupacionais, especialistas em alimentação pediátrica e assistentes sociais ou profissionais de saúde mental para ajudar a atender às necessidades complexas do paciente. Os profissionais de saúde devem se esforçar para aliviar quaisquer tensões adicionais sobre a família, oferecendo encaminhamentos para assistência pública ou programas de alimentação suplementar. Em alguns casos, a terapia familiar pode ser útil. A modificação de comportamento focada em rituais de refeições (ou falta deles) e tempo social em família também pode ser útil. A hospitalização é indicada por (1) evidência (antropométrica) de DAG; (2) abuso ou negligência infantil; (3) desidratação significativa; (4) abuso de substâncias ou psicose pelo cuidador; (5) tratamento ambulatorial que não resulta em ganho de peso; ou (6) infecção concomitante grave (Sirotnak & Chiesa, 2016). Dependendo da causa do déficit de crescimento e da resposta da criança à intervenção nutricional, muitas podem ser tratadas ambulatorialmente.

Prognóstico

O prognóstico para crianças com DPE está relacionado com a causa. Se os pais não têm conhecimento das necessidades da criança, o ensino pode remediar a ingesta calórica limitada da criança e reverter permanentemente a falha de crescimento. A alimentação inadequada ou infrequente pelo cuidador primário da criança, com a desorganização familiar, é frequentemente a causa subjacente do DPE.

Existem poucos estudos de longo prazo para fornecer dados sobre o prognóstico de crianças com DPE; no entanto, alguns pesquisadores descobriram que crianças que tiveram DPE quando lactentes tinham estaturas mais baixas, pesos mais baixos e pontuações mais baixas em medidas de desenvolvimento psicomotor e socioemocional do que seus pares (Feifer & Walker-Descartes, 2017). Os fatores que estão relacionados com o mau prognóstico incluem (1) resistência grave à alimentação; (2) falta de consciência dos pais; (3) pouca cooperação dos pais; (4) baixa renda familiar; (5) baixa escolaridade materna; (6) mães; (7) parto prematuro; (8) CIUR; e (9) idade precoce de início do DPE. Como a função cognitiva e motora posterior são afetadas pela desnutrição na infância, muitas dessas crianças estão abaixo do normal no desenvolvimento intelectual, com pontuações de quociente de inteligência infantil (QI) significativamente mais baixas do que seus pares que não têm histórico de desnutrição (Romano, Hartman, Privitera et al., 2015). Além disso, há maior probabilidade de problemas alimentares e comportamentais entre crianças com histórico de desnutrição quando comparadas com seus pares (Romano et al., 2015). Esses achados indicam que um plano a longo prazo e cuidados de acompanhamento são necessários para o desenvolvimento ideal dessas crianças.

Boxe 10.3 Manifestações clínicas do déficit pondero-estatural.

- Déficit de crescimento
- Atrasos no desenvolvimento – social, motor, adaptativo, linguagem
- Desnutrição
- Apatia
- Comportamento arredio
- Distúrbios alimentares, como vômito, resistência à alimentação, anorexia, alotriofagia, ruminação
- Sem medo de estranhos (na idade em que a ansiedade de estranhos é normal)
- Evitar contato visual
- Olhar de olhos arregalados e varredura contínua do ambiente ("olhar de radar")
- Rígido e inflexível ou flácido e sem resposta
- Sorriso mínimo

Cuidados de enfermagem

Os enfermeiros desempenham um papel crítico como parte da equipe interprofissional no diagnóstico do DPE por meio da avaliação da criança, dos pais e das interações familiares. O conhecimento das características das crianças com DPE e suas famílias é essencial na identificação dessas crianças e na rápida confirmação de um diagnóstico (Boxe 10.3). A avaliação precisa do peso inicial, perímetro cefálico, estatura e peso diário é um componente essencial da assistência de enfermagem à criança com DPE. Além disso, manter um registro de toda a ingesta de alimentos é imperativo. O enfermeiro documenta os comportamentos alimentares da criança, bem como a interação pais-filhos durante as mamadas e avalia outras atividades de cuidado, incluindo brincadeiras.

Crianças com DPE podem ter história de dificuldade de alimentação, vômitos, distúrbios do sono e irritabilidade excessiva. Padrões como chorar durante as mamadas, vômitos, acumular comida na boca, regurgitar após a alimentação, recusar-se a mudar de líquidos para sólidos e exibir comportamento de aversão, como virar a cabeça ou cuspir a comida, podem tornar-se comportamentos de busca de atenção para prolongar a interação com os cuidadores na hora das refeições. Além de apresentar sinais de desnutrição e atraso no desenvolvimento social, as crianças com DPE podem apresentar interações comportamentais alteradas com outras pessoas. Em alguns casos, a criança pode usar a alimentação como mecanismo de controle em uma situação familiar mal organizada ou caótica. Os pais podem permitir que a criança dite as normas de comportamento e alimentação por causa da inexperiência com a paternidade ou de maus modelos de pais. Assim, recusar-se a comer ou apenas comer doces e salgadinhos com valor não nutritivo pode ser a norma da criança com base na disponibilidade de alimentos e na tradição familiar. Nesses casos, a terapia familiar é indicada para abordar essa tendência e melhorar a relação pais-filhos.

Parte da tensão no relacionamento que pode ocorrer entre pais e filhos pode ser resultado de insatisfação e frustração; portanto, a criança deve ter uma equipe central consistente de enfermeiros primários (Figura 10.1). Esses enfermeiros que cuidam da criança podem aprender a perceber suas pistas e lidar com o ciclo de insatisfação, especialmente em torno da alimentação.

Como muitas crianças com DPE estão respondendo a estímulos que levaram a padrões negativos de alimentação, uma importante intervenção primária é estruturar o ambiente de alimentação para incentivar uma alimentação saudável. Inicialmente, os membros da equipe e um especialista em alimentação podem precisar alimentar essas crianças para avaliar minuciosamente as dificuldades encontradas durante o processo de alimentação e elaborar estratégias que eliminem ou minimizem esses problemas.

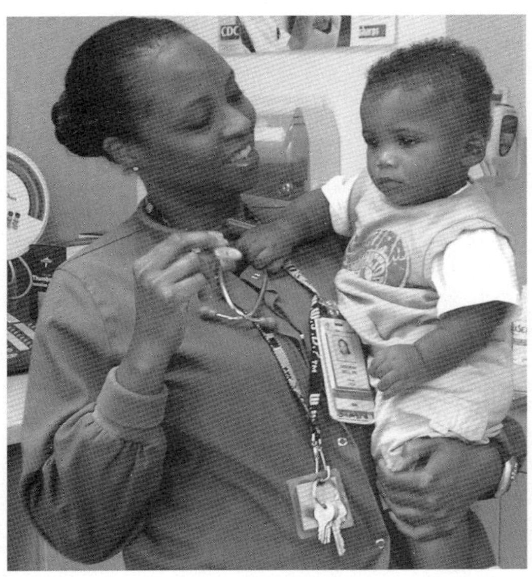

Figura 10.1 Um enfermeiro coerente é importante para desenvolver a confiança em lactentes que apresentam déficit pondero-estatural.

Existem quatro objetivos principais no manejo nutricional de crianças com DPE: (1) corrigir deficiências nutricionais e atingir o peso ideal para a estatura; (2) fornecer calorias adequadas para recuperar o crescimento; (3) restaurar a composição corporal ideal; e (4) educar os pais ou cuidadores primários sobre as necessidades nutricionais da criança e os métodos de alimentação adequados à idade. Para lactentes, fórmulas mais calóricas (24 kcal/28 g) podem ser fornecidas para aumentar a ingesta calórica. Crianças mais velhas (de 1 a 6 anos) podem beneficiar-se de uma fórmula láctea de 30 kcal/28 g (Kleinman & Greer, 2014). Por exemplo, crianças pequenas podem receber uma bebida láctea de alto teor calórico para aumentar a ingesta calórica. O enfermeiro deve monitorar cuidadosamente os sinais de intolerância à fórmula. Normalmente, apenas em casos extremos de desnutrição são necessárias alimentação por sonda ou terapia intravenosa. Por fim, aditivos de carboidratos, incluindo cereais fortificados e óleo vegetal, podem ser indicados. Como podem ocorrer deficiências de vitaminas e minerais, recomenda-se a suplementação multivitamínica, incluindo zinco e ferro.

Práticas de alimentação mal adaptadas muitas vezes contribuem para o déficit do crescimento; portanto, os pais devem receber instruções específicas, passo a passo, para a preparação da fórmula, bem como um cronograma por escrito dos horários de alimentação. Suco de frutas é restringido em crianças com DPE até que o ganho de peso adequado seja alcançado usando fontes de leite apropriadas. Nesse momento, o suco pode ser reintroduzido, mas limitado a não mais que 118 mℓ/dia.

Técnicas de modificação de comportamento podem ser usadas com lactentes mais velhos e crianças pequenas para interromper padrões de alimentação mal adaptados. Os horários de alimentação podem tornar-se uma "guerra de vontades", resultando em recusa alimentar e, eventualmente, DPE. Esses comportamentos são diferentes do comportamento ocasional de recusa alimentar da criança, que é principalmente de desenvolvimento, não patológico.

Além de atender às necessidades físicas da criança, a equipe interdisciplinar deve planejar os cuidados para a estimulação adequada do desenvolvimento. Depois que uma idade aproximada de desenvolvimento é estabelecida, um programa planejado de brincadeiras deve ser iniciado. Idealmente, um especialista em vida infantil está envolvido nesse plano para implementar e supervisionar as atividades lúdicas da criança. Todo esforço deve ser feito para educar os pais sobre como brincar e interagir com seus filhos em um nível de desenvolvimento apropriado. Um especialista em nutrição pediátrica também deve estar envolvido no planejamento e implementação de uma dieta especificamente adaptada às necessidades de crescimento da criança.

Os cuidados de enfermagem a crianças com DPE envolvem uma abordagem de "sistemas familiares". Portanto, se o objetivo é que toda a família se torne saudável, todos os membros devem estar engajados no processo de mudança. Os cuidados de enfermagem aos pais da criança estão focados em melhorar sua autoestima e apoiá-los à medida que adquirem habilidades parentais positivas e bem-sucedidas. Inicialmente, isso necessita proporcionar um ambiente no qual eles se sintam acolhidos e aceitos.

DOENÇA DE PELE

DERMATITE DA FRALDA

A dermatite da fralda é comum em lactentes e um dos vários distúrbios inflamatórios agudos da pele causados direta ou indiretamente pelo uso de fraldas. A idade de pico de ocorrência é de 9 a 12 meses, e a incidência é maior em lactentes alimentados com mamadeira do que naqueles por aleitamento materno.

Fisiopatologia e manifestações clínicas

A dermatite das fraldas é causada pelo contato prolongado e repetitivo com um irritante (p. ex., urina, fezes, sabonetes, detergentes, pomadas, fricção). Embora o irritante na maioria dos casos seja a urina e as fezes, uma combinação de fatores contribui para a irritação.

O contato prolongado da pele com a umidade da fralda produz maior atrito, maior dano por abrasão, aumento da permeabilidade transepidérmica e aumento da contagem microbiana. A pele saudável é menos resistente a potenciais irritantes.

Embora se pensasse que a amônia causava assaduras por causa da associação entre o odor forte nas fraldas e a dermatite, a amônia sozinha não é suficiente. A qualidade irritante da urina está relacionada com o aumento do pH pela quebra da ureia na presença da urease fecal. O aumento do pH promove a atividade de enzimas fecais, principalmente as proteases e lipases, que atuam como irritantes. As enzimas fecais também aumentam a permeabilidade da pele aos sais biliares, outro potencial irritante nas fezes.

A erupção da dermatite da fralda manifesta-se principalmente em superfícies convexas ou em dobras. As lesões representam uma variedade de tipos e configurações. Erupções envolvendo a pele em contato mais íntimo com a fralda (p. ex., as superfícies convexas dos glúteos, parte interna das coxas, monte púbico, escroto), mas poupando as dobras, são provavelmente causadas por irritantes químicos, especialmente da urina e das fezes (Figura 10.2). Outras causas são detergentes ou sabões de fraldas de pano lavadas inadequadamente ou os produtos químicos em lenços descartáveis. O envolvimento perianal é geralmente resultado de irritação química das fezes, especialmente fezes diarreicas. A infecção por *Candida albicans* produz inflamação perianal e erupção maculopapular com lesões satélites que podem cruzar a prega inguinal (Figura 10.3). É vista em até 90% dos lactentes com dermatite crônica das fraldas e deve ser considerada em assaduras relutantes ao tratamento.

Cuidados de enfermagem

As intervenções de enfermagem visam alterar os três fatores que produzem dermatite: umidade, pH e irritantes fecais. O fator mais significativo passível de intervenção é o ambiente úmido criado na área da fralda. Trocar a fralda assim que ficar molhada elimina

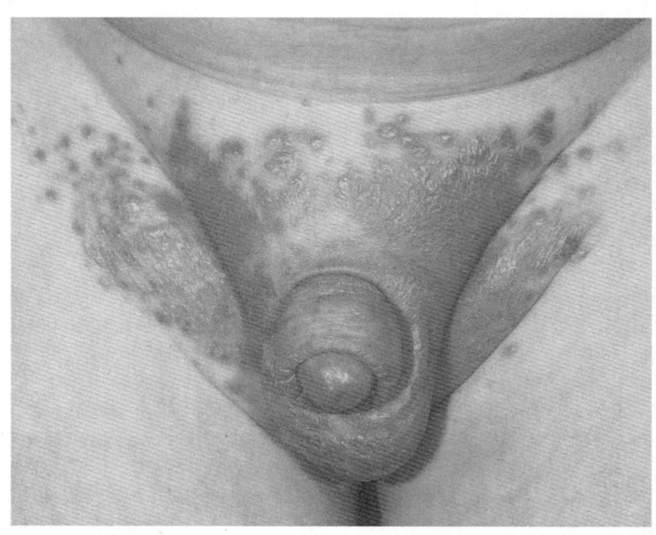

Figura 10.2 Dermatite de fralda. Notar os contornos claramente demarcados. (De: Habif TP: *Clinical dermatology: a color guide to diagnosis and therapy*, 5 ed, St Louis, 2010, Mosby/Elsevier.)

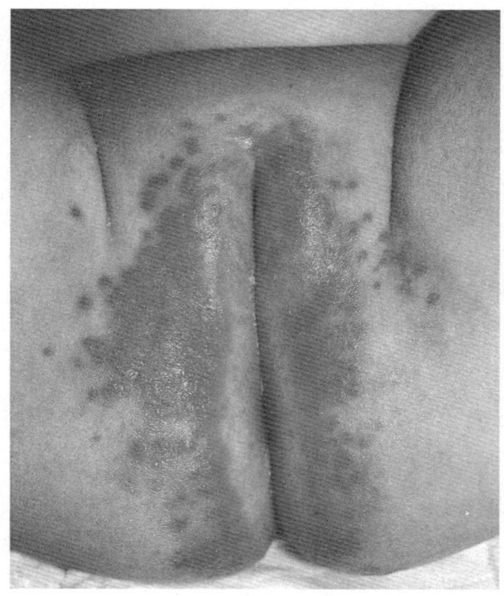

Figura 10.3 Candidíase na área da fralda. Note o eritema central hiperemiado, edemaciado, com pústulas satélites. (De: Paller AS, Mancini AJ: *Hurwitz clinical Pediatric dermatology*, 4 ed, St Louis, 2011, Saunders/Elsevier.)

grande parte do problema, e retirar a fralda para expor a pele saudável ao ar facilita a secagem. O uso de secador de cabelo ou lâmpada de calor não é recomendado, pois esses dispositivos podem causar queimaduras.

A estrutura das fraldas possui um impacto significativo na incidência e gravidade da dermatite das fraldas. Fraldas de papel descartáveis superabsorventes reduzem a dermatite das fraldas. Elas contêm um material gelificante absorvente que retém a água firmemente para diminuir a umidade da pele, mantém o controle do pH fornecendo uma capacidade de tamponamento e diminui a irritação da pele, evitando a mistura de urina e fezes na fralda.

As diretrizes para controlar dermatites de fralda são apresentadas no boxe *Cuidado centrado na família*. Um equívoco comum sobre o uso de amido de milho na pele é que ele promove o crescimento de *C. albicans*. Nem o amido de milho nem o talco promovem o crescimento de fungos em condições normalmente encontradas na área das fraldas. Com base nessas propriedades e sua segurança em termos de lesão por inalação, o amido de milho é o produto preferido. O pó de talco não deve ser usado.

DERMATITE ATÓPICA (ECZEMA)

A dermatite atópica (DA), também chamada de eczema, refere-se a uma categoria descritiva de doenças dermatológicas e não a uma etiologia específica. A DA é uma doença inflamatória crônica da pele que resulta em prurido e lesões (Grey, Maquiness, 2016). Ocorre em 20% das crianças (Page, Weston, Loh, 2016). A DA manifesta-se de três formas com base na idade da criança e na distribuição das lesões:

1. **Infantil (eczema infantil):** geralmente começa aos 2 a 6 meses; comumente sofre remissão espontânea aos 3 anos.
2. **Infância:** pode seguir a forma infantil; ocorre aos 2 a 3 anos; 90% das crianças têm manifestações aos 5 anos.
3. **Pré-adolescente e adolescente:** inicia por volta dos 12 anos; pode continuar nos primeiros anos da vida adulta ou indefinidamente.

Cuidado centrado na família

Controle das assaduras

Manter a pele seca[a]
Usar fralda superabsorvente descartável para a redução da umidade da pele
Trocar as fraldas logo que ficarem sujas – especialmente com fezes – sempre que possível, preferencialmente uma vez durante a noite
Expor a pele saudável ou somente levemente irritante ao ar, não aquecer, para secar completamente
Aplicar pomada, como óxido de zinco ou vaselina, para proteger a pele, especialmente se ela estiver muito hiperemiada ou tiver áreas abertas, úmidas
Evitar remover a barreira de creme da pele cada vez que trocar a fralda; remova o material residual e reaplique o creme na pele
Para remover completamente a pomada, especialmente o óxido de zinco, usar óleo mineral; não lavar vigorosamente
Evitar lavar muito a pele, especialmente com sabonetes perfumados ou lenços umedecidos comercializados, que podem ser irritantes
Pode-se usar um hidratante ou um produto de limpeza sem sabonete, como um *cold cream*, para limpar a urina da pele
Limpar gentilmente as fezes da pele usando um pano macio e água morna
Usar lenços descartáveis sem detergente ou álcool

[a]Pulverizar talco ajuda a manter a pele seca, mas é perigoso se for inalado. O amido de milho puro ou pó à base de amido de milho é seguro. Quando se utiliza qualquer produto em pó, primeiro deve-se colocá-lo na mão e, então, aplicá-lo na área da fralda. Guardar o recipiente longe do alcance da criança, mantendo-o fechado quando não estiver usando.

O diagnóstico de DA é baseado em uma combinação de história e achados morfológicos (Boxe 10.4). Embora os sintomas possam variar entre as crianças, um sintoma comum é o prurido. O prurido pode ser leve, moderado ou intenso e pode intensificar a inflamação e o eritema associados às lesões; o prurido pode se tornar tão grave que as lesões sangram. Isso também aumenta o risco de infecção secundária. As lesões desaparecem gradualmente quando o prurido é interrompido.

Embora a causa não seja totalmente compreendida, acredita-se que a DA tenha fatores genéticos e ambientais (Nguyen, Leonard, &Eichenfield, 2015). A maioria das crianças com DA infantil tem histórico familiar de eczema, asma, alergias alimentares ou rinite alérgica, o que apoia fortemente uma predisposição genética. A causa é desconhecida, mas parece estar relacionada com a função anormal da pele, incluindo alterações na transpiração, função vascular periférica e tolerância ao calor. As manifestações da doença crônica melhoram em climas úmidos e pioram no outono e inverno, quando as casas são aquecidas e a

Boxe 10.4 Manifestações clínicas da dermatite atópica.

Distribuição das lesões

Forma infantil: generalizada, especialmente faces, couro cabeludo, tronco e superfícies extensoras de extremidades
Forma da infância: áreas de flexão (fossa antecubital e fossa poplítea, pescoço), pulsos, tornozelo e pés
Forma pré-adolescente e adolescente: face, lateral do pescoço, mãos, pés, fossa antecubital e fossa poplítea (grau menor)

Aparência das lesões

Forma infantil
Eritema
Vesículas
Pápulas
Exsudativa
Com secreção
Crostas
Descamação
Geralmente simétrica

Forma da infância
Envolvimento simétrico
Agrupamento de pequenas pápulas eritematosas ou cor da pele ou manchas minimamente descamativas
Seca e pode ser hiperpigmentada
Liquenificação (pele espessa com acentuação dos vincos)
Queratose pilar (hiperqueratose folicular) comum

Forma adolescente ou adulta
As mesmas manifestações da infância
Lesões secas, espessas (placas liquenificadas) comuns
Pápulas confluentes

Outras manifestações físicas

Prurido intenso
Pele seca e naturalmente áspera
As crianças afro-americanas são prováveis de exibirem mais lesões papulares ou foliculares que as crianças brancas
Pode exibir uma ou mais das seguintes manifestações:

- Linfadenopatia, especialmente perto dos locais afetados
- Vincos palmares acentuados (muitos casos)
- Sulcos atópicos (linha extra ou sulco da pálpebra inferior)
- Propensão a mãos frias
- Pitiríase alba (pequenas áreas de hipopigmentação mal definida)
- Palidez facial (especialmente ao redor do nariz, boca e orelhas)
- Descoloração azulada abaixo dos olhos ("olheiras alérgicas")
- Suscetibilidade maior às infecções cutâneas incomuns (especialmente virais)

umidade ambiental é menor. O distúrbio pode ser controlado, mas não curado. Um estudo recente com 250 pacientes com DA mostrou que a gravidade da DA afetou significativamente sua qualidade de vida, com doenças mais graves resultando em menor qualidade de vida (Holm, Agner, Clausen et al., 2016). O estudo também relatou uma menor qualidade de vida entre as mulheres e entre os pacientes com eczema no rosto (Holm et al., 2016).

Manejo terapêutico

Os principais objetivos no manejo da DA são (1) hidratar a pele; (2) aliviar o prurido; (3) reduzir os surtos ou inflamação; e (4) prevenir e controlar a infecção secundária. As medidas gerais para o manejo da DA concentram-se na redução do prurido e de outros aspectos da doença. As estratégias de manejo incluem evitar a exposição a irritantes ou alergênios da pele; evitar o superaquecimento; e administrar medicamentos como anti-histamínicos, imunomoduladores tópicos, esteroides tópicos e (às vezes) sedativos leves, conforme indicado.

O aumento da hidratação da pele e a prevenção da pele seca e escamosa são feitos de várias maneiras, dependendo das características da pele da criança e das necessidades individuais. Um banho morno com sabão neutro, sem sabão ou com óleo emulsificante, seguido imediatamente pela aplicação de um emoliente (em 3 minutos) ajuda a reter a umidade e evitar sua perda. Banhos de espuma e sabonetes fortes devem ser evitados. O banho pode precisar ser repetido uma ou duas vezes ao dia, dependendo do estado da criança; banhos excessivos sem aplicação de emolientes apenas ressecam a pele. Algumas loções não são eficazes e os emolientes devem ser escolhidos com cuidado para evitar o ressecamento excessivo da pele. Algumas loções são aceitáveis para hidratação da pele. Um banho noturno seguido de aplicação de emolientes e vestir um pijama de algodão macio podem ajudar a aliviar a maioria dos pruridos noturnos.

Às vezes, banhos coloides, como a adição de 2 xícaras de amido de milho em uma banheira de água morna, proporcionam alívio temporário do prurido e podem ajudar a criança a dormir se forem dados antes da hora de ir para a cama. Compressas frescas e úmidas são calmantes para a pele e fornecem proteção antisséptica.

Medicamentos anti-histamínicos orais (como hidroxizina ou difenidramina) geralmente aliviam o prurido moderado ou grave. Anti-histamínicos não sedativos, como loratadina ou fexofenadina, podem ser preferidos para o alívio do prurido diurno. Como o prurido aumenta à noite, pode ser necessário um anti-histamínico levemente sedativo.

Episódios ocasionais requerem o uso de esteroides tópicos para diminuir a inflamação. São prescritos corticosteroides tópicos de baixa, moderada ou alta potência, dependendo do grau de envolvimento, da área do corpo a ser tratada, da idade da criança, do potencial de efeitos colaterais locais (estrias, atrofia da pele e alterações pigmentares), e o tipo de veículo a ser utilizado (p. ex., creme, loção, pomada). Pacientes recebendo terapia com corticosteroides tópicos para condições crônicas devem ser avaliados quanto a fatores de risco para crescimento linear abaixo do ideal e densidade óssea reduzida. Os imunomoduladores tópicos, um tratamento não esteroide para a DA, são mais bem usados no início de um "surto" assim que a pele fica vermelha e coça. O manejo de segunda escolha para crianças com DA inclui medicamentos imunomoduladores, como tacrolimo e pimecrolimo (Grey & Maquiness, 2016). Esses medicamentos são aprovados para uso em crianças de 2 anos ou mais (Grey & Maquiness, 2016). Ambos os fármacos podem ser usados livremente no rosto sem se preocupar com os efeitos colaterais dos esteroides.

Se ocorrerem infecções cutâneas secundárias em crianças com DA, são tratadas com antibióticos sistêmicos apropriados. A obtenção de culturas das áreas afetadas e das narinas da criança é útil para garantir a terapia apropriada (Page et al., 2016).

Cuidados de enfermagem

A avaliação da criança com DA inclui histórico familiar para evidência de atopia, histórico de complicação anterior e quaisquer fatores ambientais ou dietéticos associados às exacerbações presentes e anteriores. As lesões cutâneas são examinadas quanto ao tipo, à distribuição e à evidência de infecção secundária. Os pais são entrevistados sobre o comportamento da criança, principalmente em relação a coçar, irritabilidade e padrões de sono. A exploração dos sentimentos e métodos de enfrentamento da família também é importante.

O cuidado de enfermagem à criança com DA é desafiador. O controle do prurido intenso é imperativo para que o distúrbio seja controlado com sucesso, pois coçar leva a novas lesões e pode causar infecção secundária. Além do regime terapêutico, outras medidas podem ser tomadas para prevenir ou minimizar as escoriações. As unhas das mãos e dos pés são cortadas, mantidas limpas e lixadas com frequência para evitar bordas afiadas. Luvas ou meias de algodão podem ser colocadas sobre as mãos e presas às mangas da camisa. Roupas de uma peça com mangas compridas e calças compridas também diminuem o contato direto com a pele. Se forem usadas luvas ou meias, a criança precisa de tempo para ficar livre dessas restrições. Um excelente momento para remover luvas, meias ou outros dispositivos de proteção é durante o banho ou após receber medicação sedativa ou antipruriginosa.

As condições que aumentam o prurido são eliminadas quando possível. Roupas ou cobertores de lã, tecidos ásperos e bichos de pelúcia peludos são retirados do ambiente da criança. Como o calor e a umidade causam transpiração (o que intensifica o prurido), é essencial vestir-se adequadamente para as condições climáticas. O prurido é, muitas vezes, precipitado pela exposição aos efeitos irritantes de certos componentes de produtos comuns, como sabões, detergentes, amaciantes, perfumes e pós. Durante os meses frios, tecidos sintéticos (não lã) devem ser usados para sobretudos, chapéus, luvas e roupas de neve. A exposição a produtos de látex, como luvas e balões, também deve ser evitada.

Roupas e lençóis são lavados com detergente neutro e enxaguados em água limpa (sem amaciantes ou produtos químicos antiestáticos). Passar a roupa por um segundo ciclo de lavagem completo sem usar detergente reduz a quantidade de resíduos restantes no tecido.

> **! ALERTA PARA A ENFERMAGEM**
>
> Se a criança estiver começando o tratamento com banhos, é essencial que o emoliente seja aplicado imediatamente após o banho (enquanto a pele ainda estiver levemente úmida) para prevenir ressecamento.

A prevenção da infecção geralmente é realizada evitando-se escoriações. Os banhos são dados conforme prescrito; a água é mantida morna; e sabonetes (exceto quando indicado), banhos de espuma, óleos e pós são evitados. Dobras cutâneas e áreas de fraldas precisam de limpeza frequente com água pura. Um umidificador ou vaporizador de ambiente pode beneficiar crianças com pele extremamente seca. As lesões cutâneas são examinadas em busca de sinais de infecção – geralmente, crostas ou pústulas de cor amarelada com eritema circundante. Quaisquer sinais de infecção são relatados ao médico.

Compressas úmidas são aplicadas, e medicamentos para prurido ou infecção são administrados conforme indicado. A família recebe orientações explícitas sobre o preparo e uso de imersões, banhos especiais e medicamentos tópicos, incluindo a ordem de aplicação se mais de um for prescrito. É importante enfatizar que uma aplicação espessa de medicação tópica *não* é equivalente a várias aplicações finas e que o uso excessivo de um agente (principalmente esteroides) pode ser perigoso. Se as crianças tiverem dificuldade em permanecer quietas por 10 ou 15 minutos de imersão, banho ou aplicação de curativos, isso pode ser feito na hora do sono diurno ou quando a criança estiver absorta assistindo à televisão, ouvindo uma história ou brincando com brinquedos de banheira.

A modificação da dieta pode prevenir exacerbações das lesões cutâneas. Quando uma dieta hipoalergênica é prescrita, os pais precisam de ajuda para entender o motivo da dieta e as orientações para evitar alimentos hiperalergênicos. Como as dietas hipoalergênicas levam tempo antes que os efeitos visíveis sejam aparentes, os pais precisam ter certeza de que os resultados podem não ser vistos imediatamente. Se os alergênios transportados pelo ar piorarem o eczema, a família é aconselhada a modificações na casa para evitar alergias (ver Capítulo 21, seção *Asma*).

Os pais têm a garantia de que as lesões não produzirão cicatrizes (a menos que sejam infectadas secundariamente) e que a doença não é contagiosa. No entanto, a criança pode ter exacerbações e remissões repetidas. A remissão espontânea e permanente ocorre por volta dos 2 a 3 anos na maioria das crianças com o transtorno infantil.

Durante as fases agudas, o estresse emocional pode se tornar intenso para a família. Eles precisam de tempo para discutir sentimentos negativos e ter certeza de que esses sentimentos são normais. O estresse tende a intensificar a gravidade da condição. Portanto, os esforços para aliviar a ansiedade tanto quanto possível, nos pais e na criança, têm um efeito emocional e físico benéfico.

DERMATITE SEBORREICA

A dermatite seborreica é uma reação inflamatória crônica, recorrente da pele que ocorre mais comumente no couro cabeludo (crosta láctea), mas pode envolver as pálpebras (blefarite), canal auditivo externo (otite externa), sulcos nasolabiais e região inguinal. A causa é desconhecida, embora seja mais comum na primeira infância, quando a produção de sebo está aumentada. As lesões são caracteristicamente manchas espessas, aderentes, amareladas, escamosas e oleosas, que podem ou não ser levemente pruriginosas. Ao contrário da DA, a dermatite seborreica não está associada ao histórico familiar positivo para alergia e é comum em lactentes logo após o nascimento e em adolescentes após a puberdade. O diagnóstico é feito principalmente com base na aparência e na localização das crostas ou escamas.

Cuidados de enfermagem

A crosta láctea pode ser prevenida com higiene adequada do couro cabeludo. Frequentemente, os pais omitem lavar o cabelo do lactente por medo de danificar os "pontos moles" ou fontanelas. O enfermeiro deve discutir como lavar o cabelo do lactente e enfatizar que a fontanela é semelhante à pele em qualquer outra parte do corpo; não perfura ou rasga com pressão leve.

Quando houver lesões seborreicas, direcione o tratamento para a remoção das escamas ou crostas. Os pais são ensinados sobre o procedimento adequado para limpar o couro cabeludo. A educação pode precisar incluir uma demonstração. A lavagem deve ser feita diariamente com sabonete neutro ou xampu comercial para lactentes; xampus medicamentosos não são necessários, mas um xampu antisseborreico contendo enxofre e ácido salicílico pode ser usado. O xampu é aplicado no couro cabeludo, por tempo suficiente até que as crostas amoleçam. Em seguida, o couro cabeludo é completamente enxaguado. Um pente fino ou um pincel facial macio ajudam a remover as crostas soltas dos fios de cabelo após a lavagem.

PROBLEMAS DE SAÚDE ESPECIAIS

CÓLICA (DOR ABDOMINAL PAROXÍSTICA)

Acredita-se que a **cólica** ocorra em 15 a 20% de todos os lactentes (Camilleri, Park, Scarpato et al., 2017; Savino, Ceratto, Poggi et al., 2015), mas uma causa orgânica pode ser identificada em menos de 5% dos lactentes atendidos por profissionais por choro excessivo (Camilleri et al., 2017). A condição é geralmente descrita como dor abdominal ou cólicas que se manifestam por choro alto e flexão dos membros inferiores até o abdome. Os pais geralmente expressam insatisfação com a quantidade de tempo que o lactente passa chorando todos os dias. A cólica pode ser caracterizada por choro (1) mais de 3 horas por dia, (2) por mais de 3 dias por semana e (3) por mais de 3 semanas. Os sintomas podem aumentar no fim da tarde ou à noite (Deshpande, 2015); no entanto, em alguns lactentes, o início dos sintomas ocorre em momentos variados. A cólica é mais comum em lactentes com menos de 3 meses e em lactentes com temperamento difícil.

Apesar das indicações comportamentais óbvias de dor, a criança com cólica ganha peso e geralmente se desenvolve. Não há evidência de efeito residual da cólica em crianças com mais idade, exceto talvez uma relação tensa entre pais e filhos em alguns casos. Normalmente, lactentes com cólica crescem e tornam-se crianças e adultos normais. A cólica é autolimitada e geralmente desaparece à medida que o lactente amadurece, geralmente em torno de 12 a 16 semanas de vida (Akhnikh, Engelberts, van Sleuwen et al., 2014).

Etiologia

As causas potenciais da cólica incluem (1) alimentação muito rápida; (2) superalimentação; (3) deglutição de ar excessivo; (4) técnica inadequada de alimentação (especialmente posicionamento e eructação); e (5) estresse emocional ou tensão entre pais e lactentes. Embora tudo isso possa ocorrer, não há evidências de que um fator esteja consistentemente presente. Lactentes com sintomas de ALV possuem alta taxa de cólicas (44%), e a eliminação de produtos lácteos de vaca de sua dieta pode reduzir os sintomas.

Embora a causa exata da cólica não seja totalmente compreendida, alguns especialistas acreditam que o tabagismo materno, a interação inadequada entre pais e lactente, a condição de primogênito, a deficiência de lactase, o temperamento difícil do lactente, a dificuldade de autorregulação e a motilidade GI anormal são causas potenciais de cólica (Camilleri et al., 2017). Alguns especialistas sugeriram que quantidades inadequadas de lactobacilos no trato GI influenciam a função motora intestinal e a produção de gases, e que a administração de probióticos a lactentes pode ajudar a reduzir as cólicas (Sung, D'Amico, Cabana et al., 2018). O consenso de muitos especialistas que estudam a cólica é que ela é multifatorial e que nenhum tratamento único para cada criança com cólica será eficaz no alívio dos sintomas.

Manejo terapêutico

O manejo da cólica deve começar com uma investigação de possíveis causas orgânicas, como ALV, intussuscepção ou outro problema GI. Se houver forte suspeita de sensibilidade ao leite de vaca, é necessária uma substituição experimental por outra fórmula, como uma fórmula extensivamente hidrolisada, hidrolisado de soro de leite ou aminoácidos. Fórmulas de soja são frequentemente prescritas para lactentes que não toleram fórmulas à base de leite de vaca, embora de 10 a 14% desses lactentes também desenvolvam sensibilidade à proteína de soja (Kleinman & Greer, 2014). A adição de lactase à fórmula pediátrica produziu resultados mistos quanto à redução dos sintomas gerais. Uma meta análise recente examinou a administração de *Lactobacillus reuteri* a lactentes com cólica, independentemente do tipo de alimentação, para determinar se houve redução dos sintomas dentro de 21 dias após o início (Sung et al., 2018). Verificou-se que os lactentes amamentados que receberam o probiótico tiveram menos choro e agitação ao longo dos 21 dias em comparação com o grupo placebo, resultando em autores recomendando seu uso em lactentes amamentados com cólica. Mais pesquisas são necessárias para determinar o benefício do uso de probióticos em lactentes alimentados com fórmula. Quando nenhuma causa específica pode ser encontrada, as medidas de suporte discutidas na seção *Cuidados de enfermagem* são utilizadas.

Cuidados de enfermagem

O passo inicial no manejo de cólicas é realizar um histórico completo e detalhado dos eventos diários habituais. As áreas que devem ser enfatizadas incluem (1) a dieta do lactente; (2) a dieta da mãe que amamenta; (3) momento do choro; (4) relação do choro com as mamadas; (5) presença de familiares específicos durante o choro; (6) hábitos dos familiares, como tabagismo; (7) atividade da mãe ou cuidador habitual antes, durante e após o choro; (8) características do choro (p. ex., duração, intensidade); (9) medidas utilizadas para aliviar o choro e sua eficácia; e (10) os padrões de evacuação, micção e sono do lactente. De particular importância é uma avaliação cuidadosa do processo de alimentação por meio de demonstração pelos pais.

> **! ALERTA PARA A ENFERMAGEM**
>
> Até o momento, não há evidências para apoiar um medicamento que alivie os sintomas em todos os lactentes. Mudanças na dieta, incluindo a eliminação da proteína do leite de vaca, podem ser eficazes na redução do choro do lactente, mas essas intervenções foram consideradas apenas moderadamente eficazes (Camilleri et al., 2017).
>
> Se houver suspeita de sensibilidade ao leite de vaca, as mães que amamentam devem seguir uma dieta sem leite por um período mínimo de 3 a 5 dias para verificar se isso é eficaz na redução dos sintomas do lactente. Alerte as mães que alguns cremes não lácteos podem conter caseinato de cálcio, uma proteína do leite de vaca. Se uma dieta sem leite for útil, as mães lactantes podem precisar de suplementos de cálcio para atender às necessidades. Lactentes alimentados com fórmula podem melhorar com as mesmas modificações na dieta que lactentes com ALV.

Uma importante intervenção de enfermagem é tranquilizar os pais de que eles não são culpados pelo desconforto do lactente. Os pais, especialmente as mães, podem ficar frustrados com o choro e perceber isso como um sinal de que algo está terrivelmente errado. Os cuidadores expressam sentimentos de desamparo e frustração por não conseguirem consolar o lactente durante o choro (Fakhri, Hasanpoor-Azghady, Farahani et al., 2019). Além disso, lactentes com cólica podem estar em maior risco de serem sacudidos por seus cuidadores e sofrerem lesão cerebral traumática. Uma atitude empática, gentil e tranquilizadora, além de sugestões de tratamento, ajudará a aliviar as ansiedades dos pais, que geralmente são exacerbadas pela perda de sono e pela preocupação com o bem-estar do lactente. A cólica desaparece espontaneamente, geralmente aos 3 a 4 meses, embora nunca devam ser feitas garantias, pois pode continuar por muito mais tempo.

Auxiliar os cuidadores a entender a natureza do choro do lactente e os métodos para lidar efetivamente pode ser mais importante do que encontrar uma causa específica ou tratamento para a cólica. Como o choro excessivo do lactente aumenta o risco de traumatismo craniano abusivo, relacionamentos entre cuidador e lactente interrompidos, relacionamentos conjugais tensos e depressão materna e paterna, o enfermeiro deve fornecer compreensão e incentivar os pais a buscar apoio de familiares e amigos.

PROBLEMAS DE SONO

Vários problemas de sono podem ocorrer em lactentes e podem ser bastante comuns. As duas categorias principais são as **dissonias** e **parassonias**. Com as dissonias, a criança tem dificuldade em adormecer ou permanecer dormindo à noite ou tem dificuldade em ficar acordada durante o dia. As parassonias consistem em despertares confusionais, sonambulismo, terrores noturnos, pesadelos e distúrbios do movimento rítmico. Geralmente, ocorrem em crianças de 3 a 8 anos (Carter, Hathaway, & Lettieri, 2014). Essa discussão concentra-se em questões menores do sono em lactentes, como a recusa em dormir e o despertar frequente durante a noite (Tabela 10.1). Outros distúrbios do sono, como distúrbios respiratórios obstrutivos do sono e terrores noturnos, são discutidos nos Capítulos 12 e 21.

As preocupações com o sono são comuns durante a infância. Às vezes, essas preocupações são tão básicas quanto os pais questionarem se o lactente precisa de mais sono. Nesse caso, é melhor investigar o motivo de sua preocupação, ressaltando as necessidades individuais de cada criança. Os lactentes que são ativos durante os períodos de vigília e que crescem normalmente estão recebendo sono adequado.

No entanto, várias preocupações mais sérias requerem intervenção. Os distúrbios do sono de origem fisiológica são menos comuns em lactentes, com exceção da cólica. Os distúrbios do sono mais comuns são um padrão aprendido de características de desenvolvimento de alguns lactentes (Tabela 10.1). Embora muitas famílias possam relatar problemas de sono típicos desses padrões, as intervenções são oferecidas apenas quando o padrão é perturbador para a família. Problemas de sono na primeira infância foram positivamente correlacionados com escores mais altos de depressão materna (Muscat, Obst, Cockshaw et al., 2014); portanto, os enfermeiros devem discutir os problemas do sono da criança com a mãe (e a família), além de outros aspectos de desenvolvimento dos cuidados com o recém-nascido.

Quando um problema de sono é apresentado, uma avaliação cuidadosa é essencial. Mapear os hábitos de sono antes e depois das intervenções também é uma estratégia importante. Perguntas sobre a frequência e a duração do despertar, a rotina habitual de dormir, o número de mamadas noturnas, o problema percebido (p. ex., quanta perturbação o comportamento gera) e as tentativas de intervenção são importantes no planejamento de abordagens eficazes projetadas para o problema específico do sono. A sugestão comum dada aos pais para qualquer tipo de problema de sono, "Deixe a criança chorar até adormecer", é difícil de implementar e é inadequada para certas condições.

A melhor maneira de prevenir problemas de sono é encorajar os pais a estabelecerem rotinas na hora de dormir que não promovam padrões problemáticos. Uma das rotinas mais construtivas consiste em colocar os lactentes no berço ainda acordados. Quando os lactentes se acostumam a adormecer em outro lugar, como nos braços dos pais, e depois são transferidos para o berço, eles acordam em ambientes desconhecidos e podem não conseguir voltar a dormir até que a rotina seja repetida. Além disso, a cama deve ser usada apenas para dormir, não para brincar. Embora as intervenções descritas anteriormente e na Tabela 10.1 sejam geralmente bem-sucedidas, é muito mais fácil prevenir o problema com aconselhamento adequado durante os primeiros meses de vida do lactente.

SÍNDROME DA MORTE SÚBITA INFANTIL

A síndrome da morte súbita infantil (SMSI) é definida como a morte súbita de uma criança com menos de 1 ano que permanece inexplicada após um exame *post mortem* completo (necropsia), incluindo uma investigação da cena da morte e uma revisão do histórico do caso. Uma necropsia é essencial para identificar quaisquer possíveis explicações naturais para morte súbita inesperada, como anomalias congênitas ou infecção, e para identificar uma morte resultante de abuso infantil. A

Tabela 10.1 Seleção de distúrbios do sono na lactância e primeira infância.

Alteração e descrição	Conduta
Alimentação noturna	
A criança tem necessidade prolongada de ser amamentada ou alimentada com fórmula no meio da noite A criança dorme no seio ou na mamadeira. Acorda frequentemente (pode ser de hora em hora) A criança volta a dormir depois de alimentada; outras medidas de conforto (p. ex., balançar ou pegar no colo) geralmente são ineficazes	Aumentar os intervalos da alimentação durante o dia para 4 horas ou mais (pode precisar ser feito gradualmente) Oferecer a última alimentação o mais tarde possível; pode necessitar reduzir gradualmente a quantidade da fórmula ou a duração do aleitamento materno Não oferecer a mamadeira quando no berço Colocar a criança acordada no berço Quando a criança estiver chorando, verificar a intervalos progressivamente mais longos a cada noite; tranquilizar a criança, mas não pegá-la no colo, balançar, não colocar na cama dos pais ou dar mamadeira ou chupeta
Desenvolvimento do choro noturno	
Criança de 6 a 12 meses, com sono noturno sereno, passa a acordar abruptamente; pode ser acompanhado por pesadelos	Tranquilizar os pais de que essa fase é temporária Entrar no quarto imediatamente para checar a criança, mas a tranquilizar brevemente Evitar alimentá-la, balançá-la, levá-la à cama dos pais ou qualquer outra ação que possa iniciar uma rotina de choro noturno
Recusa-se a ir dormir	
A criança resiste a ir para a cama e sai do quarto repetidamente O sono noturno pode ser contínuo, mas acorda frequentemente e recusa-se retornar a dormir e pode tornar-se um problema se os pais permitirem que a criança desvie-se do padrão normal de sono	Avaliar se o horário de dormir é muito cedo (a criança pode resistir a dormir se não estiver cansada) Auxiliar os pais no estabelecimento de uma rotina consistente antes de ir para a cama e a executarem limites consistentes em relação ao comportamento na hora da criança ir para cama Se a criança persistir em sair do quarto, fechar a porta por períodos progressivamente mais longos Usar um sistema de premiação com a criança para fornecer motivação
Choro noturno treinado (associação inapropriada ao sono)	
A criança normalmente dorme em outro local que não seja a própria cama (p. ex., na cadeira de balanço ou na cama dos pais) e é levada para a cama dela enquanto dorme; ao acordar, chora até que a rotina usual seja instituída (p. ex., balançar)	Colocar a criança na própria cama quando acordada Se possível, organizar uma área de dormir separada dos outros membros da família Quando a criança chorar, verificar a intervalos progressivamente mais longos a cada noite; tranquilizar a criança, mas não retomar a rotina usual
Medos noturnos	
A criança resiste a ir para a cama ou acorda durante a noite por causa de medo Criança busca a presença física dos pais e dorme facilmente com eles por perto, a menos que o medo seja muito grande	Avaliar se a hora de dormir é muito cedo (a criança pode fantasiar quando não tem nada para fazer além de pensar no quarto escuro) Tranquilizar calmamente a criança assustada; pode ser útil manter uma iluminação noturna ligada Usar o sistema de premiação com a criança para fornecer motivação para lidar com os medos Evitar padrões que possam levar a problemas adicionais (p. ex., dormir com a criança ou levá-la para o quarto dos pais) Se o medo da criança é muito grande, considerar a dessensibilização (p. ex., deixá-la sozinha por períodos progressivamente longos; consultar ajuda profissional para ocorrência de medos prolongados) Distinguir pesadelos de terror noturno (despertar parcial confuso)

Modificada de: Ferber, R. (1987). Behavioral "insomnia" in the child. *Psychiatric Clinics of North America*, 10(4),641-653.

necropsia normalmente não consegue distinguir entre SMSI e asfixia intencional, mas a investigação da cena e o histórico médico podem ajudar se forem descobertas inconsistências.

Tem havido muito debate sobre o termo SMSI, mas a definição mencionada anteriormente permanece por enquanto. Outros termos foram desenvolvidos para explicar as mortes súbitas em lactentes. A morte súbita neonatal precoce inesperada (MSNI) e a morte súbita infantil inesperada (MSII) compartilham características semelhantes, mas diferem em relação ao momento da morte: enquanto a MSII é considerada uma morte no período pós-neonatal, a MSNI ocorre na primeira semana de vida. A American Academy of Pediatrics Task Force on Sudden Infant Death Syndrome considera a SMSI como um componente da MSII.

A SMSI é a terceira principal causa de mortalidade infantil nos EUA, respondendo por aproximadamente 8% de todas as mortes pediátricas e ceifando a vida de 3.500 crianças norte-americanas a cada ano (Centers for Disease Control and Prevention, 2016). É a causa mais comum de mortalidade infantil pós-neonatal, sendo responsável por 40 a 50% de todas as mortes entre 1 mês e 1 ano (Hauck, Carlin, Moon et al., 2020). Desde 1994, a incidência de SMSI nos EUA tem diminuído constantemente devido à campanha *Back to Sleep* (agora chamada *Safe to Sleep*).[b] Apesar das dramáticas diminuições nas taxas de SMSI, as crianças afro-americanas, indígenas norte-americanas e nativas do Alasca são desproporcionalmente afetadas por taxas mais altas do que o restante da população. De acordo com os Centers for Disease Control and Prevention (2016),

[b]Os materiais *Safe to Sleep* podem ser encomendados contatando-se o National Institute of Child Health and Human Development Information Resource Center, Safe to Sleep, PO Box 3006, Rockville, MD 20847; 800-505-CRIB (2742); http://www.nichd.nih.gov/sts/.

entre 2010 e 2013, as taxas de SMSI para lactentes nesses grupos foram mais do que o dobro dos lactentes brancos não hispânicos. Ver Tabela 10.2.

Tabela 10.2 Epidemiologia da síndrome da morte súbita infantil

Fator	Ocorrência
Incidência	3.500 lactentes dos EUA a cada ano (Centers for Disease Control and Prevention, 2016)
Pico de idade	2 a 3 meses; 95% ocorrem aos 6 meses; lactentes prematuros morrem de SMSI com idade média de 6 semanas mais tarde do que a idade média de morte por SMSI para lactentes a termo
Gênero	Porcentagem mais alta de meninos afetados
Momento da morte	Durante o sono
Estação do ano	Incidência maior no inverno
Étnico	Incidência maior nos afro-americanos e nativo-americanos (ver *Síndrome da morte súbita infantil* neste capítulo)
Socioeconômico	Ocorrência maior na classe socioeconômica mais baixa
Nascimento	Incidência mais alta em: • Lactentes prematuros, especialmente aquelas com extremo baixo peso ao nascer • Nascimentos múltiplos[a] • Neonatos com baixa pontuação de Apgar • Crianças com distúrbios no sistema nervoso central e alterações respiratórias, como displasia broncopulmonar • Ordem crescente de nascimento (irmãos subsequentes ao contrário do primogênito)
Condição de saúde	Crianças com histórico recente de enfermidade; incidência menor nas crianças vacinadas
Hábitos de sono	Risco mais alto associado à posição prona; uso de colchão macio; superaquecimento (estresse térmico); dormir com adulto, especialmente em sofás ou em cama não apropriada para criança; incidência mais alta para a criança que dorme com outro adulto fumante Crianças que dormem com adulto têm risco mais alto se menores que 11 semanas de vida
Hábitos alimentares	Incidência menor em crianças em aleitamento materno
Chupeta	Incidência menor em crianças colocadas para dormir com chupeta
Irmãos	Pode haver incidência maior em irmãos de vítima de SMSI
Maternos	Pouca idade; fumantes, especialmente durante a gravidez; cuidado pré-natal inadequado; abuso de drogas (heroína, metadona, cocaína) Poucos estudos mostraram risco maior nas crianças com exposição passiva à fumaça de tabaco no ambiente

[a]Embora seja um evento raro, a morte simultânea de gêmeos por SMSI pode ocorrer.
Dados da: American Academy of Pediatrics, Task Force on Sudden Infant Death Syndrome. (2016). SIDS and other sleep-related infant deaths: Updated 2016 recommendations for a safe infant sleeping environment. *Pediatrics*, 138(5),1-14.

Etiologia

Existem inúmeras teorias sobre a etiologia da SMSI, mas a causa permanece desconhecida. Uma hipótese é que a SMSI esteja relacionada com anormalidades do tronco encefálico na regulação neurológica do controle cardiorrespiratório. Esse mau desenvolvimento afeta a excitação e as respostas fisiológicas a um desafio com risco de vida durante o sono (Hauck, Carlin, Moon et al., 2020). As anormalidades incluem apneia do sono prolongada, aumento da frequência de breves pausas inspiratórias, respiração periódica excessiva e responsividade prejudicada ao aumento do dióxido de carbono ou diminuição do oxigênio. No entanto, a *apneia do sono não é a causa da SMSI*. A maioria dos lactentes com apneia não morre, e apenas uma minoria de vítimas de SMSI documentaram eventos com aparente risco de vida (ALTEs, sigla do inglês *apparent life-threatening*) (consulte a seção *Evento com aparente risco de vida*, mais adiante neste capítulo). Além disso, os resultados de vários estudos indicam que não existe associação entre SMSI e qualquer vacina infantil.

Suspeita-se de uma **predisposição genética** para SMSI como uma causa potencial. Diferenças nos genes pertinentes ao funcionamento do sistema imunológico e ao desenvolvimento do sistema nervoso autônomo foram descobertas em lactentes que morreram de SMSI em comparação com lactentes típicos (Hauck, Carlin, Moon et al., 2020). Vários modelos de "fator de risco triplo" foram propostos para explicar a etiologia da SMSI. Os fatores de risco propostos incluem uma vulnerabilidade infantil subjacente, como uma anormalidade cerebral, um incidente crítico no período de desenvolvimento fetal ou no início da vida neonatal e um estressor exógeno, como o posicionamento propenso ao sono (Moon, 2016).

Fatores de risco para síndrome da morte súbita infantil

O **tabagismo materno** durante a gravidez é um importante fator de risco modificável para SMSI. A incidência de SMSI é aproximadamente três vezes maior entre lactentes cujas mães fumaram durante a gravidez, e o risco de morte é progressivamente maior à medida que o uso diário de cigarros aumenta (Hauck, Carlin, Moon et al., 2020). Os efeitos do tabagismo pelo pai e outros membros da família são mais difíceis de interpretar porque estão altamente correlacionados com o tabagismo materno. Parece haver um pequeno efeito independente do tabagismo paterno, mas os dados sobre outros membros da família têm sido inconsistentes. Também é difícil avaliar o efeito independente da exposição infantil à fumaça ambiental do tabaco porque os comportamentos de fumar dos pais durante e após a gravidez também são altamente correlacionados. No entanto, um risco aumentado de SMSI foi encontrado em lactentes expostos apenas à fumaça de tabaco ambiental materna pós-natal (Hauck, Carlin, Moon et al., 2020).

O **coleito**, ou um lactente compartilhando a cama com um adulto ou criança mais velha em uma cama não infantil, está associado à SMSI. Estudos e diretrizes atuais afirmam que há um aumento significativo no risco de SMSI entre lactentes que compartilham a cama em comparação com lactentes que dormem sozinhos, e recomendam que os pais evitem compartilhar a cama (Das, Sankar, Agarwal et al., 2014; Moon, 2016). Os achados de uma análise retrospectiva de mortes pediátricas mostraram um aumento de duas vezes na asfixia ou estrangulamento acidental quando as crianças estavam dormindo em um sofá em comparação com outros locais. Isso provavelmente se deve ao compartilhamento da área de dormir com outra pessoa (Rechtman, Colvin, Blair et al., 2014).

Dormir na posição prona pode causar obstrução orofaríngea ou afetar o equilíbrio térmico ou estado de excitação. A reinalação de dióxido de carbono por lactentes devido ao sono na posição prona também é uma possível causa de SMSI. Lactentes que dormem de bruços e em roupas de cama macias podem não conseguir mover a cabeça para o lado, aumentando, assim, o risco de asfixia e respiração letal. Portanto, a posição deitada de lado não é mais recomendada para lactentes dormindo em casa, creche ou hospitais (a menos que haja indicação médica). Além disso, a maioria dos recém-nascidos prematuros que recebem alta hospitalar deve ser colocada em decúbito dorsal, a menos que fatores especiais os predisponham à obstrução das vias aéreas.

Outra causa potencial de SMSI tem sido um **intervalo Q-T prolongado** ou outras arritmias cardíacas (Hauck, Carlin, Moon et al., 2020). Recentemente, as canalopatias iônicas cardíacas, que ocorrem como resultado de mutações genéticas e podem resultar em arritmias letais, foram propostas como um possível fator de risco para SMSI (Hauck, Carlin, Moon et al., 2020).

Roupas de **cama macias** (colchões de água, peles de carneiro, pufes, travesseiros e colchas) devem ser evitadas para a superfície onde a criança dormirá. Itens de cama, como bichos de pelúcia e brinquedos, devem ser removidos do berço enquanto o lactente estiver dormindo. Cobrir a cabeça por um cobertor também foi considerado um fator de risco para SMSI, apoiando, assim, a recomendação de evitar roupas de cama extras e outros itens (Hauck, Carlin, Moon et al., 2020). Além disso, os protetores de berço não devem ser utilizados (American Academy of Pediatrics, 2016).

Fatores de proteção para a síndrome da morte súbita infantil

Os achados de uma meta análise indicam que as taxas de SMSI podem ser reduzidas em até 45% para lactentes amamentados e que esse efeito protetor aumenta com o aleitamento materno exclusivo (Hunt & Hauck, 2016). O uso de chupeta também foi associado a um menor risco de SMSI. Embora seja incerto se isso é um efeito direto da própria chupeta ou do comportamento associado do lactente ou dos pais, há evidências crescentes de que o uso de chupeta, mesmo com deslocamento, pode aumentar a capacidade de despertar dos lactentes durante o sono. Tem havido alguma preocupação em recomendar chupetas para reduzir o risco de SMSI por medo de que isso possa interferir na amamentação. Os resultados de estudos rigorosos não mostraram uma associação entre o uso de chupeta e a duração da amamentação (Hauck, Carlin, Moon et al., 2020).

A American Academy of Pediatrics Task Force on Sudden Infant Death Syndrome (2016) recomenda que *todos os lactentes* sejam colocados para dormir na **posição supina (de costas)**. Eles também recomendam que lactentes prematuros clinicamente estáveis e lactentes diagnosticados com refluxo gastresofágico (RGE) sejam colocados em posição supina para dormir, a menos que tenham um distúrbio específico das vias aéreas superiores que os coloque em maior risco de morte do que o risco de morte por SMSI. Além disso, nas novas recomendações *Safe to Sleep*, a American Academy of Pediatrics recomenda que os lactentes compartilhem um quarto com os pais, mas não a mesma superfície de dormir, de preferência até que o lactente tenha 1 ano, mas pelo menos nos primeiros 6 meses. O compartilhamento de quartos diminui o risco de SMSI em até 50% (American Academy of Pediatrics Task Force on Sudden Infant Death Syndrome, 2016).

Desde que a campanha *Back to Sleep*, de 1994, começou a defender o sono não propenso para lactentes, observou-se um aumento na incidência de plagiocefalia posicional (ver discussão mais adiante no capítulo). Portanto, recomenda-se que a posição da cabeça do lactente seja alternada durante o sono para evitar plagiocefalia. Os lactentes também devem ser colocados de bruços durante os períodos de vigília por 10 a 15 minutos, 3 vezes ao dia, para evitar plagiocefalia posicional e estimular o desenvolvimento da força da cintura escapular superior (Hauck, Carlin, Moon et al., 2020). O *status* atualizado de imunização infantil também demonstrou ser protetor contra SMSI.

Embora a causa da SMSI seja desconhecida, as necropsias revelam achados patológicos consistentes, como edema pulmonar e hemorragias intratorácicas que confirmam o diagnóstico. Consequentemente, as necropsias devem ser realizadas em todas as crianças suspeitas de morrer de SMSI, e os achados devem ser compartilhados com os pais o mais rápido possível após a morte. Os achados *post mortem* na SMSI e asfixia acidental ou intencional, como na síndrome de Munchausen por procuração (ver Capítulo 13, seção *Maus-tratos infantil*), são praticamente os mesmos. Indivíduos com menos experiência e treinamento na realização de necropsias, como legistas em vez de médicos legistas, podem não identificar corretamente algumas mortes como SMSI. Portanto, as estatísticas de mortalidade podem variar em diferentes regiões.

Fatores de riscos pediátricos

Certos grupos de lactentes estão em maior risco de SMSI:

- Baixo peso ao nascer ou parto prematuro (< 37 semanas)
- Baixas pontuações de Apgar
- Doença viral recente
- Irmãos de duas ou mais vítimas de SMSI
- Sexo masculino
- Lactentes de etnia índia americana ou afro-americana.

Não existem testes diagnósticos para prever quais lactentes, incluindo os dos grupos listados, morrerão de SMSI. Os irmãos primogênitos de lactentes primogênitos que morreram de qualquer causa natural não infecciosa correm um risco significativamente maior de morte infantil pela mesma causa, incluindo SMSI. O aumento do risco de SMSI recorrente nas famílias é consistente com fatores de risco genéticos que interagem com fatores de risco ambientais (Hauck, Carlin, Moon et al., 2020). O acompanhamento domiciliar não é recomendado para esse grupo de crianças, mas é muito utilizado pelos profissionais e pode até ser solicitado pelos pais. Não há evidências de que o monitoramento doméstico da apneia previna SMSI (Hauck, Carlin, Moon et al., 2020).

Cuidados de enfermagem

Os enfermeiros têm um papel vital na prevenção da SMSI, educando as famílias sobre o risco de dormir de bruços em lactentes desde o nascimento até os 6 meses. Essa educação deve incluir o uso de superfícies de cama apropriadas, a associação entre SMSI e tabagismo materno e os perigos de dormir junto em superfícies não pediátricas com adultos ou outras crianças. Além disso, os enfermeiros têm papel importante na modelagem de comportamentos para os pais que diminuem o risco de SMSI, como colocar os lactentes em decúbito dorsal enquanto estão no hospital. Infelizmente, pesquisas mostram que alguns enfermeiros ainda colocam lactentes saudáveis em decúbito lateral no hospital devido à crença em preocupações de segurança se o lactente for colocado em decúbito dorsal (Patton, Stiltner, Wright et al., 2015). No entanto, pesquisas mostram que estabelecer políticas hospitalares atuais baseadas em evidências, bem como fornecer educação para enfermeiros e pais, pode mudar a prática (Naugler, DiCarlo, 2018).

Modelar práticas de sono seguro e fornecer educação aos pais é imperativo antes da alta hospitalar, porque existem oportunidades limitadas para os pais receberem informações sobre como cuidar de seus lactentes (Naugler, DiCarlo, 2018). Os enfermeiros devem ser proativos em diminuir ainda mais a incidência de SMSI por meio de educação durante o planejamento da alta pós-parto, ensino da alta do recém-nascido, visitas domiciliares de acompanhamento, visitas à clínica do lactente e visitas de imunização. Além disso, os enfermeiros devem continuar a aproveitar todas as oportunidades para defender os lactentes, fornecendo informações aos pais e cuidadores sobre os fatores de risco modificáveis para SMSI que podem ser implementados para prevenir sua ocorrência em todos os setores da população.

Cuidados com a família de um lactente com síndrome da morte súbita infantil

A perda de um filho por SMSI apresenta várias crises para os pais da criança. Além da dor e do luto pela morte do filho, os pais devem enfrentar uma tragédia repentina, inesperada e inexplicável. Essa discussão concentra-se principalmente nos objetivos do cuidado para as famílias que sofrem SMSI, não no processo de tristeza e luto, que é explorado no Capítulo 17.

As primeiras pessoas a chegar ao local podem ser a polícia e o pessoal do serviço médico de emergência. Eles devem lidar com a situação (1) fazendo poucas perguntas; (2) não dar nenhuma indicação de irregularidade, abuso ou negligência; (3) fazer julgamentos sensíveis sobre quaisquer esforços de reanimação para a criança; e (4) confortar os familiares o máximo possível. Uma abordagem compassiva e sensível da família pode ajudar a minimizar parte da culpa e da angústia avassaladoras que geralmente acompanham esse tipo de perda.

O médico legista ou legista pode ir à casa ou local do óbito e fazer o pronunciamento do óbito. Até então, o ambiente de sono deve permanecer como estava quando o lactente foi encontrado inicialmente. Se a morte da criança não for pronunciada no local, ela precisa ser transportada para o serviço de emergência para que a morte seja atestada por um médico. Geralmente, não há tentativa de reanimação no serviço de emergência. Enquanto estiverem no pronto-socorro, os pais devem ser questionados apenas sobre questões factuais, como quando encontraram o lactente, como ele se parecia e para quem pediram ajuda. O enfermeiro evita qualquer comentário que possa sugerir responsabilidade, como "Por que você não entrou antes?" ou "Você não ouviu o choro do lactente?". É responsabilidade do legista documentar as descobertas no local, em vez de os pais relatarem a experiência no serviço de emergência. Os pais também podem expressar sentimentos de culpa sobre a administração correta da reanimação cardiopulmonar (RCP) ou o tempo da RCP em relação à quando encontraram a criança.

O médico deve iniciar a discussão de uma necropsia, muitas vezes com a presença do enfermeiro para apoiar a família. O médico ou legista, dependendo das circunstâncias, deve enfatizar que um diagnóstico não pode ser confirmado até que o exame *post mortem* seja concluído. As orientações sobre a necropsia e os preparativos para o funeral podem precisar ser repetidas ou colocadas por escrito. Se a mãe estava amamentando, ela precisará de informações sobre a interrupção abrupta da lactação. O enfermeiro ou o médico devem entrar em contato com o médico de cuidados primários do lactente e da mãe para evitar falhas de comunicação ou telefonemas posteriores perguntando sobre o estado de saúde da criança.

Os pais que vivenciam a morte perinatal percebem as respostas dos profissionais de saúde como tendo um impacto significativo em seu processo de luto. Uma abordagem centrada na família que envolva o contexto sociocultural e as necessidades únicas da família é essencial para o cuidado do luto perinatal (Flenady, Boyle, Koopmans et al., 2014). Os profissionais de saúde precisam de treinamento e apoio adequados para prestar cuidados adequados e prevenir o esgotamento (Flenady et al., 2014).

Um aspecto importante do cuidado compassivo para os pais é permitir que eles digam adeus ao filho. Esses são os últimos momentos dos pais com seus filhos, e eles devem ser os mais quietos, significativos, pacíficos e imperturbáveis possível. Incentive os pais a segurar seu lactente antes de sair do pronto-socorro. Como os pais sairão do hospital sem o lactente, pode ser útil acompanhá-los até o carro ou providenciar que alguém os leve para casa. Reunir as considerações sobre o caso pode ajudar os profissionais de saúde que lidaram com a família e a criança que morreu a enfrentar suas emoções.

Quando os pais voltam para casa, um profissional competente e qualificado deve visitá-los o mais rápido possível após o óbito. Devem receber material impresso que contenha excelentes informações sobre SMSI (disponível em várias organizações nacionais).[c] Durante a visita inicial, ajude os pais a obter uma compreensão intelectual da condição. Os objetivos de enfermagem são avaliar o que os pais foram informados sobre SMSI; o que eles acham que aconteceu; e como explicaram isso aos irmãos, familiares e amigos do lactente. Uma pergunta que o enfermeiro nunca será capaz de responder e, portanto, não deve tentar é: "Por que isso aconteceu com nosso bebê?" ou "Quem é o responsável por essa tragédia?". Essas e outras perguntas podem permanecer na mente dos pais por meses ou até anos.

Quando ocorre a morte inesperada de um filho, é comum que um dos pais culpe o outro. Os pais também podem sentir culpa pela morte da criança. Por exemplo, eles podem sentir que, se tivessem verificado a criança antes, ela ainda poderia estar viva. É importante que o enfermeiro ajude os pais a trabalharem esses sentimentos para evitar a ruptura conjugal, além da perda do filho amado.

Alguns pais são capazes de discutir seus sentimentos abertamente, e o enfermeiro deve apoiar essa habilidade de enfrentamento. No entanto, outros podem estar relutantes em expressar sua dor, e o enfermeiro pode encorajar a expressão de emoções perguntando sobre choro e se está se sentindo triste, zangado ou culpado. Durante sua interação, o enfermeiro pode ajudar os pais a explorar suas estratégias de enfrentamento típicas e, se forem ineficazes, a investigar novas abordagens. Por exemplo, um dos pais pode abster-se de falar sobre a morte por medo de perturbar o outro, mas cada um pode precisar ouvir como o outro se sente.

Idealmente, o número de visitas e os planos para intervenção subsequente precisam ser flexíveis. Os pais que enfrentam a questão de ter um filho subsequente precisarão de apoio. Tanto o nascimento de um filho subsequente quanto a sobrevivência desse filho, especialmente após a idade da morte do filho anterior, são estágios de transição importantes para os pais.

PLAGIOCEFALIA POSICIONAL

Desde o começo da campanha *Back to Sleep*, iniciada em 1994, defendendo que as crianças não durmam na posição prona para prevenir a SMSI, um aumento na incidência de plagiocefalia posicional foi relatada (Myers et al., 2020). Aproximadamente 20% dos lactentes têm esse tipo de deformidade craniana que é mais prevalente entre 2 e 4 meses (van Wijk, van Vlimmeren, Groothuis-Oudshoorn et al., 2014). O termo **plagiocefalia** conota uma cabeça oblíqua ou assimétrica. Plagiocefalia posicional, plagiocefalia deformacional ou plagiocefalia não sinostótica implica uma deformidade craniana adquirida, que ocorre como resultado de moldagem craniana durante a infância, geralmente como resultado de deitar-se em decúbito dorsal (van Wijk et al., 2014). Como as fontanelas dos lactentes ainda estão abertas, o crânio é flexível; portanto, quando os lactentes são colocados de costas para dormir, o occipital posterior achata-se com o tempo (Figura 10.4A).

Uma região calva típica desenvolve-se sobre a área, que geralmente é transitória. A pressão prolongada em um lado do crânio pode fazer com que esse lado fique deformado. Uma leve assimetria facial também pode se desenvolver. O músculo esternocleidomastoideo pode contrair-se no lado preferencial, resultando em uma condição chamada torcicolo. O torcicolo congênito ou adquirido também pode causar plagiocefalia. Outras causas de plagiocefalia deformacional

[c]American SIDS Institute, 528 Ravens Way, Naples, FL 34110; 239-431-5425; http://www.sids.org; First Candle, 1314 Bedford Ave., Suite 210, Baltimore, MD 21208; 800-221-7437; http://www.firstcandle.org; National Sudden and Unexpected Infant/Child Death and Pregnancy Loss Resource Center, Georgetown University, Box 571272, Washington, DC 20057-1272, 866-866-7437, 202-687-7466, http://sidscenter.org.

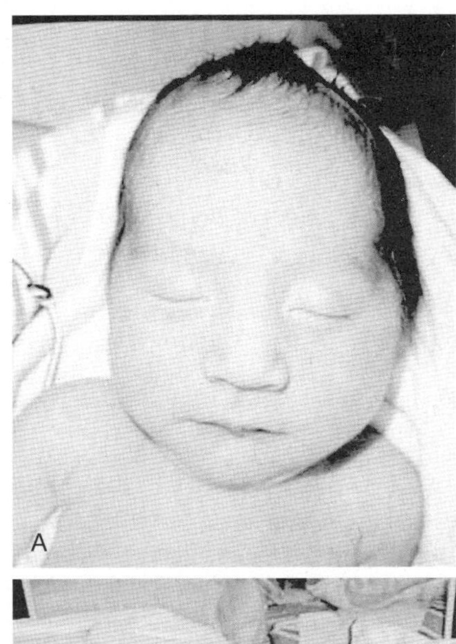

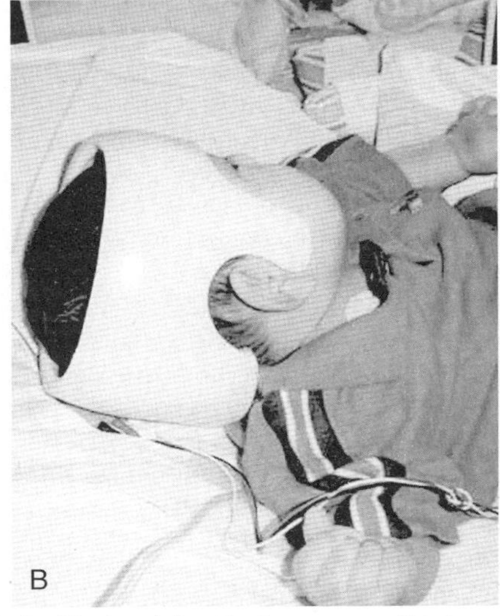

Figura 10.4 A. Plagiocefalia. **B.** Capacete utilizado para corrigir a plagiocefalia. (Cortesia do Dr. Gerardo Cabrera-Meza, Department of Neonatology, Baylor College of Medicine, Houston, TX.)

incluem certas síndromes craniofaciais. Esta discussão concentra-se apenas na plagiocefalia posicional (PP) causada pela posição de dormir em decúbito dorsal.

Manejo terapêutico

A prevenção da PP deve começar logo após o nascimento, colocando o lactente para dormir em decúbito dorsal e alternando a posição da cabeça do lactente todas as noites, evitando-se a colocação prolongada em assentos e balanços de segurança do carro e cadeirinhas e colocando-o na posição prona ou "de bruços" por aproximadamente 10 a 15 minutos, 3 vezes por dia, enquanto o lactente está acordado (Myers et al., 2020).

O método de observação e espera de tratamento para torcicolo e plagiocefalia não é recomendado (Myers et al., 2020). Recomenda-se o reposicionamento e fisioterapia que inclui fornecer aconselhamento e ensino para os pais quanto às mudanças de posição e tempo "de bruços" para o filho. Um encaminhamento para fisioterapia pode ser necessário no caso de torcicolo congênito. O reposicionamento e a fisioterapia é a escolha de tratamento ideal para pacientes com menos de 4 meses que têm PP leve a moderadamente grave. Os primeiros tipos de modificações comportamentais podem ser tão simples quanto aumentar o tempo de bruços ou reposicionar o berço do lactente, de modo que tudo o que há de interessante no quarto fique do lado oposto à plagiocefalia (Myers et al., 2020).

A terapia de moldagem (terapia com capacete) é o uso de um capacete ortopédico para promover a resolução da assimetria craniana enquanto a cabeça do lactente ainda está crescendo rapidamente (Myers et al., 2020) (Figura 10.4B). Os capacetes ortopédicos não moldam ativamente o crânio; em vez disso, eles protegem as áreas achatadas e permitem que a criança "cresça" nos pontos planos. Estudos mostraram que a terapia apenas com capacete atinge a correção 3 vezes mais rápido e melhor do que o reposicionamento sozinho. Essa terapia ainda é debatida, no entanto, devido ao seu custo, requisitos de tempo e efeitos colaterais (irritação, erupções cutâneas e úlceras por pressão), os resultados de estudos recentes sugerem que o tratamento combinado com terapia com capacete e fisioterapia é o mais benéfico para o manejo de lactentes com mais de 4 meses gravemente afetados ou com piora da plagiocefalia leve ou moderada que foram testados em fisioterapia. Lactentes com plagiocefalia grave devem ser considerados para terapia com capacete em qualquer idade (Myers et al., 2020).

Cuidados de enfermagem

Pequenas deformações do crânio não são consideradas significativas, mas os pais devem aprender a prevenir a plagiocefalia alterando a posição da cabeça do lactente durante o sono. Os lactentes devem ser colocados em prona em uma superfície firme durante o tempo acordado (tempo de bruços) por pelo menos 10 a 15 minutos, 3 vezes ao dia (Myers et al., 2020), o que previne a plagiocefalia e facilita o desenvolvimento da força da cintura escapular superior. Este último ajuda no desenvolvimento progressivo de movimentos como rolar e começar a se levantar de quatro, que são precursores de engatinhar e, eventualmente, andar. Apesar do aumento percebido na incidência de plagiocefalia posicional, a posição de dormir em decúbito dorsal ainda é recomendada, porque levou a uma diminuição significativa na perda de vidas pediátricas por SMSI. Quando um enfermeiro ou pai percebe plagiocefalia, recomenda-se uma consulta com o clínico geral para avaliar o formato da cabeça e verificar a necessidade de intervenção precoce.

Os enfermeiros em ambientes de puericultura estão em uma posição única para avaliar a capacidade dos pais de seguir as diretrizes para prevenir a plagiocefalia, observando-os alternando a posição da cabeça para dormir, demonstrando exercícios do músculo esternocleidomastoideo (conforme apropriado à condição) e implementando o tempo de bruços para lactentes durante os períodos de vigília. Mais importante, os enfermeiros devem continuar a encorajar os pais a colocar o lactente em decúbito dorsal, apesar do desenvolvimento de plagiocefalia. Os enfermeiros também podem ajudar os pais no uso adequado de um capacete de moldagem de crânio e tranquilizá-los sobre a alta taxa de sucesso com o capacete. Permitir que os pais verbalizem preocupações e sentimentos relacionados com o estado de saúde de seu filho, bem como o fornecimento das melhores práticas atuais, é uma importante função da enfermagem.

EVENTO COM APARENTE RISCO DE VIDA

Um **evento com aparente risco de vida (ALTE)**, anteriormente referido como *morte abortada de SMSI* ou *SMSI quase ausente*, geralmente se refere a um evento que é súbito e assustador para o observador, no qual a criança apresenta uma combinação de apneia; mudança de cor (p. ex., palidez, cianose, hiperemia); alteração no tônus muscular (geralmente hipotonia); e engasgos, sufocação ou tosse que geralmente envolvem uma intervenção significativa, como a RCP fornecida pelo cuidador que testemunha o evento (Carolan, 2016). A definição de ALTE pode incluir apneia, mas ALTE pode ocorrer sem apneia (Carolan, 2016). Em 2016, a American Academy of Pediatrics divulgou uma diretriz de prática clínica que recomendava a substituição do termo *ALTE* por um novo termo, *evento inexplicado breve resolvido* (EIBR). A American Academy of Pediatrics define EIBR como um evento observado em lactentes com menos de 1 ano, durante o qual um observador relata um episódio súbito, breve (menos de 1 minuto), mas depois resolvido que inclui pelo menos um dos seguintes: (1) cianose ou palidez; (2) respiração ausente, diminuída ou irregular; (3) mudança acentuada no tônus muscular (hipertonia ou hipotonia); ou (4) responsividade alterada. De acordo com as diretrizes, um EIBR pode ser diagnosticado apenas quando não há explicação para um evento qualificador após a conclusão de um histórico e exame físico (Carolan, 2016).

É errôneo caracterizar o ALTE como um incidente de SMSI por quase acidente. Uma história de ALTE inexplicável ocorre em 5 a 9% das vítimas de SMSI, e o risco de SMSI parece ser maior com dois ou mais eventos inexplicáveis, mas não há taxas de incidência definitivas disponíveis. Comparado com lactentes saudáveis de controle, o risco de SMSI pode ser de 3 a 5 vezes maior em lactentes que sofreram ALTE.

Os resultados do estudo *Collaborative Home Infant Monitoring Evaluation* (CHIME) mostraram que apneia e bradicardia ocorreram nos limiares convencionais e extremos de alarme em todos os grupos de lactentes estudados: irmãos de lactentes com SMSI, lactentes com ALTE, sintomáticos (de apneia e bradicardia) e prematuros assintomáticos lactentes com peso inferior a 1.750 g ao nascer e lactentes a termo saudáveis. Muitos lactentes experimentam apneia e bradicardia em cada um desses grupos, mas não morrem (Hauck, Carlin, Moon et al., 2020).

Avaliação diagnóstica

Um componente essencial do processo de diagnóstico inclui uma descrição detalhada do evento, incluindo quem o testemunhou, onde o lactente estava durante o evento e quais atividades, se houver, estavam envolvidas (p. ex., durante ou após a alimentação, andar de carro assento, presença de irmãos ou filhos menores, que roupa o lactente estava vestindo). Além disso, uma história pré-natal e pós-natal deve ser obtida. Um curto período de observação no serviço de emergência pode ser apropriado para monitorar o padrão respiratório do lactente e a resposta à alimentação. Além disso, é essencial uma avaliação cuidadosa de prematuros tardios e prematuros no assento do carro. Oclusão das vias aéreas superiores e apneia e cianose subsequentes podem ocorrer se o lactente não estiver posicionado adequadamente. Os diagnósticos relatados em lactentes com ALTE incluem (1) eventos neurológicos, como convulsões (30% dos casos atendidos); (2) problemas gastrintestinais, incluindo RGE (50%); (3) condições respiratórias (20%); (4) condições cardíacas (5%); (5) condições metabólicas ou endócrinas (< 5%); ou (6) outros problemas, como abuso infantil (Aminiahidashti, 2015).

Se um diagnóstico subjacente não puder ser estabelecido, o monitoramento domiciliar pode ser recomendado. O monitoramento mais utilizado é o registro contínuo dos padrões cardiorrespiratórios (cardiopneumograma ou pneumocardiograma). Pneumocardiogramas de quatro canais (ou pneumogramas multicanal) monitoram a frequência cardíaca, a respiração (impedância torácica), o fluxo de ar nasal e a saturação de oxigênio. Um teste mais sofisticado, a polissonografia (estudo do sono), também registra ondas cerebrais, movimentos oculares e corporais, manometria esofágica e medições de dióxido de carbono expirado. No entanto, nenhum desses testes pode prever o risco. Algumas crianças com resultados normais ainda podem ter episódios de apneia subsequentes.

Manejo terapêutico

O tratamento de uma criança com ALTE depende da condição subjacente. Vários testes diagnósticos podem ser realizados para determinar a causa da ALTE; no entanto, uma causa pode não ser determinada em até 50% dos casos. Além disso, o teste de convulsões, RGE ou sepse não é recomendado, a menos que haja sinais no exame físico e na história. No entanto, recomenda-se testar uma infecção do trato urinário (Aminiahidashti, 2015).

Cuidados de enfermagem

O diagnóstico de ALTE causa grande ansiedade e preocupação nos pais, e a instituição do acompanhamento domiciliar apresenta sobrecargas físicas e emocionais adicionais. Pais de lactentes em monitores de apneia domiciliar relatam sofrimento emocional, especialmente depressão e hostilidade, durante as primeiras semanas após a alta hospitalar. Para os pais de uma vítima de SMSI que têm um lactente recém-nascido em monitoramento de apneia em casa, a ansiedade é agravada pela incerteza do futuro da criança viva e pelo luto pela criança perdida. O monitoramento domiciliar da apneia pode oferecer alguma previsibilidade e controle sobre a sobrevivência da criança atual durante o período de incerteza.

Caso seja necessário o monitoramento domiciliar, o enfermeiro pode ser uma importante fonte de apoio à família em termos de educação sobre o equipamento, educação quanto à observação do estado do lactente e orientações quanto à intervenção imediata durante episódios de apneia, incluindo RCP. Para ajudar a família a lidar com os inúmeros procedimentos que devem aprender, é essencial uma preparação adequada antes da alta e orientações escritas. Nas primeiras semanas após a alta, os pais podem beneficiar-se de ter um médico prontamente disponível para responder a perguntas sobre alarmes falsos e para outra assistência técnica.

Vários tipos de monitores domiciliares estão disponíveis e são configurados por uma empresa de equipamentos domiciliares ou por uma equipe de saúde domiciliar. Os enfermeiros, especialmente os envolvidos nos cuidados no domicílio, devem conhecer os equipamentos, incluindo suas vantagens e desvantagens. A segurança é uma grande preocupação porque os monitores podem causar queimaduras elétricas e eletrocussão. Os seguintes cuidados são recomendados:

- Remover os eletrodos do lactente quando não estiverem conectados ao monitor
- Desconectar o cabo de alimentação da tomada elétrica quando o cabo não estiver conectado ao monitor
- Usar tampas de segurança nas tomadas elétricas para desencorajar as crianças de inserir objetos nas tomadas.

Orientações adicionais de uso doméstico devem concentrar-se na solução de problemas dos alarmes do monitor. Os pais devem ser encorajados a sempre olhar para o lactente primeiro se um alarme disparar e garantir que ele esteja respirando, então determinar a causa do alarme. Os pais também precisam de informações sobre como viajar ou fazer recados com um lactente em um monitor de apneia, o que fazer em caso de falha de energia e quem contatar se o alarme do monitor disparar continuamente, mas o lactente parecer bem. Os irmãos devem ser supervisionados quando estiverem perto do lactente e ensinados que o monitor não é um brinquedo. Outras práticas de segurança incluem informar os serviços locais de serviços públicos e de resgate (bombeiros e/ou serviços de emergência) sobre o monitoramento domiciliar em caso de emergência, especialmente se a família morar em uma área rural remota.

Os números de telefone para esses serviços devem ser afixados em casa ou configurados como discagem rápida em determinados telefones se um sistema 911 ou 112 não estiver disponível. As orientações para RCP infantil também devem ser afixadas em um local central da casa. Os pais são incentivados a informar os visitantes e outros membros da família sobre a localização dessas orientações. Se um telefone celular for o telefone principal da casa, certifique-se de que ele fique em um local central para que todos os membros da família possam acessar em caso de emergência.

> **! ALERTA PARA A ENFERMAGEM**
>
> Se a criança estiver apneica, estimule suavemente o tronco com massagem ou fricção. Peça ajuda em voz alta, mesmo que esteja sozinho. Se a criança estiver de bruços, vire-se para a posição supina e bata os calcanhares dos pés. Se ainda não houver resposta, inicie imediatamente a RCP, começando com as compressões torácicas. Após aproximadamente 2 minutos de RCP, ative o serviço médico de emergência – "Ligue para o 911" – e retome a RCP até que os socorristas cheguem ou o lactente comece a respirar. Nunca agite vigorosamente a criança. Não mais do que 10 a 15 segundos são gastos na estimulação antes da implementação da RCP (American Heart Association, 2015).

Os cuidadores precisam de informações detalhadas sobre a fixação adequada dos eletrodos no tórax do lactente com monitores de impedância que detectam o movimento do tórax. Os eletrodos são colocados na linha axilar média em um espaço de um ou dois dedos abaixo do mamilo. Para uso doméstico, são preferidos eletrodos presos a um cinto que é colocado ao redor do tronco da criança (Figura 10.5). O cinto é posicionado de forma que os eletrodos entrem em contato com a pele na mesma área. Os monitores podem ter *chips* de memória que permitem o registro de eventos, o que pode ser uma ferramenta eficaz na avaliação do uso do monitor, eventos imediatamente antes e após o ALTE e frequência de alarmes relatada. Os monitores são eficazes apenas se forem usados. Não previnem a morte, mas alertam o cuidador para a ALTE a tempo de intervir. A necessidade de usar o monitor e de responder adequadamente aos alarmes deve ser enfatizada. O descumprimento pode resultar na morte do lactente.

Muitos dos estresses observados durante o período de acompanhamento domiciliar são característicos de famílias com crianças com doenças crônicas. A criança com apneia ou monitor cardiorrespiratório pode ter necessidades adicionais de cuidados de saúde, como gastrostomia, traqueostomia e vários medicamentos ou tratamentos que exacerbam o estresse dos pais. Os pais relatam aumento do estresse, incluindo preocupação com a sobrevivência da criança, medo da incompetência em assumir a responsabilidade doméstica, cuidados temporários inadequados, falta de tempo para outras crianças e cônjuge, isolamento social de amigos e familiares, trabalho

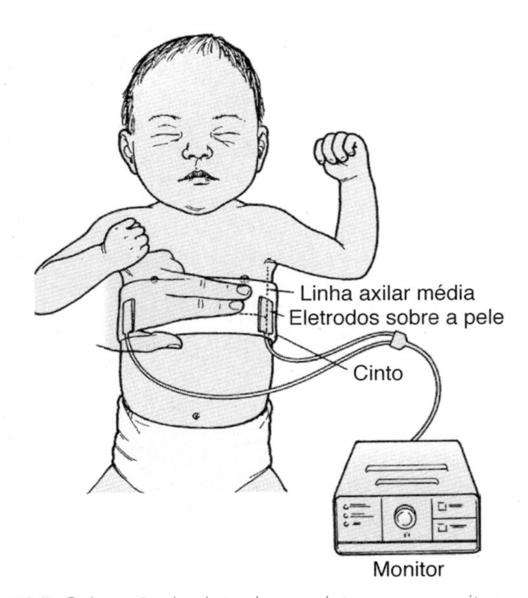

Figura 10.5 Colocação de eletrodos ou cinto para o monitoramento da apneia. Nas crianças pequenas, pode ser usado um com a largura de um dedo.

constante e fadiga. Para lidar com esses potenciais estressores, os enfermeiros precisam utilizar as mesmas intervenções discutidas para crianças com doença crônica e estar cientes da necessidade de encaminhamento quando houver suspeita de dificuldades.

Para diminuir a responsabilidade contínua de monitoramento, outros membros da família, como avós e outros membros da família imediata, devem ser ensinados a avaliar a capacidade de resposta do lactente, manipular o equipamento, ler e interpretar os sinais e realizar RCP (se necessário). Eles são encorajados a ficar com o lactente por períodos regulares para permitir que os pais tenham um descanso. Grupos de apoio de outras famílias que concluíram com sucesso o monitoramento, também podem ser benéficos. Como babás confiáveis são difíceis de localizar, membros do grupo de apoio e estudantes de Enfermagem podem ser fontes potenciais de cuidadores qualificados.

QUESTÕES DE REVISÃO

1. Um lactente de 11 meses atendido no pronto-socorro está com dificuldade para respirar. A mãe afirma que o irmão de 5 anos deu amendoim ao lactente enquanto andava na parte detrás do carro sem que ela soubesse. No exame, o enfermeiro percebe os sintomas listados a seguir. Qual destes achados é uma indicação de uma possível reação anafilática? **Selecione tudo que se aplica.**
   A. Chiado.
   B. Rubor.
   C. Dor de cabeça.
   D. Dificuldade para respirar.
   E. Urticária.
   F. Temperatura de 36,8°C.
   G. Sinais intestinais diminuídos.

2. Um lactente a termo de 9 meses está sendo atendido na clínica e a mãe afirma que acha que o lactente tem alergia ao leite de vaca. Ela pensa isso porque sua mãe lhe disse que ela teve quando era criança. **Escolha as opções mais prováveis para as informações que faltam nas declarações a seguir, selecionando na lista de opções fornecidas.**

   O enfermeiro está ciente de que os sinais e sintomas comuns de alergia ao leite de vaca envolvendo o trato gastrintestinal incluem ____1____. Uma criança com alergia ao leite de vaca é colocada em ____2____ para evitar mais problemas.

Opções para 1	Opções para 2
diarreia	leite de cabra
eczema	leite de soja ou fórmula hidrolisada
espirros	leite integral
urticária	leite evaporado
febre	leite
edema	ovos

3. O enfermeiro está examinando uma criança a termo de 7 meses e percebe que a fralda está suja e a área perianal está extremamente vermelha com pústulas satélites na pele ao redor. Os sinais vitais da criança incluem uma temperatura de 36,8°C, pulso de 100 bpm e respiração de 30 respirações/min. A mãe afirma que o lactente está comendo bem. Ela também afirma que a erupção ocorreu depois que ela trocou a marca das fraldas que estava usando. A criança está alerta e responsiva à voz do enfermeiro. Com base nos achados da avaliação, quais ações prioritárias a enfermeiro recomendaria à mãe neste momento? **Selecione tudo que se aplica.**
   A. Usando um secador de cabelo, sopre ar quente na área da erupção cutânea.

B. Aplique uma pasta de barreira da pele, como óxido de zinco.
C. Mantenha os irritantes da superfície da pele, como urina e fezes, longe da pele.
D. Exponha a pele ao ar.
E. Use apenas fraldas de pano.
F. Educar a mãe sobre como tratar a erupção cutânea.

4. A mãe de um menino prematuro de 2 meses está extremamente preocupada com a síndrome da morte súbita infantil (SMSI). Ela diz ao enfermeiro que leu que lactentes prematuros com índices de Apgar mais baixos que têm irmãos mais velhos correm mais risco. Ela também afirma que acredita que manter o lactente na cama com ela permite que o observe mais de perto. Ela diz que o coloca de lado e seu colchão de água permite que ele adormeça facilmente. **Use um X para as ações de enfermagem a seguir que são indicadas (apropriadas ou necessárias), contraindicadas (podem ser prejudiciais) ou não essenciais (não fazem diferença ou não são necessárias).**

Ação de enfermagem: ensino em saúde	Indicada	Contraindicada	Não essencial
Assegurar à mãe que ela está correta em manter o lactente ao seu lado			
Discutir com a mãe que manter o lactente na cama com ela pode realmente aumentar o risco de SMSI			
Avisar a mãe de que o colchão d'água é um tipo de "cama macia" e que o lactente não deve dormir no colchão d'água			
Discutir com a mãe que um banho quente antes de dormir pode ajudar a minimizar o risco			
Aconselhar a mãe a manter bichos de pelúcia e brinquedos no berço para proporcionar conforto			

REFERÊNCIAS BIBLIOGRÁFICAS

Ahluwalia, N., Herrick, K. A., Rossen, L. M., et al. (2016). Usual nutrient intakes of US infants and toddlers generally meet or exceed Dietary Reference Intakes: Findings from NHANES 2009-2010. *The American Journal of Clinical Nutrition, 104*, 1167–1174.

Akhnikh, S., Engelberts, A. C., van Sleuwen, B. E., et al. (2014). The excessively crying infant: Etiology and treatment. *Pediatric Annals, 43*(4), e69–e75.

American Academy of Pediatrics. (2016). *American Academy of Pediatrics announces new safe sleep recommendations to protect against SIDS, sleep-related infant deaths*. Retrieved from https://www.aap.org/en-us/about-the-aap/aap-press-room/pages/american-academy-of-pediatrics-announces-new-safe-sleep-recommendations-to-protect-against-sids.aspx.

American Academy of Pediatrics. (2017). Fruit juice in infants, children, and adolescents: Current recommendations. *Pediatrics, 139*(6), 1–10.

American Academy of Pediatrics, Task Force on Sudden Infant Death Syndrome. (2016). SIDS and other sleep-related infant deaths: Updated 2016 recommendations for a safe infant sleeping environment. *Pediatrics, 138*(5), 1–14.

American College of Allergy, Asthma and Immunology. (2014). *Types of allergies, food allergies*. Retrieved from http://acaai.org/allergies/types/food-allergy.

American Heart Association. (2015). *Highlight of the 2015 American Heart Association guidelines update for CPR and ECC*. Retrieved from http://eccguidelines.heart.org/wp-content/uploads/2015/10/2015-AHA-Guidelines-Highlights-English.pdf.

Aminiahidashti, H. (2015). Infantile apparent life-threatening events, an educational review. *Emergency, 3*(1), 8–15.

Antonucci, R., Locci, C., Clemente, M. G., et al. (2018). Vitamin D deficiency in childhood: Old lessons and current challenges. *Journal of Pediatric Endocrinology and Metabolism, 31*(3), 247–260.

Ashworth, A. (2020). Nutrition, food security, and health. In R. M. Kliegman, J. W. St. Geme, N. J. Blum, et al. (Eds.), *Nelson textbook of pediatrics* (21st ed.). Philadelphia: Elsevier.

Bailey, R. L., Catellier, D. J., Jun, S., et al. (2018). Total usual nutrient intakes of US children (Under 48 months): Findings from the Feeding Infants and Toddlers Study (FITS) 2016. *The Journal of Nutrition, 148*(3), 1557s–1566s.

Becker, P., Carney, L. N., Corkins, M. R., et al. (2015). Consensus statement of the Academy of Nutrition and Dietetics/American Society for Parenteral and Enteral Nutrition: Indicators recommended for the identification and documentation of pediatric malnutrition (undernutrition). *Nutrition in Clinical Practice, 30*(1), 147–161.

Bello, S., Meremikwu, M. M., Ejemot-Nwadiaro, R. I., et al. (2014). Routine vitamin A supplementation for the prevention of blindness due to measles infection in children. In *The Cochrane Database of Systematic Reviews*, Retrieved from http://onlinelibrary.wiley.com/doi/10.1002/14651858.CD007719.pub3/full.

Bello, S., Meremikwu, M. M., Ejemot-Nwadiaro, R. I., et al. (2016). Vitamin A for preventing blindness in children with measles. In *The Cochrane Database of Systematic Reviews*, Retrieved from http://www.cochrane.org/CD007719/ARI_vitamin-preventing-blindness-children-measles.

Bock, A. S., & Sampson, H. A. (2016). Evaluation of food allergy. In D. Y. Leung, S. J. Szefler, F. A. Bonilla, et al. (Eds.), *Pediatric allergy: Principles and practice* (3rd ed.). New York: Elsevier.

Bousselamti, A., Hasbaoui, B. E., Echahdi, H., et al. (2018). Psychomotor regression due to vitamin B12 deficiency. *PanAfrican Medical Journal, 30*, 1–6.

Boyce, J. A., Assa'ad, A., Burks, A. W., et al. (2010). Guideline for the diagnosis and management of food allergy in the United States: Summary of the NIAID-sponsored expert panel report. *Journal of Allergy and Clinical Immunology, 126*(6), 1005–1118.

Boyd, C., & Moondambail, A. (2016). Severe hypercalcemia in a child secondary to use of alternative therapies. *BMJ Case Reports 2016*.

Brambilla, A., Pizza, C., & Lasagni, D. (2018). Pediatric scurvy: When contemporary eating habits bring back the past. *Frontiers in Pediatrics, 6*(126), 1–4.

Camilleri, M., Park, S. Y., Scarpato, E., et al. (2017). Exploring hypotheses and rationale for causes of infantile colic. *Neurogastroenterology & Motility, 29*(2), 1–11.

Carolan, P. L. (2016). Brief resolved unexplained events (apparent life-threatening events). In M. L. Windle, & G. D. Sharma (Eds.), *Pediatric, general medicine*, Retrieved from http://emedicine.medscape.com/article/1418765-overview.

Carter, K. A., Hathaway, N. E., & Lettieri, C. F. (2014). Common sleep disorders in children. *American Family Physician, 89*(5), 368–377.

Centers for Disease Control and Prevention. (2016). *Sudden unexpected infant death and sudden infant death syndrome, data and statistics*. Retrieved from https://www.cdc.gov/sids/data.htm.

Chantry, C. J., Eglash, A., & Labbok, M. (2015). ABM position on breastfeeding – Revised 2015. *Breastfeeding Medicine: The Official Journal of the Academy of Breastfeeding Medicine, 10*(9), 407–411.

Das, R. R., Sankar, M. J., Agarwal, R., et al. (2014). Is "bed sharing" beneficial and safe during infancy? A systematic review. *International Journal of Pediatrics*, 1–16 *2014*.

Deshpande, P. G. (2015). Colic. In M. L. Windle, S. Guandalini, & C. Cuffari (Eds.), *Pediatrics: General medicine*, Retrieved from http://emedicine.medscape.com/article/927760-overview.

Dwyer, J. T. (2018). The Feeding Infants and Toddlers Study (FITS) 2016: Moving forward. *The Journal of Nutrition, 148*(3), 1575s–1580s.

Egan, M., & Sicherer, S. (2016). Doctor, my child is bullied: Food allergy management in schools. *Current Opinion in Allergy & Clinical Immunology, 16*(3), 291–296.

Esposito, S., & Lelii, M. (2015). Vitamin D and respiratory tract infections in childhood. *BMC Infectious Diseases, 16*, 487.

Fakhri, B., Hasanpoor-Azghady, S. B., Farahani, L. A., et al. (2019). The relationship between social support and perceived stress in the mothers of infants with colic. *Iranian Journal of Pediatrics, 29*(1), 1–6.

Feifer, A., & Walker-Descartes, I. (2017). Abuse or neglect as cause for disability. *International Journal of Child Health and Human Development, 10*(3), 253–265.

Flenady, V., Boyle, F., Koopmans, L., et al. (2014). Meeting the needs of parents after a stillbirth or neonatal death. *BJOG: An International Journal of Obstetrics and Gynaecology, 121*(Suppl. 4), 137–140.

Furman, L. (2015). Maternal vitamin D supplementation for breastfeeding infants: Will it work? *Pediatrics, 136*(4), 763–764.

Grey, K., & Maquiness, S. (2016). Atopic dermatitis: Update for pediatricians. *Pediatric Annals, 45*(8), e280–e286.

Groetch, M., & Sampson, H. A. (2016). Management of food allergy. In D. Y. Lueng, S. J. Szefler, F. A. Bonilla, et al. (Eds.), *Pediatric allergy principles and practice* (3rd ed.). Philadelphia: Elsevier.

Holm, J. G., Agner, T., Clausen, M. L., et al. (2016). Quality of life and disease severity in patients with atopic dermatitis. *Journal of the European Academy of Dermatology and Venereology, 30*(1), 1760–1767.

Hauck, F. R., Carlin, R. F., Moon, R. Y., et al. (2020). Sudden infant death syndrome. In R. M. Kliegman, J. W. St. Geme, N. J. Blum, et al. (Eds.), *Nelson textbook of pediatrics* (21st ed.). Philadelphia: Elsevier.

Jones, K. D., & Berkley, J. A. (2014). Severe acute malnutrition and infection. *Pediatrics and International Child Health, 34*(Suppl. 1), S1–S29.

Keet, C., & Wang, J. (2014). Acute reactions and anaphylaxis. In S. H. Sicherer (Ed.), *Food allergy practical diagnosis and management* (1st ed.). Florida: CRC Press.

Kleinman, R. E., & Greer, R. F. (Eds.). (2014). *Pediatric nutrition* (7th ed.). Elk Grove Village, IL: American Academy of Pediatrics.

Mandese, V., Marotti, F., Bedetti, L., et al. (2016). Effects of nutritional intake on disease severity in children with sickle cell disease. *Nutrition Journal, 15*(1), 1–6.

Misra, M. (2018). Vitamin D insufficiency and deficiency in children and adolescents. In K. J. Motil, & M. K. Drezner (Eds.), *UpToDate*. Retrieved from https://www.uptodate.com/contents/vitamin-d-insufficiency-and-deficiency-in-children-and-adolescents.

Mishra, K., Kumar, P., Basu, S., et al. (2014). Risk factors for severe acute malnutrition in children below 5 y of age in India: A case-control study. *Indian Journal of Pediatrics, 81*(8), 762–765.

Moon, R. Y. (2016). SIDS and other sleep-related infant deaths: evidence base for the 2016 updated recommendations for a safe sleeping environment. *Pediatrics, 138*(5), 1–34.

Moore, C. E., & Liu, Y. (2016). Low serum 25-hydroxyvitamin D concentrations are associated with total adiposity of children in the United States: National Health and Examination Survey 2005 to 2006. *Nutrition Research, 36*(1), 72–79.

Muscat, T., Obst, P., Cockshaw, W., et al. (2014). Beliefs about infant regulation, early infant behaviors and maternal postnatal depressive symptoms. *Birth, 41*(2), 206–213.

Myers, R. P., Fahrenkopf, M. P., Adams, N. S., Mann, R. J., et al. (2020). Deformational plagiocephaly. In R. M. Kliegman, J. W. St. Geme, N. J. Blum, et al. (Eds.), *Nelson textbook of pediatrics* (21st ed.). Philadelphia: Elsevier.

National Institutes of Health Office of Dietary Supplement. (2016). *Strengthening knowledge and understanding of dietary supplements*. Retrieved from https://ods.od.nih.gov/factsheets/VitaminD-Consumer/.

Naugler, M. R., & DiCarlo, K. (2018). Barriers to and interventions that increase nurses' and parents' compliance with safe sleep recommendations for preterm infants. *Nursing for Women's Health, 22*(1), 24–39.

Nguyen, T. A., Leonard, S. A., & Eichenfield, L. F. (2015). An update on pediatric atopic dermatitis and food allergies. *The Journal of Pediatrics, 167*(3), 752–756.

Nowak-Węgrzyn, A., Sampson, H. A., & Sicherer, S. H. (2020). Food allergy and adverse reactions to foods. I. In R. M. Kliegman, J. W. St. Geme, N. J. Blum, et al. (Eds.), *Nelson textbook of pediatrics* (21st ed.). Philadelphia: Elsevier.

Nowak-Węgrzyn, A. (2018). Investigational therapies for food allergy: Oral immunotherapy. In S. H. Sicherer, & E. TePass (Eds.), *UpToDate*.Retrieved from https://www.uptodate.com/contents/investigational-therapies-for-food-allergy-oral-immunotherapy.

Page, S. S., Weston, S., & Loh, R. (2016). Atopic dermatitis in children. *Australian Family Physician, 45*(5), 293–296.

Patton, C., Stiltner, D., Wright, K. B., et al. (2015). Do nurses provide a safe sleep environment for infants in the hospital setting? An integrative review. *Clinical Issues in Neonatal Care, 15*(1), 8–22.

Pawlak, R., Lester, S. E., & Babatunde, T. (2014). The prevalence of cobalamin deficiency among vegetarians assessed by serum vitamin B12: A review of the literature. *European Journal of Clinical Nutrition, 68*, 541–548.

Perry, M., Page, N., Manthey, D. E., et al. (2018). Scurvy: Dietary discretion in a developed country. *Clinical Practice and Cases in Emergency Medicine, 2*(2), 147–150.

Rechtman, L. R., Colvin, J. D., Blair, P. S., et al. (2014). Sofas and infant mortality. *Pediatrics, 134*(5), e1293–e1300.

Rocheleau, G. ,C., & Rocheleau, B. N. (2019). The mark of a food allergy label: School accommodation policy and bullying. *Journal of School Violence*. https://doi.org/10.1080/15388220.2019.1566072.

Romano, C., Hartman, C., Privitera, C., et al. (2015). Current topics in the diagnosis and management of the pediatric non organic feeding disorders (NOFEDs). *Clinical Nutrition, 34*(2), 195–200.

Sauer, K., Patten, E., Roberts, K., et al. (2018). Management of food allergies in schools. *Journal of Child Nutrition and Management, 42*(2), 1–9.

Savino, F., Ceratto, S., Poggi, E., et al. (2015). Preventive effects of oral probiotic on infantile colic: A prospective, randomized blinded, controlled trial using Lactobacillus reuteri DSM 17938. *Beneficial Microbes, 6*(3), 245–251.

Sirotnak, A. P., & Chiesa, A. (2016). Failure to thrive. In M. L. Windle, & C. Pataki (Eds.), *Pediatrics: Developmental and behavioral articles* Retrieved from http://emedicine.medscape.com/article/915575-overview.

Sung, V., D'Amico, F., Cabana, M. D., et al. (2018). *Lactobacillus reuteri* to treat infant colic: A meta-analysis. *Pediatrics, 141*(1), 1–12.

Talarico, V., Barreca, M., Galiano, R., et al. (2016). Vitamin D and risk for vitamin A intoxication in an 18-month-old boy. *Case Reports in Pediatrics, 2016* (article id 1395718), 1–3.

Togias, A., Cooper, S., Acebal, M. L., et al. (2017). *Addendum guidelines for the prevention of peanut allergy in the United States: Report of the NIAID-Sponsored Expert Panel.* Retrieved from https://www.niaid.nih.gov/sites/default/files/addendum-peanut-allergy-prevention-guidelines.pdf.

Trehan, I., & Manary, M. J. (2015). Management of severe acute malnutrition in low-income and middle-income countries. *Archives of Disease in Childhood, 100*(3), 283–287.

UNICEF. (2013). Position paper, ready-to-use therapeutic food for children with severe acute malnutrition. Retrieved from https://www.unicef.org/media/files/Position_Paper_Ready-to-use_therapeutic_food_for_children_with_severe_acute_malnutrition__June_2013.pdf.

US Department of Agriculture. (2016). *Economic Research Service: Definitions of food security*. Retrieved from https://www.ers.usda.gov/topics/food-nutrition-assistance/food-security-in-the-us/definitions-of-food-security.aspx.

van Wijk, R. M., van Vlimmeren, L. A., Groothuis-Oudshoorn, C. G., et al. (2014). Helmet therapy in infants with positional skull deformation: Randomized controlled trial. *BMJ (Clinical Research Ed.), 348*, g2741.

World Health Organization. (2016). *Guideline: Updates on HIV and infant feeding*. Retrieved from https://www.who.int/maternal_child_adolescent/documents/hiv-infant-feeding-2016/en/.

World Health Organization. (2017a). Length/height-for-age, weight-for-age, weight-for-length, weight-for-height and body mass index-for-age methods and development. Retrieved from http://www.who.int/childgrowth/standards/technical_report./en/.

World Health Organization. (2017b). *Management of severe acute malnutrition in infants and children*. Retrieved from http://www.who.int/elena/titles/full_recommendations/sam_management/en/.

Wozniak, L. J., Bechtold, H. M., Reyen, L. E., et al. (2015). Vitamin D deficiency in children with intestinal failure receiving home parenteral nutrition. Journal of Parenteral Enteral Nutrition, 39(4), 471–475.

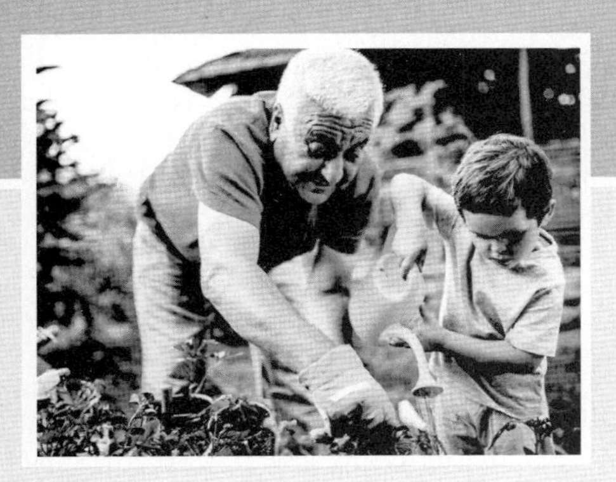

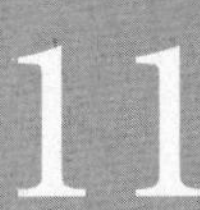

11 Promoção da Saúde do *Toddler* e Família

Elizabeth A. Duffy

CONCEITOS GERAIS

- Desenvolvimento
- Capacidade funcional
- Comunicação
- Nutrição
- Segurança

PROMOÇÃO DO CRESCIMENTO E DO DESENVOLVIMENTO IDEAIS

O termo em inglês *terrible twos* ou "a crise dos dois anos" costuma ser empregado para descrever crianças na faixa etária denominada como *toddler*,[1] ou criança de colo, de 12 a 36 meses. Crianças nessa faixa etária encontram-se em uma fase de intensa exploração do ambiente, à medida que tentam descobrir como as coisas funcionam; o que a palavra "não" significa; e o poder da birra, do negativismo e da obstinação. Sua forma de aprender sobre o mundo é "metendo-se nas coisas", especialmente nos relacionamentos. O domínio bem-sucedido das funções inerentes a essa faixa etária requer uma base sólida de confiança durante a infância e frequentemente faz-se necessária a orientação de outras pessoas, quando os pais e as crianças enfrentam as dificuldades advindas do controle esfincteriano, estabelecimento de limites e rivalidade entre irmãos. Enfermeiros que compreendem a dinâmica de crescimento e desenvolvimento de crianças na fase *toddler* podem ajudar as famílias a lidar de maneira eficaz com os marcos do desenvolvimento infantil próprios dessa idade.

DESENVOLVIMENTO BIOLÓGICO

Mudanças proporcionais

O crescimento físico desacelera consideravelmente durante essa fase, de 1 a 3 anos, da primeira infância. O ganho de peso, em média, é de 1,8 a 2,7 kg por ano. Em média, o peso aos 2 anos é de 12 kg. O peso ao nascer quadruplica até os 2 anos e meio. A taxa de aumento de estatura começa a estabilizar-se. O incremento usual é de 7,5 cm adicionais por ano e ocorre principalmente com o alongamento dos membros inferiores em relação ao tronco. Aos 2 anos, a estatura é, em média, de 86,6 cm. Em geral, a estatura do adulto é cerca de duas vezes a da criança de 2 anos. A medida exata da estatura e do peso durante os primeiros anos de vida deve revelar uma curva de crescimento estável, semelhante a degraus, em vez de linear (reta), característica do crescimento acelerado durante os primeiros anos da infância.

A taxa de aumento do perímetro cefálico diminui um pouco no fim da infância, e o perímetro cefálico costuma ser igual ao perímetro torácico em crianças entre 1 e 2 anos. O aumento total usual do perímetro cefálico durante o segundo ano é de 2,5 cm. Em seguida, a taxa de aumento desacelera até a idade de 5 anos, e o aumento é inferior a 1,25 cm por ano. A fontanela anterior fecha entre os 12 e 18 meses.

O perímetro torácico continua a aumentar e excede a perímetro cefálico durante a fase *toddler*. O formato do tórax também muda conforme o diâmetro transversal ou lateral ultrapassa o diâmetro anteroposterior. A partir do segundo ano de vida, o perímetro torácico ultrapassa o abdominal o que, aliado ao crescimento dos membros inferiores, faz com que a criança pareça mais alta e magra. No entanto, as crianças nessa faixa etária mantêm uma aparência baixa e "barriguda" por causa da musculatura abdominal menos desenvolvida e das pernas curtas. Os membros inferiores apresentam formato ligeiramente arqueado ou curvado durante o segundo ano devido ao peso do tronco relativamente grande.

Mudanças sensoriais

A acuidade visual de 20/40 é considerada aceitável para crianças na faixa etária *toddler*. A visão binocular completa é bem desenvolvida e qualquer evidência de estrabismo persistente requer atenção profissional o mais precocemente possível, para prevenir a ambliopia. A percepção de profundidade continua a se desenvolver, mas devido à falta de coordenação motora da criança, as quedas da própria altura continuam a ser um perigo constante.

[1]N.R.T.: O termo *toddler*, cuja tradução para o português designaria a criança de colo, tem sido cada vez mais empregado na área da pediatria para descrever a faixa etária de crianças de 12 a 36 meses de vida. No Brasil, abrange a transição de crianças das faixas etárias lactente e pré-escolar. A opção por separar crianças nessa faixa etária tem como justificativa a identificação e a atenção, com maior especificidade, das características do desenvolvimento infantil.

Os sentidos da audição, olfato, paladar e tato tornam-se cada vez mais desenvolvidos, coordenados entre si e associados a outras experiências. Todos os sentidos são usados para explorar o ambiente. As crianças dessa faixa etária inspecionam visualmente um objeto virando-o; provando, cheirando e tocando várias vezes antes de ficarem satisfeitos com a investigação. Elas o sacodem para ver se faz barulho e testam vigorosamente sua durabilidade.

Outro exemplo da função integrada dos sentidos é o desenvolvimento de preferências específicas de sabor e textura. Crianças dessa faixa etária apresentam uma probabilidade muito menor que os lactentes de experimentar novos alimentos devido à aparência, textura ou cheiro, não apenas ao sabor.

Maturação dos sistemas

A maioria dos sistemas fisiológicos está relativamente madura no fim da faixa etária *toddler*. No fim do primeiro ano, todas as células cerebrais estão presentes, mas continuam a aumentar de tamanho. A mielinização da medula espinal está quase completa aos 2 anos, em paralelo à conclusão da maioria das habilidades motoras grossas. O crescimento cerebral está 75% concluído ao fim de 2 anos.

O volume do sistema respiratório e o crescimento das estruturas associadas continuam a aumentar durante a faixa etária de 1 a 3 anos, reduzindo alguns dos fatores que predispõem a infecções frequentes e graves durante a infância. As estruturas do ouvido interno e da garganta continuam curtas e retas, e o tecido linfoide das amígdalas e adenoides continua a ampliar-se. Como resultado, são comuns casos de otite média, amigdalite e infecções do trato respiratório superior. As frequências respiratória e cardíaca diminuem e a pressão arterial aumenta. A ventilação continua a ser abdominal.

As funções do sistema digestivo estão razoavelmente completas no início da infância. A acidez do conteúdo gástrico continua a aumentar e tem função protetora, pois é capaz de destruir vários tipos de bactérias. A capacidade gástrica aumenta para permitir o esquema usual de três refeições por dia.

Uma das mudanças mais proeminentes do trato gastrintestinal é o controle voluntário da eliminação. Com a mielinização completa da medula espinal, o controle dos esfíncteres anal e uretral é gradualmente alcançado. A capacidade fisiológica de controlar os esfíncteres ocorre provavelmente em algum momento entre os 18 e 24 meses. A capacidade vesical também aumenta consideravelmente. Por volta dos 14 a 18 meses, as crianças podem reter a urina por até 2 horas ou mais.

Em condições de variação moderada de temperatura, a criança de 1 a 3 anos raramente tem as dificuldades dos lactentes para manter a temperatura corporal. Os capilares conseguem conservar a temperatura corporal central ao se contrair em resposta ao frio e dilatar em resposta ao calor.

Os mecanismos de defesa da pele e do sangue, particularmente a fagocitose, são muito mais eficientes na criança de 1 a 3 anos do que nos lactentes. A produção de anticorpos está bem estabelecida. No entanto, muitas crianças pequenas demonstram um aumento repentino de episódios gripais e infecções leves ao ingressar na creche ou na pré-escola, devido à sua exposição a novos patógenos.

O rápido crescimento na organização neurocomportamental contribui para maior regularidade dos ciclos de sono-vigília, para a diminuição do choro e da agitação inexplicável e para maior previsibilidade do humor. Alguns relevantes estímulos para o inicial desenvolvimento do cérebro incluem as várias formas de interação (falar, cantar e brincar) entre a criança e os cuidadores. Uma nutrição adequada; proteção contra toxinas ambientais, como chumbo, vários medicamentos e estresse; e a promoção de bons cuidados de saúde contribuem para o desenvolvimento cerebral saudável.

Desenvolvimento motor grosso e fino

A principal habilidade motora grossa durante a faixa etária entre 1 e 3 anos é o desenvolvimento da locomoção. Por volta dos 12 a 13 meses, as crianças andam sozinhas, usando uma postura ampla para conseguir equilíbrio extra, e por volta dos 18 meses, elas tentam correr, mas caem com facilidade. Aos 2 anos, as crianças podem subir e descer escadas e, aos 2 anos e meio, podem pular usando os dois pés, ficar em um pé só por 1 ou 2 segundos e dar alguns passos na ponta dos pés. No fim do segundo ano, elas conseguem se manter em um pé só, andar na ponta dos pés e subir escadas alternando a passada.

O desenvolvimento motor fino é evidenciado por uma destreza manual cada vez mais habilidosa. Por exemplo, aos 12 meses, as crianças são capazes de agarrar um objeto muito pequeno. Aos 15 meses, conseguem jogar uma uva passa em uma garrafa de gargalo estreito. Lançar ou arremessar objetos e recuperá-los tornam-se atividades quase obsessivas por volta dos 15 meses. Aos 18 meses, as crianças podem lançar uma bola com as mãos sem perder o equilíbrio. O domínio das habilidades motoras grossas e finas é evidente em todo tipo de atividade infantil, como brincar, vestir-se, compreensão da linguagem, resposta à disciplina, interação social e propensão a machucar-se. As atividades ocorrem menos isoladamente e mais com outras habilidades físicas e mentais, para produzir um resultado intencional. Por exemplo, quando a criança caminha para chegar a um novo local, solta um brinquedo para pegá-lo de volta ou para escolher um novo e rabisca para observar a imagem produzida. As possibilidades de exploração, investigação e manipulação do meio ambiente – e seus perigos – são intermináveis.

DESENVOLVIMENTO PSICOSSOCIAL

Crianças entre 1 e 3 anos enfrentam a necessidade de dominar várias tarefas importantes. Se a necessidade básica de confiança foi satisfeita, elas estão prontas para renunciar à dependência em prol de controle, independência e autonomia. Algumas das tarefas específicas a ser enfrentadas incluem:

- Diferenciação de si mesmo em relação aos outros, especialmente à mãe
- Tolerância à separação dos pais
- Capacidade de suportar a espera por uma recompensa
- Controle sobre as funções corporais
- Aquisição de comportamento socialmente aceitável
- Domínio de formas verbais de comunicação
- Capacidade de interagir com outras pessoas de maneira menos egocêntrica.

O domínio desses objetivos só começa no fim da lactância e entre 1 e 3 anos; habilidades como o desenvolvimento de relações interpessoais com outras pessoas podem não estar completas até a adolescência. No entanto, os fundamentos para a conclusão bem-sucedida dessas habilidades de desenvolvimento são consolidados durante esses primeiros anos de formação.

Desenvolvimento do senso de autonomia (Erikson)

De acordo com Erikson (1963), a principal tarefa de desenvolvimento de crianças entre 12 e 36 meses de vida é a aquisição do senso de autonomia, ao mesmo tempo em que precisam superar um senso de dúvida e vergonha. À medida que a criança ganha confiança na previsibilidade e confiabilidade em relação aos seus pais, ao ambiente e às interações com outras pessoas, ela começa a descobrir que seu comportamento lhe pertence e que afeta os outros de maneira previsível e confiável. Embora estejam cientes de sua vontade e controle sobre os outros, elas são confrontadas com o conflito de ter que exercer autonomia e renunciar à tão apreciada dependência de outros. Exercer sua vontade tem consequências negativas definidas, ao passo que manter um comportamento dependente e submisso geralmente é recompensado com afeto e aprovação. Por outro lado, a dependência contínua cria uma sensação de dúvida quanto à sua capacidade potencial de controlar suas ações. Essa dúvida é agravada por um sentimento de vergonha por esse desejo de se revoltar contra a vontade dos outros e um medo de que excedam sua própria capacidade de manipular o meio ambiente. O monitoramento habilidoso e o controle equilibrado dos pais permitem uma proporção crescente de sucessos reais e o surgimento de autonomia.

Assim como os lactentes têm as funções sociais de agarrar e morder, crianças de 1 a 3 anos têm a função recém-adquirida de segurar e soltar, que são evidentes na maneira como a criança usa as mãos, a boca, os olhos e, eventualmente, os esfíncteres, quando o treinamento para ir ao banheiro é iniciado. As crianças expressam constantemente essas funções sociais em atividades lúdicas, como arremessar objetos; retirar objetos de caixas, gavetas ou armários; segurar com mais força quando alguém diz: "Não; não mexe"; e recusar-se a comer certos alimentos à medida que as preferências de sabor se tornam mais fortes.

Várias características, especialmente o **negativismo** e o **ritualismo**, são típicas dessa faixa etária na busca da criança por autonomia. À medida que as crianças tentam expressar sua vontade, muitas vezes agem com negativismo, dando uma resposta negativa aos pedidos. As palavras "não" ou "eu faço" podem ser seu único vocabulário. As emoções são fortemente expressas nessa idade, geralmente com rápidas mudanças de humor. Em um minuto, a criança pode estar absorta em uma atividade e, no minuto seguinte, pode estar com raiva porque não consegue manipular um brinquedo ou abrir uma porta. Se repreendidas por algo errado, elas podem fazer birra e quase instantaneamente puxar as pernas dos pais para serem pegas no colo e confortadas. Compreender e lidar com essas mudanças rápidas costuma ser difícil para os pais. Muitos pais acham o negativismo exasperante e, em vez de lidar construtivamente, cedem a ele, o que ameaça ainda mais a procura da criança por métodos aceitáveis na aprendizagem da interação com os outros (ver seções sobre *Episódios de birra* e *Negativismo* mais adiante neste capítulo).

Ao contrário do negativismo, que frequentemente causa perturbações, o ritualismo, quer dizer, a necessidade de manter o ambiente estável e confiável, proporciona uma sensação de conforto. As crianças são capazes de se aventurar com segurança quando sabem que ainda existem pessoas, lugares e rotinas familiares. É fácil entender por que qualquer mudança na rotina diária representa tamanha ameaça para essas crianças. Sem rituais de conforto, elas têm poucas oportunidades de exercer autonomia. Consequentemente, mantém-se a dependência e ocorre uma regressão (ver seção *Regressão* posteriormente neste capítulo).

Erikson concentra seus estudos dessa fase de desenvolvimento psicossocial na construção do **ego**, que pode ser considerado como a razão ou o bom senso. A criança luta para lidar com os impulsos do **id**, para tolerar a frustração e aprender maneiras socialmente aceitáveis de interagir com o ambiente. O ego torna-se evidente à medida que a criança desenvolve a capacidade de tolerar a espera por recompensa.

Toddlers também começam a ter um **superego** rudimentar, ou consciência, que é a incorporação da moral social e o processo de aculturação. Com o desenvolvimento do ego, as crianças diferenciam-se ainda mais umas das outras e expandem o senso de autoconfiança. Mas, à medida que começam a desenvolver a consciência de sua própria vontade e de sua capacidade de realização, também se tornam conscientes da possibilidade de fracassar. Essa consciência onipresente do potencial fracasso cria dúvidas e vergonha. O domínio da tarefa de autonomia exige oportunidades de exercício do autodomínio, ao mesmo tempo em que se resiste à frustração do estabelecimento de limites necessários e do adiamento da recompensa. As oportunidades para o desenvolvimento do autodomínio estão presentes em atividades lúdicas adequadas, treinamento de toalete, crise de rivalidade entre irmãos e interações bem-sucedidas com outras pessoas significativas.

DESENVOLVIMENTO COGNITIVO: FASE SENSORIMOTORA E FASE PRÉ-OPERACIONAL (PIAGET)

O período entre 12 e 24 meses de vida é uma continuação dos dois estágios finais da fase sensorimotora. Durante esse período, os processos cognitivos desenvolvem-se rapidamente e muitas vezes parecem semelhantes aos do pensamento maduro. No entanto, as habilidades de raciocínio ainda são primitivas e precisam ser compreendidas para que seja possível lidar de modo eficiente com os comportamentos típicos de uma criança dessa idade.

No quinto estágio da fase sensorimotora, o das **reações circulares terciárias** (13 a 18 meses), a criança utiliza a experimentação ativa para alcançar objetivos antes inatingíveis. As habilidades físicas recém-adquiridas são cada vez mais importantes para a função que desempenham, não pelos atos em si. A criança incorpora as já aprendidas reações circulares secundárias a novas habilidades e aplica o conhecimento combinado a novas situações, com ênfase nos resultados da experimentação. Desse modo, tem início o julgamento racional e o raciocínio intelectual. Durante esse estágio, a criança diferencia ainda mais o eu dos objetos. Isso vai tornando-se evidente na capacidade crescente de a criança aventurar-se para longe de seus pais e tolerar períodos mais longos de separação.

A consciência de uma **relação causal** entre dois eventos torna-se aparente. Depois de acionar um interruptor de luz, a criança percebe que ocorre uma resposta recíproca. No entanto, não é capaz de transferir esse conhecimento para novas situações. Por isso, toda vez que virem o que parece ser um interruptor de luz, elas precisam investigar novamente sua função. Esse comportamento demonstra o início da categorização de dados em classes e subclasses distintas. Ocorrem muitos exemplos desse tipo de comportamento em que a criança explora continuamente o mesmo objeto cada vez que ele aparece em um novo lugar.

Como o sistema de classificação de objetos ainda é básico, a aparência de um objeto indica sua função. Por exemplo, se os brinquedos da criança são armazenados em uma sacola de papel ou em um caixa grande, a criança não percebe a diferença entre o recipiente do brinquedo e a lata de lixo ou o cesto de roupa suja. Se for permitido virar no chão o conteúdo da caixa de brinquedos, a criança rapidamente fará o mesmo com outros recipientes semelhantes porque, na mente dela, não existe diferença. Portanto, é inapropriado esperar que a criança nessa faixa etária consiga diferenciar entre recipientes que podem ser explorados e aqueles que são proibidos. Em vez disso, o objeto proibido, como a lata de lixo, deve ser colocado fora de alcance. Essa atitude tem implicações significativas sobre a prevenção de acidentes e a ingesta acidental de produtos nocivos.

A descoberta dos objetos como tal conduz à conscientização sobre as **relações espaciais**. As crianças são capazes de reconhecer diferentes formas e suas relações umas com as outras. Por exemplo, conseguem brincar com brinquedos de encaixe (aninhamento, ou encaixe de formas menores dentro de formas maiores) e colocar um objeto redondo em um buraco mesmo que a borda esteja virada, de cabeça para baixo ou invertida. As crianças também têm consciência do espaço e da relação de seus corpos com as dimensões, como a altura. Elas vão se esticar, subir em uma escada baixa ou banquinho e puxar uma corda para conseguir alcançar um objeto.

A **permanência do objeto** também avançou. Embora ainda não consigam encontrar um objeto que foi escondido e não é mais visível ou que foi deslocado de debaixo de um travesseiro para outro sem que elas percebam, as crianças tornam-se cada vez mais conscientes da existência de objetos atrás de portas fechadas, gavetas e sob as mesas. Os pais geralmente estão perfeitamente cientes dessa conquista de desenvolvimento e consideram os lugares altos e os armários trancados os únicos lugares inacessíveis para crianças nessa faixa etária.

De 19 a 24 meses, a criança está no estágio final da fase sensorimotora, na fase de invenção de novos significados por meio de combinações mentais. Esse estágio completa os processos mentais mais primitivos e autistas da infância e prepara o caminho para as operações mentais mais complexas, que ocorrem durante a fase de pensamento pré-operacional. Uma das conquistas mais importantes desse estágio situa-se na área de permanência dos objetos. Nessa idade, a criança passa a procurar ativamente pelo objeto nos diversos esconderijos potenciais. Além disso, elas podem inferir uma causa simplesmente experimentando o efeito. Elas são capazes de inferir que o objeto pode estar escondido em qualquer lugar, mesmo que conhecessem apenas o esconderijo original.

A imitação demonstra um significado e uma compreensão mais profundos. Ocorre maior simbolização na imitação. As crianças têm plena consciência das ações dos outros e tentam copiá-las em gestos e palavras. O **mimetismo doméstico** (imitação de atividades domésticas) e a imitação de comportamentos associados ao papel sexual tornam-se cada vez mais comuns nesse período e durante o segundo ano de vida. A identificação com o genitor do mesmo sexo torna-se aparente no segundo ano e representa a capacidade intelectual da criança de diferenciar os vários modelos de comportamento e imitá-los apropriadamente (Figura 11.1).

O conceito temporal ainda é embrionário, embora as crianças tenham certo senso de tempo em termos de antecipação, memória e uma capacidade limitada de espera. Elas são capazes de ouvir: "Só um minuto" e comportar-se de maneira adequada. No entanto, seu senso de tempo é exagerado – 1 minuto pode parecer uma hora. A capacidade limitada de atenção das crianças nessa faixa etária também indica seu senso de imediatismo e a preocupação com o presente.

Fase pré-operacional (Piaget)

Por volta dos 2 anos, as crianças entram na fase pré-conceitual do desenvolvimento cognitivo, que dura até cerca dos 4 anos. A fase pré-conceitual é uma subdivisão da fase pré-operacional, que abrange as idades de 2 a 7 anos. A fase pré-conceitual é essencialmente uma fase de transição que faz a ponte entre o comportamento puramente autogratificante da infância e o comportamento socializado rudimentar latente. O **pensamento pré-operacional** implica que as crianças não são capazes de pensar em termos operacionais – a capacidade de manipular objetos em relação uns aos outros de maneira lógica. Em vez disso, as crianças pensam principalmente com base em sua percepção de um evento. A resolução de problemas é baseada no que elas veem ou ouvem diretamente, não no que lembram sobre objetos e eventos (Boxe 11.1).

No segundo ano, a criança usa cada vez mais a linguagem simbólica e preocupa-se com o "porquê" e o "como" das coisas. Por exemplo, um lápis é "algo para escrever" e comida é "algo para comer". No entanto, esse **simbolismo mental** está intimamente associado ao raciocínio pré-lógico. Por exemplo, uma agulha é "algo que machuca". Essas experiências dolorosas assumem um novo significado porque a memória está associada ao evento específico e é provável que se desenvolvam medos, como resistência a pessoas que usam uniformes ou quartos que parecem o consultório do médico. Devido à vulnerabilidade desses primeiros anos, é fundamental preparar as crianças para qualquer nova experiência, seja uma nova babá ou uma ida ao dentista.

DESENVOLVIMENTO ESPIRITUAL

O desenvolvimento espiritual em crianças é frequentemente discutido em termos do nível de desenvolvimento da criança, porque a evolução da espiritualidade muitas vezes é paralela ao desenvolvimento cognitivo (Lima, Nascimento, Carvalho et al., 2013). A família e o ambiente influenciam fortemente a percepção da criança sobre o mundo ao seu redor, e isso muitas vezes inclui a espiritualidade. Além disso, os valores familiares, crenças, costumes e expressões influenciam a percepção da criança em relação à sua espiritualidade (Lima et al., 2013). Neuman (2011) propõe que os estágios da fé de Fowler (1981) sejam usados para compreender melhor as crianças e a espiritualidade; a autora apresenta uma excelente visão geral dos estágios da fé na infância. A relação entre espiritualidade, doença na infância e cuidados de enfermagem tem sido estudada no contexto do sofrimento, doenças terminais como o câncer e cuidados paliativos. Na última década, houve aumento no interesse e no foco sobre o cuidado espiritual em adultos e crianças pelo avanço na compreensão da influência da espiritualidade sobre a saúde, a doença e o bem-estar.

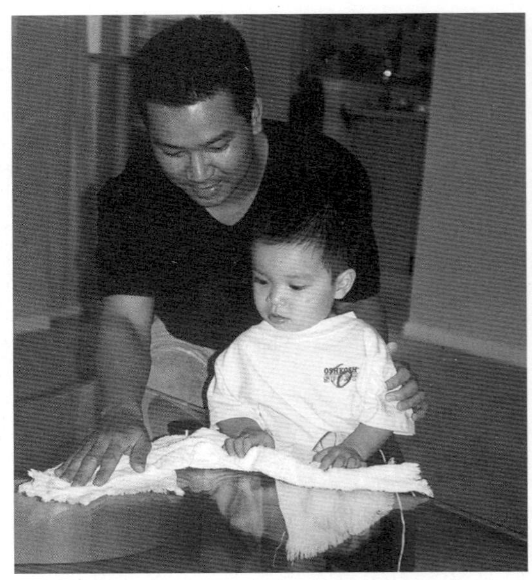

Figura 11.1 O mimetismo doméstico é comum na primeira infância.

As crianças aprendem sobre Deus por meio de palavras e ações das pessoas mais próximas. Elas têm apenas uma vaga ideia de Deus e dos ensinamentos religiosos devido à imaturidade de seus processos cognitivos; entretanto, se falarmos de Deus com reverência, as crianças pequenas o associam a algo especial. Nesse período, a atribuição de símbolos e imagens religiosas poderosas é fortemente influenciada pela maneira como esses símbolos e imagens são apresentados, geralmente na forma de rituais, jogos e canções (Lima et al., 2013). As crianças estão na fase intuitivo-projetiva da construção da fé de Fowler (1981), em que grande parte do pensamento é baseado em fantasia e é bastante fluido em relação tanto à realidade quanto à fantasia. Deus pode ser descrito pela criança como uma presença, que está em torno de nós como o ar, devido à fluidez na separação entre fantasia e realidade (Neuman, 2011).

As crianças de 1 a 3 anos começam a assimilar comportamentos associados ao divino (juntar as mãos em oração). Rotinas, como preces antes das refeições ou na hora de dormir podem ser importantes e reconfortantes. Como as crianças tendem a encontrar consolo no comportamento e nas rotinas ritualísticas, elas incorporam rotinas associadas às práticas religiosas em seus padrões de comportamento, sem compreender todas as implicações dos rituais até mais tarde. Perto do fim do período de 36 meses, quando as crianças usam o pensamento pré-operacional, há algum avanço em sua compreensão sobre Deus. Os ensinamentos religiosos, como recompensa ou medo da punição (céu ou inferno) e desenvolvimento moral (ver Capítulo 3), podem influenciar seu comportamento.

DESENVOLVIMENTO DA IMAGEM CORPORAL

Na infância, o desenvolvimento da imagem corporal é muito semelhante ao desenvolvimento cognitivo. Com o aumento da habilidade

Boxe 11.1 Características do pensamento pré-operacional.

Egocentrismo: incapacidade de imaginar situações a partir de perspectivas diferentes da sua.

Exemplo: se uma pessoa está posicionada entre uma criança de 12 a 36 meses e outra criança, a primeira (que está de frente para a pessoa) explicará que as duas crianças podem ver o rosto da pessoa do meio. A criança pequena é incapaz de perceber que a outra criança enxerga a pessoa do meio de uma perspectiva diferente, pelas costas.

Implicação: evite sermões sobre "por que" algo está errado, se isso requer uma compreensão dos sentimentos ou opinião de outra pessoa. Dizer a uma criança para parar de bater porque bater machuca a outra pessoa geralmente é ineficaz porque, para o agressor, é bom bater em outra pessoa. Em vez disso, enfatize que não é permitido bater.

Raciocínio transdutivo: raciocínio do particular para o particular.

Exemplo: a criança recusa-se a comer um alimento porque alguma coisa que experimentou anteriormente não tinha um gosto bom.

Implicação: aceite o raciocínio da criança; ofereça o alimento recusado em outro momento.

Organização global: pensar que mudar qualquer parte do todo muda o todo por inteiro.

Exemplo: a criança recusa-se a dormir em seu quarto porque a localização da cama mudou.

Implicação: aceite o raciocínio da criança; use a mesma posição da cama ou introduza a mudança lentamente.

Centralização: focalizar um aspecto em vez de considerar todas as alternativas possíveis.

Exemplo: a criança recusa-se a comer um alimento por causa da cor, embora seu sabor e cheiro sejam aceitáveis.

Implicação: aceite o raciocínio da criança.

Animismo: atribuição de qualidades de seres vivos a objetos inanimados.

Exemplo: a criança repreende a escada por fazê-la cair.

Implicação: junte-se à criança na "bronca". Mantenha objetos ameaçadores fora de vista.

Irreversibilidade: incapacidade de desfazer ou reverter as ações iniciadas fisicamente.

Exemplo: quando instruída a parar de fazer algo (como falar), a criança é incapaz de pensar em uma atividade positiva.

Implicação: dê as ordens ou instruções de maneira positiva (p. ex., "Fique quieto").

Pensamento mágico: acreditar que os pensamentos são onipotentes e podem provocar eventos.

Exemplos: a criança deseja que alguém morra; então, se a pessoa morre, ela se sente culpada por causa do pensamento "ruim" que fez a morte acontecer. Chamar as crianças de "más" porque fizeram algo errado faz com que se sintam más.

Implicação: esclareça que os pensamentos não têm poder para fazer as coisas acontecerem e que a criança não é responsável

- Use mensagens começando com "eu" em vez de "você" para comunicar pensamentos, sentimentos, expectativas ou crenças, sem impor culpa ou crítica. Enfatize que a atitude é ruim, não a criança.

Não conservação: incapacidade de compreender a ideia de que uma massa pode ser alterada em tamanho, forma, volume ou comprimento sem perder ou adicionar à massa original (em vez disso, as crianças julgam o que veem pelas pistas perceptivas imediatas que lhes são oferecidas).

Exemplo: se duas linhas de igual comprimento são apresentadas de forma que uma pareça mais longa que a outra, a criança dirá que uma linha é mais longa, mesmo que ela meça as linhas com uma régua e descubra que as duas têm o mesmo comprimento.

Implicação: troque a pista perceptivamente mais óbvia para reorientar a visão da criança sobre o que está sendo observado

- Dê o remédio em um copo pequeno em vez de um copo grande, porque a criança vai imaginar que o copo grande contém mais líquido. Se a criança recusar o remédio no copo pequeno, despeje-o em um copo grande porque o líquido parecerá ser menor em um recipiente alto e largo
- Dê um biscoito grande e achatado em vez de um biscoito grosso e pequeno ou faça o contrário com carne ou queijo; a criança geralmente comerá um pedaço maior de comida favorita e um pedaço menor de um alimento menos preferido.

motora, as crianças reconhecem a utilidade das partes do corpo e gradualmente aprendem seus respectivos nomes. Elas também aprendem que certas partes do corpo têm vários significados; por exemplo, durante o treinamento para usar o banheiro, a genitália torna-se significativa e a limpeza é enfatizada. Aos 2 anos, as crianças reconhecem as diferenças de gênero e referem-se a si mesmas pelo nome e depois pelo pronome.

A identidade de gênero é desenvolvida por volta dos 3 anos. Também nesse período, as crianças começam a se lembrar dos eventos com referência ao seu significado pessoal, formando uma memória autobiográfica que ajuda a estabelecer uma identidade contínua ao longo dos eventos da vida.

Uma vez iniciada a fase de pensamento pré-operacional, as crianças são capazes de usar símbolos para representar objetos, mas seu raciocínio pode resultar em imprecisões. Por exemplo, se uma mulher grávida for chamada de "gorda", elas descreverão todas as mulheres obesas como gestantes. Elas começam a reconhecer palavras que são usadas para descrever a aparência física, como "linda", "bonito" ou "garotão". Essas expressões acabam influenciando a maneira como as crianças enxergam o próprio corpo.

É evidente que a integridade corporal é mal compreendida e que as experiências intrusivas são ameaçadoras. Por exemplo, crianças de 12 a 36 meses resistem fortemente a procedimentos como exames do ouvido ou da boca e medida da temperatura axilar. O procedimento em si (p. ex., verificação dos sinais vitais) não machuca a criança, mas representa uma intrusão do seu espaço pessoal, o que provoca uma forte reação. Crianças na faixa etária *toddler* também têm pouca clareza sobre os limites corporais e podem associar partes inviáveis, como fezes, com partes essenciais do corpo. Isso pode ser observado quando uma criança fica chateada por dar descarga e ver as fezes desaparecerem.

Os enfermeiros podem ajudar os pais a promover uma imagem corporal positiva em seus filhos, encorajando-os a evitar rótulos negativos, como "braços finos" ou "pernas gordinhas"; essas autopercepções são internalizadas e podem durar a vida toda. Partes do corpo, especialmente aquelas relacionadas com a excreção e com a reprodução, devem ser chamadas por seus nomes corretos. O respeito pelo corpo deve ser praticado.

DESENVOLVIMENTO DA IDENTIDADE DE GÊNERO

Do mesmo modo que as crianças exploram o ambiente, também exploram seus corpos e descobrem que tocar certas partes é prazeroso. As carícias genitais (masturbação) podem ocorrer e envolvem estimulação manual, bem como movimentos posturais (especialmente em meninas), como apertar as coxas ou pressionar a região púbica ou suprapúbica. Outras demonstrações de atividades prazerosas incluem bambolear, balançar e abraçar pessoas e brinquedos. A reação dos pais a esse tipo de comportamento tem influência sobre as atitudes da própria criança e devem manifestar aceitação, mais do que críticas. Se esses atos forem praticados em público, os pais não devem pedir desculpas ou chamar a atenção para o comportamento, mas devem ensinar à criança que a prática é mais aceitável em um ambiente privado.

Crianças dessa faixa etária estão aprendendo o vocabulário associado à anatomia, excreção e reprodução. Certas associações entre palavras e funções tornam-se significativas e podem influenciar futuramente as atitudes sexuais. Por exemplo, se os pais se referem à genitália como suja, especialmente no contexto de excreção, essa associação entre "genitália" e "sujeira" pode ser posteriormente transferida para as funções sexuais. As diferenças entre os papéis sexuais tornam-se óbvias para as crianças e são evidentes em muitas brincadeiras de imitação. Embora estudos recentes demonstrem que a exposição pré-natal à testosterona influencia fortemente a identidade de gênero do indivíduo, os estudiosos também indicam que existem períodos sensíveis (p. ex., a puberdade) que também podem influenciar o desenvolvimento da identidade de gênero (Hines, Constantinescu, Spencer, 2015; Stortelder, 2014). O senso de masculinidade ou feminilidade, ou a **identidade de gênero**, começa aos 24 meses, quando as crianças são capazes de identificar seu próprio gênero e o de outras pessoas (Steensma, Kreukels, de Vries et al., 2013). As atitudes iniciais constroem-se a partir de comportamentos afetuosos entre adultos, a partir da observação dos próprios pais e de outras atividades íntimas ou sensuais dos adultos (ver também Capítulos 12 e 14, seção *Educação sexual*). A qualidade das relações com os pais é importante para capacitar a criança para relacionamentos sexuais e emocionais futuros.

DESENVOLVIMENTO SOCIAL

Uma das principais tarefas do período entre 12 e 36 meses de vida é a diferenciação entre o eu e outras pessoas significativas, geralmente a mãe. O processo de diferenciação consiste em duas fases: a **separação**, na qual a criança começa a se libertar da fusão simbiótica com a mãe; e a **individuação**, que são as conquistas que marcam a expressão das características individuais de cada criança sobre o meio ambiente. Embora o processo tenha início durante a última metade da infância, as maiores conquistas ocorrem durante a faixa etária *toddler*.

Crianças dessa faixa etária têm maior compreensão e consciência sobre a permanência do objeto e capacidade limitada para suportar a recompensa tardia e tolerar frustração moderada. Como consequência, essas crianças reagem a pessoas estranhas de uma maneira diferente da dos lactentes. O surgimento de pessoas desconhecidas não representa uma ameaça tão grande ao seu apego à mãe. As crianças aprendem com a experiência que os pais existem, mesmo quando estão fisicamente ausentes. A repetição dos eventos, como ir para a cama sem os pais, mas acordar para encontrá-los novamente, reforça a confiabilidade dessas separações breves. Consequentemente, crianças entre 12 e 36 meses de vida conseguem se aventurar para longe dos pais por breves períodos, pela segurança de saber que eles estarão presentes quando retornarem. A reafirmação verbal e visual dos pais gradualmente substitui parte da necessidade anterior de estar fisicamente perto para obtenção de conforto.

A fase de separação-individuação da criança envolve o fenômeno da **reaproximação**; conforme a criança separa-se da mãe e começa a dar sentido às experiências no ambiente, ela é atraída de volta à mãe para obter ajuda na identificação do significado das experiências (Zimmer-Gembeck, Webb, Thomas et al., 2015). Em termos de desenvolvimento, reaproximação significa que a criança se afasta e retorna para se tranquilizar. Se a resposta da mãe for inadequada, a criança pode sentir-se insegura e confusa.

Objetos de transição, como um cobertor ou brinquedo favorito, fornecem segurança para as crianças, principalmente quando estão separadas dos pais, lidando com um novo tipo de estresse, ou apenas cansadas (Figura 11.2). Os objetos de segurança muitas vezes tornam-se tão importantes para as crianças que elas se recusam a deixar que os levem embora. Esse comportamento é normal; não há necessidade de desencorajar essa tendência. Durante as separações, como creche, hospitalização ou mesmo pernoite com um parente, os objetos de transição devem ser oferecidos para minimizar a sensação de medo ou solidão.

Aprender a tolerar e dominar breves períodos de separação são tarefas importantes de desenvolvimento para crianças nessa faixa etária. Além disso, é um componente parental necessário, pois breves períodos de separação permitem que os pais restaurem a energia e a paciência e minimizem o direcionamento de suas irritações e frustrações para os filhos.

Desenvolvimento da linguagem

A característica mais marcante do desenvolvimento da linguagem durante a primeira infância é o nível crescente de compreensão. Embora o número de palavras adquiridas – de cerca de 4 com 1 ano a aproximadamente 300 com 2 anos – seja notável, a capacidade de compreender a fala é muito maior do que o número de palavras que a criança consegue pronunciar. Crianças bilíngues conseguem alcançar os primeiros marcos linguísticos simultaneamente em cada uma das línguas e produzir um número substancial de palavras semanticamente correspondentes em cada uma delas, desde suas primeiras palavras ou sinais (Estes & Hay, 2015).

Com 1 ano, as crianças usam frases de uma palavra ou holofrases. A palavra "alto" pode significar "me pega no colo" ou "olha lá em cima". Para a criança, uma única palavra transmite o significado de uma frase, mas para os outros, pode significar muitas coisas ou

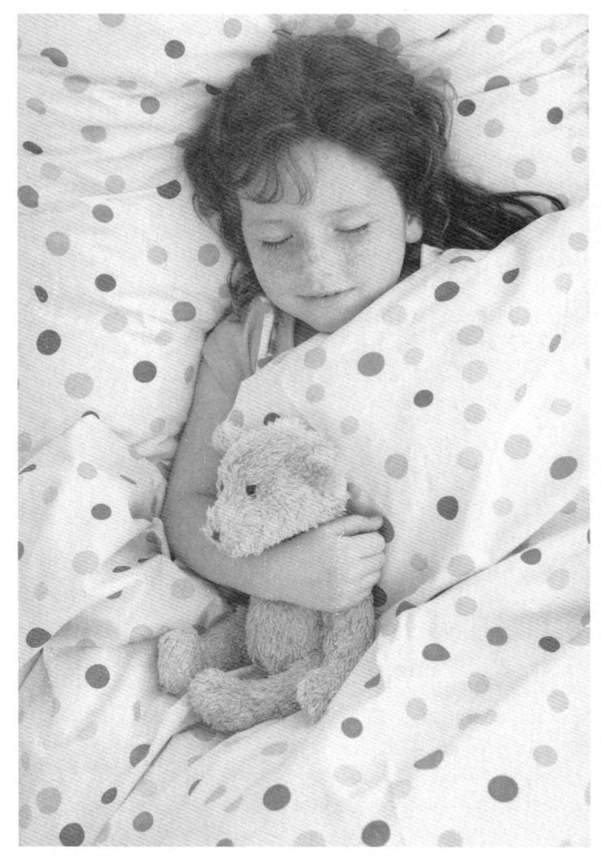

Figura 11.2 Objetos de transição, como um bichinho de pelúcia fofo e felpudo, são fontes de segurança para a criança de 1 a 3 anos. (© 2011 Photos.com, uma divisão da Getty Images. Todos os direitos reservados.)

nada. Nessa idade, cerca de 25% das vocalizações são inteligíveis. Aos 2 anos, as crianças usam frases com várias palavras, juntando duas ou três palavras, como as frases "mamãe vai, tchau" ou "acabou tudo", e aproximadamente 65% da fala é compreensível. Aos 3 anos, a criança junta as palavras em frases simples, começa a dominar as regras gramaticais, sabe sua idade e sexo e consegue contar três objetos corretamente (Feigelman, 2016). Durante esse período o hábito de ler livros com a criança oferece o cenário ideal para um maior desenvolvimento da linguagem. O desenvolvimento da linguagem entre os lactentes e *toddlers* é positivamente afetado pelas conversas adulto-criança, incluindo leitura, narração de histórias e comunicação interativa adulto-criança. Devido à imaturidade de suas habilidades simbólicas, de memória e de atenção, lactentes e *toddlers* não conseguem aprender por meio de mídias digitais tradicionais do mesmo modo que o fazem nas interações com os cuidadores, e têm dificuldade em transferir esse conhecimento para sua experiência tridimensional (Barr, 2013). Têm surgido evidências que mostram que, aos 24 meses, as crianças conseguem aprender palavras em bate-papos por vídeo ao vivo com um adulto responsivo ou por meio de uma interface *touchscreen* interativa que orienta a escolha de respostas relevantes (Kirkorian, Choi, & Pempek, 2016; Roseberry, Hirsh-Pasek, & Golinkoff, 2014). O Conselho de Comunicação e Mídia (2016) da American Academy of Pediatrics desencoraja o uso de mídias visuais além do *videochat* para crianças menores de 18 meses. No entanto, crianças de 18 a 24 meses podem ser apresentadas a mídias digitais que apresentem programas ou aplicativos de alta qualidade, mas devem ser assistidos juntos por pais e filhos. É desaconselhável permitir que a criança faça uso dessas mídias sem acompanhamento.

Além disso, os programas educacionais não demostraram aumentar as habilidades cognitivas de crianças pequenas.

Os gestos precedem ou acompanham cada um dos marcos da linguagem até 30 meses (colocar o telefone no ouvido, apontar). Depois de um desenvolvimento adequado da linguagem, os gestos são eliminados e o ritmo de aprendizado de palavras aumenta.

Comportamento pessoal-social

Um dos aspectos mais dramáticos do desenvolvimento da criança de 1 a 3 anos é a interação pessoal-social. Os comportamentos pessoais-sociais ficam evidentes em situações como vestir-se alimentar-se, brincar e ter autocontrole. Os pais frequentemente se perguntam por que seu filho controlável, dócil e adorável transformou-se em um pequeno tirano determinado, obstinado e instável. Além disso, a tirania própria dos 2 anos terríveis pode desaparecer rápida e imprevisivelmente e a criança volta a ser aquela criatura adorável. Tudo isso faz parte do crescimento normal, à medida que as crianças adquirem uma consciência mais sofisticada de que os sentimentos e desejos dos outros podem ser diferentes dos seus. Por meio de interações com os cuidadores, as crianças podem explorar essas diferenças e suas consequências.

Crianças na faixa etária *toddler* estão desenvolvendo habilidades de independência, que se tornam evidentes em todas as áreas de comportamento. Aos 15 meses, as crianças se alimentam sozinhas, bebem de um copo coberto com facilidade e conseguem manejar uma colher, embora derrame bastante. Aos 2 anos, já usam bem a colher e aos 3 anos, o garfo. Entre 2 e 3 anos, elas comem com a família e gostam de ajudar nas tarefas, como arrumar a mesa ou tirar a louça da lava-louças, mas não têm modos à mesa e podem ter dificuldade para permanecer sentada durante toda a refeição.

As crianças também demonstram independência na hora de se vestir. A criança de 15 meses ajuda estendendo os braços ou pés para vestir e tiram os sapatos e as meias. A criança de 18 meses tira as luvas, ajuda a vestir a camiseta e pode conseguir abrir o zíper. Por volta dos 2 anos, as crianças conseguem tirar a maioria das peças de roupa e colocam meias, sapatos e calças, sem se preocupar com aspectos como direita e esquerda ou frente e verso. Ainda precisam de ajuda para fechar as roupas.

As crianças dessa faixa etária também começam a preocupar-se com os sentimentos dos outros e a desenvolver uma compreensão sobre como as expectativas dos adultos em relação ao comportamento aplicam-se a situações específicas (p. ex., fazer o irmão chorar por causa de uma brincadeira bruta). À medida que aumentam sua compreensão, também desenvolvem controle. A disciplina apropriada à idade contribui para o desenvolvimento social e emocional saudável. O reforço positivo e o redirecionamento às limitações de tempo são apropriados para a maioria das crianças. Problemas sociais e emocionais podem se desenvolver nas crianças mais novas. A triagem e a intervenção precoces promovem resultados mais positivos à medida que a criança cresce e desenvolve-se.

Brincadeiras

Brincar aprimora o desenvolvimento físico e psicossocial das crianças. A interação com as pessoas torna-se cada vez mais importante. Os jogos solitários da infância evoluem para a **brincadeira em paralelo**; as crianças brincam ao lado de outras, mas não com elas. Embora o jogo sensorimotor ainda seja proeminente, há muito menos ênfase no uso exclusivo de uma modalidade sensorial. A criança inspeciona os brinquedos, conversa com eles, testa sua resistência e durabilidade e inventa vários usos para eles.

A imitação é uma das características mais peculiares do brincar e enriquece a oportunidade de a criança envolver-se na fantasia. Com menor ênfase em brinquedos estereotipados de gênero, objetos lúdicos como bonecas, carrinhos, casinhas de bonecas, pratos, utensílios de cozinha, móveis infantis, caminhões e peças de roupa são adequados para ambos os sexos (Figura 11.3); no entanto, os meninos podem demonstrar maior interesse do que as meninas em atividades relacionadas com caminhões, reboques, bonecos de ação e blocos de construção; as meninas podem preferir atividades relacionadas com bonecas.

O aprimoramento das habilidades de locomoção torna os brinquedos de puxar-empurrar, caminhões ou bicicletas, um pequeno *playground* com escorregador, bolas de vários tamanhos e brinquedos de montar apropriados para crianças cheias de energia. Pintura com os dedos, giz de cera grosso, giz, quadro-negro, papel e quebra-cabeças com peças grandes e simples auxiliam no desenvolvimento de habilidades motoras finas. Blocos de vários tamanhos e formas

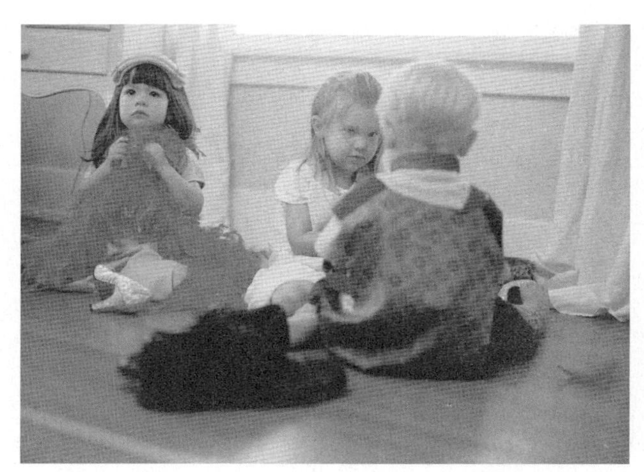

Figura 11.3 As crianças pequenas gostam de brincar com roupas. ()

(mas grandes o suficiente para evitar aspirações) proporcionam horas de diversão e, durante os anos posteriores, são objetos úteis para brincadeiras criativas e imaginativas. O brinquedo mais educativo é aquele que promove a interação de um adulto com uma criança em um jogo de apoio incondicional. Os pais e outros cuidadores devem ser incentivados a permitir que as crianças brinquem com diversos brinquedos que estimulam o pensamento criativo (como blocos, bonecas e argila), em vez de brinquedos passivos que a criança observa (movidos à bateria ou mecânicos). As brincadeiras ativas devem ser encorajadas, em substituição do uso de computador ou *videogame*. Os brinquedos não devem ser substitutos da atenção de cuidadores dedicados, mas podem melhorar essas interações.

Certos aspectos do jogo estão relacionados com habilidades linguísticas emergentes. Falar é uma forma de brincar para crianças pequenas, que gostam de brinquedos musicais como bonecos e animais "falantes" e telefones de brinquedo. Os programas infantis de televisão são adequados para algumas crianças com mais de 2 anos, que aprendem a associar palavras a imagens visuais. No entanto, o tempo total de mídia deve ser limitado a 1 hora ou menos de programação de qualidade por dia. Os pais devem ser incentivados a permitir que a criança participe de brincadeiras não estruturadas, o que é considerado muito mais benéfico do que qualquer exposição na mídia eletrônica (American Academy of Pediatrics; Council on Communications and Media, 2016). As crianças também gostam de "ler" histórias de um livro ilustrado e imitar os sons dos animais.

Brincadeiras táteis também são importantes meios de exploração para crianças pequenas. Brinquedos aquáticos, uma caixa de areia com balde e pá, pintura com o dedo, bolhas de sabão e argila fornecem excelentes oportunidades para recreação criativa e manipulativa. Os adultos às vezes esquecem o fascínio de sentir texturas, como de um creme escorregadio, lama ou pudim; bolha de sabão e massa de modelar; ou brincar com tinta. Essas atividades não estruturadas são tão importantes quanto os jogos educativos para permitir às crianças a liberdade de expressão.

A seleção dos brinquedos adequados deve envolver fatores de segurança, principalmente em relação ao tamanho e robustez. A atividade oral de crianças nessa faixa etária os coloca em risco de aspirar pequenos objetos e ingerir substâncias tóxicas. Os pais precisam estar especialmente vigilantes com os brinquedos usados na casa de outras crianças e com os brinquedos dos irmãos mais velhos. Os brinquedos são uma fonte potencial de danos corporais graves para crianças pequenas, que podem ter a força física para manipulá-los, mas não o conhecimento para avaliar o perigo.

As piscinas de bolinhas têm sido associadas à transmissão de bactérias, pois costumam estar frequentemente contaminadas com sujeira visível, vômito, fezes ou urina, proporcionando um ambiente favorável para a contaminação (Oesterle, Wright, Fidler et al., 2019). Os brinquedos de montar (triciclos, vagões, patinetes) e os primeiros brinquedos exploratórios (blocos, brinquedos para empilhar, conjuntos de construção) eram o tipo de brinquedo que mais comumente causava ferimentos em crianças menores de 5 anos (Abraham, Gaw, Chounthirath et al., 2015). As agências governamentais não fiscalizam todos os brinquedos do mercado. Portanto, os adultos que compram os brinquedos, supervisionam as compras ou permitem que as crianças os usem para brincar precisam avaliar sua segurança, incluindo os brinquedos que são presenteados ou aqueles que são comprados pelas próprias crianças. Os adultos também devem estar atentos aos alertas sobre brinquedos considerados defeituosos e recolhidos pelos fabricantes.

Pais e profissionais de saúde podem obter informações sobre uma variedade de produtos recolhidos e podem relatar brinquedos e produtos infantis potencialmente perigosos para a US Consumer Product Safety Commission[a,2] ou, no Canadá, para o Canadian Toy Testing Council.[b] Dicas para impressão sobre segurança de brinquedos também estão disponíveis na Safe Kids Worldwide (http://www.safekids.org).

ENFRENTAMENTO DAS PREOCUPAÇÕES RELACIONADAS AO CRESCIMENTO E DESENVOLVIMENTO NORMAIS

A Tabela 11.1 resume as principais características de crescimento e desenvolvimento para as crianças de 15, 18, 24 e 30 meses.

Treinamento de controle esfincteriano

Uma das principais tarefas da infância é o treinamento para o controle esfincteriano. A orientação antecipada e a intervenção clínica para as famílias no que diz respeito ao treinamento de controle esfincteriano devem começar durante as visitas de rotina da criança, antes mesmo que ela esteja preparada para o treinamento. A preparação e a orientação revelam e evitam equívocos; conduzem ao desenvolvimento de expectativas apropriadas; e fornecem informações, orientação e suporte aos pais para gerenciar esse processo potencialmente frustrante.

O controle voluntário dos esfíncteres anal e uretral é alcançado algum tempo depois de a criança começar a andar, provavelmente entre 18 e 24 meses. No entanto, são necessários fatores psicofisiológicos complexos para que ela esteja preparada. A criança deve ser capaz de reconhecer a vontade de eliminação e de retenção e deve ser capaz de comunicar essa sensação aos pais. Além disso, provavelmente existe certa motivação envolvida no desejo de agradar os pais aumentando a retenção, em vez de agradar a si mesmo por meio da eliminação. As crenças culturais também podem afetar a idade em que as crianças demonstram estar preparadas (Feigelman, 2016).

As tendências no treinamento para o controle esfincteriano mudaram, provavelmente devido à disponibilidade de fraldas descartáveis. Na década de 1920, o treinamento de controle esfincteriano começava por volta dos 12 meses, que mudou para pelo menos 18 meses na década de 1960 e, agora, é iniciado por volta dos 21 meses, com aproximadamente metade das crianças treinadas aos 36 meses (Rogers, 2013).

Três marcadores sinalizam a prontidão de uma criança para o controle esfincteriano: (1) estar ciente da necessidade de urinar ou evacuar, (2) interesse e/ou motivação para usar o banheiro e (3) estar

---

[a]800-638-2772; http://www.cpsc.gov.

[2]N.R.T.: No Brasil, o Instituto Nacional de Metrologia, Qualidade e Tecnologia (Inmetro), por meio das Portarias nº 563, de 29 de dezembro de 2016, e nº 217, de 18 de junho de 2020, instituiu o Regulamento Técnico da Qualidade (RTQ) para Brinquedos, que normatiza requisitos de segurança com brinquedos, enfatizando que todo brinquedo deve ser fabricado e comercializado de modo a não colocar em risco a segurança da criança.

A análise de conformidade e certificação pelo Inmetro é obrigatória no Brasil, para promover a segurança da criança no uso de brinquedos, que devem seguir normas técnicas atinentes a cada tipo de produto. Assim, recomenda-se a aquisição de brinquedos que possuam o selo de certificação do Inmetro.

Para a análise consolidada de requisitos de segurança com brinquedos, recomenda-se consulta as normas mais atualizadas constantes da Portaria nº 302, de 12 de julho de 2021 do Inmetro.

Fonte: Ministério da Economia. Inmetro. Portaria nº 563 de 29 de dezembro de 2016. Disponível em: http://www.inmetro.gov.br/legislacao/rtac/pdf/RTAC002456.pdf.

Ministério da Economia. Inmetro. Portaria nº 217 , de 18 de junho de 2020. Disponível em: http://sistema-sil.inmetro.gov.br/rtac/RTAC002642.pdf

Ministério da Economia. Inmetro. Portaria nº 302, de 12 de julho de 2021. Disponível em: https://www.in.gov.br/en/web/dou/-/portaria-n-302-de-12-de-julho-de-2021-331893705.

[b]613-228-3155; http://www.toy-testing.org.

Tabela 11.1 Crescimento e desenvolvimento dos 12 aos 36 meses.

Físico	Motor grosso	Motor fino	Sensorial	Linguagem	Socialização
15 meses					
Crescimento constante em altura e peso Perímetro cefálico, 48 cm Peso, 11 kg Altura, 78,7 cm	Caminha sem ajuda (normalmente desde os 13 meses) Rasteja escada acima Ajoelha-se sem apoio Não consegue ultrapassar os cantos ou para de repente sem perder o equilíbrio e sem apoio Não consegue atirar uma bola sem cair	Lança constantemente os objetos no chão Constrói uma torre de dois cubos Segura dois cubos com uma mão Consegue jogar pequenos objetos dentro de uma garrafa de gargalo estreito Rabisca espontaneamente Usa bem o copo, mas costuma virar a colher antes de chegar à boca	Capaz de identificar formas geométricas; coloca objetos redondos no orifício apropriado Visão binocular bem desenvolvida Mostra um interesse intenso e prolongado por imagens	Usa jargão expressivo Fala de 4 a 6 palavras, incluindo nomes "Pede" objetos apontando Compreende comandos simples Balança a cabeça para denotar "não" Fala "não" mesmo ao concordar com a solicitação Faz gestos comuns, como colocar o copo na boca quando está vazio	Tolera a separação dos pais por algum tempo Menor probabilidade de ter medo de estranhos Começa a imitar os pais, como limpar a casa (varrer, tirar o pó), dobrar roupas Pode descartar a mamadeira Beija e abraça os pais; pode beijar fotos em um livro Expressa emoções; apresenta episódios de birra
18 meses					
Anorexia fisiológica decorrente da diminuição das necessidades de crescimento Fechamento da fontanela anterior Fisiologicamente capaz de controlar esfíncteres	Corre desajeitadamente; cai frequentemente Sobe as escadas segurando-se com apenas uma mão Puxa e empurra os brinquedos Salta no lugar com os dois pés Senta-se sozinho na cadeira Consegue atirar uma bola sem cair	Constrói uma torre com três ou quatro cubos Liberação, preensão e alcance bem desenvolvidos Vira duas ou três páginas de um livro por vez Para desenhar, copia traços Maneja a colher sem virar		Fala 10 palavras ou mais Consegue apontar objetos comuns, como um sapato ou bola, e duas ou três partes do corpo Forma combinações de palavras Forma combinações de palavras com gestos (aponta ao nomear) Forma combinações gesto com gesto	Grande imitador (mimetismo doméstico) Consegue tirar as luvas, meias e sapatos e abre zíperes As birras podem ser mais evidentes Conscientização inicial de propriedade ("meu brinquedo") Pode desenvolver dependência de objetos de transição, como um cobertor
24 meses					
Perímetro cefálico, 49 a 50 cm Perímetro torácico excede o perímetro cefálico O diâmetro lateral do tórax excede o diâmetro anteroposterior Ganho de peso normal de 1,8 a 2,7 kg por ano Ganho usual de altura de 10 a 12,5 cm por ano A altura do adulto é aproximadamente o dobro da altura aos 2 anos Dentição primária de 16 dentes Pode demonstrar prontidão para iniciar o controle diurno intestinal e vesical	Sobe e desce escadas sozinho, com dois pés em cada degrau Corre muito bem, com postura ampla Pega o objeto do chão sem cair Chuta a bola para a frente sem perder o equilíbrio	Constrói torres de seis ou sete cubos Alinha dois ou mais cubos como um trem Vira as páginas de um livro, uma de cada vez No desenho, copia traços verticais e circulares Vira maçanetas; abre tampas de recipientes	Acomodação bem desenvolvida na distinção de formas geométricas; capaz de inserir um bloco quadrado em um espaço oblongo	Possui um vocabulário de aproximadamente 300 palavras Constrói frases de duas ou três palavras Usa os pronomes "eu", "mim", "você" Compreende comandos direcionais Sabe seu primeiro nome; refere-se a si mesmo pelo nome Verbaliza a necessidade de ir ao banheiro, comer ou beber Fala sem parar É capaz de se lembrar e imitar sequências arbitrárias de ações e gestos manuais	Estágio da brincadeira em paralelo Consegue manter a atenção Diminuição dos episódios de birra Puxa as pessoas para lhes mostrar algo Maior independência dos pais Capaz de vestir as peças básicas Desenvolve o reconhecimento visual e autorreferência verbal ("eu grande") Desenvolve a consciência de que os sentimentos e desejos dos outros podem ser diferentes dos seus e começa a explorar as implicações e consequências

(*Continua*)

Tabela 11.1 Crescimento e desenvolvimento dos 12 aos 36 meses. *(continuação)*

Físico	Motor grosso	Motor fino	Sensorial	Linguagem	Socialização
30 meses					
Quadruplicou o peso ao nascer Dentição primária (20 dentes) concluída Pode desenvolver controle intestinal e vesical durante o dia	Pula com os dois pés Salta da cadeira ou degrau Fica em um pé só momentaneamente Dá alguns passos na ponta dos pés	Constrói uma torre de oito cubos Adiciona chaminé ao trem de cubos Boa coordenação mão-dedo; segura o giz de cera com os dedos em vez do punho No desenho, copia traços verticais e horizontais; cruza dois ou mais traços; desenha círculos		Sabe seu nome e sobrenome Refere-se a si mesmo pelo pronome correto Usa o plural Nomeia uma cor	Maior facilidade para se separar dos pais Brincando, ajuda a guardar as coisas; consegue carregar objetos frágeis; empurra com bom direcionamento Começa a perceber diferenças de gênero; conhece o próprio gênero Pode ir ao banheiro sem ajuda, exceto para se limpar As emoções se expandem para incluir orgulho, vergonha, culpa, constrangimento

seca por pelo menos 2 horas durante o dia (Kimball, 2016). De acordo com alguns especialistas, a prontidão fisiológica e psicológica não está completa até os 24 a 30 meses (Rogers, 2013); entretanto, os pais devem começar a preparar seus filhos para o treinamento do controle esfincteriano antes dos 30 meses. A essa altura, as crianças já dominam a maioria das habilidades motoras grosseiras essenciais, podem se comunicar de maneira inteligível, estão em menos conflito com os pais em termos de autoafirmação e negativismo e estão cientes da capacidade de controlar o corpo e agradar aos pais. Não existe uma idade certa universal para começar o treinamento de controle esfincteriano ou um prazo absoluto para completar o treino. Um papel importante para o enfermeiro é ajudar os pais a identificar os sinais de que seus filhos estão preparados (ver boxe *Diretrizes para o cuidado de enfermagem*).[c] Em média, as meninas estão prontas para começar o controle esfincteriano antes dos meninos (Elder, 2016).

O controle vesical noturno normalmente leva de vários meses a anos após o início do controle diurno. Isso porque o ciclo do sono precisa amadurecer para que a criança consiga acordar na hora de urinar. Feigelman (2016) relata que urinar na cama é normal em meninas de até 4 anos e em meninos de até 5 anos. Poucas crianças têm episódios de enurese depois que o controle diurno é totalmente alcançado; no entanto, crianças que não alcançam a secura noturna aos 6 anos provavelmente necessitam de intervenção.

O treinamento de controle esfincteriano intestinal geralmente é realizado antes do vesical devido à sua maior regularidade e previsibilidade. A sensação de necessidade de defecar é mais forte do que a de urinar e

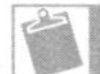

Diretrizes para o cuidado de enfermagem

Avaliação da prontidão para o controle esfincteriano

Prontidão física

Controle voluntário dos esfíncteres anal e uretral, geralmente por volta dos 24 a 30 meses
Capacidade de permanecer seco por 2 horas; diminuição do número de fraldas molhadas; acordar seco após um período curto de sono
Evacuações intestinais regulares
Habilidades motoras grosseiras como se sentar, andar e agachar
Habilidades motoras finas como tirar as roupas

Prontidão mental

Reconhece a necessidade de defecar ou urinar
Habilidades comunicativas verbais ou não verbais para indicar quando está molhado ou tem vontade de defecar ou urinar
Habilidades cognitivas para imitar o comportamento apropriado e seguir instruções

Prontidão psicológica

Expressa vontade de agradar os pais
Capaz de ficar sentado no banheiro por 5 a 8 minutos sem se agitar ou sair
Curiosidade sobre os hábitos de toalete de adultos ou irmãos mais velhos
Impaciência com fraldas sujas ou molhadas; desejo de ser trocado imediatamente

Prontidão dos pais

Reconhece o nível de prontidão da criança
Disposto a investir o tempo necessário para o treinamento de controle esfincteriano
Ausência de estresse familiar ou de alterações, como divórcio, mudança, novo irmão ou férias iminentes

---

[c]Um livro útil é *The American Academy of Pediatrics Guide to Toilet Training*, 847-434-4000; http://shop.aap.org.[3]

[3]N.R.T.: No Brasil, pode-se recomendar a leitura dos seguintes textos:

Sociedade Brasileira de Pediatria e Sociedade Brasileira de Urologia. Treinamento Esfincteriano. Disponível em: https://portaldaurologia.org.br/medicos/wp-content/uploads/2020/01/Treinamento_Esfincteriano-1.pdf.

Fonseca EMGU. Desenvolvimento normal de 1 a 5 anos. Rev Ped SOPERJ 2011; 12(supl 1): 4-8. Disponível em: http://revistadepediatriasoperj.org.br/detalhe_artigo.asp?id=551.

Mota DM, Barros AJ. Treinamento esfincteriano: métodos, expectativas dos pais e morbidades associadas. J. Pediatr2008; 84 (1): 9-17. https://doi.org/10.2223/JPED.1752.

mais fácil para a criança reconhecer. Uma dieta bem balanceada, que inclua fibras, ajuda a manter as fezes amolecidas e auxilia no desenvolvimento e na manutenção de movimentos intestinais regulares.

Diversas técnicas são úteis ao iniciar o treinamento e as diferenças culturais devem ser consideradas (ver boxe *Considerações culturais*). Nos EUA, algumas das opções recomendadas pelos profissionais incluem a abordagem orientada para crianças de Brazelton, as diretrizes da American Academy of Pediatrics (que são semelhantes ao método de Brazelton), o método de treinamento do Dr. Spock e a abordagem intensiva do "treinamento de controle esfincteriano de um dia" (condicionamento operante) de Azrin e Foxx (Wu, 2010). Uma revisão sistemática feita pela Agency for Healthcare Research and Quality, em 2006, concluiu que o método orientado para a criança e os métodos Azrin e Foxx foram eficazes no controle esfincteriano de crianças saudáveis (Kiddoo, 2012).[4] A discussão a seguir sobre os métodos de controle esfincteriano inclui sugestões da abordagem orientada para a criança.

Os pais devem começar a fase de preparação do treinamento de controle esfincteriano ensinando a criança sobre como o corpo funciona em relação à micção e evacuação. Os pais podem conversar sobre como os adultos e os animais desempenham essas funções de forma rotineira. O treinamento deve ser o mais fácil e simples possível. É importante considerar a escolha das roupas da criança e do penico ou o uso do vaso sanitário. Uma cadeirinha proporciona às crianças a sensação de segurança (Figura 11.4A). Colocar os pés no chão firmemente também facilita a evacuação. Outra opção é um assento portátil acoplado ao vaso sanitário comum, o que pode facilitar a transição da cadeira com penico para o vaso. Colocar um apoio sob os pés ajuda a estabilizar a posição da criança. Provavelmente, é melhor manter o penico no banheiro e permitir que a criança observe os excrementos sendo despejados no vaso sanitário para associar essas atividades às práticas usuais. Se a cadeira com penico não estiver disponível, colocar a criança sentada de frente para o vaso sanitário fornece suporte adicional (Figura 11.4B). As sessões de treinamento devem ser limitadas a 5 a 8 minutos, e os pais devem ficar com a criança, praticando hábitos higiênicos após cada sessão. As crianças devem ser elogiadas pelo comportamento cooperativo e pela evacuação bem-sucedida. Vestir as crianças com roupas de fácil remoção; usar calças de treinamento para o desfralde, usar fraldas *pull-on*; e encorajar a imitação observando os outros são sugestões úteis.

Quando a criança começa a ficar seca regularmente no período diurno, os pais podem experimentar o uso de roupas íntimas durante o dia. Escapes diurnos são comuns, principalmente em períodos de intensa atividade. As crianças ficam tão absortas nas brincadeiras que, se não forem lembradas, vão esperar até que seja tarde demais para chegar ao banheiro. Portanto, são necessários lembretes e idas ao banheiro frequentes. Os pais muitas vezes se esquecem de planejar com antecedência quando seus filhos estão sendo treinados para o controle esfincteriano; antes de passeios fora de casa, é importante lembrar as crianças de pelo menos tentarem urinar para diminuir a chance de precisar usar o banheiro enquanto o carro estiver parado no trânsito.

À medida que a criança domina cada etapa (conversar, tirar a roupa, fazer as necessidades, limpar, vestir a roupa, dar descarga e lavar as mãos), ela adquire uma sensação de realização que os pais devem reforçar. Se o relacionamento pai-filho ficar tenso, ambos podem precisar de uma pausa para se concentrarem em atividades agradáveis juntos. A regressão pode coincidir com uma situação familiar

[4]N.R.T.: No Brasil recomenda-se a leitura do artigo:
Mota DM, Barros AJ. Treinamento esfincteriano precoce: prevalência, características materna, da criança e fatores associados numa coorte de nascimentos. Rev. Bras. Saude Mater. Infant. 2008: 8 (1): 103-111. https://doi.org/10.1590/S1519-38292008000100012.

Considerações culturais

Treinamento para o controle esfincteriano

As práticas culturais influenciam o momento, o método e a importância do treinamento para o controle esfincteriano. Para muitas famílias na China, o momento certo é liberal, o método é distinto e o significado é baixo. As crianças usam fraldas durante a infância. Quando começam a andar, vestem calças largas com uma fenda entre as pernas e fazem as necessidades no chão. Essa prática pode continuar até a criança completar 5 anos. Quando está frio, pode ser inserido um pedaço de pano, como uma "cortina". No entanto, os chineses acreditam que as nádegas não são sensíveis ao frio e, assim, essa não é uma prática comum.

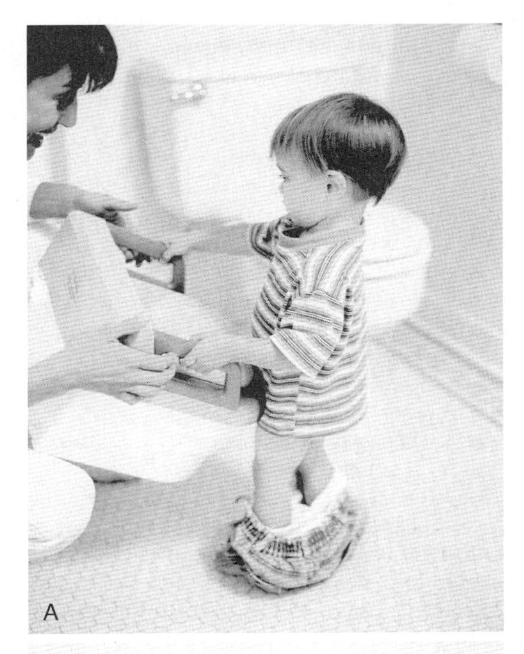

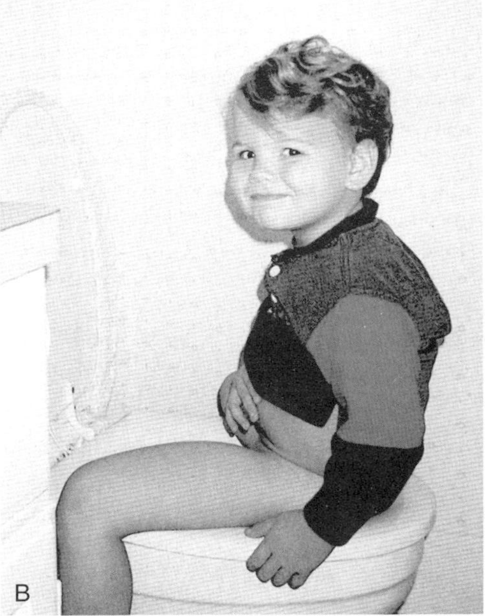

Figura 11.4 A. As crianças podem começar o treinamento de controle esfincteriano sentadas em uma pequena cadeirinha. **B.** Sentar-se ao contrário em um vaso sanitário convencional oferece segurança adicional para uma criança pequena. (**A.** © 2011 Photos.com, uma divisão da Getty Images. Todos os direitos reservados.)

estressante ou com a criança sendo pressionada demais e rápido demais. A regressão é uma parte normal do treinamento de controle esfincteriano e não significa que falhou, mas deve ser vista como um retrocesso temporário até ficar mais confortável para a criança.

Os profissionais de creches também desempenham um papel importante no suporte e orientação dos pais em relação às práticas de treinamento de controle esfincteriano. É importante que os pais informem todos os cuidadores sobre seus valores familiares individuais e as necessidades específicas da criança ao planejar o treinamento fora de casa. Assegurar a consistência no cuidado de crianças pequenas e garantir práticas saudáveis em um ambiente sanitário permite práticas de toalete seguras e efetivas em todos os ambientes.

Rivalidade entre irmãos

O termo *rivalidade entre irmãos* refere-se ao ciúme e ressentimento naturais em relação a um novo filho ou a outras crianças na família quando um dos pais desvia sua atenção deles e interage com seu irmão ou irmã.

A chegada de um novo neonato representa uma crise até mesmo para as crianças mais bem preparadas. Elas não odeiam ou ressentem-se pela presença do recém-nascido; em vez disso, elas odeiam as mudanças que esse irmão adicional produz, especialmente a separação da mãe durante o nascimento. Os pais agora compartilham seu amor e sua atenção com outra pessoa, a rotina usual é interrompida e as crianças podem perder seu berço ou quarto – tudo em um momento em que pensavam que estavam no controle de seu mundo. A rivalidade entre irmãos tende a ser mais pronunciada em filhos primogênitos, que experimentam o **destronamento** (perda da atenção total dos pais). Também parece ser mais difícil para crianças pequenas, especialmente em termos de interação mãe-filho.

O preparo dos filhos para o nascimento de um irmão é individual, mas, em certa medida, determinada pela idade. Para crianças na faixa etária de 12 a 36 meses, o tempo é um conceito vago. Uma boa hora para começar a falar sobre o recém-nascido é quando as crianças ficam sabendo da gravidez e percebem as mudanças que estão ocorrendo na casa antes da chegada do novo membro. Para evitar tensões adicionais quando o recém-nascido chega, os pais devem realizar as mudanças previstas bem antes do nascimento, como mudar a criança para um quarto ou cama diferente.

As crianças dessa faixa etária precisam ter uma ideia realista de como será o recém-nascido. Dizer que um novo companheiro de brincadeiras chegará em casa cria expectativas irreais. Em vez disso, os pais devem enfatizar as atividades que ocorrerão quando o recém-nascido chegar em casa, como trocar fraldas, dar mamadeira ou amamentar, dar banho e vestir. Ao mesmo tempo, os pais devem enfatizar quais rotinas permanecerão as mesmas, como ler histórias ou ir ao parque. Se as crianças nunca tiveram contato com um recém-nascido, é uma boa ideia apresentá-los a um, se possível.

Fornecer uma boneca com a qual as crianças possam imitar o comportamento dos pais é outra estratégia excelente. Elas podem atender às necessidades da boneca (troca de fraldas, alimentação) ao mesmo tempo que os pais realizam atividades semelhantes com o recém-nascido.

Quando o novo recém-nascido chega, as crianças sentem intensamente a mudança no foco de atenção. Os visitantes podem causar problemas quando inadvertidamente enchem o neonato de atenção e presentes enquanto negligenciam o filho mais velho. Os pais podem facilitar a situação alertando os visitantes sobre as necessidades da criança, tendo pequenos presentes à mão para a criança e incluindo-a na visita tanto quanto possível. A criança também pode ajudar a cuidar do recém-nascido pegando fraldas e fazendo outras pequenas tarefas (Figura 11.5).

As crianças demonstram ciúme de um jeito complexo. Alguns vão bater no recém-nascido, empurrá-lo do colo da mãe ou puxar a mamadeira ou o seio da boca do lactente. Por esse motivo, os recém-nascidos devem ser protegidos pela supervisão dos pais na interação entre os irmãos. Mais frequentemente, as expressões de hostilidade e ressentimento são mais sutis e dissimuladas. As crianças nessa faixa etária podem expressar verbalmente o desejo de que a criança "volte para dentro da mamãe" ou regridem a formas mais infantis de comportamento, como pedir mamadeira, sujar as calças, pedir atenção, falar como um recém-nascido ou agir agressivamente em direção aos outros. Essa última característica é particularmente comum em crianças em idade pré-escolar, que podem parecer aceitar o novo irmão em casa, mas se comportam mal na creche ou na pré-escola.

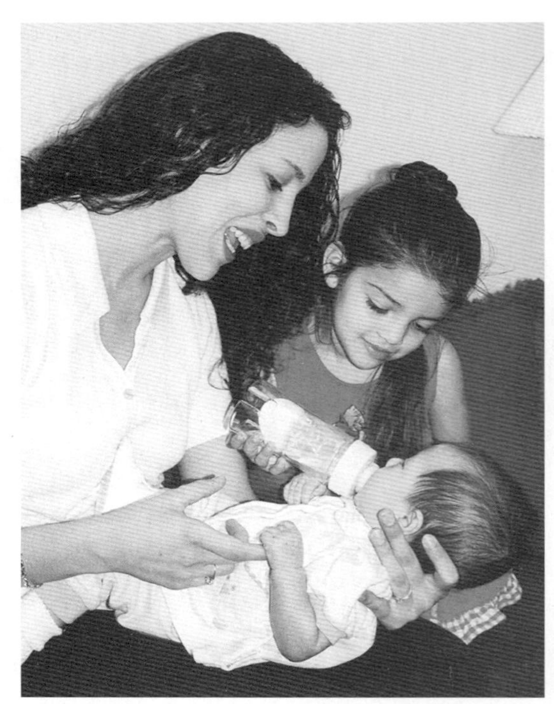

Figura 11.5 Para minimizar a rivalidade entre irmãos, os pais devem incluir a criança nas atividades de cuidado com o recém-nascido.

Essa é uma forma de deslocamento que diz: "Não posso deixar que meus pais saibam como me sinto, então vou dizer para você". Incentivar os pais a explorar como seu filho mais velho está agindo com outros cuidadores é um aspecto importante da intervenção.

Episódios de birra

Crianças entre 12 e 36 meses podem afirmar sua independência contestando impetuosamente a disciplina. Elas podem deitar-se no chão, chutar e gritar a plenos pulmões. Alguns aprenderam a eficácia de prender a respiração até que os pais cedam. Embora prender a respiração possa causar síncope por hipóxia, o acúmulo de dióxido de carbono estimulará o centro de controle da respiração, não resultando em dano físico. As birras são uma indicação da incapacidade da criança de controlar as emoções; as crianças nessa faixa etária são particularmente propensas a fazer birra porque seu forte impulso de domínio e autonomia é frustrado por figuras adultas ou pela falta de habilidades motoras e cognitivas.

A melhor abordagem para diminuir os episódios de birra requer consistência, além de abranger expectativas e recompensas adequadas ao desenvolvimento. Assegurar a consistência entre todos os cuidadores com relação às expectativas, priorizando as regras consideradas importantes e desenvolvendo consequências que sejam razoáveis para o nível de desenvolvimento da criança ajudam a controlar o comportamento.

Por exemplo, um momento comum para gerar episódios de birra é a hora de dormir. Crianças ativas costumam ter problemas para desacelerar e, quando colocadas na cama, resistem em ficar lá. Os pais podem reforçar a consistência e as expectativas afirmando: "Depois dessa história, é hora de dormir". A partir dos 18 meses, intervalos funcionam bem para controlar os acessos de raiva.

Durante a birra, mantenha a calma e ignore o comportamento, desde que ele não seja prejudicial à criança, como bater violentamente a cabeça no chão. Continue a estar presente para fornecer sensação de controle e segurança à criança quando a birra passar. Quando a criança não estiver fazendo birra, pratique o reforço positivo apropriado ao desenvolvimento.

Outras sugestões para prevenir as birras incluem o seguinte (El-Radhi, 2015):

- Ofereça opções à criança em vez de uma situação "tudo ou nada"
- Estabeleça limites e expectativas claras com todos os cuidadores
- Assegure uma resposta consistente ao comportamento da criança por todos os cuidadores
- Elogie a criança pelo comportamento positivo quando ela não está fazendo birra ou crie um sistema de recompensas (p. ex., um quadro de adesivos).

Os ataques de raiva são comuns durante os primeiros anos de vida e representam, essencialmente, comportamentos normais do desenvolvimento. No entanto, a birra pode ser sinal de problemas graves. Episódios de raiva que ocorrem depois dos 5 anos, duram mais de 15 minutos ou ocorrem mais de cinco vezes por dia são considerados anormais e podem indicar um problema sério (Eisbach, Cluxton-Keller, Harrison et al., 2014). O enfermeiro deve estar atento a situações que requeiram uma avaliação mais aprofundada.

Negativismo

Um dos aspectos mais difíceis na criação dos filhos nessa faixa etária é sua persistente resposta negativa a cada solicitação. O negativismo não é uma expressão de teimosia ou insolência, mas uma afirmação necessária de autocontrole. Um método para lidar com o negativismo é reduzir as oportunidades da resposta "não". Perguntar à criança: "Você quer dormir agora?" é um exemplo de pergunta que quase certamente será respondida com um enfático "não". Em vez disso, diga à criança que é hora de dormir e proceda de acordo. Em sua tentativa de exercer controle, as crianças gostam de fazer escolhas. Quando confrontados com as escolhas adequadas, como "Você pode comer um sanduíche de pasta de amendoim com geleia ou sopa de macarrão com frango no almoço", é mais provável que escolham uma do que automaticamente dizer não. No entanto, se a resposta for negativa, os pais devem fazer a escolha pela criança.

Enfermeiros que trabalham com as crianças e os pais podem ajudar os pais a compreender esse conceito por meio de modelos. Por exemplo, quando o enfermeiro se aproxima de uma criança para verificar os sinais vitais, em vez de perguntar "Posso ouvir seu coração?", ele pode dizer "Vou ouvir o seu coração". Por causa desse comportamento normal do desenvolvimento, primeiro as crianças resistem à verificação, porque isso é uma invasão de seus corpos. Em segundo lugar, é mais provável que crianças na faixa etária entre 12 e 36 meses respondam com um "não", não porque necessariamente temam o procedimento em si, mas por causa da tendência de responder todas as perguntas com respostas negativas. Se o enfermeiro faz a pergunta e a criança responde "Não", e mesmo assim o enfermeiro continua o procedimento, a criança começa a desconfiar das ações dele porque elas contradizem suas palavras.

Regressão

O retrocesso de um padrão atual de funcionamento para níveis anteriores de comportamento é chamado de **regressão**. Geralmente ocorre em situações de desconforto ou estresse, quando se tenta conservar a energia psíquica, revertendo para padrões de comportamento que foram bem-sucedidos em estágios anteriores de desenvolvimento. A regressão é comum em crianças dessa faixa etária porque praticamente qualquer estresse adicional atrapalha sua capacidade de dominar as funções atuais de desenvolvimento. Qualquer ameaça à sua autonomia, como doença, hospitalização, separação, interrupção das rotinas estabelecidas ou adaptação a um novo irmão, representa uma necessidade de retroceder a formas anteriores de comportamento, como o aumento da dependência. Isso pode incluir a recusa em usar a cadeirinha; birras; pedir pela mamadeira ou chupeta; e perda de habilidades motoras, linguísticas, sociais e cognitivas recém-aprendidas.

A princípio, essa regressão parece aceitável e confortável para as crianças, mas a perda de conquistas recém-adquiridas é assustadora e ameaçadora porque as crianças estão cientes de seu desamparo. Os pais ficam preocupados com o comportamento regressivo e frequentemente forçam a criança a lidar com uma fonte adicional de estresse – a pressão para viver de acordo com os padrões esperados. Brazelton (1999) sugere que esses períodos previsíveis de regressão, ou **momentos-chave**, são uma oportunidade para preparar os pais para a próxima etapa no desenvolvimento de seus filhos.

Quando ocorre a regressão, a melhor abordagem é ignorá-la enquanto elogia os padrões existentes de comportamento apropriado. A regressão é a maneira de a criança dizer "Não consigo lidar com o estresse atual e aperfeiçoar essa habilidade também, mas acabarei conseguindo se tiver paciência e compreensão". Por esse motivo, é aconselhável não tentar novas áreas de aprendizado quando uma crise adicional estiver presente ou seja esperada, como começar o controle esfincteriano pouco antes do nascimento de um irmão ou durante um breve período de hospitalização.

PROMOÇÃO DA SAÚDE DA CRIANÇA ENTRE 1 E 3 ANOS

NUTRIÇÃO

Durante o período de 12 a 18 meses, a taxa de crescimento diminui, reduzindo a necessidade calórica, proteica e hídrica da criança. No entanto, as necessidades de proteína (13 g/dia) e energia ainda são relativamente altas para atender às demandas de crescimento do tecido muscular e o alto nível de atividade.

A necessidade de minerais (como ferro, cálcio e fósforo) pode ser difícil de atender, considerando os hábitos alimentares característicos das crianças nessa faixa etária. Os pais podem ficar tentados a confiar em suplementos vitamínicos, em substituição a uma dieta bem balanceada, para atender a esses requisitos. As crianças geralmente requerem três refeições e dois lanches por dia; no entanto, as porções consumidas são geralmente menores em comparação com as de crianças de mais idade.

Pesquisa denominada *Feeding Infants and Toddlers Study* (FITS) (Saavedra; Denning; Dattilo et al., 2013) constatou que, em geral, as crianças atendiam ou excediam os requisitos diários de energia e proteína. No entanto, a ingesta de alimentos variados foi observada com o avanço da idade em crianças nessa faixa etária, à medida que suas preferências alimentares mudavam. O FITS recomendou que as crianças fossem alimentadas com uma dieta mais balanceada de vegetais, frutas e grãos integrais.

Por volta dos 18 meses, a maioria das crianças manifesta essa redução na necessidade nutricional com uma diminuição do apetite, um fenômeno conhecido como **anorexia fisiológica**. Elas se tornam exigentes e agitadas em relação à alimentação, com fortes preferências de sabor. Elas podem comer grandes quantidades em um dia e quase nada no dia seguinte. As crianças ficam cada vez mais conscientes da função não nutritiva dos alimentos (ou seja, o prazer de comer, o aspecto social da hora das refeições e o controle de recusar alimentos). Ao escolher os alimentos, são influenciadas por outros fatores além do sabor. Se um membro da família recusa-se a comer algo, é provável que a criança imite essa resposta. Se o prato estiver cheio demais, elas provavelmente recusarão, assustadas com o tamanho. Se a comida não parecer ou cheirar apetitosa, provavelmente não concordarão em experimentá-la. Em essência, o horário das refeições está mais associado aos componentes psicológicos do que aos nutricionais. As crianças gostam de comer com os dedos e desfrutar de alimentos de diferentes cores e formas.

O **ritualismo** desse período também determina certos princípios nas práticas alimentares. As crianças gostam de usar o mesmo prato, xícara ou colher sempre que comem. Elas podem rejeitar a comida favorita simplesmente porque foi servida em um prato diferente. Se um alimento encosta no outro, frequentemente se recusam a comê-lo. Preparações com misturas, como ensopados ou caçarolas, raramente são os favoritos. Como entre 12 e 36 meses as crianças têm modos imprevisíveis à mesa, é melhor usar copos e pratos de plástico por razões econômicas e de segurança. Para algumas crianças, um horário regular de refeições também contribui para seu desejo e sua necessidade de previsibilidade e ritualismo.

Em termos de desenvolvimento, por volta dos 12 meses, a maioria das crianças come muitos dos mesmos alimentos preparados para o restante da família. Algumas podem ter dominado o uso da xícara com derramamento ocasional, embora a maioria não seja capaz de usar a colher até os 18 meses ou mais e geralmente prefira usar os dedos.

Orientação nutricional

A ênfase na prevenção da obesidade infantil e de doenças cardiovasculares subsequentes resultou em uma série de mudanças nas recomendações dietéticas para crianças e adultos nos EUA. Atualmente, é consenso que já na primeira infância podem ser estabelecidos hábitos alimentares para toda a vida e, por isso, os profissionais de saúde estão enfatizando cada vez mais a importância de uma dieta equilibrada, exercícios, redução do estresse e outras mudanças no estilo de vida (uso de tabaco e álcool) para aumentar a qualidade de vida e a sobrevida do adulto. Condições como obesidade e doenças cardiovasculares podem ser prevenidas incentivando hábitos alimentares saudáveis das crianças e de suas famílias.

Se a família usa petiscos como recompensa ou sinal de aprovação, a criança pode comer demais por razões que não a nutrição. Se a criança for forçada a comer e se a hora das refeições for sempre desagradável, pode não se desenvolver a sensação de prazer normalmente associada à comida. A hora das refeições deve ser agradável e não é o melhor momento para disciplinar ou discutir. O aspecto social das refeições pode ser uma distração para crianças pequenas; portanto, pode ser apropriado jantar mais cedo. Crianças de 1 a 3 anos não conseguem manter-se sentadas durante uma longa refeição e acabam ficando inquietas e agitadas. Isso é particularmente comum quando elas são trazidas para a mesa logo após uma brincadeira ativa. Chamá-las 15 minutos antes das refeições permite que se preparem para comer enquanto acalmam seus corpos e mentes ativos.

O método de servir o alimento também ganha mais importância nesse período. As crianças precisam ter um senso de controle e realização em suas habilidades. Oferecer porções grandes, de tamanho adulto, pode sobrecarregá-las. Em geral, o que se come é muito mais importante do que a quantidade. As crianças geralmente restringem sua preferência alimentar a quatro ou cinco alimentos principais e raramente experimentam novos; em alguns casos, a criança pode insistir em comer o mesmo alimento, como purê de batata, no almoço e no jantar. Pequenas quantidades de carne e vegetais têm maior valor nutricional do que o consumo de grandes quantidades de pão ou batata. O tamanho das porções deve ser apropriado para a idade. Crianças pequenas tendem a gostar de comida menos apimentada e sem tempero, embora essa preferência seja culturalmente determinada. Podem ser oferecidas substituições para alimentos de que não gostam, embora os pais não sejam obrigados a atender a todos os seus desejos. Lanches nutritivos frequentes podem substituir uma refeição. Os **lanches** (petiscos) são uma boa maneira de garantir a nutrição, desde que sejam oferecidos alimentos adequados.

Para determinar o tamanho da porção para crianças pequenas, utilize as diretrizes a seguir:

- A orientação geral sobre o tamanho das porções para crianças entre 1 e 3 anos é servir 1 colher de sopa de alimentos sólidos por ano de idade, ou de um quarto a um terço do tamanho da porção de um adulto
- Use medida de uma colher de sopa para alimentos que são fáceis de medir, como vegetais ou arroz
- Ofereça porções fracionadas de pão ou leite.

As habilidades de mastigação ainda estão amadurecendo, colocando as crianças em risco de aspiração; portanto, alimentos grandes e redondos (p. ex., cachorros-quentes, uvas, ervilhas, cenouras, pipoca, balas de gel de frutas) devem ser evitados até que a criança seja capaz de mastigá-los com eficiência. Brincadeiras ativas durante as refeições devem ser desencorajadas para prevenir engasgos. O apetite e as preferências alimentares são transitórios. Frequentemente, o interesse pelo alimento acompanha um surto de crescimento; assim, os períodos de boa alimentação são intercalados com fases de alimentação inadequada. Se for exposta ao mesmo tipo de comida todos os dias, a criança pequena não aprende a administrar as informações sensoriais complexas necessárias para experimentar alimentos novos e mais difíceis (p. ex., a textura diferente dos vegetais em relação ao purê de frutas). Para ajudar a evitar essas "preferências alimentares", é recomendado que os pais apresentem os alimentos em suas diversas formas. A criança pode precisar de etapas para se acostumar aos novos alimentos de maneira gradual, como tolerar visualmente a comida, interagir com a comida, cheirar, tocar, provar e depois comer.

Muitos especialistas consideram esse período de alimentação seletiva como uma fase de desenvolvimento, e os gráficos de crescimento podem ser usados para demonstrar o crescimento aos pais que estão frequentemente preocupados (Parks; Shaikhkhalil; Groleau et al., 2016). Os pais devem ser encorajados a fazer um plano semanal e não diário para oferecer refeições equilibradas, porque as crianças nessa faixa etária restringem a ingesta de alimentos em um esforço para exercer controle sobre seu ambiente (Schwartz & Benuck, 2013).

Diretrizes alimentares

As diretrizes alimentares são necessárias para promover a ingesta adequada de energia e nutrientes para dar suporte ao desenvolvimento físico, emocional, psicológico e cognitivo. Nos EUA, foram desenvolvidas novas diretrizes alimentares para abordar questões como a obesidade infantil, o estilo de vida sedentário e o aumento da mortalidade por doenças cardiovasculares.[5]

A National Academies of Medicine (2017) desenvolveu diretrizes de ingesta nutricional que não apenas abrangem a Quantidade Diária Recomendada (QDR), mas ampliam seu escopo para incluir parâmetros adicionais relacionados com a ingesta nutricional. Os parâmetros

[5]N.R.T.: No Brasil, o Ministério da Saúde publicou, em 2021, a "Estratégia nacional para prevenção e atenção à Obesidade infantil - Orientações técnicas", versão preliminar do projeto PROTEJA, que pode ser acessado em: http://189.28.128.100/dab/docs/portaldab/publicacoes/orienta_proteja.pdf.

de Ingesta Diária Recomendada (IDR)[d] são compostos por quatro categorias.[6] Isso inclui a Necessidade Média Estimada (NME) para as categorias de idade e sexo, o Limite Superior de Tolerância (LST) que estão associados a um baixo risco de efeitos adversos, Ingesta Adequada (IA) de nutrientes e novo padrão da QDR. As diretrizes apresentam informações sobre fatores relacionados com o estilo de vida que podem afetar a função dos nutrientes, como ingesta de cafeína e exercícios, e sobre como o nutriente pode estar associado às doenças crônicas. Um fator importante no desenvolvimento das IDRs que afetam as crianças, principalmente lactentes do nascimento aos 6 meses, é que as IAs são baseadas na ingesta de nutrientes de lactentes a termo, saudáveis e amamentados (por mães bem nutridas), que agora representa o padrão-ouro para nutrição infantil nessa faixa etária. Em 2010, foram lançadas novas IDRs para vitamina D e cálcio pelo Institute of Medicine.

As *2015-2020 Dietary Guidelines for Americans* também podem ser usadas para incentivar a ingesta de alimentos saudáveis e exercícios regulares destinados a diminuir a obesidade, os fatores de risco cardiovascular e as doenças cardiovasculares subsequentes, que agora se manifestam tanto em crianças pequenas como em adultos. Como exemplo, as *2015-2020 Dietary Guidelines for Americans* recomendam uma ingesta calórica para um menino moderadamente ativo, com idades entre 2 e 3 anos, de 1.000 a 1.400 calorias por dia. A ênfase nas *Dietary Guidelines* é diminuir a ingesta total de gordura e sódio e aumentar a quantidade de exercícios diários para reduzir a incidência de obesidade e doenças cardiovasculares. As *Dietary Guidelines*[e,7] são recomendadas para crianças com 2 anos ou mais. Elas incentivam o consumo de uma variedade de frutas, vegetais, grãos integrais e laticínios com baixo teor de gordura ou desnatados, além de peixe, feijão e carne magra.

Fontes adicionais para orientação alimentar incluem o programa *MyPlate*,[f,8] desenvolvido pelo Departamento de Agricultura dos EUA para substituir o *MyPyramid*. O prato colorido mostra os cinco principais grupos de alimentos (frutas, grãos, vegetais, proteínas e laticínios) com o objetivo de envolver as crianças e suas famílias na escolha de alimentos adequados para as refeições e diminuir a incidência de sobrepeso e obesidade nos EUA. *MyPlate* fornece um recurso interativo *online* que permite que o indivíduo selecione um grupo de alimentos em particular para verificar as opções nesse grupo. Existem sugestões de porções aproximadas e opções para substitutivos vegetarianos.

A nutrição de crianças entre 1 e 3 anos envolve uma transição à medida que a criança é desmamada das dietas à base de leite ou fórmula. A ingesta de leite, a principal fonte de cálcio e fósforo, deve ser de em média duas ou três porções (de 700 a 900 mℓ) por dia. Consumir mais de 1 litro de leite diariamente limita consideravelmente a ingesta de alimentos sólidos, resultando em deficiência de ferro dietético e outros nutrientes. Após os 2 anos, as crianças podem receber leite com baixo teor de gordura, para reduzir a gordura total diária para menos de 30% das calorias, ácidos graxos saturados para menos de 10% das calorias e colesterol para menos de 300 mg. Outras medidas para reduzir a gordura na dieta incluem o uso de carnes magras, produtos com redução de gordura (p. ex., queijo com baixo teor de gordura) e cozinhar usando pouca gordura. Como uma quantidade menor de gordura na dieta das crianças também pode significar menos calorias e nutrientes, os cuidadores devem saber que tipos de alimentos escolher. No entanto, gordura trans e gorduras saturadas devem ser evitadas.

Cereais enriquecidos com ferro e alimentos ricos em ferro são recomendados para todas as crianças com mais de 6 meses. Os pais devem ser encorajados a fornecer uma dieta rica em ferro, que inclua fontes de ferro heme e não heme (carnes vermelhas, aves, peixes, vegetais de folhas verdes, frutas secas e feijão) e limitar o consumo de leite integral. A suplementação de ferro pode ser necessária em alguns casos. O cálcio e a vitamina D são essenciais para o desenvolvimento ósseo saudável. A ingesta adequada de cálcio para crianças de 1 a 3 anos é de 500 mg/dia. Leite integral, queijo, iogurte, leguminosas (feijão) e vegetais (brócolis, couve e espinafre) são boas fontes de cálcio. Alimentos populares enriquecidos com cálcio incluem *waffles*, cereais e barras de cereais, suco de laranja e alguns pães brancos. A ingesta adequada de vitamina D é essencial para prevenir o raquitismo; atualmente, a recomendação para crianças e adolescentes é ingerir pelo menos 400 UI de vitamina D diariamente (US Departament of Health and Human Services, 2016). As formulações multivitamínicas contendo 400 UI de vitamina D (em comprimido ou líquido) são adequadas se a ingesta de alimentos for insuficiente ou a exposição à luz solar for mínima; também estão disponíveis comercialmente formulações de vitamina D contendo 400 UI. As fontes de vitamina D incluem peixes, óleos de peixe e gemas de ovo. Cereais fortificados, laticínios e carnes também são boas fontes de zinco e vitamina E.

Os sucos não devem ser introduzidos na dieta antes dos 12 meses, a menos que seja clinicamente indicado. Não se deve dar suco a crianças pequenas em mamadeiras ou em copos tampados facilmente transportáveis, que permitem que elas consumam o suco livremente ao longo do dia. Crianças não devem tomar suco na hora de dormir. A ingesta de suco deve ser limitada a, no máximo, 120 mℓ/dia em crianças de 1 a 3 anos (Heyman; Abrams, 2017). Bebidas com sabor de frutas anunciadas como sucos podem não conter 100% de suco e devem ser evitadas.

DIETAS VEGETARIANAS

As dietas vegetarianas têm se tornado cada vez mais populares nos EUA porque as pessoas estão preocupadas com a hipertensão; colesterol; obesidade; doenças cardiovasculares; câncer de estômago, intestino e cólon; e a influência do movimento pelos direitos dos animais. A American Dietetic Association e a American Academy of Pediatrics endossam dietas vegetarianas para adultos e crianças (Schurmann, Kersting, Alexy, 2017). Dietas vegetarianas bem planejadas são adequadas para todas as fases do ciclo de vida; para promover

---

[d]http://www.nationalacademies.org/hmd/Home/Global/News%20Announcements/DRI.

[6]N.R.T.: No Brasil, o Ministério da Saúde publicou, em 2021, o Guia Alimentar para Crianças Menores de Dois Anos, que direciona as ações dos profissionais de saúde e as recomendações a serem fornecidas às famílias, podendo ser acessado em https://bvsms.saude.gov.br/bvs/publicacoes/guia_alimentar_crianca_brasileira_versao_resumida.pdf.

Para crianças menores de 10 anos, sugere-se a leitura da revisão de literatura publicada no artigo Costa GG, Dias LG, Borghetti CB, Fortes. Efeitos da educação nutricional em pré-escolares: uma revisão de literatura. Com Ciências Saúde. 2013;24(2):155-68.

Também pode ser útil ao enfermeiro a consulta do manual de orientação para a alimentação escolar na educação infantil, Ensino Fundamental, Ensino Médio e na Educação de Jovens e Adultos, publicado pelo Ministério da Educação e acessado em https://alimentacaoescolar.org.br/media/acervo/documentos/manual_etapas_ensino_-_2ed.pdf.

Informações sobre hábitos alimentares saudáveis e prevenção da obesidade infantil podem ser obtidas no Instituto Fernandes Figueira, disponível em http://www.iff.fiocruz.br/index.php/8-noticias/126-habitosalimentares

[e]https://health.gov/dietaryguidelines/2015/guidelines/.

[7]N.R.T.: No Brasil, consulte o Guia Alimentar para a População Brasileira do Ministério da Saúde, disponível em: https://bvsms.saude.gov.br/bvs/publicacoes/guia_alimentar_populacao_brasileira_2ed.pdf.

[f]http://www.choosemyplate.gov/.

[8]N.R.T.: Ver MyPlate em português, no site da Universidade de Harvard, nos EUA, traduzido como "Prato: Alimentação Saudável" em https://www.hsph.harvard.edu/nutritionsource/healthy-eating-plate/translations/portuguese/.

o crescimento normal; e demonstrou ter menor ingesta de colesterol, gordura saturada e gordura total e maior ingesta de frutas, fibras e vegetais do que dietas não vegetarianas. No entanto, as dietas vegetarianas podem variar consideravelmente, e a avaliação da adequação da dieta é essencial para garantir que as crianças estejam recebendo a quantidade apropriada de nutrientes (Schurmann et al., 2017).

Os principais tipos de vegetarianismo são:

Ovolactovegetariano, que excluem a carne de sua dieta, mas consomem laticínios e, raramente, peixe.
Lactovegetarianos, que excluem carne e ovos, mas bebem leite.
Vegetarianos puros (veganos), que eliminam todos os alimentos de origem animal, incluindo leite e ovos.
Macrobióticos, que são ainda mais restritivos do que os vegetarianos puros, permitindo apenas alguns tipos de frutas, vegetais e legumes.
Semivegetarianos, que consomem uma dieta ovolactovegetariana com alguns peixes e aves: essa é uma forma cada vez mais popular de vegetarianismo e apresenta pouco ou nenhum risco nutricional para as crianças, a menos que a ingesta de gordura e colesterol na dieta seja severamente restringida.

Muitos indivíduos que se preocupam com dietas saudáveis adotam dietas vegetarianas que podem não ser tipificada pelas categorias citadas. Portanto, durante a avaliação nutricional, é necessário listar claramente o que a dieta inclui e o que exclui.[g,9]

A principal deficiência que pode ocorrer nas dietas veganas mais rígidas é a quantidade inadequada de proteínas necessárias ao crescimento; quantidade inadequada de calorias para energia e crescimento; má digestão de muitos dos alimentos naturais volumosos não processados, especialmente para lactentes; e deficiências de vitamina B_6, niacina, riboflavina, vitamina D, ferro, cálcio e zinco. A vitamina D é essencial se a exposição à luz solar for inadequada ($\approx$ 5 a 15 min/dia nas mãos, braços e rosto de pessoas de pele clara; um pouco mais em indivíduos de pigmentação mais escura) ou pessoas de pele escura ou que vivem em latitudes mais altas, em áreas nubladas ou enfumaçadas. Muitas dessas deficiências podem ser evitadas em crianças que não estão consumindo 100% da QDR de vitaminas e minerais por meio de um suplemento multivitamínico e mineral.

Verifique a presença de **anemia ferropriva e raquitismo** em crianças que seguem dietas vegetarianas e macrobióticas estritas; esses problemas podem ocorrer como resultado do consumo de alimentos vegetais, como cereais não refinados, que prejudicam a absorção de ferro, cálcio e zinco. A American Academy of Pediatrics, Committee on Nutrition (2014), recomenda a suplementação de 1 mg/kg/dia de ferro para lactentes em aleitamento materno exclusivo, após 4 a 6 meses por mães vegetarianas e sem restrições de gordura dietética em crianças vegetarianas menores de 2 anos. Outros fatores que afetam a absorção de ferro estão listados no Boxe 11.2.

Manter uma dieta vegetariana nutricionalmente adequada não é difícil (exceto com as dietas mais restritas), mas requer um planejamento cuidadoso e conhecimento das fontes de nutrientes (American Academy of Pediatrics, Committee on Nutrition, 2014). Para as crianças, a dieta ovolactovegetariana é nutricionalmente adequada; entretanto, a dieta vegana requer suplementação com vitaminas D e B_{12} para crianças de 2 a 12 anos.

Para garantir proteína suficiente na dieta, os alimentos com proteínas incompletas (que não possuem todos os aminoácidos essenciais) devem ser consumidos na mesma refeição com outros alimentos que forneçam os aminoácidos ausentes. As três combinações básicas de alimentos consumidos por vegetarianos, que geralmente fornecem as quantidades adequadas de aminoácidos essenciais, são:

1. Grãos (cereais, arroz, macarrão) e legumes (feijão, ervilha, lentilha, amendoim).
2. Grãos e produtos lácteos (leite, queijo, iogurte).
3. Sementes (gergelim, girassol) e leguminosas.

Considerações dietéticas adicionais para os *toddlers* são encontradas no Capítulo 12.

Boxe 11.2 Fatores que afetam a absorção de ferro.

Aumenta
Acidez (baixo pH): administrar ferro entre as refeições (ácido clorídrico gástrico)
Ácido ascórbico (vitamina C): administrar o ferro com suco, frutas ou preparações multivitamínicas
Vitamina A
Necessidade do tecido (celular)
Carnes, peixes, aves
Cozinhar em panelas de ferro fundido

Diminui
Alcalinidade (pH alto): evitar qualquer preparação antiácida
Fosfatos: o leite é um veículo desfavorável para a administração de ferro
Fitatos: encontrados em cereais
Oxalatos: encontrados em muitas frutas e vegetais (ameixas, groselha, feijão verde, espinafre, batata-doce, tomate)
Taninos: encontrados no chá, café
Saturação do tecido (celular)
Distúrbios de absorção
Distúrbios que causam diarreia ou esteatorreia
Infecção

MEDICINA COMPLEMENTAR E ALTERNATIVA

De acordo com o National Center for Complementary and Integrative Health (NCCIH), existem quatro domínios na **medicina alternativa e complementar (MAC)**; a presente discussão concentra-se em apenas um deles – práticas de base biológica, que incluem fitoterápicos, vitaminas e alimentos. O NCCIH (2018) classifica os **probióticos** como um tipo de produto natural da MAC. Muitos produtos da MAC são vendidos sem receita como suplementos dietéticos, mas o uso de deles, como cálcio para a saúde dos ossos ou um suplemento multivitamínico, não são considerados produtos da MAC (National Center for Complementary and Integrative Health, 2018). O NCCIH (2018)[10] relata que os produtos naturais são os produtos da MAC mais comumente empregados em crianças e que, na maioria das vezes, esses produtos são usados para condições crônicas (como dor no pescoço e nas costas) e para resfriados com constipação na cabeça e no peito. Outras pesquisas confirmam que a MAC é frequentemente empregada como terapia prolongada para crianças nas quais a terapia tradicional não é eficaz (National Center for Complementary and Integrative Health, 2018).

O uso indevido de MAC tem potencial para colocar algumas crianças sob risco de desenvolver problemas de saúde. Embora 55%

[g]Informações adicionais sobre dietas vegetarianas podem ser encontradas no Vegetarian Resource Group; 410-366-8343; http://www.vrg.org. Outro recurso útil é o *site* KidsHealth: http://kidshealth.org/parent/nutrition_center/dietary_needs/vegetarianism.html.

[9]N.R.T.: No Brasil, consultar informações sobre dietas para crianças menores de 2 anos e de outras faixas etárias até os adolescentes na Sociedade Vegetariana Brasileira, em https://www.svb.org.br/vegetarianismo1/saude.

[10]N.R.T.: No Brasil, recomenda-se a consulta do Política Nacional de Práticas Integrativas e Complementares no SUS, publicada em 2015, e disponível em: https://bvsms.saude.gov.br/bvs/publicacoes/politica_nacional_praticas_integrativas_complementares_2ed.pdf.

das crianças tenham feito uso de MAC pelo menos uma vez, apenas 4,4% do uso de MAC foi relatado aos médicos do departamento de emergência, principalmente porque os pais ou a criança não acharam importante informar o médico e/ou o médico não perguntou a utilização de MAC (Taylor, Dhir, Craig et al., 2015). Uma pesquisa em uma clínica para mulheres, lactentes e crianças descobriu que o uso de fitoterápicos em crianças era comum, especialmente entre crianças hispânicas que frequentam a clínica. Alguns fitoterápicos administrados a crianças (efedra, dedaleira, chá de anis e visco) têm segurança questionável (Kemper, Gardiner, 2016). Uma pesquisa de quatro departamentos de emergência pediátrica descobriu que o uso de fitoterápicos em crianças era comum, especialmente entre crianças de 6 anos ou mais (Taylor, Dhir, Craig et al., 2015). Alguns fitoterápicos administrados a crianças na pesquisa incluíam camomila, *cranberry*, salsa, gengibre, aipo, aminoácidos e chá verde e terapias à base de fitoterápicos com conhecida toxicidade incluiu alho, alcaçuz, beladona e *ginkgo biloba*.

Existe a preocupação de que alguns termos muito utilizados para comercializar suplementos (como megavitaminas) podem enganar os pais sobre os reais benefícios (ou riscos) desse tipo de tratamento. A intenção aqui não é desacreditar o uso de MAC como suplemento vitamínico, mas, sim, garantir a segurança e eficácia em crianças que podem desenvolver efeitos colaterais. O uso de diferentes fitoterapias ou a ingesta de fitoterápicos também está se tornando mais popular; muitos deles são utilizados desde os primórdios da medicina e são benéficos em alguns casos. Evidências crescentes de amostras clínicas sugerem que as terapias de MAC são desejadas pelas famílias e podem beneficiar algumas crianças com condições dolorosas (Groenewald, Beals-Erickson, Ralston-Wilson et al., 2017).

Os fitoterápicos que têm efeitos adversos conhecidos em crianças incluem a efedra, confrei e poejo; alguns fitoterápicos podem não ser prejudiciais quando ingeridos isoladamente, mas podem neutralizar ou potencializar os efeitos de medicamentos prescritos quando administrados em conjunto. Os pais devem ser totalmente informados sobre o uso de fitoterápicos para que fiquem seguros de que existem mais benefícios do que danos potenciais nos ingredientes que estão sendo utilizados. Os profissionais de saúde também precisam estar cientes dos benefícios ou danos potenciais dos fitoterápicos para aconselhar os pais de forma adequada e lidar com suas preocupações. Poucas pesquisas foram realizadas em crianças sobre muitos medicamentos fitoterápicos de venda livre, embora algumas plantas medicinais sejam conhecidas por causar danos em crianças (Kemper & Gardiner, 2016). Os pais devem ser advertidos para não exceder os limites superiores de ingesta de vitaminas de acordo com os novos IDR.[h]

SONO E ATIVIDADE

O tempo total de sono diminui apenas ligeiramente durante o segundo ano e, em média, é de cerca de 11 a 12 horas por dia. A maioria das crianças gosta de dormir durante o dia, mas pode abandonar esse hábito no fim do segundo ou terceiro anos de vida.

Crianças na faixa etária entre 12 e 36 meses são mais propensas a resistir à hora de dormir (recusa em ir para a cama) e a despertar frequentemente durante a noite. Podem surgir medos por causa dos estressores diários de uma criança, como pressão para ir ao banheiro, mudanças, nascimento de irmãos, experiências de perda ou separação dos pais. Um estudo recente revelou que uma rotina noturna consistente está associada aos melhores padrões de sono, como menor latência do início do sono, diminuição da vigília, maior sono total e diminuição dos problemas de comportamento diurno (Mindell, Li, Sadeh et al., 2015). Além disso, fornecer objetos de transição, como um bichinho de pelúcia ou o cobertor favorito, pode aliviar a insegurança da criança na hora de ir para a cama (ver Figura 11.2). As crianças podem precisar de um lanche leve antes de dormir; uma refeição pesada nessa hora pode interferir no sono. Outras sugestões para ajudar as crianças a dormir melhor incluem manter a televisão fora do quarto da criança, tornar a hora de dormir um momento tranquilo para ler histórias e evitar atividades estimulantes, como jogos de computador e brincadeiras ativas (Owens, 2016). Crianças que não dormem mais em um berço têm capacidade para sair de seus quartos depois de serem colocadas na cama. Limite os rituais prolongados da hora de dormir definindo um período e um conjunto de atividades (mais uma história, mais uma bebida). Para crianças que são muito imaturas para responder a essas medidas, pode ser necessário trancar a porta do quarto.

O nível de atividade de uma criança é alto e raramente há um problema relacionado com a falta de exercícios físicos, desde que não sejam instituídas restrições inadequadas. Recentemente, no entanto, tem havido preocupação de que a diminuição do tempo gasto em brincadeiras físicas reais e mais tempo envolvido com computadores e assistindo a televisão tenham aumentado a tendência ao excesso de peso. Isso é especialmente verdadeiro em grandes centros urbanos durante os meses de inverno, onde pode não haver espaço adequado para brincadeiras e exercícios físicos "seguros". Com um número cada vez maior de crianças sendo cuidadas fora de casa, é importante prestar atenção ao tipo de atividade oferecida nesses lugares. Por exemplo, crianças com altos níveis de atividade podem se beneficiar de um ambiente que estimule brincadeiras vigorosas, seja ao ar livre ou em uma grande área de recreação interna.

SAÚDE BUCAL

Exames regulares

A American Academy of Pediatric Dentistry (2016) recomenda que toda criança faça um exame de saúde bucal com um especialista até os 6 meses; se a criança está em uma categoria de alto risco de desenvolvimento de cáries, é recomendado que uma consulta inicial a um dentista ou odontopediatra ocorra por volta dos 6 meses ou dentro de 6 meses após a erupção do primeiro dente. Toda criança deve fazer uma visita ao dentista nos primeiros 12 meses (American Academy of Pediatric Dentistry, 2016). As consultas iniciais ao dentista não devem ser traumatizantes. Como as crianças dessa faixa etária reagem negativamente a experiências novas e potencialmente assustadoras, a consulta inicial pode girar em torno de ser apresentado ao dentista, observar o equipamento e sentar-se na cadeira. Se a criança cooperar, o dentista pode apenas examinar os dentes, e deve deixar o exame mais completo para outra consulta. Usar alguém como modelo, no qual a criança pode observar os procedimentos realizados no pai ou em um irmão, também pode ser efetivo, mas pode não funcionar com todas as crianças.

Remoção da placa

As medidas de higiene bucal devem ser implementadas nas crianças de 1 a 3 anos para remover a placa bacteriana, biofilmes bacterianos moles que aderem aos dentes e causam cáries (cavidades) e doença periodontal (gengival). A higiene oral deficiente e os hábitos alimentares inadequados estão associados ao desenvolvimento de cáries em crianças.

Os métodos mais eficazes para a remoção da placa são a escovação e o uso do fio dental. Existem várias técnicas de escovação, embora não haja um consenso universal sobre a melhor. Um método adequado para limpar os dentes decíduos é o método de esfregação. As pontas

[h]Websites úteis para cuidados de saúde e informações ao consumidor sobre o uso de fitoterápicos são National Center for Complementary and Integrative Health, https://nccih.nih.gov/; American Botanical Council, http://abc.herbalgram.org; e Herb Research Foundation, http://www.herbs.org/hrfinfo.html.

das cerdas são colocadas firmemente em um ângulo de 45° contra os dentes e as gengivas e movidas para frente e para trás em um movimento vibratório. As pontas das cerdas devem balançar, mas não se mover com força para frente e para trás, o que pode danificar as gengivas e o esmalte dos dentes. Todas as superfícies dentárias devem ser limpas dessa maneira, exceto a superfície lingual (interna) dos dentes anteriores. Para limpar essas superfícies, a escova de dentes deve ser colocada na vertical em relação aos dentes e movida para cima e para baixo. Apenas alguns dentes são escovados de cada vez, fazendo-se de 6 a 8 movimentos em cada seção. Deve ser usada uma abordagem sistemática para garantir que todas as superfícies sejam cuidadosamente limpas (Figura 11.6).

No caso de crianças pequenas, a limpeza mais eficiente é aquela feita pelos pais (Figura 11.7). Várias posições podem ser usadas para facilitar o acesso à boca e ajudar a estabilizar a cabeça para maior conforto:

- Fique de pé com as costas da criança voltadas para o adulto. (Quando realizada em frente ao espelho do banheiro, tanto a criança quanto o adulto podem ver o que está sendo feito no reflexo.)
- Sente-se em um sofá ou na cama com a cabeça da criança apoiada no colo do adulto
- Sente-se no chão ou em um banquinho com a cabeça da criança apoiada entre as pernas do adulto.

Use uma das mãos para segurar o queixo e a outra para escovar os dentes. Para facilitar o acesso aos dentes posteriores, mantenha a boca da criança parcialmente aberta. Após escovar com produtos fluoretados, evite enxaguar a boca para maximizar os efeitos benéficos do flúor.

DICAS PARA A ENFERMAGEM

- Para incentivar as crianças a abrirem a boca, peça-lhes para "assobiar como um passarinho" ou dizer "X" para escovar os dentes da frente e "rugir como um leão" para escovar os dentes detrás
- Cante, conte histórias ou converse com a criança durante a limpeza dos dentes para evitar que fique entediada

Para uma limpeza eficaz, recomenda-se uma escova de dentes pequena, com cerdas de náilon arredondadas e macias, curtas e com comprimento uniforme. As cerdas de náilon secam mais rapidamente após o uso e retêm sua forma melhor do que as cerdas naturais. As escovas de dentes devem ser substituídas assim que as cerdas estiverem desgastadas ou dobradas. Com crianças pequenas, a escovação pode ser realizada mais facilmente usando apenas água, porque muitas crianças não gostam da espuma do creme dental, e a espuma acaba

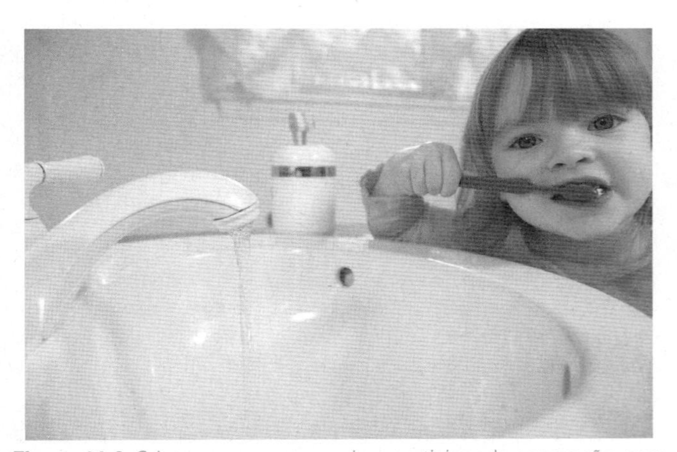

Figura 11.6 Crianças pequenas podem participar da escovação, mas os pais devem escovar todos os dentes dela. (© 2011 Photos.com, uma divisão da Getty Images. Todos os direitos reservados.)

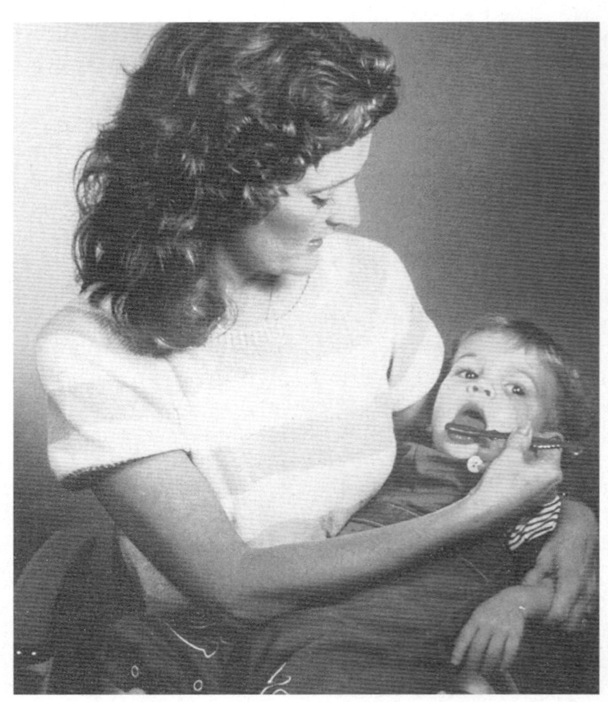

Figura 11.7 A limpeza mais eficaz dos dentes é aquela feita pelos pais.

interferindo na visibilidade. Use uma quantidade de creme dental do tamanho de um grão de arroz para crianças menores de 3 anos (aplique o creme na largura da escova de dentes, em vez de ao longo do comprimento, para diminuir a chance de aplicar uma quantidade excessiva); e uma quantidade de creme dental do tamanho de uma ervilha deve ser usada em crianças de 3 a 6 anos (American Academy of Pediatric Dentistry, 2018).

Após a limpeza dos dentes, deve ser passado o fio dental para remover a placa e os resíduos entre os dentes e abaixo da margem da gengiva, onde a escovação é ineficaz. Como as crianças pequenas não têm destreza para manipular o fio dental, os pais devem executar o procedimento.

O ideal é que os dentes sejam limpos após cada refeição e especialmente antes de dormir, e a criança não deve receber nada para comer ou beber após a escovação noturna, exceto água. Em situações em que a escovação é inviável, recomenda-se o método de bochecho; com um pouco de água na boca, a criança enxagua e engole, repetindo o procedimento três ou quatro vezes.[i,11]

Flúor

A suplementação de flúor deve ser considerada para qualquer criança. O flúor, um mineral, é encontrado na água, alimentos ou bebidas em que água fluoretada era usada como parte do sistema de processamento. Como o processo de fluoretação da água e a fabricação de creme dental com flúor são quase impossíveis de padronizar nos EUA, a dosagem dos suplementos de flúor deve ser determinada em consulta com um profissional (American Academy of Pediatric Dentistry, 2018). O aumento da ingesta de flúor leva à retenção de proteínas

[i]Para mais informações, ver American Academy of Pediatric Dentistry, http://www.aapd.org.

[11]N.R.T.: No Brasil, recomenda-se consultar o site da Associação Brasileira de Odontopediatria (https://aboped.org/) para identificação de informações atualizadas. Também pode ser consultado o Guia de Saúde Oral Materno-Infantil, da Sociedade Brasileira de Pediatria. Disponível em: https://www.sbp.com.br/fileadmin/user_upload/Guia-de-Saude_Oral-Materno-Infantil.pdf. Acesso em: 11 abr. 2022.

do esmalte, hipomineralização do esmalte e da dentina e distúrbios na formação de cristais. Os efeitos causados por essa mudança variam de linhas ou manchas brancas quase imperceptíveis até manchas marrom-acinzentadas ou áreas com marcas. Os pais devem ser alertados contra o uso regular de água ou bebidas fluoretadas, como água engarrafada contendo flúor, se o abastecimento de água da comunidade já tiver uma quantidade adequada de flúor. Tratamentos tópicos com flúor (p. ex., verniz de flúor) realizados no consultório dentário também são eficazes na redução das cáries (American Academy of Pediatric Dentistry, 2018).

Fatores dietéticos

A dieta é fundamental para o desenvolvimento de uma boa dentição porque o processo de formação de cárie depende principalmente de açúcares fermentáveis, especialmente sacarose e outros carboidratos. O açúcar de mesa refinado, mel, melaço, xarope de milho e frutas secas (como passas) são altamente cariogênicos. Os carboidratos complexos, como pães, batatas e massas, também contribuem para a formação de cárie porque reduzem o pH da placa. Bebidas e lanches comumente consumidos por crianças e adolescentes também são altamente cariogênicos e podem contribuir para a incidência de sobrepeso e obesidade (American Academy of Pediatric Dentistry, 2018).

Idealmente, deveriam ser eliminados todos os alimentos altamente cariogênicos, especialmente aqueles que contêm carboidratos complexos. Como isso é impraticável, algumas sugestões podem ser úteis. Primeiro, *a frequência com que o açúcar é consumido é mais importante do que a quantidade total ingerida*. Portanto, os doces são menos prejudiciais se consumidos imediatamente após uma refeição em vez de um lanche entre as refeições. Quando os doces são servidos como sobremesa, os dentes podem ser limpos posteriormente, diminuindo o tempo de permanência do açúcar na boca.

Em segundo lugar, é importante a forma do açúcar (sacarose). Os alimentos mais cariogênicos são aqueles que são pegajosos ou duros porque permanecem mais tempo na boca. Consequentemente, chupar pirulitos é mais cariogênico do que comer uma barra de chocolate. Às vezes, a fonte do açúcar está "escondida", como em vários medicamentos, tanto com prescrição quanto de venda livre, e em muitos cereais populares, incluindo a variedade "totalmente natural". Ler os rótulos dos alimentos é essencial para eliminar as fontes de sacarose.

Alguns tipos de lanches não contribuem para a formação de cáries dentárias. Queijos envelhecidos, como o *cheddar*, podem alterar o pH e retardar o crescimento bacteriano. Chiclete sem açúcar mastigado depois das refeições pode proteger contra cáries ao estimular a saliva, que neutraliza o ácido.

Uma forma especial de cárie dentária em crianças entre 18 meses e 3 anos é a **cárie na primeira infância (CPI)**, historicamente conhecida como *cárie de mamadeira* (Figura 11.8). Ela costuma ocorrer quando uma criança recebe rotineiramente uma mamadeira de leite ou suco na hora do sono matinal ou noturno, ou usa a mamadeira como chupeta quando está acordada. A amamentação noturna frequente por períodos prolongados também leva à destruição extensa dos dentes. A prática de revestir chupetas com mel também pode contribuir para a formação de cárie e ser uma fonte potencial de botulismo. À medida que o líquido doce acumula-se na boca, os dentes são submetidos por várias horas a esse ambiente cariogênico. A alimentação prolongada com mamadeira, o consumo de suco de frutas, a falta de exames odontológicos periódicos e a alimentação noturna contribuem de modo significativo para ocorrência de CPI (Ozen; Van Strijp; Ozer et al., 2016). Os dentes incisivos e molares superiores são mais afetados porque os incisivos inferiores são protegidos pelo lábio inferior, língua e saliva. Dentes muito cariados podem exigir a aplicação de fitas de aço inoxidável para preservar o espaçamento até a erupção da dentição permanente.

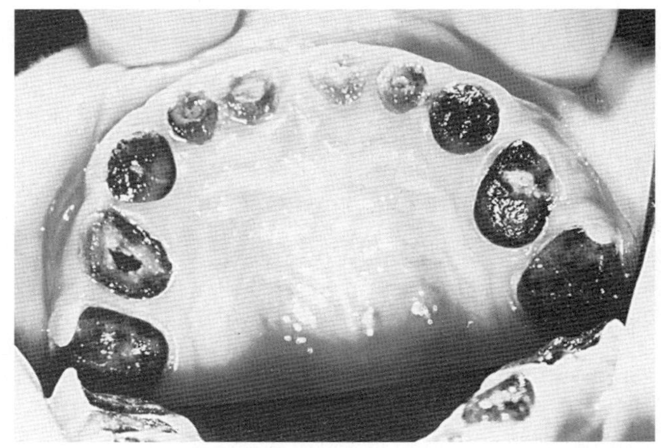

Figura 11.8 Cárie na primeira infância (CPI). (Cortesia de Bruce Carter, DDS, Texas Children's Hospital, Houston, TX.)

Atualmente, a CPI é considerada uma doença infecciosa da infância. Há evidências de que o *Streptococcus mutans* é uma bactéria altamente cariogênica (American Academy of Pediatric Dentistry, 2016). Uma das fontes do *S. mutans* é a saliva da mãe; recém-nascidos de mães com altas contagens da bactéria apresentam maior incidência de CPI. Portanto, é importante discutir a higiene bucal com mulheres grávidas por causa do impacto sobre o desenvolvimento dentário de seus filhos.

A prevenção envolve eliminar completamente a mamadeira antes de dormir, dar a última mamadeira antes de dormir, substituir o leite ou o suco por uma mamadeira de água, não usar a mamadeira como chupeta e nunca revestir a chupeta com substâncias doces. É desaconselhável o uso de sucos industrializados, especialmente as embalagens prontas para o consumo; essas bebidas são especialmente prejudiciais, porque o açúcar é mais facilmente convertido em ácido. O suco deve ser sempre oferecido em copo para evitar o prolongamento do hábito de usar a mamadeira. As crianças devem ser incentivadas a beber de um copo no primeiro aniversário e a deixar a mamadeira aos 14 meses. Os enfermeiros estão em excelente posição para aconselhar os pais sobre os perigos desse hábito e outros aspectos do atendimento odontológico.[j,12]

PROMOÇÃO DA SEGURANÇA E PREVENÇÃO DE ACIDENTES

Injúrias físicas não intencionais na infância foram a principal causa de morte entre crianças de 1 a 4 anos em 2013, sendo responsáveis por

[j]As fontes de informação sobre cáries em enfermagem e outros aspectos da saúde dentária infantil incluem o National Institute of Dental and Craniofacial Research, National Institutes of Health, Bethesda, MD 20892-2190; 301-496-4261; http://www.nidcr.nih.gov; American Academy of Pediatric Dentistry, 211 E. Chicago Ave., Suite 1600, Chicago, IL 60611; 312-337-2169; http://www.aapd.org; American Dental Association, 211 E. Chicago Ave., Chicago, IL 60611; 312-440-2500; http://www.ada.org/; e Canadian Dental Association, 1815 Alta Vista Drive, Ottawa, ON K1 G 3Y6; 613-523-1770; http://www.cda adc.ca.

[12]N.R.T.: Recomendam-se as seguintes leituras:

Brasil. Ministério da Saúde. Secretaria de Atenção à Saúde. Departamento de Atenção Básica. A saúde bucal no Sistema Único de Saúde [recurso eletrônico]. Brasília, 2018. Disponível em: http://bvsms.saude.gov.br/bvs/publicacoes/saude_bucal_sistema_unico_saude.pdf. Acesso em: 11 abr. 2022.

Brasil. Ministério da Saúde. Secretaria de Atenção à Saúde. Departamento de Atenção Básica. Cadernos de Atenção Básica: Saúde da criança: crescimento e desenvolvimento. Brasília, 2012. Disponível em: http://bvsms.saude.gov.br/bvs/publicacoes/saude_crianca_crescimento_desenvolvimento.pdf. Acesso em: 11 abr. 2022.

32% de todas as mortes nessa faixa etária (Centers for Disease Control and Prevention, 2016). As principais causas de morte acidental incluem asfixia para crianças com menos de 1 ano e afogamento para crianças de 1 a 4 anos (Centers for Disease Control and Prevention, 2016). As quedas são a principal causa de lesões não fatais entre as crianças. Essas mortes e lesões são evitáveis e destacam a necessidade de ações de saúde pública e de educação. Há evidências de que a educação individual e presencial, bem como intervenções e equipamentos de segurança são eficazes na redução do número de acidentes na infância que podem ter resultados catastróficos (Folger, Bowers, Dexheimer et al., 2017).

Um fator importante no aumento crítico de acidentes durante a primeira infância é a liberdade irrestrita alcançada por meio da locomoção, combinada com a falta de consciência sobre os perigos no ambiente. As crianças adoram o uso repetitivo de habilidades motoras grossas e, conforme crescem, essas habilidades vão sendo aprimoradas. Crianças nessa faixa etária também têm muita curiosidade sobre o funcionamento das coisas, e é comum a exploração de objetos e lugares anteriormente desconhecidos ou não percebidos. As crianças também não desenvolveram totalmente uma compreensão dos princípios de causa e efeito e muitas vezes são incapazes de avaliar o perigo; a percepção de profundidade mal desenvolvida também pode contribuir para quedas e tombos, assim como a estrutura corporal de crianças menores. As categorias específicas de lesões e as formas de prevenção são mais bem compreendidas associando-as às principais conquistas de crescimento e desenvolvimento dessa idade (Tabela 11.2). As discussões sobre lesões no Capítulo 13 também são relevantes para questões de segurança nessa idade.

Tabela 11.2 Prevenção de acidentes durante a primeira infância.

Habilidades de desenvolvimento relacionadas com o risco de acidentes	Prevenção de acidentes
Veículos motorizados	
Caminha, corre e escala Capaz de abrir portas e portões Consegue andar de triciclo Consegue lançar uma bola e outros objetos	Use o tipo de restrição para veículos aprovada pelo governo federal, de acordo com as recomendações do fabricante para peso e altura Supervisione a criança enquanto brinca ao ar livre Não permita que a criança brinque na calçada ou atrás de um carro estacionado Não permita que a criança brinque em uma pilha de folhas, na neve ou em um grande recipiente de papelão em áreas de tráfego Supervisione os passeios de triciclo; a criança deve usar capacete Limite a brincadeira em calçadas com carros estacionados ou forneça barreiras físicas que limitem o acesso Tranque cercas e portas se não estiver supervisionando diretamente as crianças Ensine a criança a obedecer às regras de segurança para pedestres: • Obedecer às regras de trânsito; atravessar apenas nas faixas de pedestres e somente quando o sinal de trânsito indicar que é seguro • Manter-se a um passo do meio-fio até a hora de atravessar • Olhar para a esquerda, direita e esquerda novamente e verificar se há carros virando antes de atravessar a rua • Usar as calçadas; quando não houver calçada, caminhar à esquerda, de frente para o trânsito • Usar cores claras à noite e prender material fluorescente às roupas
Afogamento	
Capaz de explorar se deixada sem supervisão Tem muita curiosidade Incapaz na água; desconhece o perigo; a profundidade da água não tem significado	Supervisione cuidadosamente quando estiver perto de qualquer fonte de água, incluindo baldes Nunca, sob nenhuma circunstância, deixe a criança na banheira sem supervisão Mantenha fechadas as portas do banheiro e a tampa do vaso sanitário Proteja a área ao redor da piscina com cerca e trancas no portão[a,13]
Queimaduras	
Capaz de alcançar lugares altos escalando, esticando-se e ficando na ponta dos pés Puxa os objetos Explora quaisquer buracos ou aberturas Consegue abrir gavetas e armários Desconhece as fontes potenciais de calor ou fogo Brinca com objetos mecânicos	Vire os cabos da panela em direção ao fundo do fogão Coloque os aparelhos elétricos, como cafeteira e pipoqueira, na parte detrás do balcão Coloque grades de proteção na frente de aquecedores, lareiras e outros dispositivos de aquecimento Guarde fósforos e isqueiros em áreas trancadas ou inacessíveis; descarte com cuidado Coloque velas acesas, incenso, alimentos quentes e cigarros fora do alcance Não deixe a toalha de mesa pendurada ao alcance das crianças Não deixe o cabo elétrico do ferro ou outro aparelho pendurado ao alcance das crianças Cubra as tomadas elétricas com protetores de plástico Mantenha os fios elétricos escondidos ou fora do alcance Não permita que crianças brinquem com aparelhos elétricos, fios ou isqueiros Enfatize os perigos de uma chama acesa; ensine o que significa "quente" Verifique sempre a temperatura da água do banho; ajuste a temperatura do aquecedor de água para 49°C ou menos; não permita que as crianças brinquem com as torneiras Aplique um protetor solar quando a criança estiver exposta ao sol (durante o ano todo)

(Continua)

[13]N.R.T.: Ver recomendações da organização Criança Segura disponíveis em: https://criancasegura.org.br/.

Tabela 11.2 Prevenção de acidentes durante a primeira infância. (*continuação*)

Habilidades de desenvolvimento relacionadas com o risco de acidentes	Prevenção de acidentes
Intoxicação acidental	
A criança explora colocando os objetos na boca Consegue abrir gavetas, armários e a maioria dos recipientes Consegue escalar Não é capaz de ler os rótulos Não conhece dose ou quantidade segura	Coloque todos os agentes potencialmente tóxicos, incluindo cosméticos, itens de higiene pessoal, produtos de limpeza, pesticidas e medicamentos, fora do alcance ou em um armário trancado Cuidado com a ingesta de itens não comestíveis, como plantas Armazene os medicamentos ou venenos imediatamente em armário trancado; recolocar tampas de proteção para crianças imediatamente Administre os medicamentos como remédio, não como um doce Não armazene grandes quantidades de agentes tóxicos Descarte imediatamente os recipientes de veneno vazios; nunca reutilize para armazenar um item alimentar ou outro veneno Ensine a criança a não brincar em recipientes de lixo Nunca remova os rótulos das embalagens de substâncias tóxicas Saiba o número do centro de controle de substâncias tóxicas mais próximo: 800-222-1222[14]
Quedas	
Capaz de abrir portas e algumas janelas Sobe e desce escadas Percepção de profundidade imatura	Use protetores de janela; não confie em telas para impedir as quedas Coloque portões na parte superior e inferior das escadas Mantenha as portas trancadas ou use protetores nas maçanetas à prova de crianças na entrada de escadas, varanda alta ou outra área elevada, incluindo rampa de lavanderia Garanta barreiras seguras e eficazes em varandas, sacadas, *decks* Remova tapetes escorregadios ou inseguros Aplique decalques antiderrapantes na banheira ou no chuveiro Mantenha as grades do berço totalmente levantadas e o colchão no nível mais baixo Coloque carpete sob o berço e no banheiro Mantenha brinquedos grandes e almofadas fora do berço ou do cercadinho (a criança pode usá-los como "escadas" para sair) e depois troque por uma cama quando a criança conseguir sair do berço Evite o uso do andador móvel, especialmente perto de escadas Vista roupas seguras (solas que não "grudam" no chão, cadarços amarrados, barras das calças que não tocam no chão) Mantenha a criança segura na cadeirinha do veículo; nunca a deixe sem vigilância no veículo ou no carrinho de compras Nunca deixe uma criança sozinha no cadeirão infantil Supervisione em *playgrounds*; selecione áreas de lazer com cobertura de solo macia e equipamentos seguros
Engasgo e asfixia	
Engasgo e asfixia Coloca coisas na boca Pode engolir alimentos duros ou não mastigáveis	Evite pedaços grandes de carne, como cachorros-quentes inteiros (corte longitudinalmente em pedaços menores) Evite frutas com caroço, peixes com espinhas, balas duras, gomas de mascar, nozes, pipoca, uvas e *marshmallows* Escolha brinquedos grandes e resistentes, sem arestas aparentes ou pequenas peças removíveis Descarte os refrigeradores, fornos e utensílios velhos e remova a porta Instale alarmes de fumaça e monóxido de carbono; troque as baterias a cada 6 meses Desenvolva um plano de fuga de incêndio para toda a família e faça exercícios de simulação Mantenha o transmissor automático da porta da garagem em um local inacessível Selecione caixas de brinquedos ou baús seguros, sem tampas pesadas com dobradiças Mantenha os cordões de persianas fora do alcance das crianças Remova os cordões da roupa; encurte os cordões essenciais para 15 cm ou menos Evite o contato com itens de plástico redondos, ocos e semirrígidos, como a metade de uma bola de plástico

(*Continua*)

[14]N.R.T.: No Brasil, entre em contato com a Rede Nacional de Centros de Informação e Assistência Toxicológica (Renaciat) da Agência Nacional de Vigilância Sanitária (Anvisa), no número 0800-722-6001.

Tabela 11.2 Prevenção de acidentes durante a primeira infância. (*continuação*)

Habilidades de desenvolvimento relacionadas com o risco de acidentes	Prevenção de acidentes
Lesão corporal	
Ainda desajeitado em muitas habilidades Distrai-se facilmente das tarefas Desconhece o perigo potencial de estranhos ou outras pessoas	Evite dar objetos afiados ou pontiagudos (p. ex., facas, tesouras, palitos de dente), especialmente ao caminhar ou correr Não permita que pirulitos ou objetos semelhantes estejam na boca ao caminhar ou correr Ensine as precauções de segurança (p. ex., para carregar uma faca ou tesoura com a extremidade pontiaguda longe do rosto) Armazene todas as ferramentas perigosas, equipamentos de jardim e armas de fogo em um armário trancado Esteja alerta para o perigo de animais não supervisionados e animais domésticos Use vidro de segurança em grandes áreas envidraçadas, como portas de vidro deslizantes Ensine o nome, endereço e número de telefone à criança e ensine-a a pedir ajuda às pessoas adequadas (caixa, segurança, policial) em caso de se perder; mantenha uma etiqueta de identificação na criança (costurada na roupa, dentro do sapato) Ensine segurança em relação aos estranhos: • Evitar roupas personalizadas em locais públicos • Nunca acompanhar um estranho • Informar aos pais se alguém fizer com que a criança se sinta desconfortável de alguma forma • Sempre escute as preocupações da criança em relação ao comportamento dos outros • Ensine a criança a dizer "não" quando confrontada com situações desconfortáveis

[a]Diretrizes detalhadas para segurança na piscina podem ser encontradas em http://www.poolsafely.gov.

Segurança em veículos motorizados

Lesões em veículos motorizados causam mais mortes acidentais em crianças de 5 a 19 anos do que qualquer outro tipo de lesão e são responsáveis por um número significativo de todas as mortes acidentais entre crianças de 1 a 4 anos (Centers for Disease Control and Prevention, 2016). Muitas das mortes são causadas por ferimentos no interior do veículo, quando os equipamentos de retenção não foram usados ou as diretrizes relacionadas com a idade não foram seguidas adequadamente.

Crianças que viajam soltas no banco dianteiro do veículo correm o maior risco de lesões. Equipamentos de retenção aprovados, devidamente instalados e aplicados, podem reduzir a maioria das fatalidades e lesões.

Dispositivos de retenção

Os enfermeiros são responsáveis por orientar os pais sobre a importância dos equipamentos de retenção para carros e seu uso adequado. Cinco tipos de restrições estão disponíveis: (1) cadeirinhas ou bebê-conforto apropriados apenas para lactentes; (2) cadeirinhas para lactentes e crianças pequenas; (3) assentos de elevação; (4) cintos de segurança; e (5) dispositivos para crianças com necessidades especiais (ver Capítulo 17). O Capítulo 9 discute os equipamentos de restrição para lactentes; as cadeirinhas e os assentos elevatórios são discutidos aqui. As cadeirinhas são adequadas para lactentes e crianças pequenas viradas para trás (Figura 11.9). A American Academy of Pediatrics (2015) e a National Highway Traffic Safety Administration atualmente recomendam que crianças de até 2 anos andem em cadeiras de segurança voltados para trás pelo maior tempo possível, ou até que tenham superado o peso e a altura recomendados pelo fabricante, e, em seguida, faça a transição da criança para um assento de elevação voltado para a frente, com cintos no banco detrás do veículo (Rivara & Grossman, 2016). Muitos assentos de segurança voltados para trás podem acomodar crianças com peso máximo de 16 kg (de acordo com as especificações do fabricante). Estudos indicam que as crianças estão mais seguras ao trafegar em cadeirinhas voltadas para trás (American Academy of Pediatrics, 2018). Outro estudo confirmou que crianças de 0 a 3 anos que andam adequadamente restritas no banco traseiro apresentaram risco significativamente menor de morte do que os passageiros nos bancos dianteiros (Durbin, Jermakian, Kallan et al., 2015).

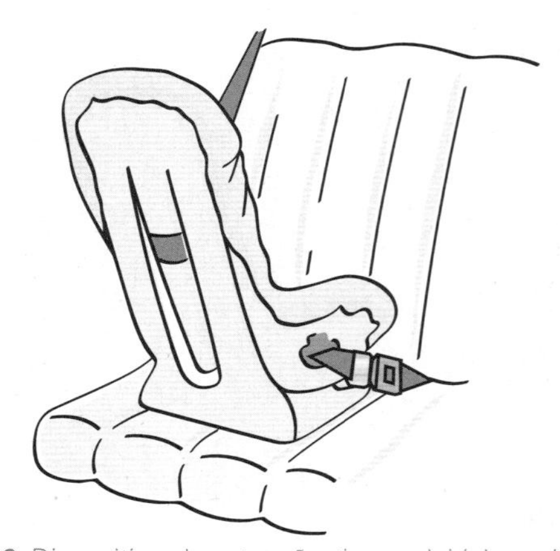

Figura 11.9 Dispositivo de retenção tipo cadeirinha voltada para o encosto do banco.

As cadeirinhas usam diferentes tipos de sistemas de cinto de segurança: um **cinto de cinco pontos**, que consiste em um cinto sobre cada ombro, um em cada lado da pélvis e um entre as pernas (os cinco pontos unem-se em uma fivela comum), bem como um **protetor de cabeça acolchoado**, que usa os cintos de ombro presos a uma proteção que é mantida no lugar por um cinto instalado na região da virilha. Com equipamentos de retenção para lactentes e crianças pequenas, é importante não adicionar cobertores extras, almofadas de cabeça ou acolchoamento entre a criança e os cintos de retenção que não fizerem parte do equipamento original, porque esses "acessórios" criam espaços de ar entre a criança e a contenção e reduzem o suporte para costas, cabeça e pescoço. Carros com cintos de segurança deslizantes que passam pelo abdome ou pelo ombro exigem o uso de um clipe de metal de travamento para manter o cinto em uma posição firme. O clipe de travamento deve ser colocado no cinto logo acima da fivela (Figura 11.10A). Se os pais têm carros mais novos

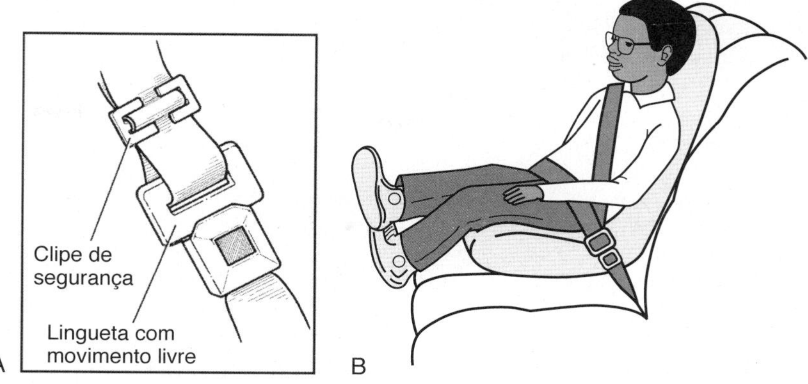

Figura 11.10 A. Clipe de segurança usado com cinto deslizante de ombro ou no abdome para manter o cinto em uma posição firme. **B.** Assento elevatório. Observe a colocação da alça de ombro (longe do pescoço e do rosto).

com cintos de cintura e ombros automáticos, eles precisam ter cintos de segurança abdominais adicionais instalados para proteger adequadamente o equipamento de retenção.

Os **assentos elevatórios** não são equipamentos de retenção como cadeirinhas, porque dependem dos cintos do próprio veículo para manter a criança e o assento no lugar. Três modelos são aprovados pela National Highway Traffic Safety Administration: o assento de costas altas com alças de posicionamento (Figura 11.10B), que fornece suporte para a cabeça e o pescoço da criança que está no assento de um veículo sem encosto de cabeça; o assento sem costas com alça de posicionamento, que só deve ser utilizado se o banco do veículo dispor de apoio de cabeça; e um assento combinado, que pode ser convertido de assento infantil voltado para a frente em assento elevatório. Este último modelo está equipado com uma alça para ser usada em crianças entre 1 e 3 anos; essa alça pode ser removida e substituída por um cinto de ombro, quando a criança fica maior. Os assentos elevatórios com alças de posicionamento são utilizados por crianças com altura inferior a 145 cm e com peso de 16 a 36 kg, dependendo do tipo de assento. No geral, crianças em idade escolar devem viajar em um assento elevatório com alça de posicionamento até aproximadamente 7 a 8 anos. No entanto, como o tamanho das crianças varia consideravelmente, devem ser seguidas as recomendações do fabricante em relação às limitações de altura e peso. O assento elevatório deve ser usado até que a criança seja capaz de sentar-se contra o encosto do banco com os pés pendurados e as pernas dobradas na altura dos joelhos. O modelo de assento com alças de posicionamento deixa a criança mais alta no assento, movendo a parte do ombro do cinto para longe do pescoço e a parte do cinto do abdome para a pélvis. Crianças que ficam grandes demais para cadeirinhas ainda podem andar com segurança em um assento elevatório até que o ponto médio da cabeça ultrapasse o encosto do banco do carro.

Crianças devem usar equipamentos de retenção especialmente projetados para carros até que alcancem 145 cm de altura e tenham entre 8 e 12 anos (American Academy of Pediatrics, 2015). Os **cintos de segurança de dois pontos** (ombro e cintura) devem ser usados bem ajustados à parte inferior dos quadris, não à região abdominal. As crianças devem ser ensinadas a sentar-se eretas para permitir um ajuste adequado. O cinto de ombro só pode ser usado se não cruzar o pescoço ou o rosto da criança.

Os cintos de ombro automáticos são projetados para proteger os adultos. As crianças devem usar cintos de ombro manuais no banco traseiro. Os *airbags* não substituem as cadeiras de criança ou cintos de segurança e podem ser letais para crianças pequenas. A área mais segura do carro para as crianças é o banco traseiro. Se a criança precisa viajar na frente, o banco do passageiro deve ser posicionado mais para trás ou o *airbag* deve ser desativado.

Para que qualquer medida de segurança seja eficaz, ela deve ser usada de maneira consistente e adequada. Os exemplos de uso indevido incluem a passagem incorreta do cinto de segurança do veículo pelo sistema de retenção; deixar de usar o cinto de segurança do veículo para fixar o sistema de retenção; deixar de usar a alça de amarração; deixar de usar o sistema de cintos de restrição; e posicionar incorretamente a criança, especialmente virada para a frente em vez de para trás. Para lidar com essas questões, os enfermeiros devem enfatizar o uso correto das restrições e as regras que garantem a conformidade (ver boxe *Cuidado centrado na família*). Crianças que viajam em assentos de segurança especialmente projetados para

Cuidado centrado na família

Uso de equipamentos de contenção para veículos

- Leia as instruções do fabricante e siga-as cuidadosamente
- Ofereça o brinquedo favorito, bichinho de pelúcia ou lanche para a criança na cadeirinha do carro
- Fixe a cadeirinha com segurança ao sistema de fixação do carro e ajuste as alças confortavelmente à criança[a,15]
- Não dê partida no carro até que todos estejam devidamente contidos
- Use sempre a restrição, mesmo para viagens curtas
- Se a criança começar a sair ou a soltar o cinto, diga com firmeza: "Não". Pode ser necessário parar o carro para reforçar o comportamento esperado. Use recompensas, como estrelas ou adesivos, para incentivar a cooperação
- Incentive a criança a ajudar a colocar fivelas, tiras e protetores, mas sempre verifique os fechos
- Reduza o tédio em viagens longas. Mantenha brinquedos macios no carro para brincadeiras silenciosas, converse com a criança, mostre objetos e ensine a criança sobre eles. Pare periodicamente. Se a criança quiser dormir, certifique-se de que ela permaneça seguramente contida
- Insista para que outras pessoas que transportam crianças também sigam estas regras de segurança

[15]N.R.T.: No Brasil, recomenda-se a leitura da Resolução nº 819 do Conselho Nacional de Trânsito (Contran), de 17 de março de 2021, que dispõe sobre o transporte de crianças com idade inferior a 10 anos que não tenham atingido 1,45 m de altura no dispositivo de retenção adequado, comumente conhecida como a Lei da Cadeirinha, disponível em https://www.gov.br/infraestrutura/pt-br/assuntos/transito/conteudo-contran/resolucoes/Resolucao8192021.pdf.

[a]Uma inspeção gratuita da restrição do assento do carro pode ser obtida no SafeKids. Verifique os endereços dos postos de inspeção local ou acesse o *site* para obter informações: http://www.safekids.org.

veículos em geral comportam-se muito melhor do que crianças sem restrição, o que pode ser um grande benefício para os pais e deve ser enfatizado como uma vantagem adicional do uso correto das medidas de segurança.

O sistema universal de cadeira de segurança infantil LATCH (*lower anchors and tethers for children*) foi implementado a partir de 2002 como um requisito para todos os automóveis novos e assentos para crianças. Esse sistema fornece ancoragem uniforme, que consiste em dois pontos de fixação inferiores e um ponto superior no banco traseiro do veículo (Figura 11.11). Quando usada apropriadamente, a tira de amarração superior (correia) evita que a criança seja lançada para a frente em caso de colisão. Se a correia de amarração não for usada, até 90% da proteção da restrição será perdida. As instruções para a instalação adequada da tira de amarração e do suporte permanente estão incluídas no sistema de retenção do carro. As novas cadeiras de segurança para crianças têm um gancho, fivela, correia ou outro conector que se fixe à ancoragem. O uso dos cintos de segurança não é mais permitido para prender as cadeirinhas ao banco dos veículos novos. Nos EUA, após o outono de 2002, todos os carros novos foram obrigados a adotar o sistema LATCH.

Crianças com necessidades especiais ou deficiência podem necessitar de um sistema de retenção que as proteja adequadamente em caso de acidente. Exemplos desse tipo de dispositivo incluem restrições para o berço de lactentes que não toleram uma posição semirreclinada e cadeiras de plástico especialmente moldadas para crianças com gesso pélvico podálico. O colete EZ-On é um cinto de segurança especial para crianças maiores com controle de tronco deficiente. Um dispositivo de retenção chamado HIPPO está comercialmente disponível para o transporte de crianças com gesso pélvico podálico, mas são comercializados apenas nos EUA. Restrições de segurança adicionais e uma lista de distribuidores estão disponíveis no *site* SafetyBeltSafe dos EUA.[k] Ver também Capítulo 8 para uma discussão sobre o transporte de recém-nascidos para casa e avaliação da cadeirinha mais adequada.

Crianças não podem ser transportadas na caçamba de caminhonetes. O perigo de quedas pode ser agravado por outro veículo batendo na criança ou por capotamento do veículo. Além disso, deixar crianças sem supervisão em um veículo estacionado oferece uma oportunidade para a criança soltar o freio de mão ou colocar o carro em movimento.

Lesões relacionadas com veículos motorizados

Toddlers costumam envolver-se em acidentes de trânsito como pedestres. Devido ao desenvolvimento das habilidades motoras grossas de andar, correr e escalar, e suas habilidades motoras finas de abrir portas e portões, elas tendem a colocar-se em perigo se estiverem sem supervisão. Desconhecendo o perigo e sem conseguir estimar a velocidade dos carros, elas são atingidas por veículos em movimento. Correr atrás de uma bola, andar de triciclo e brincar atrás de um carro estacionado são atividades comuns que podem resultar em uma tragédia.

Crianças que brincam em calçadas ou pátios correm o risco de acidentes com carros em marcha à ré. Uma precaução quando as crianças estão brincando em calçadas é prender um mastro aos triciclos com uma bandeira de cor chamativa que seja alta o suficiente para ser visível através do vidro traseiro de um automóvel.

Outra medida protetiva é a presença de um dispositivo que emite um bipe quando o veículo é conduzido em marcha à ré, para alertar as crianças sobre o carro, van, trator ou caminhão em movimento. Atualmente, muitos veículos incluem uma câmera retrovisora para

[k]http://www.carseat.org.

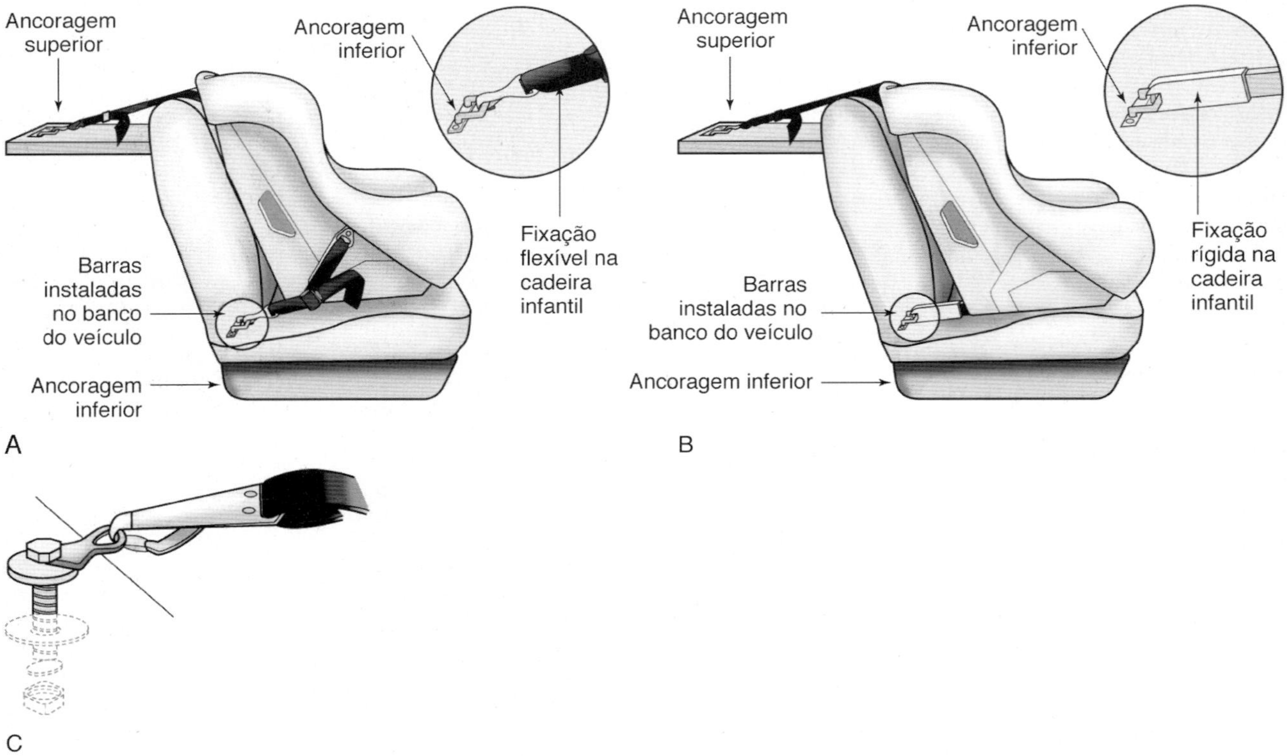

Figura 11.11 Sistema universal de fixação de dispositivos de retenção LATCH (*lower anchors and tethers for children*). **A.** Fixação flexível de dois pontos com amarração superior. **B.** Fixação rígida de dois pontos com amarração superior. **C.** Ancoragem superior. (Cortesia do US Department of Transportation, National Highway Traffic Safety Administration.)

que o motorista possa ver a calçada claramente enquanto dá a ré. Barreiras físicas (cercas ou barricadas) que impedem as crianças de brincar perto de veículos ajudam a prevenir essas lesões.

Um tipo de lesão que tem se tornado mais comum ocorre quando as crianças pulam dentro do porta-malas e fecham-se lá dentro. Pode ocorrer asfixia nesse tipo de situação; portanto, o porta-malas do carro não deve ser deixada aberto quando as crianças estão sem supervisão. Alguns carros são equipados com um interruptor de segurança que pode ser ativado por dentro para abrir o porta-malas.

Outro perigo relacionado com o automóvel para crianças é o superaquecimento (hipertermia) e subsequente morte quando presas em um veículo em clima quente (> 27°C). *Toddlers* dissipam mal o calor e o aumento da temperatura corporal pode causar a morte em poucas horas. Desde 1998, um total de 661 crianças morreram de hipertermia quando deixadas sozinhas em carros estacionados; em 2014, o número de mortes infantis foi de 41, e estima-se que uma média de 37 crianças morrem a cada ano por superaquecimento nos carros (Null, 2015). Estima-se que com a temperatura ambiente entre 22 e 35,5°C, a temperatura interna do veículo aumenta em 10,5 a 11°C a cada 10 minutos, mesmo com a janela entreaberta (Duzinski, Barczyk, Wheeler et al., 2014). Aproximadamente 50% dos adultos que deixaram uma criança no carro, esqueceram ou não sabiam que ela ainda estava lá (Duzinski et al., 2014). Os pais devem ser advertidos a não deixar crianças sozinhas em um veículo por *qualquer que seja o motivo*.

A prevenção de acidentes de trânsito envolve proteção e orientação das crianças sobre o perigo de veículos tanto em movimento quanto estacionados. Embora crianças em idade pré-escolar sejam muito jovens para que se tenha confiança de que vão sempre obedecer, os pais devem enfatizar a necessidade de olhar para os dois lados antes de atravessar a rua, reconhecer as cores do semáforo e obedecer aos sinais dos guardas de trânsito. Barreiras físicas que impeçam as crianças de brincar perto de veículos ajudam a prevenir esse tipo de lesão. Mais importante, o que é pregado deve ser praticado. As crianças aprendem por meio da imitação, e a consistência reforça o aprendizado.

Afogamento

A maior taxa de afogamento ocorre com crianças de 1 a 4 anos; um terço dessas crianças morre por afogamento (Centers for Disease Control and Prevention, 2016). As mortes por afogamento de crianças ocorrem mais comumente na banheira e em grandes baldes. Com habilidades de locomoção bem desenvolvidas, as crianças podem alcançar áreas potencialmente perigosas, como banheiras, vasos sanitários, baldes, piscinas, banheiras de hidromassagem e lagoas ou lagos. O intenso impulso das crianças nessa faixa etária para a exploração e investigação, combinado com o desconhecimento do perigo e de sua impotência na água, torna o afogamento uma ameaça viável. Além do mais, é uma categoria de acidente que resulta em morte em minutos, diminuindo a chance de resgate e sobrevivência. A supervisão das crianças quando estiverem próximas de qualquer fonte de água é essencial; muitos afogamentos nessa faixa etária ocorrem quando o adulto supervisor se distrai. Ensinar natação e segurança na água pode ser útil, mas não pode ser considerado proteção suficiente. A cerca da piscina, embora essencial, nem sempre impede as crianças mais ativas.

Queimaduras

A capacidade das crianças de 1 a 3 anos de escalar, esticar-se e alcançar objetos acima de suas cabeças torna qualquer superfície quente uma fonte potencial de perigo. Crianças puxando panelas com líquidos quentes, especialmente óleo e gordura, em cima de si mesmas é uma constante causa de queimaduras. Como precaução, vire os cabos das panelas para a parte detrás do fogão, e as panelas elétricas e seus cabos devem ser colocados fora do alcance.

Outras fontes de calor, como radiadores, lareiras, fornos, aquecedores a querosene e fogões a lenha, devem ter protetores colocados à sua frente. Aquecedores elétricos portáteis devem ser colocados em uma área alta, bem fora do alcance de crianças pequenas. Equipamentos de ondulação de cabelos e modeladores de cachos quentes também podem ser facilmente alcançados e podem queimar as mãos de crianças curiosas.

Objetos quentes como velas, incenso, cigarros, bules de chá ou café e ferros devem ser colocados longe do alcance das crianças. As queimaduras por chamas são um dos tipos mais fatais de queimaduras e ocorrem quando as crianças brincam com fósforos e acidentalmente colocam fogo em si mesmas (e na casa).

Para evitar queimaduras por chamas, fósforos e isqueiros devem ser armazenados com segurança, longe do alcance das crianças, e os pais precisam ensinar as crianças sobre os perigos de brincar com esses objetos. Além disso, todas as casas devem ter detectores de fumaça instalados para alertar os ocupantes sobre um incêndio. Um plano de segurança para fuga imediata também é essencial.

As queimaduras elétricas representam um perigo imediato para as crianças. Crianças pequenas podem explorar interruptores com materiais condutores e fios, colocando-os na boca. Como a água é um excelente condutor, é grande a chance de uma grave queimadura em volta da boca. As tomadas elétricas devem ser cobertas por protetores quando não estiverem em uso (Figura 11.12) ou estar inacessíveis com móveis colocados na frente delas, quando possível. As crianças não devem brincar com aparelhos elétricos, cabos ou baterias.

Queimaduras por escaldadura são o tipo mais comum de lesão térmica em crianças. Esse tipo de queimadura geralmente é causado por água da torneira em alta temperatura, com a qual as crianças entram em contato quando abrem a torneira, entram em uma banheira com água quente, puxam panelas para si mesmas ou sofrem lesão intencional. É altamente recomendado limitar a temperatura do aquecedor doméstico a menos de 49°C. Nessa temperatura, demora 10 minutos de exposição à água para causar uma queimadura de espessura total. Por outro lado, a temperatura da água de 54°C, a configuração usual da maioria dos aquecedores de água, expõe os membros da família ao risco de queimaduras de espessura total em 30 segundos. Enfermeiros podem ajudar a prevenir esse tipo de acidente aconselhando os pais sobre o perigo doméstico comum e recomendando que ajustem seus aquecedores de água a uma temperatura segura (ver Capítulo 31, seção *Queimaduras*).

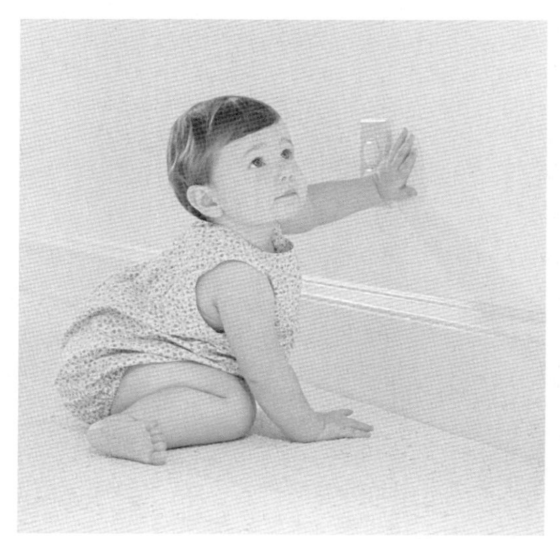

Figura 11.12 Colocar protetores de plástico nas tomadas elétricas evita que os dedos pequenos das crianças explorem áreas perigosas. (© 2011 Photos.com, uma divisão da Getty Images. Todos os direitos reservados.)

As queimaduras de sol são uma preocupação o ano todo em determinadas regiões. As crianças passam muito tempo ao ar livre e sua maior mobilidade torna difícil evitar a exposição ao sol. As queimaduras solares podem ser evitadas aplicando-se um filtro solar com fator de proteção solar (FPS) 15 ou mais alto, vestindo roupas adequadas (chapéu de aba larga, roupas de algodão com proteção solar) e evitando a exposição ao sol entre às 10 e 14 horas.

Intoxicação acidental

Crianças de 1 a 3 anos são as maiores vítimas de intoxicação acidental devido à curiosidade inata e à capacidade de abrir recipientes "à prova de crianças". Colocar as coisas na boca continua a ser comum após 1 ano, e explorar objetos provando-os faz parte da curiosa forma de investigação das crianças. A curiosidade e a incapacidade das crianças de compreender consequências lógicas as colocam em risco ainda maior de ingesta de substâncias nocivas. Muitos produtos domésticos de limpeza, medicamentos e plantas podem ser venenosos se ingeridos, se entrarem em contato com a pele ou olhos, ou se forem inalados. Embora em muitos casos a intoxicação não seja fatal, pode causar morbidade significativa, como estenose esofágica por ingestão de soda cáustica. Crianças nessa faixa etária conseguem qualquer coisa, abrir a maioria das gavetas ou armários e desatarraxar a maioria das tampas. Por tentativa e erro, *toddlers* também conseguem abrir tampas de garrafas, recipientes de plástico, latas de aerossol e potes, incluindo aqueles com tampas de segurança. Medicamentos com formas novas de apresentação, como adesivos transdérmicos e pastilhas supressoras de tosse, criaram riscos adicionais, porque as embalagens não têm tampa de segurança e as pastilhas parecem balinhas.

A principal causa da intoxicação acidental é o armazenamento incorreto (Figura 11.13). As orientações sugeridas no Capítulo 13 também se aplicam a crianças nessa faixa etária. No entanto, diferentemente dos lactentes, que estão limitados por sua altura e incapazes de abrir as travas de segurança, as crianças entre 1 e 3 anos conseguem ter acesso a lugares mais altos e com maior segurança. Para essa faixa etária, só está seguro se o agente estiver trancado em um armário.

A atenção mais recente tem se concentrado no uso de medicamentos de venda livre para combater tosse e resfriados como uma causa comum de ingestão tóxica acidental de crianças pequenas. A ingestão de acetaminofeno (paracetamol) também é uma causa comum de morbidade, porque é uma substância encontrada em muitos produtos que são vendidos sem prescrição médica; os cuidadores podem, inadvertidamente, administrar uma dose de paracetamol e outro medicamento de venda livre que também contenha a substância, sem conhecer o perigo.

As medidas de emergência e preventivas para casos de intoxicação acidental são discutidas no Capítulo 13. Os pais devem ter pronto acesso ao número de telefone do centro de controle de intoxicações e estar preparados para agir de acordo com as recomendações recebidas.

Quedas

As quedas ainda são um risco para crianças nessa faixa etária, embora no final da primeira infância as habilidades motoras grossas e finas estejam bem desenvolvidas, diminuindo a incidência de quedas de escadas e cadeiras. No entanto, são comuns acidentes em *playgrounds*. As crianças precisam aprender noções de segurança para as áreas de lazer, como evitar brincadeiras em escorregadores ou trepa-trepa altos, sentar-se em balanços e ficar longe de balanços em movimento. A prevenção passiva inclui a colocação de grama, areia ou serragem sob o equipamento. Os assentos giratórios devem ser feitos de plástico, lona ou borracha e ter bordas lisas ou arredondadas. Os escorregadores devem ter inclinações de, no máximo, 30° e degraus com espaçamento uniforme para a escalada.

As brincadeiras que envolvem escalar e correr são típicas de uma criança nessa faixa etária e são complicadas pelo total descaso e falta de noção da criança em relação ao perigo, pela coordenação imatura e um centro de gravidade alto. Os portões devem ser colocados nas duas extremidades das escadas. As janelas acessíveis devem ter grades, não telas, para evitar quedas. Outra grande causa de acidentes é a queda de móveis, com mais crianças nessa faixa etária sofrendo mais ferimentos na cabeça do que crianças maiores. As portas que conduzem a escadas ou varandas devem permanecer bloqueadas. Um tipo conveniente de fechadura é uma barra deslizante que pode ser presa à porta e ao batente em um nível mais alto do que a criança pode alcançar. Nos EUA, a fabricação e venda de berços com grades deslizantes foi proibida pela Consumer Product Safety Commission (2010).

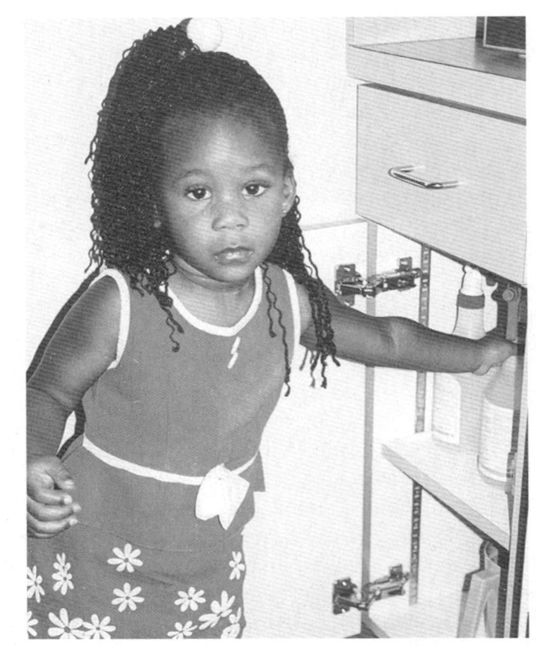
Figura 11.13 As crianças têm maior propensão de ingerir substâncias que estão na mesma altura que elas, como produtos de limpeza guardados debaixo da pia, veneno de rato ou plantas.

As crianças podem cair de cadeirão infantil, carrinhos de compras, bancos de carro e carrinhos de bebê se não estiverem presas corretamente ou se o equilíbrio mudar devido à colocação de objetos pesados. Portanto, é essencial tanto prendê-las quanto supervisioná-las adequadamente. Crianças, especialmente lactentes com um pouco mais de idade que já conseguem se mover, não devem ser colocadas na cadeirinha do carrinho de compras porque podem cair; o lugar mais seguro para a cadeirinha infantil é dentro do carrinho.

Aspiração de corpo estranho e asfixia

As taxas de mortalidade por asfixia são a principal causa de morte acidental entre crianças com menos de 1 ano (Centers for Disease Control and Prevention, 2016). Nessa faixa etária, as mortes por sufocamento geralmente ocorrem como resultado de engasgo com alimentos; outras causas incluem engasgo com chupetas muito pequenas, bolinhas e balões de látex (Rivara; Grossman, 2016). Como informado anteriormente, a Consumer Pubic Safety Commission proibiu nos EUA a fabricação de berços com grades deslizante em 2010 devido à morte de crianças atribuída ao fato de ficarem presos entre o colchão do berço e a grade lateral e, então, apresentando asfixia.

Geralmente, com 1 ano, as crianças já mastigam bem, mas podem ter dificuldade de deglutir pedaços grandes, como carne e sanduíches, e alimentos duros, como nozes. Crianças pequenas não são capazes de cuspir o caroço de frutas ou espinhas de peixes. As balas de gelatina são colocadas em embalagens de plástico, que podem ser difíceis de abrir, além do perigo da aspiração de pedaços de plástico. Portanto, os pais precisam implementar as mesmas precauções discutidas para lactentes em relação à escolha de alimentos (ver Capítulo 9).

Objetos lúdicos para crianças de 1 a 3 anos ainda devem ser escolhidos com consciência do perigo das pequenas peças. Brinquedos grandes e robustos, sem arestas afiadas ou partes removíveis são os mais seguros. Objetos comumente encontrados em casa como bolinhas, moedas, clipes de papel, alfinetes, abas de latas de refrigerante, tachinhas, pregos, parafusos, bijuterias (especialmente brincos para orelha furada) e todo tipo de forma pontiaguda podem causar danos significativos se engolidos ou aspirados. Por causa dos riscos de aspiração, os pais devem ser orientados sobre procedimentos de emergência em caso de aspiração de corpo estranho.

A asfixia por causas observadas na infância é menos frequente; porém, há sempre o risco de a criança entrar em geladeiras velhas, porta-malas de carros, fornos e outros aparelhos grandes e ficarem presas. Remover todas as portas antes de descartar ou guardar os equipamentos antigos pode evitar mortes trágicas. Uma criança também pode se sufocar caso um baú ou uma caixa para guardar brinquedos, com tampa pesada e dobradiças, se fechar acidentalmente sobre sua cabeça ou seu pescoço. Alerte os pais sobre esse risco e incentive-os a comprar caixas organizadoras com tampas leves e removíveis.

Lesão corporal

Crianças de 1 a 3 anos ainda são desajeitadas em muitas de suas habilidades e podem se machucar seriamente ao caminhar enquanto seguram um objeto pontiagudo ou com comida ou objetos (como colheres) na boca. Prevenir essas ocorrências é a melhor abordagem com crianças dessa idade. Elas devem ser ensinadas que, ao andar com um objeto pontiagudo, como uma faca ou tesoura, a extremidade pontiaguda deve ser mantida longe do rosto. Equipamentos de risco utilizados em jardins ou oficinas e todas as armas de fogo devem ser guardados em armários trancados. Cortadores de grama elétricos são especialmente perigosos porque podem lançar pedras e outros objetos sólidos (projéteis); crianças pequenas não devem ser permitidas em uma área onde esse tipo de ferramenta está sendo utilizada, nem devem "pegar carona" no cortador ou operar o dispositivo.

Crianças nessa faixa etária geralmente não conseguem entender que nem todos os animais de estimação são tão seguros quanto os seus; por causa da altura das crianças, elas costumam ficar no nível dos olhos de alguns cães e podem ser mordidas na face. É imperativo ensinar noções de segurança com relação a animais de estimação e mantê-los a uma distância segura.

A orientação sobre segurança deve incluir o cuidado com armas de fogo e seu uso apropriado, incluindo armas sem pólvora, como espingardas de ar comprimido, espingarda de chumbinho e rifles de *paintball*, que podem causar ferimentos penetrantes graves. Devem ser usados dispositivos de segurança para armas de fogo (como travas de gatilho, cofres para armas e travas personalizadas), para evitar disparos acidentais e subsequentes ferimentos ou fatalidades.

Uma proteção adicional para crianças dessa idade é o uso de vidro de segurança em portas, janelas e tampos de mesa, e a aplicação de decalques em portas e janelas de vidro para reduzir a probabilidade de que venham a se chocar com o vidro. Além disso, as crianças não devem correr, pular, lutar ou jogar bola perto de estruturas de vidro.

ORIENTAÇÃO PRECOCE – CUIDADO DA FAMÍLIA

Compreender as características de crianças na faixa etária entre 1 e 3 anos é fundamental para uma criação bem-sucedida. Os enfermeiros, especialmente aqueles que atuam em centros ambulatoriais ou de saúde infantil, estão em uma posição favorável para ajudar os pais a facilitar as tarefas e atender às necessidades das crianças. A prevenção produz resultados melhores do que o tratamento. A orientação precoce é fundamental para quem deseja evitar problemas futuros (ver boxe *Cuidado centrado na família*).

Cuidado centrado na família

Orientação durante os 12 a 36 meses de vida

12 a 18 meses

Prepare os pais para as mudanças comportamentais esperadas, especialmente o negativismo e o ritualismo

Avalie os hábitos alimentares atuais e incentive o desmame gradual da mamadeira e o aumento da ingesta de alimentos sólidos

Enfatize as mudanças previstas na alimentação, como anorexia fisiológica, modismos alimentares e preferências por sabores fortes, necessidade de rotina na hora das refeições, incapacidade de permanecer sentado durante uma refeição inteira e a falta de modos à mesa

Avalie os padrões do sono noturno, principalmente o hábito de usar mamadeira na hora de dormir, que é uma das principais causas de cárie na primeira infância (CPI), e os comportamentos de procrastinação para retardar a hora de dormir

Prepare os pais para os riscos potenciais do ambiente doméstico e de veículos motorizados, particularmente lesões por veículos motorizados, afogamentos, intoxicação acidental e ferimentos por queda; dê sugestões adequadas para tornar a casa segura para as crianças

Discuta a necessidade de disciplina firme, mas gentil, e maneiras de lidar com o negativismo e os acessos de birra; enfatize os benefícios positivos da disciplina apropriada

Enfatize a importância, tanto para a criança quanto para os pais, de separações breves e periódicas

Converse sobre brinquedos educativos, que estimulam o desenvolvimento de habilidades motoras grossas e finas, linguagem, cognitivas e sociais

Enfatize a necessidade de acompanhamento odontológico, tipos de higiene oral básica em casa e hábitos alimentares que predispõem à cárie; enfatize a importância da suplementação de flúor

18 a 24 meses

Enfatize a importância da companhia de outras crianças para brincar

Explore a necessidade de preparo para a chegada de um novo irmão; saliente a importância de preparar a criança para novas experiências

Discuta os atuais métodos de disciplina, sua eficácia e os sentimentos dos pais sobre o negativismo da criança; enfatize que o negativismo é um aspecto importante para o desenvolvimento da autoafirmação e da independência e não é um sinal de criança mimada

Discuta os sinais de preparo para o treinamento de controle esfincteriano; enfatize a importância de esperar a criança estar pronta física e psicologicamente

Discuta o desenvolvimento de medos, como da escuridão ou de ruídos altos, e de hábitos, como uso de cobertor de segurança ou chupar o dedo; enfatize que esses comportamentos de transição são normais

Prepare os pais para sinais de regressão em momentos de estresse

Avalie a capacidade da criança de se separar dos pais por breves períodos em circunstâncias familiares

(*Continua*)

Cuidado centrado na família

Orientação durante os 12 a 36 meses de vida (continuação)

Permita que os pais expressem seus sentimentos de cansaço, frustração e irritação; esteja ciente de que muitas vezes é difícil amar crianças nessa idade quando elas não estão dormindo!
Destaque certas mudanças esperadas para o o ano posterior, como maior capacidade de atenção, menos negativismo e maior preocupação em agradar aos outros

24 a 36 meses
Discuta a importância da imitação e da imitação de atividades domésticas e a necessidade de incluir a criança nas atividades
Discuta as abordagens para o controle esfincteriano, particularmente as expectativas realistas e a atitude em relação aos escapes
Enfatize a singularidade do processo mental das crianças, especialmente por meio do uso da linguagem, compreensão rudimentar do tempo, relações causais em termos de proximidade de eventos e incapacidade de perceber os eventos na perspectiva de outra pessoa
Enfatize que a disciplina ainda deve ser estruturada e concreta e que confiar apenas em racionalizações e na explicação verbal pode resultar em lesões, confusão e mal-entendidos
Discuta a procura por uma pré-escola ou creche até o fim do segundo ano

Muitas vezes, uma orientação não é a única resposta. A assistência real, como estar disponível para visitas domiciliares ou consulta por telefone, deve fazer parte do repertório flexível de intervenções do enfermeiro. Caso os pais estejam vivenciando os dilemas de criar o primeiro filho ou um filho subsequente, eles se beneficiam ao compartilhar sentimentos, frustrações e satisfações. Eles precisam de companhia adulta, liberdade das responsabilidades de criação dos filhos e separações periódicas destes. Parte da responsabilidade do enfermeiro é fornecer oportunidades para os pais expressarem seus sentimentos e atenderem às suas necessidades físicas, mentais e espirituais.

QUESTÕES DE REVISÃO

1. O enfermeiro está examinando uma criança de 4 anos e discutindo o desenvolvimento da criança com a mãe. Que achados exigiriam que o enfermeiro interviesse? **Selecione as alternativas que demonstram esse período de pensamento pré-operacional em uma criança de 4 anos. Selecione todas as alternativas aplicáveis.**
   A. A criança pode se recusar a comer um alimento porque algo anteriormente não tinha um gosto bom.
   B. A criança não dorme em seu quarto porque a cama mudou de lugar.
   C. A criança quer estar com amigos para afirmar sua autoimagem.
   D. A criança pode repreender as escadas porque a fizeram cair.
   E. A criança pode pensar que é má porque tem pensamentos ruins.
   F. A criança tem uma rica vida de fantasia.

2. Os pais de um menino de 18 meses estão preocupados porque ele ainda não aprendeu a usar o penico. A mãe afirma que todos os filhos de sua amiga foram treinados para usar o penico nessa idade. **Ao discutir o preparo para o controle esfincteriano com os pais, selecione as alternativas que indicam que a criança está pronta para começar o treinamento. Selecione todas as alternativas aplicáveis.**
   A. Reconhece a vontade de evacuar ou de segurar e é capaz de comunicar essa sensação.
   B. A fralda está molhada pela manhã, depois de dormir a noite toda.
   C. Demonstra aptidão para vestir-se e despir-se.
   D. Pede aos pais para trocarem a fralda molhada ou suja.
   E. Fala dez palavras ou mais.

3. Ao discutir as práticas alimentares com a mãe de uma criança de 3 anos, qual das seguintes ações para a alimentação seria incluída no plano de orientação para que sejam consumidas quantidades adequadas de nutrientes para o crescimento e o desenvolvimento? **Use um X para as orientações em saúde a seguir que são indicadas (apropriadas ou necessárias), contraindicadas (podem ser prejudiciais) ou não essenciais (não fazem diferença ou não são necessárias).**

Orientação em saúde	Indicada	Contraindicada	Não essencial
Evite colocar porções grandes de comida no prato da criança			
Permita que a criança faça lanches durante o dia			
Insista para que a criança fique à mesa até que todas as pessoas tenham terminado suas refeições			
Permita que a criança faça algumas escolhas alimentares (dentro de limites razoáveis)			
Forneça as refeições no mesmo horário, tanto quanto possível, para que a criança tenha um senso de consistência			
Ofereça laranjas ou maçãs à criança todos os dias			
Faça a criança comer tudo o que foi colocado no prato, caso contrário, use ações disciplinares			

4. Uma causa comum de morte acidental em crianças de 1 a 19 anos envolve acidentes automotivos. Um enfermeiro está se preparando para dar alta a um lactente e está revisando o uso de uma cadeirinha com os pais. **Escolha as opções mais prováveis para as informações que faltam nas afirmações a seguir, selecionando a partir das listas de opções fornecidas.**

   Colocar uma criança pequena no assento de contenção para veículos adequado ao peso e ____1____ reduz o risco de morte em um acidente com veículo motorizado. Esse tipo de assento de contenção deve ser usado ____2____ para garantir a segurança do passageiro infantil.

Opções para 1	Opções para 2
virado para o encosto do banco	até os 2 anos
no banco da frente	pelo tempo que for possível
virado para a frente	até que a criança possa ocupar o banco da frente
com alça de ombro	até que a criança pese em torno de 20 kg

REFERÊNCIAS BIBLIOGRÁFICAS

Abraham, V. M., Gaw, C. E., Chounthirath, T., et al. (2015). Toy-related injuries among children treated in US emergency departments, 1990-2011. *Clinical Pediatrics*, *54*(2), 127–137.

American Academy of Pediatric Dentistry. (2016). Policy on early childhood caries (ECC): Classifications, consequences, and preventive strategies. http://www.aapd.org/media/Policies_Guidelines/P_ECCClassifications.pdf.

American Academy of Pediatric Dentistry. (2018). Policy on use of fluoride. http://www.aapd.org/media/Policies_Guidelines/P_FluorideUse.pdf.

http://www.aapd.org/media/Policies_Guidelines/P_DietaryRec.pdf.

American Academy of Pediatrics: Updates Recommendations on Car Seats fro Children. (2018). https://www.aap.org/en-us/about-the-aap/aap-press-room/Pages/AAP-Updates-Recommendations-on-Car-Seats-for-Children.aspx.

American Academy of Pediatrics, Committee on Nutrition. (2014). *Pediatric nutrition handbook* (7th ed.). Elk Grove Village, IL: American Academy of Pediatrics.

American Academy of Pediatrics, Council on Communications and Media. (2016). Media use by young minds. *Pediatrics*, *138*(5).

Barr, R. (2013). Memory constraints on infant learning from picture books, television, and touchscreens. *Child Developmental Perspective*, *7*(4), 205–210 e by children younger than 2 years. *Pediatrics, 128*(5), 1040–1045.

Brazelton, T. B. (1999).How to help parents of young children: The touchpoints model. *Journal of perinatology*, *19*(6 Pt 2), S6–S7.

Centers for Disease Control and Prevention. (2016). Deaths: Leading causes for 2013. *National Vital Statistics Reports*, *65*(2), 1–95.

Consumer Product Safety Commission. (2010). Full-size baby cribs and non-full size baby cribs: Safety standards. *The Federal Register*, *75*(248), 81766–81788.

Durbin, D. R., Jermakian, J. S., Kallan, M. J., et al. (2015). Rear seat safety: Variation in protection by occupant, crash and vehicle characteristics. *Accident Analysis and Prevention*, *80*, 185–192.

Duzinski, S. V., Barczyk, A. N., Wheeler, T. C., et al. (2014). Threat of paediatric hyperthermia in an enclosed vehicle: A year-round study. *Injury prevention*, *20*(4), 220–225.

Eisbach, S. S., Cluxton-Keller, F., Harrison, J., et al. (2014). Characteristics of temper tantrums in preschoolers with disruptive behavior in a clinical setting. *Journal of Psychosocial Nursing and Mental Health Services*, *52*(5), 32–40.

Elder, J. S. (2016). Enuresis and voiding dysfunction. In R. M. Kliegman, B. F. Stanton, J. W. St. Geme, et al. (Eds.), *Nelson textbook of pediatrics* (20th ed). Philadelphia: Saunders/Elsevier.

El-Radhi, A. S. (2015). Management of common behavior and mental health problems. *British Journal of Nursing*, *24*(11), 586–590.

Erikson, E. H. (1963). *Childhood and society* (2nd ed.). New York: Norton.

Estes, K. G., & Hay, J. F. (2015). Flexibility in bilingual infants' word learning. *Child Development*, *86*(5), 1371–1385.

Feigelman, S. (2016). The second year. In R. M. Kliegman, B. F. Stanton, J. W. St. Geme, et al. (Eds.), *Nelson textbook of pediatrics* (20th ed). Philadelphia: Saunders/Elsevier.

Folger, A., Bowers, K. A., Dexheimer, J. W., et al. (2017). Education of early childhood home visiting to prevent medically attended unintentional injury. *Annals of Emergency Medicine*, *70*(3), 302–310.

Fowler, J. W. (1981). *Stages of faith: The psychology of human development and the quest for meaning*. San Francisco: Harper & Row.

Groenewald, C. B., Beals-Erickson, S. E., Ralston-Wilson, J., et al. (2017). Complementary and alternative medicine use by children with pain in the United States. *Academic Pediatrics*, *17*(7), 785–793.

Heyman, M. B., & Abrams, S. A. (2017). Fruit juice in infants, children, and adolescents: Current recommendations. *Pediatrics*, *139*(6), e20170967.

Hines, M., Constantinescu, M., & Spencer, D. (2015). Early androgen exposure and human gender development. *Biology of Sex Differences*, *6*(3).

Kemper, K. J., & Gardiner, P. M. (2016). Complementary therapies and integrative medicine. In R. M. Kliegman, B. F. Stanton, J.W. St. Geme, et al. (Eds.), *Nelson textbook of pediatrics* (20th ed). Philadelphia: Saunders/Elsevier.

Kiddoo, D. A. (2012). Toilet training children: When to start and how to train. *CMAJ*, *184*(5), 511–512.

Kimball, V. (2016). The perils and pitfalls of potty training. *Pediatric Annals*, *45*(6), e199–e201.

Kirkorian, H. L., Choi, K., & Pempek, T. A. (2016). Toddlers' word learning from contingent and noncontingent video on touch screens. *Child Development*, *87*(2), 405–413.

Lima, N. N. R., do Nascimento, V. B., de Carvalho, S. M. F., et al. (2013). Spirituality in childhood cancer care. *Neuropsychiatric Disease and Treatment*, *9*, 1539–1544.

Mindell, J. A., Li, A. M., Sadeh, A., et al. (2015). Bedtime routines for young children: a dose-dependent association with sleep outcomes. *Sleep*, *38*(5), 717–722.

National Academies of Medicine. (2017). Dietary reference intakes tables and application, Washington DC. http://www.nationalacademies.org/hmd/Activities/Nutrition/SummaryDRIs/DRI-Tables.aspx.

National Center for Complementary and Integrative Health. (2018). What is complementary and alternative medicine? http://nccam.nih.gov/health/whatiscam.

Neuman, M. E. (2011). Addressing children's beliefs through Fowler's stages of faith. *Journal of Pediatric Nursing*, *26*(1), 44–50.

Null, J. (2015). Heatstroke deaths of children in vehicles. http://noheatstroke.org/.

Oesterle, M. E., Wright, K., Fidler, M., et al. (2019). Are ball pits in physical therapy clinical settings a source of pathogenic microorganisms? *American Journal of Infection Control*, *47*(4).

Owens, J. A. (2016). Sleep medicine. In R. M. Kliegman, B. F. Stanton, J. W. St. Geme, et al. (Eds.), *Nelson textbook of pediatrics* (20th ed). Philadelphia: Saunders/Elsevier.

Ozen, B., Van Strijp, A. J., Ozer, L., et al. (2016). Evaluation of possible associated factors for early childhood caries and severe early childhood caries: A multicenter cross-sectional survey. *The Journal of Clinical Pediatric Dentistry*, *40*(2), 118–123.

Parks, E. P., Shaikhkhalil, A., Groleau, V., et al. (2016). Feeding healthy infants, children, and adolescents. In R. M. Kliegman, B. F. Stanton, J. W. St. Geme, et al. (Eds.), *Nelson textbook of pediatrics* (20th ed). Philadelphia: Saunders/Elsevier.

Rivara, F. P., & Grossman, D. C. (2016). Injury control. In R. M. Kliegman, B. F. Stanton, J. W. St. Geme, et al. (Eds.), *Nelson textbook of pediatrics* (20th ed). Philadelphia: Elsevier/Saunders.

Rogers, J. (2013). Daytime wetting in children and acquisition of bladder control. *Nursing Children and Young People*, *25*(6), 26–33.

Roseberry, S., Hirsh-Pasek, K., & Golinkoff, R. M. (2014). Skype me: Socially contingent interactions to help toddlers learn. *Child Development*, *85*(3), 956–970.

Saavedra, J. M., Deming, D., Dattilo, A., et al. (2013). Lessons from the Feeding Infants and Toddlers Study in North America: What children eat, and implications for obesity prevention. *Annals of Nutrition and Metabolism*, *62*(Supp.3), 27–36.

Schürmann, S., Kersting, M., & Alexy, U. (2017). Vegetarian diets in children: A systematic review. *European Journal of Nutrition*, *56*(5), 1797–1817.

Schwartz, S., & Benuck, I. (2013). Strategies and suggestions for a healthy toddler diet. *Pediatric annals*, *42*(9), 181–183.

Steensma, T. D., Kreukels, B. P., de Vries, A. L., et al. (2013). Gender identity development in adolescence. *Hormones and behavior*, *64*(2), 288–297.

Stortelder, F. (2014). Varieties of male-sexual identity development in clinical practice: A neuropsychoanalytic model. *Frontiers in Psychology*, *5*(1512).

Taylor, D. M., Dhir, R., Craig, S. S., et al. (2015). Complementary and alternative medicine use among paediatric emergency department patients. *Journal of Paediatrics and Child Health*, *51*(9), 895–900.

US Department of Health and Human Services. (2016). 2015–2020 Dietary Guidelines for America. Available at https://health.gov/dietaryguidelines/2015/guidelines/.

Wu, H. Y. (2010). Achieving urinary continence in children. *Nature Reviews Urology*, *7*(7), 371–377.

Zimmer-Gembeck, M. J., Webb, H. J., Thomas, R., et al. (2015). A new measure of toddler-parenting practices and associations with attachment and mothers' sensitivity, competence, and enjoyment of parenting. *Early Child Development and Care*, *185*(9).

12

Promoção da Saúde do Pré-Escolar e da Família

Rebecca A. Monroe

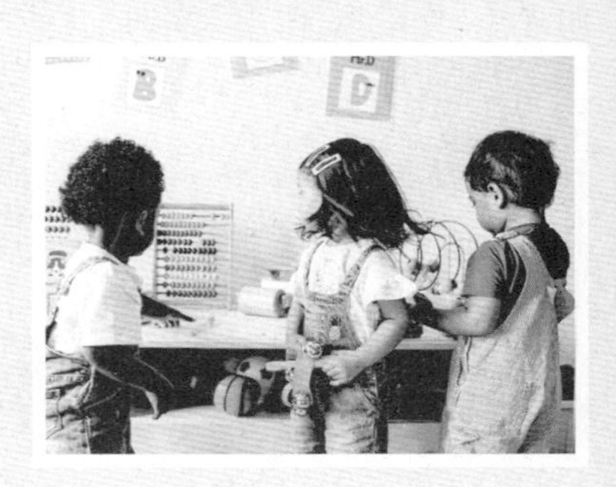

CONCEITOS GERAIS

- Desenvolvimento
- Comportamento
- Temperamento

PROMOÇÃO DO CRESCIMENTO E DESENVOLVIMENTO IDEAIS

DESENVOLVIMENTO BIOLÓGICO

A velocidade de crescimento físico diminui e estabiliza-se durante os anos pré-escolares. Aos 3 anos, a média do peso é de 14,5 kg; aos 4 anos, de 16,7 kg; e aos 5 anos, 18,7 kg. A média de ganho de peso por ano é de aproximadamente 2 a 3 kg.

O crescimento em altura também permanece estável, com aumento anual de 6,5 a 9 cm, e geralmente ocorre pelo alongamento das pernas e não do tronco. Aos 3 anos, a média da altura é de 95 cm; aos 4 anos, de 103 cm; e aos 5 anos, 110 cm.

As proporções físicas baixa e de abdome globoso não se parecem mais com as da criança na faixa etária *toddler*. Os pré-escolares são esguios, mas robustos, elegantes, ágeis e com postura ereta. Em relação ao gênero, há pouca diferença nas características físicas, exceto por fatores como vestimenta e penteado.

A maioria dos sistemas orgânicos consegue ajustar-se a um nível moderado de estresse a mudanças. Nesse período, a maioria das crianças já utiliza o toalete. O desenvolvimento motor caracteriza-se principalmente em aumento na força e refinamento de habilidades previamente aprendidas, como caminhar, correr e pular. No entanto, o desenvolvimento muscular e o crescimento ósseo ainda estão longe da maturidade. O excesso de atividade e esforço podem causar lesões em tecidos delicados. Boa postura, exercícios apropriados, nutrição e repouso adequados são essenciais ao desenvolvimento ideal do sistema musculoesquelético.

Desenvolvimento motor grosso e fino

Andar, correr, escalar e pular estão bem estabelecidos aos 36 meses. O refinamento na coordenação olhos-mãos e músculos é evidente em diversas áreas. Aos 3 anos, os pré-escolares conseguem andar de triciclo, caminhar na ponta dos pés, equilibrar-se em um pé por alguns segundos e dar saltos amplos. Aos 4 anos, as crianças conseguem saltar e pular com um pé só (Figura 12.1) e pegar a bola com segurança. Aos 5 anos, as crianças conseguem pular alternando os pés, pular corda e começar a patinar e nadar.

O desenvolvimento motor fino é evidente na manipulação cada vez mais habilidosa da criança, como para desenhar e vestir-se. Essas habilidades mostram que a criança está preparada para o aprendizado e a independência que virão com o ingresso na vida escolar.

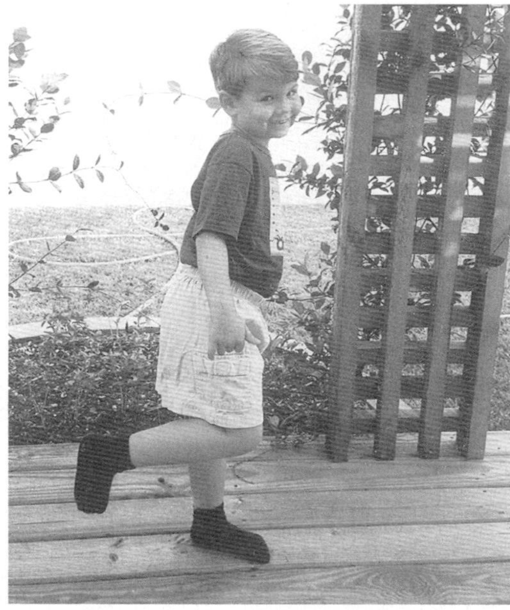

Figura 12.1 Uma criança de 4 anos tem equilíbrio suficiente para ficar em pé ou pular com um só pé.

DESENVOLVIMENTO PSICOSSOCIAL

Desenvolvimento do senso de iniciativa (Erikson)

Depois de os pré-escolares dominarem as tarefas da faixa etária *toddler*, eles estão prontos para enfrentar as demandas de desenvolvimento do período pré-escolar. Erikson afirmou que a principal tarefa psicossocial desse período é a aquisição do senso de iniciativa. As crianças estão em um estágio de aprendizagem ativa. Elas brincam, exercitam-se e vivem ao máximo e têm uma sensação verdadeira de realização e satisfação em suas atividades. O conflito surge quando as crianças ultrapassam os limites de sua capacidade e exploração e experimentam um sentimento de culpa por não terem se comportado de maneira adequada. Sentimentos de culpa, ansiedade e medo também podem resultar de pensamentos que desviam do comportamento esperado.

Um pensamento particularmente estressante é desejar a morte de um dos pais. À medida que se desenvolve um sentimento de rivalidade ou competição entre a criança e o genitor do mesmo sexo, ela pode imaginar maneiras de se livrar do intruso. Na maioria das situações, essa rivalidade é resolvida quando a criança identifica-se fortemente com o genitor do mesmo sexo e seus colegas durante os anos escolares. No entanto, se esse genitor falece antes de o processo de identificação ser concluído, o pré-escolar pode ser dominado por sentimento de culpa por ter desejado e, portanto, "causado" a morte. É essencial esclarecer às crianças que seus desejos não podem e não fazem as coisas acontecerem, para ajudá-las a superar a culpa e a ansiedade.

O desenvolvimento do **superego**, ou **consciência**, começa no fim da faixa etária *toddler* e é uma tarefa importante para crianças em idade pré-escolar (ver boxe *Considerações culturais*). Aprender a diferenciar o certo do errado e o bom do mau é o começo da moralidade (ver seção *Desenvolvimento moral*, mais adiante neste capítulo).

DESENVOLVIMENTO COGNITIVO

Uma das tarefas relacionadas com o período pré-escolar é a aptidão para a escola e a aprendizagem escolar. Muitos dos processos mentais desse período são cruciais para adquirir essa aptidão, e é intencional que as crianças comecem a escola entre 5 e 6 anos, e não mais cedo.

Fase pré-operacional (Piaget)

A teoria cognitiva de Piaget não inclui um período específico para crianças entre 3 e 5 anos. A fase pré-operacional abrange a faixa etária de 2 a 7 anos e é dividida em duas etapas: a fase pré-conceitual, de 2 a 4 anos, e a fase do pensamento intuitivo, de 4 a 7 anos. Uma das principais transições durante essas duas fases é a mudança do pensamento totalmente egocêntrico para a consciência social e a capacidade de considerar outros pontos de vista. No entanto, o egocentrismo ainda é evidente. (Para uma revisão das características do pensamento pré-operacional, ver Capítulo 11.)

A **linguagem** continua a desenvolver-se durante o período pré-escolar. A fala permanece primariamente como um veículo de comunicação egocêntrica. Crianças em idade pré-escolar presumem que todos pensam como elas e que uma breve explicação de seu pensamento faz com que todo o pensamento seja compreendido pelos outros. Em decorrência da comunicação verbal egocêntrica e autorreferenciada, muitas vezes é necessário explorar e compreender o pensamento das crianças por meio de abordagens não verbais. Para as crianças dessa faixa etária, o método mais esclarecedor e eficiente é o **brincar**, que se torna a forma infantil de compreender, ajustar-se e trabalhar as experiências de vida.

Crianças em idade pré-escolar passam a usar cada vez mais a linguagem sem compreender o significado das palavras, principalmente os conceitos de esquerda e direita, causalidade e tempo. As crianças podem usar os conceitos corretamente, mas apenas nas circunstâncias em que os aprenderam. Por exemplo, elas podem saber como calçar os sapatos, lembrando-se de que a fivela está sempre do lado de fora do pé. No entanto, se um modelo de sapato diferente não tem fivelas, elas não conseguem saber qual sapato se ajusta a cada pé. Em outras palavras, elas não entendem o conceito de *esquerda* e *direita*.

Superficialmente, a **causalidade** assemelha-se ao pensamento lógico. Crianças em idade pré-escolar explicam um conceito conforme ouviram ser descrito por outras pessoas, mas sua compreensão é limitada. Um exemplo é o conceito de tempo. Como o tempo ainda é compreendido de forma incompleta, a criança o interpreta de acordo com suas referências, como *muito tempo* significa "até o Natal". Consequentemente, o tempo é mais bem compreendido em relação a um evento, como "Sua mãe vai chegar depois que você terminar o seu almoço". Evitar palavras como ontem, amanhã, semana que vem ou terça-feira para expressar a ocorrência de um evento esperado e, em vez disso, associar o tempo aos eventos cotidianos, ajudam as crianças a aprender sobre as relações temporais enquanto aumentam sua confiança nas previsões dos outros.

O pensamento de crianças em idade pré-escolar é frequentemente descrito como **pensamento mágico**. Devido ao seu egocentrismo e raciocínio transdutivo, elas acreditam que os pensamentos são onipotentes. Essa ideia as coloca em posição vulnerável por se sentirem culpadas e responsáveis por maus pensamentos, que podem coincidir com a ocorrência de um evento desejado. Sua incapacidade de entender a lógica da causa e efeito de uma doença ou lesão torna especialmente difícil compreender esses eventos.

> **! ALERTA PARA A ENFERMAGEM**
>
> O aconselhamento de crianças cujos pais estão passando por uma separação ou divórcio deve envolver o diálogo com a criança sobre seu papel na situação. Devido ao pensamento mágico, a criança pode acreditar que desejou que o outro pai fosse embora. A criança deve ter certeza de que não é esse o caso.

Crianças em idade pré-escolar acreditam no poder das palavras e aceitam seu significado literalmente. Um exemplo desse tipo de pensamento é chamar as crianças de "más" porque fizeram algo errado. Na mente da criança em idade pré-escolar, chamá-la de "má" significa que ela é uma pessoa má; portanto, é melhor dizer que suas ações são ruins, dizendo, por exemplo, "Isso é uma coisa ruim de se fazer".

> **Considerações culturais**
>
> ***Aprendendo costumes socioculturais***
>
> Desenvolver a consciência implica aprender os costumes socioculturais familiares. Dependendo do tipo de atitudes transmitidas, as crianças aprenderão não apenas comportamentos apropriados, mas também valores de tolerância, preconceito ou prejudiciais em relação à sua origem étnica, religiosa e social e aos de outros grupos. Grande parte dessa influência pode permanecer latente até que se associem a crianças ou adultos de criação diferente. Então, dependendo do grupo, elas podem ser aceitas ou condenadas ao ostracismo por suas atitudes.

DESENVOLVIMENTO MORAL

Nível pré-convencional ou pré-moral (Kohlberg)

O desenvolvimento do julgamento moral em crianças pré-escolares encontra-se em um nível mais básico. Elas têm pouca ou nenhuma preocupação sobre porque algo é errado. Elas se comportam em relação à liberdade ou restrição que resulta das ações. Na orientação sobre punição e obediência, as crianças (em torno de 2 a 4 anos) julgam se uma ação é boa ou má dependendo se resulta em recompensa ou punição. Se a criança é punida, significa que a ação é ruim. Se não for punida, a ação é boa, independentemente do significado do ato. Por exemplo, se os pais permitem que a criança bata, a criança poderá perceber o bater como algo bom porque não foi associado a um ato de punição.

Aproximadamente dos 4 aos 7 anos, as crianças passam para a fase de **orientação instrumental ingênua**, em que as ações são direcionadas para a satisfação de suas necessidades e, menos frequentemente, para as necessidades dos outros. Elas têm um senso concreto de justiça e equidade durante esse período de desenvolvimento.

DESENVOLVIMENTO ESPIRITUAL

As crianças geralmente aprendem sobre fé e religião com outras pessoas significantes em seu ambiente, normalmente com os pais e suas crenças e práticas religiosas. No entanto, a compreensão da espiritualidade das crianças é influenciada por seu nível de cognição. Os pré-escolares têm um conceito concreto de um Deus com características físicas, muitas vezes semelhantes a um amigo imaginário. Elas entendem histórias religiosas simples, memorizam preces curtas e imitam as práticas religiosas de seus pais, sem compreender totalmente o significado desses rituais. Crianças em idade pré-escolar beneficiam-se de representações concretas de práticas religiosas, como livros sagrados ilustrados e pequenos ícones, como as figuras do presépio.

O desenvolvimento da consciência está fortemente vinculado ao desenvolvimento espiritual. Nessa idade, as crianças estão aprendendo a diferenciar o certo do errado e a comportar-se corretamente para evitar punições. A transgressão provoca sentimento de culpa, e os pré-escolares costumam interpretar equivocadamente o fato de ficarem doentes como punição por malfeitos reais ou imaginários. É importante que as crianças tenham a percepção da divindade como de alguém que concede amor incondicional e não como um juiz do bom ou mau comportamento. A espiritualidade e a participação nas tradições religiosas frequentemente ajudam as crianças a lidar com a doença e a hospitalização (Drutchas & Anandarajah, 2014).

DESENVOLVIMENTO DA IMAGEM CORPORAL

Os anos pré-escolares representam uma fase significante no desenvolvimento da imagem corporal. Com o aumento da compreensão da linguagem, os pré-escolares reconhecem que os indivíduos têm aparências desejáveis e indesejáveis. As crianças reconhecem diferenças na cor da pele e identidade racial e são vulneráveis a preconceitos e viés de aprendizagem. Elas conhecem o significado de palavras como *bonito* ou *feio* e refletem as opiniões dos outros sobre sua própria aparência. Aos 5 anos, as crianças comparam seu tamanho com o de seus pares e podem tornar-se conscientes de que são altas ou baixas, especialmente se outras pessoas disserem que elas parecem "muito grandes" ou "muito pequenas" para sua idade. Os estudos indicam que crianças em idade pré-escolar experimentam insatisfação com o próprio corpo (Tatangelo, McCabe, Mellor et al., 2016). Como esses são anos formativos para meninos e meninas, os pais devem incutir princípios positivos sobre a imagem corporal, dar a seus filhos um retorno encorajador sobre sua aparência e enfatizar a importância de aceitar os indivíduos, independentemente de suas diferenças na aparência.

Apesar dos avanços no desenvolvimento da imagem corporal, os pré-escolares ainda não definem bem seus limites corporais e têm pouco conhecimento de sua anatomia interna. Experiências invasivas são assustadoras, especialmente aquelas que alteram a integridade da pele, como injeções e cirurgias. Elas temem que, se sua pele estiver "aberta", todo o seu sangue e o "interior" possam vazar. Portanto, o uso de curativos pode ser essencial para "impedir que tudo saia."

DESENVOLVIMENTO DA SEXUALIDADE

O desenvolvimento sexual durante esses anos constitui relevante fase de formação da identidade e construção de crenças em relação ao sexo. Os pré-escolares estão formando fortes ligações com o genitor do sexo oposto, enquanto se identificam com o genitor do mesmo sexo. A tipificação sexual, ou processo pelo qual um indivíduo desenvolve o comportamento, a personalidade, as atitudes e as crenças esperadas segundo sua cultura e seu sexo, ocorre por meio de vários mecanismos durante esse período. Provavelmente, os mecanismos mais relevantes são as práticas educativas e a imitação. A identidade de gênero é resultado de fatores psicológicos pré e pós-natais complexos, bem como de fatores biológicos, sociais e genéticos. A maioria das crianças está ciente de seu gênero e dos tipos de comportamentos esperados por volta de 1 ano e meio a 2 anos e meio.

À medida que a identidade sexual desenvolve-se para além do reconhecimento de gênero, o recato pode tornar-se uma preocupação. Imitar papéis sexuais e vestir-se como mamãe ou papai são atividades importantes. As atitudes e as respostas dos outros à representação de papéis podem condicionar as crianças a visões de si mesmas e dos outros. Por exemplo, comentários como "Meninos não podem brincar com bonecas" podem influenciar o autoconceito de masculinidade de um menino.

A curiosidade sexual pode ser mais pronunciada nesse período, principalmente em termos de exploração e manipulação da genitália. Podem surgir perguntas sobre a reprodução sexual, na busca por compreensão (ver seções sobre educação sexual, posteriormente neste capítulo e no Capítulo 14).

DESENVOLVIMENTO SOCIAL

Durante o período pré-escolar, o processo de separação-individuação é concluído. Os pré-escolares superaram grande parte da ansiedade associada aos estranhos e o medo da separação que sentiam nos anos anteriores. Eles relacionam-se com pessoas desconhecidas facilmente e toleram separações breves de seus pais com pouco ou nenhum protesto. No entanto, eles ainda precisam da segurança, tranquilização, orientação e aprovação dos pais, especialmente ao ingressar na pré-escola ou no Ensino Fundamental. A separação prolongada é difícil, como a imposta por uma doença ou hospitalização, mas os pré-escolares respondem bem ao preparo e ao fornecimento de explicações concretas. Crianças pré-escolares são capazes de lidar com as mudanças na rotina diária muito melhor do que os *toddlers*, embora possam desenvolver mais medos imaginários. Crianças em idade pré-escolar ganham segurança e conforto com objetos familiares, como brinquedos, bonecas ou fotografias de membros da família. Elas são capazes de trabalhar muitos de seus medos, fantasias e ansiedades não resolvidos por meio de brincadeiras, especialmente se auxiliados pelo uso de brinquedos apropriados (p. ex., bonecos, fantoches) que representam membros da família, profissionais de saúde e outras crianças.

Linguagem

Durante os anos pré-escolares, a linguagem torna-se mais sofisticada e complexa e passa a ser um importante meio de comunicação e interação social (Figura 12.2). Por meio da linguagem, as crianças em idade pré-escolar aprendem a expressar sentimentos de frustração ou raiva sem precisar manifestá-los. Tanto a capacidade cognitiva quanto o ambiente – particularmente de pessoas que servem de modelo – influenciam o vocabulário, a fala e a compreensão. O vocabulário aumenta dramaticamente, de 300 palavras aos 2 anos para mais de 2.100 palavras ao fim dos 5 anos. A estrutura das frases, o uso da gramática e a inteligibilidade também avançam para um nível mais maduro. O desenvolvimento da linguagem durante esses primeiros anos é um bom preditivo sobre a aptidão da criança para ingressar na escola e prepara o terreno para o sucesso escolar posterior (Hammer; Morgan; Farkas et al., 2017).

Crianças entre 3 e 4 anos formam frases com cerca de 3 ou 4 palavras e incluem apenas os termos mais essenciais para transmissão de significado. Esse tipo de discurso é frequentemente denominado **telegráfico** por sua concisão. Crianças de 3 anos fazem muitas perguntas e usam o plural, os pronomes corretos e os tempos verbais pretéritos. Elas nomeiam objetos familiares, como animais, partes do corpo, parentes e amigos. Elas podem dar e seguir comandos

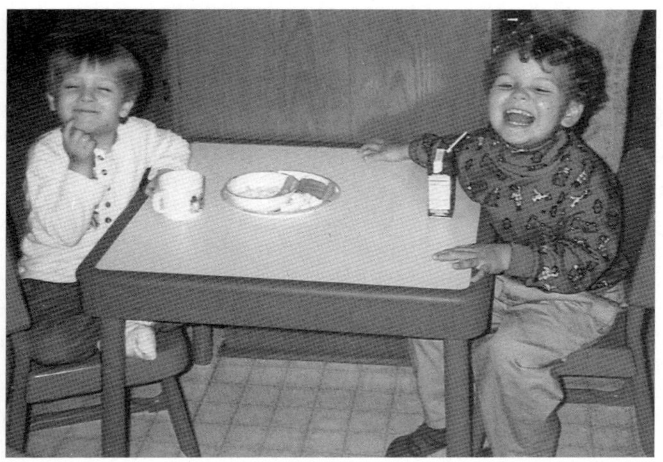

Figura 12.2 Crianças em idade pré-escolar gostam dos amigos e costumam usar mensagens não verbais para se comunicar.

simples. Elas falam incessantemente, independentemente de alguém estar ouvindo ou respondendo. Elas gostam de brinquedos musicais ou bonecos que falam e reproduzem palavras novas com eficiência.

Dos 4 aos 5 anos, os pré-escolares usam frases mais longas de 4 ou 5 palavras e usam mais palavras para transmitir uma mensagem, como preposições, adjetivos e uma variedade de verbos. Elas seguem comandos direcionais simples, como "Coloque a bola na cadeira", mas só conseguem atender a uma solicitação por vez. Elas respondem a perguntas como "O que você faz quando está com fome?" descrevendo a ação apropriada. O comportamento questionador está no auge, e as crianças costumam repetir uma pergunta até que recebam a resposta.

Comportamento pessoal-social

O ritualismo e o negativismo dominantes na faixa etária *toddlers* diminuem gradualmente durante os anos pré-escolares. Embora a autoafirmação ainda seja um tema importante, os pré-escolares demonstram seu senso de autonomia de maneira diferente. Crianças nessa faixa etária são capazes de verbalizar sua necessidade de independência e de atuar de maneira independente devido ao refinamento de seu desenvolvimento físico e cognitivo. Aos 4 ou 5 anos, as crianças precisam de pouca ou nenhuma ajuda para se vestir, comer ou ir ao banheiro (Figura 12.3). Também é possível confiar que obedecerão a alertas de perigo; no entanto, muitas vezes, as crianças de 3 ou 4 anos excedem seus limites.

Os pré-escolares também são muito mais sociáveis e dispostos a agradar. Eles já internalizaram muitos padrões e valores familiares e culturais. No entanto, no fim da primeira infância, eles começam a questionar os valores dos pais e a compará-los com os de seu grupo de pares e de outras figuras de autoridade. Como resultado, eles podem mostrar-se menos dispostos a cumprir um código de conduta familiar. Os pré-escolares tornam-se cada vez mais conscientes de sua posição e papel no interior da família. E embora essa seja a idade mais segura para experimentar o acréscimo de outro irmão, abandonar a posição de filho único ou de filho mais novo ainda é difícil e requer preparo apropriado (ver Capítulo 11, seção *Rivalidade entre irmãos*).

Brincadeiras

Vários tipos de brincadeira são típicos desse período, mas os pré-escolares gostam especialmente de brincadeiras associativas – brincadeiras em grupo em atividades semelhantes ou idênticas, mas sem organização ou regras rígidas. As brincadeiras visam proporcionar o desenvolvimento físico, social e mental da criança.

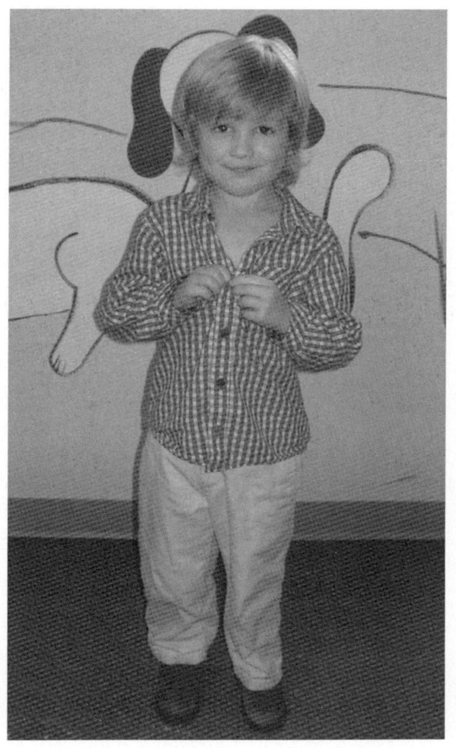

Figura 12.3 A maioria dos pré-escolares consegue vestir-se sozinha, mas precisa de ajuda com itens de vestuário mais difíceis.

As atividades lúdicas indicadas para o crescimento físico e o refinamento das habilidades motoras incluem pular, correr e escalar. Triciclos, carrinhos, equipamentos de ginástica e esportes, caixas de areia, piscinas rasas e atividades em parques aquáticos podem ajudar a desenvolver a musculatura e a coordenação (Figura 12.4). Atividades como natação e patinação ensinam sobre segurança, bem como promovem desenvolvimento muscular e coordenação. As crianças envolvidas em atividades lúdicas não precisam de brinquedos e dispositivos caros para mantê-las entretidas, mas, muitas vezes, gostam de brincar com utensílios domésticos comuns, como um cabo de vassoura ou até mesmo itens que os adultos consideram lixo (caixas, paus, pedras e sujeira). A mente imaginativa da criança em idade pré-escolar gosta do brincar pelo brincar.

Brinquedos manipulativos, construtivos, criativos e educacionais proporcionam atividades silenciosas, desenvolvimento motor fino e autoexpressão. Jogos básicos de construção, blocos de vários tamanhos e formas, um quadro com o alfabeto ou números, tintas, giz de cera, ferramentas simples de carpintaria, brinquedos musicais, livros ilustrados, jogos simples de costura ou artesanato, quebra-cabeças grandes e argila são brinquedos adequados. Jogos eletrônicos e programas de computador podem ser valiosos para ajudar as crianças a aprenderem habilidades básicas, como conhecer letras e palavras simples.

Provavelmente, a atividade pré-escolar mais característica e difundida são as **brincadeiras imitativas, imaginativas e a dramatização**. Roupas, bonecas, brinquedos de limpeza, casas de bonecas, jogos, telefones, animais e utensílios de fazenda, trens, caminhões, carros, aviões, fantoches e jogos com itens médicos fornecem horas de autoexpressão (Figura 12.5). Provavelmente, em nenhum outro momento a reprodução do comportamento adulto é tão fiel e atraente quanto em crianças de 4 e 5 anos. Perto do fim do período pré-escolar, as crianças começam a desinteressar-se da brincadeira de faz de conta e passam a preferir atividades reais, como cozinhar e construir coisas.

A televisão e outras mídias também têm seu lugar nas brincadeiras infantis, embora elas devam constituir apenas uma parte do repertório

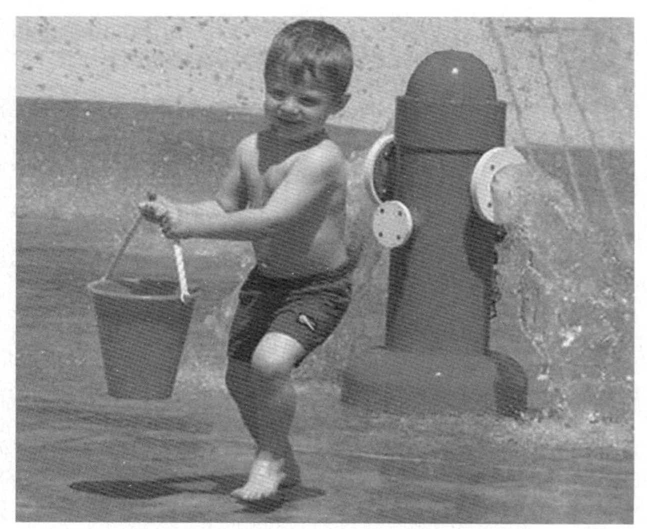

Figura 12.4 Os pré-escolares gostam de atividades lúdicas que promovem as habilidades motoras, como pular e correr. Brincar na água é uma atividade empolgante para crianças nessa idade.

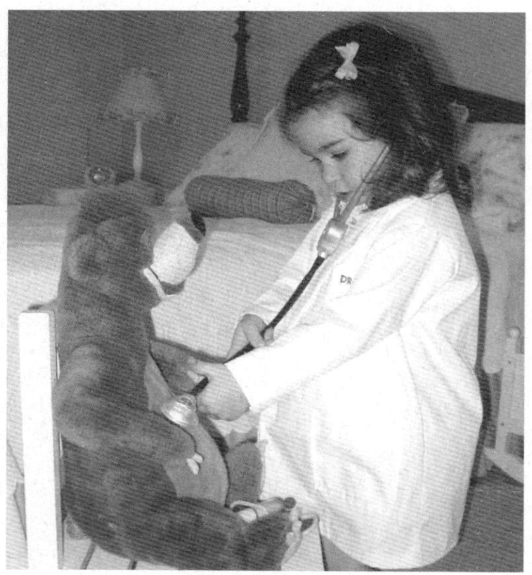

Figura 12.5 Brincadeiras imaginárias e imitativas são típicas de crianças em idade pré-escolar.

total de atividades sociais e recreativas das crianças. O tempo gasto assistindo à televisão ou jogando *videogame* pode limitar o tempo dispendido em outras atividades importantes, como leitura, exercícios e socialização (American Academy of Pediatrics Council on Communications and Media, 2016). Considerando o aumento significativo da acessibilidade à mídia por meio de dispositivos eletrônicos portáteis e *smartphones*, os pais precisam conhecer os potenciais efeitos positivos e negativos da exposição à mídia. Os pais e outros cuidadores devem supervisionar a escolha de programas e aplicativos, ver e discutir os programas com seus filhos, brincar com eles, limitar a exposição à mídia a 1 hora por dia para crianças de 2 a 5 anos e dar bom exemplo em relação ao uso de mídias eletrônicas (American Academy of Pediatrics Council on Communications and Media, 2016). Quando os pais assistem e discutem o conteúdo do programa com seus filhos, a atividade pode se tornar interativa e educacional.

Brincar é uma parte tão importante da vida das crianças que a realidade e a fantasia confundem-se. O faz de conta é realidade durante a brincadeira e só se torna fantasia quando os brinquedos são guardados ou as roupas trocadas. Não é de se admirar que amigos imaginários façam parte desse período. O aparecimento de amigos imaginários geralmente ocorre entre os 2 anos e meio e os 3 anos e, na maioria das vezes, são abandonados quando a criança ingressa na escola.

Amigos imaginários servem a muitos propósitos. Eles tornam-se amigos em tempos de solidão, conseguem fazer o que a criança ainda está tentando e experimentam o que a criança deseja esquecer ou lembrar. Não é incomum que o "amigo" tenha uma miríade de vícios e seja culpado por malfeitos. Às vezes, a criança espera escapar da punição dizendo "Foi meu amigo George que quebrou o vidro". Em outras ocasiões, a criança pode fantasiar que o amigo comportou-se mal e desempenhar o papel de pai. Essa se torna uma maneira de assumir o controle e a autoridade em uma situação segura.

Os pais, muitas vezes, preocupam-se com a existência de amigos imaginários, sem perceber que isso é normal e muito útil. Os pais precisam ser tranquilizados e saber que a fantasia da criança é um sinal de saúde, que ajuda a diferenciar o faz de conta da realidade. Os pais podem reconhecer a presença do companheiro imaginário chamando-o pelo nome e até concordando com solicitações simples, como colocar um lugar extra na mesa, mas não devem permitir que a criança use o amigo para evitar punição ou responsabilização. Por exemplo, se a criança culpa o amigo pela bagunça no quarto, os pais precisam deixar claro que não estão vendo mais ninguém ali, só a criança; portanto, ele é responsável pela arrumação.

As crianças também se beneficiam com as brincadeiras que ocorrem entre elas e os pais. As **brincadeiras interativas** promovem o desenvolvimento desde o nascimento até os anos escolares e oferecem oportunidades enriquecedoras de aprendizagem. Por meio da brincadeira interativa, os pais podem promover experiências táteis e cinestésicas, maximizar as habilidades verbais e de linguagem e oferecer elogios e encorajamento para a exploração do mundo. Além disso, a brincadeira interativa incentiva um convívio positivo entre pais e filhos, fortalecendo seu relacionamento.

A Tabela 12.1 resume os principais marcos de desenvolvimento para crianças de 3, 4 e 5 anos.

ESTRATÉGIAS PARA LIDAR COM AS QUESTÕES RELACIONADAS COM O CRESCIMENTO E DESENVOLVIMENTO NORMAIS

Experiência de pré-escola e jardim de infância

Algumas crianças são educadas em casa (*homeschooling*), mas muitas crianças frequentam algum tipo de programa educacional para a primeira infância, geralmente uma pré-escola ou uma creche. O cuidado em grupo tornou-se comum com o grande número de pais atualmente empregados fora de casa (ver Capítulo 9, seção *Arranjos alternativos de cuidado infantil*). Os efeitos da educação precoce e da estimulação nas crianças têm ganhado cada vez mais reconhecimento. (Para uma discussão sobre os efeitos da creche nas crianças, ver Capítulo 2, seção *Mães que trabalham*). Como o desenvolvimento social amplia-se para incluir companheiros da mesma idade e outros adultos significativos, a pré-escola oferece um excelente veículo para expandir as experiências das crianças com outras pessoas. Também é uma excelente preparação para o ingresso no Ensino Fundamental.

Na pré-escola ou na creche, as crianças são expostas a oportunidades de aprendizado de cooperação em grupo; ajustando-se às diferenças socioculturais; e a lidar com a frustração, a insatisfação e a raiva. Se as atividades forem adaptadas para proporcionar o domínio e a conquista de tarefas, as crianças terão cada vez mais sentimentos de sucesso, autoconfiança e competência pessoal. O fato de a aprendizagem estruturada ser imposta é menos importante do

Tabela 12.1 Crescimento e desenvolvimento durante os anos pré-escolares.

Físico	Motor grosso	Motor fino	Linguagem	Socialização	Cognição	Relação familiar
3 anos						
Ganho de peso normal de 1,8 a 2,7 kg Média de peso de 14,5 kg Ganho usual em altura de 7,5 cm por ano Média de altura de 95 cm Pode ter alcançado o controle intestinal e vesical noturno	Anda de triciclo Salta do degrau inferior Fica em um só pé por alguns segundos Sobe escadas alternando os pés; na descida, pode ser que ainda use os dois pés no mesmo degrau Saltos amplos Tenta dançar, mas o equilíbrio pode não ser adequado	Constrói torre de 9 a 10 blocos Constrói pontes com três cubos Consegue colocar pequenos objetos em garrafas de gargalo estreito Ao desenhar, copia o círculo, imita a cruz, nomeia o que foi desenhado; não consegue desenhar figuras humanas, mas é capaz de desenhar um círculo com características faciais	Possui vocabulário de cerca de 900 palavras Usa principalmente a fala "telegráfica" Constrói frases completas de três ou quatro palavras Fala incessantemente, independentemente de alguém estar prestando atenção Repete frases com 6 palavras Faz muitas perguntas	Consegue se vestir praticamente sozinho, se tiver auxílio com os botões nas costas e se for apontado qual sapato é direito ou esquerdo Calça os sapatos Aumento do tempo de atenção Consegue alimentar-se sozinho Consegue preparar refeições simples, como cereais com leite frio Pode ajudar a pôr a mesa; pode secar os pratos sem quebrar nenhum Pode ter medo, especialmente do escuro e de ir para a cama Conhece seu próprio gênero e o gênero dos outros As brincadeiras são paralelas e associativas; começa a aprender jogos simples, mas geralmente segue as próprias regras; começa a compartilhar	Está na fase pré-conceitual É egocêntrico no modo de pensar e no comportamento Começa a compreender o conceito de tempo; usa muitas expressões relacionadas com a passagem do tempo, fala sobre o passado e o futuro tanto quanto sobre o presente, finge saber dizer as horas Aprimorou o conceito de espaço, como demonstrado pela compreensão de preposições e pela capacidade de seguir um comando direcional Começa a ter capacidade para entender conceitos sob uma perspectiva diferente	Tenta agradar os pais e adequar-se às suas expectativas Tem menos ciúme do irmão mais novo; pode ser o momento oportuno para o nascimento de um outro irmão Conhece as relações familiares e os papéis de cada sexo Os meninos tendem a identificar-se mais com o pai ou outra figura masculina Melhora da capacidade de se separar fácil e confortavelmente dos pais por períodos curtos
4 anos						
As frequências cardíaca e respiratória diminuem ligeiramente A velocidade de crescimento é semelhante à do ano anterior Média de peso de 16,5 kg Média de altura de 103 cm Comprimento é o dobro em relação ao nascimento	Pula e salta com um pé só Pega a bola de modo confiante Joga a bola acima da cabeça Desce as escadas alternando os pés	Usa a tesoura com sucesso para cortar uma imagem seguindo o contorno Consegue amarrar os sapatos, mas pode não ser capaz de fazer a laçada Desenhando, copia um quadrado, traça uma cruz e um losango, adiciona três partes ao desenhar um boneco	Possui vocabulário de 1.500 palavras ou mais Usa frases de 4 ou 5 palavras A fase de questionamento está no auge Exagera ao contar histórias Conhece canções simples Pode ser um pouco irreverente na companhia de crianças mais velhas	Muito independente Tende a ser egoísta e impaciente Agressivo tanto física quanto verbalmente Orgulha-se de suas conquistas Tem mudanças de humor Faz dramatizações, gosta de entreter os outros Conta histórias familiares para outras pessoas sem filtrar a informação	É a fase do pensamento intuitivo A causalidade ainda está relacionada com a proximidade dos eventos Entende melhor o conceito de tempo, especialmente em termos de sequência de eventos diários Incapaz de guardar conteúdos Julga tudo de acordo com a dimensão, como altura, largura ou ordem	Rebela-se se os pais têm grandes expectativas, como apresentar modos impecáveis à mesa Desconta sua agressividade e frustração nos pais ou irmãos O que pode e o que não pode tornam-se conceitos importantes Pode haver rivalidade com irmãos mais velhos ou mais novos;

(*Continua*)

Tabela 12.1 Crescimento e desenvolvimento durante os anos pré-escolares. (*continuação*)

Físico	Motor grosso	Motor fino	Linguagem	Socialização	Cognição	Relação familiar
Risco máximo para o desenvolvimento de ambliopia			Obedece a frases preposicionadas, como "embaixo", "em cima de", "ao lado", "atrás de" ou "na frente de" Conhece o nome de uma ou mais cores Compreende analogias, como "Se o gelo é frio, o fogo é ___"	Ainda tem muitos medos O jogo é associativo É comum ter amigos imaginários Usa dispositivos teatrais, imaginativos e imitativos A exploração e curiosidade sobre o sexo é demonstrada por meio de brincadeiras, como brincar de "médico" ou "enfermeiro"	Pistas perceptivas imediatas dominam o julgamento Está começando a ser menos egocêntrico e a desenvolver uma consciência social Pode contar corretamente, mas tem um conceito matemático rudimentar sobre os números Obedece porque os pais estabeleceram limites, não porque conseguem distinguir o que é certo ou errado	pode se ressentir dos privilégios do irmão mais velho e da invasão de privacidade e posses do irmão mais novo Pode "fugir" de casa Identifica-se fortemente com o genitor do sexo oposto É capaz de realizar tarefas simples fora de casa
5 anos						
As frequências cardíaca e respiratória diminuem ligeiramente Média de peso de 18,5 kg Média de altura de 110 cm Pode começar a erupção da dentição permanente A dominância lateral é estabelecida (cerca de 90% são destros)	Pula e salta em um pé só Joga e pega a bola bem Pula corda Bom equilíbrio nos patins Anda para trás pisando com o calcanhar antes dos dedos dos pés Salta de uma altura de 30 cm e cai na ponta dos pés Equilibra-se em um pé só com os olhos fechados	Consegue amarrar os sapatos Usa bem tesouras, ferramentas simples ou lápis Desenhando, copia losangos e triângulos; adiciona de 7 a 9 partes ao boneco; consegue escrever algumas letras, números ou palavras, como seu primeiro nome	Possui vocabulário de cerca de 2.100 palavras. Usa frases de seis a oito palavras, com todas as classes gramaticais Conhece a diferença entre as moedas (p. ex., moeda de 10 centavos, 50 centavos) Conhece 4 ou mais cores Descreve desenhos ou imagens com muitos comentários e enumeração Sabe o nome dos dias da semana, meses e outras palavras associadas ao tempo Sabe de que material é feito um artigo, como "Um sapato é feito de ___" Consegue obedecer a três comandos em sucessão	Menos rebelde e briguento do que aos 4 anos Mais acomodado e ansioso para começar a fazer as coisas Não tão aberto e acessível no pensamento e no comportamento como nos anos anteriores Independente, mas confiável, não é tão imprudente; mais responsável Tem menos medos; confia na autoridade externa para controlar o mundo Ansioso para fazer as coisas certas e agradar; tenta "viver de acordo com as regras" Tem bons modos Totalmente capaz de autocuidado, precisando de supervisão ocasional no vestuário ou na higiene	Começa a questionar o pensamento dos pais, comparando-o com o de colegas da mesma idade e de outros adultos Pode ser capaz de perceber preconceito e viés no mundo exterior Tem maior capacidade para perceber a perspectiva dos outros, mas tolera as diferenças em vez de entendê-las Pode começar a mostrar compreensão de conservação de números por meio da contagem de objetos, independentemente da disposição Usa palavras relacionadas com a passagem do tempo com maior compreensão Cauteloso com informações factuais sobre o mundo	Relaciona-se bem com os pais Pode procurar os pais com mais frequência do que aos 4 anos para reafirmação e segurança, especialmente quando ingressam na escola Começa a questionar o pensamento e os princípios dos pais Identifica-se fortemente com o genitor do mesmo sexo, especialmente o menino com o pai Gosta de atividades como esportes, culinária e de ir às compras com o genitor do mesmo sexo

(*Continua*)

Tabela 12.1 Crescimento e desenvolvimento durante os anos pré-escolares. (*continuação*)

Físico	Motor grosso	Motor fino	Linguagem	Socialização	Cognição	Relação familiar
				Não está pronto para atividades que exigem muita concentração e foco, como ler letras pequenas, por causa de uma ligeira hipermetropia e do pouco refinamento na coordenação olho-mão O jogo é associativo; tenta seguir as regras, mas pode trapacear para ganhar		

que o ambiente social, o tipo de orientação e a atitude em relação às crianças promovida pelo professor ou líder. Quando o professor conhece as habilidades e necessidades de desenvolvimento dos pré-escolares, as crianças aprenderão com a atividade oferecida. A maioria dos programas incorpora uma programação diária de brincadeiras tranquilas; atividades ao ar livre; atividades em grupo, como jogos e projetos; brincadeiras criativas ou livres e períodos de lanche e descanso. A pré-escola é particularmente benéfica para crianças que não têm experiência com o grupo social, como filhos únicos e crianças de lares menos favorecidos.

Um dos problemas que os pais enfrentam é saber se os filhos estão prontos para iniciar a pré-escola ou o jardim de infância. A prontidão para a escola é influenciada por muitos fatores, incluindo a maturidade social e emocional da criança, autorregulação, desenvolvimento físico, estado de saúde, capacidade de manter a atenção, desejo de aprender, ambiente familiar e apoio dos pais. Esses elementos são tão importantes quanto à prontidão escolar da criança. Usar uma ferramenta de triagem de desenvolvimento que avalia marcos cognitivos (especialmente de linguagem), sociais e físicos ajuda a identificar as crianças que podem se beneficiar de testes diagnósticos e programas de intervenção precoce antes de entrar na escola. Os pais desempenham um papel fundamental no preparo de seus filhos para a escola. Eles podem promover estratégias que favoreçam a prontidão para a escola, como os cinco Rs, recomendados pelo programa da American Academy of Pediatrics Early Brain and Child Development (2018): [*Read*] leia com seus filhos diariamente; [*Rhyme*] brinque e acaricie seus filhos diariamente; [*Routine*] mantenha as rotinas familiares para a hora das refeições, brincadeiras e sono; [*Reward*] recompense seus filhos com elogios pelos sucessos; e [*Relationships*] estabeleça relacionamentos fortes e estimulantes com seus filhos.

Enfermeiros e outros profissionais de saúde podem orientar os pais na seleção de programas de intervenção precoce social e educacional, assim como escolas e creches. A escolha criteriosa do programa de educação infantil promove a aprendizagem e desenvolvimento futuros. Programas licenciados e regulamentados são obrigados a cumprir padrões estabelecidos, que respeitam requisitos mínimos e medidas de segurança. A regulamentação é importante para proteger as crianças de danos e promover condições essenciais para o desenvolvimento e aprendizagem saudáveis da criança. A National Association for the Education of Young Children funciona como um modelo para o cuidado ideal de crianças pequenas.[a,1]

Os pais devem ser orientados a analisar diferentes aspectos que incluem o programa diário da instituição, a qualificação dos professores, a proporção de funcionários para alunos, a política disciplinar, as precauções de segurança ambiental, o tipo de refeições, as condições sanitárias, os espaços interno e externo por criança e o preço. A indicação de outros pais ajuda na avaliação, mas recomenda-se a inspeção pessoal do estabelecimento. Incentive os pais a marcar reuniões com a diretoria e alguns funcionários em mais de uma escola, para fazer uma escolha informada.

A avaliação das práticas de saúde da instituição é extremamente importante. Pré-escolares que frequentam creches ficam mais doentes do que aqueles que não, especialmente infecções do trato gastrintestinal e do sistema respiratório (Sacri, De Serres, Quach et al., 2014). O enfermeiro realiza importantes intervenções no controle de infecções. Eles podem não apenas educar os pais sobre a avaliação das práticas sanitárias de uma instituição, mas também podem participar ativamente na educação da equipe na instituição de medidas para minimizar a transmissão de infecções (Figura 12.6).

As crianças precisam ser preparadas para a experiência da pré-escola ou do jardim de infância. Para crianças menores, representa

[a]Informações sobre os critérios e procedimentos para credenciamento no National Association for the Education of Young Children Accreditation of Programs for Young Children está disponível no National Association for the Education of Young Children, 1313 L St. NW, Suite 500, Washington, DC 20005; 800-424-2460 ou 202-232-8777; fax: 202-328-1846; http://www.naeyc.org. Esses critérios são excelentes diretrizes para avaliação de pré-escolas e creches.

[1]N.R.T.: No Brasil, as normatizações relativas à educação infantil encontram-se descritas na Lei de Diretrizes e Bases da Educação e seus decretos e adendos, que podem ser identificados em http://www.planalto.gov.br/ccivil_03/leis/l9394.htm. Contudo, informações, perguntas e respostas rápidas podem ser identificadas no portal do MEC (http://portal.mec.gov.br/dia-a-dia-do-seu-filho/educacao-infantil). Também é recomendável ver a Enciclopédia para o Desenvolvimento da Primeira Infância, disponível em https://www.enciclopedia-crianca.com.

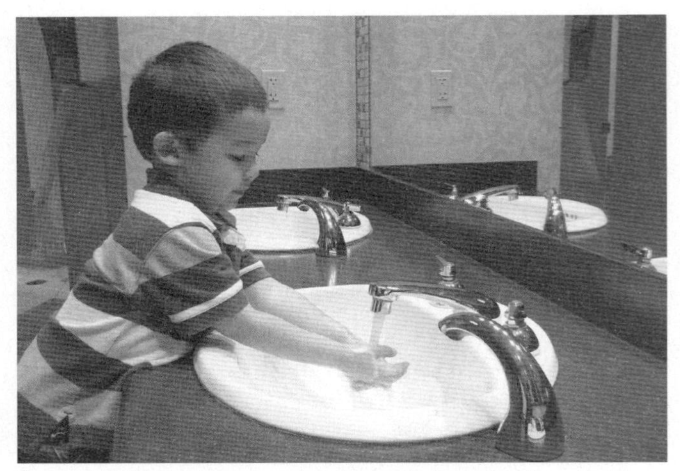

Figura 12.6 Lavar bem as mãos é o método mais eficiente de prevenir infecções.

uma mudança em seu ambiente doméstico normal e uma separação prolongada de seus pais. Antes de as crianças começarem a escola, os pais devem apresentar a ideia como estimulante e prazerosa. Conversar com as crianças sobre atividades (como pintar, construir com blocos ou desfrutar de balanços e outros equipamentos ao ar livre) permite que elas fantasiem sobre o evento que se aproxima de uma maneira positiva. Quando chega o primeiro dia de aula, os pais devem comportar-se com confiança. Esse comportamento exige que os pais tenham resolvido seus próprios sentimentos sobre a experiência.

Os pais devem apresentar seus filhos ao professor e à escola. Em alguns casos, é útil que os pais permaneçam com a criança pelo menos parte do primeiro dia, até que ela se sinta confortável e à vontade. Outras ações específicas que podem ajudar a reduzir a ansiedade da separação incluem fornecer à escola informações detalhadas sobre o ambiente doméstico da criança, como rotinas familiares, atividades favoritas, preferências alimentares, nomes de irmãos ou animais de estimação e hábitos pessoais. Essas informações ajudam a criança a sentir-se confortável naquele ambiente estranho. Quando as escolas solicitam automaticamente essas informações, os pais têm uma pista importante para avaliar a qualidade do programa, porque a solicitação representa a consciência da equipe sobre as necessidades de cada criança. Objetos transicionais, como um brinquedo favorito, também podem ajudar a criança a fazer a ponte entre a casa e a escola.

Educação sexual

Os pré-escolares assimilaram uma enorme quantidade de informações durante suas curtas vidas. Embora seu pensamento possa não estar maduro, eles buscam constantemente explicações e razões que sejam lógicas e razoáveis para eles. A expressão "por quê?" parece suplantar a palavra "não", que era comum na fase anterior. É natural que, à medida que aprendem sobre "mim", também queiram saber "Por que eu?" e "Como eu?". Perguntas como "De onde vêm os bebês?" são tão casuais quanto "O que faz chover?" ou "Quem é esse?". É a maneira como as perguntas sobre reprodução são respondidas que condiciona as crianças, mesmo os mais jovens, para separar essas questões de outras sobre seu mundo.

Duas regras influenciam a resposta a perguntas delicadas sobre tópicos como sexo. A primeira é *descobrir o que as crianças já sabem e pensam*. Depois de investigar as teorias que as crianças produziram como uma explicação razoável, os pais podem passar as informações corretas, mas também podem ajudar as crianças a entender por que sua explicação é imprecisa. Outra razão para saber o que a criança pensa antes de dar qualquer informação é que a resposta "não solicitada" pode ser dada nesse momento. Por exemplo, Emma, de 4 anos, perguntou ao pai: "De onde eu vim?". Ambos os pais rapidamente interpretaram essa pergunta como uma pista para oferecer educação sexual. Após a explicação, Emma exclamou: "Eu não quero saber sobre tudo isso! Só sei que Katie veio de Nova York e quero saber de onde vim".

A segunda regra para fornecer as informações é ser honesto. É verdade que muitas das informações corretas serão esquecidas ou mal interpretadas pelo pré-escolar, mas as informações corretas podem ser reformuladas até que a criança absorva e compreenda os fatos. Mesmo que os termos anatômicos corretos possam ser difíceis de pronunciar ou ainda mais difíceis de lembrar, eles tornam-se o conteúdo fundamental para, posteriormente, explicar outros conceitos.

Ser honesto não quer dizer que se deve comunicar às crianças todos os fatos da vida ou conceder permissividade excessiva na curiosidade sexual. Quando as crianças fazem uma pergunta, estão procurando uma resposta. Quando estiverem prontas, elas perguntarão sobre as partes "inacabadas" da história. Cedo ou tarde, elas vão se perguntar como o "espermatozoide encontra o óvulo" e "como o bebê sai", mas durante esse período é melhor esperar até que perguntem.

Independentemente de as crianças receberem educação sexual, elas vão se envolver em brincadeiras para saciar a curiosidade e explorar a sexualidade. Por volta dos 3 anos, as crianças percebem as diferenças anatômicas entre os sexos e ficam curiosas para saber como o outro funciona. Isso não é exatamente curiosidade "sexual", porque muitas crianças ainda desconhecem a função reprodutiva da genitália. Sua curiosidade é pela função excretora daquela anatomia. Os meninos perguntam-se como as meninas conseguem urinar sem um pênis, e por isso tentam espionar as meninas no banheiro. Como não conseguem ver nada além do jato de urina saindo, eles querem observar mais de perto. "Brincar de médico" costuma ser um jogo inventado para essa investigação. Meninas não têm menos curiosidade do que meninos sobre a anatomia. É interessante inspecionar de perto essa "coisa" que as meninas não têm.

Uma dúvida que os pais costumam ter é como lidar com essa curiosidade sexual. Uma abordagem positiva é nem ignorar nem condenar a curiosidade sexual, mas deixar claro que, se os filhos tiverem dúvidas, devem perguntar a eles. Em seguida, os pais podem responder às perguntas e incentivá-los a se envolver em alguma outra atividade. Dessa forma, ajudam a criança a compreender que existem maneiras de satisfazer sua curiosidade sexual, além de jogos investigativos. Essa atitude de maneira alguma condena o ato, mas enfatiza métodos alternativos para buscar soluções e respostas. Ser excessivamente permissivo apenas intensifica a ansiedade e o interesse da criança, porque explorar e pesquisar geralmente resulta em poucas evidências para satisfazer sua curiosidade.

Existem muitos livros excelentes sobre educação sexual para crianças em idade pré-escolar em bibliotecas públicas. O Sexuality Information and Education Council dos EUA[b] e a American Academy of Pediatriacs[c] têm bibliografias com sugestão de títulos. Os pais devem ler os livros antes de dá-los ou lê-los com os filhos.

Outra preocupação para alguns pais é a **masturbação** ou autoestimulação da genitália. Essa prática ocorre em qualquer idade por vários motivos e, se não for excessiva, é normal e saudável. É mais comum aos 4 anos e durante a adolescência. Para crianças em idade pré-escolar, faz parte da curiosidade e da exploração sexual. Se os pais estão preocupados com as práticas masturbatórias de seus filhos,

[b] Sexuality Information and Education Council of the United States (SIECUS), 1012 14th St. NW, Suite 1108, Washington, DC 20005; 202-265-2405; http://www.siecus.org.

[c] American Academy of Pediatrics, 345 Park Blvd., Itasca, IL 60143; 800-433-9016; http://www.aap.org.

é essencial que o enfermeiro investigue as circunstâncias associadas à atividade. A masturbação pode ser uma expressão de ansiedade, tédio ou estresse. No caso de prática excessiva, pode estar associada a abuso físico ou sexual, exposição a conteúdo sexual ou exposição sexual (Wilkinson & John, 2018). Lidar com naturalidade com a masturbação infantil inclui educar e tranquilizar os pais, redirecionar a criança para outras atividades e conversar com ela sobre os limites apropriados (Wilkinson & John, 2018). Além disso, os pais devem enfatizar que a masturbação é um ato privado, para ensinar às crianças um comportamento socialmente aceitável.

Medos

Uma grande variedade de medos reais e imaginários estão presentes durante os anos pré-escolares, incluindo o medo do escuro, de ser deixado sozinho (especialmente na hora de dormir), de animais (principalmente cães grandes), de fantasmas, de questões sexuais (castração) e de objetos ou pessoas associadas a uma experiência dolorosa. A causa exata dos medos das crianças é desconhecida. Os pais, muitas vezes, ficam confusos sobre como lidar com os medos porque nem a persuasão, a lógica, a coerção ou ridicularizar afastará fantasmas, bicho-papão, monstros e demônios. Assistir a programas de televisão não apropriados para crianças em idade pré-escolar pode aumentar os medos e a ansiedade devido à sua incapacidade de separar as experiências baseadas na realidade da fantasia retratada na televisão.

O conceito de **animismo**, que é a atribuição de qualidades dos seres vivos a objetos inanimados, ajuda a explicar por que as crianças temem certos objetos. Por exemplo, elas podem recusar-se a usar o banheiro depois de assistir a um comercial de televisão no qual o vaso sanitário aparece transformando-se em um monstro e engolindo uma criança.

Os pré-escolares também sentem medo da aniquilação. Por causa de limites corporais mal definidos e habilidades cognitivas aprimoradas, crianças pequenas desenvolvem preocupações relacionadas com a perda de partes do corpo. Elas temem perder partes do corpo quando são submetidas a determinados procedimentos clínicos (como uma punção intravenosa ou a aplicação de gesso em um membro) e podem perceber esses procedimentos como ameaças reais à sua existência.

A melhor maneira de ajudar as crianças a superar seus medos é envolvê-las ativamente na busca de métodos práticos para lidar com a experiência assustadora. Talvez seja tão simples quanto manter uma luz noturna no quarto da criança para garantir que nenhum monstro se esconderá no escuro. A exposição, em ambiente seguro, das crianças ao objeto temido também fornece um tipo de condicionamento, ou **dessensibilização**. Por exemplo, crianças que têm medo de cachorros nunca devem ser forçadas a se aproximar ou tocar em um deles, mas podem ser gradualmente apresentadas à experiência observando outras crianças brincando com o animal. Esse tipo de modelo, no qual outras pessoas demonstram não sentir medo, pode ser eficiente se a criança puder progredir em seu próprio ritmo.

Normalmente, por volta dos 5 ou 6 anos, as crianças abandonam muitos de seus medos. Explicar a sequência de desenvolvimento dos medos e seu desaparecimento gradual pode ajudar os pais a sentirem-se mais seguros para lidar com os medos de crianças em idade pré-escolar. Às vezes, os medos não diminuem com medidas simples ou com a maturação do desenvolvimento. Quando crianças experimentam medos extremos, capazes de perturbar a vida familiar, é necessário buscar ajuda profissional.

Estresse

Embora para os pais os anos pré-escolares geralmente sejam menos problemáticos do que os anos da fase *toddler*, esse período da vida apresenta às crianças muitos estressores singulares. Alguns, como os medos, são inatos e derivam da compreensão única que as crianças em idade pré-escolar têm do mundo. Outros são impostos, como o início da vida escolar. Embora um pouco de estresse seja benéfico durante os primeiros anos para ajudar as crianças a desenvolver habilidades de enfrentamento, o estresse excessivo é prejudicial. As crianças pequenas são especialmente vulneráveis devido à sua capacidade limitada de lidar com a situação. A expressão de frustração, medo ou ansiedade é dificultada por uma linguagem expressiva inadequada.

Para que os pais possam lidar com o estresse na vida de seus filhos, eles devem prestar atenção aos sinais e receber ajuda para identificar a fonte. Vários fatores de estresse podem estar presentes, como o nascimento de um irmão, problemas conjugais, separação e divórcio, mudança de endereço ou doença.

A melhor abordagem para lidar com o estresse é a prevenção – monitorar a quantidade de estresse na vida das crianças para que os níveis não excedam sua capacidade de enfrentamento. Em muitos casos, é suficiente estruturar os horários das crianças para permitir um tempo de descanso e prepará-las para a mudança, como entrar na escola.

Agressividade

O termo **agressividade** refere-se a um tipo de comportamento que visa ferir uma pessoa ou destruir propriedades. A agressividade é diferente da raiva, que é um estado emocional passageiro, porém a raiva pode ser expressa por meio de um comportamento agressivo. O comportamento hiperagressivo em pré-escolares é caracterizado por ataques físicos sem motivos a outras crianças e adultos, destruição da propriedade de terceiros, acessos de raiva intensos e frequentes, impulsividade extrema, desrespeito e desobediência. A agressividade é influenciada por um conjunto complexo de variáveis biológicas, socioculturais e familiares. Alguns fatores que tendem a aumentar o comportamento agressivo são gênero, frustração, exemplo e reforço.

O comportamento agressivo é exibido por meninos e meninas; no entanto, as pesquisas indicam que o tipo de agressividade difere entre os gêneros. A agressão física atinge o pico em ambos os sexos durante o segundo ano de vida (Dayton, Malone, 2017), mas os meninos exibem mais agressividade física do que as meninas durante os anos pré-escolares (Kung, Li, Golding et al., 2018). A agressão relacional é exibida em proporção semelhante em meninos e meninas (Casper & Card, 2017). No entanto, a agressão relacional tem se mostrado a forma mais típica de agressividade em meninas, quando se verifica a proporção de agressão relacional no tocante ao comportamento agressivo no geral (Björkqvist, 2018).

A **frustração**, ou impossibilidade contínua de autossatisfação por meio de desaprovação, humilhação, punição ou insultos, pode levar as crianças a agredir os outros como meio de libertação. Especialmente se temerem seus pais, essas crianças deslocarão sua raiva para outras pessoas, especialmente para colegas e outras figuras de autoridade. Esse tipo de agressividade geralmente se aplica a crianças que se comportam bem em casa, mas têm problemas de disciplina na escola ou são agressivas com seus colegas.

O **exemplo**, ou imitar o comportamento de outras pessoas importantes, é uma poderosa influência para crianças em idade pré-escolar. As crianças que assistem aos pais sendo fisicamente agressivos, por meio de disciplina ou abuso, estão observando comportamentos que passam a ser considerados aceitáveis e, portanto, elas mesmas podem ter esse comportamento com outras pessoas (Fleckman, Drury, Taylor et al., 2016). Outro aspecto do exemplo é o "padrão duplo" para condutas aceitáveis. Por exemplo, em algumas famílias, agressividade é sinônimo de masculinidade e os meninos são incentivados a se defender de agressões. A exposição na mídia também é uma fonte significativa de exemplo de comportamento nessa idade em que as crianças são facilmente impressionáveis. Pesquisas revelaram uma correlação entre a exposição a mídias violentas e o comportamento agressivo; portanto, os pais devem ser incentivados a supervisionar a programação e proteger as mentes jovens da violência virtual (Hill, 2016). O American Academy of Pediatrics Council on Communications and Media (2016) oferece recomendações para exposição saudável à mídia.

O **reforço** também pode moldar um comportamento agressivo. Muitas vezes, a recompensa pela agressão é negativa (p. ex., uma punição), mas, ainda assim, reforçadora, porque chama a atenção. Por exemplo, filhos que são ignorados até baterem em um irmão aprendem que essa atitude atrai a atenção dos pais.

Quando a criança apresenta comportamentos extremos, como agressividade, os pais devem começar a pensar em buscar ajuda profissional. Geralmente, a diferença entre o comportamento normal e o problemático não é o comportamento em si, mas a **quantidade** (número de ocorrências), **gravidade** (interferência no funcionamento social ou cognitivo), **distribuição** (diferentes manifestações), **manifestação** (quando o comportamento começou) e **duração** (pelo menos 4 semanas).[d]

Problemas de fala

O período mais crítico para o desenvolvimento da fala ocorre entre os 2 e 4 anos. Durante esse período, as crianças estão usando seu vocabulário crescente mais rápido do que conseguem produzir as palavras. A incapacidade das crianças de dominar as integrações sensorimotoras resulta em gaguejar ou balbuciar na tentativa de dizer a palavra que já estão pensando. Essa falta de fluência no padrão de fala é comum durante o desenvolvimento da linguagem em crianças de 2 a 5 anos (Nelson, 2013). A gagueira, que afeta mais meninos que meninas, demonstrou ter um componente genético e geralmente se resolve durante a infância (Perez & Stoeckle, 2016). O National Institute on Deafness and Other Communication Disorders (2016) incentiva os pais e cuidadores de crianças que gaguejam a falar devagar e de maneira relaxada, evitar interromper a fala da criança, resistir a completar as frases e ter tempo para ouvir com atenção.

A melhor terapia para problemas de fala é a detecção precoce e a prevenção. As causas comuns de problemas de fala incluem déficits auditivos, atraso no desenvolvimento e condições físicas que impedem a produção normal da fala. Pode ser necessário um encaminhamento para avaliação e tratamento adicionais, para evitar que o problema interfira com o aprendizado. O preparo precoce dos pais para as características esperadas de desenvolvimento pode dissipar suas preocupações.

Crianças pressionadas a produzir sons antes de seu nível de desenvolvimento podem desenvolver **dislalia** (problemas na articulação de palavras) ou regredir ao tipo de fala infantil. A prevenção envolve a educação dos pais sobre o desempenho usual da produção da fala durante a infância. O **Denver Articulation Screening Exam** é uma excelente ferramenta para avaliar as habilidades de articulação da criança e para explicar aos pais a progressão esperada dos sons.

PROMOÇÃO DA SAÚDE DURANTE OS ANOS PRÉ-ESCOLARES

A consulta de puericultura nos anos pré-escolares é fundamental para orientar a promoção da saúde e a prevenção de doenças. A Tabela 12.2 define o indicador de qualidade pediátrico do National Quality Forum quanto às consultas de puericultura.

[d]Informações sobre o desenvolvimento e o comportamento infantil podem ser obtidas na American Academy of Pediatrics, Section on Developmental and Behavioral Pediatrics, http://www.aap.org/en-us/about-the-aap/Sections/Section-on-Developmental-and-Behavioral-Pediatrics/Pages/SODBP.aspx.

Tabela 12.2 Indicador de qualidade pediátrico.

Consultas pediátricas no terceiro, quarto, quinto e sexto anos de vida[a]	
Medida	A porcentagem de crianças de 3 a 6 anos que atenderam a uma ou mais consultas de puericultura durante o ano avaliado
Numerador	Pelo menos uma consulta de puericultura durante o ano avaliado
Denominador	Número de crianças de 3 a 6 anos em 31 de dezembro do ano avaliado que atenderam a consultas de puericultura. Essa medida enfatiza necessidade de consultas de saúde regulares e oferece oportunidades para os enfermeiros compartilharem informações com os pais ou responsáveis pela criança sobre questões de saúde e segurança, nutrição e atividade física, e como lidar com doenças e emergências.

[a]Endossado por: National Quality Forum NQF # 1516 e 2019 Core Set of Children's Health Care Medicaid and CHIP, https://www.medicaid.gov/federal-policy-guidance/downloads/cib112018.pdf.

Nutrição

A nutrição saudável durante a infância deve incluir o consumo de uma variedade de alimentos ricos em nutrientes, garantindo energia suficiente para promover o crescimento e o desenvolvimento e balancear a ingesta de calorias com o gasto energético de modo a manter um peso saudável (American Academy of Pediatrics Committee on Nutrition, 2014). As necessidades nutricionais variam de acordo com idade, sexo, nível de atividade e condição de saúde. Para pré-escolares moderadamente ativos, a necessidade calórica diária estimada varia de 1.200 a 1.400 calorias (US Department of Health and Human Services & US Department of Agriculture, 2015). As necessidades hídricas dependem do nível de atividade, das condições climáticas e das condições de saúde. As necessidades proteicas aumentam durante a infância, e a ingesta recomendada para pré-escolares é de 13 a 19 g/dia (US Department of Health and Human Services & US Department of Agriculture, 2015).

O American Academy of Pediatrics Committee on Nutrition (2014) recomenda que a ingesta total de gordura, quantidade média ao longo de vários dias, seja reduzida para 30% da ingesta calórica total para crianças de 2 anos ou mais. Essa recomendação é importante na prevenção da obesidade infantil e no controle de outras morbidades. As pesquisas mostram que o desenvolvimento de obesidade, doenças cardiovasculares, diabetes e câncer pode ser influenciado por padrões alimentares precoces (Macaulay, Donovan, Leask et al., 2014).

Ao limitar o consumo de gordura, também é importante garantir que as dietas contenham nutrientes adequados. Isso pode ser feito simultaneamente, como no exemplo a seguir com relação ao cálcio. A Ingestão Diária Recomendada (IDR) de cálcio para crianças de 1 a 3 anos é 700 mg/dia, e a recomendação para crianças de 4 a 8 anos é 1.000 mg/dia (US Department of Health and Human Services & US Department of Agriculture, 2015). Leite e derivados lácteos são excelentes fontes de cálcio. Leite desnatado ou semidesnatado podem ser bons substitutos para escolhas com alto teor de gordura, de modo que a quantidade de leite pode permanecer a mesma, limitando a ingesta total de gordura.

O consumo excessivo de sucos de frutas e bebidas adoçadas com açúcar foi associado à formação de cáries dentárias, obesidade e efeitos cardiometabólicos adversos (Rader, Mullen, Sterkel et al., 2014). A American Academy of Pediatrics (2017) recomenda limitar a ingesta de suco de frutas 100% puro a 30 mℓ/dia para crianças de 1 a 3 anos e 120 a 180 mℓ/dia para crianças de 4 a 6 anos. Os pais devem ser orientados sobre bebidas à base de frutas, mas não nutritivas, pois geralmente contêm menos de 10% de suco de frutas, mas costumam ser anunciadas como saudáveis e nutritivas. Ao aconselhar os pais sobre a necessidade de moderação no consumo de suco de frutas, os profissionais de saúde devem oferecer sugestões de fontes mais apropriadas de nutrientes, como ácido ascórbico, folato e potássio. Em crianças menores, a ingesta de bebidas carbonatadas ácidas ou que contêm grandes quantidades de açúcar também contribui para a formação de cárie dentária; a grande quantidade de calorias vazias dessas bebidas também pode substituir ou impedir a ingesta de nutrientes necessários para o crescimento.

Em 2011, o US Departament of Agriculture lançou um guia alimentar chamado *MyPlate* (US Departament of Agriculture, 2018). Esse sistema é abrangente e fornece informações para o desenvolvimento de um estilo de vida saudável desde cedo. Os pais podem desenvolver planos alimentares personalizados, criados especificamente para crianças de 2 a 5 anos, e acessar informações sobre crescimento durante os anos pré-escolares, hábitos alimentares saudáveis, atividade física e segurança alimentar em http://www.choose-myplate.gov.[2] Os pais podem usar essas informações para ajudar seus filhos a fazer escolhas de estilo de vida saudáveis e para ajudar a prevenir agravos à saúde, secundários à má nutrição. A importância do exemplo dado pelos pais não pode ser superestimada no que diz respeito à ingesta de alimentos e hábitos alimentares; se os pais se recusam a comer um determinado alimento ou se seus hábitos alimentares forem inadequados, é provável que seus filhos desenvolvam os mesmos hábitos.

! ALERTA PARA A ENFERMAGEM

A obesidade em crianças aumentou significativamente nas últimas três décadas; portanto, os esforços para fornecer uma dieta saudável e encorajar a atividade física devem começar cedo para ajudar as crianças a alcançar uma saúde ideal (Khalsa, Kharofa, Ollberding et al., 2017). A recomendação 5-2-1-0 fornece uma base para a educação do paciente em relação às escolhas de estilo de vida saudáveis. Essa estrutura se refere a cinco ou mais porções de frutas e vegetais por dia, 2 horas ou menos de tempo de tela por dia, um mínimo de 1 hora de atividade física por dia e 0 porções de bebidas adoçadas com açúcar (Khalsa, Kharofa, Ollberding et al., 2017).

Alguns pré-escolares ainda mantêm os hábitos alimentares típicos de crianças de 1 a 3 anos, como modismos alimentares e fortes preferências de sabor. Quando as crianças chegam aos 4 anos, elas parecem entrar em um novo período de exigências alimentares, que geralmente é característico do comportamento mais rebelde das crianças nessa faixa etária. Assim como se faz com os *toddlers*, devem ser oferecidas pequenas porções de cada item servido. A prática de fazer com que os filhos permaneçam à mesa até que o prato esteja limpo deve ser evitada, pois isso pode contribuir para a alimentação em excesso e o desenvolvimento de hábitos alimentares inadequados que contribuem para posterior comprometimento à saúde no decorrer da vida. Aos 5 anos, as crianças mostram-se mais dispostas a experimentar novos alimentos, especialmente se forem incentivadas por um adulto que lhes permite ajudar no preparo da comida ou experimentar um novo sabor ou prato diferente (Figura 12.7). O momento das refeições pode se tornar um campo de batalha se os pais

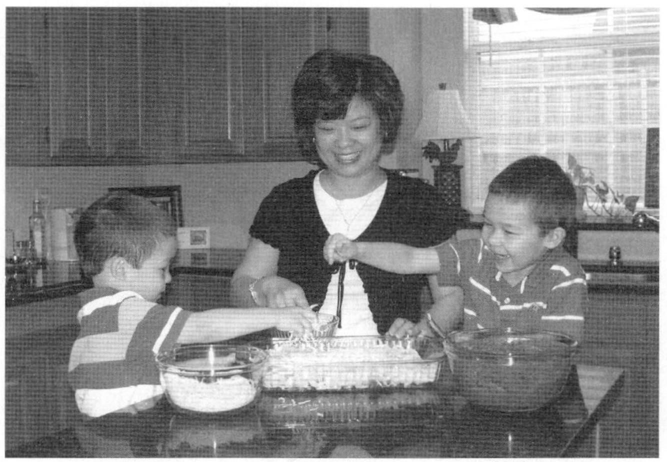

Figura 12.7 Crianças em idade pré-escolar gostam de ajudar os adultos e mostram-se mais inclinadas a experimentar novos alimentos se puderem ajudar no preparo.

tiverem a expectativa de modos perfeitos à mesa.[e,3] Normalmente, as crianças de 5 anos estão prontas para o aspecto social da alimentação, mas crianças de 3 ou 4 anos ainda têm dificuldade para se manter quietas durante as longas refeições em família.

A quantidade e a variedade de alimentos consumidos por crianças variam muito de um dia para o outro. Consequentemente, às vezes, os pais preocupam-se com a quantidade e a qualidade dos alimentos que os pré-escolares consomem. Em geral, a qualidade é muito mais importante do que a quantidade, fato que deve ser ressaltado durante a orientação nutricional.

Uma maneira de diminuir a preocupação dos pais é aconselhá-los a manter um registro semanal de tudo o que a criança come. Em particular, os pais podem medir a quantidade de comida, como reservar meia xícara de vegetais e servir à criança com essa quantidade predeterminada, para fornecer uma estimativa mais precisa da ingesta de alimentos em cada refeição. Quando os pais avaliam o registro alimentar no fim da semana, geralmente ficam surpresos com a quantidade de alimentos que a criança consumiu. Em geral, crianças em idade pré-escolar consomem apenas um pouco mais do que os *toddlers*, ou cerca de metade da porção de um adulto.

SONO E ATIVIDADE

Os padrões de sono são muito variáveis, mas a criança em idade pré-escolar dorme cerca de 12 horas por noite e raramente dorme durante o dia. Acordar durante a noite é comum na primeira infância. Um horário de dormir adequado e consistente, uma programação de soneca (conforme necessário) e uma rotina para a hora de dormir podem ajudar a prevenir e tratar problemas comuns de sono e despertares noturnos experimentados por crianças (Honaker & Meltzer, 2014).

[2]N.R.T.: Ver MyPlate em português, no *site* da Universidade de Harvard, nos EUA, traduzido como Prato: Alimentação Saudável, em https://www.hsph.harvard.edu/nutritionsource/healthy-eating-plate/translations/portuguese/.

[e]Excelentes recursos relacionados com as refeições com crianças e pré-escolares incluem: Jana, L. A., & Shu, J. (2012). *Food fights:* Winning the nutritional challenges of parenthood armed with insight, humor, and a bottle of ketchup (2nd ed.). Elk Grove Village, IL: American Academy of Pediatrics; and Satter, E. (1987). *How to get your kid to eat:* but not too much. Boulder, CO: Bull Publishing Co.

[3]N.R.T.: No Brasil, recomenda-se a leitura do artigo Costa GG, Dias LG, Borghetti CB, Fortes RC. Efeitos da educação nutricional em pré-escolares: uma revisão de literatura. Com Ciências Saúde. 2013;24(2):155-168. Disponível em: https://bvsms.saude.gov.br/bvs/artigos/ccs/efeitos_educacao_nutricional_preescolares.pdf. Acesso em: 20 dez. 2021.

O nível de atividade motora continua alto e permite que os pré-escolares explorem o ambiente, comecem a aprender jogos físicos e esportes e interajam com outras pessoas. Atividades sedentárias, como televisão e *videogame* ou jogos de computador, são cada vez mais atraentes e podem tornar-se substitutos nocivos para o brincar ativo.

O aumento das habilidades motoras grossas e da coordenação dos pré-escolares permite que eles envolvam-se em muitas atividades físicas, mesmo que apenas em um nível iniciante. Nessa idade, as crianças beneficiam-se de uma variedade de atividades lúdicas estruturadas e não estruturadas. Existe muita controvérsia sobre o benefício de expor crianças pequenas a um treinamento formal em uma atividade específica. Os programas de treinamento devem considerar a imaturidade física e psicológica da criança; a aptidão para participar de esportes organizados deve ser determinada individualmente. A decisão de participar deve ser baseada na motivação e no prazer da criança, não dos pais. Outro aspecto importante da brincadeira estruturada para crianças em idade pré-escolar é verificar se essa atividade é adequada ao desenvolvimento e ocorre em um ambiente não ameaçador, divertido e seguro.

SAÚDE BUCAL

No início do período pré-escolar, a erupção dos dentes decíduos (dente de leite) está completa. O atendimento odontológico é essencial para preservar esses dentes temporários e para ensinar bons hábitos de higiene bucal (ver Capítulo 11). Embora o controle motor fino dos pré-escolares já esteja aprimorado, eles ainda precisam de assistência e supervisão com a escovação, e o uso do fio dental deve ser realizado pelos pais. Os cuidados profissionais e a profilaxia, especialmente com suplemento de flúor (se necessário), devem ser continuados. A frequência do atendimento odontológico profissional deve ser baseada nas necessidades individuais da criança e na avaliação de risco, incluindo hábitos familiares de saúde bucal, desenvolvimento dentário, presença ou ausência de doença dentária, necessidades especiais de saúde e hábitos alimentares (American Academy of Pediatric Dentistry, 2016). Para crianças que recebem cuidados fora de casa, os pais devem ser incentivados a monitorar os cuidados dentários fornecidos por outras pessoas, incluindo a diminuição de alimentos e bebidas cariogênicos na dieta. É comum algum tipo de traumatismo nos dentes durante esse período; na ocorrência de trauma oral, é necessária a avaliação imediata por um dentista. É necessário preservar o espaço anteriormente ocupado por um dente avulsionado, para a erupção adequada do dente secundário.

PREVENÇÃO DE ACIDENTES

Devido ao aprimoramento nas habilidades motoras grossas e finas, coordenação e equilíbrio, crianças em idade pré-escolar são menos propensas a quedas do que os *toddlers*. Elas tendem a ser menos imprudentes; escutam mais as regras dos pais; e conhecem os perigos potenciais, como objetos quentes, instrumentos pontiagudos e altura. A fase de colocar objetos na boca como parte da exploração praticamente acabou, embora ainda exista o risco intoxicação acidental. Os acidentes entre veículos motorizados e pedestres aumentam como consequência das atividades ao ar livre, como brincar em estacionamentos, calçadas ou ruas; andar de triciclo ou bicicleta; correr atrás de bolas; ou por esquecimento sobre as normas de segurança ao atravessar as ruas.

No geral, as diretrizes sugeridas para prevenção de acidentes na Tabela 11.2 do Capítulo 11 também se aplicam a crianças nessa faixa etária. No entanto, a ênfase agora está na educação sobre segurança e potenciais riscos, além do uso de proteção adequada. Esse período é excelente para reforçar a necessidade do uso de equipamentos de segurança, como capacetes, para evitar traumatismo craniano; crianças terão maior dificuldade em acatar a ideia mais tarde na vida em decorrência da pressão dos colegas. Como os pré-escolares gostam muito de imitar comportamentos, é essencial que os pais deem um bom exemplo "fazendo o que dizem". As crianças conseguem perceber rapidamente as discrepâncias entre o que lhes é pedido fazer e o que observam os outros fazerem. Estabelecer bons hábitos nesse momento, como usar equipamentos de proteção, pode criar a base de um comportamento seguro ao longo da vida.

ORIENTAÇÃO PRECOCE – CUIDADO DA FAMÍLIA

Os anos pré-escolares apresentam menos dificuldades na criação dos filhos do que os anos anteriores, e esse estágio de desenvolvimento pode ser facilitado por uma orientação precoce em áreas já discutidas (ver boxe *Cuidado centrado na família*). Ocorre uma mudança nas práticas de educação infantil, da proteção para a educação. Enquanto anteriormente o foco das medidas de prevenção de acidentes era a proteção do ambiente próximo, com menos ênfase nos porquês, agora os portões nas escadas ou os protetores de tomada podem ser substituídos por explicações verbais sobre porque é perigoso e como evitar acidentes.

Cuidado centrado na família

Orientação durante os anos pré-escolares

Idade: 3 anos

Prepare os pais para o crescente interesse dos filhos em ampliar sua rede de relacionamentos
Incentive o ingresso na pré-escola
Enfatize a importância de estabelecer limites
Prepare os pais para esperar comportamentos exagerados, que servem para reduzir a ansiedade, como a necessidade de um "cobertor de segurança"
Incentive os pais a oferecer escolhas aos filhos
Prepare os pais para esperar mudanças acentuadas aos 3 anos e meio, quando a criança fica insegura e exibe extremos emocionais
Prepare os pais para a falta de fluência normal na fala e aconselhe-os a evitar reforçar o padrão
Prepare os pais para esperar maiores demandas de sua atenção, como um reflexo da insegurança emocional e do medo que a criança tem de perder o amor
Avise aos pais que o comportamento equilibrado da criança de 3 anos mudará para um comportamento agressivo e sem limites de uma criança de 4 anos
Informe os pais para antecipar a presença de um apetite mais estável com mais escolha de alimentos
Enfatize a necessidade de proteção e educação da criança para evitar acidentes (ver Capítulo 11, seção *Promoção da segurança e prevenção de acidentes*)

Idade: 4 anos

Prepare os pais para um comportamento mais agressivo, incluindo atividade motora e linguagem ofensiva
Prepare os pais para esperar resistência à autoridade parental
Explore os sentimentos dos pais em relação ao comportamento da criança
Sugira algum tipo de alívio para os cuidadores principais, como colocar a criança na pré-escola durante parte do dia

(*Continua*)

Cuidado centrado na família

Orientação durante os anos pré-escolares (continuação)

Prepare os pais para a crescente curiosidade sexual dos filhos
Enfatize a importância de estabelecer limites realistas em relação ao comportamento e as técnicas disciplinares apropriadas
Prepare os pais para a fase altamente imaginativa da criança de 4 anos, que se entrega a "contos fantásticos" (para ser diferenciado de mentiras) e cria amigos imaginários
Prepare os pais para esperar pesadelos ou um aumento deles
Tranquilize os pais afirmando que aos 5 anos começa um período mais calmo

Idade: 5 anos

Diga aos pais que esperem um período de tranquilidade aos 5 anos
Ajude os pais a preparar a criança para o ingresso no ambiente escolar
Certifique-se de que as imunizações estejam em dia antes da criança entrar na escola
Sugira que o pai/mãe que não trabalha para cuidar da criança considere as próprias atividades quando os filhos começarem a escola
Sugira aulas de natação para a criança

Durante esse período, ocorre uma transição emocional entre pais e filhos. Embora os filhos ainda sejam apegados aos pais e aceitem todos os seus valores e crenças, estão se aproximando da fase em que questionarão os ensinamentos anteriores e vão preferir a companhia dos colegas. O ingresso na escola marca a separação do ambiente doméstico tanto para os pais quanto para os filhos. Os pais podem precisar de ajuda para se ajustar a essa mudança, principalmente se um deles concentrou suas atividades diárias principalmente nas responsabilidades domésticas. Todos os membros da família devem ajustar-se, e isso faz parte do processo de crescimento e desenvolvimento.

QUESTÕES DE REVISÃO

1. Durante uma consulta de rotina com uma menina de 3 anos, o enfermeiro percebe que a criança é retraída e não interage mesmo quando são feitas perguntas diretas. O enfermeiro realiza o histórico e a avaliação e faz as anotações a seguir. **Selecione todos os achados do histórico e da avaliação que exigiriam que o enfermeiro investigasse mais profundamente. Selecione tudo que se aplica.**
   A. Capaz de dizer cerca de 100 palavras.
   B. Incapaz de formar sentenças.
   C. Reconhece objetos familiares.
   D. Consegue seguir comandos simples.
   E. A mãe afirma que a criança é incapaz de expressar sentimentos.

2. Quando uma criança de 4 anos é hospitalizada por causa de uma pneumonia, o pai diz ao enfermeiro: "Acho que há algo de errado com ele porque está muito magro". A mãe pede ao enfermeiro que explique como deve ser uma criança saudável dessa idade. O enfermeiro fornece informações aos pais com os parâmetros de crescimento específicos para uma criança em idade pré-escolar. **Use um X para as orientações em saúde a seguir que são indicadas (apropriadas ou necessárias), contraindicadas (podem ser prejudiciais) ou não essenciais (não fazem diferença ou não são necessárias).**

Orientação em saúde	Indicada	Contraindicada	Não essencial
A maioria dos pré-escolares pesa entre 10 e 12 kg			
As pernas de um pré-escolar crescem mais do que o tronco, o que pode fazer com que pareça mais magro			
Os pré-escolares costumam ter uma aparência barriguda até os 6 anos			
A maioria dos pré-escolares ganha de 200 a 450 g de peso por ano			
A maioria dos pré-escolares não gosta que seu peso e altura sejam mensurados			

3. Na consulta clínica, a mãe de uma criança de 5 anos quer conversar com o enfermeiro sobre as preocupações que tem com a filha. A filha pesa 18,5 kg; a mãe acha que ela é magra demais. A mãe também afirma que a filha questiona tudo o que ela diz e é muito "respondona" em casa. Ela está preocupada que a filha se torne uma "criança má" e não siga os pontos de vista conservadores de sua família. A menina parece retraída e quieta, mas quando o enfermeiro faz uma pergunta direta, ela responde prontamente. **Escolha as opções mais prováveis para as informações que faltam nas afirmações a seguir, selecionando a partir das listas de opções fornecidas.**

   Com base na preocupação da mãe e na avaliação da criança, ao enfermeiro ensina à mãe que as crianças dessa idade começam a ___1___ entender o que os pais pensam e percebem ___2___ no mundo exterior. Elas começam a perceber ___3___ dos outros, assim como o(a) seu(sua) próprio(a).

Opções para 1	Opções para 2	Opções para 3
compreender	preconceito	a perspectiva
perguntar-se	mudar	a possibilidade
questionar	cores	a família
medo	dificuldade	a situação
perceber	temperatura	os pais

4. Um menino de 5 anos está sendo atendido por um enfermeiro para um exame de puericultura. A mãe afirma que a criança está engordando e que está preocupada. Os resultados da avaliação incluem as declarações a seguir. **Selecione todos os achados do histórico e da avaliação da criança que exigiriam uma investigação mais profunda. Selecione tudo que se aplica.**
   A. A avaliação nutricional revela uma ingesta média diária de 1.700 calorias.
   B. A criança às vezes come menos e compensa em outra refeição ou com um lanche.
   C. A criança toma suco de frutas em todas as refeições e geralmente mais uma caixa de suco entre as refeições.
   D. A avaliação nutricional revela que 40% das calorias são provenientes do consumo de gordura.
   E. A criança não quer experimentar novos alimentos em casa.

REFERÊNCIAS BIBLIOGRÁFICAS

American Academy of Pediatric Dentistry. (2016). Guideline on periodicity of examination, preventive dental services, anticipatory guidance/counseling, and oral treatment for infants, children, and adolescents. *Pediatric Dentistry, 38*(6), 133–141.

American Academy of Pediatrics. (2017). *Fruit juice and your child's diet.* Retrieved from https://www.healthychildren.org/English/healthy-living/nutrition/Pages/Fruit-Juice-and-Your-Childs-Diet.aspx.

American Academy of Pediatrics Committee on Nutrition. (2014). Carbohydrate and dietary fiber. In R. E. Kleinman F. R., & Greer (Eds.), *Pediatric nutrition* (7th ed.). Elk Grove Village, IL: American Academy of Pediatrics.

American Academy of Pediatrics Council on Communications and Media. (2016). Media and young minds. *Pediatrics, 138*(5), e20162591.

American Academy of Pediatrics Early Brain and Child Development. (2018). *Early education – the 5 R's.* Retrieved from https://www.aap.org/en-us/advocacy-and-policy/aap-health-initiatives/EBCD/Pages/Five.aspx.

Björkqvist, K. (2018). Gender differences in aggression. *Current Opinion in Psychology, 19*, 39–42.

Casper, D. M., & Card, N. A. (2017). Overt and relational victimization: A meta-analytic review of their overlap and associations with social-psychological adjustment. *Child Development, 88*(2), 466–483.

Dayton, C. J., & Malone, J. C. (2017). Development and socialization of physical aggression in very young boys. *Infant Mental Health Journal, 38*(1), 150–165.

Drutchas, A., & Anandarajah, G. (2014). Spirituality and coping with chronic disease in pediatrics. *Rhode Island Medical Journal, 97*(3), 26–30.

Fleckman, J. M., Drury, S. S., Taylor, C. A., et al. (2016). Role of direct and indirect violence exposure on externalizing behavior in children. *Journal of Urban Health, 93*(3), 479–492.

Hammer, C. S., Morgan, P., Farkas, G., et al. (2017). Late talkers: A population-based study of risk factors and school readiness consequences. *Journal of Speech, Language, and Hearing Research, 60*(3), 607–626.

Hill, D. L. (2016). *How virtual violence impacts children's behavior: Steps for parents.* HealthyChildren.org. Retrieved from https://www.healthychildren.org/English/family-life/Media/Pages/Virtual-Violence-Impacts-Childrens-Behavior.aspx.

Honaker, S. M., & Meltzer, L. J. (2014). Bedtime problems and night wakings in young children: An update of the evidence. *Paediatric Respiratory Reviews, 15*(4), 333–339.

Khalsa, A. S., Kharofa, R., Ollberding, N. J., et al. (2017). Attainment of '5-2-1-0' obesity recommendations in preschool-aged children. *Preventive Medicine Reports, 8*, 79–87.

Kung, K. T. F., Li, G., Golding, J., et al. (2018). Preschool gender-typed play behavior at age 3.5 years predicts physical aggression at age 13 years. *Archives of Sexual Behavior, 47*(4), 905–914.

Macaulay, E. C., Donovan, E. L., Leask, M. P., et al. (2014). The importance of early life in childhood obesity and related diseases: A report from the 2014 Gravida Strategic Summit. *Journal of Developmental Origins of Health and Disease, 5*(6), 398–407.

National Institute on Deafness and Other Communication Disorders. (2016). National Institutes of Health. Stuttering. Retrieved from https://www.nidcd.nih.gov/health/stuttering.

Nelson, A. (2013). *Stuttering. KidsHealth.* Retrieved from https://kidshealth.org/en/parents/stutter.html#.

Perez, H. R., & Stoeckle, J. H. (2016). Stuttering: Clinical and research update. *Canadian Family Physician, 62*(6), 479–484.

Rader, R. K., Mullen, K. B., Sterkel, R., et al. (2014). Opportunities to reduce children's excessive consumption of calories from beverages. *Clinical Pediatrics, 53*(11), 1047–1054.

Sacri, A. S., De Serres, G., Quach, C., et al. (2014). Transmission of acute gastroenteritis and respiratory illness from children to parents. *The Pediatric Infectious Disease Journal, 33*(6), 583–588.

Tatangelo, G., McCabe, M., Mellor, D., et al. (2016). A systematic review of body dissatisfaction and sociocultural messages related to the body among preschool children. *Body Image, 18*, 86–95.

US Department of Agriculture. (2018). *A brief history of USDA food guides.* Retrieved from https://www.choosemyplate.gov/brief-history-usda-food-guides.

US Department of Health & Human Services and U.S. Department of Agriculture. (2015). *2015-2020 Dietary guidelines for Americans* (8th ed.). Retrieved from. http://health.gov/dietaryguidelines/2015/guidelines/.

Wilkinson, B., & John, R. M. (2018). Understanding masturbation in the pediatric patient. *Journal of Pediatric Health Care, 32*(6), 639–643.

13

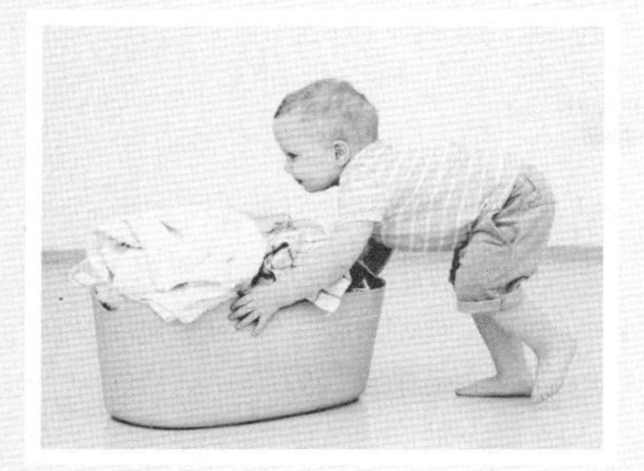

Problemas de Saúde de Crianças de 1 a 3 anos (*Toddlers*) e Pré-Escolar

Elizabeth A. Duffy

CONCEITOS GERAIS

- Sono
- Ingestão de substâncias tóxicas
- Maus-tratos infantil

PROBLEMAS DO SONO

Os períodos de *toddlers* (crianças de 1 a 3 anos) e pré-escolares (crianças de 4 a 6 anos) são especiais para o surgimento de distúrbios do sono. As crianças podem ter problemas para dormir, acordar durante a noite, ter dificuldade em retomar o sono depois de acordar durante a noite, ter pesadelos ou terrores noturnos ou adiar a inevitável hora de dormir por meio de rituais elaborados. Esses distúrbios do sono geralmente estão relacionados com o aumento da autonomia, associações negativas com o período de sono, medos noturnos, rotinas inconsistentes na hora de dormir e falta de definição de limites (Mindell & Williamson, 2018).

O uso de aparelhos de mídia eletrônica também pode contribuir para o desenvolvimento de distúrbios do sono. Pesquisas revelam uma correlação direta entre os problemas de sono em crianças pré-escolares e o uso da mídia à noite, bem como a exposição diurna a conteúdo violento (Bathory & Tomopoulus, 2017). Problemas específicos associados ao uso da mídia incluem atraso no início do sono, pesadelos, acordar à noite, cansaço diurno e dificuldade para acordar pela manhã (Bathory & Tomopoulus, 2017). Além de limitar o tempo de televisão e outras exposições a mídias eletrônicas, os pais devem assegurar que todo o conteúdo das mídias seja adequado para a idade e não seja assustador ou estimulante demais.

As consequências de um sono inadequado incluem cansaço diurno, mudanças de comportamento, hiperatividade, dificuldade de concentração, comprometimento da capacidade de aprendizagem, controle insuficiente de emoções e impulsos, e tensão nas relações familiares (Bathory & Tomopoulus, 2017). Os enfermeiros devem incluir a avaliação dos padrões de sono e orientação sobre o desenvolvimento de comportamentos saudáveis em todas as consultas de puericultura. As recomendações para lidar com um distúrbio do sono devem ser oferecidas somente após uma avaliação completa. As tradições culturais podem ditar práticas de sono contrárias a recomendações profissionais bem estabelecidas. Assim, os pais podem não perceber hábitos de sono específicos como problemáticos (ver boxe *Considerações culturais*).

O tipo de intervenção difere muito; por exemplo, **pesadelos** e **terrores noturnos** requerem abordagens diferentes (Tabela 13.1).

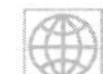 **Considerações culturais**

Coleito

Muitos especialistas recomendam que lactentes e crianças sejam treinados para sempre dormir em seu berço ou cama. No entanto, o coleito, ou "cama da família" (na qual os pais permitem que os filhos durmam com eles), é uma prática culturalmente aceita entre muitas famílias afro-americanas e asiáticas (Ward & Doering, 2014; Ward, Robb, Kanu, 2016). Outros adotam o coleito por acreditarem que dormir junto promove um vínculo entre pais e filhos, ou pais que pensam que dormir junto diminui os medos noturnos de seus filhos ou outros distúrbios do sono, e mães que amamentam. O coleito pode ser uma solução prática quando o número de quartos ou camas é insuficiente em famílias de nível socioeconômico mais baixo. Existe muita controvérsia em relação às vantagens e desvantagens clínicas, de desenvolvimento e sociais de dormir junto. Estudos indicam que o coleito está associado a problemas de sono, como despertar noturno frequente, má qualidade do sono e diminuição do tempo de sono (Covington, Armstrong & Black, 2018). Pais que consideram a adoção do leito coletivo devem informar-se sobre os riscos e benefícios potenciais. Os profissionais de saúde devem ser proativos ao discutir os arranjos para a hora de dormir com as famílias, para garantir a segurança das crianças e hábitos de sono saudáveis.

Para crianças que adiam a hora de dormir, uma abordagem recomendada envolve a elaboração de um ritual para a hora de dormir consistente e a ênfase na normalidade desse tipo de comportamento em crianças pequenas. Os pais devem ignorar o comportamento de busca de atenção, e a criança não deve ser levada para a cama dos pais ou autorizada a ficar acordada além de uma hora razoável. Outras medidas que podem ser úteis incluem manter a luz acesa no quarto, fornecer objetos de transição, como um brinquedo favorito, ou deixar um copo d'água ao lado da cama.

Ajudar a criança a desacelerar antes de dormir também reduz a resistência em ir para a cama. Uma abordagem eficiente é estabelecer rituais calmantes e limitados, que sinalizem a preparação para a hora de dormir, como um banho ou uma história. Os pais podem

Tabela 13.1 Comparação entre pesadelo e terror noturno.

Características	Pesadelos	Terrores noturnos
Descrição	Um sonho assustador; ocorre durante o sono REM (movimento rápido dos olhos) e é seguido de um despertar súbito	Despertar parcial de um sono muito profundo (estado IV, sono não REM)
Momento de sofrimento	Depois que o sonho acaba, a criança acorda e chora ou chama, mas não durante o pesadelo	Durante o terror, a criança grita e debate-se; depois se acalma
Momento da ocorrência	Na segunda metade da noite, quando os sonhos são mais intensos	Geralmente de 1 a 4 horas após adormecer, quando o sono não REM é mais profundo
Comportamento da criança	Choro em crianças menores, medo em todas; comportamentos persistentes mesmo quando a criança está acordada	Inicialmente, pode sentar-se, debater-se ou correr de maneira bizarra, com os olhos esbugalhados, o coração acelerado e transpiração abundante; pode chorar, gritar, falar ou gemer; demonstra medo, raiva ou confusão, que desaparece quando a criança está totalmente acordada
Reação à presença de outra pessoa	Está ciente e sente-se seguro na presença de outra pessoa	Não está muito consciente da presença de outra pessoa, não se sente confortado e pode empurrar a pessoa, gritar e debater-se mais ainda se for detido ou contido
Retorno ao sono	Pode ser consideravelmente tardio devido ao medo persistente	Geralmente rápido; muitas vezes, é difícil manter a criança acordada
Descrição das intervenções do sonho	Sim (se tiver idade suficiente) Aceita o sonho como um medo real Sente-se com a criança; ofereça conforto, segurança e sensação de proteção Evite forçar a criança a voltar para a cama Considere aconselhamento profissional para pesadelos recorrentes que não respondem às abordagens descritas	Não se recorda do sonho, dos gritos ou da agitação Observe a criança por alguns minutos, sem interferir, até que ela se acalme ou acorde totalmente Intervenha apenas se necessário para proteger a criança de lesões Guie a criança de volta para a cama, se necessário Enfatize para os pais que o terror noturno é um fenômeno normal e comum em pré-escolares que requer relativamente pouca intervenção

Modificada de Haupt, M., Sheldon, S. H., & Loghmanee, D. (2013). Just a scary dream? A brief review of sleep terrors, nightmares, and rapid eye movement sleep behavior disorder. *Pediatric Annals*, 42(10),211-216.

reforçar o padrão dizendo "Depois dessa história, é hora de dormir" e cumprindo a rotina de maneira consistente. Se ocorre um estímulo extra que interrompe essa rotina (p. ex., a chegada de visitas na hora de dormir), é aconselhável colocar as crianças na cama mais cedo.

INGESTÃO DE SUBSTÂNCIAS TÓXICAS

Desde a aprovação do Poison Prevention Packaging Act de 1970, que exige que certos medicamentos e produtos domésticos potencialmente perigosos sejam vendidos em recipientes com tampas de segurança, a incidência de intoxicações diminuiu drasticamente.[1] No entanto, apesar desses avanços, a intoxicação continua sendo uma preocupação importante, com a maioria dos casos ocorrendo com crianças entre 1 e 5 anos (Lee, Connolly, & Calello, 2017).[2] Embora os produtos farmacêuticos (como analgésicos, preparações para tosse e resfriado, preparações tópicas, antibióticos, vitaminas, preparações gastrintestinais, hormônios e anti-histamínicos) sejam frequentemente os agentes de intoxicações, uma variedade de outras substâncias também pode intoxicar as crianças. As substâncias tóxicas ingeridas com mais frequência incluem (Lee et al., 2017):[a]

- Cosméticos e produtos de higiene pessoal (desodorantes, maquiagem, perfumes, colônias, enxaguante bucal)
- Medicamentos (paracetamol, ácido acetilsalicílico, ibuprofeno, analgésicos opioides, benzodiazepínicos, anfetaminas)
- Produtos de limpeza doméstica (alvejantes, saponáceos, desinfetantes)
- Corpos estranhos, brinquedos e substâncias diversas (dessecantes, termômetros, soluções para bolhas de sabão).

Muitos casos refletem a facilidade de acesso aos produtos em casa, que é onde ocorrem mais de 90% das intoxicações (Lee et al., 2017). Em uma revisão recente da American Association of Poison Control Centers, mais de 60% das exposições a plantas ocorreram com crianças de 5 anos ou menos (Bronstein, Spyker, Cantilena et al., 2012; Petersen, 2011). O Boxe 13.1 lista as plantas venenosas e não venenosas mais comuns nos EUA.

As características de desenvolvimento de crianças pequenas deixam-nas predispostas às intoxicações por ingestão. Lactentes e crianças pequenas exploram seu ambiente por meio da experimentação oral. Como seu paladar não é discriminatório nessa idade, elas ingerem muitas substâncias desagradáveis. Além disso, crianças entre 1 e 3 anos e pré-escolares estão desenvolvendo sua autonomia e iniciativa, o que aumenta a curiosidade e a desobediência. A imitação também é um motivador poderoso, especialmente quando combinada com o desconhecimento do perigo envolvido.

[1]N.R.T.: O Departamento Científico de Segurança da Criança e do Adolescente da Sociedade Brasileira de Pediatria tem adotado o termo "intoxicação exógena" ou somente "intoxicações" no lugar de envenenamento. As intoxicações são mais frequentes por agentes como alimentos, plantas, solventes e tintas. Já os envenenamentos são mais comuns por agrotóxicos, inseticidas para plantas, venenos para o controle de ratos, baratas e insetos em geral.

[2]N.R.T.: No Brasil, segundo a Sociedade Brasileira de Pediatria, as crianças entre 1 e 4 anos são as mais afetadas por intoxicação exógena envolvida com medicamentos, produtos de limpeza, higiene, tintas, inseticidas etc., ocorrendo em circunstâncias acidentais, muitas vezes por apresentarem embalagens inseguras. Disponível em: https://www.sbp.com.br/especiais/pediatria-para-familias/prevencao-de-acidentes/intoxicacoes-exogenas/. Acesso em: 6 dez. 2021.

[a]As substâncias mais comuns em cada categoria estão entre parênteses. As substâncias ingeridas não são necessariamente as mais tóxicas, mas geralmente estão prontamente disponíveis.

Boxe 13.1 Plantas venenosas e não venenosas.

Plantas venenosas (partes tóxicas)
Ameixa (caroço)
Azálea (todas as partes)
Azevinho (bagas)
Bico-de-papagaio[b] (poinsétia) (folhas)
Carvalho (bolota, folhagem)
Cereja (selvagem ou cultivada) (galhos, sementes, folhagem)
Comigo-ninguém-pode (*dieffenbachia*) (todas as partes)
Damasco (folhas, caule, caroços de sementes)
Dedaleira (folhas, sementes, flores)
Filodendro (todas as partes)
Hera (folhas)
Hera venenosa, carvalho venenoso (folhas, caules, seiva, frutos, fumaça das plantas)
Jacinto (bulbos)
Jiboia (*Epipremnum aureum*) (todas as partes)
Maçã (folhas, sementes)
Mamona (óleo de rícino) (feijão ou sementes – extremamente tóxicas)
Narciso (bulbos)
Orelha de elefante (todas as partes)
Pokeweed (*Phytolacca americana*) (raízes, frutos, folhas [quando ingerido cru])
Ranúnculo (todas as partes)
Visco branco[a] (bagas, folhas)
Ruibarbo (folhas)
Tulipa (bulbos)
Glicínias (sementes, vagens)
Teixo (*Taxus* cuspidata) (todas as partes)

Plantas não venenosas
Begônia
Bico-de-papagaio[b] (poinsétia)
Cacto de natal
Cóleus
Espada-de-são-jorge
Figueira (*Moraceae*)
Figueira benjamina
Flor de cera
Gardênia
Hera sueca
Hera-cissus
Jade (*Crassula ovata*)
Piggyback (Tolmiea menziessi)
Pileia (planta-alumínio)
Planta aranha (*Cleomaceae*)
Planta de oração (*Marantaceae*)
Planta zebra (*Acanthaceae*)
Rosa
Samambaia
Samambaia de Boston
Violeta africana

[a]Comer um ou dois frutos ou folhas provavelmente não é tóxico.
[b]Moderadamente tóxico se ingerido em grandes quantidades.

Esta seção está preocupada principalmente com o tratamento emergencial de casos de ingestão de agentes nocivos. O Boxe 13.2 resume um manejo específico de agentes corrosivos, hidrocarbonetos, paracetamol, salicilato, ferro e intoxicação por plantas. Devido à importância das intoxicações por chumbo entre crianças pequenas, a ingestão desse metal é discutida separadamente. Sugestões apropriadas para prevenção de intoxicações são discutidas posteriormente neste capítulo.

Boxe 13.2 Substâncias tóxicas perigosas para crianças.

Corrosivos (ácidos e bases fortes)
Limpadores de ralos, vasos sanitários e de forno
Detergente para lava-louças (devido ao pH mais alto, o sabão líquido é mais perigoso do que em pedra)
Removedor de mofo
Baterias e pilhas
Comprimidos Clinitest[4]
Higienizadores de dentaduras
Água sanitária

Manifestações clínicas
Queimação intensa na boca, garganta e estômago
Mucosas esbranquiçadas e edemaciadas; edema dos lábios, língua e faringe (obstrução respiratória)
Tosse, hemoptise
Incapacidade de engolir as secreções
Sinais de choque
Ansiedade e agitação

Comentários
O alvejante doméstico é um corrosivo ingerido com frequência, mas raramente causa danos graves
Os líquidos corrosivos são facilmente ingeridos e causam mais danos do que as preparações granuladas ou sólidas. Líquidos também podem ser aspirados, causando lesão nas vias aéreas superiores
Produtos sólidos tendem a aderir e queimar os tecidos, causando danos localizados

Tratamento
A indução de vômitos é contraindicada (vomitar provoca novos danos à mucosa)
Contate o Centro de Controle de Intoxicações (CCI) imediatamente. Se não houver disponibilidade imediata de um CCI, de aconselhamento médico e de tratamento, pode ser apropriado tentar diluir o agente corrosivo com água ou leite (geralmente ≤ 120 mℓ)
Não tente neutralizar a substância. A neutralização pode causar uma reação exotérmica (que produz calor e causa aumento dos sintomas ou produz uma queimadura térmica além da queimadura química)
Mantenha as vias aéreas desobstruídas conforme necessário
Administre analgésicos
Forneça líquidos por via oral quando tolerado
A estenose esofágica pode exigir dilatações repetidas ou cirurgia

Hidrocarbonetos
Gasolina

[4]É um comprimido de reagente, utilizado para testar substâncias redutoras totais na urina, que incluem glicose, galactose, lactose e pentose. Para que serve o teste Clinitest? Disponível em: https://comozed.com/paraque-serve-o-teste-clinitest. Acesso em: 6 dez. 2021.

(*Continua*)

Boxe 13.2 Substâncias tóxicas perigosas para crianças. (*continuação*)

Querosene
Óleo de lamparina
Solvente (encontrado em lustra-móveis)
Fluido de isqueiro
Terebintina
Diluente de tinta e removedor (alguns tipos)

Manifestações clínicas
Engasgo e tosse
Queimação na garganta e estômago
Náuseas
Vômito
Alterações no sensório, como letargia
Fraqueza
Sintomas respiratórios de envolvimento pulmonar

- Taquipneia
- Cianose
- Retrações
- Sons de desconforto respiratório

Comentários
O perigo imediato é de aspiração (mesmo pequenas quantidades podem causar bronquite e pneumonia química)
Gasolina, querosene, fluido de isqueiro, solvente e terebintina causam pneumonia grave

Tratamento
A indução do vômito geralmente é contraindicada
A descontaminação e o esvaziamento gástrico são questionáveis mesmo quando o hidrocarboneto também contenha metal pesado ou pesticida; se houver necessidade de uma lavagem gástrica, deve ser inserida uma cânula endotraqueal com balonete, antes da lavagem por causa do alto risco de aspiração
O tratamento sintomático da pneumonia química inclui alta umidade, oxigênio, hidratação e paracetamol.

Paracetamol
Manifestações clínicas
Ocorre em quatro estágios pós-ingestão:

1. De 0 a 24 horas
   - Náuseas
   - Êmese
   - Sudorese
   - Palidez
2. De 24 a 72 horas
   - Melhora do paciente
   - Possibilidade de dor abdominal no quadrante superior direito
3. De 72 a 96 horas
   - Dor no quadrante superior direito
   - Icterícia
   - Êmese
   - Confusão mental
   - Estupor
   - Distúrbios de coagulação
   - Ocasionalmente, insuficiência renal, pancreatite
4. Mais de 5 dias
   - Resolução da hepatoxicidade ou evolução para falência de múltiplos órgãos
   - Pode ser fatal

Comentários
Essa é a intoxicação acidental por medicamentos mais comum em crianças
A toxicidade ocorre por ingestão aguda. A dose infantil tóxica é de 150 mg/kg ou superior

Tratamento
O antídoto N-acetilcisteína age igualmente quando administrado por via intravenosa ou oral. Quando administrado por via oral, pode ser diluído em suco de fruta ou refrigerante por causa do odor desagradável. Na ocorrência de vômitos, pode ser administrado um antiemético
Deve ser administrado como 1 dose de carga, seguida por 17 doses adicionais em diferentes dosagens
A administração por via intravenosa é por infusão contínua

Ácido acetilsalicílico
Manifestações clínicas
Intoxicação aguda (primeiros sintomas):

- Náuseas
- Êmese
- Hiperventilação
- Zumbido no ouvido

Intoxicação aguda (sintomas posteriores):

- Hiperatividade
- Febre
- Confusão mental
- Convulsões
- Insuficiência renal
- Parada respiratória

Intoxicação crônica:

- O mesmo que foi listado anteriormente; porém, com manifestação mais sutil e sintomas inespecíficos (frequentemente confundido com patologia viral)
- Tendência à hemorragia

Comentários
Pode ser causada por ingestão aguda (grave intoxicação com doses de 300 a 500 mg/kg)
Pode ser causada por ingestão crônica (mais de 100 mg/kg/dia durante ≥ 2 dias); pode ser mais grave do que a ingestão aguda
O tempo para atingir o nível sérico de salicilato pode variar com o uso de comprimidos de liberação entérica ou com a presença de concreções (bezoares)

Tratamento
A hospitalização é necessária para casos graves de intoxicação
Deve ser administrado carvão ativado o mais rápido possível (a menos que contraindicado pela presença de alteração do estado mental). Se ruídos intestinais estiverem presentes, a administração pode ser repetida em intervalos de 4 horas, até que haja traços de carvão nas fezes
Uma lavagem estomacal não remove concreções de AAS
Costumam ser utilizadas transfusões de bicarbonato de sódio, para corrigir a acidose metabólica. Além do mais, a alcalinização da urina pode aumentar a excreção; a presença de hipopotassemia pode interferir na alcalinização urinária
Esteja ciente do risco de sobrecarga de fluidos e edema pulmonar
Use resfriamento externo para hiperpirexia
Administre anticonvulsivantes se houver convulsões
Forneça oxigênio e ventilação para a depressão respiratória
Administre vitamina K para sangramento
Em casos graves, pode ser necessária uma hemodiálise (não peritoneal)

Ferro
Suplemento mineral ou complexo vitamínico contendo ferro

(*Continua*)

Boxe 13.2 Substâncias tóxicas perigosas para crianças. (*continuação*)

Manifestações clínicas

Ocorre em cinco estágios (pode haver variação significativa nos sintomas e na evolução do caso):

1. Dentro de 6 horas (se a criança não desenvolver sintomas gastrintestinais em até 6 horas, é improvável que esteja intoxicada)
   - Êmese
   - Hematêmese
   - Diarreia
   - Hematoquezia (sangue nas fezes)
   - Dor abdominal
   - Em casos graves, pode haver taquipneia, taquicardia, hipotensão, coma
2. Período de latência – até 24 horas de uma melhora aparente
3. De 12 a 24 horas
   - Acidose metabólica
   - Febre
   - Hiperglicemia
   - Sangramento
   - Convulsões
   - Choque
   - Morte (pode ocorrer)
4. De 2 a 5 dias
   - Icterícia
   - Insuficiência hepática
   - Hipoglicemia
   - Coma
5. De 2 a 5 semanas
   - Pode ocorrer estenose pilórica ou obstrução duodenal secundária à cicatrização

Comentários

Fatores relacionados com a frequência do intoxicação por ferro incluem:

- Grande disponibilidade
- Embalagem de grandes quantidades em recipientes individuais
- Desconhecimento dos pais sobre a toxicidade do ferro
- Semelhança entre os comprimidos de ferro e balinhas

A dose tóxica é baseada na quantidade ingerida de ferro elementar. As preparações comuns incluem sulfato ferroso (20% de ferro elementar), gluconato ferroso (12%) e fumarato ferroso (33%). A ingestão de 20 a 60 mg/kg é considerada uma intoxicação entre leve e moderada; acima de 60 mg/kg a intoxicação é grave e pode ser fatal

Tratamento

A hospitalização é necessária mais do que quando uma gastrenterite leve está presente

Realize irrigação de todo o intestino se os comprimidos radiopacos forem visíveis na radiografia abdominal; pode ser necessária a administração por sonda nasogástrica

A êmese esvazia o estômago com maior eficácia do que a lavagem estomacal

O carvão ativado não absorve o ferro

A terapia de quelação com deferoxamina deve ser usada em casos graves de intoxicação (pode colorir a urina de vermelho a laranja)

Se a deferoxamina intravenosa (IV) for administrada muito rapidamente, pode ocorrer hipotensão, rubor facial, erupção cutânea, urticária, taquicardia e choque; interrompa a infusão, mantendo o acesso IV com soro fisiológico e avise o médico imediatamente

Plantas

Plantas venenosas listadas no Boxe 13.1

Manifestações clínicas

Depende do tipo de planta ingerida

Pode causar irritação local da orofaringe e de todo o tubo gastrintestinal

Pode causar sintomas respiratórios, renais e do sistema nervoso central

O contato tópico com plantas pode causar dermatite

Comentários

As plantas são umas das substâncias ingeridas com mais frequência

Raramente causam problemas sérios, embora a ingestão de determinadas plantas possa ser fatal

As plantas também podem causar asfixia e reações alérgicas

Tratamento

Lave a pele ou os olhos

Forneça cuidados de suporte conforme necessário

AAS, ácido acetilsalicílico; *IV*, intravenoso; *CCI*, Centro de Controle de Intoxicações.

PRINCÍPIOS DO TRATAMENTO DE EMERGÊNCIA

Uma intoxicação pode ou não exigir intervenção de emergência, mas em todos os casos é necessária uma avaliação médica para iniciar a ação apropriada. Aconselhe os pais a ligar para o **CCI**[3] *antes* de iniciar qualquer intervenção. Os pais devem colocar o número do CCI local (normalmente listado na parte frontal da lista telefônica) perto de cada telefone da casa[b] (ver boxe *Tratamento de emergência*).

Com base na triagem inicial por telefone, o CCI aconselha os pais a começarem o tratamento em casa ou a levarem a criança a um pronto-socorro. Quando uma chamada é atendida, o nome e o número de telefone de quem fez a ligação ficam registrados para que seja possível restabelecer o contato se a conexão for interrompida. Como a maioria dos casos de intoxicação pode ser tratada em casa, o conselho de um especialista é essencial para minimizar os efeitos adversos. Quando a quantidade exata ou o tipo de toxina ingerida são desconhecidos, é imperativa a internação em uma unidade de saúde com serviços de tratamento de emergência pediátrica para avaliação laboratorial e vigilância no período após a ingestão.

Avaliação

O principal e mais importante ao lidar com casos de intoxicação é tratar primeiro a criança, não o veneno. Isso significa a preocupação

[3]N.R.T.: No Brasil, os profissionais de saúde e a população podem tirar dúvidas e fazer denúncias relacionadas com intoxicações por meio do Disque-Intoxicação: 0800-722-6001. A ligação é gratuita, e o atendimento está disponível 24 horas, durante todos os dias do ano. O usuário será atendido por uma das 36 unidades disponíveis dos Centros de Informação e Assistência Toxicológica (Ciats), que compõem a Rede Nacional de Centros de Informação e Assistência Toxicológica (Renaciat). Após a ligação, a chamada é transferida para o Ciat mais próximo da região de onde a chamada foi originada, dependendo de sua localização. A Renaciat é uma rede coordenada pela Agência Nacional de Vigilância Sanitária (Anvisa), criada em 2005 pela RDC nº 19. Esse número deve ficar próximo do número telefônico de todas as residências. Para mais informações, acessar o site: http://portal.anvisa.gov.br/disqueintoxicacao. Acesso em: 17 mar. 2022.

[b]Também disponível ligando para 800-222-1222 ou *online* na American Association of Poison Control Centers, http://www.aapcc.org.

Tratamento de emergência

Intoxicação

1. Avalie a vítima:
   - Inicie o suporte cardiorrespiratório se necessário (circulação, vias aéreas, respiração)
   - Avalie o estado mental; reavalie constantemente
   - Examine os sinais vitais; reavalie constantemente
   - Avalie a possibilidade de traumatismo ou doença concomitante; tratar antes de iniciar a descontaminação gástrica
2. Interrompa a exposição:
   - Esvazie a boca de comprimidos, partes de plantas ou outro material
   - Lave qualquer superfície corporal (incluindo os olhos) exposta a uma toxina com grandes quantidades de água morna ou soro fisiológico
   - Remova roupas contaminadas, incluindo meias, sapatos e acessórios. Assegure a proteção dos socorristas e profissionais de saúde contra a exposição
   - Leve a vítima de intoxicação por inalação para uma área ao ar livre
3. Identifique o agente:
   - Questione a vítima e as testemunhas
   - Observe as circunstâncias que envolvem a intoxicação (p. ex., localização, atividade antes da ingestão)
   - Procure por pistas no ambiente (recipiente vazio, derramamento próximo, odor no hálito) e preserve todas as evidências (recipiente, vômito, urina)
   - Esteja alerta para potenciais sinais e sintomas de intoxicação na ausência de outras evidências, incluindo sintomas de exposição ocular ou cutânea
   - Ligue para o centro de controle de intoxicações (CCI) ou outro número de emergência para obter aconselhamento imediato sobre o tratamento
4. Previna a absorção do agente tóxico:
   - Coloque a criança deitada de lado, sentada ou ajoelhada com a cabeça abaixo do peito para evitar aspiração

imediata com o suporte de vida. Devem ser obtidos os sinais vitais, avaliado o estado mental e o suporte respiratório ou circulatório deve ser instituído conforme a necessidade. A condição da criança deve ser reavaliada constantemente. Como o choque é uma complicação de vários tipos de intoxicações domésticas, particularmente os agentes corrosivos, é importante instituir as medidas para reduzir os efeitos do choque, começando pelo ABC (vias aéreas [*airway*], respiração [*breathing*] e compressões torácicas [*circulation*]) do suporte básico de vida. Estabelecer e manter um acesso vascular para expansão rápida do volume intravascular é vital no tratamento do choque pediátrico.

A responsabilidade do enfermeiro do departamento de emergência é estar preparado para uma intervenção imediata com todo o equipamento necessário. Como o tempo e a rapidez são fatores críticos na recuperação de casos graves de intoxicação, antecipar possíveis complicações pode significar a diferença entre a vida e a morte.

Descontaminação gástrica

Embora os casos de intoxicação infantil sejam comuns, raramente resultam em morbidade ou mortalidade significativa (Mowry, Spyker, Brooks et al., 2016). Considere o emprego de uma descontaminação gastrintestinal somente após avaliação cuidadosa da toxicidade potencial do agente e dos riscos em relação aos benefícios. A descontaminação (com xarope de ipeca, carvão ativado e lavagem gástrica) não é rotineiramente recomendada para a maioria dos casos pediátricos de intoxicação. Como existe controvérsia sobre o uso desses métodos, trate cada ingestão tóxica individualmente (Mowry et al., 2016). Antídotos específicos podem ser administrados para determinados agentes tóxicos.

O uso de xarope de ipeca, um emético que exerce sua ação por irritação da mucosa gástrica e estimulação do centro do vômito, não é mais recomendado para o tratamento de rotina da ingestão de agentes tóxicos (Albertson, Owen, Sutter et al., 2011; Theurer & Bhavsar, 2013).

! ALERTA PARA A ENFERMAGEM

O xarope de ipeca não é rotineiramente recomendado como intervenção no tratamento de intoxicações domésticas (Albertson et al., 2011; Theurer & Bhavsar, 2013).

Um método comum de descontaminação gastrintestinal é o uso de carvão ativado, um pó preto fino, inodoro, insípido, que absorve muitos compostos, criando um complexo estável (Frithsen & Simpson, 2010). O uso de carvão ativado foi caindo em desuso e foi utilizado em apenas 1,1% das exposições tóxicas pediátricas em 2015 nos EUA (Mowry et al., 2016). O uso de carvão ativado pode ser considerado nas seguintes situações:

- A criança pode ter ingerido grandes quantidades de carbamazepina, dapsona, fenobarbital, quinino ou teofilina
- A administração do carvão ativado pode ser realizada até 1 hora após a ingestão do agente tóxico
- As vias aéreas da criança estão intactas ou protegidas.

O carvão ativado deve ser misturado com água ou com uma solução salina catártica para formar uma pasta. A pasta não é granulosa nem desagradável, mas parece uma lama preta. Para aumentar a aceitação do carvão ativado pela criança, o enfermeiro deve misturá-lo com pequenas quantidades de leite com chocolate, suco de frutas ou refrigerante e servi-lo com um canudo em um recipiente opaco com tampa (p. ex., uma xícara de café descartável com tampa) ou um copo comum coberto com papel alumínio ou, ainda, colocado dentro de um pequeno saco de papel. O carvão superativado tem uma área de superfície de três a quatro vezes maior e, portanto, consegue absorver uma quantidade maior do agente tóxico (Olson, 2010). Para crianças pequenas, pode ser necessária uma sonda nasogástrica para administrar o carvão ativado. As possíveis complicações com o uso de carvão ativado incluem vômitos e aspiração, constipação intestinal e obstrução intestinal (com doses múltiplas) (Albertson et al., 2011).

Se a criança for admitida no pronto-socorro, pode ser realizada uma **lavagem gástrica** para esvaziar o estômago do agente tóxico; entretanto, esse procedimento pode estar associado a complicações graves (perfuração gastrintestinal, hipoxia, aspiração). Não existem evidências conclusivas de que a lavagem gástrica diminui a morbidade e não é mais recomendado para ser realizado rotineiramente, se for o caso (Albertson et al., 2011; Benson, Hoppu, Troutman et al., 2013). Além disso, a lavagem gástrica traz poucos benefícios se usada no período além de 1 hora após a ingestão (Albertson et al., 2011; McGregor, Parkar, & Rao, 2009). Condições que podem ser apropriadas para o uso de lavagem gástrica incluem apresentação dentro de 1 hora após a ingestão de substâncias tóxicas, a ingestão em paciente com motilidade gastrintestinal reduzida, a ingestão da dose tóxica de medicamento de liberação prolongada e a ingestão de quantidades que apresentam risco de morte (Albertson et al., 2011). Quando se realiza a lavagem gástrica, o paciente precisará ter as vias aéreas protegidas, possível sedação e uma sonda de maior diâmetro para ser inserida e facilitar a passagem do conteúdo gástrico. A lavagem gástrica só deve ser realizada por uma equipe com treinamento e especialização adequados (Benson et al., 2013).

Para um pequeno número de agentes tóxicos existem **antídotos** específicos para neutralizar a substância. Eles são altamente efetivos e devem ser disponibilizados em todas as instalações de emergência. O suprimento de antídotos deve ser verificado rotineiramente e substituído conforme o uso ou de acordo com a data de vencimento. Os antídotos disponíveis para tratar a ingestão de toxinas incluem a N-acetilcisteína para envenenamento por paracetamol, oxigênio para inalação de monóxido de carbono, naloxona para superdosagem de opioides, flumazenil para superdosagem de benzodiazepínicos (diazepam, midazolam), digibindina para intoxicação por digoxina, nitrato de amila para cianeto e antivenina para algumas picadas venenosas.

Prevenção de recorrência

O principal objetivo é prevenir a ocorrência ou recorrência de intoxicações. A educação para a segurança doméstica aprimora as práticas de prevenção (Lee et al., 2017). As pesquisas dão suporte à eficácia da educação dos pais na prevenção de lesões não intencionais (Patel, Magnusen, & Sandell, 2017). Um dos métodos de aconselhamento é, primeiramente, discutir a dificuldade de vigiar e proteger constantemente as crianças pequenas (ver boxe *Cuidado centrado na família*). Dessa forma, a tarefa desafiadora de criar os filhos pode levar a uma discussão sobre a prevenção de lesões como parte do papel dos pais. Essa abordagem também incorpora causas contributivas para o incidente, como sistemas de suporte inadequados; discordância matrimonial; técnicas de disciplina (especialmente uso de punição física); e qualquer interrupção na família ou nas atividades familiares, como férias, mudanças, visitas, doenças ou nascimentos. Uma visita ao domicílio, especialmente após intoxicações repetidas, é recomendada como parte do cuidado de acompanhamento para avaliar os riscos, incluindo fatores familiares, e para avaliar as medidas adequadas de prevenção de lesões. Um método para identificar as áreas de risco é fazer perguntas específicas ou pedir aos pais que respondam a um questionário elaborado para isolar os fatores que predispõem as crianças a intoxicações.

Outra abordagem é encorajar os pais a se abaixarem até o nível dos olhos dos filhos e examinar o ambiente doméstico em busca de perigos potenciais. Faça com que os pais tentem abrir os armários e alcançar as prateleiras para acessar os venenos.

As **medidas passivas** (que não requerem participação ativa) têm sido as mais eficazes na prevenção de intoxicações e incluem o uso de tampas resistentes a crianças e a limitação do número de comprimidos em um mesmo frasco. No entanto, as medidas preventivas por si só não são suficientes, porque a maioria dos agentes tóxicos de uso doméstico tem fechos de segurança. **Medidas ativas** (que requerem participação) são essenciais. O boxe *Diretrizes para o cuidado de enfermagem* lista as orientações para prevenir a ocorrência ou recorrência de uma intoxicação.

Cuidado centrado na família

Intoxicação

Uma intoxicação é mais do que uma emergência física para a criança; também representa uma crise emocional para os pais, particularmente em termos de culpa, autocensura e insegurança em relação ao seu desempenho. O pronto-socorro não é o local adequado para advertir a família por negligência, falta de supervisão ou falha em tornar o ambiente doméstico seguro contra acidentes. Em vez disso, é o momento de acalmar e apoiar a criança e os pais, enquanto analisa sem julgar as circunstâncias do acidente. Se o enfermeiro tentar discutir maneiras de prevenir a recorrência, a ansiedade dos pais impedirá qualquer sugestão ou tentativa de aconselhamento. É preferível que o enfermeiro adie a discussão até que o estado da criança seja estabilizado ou, se a criança tiver alta imediatamente após o tratamento de emergência, faça um encaminhamento para área de promoção de saúde ou envie informações e orientações sobre prevenção de intoxicações.

Diretrizes para o cuidado de enfermagem

Prevenção de intoxicações

- Avaliar os fatores que podem contribuir para a ocorrência de lesões, como disciplina, relacionamento entre pais e filhos, capacidade de desenvolvimento, fatores ambientais e problemas de comportamento
- Instituir antecipadamente orientação para possíveis lesões futuras com base na idade e no nível de desenvolvimento da criança
- Iniciar o encaminhamento para o serviço apropriado para avaliar o ambiente doméstico e a necessidade de medidas de prevenção de acidentes
- Auxiliar na reestruturação do ambiente doméstico, como remoção de chumbo, quando necessário
- Orientar os pais sobre o armazenamento seguro de substâncias tóxicas
- Aconselhar os pais a manter os medicamentos fora do alcance de crianças
- Ensinar às crianças os perigos de ingerir itens não alimentares
- Aconselhar os pais a não usarem plantas para cocção de chás ou remédios
- Conversar sobre problemas de disciplina e desobediência e fornecer estratégias eficientes
- Instruir os pais sobre a administração correta de medicamentos para fins terapêuticos e para descontinuar o medicamento se houver evidência de toxicidade leve
- Aconselhar os pais a entrar em contato com o centro de controle de intoxicações ou com um médico imediatamente após a ocorrência da intoxicação
- Aconselhar os pais a anotar o número do CCI regional na lista de telefones de emergência
- Incluir no telefone o endereço residencial, com um ponto de referência, caso seja necessária uma ambulância. (Em caso de emergência, os membros da família podem não se lembrar do endereço da casa e as babás podem desconhecer a informação.)

INTOXICAÇÕES POR METAIS PESADOS

O envenenamento por metais pesados pode ocorrer pela ingestão de várias substâncias, sendo o chumbo a mais comum. Outras fontes importantes de intoxicação infantil são o ferro e o mercúrio. A **toxicidade do mercúrio**, uma forma rara de envenenamento por metais pesados, tem ocorrido a partir de diferentes origens, como peixes contaminados (cavala, cação, peixe-espada), termômetros ou termostatos quebrados, lâmpadas fluorescentes quebradas, baterias em disco, medicamentos tópicos, reguladores de gás, catárticos e pintura interna de látex (Carman, Tutkun, Yilmaz et al., 2013). O mercúrio elementar (também chamado de *mercúrio metálico*) não é tóxico se ingerido e se o tubo gastrintestinal estiver saudável (p. ex., sem fístulas). No entanto, o mercúrio é volátil à temperatura ambiente e entra na corrente sanguínea após ser inalado. A exposição crônica produz resultados que variam de sintomas inespecíficos (p. ex., anorexia, perda de peso, perda de memória, insônia, gengivite, diarreia) a sintomas graves (p. ex., tremores, mudanças extremas de comportamento, delírio). A forma clássica de envenenamento por mercúrio é chamada **acrodinia** (ou "dor nos membros").

! ALERTA PARA A ENFERMAGEM

Termômetros de mercúrio não são mais recomendados porque, quando o vidro parte-se, os vapores inalados podem causar intoxicação. Para evitar a inalação, limpe o mercúrio derramado rapidamente, usando toalhas descartáveis e luvas de borracha e, em seguida, lave bem as mãos.

Os metais pesados têm afinidade com alguns componentes essenciais aos tecidos orgânicos, que devem permanecer livres de contaminantes para o funcionamento adequado das células. A ligação dos metais a essas substâncias inativa os sistemas enzimáticos das células. O tratamento envolve a **quelação**, que é o uso de um composto químico que se combina com o metal para uma excreção rápida e segura.

INTOXICAÇÃO POR CHUMBO

A intoxicação por chumbo tem sido um problema histórico em todo o mundo. Nos EUA, o problema tornou-se aparente no início dos anos 1900, quando foi adicionado chumbo branco às tintas e chumbo tetraetila à gasolina para elevar sua octanagem. O teor de chumbo nas tintas diminuiu em 1950 e, em 1978, o uso foi proibido para tintas de uso doméstico. O uso de chumbo em tintas e na gasolina foi proibido nos EUA. Após essa mudança na política de saúde pública norte-americana, o nível de chumbo no sangue (NCS) para pessoas de 1 a 74 anos caiu de 12,8 mcg/dℓ em 1980 para 1,3 mcg/dℓ em 2010 (Centers for Disease Control and Prevention - CDC, 2012, 2017). No entanto, a exposição infantil ao chumbo continua; nos EUA cerca de 0,8% das crianças de 1 a 5 anos apresentavam valores de NCS superiores a 10 mcg/dℓ em 2010, e mais de 5% apresentavam NCS de 5 mcg/dℓ ou superior (CDC, 2017) Não existem níveis seguros de NCS para pacientes pediátricos.

Causas de intoxicação por chumbo

Embora existam várias fontes de chumbo (Boxe 13.3), na maioria dos casos de intoxicação infantil aguda, a fonte é um descascado de tinta à base de chumbo em casas antigas ou solo descoberto contaminado com chumbo no quintal. As micropartículas de chumbo entram no corpo da criança a partir de ingestão ou inalação e, no caso de exposição de uma mulher gestante, por transferência placentária. Quando medido, o nível de chumbo da mãe é praticamente o mesmo que o do feto. Embora o nível de chumbo possa não ser prejudicial para mulheres adultas, pode prejudicar os fetos.

Enquanto a exposição à inalação geralmente ocorre durante as atividades de renovação e remodelação da casa, a ingestão acontece nas atividades normais do brincar, como colocar as coisas na boca. Às vezes, uma criança engole lascas soltas de tinta à base de chumbo porque tem um sabor adocicado. Água e alimentos também podem estar contaminados com chumbo. A criança não precisa ingerir lascas de tinta soltas para ser exposta à toxina; o comportamento normal de levar o objeto da mão para a boca, com a presença de poeira de chumbo assentada no ambiente ao longo de décadas, é o método usual de envenenamento (Bellinger, Chen, & Lanphear, 2017).

Devido a tradições familiares, culturais ou étnicas, uma fonte de chumbo pode ser uma parte rotineira da vida de uma criança. Os enfermeiros devem educar-se sobre as práticas de seus pacientes e identificar quando esse tipo de produto pode ser uma fonte de chumbo. O uso de potes ou pratos que contenham chumbo pode ser um problema, assim como o uso de remédios populares para dores de estômago ou o uso de alguns cosméticos (ver boxe *Considerações culturais*). Filhos de imigrantes e crianças adotadas internacionalmente podem ter sido expostos a fontes de chumbo antes da chegada aos EUA e devem ser avaliados cuidadosamente quanto à exposição ao chumbo (Raymond, Kennedy, & Brown, 2013). Outros fatores de risco para ter um NCS elevado incluem viver na pobreza, ter menos de 6 anos, morar em áreas urbanas e em casas alugadas mais antigas, onde a descontaminação por chumbo pode não ser uma prioridade. A equipe de enfermagem está frequentemente em uma posição favorável para observar ou obter informações sobre essas práticas e orientar as famílias sobre os danos potenciais.

Boxe 13.3 Fontes de chumbo.[a]

Tinta à base de chumbo em condições de deterioração
Solda de chumbo
Cristal de chumbo
Carcaças de bateria
Chumbos de pesca
Pesos de cortina de chumbo
Balas de chumbo
Alguns desses artigos podem conter chumbo:

- Louça de cerâmica
- Água
- Cerâmica
- Liga de estanho
- Corantes
- Indústrias
- Toldos de vinil
- Equipamento de *playground*
- Brinquedos colecionáveis
- Alguns brinquedos importados ou bijuterias infantis de metal
- Tinta a óleo
- Giz no taco de bilhar

Ocupações e *hobbies* envolvendo chumbo:

- Fabricação de baterias e aeronaves
- Fundição de chumbo
- Trabalho na fundição de latão
- Reparo de radiador
- Construção
- Reparo de móveis
- Reparo de pontes
- Pintor
- Mineração
- Trabalhos de cerâmica
- Fabricação de vitrais
- Fabricação de joias

[a]US Consumer Product Safety Commisssion emite alertas e *recalls* nos EUA para produtos que contêm chumbo e podem representar inesperadamente um perigo para crianças pequenas. Informações adicionais estão disponíveis em Alliance for Health Homes: https://nchh.org/who-we-are/afhh/.

Fisiopatologia e manifestações clínicas

O chumbo pode afetar qualquer parte do corpo, incluindo os sistemas renal, hematológico e neurológico (Figura 13.1). O que mais preocupa em relação a crianças pequenas é o cérebro e o sistema nervoso em desenvolvimento, que são mais vulneráveis do que os das crianças mais velhas e dos adultos. No organismo, o chumbo se espalha por meio de um processo de equilíbrio entre o sangue, os tecidos moles e órgãos e os ossos e dentes. O chumbo finalmente se instala nos ossos e dentes, onde permanece inerte e armazenado. Isso constitui a maior parte da carga corporal, cerca de 75 a 90%. No nível celular, compete com as moléculas de cálcio, interferindo na ação reguladora do cálcio. No cérebro, o chumbo interrompe os processos bioquímicos e pode ter um efeito direto sobre a liberação de neurotransmissores, pode causar alterações na barreira hematencefálica e pode interferir na regulação da atividade sináptica (Cunningham, 2012; Jones, 2009).

Existe uma relação entre anemia e intoxicação por chumbo. Crianças com deficiência de ferro absorvem chumbo mais rapidamente do que aquelas com reservas de ferro suficientes. O chumbo pode interferir na ligação do ferro à molécula heme. Isso, às vezes, cria um quadro de anemia, embora a criança não seja deficiente em ferro. A toxicidade do chumbo para os eritrócitos resulta em liberação da enzima protoporfirina eritrocitária (PE). Como essa enzima não é sensível a valores de NCS inferiores a 16 a 25 mcg/dℓ aproximadamente, ela não é mais usada como um teste de triagem. O teste NCS é usado atualmente para triagem e diagnóstico. No entanto, a

Considerações culturais

Fontes de chumbo

Em algumas culturas, o uso de remédios étnicos tradicionais que contêm chumbo pode aumentar o risco de intoxicação em crianças. Esses remédios incluem:

Azarcon (México): para problemas digestivos; é um pó laranja brilhante; a dose usual é de 1/4 a 1 colher de chá, geralmente misturada com óleo, leite ou açúcar ou, às vezes, fornecida como chá; às vezes, uma pitada é adicionada à mamadeira ou à massa de tortilha com finalidade preventiva

Greta (México): um pó amarelo-laranja usado da mesma maneira que o azarcon

Paylooah (Sudeste Asiático): usado para erupções cutâneas ou febre; é um pó vermelho alaranjado oferecido em 1/2 colher de chá direto ou diluído em um chá

Surma (Índia e Paquistão): pó preto usado como cosmético e dentifrício

Formulação ayurvédica desconhecida (Tibete): são pequenas bolas marrom-acinzentadas usadas para melhorar o desenvolvimento; são dadas duas bolas por via oral, três vezes ao dia

Geleia de tamarindo, bala da fruta (México): a bala da fruta é envolta em embalagens de papel que contêm altos níveis de chumbo

Lozeena (Iraque): um pó laranja brilhante usado para colorir a carne e o arroz

Litargirio (República Dominicana): pó amarelo ou cor de pêssego usado como remédio popular e como antitranspirante ou desodorante

Ba-Baw-San (China): planta medicinal usada para tratar cólicas

Fonte: Centers for Disease Control and Prevention (1993). Lead poisoning associated with use of traditional ethnic remedies – California, 1991-1992. *Morbidity and Mortality Weekly Report*, 42(27),521-524; Centers for Disease Control and Prevention (1998). Lead poisoning associated with imported candy and powdered food coloring – California and Michigan. *Morbidity and Mortality Weekly Report*, 47(48),1041-1043; Centers for Disease Control and Prevention (2002). Childhood lead poisoning associated with tamarind candy and folk remedies – California, 1992-2000. *Morbidity and Mortality Weekly Report*, 51(31),684-686; Centers for Disease Control and Prevention (2005). Lead poisoning associated with use of litargirio – Rhode Island. *Morbidity and Mortality Weekly Report*, 54(09),227-229.

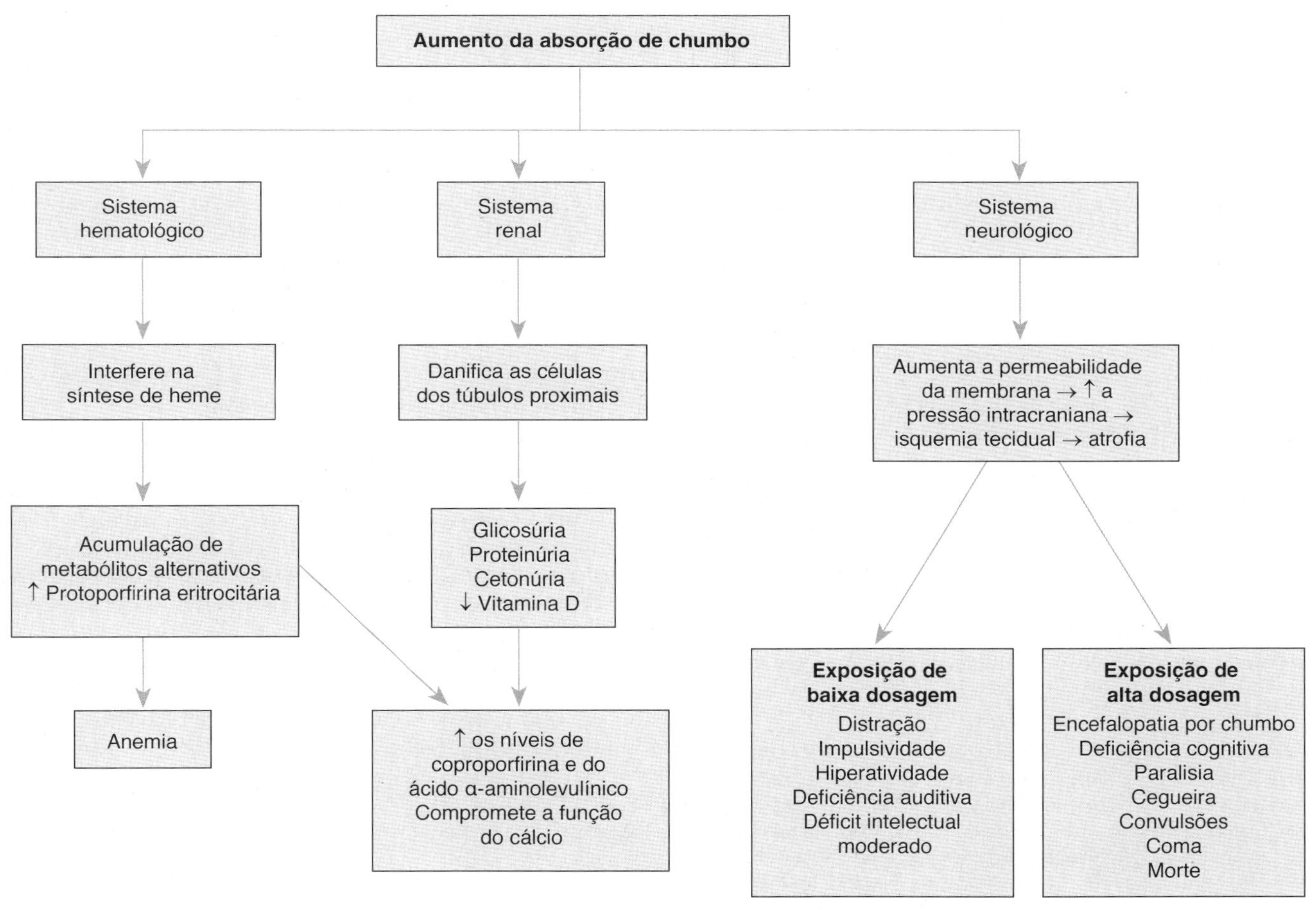

Figura 13.1 Principais efeitos do chumbo sobre os sistemas orgânicos.

elevação do nível de PE (> 35 mcg/dℓ de sangue total) é um bom indicador de toxicidade do chumbo e reflete o tempo de exposição e a carga orgânica de chumbo em uma criança.

Embora a exposição ocupacional ao chumbo nos adultos tenha demonstrado efeitos renais adversos, poucos estudos documentam os efeitos renais em crianças, exceto com níveis extremamente elevados do metal. Mas é razoável supor que o chumbo pode afetar a integridade renal tanto de crianças quanto de adultos. O sistema renal de uma criança ainda é considerado um alvo potencial para os efeitos nocivos do chumbo.

Os níveis de chumbo identificados diminuíram desde o início da triagem de crianças em risco de envenenamento por chumbo. Com a intervenção precoce, os efeitos mais prevalentes mudaram. Desde o fim dos anos 1960, raramente morreram crianças de intoxicação por chumbo, e convulsões ou comprometimento cognitivo tornaram-se menos prováveis. No entanto, mesmo em caso de intoxicações leve e moderada pode causar uma série de problemas cognitivos e comportamentais em crianças pequenas, incluindo agressão, hiperatividade, impulsividade, delinquência, desinteresse e retraimento. Os sinais neuro cognitivos a longo prazo da intoxicação por chumbo incluem atrasos no desenvolvimento, baixo quociente de inteligência (QI), déficits na habilidade de leitura, problemas visoespaciais, problemas visomotores, dificuldades de aprendizagem e baixo sucesso acadêmico. A toxicidade crônica do chumbo também pode afetar o crescimento físico e a eficiência reprodutiva (Burns & Gerstenberger, 2014).

Avaliação diagnóstica

Crianças com intoxicação por chumbo raramente apresentam sintomas, mesmo em níveis que requerem a terapia de quelação. O diagnóstico de intoxicação por chumbo é baseado apenas no teste de uma amostra de sangue venoso por meio de uma punção venosa. O processo de coleta é importante. O sangue deve ser coletado com cuidado para evitar contaminação por chumbo na pele. O valor de NCS aceitável caiu de 40 mcg/dℓ em 1970 para 5 mcg/dℓ atualmente (Centers for Disease Control and Prevention Advisory Committee on Childhood Lead Poisoning Prevention, 2012).

Orientação precoce

A prevenção mais eficaz da exposição ao chumbo é garantir que as exposições ambientais sejam reduzidas antes que as crianças sejam expostas. As informações a seguir devem ser disponibilizadas às famílias desde o atendimento pré-natal e também no pós-natal (Centers for Disease Control and Prevention Advisory Committee on Childhood Lead Poisoning Prevention, 2012):

- Riscos de tinta à base de chumbo em caixas antigas
- Maneiras de controlar os riscos do chumbo com segurança
- Como escolher brinquedos seguros
- Riscos associados à repintura e reforma de casas construídas antes de 1978
- Outras fontes de exposição, como remédios tradicionais, que podem ser relevantes para uma família.

Recentemente, tem havido preocupação com relação aos brinquedos e outros itens importados com os quais as crianças brincam e que continham chumbo. Os pais devem avaliar cuidadosamente a origem do brinquedo (fabricante) ou item com o qual a criança pode brincar e não presumir que é seguro porque é vendido nos EUA. A US Consumer Product Safety Commission (http://www.cpsc.gov) é um excelente recurso para pais e cuidadores preocupados com a segurança de determinado brinquedo ou produto que pode ser prejudicial.[4]

Triagem para intoxicação por chumbo

Quando a prevenção primária falha, os esforços de prevenção secundária com triagem para valores elevados de NCS podem identificar as crianças muito mais cedo do que no passado. Essa necessidade é estabelecida por meio de pesquisas de dados sobre os valores de NCS e outros fatores de risco coletados ao longo do tempo, para estabelecer as condições e o risco das crianças em cada região. A triagem universal deve ser feita aos 1 e 2 anos. Qualquer criança entre 3 e 6 anos que não tenha sido previamente testada também deve ser testada. Todas as crianças com fatores de risco devem passar por triagens com mais frequência.

A triagem direcionada é aceitável quando for determinado pelos dados existentes como sendo uma área de baixo risco. As crianças devem ser examinadas quando vivem em uma área geográfica de alto risco ou quando são membros de um grupo considerados em risco (p. ex., quem recebe Medicaid) ou se a família não puder responder "não" às seguintes perguntas relacionadas com o risco pessoal:

- Seu filho mora ou visita regularmente uma casa que foi construída antes de 1950?
- Seu filho mora ou visita regularmente uma casa que foi construída antes de 1978, com reformas recentes ou em andamento dentro dos últimos 6 meses?
- Seu filho tem um irmão ou colega que tem ou teve intoxicação por chumbo?

Manejo terapêutico

O grau de preocupação, urgência e necessidade de intervenção médica mudam conforme o nível de chumbo aumenta. A educação das famílias é um dos elementos mais importantes do processo terapêutico. As áreas que o enfermeiro precisa discutir com a família de cada criança que tem um NCS elevado (≥ 5 mcg/dℓ) incluem o seguinte (Centers for Disease Control and Prevention Advisory Committee on Childhood Lead Poisoning Prevention, 2012):

- O valor de NCS da criança e o que isso significa
- Potenciais efeitos nocivos à saúde de uma NCS elevada
- Fontes de exposição ao chumbo e sugestões sobre como reduzi-la, como a importância da limpeza com pano úmido para remover a poeira de chumbo em pisos, peitoris de janelas e outras superfícies
- Importância de uma boa nutrição na redução da absorção e efeitos do chumbo; para pessoas com baixo padrão nutricional, ingestão adequada de cálcio e ferro e importância de refeições regulares
- Necessidade de testes de acompanhamento para monitorar o NCS da criança
- Resultados de pesquisas ambientais, se aplicável
- Riscos da remoção inadequada de tintas com chumbo (lixamento a seco, raspagem ou queima com chama aberta).

As ações terapêuticas variam dependendo do NCS da criança. Com base no diagnóstico de um teste de NCS venoso, o Center for Disease Control and Prevention (2002) recomenda as seguintes ações:

[4]N.R.T.: No Brasil, existe o "Programa de Avaliação da Conformidade para Brinquedos", desenvolvido pelo Instituto Nacional de Metrologia, Qualidade e Tecnologia (Inmetro), órgão nacional responsável pela certificação e fiscalização da segurança de brinquedos. Nesse programa, é possível localizar as normas e as portarias regulamentadoras de confecção e distribuição dos brinquedos no Brasil e no Mercado Comum no Sul (Mercosul). O programa chama a atenção para que os brinquedos, sejam nacionais ou importados, ao ser comprados, além da exigência da nota fiscal, contenham o selo do Inmetro. O selo deve estar visível, impresso, gravado ou ter uma etiqueta afixada no produto; deve conter a marca e o logotipo do organismo acreditado pelo Inmetro que o certificou e conter informações sobre data de fabricação. Quando aplicável, deve conter instruções de uso, de montagem e eventuais riscos associados à criança, além do CNPJ e do endereço do fornecedor. Deve ter, ainda, orientação quanto à faixa etária indicada. Especial atenção também deve ser dada às embalagens. Deve-se retirar as caixas e os sacos plásticos que envolvem os brinquedos devem estar fora do alcance da criança, para prevenir acidentes com grampos e similares, bem como risco de sufocação. O Inmetro monitora os acidentes de consumo, por meio do Sistema Inmetro de Monitoramento de Acidentes de Consumo (Sinmac), desde 2006. Esse órgão funciona como um banco de dados, alimentado pelos relatos dos consumidores. Por meio dessas informações, o Inmetro atualiza seus regulamentos e direciona ações de fiscalização para reduzir os riscos para as crianças. Ademais, esses relatos de acidentes de consumo ajudam no desenvolvimento de políticas públicas direcionadas para medidas preventivas. O Inmetro disponibiliza o telefone de ouvidoria: 0800-285-1818. Disponível em: http://www.inmetro.gov.br/qualidade/iaac/pdf/seguranca-brinquedo.pdf e http://www.inmetro.gov.br/imprensa/releases/Dia_das_Criancas_Inmetro_alerta_para_a_seguranca_infantil.pdf. Acesso em: 8 dez. 2021.

Nível de chumbo no sangue (mcg/dℓ)	Ações
< 5	Oferecer à família orientações sobre o chumbo Reavaliar ou rever as orientações em 1 ano. Se o *status* de exposição mudar, faça isso antes
5 a 14	Oferecer à família orientações sobre o chumbo, supervisão regular do desenvolvimento e do comportamento e encaminhamento para o serviço social, se necessário Forneça testes de acompanhamento dentro de 1 mês e, a seguir, a cada 3 a 4 meses
15 a 19	Oferecer à família orientações sobre o chumbo, supervisão regular do desenvolvimento e do comportamento e encaminhamento para o serviço social, se necessário Forneça testes de acompanhamento dentro de 1 mês e, a seguir, a cada 3 a 4 meses Inicie a limpeza profissional do ambiente Siga as diretrizes para NCS de 20 a 44 mcg/dℓ se NCS permanecer ≥ 15 mcg/dℓ em duas amostras obtidas com pelo menos 3 meses de interval
20 a 44	Oferecer à família orientações sobre o chumbo, supervisão regular do desenvolvimento e do comportamento e encaminhamento para o serviço social, se necessário Encaminhe para um centro especializado em intoxicação por chumbo Forneça gerenciamento clínico e ambiental Considere o tratamento com terapia de quelação apropriada
45 a 69	Fornecer orientações sobre o chumbo Encaminhe para um centro especializado em envenenamento por chumbo; forneça a coordenação dos cuidados Providencie testes de diagnóstico dentro de 24 a 48 horas Realize avaliação clínica e tratamento dentro de 48 horas Providencie terapia de quelação apropriada Garanta uma intervenção ambiental agressiva Teste de acompanhamento pelo menos uma vez por mês
≥ 70	Providencie testes de diagnóstico *imediatamente* e inicie a terapia de quelação Dê início a outras atividades (listadas anteriormente)

Terapia de quelação

Quelação é o termo usado para a terapia de remoção do chumbo do sangue circulante e, teoricamente, de parte do chumbo de órgãos e tecidos. Não está claro se a quelação afeta os estoques de chumbo nos ossos. Embora não seja um antídoto no sentido mais verdadeiro, ela serve a um propósito semelhante, pois a substância tóxica ou o veneno são removidos do organismo. No entanto, a quelação não é capaz de neutralizar os efeitos do chumbo.

Historicamente, têm sido usados de forma consistente três agentes quelantes: edetato dissódico de cálcio ($CaNa_2EDTA$ ou EDTA de cálcio), anti-Lewisite britânico (BAL; dimercaprol, dimercaptopropanol) e ácido meso-2,3-dimercaptosuccínico (DMSA, Chemet, Succimer). O BAL (dimercaprol, dimercaptopropanol) é usado com EDTA em casos de níveis elevados de chumbo ou na presença de encefalopatia por chumbo. Todos os agentes têm efeitos colaterais tóxicos e contraindicações potenciais. Os parâmetros renais, hepáticos e hematológicos devem ser monitorados.

Devido ao equilíbrio existente entre o sangue, os tecidos moles e outras áreas do organismo, geralmente ocorre um rebote do NCS após a quelação. Depois que a carga de chumbo no organismo for reduzida o suficiente para estabilizar os valores de NCS, o efeito rebote cessará. Podem ser necessários vários tratamentos de quelação. É essencial uma hidratação adequada durante a terapia porque os quelatos são excretados pelos rins.

A toxicidade grave por chumbo (nível de chumbo ≥ 70 mcg/dℓ) requer tratamento hospitalar imediato, com os sintomas presentes ou não. O uso de BAL é contraindicado em crianças com alergia ao amendoim ou insuficiência hepática, não deve ser administrado com ferro. Além disso, use com cuidado em crianças com insuficiência renal ou hipertensão; monitore a necessidade de hemólise na presença de deficiência de glicose-6-fosfato desidrogenase. A administração deve ser por injeção intramuscular profunda, em doses repetidas durante vários dias. O EDTA de cálcio deve ser administrado por via intravenosa ou intramuscular (em um local diferente do BAL). A via intravenosa não deve ser usada em crianças com edema cerebral.

Para níveis de chumbo entre 45 e 69 mcg/dℓ e ausência de sintomas, pode ser usado o DMSA. A cápsula é aberta e polvilhada sobre uma pequena quantidade de alimento ou pode ser ingerida. O DMSA pode ser usado com o ferro. Os efeitos adversos incluem náuseas, vômitos, diarreia, perda de apetite, erupção cutânea, testes de função hepática elevados e neutropenia. Como os quelatos são excretados pelos rins, é essencial hidratar muito bem a criança. Outro agente quelante oral menos utilizado, a D-penicilamina, pode ser empregado para tratar intoxicação por chumbo, mas o medicamento não é aprovado pela Food and Drug Administration (FDA) para uso nos EUA (Dapul & Laraque, 2014).

Prognóstico

Embora a maior parte dos efeitos fisiopatológicos do chumbo sejam reversíveis, as consequências mais sérias tanto da alta quanto da baixa exposição ao chumbo são os efeitos no sistema nervoso central (SNC). Em crianças com encefalopatia por chumbo, os danos cerebrais permanentes podem resultar em comprometimento cognitivo, mudanças de comportamento, possível paralisia e convulsões. No entanto, a exposição a baixas doses também pode causar déficits neurológicos permanentes. Os seguintes sintomas têm sido associados à exposição ao chumbo: a criança se distrai facilmente, tem curto período de atenção, impulsividade, dificuldades de leitura e baixo rendimento escolar (Centers for Disease Control and Prevention Advisory Committee on Childhood Lead Poisoning Prevention, 2012).

Cuidados de enfermagem

O principal objetivo da enfermagem nos casos de intoxicação por chumbo é prevenir a exposição inicial ou posterior da criança ao chumbo. Para crianças com baixo nível de exposição, isso requer a identificação das fontes de chumbo no ambiente. A obtenção cuidadosa do histórico é a ferramenta mais útil e valiosa e deve concentrar-se nas questões de risco pessoal. Algumas sugestões para reduzir o nível de chumbo no ambiente da criança estão listadas no boxe *Foco na comunidade*.

Quando crianças precisam ser submetidas à terapia de quelação, o enfermeiro deve conversar e prepará-las para as injeções e fazer todos os esforços para reduzir a dor das punções. Os agentes quelantes devem ser administrados em uma grande massa muscular profunda (ver boxe *Cuidado atraumático*). Para diminuir a dor do cálcio do

Foco na comunidade

Reduzindo os níveis de chumbo no sangue

- Certifique-se de que as crianças não tenham acesso à tinta descascada ou a superfícies cobertas com tinta à base de chumbo, especialmente em peitoris de janelas e poços artesianos
- Se a casa foi construída antes de 1978 e tem piso de superfície resistente, esfregue-os com um pano úmido pelo menos uma vez por semana. Limpe outras superfícies duras (p. ex., peitoris de janelas, rodapés). Se houver lascas de tinta soltas em uma área, use um pano úmido descartável para para recolher e descartá-las. Não aspire pisos de superfície resistente, peitoris de janelas ou de poços artesianos, pois isso espalha a poeira. Use aspiradores de pó com agitadores para remover a poeira dos tapetes, em vez de aspiradores de pó apenas com sucção. Se um tapete contém pó de chumbo e não pode ser lavado, deve ser descartado
- Lave e seque as mãos e rosto das crianças com frequência, especialmente antes das refeições
- Lave brinquedos e chupetas com frequência
- Limpe os pés em um capacho antes de entrar em casa, especialmente se você tem risco ocupacional para chumbo. Tirar os sapatos ao entrar em casa é uma boa prática para controlar os níveis de chumbo
- Se o solo ao redor da casa estiver ou puder estar contaminado com chumbo (p. ex., se a casa foi construída antes de 1978 ou se está perto de uma rodovia importante), plante grama ou outra cobertura de solo; plante arbustos do lado de fora da casa para que as crianças não possam brincar ali
- Durante a reforma de casas antigas, siga os procedimentos corretos. Certifique-se de que crianças e mulheres grávidas fiquem fora da casa, dia e noite, até que o processo seja concluído. Após a remoção do chumbo, limpe completamente a casa usando uma solução de limpeza com um esfregão úmido e tire o pó antes que os habitantes retornem
- Em áreas nas quais o teor de chumbo na água excede o padrão de água potável e uma torneira em particular não foi usada por 6 horas ou mais, "lave" os canos de água fria, fazendo a água correr até que fique tão fria quanto possível (de 30 segundos a 2 minutos). Quanto mais tempo a água estiver parada nos canos, mais chumbo ela poderá conter
- *Use somente água fria* para consumo (beber, cozinhar e, principalmente, para reconstituir a fórmula infantil em pó). A água quente dissolve o chumbo mais rapidamente do que a água fria e, portanto, contém níveis mais elevados de chumbo. É aceitável usar água de primeira descarga para outros usos que não o consumo (p. ex., banho)
- Faça a testagem da água em um laboratório competente. Essa ação é especialmente importante para moradores de apartamentos; a descarga pode não ser eficaz em prédios altos e em outros prédios com tubulação central com solda de chumbo
- Não armazene alimentos em latas abertas, principalmente se as latas forem importadas
- Não use objetos de cerâmica que tenham sido queimados de forma inadequada ou que se destinem ao uso decorativo para armazenamento de alimentos ou para servir. Não armazene bebidas ou alimentos em recipientes feitos com cristal de chumbo
- Evite remédios populares ou cosméticos que contenham chumbo
- Evite doces importados do México (p. ex., balas de tamarindo)
- Evite brinquedos importados e bijuterias que possam conter chumbo
- Certifique-se de que a exposição doméstica não seja causada pelo tipo de trabalho ou *hobbies* dos pais. Membros da família que trabalhem com fundição de chumbo devem tomar banho e vestir roupas limpas antes de sair do trabalho. Os que trabalham com construção civil e renovação de pintura também podem trazer contaminantes de chumbo para casa
- Certifique-se de que as crianças façam refeições regulares, porque o chumbo é absorvido com maior facilidade no estômago vazio
- Certifique-se de que as dietas infantis contenham ferro e cálcio suficientes e sem gordura excessiva
- Se a criança não consumir regularmente alimentos ricos em ferro, considere a suplementação

Modificado de: Centers for Disease Control and Prevention (2013). *Lead home*. Fonte: http://www.cdc.gov/nceh/lead/.

EDTA, deve ser injetado o anestésico local procaína. A rotação das áreas de punção é essencial para prevenir a formação de áreas doloridas de tecido fibrótico.

Como tanto o cálcio presente no EDTA quanto o chumbo são nefrotóxicos, mantenha registros de ingesta e débito hídrico e avalie os resultados da urinálise para monitorar o funcionamento renal.

ALERTA PARA A ENFERMAGEM

Seja cauteloso ao lidar com agentes quelantes. Foi registrada incidência de morte infantil por hipocalcemia quando o Na_2EDTA foi substituído por $CaNa_2EDTA$ e usado como agente quelante (Fountain, Reith, 2014).

Cuidado atraumático

Terapia com agente quelante

Para diminuir a dor da injeção intramuscular do edetato dissódico de cálcio ($CaNa_2EDTA$ ou EDTA de cálcio), o anestésico local procaína deve ser injetado simultaneamente. Aplicar creme anestésico tópico, como mistura eutética de anestésicos locais (p. ex., lidocaína-prilocaína [EMLA]) ou LMX4 (lidocaína a 4%) sobre o local da punção antes da injeção de EDTA e anti-Lewisite britânico (BAL) (tempo de ação de acordo com as instruções do fabricante).

ALERTA PARA A ENFERMAGEM

Deve ser assegurado um débito urinário adequado com a administração de EDTA de cálcio. As crianças que recebem o medicamento por via intramuscular devem ser capazes da ingestão oral de líquidos.

O planejamento da alta para crianças com intoxicação por chumbo deve incluir a orientação das famílias sobre segurança contra os riscos do chumbo, instruções claras sobre a administração de medicamentos e o acompanhamento, e a confirmação de que a criança terá alta para uma casa livre de contaminação. Embora o enfermeiro deva ser cuidadoso em não alarmar os pais desnecessariamente, é importante que eles conheçam as implicações do risco relacionado com o desenvolvimento cognitivo e comportamental de seus filhos. O enfermeiro deve observar o desenvolvimento e o comportamento da criança hospitalizada. Avalie cuidadosamente todas as questões que forem identificadas. Pode ser necessário o encaminhamento para um especialista em desenvolvimento infantil ou fala e linguagem.

Como em qualquer crise situacional, os pais precisam de apoio e compreensão quando seu filho está sendo tratado de intoxicação por chumbo. Muitas famílias expostas a grande risco de intoxicação por chumbo têm menos recursos para cumprir medidas como realocação ou remoção de chumbo no ambiente de convivência da criança.

MAUS-TRATOS INFANTIL

O termo *maus-tratos infantil* inclui maus-tratos físicos intencionais ou negligência, abuso ou negligência emocional e abuso sexual de crianças, geralmente praticado por adultos. É um dos problemas sociais mais significativos que afetam as crianças. Em 2015, as agências do Child Protective Service nos EUA confirmaram que cerca de 683 mil crianças foram vítimas de um ou mais tipos de abuso infantil. Dos casos confirmados, cerca de 17,2% sofreram abuso físico; 8,4%, abuso sexual; 75,3%, abandono; e 6,9%, abuso psicológico ou emocional. Em 2015, houve uma estimativa de 1.585 mortes de crianças como resultado de abuso e negligência infantil (US Departament of Health and Human Services, 2015). As estatísticas apresentadas representam apenas parcialmente a incidência real do abuso infantil porque acredita-se que exista subnotificação de casos.[c,5]

NEGLIGÊNCIA INFANTIL

Negligência infantil é a forma mais comum de abuso e 74,8% dos casos de negligência relatados envolvem crianças de 3 anos ou menos (US Departament of Health and Human Services, 2015). Das crianças que morreram, 72,9% sofreram negligência, exclusivamente ou em combinação com outro tipo de abuso (US Departament of Health and Human Services, 2015). A **negligência** é definida como a falha de um pai ou outra pessoa legalmente responsável pelo bem-estar da criança em prover as necessidades básicas da criança e um nível adequado de cuidado.

Fatores que contribuem para a negligência infantil são a falta de conhecimento das necessidades da criança, a falta de recursos e o uso abusivo de substâncias pelo cuidador. Por exemplo, pais negligentes geralmente demonstram habilidades parentais deficientes. Podem não saber que um lactente precisa ser alimentado a cada 3 a 4 horas, podem não saber com o que alimentar a criança e podem não ter dinheiro suficiente para comprar alimentos. A falta de conhecimento mais séria é a falha em reconhecer o suporte emocional como uma necessidade infantil essencial (ver também o Capítulo 10, seção *Déficit pondero-estatural*).

Tipos de negligência

A negligência assume muitas formas e pode ser genericamente classificada como abuso físico ou emocional. A **negligência física** envolve a privação de necessidades, como comida, roupas, abrigo, supervisão, cuidados médicos e educação. Geralmente, refere-se ao fracasso em atender às necessidades de afeto, atenção e suporte emocional da criança.

A negligência também pode incluir a falta de intervenção ou o incentivo a um comportamento mal adaptativo, como delinquência ou uso abusivo de substâncias. O **abuso emocional** ou **abuso psicológico** é um aspecto ainda mais difícil de definir em relação aos maus-tratos, e refere-se à tentativa deliberada de destruir ou prejudicar significativamente a autoestima ou competência de uma criança. O abuso emocional pode ser uma forma de rejeitar, isolar, aterrorizar, ignorar, corromper, agredir verbalmente ou pressionar excessivamente a criança (Hibbard, Barlow, MacMillan et al., 2012).

ABUSO FÍSICO

Infligir deliberadamente uma lesão física em uma criança, geralmente pelo cuidador, é chamado de abuso físico. O abuso físico pode incluir qualquer coisa, desde hematomas e fraturas a danos cerebrais. Lesões físicas menores são responsáveis por mais casos relatados de maus-tratos do que lesões físicas maiores, mas os abusos físicos mais graves causam mais mortes. Em 2015, 43,9% das mortes por abuso foi por abuso físico sozinho ou em combinação com outros tipos de maus-tratos (US Departament of Health and Human Services, 2015). Apesar da importância do problema, não existe uma definição universalmente aceita do que constitui abuso físico de menor e maior grau. Em vez disso, cada estado norte-americano define o abuso de acordo com suas leis.

Trauma craniano violento

O **trauma craniano violento** (TCV) é uma forma grave de abuso físico causado por sacudidas violentas de lactentes e crianças pequenas. Outros termos comumente usados incluem *síndrome do bebê sacudido, traumatismo craniano infligido* ou *lesão cerebral infligida*. Essa sacudida violenta seria facilmente reconhecida por outras pessoas como perigosa (American Academy of Pediatrics Committee on Child Abuse and Neglect, 2009; Kemp, 2011) e é mais frequentemente o resultado da frustração do cuidador com choro, estresse materno ou depressão (Kemp, 2011). Todos os anos, nos EUA, estima-se que de 1.200 a 1.400 crianças sofram esse tipo de agressão e, dessas, 25 a 30% morrem em consequência das lesões. O restante das vítimas fica com sequelas permanentes (National Center on Shaken Baby Syndrome, n.d.).

É importante entender o que acontece no TCV. Os lactentes têm uma grande proporção cabeça/corpo, músculos do pescoço fracos e grande quantidade de água no cérebro. A sacudida violenta causa a movimentação do cérebro dentro do crânio, resultando em forças de cisalhamento que rompem os vasos sanguíneos e os neurônios. As lesões características desse tipo de abuso são sangramento intracraniano (hematoma subdural e subaracnoide) e, em aproximadamente 80% dos casos, hemorragias retinianas bilaterais, que são resultados clássicos de traumatismo craniano de aceleração-desaceleração repetitiva (Maguire, Watts, Shaw et al., 2013). As lesões também podem incluir fraturas de costelas e ossos longos. Na maioria das vezes, não há sinais de lesão externa, dificultando o diagnóstico. Os médicos baseiam o diagnóstico abusivo no padrão de lesões no lactente, mas isso pode ser subjetivo. O PredAHT (sigla em inglês para *prediction abusive head trauma*) é uma ferramenta de previsão, que auxilia os médicos no diagnóstico de TCV, listando seis características clínicas principais obtidas a partir de publicações de alta qualidade (Cowley, Morris, Maguire et al., 2015). O PredAHT tem alta sensibilidade e especificidade na estimativa da probabilidade de TCV quando três ou mais das seis características estão presentes no paciente (Cowley et al., 2015).

A lesão cerebral traumática muitas vezes não é um evento isolado, com muitas crianças apresentando evidências de lesão anterior (Kemp, 2011). As vítimas de TCV podem apresentar uma variedade de sintomas, desde sintomas genéricos semelhantes aos da gripe até indiferença com a morte iminente (Altimier, 2008). Muitos dos sintomas manifestos, como vômito, irritabilidade, alimentação deficiente e apatia, podem ser confundidos com os de doenças comuns em lactentes e crianças. Nas formas mais graves, os sintomas manifestos podem incluir convulsões, mau comportamento, alterações no nível de consciência, apneia, bradicardia ou morte. Os resultados a longo prazo do

[c]Informações adicionais estão disponíveis no Children's Bureau, Administration for Children and Families, 370 L'Enfant Promenade SW, Washington, DC 20447; http://www.acf.hhs.gov/programs/cb.

[5]N.R.T.: Lançado em 2021, o Panorama da Violência Letal e Sexual contra Crianças e Adolescentes no Brasil, pelo Fundo das Nações Unidas para a Infância (Unicef) e pelo Fórum Brasileiro de Segurança Pública (FBSP), mostra que, entre 2016 e 2020, 35 mil crianças e adolescentes de 0 a 19 anos foram mortos de forma violenta no Brasil – média de 7 mil por ano. Além disso, de 2017 a 2020, 180 mil sofreram violência sexual – média de 45 mil por ano, segundo os boletins de ocorrência das 27 unidades da Federação. Disponível em: https://www.unicef.org/brazil/comunicados-de-imprensa/nos-ultimos-cinco-anos-35-mil-criancas-e-adolescentes-foram-mortos-de-forma-violenta-no-brasil. Acesso em: 7 dez. 2021.

TCV incluem distúrbios convulsivos; deficiências visuais, incluindo cegueira, atrasos no desenvolvimento, perda de audição, paralisia cerebral e deficiências mentais, cognitivas ou motoras leves a profundas (Altimier, 2008). Os enfermeiros podem ter um papel ativo na prevenção do TCV, ensinando os cuidadores sobre os cuidados com os lactentes e técnicas para lidar com o choro inconsolável (Barr, 2012).

> **! ALERTA PARA A ENFERMAGEM**
>
> Enfatize para os pais o perigo de sacudir os lactentes (sacudir pode causar trauma craniano violento [TCV]). A orientação deve incluir mecanismos de enfrentamento para cuidar de crianças com choro inconsolável.

Síndrome de Munchausen por procuração

A **síndrome de Munchausen por procuração** (SMP), também conhecida como *abuso médico infantil* ou *transtorno fictício*, é uma forma rara, porém grave, de abuso infantil na qual os cuidadores exageram ou inventam deliberadamente histórias e sintomas ou induzem sintomas. É uma forma de maus-tratos que pode incluir abuso físico, emocional e psicológico para a gratificação do cuidador. Na maioria dos casos, o agressor é a mãe biológica com algum grau de conhecimento e treinamento em saúde. Os profissionais de saúde podem ser facilmente enganados e, sem saber, permitir a ação lesiva (Skarsaune & Bondas, 2015; Squires & Squires, 2013). Por causa do histórico de sintomas fornecido pelo cuidador, a criança passa por exames e procedimentos médicos dolorosos e desnecessários. Os sintomas comuns apresentados são convulsões, náuseas e vômitos, diarreia e alteração do estado mental; os sintomas geralmente são testemunhados apenas pelo agressor.

As considerações para determinar se uma criança é vítima de SMP incluem:

- A condição da criança condiz com a história relatada?
- As evidências diagnósticas dão suporte ao histórico?
- Alguém que não seja o cuidador testemunhou os sintomas?
- O tratamento está sendo oferecido principalmente por causa das solicitações do cuidador?

A resolução dos sintomas após a separação do agressor confirma o diagnóstico.

Fatores que predispõem ao abuso físico

As causas do abuso infantil são multifacetadas. Maus-tratos ocorrem em todos os grupos socioeconômicos, religiosos, culturais, raciais e étnicos (US Departament of Health and Human Services, 2015). Três fatores de risco são comumente identificados nos casos de abuso infantil: (1) características parentais, (2) características da criança e (3) características ambientais. No entanto, nenhum fator individualmente ou um grupo de fatores é capaz de prever o abuso. Em vez disso, acredita-se que a interação entre esses fatores aumenta o risco de ocorrência de abuso em uma família específica.

Características parentais

Algumas características identificadas ocorrem com mais frequência em pais que abusam de seus filhos e, portanto, são consideradas fatores de risco. Pais mais jovens abusam mais frequentemente dos filhos. Famílias monoparentais correm maior risco de abuso, e em famílias monoparentais que incluem um parceiro não relacionado, o parceiro às vezes é o agressor, embora o pai biológico seja mais comumente o perpetrador (US Departament of Health and Human Services, 2015).

Famílias abusivas costumam estar socialmente isoladas e têm poucas relações de apoio. Frequentemente, apresentam estressores adicionais, como baixa renda e pouca escolaridade. Pais viciados em drogas ilícitas apresentam um risco maior de abuso e negligência devido a uma variedade de fatores. Os estressores adicionais provocados pelo uso abusivo de drogas ilícitas com as demandas normais de cuidado infantil criam situações em que podem ocorrer abuso e negligência, porque esses pais têm o discernimento prejudicado e podem reagir com violência sob a influência de drogas ilícitas ou álcool (Lyden, 2011). Com pouco ou nenhum sistema de apoio disponível e estressores concomitantes impostos pela criança ou pelo ambiente, esses pais são vulneráveis a crises adicionais de qualquer natureza e podem atacar a criança como um método de liberar sua frustração e ansiedade.

Outros fatores identificados em pais abusivos incluem baixa autoestima e pouco conhecimento sobre as habilidades parentais adequadas. Habilidades parentais são comportamentos aprendidos, e os pais que cresceram com modelos parentais inadequados podem ter dificuldade em criar seus próprios filhos. Frequentemente, os abusadores foram abusados quando crianças ou observaram algum tipo de abuso em sua casa (Lyden, 2011).

Características da criança

O ônus do abuso infantil recai sempre sobre o agressor. No entanto, crianças que sofrem abuso têm algumas características comuns. Crianças do nascimento até 1 ano estão sob maior risco de abuso (US Departament of Health and Human Services, 2015). Lactentes e crianças pequenas requerem atenção constante e precisam que todas as suas necessidades sejam atendidas por outras pessoas. Isso pode resultar em fadiga dos pais ou responsáveis, que pode resultar em bater na criança com força, sacudi-la ou ignorar suas necessidades.

As demandas físicas e emocionais impostas aos pais ou cuidadores por uma criança indesejada, com dano cerebral, hiperativa ou com deficiência física podem sobrecarregá-los, resultando em abuso. Crianças com deficiência podem não compreender que comportamentos abusivos não são apropriados, e por isso não contam a ninguém nem sabem se defender. Recém-nascidos prematuros podem estar sob risco de maus-tratos devido à falha na construção de vínculo entre pais e filhos durante a primeira infância, aumento das necessidades físicas ou irritabilidade. A criança pode ser separada de sua família abusiva. Porém, tirar essa criança de casa muitas vezes coloca os outros irmãos em risco. Nenhuma criança está segura se deixada em um ambiente abusivo, a menos que os pais possam ser ajudados a aprender novas habilidades parentais, para atender às necessidades dos filhos e para liberar sua frustração por meio de alternativas que não sejam atacá-los.

Características ambientais

O meio ambiente desempenha um papel importante em uma situação potencialmente abusiva. Tipicamente, é um ambiente de estresse crônico, incluindo problemas de divórcio, pobreza, desemprego, moradia precária, realocação frequente, alcoolismo e dependência de drogas ilícitas. O maior contato entre filhos e pais, como ocorre em condições de moradias pequenas, também aumenta a probabilidade de abuso.

Embora a maior parte das denúncias de abuso tenha ocorrido em populações socioeconômicas mais baixas, como afirmado anteriormente, o abuso infantil não é problema de um grupo social específico. O estresse imposto pela pobreza predispõe as famílias de nível socioeconômico inferior a situações de abuso, e o abuso nesses grupos é mais provável. No entanto, crises ocultas também podem estar presentes em famílias de classe alta. Famílias que têm cuidadores substitutos (como creches e babás) também podem correr risco de abuso infantil, especialmente se a família não avaliou cuidadosamente o cuidador. O enfermeiro precisa conhecer esses fatores para que sejam capazes de identificar exemplos menos óbvios de abuso e negligência infantil.

ABUSO SEXUAL

O abuso sexual é um dos tipos mais devastadores de maus-tratos e as estimativas indicam que aumentou significativamente durante a última década (US Departament of Health and Human Services, 2015). Parte desse aumento deve-se à maior conscientização e de aumento no número de denúncias (Evans, 2011).

Tal como acontece com todas as formas de maus-tratos contra crianças, não existe uma definição universal para o que representa abuso sexual. Nos EUA, a Lei Child Abuse Prevention and Treatment Act (CAPTA), alterada pelo CAPTA Reauthorization Act, de 2010, define abuso sexual como "o emprego, uso, persuasão, incentivo, aliciamento ou coerção de qualquer criança para se envolver ou ajudar qualquer outra pessoa a se envolver em conduta sexualmente explícita ou qualquer simulação de tal conduta; ou estupro, assédio, prostituição ou outra forma de exploração sexual de crianças, ou incesto com crianças "(US Departament of Health and Human Services, 2015).

O abuso sexual inclui os seguintes tipos de maus-tratos sexuais (ver também o Capítulo 16, seção *Violência sexual*):

Incesto: qualquer atividade sexual física entre membros da família; não é necessário haver relação de consanguinidade (os abusadores podem incluir padrastos, irmãos não aparentados, avós, tios e tias); não inclui relações sexuais entre parceiros sancionados legalmente, como cônjuges.
Assédio: é um termo vago que inclui "liberdades indecentes", como tocar, acariciar, beijar, masturbação individual ou mútua ou contato oral-genital.
Exibicionismo: exposição indecente, geralmente exposição da genitália por um homem adulto a crianças ou mulheres.
Pornografia infantil: produzir e registrar, por qualquer meio, atos sexuais envolvendo crianças, sozinhas ou com adultos ou animais, independentemente do consentimento do responsável legal da criança; também é considerado crime a distribuição desse material, com ou sem aferição de lucro.
Prostituição infantil: envolvimento de crianças em atos sexuais com fins lucrativos e geralmente com múltiplos parceiros.
Pedofilia: literalmente, significa "amor por crianças" e não caracteriza um tipo de atividade sexual, mas, sim, a preferência de um adulto por crianças pré-púberes como meio de atingir a excitação sexual.

Características de abusadores e vítimas

Qualquer pessoa, incluindo irmãos e mães, pode ser um abusador sexual, mas o agressor típico é um homem conhecido pela vítima. Os infratores vêm de todos os níveis da sociedade; no entanto, foi observado um risco maior entre famílias com renda abaixo do nível de pobreza (Breyer & MacPhee, 2015). Além disso, pais com Ensino Médio têm maior probabilidade de serem abusadores do que pais com Ensino Superior (Breyer & MacPhee, 2015). Muitos agressores têm empregos de tempo integral, são ativos na comunidade e podem não ter antecedentes criminais. Os infratores costumam ter emprego (ou são voluntários) como professores ou treinadores, o que os colocam em contato com meninos e meninas. Os infratores podem cometer muitos ataques antes de serem pegos.

As relações incestuosas entre pai ou padrasto e filha costumam ser duradouras e as vítimas geralmente relutam em denunciar a situação por medo de retaliação ou de não serem levadas a sério. Normalmente, os relacionamentos incestuosos começam depois de outras formas de abuso infantil. A filha mais velha costuma ser abusada, mas na sua ausência, outra irmã pode tomar o lugar dela. O incesto entre irmãos também pode ocorrer. O abuso sexual por parentes com forte vínculo emocional com a vítima, como um dos pais, costuma ser o mais devastador para a criança.

Meninos também são vítimas de abuso intrafamiliar e extrafamiliar. Em comparação com as vítimas do sexo feminino, as vítimas do sexo masculino têm muito menos probabilidade de denunciar abusos e podem sofrer danos emocionais muito maiores provocados por um relacionamento incestuoso. Os meninos provavelmente serão submetidos à penetração anal e ao contato oral-genital. Eles geralmente apresentam marcas físicas sutis e são abusados pelo pai, padrasto ou namorado da mãe.

Fatores de risco significativos para a ocorrência de abuso sexual infantil incluem indisponibilidade dos pais, falta de proximidade e flexibilidade emocional, isolamento social, carência emocional e dificuldades de comunicação. A maioria dos casos de abuso sexual é cometida por homens e por pessoas conhecidas da criança, como membros da família (Forsdike, Tarzia, Hindmarsh et al., 2014). Cerca de 20 a 25% dos casos de abuso sexual infantil envolvem penetração ou contato oral-genital. Em 2011, mais de 26% das vítimas de abuso sexual tinham entre 12 e 14 anos e quase 22% tinham entre 15 e 17 anos (US Departament of Health and Human Services, 2015).[6]

Iniciação e perpetuação do abuso sexual

O ciclo de abuso sexual geralmente começa de forma insidiosa, a menos que envolva um ataque isolado, como nos casos de estupro. Frequentemente, os agressores passam algum tempo com as vítimas para ganhar sua confiança antes de iniciar qualquer contato sexual. A maioria das vítimas é, então, pressionada a ser cúmplice da atividade sexual por vários meios (Boxe 13.4) e pode não estar ciente de que a atividade sexual faz parte da oferta. Filhos podem não revelar a verdade por medo de que seus pais não acreditem neles, especialmente se o agressor for um membro confiável da família. Alguns temem ser culpados pela situação, e muitas crianças com vocabulário limitado têm dificuldade em descrever a atividade quando têm coragem ou oportunidade de revelar o abuso.

O incesto ocorre com mais frequência entre irmãos, mas também pode ser entre pais ou padrastos e filhas ou entre avô e neta. Descobriu-se que o incesto entre irmãos tem resultados adversos

Boxe 13.4 Métodos para pressionar a criança para a prática sexual.

- A criança recebe presentes ou privilégios ou tem esses privilégios negados
- O adulto deturpa os padrões morais, dizendo à criança que "está tudo bem"
- Crianças isoladas, emocional e socialmente empobrecidas são seduzidas por adultos que atendem às suas necessidades de calor e contato humano
- O agressor sexual bem-sucedido pressiona a vítima ao sigilo ao descrever como um "segredo entre nós" que outras pessoas não podem descobrir
- O agressor joga com os medos da criança, incluindo o medo de punição pelo agressor, medo das repercussões se contar para alguém e medo de abandono ou rejeição pela família

[6]N.R.T.: A Childhood Brasil é uma organização brasileira e faz parte da World Childhood Foundation. Em 2009, fez um Acordo de Cooperação Técnica com a Polícia Rodoviária Federal (PRF) no qual o Programa MAPEAR e as empresas participantes puderam cooperar com o mapeamento de pontos vulneráveis à exploração sexual de crianças e adolescentes. No oitavo levantamento do MAPEAR, realizado no biênio 2019/2020, foram levantados 3.651 pontos vulneráveis à Exploração Sexual de Crianças e Adolescentes (ESCA) nas rodovias federais. Em que pese um aumento de 47% em relação ao total de pontos do biênio anterior (2.487), a PRF identificou redução do número de pontos críticos. O mapeamento apresenta, de forma detalhada, as regiões de maior vulnerabilidade, indicando a distribuição de pontos por unidade da federação, criticidade, dentre outras questões. Fonte: Childhood Brasil. *Mapeamento dos pontos vulneráveis à exploração sexual de crianças e adolescentes nas rodovias federais brasileiras. Mapeamento 2019-2020.* Disponível em: https://www.childhood.org.br/childhood/publicacao/mapear2019_2020%20(1).pdf. Acesso em: 8 dez. 2021.

durante a infância que se estendem até a idade adulta e são tão prejudiciais quanto o abuso de pai e filha (Krienert & Walsh, 2011). As vítimas podem levar anos para revelar esse abuso. No entanto, nem todos os relacionamentos incestuosos seguem esse padrão de silêncio. Relatos de incesto entre pai e filha durante conflitos de guarda de filhos tornaram-se mais comuns e levantaram sérias preocupações quanto à possibilidade de falsas acusações. Em vez de tolerar ou negar o abuso sexual da criança, o outro pai (geralmente a mãe) é normalmente o acusador principal.

CUIDADOS DE ENFERMAGEM COM A CRIANÇA ABUSADA

Uma responsabilidade fundamental dos profissionais de saúde é identificar as situações de abuso o mais cedo possível. Os enfermeiros que aprimoram seus conhecimentos sobre os diferentes tipos de abuso e negligência e as causas subjacentes aumentam sua capacidade de identificar, intervir e prevenir que crianças sofram abuso e negligência (Lyden, 2011). As características que podem predispor membros de algumas famílias a cometer abusos podem servir como uma estrutura para avaliar a vulnerabilidade, mas nunca são preditivas de abuso real. A confecção de um histórico detalhado e de entrevistas cuidadosas, combinadas com um exame físico completo, são as ferramentas de diagnóstico necessárias para identificar os casos de abuso. Os enfermeiros têm função especial porque podem ser a primeira pessoa a observar a criança e os pais e são os cuidadores constantes se a criança for hospitalizada (ver boxe *Diretrizes para o cuidado de enfermagem*).

Na entrevista com a criança e a família, o enfermeiro deve ter cuidado para evitar distorcer o relato da criança sobre os eventos. Alguns especialistas sugerem que os profissionais de saúde limitem a entrevista às preocupações com a saúde física e mental da criança e deixem as questões relacionadas a problemas sociais, legais ou outros para a polícia ou para os serviços de proteção à criança (Mollen; Goyal, & Frioux, 2012). Se isso não for possível, tente coordenar o processo de entrevista de maneira que todos os profissionais de saúde pertinentes possam estar presentes.

O reconhecimento de abuso ou negligência exige familiaridade com os sinais físicos e comportamentais que sugerem maus-tratos (Boxe 13.5). Nenhum indicador individual pode ser usado para diagnosticar maus-tratos. É um padrão ou combinação de indicadores que deve levantar suspeitas e levar a investigações adicionais. É importante observar que algumas situações (como distúrbios hemorrágicos, osteogênese imperfeita ou síndrome da morte súbita infantil) podem ser interpretadas erroneamente como abuso. Além disso, algumas práticas culturais, como o uso de ventosas, podem parecer abuso físico. Lesões não intencionais, como queimaduras por fivelas de metal em assentos de automóveis, hematomas causados pelos cintos de segurança ou fraturas em espiral por torção e queda, também podem ser equivocadamente diagnosticadas como abuso. Variantes normais, como manchas mongólicas e anomalias congênitas da genitália, podem ser confundidas com abuso.

Interação entre o cuidador e a criança

O enfermeiro pode usar o contato inicial com a família para avaliar a interação entre o cuidador e a criança. A observação dos cuidadores deve incluir apoio emocional à criança, atenção às suas necessidades e preocupação com as lesões sofridas. Embora a reação dos cuidadores e das crianças sobre o evento possa ser diferente, observe se existe algo de incomum na relação entre eles e leve isso em consideração na avaliação geral do caso.

Certas reações comportamentais dos pais em relação à criança e ao entrevistador devem alertar o enfermeiro para a possibilidade de maus-tratos. Pais abusivos podem ter dificuldade em demonstrar preocupação com os filhos. Eles podem não ser capazes ou não querer confortar a criança. Os agressores podem culpar a criança pelos ferimentos ou menosprezá-la por ser desajeitada ou estúpida. Ao interagir com profissionais de saúde, os pais podem se tornar hostis ou não cooperativos. Durante a hospitalização da criança, eles podem não participar dos cuidados da criança e mostrar pouca preocupação com seu progresso, eventual alta ou necessidade de cuidados de acompanhamento.

A reação da criança abusada aos pais ou o tipo de lesão também podem dar suporte à suspeita de abuso. Embora não exista um padrão específico, podem ser observados extremos de comportamento. Os filhos podem ser indiferentes aos pais ou excessivamente apegados e intolerantes à separação. Eles podem ser excessivamente apegados ao cuidador abusivo, possivelmente na esperança de evitar qualquer reação que possa precipitar a raiva ou outro ataque.

Durante os procedimentos para tratar a lesão, as crianças podem se mostrar passivas e aceitar o desconforto ou não cooperar e temer

Diretrizes para o cuidado de enfermagem

Conversando com a criança que denunciou sofrer abusos

- Proporcionar um horário e local privados para conversar
- Não prometer não contar; dizer a ela que você é obrigado por lei a relatar o abuso
- Não demonstrar choque nem criticar a família
- Usar vocabulário infantil para discutir as partes do corpo
- Evitar usar quaisquer declarações importantes que possam distorcer o relato da criança
- Assegurar a criança de que fez a coisa certa ao contar
- Dizer a ela que o abuso não é sua culpa e que ela não é má nem deve ser censurada
- Determinar as medidas de segurança imediatamente necessárias
- Deixar a criança saber o que acontecerá quando você relatar o caso

Boxe 13.5 Sinais de alerta para ocorrência de abuso.

- A criança apresenta evidências físicas de abuso ou negligência, incluindo lesões anteriores
- A história é incompatível com o padrão ou grau de lesão, como fratura bilateral do crânio após uma queda
- A explicação de como a lesão ocorreu é vaga ou o pai ou responsável reluta em fornecer informações
- O paciente é trazido por uma queixa menor, não relacionada, e a apresentação é de um trauma significativo
- Os cuidadores entram em contradição sobre o que aconteceu
- O mecanismo de lesão não é compatível com a idade ou o nível de desenvolvimento do paciente, como um lactente de 6 meses abrindo a torneira de água quente
- Presença de hematomas ou outras lesões em um paciente sem mobilidade
- O envolvimento do paciente é inadequado em relação à extensão da lesão
- Existem evidências de interação abusiva ou negligente entre pais e filhos
- O pai, responsável ou tutor desaparece após trazer o paciente por causa de traumatismo, ou um paciente com lesão suspeita é trazido por um adulto não relacionado com ele
- O paciente tem múltiplas fraturas em diferentes estágios de consolidação
- Houve atraso na busca por atendimento
- O pai ou responsável relata que ocorreu ou pode ter ocorrido o abuso
- O paciente reclama de abuso ou negligência

qualquer contato físico. Elas podem evitar o contato visual. Algumas crianças mantêm cautela em relação às pessoas estranhas; alguns fogem de estranhos como se estivessem assustados; outros são excepcionalmente afetuosos e extrovertidos.

Histórico e entrevista

Abuso físico infantil

Muitas vezes, é difícil distinguir entre abuso e lesões acidentais. Cuidadores cujo histórico pode ser enganoso ou incompleto e crianças que não conseguem usar a palavra falada para sustentar uma interação podem tornar a avaliação mais complexa. Um histórico objetivo e perguntas apropriadas ajudam o enfermeiro a garantir o curso de ação correto. É essencial ter conhecimento sobre os mecanismos de lesão e sobre o desenvolvimento infantil. Os casos de abuso são frequentemente detectados quando o histórico de eventos da criança ou do cuidador não corresponde aos achados físicos. As crianças que já falam, muitas vezes conseguem fornecer o histórico da lesão. Separar a criança do cuidador pode fornecer uma história mais confiável. É importante fazer perguntas abertas e não direcionadas. O histórico deve incluir a narrativa do cuidador e da criança (se verbal) sobre a lesão. A data, a hora e o local onde ocorreu da ocorrência, com quem estava presente no momento da lesão são questões essenciais. É importante um histórico familiar de sangramento e distúrbios ósseos. O Boxe 13.5 descreve as áreas do histórico relacionadas com situações de abuso.

Negligência e abuso emocional

Cada criança pode manifestar uma reação diferente à negligência, dependendo da situação e do desenvolvimento etário da criança. O objetivo da entrevista é determinar se a criança vive em um ambiente seguro e se o cuidador tem as habilidades e recursos para cuidar dela. Frequentemente, é difícil determinar se as circunstâncias constituem deficiência nas habilidades parentais ou verdadeira negligência. O Boxe 13.6 lista sinais de comportamentos que devem ser observados em crianças vítimas de negligência ou abuso.

Abuso sexual

Um componente essencial na identificação de casos de abuso sexual é a entrevista. Diversas dinâmicas podem impedir a revelação do abuso sexual pela criança. O abuso sexual infantil é frequentemente perpetrado por alguém que a criança conhece, inclusive familiares. Em alguns casos, a criança pode ter jurado guardar segredo. Ela pode ter sido informada de que ninguém acreditaria na história ou que sua família seria prejudicada se ela contasse a alguém sobre o abuso sofrido. Crianças pequenas podem imitar comportamentos perpetrados nelas mesmas ou que viram outras pessoas fazerem. O enfermeiro deve ser capaz de reconhecer a curiosidade sexual natural relacionada com a idade e os comportamentos autoestimulantes. Normalmente, as crianças não imitam detalhes específicos do ato sexual ou de atos intrusivos em outras pessoas, a menos que tenham conhecimento sexual além do que é esperado para sua faixa etária (Dubowitz & Lane, 2016).

Os relatos infantis sobre abuso sexual podem variar desde histórias que parecem cheias de contradição até versões convictas sobre a experiência. Versões que parecem contraditórias podem refletir as experiências da criança em diferentes circunstâncias abusivas. Além disso, crianças que repetidamente contam fatos idênticos podem ter sido instruídas a fazê-lo.

Um número crescente de evidências sugere que o tipo de entrevista a que a criança é exposta após relatos de abuso sexual moldam seu modo de pensar. Para evitar influenciar a interação, os enfermeiros devem ser entrevistadores bem-preparados para questionar crianças que podem ser vítimas de abuso. Os registros médicos devem incluir as declarações textuais feitas pela criança e pelo entrevistador que possam refletir questões e declarações não direcionadas (Lyden, 2011). A criança pode não estar emocionalmente preparada para conversar sobre o abuso. Estabelecer um vínculo com a criança é essencial para ganhar sua confiança. As entrevistas não devem ser feitas às pressas. Envolver a criança em atividades lúdicas enquanto estimula a conversação pode ajudá-la a falar sobre o abuso. Podem ser necessárias várias entrevistas ou sessões com psicólogos para que a criança sinta-se confortável para discutir o abuso. Informações sobre o último contato sexual são importantes porque determinam a necessidade de uma avaliação forense. Devem ser consideradas para testes forenses as crianças abusadas sexualmente nas últimas 72 a 96 horas.

Infelizmente, não existe um perfil típico da vítima, e o enfermeiro deve estar sempre atento para ser capaz de identificar essas crianças. Os sinais físicos variam e podem incluir qualquer um dos listados para abuso sexual. A vítima pode apresentar diferentes manifestações comportamentais, mas nenhum desses comportamentos é diagnóstico. Quando crianças abusadas exibem esses comportamentos, os sinais podem ser incorretamente atribuídos ao estresse normal da infância, especialmente com crianças em idade escolar ou adolescentes. Mesmo os sinais considerados mais preditivos de abuso sexual (como certos achados genitais, comportamento sexualmente impróprio para a idade, encenação de atividade sexual adulta e intenso foco na atividade sexual [por exemplo, masturbação]) nem sempre indicam que ocorreu abuso sexual. Por outro lado, crianças abusadas podem não demonstrar mais conhecimento sobre a atividade sexual do que crianças não abusadas. No entanto, uma diferença na explicação de crianças sexualmente abusadas pode ser uma reação afetiva incomum. Por exemplo, crianças abusadas têm risco aumentado de transtornos de conduta, comportamento agressivo e baixo desempenho escolar (Dubowitz; Lane, 2016).

! ALERTA PARA A ENFERMAGEM

Quando crianças relatam potenciais experiências de abuso sexual, leve suas denúncias a sério, mas também com cautela, para evitar alarmar a criança ou acusar alguém falsamente.

AVALIAÇÃO FÍSICA

Abuso físico infantil

O objetivo da avaliação física para abuso físico infantil é a identificação de todas as lesões. Uma abordagem sistemática garante que todo o corpo seja avaliado. Em casos de abuso e lesões graves, a avaliação deve começar com uma verificação rápida das vias aéreas, respiração, circulação e sistemas neurológicos. Segue-se um exame sistemático da cabeça aos pés. É essencial prestar atenção a áreas muitas vezes esquecidas, como couro cabeludo, atrás das orelhas e o frênulo lingual. A área genital externa e a superfície posterior da criança devem ser completamente examinadas.

Registre a localização e faça uma descrição detalhada de todas as lesões. Observe a cor, o tamanho e a localização de todos os hematomas. A documentação de queimaduras deve incluir a localização, padrão, linhas de demarcação e presença de escara ou bolhas. Diagramas das lesões usando um formulário de diagrama corporal são úteis. Se possível, obtenha as fotos das lesões usando uma ferramenta de medição.

Nem todas as formas de abuso físico apresentam sinais óbvios. A lesão de um órgão intra-abdominal por trauma contuso no abdome pode ocorrer sem sinais de hematoma externo. Os enfermeiros devem considerar lesões intra-abdominais em lactentes e crianças que apresentem quaisquer outros sinais de abuso.

Boxe 13.6 Manifestações clínicas de possíveis abusos.

Negligência física

Achados físicos sugestivos

Falhas de crescimento
Sinais de desnutrição, como extremidades finas, distensão abdominal, falta de gordura subcutânea
Problemas de higiene pessoal
Roupas sujas ou impróprias
Evidência de cuidados de saúde precários, como atraso nas vacinas, infecções não tratadas, resfriados frequentes
Lesões frequentes por falta de supervisão

Comportamentos sugestivos

Insensível e inativo; excessivamente passivo ou sonolento
Comportamentos autoestimulantes, como chupar o dedo
Implora ou rouba comida
Absentismo escolar
Abuso de substâncias
Vandalismo ou furto em lojas

Abuso emocional e negligência

Achados físicos sugestivos

Problemas de crescimento (deficiência no desenvolvimento)
Transtornos alimentares
Enurese
Distúrbios do sono

Comportamentos sugestivos

Comportamentos de autoestimulação, como morder, balançar-se ou chupar o dedo
Durante a infância, ausência de sorriso social e ansiedade com estranhos
Sem interação com o ambiente e as pessoas
Medos incomuns
Comportamento antissocial, como vandalismo, roubo, crueldade com animais ou pessoas
Extremos de comportamento, como excessivamente complacente e passivo ou agressivo e exigente
Atrasos no desenvolvimento emocional e intelectual, especialmente da linguagem
Tentativas de suicídio

Abuso físico

Achados físicos sugestivos

Hematomas e vergões (podem estar em vários estágios de cicatrização)

- No rosto, nos lábios, na boca, nas costas, nas nádegas, nas coxas ou em áreas do tronco
- Padrões descritivos do objeto usado, como fivela de cinto, mão, cabide de arame, corrente, colher de pau, marcas de aperto ou de beliscão
- Pode estar presentes em estágios diferentes de cicatrização

Queimaduras

- Na sola dos pés, palmas das mãos, costas ou nádegas
- Padrões descritivos do objeto usado, como queimaduras redondas de charuto ou de cigarro; áreas nitidamente demarcadas de imersão em água escaldante; queimaduras por amarradura nos pulsos ou tornozelos; queimaduras na forma de ferro de passar, aquecedor ou queimador de fogão elétrico
- Ausência de marcas difusas e presença de queimaduras simétricas
- Lesão por arma de choque: lesões circulares, bastante uniformes (≤ 0,5 cm) e afastadas a cerca de 5 cm umas das outras

Fraturas e luxações

- Crânio, nariz ou estruturas faciais
- Lesão denotando tipo de abuso, como fratura em espiral ou luxação por torção de uma extremidade ou lesão cervical por sacudidela
- Múltiplas fraturas com características de novas ou antigas em diferentes estágios de cicatrização

Lacerações e abrasões

- Na parte detrás dos braços, pernas, tronco, rosto ou genitália externa
- Sintomas incomuns, como edema abdominal, dor e vômito por socos
- Marcas descritivas, como de mordidas humanas ou de cabelo arrancado

Lesões químicas

- Intoxicações repetidas inexplicáveis, especialmente superdosagem de drogas ilícitas
- Patologia repentina inexplicável, como hipoglicemia pela administração de insulina

Comportamentos sugestivos

Desconfiado do contato físico com adultos
Medo aparente dos pais ou de ir para casa
Deitado muito quieto enquanto examina o ambiente
Reação inadequada à lesão, como não chorar de dor
Falta de reação a eventos ameaçadores
Apreensivo ao ouvir o choro de outras crianças
Amabilidade indiscriminada e demonstrações de afeto
Relacionamentos superficiais
Comportamento rebelde e agressivo, para chamar a atenção
Comportamento reprimido

Abuso sexual

Achados físicos sugestivos

Hematomas, sangramento, lacerações ou irritação da genitália externa, ânus, boca ou garganta
Roupa íntima rasgada, manchada ou ensanguentada
Dor ao urinar ou dor, edema e coceira na área genital
Secreção peniana
Doença sexualmente transmissível, vaginite inespecífica
Dificuldade para andar ou sentar-se
Odor incomum na área genital
Infecções recorrentes do sistema urinário
Presença de esperma
Gravidez em adolescente muito jovem

Comportamentos sugestivos

Surgimento repentino de problemas sexuais, incluindo masturbação excessiva ou pública, brincadeiras sexuais inadequadas para a idade, promiscuidade ou comportamento explicitamente sedutor
Comportamento retraído, excesso de devaneio
Preocupação com fantasias, especialmente nas brincadeiras
Relação ruim com os colegas
Mudanças repentinas, como ansiedade, perda ou ganho de peso, excesso de apego
Em relações incestuosas, raiva excessiva contra a mãe por não proteger a filha
Comportamento regressivo, como urinar na cama ou chupar o dedo
Surgimento repentino de fobias ou medos, particularmente medo do escuro, de estranhos ou de ambientes ou situações particulares (p. ex., medo inexplicável de sair de casa ou de ficar na creche ou com a babá)
Histórico de fugas de casa
Abuso de substâncias, especialmente álcool ou drogas ilícitas que melhoram o humor
Mudanças de personalidade profundas e rápidas, especialmente depressão extrema, hostilidade e agressão (muitas vezes acompanhadas de retraimento social)
Declínio rápido do desempenho escolar
Tentativas ou ideação suicida

! ALERTA PARA A ENFERMAGEM

A incompatibilidade entre a história e a lesão é provavelmente o critério mais importante no qual se deve basear a decisão de denunciar uma suspeita de abuso.

Todas as evidências coletadas devem seguir diretrizes estritas para propósitos legais; a cadeia de custódia deve ser mantida de forma adequada com a aplicação da legislação local. A documentação no formulário de cadeia de custódia deve incluir os nomes das pessoas que coletaram e receberam as evidências (p. ex., fotografias, amostras de DNA), tipos de evidências coletadas e recebidas e data de recebimento (Lyden, 2011).

Negligência e abuso emocional

A negligência decorrente da privação de necessidades é mais fácil de identificar do que a negligência emocional ou maus-tratos psicológicos, porque os sinais físicos geralmente são evidentes. A avaliação da altura, peso, estado nutricional, higiene e interações adequadas à idade da criança são importantes para o quadro geral de potencial negligência. Os maus-tratos emocionais podem ser facilmente suspeitos, mas é difícil fundamentar. Os sinais físicos muitas vezes são inespecíficos e os enfermeiros devem contar com indicadores comportamentais, que variam da depressão ao comportamento de rebeldia, para ajudar a identificar uma situação possivelmente abusiva. Qualquer mudança persistente e inexplicável no comportamento da criança é uma pista importante para um possível abuso emocional.

Abuso sexual

Identificar casos de abuso sexual é particularmente difícil porque, muitas vezes, existem poucas ou nenhuma indicação óbvia da atividade. Os sinais físicos variam e podem incluir qualquer um dos listados no Boxe 13.6 para abuso sexual. O objetivo do exame físico é documentar os achados genitais. Na maioria dos casos, os achados do exame genital são normais, o que não significa que não tenha ocorrido abuso sexual. Carícias ou contato genital com genital sem penetração pode não deixar marcas físicas. A evidência forense obtida diretamente do corpo de uma vítima pré-púbere diminui muito após 24 horas, com a melhor chance de coleta de evidência proveniente da roupa de cama ou da roupa íntima da criança (Girardet, Bolton, Lohoti et al., 2011). O exame genital feminino deve incluir uma descrição da vulva, do hímen e dos tecidos adjacentes. Achados anormais suspeitos são lesões na parte posterior da vulva ou na metade inferior do anel himenal ou escoriações, hematomas ou sangramento do tecido genital ou anal. Muitas vezes, é útil usar um instrumento de ampliação (colposcópio) para detectar lesões sutis. Existem muitas variantes dos achados normais para a anatomia genital feminina; portanto, é recomendado que o exame seja feito por um profissional com experiência nesse tipo de caso. Ao contrário do mito popular, o tamanho da abertura himenal não é preditivo da probabilidade de abuso sexual (Adams, 2011). Para as vítimas do sexo masculino, edema, escoriações ou hematomas do tecido genital levantam suspeitas de abuso. Examine a área anal para simetria, tonalidade, fissuras ou cicatrizes. O tecido genital cicatriza muito rapidamente e, na maioria das vezes, sem fibrose. Portanto, a menos que a criança seja examinada poucos dias após a lesão, o tecido genital pode parecer normal. Além disso, as mucosas vaginal e anal são elásticas; portanto, é possível a penetração sem ruptura do tecido. Isso desafia outro mito de que sempre há evidências da virgindade feminina. Considere a coleta de espécimes para determinar a presença de infecções sexualmente transmissíveis, que podem ter sido contraídas durante o contato sexual.

Cuidados de enfermagem

Proteja a criança de novos abusos

Inicialmente, a identificação de casos de suspeita de abuso ou negligência é essencial. O enfermeiro pode entrar em contato com crianças abusadas em um pronto-socorro, consultório médico, residência, creche ou escola.

! ALERTA PARA A ENFERMAGEM

A prioridade é retirar a criança da situação abusiva para evitar lesões adicionais.

Todos os estados e províncias da América do Norte têm leis para a notificação obrigatória de casos de abuso infantil.[7] A suspeita de abuso infantil deve ser denunciada às autoridades locais.[d,8] As referências geralmente chegam ao departamento estadual de bem-estar infantil e são atribuídas a um responsável pelo caso em uma agência, como serviços de proteção à criança. Depois que uma referência é feita, um responsável pelo caso é designado para investigar o relatório. Com base nas descobertas, a criança é deixada em casa ou temporariamente removida.

Pode ser necessário um processo judicial antes que a criança possa ser retirada de casa ou quando os direitos dos pais forem rescindidos. Quando os tribunais estão envolvidos, geralmente é exigido o testemunho em primeira mão das partes requerentes. Os enfermeiros podem ser intimados a comparecer ao tribunal ou as suas notas podem ser apresentadas como prova nas audiências judiciais. É essencial uma documentação precisa e factual. Os comportamentos devem ser descritos, não interpretados, e anotados diariamente para estabelecer um registro de progresso (ver boxe *Diretrizes para o cuidado de enfermagem*). As conversas entre o enfermeiro, a criança e os pais devem ser registradas literalmente tanto quanto possível.

Suporte à criança

Crianças com suspeita de abuso são frequentemente hospitalizadas para tratamento médico das lesões e isso permite uma avaliação mais profunda de suas necessidades de segurança. As necessidades dessas crianças são as mesmas de qualquer criança hospitalizada. A criança deve ser tratada como qualquer outra, com as necessidades físicas, tarefas de desenvolvimento e interesses lúdicos usuais – não como uma vítima de abuso. O objetivo da relação entre o enfermeiro e a criança é fornecer um modelo para os pais, ajudando-os a relacionar-se positiva e construtivamente com seu filho e promover um ambiente terapêutico para a criança em recuperação da situação de abuso.

---

[7]N.R.T.: No Brasil, segundo o Estatuto da Criança e do Adolescente, em seu art. 13, os casos de suspeita ou confirmação de maus-tratos contra crianças e adolescentes devem ser obrigatoriamente comunicados ao Conselho Tutelar da respectiva localidade de moradia da vítima. Você pode encontrar o endereço dos Conselhos Tutelares no site https://conselhotutelar.sejus.df.gov.br/2346-2/. Disponível em: https://bvsms.saude.gov.br/bvs/publicacoes/notificacao_maus-tratos_criancas_adolescentes.pdf. Acesso em: 8 dez. 2021.

[d]Os números de telefone geralmente estão listados em "Abuso infantil" nas páginas brancas de negócios da lista telefônica local, ou você pode ligar para a linha direta de emergência de abuso infantil: 800-422-4453 (800-4-A-CHILD).

[8]N.R.T.: No Brasil, as denúncias podem ser encaminhadas à Coordenação do Sistema de Denúncias de Violação dos Direitos da Criança e do Adolescente (Cisdeca) pelo telefone 125, pelo e-mail cisdeca@sejus.df.gov.br ou, ainda, pelo Disque 100, que acolhe denúncias de violações de direitos de crianças e adolescentes. As notificações podem ser anônimas. Disponível em: https://www.tjdft.jus.br/informacoes/infancia-e-juventude/noticias-e-destaques/2021/maio/maus-tratos-a-criancas-e-adolescentes-e-crime-saiba-como-denunciar. Acesso em: 8 dez. 2021.

Diretrizes para o cuidado de enfermagem

Registro dos dados de avaliação em casos de suspeita de abuso

Histórico da lesão

Data, hora e local de ocorrência

Sequência de eventos com registro dos horários

Presença de testemunhas, especialmente da pessoa que cuidava da criança no momento do incidente

Atraso de tempo entre a ocorrência da lesão e o início do tratamento

Entrevista com a criança quando apropriado, incluindo citações verbais e informações constantes em desenhos e outras atividades lúdicas

Entrevista com os pais, testemunhas e outras pessoas significativas, incluindo as citações verbais

Descrição das interações entre pais e filhos (interações verbais, contato visual, toque, preocupação dos pais)

Nome, idade e condição de outras crianças que residam no local (se possível)

Exame físico

Localização, tamanho, forma e cor dos hematomas; localização, tamanho e forma aproximados no desenho do contorno corporal

Características distintivas, como hematoma no formato de uma mão ou uma queimadura redonda (possivelmente causada por cigarro)

Simetria ou assimetria de lesão; presença de outras lesões

Grau de dor; qualquer sensibilidade óssea

Evidência de lesões anteriores; estado geral de saúde e higiene

Nível de desenvolvimento da criança; teste de triagem (ver Capítulo 3, seção *Avaliação do desenvolvimento*)

Suporte à família

O enfermeiro também deve incentivar o relacionamento da criança com o pai/mãe não agressor. O enfermeiro não deve se tornar um pai substituto, mas atuar como um modelo para os pais, ajudando-os a relacionar-se de forma positiva e construtivamente com seu filho. Quando o desconhecimento dos pais sobre as práticas de cuidado parental resulta em abuso, o enfermeiro pode educar os pais sobre as necessidades físicas e emocionais das crianças. Por causa do modo como foram educados pelos próprios pais, eles podem não estar cientes dos métodos disciplinares não violentos, como castigos. Eles também podem precisar de ajuda para lidar com sua frustração, de modo que não descarreguem sua raiva na criança. Como esses pais podem ser sensíveis a críticas ou resistentes a figuras de autoridade, a orientação deve ser implementada por meio de demonstrações e exemplos, não por meio de palestras. Elogie quaisquer habilidades parentais competentes que demonstrem para promover seu senso de adequação como pais.

Aconselhe os membros da família a incentivar a criança a retomar as atividades normais e a observar quanto a sinais de angústia (ver Capítulo 16, seção *Transtorno de estresse pós-traumático*). As crianças expressam seus sentimentos principalmente por meio do comportamento. Os pais devem ficar atentos a mudanças de comportamento que indiquem sofrimento decorrente do incidente, como permanecer em casa, recusar-se a ir à escola, mudanças nos padrões de sono e frequência de sonhos e pesadelos.

Também é essencial o encaminhamento para agências de serviço social adequadas. Muitos pais abusivos vivem na pobreza e o estresse diário imposto por suas circunstâncias é insuportável. Busque recursos para ajuda financeira, moradia e creches. Os grupos de autoajuda também fornecem serviços importantes. Nos EUA, grupos como o Parents Anonymous[e] (um grupo de pais que abusaram ou temem abusar de seus filhos, mas apenas em termos de abuso físico, não sexual) são acolhedores e não fazem julgamento.

Planejamento de alta

O planejamento da alta deve começar assim que o dispositivo legal para a recolocação da criança for estabelecido, que pode ser a colocação em lar adotivo temporário, retorno aos pais ou rescisão permanente dos direitos dos pais. A última é a solução mais drástica, mas é necessária em situações de abuso com risco de morte. Sempre que uma criança for enviada para um lar adotivo ou instituição de acolhimento juvenil, elas devem ter a oportunidade de expressar seus sentimentos. Por mais grave que seja o abuso, elas geralmente lamentam a perda de seus pais. Elas precisam de ajuda para entender por que não devem voltar para casa e que essa nova casa não é de forma alguma um castigo. Sempre que possível, os pais adotivos são incentivados a visitar o hospital, e o enfermeiro deve ser ativo para ajudar os novos pais a compreenderem a criança, bem como suas necessidades de saúde, pois estudos têm mostrado que os cuidados de saúde de crianças em orfanatos muitas vezes não são atendidos (Schneiderman, Smith, & Palinkas, 2012).

Prevenção do abuso

A prevenção de abuso infantil tem sido uma meta extremamente difícil. No entanto, os enfermeiros têm desempenhado função importante nesse tipo de programa. Por exemplo, visitas domiciliares com base em fatores de risco identificados (como mães adolescentes, solteiras ou de baixo nível socioeconômico) foram consideradas uma medida preventiva efetiva (Selph, Bougatsos, Blazina et al., 2013). Durante a visita, o enfermeiro fornece informações sobre o crescimento e desenvolvimento normal da criança e os cuidados de saúde de rotina, e serve como uma pessoa de apoio informal e encaminha as famílias para serviços sociais apropriados quando for identificada a necessidade de assistência. *Nurse-Family Partnership* é um programa norte-americano que demonstrou intervenções baseadas em evidências que resultam na prevenção do abuso infantil (Lane, 2014).

Enfermeiros que atuam em diferentes ambientes podem implementar atividades semelhantes. Por exemplo, enfermeiros em clínicas pré-natais podem preparar famílias grávidas para se ajustarem à paternidade. Enfermeiros do berçário e do pós-parto podem estimular o processo de formação de vínculo afetivo, encorajando os pais a segurar e olhar para o lactente, bem como ensinar mecanismos para lidar com o choro prolongado. Enfermeiros em unidades de terapia intensiva neonatal podem minimizar os efeitos da separação, incentivando os pais a visitá-los e podem ajudá-los a se sentir confortáveis cuidando de seus filhos. Enfermeiros em ambientes ambulatoriais podem ensinar aos pais métodos adequados para banhar, alimentar, usar o banheiro, disciplinar e prevenir lesões, ao mesmo tempo em que enfatizam as necessidades normais e as características de desenvolvimento das crianças.

Os enfermeiros devem mostrar-se sensíveis às necessidades dos pais de atenção, informação, tranquilidade e apoio, e devem encaminhá-los para serviços comunitários e grupos de autoajuda.

Ao contrário dos esforços de prevenção para casos de negligência e abuso físico, que visam ao potencial agressor, a prevenção do abuso sexual infantil tem focalizado na educação das crianças para sejam capazes de se protegerem. Existem muitos conteúdos que descrevem o

[e]250 West First Street, Suite 250, Claremont, CA 91711; 909-621-6184; http://www.parentsanonymous.org.

abuso sexual e as formas de prevenção para os pais.[f] Jogos úteis, como "E se a babá quiser brincar de luta e de abraçar, mas disser para você guardar segredo?" podem ser usados para explorar situações perigosas, antecipando e ajudando a criança a aprender a importância de dizer "não". Elas precisam ter certeza de que não importa o que a outra pessoa diga ou faça, os pais querem saber sobre isso e não vão puni-los. Mesmo que as crianças participem da atividade antes de contar aos pais, elas precisam estar seguras de que a culpa não foi delas. É igualmente importante ensinar táticas de segurança às crianças em relação às situações de risco potencial. Várias sugestões para os pais com relação à proteção e educação dos filhos contra possível abuso sexual são apresentadas no boxe *Cuidado centrado na família*. O enfermeiro frequentemente está em posição de discutir o tópico de abuso com os pais e fornecer orientações. Além disso, os pais precisam estar cientes de que pessoas "legais", incluindo amigos e parentes, podem ser criminosos; os pais devem observar cuidadosamente como os outros agem em relação à criança. Uma mudança repentina no comportamento da criança e uma resposta como "Eu não gosto mais do tio Bob" são pistas para investigar o relacionamento. Na dúvida, evite novos encontros solitários com essa pessoa e a criança. Às vezes, para infelicidade da criança, os pais não levam certos comentários a sério, como "Ele me abraça com muita força" ou "Eu não quero ir com ele". Afirmações casuais dos pais, como "Ele simplesmente te ama" ou "Faça tudo o que os adultos mandam", podem colocar as crianças em perigo. Os profissionais de saúde devem alertar os pais sobre esses perigos e orientá-los na avaliação do problema, fornecendo diretrizes concretas para a educação e proteção da criança.

Cuidado centrado na família

Como lidar e prevenir o abuso sexual de crianças

O assédio sexual de crianças é muito mais comum do que a maioria das pessoas imagina. Pode ser evitado se as crianças tiverem um bom preparo. *Para fornecer proteção e preparo*:

- Preste muita atenção em quem está em volta das crianças (o toque indesejado pode vir de alguém querido e confiável)
- Apoie o direito da criança de dizer não
- Incentive a comunicação levando a sério o que as crianças dizem
- Verifique novamente os sinais de perigo potencial
- Recuse-se a deixar crianças na companhia de quem não é confiável
- Inclua informações sobre assédio sexual quando ensinar sobre segurança
- Forneça definições e exemplos específicos de assédio sexual
- Lembre às crianças que mesmo pessoas "legais" às vezes fazem maldades
- Incentive as crianças a contar sobre *qualquer pessoa* que as faça sentir desconforto
- Prepare as crianças para lidar com subornos, ameaças e possível força física
- Acabe com os segredos entre pais e filhos
- Ensine as crianças a dizer não, pedir ajuda e controlar quem e como podem tocar nela
- Crie modelos de comportamento de autoproteção e de definição de limites para as crianças

Se for necessário ajudar uma criança a se recuperar de uma agressão sexual:

- Ouça com atenção para compreender a criança
- Apoie a decisão de falar da criança com elogios, convicção, simpatia e sem julgamento
- Conheça os recursos locais e escolha a ajuda cuidadosamente
- Ofereça oportunidades para falar sobre o assédio
- Ofereça oportunidades para que toda a família possa passar por um processo de recuperação

A violência sexual afeta a todos. Para ajudar a lidar com esse problema social:

- Preste assistência e apoio às vítimas
- Reconheça que os agressores podem não mudar de comportamento, mesmo após a intervenção
- Organize programas na comunidade para dar suporte aos esforços de cada um para proteger as crianças
- Incentive as escolas a fornecerem as informações sobre casos de assédio sexual como um problema de saúde e segurança
- Organize grupos comunitários para apoiar a abordagem educacional e os programas de aplicação da lei

Modificado de: Adams, C., Fay, J. (1981). *No more secrets*: protecting your child from sexual assault. San Luis Obispo, CA: Impact.

[f]As fontes de informação são Prevent Child Abuse America, 228 S. Wabash Ave., 10th Floor, Chicago, IL 60604; 312-663-3520 ou 800-Children (800-244-5373); http://www.preventchildabuse.org.

QUESTÕES DE REVISÃO

1. Uma mãe mostra-se preocupada com o fato de seu filho de 4 anos ter tido "sonhos terríveis". O enfermeiro conduz um histórico de saúde e avaliação da criança em relação à preocupação da mãe e anota os resultados. **Selecione todos os achados do histórico e da avaliação que requerem acompanhamento. Selecione tudo que se aplica.**
   A. A criança acorda à noite, chora e grita sem perceber que a mãe está ao seu lado.
   B. A mãe acredita que o filho superará esse estágio quando for um pouco mais velho.
   C. A criança tem uma rotina noturna específica que ajuda a acalmá-la.
   D. A mãe assiste com a criança a programas de terror na TV para ajudá-la a entender o que é real.
   E. A mãe admite dar à criança um "remédio" para ajudá-la a se acalmar quando isso ocorre.
   F. A criança gosta de colorir e fazer desenhos de seus sonhos.

2. Um menino de 3 anos é levado ao pronto-socorro por seus pais depois que perceberam que ele estava "agindo de maneira diferente do normal" algumas horas atrás, enquanto estava sendo cuidado pela avó. Quando foi tomar sua medicação noturna, a avó percebeu que o frasco de comprimidos havia sido aberto e alguns comprimidos estavam faltando. Os pais dizem que a avó tem problemas cardíacos. O enfermeiro faz o histórico, a avaliação e anota os achados. **Selecione todos os achados do histórico e da avaliação que exigiriam que o enfermeiro fizesse um acompanhamento imediato. Selecione tudo que se aplica.**
   A. A criança apresenta-se com náuseas e vômitos que começaram há 1 hora.
   B. A temperatura é de 36,8°C.
   C. O pulso é de 48 bpm.
   D. A frequência respiratória é de 20 respirações/min.
   E. A frequência cardíaca está irregular.
   F. A criança está irritada.

3. O enfermeiro está trabalhando com a família de uma menina de 4 anos que está preocupada com uma possível exposição ao chumbo. A mãe afirma que moram em uma casa antiga, construída em 1975, que está com a pintura descascando na lateral. A criança brinca frequentemente no local onde foram encontradas lascas de tinta soltas. Um nível de chumbo no sangue foi obtido com um resultado de 8 mcg/dℓ. **Escolha as opções mais prováveis para as informações que faltam nas afirmações a seguir, selecionando nas listas de opções fornecidas.**

   Com base no histórico da criança e nos dados de avaliação, o enfermeiro determina que os achados laboratoriais refletem a necessidade de ___1___. O enfermeiro orienta a mãe a refazer o exame de acompanhamento dentro de ___2___.

Opções para 1	Opções para 2
Supervisão	1 mês
Tratamento	1 semana
Quelação	6 meses
Nutrição	6 semanas
Suplemento de ferro	1 ano

4. Uma criança de 8 meses é atendida no pronto-socorro, pois a mãe afirma que ela caiu da escada no dia anterior e bateu a cabeça. O lactente apresenta vômitos nas últimas 2 horas, recusando-se a comer ou beber e se mostra apático e cansado desde a queda. Ao ler o prontuário eletrônico do lactente, o enfermeiro observa uma visita há 2 meses ao pronto-socorro devido a um incidente de queimadura, e está documentado um histórico de uso abusivo de drogas ilícitas pela mãe. **Selecione todos os achados do histórico e da avaliação que exigem uma intervenção da enfermagem. Selecione tudo que se aplica.**
   A. Hematomas nos braços e nas pernas.
   B. Nenhum outro irmão.
   C. A mãe não consegue dar detalhes sobre como o lactente caiu da escada.
   D. O lactente está envolto em um cobertor e sendo segurado pela mãe.
   E. Perda de peso desde a última consulta.

REFERÊNCIAS BIBLIOGRÁFICAS

Adams, J. A. (2011). Medical evaluation of suspected child sexual abuse: 2011 update. *Journal of Child Sexual Abuse, 20*(5), 588–605.

Albertson, T. E., Owen, K. P., Sutter, M. E., et al. (2011). Gastrointestinal decontamination in the acutely poisoned patient. *International Journal of Emergency Medicine, 4*, 65.

Altimier, L. (2008). Shaken baby syndrome. *The Journal of Perinatal and Neonatal Nursing, 22*(1), 68–76.

American Academy of Pediatrics Committee on Child Abuse and Neglect. (2009). Abusive head trauma in infants and children. *Pediatrics, 123*(5), 1409–1411.

Barr, R. G. (2012). Preventing abusive head trauma resulting from a failure of normal interaction between infants and their caregivers. *Proceedings of the National Academy of Sciences of the United States, 109*(Suppl. 2), 17294–17301.

Bathory, E., & Tomopoulus, S. (2017). Sleep regulation, physiology, and development, sleep duration and patterns, and sleep hygiene in infants, toddlers, and preschool-age children. *Current Problems in Pediatrics and Adolescent Health Care, 47*(2), 29–42.

Bellinger, D. C., Chen, A., & Lanphear, B. P. (2017). Establishing and achieving national goals for preventing lead toxicity and exposure in children. *JAMA Pediatrics, 17*(7), 616–618.

Benson, B. E., Hoppu, K., Troutman, W. G., et al. (2013). Position paper update: gastric lavage for gastrointestinal decontamination. *Clinical Toxicology (Philadelphia, Pa.), 51*(3), 140–146.

Breyer, R. J., & MacPhee, D. (2015). Community characteristics, conservative ideology, and child abuse rates. *Child Abuse & Neglect, 41*, 126–135.

Bronstein, A. C., Spyker, D. A., Cantilena, L. R., Jr., et al. (2012). 2011 Annual report of the American Association of Poison Control Centers' National Poison Data System (NPDS): 29th annual report. *Clinical Toxicology (Philadelphia, Pa.), 50*(10), 911–1164.

Burns, M. S., & Gerstenberger, S. L. (2014). Implications of the new Centers for Disease Control and Prevention blood lead reference value. *The American Journal of Public Health, 104*(6), e27–e33.

Carman, K. B., Tutkun, E., Yilmaz, et al. (2013). Acute mercury poisoning among children in two provinces of Turkey. *European Journal of Pediatrics, 172*(6), 821–827.

Centers for Disease Control and Prevention. (2002). *Managing elevated blood lead levels among young children: Recommendations from the Advisory Committee on Childhood Lead Poisoning Prevention*. Atlanta: Author.

Centers for Disease Control and Prevention Advisory Committee on Childhood Lead Poisoning Prevention. (2012). *CDC response to Advisory Committee on Childhood Lead Poisoning Prevention recommendations in "low level lead exposure harms children: A renewed call of primary prevention"*. http://www.cdc.gov/nceh/lead/acclpp/final_document_030712.pdf.

Centers for Disease Control and Prevention. (2017). Lead. https://www.cdc.gov/nceh/lead/. Updated 9 February 2017.

Covington, L. B., Armstrong, B., & Black, M. (2018). Perceived toddler sleep problems, co-sleeping, and maternal sleep and mental health. *Journal of Developmental and Behavioral Pediatrics, 39*(3), 238–245.

Cowley, L. E., Morris, C. B., Maguire, S. A., et al. (2015). Validation of a prediction tool for abusive head trauma. *Pediatrics, 136*(2), 290–298.

Cunningham, E. (2012). What role does nutrition play in the prevention or treatment of childhood lead poisoning? *The Journal of the Academy of Nutrition and Dietetics, 112*(11), 1916.

Dapul, H., & Laraque, D. (2014). Lead poisoning in children. *Advances in Pediatrics, 61*(1), 313–333.

Dubowitz, H., & Lane, W. (2016). Abused and neglected children. In R. M. Kliegman, B. F. Stanton, J. W. St Geme, et al. (Eds.), *Nelson textbook of pediatrics* (20th ed.). Philadelphia: Saunders/Elsevier.

Evans, H. (2011). Pediatrics tackles child sexual abuse. *The Archives of Pediatrics & Adolescent Medicine, 165*(9), 783–784.

Forsdike, K., Tarzia, L., Hindmarsh, E., et al. (2014). Family violence across the life cycle. *Australian Family Physician, 43*(11), 768–774.

Fountain, J. S., & Reith, D. M. (2014). Dangers of "EDTA". *New Zealand Medical Journal, 127*(1398), 126–127.

Frithsen, I., & Simpson, W. (2010). Recognition and management of acute medication poisoning. *American Family Physician, 81*(3), 316–323.

Girardet, R., Bolton, K., Lohoti, S., et al. (2011). Collection of forensic evidence from pediatric victims of sexual assault. *Pediatrics, 128*(2), 233–238.

Hibbard, R., Barlow, J., MacMillan, H., et al. (2012). Psychological maltreatment. *Pediatrics, 130*(2), 372–378.

Jones, A. L. (2009). Emerging aspects of assessing lead poisoning in childhood. *Emerging Health Threats Journal, 2*, e3.

Kemp, A. M. (2011). Abusive head trauma: Recognition and the essential investigation. *Archives of Disease in Childhood: Education & Practice edition, 96*(6), 202–208.

Krienert, J. L., & Walsh, J. A. (2011). Sibling sexual abuse: An empirical analysis of offender, victim, and event characteristics in National Incident-based Reporting System (NBRS) data, 2000–2007. *Journal of Child Sexual Abuse, 20*(4), 353–372.

Lane, W. G. (2014). Prevention of child maltreatment. *Pediatric Clinics of North America, 61*(5), 873–888.

Lee, V. R., Connolly, M., & Calello, D. P. (2017). Pediatric poisoning by ingestion: Developmental overview and synopsis of national trends. *Pediatric Annals, 46*(12), e443–e448.

Lyden, C. (2011). Uncovering child abuse. *Nursing Management, 42*(Suppl), 1–5.

Maguire, S. A., Watts, P. O., Shaw, A. D., et al. (2013). Retinal hemorrhages and related findings in abusive and non-abusive head trauma: A systematic review. *Eye, 27*(1), 28–36.

McGregor, T., Parkar, M., & Rao, S. (2009). Evaluation and management of common childhood poisonings. *American Family Physician, 79*(5), 397–403.

Mindell, J. A., & Williamson, A. A. (2018). Benefits of a bedtime routine in young children: Sleep development and beyond. *Sleep Medicine Reviews, 40*, 93–108.

Mollen, C. J., Goyal, M. K., & Frioux, S. M. (2012). Acute sexual abuse. *Pediatric Emergency Care, 28*(6), 584–590.

Mowry, J. B., Spyker, D. A., Brooks, D. E., et al. (2016). Annual report of the American Association Of Poison Control Centers' National Poison Data System (NPDS): 33rd annual report. *Clinical Toxicology (Philadelphia, Pa.), 54*(10), 924–1109. https://doi.org/10.1080/15563650.2016.1245421.

National Center on Shaken Baby Syndrome.(n.d.). Facts & Info. https://www.dontshake.org/learn-more/item/114-facts-and-info.

Olson, K. R. (2010). Activated charcoal for acute poisoning: One toxicologist's journey. *The Journal of Medical Toxicology, 6*(2), 190–198.

Patel, O., Magnusen, E., & Sandell, J. M. (2017). Prevention of unintentional injury in children. *Paediatrics and Child Health, 27*(9), 420–426.

Petersen, D. D. (2011). Common plant toxicology: A comparison of national and southwest Ohio data trends in plant poisonings in the 21st century. *Toxicology and Applied Pharmacology, 254*(2), 148–153.

Raymond, J. S., Kennedy, C., & Brown, M. J. (2013). Blood lead level analysis among refugee children resettled in New Hampshire and Rhode Island. *Public Health Nursing, 30*(1), 70–79.

Schneiderman, J. U., Smith, C., & Palinkas, L. A. (2012). The caregiver as gatekeeper for accessing health care for children in foster care: A qualitative study of kinship and unrelated caregivers. *Children and Youth Services, 34*(10), 2123–2130.

Selph, S. S., Bougatsos, C., Blazina, I., et al. (2013). Behavioral interventions and counseling to prevent child abuse and neglect: A systematic review to update the US Preventative Services Task Force recommendations. *Annals of Internal Medicine, 158*(3), 179–190.

Skarsaune, K., & Bondas, T. (2015). Neglected nursing responsibility when suspecting child abuse. *Clinical Nursing Studies, 4*(1).

Squires, J. E., & Squires, R. H. (2013). A review of Munchausen syndrome by proxy. *Pediatric Annals, 42*(4), 67–71.

Theurer, W. M., & Bhavsar, A. K. (2013). Prevention of unintentional childhood injury. *American Family Physician, 87*(7), 502–509.

US Department of Health and Human Services. (2015). *The Child Abuse Prevention and Treatment Act (CAPTA) 2010*. Washington, DC: US Government Printing Office.

Ward, T. C., & Doering, J. J. (2014). Application of a socio-ecological model to mother infant bed sharing. *Health Education & Behavior, 41*(6), 577–589.

Ward, T. C. S., Robb, S. W., & Kanu, F. A. (2016). Prevalence and characteristics of bed-sharing among black and white infants in Georgia. *Maternal and Child Health Journal, 20*, 347–362.

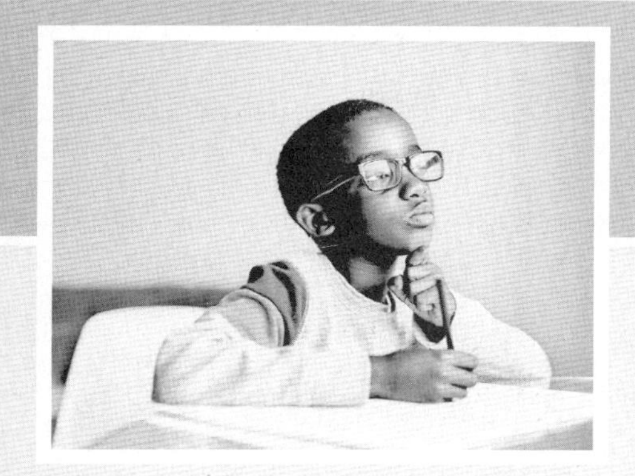

14

Promoção da Saúde da Criança em Idade Escolar e da Família

Alice M. Burch

CONCEITOS GERAIS

- Desenvolvimento
- Capacidade funcional
- Cultura
- Dinâmica familiar
- Sexualidade
- Estresse
- Segurança

PROMOÇÃO DO CRESCIMENTO E DESENVOLVIMENTO ESPERADOS

O segmento do ciclo de vida que se estende dos 6 anos até aproximadamente 12 anos tem diferentes classificações, cada uma delas descrevendo uma característica importante do período. Esses anos intermediários geralmente são chamados de *idade escolar* ou *anos escolares*. Esse período começa com o ingresso no ambiente escolar, que tem impacto significativo no desenvolvimento e nas relações das crianças.

Fisiologicamente, os anos intermediários começam com a queda do primeiro dente decíduo e terminam na puberdade, com a aquisição dos dentes permanentes (com exceção dos dentes do siso). Antes dos 5 ou 6 anos, as crianças progrediram de recém-nascidos indefesos para indivíduos robustos e complicados com uma capacidade de comunicar-se, conceituar de maneira limitada e de envolver-se em comportamentos sociais e motores complexos. O crescimento físico foi igualmente rápido durante os anos de idade pré-escolar. Em contraste, o período intermediário da infância, entre o rápido crescimento da primeira infância e a manifestação de crescimento pré-púbere, é um período de crescimento e desenvolvimento graduais, com progresso mais regular nos aspectos físicos e emocionais.

DESENVOLVIMENTO BIOLÓGICO

Durante o período intermediário da infância, o crescimento em altura e peso assume um ritmo mais lento, porém constante, em comparação com os anos anteriores. Entre 6 e 12 anos, as crianças crescem em média 5 cm por ano para ganhar de 30 a 60 cm de altura e quase o dobro de peso, aumentando de 2 a 3 kg por ano. Em média, uma criança de 6 anos tem aproximadamente 116 cm de altura e pesa cerca de 21 kg; a criança de 12 anos tem uma média de 150 cm de altura e pesa aproximadamente 40 kg. Nessa idade, meninas e meninos diferem pouco em tamanho, embora os meninos tendam a ser um pouco mais altos e um pouco mais pesados do que as meninas. Perto do fim da idade escolar, meninos e meninas começam a aumentar de tamanho, embora a maioria das meninas comece a ultrapassar os meninos em altura e peso, para o desconforto agudo de ambos os sexos.

Mudanças físicas

Crianças em idade escolar são mais graciosas do que na pré-escola e têm mais firmeza nos pés. As proporções do corpo ficam mais esguias, com pernas mais longas, proporções corporais variáveis e centro de gravidade mais baixo. A postura melhora em relação ao período pré-escolar, para facilitar a locomoção e a eficiência no uso dos braços e do tronco. Essas proporções facilitam escalar, andar de bicicleta e desenvolver outras atividades. A gordura vai diminuindo gradativamente e os padrões de distribuição alteram-se, contribuindo para a aparência mais magra das crianças durante esses anos intermediários, embora, como dito anteriormente, elas continuem ganhando peso.

Acompanhando o alongamento do esqueleto e a diminuição da gordura, há aumento na porcentagem do peso corporal representado por tecido muscular. No fim desse período, meninos e meninas dobram sua força e capacidades físicas, e seu desenvolvimento estável e relativamente consistente de coordenação aumenta seu equilíbrio e habilidade. No entanto, esse aumento de força costuma ser enganoso. Embora a força aumente, os músculos ainda são funcionalmente imaturos quando comparados aos de adolescentes e sofrem mais facilmente por lesões musculares causadas pelo uso excessivo. Portanto, deve-se ter cautela com as atividades esportivas para crianças dessa faixa etária.

As alterações mais pronunciadas que indicam o aumento da maturidade das crianças são a diminuição do perímetro cefálico em relação à altura em pé, a diminuição da circunferência da cintura em relação à altura e o aumento do comprimento das pernas em relação à altura. Esses indicadores geralmente fornecem uma pista do grau de maturidade física de uma criança. Parece haver uma correlação entre as indicações físicas de maturidade e o bom desempenho escolar.

Certas características fisiológicas e anatômicas são típicas de crianças em idade escolar. As proporções da face mudam porque ela cresce mais rápido em relação ao restante do crânio. O crânio e o cérebro crescem muito lentamente durante esse período e aumentam pouco de tamanho depois disso. Como todos os dentes primários (decíduos) são perdidos durante esse período, a meia-infância é, às vezes, conhecida como a idade do dente solto (Figura 14.1). Os primeiros anos da infância intermediária, quando os novos dentes secundários (permanentes) parecem grandes demais para o rosto, são conhecidos como a fase do patinho feio.

Maturação dos sistemas

A maturidade do sistema digestório reflete-se em menos problemas estomacais, melhor manutenção dos níveis de glicose no sangue e aumento da capacidade estomacal, o que permite a retenção de alimentos por períodos mais longos. As crianças em idade escolar não precisam ser alimentadas tão prontamente ou tão frequentemente quanto as crianças em idade pré-escolar. As necessidades calóricas (kcal/kg) são menores do que eram nos anos pré-escolares e inferiores ao que serão durante os anos seguintes de surto de crescimento do adolescente. O amadurecimento físico fica evidente em outros tecidos e órgãos do corpo. A capacidade vesical, embora difira amplamente entre as crianças, é geralmente maior nas meninas do que nos meninos. O coração cresce mais lentamente durante a infância intermediária e é menor em relação ao restante do corpo do que em qualquer outro período da vida. As frequências cardíaca e respiratória diminuem constantemente e a pressão arterial aumenta dos 6 aos 12 anos.

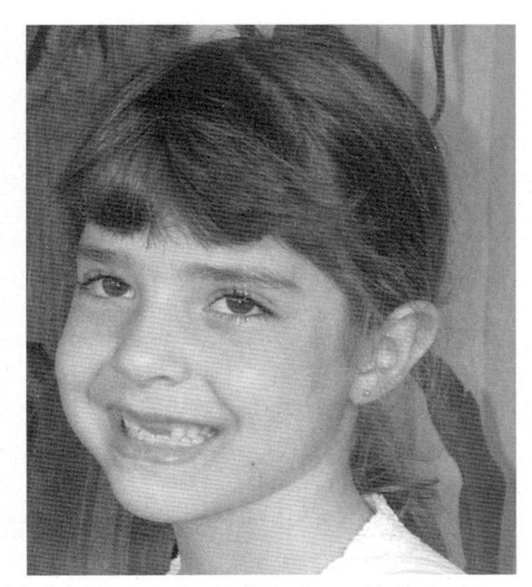

Figura 14.1 A infância intermediária é o estágio de desenvolvimento em que os dentes decíduos são perdidos.

O sistema imunológico torna-se mais competente em sua capacidade de localizar infecções e produzir uma resposta anticorpo-antígeno. No entanto, as crianças costumam ter várias infecções nos primeiros 1 a 2 anos de vida escolar devido ao aumento da exposição e contato com outras pessoas.

Os ossos continuam o processo de ossificação durante a infância, mas cedem à pressão e aos espasmos musculares mais facilmente do que os ossos maduros. As crianças precisam de muitas oportunidades para se locomover, mas devem ter cuidado ao carregar peso. Por exemplo, devem alternar a carga de livros ou sacolas de um braço para o outro. Mochilas, quando usadas corretamente, distribuem o peso de maneira mais uniforme.

Diferenças ainda maiores são observadas no fim da infância intermediária, ou seja, período de transição da infância para a adolescência, do que no início. Essas diferenças tornam-se cada vez mais aparentes e, se forem extremas ou únicas, podem criar problemas emocionais. As características associadas às relações entre altura e peso, crescimento rápido ou lento e outras características importantes do desenvolvimento devem ser explicadas às crianças e suas famílias. A maturidade física não está necessariamente relacionada com a maturidade emocional e social. Crianças de 7 anos que se parecem com crianças de 10 pensam e agem como crianças de 7 anos. Esperar comportamentos adequados para uma idade mais avançada não é realista e pode ser prejudicial para o desenvolvimento de competência e autoestima. Por outro lado, tratar crianças de 10 anos que parecem jovens fisicamente como se fossem mais jovens é um prejuízo para elas.

Pré-puberdade

A **pré-adolescência** é o período que começa no fim da infância intermediária e termina com o 13º aniversário. A **puberdade** sinaliza o início do desenvolvimento de características sexuais secundárias, e a **pré-puberdade**, o período de 2 anos que antecede a puberdade, normalmente ocorre durante a pré-adolescência.

Perto do fim da infância intermediária, as discrepâncias entre meninos e meninas em relação ao crescimento e maturação tornam-se aparentes. Em média, há uma diferença de aproximadamente 2 anos entre meninas e meninos na idade de início da puberdade. Esse é um período de rápido crescimento em altura e peso, especialmente para as meninas.

Não existe uma idade universal em que as crianças assumem as características pré-púberes. Os primeiros sinais fisiológicos aparecem por volta dos 9 anos (principalmente em meninas) e geralmente são evidentes em crianças de 11 a 12 anos. Embora os pré-adolescentes não queiram ser diferentes, a variabilidade no crescimento físico e nas mudanças fisiológicas entre crianças do mesmo sexo e entre os dois sexos costuma ser impressionante nesse momento. Essa variabilidade, especialmente em relação ao aparecimento de características sexuais secundárias, é uma grande preocupação para os pré-adolescentes. Tanto o aparecimento precoce quanto o tardio dessas características é fonte de constrangimento e inquietação para ambos os sexos.

A pré-adolescência é um período em que ocorre uma sobreposição considerável de características de desenvolvimento, com elementos aparentes tanto da infância intermediária quanto do início da adolescência. No entanto, várias características únicas diferenciam esse período de outros. Em geral, a puberdade começa aos 10 anos nas meninas e aos 12 anos nos meninos, mas pode ser considerada normal para ambos os sexos depois dos 8 anos. Os meninos experimentam pouca maturação sexual visível durante a pré-adolescência, enquanto os corpos das meninas podem mudar de maneira visível.

DESENVOLVIMENTO PSICOSSOCIAL: DESENVOLVIMENTO DO SENSO DE AUTONOMIA (ERIKSON)[1]

Freud descreveu a infância intermediária como o **período de latência**, um período de tranquilidade entre a fase edipiana da primeira infância e o erotismo da adolescência. Durante esse período, as crianças vivenciam relacionamentos com colegas do mesmo sexo, seguindo a indiferença dos anos anteriores e precedendo a fascinação heterossexual que ocorre com a maioria dos meninos e meninas na puberdade.

O domínio bem-sucedido dos três primeiros estágios de desenvolvimento psicossocial de Erikson é importante em termos de desenvolvimento de uma personalidade saudável. A conclusão bem-sucedida dessas etapas requer um ambiente afetuoso dentro de uma unidade familiar estável. Isso prepara a criança para se envolver em experiências e relacionamentos além do grupo familiar próximo. Crianças que não têm uma vida familiar estável muitas vezes apresentam dificuldades para estabelecer relacionamentos.

O **senso de autonomia**, ou o sentimento de realização, ocorre em algum momento entre os 6 anos e a adolescência. As crianças em idade escolar estão ansiosas para desenvolver habilidades e participar de trabalhos significativos e socialmente úteis. Os interesses expandem-se nos anos intermediários e, com um senso crescente de independência, as crianças querem envolver-se em tarefas que podem ser realizadas até sua conclusão (Figura 14.2). A falha em desenvolver esse senso de realização pode resultar em um sentimento de inferioridade.

Muitos aspectos da autonomia contribuem para o senso de competência, habilidade e domínio da criança. Elas obtêm satisfação com um comportamento independente na exploração e manipulação de seu ambiente e na interação com os colegas. O reforço na forma de notas, recompensas materiais, privilégios adicionais e reconhecimento fornece incentivo e estímulo.

O sentimento de realização também envolve a capacidade de cooperar, competir com os outros e lidar de maneira eficiente com as outras pessoas. A infância intermediária é o período em que as crianças aprendem o valor de fazer coisas com outras pessoas e os benefícios dessa divisão de trabalho na realização de metas. A aprovação dos pares tem forte poder motivacional.

O perigo inerente a esse período de desenvolvimento é a ocorrência de situações que podem resultar em um sentimento de inadequação ou **inferioridade**. Isso pode acontecer se os estágios anteriores não tiverem sido bem-sucedidos ou se a criança for incapaz ou ainda estiver despreparada para assumir as responsabilidades associadas ao desenvolvimento do senso de realização. Crianças com limitações físicas e mentais podem estar em desvantagem na aquisição de certas habilidades. Quando a estrutura de recompensa é baseada em evidências de domínio de tarefas, as crianças incapazes de desenvolver essas habilidades correm o risco de sentirem-se inadequadas e inferiores.

Mesmo crianças sem deficiências crônicas podem ter sentimentos de inadequação em algumas áreas. Nenhuma criança é capaz de fazer tudo de maneira exemplar e elas devem aprender que não serão capazes de dominar todas as habilidades que tentarem. Todas as crianças, mesmo aquelas que geralmente têm atitudes positivas em relação às tarefas e às suas próprias habilidades, sentirão certo grau de inferioridade quando encontrarem habilidades específicas que não conseguem dominar.

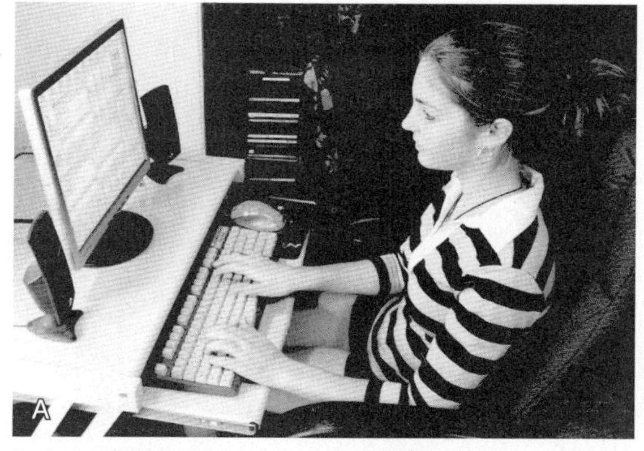

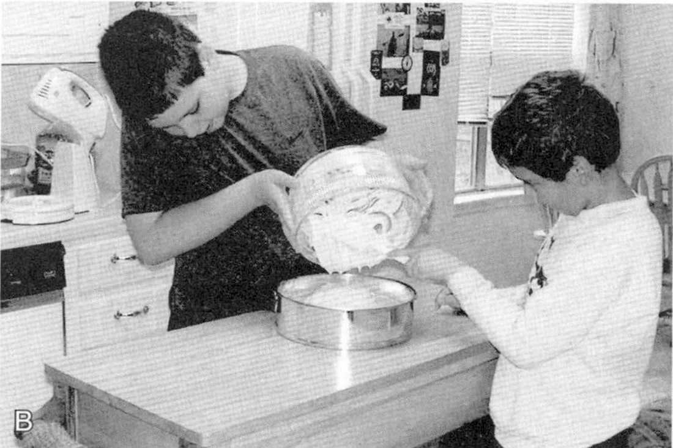

Figura 14.2 Crianças em idade escolar têm motivação para completar tarefas. **A.** Trabalhando sozinho. **B.** Trabalhando com outras pessoas.

As crianças precisam e desejam conquistas reais. Elas conseguem alcançar o senso de autonomia quando têm acesso às tarefas que precisam ser realizadas e são capazes de concluí-las de forma satisfatória, apesar das diferenças individuais em suas capacidades inatas e de desenvolvimento emocional.

DESENVOLVIMENTO COGNITIVO (PIAGET)

Quando as crianças entram em idade escolar, começam a adquirir a capacidade de relacionar uma série de eventos a representações mentais, que podem ser expressas de forma verbal e simbólica. Esse é o estágio que Piaget chama de **operações concretas**, quando as crianças podem usar processos mentais para experimentar eventos e ações. A postura inflexível e egocêntrica dos anos pré-escolares é substituída por processos mentais que permitem que a criança seja capaz de perceber a situação do ponto de vista de outra pessoa. A diminuição constante do egocentrismo ajuda a formar a base para o pensamento lógico e o desenvolvimento e amadurecimento da moralidade.

Durante essa fase, as crianças passam a compreender as relações entre coisas e ideias. Elas evoluem de julgar com base no que observam (pensamento perceptivo) para julgar com base no seu raciocínio (pensamento conceitual). São cada vez mais capazes de dominar a linguagem simbólica e de usar a memória de experiências anteriores para avaliar e interpretar o presente.

Uma das principais tarefas cognitivas das crianças em idade escolar é dominar o conceito de **conservação**, que é uma habilidade de pensamento lógico (Figura 14.3). Existe uma sequência de desenvolvimento na capacidade das crianças de compreender essa noção. As crianças geralmente entendem a conservação em relação a números

[1]N.R.T.: A teoria de Erikson foi criada pelo psiquiatra alemão Erik Homburger Erikson no século XX. Nessa teoria, é valorizado o papel do meio social na formação da personalidade do indivíduo; a energia que orienta o desenvolvimento é psicossocial. Erikson mapeou oito estágios do desenvolvimento psicossociais. Segundo ele, a personalidade desenvolvia-se pela resolução de tensões entre várias etapas ao longo da vida. Disponível em: https://ensaiosenotas.com/2020/06/13/erik-erikson-os-estagios-psicossociais-do-desenvolvimento/. Acesso em: 9 dez. 2021.

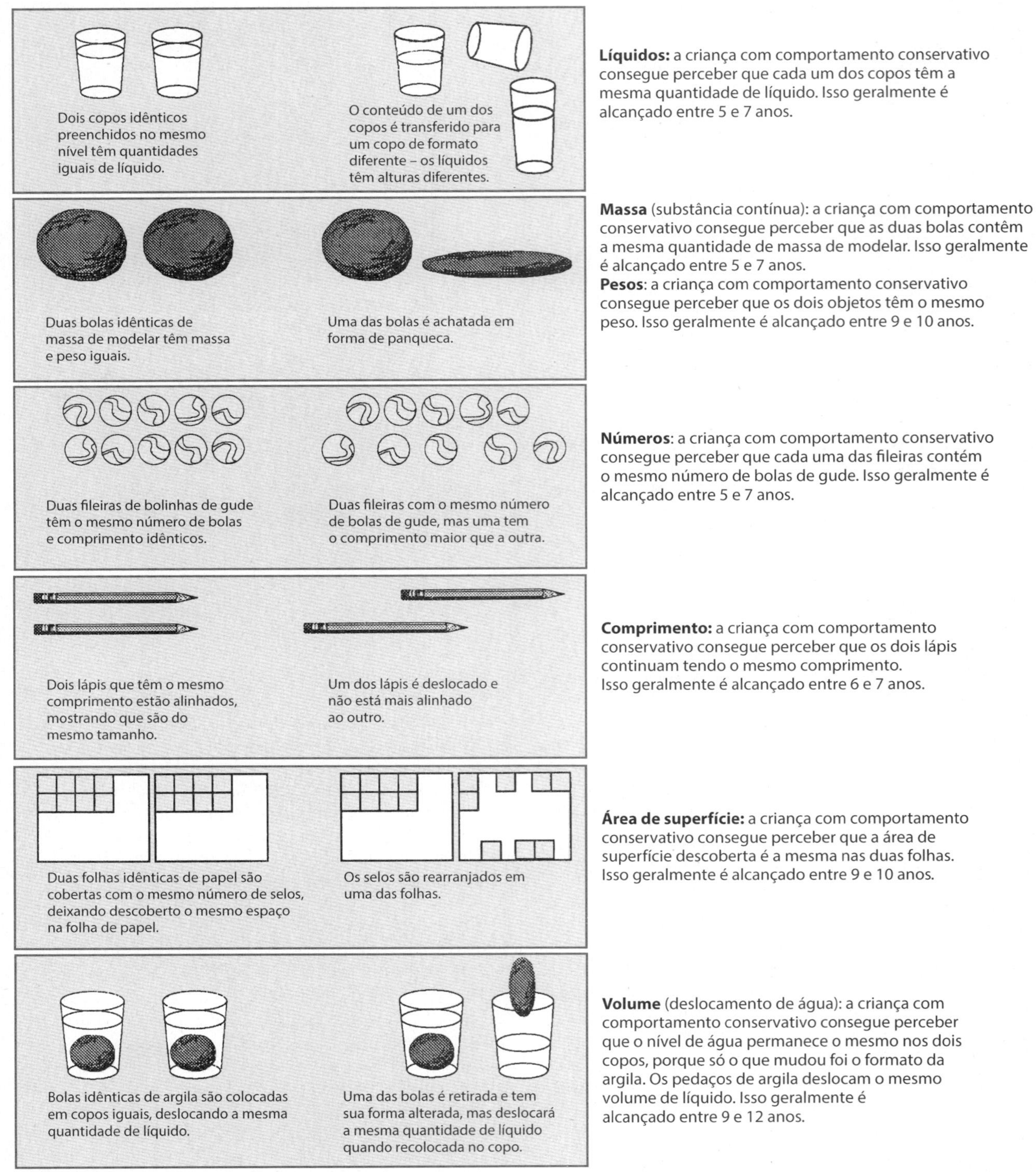

Figura 14.3 Exemplos comuns que demonstram a capacidade da criança de compreender a noção de conservação (as idades são aproximadas).

(de 5 a 6 anos) antes de compreender a conservação de substâncias. Por exemplo, primeiro elas reconhecem que 7 permanece sendo 7, seja representado por (3 + 4), (2 + 5), 7 botões ou 7 estrelas. A da conservação para líquidos, massa e comprimento geralmente é alcançada por volta dos 6 a 7 anos. Nesse período, elas conseguem perceber que mudar a forma de uma substância, como um pedaço de argila, não altera sua massa total. Elas aprendem a conservação de pesos, algum tempo depois (de 9 a 10 anos) e, por último, a conservação de volume ou deslocamento (de 9 a 12 anos). Por exemplo, elas não acham mais que um copo de água alto e fino contém um volume maior do que um copo curto e largo; são capazes de distinguir os pesos dos itens, independentemente do tamanho. Crianças em idade escolar também desenvolvem habilidades de classificação. Elas conseguem agrupar e classificar objetos de acordo com os atributos que esses objetos compartilham; colocam as coisas em uma ordem lógica e sensata e têm o conceito em mente enquanto tomam decisões com base nesse conceito. Na infância intermediária, as crianças sentem muito prazer em classificar e organizar seu ambiente. Elas ocupam-se colecionando objetos, como adesivos, conchas, bonecos, carros, cartões e bichos de pelúcia. Elas podem até começar a classificar as amizades e relacionamentos (p. ex., melhor amigo, segundo melhor amigo).

As crianças desenvolvem a capacidade de compreender termos e conceitos relacionais, como ontem e amanhã, maior e menor, mais escuro e mais claro, mais pesado e mais leve, direita e esquerda, além de mais que e menos que. Elas percebem a reciprocidade dos relacionamentos familiares (p. ex., para ser um irmão, é preciso ter um irmão).

Crianças em idade escolar aprendem o alfabeto e a linguagem simbólica representada pelas *palavras*, que podem ser organizados em termos de estrutura e da relação com o alfabeto. Elas aprendem a dizer as horas, começam a perceber a relação de eventos no tempo (história) e no espaço (geografia) e a combinar relações de tempo e espaço (geologia e astronomia).

A capacidade de leitura é adquirida durante os anos escolares e torna-se a ferramenta mais importante para a possibilidade de uma investigação independente. A capacidade das crianças de explorar, imaginar e expandir seus conhecimentos é aprimorada pela leitura.

DESENVOLVIMENTO MORAL (KOHLBERG)

À medida que as crianças ultrapassam a fase do egocentrismo para a fase de padrões mais lógicos de pensamentos, elas também passam por estágios de desenvolvimento da consciência e dos padrões morais. Crianças pequenas não acreditam que os padrões de comportamento sejam internos, mas que as regras são estabelecidas por outras pessoas. Durante os anos pré-escolares, as crianças veem as regras como definidas e não perguntam o motivo nem pedem explicação. Elas aprendem os padrões aceitáveis de comportamento, agem de acordo com eles e sentem-se culpadas quando descumprem as regras. Embora as crianças de 6 ou 7 anos conheçam as regras e comportamentos que se esperam delas, não entendem as razões. Recompensas e punições orientam seu julgamento; um "mau comportamento" é aquele que infringe uma regra ou causa danos. As crianças pequenas acreditam que o que as outras pessoas lhes dizem para fazer é certo e o que elas mesmas pensam é errado. Consequentemente, crianças de 6 ou 7 anos podem interpretar acidentes ou infortúnios como punição por "maus" atos.

Crianças no fim da idade escolar são capazes de julgar um ato pelas intenções que o motivaram, não apenas por suas consequências. Regras e julgamentos tornam-se menos absolutos e autoritários e começam a basear-se nas necessidades e nos desejos dos outros. Para essas crianças, uma violação de regra provavelmente será vista em relação ao contexto global em que aparece. A situação, assim como a moralidade da própria regra, influencia as reações. Embora as crianças no início da idade escolar julguem um ato apenas de acordo com o que é certo ou errado, as do fim da idade escolar levam em consideração diferentes pontos de vista. Elas são capazes de compreender e aceitar o conceito de tratar os outros como gostariam de ser tratados.

DESENVOLVIMENTO ESPIRITUAL

As crianças dessa idade pensam em termos concretos, mas são aprendizes ávidos e têm grande desejo de saber mais sobre seu Deus ou divindade. Elas retratam Deus como humano e usam adjetivos como "amar" e "ajudar" para descrever sua divindade. Elas são fascinadas pelos conceitos de céu e inferno, e desenvolvem consciência e preocupação com as regras, e podem ter medo de ir para o inferno por mau comportamento. Crianças em idade escolar desejam e esperam ser punidas pelo mau comportamento e, quando têm a opção, tendem a escolher uma punição "à altura do delito". Frequentemente, elas veem uma doença ou um acidente como punição por um delito real ou imaginário. Em questões de fé, as crenças e os ideais de familiares e pessoas religiosas têm mais influência que a opinião de seus pares.

Crianças em idade escolar começam a aprender a diferença entre o natural e o sobrenatural, mas têm dificuldade em entender os símbolos. Consequentemente, os conceitos religiosos devem ser apresentados a elas em termos concretos. A oração ou outros rituais religiosos os confortam, e se essas atividades fazem parte de suas vidas diárias, podem ajudá-los a lidar com situações ameaçadoras. O que pedem a Deus em suas orações tende a ser recompensas tangíveis. Embora as crianças no início da idade escolar esperem que suas orações sejam respondidas, à medida que aumentam a idade, começam a reconhecer que isso nem sempre ocorre e ficam menos preocupadas quando suas orações não são respondidas. Elas são capazes de discutir seus sentimentos sobre sua fé e como ela relaciona-se com suas vidas (ver boxe *Considerações culturais*).

DESENVOLVIMENTO SOCIAL

A identificação com o grupo de seus pares é um fator importante para ganhar independência dos pais. Os grupos têm uma cultura própria com segredos, tradições e códigos de ética que promovem sentimento de solidariedade e de distanciamento dos adultos. Por meio de relacionamentos com os colegas, as crianças aprendem como lidar com dominação e hostilidade, como se relacionar com pessoas em posições de liderança e autoridade e como explorar ideias e o ambiente físico. A ajuda e o apoio do grupo fornecem às crianças segurança suficiente para arriscar uma moderada rejeição aos pais conquistada por pequenas vitórias na aquisição de independência.

O conceito infantil sobre sexualidade apropriada é adquirido por meio de relacionamentos com seus pares. Durante os primeiros anos escolares, existem poucas diferenças de gênero nas experiências lúdicas infantis. Meninas e meninos compartilham brincadeiras e outras atividades. No entanto, nos últimos anos escolares, a diferença entre as brincadeiras de meninos e meninas torna-se mais acentuada.

Relações sociais e cooperação

O relacionamento diário com os colegas fornece interações sociais importantes para crianças em idade escolar. Pela primeira vez, as crianças participam das atividades em grupo com entusiasmo e participação constante. As interações anteriores eram limitadas a curtos períodos e sob a supervisão de um adulto. Com habilidades e oportunidades cada vez maiores, as crianças envolvem-se com um ou mais grupos de pares, nos quais podem alcançar *status* de membros respeitados.

Muitas lições valiosas são aprendidas na interação diária com companheiros de mesma idade. Primeiro, as crianças aprendem a apreciar os numerosos e variados pontos de vista apresentados no grupo. Conforme interagem com colegas que têm uma percepção de mundo diferente da sua, as crianças percebem os limites de seu próprio ponto de vista. Como os colegas da mesma idade são seus pares e não são forçados a aceitar as ideias uns dos outros, como se espera que aceitem as dos adultos, os companheiros têm uma influência significativa na diminuição da perspectiva egocêntrica da criança. Consequentemente, as crianças aprendem a discutir, persuadir, negociar, cooperar e a comprometer-se para manter as amizades.

Considerações culturais

Orientação religiosa

Muitas escolas e comunidades têm uma orientação judaico-cristã em relação a preces, feriados e valores. Isso pode resultar em conflito e desconforto para crianças de outros grupos religiosos ou étnicos. O enfermeiro deve ser sensível a essas diferenças para não ofender e confundir crianças de outras origens religiosas, como budista, hindu e muçulmana, e aquelas sem formação religiosa.

Em segundo lugar, as crianças tornam-se cada vez mais sensíveis às normas sociais e às pressões do grupo. O grupo de pares estabelece padrões de aceitação e rejeição, e as crianças geralmente estão dispostas a modificar seu comportamento para serem aceitas pelo grupo. A necessidade de aprovação do grupo passa a ter uma influência poderosa para a adaptação. As crianças aprendem a vestir-se, falar e a comportar-se de maneira aceitável para o grupo. Individualmente, elas podem assumir diferentes papéis sociais, como o piadista ou o herói de classe, de modo a conseguir a aprovação do grupo.

Terceiro, a interação entre os pares leva à formação de amizades íntimas entre colegas do mesmo sexo. O período escolar é o período em que as crianças têm "melhores amigos" com quem compartilham segredos, piadas e aventuras particulares; elas ajudam umas às outras em tempos difíceis. Mesmo sendo amigas, as crianças também brigam, ameaçam umas às outras, separam-se e tornam a ficar juntas. Esses relacionamentos diádicos, nos quais a criança experimenta amor e proximidade com um colega, parecem ser importantes como base para os relacionamentos na idade adulta (Figura 14.4).

Clubes e grupos de pares

Uma das características marcantes da infância intermediária é a formação de grupos formais ou clubes. Uma característica proeminente desses grupos é o rígido código de regras imposto aos membros. Existe exclusividade na seleção das pessoas que têm o privilégio de ingressar. A aceitação no grupo é determinada com base em critérios sociais ou comportamentais. Conformidade é o núcleo estrutural do grupo. Frequentemente, existem códigos secretos, interesses comuns, estilos especiais de vestir-se e uso de palavras especiais que representam a participação no grupo. Cada criança deve obedecer ao padrão de comportamento estabelecido pelos membros. O cumprimento das regras proporciona às crianças sentimentos de segurança e as exime da responsabilidade de tomar decisões. Ao fundir sua identidade com as de seus pares, as crianças são capazes de passar do grupo familiar para um grupo externo como um passo em direção à busca de maior independência. As associações e os clubes permitem que as crianças substituam a conformidade com um grupo de pares pela conformidade com a família em um momento em que elas ainda são muito inseguras para funcionar de forma independente.

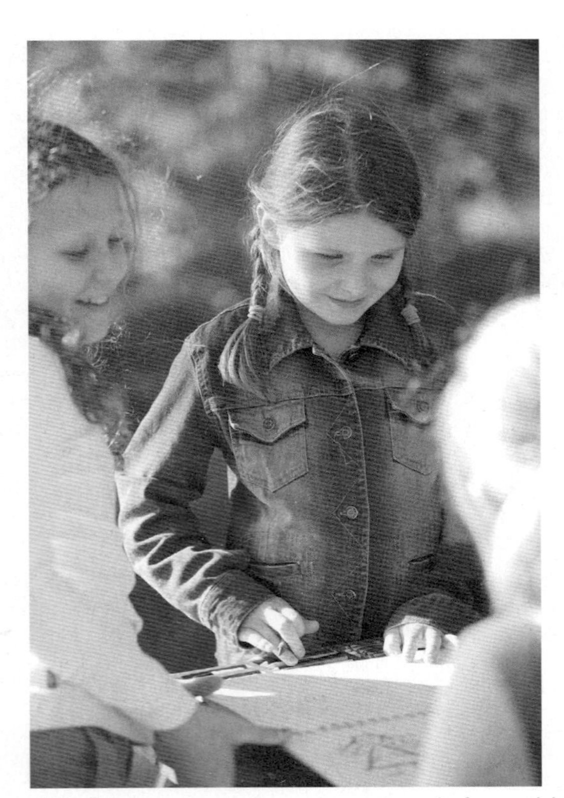

Figura 14.4 Crianças em idade escolar gostam de fazer atividades com o "melhor amigo".

Durante os primeiros anos escolares, os grupos são geralmente pequenos e pouco organizados, com mudança de membros e nenhuma estrutura formal. Eles não demonstram os elementos de cooperação e ordem que são observados em grupos de crianças mais velhas. Em geral, os grupos de meninas são menos formalizados do que os de meninos e, embora possa haver uma mistura de ambos os sexos nos primeiros anos escolares, os grupos de anos escolares posteriores são compostos predominantemente por crianças do mesmo sexo. Os interesses comuns são a base em torno da qual o grupo está estruturado.

Um relacionamento ruim com os colegas e a falta de identificação com o grupo podem contribuir para o *bullying*. ***Bullying*** é qualquer atividade recorrente que intencionalmente provoque danos, angústia ou o controle sobre outra pessoa, no qual existe um desequilíbrio de poder percebido entre o(s) agressor(es) e a vítima (Hensley, 2013). Embora o *bullying* possa ocorrer em qualquer ambiente, acontece com mais frequência nos corredores das escolas ou no *playground*, onde a supervisão é mínima, mas os colegas podem presenciar o ataque (Shetgiri, 2013). O *bullying* virtual envolve o uso de uma mídia eletrônica para prejudicar ou incomodar outro indivíduo e pode ser mais prejudicial do que o *bullying* tradicional, porque o ataque pode atingir instantaneamente um público muito maior, permitindo que o agressor permaneça anônimo (Sticca & Perren, 2013). Crianças que são alvo de *bullying* geralmente têm características internas, como retraimento, ansiedade, depressão, baixa autoestima e baixa assertividade que podem torná-las um alvo fácil (Arseneault, Bowes, & Shakoor, 2010). Os "valentões" que praticam o *bullying* geralmente desafiam os adultos, são manipuladores e tendem a quebrar as regras escolares. Eles têm atitudes agressivas, uma visão positiva da violência e falta de empatia e pode ser que vivenciem ou testemunhem violência ou abuso doméstico (Hensley, 2013). Meninos que cometem *bullying* tendem a usar a força física, conhecida como *bullying direto*, e as meninas costumam usar outros métodos, como exclusão, fofoca ou boatos, que é chamado de *bullying indireto* (Shetgiri, 2013).

As consequências do *bullying* são significativas no longo prazo. Os problemas futuros dos agressores incluem um risco maior de problemas de conduta, hiperatividade, abandono escolar, desemprego e participação em comportamento criminoso (Shetgiri, Lin, & Flores, 2012). Os agressores crônicos parecem manter seu comportamento na idade adulta, o que influencia negativamente sua capacidade de desenvolver e manter relacionamentos. Vítimas de *bullying* têm maior risco de baixa autoestima, ansiedade, depressão, sentimento de insegurança, solidão, baixo desempenho acadêmico e queixas psicossomáticas, como sensação de tensão, cansaço ou tontura (Giesbrecht, Leadbeater, & Macdonald, 2011). Os funcionários da escola desempenham uma função importante na implementação de intervenções *antibullying*; no entanto, resultados de pesquisas indicam que envolver toda a família em programas *antibullying* aumenta muito o sucesso das ações nesta área (Arseneault et al., 2010).

Também existem perigos em ligações grupais muito fortes. A pressão dos colegas força algumas crianças a assumir riscos ou adotar comportamentos que vão contra seu melhor julgamento. A participação de uma criança em uma gangue está associada a aumentos marcantes no comportamento delinquente grave (Bradshaw, Waasdorp, Goldweber et al., 2013). As atividades em grupo que resultam em **violência de gangue** ilegal ou criminosa estão aumentando nos EUA (US Departament of Justice, 2011). É necessário haver uma integração entre programas centrados na família e na escola para reduzir a influência dos grupos criminosos sobre as crianças.

Relações com os familiares

Embora o grupo de pares seja influente e necessário para o desenvolvimento normal da criança, os pais são a principal influência na formação da personalidade de seus filhos, estabelecendo padrões de comportamento e valores. Os valores familiares geralmente têm precedência sobre os valores do grupo de amigos. Embora as crianças pareçam rejeitar os valores parentais enquanto testam os novos valores do grupo, em última análise, elas retêm e incorporam em seus próprios conjuntos de valores parentais que identificam como valiosos.

Durante o Ensino Médio, os jovens preferem passar mais tempo na companhia de seus colegas e, muitas vezes, preferem atividades em grupo a atividades familiares. Isso pode ser perturbador para os pais. Os filhos tornam-se intolerantes e críticos em relação aos pais, especialmente quando as atitudes dos pais desviam-se das do grupo. Elas descobrem que os pais podem estar errados e começam a questionar o conhecimento e a autoridade deles, que antes eram considerados oniscientes e onipotentes. Os pais podem servir melhor aos interesses de seus filhos por meio de compreensão, apoio e tolerância.

Embora aumentar a independência seja o objetivo no período de transição da infância para adolescência, as crianças não estão preparadas para abandonar todo o controle dos pais. Elas precisam e querem que sejam impostas restrições ao seu comportamento e não estão preparadas para lidar com todos os problemas de seu ambiente em expansão. Elas sentem-se mais seguras sabendo que há uma figura de autoridade para implementar controles e restrições. As crianças podem reclamar ruidosamente das restrições e tentar ultrapassar os limites impostos pelos pais, mas se sentem desconfortáveis quando conseguem fazê-lo. Elas respeitam os adultos que os impedem de agir por vontade própria. As crianças veem esse comportamento como uma expressão de amor e preocupação com seu bem-estar.

Crianças também precisam que seus pais façam o papel de adultos, não de "amigos". Às vezes, os pais, magoados com a rejeição de seus filhos, tentam manter seu amor e sua gratidão assumindo o papel de amigos. As crianças precisam da força estável e segura fornecida por adultos maduros, a quem possam recorrer durante relacionamentos conturbados com seus pares ou mudanças estressantes em seu mundo. Com uma base segura em uma família amorosa, as crianças são capazes de desenvolver a autoconfiança e a maturidade necessárias para se separarem do grupo e manterem-se independentes.

Jogos e brincadeiras

Jogos e brincadeiras assumem novas dimensões que refletem um novo estágio de desenvolvimento nos anos escolares. Jogar e brincar envolve maior habilidade física, capacidade intelectual e fantasia. Além disso, as crianças desenvolvem um senso de pertencimento a uma equipe ou clube, ao formarem um grupo ou uma "panelinha". Pertencer a um grupo é de vital importância.

Regras e rituais

A necessidade de conformidade na infância intermediária é fortemente manifestada em atividades, jogos e brincadeiras das crianças em idade escolar. Nos anos pré-escolares, os jogos e as brincadeiras infantis eram inventados para elas ou jogados na companhia de um amigo ou adulto, e as regras evoluíam com o jogo. Agora, as crianças começam a ver a necessidade de regras, e seus jogos têm regras fixas e invariáveis que podem ser bizarras e extraordinariamente rígidas. Parte da diversão do jogo é conhecer as regras, porque saber significa pertencer. Conformidade e ritual permeiam suas brincadeiras e são evidentes em seu comportamento e linguagem. A infância é cheia de canções e zombaria, como "Uni duni te", "Quem chegar por último é mulher do padre" e "Ciranda, cirandinha". As crianças obtêm uma sensação de prazer e poder com esses jogos, que têm sido transmitidos ao longo das gerações com poucas alterações.

Jogos e brincadeiras em equipe

Uma forma mais complexa de brincar ou jogar, que evolui da necessidade de interação com os colegas, são os esportes e os jogos em equipe. Pode ser necessário um árbitro ou uma pessoa com autoridade para que as regras possam ser seguidas com mais precisão. Os jogos ou as brincadeiras em equipe ensinam as crianças a modificar ou trocar objetivos pessoais por objetivos coletivos; também as ensina que a divisão de trabalho é uma estratégia eficiente para atingir uma meta.

Os jogos ou as brincadeiras em equipe também podem contribuir para o crescimento social, intelectual e desenvolver as habilidades das crianças (Eime, Young, Harvey et al., 2013). Elas trabalham duro para desenvolver as habilidades necessárias para se tornarem membros da equipe, para melhorar sua contribuição para o grupo e para antecipar as consequências de seu comportamento para o grupo. Os jogos ou as brincadeiras em equipe estimulam o crescimento cognitivo porque as crianças precisam aprender muitas regras complexas, fazer julgamentos sobre elas, planejar estratégias e avaliar os pontos fortes e fracos dos membros de sua própria equipe e da adversária.

Jogos e atividades tranquilas

Embora os jogos e as brincadeiras das crianças em idade escolar possam ser muito ativas, elas também gostam de atividades tranquilas e solitárias. A infância intermediária é a época das coleções, e as coleções de crianças em idade escolar são uma estranha variedade de objetos não relacionados em pilhas desordenadas e bagunçadas. As coleções dos últimos anos letivos são mais ordenadas e seletivas e, muitas vezes, são organizadas em álbuns, prateleiras ou caixas.

Crianças em idade escolar ficam fascinadas com jogos complexos de tabuleiro, cartas ou computador que podem jogar sozinhas ou em grupo. Como em todos os jogos, o cumprimento das regras é uma obstinação. Desentendimentos sobre regras podem causar muita discussão e confusão, que são facilmente resolvidas lendo as regras do jogo.

A recém-adquirida habilidade de leitura torna-se cada vez mais satisfatória à medida que as crianças em idade escolar expandem seu conhecimento do mundo por meio dos livros (Figura 14.5). Crianças em idade escolar nunca se cansam de histórias e, como acontece com as crianças em idade pré-escolar, adoram que as histórias sejam lidas em voz alta. Elas também gostam de costura, culinária, carpintaria, jardinagem e atividades criativas, como pintura. Muitas habilidades criativas, como música e arte, bem como habilidades atléticas como natação, caratê, dança e patinação, são aprendidas durante esses anos e continuam a ser apreciadas na adolescência e na idade adulta (Figura 14.6).

Domínio do ego

Brincar (*play*) oferece às crianças os meios para adquirir domínio representativo sobre si mesmas, seu ambiente e os outros. Por meio das brincadeiras, as crianças podem sentir-se tão grandes, poderosas e habilidosas quanto sua imaginação permitir. Elas também podem sentir-se no controle e obter domínio e poder indiretos sobre quem quer que seja e o que elas escolherem. As crianças em idade escolar ainda precisam da oportunidade de usar os grandes grupos musculares em brincadeiras exuberantes ao ar livre e da liberdade para exercer sua recém-adquirida autonomia e iniciativa. Elas precisam de espaço para exercitar os grandes grupos musculares e lidar com tensões, frustrações e hostilidade. As habilidades físicas praticadas e dominadas nas brincadeiras ajudam a desenvolver um sentimento de competência pessoal, o que contribui para a sensação de realização e confere *status* no grupo.

DESENVOLVENDO O AUTOCONCEITO

O termo **autoconceito** refere-se a uma percepção consciente de autopercepções, como as características físicas, habilidades, valores, ideais e

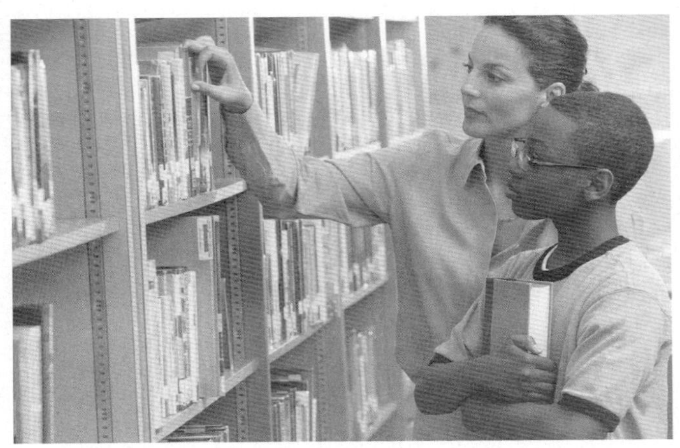

Figura 14.5 Escolhendo um livro com a ajuda de um adulto.

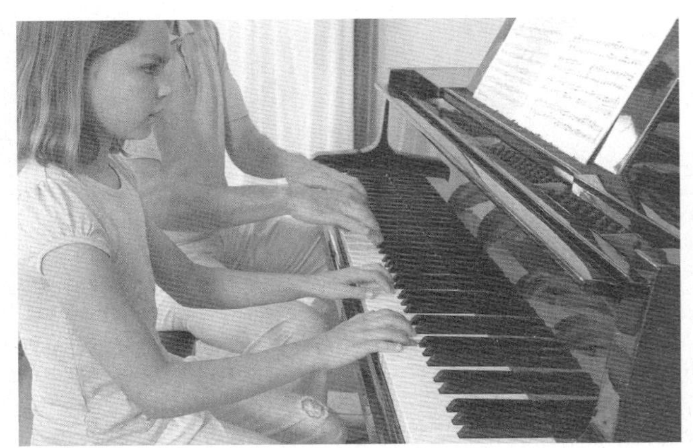

Figura 14.6 Crianças em idade escolar orgulham-se de aprender novas habilidades.

expectativa em relação a si mesmo, e ideia de si mesmo em relação aos outros. Também inclui a imagem corporal, sexualidade e autoestima. Embora os cuidadores primários continuem a exercer influência sobre a autoavaliação das crianças, as opiniões dos colegas e professores fornecem informações valiosas durante a infância intermediária. Com ênfase no desenvolvimento de habilidades e em relações sociais mais amplas, as crianças estão continuamente envolvidas no processo de autoavaliação.

Imagem corporal

A imagem corporal é o que as crianças pensam sobre seus corpos e é influenciada, mas não somente determinada, por outras pessoas significativas. A quantidade de pessoas que influencia a percepção das crianças sobre si mesmas aumenta com a idade. As crianças têm plena consciência de seus próprios corpos, dos corpos de seus colegas e dos adultos. Elas também têm consciência dos desvios das normas. Deficiências físicas, como problemas auditivos ou visuais, orelhas "de abano" ou marcas de nascença, assumem grande importância. Aumentar a consciência dessas diferenças, especialmente quando acompanhada por comentários rudes e insultos de outras pessoas, pode fazer com que a criança se sinta inferior e menos desejável. Isso é especialmente verdadeiro se a deficiência interfere na capacidade da criança de participar de jogos e atividades.

DESENVOLVIMENTO DA SEXUALIDADE

Muitas crianças experimentam alguma forma de brincadeira sexual durante ou antes da pré-adolescência como uma resposta à curiosidade normal, não como resultado de amor ou impulsos sexuais. As crianças são pesquisadores por natureza, e as brincadeiras sexuais são incidentais e transitórias. Quaisquer consequências emocionais adversas ou sentimento de culpa dependem de como o comportamento é administrado pelos pais. Muitos pais desencorajam a exploração sexual, seja por meio de pistas sutis ou de expressões de raiva ou repulsa pelo comportamento de seus filhos. Essas táticas comunicam claramente às crianças que elas não devem envolver-se em tais atividades, desestimula perguntas sobre sexo e limita as fontes de informação.

Educação sexual

Um componente importante da educação sexual contínua é a comunicação eficaz com os pais. Se os pais reprimem a curiosidade sexual da criança ou evitam lidar com ela, as informações sexuais que ela recebe podem ser adquiridas inteiramente de seus pares. Um estudo recente descobriu que a maioria dos pais de filhos pré-adolescentes e adolescentes acreditava estar aberta a discussões sobre educação sexual; no entanto, apenas alguns pais transmitiram informações diretas sobre práticas sexuais seguras (Hyde; Drennan; Butler et al., 2013). Quando os pares são a principal fonte de informações sobre sexo, muitas vezes são transmitidas e trocadas em conversas secretas e contêm informações incorretas.

Embora a infância intermediária seja um período ideal para a educação sexual formal, esse assunto é envolto por muita controvérsia. Muitos pais e grupos opõem-se incondicionalmente à inclusão da educação sexual nas escolas. Quando a educação sexual é apresentada a partir de uma perspectiva de expectativa de vida e tratada como uma parte normal do crescimento e desenvolvimento, é menos provável que as informações contenham nuances de incerteza, culpa ou constrangimento que, por sua vez, podem produzir ansiedade nas crianças.

Função do enfermeiro na educação sexual

Não importa o tipo de prática clínica, o enfermeiro pode fornecer informações sobre a sexualidade humana para pais e filhos. Para discutir o assunto de maneira adequada, o enfermeiro deve ter uma compreensão dos aspectos fisiológicos da sexualidade, conhecer os mitos e conceitos errôneos mais comuns associados ao sexo e ao processo reprodutivo, compreender os valores culturais e sociais e estar consciente de suas próprias atitudes, sentimentos e preconceitos sobre a sexualidade.

Ao apresentar informações sobre sexo a crianças em idade escolar, o enfermeiro deve tratar a sexualidade como uma parte natural do crescimento e desenvolvimento. As perguntas devem ser respondidas com honestidade, de maneira prática e no nível de compreensão da criança. Pode haver momentos em que meninos e meninas devem aprender o conteúdo separadamente; no entanto, os dois grupos precisam de informações sobre ambos os sexos.

As crianças precisam de ajuda para diferenciar sexo e sexualidade. Exercícios sobre esclarecimento de valores, identificação de modelos de comportamento, engajamento em habilidades de resolução de problemas e práticas responsáveis são importantes para preparar as crianças para o início da adolescência e a puberdade. Além disso, as crianças precisam de explicações sobre informações sexuais fornecidas pela mídia ou por piadas. As informações sobre anatomia, gravidez, anticoncepcionais e infecções sexualmente transmissíveis, incluindo o vírus da imunodeficiência humana (HIV) e o papilomavírus humano, devem ser apresentadas em termos simples e precisos. Os pré-adolescentes precisam de informações específicas e concretas que lhes permitam responder a perguntas como "E se minha menstruação começar no meio da aula?" ou "Como posso evitar que as pessoas percebam minha ereção?". É importante dizer às crianças o que elas querem saber e o que podem esperar que aconteça quando se tornarem sexualmente maduras. Durante a conversa com os pais, o enfermeiro precisa mostrar-se aberto e disponível para perguntas e discussões. Ele pode dar o exemplo por meio da linguagem empregada para discutir as partes do corpo e suas funções e pela maneira como lidam com problemas que têm implicações emocionais, como brincadeiras sexuais exploratórias e masturbação. Os pais precisam de ajuda para compreender o comportamento normal e entender que a curiosidade sexual dos filhos é parte do processo de desenvolvimento. Avaliar o nível de conhecimento e compreensão dos pais sobre a sexualidade fornece pistas para a necessidade de informações suplementares que os preparem para explicações cada vez mais complexas que precisarão fornecer aos filhos à medida que crescem.

COMO LIDAR COM AS PREOCUPAÇÕES RELACIONADAS COM O CRESCIMENTO E DESENVOLVIMENTO NORMAIS

A Tabela 14.1 resume as principais conquistas de desenvolvimento de crianças em idade escolar.

Experiência escolar

A escola funciona como um agente para transmitir os valores da sociedade para as gerações seguintes e como cenário para formação de relacionamentos entre pares. Depois da família, a escola é o segundo agente socializador mais importante na vida das crianças.

O ingresso na vida escolar causa uma ruptura brusca na estrutura do mundo infantil. Para muitas crianças, é a primeira experiência de adaptação a um padrão grupal imposto por um adulto que não são seus genitores e que é responsável por cuidar de muitas crianças, tendo que perceber cada uma como um indivíduo. As crianças querem ir para a escola e costumam adaptar-se às novas condições com pouca dificuldade. O ajuste bem-sucedido está relacionado com a maturidade física e emocional da criança e à disposição dos pais para aceitar a separação associada ao ingresso na escola. Infelizmente, alguns pais expressam suas tentativas inconscientes de retardar a maturidade da criança por meio de um comportamento de apego emocional, especialmente com o filho mais novo.

Quando entram na escola, a maioria das crianças tem um conceito bastante realista do que significa esse novo ambiente. Elas recebem informações dos pais, irmãos, colegas e da mídia sobre como um aluno deve comportar-se. Além disso, a maioria das crianças já teve alguma experiência em creches, pré-escolas ou jardins de infância. As crianças de classe média têm menos adaptações a fazer e menos a aprender sobre o comportamento esperado, porque as escolas tendem a refletir os costumes e valores dominantes da classe média. Se a criança frequentou um programa pré-escolar, o foco do programa

Tabela 14.1 Crescimento e desenvolvimento durante os anos escolares (idade aproximada).

Físico e motor	Mental	Adaptativo	Pessoal-social
Idade: 6 anos			
O ganho de peso e altura continua lentamente Peso: 16 a 26,3 kg Altura: 106,7 a 123,5 cm Erupção dos incisivos centrais inferiores Perda do primeiro dente Demonstra aumento gradual na destreza Idade muito ativa; atividade constante Frequentemente, volta a comer com as mãos Maior percepção das mãos como ferramenta Gosta de desenhar e colorir Maturidade visual	Desenvolve o conceito de números Consegue contar 13 centavos Sabe se é de manhã ou de tarde Define objetos comuns (como garfo e cadeira) em termos do uso Obedece a três comandos sucessivos Sabe qual é a mão direita e a esquerda Diz o que é bonito e o que é feio de uma série de desenhos de rostos Descreve os objetos em um cenário, em vez de simplesmente enumerá-los Ingressa na primeira série	À mesa, usa faca para passar manteiga no pão Ao brincar consegue cortar, dobrar e colar papéis; costura grosseiramente, se a linha já estiver na agulha Toma banho sem supervisão; realiza sozinho as atividades da hora de dormir Recita de memória; gosta de trava-línguas e parlendas Gosta de jogos de tabuleiro, damas, jogos de cartas simples Dá muita risadinha Às vezes, furta dinheiro ou itens atraentes Tem dificuldade em confessar os delitos Testa suas habilidades	Maior capacidade de compartilhamento e cooperação Tem grande necessidade de convivência com crianças da mesma idade Trapaceia para vencer Frequentemente, envolve-se em brincadeiras violentas Frequentemente, tem ciúme do irmão mais novo Faz o que vê os adultos fazerem De vez em quando, faz birra É muito presunçoso É mais independente, provavelmente por influência da escola Tem seu jeito próprio de fazer as coisas Maior grau de socialização
Idade: 7 anos			
Começa a crescer pelo menos 5 cm de altura por ano Peso: 17,7 a 30 kg Altura: 111,8 a 129,5 cm Erupção dos incisivos centrais superiores e incisivos laterais inferiores Mais cauteloso nas abordagens de novas performances Repete a performance até dominá-la A mandíbula começa a expandir-se para acomodar os dentes permanentes	Percebe que certos itens estão faltando nas fotos Consegue desenhar um losango Repete três números detrás para frente Desenvolve conceito de tempo; sabe dizer as horas em relógios comuns no quarto de hora mais próximo; usa o relógio para finalidades práticas Frequenta a segunda série Mais mecânico na leitura; muitas vezes não para no fim de uma frase; pula palavras como "isto", "o" e "ele"	Utiliza a faca de mesa para cortar carne; pode precisar de ajuda com alimentos duros ou difíceis Escova e penteia o cabelo de forma aceitável, sem ajuda Pode cometer furtos Gosta de ajudar e de poder escolher É menos resistente e teimoso	Está tornando-se um verdadeiro membro do grupo familiar Participa de uma peça em grupo Os meninos preferem brincar com meninos; meninas preferem brincar com meninas Passa muito tempo sozinho; não sente muita necessidade de companhia

(Continua)

Tabela 14.1 Crescimento e desenvolvimento durante os anos escolares (idade aproximada). *(continuação)*

Físico e motor	Mental	Adaptativo	Pessoal-social
Idade: 8 a 9 anos			
Continua ganhando 5 cm de altura por ano Peso: 19,6 a 39,6 kg Altura: 116,8 a 141,8 cm Erupção dos incisivos laterais (superiores) e caninos inferiores Movimenta-se com maior desenvoltura; geralmente com graça e equilíbrio Está sempre em movimento; salta, corre e pula corda Maior suavidade e velocidade no controle motor fino; usa escrita cursiva Capaz de vestir-se sozinho Propenso a exageros; difícil acalmar-se depois do recreio Mais flexível; os ossos crescem mais rápido que os ligamentos	Conhece de memória as semelhanças e diferenças entre duas coisas Conta regressivamente de 20 a 1; entende o conceito de reversibilidade Repete os dias da semana e dos meses na ordem correta; sabe a data de hoje Descreve objetos comuns em detalhes, não apenas seu uso Faz troco de pequenas quantias Frequenta a terceira e quarta séries Lê mais; pode planejar acordar cedo só para ler Lê livros clássicos, mas também gosta de quadrinhos Maior consciência em relação ao tempo; consegue chegar à escola no horário Pode compreender a diferença entre os conceitos de parte e todo (frações). Compreende os conceitos de espaço, causa e efeito, alinhamento (quebra-cabeças), conservação (permanência de massa e volume) Classifica os objetos por mais de uma qualidade; faz coleções Produz pinturas ou desenhos simples	Faz uso de ferramentas comuns, como martelo, serra e chave de fenda Utiliza utensílios domésticos e de costura Ajuda nas tarefas domésticas, como tirar o pó e varrer Assume a responsabilidade por parte das tarefas domésticas Cuida de todas as suas necessidades à mesa Compra artigos úteis; participa da escolha ao fazer compras Executa pequenas tarefas Gosta de revistas com figuras Gosta da escola; quer responder a todas as perguntas Tem medo de ser reprovado; tem vergonha de notas baixas É mais crítico consigo mesmo Faz aulas de música e esportes	É de fácil convívio em casa Gosta do sistema de recompensas Faz drama É mais sociável É mais bem-comportado Está interessado nos relacionamentos entre garotos e garotas, mas não admite isso Anda pela casa e pela vizinhança livremente, sozinho ou com amigos Gosta de competições e jogos Mostra preferência por certos amigos e grupos Brinca principalmente em grupos do mesmo sexo, mas está começando a misturar-se Desenvolve o pudor Compara-se com os outros Gosta de associações, clubes e esportes em grupo
Idade: 10 a 12 anos			
Peso: 24,3 a 58 kg Altura: 127 a 162,5 cm Erupção dos dentes que faltam, em direção ao desenvolvimento completo da dentição (exceto os dentes do siso) **Meninas:** as mudanças da puberdade podem começar a aparecer; as linhas do corpo suavizam e arredondam **Meninos:** crescimento lento e ganho de peso rápido; pode tornar-se obeso nesse período	Escreve pequenas histórias Frequenta da quinta a sétima série Escreve, por iniciativa própria, bilhetes ocasionais para amigos ou parentes Usa o telefone para finalidades práticas Reage à publicidade em revistas, rádio ou outra mídia Lê tanto para obter informações práticas quanto para se distrair – livros de histórias, de aventura, romance ou histórias de animais	Constrói ferramentas úteis ou faz pequenos trabalhos de reparo Cozinha ou costura coisas fáceis Cuida dos animais de estimação Lava e seca os próprios cabelos; é responsável pela higiene capilar, mas precisa ser lembrado disso Às vezes, é deixado sozinho em casa por mais ou menos 1 hora Consegue cuidar das próprias necessidades ou de outras crianças deixadas sob seus cuidados	Ama os amigos; fala deles constantemente Mais seletivo na escolha das amizades; pode ter um "melhor amigo" Gosta de conversar Começa a interessar-se pelo sexo oposto É mais diplomático Gosta da família; a família é realmente importante Gosta da mãe e quer agradá-la de várias maneiras Demonstra afeto Gosta do pai, que é admirado e pode ser idolatrado Respeita os pais

pré-escolar também afeta a adaptação da criança. Alguns programas pré-escolares oferecem apenas cuidados de custódia, mas outros enfatizam o desenvolvimento emocional, social e intelectual.

Funções dos professores

Os professores, assim como os pais, estão preocupados com o bem-estar psicológico e emocional da criança. Embora as funções de professores e pais sejam diferentes, ambos colocam restrições no comportamento e ambos estão em posição de fazer cumprir os padrões de conduta. No entanto, a principal responsabilidade do professor envolve estimular e orientar o desenvolvimento intelectual das crianças, em vez de prover seu bem-estar físico fora do ambiente escolar.

As crianças respondem melhor aos professores que possuem as características de pais afetuosos e amorosos. Os professores nas séries iniciais realizam muitas das atividades anteriormente assumidas pelos pais, como reconhecer as necessidades pessoais da criança (p. ex., a necessidade de ir ao banheiro, necessidade de ajuda com as roupas) e ajudar a desenvolver seu comportamento social (p. ex., bons modos).

Os professores são referência, modelos com os quais as crianças podem identificar-se e a quem tentam imitar. As crianças buscam a aprovação de seus professores e evitam sua desaprovação. O professor é uma pessoa importante na vida da criança em idade escolar, e a adoração a ele como herói pode estender-se até o fim da infância e à pré-adolescência.

Professores que fazem declarações de apoio que tranquilizam ou elogiam as crianças, usam declarações de aceitação e esclarecimento que as ajudam a refinar suas ideias e sentimentos e fornecem assistência na resolução dos problemas infantis, o que contribui para o desenvolvimento de um autoconceito positivo na criança em idade escolar.

Função dos pais

Os pais compartilham a responsabilidade de ajudar os filhos a atingir seu potencial máximo. Os pais podem complementar o programa escolar de várias maneiras (ver boxe *Cuidado centrado na família*). Cultivar a responsabilidade é um dos objetivos da ajuda dos pais. Ser responsável pelas tarefas escolares ajuda a criança a aprender a cumprir promessas, cumprir prazos e a ser bem-sucedida em seu emprego quando adulta. Crianças responsáveis podem ocasionalmente pedir ajuda (p. ex., com uma lista de ortografia), mas geralmente preferem pensar em seu trabalho por si mesmas. A pressão excessiva ou a falta de incentivo dos pais podem inibir o desenvolvimento dessas características desejáveis.

Crianças *latchkey*

O termo **crianças *latchkey*** (crianças com a chave de casa, em tradução livre) é usado para descrever crianças que ainda cursam o Ensino Fundamental e que são deixadas sem a supervisão de um adulto para cuidar de si mesmas antes ou depois da escola. O grande número de famílias monoparentais e casais que trabalham, associado à falta de creches disponíveis, criaram uma situação de estresse para muitas crianças em idade escolar. Algumas dessas crianças também podem desenvolver uma doença crônica.

A supervisão inadequada de um adulto após a escola deixa as crianças em maior risco de lesões e comportamento delinquente. Em alguns casos, as atividades externas são restritas e a relação com os colegas pode ser significativamente reduzida. A maioria das crianças em idade escolar sente-se mais isolada e com medo quando deixada em casa sozinha, mais do que as crianças que têm alguém para cuidar delas (Ruiz-Casares, Rousseau, Currie et al., 2012). Para lidar com seus medos e suas ansiedades sozinhas, essas crianças podem elaborar estratégias, como se esconder (no banheiro, no armário ou embaixo da cama), ligar a televisão bem alto para abafar os ruídos e usar animais de estimação para se confortar.

Muitas comunidades e pessoas preocupadas com o bem-estar infantil estão tentando ajudar as crianças *latchkey* e seus pais a lidar com esse problema potencialmente grave. Algumas comunidades e empregadores implementaram programas pós-escola. Outros tipos de programas incluem aqueles projetados para ensinar habilidades de autoajuda, linhas diretas para contato telefônico e programas de autoafirmação infantil e programas que conectam crianças *latchkey* a pessoas idosas da comunidade. Os enfermeiros devem conhecer esses serviços comunitários e incentivar os pais a ensinar habilidades de autoajuda a essas crianças.

Cuidado centrado na família

Ajudando a criança na escola

Diretrizes gerais

Ser solidário: proporcionar companhia; compartilhar ideias e pensamentos
Ser positivo: a criança deve experimentar algum sucesso diariamente
Compartilhar o interesse pela leitura: usar a biblioteca; discutir os livros que estão lendo
Apoiar e encorajar a atividade em vez da passividade
Incentivar a originalidade: ajudar as crianças a fazer seus próprios projetos a partir de artigos descartados ou de outros materiais disponíveis
Incentivar a criação de *hobbies* e coleções
Incentivar as crianças à reflexão durante o tempo livre
Incentivar experiências familiares e viagens a locais interessantes
Incentivar o questionamento: ajudar as crianças a descobrir fontes de informação ou lugares para explorar e investigar
Estimular o pensamento criativo e a solução de problemas: ajudar as crianças a tentar novas soluções para os problemas sem medo de cometer erros
Dar recompensas em vez de punição

Diretrizes específicas

Conhecer o professor no início do ano escolar e planejar uma visita à escola para ver o que é ensinado e o que esperado da criança
Levar a criança para a escola todos os dias. Os professores ficam preocupados quando os pais fazem outros planos para os filhos; dar a impressão de que a escola não é importante
Demonstrar interesse no que a criança está aprendendo
Demonstrar mais interesse no conteúdo e no crescimento do que nas notas
Deixar claro para a criança que o trabalho escolar fica entre ela e o professor; o professor e a criança devem estabelecer metas para um melhor desempenho escolar, para permitir que a criança se sinta responsável pelos sucessos e fracassos
Aproveitar todo tipo de situação que reforce o aprendizado escolar
Compartilhar com os professores informações que possam ajudá-los a compreender melhor a criança
Comunicar-se com o professor se houver algum problema; evitar esperar por uma reunião agendada
Fornecer uma área tranquila e bem iluminada para estudo, protegida de interrupções; não permitir televisão ou música
Evitar estabelecer um tempo mínimo de estudo, mas imponha regras, como não jogar *videogame* até que o dever de casa seja feito; aceitar a palavra da criança de que a lição foi realizada
A ajuda com o dever de casa deve concentrar-se em explicar a pergunta, não em fornecer a resposta
Ensinar a criança a dividir tarefas maiores (como um relatório) em tarefas menores e gerenciáveis, distribuídas pelo prazo estabelecido, em vez de tentar fazer tudo na noite anterior
Solicitar ajuda especial para crianças com problemas de aprendizagem
Apoiar os funcionários da escola, mostrando respeito pelo sistema escolar e pelo professor, pelo menos na presença da criança

Disciplina

Diversos fatores influenciam a quantidade e a forma de disciplina e limites impostos às crianças em idade escolar, incluindo a maturidade psicossocial dos pais, suas próprias experiências como crianças, o gênio das crianças, o contexto que resulta em mau comportamento e as respostas das crianças às recompensas e punições. A disciplina serve a muitos propósitos: (1) ajudar a criança a interromper ou inibir uma ação proibida; (2) apontar formas de comportamento mais aceitáveis para que a criança saiba o que é certo em uma situação futura; (3) fornecer alguma razão, compreensível para a criança, que justifique por que uma ação é inadequada e outra é mais desejável; e (4) estimular a capacidade da criança de sentir empatia pela vítima do mau comportamento.

Para ser eficaz, a disciplina deve ocorrer em um ambiente positivo e de apoio com o uso de estratégias para instruir e orientar os comportamentos desejados e eliminar os comportamentos indesejados (Owen, Slep, & Heyman, 2012). A prática de agressões físicas, como palmadas, está associada às crianças com comportamentos de internalização inadequados, incluindo depressão, ansiedade, desesperança e mau comportamento, como agressividade e violência (Ferguson, 2013). O raciocínio, por outro lado, é uma técnica disciplinar eficaz para crianças em idade escolar. Com o avanço das habilidades cognitivas, elas são capazes de beneficiar-se com estratégias disciplinares mais complexas. Por exemplo, reter privilégios, exigir compensação, impor penalidades e fazer acordos podem ser usados com grande sucesso. A resolução de problemas é a melhor abordagem para o estabelecimento de limites, e as próprias crianças podem ser incluídas no processo de determinação das medidas disciplinares apropriadas.

Comportamento desonesto

Durante a infância intermediária, as crianças podem apresentar comportamento que é considerado antissocial. Crianças anteriormente bem-comportadas podem passar a mentir, roubar e trapacear. Esses comportamentos são perturbadores e desafiadores para os pais.

Uma mentira pode ser contada por vários motivos. Quando as crianças entram na escola, elas ainda "contam histórias", muitas vezes exagerando a situação como um meio de impressionar a família ou os amigos; porém, são capazes de distinguir entre realidade e fantasia. Se a criança não desenvolve essa característica, os pais precisam ensiná-la o que é real e o que é fictício.

Crianças no início da idade escolar podem mentir para escapar de uma punição ou para se livrar de alguma dificuldade, mesmo quando seu mau comportamento é evidente. As crianças no fim da idade escolar podem mentir para atender às expectativas estabelecidas por outras pessoas e que elas não foram capazes de corresponder. No entanto, a maioria das crianças sabe que mentir e trapacear é errado e demonstra preocupação ao observar esse tipo de comportamento em seus amigos. Elas são rápidas em apontar os outros quando detectam uma trapaça.

Os pais precisam saber que, ocasionalmente, todas as crianças mentem e que, às vezes, elas podem ter dificuldade em separar a fantasia da realidade. Os pais devem receber ajuda para compreender a importância de seu próprio comportamento como modelo e de serem honestos no relacionamento com os filhos.

Trapacear é mais comum em crianças de 5 a 6 anos. Elas têm dificuldade para aceitar perder em um jogo ou competição e, por isso, podem trapacear para ganhar. Elas ainda não perceberam que esse comportamento é errado e o fazem quase que automaticamente. Esse comportamento geralmente desaparece à medida que amadurecem. No entanto, quando a criança observa o comportamento dos pais, gabando-se por ter trapaceado, ela presume que esse é um comportamento apropriado. Quando os pais dão exemplos de honestidade, os filhos têm maior probabilidade de obedecer a esses padrões.

Como acontece com outros comportamentos relacionados com a ética, roubar não é incomum em crianças mais novas. Entre 5 e 8 anos, o senso de direito de propriedade da criança é limitado e ela tende a aceitar as coisas simplesmente porque se sente atraída por elas ou a aceitar dinheiro pelo que será possível comprar. Elas também são capazes de doar algo valioso que lhes pertence. Quando crianças pequenas são pegas em flagrante e punidas, elas mostram-se arrependidas – "eu não queria fazer isso" e "prometo nunca mais fazer isso" –, mas podem repetir a atuação no dia seguinte. Frequentemente, elas não apenas roubam, mas também mentem sobre seu comportamento ou tentam justificá-lo com desculpas. Raramente é útil fazer a criança admitir a culpa perguntando diretamente se ela roubou. As crianças não assumem a responsabilidade por esses comportamentos até o fim da meia infância. Muitas vezes, o ato de roubar pode ser uma indicação de que algo está seriamente errado ou faltando na vida da criança. Por exemplo, as crianças podem roubar para compensar a falta de amor ou outro tipo de satisfação. Na maioria das situações, é aconselhável não tentar atribuir um significado oculto ou profundo ao roubo. Uma advertência, com uma punição adequada e razoável, como fazer com que uma criança mais velha devolva o dinheiro ou os itens roubados, normalmente é suficiente para resolver a maioria dos casos. A maioria das crianças pode ser ensinada a respeitar os direitos de propriedade de outras pessoas com pouca dificuldade, apesar das inúmeras tentações e oportunidades. Se os direitos pessoais das crianças forem respeitados, é provável que respeitem os direitos dos outros. Algumas crianças simplesmente precisam de mais tempo para aprender as regras relativas à propriedade privada.

Estresse e medo

As crianças de hoje experimentam uma quantidade significativa de estresse. O estresse na infância é proveniente de diversas fontes, como conflito dentro da família, criminalidade parental ou transtorno psiquiátrico e baixo *status* socioeconômico (Riley, Scaramella & McGoron, 2014). O ambiente escolar e a participação em muitas atividades organizadas podem ser fontes adicionais de estresse. As demandas de professores e pais com trabalhos escolares e testes de proficiência padronizados, além da pressão dos colegas, podem causar estresse nas crianças em idade escolar (White, 2012). Além do mais, crianças cursando o Ensino Fundamental costumam comprometer-se demais com atividades extracurriculares, como dança, música, atletismo e outras atividades, até que o efeito cumulativo seja avassalador.

O aumento da violência na sociedade repercute no ambiente escolar. Na era da informação, em que a tragédia é veiculada diariamente na mídia, as crianças chegam à escola sabendo mais sobre os últimos eventos mundiais do que qualquer geração anterior. Muitas crianças conhecem outras crianças que foram mortas ou que trouxeram armas para a escola. Crianças em idade escolar podem ser vítimas de *bullying*, insultos verbais, comentários sexuais indesejados, dano ou roubo de propriedade e abuso físico no ambiente escolar (King, 2014). Além disso, as crianças podem ficar estressadas por conflitos dentro de casa, e o grande número de famílias monoparentais resulta em alterações nos relacionamentos e responsabilidade crescente para os filhos.

Para ajudar as crianças a lidar com o estresse, pais, professores e profissionais de saúde devem reconhecer os sinais que indicam que a criança está passando por estresse, identificar a fonte imediatamente e encaminhar aquelas que precisam de tratamento especializado. Precisam frequentemente tranquilizar as crianças garantindo que estão seguros, ter uma comunicação honesta e aberta e encorajá-los a expressar seus sentimentos.

! ALERTA PARA A ENFERMAGEM

O enfermeiro que observa em uma criança os sinais de estresse a seguir deve explorar situação adicional:

- Dores de estômago ou dor de cabeça
- Problemas de sono
- Enurese noturna
- Mudanças nos hábitos alimentares
- Comportamento agressivo ou teimosia
- Retraimento ou relutância em participar
- Regressão a comportamentos anteriores (p. ex., chupar o dedo)
- Problemas de concentração ou mudanças no desempenho escolar

Crianças de 7 a 12 anos são capazes de identificar suas próprias respostas fisiológicas ao estresse. Elas devem ser ensinadas a reconhecer os sinais indicadores e a usar técnicas para controlar o estresse. As crianças podem aprender técnicas de relaxamento, como exercícios de respiração profunda, relaxamento progressivo de grupos musculares, ioga e imagética para reduzir o estresse (Bothe, Grignon & Olness, 2014; White, 2012). Incentivá-los a "gastar a energia" por meio da atividade física reduz a tensão e a ansiedade. As crianças podem ser encorajadas a observar estratégias de enfrentamento eficientes para outras pessoas e adotá-las para seu uso. Quando uma estratégia mostra-se eficiente em determinada situação, os pais e professores podem mostrar à criança como transferir a estratégia ou técnica de enfrentamento para outras situações.

Além do estresse, crianças em idade escolar experimentam muitos temores, incluindo medo do escuro, preocupação excessiva com o comportamento anterior, autoconsciência, isolamento social e uma necessidade excessiva de reafirmação. Esses medos são considerados normais nessa faixa etária. Durante os anos do Ensino Fundamental, as crianças ficam menos temerosas com a segurança do corpo do que na pré-escola, mas ainda temem ser machucadas, sequestradas ou ter que se submeter a uma cirurgia. Elas também temem a morte e são fascinadas por todos os aspectos do luto. O medo de barulho, escuridão, tempestades e cães diminui, mas novos medos relacionados especialmente com a escola e com a família incomodam as crianças durante esse período (p. ex., medo de errar, medo dos valentões, medo de que algo ruim aconteça com seus pais).

PROMOÇÃO DE SAÚDE DURANTE OS ANOS ESCOLARES

Nutrição

Embora as necessidades calóricas estejam diminuindo em relação ao tamanho do corpo durante a infância intermediária, os recursos estão sendo reservados nessa época para as necessidades de crescimento que aumentam na adolescência. Pais e filhos precisam estar cientes do valor de uma dieta equilibrada na promoção do crescimento. A qualidade da dieta da criança depende do padrão de alimentação da família.

Gostos e aversões estabelecidos em uma idade precoce continuam na infância intermediária, embora as preferências por um único alimento diminuam e as crianças desenvolvam o gosto pela variedade. No entanto, a grande disponibilidade de restaurantes *fast-food*, a influência da mídia e a tentação do "*junk food*" tornam mais fácil para as crianças entupirem-se de alimentos e bebidas que não contêm nutrientes significativos. Alimentos que não promovem o crescimento, como açúcares, amidos e excesso de gorduras, são comuns na dieta de crianças em idade escolar. A grande disponibilidade de alimentos com alto teor calórico, combinada com a tendência a atividades mais sedentárias, também contribuiu para uma epidemia de obesidade infantil. Esse problema é discutido em mais detalhes no Capítulo 16.

Os pais não conseguem monitorar o que seus filhos comem quando estão fora de casa. A mãe pode preparar a merenda escolar, mas não sabe quanto é comido, negociado, vendido ou jogado fora. A educação nutricional pode e deve ser integrada ao currículo ao longo dos anos letivos. Nos EUA, aspectos importantes da educação nutricional incluem programas como o *MyPlate*, da FDA; elementos de uma dieta saudável; e como os produtos alimentícios são cultivados, processados e preparados. As cantinas das escolas nem sempre oferecem refeições saudáveis e nutritivas; no entanto, os pais devem defender para que sejam disponibilizadas opções de alimentos nutritivos e eliminados alimentos não saudáveis nas escolas.

DORMIR E DESCANSAR

A quantidade de sono e descanso necessária durante a infância intermediária é altamente individualizada. A quantidade de sono depende da idade da criança, do nível de atividade e de outros fatores, como o estado de saúde. A taxa de crescimento diminui nos anos escolares e menos energia é gasta no crescimento do que nos anos anteriores.

Crianças em idade escolar geralmente não precisam de sonecas, mas precisam dormir aproximadamente 11 horas e 30 minutos aos 5 anos e 9 horas aos 11 anos a cada noite (Galland; Taylor; Elder et al., 2012). Embora nessa faixa etária ocorram menos problemas na hora de dormir, dificuldades ocasionais ainda estão associadas ao ritual noturno. Normalmente, as crianças de 6 ou 7 anos apresentam poucos problemas na hora de dormir, e incentivar atividades tranquilas nesse momento (como colorir ou ler) facilita a tarefa. No entanto, a maioria das crianças na infância intermediária deve ser frequentemente lembrada de que está na hora de ir para a cama; crianças de 8 a 9 anos e crianças de 11 anos são particularmente resistentes (Bhargava, 2011). Frequentemente, essas crianças não percebem que estão cansadas; se puderem permanecer acordadas até mais tarde, estarão cansadas no dia seguinte. Às vezes, a resistência à hora de dormir pode ser resolvida permitindo que a criança vá para cama um pouco mais tarde, à medida que vai ficando mais velha. Crianças de 12 anos geralmente não oferecem resistência na hora de dormir; algumas até vão para a cama mais cedo para ler ou ouvir música.

EXERCÍCIO E ATIVIDADE

O aprimoramento das capacidades e da adaptabilidade das crianças em idade escolar permitem maior velocidade e esforço nas atividades motoras. Grupos musculares mais fortes permitem brincadeiras mais longas e cada vez mais extenuantes sem que a criança demonstre exaustão. Crianças em idade escolar já têm a coordenação, o ritmo e a concentração necessários para participar de atividades do tipo adulto, mas podem não ter a força, a resistência e o controle de adolescentes e adultos. Elas podem envolver-se em uma quantidade maior de atividade física durante os anos escolares. No entanto, pais, professores e treinadores devem lembrar que, embora as crianças dessa faixa etária sejam grandes e pareçam fortes, elas podem não estar prontas para competições esportivas extenuantes.

Todas as crianças em fase de crescimento precisam de exercícios regulares e oportunidades de experiências satisfatórias consistentes com gostos e aversões individuais. As atividades apropriadas durante a idade escolar incluem correr, pular corda, nadar, patinar, patinar no gelo, dançar e andar de bicicleta. O reforço positivo obtido pela experiência do uso cada vez mais suave, rítmico e eficiente do corpo condiciona a criança à atividade física regular. O exercício é essencial para o desenvolvimento do tônus muscular, refinamento do equilíbrio e coordenação, aumento da força e da resistência e estimulação das funções orgânicas e processos metabólicos. As crianças precisam de muito espaço para correr, pular e escalar, além de equipamentos e instalações internas e externas seguras. A maioria das crianças tem muita energia e só precisa de um pouco de incentivo para se envolver em atividades físicas. Crianças com condições incapacitantes ou aquelas que hesitam em envolver-se em brincadeiras ativas (p. ex., crianças obesas) requerem ajuda e avaliação especial para que as atividades sejam, além de atraentes para elas, compatíveis com suas limitações, e ao mesmo tempo que atendem às suas necessidades de desenvolvimento.

Esportes

Existe uma controvérsia considerável em relação à tendência de participação precoce em competições de atletismo e a quantidade e tipo de esportes competitivos que são apropriados para crianças do Ensino Fundamental. O ponto de vista atual é que potencialmente todas as crianças são adequadas para algum tipo de esporte, e as autoridades não desencorajam a participação, desde que as crianças pratiquem o tipo de esporte adequado às suas habilidades e à sua constituição física e emocional. Crianças em idade escolar gostam de competição (Figura 14.7). No entanto, professores e treinadores devem compreender as limitações físicas das crianças dessa faixa etária e ensiná-las as técnicas adequadas e as medidas de segurança necessárias para evitar lesões. Pode ser identificada uma atividade esportiva segura e apropriada até mesmo para a criança menos qualificada e não competitiva, incluindo crianças com doenças crônicas e deficiência intelectual. Atividades esportivas comuns para crianças em idade escolar incluem futebol, ginástica e natação. O equipamento deve ser mantido em condições de segurança e devem ser usados dispositivos de segurança para evitar lesões graves (ver Capítulo 29, seção *Lesão traumática*).

Durante os anos escolares, as meninas têm a mesma estrutura corporal básica dos meninos e respondem de modo semelhante ao

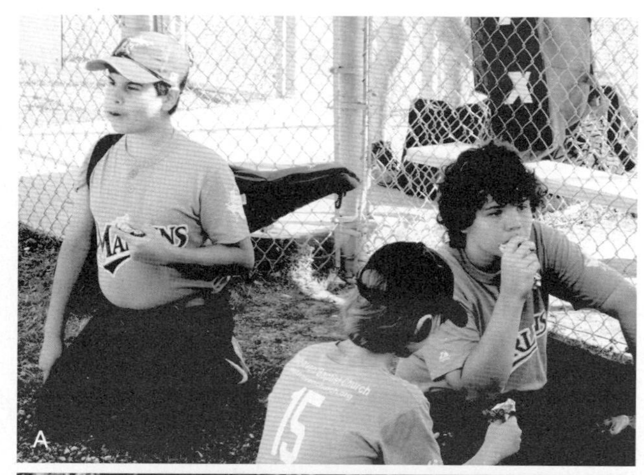
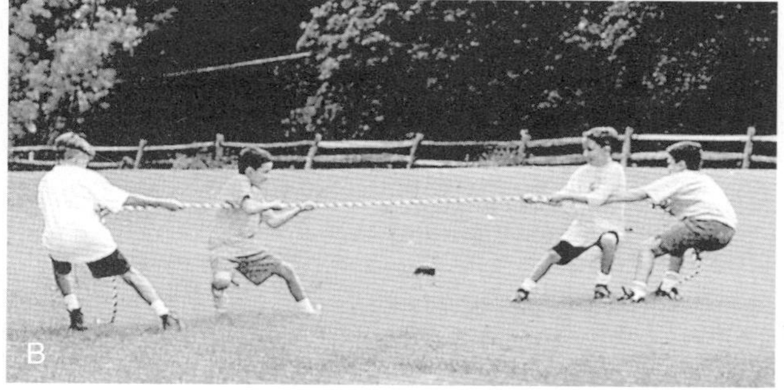

Figura 14.7 As atividades realizadas por crianças em idade escolar variam de acordo com o interesse e a oportunidade. **A.** Competidores da Liga Infantil. **B.** Brincadeira de cabo de guerra.

treinamento sistemático de exercícios. No entanto, na puberdade, os meninos crescem mais e têm maior massa muscular e, nessa fase, geralmente é recomendado que as meninas participem de competições apenas com outras meninas. Antes da puberdade, não há diferença essencial de força e tamanho entre meninas e meninos, tornando esses cuidados desnecessários.

A pré-adolescência é o momento para ensinar habilidades motoras fundamentais; desenvolver o condicionamento físico de maneira prática, segura e gradual; e promover atitudes e valores saudáveis. As atividades devem incluir sessões de exercícios e práticas livres; o jogo ou evento real deve ser administrado de maneira a enfatizar o domínio do esporte e o aprimoramento da autoimagem, em vez de destacar a vitória ou agradar aos outros. Todas as crianças devem ter a oportunidade de participar, e as cerimônias especiais devem reconhecer todos os participantes, não apenas indivíduos que se destacam nos esportes ou no atletismo.

Aquisição de habilidades

Crianças em idade escolar demonstram habilidades motoras finas crescentes e habilidades artísticas complexas. A destreza está bem estabelecida no início dos anos escolares, e as crianças fazem progressos importantes na escrita e no desenho durante esse período. É uma fase de produtividade criativa, enérgica e vibrante. Com as ferramentas de linguagem e leitura, as crianças criam poemas, histórias e peças de teatro. Com habilidades motoras finas mais avançadas, elas são capazes de dominar uma variedade ilimitada de trabalhos manuais, como cerâmica, bordado, carpintaria e miçangas. Elas buscam avidamente essas habilidades seja sozinha, na companhia de um amigo ou em grupos organizados, como clubes de meninos ou meninas ou grupos de interesses especiais que usam artesanato ou outras atividades como um meio de ocupar, entreter e educar.

Crianças em idade escolar são capazes de assumir a responsabilidade por suas próprias necessidades, embora sua aversão por água, sabão e "vestir" roupas seja célebre. Crianças em idade escolar podem e querem assumir sua parte nas tarefas domésticas, que geralmente estão relacionadas com papéis masculino e feminino definidos por sua cultura. Muitas crianças também assumem a responsabilidade por tarefas fora de casa, como ser babá, cortar a grama ou entregar jornal.

Televisão, *videogame* e internet

As crianças passam diariamente uma quantidade significativa de tempo envolvidas em atividades relacionadas com a mídia, incluindo o uso de *tablets*, *videogames* e *smartphones*. Crianças de 8 a 10 anos passam pelo menos 8 horas todos os dias usando várias formas de mídia, e os adolescentes gastam mais de 11 horas por dia (American Academy of Pediatrics, Council on Communications and Media, 2013). Devido ao longo período de exposição, a mídia tem mais tempo para desenvolver as atitudes das crianças do que pais e professores.

Não há dúvida de que as crianças aprendem com as várias mídias, mas os valores e atitudes nelas retratados nem sempre são realistas e podem entrar em conflito com os valores ensinados anteriormente. A violência é comum em várias formas de mídia, e a exposição significativa à violência aumenta o comportamento agressivo em algumas crianças (American Academy of Pediatrics, Council on Communications and Media, 2013). Além disso, a exposição repetida pode tornar a criança insensível à violência, transmitir uma mensagem de que a violência é aceitável e ensinar às crianças que um comportamento violento é uma forma adequada de proteção (Brown & Tierney, 2011). Os pais devem ter a palavra final sobre que programas seus filhos podem assistir, que *videogames* têm permissão para jogar e que *sites* da internet podem acessar. Essas mídias oferecem oportunidades educacionais valiosas, mas também existem riscos que os pais devem reconhecer.

SAÚDE BUCAL

Os primeiros dentes permanentes (secundários) irrompem por volta dos 6 anos, começando com o molar de 6 anos, que irrompe depois dos molares decíduos. Outros dentes permanentes aparecem aproximadamente na mesma ordem de erupção dos dentes decíduos, acompanhando a queda dos dentes de leite (Figura 14.8). Com o aparecimento do segundo molar permanente (12 anos), a maioria dos dentes permanentes está presente. A dentição permanente é mais avançada nas meninas do que nos meninos.

Como os dentes permanentes irrompem durante os anos escolares, a higiene bucal e a atenção regular à formação de cárie dentária são partes importantes da supervisão de saúde durante esse período. Devem ser ensinadas ou reforçadas as técnicas corretas de escovação e deve ser enfatizado o papel que os carboidratos fermentáveis desempenham na produção de cárie dentária. É importante estar alerta para possíveis problemas de oclusão que podem resultar de uma erupção irregular dos dentes permanentes e que podem prejudicar sua função. A supervisão odontológica regular e a suplementação contínua de flúor devem ser partes integrantes do programa de manutenção da saúde.

O meio mais eficaz de prevenir a cárie dentária é a higiene oral adequada. As crianças devem ser ensinadas a realizar seus próprios cuidados odontológicos com a supervisão e orientação dos pais. Os pais devem ensinar aos seus filhos a técnica correta escovação e monitorar seus esforços até que eles possam assumir total responsabilidade.

Os dentes devem ser escovados após as refeições, após os lanches e antes de dormir. Crianças que escovam os dentes com frequência e acostumam-se com a sensação de uma boca limpa desde cedo geralmente mantêm o hábito por toda a vida. Para crianças em idade escolar com dentição mista e permanente, a melhor escova de dentes tem cerdas de náilon macias e comprimento total de cerca de 21 cm.

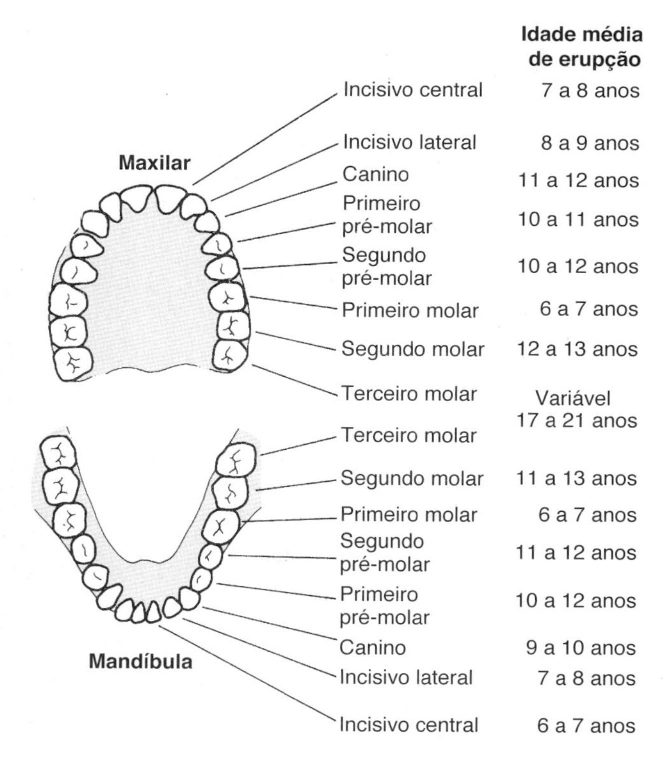

Figura 14.8 Sequência de erupção da dentição permanente. (Dados de: Dean, J. A. [2016]. McDonald and Avery's dentistry for the child and teen [10th ed.]. St. Louis, MO: Mosby/Elsevier.)

Existem vários métodos de escovação descritos e recomendados para crianças, mas não há evidências conclusivas de que um método seja melhor que o outro. Uma limpeza completa é mais importante do que a técnica específica utilizada. O dentista deve avaliar fatores, como as habilidades de manipulação e necessidades especiais da criança, e sugerir a técnica e o esquema de escovação mais adequados. O fio dental deve ser passado após a escovação. Os pais devem passar o fio dental até que as crianças adquiram a destreza manual necessária (geralmente por volta dos 8 ou 9 anos) para realizar esse cuidado.

Problemas dentários

Cuidados odontológicos limitados ou inadequados resultam nos problemas dentários mais comuns: cárie, má oclusão e doença periodontal. Traumatismo, especialmente a avulsão dentária, é outro problema importante. Todas essas condições beneficiam-se de uma intervenção precoce para evitar a perda do dente.

A **cárie dental** é o principal problema bucal em crianças e adolescentes. Reduzir a incidência e as consequências das cáries é extremamente importante na infância. Se não tratada, a cárie pode resultar na destruição total dos dentes envolvidos. A taxa de prevalência de cárie aumenta continuamente ao longo da vida; enquanto 25% das crianças menores de 5 anos têm cárie, 68% dos jovens têm cárie aos 19 anos (Mahat, Lyons, Bowen, 2014).[2]

A cárie dental é uma condição multifatorial que envolve dentes suscetíveis, microflora cariogênica e o ambiente bucal como um todo. A incidência de lesões e a probabilidade de invasão progressiva variam consideravelmente e dependem de uma série de fatores presentes na combinação adequada. Como muitas crianças têm acesso a cuidados de saúde, mas não a cuidados dentais, a inspeção da boca deve ser parte integrante da avaliação física. Se houver qualquer evidência de cárie ou de outro problema odontológico, a criança deve ser encaminhada para o dentista. Um número alarmante de crianças não recebe supervisão dental regular e um número significativo chega à idade adulta sem exames ou tratamento odontológico.

A **doença periodontal**, uma condição inflamatória e degenerativa que envolve as gengivas e os tecidos que sustentam os dentes, geralmente começa na infância e é responsável por uma quantidade significativa de perdas dentárias na idade adulta. Os problemas periodontais mais comuns são **gengivite** (inflamação simples das gengivas) e **periodontite** (inflamação das gengivas e perda de tecido conjuntivo e ósseo nas estruturas de suporte dos dentes). A gengivite, que é a condição periodontal mais prevalente, é uma doença inflamatória reversível que pode começar na primeira infância e está mais frequentemente associada ao acúmulo de placa bacteriana nos dentes. O manejo deve ser direcionado à prevenção por meio da escovação e do uso consciente do fio dental, incluindo o uso de flúor. As crianças devem consultar um dentista com qualquer sinal de inflamação ou irritação.

A **má oclusão** ocorre quando os dentes das arcadas superior e inferior não se encaixam adequadamente. Como resultado, a função fisiológica da mastigação é prejudicada e o efeito cosmético, desagradável. Uma dentição desigual, encavalada ou com sobreposição não é capaz de encaixar-se adequadamente na arcada oposta e pode, com o tempo, predispor a problemas de oclusão.

O tratamento ortodôntico é mais bem-sucedido quando começa no fim da idade escolar ou no início da adolescência, após a queda dos últimos dentes decíduos e antes que o crescimento cesse. No entanto, o encaminhamento deve ser feito assim que for evidente a má oclusão, pois algumas deformidades podem ser corrigidas em idade mais precoce.

A **lesão dental** pode ocorrer na infância e inclui fraturas de vários graus de gravidade, luxação ou avulsão. Todas as lesões dentárias requerem tratamento imediato por um dentista competente para evitar o deslocamento ou a perda permanente. O exame e o diagnóstico tardio de danos aos dentes podem resultar em infecção ou envolvimento da polpa dental. Como pode afetar os dentes remanescentes, é necessária a substituição do dente perdido para manter o alinhamento e posicionamento normais dos outros dentes.

Um dente que sofre **avulsão** (que é deslocado ou "arrancado" de seu alvéolo) deve ser reimplantado pela criança, pais ou enfermeiro e estabilizado o mais rápido possível para que o suprimento sanguíneo possa ser restabelecido e o dente mantido vivo (ver boxe *Tratamento de emergência*). Um dente que é reimplantado prontamente tem uma boa taxa de sobrevivência. Dentes decíduos avulsionados geralmente não são reimplantados.

Como acontece com todos os ferimentos na boca, um dente avulsionado causa um grande sangramento, o que é assustador para as crianças e suas famílias; portanto, o enfermeiro ou qualquer pessoa que enfrente um trauma dentário deve estar preparado para fornecer tranquilidade e segurança.

[2]N.R.T.: No Brasil, de acordo com dados da Pesquisa Nacional de Saúde Bucal – 2020, o monitoramento das condições de saúde bucal, a partir dos levantamentos nacionais desde o fim da década de 1980, revela que a prevalência de cárie na dentição decídua em crianças de 5 anos reduziu de 59,4% em 2003 para 53,4% em 2010. Todavia, o alto percentual do componente cariado (cárie não tratada) na dentição decídua manteve-se elevado, sendo de 84,2% em 2003 e 80,3% em 2010. A experiência de cárie, avaliada pelo índice CPO-D (número de dentes permanentes cariados, perdidos e obturados) em crianças de 12 anos, reduziu de 6,7 em 1986 para 2,1 em 2010; enquanto entre adolescentes de 15 a 19 anos esse índice reduziu de 12,7 para 4,2 no mesmo período. Além disso, a prevalência de experiência de cárie dentária na dentição permanente (CPO-D $\geq$ 1) em crianças brasileiras de 12 anos declinou de 96% para 56% entre 1986 e 2010. O Mistério da Saúde pretende dar continuidade a esse processo de análise, realizando pesquisa com metodologia semelhante, em anos vindouros. Disponível em: http://189.28.128.100/dab/docs/portaldab/documentos/projetosb-brasil2020CONSULTAPUBLICA.pdf. Acesso em: 16 dez. 2021.

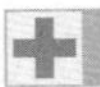 Tratamento de emergência

Avulsão de dentes permanentes

Recuperar o dente
Segurar o dente pela coroa; evitar tocar na raiz
Se o dente estiver sujo, lavar o dente suavemente em água corrente ou soro fisiológico; lembrar-se de colocar uma tampa no ralo da pia (para evitar que o dente se perca)

Para reimplantar o dente:
Inserir o dente no soquete; certificar-se de que a face que toca o lábio (ou superfície convexa) esteja voltada para a frente
Fazer com que a criança mantenha o dente no lugar mordendo devagar um pedaço de gaze
Levar a criança ao dentista imediatamente
Evitar paradas repentinas ou curvas fechadas para prevenir o deslocamento do dente

Se relutar em reimplantar o dente:
Colocar o dente avulsionado em um meio adequado para o transporte:

- Leite frio
- Saliva – sob a língua da criança ou dos pais

Se a criança estiver segurando o dente, evitar frear bruscamente para evitar que ela o engula

Lembre-se de levar o dente.

SAÚDE ESCOLAR

A manutenção da saúde infantil é, em última análise, responsabilidade dos pais; entretanto, as escolas públicas e departamentos de saúde nos EUA têm contribuído para a melhoria da saúde infantil, proporcionando um ambiente escolar saudável, serviços de saúde e educação em saúde que enfatizam práticas saudáveis. A maioria dessas funções constitui os principais componentes dos serviços de saúde comunitários e envolve grandes quantias de fundos públicos e muitos profissionais de saúde, incluindo enfermeiros.

Um programa de saúde escolar está envolvido na manutenção contínua da saúde por meio de atividades de avaliação, triagem e encaminhamento. Os serviços de saúde de rotina fornecidos pela maioria das escolas incluem avaliação de saúde, atendimento de emergência, educação em segurança, controle de doenças transmissíveis, aconselhamento e acompanhamento de cuidados. A educação sobre saúde para crianças em idade escolar deve ser direcionada a fornecer conhecimento sobre saúde e a influenciar hábitos, atitudes e conduta em relação à saúde e prevenção de lesões.

Tradicionalmente, os enfermeiros de saúde escolar eram vistas, sob uma perspectiva limitada, como os indivíduos que detectavam doenças na escola, aplicavam bandagens e cuidavam de alunos doentes ou feridos. Embora sejam funções importantes, essa função tradicional adquiriu dimensões muito maiores. Enfermeiros de saúde escolar desenvolvem, implementam e avaliam planos e programas de saúde. Em alguns locais, os serviços de saúde escolar foram ampliados para centros de saúde da família que atendem às necessidades não apenas das crianças em idade escolar, mas também de suas famílias e da comunidade. Nesses ambientes, os profissionais de enfermagem escolar fornecem cuidados de saúde que incluem avaliação de problemas físicos, psicomédicos, psicoeducacionais, comportamentais e de aprendizagem, bem como cuidados infantis abrangentes.

Nos EUA, a aprovação das Leis Públicas 94-142 e 99-457 determina a integração de crianças com doenças crônicas e deficiências a ambientes menos restritivos, incluindo salas de aula regulares sempre que possível.[3] Os enfermeiros de saúde da escola são responsáveis pelas necessidades médicas e de enfermagem dessas crianças enquanto estão no ambiente escolar. Enfermeiros de saúde escolar desenvolvem, implementam e avaliam planos de saúde individualizados para essas crianças. Nem todas as escolas têm um enfermeiro da saúde escolar e, em alguns casos, ele é substituído por pessoal de enfermagem de nível médio (PENM). Após o treinamento e a certificação apropriados, os PENMs podem fornecer cuidados de saúde de rotina padronizados aos alunos, mas devem ser supervisionados por um enfermeiro de saúde escolar (Resha, 2010). Delegar e supervisionar o PENM requerem avaliação de enfermagem hábil, comunicação eficaz e critério profissional.

PREVENÇÃO DE ACIDENTES

Como crianças em idade escolar já desenvolveram coordenação e controle muscular mais refinados e podem aplicar suas capacidades cognitivas ao comportamento, o número de lesões na primeira infância intermediária diminui em comparação com a primeira infância. A causa mais comum de lesões graves e morte em crianças com mais de 4 anos são os acidentes com veículos motorizados – seja como pedestre ou como passageiro (National Highway Traffic Safety Administration, 2013). É importante que os enfermeiros continuem a enfatizar três medidas de segurança automotiva que reduzem a gravidade das lesões: sistemas efetivos de contenção no carro, mecanismos de travamento das portas e locais apropriados para o assento de passageiros no veículo. O banco traseiro do veículo é o lugar mais seguro para crianças menores de 13 anos, e os assentos elevados devem ser usados até que a criança tenha 1,45 m de altura (Centers for Disease Control and Prevention, National Center for Injury Prevention and Control, 2015).[4]

A vontade que as crianças em idade escolar têm de andar de bicicleta aumenta o risco de lesões nas ruas. Outras lesões graves incluem acidentes com *skates*, patins, patins *inline* patinetes e outros equipamentos esportivos. Os quadriciclos são responsáveis por muitas lesões na infância, porque são instáveis, não são facilmente visualizados por outras pessoas e podem alcançar uma velocidade substancial. Várias organizações nos EUA desenvolveram políticas e posicionamento para desencorajar o uso de quadriciclos por qualquer criança com menos de 16 anos (Campbell, Kelliher, Borrup et al., 2010).

A maioria dos acidentes acontece dentro ou perto de casa ou da escola. O mecanismo mais eficiente de prevenção é a educação da criança e da família sobre os perigos de correr riscos e o uso impróprio de equipamentos. Capacetes, protetores para os olhos e boca e protetor acolchoado (por ex., de cotovelos e joelhos) são fortemente recomendados para crianças que praticam esportes ativos, embora possam não

[3]N.R.T.: No Brasil, temos a Lei nº 13.146, de 6 de julho de 2015, que institui a Lei Brasileira de Inclusão da Pessoa com Deficiência, conhecida como Estatuto da Pessoa com Deficiência. Dispõe a assegurar e a promover, em condições de igualdade, o exercício dos direitos e das liberdades fundamentais por pessoa com deficiência, visando à sua inclusão social e cidadania. Disponível em: http://www.planalto.gov.br/ccivil_03/_Ato2015-2018/2015/Lei/L13146.htm. Acesso em: 16 dez. 2021.

[4]N.R.T.: No Brasil, segundo a Ong Criança Segura, os acidentes de trânsito são a principal causa de morte entre crianças de até 14 anos. Diariamente, três crianças nessa faixa etária morrem e outras 29 são hospitalizadas em razão desses acidentes. A Lei nº 14.071/2020 trouxe ao Código de Trânsito Brasileiro (CTB) uma exigência mais específica para o uso do dispositivo de retenção, impactando a Lei da Cadeirinha. Refere que crianças com idade inferior a 10 anos, que não tenham atingido 1,45 m de altura, devem ser transportadas nos bancos traseiros, em dispositivo de retenção adequado para cada idade, peso e altura. O descumprimento dessa lei por parte dos motoristas é considerado infração gravíssima. Disponível em: https://criancasegura.org.br/noticias/novo-codigo-de-transito-o-que-muda-na-lei-da-cadeirinha-2/. Acesso em: 16 dez. 2021.

ser equipamentos obrigatórios. Quedas de bicicletas são a causa de um número significativo de traumas na cabeça em crianças em idade escolar, e o aspecto mais importante da segurança nas bicicletas é encorajar o uso de capacetes (Figura 14.9) (Meehan, Lee, Fischer et al., 2013).

Crianças em idade escolar são ativas fisicamente e, por isso, também ficam muito suscetíveis a cortes e escoriações, e a incidência de fraturas, distensões e entorses na infância é alta. Lesões na cama elástica acontecem com mais frequência com crianças de 5 a 14 anos e são responsáveis por inúmeras fraturas, entorses e lesões na cabeça. Não são recomendados para crianças menores de 6 anos a cama elástica no ambiente doméstico, aulas de educação física de rotina ou *playgrounds* ao ar livre (American Academy of Pediatrics, Council on Sports Medicine and Fitness, 2012). Lesões graves são discutidas em outras partes do livro: queimaduras (Capítulo 31), traumatismo ocular (Capítulo 18), lesão por submersão (Capítulo 27) e lesão cefálica (Capítulo 27). A prevalência de acidentes depende dos perigos presentes no ambiente, da proteção fornecida pelos adultos e dos padrões de comportamento da criança. A Tabela 14.2 lista características das crianças em idade escolar que as tornam mais propensas a acidentes e sugestões de prevenção. O boxe *Cuidado centrado na família* fornece diretrizes de segurança para o uso de bicicletas, *skate*, patins *inline* e patinetes durante os anos escolares.

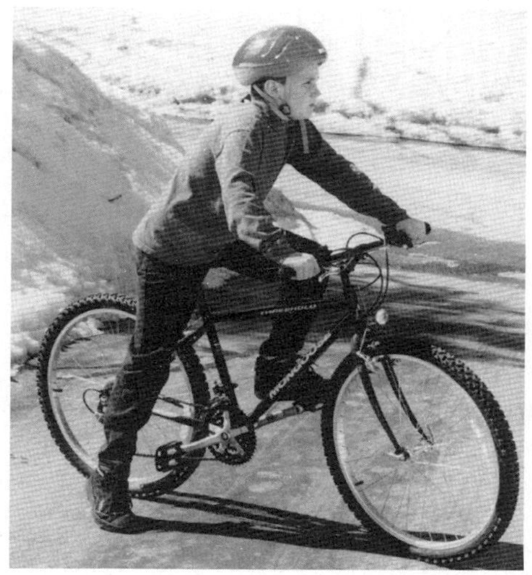

Figura 14.9 A bicicleta do tamanho certo é importante. A criança deve ser capaz de sentar-se na bicicleta e colocar as pontas dos dois pés no chão. Cada pé deve alcançar e mover confortavelmente o pedal para baixo. O uso de capacete é obrigatório. O capacete deve ser posicionado de modo que fique baixo na testa e paralelo ao solo quando a cabeça é mantida na posição vertical. Não deve balançar para a frente e para trás ou mover-se de um lado para o outro. A alça deve ser firmemente ajustada sob o queixo.

ORIENTAÇÃO PRECOCE – CUIDADO DA FAMÍLIA

Os pais da criança em idade escolar precisam compartilhar o tempo de seu filho com o grupo de colegas, que é cada vez mais importante. As experiências com o grupo preparam as crianças em idade escolar para o mundo mais amplo de relacionamentos e para a maior independência de seus pais. Os pais devem aprender a oferecer apoio da maneira mais discreta possível, sem se sentirem rejeitados, magoados ou zangados. O enfermeiro pode ajudar os pais da criança em idade escolar, oferecendo orientação e tranquilidade durante todo esse período (ver boxe *Cuidado centrado na família*).

Tabela 14.2 Prevenção de acidentes durante os anos escolares.

Habilidades de desenvolvimento relacionadas com o risco de acidentes	Prevenção de acidentes
Acidentes com veículos motorizados	
Está cada vez mais envolvido em atividades fora de casa Aprecia a velocidade e o movimento Fica facilmente distraído com o ambiente Pode ser convencido com argumentos	Orientar a criança sobre o uso adequado dos cintos de segurança Manter a disciplina quando os passageiros forem crianças (p. ex., certifique-se de que as crianças mantenham os braços dentro do carro, não encostem nas portas e não interfiram com o motorista) Lembrar aos pais e filhos que ninguém deve andar na carroceria de uma caminhonete Enfatizar o comportamento seguro dos pedestres Quando aplicável, insistir para que as crianças usem dispositivos de segurança (p. ex., capacete) ao andar de bicicleta, motocicleta, ciclomotor ou quadriciclo (ver boxes *Cuidado centrado na família)*.
Afogamento	
Está apto a exagerar Pode trabalhar duro para aperfeiçoar uma habilidade As ações motoras grossas são feitas com cautela, mas sem temor Gosta de nadar	Ensinar a criança a nadar Ensinar regras básicas de segurança na água Selecionar locais seguros e supervisionados para a prática da natação Verificar se a profundidade da água é suficiente para o mergulho Aconselhar a criança a nadar acompanhado por alguém Certificar-se de que a criança use equipamento de segurança com selo de qualidade e segurança, seja para nadar ou andar de barco Defender a legislação que exige cercas ao redor de piscinas Aprender técnicas de reanimação cardiopulmonar
Queimaduras	
É cada vez mais independente É aventureiro Gosta de experimentar coisas novas	Certificar-se de que a casa tenha detectores de fumaça Ajustar os aquecedores de água para 48,9°C para evitar queimaduras Instruir a criança sobre como se comportar em áreas que envolvem risco de queimadura (p. ex., gasolina, fósforos, fogueiras ou churrasqueiras, líquidos inflamáveis, fogos de artifício, isqueiros, utensílios de cozinha, conjuntos de química)

(*Continua*)

Tabela 14.2 Prevenção de acidentes durante os anos escolares. (*continuação*)

Habilidades de desenvolvimento relacionadas com o risco de acidentes	Prevenção de acidentes
	Orientar a criança a evitar escalar ou soltar pipa em torno de fios de alta tensão Orientar a criança sobre o comportamento adequado em caso de incêndio (p. ex., exercícios de incêndio em casa e na escola) Ensinar as crianças a cozinharem com segurança (usar fogo baixo; evitar frituras; tomar cuidado com queimaduras de vapor ou escaldaduras por alimentos aquecidos, especialmente no micro-ondas)
Intoxicações	
Segue as regras do grupo Pode ser facilmente influenciado por colegas É muito fiel aos amigos	Educar a criança sobre os perigos de ingerir medicamentos e produtos químicos sem prescrição, incluindo ácido acetilsalicílico e álcool Ensinar a criança a dizer "não" se lhe for oferecido álcool, drogas ilícitas ou perigosas Manter os produtos potencialmente perigosos em recipientes devidamente rotulados, de preferência fora do alcance
Lesão corporal	
Habilidades físicas aprimoradas Precisa de atividade física extenuante Está interessado em adquirir novas habilidades e aperfeiçoar as adquiridas É ousado e aventureiro, principalmente na companhia dos colegas Frequentemente, brinca em locais perigosos A confiança muitas vezes excede a capacidade física Espera lealdade do grupo e precisa muito da aprovação dos amigos Sente prazer em atividades físicas Tenta façanhas perigosas Acompanha os amigos nas visitas a instalações potencialmente perigosas Tendência ao exagero O crescimento em altura excede o crescimento muscular e a coordenação motora	Ajudar a fornecer instalações para atividades supervisionadas Incentivar a brincadeira em locais seguros Manter as armas de fogo trancadas com segurança, exceto sob supervisão de um adulto Ensinar como cuidar, usar e respeitar dispositivos potencialmente perigosos (p. ex., ferramentas elétricas, fogos de artifício) Ensinar as crianças a não provocar ou surpreender os cães, invadir seu território, levar seus brinquedos ou interferir quando estão comendo Enfatizar a necessidade de uso de equipamentos de proteção para os olhos, ouvidos ou boca ao manipular objetos ou dispositivos potencialmente perigosos ou para a prática de esportes potencialmente perigosos Não permitir o uso de camas elásticas, exceto como parte do treinamento supervisionado Orientar sobre a segurança quanto ao uso de dispositivos corretivos (óculos); se a criança usar lentes de contato, monitore o tempo de uso para evitar danos à córnea Enfatizar a necessidade de manutenção de equipamentos esportivos e seu uso recreativo com cautela, como *skates* e patins *inline* (ver boxes *Cuidado centrado na família*) Enfatizar a necessidade de condicionamento adequado, práticas seguras e o uso de equipamentos de segurança para atividades esportivas ou recreativas Cuidado com a prática de esportes perigosos, como os que envolvem camas elásticas Usar vidro de segurança (temperados ou laminados) e decalques em grandes áreas envidraçadas, como portas de vidro deslizantes Usar proteções nas janelas para evitar quedas Ensine o nome, endereço e número de telefone e enfatize que a criança deve pedir ajuda às pessoas adequadas (p. ex., funcionários de lojas, segurança, polícia) caso fique perdido; mantenha etiquetas de identificação na criança (p. ex., costurado na roupa, dentro do sapato) Ensinar sobre segurança no geral e segurança contra estranhos Evitar roupas personalizadas em locais públicos Nunca acompanhar um estranho Pedir à criança que conte aos pais se alguém fizer com que ela se sinta desconfortável de alguma maneira Ensinar a criança a dizer "não" quando confrontada por situações desconfortáveis Sempre ouvir as reclamações da criança em relação ao comportamento dos outros

Cuidado centrado na família

Segurança na bicicleta

- Semprar use um capacete de bicicleta devidamente ajustado, aprovado pelos órgãos de fiscalização (nos EUA US Consumer Product Safety Commission); substitua um capacete danificado ou que ficou pequeno[1]
- Andar de bicicleta no sentido do trânsito e longe de carros estacionados
- Andar em fila única
- Em cruzamentos movimentados, atravessar apenas na faixa de pedestres
- Sinalizar com as mãos bem antes de virar ou parar

[1]No Brasil, quem certifica é o IMMETRO.

(*Continua*)

Cuidado centrado na família

Segurança na bicicleta (continuação)

- Manter-se o mais próximo possível do meio-fio
- Cuidado com bueiros, buracos, acostamento de terra, sujeira e cascalho soltos
- Manter as duas mãos no guidão, exceto quando for sinalizar
- Nunca levar alguém de carona na bicicleta
- Não carregar pacotes que possam interferir a visibilidade ou o controle; não arraste objetos atrás da bicicleta
- Prestar atenção e dê preferência aos pedestres
- Cuidado com carros em marcha à ré ou saindo de garagens; seja especialmente cuidadoso nos cruzamentos
- Olhar para a esquerda, para a direita e depois para a esquerda novamente antes de entrar em uma via pública
- Nunca pegar carona em caminhões e outros veículos
- Aprender as regras de trânsito e respeitar as instruções
- Obedecer aos regulamentos locais
- Usar sapatos que tenham bom ajuste
- Usar cores claras à noite e colar material fluorescente nas roupas e na bicicleta
- Equipar a bicicleta com luzes e refletores adequados
- Certificar-se de que a bicicleta seja do tamanho correto para o ciclista (ver Figura 14.9)
- Equipar a bicicleta com luzes e refletores adequados
- Crianças que passeiam como passageiros devem usar capacetes de tamanho apropriado e assentos de proteção especialmente projetados

Modificado de: American Academy of Pediatrics, Committee on Injury and Poison Prevention. (2008). Bicycle helmets. Pediatrics, 122(2),450.

Cuidado centrado na família

Segurança no skate, *patins e patinete*

- Crianças menores de 5 anos não devem usar *skates* ou patins porque ainda não têm preparo, em termos de desenvolvimento, para se protegerem de lesões. Crianças de 6 a 10 anos podem usá-los apenas com a supervisão de um adulto
- A idade em que as crianças estão prontas para usar os patins com segurança não é estabelecida devido às diferenças na capacidade de adquirir as habilidades necessárias para praticar o esporte. Os skatistas iniciantes devem aprender dentro de casa, em uma superfície plana e lisa. Crianças que andam de *skate*, patins *inline* ou patinetes devem usar capacetes e outros equipamentos de proteção, especialmente nos joelhos, punhos e cotovelos, para evitar lesões
- *Skates*, patins *inline* e patinetes nunca devem ser usados perto do tráfego ou nas ruas. Seu uso deve ser proibido em ruas e rodovias. Atividades que envolvem mais de um skatista (p. ex., "pegar carona") são especialmente perigosas
- Algumas atividades, como andar em rampas caseiras de superfícies duras, podem ser particularmente perigosas

Fonte: Brudvik, C. (2006). Injuries caused by small wheel devices. *Prevention Science*, 7, 313-320; and American Academy of Pediatrics, Committee on Injury and Poison Prevention. (2009). In-line skating injuries in children and adolescents. *Pediatrics*, 123(5),1421-1422.

Cuidado centrado na família

Orientação durante os anos escolares

Idade: 6 anos

Preparar os pais para esperar preferências alimentares e recusa frequente de alimentos específicos
Preparar os pais para esperar um apetite cada vez mais voraz
Preparar os pais para reações emocionais à medida que a criança experimenta mudanças erráticas de humor
Ajudar os pais a prever a suscetibilidade contínua a doenças
Ensinar sobre prevenção de acidentes e segurança, especialmente para andar de bicicleta
Incentivar os pais a respeitar a necessidade de privacidade da criança e a fornecer um quarto separado, se possível
Preparar os pais para os interesses crescentes dos filhos fora de casa
Ajudar os pais a entender a necessidade de incentivar as interações dos filhos com os colegas

Idade: 7 a 10 anos

Preparar os pais para esperar uma melhora na saúde geral, com menor ocorrência de doenças, mas informe-os que casos de alergia podem aumentar ou tornar-se aparentes
Preparar os pais para esperar um aumento na quantidade de ferimentos leves
Enfatizar o cuidado na seleção e manutenção de equipamentos esportivos e conversar novamente sobre segurança
Preparar os pais para esperar um maior envolvimento com os colegas e maior interesse em atividades fora de casa
Enfatizar a necessidade de encorajar a independência, ao mesmo tempo em que estabelece limites e disciplina
Preparar a mãe para esperar por mais demandas aos 8 anos
Preparar o pai para esperar uma admiração crescente aos 10 anos; estimule atividades pai e filho
Preparar os pais para mudanças pré-púberes nas meninas

(*Continua*)

Cuidado centrado na família

***Orientação durante os anos escolares* (continuação)**

Idade: 11 a 12 anos

Ajudar os pais a preparar a criança para as mudanças que ocorrem no corpo durante a puberdade
Preparar os pais para esperar um estirão de crescimento nas meninas
Certificar-se de que a educação sexual da criança é adequada e com informações precisas
Preparar os pais para esperar um comportamento ativo, mas turbulento, aos 11 anos; avisar que a criança se torna mais serena aos 12 anos
Incentivar os pais a apoiar a vontade da criança de "crescer", mas a permitir um comportamento regressivo quando necessário
Preparar os pais para esperar um aumento na masturbação
Instruir os pais que a criança pode precisar de mais tempo de descanso
Ajudar os pais a educar os filhos sobre os perigos de experimentar atividades potencialmente prejudiciais

Orientação de saúde

Ajudar os pais a compreender a importância da manutenção regular da saúde e dos cuidados odontológicos para a criança
Incentivar os pais a ensinar e praticar atividades saudáveis, incluindo dieta, descanso e exercícios
Enfatizar a necessidade de incentivar as crianças a praticar atividades físicas adequadas
Enfatizar a necessidade de fornecer um ambiente físico e emocional seguro
Incentivar os pais a ensinar e praticar normas de segurança

QUESTÕES DE REVISÃO

1. Um menino de 8 anos e sua família mudaram-se recentemente e ele está frequentando uma nova escola. Ele diz que está infeliz e tem dificuldade com as aulas. Ele não conseguiu fazer novos amigos. A mãe conversou com os professores e eles não estão preocupados; ele mostra-se envolvido nas atividades em sala de aula. O enfermeiro realiza um histórico e um exame físico completos e não encontra motivo para preocupação, exceto pelo fato de que a criança está em uma nova escola sem amigos. Usando os princípios do desenvolvimento cognitivo de Piaget, o que o enfermeiro deveria discutir? **Use um X para as orientações de ensino a seguir que são indicadas (apropriadas ou necessárias), contraindicadas (podem ser prejudiciais) ou não essenciais (não fazem diferença ou não são necessárias).**

Orientação de ensino	Indicada	Contraindicada	Não essencial
"As crianças dessa faixa etária já conseguem ver a situação do ponto de vista do outro e é importante manter a comunicação aberta com o seu filho."			
"Ele pode estar tendo dificuldade para avaliar o ambiente ao seu redor e pode precisar de uma nova avaliação."			
"Ajudaria sentar-se ao lado dele e assistir a um filme favorito para mostrar seu apoio."			
"Crianças em idade escolar costumam usar sua experiência anterior para avaliar sua situação atual e a mudança de escola é um ajuste difícil para ele."			

2. Um menino de 9 anos é atendido pelo enfermeiro de saúde escolar pela terceira vez na semana, reclamando de dor de estômago e pedindo para ir para casa. A criança conta ao enfermeiro que sofreu *bullying* no último mês de um grupo de meninos da escola porque seu pai está desempregado e ele não tem dinheiro para o lanche. O grupo descobriu isso e continua a zombar dele na cantina e no pátio. O enfermeiro determina que seria importante conversar com seu professor, funcionários da cantina e do pátio sobre o *bullying*. Que características de *bullying* o enfermeiro deve compartilhar com a professora, a equipe da cantina e do pátio? **Selecione todas as opções aplicáveis.**
   A. Um dano não intencional é infligido a outra pessoa e isso faz parte do processo de socialização infantil.
   B. A imposição de abuso físico, verbal ou emocional repetitivo a outra pessoa com a intenção de causar dano.
   C. Tentar obter aceitação e ser apreciado por colegas do mesmo sexo.
   D. Tentar intimidar alguém que é visto como vulnerável.
   E. Um sinal precoce de um transtorno de personalidade grave que piora na idade adulta.
   F. O abuso emocional pode ser tão prejudicial quanto qualquer outro tipo de abuso.

3. Um enfermeiro de uma escola de Ensino Fundamental (6ª, 7ª e 8ª séries) está preparando um esboço para uma aula de educação sexual. Que afirmações representam conceitos importantes a serem abordados na discussão desse tema com crianças dessa faixa etária? **Para cada ação do enfermeiro, marque com um X para indicar se foi eficaz (ajudou a alcançar os resultados de qualidade esperados para o paciente), ineficaz (não ajudou a alcançar os resultados de qualidade esperados para o paciente) ou não relacionada (não relacionada com a qualidade dos resultados do paciente).**

Ação do enfermeiro na educação sexual	Eficaz	Ineficaz	Não relacionada
Separar meninos e meninas em grupos do mesmo sexo com um líder do mesmo sexo.			
Responder às perguntas de maneira objetiva, honesta e apropriada ao nível de compreensão das crianças.			
Usar termos vernáculos ou gírias para descrever as funções fisiológicas humanas.			
Evitar discutir doenças sexualmente transmissíveis nessa faixa etária.			

Ação do enfermeiro na educação sexual	Eficaz	Ineficaz	Não relacionada
Discutir como é ter o primeiro namorado ou namorada.			
Discutir mitos e conceitos equivocados comuns associados ao sexo e ao processo reprodutivo.			

4. A mãe de um menino de 10 anos diz que ele está "sujeito" a acidentes porque está sempre se arriscando no *skate* e na bicicleta. A prevenção de acidentes é uma área importante para a educação de enfermagem. **Escolha as opções mais prováveis para as informações que faltam nas afirmações a seguir, selecionando a partir das listas de opções fornecidas.**

   O enfermeiro orienta a mãe dizendo que a lesão ocorre principalmente por causa de ____1____ e ____2____.

Opções para 1	Opções para 2
pressão dos pares	assédio moral (*bullying*)
inabilidade física	desajeitado
falta de supervisão dos pais	sentir-se pequeno
necessidade de impressionar o sexo oposto	comportamentos de risco
hormônios	sentir-se invencível
musculatura esquelética em desenvolvimento	exibir-se

REFERÊNCIAS BIBLIOGRÁFICAS

American Academy of Pediatrics, Council on Communications and Media. (2013). Media education. *Pediatrics, 132*(5), 958–961.

American Academy of Pediatrics, Council on Sports Medicine and Fitness. (2012). Trampoline safety in childhood and adolescence. *Pediatrics, 130*(6), 1102–1109.

Arseneault, L., Bowes, L., & Shakoor, S. (2010). Bullying victimization in youths and mental health problems: 'Much ado about nothing'? *Psychological Medicine, 40*, 717–729.

Bhargava, S. (2011). Diagnosis and management of common sleep problems in children. *Pediatrics in Review, 32*(3), 91–98.

Bothe, D. A., Grignon, J. B., & Olness, K. N. (2014). The effects of a stress management intervention in elementary school children. *The Journal of Developmental and Behavioral Pediatrics, 35*(1), 62–67.

Bradshaw, C. P., Waasdorp, T. E., Goldweber, A., et al. (2013). Bullies, gangs, drugs, and school: Understanding the overlap and the role of ethnicity and urbanicity. *Journal of Youth and Adolescence, 42*(2), 220–234.

Brown, P., & Tierney, C. (2011). Media role in violence and the dynamics of bullying. *Pediatrics in Review, 32*(10), 453–454.

Campbell, B. T., Kelliher, K. M., Borrup, K., et al. (2010). All-terrain vehicle riding among youth: How do they fair? *Journal of Pediatric Surgery, 45*(5), 925–959.

Centers for Disease Control and Prevention, National Center for Injury Prevention and Control. (2015). *Child passenger safety*. http://www.cdc.gov/MotorVehicleSafety/Child_Passenger_Safety/CPS-Factsheet.html.

Eime, R. M., Young, J. A., Harvey, J. T., et al. (2013). A systematic review of the psychological and social benefits of participation in sport for children and adolescents: Informing development of a conceptual model of health through sport. *International Journal of Behavioral Nutrition and Physical Activity, 10*, 98.

Ferguson, C. J. (2013). Spanking, corporal punishment and negative long-term outcomes: A meta-analytic review of longitudinal studies. *Clinical Psychology Review, 33*(1), 196–208.

Galland, B. C., Taylor, B. J., Elder, D. E., et al. (2012). Normal sleep patterns in infants and children: A systemic review of observational studies. *Sleep Medicine Reviews, 16*(3), 213–222.

Giesbrecht, G. F., Leadbeater, B. J., & Macdonald, S. W. (2011). Child and context characteristics in trajectories of physical and relational victimization among early elementary school children. *Development and Psychopathology, 23*(1), 239–252.

Hensley, V. (2013). Childhood bullying: A review and implications for health care professionals. *Nursing Clinics of North America, 48*(2), 203–213.

Hyde, A., Drennan, J., Butler, M., et al. (2013). Parents' constructions of communication with their children about safer sex. *The Journal of Clinical Nursing, 22*(23–24), 3438–3446.

King, K. K. (2014). Violence in the school setting: A school nurse perspective. *The Online Journal of Issues in Nursing*. http://www.nursingworld.org/MainMenuCategories/ANAMarketplace/ANAPeriodicals/OJIN/TableofContents/Vol-19-2014/No1-Jan-2014/Violence-in-School.html.

Mahat, G., Lyons, R., & Bowen, F. (2014). Early childhood caries and the role of the pediatric nurse practitioner. *The Journal for Nurse Practitioners, 10*(3), 189–193.

Meehan, W. P., 3rd, Lee, L. K., Fischer, C. M., et al. (2013). Bicycle helmet laws are associated with a lower fatality rate from bicycle-motor vehicle collisions. *The Journal of Pediatrics, 163*(3), 726–729.

National Highway Traffic Safety Administration. (2013). *Traffic safety facts 2011 data: Children*. http://www-nrd.nhtsa.dot.gov/pubs/811767.pdf.

Owen, D. J., Slep, A. M., & Heyman, R. E. (2012). The effect of praise, positive nonverbal response, reprimand, and negative nonverbal response on child compliance: A systematic review. *Clinical Child and Family Psychology Review, 15*(4), 364–385.

Resha, C. (2010). Delegation in the school setting: Is it a safe practice? *The Online Journal of Issues in Nursing*. http://www.nursingworld.org/MainMenuCategories/ANAMarketplace/ANAPeriodicals/OJIN/TableofContents/Vol152010/No2May2010/Delegation-in-the-School-Setting.html.

Riley, M. R., Scaramella, L. V., & McGoron, L. (2014). Disentangling the associations between contextual stress, sensitive parenting, and children's social development. *Family Relations, 63*, 287–299.

Ruiz-Casares, M., Rousseau, C., Currie, J. L., et al. (2012). 'I hold on to my teddy bear really tight': Children's experiences when they are home alone. *American Journal of Orthopsychiatry, 82*(1), 97–103.

Shetgiri, R. (2013). Bullying and victimization among children. *Advances in Pediatrics, 60*(1), 33–51.

Shetgiri, R., Lin, H., & Flores, G. (2012). Identifying children at risk for being bullies in the United States. *Academic Pediatrics, 12*(6), 509–522.

Sticca, F., & Perren, S. (2013). Is cyberbullying worse than traditional bullying? Examining the differential roles of medium, publicity, and anonymity for the perceived severity of bullying. *Journal of Youth and Adolescence, 42*(5), 739–750.

US Department of Justice. (2011). *Highlights of the 2009 national youth gang survey*. https://www.ncjrs.gov/pdffiles1/ojjdp/233581.pdf.

White, L. S. (2012). Reducing stress in school-age girls through mindful yoga. *The Journal of Pediatric Health Care, 26*(1), 45–56.

15

Promoção da Saúde do Adolescente e da Família

Elizabeth A. Duffy

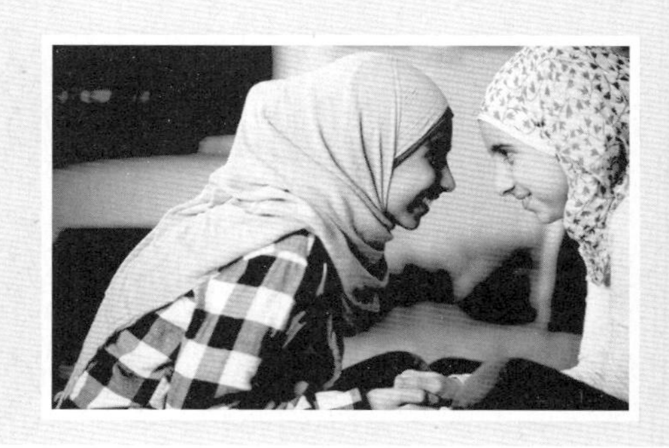

CONCEITOS GERAIS

- Desenvolvimento
- Capacidade funcional
- Dinâmica familiar
- Reprodução
- Sexualidade
- Humor e afeto
- Segurança
- Promoção de saúde

PROMOÇÃO DO CRESCIMENTO E DO DESENVOLVIMENTO IDEAL

A adolescência é o período de transição entre a infância e a idade adulta – um período de rápido amadurecimento físico, cognitivo, social e emocional. Vários termos são usados para se referir a esse estágio de crescimento e desenvolvimento. **Puberdade** refere-se ao processo maturacional, hormonal e de crescimento que ocorre quando os órgãos reprodutivos começam a funcionar e as características sexuais secundárias desenvolvem-se. Esse processo, às vezes, é dividido em três estágios: **pré-puberdade**, período que dura cerca de 2 anos imediatamente antes da puberdade, quando a criança está desenvolvendo as mudanças físicas preliminares que anunciam a maturidade sexual; **puberdade**, é o ponto em que se atinge a maturidade sexual, marcada pelo primeiro fluxo menstrual nas meninas, mas por indicações menos óbvias nos meninos; e **pós-puberdade**, período de 1 a 2 anos após a puberdade, durante o qual o crescimento do esqueleto é concluído e as funções reprodutivas tornam-se razoavelmente bem estabelecidas. A **adolescência**, que significa literalmente "crescer até a maturidade", é geralmente considerada como o processo psicológico, social e maturacional iniciado pelas mudanças da puberdade. Envolve três subfases distintas: **início da adolescência** (idade de 11 a 14 anos), **adolescência intermediária** (idade de 15 a 17 anos) e **fim da adolescência** (idade de 18 a 20 anos). O termo **fase juvenil** (*teenage years*) é usado como sinônimo de adolescência para descrever jovens com idade entre 13 e 19 anos. As mudanças que ocorrem durante as fases inicial, intermediária e fim da adolescência estão resumidas na Tabela 15.1.

DESENVOLVIMENTO BIOLÓGICO

As mudanças físicas da puberdade resultam, principalmente, de uma atividade hormonal e são controladas pela glândula hipófise anterior em resposta a um estímulo do hipotálamo. As mudanças físicas óbvias são observadas no maior crescimento físico e no aparecimento e desenvolvimento de características sexuais secundárias; menos óbvias são as alterações fisiológicas e a maturidade neuro gonadal, acompanhadas pela capacidade de procriação. A distinção física entre os sexos é feita com base em características diferenciais. As **características sexuais primárias** são os órgãos externos e internos que realizam as funções reprodutivas (p. ex., ovários, útero, seios, pênis). As **características sexuais secundárias** são as mudanças que ocorrem em todo o organismo, como resultado de alterações hormonais (p. ex., alterações na voz, desenvolvimento de pelos faciais e púbicos, depósitos de gordura), mas que não desempenham função direta na reprodução.

Eventos neuroendócrinos da puberdade

O que acontece na puberdade é provocado por um conjunto de eventos que desencadeiam a produção do hormônio liberador de gonadotrofinas (GnRH) pelo hipotálamo. O GnRH alcança a hipófise anterior, na qual estimula a produção e secreção do hormônio folículo-estimulante (FSH) e do hormônio luteinizante (LH). Níveis crescentes de FSH e LH estimulam uma resposta gonadal, que para as mulheres consiste no crescimento dos folículos ovarianos, produção de estrogênio e início da ovulação; e para os homens, consiste na maturação dos testículos e da testosterona e na estimulação para produção de esperma.

Ovários, testículos e suprarrenais secretam hormônios sexuais. Esses hormônios são produzidos em quantidades variáveis por ambos os sexos ao longo da vida. O córtex adrenal é responsável pelas pequenas quantidades secretadas antes da puberdade, mas a produção do hormônio sexual que acompanha a maturação das gônadas é responsável pelas alterações biológicas observadas durante a puberdade.

O **estrogênio**, o hormônio feminilizante, é encontrado em pequenas quantidades durante a infância. Começando no início da puberdade, o FSH estimula a produção de estrogênio pelos ovários; entretanto, os níveis de estrogênio não são altos o suficiente para causar ovulação até meados da puberdade. A quantidade crescente de estrogênio no início da puberdade provoca a formação do revestimento endometrial do útero e a primeira menstruação, ou menarca. Conforme a puberdade avança, um único folículo ovariano torna-se dominante durante cada ciclo menstrual e produz quantidades crescentes de estrogênio que libera um óvulo, no processo chamado de *ovulação*. Após a ovulação, o folículo involui e a produção de estrogênio diminui. A hipófise responde à diminuição da produção de estrogênio aumentando a produção de FSH, que inicia um novo ciclo menstrual. Os **andrógenos**, os hormônios masculinizantes, também são secretados em pequenas quantidades que aumentam

Tabela 15.1 Crescimento e desenvolvimento na adolescência.

Início da adolescência (11 a 14 anos)	Adolescência intermediária (15 a 17 anos)	Fim da adolescência (18 a 20 anos)
Crescimento		
Crescimento acelerado Alcança o pico de velocidade Surgimento das características sexuais secundárias	Crescimento desacelerando em meninas A estatura atinge 95% da altura do adulto As características sexuais secundárias já estão bem avançadas	Fisicamente maduro Estrutura e crescimento reprodutivo quase completos
Cognição		
Explora a capacidade recém-descoberta para o pensamento abstrato limitado Busca desajeitada por novos valores e energias Comparação da "normalidade" com os pares do mesmo sexo	Desenvolvimento da capacidade de pensamento abstrato Desfruta da potência intelectual, muitas vezes em termos idealistas Preocupação com problemas filosóficos, políticos e sociais	Pensamento abstrato estabelecido Consegue perceber e agir sobre opções de longo alcance Capaz de perceber os problemas de forma compreensiva Identidade intelectual e funcional estabelecidas
Identidade		
Preocupado com as rápidas mudanças no corpo Experimenta vários papéis sociais Avalia o potencial de atração por aceitação ou rejeição dos pares Conformidade com as normas do grupo Declínio da autoestima	Modificação na imagem corporal Autocentrado; aumento do narcisismo Tendência para experiências internas e autodescoberta Tem uma vida rica de fantasia Idealista Capaz de perceber as futuras implicações do comportamento e das decisões atuais; aplicação variável	Imagem corporal e definição de papéis de gênero praticamente asseguradas Identidade sexual madura Fase de consolidação da identidade Aumento da autoestima Confortável com o crescimento físico Papéis sociais definidos e articulados
Relacionamento com os pais		
Definindo os limites entre independência e dependência Forte desejo de permanecer dependente dos pais enquanto tenta se separar Sem grandes conflitos em relação ao controle dos pais	Grandes conflitos sobre independência e controle Fase pouco interativa na relação entre pais e filhos Maior impulso para a emancipação; falta de comprometimento Desligamento emocional final e irreversível dos pais; tristeza	Separação emocional e física completa dos pais Independência da família com menos conflito Emancipação praticamente garantida
Relacionamento com os colegas		
Procura por afiliações de pares para combater a instabilidade gerada por mudanças rápidas Aumento de relações íntimas de amizades, idealizadas com membros do mesmo sexo Luta pelo domínio dentro do grupo de pares	Forte necessidade de identidade para afirmar a autoimagem Padrões de comportamento definidos pelo grupo de pares A aceitação pelos pares é extremamente importante – medo de rejeição Exploração da capacidade de atrair o sexo oposto	A relação com o grupo diminui de importância em favor de amizades individuais Teste de relacionamentos românticos contra a possibilidade de relação permanente Relacionamentos caracterizados por doação e compartilhamento
Sexualidade		
Autoexploração e avaliação Namoro limitado, geralmente no grupo Intimidade limitada	Vários relacionamentos Identificação interna de atrações heterossexuais, homossexuais ou bissexuais Exploração do "auto apelo" Sensação de "estar apaixonado" Tentativa de estabelecer relacionamentos	Forma relacionamentos e ligações estáveis com os outros Capacidade crescente de mutualidade e reciprocidade Encontros como um casal romântico Pode se identificar publicamente como *gay*, lésbica ou bissexual A intimidade envolve compromisso em vez de exploração e romantismo
Saúde psicológica		
Grandes mudanças de humor Fantasia intensa Raiva que se expressa externamente com mau humor, acessos de raiva, insultos verbais e xingamentos	Tendência para experiências internas; mais introspectivo Tendência ao retraimento quando fica chateado ou quando tem os sentimentos feridos Oscilação das emoções no tempo e extensão Sentimentos de inadequação comuns; dificuldade em pedir ajuda	Mais constância nas emoções. Maior probabilidade de dissimulação da raiva

gradativamente até os 7 ou 9 anos, quando ocorre um aumento mais rápido em ambos os sexos, principalmente nos meninos, até os 15 anos. Esses hormônios têm tremendas propriedades de promoção do crescimento, que resultam no rápido aumento da massa muscular, crescimento esquelético e densidade óssea. Os andrógenos são responsáveis pelo desenvolvimento dos pelos pubianos, axilares, faciais e corporais; acne; cheiro corporal; e um aumento na altura.

Os meninos não experimentam um evento específico análogo à menstruação ou ovulação nas meninas; no entanto, os hormônios FSH e LH atuam sobre as células testiculares para estimular a produção de testosterona e esperma. A produção de espermatozoides viáveis tende a ocorrer após a primeira ejaculação dos meninos. A capacidade de ejacular ocorre aproximadamente 1 ano após o aumento testicular inicial e o aparecimento dos pelos pubianos.

Maturação sexual

A evidência visível da maturação sexual é alcançada em uma sequência ordenada, e o estado de maturidade pode ser estimado com base no aparecimento dessas manifestações externas. A idade em que essas mudanças são observadas e o tempo necessário para passar de um estágio para outro podem variar entre as crianças. A duração desde o aparecimento dos brotos mamários até a maturidade completa pode ser de 1 ano e meio a 6 anos para meninas adolescentes. Pode levar de 2 a 5 anos para a genitália masculina atingir o tamanho adulto. Os estágios de desenvolvimento das características sexuais secundárias e do desenvolvimento genital foram definidos como um guia para estimar a maturidade sexual e são chamados de **estágios de Tanner** (Boxe 15.1). A sequência usual de aparecimento das alterações maturacionais é apresentada no Boxe 15.2.

Maturação sexual em meninas

Na maioria das meninas, o sinal inicial da puberdade é o aparecimento dos brotos mamários, evento conhecido como **telarca**, que ocorre entre os 8 e 13 anos (Figura 15.1). Em uma minoria de meninas com desenvolvimento normal, entretanto, os pelos pubianos podem preceder o desenvolvimento dos seios. A idade média da telarca varia entre os grupos étnicos: as meninas afro-americanas têm uma idade média de 8,8 anos, a média das meninas brancas é de 9,7 anos e a média das meninas hispânicas é de 9,3 anos (Herman-Giddens, 2013). Isso é seguido em aproximadamente 2 a 6 meses pelo crescimento de pelos púbicos no monte pubiano, conhecido como **adrenarca** (Figura 15.2).

A primeira menstruação, ou **menarca**, ocorre cerca de 2 anos após o aparecimento das primeiras mudanças da puberdade, aproximadamente 9 meses após o alcance do pico de velocidade de crescimento e 3 meses após o alcance do pico de velocidade de peso. A idade média da menarca varia de 10 anos e meio a 15 anos, com idade média de 12 anos e 8 meses para meninas brancas não hispânicas e 12 anos e 2 meses para meninas afro-americanas (Cabrera, Bright, Frane et al., 2014). A ovulação e os períodos menstruais regulares geralmente ocorrem de 6 a 14 meses após a menarca. As meninas podem ser consideradas como tendo um **atraso puberal** se o desenvolvimento das mamas não tiver ocorrido até os 13 anos (Villanueva & Argente, 2014).

Existem evidências de que a idade média da menarca diminuiu gradualmente ao longo do século passado nos EUA e em outros países em desenvolvimento. As mulheres estão atingindo a puberdade mais cedo, com diferenças observadas entre meninas brancas e afro-americanas. A explicação para isso ainda não está clara, mas parece ser influenciada por complexas interrelações fisiológicas, psicológicas e ambientais e pelas taxas reduzidas de doenças à medida que a tecnologia e a medicina avançam. Esse declínio na idade média da menarca parece ter se estabilizado nos últimos anos, mas continua a ser estudado (Papadimitriou, 2016).

Boxe 15.1 Estágios de Tanner.

Os estágios de Tanner foram desenvolvidos pelo Dr. J. M. Tanner et al. Eles descrevem os estágios do crescimento puberal e são numerados do estágio 1 (imaturo) ao estágio 5 (maduro) para indivíduos dos sexos masculino e feminino. Em meninas e mulheres jovens, os estágios de Tanner descrevem o desenvolvimento puberal com base no tamanho dos seios e na forma e distribuição dos pelos pubianos. Em meninos e rapazes, os estágios de Tanner descrevem o desenvolvimento puberal com base no tamanho e formato do pênis e escroto e na forma e distribuição dos pelos pubianos.

Fonte: Tanner, J. M. (1962). *Growth of adolescents*. Oxford, England: Blackwell Scientific Publications.

Boxe 15.2 Sequência usual das mudanças maturacionais.

Meninas

Alterações nas mamas
Aumento rápido de altura e peso
Crescimento dos pelos pubianos
Surgimento dos pelos nas axilas
Menstruação (geralmente começa 2 anos após os primeiros sinais)
Desaceleração abrupta do crescimento linear

Meninos

Aumento dos testículos
Crescimento de pelos pubianos, pelos axilares, pelos no lábio superior, pelos no rosto e em outras partes do corpo (os pelos faciais geralmente aparecem cerca de 2 anos após o aparecimento dos pelos pubianos)
Aumento rápido de altura
Mudanças na laringe e consequentemente na voz (geralmente, ocorrem com o crescimento do pênis)
Ejaculações noturna
Desaceleração abrupta de crescimento linear

Maturação sexual em meninos

As primeiras alterações da puberdade nos meninos são o aumento testicular acompanhado de afinamento, avermelhamento e maior frouxidão do escroto (Figura 15.3). Esses eventos geralmente ocorrem entre os 9 anos e meio e 14 anos. O começo da puberdade também se caracteriza pelo aparecimento dos primeiros pelos pubianos. O pênis começa a crescer e continua o aumento dos testículos e o crescimento dos pelos pubianos durante a metade da puberdade. Durante esse período, também ocorre o aumento da musculatura, alterações iniciais da voz e desenvolvimento inicial dos pelos faciais. O aumento e a sensibilidade temporária das mamas, ou **ginecomastia**, são comuns durante o início até meados da puberdade, ocorrendo em até 70% dos meninos (Ali & Donohoue, 2020). Os aumentos rápidos de altura e peso ocorrem simultaneamente no fim da puberdade intermediária. Para a maioria dos meninos, o aumento das mamas desaparece em 2 anos; no entanto, a ginecomastia pode persistir em indivíduos obesos. No fim da puberdade, há um aumento definitivo no comprimento e largura do pênis, o aumento testicular continua e ocorre a primeira ejaculação. Os pelos axilares desenvolvem-se e os pelos faciais estendem-se para cobrir a parte anterior do pescoço. As mudanças finais na voz ocorrem secundariamente ao crescimento da laringe. Preocupações relacionadas com o **atraso puberal** devem ser consideradas para meninos que não apresentam aumento dos testículos ou alterações escrotais até os 14 anos (Villanueva & Argente, 2014).

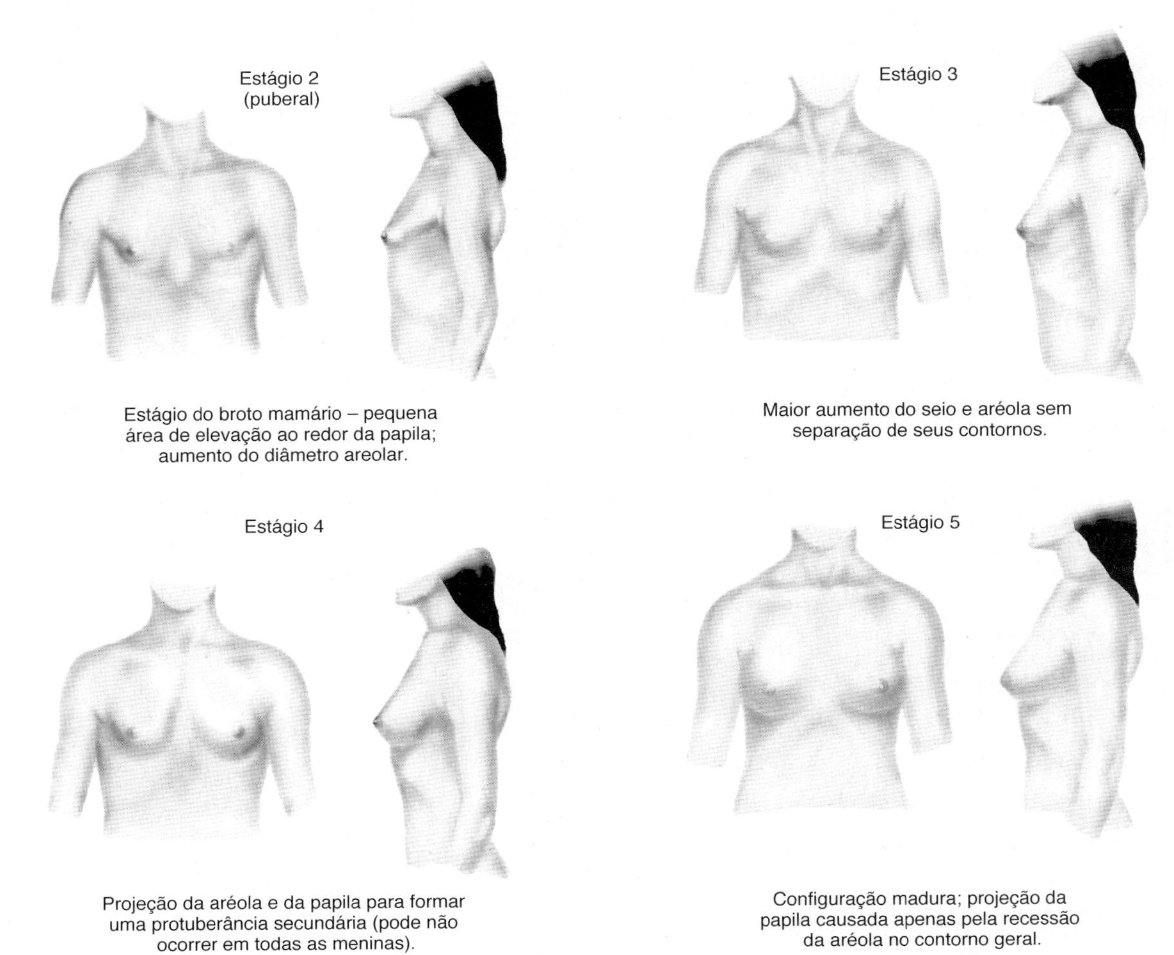

Figura 15.1 Desenvolvimento das mamas em meninas. O estágio 1 (pré-púbere – apenas a elevação da papila) não é mostrado. (Adaptada de Marshall, W. A., & Tanner, J. M. [1969]. Variations in pattern of pubertal changes in girls. *Archives of Disease in Childhood*, 44[235],291-303; and Daniel, W. A., & Paulshock, B. Z. [1979]. A physician's guide to sexual maturity. *Patient Care*, 13,122-124.)

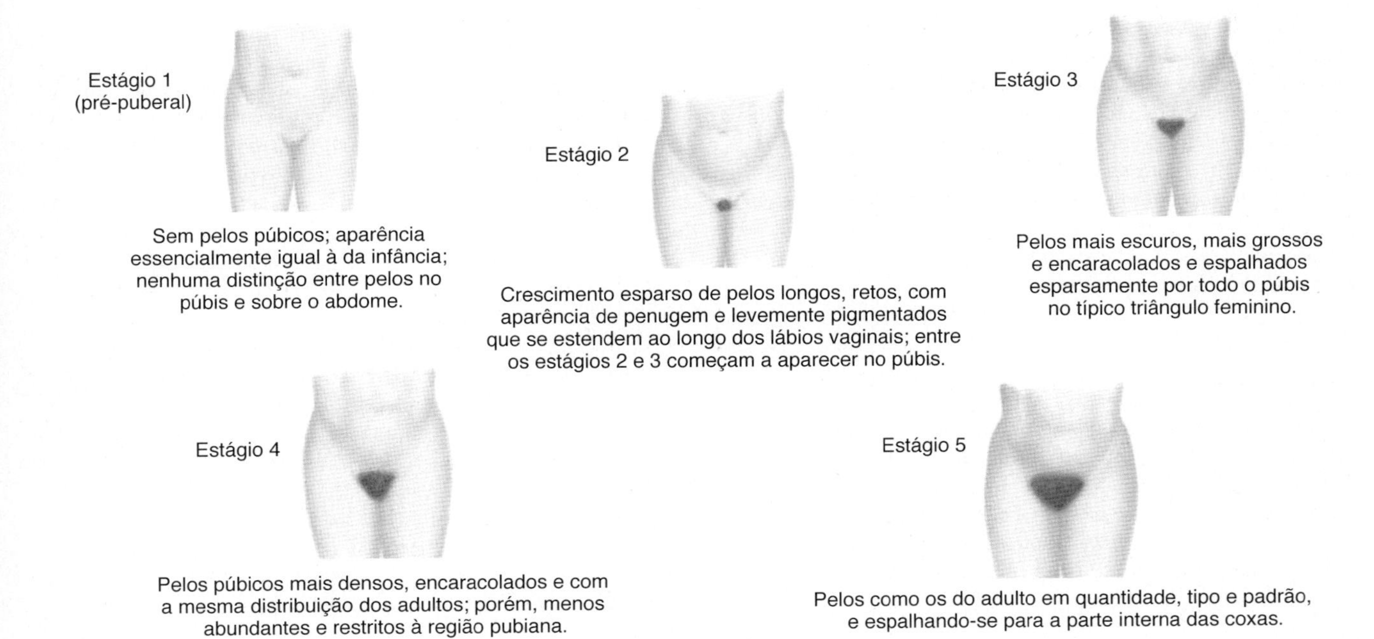

Figura 15.2 Crescimento de pelos pubianos em meninas. (Adaptada de Marshall, W. A., & Tanner, J. M. [1969]. Variations in pattern of pubertal changes in girls. *Archives of Disease in Childhood*, 44[235],291-303; and Daniel, W. A., & Paulshock, B. Z. [1979]. A physician's guide to sexual maturity. *Patient Care*, 13,122-124.)

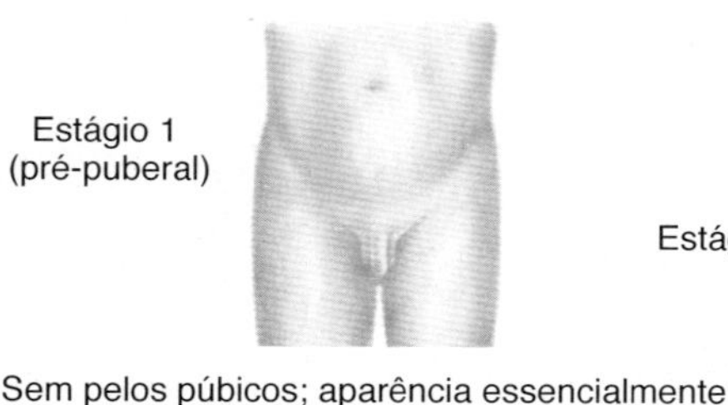

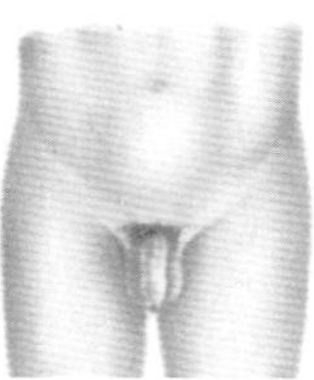

(pré-puberal)
Sem pelos púbicos; aparência essencialmente igual à da infância; nenhuma distinção entre pelos no púbis e sobre o abdome.

Estágio 2 (puberal)
Aumento inicial do escroto e dos testículos; alterações na cor (avermelhamento) e textura da pele da bolsa escrotal; crescimento esparso de pelos longos, retos, com aparência de penugem e levemente pigmentados na base do pênis.

Estágio 3

Aumento inicial do pênis, principalmente em comprimento; testículos e bolsa escrotal ainda mais aumentados; pelos mais escuros, mais grossos e encaracolados, espalhados esparsamente por todo o púbis.

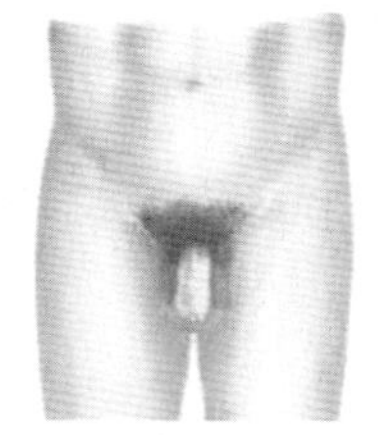

Estágio 4
Aumento do tamanho do pênis com crescimento do diâmetro e desenvolvimento da glande; glande maior e mais ampla; escroto mais escuro; pelos púbicos mais abundantes e encaracolados; porém, restritos à região pubiana.

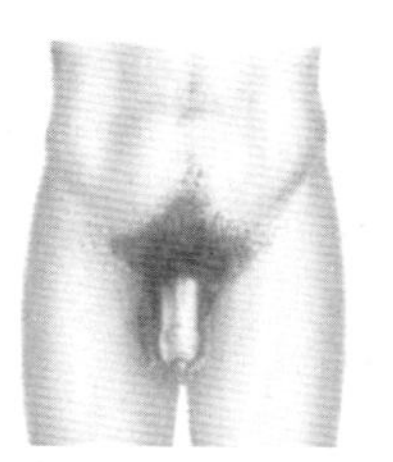

Estágio 5
Testículos, escroto e pênis com tamanho e forma do indivíduo adulto; pelos como os do adulto em quantidade e tipo, que se espalham para a parte interna das coxas.

Figura 15.3 Estágios de desenvolvimento das características sexuais secundárias e da genitália de meninos. (Adaptada de Marshall, W. A., & Tanner, J. M. [1969]. Variations in pattern of pubertal changes in girls. *Archives of Disease in Childhood*, 44[235],291-303; and Daniel, W. A., & Paulshock, B. Z. [1979]. A physician's guide to sexual maturity. *Patient Care*, 13,122-124.)

Crescimento físico durante a puberdade

Com o aumento dos hormônios reprodutivos e da maturação sexual, ocorre um aumento dramático no crescimento. Os últimos 20 a 25% de crescimento linear são alcançados durante a puberdade, e até 50% do peso corporal ideal de um adulto também é ganho durante esse período. A maior parte do crescimento dos músculos esqueléticos e dos órgãos internos ocorre durante um período de 24 a 36 meses – o **surto de crescimento** do adolescente. Esse crescimento acelerado ocorre em todas as crianças, mas, como em outras áreas de desenvolvimento, a idade de início, duração e extensão variam muito. O surto de crescimento começa mais cedo nas meninas, geralmente entre os 9 anos e meio e os 14 anos e meio; nos meninos, em média, começa entre os 10 anos e meio e os 16 anos. Durante esse período, o menino ganha em média de 10 a 30 cm de altura e de 7 a 30 kg de peso. A média das meninas, em que o surto de crescimento é mais lento e menos extenso, é de um ganho de 5 a 20 cm de altura e de 7 a 25 kg de peso. O crescimento em altura normalmente cessa entre 2 e 2 anos e meio após a menarca nas meninas e dos 18 a 20 anos nos meninos.

Esse aumento de tamanho acontece em uma sequência característica. O crescimento no comprimento das extremidades e do pescoço precede o crescimento de outras áreas e, como essas partes são as primeiras a atingir o comprimento adulto, as mãos e os pés parecem maiores do que o normal durante a adolescência. O aumento da largura do quadril e do peito ocorre em alguns meses, seguido vários meses depois por um aumento na largura dos ombros. Essas mudanças são seguidas por aumentos no comprimento do tronco e na profundidade do tórax. Essa sequência de mudanças é responsável pela aparência característica de pernas compridas e desajeitadas dos primeiros anos da adolescência.

Diferenças sexuais nos padrões gerais de crescimento

As diferenças entre os sexos nos padrões gerais de crescimento e distribuição são aparentes no crescimento do esqueleto, da massa muscular, do tecido adiposo e da pele. As diferenças no **crescimento esquelético** entre meninos e meninas são aparentemente uma função dos efeitos hormonais na puberdade. A interrupção precoce do crescimento nas meninas é causada pela unidade epifisária sob o efeito potente da secreção de estrogênio, e o efeito hormonal no crescimento ósseo feminino é muito mais forte do que o efeito semelhante da testosterona nos meninos. Em meninos, o período de crescimento prolongado antes da puberdade e o fechamento epifisário menos rápido se refletem em sua maior altura geral e braços e pernas mais longos. Outras diferenças no esqueleto são o aumento da largura dos ombros nos meninos e um desenvolvimento maior do quadril nas meninas.

A hipertrofia da mucosa laríngea e o alargamento da laringe e das cordas vocais ocorrem em meninos e meninas para produzir **alterações na voz**. As vozes das meninas tornam-se um pouco mais profundas e consideravelmente mais cheias, mas o efeito nos meninos é impressionante. A mudança na voz de meninos adolescentes ocorre entre os estágios 3 e 4 de Tanner, com a voz muitas vezes alternando de maneira incontrolável de tons profundos para agudos no meio de uma frase. O alongamento médio das cordas vocais é de 10,9 mm para meninos e 4,2 mm para meninas.

O crescimento da **massa corporal magra**, principalmente da massa muscular, que tende a acontecer após o surto de crescimento ósseo, ocorre de forma constante durante a adolescência. A massa corporal magra é quantitativa e qualitativamente maior em meninos do que em meninas em estágios comparáveis de desenvolvimento puberal. A **massa corporal gorda**, principalmente a gordura, também aumenta, mas segue um padrão menos ordenado. Pode haver aumento transitório da gordura subcutânea imediatamente antes do surto de crescimento ósseo, especialmente em meninos. Isso é seguido entre 1 e 2 anos depois por uma diminuição entre discreta e acentuada, que é novamente maior nos meninos. Mais tarde, quantidades variáveis de gordura são depositadas para preencher e contornar o físico maduro em padrões sexuais característicos do adolescente, particularmente nas regiões das coxas, dos quadris e das nádegas e ao redor do tecido mamário. Deve ser destacado, entretanto, que a obesidade em crianças aumenta constantemente nos EUA, e pode alterar o momento e a sequência dos estágios da puberdade. Isso pode ter efeitos em longo prazo no aumento do risco de adiposidade e obesidade em adultos (Nokoff; Thurston; Hilkin et al., 2019). Uma revisão de evidências recente indica uma associação entre obesidade e início da puberdade precoce em meninas, em vez de uma relação causal, e outros fatores, como hormônios e resistência à insulina, também podem ser responsáveis pelo início da puberdade precoce. Uma amostragem grande e racialmente diversa de meninos encontrou evidências de puberdade precoce para meninos com sobrepeso em comparação com meninos normais ou obesos e atraso na puberdade para meninos obesos em comparação com meninos normais ou com sobrepeso (Lee, Wasserman, Kaciroti et al., 2016).

Alterações fisiológicas adicionais

Diversas funções fisiológicas sofrem alterações em resposta a algumas mudanças que acontecem na puberdade. O tamanho e a força do coração, o volume sanguíneo e a pressão arterial sistólica aumentam, enquanto a frequência cardíaca diminui. O volume sanguíneo, que aumenta de modo constante durante a infância, alcança um valor maior nos meninos do que nas meninas, fato que pode estar relacionado com o aumento da massa muscular nos meninos púberes. Os valores encontrados nos adultos são alcançados para todos os componentes sanguíneos. Os pulmões aumentam em diâmetro e comprimento durante a puberdade. A frequência respiratória diminui continuamente ao longo da infância e atinge o valor do adulto na adolescência. O volume respiratório e a capacidade vital são aumentados, e em grau muito maior nos homens do que nas mulheres. A taxa de declínio constante da taxa metabólica basal desde o nascimento até a idade adulta diminui durante a puberdade. Durante esse período, as respostas fisiológicas aos exercícios mudam drasticamente: o desempenho melhora, especialmente nos meninos, e o corpo é capaz de fazer os ajustes fisiológicos necessários para o funcionamento normal após a conclusão do exercício. Essas capacidades são resultado do aumento do tamanho e da força muscular e dos níveis elevados de função cardíaca, respiratória e metabólica.

EMERGÊNCIA DO DESENVOLVIMENTO COGNITIVO DO PENSAMENTO OPERACIONAL FORMAL (PIAGET)

O pensamento cognitivo culmina com a capacidade de **pensamento abstrato**. Esse é o período das **operações formais**, é o quarto e último estágio de Piaget. O adolescente não fica mais restrito ao que é real e verdadeiro, que era típico do período de pensamento concreto; agora, também mostra interesse nas possibilidades futuras. Eles pensam além do presente. Sem ter que concentrar a atenção na situação imediata, eles conseguem imaginar uma sequência de eventos futuros possíveis, incluindo faculdade e opções de trabalho; ou imaginam como as coisas podem mudar no futuro, como o relacionamento com os pais; e as consequências de suas ações, como o abandono escolar. Nesse momento, seu pensamento pode ser influenciado por princípios lógicos, não apenas por suas próprias percepções e experiências. Eles se tornam cada vez mais capazes de elaborar um raciocínio científico e de lógica formal.

Os adolescentes são capazes de lidar mentalmente com mais de duas categorias de variáveis ao mesmo tempo. Por exemplo, eles podem considerar a relação entre velocidade, distância e tempo no planejamento de uma viagem. Eles podem detectar consistência lógica ou inconsistência em um conjunto de declarações e avaliar um sistema ou conjunto de valores de uma maneira mais analítica. Por exemplo, eles questionam o pai que insiste na honestidade do filho, mas ao mesmo tempo trapaceia na declaração de imposto de renda.

Na adolescência, os jovens começam a considerar seu próprio pensamento e dos outros. Eles se perguntam que opinião os outros têm deles e são capazes de imaginar o que os outros pensam. Com isso, vem a capacidade de diferenciar entre os pensamentos dos outros e os seus próprios e de interpretar os pensamentos dos outros com mais precisão. Eles são capazes de entender que poucos conceitos são absolutos ou independentes da influência de outros fatores. À medida que eles se conscientizam de que outras culturas e comunidades têm normas e padrões diferentes dos seus, fica mais fácil para eles aceitar membros dessas culturas, e a decisão de comportar-se de modo apropriado em sua própria cultura torna-se um compromisso mais consciente.

DESENVOLVIMENTO MORAL (KOHLBERG)

Embora as crianças em fases anteriores simplesmente aceitem as decisões ou pontos de vista dos adultos, os adolescentes questionam as regras e verdades absolutas, e enxergam os padrões morais como subjetivos e baseados em pontos de vista que estão sujeitos à discordância. Há ocasiões em que as convenções sociais são questionadas e os princípios de justiça, cuidado e qualidade de vida têm precedência sobre as normas sociais estabelecidas. Aspectos convencionais do **raciocínio de princípios morais** estão presentes na adolescência e são usados em momentos distintos e em diferentes situações.

O fim da adolescência caracteriza-se por um questionamento genuíno dos valores morais existentes e de sua relevância para a sociedade e o indivíduo. Os adolescentes podem facilmente colocar-se no papel do outro. Eles entendem o dever e a obrigação com base nos direitos recíprocos dos outros e no conceito de justiça que se baseia em fazer reparações por crimes e consertar ou substituir o que foi estragado por uma conduta imprópria. No entanto, eles questionam seriamente os códigos morais estabelecidos, como resultado da observação de que muitas vezes os adultos defendem verbalmente os valores de um código, mas não o praticam.

DESENVOLVIMENTO ESPIRITUAL

As crenças religiosas também se tornam mais abstratas e baseadas em princípios durante a adolescência. Especificamente, as crenças dos adolescentes tornam-se mais orientadas para questões espirituais e ideológicas e menos orientadas para rituais, práticas e a estrita observância de costumes religiosos. Em comparação com as crianças, os adolescentes dão mais importância aos aspectos internos da religião e menos ênfase às manifestações externas.

Geralmente, a importância declarada da participação ativa em uma religião organizada diminui relativamente durante a adolescência. Estudantes do Ensino Médio frequentam espaços religiosos com mais regularidade que os universitários e, sem surpresas, quanto mais jovens, maior é a probabilidade de que os adolescentes considerem a religião importante. Entre os adolescentes mais velhos, a importância da religião organizada diminui mais entre os estudantes universitários do que entre os que não estão cursando uma faculdade. O fim da adolescência parece ser uma época em que os indivíduos reexaminam e reavaliam muitas das crenças e valores de sua infância. Consistente com as mudanças de desenvolvimento na autonomia de valores, as crenças religiosas dos jovens tendem a se tornar mais personalizadas e menos vinculadas às práticas religiosas tradicionais às quais podem ter sido expostos quando eram mais jovens. Conforme os adolescentes amadurecem e formam uma identidade, eles podem rejeitar as crenças tradicionais de sua família ou decidir obedecê-las (Neuman, 2011).

Os enfermeiros têm uma função importante para os adolescentes, proporcionando a oportunidade de discutir questões relativas à espiritualidade. Esses aspectos são especialmente importantes para adolescentes mais jovens, que podem estar contemplando ou participando de comportamentos de risco porque níveis maiores de religiosidade e espiritualidade estão associados aos comportamentos de proteção e promoção da saúde, especialmente para jovens que vivem em ambientes sem influências positivas (Horton, 2015).

DESENVOLVIMENTO PSICOSSOCIAL

Desenvolvimento da identidade (Erikson)

A formação da **identidade** envolve o desenvolvimento de uma imagem estável e coerente de si mesmo, que inclui a integração de suas experiências passadas e presentes com um senso de para onde vai seguir no futuro. Ao longo da infância, os indivíduos vão passando pelo processo de identificação, à medida que concentram sua atenção em diferentes partes do corpo em momentos específicos. Durante a infância, os filhos identificam-se como seres separados da mãe; durante a primeira infância, eles estabelecem a identificação do papel de gênero com o genitor do sexo apropriado; e mais tarde, na infância intermediária, estabelecem quem são em relação aos outros. Na adolescência, eles passam a se ver como indivíduos distintos, de alguma forma únicos e separados de todos os outros indivíduos.

A adolescência começa com o início da puberdade e estende-se até uma relativa estabilidade física e emocional perto da formatura do Ensino Médio. Nesse período, os adolescentes enfrentam uma crise entre a **identidade do grupo *versus* a alienação.** No período subsequente, os indivíduos esforçam-se para obter autonomia da família e desenvolver um senso de **identidade pessoal** em oposição à **difusão de papéis**. Um senso de identidade de grupo parece ser essencial para o desenvolvimento de uma identidade pessoal.

Jovens adolescentes precisam resolver questões relativas ao relacionamento com um grupo de pares, antes de que sejam capazes de resolver questões sobre quem são em relação à família e à sociedade.

Identidade de grupo

Durante a fase inicial da adolescência, a pressão para pertencer a um grupo é intensificada. Os adolescentes acham essencial pertencer a um grupo que lhes dê *status* social. Fazer parte da multidão ajuda os adolescentes a estabelecerem as diferenças entre eles e seus pais. Eles vestem-se como o grupo se veste e usam maquiagem e penteados de acordo com os critérios do grupo, tudo diferente da geração parental. A linguagem, a música e a dança refletem a cultura exclusiva dos adolescentes. Se os adultos começarem a imitar essas modas e interesses, o estilo muda imediatamente. A evidência de conformidade do adolescente com o grupo de pares e a não conformidade com o grupo de adultos fornece aos adolescentes um quadro de referência para autoafirmação e rejeição da identidade da geração de seus pais. Ser diferente é não ser aceito e alienado do grupo.

Identidade individual

A busca pela identidade pessoal faz parte do processo contínuo de identificação. À medida que os adolescentes estabelecem uma identidade dentro do grupo, eles também tentam incorporar as diversas mudanças corporais no conceito de *self*. A consciência corporal faz parte da autoconsciência. Em sua busca por identidade, os adolescentes consideram tanto os relacionamentos que desenvolveram entre eles e outras pessoas no passado, quanto os rumos que esperam seguir no futuro.

Outras pessoas significativas têm as próprias expectativas em relação ao comportamento dos adolescentes. Frequentemente, essas expectativas ou demandas são persistentes o suficiente para que os indivíduos tomem certas decisões que não tomariam se fossem os únicos responsáveis pela formação da identidade. Os adolescentes podem achar muito fácil encaixar-se nos papéis esperados por outras pessoas, sem incorporar seus próprios objetivos pessoais ou questionar decisões. Assim, os indivíduos podem tornar-se o que os pais ou outras pessoas desejam que eles sejam, com base nessas decisões prematuras. Os jovens podem formar uma identidade negativa quando a sociedade ou a sua cultura proporcionam-lhes uma autoimagem contrária aos valores da comunidade. Rótulos como "delinquente juvenil", "vândalo" ou "fracassado" são aplicados a alguns adolescentes, que aceitam e vivem de acordo com esses rótulos, com comportamentos que os validam e fortalecem.

O processo de formação da identidade pessoal é demorado e repleto de períodos de confusão, depressão e desânimo. São os pais que fornecem os modelos de enfrentamento durante períodos de estresse, que provavelmente influenciam as relações sociais do adolescente dentro e fora do ambiente familiar (Marceau, Zahn-Waxler, Shirtcliff et al., 2015). Os adolescentes ainda precisam de monitoramento e sugestões dos pais durante sua busca pela identidade; o abandono parental nessa fase não é desejável e pode deixar o adolescente sentindo-se fragmentado, sozinho e à deriva, que pode resultar no desenvolvimento de uma psicopatologia. Determinar uma identidade e um lugar no mundo é um aspecto crítico e perigoso na adolescência (ver boxe *Estudo de caso para reflexão*). No entanto, à medida que as peças gradualmente mudam de lugar e se acomodam, uma identidade positiva emerge. A difusão de papéis ocorre quando o indivíduo é incapaz de formular uma identidade satisfatória a partir da multiplicidade de aspirações, papéis e identificações.

Identidade sexual

A adolescência representa um momento crítico no desenvolvimento da sexualidade e da identidade sexual. As mudanças hormonais, físicas,

> **Estudo de caso para reflexão**
>
> ***Discutindo o futuro***
>
> Jeremy, de 17 anos, vai se formar no Ensino Médio na primavera. A mãe dele, uma mãe solteira, diz a você que está preocupada porque a formatura está se aproximando rapidamente e Jeremy não tem planos para o que fará com sua vida depois. Sempre que Jeremy toca no assunto, sua mãe reage: "É isso o que você deve fazer" e começa a delinear os passos que ele deve dar. Jeremy simplesmente vai embora. E ela lhe pergunta: "O que devo fazer?". Que conselho você deve dar à mãe de Jeremy?
>
> **Avaliação inicial.** O que pode estar acontecendo nessa família à medida que Jeremy aproxima-se da formatura?
>
> **Raciocínio clínico.** Que considerações de desenvolvimento importantes o enfermeiro deve entender antes de responder à mãe?
>
> **Questões**
>
> - A formatura no Ensino Médio é um marco importante para um adolescente
> - A incerteza sobre o futuro é comumente experimentada por adolescentes, e os pais devem estar cientes disso
> - Os pais frequentemente precisam de apoio para ajudar seus filhos adolescentes a desenvolver seus objetivos futuros, sem pressioná-los e aumentar o estresse
>
> **Respostas de pensamento crítico**
>
> **Avaliação inicial.** Jeremy pode estar ansioso com a formatura e sentindo a pressão da mãe. A mãe pode estar sentindo que perderá o filho à medida que ele se aproxima desse importante marco da vida
>
> **Raciocínio clínico.** Antes de responder à mãe de Jeremy, o enfermeiro deve considerar o seguinte:
>
> - O adolescente e a busca pela identidade pessoal
> - A influência de outras pessoas na busca do adolescente pela identidade pessoal
> - Maneiras de comunicar-se com adolescentes

cognitivas e sociais que ocorrem durante a adolescência têm impacto importante sobre o desenvolvimento sexual. De todas as mudanças de desenvolvimento que afetam a sexualidade do adolescente, nenhuma é mais óbvia do que o impacto da puberdade. Os adolescentes precisam lidar com as influências hormonais, as manifestações fisiológicas, como menstruação e ejaculação, e as mudanças físicas, como o desenvolvimento dos seios e genitais. Todas essas mudanças têm um impacto profundo na maneira como os adolescentes percebem seus corpos (ou seja, sua imagem corporal). Além das transições na imagem corporal, o aumento dos níveis de hormônios durante a puberdade contribui para o aumento dos níveis de motivação sexual entre meninos e meninas. O surgimento do pensamento operacional formal também aumenta a capacidade de tomada de decisão dos adolescentes em relação às questões sexuais. À medida que amadurecem, os adolescentes tornam-se mais capazes de pensar sobre os riscos e benefícios potenciais dos comportamentos sexuais, antes de envolverem-se em qualquer atividade. Adolescentes mais velhos também podem ser capazes de definir as consequências em longo prazo dos comportamentos atuais. Uma das tarefas mais importantes da adolescência é incorporar, de maneira bem-sucedida, a sexualidade com o sucesso nos relacionamentos íntimos. Isso é possível por causa da avançada capacidade cognitiva que se desenvolve ao longo da adolescência.

Parte da formação da identidade do adolescente envolve o desenvolvimento da **identidade sexual**. À medida que começam a consolidar as mudanças que ocorrem na puberdade, os jovens adolescentes também desenvolvem identidades emocionais e sociais separadas de suas famílias. Para jovens adolescentes, o processo de desenvolvimento da identidade sexual geralmente envolve a formação de amizades íntimas com pares do mesmo sexo. Muitos adolescentes começam a trocar os relacionamentos com colegas do mesmo sexo por relacionamentos íntimos com membros do sexo oposto durante o meio da adolescência (Figura 15.4). O relacionamento com o sexo oposto geralmente começa com atividades em grupo que envolvem meninos e meninas. A formação de pares torna-se mais comum à medida que a adolescência avança. O tipo e o grau de seriedade das relações com os parceiros variam. Os relacionamentos iniciais geralmente são cautelosos, têm grande mobilidade e raramente caracterizam-se por uma ligação romântica profunda. A atividade sexual torna-se mais comum durante a adolescência intermediária. A relação entre amor e expressão sexual é o foco durante esse período. A maioria dos jovens opõe-se à exploração, pressão ou uso da força no sexo, bem como ao sexo apenas para o prazer físico, sem um envolvimento pessoal. Os adolescentes acham difícil acreditar que o sexo possa existir sem amor; portanto, percebem cada um de seus relacionamentos como um amor verdadeiro.

A integração da identidade sexual muitas vezes surge durante o fim da adolescência, à medida que os indivíduos incorporam experiências, sentimentos e conhecimentos sobre o sexo. Para a maioria, essa identidade é consistente com suas próprias capacidades físicas e mentais e com os limites e expectativas sociais. Qualquer que seja sua orientação sexual, a maioria dos adolescentes possui a capacidade de manter relacionamentos íntimos que satisfaçam as necessidades emocionais e sexuais dos dois parceiros.

A orientação sexual é um aspecto importante da identidade sexual. A **orientação sexual** é definida como um padrão de excitação sexual ou atração romântica por pessoas do sexo oposto (heterossexual), do mesmo sexo (homossexual, muitas vezes chamado de *gay*, lésbica ou *queer*) ou dos dois sexos (bissexual), ou pode envolver o processo de transição de gênero (transgênero) ou uma orientação assexuada (sem excitação sexual por nenhum dos gêneros). A orientação sexual abrange várias dimensões: (1) identidade da orientação sexual, que consiste no modo como um indivíduo define sua orientação sexual; (2) atração sexual, que inclui o gênero pelo qual o indivíduo é romântica e

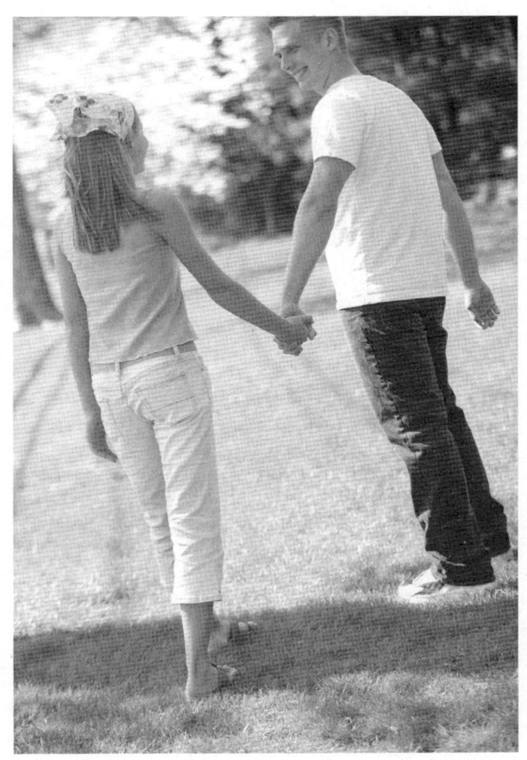

Figura 15.4 Relacionamentos românticos são importantes para a maioria dos adolescentes. (© 2011 Photos.com, uma divisão da Getty Images. Todos os direitos reservados.)

fisicamente atraído; e (3) comportamento sexual, que representa com quem um indivíduo tem relações sexuais (O'Neill & Wakefield, 2017). Individualmente, a direção e a intensidade de cada dimensão não são necessariamente consistentes com nenhuma das outras. Por exemplo, os indivíduos podem sentir-se atraídos mais fortemente pelo mesmo gênero, fantasiar sobre ambos os sexos, ter atividade sexual apenas com o sexo oposto e identificar-se como *gays* ou lésbicas. Outros indivíduos podem envolver-se em comportamento sexual com pessoas do mesmo sexo e fantasiar sobre ambos os sexos, mas se identificam como heterossexuais. Como acontece com todos os aspectos da identidade sexual, as dimensões da orientação sexual são influenciadas pelo significado e expectativa cultural, pelo gênero, pelos grupos de pares e por outros contextos ambientais.

A adolescência é o período durante o qual os indivíduos comumente começam a identificar sua orientação sexual como parte do desenvolvimento de sua identidade sexual. No entanto, esse processo de identificação pode ser profundamente influenciado por crenças e valores culturais, por pressões sociais e familiares ou pela falta de pares semelhantes. A maioria dos adolescentes acaba relatando uma orientação para relacionamentos exclusivamente heterossexuais. Para adolescentes cuja orientação abrange quaisquer dimensões do mesmo gênero, o processo de identidade durante a adolescência pode ser complicado, especialmente quando as normas da comunidade desaprovam orientações que não sejam heterossexuais. Adolescentes que testemunham assédio ou violência dirigida a *gays*, lésbicas e bissexuais, por exemplo, podem relutar em se identificar com essas orientações, mesmo quando sua atração e comportamento sejam exclusivamente do mesmo sexo ou bissexuais.

O desenvolvimento da orientação sexual como parte da identidade sexual inclui vários marcos de desenvolvimento no fim da infância e durante a adolescência. Esses marcos não ocorrem necessariamente na mesma ordem para todos, nem são concluídos no mesmo período. Os marcos incluem (1) a percepção de atração romântica ou erótica por pessoas de um (ou ambos) gênero; (2) fantasias eróticas com um ou ambos os gêneros; (3) parceiros ou encontros românticos sem atividade sexual; (4) atividade sexual com pessoas do gênero ou gêneros preferidos (também, para alguns adolescentes, a atividade sexual com gênero não preferido, por curiosidade ou por pressão social); (5) autoidentificação com a orientação que mais bem adapta-se às atuais circunstâncias e o nível de entendimento de uma pessoa; (6) autoidentificação pública dessa orientação, em geral, primeiramente para amigos íntimos e familiares e depois para o grupo social mais amplo; e (7) um relacionamento sexual íntimo e comprometido com uma pessoa do gênero apropriado para sua orientação.

Não há evidências de que adultos homossexuais ou bissexuais tenham maior ou menor probabilidade de criar relacionamentos estáveis em longo prazo do que casais heterossexuais. Deve-se notar que adolescentes e adultos bissexuais geralmente não se envolvem em relações sexuais com ambos os sexos ao mesmo tempo; a autoidentificação como bissexual geralmente se refere à capacidade de se sentir atraído por qualquer um dos gêneros, mas não implica que essa pessoa precise de parceiros de ambos os gêneros ou que a pessoa deva ser igualmente atraída e ter experiência sexual com ambos os gêneros para ser bissexual.

Embora a sequência desses marcos seja muito variável, os adolescentes que se identificam como *gays*, lésbicas ou bissexuais tendem a se autoidentificar publicamente mais tarde do que seus pares heterossexuais. Sem modelos positivos de *gays*, lésbicas ou bissexuais ou um grupo de pares de apoio, os adolescentes de minorias sexuais podem se sentir isolados e não compartilhar sua orientação com ninguém por medo de rejeição ou violência.

AMBIENTE SOCIAL

As mudanças biológicas, cognitivas e sociais da adolescência são moldadas pelo ambiente social em que ocorrem. O ambiente social oferece oportunidades, obstáculos, modelos de comportamento e apoio para o desenvolvimento e a saúde dos indivíduos. Os sistemas dentro do ambiente social, incluindo família, colegas, escola, comunidade (inclusive a comunidade na internet) e a sociedade em geral, todos contribuem de forma distinta para o desenvolvimento e a saúde do adolescente.

Famílias

Durante a adolescência, o relacionamento entre pais e filhos muda de uma relação de proteção e dependência para uma relação de afeto mútuo e igualdade. O processo de obtenção da independência muitas vezes envolve turbulência e ambiguidade, à medida que tanto os pais quanto o adolescente aprendem a desempenhar novos papéis e trabalham para estabelecer o relacionamento definitivo. Enquanto os adolescentes reivindicam seus direitos aos privilégios de adultos, eles frequentemente criam tensões no ambiente doméstico. Eles resistem ao controle dos pais e podem surgir conflitos em praticamente todas as situações ou assuntos. Os principais temas das discussões incluem o uso da internet, a necessidade de um telefone celular pessoal, os modos, a forma de vestir-se, realização de tarefas e lição de casa, comportamento desrespeitoso, amizades, namoro e relacionamentos, dinheiro, automóveis, álcool e outras substâncias ilegais e a imposição de horários.

As primeiras tentativas dos adolescentes para se emancipar do controle manifestam-se em um período de rejeição aos pais. Eles não participam das atividades domésticas e familiares e passam cada vez mais tempo com o grupo de pares. Eles confiam menos em seus pais, mas os pais continuam a desempenhar um papel importante na tomada de decisões pessoais e relacionadas com a saúde dos adolescentes. Com o avanço da adolescência, o adolescente adquire maior competência, e com ela vem a necessidade de mais autonomia. Embora possam estar psicologicamente preparados para a independência, muitas vezes são frustrados em seus esforços por falta de dinheiro ou outros obstáculos impostos pelos pais. Surgem conflitos em relação às atividades externas dos adolescentes e aos elementos ligados à privacidade e confiança. O monitoramento dos pais permanece importante durante a adolescência e pode ter uma influência direta sobre o comportamento sexual e o uso de substâncias ilegais pelo adolescente. Os pais devem ser orientados a adotar um **estilo participativo** na criação dos filhos, no qual sua autoridade deve ser usada para guiar o adolescente, ao mesmo tempo que permite níveis de liberdade apropriados para o desenvolvimento e fornece mensagens claras e consistentes sobre as expectativas. No entanto, para ganhar a confiança dos adolescentes, os pais devem respeitar sua privacidade e demonstrar interesse genuíno e sincero no que eles acreditam e sentem (ver boxe *Cuidado centrado na família*).

Nas últimas décadas, ocorreram mudanças no microssistema familiar com implicações importantes para a saúde dos adolescentes. Maiores taxas de divórcio e de novos casamentos, aumentando o número de famílias monoparentais ou mistas e maior porcentagem de mães que trabalham fora tornaram-se características da sociedade contemporânea dos EUA. Mudanças na estrutura familiar e na ocupação dos pais resultaram em adolescentes passando mais tempo sem a supervisão de adultos e, consequentemente, mais tempo sozinhos ou com os colegas. A redução da supervisão de um adulto pode resultar em outros comportamentos de risco, como uso de substâncias ilegais, relações sexuais sem proteção e diminuição das oportunidades de desenvolver um relacionamento bem alicerçado com os pais. Adolescentes com sentimento de pertencimento à família com a conectividade na escola e na comunidade mostram, de maneira consistente, menos suscetibilidade à pressão negativa dos colegas e menor tendência a envolver-se em comportamentos de risco (Brooks; Magnusson; Spencer et al., 2012).

Cuidado centrado na família

Comunicação com adolescentes: a arte de ouvir

Os conflitos entre pais e filhos adolescentes muitas vezes resultam de uma característica natural da paternidade: o desejo de proteger os filhos de qualquer perigo ou simplesmente impedir que façam "besteira", algo embaraçoso ou algo de que possam se arrepender mais tarde. Os adolescentes tendem a despejar sobre os adultos seus pensamentos e suas ideias. Muitas vezes, eles realmente querem receber um *feedback*, mas, às vezes, eles simplesmente querem provocar uma reação.

"Para mim, não era difícil ouvir sem preconceito, com atenção e sem interromper quando os amigos de meus filhos adolescentes discutiam tópicos problemáticos. No entanto, quando um dos meus filhos adolescentes teve uma conversa parecida comigo, meu lado mãe entrou em ação. Eu senti o peso da responsabilidade e coloquei minha posição na hora. Isso interrompeu a comunicação e resultou em uma atitude defensiva. Passou muito tempo antes que meu filho tentasse novamente falar comigo sobre qualquer assunto controverso.

Na próxima vez que um de meus filhos adolescentes iniciou uma conversa semelhante, decidi tentar me convencer. Ao longo de toda a conversa, disse a mim mesma repetidamente para agir como se não fosse meu filho adolescente, mas, sim, o filho de outra pessoa. Achei que funcionou muito bem e consegui ouvir sem interromper. Continuo a usar essa estratégia, às vezes com mais sucesso do que outras tentativas."

(Depoimento de uma mãe com quatro filhos.)

Grupos de pares

Para a maioria dos adolescentes, os grupos sociais assumem um papel mais significativo na adolescência do que durante a infância. O grupo serve como um forte apoio aos adolescentes, individual e coletivamente, proporcionando-lhes a sensação de pertencimento e sentimentos de força e poder. O grupo funciona como um ambiente de transição entre a dependência e a autonomia.

O grupo tem uma influência intensa na autoavaliação e no comportamento dos adolescentes. Os colegas servem como fontes confiáveis de informação, modelos de novos comportamentos sociais, fontes de reforço social e pontes para estilos de vida alternativos. Para ganhar aceitação por um grupo, os adolescentes mais jovens tendem a aderir completamente a coisas, como modo de vestir, penteado, gosto musical e vocabulário. Os pares também podem ser uma força positiva na promoção da saúde, encorajando comportamentos saudáveis, servindo como modelos e promovendo normas de saúde positivas.

Escolas

Na sociedade contemporânea, as escolas desempenham um papel cada vez mais importante na preparação dos jovens para a idade adulta. A educação escolar é essencial para um futuro de sucesso. O fracasso em concluir o Ensino Médio reduz as oportunidades de emprego e a probabilidade de obter uma renda adequada. A taxa de evasão entre os alunos de minorias é mais alta do que entre os alunos não minoritários; no entanto, em 2016, 94,8% dos indivíduos brancos e 93,8% dos indivíduos afro-americanos de 16 a 24 anos concluíram o Ensino Médio nos EUA (Child Trends Data Bank, 2018).

A escola é psicologicamente importante para os adolescentes como foco da vida social. Os adolescentes geralmente distribuem-se em uma hierarquia social relativamente previsível. Eles sabem a quais grupos eles e outros pertencem. Um senso de conectividade acadêmica e social ideal está associado a resultados positivos na conclusão do ensino escolar, humor positivo e diminuição do comportamento de alto risco em adolescentes (Chapman; Buckley; Reveruzzi et al., 2014). A conectividade escolar está relacionada com professores atenciosos e a ausência de preconceito ou discriminação por parte dos colegas.

Dentro de grupos maiores, existem grupos menores, distintos e exclusivos de amigos íntimos selecionados que estão emocionalmente ligados uns aos outros. A escolha é baseada em gostos, interesses e experiências comuns. Embora as chamadas "panelinhas" possam se tornar formalizadas, a maioria permanece informal e pequena. No entanto, cada uma tem uma característica de identificação que proclama sua diferença em relação aos outros e sua solidariedade interna, da mesma maneira que a geração adolescente como um todo diferencia-se da geração adulta. As "panelinhas" geralmente são compostas de indivíduos do mesmo sexo, com as meninas tendendo mais à formação de "panelinhas" do que os meninos e a ter maior necessidade de amizades íntimas (Figura 15.5). Na intimidade do grupo, os adolescentes ganham apoio para aprender sobre si mesmos, a ter consideração pelos sentimentos dos outros e isso proporciona o desenvolvimento do ego e da autossuficiência. O pertencimento é de extrema importância; assim, os adolescentes comportam-se de modo a assegurar sua inserção no grupo. Os adolescentes são muito suscetíveis à aprovação, aceitação e às demandas sociais. Ser ignorado ou criticado por colegas cria sentimentos de inferioridade, inadequação e incompetência.[1]

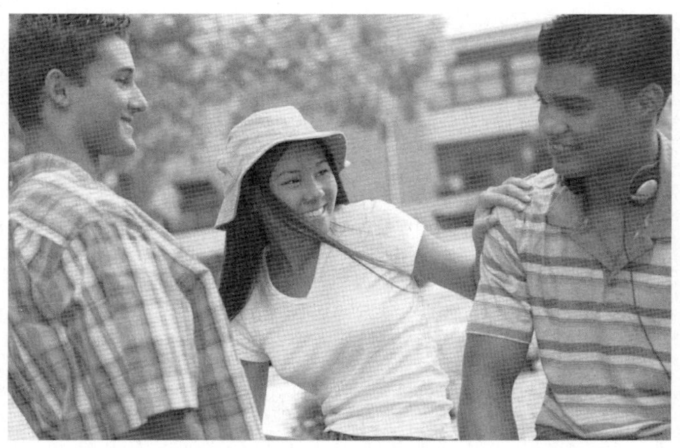

Figura 15.5 Adolescentes gostam de reunir-se em pequenos grupos. (© 2011 Photos.com, uma divisão da Getty Images. Todos os direitos reservados.)

Trabalho

Para a maioria dos jovens nos EUA, o local de trabalho torna-se um quarto microssistema. A maioria dos adolescentes está envolvido em uma série de funções, como trabalhadores em restaurantes, caixas, balconistas, auxiliares de escritório e de serviços gerais. Os empregos tendem a exigir pouca iniciativa ou tomada de decisão e raramente usam as habilidades aprendidas na escola. O trabalho do adolescente pode afetar negativamente o desenvolvimento, uma vez que não vincula os adolescentes a mentores profissionais; não é intelectualmente estimulante; pode tirar tempo de outras atividades que poderiam contribuir para o desenvolvimento da identidade; e pode levar à fadiga, diminuição do interesse pela escola e notas mais baixas. É provável que esses efeitos prejudiciais afetem adolescentes que trabalham mais de 20 horas por semana.

Interesses e atividades

Os adolescentes passam grande parte do tempo envolvidos em atividades de lazer. Essas atividades deixam de ser centradas na família e passam a ser centradas nos colegas. Além de proporcionar diversão e bem-estar aos adolescentes, as atividades de lazer auxiliam no desenvolvimento de habilidades sociais, físicas e cognitivas. As atividades de lazer também permitem que os adolescentes aprendam a definir prioridades e a estruturar seu tempo.

[1]N.R.T.: No Brasil, segundo o Ministério da Saúde, "se você tem entre 10 e 19 anos, está vivendo um tempo rico em descobertas e mudanças: a adolescência". Para apoiar essa população específica no processo de autodescoberta e autocuidado, o Ministério da Saúde desenvolveu a Caderneta de Saúde do Adolescente, nas versões "menino" (https://bvsms.saude.gov.br/bvs/publicacoes/caderneta_saude_adolescente_masculino.pdf) e "menina" (https://bvsms.saude.gov.br/bvs/publicacoes/caderneta_saude_adolescente_feminina.pdf). Esse material auxilia os adolescentes e jovens a acompanharem as transformações que ocorrem em seus corpos durante seu desenvolvimento, quais cuidados são necessários para promoção da saúde e prevenção a algumas doenças, além de informar sobre seus direitos. Referem que a "Caderneta informa que, para o Estatuto da Criança e do Adolescente (ECA), Lei nº 8.069/90, adolescente é a pessoa que tem entre 12 e 18 anos. Porém, os serviços de saúde consideram a adolescência a faixa etária entre 10 e 19 anos, pois, a partir dos 10 anos, "iniciam-se várias transformações no seu corpo, no seu crescimento, na sua vida emocional, social e nas suas relações afetivas". Em 2021, o ECA, que completou 31 anos, é o principal documento normativo do Brasil sobre os direitos da criança e do adolescente. O ECA defende, sem distinção de etnia, gênero, nacionalidade, classe social, orientação religiosa, política ou sexual, ou associação ou pertencimento a qualquer minoria ou *status*, "a proteção integral, na qual crianças e adolescentes são vistos como sujeitos de direitos, em condição peculiar de desenvolvimento e com prioridade absoluta. Também reafirma a responsabilidade da família, sociedade e Estado de garantir as condições para o pleno desenvolvimento dessa população, além de colocá-la a salvo de toda forma de discriminação, exploração e violência", como determina o artigo 227 da Constituição Brasileira de 1988. Disponível em: https://normas.leg.br/?urn=urn:lex:br:federal:constituicao:1988-10-05;1988#/con1988_06.06.2017/art_227_.asp. Acesso em: 16 dez. 2021.

O papel das mídias sociais e da tecnologia avançada não são mais proeminentes do que na vida dos adolescentes de hoje. A disponibilidade da internet e o acesso a *sites* de redes sociais como Facebook, Snapchat, Instagram, *e-mail*, *blogs* e Twitter criaram comunidades "virtuais" e formas para os jovens interagirem com outras pessoas; as câmeras da *web* permitem que essas interações incluam comunicação de vídeo em tempo real. A mobilidade dos telefones celulares oferece mais oportunidades para falar ao telefone, enviar mensagens de texto ou instantâneas, enviar fotos ou usar os recursos da videochamada (Figura 15.6).

Os *sites* de redes sociais criaram uma arena mais pública para a experimentação de identidades e desenvolvimento de habilidades interpessoais por meio de uma rede mais ampla de pessoas, às vezes no anonimato. Isso pode criar oportunidades para que jovens com acesso limitado (devido à localização rural, timidez ou condições crônicas raras) possam interagir com pessoas como eles. No entanto, a maioria dos adolescentes parece estar usando o ambiente social *online* para interagir com os mesmos colegas com quem passam o dia na escola.

O envio de mensagens de texto tornou-se uma atividade comum e pode, eventualmente, levar a um comportamento disruptivo. Além disso, o ambiente virtual e as mensagens de texto podem criar oportunidades para o ***cyberbullying***, no qual os adolescentes ficam publicamente expostos a práticas de intimidação, assédio e exposição vexatória. É reconhecido o perigo de os adolescentes entrarem em contato e compartilharem informações pessoais com predadores sexuais que se passam por adolescentes na tentativa de fazer contato pessoal com vítimas menores de idade ou de envolvê-los em *sexting* (ou seja, envio de imagens ou mensagens sexualmente explícitas ou sugestivas). O *sexting* adolescente, em vez de ser uma atividade inocente e anônima, tem sido associada aos comportamentos sexuais de risco (Morelli, Bianchi, Baiocco et al., 2016). Estudos observaram não apenas que os adolescentes são usuários entusiastas de tecnologia, mas também que frequentemente usam vários tipos de mídia ao mesmo tempo. Eles podem estar ouvindo música em seu reprodutor de música digital enquanto a televisão está ligada e eles estão navegando na internet e mandando mensagens de texto para amigos em seus telefones celulares. Além disso, existem evidências de efeitos afetivos e comportamentais entre adolescentes expostos a altos níveis de violência ou conteúdo sexual nas fontes de tecnologia que usam, o que pode se transformar em motivo de preocupação para a promoção da saúde (Jacobson, Bailin, Milanaik et al., 2016). Há uma preocupação crescente com a manutenção do foco dos adolescentes na direção de veículos e as distrações causadas por mensagens de texto ou pelo uso do telefone celular. Em 2017, 39,2% dos adolescentes relataram ter enviado mensagens de texto ou *e-mail* para alguém enquanto dirigiam em pelo menos 1 dia nos 30 dias anteriores à pesquisa (Kann, McManus, & Harris, 2018). Nos EUA, muitos estados proibiram o uso de dispositivos móveis portáteis enquanto dirigem um veículo (Chase, 2014).

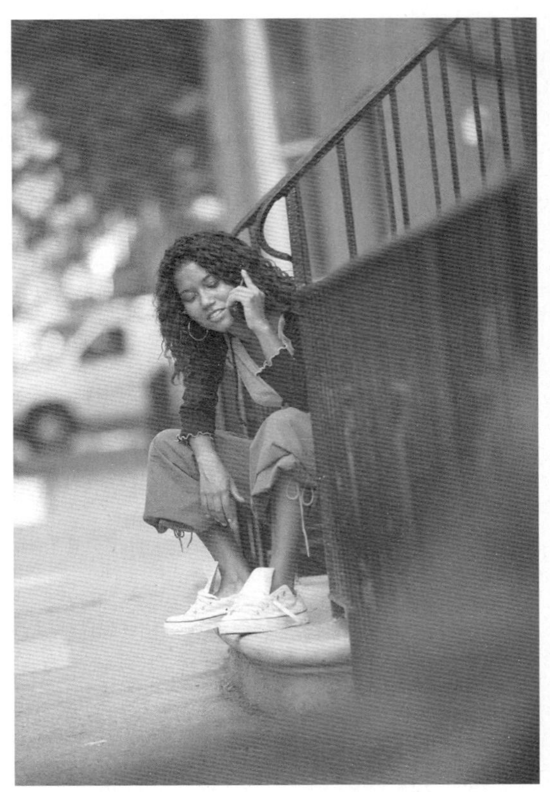

Figura 15.6 Os telefones celulares permitem que os adolescentes conversem por horas com seus colegas. (© 2011 Photos.com, uma divisão da Getty Images. Todos os direitos reservados.)

PROMOÇÃO DA SAÚDE DURANTE A ADOLESCÊNCIA

Durante a adolescência, a promoção da saúde envolve ajudar os jovens a adquirir poder (incluindo conhecimentos, atitudes e habilidades), autoridade (permissão para usar seu poder) e oportunidades para fazer escolhas que aumentem a probabilidade de expressões positivas e saudáveis para si mesmo. Uma abordagem abrangente para a promoção da saúde deve combinar atividades destinadas a indivíduos com intervenções focadas na mudança de normas, atitudes e comportamento no grupo de pares, na família, na comunidade e na sociedade em geral.

A justificativa para enfatizar as questões de saúde fica óbvia quando examinamos as principais causas de mortalidade e morbidade durante a adolescência. As principais causas de mortalidade durante a adolescência[2] nos EUA são colisões com veículos motorizados, outras lesões acidentais, homicídio e suicídio, que juntos são responsáveis por aproximadamente 70% de todas as mortes de adolescentes (Kann, McManus, Harris et al., 2016).[3] As fontes de morbidade na adolescência incluem lesões (principalmente relacionadas com veículos motorizados), depressão, transtornos alimentares, uso abusivo de substâncias, infecções sexualmente transmissíveis (ISTs) e gravidez; a obesidade pode se manifestar na infância ou na adolescência, com as consequências secundárias à saúde tornando-se evidentes na adolescência. A promoção da saúde para essa faixa etária consiste principalmente em ensino e orientação para evitar atividades de risco e comportamentos nocivos à saúde. A adolescência oferece uma oportunidade para que os

[2]N.R.T.: No Brasil, destaca-se a elevada proporção de mortes por causas externas em adolescente. Em 2016, cerca de metade dos 56 mil óbitos por homicídios ocorreram em jovens com idade entre 15 e 29 anos e, destes, 77% eram negros. Diferenciais no risco de morte de jovens no país também são explicados pelas condições domiciliares e pelas condições de vida nos municípios e nos estados; no Brasil, têm mais risco de morrer aqueles jovens pobres, residentes em áreas menos desenvolvidas. (Malta, D. C. et al. Mortalidade de adolescentes e adultos jovens brasileiros entre 1990 e 2019: uma análise do estudo Carga Global de Doença. *Ciência & Saúde Coletiva* [*online*]. v. 26, n. 9, pp. 4069-4086. Disponível em: https://doi.org/10.1590/1413-81232021269.12122021. Acesso em: 17 dez. 2021.

[3]N.R.T.: Segundo o Fundo de Emergência Internacional das Nações Unidas (Unicef), um adolescente entre 10 e 19 anos é assassinado a cada hora no Brasil – quase todos meninos, negros, moradores de favelas. A despeito de existir uma legislação avançada em nosso país, no que diz respeito à proteção da infância e da adolescência, é imperativo o Brasil adotar políticas públicas capazes de combater e superar as desigualdades geográficas, sociais e étnicas do país. Disponível em: https://www.unicef.org/brazil/situacao-das-criancas-e-dos-adolescentes-no-brasil. Acesso em: 17 dez. 2021.

adolescentes incorporem comportamentos de estilo de vida saudáveis, que os beneficiarão não apenas durante a adolescência, mas também ao longo da vida.

A promoção da saúde efetiva para adolescentes deve incorporar uma abordagem multifacetada adequada ao nível de desenvolvimento e incorporar as perspectivas dos adolescentes sobre o que significa uma vida saudável. Uma estratégia para promoção da saúde usada por enfermeiros e outros profissionais em ambientes clínicos é a triagem de saúde individual (ver boxe *Diretrizes para o cuidado de enfermagem*). Por meio de uma entrevista de triagem, o profissional de saúde pode identificar tanto as vantagens quanto as ameaças à saúde e ao bem-estar de um adolescente; essa entrevista também oferece a oportunidade de construir uma relação de confiança. Além disso, a entrevista de triagem oferece uma oportunidade para ensinar habilidades de autorrepresentação aos adolescentes.

EXPECTATIVAS DO ADOLESCENTE SOBRE A SAÚDE

Para serem mais efetivos, os esforços de promoção da saúde do adolescente devem incorporar as expectativas dos adolescentes sobre o que significa saúde. Esses esforços também devem concentrar-se nas preocupações e prioridades dos adolescentes relacionadas com a saúde e com os serviços de saúde. De uma perspectiva positiva, o senso de curiosidade baseado no desenvolvimento dos adolescentes e o movimento em direção à autonomia fornecem oportunidades para a promoção da saúde.

Os interesses e as preocupações dos adolescentes relacionados com a saúde incluem estresse e ansiedade, os relacionamentos com adultos e colegas, o peso, a acne e sentimentos de tristeza ou depressão. As preocupações com a saúde são frequentemente consistentes com a tarefa de desenvolvimento imediata que os adolescentes enfrentam. Por exemplo, os adolescentes mais jovens têm um interesse particular em questões relacionadas com o crescimento e desenvolvimento, enquanto na adolescência intermediária eles têm dúvidas e preocupações relacionadas com a aceitação pelo grupo de pares, relacionamento com os amigos e a aparência física. No fim da adolescência, concentram-se cada vez mais no desempenho escolar, nos planos de carreira e emprego futuros e em questões de saúde emocional.

Diretrizes para o cuidado de enfermagem

Entrevista com adolescentes

- Assegurar a confidencialidade e a privacidade; entrevistar o adolescente sem a presença dos pais
- Esclarecer os limites da confidencialidade (p. ex., falar sobre o dever legal de relatar abuso físico ou sexual ou envolver outras pessoas se o paciente for suicida)
- Mostrar preocupação com a perspectiva do adolescente, dizendo: "Primeiramente, gostaria de falar sobre suas principais preocupações" e "Gostaria de saber o que você acha que está acontecendo"
- Oferecer uma explicação tranquilizadora sobre as perguntas que você faz, como "Vou fazer uma série de perguntas para me ajudar a entender melhor a sua saúde"
- Manter a objetividade; evitar suposições, julgamentos e sermões
- Fazer perguntas abertas quando possível; ser mais direto, se necessário
- Começar com questões mais simples e prosseguir com questões mais delicadas
- Utilizar uma linguagem que tanto você quanto o adolescente consigam entender
- Repetir: rever com o adolescente as informações passadas por ele, além dos sentimentos que podem estar associados ao que foi dito

Entre os comportamentos que os adolescentes consideram de risco estão o uso de substâncias ilegais, a atividade sexual e o uso de veículos recreativos (são veículos equipados com espaço de convivência de uma residência, como cozinha, banheiro etc.) e motorizados. Os adolescentes identificam ameaças à saúde que envolvem principalmente questões psicológicas, como depressão clínica e problemas alimentares ou de peso. A disponibilidade de serviços confidenciais é particularmente importante para adolescentes, especialmente quando eles têm preocupações relacionadas com questões delicadas. Os adolescentes têm maior probabilidade de participar quando os serviços de saúde são prestados por profissionais atenciosos e respeitosos.

PREOCUPAÇÕES COM A SAÚDE NA ADOLESCÊNCIA

À medida que os adolescentes se desenvolvem, eles são capazes de assumir responsabilidades adicionais por sua própria saúde, incluindo a manutenção de práticas saudáveis, tomar medicamentos prescritos, comparecer às consultas e realizar procedimentos quando necessário. Os profissionais de saúde que trabalham com adolescentes devem levar em consideração sua crescente independência e responsabilidade, ao mesmo tempo em que mantêm a privacidade e garantem a confidencialidade (ver boxe *Diretrizes para o cuidado de enfermagem*). Os pais também devem respeitar a independência de seu filho adolescente e assumir o papel de consultores sobre questões de saúde, mantendo algum nível de envolvimento durante a adolescência.

Diversas organizações profissionais publicam orientações com o objetivo de melhorar e manter os cuidados de saúde para adolescentes e adultos jovens. A American Academy of Pediatrics, a American Academy of Family Physician, a American Medical Association e a US Preventive Services Task Force têm diretrizes semelhantes para supervisionar a saúde de adolescentes. Essas diretrizes enfatizam a necessidade de fornecer aos adolescentes serviços de saúde que atendam às suas necessidades físicas e emocionais. Elas atribuem grande importância à prestação de cuidados de saúde por profissionais treinados para atender às necessidades dos adolescentes. Bright Futures (American Academy of Pediatrics, 2017a) enfatiza que as seguintes questões devem ser abordadas com adolescentes ao longo de várias consultas:

- Bem-estar emocional (enfrentamento, regulação do humor, saúde mental, sexualidade)
- Crescimento e desenvolvimento físico (saúdes física e dental, imagem corporal, nutrição saudável, atividade física)
- Competência social e acadêmica (relacionamento com colegas e familiares, desempenho escolar, relacionamento interpessoal)
- Redução de risco (tabaco, álcool, outras drogas ilícitas, gravidez, ISTs)
- Prevenção de violência e acidentes (uso de cinto de segurança e capacete, beber e dirigir, violência interpessoal, *bullying*).

As seções a seguir destacam alguns tópicos do Bright Futures; outras questões de saúde do adolescente são discutidas posteriormente neste capítulo.

Bem-estar emocional

O estado emocional do adolescente oscila entre uma maturidade considerável e um comportamento infantil. Em um minuto eles estão exuberantes e entusiasmados; no minuto seguinte, estão deprimidos e retraídos. Imprevisíveis, mas essencialmente normais, as oscilações de humor são comuns durante esse período. Assim que o adolescente consegue aliviar a tensão, a emoção é controlada e ele afasta-se para revisar o que aconteceu, para tentar dominar sua raiva e aumentar sua capacidade de controlar suas emoções e aprender com a nova experiência. Por causa dessas flutuações de humor, os adolescentes são frequentemente rotulados como instáveis, inconsistentes e imprevisíveis. Coisas sem importância podem causar uma grande perturbação emocional e, dependendo da interpretação do adolescente, podem significar muito.

Os adolescentes tornam-se mais capazes de controlar suas emoções no fim da adolescência, quando conseguem abordar os problemas com mais calma e racionalidade. Embora ainda estejam sujeitos a períodos de tristeza, eles se sentem menos vulneráveis e começam a demonstrar as emoções mais maduras, características do fim da adolescência. Enquanto nos primeiros anos a reação dos adolescentes é imediata e emocional, os mais velhos conseguem controlar suas emoções até o momento e o local socialmente aceitáveis para a expressão dos sentimentos. Eles ainda estão sujeitos a emoções intensas e, quando isso acontece, seu comportamento reflete sentimentos de insegurança, ansiedade e indecisão.

Sendo fonte de informações confiáveis, apoio e incentivo, os enfermeiros podem ajudar os adolescentes a lidar com as mudanças e desafios que enfrentam. Para promover tanto a saúde emocional quanto o ajuste psicossocial, os enfermeiros e outros profissionais de saúde devem incentivar o adolescente a desenvolver (1) habilidades para lidar com estressores e mudanças e (2) habilidades para se envolver em atividades importantes para ele.

Acidentes intencionais e não intencionais

A justificativa para a ênfase nas questões de saúde fica óbvia quando examinamos as principais causas de mortalidade e morbidade durante a adolescência. Os acidentes com veículos motorizados são a maior fonte de lesões e morte em jovens. Muitos fatores contribuem para altos índices desse tipo de acidentes entre motoristas adolescentes, incluindo a falta de experiência e maturidade ao dirigir, alta velocidade, o consumo de álcool e o uso de telefones celulares para falar ou enviar mensagens de texto. O suicídio,[4] que é uma forma de injúria intencional, é a segunda principal causa de morte entre os adolescentes nos EUA. Homicídio é a terceira causa de morte entre adolescentes, principalmente envolvendo armas de fogo; muitos adolescentes relatam a facilidade de acesso a uma arma (Centers for Disease Control and Prevention, 2017a).

Os acidentes também são responsáveis por uma morbidade substancial entre os adolescentes. Esse período, que representa o auge das funções físicas, sensoriais e psicomotoras, dá aos adolescentes uma sensação de força e confiança que nunca experimentaram antes. Sua propensão a comportamentos de risco somada a sentimentos de indestrutibilidade tornam os adolescentes especialmente sujeitos a acidentes. As principais causas de morbidade relacionada com acidentes não intencionais entre adolescentes incluem colisão de veículos, ferimento por armas de fogo, afogamento, envenenamento, queimaduras e quedas. Algumas das características de desenvolvimento do adolescente e sugestões para sua prevenção estão descritas no Boxe 15.3.

[4]N.R.T.: No Brasil, estudo realizado pela Universidade Federal de São Paulo (Unifesp) entre 2006 e 2015 revela que a taxa de suicídio entre jovens entre 10 e 19 anos aumentou 24% nas seis maiores cidades brasileiras (Porto Alegre, Recife, Salvador, Belo Horizonte, São Paulo e Rio de Janeiro), enquanto cresceu 13% no interior do país. O aumento contrasta com a evolução do índice de suicídios no resto do mundo, que caiu 17% no mesmo período. Indicadores socioeconômicos, particularmente desigualdade social e desemprego, foram considerados determinantes sociais relevantes nesse tema. A pesquisa indica ainda que a "chance de um adolescente do sexo masculino tirar a própria vida é até três vezes maior do que uma adolescente mulher. Até 13 anos, as taxas são iguais. A partir daí, começa a diferenciação. As garotas tentam se matar mais, mas as tentativas dos meninos são mais letais. Os meninos usam armas de fogo e enforcamento, enquanto meninas utilizam outras formas como o uso de pesticidas e drogas ou se jogam de lugares altos". Disponível em: https://www.scielo.br/j/rbp/a/fJzTtxYHyN6DrZs8SNxNF8f/?lang=en#. Acesso em: 18 dez. 2021.

Hábitos, distúrbios alimentares e obesidade

A puberdade marca o início do crescimento físico acelerado, que pode dobrar as necessidades nutricionais de alguns adolescentes. Ao mesmo tempo, a crescente independência, a necessidade de aceitação pelos colegas, a preocupação com a aparência física e um estilo de vida ativo podem afetar os hábitos alimentares, a escolha de alimentos, a ingestão de nutrientes e o estado nutricional.

A pressão do tempo e o comprometimento com as atividades afetam negativamente os hábitos alimentares dos adolescentes. Não tomar o desjejum ou tomar um café da manhã pobre em nutrientes de qualidade é frequentemente um problema. Os lanches, geralmente escolhidos pela praticidade e não pelas qualidades nutricionais, tornam-se cada vez mais uma parte do padrão alimentar habitual durante a adolescência (Figura 15.7). A ingestão excessiva de calorias, açúcar, gordura, colesterol e sódio é comum entre adolescentes e ocorre em todos os grupos de renda e raça ou etnia e em ambos os sexos. A ingestão inadequada de certas vitaminas (ácido fólico, vitamina B_6, vitamina A) e minerais (ferro, cálcio, zinco) também é evidente, principalmente entre meninas e adolescentes de baixo nível socioeconômico. Combinado com outros fatores, esses padrões dietéticos podem resultar em aumento do risco de obesidade e doenças crônicas, como patologias cardíacas, osteoporose e alguns tipos de câncer no decorrer da vida adulta. A massa óssea máxima também é adquirida durante a adolescência; o cálcio depositado durante esses anos determina o risco de osteoporose. O consumo de leite geralmente é preterido em favor dos refrigerantes.

Comer demais ou de menos durante a adolescência apresenta problemas especiais. Quando apresentam o aumento normal de peso e a deposição de gordura durante o surto de crescimento, muitas meninas adolescentes recorrem à dieta. O desejo de ter um corpo esguio e o medo de ficar "gorda" levam as adolescentes a adotar regimes inadequados, que esgotam suas energias e privam seus corpos em crescimento dos nutrientes essenciais. Em todos os EUA, 47,1% dos adolescentes estão tentando perder peso (Kann et al., 2018). Embora a maioria dos adolescentes tente perder peso por meio de exercícios e dieta, uma pequena porcentagem envolve-se em práticas arriscadas, como forçar o vômito após as refeições ou tomar laxantes. Os meninos são menos inclinados a comer menos ou a adotar práticas arriscadas para perder peso. Eles estão mais preocupados em ganhar tamanho e força. No entanto, eles tendem a comer alimentos ricos em calorias, mas pobres em nutrientes essenciais.

A obesidade está aumentando entre crianças e adolescentes nos EUA. Os maus hábitos alimentares e estilos de vida cada vez mais sedentários têm causado essa epidemia de obesidade. Os resultados do National Health and Nutrition Examination Survey (NHANES) de 2015-2016 estimam que 18,5% das crianças e adolescentes dos EUA com idades entre 2 e 19 anos são obesos, incluindo 5,6% com obesidade grave e outros 16,6% com sobrepeso (Fryar, Carrol, Ogden, 2018).

Problemas de saúde tradicionalmente considerados como comorbidades da obesidade em adultos, incluindo o diabetes melito tipo 2, apneia obstrutiva do sono e esteatose hepática não alcoólica estão ocorrendo em adolescentes. A triagem nutricional de rotina para todos os adolescentes deve incluir perguntas sobre os padrões de alimentação, hábitos alimentares, consumo de alimentos ricos em gordura e sal e alterações recentes de peso. Converse sobre hábitos alimentares saudáveis com todos os adolescentes, incluindo os benefícios de uma dieta saudável; maneiras de consumir alimentos ricos em cálcio, ferro e outras vitaminas e minerais; e controle seguro do peso. As mudanças no estilo de vida necessárias para que os adolescentes possam perder peso requerem o envolvimento de membros da família, que fornecem apoio e incentivam a participação ativa.

Boxe 15.3 Prevenção de acidentes na adolescência.

Habilidades de desenvolvimento relacionadas com o risco de acidentes

Necessidade de independência e liberdade
Testa os limites da independência
Idade permitida para dirigir um veículo motorizado ([nos EUA] varia de estado para estado)
Tendência de assumir riscos
Sensação de indestrutibilidade
Necessidade de descarregar energia, muitas vezes às custas do pensamento lógico e de outros mecanismos de controle
Grande necessidade de aprovação dos pares
Tenta manobras perigosas
Pico de incidência para a prática e participação em esportes
Acesso a ferramentas, objetos e locais mais complexos
Capaz de assumir a responsabilidade por suas próprias ações

Prevenção de acidentes

Veículos motorizados ou não motorizados

Pedestres

Enfatizar e incentivar o comportamento seguro dos pedestres

- Usar a faixas de pedestres
- Não andar sozinho à noite
- Se alguém estiver seguindo, dirigir-se ao local público mais próximo, onde existam outras pessoas
- Não passear por áreas isoladas; escolher rotas movimentadas

Passageiro

Manter comportamento adequado ao andar em um veículo motorizado. Recusar-se a trafegar com uma pessoa incapacitada ou que esteja dirigindo de maneira imprudente

Motorista

Fornecer educação para motoristas; encorajar o uso criterioso do veículo; desencorajar corridas de arrancada ou rachas; manter o veículo em condições adequadas (p. ex., verificação de freios, pneus)
Ensinar e promover segurança e manutenção de veículos de duas e três rodas
Promover e incentivar o uso de equipamentos de segurança, como capacete e calças compridas
Reforcar o perigo das drogas ilícitas, incluindo o álcool, ao dirigir um veículo motorizado
Desencorajar distrações enquanto dirige – falar no telefone celular, enviar mensagens de texto, comer, fumar ou ler

Afogamento

Ensinar os que não sabem a nadar
Ensinar regras básicas de segurança na água

- Escolha criteriosa do local
- Profundidade de água suficiente para mergulho
- Nadar com um acompanhante
- Não consumir álcool com esportes aquáticos

Queimaduras

Reforcar o comportamento adequado em áreas com risco de queimaduras (gasolina, fios elétricos e incêndios)
Aconselhar contra a exposição excessiva à luz solar natural ou artificial (queimadura ultravioleta)
Desencorajar o fumo
Incentivar o uso de protetor solar

Intoxicação

Educar sobre os perigos do uso de drogas ilícitas, incluindo álcool

Quedas

Ensinar e incentivar medidas gerais de segurança em todas as atividades

Danos corporais

Promover a aquisição de instrução adequada para a prática esportiva e o uso de equipamentos
Instruir sobre o uso seguro e sobre o respeito por armas de fogo e outros dispositivos com risco potencial (p. ex., ferramentas elétricas, fogos de artifício)
Fornecer e incentivar o uso de equipamentos de proteção ao usar dispositivos potencialmente perigosos
Promover o acesso ou o fornecimento de instalações esportivas e recreativas seguras
Estar alerta a sinais de depressão (potencial de suicídio)
Instruir sobre o uso adequado de dispositivos corretivos (p. ex., óculos, lentes de contato, aparelhos auditivos)
Incentivar e promover a aplicação criteriosa dos princípios de segurança e prevenção

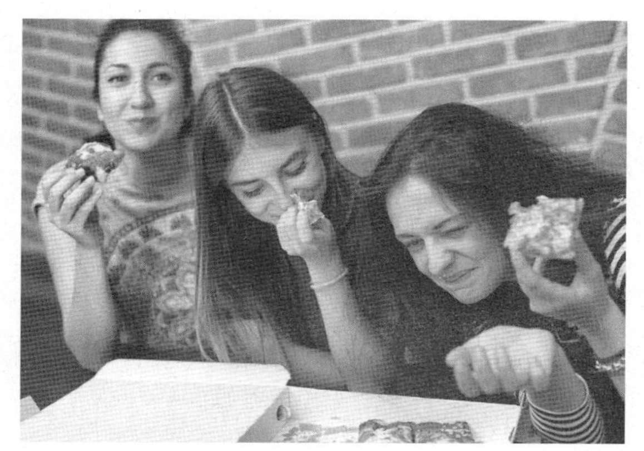

Figura 15.7 Fazer lanches com índice calórico muitas vezes alto, mas não nutritivos é comum entre os adolescentes, especialmente durante períodos de inatividade. (© 2015 iStock.com.)

Condicionamento físico

Embora atualmente os jovens sejam menos saudáveis do que as crianças de 20 anos atrás, os adolescentes provavelmente gastam mais tempo e energia treinando e participando de atividades esportivas do que os membros de qualquer outra faixa etária. Em 2017, 46,5% dos alunos do Ensino Médio relatou ter participado de atividades que os fizeram "suar e respirar forte por pelo menos 20 minutos" três ou mais vezes na semana anterior (Kann et al., 2018). Muitos adolescentes participam de esportes nas escolas (Figura 15.8). As aulas de educação física com orientação voltada para a saúde podem proporcionar tanto efeitos imediatos pela atividade em si quanto a manutenção desses efeitos pelo incentivo de padrões de atividade vitalícios. A participação nas aulas de educação física diminui com a idade, porque muitas vezes passa a não ser obrigatória após algumas séries. Associações médicas, como a American Academy of Pediatrics (2017b), recomendam conversar com os adolescentes sobre os benefícios emocionais, sociais e físicos do exercício. Além disso, incentive todos os adolescentes a praticar atividades físicas regularmente.

A prática de esportes, jogos e até mesmo a dança contribui significativamente para o crescimento e desenvolvimento, o processo educacional e uma saúde melhor. Essas atividades oferecem oportunidade para a realização de exercícios para o crescimento muscular, interações com colegas e um meio socialmente aceitável de desfrutar de estímulos e conflitos. Além disso, as atividades competitivas ajudam

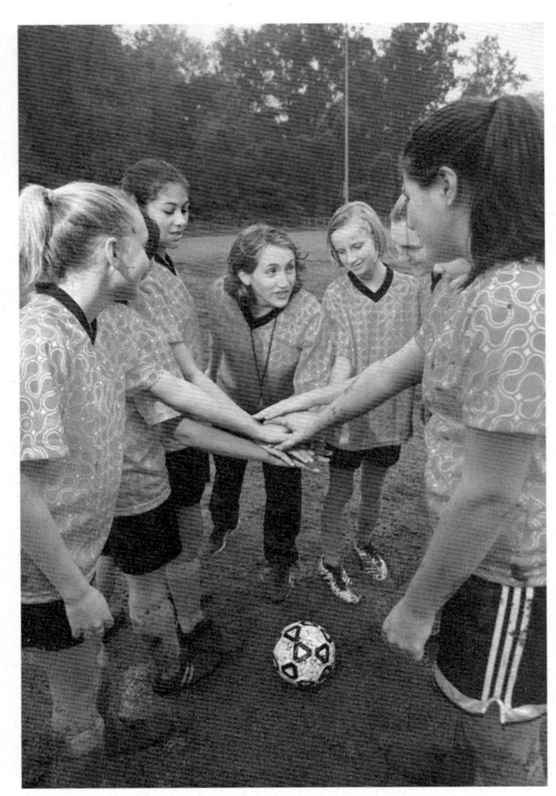

Figura 15.8 Os adolescentes devem ser incentivados a participar de atividades que contribuam para a boa forma física por toda a vida. (© 2011 Photos.com, uma divisão da Getty Images. Todos os direitos reservados.)

os adolescentes no processo de autoavaliação e no desenvolvimento do autorrespeito e da preocupação com os outros. Como, durante a vida toda, o condicionamento físico parece ter grande influência sobre o estado geral de saúde, as crianças devem ser incentivadas a participar de atividades que contribuam com esse objetivo. O enfermeiro pode estimular a participação nas atividades como um modo de promover a saúde e construir a autoestima. No entanto, os adolescentes não devem ser incentivados a praticar atividades que estejam além de sua capacidade física ou emocional.

Comportamento sexual, infecções sexualmente transmissíveis e gravidez não planejada

Nos EUA, a atividade sexual diminuiu significativamente entre os jovens durante toda a década de 1990 até 2015; como resultado, houve uma redução na taxa de nascimento entre as adolescentes, com 61,8 nascidos vivos por 1.000 gestações adolescentes em 1991; 39,1 nascidos vivos por 1.000 adolescentes em 2009; e 22,3 nascidos vivos por 1.000 adolescentes em 2015 (Centers for Disease Control and Prevention, 2017b). Apesar desse declínio, menos de 5% das adolescentes fazem uso do método contraceptivo que sejam considerados mais efetivo (anticoncepcionais reversíveis de ação prolongada) e, em vez disso, confiam em preservativos ou pílulas anticoncepcionais, que exigem uso consistente e correto (Centers for Disease Control and Prevention, 2017b). As taxas de ISTs e de infecção pelo vírus da imunodeficiência humana (HIV) entre os adolescentes aumentaram, embora isso possa ser resultado da testagem maior e do aumento na sensibilidade dos testes. No entanto, muitos jovens sexualmente ativos envolvem-se em comportamentos que os colocam em risco de desenvolver uma IST ou ter uma gravidez não planejada, como fazer sexo com múltiplos parceiros e fazer sexo sem tomar anticoncepcionais.

Obter o histórico sexual pode ser um passo importante na promoção da saúde sexual e na prevenção de ISTs e gravidez indesejada entre os jovens. Perguntas sobre a sexualidade devem ser precedidas por uma explicação sobre o propósito e sobre os limites da confidencialidade. Inicialmente, as perguntas podem abranger tópicos menos sensíveis, como o desenvolvimento puberal, para depois abordar assuntos como namoro, atrações de gênero e atividade sexual. As perguntas da triagem sobre atração e experiência sexual devem ser formuladas de maneira a permitir que os adolescentes conversem sobre atração pelo mesmo gênero e por gêneros opostos; devem ser empregadas *expressões neutras* no lugar de termos como *namorado* ou *namorada*. Jovens sexualmente ativos devem ser questionados sobre sua motivação para usar preservativos ou outros métodos de barreira para prevenção de ISTs e sobre a necessidade de adesão a eles; sobre o uso de pílulas anticoncepcionais ou outras formas de contracepção hormonal; o número de parceiros sexuais nos últimos 6 meses; e o uso de álcool ou outras substâncias ilegais em conexão com a atividade sexual.

Adolescentes sexualmente ativos devem ser rastreados para ISTs com exames laboratoriais para gonorreia, clamídia e, se aplicável, sífilis. Em pessoas do sexo feminino, deve ser feito um teste de Papanicolau para detectar a presença de uma infecção por papilomavírus humano (HPV) ou outra displasia cervical. Ambos os sexos devem ser avaliados para HPV por meio de inspeção visual e deve ser perguntado se foram vacinados contra o HPV. Adolescentes em risco de infecção pelo HIV devem receber testes confidenciais de triagem de HIV. A frequência da triagem laboratorial para ISTs e HIV depende das práticas sexuais e do histórico de IST de cada adolescente.

Todos os adolescentes devem receber orientações médicas precisas sobre comportamentos sexuais responsáveis, incluindo a abstinência. Aconselhe adolescentes sexualmente ativos sobre maneiras de reduzir o risco de ISTs e gravidez não planejada e forneça reforço positivo para comportamentos sexuais responsáveis. Adolescentes *gays*, lésbicas e bissexuais precisam das mesmas orientações e informações sobre sexualidade que os adolescentes heterossexuais. Todos os adolescentes devem ser aconselhados sobre maneiras de reduzir o risco de exploração sexual.

Adolescentes *gays*, lésbicas e bissexuais

A população de adolescentes *gays*, lésbicas e bissexuais tem problemas de desenvolvimento e problemas de saúde únicos. Embora os adolescentes possam participar de atividades sexuais com indivíduos do mesmo sexo ou sentir atração pelo mesmo sexo, eles não se tornam necessariamente *gays*, lésbicas ou bissexuais depois de adultos. Atribuir rótulos de orientação sexual a adolescentes é complexo e deve ser abordado com cautela.

Muitos desafios de saúde de adolescentes que pertencem a minorias sexuais são respostas a atitudes sociais e mensagens negativas sobre a orientação homossexual ou bissexual. Eles podem fazer uso de álcool e outras substâncias para escapar da ansiedade e correm um risco muito maior de comportamento suicida do que seus pares heterossexuais. Embora os enfermeiros devam examinar todos os jovens quanto a pensamentos suicidas e história de tentativas de suicídio, isso é especialmente importante para um adolescente que se identifica como *gay*, lésbica ou bissexual ou que está questionando sua orientação sexual.

Revelar publicamente uma orientação *gay*, lésbica ou bissexual durante a adolescência ("assumir") traz desafios adicionais. Muitos adolescentes revelam suas orientações a um colega próximo, depois a um irmão e, finalmente, a um dos pais (Steever; Francis; Gordon et al., 2014). Os adolescentes enfrentam hostilidade, violência e até a rejeição de suas famílias. Os enfermeiros não devem encorajar os adolescentes a revelar sua orientação sexual a suas famílias sem antes idealizar um plano de segurança, caso a reação não seja favorável. Para a maioria dos jovens, é apropriado o encaminhamento a uma agência que oferece serviços de apoio ou oportunidades sociais para adolescentes *gays*, lésbicas e bissexuais. Nos EUA, pais que buscam ajuda para se ajustar à revelação de seus filhos podem ser encaminhados a uma seção local da associação Parents, Families, and Friends of Lesbian and Gays. Adolescentes que admitem sentir atração ou relacionar-se com pessoas do mesmo sexo também correm o risco de sofrer violência e assédio por parte de colegas de escola, vizinhos e até de estranhos. Adolescentes de minorias sexuais podem temer uma atitude indiferente semelhante entre os profissionais de saúde e evitar revelar sua orientação durante as consultas. Para fornecer atendimento profissional e confidencial para adolescentes *gays*, lésbicas e bissexuais, os enfermeiros devem ter sensibilidade na escolha da linguagem, evitar julgamentos e serem cuidadosos na maneira de se comunicar.

Uso de tabaco, álcool e outras substâncias

Estatisticamente, a experimentação de substâncias é comum entre os adolescentes norte-americanos. Até a 12ª série, 60,4% dos alunos já usaram álcool, 28,9% fumaram cigarros e 35,6% experimentaram canabis nos últimos 30 dias (Kann et al., 2018). Muitos adolescentes usam essas substâncias porque fornecem uma oportunidade de desafiar a autoridade, demonstrar autonomia, ganhar acesso a um grupo de pares ou simplesmente aliviar o estresse. Existem muitas consequências documentadas da experimentação precoce de álcool, tabaco e outras drogas ilícitas, como tornar-se fumante inveterado, baixo desempenho acadêmico, abandono escolar e comportamento sexual precoce.

Depressão e suicídio

Uma pesquisa norte-americana com alunos da 9ª a 12ª série revelou que 21,4% dos meninos e 41,1% das meninas relataram sentir-se tristes ou sem esperança (Kann et al., 2018) devido a um estresse real ou percebido (Figura 15.9 e Boxe 15.4). Quase 17,2% dos estudantes do Ensino Médio relataram considerar seriamente o suicídio durante o ano anterior, com as estudantes do sexo feminino sendo mais propensas do que os estudantes do sexo masculino a considerar uma tentativa de suicídio (Kann et al., 2018).

É necessário fazer uma breve avaliação psicológica durante uma consulta de rotina. A triagem para depressão ou risco de suicídio deve ser feita com adolescentes que apresentam notas escolares em declínio; melancolia crônica; disfunção familiar; uso de álcool ou outras drogas ilícitas; orientação *gay*, lésbica ou bissexual; história de abuso; ou tentativas anteriores de suicídio. Qualquer paciente suicida deve receber encaminhamento imediato para uma intervenção aguda com um psiquiatra ou outro profissional de saúde mental.

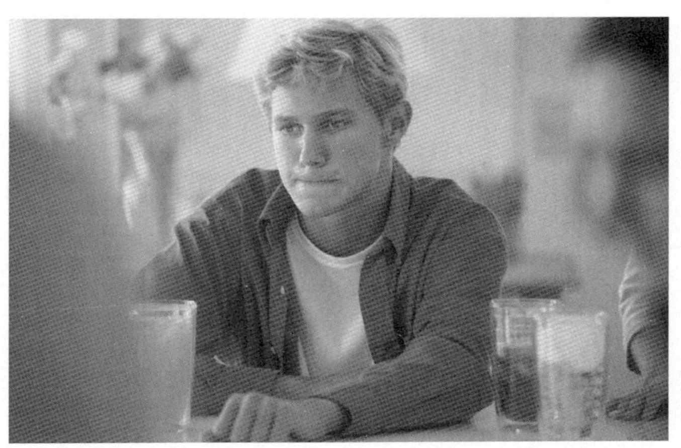

Figura 15.9 Os adolescentes se isolam como método de lidar com o estresse. Os profissionais de saúde precisam avaliar se é um indício de depressão clínica. (© 2011 Photos.com, uma divisão da Getty Images. Todos os direitos reservados.)

Boxe 15.4 Áreas que causam estresse na adolescência.

- Imagem corporal
- Conflitos de sexualidade
- Pressões acadêmicas
- Pressões por competição
- Relacionamento com os pais
- Relacionamento com os irmãos
- Relacionamento com os colegas
- Finanças
- Decisões sobre funções presentes e futuras
- Planejamento da carreira
- Conflitos ideológicos

Problemas escolares e de aprendizagem

Entre os adolescentes matriculados em escolas, a média baixa das notas foi associada aos níveis mais elevados de sofrimento emocional; uso de cigarro, álcool e maconha; e início mais precoce da atividade sexual. Problemas escolares e o abandono escolar podem sinalizar problemas, como dificuldades de aprendizagem, barreira de linguagem, problemas familiares, falta de relacionamentos de apoio na escola e necessidade de emprego. Na sociedade norte-americana contemporânea, a educação é fundamental para alcançar a autossuficiência econômica.

Podem ser usadas perguntas sobre as notas recentes, faltas escolares, suspensões e qualquer histórico de repetição de série para fazer a triagem de problemas acadêmicos relacionados. Planos de gestão específicos para jovens que apresentam problemas escolares devem ser feitos em coordenação com a equipe escolar e com os pais ou responsáveis pelo adolescente, se possível.

Hipertensão

À medida que os adolescentes amadurecem sexualmente, com o aumento da altura e do peso, a pressão arterial sobe no início da adolescência e continua a aumentar até o fim do crescimento puberal. Essa tendência é especialmente evidente entre os homens. Aproximadamente 1% dos adolescentes tem hipertensão sustentada, que é definida como uma pressão arterial maior que o percentil 95 do padrão. A detecção de hipertensão durante a adolescência é importante porque é um dos principais fatores de risco evitáveis para doenças cardiovasculares em adultos. Com o aumento dos níveis de obesidade, existem relatos do aumento da incidência de hipertensão entre adolescentes (Cheung; Bell; Samuela et al., 2017). A triagem para hipertensão e fatores de risco associados deve ocorrer anualmente a partir dos 3 anos. Diretrizes específicas para monitoramento e tratamento da hipertensão em adolescentes são encontradas em National Heart, Lung, and Blood Institute's (2016) Summary Report (ver também o Capítulo 23).

Hiperlipidemia

Com a hipertensão, o tabagismo e a obesidade, a elevação dos níveis séricos de colesterol e triglicerídeos são os principais fatores de risco para o desenvolvimento de doenças cardiovasculares em adultos. O National Heart, Lung, and Blood Institute (2016) publicou recentemente uma recomendação para a triagem universal de lipídios (sem jejum e com jejum) para todas as crianças e adolescentes entre 9 e 11 anos e novamente entre 17 e 21 anos. A terapia medicamentosa para reduzir os níveis de colesterol LDL (lipoproteína de baixa densidade) é recomendada para crianças e adolescentes com 10 anos ou mais, cujo LDL permanece elevado após 6 meses a 1 ano com dieta restrita em gorduras, modificação do estilo de vida (exercícios) e controle do peso (National Heart, Lung, and Blood Institute, 2016). Informações adicionais e diretrizes práticas para monitorar os níveis de colesterol e iniciar a medicação para reduzir os níveis de colesterol LDL, bem como modificações dietéticas específicas, são encontradas em National Heart, Lung, and Blood Institute's (2016) Summary Report no endereço http://www.nhlbi. nih.gov/health-pro/guidelines/current/cardiovascular-health-pediatric-guidelines/summary.

Imunizações

A aplicação de vacinas é uma parte importante do cuidado preventivo. É importante obter um registro das imunizações anteriores do adolescente. A vacina Tdap (tétano, difteria, coqueluche acelular) é recomendada para adolescentes de 11 a 18 anos que não receberam um reforço de tétano-difteria (Td) ou dose de Tdap e completaram a série infantil difteria, tétano e coqueluche acelular (DTaP/DTP). Quando a Tdap é usada como dose de reforço, pode ser administrada a qualquer momento antes do intervalo de 5 anos para fornecer imunidade adequada à coqueluche (independentemente do intervalo da última dose de Td) (Centers for Disease Control and Prevention, 2019). A vacina meningocócica (Menactra ou Menveo) deve ser administrada a adolescentes de 11 a 12 anos com uma dose de reforço aos 16 anos. Os que não foram vacinados anteriormente devem receber uma dose dos 13 aos 18 anos (Centers for Disease Control and Prevention, 2019) (ver também o Capítulo 6, seção *Imunizações*).

A vacinação contra o HPV é recomendada para prevenir infecções por HPV e doenças associadas ao HPV, incluindo o câncer. Nos EUA, a vacinação de rotina aos 11 ou 12 anos é recomendada pelo Advisory Committee on Immunization Practices desde 2006 para mulheres e desde 2011 para homens. As novas recomendações envolvem o uso de um esquema de duas doses para meninas e meninos que iniciam a série de vacinação com idades entre 9 e 14 anos. Para pessoas que iniciam a vacinação após seu 15º aniversário, o esquema de imunização recomendado é de três doses da vacina contra o HPV (Centers for Disease Control and Prevention, 2019). Cada uma das vacinas contra o HPV é administrada em uma série de duas ou três doses; é importante seguir os intervalos recomendados para uma efetividade máxima.

Todos os adolescentes que não receberam anteriormente três doses da vacina contra hepatite B devem ser vacinados contra o vírus da hepatite B. A vacina contra hepatite A deve ser administrada a adolescentes que moram em áreas nas quais os programas de vacinação são direcionados a crianças mais velhas, que apresentam risco maior de infecção ou para os quais se deseja imunidade contra a hepatite A (Centers for Disease Control and Prevention, 2019). A vacinação anual contra *influenza* com a vírus vivo atenuado ou a vacina trivalente contra *influenza* é recomendada para todas as crianças e adolescentes (ver Capítulo 6). Todos os adolescentes também devem ser avaliados quanto à história prévia de infecção por varicela ou vacinação. A vacinação com a vacina contra varicela é recomendada para aqueles sem história prévia; para aqueles sem infecção anterior ou história, a vacina contra varicela pode ser administrada em duas doses com 4 ou mais semanas de intervalo para adolescentes com 13 anos ou mais (Centers for Disease Control and Prevention, 2019). Os adolescentes devem fazer um teste cutâneo de tuberculina se foram expostos à tuberculose ativa (TB), viveram em um abrigo para sem-teto, foram encarcerados, viveram ou vieram de uma área com alta prevalência de TB, ou trabalham atualmente em um ambiente de cuidados de saúde.[5]

[5]N.R.T.: No Brasil, o esquema de vacinação recomendado para os adolescentes, segundo a Sociedade Brasileira de Imunizações, inclui as vacinas do quadro disponível em: https://sbim.org.br/images/calendarios/calend-sbim-adolescente.pdf. Acesso em:18 dez. 2021.

Arte corporal

A arte corporal (*piercing* e tatuagem) é um aspecto da formação da identidade do adolescente. A pele tornou-se a última fonte de conflito entre pais e adolescentes. Os adolescentes costumam buscar a arte corporal como expressão de sua identidade e estilo pessoais. As tatuagens podem marcar eventos significativos da vida, como novos relacionamentos, nascimentos e mortes. Mas perfurar a orelha, nariz, mamilo, sobrancelha, umbigo, pênis ou língua às vezes pode criar um problema de saúde.

É responsabilidade do enfermeiro alertar meninas e meninos contra a colocação de *piercings* por amigos, pais ou eles próprios. Embora na maioria dos casos os *piercings* tenham poucos (se houver) efeitos colaterais graves, sempre há o risco de complicações como infecção, formação de cisto ou queloide, sangramento, dermatite ou alergia a metais. Usar a mesma agulha não esterilizada para perfurar partes do corpo de vários adolescentes apresenta o mesmo risco de transmissão do HIV, do vírus da hepatite C e B, como ocorre com outras atividades de compartilhamento de agulhas.

O procedimento deve ser realizado por um operador qualificado usando técnica estéril adequada. Isso é especialmente importante se o adolescente tiver histórico de diabetes, alergias ou doenças de pele. Os adolescentes devem ser informados sobre o tempo aproximado de cicatrização após a perfuração do corpo e os cuidados com a área perfurada durante e após a cicatrização. Alguns locais do corpo precisam de precauções extras. Por exemplo, a cartilagem (orelha, nariz) tem um suprimento sanguíneo pobre e cicatriza lentamente e deixa cicatrizes facilmente; o *piercing* no mamilo coloca os adolescentes em risco de abscessos mamários. Por fim, a migração do *piercing* é comum com *piercings* nasais e outros *piercings* de superfície de pele plana. Pistolas perfurantes não devem ser usadas para perfurar qualquer coisa que não seja o lóbulo da orelha, porque é uma perfuração muito profunda.

A presença da arte corporal na forma de tatuagens e marcas é comum entre adolescentes e adultos jovens. Profissionais, bem como artistas amadores, fazem tatuagens. O risco para adolescentes que recebem tatuagens é baixo. O maior risco é para o tatuador, que entra em contato com o sangue do cliente. Adolescentes que são tatuadores amadores beneficiam-se das discussões sobre as Precauções Padrão e a vacinação contra hepatite B. Muitos estados [norte-americanos] não têm regulamentação ou não aplicam os regulamentos existentes para lojas de *piercing* e tatuagem. O departamento de saúde local deve ser a fonte de informações sobre os requisitos da regulamentação local.

Privação de sono e insônia

As mudanças no ambiente social dos adolescentes podem frequentemente modificar seu padrão de sono quando seu crescimento e desenvolvimento requerem maior tempo de sono para manter a saúde. Embora, em geral, os adolescentes devam dormir cerca de 9 horas por noite, os horários escolares da manhã, as atividades extracurriculares, os deveres de casa, o emprego e o tempo social desejado com os colegas ou na internet podem dificultar que eles durmam o suficiente. A privação do sono pode afetar a saúde física e mental e tem sido associada às taxas mais altas de sobrepeso e obesidade, depressão, queixas somáticas (como dores de cabeça e de estômago), fadiga e dificuldades de concentração. Esses efeitos físicos e psicológicos do sono inadequado também podem afetar o desempenho escolar e, portanto, contribuir para os problemas escolares. O processo de educação e a promoção da saúde do adolescente devem incluir informações de como promover o sono adequado.

Bronzeamento

A busca por uma aparência atraente leva muitos adolescentes a se expor excessivamente aos banhos de sol e a meios artificiais de bronzeamento. No entanto, essa prática apresenta sérios riscos em longo prazo e os adolescentes devem ser orientados sobre os efeitos prejudiciais da luz solar sobre a pele (ver Capítulo 31, seção *Queimadura solar*). Os efeitos no longo prazo incluem envelhecimento prematuro da pele, aumento do risco de câncer de pele e, em indivíduos suscetíveis, reações fototóxicas.

A crescente popularidade do bronzeamento artificial gerou preocupação por parte dos profissionais de saúde em relação ao uso de lâmpadas solares e cápsulas de bronzeamento. Os efeitos no longo prazo dessas cápsulas são semelhantes aos do sol; os dermatologistas não recomendam o bronzeamento artificial. Aqueles que insistem no uso de cápsulas de bronzeamento devem ser avisados sobre a necessidade de óculos de proteção, para evitar queimaduras graves na córnea. É importante a educação sobre o uso de filtros solares, inclusive produtos hipoalergênicos, com fator de proteção solar (FPS) de, no mínimo, 15 e com base não alcoólica, sem lanolina, parabenos ou fragrância. Os filtros solares de amplo espectro que protegem contra os raios ultravioleta A e ultravioleta B (UVA e UVB) são os mais eficazes. Os cremes autobronzeadores estimulam com segurança o bronzeado; no entanto, os adolescentes que usam esses produtos devem ser alertados de que, com a exposição ao sol, a proteção ainda é necessária. Direcionar mensagens educacionais sobre saúde para adolescentes e incorporar componentes relativos aos comportamentos de proteção solar nos currículos de saúde escolar e nas consultas de cuidados de saúde aumentará o conhecimento e a consciência dos adolescentes.

Cuidados de enfermagem

Com o aumento contínuo do número de adolescentes nos EUA e taxas crescentes de problemas de saúde entre os jovens, existe uma necessidade sem precedentes de promoção da saúde do adolescente. Os profissionais de enfermagem podem trazer contribuições significativas para a promoção da saúde dos adolescentes e suas famílias. Como os enfermeiros compreendem as transições biológicas, cognitivas, psicossociais e sociais da adolescência e seu impacto sobre o comportamento saudável, eles podem atender às necessidades de saúde e de desenvolvimento dos adolescentes. Trabalhando com colegas de outras disciplinas, membros da comunidade, pais e os próprios adolescentes, os enfermeiros devem tornar-se parte de uma abordagem abrangente que oferece mensagens consistentes em ambientes clínicos, escolares e comunitários. Os enfermeiros devem estar na vanguarda do desenvolvimento e disseminação de intervenções de promoção da saúde culturalmente apropriadas.

Tanto os adolescentes quanto seus pais costumam ficar confusos e perplexos com as mudanças e o comportamento desse estágio de desenvolvimento. Os pais precisam de apoio e orientação para ajudá-los nesse momento difícil. Eles precisam entender as mudanças que estão ocorrendo e aceitar os comportamentos esperados que acompanham o processo de desapego. Os pais podem precisar de ajuda para "deixar ir" e promover a mudança no relacionamento de dependência para mutualidade. As sugestões para orientação antecipada de pais de adolescentes estão listadas no boxe *Cuidado centrado na família.*

Cuidado centrado na família

Orientação na adolescência

Incentive os pais a:

- Aceitar o adolescente como um indivíduo único
- Respeitar as ideias, gostos, aversões e desejos do adolescente
- Envolver-se com as funções escolares e a assistir às apresentações dos adolescentes, seja em um evento esportivo ou em uma atividade cultural
- Ouvir e tentar ser aberto às opiniões dos adolescentes, mesmo quando eles discordam das opiniões dos pais
- Evitar críticas sobre tópicos sem solução
- Dar oportunidades para a escolha de opções e aceitar as consequências naturais dessas escolhas
- Permitir que os jovens aprendam fazendo, mesmo quando as escolhas e métodos diferem dos adultos
- Estabelecer limites claros e razoáveis ao adolescente
- Esclarecer as regras da casa e as consequências por quebrá-las. Deixar que as regras da sociedade e as consequências ensinem a responsabilidade fora de casa
- Permitir maior independência dentro dos limites de segurança e bem-estar
- Respeitar a privacidade do adolescente
- Tentar compartilhar os sentimentos de alegria ou tristeza do adolescente
- Responder tanto aos sentimentos quanto às palavras
- Estar disponível para responder a perguntas, fornecer informações e oferecer companhia
- Tentar tornar a comunicação clara
- Evitar comparações entre irmãos
- Auxiliar o adolescente na seleção de metas de carreira adequadas e na preparação para os papéis de adulto
- Receber os amigos do adolescente em casa e tratá-los com respeito
- Oferecer amor e aceitação incondicional
- Estar disposto a se desculpar quando estiver enganado

Esteja ciente de que adolescentes:

- Estão sujeitos a comportamentos turbulentos e imprevisíveis
- Estão lutando pela própria independência
- São extremamente sensíveis aos sentimentos e comportamentos que os afetam
- Podem interpretar diferentemente uma mensagem da enviada
- Consideram os amigos extremamente importantes
- Têm uma forte necessidade de pertencimento a um grupo

QUESTÕES DE REVISÃO

1. Um menino de 14 anos está sendo atendido devido a preocupações de que ele não esteja amadurecendo no mesmo ritmo que outros meninos de sua idade. No exame, verifica-se que ele apresenta aumento dos testículos e alterações escrotais. **Escolha as opções mais prováveis para as informações que faltam nas declarações a seguir, selecionando a partir das listas de opções fornecidas.**

   A primeira mudança pubescente em meninos é ___1___ Aumento temporário e sensibilidade ___2___ são comuns e pode ocorrer comumente em meninos.

Opções para 1	Opções para 2
pelos faciais	muscular
altura	peitoral
aumento testicular	peniana
ejaculação	testicular
pelos axilares	laríngea
mudança na voz	no pescoço

2. Um menino de 16 anos está sendo atendido no pronto-socorro após sofrer um acidente de carro com ele ao volante. Ele não está gravemente ferido, mas está sendo observado devido a uma concussão cerebral. Sua mãe chega e está extremamente preocupada

porque, como ela afirma, "ele assume muitos riscos e nunca parece considerar o que pode acontecer". Qual das afirmações a seguir descreve a fonte mais comum de acidente não intencional e morte em jovens e que seria compartilhada com a mãe? **Selecione tudo que se aplica.**

A. "A principal causa de morte em adolescentes é o suicídio."
B. "Os adolescentes podem assumir riscos devido a novos sentimentos de força e confiança."
C. "Acidentes com veículos são uma preocupação, pois são a maior causa de lesões não intencionais em jovens."
D. "Os adolescentes devem evitar distrações enquanto dirigem, incluindo conversas ao telefone celular e envio de mensagens de texto."
E. "Ensinar adolescentes dessa idade sobre técnicas de direção segura faz pouca diferença para melhorar seus hábitos de direção."
F. "É importante dar ao seu filho a oportunidade de falar sobre o acidente sem julgar suas ações."

3. Um enfermeiro está entrevistando uma jovem de 16 anos que veio consultar-se para obter o histórico e o exame físico exigido para todas as líderes de torcida. Qual das afirmações a seguir ajudaria o enfermeiro a comunicar-se de forma mais efetiva com essa adolescente? **Selecione tudo que se aplica.**
A. Fazer perguntas abertas.
B. Garantir confidencialidade e privacidade.
C. Manter a objetividade e evitar julgamentos.
D. Começar com questões delicadas e, em seguida, prosseguir com tópicos menos sensíveis.
E. Presumir que você compreende o adolescente, incluindo suas próprias experiências.
F. Entrevistar o adolescente com os pais para garantir a precisão das informações.

4. Um adolescente de 12 anos que tomou todas as vacinas infantis recomendadas está em consulta para fazer um exame de saúde antes de ingressar na escola. Ele não recebeu nenhuma das vacinas recomendadas como parte dos cuidados preventivos para adolescentes. Da lista a seguir, que vacinas seriam administradas hoje? **Selecione tudo que se aplica.**
A. Vacina DTaP.
B. Vacina Tdap.
C. Vacina contra o sarampo.
D. Vacina meningocócica.
E. Vacina pneumocócica.
F. Vacina HPV.
G. Vacina contra hepatite B.

REFERÊNCIAS BIBLIOGRÁFICAS

Ali, O., & Donohoue, P. A. (2020). Gynecomastia. In R. M. Kliegman, J. W. St. Geme, N. J. Blum, et al. (Eds.), *Nelson textbook of pediatrics* (21st ed.). Philadelphia: Saunders/Elsevier.

American Academy of Pediatrics. (2017a). *Bright Futures guidelines for health supervision of infants, children, and adolescents, 2017.* http://brightfutures.aap.org/pdfs/Guidelines_PDF/18-Adolescence.pdf.

American Academy of Pediatrics. (2017b). *Bright Futures: Adolescent tools.* https://brightfutures.aap.org/materials-and-tools/tool-and-resource-kit/Pages/adolescence-tools.aspx.

Brooks, F. M., Magnusson, J., Spencer, N., et al. (2012). Adolescent multiple risk behaviour: An asset approach to the role of family, school and community. *Journal of Public Health (Oxford, England), 34*(Suppl. 1), 48–56.

Cabrera, S. M., Bright, G. M., Frane, J. W., et al. (2014). Age of thelarche and menarche in contemporary US females: A cross-sectional analysis. *The Journal of Pediatric Endocrinology and Metabolism, 27*(0), 47–51.

Centers for Disease Control and Prevention. (2017a). *Adolescent health.* https://www.cdc.gov/nchs/fastats/adolescent-health.htm.

Centers for Disease Control and Prevention. (2017b). *Preventing teen pregnancy.* https://www.cdc.gov/vitalsigns/larc/index.html.

Centers for Disease Control and Prevention. (2019). *Table 1: Recommended child and adolescent immunization schedule for ages 18 years and younger.* United States. https://www.cdc.gov/vaccines/schedules/hcp/imz/child-adolescent.html?CDC_AA_refVal=https%3A%2F%2Fwww.cdc.gov%2Fvaccines%2Fschedules%2Fhcp%2Fchild-adolescent.html#vaccines-schedule.

Chapman, R. L., Buckley, L., Reveruzzi, B., et al. (2014). Injury prevention among friends: The benefits of school connectedness. *The Journal of Adolescence, 37*(6), 937–944.

Chase, C. (2014). US state and federal laws targeting distracted driving. *Annals of Advances in Automotive Medicine, 58*, 84–98.

Cheung, E. L., Bell, C. S., Samuel, J. P., et al. (2017). Race and obesity in adolescent hypertension. *Pediatrics, 139*(5), e20161433.

Child Trends Data Bank. (2018). *Dropout rates for 16-24-year-olds by gender, race/hispanic orgin, selected years 1970-2016.* https://www.childtrends.org/indicators/high-school-dropout-rate.

Fryar, C. D., Carroll, M. S., & Ogden, C. L. (2018). *Prevalence of overweight, obesity, and severe obesity among children and adolescents aged 2–19 years: United States, 1963–1965 Through 2015–2016.* Division of Health and Nutrition Examination Surveys.

Herman-Giddens, M. E. (2013). The enigmatic pursuit of puberty in girls. *Pediatrics, 132*(6), 1125–1126.

Horton, S. E. (2015). Religion and health-promoting behaviors among emerging adults. *Journal of Religion and Health, 54*(1), 20–34.

Jacobson, C., Bailin, A., Milanaik, R., et al. (2016). Adolescent health implications of new age technology. *Pediatric Clinics of North America, 63*(1), 183–194.

Kann, L., McManus, T., Harris, W. A., et al. (2016). Youth risk behavior surveillance - United States, 2015. morbidity and mortality weekly report. *Surveillance Summaries, 65*, 1–177.

Kann, L., McManus, T., & Harris, W. A. (2018). Youth risk behavior surveillance - United States, 2017. Morbidity and Mortality Weekly Report. *Surveillance Summaries, 67*(8), 1–479.

Lee, J. M., Wasserman, R., Kaciroti, N., et al. (2016). Timing of puberty in overweight verses obese boys. *Pediatrics, 137*(2), 1–17.

Marceau, K., Zann-Waxler, Shirtcliff, E. A., et al. (2015). Adolescents', mothers', and fathers' gendered coping strategies during conflict: Youth and parent influences on conflict resolution and psychopathology. *Development and Psychopathology, 27*(4), 1025–1044.

Morelli, M., Bianchi, D., Baiocco, R., et al. (2016). Sexting, psychological distress and dating violence among adolescents and young adults. *Psicothema, 28*(2), 137–142.

National Heart, Lung, & Blood Institute (NHLBI) (2016). *Expert panel on integrated guidelines for cardiovascular health and risk reduction in children and adolescents: Summary report.* Bethesda, MD: U.S. Department of Health and Human Services, NHLBI.

Neuman, M. E. (2011). Addressing children's beliefs through Fowler's stages of faith. *The Journal of Pediatric Nursing, 26*(1), 44–50.

Nokoff, N., Thurston, J., Hilkin, A., et al. (2019). Sex differenes in effects of obesity on reproductive hormones and glucose metabolism in early puberty. *Journal of Clinical Endocrinolgy & Metabolism, 104*(10), 4390–4397.

O'Neill, T., & Wakefield, J. (2017). Fifteen-minute consultation in the normal child: Challenges relating to sexuality and gender identity in children and young people. *Archives of Disease in Childhood; Education and Practice Edition, 102*(6).

Papadimitriou, A. (201). The evolution of the age of menarche from prehistoric to modern times. *Journal of Pediatric and Adolescent Gynecology, 29*(6), 527-530.

Steever, J., Francis, J., Gordon, L. P., et al. (2014). Sexual minority youth. *Primary Care, 41*(3), 651–669.

Villanueva, C., & Argente, J. (2014). Pathology or normal variant: What constitutes a delay in puberty? *Hormone Research in Paediatrics, 82*(4), 213–221.

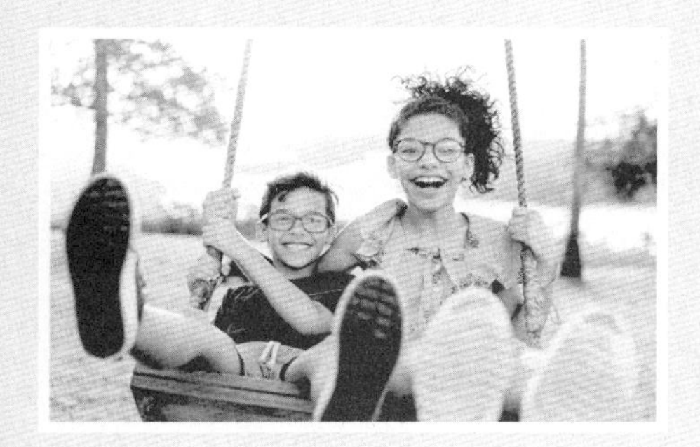

Problemas de Saúde de Crianças em Idade Escolar e Adolescentes

Kathie Prihoda

CONCEITOS GERAIS

- Nutrição
- Humor e afeto
- Reprodução
- Sexualidade
- Vício
- Segurança

PROBLEMAS DE SAÚDE DE CRIANÇAS EM IDADE ESCOLAR

PROBLEMAS RELACIONADOS COM A ELIMINAÇÃO

Enurese

O *Manual Diagnóstico e Estatístico de Transtornos Mentais*, Quinta Edição (DSM-5) (American Psychiatric Association, 2013), separa os transtornos de eliminação em enurese e encoprese. A enurese é definida como micção repetida na cama ou nas roupas pelo menos duas vezes por semana por um período de pelo menos 3 meses, que não se deve diretamente a uma condição fisiológica ou uso de substância e ocorre em um indivíduo com pelo menos 5 anos (American Psychiatric Association, 2013).

A enurese pode acontecer durante o dia ou à noite. Pode ser uma condição frustrante para o cuidador e para a criança. Ela é classificada em dois tipos: "monossintomático" e "não monossintomático", com o primeiro referindo-se a escape de urina sem nenhum outro sintoma e o segundo referindo-se a escape de urina com outros sintomas do trato urinário, como incontinência diurna, infecções ou manobras de retenção (Fagundes, Lebl, Soster et al., 2016). Recomenda-se a avaliação médica quando o escape de urina ocorre pelo menos uma vez por mês por um mínimo de 3 meses consecutivos, e a idade cronológica ou de desenvolvimento da criança é de pelo menos 5 anos (Caldwell, Lim, & Nankivell, 2018). Além disso, a incontinência urinária não deve estar relacionada com os efeitos fisiológicos diretos de um medicamento (p. ex., diuréticos) ou a uma condição médica geral (p. ex., diabetes melito ou diabetes insípido, espinha bífida, distúrbio convulsivo, constipação intestinal, abuso sexual).

A enurese é mais comum em meninos (Fagundes et al., 2016); a incontinência noturna geralmente cessa entre 6 e 8 anos. A enurese também pode ser definida como **primária** (incontinência em crianças que nunca estiveram secas por longos períodos) ou **secundária** (manifestação de incontinência após um período de continência urinária estabelecido).

Durante as fases iniciais de avaliação, é realizado um exame físico de rotina para excluir causas físicas relacionadas com a enurese. Isso inclui distúrbios estruturais e infecção do trato urinário; déficits neurológicos; distúrbios que aumentam a produção normal de urina, como diabetes; e distúrbios que prejudicam a capacidade renal de concentração, como a insuficiência renal crônica. Além disso, a família pode ser instruída a manter um diário de micção para estimar a capacidade da bexiga e a saída de urina. Em outros casos, a enurese é influenciada por fatores psicológicos. Se as dificuldades psicológicas são evidentes, uma avaliação psiquiátrica de rotina é justificada.

Deve ser obtido um histórico detalhado dos hábitos miccionais e intestinais, incluindo informações sobre o processo de treinamento para usar o banheiro. Uma característica importante da avaliação é a contagem inicial de incidentes enuréticos e a hora do dia em que cada um ocorre. Apesar dos relatos dos pais de que essas crianças dormem mais profundamente do que outras crianças, a profundidade do sono não foi identificada como causa de enurese noturna, embora o despertar defeituoso do sono possa contribuir para o problema (Elder, 2020). Apneia obstrutiva do sono (AOS) e enurese noturna (EN) são problemas clínicos comuns em crianças. Acredita-se que a AOS e a EN estejam interrelacionadas, mas os mecanismos fisiopatológicos ainda não estão claros. A enurese noturna tem forte tendência familiar em mais de 90% dos parentes de primeiro e segundo graus (Fagundes et al., 2016). Ela pode persistir até a idade adulta, com prevalências de 1 a 3% (American Psychiatric Association, 2013).

O exame físico pode ser seguido por avaliação diagnóstica da capacidade funcional da bexiga. A capacidade vesical normal (em onças) é calculada como a idade da criança mais 2 (até 14 anos); portanto, a capacidade vesical normal para uma criança de 6 anos é de 8 onças (237 mℓ). Um volume de bexiga de 10 a 12 onças (300 a 350 mℓ) é suficiente para manter a urina produzida durante a noite.[1]

[1]N.R.T.: No Brasil, alguns autores referem-se à Capacidade Vesical Esperada (CVE) para a idade, que representa o volume miccional máximo esperado, valor que deve ser interpretado em relação à idade. Em criança na faixa etária entre 1 e 12 anos, pode ser calculado pela fórmula: CVE em mℓ = [idade (anos) × 30] + 30.15 A CVE do adolescente é, como no adulto, de cerca de 400 a 450 mℓ. Em lactente no primeiro ano de vida, esse valor é calculado pela fórmula: = 38 + [2,5 × idade (meses)]. Disponível em: https://www.scielo.br/j/jbn/a/VLxsw7MXmYVrDLkjyJ7xd6t/?lang=pt. Acesso em: 10 maio 2022.

A enurese tem sido tratada de diferentes maneiras. As primeiras etapas do tratamento para a enurese monossintomática primária incluem educação, modificação de comportamento e segurança/garantia. Nenhum método isolado alcançou o endosso universal, e frequentemente mais de uma técnica é usada por famílias que lidam com problemas de enurese. As técnicas terapêuticas utilizadas para o controle da enurese noturna incluem o uso de medicamentos; técnicas complementares e de medicina alternativa, como hipnoterapia; restrição ou eliminação de líquidos após a refeição noturna; evitar bebidas com cafeína e açúcar após às 16 horas; evitar alimentos com alto teor de proteínas e sal; interrupção proposital do sono para urinar; e terapia motivacional. Os pais devem ser alertados de que a punição não é um tratamento aceitável para a enurese. Dispositivos projetados para estabelecer uma resposta reflexa condicionada para acordar a criança no início da micção, como alarmes para incontinência urinária, são o tratamento de primeira linha para crianças com enurese noturna (Walle, Rittig, & Tekgul, 2017). O mecanismo da terapia de alarme não é bem compreendido, mas se acredita que a resolução bem-sucedida da enurese seja o resultado de mudanças no despertar do sono associadas à micção. Problemas de adesão e a duração insuficiente do tratamento são comuns com a terapia de alarme (Caldwell et al., 2018).

Pode ser prescrita uma terapia medicamentosa para tratar a enurese. A escolha da medicação depende da interpretação da causa. O acetato de desmopressina (DDAVP), um análogo da vasopressina, é comumente usado para tratar a enurese noturna. O DDAVP funciona aumentando a reabsorção de água, reduzindo, assim, a produção de urina a um volume menor do que a capacidade funcional da bexiga. A medicação está disponível em uma preparação oral e geralmente é bem tolerada, mas pode causar boca seca, dor de cabeça ou náuseas. Uma vantagem do uso da desmopressina é que um paciente terá uma resposta imediata, enquanto a terapia de alarme pode levar até 2 semanas para ser efetiva. A imipramina e os anticolinérgicos não são usados rotineiramente para tratar a enurese devido aos efeitos colaterais cardíacos, incluindo arritmias cardíacas, hipotensão e hepatotoxicidade. Os medicamentos são considerados a segunda linha de tratamento para a enurese, e os pais devem ser advertidos a não pensar que esses agentes curarão a condição; eles também devem ser alertados sobre os efeitos colaterais da medicação (Elder, 2020). Os pesquisadores continuam estudando intervenções para casos resistentes de enurese (Caldwell et al., 2018).

Cuidados de enfermagem

Não importa as técnicas utilizadas, o enfermeiro pode apoiar tanto a criança quanto os pais que estão lidando com o problema da enurese, o plano de tratamento e as dificuldades que podem encontrar no processo. Essencial para o sucesso de qualquer método é a gestão solidária dos pais e de seus filhos. Eles precisam de encorajamento e paciência. O problema deve ser discutido tanto com os pais quanto com a criança, porque todos os tratamentos envolvem e requerem a participação ativa dela. Em algumas modalidades de tratamento, a criança é responsável pela intervenção; portanto, os pais devem aprender a dar apoio a ela em vez de intervir. Os pais também devem ser ensinados a observar os efeitos colaterais de quaisquer medicamentos utilizados. Os pais devem encorajar a criança a manter um regime regular de evacuação intestinal; a constipação intestinal pode contribuir para a enurese noturna (Elder, 2020). Um calendário para marcar noites com e sem incontinência pode ser útil para motivar a criança a se manter seca e ter uma perspectiva positiva sobre o problema.

Muitos pais acreditam que a enurese é causada por uma perturbação emocional e temem que tenham de alguma forma contribuído para o problema por meio de práticas inadequadas de criação dos seus filhos. Eles precisam ser assegurados de que a incontinência não representa mau comportamento. Os pais precisam entender que punições como repreensão, humilhação e ameaças são contraindicadas devido ao impacto emocional negativo e ao sucesso limitado na melhora do comportamento. Incentive os pais a ser pacientes, compreensivos e a comunicar amor e apoio à criança.

A comunicação com as crianças é direcionada para eliminar o impacto emocional do problema, aliviando sentimentos de vergonha e culpa e o fardo da desaprovação dos pais, construindo a autoconfiança e motivando-as para o controle independente. Mais importante, o enfermeiro pode fornecer apoio e incentivo consistentes para ajudar as crianças por meio do processo de tratamento inconsistente e imprevisível. As crianças precisam acreditar que estão ajudando a si mesmas e manter sentimentos de confiança e esperança.

Encoprese

A encoprese é definida como episódios repetidos de evacuação na cama ou nas roupas, pelo menos uma vez por mês por um período de pelo menos 3 meses, não está diretamente relacionada com uma condição fisiológica ou ao uso de substância, e ocorre em um indivíduo com pelo menos 4 anos (American Psychiatric Association, 2013).

A incontinência fecal não deve ser causada por qualquer efeito fisiológico, como o uso de um laxante, ou uma condição médica geral. A consistência das fezes pode variar de normal a líquida, com fezes mais líquidas observadas em indivíduos que têm incontinência por transbordamento secundária à retenção fecal. Existem muitas causas possíveis para a constipação intestinal, incluindo motivos comportamentais e médicos ou fisiológicos. Os subtipos de encoprese, incluindo a encoprese com constipação intestinal e a incontinência por transbordamento (que requer a passagem de fezes por menos de três vezes por semana) e encoprese sem constipação intestinal e incontinência por transbordamento (na qual não há evidência no exame físico ou pela história de constipação intestinal e sujidade não é mais do que intermitente), continuam a ser usados no diagnóstico da condição (American Psychiatric Association, 2013). A **encoprese primária** é identificada aos 4 anos quando a criança não tem continência fecal. **Encoprese secundária** é a incontinência fecal que ocorre em uma criança com mais de 4 anos após um período de continência fecal estabelecida. Uma das causas mais comuns de encoprese é a prisão de ventre, que pode ser precipitada por mudanças ambientais, como a chegada de um novo irmão, mudar para uma nova casa, mudar de escola ou mesmo ter que usar instalações sanitárias novas ou desconhecidas. A constipação intestinal crônica e grave tende a prejudicar o movimento habitual e as contrações do cólon, o que pode levar à obstrução fecal. Anormalidades no sistema digestório (p. ex., Doença de Hirschsprung, lesões anorretais, malformações, prolapso retal) e condições clínicas (como hipotireoidismo, hipopotassemia, hipercalcemia, intoxicação por chumbo, mielomeningocele, paralisia cerebral, distrofia muscular e síndrome do intestino irritável [SII]) também estão associadas à constipação intestinal, que pode resultar em encoprese. A retenção voluntária de fezes também pode ser o resultado de um incidente de defecação dolorosa (p. ex., em uma criança com fissuras anais). A retenção involuntária pode ser produzida por problemas emocionais causados pela encoprese, que configura um ciclo de medo-dor e resulta em padrões aprendidos de evacuação anormal. A **encoprese psicogênica**, na qual a incontinência fecal é causada por problemas emocionais, muitas vezes está relacionada com uma relação problemática entre mãe e filho.

Normalmente, crianças e adolescentes evacuam fezes macias de uma a duas vezes por dia. Crianças com problemas de incontinência fecal tendem a formar fezes de grande volume, que são dolorosas para excretar. Portanto, elas tendem a evitar a evacuação e a reter as fezes. As fezes mantidas no reto e no cólon sigmoide vão perdendo água e endurecem progressivamente, o que causa dor durante as sucessivas evacuações e o retesamento da abóbada retal. Com o tempo, a criança perderá a vontade de defecar por conta própria. Um ciclo de dor-retenção-dor é estabelecido. Muitas crianças têm diarreia ou vazamento de fezes moles em suas roupas, com pequena quantidade de fezes endurecidas, o que sugere vazamento em torno de uma impactação.

As crianças podem experimentar períodos de exacerbação quando ocorrem transições no ambiente escolar. Algumas razões para desenvolver tendências retentivas nesse momento são o medo de usar os banheiros escolares, uma agenda lotada e a interrupção de um cronograma estabelecido para a evacuação intestinal. As crianças também podem reagir ao estresse com uma disfunção intestinal. Crianças com encoprese têm uma incidência significativamente maior de ansiedade e sintomas depressivos, problemas de atenção, problemas sociais, comportamento disruptivo, menor desempenho acadêmico e ambientes familiares desorganizados e com problemas de comunicação (Olaru, Diaconescu, Trandafir et al., 2016).

O manejo terapêutico consiste em descartar uma questão estrutural como o megacólon congênito. Para determinar a causa, deve ser obtido um histórico detalhado, incluindo fatores de risco (treinamento negativo no banheiro, abuso ou negligência infantil, medo dos banheiros), presença de comorbidades (como distúrbio do déficit de atenção, atrasos cognitivos, distúrbios oposicionistas) e sintomas associados dos movimentos intestinais (retenção, transbordamento, incontinência) (Olaru et al., 2016). Em seguida, deve ser conduzido um exame físico minucioso, incluindo um exame retal. Pode ser feita uma radiografia abdominal para determinar a gravidade da impactação. Uma vez diagnosticada a encoprese, a terapia padrão envolve laxantes, enemas, supositórios e, às vezes, a remoção manual de fezes impactadas.

Muitas crianças requerem uma limpeza intestinal extensa e invasiva para remover a impactação antes de iniciar o tratamento (Koppen, Vriesman, Saps et al., 2018). A impactação fecal pode ser aliviada por lubrificantes (como óleo mineral), laxantes osmóticos (como lactulose, sorbitol ou polietileno glicol [PEG]), probióticos e hidróxido de magnésio (Koppen et al., 2018). As doses habituais geralmente não são suficientes para produzir uma resposta terapêutica. O uso de óleo mineral deve ser evitado em crianças que têm disfagia ou vômito para evitar aspiração.

Crianças sem impactação intestinal podem iniciar o tratamento imediatamente. São empregadas modificações na alimentação, uso de lubrificantes e terapia comportamental que incentivem a criança a estabelecer padrões normais de evacuação. Devem ser incentivadas mudanças na dieta, incluindo o consumo de quantidades maiores de alimentos ricos em fibras, como frutas, legumes e cereais e aumento da hidratação com água. Emolientes de fezes e laxantes devem ser usados até que as fezes fiquem macias. A terapia comportamental, como a manutenção de rotinas regulares no banheiro, aumento do nível de atividade física e aumentar a responsabilidade da criança pelo programa intestinal, é uma parte fundamental do plano de tratamento (Koppen et al., 2018). A intervenção psicoterapêutica com a criança e a família pode tornar-se necessária.

Cuidados de enfermagem

É essencial um histórico do escape fecal, incluindo o momento da manifestação, com que frequência ocorre e em que circunstâncias, e se a criança usa o banheiro com sucesso. Como os pais e a criança geralmente mostram-se relutantes em oferecer informações voluntariamente, o questionamento direto é mais bem-sucedido.

A orientação sobre a fisiologia normal da evacuação, do treinamento do uso do banheiro como processo de desenvolvimento, e o tratamento designado para a família são pré-requisitos para um resultado bem-sucedido. A requalificação do tratamento intestinal com óleo mineral, uma dieta rica em fibras e uma rotina regular de higiene é essencial no tratamento de encoprese ou constipação intestinal crônica. A rotina deve consistir em manter a criança sentada no banheiro por 10 a 15 minutos após as refeições em intervalos de 10 minutos e colocar um banquinho embaixo dos pés para relaxar o abdome e deixar a criança mais confortável. O reforço positivo, como dar adesivos, elogiar e atribuir atividades especiais, pode incentivar a criança a participar do regime intestinal.

O aconselhamento familiar é direcionado para a garantia de que a maioria dos problemas será solucionada com sucesso, embora a criança possa ter recaídas durante períodos de estresse, como férias ou enfermidade. Se a encoprese persistir além de recidivas ocasionais, a condição deve ser reavaliada. Devem ser explicadas as técnicas de modificação comportamental, e a família deve ser assistida com um plano adequado à situação em particular.

TRANSTORNOS DA IDADE ESCOLAR COM COMPONENTES COMPORTAMENTAIS

Transtorno de déficit de atenção com hiperatividade e deficiência de aprendizagem

Transtorno de déficit de atenção com hiperatividade (TDAH) refere-se a graus inapropriados de desatenção, impulsividade e hiperatividade (American Psychological Association, 2013). A identificação precoce das crianças afetadas é importante porque as características do TDAH interferem significativamente no curso normal de desenvolvimento emocional e psicológico. O comportamento de crianças com TDAH suscita respostas negativas de outras pessoas, e a exposição repetida ao *feedback* negativo afeta contrariamente o autoconceito. Crianças com TDAH correm maior risco de transtornos de conduta, transtorno opositivo desafiador, depressão, transtornos de ansiedade e distúrbios do desenvolvimento (como atrasos na fala e linguagem e deficiências de aprendizagem) do que crianças sem a condição (American Academy of Pediatrics, 2011).

Manifestações clínicas

Os comportamentos exibidos pela criança com TDAH não são aspectos incomuns do comportamento infantil. A diferença está na qualidade da atividade motora e no desenvolvimento de desatenção, impulsividade e hiperatividade inadequadas que a criança exibe. As manifestações podem ser numerosas ou poucas, podem ser leves ou graves, e variam de acordo com o nível de desenvolvimento da criança; cerca de metade dos diagnósticos é estabelecido por um prestador de cuidados primários (Canady, 2015). Manifestações leves dos sintomas são aparentes em pelo menos dois cenários, geralmente ambientes educacionais e familiares. Cada criança com TDAH é diferente de todas as outras crianças com a mesma condição (American Psychiatric Association, 2013). A American Academy of Pediatrics (2011) recomenda que o diagnóstico incorpore tanto o uso de escalas padronizadas de classificação com base em critérios do DSM-5 quanto informações de múltiplas fontes, como pais, professores e familiares. Os critérios diagnósticos atuais do DSM-5 incluem a apresentação de pelo menos seis sintomas de desatenção ou hiperatividade-impulsividade (reduzidos a cinco sintomas em adolescentes maiores de 17 anos), que surgem antes dos 12 anos, com sintomas presentes há pelo menos 6 meses, ocorrendo em mais de um cenário, e em um grau que prejudica o funcionamento ou o desenvolvimento normal (American Psychological Association, 2013).

A maioria das manifestações comportamentais é aparente desde cedo, mas as deficiências de aprendizagem associadas podem não se tornar evidentes até que a criança entre na escola. Uma grande manifestação clínica é a distração. Os estímulos podem vir de fontes externas ou internas. As crianças demonstram imaturidade em relação à idade cronológica. É frequentemente observado um tipo de atenção seletiva, no qual a criança tem dificuldade em executar tarefas que "não são suas preferidas", como terminar a lição de casa. A criança pode não considerar as consequências do comportamento, pode correr riscos físicos excessivos (muitas vezes começando cedo na vida) e pode demonstrar habilidades sociais inadequadas.

Pessoas com TDAH apresentam um padrão persistente de desatenção e/ou hiperatividade-impulsividade que interfere no funcionamento ou desenvolvimento. Com base nos sintomas, podem ocorrer diferentes tipos (apresentações) de TDAH:

- *Apresentação com desatenção*: quando apresentaram nos últimos 6 meses sintomas suficientes de desatenção, mas não de hiperatividade-impulsividade
- *Apresentação com hiperatividade-impulsividade*: quando apresentaram nos últimos 6 meses sintomas suficientes de hiperatividade-impulsividade, mas não desatenção.

Avaliação diagnóstica

É importante enfatizar a necessidade de uma avaliação multidisciplinar completa da criança, incorporando os esforços do pediatra e da família, bem como o possível apoio de um psicólogo, pediatra de desenvolvimento, neurologista, enfermeiros pediátricos, professores e administradores em sala de aula. Os médicos e os outros profissionais devem primeiro determinar se o comportamento da criança é apropriado para a idade ou verdadeiramente problemático. A American Academy of Pediatrics (2011) recomenda que crianças diagnosticadas com TDAH sejam avaliadas para presença de comorbidades como ansiedade, depressão, transtorno opositivo desafiador, distúrbios de conduta, distúrbios de linguagem e aprendizado, tiques e apneia do sono.

Antes do diagnóstico, deve ser obtido um histórico médico e de desenvolvimento completo. Devem ser adquiridas descrições do comportamento da criança em casa, na escola e em situações sociais do maior número possível de observadores, especialmente dos pais e professores. Deve ser concluído um exame físico, incluindo triagem visual e auditiva, e uma avaliação neurológica detalhada. Testes psicológicos, especialmente testes projetivos, são usados para identificar dificuldades visuais-perceptivas, problemas com organização espacial e outros fenômenos que sugerem envolvimento cortical ou diencefálico, e ajudam a identificar os níveis de inteligência e realização da criança.

Listas de verificação comportamental e escalas adaptativas devem ser completadas pelos cuidadores e educadores da criança e avaliadas pelo pediatra. Essas ferramentas de avaliação são úteis na aferição do funcionamento adaptativo social em crianças com TDAH, bem como para fornecer referências para a avaliação de mudanças comportamentais, para melhor ou para pior, depois de iniciada a terapia. Devem ser descartados transtornos psiquiátricos, problemas médicos e experiências traumáticas, incluindo intoxicação exógena por chumbo, convulsões, perda auditiva parcial, psicose e testemunho de atividade sexual ou violência.

Manejo terapêutico

O tratamento do TDAH depende da idade da criança e da gravidade dos sintomas. As evidências apoiam a terapia comportamental como tratamento de primeira linha, mas outras abordagens incluem orientação e aconselhamento familiar, medicação, posição adequada em sala de aula, manipulação ambiental e psicoterapia para a criança. De acordo com McClain e Burks (2015), pouco mais de 80% dos jovens com TDAH recebem tratamento contínuo.

Terapia comportamental

A terapia comportamental concentra-se na prevenção de comportamentos indesejados. As famílias são ajudadas a identificar novas abordagens apropriadas e sistemas de recompensa para atender às necessidades de desenvolvimento da criança por meio de técnicas e estratégias diferentes. A terapia comportamental requer tempo e esforço, mas pode levar à melhoria do funcionamento em casa, na escola e em situações sociais (Centers for Disease Control and Prevention, 2017). As famílias também podem receber instruções sobre habilidades parentais efetivas, como dar reforço positivo, recompensar pequenas melhoras nos comportamentos desejados e estabelecer consequências apropriadas à idade (p. ex., tempo "para pensar", custo da resposta). Intervenções adicionais incluem construção de habilidades, treinamento de habilidades sociais e programas intensivos de tratamento em acampamentos de verão. Por meio de um trabalho em equipe colaborativo, os pais aprendem técnicas para ajudar a criança a tornar-se mais bem-sucedida em casa e na escola.

Terapia farmacológica

A escolha da medicação é determinada pela idade. Para crianças (5 anos ou mais) e jovens, o fármaco de primeira escolha é o metilfenidato (de ação prolongada ou de liberação imediata). Se os sintomas e o comprometimento não forem suficientemente reduzidos após o metilfenidato em uma dose adequada, deve-se considerar a mudança para lisdexamfetamina (Frampton, 2018).

Inicialmente, as crianças recebem uma pequena dose, que é gradualmente aumentada até que a resposta desejada seja alcançada. Crianças que recebem estimulantes devem ser monitoradas cuidadosamente para efeitos colaterais da medicação: perda de apetite, dor abdominal, dor de cabeça, distúrbios do sono e velocidade de crescimento. Estimulantes devem ser evitados em crianças que têm histórico de tiques, histórico familiar da síndrome de Tourette (TS) ou TDAH combinado com TS, porque essas medicações podem exagerar os tiques.

Outros medicamentos, incluindo antidepressivos tricíclicos e clonidina de liberação prolongada, podem ser usados como terapia adjunta para TDAH, principalmente para crianças com condições coexistentes, como distúrbios do sono (American Academy of Pediatrics, 2011). O uso de estimulantes requer considerações especiais. São medicamentos controlados e, portanto, a prescrição e o armazenamento devem atender a requisitos específicos. Medicamentos com liberação modificada e preparações com doses diárias únicas oferecem comodidade e melhoram a adesão ao tratamento. Eles reduzem o estigma porque podem ser administrados fora do horário escolar. Fórmulas de liberação modificada também eliminam o risco de uso indevido. O uso indevido inclui o aprimoramento cognitivo em adolescentes e a supressão do apetite. É importante lembrar que essas medicações não são prescritas com base no peso da criança (exceto para atomoxetina), mas na resolução dos sintomas; por isso, é importante acompanhar a criança e avaliar os efeitos terapêuticos, bem como os possíveis efeitos colaterais. A reavaliação regular da criança é essencial para determinar a efetividade da medicação, detectar e avaliar os efeitos colaterais, monitorar o desenvolvimento e o estado de saúde (especialmente crescimento e pressão arterial) e avaliar a interação familiar. Ver Tabela 16.1 para obter uma descrição do indicador de qualidade pediátrica para acompanhamento de crianças que tomam medicamentos para TDAH (ver também o boxe *Estudo de caso para reflexão*).

Tratamento multimodal. Os resultados de diversos estudos sugerem que o tratamento multimodal envolvendo o uso de farmacoterapia e intervenção comportamental, bem como acompanhamento e *feedback* da equipe escolar, é mais efetivo do que apenas o tratamento comportamental intensivo (Ahmann, 2017). O *coaching* de TDAH tem sido cada vez mais identificado como um profissional útil e importante no tratamento multimodal para indivíduos de todas as idades com essa condição (Roy, Hectman, 2016). De acordo com a Professional Association for ADHD Coaches, essa abordagem capacita os indivíduos a gerenciar sua atenção, hiperatividade e impulsividade, desenvolvendo autoconsciência e estratégias.

Tabela 16.1 Indicador de qualidade pediátrica.[a]

Cuidados no acompanhamento de crianças com prescrição de medicamentos para TDAH	
Medida	Crianças de 6 a 12 anos que receberam prescrição de medicação para TDAH devem ter pelo menos duas consultas de acompanhamento no prazo de 270 dias, incluindo uma no prazo de 30 dias após o início da terapia
Numerador	Número de crianças que tiveram pelo menos uma consulta presencial com um médico com autoridade de prescrição no prazo de 30 dias após o início da terapia durante o tempo de medição
Denominador	Número de crianças que receberam medicação para TDAH durante o período de admissão e que tiveram uma consulta durante o período de medição

[a]Endossada por National Quality Forum NQF #0108 and 2019 Core Set of Children's Health Care Quality Measures for Medicare and CHIP. https://www.medicaid.gov/federal-policy-guidance/downloads/cib112018.pdf.
ADHD, Attention-deficit/hyperactivity disorder.

Estudo de caso para reflexão

Transtorno de déficit de atenção com hiperatividade (TDAH)

Johnnie, um aluno da 3ª série, de 8 anos, foi diagnosticado recentemente com TDAH. Ele toma metilfenidato há cerca de 1 mês. No pouco tempo que Johnnie tem tomado esse medicamento, seu professor de matemática notou uma melhora em seu desempenho nas aulas. Ele está conseguindo tirar nota B em vez de D, como na maioria dos testes de matemática anteriores. O professor também observou que Johnnie está socializando mais com seus colegas de classe e que agora ele tem um "melhor amigo" na aula de matemática. Johnnie geralmente recebe o medicamento do enfermeiro da escola antes do almoço. Ontem, a mãe de Johnnie disse ao enfermeiro que Johnnie não comeu o lanche na semana passada e que anda sem apetite.

Avaliação inicial. Como descreveria a resposta de Johnnie à medicação para TDAH?

Raciocínio clínico. Que evidências são encontradas no estudo de caso que apoia o uso de medicamentos para TDAH nessa criança?

Pontos de ensino

- Crianças com medicação para TDAH devem ser cuidadosamente monitoradas para efeitos colaterais
- A falta de apetite é um sintoma comum relacionado com a medicação para TDAH

Respostas de pensamento crítico

Avaliação inicial. A avaliação mostra que Johnnie teve uma resposta positiva à medicação para TDAH. Ele está se saindo melhor em sala de aula e socializando mais com os outros.

Raciocínio clínico. O TDAH causa sintomas de desatenção, que levam a uma variedade de outros comportamentos. Muitas vezes, as crianças têm problemas com habilidades sociais. O estudo de caso indica que Johnnie presta mais atenção às aulas e está fazendo amigos.

Modificações ambientais. Incentive as famílias a aprender a modificar o ambiente para permitir que a criança seja mais bem-sucedida. A consistência é especialmente importante para crianças com TDAH. A consistência entre famílias e professores em termos de reforçar os mesmos objetivos é essencial. Promover habilidades organizacionais aprimoradas requer um ambiente mais estruturado do que o necessário para a maioria das crianças. Elas devem ser encorajadas a fazer escolhas mais adequadas e a assumir a responsabilidade por suas ações.

Outras intervenções úteis incluem ensinar os pais a fazer gráficos organizacionais (p. ex., listar todas as atividades que devem ser realizadas antes de sair para a escola) e diminuir a quantidade de distrações no ambiente enquanto a criança está completando a lição de casa (p. ex., desligando a televisão, tendo uma área de estudo equipada adequadamente com os suprimentos necessários) e ajudando os pais a entender maneiras de modelar comportamentos positivos e resolução de problemas. O foco está nas estratégias para ajudar a criança a ter sucesso e a lidar com seus déficits, enfatizando os pontos fortes.

Posição adequada na sala de aula. Crianças com TDAH precisam de um ambiente em sala de aula organizado, previsível, consistente e com regras claras. A quantidade de tarefas de casa e em sala de aula podem precisar ser reduzidas, e pode ser necessário um tempo maior para a aplicação de testes, para permitir que a criança complete a tarefa. As instruções verbais devem ser acompanhadas de referências visuais, como instruções escritas no quadro-negro. Os horários podem precisar ser organizados para que os temas acadêmicos sejam ensinados pela manhã quando a criança estiver experimentando os efeitos da dose matinal de medicação. Atividades em sala de aula de baixo e de alto interesses devem ser misturadas para manter a atenção e o interesse da criança. Pausas regulares e frequentes na atividade são úteis porque ficar sentado no mesmo lugar por um tempo prolongado pode ser difícil. Computadores são úteis para crianças que têm dificuldade com a escrita e as habilidades motoras finas.

Se houver deficiências de aprendizagem, podem ser realizadas atividades especiais de treinamento. Isso inclui aulas particulares limitadas de seis a oito crianças, salas de recursos especiais com equipamentos e equipes de ensino, consultores que se deslocam de sala em sala para prestar assistência a professores e alunos e programas de primeira série em que crianças de alto risco recebem atenção especial para prevenir ou reduzir a necessidade de serviços à medida que progridem. O objetivo dos programas para crianças com deficiências de aprendizagem é ajudá-las a alcançar mais sucesso, ajuste pessoal e mantê-las em salas de aula regulares.

Prognóstico. Com intervenções adequadas, o TDAH é relativamente estável durante o início da adolescência para a maioria das crianças. Algumas crianças experimentam sintomas reduzidos durante o fim da adolescência e a idade adulta, mas um número significativo mantém os sintomas na idade adulta. A meta é ajudar crianças com TDAH a identificar as áreas de fraqueza e aprender a compensá-las.

Cuidados de enfermagem

Enfermeiros, especialmente enfermeiros de saúde escolar, participam ativamente em todos os aspectos da gestão de crianças com TDAH. Enfermeiros de saúde comunitária trabalham com famílias e funcionários da escola a longo prazo, para ajudar a planejar e implementar esquemas terapêuticos e avaliar a efetividade do tratamento. Coordenam os serviços e servem como um ponto de articulação entre profissionais de saúde e de educação diretamente envolvidos no programa de terapia infantil. Os enfermeiros de saúde escolar entendem as necessidades especiais da criança e trabalham com os professores (ver boxe *Cuidado centrado na família*). Enfermeiros em qualquer ambiente (comunidade, escola, hospital, consultório) fornecem suporte e orientação para crianças e famílias durante o complicado período de crescimento da criança com uma condição incapacitante.

A gestão começa com uma explicação para os pais e a criança sobre o diagnóstico, incluindo a natureza do problema e o conceito do médico sobre a base neurológica subjacente ao transtorno. Os pais precisam ser informados sobre os possíveis efeitos colaterais dos medicamentos. Se a perda de apetite é uma preocupação, é útil administrar

Cuidado centrado na família

A percepção de uma criança sobre tomar metilfenidato na escola

Eu tenho vergonha de ter que sair mais cedo da aula para tomar minha medicação. As outras crianças sempre perguntam para onde estou indo e por quê. Seria melhor se pudéssemos sair da aula ao mesmo tempo que os outros, tomar a medicação, e então chegar um pouco atrasada para a aula seguinte. Os alunos não perguntam por que as pessoas estão atrasadas para a aula, apenas por que saem mais cedo. Também me incomoda quando as crianças dizem às outras "Vai tomar seu remédio" e outras maldades só porque alguém está se defendendo. O que enfermeiros e professores poderiam fazer para ajudar? A maioria não entende por que outras crianças têm que tomar remédios. Acho que ajudaria se um enfermeiro ou professor conversasse com eles e explicasse por que algumas crianças precisam de medicação e como o TDAH afeta as pessoas. Assim, haveria mais compreensão entre todas as crianças. (Marissa White, 16 anos.)

os psicoestimulantes com as refeições ou logo após, incentivar o consumo de lanches nutritivos à noite, quando os efeitos da medicação estão diminuindo, e servir refeições pequenas e frequentes e oferecer lanches saudáveis que possam ser consumidos em qualquer lugar. A insônia é reduzida pela administração de medicamentos no início do dia.

Crianças que tomam antidepressivos tricíclicos apresentam um aumento dramático na incidência de cárie dentária. A acentuada ação anticolinérgica dessas substâncias aumenta a viscosidade da saliva e resseca a mucosa bucal. Colocar ênfase na necessidade de uma higiene dentária rigorosa, tratamentos com flúor, visitas regulares ao dentista, ingestão limitada de carboidratos refinados e uso de saliva artificial é uma importante função da enfermagem. A criança deve ingerir grande quantidade de líquidos para se manter bem hidratada.

Os pais muitas vezes expressam preocupação de que seus filhos se tornem viciados em psicoestimulantes ou em antidepressivos. As duas classes de medicamentos têm potencial para uso abusivo, e todas as crianças devem ser cuidadosamente monitoradas para o desenvolvimento de dependência psicológica, tolerância, depressão e outras mudanças de comportamento adversas ou efeitos peculiares. A maioria das crianças com TDAH não está interessada em abusar de seus medicamentos porque o efeito da medicação nelas é oposto ao produzido em indivíduos normais. No entanto, é importante alertar os pais para que a medicação seja armazenada com segurança, fora do alcance de crianças pequenas, que podem ingeri-las inadvertidamente, e de adolescentes, que podem abusar delas.

Os pais precisam de informações sobre o prognóstico e precisam entender o plano de tratamento. Quanto maior for a compreensão sobre o transtorno e seus efeitos, maior será a probabilidade de realizarem o programa de tratamento recomendado. É importante que eles compreendam que a terapia não é necessariamente uma panaceia e que se estenderá por um longo período. Isso tem um significado especial para as mudanças que precisam fazer na gestão do ambiente. Material de leitura para ajudar a criança e a família pode ser obtido de várias fontes.

Transtorno de estresse pós-traumático

Os sintomas característicos do transtorno de estresse pós-traumático (TEPT) ocorrem após a exposição a uma experiência extremamente traumática ou evento catastrófico. A experiência traumática tipicamente ameaça a vida da pessoa ou de outra significativa e pode envolver testemunhar mutilação ou morte, experimentar ou testemunhar uma lesão grave, ou coerção física. Acidente, agressão ou vitimização; um desastre natural (p. ex., terremoto, inundação); abuso sexual; ou testemunhar um suicídio, homicídio, espancamento ou tiroteio pode levar a TEPT. É importante notar que o TEPT não se limita às crianças que viveram em territórios "devastados pela guerra". Eventos como acidentes automobilísticos, escolares ou recreativos e *bullying* também foram identificados como causas de TEPT.

Os sintomas característicos são revivescências persistentes do evento traumático, evitar estímulos persistentes associados ao trauma, embotamento da responsividade geral e sintomas persistentes de aumento da excitação. A resposta ao evento ocorre em três etapas. A resposta inicial envolve uma excitação intensa, que geralmente dura de alguns minutos a 1 ou 2 horas. Os hormônios do estresse estão no nível máximo enquanto o indivíduo se prepara para "lutar ou fugir". Uma fase prolongada de excitação pode indicar psicose.

Na segunda fase, que dura aproximadamente 2 semanas, são ativados mecanismos de defesa. É um período de calma em que o evento parece não ter produzido nenhuma impressão. A vítima sente-se entorpecida, e a secreção hormonal de estresse está ausente. Os mecanismos de defesa são menos adaptativos a situações específicas e podem não ser o que a situação exige. Negar que algo está errado é um mecanismo de defesa frequentemente observado. Sem apoio profissional, a vítima pode desenvolver depressão grave, agressão ou psicose (MeiserStedman & McKinnon et al., 2017).

A terceira fase é de enfrentamento e investigação consciente, que normalmente estende-se por 2 a 3 meses. As vítimas querem saber o que aconteceu e parecem estar piorando quando, na verdade, estão melhorando. Inúmeros sintomas psicológicos, como depressão, fenômenos repetitivos, sintomas fóbicos, ansiedade e reações de conversão, podem ser aparentes. As crianças frequentemente apresentam comportamentos repetitivos. Eles relembram a situação várias vezes na tentativa de chegar a um acordo com o seu medo. *Flashbacks* são comuns. Essa fase pode ser autoperpetuada, e uma reação prolongada pode tornar-se uma obsessão pelo evento traumático. Alguns efeitos traumáticos permanecem indefinidamente.

Cuidados de enfermagem

As crianças precisam lidar com um evento traumático; muito depende da intensidade do evento e da reação a ele. As reações das crianças dependem fortemente de seu ambiente social e da maneira como seus cuidadores adultos reagem ao evento. Na segunda fase do TEPT, deve ser avaliada a adequação do mecanismo de defesa, e a criança deve ser auxiliada no enfrentamento de suas emoções.

O enfrentamento é uma resposta aprendida, e crianças na terceira fase podem ser ajudadas a usar suas estratégias de enfrentamento para lidar com seus medos. As crianças geralmente estão dispostas a aceitar argumentos lógicos. As que recebem assistência durante a catarse e podem expressar seus sentimentos sobrevivem sem efeitos duradouros graves. Encoraje-os a eliminar o estresse e discutir seus sentimentos sobre o evento.

As crianças precisam de ajuda profissional se alguma das fases do TEPT for prolongada. Os meninos tendem a ter uma fase de defesa prolongada com mais frequência do que as meninas. Ocasionalmente, o evento precipitante não será reconhecido (*bullying* e abuso psicológico são os mais comuns em crianças em idade escolar), e a criança afetada se envolverá no que é considerado um comportamento incomum. Crianças que apresentam qualquer mudança repentina de comportamento precisam ser avaliadas para verificar se foram expostas a um evento traumático. Quando a mudança de comportamento está associada a um evento traumático, o tratamento deve ser implementado imediatamente, para prevenir ou reduzir os efeitos emocionais e psicológicos a longo prazo do TEPT (Hagan, Gentry, Ippen et al., 2017).

Fobia escolar

São consideradas portadoras de fobia escolar crianças que resistem ou que demonstram extrema relutância em frequentar a escola por um período sustentado como resultado de ansiedade grave ou medo de experiências relacionadas com o ambiente escolar. Os termos *recusa escolar* e *evasão escolar* também são usados para descrever esse comportamento. A fobia escolar ocorre em crianças de todas as idades, mas é mais comum em crianças de 10 anos ou mais. Comportamentos de evasão escolar ocorrem tanto em meninos quanto em meninas, e em crianças de todos os níveis socioeconômicos.

A ansiedade que beira o pânico é uma manifestação constante, e a criança pode desenvolver os sintomas como um mecanismo de proteção para evitar enfrentar a situação que os aflige. Os sintomas físicos são proeminentes e podem afetar qualquer parte do corpo; anorexia, náuseas, vômito, diarreia, tontura, dor de cabeça, dores nas pernas e dores abdominais são mais comuns. As crianças podem até desenvolver uma febre de baixo grau. Uma característica marcante da fobia escolar é o rápido desaparecimento dos sintomas assim que a criança percebe que pode ficar em casa. Outra observação importante é a ausência de sintomas nos fins de semana e feriados, a menos que estejam relacionados com outros lugares, como a escola dominical ou festas. Uma leve relutância ocasional para frequentar a escola é comum entre crianças em idade escolar, mas se o medo continuar por mais de alguns dias, deve ser considerado um problema sério.

O início geralmente é repentino e precipitado por um incidente relacionado com a escola. Fazendo um histórico cuidadoso, os enfermeiros podem descobrir se um registro de frequência ruim é causado por motivos triviais.

Cuidados de enfermagem

O tratamento para a fobia escolar depende da causa. O objetivo principal é manter a frequência escolar. Quanto mais tempo a criança ficar fora da escola, mais difícil é retornar. Os pais devem ser convencidos gentilmente, mas com firmeza, que o retorno imediato é essencial e que é sua responsabilidade insistir na frequência escolar.

Um protocolo para o retorno pode ser necessário para a criança com sintomas graves. Nesses programas, a criança tem a oportunidade de encenar as rotinas e preparar-se para a volta às atividades escolares. Técnicas de relaxamento também são usadas. A criança geralmente vai para a escola inicialmente por meio período e depois progride para o período integral. Muitas vezes, o enfermeiro da escola pode dar apoio aos pais e ao professor durante o processo de retorno. Se o problema persistir, recomenda-se ajuda profissional.

Reação de conversão

A **reação de conversão**, também conhecida como histeria, reação de conversão histérica e histeria infantil, é uma desordem psicofisiológica com um início repentino que geralmente pode ser rastreado a um evento precipitante. O transtorno é observado com igual frequência em ambos os sexos na infância, mas durante a adolescência as meninas superam o número de meninos afetados. As manifestações envolvem principalmente a musculatura voluntária e os órgãos dos sentidos e incluem dor abdominal, desmaios, pseudoconvulsões, paralisia, dores de cabeça e restrição do campo visual. A condição costumava ser considerada rara na infância; porém, ocorre com mais frequência do que tem sido reconhecido. O sintoma mais observado é a atividade convulsiva, que pode ser diferenciada dos sintomas de origem neurogênica por exames formais; o mais útil deles é o resultado normal no eletroencefalograma.

Muitas crianças com reação de conversão passaram por uma grande crise familiar, como a perda de um dos pais ou outra pessoa significativa por morte, divórcio ou mudança, antes do início dos sintomas. As famílias de crianças com reação de conversão geralmente apresentam problemas de comunicação e depressão ou hipocondria em um dos pais.

Orientar a criança e a família sobre a causa do estresse emocional e fornecer abordagens alternativas para lidar com o estresse pode aliviar os sintomas. Se são evidentes problemas profundos de personalidade, é indicada uma consulta psiquiátrica. O cuidado de enfermagem é semelhante ao da criança com dor abdominal recorrente.

Depressão infantil

A depressão infantil tem demonstrado aumentar o risco de baixo desempenho acadêmico, comprometimento do funcionamento social, comportamento suicida, ideação homicida e abuso de álcool ou drogas. Também está associada a um aumento do risco de episódios depressivos recorrentes. Infelizmente, muitos casos de depressão em crianças e adolescentes é subdiagnosticada e subtratada. A depressão na infância muitas vezes é difícil de detectar porque as crianças podem ser incapazes de expressar seus sentimentos e tendem exteriorizar seus problemas e suas preocupações em vez de identificá-los verbalmente. Crianças que não conseguem verbalizar os sentimentos podem apresentar irritabilidade, que pode manifestar-se como frustração, ataques de raiva e problemas comportamentais. Outros sintomas indicativos de depressão em crianças incluem aumento da sensibilidade à rejeição.

Cuidadores adultos, profissionais de saúde e educadores podem não reconhecer sinais de alerta precoce de depressão em crianças ou podem retardar o encaminhamento e o tratamento, acreditando que os sintomas da depressão são "apenas um estágio de desenvolvimento", que desaparecerão com o amadurecimento. As autoridades concordam que a depressão infantil existe, mas as manifestações muitas vezes diferem daquelas de adultos deprimidos. Crianças deprimidas diversas vezes apresentam um estilo distinto de pensamento caracterizado pela baixa autoestima, desesperança, baixo engajamento social com os pares e uma tendência a explicar eventos negativos em termos de deficiências pessoais (Boxe 16.1).

Alguns estados depressivos são temporários, como a depressão aguda precipitada por um evento traumático. O evento causal pode incluir um período de hospitalização; perda de um dos pais por morte ou divórcio; ou perda de uma relação significativa com algo (um animal de estimação), alguém (um amigo ou familiar) ou um lugar (mudar de casa, bairro ou cidade). As manifestações facilmente identificadas incluem um rosto triste, lágrimas, irritabilidade, e afastamento de atividades e relacionamentos previamente apreciados.

Boxe 16.1 Características de crianças com depressão.

Comportamento

Expressão facial predominantemente triste com ausência ou diminuição da gama de resposta afetiva
Brincadeiras ou trabalho solitário; tendência a estar sozinho; falta de interesse em jogos
Afastamento de atividades e relacionamentos previamente apreciados na escola; falta de interesse em fazer lição de casa ou em conquistas acadêmicas
Atividade motora diminuída; cansaço
Choro e lamentação
Comportamento de dependente ou agressivo e disruptivo

Estado interno

Declarações que refletem uma autoestima baixa, sensação de desesperança ou culpa
Ideação suicida

Manifestações fisiológicas

Constipação intestinal
Alegações de não se sentir bem
Mudança no apetite resultando em perda ou ganho de peso
Alterações no padrão de sono, insônia ou hipersonia

A criança tende a envolver-se mais em atividades solitárias, e o trabalho escolar é prejudicado. Insônia ou hipersonia, alterações no apetite ou peso (perda ou ganho), prisão de ventre, cansaço e queixas inespecíficas de não se sentir bem são reações comuns.

Mais graves e menos comuns são as respostas depressivas a mais estresse crônico e perdas. Isso é frequentemente observado em crianças com doença ou deficiência crônica. As manifestações são semelhantes às observadas em reações agudas. Os principais transtornos depressivos na infância têm uma série de semelhanças com vários outros transtornos psicológicos.

Considerando o fato de que os sintomas de depressão podem ser atribuídos a diversas condições físicas, deve ser realizado um exame físico em todas as crianças e adolescentes com características depressivas. É difícil identificar a depressão na presença de um transtorno médico, especialmente quando o transtorno está associado à mudança no apetite, interrupção do sono, sintomas somáticos e fadiga.

Manejo terapêutico

A abordagem de crianças deprimidas deve ser feita por uma equipe de saúde especialmente treinada no cuidado de crianças com transtornos mentais. O tratamento é altamente individualizado e realizado em um ambiente menos restritivo. Crianças suicidas devem ser internadas no hospital por precaução, quando a família não consegue fazer um monitoramento constante. A internação também pode ser aconselhada para crianças com comportamento disruptivo associado, como brigas com colegas ou familiares. A maioria dos esquemas terapêuticos concentra-se na combinação de aconselhamento, psicoterapia, terapia familiar, terapia cognitiva, orientação (ensino de habilidades sociais e de vida que facilitam o enfrentamento), melhoria ambiental e farmacoterapia.

Para casos de depressão leve a moderada, a psicoterapia é considerada o tratamento inicial preferencial. A terapia cognitivo-comportamental (TCC) é a mais indicada para crianças e adolescentes com distorções cognitivas associadas a transtornos de ansiedade (Weersing, Jeffreys, Do et al., 2017). O uso de antidepressivos geralmente é considerado na presença de depressão moderada, para a qual a psicoterapia não é viável; depressão grave com ou sem sintomas psicóticos e depressão que não responde à psicoterapia.

A farmacoterapia pode envolver o uso de antidepressivos tricíclicos ou inibidores seletivos da recaptação de serotonina (ISRS); a fluoxetina deve ser considerada a primeira escolha em crianças com 8 anos ou mais.

Escitalopram ou sertralina também podem ser considerados como tratamento. Há relatos de que medicamentos antidepressivos podem causar aumento do pensamento e do comportamento suicida em pacientes pediátricos. Isso levou a U.S. Food and Drug Administration a exigir a tarja preta na rotulagem de medicamentos, detalhando potenciais riscos relacionados com o suicídio para pacientes pediátricos. Os pais e outros envolvidos no cuidado dos pacientes também devem ser informados do possível papel dos ISRS no suicídio. A decisão de iniciar o tratamento com antidepressivos ou com uma psicoterapia específica deve ser tomada em conjunto pelo médico e os pais devidamente informados, com a concordância da criança.

Cuidados de enfermagem

Um dos aspectos mais importantes da avaliação de crianças e adolescentes com depressão inclui a avaliação do risco de suicídio. Os prestadores de cuidados não devem subestimar o risco de comportamento suicida em crianças e adolescentes. Eles devem fazer perguntas sobre a presença de ideação suicida, planos específicos para se ferir, e qualquer histórico de automutilação real, ameaças ou gestos evidentes.

Os enfermeiros devem estar cientes de que a depressão é um problema que pode ser facilmente negligenciado em crianças e que pode interromper o crescimento e o desenvolvimento normais. Reconhecer a depressão e fazer os encaminhamentos adequados são funções importantes de enfermagem. A identificação de uma criança deprimida requer um histórico cuidadoso (saúde, crescimento e desenvolvimento, saúde social e familiar); entrevistas com a criança; observações do enfermeiro, pais e professores. Se houver prescrição de antidepressivos, a criança e a família precisam saber que essa classe de medicamentos demora de 2 a 4 semanas para alcançar um nível terapêutico e um efeito benéfico. A criança também precisa ser monitorada quanto aos efeitos colaterais do fármaco específico e quaisquer interações com outros medicamentos. A hospitalização geralmente é indicada quando a criança ou adolescente representa uma grave ameaça a si mesmo ou a terceiros. Ver Tabela 16.2 para triagem e acompanhamento de crianças e adolescentes em tratamento para depressão.

Ansiedade

Avanços consideráveis foram feitos na avaliação e no tratamento de transtornos de ansiedade pediátrica. No entanto, muitas vezes os sintomas das crianças não são reconhecidos e nunca recebem tratamento adequado. Embora sejam comuns entre crianças e adolescentes, muitos pais e profissionais de saúde não percebem que os transtornos de ansiedade na juventude preveem transtornos de ansiedade na idade adulta. Os sintomas incluem ansiedade excessiva, preocupações irrealistas e medo não relacionado com um objeto ou situação específica. O adolescente tem dificuldade em controlar a preocupação, com sintomas comórbidos de inquietação ou sensação de nervosismo, fadiga fácil, dificuldade de concentração ou a mente em branco, irritabilidade, tensão muscular e distúrbios do sono. O desenvolvimento e a implementação de intervenções precoces efetivas, portanto, têm sido uma prioridade para a pesquisa clínica nas últimas décadas. A TCC tem um apoio empírico robusto para o tratamento de transtornos de ansiedade juvenil. Programas genéricos de TCC para ansiedade de jovens geralmente envolvem de 10 a 16 sessões de terapia para mudar os pensamentos disfuncionais e uma exposição gradual a situações temidas como elementos centrais (Heiervang, Villabø, & Wergeland, 2018).

Esquizofrenia infantil

Esquizofrenia infantil refere-se a desvios graves no funcionamento do ego e é geralmente reservada para transtornos psicóticos que aparecem em crianças com menos de 15 anos. A esquizofrenia infantil é uma doença muito rara entre crianças da população em geral; apenas cerca de 2 em cada 1.000 com doença mental têm esquizofrenia infantil.

A esquizofrenia infantil é caracterizada por sintomas que duram pelo menos 6 meses e que interferem seriamente no desempenho da

Tabela 16.2 Indicador de qualidade pediátrica.[a]

Triagem para depressão e plano de acompanhamento	
Medida	Pacientes com 12 anos ou mais examinados para depressão na data da consulta usando uma ferramenta de rastreamento padronizada e apropriada à idade E, se positivo, deve ser estabelecido um plano de acompanhamento nessa data
Numerador	Pacientes examinados para depressão na data da consulta usando uma ferramenta padronizada apropriada para a idade E, se positivo, deve ser estabelecido um plano de acompanhamento nessa data
Denominador	Todos os pacientes com 12 anos ou mais antes do início do período de medição com pelo menos uma consulta elegível durante o período de medição

[a]Aprovada por National Quality Forum NQF #0418 and 2019 Core Set of Children's Health Care Quality Measures for Medicaid and CHIP. https://www.medicaid.gov/federal-policy-guidance/downloads/cib112018.pdf.

criança na escola, em casa ou em outras situações sociais. O distúrbio central é a falta de contato com a realidade e o subsequente desenvolvimento pela criança de um mundo próprio. Crianças esquizofrênicas podem e experimentam psicose, que muitas vezes é precedida por problemas comportamentais, defasagens de desenvolvimento em funções motoras e sensoriais finas, bem como persistência de reflexos primitivos. Pode haver atrasos linguísticos e motores bem antes do desenvolvimento da psicose propriamente dita. O DSM-5 aponta um prognóstico mais pobre para esquizofrenia precoce. A idade precoce de manifestação do distúrbio tem sido relacionada com uma alta incapacidade social. Atualmente, existe uma distinção clara entre esquizofrenia infantil, transtorno autista e transtorno global do desenvolvimento (TGD). No transtorno autista, o início é anterior aos 3 anos e, ao contrário da esquizofrenia infantil, o retardo mental é comum. Os TGDs têm critérios que diferem da esquizofrenia infantil e não costumam ser acompanhados de psicose. Quanto mais tempo a psicose permanece sem tratamento, pior se torna a eventual prognose a longo prazo; por isso, a intervenção precoce é importante. O tratamento para a esquizofrenia infantil precisa ser multimodal e possivelmente incluir farmacoterapêutica, intervenções familiares, terapia cognitiva e intervenções ambientais. A terapêutica envolve o tratamento dos sintomas, prevenção de recaídas e reabilitação social e ocupacional do jovem. Os antipsicóticos que podem ser usados incluem haloperidol, clozapina, clororpromazina e risperidona. A medicação antipsicótica deve ser usada com cautela em crianças devido ao risco de sintomas extrapiramidais de discinesias agudas e reações distônicas, discinesia tardia, parkinsonismo, acinesia, acatisia e síndrome neuroléptica maligna. Os sintomas extrapiramidais são causados pelo bloqueio ou depleção da dopamina nos gânglios basais; essa falta de dopamina muitas vezes mimetiza patologias idiopáticas do sistema extrapiramidal.

Intervenções familiares e terapia familiar muitas vezes resultam em melhoria dos sintomas psicóticos, distúrbios do pensamento e funcionamento social entre crianças com esquizofrenia. As crianças podem ser assistidas tanto em ambientes de internação quanto ambulatoriais.

Cuidados de enfermagem

O cuidado de enfermagem de crianças psicóticas é uma área altamente especializada. No entanto, os enfermeiros devem estar atentos à possibilidade de que a esquizofrenia possa ocorrer e encaminhar para avaliação as crianças que demonstram consistentemente comportamento anormal. Além disso, os enfermeiros precisam ensinar familiares de crianças que tomam medicamentos antipsicóticos a observar possíveis efeitos colaterais. Quando a realidade da criança é distorcida devido a percepções equivocadas do ambiente, o enfermeiro deve esclarecer continuamente essas percepções e corrigi-las. Pais e responsáveis de crianças com esquizofrenia normalmente sentem-se fora de controle e precisam de ajuda para dissipar os sentimentos de desamparo. Os pais devem ser ensinados que fazem parte integrante do plano de tratamento. Os enfermeiros desempenham um papel fundamental no apoio e psicoeducação de familiares da criança com esquizofrenia.

PROBLEMAS DE SAÚDE DE ADOLESCENTES

ACNE

A **acne *vulgaris*** é o problema de pele mais comum tratado por médicos durante a adolescência. A acne estimula as glândulas sebáceas da pele a aumentar, ou produzir óleo, entupindo os poros. A **comedogênese** (formação de comedões) resulta em uma lesão não inflamatória que pode ser um comedão aberto ("cravo preto") ou um comedão fechado ("cravo branco") (Figura16.1).

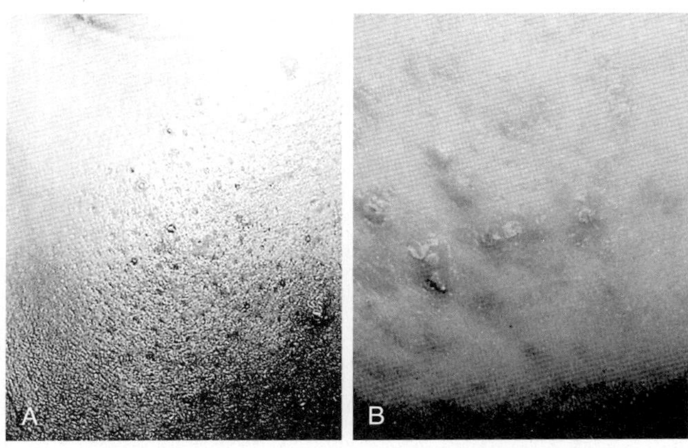

Figura 16.1 Acne *vulgaris*. **A.** Acne *vulgaris*. **B.** Comedões com algumas pústulas inflamatórias. (Fonte: Zitelli, B. J., McIntire, S. C., Nowalk, A. J. [2012]. *Zitelli and Davis' atlas of pediatric physical diagnosis* [6th ed.]. St Louis, MO: Elsevier.)

Mais da metade da população adolescente experimentará acne até o fim da adolescência. Embora o transtorno possa aparecer antes dos 10 anos, o pico de incidência ocorre na adolescência média a tardia (16 a 17 anos em meninas e 17 a 18 anos em meninos). É mais comum em meninos do que em meninas. Após esse período, o problema geralmente diminui em gravidade, mas pode persistir até a idade adulta. Embora a doença seja autolimitante e não seja fatal, tem um grande significado para os adolescentes afetados. Os profissionais de saúde não devem subestimar o impacto que a acne tem sobre os adolescentes. Inúmeros fatores afetam o desenvolvimento e o curso da acne. Sua distribuição em famílias e muita concordância em gêmeos idênticos sugerem fatores hereditários. Surtos pré-menstruais de acne ocorrem em quase 70% das meninas adolescentes, sugerindo uma causa hormonal. As pesquisas não indicam uma clara associação entre estresse e acne, mas os adolescentes geralmente citam o estresse como causa para surtos de acne. Cosméticos contendo lanolina, vaselina, óleos vegetais, álcool laurílico, estearato de butila e ácido oleico podem aumentar a produção de comedões. A exposição a óleos na gordura de cozimento pode ser um precursor em adolescentes que trabalham em restaurantes de *fast-food*. A ligação entre a ingestão alimentar e o desenvolvimento ou agravamento das lesões tem sido tema de muita discussão. Há evidências de que pode haver associação com a ingestão de produtos lácteos e alimentos de alto índice glicêmico, que podem potencializar fatores hormonais e inflamatórios, que contribuem para a gravidade da acne (Cerman, Aktas, Altunay, 2016). Em pacientes com características de síndrome metabólica, uma dieta de baixa glicemia pode ser recomendada para melhorar tanto a acne como outros parâmetros metabólicos.

Fisiopatologia

A acne é uma doença inflamatória multifatorial que afeta os folículos pilosebáceos da pele. Quatro fatores principais são identificados na patogênese da acne: aumento da atividade das glândulas sebáceas, hiperqueratinização folicular, proliferação de *Cutibacterium acnes* (anteriormente *Propionibacterium acnes*) e inflamação (Li, He, & Chen, 2017). Antecedentes genéticos e fatores ambientais modulam esses fatores, produzindo os surtos de acne.

A acne pode ser categorizada como comedônica, inflamatória ou ambos, e pode ser classificada como leve, moderada ou grave com base no número e no tipo de comedões e na extensão da pele afetada (Eichenfield, Krakowski, Piggott et al., 2013).

Manejo terapêutico

O sucesso do tratamento da acne depende de um esforço cooperativo entre o prestador de cuidados, o adolescente e os pais. Ao contrário de muitas condições dermatológicas, as lesões de acne resolvem-se lentamente, e a melhora pode não ser aparente por pelo menos 6 semanas. Comedões individuais podem levar de várias semanas a meses para desaparecer, e pápulas e pústulas desaparecem em cerca de 1 semana. As causas multifatoriais da acne requerem uma abordagem combinada para o tratamento bem-sucedido. O tratamento consiste em medidas gerais de cuidado e tratamentos específicos determinados pelo tipo de lesão.

Medicamentos

O sucesso do tratamento depende do comprometimento do adolescente. Antes de prescrever o tratamento, o médico deve determinar o nível de conforto e a disposição do adolescente. O adolescente deve ser lembrado de que a melhora clínica pode levar de semanas a meses. A intervenção precoce, na maioria das vezes com medicamentos tópicos, pode impedir o desenvolvimento de acne mais grave.

Tretinoína (Retin-A). Retinoides tópicos são derivados da vitamina A que normalizam a queratinização, diminuem a formação de microcomedões e reduzem a inflamação. Eles são fortemente recomendados para uso em todos os tipos de acne, pois não só tratam lesões ativas, mas também trabalham para prevenir recidivas e ajudar na cicatrização. A U.S. Food and Drug Administration aprovou o gel de adapalene 0,1% como o primeiro retinoide de venda livre. Atualmente, é possível ter um tratamento de acne completo e efetivo, com um retinoide e peróxido de benzoila, disponível sem prescrição médica (Leyden, Stein-Gold, & Weiss, 2017).

A tretinoína está disponível na forma de creme, gel ou solução. Essa substância pode ser extremamente irritante para a pele e requer a orientação cuidadosa do paciente para o uso ideal. O paciente deve ser instruído para começar com um ponto do tamanho de uma ervilha de medicação, que deve ser dividido nas três principais áreas do rosto e, em seguida, gentilmente espalhado em cada área. A medicação não deve ser aplicada por pelo menos 20 a 30 minutos após a lavagem para diminuir a sensação de queimação. A prevenção do sol e o uso diário do protetor solar devem ser enfatizados, porque a exposição solar pode resultar em queimaduras graves. Os adolescentes devem ser aconselhados a aplicar a medicação à noite e usar um protetor solar com fator de proteção solar (FPS) 15, pelo menos, durante o dia.

Peróxido de benzoila tópico. O peróxido de benzoila é um agente antibacteriano que é amplamente antimicrobiano e inibe a formação de comedões. O peróxido de benzoila está disponível na forma de loção de limpeza, gel, espuma ou creme, todos de venda livre, em concentrações que variam de 2,5 a 10%. A adição de peróxido de benzoila aos esquemas de acne com outros antibióticos melhora os resultados e reduz a resistência bacteriana.

O peróxido de benzoila é efetivo contra a acne inflamatória e não inflamatória e é considerado um agente de primeira linha. O peróxido de benzoila e o ácido salicílico são os *kits* de tratamento de acne mais efetivos disponíveis sem prescrição médica. O paciente deve ser informado de que a medicação pode ter um efeito branqueador em lençóis, roupas de cama e toalhas. O adolescente deve ser assegurado de que não ocorrerá o branqueamento da pele. A acomodação à medicação pode ser adquirida com um aumento gradual na força e frequência de aplicação. As diretrizes atuais recomendam o uso de peróxido de benzoila como monoterapia para acne leve ou em qualquer combinação como tratamento tópico ou tópico e oral para acne leve a grave.

Quando lesões inflamatórias acompanham os comedões, pode ser prescrito um **agente antibacteriano tópico**. Esses agentes são usados para prevenir novas lesões e para tratar a acne preexistente. Clindamicina, eritromicina-metronidazol e ácido azelaico estão atualmente disponíveis para terapia antibacteriana tópica. Os efeitos colaterais desses medicamentos incluem eritema, ressecamento e queimação; usar os medicamentos a cada 2 dias diminuirá os efeitos adversos. Um gel de dapsone a 5% é aprovado para o tratamento de lesões inflamatórias de acne para crianças maiores de 12 anos e é relatado como efetivo quando usado em combinação com um retinoide tópico, como adapalene ou tazaroteno. Antimicrobianos tópicos combinados com peróxido de benzoila são mais eficazes do que qualquer produto sozinho. Os retinoides em combinação com os antimicrobianos também melhoram a penetração desses agentes tópicos e são os únicos meios para abordar três das causas patogênicas da acne: queratinização, *C. acnes* e inflamação.

A **terapia antibiótica sistêmica** deve ser iniciada quando a acne de moderada a grave não responde a tratamentos tópicos. Recomendações das diretrizes para acne da American Academy of Dermotology, bem como outras diretrizes em todo o mundo, enfatizam uma grande mudança no papel dos antibióticos orais no tratamento da acne. O uso de antibióticos está sendo limitado. Os antibióticos sistêmicos devem ser usados para o tratamento agudo da acne, mas depois descontinuados aos 3 a 4 meses, com o objetivo de manter a melhora com um agente retinoide tópico e um antimicrobiano.

Antibióticos sistêmicos são relativamente livres de efeitos colaterais, com exceção de perturbação gastrintestinal ocasional, fotossensibilidade ou candidíase vaginal. As tetraciclinas, doxiciclina e minocíclina, são preferidas em vez de outros antibióticos para o tratamento da acne em pacientes com mais de 8 anos. Com o aumento da administração de antibióticos, o tratamento sistêmico deve ser feito pelo menor tempo possível.

Hormonal. O tratamento hormonal é o principal tratamento sistêmico na acne feminina com um envolvimento endocrinológico significativo. Os contraceptivos orais combinados (COCs) são usados de forma efetiva e segura em combinação com outros antibióticos tópicos e orais ou tratamento hormonal. Os COCs reduzem a produção endógena de andrógenos e diminuem a biodisponibilidade dos andrógenos circulantes na mulher. COCs contendo levonorgestrel, noretindrona, norgestimato, drospirenona ou dienogeste diminuem a acne em mulheres (Powell, 2017).

A **isotretinoína, ácido 13-cis-retinoico** é o único agente disponível que afeta os fatores envolvidos no desenvolvimento da acne. Pacientes que têm acne muito grave, acne cicatrizante ou acne significativa que não tenha respondido à terapia em um período de 3 a 4 meses podem receber prescrição de tratamento com isotretinoína. Pediatras normalmente não prescrevem isotretinoína, mas todos os médicos de pacientes que fazem uso do medicamento devem estar familiarizados com seus efeitos colaterais. Esses efeitos colaterais incluem ressecamento da pele e das mucosas, irritação nasal, olhos secos, diminuição da visão noturna, fotossensibilidade, artralgia, dores de cabeça, mudanças de humor, comportamentos agressivos ou violentos, depressão e ideação suicida. Muitas pesquisas, particularmente estudos prospectivos, questionam o risco de depressão ou suicídio com o tratamento de isotretinoína (Šimić, Babić, & Gunarić, 2017). Considerando o alto risco de depressão e suicídio nas populações adolescentes e jovens adultos, é importante que todos os profissionais de saúde façam o acompanhamento dos pacientes, e caso se desenvolvam mudanças de humor depressivas ou outras mudanças de humor, o uso da isotretinoína deve ser descontinuado. Todos os retinoides sistêmicos são teratogênicos, e a prescrição de isotretinoína (nos EUA) é fortemente regulada por um programa de prescrição governamental, iPLEDGE, que obriga o aconselhamento e teste de gravidez para todas as pacientes do sexo feminino (Henry, Dormuth, Winquist et al., 2016). Os efeitos colaterais mais significativos desse medicamento são os efeitos teratogênicos. A isotretinoína é absolutamente contraindicada para mulheres grávidas. Mulheres jovens sexualmente ativas devem usar um método contraceptivo efetivo durante o tratamento e durante 1 mês após o tratamento.

Os pacientes que recebem isotretinoína também devem ser monitorados para níveis de colesterol e triglicerídeos. Uma elevação significativa pode exigir a interrupção da medicação.

Os profissionais de saúde devem fornecer ao adolescente uma explicação geral do processo patológico, enfatizando a necessidade de envolvimento do paciente. A melhoria do estado geral de saúde do adolescente faz parte do tratamento. Descanso adequado, exercício moderado, dieta bem equilibrada, redução do estresse emocional e eliminação de qualquer foco de infecção fazem parte da promoção geral da saúde.

Limpeza

A acne não é causada por sujeira ou óleo na superfície da pele. A limpeza com um adstringente suave uma ou duas vezes por dia geralmente é suficiente. Sabonetes antibacterianos são ineficazes e podem ressecar a pele quando usados em combinação com medicamentos tópicos para acne. Para alguns adolescentes, a higiene do cabelo e do couro cabeludo parece estar relacionada com a atividade clínica da acne. A acne na testa pode melhorar mantendo o cabelo longe da testa e lavando os cabelos com mais frequência.

Cuidados de enfermagem

Como a acne é tão comum e sua aparência pode parecer leve, o profissional de saúde pode subestimar a importância relativa da doença para o adolescente. O enfermeiro deve avaliar o nível de angústia individual, o tratamento atual e o sucesso percebido de qualquer regime antes de iniciar um encaminhamento. Se o adolescente não considera a acne um problema, pode não ter motivação para seguir o plano de tratamento.

O enfermeiro pode dar suporte contínuo ao adolescente quando um plano de tratamento é iniciado. A família também é incentivada a apoiar o adolescente em seus esforços. Discuta o uso de medicamentos e informações básicas de cuidados com a pele em detalhes com o adolescente. Instruções por escrito para acompanhar a discussão verbal são úteis. Informações para dissipar mitos sobre o uso de procedimentos abrasivos de limpeza podem evitar custos desnecessários e traumatismo cutâneo. Os adolescentes também precisam ser orientados sobre os fatores que agravam a acne e danificam a pele, como esfregar vigorosamente. Tentar espremer ou extrair manualmente com as unhas quebra as paredes ductais das lesões e pioram a condição. A irritação mecânica, como as causadas pelas alças de um capacete, esfregam áreas predispostas à acne e pode provocar o desenvolvimento de lesões.

CONDIÇÕES DE SAÚDE DO SISTEMA REPRODUTIVO MASCULINO

Devido às mudanças físicas, mentais e sociais que ocorrem em meninos ao redor da puberdade e na adolescência, e porque os meninos são mais propensos a iniciar o comportamento sexual, é importante que os profissionais de saúde discutam os cuidados de saúde sexual e reprodutivo com seus pacientes do sexo masculino. Em crianças mais novas, o exame genital oferece uma oportunidade para o profissional de saúde discutir questões de "toque seguro" com a criança, permitindo que os pais reforcem a mensagem. Além disso, em pré-adolescentes e adolescentes, a discussão sobre o autoexame testicular também deve ser feita durante o exame genital. Embora o câncer testicular seja raro em adolescentes em geral, é o câncer mais comum em homens entre 15 e 35 anos.

Muitas anomalias óbvias, como hipospadias, hidrocele e criptorquidia, são identificadas durante a infância e são instituídas medidas corretivas. Meninos não circuncidados podem ter problemas relacionados com um prepúcio apertado que não pode ser retraído (fimose) e têm maior risco de infecções, como balanite e prostatite.

Os adolescentes também têm consciência sobre as alterações em seus corpos e precisam de preparação para um exame genital. A abordagem mais bem-sucedida é assumir uma atitude prática em relação ao exame, explicar exatamente o que acontecerá, relatar o que está sendo feito e os achados em cada fase do exame.

Varicocele

Varicocele é a dilatação patológica das veias testiculares, que está associada ao comprometimento da espermatogênese e à infertilidade. Na verdade, varicocele é a causa mais comum da infertilidade masculina passível de correção (Masterson, Ramasamy, Hotaling, 2017)

Varicoceles são diagnosticadas por exame físico e classificadas em graus de I a III. A varicocele de grau I é palpável apenas durante a manobra de Valsalva. A varicocele grau II é palpável com o paciente de pé e a varicocele grau III é visível sem palpação. Varicoceles são tratadas com cirurgia ou embolização. Uma varicocelectomia é indicada para adolescentes quando há interrupção do crescimento do testículo afetado ou quando há dor associada à varicocele.

Epididimite

Epididimite é uma resposta inflamatória do epidídimo, enquanto epidídimo-orquite refere-se à inflamação tanto do epidídimo quanto dos testículos. A epididimite pode ser causada por processos infecciosos e não infecciosos. A etiologia da epididimite bacteriana depende da idade, das práticas sexuais e da presença de anormalidades no trato urinário. Em homens com menos de 35 anos, a epididimite epidídimo-orquite é frequentemente associada aos organismos sexualmente transmissíveis, como *Chlamydia trachomatis* e *Neisseria gonorrhoeae*, enquanto em homens com mais de 35 anos, muitas vezes é causada por organismos entéricos não sexualmente transmissíveis, como *Escherichia coli* e *Proteus*. O termo *homens que fazem sexo com homens* (HSH) descreve um grupo heterogêneo de homens que têm comportamentos, identidades e necessidades de cuidados de saúde variados. Alguns HSH estão em alto risco para infecção pelo vírus da imunodeficiência humana (HIV) e outras infecções sexualmente transmissíveis virais e bacterianas (ISTs), porque HSH podem praticar sexo anal e a mucosa retal é especialmente suscetível a certos patógenos sexualmente transmissíveis.

A apresentação clínica é lenta e insidiosa com dor escrotal unilateral, vermelhidão e edema. Os sintomas associados incluem corrimento uretral, disúria, febre e piúria. O tratamento consiste em analgésicos, suporte escrotal, repouso e terapia com antibióticos.

Torção testicular

Os enfermeiros devem conhecer a apresentação, o tempo e a avaliação da torção testicular, pois podem ter que fazer triagem de um paciente pediátrico com dor na bolsa escrotal ou estar envolvido na avaliação em um pronto-socorro ou clínica. A torção testicular pediátrica é uma emergência cirúrgica que requer histórico e exame físico minuciosos e, inicialmente, é um diagnóstico clínico. A torção testicular pode ocorrer durante o período neonatal, na puberdade ou no adulto. Na população pediátrica, aproximadamente 90% dos casos ocorrem durante a puberdade. Nos recém-nascidos, 70% da torção ocorre antes do nascimento. A torção testicular neonatal muitas vezes apresenta-se como uma massa dura encontrada no exame de rotina. O tratamento cirúrgico geralmente envolve orquiectomia com uma orquidopexia contralateral. O único fator de risco conhecido para a torção peripuberal e adulta é a deformidade conhecida como badalo de sino, que deixa os testículos livres para balançar e girar dentro da túnica vaginal do escroto muito parecido com o gongo (badalo) dentro de um sino, predispondo o paciente à torção testicular intravaginal. A torção testicular peripuberal e adulta apresenta-se classicamente com dor escrotal aguda, náuseas e vômitos, linha testicular alta e horizontal, e ausência de reflexo cremastérico (Hazeltine, Panza, & Ellsworth, 2017, 2018).

Em casos de torção grave, o órgão pode ficar edemaciado e doloroso; o escroto fica vermelho, quente e edematoso e parece estar imóvel ou fixo, como resultado de espasmo das fibras cremastéricas.

Na população pediátrica, a torção testicular tem uma incidência anual de 3,8 por 100 mil pacientes pediátricos, com o pico de incidência ocorrendo entre 12 e 16 anos (Riccabona, Darge, Lobo et al., 2015). Aproximadamente 10% das torções testiculares ocorrem em neonatos; desses, acredita-se que 70% ocorram no útero (torção pré-natal), com os 30% restantes ocorrendo nos primeiros 30 dias de vida (torção pós-natal) (Basta, Courtier, Phelps et al., 2015).

Um diagnóstico rápido e um tratamento cirúrgico definitivo são essenciais em homens de qualquer idade para preservar o testículo afetado. Em pacientes com alta suspeita clínica, o tratamento cirúrgico de emergência é justificado.

Ginecomastia

Algum grau de dilatação bilateral ou unilateral da mama ocorre frequentemente em meninos durante a puberdade. Aproximadamente metade dos meninos adolescentes tem ginecomastia transitória, geralmente com duração inferior a 1 ano, que diminui espontaneamente com o desenvolvimento masculino. Uma avaliação cuidadosa da fase puberal no início da ginecomastia, histórico de medicamentos, incluindo anabolizantes esteróides e a exclusão de doenças ou disfunções renais, hepáticas, tireoidianas e endócrinas permitem ao examinador assegurar ao adolescente que as alterações se devem à ginecomastia puberal e que nenhuma avaliação adicional é indicada. A ginecomastia também pode ser induzida por substâncias; bloqueadores de canais de cálcio, agentes quimioterápicos para tratamento de câncer, antagonistas do receptor de histamina$_2$ e medicamentos orais à base de cetoconazol têm demonstrado causar essa alteração.

Para todos os adolescentes que apresentem ginecomastia, deve-se realizar um exame físico e histórico detalhado com o objetivo de diferenciar a verdadeira ginecomastia puberal de outras causas de aumento da mama. Informações pertinentes para obter o histórico incluem duração dos sintomas, presença de secreção no mamilo ou alterações excessivas na pele, relatos de efeitos andrógenos pré-natal abaixo do normal (menos comumente puberal) e edema ou massas testiculares. Um exame geniturinário cuidadoso também é de particular importância. Deve-se dar atenção ao estágio de Tanner (também conhecido como Classificação de Maturidade Sexual), ao volume testicular e à presença de massas ou irregularidades ao longo dos testículos. O exame para varicocele também deve ser realizado, pois evidências recentes mostraram que a ginecomastia é mais comum em meninos de 12 a 14 anos com varicocele do que sem.

Se a ginecomastia persistir ou for extensa o suficiente para causar embaraço, a cirurgia plástica é indicada por fatores estéticos e psicológicos. A administração da testosterona não tem efeito sobre o desenvolvimento ou regressão mamária e pode agravar a condição.

Cuidados de enfermagem

O tratamento geralmente consiste em garantir ao adolescente e seus pais que a situação é benigna e temporária. No entanto, todos os adolescentes com ginecomastia devem receber uma avaliação médica cuidadosa para descartar causas patológicas. O adolescente pode beneficiar-se do conhecimento de que essa condição ocorre em mais de 50% de todos os meninos adolescentes.

CONDIÇÕES DE SAÚDE DO SISTEMA REPRODUTIVO FEMININO

Amenorreia

A menarca, ou o primeiro período menstrual, ocorre relativamente tarde no desenvolvimento puberal feminino. Embora as meninas variem no início e na taxa de progressão do desenvolvimento puberal, a sequência e o ritmo devem ser os mesmos. Quando uma adolescente reclama da ausência de menstruação, um histórico cuidadoso da linha do tempo de seu desenvolvimento puberal ajudará a determinar se há necessidade de uma avaliação posterior ou se tudo o que é necessário é tranquilizá-la. A amenorreia pode ser classificada como primária ou secundária, dependendo da presença (secundária) ou ausência (primária) de menstruações anteriores. A amenorreia primária é definida como a ausência de menstruação aos 14 anos, na ausência de características sexuais secundárias; ou a ausência de menstruação aos 16 anos na presença de características sexuais secundárias (Austin & Mahmood, 2018).

Ciclos menstruais irregulares são comuns no primeiro ano após a menarca, porque esses ciclos iniciais podem ser anovulatórios, resultando em sangramento regular, irregular ou ausente. Meninas com um início posterior de menarca levam mais tempo para estabelecer ciclos ovulatórios regulares. A amenorreia primária é rara, com menos de 5% das adolescentes apresentando-se aos serviços ginecológicos.

É essencial ter uma história completa, com ênfase especial em qualquer sintoma de bandeira vermelha (baixo peso/transtorno alimentar, alto índice de massa corporal [IMC], acne, hirsutismo, síndrome do ovário policístico, baixa estatura, mamilos espaçados, síndrome de Turner) ou histórico familiar de puberdade atrasada. O exame deve sempre incluir a aferição de altura, peso e uma avaliação das características sexuais secundárias (desenvolvimento da mama, crescimento de pelos púbicos e axilares).

Gravidez é a causa mais comum de amenorreia secundária e deve ser descartada em ambos os tipos de amenorreia, mesmo que a adolescente negue praticar atividade sexual. Outros fatores que perturbam o eixo hipotalâmico-pituitário-gonadal e causam amenorreia incluem estresse físico ou emocional; hipertireoidismo ou hipotireoidismo; síndrome do ovário policístico; perda de peso súbita e grave; exercício extenuante; distúrbios alimentares; e uso de agentes farmacológicos extrínsecos, especialmente fenotiazinas, anticoncepcionais esteroides e heroína.

Cuidados de enfermagem

Quando a amenorreia é causada por distúrbios hipotalâmicos, o enfermeiro é o profissional de saúde ideal para auxiliar a adolescente, pois muitas causas são potencialmente reversíveis (p. ex., estresse, perda de peso por motivos que não sejam orgânicos). Aconselhamento e orientação são intervenções primárias e funções de enfermagem adequadas.

Dismenorreia

A dismenorreia, dor durante ou pouco antes da menstruação, é um dos problemas ginecológicos mais comuns em mulheres de todas as idades. Aproximadamente 75% das mulheres relatam algum nível de desconforto associado à menstruação, e aproximadamente 15% relatam dismenorreia grave, que interfere nas atividades profissionais ou escolares (Lentz, 2012). A dismenorreia está associada à menarca antes dos 12 anos, nuliparidade, menstruação abundante, doença inflamatória pélvica (DIP), IMC maior que 20, tabagismo e depressão (Roberts, Hodgkiss, DiBenedetto et al., 2012). Os sintomas geralmente começam com a menstruação, embora algumas mulheres possam sentir desconforto várias horas antes do início do fluxo. A amplitude e gravidade dos sintomas são diferentes de mulher para mulher e de um ciclo para o outro na mesma mulher. Os sintomas de dismenorreia podem durar de várias horas a vários dias. A dor geralmente é localizada na área suprapúbica ou no abdome inferior. As mulheres descrevem a dor como aguda, com cólicas, ou uma dor constante e incômoda.

A dismenorreia é classificada como primária ou secundária. A dismenorreia primária é uma condição associada aos ciclos ovulatórios.

A dismenorreia primária tem uma base bioquímica e surge da liberação de prostaglandinas durante a menstruação. A dor começa com o início da menstruação e dura de 8 a 48 horas (Lentz, 2012). A dismenorreia primária geralmente aparece de 6 a 12 meses após a menarca quando a ovulação é estabelecida.

A dismenorreia secundária é definida como uma menstruação dolorosa associada a uma condição patológica, como adenomiose, endometriose, DIP, pólipos endometriais ou miomas. Ao contrário da dismenorreia primária, a dor da dismenorreia secundária é frequentemente caracterizada por dor constante no abdome inferior, que irradia para as costas ou para as coxas e é frequentemente associada a uma sensação de inchaço ou congestão pélvica. Além de um histórico e do exame físico, o diagnóstico pode ser auxiliado por exame de ultrassom, dilatação e curetagem (D&C), biopsia endometrial ou laparoscopia. Dismenorreia e dor pélvica em meninas adolescentes devem ser tratadas com cuidado, pois pode representar o primeiro sinal de uma patologia mais grave.

Manejo terapêutico

O tratamento da dismenorreia depende da gravidade do problema e da resposta individual da mulher aos diferentes tratamentos. Calor e exercício físico minimizam as cólicas por aumentar a vasodilatação e o relaxamento muscular, diminuindo a isquemia uterina. Massagear a parte inferior das costas pode reduzir a dor, pelo relaxamento da musculatura paravertebral e aumento do suprimento de sangue pélvico. A massagem suave e rítmica do abdome (técnica *effleurage*) é útil porque fornece uma distração e um ponto focal alternativo. *Biofeedback*, Estimulação Nervosa Elétrica Transcutânea (TENS, do inglês *transcutaneous electrical nerve stimulation*), relaxamento progressivo, Hatha yoga, acupuntura e meditação também são usados para diminuir o desconforto menstrual, embora as evidências sejam insuficientes para determinar sua eficácia (Lentz, 2012).

O tratamento medicamentoso de primeira linha para adolescentes com dismenorreia é a administração de medicamentos anti-inflamatórios não esteroides (AINEs), que inibem a formação de prostaglandinas. As meninas devem ser instruídas a iniciar a medicação ao primeiro sinal de sintomas ou de sangramento, ou de 1 a 2 dias antes do início da menstruação, e, então, em intervalos regulares por 2 a 3 dias (Roberts et al., 2012). Os medicamentos devem ser tomados com cautela. Se um AINE como o ibuprofeno não é efetivo, outro AINE deve ser tentado porque algumas mulheres sentem alívio com AINEs diferentes.

As pílulas contraceptivas orais (PCOs) também são efetivas e representam uma escolha plausível para mulheres que querem usar um agente anticoncepcional. As PCOs são efetivas para aliviar os sintomas da dismenorreia primária em aproximadamente 90% das mulheres, mas nenhum contraceptivo específico demonstrou ser melhor que outro (Lentz, 2012). No entanto, as PCOs podem ser contraindicadas para algumas mulheres.

Cuidados de enfermagem

Todas as adolescentes precisam de garantia de que a menstruação é uma função normal. Quando enfermeiros são solicitados a aconselhar sobre problemas menstruais, têm uma oportunidade valiosa de se engajar no ensino de saúde que diz respeito à fisiologia menstrual, higiene e a importância de uma dieta equilibrada, exercícios e manutenção geral da saúde. O ensino em saúde pode dissipar mitos sobre a menstruação e a feminilidade.

Um histórico cuidadoso pode indicar um problema potencial e a necessidade de avaliação e encaminhamento a um profissional, serviço de saúde ou clínica. O histórico deve incluir o aparecimento de sintomas; a duração, o tipo de dor e a relação com o fluxo menstrual; a idade em que ocorreu a menarca; histórico familiar de dismenorreia; e história sexual. O enfermeiro também deve perguntar sobre tratamentos anteriores, incluindo as dosagens de medicamentos. Dependendo dos resultados do histórico, o exame físico pode incluir um exame ginecológico.

Se for necessário um exame ginecológico, o enfermeiro pode apoiar a adolescente. Seja sua primeira experiência ou não, a menina frequentemente sente-se apreensiva. Quase todas as adolescentes são extremamente autoconscientes sobre seus corpos e as mudanças que ocorrem. Elas precisam de apoio contínuo na forma de orientação antecipada sobre o que esperar e sugestões do que fazer para relaxar durante o procedimento. A maioria das meninas prefere uma posição de semiereta, que tem a vantagem adicional de permitir contato visual durante o procedimento. Às vezes, um travesseiro ajuda a paciente a se sentir mais confortável e menos vulnerável. Oferecer um espelho para a menina ver o que está acontecendo, se ela assim desejar, ajuda o examinador a explicar vários aspectos da anatomia. Quando possível, é importante respeitar o pedido da adolescente por uma provedora do sexo feminino e ter sua mãe ou outra pessoa de confiança presente.

Síndrome da tensão pré-menstrual

Aproximadamente de 30 a 80% das mulheres experimentam alterações de humor e/ou sintomas somáticos que ocorrem com seus ciclos menstruais (Lentz, 2012). A síndrome da tensão pré-menstrual (TPM) é uma condição mal compreendida, que inclui um ou mais de diversos sintomas físicos e psicológicos a partir da fase lútea do ciclo menstrual, com uma dimensão que afeta o estilo de vida ou o trabalho. Os sintomas incluem retenção de líquidos, alterações comportamentais ou emocionais, desejos pré-menstruais, dor de cabeça, fadiga e dor nas costas. Todas as faixas etárias são afetadas.

O transtorno disfórico pré-menstrual (TDPM) é uma variante mais grave da TPM. Aproximadamente de 3 a 8% das mulheres são afetadas e apresentam grande irritabilidade, disforia, flutuações de humor, ansiedade, fadiga, mudanças de apetite e uma sensação de opressão (Lentz, 2012).

Manejo terapêutico

Há pouco acordo sobre como abordar a TPM. Um histórico cuidadoso e detalhado e um registro diário de sintomas e flutuações de humor que abrangem vários ciclos podem orientar o plano de cuidado. A orientação é um componente importante da gestão. Os enfermeiros devem aconselhar as mulheres sobre modalidades de autoajuda, que muitas vezes resultam na melhora significativa dos sintomas. Mudanças na dieta podem proporcionar alívio dos sintomas para algumas mulheres. Os enfermeiros podem sugerir que as mulheres limitem o consumo de açúcar refinado, sal, álcool e bebidas com cafeína. Três refeições de pequeno a médio porte e três pequenos lanches por dia ricos em carboidratos complexos e fibras devem aliviar os sintomas (American College of Obstetricians and Gynecologists, 2015). O exercício físico também pode proporcionar alívio dos sintomas. O exercício aeróbico aumenta os níveis de betaendorfina para compensar os sintomas de depressão e melhorar o humor. Técnicas de redução de estresse também podem ajudar no tratamento dos sintomas (American College of Obstetricians and Gynecologists, 2015).

Se essas estratégias não proporcionarem alívio significativo dos sintomas em 1 a 2 meses, uma medicação é frequentemente adicionada. Os medicamentos utilizados no tratamento da TPM incluem diuréticos, inibidores de prostaglandina (AINEs), progesterona e PCOs; no entanto, nenhum medicamento sozinho é capaz de aliviar todos os sintomas da TPM (American College of Obstetricians and Gynecologists, 2015).

Infecções vaginais

Secreção vaginal e coceira na vulva e vagina estão entre as razões mais comuns que uma mulher busca ajuda de um profissional de saúde.

As mulheres queixam-se de corrimento vaginal mais do que qualquer outro sintoma ginecológico; no entanto, a secreção vaginal resultante de uma infecção deve ser distinguida das secreções normais. A leucorreia fisiológica é uma secreção vaginal normal que ocorre na ovulação e pouco antes da menstruação. Tem uma aparência transparente ou opaca, não é irritante e tem um odor suave e inofensivo. Por outro lado, a leucorreia inflamatória é causada por agentes físicos (p. ex., tampão esquecido), químicos (p. ex., banhos de espuma, duchas vaginais) ou infecciosos (p. ex., fungos *Candida* sp., protozoários parasitas *Trichomonas*, bactérias). É um corrimento pegajoso, esbranquiçado e com um odor intenso. O diagnóstico é confirmado por avaliação microscópica das secreções vaginais, cultura vaginal ou métodos de teste rápido.

O tratamento varia dependendo da causa. A orientação em saúde é importante no tratamento da secreção vaginal. As adolescentes precisam ser asseguradas de que pode ocorrer um aumento do muco vaginal no momento da ovulação, antes da menstruação, ou com a excitação sexual. Muitas adolescentes confundem essas variações como sinais de infecção. As meninas devem ser ensinadas a limpar-se de frente para trás depois de usar o banheiro e a perceber que uma vaginite pode ser o resultado de irritação, objetos estranhos e atividade sexual. Os enfermeiros devem ressaltar a importância de uma avaliação para determinar a causa exata.

CONDIÇÕES DE SAÚDE RELACIONADAS COM A REPRODUÇÃO

De acordo com a pesquisa Youth Risk Behavior Survey (YRBS; Centers for Disease Control and Prevention, 2017), o percentual de estudantes que já fizeram sexo diminuiu significativamente de 2007 (47,8%) até 2017 (39,5%). Um percentual significativamente maior de estudantes do sexo masculino (41,4%) do que estudantes do sexo feminino (37,7%) já fez sexo. Um percentual significativamente maior de estudantes afro-americanos (45,8%) do que estudantes brancos (38,6%) já fez sexo. Não houve diferença significativa entre os percentuais de estudantes brancos e hispânicos que já fizeram sexo ou entre os percentuais de estudantes afro-americanos e hispânicos que já fizeram sexo (Youth Risk Behavior Surveillance, 2017). Muitas consequências graves para a saúde estão associadas à atividade sexual adolescente, incluindo gravidez não planejada e IST; podem surgir problemas adicionais de saúde devido a um número crescente de parceiros sexuais e de educação incompleta sobre práticas sexuais em adolescentes. Os profissionais de saúde devem entender as questões relacionadas com a atividade sexual adolescente e a dinâmica psicossocial que as influencia.

Gravidez na adolescência

De acordo com os Centers for Disease Control and Prevention, em 2017, 194.377 crianças nasceram de mulheres de 15 a 19 anos, para uma taxa de natalidade de 18,8 por 1.000 mulheres nessa faixa etária. Esse é outro recorde para baixo para adolescentes nos EUA e uma queda de 7% em relação a 2016. As taxas de natalidade caíram 10% para mulheres de 15 a 17 anos e 6% para mulheres de 18 a 19 anos.

O declínio é atribuído ao aumento do uso de preservativos e de métodos de contracepção, bem como ao atraso no início da atividade sexual entre os adolescentes. No entanto, quanto menor familiaridade um adolescente tiver com seu parceiro, é menos provável que ele ou ela use um método de contracepção durante a relação sexual. A descontinuação da contracepção é comum; 30% das mulheres de 15 a 19 anos e 47% das mulheres de 20 a 24 anos descontinuaram pelo menos um método por insatisfação (Pazol, Whiteman, Folger et al., 2015). Adolescentes que adiam o início da relação sexual diminuem o risco de IST, incluindo o HIV.

Na maioria dos casos, com o pré-natal precoce, a gravidez na adolescência não é mais considerada biologicamente desvantajosa para a criança. No entanto, a maternidade adolescente ainda é considerada social, educacional, psicológica e economicamente desvantajosa para mãe e filho. Os preditores do sucesso materno incluem a participação em um programa para adolescentes grávidas, um sistema de apoio social e um senso de controle sobre a vida. Com facilidades disponíveis para atendimento, a mortalidade associada à gravidez na adolescência está diminuindo, mas a morbidade permanece alta. Adolescentes e seus bebês não nascidos correm maior risco de complicações tanto na gravidez quanto no parto. As preocupações médicas da adolescente incluem baixo ganho de peso materno, anemia e hipertensão induzida pela gravidez (Cinar & Menekse, 2017). As taxas de eclâmpsia, endometrite puerperal, infecções e cesariana foram maiores entre as mães adolescentes do que entre as mães mais velhas. A idade da adolescente influencia as complicações; quanto mais jovem a mulher, maior o risco de parto prematuro.

O trabalho de parto muitas vezes é demorado em adolescentes mais jovens, particularmente as de 12 a 16 anos, por causa de uma incompatibilidade fetopélvica e da menor estatura da adolescente e do processo de crescimento incompleto. As preocupações incluem parto prematuro e lactentes com baixo peso ao nascer. Devem ser fornecidas informações sobre o estado nutricional da gestante e as necessidades de cuidados de saúde relacionadas com a condição do feto não nascido. Como os hábitos nutricionais das adolescentes podem variar, é importante ressaltar que o estado geral de saúde da mãe, em última análise, influenciará o de seu recém-nascido. Mitos como "agora você pode comer por dois" devem ser abordados. A dieta deve fornecer nutrientes suficientes para atender às necessidades de crescimento tanto da mãe em potencial quanto do feto, sem a ameaça de ganho excessivo de peso ou de desnutrição fetal.

Cuidados de enfermagem

Uma adolescente grávida precisa de uma avaliação cuidadosa do enfermeiro para determinar o nível de apoio social disponível para ela e seu parceiro. A adolescente precisa tomar muitas decisões importantes e pode não ter a experiência de vida para saber lidar com esse estresse. Sempre que possível, a orientação dos adultos em sua vida será inestimável. Informações sobre opções para continuar a gravidez e cuidar da criança, continuar a gravidez com adoção ou interromper a gestação com um aborto devem ser dadas de forma neutra, sem julgamento.[2] Caso a adolescente opte por manter a gravidez, o pré-natal deve ser iniciado o mais rápido possível.

Fundamental para a implementação de qualquer programa assistencial é a comunicação e o estabelecimento de uma relação de confiança. Inicialmente, a adolescente pode parecer apática e mostrar pouco interesse em discutir sua gravidez. Os enfermeiros devem fazer todos os esforços para deixar a adolescente à vontade e evitar pressões indevidas. Transmitir uma aceitação genuína e sem julgamentos da adolescente e de seus objetivos ajudará o enfermeiro a ganhar a confiança da adolescente.

A comunicação requer tempo e paciência. Fazer perguntas abertas e prestar atenção em algumas pistas ajuda a identificar influências físicas, emocionais, sociais e culturais que possam afetar o progresso da adolescente durante o ciclo de maternidade.

[2]N.R.T.: No Brasil, o aborto induzido é considerado crime contra a vida humana previsto pelo Código Penal brasileiro desde 1984. Todavia, as gestantes que se enquadrarem em uma dessas três situações a seguir têm respaldo legal para obter gratuitamente o aborto no Sistema Único de Saúde (SUS): quando a gravidez representa risco de morte para a gestante, quando a gravidez é o resultado de um estupro ou quando o feto for anencefálico. Este último item foi julgado pelo Superior Tribunal Federal (STF) em 2012 e declarado como parto antecipado com fins terapêuticos. Disponível em: https://examedaoab.jusbrasil.com.br/artigos/414535657/aborto-o-que-diz-a-lei. Acesso em: 13 maio 2022.

A adolescente precisa saber o que está acontecendo com ela, o que se espera dela e como ela pode ajudar no desenvolvimento de um plano de saúde. As adolescentes têm suas próprias ideias sobre o tipo de ajuda e apoio de que precisam. Os enfermeiros devem consultá-las e dar-lhes a oportunidade de compartilhar suas ideias. A gravidez na adolescência afeta famílias, profissionais de saúde, educadores, funcionários públicos, crianças e adolescentes. A implementação de programas abrangentes de orientação a adolescentes sobre comportamento sexual, contraceptivos e saúde reprodutiva pode criar uma mudança positiva na saúde reprodutiva dos adolescentes, especialmente em comunidades de baixa e média renda.

! ALERTA PARA A ENFERMAGEM

Todas as gestantes devem tomar suplemento de vitaminas e minerais para garantir que a Recommended Dietary Allowance (RDA) para ácido fólico (0,4 mg [400 mcg] diariamente) seja atendido para prevenir defeitos do tubo neural. Iniciar a ingestão antes da gravidez tem se mostrado o mais benéfico. Considere um multivitamínico para todas as mulheres sexualmente ativas.[3]

Contracepção

Em 2017, 53,8% dos estudantes do Ensino Médio (entre os 28,7% dos estudantes em todo o país que eram sexualmente ativos) usaram preservativo na última vez que tiveram relações sexuais. O percentual de estudantes que usaram preservativo diminuiu significativamente de 2007 para 2017 (Centers for Disease Control and Prevention, 2017). O percentual de homens que usaram preservativo na última vez que fizeram sexo diminuiu de 68,5% em 2007 para 61,3% em 2017. O percentual de estudantes do sexo feminino que usaram preservativo na última vez que fizeram sexo caiu de 54,9% em 2007 para 46,9% em 2017. A pesquisa YRBS constatou que, em 2017, 29,4% dos alunos usaram controle de natalidade hormonal efetivo na última vez que fizeram sexo. Um percentual significativamente maior de estudantes do sexo feminino (34,6%) usou controle de natalidade hormonal efetivo em relação ao relato de estudantes do sexo masculino (23,9%). Percentuais significativamente maiores de estudantes brancos (37,4%) e afro-americanos (22,5%) usaram controle de natalidade hormonal efetivo do que os estudantes hispânicos (16,8%). Uma porcentagem significativamente maior de estudantes brancos usou controle de natalidade hormonal efetivo do que estudantes afro-americanos. Os serviços de planejamento familiar têm se desenvolvido e ampliado nos últimos anos, mas continua grande a necessidade de serviços contraceptivos como parte da assistência à saúde aos adolescentes. A pílula anticoncepcional e o preservativo continuam sendo os métodos mais populares para adolescentes; a injeção anticoncepcional com duração de 3 meses é mais popular entre os adolescentes de menor renda. Adolescentes geralmente demoram a buscar informações sobre contracepção; o intervalo típico desde o início da relação sexual até a primeira consulta para tratar do tema é de 1 ano. O susto de uma gravidez geralmente é o evento precipitante para a consulta sobre contracepção. O aconselhamento sobre opções contraceptivas deve ser realizado de modo coerente com o nível cognitivo da adolescente. A adolescente deve receber informações precisas sobre os riscos e benefícios de cada método antes de fazer uma escolha.

Muitas adolescentes sentem-se ambivalentes sobre sua atividade sexual e evitam os contraceptivos porque seu uso parece muito premeditado e implica que a prática sexual foi planejada, em vez de uma atividade espontânea. A maioria dessas garotas acredita que está tudo bem fazer sexo não planejado. Isso pode desempenhar um papel importante no atraso pela busca de um método anticoncepcional, esperando por uma relação que seja "séria o suficiente". Uma relação "séria" permitiria que as adolescentes aceitassem e reconhecessem sua atividade sexual.

Vários recursos baseados em evidências estão disponíveis para professionais médicos para consulta contraceptiva. Isso inclui:

- Centers for Disease Control and Prevention (2016) contraception app, https://www.cdc.gov/reproductivehealth/contraception/mmwr/mec/summary.html?CDC_AA_refVal=https%3A%2F%2Fwww.cdc.gov%2Freproductivehealth%2Fcontraception%2Fusmec.htm
- Bedsider (2016) Method Explorer, https://www.bedsider.org/methods

A escolha de um método contraceptivo seguro e efetivo deve ser feita individualmente. A escolha é baseada na preferência da adolescente após ser informada sobre os benefícios e as desvantagens. É necessário motivação para usar a maioria dos métodos. Por exemplo, a pílula é efetiva se usada corretamente, mas a adolescente deve lembrar-se de tomar a pílula aproximadamente na mesma hora todos os dias. Para muitas mulheres jovens, uma injeção de medroxiprogesterona é a escolha ideal porque é extremamente efetiva e é administrada a cada 12 semanas; no entanto, efeitos colaterais como ganho de peso e diminuição da mineralização óssea podem torná-la indesejável. Adolescentes sexualmente ativos precisam saber que dispositivos contraceptivos que não sejam preservativos não previnem IST. O uso do preservativo ainda é importante e deve ser discutido com todos os adolescentes sexualmente ativos ou não.

O sigilo é uma questão crítica quando se discute a contracepção com adolescentes. A privacidade é importante para os adolescentes, pois eles lutam para forjar uma identidade pessoal e estabelecer relações sociais. Os adolescentes estão particularmente preocupados com o julgamento dos outros. A crença predominante entre muitos profissionais de saúde é que a notificação dos pais é importante, mas que a visão dos "direitos dos pais" não é necessariamente sensível às necessidades de saúde e aos direitos básicos dos jovens. Nenhuma evidência comprova a crença de que o fornecimento de orientação contraceptiva contribui para a irresponsabilidade sexual e promiscuidade.

Cuidados de enfermagem

Os enfermeiros estão frequentemente envolvidos nos programas de orientação sobre métodos contraceptivos. Esses programas idealmente devem ser combinados com a educação sexual em curso. Embora a abstinência sexual seja uma maneira altamente desejável de contracepção para adolescentes, enfermeiros que trabalham com adolescentes devem reconhecer que eles são muito pressionados para se envolver em relações sexuais. Adiar o envolvimento sexual requer uma comunicação efetiva e habilidades para tomada de decisão. Os adolescentes beneficiam-se com o treinamento de habilidades de recusa e oportunidades para a prática de tomada de decisões em um ambiente seguro. Devem ser fornecidas informações sobre sexo seguro e treinamento sobre como discutir o uso de preservativos com um parceiro.

A educação sobre contracepção deve ser fornecida tanto oralmente quanto por escrito. Todos os métodos disponíveis, incluindo vantagens, desvantagens e efeitos colaterais, devem ser discutidos. Deve ser utilizada linguagem concreta e concisa; devem ser feitas demonstrações de como usar os contraceptivos; e os adolescentes devem repetir todas as instruções em suas próprias palavras. Se as adolescentes estão usando PCOs, devem ser encorajadas a usar uma atividade diária regular como um lembrete para tomar a pílula. Uma pessoa experiente em triagem telefônica deve estar disponível para responder perguntas e preocupações. Os pais ou outros adultos importantes podem ser incluídos em todas as discussões, com a permissão do adolescente. Uma organização que fornece orientação

[3]N.R.T.: Em nosso país, a recomendação de ácido fólico é de 100 g para todas as gestantes. Essa suplementação passou a ser obrigatória em junho de 2014. Disponível em: https://doi.org/10.1590/S0034-8910.2013047004769. ISSN 1518-8787. Acesso em: 14 maio 2022.

e serviços para adolescentes, incluindo aconselhamento individual e em grupo, é a Planned Parenthood Federation of America.[4] Existem filiais na maioria das cidades dos EUA.

INFECÇÕES SEXUALMENTE TRANSMISSÍVEIS

Muitos jovens envolvem-se em comportamentos sexuais que podem ter consequências imprevistas, como gravidez não desejada e IST, incluindo HIV. Em 2016, os jovens de 13 a 24 anos representaram cerca de 21% de todos os novos diagnósticos de HIV nos EUA, com a maioria ocorrendo entre jovens de 20 a 24 anos. Metade dos quase 20 milhões de novos casos de IST notificados a cada ano estão entre jovens de 15 a 24 anos. Outros comportamentos sexuais, como o uso de preservativo e o uso de anticoncepcionais hormonais, podem proteger contra ISTs, incluindo HIV, e gravidez não desejada. Embora quase 210 mil crianças tenham nascido de adolescentes de 15 a 19 anos em 2016, as taxas de natalidade adolescente estão em seus níveis mais baixos registrados (Centers for Disease Control and Prevention, 2017).

A falta de conhecimento quanto à suscetibilidade às ISTs durante a atividade sexual sem proteção, seja oral, anal ou vaginal, é talvez um dos maiores perigos que os adolescentes enfrentam. Embora as ISTs afetem indivíduos de todas as idades, elas têm um impacto particularmente pesado sobre os jovens. Os Centers for Disease Control and Prevention estimam que jovens de 15 a 24 anos compõem pouco mais de um quarto da população sexualmente ativa, mas representam metade dos 20 milhões de novos casos de IST que ocorrem nos EUA a cada ano (Centers for Disease Control and Prevention, 2017).

Prevenir a infecção (prevenção primária) é a maneira mais eficaz de reduzir as consequências adversas das ISTs para adolescentes. Apesar das altas taxas de IST documentadas na população adolescente, os médicos frequentemente não fazem perguntas sobre comportamentos sexuais, não avaliam o risco de IST, não fornecem aconselhamento sobre a redução de risco, nem verificam a presença de infecções assintomáticas durante a consulta clínica.

O diagnóstico e o tratamento imediato das infecções presentes (prevenção secundária) podem prevenir complicações individuais e a transmissão para outras pessoas. Uma etapa fundamental na prevenção da disseminação de IST é incluir perguntas sobre o histórico sexual de um adolescente, comportamentos de risco sexual e de risco relacionados com o uso de drogas em todas as avaliações. Quando o enfermeiro identifica fatores de risco, há uma oportunidade de fornecer aconselhamento de prevenção. As mensagens de prevenção devem incluir descrições de ações específicas para evitar contrair ou transmitir ISTs e devem ser individualizadas para cada adolescente. Para ser motivado a tomar ações preventivas, o adolescente deve acreditar que adquirir uma doença será grave e que ele corre risco de infecção. A triagem laboratorial de rotina para IST é indicada para adolescentes sexualmente ativos. As seguintes recomendações de triagem resumem as diretrizes clínicas das agências federais e profissionais para adolescentes sexualmente ativos (Centers for Disease Control and Prevention, 2017).

Infecções bacterianas sexualmente transmissíveis

C. trachomatis é a doença infecciosa mais frequentemente relatada nos EUA, mas a maioria dos casos permanece sem diagnóstico (Torrone, Papp, Weinstock et al., 2014). A triagem anual de rotina para *C. trachomatis* é recomendada para todas as mulheres sexualmente ativas com menos de 25 anos (LeFevre, 2014). Em mulheres, é difícil diagnosticar infecções por clamídia; os sintomas são inespecíficos, e a cultura do organismo é um exame caro. Essas infecções são altamente destrutivas, causando DIP, aumento do risco de gravidez ectópica e infertilidade por fator tubário. Manifestações, tratamento e considerações de enfermagem para *C. trachomatis* estão listados na Tabela 16.3. Ver Tabela 16.4 para o indicador de qualidade pediátrica relacionado com a triagem da clamídia.

A gonorreia é a doença mais antiga transmissível dos EUA, com cerca de 300 mil homens e mulheres estadunidenses contraindo gonorreia a cada ano (Centers for Disease Control and Prevention, 2017). Muitas vezes, as mulheres são assintomáticas, por isso, os Centers for Disease Control and Prevention recomendam a triagem de todas as mulheres em risco de gonorreia, incluindo mulheres com infecção anterior por gonorreia, por outras ISTs e com múltiplos parceiros sexuais com uso inconsistente de preservativos e aquelas envolvidas em trabalho sexual comercial e uso de drogas (Centers for Disease Control and Prevention, 2017). A infecção gonocócica está concentrada em locações geográficas e comunidades específicas. Os médicos devem considerar as comunidades onde trabalham e podem optar por consultar as autoridades locais de saúde pública para orientação sobre a identificação de grupos que estejam em maior risco. Manifestações, tratamento e considerações de enfermagem sobre a gonorreia estão listados na Tabela 16.3.

A sífilis é causada pelo *Treponema pallidum*, uma espiroqueta móvel. A transmissão ocorre pela entrada por meio de escoriações microscópicas no tecido subcutâneo, beijo, mordida ou sexo oral-genital. A sífilis é uma doença complexa que pode levar a doenças sistemáticas graves e até mesmo à morte quando não tratada. Manifestações, tratamento e considerações de enfermagem sobre a sífilis estão listadas na Tabela 16.3.

Infecções por protozoários sexualmente transmissíveis

Trichomonas vaginalis é uma causa comum de infecções vaginais e é quase sempre transmitida como IST. A tricomoníase é causada pelo *T. vaginalis*, um protozoário anaeróbico, unicelular com um flagelo característico. Manifestações, tratamentos e considerações de enfermagem sobre a tricomoníase estão listadas na Tabela 16.3.

Infecções virais sexualmente transmissíveis

A infecção por papilomavírus humano (HPV) é a IST viral mais comum observada em ambientes ambulatoriais de saúde. Cerca de 80 milhões de estadunidenses estão atualmente infectados com algum tipo de HPV. Cerca de 14 milhões de estadunidenses, incluindo adolescentes, são infectados a cada ano (Centers for Disease Control and Prevention, 2019).[5]

---

[4]No Brasil, o Sistema Único de Saúde (SUS), em suas Unidades Básicas de Saúde, oferece ao adolescente, mesmo que esteja desacompanhado, de forma gratuita, nove métodos contraceptivos que ajudam no planejamento familiar: anticoncepcional injetável mensal; anticoncepcional injetável trimestral; minipílula; pílula combinada; diafragma; pílula anticoncepcional de emergência (ou pílula do dia seguinte); Dispositivo Intrauterino (DIU); preservativo feminino e preservativo masculino. Em situações que apresentam alterações, os pais ou responsáveis são acionados. Todos os métodos oferecidos devem acompanhar orientações sobre saúde sexual. Disponível em: https://www.gov.br/saude/pt-br. Acesso em: 10 jan. 2023.

[5]N.R.T.: "Segundo estudo realizado pelo projeto POP-Brasil em 2017, a prevalência estimada do HPV no Brasil, na faixa etária de 16 a 25 anos, é de 54,3%. O estudo entrevistou 7.586 pessoas nas capitais do país. Os dados da pesquisa mostram que 37,6 % dos participantes apresentaram HPV de alto risco para o desenvolvimento de câncer. O estudo indica ainda que 16,1% dos jovens têm uma Infecção Sexualmente Transmissível (IST) prévia ou apresentaram resultado positivo no teste rápido para HIV ou sífilis. Os dados finais deste projeto serão disponibilizados no relatório a ser apresentado ao Ministério da Saúde até o final do ano." Disponível em: https://www.gov.br/saude/pt-br/assuntos/noticias/2018/setembro/saude-convoca-20-6-milhoes-de-adolescentes-para-vacinar-contra-o-hpv. Acesso em: 14 maio 2022.

Tabela 16.3 Infecções sexualmente transmissíveis selecionadas.[a]

Manifestações	Tratamento	Cuidados de enfermagem
Gonorreia (*Neisseria gonorrhoeae*)		
Homem: uretrite (disúria com secreção amarela profusa, frequente, urgente, noctúria) ou faringite *Mulher:* cervicite (pós-puberal); pode estar associada a corrimento, disúria, dispareunia, vulvovaginite (prepuberal) ou faringite	Para a gonorreia urogenital e anorretal descomplicada: dose intramuscular de ceftriaxona + Dose oral única de azitromicina	Instruir o paciente a abster-se da relação sexual por 7 dias após o tratamento de dose única Testar e tratar para outras ISTs Localizar e tratar contatos sexuais Orientar os jovens sobre os fatos da doença e sua disseminação Incentivar o uso de preservativos por jovens sexualmente ativos
Clamídia (*Chlamydia trachomatis*)		
Homem: eritema meatal, sensibilidade, prurido, disúria, corrimento uretral; ou sem sintomas *Mulher:* exsudato cervical mucopurulento com eritema, edema, congestão; ou sem sintomas	Dose oral única de azitromicina *ou* 7 dias de doxiciclina oral administrada 2 vezes/dia Se gestante, azitromicina	O mesmo que acima Triar novamente as gestantes 3 semanas após o tratamento A repetição da infecção eleva o risco de DIP
Sífilis (*Treponema pallidum*)		
Estágio primário: cancro, uma lesão rígida, indolor, vermelha, bem definida com base endurecida, borda elevada, superfície erodida e corrimento amarelo escasso; geralmente localizada no pênis, vulva ou colo do útero *Estágio secundário:* sintomas tipo *influenza* sistêmica; linfadenopatia; erupção; geralmente aparece de algumas semanas a meses após a cura do cancro	Dose intramuscular única de penicilina G benzatina	Instruir os pacientes a usar preservativos para evitar a disseminação ou infecção com outros organismos Identificar os contatos sexuais da(s) pessoa(s) infectada(s). Testar as mulheres durante a gravidez e antes do parto (VDRL e RPR) Avaliar o recém-nascido quanto à presença da doença, se a mãe não for tratada
Herpes *progenitalis* (herpes-vírus simples genital)		
Pequenas vesículas (geralmente dolorosas) na área genital, nádegas e coxas; geralmente, o sintoma inicial é prurido; quando as vesículas rompem-se, permanecem lesões superficiais, circulares, extremamente dolorosas	Não há cura conhecida Casos descomplicados: aciclovir, fanciclovir ou valaciclovir VO durante 10 dias Casos complicados: aciclovir IV Pode precisar de terapia supressiva crônica para recidivas	Instruir os pacientes a usar preservativos para evitar a disseminação ou infecção por outros organismos A infecção pode ser transmitida ao recém-nascido durante o parto Avaliar o histórico materno e observar o recém-nascido quanto a sinais ou sintomas Podem ser obtidas culturas no recém-nascido
Tricomoníase (*Trichomonas vaginalis*)		
Prurido e edema da genitália externa; odor fétido, corrimento vaginal esverdeado; às vezes ocorre hemorragia pós-coito Pode ser assintomática, especialmente em homens	Dose oral única de metronidazol ou tinidazol	O paciente não deve consumir álcool enquanto toma a medicação e por pelo menos 48 horas após a última dose Os parceiros sexuais devem ser tratados
Papilomavírus humano		
Verrugas encontradas em qualquer parte da genitália masculina ou feminina	O paciente aplica: podofilox em solução ou gel (0,5%) ou imiquimod (5%) em creme ou pomada sinecatechins (15%) O médico aplica: resina de podofilina 10 a 25% em tintura composta de benjoim. Congelamento com nitrogênio líquido (crioterapia) Ácido tricloroacético ou ácido bicloracético 80 a 90% Terapia a *laser*, interferona injetável ou remoção cirúrgica	Uma alternativa aceitável é renunciar ao tratamento e aguardar a resolução espontânea Os tratamentos normalmente são dolorosos; podem ser necessários analgésicos, e um creme esteroide pode proporcionar alívio Vacina disponível para a prevenção (ver Capítulo 6)

[a]Informações atualizadas sobre o tratamento específico de ISTs podem ser acessadas em http://www.cdc.gov/std/treatment.
DIP, doença inflamatória pélvica; *RPR*, reagente plasmático rápido; *IST*, infecção sexualmente transmissível; *VDRL*, Venereal Disease Research Laboratory.

Todos os anos, nos EUA, o HPV causa 33.700 casos de câncer em homens e mulheres (Centers for Disease Control and Prevention, 2019). As infecções por HPV podem causar câncer do colo do útero, vagina e vulva em mulheres; do pênis em homens; e do ânus e da parte detrás da garganta, incluindo a base da língua e as amígdalas (orofaringe), tanto em mulheres quanto em homens (Centers for Disease Control and Prevention, 2019).

O herpes-vírus simples (HSV) é causado por dois subtipos de antígeno diferentes: HSV tipo 1 (HSV-1) e HSV tipo 2 (HSV-2). O HSV-1 é comumente associado a gengivoestomatite e lesões labiais orais (bolhas de febre), enquanto o HSV-2 é transmitido sexualmente e caracterizado por lesões genitais. Entre 2015 e 2016, a prevalência ajustada por idade do HSV-1 foi de 48,1% entre adolescentes e adultos de 14 a

Tabela 16.4 Indicador de qualidade pediátrica.[a]

Triagem de clamídia para mulheres	
Medida	Avaliar o percentual de mulheres de 16 a 24 anos, identificadas como sexualmente ativas e que fizeram pelo menos um teste para clamídia durante o ano de medição
Numerador	Pelo menos um teste de clamídia durante o ano de medição, conforme documentado por dados administrativos
Denominador	Mulheres de 16 a 24 anos

[a]Aprovada por National Quality Forum NQF #0033 and 2019 Core Set of Children's Health Care Quality Measures for Medicaid and CHIP. https://www.medicaid.gov/federal-policy-guidance/downloads/cib112018.pdf.

Nota: a meta Healthy People 2020 é reduzir a proporção de adolescentes e adultos jovens com infecções por *Chamydia trachomatis* para 3%. Em geral, as mulheres apresentam taxas mais altas de clamídia, embora também usem serviços de triagem com mais frequência, o que pode causar estatísticas enganosas. Em 2003, as maiores taxas específicas de idade para clamídia relatada em mulheres estavam entre jovens de 15 a 19 anos e de 20 a 24 anos.

49 anos (50,9% para mulheres, 45,2% para homens). A prevalência foi maior para as mulheres do que para os homens na maioria dos biênios de 1999 a 2000 até 2015-2016. Também durante 2015-2016, a prevalência ajustada por idade de HSV-2 para as idades de 14 a 49 anos foi de 12,1% (15,9% para mulheres, 8,2% para homens) e foi maior para as mulheres do que para os homens em todos os biênios (Centers for Disease Control and Prevention, 2019). Adolescentes e mulheres entre 15 e 34 anos são mais propensos a ser infectados pelo HSV-2, especialmente se tiverem múltiplos parceiros. Muitas pessoas não sabem que estão infectadas e transmitem a doença involuntariamente.

O HIV é um patógeno transmitido pelo sangue, e a transmissão do vírus pode ocorrer no período perinatal, em relações sexuais com uma pessoa infectada ou ao compartilhar agulhas com uma pessoa infectada. A triagem para HIV deve ser discutida e oferecida a todos os adolescentes. A frequência de repetições de exames daqueles que estão em risco de infecção pelo HIV deve ser baseada no nível de risco. O HIV é discutido no Capítulo 24.

Cuidados de enfermagem

As responsabilidades de enfermagem abrangem todos os aspectos de educação, sigilo, prevenção e tratamento das ISTs. A educação sexual de jovens deve abordar informações sobre ISTs, incluindo sintomas e tratamento, e dissipar os mitos associados ao modo de transmissão. Muitos adolescentes vulneráveis são mal-informados sobre ISTs.

Os esforços primários de prevenção para ISTs incluem incentivar a abstinência e o adiamento do envolvimento sexual, incentivar o uso do preservativo e garantir a vacinação para hepatite A e B e para HPV. Os Centers for Disease Control and Prevention recomendam que todos os meninos e meninas recebam duas doses da vacina contra o HPV aos 11 ou 12 anos. A vacinação contra o HPV pode ser iniciada aos 9 anos. Para que a vacina contra o HPV seja mais efetiva, a série deve ser iniciada antes da exposição ao vírus. A vacinação contra o HPV é recomendada entre 11 e 12 anos para garantir que as crianças estejam protegidas muito antes de serem expostas ao vírus. Crianças que recebem a primeira dose antes do 15º aniversário só precisam de duas doses. Crianças que recebem a primeira dose depois do 15º aniversário precisam de três doses.[6]

[6]N.R.T.: No Brasil, a vacina de HPV é distribuída gratuitamente pelo Sistema Único de Saúde (SUS). A população-alvo prioritária da vacina são meninas na faixa etária de 9 a 14 anos e meninos de 11 a 14 anos, que receberão duas doses, com intervalo de 6 meses; e mulheres vivendo com HIV na faixa etária de 9 a 26 anos, que receberão três doses (0, 2 e 6 meses). Pessoas que vivem com HIV e pacientes transplantados na faixa etária de 9 a 26 anos também têm indicação da vacina. Disponível em: https://www.gov.br/saude/pt-br/assuntos/saude-de-a-a-z/h/hpv-1/hpv. Acesso em: 14 maio 2022.

Os enfermeiros têm papel importante na prevenção secundária, ajudando a identificar casos precocemente e encaminhando os adolescentes para o tratamento. Os enfermeiros também podem estar envolvidos na prevenção terciária, diminuindo os efeitos clínicos e psicológicos das ISTs; criando grupos de apoio para adolescentes com infecções por HIV, HSV e HPV; e auxiliando adolescentes gestantes na obtenção de triagem pré-natal adequada e tratamento de ISTs.

Doença inflamatória pélvica

A DIP é um processo infeccioso que mais comumente envolve as tubas uterinas, o útero e, raramente, os ovários e superfícies peritoneais. Vários organismos podem causar DIP; os agentes mais comuns incluem *N. gonorrhoeae, C. trachomatis* e uma variedade de outras bactérias aeróbicas e anaeróbicas. Estima-se que, a cada ano, 800 mil mulheres em idade reprodutiva experimentem um episódio de DPI, com altas taxas ocorrendo em adolescentes (Trent, 2013). Mulheres com menos de 25 anos têm de 1 em cada 8 chances de ter DIP em comparação com aquelas com mais de 25 anos, cujo risco é de 1 em 80 (Trent, 2013).

Mulheres que tiveram DIP têm risco maior de gravidez ectópica, infertilidade e dor pélvica crônica. Outros problemas associados à DIP incluem dispareunia, piossalpinge, abscesso tubo-ovariano e aderências pélvicas.

A apresentação de sintomas em adolescentes pode ser generalizada, mas a dor é um sintoma comum em todas as infecções. A dor pode ser incômoda, com cólica intermitente, persistente e incapacitante. As mulheres também podem relatar febre, calafrios, dor abdominal, náuseas e vômitos, aumento da secreção vaginal, sintomas do trato urinário e sangramento irregular. Um exame pélvico é indicado para todas as mulheres sexualmente ativas que se queixam de dor no abdome inferior para avaliar a possibilidade de DIP.

A prevenção é a principal preocupação dos profissionais de saúde. A prevenção primária inclui a orientação evitar contrair ISTs; a prevenção secundária envolve evitar que uma infecção do trato genital inferior suba ao trato genital superior. Métodos contraceptivos de barreira, como preservativos, são essenciais. A DIP geralmente é tratada com antibióticos que oferecem cobertura empírica de amplo espectro de patógenos prováveis. Os regimes recomendados podem ser encontrados em Sexually Transmitted Diseases Treatment Guidelines (2015) (https://www.cdc.gov/mmwr/preview/mmwrhtml/rr6403a1.htm).

O tratamento para casos entre leves e moderados pode ser oral (p. ex., ceftriaxona mais doxiciclina, com ou sem metronidazol) ou parenteral (p. ex., cefotetana ou cefoxitina mais doxiciclina [oral]), e podem ser administrados em ambientes hospitalares ou ambulatoriais. Gestantes devem ser hospitalizadas e receber antibióticos por via parenteral. As mulheres devem ser aconselhadas a cumprir a terapia e completar o regime terapêutico, mesmo que os sintomas tenham desaparecido. O acompanhamento após o tratamento deve incluir culturas endocervicais para verificar se houve a cura.

Violência sexual

Violência sexual significa que alguém força ou manipula outra pessoa para participar de atividade sexual indesejada sem seu consentimento. As razões que alguém pode não consentir incluem medo, idade, doença, incapacidade e/ou influência de álcool ou outras drogas. Qualquer pessoa pode sofrer violência sexual, incluindo crianças, adolescentes, adultos e idosos. Os abusadores sexuais podem ser pessoas conhecidas, membros da família, indivíduos confiáveis ou estranhos. A violência inclui estupro ou agressão sexual, agressão sexual infantil e incesto, agressão sexual de parceiro íntimo, toque ou contato sexual indesejado, assédio sexual, exploração sexual, exibição dos genitais ou corpo nu para os outros sem consentimento, masturbar-se em público, e observar alguém em um ato privado sem seu conhecimento ou permissão.

De acordo com os Centers for Disease Control and Prevention, durante a vida 1 em cada 3 mulheres e 1 em cada 4 homens sofrem violência sexual envolvendo contato físico. Cerca de 1 em cada 5 mulheres e 1 em cada 38 homens sofreram estupro concluído ou tentativa de estupro, e 1 em cada 14 homens foram obrigados a penetrar em alguém (concluído ou tentado). Além disso, 1 em cada 3 mulheres vítimas sofreu estupro pela primeira vez entre 11 e 17 anos, e 1 em cada 8 relatou que ocorreu antes dos 10 anos. Quase 1 em cada 4 vítimas do sexo masculino sofreu estupro pela primeira vez entre 11 e 17 anos, e cerca de 1 em cada 4 relatou que ocorreu antes dos 10 anos.

Geralmente, o estupro por um estranho é o que vem à mente quando se pensa em agressão sexual; no entanto, mais da metade das agressões são cometidas por alguém conhecido pela vítima. Embora tanto homens quanto mulheres possam ser abusados sexualmente, as mulheres correm maior risco. Adolescentes estão em alto risco de agressão sexual; outros grupos de alto risco incluem sobreviventes de abuso sexual ou físico infantil; pessoas com deficiência; pessoas com problemas de abuso de substâncias; profissionais do sexo; população vulnerável ou sem-teto; e pessoas vivendo em prisões, instituições ou áreas de conflito militar. A agressão sexual permanece subnotificada por motivos multifatoriais.

A compreensão das definições legais de agressão sexual, estupro, estupro por pessoa conhecida e estupro estatutário é essencial para que o enfermeiro identifique, trate e gerencie as vítimas adolescentes (Boxe 16.2).

Nos EUA, as leis estatutárias sobre estupro foram revisadas em muitos estados. A motivação para leis mais duras e maior aplicação é diminuir os casos de gravidez na adolescência, aumentar a responsabilidade masculina e diminuir a dependência do Estado. Tradicionalmente, as leis estatutárias de estupro têm se preocupado com a proteção das meninas. Nos últimos 20 anos, muitas leis foram reescritas para serem neutras em termos de gênero. As leis estatutárias de estupro exigem a comunicação aos serviços de proteção à criança ou à polícia local. Um risco à aplicação rigorosa das leis estatutárias é que as meninas podem evitar procurar cuidados de saúde para contracepção, pré-natal ou violência doméstica. As jovens podem temer não só por si mesmas, mas também por seus parceiros. No entanto, a coerção sexual de adolescentes por adultos continua sendo um problema e resulta em IST e gravidez na adolescência.

Os enfermeiros podem obter informações sobre as responsabilidades de notificação de estupro de seu estado em agências estaduais ou locais de proteção à criança, assessoria jurídica, organizações de combate ao estupro, agências estaduais ou locais de aplicação da lei, ou associação de enfermeiros estaduais. Os limites de confidencialidade devem ser claramente revistos com cada paciente adolescente antes de iniciar uma entrevista sobre atividade sexual.[7]

Vítimas de agressão sexual podem ser alvos de tráfico sexual. Tráfico sexual é um tipo de tráfico humano e é um tipo moderno de escravidão. Trata-se de um grave problema de saúde pública que afeta negativamente o bem-estar de indivíduos, famílias e comunidades. O tráfico humano ocorre quando um traficante explora um indivíduo pelo uso de força, fraude ou coerção para fazê-lo realizar sexo comercial. Os autores do tráfico humano muitas vezes têm como alvo pessoas pobres, vulneráveis, vivendo em situação de insegurança ou procurando uma vida melhor. As vítimas são aprisionadas e controladas por meio de agressão física, ameaças, falsas promessas, falsa sensação de proteção, isolamento social, vergonha e dívidas. Informações sobre sinais e sintomas de tráfico sexual podem ser encontrados em https://humantraffickinghotline.org/human-trafficking/recognizing-signs.

Boxe 16.2 Definições de abuso sexual.

Abuso sexual: termo abrangente que inclui vários tipos de atividade sexual forçada ou inadequada. A agressão sexual inclui coerção física e psicológica, bem como toque, penetração e outros tipos de contato sexual.
Estupro: relações sexuais forçadas que ocorrem com o uso de força física ou coerção psicológica. O estupro inclui penetração vaginal, anal ou oral por partes do corpo ou objetos inanimados.
Estupro por alguém conhecido (estupro de encontro): aplicado a situações em que o agressor e a vítima se conhecem.
Estupro estatutário: contato sexual consensual de uma pessoa com 18 anos ou mais com pessoa menor de idade ou incapaz de consentir por incapacidade de desenvolvimento. Nos EUA, a idade de consentimento varia de acordo com o estado.

Avaliação diagnóstica

As vítimas de agressão sexual podem apresentar uma variedade de reações (Boxe 16.3), e as circunstâncias da avaliação clínica inicial podem ser assustadoras e estressantes. O contato inicial com a vítima de agressão deve ser de apoio, pois o interrogatório e as atividades associadas têm o potencial de aumentar o trauma da agressão sexual. Primeiro, a vítima precisa saber que ela (ou ele) está (1) bem e (2) não sendo culpada pela situação.

É importante obter um relato preciso das circunstâncias de uma suposta agressão sem forçar a vítima a reviver a experiência dolorosa. As informações incluem a data, hora, local e uma descrição precisa de

Boxe 16.3 Manifestações clínicas de vítimas de abuso sexual.

Podem apresentar uma variedade de emoções e comportamentos, como:

- Choro histérico
- Risada histérica
- Agitação
- Sentimentos de degradação
- Raiva e fúria
- Desamparo
- Nervosismo
- Mudanças súbitas de humor
- Aparência calma e controlada (mascarando turbilhão interno)
- Confusão mental
- Culpa
- Medo – do estupro e da lesão

Pode haver evidências de uso de força física a partir de:

- Comportamento grosseiro
- Violência sem brutalidade (estapear)
- Violência com brutalidade (bater, chutar, socar)
- Asfixia ou engasgo

O exame médico fornece evidências de:

- Penetração
- Ejaculação
- Uso de força

[7]N.R.T.: No Brasil, para denunciar casos de abuso contra criança e adolescentes, disque 100 (Direitos Humanos). É um serviço de proteção vinculado ao Governo Federal que recebe, analisa e encaminha denúncias de violações de direitos humanos. O serviço funciona 24 horas, todos os dias, incluindo sábados, domingos e feriados. As ligações são gratuitas e podem ser feitas de todo o Brasil. Disponível: https://www.gov.br/mdh/pt-br/assuntos/noticias/2021/julho/81-dos-casos-de-violencia-contra-criancas-e-adolescentes-ocorrem-dentro-de-casa. Acesso em: 15 maio 2022.

qualquer tipo de contato sexual. O exame físico deve ser realizado o mais rápido possível porque as evidências físicas destroem-se rapidamente. A vítima não deve tomar banho ou usar ducha antes do exame.

O jovem deve sempre ser informado com antecedência em termos compreensíveis sobre o que esperar dos exames e procedimentos, e a explicação deve ser acompanhada de forte apoio emocional. A vítima deve ser examinada minuciosamente, incluindo áreas não genitais, para indícios de lesão que possa comprovar o uso da força.

! ALERTA PARA A ENFERMAGEM

É comum as vítimas de abuso sexual postergarem a busca de ajuda, especialmente em casos de estupros por pessoas conhecidas. Os enfermeiros devem demonstrar apoio reconhecendo os sentimentos dolorosos e às vezes confusos que cercam essas experiências e focalizar no fato de que, nesse momento, a vítima está buscando ajuda.

O exame forense de uma vítima de agressão sexual deve seguir rigorosos requisitos legais. O prontuário médico pode fornecer evidências essenciais para o caso legal. Sempre que possível, os exames de estupro devem ser feitos por profissionais especialmente treinados. Enfermeiros frequentemente fazem parte desse grupo e são conhecidos como **SANEs** (do inglês, *sexual assault nurse examiners*). A avaliação para IST é uma parte importante do exame. Recomenda-se os seguintes procedimentos para o exame inicial: teste de amplificação de ácidos nucleicos (NAAT, *nucleic acid amplified testing*) para clamídia e gonorreia; testes a fresco (*wet mount*) e de cultura ou testes laboratoriais remotos (POC, *point-of-care*) de uma amostra vaginal para tricomoníase; e uma amostra de soro para infecção pelo HIV, hepatite B e sífilis. A escolha dos testes deve ser feita caso a caso. A repetição de um teste para clamídia e gonorreia pode ser feito em 2 semanas, se o tratamento profilático não for administrado. Os testes sorológicos para sífilis e infecção pelo HIV podem ser repetidos em 6 semanas, 3 meses e 6 meses após a agressão se a presença de infecção no agressor não puder ser descartada (Centers for Disease Control and Prevention, 2015).

Recomenda-se tratamento profilático para clamídia, gonorreia e tricomoníase. A vacina para hepatite B deve ser aplicada se o paciente não tiver sido vacinado previamente. As doses de acompanhamento da vacina devem ser administradas de 1 a 2 e de 4 a 6 meses após a primeira dose. As vítimas do sexo feminino devem receber métodos contraceptivos de emergência. A recomendação para profilaxia do HIV varia dependendo da área geográfica, das circunstâncias da agressão e do estado conhecido de HIV do agressor. Os Centers for Disease Control and Prevention (2015) mantêm atualizações e recomendações para o tratamento de ISTs incorridos em decorrência de agressão sexual.[a]

Manejo terapêutico

Adolescentes que foram abusados sexualmente chegam ao pronto-socorro ou ao consultório médico sob várias circunstâncias. Geralmente, são trazidos por pais, amigos ou policiais, mas alguns podem procurar ajuda médica por conta própria. É aconselhável obter o consentimento dos pais, mas o exame pode ser realizado sem o consentimento dos pais se o adolescente demonstrar maturidade e os pais não estiverem disponíveis. Uma observadora ou acompanhante deve estar presente durante a realização do histórico e do exame das vítimas do sexo feminino que são examinadas por um médico do sexo masculino. A presença de um dos pais durante o exame é determinada individualmente. A presença dos pais geralmente é encorajada se demonstrarem apoio e se o jovem concordar.

[a]https://www.cdc.gov/std/tg2015/sexual-assault.htm.

Cuidados de enfermagem

Muitas das abordagens descritas para crianças abusadas sexualmente (ver Capítulo 13) também se aplicam a adolescentes. O abuso sexual é uma experiência devastadora e com efeitos duradouros. O objetivo principal do cuidado de enfermagem é evitar infligir mais estresse ao adolescente, que muitas vezes mostra-se irritado, confuso, assustado, envergonhado e cheio de culpa. O enfermeiro deve fazer todo o possível para reduzir o estresse durante o interrogatório e o exame. Embora a maioria dos profissionais de saúde e policiais seja sensível às necessidades dos adolescentes e tente tornar o processo o menos traumático possível, o enfermeiro deve estar atento a pistas que indiquem que a vítima está se sentindo estressada.

As consequências de uma violência sexual são físicas, como hematomas e lesões genitais, e psicológicas, como depressão, ansiedade e pensamentos suicidas. As consequências também podem ser crônicas. As vítimas podem sofrer de Transtorno de Estresse Pós-traumático (TEPT) e terem problemas ginecológicos, gastrintestinais, cardiovasculares e de saúde sexual recorrentes. A violência sexual também está ligada a comportamentos negativos de saúde. Por exemplo, as vítimas são mais propensas a fumar (Centers for Disease Control and Prevention, 2015).

O acompanhamento da vítima de agressão é essencial e deve se estender por um longo período. Além da necessidade universal de apoio emocional, as necessidades das vítimas de agressão variam bastante e dependem da natureza do incidente, da idade da vítima quando ocorreu a agressão, das lesões físicas e emocionais sofridas pela vítima, das ações legais consideradas, dos recursos disponíveis para apoio informal e das reações antecipadas das pessoas da rede de apoio informal (ver boxe *Cuidado centrado na família*).[b] https://www.cdc.gov/violenceprevention/pdf/SV-Prevention-Technical-Package.pdf.

NUTRIÇÃO E TRANSTORNOS ALIMENTARES

Obesidade

Poucos problemas na infância e na adolescência são tão óbvios, difíceis de tratar e com efeitos a longo prazo na saúde como a obesidade. Têm sido propostas várias definições diferentes para os termos obesidade e sobrepeso. A **obesidade** tem sido definida como aumento do peso corporal resultante do acúmulo excessivo de gordura corporal em relação à massa magra. O **sobrepeso** refere-se ao peso acima da média para altura e estrutura corporal. Atualmente, a determinação do **índice de massa corporal (IMC)** é recomendada como o método mais preciso para triagem de crianças e adolescentes. A determinação do IMC está fortemente associada à gordura corporal

Cuidado centrado na família

Apoio aos pais de uma vítima de agressão sexual

Além das necessidades do adolescente vítima de agressão, o enfermeiro também deve ser sensível às necessidades e reações dos pais. Alguns pais ficarão furiosos e culparão o adolescente; outros se sentirão culpados e envergonhados. Muitas reações podem ser esperadas no momento do incidente, que vão do desespero à agitação extrema. Muitas vezes, os pais precisam de tanto apoio e tranquilização quanto a vítima. Pais nervosos, irritados ou incapacitados não conseguem dar apoio ao adolescente. Atender às suas necessidades pode fomentar sua capacidade de apoiar o adolescente durante a crise.

[b]Para obter informações sobre organizações locais, entre em contato com a National Organization for Victim Assistance, 510 King St., Suite 424, Alexandria, VA 22314; 800-879-6682 ou 703-535-6682; http://www.trynova.org.

subcutânea e total e às medidas de espessura da pele. Também é altamente específico para crianças com maior quantidade de gordura corporal. Gráficos de crescimento pediátrico que incluem IMC para idade e gênero estão disponíveis nos Centers for Disease Control and Prevention.[c] Um novo sistema de classificação identifica o IMC de percentil 95 ou superior à obesidade classe I; IMC de 120% ou superior ao percentil 95 como obesidade classe II; e IMC de 140% ou maior do que o 95° percentil como obesidade de classe III. As classes II e III de obesidade estão fortemente associadas a um maior risco cardiovascular e metabólico (Skinner, Perrin, Moss et al., 2015).

É importante observar que para crianças com altos níveis de massa muscular (p. ex., atletas), a medição do IMC pode classificar equivocadamente esses jovens em sobrepeso ou obesidade. O julgamento clínico é necessário para entender se esses jovens estão em risco de obesidade.

Inúmeros estudos que datam do início da década de 1960 têm documentado o excesso de peso infantil por meio de avaliações abrangentes sobre a ingestão alimentar, atividade física e medidas antropométricas; os exemplos incluem as National Health and Nutrition Examination Surveys [NHANESs], I, II, III e IV) (Ogden, Carroll, Kit et al., 2014; Ogden, Kuczmarski, Flegal et al., 2002; Ogden, Troiano, Briefel et al., 1997). Nas décadas de 1960 e 1970, a taxa de sobrepeso infantil permaneceu estável entre aproximadamente 4 a 5,5%. No entanto, pesquisas realizadas durante a década de 1990 e início dos anos 2000 demonstraram uma escalada constante até alcançar a taxa de 17% em crianças e adolescentes (Flegal, Carroll, Kit et al., 2012; Ogden et al., 2014). Essa prevalência tem permanecido estagnada desde 2003, mas no geral a incidência permanece elevada (Ogden et al., 2014). Crianças afro-americanas e hispânicas apresentaram maiores prevalências de sobrepeso em todas as classes de obesidade comparadas com outras raças. As crianças estadunidenses de origem asiática apresentaram taxas significativamente menores de sobrepeso em todas as classes de obesidade. A prevalência de sobrepeso e obesidade aumenta com a idade, com 41,5% dos adolescentes de 16 a 19 anos com obesidade e 4,5% atendendo aos critérios para obesidade classe III.

Como a obesidade adulta está associada ao aumento de mortalidade e morbidade de uma variedade de complicações, tanto físicas como psicológicas, a obesidade adolescente é uma condição grave. Pela primeira vez na história dos EUA, a atual geração de crianças terá uma expectativa de vida menor do que seus pais (American Heart Association, 2014). Crianças, adolescentes e adultos jovens atualmente desenvolvem condições relacionadas com a obesidade – diabetes tipo 2, doença hepática, hipertensão, apneia do sono e muito mais – que antes eram raramente observadas antes da idade adulta e que estão comprometendo sua saúde atual e futura.

A obesidade parental aumenta o risco de sobrepeso de duas vezes para três (Altman & Wilfley, 2015). A probabilidade de que crianças com excesso de peso tornem-se adolescentes obesos é significativa. Em um grande estudo longitudinal, crianças com excesso de peso apresentaram propensão quatro vezes maior a tornarem-se obesos aos 14 anos do que crianças com peso normal na infância (Cunningham, Kramer, Narayan, 2014).

As consequências emocionais mais comuns da obesidade incluem baixa autoestima, isolamento social, ansiedade, depressão e um risco aumentado para o desenvolvimento de distúrbios alimentares (Altman & Wilfley, 2015).

Etiologia e fisiopatologia

A obesidade resulta de uma ingestão calórica que consistentemente excede os requisitos e gastos calóricos, podendo envolver uma variedade de influências interrelacionadas, incluindo fatores metabólicos, hipotalâmicos, hereditários, sociais, culturais e psicológicos (Figura 16.2). Como a etiologia da obesidade é multifatorial, o tratamento requer intervenções em diferentes níveis.

O equilíbrio entre **a ingestão calórica e o gasto energético** é um fator fundamental na regulação do peso corporal. Por exemplo, comer um pequeno biscoito de chocolate (50 calorias) equivale a caminhar em passos rápidos por 10 minutos. Fatores que elevam a ingestão calórica ou diminuem o gasto energético, mesmo que em pequenas quantidades, podem ter um impacto a longo prazo no desenvolvimento do sobrepeso e da obesidade.

A **influência genética** é uma consideração epidemiológica em relação ao peso das crianças. Mutações genéticas, como no gene FTO (*fat mass and obesity*), são raras, mas podem predispor indivíduos a tornarem-se obesos ou com sobrepeso (Gahagan, 2020). Estudos também sugerem a tendência para uma combinação de fatores genéticos e ambientais. A obesidade é determinada tanto pela genética como pelo ambiente obesogênico. O ambiente obesogênico refere-se à disponibilidade e ao baixo custo de uma dieta altamente calórica, combinada com um estilo de vida sedentário. A genética, o ambiente e sua complexa interação precisam ser considerados para que se tenha uma melhor compreensão da obesidade. São necessários novos estudos para compreender melhor as influências do comportamento familiar e do excesso de peso em adolescentes.

Menos de 5% dos casos de obesidade infantil podem ser atribuídos a uma doença subjacente. Essas patologias incluem hipotireoidismo, hipercorticoidismo adrenal, hiperinsulinismo e disfunção ou dano ao sistema nervoso central (SNC) como resultado de tumor, lesão, infecção ou acidente vascular. A obesidade é uma complicação frequente de condições como distrofia muscular, paraplegia, síndrome de Down, espinha bífida e outras doenças crônicas que limitam a mobilidade.

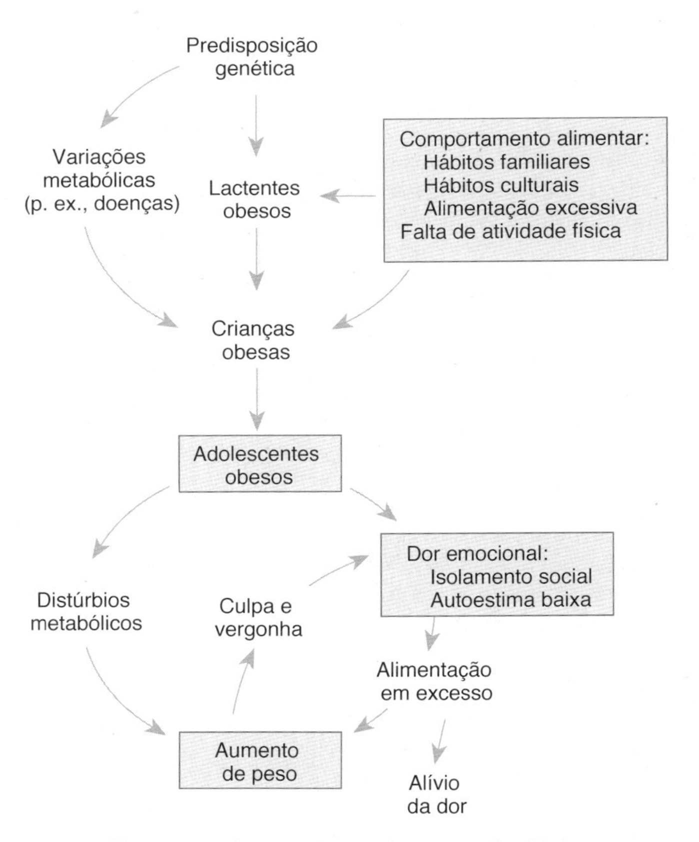

Figura 16.2 As complexas relações na obesidade.

[c]http://www.cdc.gov/growthcharts.

Um dos principais focos da pesquisa sobre obesidade tem sido a **regulação do apetite**. A expressão do apetite é quimicamente codificada no hipotálamo por circuitos distintos envolvidos no estímulo e na motivação. Substâncias orexigênicas produzem sinais que aumentam o apetite, e substâncias anorexigênicas promovem a cessação dos comportamentos alimentares. Ciclos de *feedback* (retroalimentação) entre sinais foram identificados onde um peptídeo sinalizador é capaz de alterar a secreção de outro peptídeo sinalizador. Nenhum sinal foi identificado como o guardião do apetite. É evidente que toda uma rede de sinais, incluindo sua frequência e amplitude, é responsável por desencadear comportamentos alimentares.

Há pouca evidência para apoiar uma relação entre obesidade e **metabolismo lento**. Podem existir pequenas diferenças entre crianças obesas e não obesas na regulação da ingestão alimentar ou da taxa metabólica que poderia levar a um desequilíbrio energético e ganho de peso inadequado, mas essas pequenas diferenças são difíceis de quantificar com precisão. Crianças obesas tendem a ser menos ativas do que crianças magras, mas não se tem certeza se a inatividade cria a obesidade ou se a obesidade é responsável pela inatividade. A tendência à obesidade manifesta-se sempre que as condições ambientais são favoráveis à ingestão calórica excessiva, como abundância de alimentos, acesso limitado a alimentos com baixo teor de gordura, atividade física reduzida ou mínima, e comer combinado com tempo excessivo de tela (computador, televisão, *videogames*, celular). Padrões alimentares familiares e culturais, bem como fatores psicológicos, desempenham papéis importantes; muitas famílias e culturas consideram a gordura uma indicação de boa saúde. É comum que crianças obesas tenham famílias que privilegiam grandes refeições, censuram a criança que deixa comida no prato ou usam a comida como método de recompensa ou punição. Os pais podem ter uma percepção exagerada da quantidade de comida que as crianças precisam e esperam que elas comam mais do que necessitam.

Foram identificados indivíduos específicos com risco maior de ter baixos níveis de atividade física e incluem crianças de minorias étnicas (especialmente meninas) nas faixas etárias pré-adolescente e adolescente, crianças vivendo em situação de pobreza, crianças com deficiência, crianças residentes em apartamentos ou moradias públicas, e crianças que habitam regiões onde a atividade física ao ar livre é restrita pelo clima, preocupações de segurança ou falta de instalações (Cradock, Barrett, Kenney et al., 2017).

Alguns **fatores comunitários** que influenciam a alimentação e o nível de atividade física incluem a falta de um ambiente construído (*food deserts* – desertos alimentares,[8] hortas comunitárias, mercados de agricultores, calçadas, parques, ciclovias) ou de instalações acessíveis para que jovens de baixa renda mantenham-se ativos, limitando suas oportunidades de participar de atividades físicas ou de ter uma alimentação saudável. As políticas sociais também contribuem para a obesidade. A maior disponibilidade de alimentos calóricos, estratégias de preços que promovem escolhas alimentares não saudáveis e a publicidade excessiva de alimentos que têm como alvo crianças e adolescentes com alimentos com alto teor de gordura e alto teor de açúcar são alguns exemplos (Schwartz & Ustjanauskas, 2012).

Fatores institucionais também influenciam padrões de obesidade e a diminuição da atividade física. Muitas políticas escolares permitem que os alunos saiam da escola para almoçar. Máquinas de venda automática nas escolas geralmente são preenchidas com alimentos e refrigerantes com alto teor de gordura e muitas calorias. Embora possa haver disponibilidade de lanches equilibrados e nutritivos para os alunos, eles muitas vezes optam por escolhas menos nutritivas, como lanches com alto teor de gordura e alto teor de açúcar.

A **falta de atividade física** também tem sido identificada como um fator importante que contribui para o desenvolvimento e a manutenção do sobrepeso infantil. Há pouca dúvida de que o nível de atividade física diminuiu nas escolas primárias e secundárias dos EUA.

O Institute of Medicine recomenda que as escolas tenham uma "abordagem integrada" capaz de oferecer aos alunos 60 minutos diários de atividade física, com pelo menos metade ocorrendo durante a jornada escolar. Muitas crianças não desempenham os níveis de atividade física recomendados.

Consequentemente, a maior parte da atividade física das crianças deve ocorrer no ambiente familiar ou fora da escola, o que muitas vezes é limitado por fatores comunitários (p. ex., bairros inseguros). A diminuição da atividade física no ambiente familiar é uma influência poderosa porque as crianças imitam seus pais e outros adultos. A crescente atratividade e disponibilidade de muitas atividades sedentárias, incluindo televisão, *videogames*, computadores e internet, influenciaram muito a quantidade de exercícios que as crianças fazem. Estudos mostram a associação entre o tempo de tela e a obesidade entre crianças (Robinson, Banda, Hale et al., 2017):

- A American Academy of Pediatrics (2016) emitiu recomendações para uso da mídia pelas crianças. Para crianças menores de 18 meses, evite o uso de mídia em tela além de conversas por vídeo. Pais de crianças de 18 a 24 meses que desejam introduzir mídias digitais devem escolher uma programação de alta qualidade e assisti-la com os filhos para ajudá-los a entender o que estão vendo
- Para crianças de 2 a 5 anos, limite o uso da tela para 1 hora por dia de programas de alta qualidade. Os pais devem assistir com as crianças para ajudá-las a entender o que estão assistindo e aplicar ao mundo ao seu redor
- Para crianças com 6 anos ou mais, coloque limites consistentes sobre o tempo gasto e os tipos de mídia, e certifique-se de que a mídia não tome o lugar do sono adequado, atividade física e outros comportamentos essenciais à saúde
- Designar intervalos sem o uso de mídias eletrônicas, como a hora do jantar ou dentro do carro, bem como locais sem acesso à internet em casa, por exemplo, no quarto
- Manter comunicação contínua sobre cidadania e segurança *online*, inclusive como tratar outras pessoas com respeito *online* e *offline*.

Fatores psicológicos também afetam os padrões alimentares. Lactentes experimentam alívio do desconforto por meio da amamentação e aprendem a associar a alimentação com uma sensação de bem-estar, segurança e a presença reconfortante de uma pessoa que cuida. Comer é rapidamente associado à sensação de ser amado. Além disso, a sensação oral prazerosa de sugar proporciona uma conexão entre emoções e comportamento alimentar precoce. Muitos pais usam a comida como recompensa positiva por comportamentos desejados. Essa prática pode tornar-se um hábito, e a criança pode continuar a usar a comida como recompensa, conforto e como um meio de lidar com a depressão ou a hostilidade. Muitos indivíduos comem quando não têm fome em resposta ao estresse, tédio, solidão, tristeza, depressão ou cansaço. A dificuldade em determinar a sensação de saciedade pode levar a problemas de peso e agravar o fato de comer em resposta a sinais emocionais e não de fome física.

Avaliação diagnóstica

Deve ser obtido um histórico cuidadoso em relação ao desenvolvimento da obesidade, e realizado um exame físico para diferenciar a obesidade simples do aumento de gordura que resulta de causas orgânicas. Deve ser obtido um histórico familiar de obesidade, diabetes, doença cardíaca coronariana e dislipidemia para todas as crianças

[8]N.R.T.: De acordo com os Centers for Disease Control and Prevention (CDC), os desertos alimentares são "áreas que não têm acesso a frutas, legumes, grãos integrais, leite com baixo teor de gordura e outros alimentos que compõem toda a gama de uma dieta saudável". Disponível em: https://onlinemasters.ohio.edu/food-deserts-definition/. Acesso em: 15 maio 2022.

com sobrepeso ou com risco de sobrepeso. Informações específicas do paciente e da família sobre os efeitos da obesidade no funcionamento diário (p. ex., problemas com respiração e sono noturno, sonolência diurna, dor nas articulações, incapacidade de acompanhar as atividades familiares e escolares) são úteis. O exame físico deve concentrar-se na identificação de comorbidades e causas identificáveis de obesidade. Para alguns, a avaliação psicológica, por meio de entrevistas e testes padronizados de personalidade, pode fornecer *insights* sobre a personalidade e problemas emocionais que contribuem para a obesidade e que podem interferir no tratamento.

É útil estimar o grau de obesidade para determinar o componente do peso corporal que pode ser modificado. Todos os métodos a seguir têm sido utilizados para avaliar a obesidade: IMC, peso corporal, relação peso-altura, índices de peso-idade, peso hidrostático, densitometria por emissão de raios X de dupla energia (DXA), medidas de dobras cutâneas, análise bioelétrica, tomografia computadorizada (TC), ressonância magnética (RM) e ativação de nêutrons. Cada um desses métodos tem vantagens e desvantagens. O peso hidrostático fornece a medição mais precisa do peso corporal magro.

Atualmente, o IMC é considerado o melhor método para avaliar o peso em crianças e adolescentes. O cálculo é baseado na relação entre peso e altura. Para adultos, as definições de IMC são medidas fixas sem considerar sexo e idade. O IMC em crianças e adolescentes varia para acomodar mudanças específicas de idade e de gênero sobre o crescimento. A fórmula para o cálculo do IMC é o peso em quilogramas dividido pela altura ao quadrado em metros: peso (kg) ÷ (altura [m]²). As medidas do IMC em crianças e adolescentes são traçadas em gráficos de crescimento que permitem aos profissionais de saúde determinar o IMC para a idade do paciente.

$$\frac{Peso\ (kg)}{Altura \times Altura\ (m)}$$

A avaliação inicial de crianças e adolescentes obesos deve incluir a triagem para avaliar a presença de comorbidades. A história é um guia importante para determinar o tratamento. Um exame físico completo é importante. Algumas áreas para se concentrar incluem (1) pele, para estrias e descolorações (p. ex., acantose *nigricans*); (2) evidência de dor e edema nas articulações; e (3) vias respiratórias para evidência de obstrução e aumento das tonsilas. Exames laboratoriais básicos incluem um painel lipídico e nível de insulina de jejum, enzimas hepáticas de glicose em jejum, incluindo gamaglutamil transferase (GGT) e, em algumas instituições, hemoglobina A1c. Outros exames, como polissonograma (estudo do sono), estudos metabólicos e avaliações radiográficas, podem ser adicionados com base na história e no exame físico. Esses exames podem determinar se o paciente precisa de encaminhamento para serviços especializados para avaliação e tratamento mais focados, como endocrinologia (resistência à insulina, diabetes), hepatologia (enzimas hepáticas elevadas, doença hepática gordurosa não alcoólica [NAFLD]), ortopedia (doença de Blount) ou medicina pulmonar (transtornos respiratórios do sono, pressão contínua positiva das vias aéreas [CPAP]).

Manejo terapêutico

A melhor abordagem para o tratamento da obesidade é a prevenção. O indicador de qualidade pediátrica para avaliação de peso e aconselhamento para nutrição e atividade física encontra-se na Tabela 16.5. O reconhecimento precoce e as medidas de controle são essenciais para que a criança ou o adolescente não alcance um estado de obesidade. Os profissionais de saúde precisam educar as famílias sobre as complicações médicas da obesidade.

Tabela 16.5 Indicador de qualidade pediátrica.[a]

Avaliação do peso e aconselhamento para nutrição e atividade física	
Medida	Crianças e adolescentes de 3 a 17 anos que tiveram uma consulta ambulatorial e apresentaram evidências durante o período de medição, dos seguintes itens: registro de altura, peso e índice de massa corporal (IMC) e aconselhamento sobre nutrição e atividade física
Numerador	Número de crianças com documentação do percentil de IMC, aconselhamento sobre nutrição e aconselhamento sobre atividade física durante o tempo de medição
Denominador	Número de crianças de 3 a 17 anos com pelo menos uma consulta ambulatorial

[a]Aprovada por National Quality Forum NQF #0024 and 2019 Core Set of Children's Health Care Quality Measures for Medicaid and CHIP. https://www.medicaid.gov/federal-policy-guidance/downloads/cib112018.pdf.

Atualmente, os únicos tratamentos recomendados para crianças são mudanças na dieta, exercícios, modificação de comportamento e, em algumas situações, agentes farmacológicos, como orlistate. O tratamento da obesidade é difícil. Muitas abordagens não alcançam sucesso a longo prazo. Na média, a perda individual é de apenas cerca de 5 a 10% do seu peso com as terapias disponíveis. Perder peso pode ter um efeito positivo significativo sobre muitas comorbidades, mas infelizmente o peso perdido é frequentemente recuperado em 1 ou 2 anos. Uma série de programas multidisciplinares oferecem intervenções que combinam exames médicos, alimentação, exercícios físicos e apoio psicológico. Esse tratamento é intensivo e dispendioso. A **modificação da dieta** é uma parte essencial dos programas de redução de peso. O aconselhamento dietético deve concentrar-se em melhorar a qualidade nutricional da dieta e não em restrição alimentar. Crianças e adolescentes devem evitar dietas da moda. A maioria dos nutricionistas e especialistas em nutrição recomenda uma dieta sem gorduras trans, pouca gordura saturada, moderada em gordura total (≤ 30%), baixo teor de sódio e com pelo menos nove porções de frutas e legumes, consistente com o guia alimentar *MyPlate*[d] para crianças. Além disso, promover alimentos com alto teor de fibras e evitar amidos e açúcares altamente refinados diminuem a ingestão calórica. Muitos programas recomendam o uso de um diário alimentar como uma ferramenta útil para aumentar a conscientização sobre as escolhas e comportamentos alimentares. O objetivo é incentivar o indivíduo a fazer escolhas saudáveis na seleção de alimentos e desencorajar o uso de alimentos por hábito ou para aliviar o tédio. O Boxe 16.4 contém sugestões úteis.

Pacientes com obesidade grave foram submetidos a dietas rigorosas, como a dieta rápida modificada poupadora de proteínas, dieta hipocalórica ou dieta cetogênica (Castaldo, Palmieri, Galdo et al., 2016; Sukkar, Signori, Borrini et al., 2013). Essas dietas são criadas para fornecer proteína suficiente para minimizar a perda de massa magra do corpo durante a perda de peso. Essas dietas precisam ser acompanhadas cuidadosamente e devem ser utilizadas apenas com equipes multiprofissionais que incluem médico, nutricionista e terapeuta comportamental. Geralmente, a dieta consiste na ingestão de 1,5 a 2,5 g de proteína por quilograma. A ingestão de carboidratos é baixa o suficiente para induzir cetose. Os benefícios da dieta são a perda de peso relativamente rápida e a anorexia induzida pela cetose. As complicações potenciais incluem perdas de proteínas, hipopotassemia, hipoglicemia, ingestão inadequada de cálcio, hipotensão ortostática

[d]http://www.choosemyplate.gov.

Boxe 16.4 Comportamentos recomendados para prevenir a obesidade.

Ao orientar adolescentes cujo índice de massa corporal (IMC) esteja entre os percentis 5 e 84, médicos e profissionais de saúde devem recomendar as seguintes etapas para prevenir a obesidade:

- Limitar o consumo de bebidas adoçadas com açúcar
- Consumir quantidades recomendadas de frutas e legumes
- Limitar o tempo de tela para não mais do que 2 horas por dia
- Remover telas de televisão e computador das áreas de dormir
- Tomar café da manhã diariamente
- Limitar a alimentação em restaurantes
- Ter refeições familiares frequentes em que pais e jovens comam juntos
- Limitar o tamanho das porções

Adaptado de Davis, D.M., Gance-Cleveland, B., Hassink, S. et al. (2007). Recommendations for prevention of childhood obesity. *Pediatrics, 120*(Suppl), S229-S253.

e aumento do risco de osteoporose. É difícil sustentar essas dietas, e os resultados a longo prazo não foram estabelecidos. O tratamento da obesidade infantil e do adolescente é uma área ativa de pesquisa. Intervenções comportamentais abrangentes, incluindo dieta, atividade física e mudanças no estilo de vida envolvendo pacientes individuais ou famílias são comumente utilizadas e geralmente são consideradas métodos primários de tratamento.

As abordagens de **modificação comportamental** para a perda de peso baseiam-se na observação de que indivíduos obesos têm práticas alimentares anormais, que podem ser alteradas. A atenção não se concentra nos alimentos, mas nos aspectos sociais e comportamentais em torno do consumo alimentar. Programas de perda de peso bem-sucedidos com modificação de comportamento ajudam os adolescentes a identificar e eliminar os hábitos alimentares inadequados e incluem um componente de resolução de problemas que permite aos adolescentes identificar problemas e criar soluções. Programas que incluem a modificação comportamental familiar, modificação alimentar e exercício têm se mostrado bem-sucedidos na redução da obesidade em algumas crianças (Altman & Wilfley, 2015). A modificação do comportamento é uma parte importante dos programas de intervenção multidisciplinar.

Técnicas cirúrgicas (cirurgia bariátrica) que desviam porções do intestino ou ocluem um segmento do estômago para produzir uma restrição acentuada na dieta e perda de peso são perigosas e causam muitas complicações metabólicas. Essas complicações incluem depleção grave de líquidos e eletrólitos, diarreia persistente, deficiência de vitaminas, hérnia interna e infiltração gordurosa e degeneração do fígado. A cirurgia bariátrica pode ser a única alternativa prática para o aumento do número de adolescentes com excesso de peso que falharam nas tentativas organizadas de perder ou manter a perda de peso por meio de abordagens não cirúrgicas convencionais e que têm condições que envolvem risco de morte. Os médicos devem definir diretrizes claras, realistas e restritivas para aplicar em pacientes mais jovens quando a cirurgia é considerada. Os candidatos à cirurgia devem ser encaminhados para centros que ofereçam uma equipe multiprofissional experiente na gestão da obesidade infantil e do adolescente. A cirurgia deve ser realizada por cirurgiões que participaram de treinamento de subespecialidade em cuidados médicos e cirúrgicos bariátricos, conforme detalhado pelo American College of Surgeons e pela American Society for Metabolic and Bariatric Surgery.

Cuidados de enfermagem

Os enfermeiros desempenham um papel fundamental nas fases de adesão e manutenção de muitos programas de redução de peso. Os enfermeiros avaliam, gerenciam e verificam o progresso de muitos adolescentes com excesso de peso. Também desempenham uma função importante no reconhecimento de potenciais problemas de peso e no auxílio a pais e adolescentes na prevenção da obesidade.

A presença da obesidade pode não ser óbvia apenas pela aparência. A avaliação regular da altura e do peso e o cálculo do IMC facilitam o reconhecimento precoce do risco. A avaliação inclui histórico de altura e peso do adolescente e de familiares, hábitos alimentares, padrões de apetite e fome e nível de atividade física. A história psicossocial também é útil na compreensão do impacto da obesidade na vida da criança. As etapas para abordar a mudança de comportamento com os jovens estão descritas no Boxe 16.5.

Antes de iniciar um plano de tratamento, é importante ter certeza de que a família está pronta para a mudança. A falta de disposição pode resultar em fracasso, frustração e relutância em resolver o problema no futuro. O enfermeiro deve explorar com os adolescentes as razões por trás do desejo de perder peso, pois a motivação é a chave para o sucesso. Os adolescentes precisam assumir a responsabilidade pessoal

Boxe 16.5 Protocolo de atenção primária para prevenção da obesidade pediátrica.

Etapa 1 – Avaliar

Explicar e realizar avaliações de:

- Peso, altura e percentil do índice de massa corporal (IMC)
- Consumo dietético (frutas, legumes, bebidas adoçadas, *fast food*)
- Atividade (tempo de tela, atividade física moderada a vigorosa)
- Comportamentos alimentares (café da manhã, tamanho das porções, refeições em família)

Obter e dar um *feedback* sobre o IMC e sobre comportamentos considerados dentro e fora do intervalo.

Etapa 2 – Definir um cronograma

Explorar o interesse em mudar comportamentos que não estão na faixa ideal.

Entrar em acordo sobre os comportamentos-alvo com o paciente e o cuidador.

Etapa 3 – Avaliar a motivação e a confiança

Quanto ao interesse em mudar o *status* do peso ou do comportamento, avaliar:

- Disposição e capacidade de fazer as mudanças
- Importância percebida
- Confiança no êxito

Investigar a resposta do paciente em relação ao desejo de mudar, importância percebida e confiança para explorar as vantagens e desvantagens da mudança.

Etapa 4 – Resumir e investigar possíveis alterações

Resumir as vantagens e desvantagens da mudança.

Consultar os próximos passos. Permitir que o adolescente faça sugestões. Fornecer orientação para começar a fazer a mudança, conforme necessário. Incentivar metas alcançáveis.

Resumir o plano de mudança.

Fornecer *feedback* positivo.

Etapa 5 – Agendar consulta de acompanhamento

Se for elaborado um plano de mudança, entrar em acordo sobre a data para uma consulta de acompanhamento, em um intervalo especificado de semanas ou meses.

Se não for elaborado um plano de mudança, entrar em acordo sobre a data para retomar o tema, em um intervalo especificado de semanas ou meses.

Adaptado de Davis, D.M., Gance-Cleveland, B., Hassink, S. et al. (2007). Recommendations for prevention of childhood obesity. *Pediatrics, 120*(Suppl), S229-S253.

por seus hábitos alimentares e atividade física. Jovens que são forçados por seus pais a procurar ajuda raramente estão motivados, rebelam-se e não demonstram disposição para controlar sua ingestão alimentar.

Aconselhamento nutricional. Prevenir o aumento da gordura corporal durante o crescimento é uma abordagem realista. Muitas vezes, isso pode ser realizado ajustando quatro aspectos da alimentação: (1) reduzir a quantidade ingerida ao comprar, preparar e servir uma porção menor; (2) alterar a qualidade do que é ingerido, substituindo alimentos de baixa caloria e baixo teor de gordura por alimentos de alto teor calórico (especialmente lanches); (3) fazer refeições regulares e lanches, principalmente o café da manhã; e (4) alterar situações, eliminando a associação entre comer e outros estímulos, como comer enquanto assiste à televisão. O aconselhamento nutricional incorpora teorias de comportamento em saúde para ajudar a motivar e manter a mudança de comportamento. As mudanças mais bem-sucedidas são aquelas consideradas alcançáveis, razoáveis e sustentáveis. A ênfase do aconselhamento deve ser nos resultados para a saúde, não no peso. Estudos têm mostrado que o foco no peso pode ser prejudicial ao tratamento e pode promover distúrbios alimentares (Altman & Wilfley, 2015).

A American Academy of Pediatrics recomenda que crianças com mais de 2 anos e adolescentes cujo peso encaixa-se na categoria de sobrepeso sejam colocados em um programa de manutenção de peso para retardar o progresso do ganho de peso. Essa estratégia permite que a criança adicione centímetros de altura, mas não quilos, fazendo com que o IMC caia ao longo do tempo até uma faixa mais saudável. Crianças de 6 a 11 anos que são obesas podem ser encorajadas a modificar seus hábitos alimentares para perda gradual de peso de, no máximo, 0,5 kg por mês. Crianças com mais idade e adolescentes obesos ou severamente obesos podem ser encorajados a modificar seus hábitos alimentares para almejar uma perda de peso de até 1 kg por semana.

Terapia comportamental. Alterar o comportamento alimentar e eliminar hábitos alimentares inadequados são essenciais para a redução de peso, especialmente na manutenção do controle de peso a longo prazo. A maioria dos programas de modificação comportamental inclui os seguintes conceitos:

- Uma descrição do comportamento a ser controlado, por exemplo, os hábitos alimentares
- Tentativas de modificar e controlar os estímulos que regem a alimentação
- Desenvolvimento de técnicas alimentares criadas para controlar a velocidade da alimentação
- Reforço positivo para essas modificações por meio de um sistema de recompensa adequado que não inclua alimentos
- Criar ambientes em que a escolha saudável seja a escolha mais fácil.

Envolvimento em grupos. Grupos comerciais ou oficinas de dieta compostas principalmente por adultos podem ser úteis para alguns adolescentes; no entanto, um grupo de pares é muitas vezes mais efetivo. Os grupos de adolescentes incluem acampamentos de verão destinados a jovens obesos e conduzidos por profissionais de saúde, grupos escolares organizados e liderados por um enfermeiro ou profissional de saúde da escola, e grupos associados a clínicas especiais.

Esses grupos estão preocupados não apenas com a perda de peso, mas também com o desenvolvimento de uma autoimagem positiva e o incentivo à atividade física. Educação nutricional, planejamento alimentar e melhoria das habilidades sociais são componentes essenciais desses grupos. A melhora é determinada por mudanças positivas em todos os aspectos do comportamento.

Envolvimento familiar. Há uma conexão definitiva entre o ambiente familiar, o tipo de interação e a obesidade. O enfermeiro precisa orientar os pais sobre a finalidade das medidas terapêuticas e sua importância no processo. A família precisa de educação nutricional e aconselhamento sobre o plano de reforço, alterações no ambiente alimentar e maneiras de manter as atitudes adequadas. Eles podem apoiar seu filho em esforços para mudar os comportamentos alimentares, a ingestão de alimentos e o nível de atividade física.

Atividade física. A recomendação atual para crianças e adolescentes é participar de um total de 60 minutos de atividade física diariamente; na forma de exercícios ou de atividade moderada a vigorosa (Centers for Disease Control and Prevention, 2015). A prática regular de atividade física faz parte de todos os programas de redução de peso. As recomendações precisam considerar o estado de saúde e o nível de desenvolvimento da criança ou adolescente. A melhor escolha é um tipo de exercício considerado agradável, aumentando a possibilidade de ser mantido de maneira sustentável. Exercícios leves, como caminhar, podem proporcionar uma oportunidade para a família aumentar o tempo juntos e aumentar o gasto calórico. O treinamento com pesos pode aumentar a taxa metabólica basal e substituir a massa gorda por massa muscular. No entanto, a musculação geralmente não é recomendada para crianças pré-púberes até que alcancem a maturidade física e esquelética. Para crianças pré-púberes, aumentar o tempo de brincadeiras ao ar livre é provavelmente vantajoso. É muito benéfico limitar atividades sedentárias, como assistir à televisão enquanto come.

Prevenção. O acúmulo gradual de tecido adiposo durante a infância estabelece um padrão de alimentação difícil de reverter na adolescência. A prevenção da obesidade deve começar na primeira infância com o desenvolvimento de hábitos alimentares saudáveis, padrões regulares de exercício e uma relação positiva entre pais e filhos. A prevenção da obesidade adolescente é mais bem realizada pela identificação precoce do problema na pré-escola, na idade escolar e nos períodos pré-adolescentes. Os profissionais de saúde devem incentivar consultas frequentes de cuidados de saúde para crianças com sobrepeso ou obesidade e incorporar um histórico alimentar e aconselhamento em cada consulta de rotina.

Anorexia nervosa e bulimia nervosa

Anorexia nervosa (AN) é um distúrbio alimentar caracterizado pela recusa em manter um peso corporal minimamente normal e pela perda de peso grave na ausência de causas físicas óbvias. Trata-se de um distúrbio com componentes sociais, psicológicos, comportamentais, culturais e fisiológicos que resultam em morbidade e mortalidade significativas. O transtorno é um diagnóstico clínico listado no DSM-5 (American Psychiatric Association, 2013). Indivíduos com AN são descritos como perfeccionistas, com alto desempenho acadêmico, obedientes e conscientes.

Bulimia (que em grego significa "fome de boi") refere-se a um transtorno alimentar semelhante à AN. A bulimia nervosa (BN) é caracterizada por episódios repetidos de **compulsão alimentar**, seguidos de comportamentos compensatórios inadequados, como autoindução de vômitos; uso indevido de laxantes, diuréticos ou outros medicamentos; jejum; ou excesso de exercícios (American Psychiatric Association, 2013). O comportamento compulsivo consiste no consumo secreto e frenético de grandes quantidades de alimentos de alta caloria (ou "proibidos") durante um breve período (geralmente ≈2 horas). A compulsão é neutralizada por uma variedade de métodos de controle de peso (**purgação**). Esses ciclos de compulsão e expurgo são seguidos por pensamentos autodepreciativos, um humor deprimido e uma consciência de que o padrão alimentar é anormal.

O **transtorno alimentar não especificado** (TANE) é um diagnóstico adicional para transtornos alimentares. Esses transtornos possuem componentes tanto de AN quanto de BN, que não são características dos critérios diagnósticos estabelecidos para essas duas condições. O transtorno de compulsão alimentar periódica (TCAP) é um tipo de TANE. Esse transtorno alimentar é uma categoria de diagnóstico distinta, que é muito semelhante à BN, com a exceção de que a purgação não está envolvida. O TANE inclui condições subliminares dos transtornos supracitados, bem como o transtorno de purgação, síndrome da alimentação noturna e uma categoria residual para problemas clinicamente significativos que atendam à definição de um distúrbio alimentar, mas não satisfazem os critérios para qualquer outro transtorno ou condição (American Psychiatric Association, 2013).

De acordo com estatísticas de transtornos alimentares estimadas pela National Eating Disorders Association, nos EUA até 30 milhões de pessoas sofrem de um distúrbio alimentar como AN, BN ou TCAP. Em todo o mundo, são mais de 70 milhões de pessoas. O problema com estatísticas sobre transtornos alimentares é que muitos portadores não se apresentam para o diagnóstico devido ao constrangimento, à negação ou à confusão quanto aos seus sintomas. Com base em dados de entrevista diagnóstica do National Comorbidity Survey Replication Adolescent Supplement (NCS-A), a prevalência de transtornos alimentares ao longo da vida entre adolescentes estadunidenses de 13 a 18 anos é de 2,7%. Os transtornos alimentares têm uma prevalência duas vezes maior entre as mulheres (3,8%) do que entre os homens (1,5%).

Essa prevalência provavelmente aumentará à medida que os médicos comecem a empregar os novos critérios do DSM-5. O capítulo do DSM-5 sobre distúrbios alimentares inclui seis doenças: AN, BN transtorno alimentar restritivo evitativo (TARE), transtorno de ruminação e pica. Ao contrário dos critérios de DSM-IV para AN, o DSM-5 não inclui o requisito para amenorreia, aumentando a aplicabilidade do diagnóstico em homens, mulheres na pré-menopausa e mulheres na pós-menopausa.

Etiologia e fisiopatologia

A etiologia desses distúrbios ainda não está clara. Uma combinação de fatores genéticos, neuroquímicos, do desenvolvimento psicológico, socioculturais e ambientais parece causar o transtorno (Salafia, Jones, Haugen et al., 2015). Dieta e insatisfação corporal parecem ser comuns ao início tanto da AN quanto da BN. Também é característica uma preocupação infantil com a magreza, reforçada por fatores socioculturais e ambientais, que dá suporte aos conceitos de uma forma corporal ideal. Os aspectos dominantes da AN são a busca incessante por magreza e o medo da gordura, geralmente precedidos por um período de distúrbios de humor e mudanças de comportamento.

Essas causas de AN não são necessariamente preto no branco. Portanto, se alguém apresenta vários fatores de risco, isso não garante que desenvolverá um distúrbio alimentar. Por outro lado, quanto mais desses fatores contribuintes e causas de anorexia uma pessoa possui, maior é a probabilidade de desenvolver um transtorno alimentar. Há também evidências para apoiar que algumas pessoas podem ser geneticamente mais propensas a desenvolver distúrbios alimentares. Por exemplo, os distúrbios alimentares tendem a ser familiares. Um histórico familiar cuidadoso é, portanto, essencial na avaliação de transtornos alimentares suspeitos em pacientes.

Não há dados empíricos expressivos indicando que um protótipo familiar particular é responsável pelo desenvolvimento de um transtorno alimentar. No entanto, muitos especialistas associaram o desenvolvimento de um transtorno alimentar com características familiares, como a percepção do adolescente sobre as altas expectativas parentais relacionadas com conquistas e aparência física, dificuldade em lidar com conflitos, estilos de comunicação ruins, confusão e ocasionalmente estranhamento entre os membros da família, desvalorização da mãe ou do papel materno, tensão conjugal e transtornos de humor e ansiedade. Adolescentes cujos pais se concentram no peso relatam níveis mais altos de distúrbios alimentares (Salafia et al., 2015). Famílias que lutam contra um transtorno alimentar têm sido caracterizadas como tendo dificuldades para responder positivamente às mudanças nas necessidades físicas e emocionais do adolescente. O estresse familiar de qualquer tipo pode tornar-se um fator significativo no desenvolvimento de um transtorno alimentar (Salafia et al., 2015).

Indivíduos com transtornos alimentares geralmente têm problemas psiquiátricos, incluindo transtorno afetivo, transtorno de ansiedade, transtorno obsessivo-compulsivo (TOC) e transtorno de personalidade. Verificou-se que mulheres adultas com transtornos alimentares apresentaram maiores taxas de traços de comportamento obsessivo-compulsivo na infância. É importante notar que muitos dos achados clínicos estão diretamente relacionados com o estado de fome e melhoram com o ganho de peso. As pesquisas continuam, em um esforço para entender melhor a etiologia e a patogênese dos transtornos alimentares.

Muitos esportes e atividades artísticas que enfatizam a magreza (p. ex., balé e corrida) e esportes nos quais a pontuação é parcialmente subjetiva (p. ex., patinação artística e ginástica) ou onde a classe do peso é um pré-requisito para a participação (p. ex., luta livre) têm sido associados a uma maior incidência de distúrbios alimentares, como foram descritos por alguns pacientes com transtorno alimentar (Salafia et al., 2015). O termo **tríade da atleta feminina** foi revisado em 2007, para seu significado atual incluir um ou mais dos três componentes a seguir: baixa disponibilidade de energia (com ou sem distúrbio alimentar), disfunção menstrual e baixa densidade óssea (Ranson, Patterson, & Colvin, 2018). As diretrizes publicadas para determinar a estratificação do risco da tríade e fornecer orientação para a liberação e retorno ao esporte representam uma etapa fundamental no avanço de uma tradução baseada em evidências e precisam ser refinadas e validadas daqui para frente (De Souza, Nattiv, Joy et al., 2014). É fundamental que profissionais de medicina esportiva e pesquisadores continuem trabalhando em conjunto com esses desafios em mente para alcançar o objetivo de reduzir a prevalência da tríade da atleta feminina.

Avaliação diagnóstica

O diagnóstico é feito com base nas manifestações clínicas (Boxe 16.6) e na conformidade com os critérios estabelecidos pela American Psychiatric Association (2013). As características da BN e da AN estão listadas na Tabela 16.6.

Histórico e exame físico completos são importantes para descartar outras causas de perda de peso. A avaliação clínica de um transtorno alimentar deve concentrar-se nas complicações resultantes do estado nutricional alterado e da purgação. Um histórico cuidadoso avalia as mudanças de peso, os padrões da dieta e a frequência e gravidade da purgação e do consumo excessivo. Comportamentos de purgação incluem vômitos ou outros métodos, como abuso de laxantes, enemas, diuréticos, substâncias anoréxicas, cafeína ou outros estimulantes.

Boxe 16.6 Manifestações clínicas da anorexia nervosa.

- Perda de peso grave e profunda
- Amenorreia secundária (se já alcançou a menarca)
- Amenorreia primária (se ainda não alcançou a menarca)
- Bradicardia sinusal
- Baixa temperatura corporal
- Hipotensão
- Intolerância ao frio
- Pele ressecada e unhas quebradiças
- Aparecimento de lanugem
- Afinamento do cabelo
- Dor abdominal
- Inchaço
- Constipação intestinal
- Fadiga
- Tontura
- Evidência de perda muscular (aspecto caquético)
- Dor óssea com exercícios

Tabela 16.6 Características de indivíduos com transtornos alimentares.

Fatores	Anorexia nervosa	Bulimia
Alimentação	Rejeita a comida para conseguir lidar	Procura a comida para conseguir lidar
Personalidade	Introvertida	Extrovertido
	Evita intimidade	Busca intimidade
	Nega o papel feminino	Aspira ao papel feminino
Comportamento	Criança "modelo"	Geralmente, se comporta mal
	Obsessivo-compulsivo	Impulsivo
Escola	Bem-sucedido	Desempenho escolar variável
Controle	Mantém um controle rígido	Perde o controle
Imagem corporal	Distorção da imagem corporal	Distorção da imagem corporal menos frequente
Saúde	Nega a enfermidade	Reconhece a enfermidade
		O estado de saúde flutua
Peso	Peso corporal < 85% do normal esperado	Entre 2,3 e 7 kg do peso corporal normal ou pode estar com sobrepeso
Sexualidade	Normalmente não é sexualmente ativo	Geralmente é sexualmente ativo

Verifique o peso e a altura do paciente e avalie sua adequação de acordo com o peso padrão para altura, idade e sexo determinados de acordo com o percentil de seu peso corporal ou IMC esperado.

Partes particularmente importantes do exame físico são a aferição dos sinais vitais (coração e pressão arterial, tanto em decúbito dorsal quanto em pé, e temperatura). Hipotensão, bradicardia e hipotermia são frequentemente observados em associação com um peso extremamente baixo. A prorrogação do intervalo QT pode ser detectada em alguns pacientes. Pele seca, lanugo, acrocianose e atrofia mamária são achados que foram associados à AN. Foram observadas lesões distintas nas mãos (sinal de Russell); as costas das mãos geralmente ficam com cicatrizes porque são cortadas pela abrasão repetida da pele contra os incisivos maxilares durante o vômito autoinduzido.

O diagnóstico de transtorno alimentar é feito clinicamente, mas podem ser obtidos testes de diagnóstico laboratorial adicionais para identificar a presença de desnutrição ou de outras complicações associadas. A avaliação laboratorial pode incluir um hemograma completo para avaliar anemia e outras anormalidades hematológicas; taxa de sedimentação de eritrócitos ou proteína C reativa para detectar evidências de inflamação; eletrólitos, bem como cálcio, magnésio, fósforo, nitrogênio de ureia sanguínea e creatinina; e urinálise, incluindo a gravidade específica para detectar a carga de água. Em pacientes com amenorreia prolongada, a gonadotropina coriônica humana deve ser avaliada para determinar a presença de gravidez. Outros testes para pacientes com amenorreia incluem testes de função da tireoide e medidas de prolactina sérica e do hormônio folículo estimulante para ajudar a descartar um prolactinoma (tumor hipofisário secretor de hormônios), hipertireoidismo, hipotireoidismo e insuficiência ovariana. Um estudo de densidade óssea pode ser solicitado para detectar a perda óssea, que é uma complicação da AN. Além disso, uma avaliação cardíaca abrangente muitas vezes é recomendada em pessoas com AN. Outros testes diagnósticos podem ser necessários com base no histórico e nos achados desses testes diagnósticos.

Ferramentas de triagem. Exames anuais de supervisão de saúde e exames físicos esportivos pré-participação são oportunidades ideais de triagem. Além das medidas de peso, altura e IMC, uma ferramenta de triagem como o questionário SCOFF pode ser usada para triagem de distúrbios alimentares. O questionário SCOFF foi validado apenas em adultos, mas sugere uma abordagem que também pode ser usada com crianças (Rosen, 2010).

O histórico médico é mais importante para o diagnóstico de distúrbios alimentares porque os achados do exame físico podem ser normais, especialmente no início da doença. Uma série de questionários de triagem estão disponíveis para auxiliar na entrevista. No questionário SCOFF, deve ser marcado 1 ponto para cada "sim". Uma pontuação de 2 ou mais indica um caso provável de AN ou BN. As perguntas relacionadas com a sigla em inglês **SCOFF (*Sick, Control, One, Fat, Food*)** são (Harrington, Jimerson, Haxton et al., 2015):

1. Você provoca esse *mal-estar* em si mesmo por que se sente desconfortavelmente cheio?
2. Você se preocupa com a perda de *controle* sobre o quanto você come?
3. Você perdeu recentemente mais de 6,4 kg (*one stone*) em um período de 3 meses?
4. Você acha que está *gordo* quando outros dizem que você está muito magro?
5. Os pensamentos e medos sobre a *comida* e peso dominam a sua vida?

Manejo terapêutico

O tratamento e o cuidado da AN envolvem três objetivos principais: (1) reinstituição da nutrição normal ou reversão do estado grave de desnutrição, (2) resolução de padrões perturbados de interação familiar e (3) psicoterapia individual para corrigir déficits e distorções no funcionamento psicológico. O tratamento de transtornos alimentares requer intervenções de uma equipe interdisciplinar composta por médico, enfermeiro, nutricionista e prestador de serviço de saúde mental com experiência pediátrica e de atenção à saúde do adolescente. Devido à natureza psicogênica da doença, o tratamento pode ser longo.

A maioria dos adolescentes com AN pode ser tratada ambulatorialmente, mas aqueles com problemas que requerem atenção médica imediata, como desnutrição grave, distúrbios eletrolíticos, anormalidades nos sinais vitais ou distúrbios psiquiátricos (p. ex., depressão grave ou ideação suicida), podem necessitar de internação. Pessoas com BN podem se beneficiar de um tratamento com TCC, psicoterapia, terapia familiar e aconselhamento nutricional (Kreipe & Starr, 2020).

Terapia nutricional. O objetivo mais importante é tratar qualquer desnutrição potencialmente fatal e restaurar a estabilidade alimentar e o ganho de peso. Isso pode exigir alimentação intravenosa ou a colocação de uma sonda se a desnutrição for grave. O paciente deve evitar o ganho rápido de peso, pois em algumas pessoas isso tem sido associado às anormalidades metabólicas graves, como a síndrome de realimentação, que consiste em complicações cardiovasculares, neurológicas e hematológicas que ocorrem quando a reposição nutricional é oferecida rapidamente. Essa síndrome pode ser evitada com a reintrodução lenta da alimentação e a adição de fósforo quando o fósforo total do corpo apresenta depleção. As metas de peso do tratamento são individualizadas e baseadas na idade, altura, estágio da puberdade, peso pré-morbidade e gráficos de crescimento anteriores. Em mulheres jovens que alcançaram a menarca, a retomada da menstruação é uma medida objetiva de retorno à saúde biológica.

As intervenções na dieta devem ser combinadas com a terapia comportamental para resolver os equívocos psicológicos subjacentes sobre a perda de peso. Outro aspecto do tratamento é aliviar o nível de ansiedade relacionado com a alimentação e com a depressão que acompanha o transtorno. Sozinho, o ganho de peso não pode ser considerado a cura da doença e é um sinal pouco confiável de evolução. As recaídas são frequentes, pois a pessoa pode reverter para padrões alimentares anteriores quando removida do ambiente terapêutico.

Terapia comportamental. A modificação comportamental, geralmente por meio de TCC ou entrevistas motivacionais, tem encontrado diferentes graus de sucesso. O objetivo é aumentar os sentimentos de controle e responsabilidade do paciente para alcançar a recuperação. Oferecer privilégios ou atividades para ganho de peso ou para comportamentos alimentares positivos pode ser bem-sucedido, mas o tratamento também deve abordar o conflito que precipita o transtorno. A psicoterapia individual visa ajudar o jovem a resolver a crise de identidade adolescente, particularmente no que se refere à distorção da imagem corporal. Se o transtorno está relacionado com uma situação familiar disfuncional, a terapia é mais bem-sucedida quando iniciada logo após a manifestação do distúrbio e direcionada para o desengajamento e redirecionamento de processos de mau funcionamento familiar.

A equipe responsável pela gestão de jovens com AN deve organizar um ambiente cuidadosamente estruturado. Primeiro, deve haver consistência. A equipe decide por uma abordagem e adere a ela. O plano é estruturado com testes reais sobre a ingestão calórica e a percepção da imagem corporal como componente essencial. Os membros da equipe devem fornecer uma base unificada para evitar qualquer possibilidade de manipulação ou inconsistência. Em segundo lugar, todos os membros da equipe devem estar envolvidos; a responsabilidade pelo programa não pode ser deixada para uma pessoa. O papel e os limites de cada membro devem ser claramente explicitados. Em terceiro lugar, a continuidade dos membros da equipe é importante; é útil ter os mesmos membros da equipe o tempo todo. Em quarto lugar, a comunicação entre os membros da equipe é essencial. A comunicação com o paciente sobre o que é esperado também é importante. Às vezes, a definição do limite pode parecer irracional. Se o adolescente não entende a lógica dos limites, ele pode sabotar todo o programa. Também é importante comunicar-se com a família. Em quinto lugar, o plano deve ser apoiado pelo adolescente, pela família e pelos membros da equipe. Apoie os esforços do adolescente e forneça *feedback* positivo para as conquistas realizadas para a normalização dos hábitos alimentares. Devem ser realizadas reuniões para discutir os sentimentos e preocupações do paciente, cuidadores imediatos e membros da equipe.

Farmacoterapia. Não há medicação que trate especificamente a anorexia. No entanto, às vezes os médicos prescrevem antidepressivos ou outros tipos de medicamentos para ajudar em alguns dos sintomas associados à anorexia, como depressão ou ansiedade.

Os poucos estudos existentes avaliaram principalmente a eficácia dos medicamentos no tratamento de comorbidades, como TOC e depressão. Os ISRS, como a fluoxetina, não têm se mostrado eficazes para tratar a perda de peso ou prevenir recaídas na anorexia. No entanto, às vezes são usados para tratar sintomas de depressão ou ansiedade em pessoas com anorexia.

O ISRS fluoxetina é aprovado pela U.S. Food and Drug Administration para tratar a bulimia. Há também algumas evidências de que outros ISRSs também podem tratar sintomas de bulimia.

Além disso, há algumas evidências de que antidepressivos tricíclicos, como desipramina, imipramina e amitriptilina, inibidores de monoamina oxidase e buspirona são mais efetivos em comparação com um placebo na diminuição da compulsão e do vômito em pacientes com BN. O topiramato, um agente antiepiléptico, e a ondansetrona, um antagonista seletivo da serotonina, têm demonstrado algum benefício no tratamento de pacientes com BN. As diretrizes da American Psychiatric Association não incentivam o uso de medicamentos como a única terapia. O antidepressivo bupropiona tem sido associado às convulsões em pacientes com BN e não é recomendado para pacientes com distúrbios alimentares.

A medicação geralmente não deve ser o tratamento inicial ou primário para casos de AN. Há muito mais evidências que apoiam a reabilitação nutricional e a psicoterapia para o tratamento de AN, em comparação com a medicação de suporte.

Psicoterapia. As diretrizes recentes recomendam que os programas de AN devem concentrar-se no engajamento do paciente, na reabilitação nutricional e física, a fim de recuperar o peso e no fornecimento de tratamento psicológico estruturado. Além disso, o resultado do tratamento deve ter o objetivo de apoiar mudanças de qualidade de vida necessárias para a melhora ou recuperação do paciente.

A psicoterapia é o centro do tratamento de distúrbios alimentares. Os pacientes precisam ser participantes ativos no processo de tratamento para que compreendam melhor os impulsos, os sentimentos e as necessidades que resultaram em seu transtorno alimentar. O objetivo é aumentar os sentimentos de controle e responsabilidade do paciente para alcançar a recuperação. Os transtornos alimentares são complexos e multifacetados. A terapia familiar aborda papéis disfuncionais, conflitos, alianças e padrões que o transtorno alimentar está precipitando ou mantendo, ao mesmo tempo em que ajuda os membros da família a lidar com o transtorno alimentar.

Embora as evidências ainda sejam insuficientes para dar suporte a programas ambulatoriais em comparação com hospitalizações, o tratamento da AN tem movido-se clinicamente de programas de internação a longo prazo com acompanhamento ambulatorial para um modelo mais comum de tratamento ambulatorial individual com apoio hospitalar.

Cuidados de enfermagem

Os enfermeiros precisam adotar e manter uma atitude gentil e solidária, mas firme na gestão do cuidado do adolescente com transtornos alimentares, sem criar um comportamento de dependência passiva. O indivíduo precisa de apoio e tranquilidade sustentados para lidar com os sentimentos ambivalentes relacionados com o conceito corporal e ao desejo de ser visto como cooperativo, confiável e digno de receber gentileza. Incentivar o adolescente com orientação e atividades que fortaleçam a autoestima facilita o processo de ressocialização e promove a aceitação entre os pares.

É importante que os enfermeiros estejam atentos aos efeitos colaterais físicos da AN. Pacientes com AN frequentemente limitam sua ingestão de líquidos. São comuns problemas do trato urinário, e podem ser detectadas cetonas e proteínas na urina como resultado da degradação de gorduras e proteínas. A instabilidade dos sinais vitais pode ser grave e incluir hipotensão ortostática; o pulso torna-se irregular e a frequência diminui acentuadamente. Bradicardia e hipotermia podem resultar em parada cardíaca (ver boxe *Estudo de caso para reflexão*).

O cuidado de enfermagem do adolescente com BN é semelhante ao do paciente com AN. O cuidado agudo envolve o monitoramento de alterações de líquidos e eletrólitos e a observação para sinais de complicações cardíacas. A consulta e o acompanhamento nutricional são essenciais. O enfermeiro deve incentivar o adolescente e os familiares a estruturar o ambiente para reduzir o comportamento de compulsão. Evitar e eliminar alimentos gatilho que resultariam em compulsões; restringir a alimentação a um cômodo da casa para evitar a ocultação e a vergonha relacionada com a ingestão excessiva de alimentos; prestar atenção e não se envolver em outras atividades enquanto come; e substituir por técnicas de exercício, artesanato, visualização e relaxamento antes e durante os impulsos para ingestão compulsiva são intervenções úteis.

Enfermeiros, pacientes e suas famílias podem encontrar assistência e informações de várias organizações. A National Association of Anorexia Nervosa and Associated Disorders[e] oferece programas de

[e]Linha de ajuda 630-577-1330, disponível das 9h às 17h; horário central, de segunda a sexta-feira; *e-mail*: anadhelp@anad.org; http://www.anad.org.

Estudo de caso para reflexão

Anorexia nervosa

Jane é uma garota de 13 anos, cujas notas são excelentes e os professores a descrevem como uma "aluna modelo". Recentemente, a professora disse ao enfermeiro que os pais de Jane estavam no meio de um "divórcio confuso". Além disso, vários amigos de Jane disseram que estão preocupados porque ela corre todos os dias na hora do almoço e raramente almoça com eles. Jane disse a seus amigos que ganhou peso durante os meses de inverno e que está correndo porque quer se qualificar para a equipe de atletismo nessa primavera. No momento de sua entrevista de saúde de rotina e exame físico esportivo, o enfermeiro observa que a temperatura oral de Jane é de 36°C e o peso é de 34 kg. Jane perdeu 9 kg desde seu último exame esportivo. Ela diz ao enfermeiro que não menstrua há 3 meses.

Avaliação inicial. Quais seriam suas preocupações iniciais com Jane?

Raciocínio clínico. Discuta intervenções imediatas que são apropriadas para Jane nesse momento.

Pontos de ensino

- Inúmeros fatores podem influenciar o desenvolvimento da anorexia nervosa
- Os indicadores de problemas no caso de Jane incluem o evento familiar traumático, a preocupação com a qualificação para a equipe de atletismo e o afastamento dos amigos

Respostas de pensamento crítico

Avaliação inicial. Jane teve uma experiência de vida traumática e perdeu peso consideravelmente. A ausência de seu período menstrual causa preocupação com o efeito da rápida perda de peso em seu corpo.

Raciocínio clínico. Jane precisa de apoio imediato para ajudá-la a entender as emoções relacionadas com o divórcio e suas atitudes em relação à saúde.

aconselhamento, encaminhamento e autoajuda para jovens com AN. A National Eating Disorders Association[f] fornece serviços de informação e apoio para pacientes e famílias.[9]

TRANSTORNOS ADOLESCENTES COM COMPONENTE COMPORTAMENTAL

Abuso de substâncias

Monitoring the Future (MTF) é um estudo a longo prazo com adolescentes estadunidenses, estudantes universitários e graduados adultos do Ensino Médio até os 55 anos. É conduzido anualmente pelo Institute for Social Research da University of Michigan desde sua criação em 1975 e recebe suporte de uma série de bolsas de pesquisa competitivas iniciadas por investigadores do National Institute on Drug Abuse (Johnston, O'Malley, Miech et al., 2016). A pesquisa de 2016 constatou que o uso anual de maconha entre alunos do 8º ano aumentou de 2007 a 2010, diminuiu ligeiramente de 2010 para 2012 e, em seguida, diminuiu significativamente em 2016. Entre os alunos do 10º ano, o uso aumentou um pouco de 2008 a 2013 e diminuiu depois disso. Entre os alunos do 12º ano, o uso aumentou de 2006 para 2011 e, em seguida, manteve o nível até 2016 (Johnston et al., 2016).

[f]Linha de ajuda de referência 800-931-2237, disponível das 9h às 21h, horário da costa leste, de segunda a quinta-feira, e das 9h às 17h, sexta-feira; http://www.nationaleatingdisorders.org/.

[9]No Brasil, enfermeiros, pacientes e suas famílias podem encontrar mais informações no AMBULIM, Programa de Transtornos Alimentares. Disponível em: https://ambulim.org.br/. Acesso em: 9 jan. 2023.

O consumo abusivo de bebidas alcoólicas (cinco ou mais doses pelo menos uma vez nas 2 semanas anteriores) está em declínio desde o início da década de 1980; em 2016, os declínios proporcionais desde os picos alcançados na década de 1990 foram de 75, 60 e 51% para as 8ª, 10ª e 12ª séries, respectivamente. A prevalência observada de consumo de bebidas alcoólicas continuou a cair de 2015 para 2016 (significativa no 8º ano), para 2016, com taxas de 3, 10 e 16% para as três séries (Johnston et al., 2016).

O consumo de cigarros tem se mantido em constante declínio a partir de meados da década de 1990 até 2004; em 2016, os níveis de prevalência de 30 dias caíram dos níveis máximos em 87, 84 e 71% nas 8ª, 10ª e 12ª séries, respectivamente (Johnston et al., 2016).

O uso de cigarros eletrônicos entre os jovens estadunidenses é quase exclusivamente um comportamento masculino. Entre os homens, as prevalências de 30 dias em 2016 foram de 3,6, 5,8 e 11,9% nas 8ª, 10ª e 12ª séries, respectivamente, enquanto entre as mulheres foram de 1,4, 1,3 e 1,5% (Johnston et al., 2016).

O uso de cigarros eletrônicos continua mais alto entre os adolescentes do que os cigarros tradicionais ou qualquer outro produto de tabaco. Como ponto de comparação, a prevalência de cigarros de tabaco foi de 2,6, 4,9 e 10,5% entre estudantes dos 8º, 10º e 12º anos, respectivamente. Nos 8º e 10º anos, o uso de cigarros eletrônicos é duas vezes mais comum que o uso de cigarros (Johnston et al., 2016).

Entre janeiro de 2017 e janeiro de 2018, o percentual de alunos do 12º ano que relataram o uso de cigarros eletrônicos com nicotina (sem aromatização ou outras substâncias) nos últimos 30 dias quase dobrou, passando de 11% para quase 21%; entre os alunos do 10º ano, o aumento foi quase tão grande, de 8,2 para 16,1%. Esses são os maiores aumentos em 1 ano já observados para qualquer substância na história da pesquisa MTF (Johnston et al., 2016). Em 2016, o uso de drogas ilícitas, além da maconha, apresentou algum declínio entre os alunos dos 8º e 10º anos, enquanto a prevalência anual entre os alunos do 12º ano não apresentou essencialmente nenhuma mudança (Johnston et al., 2016).

Abuso de drogas, **uso indevido** e **vício** são culturalmente definidos e são considerados comportamentos voluntários. **Tolerância a drogas** e **dependência física** são respostas fisiológicas involuntárias às características farmacológicas das drogas, como opioides e álcool. Consequentemente, um indivíduo pode ser viciado em um narcótico sem ser fisicamente dependente. Uma pessoa também pode ser fisicamente dependente de um narcótico sem ser viciada (p. ex., pacientes que usam opioides para controlar a dor).

Motivação

A maioria do uso de drogas começa com experimentação. A droga pode ser usada apenas uma vez, pode ser usada ocasionalmente ou pode tornar-se parte de um estilo de vida centrado no uso abusivo de substâncias. Crianças e adolescentes iniciam o uso de drogas por curiosidade. Adolescentes que usam drogas podem enquadrar-se em uma das duas grandes categorias – experimentadores e usuários compulsivos – ou podem enquadrar-se em uma terceira categoria em algum lugar no contínuo entre esses extremos, sendo chamados de *usuários recreativos*, principalmente de drogas como maconha, cocaína, álcool e medicamentos prescritos. Para muitos, o objetivo é a aceitação pelos pares; esses usuários encaixam-se mais na categoria de usuários experimentadores e intermitentes. Para outros, o objetivo é a intoxicação ou os efeitos intensos sustentados do uso de determinada droga. Esses usuários assemelham-se aos usuários compulsivos; eles podem envolver-se em uso intenso periódico, ou em episódios compulsivos. Os grupos de maior preocupação são aqueles cujos padrões de uso envolvem altas doses ou drogas ilícitas mistas com o perigo de superdosagem e usuários compulsivos com ameaça de desenvolver dependência, síndromes de abstinência e estilo de vida alterado.

Tipos de drogas em excesso

Qualquer droga pode ser usada em excesso, e a maioria é potencialmente prejudicial para adolescentes que ainda passam por experiências de vida formativas. Embora raramente consideradas drogas pela sociedade, as substâncias quimicamente ativas frequentemente abusadas são as xantinas, as teobrominas e a cafeína presente em produtos como chocolate, chá, café, colas e bebidas energéticas. O álcool etílico e a nicotina são drogas legais e socialmente aceitas. Qualquer uma dessas substâncias pode produzir efeitos eufóricos ou estimulantes leves a moderados e pode levar à dependência física e psicológica. O uso não médico de fármacos ganhou nova atenção na última década. O aumento das mortes por opioides prescritos tem sido chamado de epidemia, e as superdosagens de opioides (prescritos e ilícitos) levaram o U.S. Department of Health and Human Services (2018) a declarar emergência de saúde pública em 2017.

Além disso, surgiram preocupações sobre o uso não medicinal de fármacos não opioides, como benzodiazepínicos, produtos não benzodiazepínicos para dormir, estimulantes e remédios para tosse e resfriado.

A principal substância de venda livre nos EUA que pode ser usada em excesso é o dextrometorfano (DXM), que é encontrada em mais de 120 medicamentos para tosse e resfriado, sem necessidade de prescrição médica. O uso do DXM como indicado é seguro e produz apenas efeitos colaterais pouco frequentes. No entanto, apresenta um potencial significativo para abuso, uso recreativo e efeitos de dependência psicológica. Indivíduos que usam DXM recreativamente estão interessados em experimentar os efeitos dissociativos associados ao consumo de grandes quantidades. Xarope de tosse prescrito contendo prometazina e codeína é outro produto comumente encontrado na caixa de remédios caseira e associado ao uso abusivo de drogas na adolescência. Um método popular de consumo envolve dissolver o medicamento para tosse com um refrigerante e misturar no doce Jolly Rancher para dar cor e sabor. Os adolescentes costumam chamar essa bebida de "sizzurp", "purple drank," "syrup" ou "lean".[10]

Substâncias com capacidade de alteração da mente que estão disponíveis nas "ruas" e são de interesse médico e legal são as drogas alucinógenas, narcóticos, hipnóticos e estimulantes. Além disso, os profissionais de saúde estão preocupados com o uso de álcool e substâncias voláteis que são inaladas para alcançar a sensação de estado mental alterado (p. ex., gasolina, removedor de esmalte, produtos de limpeza domésticos, latas de desodorante *spray*, corretivos líquidos, marcadores, cimento plástico para modelagem, solventes orgânicos). Cheirar causa uma sensação de euforia que dura cerca de 15 a 45 minutos. A maioria dos usuários de inalantes relata ter começado a usar antes dos 15 anos. A euforia inicial pode ser acompanhada por tontura, dor de cabeça, fala arrastada e perda de coordenação, inibição e controle. Alucinações e delírios são outras possibilidades. Se um inalador faz com que o coração trabalhe muito, a disritmia pode desencadear uma insuficiência cardíaca letal, mesmo no primeiro uso. O uso crônico dessas substâncias pode causar danos graves ao fígado e aos rins.

O comércio *online* de drogas também está florescendo em uma rede oculta de *sites* que não são indexados por mecanismos de busca normais e são acessíveis apenas por meio de navegadores especiais da *web*, como o Tor. Somente em janeiro de 2016, as receitas de medicamentos nos criptomercados totalizaram entre US$ 12 milhões e US$ 21,1 milhões, de acordo com uma análise da RAND Europe. Adolescentes que têm intimidade com tecnologia estão encontrando seu caminho para esses mercados ilícitos. Os adolescentes podem usar inúmeros métodos para obter drogas por vários caminhos. Eles podem usar identidades falsas, participar de festas ou encontrar traficantes na rua. Eles também podem ter acesso a prescrições visitando um médico ou vasculhando os armários de remédios de familiares, amigos ou vizinhos. Além disso, os medicamentos podem ser obtidos na escola, *online* e por meio das mídias sociais.

Tabaco. O tabagismo está em um declínio lento desde seu pico em 1999, apesar de múltiplos esforços, incluindo aumento de custos, mudanças nas atitudes da comunidade sobre o tabagismo, campanhas de mídia com contrapublicidade e ambientes livres de tabaco. O uso de todos os produtos de tabaco entre os jovens não mudou significativamente entre 2004 e 2016 (Johnston et al., 2016).

O tabagismo ainda é considerado a principal causa evitável de morte. Os perigos de fumar em qualquer idade são indiscutíveis; no entanto, uma abordagem preventiva ao tabagismo adolescente é especialmente importante. Devido à sua natureza viciante, o tabagismo iniciado na infância e na adolescência pode resultar em um hábito ao longo da vida, com maior morbidade e mortalidade precoce.

Os efeitos da exposição ao fumo passivo são bem conhecidos e incluem aumento da incidência de baixo peso ao nascer e doença subsequente, aumento da incidência de síndrome da morte súbita infantil (tabagismo materno durante e após a gravidez), aumento da incidência de infecções do trato respiratório inferior e infecções de ouvido, exacerbação de ataques de asma, distúrbios do sono e comprometimento intelectual (Al-Sayed & Ibrahim, 2014; Homa, Neff, King et al., 2015).

Etiologia. Os adolescentes começam a fumar por vários motivos, incluindo imitação do comportamento adulto, pressão dos pares, desejo de imitar comportamentos e estilos de vida retratados em filmes e anúncios, e um desejo de controlar o peso, especialmente entre mulheres jovens. Adolescentes que não fumam geralmente têm familiares e amigos que não fumam ou que se opõem ao tabagismo. A maioria dos adolescentes que se abstém de fumar tem o desejo de ter sucesso acadêmico ou atlético e planeja ir para a faculdade (ver boxe *Foco na comunidade*). Embora o tabagismo entre universitários tenha aumentado nos últimos anos, as taxas são mais elevadas entre adolescentes que não completaram o Ensino Médio.

Tabaco sem fumaça. O termo tabaco sem fumaça refere-se a produtos de tabaco que são colocados na boca, mas não acesos (p. ex., rapé, tabaco de mascar). Esse substituto para os cigarros continua a representar um perigo para os adolescentes, embora o uso tenha diminuído constantemente em cerca de 50% desde o pico de prevalência em 1995. Crianças e adolescentes continuam reconhecendo o risco do tabaco sem fumaça e têm expressado altas taxas de desaprovação (Johnston et al., 2016). Também tem sido comprovado que esses produtos são cancerígenos, e que o uso regular pode causar problemas dentários, mau hálito e erosão ou perda de dentes.

Cuidados de enfermagem. A prevenção do fumo regular em adolescentes é o modo mais efetivo de reduzir a incidência geral do tabagismo. Vários métodos têm sido empregados. Cartazes, gráficos, *displays*, estatísticas e o uso de exemplos de pulmões danificados para comunicar os perigos de fumar têm apoiadores e pessoas que duvidam da eficácia dos métodos. Algumas escolas também usam filmes e demonstrações durante as aulas de ciências.

Em sua maioria, os programas de prevenção que se concentram nos efeitos negativos e a longo prazo do tabagismo sobre a saúde têm sido ineficazes. Os programas de jovens para jovens e aqueles que enfatizam os efeitos imediatos são mais efetivos, principalmente na melhoria das atitudes dos adolescentes em relação a não fumar. Como o tabagismo e os comportamentos relacionados são símbolos sociais, as campanhas antitabagismo devem abordar as normas

[10]N.R.T.: A *purple drank*, também chamada de *lean*, *syrup*, *sizzurp*, *dirty sprite*, *texas tea* ou bebida roxa, como é conhecida no Brasil, é uma droga feita da mistura de medicamentos, xaropes e refrigerantes, usada para produzir uma sensação parecida com a da bebida alcoólica, mas sem produzir o estresse ou a depressão do álcool. Disponível em: https://interhelpinternacao.com.br/blog/lean-droga-purple-drank/. Acesso em: 15 maio 2022.

Foco na comunidade

Maturação sexual precoce, álcool e cigarros

Fumar cigarros e beber álcool entre adolescentes são comportamentos complexos que não são explicados por uma causa ou fator individual. Alguns teóricos e pesquisadores acreditam que há uma relação entre a maturação biológica e os comportamentos de risco. Por exemplo, meninas jovens que são sexualmente maduras em uma idade mais precoce do que seus pares são frequentemente atraídas por meninas e meninos mais velhos, que podem se envolver em comportamentos de risco. Se os adolescentes mais velhos fumam, bebem e dirigem sob a influência de álcool sem consequências adversas (p. ex., sem acidentes de veículos), as jovens podem acreditar que também estarão seguras enquanto fumam, bebem ou andam em um automóvel com amigos que estão bebendo.

Embora pais e enfermeiros não possam influenciar o tempo de maturação biológica, eles podem identificar jovens que estão em risco para se envolver em comportamentos de risco devido à puberdade precoce. Os pais precisam entender que uma filha em maturação precoce pode estar desconfortável com seu corpo, e eles devem aproveitar a oportunidade para construir sua autoestima. A sensibilidade dos pais em relação à importância da aceitação pelo grupo de pares e do apoio parental de uma filha adolescente que se sente deixada de fora ou diferente são cruciais. Os enfermeiros escolares podem fornecer orientação antecipada a essas meninas e ajudá-las a criar estratégias de enfrentamento para situações que envolvem ofertas para fumar e beber. Além disso, os enfermeiros de saúde escolar podem fornecer informações sobre o desenvolvimento físico durante a puberdade e enfatizar o fato de que nem todos os adolescentes amadurecem ao mesmo tempo ou na mesma velocidade.

Professores, treinadores e líderes comunitários e religiosos podem oferecer oportunidades para que essas meninas "se encaixem" com seus pares da mesma idade por meio de atividades que enfatizem objetivos mútuos. Por exemplo, uma garota de maturação precoce é tipicamente mais alta do que seus companheiros de idade e pode ser um triunfo nos esportes, como basquete e atletismo.

dos potenciais fumantes. Qualquer coisa que ridicularize ou ameace as normas sociais do grupo de pares pode ser improdutiva ou contraproducente. Pesquisadores descobriram que ensinar resistência à pressão dos colegas é efetivo no início da adolescência. Embora os efeitos desses programas possam diminuir com o tempo, eles podem ser aprimorados em adolescentes com mais idade, apresentando informações em sala de aula, em vez de simplesmente distribuir material escrito para os alunos.

Duas áreas de foco ao antitabagismo são programas liderados por pares e o uso de mídia na prevenção do tabagismo (p. ex., CDs, fitas de vídeo, filmes). Programas liderados por pares enfatizando as consequências sociais do tabagismo têm se mostrado mais bem-sucedidos. Se um número significativo de colegas influentes pode "vender" a seus colegas de classe a ideia de que o hábito não é popular, seus seguidores imitarão o comportamento. Esses programas dão ênfase às consequências a curto prazo e não a longo prazo (p. ex., os efeitos do tabagismo na aparência pessoal, como manchas nos dentes e nas mãos, e odor desagradável no hálito e nas roupas).

O impacto de programas escolares de combate ao tabagismo pode ser fortalecido ao expandi-los para incluir pais, mídia de massa, grupos de jovens e organizações comunitárias. Por exemplo, os esforços dos meios de comunicação em massa que envolvem campanhas antitabagismo no rádio foram identificados como a intervenção midiática mais econômica.

A proibição do fumo nas escolas também cumpre várias metas, incluindo desencorajar os alunos a começar a fumar, reforçar o conhecimento dos perigos para a saúde do fumo e da exposição à fumaça ambiental do tabaco, e promover um ambiente livre de fumo como norma (ver boxe *Foco na comunidade*).

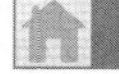

Foco na comunidade

Considerações sobre estratégias de combate ao fumo[11]

Enfermeiros que trabalham em escolas, hospitais e centros comunitários devem aproveitar todas as oportunidades para fornecer orientação sobre os perigos do tabagismo, para desencorajar a iniciação ao fumo por crianças e adolescentes, para incentivar a cessação do tabagismo e para promover ambientes livres de fumo. Em particular, os enfermeiros de saúde escolar devem estar atentos à vulnerabilidade dos jovens pré-graduandos quando ingressarem no Ensino Fundamental ou Médio. Esses enfermeiros estão na posição ideal para avaliar o nível de estresse, os problemas pessoais, as preocupações com o peso, a pressão dos pares e outros fatores que colocam os pré-adolescentes em risco de iniciação ao tabagismo. Os enfermeiros devem servir como conselheiros para grupos de estudantes, professores e pais e como defensores dos esforços legislativos. As seguintes estratégias adicionais são recomendadas:[a]

- Fornecer apenas informações concisas sobre as consequências para a saúde a longo prazo (p. ex., riscos cardiovasculares, câncer)
- Discutir as consequências fisiológicas imediatas (p. ex., alterações na frequência cardíaca, pressão arterial, sintomas respiratórios e concentrações de monóxido de carbono no sangue)
- Conversar sobre alternativas ao tabagismo que também estabeleçam uma autoimagem independente, madura ou sofisticada (p. ex., halterofilismo; corrida; dança; ingressar em um clube; voluntariar-se para um hospital ou grupo político, religioso ou comunitário)
- Mencionar os efeitos negativos em detalhes (p. ex., rugas na pele; manchas amarelas nos dentes e dedos; odor de tabaco na respiração, cabelo e roupas)
- Mencionar o crescente ostracismo dos fumantes por não fumantes, tanto legais quanto informais, no local de trabalho e em locais públicos
- Mencionar as evidências crescentes de que o fumo passivo é prejudicial à saúde de não fumantes que são regularmente expostos, especialmente crianças pequenas
- Admitir que muitos adultos que foram seduzidos a começar a fumar como adolescentes por causa de seus benefícios sociais, agora desejam parar de fumar
- Dar aos adolescentes cooperativos argumentos efetivos para lidar com a pressão dos pares (p. ex., por não fumar, um adolescente demonstra independência e inconformidade, traços normalmente valorizados pela juventude)
- Solicitar cartazes ou panfletos de instituições locais (p. ex., American Cancer Society, American Heart Association, American Lung Association) para que sejam expostos em locais de destaque na escola

[11]N.R.T.: No Brasil, o Instituto Nacional de Câncer (Inca) é o órgão do Ministério da Saúde responsável pelo Programa Nacional de Controle do Tabagismo (PNCT) e pela articulação da rede de tratamento do tabagismo no sistema Único de Saúde (SUS), em parceria com estados, municípios e Distrito Federal. As ações educativas, legislativas e econômicas desenvolvidas por esses órgãos e associados vêm gerando uma diminuição da aceitação social do tabagismo, fazendo com que um número cada vez maior de pessoas queira parar de fumar, evidenciando a importância de priorizar o tratamento do fumante como uma estratégia fundamental no controle do tabagismo. Disponível em: https://www.inca.gov.br/programa-nacional-de-controle-do-tabagismo/promocao-saude. Acesso em: 15 maio 2022.

[a]Os Centers for Disease Control and Prevention têm informações sobre os efeitos do tabaco, cessação do tabagismo e programas de controle do tabaco:1600 Clifton Rd., Atlanta, GA 30333; 800-232-4636; e-mail: tobaccoinfo@cdc.gov; http://www.cdc.gov/tobacco.

Álcool. O uso abusivo agudo ou crônico de álcool (etanol) é responsável por muitos atos de violência, suicídio, lesão acidental e morte. É provável que o consumo de álcool comece nos anos do Ensino Médio e aumente com a idade. Aos 18 anos, de 80 a 90% dos adolescentes já experimentaram álcool. O etanol é um depressivo que reduz as inibições contra a atuação agressiva e sexual. Sintomas físicos e psicológicos graves acompanham a abstinência abrupta, e o uso a longo prazo leva à lenta destruição dos tecidos, especialmente das células cerebrais e hepáticas. Os efeitos mais perceptíveis do álcool ocorrem dentro do SNC e incluem mudanças nas funções cognitivas e autônomas, como julgamento, memória, capacidade de aprendizagem e outras capacidades intelectuais. Jovens com alcoolismo muitas vezes bebem sozinhos e não conseguem controlar o uso abusivo. Muitas vezes, eles confiam na substância como uma defesa contra depressão, ansiedade, medo ou raiva. Nem todas essas características são observadas em adolescentes que abusam do álcool, mas se os sinais forem evidentes, a criança ou o adolescente deve ser considerado em risco. Pode ser necessário encaminhamento para um profissional de saúde e terapia de desintoxicação. Informações sobre álcool e respostas a perguntas estão disponíveis no Alcohol Hotline.[g] Outros grupos que fornecem apoio e aconselhamento para as famílias são Al-Anon, Alateen, Alatot e Alcoólicos Anônimos (organização com sedes em todos os diretórios locais).[12]

Cocaína. Embora a cocaína não seja considerada um narcótico, ela é classificada como tal em termos legais. A cocaína está disponível em duas formas: cloridrato de cocaína hidrossolúvel, que pode ser "cheirado" ou administrado por injeção intravenosa, e cocaína alcaloide insolúvel (base livre), que é usada principalmente para fumar. O *crack*, ou "pedra", é uma forma mais pura e perigosa da droga. Sua produção é barata e pode ser fumado em cachimbos ou cigarros mentolados.

A cocaína produz uma sensação de euforia, ou um "barato" ilusório. A abstinência não produz os sintomas dramáticos observados na retirada de outras substâncias. Os efeitos são aqueles comumente observados na depressão, incluindo falta de energia e motivação, irritabilidade, alterações de apetite, atraso psicomotor e padrão irregular do sono. Os sintomas mais graves incluem manifestações cardiovasculares e convulsões. Os efeitos da abstinência física não devem ser confundidos com o chamado "*crash*" após o "barato" de cocaína, que consiste em um longo período de sono. Respostas a perguntas sobre os riscos do uso de cocaína estão disponíveis no National Cocaine Hotline,[h] que também oferece encaminhamento para grupos de apoio e centros de tratamento.

Narcóticos. A classe dos narcóticos inclui os opiáceos, como heroína e morfina, e os opioides (substâncias semelhantes a opiáceos), como hidromorfina, hidrocodona, fentanila, meperidina e codeína. Essas substâncias produzem um estado de euforia, removendo sentimentos dolorosos e criando uma experiência prazerosa e uma sensação de sucesso, acompanhada pelo comprometimento da consciência pela criação de um estado onírico. Os sinais físicos de abuso narcótico incluem constrição das pupilas, depressão respiratória e, muitas vezes, cianose. As marcas de agulha podem ser visíveis nos braços ou nas pernas em usuários crônicos. A abstinência física dos opiáceos é extremamente desagradável, a menos que controlada com doses supervisionadas de redução da dose ou substituição por metadona.

Tão importantes quanto os efeitos físicos são as consequências indiretas relacionadas com a ilegalidade do uso de narcóticos e aos problemas associados à obtenção da droga (p. ex., as buscas para obter a droga e os métodos utilizados para atender ao alto custo de compra, muitas vezes ilegais). Também existem os problemas de saúde resultantes da negligência sobre as necessidades físicas (nutrição, higiene, assistência odontológica); superdosagem; contaminação; e infecção, incluindo infecção por HIV e hepatite B e C.

Depressores do SNC. Os depressores do sistema nervoso central (SNC) incluem uma variedade de substâncias hipnóticas que produzem dependência física e sintomas de abstinência em caso de descontinuação abrupta. Eles criam uma sensação de relaxamento e sonolência, mas prejudicam o funcionamento geral do organismo. Nessa categoria estão incluídos os barbitúricos, não barbitúricos e álcool. Os barbitúricos misturados com o álcool produzem um profundo efeito depressivo. O flunitrazepam, conhecido como "boa noite, Cinderela",[13] é uma substância hipnótica abusada por adolescentes. Muitas mulheres e muitos homens relatam ter sido estuprados depois de a droga ter sido colocada, sem seu conhecimento, em uma bebida. O flunitrazepam é 10 vezes mais poderoso que o diazepam. Produz sedação prolongada, sensação de bem-estar e perda de memória a curto prazo.

Estimulantes do SNC. As anfetaminas e a cocaína não produzem forte dependência física e podem ser descontinuadas sem grandes riscos. No entanto, a dependência psicológica é forte, e a intoxicação aguda pode levar a comportamentos agressivos violentos ou episódios psicóticos caracterizados por paranoia, agitação incontrolável e inquietação. Quando combinados com barbitúricos, os efeitos eufóricos são particularmente viciantes.

A metanfetamina pode ser cheirada, injetada, engolida ou fumada e produz uma explosão de energia em seus usuários, juntamente com alternação entre crises intensas de coragem e paranoia. Provoca um estado de excitação muito mais intenso do que o causado pela cocaína. A droga, conhecida por nomes como *crank, meth* e *cristal*, é barata e tem um período de ação mais longo do que a cocaína. Em vez de um "barato" curto (alguns minutos), como conseguido com a cocaína, o usuário pode permanecer "ligado" por horas com uma dose semelhante de *cristal*.

Os profissionais de saúde estão preocupados com o uso de diversas substâncias voláteis, ou **inalantes** como gasolina, cimento plástico para modelagem e solventes orgânicos; essas substâncias são inaladas pelo usuário para alcançar uma sensação de alteração do estado mental, e as pesquisas mais recentes indicam um aumento modesto no uso após quase uma década de queda. Os adolescentes cheiram diretamente ou colocam essas substâncias em sacos de papel, sacos plásticos ou latas de refrigerante, de onde inspiram os vapores para produzir uma sensação de euforia e de alteração da consciência. Essas substâncias contêm solventes químicos e são extremamente perigosas. Os limpadores de ar comprimido contêm freon, uma substância que pode causar arritmias cardíacas fatais. Os inalantes são a única classe de substâncias que têm maior incidência de uso entre adolescentes jovens. Isso provavelmente está relacionado com o fato de que os produtos podem ser facilmente adquiridos e podem ser as únicas substâncias disponíveis para jovens adolescentes. Muitas crianças não conhecem os perigos de "cheirar". Além de uma rápida perda da consciência e de parada respiratória, essas substâncias podem causar problemas de acuidade visual, deficiência linguística, instabilidade motora, déficits de memória e problemas de atenção e concentração.

---

[g]Ligação gartuita: 800-331-2900

[h]800-COCAINE (800-262-2463).

[12]N.R.T.: No Brasil, para saber informações sobre a localização dos grupos e escritórios dos Alcoólatras Anônimos, distribuídos por Unidade Federativa, cidade, grupos, horário das reuniões e localização no mapa, entre outros, acesse o *site* https://www.aa.org.br/. Acesso em: 15 maio 2022.

[13]N.R.T.: São usadas várias drogas para se obter o efeito do "boa noite, Cinderela"; dentre elas, as mais utilizadas são: flunitrazepam, medicamento responsável por induzir o sono poucos minutos após a sua ingestão; ácido gama hidroxibutírico (GHB), fármaco que pode diminuir o nível de consciência da pessoa; e cetamina, um anestésico e analgésico.

Drogas que alteram o estado mental. Os alucinógenos (psicodélicos, psicotomiméticos, psicotrópicos) são substâncias que produzem alucinações vívidas e sensação de euforia. Essas drogas não produzem dependência física, e podem ser descontinuadas abruptamente sem efeitos adversos. No entanto, os efeitos agudos e a longo prazo são variáveis, e em alguns indivíduos o comportamento dissociativo pode ser prolongado. A *Cannabis* (maconha, haxixe) e a dietilamida de ácido lisérgico (LSD) também estão incluídas nessa categoria.

Cuidados de enfermagem e manejo terapêutico

Enfermeiros que têm contato com crianças e adolescentes estão em uma posição privilegiada para fornecer informações sobre abuso de substâncias e servir como defensores do paciente. Os enfermeiros geralmente encontram jovens usuários de drogas quando estão (1) experimentando sintomas de superdosagem ou abstinência; (2) manifestando comportamento bizarro ou confusão mental secundária à ingestão de drogas; (3) preocupados que sejam ou tornem-se viciados; ou (4) preocupados com um amigo ou familiar que seja viciado.

Enfermeiros que cuidam de adolescentes hospitalizados precisam saber se esses jovens usam drogas compulsivamente. A descontinuação abrupta das drogas pode complicar seriamente outras doenças. Os enfermeiros devem estar atentos a qualquer indício físico ou comportamental de sintomas de abstinência ou de efeito do uso de drogas. Enfermeiros que trabalham em escolas ou na comunidade desempenham uma função essencial na identificação de crianças, adolescentes e famílias com problemas de uso abusivo de substâncias. O enfermeiro de saúde escolar pode ser a primeira pessoa a identificar uma criança ou um adolescente que tenha ingerido determinada droga pelo comportamento errático em sala de aula ou no pátio da escola. A identificação precoce daqueles em risco para problemas de uso abusivo de substâncias é um aspecto essencial da prevenção. Os pediatras também podem prevenir o uso abusivo de substâncias criando relações de confiança para que crianças e adolescentes se sintam confortáveis em fazer perguntas sobre drogas, para que o profissional possa alertá-los sobre os perigos de *sites* e outros aspectos sociais que incentivam a experimentação.

Cuidados agudos. Adolescentes que apresentam efeitos tóxicos ou sintomas de abstinência geralmente são atendidos no pronto-socorro. Funcionários com experiência em pronto-socorro estão familiarizados com o tratamento da toxicidade aguda da droga e de sinais, sintomas e características comportamentais associados ao uso de várias substâncias. Quando não se tem certeza sobre a droga utilizada, o conhecimento desses fatores facilita o cuidado e o tratamento. Muitas vezes, a observação ou descrição do comportamento da criança ou do adolescente é mais valiosa do que os relatos de pacientes ou amigos.

O tratamento para casos de intoxicação ou abstinência de drogas varia de acordo com a substância e com o método utilizado. Devem ser feitos todos os esforços para determinar o tipo, o tempo de ingestão, a quantidade, o modo de administração e os fatores relacionados com o início da apresentação dos sintomas. É útil conhecer o padrão de uso do indivíduo. Por exemplo, se estão envolvidos dois tipos de substâncias, elas podem exigir tratamentos diferentes. Historicamente, a lavagem gástrica tem sido usada quando a droga foi ingerida recentemente e o reflexo da tosse está intacto, mas é de pouco valor quando a droga foi administrada por via intravenosa ou intranasal. O mais comum é a administração de um antídoto, como a naloxona; a administração precoce de carvão ativado (dentro de 1 a 2 horas da ingestão) pode ser usada para superdosagem de opioides. Como o conteúdo real da maioria das drogas de rua é altamente questionável, outros agentes farmacêuticos devem ser administrados com cautela, exceto talvez os antagonistas narcóticos em casos de suspeitas de excesso de opiáceos. Também é necessário avaliar a possibilidade de traumatismo sofrido enquanto o paciente estava sob a influência da droga.

Cuidados a longo prazo. Um fator importante no tratamento e na reabilitação de jovens usuários é uma avaliação cuidadosa no estágio não agudo para determinar a função que a droga desempenha na vida do adolescente. A fase de motivação é voltada para explorar os fatores que influenciam o uso de drogas. Também envolve estabelecer um sentimento de autoestima e um compromisso com a autoajuda no adolescente.

A reabilitação começa quando o adolescente decide que pode e que está disposto a mudar. A **reabilitação** envolve promover relações interdependentes saudáveis com adultos atenciosos e solidários e explorar mecanismos alternativos para a resolução de problemas, ao mesmo tempo em que reduz ou elimina o uso de drogas. Pessoas que trabalham com jovens problemáticos devem estar preparadas para a **reincidência**, ou a tendência à recaída, e manter um plano de reentrada no processo de tratamento.

Apoio familiar. A maioria dos programas de tratamento para usuários de drogas baseia-se no modelo de 12 passos para adultos, como o dos Alcoólicos Anônimos. São necessárias pesquisas adicionais para determinar se esses modelos para pacientes adultos são efetivos para adolescentes. *Tough Love*[i] é um programa que se baseia na convicção de que os pais têm o direito e a responsabilidade de serem os formuladores de políticas na família, de estabelecer limites ao comportamento de seus filhos e de assumir o controle da casa de adolescentes fora de controle. A premissa é que permitir que os adolescentes experimentem as consequências negativas de seu comportamento os aproximará de aceitar ajuda ou de mudar seu comportamento. Outro grupo que fornece apoio e aconselhamento para famílias que sofrem com o uso abusivo de substâncias e buscam estratégias para lidar com seus filhos é o *Parents Anonymous*.[j] Outra fonte de informação é o Substance Abuse and Mental Health Services Administration da National Clearinghouse for Alcohol and Drug Information.[k]

Prevenção. Os enfermeiros desempenham uma função importante nos esforços de orientação, bem como na observação individual, avaliação e terapia relacionada com o abuso de substâncias. Nos últimos anos, uma variedade de programas educacionais tem sido aplicada com resultados promissores. As estratégias de prevenção mais efetivas são aquelas que fazem parte de um esforço mais amplo e genérico para promover a saúde e o sucesso em geral. Comportamentos que comprometem a saúde são frequentemente interligados e têm antecedentes comuns. Os esforços de prevenção que se concentram em mudar apenas um comportamento (p. ex., álcool, uso abusivo de drogas) tem menor propensão de sucesso. Os programas bem-sucedidos são aqueles que promoveram habilidades parentais, habilidades sociais entre crianças hiperativas, realização acadêmica e habilidades para resistir à pressão dos colegas.

A pressão dos pares é uma ferramenta poderosa e pode ser usada efetivamente na prevenção do uso abusivo de substâncias. Um grupo que teve algum sucesso na redução de lesões por dirigir embriagado é o Students Against Destructive Decisions (SADD)[l]. As técnicas usadas por esse grupo incluem orientações em grupo, orientações aos pais para festas de adolescentes e conscientização da comunidade. Os enfermeiros devem incentivar a criação de grupos SADD nas escolas de Ensino Médio em suas comunidades.

[i]https://www.toughlove.com.

[j]675 W. Foothill Blvd., Suite 220, Claremont, CA 91711; 909-621-6184; http://www.parentsanonymous.org.

[k]Choke Cherry Road, Rockville, MD 20857; 877-SAMHSA-7; http://www.samhsa.gov/.

[l]255 Main St., Marlborough, MA 01752; 877-SADD-INC; http://www.sadd.org.

Suicídio

O **suicídio** é definido como um ato deliberado autoinfligido com a intenção de que a lesão resulte em morte. A maioria dos especialistas faz uma distinção entre ideação suicida, tentativa de suicídio (ou parasuicídio) e suicídio.

A **ideação suicida** envolve uma preocupação com pensamentos sobre o suicídio e pode ser um precursor do ato. Embora seja comum que ocasionalmente os adolescentes experimentem pensamentos suicidas, expressões de preocupação com o suicídio devem ser levadas a sério, e deve ser realizada uma avaliação para o encaminhamento adequado. Uma **tentativa de suicídio** tem a intenção de causar lesão ou morte. O termo **parassuicídio** é usado para se referir a comportamentos que vão desde gestos até tentativas sérias de se matar. *Parassuicídio* é um termo preferível porque não faz referência à intenção e porque o motivo pessoal pode ser muito difícil ou complexo de determinar. No entanto, toda atividade parassuicida deve ser levada a sério.

> **! ALERTA PARA A ENFERMAGEM**
>
> Histórico anterior de tentativa de suicídio é um sério indicador para uma possível conclusão do suicídio no futuro. Estudos sobre suicídios de adolescentes descobriram que metade dos adolescentes já havia feito tentativas anteriores.

Os resultados da Youth Risk Behavior Surveillance (2017) constataram que, em 2017, 31,5% dos estudantes do Ensino Médio haviam experimentado períodos de sentimentos persistentes de tristeza ou desesperança (ou seja, quase todos os dias por 2 ou mais semanas consecutivas para que o aluno parasse de fazer algumas atividades habituais) no ano anterior. O percentual de estudantes que experimentaram sentimentos persistentes de tristeza ou desesperança no último ano aumentou significativamente de 2007 a 2017. Esse mesmo relatório constatou que, em 2017, 17,2% dos estudantes do Ensino Médio consideraram seriamente a tentativa de suicídio no último ano. Em 2017, 13,6% dos estudantes do Ensino Médio tinham um plano de suicídio no último ano. Nesse mesmo ano, 7,4% dos estudantes do Ensino Médio tentaram suicídio uma ou mais vezes no último ano. O suicídio é atualmente a terceira principal causa de morte durante a adolescência, superada apenas pela morte por acidentes (acidentes não intencionais e homicídios; ver Capítulo 1).

Etiologia

Fatores ambientais, psicológicos e biológicos desempenham um papel no suicídio (Cha, Franz, Guzmán et al., 2017). Alguns dos fatores ambientais incluem histórico de maus-tratos infantis, vitimização (*bullying*) e influência dos pares e dos meios de comunicação (Cha et al., 2017). As influências psicológicas envolvem questões afetivas de desvalorização e baixa autoestima, fatores cognitivos como impulsividade e processos sociais de conexão e solidão (Cha et al., 2017). Os fatores biológicos do suicídio envolvem respostas neurais, circuitos cerebrais, serotonina e genética (Cha et al., 2017). O fator individual mais importante é a presença de um transtorno psiquiátrico ativo (depressão, transtorno bipolar, psicose, uso abusivo de substâncias ou transtorno de conduta). Para alguns adolescentes, o suicídio torna-se o caminho final para a liberação de seus problemas psiquiátricos e sociais. Crianças e adolescentes vítimas de suicídio apresentam maiores taxas não só de depressão, mas também de transtornos de conduta, transtornos bipolares, abuso de substâncias, problemas interpessoais com os pais e histórico familiar de depressão, abuso de substâncias e comportamento suicida.

Os fatores familiares que influenciam o suicídio incluem a perda dos pais; ruptura de laços familiares; histórico familiar de suicídio, depressão, uso abusivo de substâncias ou distúrbio emocional; abuso ou negligência infantil; indisponibilidade parental; problemas de comunicação e isolamento dentro da família; conflito familiar; e expectativas parentais irrealisticamente altas ou indiferença parental com baixas expectativas. As famílias que respeitam a individualidade são coesas e carinhosas, equilibram a disciplina com uma relação de apoio e compreensão, têm bons sistemas de comunicação e têm pelo menos um dos pais que demonstra atenção e mostra-se disponível para proteger os adolescentes de desfechos suicidas. Os fatores de risco socioambientais incluem encarceramento, isolamento, perda aguda do parceiro, falta de opções futuras e disponibilidade de armas de fogo em casa.

> **! ALERTA PARA A ENFERMAGEM**
>
> Considerando o que se sabe sobre o suicídio de jovens, os enfermeiros devem perguntar aos pais, especialmente aqueles com adolescentes em risco, se existem armas de fogo na casa e, se for o caso, recomendar sua remoção. Os pais devem garantir que seus filhos – especialmente aqueles que estão deprimidos, têm pouca habilidade para resolver problemas ou usam drogas ou álcool – não tenham acesso a armas de fogo. Os pais também devem ser orientados sobre os sinais de alerta do suicídio (Boxe 16.7).

Motivação

A ideação suicida é comum em adolescentes. Representa inúmeras fantasias, como o alívio do sofrimento, um meio de ganhar conforto e simpatia, ou um meio de vingança contra aqueles que os feriram. Os adolescentes têm uma percepção equivocada de que o ato de suicídio evocará remorso e piedade e que eles serão capazes de retornar e testemunhar a dor dos que ficaram. Crianças ou adolescentes irritados, que são incapazes de punir diretamente aqueles que os feriram ou insultaram, podem se vingar dos que os amam por meio da autodestruição (p. ex., "Eles se arrependerão quando me encontrarem morto" ou "Eles se arrependerão de terem sido maus comigo").

Boxe 16.7 Sinais de alerta do suicídio.

- Preocupação com temas relacionados com a morte – foco em pensamentos mórbidos
- Desejo de se desfazer de seus bens
- Falas sobre a própria morte, sobre o desejo de morrer
- Perda de energia, perda de interesse, indiferença
- Exaustão sem uma causa óbvia
- Mudanças nos padrões de sono – dorme muito ou dorme pouco
- Aumento da irritabilidade, discussões ou teimosia
- Queixas físicas – dores de estômago recorrentes, dores de cabeça
- Visitas repetidas a médico, enfermeiro ou pronto-socorro para tratamento de lesões
- Comportamento irresponsável
- Comportamento antissocial – uso abusivo de álcool, drogas, envolve-se em brigas, comete atos de vandalismo, foge de casa, torna-se sexualmente promíscuo
- Mudança súbita no desempenho escolar – notas baixas, falta às aulas, abandona as atividades
- Resiste ou recusa-se a ir à escola
- Permanece distante, triste, afastado – embotamento afetivo, sem expressão facial
- Descreve-se como inútil
- Alegria súbita após depressão profunda
- Retraimento social de amigos, atividades e interesses antes apreciados
- Comprometimento da concentração
- Mudança drástica no apetite

Para adolescentes seriamente deprimidos, o suicídio parece ser a única forma de libertação de seu desespero. Esses adolescentes raramente fornecem evidência de sua intenção e frequentemente escondem seus pensamentos suicidas. Muitos adolescentes, no entanto, contam aos colegas sobre seus pensamentos ou planos suicidas, mas evitam contar aos adultos. O isolamento social é um fator significativo para distinguir adolescentes que se matarão daqueles que não o farão. É também mais característico daqueles que completam o suicídio do que daqueles que fazem tentativas ou ameaças.

A frequência de **suicídios por contágio**, ou **por imitação** (ou seja, o aumento do número de suicídios de jovens que ocorre depois de descoberto o suicídio de um adolescente), é perturbadora e pode indicar que os adolescentes percebem o suicídio como um ato glamoroso. Além disso, os jovens podem não perceber o caráter definitivo do suicídio porque se tornaram dessensibilizados por observar constantemente a violência e a morte na televisão.

Avaliação diagnóstica

A depressão é comum entre adolescentes que tentam o suicídio. Ela é caracterizada por sintomas subjetivos e sinais objetivos que refletem a tristeza e o desespero do adolescente. Os adolescentes descrevem sentimentos de tristeza, desespero, desamparo, desesperança, tédio, perda de interesse e isolamento. Eles também podem sentir autocensura, autodepreciação e culpa. Sintomas subjetivos de depressão ou mudanças específicas no comportamento colocam o adolescente em risco para o suicídio.

Manejo terapêutico

Ameaças de se suicidar devem ser sempre levadas a sério. Há uma tendência de descartar tentativas de suicídio como atos impulsivos resultantes de crises temporárias ou de depressão. Se uma tentativa de suicídio não conseguir despertar a atenção aos seus problemas ou piorar a situação, a criança ou o adolescente pode concluir que o suicídio é a única resposta. Crianças e adolescentes precisam saber que alguém se importa com eles e devem receber uma intervenção rápida e eficiente durante as crises. Embora os profissionais de saúde em geral sejam capazes de lidar com uma reação aguda depressiva sem dificuldade, o adolescente que fez uma tentativa séria ou tem um plano específico para o suicídio deve receber atenção imediata e cuidados psiquiátricos especializados.

Jovens ativamente suicidas precisam de cuidados, acompanhamento e tratamento hospitalar. Os medicamentos para depressão e transtorno bipolar muitas vezes levam várias semanas para alcançar os níveis terapêuticos. O tempo até que a medicação e o tratamento comecem a fazer efeito pode ser doloroso para o adolescente e para a família. É importante incentivar as famílias a apoiarem seu adolescente a aderir ao regime prescrito. Os ISRS são frequentemente prescritos para depressão, mas adolescentes que estão tomando esses medicamentos precisam de acompanhamento cuidadoso e frequente.

> **! ALERTA PARA A ENFERMAGEM**
>
> Adolescentes que expressam sentimentos suicidas e têm plano específico devem ser monitorados o tempo todo. Eles não devem ter acesso a armas de fogo, substâncias com prescrição ou drogas ilícitas, cintos, lenços, cadarços, objetos pontiagudos, fósforos ou isqueiros. Se estiverem embriagados, devem ser contidos ou colocados em um ambiente de proteção até que um psiquiatra ou psicólogo possa avaliá-los.

Cuidados de enfermagem

Enfermeiros desempenham uma função fundamental na redução do suicídio de adolescentes. Enfermeiros podem orientar os pais e os adolescentes. Eles podem ensinar os pais a ser solidários e a desenvolver padrões positivos de comunicação, para ajudar os adolescentes a sentirem-se conectados e amados por suas famílias. Para promover um desenvolvimento saudável, os pais podem ser encorajados a fornecer aos adolescentes uma saída criativa e a ajudar os jovens a aceitar emoções fortes, dor, raiva e frustração, como parte normal da experiência humana.

O cuidado com adolescentes suicidas inclui o reconhecimento precoce, a prevenção e o tratamento. O aspecto mais importante do cuidado é o reconhecimento de sinais de alerta que indicam que um adolescente está perturbado e pode tentar suicídio. O enfermeiro deve levar a sério qualquer comentário suicida e não deixar o jovem sozinho até que o grau de propensão seja avaliado. Um mnemônico para o processo de avaliação é SLAP: Especificidade, Letalidade, Acessibilidade e Proximidade (do inglês *Specificity, Lethality, Accessibility, and Proximity*). A primeira etapa (especificidade) envolve perguntar ao adolescente se ele sente inclinação ao suicídio ou de que maneira gostaria de tirar sua própria vida. Se a resposta for afirmativa, o adolescente escolheu um meio de suicídio e tem um plano específico. A segunda etapa de avaliação (letalidade) envolve determinar a letalidade dos métodos disponíveis. Ele planeja usar um revólver ou uma faca? A escolha é por medicamentos altamente letais, enforcamento ou envenenamento por monóxido de carbono? A terceira etapa (acessibilidade) envolve determinar a disponibilidade dos meios de suicídio, e a quarta etapa (proximidade) envolve avaliar se ele determinou uma data para cometer suicídio e quando é.

Os profissionais de saúde devem estar atentos aos sinais de depressão, e qualquer pessoa que apresente esse comportamento deve ser encaminhada para avaliação psicológica minuciosa. A manifestação de depressão em crianças e adolescentes é diferente da dos adultos. Em adolescentes, pode ser mascarada por comportamentos agressivos impulsivos. Desafio, desobediência, problemas de comportamento e distúrbios psicossomáticos podem indicar depressão subjacente, ideação suicida e tentativas iminente de suicídio.

> **! ALERTA PARA A ENFERMAGEM**
>
> Nenhuma ameaça de suicídio deve ser ignorada ou desafiada. Ameaças são um sintoma que deve ser levado a sério. Muitas vezes, ameaças suicidas ou pequenas tentativas são confundidas com necessidade de atenção. Também é errado se deixar levar por uma falsa sensação de segurança quando a depressão de um adolescente aparentemente foi aliviada. A melhora na atitude pode significar que o adolescente já tomou a decisão e encontrou os meios para realizar a ameaça.

Os colegas e outros confidentes são observadores importantes e excelentes fontes de informação sobre possíveis tentativas de suicídio. Eles podem não ser capazes de diagnosticar a depressão, mas são capazes de sentir quando um amigo demonstrou uma mudança de personalidade marcante. É importante enfatizar que o colega que detecta qualquer alteração em um amigo é um possível salvador e não deve permanecer em silêncio sobre as observações. Amizade não implica conluio. Alguém que acredita que um amigo pode ser suicida deve alertar outra pessoa que possa ajudar (p. ex., pais, professor, orientador, enfermeiro da escola).

As avaliações rotineiras de saúde dos adolescentes devem incluir questões que verifiquem a presença de ideação ou intenção suicida. Existem diversas ferramentas de avaliação destinadas a auxiliar os médicos na identificação e gestão inicial de adolescentes com depressão em uma era de grande necessidade clínica e escassez de especialistas em saúde mental. Essas ferramentas não devem substituir o julgamento clínico e não devem ser a única fonte de orientação para o tratamento da depressão em adolescentes. Das muitas ferramentas disponíveis, as mais relevantes estão nas publicações de Richardson et al. (2010), nas quais validaram o Questionário de Saúde do Paciente-2 (PHQ-2, *Patient Health Questionnaire*) e o Questionário de Saúde do Paciente-9 (PHQ-9).

Qualquer tentativa anterior de suicídio indica um risco maior para uma futura tentativa. O risco de uma tentativa de suicídio em um futuro próximo aumenta à medida que a frequência da ideação suicida aumenta.

! ALERTA PARA A ENFERMAGEM

A National Suicide Prevention Lifeline (800-273-TALK. [8255]; em espanhol, 888- 628-9454) oferece pessoas com quem conversar 24 horas por dia.[14]

Se crianças ou adolescentes expressarem intenção suicida, os enfermeiros podem fazer um contrato, pedindo-lhes que assinem um acordo de que não tentarão o suicídio durante um período acordado e que ligarão imediatamente para o número que atende 24 horas se sentirem que não conseguirão cumprir o acordo. A quantidade de tempo que um adolescente se sente confortável em acordar geralmente é uma indicação de seu risco e estabilidade.

Como uma tentativa de suicídio é frequentemente um desdobramento de um desconforto familiar, é essencial intervir na família. É importante avaliar as interações familiares e reconhecer as relações problemáticas. A abordagem mais efetiva é o reconhecimento de adolescentes suscetíveis durante os estágios iniciais de sofrimento, para que o aconselhamento familiar possa ser iniciado. A prevenção deve ser direcionada para a melhoria das práticas de criação dos filhos por meio de apoio e orientação dos pais e mudanças nas conscrições sociais que geram frustração, desespero e comportamento mal adaptável.

Embora a confidencialidade seja uma parte essencial do aconselhamento do adolescente, no caso de comportamentos autodestrutivos, isso não deve ser levado em conta. O comportamento suicida deve ser relatado à família e a outros profissionais, e o adolescente deve ser informado sobre isso. Esse ato transmite uma mensagem importante para os jovens: os profissionais compreendem e cuidam.

Muitas escolas instituíram programas de prevenção ao suicídio. Esses programas incluem serviços como aconselhamento informal e uma linha telefônica de aconselhamento por pares. Informações também podem ser obtidas da American Association of Suicidology[m].

Experiências adversas na infância (ACEs)

De 1995 a 1997, a Kaiser Permanente's Health Appraisal Clinic, em colaboração com os Centers for Disease Control and Prevention, implementou um dos maiores estudos já realizados sobre a origem de fatores de risco que têm consequências negativas para a saúde e sociais e sobre a incidência cumulativa e influência do abuso psicológico e físico. Os fatores de risco incluíram negligência, abuso sexual, violência à testemunha, exposição ao abuso de substâncias, doença mental, comportamento suicida e prisão de um membro da família. Foi avaliado o impacto desses fatores de risco na saúde mental (depressão, suicídio), saúde física (doença cardíaca, câncer, doença pulmonar crônica, fraturas, doença hepática, obesidade), comportamentos relacionados com a saúde (alcoolismo, uso abusivo de drogas, tabagismo, alto número de parceiros sexuais) e autoavaliação ruim em saúde (Felitti, Anda, Nordenberg et al., 1998). A recomendação da American Academy of Pediatrics de 2012 foi gerar uma perspectiva informada de trauma na pediatria, e isso pode ser realizado introduzindo os cuidadores a experiências adversas na infância (ACEs – Adverse Childhood Experiences).

Foi formulado um questionário ACE[n] (ACE-Q) com perguntas selecionadas de pesquisas publicadas (American Journal of Preventive Medicine, 2017). Os achados mostraram que quanto mais eventos negativos uma criança experimenta, maior é a probabilidade de ela sofrer uma série de problemas de saúde e comportamento, incluindo alcoolismo, doença pulmonar crônica, depressão, uso abusivo de drogas ilícitas, doença hepática e gravidez adolescente, mais tarde na vida.

Ao chamar a atenção para o poderoso impacto que as experiências negativas na infância têm sobre a saúde e o funcionamento futuros, o estudo da ACE demonstra a importância de reunir informações sobre o início da vida das crianças e de seus familiares e projetar programas de intervenção precoce de combate à violência e à negligência. Também aponta para a importância de coletar histórias traumáticas dos clientes.

QUESTÕES DE REVISÃO

1. Uma menina de 14 anos com acne cística grave está tomando isotretinoína como tratamento há 2 meses. Durante a avaliação do histórico pelo enfermeiro, observa-se o seguinte: ela apresenta ressecamento nos olhos e relata diminuição da visão noturna e dores de cabeça. Ela teve aumento da micção e dos vômitos nas últimas 24 horas. A mãe relata que ela está deprimida e tem mudanças de humor frequentes. **Destaque os achados de avaliação na narrativa apresentada que são efeitos colaterais da isotretinoína e requerem acompanhamento pelo enfermeiro.**

2. Uma paciente do sexo feminino de 13 anos realiza uma consulta na clínica para acompanhamento de uma infecção do trato urinário. O enfermeiro realiza o histórico e uma avaliação física e observa que a adolescente é extremamente obesa. Ela ganhou peso no último ano. Quais das seguintes condições listadas a seguir estão associadas ao desenvolvimento da obesidade em adolescentes e precisam ser exploradas? **Selecione tudo o que se aplica.**
   A. Inatividade física.
   B. Baixo metabolismo hereditário.
   C. Presença de uma doença crônica.
   D. Uso de alimentos como reforço positivo dos comportamentos desejados.
   E. Disponibilidade de alimentos e bebidas muito calóricos.
   F. Autoestima positiva.

3. Uma garota de 15 anos foi se consultar porque está em um relacionamento e quer experimentar um método contraceptivo. Com base no histórico e no exame físico, ela não teve relações sexuais anteriores e está saudável, sem queixas físicas. De que informações o enfermeiro precisaria para ajudar essa adolescente a tomar uma decisão informada sobre contracepção? **Escolha as opções mais prováveis para as informações que faltam, selecionando entre as listas de opções fornecidas.**

[14]No Brasil, o Centro de Valorização da Vida (CVC) oferece suporte a pessoas que necessitam de ajuda emocional para lidarem com situações de risco. O serviço é voluntário e gratuito, e o atendimento é realizado por telefone, *e-mail* e *chat*, 24 horas, todos os dias. Para mais informações, acesse https://www.cvv.org.br/ ou ligue para o telefone 189.

[m]5221 Wisconsin Ave. NW, Washington, DC 20015; 202-237-2280; http://www.suicidology.org.

[n]Materiais ACE-Q podem ser encontrados em: https://www.acesconnection.com/g/resource-center/blog/resource-list-extended-aces-surveys.

Método contraceptivo	Vantagens	Desvantagens
Abstinência	Não é necessário consultar o médico	Alta taxa de falha por descumprimento
Preservativo	**2**	Pode diminuir a sensação; requer uso consistente
Espermicida	Disponível sem prescrição	**3**
1	Efetividade de 99%, se usado corretamente	Necessário seguir as instruções com precisão
Diafragma	Pode ser usado por meninas virgens. Pode ser reutilizado	**4**

Opção 1	Opção 2	Opção 3	Opção 4
Abstinência	> 99% efetivo	Sangramento menstrual irregular	Não recomendado para mulheres > 90 kg
Métodos de calendário	Regulam a menstruação	Pode ocorrer sensibilidade ao látex	Risco de perfuração
Contraceptivos orais	Previne câncer de ovário	Alta taxa de falha, a menos que combinado com preservativo	Pode causar cefaleia
Progestina	Fácil de usar, efeitos colaterais mínimos	Pode causar náuseas	Pode causar dismenorreia
Tampão cervical	Previne a endometriose	Pode causar vaginite	Requer encaixe por pessoal médico, proteção mínima de IST

4. Uma garota de 15 anos visita a clínica com febre, calafrios, dor abdominal que pode ser difusa, com cólicas e às vezes incapacitante. Ela é sexualmente ativa e relata corrimento vaginal nos últimos dias. No cuidado com essa adolescente, o que é **mais importante** para os enfermeiros saberem sobre infecções sexualmente transmissíveis? **Escolha as opções mais prováveis para as informações que faltam nas declarações a seguir, selecionando-as entre as listas de opções fornecidas.**

   ___1___ é a doença infecciosa mais frequentemente relatada nos EUA e muitas vezes é difícil de diagnosticar porque os sintomas podem ser inespecíficos. ___2___ apresenta-se com verrugas, em qualquer parte da genitália feminina. ___3___ pode apresentar com corrimento, disúria e dispareunia e é a doença transmissível mais antiga nos EUA.

Opção 1	Opção 2	Opção 3
Neisseria gonorrhoeae	*Neisseria gonorrhoeae*	*Neisseria gonorrhoeae*
Chlamydia trachomatis	*Chlamydia trachomatis*	*Chlamydia trachomatis*
Treponema pallidum	*Treponema pallidum*	*Treponema pallidum*
Papilomavírus humano (HPV)	Papilomavírus humano (HPV)	Papilomavírus humano (HPV)
Trichomonas vaginalis	*Trichomonas vaginalis*	*Trichomonas vaginalis*

REFERÊNCIAS BIBLIOGRÁFICAS

Ahmann, E. (2017). Interventions for ADHD in children and teens: A focus on ADHD coaching. *Pediatric Nursing, 43*(3), 121–131.

Al-Sayed, E. M., & Ibrahim, K. S. (2014). Second-hand tobacco smoke and children. *Toxicology and Industrial Health, 30*(7), 635–644.

Altman, M., & Wilfley, D. E. (2015). Evidence update on the treatment of overweight and obesity in children and adolescents. *Journal of Clinical Child and Adolescent Psychology, 44*(4), 521–537.

American Academy of Pediatrics. (2011). Subcommittee on Attention-Deficit/Hyperactivity Disorder, Steering Committee on Quality Improvement and Management., et al. ADHD: Clinical practice guideline for the diagnosis, evaluation, and treatment of attention-deficit/hyperactivity disorder in children and adolescents. *Pediatrics, 128*(5), 1007–1022.

American Academy of Pediatrics. (2016). *American Academy of Pediatrics announces new recommendations for children's media use*. Retrieved from: https://www.aap.org/en-us/about-the-aap/aap-press-room/Pages/American-Academy-of-Pediatrics-Announces-New-Recommendations-for-Childrens-Media-Use.aspx.

American College of Obstetricians and Gynecologists. (2015). Premenstrual syndrome. Retrieved from: https://www.acog.org/Patients/FAQs/Premenstrual-Syndrome-PMS?IsMobileSet=false.

American Heart Association. (2014). *Overweight in children*. http://www.heart.org/HEARTORG/GettingHealthy/HealthierKids/ChildhoodObesity/Overweight-in-Children_UCM_304054_Article.jsp.

American Journal of Preventive Medicine. (n.d.). Retrieved from https://www.journals.elsevier.com/american-journal-of-preventive-medicine.

American Psychiatric Association. (2013). *Diagnostic and Statistical Manual of Mental Disorders (DSM-5)*. Washington, D.C.: American Psychiatric Association Publishing.

Austin, C. M., & Mahmood, T. (2018). Primary amenorrhoea. *Obstetrics. Gynaecology & Reproductive Medicine, 28*(9), 268–275.

Basta, A. M., Courtier, J., Phelps, A., Copp, H. L., & Mackenzie, J. D. (2015). Scrotal swelling in the neonate. *Journal of Ultrasound in Medicine, 34*(3), 495–505.

Caldwell, P. H., Lim, M., & Nankivell, G. (2018). An interprofessional approach to managing children with treatment-resistant enuresis: An educational review. *Pediatric Nephrology, 33*(10), 1663–1670.

Canady, V. A. (2015). CDC finds best practices guidelines used for most children assessed for ADHD. *Mental Health Weekly, 25*(35), 1–3.

Castaldo, G., Palmieri, V., Galdo, G., et al. (2016). Aggressive nutritional strategy in morbid obesity in clinical practice: Safety, feasibility, and effects on metabolic and haemodynamic risk factors. *Obesity Research and Clinical Practice, 10*(2), 169–177.

Centers for Disease Control and Prevention. (2015). *Sexual assault and abuse and STDs*. Retrieved from: https://www.cdc.gov/std/tg2015/sexual-assault.htm.

Centers for Disease Control and Prevention. (2017). *Youth Risk Behavior Survey Data Summary and Trends Report, 2007-2017*. Retrieved from https://www.cdc.gov/healthyyouth/data/yrbs/results.htm.

Centers for Disease Control and Prevention. (2019). Human papillomavirus. Retrieved from: https://www.cdc.gov/hpv/parents/about-hpv.html.

Cerman, A. A., Aktas, E., & Altunay, I. K. (2016). Dietary glycemic factors, insulin resistance, and adiponectin levels in acne vulgaris. *Journal of the American Academy of Dermatology, 75*, 155–161.

Cha, C. B., Franz, P. J., Guzmán, E. M., et al. (2017). Annual research review: Suicide among youth - epidemiology, (potential) etiology, and treatment. *Journal of Child Psychology and Psychiatry, 59*(4), 460–482.

Cinar, N., & Menekse, D. (2017). Affects of adolescent pregnancy on health of baby. *Open Journal of Pediatrics & Neonatl Care, 2*(1), 20–23.

Cradock, A. L., Barrett, J. L., Kenney, E. L., et al. (2017). Using cost-effectiveness analysis to prioritize policy and programmatic approaches to physical activity promotion and obesity prevention in childhood. *Preventive Medicine, 95*(Suppl.), S17–S27.

Cunningham, S. A., Kramer, M. R., & Narayan, K. M. (2014). Incidence of childhood obesity in the United States. *The New England Journal of Medicine, 370*(5), 403–411.

De Souza, M. J., Nattiv, A., Joy, E., et al. (2014). 2014 Female athlete triad coalition consensus statement on treatment and return to play of the female athlete triad. *Current Sports Medicine Report, 13*(4), 219–232.

Eichenfield, L. F., Krakowski, A. C., Piggott, C., et al. (2013). Evidence-based recommendations for the diagnosis and treatment of pediatric acne. *Pediatrics, 131*(Suppl. 3), S163–S183.

Elder, J. S. (2020). Enuresis and voiding dysfunction. In R. M. Kliegman, J. W. St. Geme, N. J. Blum, et al. (Eds.), *Nelson textbook of pediatrics* (21st ed.). Philadelphia: Elsevier.

Fagundes, S. N., Lebl, A. S., Soster, L. A., et al. (2016). Monosymptomatic nocturnal enuresis in pediatric patients: Multidisciplinary assessment and effects of therapeutic intervention. *Pediatric Nephrology, 32*(5), 843–851.

Felitti, V. J., Anda, R. F., Nordenberg, D., et al. (1998). Relationship of childhood abuse and household dysfunction to many of the leading causes of death in adults. *American Journal of Preventive Medicine, 14*(4), 245–258.

Flegal, K. M., Carroll, M. D., Kit, B. K., et al. (2012). Prevalence of obseity and trends in the distribution of body mass index among US adults, 1999-2010. *The Journal of the American Medical Association, 307*(5), 491–497.

Frampton, J. E. (2018). Lisdexamfetamine dimesylate: A review in paediatric ADHD. *Drugs, 78*(10), 1025–1036.

Gahagan, S. (2020). Overweight and obesity. In R. M. Kliegman, J. W. St. Geme, N. J. Blum, et al. (Eds.), *Nelson textbook of pediatrics* (21st ed.). Philadelphia: Elsevier.

Hagan, M. J., Gentry, M., Ippen, C. G., et al. (2018). PTSD with and without dissociation in young children exposed to interpersonal trauma. *Journal of Affective Disorders, 227*, 536–541.

Harrington, B. C., Jimerson, M., Haxton, C., et al. (2015). Initial evaluation, diagnosis, and treatment of anorexia nervosa and bulimia nervosa. *American Family Physician, 91*(1), 46–52.

Hazeltine, M., Panza, A., & Ellsworth, P. (2017). Testicular torsion: Current evaluation and management. *Urologic Nursing, 372*, 61–93.

Hazeltine, M., Panza, A., & Ellsworth, P. (2018). Testicular torsion: Current evaluation and management. *Urologic Nursing, 37*(2), 61–71.

Heiervang, E. R., Villabø, M. A., & Wergeland, G. J. (2018). Cognitive behavior therapy for child and adolescent anxiety disorders. *Current Opinion in Psychiatry, 31*(6), 484–489.

Henry, D., Dormuth, C., Winquist, B., et al. (2016). Occurrence of pregnancy and pregnancy outcomes during isotretinoin therapy. *Canadian Medical Association Journal, 188*(10), 723–730.

Homa, D. M., Neff, L. J., King, B. A., et al. (2015). Vital signs: Disparities in nonsmokers' exposure to secondhand smoke—United States, 1999-2012. *MMWR Morb Mortal Wkly Rep, 64*(4), 103–108.

Johnston, J. D., O'Malley, P. M., Miech, R. A., et al. (2016). *Monitoring the future national results on adolescent drug use: 1975-2014: Overview, key findings on adolescent drug use*. Ann Arbor, Mi: Institute for Social Research, University of Michigan.

Koppen, I. J., Vriesman, M. H., Saps, M., et al. (2018). Prevalence of functional defecation disorders in children: a systematic review and meta-analysis. *The Journal of Pediatrics, 198*, 121–130.

Kreipe, R. E., & Starr, T. B. (2020). Eating disorders. In R. M. Kliegman, J. W. St. Geme, N. J. Blum, et al. (Eds.), *Nelson textbook of pediatrics* (21st ed.). Philadelphia: Elsevier.

LeFevre, M. L. (2014). *Screening for chlamydia and gonorrhea: U.S. Preventive Services Task Force Recommendation Statement*. Retrieved from https://annals.org/aim/article-abstract/1906843/screening-chlamydia-gonorrhea-u-s-preventive-services-task-force-recommendation.

Lentz, G. M. (2012). Primary and secondary dysmenorrheal, premenstrual syndrome, and premenstrual dysphoric disorder. In G. M. Lentz, R. A. Lobo, D. M. Gershenson, et al. (Eds.), *Comprehensive gynecology* (6th ed.) (pp. 791–803). Philadelpia: Mosby/Elsevier.

Leyden, J., Stein-Gold, L., & Weiss, J. (2017). Why topical retinoids are mainstay of therapy for acne. *Dermatologic Therapy, 7*, 293–304.

Li, X., He, C., & Chen, Z. (2017). A review of the role of sebum in the mechanism of acne pathogenesis. *Journal of Cosmetic Dermatology, 16*, 168–173.

Masterson, T. A., Ramasamy, R., & Hotaling, J. M. (2017). Varicocele: Treatment indications and repair techniques. *Urology Times, 45*(11), 9–11.

McClain, E. K., & Burks, E. J. (2015). Managing attention-deficit/hyperactivity disorder in children and adolescents. *Primary Care: Clinics in Office Practice, 42*(1), 99–112.

Meiser-Stedman, R., McKinnon, A., & Dixon, C. (2017). Acute stress disorder and the transition to posttraumatic stress disorder in children and adolescents: Prevalence, course, prognosis, diagnostic suitability, and risk markers. *Depress Anxiety, 34*(4), 348–355.

Ogden, C. L., Carroll, M. D., Kit, B. K., et al. (2014). Prevalence of childhood and adult obesity in the United States, 2011-2012. *The Journal of the American Medical, 311*(8), 806–814.

Ogden, C. L., Kuczmarski, R. J., Flegal, K. M., et al. (2002). Centers for Disease Control and Prevention 2000 growth charts for the United States: Improvements to the 1977 National Center for Health Statistics version. *Pediatrics, 109*(1), 45–60.

Ogden, C. L., Troiano, R. P., Briefel, R. R., et al. (1997). Prevalence of overweight among preschool children in the United States, 1971 through 1994. *Pediatrics, 99*(4), E1.

Olaru, C., Diaconescu, S., Trandafir, L., et al. (2016). Chronic functional constipation and encopresis in children in relationship with the psychosocial environment. *Gastroenterology Research and Practice*, e7828576.

Pazol, K., Whiteman, M. K., Folger, S. G., et al. (2015). Sporadic contraceptive use and nonuse: Age-specific prevalence and associated factors. *American Journal of Obstetrics and Gynecology, 212*(3), 324.

Powell, A. (2017). Choosing the right oral contraceptive pill for teens. *Pediatric Clinics of North America, 64*, 343–358.

Ranson, W. A., Patterson, D. C., & Colvin, A. C. (2018). Female athlete triad: Past, present, and future directions. *Annals of Joint, 3* 4–4.

Riccabona, M., Darge, K., Lobo, M., et al. (2015). ESPR Uroradiology Taskforce – imaging recommendations in paediatric uroradiology, part VIII: Retrograde urethrography, imaging disorder of sexual development and imaging childhood testicular torsion. *Pediatric Radiology, 45*(13), 2023–2028.

Richardson, L. P., Rockhill, C., Russo, J. E., et al. (2010). Evaluation of the PHQ-2 as a brief screen for detecting major depression among adolescents. *Pediatrics, 125*(5), e1097–e1103.

Roberts, S. C., Hodgkiss, C., DiBenedetto, A., et al. (2012). Managing dysmenorrhea in young women. *The Nurse Practitioner, 37*(7), 47–52.

Robinson, T. N., Banda, J. A., Hale, L., et al. (2017). Screen media exposure and obesity in children and adolescents. *Pediatrics, 140*(Suppl. 2), S97–S101.

Rosen, D. S. (2010). Identification and management of eating disorders in children and adolescents. *Pediatrics, 126*(6), 1240–1253.

Roy, A., & Hechtman, L. (2016). *The Multimodal Treatment of Children with ADHD (MTA) Follow-up Study*. Oxford Medicine Online.

Schwartz, M. B., & Ustjanauskas, A. (2012). Food marketing to youth: Current threats and opportunities. *Childhood Obesity, 8*(2), 85–88.

Šimić, D., Babić, J. Z., & Gunarić, D. (2017). Psychological status and quality of life in acne patients treated with oral isotretinoin. *Psychiatric Danubina, 29*, 104–110.

Skinner, A. C., Perrin, E. M., Moss, L. A., et al. (2015). Cardiometabolic risks and severity of obesity in children and young adults. *New England Journal of Medicine, 373*(14), 1307–1317.

Sukkar, S. G., Signori, A., Borrini, C., et al. (2013). Feasibility of protein-sparing modified fast by tube (ProMoFasT) in obesity treatment: A phase II pilot trial on clinical safety and efficacy (appetite control, body composition, muscular strength, metabolic pattern, pulmonary function test). *The Mediterranean Journal of Nutrition and Metabolism, 6*, 165–176.

Torrone, E., Papp, J., Weinstock, H., & Centers for Disease Control and Prevention (2014). Prevalence of *Chlamydia trachomatis* genital infection among persons aged 14-39 years—United States, 2007-2012. *MMWR Morb Mortal Wkly Rep, 63*(38), 834–838.

Trent, M. (2013). Pelvic inflammatory disease. *Pediatric Review, 34*(4), 163–172.

U.S. Department of Health and Human Services. (2018). *HHS Acting Secretary Declares Public Health Emergency to Address National Opioid Crisis*. Retrieved from https://www.hhs.gov/about/news/2017/10/26/hhs-acting-secretary-declares-public-health-emergency-address-national-opioid-crisis.html.

Walle, J. V., Rittig, S., & Tekgul, S. (2017). Enuresis: Practical guidelines for primary care. *British J General Practice, 67*(660), 328–329.

Weersing, V. R., Jeffreys, M., Do, M. T., Schwartz, K. T., & Bolano, C. (2017). Evidence base update of psychosocial treatments for child and adolescent depression. *Journal of Clinical Child and Adolescent Psychology, 46*(1), 11–43.

Youth Risk Behavior Surveillance - United States, 2017 | MMWR. (n.d.). Retrieved from https://www.cdc.gov/mmwr/volumes/67/ss/ss6708a1.htm.

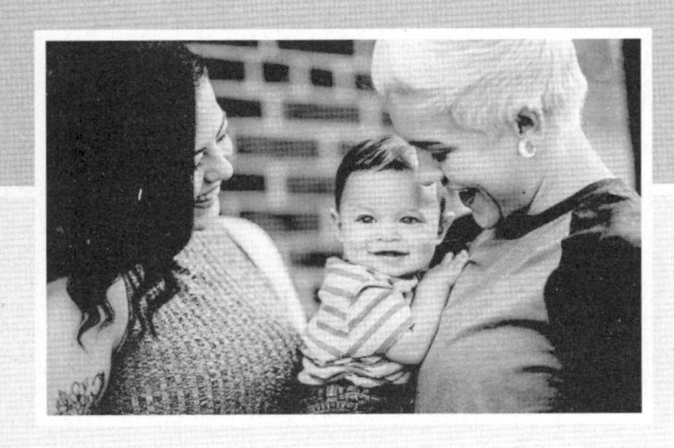

17 Impacto de Doenças Crônicas, Deficiências ou Cuidados de Fim da Vida na Criança e Família

Joy Hesselgrave, Gina Santucci

CONCEITOS GERAIS

- Doença crônica
- Cuidado paliativo

PERSPECTIVAS DO CUIDADO DE CRIANÇAS E FAMÍLIAS QUE VIVEM COM OU QUE ESTÃO MORRENDO POR CONDIÇÕES CRÔNICAS OU COMPLEXAS

CONTEXTO DO PROBLEMA

A condição crônica complexa (CCC) pode ser definida como qualquer condição clínica que persiste por mais de 1 ano e afeta vários sistemas orgânicos ou apenas um sistema de maneira crítica o suficiente para que seja crucial um tratamento especializado adicional (Feudtner, Feinstein, Zhong et al., 2014). Com as inovações tecnológicas, estamos observando uma redução na mortalidade de crianças que vivem com CCC. Essas crianças estão vivendo mais tempo, muitas vezes além da idade em que podem ser atendidas em um centro de assistência pediátrica terciária. Muitas recebem alta hospitalar e vão para o ambiente domiciliar cercadas de tecnologia sofisticada, planos de cuidados complexos e horários rigorosos para a medicação. A transição de crianças com complexidade de assistência do hospital para casa apresenta alguns desafios inerentes, incluindo determinar a aptidão dos pais (Leyenaar, O'Brien, Leslie et al., 2017) e a probabilidade de readmissão (Bucholz, Toomey, & Schuster, 2019). Avanços em neonatologia e outras subespecialidades aumentaram a viabilidade de bebês prematuros ou portadores de anomalia congênita ou genética. A tecnologia de suporte de vida que antes estava disponível apenas em um centro de assistência terciária foi adaptada para uso domiciliar, permitindo que crianças com condições complexas tivessem a chance de viver em sua comunidade. Famílias, agências de assistência domiciliar e escolas estão sendo preparadas para cuidar de crianças com suporte de tecnologias, tratamentos complexos e horários de medicação precisos (Feudtner, Dai, & Hexem, 2012). Não é incomum que uma criança clinicamente frágil com necessidades complexas faça uso de uma ou mais tecnologias de suporte de vida (p. ex., traqueostomia, aparelho de ventilação pulmonar mecânica [VPM], gastrostomia, derivação ventricular peritoneal, nutrição parental), o que aumentou a taxa de sobrevivência dessa criança (Burke & Alverson, 2010; Elias, Murphy, Council on Children With Disabilities, 2012; Simon, Berry, Feudtner et al., 2010).

Crianças com condições complexas requerem não apenas vários especialistas médicos, mas também enfermeiros e terapeutas (respiratórios, físicos, ocupacionais, de reabilitação e fala) com treinamento avançado e especialização que possam dar suporte ao atendimento domiciliar (Kuo & Houtrow, 2016). O nível complexo de habilidades necessárias para atender às necessidades diárias de cuidados de saúde e a natureza contínua e potencial instabilidade de suas condições diferenciam esse grupo da população mais ampla de crianças com necessidades especiais de saúde (Cohen, Kuo, Agrawal et al., 2011; Kuo, Cohen, Agrawal et al., 2011; Simon et al., 2010). Vários termos, como *condição crônica complexa*, *clinicamente complexo*, *dependente de tecnologia* e *múltiplas deficiências*, têm sido utilizados para descrever essa população vulnerável de crianças (Cohen et al., 2011; Feudtner et al., 2014). Crianças com condições complexas e crônicas são um grupo diversificado, mas compartilham algumas características comuns, incluindo grande demanda de cuidados de saúde, sobrecarga do cuidador e isolamento social (Barnert, Coller, Nelso et al., 2017).[1] Hospitalizações frequentes e prolongadas, dependência de tecnologia e cuidados que abrangem todos os ambientes são características fundamentais que diferenciam essas crianças de outras (Berry, Hall, Hall et al., 2013; Cohen et al., 2011; Feudtner et al., 2014).

A natureza e a gravidade das condições crônicas e complexas da infância são muito heterogêneas. A Tabela 17.1 inclui uma amostra simples dessas condições, organizada por especialidade. No entanto,

[1]N.R.T.: No Brasil, tem sido mais utilizado o termo "crianças com necessidades especiais de saúde", sendo empregada a sigla CRIANES. Disponível em: https://revistas.ufg.br/fen/article/view/47094. Acesso em: 26 ago. 2022.

as crianças e famílias afetadas são semelhantes na vulnerabilidade que experimentam devido às consequências para a saúde e o desenvolvimento desses diagnósticos, como deficiência funcional contínua, deficiência de neurodesenvolvimento, dependência de tecnologia em saúde e a necessidade de cuidados qualificados e de suporte contínuo de profissionais de saúde e familiares. Embora muitos autores tenham descrito o aumento da prevalência com os avanços nos cuidados médicos (American Academy of Pediatrics, 2019; Simon et al., 2010), não existem estimativas precisas sobre o número de famílias afetadas. O impacto das doenças crônicas e complexas nas crianças é diversificado. Os pais relatam experiência de luto e perda de identidade assim que o diagnóstico é feito; sentimentos iniciais de tristeza e culpa foram relatados, bem como a exaustão física e emocional (Smith, Cheater, & Bekker, 2015). Os profissionais de saúde também relataram desafios em cuidar de crianças com CCC, incluindo a complexidade da coordenação de cuidados, manejo das tecnologias e as necessidades psicossociais persistentes e abrangentes da família (Bogetz, Bogetz, Rassbach et al., 2015). Os desafios que a família experimenta variam de acordo com as necessidades da criança e têm sido descritos como frustrantes e gratificantes e comparados a uma "montanha-russa" com altos e baixos (Goudie, Narcisse, Hall et al., 2014; Kuo et al., 2011; Nurullah, 2013; Smith, Cheater & Bekker, 2013). Crianças com CCC podem apresentar risco aumentado de problemas comportamentais ou emocionais. As crianças perdem dias de escola e os pais podem perder dias de trabalho, o que aumenta a sensação de exaustão física, emocional e financeira.

Muitas crianças com CCC moram em casa e os pais são os responsáveis pelos cuidados. Embora muitas crianças qualifiquem-se para a enfermagem domiciliar, a realidade é que os pais muitas vezes precisam assumir os cuidados quando o serviço de enfermagem não estiver disponível (Nageswaran & Golden, 2017).

Os irmãos também são afetados por terem alguém "diferente" na família e podem simultaneamente sentir culpa, raiva ou ciúme de seu irmão doente. Profissionais de saúde precisam saber que irmãos de crianças com doenças crônicas correm o risco de efeitos psicológicos negativos (Hartling, Milne, Tjosvold et al., 2014). Os pais precisam de incentivo e ajuda para compreender as reações dos irmãos que têm um membro da família com doença crônica (p. ex., regressão comportamental, ansiedade, retraimento, apatia). Além disso, ocorrem perdas secundárias (como a capacidade de participar de atividades extracurriculares ou eventos sociais), por causa das rotinas impostas pela condição crônica da criança.

TENDÊNCIAS DE CUIDADO

Foco no desenvolvimento

Focar no nível de desenvolvimento da criança e não na idade cronológica ou no diagnóstico enfatiza a capacidade e os pontos fortes da criança, em vez de suas deficiências. A atenção deve ser direcionada para a normalização das experiências, adaptação do ambiente e promoção de habilidades de enfrentamento. Os enfermeiros frequentemente estão em posições vitais para redirecionar a atenção do modelo centrado na doença, com seu foco nas fraquezas e problemas, para o modelo centrado no desenvolvimento, de modo a atender às necessidades específicas da criança e da família.

O foco no desenvolvimento também considera o desenvolvimento familiar. O ciclo de vida da unidade familiar reflete a mudança de idades e necessidades dos membros da família, bem como as mudanças nas demandas externas. A doença grave de um membro da família pode causar grande estresse e crises em qualquer estágio do ciclo de vida familiar. Assim como acontece com o desenvolvimento individual, o desenvolvimento familiar pode ser interrompido ou mesmo regredir a um nível anterior de funcionamento. Os enfermeiros podem usar o conceito de desenvolvimento familiar para planejar as intervenções e avaliar os cuidados.

Cuidado centrado na família

O cuidado centrado na família é um modelo de prestação de cuidados e uma filosofia que valoriza o papel integral que a família desempenha na saúde e no bem-estar de seu filho (Smith, Swallow, & Coyne, 2015).

Ter um filho com uma condição crônica pode ser uma grande fonte de estresse para a unidade familiar, colocando uma pressão adicional sobre o funcionamento da família, sua coesão e as relações entre os membros da família (Herzer, Godiwala, Hommel et al., 2010). A saúde física e emocional de uma criança, bem como seu desempenho cognitivo e social, é fortemente influenciada pelo bom funcionamento familiar (Kuhlthau, Bloom, Van Cleave et al., 2011; Treyvaud, 2014). A importância do cuidado centrado na família – uma filosofia que considera a família como uma constante na vida da criança – é especialmente evidente no cuidado de crianças com necessidades especiais. Conforme os pais vão aprendendo sobre as necessidades da criança, muitas vezes tornam-se especialistas na prestação de cuidados de saúde. O trabalho de enfermeiros e outros profissionais de saúde é essencial para o sucesso do cuidado centrado na família e para a necessidade de formar parcerias com os pais e/ou cuidador da criança (Coats, Bourget, Starks et al., 2018). A comunicação e o bom entendimento entre pais e

Tabela 17.1 Condições crônicas da infância.

Especialidade	Exemplos de doenças crônicas
Cardiologia	Doença cardíaca congênita complexa, insuficiência cardíaca congestiva, arritmias cardíacas, doença de Kawasaki, febre reumática, hiperlipidemia, cardiomiopatia hipertrófica, cardiomiopatia dilatada
Endocrinologia	Diabetes, hiperplasia adrenal congênita, síndrome de Cushing, síndrome de Turner
Gastrenterologia	Síndrome do intestino curto, atresia biliar, doença inflamatória intestinal, hepatite, cirrose, úlcera péptica, doença celíaca
Hematologia	Anemia falciforme, talassemia, anemia aplásica, anemias hereditárias, hemofilia
Imunologia	Imunodeficiência, vírus da imunodeficiência humana (HIV), síndrome de Wiskott-Aldrich, doença de imunodeficiência combinada grave
Nefrologia	Síndrome de Prune Belly, doença renal
Neurologia	Paralisia cerebral, ataxia-telangiectasia, distrofia muscular, epilepsia, espinha bífida, lesão cerebral traumática, hidrocefalia, leucodistrofia adrenal, síndrome de Arnold-Chiari
Oncologia	Tumor cerebral, leucemia, linfoma, tumores sólidos, tumores ósseos, tumores raros
Pneumologia	Asma, doença pulmonar crônica, fibrose cística, tuberculose, hipertensão pulmonar
Reumatologia	Lúpus eritematoso sistêmico, artrite reumatoide juvenil, dermatomiosite

enfermeiros são essenciais para formar parcerias confiáveis e efetivas e encontrar as melhores maneiras de atender às necessidades da criança e da família (Corlett & Twycross, 2006; Kuo, Houtrow; Arango et al., 2012). As características de relacionamentos colaborativos são a comunicação, o diálogo, a escuta ativa, consciência e aceitação das diferenças entre os indivíduos (Kuhlthau et al., 2011).

Comunicação entre a família e o profissional de saúde

A descoberta de uma condição grave, crônica ou complexa em uma criança é um dos aspectos mais estressantes da comunicação entre as famílias e os profissionais de saúde. Os profissionais de saúde frequentemente esforçam-se em minimizar o sofrimento dos pais e manter a esperança ao fornecer informações sobre o prognóstico, contudo, alguns pais dizem que informações honestas e claras podem promover esperança ao esclarecer as incertezas. Da mesma forma, ser excessivamente otimista ou omitir informações parece prejudicar as expectativas (Nyborn, Olcese, Nickerson et al., 2016). Depois de estabelecido o diagnóstico, alguns fatores influenciam a insatisfação dos pais com o modo como as informações são comunicadas; isso inclui atitudes desrespeitosas, insensibilidade ao dar más notícias, omitir informações e alterar o curso do tratamento sem preparar a criança e a família (Barnes, Gardiner, Gott et al., 2012). Por outro lado, os pais relatam satisfação quando percebem que os profissionais de saúde mostram-se acessíveis, demonstram competência e envolvem a criança e os pais na tomada de decisões sobre os cuidados. Os pais relatam que desejam atualizações frequentes e coordenadas da equipe sobre a condição de seus filhos (Barnes et al., 2012; Hill, Knafl & Santacroce, 2017; Kuo, Sisterhen, Sigrest et al., 2012). Também é importante considerar esses fatores ao comunicar alterações nas condições de saúde da criança durante o curso da doença.

Fornecer informações a famílias com um filho com doença crônica deve incluir a prática de repetir discussões para permitir que a família tenha tempo para processar as informações. Os enfermeiros desempenham um papel importante em garantir que as necessidades das famílias sejam atendidas durante as discussões relacionadas com o diagnóstico, condição e tratamento da criança (Kavanaugh, Moro, & Savage, 2010). Isso requer uma avaliação do modo como as famílias desejam receber informações, com quanta informação elas sentem-se confortáveis, o entendimento das informações fornecidas e como estão lidando com as informações tanto cognitiva quanto emocionalmente. Os enfermeiros devem garantir que profissionais de saúde adequados atendam as preocupações e dúvidas que as famílias possam ter.

Estabelecimento de relacionamento

Outro aspecto importante do cuidado centrado na família de crianças com condições crônicas e complexas é o estabelecimento de relacionamento terapêutico com a criança e a família, pois foi demonstrado que isso prevê uma melhora nos resultados relacionados com a saúde (Kuhlthau et al., 2011). Os membros da família, na maioria das vezes a mãe, assumem uma enorme responsabilidade na prestação de cuidados técnicos e no manejo dos sintomas da condição de seu filho fora da instituição de saúde (Goudie et al., 2014; Smith et al., 2015). Para construir relacionamentos terapêuticos bem-sucedidos com as famílias, é necessário que os enfermeiros reconheçam a experiência dos pais no que diz respeito à condição e às necessidades de seus filhos. Os ambientes de assistência à saúde para crianças com doenças graves estão repletos de obstáculos que funcionam como barreiras para relacionamentos terapêuticos bem-sucedidos com as famílias. Discussões individuais, especialmente com o gerente de caso, o enfermeiro chefe, o enfermeiro especialista ou o enfermeiro clínico, ajudam a estabelecer um plano de cuidados consistente e flexível, capaz de evitar conflitos ou de lidar com esses conflitos antes que prejudiquem o atendimento.

Influência da cultura no cuidado centrado na família

Questões culturais e étnicas podem afetar o acesso aos serviços, a utilização dos cuidados de saúde e o acompanhamento dos encaminhamentos e recomendações (Coker, Rodriguez, & Flores, 2010; Toomey, Chien, Elliott et al., 2013). Para algumas etnias e grupos minoritários, o entendimento cultural da doença, a estrutura da vida familiar, os papéis sociais dos indivíduos com necessidades especiais e outros fatores relacionados com a percepção das crianças podem ser diferentes daqueles encontrados na cultura norte-americana dominante.

Embora a cultura não seja capaz de explicar totalmente o modo como um indivíduo pensa e age, a compreensão das perspectivas culturais pode ajudar o enfermeiro a antecipar e entender por que as famílias tomam determinadas decisões. Atributos culturais, como valores e crenças em relação à doença ou condição crônica e sua causa, papéis sociais de pessoas doentes ou deficientes, estrutura familiar, papel dos filhos, práticas de criação dos filhos, orientação individual em relação à orientação do grupo, espiritualidade e orientação temporal também afetam a resposta familiar à doença ou condição crônica de uma criança (Wiener, McConnell, Latella et al., 2013).

Quando os pais são informados sobre a condição crônica de seus filhos, devem ser usados intérpretes familiarizados com a cultura e o idioma. Filhos, parentes e amigos da família não devem ser usados como tradutores porque sua presença pode impedir os pais de discutir abertamente certas questões. Ao trabalhar com pessoas de origens culturais diferentes das suas, os enfermeiros devem ouvir atentamente e ter em mente o objetivo inicial de compreender e articular as perspectivas da família. A capacidade de interpretar a cultura médica dominante para a família também é importante. Além disso, devem ser feitos todos os esforços para incorporar nos planos de tratamento as crenças culturais tradicionais de uma família. É importante ter em mente que algumas "normas culturais" nem sempre se aplicam a todas as famílias de uma mesma origem. Desenvolver um plano de cuidados em conjunto com a família, considerando suas preferências e prioridades, é um primeiro passo importante na formulação de um plano que mais bem atenda às suas necessidades, independentemente da formação cultural (Coker et al., 2010; Wiener et al., 2013).

Tomada de decisão compartilhada

Tomada de decisão compartilhada refere-se a um modelo de atendimento no qual os profissionais de saúde e os pacientes compartilham informações sobre tratamentos e intervenções, discutem riscos e benefícios com base em evidências clínicas e práticas recomendadas e levam em consideração as preferências e valores do paciente (Elwyn, Frosch, Thomson, et al., 2012; National Learning Consortium, 2013).

A tomada de decisão compartilhada entre a criança, a família e a equipe de saúde deve ser o resultado de uma comunicação aberta, honesta e culturalmente sensível e do estabelecimento de uma relação terapêutica entre a família e os profissionais de saúde. Em um modelo de tomada de decisão compartilhada, os profissionais de saúde fornecem informações honestas e claras sobre diagnóstico, prognóstico, opções de tratamento e avaliação de risco-benefício. O paciente e a família, então, compartilham informações sobre valores familiares importantes, níveis aceitáveis de desconforto ou inconveniência e a capacidade de realização dos tratamentos recomendados (Wiener et al., 2013; Wyatt; List, Brinkman et al., 2015). Esse processo permite o exame cuidadoso das opções e a consideração do impacto sobre a criança e a família. Devem ser discutidos os riscos e benefícios para a criança e a família, o prognóstico ou curso esperado da doença e o impacto sobre os recursos da família para promover uma tomada de decisão compartilhada (Boxe 17.1). Juntos, os pais e a equipe de saúde podem tomar as melhores decisões para a família e a criança no momento em que a decisão é tomada (Kon, 2010).

Boxe 17.1 Promovendo a tomada de decisão compartilhada.

- Avaliar continuamente o impacto da doença e do tratamento da criança sobre a família
- Fornecer informações honestas e precisas sobre o curso da doença, possíveis complicações e prognóstico
- Discutir o que a família almeja para a qualidade de vida da criança
- Evitar opiniões pessoais ou julgamentos sobre as questões e decisões da família
- Estar ciente das suposições pessoais e antecedentes culturais dos enfermeiros e da maneira pela qual essas suposições afetam a comunicação, a tomada de decisões e o julgamento

Normalização e transição

Normalização refere-se ao esforço que os membros da família fazem para criar uma rotina familiar normal, suas percepções das consequências desses esforços e os significados que atribuem a eles no manejo da condição (Knafl, Darney, Gallo et al., 2010). No caso de crianças com doenças crônicas, esses esforços podem incluir frequentar a escola, encontrar diversões e interesses recreativos, conseguir emprego e um certo nível de independência. Para suas famílias, pode envolver adaptar a rotina familiar para acomodar as necessidades físicas e clínicas da criança doente ou com deficiência (Kuo et al., 2011).

Transição é um termo frequentemente usado quando os cuidados de uma criança são transferidos para serviços de cuidados de adultos. No entanto, também é usado na alta de uma unidade de cuidados intensivos ou crônicos para o domicílio, no caso de crianças com necessidades especiais de cuidados de saúde (Brenner, Larkin, Hilliard et al., 2015).

Crianças com condições crônicas e complexas e suas famílias enfrentam inúmeros desafios para alcançar a normalização e a transição de cuidados. As famílias equilibram-se entre a "normalidade" de conviver com uma criança com doença crônica e a "normalidade" do mundo exterior saudável; elas muitas vezes redefinem o conceito de "normal" com base em suas experiências, necessidades e circunstâncias particulares (Knafl et al., 2010). Para a família, a normalização pode ser um indicador importante para os estressores relacionados com a doença (p. ex., demandas de tratamento, incerteza).

O enfermeiro pode ajudar a família a normalizar a vida avaliando aspectos da rotina familiar, sistemas de suporte social, estratégias de enfrentamento, coesão familiar e recursos disponíveis na comunidade. As intervenções incluem incentivar as famílias a reduzir o estresse por meio da delegação de cuidados e tarefas, identificando maneiras de incorporar os cuidados às rotinas atuais, estruturando o ambiente domiciliar para encorajar o envolvimento da criança em atividades adequadas à idade e garantindo que as famílias tenham acesso a serviços de suporte comunitário adequados (Knafl & Santacroce, 2010). Demonstrar solidariedade em relação à doença e o tratamento da criança e incluir ativamente a família em todos os aspectos dos cuidados melhora a autoestima e promove o desenvolvimento (Jones & Prinz, 2005; Knafl & Santacroce, 2010).

O **cuidado domiciliar** (*home care*) representa o retorno a um sistema e um conjunto de prioridades no qual os valores familiares têm a mesma importância no cuidado de uma criança com um problema crônico de saúde que no cuidado de qualquer criança. O cuidado domiciliar busca alcançar metas consistentes com o modelo de desenvolvimento (Stein, 1985):

- Normalizar a vida da criança, incluindo aquelas com necessidade de cuidados tecnologicamente complexos, em um contexto e ambiente familiar e comunitário
- Minimizar o impacto que a condição impõe sobre a criança e a família
- Promover ao máximo o crescimento e o desenvolvimento da criança.

Com treinamento e suporte adequados, as famílias conseguem fazer procedimentos e tratamentos complexos em casa. O desafio dos pais é manter o ambiente familiar entre monitores, aparelhos de VPM e outros equipamentos sofisticados. Ao longo deste capítulo, o atendimento domiciliar será novamente discutido segundo condições específicas. O processo de transição do hospital para casa é desenvolvido nos Capítulos 19 e 20.

Com a normalização e os cuidados domiciliares, deve acontecer o processo de **integração** da criança com deficiência em salas de aula regulares. Crianças que frequentam a escola têm as vantagens de aprender e conviver com um grupo maior de colegas. A ênfase na individualização é crescente, à medida que se estabelece um plano capaz de atender às necessidades de ensino dessa criança, com as dos outros alunos.

O sistema escolar tem elaborado vários programas para atender às necessidades especiais, tanto em idade escolar quanto antes disso, por meio da **intervenção precoce**, que consiste em todo esforço sustentado e sistemático para ajudar no desenvolvimento de crianças vulneráveis ou deficientes, desde o nascimento até os 3 anos. Nos EUA, o aumento crescente das oportunidades de normalização para crianças com deficiência resultou em grande parte da aprovação (1) da Lei *Education for All Handicapped Children Act* de 1975 (Public Law 94-142) e suas emendas de 1990 (Public Law 101-476), que foi renomeada para Individuals with Disabilities Education Act (IDEA); (2) as emendas da Lei *Education of the Handicapped Act* de 1986 (Public Law 99-457), que orienta os estados americanos a desenvolver e implementar programas interinstitucionais abrangentes, coordenados e multidisciplinares de serviços de intervenção precoce para lactentes e crianças até 3 anos com deficiência, bem como serviços de suporte para suas famílias; e (3) a Lei *Americans with Disabilities Act* de 1990. O enfermeiro pode fornecer aos pais informações sobre a legislação e, em alguns casos, podem participar do desenvolvimento de programas educacionais individualizados (PEIs) ou planos de serviços familiares individualizados (PSFIs) para crianças com deficiências.[2]

VIDA FAMILIAR DA CRIANÇA COM CONDIÇÃO CRÔNICA OU COMPLEXA

Um dos principais objetivos de trabalhar com a família de uma criança com doença crônica ou complexa é oferecer apoio no enfrentamento da situação e promover a funcionalidade da criança ao longo da vida. O cuidado abrangente em longo prazo envolve a formação de parcerias entre os pais e os profissionais que possam fornecer suporte ao processo de adaptação, durante todo o curso da doença, às diversas mudanças que podem ser necessárias na vida cotidiana; determinar as expectativas para a criança e fornecer uma perspectiva a longo prazo (Boxe 17.2).

[2]N.R.T.: No Brasil, acerca dessa temática, além do Estatuto da Criança e do Adolescente (ECA) (http://www.planalto.gov.br/ccivil_03/leis/l8069.htm) recomenda-se a utilização do Estatuto da Pessoa com Deficiência na Lei Brasileira de Inclusão da Pessoa com Deficiência. Esses estatutos regulamentam e direcionam ações que visam assegurar assistência à saúde, bem como a inclusão social da criança com necessidades especiais de saúde. Também se destaca o Benefício da Prestação Continuada (BPC) previsto na Lei Orgânica da Assistência Social (Lei 8.742, de 7 de dezembro de 1993), que consiste no provimento de salário mínimo nacional garantido a toda criança com necessidades especiais de saúde, cuja família vive em contexto de carência e requer recursos financeiros para sua manutenção. Disponível em: http://www.planalto.gov.br/ccivil_03/_ato2015-2018/2015/lei/l13146.htm. Acesso em: 26 ago. 2022.

Boxe 17.2 Atividades adaptativas para pais de crianças com doenças crônicas.

1. Aceitar a condição da criança
2. Lidar com a condição da criança um dia de cada vez
3. Satisfazer as necessidades normais de desenvolvimento da criança
4. Atender às necessidades de desenvolvimento de outros membros da família
5. Lidar com o estresse contínuo e com crises periódicas
6. Ajudar outros membros da família a administrar seus sentimentos
7. Educar outras pessoas sobre a condição da criança
8. Criar um sistema de apoio

Fonte: Canam, C. (1993). Common adaptive tasks facing parents of children with chronic conditions. *Journal of Advanced Nursing*, 18,46-53.

Frequentemente, o impacto da condição clínica ou de desenvolvimento de uma criança é experimentado pela primeira vez como uma crise no momento do diagnóstico, que pode ocorrer no nascimento, após um longo período de exames diagnósticos ou imediatamente após um acidente trágico. No entanto, o impacto também pode ser sentido antes do estabelecimento do diagnóstico, quando os pais percebem que há algo de errado com seu filho, mas antes da confirmação médica (Smaldone & Ritholz, 2011).

O diagnóstico e a primeira alta para casa são momentos críticos para os pais (Coffey, 2006). Vários fatores podem tornar isso particularmente difícil, incluindo o período de incerteza durante o processo de diagnóstico, percepções negativas sobre uma condição crônica, informações insuficientes e falta de confiança mútua entre os pais e a equipe de saúde que cuida de seus filhos (Huang, Kenzik, Sanjeev et al., 2010; LeGrow, Hodnett, Stremler et al., 2014; Monterosso, Kristjanson, Aoun et al., 2007; Nuutila & Salanterä, 2006). É comum que os pais manifestem sentimentos de choque, impotência, isolamento, medo e depressão (Coffey, 2006; Nuutila & Salanterä, 2006). Durante o primeiro ano, os pais lutam para aceitar o diagnóstico, o tipo de cuidado e a incerteza sobre o futuro da criança (Coffey, 2006). O suporte ideal no momento do diagnóstico e da primeira alta para casa pode ser feito fornecendo ao pais informações claras, em linguagem simples e com empatia (Nuutila & Salanterä, 2006); avaliando a rotina familiar, as condições de moradia, o histórico familiar, habilidades e comportamentos de enfrentamento; e verificando a compreensão da família sobre as informações. Também é necessário reavaliar constantemente as necessidades dos pais por informação e suporte (Nuutila & Salanterä, 2006).

Outro momento crítico é quando acontece uma exacerbação dos sintomas físicos da criança, o que aumenta a necessidade de cuidado pelos pais. Essas crises geralmente envolvem a necessidade de intervenção médica e internação hospitalar. Muitas vezes, a criança não retorna ao nível de funcionalidade anterior à crise, e os pais e a família devem adaptar-se às necessidades e a uma nova rotina de cuidados. A instabilidade também pode acompanhar esses pontos de transição no curso da doença. Apoiar os pais, respeitar seu estresse e emoções e reconhecer seu papel como membros da equipe no cuidado de seu filho são aspectos importantes do cuidado de enfermagem (Coffey, 2006; Nuutila & Salanterä, 2006; Panicker, 2013).

IMPACTO DA DOENÇA CRÔNICA DA CRIANÇA

Cada membro da família de uma criança com doença crônica ou complexa é afetado por essa experiência (Goudie et al., 2014; Kuo et al., 2011). Os efeitos sobre os pais e suas respostas podem ser tão intensos que influenciam diretamente as reações dos outros membros e a própria capacidade de enfrentamento da criança.

Impacto sobre os pais

Além do estresse de perder a esperança de ter um filho perfeito, os pais são afetados pelo fato de receberem ou não uma resposta positiva às interações com seus filhos. Muitos pais sentem satisfação e realização desempenhando essa função. Para outros, a paternidade pode ser uma série de experiências insatisfatórias que contribuem para sentimentos de inadequação e fracasso (Boxe 17.3). Essas respostas podem ser mais evidentes no genitor responsável pelo cuidado da criança. Por exemplo, os pais podem não se sentir seguros quanto a sua capacidade de realizar certos procedimentos, medo de negligenciar o conforto e a satisfação pessoal da criança ou de deixar de elogiar qualquer aspecto na cooperação ou desempenho dos filhos que não seja perfeito. Eles podem insistir em uma atividade frustrante até alcançarem o "sucesso" – muito tempo depois da criança ficar irritada e deixar de cooperar. Como resultado, os pais podem ficar presos em um padrão de interação que é mutuamente insatisfatório e minimamente produtivo. Essa situação pode ser agravada por desentendimentos ou falta de apoio de parte de outros membros da família e pela crítica de cuidadores e outras pessoas da comunidade. Existem diversas estratégias que podem ser úteis para esses pais, incluindo educação sobre o que pode ser razoavelmente esperado de seus filhos, assistência na identificação dos pontos fortes da criança, elogios por um trabalho parental bem-feito e promoção do descanso para que os pais possam renovar suas energias.

Funções dos pais

Ser pai ou mãe de uma criança com CCC requer atenção tanto aos aspectos rotineiros da paternidade como às responsabilidades adicionais referentes a cuidados técnicos complexos, manejo de sintomas e a luta pelos direitos da criança (Morawska, Calam, & Fraser, 2015; Woodgate, Edwards, Ripat et al., 2015). Além disso, essas responsabilidades adicionais devem ser equilibradas com as necessidades dos outros familiares, membros da família extensiva, dos amigos e da saúde e obrigações pessoais para minimizar as consequências para o funcionamento familiar global (Cousino & Hazen, 2013; Pinquart, 2018). As medidas para ajudar a diminuir o estresse dos pais de uma criança com CCC incluem fornecer suporte de saúde mental e educação sobre como lidar com os estressores.

Frequentemente, um dos pais ou parceiro fica em casa para administrar as responsabilidades familiares, enquanto o outro permanece com a criança doente. O parceiro que não está incluído nas atividades de cuidado pode sentir-se negligenciado, porque toda a atenção está voltada para a criança e pode ficar ressentido por não ser considerado

Boxe 17.3 Pontos previsíveis de estresse parental.

Diagnóstico da condição: os pais precisam de muita orientação para lidar com a resposta emocional
Marcos de desenvolvimento: o momento em que as crianças normalmente conseguem andar, falar e cuidar de si ocorre tardiamente ou é impossível para a criança
Ingresso na escola: situações particularmente estressantes são aquelas em que a melhor maneira de educar a criança não será em uma escola regular
Alcance do potencial máximo: os pais devem lidar com situações como perceber que a criança não conseguirá andar ou que não aprenderá a ler
Adolescência: traz à tona questões como sexualidade e independência
Considerações futuras: precisam ser tomadas decisões sobre o que acontecerá quando a criança tornar-se um adulto ou quando os pais não puderem mais cuidar delas
Morte da criança

preparado o suficiente para ser o responsável pelo cuidado. Sem a participação ativa na vida da criança, o parceiro não consegue avaliar o tempo e a energia que são gastos na realização das atividades de cuidado. Quando esse parceiro tenta participar, o outro pai pode criticar seus esforços, por serem menos habilidosos. Como resultado, a comunicação e o apoio recíproco são negativamente afetados.

O enfermeiro pode ajudar os pais a evitar esse conflito de papéis, fornecendo orientação precoce desde o início. A educação deve tratar de estressores que são frequentemente identificados como impactantes para o casamento, incluindo (1) o fardo que representam os cuidados domiciliares, assumido principalmente por um dos pais; (2) os encargos financeiros; (3) o medo de que a criança morra; (4) a pressão dos parentes; (5) a natureza hereditária da doença (se aplicável); e (6) o medo de engravidar. Outras causas de tensão podem estar focalizadas na inconveniência associada aos cuidados, como longa espera por uma consulta, problemas para estacionar próximo ao hospital ou falta de acomodações para pernoite.

Diferenças entre mães e pais

A mãe e o pai de uma criança com uma condição complexa em geral se adaptam e lidam com a situação de maneira diferente. A mãe costuma ser a principal cuidadora e tem mais probabilidade do que o pai de desistir do emprego para cuidar de seu filho, muitas vezes resultando em seu isolamento social (Coffey, 2006). Geralmente, a mãe tem mais necessidade de receber apoio social e apreciação do que o pai.

O pai de uma criança com deficiência luta com questões que podem ser diferentes dos problemas enfrentados pela mãe (Swallow, Macfadyen, Santacroce et al., 2012). O pai pode pensar que seu papel de protetor está sendo desafiado, porque ele não sabe como ajudar e não consegue proteger sua família da pressão esmagadora dos problemas recorrentes. A grande carga de estresse familiar pode fazer com que o pai se sinta deprimido, fragilizado, culpado, impotente, isolado, envergonhado e irritado. Temendo perder o controle ou ser visto como fraco ou incompetente, no entanto, ele muitas vezes esconde seus sentimentos e demonstra uma confiança que pode levar a acreditar que está tudo bem com ele. O pai preocupa-se com o que o futuro reserva para seu filho, com sua capacidade para lidar com os crescentes encargos financeiros e com os problemas diários de toda a família (Nicholas, Beune, Barrera et al., 2016; Swallow et al., 2012).

Família monoparental

As famílias monoparentais são uma preocupação especial. Como o único responsável por uma criança que pode exigir cuidados extensivos, especializados e para toda a vida, o pai/mãe solteiro(a) pode sentir que carrega um fardo enorme. A disponibilidade de recursos financeiros e emocionais estão no limite. Por isso, deve ser feito um esforço especial para ajudar o pai/mãe solteiro(a) a encontrar serviços financeiros e de suporte que possam aliviar o peso dos cuidados. O enfermeiro também pode ajudar o pai/mãe solteiro(a) a identificar funções que parentes e amigos possam desempenhar.

Impacto sobre os irmãos

Os resultados dos estudos são menos claros sobre como os irmãos da criança são afetados por sua condição complexa (Anderson & Davis, 2011; Hartling et al., 2014). Existem evidências que demonstram um efeito negativo sobre irmãos de crianças com doenças crônicas em comparação com irmãos de crianças saudáveis (Gold; Treadwell, Weissman et al., 2011; Hartling et al., 2014). Irmãos de crianças com doenças crônicas apresentam problemas psicossociais com mais frequência do que seus pares (Gold et al., 2011). Vários fatores aumentam o risco de efeitos negativos para irmãos de crianças doentes. Irmãos de crianças doentes ou com deficiências muitas vezes experimentam a responsabilidade pelo cuidado, menos atenção dos pais e limitações dos recursos familiares e do tempo de lazer (Barr & McLeod, 2010) (Boxe 17.4). Os irmãos podem apresentar uma diminuição na frequência e no desempenho escolar, o que pode ser aliviado pelo apoio de professores e colegas (Gan, Lum, Wakefield et al., 2017). Um fator importante para o ajuste e a capacidade de enfrentamento do irmão de uma criança com doença complexa é a informação e o conhecimento que ele recebe sobre a condição. O que os irmãos imaginam, descobrem ou escutam sem querer geralmente é muito pior do que a realidade. Muitas vezes, eles imaginam coisas horríveis a respeito das experiências relacionadas com a doença, com o tratamento e com a hospitalização (Knafl & Santacroce, 2010). Nos EUA, irmãos de famílias hispânicas relataram receber informações menos precisas sobre a condição da criança doente do que irmãos de famílias não hispânicas (Lobato, Kao, & Plante, 2005). Em geral, os pais estão em melhor posição para transmitir as informações, embora muitas vezes estejam sobrecarregados pela crise provocada pela doença (Fleitas, 2000). O enfermeiro deve encorajar os pais a falar com os outros filhos sobre o modo como a doença do irmão os afeta e aceitar seus sentimentos. O enfermeiro pode ser o melhor educador e conselheiro dos outros filhos durante o curso da doença de seu irmão.

ENFRENTAMENTO DO ESTRESSE CONTÍNUO E DAS CRISES PERIÓDICAS

Os profissionais de saúde podem ajudar as famílias a lidar com o estresse fornecendo informações antecipadamente, apoio emocional, auxiliando a família na avaliação e identificação de fontes de estresses específicas, no desenvolvimento de mecanismos de enfrentamento e estratégias de resolução de problemas e trabalhando em colaboração com os pais para que se tornem capacitados durante o processo (Anderson & Davis, 2011).

Múltiplos estressores no núcleo familiar

A capacidade de lidar com o estresse avassalador de uma doença crônica é desafiada ainda mais na presença de estressores adicionais. Os estressores podem ser situacionais ou de desenvolvimento. Podem estar relacionados com dificuldades conjugais, necessidades dos outros irmãos, falta de moradia ou isolamento social. Algumas famílias podem estar lutando ao mesmo tempo com problemas de abuso de álcool ou drogas por um membro da família. Mesmo estressores relativamente menores, como encontrar uma babá para os irmãos, cuidar da casa e viajar para centros de tratamento distantes, podem desafiar a capacidade de uma família em lidar com a situação com sucesso.

A maioria das famílias, independentemente da renda ou cobertura de seguro, tem preocupações financeiras. Os encargos financeiros de cuidar de uma criança com uma doença complexa podem ser enormes. Enfermeiros e assistentes sociais podem ajudar a família a revisar as diferentes opções de assistência financeira, incluindo seguro saúde, planos de saúde ou políticas de organizações para manutenção da saúde; nos EUA, existem programas como *Medicaid, Supplemental Security Income, Women, Infants and Children*, o programa estadual *Program for Children with Special Health Needs*, associações relacionadas com doenças e organizações filantrópicas locais.

Mecanismos de enfrentamento

Mecanismos de enfrentamento são comportamentos que visam reduzir a tensão causada por uma crise. Os **comportamentos de aproximação** são mecanismos de enfrentamento que resultam no movimento em direção ao ajuste e resolução da crise. Os **comportamentos de afastamento** resultam em um movimento de afastamento do ajuste e representam uma má adaptação à crise. Os comportamentos de aproximação e afastamento comumente usados no enfrentamento de uma doença crônica estão listados no boxe *Diretrizes para o cuidado de enfermagem*.

Boxe 17.4 Suporte aos irmãos de crianças com necessidades especiais.

Promoção de relacionamentos saudáveis entre irmãos

Avaliar cada criança individualmente e evitar comparações. Falar com cada criança sobre suas qualidades e contribuição para outros membros da família

Ajudar os irmãos a perceber diferenças e semelhanças entre eles e a criança com necessidades especiais. Criar um clima em que as crianças possam alcançar o sucesso sem se sentirem culpadas

Ensinar aos irmãos maneiras de interagir com a criança

Procurar ser justo em termos de disciplina, atenção e recursos; permitir que a criança afetada faça o máximo possível sozinha

Deixar os irmãos resolverem suas próprias diferenças; intervir apenas para evitar que os irmãos se machuquem

Validar raiva razoável. Mesmo as crianças com necessidades especiais comportam-se mal às vezes

Respeitar a relutância de um irmão em compartilhar atividades com a criança com necessidades especiais

Capacidade de enfrentamento dos irmãos

Ouvir os irmãos para que saibam que suas ideias e opiniões são valorizadas

Elogiar os irmãos quando foram pacientes, sacrificaram-se ou foram particularmente prestativos. Não esperar que os irmãos sempre ajam dessa maneira

Reconhecer os pontos fortes individuais dos irmãos e sua capacidade de lidar com o estresse de maneira bem-sucedida

Fornecer informações adequadas à idade de cada um sobre a condição da criança e atualizá-las quando apropriado

Permitir que os professores saibam o que está acontecendo para que possam compreender e ajudar

Reconhecer momentos especiais de estresse para irmãos e planejar minimizar os efeitos negativos

Programar um tempo especial com os irmãos; pedir a um amigo ou membro da família que o substitua quando os pais não estiverem disponíveis

Incentivar os irmãos a ingressar ou ajudar a estabelecer um grupo de apoio para irmãos

Utilizar os serviços de profissionais quando necessário. Se os pais acharem que é necessário, o serviço deve ser prestado de maneira tão robusta quanto um serviço para a criança com necessidades especiais

Envolvimento dos irmãos

Procurar maneiras de incluir os irmãos, de forma realística, no cuidado e tratamento da criança com necessidades especiais

Limitar as responsabilidades de cuidados e reconhecer a ajuda dos irmãos

Montar uma biblioteca de livros infantis sobre necessidades especiais

Convidar os irmãos a participarem de reuniões para desenvolver planos para a criança com necessidades especiais (p. ex., programa educacional individualizado [PIE], plano de serviço familiar individualizado [PSFI])

Discutir com eles os planos futuros

Pedir opinião sobre o tratamento e os serviços necessários

Pedir-lhes que façam uma visita aos profissionais que trabalham com a criança

Ajudar a desenvolver competências para ensinar novas habilidades à criança

Oferecer oportunidades para os irmãos defenderem a criança

Permitir que os irmãos estabeleçam seu próprio ritmo de aprendizagem e envolvimento

Fonte: Powell, T., & Ogle, P. (1985). *Brothers and sisters* – A special part of exceptional families. Baltimore, MD: Paul H. Brooks; Spokane Washington Deaconess Medical Center, Pediatric Oncology Unit. (1987); Carlson, J., Leviton, A., & Mueller, M. (1993). Services to siblings: An important component of family-centered practice. *ACCH Advocate, 1*(1), 53-56.

Diretrizes para o cuidado de enfermagem

Avaliação dos comportamentos de enfrentamento

Comportamentos de aproximação

Pedir informações sobre o diagnóstico e a condição atual da criança

Buscar ajuda e apoio de outras pessoas

Antecipar problemas futuros; buscar ativamente orientação e respostas

Atribuir um significado para a doença crônica ou condição complexa

Compartilhar o fardo da doença com outras pessoas

Planejar o futuro de maneira realista

Reconhecer e aceitar que a criança conheça o diagnóstico e o prognóstico

Expressar seus sentimentos (como tristeza, depressão e raiva) e perceber o motivo da reação emocional

Perceber de maneira realística a condição da criança; ajustar-se às mudanças

Reconhecer o próprio crescimento com o passar do tempo, como a negação inicial e a não aceitação do diagnóstico

Verbalizar a possibilidade de perder um filho

Comportamentos de afastamento

Não reconhecer a gravidade da condição da criança, apesar das evidências físicas

Recusar-se a concordar com o tratamento

Racionalizar sobre a doença, mas em áreas não relacionadas com a condição da criança

Ficar zangado e hostil com os membros da equipe, independentemente de sua atitude ou comportamento

Evitar os membros da equipe, os familiares ou a criança

Alimentar planos futuros irreais para a criança, com pouca ênfase no presente

Ser incapaz de se ajustar ou aceitar uma mudança na progressão da doença

Buscar continuamente por novos métodos de curas, sem a perspectiva de possíveis benefícios

Recusar-se a reconhecer que criança compreende a situação sobre a doença e o prognóstico

Usar pensamento mágico e fantasia; poder buscar ajuda "oculta"

Colocar fé total na religião, a ponto de renunciar à própria responsabilidade

Isolar-se do mundo exterior; recusar ajuda

Castigar a si mesmo porque se sente culpado

Não modificar o estilo de vida para atender às necessidades de outros membros da família

Recorrer ao uso excessivo de álcool ou drogas para fugir dos problemas

Verbalizar intenções suicidas

Ser incapaz de discutir a possível perda do filho ou experiências anteriores com a morte

Cada comportamento deve ser analisado no contexto das variáveis que afetam a família. Por exemplo, a observação de vários comportamentos de afastamento em uma família emocionalmente saudável pode denotar risco significativamente menor para a resolução bem-sucedida da crise do que mesmo número de comportamentos de afastamento em um indivíduo que tem uma rede de suporte pequena.

Empoderamento dos pais

O empoderamento pode ser visto como um processo de reconhecimento, promoção e aprimoramento de competências. Para pais de crianças com condições crônicas, o empoderamento pode ocorrer gradualmente conforme as forças e a capacidade são utilizadas para aprender e dominar o cuidado da criança, gerenciar a vida familiar e planejar o futuro. Advogar pela criança e desenvolver parcerias entre os pais e os profissionais fazem parte do processo de assumir o controle (Panicker, 2013).

ASSISTÊNCIA AOS FAMILIARES PARA LIDAR COM OS SENTIMENTOS

Embora algumas pesquisas iniciais tenham postulado estágios de adaptação para uma doença crônica, há grande variação nas respostas individuais ao diagnóstico, no tempo para que sejam feitos ajustes e no tempo de aceitação do diagnóstico. É importante que os profissionais reconheçam e respeitem essa variedade de reações e mecanismos de enfrentamento. Na verdade, os membros da família de uma criança com CCC podem vivenciar uma série de emoções penosas, incluindo medo, culpa, raiva, ressentimento e ansiedade. Aprender a controlar essas emoções promove o enfrentamento adaptativo (ver boxe *Diretrizes para o cuidado de enfermagem*). O apoio de profissionais, familiares e amigos pode ajudar os membros da família a lidar com os sentimentos. A seguir, examinaremos algumas fases de ajustamento e reações emocionais mais comuns.

Choque e negação

O diagnóstico inicial de uma doença crônica ou condição complexa costuma ser recebido com intensa emoção e caracteriza-se por reações de choque, descrença e, muitas vezes, negação. A negação como mecanismo de defesa é um atenuante necessário para evitar a desintegração e é uma resposta normal ao luto por qualquer tipo de perda. Provavelmente, todos os membros da família passam por diferentes graus de negação adaptativa à medida que descobrem o impacto que o diagnóstico tem sobre suas vidas.

O período de choque e a negação podem durar de dias a meses, às vezes até mais. Exemplos de comportamentos de negação que podem ser exibidos no momento do diagnóstico incluem:

- Consultar vários médicos
- Atribuir os sintomas da doença real a uma condição secundária
- Recusar-se a acreditar nos exames diagnósticos
- Protelar o consentimento para o tratamento
- Mostra-se feliz e otimista apesar da revelação do diagnóstico
- Recusar-se a conversar com alguém sobre a doença
- Insistir que ninguém está dizendo a verdade, independentemente das tentativas de convencimento
- Negar o motivo da hospitalização
- Não fazer perguntas sobre o diagnóstico, tratamento ou prognóstico.

Geralmente, esses mecanismos devem ser respeitados como respostas a curto prazo, que permitem aos indivíduos distanciarem-se do tremendo impacto emocional para juntar e direcionar suas energias para comportamentos orientados a metas e à solução de problemas.

Nas crianças, a importância da negação tem sido repetidamente demonstrada como um fator positivo no enfrentamento do diagnóstico. A negação permite que a criança mantenha a esperança diante de uma situação avassaladora e que lide com ela de maneira adaptativa e produtiva. Como a esperança, a negação pode ser um mecanismo adaptativo para lidar com a perda, e persiste até que a família ou o paciente esteja pronto para procurar outras respostas.

A negação é provavelmente a reação menos compreendida e muitas vezes é tratada de um modo inadequado. Se a negação for considerada um comportamento não adaptativo, pode levar a tentativas equivocadas de impedir a reação por meio de explicações repetitivas e às vezes confusas sobre o prognóstico. No entanto, a negação torna-se um comportamento não adaptativo apenas quando impede o reconhecimento das metas de tratamento ou de reabilitação necessárias para a sobrevivência ou para o desenvolvimento máximo da criança.

Adaptação

Na maioria das famílias, o choque é gradualmente substituído por adaptação e caracteriza-se por uma admissão aberta da existência da doença. Esse estágio pode ser acompanhado por várias respostas, que fazem parte do processo normal de adaptação. Provavelmente, os sentimentos mais universais são a **culpa** e a **autoacusação**. A culpa costuma ser maior quando a causa da condição de saúde está diretamente relacionada com os pais, como em condições genéticas ou lesões acidentais. No entanto, também pode manifestar-se mesmo sem qualquer base científica ou realista para a responsabilidade parental. Frequentemente, a culpa decorre de uma falsa suposição de que a condição da criança é resultado de uma falha pessoal ou transgressão, como não fazer algo corretamente durante a gravidez ou o parto. A culpa também pode estar associada a crenças culturais ou religiosas. Alguns pais se convencem de que estão sendo punidos por algum delito anterior. Outros podem ver a doença como uma provação enviada por Deus para testar sua fé e fervor religioso. Com informações corretas, apoio e tempo, a maioria dos pais supera o sentimento de culpa e autoacusação.

As crianças também podem interpretar sua doença grave como um castigo pelo mau comportamento. O enfermeiro deve demonstrar sensibilidade especialmente com crianças que aceitam passivamente todos os procedimentos dolorosos. Essa criança pode acreditar que esses lhes são infligidos como uma punição merecida. É fundamental que tanto os pais quanto os profissionais de saúde assegurem à criança que a doença não é culpa dela.

Outras reações comuns e normais a um diagnóstico são amargura e raiva. A raiva voltada para dentro pode ser evidente como autocensura ou comportamento punitivo, como negligenciar a saúde e se atacar verbalmente. A raiva dirigida para fora pode ser manifestada em argumentos abertos ou na ausência de comunicação e pode ser evidente no relacionamento com qualquer pessoa, como o cônjuge, o filho e os irmãos. A raiva passiva em relação à criança doente pode ser evidente na diminuição das visitas, na recusa em acreditar no quão doente a criança está ou na incapacidade de oferecer conforto. Os profissionais de saúde estão entre os alvos mais comuns da raiva dos pais. Os pais podem reclamar dos cuidados de enfermagem, do tempo insuficiente que os médicos passam com eles ou da falta de habilidade de quem tira sangue ou faz um acesso venoso.

As crianças também tendem a reagir com raiva, e isso inclui a criança afetada e os irmãos saudáveis. As crianças estão conscientes dos prejuízos causados pela doença ou condição complexa e podem reagir com raiva às restrições impostas ou ao sentimento de ser diferente. Os irmãos também podem sentir raiva e ressentimento em relação à criança doente e aos pais por causa da ruptura na rotina e da atenção dos pais. É difícil para crianças com mais idade e quase impossível para as crianças mais novas compreender a situação da criança afetada. A percepção delas é de que um dos irmãos tem a atenção exclusiva de seus pais, é inundado com cartões e presentes e é o foco da atenção de todos.

Durante o período de adaptação, quatro tipos de reações dos pais influenciam a resposta final da criança ao transtorno:

- **Superproteção:** os pais temem permitir que a criança adquira qualquer nova habilidade, evitam disciplinar e atendem a todos os desejos para evitar frustrações
- **Rejeição:** os pais desligam-se emocionalmente da criança, mas geralmente fornecem os cuidados físicos adequados ou constantemente importunam e repreendem a criança
- **Negação:** os pais agem como se o distúrbio não existisse ou tentam compensar a criança por isso

- **Aceitação gradual:** os pais colocam restrições necessárias e realistas sobre a condição da criança, incentivam a realização de atividades de autocuidado e promovem habilidades físicas e sociais razoáveis.

Reintegração e reconhecimento

Para muitas famílias, o processo de adaptação culmina no desenvolvimento de expectativas realistas para a criança e na reintegração da vida familiar com a doença ou condição complexa em uma perspectiva administrável. Como grande parte dessa fase é de luto por uma perda, a resolução total não é possível até que a criança morra ou saia de casa como um adulto independente. A adaptação pode ser considerada como alcançar "maior conforto" com a vida cotidiana, em vez de uma resolução completa.

Essa fase de adaptação também envolve a reintegração social, na qual a família amplia suas atividades para incluir relacionamentos fora de casa com a criança como um membro aceitável e participante do grupo. Este último critério frequentemente diferencia a reação de aceitação gradual durante o período de ajuste da aceitação total ou talvez seja mais descritivo do processo de reconhecimento.

Muitos pais de crianças com doenças crônicas experimentam **tristeza crônica**, que se traduz em sentimentos de tristeza e perda que se repete em ondas ao longo do tempo. À medida que a condição da criança avança, os pais experimentam perdas repetidas que representam mais declínio e novas demandas de cuidados. Mesmo ocorrências comuns podem desencadear sentimentos de tristeza bem depois do evento inicial; consequentemente, as famílias devem ser continuamente avaliadas e receber suporte e recursos apropriados conforme suas necessidades mudam com o tempo. Esse é um período crítico, pois a maneira como as equipes médica e de enfermagem abordam e fornecem suporte pode afetar diretamente a experiência de luto complicado após a morte da criança. O luto complicado, que se caracteriza pelo sofrimento persistente e resposta crônica ao estresse, pode durar 6 meses ou mais após a morte de uma criança e tem um impacto significativo na qualidade de vida dos membros da família (Meert; Shear; Newth et al., 2011). O *transtorno do luto complexo persistente* é uma nova entidade diagnóstica incluída na quinta edição do *Manual Diagnóstico e Estatístico de Transtornos Mentais* (American Psychological Association, 2013).

CRIAÇÃO DE UM SISTEMA DE APOIO

O diagnóstico de uma criança com CCC é uma grande crise situacional que afeta todo o sistema familiar. No entanto, as famílias podem experimentar resultados positivos à medida que vão tendo sucesso para lidar com os muitos desafios que acompanham uma criança com doença crônica (Hungerbuehler, Vollrath, & Landolt, 2011).

Um dos objetivos da enfermagem é avaliar famílias que correm risco de sucumbir aos efeitos da crise. Diversas variáveis podem influenciar a resolução de uma crise: disponibilidade de um sistema de apoio, percepção do evento, mecanismos de enfrentamento, reações à criança, recursos disponíveis e tensões concomitantes no núcleo familiar. Embora a maioria lide bem com a situação, as famílias em risco têm grandes necessidades. Se receberem apoio emocional e orientação desde o início, há uma probabilidade maior de que também lidem com a situação com sucesso.

Embora seja fácil presumir que as famílias de crianças com doenças ou deficiências mais graves teriam o ajuste mais difícil, a gravidade da condição reflete apenas uma parte do quadro geral. O nível de adaptação é significativamente influenciado pela **sobrecarga funcional** na família (Stein, 1985). Esse conceito considera as questões relacionadas com os cuidados e com a convivência com a criança em relação aos recursos e à capacidade da família para lidar com a situação (Boxe 17.5). A família de uma criança com um alto nível de dependência em tecnologia e que exige cuidados complexos, mas ao mesmo tempo possui muitos recursos e habilidades de enfrentamento, pode ajustar-se com mais sucesso à situação do que a família de uma criança com uma condição menos grave e poucos recursos para contrabalançar.

Recursos intrafamiliares, apoio social de amigos e parentes, apoio de pais para pais, parcerias entre pais e profissionais e recursos da comunidade entrelaçam-se para fornecer uma rede flexível de apoio para famílias de crianças com condições crônicas.

CRIANÇAS COM CONDIÇÃO CRÔNICA OU COMPLEXA

A reação da criança a doenças crônicas depende em grande parte de seu nível de desenvolvimento, seu temperamento e dos mecanismos de enfrentamento disponíveis; das reações de membros da família ou outras pessoas significativas; e, em menor medida, da própria condição. A compreensão conceitual de uma criança sobre sua própria doença baseia-se não apenas na idade e no nível de desenvolvimento, mas também na duração e no tipo de experiência acumulada com a doença. O conhecimento dessas variáveis é essencial para fornecer o tipo de informação e apoio de que essas crianças precisam para lidar com uma situação muitas vezes opressiva.

ASPECTOS DO DESENVOLVIMENTO

O impacto de uma doença crônica complexa é influenciado pela idade da criança no momento da manifestação dos sintomas. As doenças crônicas afetam crianças de todas as idades, mas os aspectos de desenvolvimento de cada faixa etária determinam o tipo de estresse e os riscos específicos para a criança. O enfermeiro também deve compreender que as crianças precisam redefinir sua condição e as implicações à medida que crescem e desenvolvem-se. Por exemplo, aparência, habilidades e aptidões são altamente valorizadas pelos colegas (Figura 17.1). O adolescente com alguma alteração em qualquer uma dessas qualidades está sujeito à rejeição. Isso é especialmente evidente quando uma doença interfere na atração sexual.

Os conceitos de desenvolvimento da criança com doenças são discutidos no Capítulo 19. A compreensão desses fatores de desenvolvimento facilita o planejamento de cuidados para apoiar a criança e minimizar os riscos. Os efeitos sobre o desenvolvimento da criança na presença de doenças crônicas são descritos na Tabela 17.2.

Boxe 17.5 Conceito de sobrecarga funcional.

Impacto da criança com necessidades especiais

Necessidade da criança de cuidados médicos e de enfermagem
Déficits fixos da criança
Dependência apropriada à idade da criança nas atividades da vida diária
Rupturas na rotina familiar ocasionadas pelos cuidados com a criança
Carga psicológica do prognóstico sobre a família

Recursos e capacidade de enfrentamento da família

Recursos físicos da família
Recursos emocionais da família
Recursos educacionais da família
Apoio social da família e ajuda disponível
Demandas conflitantes de tempo e energia entre os membros da família

Fonte: Stein, R. E. K. (1985). Home care: A challenging opportunity. *Child Health Care, 14*(2), 90-95.

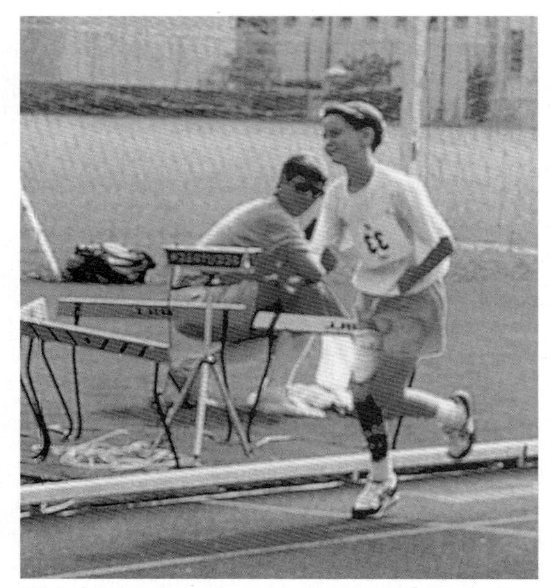

Figura 17.1 Crianças com qualquer tipo de deficiência devem ter a oportunidade de desenvolver suas habilidades. (Cortesia de Poyo/Hinton Photography.)

MECANISMOS DE ENFRENTAMENTO

Crianças com condições crônicas tendem a apresentar cinco padrões distintos de enfrentamento (Boxe 17.6). Crianças com atitudes mais positivas sobre sua condição crônica têm um estilo de enfrentamento mais adaptativo, caracterizado pelo otimismo, competência e aceitação. Elas apresentam menos problemas de comportamento em casa e na escola. Os dois padrões de enfrentamento não adaptativo – "Sente que é diferente e retrai-se" e "É irritadiço, mal-humorado e faz questão de demonstrar" – estão associados a uma adaptação pior; a criança que usa essas estratégias tem um autoconceito ruim, atitudes mais negativas sobre sua condição e mais problemas de comportamento em casa e na escola.

Crianças bem adaptadas aprendem gradualmente a aceitar suas limitações físicas e a encontrar realização em diferentes atividades motoras e intelectuais compensatórias. Elas são bem funcionais em casa, na escola e com os colegas. Compreendem a própria condição de um modo que lhes permite aceitar suas limitações, assumir a responsabilidade por seus cuidados e auxiliar no tratamento e nas terapias de reabilitação. Elas expressam as emoções apropriadas; demonstram tristeza, ansiedade e raiva em momentos de irritação, mas confiança e otimismo prudente durante os períodos de estabilidade clínica (Figura 17.2). Elas identificam-se com outros indivíduos na

Tabela 17.2 Efeitos sobre o desenvolvimento de crianças com doenças crônicas ou deficiências.

Metas de desenvolvimento	Possíveis efeitos de doenças crônicas ou deficiências	Intervenções de suporte
Primeira infância		
Desenvolve um senso de confiança	Vários cuidadores e separações frequentes, especialmente se estiver hospitalizado	Incentive a consistência na manutenção dos cuidadores tanto no hospital quanto em outros locais de cuidados
	Privado de cuidados consistentes	Incentive a presença dos pais, o acompanhamento conjunto durante a hospitalização e a participação nos cuidados
Formação de vínculo com os pais	Atrasado por causa das constantes separações; do pesar dos pais pela perda do filho "tão sonhado"; incapacidade dos pais de aceitar a condição, especialmente se for um problema visível	Enfatize os aspectos saudáveis e perfeitos da criança Ajude os pais a aprenderem sobre cuidados de crianças com necessidades especiais para que se sintam qualificados
Aprender por meio de experiências sensorimotoras	Mais exposição a experiências dolorosas do que prazerosas	Proporcione experiências prazerosas ao lactente por meio dos sentidos (tato, audição, visão, paladar, movimento)
	Contato limitado com o ambiente devido à restrição de movimentos ou ao confinamento	Estimule metas de desenvolvimento adequadas à idade (p. ex., segurar a mamadeira, comer com as mãos, engatinhar)
Começar a desenvolver um senso de separação dos pais	Maior dependência dos pais para os cuidados	Incentive a participação de todos os familiares nos cuidados para evitar o envolvimento excessivo de um membro
	Envolvimento excessivo dos pais nos cuidados	Incentive um descanso periódico das exigências e responsabilidades dos cuidados
Crianças de 1 a 3 anos (*toddlers*)		
Desenvolver autonomia	Maior dependência dos pais	Incentive a independência em todas as áreas possíveis (p. ex., ir ao banheiro, vestir-se, alimentar-se)
Dominar as habilidades linguísticas e de locomoção	Oportunidades limitadas de testar as próprias habilidades e limites	Ofereça atividades de desenvolvimento motor grosso e modifique os brinquedos ou equipamentos, como um balanço adaptado
Aprender por meio da experiência sensorimotora; início do pensamento pré-operacional	Maior exposição a experiências dolorosas	Dê opções para permitir uma sensação mínima de controle (p. ex., a escolha de um livro, o tipo de sanduíche) Institua medidas de disciplina e estabelecimento de limites apropriados à idade Reconheça que comportamentos negativos e ritualísticos são normais Ofereça experiências sensoriais (p. ex., brincar com água, brincar na caixa de areia, pintar com os dedos)

(*Continua*)

Tabela 17.2 Efeitos sobre o desenvolvimento de crianças com doenças crônicas ou deficiências. (*continuação*)

Metas de desenvolvimento	Possíveis efeitos de doenças crônicas ou deficiências	Intervenções de suporte
Crianças em idade pré-escolar		
Desenvolver iniciativa e propósito Dominar as habilidades de autocuidado	Oportunidades limitadas de sucesso na realização de tarefas simples ou no domínio das habilidades de autocuidado	Incentive o domínio das habilidades de autoajuda Ofereça dispositivos que possam facilitar as tarefas (p. ex., vestir-se sozinho)
Começar a desenvolver relacionamentos com colegas	Oportunidades limitadas de socialização com os pares; pode parecer "um neném" para os companheiros da mesma idade A proteção e a tolerância que recebe junto à família faz com que a criança tema as críticas e retraia-se	Incentive a socialização (p. ex., convidar amigos para brincar, vivência em creches, sair para passear) Ofereça jogos apropriados para a idade, especialmente jogos associativos Enfatize as habilidades da criança; vista-a apropriadamente para realçar a aparência desejável
Desenvolver o senso de imagem corporal e a identificação sexual	Consciência corporal focalizada na dor, na ansiedade e na incapacidade A identificação do papel sexual concentra-se principalmente nas habilidades maternas	Incentive relacionamentos com pessoas do mesmo sexo e do sexo oposto e com outros adultos
Aprende por meio do pensamento pré-operacional (pensamento mágico)	Culpa (acreditar que causou a própria doença ou deficiência ou que está sendo punido por alguma transgressão)	Ajude a criança a lidar com as críticas; entenda que muita proteção impede a criança de perceber a realidade do mundo Esclareça que a causa da doença ou da deficiência não é culpa da criança e que não é uma punição
Crianças em idade escolar		
Desenvolver um senso de realização	Oportunidades limitadas de participação e competição (p. ex., muitas faltas escolares, incapacidade de participar de atividades atléticas regulares)	Incentive a frequência escolar; marque as consultas médicas fora do horário escolar; incentive a criança a compensar o trabalho perdido
Estabelecer relações com os pares	Oportunidades limitadas de socialização	Eduque professores e colegas de classe sobre a condição, habilidades e necessidades especiais da criança Incentive as atividades esportivas (p. ex., paralimpíadas) Incentive a socialização (p. ex., grupos de escoteiros, acampamentos; ter um melhor amigo ou ser membro de um clube)
Aprender por meio de operações concretas	Compreensão parcial das limitações físicas ou do tratamento imposto pelo transtorno	Forneça à criança informações sobre sua condição Incentive as atividades criativas (p. ex., cursos de arte)
Adolescentes		
Desenvolver a identidade pessoal e sexual	Aumento da percepção de se sentir diferente dos colegas e capacidade reduzida de competir com eles em aparência, capacidade e habilidades especiais	Ajude o adolescente a perceber que muitas das dificuldades que está enfrentando são parte normal da adolescência (rebeldia, assumir riscos, falta de cooperação e hostilidade em relação à autoridade)
Alcançar a independência da família	Maior dependência da família; oportunidades limitadas de emprego ou carreira	Forneça informações sobre habilidades interpessoais e de enfrentamento Incentive o aumento da responsabilidade pelo cuidado e manejo da doença ou condição (p. ex., assumindo a responsabilidade por marcar e comparecer a uma consulta [de preferência sozinho], compartilhar etapas de avaliação e planejamento da prestação de cuidados de saúde, contatar recursos) Discuta os planos para o futuro e como a condição pode afetar as escolhas
Estabelecer relacionamentos heterossexuais	Oportunidades limitadas para estabelecer amizades heterossexuais; menos oportunidade de discutir questões sexuais com os colegas Maior preocupação com questões como por que adquiriu a condição e se vai poder se casar e constituir família	Incentive a socialização com pares, incluindo colegas com necessidades especiais Incentive as atividades apropriadas para a idade (p. ex., participar de festas com pessoas de diversos gêneros, atividades esportivas, dirigir um carro) Esteja alerta para indicadores que sinalizam que o adolescente está pronto para receber informações sobre as implicações da condição sobre a sexualidade e a reprodução Enfatize a boa aparência e o uso de roupas elegantes, uso de maquiagem Entenda que o adolescente tem as mesmas necessidades e preocupações em relação ao sexo que qualquer outro adolescente
Aprender por meio do pensamento abstrato	Menor oportunidade de desenvolvimento cognitivo nos estágios anteriores, impedindo a realização do nível de pensamento abstrato	Forneça instruções sobre tomada de decisão, assertividade e outras habilidades necessárias para lidar com seus próprios planos

Boxe 17.6 Padrões de enfrentamento usados por crianças com necessidades especiais.

Desenvolve competência e otimismo: acentua os aspectos positivos da situação e concentra-se mais no que tem ou pode fazer do que no que falta ou não pode fazer; é o mais independente possível
Sente que é diferente e retrai-se: considera-se diferente das outras crianças por causa da condição crônica de saúde; considera que ser diferente é negativo; vê a si mesmo como menos digno do que os outros; concentra-se nas coisas que não pode fazer e às vezes restringe desnecessariamente suas atividades
É irritadiço, mal-humorado e faz questão de demonstrar: usa comportamentos de enfrentamento proativos e autoiniciados, embora geralmente contraproducentes, porque não reforçam o ego, não são socialmente responsáveis e não apresentam os resultados desejados; demonstra sua irritabilidade, que pode ou não estar associada aos sintomas da doença
Aceita e adere ao tratamento: toma os medicamentos e concorda em fazer as terapias necessárias; aceita as restrições de atividade, e ao mesmo tempo tem atitudes que indicam o desenvolvimento da própria independência (p. ex., assume a responsabilidade de tomar medicamentos)
Busca apoio: conversa com adultos, com outras crianças, com médicos e enfermeiros; cria planos para lidar com os problemas à medida que aparecem; usa comparação descendente (ou seja, percebe que existem pessoas em piores condições que as suas)

Fonte: modificado de Austin, J., Patterson, J., & Huberty, T. (1991). Development of the coping health inventory for children. *Journal of Pediatric Nursing, 6*(3),166-174.

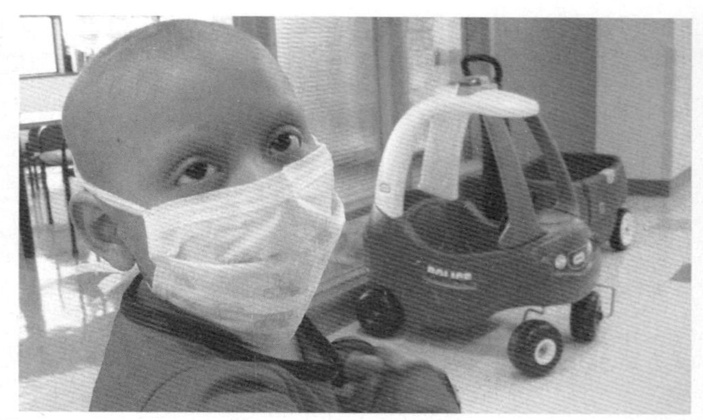

Figura 17.2 Períodos de tristeza e raiva são aceitáveis para que a criança se adapte a uma doença ou deficiência crônicas, especialmente durante as fases de exacerbação dos sintomas.

mesma condição, promovendo uma autoimagem positiva e demonstrando orgulho e autoconfiança por sua capacidade de ter uma vida produtiva e bem-sucedida, apesar de suas limitações.

Esperança

As crianças, principalmente os adolescentes, são sensíveis à presença ou ausência de esperança. A esperança é uma qualidade interna que mobiliza os seres humanos para agir em direção a um objetivo que seja satisfatório e capaz de manter a vida. Níveis mais elevados de esperança foram associados a níveis mais elevados de resiliência e a capacidade de perceber os obstáculos como oportunidades (Griggs & Walker, 2016).

Educação em saúde e autocuidado

A educação em saúde é uma intervenção para promover mecanismos de enfrentamento. As crianças precisam de informações sobre sua condição, o planejamento terapêutico e sobre como a doença ou a terapia podem afetar sua situação específica. As crianças que se aproximam da puberdade também precisam entender o processo de maturação e como sua condição crônica pode alterá-lo. Por exemplo, um jovem com doença de Crohn deve compreender que esta condição de saúde está associada a problemas de crescimento e atraso na puberdade; uma criança com diabetes precisa saber que as mudanças hormonais e o aumento das necessidades de crescimento alterarão as necessidades calóricas e de insulina nesse momento, e uma jovem sexualmente ativa com anemia falciforme ou lúpus eritematoso sistêmico precisa estar ciente dos riscos de engravidar. As informações não devem ser fornecidas de uma vez, mas devem ser escalonadas para atender as necessidades desse período de mutação e devem ser descritas e repetidas com a frequência necessária.

RESPOSTAS AO COMPORTAMENTO PARENTAL

O comportamento dos pais em relação à criança é um dos fatores que mais influencia o processo de adaptação. As percepções dela sobre o apoio que recebe da mãe e a percepção materna sobre o impacto psicossocial de uma condição crônica na família mostraram ser dois dos maiores preditores da adaptação psicológica das crianças (Immelt, 2006). Além disso, a organização familiar, o apoio relacionado com a condição e o envolvimento dos pais influenciam a adaptação dos filhos às doenças crônicas (Schor, 2003). Frequentemente, elas demonstram orgulho e confiança em sua capacidade de enfrentar com êxito os desafios impostos por seu transtorno. A orientação precoce do enfermeiro e o incentivo a práticas normalizadoras podem ajudar os pais a facilitar o ajustamento positivo de seus filhos.

TIPO DE DOENÇA OU CONDIÇÃO

O tipo de doença ou condição também influencia a resposta emocional da criança. Curiosamente, crianças com distúrbios *mais* graves costumam lidar melhor do que aquelas com condições mais brandas. No entanto, a presença de múltiplas condições pode colocar a criança em risco de problemas comportamentais adicionais (Newacheck & Halfon, 1998). Devido à capacidade cognitiva e ao início do pensamento abstrato na adolescência, uma condição óbvia pode ser mais fácil de aceitar porque suas limitações são concretas.

A manifestação de uma condição incapacitante pode gerar um estado de confusão para as crianças, que podem ter problemas para diferenciar funções corporais reais e a imagem que têm de seus corpos. Elas também podem ter problemas de identificação entre si mesmas e suas extensões (p. ex., cadeiras de rodas, coletes, muletas, outros dispositivos mecânicos ou protéticos) e podem ter dificuldade em aceitar ajudas funcionais.

CUIDADO DE ENFERMAGEM COM A FAMÍLIA E A CRIANÇA COM CONDIÇÃO CRÔNICA OU COMPLEXA

AVALIAÇÃO

Como o enfermeiro pode se deparar com uma família durante qualquer fase do processo de adaptação, é importante avaliar diversas áreas. A capacidade da família para lidar com tensões anteriores influencia a situação atual e obter respostas para as perguntas sobre suas habilidades de enfrentamento usuais são esclarecedoras. Conhecer estressores concomitantes, como problemas financeiros, conjugais e desemprego, ajuda a identificar famílias que podem ter menos recursos para lidar com as necessidades da criança.

Por fim, é importante conhecer as reações dos membros da família à criança e à condição. A Tabela 17.3 lista exemplos de perguntas

Tabela 17.3 Avaliação de fatores que influenciam a adaptação familiar.

Fatores de influência	Questões de avaliação
Sistema de suporte disponíveis	
Status da relação conjugal	Com quem você fala quando tem algo em mente? (Se a resposta não for o cônjuge, pergunte o motivo)
Sistemas de suporte alternativos	Quando algo lhe preocupa, o que você faz? O que mais o ajuda quando você está chateado?
Capacidade de comunicação	Falar parece ajudar quando você se sente chateado?
Percepção da doença ou deficiência	
Conhecimento prévio sobre a condição	Você já ouviu a palavra (nome do diagnóstico) antes? Conte-me sobre isso (se a resposta for afirmativa)
Suposta causa da doença	Qual é a sua opinião sobre as causas do transtorno?
Efeitos da doença ou deficiência sobre a família	De que maneira a doença ou deficiência do seu filho afetou você e sua família? O que mudou em seu estilo de vida?
Mecanismos de enfrentamento	
Reações a crises anteriores	Conte-me sobre outra crise que você precisou enfrentar (problema, momento ruim) em sua família. Como você resolveu esse problema?
Reações à criança	Você acha que está sendo um pouco mais cauteloso com essa criança do que com seus outros filhos?
Práticas de criação dos filhos	Você se sente tão confortável disciplinando essa criança quanto seus outros filhos?
Influência da religião	Sua religião ou fé o ajudou? Diga-me como (se a resposta for afirmativa)
Atitudes	De que maneira essa criança é diferente dos irmãos ou de outras crianças da mesma idade? Descreva a personalidade do seu filho. É fácil, difícil ou intermediária? Quando você pensa no futuro do seu filho, que pensamentos vêm à mente?
Recursos disponíveis	
	Que parte dos cuidados com a criança está causando mais dificuldades para você ou sua família?
	Que serviços estão disponíveis para ajudar?
	De quais serviços você precisa que não estão disponíveis no momento?
Estresses concomitantes	
	Que outros problemas você está enfrentando agora? (Seja específico; pergunte sobre questões financeiras, conjugais, de irmãos e de parentes ou amigos)

que o enfermeiro e a família podem usar para avaliar o sistema de apoio, a percepção da doença, mecanismos de enfrentamento, recursos e estressores concomitantes. Como os fatores que afetam a resposta familiar podem alterar-se a qualquer momento durante o curso da doença, o processo de avaliação deve ser contínuo.

Existem desafios especiais na avaliação dos sentimentos da criança em relação à sua doença crônica. Embora ela possa desenvolver uma compreensão sobre sua condição, isso nem sempre se traduz no entendimento das implicações em longo prazo de seu diagnóstico complexo crônico. O Capítulo 4 apresenta diferentes abordagens para incentivar a criança a discutir seus sentimentos em relação à condição. O enfermeiro deve usar várias técnicas de comunicação, como desenhos e jogos, como ferramentas de avaliação, em vez de depender apenas do relato dos pais.

As necessidades de pais e irmãos que trabalham também devem ser avaliadas; essa é uma meta que exige flexibilidade no agendamento de consultas. Quando os pais que trabalham fora sabem que sua opinião é importante, costumam mudar seu horário de trabalho para se encontrar com o profissional de saúde. Como os irmãos podem ter qualquer idade, deve-se considerar o uso de estratégias de comunicação adequadas para a avaliação. Técnicas não verbais, como as discutidas no Capítulo 4, devem ser consideradas para essas crianças.

SUPORTE NO MOMENTO DO DIAGNÓSTICO

O diagnóstico é um momento crítico para os pais e pode influenciar o modo como enxergam os profissionais de saúde ao longo da trajetória de cuidados. Embora possam não ouvir nem se lembrar de tudo o que lhes é dito, eles frequentemente percebem quando existe uma atitude de aceitação, rejeição, esperança ou desespero, que pode influenciar sua capacidade de absorver o choque e começar a adaptar-se ao futuro alterado da família.

Os pais devem ser incentivados a estarem juntos quando forem informados da condição de seus filhos, evitando que um dos pais tenha que interpretar informações complexas e lidar com a reação emocional inicial do outro. A consulta para informações sobre o diagnóstico deve ocorrer em um ambiente privado e confortável, livre de distrações e interrupções, no qual os pais sintam-se à vontade para expressar suas emoções (Figura 17.3). Suas necessidades emocionais são reconhecidas pela aceitação de expressões como choro, tristeza, raiva e decepção. O suporte emocional é oferecido tendo lenços de papel disponíveis, caso um membro da família chore, e demonstrando por meio da linguagem facial e corporal que, de fato, esse é um período difícil e doloroso. Embora o toque seja uma expressão poderosa de empatia, deve ser usado com cautela. Por exemplo, pode encerrar prematuramente a livre expressão dos sentimentos, especialmente quando combinado com afirmações como "Vai ficar tudo bem". Os enfermeiros também devem estar cientes das questões culturais relacionadas com o toque (ver Capítulo 4).

Os pais devem receber o tipo de informação que desejarem. Isso pode ser avaliado fazendo perguntas como "Você prefere ouvir informações

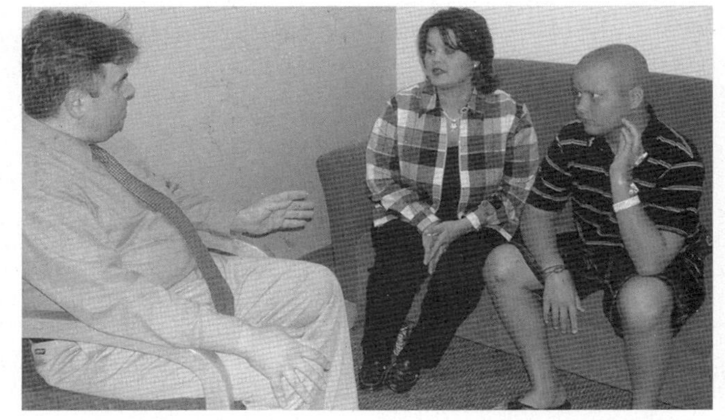

Figura 17.3 As consultas para informações sobre diagnósticos devem ocorrer em um ambiente privado e confortável, livre de distrações e interrupções.

detalhadas?". Os pais ou outros membros da família podem ter preferências diferentes em relação à quantidade de informações que desejam ouvir. A maioria dos pais deseja uma explicação clara e simples do diagnóstico; uma previsão das possibilidades futuras da criança; orientações sobre o que fazer a seguir; uma oportunidade para fazer perguntas; um ouvinte cordial e simpático; e, o mais importante, disponibilidade de tempo. A compreensão das explicações é obtida com perguntas como "Você entende o que quero dizer?" ou "Isso está claro para você?". Os termos técnicos devem ser usados em explicações simples. Se os pais desconhecem o termo devem receber material por escrito ou pelo menos um resumo escrito do diagnóstico.

Por fim, a consulta para informações sobre o diagnóstico não termina com a apresentação das notícias devastadoras. Em vez disso, devem ser enfatizados os pontos fortes da criança, comportamentos adequados e potencial para o desenvolvimento, assim como os esforços de reabilitação ou tratamentos disponíveis. Os pais podem ser incentivados a ver suas experiências como uma série de desafios com os quais são capazes de lidar, principalmente com o *feedback* profissional disponível. Os pais devem ter a segurança de que o enfermeiro estará disponível para esclarecer dúvidas e fornecer assistência adicional conforme necessário.

A discussão anterior relaciona-se principalmente com a consulta inicial de informação do diagnóstico. No entanto, devido à necessidade de acompanhamento em longo prazo, é apenas uma consulta em uma série de discussões contínuas. Em todas as interações, deve ser solicitada a opinião da família, que deve ser incorporada ao plano de cuidados. Algumas situações requerem considerações especiais (ver boxe *Diretrizes para o cuidado de enfermagem*).

SUPORTE AOS MÉTODOS DE ENFRENTAMENTO DA FAMÍLIA

Para que a família possa enfrentar o estresse de se ajustar da melhor maneira à condição da criança, cada membro deve receber suporte individual para que o sistema familiar seja forte. Embora a família possa dar apoio indefinidamente a um membro que precisa de ajuda, sua maior força está no apoio mútuo de cada membro. O enfermeiro deve ter em mente que o membro da família mais necessitado pode não ser necessariamente a criança afetada, mas pode ser um pai ou irmão que está lidando com tensões que requerem intervenção.

Pais

O enfermeiro pode fornecer apoio estando atento às respostas da família aos seus filhos. Mães e pais precisam sentir alegria e orgulho de seus filhos para dar o apoio de que precisam. É importante que os enfermeiros examinem as atitudes para determinar sua capacidade de envolver-se em parcerias pais-profissionais. Uma característica essencial é a abordagem que considera os pais iguais aos profissionais e especialistas no cuidado de seu filho (ver boxe *Diretrizes para o cuidado de enfermagem*).

Os pais podem ser incentivados a discutir seus sentimentos em relação ao filho, o impacto desse evento em seu casamento e o estresse associado, como os encargos financeiros. Para a maioria das famílias, independentemente de sua renda ou cobertura de seguro, as preocupações financeiras existem. Os custos de cuidar de uma criança com necessidades especiais podem ser enormes. Além disso, um ou ambos os pais podem ter que sacrificar as oportunidades de trabalho para permanecer perto de um centro médico ou para evitar a perda dos benefícios do seguro. Existem vários recursos voluntários e comunitários que fornecem assistência, reabilitação, equipamento e financiamento para diversos problemas de saúde. Organizações nacionais e locais voltadas para a doença podem fornecer a assistência necessária e o apoio às famílias qualificadas. Muitos desses temas são discutidos em outras partes do texto, sob o diagnóstico específico. Os órgãos governamentais estaduais e federais de saúde, saúde mental, serviços sociais e trabalho podem ajudar a localizar os recursos regionais apropriados. Por exemplo, programas governamentais para crianças com necessidades especiais de saúde fornecem assistência financeira para crianças com muitas condições incapacitantes. Fontes locais e nacionais de assistência temporária e creche médica podem ser úteis para as famílias. Os enfermeiros devem estar familiarizados com as pessoas de suas comunidades e com os programas vocacionais para grupos especiais.

Apoio entre pais

Apenas estar com outro pai ou mãe que compartilhou experiências semelhantes ajuda muito. Pode não ser necessário ser o pai de uma criança com o mesmo diagnóstico, porque os pais em processo de adaptação a uma criança com necessidades especiais – ou procurando serviços de suporte, serviços educacionais ou de reabilitação, fornecedores de equipamentos especiais e aconselhamento financeiro – seguem um caminho comum. Caso o serviço de saúde não tenha um grupo de apoio para os pais, o enfermeiro pode contatar outros grupos de pais que enviarão um representante. Uma estratégia alternativa é pedir a outro casal que converse com os pais. O enfermeiro deve procurar casais que sejam bons ouvintes, tenham uma abordagem não crítica às diferenças familiares e que possuam habilidades para defender e resolver os problemas das crianças.

O grupo de autoajuda pode promover o apoio entre os pais.[a] Os membros do grupo sentem-se menos sozinhos e têm a oportunidade de observar tanto os mecanismos de enfrentamento quanto o exemplo de outros membros. Os grupos de pais são recursos valiosos para obtenção de informações. Mesmo que os pais não possam comparecer às reuniões, eles ainda podem beneficiar-se com os boletins do grupo e outras publicações que geralmente são produzidos em tais grupos. Os enfermeiros podem ajudar a criar um grupo identificando um ou dois pais como líderes; compartilhar com eles nomes, números de telefone e endereços de outras famílias que tenham manifestado interesse e vontade de divulgar seus números de telefone e endereços; e orientando-os sobre como iniciar uma primeira reunião.

Empoderamento dos pais

Os enfermeiros podem defender métodos que promovam oportunidades para o empoderamento dos pais. Por exemplo, os enfermeiros podem sugerir reembolso para viagens e cuidados da criança, além de fomentar a permissão para que as vozes dos pais sejam ouvidas em reuniões e conferências. Eles podem incentivar a participação de pais em comitês e conselhos consultivos. Eles podem manter os pais informados sobre a legislação existente sobre questões de saúde da criança ou tomar medidas quando os pais os informarem.

Criança

Por meio de contatos contínuos com a criança, o enfermeiro (1) observa as respostas da criança ao transtorno, a capacidade funcional e os comportamentos adaptativos no ambiente e com outras pessoas significativas; (2) explora a própria compreensão da criança sobre sua doença ou condição; e (3) fornece suporte enquanto a criança aprende a lidar com seus sentimentos. As crianças devem ser encorajadas a expressar suas preocupações em vez de permitir que outras pessoas as expressem por elas, porque discussões abertas podem reduzir a ansiedade (ver boxe *Diretrizes para o cuidado de enfermagem*).

---

[a]Informações sobre grupos de autoajuda e literatura especializada estão disponíveis em National Self-Help Clearinghouse, 365 Fifth Ave., Suite 3300, New York, NY 10016; 217-817-1822; http://www.selfhelpweb.org.

Diretrizes para o cuidado de enfermagem

Situações que requerem considerações especiais

Anomalia congênita

A tensão perceptível na sala de parto transmite a sensação de que algo está muito errado. A comunicação costuma ser atrasada enquanto o médico está envolvido com os cuidados da mãe. A maneira como o recém-nascido é apresentado pode muito bem definir o tom para o relacionamento entre pais e filhos desde o início

Esclareça com o médico sua função no que diz respeito a revelar informações que permitam apoiar os pais imediatamente

Explicar resumidamente e em linguagem simples qual é o problema e também algo a respeito do prognóstico imediato, antes de mostrar a criança aos pais. Posteriormente, podem ser fornecidas informações detalhadas, quando eles estiverem prontos para "escutar" o que é dito

Estar consciente da comunicação não verbal. Os pais observam as expressões faciais dos outros em busca de sinais de repulsa ou rejeição

Apresentar o recém-nascido como uma dádiva preciosa

Enfatizar as áreas bem formadas do corpo do recém-nascido

Dar tempo e oportunidade para que os pais possam expressar sua resposta inicial

Incentivar os pais a fazerem perguntas e fornecerem respostas honestas e diretas, sem otimismo ou pessimismo indevidos

Deficiência cognitiva

A menos que o comprometimento cognitivo esteja associado a outros problemas físicos, geralmente é difícil para os pais reconhecerem os sinais de sua presença ou apresentarem desculpas defensivas quanto ao diagnóstico

Planejar situações que ajudem os pais a conscientizarem-se do problema

Incentivar os pais a discutirem suas observações sobre a criança, mas evitar opiniões diagnósticas

Concentrar-se no que a criança pode fazer e nas intervenções apropriadas para promover o progresso (p. ex., programas de estimulação infantil) para envolver os pais nos cuidados de seus filhos, ajudando-os a obter uma consciência da condição da criança

Deficiência física

Quando a perda da capacidade motora ou sensorial manifesta-se durante a infância, o diagnóstico é prontamente aparente. O desafio está em ajudar a criança e os pais durante o período de choque e luto até alcançarem a fase de aceitação e reintegração

Instituir logo de início o processo de reabilitação (p. ex., uso de prótese, aprender a ler em braile, aprender leitura labial)

Estar ciente de que a reabilitação física geralmente precede o ajuste psicológico

Quando a causa da deficiência for resultado de um acidente, evitar insinuar que os pais ou a criança foram os responsáveis pela lesão, mas lhes dê a oportunidade de discutir sentimentos de culpa

Incentive a expressão dos sentimentos (ver Capítulo 4, seção *Técnicas de comunicação*)

Doença crônica

A compreensão do verdadeiro impacto pode levar meses ou anos

O conflito entre as preocupações dos pais e da criança pode resultar em problemas sérios. Quando a condição é herdada, os pais podem culpar a si mesmos ou a criança pode culpar os pais

Ajudar cada membro da família a reconhecer as preocupações dos outros

Discutir o aspecto hereditário da doença com os pais no momento do diagnóstico para diminuir a culpa e os sentimentos acusatórios

Incentivar a criança a expressar seus sentimentos usando a técnica de terceira pessoa (p. ex., "Às vezes, quando uma pessoa tem uma doença transmitida pelos pais, essa pessoa fica com raiva ou ressentida em relação a eles")

Múltiplas deficiências

A criança ou os pais podem precisar de mais tempo para superar a fase de choque e talvez sejam capazes de atender a apenas um diagnóstico, antes de ouvir informações importantes sobre outros distúrbios

Reconhecer a compreensão e a aceitação dos pais com todos os diagnósticos, especialmente quando ocorre uma deficiência óbvia e outra mais oculta

Avaliar as consequências devastadoras da presença de mais de uma deficiência, especialmente se elas interferem com a capacidade de expressão e resposta da criança

Doença sem possibilidade de cura

Os pais precisam de muito apoio para lidar com seus próprios sentimentos e de orientação sobre como contar o diagnóstico à criança. Eles podem querer ocultar o diagnóstico. Podem achar que a criança é muito pequena para entender, não será capaz de lidar com a informação ou perderá a esperança e a vontade de viver

Abordar o assunto da revelação de um modo positivo perguntando: "Como você quer contar ao seu filho sobre o diagnóstico?"

Ajudar os pais a compreender as desvantagens de não contar à criança (p. ex., priva a criança da oportunidade de discutir seus sentimentos abertamente e de fazer perguntas; existe o risco de a criança ficar sabendo a verdade por outras pessoas e às vezes de fontes menos diplomáticas; pode diminuir a confiança da criança nos pais depois que souberem a verdade)

Orientar os pais para ver os problemas potenciais envolvidos na promoção de uma conspiração

Oferecer aos pais orientações sobre como e o que dizer à criança sobre a doença ou a possibilidade de morte. As explicações devem ser adaptadas à capacidade cognitiva da criança, ser baseadas no conhecimento que a criança já possui e ser honesta. A honestidade deve ser temperada com certa cautela em relação aos sentimentos da criança

Assegurar aos pais que contar à criança o nome da doença e o motivo do tratamento desperta esperança, apoio de outras pessoas e serve como base para explicar e compreender os eventos subsequentes

Reconhecer que ser honesto nem sempre é fácil, porque a verdade pode levar a criança a fazer outras perguntas complicadas, como "Eu vou morrer?". No entanto, mesmo essa pergunta difícil deve ser respondida

Uma das intervenções mais importantes é aliviar a sensação da criança de ser diferente e normalizar sua vida tanto quanto possível (ver boxe *Diretrizes para o cuidado de enfermagem*). Sempre que possível, o enfermeiro deve auxiliar a família na avaliação da rotina diária da criança, em busca de indícios da necessidade de práticas normalizadoras. Por exemplo, a criança que fica no quarto o dia todo precisa de uma reestruturação na rotina diária para proporcionar atividades em diferentes partes da casa, como comer na cozinha ou na sala de jantar com a família. Essas crianças também podem ser privadas de atividades sociais, recreativas e escolares que podem ser mais bem acomodadas pela aplicação de práticas de normalização. Por exemplo, os tratamentos em casa e fora de casa devem ser planejados em horários que não interfiram muito com as atividades diárias regulares.

As crianças, preocupadas com o fato de que sua condição prejudica a atratividade física, precisam de atenção concentrada nos aspectos normais da aparência e capacidades. Os profissionais de saúde podem ajudar a fortalecer e consolidar a autoimagem enfatizando o normal

 Diretrizes para o cuidado de enfermagem

Desenvolvimento de parcerias bem-sucedidas entre pais e profissionais

Promover os cuidados essenciais de enfermagem; em ambientes não hospitalares, designe um gerente de caso
Reconhecer a competência geral dos pais e sua experiência única com seus filhos
Respeitar o tempo dos pais como tendo valor igual ao dos outros membros da equipe de saúde da criança
Explicar ou definir qualquer termo médico, técnico ou específico de uma disciplina
Dizer às famílias "Não tenho certeza" ou "Não sei", quando apropriado
Facilitar a eficácia da família nas reuniões de equipe (p. ex., forneça aos pais as mesmas informações que aos outros participantes)

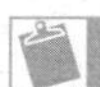 Diretrizes para o cuidado de enfermagem

Incentivo à expressão das emoções

Descrever o comportamento: "Você parece zangado com todos".
Mostrar que compreende: "Ficar com raiva é natural".
Demonstrar consideração: "Deve ser difícil suportar tantos procedimentos dolorosos".
Ajudar a concentrar-se nas emoções: "Talvez você se pergunte por que isso aconteceu com você".

 Diretrizes para o cuidado de enfermagem

Promoção da "normalidade"

Preparo: preparar a criança com antecedência para as mudanças que podem ocorrer devido à condição crônica ou complexa.
Exemplo: conte à criança com antecedência os possíveis efeitos colaterais da terapia medicamentosa.
Participação: incluir a criança em tantas decisões quanto possível, especialmente aquelas relacionadas com o seu regime de cuidados.
Exemplo: a criança é responsável por tomar os medicamentos ou agendar os tratamentos em casa.
Compartilhamento: permitir que os membros da família e os colegas da criança façam parte do regime de cuidados sempre que possível.
Exemplos: realizar a medicação da criança quando os outros irmãos receberem suas vitaminas.
O pai/mãe prepara o mesmo cardápio para toda a família.
Se a criança for convidada para a casa de outra pessoa, os pais avisam a família sobre as restrições alimentares da criança.
Controle: identificar as áreas onde a criança pode estar no controle, para reduzir os sentimentos de incerteza, passividade e desamparo.
Exemplo: a criança identifica as atividades adequadas ao seu nível de energia e opta por descansar quando está cansada.
Expectativa: aplicar as mesmas regras familiares à criança com uma doença crônica complexa e aos irmãos saudáveis.
Exemplo: a criança é disciplinada, espera-se que cumpra as responsabilidades domésticas e frequente a escola de acordo com sua capacidade.

ao mesmo tempo que permitem que as crianças expressem raiva, isolamento, medo de rejeição, sentimentos de tristeza e solidão. As crianças precisam de reforço positivo e qualquer evidência de melhora. Tudo o que pode melhorar a atratividade e contribuir para uma autoimagem positiva deve ser usado, como maquiagem para adolescentes com cicatriz, roupas que disfarçam uma prótese ou um penteado ou peruca para cobrir uma deformidade ou a perda dos cabelos.

Irmãos

A presença de uma criança com necessidades especiais na família pode fazer com que os pais prestem menos atenção aos outros filhos. Os irmãos podem reagir com atitudes negativas em relação à criança ou expressando raiva de diferentes formas. O enfermeiro pode ajudar realizando orientação precoce, questionando os pais sobre o que acreditam ser a melhor maneira de os irmãos responderem à criança e orientando-os por meio de estratégias de atenção às necessidades de seus outros filhos. Esse questionamento deve ocorrer antes que se manifestem efeitos negativos graves.

Os irmãos também podem sentir constrangimento por ter um irmão com uma doença crônica ou complexa. Com isso, os pais precisam enfrentar a difícil tarefa de reagir a esse constrangimento de maneira compreensiva e adequada, sem punir os irmãos pelo que sentem. Os pais devem ser incentivados a conversar com os irmãos sobre a imagem que fazem do irmão afetado. Por exemplo, irmãos de uma criança com deficiência de desenvolvimento podem expressar medo sobre sua própria capacidade de gerar filhos normais. Os adolescentes em particular podem não ser capazes de discutir essas questões vitais com seus pais e preferir consultar o enfermeiro. Muitos irmãos se beneficiam de compartilhar suas preocupações com outros jovens que estão passando por uma situação semelhante. Grupos de apoio para irmãos podem ajudar a diminuir o isolamento, promover a expressão de sentimentos e fornece exemplos de mecanismos de enfrentamento efetivos.

Muitos pais expressam preocupação sobre quando e como informar as outras crianças da família sobre a doença ou deficiência de um irmão. A resposta depende do nível de desenvolvimento cognitivo e de compreensão de cada criança. No entanto, geralmente é melhor informar os irmãos antes que um vizinho ou outra pessoa conhecida o faça. Sem informação, os irmãos podem fantasiar ou criar medos que são desproporcionais à condição real da criança. Além disso, se os pais escolherem silenciar ou ludibriar estão estabelecendo um precedente negativo para os irmãos seguirem, em vez de encorajá-los a lidar com a experiência de uma forma saudável e estimulante.

O enfermeiro deve demonstrar sensibilidade às reações dos irmãos e sempre que possível intervir para promover uma adaptação mais positiva. Por exemplo, os irmãos frequentemente mencionam o fato de que se espera que assumam responsabilidades adicionais para ajudar os pais a cuidar da criança. Não é incomum que expressem uma reação positiva ao assumir as funções extras, mas uma resposta negativa ao sentirem-se desvalorizados por fazê-lo. Muitas vezes, esses sentimentos podem ser minimizados incentivando os irmãos a discutir o assunto com os pais e sugerindo aos pais maneiras de demonstrar gratidão, como um aumento na mesada, concedendo privilégios especiais e, o mais importante, elogios verbais.

EDUCAÇÃO SOBRE O DISTÚRBIO E OS CUIDADOS GERAIS DE SAÚDE

Educar a família sobre o distúrbio é, na verdade, uma continuação da revelação do diagnóstico. A educação envolve não apenas o fornecimento de informações técnicas, mas também a discussão de como a condição afetará a criança. Os pais só conseguem processar uma quantidade limitada de informações de cada vez. Pode ser útil fornecer informações essenciais e, em seguida, perguntar: "O que mais você gostaria de saber sobre a condição do seu filho?". Responder às perguntas e preocupações dos pais garante que suas necessidades de informação sejam atendidas.

Atividades rotineiras

Os pais também precisam de orientação sobre como a condição pode interferir ou alterar as atividades da vida diária, como comer, vestir-se, dormir e ir ao banheiro. Uma área frequentemente afetada é a nutrição. Os problemas mais comuns são a subnutrição resultante da restrição feita de maneira inadequada de alimentos ou a perda de apetite, vômitos ou déficits motores que interferem na alimentação; também pode ocorrer supernutrição, geralmente por causa de uma ingesta calórica superior ao gasto energético, devido à frustação e à falta de estímulo em outras áreas. Embora a criança necessite dos mesmos nutrientes básicos que outras crianças, as necessidades diárias podem ser diferentes. Ao longo do texto são discutidas considerações nutricionais especiais, conforme apropriado.

Transporte seguro

Também podem ser necessárias modificações em relação à segurança nos veículos. Crianças com problemas como baixo peso ao nascer (ver Capítulo 8, seção *Planejamento de alta e cuidado domiciliar*) ou distúrbios ortopédicos, neuromusculares ou respiratórios geralmente não devem usar sistemas de retenção convencionais. Por exemplo, crianças com engessamento do quadril não conseguem sentar-se adequadamente nas cadeirinhas de automóveis para crianças (ver Capítulo 29, seção *Displasia do desenvolvimento do quadril*). Algumas modificações podem ser feitas em certos modelos comercialmente disponíveis e, para crianças de mais idade, existe um colete especial que prende a criança deitada no assento traseiro.[b]

Se a criança precisar de cadeira de rodas, a família deve consultar o fabricante para obter instruções específicas sobre o transporte seguro no carro. As considerações para cadeiras de rodas usadas no transporte de veículos devem abordar a segurança da cadeira de rodas e do ocupante. As cadeiras de rodas devem ser fixadas voltadas para a frente com cintos em quatro pontos. O sistema de contenção deve ser testado dinamicamente em colisões, assim como o cinto de segurança para o ocupante, que prende a criança à cadeira de rodas. Por exemplo, o uso de bandejas não é recomendado durante o transporte. Crianças que precisam trafegar com equipamento médico adicional, esse equipamento (p. ex., oxigênio, monitores, ventiladores) deve ser fixado ao assoalho ou sob o assento do veículo ou da cadeira de rodas. Um revestimento macio deve ser adicionado ao redor do equipamento para reduzir a movimentação. Um segundo adulto deve estar presente para monitorar a condição de uma criança clinicamente frágil durante a viagem.

Atenção primária à saúde

Crianças com necessidades especiais também precisam receber os cuidados de saúde habituais recomendados para qualquer criança. É essencial ficar atento às medidas de prevenção de acidentes, imunizações, saúde bucal e exames físicos regulares. Os enfermeiros podem desempenhar um papel importante ao lembrar os pais desses aspectos do cuidado que são frequentemente negligenciados quando a preocupação está voltada para a condição crônica da criança. Discussões específicas sobre nutrição, sono e vigília, saúde bucal e prevenção de acidentes são apresentadas nos capítulos sobre promoção da saúde para faixas etárias específicas. As imunizações são discutidas no Capítulo 6.

Os pais também precisam estar cientes da importância de comunicar a condição da criança no caso de uma emergência médica. Crianças mais novas são incapazes de fornecer informações sobre seus distúrbios e, embora crianças com mais idade possam ser fontes confiáveis, após um acidente podem ficar fisicamente incapazes de falar. Todas as crianças com qualquer tipo de condição crônica que possa afetar os cuidados de saúde devem usar algum tipo de identificação, como uma pulseira MedicAlert,[c] ou sempre portar um cartão que identifique a condição clínica e um número de telefone para obtenção de dados em casos de emergência e outros dados pessoais.

PROMOÇÃO DO DESENVOLVIMENTO NORMAL

Além de conhecer a condição e seu efeito sobre a capacidade da criança, a família deve ser orientada a promover o desenvolvimento adequado de seu filho. Embora cada estágio possa demorar mais para ser alcançado, os pais devem ser orientados a ajudar a criança a realizar plenamente seu potencial, preparando-a para o próximo estágio de desenvolvimento. A Tabela 17.2 descreve os aspectos de desenvolvimento de condições complexas e as intervenções de suporte. Com planejamento adequado e conhecimento de estratégias para melhorar a capacidade funcional, a maioria das crianças é capaz de viver uma vida plena e produtiva.

Um aspecto importante da promoção do desenvolvimento normal é estimular a capacidade de autocuidado da criança tanto nas atividades da vida diária quanto no regime terapêutico. Deve ser considerada uma avaliação da idade e da capacidade física, emocional e mental da criança, bem como do apoio e estrutura disponibilizados pela família, para determinar o nível apropriado de autocuidado no regime terapêutico. Até mesmo crianças pequenas podem estar envolvidas em seus próprios cuidados, segurando os materiais para os pais durante um procedimento. Com o tempo, as crianças devem ser incentivadas a adquirir mais autonomia para o autocuidado.

Primeira infância

Durante a infância, a criança está alcançando a confiança básica por meio de um relacionamento satisfatório, íntimo e consistente com os pais. No entanto, os primeiros anos das crianças afetadas podem ser estressantes, difíceis e insatisfatórios. Consequentemente, elas podem precisar de mais apoio dos pais e de expressões de afeto para conquistar a confiança. Do mesmo modo, os pais precisam de ajuda para encontrar maneiras de atender às necessidades da criança, como segurar uma criança rígida ou flácida, alimentar uma criança com protusão da língua ou episódios de dispneia e como estimular uma criança que parece incapaz de desempenhar qualquer atividade. Se as hospitalizações forem frequentes ou prolongadas, devem ser feitos esforços para preservar o relacionamento entre pais e filhos (ver também Capítulo 19).

Durante a primeira infância, o objetivo é adaptar-se a períodos de separação dos pais, à autonomia e à iniciativa. No entanto, a resposta natural dos pais ao ter um filho doente é a superproteção (Boxe 17.7). Os pais precisam de ajuda para perceber a importância de breves separações da criança deles e de outras pessoas envolvidas no cuidado e de proporcionar experiências sociais fora de casa, sempre que possível. Cuidados intermitentes, que possibilitam um descanso para os membros da família, podem ser essenciais para permitir que os cuidadores tenham um tempo longe dos encargos diários.

Crianças mais novas também precisam de oportunidades para desenvolver independência. Frequentemente, a criança é capaz de aprender habilidades de autocuidado, como comer com as mãos e remover peças de roupa simples, mas os pais continuam fazendo isso por ela. O enfermeiro pode fornecer aos pais orientação precoce quanto aos marcos de desenvolvimento geralmente esperados da criança. Quando a criança não é capaz de realizar uma habilidade de

[b]Informações sobre restrições de segurança no carro para crianças com necessidades especiais estão disponíveis em Automotive Safety Program, 1130 West Michigan Street, Fesler Room 207, Indianapolis, IN 46202; 800-543-6227 ou 317-274-2997; http://www.preventinjury.org.

[c]MedicAlert Foundation International, 101 Lander Ave., Turlock, CA 95380; 800-432-5378; http://www.medicalert.org.

Boxe 17.7 Características de superproteção parental.

Sacrificar a si mesmo e o resto da família pela criança
Ajudar continuamente a criança, mesmo quando ela é capaz de agir sozinha
Ser inconsistente com relação à disciplina ou não disciplina a criança; aplicar frequentemente regras diferentes para os irmãos
Ser ditatorial e arbitrário, tomando decisões sem levar em consideração a vontade da criança, como impedir de frequentar a escola
Estar sempre por perto oferecendo sugestões; chamar a atenção para todas as atividades; exagera nos elogios
Proteger a criança de toda possibilidade de desconforto
Restringir as brincadeiras, muitas vezes por medo de que a criança se machuque
Negar à criança oportunidades de crescer e assumir responsabilidades, como aprender a tomar sua medicação ou realizar os tratamentos
Não compreender as necessidades especiais da criança e define metas muito altas ou muito baixas
Monopolizar o tempo da criança, como dormir com ela, permitindo a presença de poucos amigos ou recusando a participação em atividades sociais ou educacionais

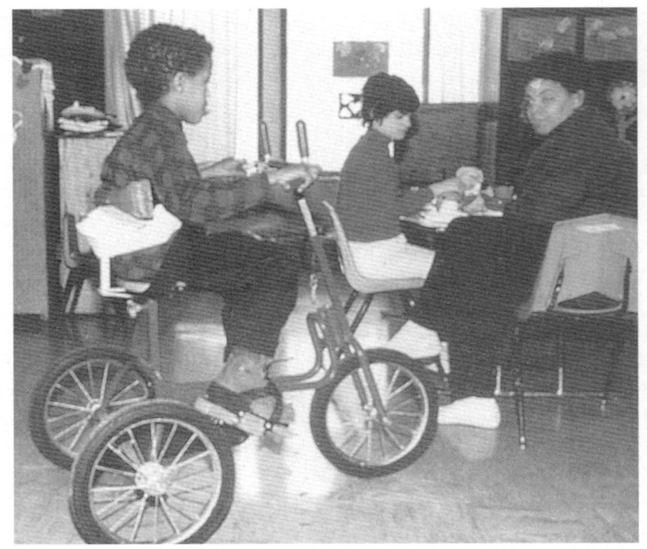

Figura 17.4 Um triciclo modificado com pedais em bloco, tiras autoadesivas para prender os pés, além de assento e guidão adaptados podem ajudar uma criança com deficiência a ganhar mobilidade.

maneira independente, devem ser usados suportes funcionais. Com criatividade, muitas adaptações podem ser implementadas no ambiente para aumentar a mobilidade e a independência e permitir que brinquem como outras crianças de sua idade. Por exemplo, com pequenas modificações, uma criança com limitações físicas pode ser capaz de andar de triciclo (Figura 17.4).

Outro componente fundamental para o desenvolvimento normal da criança é a disciplina. A disciplina e a orientação servem a vários propósitos, como estabelecer limites à criança para testar seu comportamento e ensiná-la uma atitude socialmente aceitável. Pode surgir ressentimento e hostilidade entre os irmãos se forem aplicados padrões diferentes para cada filho. A responsabilidade do enfermeiro é ajudar os pais a aprender métodos bem-sucedidos para controlar o comportamento da criança antes que se torne um problema (ver Capítulo 2, seção *Estabelecer limites e disciplina*).

Idade escolar

Para crianças em idade escolar, as principais metas são o ingresso escolar e a aquisição de um senso de realização. Embora a importância da escola na vida de uma criança seja bem conhecida, o número de faltas é significativamente maior entre crianças com doenças crônicas do que entre seus pares saudáveis. Quanto mais a criança falta à escola, mais difícil é retomar a frequência e pode resultar em fobia escolar. A criança deve retornar à escola o mais rápido possível após o diagnóstico ou tratamento.

A preparação para o ingresso ou retomada escolar é melhor com uma abordagem em equipe, que reúna os pais, a criança, o professor, o enfermeiro de saúde escolar e o enfermeiro da criança no hospital. O ideal é que esse planejamento seja iniciado antes da alta hospitalar, desde que a criança esteja bem para retomar as atividades habituais. Deve-se desenvolver um plano estruturado, com atenção aos aspectos do cuidado que devem ser feitos durante o horário escolar, como a administração de medicamentos ou outras terapias.

As crianças também precisam de preparo antes de ingressar ou retornar à escola. Ter acompanhamento pedagógico no hospital ou em casa, assim que a crianças estiver fisicamente apta, ajuda a perceber que a vida escolar vai continuar e lhe dá tempo para elaborar essa situação (Figura 17.5). Elas precisam examinar as possíveis respostas para as muitas perguntas que os outros farão. Um método de preparo antecipado é a encenação, com a criança no papel de "aluno que voltou" e o enfermeiro ou pais como "outros colegas de escola".

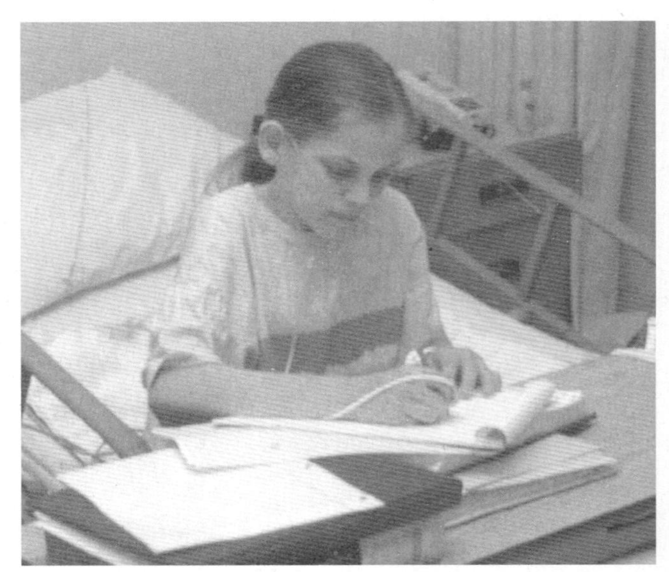

Figura 17.5 Crianças com deficiência devem retornar aos estudos assim que sua condição permitir.

Se a criança volta para a escola com alguma mudança física aparente (como queda de cabelo, amputação ou uma cicatriz visível), o enfermeiro também pode fazer perguntas sobre isso para que a criança possa se preparar.

Os colegas de classe também precisam ser preparados, e o melhor é um plano conjunto criado pelo professor, enfermeiro e criança. No mínimo, os colegas de classe devem receber uma descrição da condição, ser avisados sobre qualquer mudança visível na criança e ter a oportunidade de fazer perguntas. A criança deve ter a opção de assistir a esse encontro. À medida que a condição da criança evolui, especialmente se a doença for potencialmente fatal, os funcionários da escola e os alunos precisam receber atualizações periódicas sobre o estado da criança e preparar-se para o que está por vir.

A criança com necessidades especiais deve ser incentivada a manter ou restabelecer relacionamentos com seus pares e a participar de qualquer atividade indicada para sua faixa etária, respeitando suas limitações. Atividades alternativas podem substituir aquelas que são impossíveis ou que colocam muita pressão sobre a condição da criança. Nos EUA, programas como *Special Olympics*[d] oferecem às crianças a oportunidade de competir com seus colegas e conquistar habilidades atléticas. Os acampamentos de verão[e] permitem que as crianças se relacionem com os colegas e desenvolvam uma variedade de habilidades. Crianças com necessidades especiais podem obter grandes benefícios em atividades de expressão, como arte, música, poesia, dança e teatro. Com equipamento adaptável e criatividade, as crianças são capazes de participar de muitas atividades. Organizações como a VSA Arts permitem que as crianças celebrem e compartilhem suas realizações.[f] Crianças precisam de oportunidades para interagir com colegas saudáveis e de envolver-se em atividades com grupos de pares da mesma idade. Organizações como clubes de ostomia, clubes de diabetes e grupos de paralisia cerebral compartilham informações e fornecem suporte relacionado com os problemas especiais que os membros enfrentam.

Adolescência

A adolescência pode ser um período particularmente difícil tanto para o adolescente quanto para sua família. Todas as necessidades de cuidado discutidas anteriormente também se aplicam a essa faixa etária. Desenvolver **independência** ou **autonomia**, no entanto, é uma meta importante para o adolescente, pois o planejamento para o futuro passa a ser motivo de preocupação. Embora anteriormente a ênfase tenha sido em alcançar independência da assistência física, pesquisas recentes nos campos da educação especial, desenvolvimento do adolescente e sistemas familiares sugerem a redefinição da autonomia em termos da capacidade dos indivíduos de assumirem a responsabilidade por seu próprio comportamento, para tomarem decisões sobre suas próprias vidas e para manterem relacionamentos sociais de apoio. Diante desse novo entendimento, mesmo indivíduos com deficiências graves podem ser vistos como autônomos se forem capazes de perceber suas próprias necessidades e assumir a responsabilidade de atendê-las, seja diretamente ou contratando a assistência de outras pessoas. À medida que o adolescente ganha autonomia, o enfermeiro pode ajudá-lo a articular suas necessidades, participar do desenvolvimento de seus próprios planos de cuidados, além de descobrir e dizer como outras pessoas podem ajudar.

Para os adolescentes, os sintomas físicos estão no topo da lista de preocupações relacionadas com a saúde. Como a adolescência é um período de grandes mudanças físicas e emocionais, é importante para o enfermeiro distinguir entre as mudanças corporais que estão relacionadas com a condição complexa da criança e aquelas que resultam do desenvolvimento natural do corpo. Pode ser um grande conforto para adolescentes com condições incapacitantes saber que muitas das mudanças que experimentam são resultados do desenvolvimento normal. Sentir-se diferente dos colegas pode levar à solidão, ao isolamento e à depressão. A participação em grupos de adolescentes com doenças crônicas ou deficiências pode aliviar os sentimentos de isolamento e facilitar a transição para um relacionamento significativo com uma pessoa na idade adulta.

ESTABELECIMENTO DE METAS FUTURAS REALISTAS

Um dos ajustes mais difíceis é definir metas futuras realistas para a criança, baseadas em seus próprios objetivos e valores.

Planejar o futuro deve ser um processo gradual. Durante esse período, os pais devem cultivar vocações realistas para os filhos. Por exemplo, se a crianças tem deficiências físicas, pode ser direcionada para atividades intelectuais, artísticas ou musicais. Crianças com deficiências de desenvolvimento podem aprender habilidades manuais. Desta forma, o desenvolvimento da criança prossegue na direção do autossustento por meio de um trabalho remunerado.

Com o aumento da expectativa de vida, jovens com doenças crônicas precisam lidar com novas decisões e problemas, como casamento, emprego e cobertura de seguro. Com orientação apropriada, pessoas com deficiência podem conseguir um emprego lucrativo, casar-se e constituir família. Para pessoas com condições genéticas, é necessário também o aconselhamento sobre a futura descendência. Os futuros cônjuges costumam beneficiar-se da oportunidade de discutir seus sentimentos sobre o casamento com uma pessoa com necessidades contínuas de saúde e possivelmente com uma expectativa de vida limitada. A cobertura do seguro saúde é uma questão crítica para crianças com doenças crônicas, devido aos enormes custos ao longo do tempo. Nos EUA, a Lei *Affordable Care Act* permite que jovens adultos continuem com o seguro dos pais até os 26 anos e impede que as seguradoras privadas neguem a cobertura. O seguro de vida é outro dilema, especialmente quando as crianças têm doenças graves, como anomalias cardíacas congênitas.

PERSPECTIVAS SOBRE O CUIDADO DE CRIANÇAS NO FIM DA VIDA

Embora a maioria das doenças da infância e muitas lesões e traumas respondam favoravelmente ao tratamento, outros não. Quando uma criança e sua família enfrentam uma doença prolongada e limitante, os profissionais de saúde devem enfrentar o desafio de fornecer o melhor cuidado possível para atender às necessidades físicas, psicológicas, espirituais e emocionais da criança e da família durante o curso incerto da doença e na hora da morte. Quando a morte é súbita e inesperada, os enfermeiros são desafiados a responder ao luto e ao choque das famílias e a fornecer conforto e apoio sem ter tido um relacionamento anterior com elas.

Muitos fatores podem contribuir para o modo como as crianças morrem. Entre os lactentes, as principais causas de morte são anomalias congênitas, síndrome do desconforto respiratório, distúrbios relacionados com a curta gestação e baixo peso ao nascer e síndrome da morte súbita infantil (Kochanek, Murphy, Xu et al., 2014) (ver Capítulo 1). As principais causas de morte entre crianças de 5 a 9 anos incluem acidentes, neoplasias malignas, anomalias congênitas, agressão (injúria física intencional) e doenças cardíacas. Entre crianças de 10 a 14 anos, o suicídio é a terceira causa de morte depois de acidentes e neoplasias malignas. Entre jovens de 15 a 19 anos, agressão (injúria física intencional), suicídio, neoplasias malignas e doenças cardíacas seguem os acidentes como as causas de morte mais prevalentes (Cunningham, Walton, & Carter, 2018).

Uma criança que é diagnosticada com uma doença que impõe limitações à vida requer avaliações médicas e de enfermagem completas e intervenções personalizadas capazes de tratar de toda a gama

[d] 1133 19th St. NW, Washington, DC 20036; 202-628-3630; http://www.specialolympics.org. Vários panfletos sobre esportes e lazer para crianças com deficiência estão disponíveis na Easter Seals e na American Alliance for Health, Physical Education, Recreation and Dance, 1900 Association Drive, Reston, VA 20191; 703-476-9527 ou 800-213-7193; http://www.shapeamerica.org.

[e] Uma lista de acampamentos particulares e pagos para crianças com uma variedade de doenças crônicas e deficiências físicas em geral está disponível no American Camp Association, 5000 State Road 67 North, Martinsville, IN 46151-7902; 765-342-8456; http://www.acacamps.org.

[f] VSA Arts tem escritórios afiliados nos 50 estados norte-americanos e em alguns *sites* internacionais; festivais anuais são realizados em todo o mundo. Informações disponíveis em VSA Arts, 2700 F Street NW, Washington, DC 20566; 202-467-4600 ou 800-444-1324; https://education.kennedy-center.org/education/vsa/.

de sintomas. Quando a cura não é mais possível e medidas de prolongamento da vida resultam em dor e sofrimento para a criança, os pais precisam de informações sobre as opções de cuidados para ajudá-los a decidir como desejam que o tempo restante com o filho seja administrado pela equipe de saúde. É importante tranquilizar as famílias de que, embora não haja cura para a doença de seus filhos, os cuidados ativos continuarão a ser fornecidos para manter o conforto da criança. O apoio é fornecido para auxiliar a criança e sua família durante o processo de morte. Como resultado, os enfermeiros podem cuidar de crianças e famílias que estão fazendo a difícil transição entre tratamentos curativos ou restauradores para cuidados paliativos (Kang, Munson, Hwang et al., 2014).

PRINCÍPIOS DOS CUIDADOS PALIATIVOS

Os cuidados paliativos envolvem uma abordagem multidisciplinar e interdisciplinar para cuidar de crianças que vivem ou estão morrendo de condições crônicas, complexas ou potencialmente limitantes. A necessidade, não o prognóstico, é o principal motivo para consultar um profissional de cuidados paliativos. Os cuidados paliativos pediátricos concentram-se em fornecer o manejo ideal dos sintomas, ajudando as famílias a alinhar as intervenções clínicas (ou seja, prosseguir com uma traqueostomia) com seus objetivos para os filhos, auxiliando na tomada de decisões complexas e apoiando a família e a equipe de saúde que cuida de uma criança com uma CCC ao longo do curso da doença. Os cuidados paliativos pediátricos ajudam as famílias a explorar os "e se", otimizando a qualidade de vida determinada pela família (e pela criança) (Field & Behrman, 2004). A Organização Mundial da Saúde (1998) alterou a definição de cuidados paliativos pediátricos para incluir:

- Os cuidados paliativos são o cuidado ativo total do corpo, mente e espírito da criança e envolvem o suporte à família
- Começa quando a doença é diagnosticada e continua independentemente de a criança receber tratamento
- Os profissionais de saúde devem avaliar e aliviar o sofrimento físico, psicológico e social da criança
- Cuidados paliativos efetivos requerem uma abordagem interprofissional, que inclui a família e utiliza os recursos comunitários disponíveis; pode ser implementado com sucesso, mesmo se os recursos forem limitados
- Pode ser fornecido em instituições de cuidados terciários, centros de saúde comunitários e até mesmo na casa da criança.

As intervenções de cuidados paliativos não são pensadas para apressar a morte, mas, sim, para minorar a dor e o sofrimento, proporcionando um tratamento ideal da dor e dos sintomas, atendendo às questões enfrentadas pela criança e sua família em relação à doença prolongada e, quando apropriado, no processo de morte. Maximizar a qualidade de vida de uma criança conforme definido pelos pais e por ela própria é um princípio fundamental dos cuidados paliativos pediátricos (Feudtner, Friebert, & Jewell, 2013; Kang et al., 2014). A implementação de serviços de consultoria em cuidados paliativos neonatais e pediátricos dentro dos hospitais resultou na melhoria da qualidade de vida e dos cuidados de fim de vida para crianças e suas famílias e apoio para os cuidadores (Blume, Balkin, Aiyagari et al., 2014; O'Quinn & Giambra, 2014). A criança e a família devem ser consideradas como uma unidade de cuidado. Vários princípios são definidores dos cuidados paliativos pediátricos (National Consensus Project for Quality Palliative Care, 2018):

- Os cuidados paliativos podem ser fornecidos em conjunto com tratamentos curativos e de prolongamento da vida
- Deve ser fornecido com base nas necessidades da criança e da família, não no prognóstico
- Deve ser oferecido em todos os ambientes de atendimento – paciente internado ambulatorial, domiciliar e de longa permanência – e incluir a avaliação de todos os domínios (físico, social e emocional)
- Determinar o que é mais importante para o paciente e sua família fornece orientação para o estabelecimento de metas e preferências.

A morte de um filho é um evento extremamente estressante para a família porque inverte a ordem natural das coisas. As crianças representam saúde, esperança e o futuro. Sua morte questiona o entendimento da vida. A equipe interprofissional e interdisciplinar de profissionais de saúde deve ser formada por médicos, enfermeiros, assistentes sociais, capelães, auxiliares de cuidados pessoais, especialistas em vida infantil, terapeutas musicais e artísticos e conselheiros de luto especializados em cuidar de pacientes em fim de vida. A equipe auxilia a família focalizando o cuidado nas complexas interações entre questões físicas, emocionais, sociais e espirituais.

Os cuidados paliativos procuram criar um ambiente terapêutico que seja o mais familiar possível, se não na própria casa da criança. Por meio da educação e do apoio aos membros da família, pode ser oferecido um clima de comunicação aberta em relação ao processo de morte da criança e seu impacto em todos os membros da família (ver boxe *Evidência e prática*).

CUIDADOS SIMULTÂNEOS

A Lei norte-americana *Patient Protection and Affordable Care Act*, conhecida como Affordable Care Act (ACA), foi aprovada em 2010 para fornecer assistência médica abrangente e acessível. Uma seção da ACA incluiu uma disposição para melhorar os cuidados de saúde para crianças, conhecida como "cuidados simultâneos para crianças". Os principais pontos do atendimento simultâneo incluem:

- Os programas estaduais *Medicaid* ou o *Children's Health Insurance Program* (CHIP) são elegíveis tanto para tratamento curativo quanto para cuidados paliativos para pessoas menores de 21 anos
- Crianças que recebem cuidados paliativos também podem obter outros serviços, incluindo cuidados direcionados ao tratamento da doença
- Famílias com crianças portadoras de condições com prognóstico letal ou potencialmente fatais não precisam escolher entre terapias direcionadas ao tratamento da doença e cuidados paliativos (Lindley, Edwards & Bruce, 2014; National Hospice and Palliative Care Organization, 2010).

TOMADA DE DECISÃO NO FIM DE VIDA

As discussões sobre a possibilidade de que a doença ou condição de uma criança não seja curável e que a morte seja um resultado inevitável causam muito estresse em todos os envolvidos. Os médicos, outros membros da equipe de saúde e as famílias devem considerar todas as informações sobre a situação da criança e tomar decisões com as quais todas as partes concordem e que terão um impacto profundo sobre a criança e a família.

Considerações éticas na tomada de decisão no fim de vida

Surge uma série de questões éticas quando pais e profissionais de saúde estão decidindo sobre o melhor tratamento para a criança em fim de vida. Muitos pais e profissionais de saúde preocupam-se com o fato de que recusar um tratamento que poderia causar mais dor, mas que prolongasse o tempo de vida, possa ser considerado eutanásia ou suicídio assistido. Para esclarecer essas questões, é necessário compreender os diferentes termos. **Eutanásia** envolve a ação (intencional) de uma pessoa que não seja o paciente para acabar com a vida do paciente que sofre de uma condição de fim de vida. A intenção por trás dessa ação

Evidência e Prática

Controle da dor e do tratamento de sintomas de crianças no fim da vida

Faça a pergunta

Pergunta PICOT

Para pacientes pediátricos, qual é a experiência de dor e sintomas no fim da vida?

Procura de evidências

Estratégias de pesquisa

Foram identificados e analisados os estudos publicados usando os termos *criança, cuidados paliativos, dor* e *sintomas*. Estudos descritivos retrospectivos dominaram os achados, descrevendo as experiências de fim de vida de lactentes e crianças por meio da revisão de prontuários do paciente e pesquisas com pais e profissionais.

Bancos de dados utilizados

PubMed, CINAHL

Análise crítica das evidências

As crianças experimentaram uma média de 11 sintomas durante a última semana de vida (Drake; Frost; Collins, 2003). Dor, dispneia, fadiga, náuseas, vômito, irritabilidade e anorexia são os sintomas mais comuns relatados por crianças no fim da vida (Miller; Jacob, &; Hockenberry, 2011). Vários motivos podem influenciar a decisão dos pais de suspender ou retirar o suporte de vida. Dor e sofrimento foram relatados como dois fatores muito importantes (Meert, Thurston, & Sarnaik, 2000).

Mesmo quando a condição é crítica, os pais querem garantir que estão tomando decisões no melhor interesse de seu filho e daquilo que se espera de um bom pai/mãe – por exemplo, colocar as necessidades de seu filho acima das próprias, com ênfase na manutenção da qualidade de vida e do conforto, certificando-se de que seu filho sinta-se amado e protegido (October, Fisher, Feudtner et al., 2014).

A morfina continua a ser o medicamento mais comumente prescrito para dor e dispneia (Masman, van Dijk, Tibboel et al., 2015), que continuam a ser os sintomas mais frequentemente relatados pelos pais no fim da vida de seus filhos. Os pais também relatam que seus filhos ainda sentem muita dor quando a morte se aproxima. Mais do que os enfermeiros ou os pais, os médicos mostraram-se mais propensos a relatar que a dor e os sintomas de uma criança eram bem tratados no fim da vida; porém, a maioria dos entrevistados nos dois grupos acreditava que o manejo da condição física da criança era difícil (Andresen, Seecharan, & Toce, 2004; Wolfe, Grier, Klar et al., 2000). Quando uma criança é diagnosticada com uma condição com prognóstico reservado à integração precoce dos cuidados paliativos pediátricos, idealmente antes de uma crise, fornece tempo para que a equipe conheça a criança e a família, a fim de facilitar os diálogos sobre os objetivos do cuidado. A ênfase dos cuidados paliativos pediátricos deve se concentrar em apoiar a criança e a família, lidar com a dor e outros sintomas incômodos e ajudar a maximizar a qualidade de vida. Embora o centro dos cuidados paliativos pediátricos seja a criança e a família, também precisa dar suporte à equipe de saúde.

Os obstáculos à oferta adequada de cuidados paliativos pediátricos incluem questões de desenvolvimento específicas para lactentes e crianças; sintomas, suas causas, como estão relacionados e estratégias de tratamento efetivas; falta de conhecimento e questões de reembolso (Harris, 2004).

Aplicação da evidência: implicações de enfermagem

Existem **evidências de qualidade média** com uma **forte recomendação** (Guyatt; Oxman; Vist et al., 2008) para um melhor controle da dor no fim da vida. Embora a filosofia dos cuidados paliativos englobe o manejo da dor e dos sintomas para pacientes lactentes e crianças que podem não sobreviver à doença, o modo como vem sendo prestado esse cuidado para aliviar o sofrimento e fornecer conforto aos que estão morrendo continua desatualizado. Os estudos mostram que as crianças sentem muita dor e outros sintomas angustiantes no fim da vida ao não serem tratadas de maneira adequada. Continuam a existir divergências entre profissionais e pais na percepção da dor e do sofrimento de lactentes e crianças. Existem barreiras para a prestação de cuidados paliativos pediátricos. São necessárias melhorias no manejo da dor e dos sintomas no fim da vida de lactentes e crianças.

Competências em qualidade e segurança: prática baseada em evidências[a]

Conhecimento

Diferenciar uma opinião clínica de pesquisas ou resumos baseados em evidências.

Descrever os sintomas comuns experimentados no fim da vida.

Habilidades

Preparar o plano de cuidados individualizado com base nos valores do paciente, na experiência clínica e nas evidências.

Integrar as evidências à prática, avaliando cuidadosamente a dor e outros sintomas apresentados por crianças no fim da vida.

Postura

Valorizar o conceito de prática baseada em evidências como parte integrante da determinação das melhores práticas clínicas.

Verificar os pontos fortes e fracos das evidências para avaliação e manejo dos sintomas no fim da vida.

Referências bibliográficas

Andresen, E. M., Seecharan, G. A., & Toce, S. S. (2004). Provider perceptions of child deaths. *Archives of Pediatrics and Adolescent Medicine, 158*(5), 430–435.

Drake, R., Frost, J., & Collins, J. J. (2003). The symptoms of dying children. *Journal of Pain and Symptom Management, 26*(1), 594–603.

Guyatt, G. H., Oxman, A. D., Vist, G. E., et al. (2008). GRADE: An emerging consensus on rating quality of evidence and strength of recommendations. *BMJ, 336*(7650), 924–926.

Harris, M. B. (2004). Palliative care in children with cancer: Which child and when? *Journal of the National Cancer Institute Monographs, 32*, 144–149.

Masman, A. D., van Dijk, M., Tibboel, D., Baar, F. P., & Mathôt, R. A. (2015). Medication use during end-of-life care in a palliative care centre. *International Journal of Clinical Pharmacy, 37*(5), 767–775.

Meert, K. L., Thurston, C. S., & Sarnaik, A. P. (2000). End-of-life decision-making and satisfaction with care: Parental perspectives. *Pediatric Critical Care Medicine, 1*(2), 179–185.

Miller, E., Jacob, E., & Hockenberry, M. J. (2011). Nausea, pain, fatigue, and multiple symptoms in hospitalized children with cancer. *Oncology Nursing Forum, 38*(5), E382–E393.

October, T. W., Fisher, K. R., Feudtner, C., & Hinds, P. (2014). The parent perspective: "Being a good parent" when making critical decisions in the PICU. *Pediatric Critical Care Medicine, 15*(4), 291–298.

Wolfe, J., Grier, H. E., Klar, N., et al. (2000). Symptoms and suffering at the end of life in children with cancer. *New England Journal of Medicine, 342*(5), 326–333.

[a]Adaptado do *site*: Quality and Safety Education for Nurses em http://www.qsen.org/.

baseia-se na crença de que é para "terminar com o sofrimento da pessoa". O **suicídio assistido** ocorre quando alguém fornece ao paciente os meios para tirar a própria vida, mas é o paciente que os utiliza. A diferença mais importante entre essas duas ações diz respeito a quem a pratica, quem atuou para abreviar a vida do paciente.

O Código de Ética para Enfermeiros da American Nurses Association não apoia a ação intencional ativa por parte de um enfermeiro para abreviar a vida de uma pessoa.[3] No entanto, permite que o enfermeiro intervenha para aliviar os sintomas do paciente em processo de morte, mesmo quando esses procedimentos envolvem um risco substancial de apressar a morte. Quando o prognóstico para um paciente é reservado e o resultado esperado é a morte, é eticamente aceitável suspender tratamentos que possam causar dor e sofrimento e oferecer intervenções que promovam o conforto e a qualidade de vida (American Nurses Association, 2015).

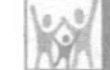

Cuidado centrado na família

Família da criança em fim de vida

Como o grupo de profissionais de saúde que mais se envolve com as famílias, os enfermeiros estão em uma excelente posição para garantir que as opções disponíveis sejam apresentadas às famílias. A primeira responsabilidade do enfermeiro é explorar os desejos da família. É melhor fazer isso junto com o médico, mas às vezes pode precisar ser iniciado pelo enfermeiro. Declarações como "Conte-me sobre o que pensa sobre o tipo de cuidado que deseja que seu filho receba quando ele estiver morrendo" ou "Você considerou os tipos de intervenções que gostaria que usássemos quando seu filho estiver próximo da morte?" podem iniciar a conversa sobre esse aspecto sensível, mas fundamental do cuidado de fim de vida.

Tomada de decisão do médico e da equipe de saúde

As decisões dos médicos em relação aos cuidados muitas vezes são feitas com base na progressão da doença ou na extensão do trauma, na disponibilidade de opções de tratamento que proporcionariam a cura da doença ou que restauram a saúde, no impacto dos tratamentos sobre a criança e o prognóstico geral (Pousset, Bilsen, Cohen et al., 2010). Frequentemente, os principais determinantes que levam os médicos a discutir questões de fim de vida e opções para crianças com doenças críticas incluem a idade da criança; a condição cognitiva anterior a morbidade e o estado funcional; a presença de dor ou desconforto; a probabilidade de sobrevivência e a qualidade de vida (Pousset et al., 2010). Quando o médico discute essas informações abertamente com a família, pode ocorrer um processo de tomada de decisão compartilhada em relação **à ordem de não reanimar (ONR)** e aos cuidados voltados para o conforto da criança e da família (Giannini, Messeri, Aprile et al., 2008).

Infelizmente, muitas famílias não têm a opção de interromper o tratamento e buscar cuidados focados no conforto e na qualidade de vida quando a cura é improvável, e a equipe pode relutar em levantar a questão das ONRs. Isso ocorre por uma série de razões, incluindo a crença de que não ser capaz de "salvar" uma criança é um "fracasso" pessoal. Além disso, o médico e outros membros da equipe de saúde podem não ter conhecimento e experiência com os princípios dos cuidados paliativos (Baker, Torkildson, Baillargeon et al., 2007; Price, Dornan, & Quail, 2013).

Tomada de decisão pelos pais

Raramente as famílias estão preparadas para lidar com as inúmeras decisões que devem ser tomadas quando uma criança está morrendo. Quando a morte é inesperada, os pais são desafiados a fazer escolhas difíceis; isso pode ser especialmente difícil no ambiente do pronto-socorro, como acontece no caso de acidente ou traumatismo. Se a criança convive com uma doença que ameaça a vida (como câncer) ou com uma doença crônica que atingiu sua fase de fim de vida, os pais costumam estar despreparados para a realidade da morte iminente de seu filho (ver boxe *Cuidado centrado na família*). Numerosos estudos descreveram que as famílias que enfrentam a morte iminente de uma criança levam em consideração as informações fornecidas a eles pela equipe de saúde, particularmente uma avaliação honesta do prognóstico, para tomar decisões difíceis sobre as opções de cuidados para seus filhos (Hinds, Oakes, Furman et al., 2001; Lipstein, Brinkman, & Britto, 2012; Santoro & Bennett, 2018; Wolfe, Friebert, & Hilden, 2002).

A criança em fim de vida

A criança precisa receber informações honestas e corretas sobre sua doença, tratamento e prognóstico. Essas informações devem ser fornecidas em linguagem clara e simples. Na maioria das situações, é melhor que ocorra como um processo gradual ao longo do tempo, caracterizado por um diálogo cada vez mais aberto entre pais, profissionais e a criança (Barnes et al., 2012). Proporcionar uma atmosfera de comunicação aberta no início do curso de uma doença facilita responder a perguntas difíceis à medida que a condição da criança se agrava. Também ajuda fornecer literatura apropriada sobre a doença, bem como sobre as expectativas e a possibilidade de morte. Exatamente como e quando envolver as crianças nas decisões relativas aos cuidados durante o processo de fim de vida é uma questão individual. A idade da criança ou o nível de desenvolvimento devem ser considerados no processo (Tabela 17.4). Em geral, os pais devem ser questionados sobre como gostariam que seu filho recebesse o prognóstico e deveriam ser incluídos nos cuidados. Alguns pais podem solicitar que seus filhos não sejam informados de que estão morrendo, mesmo que a criança pergunte. Isso geralmente coloca os profissionais de saúde em uma situação difícil. As crianças, mesmo em tenra idade, são muito perceptivas. Mesmo que não lhes seja dito abertamente que estão morrendo, elas percebem que algo está muito errado e que diz respeito a elas. Frequentemente, ajudar os pais a compreender que a honestidade e a tomada de decisão compartilhada entre eles e seus filhos são importantes para a saúde emocional da criança e da família incentiva os pais a permitirem a discussão sobre a morte com seus filhos. Os pais podem precisar de apoio profissional e orientação nesse processo por meio de um enfermeiro, assistente social ou outro especialista que tenha um bom relacionamento com a criança e a família.

Se tiverem oportunidade, as crianças dirão aos outros o quanto desejam saber. Os enfermeiros podem ajudar as crianças a estabelecer limites para o quanto de verdade conseguem aceitar e suportar fazendo perguntas como "Se a doença voltasse, você gostaria de saber?" ou "Você quer que os outros lhe contem tudo, mesmo que as notícias não sejam boas?" ou "Se alguém não estivesse melhorando (ou, mais diretamente, estivesse morrendo), você acha que ele gostaria de saber?". As crianças precisam de tempo para processar sentimentos e informações para que possam assimilar e, idealmente, aceitar a realidade da morte iminente.

O cuidado de adolescentes em estado de fim de vida requer que o enfermeiro esteja informado sobre possíveis atrasos ou alterações no crescimento e desenvolvimento normais. Questões jurídicas e éticas

[3]N.R.T.: Nos Brasil, o Código de Ética dos Profissionais de Enfermagem, conforme publicado na resolução do Conselho Federal de Enfermagem (Cofen) 564/2017, postula o mesmo princípio (Art. 74). Disponível em: http://www.cofen.gov.br/resolucao-cofen-no-5642017_59145.html. Acesso em: 26 ago. 2022.

Tabela 17.4 Compreensão e reação da criança à morte.

Percepção da morte	Reações à morte	Cuidados de enfermagem
Lactentes e *toddlers*		
A morte tem um significado menor para crianças abaixo dos 6 meses Depois que o vínculo e a confiança entre pais e filhos são estabelecidos, a perda, mesmo que temporária, da pessoa tem um significado profundo A separação prolongada durante os primeiros anos é considerada mais significativa em termos de futuro crescimento físico, social e emocional do que em qualquer idade posterior As crianças são egocêntricas e só conseguem pensar nos eventos em termos de seu próprio quadro de referência – a vida Seu egocentrismo e a vaga separação entre realidade e fantasia tornam impossível para elas compreender a ausência de vida Mais do que compreender a morte, essa faixa etária é afetada por qualquer mudança no estilo de vida	Com a morte de outra pessoa, elas podem continuar a agir como se a pessoa estivesse viva À medida que as crianças crescem, elas serão cada vez mais capazes e dispostas a esquecer a pessoa que morreu O ritual é importante; uma mudança no estilo de vida pode produzir ansiedade Crianças nessas faixas etárias reagem mais à dor e ao desconforto de uma doença grave do que ao provável prognóstico fatal Nessas faixas etárias também reagem à ansiedade e tristeza dos pais	Ajude os pais a lidar com seus sentimentos, permitindo-lhes maiores reservas emocionais para atender às necessidades dos filhos Incentive os pais a permanecerem o mais perto possível dos filhos, mas permaneça sensível às necessidades dos pais Mantenha o ambiente tão normal quanto possível para manter o ritualismo Se um dos pais morreu, incentive a presença contínua de um cuidador consistente para a criança Institua enfermeiro de referência do paciente
Pré-escolares		
Crianças em idade pré-escolar acreditam que seus pensamentos são capazes de causar a morte; a consequência é o peso da culpa, vergonha e punição Seu egocentrismo implica um tremendo senso de poder e onipotência Elas geralmente têm alguma compreensão sobre o significado da morte A morte é percebida como uma partida, uma espécie de sono Elas podem reconhecer a morte física como um fato, mas não o separam das habilidades da vida A morte é vista como temporária e gradual; a vida e a morte podem trocar de lugar uma com a outra Elas não têm compreensão da universalidade e inevitabilidade da morte	Se ficarem gravemente enfermas, elas concebem a doença como um castigo por seus pensamentos ou ações Elas podem se sentir culpadas e responsáveis pela morte de um irmão O maior medo em relação à morte é a separação dos pais Elas podem se envolver em atividades que parecem estranhas ou anormais para os adultos Por terem menos mecanismos de defesa para lidar com a perda, crianças pequenas podem reagir a uma perda menos significativa com mais sofrimento externo do que à perda de uma pessoa muito significativa. A perda é tão profunda, dolorosa e ameaçadora que a criança precisa negá-la por um tempo para sobreviver ao impacto avassalador As reações comportamentais, como rir, brincar, chamar a atenção ou regredir para um estágio de desenvolvimento anterior indicam a necessidade das crianças de se distanciarem de uma grande perda	Ajude os pais a lidar com seus sentimentos, permitindo-lhes maiores reservas emocionais para atender às necessidades de seus filhos Ajude os pais a entender as reações comportamentais de seus filhos Incentive os pais a permanecerem perto da criança tanto quanto possível, para minimizar o grande medo que a criança tem de separar-se dos pais Se um dos pais morreu, incentive a presença contínua de um cuidador consistente para a criança Institua enfermeiro de referência do paciente
Crianças em idade escolar		
As crianças ainda associam más ações ou pensamentos ruins com a causa da morte e sentem intensa culpa e responsabilidade pelo evento Devido à aquisição de habilidades cognitivas superiores, elas respondem bem a explicações lógicas e compreendem a linguagem figurada Elas têm uma compreensão mais profunda sobre a morte em um sentido concreto Elas temem principalmente a mutilação e o castigo que associam à morte Elas personificam a morte como o diabo, um monstro ou o bicho-papão Elas podem ter explicações naturalistas ou fisiológicas para a morte Aos 9 ou 10 anos, as crianças já têm a concepção de um adulto sobre a morte, percebendo que é inevitável, universal e irreversível	Devido à maior capacidade de compreensão, elas podem ter mais medos, por exemplo: • O motivo da doença • Transmissibilidade da doença para si ou para terceiros • Consequências da doença • O processo de morrer e a própria morte Seu medo do desconhecido é maior do que o medo do conhecido A compreensão da morte iminente é uma grande ameaça à sensação de segurança e força do ego Elas tendem a demonstrar o medo por meio da falta de cooperação verbal, em vez de agressão física real Elas mostram-se interessadas nos serviços pós-morte	Ajude os pais a lidar com seus sentimentos, permitindo-lhes maiores reservas emocionais para atender às necessidades dos filhos Incentive os pais a permanecerem perto dos filhos tanto quanto possível, mas sejam sensíveis às necessidades dos pais Por causa do medo que as crianças têm do desconhecido, é importante a preparação antecipatória Como a meta de desenvolvimento dessa faixa etária é a realização de atividades, intervenções que ajudam as crianças a manter o controle sobre seus corpos e a aumentar sua compreensão permitem que alcancem um senso de independência, autovalorização e autoestima e previne o sentimento de inferioridade

(*Continua*)

Tabela 17.4 Compreensão e reação da criança à morte. (*continuação*)

Percepção da morte	Reações à morte	Cuidados de enfermagem
	Elas podem demonstrar curiosidade sobre o que acontece com o corpo	Incentive as crianças a falar sobre seus sentimentos e ofereça válvulas de escape Incentive os pais a responder honestamente às perguntas sobre a morte, em vez de evitar o assunto ou criar eufemismos Incentive os pais a compartilharem seus momentos de tristeza com os filhos Forneça preparo para serviços pós-morte
Adolescentes		
Os adolescentes têm uma compreensão madura da morte Eles ainda são influenciados por resquícios de pensamento mágico e estão sujeitos à culpa e à vergonha Eles provavelmente enxergam os desvios do comportamento aceito como motivo para estarem doentes	Os adolescentes fazem a transição da infância para a idade adulta Eles têm mais dificuldade em lidar com a morte Eles são menos propensos a aceitar a interrupção da vida, especialmente se for a sua própria A preocupação é com o presente, muito mais do que com o passado ou o futuro Eles podem considerar-se separados de seus colegas e incapazes de comunicar-se com seus pais para obter apoio emocional, sentindo-se sozinhos em sua luta A orientação dos adolescentes para o presente obriga-os a preocupar-se com as mudanças físicas ainda mais do que com o prognóstico Devido à uma visão idealista do mundo, eles podem criticar os rituais fúnebres como bárbaros, lucrativos e desnecessários	Ajude os pais a lidar com seus sentimentos, permitindo-lhes maiores reservas emocionais para atender às necessidades dos filhos Evite alianças com os pais ou com os filhos Estruture a admissão hospitalar para permitir o máximo de autocontrole e independência Responda às perguntas dos adolescentes com honestidade, tratando-os como indivíduos maduros e respeitando suas necessidades de privacidade, isolamento e expressões pessoais das emoções Ajude os pais a compreender as reações de seus filhos à morte, especialmente no que diz respeito a crises atuais (como a perda de cabelo), que representam preocupações maiores do que o futuro, incluindo a possibilidade de morte

também vêm à tona no que diz respeito à idade em que o adolescente deve ter autonomia na tomada de decisões quanto aos cuidados e o tratamento. A comunicação eficaz entre o paciente, a família e a equipe de saúde é uma parte importante do cuidado ideal para adolescentes em estado de fim de vida (Barnes et al., 2012). Ver estudo de caso no boxe *Planejamento para o cuidado de enfermagem*.

Opções de tratamento para crianças com doença sem possibilidade de cura

Com base na decisão da criança e da família em relação aos seus desejos de cuidados de fim de vida, eles têm várias opções para escolher.

Hospital

As famílias podem optar por permanecer no hospital para receber cuidados se a doença ou condição da criança for instável e os cuidados domiciliares não forem uma opção ou se a família se sentir desconfortável em fornecer cuidados em casa. Se uma família decidir permanecer no hospital para tratamento de fim de vida, o ambiente deve ser o mais parecido possível com o de casa. As famílias são incentivadas a trazer de casa itens do quarto da criança. Além disso, deve haver um plano de cuidados consistente e coordenado para o conforto da criança e da família.

Assistência domiciliar

Algumas famílias preferem levar seus filhos para casa e receber serviços de uma agência de cuidado domiciliar (*home care*). Geralmente, esses serviços envolvem visitas periódicas de enfermagem para realizar um tratamento ou fornecer medicamentos, equipamentos ou suprimentos. O cuidado da criança continua a ser coordenado por um médico responsável. Os cuidados domiciliares costumam ser a opção escolhida por médicos e familiares devido à visão tradicional de que uma criança deve ser considerada como tendo uma expectativa de vida inferior a 6 meses para ser encaminhada para cuidados paliativos. Felizmente, vários *serviços de cuidados paliativos* estão expandindo seus atendimentos para crianças, com base na presença de um processo patológico que limita a vida e para o qual não existe cura, não somente com base no critério de um prognóstico limitado e previsto no tempo.

Serviços de cuidados paliativos (hospice)

Os pais devem ter a opção de cuidar de seus filhos em casa durante as fases finais de uma doença com a ajuda de um serviço de cuidados paliativos. **Serviços de Cuidados Paliativos**[g] é uma organização de saúde especializada no cuidado de pacientes em fim de vida, combinando a filosofia do *hospice* com os princípios dos cuidados paliativos. A **filosofia do cuidado paliativo** considera a morte um processo natural e o cuidado com os pacientes em fim de vida inclui o manejo das necessidades físicas, psicossociais e espirituais do paciente e da família. O atendimento é fornecido por um grupo interprofissional na casa do paciente ou em uma unidade de internação que usa a filosofia de cuidados paliativos. Esse tipo de cuidado para crianças foi introduzido na década de 1970, e atualmente várias entidades comunitárias aceitam crianças sob seus cuidados (Keim-Malpass, Hart, Miller, 2013; Siden, Chavoshi, Harvey et al., 2014).

[g]Para mais informações, entre em contato com a National Hospice and Palliative Care Organization, 1731 King Street, Alexandria, VA 22314; 703-837-1500; fax: 703-837-1233; http://www.nhpco.org; e Children's Hospice International, 1800 Diagonal Road, Suite 600, Alexandria, VA 22314; 703-684-0330; http://www.chionline.org.

Planejamento para o cuidado de enfermagem

Cuidado no fim da vida

Mpho Raletshegwana

Dia 1, 8h

1. Um menino de 9 anos tem fibrossarcoma paravertebral na região lombossacra direita, complicado por paraplegia, retenção urinária, constipação intestinal e dor neuropática. Ele tem uma história de 5 meses de dor lombar progressiva, edema e paralisia dos membros inferiores. O paciente recebeu e respondeu bem à quimioterapia e radioterapia, com regressão de 40% do tumor. No entanto, o paciente continuou a sentir dor de intensidade forte como uma "queimação/penetrante" nos membros inferiores, especialmente quando se movimenta. Ele continua a necessitar de analgésicos por via oral diariamente e permanece no leito, com fraqueza nos membros inferiores. Por causa da baixa resposta clínica e do prognóstico ruim a longo prazo, ele e sua família decidiram se concentrar nas medidas de conforto e consultar a disponibilidade de cuidados paliativos. Os planos são para que ele receba alta e seja encaminhado para serviços de cuidados paliativos assim que a dor for controlada. A avaliação de admissão feita pela equipe de enfermagem revela os resultados a seguir. **Selecione as conclusões da avaliação que precisam de acompanhamento adicional. Selecione tudo que se aplica.**

A. Temperatura = 37°C
B. Pressão arterial = 100/58 mmHg
C. Frequência cardíaca = 124 bpm
D. Frequência respiratória = 16 respirações/minuto
E. Pontuação na escala visual analógica de dor 8/10
F. Dor persistente localizada nas vértebras ou região lombar
G. Dor em queimação nos membros inferiores ou dor neuropática
H. Edema ao redor da região lombar baixa
I. Parestesia nos membros inferiores devido à pressão exercida sobre os nervos
J. Enchimento capilar < 3 segundos na extremidade esquerda
K. Peso = 27,2 kg

Dia 1, 8h30

2. A dor não está sendo controlada por analgésicos orais e baixas doses de opioides e o plano é começar a administração intravenosa (IV) de analgésicos para controlar a dor. Como não está claro na história exatamente a dose de morfina administrada e em que intervalos ao longo do dia, o plano é usar uma dose inicial padrão de morfina por via intravenosa.
Escolha as opções mais prováveis para as informações que faltam nas afirmações a seguir, selecionando a partir das listas de opções fornecidas.
(O Capítulo 5 pode ser consultado para responder a essa pergunta, se necessário).
A dose inicial padrão para administração de morfina IV é de __1__. Essa dose pode ser administrada a cada 10 minutos em três doses consecutivas até que seja alcançado o alívio da dor e, em seguida, programada administração a cada __2__ horas.

Opção 1	Opção 2
1 a 2 mg/kg	4 horas
0,1 a 0,2 mg/kg	15 minutos
0,5 a 1 mg/kg	2 horas
0,1 a 1 mg/kg	6 horas
1 a 2 mg/kg	10 minutos

Dia 1, 9h15

3. A morfina IV foi iniciada e a avaliação da dor revelou pontuação de 3/10. Como esse paciente tem 9 anos, deve-se levar em consideração o tipo de escala de avaliação da dor mais apropriada para uma criança dessa idade. O que, especificamente, o enfermeiro consideraria ao completar uma avaliação da dor desse paciente de 9 anos? **Selecione tudo que se aplica.**

A. O autorrelato deve ser considerado
B. Observar o comportamento da criança
C. Avaliar a resposta do paciente
D. Usar uma escala de lactentes, pois ele está com muita dor
E. Use uma escala que expresse em palavras a intensidade (dor leve, moderada ou intensa)
F. Avaliar a dor uma vez por plantão e não interromper o sono da criança
G. Se a criança estiver com muita dor, usar a escala de faces (escala de dor de Wong-Baker)

Dia 1, 10h

4. O paciente está descansando confortavelmente com os pais ao seu lado. A dose intravenosa de morfina está aliviando a dor. Uma conversa posterior com a mãe revela que a criança também está tomando gabapentina por via oral por causa da dor em queimação/penetrante nos membros inferiores. Ela afirma que desde que começou a tomar esse medicamento a sensação de parestesia passou. O enfermeiro faz o relato à equipe médica e a gabapentina oral é prescrita. Que complicações potenciais são evitadas pelas ações de enfermagem listadas a seguir?
Indique qual número da ação de enfermagem listado na coluna da extrema esquerda é apropriado para a complicação potencial listada na coluna do meio. Coloque o número na coluna da extrema direita. Observe que NÃO serão usadas todas as ações de enfermagem.

Ação de enfermagem	Complicação potencial	Ação de enfermagem para a complicação
1. Administre a morfina com segurança. Observe o paciente quanto a sedação excessiva e depressão respiratória	Para reduzir medos infundados	
2. Monitore os efeitos colaterais da morfina: diminuição da frequência respiratória, retenção urinária, constipação intestinal e prurido	Para prevenir efeitos colaterais indesejados que podem causar desconforto adicional	
3. Eduque os pais sobre a segurança e eficácia dos medicamentos analgésicos	Para garantir o alívio ideal da dor	
4. Reavalie o nível de dor após a administração de analgésicos Avalie no intervalo de 1 hora da morfina oral e 30 minutos após a administração por via intravenosa	Para prevenir efeitos adversos e superdosagem	

(*Continua*)

Planejamento para o cuidado de enfermagem

***Cuidado no fim da vida* (continuação)**

Ação de enfermagem	Complicação potencial	Ação de enfermagem para a complicação
5. Reconheça quando a dor não é bem controlada com morfina	Para garantir um alívio satisfatório da dor	
6. Forneça dieta que promova função intestinal adequada e monitore o débito urinário		
7. Realize distração e aconselhamento para garantir aos pais que tudo o que é possível está sendo feito		

2 dias depois, 9h

5. Os pais e a criança querem ir para casa e controlar a dor com medicamentos orais. Uma vez que a dose atual de morfina fornece alívio adequado, deve ser elaborado um plano para o manejo da dor substituindo por doses orais de morfina. A avaliação de enfermagem mais recente revela o seguinte:

- Temperatura = 37°C
- Pressão arterial = 104/60 mmHg
- Frequência cardíaca = 76 bpm
- Frequência respiratória = 16 respirações/min
- Pontuação na escala visual analógica de dor 2/10
- Sem dor em queimação/penetrante nos membros inferiores ou dor neuropática
- O edema permanece em torno da região lombar baixa

O enfermeiro discute a administração adequada dos medicamentos analgésicos que serão utilizados em casa.

O regime terapêutico deve incluir morfina oral e gabapentina.

Para cada ação de enfermagem, use um X para indicar se foi efetiva (ajudou a alcançar os resultados de qualidade esperados); ineficaz (não ajudou a alcançar os resultados de qualidade esperados) ou não relacionada (não relacionada com os resultados de qualidade).

Ação de enfermagem	Eficaz	Ineficaz	Não relacionada
Assegure aos pais que a dose de morfina IV pode ser a mesma que administram em casa			
Oriente os pais a manterem os horários da medicação em casa			
Incentive os pais a comunicarem qualquer sinal de dor; observe o paciente quanto aos sinais não verbais de dor			
Deve ser incluída na orientação de alta dieta para promover a função intestinal			
Oriente os pais a conversarem com outros membros da família sobre seus sentimentos em relação ao controle da dor			
Enfatize que não serão necessárias doses crescentes e que nunca ocorre tolerância aos analgésicos em crianças			
Discuta as opções não farmacológicas adequadas capazes de aliviar a dor			

12h

6. O enfermeiro, ao obter os sinais vitais, nota que o paciente parece mais retraído. Ele não fala mais com a equipe de enfermagem e são os pais que respondem a todas as perguntas da avaliação. A mãe também percebe e pergunta ao enfermeiro porque seu filho não está mais conversando. Ela afirma que ele parece estar se desligando do mundo e quer saber se é isso que as crianças fazem quando estão se aproximando da morte. A mãe confidencia ao enfermeiro que tem medo de levá-lo para casa e pergunta como a equipe de cuidados extra-hospitalares a ajudará nos últimos dias do filho. Como o enfermeiro responderia à sua pergunta? **Selecione tudo que se aplica.**

A. "O enfermeiro do serviço de cuidados paliativos ficará com você em sua casa até a morte de seu filho."
B. "O enfermeiro do serviço de cuidados paliativos focará a assistência na promoção de conforto para o seu filho."
C. "O enfermeiro do serviço de cuidados paliativos irá mantê-la informada sobre o que está acontecendo com seu filho."
D. "O enfermeiro do serviço de cuidados paliativos levará seu filho ao hospital se ele piorar."
E. "O enfermeiro do serviço de cuidados paliativos se concentrará em minimizar a dor sentida por seu filho."
F. "O enfermeiro do serviço de cuidados paliativos administrará antibióticos se seu filho tiver febre."
G. "O enfermeiro do serviço de cuidados paliativos responderá a qualquer dúvida que você tenha."

No entanto, o acesso a serviços de cuidado paliativo pediátrico autônomo continua a ser altamente variável (Kassam, Wolfe, 2013). A colaboração entre a equipe de tratamento primário da criança e a equipe de cuidado paliativo é essencial para o sucesso dos cuidados. As famílias podem continuar a consultar seus médicos de atenção primária conforme desejarem.

O serviço de cuidado paliativo baseia-se em uma série de conceitos importantes que os diferenciam significativamente dos cuidados hospitalares:

- Os familiares geralmente são os cuidadores principais e são apoiados por uma equipe de profissionais e voluntários
- A prioridade do atendimento é o conforto do paciente. Devem ser consideradas as necessidades físicas, psicossociais e espirituais da criança. O controle da dor e dos sintomas são as principais preocupações, e nenhum recurso extraordinário é usado para tentar a cura ou prolongar a vida
- As necessidades da família devem ter a mesma importância que as do paciente
- No cuidado paliativo, a preocupação é com a adaptação da família no pós-morte e pode ser necessário manter os cuidados por 1 ano ou mais.

O objetivo do cuidado paliativo é que as crianças vivam plenamente, sem dor, com escolhas e dignidade, no ambiente familiar de sua casa e com o apoio de sua família. Os serviços de cuidado paliativo são cobertos nos EUA pelos programas estaduais *Medicaid* e pela maioria dos planos de saúde. O serviço oferece visitas domiciliares de enfermeiros, assistentes sociais, capelães e, em alguns casos, médicos. Medicamentos, equipamentos médicos e qualquer material hospitalar necessário é fornecido por eles.

No caso de pacientes pediátricos, a casa tem sido o ambiente mais comum para a implementação do conceito de cuidado paliativo, e isso beneficia a família de várias maneiras. As crianças em fase de fim de vida podem ficar com as pessoas que amam e com quem se sentem seguras. Muitas crianças que se pensava estarem em perigo iminente de morte voltaram para casa e viveram mais do que o esperado. Os irmãos podem sentir-se mais envolvidos no cuidado e muitas vezes têm percepções mais positivas sobre a morte. A adaptação dos pais costuma ser mais fácil, demonstrada por suas percepções de como a experiência em casa afetou seu casamento, reorientação social, crenças religiosas e visões sobre o significado de vida e morte.

Se a casa for a escolha para o serviço de cuidado paliativo, a criança pode ou não morrer em casa. Os motivos para a admissão final em um hospital variam, mas podem estar relacionados com o desejo dos pais ou irmãos de que a criança morra fora de casa, exaustão por parte dos cuidadores e problemas físicos, como dor súbita e aguda ou dificuldade respiratória.

CUIDADO DE ENFERMAGEM COM A FAMÍLIA E A CRIANÇA EM FASE DE FIM DE VIDA

Independentemente de onde recebe os cuidados durante a fase de fim de vida, tanto a criança quanto a família geralmente sentem medo de (1) dor e sofrimento, (2) morrer sozinha (criança) ou não estar presente quando a criança morrer (pai) e (3) da morte em si. Os enfermeiros podem ajudar as famílias amenizando seus temores por meio da atenção às necessidades de cuidado da criança e da família.

MEDO DA DOR E DO SOFRIMENTO

A presença de dor persistente em uma criança com doença fora de possibilidade de cura pode ter efeitos nocivos sobre a qualidade de vida da criança e da família. Os pais acham insuportável ver o filho com dor, e isso resulta em sentimento de impotência e na sensação de que devem estar presentes e vigilantes para fornecer os analgésicos necessários. A dor persistente também afeta a família como um todo. O enfermeiro pode aliviar o medo da dor e do sofrimento, oferecendo intervenções destinadas a tratar a dor e os sintomas associados ao processo de fim de vida em crianças.

Dor e controle de sintomas

O controle da dor em crianças nos estágios terminais de doença ou lesão deve ser a principal prioridade. Apesar dos esforços contínuos para educar médicos e enfermeiros sobre estratégias de manejo da dor em crianças, os estudos relatam que as crianças continuam a não receber medicação suficiente para sua dor (Wolfe; Grier; Klar et al., 2000). Quase todas as crianças sentem algum tipo de dor na fase de fim de vida. O padrão atual para o tratamento da dor na criança segue a escada de analgesia da Organização Mundial da Saúde (OMS), que promove a adaptação das intervenções de dor ao nível de dor relatado pela criança. A dor das crianças deve ser avaliada com frequência e os medicamentos ajustados conforme necessário. Os medicamentos para a dor devem ser administrados regularmente e doses extras devem estar disponíveis para manter o conforto se a dor aumentar. Opioides como a morfina devem ser administrados para dores intensas e a dose deve ser aumentada conforme necessário para manter o alívio ideal da dor (Organização Mundial da Saúde, 2012). Técnicas como distração, relaxamento e imagética (Jibb; Nathan; Stevens et al., 2015) devem ser combinadas com a terapia medicamentosa para fornecer à criança e à família estratégias para controle a dor (ver Capítulo 5 para uma discussão mais aprofundada sobre as estratégias de controle da dor).

Além de dor, as crianças apresentam uma variedade de sintomas durante a fase de fim de vida, seja como resultado do processo patológico ou como efeito colateral de medicamentos usados para controlar a dor ou outros sintomas. Esses sintomas incluem fadiga, náuseas e vômito, constipação intestinal, anorexia, dispneia, congestão, convulsões, ansiedade, depressão, inquietação, agitação e confusão mental (von Lutzau, Otto, Hechler et al., 2012; Wolfe et al., 2002). Cada um desses sintomas deve ser tratado prontamente com medicamentos ou tratamentos apropriados e com intervenções como reposicionamento, relaxamento, massagem e outras medidas para manter o conforto e a qualidade de vida da criança.

Ocasionalmente, a criança precisa de doses muito altas de opioides para controlar a dor. Isso pode ocorrer por vários motivos. As crianças sob tratamento prolongado da dor com opioides podem desenvolver **tolerância** ao medicamento, o que significa que é necessário administrar uma dose maior de medicamentos para manter o alívio da dor no mesmo patamar. Isso não deve ser confundido com a **adição** às drogas, que é a dependência psicológica dos efeitos colaterais dos opioides. A dependência não é um fator no controle da dor em crianças no estágio de fim de vida. Outras razões óbvias para a necessidade de doses maiores de opioides incluem a progressão da doença e outras experiências fisiológicas de dor. É importante compreender que não existe uma dose máxima que pode ser administrada para controlar a dor. No entanto, os enfermeiros muitas vezes sentem-se temerosos de que a administração de doses de opioides que excedam os limites a que estão familiarizados apresse a morte da criança. O **princípio do duplo efeito** (Boxe 17.8) aborda essas questões. Ele fornece um padrão ético que dá suporte ao uso de intervenções destinadas a aliviar a dor e o sofrimento, embora haja uma possibilidade previsível de que a morte seja acelerada (Twycross, 2019). Em caso de crianças em estado de fim de vida e com dor intensa, o uso de grandes doses de opioides e sedativos para controlar a dor é justificado e fica disponível quando não existe outra opção de tratamento, mas torna o risco de morte menos provável (DeGraeff & Dean, 2007; Jacobs, 2005). Ver Capítulo 5 para uma ampla discussão sobre avaliação e tratamento da dor.

Boxe 17.8 Princípio ético do duplo efeito.

Uma ação que tem um efeito positivo (intencional) e outro negativo (não intencional, mas previsível) é permitida se as seguintes condições forem atendidas:

- A ação em si deve trazer resultados positivos ou indiferentes. A boa intenção se concentra apenas nas consequências positivas da ação
- O efeito positivo não deve ser produzido pelo efeito negativo
- Deve haver uma razão convincente ou proporcional para permitir a ocorrência previsível do efeito negativo.

Necessidade de orientação e apoio de pais e irmãos

Os pais são os principais cuidadores quando a criança está em casa, e os enfermeiros que cuidam da família precisam ensiná-los sobre os medicamentos administrados à criança, como administrá-los e o uso de técnicas não farmacológicas. Isso os fortalece e fornece uma sensação de controle sobre o conforto e o bem-estar da criança, reduzindo o medo de que ela sinta dor ou sofra ao morrer. Além disso, os melhores resultados do processo de luto (p. ex., enfrentamento adaptativo; coesão familiar; menos ansiedade, estresse e depressão) foram relatados por pais ativamente envolvidos no cuidado de seus filhos (Goodenough, Drew, Higgins et al., 2004; Lauer, Mulhern, Schell et al., 1989). Para os pais, em particular, processar o luto parece ser mais fácil quando o filho morre no ambiente domiciliar. Essa evidência pode estar relacionada com a maior oportunidade dos pais que trabalham fora têm de cuidar e passar mais tempo com seus filhos em casa, em comparação com o ambiente hospitalar.

Os irmãos podem se sentir isolados e deslocados durante a fase de fim de vida da criança. Os pais dedicam a maior parte do tempo ao cuidado e conforto do filho em processo de morte, fazendo com que os irmãos se sintam excluídos da relação entre o pai/mãe e o filho doente. A morte de uma criança afeta toda a família e o sentimento de perda também pode se estender à comunidade.

Imediatamente após a morte, os irmãos podem apresentar mudanças de comportamento, mas os resultados psicossociais no longo prazo dos irmãos enlutados não são conhecidos.

Os irmãos podem ficar ressentidos com o irmão doente e começar a sentir-se culpados ou envergonhados por isso (Murray, 1999). Os enfermeiros podem intervir para ajudar os pais a identificar maneiras de envolver os irmãos no processo de cuidados, talvez trazendo para a criança enferma um brinquedo, jogo ou alimento favorito. Os pais também devem ser incentivados a programar um horário para estar com os outros filhos. Ajudar os pais a identificar um amigo ou familiar de confiança que possa ficar com a criança doente por um curto período permitirá que atendam às suas próprias necessidades ou às de seus outros filhos.

MEDO DE NÃO ESTAR PRESENTE QUANDO A CRIANÇA MORRER OU DE QUE ELA MORRA SOZINHA

Quando uma criança é mantida em casa, o fardo dos cuidados para os pais e familiares pode ser grande. Muitas vezes, à medida que a condição da criança se agrava, os familiares começam a "vigília da morte". Raramente uma criança é deixada sozinha, nem que seja por um curto período. Isso pode ser exaustivo para os familiares e os enfermeiros podem intervir ajudando-os a organizar turnos para que amigos ou parentes possam ficar com a criança para permitir que os outros descansem. Se a família tiver recursos limitados, as organizações comunitárias, como serviços de cuidados paliativos ou igrejas, geralmente têm voluntários que estão dispostos a visitar e tomar conta da criança. É importante que essa pessoa esteja ciente do momento em que os pais gostariam de ser avisados para retornar para perto da criança (Figura 17.6).

Quando uma criança está no hospital em processo de fim de vida, os pais devem ter acesso a ela a qualquer hora. Se os pais precisarem sair, devem receber um aparelho comunicador para que possam ser imediatamente avisados se os membros da equipe perceberem qualquer mudança no estado da criança que possa indicar morte iminente. Os enfermeiros devem defender a presença dos pais nas unidades de terapia intensiva (UTI) e no pronto-socorro (PS) e atender às necessidades dos pais em relação a alimentos, bebidas, cadeiras confortáveis, cobertores e travesseiros.

MEDO DA HORA DA MORTE

Morrer em casa

A maioria das crianças que recebe cuidados paliativos morre em casa; muitas vezes, morrem em seus próprios quartos com a família, animais de estimação e objetos queridos ao seu redor. O processo físico da morte pode ser angustiante para os pais, porque muitas vezes a criança vai ficando lentamente menos alerta nos dias que antecedem a morte. O enfermeiro pode ajudar a família, fornecendo-lhes informações sobre as mudanças que vão ocorrer à medida que o processo de fim de vida evolui (Boxe 17.9). Durante esse período, as visitas de enfermagem costumam tornar-se mais frequentes e mais longas, para fornecer à família apoio adicional conforme a morte aproxima-se. A alteração na condição da criança que mais angustia os pais é a mudança no padrão respiratório. Nas horas finais de vida, a respiração do paciente pode ficar mais difícil, com respirações profundas e longos períodos de apneia, conhecidos como *respirações de Cheyne-Stokes*. Deve ser assegurado à família que a criança não está sofrendo e que é uma parte normal do processo de morrer. No entanto, o uso de opioides pode diminuir a frequência respiratória para facilitar a respiração da criança, e a escopolamina, geralmente aplicada como um adesivo tópico, pode ajudar a reduzir a ventilação ruidosa conhecida como "estertor da morte". A possibilidade de sons respiratórios é maior quando a criança está hiperhidratada.

Todas as famílias têm a opção de internar o filho no hospital, caso sintam-se incapazes de lidar com o momento da morte. A criança

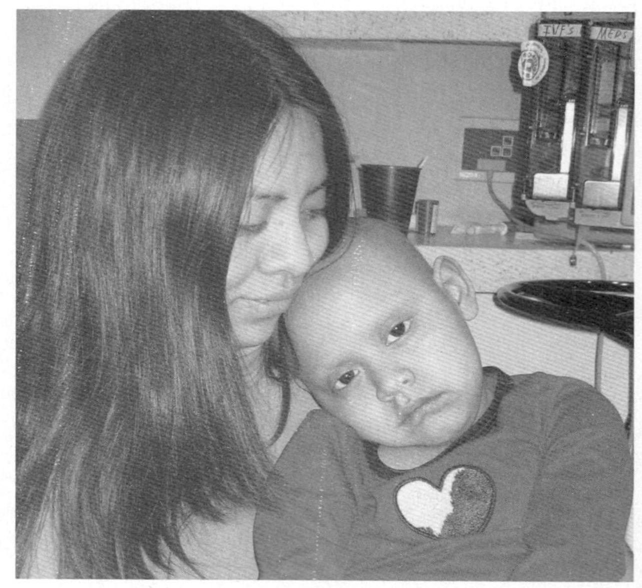

Figura 17.6 Para uma criança em fim de vida, não há maior conforto do que a segurança e proximidade de um dos pais.

Boxe 17.9 Sinais físicos de aproximação da morte.

Perda de sensação e de movimento nos membros inferiores, progredindo em direção à parte superior do corpo
Sensação de calor, embora o corpo esteja frio
Perda dos sentidos:

- Diminuição da sensação tátil
- Sensibilidade à luz
- A audição é o último sentido a falhar

Confusão mental, perda de consciência, fala arrastada
Fraqueza muscular
Perda do controle intestinal e vesical
Diminuição do apetite e da sede
Dificuldade para engolir
Mudanças no padrão respiratório:

- Respiração Cheyne-Stokes (alternância entre respiração profunda e períodos de apneia regulares)
- "Estertor da morte" (sons respiratórios resultantes do acúmulo de secreções pulmonares e faríngeas)

Pulso fraco e lento; diminuição da pressão arterial

que morre em casa deve ser (oficialmente) declarada morta. Os serviços de cuidados paliativos geralmente tomam as providências nesse sentido. Em algumas circunstâncias, a polícia precisa ser notificada, para que haja uma explicação sobre as circunstâncias da morte e evitar preocupações desnecessárias com relação ao abuso infantil. Fornecer à polícia o número do médico responsável geralmente é suficiente para que a causa da morte possa ser confirmada.

Morrer no hospital

Crianças internadas em processo de fim de vida que estão recebendo cuidados de suporte passam por um processo semelhante. Quando a morte é resultado de um acidente, traumatismo ou doença aguda em ambientes como o PS ou a UTI, muitas vezes é necessária a retirada ativa de alguma forma de intervenção de suporte à vida, como um aparelho de ventilação mecânica ou equipamento de circulação extracorpórea. Esse tipo de situação pode suscitar questões éticas difíceis (Sullivan, Monagle, & Gillam, 2014), e os pais costumam estar menos preparados para o momento real da morte. Os enfermeiros podem ajudá-los fornecendo informações detalhadas sobre o que acontecerá quando o equipamento de suporte for retirado, garantindo que os analgésicos apropriados sejam administrados para prevenir a dor durante o processo e permitindo que os pais tenham tempo para conversar com seu filho antes da retirada dos equipamentos. É importante que o enfermeiro assuma o controle do ambiente que cerca a família nesse momento, proporcionando privacidade, perguntando se eles gostariam de tocar uma música, diminuindo a luminosidade, monitorando o barulho e organizando o ritual religioso ou cultural que a família queira realizar.

Após a morte, deve-se permitir que a família permaneça com o corpo e segure ou embale a criança, se assim o desejarem. Depois que o enfermeiro retirar os tubos e equipamentos, os pais devem ter a opção de auxiliar no preparo do corpo, como banho e curativo. É importante que o enfermeiro determine se a família tem alguma necessidade específica, porque muitas culturas adotam métodos específicos para enfrentar e lamentar a morte, e impedir essas práticas pode interferir no processo de luto (Clements, Vigil, Manno et al., 2003).

Em algum momento, o enfermeiro precisa conversar com a família sobre os preparativos para o serviço funerário e se a equipe pode ajudar de alguma forma. Os pais muitas vezes preocupam-se com o funeral, como o envolvimento dos irmãos nos rituais de morte. Embora não existam respostas absolutas quanto à questão dos irmãos que comparecem aos serviços funerários, o consenso é que os filhos sobreviventes beneficiam-se de estarem envolvidos nesses eventos. No entanto, as crianças precisam de preparo para isso. Eles devem ser informados sobre o que esperar, especialmente sobre a aparência da pessoa falecida se o caixão estiver aberto; ter um tempo sozinhos para se despedir e ser autorizados a ficar o tempo que desejarem. Idealmente, são os pais que devem preparar os irmãos. Se a dor dos pais impedir essa comunicação, um familiar ou amigo próximo deve substituí-los.

DOAÇÃO DE ÓRGÃOS OU TECIDOS E NECROPSIA

Para algumas famílias, a doação de órgãos ou tecidos pode ser um ato significativo – que beneficia outro ser humano, apesar da perda de seu filho. Infelizmente, iniciar diálogo sobre a doação de tecidos costuma ser estressante para a equipe e pode haver confusão sobre a quem cabe a responsabilidade de iniciar a discussão. Em centros médicos onde são realizados transplantes, um coordenador de transplantes em tempo integral está disponível para informar a família sobre a doação de órgãos e para cuidar dos detalhes. Se esses serviços não estiverem disponíveis, a equipe precisa determinar quem deve conversar sobre esse assunto com a família. Idealmente, a pessoa que assume esse papel é alguém que conhece melhor a família, sabe quando a morte é esperada ou teve a oportunidade de passar algum tempo com a família quando a morte é inesperada. Frequentemente, os enfermeiros estão na posição ideal para sugerir a doação após uma consulta com o médico responsável. Quando possível, o assunto deve ser levantado antes da ocorrência da morte propriamente dita. A solicitação deve ser feita em uma área privada e tranquila do hospital e deve ser simples e direta com perguntas como "Sua família é de doadores?" ou "Você já pensou sobre doação de órgãos?".

Muitos estados (norte-americanos) têm leis para a solicitação obrigatória de doação de órgãos ou tecidos quando uma criança morre, especialmente se o paciente tiver morte cerebral. É necessário o consentimento por escrito da família, antes que a doação possa prosseguir. Quando os pedidos de doação de órgãos são feitos, os profissionais de saúde devem abordar as dúvidas mais comuns que as famílias têm sobre a morte encefálica e a doação de órgãos (Franz, DeJong, Wolfe et al., 1997). O treinamento de profissionais de saúde para abordagens sensíveis aos pedidos de doação de órgãos demonstrou aumentar a disposição das famílias em consentir com a doação (Workman, Myrick, Meyers et al., 2013). A opção de doação de órgãos deve ser sempre separada da comunicação sobre a morte iminente ou factual.

Os enfermeiros precisam conhecer as perguntas mais comuns sobre a doação de órgãos, para ajudar as famílias a tomarem uma decisão informada. Crianças saudáveis que morrem inesperadamente são excelentes candidatas à doação de órgãos. Crianças com câncer, doença crônica ou infecção e aquelas que sofreram parada cardíaca prolongada podem não ser candidatos a doação, embora isso seja determinado individualmente. O enfermeiro deve perguntar se a doação de órgãos foi discutida com a criança ou se ela já expressou esse desejo. Diversos órgãos e tecidos orgânicos podem ser doados (pele, córneas, ossos, rins, coração, fígado, pâncreas), e sua remoção não mutila o corpo ou causa qualquer sofrimento. A família pode manter o caixão aberto, sem atraso ao funeral. Não há custo para a família do doador, mas a doação de órgãos não elimina as responsabilidades do funeral ou cremação. Com exceção do Judaísmo Ortodoxo, a maioria das religiões permite a doação de órgãos, desde que o receptor se beneficie do transplante. Em casos de morte inexplicada, morte violenta ou suspeita de suicídio, a necropsia é exigida por lei. Em outros casos, pode ser opcional e os pais devem ser informados dessa escolha. O procedimento, bem como os formulários que requerem assinatura, devem ser explicados. A família deve ser informada de que a criança poderá estar em um caixão aberto após uma necropsia.

TRISTEZA E LUTO

O **luto** é um processo, não um evento, em que o indivíduo experimenta reações fisiológicas, psicológicas, comportamentais, sociais e espirituais à perda de um filho. O luto é um processo altamente individualizado, abrangendo grande variedade de manifestações de pessoa para pessoa. É uma reação natural e esperada à perda. Não é uma jornada tranquila nem previsível. O luto em qualquer forma é necessário para que a cura ocorra. Quando a morte é o resultado esperado ou possível de um transtorno, a criança e os membros da família podem ter a sensação de **luto antecipado**. O luto antecipado pode manifestar-se em comportamentos de intensidades variadas e pode incluir negação, raiva, depressão e outros sintomas psicológicos e físicos.

A orientação precoce pode ajudar os familiares enlutados. Os profissionais de saúde devem enfatizar que as reações de luto, como ouvir a voz da pessoa morta, sentir-se distante dos outros ou buscar a garantia de que fizeram todo o possível pela pessoa que morreu, são normais, necessárias e esperadas. De forma alguma, isso significa enfrentamento insatisfatório, insanidade ou um colapso mental que se aproxima. Pelo contrário, esses comportamentos mostram que o sobrevivente está passando pela fase aguda do luto. A orientação precoce sobre o processo de luto pode ajudar as famílias a reconhecer a "normalidade" de suas experiências.

É importante reconhecer que alguns membros da família podem ter um luto complicado. As **reações ao luto complicado** (mais de 1 ano após a perda) incluem sintomas como pensamentos intrusivos intensos, pontadas de emoção, anseios angustiantes, sentimentos de solidão e vazio excessivos, distúrbios do sono e níveis insatisfatórios de perda de interesse nas atividades pessoais (Meert et al., 2011). Pessoas enlutadas que experimentam um luto tão prolongado e complicado devem ser encaminhadas a um especialista em aconselhamento.

Outro aspecto importante do luto é a natureza individual da experiência. Cada membro da família experimenta o luto pela morte da criança à sua própria maneira, com base no relacionamento particular com aquela criança. Isso pode criar um conflito potencial para as famílias, porque cada um tem expectativas de que os outros membros da família devam sentir e sofrer como eles. Enfermeiros que cuidam de famílias enlutadas devem estar cientes dos diferentes estilos de luto e ajudar a família a aprender a reconhecer e apoiar a singularidade da expressão de tristeza dos outros.

Luto dos pais

Descobriu-se que o luto dos pais após a morte de um filho é a experiência mais intensa, complexa, duradoura e variável em comparação com a de outros indivíduos enlutados. Embora os pais vivenciem a perda primária de seu filho, também são sentidas muitas perdas secundárias, como a perda de parte de si mesmo, esperanças e sonhos para o futuro da criança, a unidade familiar, apoio social e emocional anterior da comunidade e, muitas vezes, apoio conjugal. É comum que os pais da mesma criança experimentem diferentes reações de luto.

Estudos com pais enlutados mostram que o luto não termina com o rompimento do vínculo com a criança falecida, mas envolve um vínculo contínuo entre ela e os pais (Klass, 2001). A resolução do luto pelos pais é um processo de integração da criança morta à vida diária, em que a dor de perder um filho nunca desaparece completamente, mas diminui com o passar do tempo. Há ocasiões de recaída breve, mas não no grau experimentado quando a perda ocorreu inicialmente. Assim, o luto dos pais nunca é concluído e é um processo atemporal de acomodação da nova realidade de estar sem o filho à medida que o tempo passa (Davies, 2004). A morte de um filho também pode desafiar o relacionamento conjugal de várias maneiras. As reações maternas e paternas frequentemente diferem (Hendrickson, 2009; Moriarty, Carroll, & Cotroneo, 1996; Scholtes & Browne, 2015; Vance, Najman, Thearle et al., 1995). Diferentes estilos de luto entre o casal podem dificultar a comunicação e o apoio mútuo. Necessidades e expectativas diferentes podem abalar o casamento.

Luto dos irmãos

Cada criança sofre de sua própria maneira e em seu próprio tempo. Crianças, mesmo adolescentes, sofrem de maneira diferente dos adultos. Adultos e crianças diferem mais nas reações à morte do que em suas reações a qualquer outro fenômeno. Crianças de todas as idades sofrem com a perda de um ente querido, e sua compreensão e reações à morte dependem de sua idade e nível de desenvolvimento. As crianças sofrem por um período mais longo, revisitando sua dor à medida que crescem e desenvolvem novas compreensões sobre a morte. No entanto, elas não sofrem 100% do tempo. Elas sofrem em surtos e podem ficar emocionadas e tristes em um momento e depois, com a mesma rapidez, podem estar brincando. As crianças expressam sua tristeza por meio de jogos e comportamento. As crianças podem estar perfeitamente sintonizadas com a dor dos pais e tentarão protegê-los, não fazendo perguntas ou tentando não os incomodar. Isso pode preparar o terreno para o irmão tentar se tornar o "filho perfeito". As crianças exibem muitas das reações de luto dos adultos, incluindo sensações físicas e doenças, raiva, culpa, tristeza, solidão, retraimento, encenação, distúrbios do sono, isolamento e busca de significado. Mais uma vez, os enfermeiros devem estar atentos aos sinais de que os irmãos estão tendo dificuldades com seu luto e fornecer orientação aos pais quando possível.

Às vezes, alguns membros da família podem precisar de ajuda em seu luto (ver boxe *Diretrizes para o cuidado de enfermagem*). A comunicação com a família enlutada é essencial, mas, muitas vezes, os enfermeiros não sabem o que dizer e sentem-se impotentes para oferecer palavras de conforto. A abordagem mais favorável é evitar julgar as reações da família ou oferecer conselhos ou racionalizações e focar nos sentimentos. Talvez a medida de apoio mais valiosa que o enfermeiro pode oferecer para as famílias seja ouvir. As famílias entendem que nenhuma palavra aliviará sua dor; tudo o que desejam é aceitação, compreensão e respeito por sua dor.

É importante que as famílias entendam que o luto demora para passar. Enquanto o luto agudo pode durar apenas semanas ou meses, a resolução da perda é medida em anos. Feriados e aniversários podem ser particularmente difíceis, e as pessoas que anteriormente davam apoio, agora podem acreditar que a família já tenha se "ajustado". Consequentemente, o luto prolongado costuma ser silencioso e solitário.

Muitas famílias nunca recebem o apoio e a orientação que poderiam ajudá-las a resolver a perda. Um plano de acompanhamento regular com famílias enlutadas pode ser benéfico. No mínimo, deve ser agendado um telefonema ou reunião de acompanhamento com a família. As famílias também podem ser encaminhadas para grupos de autoajuda. Quando esses grupos não estão disponíveis, os enfermeiros podem ser fundamentais para reunir as famílias ou facilitar os grupos de pais e irmãos. Programas formais de luto ou aconselhamento também podem ser úteis.

REAÇÕES DOS ENFERMEIROS AO CUIDAR DE CRIANÇAS EM ESTADO DE FIM DE VIDA

Cuidar de uma criança que está morrendo pode ser um dos aspectos mais estressantes da profissão, mas também pode ser incrivelmente gratificante. Mesmo quando não se espera que a criança sobreviva, sua morte não parece natural. Enfermeiros experimentam reações à

Diretrizes para o cuidado de enfermagem

Suporte a famílias em luto[a]

Em geral

Ficar com a família; sentar-se quieto se preferir não falar; chorar com eles se desejar

Aceitar as reações de luto da família; evitar declarações de julgamento (p. ex., "Você deve estar se sentindo melhor agora")

Evitar oferecer justificativas para a morte da criança (p. ex., "Seu filho não está mais sofrendo")

Evite o consolo artificial (p. ex., "Eu sei como você se sente", "Você ainda é jovem o suficiente para ter outro bebê")

Lidar abertamente com sentimentos como culpa, raiva e perda de autoestima

Concentrar-se no sentimento usando palavras que demonstrem isso na declaração (p. ex., "Você ainda está sentindo toda a dor de perder um filho")

Encaminhar a família para um grupo de autoajuda ou para um profissional especializado, se necessário

No momento da morte

Tranquilizar a família de que tudo o que é possível está sendo feito pela criança, se optarem por intervenções para preservar a vida

Fazer todo o possível para garantir o conforto da criança, principalmente no alívio da dor

Dar à criança e à família a oportunidade de rever experiências ou memórias especiais de suas vidas

Expressar sentimentos pessoais de perda ou frustração (p. ex., "Sentiremos muito a falta dele", "Tentamos de tudo; sentimos muito por não podermos salvá-la")

Fornecer as informações que a família solicitar e seja honesto

Respeitar as necessidades emocionais dos familiares, como irmãos, que podem precisar de breves momentos separados da criança que está morrendo.

Fazer todos os esforços para que os familiares, especialmente os pais, estejam com a criança no momento da morte, se assim o desejarem

Permitir que a família fique com a criança morta pelo tempo que desejar e que a embale, segure ou dê banho

Fornecer ajuda prática quando possível, como recolher os pertences da criança

Providenciar apoio espiritual com base nas crenças religiosas da família; orar com a família se ninguém mais puder ficar com eles

Após a morte

Comparecer ao funeral ou fazer uma visita se houver uma proximidade especial com a família

Buscar e manter contato (p. ex., envie cartões, telefone, convide para voltar à unidade, faça uma visita domiciliar)

Referir-se à criança morta pelo nome; conversar sobre as memórias compartilhadas com a família

Desencorajar o uso de drogas e álcool como método de fugir do luto

Incentivar todos os familiares a comunicarem seus sentimentos, em vez de permanecerem em silêncio para evitar incomodar outro membro da família

Enfatizar que o luto é um processo doloroso que geralmente leva anos para ser resolvido

[a]"Família" refere-se a todas as pessoas significativas envolvidas na vida da criança, como pais, irmãos, avós e outros parentes ou amigos próximos.

morte de um paciente que são muito semelhantes às respostas dos familiares, incluindo negação, raiva, depressão, culpa e sentimentos ambivalentes.

As estratégias que podem ajudar os enfermeiros a manter a capacidade efetiva de trabalho nesse cenário incluem a manutenção da saúde geral, o desenvolvimento de interesses diversos, o uso de técnicas de distanciamento, como tirar uma folga quando necessário, desenvolver e utilizar sistemas de apoio profissional e pessoal, cultivar a capacidade de empatia, enfocando os aspectos positivos do papel do cuidador e baseando as intervenções de enfermagem em teorias bem estabelecidas e nas observações empíricas. Participar de rituais, compartilhando histórias sobre seus pacientes e experiências, também pode ajudar os enfermeiros na resolução do luto (Rice; Bennett; Billingsley, 2014). Da mesma forma, comparecer aos serviços funerários pode ser um ato de conforto, tanto para a família quanto para o enfermeiro e de maneira alguma interfere no profissionalismo do cuidado.

QUESTÕES DE REVISÃO

1. Ao cuidar de uma criança de 4 anos com doença crônica, o enfermeiro observa que enquanto ele incentiva a criança a participar dos próprios cuidados, a mãe cede constantemente às vontades do filho, permitindo que faça o que quiser. Quando estava na sala de exames, a criança recusou-se a subir na mesa e a mãe permitiu que ela ficasse no chão, impossibilitando que o enfermeiro aferisse a pressão arterial. Que orientações precoces o enfermeiro pode dar para promover a normalização dessa relação? **Use um X para as afirmações a seguir que são indicadas (apropriadas ou necessárias), contraindicado (podem ser prejudiciais) ou não essenciais (não fazem diferença ou não são necessárias).**

Ensino em saúde	Indicado	Contraindicado	Não essencial
"Ceder às vontades não prejudica a criança com deficiência e necessidades especiais."			
"Quando os pais estabelecem limites razoáveis, os filhos tendem a desenvolver independência e desempenho no limite de suas necessidades especiais."			
"É melhor esperar para explicar qualquer procedimento à criança até que ela chegue ao centro de saúde ou pouco antes do procedimento, para evitar aborrecer indevidamente o seu filho."			
"Eu recomendo conversar com outras mães em sua vizinhança sobre a maneira como cuidam de seus filhos."			
"É importante perceber que seria injusto com os irmãos esperar que regras semelhantes se aplicassem a todas as crianças da família."			

2. Um menino de 5 anos com fibrose cística é hospitalizado com pneumonia. Sua mãe permanece ao seu lado e confidencia aos enfermeiros que está tendo dificuldade em lidar com a doença crônica de seu filho. Ela é uma mãe solteira e o pai não está por perto. É importante que o enfermeiro perceba que crianças com deficiência ou doença crônica e suas famílias podem ter métodos de enfrentamento diferentes dos de crianças saudáveis. Frequentemente, eles têm uma resiliência admirável. Quais dessas afirmações refletem maneiras pelas quais essa mãe pode promover a resiliência em seu filho? **Selecione tudo que se aplica.**
   A. Aceitar que a doença crônica faz parte da vida.
   B. Ensinar a criança em casa até que ela ingresse no Ensino Médio.
   C. Concentrar-se nos pontos fortes da criança e incentivar a independência.
   D. Os pais devem estabelecer metas a longo prazo para criar um sentimento de esperança.
   E. Proteger a criança de ter que conversar repetidamente sobre sua deficiência ou doença.
   F. Desenvolver relacionamentos com outras crianças e suas famílias em circunstâncias semelhantes para obter apoio.

3. Uma menina de 10 anos deu entrada no hospital com pneumonia. Ela tem leucemia linfocítica aguda e está em recidiva. O enfermeiro que a internou está revisando seus medicamentos para a dor, pois ela está tomando morfina oral em casa há 1 mês. Qual dos seguintes fatores o enfermeiro consideraria ao lidar com a dor de uma criança com doença sem possibilidade de cura? **Selecione tudo que se aplica.**
   A. Os medicamentos para a dor são administrados de acordo com a necessidade, e doses extras para a dor repentina estão disponíveis para manter o conforto.
   B. Opioides, como a morfina, são administradas para dores intensas e a dosagem é aumentada conforme necessário, para manter o alívio ideal da dor.
   C. A mesma dose de morfina deve ser mantida durante toda a internação para que a criança não desenvolva tolerância e precise de uma dose maior ao receber alta.
   D. A adição aos analgésicos é uma preocupação no controle da dor de pacientes pediátricos em fim de vida, e o enfermeiro desempenha um papel importante na educação dos pais de que seu filho pode ficar viciado.
   E. Os enfermeiros frequentemente expressam preocupação com o fato de que a administração de doses de opioides que excedem aquelas com as quais estão familiarizados apressará a morte da criança (princípio do duplo efeito).
   F. Além da medicação para a dor, técnicas como musicoterapia, distração e imagética devem ser combinadas com medicamentos para fornecer à criança e à família estratégias de controle da dor.

4. Como profissional responsável pelos cuidados de uma população culturalmente diversa, é importante que o enfermeiro compreenda as crenças culturais das famílias em relação às questões de saúde. Um enfermeiro que cuida de uma criança com doença cardíaca congênita, cuja família é da China, tem dificuldade em comunicar-se com a mãe, embora ela fale um pouco de inglês. **Indique que ação de enfermagem listada na coluna da esquerda é a mais apropriada para cada complicação potencial que pode resultar de uma comunicação deficiente listada na coluna do meio. Coloque o número na coluna da direita. Observe que nem todas as ações serão executadas.**

Ação de enfermagem	Potenciais problemas de comunicação	Ação de enfermagem apropriada para o potencial problema de comunicação
1. Ouça a percepção da mãe sobre a gravidade da doença	Falta de apoio de familiares e amigos	
2. Dê uma oportunidade para a mãe discutir suas dúvidas e preocupações	O enfermeiro não conhece o nível de compreensão da mãe sobre a criança	
3. Reconhecer as restrições de linguagem pode tornar necessário que a equipe de saúde tome algumas decisões	Falta de apoio dos profissionais de saúde	
4. Pergunte à mãe como sua família estendida sente-se sobre a doença da criança		
5. Diga à mãe para não falar com ninguém sobre a criança		
6. Explore a possibilidade do uso de terapias e medicamentos alternativos		
7. Explore a rede de apoio da mãe para encontrar outras pessoas que possam ajudar		

REFERÊNCIAS BIBLIOGRÁFICAS

American Academy of Pediatrics. (2019). Council on Children with Disabilities. Retrieved February 27, 2019, from Policy Statements, Clinical Reports and Technical Reports: https://www.aap.org/en-us/about-the-aap/Councils/Council-on-Children-with-Disabilities/Pages/Policy-Statements-Clinical-Technical-Reports.aspx.

American Nurses Association. (2015). *Code of ethics for nurses with interpretive statements*. Washington, DC: ANA Publishing.

American Psychological Association. (2013). *Diagnostic and statistical manual of mental disorders (DSM-5)* (5th ed.). Arlington, VA: American Psychological Association.

Anderson, T., & Davis, C. (2011). Evidence-based practice with families of chronically ill children: A critical literature review. *Journal of Evidence-Based Social Work*, *8*(4), 416–425.

Baker, J. N., Torkildson, C., Baillargeon, J. G., et al. (2007). National survey of pediatric residency program directors and residents regarding education in palliative medicine and end-of-life care. *The Journal of Palliative Medicine*, *10*(2), 420–429.

Barnert, E. S., Coller, R. J., Nelso, B. B., et al. (2017). Experts' perspectives toward a population health approach for children with medical complexity. *Academic Pediatrics*, *17*(6), 672–677.

Barnes, S., Gardiner, C., Gott, M., et al. (2012). Enhancing patient-professional communication about end-of-life issues in life-limiting conditions: A critical review of the literature. *Journal of Pain and Symptom Management*, *44*(6), 866–879.

Barr, J., & McLeod, S. (2010). They never see how hard it is to be me: Siblings' observations of strangers, peers and family. *International Journal of Speech-Language Pathology*, *12*(2), 162–171.

Berry, J. G., Hall, M., Hall, D. E., et al. (2013). Inpatient growth and resource use in 28 children's hospitals: A longitudinal, multi-institutional study. *JAMA Pediatrics*, *167*(2), 170–177.

Blume, E. D., Balkin, E. M., Aiyagari, R., et al. (2014). Parental perspectives on suffering and quality of life at end-of-life in children with advanced heart disease: An exploratory study. *Pediatric Critical Care Medicine*, *15*(4), 336–342.

Bogetz, J. F., Bogetz, A. L., Rassbach, C. F., et al. (2015). Caring for childen with medical complexity: Challenges and educational opportunities identified by pediatric residents. *Academic Pediatrics, 6*, 621–625.

Brenner, M., Larkin, P. J., Hilliard, C., et al. (2015). Parents' perspectives of the transition to home when a child has complex technological health care needs. *International Journal of Integrated Care, 15*.

Bucholz, E. M., Toomey, S. L., & Schuster, M. A. (2019). Trends in pediatric hospitalizations and readmissions: 2010-2016. *Pediatrics, 143*(2), e20181958.

Burke, R. T., & Alverson, B. (2010). Impact of children with medically complex conditions. *Pediatrics, 126*(4), 789–790.

Clements, P. T., Vigil, G. J., Manno, M. S., et al. (2003). Cultural perspectives of death, grief, and bereavement. *Journal of Psychosocial Nursing and Mental Health Services, 41*(7), 18–26.

Coats, H., Bourget, E., Starks, H., et al. (2018). Nurses' reflection on benefits and challenges of implementing family-centered care in pediatric intensive care units. *American Journal of Critical Care, 27*(1), 52–58.

Coffey, J. S. (2006). Parenting a child with chronic illness: A metasynthesis. *Pediatric Nursing, 32*(1), 51–59.

Cohen, E., Kuo, D. Z., Agrawal, R., et al. (2011). Children with medical complexity: An emerging population for clinical and research initiatives. *Pediatrics, 127*(3), 529–538.

Coker, T. R., Rodriguez, M. A., & Flores, G. (2010). Family-centered care for US children with special health care needs: Who gets it and why? *Pediatrics, 125*(6), 1159–1167.

Corlett, J., & Twycross, A. (2006). Negotiation of parental roles within family-centered care: A review of the research. *Journal of Clinical Nursing, 15*(10), 1308–1316.

Cousino, M. K., & Hazen, R. A. (2013). Parenting stress among caregivers of children with chronic illness: A systematic review. *Journal of Pediatric Psychology, 38*(8), 809–828.

Cunningham, R. M., Walton, M. A., & Carter, P. M. (2018). The major causes of death in children and adolescents in the United States. *The New England Journal of Medicine, 375*, 2468–2475.

Davies, R. (2004). New understandings of parental grief: Literature review. *Journal of Advanced Nursing, 46*(5), 506–513.

DeGraeff, A., & Dean, M. (2007). Palliative sedation therapy in the lasts: A literature review and recommendations for standards. *The Journal of Palliative Medicine, 10*(1), 67–85.

Elias, E. R., Murphy, N. A., & Council on Children with Diabilities (2012). Home care of children and youth with complex health care needs and technology dependencies. *Pediatrics, 129*, 996–1004.

Elwyn, G., Frosch, D., Thomson, R., et al. (2012). Shared decision making: A model for clinical practice. *Journal of General Internal Medicine, 27*(1), 1361–1367.

Feudtner, C., Dai, D., & Hexem, K. (2012). Prevalence of polypharmacy exposure among hospitalizated children in the United States. *Archives of Pediatrics & Adolescent Medicine, 166*(1), 9–16.

Feudtner, C., Feinstein, J. A., Zhong, W., et al. (2014). Pediatric complex chronic conditions classification system version 2: Updated for ICD-10 and complex medical technology dependence and transplantation. *BMC Pediatrics, 14*, 199.

Feudtner, C., Friebert, S., & Jewell, J. (2013). Pediatric palliative and hospice care committments, guidelines and recommendations. *Pediatrics, 132*(5), 966–972.

Field, M. J., & Behrman, R. E. (Eds.). (2004). *When children die: Improving palliative and end-of-life care for children and their families*. Washington, DC: National Academies Press.

Fleitas, J. (2000). When Jack fell down Jill came tumbling after: Siblings in the web of illness and disability. *MCN, The American Journal of Maternal/Child Nursing, 25*(5), 267–273.

Franz, H. G., DeJong, W., Wolfe, S. M., et al. (1997). Explaining brain death: A critical feature of the donation process. *Journal of Transplant Coordination, 7*(1), 14–21.

Gan, L. L., Lum, A., Wakefield, C. E., Nandakumar, B., & Fardell, J. E. (2017). School experiences of siblings of children with chronic illness: A systematic literature review. *The Journal of Pediatric Nursing, 33*, 23–32.

Giannini, A., Messeri, A., Aprile, A., et al. (2008). End-of-life decisions in pediatric intensive care: Recommendations of the Italian Society of Neonatal and Pediatric Anesthesia and Intensive Care (SARNePI). *Paediatric Anaesthesia, 18*(11), 1089–1095.

Gold, J. I., Treadwell, M., Weissman, L., et al. (2011). The mediating effects of family functioning on psychosocial outcomes in healthy siblings of children with sickle cell disease. *Pediatric Blood & Cancer, 57*(6), 1055–1061.

Goodenough, B., Drew, D., Higgins, S., et al. (2004). Bereavement outcomes for parents who lose a child to cancer: Are place of death and sex of parent associated with differences in psychological functioning? *Psychooncology, 13*(11), 779–791.

Goudie, A., Narcisse, M. R., Hall, D. E., et al. (2014). Financial and psychological stressors associated with caring for children with disability. *Families, Systems and Health, 32*(3), 280–290.

Griggs, S., & Walker, R. K. (2016). The role of hope for adolescents with a chronic illness: An integrative review. *The Journal of Pediatric Nursing, 31*(4), 404–421.

Hartling, L., Milne, A., Tjosvold, L., et al. (2014). A systematic review of interventions to support siblings of children with chronic illness or disability. *The Journal of Paediatrics and Child Health, 50*(10), E26–E38.

Hendrickson, K. C. (2009). Morbidity, mortality, and parental grief: A review of the literature on the relationship between the death of a child and the subsequent health of parents. *Palliative and Supportive Care, 7*(1), 109–119.

Herzer, M., Godiwala, N., Hommel, K. A., et al. (2010). Family functioning in the context of pediatric chronic conditions. *Journal of Developmental Behavior Pediatrics, 31*(1), 26–34.

Hill, C., Knafl, K. A., & Santacroce, S. J. (2017). Family-centered care from the perspective of parents of children cared for in a pediatric intensive care unit: An integrated review. *Journal of Pediatric Nursing, 41*, 22–33.

Hinds, P. S., Oakes, L., Furman, W., et al. (2001). End-of-life decision making by adolescents, parents, and healthcare providers in pediatric oncology: Research to evidence-based practice guidelines. *Cancer Nursing, 24*(2), 122–134.

Huang, I. C., Kenzik, K. M., Sanjeev, T. Y., et al. (2010). Quality of life information and trust in physicians among families of children with life-limiting conditions. *Patient Related Outcome Measures, 1*, 141–148.

Hungerbuehler, I., Vollrath, M. E., & Landolt, M. A. (2011). Posttraumatic growth in mothers and fathers of children with severe illnesses. *The Journal of Health Psychology, 16*(8), 1259–1267.

Immelt, S. (2006). Psychological adjustment in young children with chronic medical conditions. *The Journal of Pediatric Nursing, 21*(5), 362–377.

Jacobs, H. H. (2005). Ethics in pediatric end-of-life care: A nursing perspective. *The Journal of Pediatric Nursing, 20*(5), 360–369.

Jibb, L. A., Nathan, P. C., Stevens, B. J., et al. (2015). Psychological and physical interventions for the managment of cancer-related pain in pediatric and young adult patients: An intergrative review. *Oncology Nursing Forum, 42*(6), e339–e357.

Jones, T. L., & Prinz, R. J. (2005). Potential roles of parental self-efficacy in parent and child adjustment: A review. *Clinical Psychology Review, 25*(3), 341–363.

Kang, T. I., Munson, D., Hwang, J., et al. (2014). Integration of palliative care into the care of children with serious illness. *Pediatric Review, 35*(8), 318–325.

Kassam, A., & Wolfe, J. (2013). The ambiguities of free-standing pediatric hospices. *The Journal of Palliative Medicine, 16*(7), 716–717.

Kavanaugh, K., Moro, T. T., & Savage, T. A. (2010). How nurses assist parents regarding life support decisions for extremely premature infants. *Journal of Obstetric Gynecologic, & Neonatal Nursing, 39*(2), 147–158.

Keim-Malpass, J., Hart, T. G., & Miller, J. R. (2013). Coverage of palliative and hospice care for pediatric patients with a life-limiting illness: A policy brief. *The Journal of Pediatric Health Care, 27*(6), 511–516.

Klass, D. (2001). The inner representation of the dead child in the psychic and social narratives of bereaved parents. In R. A. Neimeyer (Ed.), *Meaning reconstruction and the experience of loss*. Washington, DC: American Psychological Association.

Knafl, K. A., Darney, B. G., Gallo, A. M., et al. (2010). Parental perceptions of the outcome and meaning of normalization. *Research in Nursing & Health, 33*(2), 87–98.

Knafl, K. A., & Santacroce, S. J. (2010). Chronic conditions and the family. In P. J. Allen, J. A. Vessey, & N. A. Schapiro (Eds.), *Primary care of the child with a chronic condition* (5th ed.). St Louis: Mosby/Elsevier.

Kochanek, K. D., Murphy, S. L., Xu, J., et al. (2014). Mortality in the United States, 2013. *NCHS Data Brief, 178*, 1–8.

Kon, A. A. (2010). The shared decision-making continuum. *JAMA, 304*(8), 903–904.

Kuhlthau, K. A., Bloom, S., Van Cleave, J., et al. (2011). Evidence for family-centered care for children with special health care needs: A systematic review. *Academic Pediatrics, 11*(2), 136–143.

Kuo, D. Z., Cohen, E., Agrawal, R., et al. (2011). A national profile of caregiver challenges among more medically complex children with special health care needs. *Archives of Pediatrics & Adolescent Medicine, 165*(11), 1020–1026.

Kuo, D., & Houtrow, A. J. (2016). Recognition and managment of medical complexity. *Pediatrics, 138*(6), e20163021.

Kuo, D. Z., Houtrow, A. J., Arango, P., et al. (2012). Family-centered care: Current applications and future directions in pediatric health care. *Maternal and Child Health Journal, 16*(2), 297–305.

Kuo, D. Z., Sisterhen, L. L., Sigrest, T. E., et al. (2012). Family experiences and pediatric health services use associated with family-centered rounds. *Pediatrics, 130*(2), 299–305.

Lauer, M. E., Mulhern, R. K., Schell, M. J., et al. (1989). Long-term follow-up of parental adjustment following a child's death at home or hospital. *Cancer, 63*(5), 988–994.

LeGrow, K., Hodnett, E., Stremler, R., et al. (2014). Bourdieu at the bedside: Briefing parents in a pediatric hospital. *Nursing Inquiry, 21*(4), 327–335.

Leyenaar, J. K., O'Brien, E. R., Leslie, L. K., Lindenauer, P. K., & Mangione-Smith, R. M. (2017). Families' priorities regarding hosptial-to-home transitions for children with medical complexity. *Pediatrics, 139*(1), e20161581.

Lindley, L. C., Edwards, S., & Bruce, D. J. (2014). Factors influencing the implementation of health care reform: A examination of the concurrent care for children provision. *American Journal of Hospice and Palliative Care, 31*(5), 527–533.

Lipstein, E. A., Brinkman, W. B., & Britto, M. T. (2012). What is known about parents' treatment decisions? A narrative review of pediatric decision making. *Medical Decision Making, 32*(2), 246–258.

Lobato, D. J., Kao, B. T., & Plante, W. (2005). Latino sibling knowledge and adjustment to chronic illness. *The Journal of Family Psychology, 19*(4), 625–632.

Meert, K. L., Shear, K., Newth, C. J., et al. (2011). Follow-up study of complicated grief among parents eighteen months after a child's death in the pediatric intensive care unit. *The Journal of Palliative Medicine, 14*(2), 207–214.

Monterosso, L., Kristjanson, L., Aoun, S., & Phillips, M. B. (2007). Supportive and palliative care needs of families of children with life-threatening illnesses in Western Australia: Evidence to guide the development of a palliative care service. *Palliative Medicine, 21*(8), 689–696.

Morawska, A., Calam, R., & Fraser, J. (2015). Parenting interventions for childhood chronic illness: A review and recommendations for intervention design and delivery. *Journal of Child Health Care, 19*(1), 5–17.

Moriarty, H., Carroll, R., & Cotroneo, M. (1996). Differences in bereavement reactions within couples following the death of a child. *Research in Nursing & Health, 19*(6), 461–469.

Murray, J. S. (1999). Siblings of children with cancer: A review of the literature. *Journal of Pediatric Oncology Nursing, 16*(1), 25–34.

Nageswaran, S., & Golden, S. L. (2017). Improving the quality of home health care for children with medical complexity. *Academic Pediatrics, 17*(6), 665–671.

National Consensus Project for Quality Palliatve Care. (2018). *Clinical Practice Guidelines for Qualiity Palliative Care* (4th ed.). Richmond, VA: National Coalition for Hospice and Palliative Care.

National Hospice and Palliative Care Organization. (2010). Retrieved from Concurrent Care for Children. https://www.nhpco.org/palliative-care-overview/pediatric-palliative-and-hospice-care/pediatric-concurrent-care/concurrent-care-for-children/.

National Learning Consortium. (2013). Retrieved February 28, 2019, from Shared decision making fact sheet. https://www.healthit.gov/sites/default/files/nlc_shared_decision_making_fact_sheet.pdf.

Newacheck, P. W., & Halfon, N. (1998). Prevalence and impact of disabling chronic conditions in childhood. *American Journal of Public Health, 88*(4), 610–617.

Nicholas, D. B., Beaune, L., Barrera, M., Blumberg, J., & Belletrutti, M. (2016). Examining the experiences of fathers of children with a life-limiting illness. *Journal of Social Work In End-Of-Life & Palliative Care, 12*(1-2), 126–144.

Nurullah, A. S. (2013). "It's really a roller coaster" : Experiences of parenting children with developmental disabilities. *Marriage & Family Review, 49*(5), 412–445.

Nuutila, L., & Salanterä, S. (2006). Children with a long-term illness: Parents' experiences of care. *Journal of Pediatric Nursing, 21*(2), 153–160.

Nyborn, J. A., Olcese, M., Nickerson, T., & Mack, J. W. (2016). Don't try to cover the sky with your hands: Parents' experience with prognosis communication about their children with advance cancer. *Journal of Palliative Medicine, 19*(6), 626–631.

O'Quinn, L. P., & Giambra, B. K. (2014). Evidence of improved quality of life with pediatric palliative care. *Pediatric Nursing, 40*(6), 284–288 296.

Panicker, L. (2013). Nurses' perceptions of parent empowerment in chronic illness. *Contemporary Nurse, 45*(2), 210–219.

Pinquart, M. (2018). Parenting stress in caregivers of children with chronic physical condition-A meta-analysis. *Stress Health, 34*(2), 197–207.

Pousset, G., Bilsen, J., Cohen, J., et al. (2010). Medical end-of-life decisions in children in Flanders, Belgium: A population-based postmortem survey. *Archives Pediatrics &Adolescent Medicine, 164*(6), 547–553.

Price, J., Dornan, J., & Quail, L. (2013). Seeing is believing—reducing misconceptions about children's hospice care through effective teaching with undergraduate nursing students. *Nurse Education Practice, 13*(5), 361–365.

Rice, K. L., Bennett, M. J., & Billingsley, L. (2014). Using second life to facilitate peer storytelling for grieving oncology nurses. *The Ochsner Journal*, 14(4), 551–562.

Santoro, J. D., & Bennett, M. (2018). Ethics of end of life decision in pediatrics: A narrative review of the roles of caregivers, shared decision-makers, and patient centered values. *Behavioral Sciences, 8*(42), 1–9.

Scholtes, D., & Browne, M. (2015). Internalized and externalized continuing bonds in bereaved parents: Their relationship with grief intensity and personal growth. *Death Studies, 39*(2), 75–83.

Schor, E. L., & American Academy of Pediatrics Task Force on the Family (2003). Family pediatrics: Report of the Task Force on the Family. *Pediatrics, 111*(6 Pt 2), 1541–1571.

Siden, H., Chavoshi, N., Harvey, B., et al. (2014). Characteristics of a pediatric hospice palliative care program over 15 years. *Pediatrics, 134*(3), e765–e772.

Simon, T. D., Berry, J., Feudtner, C., Stone, B. L., Sheng, X., Braxton, S. L., et al. (2010). Children with complex chronic conditions in inpatient hospital settings in the United States. *Pediatrics, 126*(4), 647–655.

Smaldone, A., & Ritholz, M. D. (2011). Perceptions of parenting children with type 1 diabetes diagnosed in early childhood. *Journal of Pediatrics Health Care, 25*(2), 87–95.

Smith, J., Cheater, F., & Bekker, H. (2013). Parents' experiences of living with a child with a long-term condition: A rapid structured review of the literature. *Health Expectations, 18*(4), 452–474.

Smith, J., Cheater, F., & Bekker, H. (2015). Parents' experiences of living with a child with a long-term condition: A rapid structured review of the literature. *Health Expect, 18*(4), 452–474.

Smith, J., Swallow, V., & Coyne, I. (2015). Involving parents in managing their childs long-term condition-A concept synthesis of family centered care and partnership in care. *Journal of Pediatric Nursing, 30*, 143–159.

Stein, R. E. K. (1985). Home care: A challenging opportunity. *Child Health Care, 14*(2), 90–95.

Sullivan, J., Monagle, P., & Gillam, L. (2014). What parents want from doctors in end-of-life decision-making for children. *Archives of Disease Childhood, 99*(3), 216–220.

Swallow, V., Macfadyen, A., Santacroce, S. J., et al. (2012). Fathers' contributions to the management of their child's long-term medical condition: A narrative review of the literature. *Health Expectations, 15*(2), 157–175.

Toomey, S. L., Chien, A. T., Elliott, M. N., et al. (2013). Disparities in unmet need for care coordination: The national survey of children's health. *Pediatrics, 131*(2), 217–224.

Treyvaud, K. (2014). Parent and family outcomes following very preterm or very low birth weight birth: A review. *Seminars in Fetal & Neonatal Medicine, 19*(2), 131–135.

Twycross, R. (2019). Reflections on palliative sedation. *Palliative Care, 12*, 1–16.

Vance, J. C., Najman, J. M., Thearle, M. J., et al. (1995). Psychological changes in parents eight months after the loss of an infant from stillbirth, neonatal death, or sudden infant death syndrome – A longitudinal study. *Pediatrics, 96*(5), 933–938.

von Lützau, P., Otto, M., Hechler, T., et al. (2012). Children dying from cancer: Parents' perspectives on symptoms, quality of life, characteristics of death, and end-of-life decisions. *Journal of Palliative Care, 28*(4), 274–281.

Wiener, L., McConnell, D. G., Latella, L., et al. (2013). Cultural and religious considerations in pediatric palliative care. *Palliative Support Care, 11*(1), 47–67.

Wolfe, J., Friebert, S., & Hilden, J. (2002). Caring for children with advanced cancer integrating palliative care. *Pediatric Clinics North America, 49*(5), 1043–1062.

Wolfe, J., Grier, H. E., Klar, N., et al. (2000). Symptoms and suffering at the end of life in children with cancer. *New England Journal of Medicine, 342*(5), 326–333.

Woodgate, R. L., Edwards, M., Ripat, J. D., Borton, B., & Rempel, G. (2015). Intense parenting: A qualitative study detailing the experiences of parenting children with complex care needs. *BMC Pediatrics, 15*, 197.

Workman, J. K., Myrick, C. W., Meyers, R. L., et al. (2013). Pediatric organ donation and transplantation. *Pediatrics, 131*(6), e1723–e1730.

World Health Organization. (1998). Definition of palliative care for children. Retrieved from http://www.who.int/cancer/palliative/definition/en.

World Health Organization. (2012). *Persisting pain in children package: WHO guidelines on the pharmacological*. France: World Health Organization.

Wyatt, K. D., List, B., Brinkman, W. B., et al. (2015). Shared decision making in pediatrics: A systematic review and meta-analysis. *Academy of Pediatrics, 15*(6), 573–583.

18

Impacto do Comprometimento Cognitivo ou Sensorial sobre a Criança e a Família

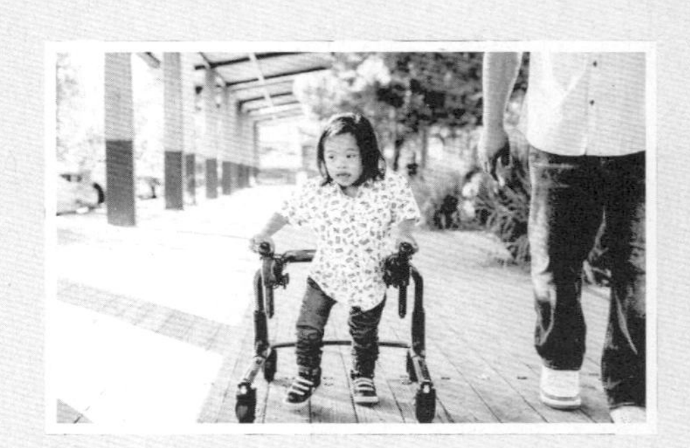

Rosalind Bryant

CONCEITOS GERAIS

- Cognição
- Percepção sensorial

COMPROMETIMENTO COGNITIVO

CONCEITOS GERAIS

Comprometimento cognitivo (CC) é um termo genérico que engloba qualquer tipo de deficiência intelectual. O termo *deficiência intelectual* (anteriormente **retardo mental**) tornou-se o mais comumente empregado internacionalmente (American Association on Intellectual and Developmental Disabilities, 2013; American Psychiatric Association, 2013). Neste capítulo, o termo *comprometimento cognitivo* é usado como sinônimo de *deficiência intelectual*.

A *deficiência intelectual*, conforme definida pela American Association on Intellectual and Developmental Disabilities, em crianças, compreende três componentes: (1) funcionamento intelectual, (2) funcionamento adaptativo e (3) o aparecimento de deficiências durante a infância ou idade inferior a 18 anos. O funcionamento intelectual é medido pelo teste do quociente de inteligência (QI) e existe uma deficiência intelectual quando a pontuação de QI é de 70 ou menor ou, às vezes, tão alta quanto 75. CC é um termo abrangente que engloba limitações significativas no funcionamento intelectual e deficiências em diferentes áreas adaptativas: comunicação, autocuidado, vida doméstica, habilidades sociais, saúde e segurança, autodireção, desempenho acadêmico, participação na comunidade, trabalho e aprendizagem ao longo da vida (American Association on Intellectual and Developmental Disabilities, 2013; National Academies of Sciences, Engineering, and Medicine, 2015). Os critérios do *Manual Diagnóstico e Estatístico de Transtornos Mentais*, quinta edição (DSM-5), da American Psychiatric Association, recomenda que se deixe de utilizar exclusivamente testes de QI para usar medidas adicionais de funcionamento adaptativo (American Psychiatric Association, 2013; Moran, 2013). O DSM-5 é o padrão de diagnóstico e afirma que uma criança com CC deve demonstrar déficits no funcionamento adaptativo que resultem no fracasso em atender aos padrões de desenvolvimento e socioculturais de independência pessoal e responsabilidade social (Moran, 2013).

A terminologia e os critérios diagnósticos apresentados no DSM-5 são consistentes com os termos estabelecidos pela American Association on Intellectual and Developmental Disabilities (Tassé, Luckasson, & Nygren, 2013). A avaliação criteriosa para identificar as necessidades dos indivíduos com CC tem como foco promover a habilitação de cada pessoa. Prevê-se que as capacidades funcionais das crianças com CC melhorem ao longo do tempo quando é fornecido o suporte apropriado.

Diagnóstico e classificação

O diagnóstico de CC geralmente é feito depois que profissionais ou familiares suspeitam que o progresso no desenvolvimento da criança está atrasado. Em alguns casos, pode ser confirmado ao nascimento pelo reconhecimento de síndromes distintas, como a síndrome de Down e a síndrome alcoólica fetal. No outro extremo, o diagnóstico é feito quando problemas como atraso na fala ou problemas escolares despertam a preocupação dos pais. Em todos os casos, são necessários altos índices de suspeita de atraso no desenvolvimento e sinais comportamentais para o diagnóstico precoce (Boxe 18.1), e a avaliação do desenvolvimento de rotina pode auxiliar na identificação precoce. Os atrasos são tipicamente observados no desenvolvimento motor grosso e fino e da fala, embora este último seja mais preditivo. A **deficiência de desenvolvimento** pode ser descrita como qualquer demora ou atraso significativo no desenvolvimento físico, cognitivo, comportamental, emocional ou social de uma criança quando comparado aos marcos do desenvolvimento. A CC é uma deficiência que

Boxe 18.1 Sinais precoces sugestivos de deficiência cognitiva.

Síndromes dismórficas (p. ex., síndrome de Down, síndrome do X frágil SXF)
Irritabilidade ou falta de resposta ao ambiente
Disfunção de um sistema orgânico vital (p. ex., alimentação ou dificuldades respiratórias)
Atraso no desenvolvimento motor grosso
Atraso no desenvolvimento motor fino
Dificuldades ou atraso de linguagem
Dificuldades de comportamento

Modificado de Shapiro, B., & O'Neill, M. E. (2020). Intellectual disability. In R. M. Kliegman, J. W. St. Geme, N. J. Blum et al. (Eds.), *Nelson textbook of pediatrics* (21st ed., pp. 283-293). Philadelphia, PA: Elsevier; Wilks, T., Gerber, J., & Erdie-Lalena, C. (2010). Developmental milestones: Cognitive development. *Pediatrics Review, 31*(9), 364–367.

engloba a capacidade intelectual e o comportamento adaptativo que estão funcionando significativamente abaixo da média (ver Boxe 18.1). Na ausência de evidências claras de CC, é mais apropriado usar um diagnóstico de deficiência de desenvolvimento.

Os resultados de testes padronizados são úteis para contribuir para o diagnóstico de CC. Testes para avaliar comportamentos adaptativos incluem as Escalas de Comportamento Adaptativo de Vineland (Vineland-3) e o Sistema de Avaliação de Comportamento Adaptativo (ABS-3). A avaliação informal do comportamento adaptativo pode ser feita por pessoas muito familiarizadas com a criança (p. ex., professores, pais e outros prestadores de cuidados). Geralmente, essas observações comportamentais levam os pais a buscar avaliação do desenvolvimento da criança. A Escala Wechsler de Inteligência para Crianças (WISC-V, do inglês *Wechsler Intelligence Scale for Children*) fornece uma pontuação geral de QI e auxilia no diagnóstico de dificuldades de aprendizagem (Na & Burns, 2016).

Uma abordagem mais útil na aplicação clínica é a classificação baseada no potencial educacional ou na gravidade dos sintomas. Para fins educacionais, o grupo com deficiência leve constitui cerca de 85% de todas as pessoas com CC, e o grupo com níveis moderados representa cerca de 10% da população com deficiência intelectual (Shea, 2012) (Tabela 18.1).

Etiologia

As causas do CC grave são principalmente genéticas, bioquímicas e infecciosas. Embora a etiologia seja desconhecida na maioria dos casos, as causas familiares, sociais, ambientais e orgânicas podem predominar. Entre os indivíduos com CC, uma proporção considerável dos casos está ligada à síndrome de Down, síndrome do X frágil (SXF) ou síndrome alcoólica fetal. As categorias gerais de eventos que podem levar ao CC incluem as seguintes (Casanova, Gerstner, Sharp et al., 2018; Gilissen, Hehir Kwa, Thung et al., 2014; Hoyme, Kalberg, Elliot et al., 2016; Katz & Lazcano-Ponce, 2008; Mefford, Batshaw, & Hoffman, 2012):

- Infecção e intoxicação, como rubéola e sífilis congênitas; consumo materno de drogas (p. ex., síndrome alcoólica fetal); ingesta crônica de chumbo ou *kernicterus*
- Traumatismo ou agente físico (p. ex., lesão cerebral durante o período pré-natal, perinatal ou pós-natal)
- Nutrição inadequada e distúrbios metabólicos, como fenilcetonúria ou hipotireoidismo congênito
- Doença cerebral pós-natal grave, como neurofibromatose e esclerose tuberosa
- Influência pré-natal desconhecida, incluindo malformações cerebrais e cranianas, como microcefalia e hidrocefalia
- Anormalidades cromossômicas resultantes da radiação; vírus; produtos químicos; idade dos pais; e mutações genéticas, como síndrome de Down e SXF
- Distúrbios gestacionais, incluindo parto prematuro, baixo peso ao nascer e nascimento pós-termo
- Distúrbios psiquiátricos com início durante o período de desenvolvimento da criança até os 18 anos, como transtornos do espectro autista (TEA)
- Influências ambientais, incluindo evidências de privação ambiental associada a um histórico de deficiência intelectual entre pais e irmãos.

Tabela 18.1 Nível de comprometimento cognitivo do quociente de inteligência (QI).

Leve	50 a 55 até 70 a 75
Moderado	35 a 40 até 50 a 55
Grave	20 a 25 até 35 a 40
Profundo	< 20 a 25

CUIDADOS DE ENFERMAGEM COM CRIANÇAS COM COMPROMETIMENTO COGNITIVO

Os enfermeiros desempenham um papel importante na identificação de crianças com comprometimento cognitivo. No período neonatal e na primeira infância, poucos sinais estão presentes, exceto em distúrbios como a síndrome de Down (discutida mais adiante neste capítulo). No entanto, atrasos nos marcos de desenvolvimento são os principais indicativos para um quadro de CC. Além disso, os enfermeiros devem ter um alto índice de suspeita de padrões precoces de comportamento que possam sugerir CC (ver Boxe 18.1). As preocupações dos pais, como em relação ao atraso no desenvolvimento em comparação aos irmãos, precisam ser investigadas. Todas as crianças devem receber avaliação de desenvolvimento regularmente, e muitas vezes o enfermeiro é a pessoa responsável por realizá-la. Quando são constatados atrasos, o enfermeiro deve usar de sensibilidade e discrição ao revelar esse achado aos pais.

Orientação da criança e da família

Para ensinar crianças com CC, deve-se investigar suas habilidades e déficits de aprendizagem. Isso é importante para o enfermeiro que possa estar envolvido em um programa de cuidados domiciliares ou estar cuidando da criança em uma escola ou no ambiente de saúde. O enfermeiro que entende como essas crianças aprendem pode efetivamente ensinar-lhes habilidades básicas ou prepará-las para vários procedimentos relacionados com a saúde.

Crianças com CC têm um déficit acentuado em sua capacidade de discriminar entre dois ou mais estímulos, devido à dificuldade de reconhecer a relevância de pistas específicas. No entanto, essas crianças podem aprender a discriminar se as pistas forem apresentadas de modo exagerado e concreto e se todos os estímulos estranhos forem eliminados. Por exemplo, o uso de cores para enfatizar pistas visuais ou o uso de músicas ou rimas para enfatizar pistas auditivas pode ajudá-las a aprender. Seu déficit de discriminação também implica que conceitos concretos são aprendidos com muito mais eficácia do que conceitos abstratos. Portanto, é preferível uma demonstração a uma explicação verbal, e o aprendizado deve ser direcionado para o domínio de uma habilidade, em vez de entender os princípios científicos subjacentes a um procedimento.

Outro déficit cognitivo refere-se à memória a curto prazo. Enquanto as crianças de inteligência média podem lembrar várias palavras, números ou orientações ao mesmo tempo, aquelas com CC têm menor capacidade de fazê-lo. Portanto, precisam de instruções simples e dadas em etapas, uma de cada vez. A aprendizagem por etapas requer uma **análise de tarefas,** na qual os componentes necessários de cada uma são separados e cada etapa é ensinada completamente antes de se prosseguir para a atividade seguinte.

Uma área crítica da aprendizagem que teve um tremendo impacto sobre a educação de indivíduos com comprometimento cognitivo é a **motivação** ou o uso de reforço positivo para incentivar a realização de tarefas ou comportamentos específicos. Os avanços tecnológicos têm ajudado muito na oferta de reforço, especialmente em crianças com comprometimento grave que podem ter deficiências físicas que limitem seu espectro de capacidades. Por exemplo, com o uso de interruptores ou botões com desenho especial, as crianças passam a ter controle sobre um evento no ambiente, como ligar o computador (Figura 18.1). A ativação do computador torna-se o reforço para empurrar o botão. O uso repetitivo desses interruptores fornece uma associação rápida e simples a um dispositivo técnico, que pode evoluir para auxílios cada vez mais complexos.

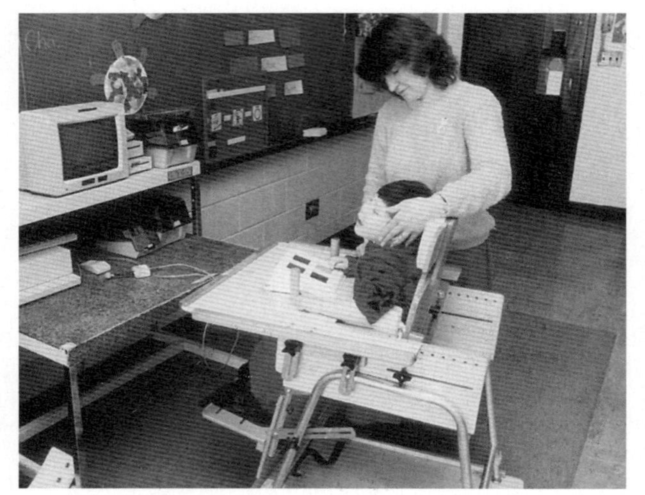

Figura 18.1 Um painel de comando permite que uma criança com comprometimento cognitivo (CC) ligue e desligue um computador.

O **programa de intervenção precoce** é um programa sistemático de terapia, exercícios e atividades destinado a abordar atrasos no desenvolvimento em crianças com deficiência para ajudar a alcançar seu pleno potencial (Bull & Committee on Genetics, 2011; Crnic, Neece, McIntyre et al., 2017; Guralnick, 2017; National Down Syndrome Society, 2019a). Evidências consideráveis indicam que esses programas são valiosos para crianças com CC. Os enfermeiros que trabalham com essas famílias precisam conhecer os tipos de programas disponíveis em sua comunidade. Pela Lei norte-americana *Individuals with Disabilities Education Act* (IDEA) de 1990 (Public Law 101 a 476), os estados são incentivados a fornecer serviços completos de intervenção precoce e são obrigados a fornecer oportunidades educacionais para todas as crianças com deficiência desde o nascimento até os 21 anos. Os serviços podem ser oferecidos em programas estaduais para crianças com necessidades especiais (CSHCN, do inglês *Children with Special Health Care Needs*),[1] pelo *Head Start* ou por organizações privadas como National Down Syndrome Society,[a] Easter Seals,[b] ou The Arc of the United States.[c] Os pais devem perguntar sobre esses programas entrando em contato com as instituições apropriadas. A educação da criança deve começar o mais rápido possível, porque foi demonstrado que a exposição à intervenção precoce tende a estar associada a resultados comportamentais e de desenvolvimento mais positivos em crianças com CC (Crnic et al., 2017; Guralnick, 2017; Wallander, Biasini, Thorsten et al., 2014). À medida que as crianças crescem, sua educação deve ser direcionada para um treinamento vocacional que as prepare para um estilo de vida tão independente quanto possível dentro de seu escopo de habilidades.

[1]N.R.T.: Para ampliação do conhecimento sobre as políticas e práticas brasileiras de intervenção precoce na atenção à criança com comprometimento cognitivo, sugerimos a leitura do artigo Revisão Sistemática Integrativa da Literatura sobre Modelos e Práticas de Intervenção Precoce no Brasil. Disponível em: https://doi.org/10.1590/1984-0462/;2017;35;4;00015. Acesso em: 23 ago. 22.

[a]Informações sobre programas de intervenção precoce em cada estado estão disponíveis na National Down Syndrome Society, 8E 41 st Street, 8th Floor, New York, NY 10017; 800-221-4602; http://www.ndss.org. e-mail: info@ndss.org; https://www.facebook.com/NDSS1979/; https://twitter.com/NDSS.

[b]141 W. Jackson Blvd., 1400A, Chicago, IL 60604; 800-221-6827; TTY: 312-726-4258; fax: 312-726-1494; http://www.easterseals.com; e-mail: info@easterseals.com; https://www.facebook.com/easterseals; https://twitter.com/EasterSealsON.

[c]1825 K Street NW, Suite 1200, Washington, DC 20006; 202-534-3700 ou 800-433-5255; fax: 202-534-3731; https://thearc.org; e-mail: info@thearc.org; https://www.facebook.com/thearcus; https://twitter.com/thearcus; https://www.youtube.com/user/thearcofteus.

Ensino de habilidades de autocuidado da criança

Quando uma criança com CC nasce, os pais geralmente precisam de assistência para promover habilidades normais de desenvolvimento que outras crianças aprendem facilmente. Não há como prever quando uma criança será capaz de dominar as habilidades de autocuidado, como alimentar-se, ir ao banheiro, vestir-se e arrumar-se, porque existe uma grande variabilidade etária na criança com CC que é capaz de realizar essas funções.

Ensinar habilidades de autocuidado também requer um conhecimento prático das etapas individuais necessárias para dominar uma habilidade. Por exemplo, antes de iniciar um programa de autonomia na alimentação, o enfermeiro realiza uma análise de tarefas. Após a análise, a criança é observada em uma situação particular, como durante a alimentação, para determinar quais habilidades ela já tem e a prontidão no nível de desenvolvimento da criança para aprender a tarefa. Os familiares devem ser incluídos nesse processo porque sua "disposição" para aprender é tão importante quanto a da criança. Existem numerosos recursos para o autocuidado que visam a facilitar a independência, os quais podem ajudar a eliminar algumas das dificuldades de aprendizagem, como pratos com ventosas para evitar que a criança derrame o conteúdo acidentalmente.

Promoção do desenvolvimento ideal da criança

O desenvolvimento ideal envolve mais do que alcançar a independência. Requer orientação apropriada para estabelecer um comportamento social aceitável e sentimentos pessoais de autoestima, dignidade e segurança. Esses atributos não são simplesmente aprendidos por meio de um programa de estimulação. Em vez disso, devem surgir do amor e carinho genuínos que existem entre os membros da família. No entanto, as famílias precisam de orientação para fornecer um ambiente que promova o desenvolvimento ideal. Muitas vezes, o enfermeiro pode prestar assistência nas áreas que envolvem a criação dos filhos.

Outra maneira importante para promover o desenvolvimento ideal e a autoestima é garantir o bem-estar físico da criança. Malformações congênitas, como anomalias cardíacas, gastrintestinais ou ortopédicas, devem ser corrigidas. Pode ser considerada a realização de cirurgia plástica quando a aparência da criança puder ser substancialmente melhorada. A saúde bucal é importante, e os procedimentos ortodônticos e restauradores podem melhorar muito o aspecto facial.

Incentivo ao brincar e à atividade física

Crianças com comprometimento cognitivo têm a mesma necessidade de brincar e fazer atividade física que qualquer outra criança. No entanto, devido ao desenvolvimento mais lento dessas crianças, os pais podem estar menos conscientes da necessidade de proporcionar esse tipo de atividade. Portanto, o enfermeiro precisará orientá-los na seleção de atividades lúdicas e de exercícios adequados. Como o brincar foi discutido para crianças em cada faixa etária nos capítulos anteriores, aqui são apresentadas apenas as exceções (Figura 18.2).

O tipo de brincadeira é baseado na idade de desenvolvimento da criança, embora a necessidade de jogos sensorimotores possa ser prolongada. Os pais devem aproveitar todas as oportunidades para expor a criança ao maior número possível de estímulos auditivos, visuais e sensoriais. Brinquedos apropriados incluem móbiles musicais, bonecos de pelúcia, brinquedos flutuantes, cadeira ou cavalo de balanço, balanços, sinos e chocalhos. A criança deve ser levada para passear, como ao supermercado ou ao *shopping center*. Outras

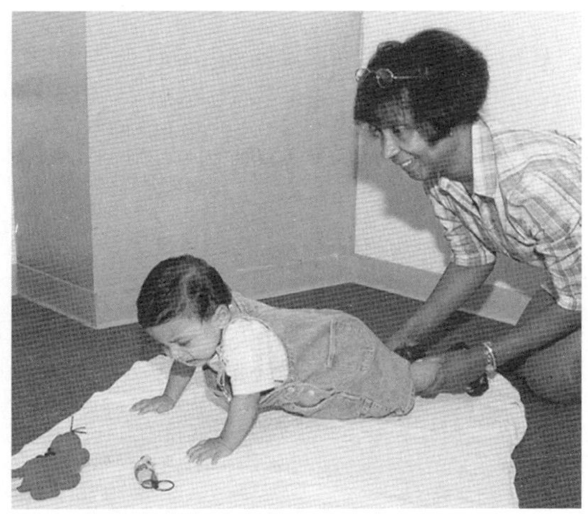

Figura 18.2 Colocar um objeto atraente fora do alcance da criança estimula os movimentos de engatinhar. (Cortesia de James DeLeon, Texas Children's Hospital, Houston, TX.)

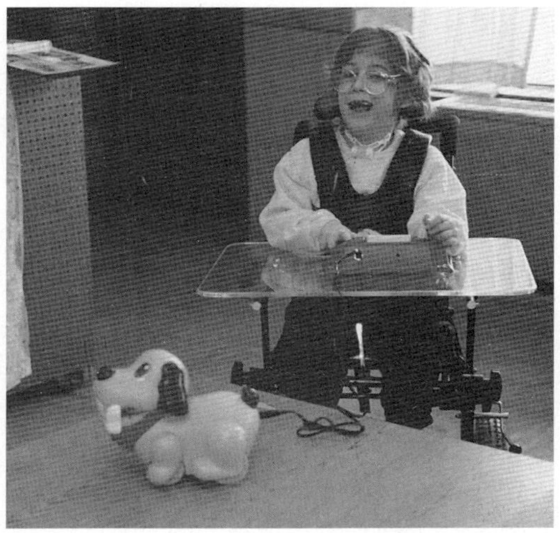

Figura 18.3 Um botão manual permite que uma criança com comprometimento cognitivo (CC) brinque com um brinquedo que funcione a pilha.

pessoas devem ser incentivadas a visitar a casa, e devem se relacionar diretamente com a criança por meio de abraços, afagos, pegando-a no colo e conversando com ela face a face.

Os brinquedos são selecionados pelo seu valor recreativo e educativo. Por exemplo, uma grande bola inflável é um bom brinquedo aquático; incentiva o jogo interativo e pode ser usado para aprender habilidades motoras, como equilíbrio, balanço, chute e arremesso. Brinquedos atraentes estimulam a criança a tentar pegá-los, auxiliando, portanto, no desenvolvimento de habilidades motoras (ver Figura 18.2). Brinquedos musicais que imitam sons de animais ou respondem com frases sociais são excelentes maneiras de estimular a fala. Uma boneca com roupas que podem ser retiradas e diferentes tipos de fechos pode ajudar a criança a aprender habilidades de se vestir. Os brinquedos devem ter um *design* simples para que a criança possa aprender a manipulá-los sem ajuda. Para crianças com deficiência física e cognitiva graves, podem ser usados interruptores ou botões eletrônicos para permitir que elas operem os brinquedos (Figuras 18.3 e 18.4).

As atividades físicas adequadas devem ser baseadas no tamanho da criança, na coordenação, na aptidão física, na maturidade, na motivação e na saúde (ver Figura 18.4). Algumas crianças podem ter problemas físicos que impedem a participação em certos esportes. Essas crianças geralmente têm mais sucesso em esportes individuais e em duplas do que em esportes coletivos e se divertem mais com crianças que estão no mesmo nível de desenvolvimento. A Special Olympics[d] (Olimpíadas Especiais, em tradução livre) oferece a essas crianças uma oportunidade competitiva única.

A segurança é uma consideração importante na escolha das atividades tanto recreativas como físicas. Por exemplo, brinquedos que podem ser apropriados para o desenvolvimento também podem representar perigos para uma criança forte o suficiente para quebrá-los ou usá-los incorretamente.

Fornecimento de meios de comunicação

As habilidades verbais geralmente são mais atrasadas do que outras habilidades físicas. A fala requer audição e interpretação adequadas

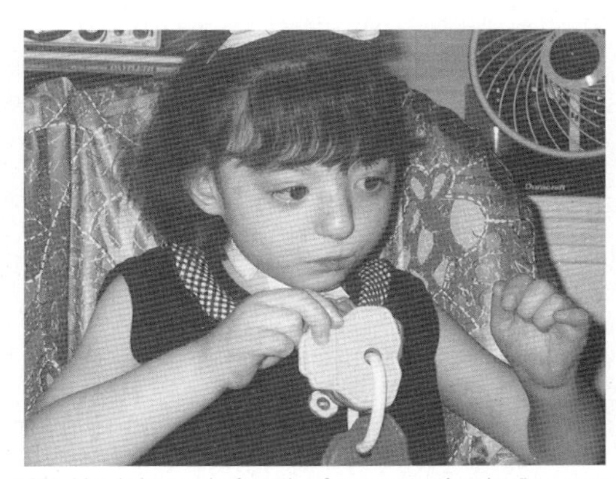

Figura 18.4 Um brinquedo favorito fornece estimulação a uma criança pequena.

(**habilidades receptivas**) e coordenação muscular facial (**habilidades expressivas**). Como pode haver comprometimento tanto das habilidades receptivas quanto das expressivas, essas crianças precisam de exames audiométricos frequentes e devem se adaptar ao uso de aparelhos auditivos, se indicado. Além disso, podem precisar de ajuda para aprender a controlar seus músculos faciais. Por exemplo, algumas crianças podem precisar de exercícios para corrigir a protrusão da língua ou de lembretes gentis para manter os lábios fechados.

A **comunicação não verbal** pode ser apropriada para algumas dessas crianças, e existem vários dispositivos de assistência. Para aquelas com limitações físicas, existem várias adaptações ou tipos de dispositivos de comunicação que facilitam a seleção da figura ou palavra apropriada (Figura 18.5). Algumas crianças podem aprender a linguagem de sinais ou o **Sistema de Símbolos Bliss** – um sistema altamente estilizado de símbolos gráficos que representam palavras, ideias e conceitos. Embora os símbolos precisem ser ensinados para que a criança aprenda seu significado, não são necessárias habilidades de leitura. Os símbolos normalmente estão dispostos em um quadro e a pessoa aponta ou usa algum tipo de seletor para transmitir a mensagem.

Estabelecimento de disciplina

A disciplina deve começar cedo. As medidas para a criação de limites precisam ser simples, aplicadas de forma consistente e apropriadas para a idade mental da criança. As medidas de controle se baseiam principalmente em ensinar um comportamento específico, não

[d]1133 19th St. NW, Washington, DC 20036; 800-700-8585 ou 202-628-3630; fax: 202-824-0200; http://www.specialolympics.org (o *site* inclui uma lista de escritórios estaduais); info@specialolympics.org; https://www.facebook.com/SpecialOlympics/; https://twitter.com/Special Olympics. No Canadá: Special Olympics Canada, 21 St. Clair Ave. E, Suite 600, Toronto, ON M4T 1N5; 416-927-9050; 888-888-0608; fax: 416-927-8475; http://www.specialolympics.ca.

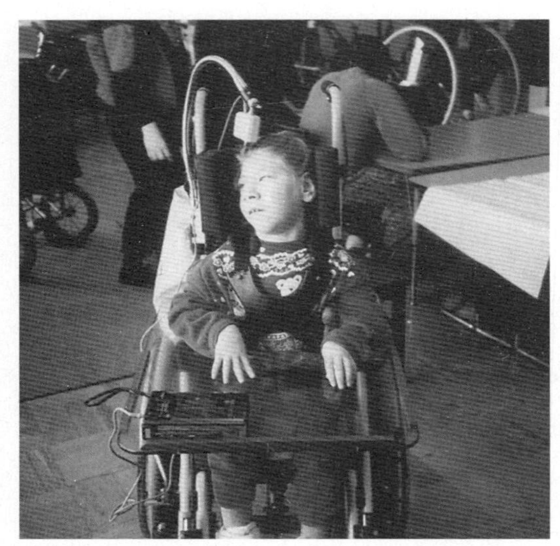

Figura 18.5 Uma criança com deficiências cognitivas e físicas pode ativar equipamentos eletrônicos e de comunicação movendo um dispositivo colocado perto de sua cabeça.

em compreender as razões implícitas. Enfatizar lições morais é de pouco valor para uma criança que não tem as habilidades cognitivas para aprender com a autocrítica ou com a avaliação de erros anteriores. A modificação do comportamento, especialmente o reforço das ações desejadas e o uso de procedimentos disciplinares positivos, como "dar um tempo", são apropriados para o controle do comportamento.

Incentivo à socialização

Adquirir habilidades sociais é uma tarefa complexa, assim como aprender as atividades de autocuidado. Ensaios ativos com representação de papéis, sessões de prática e reforço positivo enfocando o comportamento desejado têm sido as abordagens mais bem-sucedidas. Os pais devem ser incentivados desde cedo a ensinar a seus filhos um comportamento socialmente aceitável: dizer "olá", "por favor" e "obrigado", responder quando chamam seu nome, cumprimentar as visitas e ter bons modos. O ensino de comportamento sexual socialmente aceitável é especialmente importante para minimizar a exploração sexual. Os pais também precisam expor a criança a estranhos para que ela possa praticar boas maneiras, pois não há transferência automática de aprendizado de uma situação para outra.

Vestir-se e arrumar-se também são aspectos importantes para a autoestima e a aceitação social. As roupas devem estar limpas, adequadas à idade e bem ajustadas, com fechos de velcro e aberturas elásticas para facilitar quando a criança se veste.

As oportunidades de interação social e programas de estimulação infantil devem começar cedo. Assim que possível, os pais devem matricular seus filhos em programas de intervenção precoce ou em outros programas pré-escolares apropriados. Esses programas não apenas oferecem educação e treinamento, mas também fornecem uma oportunidade de interação social com outras crianças e adultos. À medida que crescem, elas devem ter experiências semelhantes às de outras crianças, incluindo passeios em grupo, esportes e atividades organizadas, como escoteiros e Special Olympics. Os enfermeiros devem avaliar as habilidades da criança e encorajar outras pessoas (p. ex., pais, professores) a promoverem a interação entre pares apropriada ao desenvolvimento, como atividades escolares, aulas de dança, clubes, férias e passeios em família (Bull & Committee on Genetics, 2011; National Down Syndrome Society, 2019b; Sanchack & Thomas, 2016; Shapiro & O'Neill, 2020).

Orientação sobre sexualidade

A adolescência pode ser um período particularmente difícil para os pais, especialmente em relação ao comportamento sexual da criança, à possibilidade de gravidez, aos planos futuros de casamento e à capacidade de ser independente. Frequentemente, é oferecida pouca orientação antecipada aos pais para preparar a criança para o amadurecimento físico e sexual. O enfermeiro deve ajudar nessa área, fornecendo aos pais informações sobre educação sexual adequada ao nível de desenvolvimento da criança. Por exemplo, meninas adolescentes precisam de uma explicação *simples* sobre menstruação e instruções sobre higiene pessoal durante o ciclo menstrual.

Esses adolescentes também precisam de informações práticas sobre sexualidade, incluindo anatomia, desenvolvimento físico e concepção.[e] Como podem ser facilmente persuadidos e por ainda não terem muito discernimento, eles precisam de um código de conduta bem definido e concreto com instruções específicas para lidar com determinadas situações. As sutilezas na orientação sobre comportamento sexual social são menos benéficas do que orientações específicas para lidar com certas situações. Por exemplo, deve ser dito com firmeza ao adolescente para nunca ir sozinho a qualquer lugar com qualquer pessoa que ele ou ela não conheça bem. Para proteger a criança ou o adolescente do abuso sexual, os pais devem observar atentamente as atividades dos filhos e a de seus companheiros. A questão da proteção contraceptiva para esses adolescentes é muitas vezes uma grande preocupação dos pais.

Os pais desses adolescentes muitas vezes se preocupam com a conveniência do casamento entre dois indivíduos com comprometimento cognitivo importante. Não há uma única resposta; cada situação deve ser julgada individualmente. Em alguns casos, o casamento é possível. O enfermeiro deve discutir esse tema com os pais e com o futuro casal, enfatizando os ajustes de vida adequados e os métodos contraceptivos. Se houver gravidez, esses pais precisam de assistência especializada para atender às necessidades de seus filhos (Brown, Potvin, Lunsky et al., 2018; Bull & Committee on Genetics, 2011; Homeyard, Montgomery, Chinn et al., 2016).

Ajuste familiar aos cuidados futuros

Nem todas as famílias são capazes de lidar com o cuidado domiciliar de crianças com deficiência cognitiva, especialmente aquelas com condições graves ou profundas ou com deficiências múltiplas. Pais idosos podem não conseguir manter a responsabilidade com os cuidados depois de se aposentarem ou de atingirem uma idade avançada. A decisão sobre a institucionalização é difícil para as famílias, e a disponibilidade dessas instalações varia muito. O papel do enfermeiro inclui auxiliar os pais na investigação e avaliação de programas e ajudar os pais a se ajustarem à decisão.

Cuidados com a criança durante a hospitalização

Cuidar da criança durante a hospitalização pode ser um desafio especial. Frequentemente, os enfermeiros não estão familiarizados com crianças com comprometimento cognitivo e podem lidar com seus sentimentos de insegurança e medo ignorando ou isolando a criança. Essa abordagem não apenas não dá apoio, mas também pode ser contraproducente para o senso de autoestima e desenvolvimento ideal da criança, e pode prejudicar a capacidade dos pais de lidar com o estresse da experiência da hospitalização. Para evitar o envolvimento nessa abordagem não terapêutica, os enfermeiros devem usar o

[e]Fontes de informação sobre sexualidade e contracepção incluem Planned Parenthood Federation of America, 434 W. 33rd St., Floor 12, New York, NY 10001; 212-541-7800 ou 800-230-7526; http://www.planned parenthood.org; https://www.facebook.com/PlannedParenthood/e também em The ARC of the United States (ver a nota de rodapé no início deste capítulo).

modelo de colaboração no planejamento do cuidado à criança. Os pais devem ficar com seus filhos, mas não devem se sentir como se a responsabilidade fosse totalmente deles.

Quando a criança é internada, deve ser elaborado um histórico detalhado (ver Capítulo 4), com foco especial em todas as habilidades de autocuidado. As perguntas sobre as habilidades da criança devem ser abordadas de forma positiva. Por exemplo, em vez de perguntar "Seu filho já foi treinado para ir ao banheiro?", o enfermeiro pode dizer "Conte-me sobre os hábitos de higiene do seu filho". A avaliação também deve se concentrar em quaisquer dispositivos especiais que a criança use, medidas eficazes de estabelecimento de limites, rotinas incomuns ou favoritas e comportamentos que possam exigir intervenção. Se os pais afirmarem que a criança se envolve em comportamentos repetitivos (p. ex., hiperatividade, impulsividade) e atividades autoestimulantes ou autolesivas (p. ex., bater a cabeça, se morder), o enfermeiro deve perguntar sobre os eventos que os precipitam e as técnicas (p. ex., distração, medicação) que os pais utilizam para lidar com a situação (Davies & Oliver, 2016; Morano, Ruiz, Hwang et al., 2017).

O enfermeiro também deve avaliar o nível funcional da criança para comer e brincar; sua capacidade de expressar necessidades verbalmente; progresso no treinamento da toalete; e relação com objetos, brinquedos e outras crianças. A criança deve ser incentivada a ser o mais independente possível no hospital.

Se perceber que a criança está se sentindo solitária no hospital, o enfermeiro deve garantir que sejam fornecidos brinquedos e outras atividades. Ela deve ser colocada em um quarto com outras crianças aproximadamente da mesma idade de desenvolvimento, de preferência um quarto com apenas duas camas para evitar estimulação excessiva. O enfermeiro deve tratar a criança com dignidade e respeito de uma maneira que promova a aceitação e compreensão por parte das outras, dos pais e daqueles com quem a criança entra em contato no hospital.

Explique os procedimentos à criança usando métodos de comunicação que estejam no nível cognitivo apropriado. Geralmente, as explicações devem ser simples, curtas e concretas, enfatizando o que a criança experimentará fisicamente. A demonstração por meio da prática real ou com auxílios visuais é sempre preferível à explicação verbal. Deve-se incluir os pais nas orientações antes do procedimento, para ajudar na aprendizagem da criança e para ajudar o enfermeiro a aprender métodos eficazes de comunicação com ela.

Durante a hospitalização, o enfermeiro também deve focar experiências que promovam o crescimento da criança. Por exemplo, a hospitalização pode ser uma excelente oportunidade para enfatizar aos pais as habilidades que a criança tem, mas não teve a oportunidade de praticar, como a de se vestir. Também pode ser uma oportunidade para experiências sociais com colegas, brincadeiras em grupo ou novas atividades educacionais e recreativas. Por exemplo, uma criança que tinha o hábito de gritar e chutar demonstrou uma diminuição significativa do comportamento depois que aprendeu a bater pinos e usar um saco de pancadas. Por meio dos serviços sociais, os pais podem tomar conhecimento de programas especializados para a criança. A hospitalização também pode oferecer aos pais uma trégua nas responsabilidades cotidianas de cuidado e uma oportunidade de discutir seus sentimentos com um profissional especializado.

Assistência quanto a medidas para prevenir comprometimento cognitivo

Além de ter responsabilidade com a família de uma criança com CC, os enfermeiros também precisam estar envolvidos em programas voltados à prevenção. Muitos dos fatores familiares, sociais e ambientais conhecidos por causar comprometimento leve são evitáveis. Aconselhamento e orientação podem reduzi-los ou eliminá-los (p. ex., má nutrição, tabagismo, abuso de substâncias químicas), que aumentam o risco de prematuridade e diminuição do crescimento intrauterino. As intervenções são direcionadas para melhorar a saúde materna, educando as mulheres sobre os perigos dos produtos químicos, incluindo a exposição pré-natal ao álcool, que afeta a organogênese, o desenvolvimento craniofacial e a capacidade cognitiva. Outras estratégias preventivas que desempenham um papel importante incluem assistência pré-natal adequada; cuidados de saúde ideais de recém-nascidos de alto risco; imunização contra rubéola; aconselhamento genético; e acompanhamento pré-natal, especialmente para síndrome de Down ou SXF. O uso de suplemento de ácido fólico previne malformações do tubo neural durante a gravidez e a idade fértil; o uso de acompanhamento neonatal para erros inatos do metabolismo tratáveis (como hipotireoidismo congênito, fenilcetonúria e galactosemia) é apropriado para prevenir deficiências de desenvolvimento em crianças.

SÍNDROME DE DOWN

A síndrome de Down é a anomalia cromossômica mais comum de uma síndrome generalizada, ocorrendo em 1 de 700 a 733 nascidos vivos nos EUA, com aproximadamente 6 mil nascimentos anualmente (Lee, 2020). Ocorre em pessoas de todas as etnias e níveis econômicos.

Etiologia

A causa da síndrome de Down não é conhecida, mas evidências de estudos citogenéticos e epidemiológicos apoiam o conceito de causalidade múltipla. Embora a causa não seja clara, a citogenética do distúrbio está bem estabelecida. Aproximadamente 95% de todos os casos de síndrome de Down são atribuíveis a um cromossomo 21 extra (grupo G), daí o nome **trissomia 21 não familiar**. Embora crianças com trissomia 21 nasçam de pais de todas as idades, existe um risco estatisticamente maior em mulheres de mais idade, principalmente aquelas com mais de 35 anos. Por exemplo, em mulheres de 35 anos, a chance de conceber um filho com síndrome de Down é de cerca de 1 em 350 nascidos vivos, mas em mulheres de 40 anos, é de cerca de 1 em 100. No entanto, a maioria (≈ 80%) das crianças com síndrome de Down nasce de mulheres com menos de 35 anos, porque as mulheres mais jovens têm taxas de fertilidade mais altas (Arumugam, Raja, Venugopalan et al., 2016; Lee, 2020). Cerca de 4% dos casos podem ser causados por **translocação** dos cromossomos 15 e 21 ou 22. Esse tipo de alteração genética geralmente é hereditário e não está associado à idade parental avançada. Cerca de 1 a 4% das pessoas afetadas demonstram **mosaicismo**, que se refere a uma mistura de cromossomos normais e anormais nas células. O grau de comprometimento cognitivo e físico está relacionado com a porcentagem de células com a composição cromossômica anormal.

Avaliação diagnóstica

A síndrome de Down geralmente pode ser diagnosticada apenas pelas manifestações clínicas (Boxe 18.2 e Figura 18.6), mas deve ser feita uma análise cromossômica para confirmar a anormalidade genética.

Vários problemas físicos estão associados à síndrome de Down. Muitas dessas crianças têm malformações cardíacas congênitas, sendo as mais comuns os defeitos septais. As infecções do sistema respiratório são prevalentes e, quando combinadas com anomalias cardíacas, são as principais causas de morte, principalmente durante o primeiro ano de vida. A hipotonicidade dos músculos torácicos e abdominais e a disfunção do sistema imunológico provavelmente predispõem a criança ao desenvolvimento de infecção do sistema respiratório. Outros problemas físicos incluem disfunção da tireoide, especialmente hipotireoidismo congênito, e aumento da incidência de leucemia.

Manejo terapêutico

Embora não exista cura para a síndrome de Down, são defendidas várias terapias, como cirurgia para corrigir anomalias congênitas

Boxe 18.2 Manifestações clínicas da síndrome de Down.

Cabeça e olhos
Sutura sagital separada
Braquicefalia
Crânio arredondado e pequeno
Occipício plano
Aumento da fontanela anterior
Fissuras palpebrais oblíquas (inclinação para cima e para fora)[a]
Pregas epicânticas internas
Manchas na íris (manchas de Brushfield)

Nariz e orelhas
Nariz pequeno[a]
Depressão da ponte nasal (nariz em sela)[a]
Orelhas pequenas e canais estreitos
Pina curta (comprimento vertical da orelha)
Hélices superiores sobrepostas
Perda auditiva condutiva

Boca e pescoço
Palato alto, arqueado e estreito[a]
Protrusão da língua
Mandíbula hipoplásica
Erupção tardia dos dentes e microdontia
Anormalidades frequentes no alinhamento dos dentes
Doença periodontal
Excesso de pele flácida no pescoço[a]
Pescoço curto e largo

Tórax e coração
Encurtamento da caixa torácica
Anomalias da décima segunda costela
Tórax em barril ou peito de pombo
Malformações cardíacas congênitas frequentes (p. ex., defeito do septo atrial, defeito do septo ventricular)

Abdome e genitália
Músculos abdominais salientes, frouxos e flácidos
Diástase do reto abdominal
Hérnia umbilical
Pênis pequeno
Criptorquidia
Vulva bulbosa

Mãos e pés
Mãos largas e curtas e dedos grossos
Dedo mínimo encurvado (clinodactilia)
Prega palmar transversal
Amplo espaço entre o hálux e o segundo dedo do pé[a]
Prega plantar entre o hálux e o segundo dedo do pé[a]
Pés largos e curtos com dedos curtos

Sistema musculoesquelético e pele
Baixa estatura
Hiperflexibilidade e fraqueza muscular[a]
Hipotonia
Instabilidade atlantoaxial
Pele seca, com fissuras e lesões frequentes
Cútis *marmorata* (manchada)

Outros
Peso reduzido ao nascer
Dificuldade de aprendizagem (quociente de inteligência médio [QI] de 50)
Hipotireoidismo comum
Comprometimento da função imunológica
Aumento do risco de leucemia
Demência de início precoce (em um terço)

[a]Achados mais comuns no gráfico modificado (Arumugam, Raja, Venugo-palan et al., 2016; Pueschel, 1999).

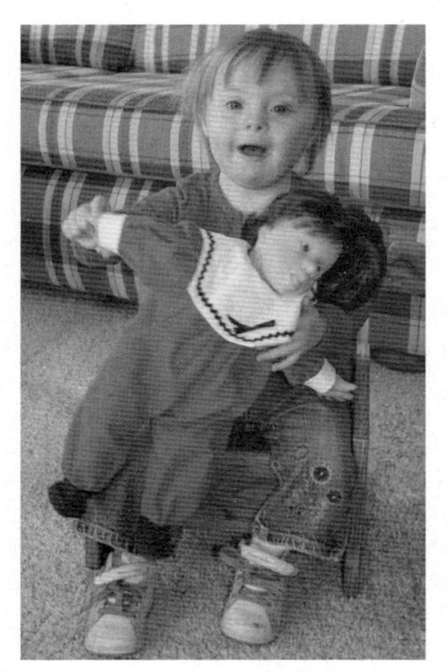

Figura 18.6 Criança com síndrome de Down segura uma boneca com síndrome de Down.

graves (p. ex., defeitos cardíacos, estrabismo). Essas crianças também se beneficiam da ecocardiografia de avaliação logo após o nascimento e de cuidados de saúde regulares. A avaliação da visão e da audição é essencial, e o tratamento da otite média é necessário para prevenir a perda auditiva, que pode influenciar a função cognitiva. Exames periódicos da função tireoidiana são recomendados, especialmente se o crescimento estiver severamente atrasado.

Cerca de 15% das crianças com síndrome de Down apresentam **instabilidade atlantoaxial**; quase todas essas crianças são assintomáticas. A American Academy of Pediatrics não recomenda mais a triagem de crianças assintomáticas com síndrome de Down quanto à presença de instabilidade atlantoaxial com radiografias da coluna cervical devido ao valor preditivo não comprovado de detectar pacientes em risco de desenvolver lesão por compressão da medula espinal (Bull & Committee on Genetics, 2011; National Down Syndrome Society, 2019d). No entanto, as Special Olympics exigem que todos os atletas com síndrome de Down realizem radiografias do pescoço e exame neurológico antes da participação em atividades esportivas (Leas, Goldstein, Kellan et al., 2017; National Down Syndrome Society, 2019d).

! ALERTA PARA A ENFERMAGEM

Comunique imediatamente sobre crianças com os seguintes sinais de compressão da medula espinal:

- Dor cervical persistente
- Perda das habilidades motoras estabelecidas e controle vesical e intestinal
- Alterações na percepção sensorial

Prognóstico

A expectativa de vida para aqueles com síndrome de Down melhorou, mas permanece menor do que para a população em geral. A maioria dos indivíduos com síndrome de Down sobrevive até os 60 anos ou mais (Englund, Jonsson, Zander et al., 2013; Weijerman & de Winter, 2010). À medida que o prognóstico continua a melhorar para esses indivíduos, será importante fornecer cuidados de saúde a longo prazo e atender às necessidades sociais e de lazer.

Cuidados de enfermagem

Apoio à família no momento do diagnóstico

Devido às características físicas peculiares, crianças com síndrome de Down geralmente são diagnosticados ao nascimento, e os pais devem ser informados sobre o diagnóstico nesse momento. A maioria dos pais geralmente prefere que ambos estejam presentes durante a entrevista informativa para que possam apoiar um ao outro emocionalmente. Os pais gostam de receber material de leitura sobre a síndrome[f,2] e de serem encaminhados para grupos de pais e/ou aconselhamento profissional.

A reação dos pais à criança pode influenciar muito as decisões sobre cuidados futuros. Enquanto algumas famílias voluntariamente se dispõem a cuidar da criança em casa, outras consideram encaminhá-la para um abrigo ou para a adoção. O enfermeiro deve responder cuidadosamente às perguntas sobre o potencial de desenvolvimento, pois as respostas podem influenciar as decisões dos pais. O enfermeiro deve compartilhar as fontes de informação disponíveis (como grupos de pais, aconselhamento profissional e literatura) para ajudar a família a aprender sobre a síndrome de Down.

Assistência à família na prevenção de problemas físicos

Muitas das características físicas de crianças com síndrome de Down apresentam desafios e problemas para a enfermagem. A hipotonicidade dos músculos e a hiperextensibilidade das articulações trazem complicações para o posicionamento da criança. As extremidades moles e flácidas lembram a postura de uma boneca de pano; como resultado, segurar a criança é difícil e incômodo. Muitas vezes, os pais percebem essa falta de aconchego em seus corpos como evidência de parentalidade inadequada. A postura corporal em extensão promove perda de calor, porque uma superfície maior fica exposta ao ambiente. Incentive os pais a envolver ou agasalhar a criança de maneira aconchegante em um cobertor antes de pegá-la no colo para fornecer segurança e calor. O enfermeiro também deve conversar com os pais sobre seus sentimentos em relação ao apego à criança, ressaltando que a falta de aconchego da criança ao colo dos pais é uma característica física, não um sinal de desapego ou rejeição.

A diminuição do tônus muscular compromete a expansão respiratória. Além disso, o osso nasal subdesenvolvido causa um problema crônico de drenagem inadequada de secreção. O entupimento nasal constante força a criança à respiração bucal, o que resseca as mucosas da orofaringe, aumentando a suscetibilidade a infecções do trato respiratório superior. Medidas para diminuir esses problemas incluem limpeza nasal com uma seringa de bulbo, lavagem da boca com água após as mamadas, aumento da ingesta hídrica e realização de inalação para manter as mucosas úmidas e as secreções liquefeitas. Outras medidas úteis incluem mudar a posição da criança com frequência, praticar uma boa lavagem das mãos e descartar adequadamente os itens contaminados, como lenços de papel. Se forem prescritos antibióticos, o enfermeiro deve enfatizar a importância de completar o curso completo da terapia para erradicação bem-sucedida da infecção e prevenção do crescimento de organismos resistentes.

A drenagem inadequada que resulta em acúmulo de muco no nariz também interfere na alimentação. Como a criança respira pela boca, sente dificuldade para mamar. Ao ingerir sólidos, ela pode se engasgar com a comida por causa do muco presente na orofaringe. Os pais devem ser aconselhados a limpar o nariz da criança antes de cada mamada; dar os alimentos em pequenas quantidades e com maior frequência e permitir oportunidade de descanso durante as refeições.

A protrusão da língua também interfere na alimentação, principalmente no caso de alimentos sólidos. Os pais precisam saber que a interposição da língua não é uma indicação de recusa de alimentação, mas uma resposta fisiológica. Os pais devem ser aconselhados a usar uma colher pequena, porém com um cabo longo e reto, para empurrar o alimento para a parte de trás e para as laterais da boca. Se o alimento for jogado para fora, deve ser reapresentado.

A ingestão da dieta precisa ser supervisionada. A diminuição do tônus muscular afeta a motilidade gástrica, predispondo a criança à constipação intestinal. Alterações na dieta, como aumento de fibras e líquidos, promovem a evacuação. Os hábitos alimentares da criança podem precisar ser avaliados de modo a prevenir a obesidade. As medidas de altura e peso devem ser obtidas em sequência. Como os gráficos de crescimento específicos para síndrome de Down anteriormente utilizados já não refletem mais os estilos nem as proporções corporais da população atual, foram desenvolvidos gráficos atualizados para fornecer indicações de como o crescimento individual de uma criança se compara ao de colegas da mesma idade e sexo com síndrome de Down (Centers for Disease Control and Prevention, 2017; Zemel, Pipan, Stallings et al., 2015).[3]

Durante a infância, a pele da criança é flexível e macia. No entanto, torna-se gradualmente áspera e ressecada, propensa a desenvolver escoriações e infecções. O cuidado com a pele envolve o uso mínimo de sabonete e a aplicação de hidratantes. Deve ser aplicado um protetor labial, especialmente quando a criança está ao ar livre, para prevenir a formação de lesões.

Assistência no diagnóstico pré-natal e no aconselhamento genético

O diagnóstico pré-natal da síndrome de Down por meio de biopsia de vilo corial e amniocentese pode detectar a presença de trissomia ou de translocação na análise cromossômica das células fetais. Avanços no desenvolvimento de testes pré-natais não invasivos (NIPT, do inglês *noninvasive prenatal testing*) que medem a quantidade de ácido desoxirribonucleico (DNA) livre nas células do plasma de mulheres grávidas detectam quase todos os casos de síndrome de Down (Curnow, Sanderson, & Beruti, 2019; Gil, Accurti, Santacruz et al., 2017; Hui, 2019; Iwarsson, Jacobsson, Dagerhamn et al., 2017; Lee, 2020; Palomaki & Kloza, 2018). No entanto, o cariótipo fetal invasivo ainda é a abordagem diagnóstica necessária para confirmar a presença de uma anormalidade cromossômica antes de tomar decisões irreversíveis em relação ao resultado da gestação (Badeau, Lindsay, Blais et al., 2017; Gray & Wilkins-Haug, 2018; Iwarsson et al., 2017).

Devem ser oferecidos testes pré-natais e aconselhamento genético a todas as mulheres, incluindo aquelas com idade avançada, aquelas com

[f]Para informações de contato da ARC e da National Down Syndrome Society, ver notas de rodapé no início do capítulo.

[2]N.R.T.: No Brasil, são várias as associações que visam ao desenvolvimento e à qualidade de vida da pessoa com síndrome de Down, bem como ao apoio aos familiares. Para informações sobre as diversas associações, bem como políticas e publicações sobre o tema, recomenda-se o acesso ao *site* da Federação Brasileira das Associações de Síndrome de Down. Disponível em: http://federacaodown.org.br/. Acesso em: 23 ago. 22.

[3]N.R.T.: Gráficos de crescimento específicos para crianças com síndrome de Down podem ser identificados no *site* da Sociedade Brasileira de Pediatria: https://www.sbp.com.br/departamentos/endocrinologia/graficos-de-crescimento/. Acesso em: 23 ago. 22.

histórico familiar da doença e aquelas de idade mais jovem, porque a maioria das crianças com síndrome de Down nasce de mães mais jovens devido a uma taxa maior de nascimento entre elas em relação à população geral (Lee, 2020; National Down Syndrome Society, 2019a). Se o teste pré-natal indicar que o feto foi afetado, o enfermeiro deve permitir que os pais expressem seus sentimentos sobre a possibilidade de prosseguir com a gravidez ou fazer um aborto eletivo e apoiar sua decisão.[4] É importante que os enfermeiros estejam cientes de suas próprias atitudes em relação aos exames e decisões relacionadas.

SÍNDROME DO X FRÁGIL

A síndrome do X frágil (SXF) é a causa hereditária mais comum de CC e a segunda causa genética mais comum de CC ou de deficiência intelectual, depois da síndrome de Down. Tem sido descrita em todos os grupos étnicos; a incidência de meninos afetados é de 1 em 3.600 a 4 mil; a incidência de meninas afetadas é de 1 em 4 mil a 6 mil; a incidência de meninas portadoras é de 1 em 151 e a incidência de meninos portadores é de 1 em 468 em todo o mundo (Mink, 2016; National Fragile X Foundation, 2019).

A síndrome é causada por um gene anormal na extremidade inferior do braço longo do cromossomo X. A análise cromossômica pode demonstrar um **sítio frágil** (uma região que não se condensa durante a mitose e é caracterizada por uma lacuna ou estreitamento sem coloração) nas células de homens e mulheres afetados e em mulheres portadoras. Esse sítio frágil é causado por uma mutação genética que resulta em repetições excessivas de nucleotídios em um segmento de DNA específico do cromossomo X. O número de repetições em um indivíduo normal está entre 6 e 50. Um indivíduo com 50 a 200 repetições de pares de bases tem uma **permutação** e, portanto, é um portador. Quando passadas de um dos pais para um filho, essas repetições de pares de bases podem se expandir para 200 ou mais, o que é chamado de **mutação completa**. Essa expansão ocorre apenas quando uma mãe portadora passa a mutação para sua prole; não ocorre quando um pai portador passa a mutação para suas filhas.

O padrão hereditário foi denominado **dominante ligado ao X com penetrância reduzida**. Isso contrasta claramente com o padrão recessivo clássico ligado ao X, no qual todas as mulheres portadoras são normais, todos os homens afetados apresentam sintomas do distúrbio e nenhum homem é portador. Consequentemente, o aconselhamento genético de famílias afetadas é mais complexo do que para famílias com um distúrbio clássico ligado ao X, como a hemofilia. Ambos os sexos afetados são capazes de transmitir a síndrome do X frágil. O diagnóstico pré-natal da mutação do gene X frágil é possível com exames diretos de DNA em uma família com histórico estabelecido, por meio de amniocentese ou amostragem de vilo corial (Finucane, Lincoln, Bailey et al., 2017; National Fragile X Foundation, 2019). O exame de mutação do gene *FMR1* é altamente preciso e está sendo pesquisado para incorporação no programa de triagem universal neonatal (Bailey, Berry-Kravis, Gane et al., 2017; Riley, Mailick, Berry-Kravis et al., 2017; Riley & Wheeler, 2017; Tassone, 2014).

Manifestações clínicas

A tendência clássica dos achados físicos em homens adultos com SXF consiste em uma face alongada, com mandíbula proeminente (prognatismo); orelhas grandes e salientes; e testículos grandes (macroorquidismo). Em crianças pré-púberes, entretanto, essas características podem ser menos evidentes e as manifestações comportamentais podem sugerir inicialmente o diagnóstico (Boxe 18.3). Em mulheres portadoras, as manifestações clínicas são extremamente variadas.

Manejo terapêutico

A SXF não tem cura. O tratamento clínico pode incluir o uso de agentes serotoninérgicos, como carbamazepina ou fluoxetina, para controlar crises exacerbadas de temperamento; o uso de estimulantes do sistema nervoso central ou clonidina, para controlar o déficit de atenção e diminuir a hiperatividade; e a melatonina para dificuldades de sono. Tratamentos para a SXF estão sendo pesquisados em ensaios clínicos; isso inclui terapias direcionadas, como reposição de proteínas e a identificação de biomarcadores sanguíneos e teciduais que avaliam a função cerebral (Bagni, Tassone, Neri et al., 2012; Budimirovic, Berry-Kravis, Erickson et al., 2017; Hagerman, Berry-Kravis, Hazlett et al., 2017; Lee, Ventola, Budimirovic et al., 2018).

Todas as crianças afetadas necessitam de encaminhamento para programas de intervenção precoce (fonoaudiologia, terapia ocupacional e assistência educacional especial) e avaliação multidisciplinar, incluindo cardiologia, neurologia e tratamento de anomalias ortopédicas.

Prognóstico

Espera-se que os indivíduos com SXF tenham uma vida normal. Seu CC pode ser melhorado por meio de intervenções comportamentais e educacionais que geralmente começam com crianças em idade pré-escolar.

Cuidados de enfermagem

Como o CC é um achado bastante consistente em indivíduos com SXF, o cuidado dispensado a essas famílias é o mesmo que para qualquer criança com deficiência intelectual. Como o distúrbio é hereditário, o aconselhamento genético é importante para informar os pais e irmãos sobre os riscos de transmissão. Além disso, qualquer homem ou mulher com deficiência mental inexplicável ou inespecífica deve ser encaminhado para testes genéticos e, se necessário, aconselhamento. Famílias com um membro afetado pelo transtorno devem ser encaminhadas à National Fragile X Foundation.[g]

Boxe 18.3 Manifestações clínicas da síndrome do X frágil.

Características físicas

- Aumento do perímetro cefálico
- Orelhas longas, largas ou salientes
- Face longa e estreita com mandíbula proeminente
- Estrabismo
- Prolapso da válvula mitral, dilatação da raiz aórtica
- Hipotonia
- Em homens pós-púberes, aumento dos testículos

Características comportamentais

- Comprometimento cognitivo entre leve e grave
- Atraso na fala; pode apresentar fala rápida com gagueira e repetição de palavras
- Déficit de atenção, hiperatividade
- Hipersensibilidade ao paladar, sons e toque
- Intolerância a mudanças na rotina
- Comportamentos do tipo autista, como ansiedade social e aversão ao olhar direto
- Possível comportamento agressivo

[4]N.R.T.: O aborto eletivo ou induzido é um tema de constante discussão na sociedade brasileira, considerado crime nos dias de hoje, com penalidades regulamentadas por lei, segundo o Código Penal Brasileiro, arts. 124 a 126. Procure manter-se atualizado sobre essa questão para exercer conduta profissional consoante as normas legais vigentes. Disponível em: http://www.planalto.gov.br/ccivil_03/decreto-lei/del2848compilado.htm. Acesso em: 23 ago. 22.

[g]1861 International Drive, Suite 200, McLean, VA 22102; 800-688-8765; *e-mail*: natlfx@fragilex.org

DEFICIÊNCIA SENSORIAL

DEFICIÊNCIA AUDITIVA

A deficiência auditiva é uma das deficiências mais comuns nos EUA. Estima-se que de 3 a 6 por 1.000 recém-nascidos saudáveis tenham perda auditiva em diferentes graus (American Academy of Pediatrics, 2019; Dedhia, Graham, & Park, 2018; Grindle, 2014). Para recém-nascidos internados em unidades de terapia intensiva neonatal, a incidência aumenta acentuadamente para aproximadamente 2 a 4 por 100 neonatos (Almadhoob & Ohlsson, 2015; American Academy of Pediatrics, Joint Committee on Infant Hearing, 2007; Colella-Santos, Hein, de Souza et al., 2014). Nos EUA, há cerca de 1 milhão de crianças com deficiência auditiva com idades entre o nascimento e 21 anos, e quase um terço dessas crianças tem outras deficiências, como déficits visuais ou cognitivos.

Definição e classificação

Deficiência auditiva é um termo genérico que indica um comprometimento que pode variar em gravidade de uma perda auditiva leve a profunda. *Perda auditiva leve a moderadamente grave* descreve a condição de uma pessoa com audição residual suficiente para permitir o processamento bem-sucedido de informações linguísticas por meio da audição, geralmente com o uso de um aparelho auditivo. *Perda auditiva grave a profunda* descreve uma pessoa cuja deficiência auditiva impede o processamento bem-sucedido de informações linguísticas por meio de audição com ou sem um aparelho auditivo. Pessoas com deficiência auditiva que são deficientes na fala tendem a não ter uma alteração física de fala além daquela causada pela incapacidade de ouvir.

Os problemas auditivos podem ser classificados de acordo com a etiologia, patologia ou gravidade dos sintomas. Cada um dos fatores é importante em termos de tratamento, possível prevenção e reabilitação.

Etiologia

A perda auditiva pode ser causada por uma série de condições pré-natais e pós-natais. Podem incluir um histórico familiar de deficiência auditiva na infância, malformações anatômicas da cabeça ou do pescoço, baixo peso ao nascer, asfixia perinatal grave, infecção perinatal (citomegalovírus, rubéola, herpes, sífilis, toxoplasmose, meningite bacteriana), abuso de substâncias da mãe durante a gravidez, infecção crônica do ouvido, paralisia cerebral, síndrome de Down, suplementação neonatal prolongada de oxigênio ou administração de substâncias ototóxicas (Colella-Santos et al., 2014; Gan, Rowe, Benton et al., 2016; Haddad, Dodhia e Spitzer, 2020; Neumann, Chadha e Tavartkiladze, 2019; Singh, 2015).

Além disso, recém-nascidos de alto risco que sobrevivem a condições pré-natais ou perinatais anteriormente fatais podem ser suscetíveis à perda auditiva devido ao distúrbio ou ao seu tratamento. Por exemplo, a perda auditiva neurossensorial pode resultar de sons contínuos ou altos níveis de ruído associados a incubadoras, capelas de oxigênio ou unidades de terapia intensiva, especialmente quando combinadas com o uso de antibióticos potencialmente ototóxicos.

O ruído ambiental é uma preocupação especial. Sons altos o suficiente para danificar as células ciliadas sensíveis da orelha interna podem produzir perda auditiva irreversível. Ruídos muito altos e breves (como tiros) podem causar perda de audição imediata, grave e permanente. A exposição mais longa a sons menos intensos, mas ainda perigosos (como música alta e persistente via fones de ouvido, sistemas de som, shows ou ruídos industriais), também pode produzir perda auditiva (Carroll, Eichwald, Scinicariello et al., 2017; Centers for Disease Control and Prevention, 2018a; Guest, Munro, Prendergast et al., 2017; Pawlaczyk-Luszczynska, Zamojska-Daniszewska, Dudarewicz et al., 2017; Sliwinska-Kowalska & Zaborowski, 2017; World Health Organization, 2019). Ruídos altos combinados com substâncias tóxicas (como tabagismo ou fumo passivo) produzem um efeito sinérgico na audição que causa perda auditiva (Chang, Ryou, Jun et al., 2016; Fabry, Davila, Arheart et al., 2011; Hu, Sasaki, & Ogasawara, 2019; Talaat, Metwaly, Khafagy et al., 2014).

Patologia

Os distúrbios da audição são divididos de acordo com a localização do defeito. A **perda auditiva condutiva** ou da **orelha média** resulta da interferência na transmissão do som para a orelha média. É o mais comum de todos os tipos de perda auditiva e mais frequentemente resulta de otite média serosa recorrente. A deficiência auditiva condutiva envolve principalmente a interferência a intensidade do som.

A **perda auditiva neurossensorial** envolve danos às estruturas da orelha interna ou ao nervo auditivo. As causas mais comuns são defeitos congênitos das estruturas da orelha interna ou consequências de condições adquiridas, como *kernicterus*, infecção, administração de medicamentos ototóxicos ou exposição a ruído excessivo. A perda auditiva neurossensorial resulta em distorção e problemas na discriminação dos sons. Embora a criança ouça um pouco de tudo que está acontecendo ao seu redor, os sons são distorcidos, afetando severamente a discriminação e a compreensão.

A **perda auditiva mista condutiva-neurossensorial** resulta da interferência na transmissão do som na orelha média e ao longo das vias neurais. Frequentemente, resulta de otite média recorrente e de suas complicações.

O **transtorno de percepção auditiva central** inclui todas as perdas auditivas que não estão ligadas a defeitos nas estruturas condutivas ou neurossensoriais. Geralmente, dividem-se em perdas orgânicas ou funcionais. No tipo **orgânico** de transtorno de percepção auditiva central, o problema envolve a recepção de estímulos auditivos ao longo das vias centrais e a expressão da mensagem em comunicação significativa. São exemplos a **afasia**, que é a incapacidade de expressar ideias de qualquer forma, escrita ou verbal; **agnosia**, que é a incapacidade de interpretar o som corretamente; e **disacusia**, que é a dificuldade em processar detalhes ou discriminar sons. Na perda auditiva do tipo **funcional**, não existe lesão orgânica que explique a perda auditiva central. São exemplos de perda auditiva funcional a histeria de conversão (um anulamento inconsciente da audição para bloquear a lembrança de um evento traumático), o autismo infantil e a esquizofrenia infantil.

Gravidade dos sintomas

A deficiência auditiva é expressa em termos de **decibéis (dB)**, uma unidade de intensidade do som. A audição é medida em várias frequências, como 500, mil e dois mil ciclos por segundo, a faixa crítica da fala humana. A deficiência auditiva pode ser classificada de acordo com o **nível do limiar auditivo** (a medição do limiar auditivo de um indivíduo por meio de um audiômetro) e o grau de gravidade do sintoma em relação à fala (Tabela 18.2). Essas classificações oferecem apenas diretrizes gerais sobre o efeito da deficiência em qualquer criança individualmente, porque as crianças diferem muito quanto à capacidade de utilização da audição residual.

Manejo terapêutico

Perda auditiva condutiva

O tratamento da perda auditiva depende da causa e do tipo de deficiência. Muitos problemas auditivos condutivos respondem ao tratamento clínico ou cirúrgico, como antibioticoterapia para otite média aguda ou inserção de tubos de ventilação para otite média crônica. Quando a perda auditiva condutiva é permanente, a audição pode ser melhorada com o uso de um aparelho auditivo para amplificar o som.

Tabela 18.2 Classificação da deficiência auditiva com base na gravidade dos sintomas.

Nível de audição (dB)	Efeito
Discreto: 16 a 25	Tem dificuldade de ouvir fala baixa ou distante Geralmente, não tem consciência da dificuldade de audição É provável que tenha sucesso na escola, mas pode ter problemas Sem defeitos na fala
Leve a moderado: 26 a 55	Pode ter dificuldades de fala Compreende a fala em conversas face a face na distância de 0,9 a 1,5 m
Moderadamente grave: 56 a 70	Não consegue compreender fala em conversas, a menos que seja alta Tem dificuldade considerável com discussões em grupo ou nas aulas Requer treinamento especial da fala
Grave: 71 a 90	Pode ouvir uma voz alta se estiver próxima Pode ser capaz de identificar ruídos ambientais altos Consegue distinguir vogais, mas não a maioria das consoantes Requer treinamento da fala
Profundo: 91	Ouve apenas sons altos Requer treinamento extenso da fala

dB, decibéis

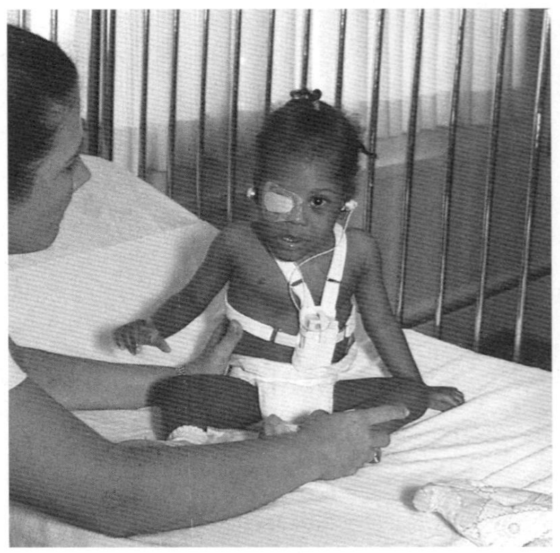

Figura 18.7 Os aparelhos auditivos colocados no corpo são convenientes para crianças pequenas, como esta com perda auditiva bilateral grave. Observe o tampão ocular para correção do estrabismo.

! ALERTA PARA A ENFERMAGEM

Enfatize aos pais a importância de armazenar as baterias dos aparelhos auditivos em um local seguro, fora do alcance das crianças, e de ensiná-las a não removê-las do aparelho (ou supervisione as crianças quando o fizerem). A ingesta da bateria requer tratamento de emergência imediato.

O enfermeiro deve estar familiarizado com os tipos, cuidados básicos e manuseio de próteses auditivas, principalmente quando a criança está hospitalizada.[h] As próteses auditivas incluem aquelas usadas dentro ou atrás da orelha, modelos incorporados em armações de óculos e tipos usados no corpo com um fio de conexão à orelha (Figura 18.7). Um dos problemas mais comuns com aparelhos auditivos é o ***feedback* acústico**, um apito irritante geralmente causado pelo ajuste inadequado do molde auricular. Às vezes, o apito pode estar em uma frequência que a criança não consegue ouvir, mas incomoda os outros. Nesse caso, se as crianças tiverem idade suficiente, são informadas sobre o ruído e solicitadas a reajustar o aparelho.

DICAS PARA A ENFERMAGEM Para reduzir ou eliminar o apito de um aparelho auditivo, tente removê-lo e reintroduzi-lo, certificando-se de que o cabelo não fique preso entre o molde auricular e o canal auditivo; limpe o molde auricular ou a orelha; reduza o volume do aparelho.

À medida que as crianças crescem, podem ficar envergonhadas por causa do dispositivo. Deve haver empenho para tornar o aparelho mais discreto, como pentear o cabelo para cobrir modelos instalados atrás da orelha ou intra-auriculares e usar armações para óculos atraentes com aparelhos auditivos conectados. Dê às crianças a responsabilidade de cuidar do dispositivo assim que se mostrarem capazes, porque promover a independência é o objetivo principal da reabilitação.

Perda auditiva neurossensorial

O tratamento da perda auditiva neurossensorial é muito menos satisfatório. Como o defeito não é de intensidade sonora, os aparelhos auditivos são de menor valor nesse tipo de defeito. O uso de **implantes cocleares**[i] (dispositivos protéticos implantados cirurgicamente) proporciona uma sensação de audição para indivíduos com perda auditiva grave ou profunda (Centers for Disease Control and Prevention, 2018a; Health Quality Ontario, 2018; Korver, Smith, & Van Camp, 2017; Pettinato, De Clerck, Verhoeven et al., 2017). Crianças com perda auditiva neurossensorial perderam ou danificaram algumas ou todas as células ciliadas ou fibras nervosas auditivas. Muitas vezes, essas crianças não podem se beneficiar com o uso dos aparelhos auditivos convencionais porque esses aparelhos apenas amplificam o som, que não pode ser processado por uma orelha interna danificada. Um implante coclear contorna as células ciliadas a fim de estimular diretamente as fibras nervosas auditivas remanescentes, para que possam enviar sinais ao cérebro. Esses sinais são interpretados pelo cérebro para produzir sons e sensações (Easwar, Yamazaki, Deighton et al., 2017; Gan et al., 2016; Grindle, 2014; Pettinato et al., 2017).

Os implantes multicanais são dispositivos sofisticados que estimulam o nervo auditivo em vários locais, com sinais processados de modo diferente. Esse tipo de estimulação permite que uma pessoa use as informações relacionadas com a intensidade do som presentes nos sinais de fala, resultando na melhor compreensão. A tendência

[h]Informações sobre aparelhos auditivos estão disponíveis na International Hearing Society, 16880 Middlebelt Road, Suite 4, Livonia, MI 48154; 800-521-5247 (linha de ajuda) ou 734-522-7200; fax: 734-522-0200; http://www.ihsinfo.org; http://www.facebook.com/ihsinfo; http://twitter.com/IHSinfo.

[i]Hearing Enrichment Language Program of the Hough Ear Institute como parte da INTEGRIS Baptist Medical Center Cochlear Implant Clinic, 3300 N.W. Expressway, Oklahoma City, OK 73112; 405-949-3011 or 888-951-2277; http://integrisok.com/baptist-medical-center-oklahoma-city-ok-services-hearing; http://www. facebook.com/integrishealthOK.

é o uso precoce de implantes cocleares, geralmente aos 12 meses de vida, para dar à criança a oportunidade máxima de desenvolver habilidades de escuta, linguagem e fala.

Cuidados de enfermagem

A avaliação de crianças com deficiência auditiva é uma responsabilidade fundamental da enfermagem. A identificação da perda auditiva antes dos 3 meses de vida com intervenção no máximo aos 6 meses de vida é essencial para melhorar a linguagem e o desenvolvimento educacional de crianças com deficiência auditiva (American Academy of Pediatrics, 2019; Centers for Disease Control and Prevention, 2018a; Grindle, 2014; Lammers, Jansen, Grolman et al., 2015; Organização Mundial da Saúde, 2012). O Joint Committee on Infant Hearing emitiu diretrizes sobre triagem auditiva de recém-nascidos e lactentes para detectar perda auditiva precoce e implementar programas de intervenção (American Academy of Pediatrics, 2019; American Academy of Pediatrics, Joint Committee on Infant Hearing, 2007; Centers for Disease Control and Prevention, 2018a; Joint Committee on Infant Hearing of the American Academy of Pediatrics, Muse, Harrison et al., 2013). O teste auditivo é apresentado no Capítulo 4.

Quando a criança nasce, o enfermeiro deve observar sua resposta aos estímulos auditivos, evidenciada pelo reflexo de Moro, pela rotação da cabeça, pelo piscar de olhos e pela cessação do movimento corporal. A intensidade da resposta da criança pode variar, dependendo do estado de alerta. No entanto, a ausência consistente de uma reação deve levar à suspeita de perda auditiva. O Boxe 18.4 resume outras manifestações clínicas de deficiência auditiva em lactentes.

Crianças com deficiência auditiva profunda são muito mais propensas a ser diagnosticadas durante a infância do que aquelas que são menos severamente afetadas. Se o problema não for detectado na primeira infância, provavelmente se tornará evidente no ingresso escolar, quando a criança apresenta dificuldades de aprendizagem. Infelizmente, algumas dessas crianças são erroneamente colocadas em classes especiais para alunos com dificuldades de aprendizagem ou CC. Portanto, é essencial que o enfermeiro suspeite de deficiência auditiva em qualquer criança que demonstre os comportamentos listados no Boxe 18.4.

Boxe 18.4 Manifestações clínicas de crianças com deficiência auditiva.

Lactentes

Não apresenta reflexo de Moro ou não pisca devido a um som alto
Não acorda com ruídos ambientais altos
Não consegue localizar uma fonte sonora aos 6 meses de vida
Ausência de balbucio ou inflexões vocais aos 7 meses
Indiferença geral aos sons
Falta de resposta à palavra falada; não obedece a instruções verbais
Resposta a ruídos altos em oposição à voz

Crianças

Uso de gestos e não de verbalização para expressar desejos, especialmente após os 15 meses
Falta de desenvolvimento de fala inteligível aos 24 meses
Fala monótona e ininteligível; ri menos
Brincadeira vocal, bate a cabeça ou os pés para sensação vibratória
Grita ou resmunga para expressar prazer, necessidade ou aborrecimento
Pede para que as afirmações sejam repetidas ou responde incorretamente
Maior resposta à expressão facial e aos gestos do que à explicação verbal
Evita interação social; prefere brincar sozinho
Expressão facial inquiridora, às vezes confusa
Atenção suspeita alternando com cooperação
Teimosia frequente por falta de compreensão
Irritabilidade por não se fazer entender
Comportamento tímido e retraído
Frequentemente, parece estar "em um mundo próprio" ou acentuadamente desatento

! ALERTA PARA A ENFERMAGEM

Quando os pais expressarem preocupação com o desenvolvimento da audição e da fala da criança, encaminhe-a para uma avaliação auditiva. A ausência de sílabas bem formadas (da, na, ia) aos 11 meses deve resultar em um encaminhamento imediato.

Durante a primeira infância, o principal problema da deficiência auditiva é o efeito sobre o desenvolvimento da fala. Uma criança com perda auditiva condutiva leve pode falar com bastante clareza, mas em uma voz alta e monótona. Uma criança com defeito neurossensorial geralmente tem dificuldade de articulação. A comunicação pode ser difícil, levando à frustração quando as palavras não são compreendidas. Por exemplo, a incapacidade de ouvir frequências mais altas pode resultar na palavra "sapato" ser pronunciada "apato". Crianças com problemas de articulação precisam ter a audição testada.

Leitura labial

Embora a criança possa se tornar especialista em leitura labial, apenas cerca de 40% da palavra falada são compreendidos, ou menos, se o falante tiver sotaque, bigode ou barba. Exagerar na pronúncia ou falar em um ritmo alterado diminui ainda mais a compreensão. Os pais podem ajudar a criança a entender a palavra falada usando as sugestões do boxe *Diretrizes para o cuidado de enfermagem*. A criança aprende a complementar a palavra falada com sensibilidade a pistas visuais, principalmente linguagem corporal e expressão facial (p. ex., contrair os lábios, tensão muscular, contato visual).

Palavra complementada

A comunicação com base no método da palavra complementada (*cued speech*) é um auxiliar da leitura labial direta. O método usa sinais manuais para ajudar a criança com deficiência auditiva a distinguir entre palavras que são emitidas pelos lábios de maneira semelhante (p. ex., cama, lama). É mais comumente empregado por crianças com deficiência auditiva que estão usando a fala, não por aquelas que são não verbais.

Diretrizes para o cuidado de enfermagem

Para facilitar a leitura labial

Atrair a atenção da criança antes de falar; usar o toque leve para sinalizar a presença do falante
Fique perto da criança
Olhe a criança diretamente nos olhos ou mova-se para um ângulo de 45°
Fique parado; não ande para frente e para trás nem se vire para apontar ou olhar para outro lugar
Estabeleça contato visual e demonstre interesse
Fale ao nível dos olhos e com boa iluminação no rosto do falante
Certifique-se de que nada interfira nos padrões de fala, como mastigar alimentos ou chicletes
Fale claramente e em um ritmo lento e uniforme
Use a expressão facial para ajudar na transmissão de mensagens
Articule frases curtas
Reformule a mensagem se a criança não entender as palavras

Linguagem de sinais

A linguagem de sinais, como a **American Sign Language (ASL)**, a **British Sign Language (BSL)**, ou, no Brasil, a **Linguagem Brasileira de Sinais (Libras)** é uma linguagem visual-gestual que usa sinais manuais que correspondem aproximadamente a palavras e conceitos específicos em cada idioma. Incentive os membros da família a aprenderem a linguagem de sinais, porque usar ou observar as mãos requer muito menos concentração do que ler os lábios ou falar. Além disso, um método que usa símbolos permite que algumas crianças com deficiência auditiva aprendam mais e mais rápido.

Terapia da fala

A tarefa mais desafiadora na educação de uma criança com deficiência auditiva profunda é aprender a falar. A fala é aprendida por meio de uma abordagem multissensorial usando estimulação visual, tátil, cinestésica e auditiva. Incentive os pais a participarem plenamente do processo de aprendizagem.

Auxílios adicionais

As atividades cotidianas apresentam problemas para crianças de mais idade com deficiência auditiva. Por exemplo, elas podem não conseguir ouvir o telefone, a campainha ou o despertador. Vários dispositivos comerciais estão disponíveis para ajudá-las a se ajustar. Luzes piscantes podem ser conectadas a um telefone ou campainha para sinalizar seu toque. Cães treinados podem fornecer grande ajuda porque alertam a pessoa para sons, como os de alguém se aproximando, um carro em movimento, um sinal para acordar ou o choro de uma criança. Teletipos especiais ou dispositivos de telecomunicações para surdos (TDD ou TTY) ajudam os deficientes auditivos a se comunicarem por telefone; a mensagem digitada é transmitida pelas linhas telefônicas e exibida em uma pequena tela.[j]

Qualquer meio audiovisual apresenta dilemas para essas crianças, que podem ver a imagem, mas não ouvir a mensagem. No entanto, pode ser conectado à televisão um sistema ***closed caption***, que é um dispositivo de decodificação especial que permite que a parte de áudio de um programa seja traduzida em legendas que aparecem na tela.[k]

Socialização

A socialização é extremamente importante para o desenvolvimento das crianças. Se elas frequentam uma escola especial para deficientes auditivos, são capazes de socializar com seus colegas naquele ambiente. Os colegas de classe tornam-se uma fonte potencial de amizades íntimas porque se comunicam mais facilmente entre si. Incentive os pais a promoverem esses relacionamentos sempre que possível.

Crianças com deficiência auditiva podem precisar de ajuda especial nas atividades escolares ou sociais. Para aquelas que usam aparelhos auditivos, reduza o ruído de fundo ao mínimo. Como muitas dessas crianças podem frequentar as aulas regulares, o professor pode precisar de ajuda para adaptar os métodos de ensino em benefício delas. O enfermeiro escolar geralmente está em uma posição ideal para enfatizar métodos de comunicação facilitada, como leitura labial (ver boxe *Diretrizes para o cuidado de enfermagem*). Como os projetos em grupo e os recursos didáticos audiovisuais podem dificultar o aprendizado da criança com deficiência auditiva, avalie cuidadosamente o uso desses métodos educacionais.

Em um ambiente de grupo, é útil que os outros membros se sentem em semicírculo na frente da criança com deficiência auditiva. Como uma das dificuldades de acompanhar uma discussão em grupo é que a criança não sabe quem vai falar em seguida, alguém deve apontar cada orador. Os falantes também podem receber números, ou seus nomes podem ser escritos à medida que cada pessoa fala. Se uma pessoa escreve o tópico principal da discussão, a criança é capaz de acompanhar melhor a leitura labial. Essas práticas podem aumentar a capacidade da criança de participar de esportes, organizações como escoteiros e projetos em grupo.

Suporte à criança e à família

Assim que for estabelecido o diagnóstico de deficiência auditiva, os pais precisam de muito apoio para se ajustarem ao choque de saber sobre a deficiência de seu filho e para ter a oportunidade de perceber a extensão da perda auditiva. Se a perda auditiva ocorre durante a infância, a criança também necessita de cuidados e de suporte durante o longo e muitas vezes difícil ajuste a essa perda sensorial. A reabilitação precoce é uma das melhores estratégias para promover o ajustamento. O progresso no aprendizado da comunicação, entretanto, pode nem sempre coincidir com a adaptação emocional. Depressão ou raiva são comuns, e esses sentimentos são uma parte normal do processo de luto.

Cuidados com a criança durante a hospitalização

As necessidades de uma criança hospitalizada com deficiência auditiva são as mesmas de qualquer outra criança, mas a deficiência apresenta desafios especiais para o enfermeiro. Por exemplo, as explicações verbais devem ser complementadas por auxílios táteis e visuais, como livros ou demonstrações e práticas reais. A compreensão das crianças sobre a explicação precisa ser constantemente reavaliada. Se suas habilidades verbais são pouco desenvolvidas, elas podem responder a perguntas por meio de desenhos, escrita ou gestos. Por exemplo, se o enfermeiro estiver tentando esclarecer onde é feita uma punção lombar, peça à criança que indique onde o procedimento será feito no corpo. Como as crianças com deficiência auditiva geralmente precisam de mais tempo para compreender o significado completo de uma explicação, o enfermeiro precisa ser paciente e dar tempo suficiente para a compreensão.

Ao se comunicar com a criança, o enfermeiro deve utilizar os mesmos princípios descritos para facilitar a leitura labial. O aparelho auditivo da criança deve ser verificado para garantir que está funcionando corretamente. Se for necessário acordar a criança à noite, o enfermeiro deve tocá-la suavemente ou ligar o aparelho auditivo antes de despertá-la. O enfermeiro deve sempre se certificar de que a criança o veja antes da realização de qualquer procedimento, mesmo os de rotina, como trocar a fralda ou regular a infusão. É importante lembrar que a criança pode não estar ciente da presença do enfermeiro até ser alertada por meio de pistas visuais ou táteis.

Idealmente, os pais são incentivados a ficar com a criança. No entanto, o enfermeiro deve assegurá-los de que isso não é pela conveniência da equipe de enfermagem, mas é um benefício para a criança. Embora a ajuda dos pais possa ser solicitada na familiarização da criança com o hospital e na explicação dos procedimentos, o enfermeiro também deve conversar diretamente com a criança, estimulando que ela expresse sentimentos sobre a experiência. Se a fala da criança for difícil de entender, tente se familiarizar com a pronúncia das palavras. Os pais, muitas vezes, podem ajudar explicando os hábitos de fala usuais dela. Dispositivos de comunicação não verbal que usam imagens ou palavras que a criança pode apontar também estão disponíveis. O enfermeiro pode fazer desenhos ou escrever palavras que representem as necessidades comuns em um cartaz: *pai/mãe, comida, água* ou *banheiro*.

O enfermeiro tem um papel especial na proteção da criança e está em uma posição estratégica para alertar outros membros da equipe de saúde

---

[j]Os recursos e as informações da rede de suporte são fornecidos pela Alexander Graham Bell Association for the Deaf and Hard of Hearing, 3417 Volta Place NW, Washington, DC 20007; voz: 202-337-5220; TTY: 202-337-5221; 866-337-5220; fax: 202-337-8314; e-mail: info@agbell.org; e pela Canadian Hearing Society, 271 Spadina Road, Toronto, ON M5R 2V3; voz: 416-928-2535 ou 877-347-3427; TTY: 877-216-7310; fax: 416-928-2506; e-mail: info@chs.ca.

[k]Informações adicionais estão disponíveis no National Captioning Institute, 3725 Concord Pkwy, Suite 100, Chantilly, VA 20151; voz/TTY: 703-917-7600.

e outros pacientes para as necessidades especiais da criança em relação à comunicação. Por exemplo, o enfermeiro deve acompanhar outros profissionais em visitas ao quarto para garantir que consigam se comunicar com a criança e que ela consiga entender o que está sendo falado. Os profissionais podem esquecer que a criança tem capacidade de perceber e aprender apesar da perda auditiva e, consequentemente, se comunicar apenas com os pais. Como resultado, as necessidades e os sentimentos da criança permanecem não reconhecidos e não atendidos.

Como a criança com deficiência auditiva pode ter dificuldade em estabelecer relações sociais com outras crianças, apresente-a aos colegas de quarto e incentive-os a se envolverem em atividades lúdicas. O ambiente hospitalar pode oferecer oportunidades que promovem a criação de relações sociais. Com a ajuda de um especialista em vida infantil, a criança pode aprender novas atividades recreativas, experimentar brincadeiras em grupo e se envolver em jogos terapêuticos. Brincar com fantoches ou casinhas de bonecas, encenar fantasias, construir com martelo e pregos, pintar com os dedos e brincar com água podem ajudar a criança a expressar sentimentos que antes eram reprimidos.

Medidas para prevenir a deficiência auditiva

A principal função da enfermagem é a prevenção da perda auditiva. Como a causa mais comum é a otite média crônica, é essencial que medidas apropriadas sejam instituídas para tratar infecções existentes e prevenir recorrências (ver Capítulo 21). Crianças com histórico de infecções respiratórias, infecções de ouvido ou qualquer outra condição conhecida por aumentar o risco de deficiência auditiva devem fazer exames auditivos periódicos.

Para prevenir as causas da perda auditiva que têm início nos períodos pré-natal e perinatal, as gestantes precisam de aconselhamento sobre a necessidade de cuidados precoces, incluindo aconselhamento genético para distúrbios familiares conhecidos; evitar o uso de medicamentos ototóxicos, especialmente durante o primeiro trimestre; exames para descartar sífilis, rubéola ou incompatibilidade sanguínea; controle médico do diabetes materno; controle rigoroso do consumo de álcool; ingesta alimentar adequada; e evitar exposição à fumaça. Enfatize a necessidade de manter a imunização de rotina durante a infância para eliminar a possibilidade de perda auditiva neurossensorial adquirida por rubéola, caxumba ou sarampo (encefalite).

A exposição à poluição sonora excessiva é uma causa bem estabelecida de perda auditiva neurossensorial. O enfermeiro deve avaliar rotineiramente a possibilidade de poluição sonora ambiental e aconselhar as crianças e os pais sobre o perigo potencial. Quando os indivíduos se envolvem em atividades associadas a ruídos de alta intensidade (p. ex., aeromodelismo, música alta, tiro ao alvo, motos), devem proteger sua audição usando dispositivos de proteção auricular, diminuindo o volume da música e limitando ou evitando a exposição a sons altos (Centers for Disease Control and Prevention, 2018a). Mesmo equipamentos domésticos comuns, como cortadores de grama, aspiradores de pó e telefones, podem ser prejudiciais.

! ALERTA PARA A ENFERMAGEM

Suspeite de ruído prejudicial se o ouvinte apresentar (1) dificuldade de comunicação ao ouvir o som, (2) zumbido nos ouvidos após a exposição ao som ou (3) embotamento auditivo depois que o som desaparece.

DEFICIÊNCIA VISUAL

A deficiência visual é um problema comum durante a infância. Nos EUA, a prevalência de deficiência visual grave na população pediátrica é estimada entre 30 e 64 crianças por 100 mil habitantes. A deficiência visual, como erro de refração, estrabismo e ambliopia, ocorre em 5 a 10% de todos os pré-escolares, que geralmente são identificados por meio de programas de triagem de visão (American Academy of Pediatrics, Committee on Practice and Ambulatory Medicine, 2016; O'Hara, 2016; US Department of Health and Human Services, Office of Disease Prevention and Health Promotion, 2015; US Preventive Services Task Force, 2017; Ying, Maguire, Cyert et al., 2014). A função do enfermeiro é avaliar, detectar, prevenir, encaminhar e (em alguns casos) reabilitar a criança.

Definição e classificação

Deficiência visual é um termo geral que engloba tanto a visão parcial como a cegueira legal. A **visão parcial** ou **deficiência visual parcial** é definida como uma acuidade visual entre 20/70 e 20/200. A criança geralmente consegue ler material impresso em tamanho normal, porque a visão de perto é quase sempre melhor do que a visão de longe. A **cegueira legal** ou **deficiência visual permanente grave** é definida como uma acuidade visual de 20/200 ou inferior ou um campo visual de 20° ou menos no melhor olho. É importante ter em mente que a cegueira legal não é um diagnóstico médico, mas uma definição legal. Agências educacionais e governamentais nos EUA usam a definição legal de cegueira para determinar situação fiscal, elegibilidade para ingresso em escolas especiais, elegibilidade para auxílio financeiro e outros benefícios.

Etiologia

A deficiência visual pode ser causada por uma série de condições genéticas, pré-natais ou pós-natais. Isso inclui infecções perinatais (herpes, clamídia, gonococos, rubéola, sífilis, toxoplasmose); retinopatia da prematuridade; traumatismo; infecções pós-natais (meningite); e distúrbios como anemia falciforme, artrite reumatoide juvenil, doença de Tay-Sachs, albinismo e retinoblastoma. Em muitos casos, como nos erros de refração, a causa do defeito é desconhecida.

Os erros de refração são os tipos mais comuns de distúrbios visuais em crianças. O termo **refração** significa flexão e refere-se à flexão dos raios de luz à medida que passam pelo cristalino do olho. Normalmente, os raios de luz atravessam o cristalino e incidem diretamente sobre a retina. No entanto, nos distúrbios refrativos, os raios de luz incidem antes da retina (**miopia**) ou depois dela (**hipermetropia**). Outros problemas oculares, como estrabismo, podem ou não incluir erros de refração, mas são importantes porque, se não tratados, resultam em deficiência visual permanente grave por ambliopia.

Traumatismo

O traumatismo é uma causa comum de deficiência visual em crianças. As lesões no globo ocular e nos anexos (estruturas de suporte ou acessórias, como pálpebras, conjuntiva ou glândulas lacrimais) podem ser classificadas como penetrantes ou não penetrantes. **Lesões penetrantes** são mais frequentemente resultado de ferimentos por instrumentos pontiagudos (como paus, facas ou tesouras) ou objetos propulsores (como fogos de artifício, armas, flechas ou estilingues). **Lesões não penetrantes** podem ser resultado da presença de um corpo estranho nos olhos, lacerações, golpe com objeto contundente, como uma bola (beisebol, *softball*, basquete, esportes com raquete) ou o punho, ou queimaduras térmicas ou químicas.

O tratamento visa a prevenir maiores danos oculares e é principalmente responsabilidade do oftalmologista. Envolve o exame adequado do olho lesionado (com a criança sedada ou anestesiada em caso de lesões graves); intervenção imediata adequada, como retirada do corpo estranho ou sutura da laceração; e prevenção de complicações, como administração de antibióticos ou esteroides e repouso completo no leito para permitir que o olho cicatrize e o sangue seja reabsorvido (ver boxe *Tratamento de emergência*). O prognóstico

Tratamento de emergência

Lesões oculares

Corpo estranho

Examine o olho quanto à presença de um corpo estranho (everta a pálpebra superior para examinar a parte superior do olho).
Remova um objeto que se move livremente com a ponta da gaze levemente umedecida com água.
Não irrigue os olhos nem tente remover um objeto penetrante (ver seção *Lesões penetrantes*).
Alerte a criança para evitar esfregar os olhos.

Queimaduras químicas

Irrigue os olhos abundantemente com água limpa por 15 a 20 minutos.
Faça a eversão da pálpebra superior para enxaguar completamente.
Segure a cabeça da criança com os olhos sob uma torneira de água corrente morna.
Leve a criança ao pronto-socorro.
Faça a criança descansar com os olhos fechados.
Mantenha o quarto escuro.

Queimaduras por radiação ultravioleta

Se a pele estiver queimada, coloque um tampão nos dois olhos (certifique-se de que as pálpebras estão completamente fechadas); mantenha o curativo seguro com ataduras de crepe com enfaixamento cefálico, em vez de fita adesiva.
Faça a criança descansar com os olhos fechados.
Consulte um oftalmologista.

Hematoma ("olho roxo")

Use uma lanterna para verificar a presença de hifema (hemorragia na câmara anterior; menisco fluido visível através da íris; mais facilmente observado em olhos claros do que em olhos castanhos).
Aplique gelo nas primeiras 24 horas para reduzir o edema se não houver um hifema presente.
Consulte um oftalmologista imediatamente se houver hifema.
Faça a criança descansar com os olhos fechados.

Lesões penetrantes

Leve a criança ao pronto-socorro.
Nunca remova um objeto que penetrou no olho.
Siga uma técnica asséptica rigorosa ao examinar o olho.
Observe a presença de:

- Vazamentos do humor aquoso ou vítreo (saída de fluido do ponto de penetração)
- Hifema
- Formato e simetria das pupilas, reação à luz, prolapso da íris (não perfeitamente circular).

Aplique um protetor ocular acrílico se disponível (não um tampão ocular convencional) e aplique um adesivo sobre o olho não afetado para evitar movimentos bilaterais.
Mantenha o repouso no leito com a criança na posição Fowler de 30°. Alerte a criança para evitar esfregar os olhos.
Consulte um oftalmologista.

varia de acordo com o tipo de lesão. Geralmente, é conservativo em todos os casos de feridas penetrantes devido ao alto risco de complicações graves.

Infecções

Em crianças, podem ocorrer infecções dos anexos e de estruturas do globo ocular. A infecção ocular mais comum é a **conjuntivite** (ver Capítulo 6). O tratamento geralmente é feito com antibióticos oftálmicos. Infecções graves podem exigir antibioticoterapia sistêmica. Os esteroides são usados com cautela porque exacerbam infecções virais como herpes simples, aumentando o risco de danos às estruturas envolvidas.

Cuidados de enfermagem

O cuidado de enfermagem à criança com deficiência visual é uma responsabilidade fundamental da enfermagem. A descoberta da deficiência visual o mais precocemente possível é essencial para prevenir danos sociais, físicos e psicológicos à criança. A avaliação envolve (1) identificar as crianças que, em virtude de seu histórico, estão em risco, (2) observar comportamentos que indicam perda de visão e (3) rastrear todas as crianças quanto à acuidade visual e sinais de outros distúrbios oculares, como estrabismo. Essa discussão enfoca as manifestações clínicas de vários tipos de problemas visuais. O teste de visão é discutido no Capítulo 6.

Lactentes

No nascimento, o enfermeiro deve observar a resposta do neonato a estímulos visuais, como seguir uma luz ou objeto e cessar o movimento corporal. A resposta da criança pode variar em intensidade, dependendo do estado de alerta. As preocupações dos pais em relação à capacidade de resposta visual de seu filho, como a falta de contato visual, têm especial importância na detecção de deficiência visual durante a infância e devem ser levadas a sério. Durante a infância, a criança deve ser examinada para detecção de estrabismo. A falta de binocularidade após 2 a 4 meses de vida é considerada anormal e deve ser tratada para prevenir a ambliopia (American Academy of Pediatrics, Committee on Practice and Ambulatory Medicine, 2016; Rogers & Jordan, 2013).

! ALERTA PARA A ENFERMAGEM

Suspeite de deficiência visual em uma criança que não reage à luz e em crianças de qualquer idade se os pais expressarem preocupação.

Infância

Como a deficiência visual mais comum durante a infância é o erro de refração, o exame de acuidade visual é essencial. O enfermeiro escolar geralmente assume a maior responsabilidade pelos testes de visão em crianças em idade escolar. Além de avaliar os erros de refração, ele deve estar atento aos sinais e sintomas que indicam outros problemas oculares. Se a família receber um encaminhamento solicitando mais exames oftalmológicos, o enfermeiro é responsável pelo acompanhamento da recomendação.

Saber que um filho tem uma deficiência visual precipita uma imensa crise para as famílias. Incentive a família a pesquisar os tipos de intervenção precoce e programas educacionais apropriados à criança o mais rápido possível. As fontes de informação incluem comissões estaduais para deficientes visuais, escolas locais para crianças com deficiência visual, American Foundation for the Blind,[l] National Federation of the Blind,[m] National Asso-

[l] 1401 South Clark Street, Suite 730, Arlington, VA 22202; 800-232-5463 ou 212-502-7600; fax: 888-545-8331; http://www.afb.org; e-mail: afbinfo@afb.net.

[m] 200 E. Wells St. em Jernigan Place, Baltimore, MD 21230; 410-659-9314; http://www.nfb.org.

ciation for Parents of Children with Visual Impairments,[n] National Association for Visually Handicapped,[o] American Council of the Blind[p] e CNIB.[q]

Promoção do vínculo entre os pais e a criança

Um momento crucial na vida da criança com deficiência visual é o de familiarização entre ela e os pais. Padrões prazerosos de interação entre o bebê e os pais podem faltar se não houver reciprocidade suficiente. Por exemplo, se os pais olham com carinho para o rosto da criança, procurando contato visual, mas ela não responde porque não pode vê-los, pode ocorrer um ciclo de reações conturbadas. O enfermeiro pode ajudar os pais a aprenderem a procurar outras pistas que indiquem que a criança está respondendo a eles, como verificar se as pálpebras piscam; se o nível de atividade acelera ou diminui; se os padrões respiratórios mudam, como respiração mais rápida ou mais lenta, quando os pais se aproximam; e se a criança faz sons guturais quando eles falam com ela. Com o tempo, os pais aprendem que a criança tem maneiras únicas de se relacionar com eles. Incentive-os a demonstrar afeto usando métodos não visuais, como falar ou ler, abraçar e passear com a criança.

Promoção do desenvolvimento ideal da criança

Promover o desenvolvimento ideal da criança requer reabilitação em várias áreas importantes. Isso inclui aprender habilidades de autocuidado e técnicas de comunicação apropriadas para se tornar independente. Embora os enfermeiros possam não estar diretamente envolvidos nesses programas, podem orientar as famílias sobre a disponibilidade dos programas e a necessidade de promover essas atividades para seu filho.

Desenvolvimento e independência

O desenvolvimento motor depende da visão quase tanto quanto a comunicação verbal depende da audição. Desde os primeiros meses, os pais devem ser incentivados a expor a criança a tantas experiências visuais-motoras quanto possível, como sentar-se apoiado em um assento infantil ou balanço, e a oferecer oportunidades para o lactente manter a cabeça firme, sentar-se sem apoio, tentar alcançar objetos e engatinhar.

Apesar da deficiência visual, a criança pode se tornar independente em todos os aspectos relativos ao autocuidado. Os mesmos princípios usados para promover a independência em crianças que enxergam se aplicam, com ênfase adicional em indicativos não visuais. Por exemplo, a criança pode precisar de ajuda para se vestir, para fazer uma combinação especial nas roupas para coordenação de estilo, com etiquetas em braile para distinguir cores e estampas.

A criança com deficiência visual permanente também deve aprender a se tornar independente quanto às habilidades de navegação. As duas técnicas principais são a **técnica de toque** (uso de uma bengala para pesquisar o ambiente, se orientar e evitar obstáculos) e **guias**, como um guia humano ou um cão-guia. Crianças com deficiência visual podem se beneficiar de auxílios oculares, como um telescópio monocular.

Brincadeiras e socialização

Crianças com deficiências visuais permanentes graves não aprendem a brincar automaticamente. Como não podem imitar comportamentos ou explorar ativamente o ambiente como as crianças que enxergam, dependem muito mais dos outros para estimulá-las e ensiná-las a brincar. Os pais precisam de ajuda na escolha de materiais apropriados para brincadeiras, especialmente aqueles que estimulam o desenvolvimento motor fino e grosso e estimulam os sentidos da audição, tato e olfato. Brinquedos com valor educativo são especialmente úteis, como bonecas com vários fechos de roupas.

Crianças com deficiência visual permanente grave têm as mesmas necessidades de socialização que as crianças com visão. Por terem pouca dificuldade em aprender habilidades verbais, são capazes de se comunicar com crianças da mesma idade e participar de atividades adequadas. O enfermeiro deve discutir com os pais as oportunidades de socialização fora de casa, especialmente nas pré-escolas regulares. A tendência é integrar essas crianças àquelas com visão para ajudá-las a se ajustarem ao mundo exterior para eventualmente alcançarem independência.

Para compensar a estimulação inadequada, essas crianças podem desenvolver atividades de autoestimulação, como balançar o corpo, estalar os dedos ou girar os braços. Esse tipo de hábito não deve ser incentivado porque atrasa a aceitação social da criança. A modificação do comportamento geralmente é bem-sucedida na redução ou eliminação de atividades autoestimulantes.

Educação

O principal obstáculo à aprendizagem é a total dependência da criança de pistas não visuais. Embora ela possa aprender por meio de instruções verbais, é incapaz de ler a palavra escrita ou de escrever sem uma educação especial. Portanto, a criança deve contar com o método **braile**, um sistema que usa pontos em relevo para representar letras e números. A criança pode então ler em braile com os dedos e escrever mensagens usando um gravador de braile. No entanto, esse sistema não é útil para comunicação com outras pessoas, a menos que elas saibam ler em braile. Um sistema mais portátil para comunicação escrita é o uso de uma lousa em braile com uma caneta especial ou um gravador. Um gravador é especialmente útil para deixar mensagens para outras pessoas e fazer anotações durante as aulas. Para cálculos matemáticos, estão disponíveis calculadoras portáteis com sintetizadores de voz.[r]

Livros em CD e fitas cassete são fontes significativas de material de leitura, além dos livros em braile, que são grandes e pesados. A Biblioteca do Congresso americano[s] tem audiolivros e livros em braile, que estão disponíveis em muitas bibliotecas locais e estaduais e diretamente na própria instituição. Atualmente, existem dois tipos de audiolivro e dispositivos de reprodução: digital e cassete, embora os novos livros sejam feitos apenas no formato digital com as fitas cassetes sendo gradualmente eliminadas (The New York Public Library, 2019). O recurso de livros falados e o reprodutor de fitas são fornecidos sem custo às famílias e não existe nos EUA taxa de postagem para devolução do material. O Learning Ally (formalmente conhecido como Gravação para Cegos e Disléxicos)[t] também fornece textos, CDs e fitas cassete de livros, que são úteis para estudantes do Ensino Médio e universitários com deficiência visual.

[n]15 West 65th Street, New York, NY 10023; 212-769-6318 ou 800-562-6265; *e-mail*: napvi@lighthouseguild.org.

[o]111 East 59th St., The Sol and Lillian Goldman Building, New York, NY 10022-1202; 212-821-9200 ou 800-284-4422; *e-mail*: info@lighthouse.org.

[p]1703 N. Beauregard St., Suite 420, Alexandria, VA 22311; 800-424-8666 ou 202-467-5081; http://www.acb.org; e-mail: info@acb.org

[q]1929 Bayview Ave., East York, ON M4 G 0A1, Canadá; 800-563-2642.

[r]Um catálogo com vários produtos para pessoas com problemas de visão está disponível na Lighthouse International. Para obter informações de contato, ver nota de rodapé no início do capítulo.

[s]National Library Service for the Blind and Physically Handicapped, Library of Congress, 1291 Taylor St. NW, Washington, DC 20011; 202-707-5100 ou 888-657-7323; TTD: 202-707-0744; http://www.loc.gov-/nls; e-mail: nis@loc.gov. (As listas estaduais de bibliotecas para leitores com deficiência visual ou física, bem como outros materiais de referência, estão disponíveis neste escritório.)

[t]20 Roszel Road, Princeton, NJ 08540; 800-221-4792 ou 866-RFBD 585; http://learningally.org; e-mail: info@learningally.org; http://www. facebook.com/LearningAlly.org.

Um meio de escrever é aprender a usar um computador doméstico com um sintetizador de voz que pode ser adaptado para falar cada letra ou palavra digitada.

Crianças com visão parcial se beneficiam de auxílios visuais especializados que produzem uma imagem ampliada da retina. Os métodos básicos são as técnicas de acomodação, como aproximar o objeto; dispositivos como lentes especiais, lupas de mão e de suporte, telescópios, sistemas de projeção de vídeo e materiais impressos com tipo grandes. Existem equipamentos especiais para ampliar os tipos impressos. Informações sobre serviços para deficientes visuais estão disponíveis na National Association for Visually Handicapped e na American Foundation for the Blind. Crianças com visão reduzida geralmente preferem trabalhar sem os óculos e compensam aproximando o objeto dos olhos. Isso deveria ser permitido. A exceção são as crianças com visão em apenas um olho, que devem sempre usar óculos para proteção.

Cuidados com a criança durante a hospitalização

Como os enfermeiros têm mais probabilidade de cuidar de crianças hospitalizadas para realização de procedimentos que envolvem perda temporária de visão do que de crianças com deficiências visuais permanentes graves, a discussão a seguir concentra-se principalmente nas necessidades dessas crianças. Os objetivos do cuidado de enfermagem em ambas as situações são (1) tranquilizar a criança e a família em todas as fases do tratamento; (2) orientar a criança no ambiente; (3) proporcionar um ambiente seguro; e (4) estimular a independência. Sempre que possível, o mesmo enfermeiro deve cuidar da criança para garantir consistência na abordagem.

Quando crianças que enxergam perdem temporariamente a visão, quase todos os aspectos do ambiente fazem com que elas se sintam desorientadas e assustadas. Elas são forçadas a confiar nos outros órgãos dos sentidos para se ajustar à deficiência visual, sem o benefício de qualquer treinamento especial. Os enfermeiros têm um papel importante na minimização dos efeitos da perda temporária da visão. Eles devem conversar com a criança sobre tudo o que está ocorrendo, enfatizando aspectos dos procedimentos que são sentidos ou ouvidos. Devem sempre se identificar assim que entrarem na sala e antes de se aproximarem da criança. Como sons desconhecidos são especialmente assustadores, devem ser explicados. Incentive os pais a ficarem no hospital com a criança e a participarem dos cuidados. Objetos familiares, como um ursinho de pelúcia ou uma boneca, devem ser trazidos de casa para ajudar a diminuir a sensação de estranhamento no ambiente hospitalar. Assim que a criança puder sair do leito, oriente-a no deslocamento para os arredores imediatos. Se a criança conseguir enxergar na admissão, a oportunidade deve ser aproveitada para apontar aspectos significativos do ambiente. Incentive-a a praticar a deambulação com os olhos fechados para se acostumar com essa experiência.

O quarto deve ser organizado levando-se em consideração a segurança. Por exemplo, deve ser colocado um banquinho ao lado da cama para ajudar a criança a subir e descer da cama. Os móveis devem ser sempre colocados na mesma posição para evitar colisões. Lembre o pessoal de limpeza para manter o quarto em ordem. Se a criança tiver dificuldade para navegar sentindo as paredes, pode ser amarrada uma corda da cama até o ponto de destino, como o banheiro. A atenção aos detalhes (como chinelos bem ajustados e roupões que não arrastam no chão) é importante para evitar tropeços. Ao contrário da criança com deficiência visual, essas crianças não estão familiarizadas com a navegação com bengala.

A criança deve ser encorajada a ser independente nas atividades de autocuidado, especialmente se a perda visual for prolongada ou potencialmente permanente. Por exemplo, durante o banho, o enfermeiro deve organizar todo o material e incentivar a criança a participar. Na hora das refeições, o enfermeiro explica onde está cada alimento na bandeja, abre qualquer recipiente especial, prepara cereais ou torradas e incentiva a criança a se alimentar sozinha. Petiscos favoritos (como sanduíches, hambúrgueres, cachorros-quentes ou pizzas) podem ser boas opções. Elogie a criança pelos esforços para ser cooperativa e independente. Quaisquer melhorias feitas no autocuidado, não importa quão pequenas, devem ser enfatizadas.

Devem ser oferecidas atividades recreativas apropriadas e, se houver um especialista em vida infantil, esse planejamento deve ser feito em conjunto. Como as crianças com deficiência visual temporária têm uma ampla variedade de experiências lúdicas, devem ser incentivadas a escolher as atividades. Por exemplo, se gostam de ler, podem gostar de ouvir audiolivros ou de ter alguém para ler para elas. Se preferirem atividades manuais, podem gostar de brincar com argila ou blocos de construção ou sentir diferentes texturas e nomeá-las. Se precisarem dar vazão à agressividade, atividades como bater ou batucar em um tambor podem ajudar. Jogos simples de tabuleiro e cartas podem ser jogados com um "parceiro que enxerga" ou um oponente que as ajude. Elas devem levar brinquedos com os quais estejam acostumadas de casa, porque itens familiares são mais facilmente manipulados do que artigos novos. Se os pais quiserem levar presentes, devem ser objetos que estimulem a audição e o tato, como rádio, caixa de música ou bicho de pelúcia.

Ocasionalmente, crianças com deficiência visual chegam ao hospital para procedimentos de restauração da visão. Embora esse seja um momento extremamente feliz, também requer intervenção para ajudá-las a se ajustar à visão. Elas precisam de oportunidades para absorver tudo o que conseguem ver, mas não devem ser bombardeadas com estímulos visuais. Essas crianças podem precisar se concentrar no rosto das pessoas ou em seu próprio rosto para se acostumarem com a experiência. Muitas vezes precisam falar sobre o que veem e comparar as imagens visuais às mentais. As crianças também podem passar por um período de depressão, que deve ser respeitado e apoiado. Incentive-as a discutirem como é enxergar, especialmente em relação à própria imagem.

Crianças com visão recente também precisam de tempo para se ajustar e se envolver em atividades que antes eram impossíveis. Por exemplo, elas podem preferir usar braile para ler em vez de aprender uma nova "abordagem visual" devido à familiaridade com o método. Por fim, à medida que aprendem a reconhecer letras e números, vão integrar essas novas habilidades na leitura e na escrita. No entanto, pais e professores devem ter cuidado para não pressioná-las antes que estejam prontas. Isso se aplica a relações sociais e atividades físicas, bem como a situações de aprendizagem.

Auxílio em medidas para prevenir a deficiência visual

Um objetivo essencial da enfermagem é prevenir a deficiência visual. Essa prevenção envolve muitas das mesmas intervenções discutidas para deficiências auditivas:

- Triagem pré-natal para gestantes de risco, como aquelas com infecção por rubéola ou sífilis e histórico familiar de distúrbios genéticos associados à perda visual
- Acompanhamento pré-natal e perinatal adequado para prevenir a prematuridade
- Triagem periódica de todas as crianças, especialmente recém-nascidos e crianças em idade pré-escolar, quanto a deficiências visuais congênitas e adquiridas causadas por erros de refração, estrabismo e outros distúrbios
- Imunização de todas as crianças contra rubéola
- Aconselhamento de segurança sobre as causas comuns de traumatismo ocular, incluindo práticas seguras ao trabalhar, brincar e carregar objetos como tesouras, facas e bolas.

! ALERTA PARA A ENFERMAGEM

Um capacete com máscara facial deve ser obrigatório para crianças que praticam futebol, hóquei, esgrima e beisebol (*catcher*).

Após a detecção de problemas oculares, o enfermeiro deve incentivar a família a prevenir maiores danos oculares por meio de tratamento corretivo. A criança com estrabismo muitas vezes precisa usar um tampão para ocluir o olho mais forte. A adesão ao procedimento é maior durante os primeiros anos pré-escolares. É mais difícil encorajar crianças em idade escolar a usar o adesivo oclusivo porque a baixa acuidade visual do olho mais fraco descoberto interfere no trabalho escolar e o adesivo as deixa diferentes de seus pares. Na escola, elas se beneficiam de um posicionamento favorável (mais próximas à lousa ou a outra mídia visual) e de um tempo extra para ler ou concluir as tarefas. Se o tratamento do distúrbio ocular exigir a instilação de medicação oftálmica, a família deve ser orientada sobre o procedimento correto (ver Capítulo 20).

Crianças que usam óculos para corrigir erros de refração precisam de tempo para se adaptar. Crianças de menos idade que costumam tirar os óculos se beneficiam de faixas que envolvem as orelhas ou de uma tira elástica presa às armações e na parte detrás da cabeça para manter os óculos no lugar com segurança. Assim que a criança percebe o valor de uma visão clara, fica mais propensa a usar as lentes corretivas.

Os óculos não devem interferir nas atividades regulares. Existem dispositivos especiais de proteção para serem usados durante a prática de esportes de contato para evitar lesões acidentais, e todas as lentes corretivas devem ser feitas com vidro de segurança inquebrável. Muitas vezes, as lentes corretivas melhoram a acuidade visual de maneira tão dramática que as crianças são capazes de competir efetivamente nos esportes. Isso por si só é um tremendo incentivo para continuar a usar os óculos.

As lentes de contato são uma alternativa popular aos óculos convencionais, especialmente para adolescentes. Vários tipos estão disponíveis, como lentes duras, incluindo as permeáveis ao ar, e lentes gelatinosas, que podem ser projetadas para uso diário ou prolongado. As lentes de contato oferecem várias vantagens sobre os óculos, como maior acuidade visual, correção total do campo de visão, conveniência (especialmente com o tipo de uso prolongado) e ótimo benefício estético. Infelizmente, essas lentes em geral são mais caras e exigem muito mais cuidados do que os óculos, incluindo a necessidade de prática considerável para aprender a colocá-las e removê-las. Se forem prescritas, o enfermeiro pode ajudar ensinando os pais ou crianças mais velhas a cuidar das lentes.

Como o traumatismo é causa primária de deficiência visual, o enfermeiro tem como principal responsabilidade a prevenção de novas lesões oculares até que seja instituído um tratamento específico. Os princípios mais relevantes a serem seguidos ao cuidar de uma lesão ocular estão descritos no boxe *Tratamento de emergência*, no início deste capítulo. Como pacientes com lesões oculares graves temem a deficiência visual, o enfermeiro deve oferecer apoio e segurança à criança e à família.

DEFICIÊNCIA AUDITIVA E VISUAL

A deficiência sensorial mais traumática é a perda da visão e da audição, que pode ter efeitos profundos no desenvolvimento da criança. Essas perdas interferem na sequência normal do crescimento físico, intelectual e psicossocial. Embora essas crianças muitas vezes alcancem os marcos motores usuais, a taxa de desenvolvimento é mais lenta. Essas crianças aprendem a se comunicar apenas com treinamento especializado. **Soletrar com os dedos** é um método desejável frequentemente ensinado a essas crianças. As palavras são soletradas letra por letra na mão da criança com deficiência auditiva e a criança soletra na mão da outra pessoa. Algumas crianças com audição ou visão residual podem aprender a falar. Sempre que possível, estimule a fala, pois isso permite a comunicação com outras pessoas.

As perspectivas futuras para crianças com deficiência auditiva e visual são, na melhor das hipóteses, imprevisíveis. A deficiência auditiva e visual congênita é acompanhada por outros problemas físicos ou neurológicos, que diminuem ainda mais o potencial de aprendizagem da criança. O prognóstico mais favorável é em crianças com comprometimento auditivo e visual, mas com poucas ou nenhuma deficiência associada. Sua capacidade de aprendizagem é grandemente potencializada pelo progresso em seu desenvolvimento diante das deficiências sensoriais. Embora o objetivo seja a independência total, incluindo treinamento profissional remunerado, algumas crianças com deficiência auditiva e visual são incapazes de se desenvolver nesse nível. Elas podem exigir cuidados parentais ou residenciais ao longo da vida. O enfermeiro que trabalha com essas famílias pode ajudá-las a lidar com os objetivos futuros para a criança, incluindo possíveis alternativas ao cuidado domiciliar durante a idade avançada dos pais.

DEFICIÊNCIA DE COMUNICAÇÃO

TRANSTORNOS DO ESPECTRO AUTISTA

TEAs são distúrbios complexos do neurodesenvolvimento de etiologia desconhecida. O DSM-5 apresenta revisão da definição de TEA com base em dois domínios comportamentais: dificuldades na comunicação social e na interação social; e comportamentos, interesses ou atividades incomumente restritos e repetitivos (American Psychiatric Association, 2013; Brentani, Paula, Bordini et al., 2013; Lai, Lombardo & Baron-Cohen, 2014).

O TEA é frequentemente diagnosticado em crianças de menos idade porque seu desenvolvimento atípico pode ser reconhecido precocemente (Lai et al., 2014; Sanchack & Thomas, 2016; Zwaigenbaum, Bauman, Stone et al., 2015). Ocorre em 1 em 59 a 68 crianças nos EUA; é cerca de quatro vezes mais comum em meninos do que em meninas; e não está relacionado com etnia, região ou nível socioeconômico (Baio, Wiggins, Christensen et al., 2018; Centers for Disease Control and Prevention, 2018b; Christensen, Baio, Braun et al., 2016; National Autism Association, 2017).

Etiologia

A causa do TEA é desconhecida. Os pesquisadores estão investigando uma série de teorias, incluindo a ligação entre fatores hereditários, genéticos, clínicos, desregulação imunológica ou reação inflamatória neural, estresse oxidativo (dano ao tecido celular) e ambientais (Andrews, Sheppard, & Windham, 2018; Feinberg, Bakulski, Jaffe et al., 2015; Gilbert & Man, 2017: Ng, de Montigny, Ofner et al., 2017; Posar & Visconti, 2016; Willfors, Carlsson, Anderlid et al., 2017; Wong, Napoli, Krakowiak et al., 2016). Indivíduos com TEA têm sido associados a eventos clínicos precoces (hemorragia cerebral, hiperbilirrubinemia), eletroencefalogramas anormais, crises epilépticas, atraso no desenvolvimento da dominância manual, persistência de reflexos primitivos, anomalias metabólicas (serotonina sanguínea elevada), hipoplasia do verme cerebelar (parte do cérebro envolvido na regulação do movimento e alguns aspectos da memória) e aumento anormal da cabeça nos lactentes (Bridgemohan 2020; Gilbert & Man, 2017; Willfors et al., 2017).

A forte evidência de uma base genética em gêmeos é consistente com um padrão hereditário autossômico recessivo. Estudos com gêmeos demonstram uma alta concordância (60 a 96%) para gêmeos monozigóticos (idênticos) e menos de 5% para gêmeos dizigóticos (não idênticos) (Tick, Bolton, Happe et al., 2016).

Há um risco relativamente alto de recorrência de TEA em famílias com uma criança afetada (Chawarska, Shic, Macari et al., 2014; Sandin, Lichtenstein, Kuja-Holkola et al., 2014; Zwaigenbaum et al., 2015). Vários genes foram sugeridos como possíveis fatores causadores do TEA (Gilbert & Man, 2017; Talkowski, Minikel, & Gusella, 2014; Willsey & State, 2015; Wong et al., 2016).

Até o momento, as evidências científicas não mostram ligação entre o TEA e vacinas para sarampo, caxumba e rubéola (tríplice viral MMR); tétano, difteria e coqueluche acelular (Tdap); e vacinas contendo timerosal (Barile, Kuperminc, Weintraub et al., 2012; Becerra-Culqui, Getahun, Chiu et al., 2018; Centers for Disease Control and Prevention, 2017; Goin-Kochel, Mire, Dempsey et al., 2016; Price, Thompson, Goodson et al., 2010; Taylor, Swerdfeger, & Eslick, 2014; Uno, Uchiyama, Kurosawa et al., 2015; US Food and Drug Administration, 2018; Zerbo, Qian, Yoshida et al., 2017) (ver boxe *Evidência e prática*). Existem relatos de associação entre o TEA e várias condições, como a SXF, esclerose tuberosa, síndrome de Prader-Willie, distúrbios metabólicos, síndrome da rubéola fetal, meningite por *Haemophilus influenzae* e anomalias estruturais no cérebro (Kaufmann, Kidd, Andrews et al., 2017; National Autism Association, 2017; Niu, Han, Dy et al., 2017). Os relatos relacionaram retrospectivamente o TEA a eventos pré-natais e perinatais, como idade materna e paterna acima de 40 anos, sangramento uterino durante a gravidez, baixo índice de Apgar, sofrimento fetal e hiperbilirrubinemia neonatal (Amin, Smith, & Wang, 2011; Hadjkacem, Ayadi, Turki et al., 2016; Wang, Hua, Weidong et al., 2017). Os pesquisadores, no entanto, pedem cautela na interpretação desses achados.

Evidência e Prática

Vacinas que contêm timerosal e transtornos do espectro autista

Faça a pergunta

A incidência de transtornos do espectro autista (TEA) aumentou em crianças que recebem vacinas que contêm timerosal?

Busca de evidências

Estratégia de busca

Estudos publicados de 2003 a 2018 com foco na população pediátrica e restritos ao idioma inglês.

Bancos de dados utilizados

PubMed, Cochrane Collaboration, MD Consult, Vaccine Adverse Events Reporting System (VAERS), American Academy of Pediatrics, Autism Research Institute.

Análise crítica das evidências

Grau de evidência: evidência moderada com fortes recomendações para a prática (Balshem, Helfand, Schünemann et al., 2011). A evidência não dá suporte a uma associação entre o aumento da incidência de autismo e a exposição ao mercúrio do conservante farmacêutico timerosal.

- Uma revisão sistemática Cochrane de 64 estudos avaliando a eficácia e os efeitos adversos associados à vacina trivalente contra sarampo, caxumba e rubéola (MMR) em pacientes saudáveis de até 15 anos não encontrou associação significativa entre MMR e autismo ou outras condições (Demicheli, Rivetti, Debalini et al., 2012). Estudos feitos anteriormente apoiaram a mesma conclusão porque os estudos não encontraram associação entre vacinas que contêm timerosal e o TEA (Demicheli, Jefferson, Rivetti et al., 2005; Hurley, Tadrous, & Miller, 2010; Parker, Schwartz, Todd et al., 2005; Hurley, Tadrous, & Miller, 2010; Parker, Schwartz, Todd et al. al., 2004; Schultz, 2010; Organização Mundial da Saúde, 2012)
- Dois grandes estudos na Europa não encontraram evidências de que a imunização infantil com vacinas que contêm timerosal estivesse associada ao desenvolvimento do TEA. Um estudo longitudinal avaliou mais de 14 mil crianças no Reino Unido. A exposição ao mercúrio das vacinas que contêm timerosal foi investigada e calculada às idades de 3, 4 e 6 meses e comparada a avaliações de desenvolvimento cognitivo e comportamental realizadas de 6 a 91 meses de vida (Heron, Golding e ALSPAC Study Team, 2004). O segundo estudo, uma coorte de 467.450 crianças na Dinamarca, comparou a incidência de TEA em crianças imunizadas com vacinas com timerosal com a incidência de TEA em crianças imunizadas com uma formulação sem timerosal da mesma vacina (Hvid, Stellfeld, & Wohlfahrt, 2003)
- Outro estudo que avaliou 1.047 crianças desde o início da vida até 7 a 10 anos e suas mães biológicas não encontrou associações estatisticamente significativas entre a exposição ao timerosal de vacinas no início da vida. O estudo detectou pequena associação, mas estatisticamente significativa, entre a exposição precoce ao timerosal e a presença de tiques em meninos e recomendou que houvesse mais pesquisas nessa área (Barile, Kuperminc, Weintraub et al., 2012). Um estudo de coorte que avaliou 196.929 crianças sugeriu um possível aumento do risco de TEA entre crianças cujas mães receberam vacinação contra *influenza* durante o primeiro trimestre de gravidez, embora essa associação não tenha sido estatisticamente significativa após uma análise *post hoc* ajustada para comparações múltiplas, e não houve associação entre TEA e vacinação contra *influenza* recebida durante qualquer trimestre (Zerbo, Qian, Yoshida et al., 2017)
- Estudos de caso-controle também não encontraram relações entre a vacinação MMR e o aumento do risco de TEA (Price, Thompson, Goodson et al., 2010; Uno, Uchiyama, Kurosawa et al., 2015). Outro pequeno estudo de caso-controle investigou o nível de mercúrio no plasma materno pré-natal e o plasma de recém-nascido pós-natal precoce de crianças com TEA (n = 84) em comparação a crianças com deficiência intelectual ou atraso no desenvolvimento (n = 49) e à população geral (n = 159) e não encontraram associação significativa com o risco de TEA (Yau, Green, Alaimo et al., 2014). Um achado semelhante foi concluído em uma metaanálise de evidências sobre o impacto das exposições pré-natais e na primeira infância ao mercúrio no desenvolvimento do autismo e no transtorno de déficit de atenção/hiperatividade (TDAH) com a recomendação de um estudo mais aprofundado sobre os efeitos da exposição ambiental perinatal ao mercúrio e o aumento do risco de distúrbios do desenvolvimento (Yoshimasu, Kiyohara, Takemura et al., 2014)
- Estudos de revisão do mesmo primeiro autor relataram evidências epidemiológicas de uma relação sugestiva e/ou significativa entre o aumento da exposição ao mercúrio orgânico de vacinas contendo timerosal e o risco subsequente de distúrbios do desenvolvimento neurológico. Os estudos caso-controle examinaram registros automatizados atualizados até o ano 2000 no *Vaccine Safety Datalink* (VSD) para exposição orgânica à vacina contra hepatite B administrada nos primeiros 6 meses de vida com um risco aumentado significativo de transtorno do neurodesenvolvimento (Geier, Hooker, Kern et al., 2014) e também examinou a exposição orgânica de *Haemophilus influenzae* tipo B com resultados sugestivos de desenvolvimento neurológico (Geier, Kern, Homme et al., 2018; Geier, Kern, King et al., 2015). Por outro lado, o Global Advisory Committee on Vaccine

(*Continua*)

Evidência e Prática

Vacinas que contêm timerosal e transtornos do espectro autista (continuação)

Safety revisou estudos de toxicidade em animais e humanos nos quais o sangue e o cérebro não atingiram níveis tóxicos, tornando biologicamente implausível a existência de qualquer relação entre o timerosal presente nas vacinas e toxicidade neurológica (Organização Mundial da Saúde, 2012). Outra metanálise baseada em evidências de estudos de caso-controle e estudos de coorte apoiou a mesma conclusão; os resultados sugeriram que as vacinas não estão associadas ao desenvolvimento de autismo ou TEA (Taylor, Swerdfeger, & Eslick, 2014)

- Em 2004, o Institute of Medicine terminou uma revisão e concluiu que a evidência epidemiológica apoia a rejeição de uma relação causal entre a exposição ao timerosal presente nas vacinas infantis e o desenvolvimento de autismo (Institute of Medicine, 2004). Em 2013, o Institute of Medicine concluiu uma atualização da revisão das evidências relatadas de janeiro de 1990 a maio de 2013 e concluiu que a revisão não revelou uma base de evidências sugerindo que o calendário de imunização infantil dos EUA está ligado a distúrbios de aprendizagem ou desenvolvimento ou déficit de atenção ou transtornos disruptivos. Essa revisão também foi apoiada pelo Institute of Medicine (2011) em um relatório sobre os efeitos adversos das vacinas. O Institute of Medicine, agora chamado de National Academy of Medicine, concluiu que o corpo de evidências favorece a rejeição de uma relação causal entre o autismo e a vacina MMR e vacinas contendo timerosal (Institute of Medicine, 2011, 2013), conforme relatado pela Food and Drug Administration dos EUA (2018). Com base nas diretrizes estabelecidas pela Food and Drug Administration dos EUA (2018), pelos Centers for Disease Control and Prevention (2017) e por outras agências governamentais de monitoramento, nenhuma criança será exposta ao mercúrio excessivo das vacinas infantis.

Aplicação das evidências: implicações para a enfermagem

Há evidências de qualidade moderada com uma forte recomendação de que não existe ligação entre vacinas com timerosal e TEAs.

Competências de qualidade e segurança: prática baseada em evidências[a]

Conhecimento

Diferenciar a opinião clínica de pesquisas e consensos baseados em evidências.

Compare consensos de pesquisas que fornecem evidências da falta de associação entre vacinas que contêm timerosal e autismo ou outros transtornos mentais do neurodesenvolvimento.

Habilidades

Baseie o plano de atendimento individualizado nos valores do paciente, experiência clínica e evidências.

Integre as evidências na prática, compartilhando os resultados com os pais sobre os benefícios de vacinar seus filhos e as evidências sobre a falta de associação entre imunizações e transtornos do autismo.

Atitudes

Valorize o conceito de prática baseada em evidências como parte integrante da determinação da melhor prática clínica.

Verifique os pontos fortes e fracos das evidências que confirmam a falta de uma ligação entre vacinas contendo timerosal e autismo ou outros distúrbios do desenvolvimento neurológico.

Referências bibliográficas

Balshem, H., Helfand, M., Schünemann, H. J., et al. (2011). GRADE guidelines: 3. Rating the quality of evidence. *Journal of Clinical Epidemiology, 64*(4), 401–406.

Barile, J. P., Kuperminc, G. P., Weintraub, E. S., et al. (2012). Thimerosal exposure in early life and neuropsychological outcomes 7–10 years later. *Journal of Pediatric Psychology, 37*(1), 106–118.

Centers for Disease Control and Prevention. (2017). Thimersol in flu vaccine. Retrieved from https://www.cdc.gov/flu/protect/vaccine/thimersol.htm.

Demicheli, V., Jefferson, T., Rivetti, A., et al. (2005). Vaccines for measles, mumps and rubella in children. *Cochrane Database of Systematic Reviews*, (4), CD004407.

Demicheli, V., Rivetti, A., Debalini, M. G., et al. (2012). Vaccines for measles, mumps and rubella in children. *Cochrane Database of Systematic Reviews*, (2), CD004407.

Geier, D. A., Hooker, B. S., Kern, J. K., et al. (2014). A dose-response relationship between organic mercury exposure from thimerosal-containing vaccines and neurodevelopmental disorders. *International Journal of Environmental Research and Public Health, 11*(9), 9156–9170.

Geier, D. A., Kern, J. K., Homme, K. G., et al. (2018). The risk of neurodevelopmental disorders following thimerosal-containing Hib vaccine in comparison to thimerosal-free Hib vaccine administered from 1995 to 1999 in the United States. *International Journal of Hygiene and Environmental Health*, (4), 677–683.

Geier, D. A., Kern, J. K., King, P. G., et al. (2015). A case-control study evaluating the relationship between thimerosal-containing *Haemophilus influenzae* type b vaccine administration and the risk for pervasive developmental disorder diagnosis in the United States. *Biological Trace Element Research, 163*(1–2), 28–38.

Heron, J., Golding, J., & ALSPAC Study Team (2004). Thimerosal exposure in infants and developmental disorders: A prospective cohort study in the United Kingdom does not support a causal association. *Pediatrics, 114*(3), 577–583.

Hurley, A. M., Tadrous, M., & Miller, E. S. (2010). Thimerosal-containing vaccines and autism: Review of recent epidemiologic studies. *Journal of Pediatric Pharmacology and Therapeutics, 15*(3), 173–181.

Hvid, A., Stellfeld, M., & Wohlfahrt, J. (2003). Association between thimersol-containing vaccine and autism. *Journal of the American Medical Association, 290*(13), 1763–1766.

Institute of Medicine. (2004). Immunization safety review: Vaccines and autism. Washington, DC: National Academies Press.

Institute of Medicine. (2011). Adverse effects of vaccines: Evidence and causality. Retrieved from http://www.iom.edu/Reports/2011/Adverse-Effects-of-Vaccines-Evidence-and-Causality.aspx.

Institute of Medicine. (2013). *The childhood immunization schedule and safety: Stakeholder concerns, scientific evidence, and future studies.* Washington, DC: National Academies Press.

Parker, S. K., Schwartz, B., Todd, J., et al. (2004). Thimerosal-containing vaccines and autistic spectrum disorder: A critical review of published original data. *Pediatrics, 114*(3), 793–804.

Price, C. S., Thompson, W. W., Goodson, B., et al. (2010). Prenatal and infant exposure to thimerosal from vaccines and immunoglobulins and risk of autism. *Pediatrics, 126*(4), 656–664.

Schultz, S. T. (2010). Does thimerosal or other mercury exposure increase the risk for autism? A review of current literature. *Acta Neurobiologiae Experimentalis (Wars), 70*(2), 187–195.

Taylor, L. E., Swerdfeger, A. L., & Eslick, G. D. (2014). Vaccines are not associated with autism: An evidence-based meta-analysis of case-control and cohort studies. *Vaccine, 32*(29), 3623–3629.

Uno, Y., Uchiyama, T., Kurosawa, M., et al. (2015). Early exposure to the combined measles-mumps-rubella vaccine and thimerosal-containing vaccines and risk of autism spectrum disorder. *Vaccine, 33*(21), 2511–2516.

US Food and Drug Administration. (2018). Thimerosal and vaccines. Retrieved from http://www.fda.gov/biologicsbloodvaccines/.../vaccinesafety/ucm096228.

World Health Organization. (2012). Global vaccine safety: Global Advisory Committee on Vaccine Safety, report of meeting held 6–7 June 2012. Retrieve from http://www.who.int/vaccine_safety/committee/reports/Jun_2012/en/.

Yau, V. M., Green, P. G., Alaimo, C. P., et al. (2014). Prenatal and neonatal peripheral blood mercury levels and autism spectrum disorders. *Environmental Research, 133*, 294–303.

Yoshimasu, K., Kiyohara, C., Takemura, S., et al. (2014). A meta-analysis of the evidence on the impact of prenatal and early infancy exposures to mercury on autism and attention deficit/hyperactivity disorder in the childhood. *Neurotoxicology, 44*, 121–131.

Zerbo, O., Qian, Y., Yoshida, C., et al. (2017). Association betweenn influenza and vaccination during pregnancy and risk of autism spectrum disorder. *JAMA Pediatrics, 171*(1), e163609.

Rosalind Bryant

[a]Baseado no *site* Quality and Safety Education for Nurses, em http://www.qsen.org.

Manifestações clínicas e avaliação diagnóstica

Crianças com TEA demonstram déficits centrais principalmente nas interações sociais, na comunicação e no comportamento. A falha na interação social e no desenvolvimento da comunicação é uma das marcas do TEA. Pais de crianças autistas relatam que seus filhos demonstram menos interesse na interação social (p. ex., contato visual anormal, diminuição da resposta ao próprio nome, diminuição da imitação, comportamento repetitivo habitual) e manifestaram atraso verbal e motor (Bolton, Golding, Emond et al., 2012; Kirchner, Hatri, Heekeren et al., 2011; National Autism Association, 2017; Sanchack & Thomas, 2016). Crianças com TEA podem apresentar sintomas gastrintestinais significativos. A constipação intestinal é um sintoma comum e pode estar associada ao megarreto adquirido em crianças com TEA (National Autism Association, 2017; Neumeyer, Anixt, Chan et al., 2018).

As crianças com autismo nem sempre apresentam as mesmas manifestações, desde formas leves que requerem supervisão mínima até formas graves em que o comportamento autoabusivo é comum. A maioria das crianças com autismo tem algum grau de CC, com pontuações tipicamente na faixa entre moderada a grave. Apesar de sua deficiência relativamente moderada a grave, algumas crianças com autismo (conhecidas como **savants**) se destacam em áreas específicas, como arte, música, memória, matemática ou habilidades perceptivas, como construção de quebra-cabeças.

DICAS PARA A ENFERMAGEM Reivindicações de resultados benéficos do uso de secretina, um hormônio peptídico que estimula a secreção pancreática, foram estudados extensivamente em vários ensaios clínicos randomizados, denotando evidências claras de que não existe qualquer benefício (Krishnaswami, McPheeters, & Veenstra-Vanderweele, 2011; Lee, Oh, Park et al., 2014; Lyra, Rizzo, Sunahara et al., 2017; Williams, Wray, & Wheeler, 2012).[a]

[a]Informações adicionais sobre a secretina podem ser encontradas entrando em contato com a Autism Society, 4340 East-West Hwy., Suite 350, Bethesda, MD 20814-3067; 800-3AUTISMO ou 301-657-0881; http://www.autism-society.org.

Dificuldades de comunicação são um sinal comum em crianças com TEA, que podem variar de ausência a atraso na fala. Qualquer criança que não demonstre habilidades linguísticas como balbuciar ou gesticular aos 12 meses de vida, palavras isoladas aos 16 meses e frases de duas palavras aos 24 meses deve ser imediatamente encaminhada para uma avaliação da audição e da linguagem. A regressão do autismo ocorre quando a criança parece se desenvolver normalmente, depois regride subitamente; esse é um evento de bandeira vermelha que tem sido frequentemente exibido na linguagem expressiva (Fernell, Eriksson, & Gillberg, 2013; National Autism Association, 2017; Pearson, Charman, Happe et al., 2018).

O reconhecimento, encaminhamento, diagnóstico e intervenção precoces intensivos tendem a melhorar os resultados para crianças com TEA (Adelman & Kubiszyn, 2016; Christensen, Maenner, Bilder et al., 2019; National Autism Association, 2017; Reichow, Hume, Barton et al., 2018; Zwaigenbaum et al., 2015). Infelizmente, o diagnóstico geralmente não é feito até 2 a 3 anos após o reconhecimento dos primeiros sintomas. No entanto, em um estudo retrospectivo, a maioria dos pais observou desenvolvimento atípico em seus filhos com TEA antes dos 24 meses de vida (Lemcke, Juul, Parner et al., 2013).

A American Academy of Pediatrics recomenda que os profissionais de saúde de pediatria realizem dois exames de TEA em idades de 18 e 24 meses usando uma ferramenta de triagem válida. Crianças cujos resultados da triagem são preocupantes devem receber posteriormente uma avaliação de desenvolvimento abrangente de um pediatra de desenvolvimento, neurologista infantil, psiquiatra infantil ou psicólogo infantil (Baio et al., 2018; National Autism Association, 2017).

Prognóstico

O TEA é geralmente uma condição permanente com comorbidades muitas vezes devastadoras. No entanto, com intervenções precoces e intensivas, os sintomas associados ao autismo podem ser bastante melhorados e, em alguns casos, foram completamente superados (Kerub, Haas, Menashe et al., 2018; National Autism Association, 2017; Sanchack & Thomas, 2016; Wodka, Mathy e Kalb, 2013). Alguns acabam alcançando a independência, mas a maioria requer supervisão ao longo da vida. O agravamento dos sintomas psiquiátricos ocorre em aproximadamente metade das crianças com TEA durante a adolescência, com as meninas tendo tendência à deterioração contínua.

O reconhecimento precoce de comportamentos associados ao TEA é fundamental para implementar intervenções apropriadas e o envolvimento da família. Há um crescente corpo de evidências de que as intervenções realizadas pelos pais estão associadas a alguns resultados melhores, mas são necessárias mais pesquisas incorporando medidas consistentes nessa área (Bearss, Burrell, Stewart et al., 2015; Brentani et al., 2013; Oono, Honey, & McConachie, 2013). O prognóstico é mais favorável para crianças com maior inteligência, fala funcional e menor comprometimento comportamental (Bridgemohan 2020; Orinstein, Helt, Troyb et al., 2014; Solomon, Buaminger e Rogers, 2011).

Cuidados de enfermagem

A intervenção terapêutica para crianças com TEA é uma área especializada que envolve profissionais com formação avançada. Embora não haja cura para o TEA, inúmeras terapias têm sido usadas. Os resultados mais promissores foram obtidos por meio de programas de modificação de comportamento altamente estruturados e intensivos. Em geral, o objetivo do tratamento é promover reforço positivo, aumentar a consciência social sobre os outros, ensinar habilidades de comunicação verbal e diminuir o comportamento inaceitável. Fornecer uma rotina estruturada para a criança seguir é fundamental no manejo do TEA.

O TEA está associado a comorbidades (p. ex., agressão, explosão de raiva, autolesão, asma, epilepsia, distúrbios gastrintestinais ou digestivos, distúrbios imunológicos, distúrbios alimentares, distúrbio de ansiedade, distúrbio bipolar, distúrbios do sono) que foram tratadas não apenas com programas precoces de modificação comportamental, mas também com intervenção clínica (p. ex., aripiprazol e risperidona) e medicina complementar e alternativa (Goel, Hong, Findling et al., 2018; National Autism Association, 2017; Sanchack & Thomas, 2016). A medicina complementar e alternativa surgiu como um tratamento do TEA variando de massagem e cavalgadas terapêuticas até a implementação de dietas de eliminação (p. ex., dieta sem glúten e dieta sem caseína); suplementação de vitaminas e ômega-3; e dieta cetogênica com alto teor de gordura e baixo teor de carboidratos. No entanto, há necessidade de mais pesquisas para validar essas abordagens terapêuticas (Adams, Audhya, Geis et al., 2018; Cheng, Rho, & Masino, 2017; Hopf, Madren, & Santianni, 2016; Ly, Bottelier, Hoekstra et al., 2017; Nath, 2017; Trzmiel, Purandare, Michalak et al., 2019).

Quando essas crianças são hospitalizadas, os pais são essenciais para o planejamento dos cuidados e, idealmente, devem ficar com a criança o máximo possível. Os enfermeiros devem reconhecer que nem todas as crianças com TEA são iguais e que, portanto, requerem avaliação e tratamento individual. Diminuir a estimulação usando quarto privativo, evitar distrações auditivas e visuais e encorajar os pais a levarem itens aos quais a criança está familiarizada pode diminuir o transtorno da hospitalização. Como o contato físico muitas vezes perturba essas crianças, pode ser necessário usar o mínimo de contato e evitar olhar nos olhos para evitar explosões comportamentais. Tome cuidado ao realizar procedimentos, administrar medicamentos e alimentar essas crianças, porque elas podem ser comedoras exigentes que voluntariamente passam fome ou engasgam para evitar comer ou ser acumuladoras indiscriminadas que engolem qualquer item comestível ou não comestível disponível, como o termômetro. Os hábitos alimentares de crianças com TEA podem ser particularmente problemáticos para as famílias e podem envolver recusa alimentar acompanhada de deficiências minerais, dos atos de mastigar objetos, comer itens não comestíveis e cheirar e jogar comida (Herndon, DiGuiseppi, Johnson et al., 2009; Lazaro & Ponde, 2017; Panerai, Suraniti, Cantania et al., 2018).

Crianças com TEA precisam ser introduzidas lentamente a novas situações, com visitas curtas aos cuidadores da equipe sempre que possível. Como essas crianças têm dificuldade em organizar seu comportamento e redirecionar sua energia, elas precisam ser informadas diretamente sobre o que fazer. A comunicação deve ser feita de acordo com o nível de desenvolvimento da criança, de maneira breve e concreta.

Apoio familiar

O TEA, como acontece com tantas outras condições crônicas, envolve toda a família e muitas vezes se torna "uma questão familiar". Os enfermeiros podem ajudar a aliviar a culpa e a vergonha frequentemente associadas ao transtorno, enfatizando o que é conhecido do ponto de vista biológico e fornecendo apoio familiar. É imperativo ajudar os pais a entenderem que eles não são a causa da condição da criança.

Os pais precisam de aconselhamento especializado no início do transtorno e devem ser encaminhados ao *site* da Autism Society.[5] Essa sociedade fornece informações sobre educação, programas e técnicas de tratamento e instalações como acampamentos e casas de moradia coletiva. Outros recursos úteis para pais de crianças com TEA são os departamentos locais e estaduais de saúde mental e deficiências de desenvolvimento; essas organizações oferecem importantes programas nas escolas nos EUA para crianças com TEA.

Tanto quanto possível, a família deve ser incentivada a cuidar da criança em casa. Com a ajuda de programas de apoio familiar em muitos estados, as famílias muitas vezes podem fornecer cuidados domiciliares e ajudar com os serviços educacionais de que a criança precisa. À medida que a criança se aproxima da idade adulta e os pais vão envelhecendo, a família pode precisar de ajuda para localizar um centro de acolhimento de longo prazo.

QUESTÕES DE REVISÃO

1. Uma mãe comenta com o enfermeiro que trabalha na unidade pediátrica: "Meu segundo filho simplesmente não parece estar agindo ou respondendo da mesma maneira que meu primeiro filho. Ele tem 2 anos e não fala". O enfermeiro realiza a anamnese e uma avaliação completa, e os achados estão listados a seguir. **Selecione os achados da avaliação que requerem acompanhamento pelo enfermeiro. Selecione tudo que se aplica.**
   A. A criança é incapaz de falar.
   B. A mãe é solteira.
   C. A criança é incapaz de seguir as instruções.
   D. O irmão atrasou 1 ano na escola.
   E. Há histórico de infecção do trato urinário com 1 ano.
   F. A criança era prematura; nascida com 36 semanas de gestação.
   G. Há histórico de consumo materno de drogas durante a gravidez.
   H. Há histórico de irritabilidade e choro sem que a criança possa ser consolada.

2. Ao interagir com um dos pais de uma criança de 3 anos durante a consulta de rotina, quais das informações a seguir, fornecidas por eles, seriam uma indicação para um encaminhamento a um especialista de fala? **Selecione tudo que se aplica.**
   A. Omissão frequente de consoantes finais.
   B. Gagueira ou qualquer outro problema de fluência.
   C. A criança não usa frases de três ou mais palavras.
   D. A criança não fala espontaneamente qualquer palavra significativa.
   E. Uso de palavras ou apelidos diferentes para certas pessoas.
   F. Omissão da terminação das palavras (p. ex., plurais, tempos verbais).

3. A mãe de uma criança com síndrome de Down está cheia de preocupações sobre o futuro e faz muitas perguntas. Ela tem 35 anos e se culpa por ter esperado tanto tempo para engravidar. Ela não tem certeza de como cuidar da criança, que agora está completando 1 ano. O enfermeiro responsável pela assistência deveria discutir qual das seguintes opções com a mãe? **Use um X para a declaração de ensino de saúde a seguir que seja indicada (apropriada ou necessária), contraindicada (pode ser prejudicial) ou não essencial (não faz diferença ou não é necessária).**

Ensino em saúde	Indicada	Contraindicada	Não essencial
"É lamentável que você tenha esperado tanto tempo para ter filhos, a maioria das crianças com síndrome de Down nasce de mulheres mais velhas."			
"Ao alimentar seu bebê, use uma colher pequena e de cabo reto para empurrar a comida para a lateral e o fundo da boca."			
"Pais como você acreditam que a experiência de ter esse filho especial os torna mais fortes e mais receptivos aos outros."			
"À medida que seu filho cresce, descobriu-se que a escola é prejudicial para a criança com síndrome de Down devido à falta de ensino individualizado."			
"Vou ouvir atentamente o coração do seu filho porque podem ocorrer problemas cardíacos congênitos em uma criança com síndrome de Down."			

4. O enfermeiro está cuidando de um menino de 4 anos que foi diagnosticado com transtorno do espectro autista (TEA). A mãe está convencida de que as vacinas infantis que ele recebeu causaram o TEA. A criança tem dificuldade para fazer contato visual e tem atrasos verbais e motores. Compreender os transtornos do

[5]N.R.T.: No Brasil, há várias instituições locais e nacionais para apoio à criança autista, como a Associação Amigos do Autista (https://www.ama.org.br/site/) e a Associação dos Amigos da Criança Autista (https://www.ama.org.br/site/). Recomenda-se a leitura dos artigos: Políticas para o Autismo no Brasil: Entre a Atenção Psicossocial e a Reabilitação; e Vivências Familiares na Descoberta do Transtorno do Espectro Autista: Implicações para a Enfermagem Familiar. Disponíveis em: http://dx.doi.org/10.1590/S0103-73312017000300017; https://doi.org/10.1590/0034-7167-2019-0489. Acesso em: 23 ago. 22.

espectro autista (TEA) é muito importante para quem cuida de crianças. Qual seria a resposta do enfermeiro às preocupações da mãe? **Escolha as opções mais prováveis para as informações que faltam nas declarações a seguir, selecionando nas listas de opções fornecidas.**

Estudos descobriram que não há ligação entre ____1____ que contêm ____2____ e o desenvolvimento de TEA em crianças.

Opções para 1	Opções para 2
antibióticos	timerosal
vitaminas	arsênico
vacinas	penicilina
leite	hormônios
suco de frutas	amoxicilina

REFERÊNCIAS BIBLIOGRÁFICAS

Adams, J. B., Audhya, T., Geis, E., et al. (2018). Comprehensive nutritional and dietary intervention for autism spectrum disorder-A randomized, controlled 12-month trial. *Nutrients, 10*(3), 369.

Adelman, C. R., & Kubiszyn, T. (2016). Factors that affect age of identification of children with autism spectrum disorder. *Journal of Early Intervention, 39*(1), 18–32.

Almadhoob, A., & Ohlsson, A. (2015). Sound reduction management in the neonatal intensive care unit for preterm or very low birth weight infants. *The Cochrane database of systematic reviews*, (1), CD010333.

American Academy of Pediatrics. (2019). Early hearing detection and intervention, a program of the American Academy of Pediatrics. https://www.aap.org/en/patient-care/early-hearing-detection-and-intervention/.

American Academy of Pediatrics, Committee on Practice and Ambulatory Medicine. (2016). Visual system assessment in infants, children, and young adults by pediatricians. *Pediatrics, 137*(1), 28–30.

American Academy of Pediatrics, Joint Committee on Infant Hearing. (2007). Year 2007 position statement: principles and guidelines for early hearing detection and intervention programs. *Pediatrics, 120*(4), 898–921.

American Association on Intellectual and Developmental Disabilities. (2013). *Intellectual disability: definition, classification, and systems of supports* (11th ed.). Washington, DC: Author.

American Psychiatric Association. (2013). *Diagnostic and statistical manual of mental disorders* (5th ed.). (DSM-V). Arlington, VA: American Psychiatric Association.

Amin, S. B., Smith, T., & Wang, H. (2011). Is neonatal jaundice associated with autism spectrum disorders: a systematic review. *The Journal of Autism and Developmental Disorders, 41*(11), 1455–1463.

Andrews, S. V., Sheppard, B., Windham, G. C., et al. (2018). Case-control meta-analysis of blood DNA methylation and autism spectrum disorder. *Mol Autism, 9*, 40.

Arumugam, A., Raja, K., Venugopalan, M., et al. (2016). Down-syndrome-A narrative review with a focus on anatomical features. *Clinical Anatomy, 29*, 568–577.

Available online: http://apps.who.int/iris/bitstream/handle/10665/260336/9789241550260- eng.pdf?sequence=1&ua=1. Accessed January 20, 2019.

Badeau, M., Lindsay, C., Blais, J., et al. (2017). Genomics-based non-invasive prenatal testing for detection of fetal chromosomal aneuploidy in pregnant women. *The Cochrane database of systematic reviews, 10*(11), CD011767.

Bagni, C., Tassone, F., Neri, G., et al. (2012). Fragile X syndrome: causes, diagnosis, mechanisms, and therapeutics. *The Journal of Clinical Investigation, 122*(12), 4314–4322.

Bailey, D. B., Jr., Berry-Kravis, E., Gane, L. W., et al. (2017). Fragile X newborn screening: Lessons learned from a multisite screening study. *Pediatrics, 139*(Suppl 3), S216–S225.

Baio, J., Wiggins, L., Christensen, D. L., et al. (2018). Prevalence of autism spectrum disorder among children aged 8 years - Autism and developmental disabilities monitoring network, 11 Sites, United States, 2014. *MMWR Surveillance Summaries, 67*(6), 1–23. https://doi.org/10.15585/mmwr.ss6706a1.

Barile, J. P., Kuperminc, G. P., Weintraub, E. S., et al. (2012). Thimerosal exposure in early life and neuropsychological outcomes 7–10 years later. *The Journal of Pediatric Psychology, 37*(1), 106–118.

Bearss, K., Burrell, T. L., Stewart, L., et al. (2015). Parent training in autism spectrum disorder: What's in a name? *Clinical Child and Family Psychology Review, 18*(2), 170–182.

Becerra-Culqui, T. A., Getahun, D., Chiu, V., et al. (2018). Prenatal tetanus, diphtheria, acellular pertussis vaccination and autism spectrum disorder. *Pediatrics, 142*(3), pii:e20180120.

Bolton, P. F., Golding, J., Emond, A., et al. (2012). Autism spectrum disorder and autistic traits in the Avon Longitudinal Study of Parents and Children: precursors and early signs. *Clinical Child and Family Psychology Review, 51*(3), 249–260.

Brentani, H., Paula, C. S., Bordini, D., et al. (2013). Autism spectrum disorders: an overview on diagnosis and treatment. *Revista Brasileira de Psiquiatria, 35*(Suppl 1), S62–S72.

Bridgemohan, C. F. (2020). Autism spectrum disorder. In R. M. Kliegman, J. W. St. Geme, N. J. Blum, et al. (Eds.), *Nelson textbook of pediatrics* (21th ed). Philadelphia: Elsevier/Saunders.

Brown, H. K., Potvin, L. A., Lunsky, Y., et al. (2018). Maternal intellectual or developmental disability and newborn discharge to protective services. *Pediatrics, 142*(6).

Budimirovic, D. B., Berry-Kravis, E., Erickson, C. A., et al. (2017). Updated report on tools to measure outcomes of clinical trials in fragile X syndrome. *Journal of Neurodevelopmental Disorders, 9*, 14.

Bull, M. J., & Committee on Genetics. (2011). Health supervision for children with Down syndrome. *Pediatrics, 128*(2), 393–406.

Carroll, Y., Eichwald, J., Scinicariello, F., et al. (2017). Vital signs: Noise-induced hearing loss among adults-United States 2011-1012. *MMWR, 66*(5), 139–144.

Casanova, E. L., Gerstner, Z., Sharp, J. L., et al. (2018). Widespread genotype-phenotype correlations in intellectual disability. *Frontiers in Psychiatry, 9*, 535.

Centers for Disease Control and Prevention. (2017). Growth charts for children with Down Syndrome. Available at: http://www.cdc.gov/ncbddd/birthdefects/downsyndrome/growth-charts.html. Retrieved 19 January 2019.

Centers for Disease Control and Prevention. (2018a). Hearing loss in children. Available at: https://www.cdc.gov/ncbddd/recommendations.html.

Centers for Disease Control and Prevention. (2018b). Autism Spectrum Disorder. Available at:https://www.cdc.gov/ncbddd/autism/index.html .

Chang, J., Ryou, N., Jun, H. J., Hwang, S. Y., Song, J. J., & Chae, S. W. (2016). Effect of cigarette smoking and passive smoking on hearing impairment: data from a population-based study. *PLoS One, 11*(1), e0146608.

Chawarska, K., Shic, F., Macari, S., et al. (2014). 18-month predictors of later outcomes in younger siblings of children with autism spectrum disorder: A baby siblings research consortium study. *Journal of the American Academy of Child and Adolescent Psychiatry, 53*(12), 1317–1327.

Cheng, N., Rho, J. M., & Masino, S. A. (2017). Metabolic dysfunction underlying autism spectrum disorder and potential treatment approaches. *Frontiers in Molecular Neuroscience, 10*(34).

Christensen, D. L., Baio, J., Braun, K. V., et al. (2016). Prevalence and characteristics of autism spectrum disorder among children aged 8 years – Autism and developmental disabilities monitoring network, 11 sites, United States, 2012. *MMWR Surveillance Summaries, 65*, 1–23 (No.SS-3) (No.SS-3).

Christensen, D. L., Maenner, M. J., Bilder, D., et al. (2019). Prevalence and characteristics of Autism Spectrum Disorder among children aged 4 years-Early autism and developmental disabilities monitoring network, seven sites, United States, 2010, 2012, 2014. *MMWR Surveillance Summaries, 68*(2), 1–19.

Colella-Santos, M. F., Hein, T. A., de Souza, G. L., et al. (2014). Newborn hearing screening and early diagnostic in the NICU. *Biomed Research International*, 845308.

Crnic, K. A., Neece, C. L., McIntyre, L. L., et al. (2017). Intellectual disability and developmental risk: Promoting intervention to improve child and family well-being. *Child Development, 88*(2), 436–445.

Curnow, K. J., Sanderson, R. K., & Beruti, S. (2019). Noninvasive detection of fetal aneuploidy using next generation sequencing. *Methods in Molecular Biology, 1885*, 325–345.

Davies, L. E., & Oliver, C. (2016). Self-injury, aggression and destruction in children with severe intellectual disability: Incidence, persistence and novel, predictive behavioral risk markers. *Research In Developmental Disabilities, 49–50*, 291–301.

Dedhia, K., Graham, E., & Park, A. (2018). Hearing loss and failed newborn hearing. *Clinics in Perinatology, 45*(4), 629–643.

Easwar, V., Yamazaki, H., Deighton, M., et al. (2017). Cortical representation of interaural time difference is impaired by deafness in development: Evidence from children with early long- term access to sound through bilateral cochlear implants provided simultaneously. *The Journal of Neuroscience, 37*(9), 2349–2361.

Englund, C. K., Jonsson, B., Zander, C. S., et al. (2013). Changes in mortality and causes of death in the Swedish Down syndrome population. *The American Journal of Medical Genetics, PartA, 161*, 642–649.

Fabry, D. A., Davila, E. P., Arheart, K. L., et al. (2011). Secondhand smoke exposure and the risk of hearing loss. *Tobacco Control, 20*(1), 82–85.

Feinberg, J. I., Bakulski, K. M., Jaffe, A. E., et al. (2015). Paternal sperm DNA methylation associated with early signs of autism risk in the autism-enriched cohort. *International Journal of Epidemiology, 44*(4), 1199–1210.

Fernell, E., Eriksson, M. A., & Gillberg, C. (2013). Early diagnosis of autism and impact on prognosis: a narrative review. *Clinical Epidemiology, 5*, 33–43.

Finucane, B., Lincoln, S., Bailey, L., & Martin, C. L. (2017). Prognostic dilemmas and genetic counseling for prenatally detected Fragile X gene expansions. *Prenatal Diagnosis, 37*, 37–42.

Gan, R., Rowe, A., Benton, C., et al. (2016). Management of hearing loss in children. *Paediatrics and Child Health, 26*(1), 15–20.

Gil, M. M., Accurti, V., Santacruz, B., et al. (2017). Analysis of cell-free DNA in maternal blood in screening for aneuploides: updated meta-analysis. *Ultrasound in Obstetrics & Gynecology, 50*(3), 302–314.

Gilbert, J., & Man, H. (2017). Fundamental elements in autism: From neurogenesis and neurite growth to synaptic plasticity. *Frontiers in Cellular Neuroscience, 11*, 359.

Gilissen, C., Hehir-Kwa, J., Thung, D. T., et al. (2014). Genome sequencing identifies major causes of severe intellectual disability. *Nature, 11*, 344–347.

Goel, R., Hong, J. S., Findling, R. L., et al. (2018). An update on pharmacotherapy of autism spectrum disorder in children and adolescents. *Int Rev Psychiatry, 30*(1), 78–95.

Goin-Kochel, R. P., Mire, S. S., Dempsey, A. G., et al. (2016). Parental report of vaccine receipt in children with autism spectrum disorder: Do rates differ by pattern of ASD onset? *Vaccine, 34*, 1335–1342.

Gray, K. J., & Wilkins-Haug, L. E. (2018). Have we done our last aminocentesis? Updates on cell-free DNA for Down syndrome screening. *Pediatric Radiology, 48*(4), 461–470.

Grindle, C. R. (2014). Pediatric hearing loss. *Pediatric Reviews, 35*(11), 456–463.

Guest, H., Munro, K. L., Prendergast, G., et al. (2017). Tinnitis with a normal audiogram: Relation to noise exposure but no evidence for cochlear synaptopathy. *Hearing Research, 344*, 265–274.

Guralnick, M. J. (2017). Early intervention for children with intellectual disabilities: an update. *JARID, 30*, 211–229.

Haddad, J., Dodhia, S. N., & Spitzer, J. B. (2020). Hearing loss. In R. M. Kliegman, J. W. St. Geme, N. J. Blum, et al. (Eds.), *Nelson textbook of pediatrics* (21 ed.). Philadelphia: Elsevier Inc.

Hadjkacem, I., Ayadi, H., Turki, M., et al. (2016). Prenatal, perinatal and postnatal factors associated with autism spectrum disorder. *Jornal de pediatria, 92*(6), 595–601.

Hagerman, R. J., Berry-Kravis, E., Hazlett, H. C., Bailey, D. B., Moine, H., Kooy, R. F., et al. (2017). Fragile X syndrome. *Nature Reviews Disease Primers, 3*, 17065.

Health Quality Ontario. (2018). Bilateral cochlear implantation: A health technology assessment. *Ontario Health Technology Assessment Series, 18*(6), 1–139.

Herndon, A. C., DiGuiseppi, C., Johnson, S. L., et al. (2009). Does nutritional intake differ between children and autism spectrum disorders and children with typical development? *The Journal of Autism and Developmental Disorders, 39*(2), 212–222.

Homeyard, C., Montgomery, E., Chinn, D., et al. (2016). Current evidence on antenatal care provision for women with intellectual disabilities: a systematic review. *Midwifery, 32*, 45–57.

Hopf, K. P., Madren, E., & Santianni, K. A. (2016). Use and perceived effectiveness of complementary and alternative medicine to treat and manage the symptoms of autism in children: A survey of parents in a community population. *The Journal of Alternative and Complementary Medicine, 22*(1), 25–32.

Hoyme, H. E., Kalberg, W. O., Elliot, A. J., et al. (2016). Updated clinical guidelines for diagnosing fetal alcohol spectrum disorders. *Pediatrics, 138*(2), pii:e20154256.

Hu, H., Sasaki, N., & Ogasawara, T. (2019). Smoking, smoking cessation, and the risk of hearing loss: Japan epidemiology collaboration on occupational health study. *Nicotine and Tobacco Research, 21*(4), 481–488.

Hui, L. (2019). Noninvasive approaches to prenatal diagnosis: Historical perspective and future directions. *Methods in Molecular Biology, 1885*, 45–58.

Iwarsson, E., Jacobsson, B., Dagerhamn, J., et al. (2017). Analysis of cell-free DNA in maternal blood for detection of trisomy 21,18 and 13 in a general pregnant population and in high risk population-a systemic review and meta-analysis. *Acta Obstetricia et Gynecologica Scandinavica, 96*(1), 7–18.

Joint Committee on Infant Hearing of the American Academy of Pediatrics, Muse, C., Harrison, J., et al. (2013). Supplement to the JCIH 2007 position statement: principles and guidelines for early intervention after confirmation that a child is deaf or hard of hearing. *Pediatrics, 131*(4), e1324–e1349.

Katz, G., & Lazcano-Ponce, E. (2008). Intellectual disability: definition, etiological factors, classification, diagnosis, treatment and prognosis. *Salud Pública de México, 50*(Suppl 2), S132–S141.

Kaufmann, W. E., Kidd, S. A., Andrews, H. F., et al. (2017). Autism spectrum disorder in Fragile X syndrome: Co-occurring conditions and current treatment. *Pediatrics, 139*(Suppl 3), S194–S206.

Kerub, O., Haas, E. J., Menashe, I., et al. (2018). Autism spectrum disorder: Evolution of disorder definition, risk factors and demographic characteristics in Israel. *The Israel Medical Association Journal, 20*(9), 576–581.

Kirchner, J. C., Hatri, A., Heekeren, H. R., et al. (2011). Autistic symptomatology, face processing abilities, and eye fixation patterns. *The Journal of Autism and Developmental Disorders, 41*(2), 158–167.

Korver, A. M. H., Smith, R. J. H., & Van Camp, G. (2017). Congenital hearing loss. *Nature Reviews Disease Primers, 12*(3), 16094.

Krishnaswami, S., McPheeters, M. L., & Veenstra-Vanderweele, J. (2011). A systematic review of secretin for children with autism spectrum disorders. *Pediatrics, 127*(5), e1322–e1325.

Lai, M. C., Lombardo, M. V., & Baron-Cohen, S. (2014). Autism. *Lancet, 383*(9920), 896–910.

Lammers, M. J., Jansen, T. T., Grolman, W., et al. (2015). The influence of newborn hearing screening on the age at cochlear implantation in children. *Laryngoscope, 125*(4), 985–990.

Lazaro, C. P., & Ponde, M. P. (2017). Narratives of mothers of children with autism spectrum disorders: Focus on eating behavior. *Trends in Psychiatry and Psychotherapy, 39*(3), 180–187.

Leas, D. P., Goldstein, J. A., Kellan, J. F., et al. (2017). What activity restrictions are indicated in the treatment of atlantoaxial instability (AAI)? Medscape. http://www.medscape.com/.../what-activity-restrictions-are-indicated-in-the-treatment. Accessed 19 January 2019.

Lee, A. W., Ventola, P., Budimirovic, D., et al. (2018). Clinical development of targeted Fragile X syndrome treatment: an industry perspective. *Brain Sciences, 8*(12).

Lee, B. (2020). Cytogenetics: Down syndrome and other abnormalities of chromosome number. In R. M. Kliegman, J. W. St. Geme, N. J. Blum, et al. (Eds.), *Nelson textbook of pediatrics* (21 ed.). Philadelphia: Elsevier Inc.

Lee, Y. J., Oh, S. H., Park, C., et al. (2014). Advanced pharmacology evidenced by pathogenesis of autism spectrum disorder. *Clinical Psychopharmacology and Neuroscience, 12*(1), 19–30.

Lemcke, S., Juul, S., Parner, E. T., et al. (2013). Early signs of autism in toddlers: a follow-up study in the Danish National Birth Cohort. *The Journal of Autism and Developmental Disorders, 43*(10), 2366–2375.

Ly, V., Bottelier, M., Hoekstra, P. J., et al. (2017). Elimination diet's efficacy and mechanisms in attention deficit hyperactivity disorder and autism spectrum disorder. *European Child and Adolescent Psychiatry, 26*(9), 1067–1079.

Lyra, L., Rizzo, L. E., Sunahara, C. S., et al. (2017). What do Cochrane systematic reviews say about interventions for autism spectrum disorder? *Sao Paulo Medical Journal, 135*(2), 192–201.

Mefford, H. C., Batshaw, M. L., & Hoffman, E. P. (2012). Genomics, intellectual disability, and autism. *The New England Journal of Medicine, 366*, 733–743.

Mink, J. W. (2016). Congenital, developmental, and neurocutaneous disorders: Fragile X syndrome. In M. K. Crow, J. H. Doroshow, J. M. Drazen, et al. (Eds.), *Goldman-Cecil medicine* (25 ed.). Philadelphia: Elsevier-Saunders.

Moran, M. (2013). DSM-5 provides new take on neurodevelopment disorders. *Psychiatric News, 48*(2), 6–23.

Morano, S., Ruiz, S., Hwang, J., et al. (2017). Meta-analysis of single-case treatment effects on self-injurious behavior for individuals with autism and intellectual disabilities. *Autism and Developmental Language Impairments, 2*, 1–26.

Na, S. D., & Burns, T. G. (2016). Wechsler Intelligence Scale for children-V: Test review. *Applied Neuropsychology: Child, 5*(2), 156–160.

Nath, D. (2017). Complementary and alternative medicine in the school-age child with autism. *The Journal of Pediatric Health Care, 31*(3), 393–397.

National Academies of Sciences, Engineering, and Medicine. (2015). *Mental disorders and disabilities among low-income children*. Washington, DC: The National Academies Press. https://doi.org/10.17226/21780.

National Autism Association. (2017). About autism. http://nationalautismassociation.org/resources/autism-fact-sheet/.

National Down Syndrome Society. (2019a). Early intervention. http://www.ndss.org/Resources/Therapies-Development/Early-Intervention/.

National Down Syndrome Society. (2019b). Recreation and friendship. http://www.ndss.org/Resources/Wellness/Recreation-Friendship/.

National Down Syndrome Society. (2019d). Atlantoaxial instability and Down syndrome. http://www.ndss.org/Resources/Health-Care/Associated-Conditions/Atlantoaxial-Instability-Down-Syndrome/.

National Fragile X Foundation. (2019). Fragile X disorders. https://fragilex.org.

Neumann, K., Chadha, S., & Tavartkiladze, G. (2019). Newborn and infant hearing screening facing globally growing numbers of people suffering from disabling hearing loss. *International Journal of Neonatal Screening, 5*(1), 7.

Neumeyer, A. M., Anixt, J., Chan, J., et al. (2018). Identifying associations among co-occuring medical conditions with autism spectrum disorders. *Academic Pediatrics, S1876-2859*(18)30456–X.

Ng, M., de Montigny, J. G., Ofner, M., et al. (2017). Environmental factors associated with autism spectrum disorder: A scoping review for the years 2003-2013, Health Promotion and Chronic Disease Prevention in Canada-Research. *Policy and Practice, 37*(1), 1–23.

Niu, M., Han, Y., Dy, A. B. C., et al. (2017). Autism symptoms in Fragile X syndrome. *Journal of Child Neurology, 32*(10), 903–909.

O'Hara, M. A. (2016). Instrument-based pediatric vision screening. *Current Opinion in Ophthalmology, 27*(5), 398–401.

Oono, I. P., Honey, E. J., & McConachie, H. (2013). Parent-mediated early intervention for young children with autism spectrum disorders (ASD). *The Cochrane Database of Systematic Reviews*, (4), CD009774.

Orinstein, A. J., Helt, M., Troyb, E., et al. (2014). Intervention for optimal outcome in children and adolescents with a history of autism. *The Journal of Developmental & Behavioral Pediatrics, 35*(4), 247–256.

Palomaki, G. E., & Kloza, E. M. (2018). Prenatal cell-free DNA screening test failures: A systematic review of failure rates, risk of Down syndrome and impact of repeat testing. *Genetics in Medicine, 20*(11), 1312–1323.

Panerai, S., Suraniti, G. S., Catania, V., et al. (2018). Improvements in mealtime behaviors of children with special needs following a day-center-based behavioral intervention for feeding problems. *Rivista di Psichiatria, 53*(6), 299–308.

Pawlaczyk-Luszczynska, M., Zamojska-Daniszewska, M., Dudarewicz, A., et al. (2017). Exposure to excessive sounds and hearing status in academic classical music students. *International Journal of Occupational Medicine and Environmental Health, 30*(1), 55–75.

Pearson, N., Charman, T., Happe, F., et al. (2018). Regression in autism spectrum disorder: Reconciling findings from retrospective and prospective research. *Autism Research, 11*(12), 1602–1620 2.

Pettinato, M., De Clerck, I., Verhoeven, J., et al. (2017). Expansion of prosodic abilities at the transition from babble to words: A comparison between children with cochlear implants and normally hearing children. *Ear and Hearing, 38*(4), 475–486.

Posar, A., & Visconti, P. (2016). Autism in 2016: The need for answers. *J Pediatr (Rio J), 93*(2), 111–119.

Price, C. S., Thompson, W. W., Goodson, B., et al. (2010). Prenatal and infant exposure to thimerosal from vaccines and immunoglobulins and risk of autism. *Pediatrics, 126*(4), 656–664.

Pueschel, S. M. (1999). The child with Down syndrome. In M. D. Levine, W. B. Carey, & A. C. Crocker (Eds.), *Developmental-behavioral pediatrics* (3rd ed.). Philadelphia: Saunders.

Reichow, B., Hume, K., Barton, E. E., et al. (2018). Early intensive behavioral intervention (EIBI) for young children with autism spectrum disorders (ASD). *The Cochrane database of systematic reviews, 5*, CD009260.

Riley, C., Mailick, M., Berry-Kravis, E., et al. (2017). The future of Fragile X syndrome: CDC stakeholder meeting summary. *Pediatrics, 139*(Suppl 3), S147–S152.

Riley, C., & Wheeler, A. (2017). Assessing the Fragile X syndrome newborn screening landscape. *Pediatrics, 139*(Suppl 3), S207–S215.

Rogers, G. L., & Jordan, C. O. (2013). Pediatric vision screening. *Pediatrics in Review, 34*(3), 126–133.

Sanchack, K. E., & Thomas, C. A. (2016). Autism spectrum disorder: Primary care principles. *American Family Physician, 94*(12), 972–979.

Sandin, S., Lichtenstein, P., Kuja-Holkola, R., et al. (2014). The familial risk of autism. *JAMA, 2311*(17), 1770–1777.

Shapiro, B. K., & O'Neill, M. E. (2020). Intellectual disability. In R. M. Kliegman, J. W. St. Geme, N. J. Blum, et al. (Eds.), *Nelson textbook of pediatrics* (21 ed.). Philadelphia: Elsevier/Saunders.

Shea, S. E. (2012). Intellectual disability (mental retardation). *Pediatrics in Review, 33*(3), 110–121.

Singh, V. (2015). Newborn hearing screening: Present scenario. *Indian Journal of Community Medicine, 40*(1), 62–65.

Sliwinska-Kowalska, M., & Zaborowski, K. (2017). WHO environmental noise guidelines for the European region: A systematic review on environmental noise and permanent hearing loss and tinnitus. *International Journal of Environmental Research and Public Health, 14*(10).

Solomon, M., Buaminger, N., & Rogers, S. J. (2011). Abstract reasoning and friendship in high functioning preadolescents with autism spectrum disorders. *The Journal of Autism and Developmental Disorders, 41*(1), 32–43.

Talaat, H. S., Metwaly, M. A., Khafagy, A. H., et al. (2014). Dose passive smoking induce sensorineural hearing loss in children? *International Journal of Pediatric Otorhinolaryngology, 78*(1), 46–49.

Talkowski, M. E., Minikel, E. V., & Gusella, J. F. (2014). Autism spectrum disorder genetics: Diverse genes with diverse clinical outcomes. *The Harvard Review of Psychiatry, 22*(2), 65–75.

Tassé, M. J., Luckasson, R., & Nygren, M. (2013). AAIDD proposed recommendations for ICD-11 and the condition previously known as mental retardation. *Intellectual and Developmental Disabilities, 51*(2), 127–131.

Tassone, F. (2014). Newborn screening for Fragile X syndrome. *JAMA Neurology, 71*(3), 355–359.

Taylor, L. E., Swerdfeger, A. L., & Eslick, G. D. (2014). Vaccines are not associated with autism: An evidence-based meta-analysis of case-control and cohort studies. *Vaccine, 32*(29), 3623–3629.

The New York Public Library. (2019). *Talking Book Players*. https://www.nypl.org/about/locations/heiskell/digital-player.

Tick, B., Bolton, P., Happe, F., et al. (2016). Heritability of autism spectrum disorders: A meta-analysis of twin studies. *The Journal of Child Psychology Psychiatry, 57*(5), 585–595.

Trzmiel, T., Purandare, B., Michalak, M., et al. (2019). Equine assisted activities and therapies in children with autism spectrum disorder: A systematic review and meta-analysis. *Complementary Therapies in Medicine, 42*, 104–113.

Uno, Y., Uchiyama, T., Kurosawa, M., et al. (2015). Early exposure to the combined measles-mumps-rubella vaccine and thimerosal-containing vaccines and risk of autism spectrum disorder. *Vaccine, 33*(21), 2511–2516.

US Department of Health and Human Services, Office of Disease Prevention and Health Promotion. (2015). Healthy people 2020: Vision. http://www.healthypeople.gov/2020/topics-objectives/topic/vision.

US Food and Drug Administration. (2018). Thimerosal and vaccines-FDA. https://www.fda.gov/vaccines-blood-biologics/safety-availability-biologics/thimerosal-and-vaccines

US Preventive Services Task Force. (2017). Vision screening for children aged 6 months to 5 years of age: US Preventive Services Task Force Recommendation statement. *JAMA, 318*(9), 836–844.

Wallander, J. L., Biasini, F. J., Thorsten, V., et al. (2014). Dose of early intervention treatment during children's first 36 months of life is associated with developmental outcomes: An observational cohort study in three low/low-middle income countries. *BMC Pediatrics, 14*, 281.

Wang, C., Hua, G., Weidong, L., et al. (2017). Prenatal, perinatal, and postnatal factors associated with autism: A meta-analysis. *Medicine (Baltimore), 96*(18), e6696.

Weijerman, M. E., & de Winter, J. P. (2010). Clinical practice: The care of children with Down syndrome. *The European Journal of Pediatrics, 169*(12), 1445–1452.

Willfors, C., Carlsson, T., Anderlid, B.-M., et al. (2017). Medical history of discordant twins and environmental etiologies of autism. *Translational Psychiatry, 7*, e1014.

Williams, K. J., Wray, J. J., & Wheeler, D. M. (2012). Intravenous secretin for autism spectrum disorder (ASD). *The Cochrane database of systematic reviews* (4), CD003495.

Willsey, A. J., & State, M. W. (2015). Autism spectrum disorders: from genes to neurobiology. *Current Opinion in Neurobiology, 30*, 92–99.

Wodka, E. L., Mathy, P., & Kalb, L. (2013). Predictors of phrase and fluent speech in children with autism and severe language delay. *Pediatrics, 131*(4), e1128–e1134.

Wong, S., Napoli, E., Krakowiak, P., et al. (2016). Role of p53, mitochondrial DNA deletions, and paternal age in autism: a case-control study. *Pediatrics, 137*(4), e20151888.

World Health Organization. (2012). Deafness and hearing loss. http://www.who.int/mediacentre/factsheets/fs300/en/.

World Health Organization. (2019). Addressing the rising prevalence of hearing loss.

Ying, G., Maguire, M., Cyert, et al. (2014). Prevalence of vision disorders by racial and ethnic group among children participating in Head Start. *Ophthalmology, 12*(3), 630–636.

Zemel, B. S., Pipan, M., Stallings, V. A., et al. (2015). Growth charts for children with Down syndrome in the United States. *Pediatrics, 136*(5), e1204–1211.

Zerbo, O., Qian, Y., Yoshida, C., et al. (2017). Association between influenza and vaccination during pregnancy and risk of autism spectrum disorder. *JAMA Pediatrics, 171*(1), e163609.

Zwaigenbaum, L., Bauman, M. L., Stone, W. L., et al. (2015). Early identification of autism spectrum disorder: Recommendations for practice and research. *Pediatrics, 136*, S10–S40.

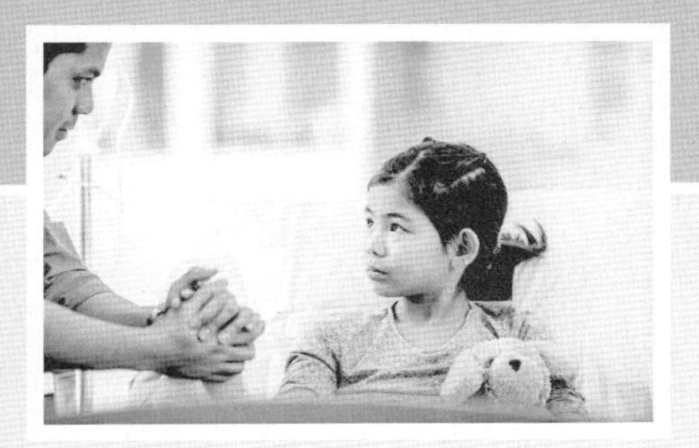

19 Cuidado Centrado na Família Durante a Doença e a Hospitalização da Criança

Tara Taneski Merck, Patricia McElfresh

CONCEITOS GERAIS

- Estresse
- Mecanismos de enfrentamento
- Comunicação
- Cuidado centrado na família

ESTRESSORES E REAÇÕES DA CRIANÇA À HOSPITALIZAÇÃO

Muitas vezes, a doença e a hospitalização são as primeiras crises que uma criança deve enfrentar. Especialmente durante os primeiros anos, as crianças são particularmente vulneráveis a esses estressores porque o estresse representa uma mudança do estado habitual de saúde e rotina ambiental, e as crianças têm um número limitado de mecanismos de enfrentamento para lidar com os **estressores**. Os principais estressores da hospitalização incluem separação, perda de controle, lesão corporal e dor. As reações das crianças a essas crises são influenciadas por sua idade de desenvolvimento; sua experiência anterior com doenças, separação ou hospitalização; suas habilidades de enfrentamento inatas e adquiridas; a gravidade do diagnóstico; e o sistema de suporte disponível. As crianças também expressaram medos causados pelo ambiente desconhecido ou pela falta de informação; pelas relações entre a criança e a equipe médica; e o ambiente físico, social e simbólico (Samela, Salanterä, & Aronen, 2009).

ANSIEDADE DA SEPARAÇÃO

O maior estresse desde a meia infância ao longo dos anos pré-escolares, especialmente para crianças de 6 a 30 meses, é a ansiedade de separação, também chamada de **depressão anaclítica**. As principais respostas comportamentais a esse estressor durante a primeira infância estão resumidas no Boxe 19.1. Durante a fase de **protesto**, as crianças reagem agressivamente à separação dos pais. Elas choram e gritam por seus pais, recusam a atenção de qualquer outra pessoa e ficam inconsoláveis (Figura 19.1). Em contraste, durante a fase de **desespero**, o choro cessa e a depressão é evidente. A criança é muito menos ativa, não se interessa por brincadeiras ou comida e se afasta dos outros (Figura 19.2).

A terceira fase é o **desapego**, também chamado de **negação**. Superficialmente, parece que a criança finalmente se adaptou à perda. Ela se interessa mais pelo ambiente, brinca com os outros e parece formar novos relacionamentos. No entanto, esse comportamento é resultado de resignação e não é sinal de contentamento. A criança se desapega em um esforço para escapar da dor emocional de desejar a presença dos pais e luta formando relacionamentos superficiais com os outros, tornando-se cada vez mais autocentrada e atribuindo maior importância aos objetos materiais. Essa é a fase mais grave na qual a reversão de potenciais efeitos adversos é menos provável de ocorrer depois que o desapego é estabelecido. Na maioria das situações, as separações temporárias impostas pela hospitalização não provocam ausências parentais tão prolongadas a ponto de a criança entrar na fase de desapego. Além disso, evidências consideráveis sugerem que, mesmo com estressores (como a separação), as crianças são notavelmente adaptáveis e os efeitos nocivos permanentes são raros.

Embora a progressão para a fase de desapego seja incomum, as fases iniciais são frequentemente observadas mesmo com breves separações de um dos pais. A menos que os membros da equipe de saúde entendam o significado de cada fase comportamental, podem rotular erroneamente os comportamentos como positivos ou negativos. Por exemplo, podem ver o choro alto da fase de protesto como um comportamento "ruim". Como os protestos aumentam quando um estranho se aproxima da criança, a equipe pode interpretar essa reação como significando que devem ficar longe. Durante a fase silenciosa e retraída do desespero, os membros da equipe de saúde podem pensar que a criança está finalmente "se adaptando" ao novo ambiente e podem ver os comportamentos de desapego como prova de um "bom ajuste". Quanto mais rápido esse estágio for alcançado, mais provável será que a criança seja considerada o "paciente ideal".

Como as crianças parecem reagir "negativamente" às visitas de seus pais, observadores desinformados sentem-se justificados em

Boxe 19.1 Manifestações de ansiedade de separação em crianças pequenas.

Fase de protesto

Os comportamentos observados durante a infância tardia incluem:

- Chorar
- Gritar
- Buscar os pais com os olhos
- Agarrar-se aos pais
- Evitar e rejeitar o contato com estranhos.

Comportamentos adicionais observados durante a primeira infância incluem:

- Ataques verbais a estranhos (p. ex., "Vá embora")
- Ataques físicos a estranhos (p. ex., chutes, mordidas, tapas, beliscões)
- Tentativas de fuga para encontrar os pais
- Tentativas de forçar fisicamente os pais a ficar.

Os comportamentos podem durar de horas a dias.
As manifestações de protesto, como o choro, podem ser contínuas, cessando apenas com a exaustão física.
A aproximação de um estranho pode precipitar protestos crescentes.

Fase de desespero

Os comportamentos observados incluem:

- Inatividade
- Afastamento dos outros
- Depressão, tristeza
- Falta de interesse no ambiente
- Falta de comunicação
- Regressão a comportamentos prévios (p. ex., hábito de chupar o dedo, enurese noturna, uso de chupeta, uso de mamadeira).

Os comportamentos podem durar por um tempo variável.
A condição física da criança pode se deteriorar devido à recusa em comer, beber ou se mover.

Fase de desapego

Os comportamentos observados incluem:

- Mostra maior interesse pelo ambiente
- Interage com estranhos ou cuidadores familiares
- Estabelece relacionamentos novos, mas superficiais
- Parece feliz.

O desapego geralmente ocorre após uma separação prolongada dos pais; raramente é observado em crianças hospitalizadas
Os comportamentos representam uma adaptação superficial à perda.

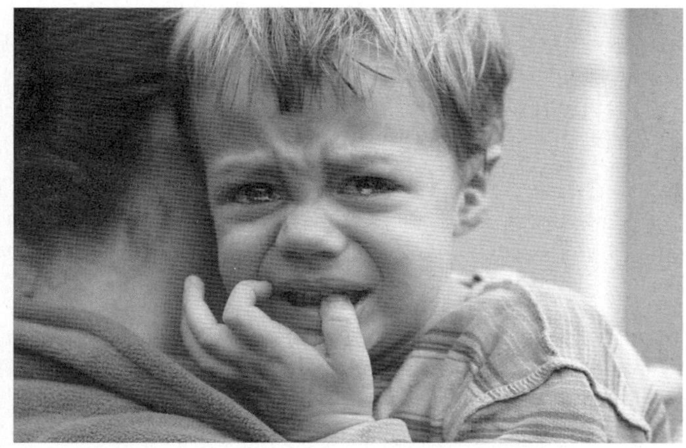

Figura 19.1 Na fase de protesto pela ansiedade da separação, as crianças choram alto e ficam inconsoláveis pela ausência dos pais. (© 2015 iStock.com.)

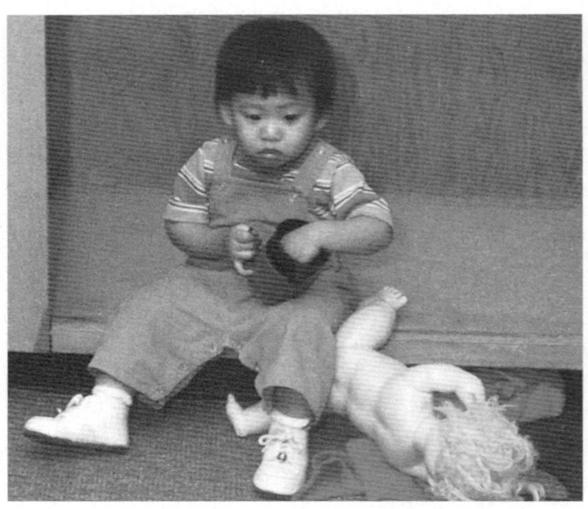

Figura 19.2 Durante a fase de desespero pela ansiedade da separação, as crianças ficam tristes, solitárias e desinteressadas por comida e brincadeiras.

restringir os privilégios de visita. Por exemplo, durante a fase de protesto, as crianças aparentemente não parecem felizes em ver seus pais (Figura 19.3). Na verdade, elas podem até chorar mais alto. Se estão deprimidas, elas podem rejeitar seus pais ou começar a protestar novamente. Muitas vezes, elas se apegam aos pais em um esforço para garantir sua presença contínua. Consequentemente, essas reações podem parecer "atrapalhar" a adaptação da criança ao novo ambiente. Se a separação progrediu para a fase de desapego, as crianças não responderão a seus pais de maneira diferente do que responderiam a qualquer outra pessoa.

Esse tipo de reação é angustiante para os pais, que desconhecem seu significado. Se os pais forem percebidos como intrusos, eles verão sua ausência como "benéfica" para o ajuste e a recuperação da criança. Eles podem responder ao comportamento da criança ficando apenas por curtos períodos, visitando com menos frequência ou enganando a criança na hora de sair. O resultado é um ciclo destrutivo de mal-entendidos e necessidades não atendidas.

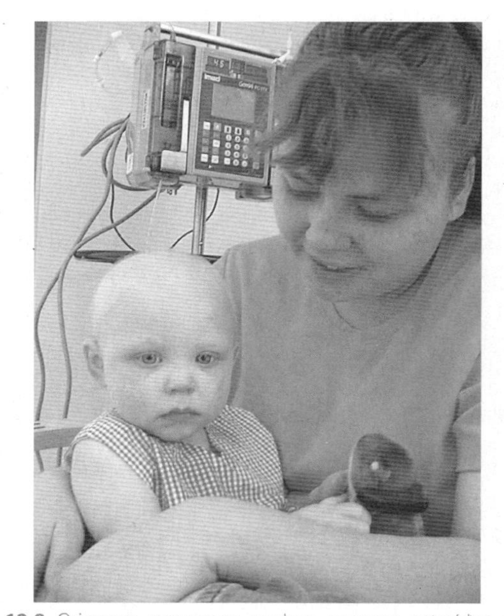

Figura 19.3 Crianças pequenas podem parecer retraídas e tristes mesmo na presença de um dos pais. (Cortesia de E. Jacob, Texas Children's Hospital, Houston, TX.)

Primeira infância

A ansiedade da separação é o maior estresse imposto pela hospitalização na primeira infância. Se a separação for evitada, as crianças pequenas terão uma tremenda capacidade de suportar qualquer outro estresse. Nessa faixa etária, são observadas as reações típicas que acabamos de descrever. Os *toddlers* (de 1 a 3 anos) demonstram mais comportamentos direcionados a objetivos. Por exemplo, elas podem implorar aos pais para ficarem e tentar fisicamente mantê-los com elas ou fugir para tentar encontrá-los caso eles tenham partido. A criança pode demonstrar descontentamento no regresso ou na partida dos pais tendo acessos de raiva; recusando-se a cumprir as rotinas usuais da hora das refeições, hora de dormir ou ir ao banheiro; ou regredindo a níveis mais primitivos de desenvolvimento. Birras, enurese ou outros comportamentos exibidos por crianças também podem ser expressões de raiva, uma resposta fisiológica ao estresse ou aos sintomas de doença.

Como crianças em idade pré-escolar são mais seguras interpessoalmente do que as crianças pequenas *(toddlers)*, elas podem tolerar breves períodos de separação de seus pais e estão mais inclinadas a desenvolver confiança substituta em outros adultos significativos. O estresse da doença geralmente torna os pré-escolares menos capazes de lidar com a separação; como resultado, essas crianças manifestam muitos dos comportamentos da fase de ansiedade da separação. Em geral, os comportamentos de protesto são mais sutis e passivos do que os observados em crianças menores. Os pré-escolares podem demonstrar ansiedade de separação recusando-se a comer, tendo problemas para dormir, chorando baixinho chamando pelos pais, perguntando continuamente quando os pais vão visitá-los ou se afastando dos outros. Eles podem expressar raiva indiretamente quebrando brinquedos, batendo em outras crianças ou recusando-se a cooperar durante as atividades habituais de autocuidado. Os enfermeiros precisam ser sensíveis a esses sinais menos óbvios de ansiedade de separação para intervir adequadamente.

Fim da infância e adolescência

Pesquisas anteriores indicam que o papel da família não é tão importante para as crianças em idade escolar quanto para aquelas que estão nos primeiros anos (de 1 a 3) e as pré-escolares. Em estudo anterior, as crianças foram questionadas sobre seus temores ao serem hospitalizadas e listaram seus maiores medos em relação à hospitalização, como estar longe da família e dos amigos, estar em um ambiente desconhecido, receber avaliações ou tratamentos e perder a autodeterminação ou a possibilidade de fazer escolhas (Coyne, 2006). Em um estudo qualitativo com crianças de 5 a 9 anos, elas descreveram a hospitalização em histórias que enfocavam o fato de estarem sozinhas e de sentirem medo, raiva ou tristeza. Essas crianças também descreveram a necessidade de proteção e companhia durante a hospitalização (Wilson, Megel, Enenbach et al., 2010).

Embora crianças em idade escolar sejam mais capazes de enfrentar a separação em geral, o estresse e muitas vezes a regressão imposta pela doença ou hospitalização podem aumentar suas necessidades de segurança e de orientação dos pais. Isso é particularmente verdadeiro para crianças em idade escolar que só recentemente deixaram a segurança de casa e estão lidando com as dificuldades de adaptação à vida escolar. Crianças em idade escolar podem reagir mais à separação de suas atividades habituais e de seus pares do que à ausência dos seus pais. Essas crianças têm um alto nível de atividade física e mental que muitas vezes não encontra expressão adequada no ambiente hospitalar, e mesmo quando não gostam da escola, admitem sentir falta de sua rotina e temem não conseguir competir com seus colegas de classe ou "adaptar-se" a eles quando retornarem. Sentimentos de solidão, tédio, isolamento e depressão são comuns. Essas reações podem ocorrer mais como resultado da separação do que por preocupação com a doença, o tratamento ou o ambiente hospitalar.

Crianças em idade escolar podem precisar e desejar a orientação dos pais ou o apoio de outras pessoas adultas, mas podem não conseguir ou não querer pedir. Como alcançar a independência é muito importante, elas relutam em procurar ajuda diretamente, temendo parecer fracas, infantis ou dependentes. As expectativas culturais de "agir como um homem" ou "ser corajoso e forte" pesam muito sobre essas crianças, especialmente os meninos, que tendem a reagir ao estresse com estoicismo (resignação diante do sofrimento), retraimento ou aceitação passiva. Muitas vezes, a necessidade de expressar sentimentos de hostilidade, raiva ou outros sentimentos negativos se mostra por meios alternativos, como irritabilidade e agressão aos pais, afastamento da equipe hospitalar, incapacidade de se relacionar com os colegas, rejeição aos irmãos ou problemas comportamentais subsequentes na escola.

Para os adolescentes, a separação do lar e dos pais pode produzir emoções variadas, que vão desde a dificuldade de enfrentamento até o acolhimento do evento. A perda de contato com os colegas pode representar uma grave ameaça emocional devido à perda de *status* no grupo, à incapacidade de exercer controle ou liderança entre os pares e à perda de aceitação pelo grupo. Desvios dentro de grupos são mal tolerados e, embora seus membros possam expressar preocupação com a doença do adolescente ou com a necessidade de hospitalização, as atividades em grupo continuam, e a lacuna do membro ausente é preenchida rapidamente. Durante a separação temporária de seu grupo habitual, os adolescentes doentes podem se beneficiar de associações com outros adolescentes hospitalizados.

PERDA DE CONTROLE

Um dos fatores que influenciam a quantidade de estresse imposto pela hospitalização é o quanto de controle uma pessoa percebe que tem. A falta de controle aumenta a percepção de ameaça e pode afetar as habilidades de enfrentamento das crianças. Muitas situações hospitalares diminuem a quantidade de controle da criança. Embora faltem os estímulos sensoriais usuais, os estímulos hospitalares adicionais sobre a visão, a audição e o olfato podem ser avassaladores. Sem um ponto de vista sobre o tipo de ambiente propício ao crescimento ideal das crianças, a experiência hospitalar pode, na melhor das hipóteses, retardar o desenvolvimento temporariamente e, na pior, restringi-lo permanentemente. Como as necessidades das crianças variam muito dependendo da idade, as principais áreas de perda de controle no que se refere à restrição física, rotina ou rituais alterados e dependência são discutidas para cada faixa etária.

EFEITOS DA HOSPITALIZAÇÃO SOBRE A CRIANÇA

As crianças podem reagir aos estressores da hospitalização antes da admissão, durante a hospitalização e após a alta. O conceito de doença que a criança tem é ainda mais importante do que a idade e a maturidade intelectual para prever o nível de ansiedade antes da hospitalização (Clatworthy, Simon, & Tiedeman, 1999). Isso pode ou não ser afetado pela duração da doença ou por internações anteriores; portanto, os enfermeiros devem evitar superestimar a ideia de doenças que as crianças fazem por conta de experiências médicas anteriores (Boxe 19.2).

Fatores de risco individuais

Vários fatores de risco tornam certas crianças mais vulneráveis do que outras ao estresse da hospitalização (Boxe 19.3). Crianças que moram em áreas rurais podem apresentar graus significativamente maiores de transtorno psicológico do que crianças que vivem em áreas urbanas, possivelmente porque aquelas que vivem em cidades têm oportunidades de se familiarizar com um hospital local. Como a separação é uma questão muito importante associada à hospitalização de crianças pequenas, crianças ativas e com força de vontade tendem a se sair melhor

Boxe 19.2 Comportamento pós-hospitalar em crianças.

Crianças pequenas

Mostram indiferença inicial em relação aos pais; isso pode durar de alguns minutos (mais comum) a alguns dias

Essa indiferença é frequentemente seguida de comportamentos de dependência:

- Tendência a agarrar-se aos pais
- Exigência de atenção dos pais
- Oposição vigorosa a qualquer separação (p. ex., ficar na pré-escola ou com uma babá).

Outros comportamentos negativos incluem:

- Novos medos (p. ex., pesadelos)
- Resistência a ir para a cama, vigília noturna
- Retraimento e timidez
- Hiperatividade
- Birras
- Peculiaridades alimentares
- Apego a um cobertor ou brinquedo
- Regressão em habilidades recém-aprendidas (p. ex., ir ao banheiro).

Crianças mais velhas

Os comportamentos negativos incluem:

- Frieza emocional seguida de dependência intensa dos pais
- Raiva em relação aos pais
- Ciúme de outras pessoas (p. ex., irmãos).

quando hospitalizadas do que as passivas. Consequentemente, os enfermeiros devem estar atentos àquelas que aceitam passivamente todas as mudanças e solicitações; essas crianças podem precisar de mais apoio do que as "resistentes".

Os estressores associados à hospitalização podem fazer com que as crianças pequenas experimentem resultados negativos a curto e longo prazos. Os resultados adversos podem estar relacionados com a duração e com o número de internações, múltiplos procedimentos invasivos e ansiedade dos pais. As respostas comuns incluem regressão, ansiedade de separação, apatia, medos e distúrbios do sono, especialmente para crianças menores de 7 anos (Melnyk, 2000). Práticas de suporte, como cuidados centrados na família e visitas familiares frequentes, podem diminuir os efeitos prejudiciais das internações. Os enfermeiros devem tentar identificar crianças com problemas para desenvolver estratégias de enfrentamento (Small, 2002).

Mudanças na população pediátrica

A população pediátrica nos hospitais mudou drasticamente nas últimas duas décadas. Com uma tendência crescente de redução de internações hospitalares e cirurgias ambulatoriais, uma porcentagem maior de crianças hospitalizadas atualmente tem problemas mais sérios e complexos do que aquelas hospitalizadas no passado. Muitas dessas crianças são recém-nascidos frágeis e crianças com lesões graves ou deficiências que sobreviveram devido aos grandes avanços tecnológicos e ficaram com condições crônicas ou incapacitantes que exigem internações frequentes e prolongadas. A natureza de suas condições aumenta a probabilidade de que sejam submetidas a procedimentos mais invasivos e traumáticos enquanto estiverem hospitalizadas. Esses fatores as tornam mais vulneráveis às consequências emocionais da hospitalização e fazem com que suas necessidades sejam significativamente diferentes daquelas de pacientes que, no passado, ficaram pouco tempo internados (ver Capítulo 18 para uma discussão mais aprofundada sobre crianças com necessidades especiais). A maioria dessas crianças são lactentes e pré-escolares, que representam a faixa etária mais vulnerável aos efeitos da hospitalização.

Boxe 19.3 Fatores de risco que aumentam a vulnerabilidade das crianças aos estressores associados à hospitalização.

Temperamento "difícil".
Falta de adaptação entre a criança e os pais.
Idade (especialmente entre 6 meses e 5 anos).
Sexo masculino.
Inteligência abaixo da média.
Estresses múltiplos e contínuos (p. ex., hospitalizações frequentes).

Nos anos mais recentes, a preocupação com os resultados dos cuidados médicos e de enfermagem complexos se concentrou no aumento do tempo de hospitalização, nos diagnósticos indefinidos e em questões psicossociais complicadas. Sem atenção especial voltada para atender às necessidades psicossociais e de desenvolvimento das crianças no ambiente hospitalar, as consequências prejudiciais da hospitalização prolongada podem ser graves.

Efeitos benéficos da hospitalização

Embora a hospitalização possa ser e, geralmente é, estressante para as crianças, ela também pode ser benéfica. O benefício mais óbvio é a recuperação da doença, mas a hospitalização também pode apresentar uma oportunidade para as crianças dominarem o estresse e se sentirem competentes quanto às habilidades de enfrentamento. O ambiente hospitalar pode proporcionar às crianças novas experiências de socialização que podem ampliar suas relações interpessoais. Os benefícios psicológicos precisam ser considerados e maximizados durante o período de hospitalização. As estratégias de enfermagem apropriadas para alcançar esse objetivo são apresentadas mais adiante neste capítulo.

ESTRESSORES E REAÇÕES DA FAMÍLIA DE UMA CRIANÇA HOSPITALIZADA

REAÇÕES DOS PAIS

A crise associada ao adoecimento infantil e à hospitalização atinge todos os membros da família. As reações dos pais à doença de um filho dependem de uma variedade de fatores. Embora não seja possível prever os fatores com maior probabilidade de influenciar sua resposta, muitas variáveis foram identificadas (Boxe 19.4). (Ver também Capítulo 17.)

Pesquisas recentes identificaram temas comuns entre pais cujos filhos foram hospitalizados, os quais incluem sensação geral de impotência, questionamento sobre as habilidades da equipe, aceitação da realidade da hospitalização, necessidade de explicações em

Boxe 19.4 Fatores que afetam as reações dos pais à doença dos filhos.

Gravidade da ameaça à criança.
Experiência prévia com doença ou hospitalização.
Procedimentos médicos envolvidos no diagnóstico e no tratamento.
Sistemas de apoio disponíveis.
Resiliência pessoal.
Habilidades de enfrentamento.
Estresses adicionais no sistema familiar.
Crenças religiosas e culturais.
Padrão de comunicação entre os membros da família.

linguagem simples, como lidar com o medo e a incerteza e buscar tranquilidade com os cuidadores. A confiança na equipe de saúde pode se apresentar por meio de colaboração, compartilhamento de informações, preparação para procedimentos, garantia de apoio formal e informal à família e fornecimento de informações de maneira imparcial e culturalmente sensível (Eichner & Johnson, 2012).

REAÇÕES DE IRMÃOS

As reações das crianças à doença ou à hospitalização de um irmão são discutidas no Capítulo 17 e diferem pouco quando uma criança fica temporariamente doente. Os irmãos sentem solidão, medo e preocupação, assim como raiva, ressentimento, ciúme e culpa. A doença também pode resultar na perda de *status* das crianças dentro da família ou de seu grupo social. Foram identificados vários fatores que influenciam os efeitos da hospitalização da criança sobre os irmãos. Recentemente, descobriu-se que os pais de irmãos de crianças com doenças crônicas tendem a avaliar a qualidade de vida relacionada com a saúde dos irmãos melhor do que os autorrelatos; a gravidade da doença da criança afetada e a idade dos irmãos mais velhos podem representar um fator de risco e prejudicar a qualidade de vida dos irmãos saudáveis (Limbers & Skipper, 2014). Embora esses fatores sejam semelhantes aos observados quando a criança tem uma doença crônica, Craft (1993) relatou que os seguintes fatores relativos aos irmãos estão especificamente associados à experiência hospitalar e aumentam os efeitos sobre eles:

- Ser mais jovem e passar por muitas mudanças
- Ser cuidado fora de casa por cuidadores que não são parentes
- Receber pouca informação sobre seu irmão ou irmã doente
- Perceber que os pais os tratam de forma diferente de como os tratavam antes da internação do irmão.

Os pais muitas vezes não percebem os efeitos que os irmãos experimentam durante a hospitalização da criança doente e o benefício de intervenções simples para minimizar esses efeitos, como dar explicações claras sobre a doença e falar sobre as providências tomadas para que os irmãos permaneçam em casa. A visita de irmãos geralmente é benéfica para o paciente, o irmão e os pais, mas deve ser avaliada individualmente. Os irmãos devem ser preparados para a visita com informações apropriadas ao seu desenvolvimento e ter a oportunidade de fazer perguntas.

CUIDADOS DE ENFERMAGEM COM A CRIANÇA HOSPITALIZADA

PREPARO PARA A HOSPITALIZAÇÃO

Crianças e famílias necessitam de cuidados individualizados para minimizar os potenciais efeitos negativos da hospitalização. Um método que pode diminuir os sentimentos negativos e o medo em crianças é a preparação para a hospitalização. A justificativa para preparar as crianças para a experiência hospitalar e para os procedimentos relacionados baseia-se no princípio de que o medo do desconhecido supera o medo do conhecido. Quando o medo não a chega a ser paralisante, as crianças são capazes de direcionar sua energia para lidar com o outro e com os estresses inevitáveis da hospitalização.

Embora o preparo para uma hospitalização seja prática comum, não existe um padrão ou programa universal para todos os ambientes. O processo pode ser bem elaborado, com passeios, espetáculos de marionetes e brincadeiras com equipamentos hospitalares em miniatura; pode envolver o uso de livros, vídeos ou filmes; ou pode ser limitado a uma breve descrição dos principais aspectos de qualquer internação hospitalar. Não existe consenso sobre o melhor momento para a preparação. Alguns especialistas recomendam preparar crianças de 4 a 7 anos com cerca de 1 semana de antecedência, para que possam assimilar as informações e tirar dúvidas. Para crianças com mais idade, o tempo pode ser maior. Para crianças pequenas, que podem não ter certeza sobre o que observaram, um período de 1 ou 2 dias antes da admissão é suficiente para a preparação antecipada. A duração da sessão deve ser adaptada à capacidade de atenção das crianças – quanto mais nova, mais curto o programa. A abordagem ideal é individualizada para cada criança e família.

Independentemente do tipo específico de programa, todas as crianças, mesmo as que já estiveram internadas anteriormente, se beneficiam de uma introdução ao ambiente e à rotina da unidade. Às vezes, não é possível preparar as crianças e famílias para a hospitalização, como no caso de doença súbita e aguda. Deve-se ter o cuidado de orientar a criança e a família para as rotinas hospitalares, estabelecer expectativas e permitir questionamentos (Abraham & Moretz, 2012).

DICAS PARA A ENFERMAGEM Em muitos hospitais, os especialistas em vida infantil – profissionais de saúde com amplo conhecimento sobre o crescimento e desenvolvimento infantil e sobre as necessidades psicossociais especiais das crianças hospitalizadas e suas famílias – ajudam a preparar as crianças para hospitalização, cirurgia e procedimentos. Embora a estrutura de um programa possa variar dependendo do tamanho da unidade pediátrica, da população de pacientes e da disponibilidade de serviços auxiliares, segundo especialistas nessa área, os dois objetivos principais do programa desenvolvidos pelos especialistas em vida infantil consistem em: (1) reduzir o estresse e a ansiedade relacionados com a hospitalização ou com as experiências relativas aos cuidados de saúde e (2) promover o crescimento e o desenvolvimento normais no ambiente de cuidados de saúde e em domicílio (Thompson, 2009).

O esforço colaborativo entre os enfermeiros, o especialista em vida infantil e outros membros da equipe de cuidados em saúde ajuda a garantir uma melhor experiência hospitalar possível para a criança e sua família.

Avaliação na admissão

O histórico de admissão de enfermagem refere-se a uma coleta sistemática de dados sobre a criança e a família que permite ao enfermeiro planejar o cuidado individualizado. O histórico de admissão de enfermagem apresentado no Boxe 19.5 está organizado de acordo com os padrões funcionais de saúde descritos por Gordon (2002) (ver Capítulo 1). Esse quadro de avaliação é uma diretriz para a formulação de diagnósticos de enfermagem. Um dos principais objetivos da anamnese é avaliar os hábitos de saúde da criança em casa para promover um ambiente mais normal no hospital. As questões relacionadas com as atividades da vida cotidiana, como os padrões nutricional/metabólico, de eliminação, de sono/repouso e de atividade/exercício são uma parte importante da avaliação. As questões encontradas no padrão percepção/cuidado em saúde são direcionadas à avaliação do preparo da criança para a hospitalização e são fatores fundamentais para determinar se é necessário algum preparo adicional. As questões incluídas nos padrões de autopercepção/autoconceito e papel/relação oferecem uma visão sobre as possíveis reações da criança à hospitalização, principalmente no que se refere à separação.

O enfermeiro também deve perguntar sobre o uso de quaisquer medicamentos em casa, incluindo práticas de medicina complementar (Boxe 19.6). Em um estudo com crianças com câncer, 42% usaram terapias alternativas ou complementares simultaneamente ou após os tratamentos convencionais (Fernandez, Pyesmany, &

Boxe 19.5 Histórico de admissão de enfermagem de acordo com padrões funcionais de saúde.[a]

Percepção da saúde/Padrão de cuidados da saúde
Por que seu filho foi internado?
Como está a saúde geral de seu filho?
O que seu filho sabe sobre essa internação?

- Pergunte à criança por que ela veio ao hospital
- Se a resposta for "para uma cirurgia" ou "para exames", peça à criança para lhe contar o que acontecerá antes, durante e após o procedimento.

Seu filho já esteve no hospital antes?

- Como foi essa experiência?
- Que coisas foram importantes para você e seu filho durante a hospitalização anterior?

Como podemos ser mais úteis agora?
Que medicamentos seu filho toma em casa?

- Para que servem?
- Quando são administrados?
- Como são administrados (se líquido, com colher; se comprimido, ingerido com água; ou outro)?
- Seu filho tem algum problema para tomar medicação? Se sim, o que pode ajudar?
- Seu filho é alérgico a algum medicamento?

Se houver, quais as práticas de medicina complementar estão sendo utilizadas?

Padrão nutricional/Padrão metabólico
Qual é o horário habitual das refeições da família?
Os membros da família comem juntos ou em horários diferentes?
Quais são os alimentos, bebidas e lanches favoritos de seu filho?

- Identificar a quantidade média consumida ou tamanho das porções
- Identificar práticas culturais específicas, se a família ingerir apenas comida étnica

De quais alimentos e bebidas seu filho não gosta?
Quais são os hábitos alimentares de seu filho (mamadeira, copo, colher, come sozinho, precisa de ajuda, algum dispositivo especial)?
Como seu filho gosta que a comida seja servida (quente, fria, um item de cada vez)?
Como você descreveria o apetite habitual do seu filho (come de tudo ou é exigente)?

- A doença afetou o apetite do seu filho? De que maneira?

Existe alguma alergia alimentar conhecida ou suspeita?
Seu filho segue uma dieta especial?
Há algum problema de alimentação (a criança fica muito agitada, cospe, sente cólicas); algum problema dentário ou gengival que afete a alimentação?

- O que você faz para solucionar esses problemas?

Padrão de eliminação
Quais são os hábitos de eliminação de seu filho (usa fraldas, vai ao banheiro apenas de dia ou dia e noite, usa palavras para comunicar a vontade de urinar ou defecar, usa penico, banheiro regular, outras rotinas)?
Qual é o padrão habitual de eliminação do seu filho (evacuações)?
Você tem alguma preocupação com a eliminação (incontinência urinária, constipação intestinal, diarreia)?

- O que você faz para solucionar esses problemas?

Você já reparou se seu filho transpira muito?

Padrão de sono/Descanso
Qual é o horário habitual de dormir e despertar de seu filho?
Qual o cronograma de cochilo de seu filho; duração das sonecas?
Existe alguma rotina especial antes de dormir (mamadeira, copo de água, história para ninar, luz noturna, cobertor ou brinquedo favorito, orações)?
Existe alguma rotina especial durante o sono, como acordar para ir ao banheiro?
Em que tipo de cama seu filho dorme?
Seu filho tem um quarto separado ou divide o quarto? Se sim, com quem?
Seu filho dorme com alguém ou sozinho (p. ex., irmão, pai, outra pessoa)?
Qual é a posição de dormir favorita de seu filho?
Existem problemas para dormir (adormecer, acordar durante a noite, pesadelos, sonambulismo)?
Há algum problema em acordar e se preparar pela manhã?

- O que você faz para solucionar esses problemas?

Padrão de atividade/Exercícios
Qual é a programação do seu filho durante o dia (pré-escola, creche, escola regular, atividades extracurriculares)?
Quais são as atividades ou brinquedos favoritos do seu filho (interesses ativos e tranquilos)?
Qual é o horário habitual de seu filho assistir à televisão em casa?
Quais são os programas favoritos de seu filho?
Existe alguma restrição para a televisão?
Seu filho tem alguma doença ou deficiência que limita a atividade? Se sim, como?
Quais são os hábitos e horários de seu filho para o banho (banho na banheira ou chuveiro, banho com esponja, xampu)?
Quais são os hábitos dentários do seu filho (escovação, uso do fio dental, suplementos ou enxaguantes com flúor, creme dental favorito); horários de escovação?
Seu filho precisa de ajuda para se vestir ou se arrumar, como para pentear o cabelo?
Existe algum problema com esses padrões (aversão ou recusa em tomar banho, pentear o cabelo ou escovar os dentes)?

- O que você faz para solucionar esses problemas?

Seu filho precisa usar algum dispositivo especial (óculos, lentes de contato, aparelhos auditivos, aparelhos ortodônticos, dispositivos de eliminação artificial, aparelhos ortopédicos)?
Nota: use o seguinte código para avaliar o nível de funcionalidade do autocuidado para alimentação, banho e higiene, vestir-se e arrumar-se, ir ao banheiro:

0: autocuidado completo
I: requer uso de equipamento ou dispositivo
II: requer assistência ou supervisão de outra pessoa
III: requer assistência ou supervisão de outra pessoa e equipamento ou dispositivo
IV: é totalmente dependente e não participa

Padrão cognitivo/Perceptivo
Seu filho tem alguma dificuldade auditiva?

- A criança usa aparelho auditivo?
- Foram colocados "tubos" nos ouvidos de seu filho?

Seu filho tem algum problema de visão?

- A criança usa óculos ou lentes de contato?

Seu filho tem alguma dificuldade de aprendizagem?
Que série seu filho frequenta na escola?
Para obter informações sobre a dor, ver Capítulo 5

Padrão de autopercepção/Autoconceito
Como você descreveria seu filho (p. ex., leva tempo para se adaptar, ajusta-se facilmente, é tímido, amigável, quieto, falante, sério, brincalhão, teimoso, descontraído)?
O que deixa seu filho com raiva, irritado, ansioso ou triste? O que pode ajudar?

(*Continua*)

Boxe 19.5 Histórico de admissão de enfermagem de acordo com padrões funcionais de saúde.[a] *(continuação)*

Como seu filho age quando está irritado ou chateado?
Quais foram as experiências e reações de seu filho à separação temporária de você (pai/mãe)?
Seu filho tem algum medo (lugares, objetos, animais, pessoas, situações)?

- Como você lida com isso?

Você acha que a doença de seu filho mudou a maneira como ele pensa sobre si mesmo (p. ex., mais tímido, constrangido com a aparência, menos competitivo com os amigos, fica mais em casa)?

Padrão de papel/Relacionamento

Seu filho tem um apelido favorito?
Quais são os nomes de outros membros da família ou outras pessoas que moram na casa (parentes, amigos, animais de estimação)?
Quem geralmente cuida de seu filho durante o dia e a noite (especialmente se não for um dos pais, como uma babá ou um parente)?
Quais são as ocupações e horários de trabalho dos pais?
Existem considerações familiares especiais (filho adotivo, padrasto ou madrasta, divórcio, pai ou mãe solteiro)?
Ocorreu alguma mudança importante na família recentemente (morte, divórcio, separação, nascimento de um irmão, perda de emprego, problemas financeiros, mãe em início de carreira, outras)? Descreva a reação da criança
Quem são os amigos ou grupos sociais de seu filho (colegas, crianças mais novas ou com mais idade, adultos ou prefere ficar sozinho)?
As coisas geralmente vão bem para seu filho na escola ou com os amigos?
Seu filho tem objetos de "segurança" em casa (chupeta, mamadeira, cobertor, bicho de pelúcia ou boneca)?
Você trouxe algum desses itens para o hospital?
Como você lida com problemas de disciplina em casa? Esses métodos são sempre eficazes?
Seu filho tem alguma condição que interfira na comunicação? Se sim, quais são suas sugestões para se comunicar com seu filho?
A hospitalização de seu filho vai afetar o suporte financeiro da família ou o cuidado de outros membros da família (p. ex., outras crianças)?
Que preocupações você tem sobre a doença e a hospitalização do seu filho?
Quem ficará com seu filho enquanto ele estiver hospitalizado?
Como podemos entrar em contato com você ou outro familiar próximo fora do hospital?

Padrão reprodutivo/Sexualidade

(Responda às perguntas que se aplicam à faixa etária de seu filho)
Seu filho já chegou à puberdade (desenvolvimento de características sexuais, menstruação)?
Você ou seu filho tiveram alguma preocupação?
Sua filha sabe fazer o autoexame das mamas?
Seu filho sabe fazer o autoexame testicular?
Como você tem abordado temas sobre sexualidade com seu filho?
Você acha que pode precisar de ajuda com alguns tópicos?
A doença do seu filho afetou a maneira como ele se sente sobre ser menino ou menina? Se sim, como?
Você tem alguma preocupação com comportamentos de seu filho, como masturbação, fazer muitas perguntas ou falar sobre sexo, não respeitar a privacidade dos outros ou querer muita privacidade?
Comece a conversa sobre as preocupações sexuais de um adolescente com perguntas abertas, prosseguindo para perguntas mais diretas e usando os termos "amigo" ou "parceiro", em vez de namorada ou namorado:

- Fale-me sobre sua vida social
- Quem são seus amigos mais próximos? (se um amigo for identificado, pode perguntar mais sobre esse relacionamento, como quanto tempo passam juntos, quão sério é o relacionamento, se o relacionamento está indo do jeito que o adolescente esperava)
- Pode perguntar sobre namoro e questões sexuais, como a visão do adolescente sobre a educação sexual, "namoro sério", "morar junto" ou sexo antes do casamento
- Que amigos você gostaria que te visitassem no hospital?

Padrão de enfrentamento/Tolerância ao estresse

(Responda às perguntas que se aplicam à faixa etária de seu filho.)
O que seu filho faz quando está cansado ou chateado?

- Se chateado, seu filho quer uma pessoa ou um objeto especial?
- Se sim, explique

Se seu filho tem acessos de raiva, o que os causa e como você lida com isso?
Com quem seu filho fala quando está preocupado com alguma coisa?
Como seu filho costuma lidar com problemas ou decepções?
Houve grandes mudanças ou problemas em sua família recentemente? Se sim, como você lidou com elas?
Seu filho já teve problemas com drogas ou álcool ou tentou cometer suicídio?
Você acha que seu filho é "propenso a acidentes"? Se sim, explique

Padrão de valores/Crenças

Qual é a sua religião?
Qual a importância da religião ou da fé na vida de seu filho?
Que práticas religiosas você gostaria que fossem mantidas no hospital (p. ex., orações antes das refeições ou na hora de dormir; visita de ministro, padre ou rabino; grupo de oração)?

[a]O foco do histórico de admissão é o ambiente psicossocial da criança. A maioria das perguntas é formulada com foco na resposta dos pais. Dependendo da idade, elas devem ser diretamente direcionadas à criança, quando apropriado.

Stutzer, 1999). É importante que o uso de qualquer fitoterapia ou terapia complementar seja anotado em uma avaliação pré-operatória devido a possíveis complicações anestésicas ou cirúrgicas relacionadas com produtos fitoterápicos (Flanagan, 2001) (ver boxe *Estudo de caso para reflexão*).

Além de preencher o histórico de admissão de enfermagem, os enfermeiros também devem realizar uma avaliação física (ver Capítulo 4) antes de planejar os cuidados. A avaliação física da criança feita pela enfermagem deve incluir pelo menos a inspeção do corpo em busca de hematomas, erupções cutâneas, sinais de negligência, deformidades ou limitações físicas. O enfermeiro também deve auscultar o coração e os pulmões para avaliar o estado físico geral. Por exemplo, é impossível avaliar a melhora da função respiratória em uma criança admitida com doença pulmonar, a menos que haja dados basais para comparar aos achados subsequentes.

Preparo da criança para a admissão

O preparo de que as crianças necessitam no dia da admissão dependem do tipo de aconselhamento pré-hospitalar que receberam. Se foram preparadas em um programa formalizado, elas geralmente sabem o que esperar quanto aos procedimentos médicos iniciais, às instalações de internação e à equipe de enfermagem. O aconselhamento pré-hospitalar não exclui a necessidade de suporte durante os procedimentos, como obtenção de amostras de sangue, exames radiográficos ou exame físico. Por exemplo, despir crianças pequenas antes que elas se sintam confortáveis em seu novo ambiente pode ser constrangedor. Causar ansiedade e medo desnecessários durante a admissão pode afetar negativamente o estabelecimento de confiança no enfermeiro por parte dessas crianças. A assistência de enfermagem durante o procedimento de admissão é vital, independentemente de quão bem-preparada a criança esteja para a

Boxe 19.6 Práticas e exemplos de medicina complementar.

Alterações nutricionais, dietéticas e mudanças no estilo de vida ou no comportamento: macrobióticos, megavitaminas, dietas, modificação do estilo de vida, redução de riscos à saúde e educação em saúde, bem-estar.
Terapias de controle mental-corporal: *biofeedback*, relaxamento, terapia de oração, imagens guiadas, hipnoterapia, música ou terapia sonora, massagem, aromaterapia, terapia educacional.
Terapias tradicionais e etnomedicina: acupuntura, medicina ayurvédica, fitoterapia, medicina homeopática, medicina indígena americana, produtos naturais, medicina tradicional asiática.
Manipulação estrutural e terapias energéticas: acupressão, medicina quiroprática, massagem, reflexologia, toque terapêutico, Qigong.
Terapias farmacológicas e biológicas: antioxidantes, tratamento celular, terapia de quelação, terapia metabólica, agentes oxidantes.
Terapias bioeletromagnéticas: aplicação diagnóstica e terapêutica de campos eletromagnéticos (p. ex., eletroestimulação transcraniana, estimulação neuromagnética, eletroacupuntura).

Estudo de caso para reflexão

Medicina complementar e alternativa

Maria, uma menina hispânica, de 13 anos, teve hemorragias nasais intensas. Foi internada no hospital para um exame completo na tentativa de determinar a causa. Seus pais e avós se reuniram ao redor de sua cama. Quando você entra no quarto dela para iniciar os procedimentos de admissão, percebe um cheiro incomum. A mãe está esfregando o líquido de uma garrafa desconhecida em Maria. Enquanto isso, a avó está esfregando a cabeça de Maria. Ela se assusta com sua entrada e deixa cair algo no chão, perto de seus pés. Você se abaixa para pegar e descobre que é uma moeda de um centavo.
Avaliação inicial. Existe uma causa externa para as hemorragias nasais?
Ação de enfermagem esperada. Determinar quais as intervenções apropriadas para uso em pacientes com epistaxe. A família usou métodos alternativos para tratar as hemorragias nasais de Maria? Por quê?

Pontos de ensino

- A maioria dos casos de epistaxe em crianças não é grave e pode ser facilmente controlada pela compressão direta das duas narinas (área cartilaginosa) por um período de 5 a 10 minutos
- Em pacientes com hemorragia nasal acentuada, a avaliação e a estabilização devem ser acompanhadas imediatamente por tentativas de identificar a origem do sangramento para iniciar as medidas de controle
- Medicamentos alternativos não são recomendados para o tratamento da epistaxe aguda, pois podem ter efeitos adversos, como atraso na coagulação e/ou sangramento prolongado
- Inicie discussões sobre remédios étnicos ou populares na prática de saúde da família.

Respostas de pensamento crítico
Avaliação inicial. Maria está com epistaxe aguda com base no histórico e no exame.
Ação de enfermagem esperada. Continue a aplicar pressão por pelo menos 5 minutos, enquanto tenta identificar a fonte do sangramento. A mãe não deve administrar nenhum medicamento alternativo, incluindo o líquido tópico.

experiência da hospitalização. Além disso, passar esse tempo com a criança dá ao enfermeiro a oportunidade de avaliar a compreensão dela sobre procedimentos subsequentes (Figura 19.4). Idealmente, um enfermeiro principal é designado sempre que possível para permitir o atendimento individualizado e fornecer uma pessoa de apoio substituta para a criança.

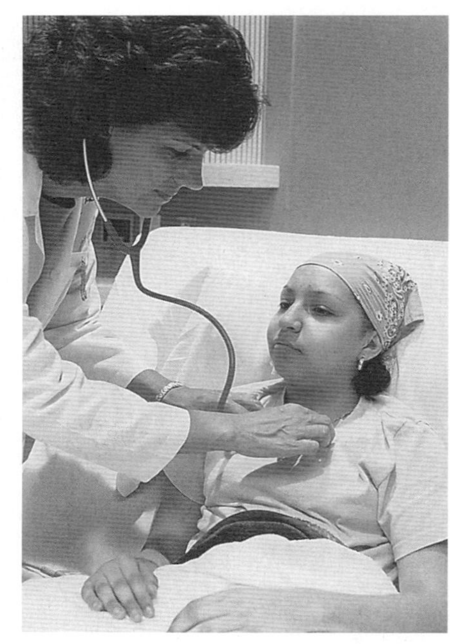

Figura 19.4 Os procedimentos iniciais de admissão da criança oferecem à enfermagem uma oportunidade de conhecer e avaliar sua compreensão sobre a experiência hospitalar.

Quando uma criança é admitida, os enfermeiros seguem vários procedimentos universais de admissão (Boxe 19.7). As considerações mínimas para atribuição de um quarto são idade, sexo e natureza da doença. Nenhuma regra absoluta rege a seleção de quartos, mas, em geral, colocar crianças da mesma faixa etária e com tipos semelhantes de doença na mesma unidade é psicológica e clinicamente vantajoso. Pode haver exceções; por exemplo, uma criança em tração pode ser terapêutica para uma criança confinada ao leito por causa de uma doença grave. Uma criança que é independente apesar das deficiências físicas pode ajudar uma criança com limitações semelhantes ou diferentes, e os pais daquela com deficiência podem obter uma compreensão mais profunda e aceitação do distúrbio de seu filho.

INTERVENÇÕES DE ENFERMAGEM

Prevenir ou minimizar a separação

Um dos objetivos principais da enfermagem é prevenir a separação, particularmente em crianças menores de 5 anos. Muitos hospitais desenvolveram uma abordagem de **cuidado centrado na família**. Essa filosofia de cuidado adota a função integral da família na vida da criança e a reconhece como parte essencial de seu cuidado e experiência de doença. A família é considerada parceira no cuidado da criança (Smith & Conant Rees, 2000). O cuidado centrado na família também apoia seus membros, estabelecendo prioridades com base nas necessidades e valores da unidade familiar (Lewandowski & Tesler, 2003). Os esforços para colaborar com as famílias e incentivar seu envolvimento no cuidado do paciente incluem a otimização da visitação familiar, ronda centrada na família, presença da família durante procedimentos ou intervenções e oportunidades para conversas formais e informais com familiares (Meert, Clark, & Eggly, 2013). Historicamente, os hospitais têm políticas de visita restritivas. O cuidado centrado na família começou na pediatria com o aumento do reconhecimento do trauma de separação da criança e da família no ambiente de internação. As

Boxe 19.7 Diretrizes para admissão.

Pré-admissão

Atribua um quarto com base na idade de desenvolvimento, na gravidade do diagnóstico, na transmissibilidade da doença e no tempo de permanência esperado.

Prepare o(s) companheiro(s) de quarto para a chegada de um novo paciente; quando as crianças são muito pequenas para se beneficiar dessa consideração, prepare os pais.

Prepare o quarto para a criança e a família, mantendo formulários de admissão e equipamentos próximos a fim de eliminar a necessidade de deixar a criança sozinha.

Admissão

Apresente o enfermeiro que ficará responsável pela internação à criança e à família.

Oriente a criança e a família sobre as instalações de internação, principalmente para o quarto e a unidade designados; enfatize áreas positivas da unidade pediátrica.

Quarto: explique como funciona a campainha de chamada, os controles da cama, a televisão, o banheiro, o telefone e assim por diante.

Unidade: mostre a brinquedoteca, a sala de jantar ou outras áreas.

Apresente a família ao colega de quarto e seus pais.

Coloque a pulseira de identificação no pulso ou tornozelo da criança, ou em ambos (se ainda não tiver feito).

Explique os regulamentos e horários do hospital (p. ex., horários de visitas, de refeições, de dormir, limitações [fornecer informações por escrito, se disponíveis]).

Faça o histórico de admissão de enfermagem (ver Boxe 19.5).

Verifique os sinais vitais, a pressão arterial, a altura e o peso.

Obtenha amostras de sangue e solicite o trabalho de laboratório conforme necessário.

Apoie a criança e auxilie o médico durante o exame físico (para fins de avaliação de enfermagem).

A faixa etária é especialmente importante para adolescentes. Muitos hospitais tentam colocá-los em uma unidade própria ou em uma área separada da unidade pediátrica ou geral sempre que possível.

políticas foram adaptadas primeiro na pediatria para permitir a permanência no quarto, horários de visita mais longos, visitas dos irmãos e sistemas para permitir que as famílias acompanhassem os pacientes fora da unidade para procedimentos (Institute for Patient and Family-Centered Care, 2010a, 2010b).

A maioria dos hospitais recebe os pais a qualquer momento. Muitos oferecem facilidades como cadeira ou cama para pelo menos uma pessoa por criança, privilégios na cozinha da unidade e outras comodidades que criam uma atmosfera acolhedora para os pais. Nem todos os hospitais oferecem essas comodidades, e os próprios horários dos pais podem impedir o alojamento conjunto. Nesses casos, devem ser implementadas estratégias para minimizar os efeitos da separação.

Os enfermeiros devem avaliar o comportamento da criança durante o período de separação dos pais. Como discutido anteriormente, as fases de protesto e desespero são normais. A criança deve poder chorar. Mesmo que ela rejeite estranhos, o enfermeiro deve oferecer apoio por meio da presença física. A **presença** é definida como permanecer fisicamente perto da criança usando um tom de voz calmo, com uma escolha de palavras apropriadas, contato visual e toque, de maneira a estabelecer um relacionamento e transmitir empatia ao comunicar-se. Se os comportamentos de distanciamento forem evidentes, o enfermeiro deve manter o contato da criança com os pais falando frequentemente sobre eles; encorajando a criança a se lembrar deles; e reforçando a importância de suas visitas, telefonemas ou cartas. O uso de telefones celulares pode aumentar o contato da criança hospitalizada com os pais ou outros familiares e amigos significativos. No entanto, dispositivos tecnológicos sem fio podem não ser compatíveis com equipamentos médicos e o uso pode ser restrito em determinadas áreas do hospital.

Ausência dos pais durante a hospitalização da criança

A familiaridade com o ambiente também facilita a adaptação da criança à separação. Se os pais não puderem estar presentes, devem deixar alguns objetos favoritos de casa com a criança, como um cobertor, um brinquedo, uma mamadeira, itens de alimentação ou roupas. Crianças pequenas associam objetos íntimos a pessoas importantes; então, ao tê-los, elas recebem conforto e segurança. A criança faz a associação de que, se os pais deixaram um objeto, eles certamente retornarão. Colocar etiquetas de identificação nos brinquedos diminui a chance de perdê-los e cria um símbolo de que o brinquedo está passando pelas mesmas necessidades que a criança. Outros lembretes de casa incluem fotografias e gravações de membros da família lendo uma história, cantando uma música, orando antes de dormir, relatando eventos em casa ou "passeando e conversando" enquanto caminham pela casa. Esses lembretes podem ser usados em momentos de solidão, como ao acordar ou antes de dormir. Algumas instituições permitem a visita de animais de estimação, o que pode trazer benefícios terapêuticos. As crianças com mais idade também gostam de receber artigos familiares, principalmente fotografias, rádio, um brinquedo ou jogo favorito e seus próprios pijamas. Muitas vezes, a importância de objetos preciosos para crianças em idade escolar é negligenciada ou criticada. Muitas delas têm um objeto especial com o qual se apegaram na primeira infância. Portanto, esses objetos preciosos ou transitórios podem ajudar até mesmo crianças com mais idade a se sentirem mais confortáveis em um ambiente estranho.

Os cenários, cheiros e sons estranhos no hospital que são comuns para o enfermeiro podem ser assustadores e confusos para as crianças. É importante que o profissional tente avaliar os estímulos ambientais do ponto de vista da criança (considerando também que ela pode ver ou ouvir o que acontece com outros pacientes) e fazer todos os esforços para protegê-la de situações, sons e equipamentos assustadores e desconhecidos. O enfermeiro também deve oferecer explicações ou preparar a criança para experiências inevitáveis. Combinar situações familiares ou reconfortantes com as desconhecidas pode aliviar muito o rigor do ambiente hospitalar.

Ajudar as crianças a manter seus contatos habituais também minimiza os efeitos da separação imposta pela hospitalização. Isso inclui continuar as aulas escolares durante a doença e o confinamento, visitar amigos diretamente ou por meio de cartas ou telefonemas e participar de projetos estimulantes sempre que possível (Figura 19.5). No caso de períodos prolongados de hospitalização, as crianças gostam

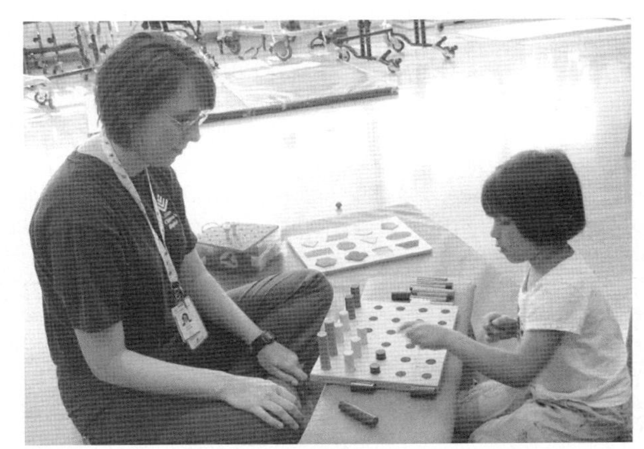

Figura 19.5 Em hospitalizações prolongadas, as crianças gostam de fazer projetos para ocupar o tempo.

de personalizar o quarto do hospital para que pareça sua "casa", decorando as paredes com pôsteres e cartazes, reorganizando os móveis e exibindo uma coleção ou *hobby*.

Minimização da perda de controle

A sensação de perda de controle é resultado da separação, da restrição física, das rotinas alteradas, da dependência forçada e do pensamento mágico. Embora algumas coisas não possam ser evitadas, a maioria pode ser minimizada por meio do planejamento individualizado da assistência de enfermagem.

Promoção da liberdade de movimento

As crianças mais novas reagem mais vigorosamente a qualquer tipo de restrição física ou imobilização. Embora a imobilização temporária possa ser necessária para algumas intervenções, como a manutenção de um acesso intravenoso, a maioria das restrições físicas pode ser evitada se o enfermeiro conseguir a cooperação da criança.

Para crianças pequenas, especialmente lactentes e *toddlers*, preservar o contato entre pais e filhos é o melhor meio de diminuir a necessidade ou o estresse causado pelas formas de contenção. Por exemplo, quase todo exame físico pode ser feito no colo de um dos pais, que abraça a criança para a realização dos procedimentos, como um exame otoscópico. Para procedimentos dolorosos, o enfermeiro deve avaliar as preferências dos pais quanto a ajudar, apenas observar ou esperar fora do quarto.

Fatores ambientais também podem restringir o movimento. Manter as crianças no berço ou no cercadinho pode não representar uma imobilização concreta, mas certamente pode limitar a estimulação sensorial. Aumentar a mobilidade transportando a criança em carrinhos ou cadeira de rodas proporciona uma sensação de liberdade.

Em alguns casos, a contenção física ou o isolamento são necessários devido ao diagnóstico da criança. Nesses casos, o ambiente pode ser alterado para aumentar a liberdade sensorial (p. ex., mover a cama em direção à janela; abrir as persianas; proporcionar atividades musicais, visuais ou táteis).

Manutenção da rotina da criança

A alteração dos horários e a perda da rotina são particularmente estressantes para *toddlers* e pré-escolares e podem aumentar o estresse da separação. O histórico de admissão de enfermagem fornece uma base para o planejamento de cuidados em torno das atividades domiciliares habituais da criança. Um aspecto frequentemente negligenciado na alteração das rotinas é a mudança nas atividades diárias da criança. Um dia típico, especialmente durante os anos escolares, é estruturado com horários específicos para comer, se vestir, ir à escola, brincar e dormir. Essa estrutura de tempo desaparece quando a criança é hospitalizada. Embora os enfermeiros tenham um horário definido, a criança muitas vezes não sabe disso e os novos horários impostos podem ser rígidos. Por exemplo, algumas instituições têm horários de soneca e horários de dormir, bem como uniformes para todas as crianças, mas outras permitem que elas fiquem acordadas até tarde. Muitas crianças dormem significativamente menos no hospital do que em casa; as principais causas são atraso no início do sono e interrupção precoce do sono devido às rotinas hospitalares. Não apenas as horas de sono são interrompidas, mas as horas de vigília são gastas em atividades passivas. Por exemplo, poucas instituições impõem limites à quantidade de tempo que a criança passa assistindo à televisão. Isso pode fazer com que elas fiquem menos "cansadas" na hora de dormir e atrasar o início do sono.

Uma técnica que pode minimizar a interrupção na rotina da criança é estabelecer uma programação diária. Essa abordagem é mais adequada para crianças em idade escolar e adolescentes não criticamente doentes que dominam o conceito de tempo. Envolve programar o dia para incluir todas as atividades que são importantes para a criança e para o enfermeiro, como procedimentos de tratamento, trabalhos escolares, exercícios, televisão, brinquedoteca e *hobbies*.[1] Juntos, o enfermeiro, os pais e a criança planejam uma programação diária com horários e atividades estabelecidos por escrito (Figura 19.6), a qual é deixada no quarto da criança. Além disso, deve ser disponibilizado um relógio de pulso ou de parede para que ela use. Sempre que possível, também deverá ser montado um calendário com os eventos especiais marcados, como programas de televisão favoritos, visita de familiares e amigos, eventos na brinquedoteca e feriados ou aniversários. Se forem esperadas mudanças específicas no tratamento (p. ex., "iniciar fisioterapia em 2 dias"), devem ser adicionadas.

> **DICAS PARA A ENFERMAGEM** Peça à criança pequena para selecionar ou desenhar figuras ou símbolos que representam atividades divertidas diárias ou semanais (p. ex., programas de televisão favoritos, visitas de familiares, horários na brinquedoteca). Desenhe um cronograma visual para ajudar a planejar e preparar as atividades do dia. Use suas habilidades de consulta para pedir ajuda a especialistas em vida infantil.

Incentivo à independência

O papel dependente do paciente hospitalizado impõe uma grande sensação de perda às crianças mais velhas. As principais intervenções devem centrar-se no respeito pela individualidade e na oportunidade de tomada de decisão. Embora pareça simples, a eficácia depende da flexibilidade e da tolerância da equipe de enfermagem. Também é importante que o enfermeiro capacite o paciente sem se sentir ameaçado por uma sensação de menor controle.

Possibilitar o controle pela criança envolve ajudá-la a manter a independência e promover o conceito de autocuidado. O **autocuidado** refere-se à prática de atividades que os indivíduos iniciam pessoalmente e realizam a fim de manter a vida, a saúde e o bem-estar (Orem, 2001). Embora o autocuidado seja limitado pela idade e condição física da criança, a maioria delas consegue realizar algumas atividades

Agenda diária do Eric

7h30	– Café da manhã, banho matinal	15h	– Tutor (indicar os nomes) – Horário de estudo (turno e hora)
9h	– Medicamentos, troca de curativo	16h	– Fisioterapia
		17h	– Jantar
11h	– Fisioterapia	21h	– Medicamentos, troca de curativo
12h	– Almoço		
		21h15	– Hora de dormir

Figura 19.6 A organização do tempo é uma estratégia efetiva para normalizar o ambiente hospitalar e aumentar a sensação de controle da criança.

[1]N.R.T.: No Brasil, um avanço importante nessa área ocorreu após a promulgação do Estatuto da Criança e do Adolescente, Lei nº 8.069, de 13 de julho de 1990, da resolução nº 41, de 13 de outubro de 1995, do Conselho Nacional dos Direitos da Criança e do Adolescente e da Declaração dos Direitos da Criança e do Adolescente, ressaltando-se o direito de ser acompanhado pela mãe ou responsável durante todo o período de sua hospitalização, o direito de desfrutar de formas de recreação, formas de educação para a saúde, acompanhamento do currículo escolar durante a permanência hospitalar, e o direito a receber todos os recursos terapêuticos disponíveis para a sua cura e reabilitação, resolve: aprovar, na forma do anexo a portaria nº 2.261, de 23 de novembro de 2005, que regulamenta e estabelece as diretrizes de instalação e funcionamento das brinquedotecas nas unidades de saúde que ofereçam atendimento pediátrico em regime de internação. Disponível em: https://bvsms.saude.gov.br/bvs/saudelegis/gm/2005/prt2261_23_11_2005.html. Acesso em: 26 maio 2022.

com pouca ou nenhuma ajuda. Sempre que possível, essas atividades são incentivadas no hospital. Outras abordagens incluem o planejamento dos cuidados em conjunto, a organização do tempo, o uso de roupas comuns, a escolha de alimentos e a hora de dormir, a continuidade das atividades escolares e o alojamento com um companheiro de idade apropriada.

Promoção da compreensão

A perda de controle pode ocorrer devido ao sentimento de pouca influência sobre o seu próprio destino ou pela sensação de controle ou poder opressivo do destino. Embora as habilidades cognitivas dos pré-escolares os predisponham a pensamentos mágicos e delírios de poder, todas as crianças são vulneráveis a interpretar de modo equivocado as causas de estresse, como doença e hospitalização.

A maioria delas se sente mais no controle quando sabe o que esperar, porque o fator medo é reduzido. A preparação antecipada e o fornecimento de informações ajudam a diminuir o estresse e aumentar a compreensão (ver Capítulo 20, seção *Preparo para procedimentos diagnósticos e terapêuticos*).

Informar as crianças sobre seus direitos enquanto estão hospitalizadas promove maior compreensão e pode aliviar alguns dos sentimentos de impotência que elas normalmente experimentam. Um número crescente de hospitais e organizações vem desenvolvendo uma "declaração de direitos" do paciente que é exibida em todo o hospital ou é apresentada às crianças e suas famílias na admissão (Boxe 19.8).

Prevenção ou minimização do medo de lesões corporais

Depois da primeira infância, todas as crianças temem lesões corporais por mutilação, intrusão corporal, mudança na imagem corporal, deficiência ou morte. Em geral, a preparação das crianças para procedimentos dolorosos diminui seus medos e aumenta a cooperação. Modificar técnicas de procedimento para crianças de acordo com a faixa etária também minimiza o medo de lesões corporais. Por exemplo, como crianças pequenas e pré-escolares são traumatizadas pela inserção de um termômetro retal, temperaturas axilares menos invasivas ou obtidas com dispositivos eletrônicos ou de membrana timpânica podem substituí-la efetivamente. Sempre que um procedimento é realizado em crianças pequenas, a abordagem mais favorável é fazê-lo o mais rápido possível, mantendo o contato entre pais e filhos.

Por causa dos limites corporais mal definidos de crianças pequenas e pré-escolares, o uso de bandagens pode ser particularmente útil. Por exemplo, dizer às crianças que o sangramento vai parar depois que a agulha for removida não ajuda muito a aliviar seus medos, mas a aplicação de um pequeno curativo adesivo geralmente as tranquiliza. O tamanho do curativo também é significativo para crianças nessa faixa etária; quanto maior for, mais importância será dada à ferida. Perceber que os curativos cirúrgicos vão ficando cada vez menores é uma maneira pela qual as crianças pequenas podem mensurar a cicatrização e a melhora. A remoção precoce de um curativo pode causar a essas crianças uma preocupação considerável com seu bem-estar. Lembre-se de consultar especialistas em vida infantil para usar medidas terapêuticas a fim de reduzir o medo e a dor nas crianças. Estratégias específicas de manejo da dor são discutidas no Capítulo 5.

Para crianças que temem a mutilação de partes do corpo, é essencial que o enfermeiro enfatize repetidamente o motivo de um procedimento e avalie a compreensão delas. Por exemplo, explicar a remoção do gesso para pré-escolares pode parecer bastante simples, mas a compreensão dos detalhes pelas crianças pode variar consideravelmente. Pedir à criança para fazer um desenho do que ela prevê que aconteça apresenta evidências substanciais de como ela percebe os eventos.

As crianças podem temer lesões corporais resultantes de várias fontes. O equipamento para diagnóstico por imagem, aparelhos estranhos usados para exames, salas desconhecidas e posições incômodas podem ser percebidos como potencialmente perigosos. Além disso, pensamentos e ações podem ser fontes imaginadas de danos corporais. Portanto, é importante investigar as razões imaginadas, particularmente de natureza sexual, para a doença. Como as crianças podem ter medo de revelar esses pensamentos, o uso de técnicas como desenhar ou brincar de boneca pode revelar equívocos.

As crianças com mais idade temem lesões corporais de origem interna e externa. Por exemplo, crianças em idade escolar conhecem a importância do coração para a vida e podem temer a cirurgia tanto quanto a dor, os pontos e a possível cicatriz. Os adolescentes podem expressar preocupação com o procedimento real, mas ficar muito mais ansiosos com a cicatriz resultante. As crianças podem captar informações se forem apresentadas no seu nível de desenvolvimento cognitivo ou próximo dele. Isso requer uma consciência das palavras usadas para descrever eventos ou processos. Por exemplo, crianças pequenas informadas de que farão uma TC (ou seja, tomografia computadorizada) podem se perguntar: "Será que vai me machucar?". É melhor descrever o procedimento em termos simples e explicar o que significam as letras do nome do exame. Portanto, para prevenir ou aliviar os medos, os enfermeiros devem estar atentos à terminologia e ao vocabulário que usam no dia a dia.

Quando as crianças estão aborrecidas com a doença, o enfermeiro pode alterar sua percepção fornecendo um relato um tanto diferente e menos negativo da doença ou oferecendo uma explicação que seja característica do próximo estágio do desenvolvimento cognitivo. Um exemplo da primeira estratégia é tranquilizar uma criança em idade pré-escolar que teme que, após uma amigdalectomia, outra dor de garganta signifique uma segunda operação. Explicar que depois que as amígdalas são "consertadas" não precisam de novo reparo, por exemplo, pode ajudar a aliviar o medo. Um exemplo da outra estratégia é explicar que os germes deixaram as amígdalas doentes e, embora os germes causar outra dor de garganta, não podem fazer com que as amígdalas adoeçam novamente. Essa explicação de nível mais elevado é baseada no conceito da criança em idade escolar sobre germes como causadores de doenças.

Promoção de atividades adequadas ao desenvolvimento

O objetivo principal do cuidado da enfermagem é diminuir as ameaças ao desenvolvimento da criança hospitalizada. Muitas estratégias (p. ex., minimizar a separação) foram discutidas e podem ser tudo o que o paciente a curto prazo requer. Entretanto, crianças que sofrem hospitalização

Boxe 19.8 Declaração de direitos de crianças e adolescentes.

Neste hospital, você e sua família têm direito a:

- Respeito e dignidade pessoal
- Cuidados que apoiem você e sua família
- Informações que você possa entender
- Cuidados de saúde de qualidade
- Apoio emocional
- Cuidados que respeitem sua necessidade de crescer, brincar e aprender
- Fazer escolhas e tomar decisões.[2]

Fonte: Association for the Care of Children's Health. (1991). *A pediatric bill of rights*. Bethesda, MD: Autor.

[2]N.R.T.: No Brasil, os direitos da Direitos da Criança e do Adolescente Hospitalizados estão descritos na resolução do Conanda nº 41, de 17 de outubro de 1995. Disponível em: https://portaldeboaspraticas.iff.fiocruz.br/biblioteca/resolucao-n-41-de-13-de-outubro-de-1995/; e https://www.hospitalinfantilsabara.org.br/sintomas-doencas-tratamentos/direitos-da-crianca-e-do-adolescente-hospitalizados/. Acesso em: 30 ago. 2022.

prolongada ou repetida correm maior risco de atrasos no desenvolvimento ou de regressão. O enfermeiro deve oferecer oportunidades para a criança participar de atividades apropriadas ao seu desenvolvimento, o que ajuda a normalizar ainda mais o ambiente e a reduzir a interferência no desenvolvimento contínuo da criança.

A interferência com o desenvolvimento normal pode ter implicações a longo prazo para o desenvolvimento de lactentes e crianças na primeira infância. O enfermeiro desempenha uma função primordial na identificação de crianças em risco e para ajudar a planejar, implementar e avaliar a intervenção (ver Capítulos 9 e 11).

A escola é parte integrante do desenvolvimento da criança em idade escolar e do adolescente. Os padrões de acreditação para hospitais que atendem crianças consideram o acesso a serviços educacionais apropriados um fator-chave no processo de decisão quando o tratamento de uma criança requer uma ausência significativa da escola (The Joint Commission, 2011). O enfermeiro pode encorajar as crianças a retomar o trabalho escolar tão rápido quanto sua condição permitir, ajudá-las a agendar e escolher um horário para os estudos e auxiliar a família a coordenar os serviços educacionais do hospital com as escolas de seus filhos. As crianças devem ter a oportunidade de continuar as aulas de arte e música, bem como suas disciplinas acadêmicas.

Para atender às necessidades específicas de desenvolvimento dos adolescentes, podem ser desenvolvidas unidades especiais que proporcionem privacidade, maior socialização e atividades apropriadas para esses jovens. Geralmente, essas unidades são separadas da unidade pediátrica geral para que os adolescentes não compartilhem espaço com crianças menores, que muitas vezes são percebidas como uma ameaça à sua maturidade.

No atendimento aos pacientes adolescentes, é essencial proporcionar rotinas e atividades flexíveis, como mais atividades em grupo, uso de roupas comuns e acesso aos itens importantes para os adolescentes – dispositivos de tecnologia sem fio e acesso Wi-Fi para *e-mail*, *videogame* e tecnologia de *streaming*. Como os hábitos alimentares dos adolescentes raramente se limitam às tradicionais três refeições diárias, deve-se ter à disposição um suprimento de lanches. O benefício mais importante dessas unidades é o aumento da socialização com os pares. Além disso, os membros da equipe geralmente gostam de trabalhar com essa faixa etária e são capazes de estabelecer a confiança que é tão essencial para a comunicação.

DICAS PARA A ENFERMAGEM Quando os adolescentes precisam compartilhar uma sala de atividades com os pacientes mais jovens, referir-se à área como "sala de atividades", em vez de "brinquedoteca", pode atraí-los a visitar a sala e participar de atividades.

Embora a regressão seja esperada e normal para todas as faixas etárias, o enfermeiro tem a responsabilidade de promover o crescimento e o desenvolvimento da criança. A hospitalização pode se tornar uma oportunidade importante para aprender e progredir. Hospitalizações prolongadas por doenças crônicas ou situações de déficit de crescimento, abuso ou negligência representam casos em que a regressão deve ser vista como um período de adaptação seguido de planos para promover as habilidades de desenvolvimento adequadas.

Promoção de oportunidades para brincar e atividades expressivas

Brincar é um dos aspectos mais importantes da vida de uma criança e uma das ferramentas mais eficazes para controlar o estresse. A doença e a hospitalização representam crises e muitas vezes envolvem tensões opressivas na vida de uma criança, e ela precisa expressar seus medos e ansiedades como forma de lidar com esses estresses. Brincar é essencial para o bem-estar mental, emocional e social das crianças, e elas não devem parar de brincar quando estão doentes ou hospitalizadas. Pelo contrário, brincar no hospital tem muitas funções (Boxe 19.9). De todas as instalações hospitalares, a brinquedoteca ou sala de atividades é a que mais alivia os estressores da hospitalização. Na brinquedoteca, as crianças se distanciam temporariamente da doença, da hospitalização e dos estressores associados. Essa sala deve ser um refúgio seguro para crianças, livre de procedimentos médicos ou de enfermagem (incluindo administração de medicamentos), rostos estranhos e inquirições. A brinquedoteca torna-se, então, um santuário em um ambiente assustador.

O envolvimento em atividades lúdicas dá às crianças uma sensação de controle. No ambiente hospitalar, a maioria das decisões é tomada por outros, em nome da criança; brincadeiras e outras atividades expressivas oferecem a ela oportunidades muito necessárias de fazer escolhas por si mesma. Mesmo que uma criança opte por não participar de determinada atividade, o enfermeiro lhe dá uma escolha, talvez uma das poucas oportunidades reais de escolha que ela terá naquele dia.

Crianças hospitalizadas geralmente têm níveis mais baixos de energia do que crianças saudáveis da mesma idade. Elas podem não parecer engajadas e entusiasmadas com uma atividade, embora estejam gostando da experiência. As atividades podem precisar ser ajustadas ou limitadas com base na idade, na resistência e em quaisquer necessidades especiais da criança.

Atividades recreativas

Praticamente qualquer forma de brincadeira pode ser usada para diversão e recreação com crianças, mas as atividades devem ser selecionadas com base na idade, nos interesses e nas limitações (Figura 19.7). As crianças não precisam necessariamente de orientação especial para usar os brinquedos lúdicos. Elas precisam de matérias-primas com as quais trabalhar e de aprovação e supervisão dos adultos para ajudar a manter seu entusiasmo natural ou a expressar sentimentos que não conseguem controlar. As crianças pequenas gostam de brinquedos pequenos e coloridos com os quais podem brincar na cama ou no quarto ou de brinquedos mais elaborados, como casinhas, caixas de areia, instrumentos rítmicos ou caixas e blocos grandes que podem fazer parte da brinquedoteca do hospital.

Jogos que podem ser usados sozinho ou com outra criança ou adulto são populares entre as crianças de mais idade, assim como os quebra-cabeças; material de leitura; atividades tranquilas e individuais, como costurar, colar e tecer; blocos de montar e outros blocos de construção. Montar maquetes é um excelente passatempo, mas deve-se ter certeza de que todas as peças e materiais necessários estão inclusos na embalagem para que a criança não fique desapontada e frustrada.

Uma boa seleção de livros tem um valor inestimável para as crianças. Elas raramente se cansam das histórias; ter alguém lendo em voz

Boxe 19.9 Funções das brincadeiras no hospital.

Proporcionam diversão e relaxamento.
Ajudam a criança a se sentir mais segura em um ambiente estranho.
Diminuem o estresse da separação e a sensação de saudade de casa.
Fornecem um meio para liberação de tensão e expressão de sentimentos.
Incentivam a interação e o desenvolvimento de atitudes positivas em relação aos outros.
Fornecem uma saída para ideias, expressões criativas e interesses
Fornecem um meio para alcançar os objetivos terapêuticos (ver Capítulo 20, seção *Uso de brinquedos em procedimentos*).
Colocam a criança em um papel ativo e oferecem a oportunidade de fazer escolhas e estar no controle.

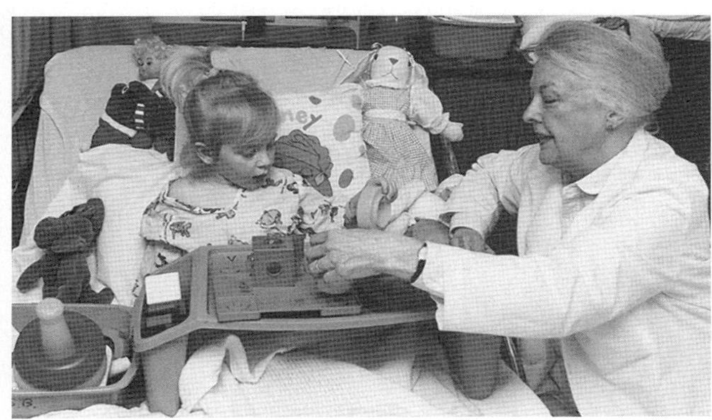

Figura 19.7 Os brinquedos para crianças hospitalizadas precisam ser apropriados para sua idade, seus interesses e suas limitações.

alta lhes dá intermináveis horas de prazer e tem um valor especial para crianças com energia limitada para gastar em brincadeiras. A tecnologia eletrônica atual e os dispositivos de comunicação devem ser incluídos na maioria das acomodações nos quartos do hospital como ferramentas úteis para entreter as crianças. Computadores com acesso à internet podem oferecer diversão, oportunidades educacionais e grupos de apoio *online*.

Ao supervisionar brincadeiras para crianças doentes ou em recuperação, é melhor selecionar atividades mais simples do que aquelas que normalmente seriam escolhidas para o nível de desenvolvimento específico da criança. Essas crianças geralmente não têm energia para lidar com atividades mais desafiadoras. Outras limitações também influenciam o tipo de atividades. Deve ser dada atenção especial às crianças que estão com limitação de movimentação, com doenças que apresentam restrições extremas ou que estão em isolamento. Os brinquedos para crianças em isolamento devem ser descartáveis ou precisam ser desinfetados após cada uso.

Brinquedos

Os pais de crianças hospitalizadas muitas vezes perguntam aos enfermeiros sobre o tipo de brinquedos que é melhor levar para os filhos. Embora os pais muitas vezes queiram comprar brinquedos novos para a criança hospitalizada na tentativa de animar e confortar, é melhor esperar antes de fazer isso, principalmente no caso de crianças menores. Elas precisam do conforto e da tranquilidade e segurança de coisas familiares, como o bicho de pelúcia que abraça para se confortar e com o qual dorme à noite. Esses itens familiares podem ser um elo com a casa e o mundo fora do hospital. Todos os brinquedos levados para o hospital devem ser avaliados quanto à segurança.

Uma grande quantidade de brinquedos frequentemente confunde e frustra as crianças pequenas. Elas geralmente preferem alguns brinquedos pequenos e bem escolhidos do que um grande e caro. Crianças que ficam hospitalizadas por tempo prolongado se beneficiam das mudanças. Em vez de se produzir um acúmulo confuso de brinquedos, os mais antigos devem ser substituídos periodicamente à medida que o interesse da criança diminui.

Uma atividade de sucesso para uma criança que está hospitalizada por um longo período de tempo e cujos pais não podem visitá-la com frequência é fazer com que os pais tragam uma caixa com vários itens pequenos, baratos e embrulhados em cores vivas com um dia da semana diferente impresso na parte externa de cada pacote. A criança esperará ansiosamente a hora de abrir cada um. Se os pais souberem quando será a próxima visita, podem fornecer o número de pacotes correspondente ao número de dias entre as visitas. Desse modo, a criança saberá que, quanto menos pacotes, mais perto estará a visita.

Atividades de expressão

Brincar e outras atividades expressivas oferecem uma das melhores oportunidades para estimular a expressão emocional, incluindo a liberação segura da raiva e da hostilidade. Uma brincadeira não diretiva que permita às crianças a liberdade de expressão pode ser bastante terapêutica. A brincadeira terapêutica, no entanto, não deve ser confundida com a **ludoterapia**, uma técnica psicológica reservada para terapeutas treinados e qualificados como método interpretativo com crianças emocionalmente perturbadas. O **brinquedo terapêutico**, por outro lado, é uma modalidade efetiva e não diretiva para ajudar as crianças a lidarem com suas preocupações e medos; ao mesmo tempo, muitas vezes ajuda o enfermeiro a compreender as necessidades e os sentimentos delas.

A liberação de tensão pode ser facilitada por quase todas as atividades; com crianças mais novas que deambulam, grandes atividades musculares, como o uso de triciclos e carrinhos, são especialmente benéficas. A agressividade pode ser direcionada com segurança para jogos ou atividades de bater e arremessar. Sacos de feijão costumam ser jogados em um alvo ou recipiente aberto com surpreendente vigor e hostilidade. Uma tábua para bater é usada com entusiasmo por crianças pequenas; argila e massinha são benéficas para uso em qualquer idade.

Expressão criativa

Embora todas as crianças obtenham benefícios físicos, sociais, emocionais e cognitivos do envolvimento com a arte e outras atividades criativas, essa necessidade é intensificada quando são hospitalizadas. Desenho e pintura são excelentes meios de expressão. As crianças ficam mais à vontade para expressar seus pensamentos e sentimentos por meio da arte porque os humanos pensam primeiro por imagens e, depois, aprendem a traduzir essas imagens em palavras. As crianças precisam apenas receber as matérias-primas, como giz de cera e papel, pincéis grandes, suprimentos de papel apoiado em cavaletes ou materiais para pintura a dedo (Figura 19.8). Elas podem trabalhar individualmente ou em conjunto em um projeto de grupo, como um mural pintado em um longo pedaço de papel.

Embora a interpretação dos desenhos das crianças exija treinamento especial, observar as mudanças em uma série de desenhos ao longo do tempo pode ser útil para avaliar o ajuste psicossocial e a capacidade de enfrentamento. O enfermeiro pode usar desenhos infantis, histórias, poesias e outros meios de expressão criativa da criança como um trampolim para a discussão de pensamentos, medos e compreensão de conceitos ou eventos (ver Capítulo 4, seção

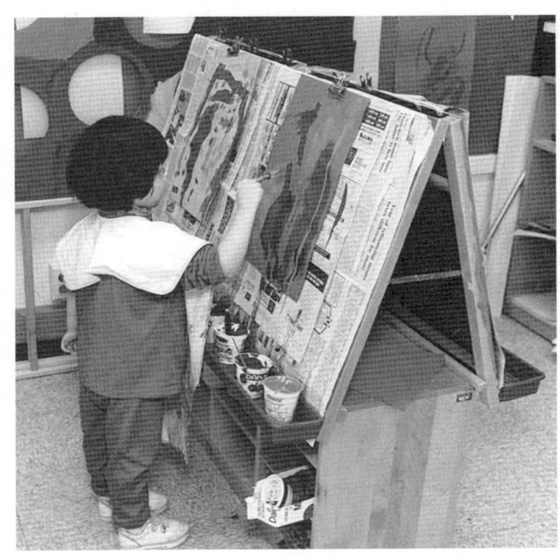

Figura 19.8 Desenho e pintura são excelentes meios de expressão.

Técnicas de comunicação). O desenho de uma criança antes de uma cirurgia, por exemplo, pode revelar preocupações não verbalizadas sobre mutilação, mudanças no corpo e perda de autocontrole.

Os enfermeiros podem incorporar oportunidades de expressão musical na rotina de cuidados de enfermagem. Por exemplo, instrumentos musicais simples, como pulseiras com guizos, podem ser colocados nas pernas dos bebês a fim de que eles os agitem para acompanhar a música durante as refeições ou a troca de roupas. Sugestões de dança e movimento podem encorajar a criança a andar.

Datas comemorativas oferecem estímulo e direção para projetos criativos ilimitados. As crianças podem participar da decoração da unidade pediátrica; tirar fotos e fazer decorações para seu quarto dá às crianças uma sensação de orgulho e realização. Isso é especialmente benéfico para aquelas que estão imobilizadas ou em isolamento. Fazer lembrancinhas para alguém em casa ajuda a manter os laços interpessoais.

Jogos dramáticos

O jogo dramático é uma técnica bem reconhecida de liberação emocional, permitindo que as crianças reencenem experiências hospitalares assustadoras ou intrigantes. Por meio do uso de fantoches, réplicas de equipamentos hospitalares ou algum equipamento hospitalar real, as crianças podem representar as situações que fazem parte de sua experiência hospitalar. O jogo dramático permite que as crianças aprendam sobre os procedimentos e eventos que lhes dizem respeito e assumam os papéis dos adultos no ambiente hospitalar.

Os fantoches são universalmente eficazes para a comunicação com as crianças. A maioria delas os vê como colegas e interage prontamente com eles. As crianças dirão aos fantoches os sentimentos que hesitam em expressar aos adultos. Os fantoches podem compartilhar as próprias experiências das crianças e ajudá-las a encontrar soluções para seus problemas. Fantoches vestidos para representar figuras no ambiente da criança – por exemplo, um médico, enfermeiro, paciente infantil, terapeuta e membros da própria família da criança – são especialmente úteis. Bonecos pequenos e adequadamente vestidos são igualmente eficazes para encorajar a criança a representar situações, embora os fantoches sejam geralmente os melhores para uma conversa direta.

A brincadeira deve considerar as necessidades clínicas, mas às vezes um procedimento pode ser adiado brevemente para permitir que a criança complete uma atividade especial (ver boxe *Estudo de caso para reflexão*). A brincadeira deve levar em consideração as limitações impostas pela condição da criança. Por exemplo, crianças pequenas podem comer massinha e outros itens criativos; portanto, uma criança alérgica ao trigo não deve receber tinta feita de cola de papel de parede ou massa de modelar feita com farinha. Uma criança com restrição ao sal não deve brincar com massa de modelar porque o sal é um de seus principais constituintes. Em casa, as brincadeiras podem ser planejadas em torno do regime terapêutico. No entanto, o brincar pode ser satisfatoriamente incorporado ao cuidado da criança se o enfermeiro e os demais envolvidos permitirem certa flexibilidade e usarem a criatividade no planejamento.

Maximização dos benefícios potenciais da hospitalização

Embora a hospitalização geralmente represente um momento estressante para crianças e famílias, também representa uma oportunidade para facilitar mudanças positivas. Para algumas famílias, o estresse da doença de uma criança, da hospitalização ou de ambos pode levar ao fortalecimento dos comportamentos de enfrentamento familiar e ao surgimento de novas estratégias de enfrentamento.

Promoção do relacionamento entre pais e filhos

A crise gerada por uma doença ou hospitalização pode mobilizar os pais em direção a uma consciência mais aguda das necessidades de seus filhos. Por exemplo, a hospitalização oferece oportunidades para os pais aprenderem mais sobre o crescimento e desenvolvimento de seus filhos. Quando os pais são ajudados a entender as reações usuais das crianças ao estresse, como a regressão ou a agressividade, não apenas são mais capazes de apoiar os filhos durante a experiência hospitalar, mas também podem ampliar seus pontos de vista sobre as práticas de criação após a alta.

Dificuldades no relacionamento entre pais e filhos que existiam antes da hospitalização e são caracterizadas por problemas de alimentação, comportamento negativo e distúrbios do sono podem diminuir durante a hospitalização. A cessação temporária desses problemas às vezes alerta os pais para o papel que podem estar desempenhando na manutenção do comportamento negativo. Com a ajuda de profissionais de saúde, os pais podem reestruturar as formas de se relacionar com seus filhos para promover um comportamento mais positivo.

A hospitalização também pode representar um alívio temporário ou refúgio de um lar perturbado. Normalmente, a dramática melhora física e social, durante a hospitalização, de crianças maltratadas ou negligenciadas é prova dos benefícios e do crescimento potencial que podem ocorrer. Essas crianças podem temporariamente buscar apoio, tranquilidade e segurança em novos relacionamentos, principalmente com enfermeiros e colegas hospitalizados.

Estudo de caso para reflexão

Equilíbrio entre o diagnóstico e a brincadeira

Joel, um menino de 8 anos com fibrose cística, foi hospitalizado várias vezes com complicações da doença. Ele está brincando com um jogo de tabuleiro com seus irmãos e várias outras crianças na brinquedoteca da unidade pediátrica. Um técnico de laboratório entra na sala de jogos e diz: "Joel, preciso tirar um pouco de sangue. Eu posso ver que você está brincando, então vou fazer isso enquanto você joga. Vai levar apenas um minuto". Procedimentos invasivos geralmente são proibidos na brinquedoteca. Como enfermeiro de Joel, você está ciente de que o dr. Lung quer os resultados dos exames laboratoriais o mais rápido possível para tomar uma decisão sobre o curso da terapia

Avaliação inicial. Como você equilibraria a necessidade de intervenções diagnósticas com a necessidade de brincar de uma criança?

Ação de enfermagem esperada. Que exames podem ser adiados para permitir que a criança brinque e qual é o melhor local para obter amostras de sangue para diagnóstico?

Pontos de ensino

- Brincar é um dos aspectos mais importantes da vida de uma criança e uma das ferramentas mais efetivas para controlar o estresse
- As crianças obtêm benefícios físicos, sociais, emocionais e cognitivos ao se envolverem em brincadeiras e outras atividades criativas. A necessidade das crianças por essas atividades se intensifica quando são hospitalizadas
- Na brinquedoteca, as crianças se distanciam temporariamente de sua doença, da hospitalização e dos estressores associados, e essa sala deve ser um refúgio seguro para elas, livre de procedimentos médicos ou de enfermagem (incluindo administração de medicamentos), rostos estranhos e perguntas inquiridoras. A brinquedoteca torna-se, então, um santuário em um ambiente geralmente assustador

Resposta de pensamento crítico

Avaliação inicial. Joel precisa fazer exames para determinar o curso de terapia mais apropriado

Ação de enfermagem esperada. Uma ação de enfermagem adequada é dizer a Joel que ele precisa voltar ao seu quarto para fazer o exame e que, depois, ele poderá voltar para a brinquedoteca

Oportunidades educacionais

A doença e a hospitalização representam excelentes oportunidades para crianças e outros membros da família aprenderem mais sobre seus corpos, uns sobre os outros e sobre as profissões ligadas à área da saúde. Por exemplo, durante uma internação por crise diabética, a criança pode ficar sabendo da doença; os pais podem aprender sobre as necessidades de independência, normalidade e limites apropriados da criança; e cada um deles pode encontrar um novo sistema de apoio na equipe do hospital.

Doença ou hospitalização também podem ajudar as crianças com mais idade na escolha de uma carreira. Frequentemente, as crianças têm impressões de médicos ou enfermeiros que são desproporcionalmente positivas ou negativas. A experiência real com diferentes profissionais de saúde pode influenciar sua atitude em relação aos profissionais de saúde e até mesmo uma decisão sobre uma carreira na área da saúde.

Promoção do autodomínio

A experiência de enfrentar uma crise gerada por doença ou hospitalização com sucesso e amadurecer como resultado dela constitui uma oportunidade de autodomínio. As crianças mais novas têm a chance de confrontar o medo fruto de sua fantasia em relação a temores reais. Elas percebem que não foram abandonadas, mutiladas ou punidas. Na verdade, foram amadas, cuidadas e tratadas com respeito por suas preocupações individuais. Não é incomum que crianças que passaram por hospitalização ou cirurgia digam aos outros que "não foi nada" ou que exibam com orgulho suas cicatrizes ou curativos. Para crianças mais velhas, a hospitalização pode representar uma oportunidade de tomada de decisão de desenvolvimento de independência e autoconfiança. Elas se orgulham de ter sobrevivido à experiência e podem sentir um respeito próprio genuíno por suas conquistas. Os enfermeiros podem facilitar esses sentimentos de autodomínio enfatizando aspectos da competência pessoal da criança e não se concentrando em comportamentos não cooperativos ou negativos.

Promoção da socialização

A hospitalização pode oferecer às crianças uma oportunidade especial de aceitação social. Crianças solitárias, antissociais e até infratoras encontram um ambiente solidário no hospital. Aquelas que têm uma deficiência física ou que são, de alguma outra forma, "diferentes" de seus companheiros da mesma idade podem encontrar um grupo de pares social receptivo (Figura 19.9). Embora isso nem sempre ocorra de maneira espontânea, os enfermeiros podem estruturar o ambiente para fomentar um grupo infantil de apoio. Por exemplo, a introdução de um colega com a idade compatível pode ajudar as crianças a ganhar um novo amigo e aprender mais sobre si mesmas. Formar relacionamentos com membros importantes da equipe de saúde, como médico, enfermeiro, especialista em vida infantil ou assistente social, pode melhorar muito o ajuste das crianças em muitas áreas da vida.

Os pais também podem encontrar um novo grupo social em outros pais que têm problemas semelhantes. Os grupos de "autoajuda" na sala de espera ou corredor são inerentes a todas as instituições. Os pais se reúnem no hospital ou clínica e discutem as doenças e os tratamentos de seus filhos. Os enfermeiros podem reforçar essa reunião informal incentivando os pais a discutirem coletivamente suas preocupações e sentimentos. Os enfermeiros também podem encaminhá-los para grupos organizados ou podem usar a ajuda e o apoio dos pais de pacientes hospitalizados recuperados. É importante que os profissionais enfatizem às famílias que cada criança responde de forma diferente à doença, aos tratamentos e aos cuidados. Quaisquer dúvidas levantadas durante as discussões em grupo devem ser esclarecidas por um enfermeiro ou médico.

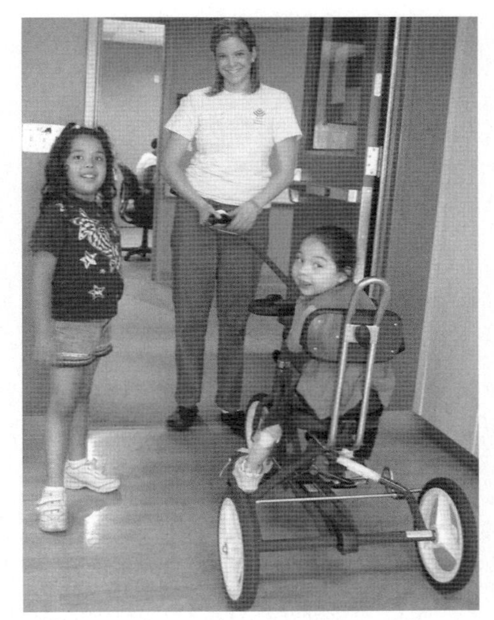

Figura 19.9 Colocar crianças da mesma faixa etária e com doenças semelhantes próximas umas das outras na unidade representa um apoio tanto psicológico como clínico. (Cortesia de E. Jacob, Texas Children's Hospital, Houston, TX.)

CUIDADOS DE ENFERMAGEM DIRECIONADOS À FAMÍLIA

Embora não seja possível prever exatamente quais fatores têm maior probabilidade de influenciar as reações de uma família, a gravidade da doença da criança, a experiência anterior da família com hospitalização e os procedimentos médicos envolvidos no diagnóstico e tratamento são variáveis importantes. Informações importantes também podem ser obtidas no histórico de admissão de enfermagem (ver Boxe 19.5).

APOIO AOS FAMILIARES

O apoio envolve a disposição de ficar e ouvir as mensagens verbais e não verbais dos pais. Às vezes, o enfermeiro não dá esse apoio diretamente. Por exemplo, ele pode se oferecer para ficar com a criança a fim de permitir que os pais fiquem sozinhos ou pode discutir com outros membros da família a necessidade de alívio extra dos pais. Muitas vezes, parentes e amigos querem ajudar, mas não sabem como. Sugerir algumas maneiras, como ficar de babá, preparar refeições, lavar roupa ou levar os irmãos para a escola, pode fazer com que outras pessoas ajudem a reduzir as responsabilidades que sobrecarregam os pais.

O apoio também pode ser fornecido por líderes religiosos. Pais com crenças religiosas profundas podem apreciar o conselho de um líder de sua religião, mas, por causa de seu estresse, podem não ter energia suficiente para fazer contato. Os enfermeiros podem dar apoio organizando visitas do clero, defendendo as crenças religiosas dos pais e respeitando o significado individual dessas crenças (Feudtner, Haney, & Dimmers, 2003).

O apoio envolve a aceitação de valores culturais, socioeconômicos e étnicos. Por exemplo, saúde e doença são definidas de maneira diferente pelos diferentes grupos étnicos. Para alguns, um distúrbio que tem poucas manifestações externas, como diabetes, hipertensão ou problemas cardíacos, não é uma doença. Consequentemente, seguir um tratamento prescrito pode ser visto como desnecessário.

Os enfermeiros que prezam as influências culturais são mais propensos a intervir terapeuticamente. (Ver também o Capítulo 2, seção *Influências socioculturais sobre a criança e a família.*)

Os pais precisam de ajuda para aceitar seus próprios sentimentos em relação à criança doente. Se é oferecida a oportunidade, os pais muitas vezes revelam seus sentimentos de perda de controle, raiva e culpa. Eles, muitas vezes, resistem a admitir esses sentimentos porque acreditam que os outros desaprovam um comportamento que não é perfeito. Infelizmente, os profissionais de saúde, incluindo enfermeiros, às vezes têm pouca tolerância ao que consideram desvio da normalidade. Isso só aumenta o impacto psicológico da doença de uma criança sobre os membros da família. Ajudar os pais a identificar o motivo específico desses sentimentos e enfatizar que representam uma resposta normal, esperada e saudável ao estresse podem reduzir a carga emocional dos pais.

O cuidado centrado na família também deve atender às necessidades dos irmãos. O suporte pode envolver preparar os irmãos para visitas ao hospital, avaliar seu ajuste e fornecer intervenções apropriadas ou encaminhamentos quando necessário. O boxe *Cuidado centrado na família* sugere formas pelas quais os pais podem apoiar os irmãos durante a hospitalização.

FORNECER INFORMAÇÕES

Uma das intervenções de enfermagem mais importantes é fornecer informações sobre a doença, seu tratamento, prognóstico e cuidados domiciliares; sobre as reações emocionais e físicas da criança à doença e à hospitalização; e sobre as prováveis reações emocionais dos familiares à crise.

Cuidado centrado na família

Apoio aos irmãos durante a hospitalização

Alterne a estadia no hospital com o cônjuge ou tenha um substituto que conheça bem os irmãos para ficar em casa.

Ofereça informações sobre a condição da criança tanto aos irmãos mais novos como aos mais velhos; respeite aquele que evita receber informação como forma de lidar com a situação.

Providencie para que as crianças visitem seu irmão ou irmã no hospital, se possível.

Incentive as conversas por telefone e a correspondência entre irmãos; dê às crianças os números de telefone, materiais de escrita e selos.

Ajude cada um dos irmãos a identificar um membro da família ou amigo para ser sua pessoa de apoio e dê atenção extra durante a ausência dos pais.

Faça ou compre brinquedos baratos ou bijuterias para os irmãos, um presente para cada dia que a criança ficar hospitalizada.

- Embrulhe cada presente separadamente e coloque-os em uma cesta, caixa ou outro recipiente ao lado da cama da criança
- Peça aos irmãos que abram um presente na hora de dormir e lembrem-se de que eles estão nos pensamentos de seus pais.

Se a condição da criança for estável e a distância não for proibitiva, planeje um momento especial em casa com os irmãos ou peça ao cônjuge ou outro parente ou amigo que leve as crianças para encontrar os pais em um restaurante ou outro local próximo ao hospital.

- Peça aos membros da família ou amigos que marquem uma visita à criança no hospital durante a ausência dos pais
- Providencie para que a criança deixe a unidade junto a um membro da equipe para mudar de cenário, se a condição dela permitir.

Modificado de Craft, M., & Craft, J. (1989). Perceived changes in siblings of hospitalized children: A comparison of sibling and parent reports. *Child Health Care, 18*(1), 42–48; Rollins, J. (1992). *Brothers and sisters: A discussion guide for families.* Landover, MD: Epilepsy Foundation of America.

Para muitas famílias, a doença da criança é o primeiro contato que elas têm com a experiência hospitalar. Muitas vezes, os pais não estão preparados para as reações comportamentais da criança à hospitalização, como comportamentos de separação, regressão, agressividade e hostilidade. Fornecer informações sobre essas respostas comportamentais normais e esperadas pode diminuir a ansiedade dos pais durante a internação hospitalar. A família também não está acostumada com as regras do hospital, o que muitas vezes aumenta sua confusão e ansiedade. Portanto, a família precisa de explicações claras sobre o que esperar e sobre o que se espera delas.

Os pais também precisam estar atentos aos efeitos da doença na família e às estratégias para prevenir mudanças negativas. Especificamente, devem manter a família bem informada e se comunicar com todos o máximo possível. Eles devem tratar todos os filhos de forma igual e normal, como antes de a doença ocorrer. A imposição de disciplina, que inicialmente pode ser menor para a criança doente, deve continuar a fornecer uma medida de segurança e previsibilidade. Quando as crianças doentes sabem que seus pais esperam delas certos padrões de conduta, elas têm certeza de que vão se recuperar. Por outro lado, quando todos os limites são removidos, elas temem que algo ruim aconteça.

Ajudar os pais a compreender o significado dos comportamentos da criança após a hospitalização é necessário para que eles sejam capazes de tolerá-los e dar apoio. Além disso, os pais devem ser avisados das reações comuns após a alta (ver Boxe 19.2). Os pais que não esperam essas reações podem interpretá-las erroneamente como evidência de que a criança "está sendo mimada" e exigir um comportamento perfeito em um momento em que ela ainda está reagindo ao estresse da doença e da hospitalização. Se os comportamentos, especialmente a demanda por atenção, são tratados de maneira solidária, a maioria das crianças consegue abandoná-los e assumir o nível anterior de funcionamento.

Os enfermeiros também devem preparar os pais para as reações dos irmãos – particularmente raiva, ciúme e ressentimento. Os irmãos mais velhos podem negar essas reações porque provocam sentimentos de culpa. No entanto, todos precisam liberar as emoções, e os sentimentos reprimidos podem surgir como problemas na escola ou com colegas, como doenças psicossomáticas ou comportamento delituoso.

Provavelmente, uma das áreas de comunicação mais negligenciadas envolve dar informações aos irmãos. Frequentemente, a idade torna-se o único fator que leva à conscientização desse problema, pois as crianças mais velhas podem começar a fazer perguntas ou solicitar explicações. No entanto, mesmo nessas situações, as informações podem ser seriamente inadequadas. Crianças de todas as faixas etárias merecem alguma explicação sobre a doença ou hospitalização do irmão. Além disso, os enfermeiros podem minimizar o medo de um irmão de também adoecer ou de ter causado a doença.

INCENTIVO À PARTICIPAÇÃO DOS PAIS

Prevenir ou minimizar a separação é um objetivo fundamental da enfermagem perante a criança que está hospitalizada, mas manter o contato entre os pais e o filho também é benéfico para a família. Uma das melhores abordagens é incentivar os pais a estarem presentes com os filhos e a participarem dos cuidados sempre que possível. Embora algumas unidades de saúde ofereçam acomodações especiais para os pais, o conceito de alojamento conjunto pode ser instituído em qualquer lugar. O primeiro requisito é a atitude positiva da equipe em relação aos pais. Uma atitude negativa em relação à participação deles pode criar barreiras às relações de trabalho colaborativas.

Quando a equipe hospitalar aprecia genuinamente a importância do vínculo contínuo entre pais e filhos, promove um ambiente que os incentiva a permanecerem. Quando os pais são incluídos no planejamento do cuidado e entendem que são um fator que contribui para a recuperação da criança, ficam mais propensos a permanecer com o filho e têm mais reservas emocionais para sustentar a si e a ele durante a crise. As rondas centradas na família para pacientes pediátricos mostraram maior satisfação do enfermeiro e maior participação da família (Rappaport, Ketterer, Nilforoshan et al., 2012). Um programa de capacitação e ajuda permite que o enfermeiro se concentre nos pontos fortes dos pais e busque formas de promover o crescimento e o funcionamento familiar para que eles se sintam capazes de cuidar do filho. Estratégias como rondas centradas na família à beira do leito, que permitem que os pais se envolvam na discussão do estado atual da criança, estão aproximando os ambientes de saúde dos cuidados centrados na família (Anderson & Mangino, 2006). As funções de mediação da enfermagem – por exemplo, educador paciente-enfermeiro – em ambientes de cuidados terciários também estão focadas em melhorar a comunicação entre pais e profissionais de saúde (Caffin, Linton e Pellegrini, 2007).

Como um dos pais tende a ser o cuidador habitual, ele geralmente passa mais tempo no hospital do que o outro. Nem todos os pais se sentem igualmente à vontade para assumir a responsabilidade pelos cuidados dos filhos. Alguns podem estar sob um estresse emocional tão grande que precisam de um alívio temporário da participação nas atividades de cuidado ou podem se sentir inseguros para participar de áreas especializadas de cuidado, como dar banho na criança após a cirurgia. Por outro lado, alguns pais podem sentir uma grande necessidade de controlar os cuidados dos filhos. Isso parece particularmente verdadeiro para pais jovens, que estabeleceram recentemente seu papel de pais; pais de crianças pequenas demais para verbalizar suas necessidades; e pais de minorias étnicas quando o ambiente hospitalar é predominantemente ocupado por pessoal que não faz parte desses grupos. A avaliação individual do envolvimento preferencial de cada pai é necessária para evitar os efeitos da separação e, ao mesmo tempo, apoiar os pais quanto a suas necessidades.

Com a mudança nos estilos de vida e nos papéis de gênero, algumas das funções usuais de "parentalidade" na família podem mudar. Ambos os pais precisam ser incluídos no plano de cuidados e respeitados por seu papel parental. Para alguns, a hospitalização do filho pode representar uma oportunidade para alterar a sua função habitual de cuidador e aumentar o seu envolvimento. Em famílias monoparentais, o cuidador pode não ser um dos pais, mas um membro da família estendida, como avós ou tias.

Um dos possíveis problemas com o envolvimento contínuo é a negligência da necessidade de sono, nutrição e relaxamento dos pais. Muitas vezes, as acomodações para dormir são limitadas a uma cadeira e o sono é interrompido por cuidados hospitalares. Incentivar os pais a sair por breves períodos, providenciar quartos de dormir na unidade ou fora do quarto da criança e planejar uma programação de visitas alternadas com outro membro da família pode minimizar o estresse dos pais.

Com demasiada frequência, os enfermeiros respondem à participação dos pais assumindo que eles serão os responsáveis pelos cuidados. Os enfermeiros precisam reestruturar seus papéis para complementar e aumentar as funções de cuidado dos pais (Hopia, Tomlinson, Paavilainen et al., 2005). Mesmo em unidades estruturadas para cuidar dos pais, eles frequentemente sentem ansiedade em relação a suas responsabilidades de cuidar; os mais envolvidos no cuidado direto podem sentir mais ansiedade do que os menos envolvidos. Assumir a responsabilidade 24 horas por dia pode ser demais para alguns pais. A assistência e o alívio fornecido pela equipe de enfermagem devem estar sempre disponíveis para essas famílias, e os enfermeiros podem precisar trabalhar diligentemente para estabelecer o forte vínculo de confiança de que alguns pais precisam para aproveitar essas oportunidades.

PREPARAÇÃO PARA A ALTA E CUIDADOS DOMICILIARES

A maioria das internações necessita de algum tipo de preparação para a alta. Muitas vezes, isso envolve orientar a família sobre cuidados continuados e acompanhamento em casa. Dependendo do diagnóstico, isso pode ser relativamente simples ou altamente complexo. Preparar a família para o cuidado domiciliar exige alto grau de competência no planejamento e execução das instruções de alta.

Os enfermeiros são, muitas vezes, pessoas-chave na iniciação e execução do processo de alta. Eles colaboram com outros nas fases de planejamento e implementação para garantir cuidados adequados após a hospitalização. Ao longo da hospitalização, o enfermeiro deve estar atento à necessidade do planejamento da alta e dos fatores de avaliação que afetam a capacidade da família de prestar cuidados domiciliares. Deve ser feita uma avaliação minuciosa do ambiente familiar e domiciliar para garantir que os recursos emocionais e físicos da família sejam suficientes para gerenciar as tarefas do cuidado domiciliar. (Para discussão de estratégias de avaliação familiar e domiciliar, ver Capítulo 4.) Além de recursos familiares adequados, é necessária uma investigação dos serviços comunitários, incluindo cuidados temporários, para garantir que as agências de apoio apropriadas, como instalações de emergência, agências de saúde domiciliar e fornecedores de equipamentos, estejam disponíveis. Também é importante considerar os recursos financeiros. Para coordenar a imensa tarefa de avaliação e planejar a implementação, deve ser nomeado um gerente de cuidados para iniciar o processo de alta.

A preparação para a alta hospitalar e o atendimento domiciliar inicia-se na fase de admissão. Devem ser estabelecidos objetivos de curto e longo prazos para atender às necessidades físicas e psicossociais da criança. Para aquelas com necessidades complexas de cuidados, o planejamento da alta se concentra na obtenção de equipamentos e profissionais de saúde adequados para o atendimento domiciliar. O planejamento da alta também se preocupa com os tratamentos que os pais ou filhos devem continuar em casa. Ao planejar a orientação, os enfermeiros precisam avaliar a complexidade real e a habilidade percebida, a capacidade dos pais ou da criança de aprender a habilidade e a experiência anterior ou atual dos pais ou da criança com esses procedimentos.

O plano de ensino incorpora níveis de aprendizagem, como observar, participar da assistência e, finalmente, agir sem ajuda ou orientação. A habilidade é dividida em etapas distintas, e cada uma deve ser ensinada ao membro da família até que seja aprendida. Deve ser solicitada a demonstração da habilidade antes que outras sejam introduzidas. Um registro de ensino e desempenho fornece uma lista de verificação eficiente para avaliação. Todas as famílias precisam receber instruções detalhadas por escrito sobre os cuidados domiciliares, com números de telefone de assistência, antes de saírem do hospital. A comunicação entre a equipe de planejamento da alta e a de cuidados domiciliares é essencial para garantir uma transição tranquila para a criança e a família.

Quando a família executa com competência as habilidades, é atribuída a ela a responsabilidade pelo cuidado. Sempre que possível, a família deve ter um período de transição ou de experiência para assumir os cuidados com supervisão mínima. Isso pode ser organizado na unidade; durante uma visita domiciliar; ou em alguma acomodação, como um hotel próximo ao hospital. A transição proporciona um período de prática segura para a família, com assistência prontamente disponível quando necessário, e é especialmente valiosa quando a família mora longe do hospital.

Em muitos casos, os pais precisam apenas de instruções simples e de compreender os cuidados de acompanhamento. No entanto, o cuidado assumido por algumas famílias, com outros fatores estressantes que podem estar enfrentando, pode levá-las a necessitarem de apoio profissional contínuo após a alta. Uma visita domiciliar de acompanhamento ou telefonema dá ao enfermeiro a oportunidade de individualizar o cuidado e fornecer informações em um ambiente de aprendizado talvez menos estressante do que o hospital. As referências e os recursos adequados podem incluir visitas de enfermagem ou de profissionais de saúde domiciliar, serviços de enfermagem particular, sistema escolar, um fisioterapeuta, um psicólogo, um assistente social e as agências comunitárias. É essencial compartilhar as questões importantes que envolvem as necessidades da criança e da família. Os resumos de encaminhamento devem ser concisos, específicos e factuais. Quando são necessários vários serviços de apoio, a colaboração entre os profissionais envolvidos e a família é uma excelente estratégia para garantir o uso eficiente e a prestação integral dos serviços.

CUIDADOS COM A CRIANÇA E A FAMÍLIA EM SITUAÇÕES HOSPITALARES ESPECIAIS

Além de uma unidade pediátrica geral, as crianças podem ser admitidas em unidades especiais, como um ambulatório ou ambientes externos, uma área de isolamento ou uma unidade de terapia intensiva.

SERVIÇO AMBULATORIAL OU PACIENTES EXTERNOS

O setor ambulatorial ou de pacientes externos fornece os serviços médicos necessários para a criança, eliminando a necessidade de internação durante a noite. Os benefícios do atendimento ambulatorial são minimizar os estressores da hospitalização, principalmente a separação da família; reduzir as chances de infecção; e diminuir custos. A admissão no ambulatório ou no setor de pacientes externos geralmente é para procedimentos cirúrgicos ou diagnósticos.

No setor ambulatorial ou de pacientes externos, a preparação adequada é particularmente desafiadora. Idealmente, a criança e os pais devem ser preparados antes da admissão, incluindo uma visita às instalações e uma revisão de uma programação típica. Os pais precisam receber informações com antecedência para que possam preparar a criança e a si mesmos para a cirurgia e cuidar da criança em casa posteriormente. Eles também apreciam sugestões de itens pessoais para levar ao hospital. Quando o preparo pré-admissão não for possível, deve-se permitir um tempo no dia do procedimento para que as crianças conheçam o ambiente e para que os enfermeiros avaliem, planejem e implementem o ensino adequado.

Instruções explícitas de alta são importantes após a cirurgia ambulatorial (ver boxe *Cuidado centrado na família* e a seção *Preparação para a alta e cuidados domiciliares*, anteriormente neste capítulo). Os pais precisam de orientação sobre quando ligar para o médico por causa de uma mudança na condição da criança. Um sistema de chamadas telefônicas de acompanhamento permite que os enfermeiros verifiquem o progresso da criança dentro de um período de 48 a 72 horas após a alta para revisar informações e responder perguntas.

DICAS PARA A ENFERMAGEM Ajude a família a se preparar para o transporte para casa, oferecendo estas sugestões:

- Tenha um cobertor e um travesseiro no carro. (Sempre use o sistema de retenção de segurança do automóvel.)
- Leve uma bacia ou saco plástico para o caso de vômito
- Use copo com tampa e canudo para a criança beber (exceto nos casos de cirurgia bucofacial, em que o canudo pode ser contraindicado)
- Administre o medicamento prescrito para a dor antes que a família deixe a instituição
- Forneça aos pais informações verbais e por escrito sobre os potenciais efeitos colaterais da medicação para dor, aos quais eles devem ficar atentos após a alta.

Cuidado centrado na família

Alta ambulatorial

1. Explique que todas as instruções também serão apresentadas por escrito para que a família possa consultar depois.
2. Forneça uma visão geral do padrão de recuperação esperado.
3. Discuta a progressão esperada do nível de atividade da criança durante o período pós-alta (p. ex., "Mary provavelmente dormirá o resto do dia e se sentirá meio cansada na maior parte do dia, mas voltará às suas atividades habituais no dia seguinte").
4. Explique quais atividades são permitidas à criança e quais não são permitidas (p. ex., repouso no leito, banho).
5. Discuta as restrições alimentares, sendo muito específico e dando exemplos de "líquidos claros" ou do que se entende por "dieta líquida total".
6. Discuta a ocorrência de náuseas e vômitos, se aplicável, explicando o quanto é "normal" e o que fazer se piorarem (p. ex., "Juan pode sentir dor de estômago e vomitar. Isso é normal. No entanto, se ele vomitar mais de três vezes, por favor, ligue imediatamente para este número").
7. Discuta a ocorrência de febre e as medidas de alívio apropriadas, explicando quanta febre é considerada "aceitável" e especificamente o que fazer se a criança ultrapassar esse intervalo.
8. Explique a quantidade, a localização e o tipo de dor ou desconforto que a criança poderá sentir.
   - Forneça a medicação prescrita antes que a família deixe a instituição
   - Entregue uma escala de dor para que a família leve para casa
   - Explique o quanto de dor e desconforto é "normal" e o que fazer se a criança ultrapassar esse nível ou se as intervenções de controle da dor não forem bem-sucedidas
   - Discuta o cuidado da dor, incluindo a dosagem dos analgésicos e os detalhes sobre a administração
   - Descreva as medidas não farmacológicas de alívio, como segurar no colo, embalar ou enrolar em uma coberta.
9. Forneça informações sobre cada medicamento que a criança tomará em casa.
   - Solicite que todas as prescrições sejam preenchidas e entregues à família antes da alta
   - Revise os detalhes, incluindo dose e via de administração
   - Demonstre como administrar os medicamentos
   - Discuta o que fazer para solicitar outros medicamentos.
10. Certifique-se de que a família tenha todos os equipamentos e suprimentos necessários em casa.
11. Discuta as complicações que podem ocorrer e as medidas a serem tomadas se ocorrerem.
12. Assegure-se de que as medidas apropriadas estejam em vigor para um transporte seguro para casa.
    - Lembre a família de usar cinto de segurança ou cadeirinha ao transportar a criança em um carro
    - Determine se haverá uma pessoa cuja única responsabilidade seja ajudar a garantir a segurança e o conforto da criança durante o transporte.
13. Forneça números de telefone de emergência para os quais a família possa ligar se houver algum problema.
14. Explique que o hospital pode entrar em contato com a família para acompanhar a criança, mas que eles não devem hesitar em ligar se surgirem problemas antes disso.
15. Pergunte à família e à criança se estão com alguma dúvida e resolva o problema de modo a atender a suas necessidades específicas.

ISOLAMENTO

A admissão em uma área de isolamento aumenta todos os estressores tipicamente associados à hospitalização. A separação de pessoas familiares é ainda maior; existe uma perda adicional de controle; e são acrescentadas mudanças no ambiente, como a privação sensorial e o aparecimento de estranhos. A orientação em relação ao tempo e ao espaço é afetada. Esses estressores podem ser agravados pela compreensão limitada de uma criança sobre o isolamento. Crianças em idade pré-escolar têm dificuldade em entender a justificativa para o isolamento, pois não conseguem compreender a relação de causa e efeito entre infecções e doenças. Elas costumam perceber o isolamento como punição. Crianças de mais idade entendem melhor a causalidade, mas ainda precisam de informações para diminuir as os medos fantasiosos ou as interpretações equivocadas.

Quando uma criança é colocada em isolamento, a preparação é essencial para que ela se sinta no controle. Com crianças pequenas, a melhor abordagem é uma explicação simples, do tipo "Você precisa estar nessa sala especial para melhorar. A infecção deixou você doente e não é culpa sua".

Todas as crianças, mas especialmente as mais novas, precisam de preparação no que se refere ao que vão ver, ouvir e sentir no isolamento. Portanto, devem ser mostrados a elas a máscara, as luvas e o avental, e elas devem ser incentivadas a se "vestirem" com esses itens. Brincar com o equipamento de proteção individual do hospital pode diminuir o medo em relação à presença da equipe médica na sala. Enfermeiros e outros profissionais de saúde devem se apresentar e deixar que a criança veja seus rostos antes de colocarem a máscara. Dessa forma, a criança as associa a experiências significativas e ganha uma sensação de familiaridade em um ambiente estranho e solitário.

Quando a condição da criança melhora, devem ser oferecidas atividades lúdicas apropriadas para minimizar o tédio e estimular os sentidos. O ambiente pode ser manipulado para aumentar a liberdade sensorial, por exemplo, movendo-se o leito para mais perto da porta ou da janela. A abertura das venezianas, a oferta de brinquedos musicais, visuais ou táteis e o aumento do contato interpessoal podem substituir a mobilidade mental resultante da limitação ao movimento físico. Em vez de insistir nos aspectos negativos do isolamento, a criança pode ser encorajada a ver essa experiência como desafiadora e positiva.

> **DICAS PARA A ENFERMAGEM** Peça à criança que escolha um lugar que gostaria de visitar. Ajude-a a decorar o leito e os equipamentos de acordo com o tema (p. ex., caminhões, tenda de circo, nave espacial, céu). Em um horário determinado todos os dias, finja ir com a criança ao lugar especial. Considere incluir adereços como uma mala ou cesta de piquenique.

ADMISSÃO DE EMERGÊNCIA

Uma das experiências hospitalares mais traumáticas para a criança e para os pais é a admissão de emergência. O início repentino de uma doença ou a ocorrência de uma lesão deixa pouco tempo para preparação e explicação. Às vezes, a admissão de emergência é agravada pela admissão em uma unidade de terapia intensiva (UTI) ou pela necessidade de cirurgia imediata. Nos casos que requerem apenas tratamento ambulatorial, a criança é exposta a um ambiente estranho e assustador e a experiências que podem provocar medo ou causar dor.

Existe uma grande discrepância entre o que constitui uma emergência definida pelo médico e uma emergência definida pelo paciente. Uma preocupação crescente é quanto ao uso de grandes departamentos de emergência para consultas de rotina de cuidados primários de saúde. Para compensar a superlotação nos departamentos de emergência, muitas instituições têm unidades de emergência menores ou unidades de emergência pediátricas menores para atendimento de saúde após o expediente. A triagem por telefone para doenças menos complexas também está surgindo como um modo de prestação de cuidados de saúde para diferenciar doenças como um resfriado comum de condições reais de risco de morte que exigem atenção e intervenção imediata do médico. Outros fatores que contribuem para o uso excessivo dos departamentos de emergência incluem o número crescente de pessoas e famílias sem plano de saúde, com ambos os pais trabalhando em tempo integral sem poder tirar uma folga durante o dia para levar a criança doente a um médico.

Em populações pediátricas, a maioria das visitas a um departamento de emergência é para infecções respiratórias; doenças de pele, distúrbios gastrintestinais e traumatismo (como envenenamento) são responsáveis pelos casos restantes. A razão mais comum para que os pais levem a criança ao pronto-socorro é a preocupação com o agravamento da condição. Os profissionais de saúde podem não pensar que os sintomas progressivos precisam de atendimento imediato ou de emergência. Um dos principais objetivos do enfermeiro é avaliar a percepção dos pais sobre o evento e suas razões para considerá-lo grave ou com risco de morte.

As emergências geralmente não permitem procedimentos de admissão demorados. Nesses casos, os enfermeiros devem concentrar suas intervenções nos componentes essenciais do aconselhamento de admissão (Boxe 19.10) e concluir o processo assim que o estado de saúde da criança se estabilizar.

A menos que a emergência ofereça risco de morte, as crianças precisam participar de seus cuidados para manter uma sensação de controle. Como os departamentos de emergência são frequentemente agitados, há uma tendência de apressar os procedimentos para economizar tempo. Os poucos minutos extras necessários para permitir que as crianças participem podem economizar muito tempo de resistência inútil e falta de cooperação durante os procedimentos subsequentes. Outras medidas de apoio incluem garantir a privacidade, aceitar as diferentes respostas emocionais ao medo ou à dor, preservar o contato entre pais e filhos, explicar todos os eventos antes ou à medida que ocorrem e manter a calma. As estratégias de controle da dor são discutidas no Capítulo 5.

Às vezes, devido à condição física da criança, pouco ou nenhum aconselhamento preparatório para internação de emergência pode ser feito. Nessas situações, o aconselhamento posterior ao evento tem valor terapêutico e deve se concentrar na avaliação do que a criança pensa sobre a admissão e os procedimentos relacionados. Técnicas projetivas como desenhar, brincar de boneca ou contar histórias são especialmente eficazes. O enfermeiro, então, apresenta informações adicionais ao que já foi compreendido pela criança.

UNIDADE DE TERAPIA INTENSIVA

A admissão em uma UTI pode ser traumática tanto para a criança quanto para os pais (Figura 19.10). A natureza, a gravidade da doença e as circunstâncias que cercam a admissão são fatores importantes, especialmente para os pais, que experimentam significativamente mais estresse quando a admissão é inesperada. Os estressores para a criança e para os pais estão descritos no Boxe 19.11. Embora vários estudos tenham descrito o que os pais percebem como mais estressante, a estratégia mais eficaz pode ser simplesmente perguntar o que é estressante para eles e implementar intervenções que melhorem sua capacidade de lidar com a situação (Board & Ryan-Wenger, 2003). A avaliação deve ser repetida periodicamente para levar em conta as mudanças nas percepções ao longo do tempo. O uso de fichas de controle com as metas diárias do paciente tem sido bem-sucedido para melhorar a comunicação entre

Boxe 19.10 Diretrizes para internação especial.[a]

Admissão de emergência

Procedimentos de admissão demorados muitas vezes são impossíveis e inadequados em situações de emergência.

Concentre-se na avaliação das vias aéreas, da respiração e da circulação; pese a criança sempre que possível para calcular as dosagens dos medicamentos.

A menos que a emergência seja uma ameaça à vida, as crianças precisam participar de seus cuidados para manter a sensação de controle.

Concentre-se nos componentes essenciais do aconselhamento de admissão, incluindo:

- Apresentação apropriada à família
- Uso do nome da criança, não de termos como "querida" ou "querido"
- Determinação da idade da criança e avaliação sobre a idade de desenvolvimento (se a criança estiver em idade escolar, pergunte sobre a série que cursa para ter evidência da capacidade intelectual)
- Forneça informações sobre o estado geral de saúde da criança, quaisquer problemas que possam interferir no tratamento médico (p. ex., alergias) e experiência hospitalar anterior
- Forneça informações sobre a queixa principal dos pais e da criança.

Admissão na unidade de terapia intensiva

Prepare a criança e os pais para internação eletiva em unidade de terapia intensiva (UTI); por exemplo, para cuidados pós-operatórios de uma cirurgia cardíaca.

Prepare a criança e os pais para uma admissão inesperada na UTI, concentrando-se principalmente nos aspectos sensoriais da experiência e nas preocupações familiares habituais (p. ex., pessoas responsáveis pelo cuidado da criança, horário de visita, área onde a família pode ficar).

Prepare os pais em relação à aparência e ao comportamento da criança antes da primeira visita à UTI.

Acompanhe a família à beira do leito para fornecer apoio emocional e esclarecer dúvidas.

Prepare os irmãos para a visita; planeje o tempo de visitação deles; monitore suas reações durante a visita para evitar que se sintam sobrecarregados.

Incentive os pais a ficarem com seus filhos:

- Se o horário de visita for limitado, permita certa flexibilidade para acomodar as necessidades dos pais
- Dê aos membros da família a programação dos horários de visita por escrito
- Se o horário de visita for liberal, esteja ciente das necessidades dos membros da família e faça sugestões de pausas periódicas
- Assegure à família que ela pode ligar para a unidade a qualquer momento.

Prepare os pais para as mudanças de papéis esperadas e identifique maneiras de fazer com que eles participem dos cuidados da criança sem sobrecarregá-los com responsabilidades:

- Ajudar com o banho ou a alimentação
- Tocar e conversar com a criança
- Ajudar nos procedimentos.

Forneça informações sobre a condição da criança em linguagem compreensível:

- Repita as informações com frequência
- Procure esclarecer as dúvidas
- Durante consultas à beira do leito, explique as informações para os familiares e a criança ou, se apropriado, faça o relato fora do quarto.

Prepare a criança para procedimentos, mesmo que isso envolva uma explicação enquanto o procedimento está sendo realizado.

Avalie e realize o tratamento da dor; lembre-se de que mesmo uma criança que não pode falar, como um lactente ou uma criança em coma ou em ventilação mecânica, pode sentir dor.

Estabeleça uma rotina que mantenha alguma semelhança com os eventos diários da vida da criança sempre que possível:

- Organize os cuidados durante o dia
- Mantenha horários regulares para dormir, incluindo horários de silêncio quando a televisão ou o rádio devem ser abaixados ou desligados
- Forneça ciclos de sono ininterruptos (60 minutos para lactentes; 90 minutos para crianças maiores)
- Feche e abra cortinas e luzes fracas para permitir diferenciar o dia da noite
- Coloque cortinas ao redor da cama para privacidade
- Oriente a criança quanto ao dia e ao horário; mantenha relógios ou calendários em locais de fácil visualização para crianças com mais idade.

Programe um horário em que a criança não seja perturbada (p. ex., durante sonecas, visita da família, brincadeiras ou programa favorito).

Dê oportunidades para a criança brincar.

Reduza o estímulo ambiente:

- Evite falar alto ou rir
- Mantenha o ruído dos equipamentos no mínimo
- Deixe os alarmes com o volume o mais baixo possível
- Realize tratamentos que exijam equipamentos ao mesmo tempo
- Desligue os equipamentos à beira do leito que não estão em uso, como aspirador e oxigênio
- Evite ruídos altos e repentinos.

[a]Ver também o Boxe 19.7.

os profissionais de saúde que cuidam de crianças na UTI (Agarwal, Frankel, Tourner et al., 2008; Phipps & Thomas, 2007). Ao definir claramente as metas diárias de atendimento ao paciente, os profissionais de saúde acreditam que o atendimento melhora. A estrutura de rondas padronizadas melhora a adesão ao uso diário da ficha de controle com as metas, com a intenção de melhorar a comunicação entre os cuidadores (Seigel, Whelan et al., 2014).

As necessidades emocionais da família são primordiais quando a criança é internada em uma UTI. Um fator estressante importante para os pais de uma criança na UTI é sua aparência (Latour, van Goudoever e Hazelzet, 2008). Embora as mesmas intervenções discutidas anteriormente para o estresse de separação e perda de controle se apliquem aqui, algumas intervenções adicionais também podem beneficiar a família e a criança (ver Boxe 19.11). Em um estudo qualitativo com 19 pais de 10 crianças na UTI, eles relataram que simplesmente queriam que os enfermeiros cuidassem da criança da mesma forma que a família faria (Harbaugh, Tomlinson e Kirschbaum, 2004). Os comportamentos dos enfermeiros que exemplificam cuidado e afeto foram percebidos como úteis na diminuição do estresse. Já os comportamentos percebidos como não úteis incluíam separar a criança dos pais e problemas de comunicação com eles. Portanto, mesmo os cuidados críticos devem ser centrados na família. É importante que o horário de visita seja liberal e flexível o suficiente para acomodar as necessidades e o envolvimento dos pais.

Crianças criticamente enfermas tornam-se o foco da vida de seus pais, e a necessidade mais premente é a informação. Eles querem saber se seu filho viverá e, em caso afirmativo, se a criança será a mesma de antes. Os pais precisam saber por que estão sendo feitas várias intervenções, se a dor da criança está sendo tratada ou se ela está confortável, e se a criança pode ouvi-los mesmo não estando

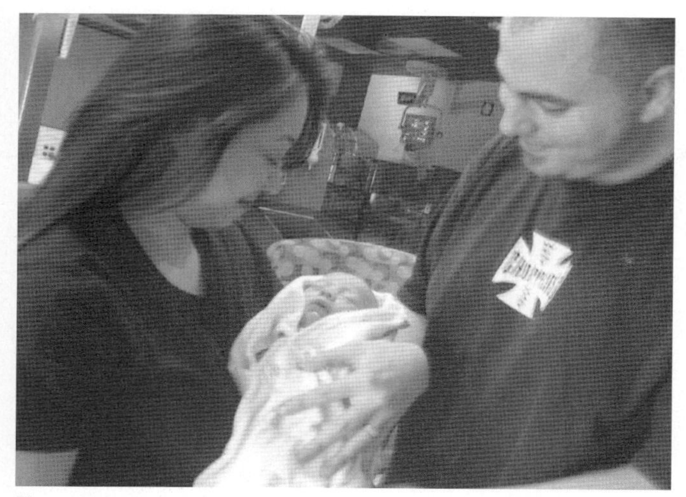

Figura 19.10 A presença dos pais durante a hospitalização fornece suporte emocional para a criança e aumenta a sensação de empoderamento dos pais no papel de cuidador. (Cortesia de E. Jacob, Texas Children's Hospital, Houston, TX.)

Boxe 19.11 Estressores para a criança e a família na unidade de terapia intensiva neonatal ou pediátrica.

Estressores físicos

Dor e desconforto (p. ex., injeções, intubação, aspiração, troca de curativos, outros procedimentos invasivos).
Imobilidade (p. ex., uso de contenção, repouso no leito).
Privação do sono.
Incapacidade de comer ou beber.
Mudanças nos hábitos de eliminação.

Estressores ambientais

Ambiente desconhecido (p. ex., aglomeração).
Sons desconhecidos

- Ruído dos equipamentos (p. ex., monitores, telefone, aspiração, impressão do computador)
- Sons humanos (p. ex., falar, rir, chorar, tossir, gemer, vomitar, andar).

Pessoas desconhecidas (p. ex., profissionais de saúde, pacientes, visitantes).
Odores estranhos e desagradáveis (p. ex., álcool, removedor de adesivos, odores corporais).
Luzes constantes (perturbam os ritmos circadianos).
Atividade relacionada a outros pacientes.
Senso de urgência entre a equipe.
Comentários desagradáveis ou imprudentes da equipe.

Estressores psicológicos

Falta de privacidade.
Incapacidade de se comunicar (se intubado).
Conhecimento e compreensão inadequados da situação.
Gravidade da doença.
Comportamento dos pais (expressão de preocupação).

Estressores sociais

Interrupção de relacionamentos (especialmente com familiares e amigos).
Preocupação com a falta na escola ou no trabalho.
Privação de brincadeiras.

Dados obtidos principalmente de: Tichy, A. M., Braam, C. M., Meyer, T. A. et al. (1988). Stressors in pediatric intensive care units. *Pediatric Nursing, 14*(1), 40–42.

acordada. Quando os pais visitam a criança na UTI pela primeira vez, precisam ser preparados quanto à aparência dela. O ideal é que o enfermeiro os acompanhe à beira do leito para dar apoio emocional e esclarecer dúvidas.

Apesar do estresse normalmente associado à admissão na UTI, a criança desenvolve uma segurança especial ao ser cuidadosamente monitorada e receber cuidados individualizados. Portanto, o planejamento para a transição para a unidade regular é essencial e deve incluir:

- Alocação de um enfermeiro de cuidados primários na unidade regular
- Visitas contínuas da equipe da UTI para avaliar a adaptação da criança e dos pais e atuar como uma ligação temporária com a equipe de enfermagem
- Explicação das diferenças entre as duas unidades e justificativa para a mudança para um monitoramento menos intenso da condição física da criança
- Seleção de um quarto adequado, como um que seja próximo ao posto de enfermagem, e de um companheiro de quarto compatível.

QUESTÕES DE REVISÃO

1. O enfermeiro está cuidando de uma menina de 5 anos recém-diagnosticada com um distúrbio convulsivo. Ele observa que a criança sente ansiedade de separação quando seus pais saem do quarto. Quais são os aspectos importantes da ansiedade de separação específicos para esse estágio de desenvolvimento? **Use um X para a declaração de ensino de saúde a seguir que seja indicada (apropriada ou necessária), contraindicada (pode ser prejudicial) ou não essencial (não faz diferença ou não é necessária).**

Ensino em saúde	Indicado	Contraindicado	Não essencial
"A ansiedade de separação pode ser observada quando seu filho se recusa a comer, tem problemas para dormir, chora baixinho quando você vai embora ou se afasta dos outros."			
"A ansiedade de separação vem em etapas: negação, desespero e desapego."			
"A perda de contato com o grupo de pares pode representar uma grave ameaça emocional por causa da perda do *status* no grupo e da perda da aceitação pelo grupo."			
"Seu filho pode precisar e desejar orientação dos pais ou apoio de outras figuras adultas quando voltar para a escola."			
"Crianças pequenas podem reagir 'negativamente' aos pais durante a hospitalização; elas podem se agarrar a você para garantir sua presença contínua."			

2. Uma criança de 3 anos foi hospitalizada na semana passada por causa de pneumonia. Como sua condição é estável, sua mãe voltou ao trabalho e a criança muitas vezes fica sozinha durante o dia. O enfermeiro que cuida da criança revisa o prontuário e realiza uma avaliação, e os achados estão listados a seguir. Quais achados refletem a fase de desespero que pode ocorrer por causa

da ansiedade de separação? **Selecione os achados da avaliação que refletem a fase de desespero por ansiedade de separação. Selecione tudo que se aplica.**
A. Parece feliz.
B. Se recusa a se comunicar.
C. Se afasta do enfermeiro.
D. Parece deprimido e triste.
E. Ataca verbalmente o enfermeiro.
F. Tenta escapar do quarto.
G. Não demonstra interesse pelo ambiente que o cerca.
H. Chora e grita quando o enfermeiro entra no quarto.

3. O enfermeiro está cuidando da admissão de uma criança de 8 anos no hospital para avaliação de uma cardiopatia congênita. Sua mãe está com ela. Quais são os aspectos importantes do processo de admissão que o enfermeiro precisa lembrar durante esse primeiro encontro com o paciente e a família? **Selecione tudo que se aplica.**
A. Apresentar-se.
B. Orientar a criança e família para que conheçam a unidade.
C. Colocar uma pulseira de identificação no punho da criança.
D. Colocar uma pulseira de identificação no punho da mãe.
E. Verificar sinais vitais, pressão arterial, altura e peso.
F. Coletar sangue extra caso sejam solicitados exames posteriores.
G. Discutir os horários e regulamentos do hospital.
H. Explicar como usar os dispositivos eletrônicos na sala, como campainha de chamada, controles da cama, televisão.
I. Levar a criança ao refeitório para que a família saiba onde fazer as refeições.

4. Ao dar alta a um menino de 8 anos que foi hospitalizado para uma apendicectomia, o enfermeiro revisa o plano de cuidados continuados em casa. Ele foi hospitalizado há 4 dias após uma história de 2 dias de dor abdominal e febre. O paciente foi submetido a uma apendicectomia de emergência. Que ensino de saúde o enfermeiro incluiria como parte das instruções de alta? **Selecione tudo que se aplica.**
A. "Seu filho pode comer alimentos pastosos em casa, como gelatina, pudim e suco de maçã."
B. "Você pode usar outras coisas para ajudar a aliviar a dor, como distração (ler um livro, música ou um filme), depois que a medicação for administrada."
C. "Você vai receber a receita com a medicação do seu filho nos próximos dias".
D. "Você pode levar seu filho para casa sem preocupação; certifique-se de que ambos usem o cinto de segurança."
E. "Nós entraremos em contato com você amanhã para acompanhamento, mas não hesite em ligar se tiver alguma dúvida antes disso."
F. "Se houver febre nos próximos 10 dias, inicie os antibióticos orais novamente em casa."

REFERÊNCIAS BIBLIOGRÁFICAS

Abraham, M., & Moretz, J. G. (2012). Implementing patient- and family-centered care: Part I—understanding the challenges. *Pediatric Nursing, 38*(1), 44–47.

Agarwal, S., Frankel, L., Tourner, S., et al. (2008). Improving communication in a pediatric intensive care unit using daily patient goal sheets. *The Journal of Critical Care, 23*(2), 227–235.

Anderson, C. D., & Mangino, R. R. (2006). Nurse shift report: Who says you can't talk in front of the patient? *Nursing Administration Quarterly, 30*(2), 112–122.

Board, R., & Ryan-Wenger, N. (2003). Stressors and symptoms of mothers with children in the PICU. *The Journal of Pediatric Nursing, 18*(3), 195–201.

Caffin, C. L., Linton, S., & Pellegrini, J. (2007). Introduction of a liaison nurse role in a tertiary paediatric ICU. *Intensive and Critical Care Nursing, 23*(4), 226–233.

Clatworthy, S., Simon, K., & Tiedeman, M. E. (1999). Child drawing: Hospital – an instrument designed to measure the emotional status of hospitalized school-aged children. *The Journal of Pediatric Nursing, 14*(1), 2–9.

Coyne, I. (2006). Children's experiences of hospitalization. *Journal of Child Health Care, 10*(4), 326–336.

Craft, M. J. (1993). Siblings of hospitalized children: Assessment and intervention. *The Journal of Pediatric Nursing, 8*(5), 289–297.

Eichner, J. M., & Johnson, B. H. (2012). Patient- and family-centered care and the pediatrician's role. *Pediatrics, 129*(2), 394–404.

Fernandez, C., Pyesmany, A., & Stutzer, C. (1999). Alternative therapies in childhood cancer. *The New England Journal of Medicine, 340*(7), 569–570.

Feudtner, H. J., Haney, J., & Dimmers, M. A. (2003). Spiritual care needs of hospitalized children and their families: A national survey of pastoral care providers' perceptions. *Pediatric, 111*(1), e67–e72.

Flanagan, K. (2001). Preoperative assessment: Safety considerations for patients taking herbal products. *The Journal of Pediatric Nursing, 16*(1), 19–26.

Gordon, M. (2002). *Manual of nursing diagnosis* (10th ed.). St Louis: Mosby.

Harbaugh, B. L., Tomlinson, P. S., & Kirschbaum, M. (2004). Parents' perceptions of nurses' caregiving behaviors in the pediatric intensive care unit. *Issues in Comprehensive Pediatric Nursing, 27*(3), 163–178.

Hopia, H., Tomlinson, P. S., Paavilainen, E., et al. (2005). Child in hospital: Family experiences and expectations of how nurses can promote family health. *Journal of Clinical Nursing, 14*(2), 212–222.

Institute for Patient- and Family-Centered Care. (2010a). Frequently asked questions: What are the core concepts of patient- and family-centered care? http://www.ipfcc.org/about/pfcc.html.

Institute for Patient- and Family-Centered Care. (2010b). *Advancing the practice of patient- and family-centered care in hospitals: How to get started.* http://www.ipfcc.org/resources/getting_started.pdf.

The Joint Commission. (2011). *Comprehensive accreditation manual for hospitals (CAMH).* Oakbrook Terrace, IL: Author.

Latour, J. M., van Goudoever, J. B., & Hazelzet, J. A. (2008). Parent satisfaction in the pediatric ICU. *Pediatric Clinics of North America, 55*(3), 779–790.

Lewandowski, L. A., & Tesler, M. D. (2003). *Family centered care: Putting it into action.* Washington, DC: American Nurses Association.

Limbers, C., & Skipper, S. (2014). Health-related quality of life measurement in siblings of children with physical chronic illness: A systematic review. *Families, Systems, & Health, 32*(4), 408–415.

Meert, K. L., Clark, J., & Eggly, S. (2013). Family-centered care in the pediatric intensive care unit. *Pediatric Clinics of North America, 60*(3), 761–772.

Melnyk, B. M. (2000). Intervention studies involving parents of hospitalized young children: An analysis of the past and future recommendations. *The Journal of Pediatric Nursing, 15*(1), 4–13.

Orem, D. (2001). *Nursing: Concepts of practice* (5th ed.). New York: Mosby.

Phipps, L. M., & Thomas, N. J. (2007). The use of a daily goals sheet to improve communication in the paediatric intensive care unit. *Intensive and Critical Care Nursing, 23*(5), 264–271.

Rappaport, D. I., Ketterer, T. A., Nilforoshan, V., & Sharif, I. (2012). Family-centered rounds: Views of families, nurses, trainees, and attending physicians. *Clinical Pediatrics, 51*(3), 260–266.

Samela, M., Salanterä, S., & Aronen, E. (2009). Child-reported hospital fears in 4-to 6-year-old children. *Pediatric Nursing, 35*(5), 269–276 303.

Seigel, J., Whelan, L., et al. (2014). Successful implementation of standardized multidisciplinary bedside rounds, including daily goals, in a pediatric ICU. *Joint Commission Journal on Quality and Patient Safety, 40*(2), 83–90.

Small, L. (2002). Early predictors of poor coping outcomes in children following intensive care hospitalization and stressful medical encounters. *Pediatric Nursing, 28*(4), 393–401.

Smith, T., & Conant Rees, H. L. (2000). Making family-centered care a reality. *Seminars for Nurse Managers, 8*(3), 136–142.

Thompson, R. (2009). *The handbook of child life: A guide for pediatric psychosocial care.* Springfield, IL: Charles C Thomas.

Wilson, M. E., Megel, M. E., Enenbach, L., et al. (2010). The voices of children: Stories about hospitalization. *The Journal of Pediatric Health Care, 24*(2), 95–102.

20

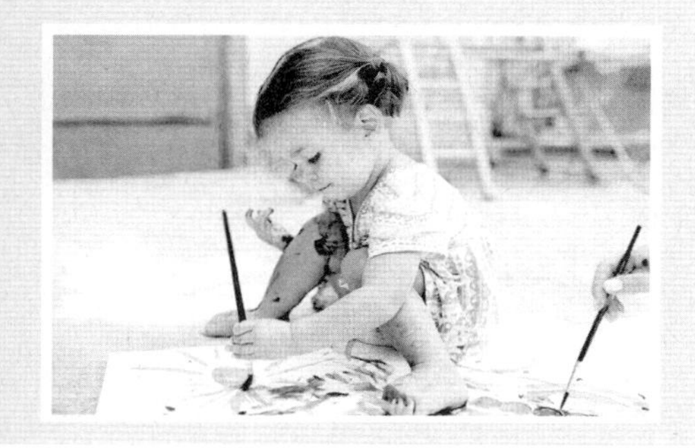

Intervenções e Competências na Enfermagem Pediátrica

Caroline E. Anderson, Ruth Anne Herring

CONCEITOS GERAIS

- Termo de Consentimento Informado
- Preparo do procedimento
- Administração de medicamentos
- Coleta de amostras
- Equilíbrio hídrico e nutrição
- Suporte respiratório

CONCEITOS GERAIS RELACIONADOS COM PROCEDIMENTOS PEDIÁTRICOS

TERMO DE CONSENTIMENTO INFORMADO

Antes de se submeter a qualquer procedimento invasivo, o paciente, quando apropriado, e seu representante legal devem receber informações claras o suficiente para tomar uma decisão informada sobre os cuidados de saúde. O **Termo de Consentimento Informado** deve incluir a natureza da doença ou condição, os cuidados ou tratamentos propostos; os potenciais riscos, benefícios e alternativas; e o que pode acontecer se o paciente ou responsável optar por não consentir. Além disso, as discussões devem incluir a função de cada participante da equipe, incluindo os estagiários envolvidos no atendimento (Firdouse, Wajchendler, Koyle et al., 2017). Para obter um Termo de Consentimento Informado válido, os profissionais de saúde devem atender às três condições a seguir:

1. A pessoa deve ser capaz de dar o seu consentimento, ser maior de idade (geralmente 18 anos) e deve ser considerada legalmente capaz (ou seja, ter a capacidade mental de fazer escolhas e entender suas consequências).
2. A pessoa deve receber as informações necessárias para tomar uma decisão esclarecida.
3. A pessoa deve agir voluntariamente no exercício da liberdade de escolha sem uso de força, fraude, engano, coação ou outras formas de constrangimento.

O paciente tem o direito de aceitar ou recusar qualquer tratamento de saúde. Se um paciente for tratado sem consentimento, o hospital ou profissional de saúde pode ser acusado de agressão e responsabilizado por eventuais danos. Além disso, o consentimento é um processo de duas vias que exige que o profissional de saúde compartilhe todas as informações necessárias e que o paciente ouça e entenda o que foi explicado. Os profissionais de saúde devem fornecer informações em linguagem adequada e no nível de compreensão do paciente e da família. Também deve ser disponibilizado um tempo para perguntas e devem ser oferecidas oportunidades para esclarecer dúvidas. O consentimento informado e a tomada de decisão em saúde são um processo contínuo, que requer comunicação permanente entre a equipe de saúde, o paciente e os responsáveis (American Academy of Pediatrics, Committee on Bioethics, 2016).

REQUISITOS PARA OBTENÇÃO DO TERMO DE CONSENTIMENTO INFORMADO

O Termo de Consentimento Informado assinado pelo paciente, pais ou responsável legal geralmente é necessário para tratamento de saúde ou cirúrgico de um menor, incluindo muitos procedimentos diagnósticos. Um consentimento universal não é suficiente. Devem ser obtidas autorizações separadas para cada procedimento cirúrgico ou diagnóstico, incluindo os seguintes:

- Cirurgia de grande porte
- Cirurgia de pequeno porte (p. ex., incisão, biopsia, extração dentária, sutura de uma laceração [especialmente alguma que possa ter efeito estético], remoção de cisto, redução de fratura)
- Exames diagnósticos com elemento de risco (p. ex., broncoscopia, angiografia, punção lombar, cateterismo cardíaco, aspiração de medula óssea)
- Tratamentos clínicos com elemento de risco (p. ex., transfusão de sangue, toracocentese ou paracentese, radioterapia).

Outras situações que requerem o consentimento do paciente ou dos pais incluem as seguintes:

- Fotografias para uso médico, educacional ou público
- Retirada da criança da instituição de saúde contra orientação médica
- Exame *post mortem*, exceto em mortes inexplicadas, como a morte súbita infantil, morte violenta ou suspeita de suicídio
- Divulgação de informações médicas.

A tomada de decisão que envolve o cuidado de crianças de mais idade e adolescentes (mais de 7 anos e com idade, maturidade e condição psicológica apropriadas) deve incluir o **assentimento** do paciente (se possível), bem como o consentimento dos pais (Poston, 2016). "Assentir" significa que a criança ou o adolescente foi informado sobre o tratamento, procedimento ou pesquisa proposto e está disposto a permitir que um profissional de saúde o realize. Se a criança ou adolescente simplesmente não se opuser, isso não equivale a um assentimento.

O termo de assentimento do paciente deve:

- Ajudar o paciente a alcançar uma interpretação adequada ao desenvolvimento sobre a natureza de sua condição de saúde
- Dizer ao paciente o que ele pode esperar

- Fazer uma avaliação clínica compreensível para o paciente
- Solicitar que o paciente manifeste sua vontade em aceitar o procedimento proposto.

Os profissionais de saúde devem empregar vários métodos para fornecer as informações, incluindo métodos apropriados para a idade (p. ex., vídeos, discussão entre colegas, diagramas, materiais escritos). O enfermeiro deve fornecer um termo de assentimento para a criança assinar, e a criança deve receber uma cópia. Ao incluí-la no processo de tomada de decisão e obter seu assentimento, a equipe demonstra respeito pela criança. O assentimento não é um requisito legal, mas ético, para proteger os direitos das crianças. O Capítulo 17 fornece uma discussão mais aprofundada sobre o direito da criança em fim de vida de recusar um tratamento.

Elegibilidade para o fornecimento do Termo de Consentimento Informado

Termo de Consentimento Informado para pais ou responsáveis legais

Os pais têm total responsabilidade pelo cuidado e criação de seus filhos menores, incluindo o controle legal sobre eles. Desde que as crianças sejam menores de idade, seus pais ou responsáveis legais são obrigados a assinar o Termo de Consentimento Informado antes que o tratamento ou qualquer procedimento seja realizado. Se os pais são casados, só é necessário o consentimento de um deles para cuidados pediátricos não urgentes. Se os pais são divorciados, o consentimento geralmente é do genitor que tem a guarda legal (American Academy of Pediatrics, Committee on Bioethics, 2016). O atendimento de emergência de um paciente pediátrico nunca deve ser recusado devido à ausência de um dos pais ou responsável legal. Os pais também têm o direito de retirar o consentimento posteriormente. Se os cuidadores legais discordarem sobre o curso do tratamento, cabe aos profissionais de saúde solicitar a consulta de um conselho de ética hospitalar para determinar quais cuidados são do melhor interesse do paciente (Dahl, Sinha, Rosenberg et al., 2015).

Evidência de consentimento

Nos EUA, a regulamentação sobre a obtenção do Termo de Consentimento Informado varia de estado para estado e as políticas diferem em cada instituição de saúde. É responsabilidade legal do médico explicar o tratamento, os riscos, os benefícios e as alternativas. O enfermeiro deve testemunhar a assinatura do termo pelo paciente, pelos pais ou pelo responsável legal e pode reforçar o que foi dito ao paciente. Um termo de consentimento assinado é o documento legal que demonstra que todo o processo de consentimento informado ocorreu. Se os pais não estiverem disponíveis para assiná-lo, o consentimento verbal pode ser obtido por telefone na presença de duas testemunhas. Ambas as testemunhas devem registrar que o consentimento informado foi dado e quem o deu. Suas assinaturas indicam que testemunharam o consentimento verbal. Se os pais ou responsáveis legais não puderem ser contatados por um longo período, o enfermeiro pode solicitar a assistência de serviço social ou de policiais para localizar um responsável legal.

Consentimento informado de menores maduros e emancipados

As leis estaduais (nos EUA) diferem em relação ao conceito de maioridade, a idade em que uma pessoa passa a ter todos os direitos e responsabilidades legais de um adulto. Na maioria dos estados norte-americanos, a maioridade chega aos 18 anos, como ocorre no Brasil. Adultos considerados legalmente capazes podem fornecer o consentimento informado em seu próprio nome. Um **menor emancipado** é aquele que é legalmente menor de idade, mas é reconhecido como uma pessoa com capacidade legal ou estado social de um adulto em circunstâncias prescritas por lei nos EUA, como gravidez, casamento, formatura do Ensino Médio, vida independente ou serviço militar. Uma exceção às leis de consentimento, denominada **menor maduro** é reconhecida em alguns estados norte-americanos para crianças de 14 anos ou mais que têm maturidade e habilidades cognitivas para entender todos os elementos do consentimento informado e fazer uma escolha com base nas informações. Pode ser necessária uma ação legal para a designação da criança como menor maduro (American Academy of Pediatrics, Committee on Bioethics, 2016).

Tratamento sem consentimento dos pais

Exceções à exigência do consentimento dos pais antes do tratamento de crianças menores ocorrem em situações em que elas precisam de tratamento de saúde ou intervenção cirúrgica urgente e um dos pais não está prontamente disponível para assinar o termo de consentimento ou se recusa a dar consentimento. Por exemplo, uma criança pode ser levada ao pronto-socorro acompanhada por um avô, um cuidador, um professor ou outros. Na ausência dos pais ou responsáveis legais, os responsáveis pela criança podem receber permissão dos pais para dar o consentimento informado por procuração. Nos EUA, a Lei federal *Emergency Medical Treatment and Active Labor Act* exige a realização de uma triagem médica para todos os pacientes que vão a um centro de emergência. Em casos emergenciais, nos quais existe perigo de vida ou possibilidade de lesão permanente, os cuidados adequados não devem ser adiados devido a problemas de obtenção de consentimento (American Academy of Pediatrics, Committee on Bioethics, 2016). O enfermeiro deve documentar quaisquer esforços feitos para obter o consentimento.

A recusa dos pais em assinar o termo de consentimento para um tratamento que salva a vida ou evita danos graves pode ocorrer, e é necessário notificar os serviços de proteção à criança para que o tratamento de emergência seja prestado. Por exemplo, as testemunhas de Jeová geralmente optam por não receber hemoderivados devido a crenças religiosas. Nos casos em que um produto sanguíneo é crucial para a sobrevivência da criança, é importante trabalhar com a família, a equipe de saúde e os serviços de proteção à criança para determinar o curso de ação que seja do melhor interesse da criança. "A tomada de decisão dos pais deve ser entendida principalmente como a responsabilidade que eles têm de apoiar os interesses de seu filho e preservar as relações familiares, em vez de se concentrar nos direitos de expressar suas próprias escolhas autônomas" (American Academy of Pediatrics, Committee on Bioethics, 2016). A avaliação em caso de suspeita de abuso ou negligência infantil pode ocorrer sem o consentimento dos pais e sem notificação prévia na maioria dos estados norte-americanos.

Adolescentes, consentimento e confidencialidade

A Lei *Health Insurance Portability and Accountability Act* (HIPAA), de 1996, foi aprovada para proteger e salvaguardar a segurança e a confidencialidade das informações de saúde nos EUA. Como os adolescentes ainda não são adultos, os pais têm o direito de tomar a maioria das decisões em seu nome e de receber informações. Os adolescentes, no entanto, são mais propensos a procurar atendimento em um ambiente em que acreditam que sua privacidade será mantida. Todos os 50 estados norte-americanos promulgaram legislação que dá aos adolescentes o direito de consentir no tratamento sem o conhecimento dos pais para uma ou mais das condições consideradas "clinicamente emancipadas", como infecções sexualmente transmissíveis, serviços de saúde mental, abuso e dependência de substâncias, gravidez e aconselhamento contraceptivo (American Academy of Pediatrics, Committee on Bioethics, 2016). O consentimento para realização de um aborto é controverso, e a legislação varia muito de estado para estado norte-americanos. A *Planned Parenthood Federation of America* fornece requisitos legais de consentimento e notificação listados por estado. A lei estadual prevalece sobre a HIPAA, independentemente de essa lei proibir, exigir ou permitir discrição sobre a divulgação das informações.

Consentimento informado e direito parental ao prontuário do paciente pediátrico

Nos EUA, alguns estatutos estaduais dão aos pais o direito irrestrito a uma cópia dos registros sobre seus filhós no prontuário do paciente. Em estados sem estatutos, a melhor prática é permitir que os pais revisem ou tenham uma cópia dos prontuários dos pacientes menores de idade em circunstâncias razoáveis. Os profissionais de saúde devem evitar requisitos restritivos, como a revisão permitida apenas na presença de um médico. Em vez disso, o profissional apropriado deve estar disponível para responder a quaisquer perguntas que os pais possam ter durante as avaliações. É importante que o enfermeiro verifique as políticas do estado e da instituição de saúde em relação ao fornecimento de cópias impressas de prontuários aos pacientes e familiares.

PREPARO PARA PROCEDIMENTOS DIAGNÓSTICOS E TERAPÊUTICOS

Os avanços tecnológicos e as mudanças nos cuidados de saúde resultaram na realização de mais procedimentos pediátricos em uma variedade de ambientes. Muitos procedimentos são experiências estressantes e dolorosas e, para muitos, o foco do cuidado é o preparo psicológico da criança e da família. No entanto, alguns procedimentos requerem a administração de sedativos e analgésicos.

O especialista em vida infantil é um membro especialmente importante da equipe de saúde no preparo de uma criança para procedimentos diagnósticos e terapêuticos. Ele aborda as preocupações psicossociais que acompanham as experiências estressantes, promovendo o desenvolvimento ideal da criança e minimizando os efeitos adversos. Especialistas em vida infantil recebem educação e treinamento avançados sobre os estágios de desenvolvimento da infância, bem como sobre estratégias para lidar com doenças e lesões.[1] Brinquedos terapêuticos, preparo e suporte para procedimentos, educação apropriada ao desenvolvimento e promoção da "normalidade" são maneiras pelas quais o especialista em vida infantil pode ter um impacto positivo na experiência de saúde da criança e da família. Os especialistas em vida infantil e a equipe de enfermagem podem trabalhar juntos para implementar intervenções baseadas em evidências visando a diminuir o medo, a ansiedade e o desconforto experimentado pelas crianças no ambiente de assistência à saúde (Association of Child Life Professionals, 2017).

Preparo psicológico

Preparar as crianças para os procedimentos diminui a ansiedade, promove a cooperação, dá suporte às habilidades de enfrentamento e pode ensinar novas técnicas, além de facilitar a sensação de controle quando a criança vivencia um evento potencialmente estressante. Muitas instituições desenvolveram programas de orientação pré-admissão, destinados a educar o paciente pediátrico e a família, oferecendo uma experiência prática com os equipamentos hospitalares, o procedimento realizado e os departamentos que eles visitarão. Os métodos preparatórios podem ser formais, como o preparo do grupo para a hospitalização. Porém, a maioria das estratégias de preparo são informais, foca em fornecer informações sobre a experiência e é direcionada a procedimentos estressantes ou dolorosos. O preparo mais efetivo deve incluir o fornecimento de informações sensoriais e processuais e ajudar a criança a desenvolver habilidades de enfrentamento, pelo uso de técnicas de imagética, distração ou relaxamento.

Os boxes *Aplicando evidências à prática* descrevem as orientações gerais para preparar as crianças para procedimentos, juntamente com diretrizes específicas para cada faixa etária, que consideram as necessidades de desenvolvimento e habilidades cognitivas das crianças. Além dessas sugestões, o enfermeiro deve considerar o temperamento da criança, as estratégias de enfrentamento existentes e as experiências anteriores na individualização do processo preparatório. O enfrentamento do ponto de estresse pode ser usado para determinar a parte mais estressante ou perturbadora para a criança em experiências anteriores com procedimentos de saúde (Thompson, 2018). Uma vez identificado o ponto de estresse, as estratégias de enfrentamento para abordar esse ponto específico no procedimento podem ser discutidas com a criança. Aquelas que se distraem facilmente e que são muito ativas ou aquelas que são muito retraídas podem precisar de sessões individualizadas – mais curtas para crianças ativas e mais lentas para crianças tímidas. Enquanto as crianças que tendem a lidar bem com a situação podem precisar de mais ênfase no uso de suas habilidades atuais, aquelas que parecem lidar menos adequadamente podem se beneficiar de mais tempo dedicado a estratégias simples de enfrentamento, como relaxar, respirar, contar, apertar a mão ou cantar. Mesmo crianças com experiências de tratamento de saúde prévias precisam de preparo para procedimentos repetidos ou novos; no entanto, o enfermeiro deve avaliar o que a criança já sabe, corrigir seus equívocos, fornecer novas informações e introduzir novas habilidades de enfrentamento conforme indicado por suas reações anteriores. Especialmente no caso de procedimentos dolorosos, o preparo mais efetivo inclui fornecer informações sensoriais sobre o procedimento e ajudar a criança a desenvolver habilidades de enfrentamento, com técnicas de imagética ou relaxamento (ver boxes *Aplicando evidências à prática*).

Todas as experiências da infância podem afetar o desenvolvimento e influenciar o modo como a criança responde ao ambiente de cuidados de saúde, mesmo depois de adulta. Experiências adversas na infância podem incluir abuso, negligência, abuso de substâncias ou qualquer outro trauma e podem resultar em comportamentos negativos em relação à saúde, condições crônicas e até morte precoce (Centers for Disease Control and Prevention, 2019). Quando em um ambiente de assistência à saúde, as crianças podem experimentar estresse traumático durante eventos de saúde difíceis ou assustadores ou simplesmente por estarem em um ambiente hospitalar. Como prestadores de cuidados de saúde, é importante praticar cuidados informados sobre a possibilidade de um trauma; considerar o impacto que traumas físicos, mentais e emocionais anteriores podem ter sobre o paciente; e adaptar os cuidados adequadamente. Isso pode incluir reduzir a angústia por meio do controle da dor, oferecer escolhas, preparo psicológico para procedimentos, fornecer apoio emocional e incluir a família no que os profissionais de saúde podem perceber como cuidados de rotina (National Child Traumatic Stress Network, 2019).

As crianças diferem quanto à extensão de sua "busca por informações". Alguns solicitam ativamente informações sobre o procedimento pretendido, mas outras têm como característica evitar saber. Os pais muitas vezes podem orientar os enfermeiros a decidirem quanta informação é suficiente para a criança, porque eles sabem se a criança é tipicamente curiosa ou se ela se satisfaz com respostas curtas. Perguntar às crianças de mais idade suas preferências sobre a profundidade da explicação também é importante.

O momento certo para iniciar o preparo para um procedimento varia de acordo com a idade, o nível de desenvolvimento da criança e o tipo de procedimento. Não existem diretrizes precisas para isso, mas, em geral, quanto mais jovem a criança, mais próxima a explicação deve ser do procedimento real, para evitar fantasias e preocupações

[1]N.R.T.: No Brasil, não temos profissionais com esse tipo de formação. São os enfermeiros pediatras os profissionais de saúde preparados para a execução dessas intervenções, consideradas exclusivas do enfermeiro ou delegáveis por prescrição ao técnico de enfermagem ou ao auxiliar de enfermagem, quando julgado aprovado. Essa normativa pode ser encontrada na Resolução do Conselho Federal de Enfermagem 546/2017. Disponível em: http://www.cofen.gov.br/resolucao-cofen-no-05462017_52036.html. Acesso em: 26 ago. 2022.

Aplicando evidências à prática

Preparo da criança para um procedimento

- Defina detalhes exatos sobre o procedimento a ser realizado
- Revise a compreensão atual dos pais e da criança por meio de perguntas abertas
- Tome como base para as explicações a idade e o nível de desenvolvimento da criança e o conhecimento existente
- Inclua os pais nas explicações, se desejarem, especialmente se eles planejarem participar dos cuidados
- Informe os pais sobre a importância do apoio durante o procedimento, como ficar perto da criança ou em sua linha de visão, ser gentil, ajudar a encontrar posições confortáveis e se preparar para a resposta típica de crianças submetidas ao procedimento
- Permitir a discussão, para evitar sobrecarga de informações e garantir *feedback* adequado
- Use termos concretos, não abstratos, e recursos visuais para descrever o procedimento. Por exemplo, use um desenho simples de um menino ou menina e marque a parte do corpo envolvida no procedimento. Use modelos realistas, mas não intimidadores[a]
- Enfatize que nenhuma outra parte do corpo estará envolvida
- Se a parte do corpo estiver associada a uma função específica, enfatize a mudança ou o não envolvimento dessa função (p. ex., após amigdalectomia, a criança ainda será capaz de falar)
- Use palavras e frases apropriadas ao nível de compreensão da criança (uma regra geral diz que o número de palavras na frase deve ser igual à idade em anos mais 1)
- Evite palavras e frases com duplo sentido (Tabela 20.1), a menos que a criança consiga entender os termos
- Explique o significado das palavras desconhecidas (p. ex., "Anestesia é um *tipo diferente de sono*")
- Enfatize os aspectos sensoriais do procedimento – o que a criança vai sentir, ver, ouvir, cheirar, provar e tocar, e o que ela pode fazer durante o procedimento (p. ex., ficar quieta, contar em voz alta, segurar a mão de alguém, abraçar um boneco)
- Permita que a criança pratique procedimentos que exijam cooperação (p. ex., virar de costas, respirar fundo, usar um espirômetro de incentivo)
- Apresente as informações que causam ansiedade por último (p. ex., a instalação de um cateter central)
- Seja honesto com a criança sobre os aspectos desagradáveis de um procedimento, mas evite criar preocupações indevidas. Ao declarar que um procedimento pode ser desconfortável, diga que a sensação é diferente para cada pessoa
- Enfatize a parte final do procedimento e qualquer recompensa posterior (p. ex., poder ir para casa, rever os pais)
- Enfatize os benefícios do procedimento (p. ex., "Depois que suas amígdalas forem consertadas, você não sentirá tantas dores de garganta")
- Forneça um encerramento positivo, elogiando os esforços de cooperação e enfrentamento

[a]Bonecos confeccionados em materiais macios, além de adaptadores e sobreposições personalizados para preparar crianças e famílias para os procedimentos e como modelos de ensino para cuidados técnicos, estão disponíveis em Legacy Products, Inc., 120 West Main Street, PO Box 267, Cambridge City, IN 47327; 800-238-7951; *e-mail*: info@legacyproductsinc.com; https://legacyproductsinc.com/.

Aplicando evidências à prática

Preparo de crianças para procedimentos com base na idade e em características do desenvolvimento

Lactente – desenvolvimento da confiança e do pensamento sensorimotor

Ligação com os pais

Envolva os pais no procedimento, se desejarem.[a]
Mantenha os pais na linha de visão do lactente.
Se os pais não puderem estar com a criança, ofereça a ela um objeto familiar (p. ex., bicho de pelúcia ou cobertor).

Ansiedade diante de estranhos

Peça aos cuidadores da criança que realizem ou ajudem no procedimento.[a]
Faça avanços lentamente e de maneira a não intimidar a criança.
Limite o número de pessoas estranhas que entram na sala durante o procedimento.[a]

Fase sensorimotora da aprendizagem

Durante o procedimento, use medidas sensoriais calmantes (p. ex., acariciar a pele, falar baixinho, dar chupeta, molhar a chupeta em uma solução de água com sacarose ou amamentar).
Use analgésicos (p. ex., anestésico tópico ou opioide intravenoso) para controlar o desconforto.[a]
Conforte e abrace o lactente após um procedimento estressante; incentive os pais a fazerem o mesmo.

Maior controle muscular

Espere maior resistência de lactentes de mais idade.
Tome as medidas de contenção adequadas, usando materiais confortáveis.
Mantenha objetos perigosos fora do alcance.

Memória de experiências passadas

Perceba que lactentes de mais idade podem associar objetos, lugares ou pessoas a experiências dolorosas anteriores e podem chorar e resistir ao vê-los.
Mantenha objetos intimidadores fora do campo de visão da criança.[a]
Realize procedimentos dolorosos em uma sala separada, não no berço (ou leito).[a]
Realize procedimentos não invasivos sempre que possível (p. ex., temperaturas axilares ou timpânicas ou medicação oral).[a]

Imitação de gestos

Reproduza o comportamento desejado (p. ex., abrir a boca).

Crianças de 1 a 3 anos (*toddlers*) – desenvolvimento da autonomia e do sensorimotor para o pensamento pré-operacional

Use a mesma abordagem que para lactentes mais o que está descrito a seguir.

Pensamento egocêntrico

Explique o procedimento em relação ao que a criança vai ver, ouvir, provar, cheirar e sentir.
Enfatize os aspectos do procedimento que requerem a cooperação da criança (p. ex., ficar parado).
Diga à criança que não há problema em chorar, gritar ou usar outros meios para expressar verbalmente seu desconforto.
Escolha o profissional de saúde que vai falar durante o procedimento. Ouvir muitas vozes pode confundir e sobrecarregar a criança.[a]

(Continua)

Aplicando evidências à prática

Preparo de crianças para procedimentos com base na idade e em características do desenvolvimento (continuação)

Comportamento negativo
Presuma que a criança vai resistir aos tratamentos; ela pode tentar fugir.
Use uma abordagem firme e direta.
Ignore as birras.
Use técnicas de distração (p. ex., cante uma música com a criança).
Tome as medidas de contenção adequadas, usando materiais confortáveis.

Animismo
Mantenha objetos intimidadores fora do campo de visão da criança (crianças pequenas acreditam que os objetos têm vida e que podem machucá-las).

Habilidades linguísticas limitadas
Comunique-se usando gestos ou demonstrações.
Use termos simples, que sejam familiares à criança.
Dê à criança um comando de cada vez (p. ex., "Deite-se" e, depois, "Segure minha mão").
Utilize pequenas réplicas de equipamentos; permita que a criança manuseie o equipamento.
Use brinquedos; demonstre o procedimento em bonecos, mas evite os favoritos da criança porque ela pode acreditar que o boneco está realmente "sentindo" o procedimento.
Prepare os pais separadamente para evitar que as palavras sejam mal interpretadas pela criança.

Conceito limitado de tempo
Prepare a criança com pouca antecedência ou imediatamente antes do procedimento.
Mantenha as sessões de orientação (cerca de 5 a 10 minutos).
Conclua os preparativos antes de envolver a criança no procedimento.
Tenha equipamentos extras por perto (p. ex., compressas com álcool, agulhas, bandagens adesivas) para evitar atrasos.
Avise a criança quando o procedimento for concluído.

Luta pela independência
Permita escolhas sempre que possível, mas compreenda que a criança ainda pode ter um comportamento resistente e negativo.
Permita que a criança participe dos cuidados e ajude sempre que possível (p. ex., ela pode tomar o remédio de um copo ou segurar um curativo).

Pré-escolares – desenvolvimento da iniciativa e do pensamento pré-operacional

Egocentrismo
Explique o procedimento em termos simples e relacionados com o modo como afeta a criança (como se faz com os *toddlers*, enfatize os aspectos sensoriais).
Faça uma demonstração do uso do equipamento.
Permita que a criança brinque com equipamentos em miniatura ou reais.
Incentive a experiência de "treinar" em um boneco antes e depois do procedimento, para esclarecer equívocos.
Use palavras neutras para descrever o procedimento (Tabela 20.1).

Aprimoramento das habilidades linguísticas
Dê uma explicação verbal, mas evite superestimar a compreensão das palavras pela criança.
Incentive a criança a verbalizar seus pensamentos e sentimentos.

Conceito limitado de tempo e tolerância à frustração
Use a mesma abordagem empregada com *toddlers*, mas é possível planejar sessões de orientação mais longas (de 10 a 15 minutos); as informações podem ser fornecidas em mais de uma sessão.

Doença e hospitalização vistas como punição
Explique por que cada procedimento está sendo realizado; a criança tem dificuldade em entender como os remédios podem ao mesmo tempo fazê-la se sentir melhor e ter um gosto ruim.
Pergunte à criança por que ela acha que um procedimento é realizado.
Diga claramente que os procedimentos nunca são uma forma de punição.

Animismo
Mantenha o equipamento fora do campo de visão, exceto para demonstrar o procedimento ou usá-lo na criança.

Medo de danos corporais, intrusão e castração
Aponte no desenho, no boneco ou na criança o local onde o procedimento será realizado.
Enfatize que nenhuma outra parte do corpo estará envolvida.
Use procedimentos não intrusivos sempre que possível (p. ex., temperaturas axilares ou medicação oral).
Aplique uma bandagem adesiva sobre o local da punção.
Incentive a presença dos pais.
Tenha em mente que procedimentos que envolvem a genitália provocam ansiedade.
Permita que a criança use sua roupa íntima por baixo do avental.
Explique situações desconhecidas, especialmente ruídos ou luzes.

Busca de iniciativa
Envolva a criança nos cuidados sempre que possível (p. ex., segurar o equipamento ou remover o curativo).
Dê opções sempre que possível, mas evite atrasos excessivos.
Elogie a criança por ajudar e tentar cooperar; nunca a envergonhe por falta de cooperação.
Dê destaque a uma coisa que a criança fez bem durante o procedimento.

Criança em idade escolar – desenvolvimento da autonomia e do pensamento concreto

Aprimoramento das habilidades linguísticas; interesse em adquirir conhecimento
Explique os procedimentos usando a terminologia científica e médica correta.
Explique o procedimento usando diagramas simples e fotografias.
Explique por que o procedimento é necessário; os conceitos de doença e as funções corporais são muitas vezes vagos.
Explique o funcionamento e o modo de operar o equipamento em termos concretos.
Permita que a criança manuseie o equipamento; use um boneco ou outra pessoa como modelo para praticar o uso do equipamento sempre que possível (uma criança em idade escolar pode considerar infantil brincar com bonecos).
Separe um tempo antes e depois do procedimento para perguntas e discussão.

Aprimoramento do conceito de tempo
Planeje sessões de orientação mais longas (cerca de 20 minutos).
Prepare o procedimento com até 1 dia de antecedência para permitir o processamento das informações.

Maior autocontrole
Consiga a cooperação da criança.
Diga à criança o que é esperado.
Faça sugestões sobre maneiras de manter o controle para que a criança possa escolher (p. ex., respiração profunda, relaxamento, contagem).

(*Continua*)

Aplicando evidências à prática

Preparo de crianças para procedimentos com base na idade e em características do desenvolvimento (continuação)

Busca pela autonomia
Permita que a criança se responsabilize por tarefas simples (p. ex., coletar amostras).
Inclua a criança na tomada de decisão quando as escolhas forem possíveis (p. ex., hora do dia para realizar o procedimento, local preferido).
Incentive a participação ativa (p. ex., remoção de curativos, manuseio de equipamentos, abertura de embalagens).

Desenvolvimento de relações com os pares
Prepare duas ou mais crianças para o mesmo procedimento ou incentive uma a ajudar a preparar outra.
Proporcione privacidade durante o procedimento para manter a autoestima.

Adolescente – desenvolvimento da identidade e do pensamento abstrato

Aprimoramento do pensamento abstrato e do raciocínio
Explique por que o procedimento é necessário ou benéfico.
Explique as consequências a longo prazo dos procedimentos; inclua informações sobre como os sistemas orgânicos trabalham em conjunto.
Tenha em mente que o adolescente pode temer a morte, a deficiência ou outros riscos potenciais.
Incentive o questionamento sobre medos, opções e alternativas.

Consciência da aparência
Proporcione privacidade; descreva como o corpo será coberto e o que será exposto.
Discuta como o procedimento pode afetar a aparência (p. ex., cicatriz) e o que pode ser feito para minimizar esse resultado.
Enfatize os benefícios físicos do procedimento.

Maior preocupação com o presente do que com o futuro
Tenha em mente que os efeitos imediatos do procedimento são mais significativos do que os benefícios futuros.

Luta pela independência
Inclua o adolescente na tomada de decisão e planejamento (p. ex., hora, local, indivíduos presentes durante o procedimento, vestuário, se querem assistir ao procedimento).
Coloque o mínimo de restrições possível.
Explore que estratégias de enfrentamento funcionaram no passado; eles podem precisar de sugestões de várias técnicas.
Aceite a regressão a métodos mais infantis de enfrentamento.
Tenha em mente que o adolescente pode ter dificuldade em aceitar novas figuras de autoridade e pode resistir aos procedimentos.

Desenvolvimento de relações com os pares e identidade de grupo
O mesmo que para a criança em idade escolar, mas assume um significado ainda maior.
Permita que o adolescente converse com outros adolescentes que passaram pelo mesmo procedimento.

[a]Aplica-se a qualquer idade.

indevidas. O preparo concomitante é uma estratégia que pode ser usada durante o procedimento para explicar o que vai acontecer e o que a criança deve esperar sentir pouco antes de acontecer (Thompson, 2018). Isso pode ser útil no caso de procedimentos de emergência, de crianças muito ansiosas ou de grupos etários mais jovens, em que um extenso preparo prévio não é possível nem benéfico. Com procedimentos complexos, pode ser necessário mais tempo para assimilação das informações, principalmente no caso de crianças de mais idade. Por exemplo, a explicação sobre uma injeção pode anteceder o procedimento para todas as idades, mas o preparo para uma cirurgia pode começar no dia anterior para crianças pequenas e alguns dias antes para crianças de mais idade, embora o enfermeiro deva procurar saber sobre as preferências das crianças de mais idade.

> **DICAS PARA A ENFERMAGEM** Use fotografias ou vídeos de crianças em diferentes áreas do hospital (p. ex., setor de radiologia, centro cirúrgico) para dar ao paciente uma ideia mais realista sobre o equipamento e sobre o que ele pode encontrar.

Como estabelecer confiança e fornecer apoio

O enfermeiro que já passou algum tempo e pode estabelecer um relacionamento positivo com a criança geralmente tem maior facilidade para obter cooperação. Se o relacionamento for baseado na confiança, a criança associará o enfermeiro a atividades de cuidado que proporcionam conforto e prazer na maioria das vezes, em vez de desconforto e estresse. Se o enfermeiro não conhece a criança, é melhor que ele seja apresentado por outra pessoa da equipe em quem a criança confie. A primeira consulta com a criança não deve incluir nenhum procedimento doloroso e, idealmente, deve focar primeiro a criança e depois a explicação do procedimento. Uma maneira simples de iniciar a construção de confiança é engajar-se em brincadeiras com o paciente por meio de atividades ou brinquedos favoritos. A linguagem corporal é outro elemento fundamental para promover a confiança. A linguagem corporal positiva, como se sentar em vez de ficar em pé, e evitar o uso de terminologia médica técnica na conversação pode melhorar a relação terapêutica do cuidador com a criança e a família (Lidgett, 2016).

Presença e apoio dos pais

As crianças precisam de apoio durante os procedimentos e, para as mais novas, a maior fonte de suporte são os pais. Eles representam segurança, proteção e conforto. A presença dos pais tem um impacto positivo sobre o nível de dor e o comportamento negativo vivenciado pela criança, bem como sobre a sensação de angústia ou satisfação dos pais (Saglik & Caglar, 2018). Além disso, a presença dos pais não tem influência sobre eventuais complicações técnicas. No entanto, existe controvérsia sobre o papel que os pais devem assumir durante o procedimento, principalmente se houver desconforto. O enfermeiro deve verificar se os pais preferem assistir, observar ou esperar fora do quarto, bem como se a criança prefere que eles estejam presentes ou não. Respeite as escolhas da criança e dos pais. Dê aos pais que desejam ficar uma explicação apropriada sobre o procedimento e oriente-os sobre onde se posicionar, sentados ou de pé, e sobre o que dizer ou fazer para ajudar a criança. Respeite a decisão dos pais que não querem presenciar o procedimento e incentive-os a permanecerem por perto, a fim de que possam estar disponíveis para dar suporte à criança imediatamente após o procedimento. Pode ser útil que os pais ajudem a equipe de saúde a escolher uma alternativa de suporte à criança, como um especialista em vida infantil ou um enfermeiro, se eles não puderem estar presentes durante o procedimento. Os pais devem saber que alguém estará com seu filho para dar apoio. O ideal é que essa pessoa informe os pais sobre como a criança se saiu após o procedimento.

Oferta de esclarecimento

Explicações adequadas à idade são uma das intervenções mais utilizadas para reduzir a ansiedade em crianças submetidas a procedimentos. Antes de realizar um procedimento, explique o que deve ser feito, o que a criança pode sentir, o que se espera dela e por que o procedimento está sendo feito. É importante que a criança entenda que o procedimento não é uma punição. A explicação deve ser curta, simples e adequada ao nível de compreensão dela. Explicações longas podem aumentar a ansiedade em crianças mais novas. Para explicar o procedimento aos pais com a criança presente, o enfermeiro deve utilizar uma linguagem adequada à criança, pois palavras desconhecidas podem ser mal interpretadas (Tabela 20.1). Se os pais precisarem de preparo adicional, isso deve ser feito longe da criança. As sessões de orientação devem ser planejadas para momentos que são mais propícios para o aprendizado (p. ex., após um período de descanso) e de acordo com a capacidade de concentração da criança.

Não é necessário equipamento especial para preparar uma criança, mas, no caso de crianças mais novas que ainda não conseguem pensar conceitualmente, é importante usar objetos para complementar a explicação verbal. As crianças geralmente aprendem por meio de exemplos de comportamento, como observar o procedimento sendo feito em um boneco, assistir a um vídeo ou ver uma foto. Além disso, permitir que as crianças manuseiem os itens reais que serão usados em seus cuidados, como estetoscópio, esfigmomanômetro ou máscara de oxigênio, ajuda-as a desenvolverem familiaridade com esses objetos e reduz o medo frequentemente associado ao seu uso. Versões em miniatura de itens hospitalares, como macas e equipamentos de raios X e cateteres intravenosos (IV), podem ser usadas para explicar o que as crianças podem esperar e permitir que elas experimentem com segurança situações desconhecidas e potencialmente alarmantes. Material escrito e ilustrações também são auxiliares valiosos para o preparo da criança.[a]

DICAS PARA A ENFERMAGEM Para evitar atrasos durante um procedimento, tenha suprimentos extras à mão. Por exemplo, tenha fitas adesivas, bandagens, *swabs* com álcool e uma agulha extra para injeção ou punção venosa.

DICAS PARA A ENFERMAGEM Prepare uma cesta de brinquedos para manter perto da área de tratamento. Itens ideais para a cesta incluem uma mola maluca; uma varinha "mágica" que brilha (tubo de acrílico selado e parcialmente cheio de líquido e confetes metálicos); uma bola de espuma macia; solução para bolha de sabão; livros tridimensionais desdobráveis; itens do equipamento de saúde, como seringa, bandagens e compressas de álcool; miniaturas de suprimentos de saúde ou um *kit* de brinquedos terapêuticos; canetas de marcação; um bloco de notas; e adesivos. Peça à criança que escolha um item para ajudá-la a se distrair e relaxar durante o procedimento. Após o procedimento, permita que ela escolha uma lembrancinha, como um adesivo, ou que brinque com alguns itens do equipamento de saúde. Não permita que a criança brinque com seringas para não causar danos (p. ex., embolia gasosa ou infecção) se estiverem conectadas a um *port* de infusão sem agulha.

[a]Materiais de preparo incluem *Berenstain Bears Go to the Doctor* e *Berenstain Bears Visit the Dentist* (Nova York, NY: Random House).

Tabela 20.1 Seleção de palavras e frases não alarmantes.

Palavras e frases a evitar	Substituições sugeridas
Injeção, picada, espetada	Remédio embaixo da pele, parece um beliscão
Órgão	Parte do corpo
Examinar	Ver como o/a (especificar a parte do corpo) está funcionando
Incisão, corte	Fazer uma abertura
Edema	Inchaço
Maca	Cama com rodinhas
Fezes e urina	Termos utilizados pela criança
Contraste/corante	Remédio para ajudar a ver a parte do corpo em uma foto
Dor	Machucado, desconforto, dodói
Amortecido, dormente	Não sentir tanto a parte do corpo
Curar	Melhorar
Tirar (como em "tirar sua temperatura")	Quero ver se você está quente
Medir (como em "medir sua pressão")	Verificar a pressão, apertar seu braço
Anestesiar	Tipo diferente de sono para você não sentir dor
Cateter	Tubo macio, canudinho
Monitor	Tela de TV
Eletrodos	Adesivos
Espécime	Amostra

Preparo físico

Uma área que preocupa especialmente é a administração de sedação e analgesia apropriadas antes de procedimentos estressantes.

Realização do procedimento

Os cuidados de suporte devem ser mantidos durante o procedimento e podem ser um fator importante na capacidade de cooperação da criança. Idealmente, o mesmo enfermeiro que explica o procedimento deve realizá-lo ou auxiliar em sua realização. A criança também pode se beneficiar com a presença dos pais ou cuidadores em quem ela confia, os quais possam fornecer reforço positivo e apoio durante o procedimento. Antes de começar, separe todos os equipamentos e prepare a sala a fim de evitar atrasos e interrupções desnecessárias que aumentam a ansiedade da criança. Reduzir o número de pessoas presentes e permitir que apenas uma fale durante o procedimento também podem diminuir a ansiedade da criança.

Para promover o enfrentamento e o ajuste a longo prazo, considere especialmente a idade do paciente, suas habilidades de enfrentamento e o tipo de procedimento a ser realizado para determinar o local da realização. As salas de tratamento devem ser utilizadas para procedimentos que requerem sedação, como aspiração de medula óssea e punção lombar em crianças mais novas. Procedimentos traumáticos nunca devem ser realizados em áreas "seguras", como a brinquedoteca.

Se o procedimento for demorado, evite conversas que possam ser mal interpretadas pela criança. À medida que o procedimento se aproxima do fim, o enfermeiro pode dizer à criança "este é o último pedaço de fita adesiva" ou simplesmente informá-la quando o procedimento estiver concluído.

DICAS PARA A ENFERMAGEM Ajude a criança a escolher e praticar uma técnica de enfrentamento antes do procedimento. Considere fazer com que os pais ou outra pessoa de confiança, como um especialista em vida infantil, "treine" a criança a usar uma estratégia de enfrentamento.

Expectativa de sucesso

Enfermeiros que abordam as crianças com confiança e que passam a impressão de que esperam ser bem-sucedidos têm menos probabilidade de encontrar dificuldades. É melhor abordar a criança como se esperasse dela cooperação na realização do procedimento. As crianças percebem a ansiedade e a insegurança de um adulto e respondem atacando ou resistindo ativamente. Embora não seja possível eliminar esse tipo de comportamento em todas as crianças, uma abordagem firme com uma atitude positiva tende a transmitir uma sensação de segurança à maioria delas.

Envolvimento da criança

Incluir as crianças ajuda a obter sua cooperação. Permitir escolhas dá a elas uma sensação de controle. No entanto, a escolha só deve ser uma opção em situações em que existe essa possibilidade. Perguntar à criança "Você quer tomar seu remédio agora?" faz com que ela acredite que existe uma opção e lhe dá a oportunidade de recusar ou atrasar com razão a medicação. Isso coloca o enfermeiro em uma posição desconfortável, se não impossível. É muito melhor declarar, com firmeza: "É hora de tomar seu remédio". As crianças geralmente gostam de fazer escolhas, mas a escolha deve ser uma possibilidade real (p. ex., "É hora do seu remédio. Você quer beber puro ou com um pouco de água?").

Muitas crianças respondem bem a táticas que apelam para sua maturidade ou coragem. Isso também lhes dá a sensação de participação e realização. Por exemplo, uma criança em idade pré-escolar se orgulha de ser capaz de segurar o curativo ou remover a fita adesiva durante o procedimento. Isso também vale para crianças em idade escolar, que muitas vezes cooperam com resistência mínima.

Oferta de distração

A distração é uma poderosa estratégia de enfrentamento durante procedimentos dolorosos (Dastgheyb, Fishlock, Daskalakis et al., 2018). Isso pode ser conseguido concentrando-se a atenção da criança em algo diferente do procedimento. Cantar as músicas favoritas, ouvir música com um fone de ouvido, contar em voz alta ou soprar bolhas para "afastar a dor" são técnicas eficazes. (Para outras intervenções não farmacológicas, ver Capítulo 5.)

Permissão para expressar sentimentos

A criança deve poder expressar sentimentos de raiva, ansiedade, medo, frustração ou qualquer outra emoção. É natural que elas fiquem frustradas ou tentem evitar situações que provoquem estresse. A criança precisa saber que não tem problema chorar. Esse comportamento é o principal meio de comunicação e enfrentamento das crianças e deve ser permitido, a menos que cause danos a elas ou aos que cuidam delas. O comportamento nocivo deve ser reconhecido e devem ser estabelecidas limitações apropriadas para promover a segurança do paciente e do cuidador.

Suporte após o procedimento

Após o procedimento, a criança continua a precisar de garantias de que teve um bom desempenho e que é aceita e amada. Se os pais não participaram, a criança deve se juntar a eles o mais rápido possível, para que possam proporcionar conforto.

Incentivo à expressão de sentimentos

A atividade planejada após o procedimento é útil para estimular a expressão construtiva de sentimentos. Para crianças verbais, revisar os detalhes do procedimento pode esclarecer equívocos e obter *feedback* para melhorar as estratégias preparatórias do enfermeiro. Brincar é uma excelente atividade para todas as crianças. Recém-nascidos e lactentes devem ter a oportunidade de realizar movimentos motores grossos. Crianças de mais idade são capazes de desabafar sua raiva e frustração em atividades aceitáveis de bater ou arremessar. A massa de modelar é um meio extremamente versátil para extravasar. O brinquedo dramático fornece uma saída para a raiva e coloca a criança em uma posição de controle, em contraste com a posição de desamparo na situação real. O uso de fantoches também permite que a criança comunique seus sentimentos de forma não ameaçadora. Uma das intervenções mais eficazes é o **brinquedo terapêutico**, que inclui atividades supervisionadas, como permitir que a criança aplique uma injeção em um boneco ou bicho de pelúcia para reduzir o estresse das injeções (Figura 20.1).

Reforço positivo

As crianças precisam ouvir dos adultos que fizeram o melhor que puderam na situação – não importa como se comportaram. Deve haver um reconhecimento específico de qual aspecto do procedimento a criança realizou bem. É importante que as crianças saibam que seu valor não está sendo julgado com base em seu comportamento em uma situação estressante. Os sistemas de recompensa, como ganhar estrelas, adesivos ou um programa de cuidados de apoio, como as medalhas de coragem, que celebra os marcos de uma criança no tratamento de saúde, são atraentes para elas.[b]

Retornar para a criança logo após o procedimento ajuda o enfermeiro a fortalecer uma relação de suporte. Relacionar-se com a criança em um período descontraído e não estressante permite que ela veja o enfermeiro não apenas como alguém associado a situações estressantes, mas também como alguém com quem compartilhar experiências prazerosas.

Uso de brinquedos em procedimentos

O uso de brinquedos é parte integrante das relações com as crianças. Como tal, seu valor em situações específicas é discutido ao longo deste

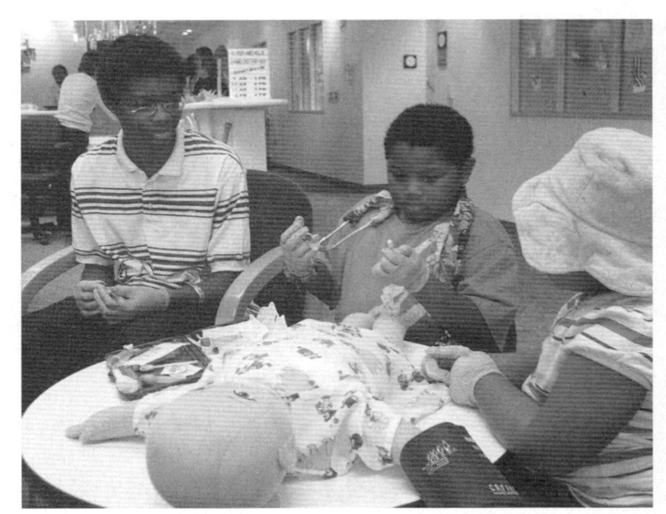

Figura 20.1 Brincar com objetos de saúde oferece às crianças a oportunidade de expressar seus medos e preocupações com a supervisão de um enfermeiro ou especialista em vida infantil.

[b]Medalhas de coragem, informações disponíveis em http://www.beadsofcourage.org/.

livro, como no Capítulo 19, no que se refere à hospitalização. Muitas instituições têm áreas de lazer e programas elaborados e bem organizados sob a direção de especialistas em vida infantil. Outras têm instalações limitadas. Independentemente do que a instituição oferece às crianças, o enfermeiro pode incluir atividades lúdicas como parte do cuidado de enfermagem. A brincadeira pode ser usada para ensinar, expressar sentimentos ou alcançar um objetivo terapêutico. Consequentemente, deve ser incluída no preparo das crianças e no incentivo à sua cooperação durante os procedimentos. As sessões de brincadeiras após os procedimentos podem ser estruturadas, como aquelas direcionadas ao manuseio de agulhas, ou gerais, com uma grande variedade de equipamentos disponíveis para as crianças brincarem.

Procedimentos de rotina, como auferir a pressão arterial e a administração oral de medicamentos pode ser motivo de preocupação para as crianças. O Boxe 20.1 descreve sugestões para incorporar o brincar aos procedimentos e atividades de enfermagem para a criança hospitalizada que facilitem o aprendizado e a adaptação a uma nova situação.

Boxe 20.1 Atividades lúdicas para procedimentos específicos.

Ingestão de líquidos
Faça picolés com o suco favorito da criança.
Corte a gelatina em formatos divertidos.
Faça uma brincadeira de tomar um gole ao virar a página de um livro ou em jogos como "O mestre mandou".
Use copos pequenos para a medicação; decore os copos.
Tinja a água com corante alimentar ou mistura de bebida em pó.
Faça um "chá da tarde"; sirva em uma mesa pequena.
Corte os canudos ao meio e coloque-os em um recipiente pequeno (muito mais fácil para a criança sugar o líquido).
Use um canudo "maluco".
Faça um "pôster do progresso"; ofereça recompensas por beber a quantidade predeterminada.

Respiração profunda
Sopre bolhas de sabão com um soprador.
Sopre bolhas com um canudo (sem sabão).
Sopre um cata-vento, pena, apito, gaita, balões ou língua de sogra.
Imite instrumentos musicais de sopro.
Faça um concurso de sopro usando balões,[a] barcos, bolas de algodão, penas, bolinhas de gude, bolas de pingue-pongue, pedaços de papel; sopre tais objetos em uma mesa sobre uma linha de gol, sobre a água, através de uma pista de obstáculos, no ar, contra um oponente ou para cima e para baixo em uma corda.
Sugue papel ou pano de um recipiente para outro usando um canudo.
Dramatize histórias como "Vou soprar e vou soprar, e vou derrubar sua casa", de *Os três porquinhos*.
Faça pintura com sopro de canudo.
Respire fundo e "apague as velas" de um bolo de aniversário.
Use um pincel pequeno para "pintar" as unhas com água e sopre para secar.

Amplitude de movimento e uso dos membros
Jogue saquinhos de feijão em um alvo fixo ou móvel ou jogue papel amassado em uma lixeira.
Toque ou chute balões metalizados pendurados em diferentes posições (se a criança estiver em tração, pendure o balão em um trapézio).
Brinque de "cócegas nos dedos"; peça para a criança mexer os dedos dos pés conforme solicitado.
Jogue Twister ou "O mestre mandou".
Use brincadeiras de faz de conta e de adivinhação (p. ex., imitar um pássaro, borboleta ou cavalo).
Faça corridas de triciclo ou cadeira de rodas em uma área segura.
Jogue *kickball* ou jogue com uma bola de espuma macia em uma área segura.
Posicione o leito de forma que a criança tenha que se virar para ver televisão ou olhar para a porta.
Suba a parede com os dedos como uma "aranha".
Finja ensinar dança ou exercícios aeróbicos; incentive os pais a participarem.
Incentive a natação, se possível.
Jogue *videogame* ou *pinball* (movimento motor fino).
Brinque de esconde-esconde: esconda o brinquedo em algum lugar do leito (ou quarto, se ambulatorial) e faça a criança encontrá-lo usando a mão ou o pé especificado.
Providencie argila para moldar com os dedos.
Pinte ou desenhe em grandes folhas de papel colocadas no chão ou na parede.
Incentive a criança a pentear o próprio cabelo; brincar de "salão de beleza" com o "cliente" em diferentes posições.

Brincadeiras com água
Brinque com pequenos brinquedos ou objetos (p. ex., xícaras, saboneteiras) na água.
Lave bonecas ou brinquedos.
Pegue bolinhas de gude ou moedas[a] do fundo de uma bacia.
Faça desenhos com moedas no fundo do recipiente.
Finja que um barco é um submarino, mantendo-o imerso.
Leia para a criança durante as brincadeiras com água; cantar com a criança; ou jogar cartas, damas ou outro jogo de tabuleiro (se ambas as mãos estiverem imersas, mova as peças do tabuleiro para a criança).
Banho de assento: dê à criança algo para ouvir (p. ex., música, histórias) ou ver (p. ex., um livro).
Faça furos no fundo do copo de plástico, encha com água e deixe "chover" na criança.

Injeções
Deixe a criança manusear a seringa, o frasco e o algodão com álcool e dar uma injeção em um boneco ou no bicho de pelúcia.
Desenhe um "círculo mágico" na área antes da injeção; desenhe um rosto sorridente em círculo após a injeção, mas evite desenhar no local da punção.
Se forem planejadas múltiplas injeções ou punções venosas, faça um "pôster do progresso"; ofereça recompensas para um número predeterminado de injeções.
Peça à criança para contar até 10 ou 15 durante a injeção.

Deambulação
Dê à criança algo para empurrar:
- *Toddler*: brinquedo de puxar
- Criança em idade escolar: vagão ou boneca em carrinho ou cadeira de rodas
- Adolescente: suporte de soro decorado.

Organize um desfile; faça chapéus, tambores, e assim por diante.

Ambiente estendido (p. ex., para pacientes em tração)
Transforme o leito em um navio pirata ou avião com decorações.
Coloque espelhos para que o paciente possa ver ao redor da sala.
Mova o leito com frequência para a sala de brinquedos, o corredor ou a área externa.

[a]Pequenos objetos, como bolinhas de gude e moedas, assim como luvas e balões, não são seguros para crianças pequenas devido ao risco de aspiração. Os produtos de látex também apresentam o risco de reação alérgica.

Preparo da família

O processo de educação do paciente envolve dar à família informações sobre a condição da criança, o regime que deve ser seguido e o porquê, e outras orientações em saúde, conforme indicado. O objetivo dessa educação é capacitar a família a modificar comportamentos e aderir ao regime que foi estabelecido mutuamente (ver boxe *Aplicando evidências à prática*).

Se for necessário o uso domiciliar de equipamentos (p. ex., aspiradores, seringas), comece a fazer os arranjos necessários com antecedência para que a alta hospitalar possa ocorrer sem problemas. Sempre que possível, providencie para que a família use em casa o mesmo equipamento que está usando no hospital. Isso permite que os membros se familiarizem com os itens. Além disso, a equipe pode ajudar a solucionar problemas com o equipamento em um ambiente controlado. Planeje as sessões de ensino com bastante antecedência em relação ao momento em que a família será responsável por realizar os cuidados. Quanto mais complexo o procedimento, mais tempo é necessário para o treinamento.

Revise as orientações com os membros da família (ver boxe *Aplicando evidências à prática*). Incentive a tomada de notas, se eles desejarem. Permita um amplo tempo de prática sob supervisão. Pelo menos um membro da família, mas preferencialmente dois, deve demonstrar o procedimento antes de ser liberado para cuidar da criança em casa. Forneça à família os números de telefone dos recursos que estão disponíveis para ajudá-la no caso de um problema.

PROCEDIMENTOS CIRÚRGICOS

Cuidados pré-operatórios

Crianças submetidas a procedimentos cirúrgicos requerem preparo psicológico e físico. Uma questão importante é a restrição de alimentos e líquidos antes da cirurgia, para evitar a aspiração pulmonar durante a anestesia. Além disso, um período longo de jejum pode causar desconforto, dor de cabeça, desidratação ou hipoglicemia e pode atrasar a recuperação e a alta hospitalar (Dolgun, Yavuz, Eroğlu et al., 2017). Os lactentes requerem atenção especial em relação às necessidades de líquidos. Eles não devem ficar sem receber líquidos por via oral por um período prolongado no pré-operatório, para evitar a desidratação e a depleção de glicogênio. Se houver atraso no procedimento cirúrgico, é responsabilidade do enfermeiro comunicar-se com a equipe cirúrgica para ajustar adequadamente as orientações sobre o jejum (Williams, Johnson, Guzzetta et al., 2014). A Tabela 20.2 contém as recomendações atuais para o jejum pré-operatório.

Em geral, o preparo psicológico é semelhante àquele discutido anteriormente para qualquer procedimento e usa muitas das mesmas técnicas empregadas no preparo de uma criança para hospitalização, como filmes, livros, folhetos, brincadeiras e passeios (ver Capítulo 19). Os pontos de estresse antes e após a cirurgia incluem o processo de admissão, exames de sangue, administração de medicação pré-operatória (se prescrita), transporte para a sala de cirurgia, máscara facial durante a indução e permanência na sala de recuperação pós-anestésica. Usar o avental hospitalar sem a segurança das roupas íntimas ou de calças de pijama também pode ser traumático. Portanto, essas peças de vestuário devem ser usadas na sala de cirurgia e removidas após a indução da anestesia. As crianças correm um risco maior de resposta inefetiva à anestesia e a complicações no período de recuperação devido à grande ansiedade no período pré-operatório associada à presença de estranhos (lactentes), separação dos pais (*todllers* e pré-escolares) e medo de lesão ou morte (adolescentes) (Al-Yateem, Brenner, Shorrab et al., 2016).

A intervenção psicológica individualizada, que consiste em preparo sistemático, ensaio dos eventos futuros e cuidados de suporte em cada um desses pontos, mostrou ser mais efetiva do que um preparo em sessão única ou cuidados de suporte consistentes sem preparo e ensaio sistemáticos (Fortier, Kain & Morton, 2015). Um programa de preparo pré-operatório centrado na família pode consistir em uma visita às áreas perioperatórias com breves explicações dos eventos

Aplicando evidências à prática
Princípios gerais da educação familiar

- Estabeleça um relacionamento com a família
- Evite usar termos ou jargões especializados confusos. Esclareça todos os termos com a família e use aqueles que forem compreensíveis para a criança
- Quando possível, permita que os membros da família decidam como querem ser ensinados (p. ex., tudo de uma vez ou em 1 ou 2 dias). Isso dá à família a chance de incorporar as informações a um ritmo confortável
- Forneça informações precisas à família sobre a doença
- Auxilie os familiares na identificação de obstáculos à sua capacidade de cumprir o regime terapêutico e na identificação dos meios para superá-los. Em seguida, ajude os membros da família a encontrar maneiras de incorporar o plano de cuidados em suas rotinas diárias
- Incorpore estratégias de *feedback* que permitam que a família possa demonstrar e conversar sobre o material apresentado

Aplicando evidências à prática
Preparo da família para o procedimento

A educação da família para procedimentos específicos está distribuída por toda esta unidade. Os conceitos gerais aplicáveis à maioria das sessões de educação familiar incluem os seguintes:

- Nome do procedimento
- Objetivo do procedimento
- Período de tempo previsto para concluir o procedimento
- Efeitos previstos
- Sinais de efeitos adversos
- Avaliação do nível de compreensão da família
- Demonstração do procedimento por parte do enfermeiro e por parte da família (se apropriado)

Tabela 20.2 Recomendações de jejum para reduzir o risco de aspiração pulmonar.[a]

Substância ingerida	Período mínimo de jejum (em horas)[b]
Líquidos claros[c]	>2
Leite materno	4
Fórmula infantil	6
Leite não humano[d]	6
Refeição leve[e]	6

[a]Essas recomendações se aplicam a pacientes saudáveis que estão sendo submetidos a procedimentos eletivos. Não são destinadas a mulheres em trabalho de parto. Seguir as orientações não garante que o esvaziamento gástrico completo tenha ocorrido.
[b]Os períodos de jejum indicados aplicam-se a todas as idades.
[c]Exemplos de líquidos claros incluem água, sucos de frutas sem polpa, bebidas carbonatadas, chá e café preto.
[d]Como o leite não humano é semelhante aos sólidos no que se refere ao tempo de esvaziamento gástrico, a quantidade ingerida deve ser considerada ao determinar o período de jejum adequado.
[e]Uma refeição leve normalmente consiste em torradas e líquidos claros. Refeições que incluem alimentos fritos, gordurosos ou carne podem prolongar o tempo de esvaziamento gástrico. Tanto a quantidade quanto o tipo de alimento devem ser considerados para determinação de um período de jejum adequado.
Fonte: American Society of Anesthesiologists, Committee on Standards and Practice Parameters. (2011). Practice guidelines for preoperative fasting and the use of pharmacological agents to reduce the risk of pulmonary aspiration: Application to healthy patients undergoing elective procedures. *Anesthesiology, 114*(3), 495–511.

5 a 7 dias antes da cirurgia, um vídeo para levar para casa e revisar algumas vezes com explicações adicionais e demonstrações de processos perioperatórios, uma máscara para levar para casa e praticar, panfletos para orientar os pais sobre como apoiar as crianças durante a indução, telefonemas para orientá-los no preparo das crianças 1 ou 2 dias antes da cirurgia, brinquedos e suprimentos na área de espera e aplicativos para celular com passeios e vídeos interativos. Além disso, o uso de jogos eletrônicos interativos, *tablets* ou cães de terapia no pré-operatório podem fornecer alternativas ou complementos eficientes à pré-medicação farmacológica. O brinquedo terapêutico é uma estratégia efetiva no preparo da criança, e o aumento da familiaridade com os procedimentos de saúde pode diminuir a ansiedade.

Presença dos pais

Algumas instituições apoiam a presença dos pais durante a indução anestésica. Os benefícios de crianças e pais bem preparados, juntamente com a presença dos pais durante a indução da anestesia, incluem redução da ansiedade das crianças e dos pais, doses mais baixas de analgesia pós-operatória, menor incidência de sintomas graves de delírio ao despertar, diminuição de comportamentos desadaptativos pós-operatórios e menor tempo de alta para procedimentos curtos (Fortier et al., 2015). Outros estudos não conseguiram demonstrar a redução da ansiedade das crianças (Erhaze, Dowling, & Devane, 2016; Manyande, Cyna, Yip et al., 2015).

Existe preocupação quanto à adequação da presença dos pais durante a indução. Alguns podem ficar aflitos com a rápida sucessão de eventos da indução, ao observar o filho ficar flácido e ao deixá-lo aos cuidados de estranhos. Embora pais ansiosos antes da cirurgia tendam a ficar ainda mais ansiosos após a indução, o inverso é verdadeiro para os pais menos ansiosos. Há pouca evidência para sugerir que a presença dos pais durante a indução reduz a ansiedade para pais e cuidadores (Al-Yateem et al., 2016). A educação apropriada é essencial para ajudar os pais a entenderem os estágios da anestesia, o que esperar e como apoiar seu filho.

Sedação pré-operatória

Os objetivos para o uso de medicamentos pré-operatórios incluem redução da ansiedade, amnésia, sedação, efeito antiemético e redução de secreções (Manworren & Fledderman, 2000). (O Capítulo 5 inclui uma discussão sobre estratégias de controle da dor para crianças submetidas a cirurgia.) Quando é necessária a administração de medicamentos, esta deve ser feita de forma atraumática por via oral, intranasal ou intravenosa. Existem diversos esquemas de medicação pré-anestésica que são usados em crianças, não existe consenso sobre o método ideal. Algumas instituições promovem técnicas de distração ou o apoio dos pais em vez de medicamentos devido à incidência de delírio pós-operatório (Batawi, 2015).

Cuidados durante a cirurgia

O papel do enfermeiro pediatra cirúrgico é defender os interesses do paciente em cirurgia por meio da verificação do procedimento e lateralidade, implantes, preparo da pele, instrumentação e insumos necessários. O enfermeiro de um centro cirúrgico avalia, reconhece e intervém no caso de paciente cirúrgico pediátrico com alto risco de lesão por pressão devido ao diagnóstico do paciente, à anatomia do paciente, à anestesia geral, ao posicionamento intraoperatório, à imobilidade, à umidade e ao estado de jejum. Deve ser usada uma comunicação clara, por meio da colaboração com a equipe interdisciplinar (anestesia, cirurgião, técnicos, enfermeiros, radiologia etc.) para coordenar a disposição intraoperatória e pós-operatória do paciente cirúrgico. O cuidado centrado na família é prestado por meio do envolvimento de seus membros na verificação do procedimento pré-operatório e da atualização ao longo do procedimento (Herd & Rieben, 2014).

Cuidados pós-operatórios

Várias intervenções e observações psicológicas e físicas ajudam a prevenir ou minimizar possíveis efeitos desagradáveis da anestesia e do procedimento cirúrgico. Embora sejam raras as complicações pós-operatórias graves em crianças saudáveis submetidas à cirurgia, o monitoramento contínuo do estado cardiopulmonar da criança é essencial durante o pós-operatório imediato para reduzir esse risco (Pawar, 2012). Complicações pós-anestésicas, como obstrução das vias aéreas, crupe pós-extubação, laringospasmo e broncospasmo, tornam essencial a manutenção da patência das vias aéreas e a ventilação máxima.

Monitorar a saturação de oxigênio do paciente e fornecer oxigênio suplementar conforme necessário, manter a temperatura corporal e promover o equilíbrio hidreletrolítico são aspectos importantes dos cuidados pós-operatórios imediatos. Os sinais vitais devem ser monitorados continuamente, e cada um é avaliado em relação aos efeitos colaterais da anestesia, choque ou comprometimento respiratório (Tabela 20.3).

Uma alteração nos sinais vitais que exige atenção imediata no período perioperatório é causada pela **hipertermia maligna (HM)**, uma desordem farmacogenética do metabolismo muscular potencialmente fatal. Em crianças suscetíveis, os anestésicos inalatórios e o relaxante muscular succinilcolina desencadeiam o distúrbio, produzindo hipermetabolismo. Os sintomas de HM incluem hipercapnia (aumento do dióxido de carbono expirado), temperatura elevada, taquicardia, taquipneia, acidose, rigidez muscular, hiperpotassemia e rabdomiólise. Um histórico familiar ou prévio de febre alta súbita associada a procedimento cirúrgico e miotonia aumentam o risco de HM. Crianças que foram submetidas com sucesso a cirurgias prévias sem efeitos adversos ainda podem ser consideradas suscetíveis (Salazar, Yang, Shen et al., 2014).

O tratamento da HM inclui a descontinuação imediata do agente desencadeante e a hiperventilação com oxigênio a 100% e dantroleno sódico IV. Se a criança estiver com hipertermia, inicie medidas de resfriamento, como compressas de gelo na virilha, nas axilas e no pescoço e lavagem gástrica com solução gelada. O procedimento pode ser interrompido ou, se for uma emergência, pode ser continuado com o uso de outro agente anestésico. O paciente deve ser transferido para uma unidade de terapia intensiva por pelo menos 36 horas e cuidadosamente monitorado para verificar a estabilização dos sinais vitais e do estado metabólico e a possível recorrência dos sintomas.

O controle da dor é uma grande responsabilidade da enfermagem após um procedimento cirúrgico. O enfermeiro deve avaliar a dor com frequência e administrar analgésicos para proporcionar conforto e facilitar a cooperação com os cuidados pós-operatórios, como deambulação e respiração profunda. Os opioides são os analgésicos mais usados. Analgésicos IV rotineiramente prescritos, analgesia controlada pelo paciente, bloqueios regionais e infusões peridurais, em vez de prescrições conforme a necessidade, fornecem excelente analgesia em pacientes pediátricos no pós-operatório.

As intervenções não farmacológicas de recuperação pós-operatória incluem o uso de distração, vídeos, aplicativos de jogos interativos e cães de terapia. Cães de terapia podem facilitar a diminuição da percepção da dor, aumento da atividade e estabilização emocional no pós-operatório (Calcaterra, Veggiotti, Palestrini et al., 2015).

DICAS PARA A ENFERMAGEM Como a respiração profunda geralmente é dolorosa após a cirurgia, certifique-se de que a criança recebeu analgésicos. Faça com que ela proteja o local da operação (dependendo da localização) abraçando um pequeno travesseiro ou um bicho de pelúcia.

Como as infecções do sistema respiratório são uma complicação potencial da anestesia, faça todos os esforços para ventilar os pulmões

Tabela 20.3 Possíveis causas de alterações nos sinais vitais pós-operatórios de crianças.

Alteração	Causa possível	Comentários
Frequência cardíaca		
Aumento	Perfusão diminuída (choque) Temperatura elevada Dor Desconforto respiratório (precoce) Medicamentos (atropina, morfina, epinefrina) Hipoxia	A frequência cardíaca pode aumentar para manter o débito cardíaco
Redução	Estimulação vagal Aumento da pressão intracraniana Desconforto respiratório (tardio) Medicamentos (neostigmina)	A bradicardia é mais preocupante em crianças mais novas do que a taquicardia
Frequência respiratória		
Aumento	Desconforto respiratório Excesso de volume de líquidos Hipotermia Temperatura elevada Dor	O organismo responde ao desconforto respiratório principalmente aumentando a frequência
Redução	Anestésicos, opioides Dor	A diminuição da frequência respiratória pelos opioides pode ser compensada pelo aumento da profundidade da ventilação
Pressão arterial		
Aumento	Excesso de volume intravascular Aumento da pressão intracraniana Retenção de dióxido de carbono Dor Medicação (cetamina, epinefrina)	Isso é grave em recém-nascidos prematuros porque aumenta o risco de hemorragia intraventricular
Redução	Agentes anestésicos vasodilatadores (halotano, isoflurano, enflurano) Opioides (p. ex., morfina)	A diminuição da pressão arterial é um sinal tardio de choque devido à elasticidade e constrição dos vasos para manter o débito cardíaco
Temperatura		
Aumento	Choque (sinal tardio) Infecção Causas ambientais (sala quente, excesso de cobertas) Hipertermia maligna	A febre associada à infecção geralmente ocorre mais tarde do que a febre de origem não infecciosa Ausência de febre não exclui infecção, especialmente em lactentes A hipertermia maligna requer tratamento imediato
Redução	Agentes anestésicos vasodilatadores (halotano, isoflurano, enflurano) Relaxantes musculares Causas ambientais (quarto frio) Infusão de fluidos frios ou sangue	Os recém-nascidos são especialmente suscetíveis à hipotermia, com consequências graves ou fatais

e remover as secreções. Os pulmões devem ser auscultados regularmente para identificar sons anormais ou qualquer área com sons respiratórios diminuídos ou ausentes. Para prevenir a pneumonia, estimule o exercício respiratório com espirômetros de incentivo ou outras atividades motivadoras (ver Boxe 20.1). Se essas medidas forem apresentadas como brincadeiras, a criança terá maior probabilidade de adesão. A posição da criança deve ser trocada a cada 2 horas e a respiração profunda deve ser incentivada. Pacientes com doença pulmonar preexistente podem ser aconselhados a iniciar a espirometria de incentivo antes do dia da cirurgia (Azhar, 2015). O exercício respiratório precoce pode diminuir a necessidade de oxigênio suplementar do paciente e promover a alta para casa mais cedo (Shaughnessy, White, Shah et al., 2015).

Durante o período de recuperação, passe algum tempo com a criança para avaliar suas percepções sobre a cirurgia. Brincar, desenhar e contar histórias são excelentes métodos para descobrir o que a criança está pensando. Com essas informações, o enfermeiro pode apoiar ou corrigir as percepções da criança e aumentar sua autoestima por ter passado por um procedimento estressante.

Muitos pacientes pediátricos recebem alta logo após a cirurgia. O preparo para a alta começa com a visita de preparo pré-admissão. Processos de alta e educação completos podem ajudar muito na prevenção de readmissões não planejadas (Payne & Flood, 2015). O enfermeiro deve discutir as orientações para os cuidados pós-operatórios e revisá-las ao longo da visita perioperatória com a estratégia que funciona melhor para o paciente e a família. Após a alta, a equipe de enfermagem costuma telefonar para verificar o estado do paciente. A educação do paciente e a conformidade com as orientações de alta também podem ser avaliadas durante esses contatos (Flippo, NeSmith, Stark et al., 2015) (ver boxe *Aplicando evidências à prática*).

Adesão

Adesão, também chamada de **conformidade**, refere-se à medida em que o comportamento do paciente coincide com o regime prescrito no que se refere a tomar medicamentos, seguir dietas ou executar outras mudanças no estilo de vida. Ao desenvolver estratégias para melhorar a adesão, o enfermeiro deve primeiro avaliar o nível de adesão. Como muitas crianças são pequenas demais para assumir responsabilidade parcial ou total por seus cuidados, os pais geralmente são os principais responsáveis pela administração domiciliar.

Fatores relacionados com o ambiente de cuidados são importantes para garantir a adesão e devem ser considerados no planejamento de estratégias de aprimoramento. Basicamente, qualquer aspecto do ambiente de saúde que aumente a satisfação da família com o entorno e o relacionamento com o provedor influencia positivamente a adesão ao regime de tratamento. No entanto, quanto mais complexo, caro, inconveniente e disruptivo o protocolo de tratamento, menor a probabilidade de adesão. Durante condições a longo prazo que envolvem vários tratamentos e uma reorganização considerável do estilo de vida, a adesão é severamente afetada.

Embora seja útil conhecer os fatores que influenciam a adesão, a avaliação deve incluir técnicas de medição mais objetivas. Para verificar a adesão de um paciente ao tratamento, pode ser útil perguntar detalhes sobre como são realizadas a administração de medicamentos ou outras intervenções, em vez de fazer perguntas do tipo sim ou não. Por exemplo, um profissional de saúde pode perguntar a que horas do dia os pacientes realizam as intervenções prescritas, que bebidas preferem para tomar os medicamentos ou quantas doses foram perdidas naquela semana. Existem vários métodos, cada um com vantagens e desvantagens. A abordagem mais bem-sucedida inclui uma combinação de pelo menos dois dos seguintes métodos:

Julgamento clínico – Este parâmetro está sujeito a viés e imprecisão, a menos que o enfermeiro verifique cuidadosamente os critérios usados na avaliação.

Autorrelato – A maioria das pessoas superestima sua conformidade, mesmo quando admite lapsos.

Observação direta – Este parâmetro é difícil de alcançar fora do ambiente de cuidados de saúde, e a consciência de ser observado frequentemente afeta o desempenho.

Acompanhamento de consultas – Manter as consultas indica indiretamente o cumprimento dos cuidados prescritos.

Monitoramento da resposta terapêutica – Poucos tratamentos produzem resultados diretamente mensuráveis (p. ex., diminuição da pressão arterial, perda de peso); registre em um gráfico ou tabela.

Contagem de comprimidos – O enfermeiro conta o número de comprimidos restantes no recipiente original e compara o número que falta ao número de vezes que o medicamento deveria ter sido tomado. Embora esse seja um método simples, as famílias podem se esquecer de trazer o recipiente ou alterar deliberadamente o número de comprimidos para evitar a detecção. Esse método também é pouco adequado para medicamentos líquidos. Outra técnica é o uso de tampas de frascos de comprimidos que registram cada abertura como uma dose presumida.

Ensaio químico – Para certos medicamentos, como a digoxina, a verificação dos níveis plasmáticos do medicamento fornece informações sobre a quantidade de medicamento ingerido recentemente. No entanto, esse método é caro, indica apenas uma conformidade a curto prazo e requer que o exame seja feito no momento certo para ter um resultado preciso.

Estratégias de adesão

As estratégias para melhorar a adesão envolvem intervenções que incentivam as famílias a seguir o regime de tratamento prescrito. Algumas evidências sugerem que níveis mais altos de autoestima e maior autonomia afetam favoravelmente a adesão dos adolescentes (Letitre, DeGroot, Draaisma et al., 2014). Além disso, ansiedade, depressão e autoestima podem ser afetadas negativamente quando os regimes terapêuticos são seguidos de maneira inadequada. No entanto, os fatores familiares são importantes e as características associadas à boa adesão incluem apoio familiar, lembretes escritos, boa comunicação e expectativas de conclusão bem-sucedida do regime terapêutico. Não existe uma abordagem que seja sempre bem-sucedida, e os melhores resultados ocorrem quando pelo menos duas estratégias são usadas.

As **estratégias organizacionais** incluem o cenário do cuidado e o plano terapêutico. Isso pode envolver aumentar a frequência de consultas, designar um provedor primário, reduzir o custo da medicação

Aplicando evidências à prática

Cuidados pós-operatórios

- Certifique-se de que sejam feitos os preparativos para receber a criança:
  - O leito ou berço está pronto
  - Bombas e suportes de soro, aspiradores, e fluxômetros de oxigênio estão à beira do leito
- Obtenha informações básicas:
  - Verifique os sinais vitais, incluindo pressão arterial e oximetria de pulso; mantenha o manguito de pressão arterial no lugar e desinflado para diminuir o incômodo para a criança
  - Verifique e registre os sinais vitais com mais frequência se houver flutuação nos valores
- Inspecione a área cirúrgica
- Verifique o curativo, se houver
- Marque com uma caneta qualquer área de sangramento no curativo ou gesso
- Reforce, mas não remova, o curativo solto
- Observe as áreas abaixo do local cirúrgico em busca de sangue que possa ter sido drenado para o leito
- Avalie a presença de síndrome compartimental com qualquer curativo restritivo
- Avalie o sangramento e outros sintomas em áreas não cobertas com curativo, como garganta após amigdalectomia
- Avalie a coloração e as características da pele
- Avalie o nível de sedação e de atividade
- Notifique o médico sobre quaisquer irregularidades na condição da criança
- Avalie a evidência de dor. (Ver Capítulo 5)
- Revise as prescrições do cirurgião após concluir a avaliação inicial e verifique se qualquer prescrição pré-operatória, como medicamentos cardíacos ou anticonvulsivantes, foi refeita e pode ser administrada pelas vias disponíveis (preparações orais podem ser contraindicadas)
- Monitore os sinais vitais conforme solicitado e com mais frequência, se indicado
- Verifique se há sangramento ou outras anormalidades nos curativos
- Verifique os sons intestinais
- Observe sinais de choque, distensão abdominal e sangramento
- Avalie se há distensão vesical
- Observe os sinais de desidratação
- Verifique a presença de infecção:
  - Verifique os sinais vitais a cada 2 a 4 horas, conforme solicitado
  - Colete ou solicite as amostras necessárias
  - Inspecione a ferida em busca de sinais de infecção – hiperemia, edema, calor, dor e drenagem purulenta

prescrevendo marcas genéricas, reduzir o transtorno causado pelo tratamento no estilo de vida da família e usar "truques" para minimizar o esquecimento. Vários dispositivos estão disponíveis comercialmente ou podem ser improvisados como truques: dispensadores de comprimidos; relógio com alarme; gráficos para registrar a conclusão da terapia; mensagens na geladeira; aplicativos de celulares; e cronogramas individualizados que incorporam o plano de tratamento na rotina diária, como marcar a fisioterapia para depois do banho noturno (Britto, Munafo, Schoettker et al., 2012; Carbone, Zebrack, Plegue et al., 2013).

O enfermeiro deve orientar a família sobre o plano de tratamento. Embora a educação seja um fator importante para aumentar a conformidade ao tratamento, e que pacientes com maior conhecimento sobre sua condição sejam mais propensos a aderir, a educação por si só não garante um comportamento de adesão. O enfermeiro deve incorporar princípios educacionais conhecidos para melhorar a compreensão e o aprendizado do material. Materiais escritos são essenciais, especialmente em qualquer regime que exija tratamentos múltiplos ou complexos, e precisam ser compreensíveis para o indivíduo médio, com nível de leitura da quarta série. As dificuldades de aprendizagem podem afetar negativamente a adesão à medicação e devem ser avaliadas rotineiramente, assim como a educação em saúde (Dharmapuri, Best, Kind et al., 2015). Estratégias de ensino individualizadas apropriadas para os níveis de desenvolvimento e cognitivo do indivíduo, bem como o envolvimento da família imediata e estendida (p. ex., avós) nas sessões de orientação, podem aumentar a adesão ao tratamento.

As **estratégias de tratamento** referem-se à recusa ou incapacidade da criança de tomar a medicação prescrita. A família também pode ter dificuldade em seguir um regime de tratamento prescrito. Eles podem lembrar das orientações e entendê-las, mas podem não ser capazes de administrar o medicamento conforme a prescrição. Verifique o motivo da recusa. Por exemplo, a criança pode não conseguir engolir os comprimidos. Nesse caso, talvez as pílulas possam ser trituradas ou substituídas por um medicamento líquido (sempre revise a medicação para garantir que a trituração seja aceitável antes de dar essa orientação).

Avalie o cronograma de tratamento e medicação para determinar se é razoável para uma situação doméstica. Embora um horário a cada 6 horas ou a cada 8 horas seja razoável para hospitais, os pais teriam dificuldade de acordar uma ou duas vezes todas as noites. Em vez disso, o paciente poderia tomar um medicamento durante o dia em horários que seriam fáceis de lembrar.

As **estratégias comportamentais** são projetadas para modificar diretamente o comportamento. Os enfermeiros podem usar várias estratégias com as crianças para estimular o comportamento desejado. O reforço positivo é uma estratégia que fortalece o comportamento. Um exemplo disso é oferecer à criança estrelas ou fichas, que podem ser trocadas por um privilégio ou presente especial. Os gráficos de adesivos também servem como um lembrete visual de comportamento positivo e motivação para manter a adesão. Às vezes, no entanto, técnicas disciplinares, como um castigo para crianças pequenas ou retenção de privilégios para aquelas de mais idade podem ser necessárias para melhorar a conformidade. O especialista em vida infantil pode ser especialmente útil na determinação de estratégias de conformidade comportamental em todo o espectro de desenvolvimento.

CUIDADOS COM A PELE E A HIGIENE EM GERAL

MANUTENÇÃO DE UMA PELE SAUDÁVEL

Manter um cateter intravenoso, remover um curativo, posicionar a criança no leito, trocar a fralda, colocar eletrodos e usar restrições têm o potencial de contribuir para a formação de lesões na pele. As diretrizes gerais para cuidados com a pele estão listadas no boxe *Aplicando evidências à prática.* (Diretrizes específicas para cuidados com a pele de recém-nascidos são fornecidas no Capítulo 8, seção *Cuidado com a pele.*)

A avaliação da pele é mais fácil durante o banho. Examine os primeiros sinais de lesão, incluindo hiperemia, descamação, perfusão diminuída ou ruptura da pele. Os fatores de risco incluem mobilidade prejudicada, desnutrição proteica, edema, incontinência, perda sensorial, anemia, infecção, incapacidade de mobilizar o paciente e intubação. A identificação dos fatores de risco ajuda a determinar as crianças que precisam de uma avaliação mais completa da pele. Várias escalas de avaliação de risco, como a *Braden Q Scale*, a *Neonatal Skin Risk Assessment Scale*, a *Waterlow Scale* e a *Glamorgan Scale*, estão disponíveis para uso em pediatria (Razmus & Bergquist-Beringer, 2017). A avaliação inicial deve ocorrer na admissão para

Aplicando evidências à prática

Cuidados com a pele

- Mantenha a pele livre do excesso de umidade (p. ex., incontinência urinária ou fecal, drenagem de feridas, transpiração excessiva). Uma pomada de proteção deve ser aplicada em todos os pacientes que usam fraldas
- Limpe a pele com sabão não alcalino suave ou agentes de limpeza sem sabão para o banho de rotina
- Providence a limpeza diária dos olhos, boca e áreas cobertas pela fralda, e de qualquer área com ruptura na pele
- Aplique agentes hidratantes sem álcool após a limpeza para reter a umidade e reidratar a pele
- Use uma quantidade mínima de fita adesiva. Em peles muito sensíveis, use uma barreira cutânea protetora, à base de pectina ou hidrocoloide entre a pele e a fita adesiva
- Coloque barreiras à base de pectina ou hidrocoloide diretamente sobre escoriações da pele. Deixe a barreira intacta até que comece a descascar ou durante o período de 5 a 7 dias. Com escoriações úmidas e exsudativas, coloque uma pequena quantidade de pó de estoma no local, remova o excesso de pó e aplique a barreira cutânea. Mantenha a barreira no lugar por vários minutos para permitir que amoleça e se molde à superfície cutânea
- Alterne os locais de colocação de eletrodos e sondas e avalie minuciosamente a pele subjacente a cada 8 a 24 horas
- Elimine a pressão secundária a dispositivos médicos, como cânulas de traqueostomia, cadeiras de rodas, órteses e sondas de gastrostomia
- Certifique-se de que os dedos das mãos ou dos pés estejam visíveis sempre que a extremidade for usada para acesso intravenoso (IV) ou arterial
- Use um lençol para mover a criança no leito ou em uma maca; não carregue a criança pelos braços
- Posição em alinhamento neutro; travesseiros, almofadas ou coxins podem ser necessários para evitar a abdução do quadril e a pressão nas proeminências ósseas, como calcanhares, cotovelos e áreas sacrais e occipitais. Quando a criança está posicionada lateralmente, travesseiros ou almofadas entre os joelhos, sob a cabeça e sob o braço ajudarão a promover o alinhamento neutro do corpo. Evite almofadas em forma de donuts, pois elas podem causar isquemia tecidual. Eleve a cabeceira do leito em 30° para reduzir a pressão, a menos que haja contraindicação
- Não massageie proeminências ósseas avermelhadas, pois isso pode causar danos nos tecidos profundos; forneça alívio da pressão para proeminências ósseas com almofadas de gel ou travesseiros
- Avalie rotineiramente o estado nutricional da criança. Uma criança em jejum oral por vários dias e que está recebendo apenas líquido IV corre risco nutricional, o que também pode afetar a capacidade da pele de manter sua integridade. Considere o uso de nutrição parenteral

identificar úlceras por pressão e feridas pregressas. A avaliação da pele deve ser repetida a cada turno e pelo menos a cada 4 horas em pacientes com comprometimento da perfusão.

As **úlceras por pressão**, uma forma de lesão por pressão, são danos localizados na pele e/ou em tecidos moles subjacentes devido à diminuição da perfusão como resultado do aumento da pressão. As úlceras por pressão ocorrem mais frequentemente sobre proeminências ósseas ou relacionadas com dispositivos de saúde. As lesões por pressão são classificadas de acordo com a quantidade de dano tecidual.[c] O tecido necrótico deve ser removido para que sua profundidade possa ser avaliada com precisão. O registro preciso de pontos de hiperemia ou de ruptura óbvia da pele é essencial. Cor, tamanho (diâmetro e profundidade), localização, presença de tratos sinusais, odor, exsudato e resposta ao tratamento devem ser observados e registrados pelo menos uma vez por dia.

As úlceras por pressão em crianças geralmente ocorrem na região occipital, nos lóbulos das orelhas, no sacro, nos calcâneos e na escápula (Schober-Flores, 2012); a região de calcâneos e a sacra são locais comuns em adultos. Crianças criticamente enfermas, crianças com déficits sensoriais, déficits de mobilidade ou anomalias cardiopulmonares; e os pacientes bariátricos correm maior risco de úlceras por pressão e ruptura da pele porque muitas vezes têm vários fatores de risco combinados. Embora as úlceras por pressão em crianças hospitalizadas sejam incomuns, a incidência em crianças criticamente enfermas pode ser significativamente maior. As intervenções para prevenir úlceras por pressão em crianças criticamente doentes incluem as seguintes:

- Avaliar a pele do paciente da cabeça aos pés na admissão e em cada turno
- Mudar o decúbito da criança a cada 2 horas
- Usar travesseiros, rolos de cobertor e dispositivos de posicionamento
- Usar lençóis dobrados para minimizar o cisalhamento
- Utilizar superfícies de redução de pressão (p. ex., sobreposições de espuma, almofadas de gel, camas especiais)
- Reduzir a presença de umidade usando fraldas de tecido seco e absorventes descartáveis
- Usar hidratantes para a pele
- Realizar consultas nutricionais.

Dispositivos médicos como probes de oxímetro de pulso, máscaras de dois níveis e de pressão positiva contínua nas vias aéreas, cateter de oxigênio, cânulas de traqueostomia, órteses e gessos também podem causar úlceras por pressão (Freundlich, 2017). Além disso, tanto o equipamento médico quanto roupas, acessórios – como sapatos, chinelos, joias, presilhas de cabelo – e restrições devem ser removidos para inspecionar a pele ao menos uma vez a cada turno.

A fricção e o cisalhamento contribuem para a formação de úlceras por pressão. A **fricção** ocorre quando existe atrito entre a superfície cutânea e outra superfície, como os lençóis. A pele pode ter a aparência de uma abrasão. O dano cutâneo geralmente fica limitado às camadas superiores da epiderme. Ocorre com mais frequência nos cotovelos, nos calcanhares ou na região occipital. A prevenção de lesões por fricção inclui o uso de colchões de espuma que redistribuem a pressão; botas personalizadas com talas ou acolchoadas com espuma nos calcanhares; almofadas em gel; agentes hidratantes; curativos de barreira transparentes e protetores sobre áreas suscetíveis; e roupas de cama macias (Freundlich, 2017). Por si só, o atrito não causa necrose tecidual, mas a ação da força da gravidade resulta em lesão por cisalhamento.

O **cisalhamento** é o resultado da força da gravidade empurrando o corpo para baixo e o atrito do corpo contra uma superfície, como a cama ou a cadeira. Por exemplo, quando o paciente está na posição semi-Fowler e começa a deslizar para o pé da cama, a pele sobre a área sacral permanece no mesmo lugar devido à resistência da superfície da cama. Os vasos sanguíneos, ossos e músculos na área são estirados e deslizam paralelamente à pele estacionária, o que pode causar trombose de pequenos vasos e necrose do tecido. A prevenção de lesão por cisalhamento inclui o uso de lençóis de elevação para reposicionar o paciente, elevando a cama não mais que 30° por curtos períodos e elevando os joelhos para interromper a força da gravidade no corpo em direção ao pé da cama.

A **descamação epidérmica** ocorre quando a epiderme é removida involuntariamente ao se retirar um curativo. Essas lesões são geralmente superficiais e de formato irregular. Os lactentes são o grupo de maior risco para lesão epidérmica. A prevenção inclui não usar fita adesiva quando possível e prender os curativos com ataduras (faixas de Montgomery) ou rede elástica (Spandage™ ou meia). O uso de fitas porosas ou de baixa aderência (p. ex., Medipore®, papel, hidrogel), uso de selantes cutâneos sem álcool (película de barreira) ou curativos emoldurados com hidrocoloide ou barreiras tipo placas (p. ex., DuoDERM®, Coloplast®, Stomahesive®) e, em seguida, a aplicação de fita adesiva por cima da barreira também reduz a descamação epidérmica.

A fita deve ser colocada de modo a evitar tensão, tração ou dobras na pele. Para removê-la, retire-a lentamente enquanto estabiliza a pele subjacente. Pode ser usado um removedor para retirar a fita, mas o produto pode ressecar a pele. Evite o uso de removedores em recém-nascidos prematuros porque as taxas de absorção variam e pode ocorrer toxicidade. Remova a fita com água para evitar absorção e irritação. Umedecer a fita com água ou espuma de limpeza para as mãos à base de álcool pode facilitar a remoção.

Fatores químicos também podem causar a danos à pele. Incontinência fecal, especialmente quando misturada com urina; secreção de feridas; ou drenagem gástrica em torno de sondas de gastrostomia podem erodir a epiderme. A aparência da pele pode progredir rapidamente de hiperemia para descamação se a exposição continuar. Barreiras contra a umidade, limpeza suave com limpadores ou lenços sem álcool logo após a exposição e protetores de barreira para a pele podem ser usados para evitar danos causados por fatores químicos. Para a pele não intacta, deve ser aplicada uma pasta com óxido de zinco. É importante limpar apenas as fezes e a urina durante as trocas de fraldas, não a pasta. Além disso, curativos de espuma que afastam a umidade da pele são úteis em torno de sondas de gastrostomia e locais de traqueostomia.

BANHO

A maioria dos lactentes e das crianças pode ser banhada à beira do leito ou em uma banheira ou chuveiro convencionais. Avalie as preferências da criança e da família quanto à frequência e o envolvimento dos familiares durante o banho. Para recém-nascidos e crianças pequenas restritas ao leito, use toalhas de banho ou método da toalha. Mergulhe duas toalhas em uma solução de sabão diluída e torça-as para tirar o excesso de água. Com a criança deitada em decúbito dorsal sobre uma toalha seca, coloque uma toalha úmida em cima da criança e use-a para limpar suavemente o corpo. Descarte a toalha, seque a criança e vire-a de bruços. Repita o procedimento usando a segunda toalha úmida. Se for utilizado sabonete em barra, descarte-o após um único banho, pois pode servir como reservatório de patógenos no ambiente hospitalar. A clorexidina confere proteção contra patógenos, mas geralmente não é aprovada para uso em recém-nascidos com menos de 2 meses de vida gestacional corrigida. O banho diário com gliconato de clorexidina na população pediátrica pode reduzir a bacteriemia e prevenir infecções hospitalares (Karcz, Kelley, Conrad et al., 2015; Raulji, Clay, Velasco et al., 2015).

[c] O estadiamento das úlceras por pressão e as diretrizes para prevenção e tratamento estão disponíveis *online* no *National Pressure Ulcer Advisory Panel*.

Recém-nascidos e crianças pequenas nunca devem ser deixados sozinhos em uma banheira, e lactentes que não conseguem ficar sentados sem apoio devem ser segurados por uma das mãos durante o banho. O enfermeiro segura firmemente a cabeça do lactente com uma mão ou segura o braço mais distante do lactente enquanto a cabeça repousa confortavelmente em seu braço. As crianças que conseguem se sentar sem assistência precisam apenas de supervisão cuidadosa e de uma almofada colocada no fundo da banheira para evitar que escorreguem e a perda de equilíbrio.

Crianças em idade escolar e adolescentes podem tomar um banho de aspersão. Os enfermeiros precisam determinar a forma e intensidade de supervisão necessária. Algumas crianças podem assumir essa responsabilidade sem ajuda, mas outras precisam de alguém observando constantemente. Crianças com deficiência cognitiva, limitações físicas, como anemia grave ou deformidades em membros inferiore, ou comprometimentos mentais envolvendo comportamentos suicidas ou psicóticos (capazes de causar danos corporais) requerem uma supervisão atenta.

As áreas que requerem atenção especial são as orelhas, as dobras cutâneas, o pescoço, as costas e a região genital. A área genital deve ser cuidadosamente limpa e seca, com atenção especial às dobras cutâneas. Em meninos não circuncidados com menos de 3 anos, o prepúcio não é totalmente retrátil. No caso de meninos maiores, o prepúcio deve ser suavemente retraído, as superfícies expostas limpas e o prepúcio reposicionado. Se a condição da glande indicar limpeza inadequada, como esmegma acumulado, inflamação, fimose (condição na qual o prepúcio não pode ser retraído) ou aderências, é indicado ensinar métodos adequados de higiene. Não force a retração do prepúcio a fim de evitar traumatismo e outras complicações (Hunter, 2012). Notifique o médico sobre achados clínicos anormais durante a avaliação geniturinária. Nas culturas vietnamita e cambojana, o prepúcio tradicionalmente não é retraído até a idade adulta. As crianças de mais idade tendem a evitar a limpeza da genitália; portanto, podem precisar de um lembrete gentil.

HIGIENE ORAL

O cuidado com a boca é parte integrante da higiene diária e deve ser mantido no hospital. A higiene bucal pode prevenir infecções e promove conforto, nutrição adequada e comunicação verbal. Para algumas crianças pequenas, essa é a primeira introdução ao uso de uma escova de dentes. Lactentes e crianças debilitadas exigem que o enfermeiro ou um membro da família realize os cuidados bucais. Para lactentes que ainda não têm dentes, um pano macio umedecido ou um cotonete pode ser usado para limpar suavemente as gengivas. Após o surgimento dos primeiros dentes, por volta dos 6 meses de vida, as crianças devem começar a escová-los. Para crianças com menos de 3 anos, deve ser usada a quantidade do tamanho de um grão de creme dental com flúor. Para crianças de 3 a 6 anos, deve ser usada uma quantidade do tamanho de uma ervilha de creme dental com flúor (American Dental Association, 2017). Embora as crianças pequenas consigam manusear uma escova de dentes e devam ser incentivadas a isso, a maioria precisa de assistência para obter um desempenho satisfatório. As crianças de mais idade, embora capazes de realizar a escovação e usar o fio dental sem assistência, às vezes precisam ser lembradas de escovar os dentes.

CUIDADOS COM OS CABELOS

As crianças devem ter o cabelo escovado e penteado pelo menos uma vez por dia para a saúde do cabelo e do couro cabeludo. O cabelo deve ser arrumado pensando-se no conforto e na aparência para agradar a criança e os pais. O cabelo não deve ser cortado sem a permissão dos pais, embora possa ser necessário cortar para fornecer acesso a uma veia do couro cabeludo para uma inserção intravenosa.

Se a criança for hospitalizada por mais de alguns dias, o cabelo pode precisar ser lavado com xampu. Com lactentes, o cabelo pode ser lavado durante o banho diário ou com menos frequência. Para a maioria das crianças, lavar o cabelo e o couro cabeludo uma ou duas vezes por semana é suficiente, a menos que haja indicação de lavagem mais frequente, como após febre alta e sudorese profusa. Os adolescentes normalmente têm maior quantidade de secreções sebáceas oleosas, que requerem cuidados capilares e lavagens mais frequentes.

Quase qualquer criança pode ser transportada até uma pia acessível para lavar os cabelos. Inspecione o cabelo e o couro cabeludo antes de lavar usando um pente fino para verificar a presença de pediculose ou outras anormalidades no couro cabeludo. As lêndeas são de uma cor branco-acinzentada, do tamanho de um nó de fio, e difíceis de remover do couro cabeludo em comparação à caspa. Os piolhos adultos têm coloração preto-avermelhada, são do tamanho de uma semente de gergelim e podem viver no couro cabeludo por 3 a 4 semanas se não forem tratados (Cummings, Finlay e McDonald, 2018). Se houver suspeita de pediculose, deve-se solicitar um tratamento pediculicida e retirar as lêndeas com pente fino. É importante que o enfermeiro use equipamento de proteção individual, incluindo avental e touca, durante o processo de eliminação dos piolhos. Além disso, outros membros da família devem ser avaliados quanto à presença de piolhos e devem ser instruídos sobre a importância de produtos individuais no cuidado capilar.

Pacientes que não podem ser transportados podem lavar os cabelos no leito, com proteção adequada, equipamentos ou posicionamento especialmente adaptado ou toucas de xampu a seco. Penteie ou escove o cabelo antes de lavar. Quando necessário, pode ser usado um lavatório ou a criança pode ser posicionada próxima à beira do leito, com toalhas colocadas sob os ombros e pescoço, um grande saco plástico de lixo pendurado na beira da cama com uma extremidade aberta sob os ombros, e o cabelo colocado dentro da abertura. A outra extremidade do saco deve ser aberta e colocada dentro de um recipiente de coleta. A água pode ser transportada em uma bacia.

Para crianças afro-americanas com cabelos cacheados, a maioria dos pentes é inadequada e pode causar desconforto e quebra dos fios. Use um pente especial com dentes bem espaçados. Também é muito mais fácil pentear o cabelo após a lavagem, ainda molhado. Use um gel especial ou creme, que geralmente têm uma base de óleo de coco. Esfregue o produto nas mãos e depois transfira-a para o cabelo para torná-lo mais maleável. Consulte os pais sobre o produto que será utilizado no cabelo da criança e pergunte se eles preferem fornecer algum outro produto para ser usado durante a internação. Não deve ser usada vaselina. Se for trançar o cabelo, prenda-o frouxamente enquanto ainda estiver úmido. O cabelo é tensionado enquanto seca, o que pode resultar em foliculite de tensão. Tranças apertadas devem ser evitadas porque podem aumentar a pressão no couro cabeludo ou esconder lesões por pressão.

ALIMENTAÇÃO DA CRIANÇA ENFERMA

A perda de apetite é um sintoma comum na maioria das doenças infantis. A diminuição do apetite pode ser resultado de dor ou desconforto, náuseas e vômitos, preocupações ou perda de controle. Como uma enfermidade aguda geralmente tem curta duração, o estado nutricional raramente é comprometido. Insistir para que uma criança doente coma pode precipitar náuseas e vômitos. Na maioria dos casos, a criança é capaz de determinar suas necessidades alimentares.

Recusar-se a comer também pode ser uma maneira de a criança exercer poder e controle em uma situação de dependência. Para crianças pequenas, a perda de apetite pode estar relacionada com a depressão causada pela separação de seus pais. A preocupação dos pais com a alimentação pode aumentar o problema. Forçar uma criança a comer faz com ela se rebele e reforça esse comportamento como mecanismo de controle. Incentive os pais a relaxar as regras durante uma enfermidade aguda. Embora seja melhor fornecer alimentos nutritivos e de alta qualidade, a criança pode desejar comer coisas que contêm principalmente calorias vazias ou não nutritivas. Alguns alimentos bem tolerados incluem gelatina, sopas diluídas, bebidas carbonatadas, picolés, torradas secas e bolachas. Mesmo que essas substâncias não sejam nutritivas, podem fornecer os líquidos e calorias necessários.

A desidratação é sempre um risco quando as crianças têm febre ou anorexia, especialmente quando acompanhada por vômitos ou diarreia. Os líquidos não devem ser forçados e a criança não deve ser acordada para bebê-los. Forçar a ingesta de líquidos pode criar as mesmas dificuldades que incitar a criança a comer alimentos indesejados. A persuasão suave, com as bebidas preferidas, geralmente é bem-sucedida. O uso de técnicas lúdicas também pode ser efetivo (ver boxe *Aplicando evidências à prática*).

A compreensão sobre os hábitos alimentares das crianças também pode aumentar o consumo de alimentos. Por exemplo, se as crianças recebem toda a comida de uma só vez, geralmente comem a sobremesa primeiro. Da mesma maneira, se recebem grandes porções, geralmente empurram a comida para longe porque a quantidade as aflige. Se as crianças pequenas não forem supervisionadas durante as refeições, tendem a brincar com a comida em vez de comê-la. Portanto, os enfermeiros devem apresentar os alimentos na ordem usual, primeiro a sopa, seguida de pequenas porções de carne, batata e legumes, terminando com a sobremesa.

Quando a criança está se sentindo melhor, o apetite geralmente começa a aparecer. É melhor aproveitar qualquer período de fome servindo alimentos e lanches de alta qualidade. Se a criança ainda se recusar a comer, ofereça líquidos nutritivos, como bebidas preparadas para o café da manhã. Os pais podem ajudar trazendo alimentos de casa, especialmente se os hábitos alimentares culturais da família forem diferentes da comida do hospital. Um nutricionista clínico pode ser consultado para escolhas alimentares alternativas.

Quando as crianças são colocadas em dietas especiais, como líquidos claros após a cirurgia ou durante episódios de diarreia, é essencial avaliar sua ingesta e prontidão para avançar para alimentos mais complexos.

Independentemente do tipo de dieta, registrar a quantidade consumida é uma importante responsabilidade da enfermagem. As descrições precisam ser detalhadas e precisas, como "120 mℓ de suco de laranja, uma panqueca e 200 mℓ de leite". Comentários como "comeu bem" ou "comeu mal" são inadequados. Registrar a porcentagem da refeição consumida também é inadequado, a menos que a comida seja medida antes de ser servida. Para lactentes, avalie a duração, quantidade, e frequência de aleitamento materno ou de mamadeira e a possível adição de alimentos sólidos para determinar se está recebendo nutrição adequada.

Se os pais estiverem envolvidos nos cuidados da criança, incentive-os a manter uma lista de tudo o que ela gosta de comer. O uso de um copo medidor para líquidos oferece uma estimativa mais precisa da ingesta. Uma comparação da ingesta em cada refeição pode isolar deficiências alimentares, como consumo insuficiente de carne ou vegetais. Comportamentos associados ao horário das refeições também identificam possíveis fatores que influenciam o apetite. Por exemplo, a observação "A criança come bem quando está com outras crianças, mas brinca com a comida se deixada sozinha" ajuda o enfermeiro a planejar atividades para as refeições que estimulem o apetite da criança.

Embora o apetite de crianças doentes possa ser ruim e diferente dos hábitos alimentares característicos, a internação hospitalar

Aplicando evidências à prática

Como alimentar uma criança doente

Faça um histórico alimentar (ver Capítulo 4) e use as informações para que o horário das refeições seja o mais próximo possível do que é praticado em casa.
Incentive os pais ou outros membros da família a alimentar a criança ou a estar presente na hora das refeições.
Torne as refeições um momento agradável; evite qualquer procedimento imediatamente antes ou depois de comer; certifique-se de que a criança esteja descansada e sem dor.
Sirva refeições pequenas e frequentes em vez de três grandes refeições ou sirva três refeições e lanches nutritivos entre elas.
Forneça alimentos que as crianças pequenas possam comer com as mãos.
Envolva as crianças na seleção e no preparo dos alimentos sempre que possível.
Sirva pequenas porções e sirva cada item separadamente, como uma sopa primeiro, seguida de carne, batatas e legumes, terminando com a sobremesa. Com crianças pequenas, é possível camuflar o tamanho dos alimentos cortando a carne em fatias mais grossas, para parecer menor no prato, ou dobrar uma fatia de queijo ao meio. Ofereça outras escolhas.
Certifique-se de apresentar alimentos de diferentes texturas e cores.
Escolha os alimentos que costumam ser os favoritos das crianças, como sanduíches e batata frita, cachorros-quentes, hambúrgueres, macarrão com queijo, pizza, frango frito, milho e iogurte de frutas.
Evite alimentos muito condimentados, com odores fortes ou misturados, a menos que sejam típicos de práticas culturais. Forneça uma seleção dos líquidos favoritos da maioria das crianças, como suco de frutas, refrigerantes, chá adoçado, picolés aromatizados, *sorbet* de frutas, sorvete cremoso, leite, *milkshakes*, pudim, gelatina, caldos claros ou sopas cremosas.
Ofereça lanches nutritivos, como iogurte ou pudim, sorvete, biscoitos de aveia ou manteiga de amendoim, chocolate quente, fatias de queijo, pedaços de vegetais crus, frutas secas e cereais.
Torne a comida atraente e diferente, por exemplo:

- Sirva um "almoço piquenique" em um saco de papel
- Embale os alimentos em uma caixinha de comida chinesa para viagem; decore o recipiente
- Faça uma "carinha" ou uma "flor" sobre um hambúrguer ou sanduíche com pedaços de vegetais
- Use um cortador de biscoitos para moldar um sanduíche
- Sirva pudim, iogurte ou suco congelado como picolé
- Faça raspadinhas despejando calda aromatizada sobre gelo picado
- Sirva os líquidos com canudos de cores vivas ou formatos incomuns
- Faça sanduíches de "gravata-borboleta" cortando-os em triângulos e juntando as duas pontas
- Corte os sanduíches na forma de "dedos"
- Rale montes de queijo
- Corte as maçãs na horizontal para fazer círculos
- Coloque uma banana em um pão de cachorro-quente e espalhe manteiga de amendoim
- Quebre o espaguete cru no tamanho de um palito e espete queijo, carnes frias, legumes ou pedaços de frutas.

Elogie as crianças pelo que elas comem.
Não castigue as crianças por não comerem proibindo a sobremesa ou colocando-as na cama mais cedo.

oferece inúmeras oportunidades para os enfermeiros avaliarem o conhecimento da família sobre boa nutrição e implementarem o ensino conforme necessário para melhorar a ingesta nutricional.

CONTROLE DE TEMPERATURAS ELEVADAS

Uma temperatura elevada, geralmente causada por febre, mas ocasionalmente por hipertermia, é um dos sintomas mais comuns de doença em crianças. Esse sintoma representa uma grande preocupação para os pais. Para facilitar a compreensão da diferença entre febre e hipertermia, os seguintes termos devem ser definidos:

Ponto de ajuste – Valor em torno do qual a temperatura corporal é regulada por um mecanismo semelhante a um termostato presente no hipotálamo.

Febre (hiperpirexia) – Elevação no ponto de ajuste de tal maneira que a temperatura corporal é regulada em um nível mais alto; pode ser arbitrariamente definida como temperatura retal acima de 38°C.

Hipertermia – Temperatura corporal que excede o ponto de ajuste, o que geralmente resulta do próprio organismo ou de condições externas que conferem mais calor do que o corpo consegue eliminar, como exaustão pelo calor, insolação, intoxicação por ácido acetilsalicílico, convulsões ou hipertireoidismo.

A temperatura corporal é regulada por um mecanismo semelhante a um termostato no hipotálamo. Esse mecanismo recebe informações de receptores localizados central e perifericamente. Quando ocorrem mudanças de temperatura, esses receptores transmitem as informações ao termostato, que aumenta ou diminui a produção de calor para manter a temperatura constante. No entanto, durante um processo infeccioso, substâncias pirogênicas causam um aumento no ponto de ajuste normal do corpo, um processo mediado por prostaglandinas. Consequentemente, o hipotálamo aumenta a produção de calor até que a temperatura central atinja o novo ponto de ajuste.

Durante o estado febril, calafrios e vasoconstrição geram e conservam calor durante a fase de calafrio da febre, elevando as temperaturas centrais ao nível do novo ponto de ajuste. A temperatura atinge um platô quando se estabiliza na faixa mais alta. Quando a temperatura é superior ao ponto de ajuste ou quando o pirogênio não está mais presente, ocorre um declínio ou defervescência da temperatura.

A maioria das febres em crianças é de curta duração, com consequências limitadas e de origem viral (Patricia, 2014). As crianças podem sentir a pele quente e corada, calafrios, dores, mal-estar ou irritabilidade durante o período febril. No entanto, crianças que parecem muito doentes, crianças imunocomprometidas e recém-nascidos correm alto risco com doenças bacterianas graves, como infecções do trato urinário ou bacteriemia, e provavelmente serão investigadas para sepse, antibioticoterapia e hospitalização.

A febre tem benefícios fisiológicos, incluindo aumento da atividade dos leucócitos, da produção e eficácia da interferona, da produção de anticorpos e aumento de alguns efeitos de antibióticos, como a penicilina (Patricia, 2014). Ao contrário da crença popular, nem o aumento da temperatura nem a resposta aos antipiréticos indicam a gravidade ou a etiologia da infecção, o que coloca em dúvida o valor do uso da febre como indicador diagnóstico ou prognóstico.

Manejo terapêutico

O tratamento da temperatura elevada depende da atribuição de febre ou hipertermia. Como o ponto de ajuste é normal na hipertermia, mas aumentado na febre, devem ser usadas abordagens diferentes para baixar a temperatura corporal com sucesso.

Febre

A principal razão para o tratamento da febre é o alívio do desconforto. No entanto, crianças com doença cardiopulmonar ou imunocomprometidas podem não tolerar o aumento da demanda metabólica da febre e devem receber terapia antipirética. As medidas de alívio incluem intervenção farmacológica e ambiental. A intervenção mais eficaz é o uso de antipiréticos para a termorregulação.

Os antipiréticos incluem paracetamol, ácido acetilsalicílico e anti-inflamatórios não esteroides (AINEs). O paracetamol é o fármaco de escolha. O ácido acetilsalicílico não deve ser administrado a crianças devido à sua associação com o vírus *influenza* ou a varicela e a síndrome de Reye. O ibuprofeno, um AINE que dispensa receita médica, é aprovado para redução da febre em crianças a partir dos 6 meses de vida.

Outro antipirético, o paracetamol, pode ser administrado a cada 4 horas, porém não mais de cinco vezes em 24 horas devido ao risco de hepatotoxicidade.

Como a temperatura corporal normalmente diminui à noite, três ou quatro doses em 24 horas controlarão a maioria dos quadros febris. A temperatura geralmente é medida novamente de 30 a 60 minutos após a administração do antipirético, para avaliar seu efeito, mas não deve ser verificada repetidamente. O nível de desconforto da criança é a melhor indicação para a continuação do tratamento.

O enfermeiro pode utilizar medidas ambientais para reduzir a febre se forem toleradas pela criança e se não induzirem calafrios. Tremer é a maneira do corpo de manter o ponto de ajuste elevado, produzindo calor. Os calafrios compensatórios aumentam muito as necessidades metabólicas acima daquelas já causadas pela febre.

Medidas tradicionais de resfriamento, como usar o mínimo de roupas, expor a pele ao ar, reduzir a temperatura ambiente, aumentar a circulação de ar e aplicar compressas frias e úmidas na pele (p. ex., na testa) são efetivas se usadas aproximadamente 1 hora após a administração de um antipirético para que o ponto de ajuste seja reduzido. Procedimentos de resfriamento, como esponjas ou banhos mornos, não têm eficácia no tratamento de crianças febris (essas medidas são efetivas nos casos de hipertermia) quando usadas isoladamente ou em combinação com antipiréticos e causam um desconforto considerável (Monsma, Richerson, & Sloand, 2015).

Convulsões associadas à febre ocorrem em 2 a 5% das crianças, geralmente entre 6 meses e 5 anos. Cerca de 30 a 50% das crianças têm convulsões febris subsequentes; uma idade de início mais jovem e um histórico familiar de convulsões febris estão associados ao aumento da incidência de episódios recorrentes. As evidências não sustentam o uso de antipiréticos ou anticonvulsivantes para prevenir uma segunda convulsão febril. As intervenções de enfermagem devem se concentrar em maneiras de fornecer cuidado e conforto durante uma doença febril. Convulsões febris simples com duração inferior a 10 minutos não causam danos cerebrais ou outros efeitos debilitantes (Patricia, 2014). (Ver Capítulo 27, seção *Convulsões febris*.)

Hipertermia

Ao contrário do que ocorre com a febre, os antipiréticos não têm valor na hipertermia porque o ponto de ajuste já é normal. Consequentemente, devem ser usadas medidas de resfriamento. Se a criança estiver gravemente hipertérmica, com temperatura central acima de 40°C, pode ser necessário realizar o monitoramento contínuo dos sinais vitais, incluindo temperatura central e débito urinário, e administrar líquidos IV em ambiente de terapia intensiva (Chan & Mamat, 2015). A aplicação de compressas frias na pele ajuda a reduzir a temperatura central. O sangue resfriado da superfície é conduzido para os órgãos e tecidos internos, e o sangue quente circula para a superfície, onde é resfriado e recirculado. Os vasos sanguíneos superficiais se dilatam à medida que o corpo tenta dissipar o calor para o ambiente e facilitam o processo de resfriamento.

Dispositivos de resfriamento comerciais, como cobertores ou colchões de resfriamento, estão disponíveis para reduzir a temperatura corporal. Coloque o paciente no leito e cubra com um lençol ou cobertor leve. O monitoramento frequente da temperatura é essencial para evitar o resfriamento excessivo do corpo.

Tradicionalmente, as compressas frias diminuem a alta temperatura. Para banhos de banheira, geralmente é melhor começar com água morna e adicionar gradualmente água fria até que seja alcançada a temperatura desejada de 37°C para aclimatar a criança à temperatura mais baixa. Geralmente, a temperatura da água deve ser apenas 1°C mais baixa que a temperatura corporal da criança para ser eficiente. A criança é colocada diretamente na banheira com água morna por 15 a 20 minutos, enquanto uma compressa com água é espremida suavemente nas costas e no peito ou pulverizada sobre o corpo com um pulverizador. No leito ou no berço, são usadas compressas ou toalhas frias, expondo apenas uma área do corpo de cada vez. Mantenha as compressas por aproximadamente 20 minutos.

Após o banho de banheira ou o uso de compressas, a criança deve ser seca; vestida com um pijama leve, camisola ou fralda; e colocada no leito seco.

Deve-se secar a criança esfregando suavemente a superfície da pele com uma toalha para estimular a circulação. A temperatura deve ser medida novamente 30 minutos após o banho de banheira ou de esponja. O banho de banheira de esponja não deve ser continuado ou reiniciado até que a superfície da pele esteja quente ou se a criança sentir frio. O resfriamento causa vasoconstrição, o que anula o propósito das compressas. Nessa condição, pouco sangue é transportado para a superfície da pele; o sangue permanece principalmente nas vísceras para ser aquecido.

Se a elevação da temperatura na criança gravemente doente é causada por febre ou hipertermia, ela deve ser tratada prontamente. A taxa metabólica aumenta 10% para cada aumento de 1°C na temperatura e três a cinco vezes durante o tremor, aumentando assim as necessidades de oxigênio, líquidos e calorias. Se o sistema cardiovascular ou neurológico da criança já estiver comprometido, o aumento das necessidades é especialmente de risco. Em todas as crianças com temperatura elevada, é essencial a atenção à hidratação adequada. As necessidades da maioria das crianças podem ser atendidas por meio de líquidos orais adicionais.

ORIENTAÇÃO À FAMÍLIA E ATENDIMENTO DOMICILIAR

A febre é um dos problemas mais comuns que fazem os pais procurarem cuidados de saúde. O alto nível de ansiedade dos pais (fobia de febre) em torno de possíveis complicações da febre, como convulsões e desidratação, é prevalente e pode resultar no uso excessivo de antipiréticos. Os pais precisam saber que os banhos e compressas são indicados para elevação de temperatura causada por hipertermia em vez de febre, e que água gelada e álcool são soluções inadequadas e potencialmente perigosas (Monsma et al., 2015). Os pais devem aprender como medir a temperatura da criança, como ler o termômetro com precisão e quando procurar atendimento profissional (ver boxe *Cuidado centrado na família*). Um termômetro separado deve ser usado para a via retal. As temperaturas orais não devem ser medidas dentro de 15 minutos após a criança comer ou beber alimentos quentes ou frios. Alguns dos mais novos dispositivos de medição de temperatura, como tiras plásticas ou termômetros digitais, podem ser mais adequados para uso doméstico. (Ver Capítulo 4, seção *Temperatura*.) Se for indicado o uso de paracetamol ou ibuprofeno, os pais precisam de orientações para administrar o medicamento. Enfatize a necessidade de precisão tanto na quantidade de medicamento administrado quanto nos intervalos de tempo. Além de redução no nível de atividade, incentive a ingesta de pequenos goles frequentes de líquidos claros. Vista a criança com roupas leves; use um cobertor leve para crianças que estão com frio ou tremendo (Monsma et al., 2015).

Cuidado centrado na família

Crianças com febre

Ligue para o médico imediatamente se:

O seu filho tem menos de 3 meses e apresenta uma temperatura de 38°C ou superior.

A febre está acima de 40°C.

Seu filho parece muito doente ou sonolento, ou tem torcicolo, dor de cabeça intensa, dor de ouvido intensa, dor de garganta intensa, vômitos ou diarreia repetidos, erupção cutânea inexplicável, confusão mental, dificuldade para respirar ou incapacidade de ser confortado.

Seu filho teve uma convulsão recente.

Seu filho tem um histórico de problemas no sistema imunológico, como câncer ou anemia falciforme.

Seu filho esteve em um lugar muito quente, como um carro.

Seu filho tomou medicamento esteroide.

A febre continua por mais de 24 horas em uma criança com menos de 2 anos ou por mais de 3 dias em uma criança com mais de 2 anos.

Modificado de American Academy of Pediatrics. (2015). When to call the pediatrician: Fever. Recuperado de: https://www.healthychildren.org/English/health issues/conditions/fever/Pages/When-to-Call-the-Pediatrician.aspx

SEGURANÇA

A segurança é um componente essencial do cuidado de qualquer paciente, mas as crianças têm características especiais que exigem uma preocupação ainda maior. Como as crianças pequenas no hospital estão separadas de seu ambiente habitual e não têm capacidade de pensamento e raciocínio abstratos, é responsabilidade de todos que entram em contato com elas manter medidas de proteção durante todo o período de internação. Os enfermeiros precisam entender em que faixa etária cada criança está operando e planejar as medidas de segurança de acordo.

As pulseiras de identificação e o uso de dois identificadores em cada paciente são particularmente importantes para crianças. Lactentes e pacientes inconscientes são incapazes de dizer seus nomes. As crianças podem dizer um nome qualquer ou apenas seu apelido. As crianças de mais idade podem trocar de lugar, dar um nome errado ou optar por não responder ao próprio nome como uma brincadeira, sem saber dos perigos de tais práticas. Além disso, pulseiras alertando sobre alergia a medicamentos e alimentos devem ser usadas por todos os pacientes, assim como pulseiras para outras questões, como risco de queda ou precauções antineoplásicas.

FATORES AMBIENTAIS

Todas as medidas de segurança ambiental para proteção de adultos se aplicam às crianças, incluindo boa iluminação, pisos secos e sem objetos que possam contribuir para quedas e superfícies antiderrapantes em chuveiros e banheiras. Todos os membros da equipe devem estar familiarizados com o plano de incêndio específico da área. Elevadores e escadas devem ser protegidos.

Todas as janelas devem ser protegidas. Os cordões de cortinas e persianas devem estar fora do alcance, com cordas divididas para evitar estrangulamento. As chupetas não devem ser amarradas no pescoço nem presas à criança.

O equipamento elétrico deve estar em boas condições de funcionamento e ser usado apenas por pessoal credenciado. Não deve ter contato com umidade nem ser instalado perto de banheiras. As tomadas elétricas devem ter tampas para evitar queimaduras em crianças pequenas, cujas atividades exploratórias podem se estender à inserção de objetos nas pequenas aberturas.

A equipe deve praticar o cuidado e o descarte adequados de pequenos objetos, como tampas de seringas, tampas de agulhas e sondas para medida de temperatura. A equipe também deve verificar cuidadosamente a temperatura da água do banho antes de colocar a criança e nunca a deixar sozinha na banheira. Lactentes ficam indefesos na água, e crianças pequenas (e algumas de mais idade) podem abrir a torneira de água quente e sofrer queimaduras graves.

Os móveis são mais seguros quando dimensionados para as proporções da criança, e devem ser robustos e com bom equilíbrio para evitar que sejam facilmente tombados. Um perigo especial para a criança é ficar aprisionada sob uma cama controlada eletronicamente quando ela é ativada para descer. Recém-nascidos e lactentes devem usar cintos de segurança em assentos infantis, cadeiras de alimentação e carrinhos de bebê. Andadores infantis não devem ser usados porque fornecem riscos, resultando em queimaduras, quedas e envenenamentos.

Lactentes, recém-nascidos e crianças que estão fracas, paralisadas, agitadas, confusas, sedadas ou com problemas cognitivos nunca devem ser deixados desacompanhados em macas, balanças ou áreas de tratamento. Mesmo recém-nascidos prematuros são capazes de uma mobilidade surpreendente; portanto, as portas das incubadoras devem ser bem fechadas quando não estiverem em uso. Para pacientes com risco de suicídio, é necessário retirar todos os itens que podem ser usados para aplicar automutilação, como objetos cortantes, cordas e sacos plásticos.

Dependendo do diagnóstico do paciente, um acompanhante individual também deve ser considerado. Além disso, visitantes, itens pessoais e acesso à internet podem ser restritos para proteger o paciente.

As grades laterais do berço devem sempre ser levantadas e fixadas com segurança. Use berços que atendam aos padrões de segurança (https://www.cpsc.gov/safety-education/safety-education-centers/cribs). Qualquer pessoa que esteja cuidando de um recém-nascido ou lactente em uma maca ou mesa nunca deve se virar sem manter contato físico com a criança – isto é, sem manter uma mão nas costas ou no abdome da criança para evitar que ela role, engatinhe ou pule do berço aberto (Figura 20.2). Uma criança que é capaz de pular pelas laterais do berço fica mais segura quando colocada em um berço especialmente construído com uma cobertura superior. Nunca amarre redes nas laterais móveis do berço ou use nós que não permitam a liberação rápida.

A posição de dormir mais segura para prevenir a síndrome da morte súbita infantil é o decúbito dorsal até pelo menos 1 ano (American Academy of Pediatrics, Task Force on Sudden Infant Death Syndrome, 2016). Não devem ser colocados travesseiros no berço de um lactente enquanto ele estiver dormindo. Preparar uma superfície firme para dormir, sem outra roupa de cama ou qualquer item macio no berço em um quarto compartilhado (não em um leito compartilhado) e evitar superaquecimento ou exposição à fumaça do tabaco, ao álcool e a drogas ilícitas aumentam ainda mais a segurança do ambiente de sono do lactente. Assentos de carro, carrinhos de bebê, balanços ou outros dispositivos de sentar não devem ser usados para o sono de rotina. Além disso, enfaixar com o cueiro não é recomendado para lactentes com mais de 2 meses de vida devido ao risco de morte se ele rolar e ficar de bruços. De acordo com as diretrizes da American Academy of Pediatrics para evitar roupas de cama extras no berço, muitas instituições recomendam o uso de um saco de dormir infantil para aquecimento e segurança adequados.

Brinquedos

Os brinquedos desempenham um papel fundamental no dia a dia das crianças e não são menos importantes no ambiente hospitalar. Os enfermeiros são responsáveis por avaliar a segurança dos brinquedos trazidos ao hospital por pais e amigos bem-intencionados. Os brinquedos devem ser adequados à idade, à condição e ao tratamento da criança. Por exemplo, se a criança estiver recebendo oxigênio, brinquedos ou equipamentos elétricos ou de fricção não são seguros, porque as faíscas podem causar combustão por oxigênio. Inspecione os brinquedos para garantir que sejam antialérgicos, laváveis e inquebráveis e que não tenham peças pequenas e removíveis que possam ser aspiradas, engolidas ou causar ferimentos em uma criança. Todos os objetos ao alcance de crianças menores de 3 anos devem passar no teste do tubo de estrangulamento. Um rolo de papel higiênico serve como um guia prático. Se um brinquedo ou objeto se encaixar no cilindro (itens com menos de 3 cm de diâmetro ou bolas com menos de 4,5 cm de diâmetro), representa um risco de asfixia para a criança. Balões de látex são uma séria ameaça para crianças de todas as idades. Se o balão estourar, a criança pode colocar um pedaço de látex na boca. Se for aspirado ou ingerido, o fragmento de látex é de difícil remoção, resultando em asfixia. Balões de látex nunca devem ser permitidos no ambiente hospitalar.

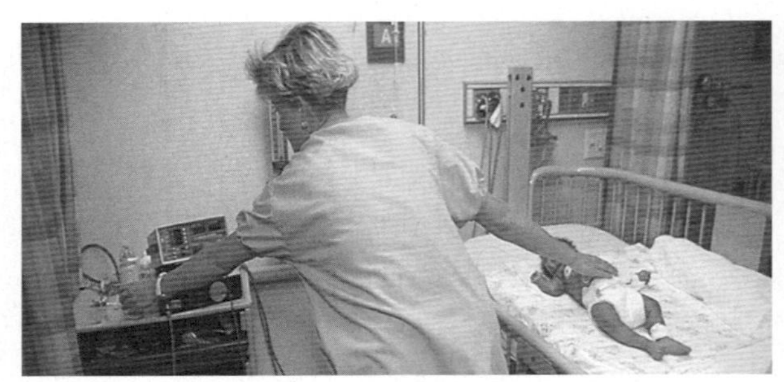

Figura 20.2 O enfermeiro mantém contato com as mãos quando está de costas.

Prevenção de quedas

Embora as crianças tenham uma predisposição conhecida para quedas com base no crescimento e desenvolvimento normais, a identificação e prevenção desse risco para crianças com condições clínicas é especialmente importante devido ao perigo maior de lesão por quedas (Murray, Edlund, & Vess, 2016). A prevenção começa com a identificação das crianças com maior risco de quedas. Hospitais pediátricos usam vários métodos para identificar o risco de queda de uma criança. Depois que uma avaliação de risco é realizada, várias intervenções são necessárias para minimizar o risco de queda dos pacientes pediátricos, incluindo educação do paciente, família e equipe.

Para identificar as crianças, faça uma avaliação do risco de queda nos pacientes na admissão e durante a hospitalização. Os fatores de risco para crianças hospitalizadas incluem os seguintes:

- **Efeitos da medicação**: após anestesia ou sedação; analgésicos ou narcóticos, especialmente naquelas que nunca tomaram narcóticos anteriormente e nas quais os efeitos são desconhecidos
- **Estado mental alterado**: secundário a convulsões, tumores cerebrais ou medicamentos
- **Mobilidade alterada ou limitada**: habilidade reduzida na deambulação, secundária à idade de desenvolvimento, processo patológico, presença de sondas, drenos, gessos, talas ou outros aparelhos; novatos na deambulação com dispositivos auxiliares, como andadores ou muletas
- **Crianças no pós-operatório**: risco de hipotensão ou síncope secundária a grande perda de sangue, doença cardíaca ou repouso prolongado no leito
- Histórico de quedas
- Recém-nascidos e lactentes colocados no berço com as grades laterais abaixadas ou no sofá com membros da família
- Mudanças no ambiente do paciente.

Assim que as crianças com risco de queda forem identificadas, alerte outros membros da equipe colocando placas na porta e ao lado do leito e uma pulseira de cor especial na qual esteja escrito "Risco de quedas", rotulando com um adesivo ou documentando informações no gráfico.

A prevenção de quedas requer alterações no ambiente, inclui as seguintes ações:

- Manter o leito na posição mais baixa com as rodas travadas e as grades laterais levantadas
- Colocar a campainha ao alcance das mãos e orientar o paciente e os cuidadores para o leito e o quarto
- Certificar-se de que todos os itens necessários estejam ao alcance (p. ex., água, copos, lenços de papel, lanches)
- Oferecer-se para levar o paciente ao banheiro regularmente, especialmente se o paciente estiver tomando diuréticos ou laxantes
- Manter as luzes sempre acesas, incluindo luzes fracas durante a noite
- Travar as rodas das cadeiras de rodas antes de transferir os pacientes
- Certificar-se de que o paciente tenha um avental de tamanho apropriado e calçados antiderrapantes. Não permitir que os aventais arrastem no chão durante a deambulação
- Manter o chão limpo e livre de desordem. Colocar um sinal de "piso molhado" se o piso estiver molhado
- Certificar-se de que o paciente esteja com os óculos, se normalmente os usa
- Usar um cinto de marcha durante a deambulação
- Manter a porta do paciente aberta, a menos que ele esteja em isolamento.

A prevenção de quedas também depende da orientação dos pacientes de acordo com a idade. Ajude a criança a deambular mesmo que ela já pudesse caminhar bem antes da hospitalização. Os pacientes que estiveram deitados precisam se levantar lentamente, sentando-se na beira do leito antes de se levantar.

O enfermeiro também precisa orientar os familiares:

- Chame a equipe de enfermagem para ajudar e não permita que os pacientes se levantem sozinhos
- Mantenha as grades laterais levantadas sempre que o paciente estiver no berço ou no leito
- Não deixe lactentes sozinhos sobre o sofá; coloque-os no berço com as grades laterais levantadas
- Quando todos os membros da família precisarem sair, informe a equipe e certifique-se de que o paciente esteja no leito ou berço com as grades laterais levantadas e a campainha ao alcance da mão (se apropriado).

Em caso de queda, é importante responder imediatamente às necessidades do paciente; notificar o pessoal apropriado, incluindo os cuidadores; e documentar o evento.

CONTROLE DE INFECÇÕES

De acordo com os Centers for Disease Control and Prevention, as infecções nosocomiais (infecções hospitalares) representam uma ameaça significativa à segurança do paciente. Essas infecções ocorrem quando há interação entre pacientes, profissionais de saúde, equipamentos e patógenos. As infecções hospitalares incluem infecções por *Clostridium difficile* ou *Staphylococcus aureus* resistente à meticilina, bem como infecções da corrente sanguínea associadas à cateter central (CLABSIs, *central line–associated bloodstream infections*), infecções do trato urinário associadas ao cateterismo (CAUTIs, *catheter-associated urinary tract infections*) e algumas infecções da ferida cirúrgica. As infecções hospitalares podem ser prevenidas se os cuidadores praticarem meticulosamente as técnicas de limpeza e descarte.

As **precauções-padrão** sintetizam as principais características das precauções universais (sangue e líquidos corporais) (projetadas para reduzir o risco de transmissão de patógenos transmitidos pelo sangue) e o isolamento de substâncias corporais (projetadas para reduzir o risco de transmissão de patógenos a partir de substâncias corporais úmidas). As precauções-padrão envolvem a higiene vigilante das mãos e o uso de proteção de barreira, como luvas, óculos de proteção, avental ou máscara, para evitar a contaminação por (1) sangue; (2) todos os líquidos, secreções e excreções corporais, exceto suor, independentemente de conterem sangue visível; (3) pele não intacta; e (4) mucosas. As precauções-padrão são instituídas para o cuidado de todos os pacientes para reduzir o risco de transmissão de microrganismos de fontes de infecção reconhecidas e não reconhecidas.

As **precauções baseadas na transmissão** são projetadas para pacientes com infecção ou colonização documentada ou suspeita (ou seja, presença de microrganismos no paciente, mas sem sinais e sintomas clínicos de infecção) com patógenos altamente transmissíveis ou epidemiologicamente importantes para os quais são necessárias precauções adicionais além das precauções-padrão para interromper a transmissão hospitalar. Existem três tipos de precauções baseadas na transmissão: precauções para aerossóis, precauções para gotículas e precauções para contato. Essas precauções podem ser combinadas para doenças que têm múltiplas vias de transmissão (Boxe 20.2) e devem ser usadas em adição às precauções-padrão.

As **precauções para aerossóis** reduzem o risco de transmissão aérea de agentes infecciosos. A transmissão aérea ocorre pela disseminação de núcleos de gotículas no ar (resíduo de partículas pequenas [< 5 mm] de gotículas evaporadas que podem permanecer suspensas no ar por longos períodos) ou partículas de poeira que contêm o agente infeccioso. Microrganismos transportados dessa maneira podem ser amplamente dispersos por correntes de ar e podem ser inalados ou depositados em um hospedeiro suscetível dentro da mesma sala ou a uma distância maior do paciente fonte, dependendo de fatores ambientais. Pessoas que não tiveram contato direto com o indivíduo de origem podem ser infectados. É necessário o manejo especial do ar e da ventilação para evitar a transmissão aérea. As precauções para aerossóis aplicam-se a pacientes com infecção conhecida ou suspeita por patógenos transmitidos por via respiratória, como sarampo, varicela e tuberculose.

As **precauções para gotículas** reduzem o risco de transmissão por gotículas de agentes infecciosos. A transmissão por gotículas envolve o contato da conjuntiva ou das mucosas do nariz ou da boca de uma pessoa suscetível por gotículas de partículas grandes (> 5 mm) contendo microrganismos gerados por uma pessoa que tem uma doença clínica ou que é portadora do microrganismo. As gotículas são geradas pelo indivíduo de origem, principalmente pela tosse, espirro ou fala e durante procedimentos como aspiração e broncoscopia. A transmissão requer contato próximo entre o indivíduo de origem e o receptor, porque as gotículas não permanecem suspensas no ar e geralmente viajam apenas distâncias curtas, geralmente 1 metro ou menos, mas pode viajar até 3 metros pelo ar. Como as gotículas não permanecem em suspensão, não é necessário tratamento especial do ar e da ventilação para evitar a transmissão. As precauções para gotículas se aplicam a qualquer paciente com infecção conhecida ou suspeita por patógenos que possam ser transmitidos por gotículas infecciosas (ver Boxe 20.2).

As **precauções por contato** reduzem o risco de transmissão de microrganismos por contato direto ou indireto. A transmissão por contato direto envolve o contato pele a pele e a transferência física de microrganismos para um hospedeiro suscetível de uma pessoa infectada ou colonizada, como ocorre ao virar ou dar banho em pacientes. A transmissão por contato direto também pode ocorrer entre dois pacientes (p. ex., por contato manual). A transmissão por contato indireto envolve o contato de um hospedeiro suscetível com um objeto intermediário contaminado, geralmente inanimado, no ambiente do paciente. As precauções por contato se aplicam a pacientes específicos conhecidos ou suspeitos de estarem infectados ou colonizados por microrganismos que podem ser transmitidos por contato direto ou indireto.

Boxe 20.2 Tipos de precaução e pacientes que precisam de cada tipo.

Precauções-padrão para prevenção da transmissão de patógenos

Use as precauções-padrão para o cuidado de todos os pacientes.

Precauções para aerossóis

Além das precauções-padrão, use precauções contra aerotransportados para pacientes com suspeita ou confirmação de doenças graves transmitidas por núcleos de gotículas no ar. Exemplos dessas doenças incluem sarampo, varicela (incluindo zóster disseminado) e tuberculose.

Precauções para gotículas

Além das precauções-padrão, use as precauções para gotículas para pacientes com suspeita de doenças graves transmitidas por gotículas de partículas grandes. Exemplos dessas doenças incluem:

- Doença invasiva por *Haemophilus influenzae* tipo B, incluindo meningite, pneumonia, epiglotite e sepse
- Doença invasiva por *Neisseria meningitidis*, incluindo meningite, pneumonia e sepse
- Outras infecções bacterianas graves do sistema respiratório transmitidas por gotículas, incluindo difteria (faríngea), pneumonia por micoplasma, coqueluche, peste pneumônica, faringite estreptocócica, pneumonia e escarlatina em recém-nascidos e lactentes
- Infecções virais graves disseminadas por transmissão de gotículas, incluindo adenovírus, gripe, caxumba, parvovírus B19 e rubéola.

Precauções por contato

Além das precauções-padrão, use precauções de contato para pacientes com suspeita de doenças graves facilmente transmitidas por contato direto com o paciente ou por contato com itens no ambiente. Exemplos dessas doenças incluem:

- Infecções gastrintestinais, respiratórias, cutâneas ou de feridas ou colonização por patógenos multirresistentes consideradas como de importância clínica e epidemiológica especial pelo programa de controle de infecção, com base nas recomendações estaduais, regionais ou nacionais atuais
- Infecções entéricas com baixa dose infecciosa ou sobrevivência ambiental prolongada, incluindo *Clostridium difficile*; para pacientes com fraldas ou incontinentes: *Escherichia coli* O157:H7 entero-hemorrágica, organismos *Shigella*, hepatite A ou rotavírus
- Vírus sincicial respiratório, vírus parainfluenza ou infecções enterovirais em lactentes e crianças pequenas
- Infecções cutâneas que são altamente contagiosas ou que podem ocorrer em pele seca, incluindo difteria (cutânea), herpes-vírus simples (neonatal ou mucocutâneo), impetigo, abcessos maiores (não contidos), celulite, pediculose, escabiose, furunculose estafilocócica em lactentes e crianças pequenas, zóster (disseminado ou no hospedeiro imunocomprometido)
- Organismos multirresistentes, infecção ou colonização (*Staphylococcus aureus* resistente à meticilina, enterococos resistentes à vancomicina)
- Conjuntivite viral ou hemorrágica
- Infecções hemorrágicas virais (Ebola, Lassa ou Marburg).

Uma lista completa das diretrizes de precauções de isolamento para a prevenção da transmissão de agentes infecciosos nosocomiais pode ser encontrada em https://www.cdc.gov/infectioncontrol/guidelines/isolation/index.html.

! ALERTA PARA A ENFERMAGEM

O equipamento de saúde mais comum, o estetoscópio, pode ser uma fonte potente de microrganismos nocivos e infecções nosocomiais.

Enfermeiros que cuidam de crianças pequenas estão frequentemente em contato com substâncias corporais, especialmente urina, fezes e vômitos. Os enfermeiros precisam analisar as situações em que é necessário o uso de luvas, aventais ou máscaras. Por exemplo, use luvas e possivelmente aventais para trocar fraldas quando houver fezes moles ou explosivas. Caso contrário, o revestimento plástico das fraldas descartáveis fornece uma barreira suficiente entre as mãos e as substâncias corporal. Durante a alimentação ou a administração de medicamentos orais, use aventais se a criança tiver probabilidade de vomitar ou cuspir, o que geralmente ocorre durante as eructações. Ao usar luvas, lave bem as mãos após removê-las, pois as luvas não fornecem proteção total. A ausência de vazamentos visíveis não indica que as luvas estejam intactas.

Outra prática essencial de controle de infecção é que todas as agulhas (sem tampa e inteiras) sejam descartadas em um recipiente rígido e resistente a perfurações localizado próximo ao local de uso. Consequentemente, esses contêineres devem ser colocados nos quartos dos pacientes. Como as crianças são naturalmente curiosas, é necessária atenção extra na seleção de um tipo adequado de recipiente e de um local que impeça o acesso ao material descartado. Os recipientes resistentes a perfurações devem ser trocados quando três quartos estiverem cheios ou quando o marcador da linha de enchimento no recipiente for atingido (US Food and Drug Administration, 2018). O uso de sistemas sem agulha permite a conexão segura de seringas ou equipos IV a dispositivos de acesso vascular sem o risco de ferimentos para a criança ou o enfermeiro.

TRANSPORTE DE LACTENTES E CRIANÇAS

Lactentes e crianças precisam ser transportadas dentro da unidade e para áreas fora da unidade pediátrica. Recém-nascidos e lactentes podem ser carregados por curtas distâncias dentro da unidade, mas para viagens mais longas, a criança deve ser colocada em segurança em um meio de transporte adequado. Os lactentes podem ser segurados ou carregados na posição horizontal com as costas apoiadas e a coxa segura firmemente pelo braço que carrega (Figura 20.3A). Na posição bola de futebol, o lactente é carregado no braço do enfermeiro com a cabeça apoiada pela mão e o corpo seguro entre o corpo e o cotovelo do enfermeiro (ver Figura 20.3B). Os dois tipos de apoio deixam o outro braço do enfermeiro livre. A criança também pode ser mantida na posição vertical com as nádegas no antebraço e a frente do corpo apoiada no peito do enfermeiro. A cabeça e os ombros do lactente são apoiados pelo outro braço do enfermeiro caso ele se mova repentinamente (ver Figura 20.3C). Lactentes de mais idade são capazes de manter a cabeça ereta, mas ainda estão sujeitos a movimentos bruscos. Lactentes clinicamente estáveis podem ser transportados de várias maneiras, desde que a cabeça esteja sempre apoiada.

O método de transporte de crianças depende da idade, da condição e do destino. Crianças de mais idade estão seguras em cadeiras de rodas ou em macas. Crianças mais novas podem ser transportadas em um berço, em uma maca, em um carrinho com as laterais levantadas ou em cadeira de rodas com cinto de segurança. As macas devem ser equipadas com laterais altas e cinto de segurança, que devem ser mantidos presos durante o transporte.

São necessários cuidados especiais no transporte de pacientes em estado crítico no hospital. Crianças em estado crítico devem sempre ser transportadas em maca ou cama (em vez de carregadas) por pelo menos dois profissionais devidamente treinados, com monitoramento contínuo durante o transporte. Um monitor de pressão arterial

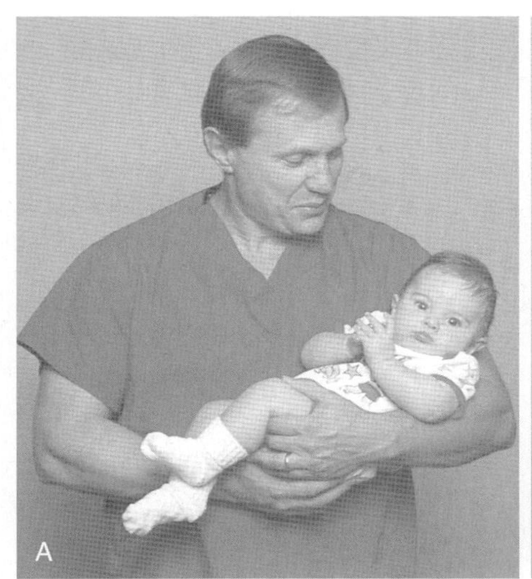

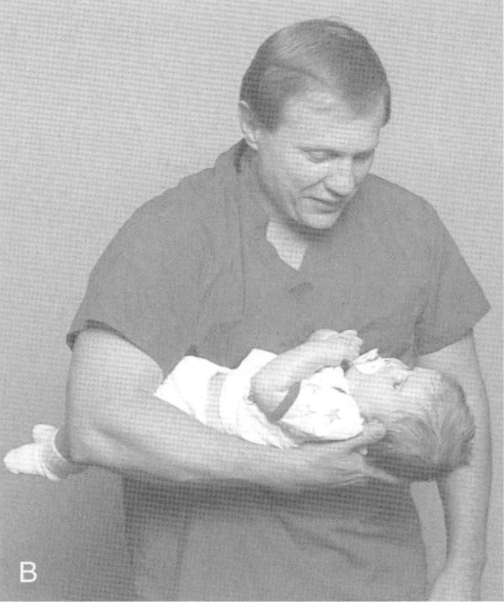

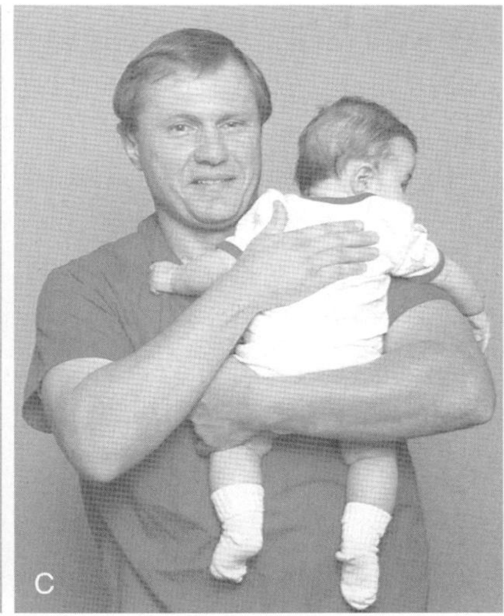

Figura 20.3 Transporte de lactentes. **A.** A coxa do lactente é segurada firmemente pela mão do enfermeiro. **B.** Posição de bola de futebol – semelhante à dos jogadores de futebol americano quando seguram a bola. **C.** Com apoio das costas.

(ou manguito de pressão padrão), oxímetro de pulso e monitor/desfibrilador cardíaco devem acompanhar todos os pacientes (Alamanou & Brokalaki, 2014). Os equipamentos para manutenção das vias aéreas, oxigênio e medicamentos de emergência devem acompanhar o paciente. O tipo de monitoramento e os membros da equipe necessários para o transporte variam dependendo da acuidade e do estado clínico do paciente. Além disso, é importante que o enfermeiro esteja familiarizado com o transporte de emergência do paciente em caso de mau tempo, incêndio ou ameaças de segurança quando a energia elétrica ou os elevadores podem não estar disponíveis.

MÉTODOS DE CONTENÇÃO

Os centros de serviços Medicare e Medicaid (2015) norte-americanos estabeleceram regulamentos para minimizar o uso e garantir a segurança dos pacientes em contenção. A contenção é definida como "qualquer método manual, dispositivo físico ou mecânico, material ou equipamento que imobiliza ou reduz a capacidade do paciente mover livremente seus braços, pernas, corpo ou cabeça [...] ou um medicamento quando usado como meio de contenção para controlar o comportamento ou restringir a liberdade de movimento do paciente e não for um tratamento ou dosagem padrão para a condição". As medidas de contenção devem ser aplicadas apenas por um membro da equipe de saúde com competência demonstrada no manejo desses dispositivos. A força física pode ser humana, de dispositivos mecânicos ou uma combinação dos dois. Exemplos de contenções incluem as de membros, de cotovelo, colete de contenção e envelopamento com lençóis, para evitar a movimentação no leito.

Suportes mecânicos como imobilizadores para fraturas, dispositivos ortopédicos para manter o alinhamento corporal adequado, órteses para as pernas, capacetes de proteção e curativos cirúrgicos não são considerados medidas de contenção. Uma tala para segurar um cateter intravenoso periférico não é considerada uma contenção, a menos que esteja amarrada à cama ou imobilize todo o membro de modo que o paciente não consiga alcançar a parte do corpo. Luvas de proteção não são consideradas uma medida de contenção, a menos que sejam amarradas à cama ou usadas com uma contenção de pulso. Intervenções de segurança adequadas à idade do desenvolvimento para lactentes, crianças de 1 a 3 anos e pré-escolares, como redes de proteção no leito, cúpulas de berço, grades laterais de berço e cintos de segurança para a cadeira alta, geralmente não são consideradas contenções. Pegar, redirecionar ou segurar um lactente, criança pequena ou pré-escolar não são considerados contenção. As intervenções que normalmente seriam usadas por um prestador de cuidados infantis fora de um ambiente hospitalar para garantir a segurança de crianças pequenas não são consideradas restrições.

Antes de iniciar as medidas de contenção, o enfermeiro deve fazer uma avaliação completa do paciente para determinar se a necessidade de uma contenção supera o risco de não usá-la. As medidas de contenção podem resultar em perda de dignidade, violação dos direitos do paciente, danos psicológicos, danos físicos e até a morte. Considere primeiramente o uso de métodos alternativos e documente-os no prontuário do paciente. Alguns exemplos de medidas alternativas incluem levar a criança ao posto de enfermagem para observação contínua, proporcionar atividades lúdicas como música e estimular a participação dos pais. O uso de contenção muitas vezes pode ser evitado com o preparo adequado da criança; a supervisão dos pais ou profissionais; ou a proteção adequada de um local vulnerável, como um dispositivo de infusão.

O enfermeiro precisa avaliar o desenvolvimento da criança, o estado mental, o potencial de ferir os outros ou a si mesmo e a segurança. O enfermeiro é responsável por selecionar o tipo de contenção menos restritivo. O uso de medidas de contenção menos restritivas é muitas vezes possível e permite a cooperação da criança e dos pais. Deve ser obtida uma autorização o mais rápido possível (durante a aplicação ou depois de alguns minutos) após a colocação das medidas de contenção e deve ser estabelecido o prazo em que elas podem ser usadas, o motivo pelo qual estão sendo usadas e os motivos da descontinuação. A descontinuação das medidas deve ocorrer assim que for seguro, mesmo que o prazo de autorização ainda não tenha expirado.

As contenções para comportamento violento e autodestrutivo são limitadas a situações com risco significativo de os pacientes machucarem a si mesmos e a outros fisicamente por motivos comportamentais e quando intervenções não físicas não são efetivas. Antes de iniciar uma contenção comportamental, o enfermeiro deve avaliar o estado mental, comportamental e físico para determinar a causa do comportamento potencialmente prejudicial da criança. Se houver indicação de necessidade de contenção comportamental, deve-se usar uma abordagem colaborativa envolvendo o paciente (se apropriado), a família e a equipe de saúde. As restrições comportamentais podem incluir restrições pessoais, como retenção física, ou restrições mecânicas, como tornozeleiras e pulseiras ou imobilizadores bilaterais dos braços.

Nos EUA, a menos que a lei estadual seja mais restritiva, as contenções comportamentais para crianças devem ser reordenadas a cada 15 minutos para medidas de contenção pessoal, a cada 1 hora para crianças menores de 9 anos e a cada 2 horas para crianças de 9 a 17 anos; prescrições para adultos com 18 anos ou mais são necessárias a cada 4 horas. Um profissional independente licenciado ou enfermeiro especialmente treinado deve realizar a avaliação dentro de 1 hora e pelo menos a cada 24 horas para que as contenções sejam mantidas.

Crianças com medidas de contenção comportamental devem ser observadas e avaliadas de acordo com a política da instituição – em geral, continuamente, a cada 15 minutos ou a cada 2 horas. Os componentes de avaliação incluem sinais de lesão associados à aplicação da contenção, nutrição e hidratação, circulação e amplitude de movimento dos membros, sinais vitais, higiene e eliminação, estado físico e psicológico e conforto e prontidão para descontinuação das medidas. O enfermeiro deve usar o bom senso clínico ao estabelecer um cronograma para quando cada um desses parâmetros precisa ser avaliado, de acordo com a política da instituição.

Pacientes não violentos e sem comportamento autodestrutivo também podem precisar de restrições para que deem suporte ao seu restabelecimento. Exemplos de situações em que uma contenção não comportamental pode ser necessária para a segurança do paciente incluem a remoção de uma via respiratória artificial ou adjunto da via respiratória para fornecimento de oxigênio, sondas vesicais de demora, tubos, drenos, cateteres, fios de marca-passo ou rompimento de sutura. A contenção médico-cirúrgica é utilizada para garantir que o cuidado seja prestado com segurança ao paciente. Confusão mental, agitação, inconsciência e incapacidade de desenvolvimento para entender solicitações ou orientações diretas podem justificar o uso de restrições não comportamentais para manter a segurança do paciente. Os riscos potenciais da contenção são compensados pelo benefício de fornecer cuidados mais seguros.

As restrições não comportamentais podem ser iniciadas por prescrição individual ou por protocolo; o uso do protocolo deve ser autorizado por uma prescrição individual. A prescrição para o uso continuado de contenções deve ser renovada a cada dia. Os pacientes são monitorados de acordo com a política da instituição, em geral pelo menos a cada 2 horas.

Contenções com amarrações devem ser fixadas no leito fixo ou na estrutura do berço, não nas grades laterais. Sugestões para aumentar a segurança e o conforto enquanto a criança está em uma contenção incluem deixar um dedo entre a pele e o dispositivo e amarrar nós que permitem uma liberação rápida. O enfermeiro também pode aumentar a segurança garantindo que o sistema de retenção não se aperte à medida que a criança se move e diminuindo as dobras ou protuberâncias do sistema. A colocação de cintos de segurança sobre uma peça de roupa, a contenção de membros abaixo do nível da cintura, abaixo do nível do joelho ou distal ao cateter IV e a colocação de alças longas também aumentam a segurança e o conforto. Não coloque objetos sobre o rosto de um paciente para proteger a equipe de cuspidas ou mordidas. Máscaras e protetores faciais devem estar prontamente disponíveis para uso dos profissionais; algumas instituições também fornecem luvas de mordida e envoltórios de braço e mão feitos de materiais resistentes, como Kevlar, para os profissionais usarem a fim de evitar ferimentos causados por mordidas e arranhões.

Retenção com faixas e cueiros

Quando um lactente ou criança pequena requer contenção a curto prazo para exame ou tratamento que envolve a cabeça e o pescoço (p. ex., punção venosa, exame da garganta, alimentação por sonda), uma placa *papoose* com alças ou um envoltório com faixas e cueiros controla efetivamente os seus movimentos. Quando usado apenas durante o teste ou procedimento, isso não é considerado uma contenção. A contenção com faixas não deve ser usada para comportamento ou contenção a longo prazo. Uma manta ou lençol é aberto sobre o leito ou berço com um canto dobrado para o centro. A criança é colocada sobre a manta com os ombros sobre a dobra e os pés voltados para o canto oposto. Com o braço direito do lactente encostado no corpo, o lado direito da manta é puxado firmemente sobre o ombro e peito direito do lactente e preso sob o lado esquerdo do corpo. O braço esquerdo é colocado em linha reta contra a lateral do corpo do lactente, e o lado esquerdo da manta é puxado sobre o ombro e o peito e preso sob o corpo do lado direito. O canto inferior é dobrado e colocado sobre o corpo e dobrado ou preso de maneira segura com alfinetes de segurança. Alfinetes de segurança podem ser usados para prender a manta no lugar em qualquer etapa do processo. Para modificar esse tipo de contenção para um exame do tórax, coloque a borda dobrada da manta sobre cada braço e sob as costas e, em seguida, dobre a borda solta e prenda-a em um ponto abaixo do tórax para permitir a visualização e o acesso à região torácica (Figura 20.4A).

Contenção para braços e pernas

Ocasionalmente, o enfermeiro precisa restringir uma ou mais extremidades ou limitar seu movimento. Vários dispositivos de contenção comerciais estão disponíveis, incluindo contenções descartáveis de pulso e tornozelo (Figura 20.4B). As contenções devem ser adequadas ao tamanho da criança e acolchoadas para evitar pressão indevida, constrição ou lesão tecidual, e a extremidade deve ser observada com frequência quanto a sinais de irritação ou de comprometimento da circulação. As pontas dos sistemas de retenção nunca devem ser amarradas às grades laterais, pois, quando a grade for baixada, a extremidade será afetada, muitas vezes com um puxão que pode machucar ou ferir a criança.

Contenção para os cotovelos

Às vezes, é importante evitar que a criança alcance a cabeça ou o rosto (p. ex., após uma cirurgia de lábio leporino ou do palato, quando existe um cateter para infusão em uma veia do couro cabeludo ou para evitar que a criança coce a pele). Restrições bilaterais de cotovelo feitas de vários materiais funcionam bem (Figura 20.4C). Contenções ou imobilizadores de cotovelo comerciais estão disponíveis, e se estendem de uma área logo abaixo da axila até o punho. A alça de ombro para evitar o deslizamento pode ser usada em um lactente ou criança mais velha desperta e ativa, mas não deve ser usada durante o sono.

POSICIONAMENTO PARA PROCEDIMENTOS

Recém-nascidos e lactentes não são capazes de cooperar em muitos procedimentos. Portanto, o enfermeiro é responsável por minimizar sua movimentação e desconforto com o posicionamento adequado. Também pode ser útil envolver os cuidadores ou especialistas em vida infantil durante os procedimentos, para minimizar o sofrimento da criança. As crianças de mais idade geralmente precisam apenas de restrições mínimas, se houver, de posicionamento ou restrições de movimento. Uma explicação cuidadosa e o preparo prévio, o apoio e uma orientação simples durante o procedimento geralmente são suficientes. Para procedimentos dolorosos, a criança deve receber analgesia e sedação adequadas para minimizar a dor e a necessidade de contenção excessiva. Para anestesia local, use lidocaína tamponada para reduzir a sensação de ardor ou um anestésico tópico. (Ver Capítulo 5.)

PUNÇÃO VENOSA FEMORAL

O enfermeiro coloca a criança em decúbito dorsal com as pernas em posição abduzida para proporcionar uma ampla exposição da região da virilha. Também pode ser colocada uma toalha sob os quadris. As pernas do lactente podem ser efetivamente controladas

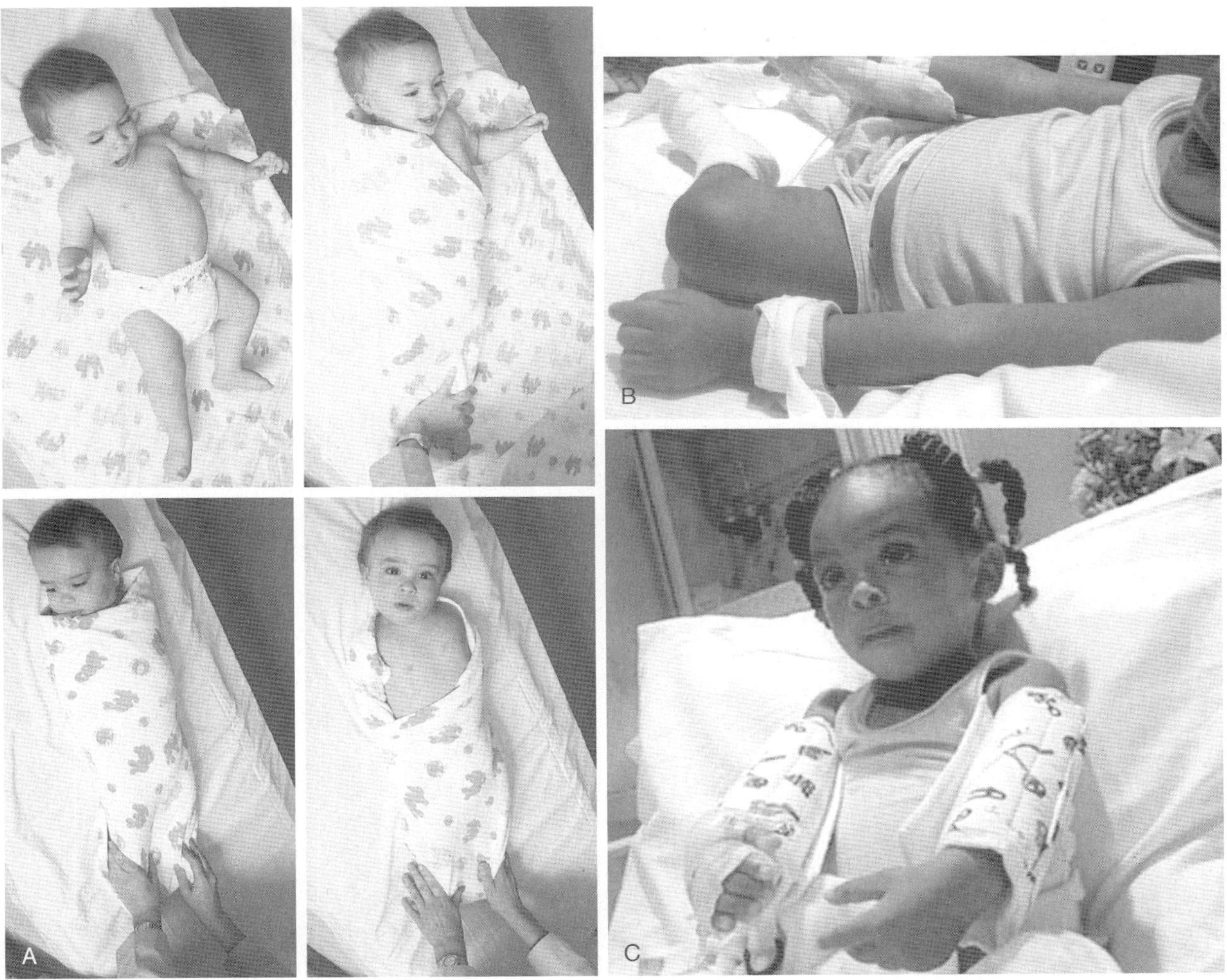

Figura 20.4 Exemplos de contenção da mais restritiva para a menos restritiva. **A.** Contenção com cueiro. **B.** Contenção dos punhos. **C.** Contenções para os cotovelos.

pelos antebraços e mãos do enfermeiro (Figura 20.5). Apenas o lado utilizado para a punção venosa fica descoberto, de modo que o profissional fica protegido caso a criança miccione durante o procedimento. Aplique pressão no local para evitar sangramento.

PUNÇÃO OU INJEÇÃO NOS MEMBROS

Os locais mais comuns de punção venosa são as veias das extremidades, principalmente do braço e da mão. Uma posição conveniente é colocar a criança no colo de um dos pais (ou do assistente), voltada de frente e com as pernas abertas. Em seguida, coloque o braço da criança para punção venosa em uma superfície firme, como um carrinho de procedimento. O enfermeiro pode estabilizar parcialmente o braço estendido da criança e fazer com que o pai abrace a parte superior do corpo dela, impedindo que se movimente; o enfermeiro pode então usar o braço do pai para imobilizar o local da punção venosa. Esse tipo de apoio também conforta a criança por causa do contato corporal próximo, permitindo o uso de técnicas de distração, e permite que cada pessoa mantenha contato visual (Figura 20.6).

PUNÇÃO LOMBAR

Os dispositivos pediátricos para punção lombar contêm agulhas espinais menores, mas às vezes o profissional especifica um tamanho ou tipo diferente de agulha, dependendo do tamanho da criança ou da obesidade. A técnica para o procedimento em lactentes e crianças é semelhante à dos adultos, embora sejam sugeridas modificações em neonatos, que apresentam menos desconforto em decúbito lateral com extensão cervical modificada do que em flexão ou posição sentada.

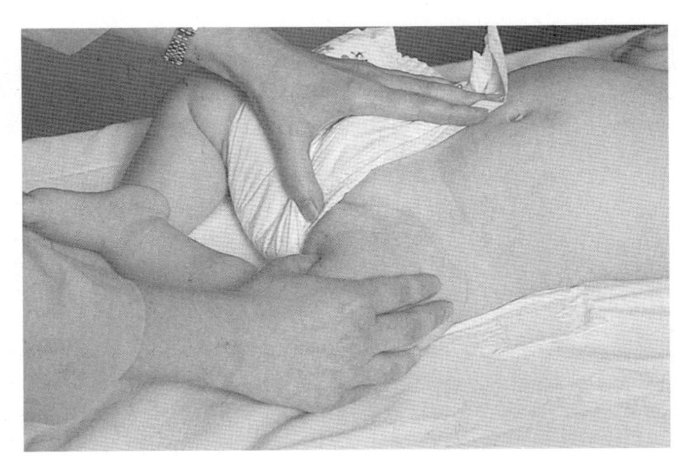

Figura 20.5 Posicionamento do lactente para punção venosa femoral.

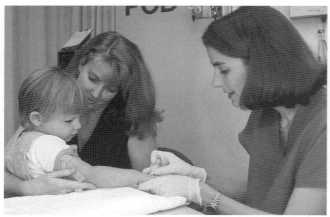

Figura 20.6 Conforto terapêutico da criança para punção venosa de extremidades com assistência dos pais.

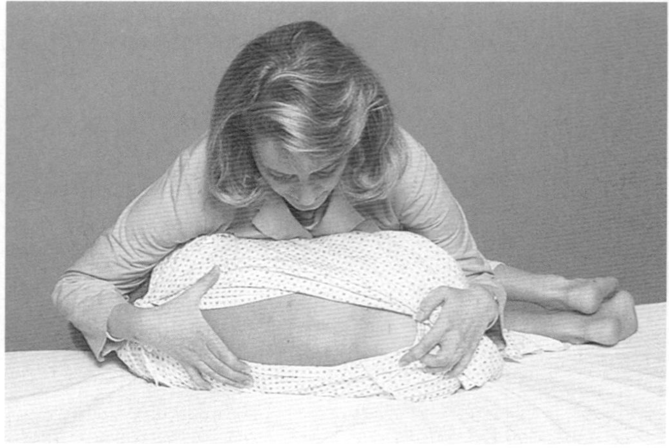

Figura 20.7 Decúbito lateral para punção lombar.

As crianças podem ser posicionadas em decúbito lateral ou sentadas. Geralmente, é mais fácil controlá-las em decúbito lateral, com a cabeça flexionada e os joelhos dobrados em direção ao peito. Mesmo as que cooperam com o procedimento precisam ser seguradas com cuidado sob os joelhos e ao redor dos ombros para evitar possíveis traumas causados por movimento inesperado e involuntário. Elas devem ser lembradas de que, embora sejam confiáveis, a contenção servirá como um lembrete para manter a posição desejada. Isso também lhes fornece uma medida de apoio e segurança (Figura 20.7).

Uma posição sentada flexionada pode ser usada, dependendo da capacidade de cooperação da criança e se uma sedação será usada. Na posição sentada com os quadris flexionados e a coluna curvada para frente, o espaço interespinhoso é maximizado entre L3 e L5. A criança deve ser colocada com as nádegas na borda da mesa de procedimento. No caso de lactentes, as mãos do enfermeiro imobilizam os braços e as pernas. A flexão do pescoço não demonstrou aumentar a abertura do espaço interespinhoso em crianças.

As amostras e a pressão do líquido cefalorraquidiano são obtidas, medidas e enviadas para análise da mesma maneira que para pacientes adultos. Verifique os sinais vitais conforme solicitado durante e após o procedimento e observe a criança quanto a alterações no nível de consciência, atividade motora e outros sinais neurológicos. Pode ocorrer cefaleia após uma punção lombar e pode estar relacionada com o tamanho maior da agulha, história prévia de cefaleias e alterações posturais. Não há evidências suficientes para apoiar o uso de repouso no leito após o procedimento para reduzir as cefaleias (Rusch, Schulta, Hughes et al., 2014). O tratamento geralmente inclui repouso e analgésicos orais, como paracetamol, que não inibem a função plaquetária.

Aspiração ou biopsia de medula óssea

O posicionamento para uma aspiração ou biopsia da medula óssea depende do local escolhido. Em crianças, a crista ilíaca posterior ou anterior é mais utilizada, mas em lactentes com menos de 18 meses, a tíbia pode ser selecionada porque a crista ilíaca ainda não está calcificada.

Se for escolhida a crista ilíaca posterior, a criança é posicionada em decúbito ventral e, se a crista ilíaca anterior for usada, a criança geralmente é posicionada em decúbito lateral ou dorsal. Às vezes, um pequeno travesseiro ou cobertor dobrado é colocado sob os quadris para facilitar a obtenção da amostra de medula óssea. As crianças devem receber analgesia ou anestesia adequada para aliviar a dor e devem ser monitoradas adequadamente durante todo o procedimento. Se houver possibilidade de a criança despertar, pode ser preciso segurá-la, e isso deve ser feito de preferência por duas pessoas – uma para imobilizar a parte superior do corpo e outra para imobilizar os membros inferiores. Um curativo de pressão é aplicado no local da punção após a conclusão do procedimento. O curativo deve ser removido após 24 horas e o local deve ser avaliado quanto a presença de infecção.

COLETA DE AMOSTRAS

Muitas das amostras necessárias para o exame diagnóstico de crianças são coletadas da mesma maneira que se faz com pacientes adultos. As crianças de mais idade são capazes de cooperar se receberem orientações adequadas sobre o que se espera delas. Recém-nascidos e lactentes, no entanto, normalmente são incapazes de seguir orientações ou controlar as funções do corpo o suficiente para ajudar na coleta de alguns tipos de amostra.

ETAPAS FUNDAMENTAIS COMUNS A TODOS OS PROCEDIMENTOS

Os passos a seguir são muito importantes para todos os procedimentos e devem ser considerados aspectos fundamentais do cuidado. Essas etapas, embora importantes, não estão listadas em cada um dos procedimentos de coleta de espécimes.

1. Prepare o equipamento necessário.
2. Apresente-se à família e verifique a amostra a ser coletada.
3. Identifique a criança usando dois identificadores (p. ex., nome do paciente e número do prontuário ou data de nascimento; nenhum dos identificadores pode ser o número do quarto). Compare os mesmos dois identificadores com o recipiente da amostra e com a prescrição.
4. Faça a higiene das mãos, mantenha a técnica asséptica e siga as precauções-padrão.
5. Explique o procedimento aos pais e à criança de acordo com o nível de desenvolvimento dela; assegure à criança de que o procedimento não é uma punição.
6. Providencie cuidados atraumáticos e posicione a criança de maneira segura.
7. Prepare a área com um agente antisséptico.
8. Coloque as amostras em recipientes apropriados com as informações de coleta adequadas, como data e hora, e coloque a etiqueta de identificação do paciente no recipiente de amostras na presença da criança e da família.
9. Descarte o dispositivo de punção no recipiente adequado a perfurocortantes, que deve ser colocado próximo ao local de uso.

10. Elimine o agente de preparo do procedimento se for usado iodo/povidona, se a pele for sensível e caso se trate de lactentes. Verifique se todos os materiais de coleta foram removidos da área do leito para garantir a segurança do paciente.
11. Retire as luvas e higienize as mãos após o procedimento. Peça às crianças que lavem as mãos caso tenham ajudado no procedimento.
12. Elogie a criança por ajudar.
13. Registre os aspectos pertinentes ao procedimento, como número de tentativas, local e quantidade de sangue ou urina coletados, bem como o tipo de exame realizado.

AMOSTRAS DE URINA

Muitos testes diagnósticos exigem a coleta de amostras de urina. A idade e as considerações sobre o desenvolvimento da criança afetam a escolha da técnica de coleta. As crianças entenderão melhor o que é esperado se o enfermeiro usar termos familiares, como "xixi" ou "pipi". Crianças em idade pré-escolar e *toddlers* geralmente não são capazes de urinar a pedido. Muitas vezes, é melhor oferecer água ou outros líquidos de que elas gostem e esperar cerca de 30 minutos até que estejam prontas para miccionar voluntariamente. Algumas têm dificuldade para miccionar em um recipiente desconhecido. Penicos ou comadres colocados sobre o vaso sanitário geralmente resolvem o problema. Crianças que adquiriram recentemente o controle vesical podem ser especialmente relutantes porque, sem dúvida, foram advertidas por "fazer xixi" em locais não aprovados pelos pais. Solicitar a ajuda dos pais geralmente leva ao sucesso. As crianças em idade escolar geralmente cooperam com os métodos de coleta, mas são curiosas. Estão preocupadas com o motivo por trás das coisas e tendem a fazer perguntas sobre a disposição de sua amostra e sobre o que se espera descobrir a partir dela. Adolescentes autoconscientes podem relutar em carregar uma amostra por um corredor ou sala de espera e preferem que seja usado um saco de papel para disfarçar o recipiente. A presença de menstruação pode ser um embaraço ou uma preocupação para as adolescentes; portanto, é uma boa ideia perguntar sobre isso e fazer os ajustes necessários. A coleta pode ser adiada ou pode ser feita uma anotação na ficha encaminhada ao laboratório para explicar a presença de hemácias na amostra.

Muitas vezes, pode ser solicitado aos pais que levem uma amostra de urina até a unidade de saúde para exame, especialmente no caso de lactentes que não conseguem miccionar durante a consulta ambulatorial. Nesses casos, os pais precisam de orientações sobre como aplicar o dispositivo de coleta e armazenar a amostra. Idealmente, a amostra deve ser levada ao local designado o mais rápido possível. Se houver atraso, a amostra deve ser refrigerada e o tempo decorrido deve ser relatado ao examinador.

Embora seja um método de coleta conveniente e não invasivo, a aspiração direta de urina de uma fralda pode alterar os resultados da amostra. Fraldas descartáveis com gel superabsorvente podem absorver toda a urina e também podem produzir uma falsa cristalúria. A aspiração direta da fralda pode não ser adequada para todos os exames de urina. Os enfermeiros devem verificar antecipadamente com o laboratório os procedimentos corretos para a coleta.

Sacos coletores de urina

Para lactentes e crianças até os 3 anos que ainda não foram treinadas para usar o banheiro, podem ser usados sacos coletores de urina especiais com material autoaderente ao redor da abertura no ponto de fixação. Para preparar o lactente, a genitália, o períneo e a pele ao redor são lavados e secos cuidadosamente, porque o adesivo não gruda na superfície da pele úmida ou oleosa. O saco coletor é mais fácil de ser aplicado se colocado primeiro sobre o períneo, progredindo para a sínfise púbica (Figura 20.8). Nas meninas, o períneo é esticado durante a aplicação para garantir um ajuste que evite vazamentos. Nos meninos, o pênis e às vezes o escroto são colocados dentro do saco coletor masculino. A parte adesiva deve ser aplicada firmemente na pele ao redor da área genital para evitar vazamentos. O saco coletor é verificado com frequência e removido assim que a amostra está disponível, pois um saco coletor úmido pode se soltar em uma criança ativa.

As diretrizes da American Academy of Pediatrics (Subcommittee on Urinary Tract Infections, 2011) para diagnóstico e tratamento de infecções do trato urinário em lactentes de 2 a 24 meses de vida recomendam que qualquer resultado positivo obtido de uma amostra em saco coletor estéril seja confirmado por cultura via cateterismo vesical ou aspiração suprapúbica, devido a uma taxa inaceitavelmente alta de resultados falso-positivos. Embora o método de coleta de amostra em saco coletor seja menos invasivo e traumático para uma criança, algumas famílias e médicos podem preferir coletar apenas a amostra definitiva e evitar atrasos adicionais na obtenção de uma segunda amostra. Amostras de saco coletor estéril podem ser mais apropriadas para testes com fita de análise de urina ou urinálise, mas não para culturas da amostra (Stein, Dogan, Hoebeke et al., 2015).

DICAS PARA A ENFERMAGEM Em lactentes, limpe o abdome com uma compressa de álcool e seque com um ventilador; o efeito de resfriamento geralmente provoca a micção em 2 minutos. Aplique pressão sobre a área suprapúbica ou massageie os músculos paraespinais (ao longo da coluna vertebral) para provocar o reflexo de Perez. Em lactentes de 4 a 6 meses de vida, esse reflexo causa choro, extensão das costas, flexão dos membros e micção.

Coleta de urina limpa

A **coleta de urina limpa** tradicionalmente refere-se a uma amostra de urina obtida para cultura após a limpeza do meato uretral e os

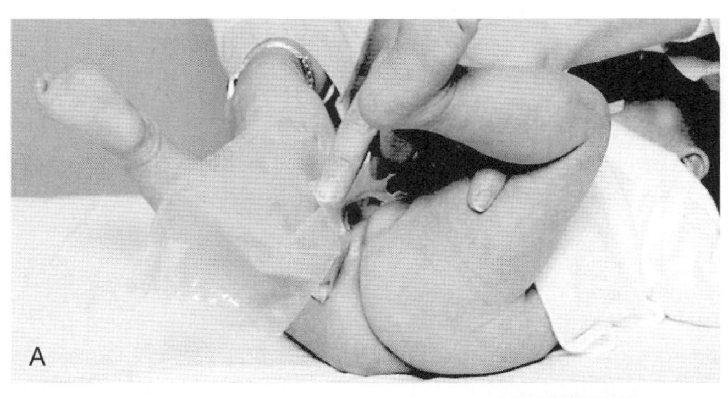

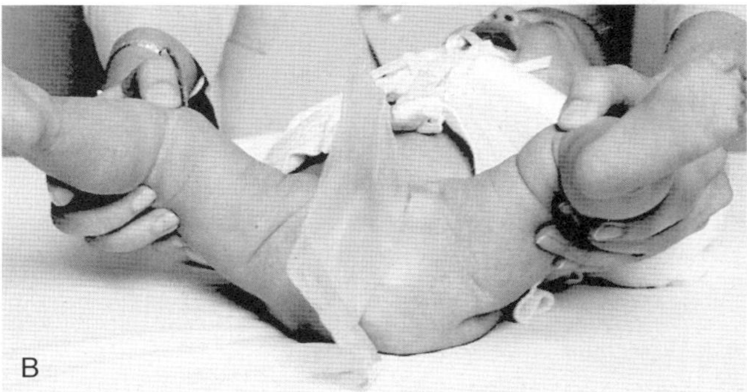

Figura 20.8 Instalação de um saco coletor de urina. **A.** Em lactentes do sexo feminino, a parte adesiva é aplicada primeiro no períneo exposto e seco. **B.** O saco coletor adere firmemente ao redor da área do períneo para evitar vazamento de urina.

primeiros mililitros de urina serem eliminados (**amostra de jato médio**). Nas meninas, o períneo deve ser limpo com uma compressa umedecida com antisséptico de frente para trás. Nos meninos, a ponta do pênis deve ser limpa. Se o menino não for circuncidado, o prepúcio é retraído e a glande é limpa. É importante que o interior do copo ou tampa da amostra não seja tocado ou contaminado durante a coleta para garantir resultados precisos.

DICAS PARA A ENFERMAGEM Ao usar um saco coletor de urina, faça um pequeno corte na fralda e puxe o saco para deixar espaço para a coleta de urina e para facilitar a verificação do conteúdo.

Coleta de urina de 24 horas

Para uma coleta de 24 horas, é necessário o uso de sacos coletores de urina para recém-nascidos e lactentes. As crianças de mais idade precisam de orientações especiais sobre notificar alguém quando precisam miccionar ou evacuar, para que a urina possa ser coletada separadamente e para que não seja descartada. Algumas crianças em idade escolar e adolescentes podem assumir a responsabilidade pela coleta de suas próprias amostras de 24 horas e podem manter registros do débito e transferir cada volume para o recipiente de coleta de 24 horas.

O período de coleta sempre começa e termina com a bexiga vazia. No momento em que a coleta começar, instrua a criança a miccionar e descartar a amostra. Toda a urina eliminada nas 24 horas subsequentes deve ser guardada em um recipiente com conservante ou colocada sob refrigeração. Vinte e quatro horas a partir do momento em que a amostra de pré-coleta foi descartada, a criança é novamente instruída a miccionar, a amostra é adicionada ao recipiente e todo o volume deve ser encaminhado ao laboratório.

Recém-nascidos e lactentes que precisam ser preparados para a coleta de urina de 24 horas precisam de um saco coletor especial. A remoção e substituição frequentes de dispositivos de coleta adesivos pode produzir irritação na pele. Uma fina camada de selante, como Skin-Prep, aplicada na pele ajuda a protegê-la e auxilia na adesão (a menos que seu uso seja contraindicado, como em recém-nascidos prematuros ou crianças com lesões de pele). Sacos de coleta de plástico com tubos anexados são ideais quando o recipiente deve ser deixado no local por um tempo. Esses sacos coletores podem ser conectados a um dispositivo de coleta ou esvaziados periodicamente por aspiração com seringa. Quando esse tipo de dispositivo não está disponível, uma bolsa comum com uma sonda gástrica inserida através de um orifício na parte superior da bolsa funciona como um substituto satisfatório. No entanto, fique atento para esvaziar a bolsa assim que o lactente miccionar a fim de evitar vazamentos e perda de conteúdo. Uma sonda vesical de demora também pode ser instalada para o período de coleta.

Cateterismo vesical e outras técnicas

O cateterismo vesical ou a aspiração suprapúbica são usados quando uma amostra é necessária com urgência ou quando a criança não consegue miccionar ou fornecer uma amostra adequada. A American Academy of Pediatrics recomenda que uma amostra de urina seja obtida por cateterismo vesical ou aspiração suprapúbica em lactentes febris com aparência enferma e sem fonte aparente de infecção antes da administração de antimicrobianos e para confirmar suspeita positiva para infecção (American Academy of Pediatrics; Subcommittee on Urinary Tract Infections, 2011).

O cateterismo é um procedimento estéril e portanto, devem ser seguidas as precauções-padrão para proteção de substâncias corporais. Se for utilizada uma sonsa vesical de demora, deve ser usada uma sonda de Foley. A Tabela 20.4 fornece diretrizes para a escolha da sonda de tamanho e comprimento de inserção apropriados. Os suprimentos necessários para esse procedimento incluem luvas estéreis, anestésico lubrificante estéril, sonda de tamanho apropriado, *swabs* de iodo/povidona ou um agente de limpeza alternativo e compressas de gaze de 10×10 cm, um campo estéril e uma seringa com água estéril se for usada uma sonda de Foley. Também pode ser útil garantir que uma sonda extra esteja prontamente disponível, se necessário. Muitos fabricantes não recomendam mais testar o balão da sonda de Foley injetando água estéril antes da inserção do cateter devido ao risco de enfraquecê-lo.

Tabela 20.4 Sonda vesical ou sonda de Foley.[a]

	Tamanho (comprimento de inserção [cm]) para meninas	Tamanho (comprimento de inserção [cm]) para meninos
Recém-nascido a termo	5 a 6 (5)	5 a 6 (6)
Lactente até criança de 3 anos	5 a 8 (5)	5 a 8 (6)
Crianças de 4 a 8 anos	8 (5 a 6)	8 (6 a 9)
Crianças de 8 anos a pré-púberes	10 a 12 (6 a 8)	8 a 10 (10 a 15)
Adolescentes púberes	12 a 14 (6 a 8)	12 a 14 (13 a 18)

[a]As sondas de Foley são aproximadamente 1 Fr maiores devido à circunferência do balão. Exemplo: Cateter Foley de 10 Fr = calibre de aproximadamente 12 Fr.

Adolescentes do sexo masculino e crianças com histórico de cirurgia uretral podem ser cateterizados com uma sonda de ponta curva de coudé, para ajudar a guiar a sonda pelas aberturas uretrais apertadas ou parcialmente constritas. Crianças com mielodisplasia e aquelas que foram identificadas como sensíveis ou alérgicas ao látex devem ser cateterizadas com sondas fabricadas em um material alternativo. Quando uma sonda vesical de demora é indicada para drenagem urinária, deve ser selecionada uma sonda com revestimento lubrificante ou de silicone, porque esses materiais produzem menos irritação da mucosa uretral em comparação às sondas Silastic™ ou de látex quando deixadas no local por mais de 72 horas.

Um lubrificante de lidocaína a 2% com aplicador é montado de acordo com as orientações do fabricante e várias gotas do lubrificante são colocadas no meato. A criança deve ser avisada de que o lubrificante será usado para reduzir qualquer desconforto associado à inserção da sonda e que a introdução da sonda na uretra produzirá uma sensação de pressão e desejo de miccionar (Gray, 1996) (ver boxe *Evidência e prática*).

DICAS PARA A ENFERMAGEM Embora o lubrificante de lidocaína possa reduzir o desconforto durante o cateterismo urinário, é importante que o enfermeiro pondere o benefício da analgesia em relação ao prolongamento no tempo de realização do procedimento. O lubrificante em gel de lidocaína leva aproximadamente de 5 a 10 minutos para que o benefício anestésico tenha efeito. Esse aumento na duração do procedimento pode aumentar significativamente a ansiedade de uma criança pequena. Assim, o lubrificante de lidocaína pode ser mais apropriado para crianças de mais idade ou grupos adolescentes.

Em pacientes do sexo masculino, segure o pênis com a mão não dominante e retraia o prepúcio. Em recém-nascidos e lactentes não circuncidados, o prepúcio pode estar aderido à diáfise; tenha cuidado

Evidência e Prática

O uso de lubrificante de lidocaína para cateterismo uretral

Faça a pergunta

Pergunta PICOT

Em crianças, um lubrificante de lidocaína diminui a dor associada ao cateterismo uretral?

Procure as evidências

Estratégias de pesquisa

Os critérios de seleção de pesquisa incluíram publicações em inglês, estudos baseados em pesquisas e artigos de revisão sobre o uso do lubrificante lidocaína antes do cateterismo uretral.

Bancos de dados consultados

Colaboração Cochrane, PubMed, MD Consult, BestBETs, American Academy of Pediatrics.

Analise criticamente as evidências

- Gray (1996) publicou uma revisão de estratégias para minimizar o desconforto associado ao cateterismo uretral em crianças e apoiou a instilação intrauretral de um anestésico local contendo 2% de lidocaína antes da inserção do cateter
- Um estudo prospectivo, duplo-cego e controlado por placebo avaliou o uso de lubrificante de lidocaína para aliviar o desconforto em 20 crianças antes do cateterismo uretral. Duas doses de lubrificante de lidocaína instiladas na uretra com 5 minutos de intervalo reduziram significativamente a dor e o desconforto durante o cateterismo uretral (Gerard, Cooper, Duethman et al., 2003)
- Boots e Edmundson (2010) conduziram um estudo controlado randomizado em 200 crianças em seguimento ao estudo de Gerard et al. (2003). As conclusões foram que a aplicação tópica de gel de lidocaína a 2% seguida de instilação uretral de gel de lidocaína é eficaz na redução do desconforto antes do cateterismo urinário, e duas instilações uretrais não ofereceram diferença significativa em relação a uma única instilação
- Mularoni et al. (2009) descobriram, em um estudo em três partes randomizado, duplo-cego e controlado por placebo com 43 crianças menores de 2 anos, que o lubrificante tópico e transuretral de lidocaína foi superior aos placebos do lubrificante tópico aquoso sozinho e do lubrificante tópico e intrauretral aquoso na redução do desconforto, mas não aliviou totalmente a dor
- Um estudo controlado por placebo, duplo-cego e randomizado com 115 crianças menores de 2 anos não encontrou diferença significativa quando o gel de lidocaína a 2% foi comparado a um lubrificante não anestésico. O lubrificante foi aplicado na mucosa genital por 2 a 3 minutos e generosamente aplicado na sonda, mas não instilado na uretra (Vaughn, Paton, Bush et al., 2005)
- Um estudo controlado randomizado de 126 crianças com idade entre 4 dias e 23 meses encontrou uma diminuição significativa na resposta à dor naquelas que receberam gel de lidocaína tópico e transuretral a 2% em comparação a crianças que receberam um lubrificante não anestésico (Castelo, Li, Taddio et al., 2014)
- Um estudo controlado randomizado de 133 crianças de 0 a 24 meses não encontrou diferença na resposta à dor naquelas que receberam lubrificante em gel de lidocaína a 2% transuretral em comparação a crianças que receberam um lubrificante não anestésico durante o cateterismo uretral. No entanto, houve aumento significativo da resposta à dor em crianças durante a instilação do lubrificante lidocaína em comparação ao lubrificante não anestésico. Além disso, não houve diferença nos escores de satisfação dos pais entre o lubrificante não anestésico e o lubrificante de lidocaína (Poonai, Li, Langford et al., 2015)

Aplique a evidência: implicações para a enfermagem

Existem evidências de qualidade moderada com fortes recomendações (Guyatt, Oxman, Vist et al., 2008) para o uso de um lubrificante de lidocaína a fim de diminuir a dor associada ao cateterismo uretral.

Quatro estudos publicados apoiaram o uso de anestésico antes do cateterismo uretral, um considerou a aplicação tópica sozinha insuficiente para reduzir a dor e um não encontrou diferença na resposta à dor entre a aplicação anestésica e não anestésica. Várias publicações apoiam a eficácia do lubrificante em gel de lidocaína na prática clínica. A aplicação tópica seguida de uma ou duas instilações transuretrais de gel de lidocaína a 2% antes do cateterismo uretral minimiza o desconforto e reduz a dor antes do cateterismo urinário.

Competências de qualidade e segurança: prática baseada em evidências[a]

Conhecimento

Diferencie a opinião clínica daquelas encontradas em pesquisas e resumos baseados em evidências.

Descreva o uso de gel de lidocaína para redução da dor durante o cateterismo uretral.

Habilidades

Planeje o atendimento individualizado com base nos valores do paciente, na experiência clínica e em evidências.

Integre as evidências à prática usando gel de lidocaína para redução da dor durante o cateterismo uretral em crianças.

Atitudes

Valorize o conceito de prática baseada em evidências como parte integrante da determinação da melhor prática clínica.

Avalie os pontos fortes e fracos das evidências para o uso de gel de lidocaína para redução da dor durante o cateterismo uretral em crianças.

Referências bibliográficas

Boots, B. K., & Edmundson, E. E. (2010). A controlled, randomised trial comparing single to multiple application lidocaine analgesia in paediatric patients undergoing urethral catheterisation procedures. *Journal of Clinical Nursing, 19*(5–6), 744–748.

Castelo, M., Li, J., Taddio, A., et al. (2014). A randomized controlled trial of 2% lidocaine gel compared to current standard of care in infants undergoing urinary catheterization. *Annals of Emergency Medicine, 64*(Suppl. 4), S105.

Gerard, L. L., Cooper, C. S., Duethman, K. S., et al. (2003). Effectiveness of lidocaine lubricant for discomfort during pediatric urethral catheterization. *Journal of Urology, 170*, 564–567.

Gray, M. (1996). Atraumatic urethral catheterization of children. *Pediatric Nursing, 22*(4), 306–310.

Guyatt, G. H., Oxman, A. D., Vist, G. E., et al. (2008). GRADE: An emerging consensus on rating quality of evidence and strength of recommendations. *British Medical Journal, 336*, 924–926.

Mularoni, P. P., Cohen, L. L., DeGuzman, M., et al. (2009). A randomized clinical trial of lidocaine gel for reducing infant distress during urethral catheterization. *Pediatric Emergency Care, 25*(7), 439–443.

Poonai, N., Li, J., Langford, C., et al. (2015). Intraurethral lidocaine for urethral catheterization in children: A randomized controlled trial. *Pediatrics, 136*(4), 880–886.

Vaughn, H., Paton, E. A., Bush, A., et al. (2005). Does lidocaine gel alleviate the pain of bladder catheterization in young children? a randomized, controlled trial. *Pediatrics, 116*(4), 917–920.

[a]Adaptado do *site* da Quality and Safety Education for Nurses (QSEN) em http://www.qsen.org.

ao retrair. Se o pênis for pendular, coloque um pano estéril sob ele. Usando a mão estéril, esfregue a glande e o meato três vezes com iodo/povidona começando no meato e movendo-se para fora em direção à borda da glande. Se for apropriado usar lubrificante de lidocaína com base na idade da criança, no nível de desenvolvimento e na preferência, aplique uma pequena quantidade de gel de lidocaína na ponta do pênis sobre a uretra. Introduza suavemente a ponta do aplicador de gel de lidocaína de 1 a 2 cm na uretra para que o lubrificante flua apenas para a uretra; insira de 5 a 10 mℓ de lubrificante de lidocaína a 2% e mantenha no lugar por 2 a 5 minutos, apertando suavemente o pênis distal. Lubrifique a sonda e insira-a na uretra enquanto estica suavemente o pênis e o levanta em um ângulo de 90° em relação ao corpo. Pode haver resistência quando a sonda encontra o esfíncter uretral. Peça ao paciente para inspirar profundamente e avance a sonda. Não force a sonda que não penetra facilmente no meato, principalmente se a criança passou por uma cirurgia corretiva. Para sondas vesicais de demora, após a coleta da urina, avance o cateter até a marca indicada, infle o balão com água estéril, puxe-a suavemente para trás para testar a insuflação e conecte-a ao sistema fechado de drenagem. Limpe a glande e o meato e recoloque o prepúcio retraído. Se for avistado sangue em qualquer momento durante o procedimento, interrompa-o e notifique o médico.

Em pacientes do sexo feminino, coloque um campo estéril sob as nádegas. Use a mão não dominante para separar e puxar suavemente os pequenos lábios para visualizar o meato. Limpe o meato de frente para trás três vezes usando uma *swab* de iodo/povidona diferente a cada vez. Se apropriado, use lubrificante de lidocaína com base na idade da criança, no nível de desenvolvimento e na preferência, coloque de 1 a 2 mℓ de lubrificante de lidocaína a 2% na mucosa periuretral e insira de 1 a 2 mℓ do lubrificante no meato uretral. Atrase o cateterismo por um período de 2 a 5 minutos para maximizar a absorção do anestésico pela mucosa periuretral e transuretral. Adicione lubrificante à sonda e insira-a suavemente na uretra até que a urina retorne; em seguida, avance a sonda mais 2,5 a 5 cm. Ao usar uma sonda de Foley de demora, infle o balão com água estéril e puxe suavemente para trás; em seguida, conecte a um sistema fechado de drenagem. Limpe o meato e os lábios (ver boxe *Considerações culturais*). Como o uso de gel de lidocaína pode aumentar o volume de lubrificante dentro da uretra, o retorno da urina pode não ser tão rápido quanto quando é usada a lubrificação mínima. Para pacientes do sexo masculino e feminino, aplique um dispositivo de fixação da extensão da sonda à coxa para evitar dobras e puxões dolorosos. Certifique-se de que o paciente pode mover a coxa sem repuxar a extensão da sonda vesical.

DICAS PARA A ENFERMAGEM Não avance muito a sonda na bexiga para evitar que sondas e outros dispositivos se entrelacem dentro da bexiga. Sondas de alimentação não devem ser usadas para cateterismo vesical porque são mais flexíveis, mais longas e propensas a enrolar em comparação às sondas vesicais disponíveis.

Considerações culturais

Cateterismo vesical

Os pais podem ficar incomodados com o procedimento. Além do trauma que a criança vivencia, alguns pais podem temer que o procedimento afete a virgindade da filha. Para corrigir esse equívoco, a família pode se beneficiar de uma explicação detalhada da anatomia geniturinária, de preferência com um modelo que mostre as aberturas vaginais e uretrais separadas. O enfermeiro também pode afirmar que o cateterismo não tem efeito sobre a virgindade.

A aspiração suprapúbica é usada principalmente quando a bexiga não pode ser acessada pela uretra (p. ex., com algumas malformações urológicas congênitas, fimose grave ou aderências labiais) ou para reduzir o risco de contaminação que pode estar presente ao se passar um cateter. Com o advento de sondas pequenas (sondas retas de 5 e 6 Fr), a necessidade de aspiração suprapúbica diminuiu. O acesso à bexiga pela uretra tem uma taxa de sucesso muito maior do que a aspiração suprapúbica, na qual o sucesso depende da habilidade do profissional em avaliar a localização da bexiga e a quantidade de urina presente. No entanto, a aspiração suprapúbica continua sendo um método de coleta de amostras mais preciso para culturas de urina e deve ser considerada para lactentes com coleta de urina insatisfatória ou resultados inconclusivos (Eliacik, Kanik, Yavascan et al., 2016).

A aspiração suprapúbica envolve a aspiração do conteúdo vesical pela inserção de uma agulha de calibre 20 ou 21 na linha média, aproximadamente 1 cm acima da sínfise púbica e direcionada verticalmente para baixo. O enfermeiro prepara a pele para a inserção da agulha e a bexiga deve conter um volume adequado de urina. Isso pode ser presumido se a criança não tiver urinado por pelo menos 1 hora ou se a bexiga puder ser palpada acima da sínfise púbica ou verificada por meio de ultrassonografia. Essa técnica é útil para a obtenção de amostras estéreis de lactentes jovens, pois a bexiga é um órgão abdominal e de fácil acesso. A aspiração suprapúbica é dolorosa; portanto, é importante o alívio da dor durante o procedimento (ver boxe *Cuidado atraumático*).

AMOSTRAS DE FEZES

Amostras de fezes são frequentemente coletadas de crianças para identificar parasitas e outros organismos que causam diarreia, para avaliar a função gastrintestinal e verificar se há sangue oculto. Idealmente, as fezes devem ser coletadas sem contaminação com urina, mas em crianças que usam fraldas, isso é difícil, a menos que seja usado um saco coletor de urina. As crianças treinadas para usar o banheiro devem miccionar primeiro, dar descarga e depois defecar em uma comadre (de preferência uma que possa ser colocada no vaso sanitário para evitar constrangimento) ou em um penico sobre o vaso sanitário. As amostras de fezes nunca devem ser contaminadas com água do banheiro para evitar resultados imprecisos.

As amostras de fezes devem ser grandes o suficiente para obter uma amostragem ampla, não apenas um fragmento fecal. As amostras são colocadas em um recipiente apropriado, que deve ser tampado e rotulado. Se forem necessárias várias amostras, marque os recipientes com a data e a hora e mantenha-os sob refrigeração. Tenha cuidado ao manusear a amostra devido ao risco de contaminação. Se não for possível obter uma amostra de fezes, alguns exames laboratoriais podem ser feitos com amostras coletadas por *swab* retal interno.

Cuidado atraumático

Cateterismo vesical ou aspiração suprapúbica

- Use técnicas de distração para ajudar a criança a relaxar (p. ex., soprar bolhas, respirar fundo, cantar uma música)
- Use gel de lidocaína para anestesiar a área antes da inserção do cateter. O creme EMLA® (uma mistura eutética de lidocaína e prilocaína) ou o creme LMX® (lidocaína) podem diminuir o desconforto do lactente quando a agulha passa pela pele para a aspiração suprapúbica, mas deve-se tomar cuidado para que o local esteja completamente limpo e preparado antes do procedimento
- As crianças muitas vezes ficam agitadas ao serem contidas durante qualquer procedimento. Use medidas de conforto por meio do toque e da voz, durante e após o procedimento, para ajudar a reduzir o sofrimento delas

DICAS PARA A ENFERMAGEM Para coletar uma amostra de fezes, use um abaixador de língua ou talher descartável.

AMOSTRAS DE SANGUE

Quer sejam coletadas pelo enfermeiro ou por outras pessoas, o enfermeiro é responsável por garantir que as amostras, como exames seriados e amostras em jejum, sejam coletadas a tempo e que o equipamento adequado esteja disponível. O modo de coletar, transportar e armazenar as amostras pode ter um grande impacto nos resultados laboratoriais. Para resultados precisos, o sangue deve ser coletado no tubo apropriado para o exame. Ao se preparar para a coleta de amostra de sangue, o enfermeiro deve consultar o guia de referência laboratorial da instituição para determinar os tubos apropriados, bem como o volume de sangue necessário para o exame e quaisquer orientações especiais, como "transporte em gelo" ou "proteger da luz". Amostras de quantidade inadequada serão rejeitadas e podem exigir a repetição da punção venosa, para que se obtenha o volume necessário, causando desconforto adicional ao paciente. Quando são solicitados vários exames de sangue para um mesmo paciente e há dúvidas em relação ao volume total necessário, o enfermeiro deve estar ciente de que a Organização Mundial da Saúde aconselha que o volume máximo de sangue coletado em um período de 24 horas não deve exceder 3 mℓ/kg (Clinical Laboratory Standards Institute, 2017; Howie, 2011). Ao coletar várias amostras pelo sistema *vacutainer*, a ordem de coleta das amostras também tem impacto nos resultados dos testes, pois o aditivo de um tubo pode inadvertidamente ser transferido para tubos subsequentes, afetando a integridade da amostra (Clinical Laboratory Standards Institute, 2017). A Figura 20.9 mostra a ordem correta de coleta, que é diferente se o sangue for coletado em tubos capilares ou *microtainers*. Amostras de sangue venoso podem ser obtidas por punção venosa ou por aspiração de um cateter intravenoso periférico ou central (ver boxe *Foco de pesquisa*). As evidências com base em boas práticas apoiam o uso de punção venosa direta como método preferencial para coleta de sangue venoso, porque minimiza o risco de hemólise da amostra (McCaughey, Vecellio, Lake et al., 2017). No entanto, quando o acesso venoso é difícil ou são necessárias amostras em série, pode ser necessária uma coleta a partir de um cateter. Os benefícios da coleta de sangue de um cateter de uso contínuo incluem a diminuição da ansiedade, do desconforto e da insatisfação associados às coletas por punção venosa (Infusion Nurses Society, 2016). A retirada de amostras de sangue através de cateteres e sistemas fechados em pequenas veias periféricas apresenta diferentes graus de sucesso. Os fatores que influenciam o sucesso da coleta de sangue através de um cateter intravenoso periférico (CIP, cateter IV periférico) incluem o calibre e a localização do CIP e o tamanho da seringa usada para retirar sangue para descarte (Braniff, DeCarlo, Haskamp e Broome, 2014). Ao empregar um cateter de infusão IV para coleta de amostras, pause a infusão antes de coletar o sangue, pois o tipo de líquido que está sendo infundido pode afetar os resultados do teste. Por exemplo, uma amostra coletada para determinação de glicose seria imprecisa se removida de um cateter através do qual está sendo infundida uma solução contendo glicose. Antes de obter amostras laboratoriais de um CIP, devem ser retirados e desprezados do cateter de 1 a 2 mℓ de sangue, a fim de retirar qualquer solução salina, heparina ou líquidos IV do cateter. As hemoculturas não devem ser obtidas através de um cateter intravenoso periférico existente.

Cateteres intravenosos centrais podem ser usados para a coleta de amostras de sangue; no entanto, os riscos incluem oclusão do cateter e infecção da corrente sanguínea associada a cateter. Quando a coleta de amostras de sangue é feita a partir de um cateter intravenoso central, um pequeno volume de sangue deve primeiro ser retirado e descartado para limpar o lúmen de qualquer líquido intravenoso, heparina ou outros líquidos que possam interferir no resultado do teste. A Infusion Nurses Society (2016) recomenda retirar e descartar 3 mℓ do dispositivo de acesso venoso central (DAVC). Pesquisas limitadas apoiam o uso do volume inicial obtido como amostra de

Foco de pesquisa

Obtenção de amostras de sangue de cateteres intravenosos periféricos existentes

Amostras de sangue coletadas de cateteres intravenosos periféricos (CIP) existentes em pacientes pediátricos foram revisadas em amostras rejeitadas. Das 150 amostras analisadas, a coleta bem-sucedida ocorreu em 91,3%. Se o cateter foi heparinizado ou se houve infusão de líquidos, isso não contribuiu para a contaminação da amostra. Houve uma baixa taxa de amostras inaceitáveis (coagulado, hemolisado, quantidade insuficiente). Apenas 1,3% dos CIPs não funcionou após ser usado para coleta de amostras (Braniff et al., 2014).

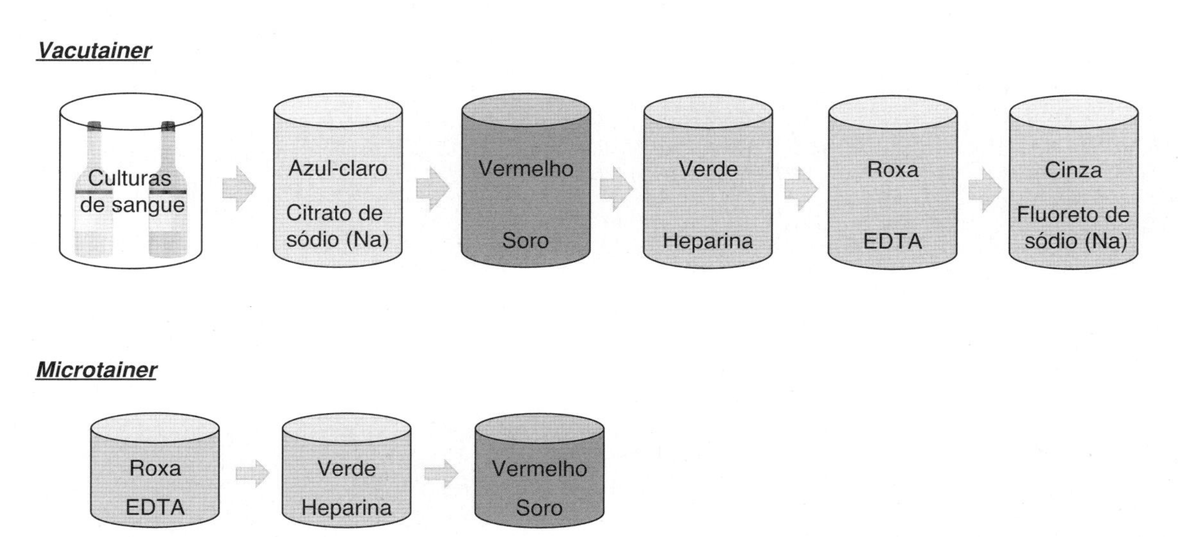

Figura 20.9 Ordem de coleta de sangue por *vacutainer* e *microtainer*. *EDTA*, ácido etilenodiaminotetracético; *Na*, sódio. (Cortesia de Cook Children's Medical Center Laboratory.)

hemocultura (ver boxe *Foco de pesquisa*). A Infusion Nurses Society (2016) recomenda não reinfundir o sangue obtido como amostra de descarte devido ao risco de contaminação e formação de coágulos. Algumas instituições permitem a reinfusão do sangue inicialmente retirado do DAVC, principalmente quando a conservação do sangue é essencial. Outra técnica que conserva o sangue é o método *push-pull*, no qual o sangue é retirado para uma seringa e reinfundido no DAVC três vezes. Uma nova seringa estéril é então anexada e a amostra é retirada; nenhum sangue é descartado (Hess & Decker, 2017). Se o sangue for coletado de um cateter de múltiplos lúmens, certifique-se de que todos os lúmens estejam pinçados, exceto o que está sendo usado para a coleta.

Quando é realizada uma punção venosa, as amostras necessárias devem ser coletadas rapidamente e, após a retirada da agulha, deve ser aplicada pressão no local da punção com gaze seca, até que o sangramento pare (ver boxe *Cuidado atraumático*). Quando o local da punção venosa é a fossa antecubital, a pressão deve ser aplicada com o braço estendido, não flexionado, para reduzir a formação de hematomas. O enfermeiro então cobre o local com um curativo adesivo. Em crianças pequenas, os curativos adesivos representam um risco de aspiração; portanto, evite usá-los ou remova o curativo assim que o sangramento parar. Se ocorrer a formação de hematomas após a punção venosa, a aplicação de compressas quentes na área de equimose aumenta a circulação, ajuda a remover o sangue extravasado e diminui a dor.

Amostras de sangue arterial às vezes são necessárias para exames de gasometria sanguínea, embora técnicas não invasivas, como monitoramento transcutâneo de oxigênio e oximetria de pulso, sejam usadas com frequência. Amostras arteriais podem ser obtidas por punção arterial usando as artérias radial, braquial ou femoral ou de cateteres arteriais de uso contínuo. Avalie a perfusão antes da punção arterial, observando o enchimento capilar ou realizando o **teste de Allen**, um procedimento que avalia a circulação das artérias radial, ulnar ou braquial. Ao coletar uma amostra de sangue de um cateter arterial de uso contínuo, use a via de amostragem e siga a diretriz institucional. Como o sangue não pode estar coagulado, use apenas tubos de coleta heparinizados ou seringas para amostras de sangue arterial. Além disso, nenhuma bolha de ar deve entrar no tubo de coleta ou na seringa, pois pode alterar a concentração de gases no sangue. Choro, medo e agitação afetam os valores da gasometria; portanto, faça todos os esforços para confortar a criança. Acondicione as amostras de sangue arterial em gelo para reduzir o metabolismo das células sanguíneas e encaminhe imediatamente para o laboratório.

Foco de pesquisa

Dispositivo de acesso venoso central

Em 62 pacientes da emergência de oncologia pediátrica, os 5 mℓ iniciais de sangue coletados de um dispositivo de acesso venoso central (DAVC) foram usados para inocular frascos de hemocultura em vez da prática usual de descartar os primeiros 5 mℓ de sangue. Uma segunda amostra foi obtida (de acordo com o padrão de cuidados) e usada para inocular frascos de cultura de sangue separados. Nas 186 hemoculturas pareadas, 4,8% foram positivas. Em todas as culturas positivas, as duas amostras continham o mesmo organismo. Em quatro pares, na primeira amostra que geralmente é descartada houve crescimento de microrganismos mais cedo do que a amostra-padrão de tratamento, permitindo a administração mais precoce do antibiótico definitivo. Os resultados desse estudo podem levar a uma alteração nas práticas, permitindo que os primeiros 5 a 10 mℓ de sangue obtidos de DAVCs sejam usados para hemoculturas, em vez de descartar essa amostra inicial (Winokur, Pai, Rutledge et al., 2014).

Colete amostras de sangue capilar de crianças por punção no dedo ou no calcanhar. Ao usar um dedo para coleta de sangue capilar, use o segundo ou terceiro dedo. Limpe a área com álcool ou clorexidina e deixe secar. Após realizar a punção, limpe uma vez com gaze seca antes de iniciar a coleta. Massageie suavemente todo o dedo para manter o fluxo sanguíneo. Evite apertar apenas a ponta do dedo. Segure o local da punção no dedo voltado para baixo para facilitar a coleta. Um método comum para coletar amostras de sangue periférico de lactentes com menos de 6 meses de vida é por punção calcânea. Antes de coletar a amostra de sangue, aqueça o calcanhar por 3 minutos e, em seguida, limpe a área com álcool ou clorexidina. Segurando o pé do lactente firmemente com a mão livre, o enfermeiro deve lancetar o calcanhar com um dispositivo automático. Esse tipo de dispositivo fornece maior precisão na profundidade da punção e é menos doloroso do que usar uma lanceta (Sorrentino, Fumagalli, Milani et al., 2017). Vários estudos demonstram que a lanceta automática é mais segura e demonstrou exigir menos punções calcâneas, menos tempo de coleta e menores taxas de recoleta. Sorrentino et al. (2017) relataram que certos dispositivos automáticos são mais eficientes e que o uso de qualquer tipo de lâmina cirúrgica é contraindicado na obtenção de sangue por punção de calcanhar. Embora a obtenção de amostras para a gasometria capilar venosa seja uma prática comum, esses valores podem não refletir com precisão os valores arteriais.

As complicações mais graves da punção calcânea infantil são a osteocondrite necrosante resultante da penetração da lanceta no osso calcâneo subjacente, o que leva a infecção e abcesso calcâneo. Para evitar a osteocondrite, a punção não deve ser mais profunda que 2 mm e deve ser feita na face externa do calcanhar. Os limites do calcâneo podem ser marcados por uma linha imaginária que se estende posteriormente de um ponto entre o quarto e o quinto dedos do pé e corre paralela à face lateral do calcanhar e outra linha que se estende posteriormente a partir do meio do hálux e corre paralelamente ao aspecto medial do calcanhar (Figura 20.10). A repetição de traumatismo na superfície de caminhada do calcanhar pode causar fibrose e cicatrizes que podem interferir na locomoção.

As crianças não gostam do desconforto associado às punções venosas, arteriais e capilares. Elas identificaram esses procedimentos como as causas mais frequentes de dor durante a hospitalização. A punção arterial foi identificada como um dos procedimentos mais dolorosos vivenciados. As crianças de 1 a 3 anos são as que mais sofrem com o procedimento, seguidas daquelas em idade escolar e depois dos adolescentes. Consequentemente, os enfermeiros devem usar uma linguagem apropriada ao desenvolvimento para preparar a criança para uma punção venosa (ver a Tabela 20.1 e o boxe *Aplicando evidências à prática: preparo de crianças para procedimentos com base na idade e em características do desenvolvimento*) e técnicas de redução da dor também apropriadas ao desenvolvimento para diminuir o desconforto durante os procedimentos. (Ver Capítulo 5.)

AMOSTRAS DE SECREÇÃO DE VIAS AÉREAS

As infecções das vias aéreas superiores são comuns em crianças e cerca de 80% dessas infecções são causadas por vírus. A detecção laboratorial de vírus importantes, como influenza e vírus sincicial respiratório (VSR), pode ser feita a partir de células epiteliais da nasofaringe. Essas amostras do sistema respiratório geralmente são coletadas por *swab* nasofaríngeo ou lavagem nasal. A escolha do método de coleta depende das especificações do laboratório. O enfermeiro é responsável por confirmar o melhor método de coleta para o exame solicitado.

Para coleta por *swab* nasofaríngeo, certifique-se de usar o *swab* apropriado, conforme especificado no manual do laboratório. O *swab* deve ser flocado ou de *rayon*. Use apenas *swabs* com hastes de

Cuidado atraumático

Diretrizes para punções na pele e nos vasos

Para reduzir a dor associada a punções no calcanhar, nos dedos, nas veias ou a punções arteriais:

- Aplique um creme tópico à base de lidocaína no local, se o tempo permitir: o creme de lidocaína-prilocaína (EMLA®) deve ser aplicado pelo menos 60 minutos antes da punção venosa; o creme de lidocaína 4% requer um tempo de aplicação de 30 minutos. Deve ser aplicada uma quantidade generosa de creme sobre a pele, que depois deve ser coberta por um curativo transparente durante o tempo de aplicação. Para remover o curativo transparente de modo atraumático, segure os lados opostos do filme e afaste-os para esticar e soltá-lo. Depois que o filme começar a se soltar, segure os outros dois lados e puxe. Como alternativa, o creme pode ser coberto por um pedaço de filme plástico de 8 a 10 cm
- Quando não for possível esperar de 30 a 60 minutos para que os produtos EMLA® ou LMX® funcionem, podem ser usados um *spray* frio ou lidocaína tamponada (injetada intradermicamente perto da veia com uma agulha de calibre 30) para anestesiar a pele. A lidocaína tamponada também pode ser administrada através de um sistema de injeção sem agulha (Stoltz & Manworren, 2017)
- Use métodos não farmacológicos de controle da dor e da ansiedade (p. ex., peça à criança que respire fundo quando a agulha for inserida e novamente quando a agulha for retirada; que solte o ar com força ou sopre bolhas para "afastar a dor" ou para que conte devagar e depois mais rápido e mais alto se sentir dor)
- Mantenha todo o equipamento fora de vista até o uso
- Recrute a presença ou assistência dos pais, se desejarem
- Restrinja a criança apenas o necessário para realizar o procedimento com segurança; posicione-a com conforto
- Deixe o preparo para a pele secar completamente antes da punção
- Use a agulha de menor calibre (p. ex., calibre 23 a 25) que permita o fluxo livre de sangue; para recém-nascidos e lactentes, uma agulha de calibre 27 pode ser suficiente para obter de 1 a 1,5 mℓ de sangue e também para veias proeminentes (o comprimento da agulha é de apenas 1,25 cm)
- Se possível, evite colocar um cateter intravenoso na mão dominante ou na mão que a criança usa para chupar o polegar
- Use um dispositivo automático para lancetar a pele na profundidade exata necessária à punção de um dedo ou do calcanhar; pressione o dispositivo levemente contra a pele; evite apoiar o dedo contra uma superfície rígida
- Utilize a norma de "somente duas tentativas" para reduzir tentativas de inserção excessivas – dois profissionais têm duas tentativas de inserção cada. Se a inserção não for bem-sucedida após quatro punções, considere um acesso venoso alternativo, como um PICC
- Empregue um protocolo para identificar proativamente crianças com acesso difícil e intervenções apropriadas (p. ex., profissional mais experiente para a primeira tentativa; use um transiluminador ou ultrassonografia para orientar a inserção).

Para várias amostras de sangue

- Use um dispositivo de infusão intermitente (com solução de soro fisiológico) para coletar amostras adicionais de um cateter IV existente
- Considere os PICC antecipadamente, não como último recurso
- Coordene os cuidados para permitir que vários exames sejam realizados em uma mesma amostra de sangue; use micrométodos de coleta sempre que possível
- Antecipe a necessidade de novos exames (p. ex., níveis de drogas, química, níveis de imunoglobulina) e peça ao laboratório que guarde sangue para exames adicionais
- Os volumes máximos de coleta de sangue para qualquer período de 24 horas não devem exceder 3 mℓ/kg; os limites devem ser menores para crianças com doenças agudas ou crônicas (Clinical Laboratory Standards Institute, 2017; Howie, 2011)

Para punção do calcanhar em recém-nascidos

- As punções de calcanhar mostraram ser mais dolorosas do que a punção venosa (Shah & Ohlsson, 2011)
- O método canguru (colocar o recém-nascido de fralda contra o peito nu dos pais em contato direto) de 10 a 15 minutos antes e durante a punção do calcanhar reduz a dor (Gao, Xu, Gao et al., 2015; Johnston, Campbell-Yeo, Disher et al., 2017)
- A amamentação durante uma punção neonatal no calcanhar é eficaz na redução da dor e foi considerada mais efetiva do que a sacarose em alguns estudos (Benoit, Martin-Misener, Latimer et al., 2017). Se o leite materno não estiver disponível, administre sacarose e estimule o recém-nascido a chupar chupeta (Stevens, Yamada, Ohlsson et al., 2016). Quando a solução de sacarose 24% industrializada não estiver disponível, adicione 1 colher de chá de açúcar a 4 colheres de chá de água estéril. Mergulhe a chupeta nessa solução ou pingue 2 mℓ na língua 2 minutos antes do procedimento
- Embora seja seguro para uso em lactentes prematuros quando aplicado corretamente, o EMLA® não é mais eficaz do que o placebo na prevenção da dor durante a punção do calcanhar (Anand & Hall, 2006)

EMLA®, mistura eutética de anestésicos locais; *IV*, intravenoso; *LMX®*, lidocaína; *PICC*, cateter intravenoso central de inserção periférica.

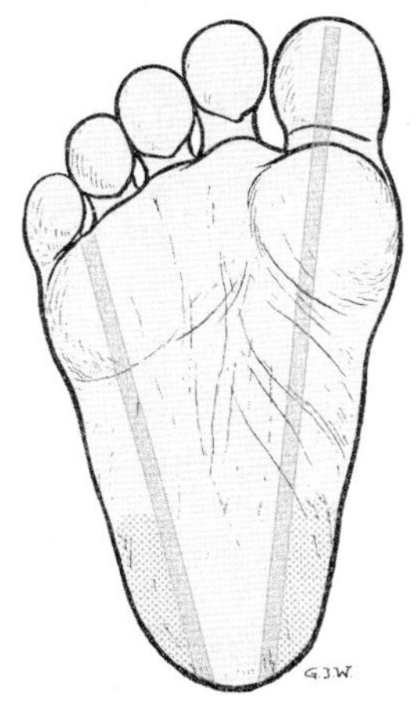

Figura 20.10 Local da punção (área pontilhada) na sola do pé de um lactente.

plástico. Não use cotonetes ou hastes de madeira, pois isso resultará em amostras inadequadas. Após reunir o equipamento necessário, o enfermeiro deve colocar máscara e luvas. Se a criança tiver muitas secreções nasais, faça-a assoar o nariz antes do procedimento (lembre-se de que o enfermeiro está coletando células epiteliais, não secreção nasal). A criança deve ser mantida sentada. Para crianças mais novas ou muito agitadas, é altamente recomendável que sejam seguradas com conforto por um segundo cuidador para evitar lesões. Com a criança posicionada, incline levemente a cabeça para cima e, em seguida, insira suavemente o *swab* no nariz, apontando para a orelha, paralelamente ao palato, até atingir as narinas posteriores (metade da distância da narina até a abertura da orelha) (Figura 20.11). Gire suavemente o *swab* por 10 a 15 segundos enquanto vai retirando do nariz. Esteja ciente de que a criança pode espirrar ou tossir durante esse procedimento. Depois que o *swab* for removido, coloque-o imediatamente no tubo de transporte e, em seguida, solte a parte superior do eixo plástico para que a tampa possa

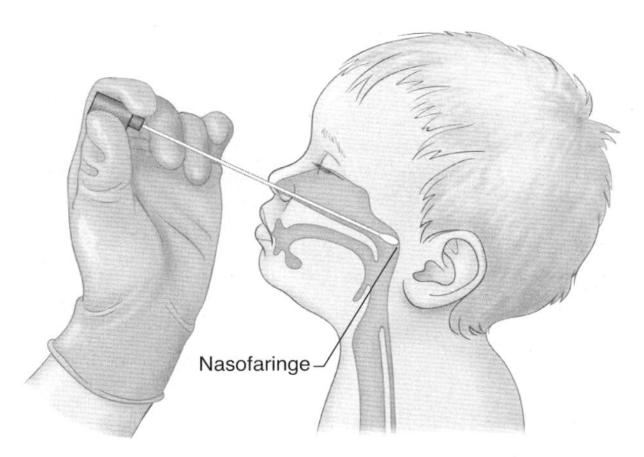

Figura 20.11 Técnica de coleta com *swab* nasofaríngeo. (Fonte: "Standard method for detecting upper respiratory carriage of *Streptococcus pneumonia:* Updated recommendations from the World Health Organization Pneumococcal Carriage Working Group", de C. Satzke, P. Turner, A. Virolainen-Julkunen, P. V. Adrian, M. Antonio, K. M. Hare K. L. O'Brien, 2013, *Vaccine, 32*(1), p. 168. Copyright 2013 by Elsevier Ltd. Impresso com permissão.)

ser fechada com segurança. As amostras para *Bordetella pertussis* também são coletadas dessa maneira, mas devem ser colocadas em um meio de transporte diferente.

Para coleta por lavagem nasal, reúna o equipamento e coloque máscara e luvas, em seguida, coloque a criança em decúbito dorsal, com um cuidador adicional fornecendo um apoio confortável, se necessário. Usando uma seringa estéril sem agulha, instile de 1 a 3 mℓ de soro fisiológico estéril em uma narina. Em seguida, aspire o conteúdo usando uma pequena seringa de bulbo estéril e coloque o conteúdo em um recipiente estéril. Como método alternativo, use uma seringa com 5 cm conectado a uma sonda de calibre 18 a 20. Insira suavemente a sonda na narina, depois instile rapidamente o soro e aspire imediatamente enquanto retira a sonda para recuperar a amostra nasal. Para evitar qualquer desconforto adicional, todo o equipamento deve estar preparado antes do início do procedimento.

Amostras da orofaringe são coletadas para diagnóstico de infecções de garganta por estreptococos, *Bordetella* e outros patógenos. Com a criança sentada e usando o *swab* apropriado, o enfermeiro deve esfregar as duas amígdalas e a faringe posterior para obter uma cultura da garganta. Idealmente, o *swab* não deve tocar a língua, os dentes ou as gengivas. A haste do *swab* deve então ser inserida no tubo de cultura, tomando cuidado para que não entre em contato com a parte externa do recipiente ou com as mãos do enfermeiro. Alguns *kits* de cultura requerem a compressão de uma ampola dentro do tubo de transporte para liberar o meio de cultura. Os testes virais geralmente exigem que a amostra seja colocada em um recipiente com meio de transporte especial e mantida sob refrigeração. O enfermeiro deve certificar-se de que o recipiente correto esteja à mão antes de obter a amostra.

Infecções das vias aéreas inferiores, como pneumonia ou tuberculose, podem exigir a coleta de escarro. Como os organismos infecciosos estão nos pulmões e nas vias aéreas inferiores, a amostra de escarro deve ser produzida por tosse profunda, não apenas cuspindo secreções orais em um recipiente. Crianças de mais idade e adolescentes são capazes de seguir as orientações e fornecer amostras de escarro quando forem solicitadas a tossir. O enfermeiro deve esclarecer ao paciente que é necessária uma amostra de secreções da tosse, não apenas do muco removido da garganta. É útil demonstrar uma tosse profunda. Recém-nascidos e lactentes são incapazes de seguir as orientações para tossir e muitas vezes engolem a expectoração produzida; portanto, lavagens gástricas podem ser usadas para coletar uma amostra de escarro. As amostras de lavagem gástrica devem ser coletadas no início da manhã para obtenção de melhores resultados. Às vezes, uma amostra satisfatória pode ser obtida usando-se uma sonda de aspiração, para obter a secreção mucosa se a sonda de aspiração for inserida na traqueia e o reflexo da tosse for provocado. Uma sonda inserida na parte detrás da garganta não é suficiente. Para crianças com traqueostomia, a amostra pode ser facilmente aspirada da traqueia ou dos brônquios principais, anexando um dispositivo coletor à sonda de aspiração. A coleta de escarro de uma criança pequena pode ser desconfortável; portanto, o enfermeiro deve certificar-se de fornecer medidas de conforto adequadas ao nível de desenvolvimento.

ADMINISTRAÇÃO DE MEDICAMENTOS

DETERMINAÇÃO DA DOSAGEM

Os enfermeiros devem conhecer as dosagens seguras dos medicamentos que administram às crianças, bem como as ações esperadas, os possíveis efeitos colaterais e os sinais de toxicidade. Ao contrário das doses padronizadas da medicação para adultos, a dosagem para medicamentos pediátricos geralmente é apresentada como uma faixa de dosagem recomendada com base na idade, peso e/ou área de superfície corporal (ASC) da criança. As diferenças entre as dosagens para adultos e crianças estão relacionadas com diferenças fisiológicas. Fatores relacionados com o crescimento e com a maturação alteram significativamente a capacidade do indivíduo de metabolizar e excretar substâncias. Imaturidade ou malformações em qualquer um dos importantes processos de absorção, distribuição, biotransformação ou excreção podem alterar significativamente a farmacodinâmica de uma substância, resultando em aumento da toxicidade ou em efeito inadequado. Recém-nascidos e prematuros são particularmente vulneráveis aos efeitos nocivos dos fármacos porque têm sistemas enzimáticos imaturos no fígado (onde a maioria das substâncias é metabolizada e desintoxicada), têm concentrações mais baixas de proteínas plasmáticas (necessárias para a ligação aos fármacos) e funcionamento imaturo dos rins (onde a maioria das substâncias é excretada). Além do período neonatal, as crianças metabolizam muitos medicamentos mais rapidamente do que os adultos. Consequentemente, podem necessitar de doses maiores (por peso) do que os adultos e/ou de uma administração mais frequente para obter o mesmo efeito terapêutico. Isso é particularmente importante no controle da dor, quando pode ser necessário aumentar a dosagem de analgésicos ou diminuir o intervalo entre as doses para obter um efeito terapêutico.

Os enfermeiros são responsáveis pelos medicamentos que administram. Uma parte importante dessa responsabilidade é ter um conhecimento prático das ações dos medicamentos e dos possíveis efeitos colaterais. Além disso, os enfermeiros devem conhecer as faixas de dose seguras para os medicamentos com os quais trabalham. Antes de administrar qualquer medicamento, o enfermeiro pediatra deve estar atento para verificar se o medicamento foi dispensado em uma dose que esteja dentro da faixa recomendada para a criança. As dosagens pediátricas são mais frequentemente expressas em unidades de medida por peso corporal (mg/kg). Alguns medicamentos, como a quimioterapia, são dosados com mais precisão usando a ASC (expressa em mg/m^2), que historicamente se acredita refletir melhor a taxa metabólica e é menos afetada pela quantidade de tecido adiposo do que cálculos baseados no peso. A razão entre a ASC e o peso é inversamente proporcional à altura; portanto, uma criança que é mais baixa e pesa menos do que uma criança mais velha ou um adulto tem relativamente uma ASC maior do que seria esperado pelo peso. A ASC pode ser determinada usando-se o **nomograma de West** ou a fórmula de Mosteller, que é comumente utilizada: ASC = raiz quadrada de [altura (cm) × peso (kg)] dividida por 3.600. Métodos de conversão estão amplamente disponíveis na internet.

Verificação da dosagem

Administrar a dosagem correta de um medicamento é uma responsabilidade compartilhada entre o médico que faz a prescrição e o enfermeiro que faz a administração. As crianças reagem com gravidade inesperada a alguns medicamentos; aquelas que estão enfermas podem ser especialmente sensíveis. Quando for prescrita uma dose fora da faixa usual ou quando há alguma dúvida quanto ao preparo ou à via de administração, deve-se consultar o médico antes de prosseguir, pois o enfermeiro é legalmente responsável por qualquer medicamento administrado.

Mesmo quando administrados na dosagem correta, muitos medicamentos são potencialmente perigosos ou letais. Por isso, o Institute for Safe Medication Practices identificou uma lista de medicamentos de "alta vigilância" (disponível em: https://www.ismp.org/recommendations/high-alert medicamentos-acute-list). A maioria das instituições tem regulamentos que exigem que esses medicamentos de "alta vigilância" sejam verificados novamente por um segundo enfermeiro antes de serem administrados à criança. Entre os medicamentos que requerem esse tipo de precaução adicional para reduzir o risco de erro e minimizar os danos estão os agentes antiarrítmicos, anticoagulantes e quimioterápicos e a insulina. Outros medicamentos de alta vigilância incluem epinefrina, opioides e agentes de sedação (Institute for Safe Medication Practices, 2018; Maaskant, Eskes, van Rijn-Bikker et al., 2013). Um ponto decimal mal colocado pode resultar em um erro de dosagem de 10 vezes ou mais. Portanto, mesmo que essa precaução não seja obrigatória, os enfermeiros devem incorporar essa prática segura e reservar um tempo adicional para verificar e checar duas vezes os cálculos de dose do medicamento de maneira independente.

Outra categoria de medicamentos de alerta máximo são os medicamentos que "parecem iguais" ou que têm nomes semelhantes, mas doses e efeitos colaterais significativamente diferentes. Para enfatizar essas diferenças, o método de letra maiúscula e minúscula é recomendado pelo Institute for Safe Medication Practices e pela Food and Drug Administration dos EUA (Institute for Safe Medication Practices, 2016). Exemplos do método de letra maiúscula e minúscula incluem DOBUTamina e DOPamina e predniSONA e prednisoLONA.

Identificação

Antes da administração de qualquer medicamento, a criança deve ser identificada corretamente por meio de dois identificadores (p. ex., nome e número do prontuário ou data de nascimento). Com um lactente, criança pequena ou criança não verbal, o pai ou responsável (se presente) pode verificar a identidade da criança. Após a verificação verbal da identidade da criança (pelo pai, responsável ou criança), a pulseira de identificação deve ser verificada por dois identificadores diferentes. Computadores e *scanners* de código de barras portáteis podem ser usados para verificar a pulseira de identificação diretamente com o prontuário eletrônico do paciente.

Preparo dos pais

Quase todos os pais já precisaram administrar algum tipo de medicamento ao filho e podem descrever as abordagens mais bem-sucedidas. Em alguns casos, é menos traumático para a criança hospitalizada se um dos pais administrar a medicação, desde que o enfermeiro prepare e supervisione. As crianças que tomam medicamentos em casa diariamente estão acostumadas ao jeito dos pais e podem ser menos propensas a se incomodar do que se um estranho fizer a administração. As decisões individuais precisam ser tomadas em relação à presença dos pais e sua participação em outros procedimentos, como segurar a criança durante as injeções.

Preparo da criança

Toda criança requer um o preparo adequado ao seu nível de desenvolvimento para administração parenteral de medicação e cuidados de suporte durante o procedimento (ver discussão anterior neste capítulo). Mesmo que a criança tenha recebido injeções antes, raramente ela se acostuma com o desconforto. A cada dose de medicamento, o enfermeiro deve estar atento às necessidades de desenvolvimento da criança, seja na primeira dose ou na 200ª aplicação.

ADMINISTRAÇÃO ORAL

A VO é preferida para medicamentos pediátricos devido à facilidade de administração. Os medicamentos orais estão disponíveis em várias formulações de dosagem, incluindo comprimidos, cápsulas, comprimidos mastigáveis, comprimidos de dissolução oral, granulados e líquidos. Embora algumas crianças possam engolir ou mastigar medicamentos sólidos em tenra idade, as preparações sólidas não são recomendadas para crianças pequenas devido ao perigo de aspiração. Determinar quando uma criança tem idade suficiente para engolir pílulas depende do seu nível de desenvolvimento, do tamanho do comprimido e das experiências anteriores dessa criança com medicamentos. O enfermeiro deve garantir que a formulação de qualquer medicamento prescrito será apropriada para a criança, com base no nível de desenvolvimento, na capacidade de deglutição e nas formulações disponíveis.

Muitos medicamentos pediátricos vêm em preparações líquidas para maior facilidade de administração. Alguns desses líquidos têm um sabor ligeiramente desagradável. O sabor pode ser camuflado quando necessário, misturando-se o medicamento com uma pequena quantidade de suco. No hospital, as farmácias podem fornecer um xarope aromatizado, conhecido como SyrPalta®, para esse fim (ver boxe *Cuidado atraumático*).

Cuidado atraumático

Incentivo à aceitação de medicação oral pela criança

- Dê à criança um picolé ou um pequeno cubo de gelo para que ela chupe a fim de anestesiar a língua antes da medicação
- Misture o medicamento com uma pequena quantidade (cerca de 5 mℓ) de alguma substância de sabor adocicado, como xaropes aromatizados, geleias, purês de frutas, sorvete ou compota de maçã; evite misturar a alimentos essenciais, porque a criança pode se recusar a comê-los depois
- Envolva os comprimidos de sabor ruim (p. ex., corticosteroides) em tiras de bala de goma com sabor de fruta
- Forneça água, suco, a bebida da escolha da criança ou picolé após a medicação
- Evite laticínios com a administração de medicamentos devido ao risco de interferência na absorção
- Se a náuseas for um problema, dê uma bebida gaseificada misturada com gelo picado antes ou imediatamente após a medicação
- Quando a medicação tiver sabor desagradável, peça à criança para tapar o nariz e beber o remédio através de um canudo. Grande parte do sabor está associada ao olfato
- Aromas comercialmente disponíveis, como maçã, banana e chiclete, podem ser adicionados em muitas farmácias locais por um custo adicional. Como alternativa, algumas farmácias podem preparar o medicamento em pastilhas com sabor e mastigáveis. Os lactentes devem sugar o remédio de uma seringa sem agulha ou de um conta-gotas em pequenos incrementos (0,25 a 0,5 mℓ) de cada vez
- Use um bico ou chupeta especial com reservatório para o medicamento
- Evite adicionar um medicamento à mamadeira, pois o lactente pode não beber a mamadeira inteira dentro de um período de tempo adequado para uma dose de medicamento

Preparo

O meio mais preciso para medir pequenas quantidades de medicamentos é a seringa de plástico calibrada e descartável (Centers for Disease Control and Prevention, 2017; Paul & Yin, 2012; US Food and Drug Administration, 2011). A seringa não apenas fornece uma medida confiável, mas também serve como um meio conveniente para transportar e administrar o medicamento. A medicação pode ser colocada diretamente na boca da criança a partir da seringa.

Copos de papel são totalmente inadequados para medicamentos líquidos porque se desfazem facilmente, geralmente têm o fundo irregular ou amassado e retêm quantidades consideráveis de medicamentos mais espessos. Um copo plástico medidor costuma ser fornecido com medicamentos de venda livre para tosse e febre, mas, em uma pesquisa, a maioria das famílias não conseguiu medir com precisão uma dose de 5 mℓ em recipientes graduados de 0,5 mℓ em 0,5 mℓ (Ryu & Lee, 2012; Yin, Parker, Sanders, et al., 2016). Quantidades inferiores a 5 mℓ são impossíveis de determinar com precisão nesse tipo de copo medidor.

A colher de chá também é um dispositivo de medição impreciso e está sujeita a erros. A capacidade das colheres de chá domésticas varia muito, e diferentes pessoas usando a mesma colher despejam quantidades distintas, resultando em erros de dosagem potencialmente perigosos (Beckett, Tyson, Carroll et al., 2012; Torres, Parker, Sanders et al., 2017).

Devido ao risco de dosagem imprecisa com o uso de copos medidores e colheres de chá, a American Academy of Pediatrics recomenda que todos os medicamentos orais líquidos, de venda livre e prescritos, sejam dosados apenas em mililitros e nunca em colheres de chá ou outras unidades que não façam parte do sistema métrico (American Academy of Pediatrics, Committee on Drugs, 2015). As seringas são o dispositivo preferencial para a precisão da dosagem. Copos medidores com marcações no sistema métrico podem ser usados como alternativa. Existe também uma colher dosadora feita especialmente para medir e administrar o medicamento com precisão. O uso de colheres domésticas, incluindo colheres medidoras, deve ser evitado.

Outro dispositivo não confiável para medir líquidos é o conta-gotas, que varia muito mais do que a colher de chá ou o copo medidor. O volume de uma gota varia de acordo com a viscosidade (espessura) do líquido medido (Bauters, Claus, Willems et al., 2012). Líquidos viscosos produzem gotas muito maiores do que líquidos ralos. O Institute for Safe Medication Practices (2017) recomenda apenas o uso de conta-gotas que exibam uma escala métrica e descrevam a dose do medicamento em mililitros, não em gotas. Além disso, o instituto recomenda o uso de uma seringa oral para administrar a dose a fim de obter maior precisão.

Crianças pequenas e algumas de mais idade têm dificuldade para engolir comprimidos ou pílulas. Para essas crianças, pode ser necessário esmagar os comprimidos caso uma formulação líquida não esteja disponível. Alguns dispositivos para esmagar são comercializados. Métodos simples também podem ser usados, como esmagar o comprimido entre duas colheres ou colocá-lo em um recipiente plástico e depois esmagá-lo com uma colher. Certas pílulas podem ser facilmente dissolvidas em uma pequena quantidade de água morna. Os comprimidos triturados podem ser misturados com compota de frutas ou com uma pequena quantidade de suco para facilitar a administração. Alguns medicamentos, como aqueles com revestimento entérico, tamponados ou formulados para liberação lenta não devem ser triturados porque o esmagamento altera a quantidade de absorção do fármaco. Em alguns casos, isso pode resultar em superdosagem de medicação. O Institute for Safe Medication Practices mantém uma lista de medicamentos orais que não devem ser esmagados (http://www.ismp.org/tools/DoNotCrush.pdf). Além disso, alguns medicamentos podem ser perigosos se o pó se tornar aerossol durante o esmagamento. Esses medicamentos devem ser preparados pelo farmacêutico ou o rótulo do medicamento deve ser consultado para verificar as recomendações.

Quando uma criança precisa tomar medicação oral sólida por um período prolongado, o enfermeiro pode ensiná-la a engolir comprimidos ou cápsulas. As sessões de treinamento incluem instrução verbal, demonstração, reforço positivo para engolir balas ou cápsulas progressivamente maiores, ignorar comportamentos inadequados e retirar gradualmente as orientações depois que a criança aprende a engolir o medicamento. Dicas úteis para pacientes de todas as idades podem ser encontradas em http://www.pillswallowing.com.

Em algumas situações, as doses pediátricas podem exigir a divisão de pílulas ou comprimidos. O enfermeiro deve estar atento para garantir que a dose dividida seja precisa. No caso de comprimidos, apenas aqueles com um sulco de marcação podem ser divididos pela metade ou divididos em quatro com precisão. Se o medicamento for solúvel, o comprimido ou o conteúdo de uma cápsula pode ser misturado em uma pequena quantidade de líquido e a porção apropriada pode ser administrada (Valizadeh, Rasekhi, Hamishehkar et al., 2015). Por exemplo, se for necessária meia dose, o comprimido é dissolvido em 5 mℓ de água e são administrados 2,5 mℓ.

Administração

Embora a administração de líquidos aos lactentes seja relativamente fácil, o enfermeiro deve tomar cuidado para evitar a aspiração. Enquanto segura o lactente em uma posição semirreclinada, coloque o medicamento na boca usando uma seringa para administração oral. É melhor colocar a seringa na lateral da língua do lactente e administrar o líquido lentamente em pequenas quantidades, esperando a criança engolir entre os incrementos.

> **DICAS PARA A ENFERMAGEM** Em lactentes de até 11 meses de vida e crianças com deficiências neurológicas, soprar uma pequena lufada de ar na face frequentemente provoca o reflexo de deglutição.

Fazer com que o lactente sugue o medicamento colocado em um bico vazio ou inserir a seringa na lateral da boca, paralelamente ao bico, enquanto a criança mama são outros métodos convenientes para a administração de medicamentos líquidos aos lactentes. A medicação não deve ser adicionada à mamadeira com a fórmula infantil porque, depois, a criança pode recusar a fórmula. Descarte todas as tampas plásticas que possam estar nas extremidades das seringas, pois essas tampas podem causar asfixia.

As crianças ficam mais propensas a tomar a medicação oral sem resistência quando se sentem envolvidas no processo (em vez de serem forçadas). Dar opções ajuda a criança a se sentir-se envolvida. Embora tomar o medicamento não seja uma escolha possível, a criança pode ter outras opções, como tomar o medicamento antes ou depois de uma atividade específica, o que gostaria de beber com o medicamento ou se quer ajudar na administração do remédio. Permitir que a criança empurre o êmbolo da seringa de medicação oral enquanto o cuidador a segura na boca pode melhorar a adesão.

Ao oferecer líquidos através de uma seringa, muitas vezes é útil administrar a dose em vários pequenos incrementos e permitir que a criança engula entre eles. Coloque a ponta da seringa na bolsa formada entre os dentes inferiores e a bochecha. Mirar na parte detrás da garganta aumenta o risco de aspiração. Crianças que se recusam a cooperar ou que resistem consistentemente, apesar da explicação e do encorajamento, podem precisar ser seguradas por alguém. Se for necessário segurar a criança, isso deve ser feito de modo a mantê-la confortável, sentada ou semirreclinada. Tranquilize-a dizendo que você a está segurando para o bem-estar dela, não para puni-la. Há sempre um risco quando é necessário usar a força, mesmo que leve. Uma criança que esteja chorando pode aspirar o medicamento, principalmente quando está deitada de costas. Se o enfermeiro segura a criança no colo com o braço direito da criança atrás de si, a mão esquerda dela firmemente agarrada pela mão esquerda do enfermeiro e a cabeça seguramente aninhada entre o braço e o corpo dele, a medicação pode ser administrada lentamente na boca (Figura 20.12).

Devido ao impulso natural que a criança tem de colocar a língua para fora, pode ser necessário recolher o medicamento dos lábios ou do queixo e reintroduzi-los na boca. Se uma parte da dose da medicação oral for perdida porque a criança cuspiu, regurgitou ou vomitou, o enfermeiro deve conversar com o médico antes de administrar a dose outra vez. Não há recomendações baseadas em evidências sobre um prazo específico para repetir uma dose de medicamento após um paciente ter vomitado (Kendrick, Ma, DeZorzi et al., 2012). Como é difícil estimar com precisão a quantidade de dose recebida, a administração de quantidades adicionais pode resultar em superdosagem.

ADMINISTRAÇÃO INTRAMUSCULAR

Seleção da seringa e da agulha

O volume de medicamento prescrito para injeções intramusculares (IM) em crianças pequenas exige a seleção de uma seringa que possa medir pequenas quantidades de solução. Para volumes inferiores a 1 mℓ, a seringa de insulina, calibrada em incrementos de 0,01 mℓ, é apropriada. A administração de doses menores que 0,5 mℓ pode ser facilitada pelo uso de uma seringa de baixa dosagem de 0,5 mℓ. Essas seringas, junto a agulhas especialmente desenvolvidas, minimizam a possibilidade de administrar inadvertidamente quantidades incorretas de um medicamento devido ao **espaço morto**, que permite que uma parte do líquido fique retida na seringa e na agulha, mesmo depois que o êmbolo é totalmente empurrado para a frente. Um mínimo de 0,2 mℓ de solução permanece no *hub* da agulha padrão; portanto, quando quantidades muito pequenas de dois fármacos diferentes são combinadas na seringa, como misturas de insulina, a proporção das duas substâncias pode ser alterada significativamente devido ao espaço morto. As medidas que minimizam o efeito do espaço morto são (1) quando dois medicamentos são combinados na seringa, sempre os prepare na mesma ordem para manter a proporção consistente

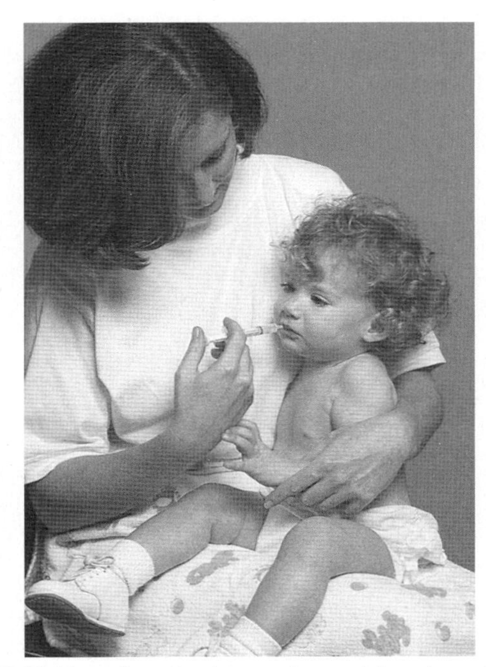

Figura 20.12 Um enfermeiro deve conter parcialmente a criança para administração fácil e confortável de uma medicação oral.

entre os medicamentos, (2) use a mesma marca de seringa (o volume de espaço morto pode variar entre as marcas) e (3) use seringa e agulha de peça única (com a agulha permanentemente presa à seringa).

O espaço morto também é um fator importante a ser considerado ao injetar medicamentos, pois, ao retirar o volume de uma seringa que contenha uma bolha de ar, uma quantidade adicional de medicamento é acrescentada à dose prescrita. Isso pode ser perigoso quando são administradas quantidades muito pequenas de um medicamento. Consequentemente, a retirada de volume não é recomendada, especialmente quando é administrado menos de 1 mℓ de medicamento. As seringas são calibradas para fornecer a dose de medicamento prescrita e a quantidade que permanece no *hub* e na agulha não faz parte das calibrações do cilindro da seringa.

Certos medicamentos (como ferro dextrana e toxoide diftérico e tetânico) podem causar irritação se atingirem acidentalmente o tecido subcutâneo. Para evitar que isso aconteça, recomenda-se o uso do método Z-track (Yilmaz, Khorshid, & Dedeoglu, 2016). O método Z-track, ou traço em Z, é realizado usando-se a mão não dominante para mover a pele ligeiramente para os lados sobre o local da injeção imediatamente antes de inserir a agulha. Essa ação deslocará a pele subcutânea sobre o músculo abaixo. Mantenha a pele nessa posição deslocada enquanto aplica a injeção e, em seguida, remova a agulha antes de liberar a pele. A pele e o tecido subcutâneo deslizam de volta à sua posição original, criando uma interrupção no trajeto da agulha e minimizando o risco de extravasamento de líquido do músculo para o tecido subcutâneo. A troca da agulha após a retirada do líquido do frasco é outra técnica para minimizar vazamentos.

O comprimento da agulha deve ser suficiente para atravessar o tecido subcutâneo e liberar a medicação no corpo do músculo. O calibre da agulha deve ser o menor possível para administrar o líquido com segurança. Agulhas de diâmetro menor (calibre 25 a 30) causam menos desconforto, porém são necessários calibres maiores para substâncias viscosas e para prevenir a dobra acidental de agulhas mais longas.

Determinação do local de aplicação

Os fatores a ser considerados para escolher o local de aplicação de uma injeção IM em um lactente ou criança incluem:

- A quantidade e a viscosidade do medicamento a ser injetado
- A quantidade e estado geral da massa muscular
- A frequência ou o número de injeções a ser administradas durante o tratamento
- O tipo de medicamento administrado
- Fatores que podem impedir o acesso ou causar contaminação do local
- A capacidade da criança de assumir a posição exigida com segurança.

Crianças de mais idade e adolescentes geralmente apresentam poucos problemas na seleção de um local adequado para injeções IM, mas os lactentes, com seus músculos pequenos e subdesenvolvidos, têm menos opções disponíveis. Às vezes, é difícil avaliar a quantidade de líquido que pode ser injetada com segurança em um único local. Normalmente, 1 mℓ é o volume máximo que deve ser administrado em um único local para recém-nascidos e lactentes de mais idade. Os músculos de recém-nascidos podem não tolerar mais de 0,5 mℓ. À medida que a criança se aproxima do tamanho do adulto, o enfermeiro pode utilizar volumes que se aproximem daqueles dados aos adultos. No entanto, quanto maior a quantidade de solução, maior deve ser o músculo no local da injeção.

As injeções devem ser aplicadas em músculos grandes o suficiente para acomodar a medicação, evitando grandes nervos e vasos sanguíneos. O local para imunização IM recomendado pela Organização Mundial da Saúde, pelos Centers for Disease Control and Prevention e pela American Academy of Pediatrics para lactentes é a porção anterolateral do músculo da coxa ou o vasto lateral (Tabela 20.5). Outros estudos mostraram que as injeções na área ventroglútea são adequadas para crianças e lactentes a partir de 2 meses de vida (Atay, Kurt, Akkaya et al., 2017; Yapucu, Ceylan e Bayindir, 2016). Cook e Murtagh (2006) também encontraram menor reação sistêmica (irritabilidade ou choro persistente) e maior aceitação dos pais para a área ventroglútea. Essa região é relativamente livre de nervos e grandes vasos sanguíneos, é um músculo relativamente grande com menor quantidade de tecido subcutâneo do que as áreas dorsais, tem pontos de referência bem definidos para localização segura e é facilmente acessível em várias posições. Técnicas de distração e a prevenção de movimentos inesperados podem ser mais facilmente alcançadas colocando a criança em decúbito dorsal no colo dos pais para aplicação na área ventroglútea (Cook & Murtagh, 2006). O músculo deltoide, pequeno músculo próximo aos nervos axilar e radial, pode ser usado para pequenos volumes de líquido em crianças a partir dos 18 meses

Tabela 20.5 Locais para aplicação de injeção IM em crianças.

Local | **Discussão**

Vasto lateral

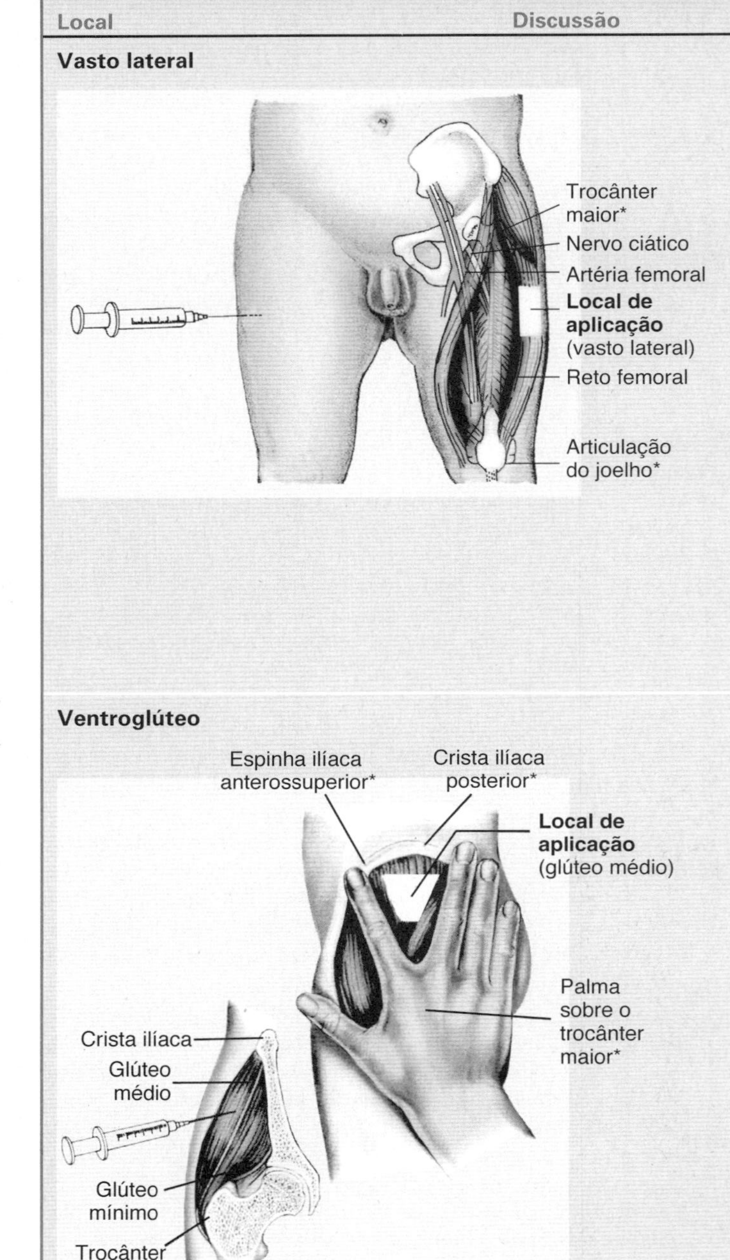

Localização[a]

Apalpe para encontrar o trocânter maior e a articulação do joelho; divida a distância vertical entre esses dois pontos de referência em terços; aplique no terço médio

Inserção e tamanho da agulha

Insira a agulha perpendicularmente ao joelho em recém-nascidos e lactentes ou perpendicularmente à coxa ou ligeiramente inclinada em direção à parte anterior da coxa
Calibre de 22 a 25 (de 1,5 cm a 2,5 cm)

Vantagens

Músculo grande e bem desenvolvido que pode tolerar grandes quantidades de líquido (de 0,5 mℓ [lactente] a 2,0 mℓ [criança])
Facilmente acessível se a criança estiver em decúbito dorsal, decúbito lateral ou sentada

Desvantagens

Trombose da artéria femoral por injeção na região média da coxa
Lesão do nervo ciático por agulha longa injetada posteriormente e medialmente em um membro pequeno
Mais doloroso do que os locais nos deltoides ou nos glúteos

Ventroglúteo

Localização[a]

Palpe para localizar o trocânter maior, o tubérculo ilíaco anterossuperior (encontrado flexionando-se a coxa sobre o quadril e medindo até 1 a 2 cm acima da prega formada na virilha) e a crista ilíaca posterior; coloque a palma da mão sobre o trocânter maior, o dedo indicador sobre o tubérculo ilíaco anterossuperior e o dedo médio ao longo da crista ilíaca, tão posteriormente quanto possível; aplique no centro do V formado pelos dedos

Inserção e tamanho da agulha

Insira a agulha perpendicularmente ao local, mas ligeiramente inclinada em direção à crista ilíaca
Calibre de 22 a 25 (de 1,25 cm a 2,5 cm)

Vantagens

Livre de nervos e estruturas vasculares importantes
Facilmente identificado por marcos ósseos proeminentes
Camada mais fina de tecido subcutâneo do que na área dorsoglútea, portanto com menor chance de injetar o fármaco SC em vez de intramuscular
Pode acomodar grandes quantidades de líquido (0,5 mℓ [lactente] a 2,0 mℓ [criança])
Facilmente acessível se a criança estiver em decúbito dorsal, decúbito ventral ou decúbito lateral
Menos doloroso que no vasto lateral

Desvantagem

Falta de familiaridade dos profissionais de saúde com o local

(*Continua*)

Tabela 20.5 Locais para aplicação de injeção IM em crianças. (*continuação*)

Local	Discussão
Deltoide	

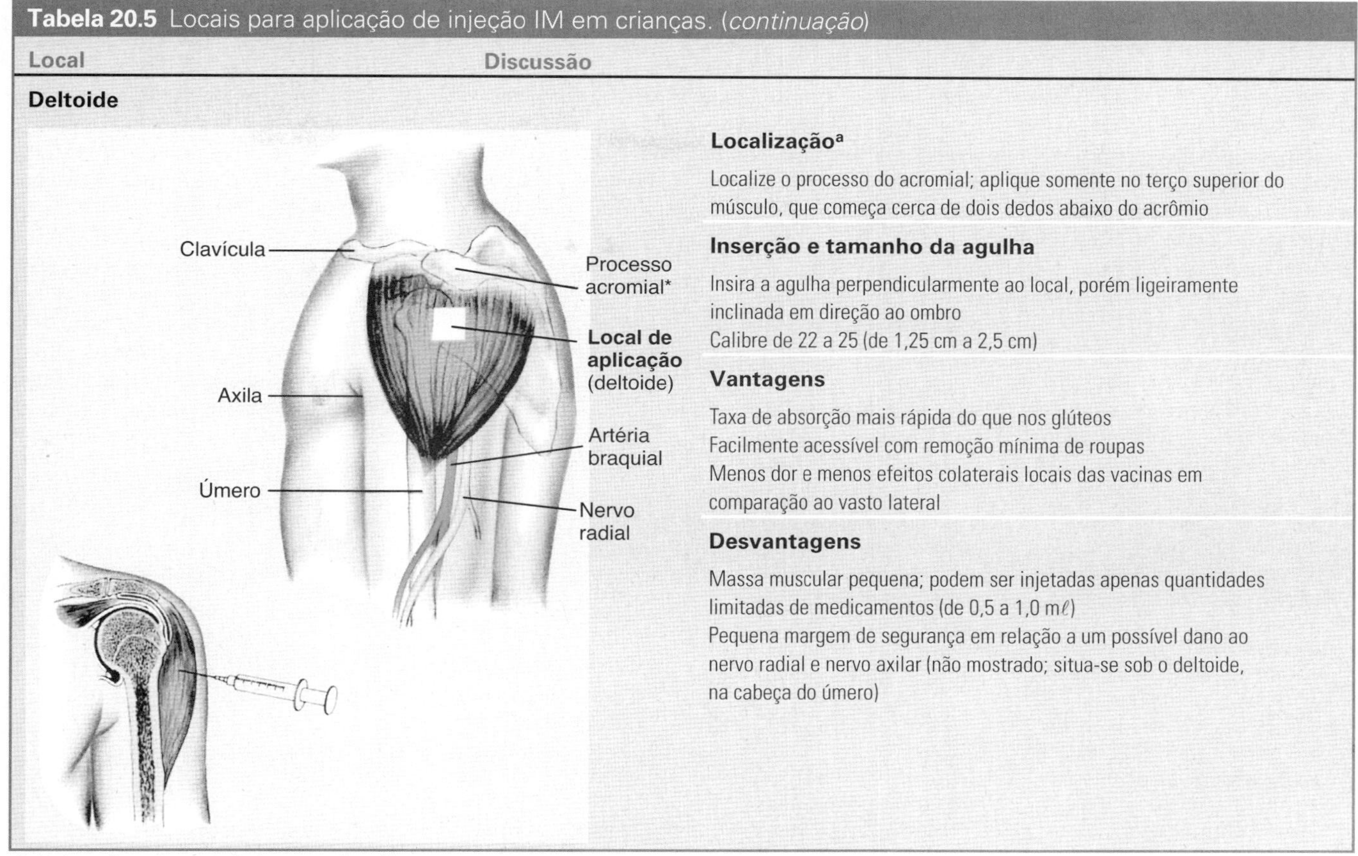

Localização[a]

Localize o processo do acromial; aplique somente no terço superior do músculo, que começa cerca de dois dedos abaixo do acrômio

Inserção e tamanho da agulha

Insira a agulha perpendicularmente ao local, porém ligeiramente inclinada em direção ao ombro

Calibre de 22 a 25 (de 1,25 cm a 2,5 cm)

Vantagens

Taxa de absorção mais rápida do que nos glúteos

Facilmente acessível com remoção mínima de roupas

Menos dor e menos efeitos colaterais locais das vacinas em comparação ao vasto lateral

Desvantagens

Massa muscular pequena; podem ser injetadas apenas quantidades limitadas de medicamentos (de 0,5 a 1,0 mℓ)

Pequena margem de segurança em relação a um possível dano ao nervo radial e nervo axilar (não mostrado; situa-se sob o deltoide, na cabeça do úmero)

[a]Os locais nas ilustrações são indicados por asteriscos (*).

de vida. Suas como local de aplicação vantagens são menos dor e menos efeitos colaterais do injetável (como observado com imunizações), em comparação ao vasto lateral. A Tabela 20.5 mostra os três principais locais de aplicação e sua localização.

Administração

Embora as injeções aplicadas com cuidado raramente causem trauma, há relatos de deficiência grave relacionada com as injeções IM em crianças. O uso repetido de um único local tem sido associado à fibrose do músculo, com subsequente contratura muscular. Injeções próximas a grandes nervos, como o ciático, têm sido responsáveis por incapacidade permanente, principalmente quando são administrados fármacos potencialmente neurotóxicos. Por essa razão, o músculo dorsoglúteo (nádegas) não é mais recomendado como local para injeções IM em crianças menores de 10 anos (Brown, Gillespie, & Chard, 2015).

A aspiração antes da injeção de medicamentos IM não é mais recomendada universalmente. Tradicionalmente, a ausência de sangue durante a aspiração confirma que o medicamento está sendo administrado por via intramuscular, não sendo injetado inadvertidamente em uma veia. No entanto, não há evidências suficientes de que ocorreram reações adversas significativas quando a aspiração não foi realizada (Sepah, Samad, Alrag et al., 2017). Além disso, estudos mostraram que a aspiração pode aumentar a dor associada à aplicação. A aspiração durante a administração de vacina IM não é mais recomendada pela Organização Mundial da Saúde, pelos Centers for Disease Control and Prevention, pela American Academy of Pediatrics ou pela Immunization Action Coalition (Ezeanolue, Harriman, Hunter et al., 2019; Sisson, 2015; Thomas, Mraz, & Rajcan, 2016). A aspiração para injeções de rotina no deltoide ou no vasto lateral não é indicada porque não existem grandes vasos sanguíneos nesses locais. A aspiração ainda pode ser indicada antes da injeção de medicamentos como a penicilina em grupos musculares maiores, como a região ventroglútea (Crawford & Johnson, 2012). A aspiração também deve ser considerada se o medicamento apresentar alto risco de efeitos adversos se administrado por via intravenosa (Sepah et al., 2017).

As injeções IM devem ser administradas com a agulha perpendicular à superfície da pele (Ezeanolue et al., 2019). Um estudo clássico de técnicas de injeção IM revelou que quanto mais reto o caminho de inserção da agulha (p. ex., ângulo de 90°), menor o deslocamento e cisalhamento do tecido, causando menos desconforto (Katsma & Smith, 1997).

Ao preparar a medicação a partir de uma ampola de vidro, um risco potencial relatado é a criação inadvertida de partículas de vidro que caem na solução quando a ampola é aberta. Quando a medicação é retirada para a seringa, as partículas de vidro também podem ser sugadas e posteriormente injetadas no paciente. Por precaução, a medicação em ampolas de vidro deve ser retirada através de uma agulha com filtro.

O comportamento da maioria das crianças é imprevisível e poucas cooperam totalmente ao receber uma injeção. Mesmo crianças que parecem estar relaxadas e seguras podem perder o controle sob o estresse do procedimento e achar difícil ficar quietas para tomar uma injeção. É aconselhável ter alguém disponível para ajudar a segurar a criança durante a aplicação, caso seja necessário. Como as crianças muitas vezes se agitam inesperadamente, o enfermeiro deve ter uma agulha extra para trocar pela contaminada, para que o atraso seja mínimo. A criança, mesmo pequena, deve ser informada de que está recebendo uma injeção (de preferência usando-se uma frase como "vou colocar um remédio por baixo da sua pele") e, em seguida, o procedimento deve ser realizado da forma mais rápida e habilidosa possível para evitar prolongar uma experiência estressante. Procedimentos invasivos, como injeções, causam muita ansiedade em crianças pequenas, que podem associar qualquer procedimento doloroso a uma punição, especialmente os que requerem que elas sejam seguradas. Como as injeções são dolorosas, o enfermeiro deve usar técnicas adequadas e medidas de redução da dor apropriadas ao nível de desenvolvimento para reduzir o desconforto da criança (ver boxe *Diretrizes para o cuidado de enfermagem*).

Crianças pequenas geralmente podem ser posicionadas sem assistência. O corpo de um lactente maior pode ser preso com segurança entre o braço e o corpo do enfermeiro. Para injetar no corpo de um músculo, o enfermeiro segura firmemente a massa muscular entre o polegar e os dedos para isolar e estabilizar o local (Figura 20.13). No entanto, em crianças obesas, é preferível primeiro espalhar a pele com o polegar e o dedo indicador para deslocar o tecido subcutâneo e, em seguida, segurar o músculo profundamente de cada lado.

Se a medicação for administrada 24 horas por dia, o enfermeiro deve acordar a criança. Embora possa parecer mais fácil surpreender a criança adormecida e fazê-lo rapidamente, isso pode fazer com que ela tenha medo de voltar a dormir. Quando despertadas primeiro, as crianças saberão que nada será feito a menos que sejam avisadas. O boxe *Diretrizes para o cuidado de enfermagem* resume as técnicas de administração que maximizam a segurança e minimizam o desconforto frequentemente associado às injeções.

ADMINISTRAÇÃO SUBCUTÂNEA E INTRADÉRMICA

Injeções subcutâneas e intradérmicas são frequentemente administradas em crianças, e a técnica difere pouco do método usado em adultos. Exemplos de **injeções subcutâneas** incluem insulina, reposição hormonal, dessensibilização de alergias e algumas vacinas. O teste tuberculínico, a anestesia local e o teste de alergia são exemplos de **injeções intradérmicas** frequentemente administradas.

Diretrizes para o cuidado de enfermagem

Administração intramuscular de medicamentos

- Aplique EMLA® (uma mistura eutética de lidocaína e prilocaína) ou creme LMX® (lidocaína) topicamente no local da aplicação, se o tempo permitir. (Ver Capítulo 5)
- Prepare a medicação
  - Selecione agulha e seringa de tamanho apropriado
  - Ao retirar medicamento de uma ampola, utilize uma agulha equipada com filtro que remova partículas de vidro; em seguida, troque-a por uma agulha sem filtro para injeção
  - O volume máximo a ser administrado em um único local é de 1 mℓ para lactentes maiores e crianças pequenas e 2 mℓ para crianças maiores e adolescentes
  - A medicação deve estar à temperatura ambiente antes da aplicação
- Determine o local da aplicação (ver Tabela 20.5); certifique-se de que o músculo é grande o suficiente para acomodar o volume e o tipo de medicação
  - Para recém-nascidos e lactentes ou crianças debilitadas, use os músculos vasto lateral ou ventroglúteo; para crianças em idade escolar e adolescentes, use o músculo deltoide ou ventroglúteo
- Obtenha ajuda necessária para conter a criança, se for o caso
- Explique brevemente o que deve ser feito e, se apropriado, o que a criança pode fazer para ajudar
- Exponha a área de aplicação para uma visão clara dos pontos de referência
- Escolha um local onde a pele esteja livre de irritação e perigo de infecção; apalpe e evite áreas sensíveis ou endurecidas
- Quando são necessárias várias injeções, alterne os locais de aplicação. Os Centers for Disease Control and Prevention recomendam que, ao se administrar várias injeções ao mesmo tempo (p. ex., imunizações), os locais de injeção no mesmo grupo muscular tenham pelo menos 2,5 cm de distância (Ezeanolue et al., 2019)
- Coloque a criança deitada ou sentada; ela não pode ficar de pé porque é mais difícil encontrar os pontos de referência, a contenção é mais difícil e a criança pode desmaiar e cair
  - **Ventroglútea**: decúbito lateral, com a parte superior da perna flexionada e colocada na frente da parte inferior
  - **Vasto lateral**: decúbito dorsal, lateral ou sentado
- Use uma agulha nova (não a mesma que tenha perfurado a tampa de borracha do frasco) com o menor diâmetro que permita o fluxo livre do medicamento
- Segure o músculo firmemente entre o polegar e os dedos para isolar e estabilizar a área de deposição do fármaco em sua parte mais profunda; em crianças obesas, espalhe a pele com o polegar e o dedo indicador para deslocar o tecido subcutâneo e segure profundamente o músculo de cada lado
- Deixe o preparo de limpeza cutânea secar completamente antes de penetrar a pele
- Diminua a percepção da dor
  - Distraia a criança conversando com ela
  - Dê à criança algo para se concentrar (p. ex., apertar a mão de alguém, beliscar o próprio nariz, cantarolar, contar, gritar "Ai!")
  - Passe um *spray* gelado no local antes da injeção, coloque uma compressa fria ou cubo de gelo enrolado no local cerca de 1 minuto antes da aplicação ou aplique frio na área contralateral
  - Estudos mostraram que aplicar pressão manual no local da injeção por 10 segundos antes da aplicação pode reduzir a dor (Derya, Ukke, Taner et al., 2015; Öztürk, Baykara, Karadag et al., 2017)
  - Peça à criança que segure um pequeno curativo adesivo e coloque-o no local da punção IM após a aplicação
- Insira a agulha rapidamente, como se estivesse lançando um dardo em um ângulo de 90°, a menos que seja contraindicado
- Aspire para verificar o retorno de sangue somente se for indicado
- Evite o extravasamento de qualquer medicação pelos tecidos superficiais
  - Troque a agulha após retirar a medicação do frasco
  - Use a técnica Z-track ou bolha de ar, conforme indicado
  - Evite qualquer depressão do êmbolo durante a inserção da agulha
- Administre o medicamento e retire a agulha rapidamente; segure a gaze firmemente contra a pele perto da agulha ao removê-la, para evitar repuxar o tecido
- Aplique pressão firme no local após a injeção; massageie para acelerar a absorção, a menos que seja contraindicado (p. ex., se o paciente tiver um distúrbio hemorrágico ou estiver recebendo terapia anticoagulante)
- Coloque um pequeno curativo adesivo sobre o local da punção; com crianças pequenas, decore-o desenhando um rosto sorridente ou outro símbolo de aceitação. Lembre os pais de remover o curativo assim que o sangramento parar, porque os são um risco de asfixia para crianças menores
- Segure e abrace a criança menor e incentive os pais a confortá-la; elogie a criança mais velha
- Permita a expressão de sentimentos
- Descarte a seringa e a agulha sem tampa e sem cortes em um recipiente resistente a perfurações localizado próximo ao local de uso
- Registre a hora da aplicação, o medicamento, a dose e o local de punção

EMLA®, mistura eutética de anestésicos locais; *IM*, intramuscular; *LMX®*, lidocaína.

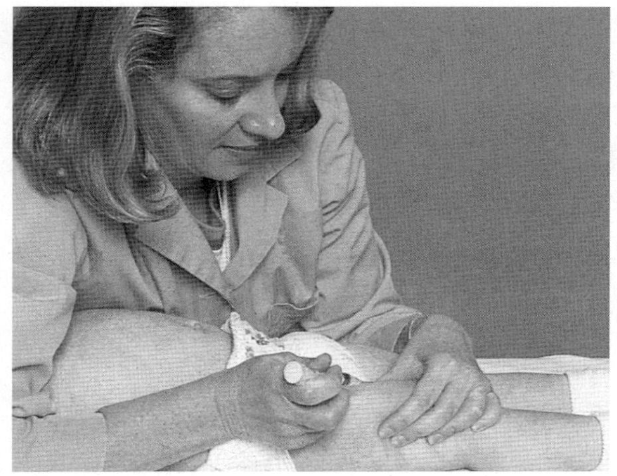

Figura 20.13 Como segurar uma criança pequena para injeção intramuscular. Observe como o enfermeiro isola e estabiliza o músculo.

As técnicas para minimizar a dor associada a essas injeções incluem a troca da agulha se ela tiver perfurado uma rolha de borracha em um frasco, usando agulhas de calibre 26 a 30 (apenas para injetar a solução) e injetar pequenos volumes (≤ 0,5 mℓ). O ângulo da agulha para a injeção subcutânea é tipicamente de 90°. Em crianças com pouco tecido subcutâneo, alguns médicos inserem a agulha em um ângulo de 45°. No entanto, o benefício de usar o ângulo de 45° em vez do ângulo de 90° é controverso.

Embora as injeções subcutâneas possam ser administradas em qualquer lugar onde haja tecido subcutâneo, os locais mais comuns incluem o terço central da face lateral do braço, o abdome e o terço central anterior da coxa. Alguns profissionais acreditam que não é necessário aspirar antes de injetar por via subcutânea; por exemplo, essa é uma prática aceita na administração de insulina. Dispositivos automáticos não aspiram antes de injetar.

Ao aplicar uma injeção intradérmica na superfície volar do antebraço, o enfermeiro deve evitar a face medial, onde a pele é mais sensível.

> **DICAS PARA A ENFERMAGEM** As famílias muitas vezes precisam aprender técnicas de injeção para administrar medicamentos, como a insulina, em casa. Comece a ensinar o mais cedo possível, para permitir que a família tenha um tempo maior para praticar.

ADMINISTRAÇÃO INTRAVENOSA

A via intravenosa (IV) para administração de medicamentos é frequentemente utilizada no tratamento de pacientes pediátricos. Para alguns medicamentos, é a única via efetiva. Esse método é usado para administrar medicamentos a crianças que:

- Têm problemas de absorção por causa de diarreia, vômito ou desidratação
- Precisam de alta concentração sérica de um medicamento
- Têm infecções resistentes que requerem medicação parenteral por um período prolongado
- Precisam de alívio contínuo da dor
- Requerem tratamento de emergência.

Instalação de cateter intravenoso

O enfermeiro precisa considerar vários fatores em relação à medicação intravenosa. Quando um medicamento é administrado por via IV, o efeito é quase instantâneo e o controle posterior é limitado. A maioria dos fármacos para administração por IV requer uma diluição mínima especificada, uma taxa de fluxo determinada ou as duas coisas, e muitas substâncias são altamente irritantes ou tóxicas para os tecidos fora do sistema vascular. Além das precauções e observações de enfermagem comumente relacionadas com a terapia intravenosa, os fatores a serem considerados ao preparar e administrar medicamentos a lactentes e crianças por via IV incluem:

- Quantidade de medicamento a ser administrado
- Diluição mínima do medicamento e se a criança tem contenção de líquidos
- Tipo de solução em que o fármaco pode ser diluído
- Período durante o qual o medicamento pode ser administrado com segurança
- Limitações de frequência, do sistema vascular e dos dispositivos de infusão
- Hora em que esse ou outro medicamento deve ser administrado
- Compatibilidade entre todos os medicamentos que a criança está recebendo por via IV
- Compatibilidade com os líquidos de infusão.

Antes de qualquer infusão IV, verifique o local de inserção quanto à permeabilidade, o que inclui um retorno rápido do sangue e uma lavagem fácil sem resistência. Nunca lave contra resistência e, se encontrada, a integridade do acesso deve ser avaliada (Infusion Nurses Society, 2016). Nunca administre medicamentos no mesmo cateter IV usado para hemoderivados. Apenas um antibiótico deve ser administrado por vez. Líquidos extras necessários para administrar medicamentos IV podem ser problemáticos para lactentes e crianças com restrição de líquidos. As seringas são frequentemente usadas para administrar medicamentos IV porque minimizam a necessidade de líquidos e fornecem pequenos volumes de medicamentos com mais precisão em comparação às bombas de infusão de grande volume. Independentemente da técnica, o enfermeiro deve conhecer as diluições mínimas para administração segura de medicamentos IV para lactentes e crianças.

Dispositivo de acesso vascular periférico de infusão intermitente

Quando é necessário o acesso prolongado a uma veia sem a necessidade de infusão contínua, a alternativa é usar um **cateter IV periférico (CIVP)**, também conhecido como **dispositivo de infusão intermitente** ou CIVP mantido com **soro fisiológico** ou **heparina**. O CIVP intermitente permite à criança mais liberdade do que estar conectada a uma infusão IV contínua. É mais frequentemente utilizado para infusão intermitente de medicamentos, como antibióticos, por via venosa periférica. Um cateter curto e flexível é usado como CIVP intermitente e deve ser inserido em um local onde haverá o mínimo de movimentação, como o antebraço. O cateter é inserido e estabilizado da mesma maneira que qualquer dispositivo de infusão IV, mas uma tampa de injeção ou conector sem agulha é conectado ao cateter. Na hora de administrar o medicamento, o conector sem agulha deve ser desinfetado e o CIVP deve ser lavado para garantir a permeabilidade; em seguida, é conectado o equipo IV, preparado com soro fisiológico ou medicação.

O tipo de dispositivo utilizado pode variar, e os cuidados e uso do CIVP intermitente são realizados de acordo com a política da instituição. No entanto, o conceito geral é o mesmo. O cateter permanece no local e é lavado com soro fisiológico antes e após a infusão do medicamento. Ver boxe *Evidência e prática* e a Tabela 20.6 sobre a lavagem com soro fisiológico ou com heparina.

Crianças que necessitam de medicação a curto prazo podem receber alta do hospital com CIVP intermitente instalado para continuar recebendo os medicamentos intravenosos em casa, sob os cuidados de uma empresa de saúde domiciliar. Quando a terapia intravenosa é necessária por mais de 6 dias, é recomendado o uso de um cateter IV de linha média ou PICC (O'Grady, Alexander, Burns et al., 2011).

Evidência e Prática

Uso de soro fisiológico ou solução salina heparinizada em cateteres intravenosos pediátricos

Faça a pergunta

Pergunta PICOT

Existe uma diferença significativa na longevidade de CIVPs intermitentes em crianças quando é usado soro fisiológico (SF) em vez de uma solução salina heparinizada (SH) para lavar o cateter?

Procure as evidências

Estratégias de pesquisa

Os critérios de seleção incluíram evidências entre os anos de 2006 e 2017 nos seguintes termos: uso de lavagem intermitente com soro fisiológico em relação ao uso de heparina, lavagem de CIVP com heparina em crianças, patência do CIVP de heparina, CIVP em crianças.

Banco de dados consultado

CINAHL, PubMed.

Avaliação crítica da evidência

- Nenhuma diferença na permeabilidade foi estabelecida em um estudo prospectivo randomizado duplo-cego em recém-nascidos. O SF foi considerado preferível à SH na manutenção intermitente de CIVP em recém-nascidos, considerando as complicações associadas ao uso de heparina (Arnts, Heijnen, Wilbers et al., 2011)
- Os dispositivos de infusão lavados com SF duraram mais do que os lavados com SH (Cook, Bellini, & Cusson, 2011)
- Cateteres periféricos lavados com heparina permaneceram patentes por mais tempo, mas a propensão ao desenvolvimento de flebite aumentou (Tripathi, Kaushik, & Singh, 2008)
- Um estudo randomizado em recém-nascidos demonstrou que o uso de SH para lavagem antes e depois da administração por via intravenosa de antibióticos aumentou significativamente a duração de CIVPs em comparação a lavagens com SF (Upadhyay, Verma, Lal et al., 2015)
- Uma revisão sistemática de 10 ensaios clínicos randomizados em pediatria encontrou benefício mínimo no uso de SH como agente de lavagem intermitente de CIVP em comparação ao uso de SF. A diferença não foi estatisticamente significativa (Kumar, Vandermeer, Bassler et al., 2013)
- Os CIVPs em crianças de 1 a 17 anos, lavados uma vez a cada 24 horas com SF não afetaram a permeabilidade quando comparados à lavagem com SF a cada 12 horas (Schreiber, Zanchi, Ronfani et al., 2015)
- Tanto a SH quanto o SF sem conservantes podem ser usados para lavar os CIVPs (Arnts et al., 2011; Bellini, 2012; Cook et al., 2011; Infusion Nurses Society, 2016; White, Crawley, Rennie et al., 2011)
- Após o uso, os CIVPs devem ser mantidos de modo intermitente com SH (0,5 a 10 unidades/mℓ) ou com SF sem conservantes, uma vez que os dados de resultados permanecem ambíguos (Infusion Nurses Society, 2016)
- A lavagem intermitente com SF resulta em menos complicações, menor custo e menos tempo em comparação à infusão contínua (Stok & Wieringa, 2016)
- Os Centers for Disease Control and Prevention recomendam o uso de SF para lavagem intermitente para evitar complicações (O'Grady, Alexander, Burns et al., 2011)
- Trocar a SH por SF envolve intervenções educacionais e administrativas (Cook et al., 2011; Thamlikitkul & Indranoi, 2006)
- O SF é mais barato (Thamlikitkul & Indranoi, 2006)
- A lavagem com SF tem menos efeitos colaterais. A SH pode estar associada a complicações como anticoagulação, trombocitopenia, interações medicamentosas e hipersensibilidade (Arnts et al., 2011)
- A lavagem com SF uma vez ao dia manteve a permeabilidade dos CIVPs de uso intermitente pediátricos, resultando em redução de custos e aumento da satisfação do paciente (Schreiber et al., 2015)
- Na Itália, os enfermeiros tendem a usar a SH com cateteres de calibre menor (calibre 24) quando o acesso é menos frequente (12 horas ou mais entre as doses) e quando os pacientes estão em unidades específicas (hematologia/oncologia, cirurgia pediátrica e ambulatório) (Bisogni, Guisti, Ciofi et al., 2014)

Aplique a evidência: implicações para a enfermagem

Existem **evidências de baixa qualidade com uma recomendação fraca** (Guyatt, Oxman, Vist et al., 2008) para o uso de SF ou SH como solução de lavagem em CIVPs pediátricos. São necessárias outras pesquisas, com amostras maiores de crianças, especialmente recém-nascidos prematuros, usando cateteres de pequeno calibre (calibre 24) e cateteres de outros calibres lavados com SF e SH apenas como dispositivos de infusão intermitente (sem infusões contínuas). As variáveis a ser consideradas incluem tempo de permanência do cateter; tipo de medicamentos administrados; período entre a lavagem regular e a lavagem associada à administração de medicamentos; dor, eritema e outras complicações localizadas; concentração e quantidade de SH utilizada; tipo de conector sem agulha utilizado (pressão negativa, pressão positiva ou pressão neutra); método de lavagem (técnica de pressão positiva *versus* nenhuma técnica específica); motivo da remoção do dispositivo IV; e complicações associadas a qualquer uma das soluções. O soro fisiológico é uma alternativa segura à solução de heparina em lactentes e crianças com CIVPs intermitentes em cateteres com calibre maior que 24 gauge; recém-nascidos de baixo peso podem se beneficiar da lavagem com SH (maior tempo de permanência), mas as evidências são inconclusivas para todas as faixas de peso e idades gestacionais. Os recém-nascidos podem se beneficiar de uma infusão contínua de SF a 5 mℓ/h para manter a permeabilidade do cateter.

Competências de qualidade e segurança: prática baseada em evidência[a]

Conhecimento

Diferencie a opinião clínica de pesquisas e resumos baseados em evidências

Descreva métodos para o uso de SF ou SH como solução de lavagem em cateteres IV pediátricos

Habilidades

Baseie o plano de atendimento individualizado nos valores do paciente, na experiência clínica e nas evidências

Integre as evidências à prática sobre a lavagem com SF ou SH em CIVPs pediátricos

Atitudes

Valorize o conceito de prática baseada em evidências como parte integrante da determinação da melhor prática clínica

Observe os pontos fortes e fracos das evidências para o uso de SF ou SH como solução de lavagem em cateteres intravenosos pediátricos

Referências bibliográficas

Arnts, I. J., Heijnen, J. A., Wilbers, H. T., et al. (2011). Effectiveness of heparin solution versus normal saline in maintaining patency of intravenous locks in neonates: A double blind randomized controlled study. *Journal of Advanced Nursing, 67*(12), 2677–2685.

Bellini, S. (2012). Flushing of intravenous locks in neonates: No evidence that heparin improves patency compared with saline. *Evidence-Based Nursing, 15*, 86–87.

Bisogni, S., Guisti, F., Ciofi, D., et al. (2014). Heparin solution for maintaining peripheral venous catheter patency in children: A survey of current practice in Italian pediatric units. *Issues in Comprehensive Pediatric Nursing, 37*(2), 122–135.

Cook, L., Bellini, S., & Cusson, R. M. (2011). Heparinized saline vs normal saline for maintenance of intravenous access in neonates: An evidence-based practice change. *Advances in Neonatal Care, 11*, 208–215.

(*Continua*)

Evidência e Prática

Uso de soro fisiológico ou solução salina heparinizada em cateteres intravenosos pediátricos (continuação)

Guyatt, G. H., Oxman, A. D., Vist, G. E., et al. (2008). GRADE: An emerging consensus on rating quality of evidence and strength of recommendations. *British Medical Journal, 336*(7650), 924–926.

Infusion Nurses Society. (2016). Infusion nursing standards of practice. *Journal of Infusion Nursing, 34*(Suppl. 1), S63–S64.

Kumar, M., Vandermeer, B., Bassler, D., et al. (2013). Low dose heparin use and the patency of peripheral intravenous catheters in children: A systematic review. *Pediatrics, 131*(3), e864–e872.

O'Grady, N. P., Alexander, M., Burns, L. A., et al. (2011). *Guidelines for the prevention of intravascular catheter-related infections*. Atlanta, GA: Healthcare Infection Control Practices Advisory Committee of the Centers for Disease Control and Prevention.

Schreiber, S., Zanchi, C., Ronfani, L., et al. (2015). Normal saline flushes performed once daily maintain peripheral intravenous catheter patency: A randomized controlled trial. *Archives of Disease in Children, 100*(7), 700–703.

Stok, D., & Wieringa, J. W. (2016). Continuous infusion versus intermittent flushing: Maintaining peripheral intravenous access in newborn infants. *Journal of Perinatology, 36*(10), 870–873.

Thamlikitkul, V., & Indranoi, A. (2006). Switching from heparinized saline flush to normal saline flush for maintaining peripheral venous catheter patency. *International Journal for Quality in Health Care, 18*(3), 183–185.

Tripathi, S., Kaushik, V., & Singh, V. (2008). Peripheral IVs: Factors affecting complications and patency—A randomized controlled trial. *Journal of Infusion Nursing, 31*(3), 182–188.

Upadhyay, A., Verma, K. K., Lal, P., Chawla, D., & Sreenivas, V. (2015). Heparin for prolonging peripheral intravenous catheter use in neonates: A randomized controlled trial. *Journal of Perinatology, 35*, 274–277.

White, M. L., Crawley, J., Rennie, E. A., et al. (2011). Examining the effectiveness of 2 solutions used to flush capped pediatric peripheral intravenous catheters. *Journal of Infusion Nursing, 34*, 260–270.

[a]Adaptado do *site* da Quality and Safety Education for Nurses (QSEN) em http://www.qsen.org.

Tabela 20.6 Lavagem de cateter intravenoso periférico de uso intermitente.

Cateteres IV periféricos (bloqueio com SH ou SF)	SF[a] após medicações ou a cada 8 horas para cateteres instalados; instilar 2,5 vezes o volume do *prime* dos cateteres de 24 G: SF[a] ou heparina, 2 unidades/mℓ
Cateteres IV de linha média	Heparina, 10 unidades/mℓ; 3 mℓ em uma seringa de 10 mLb após a medicação ou a cada 8 horas, se instalados Recém-nascidos: heparina 1 a 2 unidades/mℓ para correr continuamente na taxa prescrita
Cateter IV central de curta permanência (não implantado, não tunelizado, tunelizado ou PICC)	Heparina, 10 unidades/mℓ; 3 mℓ em uma seringa de 10 mL[b] após a medicação ou 1 vez/dia se instalado Recém-nascidos: heparina 2 unidades/mℓ; 2-3 mℓ após a medicação ou para verificar a permeabilidade do cateter OU heparina 1 a 2 unidades/mℓ para infusão contínua na taxa prescrita
Cateter IV central totalmente implantado (CIVCTI, portocath)	Heparina, 10 unidades/mℓ; 5 mℓ após a medicação ou 1 vez/dia se inativo e acessado; se não acessado, heparina, 100 unidades/mℓ; 5 mℓ por mês
Cateteres IV de uso contínuo para monitoramento de pressão arterial e pressão venosa central	Heparina, 2 unidades/mℓ em bomba de infusão de seringa de 55 mℓ para correr continuamente a taxa de 1 mℓ/h

[a]Use uma solução de 5% de dextrose em água quando a medicação for incompatível com solução salina.
[b]Seringas menores podem ser usadas quando a lavagem é feita por uma bomba de infusão. *SF*, soro fisiológico; *PICC*, cateter intravenoso central de inserção periférica; *CIVCTI*, catéter venoso central totalmente implantável.

Cateteres IV de linha média são cateteres IV periféricos que são colocados em uma das veias maiores do braço, com a ponta terminando abaixo da axila. Cateteres IV de linha média são apropriados para uso a curto prazo, geralmente com duração de 2 a 6 semanas (Adams, Little, Vinsant et al., 2016). Um cateter IV de linha média não é considerado um cateter IV central; portanto, não devem ser administradas através dele fórmulas de nutrição parenteral total (NPT) ou qualquer outro medicamento conhecido por causar irritação em vasos periféricos (p. ex., medicamentos quimioterápicos). A alta concentração de glicose nas fórmulas NPT causa irritação no revestimento interno do vaso sanguíneo; portanto, a NPT deve ser sempre infundida através de um cateter IV central.

Dispositivo de acesso venoso central

Crianças com doenças agudas ou crônicas que requerem repetidas coletas de sangue ou administração frequente de medicamentos, quimioterapia a longo prazo, terapia intensiva ou hiperalimentação ou antibioticoterapia são mais bem tratadas com um cateter IV central. Como as grandes veias centrais (como a subclávia, femoral ou veia cava superior) permitem uma difusão mais rápida de líquidos e medicamentos, elas oferecem um acesso venoso mais durável do que os CIVPs. No entanto, os CIVCs também apresentam maior risco de infecção da corrente sanguínea.

Cateteres de curta permanência ou **não tunelizados** são usados em unidades de cuidados críticos, emergência e terapia intensiva. Esses cateteres são feitos de poliuretano e são colocados em grandes veias, como a subclávia, femoral ou jugular. A inserção pode ser feita de modo percutâneo ou cirúrgico. Deve ser feita uma radiografia de tórax para verificar se a ponta do cateter está localizada adequadamente em uma grande veia central antes da administração de líquidos ou medicamentos.

Cateteres intravenosos centrais de inserção periférica (PICCs) podem ser usados para terapia de curta até média duração. Esses cateteres são feitos de silicone ou polímero e são colocados por enfermeiros especialmente treinados, médicos ou radiologistas intervencionistas. O local de inserção mais comum é acima da área antecubital usando a veia mediana, cefálica ou basílica. O cateter é inserido com ou sem fio-guia na veia cava superior.

A decisão de inserir um PICC precisa ser tomada antes que várias tentativas de inserção IV sejam feitas. Quando as veias antecubitais são puncionadas repetidamente, não são consideradas candidatas a esse tipo de cateter. Como esse cateter é mais barato e tem menos chance de complicações do que outros DAVCs, é uma excelente escolha para muitos pacientes pediátricos que necessitam de terapias intravenosas por semanas ou meses.

Crianças com doenças crônicas que requerem acesso venoso a longo prazo, por meses ou anos, são mais bem tratadas com um DAVC. Os DAVCs têm várias características diferentes. Podem ser tunelizados ou não tunelizados, externos ou internos, de inserção periférica ou central. Os fatores que influenciam a seleção do DAVC para uma criança incluem o motivo da colocação do cateter (diagnóstico), a duração do tratamento, o risco para o paciente na colocação do cateter e a disponibilidade de recursos para auxiliar a família na manutenção do cateter.

! ALERTA PARA A ENFERMAGEM

A maioria das linhas de cateter intravenoso central de inserção periférica (PICC) não é suturada no local; portanto, é necessário muito cuidado ao trocar o curativo para evitar o deslocamento acidental do cateter.

Os **DAVCs a longo prazo** incluem cateteres tunelizados e *ports* implantados de infusão (Tabela 20.7 e Figura 20.14). Eles podem ter lúmens simples, duplos ou triplos. Cateteres com vários lúmens (multilúmens) permitem que mais de uma terapia seja administrada ao mesmo tempo. As razões para a colocação de cateteres multilúmen incluem coleta repetida de sangue, administração de NPT, administração frequente de hemoderivados, infusão frequente de grandes quantidades ou concentrações de líquidos, administração simultânea de medicamentos ou líquidos incompatíveis (através de diferentes lúmens) e monitoramento da pressão venosa central.

A manutenção do cateter inclui trocas de curativos, lavagem para manter a permeabilidade e prevenção de oclusão ou deslocamento.

! ALERTA PARA A ENFERMAGEM

Ao trabalhar com cateteres tunelizados, cateteres intravenosos centrais de inserção periférica (PICCs) e cateteres intravenosos periféricas (PIVs), evite o uso de tesouras ao redor do cateter ou curativo. A remoção é realizada melhor com os dedos e muita paciência. Se um cateter tunelizado for cortado, use uma pinça acolchoada para ocluir o cateter entre o local de saída e o local do dano para evitar perda de sangue. Existem *kits* de reparo que podem salvar o cateter e evitar a cirurgia para substituir um cateter danificado.

Para acessar o DAVC implantado, o *port* deve ser palpado para colocação e estabilizado. A pele sobrejacente deve ser limpa. O *port* deve ser acessado apenas com uma agulha não fragmentante especial sem núcleo. A agulha é inserida através do diafragma do *port*, que geralmente está localizado na parte superior do dispositivo. Se precisar ser acessado por vários dias, pode ser inserido um conjunto de infusão especial com uma agulha Huber e um tubo de extensão com uma conexão Luer e um curativo oclusivo aplicado para manter a agulha no lugar. Quando os equipos de extensões de infusão são usados, o procedimento para administração de líquidos e medicamentos é o mesmo que para um CIVP infusão intermitente ou um CIVC. Para prevenir infecções, deve ser usada uma técnica asséptica meticulosa sempre que o DAVC for inserido, incluindo a instilação de heparina ou soro fisiológico para evitar a coagulação. As agulhas Huber não fragmentantes são trocadas em intervalos estabelecidos, geralmente de 5 a 7 dias (ver boxe *Foco de pesquisa*).

Tabela 20.7 Comparação entre dispositivos de acesso venoso central de longa permanência.

Descrição	Benefícios	Considerações
Cateter tunelizado (p. ex., cateter Hickman ou Broviac)		
Cateter de silicone, radiopaco, flexível com extremidades abertas ou VitaCuffs (material biossintético impregnado com íons de prata) no(s) cateter(es) acentua o crescimento tecidual Pode ter mais de um lúmen	Risco reduzido de migração de patógenos após o tecido aderir ao manguito Um ou dois anéis de Dacron Fácil de usar para infusões autoadministradas A remoção requer tracionar o cateter do local (procedimento não cirúrgico)	Requer lavagem diária com heparina Requer curativo semipermeável sobre o local de saída em todos os momentos; o curativo deve ser trocado regularmente e sempre que ficar molhado ou solto Deve ser estabilizado ou ter fitas próximas o tempo todo Deve manter o local de saída seco Restrição de atividade pesada até a aderência do tecido ao manguito Esportes aquáticos podem ser restritos (risco de infecção) Risco de infecção ainda presente Protrai para fora do corpo; suscetível a danos por instrumentos cortantes e pode ser puxado para fora; pode afetar a imagem corporal Mais difícil de reparar O paciente ou a família devem aprender a cuidar do cateter
***Ports* implantáveis (p. ex., Port-a-Cath, Infuse-a-Port, Mediport, NorPort®, Groshong® Port)**		
Dispositivo totalmente implantável de metal ou plástico que consiste em um *port* de injeção autosselante com cateter de silicone pré-conectado ou acoplável que é colocado em grande vaso sanguíneo	Redução do risco de infecção Colocado completamente sob a pele e, portanto, muito menos propenso a ser arrancado ou danificado Sem cuidados de manutenção e custo reduzido para a família Heparinizado mensalmente e após cada infusão para manter a permeabilidade Sem limitações na atividade física regular, incluindo natação O curativo é necessário apenas quando o *port* é acessado com a agulha Huber que não é removida Sem alteração ou com apenas ligeira alteração na aparência do corpo (ligeira protuberância no peito)	Deve perfurar a pele para acesso; dor com a inserção da agulha; pode usar anestésico local (EMLA®, LMX®) ou lidocaína tamponada intradérmica antes de acessar a porta Deve ser usada uma agulha especial não fragmentante (Huber) com *design* reto ou angulado para injetar no *port* O preparo e a limpeza da pele devem ser feitos antes da injeção Difícil de manipular para infusões autoadministradas O cateter pode migrar internamente, especialmente se a criança "brincar" com o local do *port* (síndrome de Twiddler) Esportes vigorosos de contato geralmente não são permitidos A remoção requer procedimento cirúrgico

EMLA®, mistura eutética de anestésicos locais; *LMX®*, lidocaína.

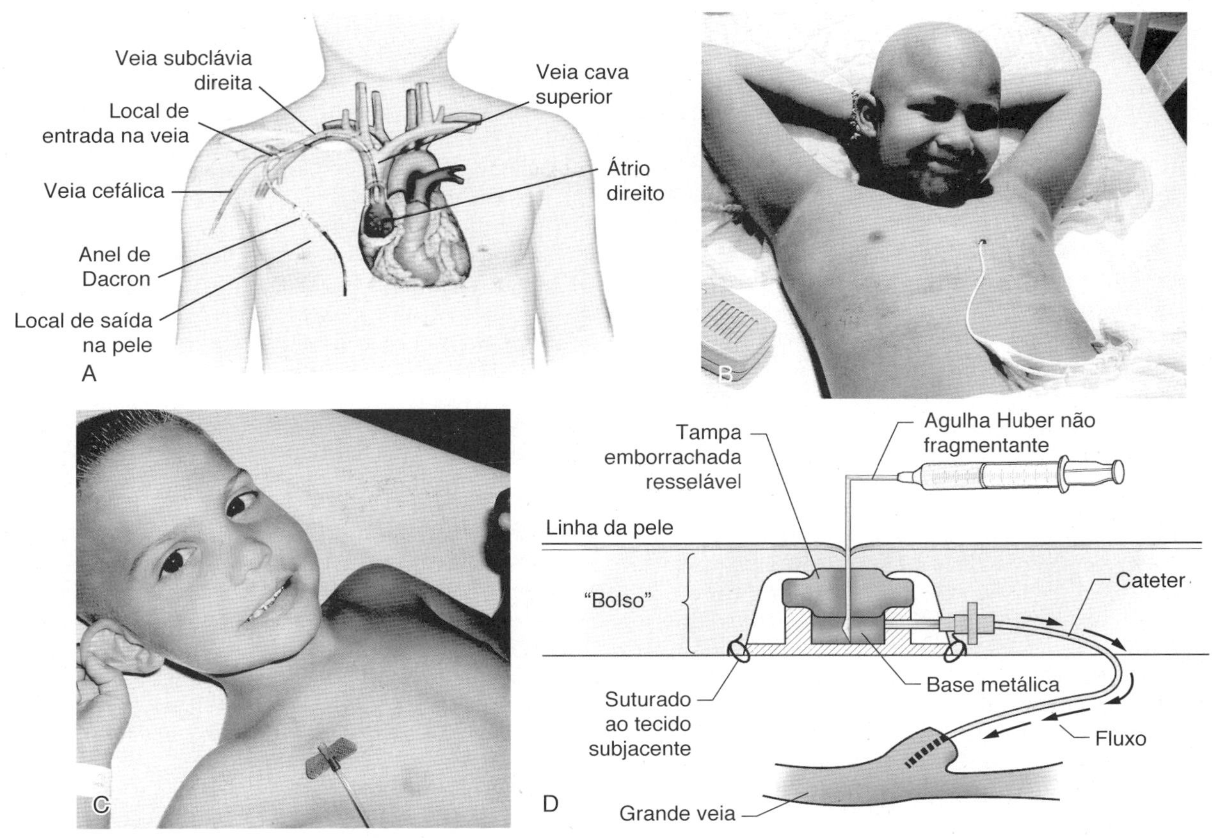

Figura 20.14 Dispositivos de acesso venoso. **A.** Inserção de cateter intravenoso central externo e local de saída. **B.** Criança com cateter intravenoso central externo (curativo retirado para a foto). **C.** Criança com *port* implantado com agulha Huber no lugar (curativo removido para a foto). **D.** Vista lateral de um *port* implantado.

Foco de pesquisa

Trocas de curativo

Curativos transparentes semipermeáveis devem ser trocados pelo menos a cada 5 a 7 dias. O intervalo depende do material do curativo, da idade e da condição do paciente; da taxa de infecção relatada pela organização; das condições ambientais; e dos usos e orientações do fabricante (Infusion Nurses Society, 2016). Em crianças com mais de 2 meses, o uso de curativo impregnado com clorexidina (ou seja, BioPatch®) deve ser considerado uma medida extra de prevenção para infecção da corrente sanguínea relacionada ao cateter (Infusion Nurses Society, 2016).

DICAS PARA A ENFERMAGEM Um bolso costurado por dentro de uma camiseta fornece um local para enrolar a extensão do cateter enquanto a criança está brincando caso não seja usado um curativo.

Infecção e oclusão do cateter são duas das complicações mais comuns dos cateteres intravenosos centrais. Requerem tratamento com antibióticos para infecção e um agente fibrinolítico, como alteplase, para formação de trombo (Anderson, Pesaturo, Casavant, & Ramsey, 2013). Quando o cateter não estiver em uso, para manutenção intermitente, deve ser lavado com heparina e, em seguida, clampeado.

Os pais devem ser aconselhados a manter tesouras longe da criança com um cateter intravenoso central externo, para evitar o corte acidental. Se o cateter vazar, os pais devem ser instruídos a prendê-lo com adesivo acima do vazamento e, em seguida, clampear o cateter no local do adesivo. A criança deve ser levada ao hospital ou clínica o mais rápido possível para prevenir infecção ou coagulação após um vazamento de cateter (ver boxe *Foco de pesquisa*).

! ALERTA PARA A ENFERMAGEM

Se um cateter intravenoso central for removido acidentalmente, aplique pressão na pele sobre o local de entrada da veia, não no local de saída.

As crianças e os pais devem aprender o procedimento de cuidados com o DAVC antes da alta hospitalar, incluindo o preparo e a injeção da medicação prescrita, lavagem e troca de curativos. Um envoltório protetor pode ser recomendado para crianças mais ativas, para evitar o deslocamento acidental da agulha. Crianças de mais idade e adolescentes podem assumir a responsabilidade de preparar e administrar os medicamentos. Devem ser fornecidas orientações verbais e por escrito de cada etapa do procedimento.

Infusão intraóssea

Podem ocorrer situações em que o estabelecimento rápido de um acesso sistêmico é vital e o acesso venoso é complicado por colapso circulatório periférico, choque hipovolêmico (secundário a vômitos ou diarreia, queimaduras ou trauma), parada cardiorrespiratória ou outras condições. A American Heart Association recomenda que seja obtido um acesso intraósseo se o acesso venoso não puder ser facilmente alcançado após três tentativas malsucedidas ou 90 segundos em uma reanimação pediátrica (de Caen, Berg, Chameides et al., 2015). A **infusão intraóssea** fornece uma via alternativa rápida, segura e que salva vidas para administração de líquidos e medicamentos até que o acesso intravascular seja possível. Os profissionais de saúde, incluindo médicos, enfermeiros e paramédicos, podem conseguir uma canulação intraóssea em 30 a 60 segundos. Alguns hospitais recomendam treinamento de suporte avançado de vida pediátrico antes de realizar esse procedimento. Esse procedimento geralmente é reservado para crianças inconscientes ou que recebem analgesia porque o procedimento é doloroso. A anestesia local deve ser usada para um paciente semiconsciente. As contraindicações para a colocação de um cateter intraósseo incluem problemas concomitantes envolvendo essa extremidade, como tentativa intraóssea anterior, erupção cutânea, fratura óssea, osteogênese imperfeita ou osteossarcoma.

Uma agulha rígida de grande calibre, como uma agulha intraóssea (p. ex., Cook®) ou uma agulha de aspiração de medula óssea (p. ex., Jamshidi®), é inserida na cavidade medular de um osso longo. O aspecto anteromedial da tíbia – de 1 a 3 cm abaixo da tuberosidade tibial – é o local de escolha para crianças de todas as idades porque é plano e tem uma grande cavidade medular. Em recém-nascidos, o terço distal do fêmur pode ser utilizado. A tíbia distal é um local alternativo. A anestesia local deve ser usada para pacientes semiconscientes. Acionadores de agulha intraóssea com mola e bateria estão disponíveis para uso (Bielski, Szarpak, Smereka et al., 2017).

Uma vez que a agulha de medula óssea esteja no lugar, deve ficar sozinha e estar segura. A agulha deve ser estabilizada e fixada com fita e gaze. Se for usada uma agulha de aspiração de medula óssea, deve ser colocada gaze ao redor da agulha para fornecer suporte e prevenir traumatismo ou deslocamento (Lewis, Crapo, & Williams, 2013). A medicação e os líquidos são administrados por meio de uma bomba de infusão. O cateter intraósseo pode ser descontinuado após a obtenção do acesso IV, normalmente dentro de 24 a 48 horas.

Assim que for estabelecida, a via intraóssea pode ser usada durante a reanimação para administrar os mesmos medicamentos que poderiam ser administrados por via IV. Durante a infusão através de uma agulha intraóssea, monitore atentamente a extremidade quanto a edema ou exsudação de líquido no local de inserção. Dê atenção especial ao tecido na porção dependente da perna. O extravasamento de líquido da medula óssea pode estar escondido sob a perna. Verifique se há edema em toda a parte inferior da perna quando uma agulha intraóssea da medula óssea estiver na tíbia ou no tornozelo e verifique toda a parte superior da perna quando a agulha intraóssea for inserida no fêmur. Um cateter intraósseo infiltrado pode resultar em síndrome compartimental. Outras complicações, embora raras, incluem fraturas, embolia gordurosa, necrose da pele, osteomielite e celulite (Lewis et al., 2013).

MANUTENÇÃO DO EQUILÍBRIO HÍDRICO

MEDIDA DE INGESTA E ELIMINAÇÃO

A medida precisa dos volumes de ganhos e perdas de líquidos (G&P) é essencial para a avaliação do equilíbrio hídrico. As medições de todas as fontes – incluindo gastrintestinal, parenteral, urina, fezes, vômito, fístulas, aspiração NG, suor e drenagem de feridas – devem ser incluídas na avaliação do equilíbrio hídrico. Embora o médico geralmente indique quando as medições de G&P devem ser registradas, é responsabilidade da enfermagem manter um registro preciso dos valores de certas crianças, incluindo aquelas que estejam em qualquer uma das seguintes situações:

- Recebendo terapia IV
- Cirurgia de grande porte recente
- Medicamentos que incluem terapia com diuréticos ou corticosteroides
- Queimaduras ou lesões térmicas graves
- Doença ou dano renal
- Insuficiência cardíaca congestiva
- Desidratação
- Diabetes melito
- Oligúria
- Dificuldade respiratória
- Doença pulmonar crônica.

Fraldas ou absorventes molhados devem ser cuidadosamente pesados para determinar a quantidade de líquido perdido. Isso inclui fezes líquidas, vômitos e outras perdas. A aplicação de uma bolsa coletora pode ser útil para monitorar a produção de urina em recém-nascidos e lactentes que evacuam a cada micção. O volume de líquido em mililitros é equivalente ao peso do líquido medido em gramas. A densidade urinária como medida da osmolalidade da urina auxilia na avaliação do grau de hidratação.

> **DICAS PARA A ENFERMAGEM** 1 g de peso da fralda molhada = 1 mℓ de urina.

Em lactentes com fralda, pese todas as fraldas secas a ser utilizadas e anote com marcador indelével o peso seco de cada uma; quando houver líquido (urina ou fezes líquidas) na fralda, a quantidade de eliminação pode ser aproximada subtraindo o peso da fralda seca da quantidade pesada da fralda molhada.

As desvantagens do método de cálculo de líquidos com fraldas pesadas incluem (1) incapacidade de diferenciar um tipo de perda de outro devido a mistura, (2) perda de urina ou fezes líquidas por vazamento ou evaporação (especialmente para lactentes sob um aquecedor radiante) e (3) líquido adicional na fralda (tipo descartável superabsorvente) pela absorção da umidade atmosférica (em incubadoras de alta umidade).

Necessidades especiais quando a criança não consegue ingerir líquidos pela boca

Lactentes ou crianças que não conseguem ou não podem ingerir líquidos VO (jejum oral) têm necessidades especiais. Para garantir que não recebam líquidos, um sinal pode ser colocado em algum lugar visível, como sobre o leito ou colado no avental, para alertar os cuidadores e outros profissionais do hospital sobre o status de jejum oral. Para evitar a tentação de beber, não devem ser deixados líquidos à beira do leito. Crianças de mais idade podem tentar conseguir uma bebida furtivamente, por isso os enfermeiros devem observar atentamente crianças em jejum se elas entrarem em banheiros ou outros locais onde não são facilmente observadas.

A higiene oral, parte dos cuidados de rotina, é especialmente importante quando existe restrição ou retenção de líquidos. Para crianças pequenas que não podem escovar os dentes ou enxaguar a boca sem engolir o líquido, a boca e os dentes podem ser limpos e mantidos úmidos passando uma gaze umedecida com soro.

> **DICAS PARA A ENFERMAGEM** Para manter a sensação de umidade na boca quando a criança não tem permissão para beber, ofereça lascas de gelo (se isso for permitido pelo médico) ou borrife a boca da criança com um atomizador. Para atender à necessidade de sucção, os lactentes devem usar uma chupeta segura.

A criança com restrição de líquidos também apresenta um desafio semelhante. Muitas vezes é mais difícil para a criança limitar a ingesta de líquidos do que ficar em jejum, especialmente quando os líquidos intravenosos também são eliminados. Para garantir que ela não beba tudo de uma vez no início do dia, a quantidade diária deve ser calculada e dividida para fornecer líquidos em intervalos regulares, enquanto a criança estiver ativa. Oferecer os líquidos em recipientes pequenos dá a ilusão de porções maiores. Nenhum líquido extra deve ser deixado à beira do leito.

TERAPIA PARENTERAL COM LÍQUIDOS

Local e equipamento

O local selecionado para a infusão por CIP depende da acessibilidade e da conveniência. As evidências mais recentes também apoiam a escolha do local com maior probabilidade de ser mantido pelo tempo necessário (Infusion Nurses Society, 2016). As necessidades de desenvolvimento, cognitivas e de mobilidade da criança devem ser consideradas ao selecionar um local. Idealmente, em crianças maiores, as veias superficiais do antebraço devem ser utilizadas, deixando as mãos livres. Uma criança com mais idade pode ajudar a selecionar o local e, assim, manter certo controle. Para veias nas extremidades, é melhor começar com o local mais distal e evitar a mão dominante da criança, para reduzir a incapacidade temporária criada por ter um cateter IV. Evite colocar CIPs sobre as articulações (punho, fossa antecubital, tornozelo), se possível, pois são áreas de flexão e, portanto, mais propensas a deslocamento acidental, infiltração e flebite (Infusion Nurses Society, 2016). Em recém-nascidos, uma veia superficial da mão, do punho, antebraço, pé ou tornozelo geralmente é mais conveniente e mais facilmente estabilizada (Figura 20.15). As veias do pé devem ser evitadas em crianças que estão aprendendo a andar e naquelas que já deambulam. As veias superficiais do couro cabeludo não têm válvulas, são de fácil acesso e podem ser utilizadas em lactentes até cerca de 9 meses de vida, mas devem ser escolhidas somente após tentativas frustradas em outros locais.

A Infusion Nurses Society (2016) recomenda o uso de dispositivos de localização de veias para auxiliar a colocação de CIPs em lactentes e crianças com acesso venoso difícil. Os dispositivos de localização de veias incluem ultrassom, transiluminadores e tecnologia de luz próxima ao infravermelho. Embora não seja tão preciso quanto o ultrassom, um transiluminador requer mínimos treinamento e experiência para utilização (Bahl, Pandurangadu, Tucker et al., 2016). Pequenas veias que podem não ser visíveis ou palpáveis (especialmente em lactentes e crianças pequenas) geralmente são visualizadas mais facilmente usando um transiluminador. A veia cefálica no antebraço proximal pode ser a veia ideal para a inserção guiada por ultrassom (Takeshita, Nakayama, Nakajima et al., 2015). Como as veias se destacam claramente com a transiluminação, elas parecem mais superficiais do que realmente são. Embora a visualização das veias seja facilitada com a transiluminação, o sucesso da punção venosa não é garantido (Rothbart, Yu, Müller-Lobeck et al., 2015). Alguns dispositivos requerem ajuda para serem mantidos no lugar. Dispositivos comerciais não causam queimaduras em lactentes ou crianças. A prática contínua dessa técnica é necessária para alcance de resultados ideais (Stolz, Cappa, Minckler et al., 2016).

A escolha de uma veia do couro cabeludo pode exigir o corte do cabelo na área ao redor do local para visualizar melhor a veia e fornecer uma superfície mais lisa para estabilizar o cateter e as extensões. Cortar uma parte do cabelo do lactente pode ser perturbador para os pais; portanto, eles devem ser informados sobre o que esperar e ter certeza de que o cabelo voltará a crescer. Remova o mínimo possível diretamente sobre o local de inserção do CIP e instalação da cobertura adesiva. Não descarte o cabelo cortado, pois os pais muitas vezes desejam guardá-lo. Um elástico colocado na cabeça, indo da testa até a região occipital geralmente será suficiente como torniquete, embora possa não ser necessário se a veia estiver visível.

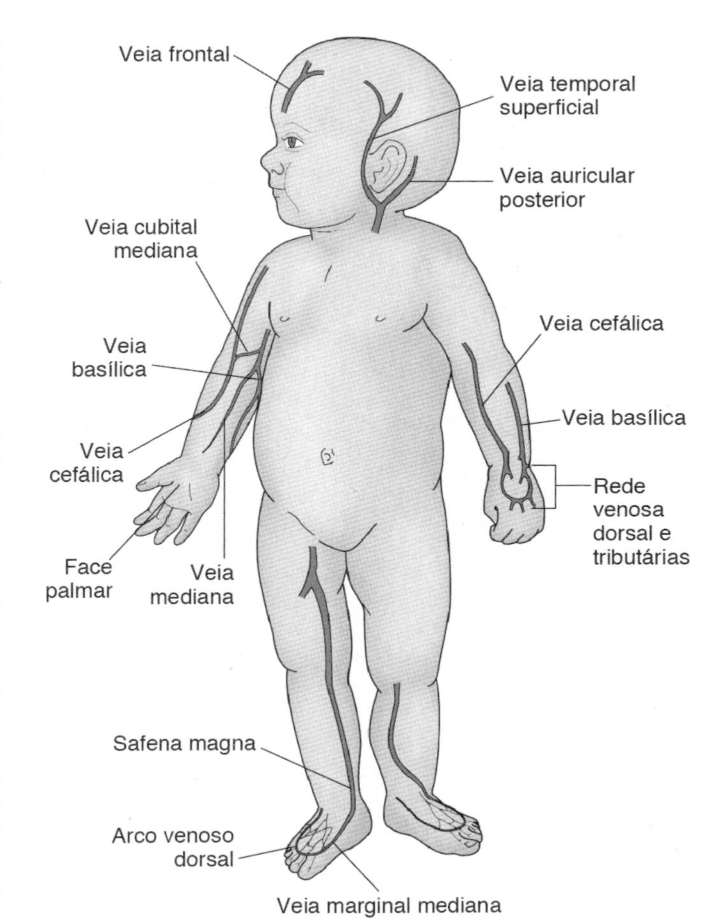

Figura 20.15 Locais preferenciais para acesso venoso em lactentes.

> **DICAS PARA A ENFERMAGEM** Uma tira de fita adesiva deve ser colocada no elástico para ajudar a segurá-lo e, posteriormente, removê-lo da cabeça do lactente. O elástico deve ser cortado para evitar o deslocamento acidental do cateter ao mover o elástico sobre o local de inserção IV. A aba da fita levantará o elástico e permitirá que ele seja cortado. Segure o elástico em dois lugares e corte entre essas áreas para evitar que o elástico arrebente na cabeça.

Para a maioria das infusões IV em crianças, pode ser usado um cateter de calibre 20 a 24 se a terapia durar 6 dias ou menos. Deve ser escolhido o cateter de menor calibre e comprimento mais curto que acomodará a terapia prescrita. O comprimento do cateter pode estar diretamente relacionado com a infecção ou formação de êmbolos; quanto mais curto o cateter, menos complicações. O calibre do cateter deve ser suficiente para manter o fluxo adequado dos fluidos administrados na veia canulada, ao mesmo tempo em que permite fluxo sanguíneo adequado no vaso ao redor das paredes do cateter para promover a hemodiluição adequada do líquido que está sendo infundido.

Determinar o melhor tipo de cateter para o paciente no início da terapia oferece a melhor chance de evitar complicações relacionadas com o cateter. À medida que a duração da terapia aumenta, devem ser exploradas as decisões sobre o tipo de dispositivo de infusão (periférico curto, linha média, PICC ou cateter intravenoso central). Diretrizes como fluxogramas e algoritmos estão disponíveis para auxiliar nessas decisões (Sou, McManus, Mifflin et al., 2017).

ESTABILIZAÇÃO DE UM CATETER INTRAVENOSO PERIFÉRICO

Os cateteres devem ser estabilizados para facilitar o monitoramento e a avaliação do local de acesso, promover a administração do tratamento e evitar danos, deslocamento ou migração do cateter (Infusion Nurses Society, 2016).

Para manter a integridade do cateter IV, é necessária uma proteção adequada do local. O cateter deve ser firmemente estabilizado no local da punção com um curativo transparente e um dispositivo de estabilização comercial (p. ex., StatLock®; Figura 20.16) ou fitas adesivas transparentes antialérgicas. Curativos transparentes são ideais porque o local de inserção pode ser facilmente observado. Um pedaço pequeno de fita adesiva pode ser colocado próximo ao local da punção, 2,5 a 5 cm na superfície cutânea, para evitar cobrir o local de inserção e para que seja possível a detecção precoce de infiltração. O local de inserção do cateter e de 2,5 a 5 cm proximais ao longo da veia devem ser facilmente visíveis para que a área possa ser monitorada quanto a sinais de infiltração, inflamação ou vazamentos.

As diretrizes atuais recomendam o uso mínimo de fita adicional ou métodos de estabilização no local do CIP (Infusion Nurses Society, 2016). O uso de protetores de plástico, improvisados ou comerciais, não é recomendado. Esses dispositivos podem levar ao deslocamento do cateter e causar lesões aos pacientes.

É importante prender com segurança as extensões e os equipos para evitar que lactentes e crianças tenham acesso ao equipo IV e puxem acidentalmente o cateter. A fita que cobre as extensões e os equipos IV não deve impedir a visualização do local de inserção do cateter.

As áreas dos dedos das mãos e dos pés não devem ser cobertas por curativos ou fita adesiva para permitir a avaliação da circulação local. O polegar nunca deve ser imobilizado devido ao perigo de contraturas com limitação do movimento. Uma extremidade nunca deve ser enrolada com fita adesiva, pois isso pode se transformar em um torniquete não intencional se o CIP apresentar infiltração. O uso de gaze em rolo, bandagens elásticas autoaderentes e malhas tubulares não é recomendado, pois pode causar constrição e ocultar sinais de infiltração.

! ALERTA PARA A ENFERMAGEM

Revestimentos opacos devem ser evitados; no entanto, se qualquer tipo de cobertura opaca for usada para estabilizar o cateter IV, o local de inserção e a extremidade distal ao local devem estar visíveis para detectar uma infiltração. Se esses locais não estiverem visíveis, devem ser verificados com frequência para detectar problemas antecipadamente.

Tradicionalmente, placas acolchoadas e talas têm sido usadas para imobilizar parcialmente a articulação mais próxima do local do CIP. Placas acolchoadas, talas e contenções eram adequadas quando agulhas metálicas eram usadas para obtenção de acesso venoso, a fim de evitar que sua ponta afiada perfurasse o vaso, principalmente em uma articulação. Com o uso mais recente de cateteres macios e flexíveis, as placas acolchoadas podem não ser necessárias e apresentam várias desvantagens: cobrem o local de inserção, podem contrair a extremidade, podem escoriar o tecido subjacente e promover infecção, podem causar a contratura de uma articulação, restringir o movimento normal da extremidade e geralmente são desconfortáveis. Nenhuma pesquisa foi realizada para demonstrar o benefício proposto de aumentar o tempo de permanência e manter a permeabilidade do CIP. A estabilização adequada deve eliminar a necessidade de placas acolchoadas na maioria das circunstâncias. Crianças de mais idade que estão alertas e cooperativas geralmente podem ser confiáveis quanto à capacidade de proteger o local.

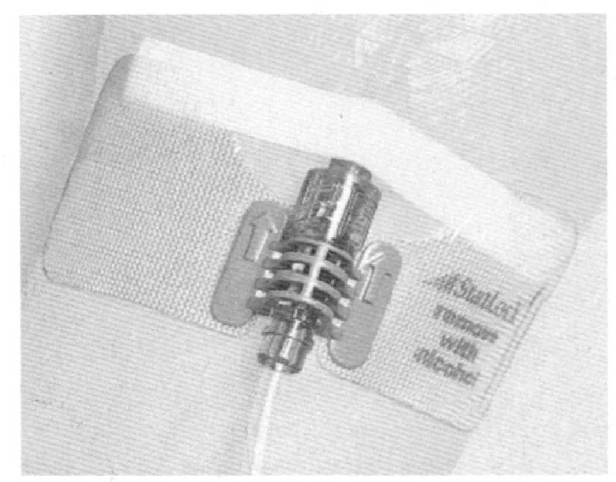

Figura 20.16 Os dispositivos de fixação StatLock® aumentam o tempo de permanência do cateter intravenoso periférico e diminuem a ocorrência de flebite.

CATETERES COM DISPOSITIVO DE SEGURANÇA E SISTEMAS SEM AGULHA

Lesões com agulhas são um sério risco para enfermeiros e outros profissionais de saúde que administram terapia intravenosa a seus pacientes. As tecnologias atuais, incluindo cateteres com dispositivos de segurança e sistemas sem agulha, minimizaram o risco de exposição a patógenos transmitidos pelo sangue resultantes de ferimentos com agulhas. Os cateteres com dispositivo de segurança usam mecanismos de agulha retráteis para evitar lesões perfurocortantes acidentais ao inserir CIPs sobre agulha.

Os sistemas de infusão intravenosa sem agulha são projetados para evitar ferimentos que ocorrem durante a administração de medicamentos de modo intermitente ou em *bolus* por via intravenosa. Os sistemas IV sem agulha contam com conectores que funcionam como tampas. Esses conectores mantêm um sistema fechado até serem ativados pela inserção de uma seringa ou extensões e conectores IV, que abrem o dispositivo e permitem o fluxo de fluidos. Os conectores sem agulha da maioria dos sistemas têm uma válvula mecânica interna que controla o fluxo do líquido através do conector quando as extensões IV ou a seringa são conectadas. Existem três tipos básicos de sistemas sem agulha, com base na maneira como o líquido se desloca dentro do conector. Cada sistema tem seus riscos e benefícios (Hadaway, 2012):

- Sistemas de deslocamento negativo (incluindo extensões de ponta romba para uso com tampas selantes para injeção): o líquido flui diretamente pelo meio do conector (Figura 20.17A); esses sistemas podem permitir o refluxo de sangue pelo cateter intravenoso quando uma seringa ou extensão intravenosa é desconectada, gerando a possibilidade de oclusão do cateter
- Sistemas de deslocamento positivo: a válvula mecânica dentro do conector mantém uma pequena quantidade de líquido IV em um pequeno reservatório separado da via principal; ao desconectar a seringa ou a extensão IV, esse líquido de reserva é liberado automaticamente no compartimento do conector para evitar o refluxo de sangue (ver Figura 20.17B). Essa ação evita a oclusão inadvertida do cateter, mas pode permitir que vestígios de fluídos incompatíveis permaneçam dentro do conector
- Sistemas de deslocamento neutro: a válvula mecânica dentro do conector é projetada para evitar refluxo de sangue, sem a necessidade de um reservatório dentro do conector (ver Figura 20.17C).

Os procedimentos de lavagem e desconexão são diferentes para cada tipo de sistema. Não há como saber que tipo de mecanismo é usado simplesmente observando os conectores. Portanto,

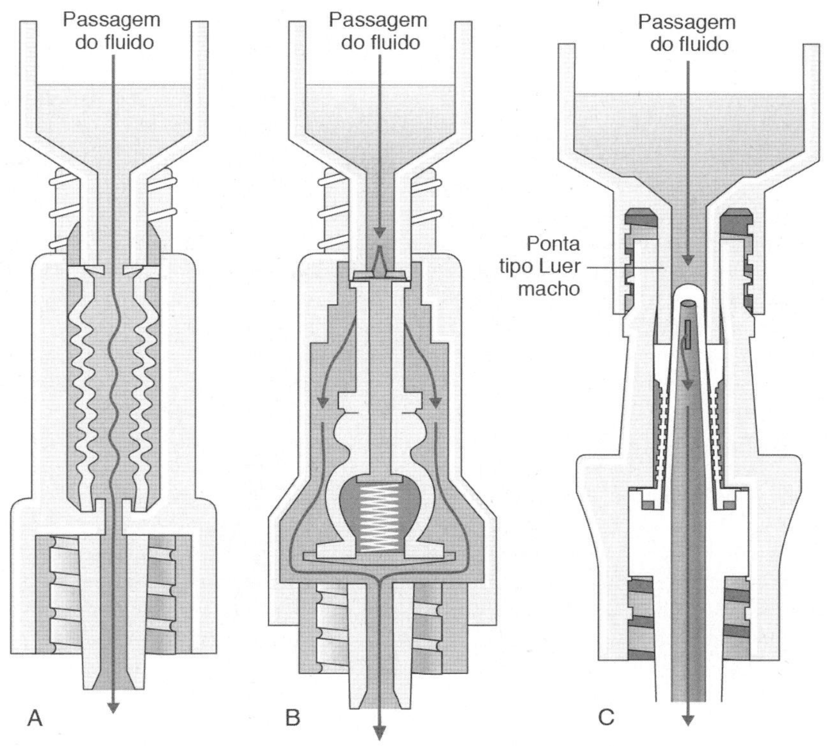

Figura 20.17 Vias para passagem de fluidos com conectores sem agulha. **A.** Deslocamento negativo. **B.** Deslocamento positivo. **C.** Deslocamento neutro. (**A** e **B**, Copyright de Becton, Dickinson e Company. Usado com permissão. **C.** Hadaway, L. [2012]. Needleless connectors for IV catheters. *American Journal of Nursing, 112*[11], 32–44. Cortesia de Lynn Hadaway Associates, Inc.)

o enfermeiro deve compreender a mecânica do sistema em uso na instituição. Alguns dispositivos sem agulha podem ser usados com qualquer extensão, mas outros requerem o uso de um sistema de administração por via intravenosa específico e compatível.

> **! ALERTA PARA A ENFERMAGEM**
>
> Já ocorreram erros nas conexões de extensões que resultaram na morte de pacientes. Muitos sistemas IV sem agulha permitem que outros tipos de extensões, como tubos de pressão arterial e cateteres de oxigênio, sejam conectados e instilem ar diretamente no cateter IV. Antes de conectar ou reconectar as extensões a um paciente, verifique toda a extensão total das conexões e equipos, desde o paciente até frasco reservatório.

Um importante risco potencial dos sistemas sem agulha, principalmente aqueles com válvulas mecânicas, é a possibilidade de contaminação, seja na superfície do conector ou por colonização do mecanismo interno da válvula. A desinfecção do conector sem agulha deve ocorrer antes de conectar qualquer seringa ou extensão IV. Clorexidina, álcool isopropílico a 70% ou produtos combinados são todos agentes aceitáveis para descontaminação, embora o tempo necessário para desinfetar adequadamente as superfícies do conector varie entre os agentes. A desinfecção é um processo em duas etapas: limpar o conector e depois permitir que o agente o seque por um período de tempo apropriado. O tempo envolvido em cada etapa do processo depende do agente utilizado. Os enfermeiros devem seguir rigorosamente o protocolo institucional para desinfetar o *hub* antes de conectar qualquer seringa ou extensão IV. Os conectores de limpeza passiva, impregnados com clorexidina ou álcool isopropílico a 70%, podem ser aplicados em conectores sem agulha quando não estiverem em uso para fornecer desinfecção passiva contínua dos conectores do cateter entre os usos (Moureau & Flynn, 2015).

BOMBAS DE INFUSÃO

Em lactentes e crianças, a maioria das infusões intravenosas é feita por meio de uma bomba de infusão, a fim de administrar com precisão fluidos e medicamentos e minimizar a possibilidade de sobrecarga circulatória. É importante calcular a quantidade a ser infundida em determinado período de tempo, definir a velocidade de infusão e monitorar o equipamento com frequência (pelo menos a cada 1 ou 2 horas) para garantir que seja mantida a taxa desejada; a integridade do sistema e do local de acesso venoso (livre de hiperemia, edema, infiltração ou inflamação) e que a infusão não seja interrompida.

A tecnologia de bomba de infusão inteligente fornece recursos de segurança integrados que podem alertar os enfermeiros quando as configurações estão fora dos parâmetros programados, reduzindo os erros de infusão e aumentando a segurança do paciente. O *software* inteligente dentro da bomba de infusão é pré-programado com informações de dose e velocidade de infusão para medicamentos comumente usados. A bomba de infusão inteligente pode reconhecer informações de medicamentos em seu banco de dados, verificar a dosagem, calcular taxas de infusões, monitorar a pressão da linha e alertar a enfermagem sobre problemas. No entanto, programar a bomba para uma infusão é um processo de várias etapas. O enfermeiro deve ter muito cuidado para garantir que a bomba de infusão esteja devidamente programada, principalmente se a configuração envolver infusões secundárias ou agentes múltiplos (Guiliano, 2018). Programar a bomba de infusão às pressas, ignorar as orientações de uso dos medicamentos ou ignorar alertas substituídos pode resultar em problemas de segurança do paciente ou em erros de medicação. Após a programação da bomba de infusão, o enfermeiro deve realizadas reavaliações periódicas cuidadosas.

MANUTENÇÃO

Os enfermeiros desempenham um papel importante no cuidado e manutenção dos dispositivos intravenosos, tanto os periféricos como os centrais. Os enfermeiros devem estar atentos ao monitoramento e à manutenção da integridade do local de acesso venoso de cada paciente e de todos os dispositivos e equipamentos associados, a fim de evitar danos relacionados com a terapia intravenosa, incluindo infecção, infiltração, flebite e dor. A ocorrência de infecções da corrente sanguínea relacionadas com o cateter é particularmente preocupante devido ao dano adicional que pode causar ao paciente já hospitalizado. Muitas organizações profissionais publicaram diretrizes baseadas em evidências para a prevenção de morbidade relacionada com o uso de terapia intravenosa, especialmente infecções hospitalares. As instituições de saúde também estabelecem diretrizes de cuidados, chamadas de pacotes de intervenções ou *bundles*, com o objetivo de prevenir infecções relacionadas com a terapia intravenosa e outros eventos adversos. Embora a maioria dos pacotes de cuidados seja exclusiva de cada instituição, são sempre baseados em evidências e têm alguns componentes comuns (Hugull, 2017):

- Decisão de inserir ou não um dispositivo
- Seleção do dispositivo considerando, por exemplo, características do paciente, finalidade e duração da terapia
- Adequada higienização das mãos para todos os profissionais
- Antissepsia da pele antes da inserção da agulha ou do cateter
- Técnicas assépticas sem toque para inserção, uso, acesso ao local e ao cateter, bem como para a remoção
- Estabilização e curativo do dispositivo
- Ações para manter a antissepsia durante o uso e o acesso
- Decisões sobre a remoção de CIPs e cateteres de uso intermitente assim que não forem mais necessários
- Monitoramento da integridade do dispositivo e dos efeitos colaterais do uso
- Revisão e devolutiva sobre componentes essenciais de conformidade para profissionais e equipes.

Há evidências crescentes de que os pacotes de cuidados são efetivos na prevenção de infecções, e o enfermeiro deve incorporá-los na prática diária de uma instituição.

COMPLICAÇÕES

Os mesmos cuidados em relação à manutenção da assepsia, prevenção de infecção e observação de infiltração devem ser realizados com pacientes de qualquer idade. No entanto, a infiltração pode ser mais difícil de detectar em recém-nascidos e lactentes do que em adultos. A quantidade maior de gordura subcutânea e a quantidade de fita adesiva usada para estabilizar o cateter muitas vezes mascaram os primeiros sinais de infiltração. Quando o líquido parece estar infundindo muito lentamente ou deixa de fluir, a avaliação habitual para detecção de obstrução dentro do cateter deve incluir outras possibilidades de restrição de fluxo – dobras nas extensões, pinças e válvulas fechadas e a interferência decorrente do posicionamento (p. ex., um cotovelo dobrado). Quando essas ações não detectam o problema, pode ser necessário remover cuidadosamente parte do curativo para obter uma visão clara do local da punção venosa. Áreas dependentes, como as palmas e a parte inferior das extremidades ou a região occipital e atrás das orelhas, devem ser examinadas porque as infiltrações nessas áreas podem não ser facilmente visíveis.

Sempre que possível, a pulseira de identificação hospitalar (ID) não deve ser colocada na mesma extremidade onde está localizado um CIP. Se a pulseira de identificação ficar muito justa, pode agir como um torniquete, impedindo o retorno venoso adequado, resultando em grave comprometimento circulatório. Para verificar o retorno sanguíneo através do cateter, o equipo deve ser pinçado e removido da bomba de infusão, posteriormente a pinça aberta e o frasco colocado abaixo do nível do local de inserção do cateter. Usando essa manobra, geralmente pode ser observado o refluxo de sangue no CIP e nas extensões, se o cateter estiver patente. Um bom retorno de sangue, ou a falta dele, nem sempre é um indicador de infiltração em lactentes pequenos ou em cateteres de menor calibre. A lavagem do cateter e a observação da presença de edema, hiperemia ou estrias ao longo da veia também são métodos apropriados para avaliação da permeabilidade do CIP. Encontrar resistência durante a lavagem ou durante a aspiração para verificar o retorno de sangue pode indicar que que o cateter IV pode ter infiltrado o tecido circundante.

A manutenção da terapia intravenosa em pediatria pode ser difícil devido a fatores mecânicos, como trauma vascular resultante do cateter, local de inserção, tamanho do vaso, fragilidade do vaso, pressão da bomba de infusão, nível de atividade do paciente, habilidade do profissional e técnica de inserção, administração forçada de *bolus* de líquido e infusão de fluídos irritantes ou vesicantes através de um pequeno vaso. Esses fatores aumentam o risco de lesões por infiltração e extravasamento. A **infiltração** é definida como a administração inadvertida de um medicamento ou de uma solução não vesicante no tecido circundante. O **extravasamento** é definido como a administração inadvertida de medicamento ou solução vesicante no tecido circundante (Infusion Nurses Society, 2016). Um **agente vesicante** ou **esclerosante** causa vários graus de dano celular quando mesmo pequenas quantidades escapam para o tecido circundante. Existem diretrizes para determinar a gravidade da lesão tecidual por características de estadiamento, como a quantidade de hiperemia, manchas, tamanho do edema, dor, a qualidade dos pulsos abaixo da infiltração, enchimento capilar e calor ou frio na área (Nickel, 2019).

O tratamento da infiltração ou do extravasamento varia de acordo com o tipo de fluido ou vesicante. Diretrizes que descrevem o manejo de enfermagem para infiltração ou extravasamento, incluindo antídotos que podem ser usados em situações específicas, estão disponíveis na Infusion Nurses Society (Doellman, Hadaway, Bowe-Geddes et al., 2009).

! ALERTA PARA A ENFERMAGEM

Quando for observado extravasamento ou infiltração (os sinais incluem eritema, dor, edema, manchas, estrias na pele ao longo da veia e área escurecida no local de inserção), interrompa imediatamente a infusão, eleve a extremidade, notifique o médico e inicie o tratamento prescrito o mais rápido possível. Remova o cateter intravenoso (IV) quando não for mais necessário (p. ex., após a infusão de um antídoto).

Também pode se desenvolver flebite, uma inflamação da parede do vaso, em crianças que recebem terapia intravenosa. Existem três tipos de flebite: mecânica (causada por velocidade de infusão rápida, manipulação do cateter), química (causada por medicamentos) e bacteriana (causada por patógenos como estafilococos). O sinal inicial de flebite é eritema (hiperemia) no local de inserção. A dor pode ou não estar presente. A incidência de flebite pode ser minimizada pelo uso de antissepsia cuidadosa do local da inserção do CIP, estabilização adequada do cateter no local para minimizar a flebite mecânica, conhecimento de medicamentos propensos a causar flebite, ajuste das taxas de infusão e monitoramento do local para verificar sinais precoces de flebite (Higginson, 2011).

! ALERTA PARA A ENFERMAGEM

O modo mais efetivo de prevenir a infecção de um sítio de inserção de cateter IV é higienizar as mãos entre cada paciente, usar luvas ao inserir um cateter e inspecionar cuidadosamente o local de inserção e a condição física do curativo. A orientação adequada do paciente e da família sobre os sinais e sintomas de uma área infectada pode ajudar a evitar que as infecções passem despercebidas.

RETIRADA DO CATETER INTRAVENOSO PERIFÉRICO

Quando chega a hora de interromper uma infusão intravenosa, muitas crianças ficam angustiadas com a ideia da remoção do cateter. Portanto, precisam receber uma explicação cuidadosa sobre o processo e sugestões para ajudar na remoção. Incentivar as crianças a ajudar a remover o curativo do local fornece a elas uma medida de controle e geralmente estimula sua cooperação. O procedimento consiste em desligar o dispositivo de infusão, fechar os equipos e extensões, remover o curativo, retirar o cateter para fora do vaso na direção oposta à inserção e exercer pressão firme sobre o local. Um curativo seco (faixa adesiva) é colocado sobre o local da inserção. O uso de agentes removedores pode reduzir a dor da remoção da fita, mas a pele deve ser lavada após o uso para evitar irritação. Para remover curativos transparentes, puxe as bordas opostas paralelamente à pele para afrouxar a ligação. O antisséptico para as mãos também pode ser aplicado sobre o curativo transparente para ajudar a soltar o adesivo e permitir que o curativo saia mais facilmente. Inspecione a ponta do cateter após a remoção, para garantir que esteja intacto e que nenhuma parte permanece na veia.

Ao remover a agulha de um cateter totalmente implantado, o reservatório deve ser lavado com 5 mℓ de heparina, 100 unidades/mℓ, antes da remoção da agulha, para garantir a permeabilidade durante o intervalo entre os acessos.

Cateteres centrais não tunelizados podem ser removidos por enfermeiros com treinamento e de acordo com protocolos institucionais. Cateteres tunelizados e totalmente implantados devem ser removidos pela equipe cirúrgica.

! ALERTA PARA A ENFERMAGEM

Para determinar a necessidade de assistência a fim de manter a segurança, considere a idade, o nível de desenvolvimento e o estado neurológico da criança, bem como seu comportamento (como ela responde a tratamentos dolorosos). A remoção manual é o método de escolha. Somente em caso de absoluta necessidade deve-se cortar fitas, com tesoura de curativo, para facilitar a remoção. Antes de cortar a fita:

- Certifique-se de que todos os dedos estejam visíveis
- Remova qualquer barreira que dificulte a visibilidade, como uma capa protetora
- Proteja a pele e os dedos da criança deslizando o(s) próprio(s) dedo(s) entre a fita e a pele do paciente para que a tesoura não os toque
- Corte a fita na face medial (lado do polegar) da extremidade

ADMINISTRAÇÃO POR VIA RETAL

A via retal (VR) para administração de medicamentos é útil quando uma criança é incapaz de tomar medicamentos VO devido a vômitos, comprometimento da motilidade gastrintestinal ou alteração do estado mental. As vantagens da administração VR incluem não ser necessário persuadir a criança a engolir medicamentos de sabor desagradável e a relativa facilidade de acesso durante uma emergência se o paciente estiver inconsciente ou vomitando e não houver acesso venoso. Se o paciente for neutropênico, imunossuprimido ou trombocitopênico, a VR pode ser contraindicada devido ao risco de introdução de bactérias na corrente sanguínea.

Alguns dos medicamentos disponíveis em forma de supositório são paracetamol, ácido acetilsalicílico, sedativos, analgésicos (morfina), antieméticos e laxantes. A absorção pela mucosa retal depende de vários fatores, incluindo a motilidade intestinal, a quantidade de tempo que o fármaco permanece no reto e a quantidade de fezes presentes no momento da administração do fármaco. A dificuldade em usar a VR é que, a menos que o reto esteja vazio no momento da inserção, a absorção do fármaco pode ser retardada, diminuída ou impedida pela presença de fezes. Às vezes, a medicação é evacuada mais tarde, escondida nas fezes.

Ao preparar-se para administrar medicamentos VR, primeiro remova a embalagem do supositório e lubrifique-o com água morna (a glicerina solúvel em água pode afetar a absorção do medicamento). Peça à criança para se deitar de lado com a perna de cima flexionada; alternativamente, ela pode ficar de bruços. Durante o procedimento, forneça distração adequada ao nível de desenvolvimento da criança. Supositórios são tradicionalmente inseridos pelo ápice (extremidade pontiaguda). Contrações reversas ou o gradiente de pressão do canal anal pode ajudar o supositório a deslizar mais para dentro. Usando uma luva, insira o supositório rapidamente, mas com cuidado, no reto, para além dos dois esfíncteres retais. Em seguida, mantenha as nádegas firmemente unidas para aliviar a pressão no esfíncter anal até que o desejo de expelir o supositório passe, o que ocorre dentro de 5 a 10 minutos. Às vezes, a quantidade de medicamento necessária é menor do que a dose disponível. A forma irregular da maioria dos supositórios torna o processo de dividi-los em uma dose desejada difícil, se não arriscado. Se for preciso dividir ao meio, o supositório deve ser cortado longitudinalmente. No entanto, não há garantia de que o fármaco esteja uniformemente disperso por toda a base de glicerina.

Se a medicação for administrada através de um enema de retenção, deve ser usado o mesmo procedimento. A medicação administrada por enema deve ser diluída na menor quantidade de solução possível, para minimizar a probabilidade de ser evacuada.

ADMINISTRAÇÃO ÓPTICA, ÓTICA E NASAL

Existem poucas diferenças na administração de medicamentos para os olhos, ouvidos e nariz entre crianças e adultos. A maior dificuldade é conseguir a cooperação da criança. Crianças de mais idade precisam apenas de uma explicação e orientação. Embora a administração de medicamentos por via óptica, ótica e nasal não seja dolorosa, pode provocar incômodo, que pode ser neutralizado por diversas técnicas.

Para instilar medicação oftalmológica, coloque a criança em decúbito dorsal ou sentada com a cabeça estendida e peça que olhe para cima. Use uma mão para puxar a pálpebra inferior para baixo; a mão que segura o conta-gotas deve repousar sobre a cabeça para que se mova em sincronia com a cabeça da criança, reduzindo a possibilidade de trauma para uma criança muito ativa ou o derramamento da medicação no rosto (Figura 20.18). Quando a pálpebra inferior é puxada para baixo, forma-se um pequeno saco conjuntival; aplique a solução ou pomada nessa área, em vez de diretamente sobre o globo ocular. Se aplicar uma pomada, comece no canto interno e mova para fora. Outra técnica eficaz é puxar a pálpebra inferior para baixo e para fora a fim de formar um formato de taça, onde o medicamento é colocado. Tome cuidado para não tocar a ponta do conta-gotas no globo ocular. Feche suavemente as pálpebras para evitar a exposição do medicamento. Limpe o excesso de medicação do canto interno para fora para evitar a contaminação do olho contralateral.

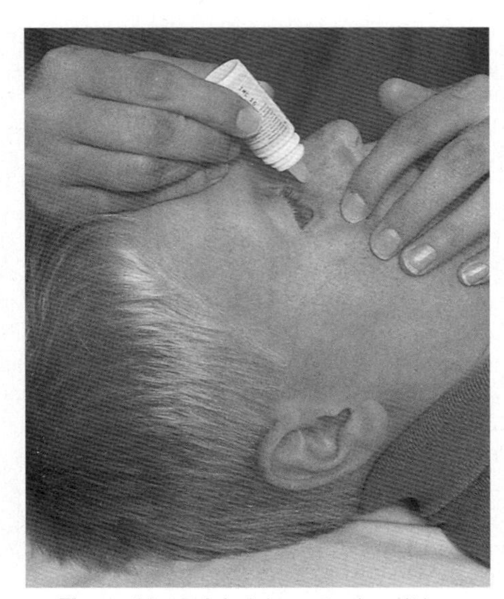

Figura 20.18 Administração de colírios.

DICAS PARA A ENFERMAGEM Para reduzir sensações desagradáveis ao administrar medicamentos:

- **Olhos**: aplique pressão com os dedos sobre o canal lacrimal na face interna da pálpebra por 1 minuto para evitar a drenagem do medicamento para a nasofaringe e o "gosto" desagradável
- **Ouvidos**: antes da instilação, permita que medicamentos refrigerados alcancem a temperatura ambiente
- **Nariz**: posicione a criança com a cabeça hiperestendida para evitar sensações de estrangulamento causadas pelo gotejamento do medicamento na garganta em vez de nas fossas nasais

Instilar colírios em lactentes pode ser difícil porque muitas vezes eles apertam as pálpebras. Uma abordagem recomendada é colocar as gotas no canto nasal, onde as pálpebras se encontram. A medicação se acumula nessa área e, quando a criança abre os olhos, flui para a conjuntiva. Para crianças pequenas, uma brincadeira pode ser útil, como manter os olhos fechados contando até três e depois abri-los, momento em que as gotas são instiladas rapidamente. Pomadas podem ser aplicadas puxando-se suavemente para baixo a pálpebra inferior e colocando a pomada no saco conjuntival inferior.

ALERTA PARA MEDICAMENTO

Se houver prescrição tanto para pomada quanto para colírio, administre as gotas primeiro, espere 3 minutos e, em seguida, aplique a pomada para permitir que cada medicamento possa agir. Sempre que possível, administre pomadas oftálmicas antes de dormir ou na hora da soneca, pois a visão da criança ficará turva temporariamente.

Gotas auriculares devem ser instiladas com a criança em decúbito dorsal ou ventral e a cabeça virada para o lado apropriado. Para evitar a estimulação desconfortável da vertigem, certifique-se de que os medicamentos para os ouvidos estejam à temperatura ambiente antes de instilar. Para crianças menores de 3 anos, o canal auditivo externo deve ser esticado, tracionando-se suavemente o pavilhão para baixo e para trás. O pavilhão auricular deve ser tracionado para cima e para trás em crianças com mais de 3 anos. Para colocar as gotas profundamente no canal auditivo sem contaminar a ponta do conta-gotas, coloque um espéculo auricular descartável no canal e administre as gotas através do espéculo. Posicione o conta-gotas de modo que as gotas caiam contra a lateral do canal auditivo. Após a instilação, a criança deve permanecer deitada sobre o lado não afetado por alguns minutos. A massagem suave na área imediatamente anterior à orelha facilita a entrada das gotas no canal auditivo. O uso de chumaços de algodão evita que a medicação escorra para fora do canal externo. No entanto, devem estar frouxos o suficiente para permitir que qualquer secreção saia do ouvido. Pré-umedecer o algodão com algumas gotas de medicamento evita que a ação de drenagem absorva o medicamento instilado no ouvido.

A via intranasal pode ser usada para administração de esteroides para alívio local de uma inflamação associada à rinossinusite. Essa via também está sendo usada em serviços de emergência e em cuidados paliativos para administração sistêmica de fentanila para dor, midazolam e cetamina para sedação, lorazepam para convulsões e naloxona para superdosagem de drogas (Tucker, Tucker, & Brown, 2018). A via intranasal permite a rápida absorção dos medicamentos pela mucosa nasal, com preparo do paciente bastante indolor e rápido início de ação (Del Pizzo & Callahan, 2014). Os sistemas de administração intranasal incluem gotas nasais (baixo volume, baixa pressão), *sprays* intranasais e atomizadores (baixo volume, alta pressão). As gotas nasais são instiladas da mesma maneira que no paciente adulto. Remova o muco do nariz com um lenço de papel limpo ou com um pano. A sensação desagradável associada ao uso de colírios medicamentosos pode ser atenuada quando se toma o cuidado de posicionar a criança com a cabeça estendida sobre a beirada do leito ou travesseiro (Figura 20.19). Dependendo do tamanho, os lactentes podem ser colocados na posição bola de futebol (ver Figura 20.3B), no braço do enfermeiro com a cabeça estendida e estabilizada entre o corpo e o cotovelo do enfermeiro e os braços e mãos imobilizados pelas mãos do enfermeiro, ou com a cabeça estendida sobre a borda do leito ou travesseiro. Ao administrar um *spray* nasal, o paciente pode estar sentado ou deitado. Insira o dispensador de *spray* nasal na narina, apontando para o topo da orelha para direcionar o medicamento para longe do septo nasal e na direção dos cornetos para acelerar a absorção. Aperte rapidamente o pulverizador da bomba para instilar a medicação. O paciente deve inalar levemente enquanto a medicação está sendo administrada. Se o paciente aspirar, em vez de inalar lentamente, o medicamento vai desviar dos cornetos e acabará na parte detrás da garganta, provavelmente resultando em um gosto ruim e

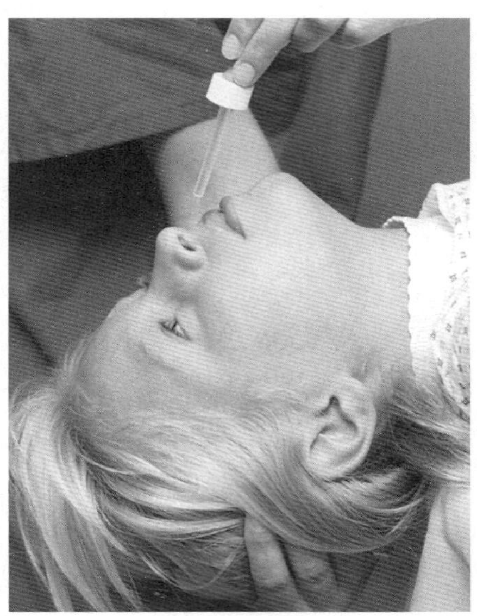

Figura 20.19 Posição adequada para instilar gotas nasais.

absorção mais lenta. Após a instilação das gotas ou *spray*, a criança deve permanecer na posição por 1 minuto para permitir que o medicamento entre em contato com as superfícies nasais. Para a administração de medicação intranasal utilizando-se um atomizador, o paciente pode estar sentado ou deitado. O dispositivo atomizador é acoplado à seringa do medicamento. O volume máximo para administração intranasal é de 1 mℓ por narina (Tucker et al., 2018). O procedimento de administração é semelhante ao do *spray* intranasal.

AEROSSOLTERAPIA

A aerossolterapia pode ser um método eficaz para administrar medicamentos diretamente nas vias aéreas inferiores (traqueia, brônquios, bronquíolos).

Broncodilatadores, esteroides, mucolíticos e antibióticos, suspensos em forma de partículas, podem ser inalados para que a medicação chegue às vias aéreas inferiores. Essa via de administração pode ser útil para evitar os efeitos colaterais sistêmicos de determinados fármacos e para reduzir a quantidade necessária para alcançar o efeito desejado. A terapia com aerossol é particularmente desafiadora para crianças muito jovens, incapazes de cooperar com o controle de frequência e profundidade da respiração. A administração dessa terapia requer habilidade, paciência e criatividade. Como muitas crianças com doenças das vias aéreas, como a asma, usam a inalação regularmente, é importante que as famílias compreendam o plano de cuidados domiciliar, incluindo medicamentos para manutenção e medicamentos de emergência.

ALERTA PARA MEDICAMENTO

Os medicamentos podem ser aerossolizados ou nebulizados com ar ou com gás enriquecido com oxigênio. Os sistemas de oferta incluem o inalador dosimetrado (MDI, *metered-dose inhaler*) e o nebulizador. O MDI é um dispositivo portátil autônomo que permite a administração intermitente de uma quantidade especificada de medicamento. Muitos broncodilatadores estão disponíveis nessa forma e são usados com sucesso por crianças com asma. Um dispositivo espaçador conectado ao MDI pode ajudar na coordenação da respiração e do fornecimento de aerossol. Também permite que as partículas aerossolizadas permaneçam em suspensão por mais tempo. Para administração nebulizada, um nebulizador portátil descarrega uma névoa com medicamento através de um bocal ou de uma pequena máscara de plástico que a criança segura sobre o nariz e a boca. Para evitar a deposição de partículas no nariz e na faringe, a criança é orientada a respirar lenta e profundamente pela boca durante o tratamento. Para uso doméstico, é necessário um compressor de ar para pressionar o ar através do medicamento líquido e formar o aerossol. Unidades compactas e portáteis podem ser obtidas em empresas de equipamentos de saúde.

Os sons e o trabalho respiratório devem ser avaliados antes e após o tratamento. Crianças pequenas que ficam incomodadas com a máscara perto do rosto podem se cansar de lutar contra o procedimento e parecer piores durante e imediatamente após a terapia. Pode ser necessário passar alguns minutos acalmando a criança após o procedimento e permitindo que os sinais vitais retornem à linha basal para avaliar com precisão as alterações nos sons e no esforço respiratório.

ORIENTAÇÃO FAMILIAR E ATENDIMENTO DOMICILIAR

O enfermeiro geralmente assume a responsabilidade de preparar as famílias para administrar os medicamentos em casa. A família deve entender por que a criança está recebendo o medicamento e os efeitos que podem ser esperados, bem como a quantidade, frequência e duração do tratamento a ser administrado. A orientação deve ser passada sem pressa e de maneira descontraída, de preferência em uma área distante de barulho e movimento.

Oriente o cuidador minuciosamente sobre a dosagem correta. Algumas pessoas têm dificuldade para entender a terminologia médica e, apenas porque acenam com a cabeça ou fazem o gesto de que entendem, o enfermeiro não deve presumir que a mensagem está clara. É importante ter certeza de que elas têm dispositivos adequados para medição da dosagem. Se o medicamento tiver um conta-gotas, seringa ou copo plástico, o enfermeiro deve mostrar ou marcar no dispositivo o ponto que indica a dose prescrita e deve também demonstrar como deve ser feito para retirar de um conta-gotas ou seringa, medir e eliminar as bolhas. Para permitir uma oportunidade de demonstrar sua compreensão das habilidades necessárias, os cuidadores devem sempre realizar uma demonstração de retorno antes de voltar para casa. Isso é essencial quando a administração do fármaco tem consequências potencialmente graves por dosagem incorreta, como insulina ou digoxina, ou quando é necessário um método de administração mais complexo, como injeções parenterais. Ao ensinar os pais a aplicarem uma injeção, o enfermeiro deve reservar um tempo adequado tanto para as orientações como para a prática.

Muitas vezes é necessário fazer modificações domiciliares, porque a disponibilidade de equipamentos ou de assistência pode diferir do ambiente hospitalar. Por exemplo, os pais podem precisar de orientação para criar métodos que lhes permitam conter a criança e administrar o medicamento com segurança.

DICAS PARA A ENFERMAGEM Para administrar medicação VO, nasal ou óptica quando apenas uma pessoa estiver disponível para segurar a criança e a criança não puder cooperar, faça o seguinte:

- Coloque a criança em decúbito dorsal sobre uma superfície plana (cama, sofá, chão)
- Sente-se de frente para a criança de modo que a cabeça dela fique entre as coxas do operador e os braços fiquem sob as pernas do operador
- Coloque a parte inferior das pernas sobre as pernas da criança para conter a parte inferior do corpo, se necessário
- Para administrar medicação oral, coloque um pequeno travesseiro sob a cabeça da criança para reduzir o risco de aspiração
- Para administrar medicação nasal, coloque um pequeno travesseiro sob os ombros da criança para ajudar o fluxo de líquido pelas vias nasais

O enfermeiro deve explicar aos pais sobre o horário em que o medicamento deve ser administrado. Por exemplo, quando um medicamento é prescrito em associação com as refeições, o número de refeições que a família está acostumada a comer influencia a quantidade de medicamento que a criança recebe. A família faz refeições duas vezes ou cinco vezes ao dia? Quando um medicamento deve ser administrado várias vezes ao dia, o enfermeiro e os pais podem elaborar um horário que acomode a rotina familiar. Isso é particularmente significativo se um medicamento deve ser administrado em intervalos regulares ao longo de um período de 24 horas. Por exemplo, dizer aos pais que a criança precisa de 5 mℓ de medicamento quatro vezes ao dia está sujeito a interpretações equivocadas, porque os pais podem programar as doses em horários incorretos. Em vez disso, deve ser estabelecido um cronograma com base em intervalos de 6 horas, com o número de dias necessários para a dosagem terapêutica indicada. Também devem ser feitas modificações para acomodar os horários de sono da criança. Todas as prescrições devem ser acompanhadas por orientações por escrito.

DICAS PARA A ENFERMAGEM Se os pais tiverem dificuldades de leitura ou se houver uma barreira linguística, use cores e/ou imagens para transmitir as orientações. Por exemplo, marque cada medicamento com uma cor e coloque a cor apropriada em um calendário ou no desenho de um relógio para identificar quando o medicamento tem que ser administrado. Se for usado um medicamento líquido com uma seringa, marque-a com fita adesiva colorida no local em que o êmbolo precisa estar. Existem vários *sites* e aplicativos que ajudam a criar calendários exclusivos para a medicação dos pacientes.

TÉCNICAS ALTERNATIVAS DE ALIMENTAÇÃO

Algumas crianças são incapazes de se alimentar VO devido a anomalias na garganta, no esôfago ou no intestino; comprometimento da capacidade de deglutição; debilitação grave; desconforto respiratório; ou inconsciência. Essas crianças são frequentemente alimentadas por meio de uma sonda inserida VO ou nasal até o estômago (**gavagem orogástrica** [**OG**] ou **nasogástrica** [**NG**]); duodeno-jejuno (**gavagem enteral**) ou por uma sonda inserida diretamente no estômago (**gastrostomia**) ou no jejuno (**jejunostomia**). Esse tipo de alimentação pode ser intermitente ou por gotejamento contínuo. A resistência à alimentação, um problema que pode resultar de qualquer método de alimentação a longo prazo que evite a boca, é discutido no Capítulo 8. Durante a alimentação por gavagem ou gastrostomia, os lactentes recebem uma chupeta. A sucção não nutritiva apresenta diversas vantagens, como aumento do ganho de peso e diminuição do choro. No entanto, apenas chupetas com *design* seguro podem ser usadas para evitar a possibilidade de aspiração. Usar chupetas improvisadas feitas de bicos de mamadeira não é uma prática segura.

Quando uma criança está recebendo simultaneamente alimentação gastroenteral contínua e terapia parenteral (IV), existe o potencial de administração acidental de uma fórmula enteral pelo sistema circulatório. A possibilidade de erro aumenta quando a solução parenteral é uma emulsão gordurosa, uma substância de aspecto leitoso. As proteções para evitar esse erro potencialmente grave incluem:

- Certificar-se de que a bolsa de alimentação e todas as sondas enterais sejam limpas regularmente, de acordo com as recomendações do fabricante
- Usar conectores enterais específicos que não são compatíveis com Luer Lock ou conexões sem agulha usadas para dispositivos IV (Guenter & Lyman, 2016)
- Usar uma bomba de infusão para alimentação enteral separada, projetada especificamente, montada em um suporte separado para soluções de alimentação contínua
- Usar bolsas de alimentação enteral projetadas especificamente em vez de equipamentos parenterais, como uma bureta, para conter as soluções de alimentação
- Rotular todas as sondas de alimentação enteral com fita ou etiquetas coloridas
- Sempre que forem feitos acessos ou conexões, rastrear a tubulação desde o paciente até a bolsa para garantir que a fonte de extensão correta seja selecionada.

ADMINISTRAÇÃO NASOGÁSTRICA, OROGÁSTRICA E GASTROSTOMIA

Quando uma criança tem uma sonda de alimentação permanente ou uma gastrostomia, os medicamentos orais geralmente são administrados por essa via. Uma vantagem desse método é a capacidade de administrar medicamentos orais 24 horas por dia sem incomodar a criança. A desvantagem é o risco de oclusão ou entupimento da sonda, especialmente ao fornecer soluções viscosas ou incompatíveis através de sondas de alimentação de pequeno calibre. A medida mais importante para prevenir oclusões do sonda enteral é a lavagem adequada antes e após a instilação de qualquer medicamento (ver boxe *Diretrizes para o cuidado de enfermagem*).

Diretrizes para o cuidado de enfermagem

Administração de medicação nasogástrica, orogástrica ou gastrostomia em crianças

Use apenas seringas compatíveis com a sonda de alimentação enteral; evite usar seringas com Luer Locks, projetadas para medicamentos intravenosos (IV).

Confirme com o farmacêutico se o medicamento é adequado para ser administrado por sonda enteral (um medicamento administrado inadequadamente por sonda enteral pode levar à oclusão das sondas, diminuição do efeito do medicamento e aumento da toxicidade) (American Society for Parenteral and Enteral Nutrition, 2017):

- Medicamentos de liberação prolongada e com revestimento entérico não devem ser administrados por sonda enteral, pois podem resultar em superdosagem acidental
- Alguns medicamentos, como cápsulas de suspensão oral de liberação retardada de lansoprazol, ursodiol e laxantes formadores de massa não podem ser administrados por via enteral
- Alguns medicamentos (p. ex., grânulos de esomeprazol) devem ser administrados imediatamente após serem misturados em água porque se deterioram após apenas alguns minutos e não serão efetivos
- Evite medicamentos oleosos (p. ex., tacrolimus) porque tendem a aderir à lateral da sonda
- Alguns medicamentos, como ferro oral, varfarina, fenitoína e digoxina, podem não ser adequadamente absorvidos se administrados por sondas de alimentação jejunal
- Medicamentos com alta osmolalidade podem causar diarreia se administrados por sonda jejunal, se não diluídos adequadamente (European Society of Paediatric Gastroenterology, Hepatology, and Nutrition, 2010). Peça orientação ao farmacêutico.

Use formulações de elixir ou suspensão (em vez de comprimidos) sempre que possível.

Dilua a medicação viscosa ou xarope em uma pequena quantidade de água, se possível.

Se administrar comprimidos, esmague-os até obter um pó fino e dissolva-os em uma pequena quantidade de água. As sondas enterais são facilmente obstruídas por medicação não esmagada ou dissolvida completamente.

Nunca esmague comprimidos ou cápsulas com revestimento entérico ou de liberação prolongada.

A sonda deve ser lavada com água filtrada ou fervida antes e depois de cada medicação.

Não adicione medicação diretamente na bolsa de alimentação enteral.

Para administrar um medicamento por uma sonda nasogástrica (NG) que é usada de forma intermitente (ou seja, pinçada):

- Verifique a colocação correta da sonda NG ou orogástrico (OG) (ver boxe *Evidência e prática*)
- Lave a sonda NG com água limpa antes de administrar a medicação
- Anexe a seringa cheia de medicamento à sonda e administre o medicamento
- Após a medicação, lave a sonda com água filtrada ou fervida, em seguida, remova a seringa do conector e feche a sonda.

(*Continua*)

Diretrizes para o cuidado de enfermagem

Administração de medicação nasogástrica, orogástrica ou gastrostomia em crianças (continuação)

Ao administrar um medicamento por sonda NG com alimentação enteral em infusão contínua:

- Pause a bomba de infusão
- Se a sonda de alimentação tiver uma porta lateral para medicação, use essa porta para administração de medicação e eventuais lavagens; se a sonda não tiver porta de medicação, desconecte a alimentação da sonda NG
- Verifique a colocação correta da sonda NG ou OG (ver boxe *Evidência e prática*)
- Se o medicamento não for compatível com a fórmula enteral, coloque uma seringa cheia de água filtrada ou fervida e lave a sonda NG para remover a fórmula da sonda
- Anexe a seringa cheia de medicamento à sonda e administre o medicamento
- Após a medicação, passe água limpa para lavar a sonda antes de retomar a alimentação enteral contínua.

Para lavar a sonda enteral:

- Sempre lave com água limpa (engarrafada, filtrada ou fervida, dependendo do grau de contaminantes) (American Society for Parenteral and Enteral Nutrition, 2017)
- A quantidade de água depende do comprimento e do calibre da sonda
- Antes de administrar qualquer medicamento, determine a quantidade de água necessária usando uma seringa para encher completamente a sonda NG ou OG não utilizada. A quantidade de solução de lavagem geralmente é 1,5 vez este volume
- Com certas preparações de medicamentos (p. ex., suspensões), pode ser necessário um volume maior de líquido.

Se administrar mais de um medicamento ao mesmo tempo, lave a sonda com água limpa entre cada medicamento.

ALIMENTAÇÃO POR GAVAGEM

Lactentes e crianças podem ser alimentados de forma simples e segura por uma sonda introduzida no estômago através das narinas ou da boca. A sonda pode ser deixada no lugar ou inserida e removida a cada alimentação. Em crianças de mais idade, geralmente é menos traumático prender a sonda firmemente na bochecha entre as mamadas. Para alimentação por sonda enteral de longa duração, a sonda deve ser removida e substituída por uma nova em intervalos regulares, de acordo com a norma do hospital, recomendações do fabricante, pedidos específicos e o tipo de sonda utilizada. A lavagem meticulosa das mãos deve ser praticada durante o procedimento para evitar a contaminação bacteriana, especialmente durante a alimentação contínua.

Preparações

O equipamento necessário para a alimentação por gavagem inclui:

- Uma sonda de alimentação adequada, selecionada de acordo com o tamanho da criança, a viscosidade da solução que está sendo fornecida e a duração prevista do tratamento
- Um recipiente para o líquido a ser administrado; para pequenas quantidades, um cilindro de seringa de 10 a 30 mℓ ou uma seringa Asepto® são satisfatórios; para quantidades maiores, uma seringa de 60 mℓ com ponta de cateter é mais conveniente
- Uma seringa de 10 mℓ para aspirar o conteúdo do estômago após a colocação da sonda
- Lubrificante solúvel em água ou água para lubrificar a sonda; para lactentes, deve ser usada água estéril
- Papel ou fita antialérgica para marcar a sonda e fixá-la na bochecha do lactente ou da criança
- Fita de pH para determinar o posicionamento correto no estômago
- Solução para alimentação.

Nem todas as sondas de alimentação são iguais. As de polietileno e policloreto de vinila perdem sua flexibilidade e precisam ser substituídas com frequência, geralmente a cada 3 ou 4 dias. As sondas de poliuretano e silicone permanecem flexíveis, e por isso podem permanecer no local por até 30 dias. As vantagens das sondas de pequeno calibre incluem redução na incidência de faringite, otite média, aspiração e desconforto. As desvantagens incluem dificuldade durante a inserção (pode exigir uma sonda ou fio-guia de metal), colapso da sonda durante a aspiração do conteúdo gástrico para testar a colocação correta, deslocamento durante tosse forte, migração para fora da posição, torção, oclusão e inadequação para alimentação espessa.

Procedimento

É mais fácil conter os lactentes se eles estiverem envoltos em um cueiro (ver Figura 20.4A). Mesmo lactentes pequenos, com movimentos aleatórios, podem agarrar e deslocar a sonda. Os recém-nascidos prematuros normalmente não precisam de contenção, mas, se for o caso, um pequeno cobertor dobrado sobre o peito e preso sob os ombros geralmente é suficiente. Tenha cuidado para que a respiração não seja comprometida.

Sempre que possível, o recém-nascido deve ser contido e deve ser ofertada sucção não nutritiva durante o procedimento, para associar o conforto do contato físico com a alimentação. Quando isso não for possível, a alimentação por gavagem é realizada com o lactente ou criança deitado em decúbito dorsal ou lateral direito; a cabeça e o tórax devem estar em posição elevada. Alimentar a criança na posição sentada ajuda a manter a sonda na posição mais baixa, aumentando a probabilidade de colocação correta no estômago.

Embora o método mais preciso para testar a localização da sonda seja a radiografia, essa prática nem sempre é possível antes de cada alimentação. Pesquisas indicam que a avaliação à beira do leito da cor e do pH do aspirado gastrintestinal é útil para prever a localização da sonda de alimentação (ver boxe *Evidência e prática*). Se houver dúvidas quanto ao posicionamento correto, consulte o médico. O boxe *Diretrizes para o cuidado de enfermagem* descreve o procedimento para alimentação por gavagem.

A maioria das sondas NG é colocada pelos enfermeiros à beira do leito. O posicionamento adequado da sonda é essencial, e sondas colocadas incorretamente podem resultar em danos significativos ao paciente. A determinação correta do comprimento da sonda é um passo fundamental no procedimento de inserção. Estudos avaliando o comprimento da sonda NG e OG em lactentes e crianças descobriram que os métodos que usam a idade para prever a distância com base na altura representam uma estimativa mais precisa da distância interna até o estômago (Beckstrand, Cirgin Ellett, & McDaniel, 2007; Ellett, Cohen, Perkins et al., 2012), mas os cálculos são complexos e não facilmente acessíveis. Uma medida morfológica conveniente e confiável, o intervalo nariz-orelha-meio trajeto até a cicatriz umbilical (NEMU), aproximou-se da precisão das equações de predição específicas para a idade e é fácil de usar em um ambiente clínico (Ellett et al., 2012) (Figura 20.20A) (ver boxe *Diretrizes para o cuidado de enfermagem*). As pesquisas apoiam as radiografias como padrão-ouro para confirmação do posicionamento da sonda enteral. Métodos adicionais de verificação, e todos podem ser feitos à beira do leito, incluem confirmação visual do aspirado e teste de pH

Evidência e Prática

Confirmação do posicionamento de sonda gástrica em pacientes pediátricos

Faça a pergunta

Pergunta PICOT

Em crianças, como deve ser avaliado o posicionamento correto da sonda nasogástrica (NG) durante a hospitalização?

Procure as evidências

Estratégias de pesquisa

Os critérios de seleção da pesquisa incluíram artigos em língua inglesa, baseados em pesquisas e crianças e adolescentes que necessitaram de colocação de sonda NG. As áreas de pesquisa incluíram métodos de aspiração, ausculta e radiologia, métodos de previsão do comprimento da sonda enteral, métodos baseados na altura relacionada com a idade e com o posicionamento preciso da sonda NG. As pesquisas excluíram recém-nascidos e prematuros.

Bancos de dados consultados

PubMed, Cochrane Collaboration, MDConsult, Joanna Briggs Institute, Agency for Healthcare Research and Quality National Guideline Clearinghouse, TRIP Database Plus, PedsCCM, BestBETS.

Avaliação crítica da evidência

Os estudos compararam vários métodos para avaliar a colocação correta da sonda NG.

Medição precisa do comprimento da sonda nasogástrica

- Crianças de 8 anos e 4 meses ou menos: use a equação baseada na altura relacionada com a idade para previsões de comprimento da sonda
- Crianças com mais de 8 anos e 4 meses, baixa estatura ou quando você não consegue obter a altura exata: use a medida NEMU (nariz-orelha-meio trajeto) até a cicatriz umbilical (Beckstrand, Cirgin Ellett, & McDaniel, 2007)
- O uso do método nariz-orelha-xifoide (NEX) resultou em aumento do risco de sondas mal posicionadas (Irving, Rempel, Lyman et al., 2018)

Radiografias

- Embora a radiografia abdominal forneça a confirmação da localização da sonda enteral, os resultados às vezes podem ser ambíguos. Além disso, esse método não pode ser usado como base de verificação para colocação contínua e frequente devido ao risco de exposição à radiação para a criança (Irving, Lyman, Northington et al., 2014). Métodos alternativos de verificação têm suporte baseado em evidências na literatura (Cincinnati Children's Hospital Medical Center, 2011; Emergency Nurses Association, 2019).

Métodos de verificação não radiológica

- Um pH de 5 ou inferior confirma que a ponta da sonda está na localização gástrica (Ellett, Croffie, Cohen et al., 2005; Gilbertson, Rogers, & Ukoumunne, 2011; Nyqvist, Sorell, & Ewald, 2005; Society of Pediatric Nurses Clinical Practice Committee, Society of Pediatric Nurses Research Committee, & Longo, 2011)
- Um pH maior que 5 não prevê com segurança a localização correta da ponta distal. Isso pode indicar colocação respiratória ou esofágica ou a presença de medicamentos para suprimir a secreção ácida. As médias de pH do aspirado gástrico são estatisticamente significativamente mais baixas em comparação às médias dos aspirados de pH intestinal e respiratório (Ellett et al., 2005; Gilbertson et al., 2011; Society of Pediatric Nurses Clinical Practice Committee et al., 2011)

Inspeção visual do aspirado

- A inspeção visual é menos precisa que o pH para confirmar a colocação. As cores do aspirado são específicas para o local de colocação pretendido. O conteúdo gástrico é claro, esbranquiçado ou castanho e pode estar com manchas de cor marrom se houver sangue. As secreções respiratórias podem ter a mesma aparência. O conteúdo intestinal é frequentemente manchado de bile, amarelo claro a escuro ou marrom esverdeado (Society of Pediatric Nurses Clinical Practice Committee et al., 2011)

Teste enzimático

- O teste de aspiração dos níveis de enzimas para bilirrubina, pepsina e tripsina é altamente preciso, mas limitado à avaliação laboratorial (Ellett et al., 2005)

Monitoramento de dióxido de carbono

- O monitoramento de dióxido de carbono (CO_2) (capnografia ou capnometria colorimétrica) é tão confiável quanto a radiografia para confirmação da colocação gastrintestinal (GI) *versus* respiratória de sondas enterais, mas não pode distinguir entre colocação gástrica e duodenal (Erzincanli, Zaybak e Guler, 2017; Miller, 2013)

Auscultação gástrica

- A ausculta como ferramenta de verificação não é confiável e não deve ser usada sem métodos adicionais (Boeykens, Steeman, & Duysburgh, 2014)
- Embora as evidências mostrem que a ausculta isolada não é um teste confiável, ainda é amplamente utilizada por enfermeiros para avaliação da colocação de sonda enteral (Bourgault, Heath, Hooper et al., 2015; Lyman, Kemper, Northington et al., 2016; Metheny, Stewart, & Mills, 2012; Northington, Lyman, Guenter et al., 2017)
- O uso de métodos de verificação de localização de sonda NG aspirada e não aspirada em combinação aumenta a probabilidade de acerto para 97 a 99%, semelhante ao padrão ouro de radiografia de tórax de 99% (Ellett et al., 2005; Society of Pediatric Nurses Clinical Practice Committee et al., 2011)

Dispositivo eletromagnético

- Um dispositivo de rastreamento eletromagnético demonstrou mais de 94% de precisão em sondas de alimentação enteral em um estudo com adultos e crianças (Powers, Luebbehusen, Aguirre et al., 2018); no entanto, o dispositivo requer treinamento especial e experiência considerável para que seja usado adequadamente (Metheny & Meert, 2017), e não consegue detectar sondas enterais menores que 8 French (Bourgault et al., 2015; Bryant, Phang, &Abrams, 2015)

Aplique a evidência: implicações de enfermagem

Existem **boas evidências** com **fortes recomendações** (Guyatt, Oxman, Vist et al., 2008) de que uma combinação de métodos de verificação para confirmar o posicionamento da sonda NG reduzirá o número necessário de radiografias em crianças (Society of Pediatric Nurses Clinical Practice Committee et al., 2011). Esses métodos incluem teste de pH e inspeção visual do aspirado de pH. Há também boas evidências de que melhorar a precisão da previsão do comprimento da sonda NG antes da inserção aumentará a precisão do posicionamento bem-sucedido da sonda NG. A ausculta é usada em combinação com outros métodos de verificação da sonda NG. É necessária uma investigação adicional de métodos de verificação portáteis, não invasivos e fáceis de usar, incluindo ultrassom e rastreamento eletromagnético (Irving et al., 2018; Powers, Luebbehusen, Spitzer et al., 2011).

Competências de qualidade e segurança: prática baseada em evidência[a]

Conhecimento

Diferencie a opinião clínica das pesquisas e resumos baseados em evidências.

Descreva os vários métodos de verificação para confirmar o posicionamento da sonda NG.

(Continua)

Evidência e Prática

Confirmação do posicionamento de sonda gástrica em pacientes pediátricos (continuação)

Habilidades

Baseie o plano de atendimento individualizado nos valores do paciente, experiência clínica e evidências.

Integre as evidências à prática usando as técnicas para verificação do posicionamento de sonda NG e orogástrica (OG) no atendimento clínico.

Atitudes

Valorize o conceito de prática baseada em evidências como parte integrante da determinação da melhor prática clínica.

Avalie os pontos fortes e fracos das evidências para confirmação do posicionamento da sonda NG.

Referências bibliográficas

Beckstrand, J., Cirgin, Ellett, M, L., & McDaniel, A. (2007). Predicting the internal distance to the stomach for positioning nasogastric and orogastric feeding tubes in children. *Journal of Advanced Nursing, 59*, 274–289.

Boeykens, K., Steeman, E., & Duysburgh, I. (2014). Reliability of pH measurement and the asucultatory method to confirm the position of a nasogastric tube. *International Journal of Nursing Studies, 51*, 1427–1433.

Bourgault, A. M., Heath, J., Hooper, V., Sole, M. L., & Nesmith, E. G. (2015). Methods used by critical care nurses to verify feeding tube placement in clinical practice. *Critical Care Nurse, 35*(1), e1–e7.

Bryant, V., Phang, J., & Abrams, K. (2015). Verifying placement of small-bore feeding tubes: Electromagnetic device images versus abdominal radiographs. *American Journal of Critical Care, 24*, 525–530.

Cincinnati Children's Hospital Medical Center. (2011). Confirmation of nasogastric/orogastric tube (NGT/OGT) placement—BeST evidence statement. Retrieved from https://www.childrensmn.org/departments/webrn/pdf/ng-og-verification-clinical-standard-preview-2015.pdf .

Ellett, M. L., Croffie, J. M., Cohen, M. D., et al. (2005). Gastric tube placement in young children. *Clinical Nursing Research, 14*(3), 238–252.

Emergency Nurses Association. (2019). Clinical practice guideline: Gastric tube placement verification. *Journal of Emergency Nursing, 45*(3) 306.e1–306.e19.

Erzincanli, S., Zaybak, A., & Guler, A. (2017). Investigation of the efficacy of colorimetric capnometry method used to verify the correct placement of the nasogastric tube. *Intensive & Critical Care Nursing, 38*, 46–52.

Gilbertson, H. R., Rogers, E. J., & Ukoumunne, O. C. (2011). Determination of a practical pH cutoff level for reliable confirmation of nasogastric tube placement. *Journal of Parenteral and Enteral Nutrition, 35*(4), 540–544.

Guyatt, G. H., Oxman, A. D., Vist, G. E., et al. (2008). GRADE: An emerging consensus on rating quality of evidence and strength of recommendations. *British Medical Journal, 336*(7650), 924–926.

Irving, S. Y., Lyman, B., Northington, L., et al. (2014). Nasogastric tube placement and verification in children: Review of the current literature. *Critical Care Nurse, 34*(3), 67–78.

Irving, S. Y., Rempel, G., Lyman, B., Sevilla, W. M., Northington, L., & Guenter, P. (2018). Pediatric nasogastric tube placement and verification: Best practice recommendations from the NOVEL project. *Nutrition in Clinical Practice, 33*(6), 921–927.

Lyman, B., Kemper, C., Northington, L., et al. (2016). Use of temporary enteral access devices in hospitalized neonatal and pediatric patients in the United States. *Journal of Parenteral and Enteral Nutrition, 40*(4), 574–580.

Metheny, N. A., & Meert, K. L. (2017). Update on effectiveness of an electromagnetic feeding tube-placement device in detecting respiratory placements. *American Journal of Critical Care, 26*, 157–161.

Metheny, N. A., Stewart, B. J., & Mills, A. C. (2012). Blind insertion of feeding tubes in intensive care units: A national survey. *American Journal of Critical Care, 21*(5) 352–60.

Miller, S. L. (2013). Capnometry vs pH testing in nasogastric tube placement. *Gastrointestinal Nursing, 9*(2), 30.

Northington, L., Lyman, B., Guenter, P., et al. (2017). Current practices in home management of nasogastric tube placement in pediatric patients: A survey of parents and homecare providers. *Journal of Pediatric Nursing, 33*, 46–53.

Nyqvist, K. H., Sorell, A., & Ewald, U. (2005). Litmus tests for verification of feeding tube location in infants: Evaluation of their clinical use. *Journal of Clinical Nursing, 14*(4), 486–495.

Powers, J., Luebbehusen, M., Aguirre, L., et al. (2018). Improved safety and efficacy of small-bore feeding tube confirmation using an electromagnetic placement device. *Nutrition in Clinical Practice, 33*(2), 268–273.

Powers, J., Luebbehusen, M., Spitzer, T., et al. (2011). Verification of an electromagnetic device compared with abdominal radiograph to predict accuracy of feeding tube placement. *Journal of Parenteral and Enteral Nutrition, 35*(4), 535–539.

Society of Pediatric Nurses Clinical Practice Committee, Society of Pediatric Nurses Research Committee, & Longo, M. A. (2011). Best evidence: Nasogastric tube placement verification. *Journal of Pediatric Nursing*, 26(4), 373–376.

[a]Adaptado do *site* da Quality and Safety Education for Nurses, em http://www.qsen.org.

Diretrizes para o cuidado de enfermagem

Alimentação por sonda nasogástrica em crianças

Coloque a criança em decúbito dorsal com a cabeça levemente hiperflexionada ou em posição de cheirar (nariz apontado para o teto).

Meça a sonda quanto ao comprimento aproximado de inserção e marque o ponto com um pequeno pedaço de fita.

Considere o uso de *spray* nasal de lidocaína para anestesiar a narina antes da inserção dada sonda.

Insira uma sonda que tenha sido lubrificada com água estéril ou lubrificante hidrossolúvel através da boca ou de uma das narinas até a marca predeterminada. Como a maioria dos recém-nascidos é eminentemente respiradores nasais, a inserção pela boca causa menos desconforto e ajuda a estimular a sucção. Em lactentes de mais idade e crianças, a sonda é passada pelo nariz e alternada entre as narinas. Uma sonda de longa permanência é quase sempre instalada através do nariz.

- Quando o acesso for pelas narinas, deslize a sonda ao longo da base do nariz e direcione-a para trás, para a região occipital
- Quando o acesso for pela boca, direcione a sonda para a parte posterior da garganta (ver Figura 20.20B)
- Se a criança consegue engolir sob comando, sincronize a passagem da sonda com a deglutição

Confirme a localização (ver boxe *Evidência e prática: confirmação do posicionamento da sonda nasogástrica em pacientes pediátricos*).

Estabilize a sonda fixando-a na bochecha, não na testa, devido a possíveis danos à narina. Para manter o posicionamento correto, meça e registre a quantidade de sonda que se estende do nariz ou da boca até a porta distal quando a sonda é posicionada pela primeira vez. Verifique novamente essa medição antes de cada alimentação.

Aqueça a fórmula à temperatura ambiente. Não leve ao micro-ondas!

Para alimentação em *bolus*: despeje a fórmula no cilindro da seringa conectada à sonda de alimentação. Para iniciar o fluxo, empurre o êmbolo levemente, mas depois remova-o e permita que o líquido flua para o estômago por gravidade. A taxa de fluxo não deve exceder 5 mℓ a cada 5 a 10 minutos em prematuros e recémnascidos muito pequenos e 10 mℓ/min em lactentes maiores e crianças, para evitar náuseas e regurgitação. A taxa é determinada pelo diâmetro da sonda e pela altura do reservatório que contém a alimentação e

(*Continua*)

Diretrizes para o cuidado de enfermagem

Alimentação por sonda nasogástrica em crianças (continuação)

é regulada pelo ajuste da altura da seringa. Uma alimentação normal pode levar de 15 a 30 minutos para ser concluída.

Lave a sonda com água estéril (1 ou 2 mℓ para sondas pequenas de 5 a 15 mℓ ou mais para as grandes) para remover a fórmula, ou ver discussão sobre lavagem para administração de medicamentos através de sondas nasogástricos (NG) no boxe *Diretrizes para o cuidado de enfermagem*, anteriormente neste capítulo.

Tampe ou prenda as sondas para evitar a perda de alimentação.

Se a sonda for removida, primeiro aperte-a firmemente para evitar o escape de líquido à medida que a sonda é retirada. Retire a sonda rapidamente.

Posicione a criança com a cabeça elevada de 30 a 45° ou do lado direito por 30 a 60 minutos, da mesma maneira que após qualquer alimentação infantil, para minimizar a possibilidade de regurgitação e aspiração. Se a condição da criança permitir, faça-a arrotar após a alimentação.

Registre a alimentação, incluindo o tipo e a quantidade de resíduo, o tipo e a quantidade de fórmula e como foi tolerada.

Para a maioria das alimentações infantis, qualquer quantidade de líquido residual aspirado do estômago é reintroduzido, para evitar o desequilíbrio eletrolítico, e a quantidade é subtraída da quantidade prescrita de alimentação. Por exemplo, se a criança receber 30 mℓ e 10 mℓ forem aspirados do estômago antes da alimentação, os 10 mℓ de conteúdo estomacal aspirado são reintroduzidos juntamente com 20 mℓ de alimentação. Também pode ser usado um outro método com crianças. Se o líquido residual for superior a um quarto da última alimentação, retorne o aspirado e verifique novamente em 30 a 60 minutos. Quando o líquido residual for inferior a um quarto da última alimentação, dê a alimentação programada. Se grandes quantidades de líquido aspirado persistirem e a criança precisar de outra alimentação, notifique o médico.

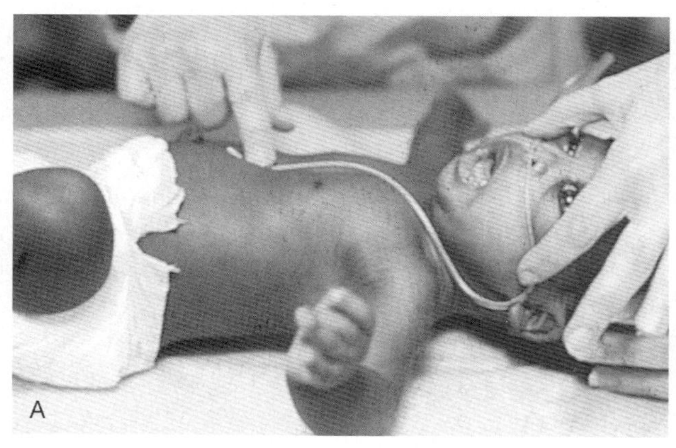

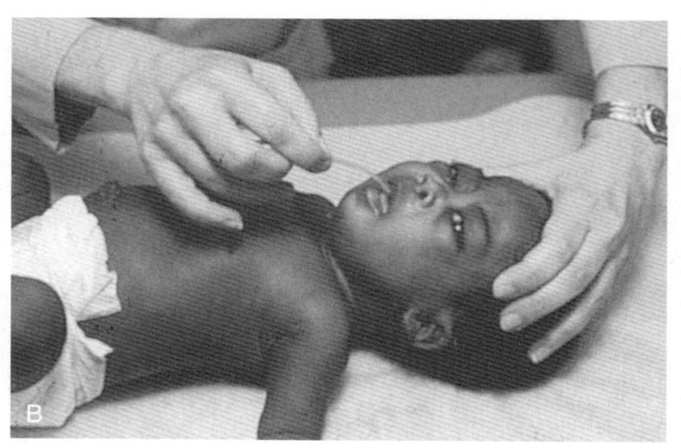

Figura 20.20 Alimentação por gavagem. **A.** Medida da sonda para alimentação orogástrica desde a ponta do nariz até o lóbulo da orelha e até o ponto médio entre a extremidade do apêndice xifoide e a cicatriz umbilical. **B.** Inserção da sonda.

do aspirado. Embora a ausculta ainda seja amplamente utilizada, várias fontes documentaram que não é um método preciso para confirmar a posição da sonda enteral.

DICAS PARA A ENFERMAGEM As sondas de alimentação enteral podem ficar obstruídas por detritos de medicamentos e/ou fórmulas. As diretrizes de melhores práticas visam prevenir oclusões, lavando adequadamente entre os medicamentos e antes e depois da alimentação. No entanto, quando uma sonda de alimentação fica obstruída, pesquisas mostram que a água morna é a melhor escolha para as tentativas iniciais de desobstrução (American Society for Parenteral and Enteral Nutrition, 2017). Se as tentativas iniciais de desobstrução usando água não forem bem-sucedidas, uma solução de enzimas pancreáticas (como Creon®) ou *kits* de desobstrução disponíveis comercialmente são recomendados como uma opção de segunda escolha. Bebidas gaseificadas e suco de *cranberry* não são recomendados porque esses líquidos podem alterar o pH dos resíduos e agravar a oclusão (American Society for Parenteral and Enteral Nutrition, 2017).

ALIMENTAÇÃO POR GASTROSTOMIA

A alimentação por meio de sonda de gastrostomia, ou sonda GTT, é frequentemente usada para crianças em que a passagem de uma sonda pela boca, faringe, esôfago e esfíncter cárdico do estômago (cárdia) é contraindicada ou impossível. Também é usada para evitar a irritação constante de uma sonda NG em crianças que necessitam de alimentação por sonda por um período prolongado. Uma sonda de gastrostomia pode ser colocada com a criança sob anestesia geral ou por via percutânea usando um endoscópio, com o paciente sedado e sob anestesia local (gastrostomia endoscópica percutânea [PEG, do inglês *percutaneous endoscopic gastrostomy*]). A sonda é inserida através da parede abdominal até o estômago, a meio caminho ao longo da curvatura maior, e fixada por uma sutura em bolsa. O estômago é ancorado ao peritônio no local da intervenção. A sonda de gastrostomia é similar a uma sonda de Foley, com ponta de asa ou de cogumelo. Imediatamente após a cirurgia, a sonda pode ser deixada aberta e fixada à drenagem por gravidade por 24 horas ou mais.

O cuidado pós-operatório do local da ferida é direcionado à prevenção de infecção e irritação. Limpe a área com água e sabão, depois seque bem, pelo menos diariamente ou quantas vezes forem necessárias para manter a área livre de secreções. Após a cicatrização, é necessário um cuidado meticuloso para manter a área ao redor da sonda limpa e seca para evitar escoriações e infecções. Tenha cuidado para evitar a tensão excessiva na sonda, isso pode causar alargamento da abertura e subsequente vazamento de suco gástrico altamente irritante. Use pomadas de barreira, como óxido de zinco, e filme de barreira de pele sem álcool para controlar vazamentos; adicione pós absorventes e placas de barreira da pele à base de pectina se houver irritação (Townley, Wincentak, Krog et al., 2018). Prenda a sonda ao abdome usando um estabilizador comercial, espuma de poliuretano ou o método de fita H e deixe um pequeno laço de sonda no local de saída para evitar tensão no local.

Pode crescer tecido de granulação ao redor de um local de gastrostomia (Figura 20.21). Esse tecido avermelhado e úmido não é um sinal de infecção. No entanto, se continuar a crescer, o excesso de umidade pode irritar a pele ao redor. As recomendações para o manejo da hipergranulação incluem o uso de creme de triancinolona (0,5%) três vezes ao dia, aplicação de nitrato de prata, estabilização da sonda e manutenção da área periestomal seca com aplicação de espuma de poliuretano (Fuchs, 2017; Townley et al., 2018). O peróxido de hidrogênio não deve ser usado porque pode ressecar demais o tecido, resultando em danos adicionais.

Para crianças que necessitam de alimentação enteral a longo prazo, um dispositivo de gastrostomia de baixo perfil, no **nível da pele** (p. ex., MIC-KEY, Bard Button), oferece muitas vantagens. Esse dispositivo de silicone pequeno e flexível sobressai ligeiramente do abdome, é esteticamente agradável, proporciona maior conforto e mobilidade à criança, é fácil de cuidar e o paciente pode ser totalmente imerso na água. A válvula unidirecional na extremidade proximal minimiza o refluxo e elimina a necessidade de fixação. No entanto, o dispositivo no nível da pele, ou *button*, requer um local de gastrostomia bem estabelecido e é mais caro que a sonda convencional (Hueschkel, Gottrand, Devarajan et al., 2015). Além disso, a válvula pode ficar obstruída. Em funcionamento, a válvula evita que o ar escape; portanto, a criança pode precisar de esvaziamento de ar com frequência. Alguns dispositivos ao nível da pele requerem uma sonda especial para poder descomprimir o estômago (para verificar resíduos ou liberar o ar). Com alguns dispositivos, durante a alimentação, a criança deve permanecer imóvel, pois a sonda se desconecta facilmente da abertura se a criança se mover. Com outros dispositivos, a extensão da sonda pode ser fixada com segurança à abertura (Figura 20.22). A alimentação é instilada na outra extremidade da sonda de maneira semelhante à de uma gastrostomia regular. A extensão da sonda também pode ter uma porta de medicação separada. Ambas as portas de alimentação e medicação têm plugues conectados.

A oferta de água, fórmula ou alimentos pastosos é realizada da mesma maneira e com a mesma taxa que a alimentação por gavagem. Uma bomba de administração mecânica pode ser usada para regular o volume e a taxa de alimentação. Após a alimentação, o lactente ou criança é posicionado do lado direito ou na posição de Fowler, e a sonda pode ser pinçada ou deixada aberta e suspensa entre os usos, dependendo da condição da criança. Uma sonda clampeada permite maior mobilidade, mas é apropriado apenas se a criança puder tolerar alimentação intermitente

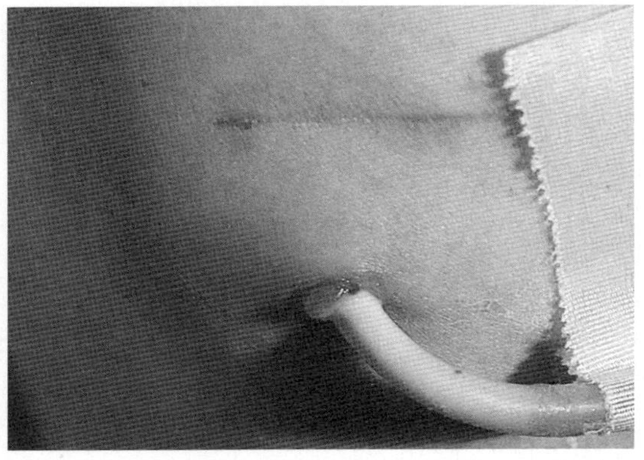

Figura 20.21 Aparência do tecido de granulação saudável ao redor de um estoma.

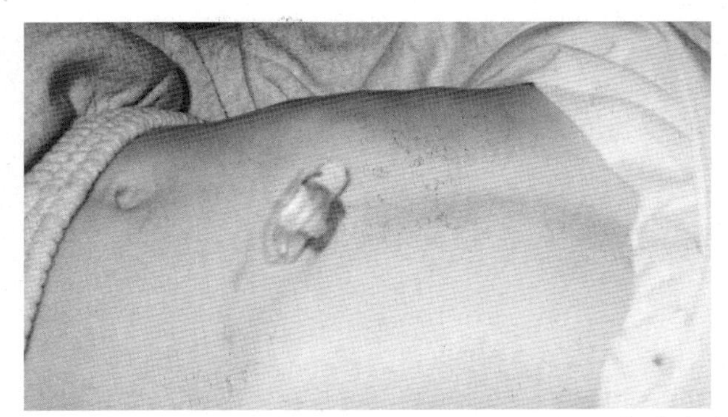

Figura 20.22 Criança com um dispositivo de gastrostomia de baixo perfil (MIC-KEY), que permite a fixação segura da extensão da sonda à abertura da gastrostomia.

sem vômito ou refluxo prolongado de alimentação na sonda. Às vezes, é usada uma sonda em Y para permitir a descompressão simultânea durante a alimentação. Se um cateter de Foley for usado como sonda de gastrostomia, aplique uma tensão muito leve. A sonda deve ser fixada com fita adesiva para manter o balão na abertura da gastrostomia e evitar o vazamento do conteúdo gástrico e a progressão da sonda em direção ao esfíncter pilórico, onde pode obstruir a saída do estômago. Como precaução, o comprimento da sonda deve ser medido no pós-operatório e, em seguida, medido novamente a cada turno para ter certeza de que não se deslocou. O enfermeiro pode fazer uma marca acima do nível da pele para maior garantia. Quando a sonda de gastrostomia não é mais necessária, ela é removida; a abertura da pele geralmente se fecha espontaneamente por contratura.

SONDAS NASODUODENAIS E NASOJEJUNAIS

Crianças com alto risco de regurgitação ou aspiração, como aquelas com gastroparesia, ventilação pulmonar mecânica ou lesões cerebrais, podem exigir a colocação de uma sonda de alimentação pós-pilórica. Um profissional treinado insere a sonda nasoduodenal ou nasojejunal devido ao risco de posicionamento incorreto e potencial de perfuração em sondas que requerem um fio-guia metálico O posicionamento correto deve ser verificado por radiografia. Sondas de pequeno diâmetro podem entupir facilmente. Lave a sonda quando a alimentação for interrompida, antes e após a administração de medicamentos e rotineiramente a cada 4 horas ou conforme orientação do protocolo institucional. A substituição da sonda deve ser considerada mensalmente para garantir a permeabilidade ideal. Alimentações contínuas são fornecidas por uma bomba e infusão mecânica para regular seu volume e taxa. A alimentação em *bolus* é contraindicada. Deve haver suspeita de deslocamento da sonda em crianças que apresentam sinais de intolerância alimentar, como vômito. Nesses casos, interrompa a oferta e notifique o médico. Alguns medicamentos não podem ser administrados por sondas pós-pilóricas porque não serão absorvidos no duodeno ou jejuno.

NUTRIÇÃO PARENTERAL TOTAL

A nutrição parenteral total (NPT) atende às necessidades nutricionais de lactentes e crianças cujas vidas estão ameaçadas porque a alimentação através do trato gastrintestinal é impossível, inadequada ou perigosa.

A terapia por NPT envolve a infusão IV de soluções altamente concentradas de proteínas, glicose e outros nutrientes. A solução é infundida através de cateter IV convencionais, com um filtro especial acoplado para remover partículas ou microrganismos que possam ter contaminado a solução. As soluções altamente concentradas requerem infusão em uma veia central com volume e fluxo suficientes para permitir uma rápida diluição. Os vasos de grande calibre selecionados são a veia cava superior e as veias inominada ou subclávia intratorácica, abordadas pelas veias jugulares externas ou internas. A natureza altamente irritante da glicose concentrada impede o uso das pequenas veias periféricas na maioria dos casos. No entanto, hidrolisados de glicose-proteína diluídos apropriados para infusão em veias periféricas estão sendo usados com frequência cada vez maior. Quando as veias periféricas são usadas, o óleo de soja (Intralipid®) torna-se a principal fonte calórica. Para alimentação a longo prazo, geralmente são utilizados cateteres venosos centrais.

As responsabilidades da enfermagem são as mesmas de qualquer terapia intravenosa e incluem controle de sepse, monitoramento da taxa de infusão e avaliação do paciente. A solução de NPT deve ser preparada sob condições assépticas rigorosas, o que é melhor realizado por farmacêuticos e técnicos especialmente treinados.

Os enfermeiros precisam trocar a NPT, lipídios e equipos com frequência. São necessárias trocas de equipos mais frequentes para NPT e lipídios porque essas soluções podem aumentar o risco de crescimento microbiano. Devem ser usados cuidados de assepsia meticulosa sempre que o cateter for inserido ou alterado. Na maioria das instituições, essa é uma responsabilidade da enfermagem, e o procedimento é realizado de acordo com o protocolo hospitalar.

A infusão de NPT é mantida a uma taxa constante por meio de uma bomba de infusão, para garantir as concentrações adequadas de glicose e aminoácidos. É necessário calcular a taxa com precisão para administrar a quantidade estabelecida em um determinado período de tempo. Como as alterações na taxa de fluxo são relativamente comuns, a infusão deve ser verificada com frequência para garantir uma administração uniforme e contínua. A taxa de infusão de NPT não deve ser aumentada ou diminuída sem que o médico seja informado, pois as alterações podem causar hiperglicemia ou hipoglicemia.

Avaliações gerais, como verificação dos sinais vitais, medida de ganhos e perdas e análise de resultados de exames laboratoriais, facilitam a detecção precoce de infecção ou de desequilíbrio hidreletrolítico. Quantidades adicionais de potássio e cloreto de sódio são frequentemente necessárias na hiperalimentação; portanto, a observação de sinais de déficit ou excesso de potássio ou sódio faz parte dos cuidados de enfermagem. Isso raramente é um problema, exceto em crianças com função renal reduzida ou distúrbios metabólicos. Pode ocorrer hiperglicemia durante os primeiros 2 dias à medida que a criança se adapta à alta carga de glicose da solução de hiperalimentação. Embora a hiperglicemia ocorra com pouca frequência, pode ser necessária a administração de insulina para ajudar o organismo a se ajustar. Quando isso ocorre, as responsabilidades da enfermagem incluem a análise da glicemia. Para prevenir a hipoglicemia quando a hiperalimentação é interrompida, a velocidade de infusão e a quantidade de insulina devem ser diminuídas gradualmente.

ORIENTAÇÃO À FAMÍLIA E ATENDIMENTO DOMICILIAR

Quando há necessidade de alimentação alternativa por um período prolongado, a família precisa aprender a lidar com a criança em regime de alimentação NG, gastrostomia ou NPT. Os mesmos princípios se aplicam da maneira como foi discutido anteriormente neste capítulo para conformidade, especialmente em termos de orientação, e no Capítulo 19 para planejamento de alta e cuidados domiciliares. Planeje bastante tempo para a família aprender e praticar os procedimentos sob supervisão antes de assumir total responsabilidade pelos cuidados da criança. Encaminhe a família para agências comunitárias que fornecem apoio e assistência prática. A Fundação Oley (http://www.oley.org) é uma organização de pesquisa e educação sem fins lucrativos que auxilia pessoas que recebem nutrição enteral e NPT domiciliar.

PROCEDIMENTOS RELACIONADOS COM A ELIMINAÇÃO

ENEMA

Embora não sejam comuns em pediatria, às vezes os enemas são realizados em crianças: como manejo terapêutico para constipação intestinal que não respondeu a outras medidas, para administração de contraste de bário durante a avaliação radiológica do cólon e, ocasionalmente, para redução de uma intussuscepção. O procedimento para administração de enema a um lactente ou criança não difere essencialmente daquele para um adulto, exceto pelo tipo e quantidade de líquido administrado e pela distância de inserção da sonda no reto (Tabela 20.8). Dependendo do volume, use uma seringa com sonda de borracha, um frasco de enema ou uma bolsa de enema.

Em crianças, deve ser usada uma solução isotônica. A água pura não é usada porque, sendo hipotônica, pode causar uma rápida alteração e sobrecarga de líquido. O Fleet® enema (tamanho pediátrico ou adulto) não é recomendado para crianças devido à ação agressiva de seus ingredientes (bifosfato de sódio e fosfato de sódio). Enemas comerciais podem ocasionar efeitos deletérios em pacientes com megacólon e para crianças desidratadas ou azotêmicas. O efeito osmótico do Fleet® enema pode produzir diarreia, que pode levar à acidose metabólica. Outras complicações potenciais são hiperfosfatemia, hipernatremia e hipocalcemia, que podem levar à irritabilidade neuromuscular e coma.

DICAS PARA A ENFERMAGEM Se a solução salina preparada não estiver disponível, o enfermeiro pode prepará-la adicionando 1 colher de chá de sal de cozinha a 500 mℓ de água da torneira.

Como recém-nascidos e lactentes são incapazes de reter a solução após a administração, as nádegas devem ser mantidas aproximadas por um curto período para evitar escape. O enema é administrado e expelido enquanto a criança está deitada com as nádegas sobre a comadre e com a cabeça e as costas apoiadas em travesseiros. Crianças de mais idade normalmente são capazes de reter a solução se entenderem o que fazer e se não for esperado que segurem por muito tempo. O enfermeiro deve manter a comadre próxima, no caso de crianças que deambulam, garantir que o banheiro esteja disponível antes de iniciar o procedimento. Um enema é um procedimento invasivo e, portanto, assustador para crianças em idade pré-escolar; portanto, uma explicação cuidadosa é especialmente importante para aliviar os temores.

Os enemas de continência anterógrada (ECAs) são usados no tratamento de constipação intestinal funcional refratária ou de incontinência fecal. Após a colocação cirúrgica de uma cecostomia (uma ostomia próxima ao ceco, na extremidade proximal do intestino grosso), soluções de enema podem ser administradas através da cecostomia, estimulando o esvaziamento intestinal "de cima para baixo".

Tabela 20.8 Administração de enemas em crianças.

Idade	Quantidade (mℓ)	Distância de inserção (cm)
Lactentes	120 a 240	2,5
2 a 4 anos	240 a 360	5
4 a 10 anos	360 a 480	7,5
11 anos	480 a 720	10

Uma solução de preparo intestinal pré-operatória administrada por via oral ou através de uma sonda NG está sendo cada vez mais usada em substituição aos enemas. A solução de lavagem eletrolítica de polietilenoglicol (GoLYTELY®) lava mecanicamente o intestino sem absorção significativa, evitando possíveis desequilíbrios de líquidos e eletrólitos. NuLYTELY®, uma modificação do GoLYTELY®, tem as mesmas vantagens terapêuticas do GoLYTELY® e foi desenvolvido para melhorar o sabor. Outro catártico oral efetivo é uma solução de citrato de magnésio.

OSTOMIAS

Crianças podem precisar de estomas devido a diferentes problemas de saúde. As causas mais frequentes em lactentes são enterocolite necrosante e ânus imperfurado e, menos frequentemente, doença de Hirschsprung. Em crianças de mais idade, as causas mais frequentes são doença inflamatória intestinal, especialmente doença de Crohn (enterite regional), e ureterotomias para defeitos do ureter distal ou da bexiga.

O cuidado e o manejo das ostomias em crianças de mais idade diferem pouco do cuidado das ostomias em pacientes adultos. A grande ênfase no atendimento pediátrico é preparar a criança para o procedimento e ensinar os cuidados com o estoma à criança e à família. Os princípios básicos de preparo são os mesmos de qualquer procedimento (ver anteriormente neste capítulo). Uma linguagem simples e direta é mais efetiva com o uso de ilustrações e um modelo de réplica (p. ex., desenhando uma criança com um estoma no abdome e explicando como "outra abertura por onde vão sair as fezes [ou qualquer outro termo que a criança use]"). Em outro momento, o enfermeiro pode desenhar uma bolsa sobre a abertura para demonstrar como o conteúdo é coletado. Usar um boneco para demonstrar o processo é uma excelente estratégia de ensino, e estão disponíveis livros especiais sobre o tema.

Crianças com ileostomia recebem imediatamente após a cirurgia um dispositivo para proteger a pele das enzimas proteolíticas presentes nas fezes líquidas. Os recém-nascidos não podem receber bolsa no pós-operatório imediato. Quando a drenagem do estoma é mínima, como é frequentemente o caso em recém-nascidos s pequenos ou prematuros, o curativo de gaze será suficiente. Dê aos pais a opção de cuidar da colostomia com ou sem aparelho. Dispositivos pediátricos estão disponíveis em vários tamanhos, para garantir o ajuste adequado. Existem recursos *online* úteis para pais e filhos por meio de *sites* das principais empresas fornecedoras.

O equipamento de ostomia consiste em um sistema de uma ou duas peças com uma barreira de pele hipoalergênica para manter a integridade da pele em volta do estoma. A bolsa deve ser grande o suficiente para conter uma quantidade moderada de fezes e flatos, mas não tão grande a ponto de sobrecarregar o lactente ou a criança. Um suporte hidrocoloide ajuda a minimizar o risco de ruptura da pele devido à umidade que persiste entre a pele e a bolsa. Evite o uso de clipes e elásticos para prevenir a asfixia em crianças pequenas.

A proteção da pele em torno do estoma é um aspecto importante dos cuidados. Dispositivos bem ajustados são importantes para evitar o vazamento do conteúdo. Antes de fixar o dispositivo, prepare a pele com um selante e espere secar. Em seguida, aplique pasta de estoma ao redor da base ou na parte detrás da placa. O selante e a pasta trabalham juntos para evitar a ruptura da pele.

Em lactentes com colostomia sem bolsa, os cuidados com a pele são semelhantes aos de qualquer criança com fralda. No entanto, proteja a pele em torno do estoma com uma substância de barreira (p. ex., pomada à base de óxido de zinco ou uma mistura de pomada de óxido de zinco e pó de estoma). Uma fralda maior do que a normalmente usada pode ser necessária para que cubra o estoma e absorva as secreções. Se a pele tornar-se inflamada, descoberta ou infectada, os cuidados são semelhantes às intervenções utilizadas para a dermatite das fraldas. Um produto à base de zinco ajuda a proteger a pele saudável, cicatrizar a pele escoriada e minimizar a dor associada à lesão cutânea. O protetor consegue aderir à pele descoberta e úmida. O enfermeiro pode aplicar produtos à base de zinco sobre agentes antifúngicos e antibacterianos tópicos se houver infecção. O filme barreira é um selante cutâneo que não tem base alcoólica e pode ser usado sobre a pele exposta sem arder.

Com crianças pequenas, também é importante evitar que elas retirem a bolsa. Roupas de uma peça impedem que as mãos alcancem a bolsa, e a cintura solta evita qualquer pressão sobre o dispositivo. Manter a criança ocupada com brinquedos durante a troca da bolsa também é útil. À medida que as crianças amadurecem, incentive sua participação nos cuidados com a ostomia. Até mesmo crianças em idade pré-escolar podem ajudar segurando suprimentos, puxando as proteções de papel do dispositivo e ajudando a limpar a área do estoma. O treinamento do banheiro para o controle da bexiga precisa começar no momento apropriado como para qualquer outra criança.

Crianças de mais idade e adolescentes devem eventualmente ter total responsabilidade pelos cuidados com a ostomia, do mesmo modo que fariam com uma função intestinal normal. Na adolescência, surgem as preocupações com a imagem corporal e o impacto da ostomia na intimidade e na sexualidade. O enfermeiro deve enfatizar aos adolescentes que a presença de um estoma não precisa interferir em suas atividades. Esses jovens podem escolher o tipo de dispositivo mais adequado às suas necessidades. As capas de bolsa decoradas e com *design* atraente são bem aceitas pelos adolescentes.

Crianças com polipose adenomatosa familiar podem necessitar de colectomia com reservatório ileoanal para prevenir ou tratar o carcinoma colônico. O cuidado da pele em torno do estoma é particularmente desafiador para essas crianças, devido ao aumento na quantidade de fezes líquidas, aumento das enzimas digestivas que podem causar lesão da pele e o estoma estar no nível da pele em vez de elevado. Cuidados adicionais com essa condição incluem o monitoramento cuidadoso do estado hidreletrolítico e aumento da incidência de obstrução intestinal.

Um enfermeiro especialista em estomaterapia é um membro importante da equipe de saúde que terá sugestões adicionais e dará assistência com informações sobre cuidados com a pele e opções de bolsas de ostomia. O enfermeiro pode obter mais informações entrando em contato com a Wound, Ostomy and Continence Nurses Society.[d]

ORIENTAÇÃO À FAMÍLIA E ATENDIMENTO DOMICILIAR

Como essas crianças quase sempre recebem alta com a colostomia funcionante, o preparo da família no hospital deve começar o mais cedo possível. O enfermeiro deve orientar a família sobre a aplicação do dispositivo (se usado), cuidados com a pele e ações adequadas caso surjam problemas de pele. Se houver evidência precoce de ruptura da pele ou de complicações do estoma (como fezes em forma de fita, diarreia excessiva, sangramento, prolapso ou falha na eliminação de flatos ou fezes) o médico, enfermeiro ou enfermeiro estomaterapeuta deve ser consultado. Os princípios são aplicados da mesma maneira como discutido anteriormente neste capítulo para conformidade, especialmente em termos de educação, e no Capítulo 19 para planejamento de alta e cuidados domiciliares.

[d]http://www.wocn.org.

PROCEDIMENTOS DE MANUTENÇÃO DA FUNÇÃO RESPIRATÓRIA

TERAPIA DE INALAÇÃO

Terapia de oxigênio

O oxigênio é usado em caso de hipoxemia e pode ser administrado por máscara, cânula nasal, tenda facial, capuz, máscara facial ou aparelho de ventilação pulmonar mecânica (VPM). A oxigenoterapia é essencial em muitos casos pediátricos, mas o fornecimento desnecessário de oxigênio pode aumentar o tempo e o custo da hospitalização (Walsh & Smallwood, 2017). O modo de oferta é selecionado com base na concentração necessária e na capacidade da criança de cooperar. A oxigenoterapia é frequentemente administrada no hospital, embora um número crescente de crianças esteja recebendo oxigênio em casa. O oxigênio é seco e, portanto, deve ser umidificado para evitar danos à mucosa e desidratação.

Embora o uso esteja se tornando infrequente, o oxigênio fornecido aos lactentes é bem tolerado com o uso de um **capacete de plástico**. É necessário um fluxo de pelo menos 7 ℓ/min para manter as concentrações de oxigênio e remover o dióxido de carbono exalado. O oxigênio umidificado não deve ser direcionado diretamente no rosto do lactente. Lactentes e crianças de mais idade e cooperativas podem usar uma **cânula nasal** ou **prongas nasais**, que podem fornecer uma concentração de oxigênio de cerca de 50%. A cânula nasal de alto fluxo (2 a 8 ℓ/min para neonatos e 4 a 70 ℓ/min para crianças) pode fornecer uma concentração específica de oxigênio, com taxas de fluxo capazes de atender à demanda inspiratória da criança (Walsh & Smallwood, 2017). A cânula nasal de alto fluxo pode ser usada para evitar uma intubação, após a extubação, em cuidados paliativos e como suporte ventilatório em recém-nascidos de baixo peso. O cuidado com o tamanho, colocação e manutenção das prongas é fundamental para evitar a ruptura da aba nasal.

As **máscaras de oxigênio** estão disponíveis em tamanhos pediátricos, mas podem não ser bem toleradas, porque é necessário um ajuste confortável para garantir o fornecimento adequado de oxigênio. Diversas variações estão disponíveis com taxas de fluxo específicas e concentrações de oxigênio conforme indicado para a necessidade do paciente. As **tendas de oxigênio** (tendas crupe) são raramente utilizadas hoje em dia nos países desenvolvidos. A concentração de oxigênio é difícil de controlar, e a roupa da criança pode ficar saturada com a água da umidificação e causar hipotermia. O oxigênio em funil é ocasionalmente tentado para crianças pequenas incapazes de tolerar um dispositivo de fornecimento de oxigênio aplicado diretamente. No entanto, esse tipo de oxigenoterapia fornece concentrações baixas e frequentemente inconsistentes e deve ser usada apenas para pacientes com necessidades intermitentes de oxigênio ou a curto prazo (Walsh & Smallwood, 2017). Os sistemas de **pressão positiva contínua nas vias aéreas (CPAP,** *continuous positive airway pressure*) fornecem suporte ventilatório mecânico não invasivo por meio de cânula nasal ou de uma variedade de dispositivos de máscara para recém-nascidos e crianças com dificuldade respiratória sem necessidade de intubação de emergência. O CPAP fornece pressão constante e regulada para manter as vias aéreas abertas e evitar a obstrução. O sistema de **pressão positiva nas vias aéreas em dois níveis (BiPAP**, do inglês *bilevel positive airway pressure*) fornece suporte ventilatório semelhante, mas com duas configurações de pressão diferentes para inspiração e expiração. Os sistemas CPAP e BiPAP podem ser usados durante os tratamentos com inalador ou nebulizador (Behnke, Lemyre, Czernik et al., 2019).

A **narcose por dióxido de carbono induzida por oxigênio** é um risco fisiológico da oxigenoterapia que pode ocorrer em pessoas com doença pulmonar crônica, como fibrose cística. Nesses pacientes, o centro respiratório se adaptou aos níveis de pressão arterial de dióxido de carbono ($PaCO_2$) continuamente mais altos e, portanto, a hipoxia se torna o estímulo mais poderoso para a respiração. Quando o nível de pressão arterial de oxigênio (PaO_2) é elevado durante a administração de oxigênio, o impulso hipóxico é removido, causando hipoventilação progressiva e aumento dos níveis de $PaCO_2$, e a criança fica inconsciente rapidamente. A narcose por dióxido de carbono também pode ser induzida pela administração de sedação nesses pacientes.

> **ALERTA PARA MEDICAMENTO**
>
> ***Toxicidade do oxigênio***
>
> A exposição prolongada a altas pressões de oxigênio pode danificar alguns tecidos e funções orgânicas. Os órgãos mais vulneráveis aos efeitos adversos do excesso de oxigenação são as retinas de prematuros extremos e os pulmões de indivíduos de qualquer idade.

> **ALERTA PARA A ENFERMAGEM**
>
> Inspecione todos os brinquedos quanto à segurança e adequação (p. ex., de vinil ou plástico, e não brinquedos de pelúcia, que absorvem umidade e são difíceis de manter secos). O ambiente de alto nível de oxigênio torna qualquer fonte de faíscas (p. ex., brinquedos mecânicos ou elétricos) um risco potencial para incêndio.

Monitoramento da oxigenoterapia

Além do esforço ventilatório e da cor do paciente, a **oximetria de pulso** é um método contínuo e não invasivo de determinar a saturação arterial de oxigênio (SaO_2) para orientar a oxigenoterapia. Um sensor composto por um diodo emissor de luz (LED) e um fotodetector são colocados em lados opostos em torno do pé, mão, dedo do pé ou lóbulo da orelha, com o LED colocado por cima da unha quando os dedos são usados (Figura 20.23). O diodo emite luzes vermelhas e infravermelhas que passam pela pele até o fotodetector. O fotodetector mede a quantidade de cada tipo de luz absorvida pela hemoglobina oxigenada. A hemoglobina saturada com oxigênio (oxi-hemoglobina) absorve mais luz infravermelha do que a hemoglobina não saturada (desoxi-hemoglobina). O fluxo sanguíneo pulsátil é o principal fator fisiológico que influencia a precisão do oxímetro de pulso. Reposicione o sensor pelo menos a cada 4 a 8 horas para evitar necrose por pressão; casos de má perfusão e pele muito sensível podem necessitar de reposicionamento mais frequente.

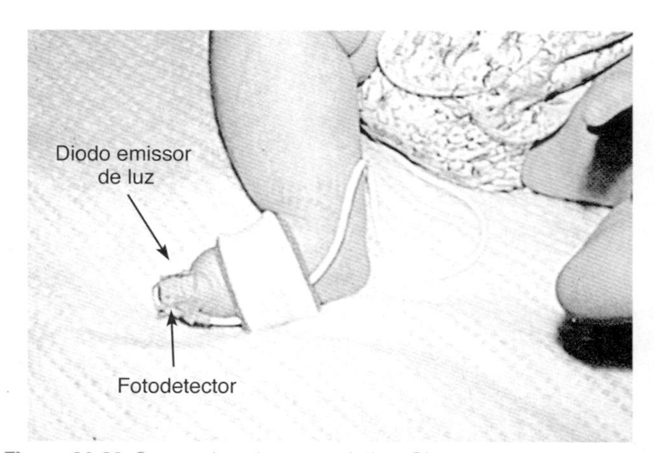

Figura 20.23 Sensor do oxímetro no hálux. Observe que o sensor está posicionado com um diodo emissor de luz (LED) em oposição ao fotodetector. O cabo é fixado ao pé para minimizar o movimento do sensor.

Outro método não invasivo é o **monitoramento transcutâneo (MTC)**, que fornece o acompanhamento contínuo da pressão parcial transcutânea de oxigênio no sangue arterial ($tcPaO_2$) e, com alguns dispositivos, da pressão parcial transcutânea de dióxido de carbono no sangue arterial ($tcPaCO_2$). Um eletrodo é fixado à pele aquecida para facilitar a arterialização dos capilares cutâneos. Como o local do eletrodo deve ser trocado a cada 3 a 4 horas para evitar queimaduras na pele e o equipamento deve ser calibrado a cada troca, o uso do MTC tem diminuído.

A oximetria é insensível à hiperóxia porque a hemoglobina se aproxima da saturação de 100% para todas as leituras de PaO_2 superiores a aproximadamente 100 mmHg, o que é uma situação perigosa para recém-nascidos prematuros com risco de desenvolver retinopatia da prematuridade (ver Capítulo 8). Portanto, os prematuros monitorados com oximetria devem ter seus limites superiores identificados, como 90 a 95%, e deve ser estabelecido um protocolo para diminuir o oxigênio quando as saturações estiverem altas.

> **! ALERTA PARA A ENFERMAGEM**
>
> É importante certificar-se de que os conectores do sensor e o oxímetro são compatíveis. Uma fiação incompatível pode gerar calor considerável na ponta do sensor, causando queimaduras de segundo e terceiro graus. Também pode ocorrer necrose por pressão a partir de sensores presos com muita força. Portanto, inspecione a pele sob o sensor com frequência.

A colocação correta do sensor é essencial para medidas precisas de SaO_2. Como o sensor deve identificar cada batida do pulso para calcular a SaO_2, o movimento do paciente pode interferir na detecção. Alguns dispositivos sincronizam a leitura de SaO_2 com o batimento cardíaco, reduzindo a interferência causada pelo movimento. Os sensores não devem ser colocados nas extremidades usadas para monitoramento da pressão arterial ou com cateteres arteriais de uso contínuo porque o fluxo sanguíneo pulsátil pode ser afetado.

> **DICAS PARA A ENFERMAGEM**
>
> **Lactentes:** posicione o sensor no hálux e o fio na sola do pé (ou use um suporte comercial que fixa com um fecho autoaderente). Coloque uma meia bem ajustada sobre o pé, mas verifique o local com frequência quanto à coloração, temperatura e pulso.
>
> **Crianças:** posicione bem o sensor no dedo indicador e prenda o fio com fita adesiva nas costas da mão.

A luminosidade ambiente das luzes do teto e da fototerapia, bem como o calor de alta intensidade e a luz dos aquecedores radiantes, podem interferir nas leituras. Portanto, o sensor deve ser coberto para bloquear essas fontes de luz. Corantes IV; esmalte verde, roxo ou preto; unhas sintéticas não opacas; e possivelmente a tinta usada para impressão também podem causar medições imprecisas de SaO_2. Os corantes devem ser removidos ou, no caso de unhas de porcelana, uma área diferente deve ser utilizada para o sensor. A cor da pele, a espessura e o edema não afetam as leituras.

As medidas de gases no sangue são indicadores sensíveis de mudança no estado respiratório de pacientes agudamente enfermos. Eles fornecem informações valiosas sobre a função pulmonar, adequação pulmonar e perfusão tecidual. Os níveis de pH, $PaCO_2$, bicarbonato (HCO_3) e PaO_2 podem fornecer informações sobre se a criança está compensando e orientar decisões críticas de tratamento.

MONITORAMENTO DE DIÓXIDO DE CARBONO EXPIRADO

O monitoramento de dióxido de carbono expirado ($ETCO_2$) mede de modo não invasivo o dióxido de carbono exalado. A capnometria fornece um valor numérico e a capnografia fornece um gráfico ao longo do tempo. A capnometria contínua está disponível em muitos monitores fisiológicos de beira do leito, bem como em monitores independentes. O $ETCO_2$ difere da oximetria de pulso por ser mais sensível à mecânica da ventilação do que à oxigenação. Os episódios de hipoxia podem ser prevenidos pela detecção precoce de hipoventilação, apneia ou obstrução das vias aéreas.

Crianças que estão passando por um período de exacerbação da asma, que receberam sedação para um procedimento ou ventiladas mecanicamente podem ter monitoramento de $ETCO_2$. Cânulas de amostragem especiais são usadas para pacientes não intubados, e um pequeno dispositivo é colocado entre a cânula endotraqueal (ET) e circuitos do aparelho de VPM em pacientes intubados. Embora o monitoramento de $ETCO_2$ não substitua a gasometria arterial, pode fornecer informações sobre ventilação de forma contínua e não invasiva. Os valores normais de $ETCO_2$ são de 30 a 43 mmHg, que é ligeiramente inferior aos valores normais da pressão parcial de dióxido de carbono (PCO_2) de 35 a 45 mmHg. Durante a reanimação cardiopulmonar (RCP), valores de $ETCO_2$ consistentemente abaixo de 15 mmHg indicam compressão ineficaz ou ventilação excessiva. As alterações na forma de onda e nos valores numéricos acompanham em poucos segundos as alterações na ventilação e precedem as alterações na frequência respiratória, coloração da pele e valores de oximetria de pulso.

Durante anos, detectores colorimétricos descartáveis de $ETCO_2$ têm sido usados para avaliar a localização da cânula ET. Uma mudança de cor a cada respiração exalada quando há perfusão sistêmica adequada indica que a cânula está nos pulmões. Esses dispositivos não fornecem valores ou representação gráfica, nem a mesma detecção precoce de hipoventilação que os monitores quantitativos contínuos.

Usos adicionais do monitoramento de $ETCO_2$ incluem detecção precoce de depressão respiratória induzida por opioides, eficácia da RCP e gravidade da exacerbação da asma (Siobal, 2016).

Quando houver uma alteração no valor de $ETCO_2$ ou na forma de onda, avalie o paciente rapidamente para verificar a sustentação das vias aéreas, da respiração e da circulação. Pacientes sedados podem apresentar hipoventilação e precisar de estimulação. Pacientes intubados podem precisar de aspiração, podem retirar ou deslocar a cânula ou pode ocorrer falha ou desconexão do equipamento. Pacientes com asma podem apresentar piora na condição. Problemas com o sistema de monitoramento $ETCO_2$ podem incluir torção ou desconexão na linha. Em geral, verifique primeiro o paciente e depois o equipamento.

DRENAGEM BRÔNQUICA (POSTURAL)

A drenagem brônquica é indicada sempre que o excesso de líquido ou muco nos brônquios não estiver sendo removido pela atividade ciliar normal e pela tosse. Posicionar a criança para aproveitar ao máximo a gravidade facilita a remoção de secreções dos lobos pulmonares para as vias aéreas maiores até serem expelidas. A drenagem postural pode ser efetiva em crianças com doença pulmonar crônica caracterizada pela formação de muco espesso, como a fibrose cística.

A drenagem postural deve ser realizada de duas a quatro vezes ao dia e é mais eficiente quando acompanhada por outras terapias respiratórias, como o uso de broncodilatadores ou de medicamentos de nebulização. A drenagem brônquica geralmente é realizada antes das refeições (ou de 1 a 1 hora e meia após as refeições) para minimizar a chance de vômito, e deve ser repetida na hora de dormir. A duração do tratamento depende da condição e tolerância da criança; geralmente dura de 20 a 40 minutos. Várias posições facilitam a drenagem dos principais segmentos pulmonares. Quando a criança está em cada uma dessas posições, o cuidador coloca a mão em concha sobre a parede torácica para fazer uma percussão manual. A criança então é encorajada a tossir com força para mover o muco para cima e para fora dos pulmões (Cystic Fibrosis Foundation, 2012).

FISIOTERAPIA RESPIRATÓRIA

Fisioterapia respiratória geralmente se refere ao uso de drenagem postural em combinação com técnicas adjuvantes que podem aumentar a retirada de muco das vias aéreas. Essas técnicas incluem percussão manual, vibração e compressão do tórax, tosse; expiração forçada e exercícios respiratórios. Dispositivos mecânicos especiais também são usados atualmente para realizar a fisioterapia respiratória (p. ex., percussor do tipo colete). A drenagem postural em combinação com a expiração forçada tem se mostrado benéfica.

As técnicas mais comumente utilizadas em associação com a drenagem postural incluem a tapotagem manual da parede torácica e a percussão com dispositivos mecânicos, como um dispositivo portátil de compressão torácica de alta frequência. O resultado deve ser um som oco, um "pop" e não um som de uma palmada. O procedimento deve ser feito apenas sobre a caixa torácica e deve ser indolor. A tapotagem pode ser realizada com uma máscara circular macia (adaptada para manter o aprisionamento de ar) ou um copo de percussão comercializado especialmente com a finalidade de ajudar a soltar as secreções. A fisioterapia respiratória é contraindicada quando os pacientes apresentam hemorragia pulmonar, embolia pulmonar, doença renal terminal, aumento da pressão intracraniana, osteogênese imperfeita ou reservas cardíacas mínimas. Para aumentar o conforto do paciente durante a fisioterapia respiratória, o paciente deve usar roupas leves, sem zíperes, botões ou alfinetes. A fisioterapia respiratória é um procedimento indolor e o enfermeiro deve remover relógios e anéis para minimizar o desconforto (Cystic Fibrosis Foundation, 2012).

INTUBAÇÃO

A sequência rápida de intubação (SRI) é comumente realizada em pacientes pediátricos e neonatais para induzir uma condição de bloqueio neuromuscular inconsciente, a fim de intubar rapidamente e reduzir complicações (Groth, Acquisto e Khadem, 2018). Atropina, etomidato, midazolam, cetamina, diazepam, propofol e fentanila são comumente usados para induzir sedação, enquanto vecurônio, rocurônio e succinilcolina são usados como agentes paralisantes durante a SRI (Groth et al., 2018; Pallin, Dwyer, Walls et al., 2016).

As indicações para intubação incluem:

- Insuficiência ou parada respiratória, respiração agônica ou ofegante, apneia
- Obstrução das vias aéreas superiores
- Aumento significativo do trabalho respiratório, uso de músculos acessórios
- Potencial para desenvolver obstrução parcial ou completa das vias aéreas – esforço ventilatório sem sons respiratórios, traumatismo da face e lesões inalatórias
- Perda potencial ou real da proteção das vias aéreas, aumento do risco de aspiração
- Necessidade previsível de VPM relacionada com trauma torácico, choque, aumento da pressão intracraniana
- Hipoxemia apesar do oxigênio suplementar
- Ventilação inadequada.

No preparo para a intubação, a criança deve ser pré-oxigenada com oxigênio a 100% usando bolsa e máscara de tamanho apropriado. Historicamente, cânulas endotraqueais (ET) sem balão eram usadas em crianças pequenas para evitar o risco de estridor pós-intubação e lesão da mucosa traqueal. No entanto, a literatura atual sugere que não há diferença significativa no estridor pós-intubação, dano potencial da mucosa da traqueia, duração da intubação e necessidade de reintubação entre cânulas ET sem balão e com balão (Shi, Xiao, Xiong et al., 2016). O ar ou gás entregue diretamente na traqueia deve ser umidificado. Durante a intubação, o ritmo cardíaco, a frequência cardíaca e a saturação de oxigênio devem ser monitorados continuamente com tons audíveis. A videolaringoscopia é uma técnica cada vez mais utilizada que pode ajudar o profissional de saúde a visualizar com precisão as vias aéreas e está associada a um maior sucesso na primeira tentativa (Pallin et al., 2016). O posicionamento da cânula ET deve ser verificado por pelo menos um sinal clínico e pelo menos uma tecnologia de confirmação:

- Visualização de expansão torácica bilateral
- Ausculta sobre o epigástrio (os sons respiratórios não devem ser ouvidos) e os campos pulmonares bilateralmente na região axilar (os sons respiratórios devem ser uniformes e adequados)
- Mudança de cor no detector de $ETCO_2$ durante a expiração após pelo menos três a seis respirações ou verificação de forma de onda/valor com capnografia contínua
- Radiografia de tórax.

Aplique uma barreira protetora da pele e prenda a cânula ET com fita adesiva ou um dispositivo de fixação. Uma sonda NG é normalmente inserida após a intubação.

VENTILAÇÃO PULMONAR MECÂNICA

A intubação com cânula ET pode ser realizada pela via nasal (nasotraqueal), oral (orotraqueal) ou traqueal direta (traqueostomia). Embora a colocação seja mais difícil e pouco praticada, a intubação nasotraqueal é preferível à intubação orotraqueal porque facilita a higiene oral e proporciona uma fixação mais estável, o que reduz a complicação de uma erosão traqueal e o perigo de extubação acidental.

A avaliação básica contínua do paciente ventilado mecanicamente inclui a observação da subida e descida do tórax quanto à simetria, sons respiratórios bilaterais uniformes ou inalterados em relação à última avaliação, nível de consciência, enchimento capilar, cor da pele e sinais vitais. Uma frequência cardíaca muito rápida ou muito lenta é uma possível indicação de hipoxemia, vazamento de ar ou baixo débito cardíaco. A oximetria de pulso e o monitoramento de $ETCO_2$ também fazem parte da rotina, juntamente com a gasometria arterial periódica. Se ocorrer deterioração súbita de um paciente intubado, a American Heart Association recomenda considerar as seguintes etiologias:

- DOPE (de Caen et al., 2015)
  - Deslocamento: a cânula não está na traqueia ou se moveu para um brônquio (ramo direito mais comum)
  - Obstrução: presença de secreções ou torção da cânula
  - Pneumotórax: trauma torácico, barotrauma ou doença pulmonar não complacente
  - Equipamento: verifique o funcionamento da fonte de oxigênio, da bolsa Ambu e do aparelho de VPM
- Verifique o posicionamento novamente durante cada transporte e quando o paciente for transferido de um leito para outro.

Para manter a integridade da pele no paciente ventilado mecanicamente, reposicione-o pelo menos a cada 2 horas, conforme a tolerância. Aplique uma barreira hidrocoloide para proteger a face. Coloque almofadas de gel sob os pontos de pressão, como a região occipital, calcanhares, cotovelos e ombros. Não permita sondas, cateteres, fios ou dobras na roupa de cama sob o paciente. Forneça cuidados meticulosos com a pele.

Forneça analgesia e sedação quando necessário. Use um sistema de comunicação com o paciente que inclua usar placas de sinalização, apontar ou abrir e fechar os olhos. Para manter a segurança, use contenções macias, se necessário, para manter uma via respiratória crítica.

A pneumonia associada à ventilação pulmonar mecânica é uma complicação que pode ser prevenida por meio de higienização meticulosa das mãos, uso de luvas para manusear secreções respiratórias ou objetos contaminados, uso de sistemas de aspiração fechados, cuidados bucais de rotina, elevação da cabeceira do leito entre 30 e 45° (a menos que seja contraindicado) e descontinuar a VPM o mais rápido possível (Centers for Disease Control and Prevention, 2019). A nutrição enteral é frequentemente fornecida para diminuir o risco de translocação bacteriana. Avalie rotineiramente a motilidade intestinal do paciente (p. ex., auscultando os sons intestinais e medindo o volume gástrico residual ou a circunferência abdominal) e ajuste a taxa e o volume da alimentação enteral para evitar regurgitação. Em pacientes de alto risco (com reflexo do engasgo diminuído, esvaziamento gástrico retardado, refluxo gastresofágico, broncospasmo grave), são frequentemente usadas sondas de alimentação póspilóricos (duodenal ou jejunal). Para evitar a aspiração de secreções acumuladas, aspire a hipofaringe antes de aspirar a cânula ET, antes de reposicionar a cânula ET e antes de reposicionar o paciente. Evite que o os circuitos do aparelho de VPM se condensem e entrem na cânula ET ou nos nebulizadores em linha.

Avalie diariamente se o paciente está pronto para ser extubado. As indicações de que uma criança está pronta incluem melhora na condição subjacente, estabilidade hemodinâmica e suporte mecânico não sendo mais necessário. Avalie o nível de consciência e a capacidade de manter a patência das vias aéreas mobilizando as secreções pulmonares por meio da tosse. Mantenha o paciente em jejum 4 horas antes da extubação. Após a extubação, monitore o desconforto respiratório, que pode se desenvolver em minutos ou horas. Os sinais de desconforto respiratório pós-intubação incluem estridor, rouquidão, aumento do trabalho ventilatório, instabilidade dos sinais vitais e queda da saturação.

Traqueostomia

A traqueostomia é uma abertura cirúrgica na traqueia; o procedimento pode ser feito em caráter de urgência ou de maneira eletiva, podendo ser associado à VPM. As indicações para a colocação de traqueostomia incluem obstrução ou anomalias das vias aéreas superiores, necessidade crônica de suporte ventilatório, impulso ventilatório anormal ou condições neuromusculares que afetam a ventilação (Watters, 2017). As cânulas de traqueostomia pediátrica geralmente são confeccionadas em plástico ou Silastic™ (Figura 20.24). Os tipos mais comuns são as cânulas Bivona®, Shiley®, Tracoe®, Arcadia® e Hollinger®. Essas cânulas são projetadas com um ângulo mais agudo do que as cânulas para adultos e o material amolece à temperatura corporal, adaptando-se aos contornos da traqueia. Como esses materiais resistem à formação de secreções respiratórias com crostas, eles não têm cânula interna.

Crianças submetidas a traqueostomia devem ser cuidadosamente monitoradas quanto a complicações, como hemorragia, edema, aspiração, extubação acidental, obstrução da cânula, infecções pulmonares, ruptura da pele e entrada de ar livre na cavidade pleural. Os focos do cuidado de enfermagem são manter a patência das vias aéreas, facilitar a remoção de secreções pulmonares, fornecer ar ou oxigênio umidificados, limpar o estoma, monitorar a capacidade de deglutição da criança e ensinar ao mesmo tempo em que previne complicações.

Como a criança pode ser incapaz de sinalizar por socorro, a observação direta e o uso de monitores respiratórios e cardíacos são essenciais no pós-operatório imediato. As avaliações respiratórias incluem os sons respiratórios e trabalho ventilatório, sinais vitais, tensão nas fitas de fixação da traqueostomia, avaliação da pele ao redor do dispositivo e o tipo e a quantidade de secreções. Grandes quantidades de secreções sanguinolentas são incomuns e devem ser consideradas um sinal de hemorragia. O médico deve ser notificado imediatamente.

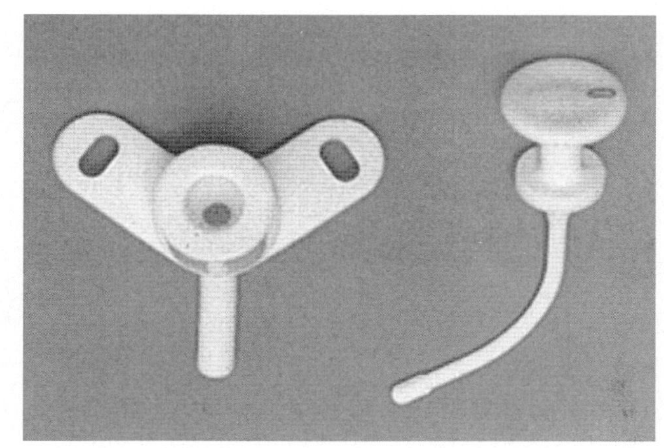

Figura 20.24 Cânula de traqueostomia pediátrica Silastic™ e obturador.

A criança deve ser posicionada com a cabeceira do leito elevada ou na posição mais confortável para ela com a campainha de chamada facilmente acessível. Devem ser mantidos à beira do leito sondas de aspiração, fonte de sucção, oxigênio, máscara com válvula de bolsa, luvas, lubrificante à base de água, gaze estéril para limpeza de secreções, tesoura, uma cânula de traqueostomia extra do mesmo tamanho com as fitas já fixadas, outra cânula de traqueostomia de tamanho menor e o obturador. Deve ser fornecida uma fonte de umidificação, porque as funções normais de umidificação e filtragem das vias aéreas foram suprimidas. Os líquidos intravenosos garantem a hidratação adequada até que a criança seja capaz de receber quantidades suficientes de líquidos.

Aspiração

A via respiratória deve permanecer patente e pode exigir aspiração frequente para remover tampões de muco e o excesso de secreções. A pressão de vácuo adequada e o tamanho da sonda de aspiração são importantes para evitar danos aos tecidos, atelectasias e para reduzir a hipoxia resultante do procedimento de sucção. A pressão de vácuo deve variar de 60 a 80 mmHg para recém-nascidos, de 80 a 100 mmHg para lactentes e crianças e de 80 a 120 mmHg para adolescentes (Boroughs & Dougherty, 2015). A menos que as secreções sejam espessas e viscosas, recomenda-se a faixa mais baixa de pressão negativa. As sondas de aspiração traqueal estão disponíveis em vários tamanhos. A sonda selecionada deve ter o maior diâmetro possível para que seja acomodada dentro da cânula de traqueostomia. A sonda deve ter vários orifícios em sua extremidade distal para aumentar a remoção de secreção. Historicamente, a aplicação de aspiração apenas ao remover a sonda cobrindo o portal com o polegar era a recomendação padrão (Figura 20.25). No entanto, um estudo descobriu que a aplicação de aspiração durante a inserção e remoção da sonda resultou em menor produção de secreções nos 90 minutos seguintes, quando comparados a pacientes aspirados pelo método tradicional (McClean, 2012). A sonda deve ser inserida até o fim da cânula de traqueostomia. A duração da aspiração não deve ultrapassar 5 segundos. Torcer ou girar a sonda entre os dedos e o polegar, em vez da introdução central, pode ajudar na remoção de secreções (Boroughs & Dougherty, 2015). A prática de instilar soro fisiológico estéril na cânula de traqueostomia antes da aspiração não é apoiada por pesquisas e não é mais recomendada (ver boxe *Evidência e prática*).

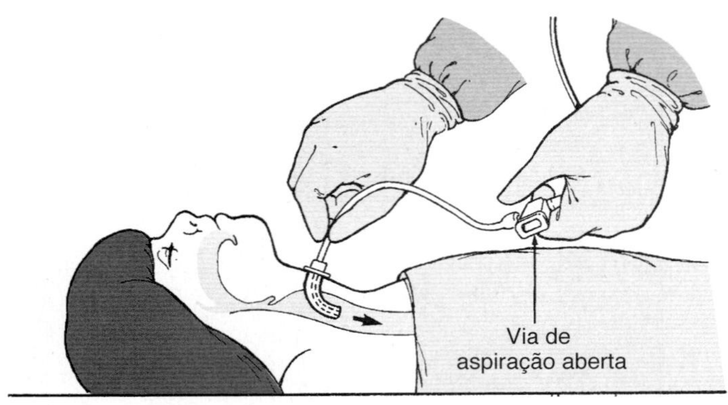

Figura 20.25 Inserção de sonda de aspiração de traqueostomia. Observe que a sonda é inserida até o fim da cânula de traqueostomia.

Evidência e Prática

Instilação de soro fisiológico antes de uma aspiração endotraqueal ou traqueostomia: útil ou prejudicial?

Faça a pergunta

Pergunta PICOT

Em crianças intubadas e com traqueostomia, a instilação de soro fisiológico (SF) antes da aspiração ajuda ou prejudica?

Procure as evidências

Estratégias de pesquisa

Foi pesquisada toda a literatura em língua inglesa de 1980 a 2013.

Bancos de dados consultados

PubMed, Cochrane Collaboration, MDConsult, BestBETs, PedsCCM.

Analise criticamente as evidências

Existe **evidência moderada** com **forte recomendação** (Balshem, Helfand, Schunemann et al., 2011).

- A instilação de SF antes da aspiração da cânula endotraqueal (ET) tem sido usada há anos para ajudar a soltar e diluir as secreções, lubrificar a sonda de aspiração e promover a tosse. Nos últimos anos, os possíveis efeitos adversos desse procedimento têm sido explorados. Estudos em adultos encontraram diminuição da saturação de oxigênio, aumento da frequência de pneumonia nosocomial e aumento da pressão intracraniana após a instilação de SF antes da aspiração (Ackerman, 1993; Ackerman & Gugerty, 1990; Bostick & Wendelgass, 1987; Hagler & Traver, 1994; Kinlock, 1999; O'Neal, Grap, Thompson et al., 2001; Reynolds, Hoffman, Schlichtig et al., 1990)
- Duas das primeiras pesquisas avaliando o efeito da instilação de SF antes da aspiração em neonatos não encontraram efeitos deletérios. Shorten, Byrne e Jones (1991) não encontraram diferenças significativas na oxigenação, frequência cardíaca ou pressão arterial antes ou após a aspiração em um grupo de 27 neonatos intubados
- Em um segundo estudo com 9 neonatos atuando como seus próprios controles, nenhum efeito adverso na mecânica pulmonar foi encontrado após a instilação e aspiração de SF (Beeram & Dhanireddy, 1992)
- Um estudo que avaliou os efeitos da instilação de SF antes da aspiração em crianças encontrou resultados semelhantes aos dos estudos em adultos publicados anteriormente. Ridling, Martin e Bratton (2003) avaliaram os efeitos da instilação de SF antes da aspiração em um grupo de 24 crianças criticamente enfermas, com idades entre 10 semanas e 14 anos (nível 1 de evidência). Foram analisados 104 episódios de aspiração. As crianças experimentaram queda da saturação de oxigênio significativamente maior após a aspiração com instilação de SF. Sedigheh e Hossein (2011) também descobriram que a instilação de SF antes da aspiração pode causar um efeito adverso na saturação de oxigênio. Outro estudo de Zahran e Abd El-Razik (2011) encontrou aumento significativo do dióxido de carbono arterial ($PaCO_2$) após a aspiração e redução da tensão de oxigênio e da saturação arterial de oxigênio (SaO_2) 5 minutos após a aspiração. Os autores recomendam orientar os profissionais para evitar o uso de soro para liquefazer as secreções antes da aspiração e recomendam hidratação e umidificação adequadas, bem como o uso de mucolíticos
- A American Thoracic Society afirma que o uso rotineiro de SF não é recomendado e que a umidificação adequada deve ser mantida (Sherman, Davis, Albamonte-Petrick et al., 2000)
- Gardner e Shirland (2009) avaliaram 10 estudos sobre os efeitos da instilação de SF em neonatos intubados e concluíram que as evidências não suportam a instilação rotineira; no entanto, as evidências indicando efeitos adversos da instilação de SF é abundante. Morrow e Argent (2008) sugerem que, apesar das evidências contraindicando o uso de soro fisiológico para aspiração em adultos, faltam evidências para a população pediátrica. Eles concluem, no entanto, que o SF não deve ser usado rotineiramente para aspirar lactentes e crianças
- Wang et al. (2017) avaliaram cinco estudos sobre os efeitos da instilação de SF antes da aspiração em 337 pacientes pediátricos intubados na unidade de terapia intensiva. As saturações de oxigênio permaneceram significativamente maiores nos grupos sem instilação de SF, enquanto a pressão arterial e a frequência cardíaca não variaram significativamente. No geral, os autores concluem que não há benefício em instilar SF antes da aspiração de pacientes pediátricos

Aplique a evidência: implicações de enfermagem

As pesquisas sustentam que os efeitos adversos da instilação de SF antes da aspiração em crianças são semelhantes aos encontrados em adultos. Essa técnica causa uma redução significativa na saturação de oxigênio que pode durar até 2 minutos após a aspiração. A evidência não recomenda o uso de instilação de SF antes da aspiração em crianças intubadas.

Referências bibliográficas

Ackerman, M. H. (1993). The effect of saline lavage prior to suctioning. *American Journal of Critical Care, 2*(4), 326–330.

Ackerman, M. H., & Gugerty, B. (1990). The effect of normal saline bolus instillation in artificial airways. *The Journal - Society of Otorhinolaryngology and Head-Neck Nurses, 8*, 14–17.

Balshem, H., Helfand, M., Schunemann, H. J., et al. (2011). GRADE guidelines: Rating the quality of evidence. *Journal of Clinical Epidemiology, 64*(4), 401–406.

Beeram, M. R., & Dhanireddy, R. (1992). Effects of saline instillation during tracheal suction on lung mechanics in newborn infants. *Journal of Perinatology, 12*(2), 120–123.

(*Continua*)

Evidência e Prática

Instilação de soro fisiológico antes de uma aspiração endotraqueal ou traqueostomia: útil ou prejudicial? (continuação)

Bostick, J., & Wendelgass, S. T. (1987). Normal saline instillation as part of the suctioning procedure: Effects of PaO_2 and amount of secretions. *Heart & Lung, 16*(5), 532–537.

Gardner, D. L., & Shirland, L. (2009). Evidence-based guideline for suctioning the intubated neonate and infant. *Neonatal Network, 28*(5), 281–302.

Hagler, D. A., & Traver, G. A. (1994). Endotracheal saline and suction catheters: Sources of lower airway contamination. *American Journal of Critical Care, 3*(6), 444–447.

Kinlock, D. (1999). Instillation of normal saline during endotracheal suctioning: Effects on mixed venous oxygen saturation. *American Journal of Critical Care, 8*(4), 231–240.

Morrow, B. M., & Argent, A. C. (2008). A comprehensive review of pediatric endotracheal suctioning: Effects, indications, and clinical practice. *Pediatric Critical Care Medicine, 9*(5), 465–477.

O'Neal, P. V., Grap, M. J., Thompson, C., et al. (2001). Level of dyspnoea experienced in mechanically ventilated adults with and without saline instillation prior to endotracheal suctioning. *Intensive and Critical Care Nursing, 17*(6), 356–363.

Reynolds, P., Hoffman, L, A., Schlichtig, R., et al. (1990). Effects of normal saline instillation on secretion volume, dynamic compliance, and oxygen saturation (abstract). *American Review of Respiratory Disease, 141*, A574.

Ridling, D. A., Martin, L. D., & Bratton, S. L. (2003). Endotracheal suctioning with or without instillation of isotonic sodium chloride in critically ill children. *American Journal of Critical Care, 12*(3), 212–219.

Sedigheh, I., & Hossein, R. (2011). Normal saline instillation with suctioning and its effect on oxygen saturation, heart rate, and cardiac rhythm. *International Journal of Nursing Education, 3*(1), 42.

Sherman, J. M., Davis, S., Albamonte-Petrick, S., et al. (2000). Care of the child with a chronic tracheostomy. This official statement of the American Thoracic Society was adopted by the ATS Board of Directors, July 1999. *American Journal of Respiratory and Critical Care Medicine, 161*(1), 297–308.

Shorten, D. R., Byrne, P. J., & Jones, R. L. (1991). Infant responses to saline instillations and endotracheal suctioning. *Journal of Obstetric, Gynecologic, & Neonatal Nursing, 20*(6), 464–469.

Wang, C. H., Tsai, J. C., Chen, S. F., Su, C. L., Chen, L., Lin, C. C., & Tam, K. W. (2017). Normal saline instillation before suctioning: A meta-analysis of randomized controlled trials. *Australian Critical Care, 30*(5), 260–265.

Zahran, E. M., & Abd El-Razik, A. A. (2011). Tracheal suctioning with versus without saline instillation. *Journal of American Science, 7*(8), 23–32.

DICAS PARA A ENFERMAGEM Em um sistema de aspiração fechado, a sonda de aspiração é conectada diretamente ao circuito do aparelho de VPM. Esse sistema tem várias vantagens. Primeiramente, não há necessidade de desconectar o paciente da VPM, o que permite uma melhor oxigenação. Em segundo lugar, a sonda de aspiração é envolta em uma bainha plástica, o que reduz o risco de que o enfermeiro seja exposto às secreções do paciente.

! ALERTA PARA A ENFERMAGEM

A aspiração é realizada apenas com a frequência necessária para manter a cânula patente. Os sinais da presença de muco ocluindo parcialmente as vias aéreas incluem aumento da frequência cardíaca, aumento do esforço ventilatório, queda da saturação de oxigênio, cianose ou aumento da pressão inspiratória positiva no aparelho de VPM. Se o paciente não apresentar sinais de secreções, ele deve ser aspirado pelo menos de manhã e à noite.

Permita que a criança descanse por 30 a 60 segundos após cada aspiração para que a saturação de oxigênio volte ao normal; então o processo deve ser repetido até que a traqueia esteja limpa. A aspiração deve ser limitada a cerca de três aspirações de cada vez. Se as secreções não puderem ser eliminadas após três tentativas, o enfermeiro deve considerar a presença de um tampão mucoso e possivelmente precisará realizar a troca da cânula de traqueostomia. A oximetria é usada para monitorar a aspiração e prevenir a hipoxia.

No cenário de cuidados intensivos, a técnica asséptica deve ser usada durante os cuidados da traqueostomia. Infecções secundárias são uma grande preocupação, porque o ar que entra nas vias aéreas inferiores contorna as defesas naturais presentes nas vias áreas superiores. O enfermeiro deve usar luvas durante o procedimento de aspiração, embora uma luva estéril seja necessária apenas na mão que manipula a sonda. Uma nova cânula, luvas e soro estéril são usados a cada vez.

Cuidados de rotina

O estoma da traqueostomia requer cuidados duas vezes ao dia. As avaliações da área do estoma incluem observações para sinais de infecção e ruptura da pele. A pele deve ser mantida limpa e seca, e as secreções com crostas ao redor do estoma podem ser removidas suavemente com sabão neutro e água ou peróxido de hidrogênio meia-força. O peróxido de hidrogênio não deve ser usado em cânulas de traqueostomia de prata esterlina, pois tende a corroer e manchar a superfície do metal. O enfermeiro deve estar ciente de que curativos de traqueostomia úmidos podem predispor à ruptura da pele na área em torno do estoma. Vários produtos estão disponíveis para prevenir ou tratar escoriações. O curativo para traqueostomia Allevyn® é uma esponja hidrofílica com a parte de trás confeccionada em poliuretano de alta absorção. Outras possíveis barreiras para ajudar a manter a integridade da pele incluem o uso de placas de hidrocoloides (p. ex., DuoDERM CGF®, Hollister Restore®, Mepilex Lite®) sob os flanges da traqueostomia, bem como placas hidrocoloides extrafinas sob o queixo.

A cânula de traqueostomia é mantida no lugar com fitas confeccionadas em um material durável e que não desfia. As fitas são trocadas diariamente e sempre que estiverem sujas. Um colar de velcro autoaderente é comumente usado. O colar ou as fitas devem ser ajustados o suficiente para permitir que apenas a ponta do dedo seja inserida entre as fitas e o pescoço (Figura 20.26). É mais fácil garantir um ajuste confortável se a cabeça da criança estiver flexionada em vez de estendida enquanto as fitas estão sendo ajustadas.

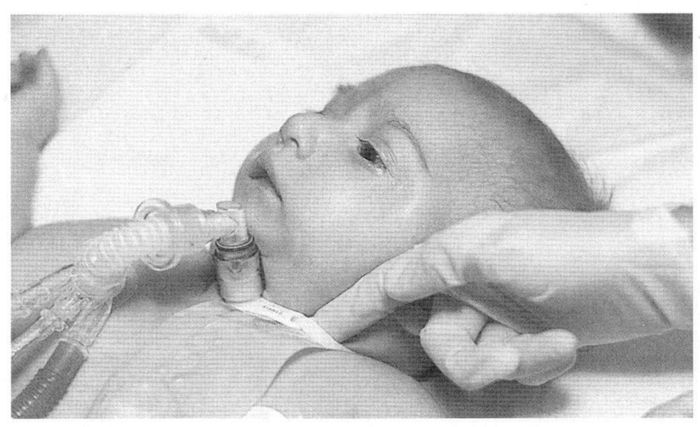

Figura 20.26 As fitas da traqueostomia devem ser ajustadas, mas devem permitir a inserção de um dedo.

As trocas de rotina da cânula de traqueostomia geralmente são realizadas semanalmente após a formação de um trato para minimizar o crescimento de tecido de granulação. A primeira troca geralmente é realizada pelo cirurgião; as subsequentes são realizadas pelo enfermeiro ou terapeuta respiratório e, se a criança receber alta hospitalar com a traqueostomia, por um dos pais ou por um enfermeiro de cuidado domiciliar. Idealmente, dois cuidadores participam do procedimento para auxiliar no posicionamento da criança.

A troca da cânula de traqueostomia deve ser realizada usando técnica asséptica rigorosa. Devem ser usados avental e proteção para os olhos para trocar a traqueostomia. Luvas estéreis podem ser usadas para inserção da cânula de traqueostomia estéril, mas luvas limpas podem ser usadas para cânulas que são lavadas e reutilizadas. As trocas de cânulas devem ocorrer antes das refeições ou 2 horas após a última refeição. As alimentações contínuas devem ser desligadas pelo menos 1 hora antes de uma troca de cânula. A nova cânula estéril é preparada inserindo-se o obturador, aplicando-se lubrificante à base de água e anexando-se novas fitas. A criança pode receber aspiração, se necessário, antes do procedimento e posicionada com o pescoço levemente estendido. Um cuidador remove as fitas antigas e retira a cânula do estoma. A nova cânula é inserida suavemente no estoma (com um movimento para baixo e para frente, acompanhando a curva da traqueia), o obturador é removido e as fitas são fixadas. Avalie o posicionamento e a adequação da ventilação para garantir que a cânula não seja inserida no tecido mole ao redor da traqueia.

O oxigênio suplementar é sempre fornecido com um sistema de umidificação, para evitar o ressecamento da mucosa respiratória. A umidificação do ar ambiente para uma traqueostomia estabelecida pode ser intermitente se as secreções permanecerem finas o suficiente para serem expelidas pela tosse ou aspiradas pela traqueostomia. Pode ser fornecida a umidificação direta por meio de um trocador de calor e umidade (HME, *heat and moisture exchanger*) para dissolver as secreções e melhorar a qualidade da fala. Os HMEs podem não ser adequados para todos os pacientes, pois podem aumentar o trabalho ventilatório ou dificultar a eliminação de grandes quantidades de secreções (Watters, 2017). Os HMEs não são usados rotineiramente durante a noite, para permitir que o paciente descanse confortavelmente sem aumentar o trabalho ventilatório. Um colar de traqueostomia é uma alternativa para fornecer umidificação a pacientes incapazes de tolerar HMEs e também é o método de umidificação preferido para uso durante o sono. Umidificadores de ambiente também são usados com sucesso.

Se presente, a cânula interna deve ser removida duas vezes ao dia, limpa de acordo com as orientações do fabricante, completamente seca e reinserida. Em alguns casos, a cânula interna é descartável e substituída a cada troca.

A literatura atual apoia o uso de válvulas de fala para promover o desenvolvimento da linguagem em lactentes e crianças, melhorar as habilidades de deglutição e fornecer decanulação precoce (Watters, 2017). As válvulas de fala unidirecionais permitem que o fluxo expiratório passe pelas cordas vocais, resultando na capacidade de falar. As válvulas de fala devem ser encomendadas pelo médico e iniciadas para um período de teste. A válvula de fala deve ser removida se o paciente apresentar qualquer sinal de desconforto. O fonoaudiólogo é um membro fundamental da equipe multiprofissional para avaliar a tolerância do paciente à válvula de fala.

Atendimento de emergência: obstrução da cânula e extubação acidental

A obstrução da cânula de traqueostomia é uma ameaça à vida, e lactentes e crianças correm maior risco do que os adultos devido ao diâmetro menor da cânula. A manutenção da permeabilidade é realizada com aspiração e trocas de rotina da cânula, para evitar a formação de crostas que podem provocar oclusão.

> **! ALERTA PARA A ENFERMAGEM**
>
> A hiperventilação da criança com oxigênio a 100% antes e após a aspiração (usando um dispositivo bolsa-máscara-válvula ou aumentando na configuração do aparelho de VPM a concentração da fração inspirada de oxigênio [F_{IO_2}]) pode ser feita para prevenir hipoxia. Os sistemas de aspiração traqueal fechados que permitem o fornecimento ininterrupto de oxigênio também podem ser usados.

A extubação acidental também requer a substituição imediata da cânula. Algumas crianças têm uma traqueia rígida, de modo que a via respiratória permanece parcialmente aberta quando a cânula é removida. No entanto, outras têm a cartilagem traqueal malformada ou flexível, o que causa o colapso da via respiratória quando a cânula é removida ou desalojada. Como muitos lactentes e crianças com problemas nas vias aéreas superiores têm pouca reserva aérea, se a substituição da cânula deslocada for impossível, deve ser inserida uma cânula menor. Se o estoma não puder ser canulado com outra cânula de traqueostomia, ele pode ser coberto com gaze e respirações manuais realizadas através de um dispositivo de máscara com válvula, até que a chegue o socorro de emergência (Boroughs & Dougherty, 2015).

PROCEDIMENTOS PARA DRENO TORÁCICO

Um dreno torácico é colocado para remover líquido ou ar do espaço pleural ou pericárdico. Os sistemas de drenagem torácica coletam ar e líquido enquanto inibem o refluxo para o espaço pleural ou pericárdico. As indicações para colocação de dreno torácico incluem pneumotórax, hemotórax, quilotórax, empiema, efusão pleural ou pericárdica e prevenção de acúmulo de líquido no espaço pleural e pericárdico após uma cirurgia cardiotorácica. As responsabilidades da enfermagem incluem auxiliar na colocação do dreno torácico, fazer o manejo dos drenos torácicos e auxiliar na remoção.

Antes da inserção do dreno torácico, verifique os exames hematológicos e de coagulação para avaliar o risco de sangramento durante o procedimento. Notifique o médico sobre achados anormais. Prepare o sistema de drenagem com água estéril, conforme a descrição do fabricante (alguns sistemas podem não exigir essa etapa). Administre medicamentos para dor e sedação conforme prescrição. Monitore as vias aéreas, respiração, circulação e oximetria de pulso durante todo o procedimento.

Depois que o dreno é inserido e conectado ao sistema de drenagem torácica, prenda o dreno no avental ou na fralda do paciente para que não se desconecte. Se for necessária aspiração, use uma extensão de conexão para unir o sistema de drenagem a um adaptador de aspiração de parede e ajuste a aspiração no sistema de drenagem conforme a prescrição (geralmente −10 a −20 cm H_2O). Deve ser ouvido um borbulhar suave e contínuo na câmara de controle de aspiração. Coloque curativo oclusivo sobre o local de inserção do dreno torácico de acordo com o protocolo do hospital. Anote a data, hora e suas iniciais no curativo. Certifique-se de que o sistema de drenagem esteja posicionado abaixo do tórax do paciente e estabilizado no chão ou no leito. Mantenha a tubulação de drenagem livre de alças dependentes. Obtenha uma radiografia de tórax para confirmar o posicionamento do dreno torácico. Certifique-se de que sejam programadas radiografias de tórax diárias, para monitorar o posicionamento do dreno torácico, bem como a resolução do pneumotórax ou efusão. Um *kit* de emergência composto por pinças, gaze vaselinada, gaze estéril e curativo oclusivo transparente deve ser mantido à beira do leito do paciente caso seja necessário.

Os sistemas descartáveis de drenagem torácica geralmente consistem em três câmaras próximas umas das outras em uma unidade

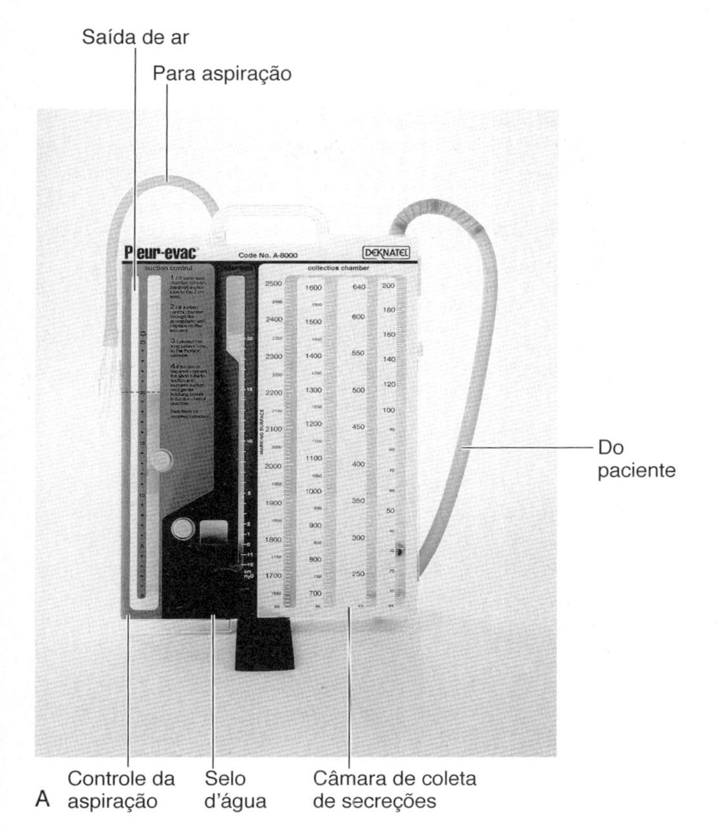

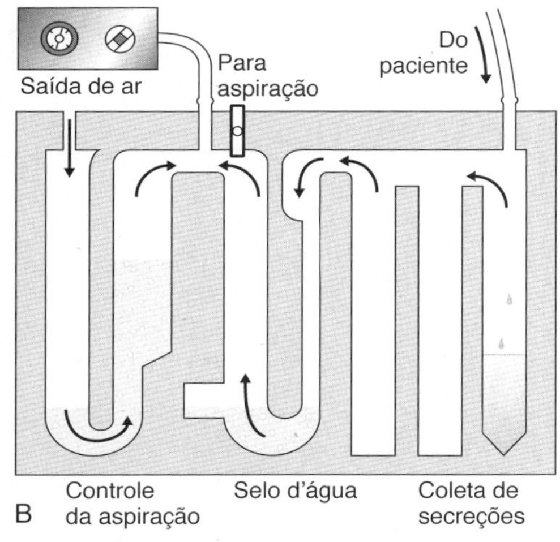

Figura 20.27 A. O sistema de drenagem Pleur-evac® é um dispositivo de drenagem torácica comercial de três frascos. **B.** Esquema do dispositivo de drenagem. (Fonte: Ignatavicius, D. D., & Workman, L. M. [2013]. *Medical-surgical nursing: Patient-centered collaborative care* [7th ed.]. Philadelphia, PA: Saunders/Elsevier.)

de drenagem (Figura 20.27). A câmara de coleta de líquido recolhe as secreções do espaço pleural ou pericárdico do paciente. A câmara com selo d'água está diretamente conectada à câmara de coleta de líquido e atua como uma válvula unidirecional, protegendo o paciente do ar que retorna ao espaço pleural ou pericárdico. A câmara de aspiração pode ser uma câmara seca ou calibrada com água. Ela é conectada ao dispositivo externo de aspiração a vácuo, configurado para a quantidade prescrita de aspiração e controla a quantidade de sucção. A drenagem e as configurações do dreno torácico devem ser monitoradas pelo menos uma vez a cada turno.

Verifique a presença de coágulos sanguíneos e fios de fibrina em tubos com drenagem sanguinolenta ou serossanguinolenta e certifique-se de que não haja obstruções à drenagem no dreno. Mantenha a patência do dreno torácico de acordo com o protocolo do hospital. A ordenha ou remoção de conexões torácicas não é recomendada para a limpeza do dreno torácico devido à alta pressão intratorácica negativa que é criada. A remoção dos drenos torácicos deve ser realizada apenas com prescrição médica. No entanto, algumas circunstâncias especiais justificam a desobstrução do dreno torácico com esses métodos, como manter a permeabilidade do dreno torácico enquanto o paciente está sangrando. Notifique o médico imediatamente se houver suspeita de obstrução do dreno torácico. Geralmente, os drenos torácicos não devem ser clampeados. No entanto, pode ser necessário pinçar um dreno para trocar a câmara de coleta ou para determinar o local de um vazamento de ar (ver boxe *Diretrizes para o cuidado de enfermagem*).

Diretrizes para o cuidado de enfermagem

Avaliação contínua do paciente e do sistema de drenagem torácica

Tipo de drenagem (sanguinolenta, serossanguinolenta, serosa, quilosa, empiêmica), coloração, quantidade, consistência. Se houver uma diminuição acentuada na quantidade de drenagem, verifique a presença de secreções em torno do local de inserção do dreno torácico.
O curativo está limpo, seco e intacto.
As suturas do dreno torácico estão intactas.
A quantidade prescrita de aspiração é aplicada.
O nível da água está a 2 cm. Se a coluna de água estiver muito alta, pode impedir o fluxo de ar do tórax.
O borbulhar na câmara com selo d'água é normal se o dreno torácico foi colocado para eliminar um pneumotórax. O borbulhar cessa quando o pneumotórax desaparece.
Podem ser observadas flutuações na coluna de água devido a mudanças na pressão intratorácica. Flutuações substanciais podem refletir alterações no estado respiratório de um paciente.
Sinais e sintomas de infecção ou ruptura da pele.
Palpar para a presença de ar subcutâneo.

Intervenções

Notifique o médico sobre qualquer alteração na quantidade ou qualidade da secreção.
A ocorrência de drenagem sanguínea de 3 mℓ/kg/h ou mais por 2 a 3 horas consecutivas após a cirurgia cardiotorácica pode indicar hemorragia ativa e requer atenção imediata do médico.
Troque o curativo e realize os cuidados no local de acordo com o protocolo do hospital. Geralmente, é aplicado um curativo mínimo e oclusivo.
Quando a câmara de coleta estiver quase cheia, troque o sistema de drenagem existente por um novo, de acordo com as orientações do fabricante e usando técnica estéril.
Para baixar a coluna de água, pressione o respiro manual na parte de trás da unidade até que o nível da água atinja 2 cm. *Não pressione o respiro manual filtrado quando a aspiração não estiver funcionando ou conectada.*
Se o tratamento de um pneumotórax não foi a indicação para a colocação do dreno torácico, o borbulhar na câmara com selo d'água pode ser resultado de uma ruptura no sistema de drenagem torácica. Identifique a ruptura pinçando brevemente o sistema entre a unidade de drenagem e o paciente. Quando a pinça é colocada entre a unidade e a ruptura no sistema, o borbulhamento cessa. Aperte qualquer conexão que esteja frouxa. Se houver suspeita de vazamento de ar na parede torácica do paciente, notifique o médico.
Incentive a deambulação do paciente. Fixe o sistema de drenagem do dreno torácico para evitar o deslocamento ou a desconexão do sistema.

QUESTÕES DE REVISÃO

1. Um novo enfermeiro em período de experiência está se preparando para dar alta a uma menina de 2 anos que precisará continuar tomando antibióticos orais em casa. Quais afirmações a seguir, se feitas pelo novo enfermeiro, indicam a necessidade de mais educação de enfermagem sobre os melhores métodos para ensinar os pais a administrar uma medicação oral em casa? **Selecione tudo que se aplica.**
   A. O melhor meio para medir pequenas quantidades de medicamento é um copo plástico.
   B. Usar um conta-gotas é aceitável, lembrando que líquidos espessos são mais fáceis de medir do que líquidos viscosos.
   C. Para uma medição mais precisa, pode ser útil esvaziar o conteúdo do conta-gotas em um copo de remédio.
   D. O meio mais preciso de medir pequenas quantidades de medicamento é usando uma seringa oral calibrada descartável de plástico.
   E. Uma colher de chá é frequentemente a unidade de medida para medicamentos pediátricos e é especialmente útil quando se trabalha com famílias.
   F. As colheres domésticas podem fornecer medições precisas quando outros dispositivos não estiverem disponíveis.

2. O enfermeiro vai aplicar uma injeção intramuscular. A criança tem 6 meses de vida e deve receber as vacinas programadas. Que princípios o enfermeiro deve considerar ao administrar as injeções programadas? **Escolha as opções mais prováveis para as informações que faltam nas declarações abaixo selecionando nas listas de opções fornecidas.**
   Normalmente, ____1____ de líquido é o volume máximo que deve ser administrado por via intramuscular em um único local para lactentes. O músculo ____2____ nunca deve ser usado para a administração de vacinas.

Opção 1	Opção 2
5 mℓ	deltoide
2 mℓ	dorsoglúteo
1 mℓ	ventroglúteo
8 mℓ	vasto lateral

3. A mãe de um recém-nascido ficou muito abalada porque o sangue foi obtido por uma punção no calcanhar. Ela encontrou hematomas no local e acredita que o procedimento foi realizado de forma incorreta. Que afirmações a seguir são apropriadas para o enfermeiro discutir com a mãe? **Selecione tudo que se aplica.**
   A. "Alimentar seu recém-nascido durante a punção do calcanhar pode reduzir a dor."
   B. "A punção pode ser realizada com segurança usando o aspecto externo do calcanhar."
   C. "Usamos um dispositivo que fornece uma profundidade de punção precisa e é menos doloroso."
   D. "Evitamos a osteocondrite (osso calcâneo subjacente, infecção e abcesso do calcanhar) com uma punção que não avança mais do que 5 mm."
   E. "A punção do calcanhar é realizada no recém-nascido porque é menos invasiva e menos dolorosa do que uma punção venosa."
   F. "Amamentar durante a punção do calcanhar pode reduzir a dor se você quiser tentar isso antes da próxima coleta de sangue."

4. O enfermeiro está se preparando para inserir um cateter intravenoso periférico em uma menina de 9 anos com anemia falciforme e em crise vasoclusiva. A criança já passou por isso várias vezes por causa da doença e diz ao enfermeiro que não tem medo de agulha. Que ações o enfermeiro tomaria? **Use um X para as ações de enfermagem listadas a seguir que são indicadas (apropriadas ou necessárias), contraindicadas (podem ser prejudiciais) ou não essenciais (não fazem diferença ou não são necessárias) para o cuidado da criança nesse momento.**

Ação de enfermagem	Indicada	Contraindicada	Não essencial
Precisa ser inserido um cateter de calibre 18.			
Precisa ser usado um cateter plástico com ponta romba, porque evita a necessidade de agulhas de aço.			
Um *port* de injeção é usado para administração de medicamentos.			
Precisa ser usada uma cobertura opaca no local de inserção IV.			
Deve ser tocada uma música de fundo ao realizar a inserção.			
Uma placa acolchoada deveria ser colocada abaixo da mão onde o cateter é inserido.			
Os dedos são deixados desobstruídos por fita ou curativo para ser possível avaliar a circulação.			

REFERÊNCIAS BIBLIOGRÁFICAS

Adams, D. Z., Little, A., Vinsant, C., et al. (2016). The midline catheter: A clinical review. *Journal of Emergency Medicine, 51*(3), 252–258.

Alamanou, D. G., & Brokalaki, H. (2014). Intrahospital transport policies: The contribution of the nurse. *Health Science Journal, 8*(2), 166–178.

Al-Yateem, N., Brenner, M., Shorrab, A. A., et al. (2016). Play distraction versus pharmacological treatment to reduce anxiety levels in children undergoing day surgery: A randomized controlled non-inferiority trial. *Child: Care, Health and Development, 42*(4), 572–581.

American Academy of Pediatrics. (2011). Subcommittee on urinary tract infections: Urinary tract infection: Clinical practice guideline for the diagnosis and management of the initial UTI in febrile infants and children 2 to 24 months. *Pediatrics, 128*(3), 595–610.

American Academy of Pediatrics. (2016). Task force on Sudden Infant Death Syndrome: SIDS and other sleep-related infant deaths: Evidence base for 2016 updated recommendations for a safe infant sleeping environment. *Pediatrics, 138*(5), e1–e34.

American Academy of Pediatrics, Committee on Bioethics. (2016). Informed consent in decision-making in pediatric practice. *Pediatrics, 138*(2), e1–e9.

American Academy of Pediatrics, Committee on Drugs. (2015). Metric units and the preferred dosing of orally administered liquid medications. *Pediatrics, 135*(4), 784–787. Retrieved from https://pediatrics.aappublications.org/content/pediatrics/135/4/784.full.pdf.

American Dental Association. (2017). *Mouth healthy: Babies and kids*. Mouth Healthy. http://www.mouthhealthy.org/en/babies-and-kids.

American Society for Parenteral and Enteral Nutrition (ASPEN). (2017). ASPEN safe practices for enteral nutrition therapy. *Journal of Parenteral and Enteral Nutrition, 41*(1), 15–103.

Anand, K. J., & Hall, R. W. (2006). Pharmacological therapy for analgesia and sedation in the newborn. *Archives of Diseases in Childhood Fetal and Neonatal Edition, 91*(6), 448–453.

Anderson, D. M., Pesaturo, K. A., Casavant, J., & Ramsey, E. Z. (2013). Alteplase for the treatment of catheter occlusion in pediatric patients. *Annals of Pharmacotherapy, 47*(3), 405–409.

Association of Child Life Professionals. (2017). *Mission, values, vision.* Association of Child Life Professionals. http://www.childlife.org/child-life-profession/mission-values-vision.

Atay, S., Kurt, F. Y., Akkaya, G., Karatag, G., Demir, S. I., & Calidag, U. (2017). Investigation of suitability of ventrogluteal site for intramuscular injection in children aged 36 months and under. *Journal for Specialists in Pediatric Nursing, 22*(4), e12187.

Azhar, N. (2015). Pre-operative optimisation of lung function. *Indian Journal of Anaesthesia, 59*(9), 550–556.

Bahl, A., Pandurangadu, A. V., Tucker, J., et al. (2016). A randomized controlled trial assessing the use of ultrasound for nurse-performed IV placement in difficult access ED patients. *The American Journal of Emergency Medicine, 34*(10), 1950–1954.

Batawi, H. E. (2015). Effect of preoperative oral midazolam sedation on separation anxiety and emergence delirium among children undergoing dental treatment under general anesthesia. *Journal of International Society of Preventive & Community Dentistry, 5*(2), 88–94.

Bauters, T., Claus, B., Willems, E., De Porre, J., Verlooy, J., Benoit, Y., & Robays, H. (2012). What's in a drop? Optimizing strategies for administration of drugs in pediatrics. *International Journal of Clinical Pharmacy, 34*(5), 679–681.

Beckett, V. L., Tyson, L. D., Carroll, D., et al. (2012). Accurately administering oral medication to children isn't child's play. *Archives of Disease in Childhood, 97*(9), 838–841.

Beckstrand, J., Cirgin Ellett, M. L., & McDaniel, A. (2007). Predicting internal distance to the stomach for positioning NG and OG feeding tubes in children. *Journal of Advanced Nursing, 59*(3), 274–289.

Behnke, J., Lemyre, B., Czernik, C., Zimmer, K. P., Ehrhardt, H., & Waitz, M. (2019). Non-invasive ventilation in neonatology. *Dtsch Arztebl Int, 116*(11), 177–183.

Benoit, B., Martin-Misener, R., Latimer, M., et al. (2017). Breast-feeding analgesia in infants: An update on the current state of evidence. *The Journal of Perinatal & Neonatal Nursing, 31*(2), 145–159.

Bielski, K., Szarpak, L., Smereka, J., Ladny, J. R., Leung, S., & Ruetzler, K. (2017). Comparison of four different intraosseous access devices during simulated pediatric resuscitation. A randomized crossover manikin trial. *European Journal of Pediatrics, 176*(7), 865–871.

Boroughs, D. S., & Dougherty, J. M. (2015). Pediatric tracheostomy care: What home care nurses need to know. *American Nurse Today, 10*(3), 8–10.

Braniff, H., DeCarlo, A., Haskamp, A. C., & Broome, M. E. (2014). Pediatric blood sample collection from a pre-existing peripheral intravenous (PIV) catheter. *Journal of Pediatric Nursing, 29*(5), 451–456.

Britto, M. T., Munafo, J. K., Schoettker, P. J., et al. (2012). Pilot and feasibility test of adolescent-controlled text messaging reminders. *Clinical Pediatrics, 51*(2), 114–121.

Brown, J., Gillespie, M., & Chard, S. (2015). The dorso-ventro debate: In search of empirical evidence. *The British Journal of Nursing, 24*(22), 1132–1139.

Calcaterra, V., Veggiotti, P., Palestrini, C., et al. (2015). Post-operative benefits of animal-assisted therapy in pediatric surgery: A randomised study. *PLoS ONE, 10*(6), 1–13.

Carbone, L., Zebrack, B., Plegue, M., et al. (2013). Treatment adherence among adolescents with epilepsy: What really matters? *Epilepsy & Behavior, 27*(1), 59–63.

Centers for Disease Control and Prevention. (2017). *Protect Initiative: Advancing Children's Medication Safety.* Retrieved from http://www.cdc.gov/medicationsafety/protect/protect_initiative.html.

Centers for Disease Control and Prevention. (2019). *Adverse Childhood Experiences (ACEs),* United States Department of Health and Human Services, https://www.cdc.gov/violenceprevention/childabuseandneglect/acestudy/index.html. Retrieved April 30, 2019.

Centers for Medicare and Medicaid Services. (2015). State operations manual appendix a survey protocol, regulations and interpretive guidelines for hospitals. Revision 151, 11–20. 15 http://www.cms.gov/Regulations-and-Guidance/Guidance/Manuals/downloads/som107ap_a_hospitals.pdf.

Chan, Y. K., & Mamat, M. (2015). Management of heat stroke. *Trends in Anaesthesia and Critical Care, 5*(2–3), 65–69.

Clinical Laboratory Standards Institute. (2017). *Collection of diagnostic venous blood specimens. CLSI standard GP41* (7th ed.). Wayne, PA: Clinical and Laboratory Standards Institute.

Cook, I. F., & Murtagh, J. (2006). Ventrogluteal area—a suitable site for intramuscular vaccination of infants and toddlers. *Vaccine, 24*(13), 2403–2408.

Crawford, C. L., & Johnson, J. A. (2012). To aspirate or not: An integrative review of the evidence. *Nursing, 42*(3), 20–25.

Cummings, C., Finlay, J. C., & MacDonald, N. E. (2018). Head lice infestations: A clinical update. *Paediatrics & Child Health, 23*(1), 18–24.

Cystic Fibrosis Foundation. (2012). *An Introduction to Postural Drainage And Percussion.* Cystic Fibrosis Foundation Education Committee. Retrieved https://www.cff.org/PDF-Archive/Introduction-to-Postural-Drainage-and-Pecussion/. Retrieved 15 May 2019.

Dahl, A., Sinha, M., Rosenberg, D. I., et al. (2015). Assessing physician-parent communication during emergency medical procedures in children: An observational study in a low-literacy Latino patient population. *Pediatric Emergency Care, 31*(5), 339–342.

Dastgheyb, S., Fishlock, K., Daskalakis, C., et al. (2018). Evaluating comfort measures for commonly performed painful procedures in pediatric patients. *Journal of Pain Research* (11), 1383–1390 2018.

de Caen, A. R., Berg, M. D., Chameides, L., Gooden, C. K., Hickey, R. W., Scott, H. F., et al. (2015). Part 12: Pediatric advanced life support: 2015 American Heart Association Guidelines Update for Cardiopulmonary Resuscitation and Emergency Cardiovascular Care. *Circulation, 132*(18 Suppl. 2), S526–S542.

Del Pizzo, J., & Callahan, J. M. (2014). Intranasal medications in pediatric emergency medicine. *Pediatric Emergency Care, 30*, 496–504.

Derya, E. Y., Ukke, K., Taner, Y., et al. (2015). Applying manual pressure before benzathine penicillin injection for rheumatic fever prophylaxis reduces pain in children. *Pain Management Nursing, 16*(3), 328–335.

Dharmapuri, S., Best, D., Kind, T., et al. (2015). Health literacy and medication adherence in adolescents. *The Journal of Pediatrics, 166*(2), 378–382.

Doellman, D., Hadaway, L., Bowe-Geddes, L. A., et al. (2009). Infiltration and extravasation: Update on prevention and management. *Journal of Infusion Nursing, 32*(4), 203–211.

Dolgun, E., Yavuz, M., Eroğlu, B., et al. (2017). Investigation of preoperative fasting times in children. *Journal of Perianesthesia Nursing, 32*(2), 121–124.

Eliacik, K., Kanik, A., Yavascan, O., et al. (2016). A comparison of bladder catheterization and suprapubic aspiration methods for urine sample collection from infants with a suspected urinary tract infection. *Clinical Pediatrics, 55*(9), 819–824.

Ellett, M. L., Cohen, M. D., Perkins, S. M., et al. (2012). Comparing methods of determining insertion length for placing gastric tubes in children 1 month to 17 years. *Journal for Specialists in Pediatric Nursing, 17*(1), 19–32.

Erhaze, E. K., Dowling, M., & Devane, D. (2016). Parental presence at anaesthesia induction: A systematic review. *International Journal of Nursing Practice, 22*(4), 397–407.

European Society of Paediatric Gastroenterology, Hepatology, and Nutrition (ESPGHAN). (2010). Practical approach to paediatric enteral nutrition: A comment by the ESPGHAN Committee on Nutrition. *Journal of Pediatric Gastroenterology and Nutrition, 51*, 110–112.

Ezeanolue, E., Harriman, K., Hunter, P., Kroger, A., & Pellegrini, C. (2019). General Best Practice Guidelines for Immunization. Best practices guidance of the Advisory Committee on Immunization Practices (ACIP). Retrieved from https://www.cdc.gov/vaccines/hcp/acip-recs/general-recs/index.html.

Firdouse, M., Wajchendler, A., Koyle, M., et al. (2017). Checklist to improve informed consent process in pediatric surgery: A pilot study. *Journal of Pediatric Surgery, 52*(5), 859–863.

Flippo, R., NeSmith, E., Stark, N., et al. (2015). Reduction of 30-day preventable pediatric readmission rates with postdischarge phone calls utilizing a patient- and family-centered care approach. *Journal of Pediatric Health Care, 29*(6), 492–500.

Fortier, M. A., Kain, Z. N., & Morton, N. (2015). Treating perioperative anxiety and pain in children: A tailored and innovative approach. *Pediatric Anesthesia, 25*(1), 27–35.

Freundlich, K. (2017). Pressure injuries in medically complex children: A review. *Children (Basel, Switzerland), 4*(4), 1–7.

Fuchs, S. (2017). Gastrostomy tubes: Care and feeding. *Pediatric Emergency Care, 33*, 787–793.

Gao, H., Xu, G., Gao, H., Dong, R., Fu, H., Wang, D., & Zhang, H. (2015). Effect of repeated kangaroo mother care on repeated procedural pain in preterm infants: A randomized controlled trial. *International Journal of Nursing Studies, 7*, 1157–1165.

Gray, M. (1996). Atraumatic urethral catheterization of children. *Pediatric Nursing, 22*(4), 306–310.

Groth, C. M., Acquisto, N. M., & Khadem, T. (2018). Current practices and safety of medication use during rapid sequence intubation. *Journal of Critical Care, 6*(1), 65–70.

Guenter, P., & Lyman, B. (2016). ENFit enteral nutrition connectors. *Nutrition in Clinical Practice, 31*(6), 769–772.

Guiliano, K. K. (2018). Intravenous smart pumps: Usability issues, intravenous medication administration error, and patient safety. *Critical Care Nursing Clinics of North America, 30*(2), 215–224.

Hadaway, L. (2012). Needleless connectors for IV catheters. *American Journal of Nursing, 112*(11), 32–44.

Herd, H. A., & Rieben, M. A. (2014). Establishing the surgical nurse liaison role to improve patient and family member communication. *AORN Journal, 99*(5), 594–599.

Hess, S., & Decker, M. (2017). Comparison of the single-syringe push-pull technique with the discard technique for obtaining blood samples from pediatric central venous access devices. *Journal of Pediatric Oncology Nursing, 34*(6), 381–386.

Heuschkel, R. B., Gottrand, F., Devarajan, K., et al. (2015). ESPGHAN position paper on management of percutaneous endoscopic gastrostomy in children and adolescents. *Journal of Pediatric Gastroenterology and Nutrition, 60*, 131–141.

Higginson, R. P. (2011). Phlebitis: treatment and prevention. *Nursing Times, 107*(36), 18–21.

Howie, S. R. C. (2011). Blood sample volumes in child health research: Review of safe limits. *Bulletin of the World Health Organization, 89*, 46–53.

Hugull, K. (2017). Preventing bloodstream infection in IV therapy. *British Journal of Nursing, 26*(14), S4–S10.

Hunter, D. (2012). Conditions affecting the foreskin. *Nursing Standard, 26*(37), 35–39.

Infusion Nurses Society. (2016). *Infusion therapy standards of practice*. Norwood, MA: Infusion Nurses Society.

Institute for Safe Medication Practices. (2016). *Look-alike drug names with recommended Tall Man letters*. Retrieved from https://www.ismp.org/recommendations/tall-man-letters-list.

Institute for Safe Medication Practices. (2017). ISMP Targeted medication safety best practices for hospitals: Best practice 5. Retrieved from https://www.ismp.org/sites/default/files/attachments/2019-01/TMSBP-for-Hospitalsv2.pdf.

Institute for Safe Medication Practices. (2018). High-alert medications in acute care settings. Retrieved from https://www.ismp.org/recommendations/high-alert-medications-acute-list.

Johnston, C., Campbell-Yeo, M., Disher, T., et al. (2017). Skin-to-skin care for procedural pain in neonates. *Cochrane Database of Systematic Reviews* (2), CD008435.

Karcz, A., Kelley, K., Conrad, J., et al. (2015). Daily bathing of pediatric inpatients with chlorhexidine gluconate to prevent hospital acquired infections. *American Journal of Infection Control, 43*(6), S8.

Katsma, D., & Smith, G. (1997). Analysis of needle path during intramuscular injection. *Nursing Research, 46*(5), 288–292.

Kendrick, J. G., Ma, K., DeZorzi, P., et al. (2012). Vomiting of oral medications by pediatric patients: Survey of medication redosing practices. *The Canadian Journal of Hospital Pharmacy, 65*(3), 196–201.

Letitre, S. L., DeGroot, E. P., Draaisma, E., et al. (2014). Anxiety, depression and self-esteem in children with well-controlled asthma: Case-control study. *Archives of Disease in Childhood, 99*(8), 744–748.

Lewis, G. C., Crapo, S. A., & Williams, J. G. (2013). Critical skills and procedures in emergency medicine: vascular access skills and procedures. *Emergency Medicine Clinics of North America, 31*(1), 59–86.

Lidgett, C. D. (2016). Improving the patient experience through a commit to sit service excellence initiative. *Journal of Patient Experience, 3*(2), 67–72.

Maaskant, J. M., Eskes, A., van Rijn-Bikker, P., Bosman, D., van Aalderen, W., & Vermeulen, H. (2013). High-alert medications for pediatric patients: An international modified Delphi study. *Expert Opinion on Drug Safety, 12*(6), 805–814.

Manworren, R., & Fledderman, M. (2000). Preparation of the child and family for surgery. In B. V. Wise, C. McKenna, G. Garvin, et al. (Eds.), *Nursing Care of the General Pediatric Surgical Patient*. Gaithersburg, MD: Aspen.

Manyande, A., Cyna, A. M., Yip, P., et al. (2015). Non-pharmacological interventions for assisting the induction of anaesthesia in children. *The Cochrane Database of Systematic Reviews, 7*, 1–73.

McCaughey, E. J., Vecellio, E., Lake, R., et al. (2017). Key factors influencing the incidence of hemolysis: a critical appraisal of current evidence. *Critical Reviews in Clinical Laboratory Sciences, 54*(1), 59–72.

McClean, E. B. (2012). Tracheal suctioning in children with chronic tracheostomies: A pilot study applying suction both while inserting and removing the catheter. *Journal of Pediatric Nursing, 27*(1), 50–54.

Monsma, J., Richerson, J., & Sloand, E. (2015). Empowering parents for evidence-based fever management: An integrative review. *Journal of the American Association of Nurse Practitioners, 27*(4), 222–229.

Moureau, N. L., & Flynn, J. (2015). Disinfection of needleless connector hubs: Clinical evidence systematic review. *Nursing research and practice*, 796762 2015.

Murray, E., Edlund, B. J., & Vess, J. (2016). Implementing a pediatric fall prevention policy and program. *Pediatric Nursing, 42*(5), 256–259.

National Child Traumatic Stress Network. (2019). *Trauma Informed Systems: Healthcare, United States Department of Health and Human Services*, https://www.nctsn.org/trauma-informed-care/creating-trauma-informed-systems/healthcare. Retrieved 30 April 2019.

Nickel, B. (2019). Peripheral intravenous access: Applying infusion therapy standards of practice to improve patient safety. *Critical Care Nurse, 39*(1), 61–71.

O'Grady, N. P., Alexander, M., Burns, L. A., et al. (2011). Guidelines for the prevention of intravascular catheter-related infections. *Clinical Infectious Diseases, 52*(9), e162–e193.

Öztürk, D., Baykara, Z. G., Karadag, A., et al. (2017). The effect of the application of manual pressure before the administration of intramuscular injections on students' perceptions of postinjection pain: A semi-experimental study. *Journal of Clinical Nursing, 26*(11–12), 1632–1638.

Pallin, D. J., Dwyer, R. C., Walls, R. M., Brown, C. A., & Brown, C. A., 3rd. (2016). Techniques and trends, success rates, and adverse events in emergency department pediatric intubations: A report from the National Emergency Airway Registry. *Annals of Emergency Medicine, 67*(5), 610–615.

Patricia, C. (2014). Evidence-based management of childhood fever: What pediatric nurses need to know. *Journal of Pediatric Nursing, 29*(4), 372–375.

Paul, I. M., & Yin, H. S. (2012). Out with teaspoons, in with metric units. *AAP News, 33*(3). Retrieved from https://www.aappublications.org/content/aapnews/33/3/10.full.pdf.

Pawar, D. (2012). Common post-operative complications in children. *Indian Journal of Anaesthesia, 56*(5), 496–501.

Payne, N. R., & Flood, A. (2015). Preventing pediatric readmissions: Which ones and how? *The Journal of Pediatrics, 166*(3), 519–520.

Poston, R. D. (2016). Assent described: Exploring perspectives from the inside. *Journal of Pediatric Nursing, 31*(6), 353–365.

Raulji, C. M., Clay, K., Velasco, C., et al. (2015). Daily bathing with chlorhexidine and its effects on nosocomial infection rates in pediatric oncology patients. *Pediatric Hematology and Oncology, 32*(5), 315–321.

Razmus, I., & Bergquist-Beringer, S. (2017). Pressure ulcer risk and prevention practices in pediatric patients: A secondary analysis of data from the national database of nursing quality indicators. *Ostomy/Wound Management, 63*(2), 26–36.

Rothbart, A., Yu, P., Müller-Lobeck, L., et al. (2015). Peripheral intravenous cannulation with support of infrared laser vein viewing system in a pre-operation setting in pediatric patients. *BMC Research Notes, 8*, 463.

Rusch, R., Schulta, C., Hughes, L., et al. (2014). Evidence-based practice recommendations to prevent/manage post-lumbar puncture headaches in pediatric patients receiving intrathecal chemotherapy. *Journal of Pediatric Oncology Nursing, 31*(4), 230–238.

Ryu, G. S., & Lee, Y. J. (2012). Analysis of liquid medication dose errors made by patients and caregivers using alternative measuring devices. *Journal of Managed Care Pharmacy, 18*(6), 439–445.

Saglik, D. S., & Caglar, S. (2018). The effect of parental presence on pain and anxiety levels during invasive procedures in the pediatric emergency department. *Journal of Emergency Nursing*, 1–8, 2018.

Salazar, J. H., Yang, J., Shen, L., et al. (2014). Pediatric malignant hyperthermia: Risk factors, morbidity, and mortality identified from the nationwide inpatient sample and kids' inpatient database. *Pediatric Anesthesia, 24*(12), 1212–1216.

Schober-Flores, C. (2012). Pressure ulcers in the pediatric population. *Journal of the Dermatology Nurses' Association, 4*(5), 295–306.

Sepah, Y., Samad, L., Alrag, A., Halim, M. S., Rahagopalan, N., & Khan, A. J. (2017). Aspiration in injections: Should we continue or abandon the practice? *F1000 Research, 3*(157).

Shah, V., & Ohlsson, A. (2011). Venepuncture versus heel lance for blood sampling in term neonates. *Cochrane Database of Systematic Reviews* (5), CD001452.

Shaughnessy, E. E., White, C., Shah, S. S., et al. (2015). Implementation of postoperative respiratory care for pediatric orthopedic patients. *Pediatrics, 136*(2), 505–512.

Shi, F., Xiao, Y., Xiong, W., Zhou, Q., & Huang, X. (2016). Cuffed versus uncuffed endotracheal tubes in children: A meta-analysis. *Journal of Anesthesia, 30*(1), 3–11.

Siobal, M. S. (2016). Monitoring exhaled carbon dioxide. *Respiratory Care, 61*(10), 1397–1416.

Sisson, H. (2015). Aspirating during the intramuscular injection procedure: A systematic literature review. *Journal of Clinical Nursing, 24*(17–18), 2368–2375.

Sorrentino, G., Fumagalli, M., Milani, S., et al. (2017). The impact of automatic devices for capillary blood collection on efficiency and pain response in newborns: A randomized controlled trial. *International Journal of Nursing Studies, 72*, 24–29.

Sou, V., McManus, C., Mifflin, N., Frost, S. A., Ale, J., & Alexandrou, E. (2017). A clinical pathway for the management of difficult venous access. *BioMed Central nursing Nursing, 16*, 64.

Stein, R., Dogan, H. S., Hoebeke, P., et al. (2015). Urinary tract infections in children: EAU/ESPU guidelines. *European Urology, 67*(3), 546–558.

Stevens, B., Yamada, J., Ohlsson, A., et al. (2016). Sucrose for analgesia in newborn infants undergoing painful procedures. *Cochrane Database of Systematic Reviews* (7), CD001069.

Stoltz, P., & Manworren, R. C. B. (2017). Comparison of children's venipuncture fear and pain: randomized controlled trial of EMLA® and J-Tip needleless injection system®. *Journal of Pediatric Nursing, 37*, 91–96.

Stolz, L. A., Cappa, A. R., Minckler, M. R., et al. (2016). Prospective evaluation of the learning curve for ultrasound-guided peripheral intravenous placement. *The Journal of Vascular Access, 17*(4), 366–370.

Takeshita, J., Nakayama, Y., Nakajima, Y., et al. (2015). Optimal site for ultrasound-guided venous catheterisation in paediatric patients. *Critical Care, 19*(1), 15.

Thomas, C. M., Mraz, M., & Rajcan, L. (2016). Blood aspiration during IM injection. *Clinical Nursing Research, 25*(5), 549–559.

Thompson, R. H. (2018). *The handbook of child life: A guide for pediatric psychosocial care*. Springfield IL: Charles C Thomas Publisher.

Torres, A., Parker, R. M., Sanders, L. M., et al. (2017). Parent preferences and perceptions of milliliters and teaspoons: Role of health literacy and experience. *Academic Pediatrics*, pii: S1876–2879. (17), 30147.

Townley, A., Wincentak, J., Krog, K., et al. (2018). Paediatric gastrostomy stoma complications and treatments: A rapid scoping review. *Journal of Clinical Nursing, 27*, 1369–1380.

Tucker, C., Tucker, L., & Brown, K. (2018). The intranasal route as an alternative method of medication administration. *Critical Care Nurse, 38*(5), 26–32.

US Food and Drug Administration. (2011). *Dosage delivery devices for orally ingested OTC liquid drug products.* Retrieved from https://www.fda.gov/regulatory-information/search-fda-guidance-documents/dosage-delivery-devices-orally-ingested-otc-liquid-drug-products.

US Food and Drug Administration. (2018). *Sharps Disposal Containers.* Retrieved from https://www.fda.gov/medical-devices/safely-using-sharps-needles-and-syringes-home-work-and-travel/sharps-disposal-containers.

Valizadeh, S., Rasekhi, M., Hamishehkar, H., et al. (2015). Medication errors in oral dosage form preparation for neonates: The importance of preparation technique. *Journal of Research in Pharmacy Practice, 4*(3), 147–152.

Walsh, B. K., & Smallwood, C. D. (2017). Pediatric oxygen therapy: A review and update. *Respiratory Care, 62*(6), 645–661.

Watters, K. F. (2017). Tracheostomy in infants and children. *Respiratory Care, 62*(6), 799–825.

Williams, C., Johnson, P. A., Guzzetta, C. E., et al. (2014). Pediatric fasting times before surgical and radiologic procedures: Benchmarking institutional practices against national standards. *Journal of Pediatric Nursing, 29*(3), 258–267.

Winokur, E. J., Pai, D., Rutledge, D. N., et al. (2014). Blood culture accuracy: Discards from central venous catheters in pediatric oncology patients in the emergency department. *Journal of Emergency Nursing, 40*(4), 323–329.

Yapucu, G. U., Ceylan, B., & Bayindir, P. (2016). Is the ventrogluteal site suitable for intramuscular injection sin children under the age of three? *Journal of Advanced Nursing, 72*(1), 127–134.

Yilmaz, D., Khorshid, L., & Dedeoglu, Y. (2016). The effect of the Z-track technique on pain and drug leakage in intramuscular injections. *Clinical Nurse Specialist, 30*(6), E7–E12.

Yin, H. S., Parker, R. M., Sanders, L. M., et al. (2016). Liquid medication errors and dosing tools: A randomized controlled experiment. *Pediatrics, 138*(4), e20160357.

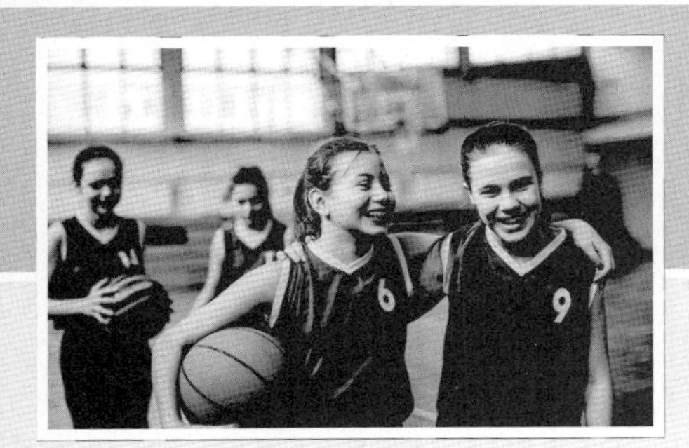

21

Criança com Disfunção Respiratória

Rosalind Bryant

CONCEITOS GERAIS

- Trocas gasosas
- Inflamação
- Infecção
- Equilíbrio de líquidos e eletrólitos
- Orientação ao paciente

INFECÇÕES RESPIRATÓRIAS

As infecções das vias aéreas são descritas de acordo com a região anatômica envolvida. O **trato respiratório superior**, ou **vias aéreas superiores**, é formado pela oronasofaringe, faringe, laringe e pela parte superior da traqueia. **O trato respiratório inferior** é constituído pela traqueia inferior e por dois pulmões de formato cônico, que incluem os brônquios, bronquíolos e inúmeros sacos aéreos pequenos, ou alvéolos (ver Capítulo 4, seção *Pulmões*). Os brônquios e bronquíolos são a porção reativa do trato respiratório inferior porque têm tecido de musculatura lisa em sua composição e, por isso, têm capacidade de constrição. As infecções respiratórias geralmente se disseminam de uma estrutura para outra devido à natureza contígua da mucosa que reveste todo o trato. Consequentemente, as infecções do trato respiratório envolvem várias áreas em vez de uma única estrutura, embora o efeito possa ser predominante sobre determinada área, como em qualquer doença. O impacto da Covid-19 é enorme. Crianças têm menor propensão a desenvolver formas graves da doença do que os idosos, mas existem subpopulações de crianças com risco aumentado para desenvolver formas graves. Aquelas com patologia pulmonar subjacente, imunocomprometidas e mais novas estão sujeitas a desfechos mais graves (Cruz & Zeichner, 2020). A assistência de enfermagem à criança gravemente enferma com Covid-19 é semelhante à da criança com síndrome do desconforto respiratório agudo, encontrada mais adiante neste capítulo.

ETIOLOGIA E CARACTERÍSTICAS

As infecções do trato respiratório são responsáveis pela maioria das doenças agudas em crianças. Idade, estação do ano, condições de vida e problemas de saúde preexistentes influenciam a causa e o curso das infecções.

Agentes infecciosos

As vias aéreas são vulneráveis a uma grande variedade de patógenos. A maioria das infecções é causada por vírus, particularmente o vírus sincicial respiratório (VSR), rinovírus, enterovírus não poliomielite (vírus Coxsackie A e B), adenovírus, vírus parainfluenza, vírus *influenza* e metapneumovírus humano. Outros agentes envolvidos na invasão primária ou secundária incluem estreptococos beta-hemolíticos do grupo A (GABHS), estafilococos, *Haemophilus influenzae, Bordetella pertussis, Chlamydia trachomatis, Mycoplasma* sp. e pneumococos.

Idade da criança

Presume-se que lactentes saudáveis a termo com menos de 3 meses de vida tenham uma taxa de infecção mais baixa devido à função protetora dos anticorpos maternos. No entanto, durante esse período, ficam suscetíveis a infecções do trato respiratório, como coqueluche. A taxa de infecção se eleva entre os 3 e os 6 meses de vida, que é o período entre o desaparecimento dos anticorpos maternos e a produção de anticorpos do próprio lactente. A taxa de infecção viral permanece alta durante a primeira infância (de 1 a 3 anos) e nos anos pré-escolares. Aos 5 anos, as infecções virais do trato respiratório são menos frequentes, mas a incidência de infecções por *Mycoplasma pneumoniae* e GABHS aumenta. A quantidade de tecido linfoide aumenta ao longo da segunda infância, e a exposição repetida a microrganismos resulta no aumento da imunidade à medida que as crianças crescem.

Certos agentes virais ou bacterianos produzem doenças leves em crianças de mais idade, mas podem acarretar crupe e quadros graves no trato respiratório inferior de lactentes. Por exemplo, a coqueluche causa uma traqueobronquite que é relativamente inofensiva na infância, mas que é uma doença grave em crianças com menos de 1 ano.

Tamanho da criança

As diferenças anatômicas influenciam a resposta às infecções das vias aéreas. O diâmetro das vias aéreas é menor em crianças mais novas e está sujeito a um estreitamento considerável causado por edema das mucosas e pelo aumento da produção de secreções. Além disso, a distância entre as estruturas é menor no lactente. Portanto, os microrganismos conseguem se deslocar mais rapidamente por vias aéreas mais curtas, causando um envolvimento maior. A tuba auditiva, relativamente curta e aberta em recém-nascidos e lactentes, permite fácil acesso de patógenos à orelha média.

Resistência

A capacidade de resistir a patógenos depende de diversos fatores. Deficiências do sistema imunológico colocam a criança em risco de infecção. Outras condições que diminuem a resistência são desnutrição, anemia e fadiga. Condições que comprometem as defesas do trato respiratório e predispõem as crianças à infecção também incluem alergias (p. ex., rinite alérgica), displasia broncopulmonar (DBP), asma, história de infecção por VSR, anomalias cardíacas que causam congestão pulmonar e fibrose cística (FC). A frequência à creche e a exposição ao fumo passivo aumentam a probabilidade de infecção.

Variações sazonais

Os patógenos respiratórios mais comuns aparecem como epidemias durante os meses de inverno e primavera, mas as infecções por micoplasmas ocorrem mais frequentemente no outono e início do inverno. A asma relacionada à infecção (p. ex., bronquite asmática) ocorre com mais frequência em períodos de temperatura mais baixa. O inverno e a primavera são tipicamente a estação do VSR, quando as crianças estão dentro de casa em contato próximo e mais propensas a disseminar a doença umas para as outras.

MANIFESTAÇÕES CLÍNICAS

Lactentes e *toddlers*, especialmente entre 6 meses e 3 anos, reagem mais severamente a infecções agudas do trato respiratório do que crianças com mais idade. Crianças com menos idade apresentam uma série de sinais e sintomas genéricos e manifestações locais que diferem das observadas em crianças com mais idade e adultos. Os sinais e sintomas associados a doenças das vias aéreas estão descritos no Boxe 21.1.

Boxe 21.1 Sinais e sintomas associados a infecções das vias aéreas em lactentes e *toddlers*.

Febre
Pode estar ausente em neonatos (< 28 dias)
Maior incidência entre 6 meses e 3 anos
A temperatura pode atingir 39,5°C a 40,5°C mesmo com quadros mais leves de infecção
Muitas vezes aparece como primeiro sinal de infecção
Pode deixar a criança apática e irritada, com padrão de atividade alterado (por ex., inquieta, fatigada)
Tendência a desenvolver altas temperaturas com infecção em certos casos
Pode precipitar convulsão febril (ver Capítulo 27)

Meningismo
Sinais meníngeos sem infecção das meninges
Febre de início abrupto
Acompanhado por:

- Cefaleia
- Dor e rigidez na nuca e no pescoço
- Presença dos sinais de Kernig e Brudzinski

Desaparece à medida que a temperatura corporal diminui

Anorexia
Comum na maioria das doenças infantis
Frequentemente é a evidência inicial de uma doença
Persiste em maior ou menor grau durante a fase febril; muitas vezes se estende até o período de convalescença

Êmese
Comum em lactentes enfermos
Indício do início de uma infecção
Pode preceder outros sinais por várias horas
Geralmente de curta duração, mas pode persistir durante o curso da doença
É causa frequente de desidratação

Diarreia
Geralmente a diarreia é leve e transitória, mas pode se tornar grave
Frequentemente acompanha infecções respiratórias virais

Dor abdominal
Queixa comum
Às vezes indistinguível da dor da apendicite
Pode representar uma dor referida (p. ex., dor torácica associada à pneumonia)
Pode ser causada por linfadenite mesentérica
Pode estar relacionada com espasmos musculares por vômito, especialmente em crianças agitadas e tensas

Obstrução nasal
As pequenas passagens nasais dos lactentes são facilmente bloqueadas por edema e exsudação da mucosa
Em lactentes, pode interferir com a respiração e a alimentação
Pode contribuir para o desenvolvimento de otite média e sinusite

Secreção nasal
Sinal comum
Pode ser fina e aquosa (rinorreia) ou espessa e purulenta
Depende do tipo e do estágio da infecção
Associada à prurido
Pode causar irritação no lábio superior e na pele ao redor das narinas

Tosse
Sinal comum
Pode ser evidente apenas durante a fase aguda
Pode persistir por vários meses após a doença

Sons respiratórios
Sons associados a doenças respiratórias:

- Tosse
- Rouquidão
- Gemido
- Estridor
- Sibilância

Achados à ausculta:

- Sibilos
- Estertores
- Ausência de sons respiratórios

Dor de garganta
Queixa frequente de crianças com mais idade
Crianças de menos idade (incapazes de descrever os sintomas) podem não reclamar, mesmo quando a garganta está muito inflamada.
Aumento visível da salivação (percebida pelos pais)
Recusa da ingesta de líquidos ou sólidos por via oral (VO)

CUIDADOS DE ENFERMAGEM COM CRIANÇA COM INFECÇÃO DAS VIAS AÉREAS

A avaliação do sistema respiratório segue as diretrizes descritas no Capítulo 4 (para avaliação dos ouvidos, nariz, boca e garganta, tórax e pulmões). A avaliação deve incluir frequência, profundidade e ritmo respiratórios, frequência cardíaca, oxigenação, estado de hidratação, temperatura corporal, nível de consciência, nível de atividade e nível de conforto. Atenção especial também deve ser dada às observações descritas no Boxe 21.1, nos componentes no Boxe 21.2 e à avaliação do seguinte:

- Esforço respiratório (frequência, ritmo e profundidade respiratórios; uso da musculatura acessória; retrações; batimento de asas do nariz)
- Oxigenação (oximetria de pulso, cor da pele)
- Temperatura corporal
- Nível de atividade da criança
- Nível de conforto da criança.

Os cuidados de enfermagem à criança com infecção do trato respiratório seguem diretrizes estabelecidas com base nas necessidades individualizadas da criança e da família (ver boxe *Planejamento para o cuidado de enfermagem*).

Alívio do desconforto respiratório

Muitas infecções agudas do trato respiratório são leves e causam poucos sintomas. Embora as crianças possam sentir desconforto e ficar com o nariz "entupido" e algum edema da mucosa, o desconforto respiratório agudo ocorre com pouca frequência. As intervenções realizadas em casa geralmente são suficientes para aliviar o desconforto menor e aliviar os esforços respiratórios. No entanto, em alguns casos, o lactente ou criança pode precisar de hospitalização para observação e terapia.

O ar umidificado é uma medida terapêutica comum para alívio sintomático do desconforto respiratório. A umidade protege as membranas inflamadas e é benéfica quando há rouquidão ou envolvimento laríngeo. As tendas de nebulização têm sido usadas no ambiente hospitalar para umidificar o ar e aliviar o desconforto, mas raramente são usadas em países desenvolvidos. O uso de vaporizadores domésticos costuma ser desencorajado devido aos riscos relacionados com sua utilização e a evidências limitadas para apoiar sua eficácia (Lonie, Baker, & Teixeira, 2016; Verma, Lodha, & Kabra, 2013).

Um método de produção de vapor consagrado pelo uso (mas não baseado em evidências) é pelo chuveiro. Abrir o chuveiro com água quente em uma banheira vazia ou em um *box* aberto com a porta do banheiro fechada produz uma fonte rápida de vapor. Manter a criança nesse ambiente por aproximadamente 10 a 15 minutos umidifica o ar inspirado e pode ajudar a aliviar o esforço respiratório. O lactente pode sentar-se no colo de um dos pais ou outro adulto. O uso de chaleiras ou tigelas de água fervente é fortemente desencorajado devido ao risco de queimaduras acidentais.

Promoção do conforto

Crianças com doença febril aguda devem ser incentivadas a ingerir líquidos e a descansar, mas secreções nasais acumuladas podem interferir nessas atividades. As crianças com mais idade geralmente são capazes de controlar as secreções nasais com pouca dificuldade. Os pais devem ser orientados sobre a administração correta de gotas por via nasal ou gargarejos prescritos e sobre a técnica correta para remover secreções nasais. Para recém-nascidos que normalmente respiram pelo nariz, um aspirador nasal neonatal ou uma seringa com bulbo são úteis para remover as secreções nasais antes da alimentação ou ao dormir. Essa prática, além da instilação de solução salina em gotas nasais, pode desobstruir as vias nasais e promover alimentação e repouso. Solução salina em gotas nasais podem ser preparadas em casa dissolvendo de ½ a 1 colher de chá de sal em 1 xícara de água morna. Duas a três gotas de solução salina podem ser colocadas na narina, e uma seringa de bulbo pode ser usada para a aspiração.

! ALERTA PARA A ENFERMAGEM

Para evitar congestão nasal de rebote, gotas ou *sprays* nasais vasoconstritores não devem ser administrados por mais de 3 dias.

Descongestionantes tópicos podem ser considerados para crianças com mais de 2 anos para aliviar a congestão nasal. Um estudo

Boxe 21.2 Componentes para avaliar a função respiratória.

Padrão respiratório

Frequência: rápida (taquipneia), normal ou lenta para a criança em particular

Profundidade: profundidade normal, muito superficial (hipopneia), muito profunda (hiperpneia); geralmente estimada a partir da amplitude da excursão torácica e abdominal (dependente da idade)

Facilidade: sem esforço, trabalhosa (dispneia), ortopneia (dificuldade respiratória exceto na posição ereta), associada a retrações intercostais ou subesternais ("afundamento" inspiratório dos tecidos moles em relação ao tórax cartilaginoso e ósseo), pulso paradoxal (a pressão arterial cai com a inspiração e sobe com a expiração), batimento da asa do nariz, balanço de cabeça (a cabeça da criança adormecida com a área suboccipital apoiada no antebraço do cuidador balança para frente em sincronia com cada inspiração), gemido, sibilo ou estridor

Respiração difícil: contínua, intermitente, com piora constante, início súbito, em repouso ou esforço, associada a sibilos, gemidos e/ou dor torácica

Ritmo: variação na frequência e profundidade das respirações

Outras observações

Além da avaliação respiratória, deve ser dirigida atenção especial a:

Evidência de infecção: verifique se ocorreu elevação de temperatura; aumento dos linfonodos cervicais; inflamação das mucosas; e secreção purulenta do nariz, ouvidos ou pulmões (expectoração)

Tosse: observe as características da tosse (quando presente), quando ocorre (p. ex., apenas à noite, ao acordar), a natureza da tosse (paroxística com ou sem sibilos, tipo "crupe" ou "metálica"), frequência da tosse, associação com a deglutição ou outra atividade, caráter da tosse (produtiva ou seca), produtividade

Sibilo: observe se ocorre durante a expiração ou inspiração, agudo ou musical, se é prolongado, lentamente progressivo ou súbito, associado com dificuldade respiratória

Cianose: observe a distribuição (periférica, perioral, facial, tronco e face), grau, duração, associação com atividade

Dor torácica: crianças com mais idade tendem a apresentar essa queixa. Anote a localização e as circunstâncias: localizada ou generalizada; referida para a base do pescoço ou abdome; vaga ou nítida; profunda ou superficial; associação com respirações rápidas e superficiais ou gemidos

Expectoração: crianças com mais idade podem fornecer amostra de escarro ao tossir, enquanto as crianças de menos idade podem precisar do uso de aspiração com bulbo ou lavado gástrico no início da manhã para obtenção de uma amostra. Observe o volume, a coloração, a viscosidade e o odor

Mau hálito (halitose): pode estar associado a algumas infecções na garganta e nos pulmões

realizado por Santhi et al. (2017) verificou que pessoas com resfriado comum melhoraram significativamente a qualidade do sono com o uso de descongestionantes que continham óleos de cânfora, mentol e eucalipto em comparação com placebo. Essas formulações nunca devem ser administradas por via oral ou colocadas sob o nariz.

A criança hospitalizada pode ficar apreensiva; os tratamentos e exames são assustadores e estressantes. É importante envolver toda a família nos cuidados, conforme apropriado, incentivar perguntas e facilitar a comunicação efetiva. Reduzir a ansiedade e a apreensão diminui o sofrimento psicológico da criança e, quando ela está mais relaxada, o esforço respiratório também diminui. O alívio do desconforto respiratório torna a criança menos apreensiva e incentivar a presença do cuidador proporciona à criança uma fonte de conforto e apoio.

Planejamento para o cuidado de enfermagem

A criança com doença respiratória aguda

Dia 1, 8h

1. Uma menina de 7 meses de vida está sendo atendida no pronto-socorro por apresentar febre e tosse. A mãe relata que, nos últimos 2 dias, a criança não tem estado tão ativa como de costume e que está comendo menos. Ela começou a tossir durante a noite e ao acordar estava com febre de 39,4°C. A mãe afirma que a menina está "*respirando rápido e que parece não estar recebendo ar suficiente*". O enfermeiro prepara o histórico, faz uma avaliação completa e encontra o seguinte.
Selecione os achados da avaliação que requerem acompanhamento pelo enfermeiro. Selecione tudo que se aplica.
A. Dilatação das narinas.
B. Diminuição do apetite.
C. Coloração da pele: palidez.
D. Irritabilidade e inquietação.
E. Frequência cardíaca = 164 bpm.
F. Presença de retrações.
G. Frequência respiratória = 42 respirações/min.
H. Sa_{O_2} no oxímetro de pulso: 88%.
I. Pressão arterial = 100/60 mmHg.
J. Ruídos e crepitações finas no pulmão esquerdo.
K. Temperatura axilar 39,1°C.

2. O enfermeiro conhece as condições mais comuns que afetam os brônquios em crianças. Ele planeja o cuidado sabendo que achados são **mais prováveis** de serem observados? **Escolha as opções mais prováveis para as informações que faltam na tabela a seguir, selecionando a partir das listas de opções fornecidas.**

Diagnóstico	Características	Tratamento
Asma	Sibilos, tosse, respiração difícil	Corticosteroides inalatórios, broncodilatadores
Bronquite	2	Inibidores da tosse
1	Respiração difícil, má alimentação, tosse, taquipneia, retrações, dilatação das narinas, febre	3

Opções para 1	Opções para 2	Opções para 3
Pneumonia	Tosse seca persistente, pior à noite, mais produtiva entre 2 e 3 dias	Corticosteroides inalatórios, antibióticos
Bronquiolite	Retrações, respiração difícil	Alergênio e "controle de gatilhos"
Enfisema	Má alimentação, incapacidade de dormir, sintomas gastrintestinais	Oxigênio suplementar, ingesta de líquidos, aspiração conforme necessário
Sibilos	Convulsões, consciência alterada, incapacidade de concentração	Medicamentos anti-inflamatórios de longa duração

Dia 1, 15h

3. A lactente foi diagnosticada com bronquiolite, que os exames laboratoriais confirmam ser causada pelo vírus sincicial respiratório (VSR). A lactente está descansando confortavelmente em oxigenoterapia e recebendo antibióticos e fluidos intravenosos. A avaliação de enfermagem revela o seguinte:
   - Temperatura axilar = 37,2°C
   - Frequência cardíaca = 92 bpm
   - Frequência respiratória = 24 respirações/min
   - SpO_2 no oxímetro de pulso 97% em ar ambiente
   - Pressão arterial = 102/54 mmHg
   - Nenhuma retração visualizada
   - Sem dilatação das narinas
   - Roncos e crepitações finas no pulmão esquerdo
   - Coloração da pele: sem palidez
   - A lactente está dormindo

Escolha as opções mais prováveis para as informações que faltam nas declarações a seguir, selecionando a partir das listas de opções fornecidas. O enfermeiro sabe que a bronquiolite é a doença infecciosa mais comum das vias aéreas ___1___. O VSR afeta as células ___2___ do trato respiratório. A doença respiratória geralmente começa com uma infecção respiratória superior após um período de incubação de cerca de ___3___ dias.

Opções para 1	Opções para 2	Opções para 3
Superior	Pele	1 a 2
Médio	Epitélio	2 a 3
Baixo	Sangue	5 a 8
Extremo	Músculo	10 a 14
Esquerdo	Nasal	14 a 18
Direito	Ossos	21 a 24

4. Quais são as intervenções imediatas de enfermagem mais apropriadas para esta criança com doença aguda do trato respiratório? **Indique qual número correspondente à ação de enfermagem listada na coluna da esquerda é apropriado para a possível complicação listada na coluna do meio. Coloque o número na coluna da direita. Observe que NEM todas as ações de enfermagem serão utilizadas.**

(Continua)

Planejamento para o cuidado de enfermagem

A criança com doença respiratória aguda (continuação)

Ação de enfermagem	Complicação potencial	Ação de enfermagem para a complicação
1. Posicione o lactente para ventilação máxima e permeabilidade das vias aéreas.	Incapacidade de identificar alterações na temperatura, no estado respiratório ou na circulação e perda da necessidade de intervenções adicionais	
2. Monitore os sinais vitais, incluindo temperatura e função respiratória, cardíaca e oxigenação.	Ressecamento da mucosa nasal	
3. Forneça oxigênio umidificado conforme indicado.	Febre	
4. Aspiração das vias aéreas (narinas, boca, nasofaringe) conforme indicado.	Constrição brônquica e diminuição da ventilação	
5. Faça uma percussão torácica suave e fisioterapia torácica conforme indicado.	Secreções que comprometem a patência das vias aéreas	
6. Administre antipiréticos conforme indicado.	Infecção	
7. Administre broncodilatadores conforme prescrito.	Disseminação da infecção	
8. Administre antibióticos se indicado.	Desidratação ou sobrecarga de líquidos	
9. Colete amostras (p. ex., secreções, sangue) conforme prescrito.		
10. Mantenha as precauções apropriadas, como precauções-padrão, precaução para gotículas e higienização frequente das mãos.		
11. Monitore rigorosamente o estado de hidratação por meio do controle ganhos e perdas e com pesagens diárias.		
12. Implemente medidas de conforto, como permitir a presença dos pais, permitir que peguem o lactente no colo e itens de conforto, como cobertor favorito ou bicho de pelúcia.		

Dia 2, 9h

5. A lactente permanece internada e o enfermeiro que a acompanha realiza a avaliação da passagem de plantão. Quais dos achados da avaliação dão suporte à alta hospitalar da criança? **Selecione tudo que se aplica.**
   A. SaO_2 de 97% em ar ambiente.
   B. Temperatura axilar = 39,1°C.
   C. Frequência respiratória: 24 respirações/min.
   D. Ingesta oral: 100 mℓ/24h.
   E. Secreções nasais mínimas nas últimas 24 horas.
   F. Pulmões limpos à ausculta.

Dia 3, 10h

6. A criança está afebril há 24 horas e tem SpO_2 de 98% em ar ambiente. Ela agora está tomando líquidos VO e não há mais secreção nasal. O enfermeiro se prepara para fornecer as orientações de alta e avalia o quanto os pais estão preparados para cuidar da lactente em casa. **Use um X para a avaliação do ensino em saúde que é indicada (apropriada ou necessária), contraindicada (pode ser prejudicial) ou não essencial (não faz diferença ou não é necessária).**

Avaliação do ensino em saúde	Indicada	Contraindicada	Não essencial
Os pais são capazes de verbalizar a definição e as características da infecção aguda do trato respiratório.			
Os pais são capazes de verbalizar o tratamento, incluindo medicamentos e intervenções que promovam a ventilação e a desobstrução das vias aéreas.			
Os pais são capazes de identificar os medicamentos na alta hospitalar, incluindo antipiréticos, broncodilatadores e antibióticos, conforme prescrição.			
Os pais querem comprar um oxímetro de pulso antes de levar o lactente para casa, para que possam monitorar constantemente a saturação de oxigênio.			
Os pais acreditam que manter o lactente em decúbito dorsal ajudará com as secreções nasais que o lactente possa ter.			
Os pais querem comprar outra cama para manter a criança perto deles durante a noite.			

Prevenção da propagação de uma infecção

Higienize as mãos cuidadosamente ao cuidar de crianças com infecções do trato respiratório. Crianças e famílias devem usar um lenço de papel ou a parte interna do cotovelo flexionado para cobrir a boca ou o nariz ao tossir ou espirrar, descartar adequadamente os lenços usados e lavar as mãos. Os lenços usados devem ser imediatamente jogados na lixeira e não devem ser acumulados em uma pilha. Crianças com infecções do trato respiratório não devem compartilhar copos, talheres, panos ou toalhas. Para diminuir a contaminação por vírus respiratórios, lave as mãos com frequência e não toque nos olhos ou nariz com as mãos.

Os pais devem tentar afastar as crianças afetadas do contato com outras crianças quando possível. Deve-se fazer um esforço para ensinar as crianças saudáveis a ficarem longe de crianças doentes, lavarem as mãos com frequência e evitarem comer e beber nos mesmos utensílios ou xícaras.

Redução da temperatura corporal

Se a criança tiver uma temperatura corporal significativamente elevada, controlar a febre é importante para o conforto. Os enfermeiros devem verificar se os familiares têm termômetro e sabem como medir corretamente a temperatura de uma criança e ler um termômetro com precisão.

Se o médico prescrever um antipirético como o ibuprofeno (para crianças de 6 meses de vida ou mais) ou paracetamol, os pais podem precisar de orientações sobre a administração do medicamento. A maioria dos pais pode ler o rótulo e calcular a dosagem desejada, mas alguns podem exigir orientações detalhadas. É importante enfatizar a necessidade de precisão tanto na quantidade de medicamento administrado quanto nos intervalos de tempo para administração do medicamento para evitar efeitos cumulativos.

Crianças com doenças respiratórias devem realizar atividades adequadas ao seu nível de energia. Um dos principais sinais de que a criança está se sentindo melhor é o aumento da atividade; no entanto, isso pode ser temporário se a febre alta retornar após algumas horas de maior atividade. Líquidos são recomendados para reduzir a temperatura e minimizar as chances de desidratação (ver Capítulo 20, seção *Controle de temperaturas elevadas*).

> **! ALERTA PARA A ENFERMAGEM**
>
> Os pais devem ser alertados sobre a combinação de remédios "para resfriado" vendidos sem receita, porque geralmente incluem paracetamol. É necessário calcular cuidadosamente a quantidade de paracetamol administrado separadamente e em combinação com outros medicamentos para evitar uma superdosagem.

Promoção da hidratação

A desidratação é uma complicação potencial quando as crianças têm infecções do trato respiratório e estão febris ou anoréxicas, especialmente associada a vômito ou diarreia. Os lactentes são especialmente propensos a déficits de líquidos e eletrólitos quando têm uma doença respiratória, porque a frequência respiratória rápida que acompanha essas doenças impede a ingesta adequada de líquidos VO. Além disso, a presença de febre aumenta a perda total de líquidos corporais em lactentes. Se a criança tiver secreções nasais, isso compromete ainda mais o esforço ventilatório adequado, bloqueando as passagens nasais estreitas quando ela se reclina para tomar a mamadeira ou para ser amamentada e interrompe o esforço compensatório da respiração oral, fazendo com que a criança limite a ingesta de líquidos. Os pais devem ser orientados a incentivar a ingesta adequada oferecendo pequenas quantidades das bebidas favoritas (líquidos claros se a criança estiver vomitando) em intervalos frequentes. As soluções de reidratação oral, como Infalyte® ou Pedialyte®, são benéficas para recém-nascidos e lactentes; água e bebidas aromatizadas com baixo teor de carboidratos (≤ 5 g por 240 g) são apropriadas para crianças com mais idade. Bebidas com cafeína (chá, café) devem ser evitadas porque podem atuar como diuréticos e promover a perda de líquidos. Bebidas gaseificadas, sucos de frutas e energéticos não são recomendados para reidratação oral (Davies, 2015). Crianças que estão sendo amamentadas devem manter a alimentação, porque o leite humano confere algum grau de proteção contra infecções (ver Capítulo 7). A ingesta de líquidos não deve ser forçada. A persuasão suave com bebidas preferidas geralmente é mais bem-sucedida. Fluidos intravenosos (IV) podem ser necessários por um curto período, para restabelecer a hidratação se a criança estiver desidratada e não for capaz de beber. Uma sonda nasogástrica (NG) pode ser instalada para fornecer hidratação enteral usando Infalyte® ou Pedialyte®.

Para avaliar o nível de hidratação de seu filho (ver Capítulo 22), aconselhe os pais a observar a frequência das micções e notificar a enfermagem se o débito for insuficiente. No hospital, as fraldas são pesadas para avaliar o débito, que deve ser de aproximadamente 1 mℓ/kg/h em uma criança com peso inferior a 30 kg. Deve ser de pelo menos 30 mℓ/h em pacientes com peso superior a 30 kg. O médico deve ser notificado se a produção urinária estiver abaixo da faixa normal para o peso da criança.

Observação de sinais de deterioração

Os sinais de deterioração clínica incluem aumento do desconforto respiratório, aumento da frequência respiratória, aumento da frequência cardíaca, piora da hipoxia, má perfusão, redução do nível de consciência e letargia. Qualquer sinal de deterioração deve ser informado ao serviço primário. Algumas instituições contam com times de resposta rápida por meio da qual um grupo específico de profissionais de saúde pode ser acionado para instituir cuidados de intensivos frente a deterioração da condição de um paciente fora da unidade de terapia intensiva (UTI).

Nutrição

A perda de apetite é característica em crianças com infecções agudas. Na maioria dos casos, elas podem ser autorizadas a determinar sua própria necessidade de alimentação. Forçar a alimentação em crianças anoréxicas pode precipitar náuseas e vômitos e causar aversão aos alimentos, o que pode se estender até o período de convalescença e além. Muitas crianças não apresentam diminuição do apetite, e outras respondem bem a alimentos como sopa, gelatina, picolés e pudins (ver Capítulo 20, seção *Alimentação da criança enferma*). Na fase aguda da doença, a manutenção da hidratação com estímulo à ingesta de líquidos é de grande importância.

Suporte à família e cuidados domiciliares

Crianças de menos idade com infecções do trato respiratório ficam irritadas e pode ser difícil acalmá-las. Portanto, a família necessita de apoio, incentivo e sugestões práticas sobre medidas de conforto e administração de medicamentos.

Além de antipiréticos e descongestionantes nasais, a criança pode precisar de antibioticoterapia. Os pais de crianças que recebem antibióticos orais precisam entender a importância de administrar o medicamento regularmente e mantê-lo pelo período de tempo prescrito, independentemente de a criança parecer doente ou não. Os pais devem ser advertidos a não dar a seus filhos medicamentos que não sejam aprovados pelo médico ou que foram prescritos para outra criança (ver Capítulo 20 para orientações sobre administração de medicamentos e ensino familiar). Efeitos adversos ocorreram em crianças que receberam formulações destinadas a adultos (p. ex., certos descongestionantes nasais de ação prolongada e pastilhas para tosse que contêm dextrometorfano [confundido com bala]).

INFECÇÕES DO TRATO RESPIRATÓRIO SUPERIOR

NASOFARINGITE VIRAL AGUDA

A nasofaringite aguda (equivalente ao "resfriado comum") é causada por diferentes tipos de vírus, como rinovírus, VSR, adenovírus, vírus *influenza* e vírus parainfluenza. Os sintomas são mais graves em lactentes e crianças do que em adultos. A febre é comum em crianças de menos idade, enquanto as crianças com mais idade podem ter febres baixas que aparecem no início do curso da doença. Em crianças de 3 meses a 3 anos, a febre ocorre repentinamente e está associada a irritabilidade, inquietação, respiração bucal, diminuição do apetite e da ingesta de líquidos e diminuição do nível de atividade; essas crianças também podem desenvolver vômitos e diarreia. Os sintomas iniciais em crianças com mais idade são ressecamento e irritação das vias nasais e da faringe, seguidas de sensação de calafrio, dores musculares, corrimento nasal irritante para a pele e, ocasionalmente, tosse ou espirros. As manifestações clínicas estão listadas no Boxe 21.3.

A doença é autolimitada e os sintomas geralmente duram de 10 a 14 dias com um pico no segundo ou terceiro dia. Ocasionalmente, a febre se repete e a criança (particularmente um lactente) pode apresentar otite média (OM), geralmente precoce ou após a fase inicial da nasofaringite ter passado. O desenvolvimento de pneumonia é menos frequente, mas pode ocorrer em alguns lactentes.

Manejo terapêutico

Crianças com nasofaringite são tratadas em casa. Não há tratamento específico e vacinas eficazes não estão disponíveis. Antipiréticos podem ser prescritos para febre e desconforto (ver Capítulo 20 para orientações sobre controle da febre). Recomenda-se a ingesta de líquidos e repouso.

Medicamentos de venda livre para suprimir a tosse não são recomendados rotineiramente e devem ser prescritos com cautela (a tosse é uma forma de proteção e eliminação das secreções) (Lowry & Leeder, 2015). É normal tossir quando as vias aéreas estão irritadas e suprimir a tosse pode levar a resultados adversos. Produtos que contêm dextrometorfano podem ser prescritos para tosse seca e curta, especialmente durante a noite. Algumas preparações contêm 22% de álcool e podem causar efeitos adversos, como confusão mental, hiperexcitabilidade, tontura, náuseas e sedação. Os pais devem monitorar a criança cuidadosamente quanto a potenciais efeitos adversos.

Preocupações recentes sobre os graves efeitos colaterais de medicamentos para tosse e resfriado em crianças com menos idade, principalmente lactentes, e sobre a falta de evidências convincentes de que esses medicamentos são efetivos na redução dos sintomas levaram os especialistas a avaliar cuidadosamente os benefícios e riscos de recomendá-las para pacientes pediátricos (Lowry & Leder, 2015). Em 2015, a American Academy of Pediatrics declarou que medicamentos de venda livre para tosse e resfriado não funcionam para crianças menores de 6 anos e, em alguns casos, podem representar um risco à saúde (Clarke, 2017).

Os anti-histamínicos são totalmente ineficazes no tratamento da nasofaringite. Esses medicamentos têm um efeito fraco semelhante à atropina que seca as secreções, mas podem causar sonolência ou, paradoxalmente, ter um efeito estimulador sobre as crianças. Não há suporte para a utilidade dos expectorantes, e os antibióticos geralmente não são indicados porque a maioria das infecções é viral.

Prevenção

A nasofaringite é tão difundida na população em geral que é impossível prevenir. Os melhores métodos de prevenção da transmissão desses vírus são lavar as mãos com frequência e evitar tocar nos olhos, nariz e boca. As crianças são mais suscetíveis porque ainda não desenvolveram resistência a muitos vírus. Lactentes muito novos estão sujeitos a complicações relativamente sérias; portanto, devem ser protegidos da exposição.

Cuidados de enfermagem

Muitas vezes, o resfriado comum é a introdução primeira dos pais a uma doença em seu lactente. A maior parte do desconforto da nasofaringite está relacionada com a obstrução nasal, principalmente em recém-nascidos e lactentes. Elevar a cabeceira da cama ou o colchão do berço auxilia na drenagem das secreções. A aspiração e a vaporização

Boxe 21.3 Manifestações clínicas agudas de nasofaringite e faringite.

Nasofaringite

Crianças com menos idade
Febre
Irritabilidade, inquietação
Diminuição do apetite e da ingesta de líquidos
Espirros
Muco nasal (abundante) causando respiração bucal
Vômitos ou diarreia podem estar presentes
Diminuição do nível de atividade

Crianças com mais idade
Inicialmente, ressecamento e irritação do nariz e da garganta
Secreção nasal causando respiração bucal
Sensação de calafrio
Dores musculares
Tosse ou espirros (ocasionalmente)

Sinais na avaliação física
Edema e vasodilatação da mucosa

Faringite

Crianças com menos idade
Febre
Mal-estar geral
Anorexia
Dor de garganta moderada
Dor de cabeça

Crianças com mais idade
Febre (pode chegar a 40°C)
Cefaleia
Anorexia
Disfagia
Dor abdominal
Vômito

Sinais na avaliação física

Crianças com menos idade
Hiperemia leve a moderada

Crianças com mais idade
Faringe com hiperemia vermelho brilhante e edema
Hiperemia nas tonsilas e na faringe; pode se estender ao palato mole e úvula
Exsudato folicular frequentemente abundante, que se espalha e coalesce para formar uma pseudomembrana que recobre as amigdalas palatinas
Glândulas cervicais aumentadas e sensíveis

também podem proporcionar alívio. Instilar soro fisiológico e fazer uma aspiração suave com uma seringa de bulbo antes da alimentação e da hora de dormir podem ajudar.

Manter a ingesta adequada de líquidos é essencial durante qualquer processo infeccioso. Embora o apetite por alimentos sólidos geralmente diminua por vários dias, é importante oferecer líquidos à criança para evitar a desidratação. As bebidas podem ser geladas (p. ex., gelatina, picolés) ou quentes (p. ex., sopas, caldos), dependendo da preferência individual.

Como a nasofaringite é transmitida por secreções, o melhor meio de prevenção é evitar o contato com pessoas afetadas. Esse objetivo é difícil de ser alcançado quando um grande número de pessoas fica confinado em uma área pequena por muito tempo, como no caso de creches e salas de aula. Os membros da família com resfriado devem descartar cuidadosamente os lenços de papel; não compartilhar toalhas, copos ou talheres; e evitar o contato direto com outras pessoas, se possível. Eles devem cobrir a boca e o nariz com lenços ou com a parte interna do cotovelo flexionado ao tossir ou espirrar e lavar bem as mãos após assoar o nariz ou espirrar. As superfícies transmissoras mais frequentes de infecção são as mãos humanas, que depositam vírus em maçanetas, torneiras e outros objetos. As crianças devem lavar bem as mãos ou usar desinfetante e evitar tocar nos olhos, nariz e boca.

Apoio à família

Oferecer suporte e segurança é um elemento importante no cuidado de famílias com crianças de menos idade com infecções das vias aéreas superiores (IVASs) recorrentes. Como as IVASs são muito frequentes em crianças com menos de 3 anos, as famílias podem precisar de garantias de que resfriados são uma parte normal da infância. Geralmente, aos 5 anos, a maioria das crianças já desenvolveu imunidade aos principais vírus. Quando elas passam algum tempo em creches, sua taxa de infecção é maior do que se forem cuidadas em casa, devido ao aumento da exposição. Por outro lado, as que foram cuidadas em casa antes de começar a frequentar a escola apresentam uma taxa maior de infecção quando expostas às demais crianças na escola.

Os pais devem conhecer os sinais de complicações respiratórias e devem notificar um profissional de saúde quando esses sinais aparecerem (p. ex., sinais de desidratação, a criança não melhora no período de 2 a 3 dias) (Boxe 21.4).

FARINGITE ESTREPTOCÓCICA AGUDA

A infecção das vias aéreas superiores por estreptococos beta-hemolíticos do grupo A (GABHS, do inglês *Group A beta-hemolytic streptococci*) (faringite estreptocócica) não é em si uma patologia grave, mas as crianças afetadas correm o risco de sequelas sérias: febre reumática aguda, que é uma doença inflamatória do coração, articulações e sistema nervoso central (SNC; ver Capítulo 23) e glomerulonefrite aguda, que é uma infecção renal aguda (ver Capítulo 26). Essas sequelas podem resultar em danos permanentes, principalmente da febre reumática aguda. Os GABHS também podem causar manifestações cutâneas, incluindo impetigo e piodermite.

A **escarlatina** também pode ocorrer como resultado da infecção por uma cepa de estreptococo do grupo A. As manifestações clínicas da escarlatina incluem faringite e uma erupção eritematosa característica, que deixa a pele parecendo uma lixa; fora isso, a escarlatina compartilha as mesmas manifestações clínicas verificadas com outros GABHS; o tratamento e as sequelas são os mesmos. Casos graves de escarlatina são raramente observados nos EUA.

Boxe 21.4 Evidências precoces de complicações respiratórias.

Os pais devem ser orientados a procurar auxílio médico em caso de:

- Evidência de otalgia
- Frequência respiratória superior a 50 a 60 respirações/min
- Febre acima de 38,3°C
- Apatia
- Choro
- Aumento da irritabilidade com ou sem febre
- Tosse persistente por 2 dias ou mais
- Sibilos
- Recusa da alimentação
- Inquietação e distúrbios no padrão de sono

Modificado de National Association of Pediatric Nurse Practitioners. (2017). *Cold and flu sniffles?* New York, NY: CW Publishing Group; American Academy of Pediatrics. (2018). Children and colds. Fonte: https://www.healthychildren.org/English/health-issues/conditions/ear-nose-throat/Pages/Children-and-Colds.aspx.

Manifestações clínicas

A infecção por GABHS geralmente é uma doença relativamente breve que varia de uma apresentação subclínica (sem sintomas) até toxicidade grave. O início é muitas vezes abrupto e caracterizado por faringite, cefaleia, febre e dor abdominal. As amígdalas e a faringe podem estar inflamadas e cobertas de exsudato (Figura 21.1), que geralmente aparece no segundo dia. No entanto, deve-se suspeitar de infecções estreptocócicas em crianças com mais de 2 anos com faringite, mesmo que não haja exsudato (Figura 21.2).

A linfadenopatia cervical anterior (30 a 50% dos casos) geralmente ocorre precocemente e os linfonodos costumam ficar sensíveis. A dor pode variar entre relativamente leve até uma dor grave o suficiente para dificultar a deglutição. As manifestações clínicas geralmente desaparecem no período de 3 a 5 dias, a menos que complicadas por sinusite ou abcesso parafaríngeo, peritonsilar ou retrofaríngeo. Podem surgir complicações não supurativas após o início da infecção por GABHS: nefrite aguda em cerca de 10 dias e febre reumática em média após 18 dias.

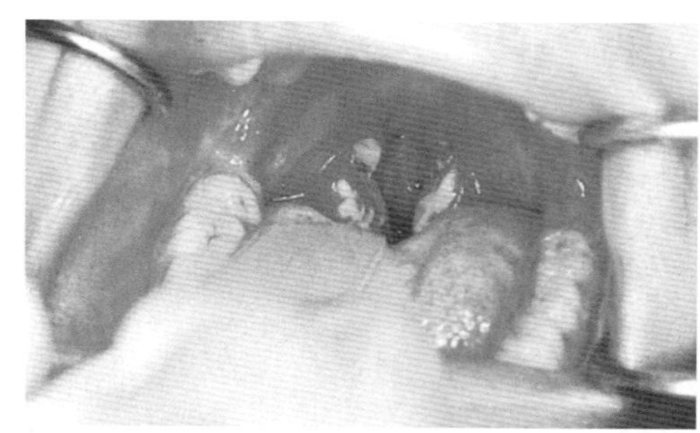

Figura 21.1 Amigdalite e faringite. (Cortesia de Dr. Edward L. Applebaum, chefe do Department of Otolaryngology, University of Illinois Medical Center, Chicago, IL.)

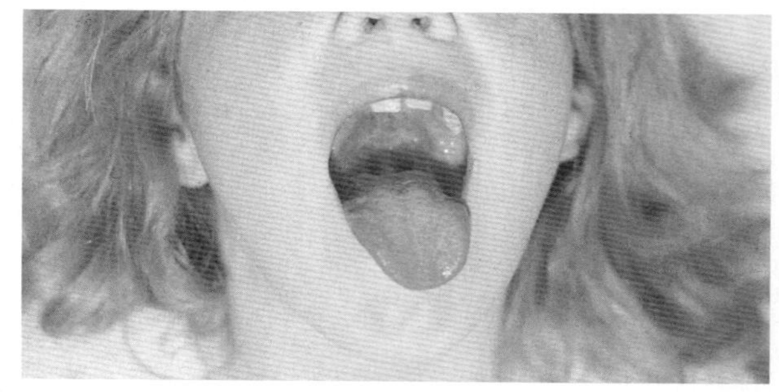

Figura 21.2 Faringite associada à infecção por estreptococo beta-hemolítico do grupo A (GABHS). (Fonte: Cohen, J., & Powderly, W. G. [2004]. *Infectious diseases* [2nd ed.]. St Louis, MO: Mosby.)

Crianças que são portadoras de GABHS podem apresentar uma cultura de garganta positiva, mas muitas vezes existe uma doença viral coincidente. Embora a administração de antibióticos não seja indicada para a maioria dos portadores de GABHS, algumas condições podem exigir antibioticoterapia (American Academy of Pediatrics, Committee on Infectious Diseases, 2018). A possibilidade de transmissão de um portador para outras pessoas é mínima.

Avaliação diagnóstica

Embora de 80 a 90% de todos os casos de faringite aguda sejam virais, testes rápidos de antígeno estreptocócico (obtidos por esfregaço vigoroso das amígdalas e da faringe posterior) e/ou cultura da garganta podem ser realizados para descartar GABHS (American Academy of Pediatrics, Committee on Infectious Diseases, 2018). É possível fazer uma identificação rápida de GABHS com *kits* de teste de diagnóstico no consultório. No entanto, como esses *kits* têm sensibilidade questionável e dependem da obtenção de um *swab* de alta qualidade, recomenda-se a confirmação por meio de uma cultura da garganta em pacientes com resultado negativo no teste rápido, mas nos quais estão presentes os sinais clássicos da infecção (American Academy of Pediatrics, Committee on Infectious Diseases, 2018).

Como algumas crianças normalmente abrigam estreptococos na garganta, uma cultura ou teste de antígeno positivo nem sempre é uma evidência conclusiva de doença ativa. A maioria das infecções estreptocócicas são breves e a resposta dos anticorpos (antiestreptolisina O) aparece depois dos sintomas e são úteis apenas para diagnóstico retrospectivo.

Manejo terapêutico

No caso de infecção de garganta por estreptococos são prescritos penicilina oral ou outros antibióticos, como amoxicilina, por 10 dias para controlar as manifestações locais agudas e manter um nível plasmático adequado para eliminar quaisquer patógenos que possam permanecer e desencadear os sintomas da febre reumática. A penicilina não previne o desenvolvimento de glomerulonefrite aguda em crianças suscetíveis. No entanto, pode impedir a propagação de uma cepa nefrogênica de GABHS para outras pessoas da família. A penicilina geralmente produz uma resposta imediata em 24 horas. Alguns pacientes necessitam de um novo curso de antibióticos quando o organismo não pode ser erradicado. A amoxicilina administrada uma vez ao dia (50 mg/kg; máximo de 1.000 mg) por 10 dias é tão efetiva quanto a penicilina ou a administração de amoxicilina várias vezes ao dia (American Academy of Pediatrics, Committee on Infectious Diseases, 2018).

A penicilina G benzatina em injeção intramuscular (IM) também é uma terapia apropriada. Esse medicamento garante concentrações sanguíneas adequadas e evita o problema da adesão do paciente, mas a aplicação é dolorosa. Um macrolídeo ou azalídeo oral (p. ex., eritromicina, azitromicina, claritromicina) é indicado para crianças alérgicas à penicilina. Outros antibióticos orais usados para tratar GABHS são as cefalosporinas, clindamicina e amoxicilina com ácido clavulânico (American Academy of Pediatrics, Committee on Infectious Diseases, 2018).

Cuidados de enfermagem

Geralmente, o enfermeiro obtém um *swab* para cultura da garganta e orienta os pais sobre a administração do antibiótico e do analgésico, conforme a prescrição. Compressas frias ou quentes na região cervical podem proporcionar alívio. Em crianças com idade suficiente para cooperar, gargarejos com água morna salgada oferecem alívio do desconforto na garganta. O ibuprofeno (a partir de 6 meses de vida) e o paracetamol podem ser efetivos para diminuir a dor de garganta; preparações líquidas ou pastilhas mastigáveis podem ser preferíveis devido à dor associada à deglutição. A dor pode interferir na ingesta oral, e a criança não deve ser forçada a comer, mas a ingesta de líquidos é essencial. Incentive a ingesta de líquidos frios, lascas de gelo ou picolés que possam ser mais bem tolerados do que alimentos sólidos.

Deve ser dada ênfase especial na administração correta da medicação oral e na conclusão do curso total da antibioticoterapia (ver Capítulo 20, seções *Administração de medicamentos* e *Adesão*). Se for necessária uma injeção de antibiótico, deve ser administrada profundamente em uma massa muscular grande (p. ex., vasto lateral ou músculo ventroglúteo). Para reduzir a dor, a aplicação de um creme anestésico tópico, como LMX4® (lidocaína a 4%) ou mistura eutética de anestésicos locais (EMLA®; lidocaína e prilocaína) no local 30 minutos antes da injeção pode ser útil (ver Capítulo 20, seção *Administração intramuscular*). Os pais precisam estar cientes da sensibilidade residual que pode se desenvolver na região. As aplicações locais de calor podem ser úteis para aliviar o desconforto. Se a criança continuar febril e/ou não melhorar dentro de um período de 24 a 48 horas, é importante que o médico faça uma avaliação adicional.

Crianças infectadas transmitem a doença para outras pessoas na manifestação dos sintomas e até 24 horas após o início da antibioticoterapia oral. Geralmente, é recomendado que elas não retornem à escola ou creche até que tenham tomado antibióticos por um período completo de 24 horas. Os enfermeiros devem lembrar aos pais e às crianças com infecção de garganta por estreptococos que devem descartar a escova de dentes e substituí-la por uma nova após tomar antibióticos por 24 horas. Os aparelhos ortodônticos devem ser lavados cuidadosamente, pois podem abrigar os patógenos. Os pais são alertados para evitar que outros membros da família, especialmente se imunocomprometidos, tenham contato próximo com a criança doente e evitar compartilhar toalhas e bebidas ou alimentos.

ALERTA PARA MEDICAMENTO

Nunca administre suspensões de penicilina G procaína ou penicilina G benzatina IV (podem causar embolia ou reação tóxica com morte subsequente em minutos). Em vez disso, administre esses medicamentos profundamente no tecido muscular para diminuir as reações e a dor localizadas.

AMIGDALITE

As amígdalas palatinas (tonsilas) são massas de tecido linfoide localizadas na cavidade faríngea. As amígdalas filtram e protegem os trajetos respiratório e digestório da invasão de microrganismos patogênicos e também desempenham um papel na formação de anticorpos. Embora o tamanho das amígdalas varie, as crianças geralmente têm tonsilas maiores do que adolescentes ou adultos. Acredita-se que essa diferença seja um mecanismo de proteção, porque crianças de menos idade são especialmente suscetíveis a infecções das vias aéreas superiores.

Fisiopatologia

Vários pares de tonsilas fazem parte de uma massa de tecido linfoide que circunda a nasofaringe e a orofaringe, conhecida como **anel tonsilar de Waldeyer** (Figura 21.3). As amígdalas palatinas ou istmo das fauces estão localizadas nos dois lados da orofaringe, atrás e abaixo dos pilares das fauces (istmo da garganta). Uma superfície das amígdalas palatinas geralmente é visível durante o exame oral. As tonsilas palatinas são aquelas removidas durante a tonsilectomia. As **tonsilas faríngeas**, também conhecidas como **adenoides**, estão localizadas acima das tonsilas palatinas na parede posterior da nasofaringe. Sua proximidade com as narinas e tubas auditivas causa dificuldades nos casos de inflamação.

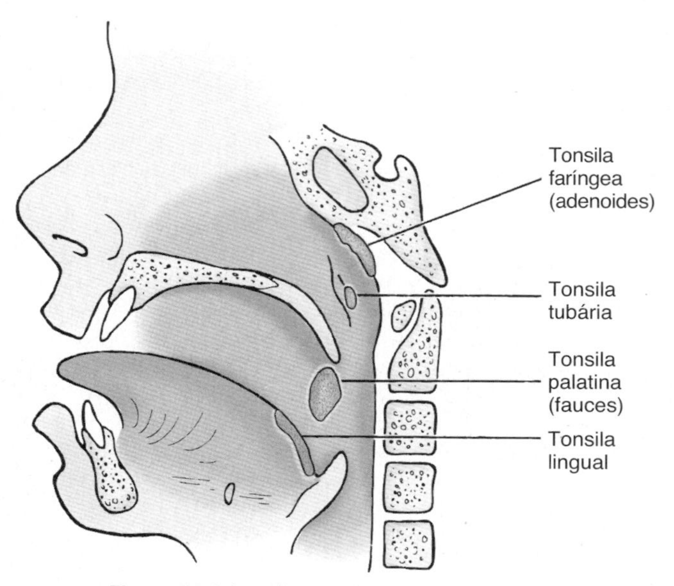

Figura 21.3 Localização das massas tonsilares.

As tonsilas linguais estão localizadas na base da língua. As tonsilas tubárias, localizadas próximas à abertura nasofaríngea posterior das tubas auditivas, não fazem parte do anel tonsilar de Waldeyer.

Etiologia

A amigdalite geralmente ocorre com faringite. Por causa do tecido linfoide abundante e da frequência de IVASs, a amigdalite é uma causa comum de doença em crianças de menos idade. O agente causador pode ser viral ou bacteriano.

Manifestações clínicas

As manifestações de tonsilite são causadas por inflamação. À medida que as amígdalas palatinas aumentam de tamanho devido ao edema, podem se tocar na linha média, obstruindo a passagem de ar ou alimentos. A criança tem dificuldade para engolir e respirar. Quando ocorre o aumento das adenoides, a região posterior das narinas fica bloqueada, dificultando ou impossibilitando a passagem do ar do nariz para a garganta. Como resultado, a criança respira pela boca. O aumento crônico das amígdalas e adenoides pode resultar em obstrução da respiração durante o sono.

Se a respiração oral for contínua, as mucosas da orofaringe ficam ressecadas e irritadas. Pode haver um odor fétido na boca e uma redução nos sentidos do paladar e do olfato. A voz pode ter um timbre anasalado e abafado, e também é comum uma tosse persistente. Devido à proximidade das adenoides com as tubas auditivas, essa passagem é frequentemente bloqueada pelo edema das adenoides, interferindo na drenagem normal das secreções e frequentemente resultando em otite média ou dificuldade de audição.

Manejo terapêutico

Como a amigdalite é autolimitada, o tratamento da faringite viral é sintomático. As culturas de garganta positivas para infecção por GABHS requerem tratamento com antibióticos. É importante diferenciar entre infecção viral e estreptocócica na tonsilite exsudativa febril. Como a maioria das infecções é viral, testes rápidos precoces podem prevenir a administração desnecessária de antibióticos.

A tonsilectomia (remoção cirúrgica das amígdalas palatinas) pode ser indicada para aumento maciço que resulta em dificuldade para respirar ou comer. As indicações absolutas são abcesso peritonsilar, PFAPA (febre periódica, estomatite aftosa, faringite, adenite), obstrução das vias aéreas, amigdalite crônica que não responde a antimicrobianos, alergias a antibióticos múltiplos e amígdalas que requerem exame patológico do tecido (Ingram & Friedman, 2015). A realização de uma amigdalectomia é considerada quando houver sete ou mais episódios de amigdalite no ano anterior, ou pelo menos cinco episódios em cada um dos 2 anos anteriores, ou pelo menos três episódios em cada um dos 3 anos anteriores e/ou distúrbios respiratórios do sono (Baugh, Archer, Mitchell et al., 2011; Ingram & Friedman, 2015; Mitchell, Archer, Ishman et al., 2019).

A **adenoidectomia** (remoção cirúrgica das adenoides) é recomendada para crianças com adenoides dilatadas que obstruem a respiração nasal ou história de quatro ou mais episódios de rinorreia purulenta recorrente nos últimos 12 meses em uma criança menor de 12 anos (o episódio deve ser documentado por exame intranasal ou por imagem) (American Academy of Otolaryngology – Head and Neck Surgery, 2011). Outras indicações incluem sintomas persistentes de adenoidite após dois ciclos de antibióticos, distúrbios do sono com obstrução nasal por mais de 3 meses, fala hiponasal, otite média com efusão (OME) por mais de 3 meses, má oclusão dentária ou distúrbio de crescimento orofacial confirmado por um ortodontista ou dentista, OME em uma criança com pelo menos 4 anos, ou complicações cardiopulmonares associadas à hipertrofia adenoideana (American Academy of Otolaryngology – Head and Neck Surgery, 2011).

Para algumas crianças, a efetividade da amigdalectomia ou da adenoidectomia é modesta e pode não justificar o risco da cirurgia. Na prática, muitos médicos optam por uma tomada de decisão individualizada e não seguem um conjunto absoluto de critérios de elegibilidade para esses procedimentos cirúrgicos.

Uma revisão da *Cochrane* (Burton, Glasziou, Chong et al., 2014) concluiu que houve um benefício modesto na realização desses procedimentos em crianças com dores de garganta recorrentes; outros chegaram a conclusões semelhantes (Morad, Sathe, Francis et al., 2017). A recente atualização das diretrizes baseadas em evidências da American Academy of Otolaryngology – Head and Neck Surgery recomenda a realização de novos estudos para investigar o tratamento de infecções recorrentes de garganta por amigdalectomia em relação à antibioticoterapia e à observação atenta em crianças com mais de 12 meses e menos de 12 anos (Mitchell et al., 2019).

As contraindicações para amigdalectomia ou adenoidectomia são (1) fenda palatina, porque as amígdalas ajudam a minimizar o escape de ar durante a fala; (2) infecções agudas no momento da cirurgia, pois tecidos localmente inflamados aumentam o risco de sangramento; e (3) doenças sistêmicas não controladas ou discrasias sanguíneas.

Geralmente, a remoção das amígdalas não deve ocorrer antes dos 3 ou 4 anos devido ao problema de perda excessiva de sangue em crianças de menos idade e à possibilidade de crescimento ou hipertrofia do tecido linfoide. As tonsilas tubárias e linguais geralmente se dilatam para compensar a perda de tecido linfoide, resultando em obstrução contínua da faringe e da tuba auditiva.

Cuidados de enfermagem

O cuidado de enfermagem à criança com tonsilite envolve proporcionar conforto e minimizar intervenções ou atividades que precipitem sangramentos. Uma dieta leve ou líquida geralmente é preferível. Gargarejos com água morna e salgada, líquidos quentes, pastilhas para a garganta e analgésicos não opioides prescritos regularmente (como paracetamol e ibuprofeno) são usados para promover o conforto. Muitas vezes, é necessária uma combinação de um não opioide e um opioide para reduzir a dor e permitir que a criança consiga engolir. As diretrizes atualizadas da American Academy of Otolaryngology – Head and Neck Surgery afirmam que os médicos não devem administrar ou prescrever codeína, ou qualquer medicamento que contenha codeína, após uma tonsilectomia em crianças menores de

12 anos devido à tarja preta imposta em 2013 pela Food and Drug Administration dos EUA sobre fatalidades relacionadas ao uso de codeína (Mitchell et al., 2019).

Se for necessária uma cirurgia, a criança precisa receber o mesmo preparo psicológico e os mesmos cuidados físicos que são feitos para qualquer procedimento (ver Capítulos 19 e 20). A discussão a seguir focaliza os cuidados de enfermagem para amigdalectomia e adenoidectomia, embora possa não ser necessária a realização simultânea dos dois procedimentos.

O enfermeiro deve obter o histórico completo, com anotações especiais sobre tendências ao sangramento, porque o local da cirurgia é altamente vascularizado. Os sinais vitais basais são importantes para monitoramento e observação no período pós-operatório. Todos os pacientes, especialmente aqueles com distúrbios respiratórios do sono, requerem monitoramento rigoroso das vias aéreas e da respiração no pós-operatório. Sinais de dentes soltos ou da presença de uma IVAS devem ser observados e registrados, e os tempos de sangramento e coagulação podem ser obtidos com o teste laboratorial usual antes da cirurgia.

Após a cirurgia, até que estejam totalmente acordadas, as crianças devem ser posicionadas para facilitar a drenagem das secreções. A aspiração geralmente é evitada, mas, quando precisa ser realizada, deve ser executada com cuidado para evitar traumatismos na orofaringe. Quando estiver acordada, pode ser que a criança prefira estar sentada. Ela não deve ser incentivada a tossir, pigarrear, assoar o nariz e outras atividades que possam irritar o local da operação.

É comum observar a presença de algumas secreções, particularmente o sangue que secou no local após a cirurgia. Inspecione todas as secreções e vômitos quanto a evidências de sangramento recente (é esperado algum muco tingido de sangue). Geralmente, há sangue marrom-escuro (antigo) presente na êmese, no nariz e entre os dentes. Se os pais não estiverem preparados para a presença dessas possíveis secreções, podem se assustar no momento em que precisam ficar calmos para tranquilizar a criança.

A garganta geralmente fica muito dolorida após a cirurgia. Um colar de gelo pode proporcionar alívio, mas muitas crianças acham incômodo e se recusam a usá-lo. A maioria delas sente dor moderada após uma tonsilectomia e precisa de medicação para a dor em intervalos regulares pelo menos nas primeiras 24 a 48 horas. Podem ser administrados analgésicos VR ou intravenosa para evitar a VO, mas também podem ser administrados analgésicos líquidos conforme tolerado. No pós-operatório podem ser administrados anestésicos locais, como pirulitos de tetracaína ou picolés, e antieméticos, como ondansetron ou um adesivo transdérmico de escopolamina (a partir de 12 anos) (ver Capítulo 5).

Uma revisão integrativa do manejo da dor para tonsilectomia pediátrica revelou que a orientação de crianças e pais antes da cirurgia sobre o que esperar em termos de dor e ansiedade foram importantes no manejo da dor pós-operatória (Howard, Finn Davis, Phillips et al., 2014). Além disso, a educação familiar sobre o manejo farmacológico e não farmacológico da dor no ambiente domiciliar foi vista como crucial para resultados bem-sucedidos. Não foi descrito um regime farmacológico ideal para dor no pós-operatório, mas as revisões sugerem que o uso de paracetamol, ibuprofeno e hidrocodona é seguro e efetivo para o controle da dor pós-cirúrgica (Howard et al., 2014; Mitchell et al., 2019).

Deve haver restrição de alimentos e líquidos até que a criança esteja alerta e consiga engolir sem sinais de hemorragia. Água fria, gelo picado, picolés ou suco de frutas diluído podem ser administrados, mas líquidos avermelhados ou castanhos devem ser evitados para que não sejam confundidos com sangue fresco ou coagulado em caso de êmese. Sucos cítricos podem causar desconforto e geralmente não são bem tolerados. Leite, sorvete e pudim geralmente não são oferecidos até que os líquidos claros sejam tolerados, porque os produtos lácteos recobrem a boca e a garganta com uma camada fina, fazendo com que a criança limpe a garganta, o que pode iniciar um sangramento.

Geralmente, a ingesta começa com alimentos moles, principalmente gelatina, frutas cozidas, sorvete, sopa e purê de batatas, no primeiro ou segundo dia após a cirurgia, ou conforme tolerado pela criança. A dor da cirurgia muitas vezes inibe a ingesta oral, reforçando a necessidade de controle adequado da dor.

No período pós-operatório os episódios de hemorragia não são comuns, mas podem ocorrer entre 5 e 10 dias após a cirurgia, com a descamação da escara primária à medida que a amígdala cicatriza (Mitchell et al., 2019). O enfermeiro deve observar a garganta diretamente para evidência de sangramento, usando uma boa fonte de luz e, se necessário, inserindo cuidadosamente um abaixador de língua. Outros sinais de hemorragia são taquicardia, palidez, pigarro ou deglutição frequente por uma criança mais nova e vômito com sangue vermelho vivo. A inquietação, uma indicação de hemorragia, pode ser difícil de diferenciar do desconforto geral após uma cirurgia. A queda da pressão arterial é um sinal muito posterior de choque.

Pode ser necessário um procedimento cirúrgico para cauterizar ou ligar um vaso com sangramento. Também pode ocorrer a obstrução das vias aéreas como resultado de edema ou do acúmulo de secreções, indicada por sinais de desconforto respiratório, como estridor, sialorreia, inquietação, agitação, aumento da frequência respiratória e cianose progressiva. Após a tonsilectomia devem estar disponíveis equipamentos de aspiração e oxigênio.

! ALERTA PARA A ENFERMAGEM

O sinal precoce mais óbvio de sangramento é a deglutição contínua do sangue que escorre. Enquanto a criança está dormindo, observe a frequência da deglutição. Se houver suspeita de sangramento contínuo, notifique o cirurgião imediatamente.

Suporte à família e cuidados domiciliares

As orientações de alta para fornecer suporte familiar e cuidados domiciliares incluem (1) evitar alimentos irritantes e muito condimentados; (2) evitar gargarejos ou escovação vigorosa dos dentes; (3) desencorajar a criança a tossir, expectorar ou colocar objetos na boca; (4) usar analgésicos conforme prescrição; e (5) limitar o nível de atividade para reduzir a possibilidade de sangramento. A hemorragia pode ocorrer após a cirurgia; portanto, qualquer sinal de sangramento merece atenção médica imediata. Halitose e otalgia leve com febre baixa são comuns alguns dias após a cirurgia. No entanto, otalgia grave persistente, febre ou tosse requerem avaliação médica. A maioria das crianças está pronta para retomar suas atividades normais no período de 1 a 2 semanas após a operação.

A maioria das crianças é internada no mesmo dia ou realiza a cirurgia em ambiente ambulatorial e recebe alta após o período de recuperação. A tonsilectomia muitas vezes representa a primeira experiência de hospitalização da criança e da família. Como a cirurgia geralmente é um procedimento eletivo, é possível preparar a criança e os pais com tranquilidade para esse evento. Eles precisam de orientações sobre o que esperar no momento da admissão, antes e depois da cirurgia e no momento da alta hospitalar.

INFLUENZA

A *influenza*, comumente conhecida como gripe, é causada por ortomixovírus e classificada em três grupos de acordo com sua diversidade antigênica: tipos A e B, que causam a doença epidêmica (incluída na vacina), e tipo C, que causa um quadro mais leve e não está incluída na vacina. Ao longo do tempo, os vírus sofrem alterações significativas. As grandes mutações que ocorrem em intervalos de geralmente 5 a 10 anos são chamadas de **mudança antigênica**; as pequenas variações dentro dos mesmos subtipos que ocorrem quase anualmente são chamadas **deriva antigênica**. Consequentemente, a deriva antigênica pode alterar o vírus o suficiente para resultar na suscetibilidade dos indivíduos a um tipo para o qual tenham sido previamente imunizados ou infectados.

A gripe é transmitida de um indivíduo para outro por contato direto (infecção por gotículas grandes), que geralmente ocorre durante a fala, espirro, tosse ou por itens recentemente contaminados por secreções nasofaríngeas. As taxas de contaminação são mais altas em crianças de menos idade que não tiveram contato anterior com a cepa, mulheres grávidas e pacientes com condições médicas crônicas (p. ex., diabetes, asma). O quadro da gripe é frequentemente mais grave em lactentes e idosos. Durante as epidemias, acredita-se que a infecção entre crianças em idade escolar seja a principal fonte de transmissão comunitária.

A doença é mais comum durante os meses de inverno e tem um período de incubação de 1 a 4 dias (média de 2 dias), e as pessoas afetadas são mais contagiosas 24 horas antes e de 5 a 7 dias após o início dos sintomas (Centers for Disease Control and Prevention, 2016, 2018a). O vírus tem uma afinidade peculiar pelas células epiteliais da mucosa do trato respiratório, onde destrói o epitélio ciliado por hiperplasia metaplásica do epitélio traqueal e brônquico com edema associado. Os alvéolos também podem ficar distendidos com substância hialina. Os vírus podem ser isolados de secreções nasofaríngeas logo após o início da infecção, e testes sorológicos identificam o tipo pela fixação do complemento ou os subgrupos pela inibição da hemaglutinação.

O H1N1 (gripe suína) é um subtipo de *influenza* tipo A. Em 2009, uma pandemia de H1N1 causou morbidade e mortalidade significativas, principalmente no México e nos EUA, durando até o final de agosto de 2010. Uma **pandemia** é definida pela Organização Mundial da Saúde como a disseminação de uma nova doença para a qual a população tem pouca ou nenhuma imunidade e que se espalha rapidamente de humano para humano. A vacina contra o H1N1 foi incluída na vacinação contra a gripe sazonal desde o período de 2011-2012. Qualquer vírus da gripe que seja de natureza nova deve ser relatado aos Centers for Disease Control and Prevention[1] (American Academy of Pediatrics, Committee on Infectious Diseases, 2018).

Manifestações clínicas

As manifestações da gripe podem ser subclínicas, leves, moderadas ou graves. Na maioria dos casos, há tosse seca e tendência à rouquidão. Um início súbito de febre e calafrios pode ser acompanhado por rubor facial, fotofobia, mialgia, dor de garganta, dor de cabeça, hiperestesia, fadiga e, às vezes, prostração, vômito e diarreia. O crupe subglótico é comum, especialmente em lactentes. Os sintomas da gripe duram 4 ou 5 dias. As complicações incluem pneumonia viral grave (geralmente hemorrágica), convulsões febris, encefalite, encefalopatia, desidratação e infecções bacterianas secundárias, como miocardite, otite média, sinusite ou pneumonia. O diagnóstico é confirmado pela análise das secreções nasofaríngeas por cultura viral ou testes de detecção rápida. *Influenza* A e B podem ser rapidamente detectadas diretamente por anticorpos fluorescentes e indiretamente por esfregaço de anticorpos imunofluorescentes.

Manejo terapêutico

A gripe não complicada em crianças geralmente requer apenas tratamento sintomático, incluindo o uso de paracetamol ou ibuprofeno para febre e líquidos suficientes para manter a hidratação. Vários medicamentos antivirais para *influenza* foram aprovados pela Food and Drug Administration para uso nos EUA, mas apenas o oseltamivir oral, o zanamivir inalado e o peramivir IV são recomendados devido à ampla resistência à amantadina e rimantadina (American Academy of Pediatrics, Committee on Infectious Diseases, 2018).

O oseltamivir (um inibidor da neuroaminidase) é o medicamento antiviral de escolha que pode ser administrado por via oral por 5 dias para diminuir os sintomas da gripe. O medicamento pode ser usado por lactentes e crianças de qualquer idade e é efetivo contra os tipos A e B da gripe (American Academy of Pediatrics, Committee on Infectious Diseases, 2018). Tal como acontece com outros medicamentos antivirais, a medicação deve ser iniciada dentro de 2 dias após o início dos sintomas para obter os melhores resultados. As crianças não devem receber ácido acetilsalicílico devido à sua possível associação com a síndrome de Reye.

O zanamivir pode ser usado para o tratamento da gripe em pacientes com 7 anos ou mais ou como profilaxia para pacientes com 5 anos ou mais (American Academy of Pediatrics, Committee on Infectious Diseases, 2018). O zanamivir é um medicamento inalado efetivo contra os tipos A e B da gripe que deve ser tomado duas vezes ao dia por 5 dias e é administrado por um inalador oral especialmente projetado (Diskhaler®). Podem ocorrer broncospasmo e declínio da função pulmonar quando o zanamivir é usado em pacientes com doença subjacente das vias aéreas, como asma ou doença pulmonar obstrutiva crônica (DPOC).

Prevenção

A vacina contra a gripe agora é recomendada anualmente para crianças com mais de 6 meses de vida. Essa vacina (vacina com vírus inativado) pode ser administrada a crianças saudáveis com 6 meses de vida ou mais e é administrada anualmente porque, a cada ano, diferentes cepas do vírus da *influenza* são usadas em sua fabricação. A vacina é segura e efetiva desde que os antígenos se correlacionem com as cepas circulantes (ver Capítulo 6, seção *Imunizações*). Durante a temporada de gripe de 2016-2017, a vacina viva atenuada, administrada por via intranasal, foi descontinuada devido a preocupações sobre sua efetividade (Belongia, Karron, Reingold et al., 2018). Ver Capítulo 6 para obter orientações sobre como administrar a vacina contra *influenza* a pacientes com hipersensibilidade a ovos de galinha.

Cuidados de enfermagem

Os cuidados de enfermagem são os mesmos aplicados a qualquer criança com IVASs, inclusive ajudando a família a implementar medidas para aliviar os sintomas. Febre prolongada ou o aparecimento de febre durante o período inicial de convalescença é um sinal de infecção bacteriana secundária que deve ser relatado ao médico para prescrição de antibioticoterapia. A assistência de enfermagem à criança com *influenza* inclui também a orientação dos pais sobre medidas de prevenção da disseminação da doença para outros indivíduos, principalmente aqueles de maior risco de desenvolver complicações, e sobre o uso de medicamentos antivirais. Muitas instituições desenvolveram protocolos para permitir que os enfermeiros façam a triagem dos pacientes quanto à elegibilidade para receber a vacina contra a gripe.

[1]N.R.T.: No Brasil, a notificação compulsória deve ser realizada nos casos de síndromes gripais, definindo-se notificação compulsória como a "comunicação obrigatória à autoridade de saúde, realizada pelos médicos, profissionais de saúde ou responsáveis pelos estabelecimentos de saúde, públicos ou privados, sobre a ocorrência de suspeita ou confirmação de doença, agravo ou evento de saúde pública". Os eventos ou agravos de notificação compulsória nacional são constantemente atualizados, conforme Portaria nº 264, de 17 de fevereiro de 2020, do Ministério da Saúde. Disponível em: https://www.prefeitura.sp.gov.br/cidade/secretarias/saude/tabnet/doencas_e_agravos e https://bvsms.saude.gov.br/bvs/saudelegis/gm/2020/prt0264_19_02_2020.html. Acesso em: 31 ago. 2022.

OTITE MÉDIA

Otite média (OM) é a presença de líquido na orelha média, com sinais agudos de doença e sintomas de inflamação (Venekamp, Damoiseaux, & Schilder, 2017). A terminologia-padrão usada para definir OM está descrita no Boxe 21.5. A otite média é uma das doenças mais prevalentes da primeira infância. Sua incidência é maior nos meses de inverno. Muitos casos de OM bacteriana são precedidos por uma infecção respiratória viral. A maioria dos episódios de otite média aguda (OMA) ocorre nos primeiros 24 meses de vida, mas a incidência diminui com a idade, exceto por um pequeno aumento aos 5 ou 6 anos, quando as crianças ingressam na escola. A otite média ocorre com pouca frequência em crianças com mais de 7 anos. Frequentar a creche é um fator de risco significativo para o desenvolvimento da condição.

Crianças que têm irmãos ou pais com história de otite média crônica também apresentam maior incidência da doença. Aquelas que vivem em famílias com muitos membros (especialmente fumantes) são mais propensas a ter otite média do que as que vivem com menos pessoas. O tabagismo passivo aumenta o risco de secreção persistente da orelha média, aumentando a fixação dos patógenos que causam otite ao epitélio respiratório no espaço da orelha média, prolongando a resposta inflamatória e impedindo a drenagem através da tuba auditiva (Kerschner & Preciado, 2020). A condição socioeconômica da família e a extensão da exposição a outras crianças são importantes fatores de risco identificáveis para a ocorrência de otite média (Kerschner & Preciado, 2020).

Etiologia

As bactérias mais comuns causadoras de OMA são *Streptococcus pneumoniae*, *H. influenzae* e *Moraxella catarrhalis*. Os dois vírus com maior probabilidade de precipitar OM são o VSR e o *influenza*, embora os adenovírus, metapneumovírus humanos e picornavírus (rinovírus e enterovírus) também causem um número significativo de IVASs e OM. A etiologia da otite média não infecciosa é desconhecida, mas pode ocorrer por bloqueio das tubas auditivas. Os fatores predisponentes incluem IVASs, rinite alérgica, síndrome de Down, fenda palatina, frequência à creche, exposição passiva ao fumo e uso de mamadeira para a alimentação. Lactentes amamentados no peito têm uma incidência menor de otite média do que lactentes alimentados com fórmula (Abrahams & Labbok, 2011; Korvel-Hanquist, Djurhuus, & Homoe, 2017). A amamentação pode proteger os lactentes contra vírus respiratórios e alergias porque o leite materno contém imunoglobulina A secretora, que limita a exposição da tuba auditiva e da mucosa da orelha média a patógenos microbianos e proteínas estranhas. O refluxo de leite pelas tubas auditivas é menos provável em lactentes amamentados devido ao posicionamento semivertical durante a amamentação em comparação com a mamadeira.

Fisiopatologia

A otite média é primariamente resultado de uma disfunção na tuba auditiva. A obstrução mecânica ou funcional da tuba auditiva causa acúmulo de secreções na orelha média. Infecção ou alergia podem causar uma obstrução intrínseca. A obstrução extrínseca geralmente é resultado da dilatação das adenoides ou de tumores nasofaríngeos. A obstrução da tuba auditiva resulta em uma pressão negativa na orelha média com o líquido drenado do revestimento da mucosa. A pressão negativa sustentada prejudica o transporte ciliar dentro da tuba auditiva, inibindo a drenagem do líquido que se acumula e tende a ser colonizado por patógenos. Quando a passagem não está totalmente obstruída, a contaminação da orelha média pode ocorrer por refluxo, aspiração ou insuflação durante o choro, espirros, ato de assoar o nariz e deglutição quando o nariz está obstruído.

Avaliação diagnóstica

A avaliação cuidadosa da mobilidade da membrana timpânica com um otoscópio pneumático é essencial para diferenciar a OMA da OME (Kerschner & Preciado, 2020). O diagnóstico da OMA é feito com abaulamento moderado a forte da membrana timpânica, início agudo da produção de secreções que não sejam resultado de otite externa aguda, abaulamento leve da membrana timpânica com início da otalgia em menos de 48 horas e eritema intenso da membrana timpânica (Kerschner & Preciado, 2020). Uma membrana timpânica imóvel ou descolorida em tons laranja indica OME, com outros sintomas inespecíficos como rinite, tosse ou diarreia frequentemente presentes. Os sintomas clínicos de otite também são úteis para fazer o diagnóstico (Boxe 21.6). Na OME, outros sintomas podem se manifestar por meio de problemas de equilíbrio, problemas comportamentais, problemas de desempenho escolar ou progresso limitado com terapia fonoaudiológica em andamento (Rosenfeld, Shin, Schwartz et al., 2016). Vários testes fornecem uma avaliação da motilidade da membrana timpânica (ver Capítulo 4).

Manejo terapêutico

O tratamento de uma otite média aguda é uma das razões mais comuns para o uso de antibióticos no ambiente ambulatorial. No entanto, preocupações com cepas resistentes a medicamentos levaram as autoridades a recomendar o uso cuidadoso e criterioso de antibióticos para o tratamento dessa inflamação. As diretrizes de tratamento para OMA

Boxe 21.5 Terminologia-padrão para casos de otite média.

Otite média (OM): inflamação da orelha média sem referência à etiologia ou patogênese
Otite média aguda (OMA): inflamação do espaço da orelha média com um início rápido dos sinais e sintomas de infecção aguda, ou seja, febre e otalgia (dor de ouvido)
Otite média com efusão (OME): presença de líquido no espaço da orelha média, sem sintomas de infecção aguda

Boxe 21.6 Manifestações clínicas da otite média.

Otite média aguda
Acompanha uma infecção do trato respiratório superior
Otalgia (dor de ouvido)
Febre – pode ou não estar presente
Secreção purulenta (otorreia) – pode ou não estar presente

Recém-nascidos e lactentes com menos idade
Choro, agitação, inquietação, irritabilidade, especialmente quando deitada
Tendência a esfregar, segurar ou puxar a orelha afetada
Virar a cabeça de um lado para o outro
Dificuldade para confortar a criança
Perda de apetite, recusa da alimentação

Crianças com mais idade
Choro ou verbalização da sensação de desconforto
Irritabilidade
Letargia
Perda de apetite

Otite média crônica
Perda de audição
Dificuldade de comunicação
Sensação de plenitude, zumbido ou vertigem podem estar presentes

enfatizam a necessidade de diagnóstico preciso, controle da dor e a observação atenta em crianças com OMA "não grave" (Schilder, Marom, Bhutta et al., 2017). No entanto, a abordagem de observação atenta não é recomendada para crianças menores de 2 anos que apresentam sintomas agudos persistentes de febre e otalgia intensa (Kerschner & Preciado, 2020). Além disso, o tratamento imediato com antibiótico é reservado para crianças de alto risco, incluindo lactentes com menos de 6 meses de vida, devido à imaturidade do sistema imunológico e ao potencial de infecção por bactérias.

Quando o uso de antibióticos é necessário, recomenda-se amoxicilina oral em altas doses (80 a 90 mg/kg/dia divididas em duas doses diárias) por 5 a 7 dias em crianças com 2 anos ou mais e por 10 dias em crianças menores; crianças com condições clínicas associadas, com anomalias craniofaciais ou com perfuração da membrana timpânica; e crianças com otite média crônica.

Os antibióticos de segunda linha usados para tratar a otite média incluem amoxicilina/clavulanato, azitromicina e cefalosporinas (como cefdinir, cefuroxima e cefpodoxima). A ceftriaxona IM é usada se o organismo causador for um pneumococo altamente resistente ou se houver descumprimento da terapia. Uma consideração importante com o uso de injeções IM de dose única é a dor envolvida. Uma estratégia para minimizar a dor no local da injeção é reconstituir a cefalosporina com lidocaína a 1% (sem epinefrina). Um creme analgésico tópico, como LMX4® ou EMLA®, também pode ser aplicado no local previamente para reduzir a dor.

Os cuidados de suporte ou tratamento sintomático da OMA incluem o tratamento da febre e da dor. Para febre ou desconforto associados à otite média, podem ser administrados analgésicos-antipiréticos, como paracetamol ou ibuprofeno (ibuprofeno apenas para crianças com mais de 6 meses de vida, a menos que haja prescrição). O alívio tópico da dor é recomendado pela aplicação externa de calor ou frio, ou o médico pode prescrever medicação tópica, como gotas de benzocaína. Colírios antibióticos não têm valor no tratamento de OMA. Crianças com OMA podem ser atendidas após o término da antibioticoterapia para avaliar a eficácia do tratamento e identificar possíveis complicações, como efusão ou deficiência auditiva.

A **miringotomia**, uma incisão cirúrgica do tímpano, pode ser necessária para aliviar a dor intensa provocada pela OMA. Uma miringotomia também é realizada para drenar o líquido da orelha média infectada na presença de complicações (mastoidite, labirintite ou paralisia facial) ou para permitir que a secreção purulenta seja drenada para o canal auditivo para cultura. Pode ser realizado um procedimento minimamente invasivo de miringotomia assistida por *laser* em ambientes ambulatoriais. Esses procedimentos devem ser realizados apenas por especialistas em ouvido, nariz e garganta.

A colocação do tubo de timpanostomia, ou tubo de ventilação e a adenoidectomia são procedimentos cirúrgicos que podem ser realizados para tratar a otite média crônica recorrente (três episódios em 6 meses ou quatro episódios em 1 ano, com um episódio nos 6 meses anteriores) (Kerschner & Preciado, 2020). Os tubos de timpanostomia têm formato cilíndrico ou de carretel e funcionam como equalizadores de pressão que facilitam a drenagem contínua de líquido e permitem a ventilação da orelha média. São inseridos para tratar uma disfunção grave da tuba auditiva, casos de otite média com efusão ou complicações da OM (mastoidite, paralisia do nervo facial, abcesso cerebral, labirintite).

O benefício da realização de uma adenoidectomia com a colocação de tubos de ventilação nos casos de OMA recorrente e OME é controverso e depende da idade da criança (Schilder et al., 2017). A recomendação das diretrizes da American Academy of Otolaryngology – Head and Neck Surgery é contra a adenoidectomia para OME em crianças menores de 4 anos, incluindo aquelas com timpanotomia prévia, a menos que exista uma indicação distinta, como obstrução nasal ou adenoidite crônica (Rosenfeld et al. al., 2016).

Em algumas crianças, as secreções residuais da orelha média permanecem após episódios de OMA. Em algumas, a secreção persiste na orelha média por semanas ou meses. Antibióticos não são necessários para o tratamento inicial da OME (Kerschner & Preciado, 2020; Rosenfeld et al., 2016). A colocação de tubos de ventilação é recomendada após um total de 3 a 6 meses de efusão bilateral com déficit auditivo bilateral (Kerschner & Preciado, 2020; Rosenfeld et al., 2016). Essa terapia permite a drenagem mecânica da secreção, o que promove a cicatrização da membrana e previne a formação de cicatrizes e a perda de elasticidade. O objetivo principal é permitir ao tecido da tuba auditiva um período de recuperação enquanto o tubo colocado cirurgicamente desempenha suas funções. A cirurgia é relativamente benigna; no entanto, às vezes os tubos ficam obstruídos e podem exigir uma reinserção. A miringotomia com ou sem inserção de tubos equalizadores de pressão não deve ser realizada para o manejo inicial da OME, mas pode ser recomendada para crianças que apresentam episódios recorrentes de OME com longa duração cumulativa. Uma metanálise concluiu que os tubos de ventilação proporcionaram uma melhora significativa na audição e uma diminuição na incidência de OMA em comparação com a observação atenta (Steele, Adam, Di et al., 2017).

Distúrbios prolongados da orelha média podem desenvolver várias complicações, como colesteatoma (o revestimento epitelial forma escamas no espaço da orelha média), timpanosclerose (cicatrização do tímpano) ou OM adesiva (espessamento das mucosas), mas a complicação mais frequentemente associada é o comprometimento leve a moderado da audição. As causas da perda auditiva incluem pressão negativa na orelha média, efusão na orelha média, envolvimento do oitavo nervo craniano e/ou dano estrutural da membrana timpânica. Portanto, um teste de audição também deve ser realizado, especialmente se a OME persistir por 3 meses ou mais ou se houver evidências de atrasos de linguagem ou aprendizado. Os exames de acompanhamento de crianças com OME crônica devem ser mantidos pelo período de 3 a 6 meses, com repetição do teste auditivo até a resolução da inflamação (Rosenfeld et al., 2016; Schilder et al., 2017). Crianças com perda auditiva devem ser encaminhadas a um otorrinolaringologista pediátrico e possivelmente a um alergologista pediátrico para identificação e tratamento da causa. Elas devem passar por uma avaliação de fala e linguagem, conforme necessário.

Prevenção

A imunização de rotina com a vacina pneumocócica reduziu a incidência de OMA em alguns lactentes e crianças, especialmente naqueles com episódios frequentes (Kerschner & Preciado, 2020). Uma vacina conjugada, a Prevnar 13®, substituiu a Prevnar 7® e foi aprovada para uso em pacientes de 6 semanas a 17 anos (American Academy of Pediatrics, Committee on Infectious Diseases, 2018). A vacina é administrada em uma série de quatro doses a partir dos 2 meses de vida. A vacinação contra a gripe para crianças com mais de 6 meses de vida também é importante (ver Capítulo 6, seção *Imunizações*).

Cuidados de enfermagem

Os objetivos de enfermagem para crianças com otite média aguda incluem aliviar a dor, facilitar a drenagem quando possível, prevenir complicações ou recorrências, orientar a família sobre os cuidados com a criança e fornecer suporte emocional à criança e à família.

Analgésicos (ibuprofeno e paracetamol) são úteis para reduzir a otalgia grave e controlar a febre. O ibuprofeno tem uma duração de ação mais longa (cerca de 6 horas) e é especialmente benéfico para o conforto noturno, mas não deve ser usado em crianças com menos de 6 meses de vida, a menos que haja prescrição médica. Deitar a criança sobre o lado afetado pode reduzir a dor, pois facilita a drenagem de um tímpano rompido ou miringotomia.

Se a orelha estiver drenando secreções, o canal externo pode ser limpo com cotonetes estéreis com tratamento antibiótico tópico, conforme indicado pelo médico. Se for colocado um tampão de merocel (tampão otológico) ou um chumaço de gaze estéril na orelha após o tratamento cirúrgico, eles devem ficar frouxos o suficiente para permitir a drenagem da secreção acumulada para fora da orelha; caso contrário, a infecção pode ser transferida para o processo mastoide. Os pais devem ser orientados a manter os tampões secos durante o banho. Ocasionalmente, a secreção é tão abundante que o pavilhão auricular e a pele circundante ficam escoriados pelo exsudato. A limpeza frequente e a aplicação de várias barreiras de umidade (p. ex., Proshield® Plus), produtos à base de óxido de zinco ou gel de petrolato (p. ex., vaselina) podem prevenir ou tratar a irritação da pele.

Os tubos de timpanostomia podem permitir que a água entre na orelha média, mas as recomendações para tampões são inconsistentes. A maioria dos pacientes, incluindo crianças muito pequenas, geralmente não precisa de precauções especiais com a água. Pesquisas recentes indicaram que não há necessidade de cuidados com a água, a menos que a criança desenvolva uma secreção recorrente após a natação (Moualed, Masterson, Kumar et al., 2016). Os profissionais de saúde tendem a oferecer recomendações para precauções com a água.

O tubo de timpanostomia é expelido do tímpano, geralmente 8 a 18 meses após a colocação. Os pais devem estar cientes da aparência de um tubo de timpanostomia (geralmente um pequeno tubo de plástico em forma de carretel) para que possam reconhecê-lo se cair. Eles devem ser alertados de que isso é normal e não requer intervenção imediata, embora devam notificar o médico.

A prevenção da recorrência requer a orientação adequada dos pais sobre o tratamento com antibióticos. Como os sintomas de dor e febre geralmente desaparecem dentro de 24 a 48 horas, os enfermeiros devem enfatizar que, embora a criança possa parecer bem, a infecção não está completamente erradicada até que toda a medicação prescrita seja tomada. É importante ressaltar a possibilidade de complicações da otite média, principalmente a perda auditiva, que podem ser prevenidas com tratamento e acompanhamento adequados.

Os pais também precisam de orientação antecipada quanto aos métodos para reduzir os riscos de otite média, principalmente em crianças menores de 2 anos. Reduzir as chances de OM é possível com medidas como sentar ou segurar a criança na posição vertical para mamar, manter as imunizações infantis de rotina e amamentar exclusivamente até pelo menos 6 meses de vida. O uso de mamadeiras é desencorajado para evitar o acúmulo de leite enquanto a criança estiver em decúbito dorsal e para estimular o contato humano durante a alimentação. A eliminação da fumaça do tabaco e alergênios conhecidos também é recomendada. A detecção precoce de uma efusão da orelha média é essencial para prevenir complicações. Lactentes e pré-escolares devem ser examinados quanto à presença de secreção, e todas as crianças em idade escolar, especialmente aquelas com dificuldades de aprendizagem, devem ser testadas para déficits auditivos relacionados com efusão da orelha média.

OTITE EXTERNA AGUDA

A otite externa aguda é comumente causada por *Pseudomonas aeruginosa* ou *Staphylococcus aureus*, mas pode incluir outros patógenos, como espécies de *Aspergillus* e *Candida*. Normalmente, o conduto auditivo externo é protegido por um revestimento ceroso, repelente à água, composto de secreções altamente viscosas produzidas pelas glândulas sebáceas e secreções aquosas e pigmentadas produzidas pelas glândulas apócrinas, em combinação com células superficiais escamosas A inflamação ocorre quando esse ambiente é alterado pelo contato com a água na natação ou pelo aumento da umidade ambiental; por infecção, dermatoses ou cerume insuficiente; por traumatismo causado pela presença de corpo estranho. O canal auditivo fica irritado e ocorre a maceração. É mais comum em crianças de 5 a 14 anos e tem pico de incidência durante o verão (American Academy of Pediatrics, Committee on Infectious Diseases, 2018). Essa inflamação é comumente conhecida como orelha de nadador.

O sintoma predominante da infecção da orelha externa é a otalgia acentuada pela manipulação do pavilhão auricular, especialmente a pressão sobre o trágus. A perda auditiva condutiva pode estar presente como resultado de formação de edema, secreções e acúmulo de resíduos no interior do canal. Edema, eritema, secreção verde-azulada-acinzentada, sensibilidade e febre podem aparecer à medida que a infecção progride. O canal externo pode estar tão sensível e edemaciado que a visualização fica difícil. Em casos avançados, a dor é intensa, constante e agravada pelo movimento da mandíbula ou pela manipulação da orelha.

Os objetivos terapêuticos incluem o alívio da dor, do edema e do prurido, bem como a restauração da flora normal, cerume e epitélio do canal. Analgésicos são prescritos para a dor. As secreções devem ser removidas com aspiração suave e uso de chumaços de algodão em pinça metálica. Preparações ópticas como sulfato de polimixina B/sulfato de neomicina, ciprofloxacino e sulfato de gentamicina, com ou sem corticosteroides, devem ser instiladas no canal pelo período de 7 a 10 dias. Se a criança estiver com tubos de ventilação, não devem ser usados medicamentos com sulfato de polimixina B, sulfato de neomicina ou gentamicina devido ao risco de ototoxicidade. Se houver edema, pode ser inserido um chumaço de gaze, para facilitar a entrega do medicamento ao local da inflamação. O chumaço pode ser removido após a diminuição do edema e da dor, mas a medicação deve ser mantida por pelo menos 3 dias após o alívio da dor. O melhor tratamento para a inflamação da orelha externa é a prevenção.

Cuidados de enfermagem

Os enfermeiros podem ensinar aos pais ou pacientes maneiras simples para prevenir infecções recorrentes. As crianças devem limitar sua permanência na água a menos de 1 hora, se possível, e as orelhas devem estar completamente secas (1 a 2 horas) antes de entrar na água novamente. Colocar uma combinação 50:50 de ácido acético (vinagre branco) e álcool isopropílico nos dois canais auditivos ao acordar, na hora de dormir e depois de cada mergulho funciona para restaurar o pH e prevenir a recorrência. Essa mistura não deve ser usada se houver tubos de ventilação. A solução deve permanecer no canal auditivo por 5 minutos. A criança deve ser advertida para não submergir a cabeça na água por um período de 7 a 10 dias, mas tampões de ouvido bem ajustados podem ser usados se isso não for possível. Alerte as crianças de que elas não devem cutucar as orelhas com lápis, cotonete, grampo ou qualquer objeto que possa ferir ou infectar o canal auditivo.

MONONUCLEOSE INFECCIOSA

A mononucleose infecciosa é uma doença infecciosa aguda, autolimitada, comum em jovens com menos de 25 anos. Os sintomas incluem febre, faringite exsudativa com petéquias, linfadenopatia, hepatoesplenomegalia e aumento de linfócitos atípicos. O curso é geralmente leve, mas ocasionalmente pode ser grave e, raramente, acompanhado por complicações graves.

Etiologia e fisiopatologia

O vírus Epstein-Barr (EBV) é o principal agente causal da mononucleose infecciosa. Aparece tanto de modo esporádico quanto epidêmico, mas os casos esporádicos são mais comuns. Acredita-se que o vírus seja transmitido por contato direto (é necessário contato pessoal próximo para que ocorra a transmissão), transfusão de sangue ou transplante. É levemente contagiosa e o período de transmissibilidade é desconhecido. O período de incubação após a exposição é de aproximadamente 30 a 50 dias (American Academy of Pediatrics, Committee on Infectious Diseases, 2018).

Testes de diagnóstico

O diagnóstico é estabelecido com base nas manifestações clínicas, no aumento de leucócitos atípicos em esfregaço de sangue periférico e teste de aglutinação de heterófilos positivo.

Os testes de anticorpos heterófilos (Monospot ou Paul-Bunnell) determinam a intensidade com que o plasma do paciente aglutinará as hemácias de ovelha. A resposta é principalmente à imunoglobulina M (IgM), que está presente nas primeiras 2 semanas da doença e pode durar 6 meses (American Academy of Pediatrics, Committee on Infectious Diseases, 2018). Como crianças com menos de 4 anos têm uma taxa mais baixa de respostas de anticorpos heterófilos, o diagnóstico pode não ser conclusivo nesse grupo.

O **teste rápido (Monospot)** é um teste em lâmina de sangue venoso que apresenta alta especificidade para o diagnóstico de mononucleose infecciosa. É rápido, sensível, barato, fácil de realizar e tem a vantagem de detectar aglutininas significativas em níveis mais baixos, permitindo o diagnóstico mais precoce. O sangue geralmente é obtido para o teste por punção do dedo ou amostragem venosa e é colocado sobre um papel especial. Se o sangue aglutinar, formando fragmentos ou grumos, o resultado do teste é positivo para a infecção.

Boxe 21.7 Manifestações clínicas da mononucleose infecciosa.

Primeiros sinais
Cefaleia
Epistaxe
Mal-estar
Fadiga
Calafrios
Febre baixa
Perda de apetite
Olhos inchados

Doença aguda

Características principais
Febre
Dor de garganta
Adenopatia cervical

Características comuns
Esplenomegalia (pode persistir por vários meses)
Petéquias palatinas
Erupção macular (especialmente no tronco)
Faringite ou amigdalite exsudativa
Envolvimento hepático em algum grau, muitas vezes associado à icterícia

Manifestações clínicas

O início dos sintomas pode ser agudo ou insidioso e pode se manifestar em um intervalo de 10 dias a 6 semanas após a exposição. Os sintomas apresentados variam muito segundo tipologia, gravidade e duração (Boxe 21.7). As características da doença são mal-estar, dor de garganta, fadiga e febre com linfadenopatia generalizada e esplenomegalia que podem persistir por vários meses. A queixa principal da criança é a dificuldade em manter o nível habitual de atividade. As manifestações clínicas da mononucleose infecciosa são geralmente menos graves (muitas vezes, subclínicas ou inaparentes), e a fase de recuperação é mais curta em crianças mais novas do que em crianças com mais idade e adultos jovens. Muitas crianças de menos idade não apresentam todos os achados clínicos e laboratoriais esperados. A extensa infiltração mononuclear produz sintomas relacionados com qualquer tecido orgânico, e o quadro clínico pode ser semelhante ao de muitas doenças.

Manejo terapêutico

Não existe tratamento específico para a mononucleose infecciosa. Um analgésico leve geralmente é suficiente para aliviar a cefaleia e a febre. O descanso é incentivado para melhorar a fadiga e o mal-estar, mas não é imposto por nenhum período específico. Gargarejos, bebidas quentes, pastilhas analgésicas ou anestésicas, ou analgésicos, incluindo opioides, podem aliviar a dor de garganta. Pessoas com suspeita de mononucleose infecciosa não devem receber ampicilina ou amoxicilina, que podem causar uma erupção cutânea maculopapular não alérgica significativa na presença de infecção ativa por EBV. Um curso curto de corticosteroides pode ter um efeito benéfico sobre alguns sintomas agudos; no entanto, devido aos potenciais efeitos adversos, seu uso deve ser considerado apenas para pacientes com inflamação tonsilar acentuada com obstrução iminente das vias aéreas, esplenomegalia maciça, miocardite e anemia hemolítica (American Academy of Pediatrics, Committee on Infectious Diseases, 2018).

Atividades extenuantes e esportes de contato devem ser evitados por 21 dias após o início dos sintomas de mononucleose infecciosa (American Academy of Pediatrics, Committee on Infectious Diseases, 2018). Após 21 dias, a atividade aeróbica limitada e sem contato pode ser permitida se não houver sintomas e não houver esplenomegalia evidente. A liberação para participar de esportes de contato é apropriada após o período de 4 a 6 semanas depois do início dos sintomas se o atleta for assintomático e não apresentar esplenomegalia evidente (American Academy of Pediatrics, Committee on Infectious Diseases, 2018).

Prognóstico

O curso da mononucleose infecciosa é autolimitado e geralmente não complicado. Os sintomas agudos geralmente desaparecem dentro de 7 a 10 dias e a fadiga persistente desaparece dentro de 2 a 4 semanas. A criança deve ser incentivada a manter uma rotina limitada de exercícios para evitar o descondicionamento físico.

As complicações são incomuns, mas podem ser graves e requerem tratamento adequado. Complicações neurológicas ocorrem em alguns surtos e variam em gravidade e desfecho. Isso inclui convulsões, ataxia, meningite asséptica, encefalite, neurite óptica, paralisia de nervos cranianos e distorções na percepção de formas, tamanhos e relações espaciais. Outras complicações incluem pneumonia, orquite, miocardite, mielite transversa, anemia hemolítica, agranulocitose, trombocitopenia, linfo-histiocitose hemofagocítica e ruptura de baço. Algumas evidências indicam uma reatividade imune celular deprimida durante o curso da doença e por algum tempo depois. Assim, é melhor evitar vacinas de vírus vivo vários meses após a recuperação.

Cuidados de enfermagem

Planeje o curso dos cuidados de enfermagem no sentido de proporcionar medidas de conforto para aliviar os sintomas e ajudar as crianças e adolescentes acometidos e suas famílias a determinar as atividades adequadas para o estágio da doença e seus interesses. A dor na garganta pode ser intensa; portanto, a avaliação cuidadosa das vias aéreas é imprescindível para detectar edema grave e comprometimento das vias aéreas. Medicamentos para dor na forma de elixir, como paracetamol, ibuprofeno ou hidrocodona, podem ser necessários durante a fase aguda para que o jovem possa manter uma ingesta adequada de líquidos. Além disso, o enfermeiro deve incentivar o indivíduo afetado a reduzir atividades extenuantes até a resolução da esplenomegalia. Faça todos os esforços para prevenir uma infecção secundária aconselhando a criança e o adolescente a limitar a exposição a pessoas fora do círculo familiar, especialmente durante a fase aguda.

! ALERTA PARA A ENFERMAGEM

Oriente a família a buscar avaliação médica da criança ou adolescente se:

- A respiração se tornar difícil
- Dor abdominal intensa se desenvolver
- A dor de garganta for tão intensa a ponto de a criança não conseguir comer ou beber
- Estridor respiratório for observado

SÍNDROME DO CRUPE

"Crupe" é um termo genérico aplicado a um complexo de sintomas caracterizado por rouquidão, uma tosse ressonante descrita como "ladrante" ou "metálica", graus variados de estridor inspiratório e graus variados de desconforto respiratório, resultante de edema ou obstrução na região da laringe e vias aéreas subglóticas. Ocorre principalmente em crianças de 6 meses a 3 anos e é rara após os 6 anos. As infecções agudas da laringe são mais importantes em recém-nascidos e lactentes devido ao aumento da incidência nessa faixa etária e ao menor diâmetro das vias aéreas, o que as coloca em risco de estreitamento significativo com inflamação. Com programas de imunização generalizados destinados a prevenir o *H. influenzae* tipo B (Hib), a maioria dos casos de crupe nos EUA é atribuída a vírus – especialmente, *influenza* tipos A e B, adenovírus, VSR e sarampo (Rodrigues & Roosevelt, 2020). Bactérias como *M. pneumoniae* também podem causar crupe.

As **síndromes do crupe** afetam em graus variados a laringe, a traqueia e os brônquios. No entanto, o envolvimento laríngeo muitas vezes domina o quadro clínico devido aos graves efeitos sobre a voz e a respiração. As síndromes do crupe são geralmente descritas de acordo com a área anatômica afetada (ou seja, epiglotite [ou supraglotite], laringite, laringotraqueobronquite [LTB] e traqueíte). Em geral, a LTB ocorre em crianças muito pequenas, enquanto a epiglotite é mais comum em crianças com mais idade. Uma comparação entre as síndromes do crupe é fornecida na Tabela 21.1.

EPIGLOTITE AGUDA

A epiglotite aguda, ou supraglotite aguda, é uma emergência de saúde que requer atenção imediata. É um processo inflamatório obstrutivo grave que ocorre predominantemente em crianças de 2 a 5 anos, mas pode ocorrer desde a infância até a idade adulta. A obstrução é supraglótica em oposição à obstrução subglótica da laringite. O agente causador é geralmente *H. influenzae*. No entanto, desde a administração da vacina conjugada Hib, a incidência de epiglotite diminuiu. A doença agora é frequentemente causada por agentes virais. A LTB e a epiglotite não ocorrem juntas. A epiglotite (não infecciosa) também pode ser causada pela ingesta de agentes cáusticos, inalação de fumaça ou presença de corpos estranhos (Abdallah, 2012).

Manifestações clínicas

O início da epiglotite é abrupto e pode progredir rapidamente para desconforto respiratório grave. A criança geralmente vai para a cama assintomática e acorda durante a noite queixando-se de dor de garganta e dor ao engolir. Ela tem febre e parece mais doente do que os achados clínicos sugerem. A criança insiste em se sentar ereta e

Tabela 21.1 Comparação entre as síndromes do crupe.

	Epiglotite aguda	LTB aguda	Laringite espasmódica aguda	Traqueíte aguda
Faixa etária afetada	2 a 5 anos, mas varia	Lactente ou criança menor de 5 anos	1 a 3 anos	1 mês a 6 anos
Agente etiológico	Bacteriano	Viral	Viral com componente alérgico	Viral ou bacteriano com componente alérgico
Início	Progressão rápida	Progressão lenta	Súbito; noturno	Progressão moderada
Principais sintomas	Disfagia Estridor agravado em decúbito dorsal Sialorreia Febre alta Aparência toxêmica Pulso e respiração rápidos	IVAS Estridor Tosse metálica Rouquidão Dispneia Inquietação Irritabilidade Febre baixa Aparência não toxêmica	IVAS Tosse metálica Estridor Rouquidão Dispneia Inquietação Sintomas que despertam a criança, mas desaparecem durante o dia Tendência a recidiva	IVAS Tosse metálica Secreções purulentas Febre alta Sem resposta à terapia LTB
Tratamento	Proteção das vias aéreas, possível intubação, traqueotomia Oxigênio umidificado Corticosteroides Líquidos Antibióticos Suporte	Oxigenoterapia com umidificação, se necessário Corticosteroides Líquidos Suporte Nebulização com epinefrina (possível melhora em curto prazo) Heliox: crupe moderada a grave	Nebulização fria Suporte	Antibióticos Líquidos

LTB, laringotraqueobronquite; *IVAS*, infecção respiratória superior.

inclinada para a frente (**posição de tripé**) com o queixo para frente, a boca aberta e língua protusa. A salivação excessiva é comum devido à dificuldade para engolir e à presença de secreções.

> **! ALERTA PARA A ENFERMAGEM**
>
> Três observações clínicas que são preditivas de epiglotite são ausência de tosse espontânea, presença de salivação e agitação.

A criança fica irritada e extremamente inquieta e tem uma expressão ansiosa, apreensiva e assustada. A voz fica grossa e abafada, com um coaxar de sapo na inspiração, mas a criança não apresenta rouquidão. Podem ser visíveis retrações supraesternais e subesternais. Uma respiração lenta e silenciosa proporciona uma melhor troca de ar. A palidez da hipoxia leve pode progredir para cianose se o tratamento for retardado. A garganta se mostra hiperemiada e inflamada, e uma epiglote edemaciada e aumentada, de cor vermelho-escura, é visível na inspeção cuidadosa da garganta.

> **! ALERTA PARA A ENFERMAGEM**
>
> A inspeção da garganta deve ser realizada somente quando a intubação endotraqueal imediata ou uma traqueotomia de emergência puder ser realizada, se necessário.

Manejo terapêutico

A epiglotite pode se desenvolver subitamente, com a obstrução respiratória aparecendo rapidamente. A obstrução progressiva leva a hipoxia, hipercapnia e acidose, seguidas de diminuição do tônus muscular e redução do nível de consciência; quando a obstrução se torna mais ou menos completa, pode ocorrer morte súbita.

Uma radiografia lateral dos tecidos moles do pescoço é indicada para o diagnóstico. A criança deve ser conduzida ao departamento de radiologia por uma equipe experiente com habilidades avançadas no manejo das vias aéreas. Para crianças de menos idade, que provavelmente ficarão mais agitadas em decorrência do procedimento, é preferível que permaneçam no colo dos pais se estiverem estáveis durante o transporte e na área de realização do exame, durante a realização com equipamento radiológico portátil.

A criança com suspeita de epiglotite deve ser examinada em um ambiente onde materiais de emergência para sustentação das vias aéreas estejam prontamente disponíveis. O exame da garganta com abaixador de língua é contraindicado até que pessoal experiente e equipamentos adequados estejam disponíveis para proceder com a intubação imediata ou traqueostomia se o exame precipitar uma obstrução completa ou adicional das vias aéreas.

A intubação endotraqueal geralmente é considerada para a criança com epiglotite com desconforto respiratório grave. A intubação nasotraqueal às vezes é preferida. Recomenda-se que a intubação ou qualquer procedimento invasivo, como instalação de um cateter intravenoso central, sejam realizados em uma área onde a manutenção emergencial das vias aéreas possa ser realizada de modo ágil e rápido. Para pacientes que não requerem intubação, deve ser administrado oxigênio umidificado por meio de máscara em crianças com mais idade ou por funil em crianças com menos idade para prevenir mais agitação (ver boxe *Evidência e prática*, mais adiante no capítulo). Quer seja necessária uma via respiratória artificial ou não, a criança requer observação intensiva por uma equipe experiente. O edema da epiglote geralmente diminui após 24 horas de antibioticoterapia, e a epiglote está quase normal no terceiro dia. As crianças intubadas geralmente são extubadas nesse momento.

Crianças com suspeita de epiglotite bacteriana recebem antibióticos IV geralmente após a obtenção de cultura (sanguínea e epiglótica em paciente intubado) e seguem recebendo antibiótico VO para completar um tratamento por um período de 7 a 10 dias. Ceftriaxona/cefotaxima e vancomicina geralmente são os antibióticos iniciais. O uso de corticosteroides para redução do edema pode ser benéfico durante a fase inicial do tratamento.

Cuidados de enfermagem

A epiglotite é uma doença grave e assustadora para a criança, a família e os profissionais de saúde. É importante agir rapidamente, mas com calma, e fornecer apoio sem aumentar a ansiedade. A criança pode permanecer na posição que oferece maior conforto e segurança e os pais devem ser tranquilizados de que está sendo feito tudo o que é possível para o alívio do paciente.

> 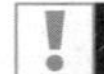 **ALERTA PARA A ENFERMAGEM**
>
> Enfermeiros que suspeitem de epiglotite não devem tentar visualizar a epiglote diretamente com um abaixador de língua ou coletar uma amostra de secreção da garganta para cultura, mas devem encaminhar a criança imediatamente para intervenção médica. Os equipamentos de reanimação e de aspiração devem estar imediatamente disponíveis e prontos para o uso à beira do leito.

Precauções para gotículas são indicadas por 24 horas a partir do início de antibioticoterapia efetiva, para controlar a disseminação de patógenos respiratórios. O tratamento profilático de contatos domiciliares e outros pode ser indicado. O monitoramento contínuo do estado respiratório, incluindo oximetria de pulso (e gasometria se o paciente estiver intubado) é uma parte importante das observações de enfermagem, e infusões intravenosas devem ser mantidas conforme descrito no Capítulo 20. (Ver *Estudo de caso para reflexão* mais adiante no capítulo.)

LARINGOTRAQUEOBRONQUITE AGUDA

A laringotraqueobronquite (LTB) aguda é o tipo mais comum de síndrome do crupe que afeta principalmente crianças de 6 meses a 3 anos. Os patógenos responsáveis pela LTB são o vírus da parainfluenza tipo 1, seguido do vírus da parainfluenza tipos 2 e 3, adenovírus, VSR e *M. pneumoniae*. Microrganismos causadores menos comuns incluem vírus da *influenza* A e B, rinovírus, enterovírus, herpes-vírus simples. *S. aureus, Streptococcus pyogenes* e *S. pneumoniae*. A doença geralmente é precedida por uma infecção respiratória superior, que gradualmente desce para as estruturas adjacentes. É caracterizada por um início gradual de febre baixa, e os pais geralmente relatam que a criança foi para a cama e depois acordou com uma tosse estridente e metálica.

A inflamação da mucosa que reveste a laringe e a traqueia provoca um estreitamento das vias aéreas. Quando as vias aéreas ficam significativamente estenosadas, a criança luta para que o ar ultrapasse a obstrução e chegue nos pulmões, produzindo o característico estridor inspiratório e retração supraesternal. Outras manifestações clássicas incluem tosse e rouquidão. O desconforto respiratório em recém-nascidos e lactentes pode ser manifestado por batimentos das narinas, retrações intercostais, taquipneia e estridor contínuo. A criança com LTB tipicamente tem entre 1 e 3 anos e desenvolve a clássica tosse que parece um latido de cachorro ou típica de crupe, e estridor agudo após vários dias de rinite. Quando a criança não é mais capaz de inalar um volume suficiente de ar, os sintomas de hipoxia tornam-se evidentes. Uma obstrução grave o suficiente para impedir a ventilação adequada e a expiração de dióxido de carbono podem causar acidose respiratória e, eventualmente, insuficiência respiratória.

Estudo de caso para reflexão

Epiglotite

Kim, uma menina de 4 anos, é admitida no pronto-socorro com dor de garganta, dor para engolir, salivação e febre de 39°C. Ela parece doente, está agitada e prefere ficar sentada com o corpo inclinado para frente. De acordo com a mãe, ela está sem comer nem beber desde o início da manhã.

Avaliação inicial. Que preocupações imediatas você tem sobre a condição de Kim?

Raciocínio clínico. Que intervenções são apropriadas para seu cuidado imediato?

Pontos de ensino

- Lactentes ou crianças com epiglotite podem apresentar grave desconforto respiratório rapidamente
- Ausência de tosse espontânea, presença de salivação e agitação são observações clínicas importantes
- Se houver suspeita de epiglotite, não tente examinar a garganta se não tiver experiência e equipamentos adequados disponíveis, caso seja necessária uma intubação ou traqueostomia

Respostas de pensamento crítico

Avaliação inicial. Kim apresenta sintomas clássicos de epiglotite. É necessária uma intervenção imediata, com foco na estabilidade respiratória.

Raciocínio clínico. Uma conduta de enfermagem adequada é agir rápida, mas calmamente, para fornecer suporte enquanto a avaliação e as intervenções de emergência são implementadas. O monitoramento contínuo da respiração, incluindo a oximetria de pulso, é o conduta a ser implementada de imediato enquanto o diagnóstico está sendo estabelecido. O exame só deve ser feito quando os equipamentos de emergência de suporte às vias aéreas estiver prontamente disponível.

Manejo terapêutico

O principal objetivo no manejo clínico da LTB infecciosa é a manutenção das vias aéreas para possibilitar troca gasosa adequada. Crianças com crupe leve (sem estridor em repouso) podem ser tratadas em casa. Os pais devem ser orientados sobre os sinais de desconforto respiratório para que possam obter ajuda profissional se necessário. Crianças com desconforto respiratório que piora progressivamente (p. ex., respiração difícil, estridor, outros sintomas respiratórios) devem receber atenção médica imediata.

A nebulização fria pode proporcionar alívio para crianças com crupe leve, embora não haja evidências substanciais de sua eficácia (Petrocheilou, Tanou, Kalampouka et al., 2014). No hospital, a nebulização pode ser fornecida com uma máscara facial ou como funil (*blow-by*), mas existem controvérsias sobre o uso dessa terapia no tratamento de casos de crupe. Modalidades terapêuticas que fazem uso de baixas temperaturas auxiliam na constrição dos vasos sanguíneos edematosos. No ambiente domiciliar, sugestões para fornecer ar fresco incluem levar a criança para fora para respirar o ar fresco da noite, usar um vaporizador ou umidificador de água fria, ficar em frente ao *freezer* aberto ou levar a criança para um local da casa ou garagem que sejam arejados. Embora essas sejam recomendações frequentes, não há evidências para apoiar incondicionalmente seu uso. Um passeio no carro com a janela aberta pode ajudar a aliviar os sintomas, e a criança geralmente melhora no caminho para o pronto-socorro devido à exposição ao ar fresco.

A epinefrina racêmica nebulizada deve ser administrada o mais rápido possível em casos moderados a graves. Os efeitos beta-adrenérgicos causam vasoconstrição da mucosa e subsequentemente diminuem o edema subglótico. O início da ação é rápido, o efeito máximo é observado em 2 horas e doses adicionais podem ser administradas a cada 20 a 30 minutos, conforme necessário. A observação cuidadosa dos pacientes que recebem epinefrina racêmica nebulizada é fundamental para detectar o reaparecimento dos sintomas, monitorar a resposta ao tratamento e observar qualquer deterioração no estado respiratório. O paciente que recebeu epinefrina nebulizada para crupe deve ser observado por 3 a 4 horas para se observar a evidência de sinais de desconforto respiratório.

Os esteroides orais (dexametasona), devido aos seus efeitos anti-inflamatórios, têm se mostrado efetivos no tratamento do crupe (muitas vezes em dose única) e são considerados o tratamento padrão para essa condição. A dexametasona IV ou IM pode ser administrada a crianças que não toleram a administração oral. O início da ação é clinicamente detectável em 6 horas após a administração, com uma melhora contínua por um período de 12 a 24 horas.

Oxigênio suplementar com nebulização pode ser necessário se houver hipoxemia. Ocasionalmente, pode ser necessário intubar e ventilar o paciente quando a obstrução das vias aéreas se agrava.

Cuidados de enfermagem

A função mais importante da enfermagem no cuidado de crianças com LTB é a observação contínua e vigilante e a avaliação precisa do estado respiratório. O monitoramento cardíaco, respiratório e da oximetria de pulso complementa a observação visual. As mudanças no tratamento se baseiam frequentemente nas observações e avaliações dos enfermeiros sobre o estado de uma criança, a resposta à terapia e a tolerância aos procedimentos. A tendência de afastamento da intubação precoce de crianças com LTB enfatiza a importância das observações de enfermagem e a capacidade de reconhecer a insuficiência respiratória iminente para que a intubação possa ser implementada sem demora. Portanto, os equipamentos de intubação e a máscara com válvula de bolsa devem estar prontamente acessíveis.

! ALERTA PARA A ENFERMAGEM

Os primeiros sinais de obstrução iminente das vias aéreas incluem aumento do pulso e da frequência respiratória; retrações subesternal, supraesternal e intercostal; dilatação das narinas e aumento da inquietação.

Recém-nascidos e lactentes percebem a instalação de máscara facial, tossir, ter espasmos laríngeos e precisar de terapia intravenosa como fontes adicionais de angústia. Recém-nascidos e lactentes preferem sentar-se eretos, e a maioria quer ser segurada. A nebulização por funil em jato pode ser administrada por um dos pais enquanto a criança está no colo. As crianças precisam da segurança da presença dos pais. Como o choro aumenta o desconforto respiratório e a hipoxia, o enfermeiro precisa avaliar a tolerância individual da criança a essas terapias.

A rápida progressão do crupe, o som alarmante da tosse e do estridor, o comportamento apreensivo da criança e a aparência doente se combinam para criar uma experiência assustadora para os pais. Os pais devem receber informações frequentes (fornecidas em um ambiente de tranquilidade), explicações sobre o tratamento e orientação sobre o que podem fazer para deixar seu filho mais confortável. Felizmente, à medida que a crise diminui e a criança responde à terapia, a respiração torna-se mais fácil e a recuperação geralmente é imediata. Os cuidados domiciliares após a alta incluem monitorar o agravamento dos sintomas, a umidade contínua, hidratação e alimentação adequadas.

LARINGITE ESPASMÓDICA AGUDA

A laringite espasmódica aguda (**crupe espasmódico, "crupe da meia-noite ou crepuscular"**) é diferente da laringite e da LTB e se caracteriza por crises paroxísticas recorrentes de obstrução laríngea que ocorrem principalmente à noite. Os sinais de inflamação estão ausentes ou leves, com uma história usual de crises anteriores com duração de 2 a 5 dias, seguidas de uma recuperação sem intercorrências. A criança vai para a cama bem ou com alguns sintomas respiratórios leves, mas acorda subitamente com a característica tosse metálica; rouquidão; inspirações ruidosas e inquietação. A criança parece ansiosa e assustada. No entanto, não há febre, o episódio desaparece em poucas horas e a criança parece estar bem no dia seguinte, com exceção de uma leve rouquidão. Algumas crianças parecem ter predisposição à condição; alergias ou hipersensibilidades podem estar implicadas em alguns casos.

A nebulização fria é recomendada para o quarto da criança. A nebulização quente fornecida pelo vapor da água quente corrente em um banheiro fechado pode ser útil. Os pais geralmente são aconselhados a fazer a criança dormir em ar umidificado até que a tosse diminua para evitar episódios subsequentes. A doença é geralmente autolimitada.

TRAQUEÍTE BACTERIANA

A traqueíte bacteriana, uma infecção da mucosa e dos tecidos moles da traqueia superior, é uma entidade distinta com características de crupe e epiglotite. A doença ocorre tipicamente na faixa etária entre 5 e 7 anos e pode causar uma grave obstrução das vias aéreas (Rodrigues & Roosevelt, 2020). Acredita-se que seja uma complicação da LTB ou de outras infecções virais, e embora *S. aureus* seja o patógeno responsável mais frequente, *M. catarrhalis, S. pneumoniae, S. pyogenes*, estreptococos alfa-hemolíticos e *H. influenzae* também foram implicados. As causas da traqueíte bacteriana são frequentemente polimicrobianas. Vírus como *influenza* A e B, VSR, parainfluenza, sarampo e enterovírus têm sido associados à traqueíte bacteriana.

Radiografias anteroposteriores ou laterais do pescoço mostram estreitamento (sinal do campanário) e infiltração. A broncoscopia, que deve ser realizada na sala de cirurgia ou em unidade de terapia intensiva (UTI), geralmente é indicada para remover secreções e coleta de culturas.

Muitas das manifestações da traqueíte bacteriana são semelhantes às da LTB, mas não respondem à terapia para LTB. A criança tem história de IVASs prévia com tosse metálica, estridor não afetado pela posição, toxicidade, ausência de salivação, febre alta e contagem elevada de leucócitos. Secreções traqueais espessas e purulentas são comuns, e as dificuldades respiratórias são secundárias a esse aumento de secreções.

Manejo terapêutico e cuidados de enfermagem

A traqueíte bacteriana requer manejo vigoroso para manutenção das vias aéreas, adequação do estado de hidratação e tratamento com antibióticos e antipiréticos. Muitas crianças necessitam de intubação endotraqueal e ventilação pulmonar mecânica; se não forem intubados, os pacientes devem ser cuidadosamente monitorados para insuficiência respiratória iminente. O reconhecimento precoce é essencial para prevenir a obstrução das vias aéreas com risco de vida.

INFECÇÕES DAS VIAS AÉREAS INFERIORES

A porção reativa do trato respiratório inferior inclui os brônquios e bronquíolos em crianças. O suporte cartilaginoso das grandes vias aéreas não está totalmente desenvolvido até a adolescência. Consequentemente, a musculatura lisa dessas estruturas representa um fator importante na constrição das vias aéreas, principalmente dos bronquíolos, a porção que se estende dos brônquios até os alvéolos. A Tabela 21.2 compara algumas das principais características das infecções brônquicas e bronquiolares.

Tabela 21.2 Comparação entre as condições que afetam os brônquios.

	Asma[a]	Bronquite	Bronquiolite
Descrição	Resposta exagerada bronquiolar a um gatilho, como IVAS, pelos de animais, ar frio, exercícios Broncospasmo, exsudação e edema dos brônquios	Geralmente, ocorre em associação com IVASs Raramente é uma condição isolada	Doença infecciosa mais comum das vias aéreas inferiores Impacto obstrutivo máximo no nível bronquiolar
Faixa etária afetada	Da infância à adolescência ou idade adulta	Primeiros 4 anos de vida	Geralmente, crianças de 2 a 12 meses; raro depois de 2 anos Pico de incidência aos 6 meses de vida aproximadamente
Agentes etiológicos	Na maioria das vezes, vírus como o VSR em lactentes, mas pode associar-se a qualquer um de uma variedade de patógenos causadores de IVAS	Geralmente, viral Outros agentes (p. ex., bactérias, fungos, distúrbios alérgicos, substâncias irritantes transportadas pelo ar) podem desencadear os sintomas	Vírus, predominantemente VSR; também adenovírus, vírus parainfluenza, metapneumovírus humano e *Mycoplasma pneumoniae*
Características predominantes	Sibilos, tosse, respiração difícil	Tosse seca persistente (piora à noite), tornando-se produtiva no período de 2 a 3 dias	Respiração difícil, má alimentação, tosse, taquipneia, retrações e narinas dilatadas, aumento da secreção nasal, sibilos, pode ter febre
Tratamento	Corticosteroides inalatórios, broncodilatadores, modificadores de leucotrienos, controle de alergênios, controle de gatilhos	Supressores da tosse, se necessário	Oxigênio suplementar com saturação ≤ 90%; broncodilatadores (opcional) Aspiração da nasofaringe Ingesta adequada de líquidos Oxigenação adequada

[a]Ver seção sobre asma mais adiante neste capítulo.
VSR, vírus sincicial respiratório; *IVASs*, infecção respiratória superior.

BRONQUITE

Bronquite (às vezes chamada de **traqueobronquite**) é a inflamação das grandes vias aéreas (traqueia e brônquios), que está frequentemente associada a IVASs. Os agentes virais são a causa primária da doença, incluindo *influenza* A e B, parainfluenza, coronavírus (tipos 1 a 3), rinovírus, vírus sincicial respiratório e metapneumovírus humano. A condição se caracteriza por uma tosse seca, cortante e improdutiva que piora à noite, dura mais de 5 dias, mas pode persistir por 1 a 3 semanas.

A bronquite é uma doença leve e autolimitada que requer apenas tratamento sintomático, incluindo analgésicos, antipiréticos e umidade. Os inibidores da tosse podem ser úteis para permitir o repouso, especialmente à noite, mas podem interferir na eliminação de secreções. A maioria dos pacientes se recupera sem intercorrências dentro de 5 a 10 dias. Pode estar associada a outras condições subjacentes (como fibrose cística e bronquiectasias) e pode se tornar crônica (tosse por mais de três 3 meses). Deve ser feita a triagem para tabagismo e uso de maconha em adolescentes com bronquite crônica (> 3 meses).

VÍRUS SINCICIAL RESPIRATÓRIO E BRONQUIOLITE

A bronquiolite é uma infecção viral aguda com efeito máximo no nível dos bronquíolos. A infecção geralmente começa com sintomas respiratórios superiores e ocorre principalmente no inverno e no início da primavera. A maioria dos casos de bronquiolite é causada por vírus sincicial respiratório (VSR), adenovírus, vírus da parainfluenza e metapneumovírus humano, mas o VSR é a causa mais comum, resultando em mais de 57 mil hospitalizações e 2,1 milhões de consultas ambulatoriais a cada ano (nos EUA) (Smith, Seales, & Budzik, 2017). Ocasionalmente, o *M. pneumoniae* tem sido associado à bronquiolite em crianças.

O VSR é transmitido predominantemente por contato direto ou próximo com secreções respiratórias contaminadas. O VSR viável pode sobreviver em superfícies (p. ex., bancadas, lenços de papel, tecidos) por várias horas e nas mãos por 30 minutos ou mais (American Academy of Pediatrics, Committee on Infectious Diseases, 2018).

O VSR ocorre com menos frequência em lactentes em aleitamento materno e com mais frequência em crianças que vivem em condições de aglomeração. A infecção pelo VSR é a causa mais frequente de hospitalização em crianças menores de 2 anos. Infecções graves por VSR no primeiro ano de vida representam um fator de risco significativo para o desenvolvimento de asma, que pode persistir na idade adulta (American Academy of Pediatrics, Committee on Infectious Diseases, 2018; Smith et al., 2017). No entanto, a associação entre a infecção por VSR no início da vida e a asma subsequente permanece pouco compreendida (American Academy of Pediatrics, Committee on Infectious Diseases, 2018).

Fisiopatologia

A infecção pelo VSR afeta as células epiteliais do trato respiratório. As células ciliadas edemaciam, se projetam para o lúmen e perdem os cílios. As paredes dos brônquios e bronquíolos são infiltradas por células inflamatórias e geralmente está presente uma pneumonite intersticial peribronquiolar. Como as células epiteliais do lúmen são liberadas para os bronquíolos quando morrem, eles estão frequentemente obstruídos, principalmente na expiração. Os vários graus de obstrução produzidos em pequenas passagens aéreas levam a hiperinsuflação, enfisema obstrutivo resultante de obstrução parcial e áreas irregulares de atelectasia. A dilatação das vias brônquicas na inspiração permite espaço suficiente para a entrada de ar, mas o estreitamento das passagens na expiração impede a saída de ar dos pulmões. Assim, o ar fica preso distalmente à obstrução e causa hiperinsuflação progressiva (enfisema).

Manifestações clínicas

Quanto mais jovem o lactente, maior a probabilidade de desenvolver doença grave do trato respiratório inferior, exigindo hospitalização. O pico de incidência do VSR é em crianças com menos de 3 meses de vida, mas pode ocorrer em qualquer faixa etária. Taxas mais altas ocorrem em crianças maiores que já frequentam a creche. A gravidade do VSR tende a diminuir com a idade e com a repetição das infecções.

Sintomas como rinorreia e febre baixa geralmente aparecem primeiro, depois de um período de incubação que varia de 2 a 8 dias. Com o tempo, pode se desenvolver tosse. Se a doença progride, torna-se uma infecção do trato respiratório inferior e manifesta sintomas típicos (Boxe 21.8). Lactentes podem não apresentar ou apresentar sintomas de IVASs por vários dias, exceto letargia leve, anorexia ou irritabilidade. Quando existe envolvimento das vias aéreas inferiores, as manifestações clássicas incluem sinais de alteração nas trocas gasosas, como sibilos, retrações, crepitações, dispneia, taquipneia e diminuição dos sons respiratórios. A apneia pode ser o primeiro indicador reconhecido de infecção por VSR em lactentes muito jovens (com menos de 1 mês de vida). As crianças infectadas com VSR podem disseminar o vírus pelo período de 3 a 8 dias, mas alguns lactentes e pacientes com sistema imunológico comprometido podem ser contagiosos por até 4 semanas (American Academy of Pediatrics, Committee on Infectious Diseases, 2018).

Avaliação diagnóstica

Testes de rotina para vírus específicos não são mais recomendados porque a bronquiolite pode ser causada por uma grande variedade de vírus (Smith et al., 2017). Radiografias de rotina também não são indicadas (Smith et al., 2017). Se for necessária a identificação do agente infeccioso, são realizados testes das secreções nasofaríngeas com técnicas de coloração para anticorpo imunofluorescentes rápido-anticorpo fluorescente direto ou técnicas de ensaio imunoabsorvente ligado a enzimas para detecção de antígenos de VSR. A cultura viral mais tradicional está se tornando obsoleta porque demora vários dias para obtenção do resultado (ver Capítulo 20, seção *Amostras de secreção de vias aéreas*).

Outras infecções virais ou bacterianas simultâneas podem ocorrer com VSR. A criança deve ser cuidadosamente avaliada quanto à presença de infecção do trato urinário, meningite e bacteriemia; antibióticos são prescritos apenas para uma infecção bacteriana coexistente.

Boxe 21.8 Sinais e sintomas de infecção pelo vírus sincicial respiratório.

Inicialmente
Rinorreia
Faringite
Tosse, espirros
Sibilos
Possibilidade de secreção na orelha ou nos olhos
Febre intermitente

Com a progressão da doença
Aumento da tosse e do sibilo
Febre
Taquipneia e retrações
Recusa em se alimentar (aleitamento materno ou mamadeira)
Secreções abundantes

Doença grave
Taquipneia, maior que 70 respirações/min
Apatia
Crises de apneia
Alteração nas trocas gasosas (p. ex., retrações, crepitações)
Diminuição dos sons respiratórios

Manejo terapêutico

A maioria das crianças com bronquiolite pode ser tratada em casa. Casos não complicados de bronquiolite devem ter tratamento sintomático, com ingesta adequada de líquidos, manutenção das vias aéreas e medicamentos. A hospitalização é recomendada para crianças com dificuldade respiratória ou com má alimentação, letargia, desidratação, dificuldade respiratória moderada a grave, apneia ou hipoxemia. Outras razões para a hospitalização incluem condições complicadas, como doença pulmonar ou cardíaca subjacente (p. ex., prematuridade) ou incapacidade do cuidador de fornecer cuidados adequados durante a doença.

A American Academy of Pediatrics recomenda que a terapia contínua com oximetria de pulso e oxigênio suplementar não sejam iniciadas se a saturação de oxigênio for de 90% ou mais (Smith et al., 2017). A cânula nasal de alto fluxo aquecido (CNAF) tem sido cada vez mais usada para recém-nascidos hospitalizados e lactentes com bronquiolite que correm risco de insuficiência respiratória. (Figura 21.4). A CNAF permite a administração de umidade extra, combinada com administração de oxigênio e pressão positiva contínua nas vias aéreas (CPAP). O médico deve determinar a taxa de fluxo e a concentração de oxigênio. A CNAF melhora a capacidade residual funcional, reduzindo o trabalho respiratório. Se houver acidose respiratória, podem ser necessários CPAP, pressão positiva nas vias aéreas em dois níveis (BiPAP) ou intubação.

A percussão e drenagem torácica de rotina não são recomendadas (Smith et al., 2017). Lactentes com secreções nasais abundantes se beneficiam da aspiração regular, principalmente antes da alimentação. A aspiração das narinas externas usando um aspirador pode ser suficiente para remover a maioria das secreções. A aspiração nasofaríngea é traumática para as vias aéreas, mas seu uso pode ser considerado se houver sinais de desconforto respiratório ou desoxigenação. Pesquisadores descobriram que o uso de aspiração profunda no primeiro dia de internação e não a aspiração do nariz pelo menos a cada 4 horas resulta em maior tempo de hospitalização de lactentes (Mussman, Parker, Statile et al., 2013).

A ingesta de líquidos VO pode ser contraindicada devido à possibilidade de desenvolvimento de taquipneia, fraqueza e fadiga. Portanto, os fluidos IV são preferidos até que o estágio agudo da doença tenha passado. A administração por via nasogástrica de líquidos pode ser necessária se a criança for incapaz de tolerar a ingesta VO e se for difícil estabelecer um cateter IV periférico.

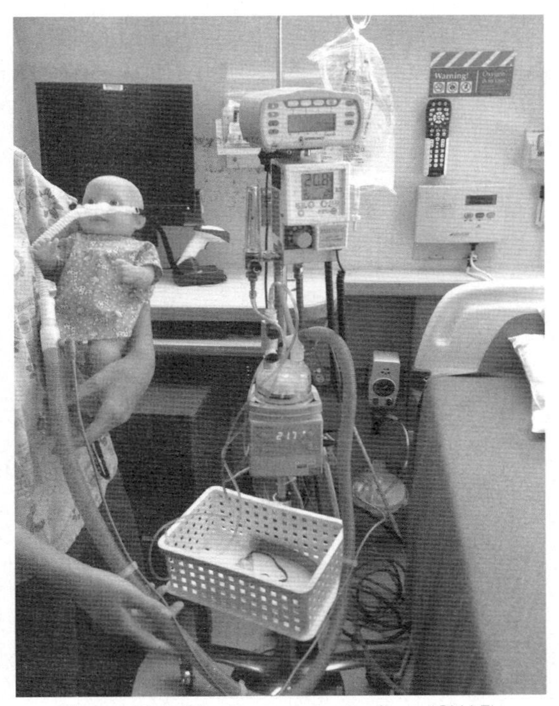

Figura 21.4 Cânula nasal de alto fluxo (CNAF).

Avaliações clínicas, monitoramento não invasivo do oxigênio e, em casos graves, valores de gasometria sanguínea podem orientar o tratamento. A terapia clínica para bronquiolite é principalmente de suporte e visa a diminuir a hiper-ressonância e a inflamação das vias aéreas e promover a ingesta adequada de líquidos. Broncodilatadores não são recomendados e raramente são benéficos. O uso de nebulização com solução salina a 3% (hipertônica) está associado ao aumento da depuração mucociliar em crianças com VSR quando aplicada por mais de 24 horas, mas é recomendado para uso apenas em pacientes hospitalizados por mais de 3 dias (Smith et al., 2017).

O uso de corticoides sistêmicos é controverso, mas pode ser feito em algumas instituições. Estudos relataram o prolongamento do tempo de disseminação viral com o uso de corticosteroides. Os antibióticos não fazem parte do tratamento do VSR, a menos que haja uma infecção bacteriana coexistente, como otite média ou pneumonia. Recomendações adicionais incluem incentivar a amamentação, evitar a exposição passiva à fumaça do tabaco e promover medidas preventivas, como a lavagem das mãos e a administração de palivizumabe a lactentes de alto risco.

A ribavirina, um agente antiviral inalatório (análogo sintético de nucleosídio), é a única terapia específica aprovada para crianças hospitalizadas. No entanto, o uso dessa substância em lactentes com VSR é controverso devido a preocupações com o alto custo, via de administração em aerossol, potenciais efeitos tóxicos entre os profissionais de saúde expostos e resultados conflitantes nos ensaios de eficácia (American Academy of Pediatrics, Committee on Infectious Diseases, 2018; Mejias & Ramilo, 2015).

Prevenção da infecção pelo vírus sincicial respiratório

O único produto disponível nos EUA para previr infecções pelo VSR é o palivizumabe, um anticorpo monoclonal humanizado, que é administrado no início da estação endêmica do VSR e depois mensalmente em injeção IM ou infusão IV por um máximo de cinco doses para prevenir a hospitalização associada ao VSR.

Os candidatos para esse medicamento incluem (Smith et al., 2017):

- Lactentes nascidos antes de 29 semanas de gestação
- Lactentes no primeiro ano de vida com cardiopatia hemodinamicamente significativa
- Lactentes no primeiro ano de vida, no caso de prematuros (< 32 semanas de gestação) com doença pulmonar crônica ou crianças no segundo ano de vida com doença pulmonar crônica que requerem intervenção médica contínua.

Algumas crianças adquirem a doença apesar da profilaxia com palivizumabe. Outras recomendações sobre idade e condição são descritas na declaração de política institucional da American Academy of Pediatrics; Bronchiolitis Guidelines Committee (American Academy of Pediatrics, Committee on Infectious Diseases, 2014).

> **QUALIDADE DOS RESULTADOS DO PACIENTE:**
> **Bronquiolite**
> - Saturação de oxigênio 90% ou superior
> - Frequência respiratória inferior a 60 respirações/min
> - Ingesta adequada de líquidos VO

Cuidados de enfermagem

Crianças admitidas no hospital com suspeita de infecção pelo VSR geralmente são designadas a salas separadas ou agrupadas com outras crianças infectadas pelo mesmo agente. As precauções-padrão e de contato são usadas com pacientes hospitalizados, e algumas instituições também usam as precauções para gotículas. A lavagem adequada das mãos é essencial para reduzir a propagação da doença. Outros procedimentos de isolamento de benefício potencial são aqueles destinados a diminuir o número de funcionários do hospital, visitantes e crianças não infectadas em contato com a criança. Outra medida é organizar a alocação de pacientes para que os enfermeiros designados para crianças com VSR não cuidem de outros pacientes considerados de alto risco para VSR. A equipe deve ter cuidado para evitar tocar na mucosa nasal ou na conjuntiva.

Devido às copiosas secreções nasais associadas à infecção pelo VSR, os lactentes geralmente têm dificuldade para respirar e se alimentar. As mães que amamentam são incentivadas a continuar alimentando o lactente ou, se as mamadas forem contraindicadas devido à gravidade da doença, as mães devem bombear o leite e armazená-lo adequadamente para uso posterior (ver Capítulo 7). Os pais devem ser ensinados a instilar gotas de soro fisiológico nas narinas e aspirar o muco com seringa de bulbo antes das mamadas e antes de dormir, para que a criança possa comer, descansar e dormir mais facilmente.

Para resolver o problema de diminuição da ingesta de líquidos, os pais podem oferecer pequenas quantidades de cada vez, de 5 a 10 mℓ, usando uma seringa de medicação a cada 10 minutos para manter a hidratação adequada. O estado de hidratação dos lactentes também pode ser afetado pela tosse e/ou vômito, pois as secreções se instalam na garganta e no estômago.

Os cuidados de enfermagem também visam monitorar a oxigenação com oximetria de pulso conforme indicação clínica, monitorar fluidos IV ou NG, monitorar febre, administrar medicamentos prescritos e fornecer informações aos pais e familiares sobre o estado da criança. Na maioria dos casos, os lactentes se recuperam rapidamente da doença e retomam as atividades normais, incluindo a ingesta de líquidos.

PNEUMONIA

A pneumonia, uma inflamação do parênquima pulmonar, é comum na infância, mas ocorre mais frequentemente na primeira infância. Clinicamente, pode ocorrer como doença primária ou como complicação de outra doença. A classificação mais útil de pneumonia é baseada no agente etiológico (p. ex., viral, bacteriano, micoplasmático ou aspiração de substâncias estranhas) (ver *Pneumonia por aspiração*, mais adiante no capítulo). O agente causador geralmente é introduzido nos pulmões por inalação ou pela corrente sanguínea. Outros termos que descrevem pneumonias são *hemorrágica, fibrinosa* e *necrosante*.

Pneumonite é uma inflamação aguda e localizada do pulmão sem a toxemia associada à pneumonia lobar. As manifestações clínicas da pneumonia variam de acordo com o agente etiológico, a idade da criança, a reação sistêmica da criança à infecção, a extensão das lesões, outras condições subjacentes e o grau de obstrução brônquica e bronquiolar. A história clínica, a idade da criança, o histórico geral de saúde, o exame físico, a radiografia e o exame laboratorial podem auxiliar na identificação do agente etiológico. Muitos microrganismos podem causar pneumonia e variam de acordo com a idade da criança:

- **Recém-nascidos**: estreptococos do grupo B, bactérias entéricas gram-negativas, citomegalovírus, *Ureaplasma urealyticum, Listeria monocytogenes, C. trachomatis*
- **Lactentes**: VSR, vírus parainfluenza, vírus *influenza*, adenovírus, metapneumovírus, *S. pneumoniae, H. influenzae, M. pneumoniae, Mycobacterium tuberculosis*, estreptococos do grupo A, *M. catarrhalis*
- **Pré-escolares**: VSR, vírus parainfluenza, vírus *influenza*, adenovírus, metapneumovírus, *S. pneumoniae, H. influenzae, M. pneumoniae, M. tuberculosis*, estreptococos do grupo A, *M. catarrhalis*
- **Crianças em idade escolar**: *M. pneumoniae, Chlamydia pneumoniae, M. tuberculosis*, estreptococos do grupo A, *S. aureus, M. catarrhalis* e vírus respiratórios.

Pneumonia viral

As pneumonias virais ocorrem com mais frequência do que as pneumonias bacterianas; são observadas em crianças de todas as idades e estão frequentemente associadas a IVASs virais. As alterações patológicas envolvem pneumonite intersticial com inflamação da mucosa das paredes dos brônquios e bronquíolos, com possível envolvimento do parênquima. O início pode ser agudo ou insidioso, e os sintomas variam de febre leve, tosse leve e mal-estar a febre alta, tosse intensa e fadiga. No início da doença, é provável que a tosse seja improdutiva ou produtiva para pequenas quantidades de uma expectoração esbranquiçada. A radiografia revela infiltração difusa ou irregular com distribuição peribrônquica (Boxe 21.9).

O prognóstico geralmente é bom, embora infecções virais do trato respiratório tornem a criança afetada mais suscetível à invasão bacteriana secundária, principalmente quando a mucosa brônquica fica exposta. O tratamento é sintomático e inclui medidas para promover oxigenação e conforto, como administração de oxigênio, percussão torácica e drenagem postural, antitérmicos para controle da febre, monitoramento da ingesta hídrica e apoio familiar. Antibióticos são reservados para crianças nas quais uma infecção bacteriana é demonstrada.

Pneumonia atípica primária

A *pneumonia atípica* refere-se à pneumonia causada por outros patógenos que não as bactérias tradicionalmente mais comuns e prontamente cultivadas (p. ex., *S. pneumoniae*). Na categoria de pneumonias atípicas, o *M. pneumoniae* é a causa mais comum de **pneumonia adquirida na comunidade** em crianças com 5 anos ou mais (Jain, Williams, Arnold et al., 2015). *Staphylococcus aureus* resistente à meticilina de origem comunitária (CA-MRSA) tornou-se prevalente em certas áreas. A pneumonia adquirida na comunidade ocorre principalmente nos meses de outono e inverno e é mais prevalente em condições de moradia com muitas pessoas.

O início pode ser súbito ou insidioso e geralmente é acompanhado por sintomas sistêmicos genéricos, incluindo febre, calafrios (em crianças com mais idade), dor de cabeça, mal-estar, anorexia e dor muscular (mialgia). Esses sintomas são seguidos de rinite, dor de garganta e tosse seca. A tosse, inicialmente improdutiva, produz escarro seromucoide que posteriormente se torna muco purulento ou com raias de sangue. A intensidade da febre varia muito com duração de vários dias a 2 semanas. A dispneia ocorre com pouca frequência.

Boxe 21.9 Sinais gerais de pneumonia.

Febre: geralmente alta
Respiratórios

- Tosse: improdutiva ou produtiva com expectoração esbranquiçada
- Taquipneia
- Sons respiratórios: crepitações ou roncos
- Embotamento à percussão
- Dor torácica
- Retrações
- Dilatação das narinas
- Palidez a cianose (depende da gravidade)

Radiografia de tórax: infiltração difusa ou irregular com distribuição peribrônquica
Comportamento: irritabilidade, agitação, letargia
Gastrintestinais: anorexia, vômitos, diarreia, dor abdominal

O exame radiográfico pode revelar evidências de pneumonia antes que os sinais físicos sejam aparentes. A maioria das pessoas afetadas se recupera da doença aguda em um período de 7 a 10 dias, com tratamento sintomático seguido de 1 semana de convalescença. O período de incubação é de 2 a 3 semanas, mas a tosse pode durar várias semanas. A hospitalização raramente é necessária. Eritromicina, azitromicina e claritromicina são os principais agentes usados no tratamento de pneumonia atípica.

Pneumonia bacteriana

O *S. pneumoniae* é o patógeno mais comumente responsável pela pneumonia adquirida na comunidade em crianças e adultos. Outras bactérias que causam pneumonia em crianças são estreptococos do grupo A, *S. aureus, M. catarrhalis, M. pneumoniae e C. pneumoniae.*

A pneumonia no período neonatal imediato é diferente de outros tipos de pneumonia descritos. Se a infecção ocorrer dentro de 3 a 5 dias após o nascimento, o patógeno geralmente é adquirido da mãe por via transplacentária, ou por aspiração intrauterina de líquido amniótico infectado ou durante o parto (p. ex., pneumonia viral hemolítica do grupo B, clamídia ou herpes simples). Os primeiros sintomas de pneumonia neonatal podem ser abruptos e inespecíficos, mas podem incluir desconforto respiratório.

Depois do período neonatal, as pneumonias bacterianas apresentam padrões clínicos distintos que facilitam sua diferenciação de outras formas de pneumonia. O início da doença geralmente segue uma infecção viral que altera os mecanismos naturais de defesa do trato respiratório superior. Na faixa etária de 3 meses a 5 anos, *S. pneumoniae, M. catarrhalis* e estreptococos do grupo A são causas comuns. *H. influenzae* tipo B causa menos infecções por causa da vacina Hib. A pneumonia por *S. aureus* é rara, mas é particularmente progressiva e deve ser tratada agressivamente. A criança com pneumonia bacteriana geralmente tem uma aparência enferma. Os sintomas incluem febre, mal-estar, respiração rápida e superficial, tosse e dor no peito. A tosse associada pode persistir por várias semanas ou meses. A dor da pneumonia pode ser referida ao abdome em crianças de menos idade. Calafrios e sintomas meníngeos (**meningismo**) sem presença de meningite são comuns.

A maioria das crianças com mais idade com pneumonia pode ser tratada em casa se a condição for reconhecida e o tratamento for iniciado precocemente. Antibioticoterapia, repouso, ingesta livre de líquidos VO de e administração de antipirético para febre são as principais medidas terapêuticas. A percussão torácica e a drenagem postural podem ser indicadas, mas faltam evidências que demonstrem seu benefício em crianças com pneumonia.

Recém-nascidos e lactentes desenvolvem sintomas mais graves do que crianças com mais idade. Cianose e apneia são comuns, e os pais podem relatar que o nível de atividade e o padrão alimentar do lactente diminuíram por alguns dias. Manifestações clínicas adicionais em lactentes incluem febre abrupta, vômitos, diarreia e distensão abdominal. Como a pneumonia em recém-nascidos acarreta uma alta taxa de morbidade e mortalidade, deve-se suspeitar de infecção bacteriana em todos os recém-nascidos com sintomas respiratórios.

Um exame de acompanhamento é recomendado para recém-nascidos e lactentes. A internação está indicada quando a doença é acompanhada por derrame pleural ou empiema, quando ocorre desconforto respiratório moderado a grave ou queda de saturação, em situações em que a adesão à terapia é considerada ruim, em lactentes menores de 6 meses e na presença de condições crônicas como cardiopatia congênita ou displasia broncopulmonar (Barson, 2015). Fluidos intravenosos podem ser necessários para garantir a hidratação adequada, e a suplementação de oxigênio é necessária se a criança estiver com dificuldade respiratória; algumas crianças podem necessitar de terapia inicial com antibióticos parenterais devido à gravidade da doença.

Complicações

Atualmente, as características clássicas e o curso clínico da pneumonia raramente são observados devido à antibioticoterapia precoce e vigorosa e à terapia de suporte. No entanto, algumas crianças, especialmente lactentes, com pneumonia estafilocócica desenvolvem empiema, piopneumotórax ou pneumotórax hipertensivo. Otite média aguda e derrame pleural são comuns em crianças com pneumonia pneumocócica (Boxe 21.10) (ver boxe *Evidência e prática*). Como mencionado anteriormente, a imunização com vacinas pneumocócicas é uma parte importante da prevenção da pneumonia pneumocócica.

Quando há suspeita ou presença de líquido na cavidade pleural, pode ser realizada uma aspiração com agulha ou toracocentese. Derrames não purulentos não requerem drenagem cirúrgica.

Pode ser instituída uma drenagem torácica fechada contínua nos casos de derrame pleural complicado. Se for drenada uma grande quantidade de secreção purulenta, pode ser instilado um antibiótico apropriado na cavidade torácica e a drenagem é interrompida por aproximadamente 1 hora após a instilação. A drenagem fechada usando um dreno torácico é mantida até que a secreção seja mínima e livre de patógenos, o que raramente requer mais de 5 a 7 dias de tratamento. Às vezes, punções pleurais repetidas são suficientes para remover o líquido; entretanto, se a secreção purulenta se acumular rapidamente e for muito viscosa, é preferível usar a drenagem contínua. Raramente, é necessária uma toracotomia com desbridamento aberto do tecido pulmonar infectado.

Terapias adicionais para empiema podem envolver a instilação de fibrinolíticos, como uroquinase ou estreptoquinase ou toracoscopia assistida por vídeo (Livingston, Colozza, Vogt et al., 2016; van Loo, van Loo, Selvadurai et al., 2014). Essas terapias podem evitar a necessidade de desbridamento aberto e toracotomia.

Cuidados de enfermagem

Os cuidados de enfermagem à criança com pneumonia são principalmente de suporte e sintomáticos, mas requerem avaliação respiratória completa e administração de oxigênio suplementar (conforme necessário), líquidos e antibióticos. Frequentemente são avaliados a frequência e o estado respiratório da criança, a oxigenação, a disposição geral e o nível de atividade. Para prevenir a desidratação, pode ser necessária a infusão intravenosa de fluidos durante a fase aguda. Pode ser colocada uma sonda enteral para fornecer hidratação e antibióticos se a ingesta oral for ruim.

Boxe 21.10 Pneumotórax.

O *pneumotórax* ocorre quando o ar se acumula no espaço pleural; esse ar aumenta a pressão intrapleural, dificultando a expansão do pulmão afetado. Esse quadro leva a manifestações clínicas de dispneia, dor torácica e muitas vezes dor nas costas, respiração difícil, taquicardia e diminuição da saturação de oxigênio (SaO_2). Em recém-nascidos e lactentes em ventilação pulmonar mecânica, os primeiros sinais clínicos de um pneumotórax são queda da saturação de oxigênio e hipotensão. Os três principais tipos de pneumotórax são tensional, espontâneo e traumático. O diagnóstico definitivo de pneumotórax é feito por radiografia de tórax. O tratamento de emergência envolve punção com agulha e aspiração de ar do espaço pleural; em geral, posteriormente, é inserido um dreno torácico e instalada drenagem fechada, para evitar que o ar se acumule novamente.

O *derrame pleural* ocorre quando há acúmulo excessivo de líquido no espaço pleural. O diagnóstico é feito por radiografia de tórax, e o tratamento envolve a drenagem do líquido por aspiração com agulha, seguida de inserção de dreno torácico e drenagem fechada.

Evidência e Prática

Intervenções de enfermagem para prevenção de PAV, a pneumonia associada à ventilação pulmonar mecânica em crianças

Faça a pergunta

Pergunta PICOT

Que intervenções de enfermagem previnem a PAV em crianças?

Procure as evidências

Estratégias de pesquisa

A seleção das pesquisas incluiu publicações em língua inglesa sobre intervenções de enfermagem para prevenção de PAV em crianças e adolescentes.

Bases de dados utilizadas

PubMed, AHRQ.

Análise crítica das evidências

- A implementação do *bundle* (pacote de intervenções) PAV resultou em uma diminuição da taxa basal de PAV de 5,6 infecções por 1.000 dias de ventilação para 0,3 por 1.000 dias de ventilação (Bigham, Amato, Bondurant et al., 2009). Outro estudo relatou resultados semelhantes com a implementação de um pacote para prevenção de PAV que teve uma diminuição na taxa basal de PAV de 21,6 por 1.000 dias de ventilação para 11,6 por 1.000 dias de ventilação (p = 0,01) (Parisi, Gerovasili, Dimopoulos et al., 2016)
- Intervenções frequentes de prevenção de PAV incluem (Bigham et al., 2009; Chinnadurai, Fenlason, Bridges et al., 2016; Coffin, Klompas, Classes et al., 2008; Garland, 2010; Kollef, 2004; Morrow, Argent, Jeena et al., 2009; Norris, Barnes, & Roberts, 2009):
  - Trocar os circuitos do aparelho de ventilação pulmonar mecânica (AVPM) e as sondas de aspiração de linha somente quando estiverem sujos
  - A cada 2 a 4 horas, drene o condensado do circuito do AVPM (use circuitos com fio aquecido para reduzir a condensação)
  - Enxágue os dispositivos de aspiração oral após o uso e guarde-os em um saco plástico não lacrado à beira do leito
  - A higiene das mãos deve ser realizada antes e após o contato com o circuito do AVPM
  - Coloque EPIs antes de cuidar de pacientes quando houver previsão de sujidade por secreções respiratórias
  - Mantenha a pressão do balonete da cânula ET adequada para evitar aspiração de secreções
  - Minimize o transporte fora da UTI para outros procedimentos
  - Use ventilação não invasiva quando possível
  - A cada 2 a 4 horas, siga a política de higiene bucal da unidade
  - A menos que seja contraindicado, eleve a cabeceira da cama entre 30 e 45°
  - Antes de reposicionar o paciente, sempre drene o circuito do AVPM
  - Para pacientes com mais de 12 anos, quando possível, use uma cânula ET com lúmen dorsal acima do balonete para ajudar na aspiração de secreções acima desse ponto
  - Avalie diariamente para possível extubação
  - Evite a reintubação
- Lactentes posicionados em decúbito dorsal (criança deitada de costas com cânula ET na posição vertical) tiveram contagens de colônias aumentadas ou novos microrganismos no aspirado traqueal em comparação com lactentes em decúbito lateral (criança deitada de lado com cânula ET no mesmo nível da traqueia) (Aly, Badawy, El-Kholy et al., 2008)
- A educação da equipe sobre PAV e o aprimoramento das práticas podem ter um impacto substancial na redução da PAV (Garland, 2010; Hill, 2016; Richardson, Hines, Dixon et al., 2010; Turton, 2008)
- A troca circuito do AVPM a cada 7 dias, não a cada 3 dias, não foi associada a um aumento nas taxas de PAV (Samransamruajkit, Jirapaiboonsuk, Siritantiwat et al., 2010)
- O uso de solução com baixo teor de sódio para o cuidado das vias aéreas foi associado à diminuição da PAV, bem como de doença pulmonar crônica (Christensen, Henry, Baer, et al., 2010)
- No lavado broncoalveolar, os níveis de PAI-1 podem auxiliar no diagnóstico precoce de PAV (Srinivasan, Song, Wiener-Kronish et al., 2011)
- Taxas de mortalidade reduzidas foram observadas em pacientes com PAV quando foi usado cânula ET com revestimento de prata, em comparação com cânula ET não revestida (Afessa, Shorr, Anzueto et al., 2010)

Aplicação da evidência: implicações para a enfermagem

Há **evidências moderadas** com **forte recomendação** (Guyatt, Oxman, Vist et al., 2008) para o uso de intervenções para prevenir PAV em crianças. Alguns métodos de prevenção incluídos nos pacotes PAV são a higiene das mãos, higiene bucal, uso de EPI, elevação da cabeceira da cama de 30 a 45° e mais. A educação e o envolvimento da equipe em iniciativas de prevenção de PAV são importantes.

Referências bibliográficas

Afessa, B., Shorr, A. F., Anzueto, A. R., et al. (2010). Association between a silver-coated endotracheal tube and reduced mortality in patients with ventilator-associated pneumonia. *Chest, 137*(5), 1015–1021.

Aly, H., Badawy, M., El-Kholy, A., et al. (2008). Randomized, controlled trial on tracheal colonization of ventilated infants: Can gravity prevent ventilator-associated pneumonia? *Pediatrics, 122*(4), 770–774.

Bigham, M. T., Amato, R., Bondurrant, P., et al. (2009). Ventilator-associated pneumonia in the pediatric intensive care unit: Characterizing the problem and implementing a sustainable solution. *Journal of Pediatrics, 154*(4), 582–587.

Chinnadurai, K., Fenlason, L., Bridges, B., et al. (2016). Implementation of sustainable ventilator-associated pneumonia prevention protocol in a pediatric intensive care unit in Managua, Nicaragua. *Dimensions of Critical Care Nursing, 35*(6), 323–331.

Christensen, R. D., Henry, E., Baer, V. L., et al. (2010). A low-sodium solution for airway care: Results of a multicenter trial. *Respiratory Care, 55*(12), 1680–1685.

Coffin, S. E., Klompas, M., Classen, D., et al. (2008). Strategies to prevent ventilator-associated pneumonia in acute care hospitals. *Infection Control & Hospital Epidemiology, 29*(Suppl. 1), S31–S40.

Garland, J. S. (2010). Strategies to prevent ventilator-associated pneumonia in neonates. *Clinics in Perinatology, 37*(3), 629–643.

Guyatt, G. H., Oxman, A. D., Vist, G. E., et al. (2008). GRADE: An emerging consensus on rating quality of evidence and strength of recommendations. *BMJ, 336*(7650), 924–926.

Hill, C. (2016). Nurse-led implementation of a ventilator-associated pneumonia care bundle in a children's critical care unit. *Nursing Children and Young People, 28*(4), 23–27.

Kollef, M. H. (2004). Prevention of hospital-associated pneumonia and ventilator-associated pneumonia. *Critical Care Medicine, 32*(6), 1396–1405.

Morrow, B. M., Argent, A. C., Jeena, P. M., et al. (2009). Guideline for the diagnosis, prevention and treatment of paediatric ventilator-associated pneumonia. *South African Medical Journal, 99*(4 Pt 2), 255–267.

Norris, S. C., Barnes, A. K., & Roberts, T. D. (2009). When ventilator-associated pneumonias haunt your NICU—One unit's story. *Neonatal Network, 28*(1), 59–66.

Parisi, M., Gerovasili, V., Dimopoulos, S., et al. (2016). Use of ventilator bundle and staff education to decrease ventilator-associated pneumonia in intensive care patients. *Critical Care Nurse, 36*(5), e1–e7.

Richardson, M., Hines, S., Dixon, G., et al. (2010). Establishing nurse-led ventilator-associated pneumonia surveillance in paediatric intensive care. *Journal of Hospital Infection, 75*(3), 220–224.

Samransamruajkit, R., Jirapaiboonsuk, S., Siritantiwat, S., et al. (2010). Effect of frequency of ventilator circuit changes (3 vs 7 days) on the rate of ventilator-associated pneumonia in PICU. *Journal of Critical Care, 25*(1), 56–61.

Srinivasan, R., Song, Y., Wiener-Kronish, J., et al. (2011). Plasminogen activation inhibitor concentrations in bronchoalveolar lavage fluid distinguishes ventilator-associated pneumonia from colonization in mechanically ventilated pediatric patients. *Pediatric Critical Care Medicine, 12*(1), 21–27.

Turton, P. (2008). Ventilator-associated pneumonia in paediatric intensive care: A literature review. *Nursing in Critical Care, 13*(5), 241–248.

ET, endotraqueal; *UTI*, unidade de terapia intensiva; *PAI*, inibidor da ativação do plasminogênio; *EPIs*, equipamentos de proteção individual; *PAV*, pneumonia associada à ventilação pulmonar mecânica.

Os cuidados de enfermagem à criança com dreno torácico requerem atenção redobrada ao estado respiratório, conforme observado anteriormente. O dreno torácico e o dispositivo de drenagem usados devem ser monitorados quanto ao funcionamento adequado (p. ex., a drenagem não é obstruída, a configuração do vácuo está correta, o dreno está livre de dobras, o curativo sobre o local de inserção do dreno torácico está intacto, o selo de água é mantido [se usado], o sistema de drenagem está abaixo do local de entrada do dreno torácico e o dreno torácico permanece no lugar). A movimentação no leito e a deambulação com dreno torácico devem ser incentivadas de acordo com a função respiratória, mas as crianças podem necessitar de doses frequentes de analgesia devido ao possível desconforto causado pelo dreno torácico. Se necessário, pode ser administrado oxigênio suplementar através de cânula nasal, máscara facial, *blow-by* ou tenda facial. As crianças geralmente ficam mais confortáveis em uma posição semiereta (Figura 21.5), mas se deve permitir que elas escolham a melhor posição. Deitar sobre o lado afetado se a pneumonia for unilateral ("pulmão bom para cima") imobiliza o tórax desse lado e reduz a fricção pleural que muitas vezes causa desconforto. A febre deve ser controlada resfriando-se o ambiente e administrando-se antipiréticos conforme prescrição.

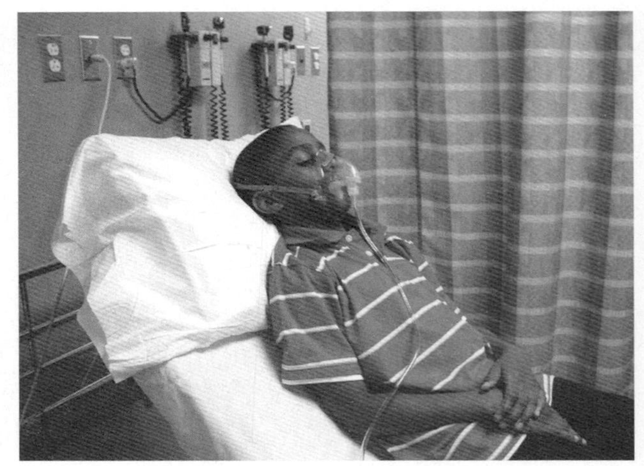

Figura 21.5 A posição semiereta costuma ser mais confortável para a criança, além de aumentar a expansão do diafragma.

Devem ser monitorados os sinais vitais e a oxigenação a fim de se avaliar a evolução da doença e detectar sinais precoces de complicações. Crianças com tosse ineficaz ou dificuldade para lidar com as secreções, especialmente lactentes, podem necessitar de aspiração para manter a patência das vias aéreas. Uma simples seringa de aspiração com bulbo geralmente é suficiente para limpar as narinas e a nasofaringe de lactentes, mas a aspiração a vácuo deve estar prontamente disponível, se necessário. Um aspirador nasal pode ser acoplado ao sistema de aspiração de parede para remover as secreções das narinas sem causar trauma à mucosa nasal. Crianças com mais idade geralmente conseguem lidar com as secreções sem assistência. Podem ser prescritas outras terapias, como drenagem postural, percussão torácica e inalação com broncodilatadores, dependendo da condição da criança. No entanto, há falta de suporte empírico sobre o benefício da percussão torácica em crianças com pneumonia adquirida na comunidade.

O enfermeiro deve orientar a família sobre a observação de uma piora dos sintomas, administração de antibióticos e antipiréticos e incentivo à ingesta de líquidos VO. Se a criança enferma rejeitar alimentos sólidos, a ingesta de líquidos deve ser incentivada até que ela se sinta bem o suficiente para ingerir alimentos sólidos. A criança hospitalizada pode ficar apreensiva porque os tratamentos e exames tendem a gerar medo e estresse. É importante envolver a família no cuidado, estimular perguntas e facilitar uma comunicação efetiva. Reduzir a ansiedade, a apreensão e o sofrimento psicológico da criança leva ao relaxamento e à diminuição do esforço respiratório. Facilitar o esforço respiratório reduz ainda mais a apreensão da criança. Incentivar a presença do cuidador proporciona apoio à criança.

OUTRAS INFECÇÕES DO TRATO RESPIRATÓRIO

COQUELUCHE (*PERTUSSIS*)

A coqueluche, também chamada de tosse comprida, é uma infecção aguda do trato respiratório causada pela bactéria *Bordetella pertussis*, que ocorre principalmente em crianças menores de 4 anos que não foram imunizadas. É altamente contagiosa e particularmente ameaçadora para lactentes, que apresentam maior morbidade e mortalidade. Lactentes com menos de 6 meses de vida podem não procurar assistência médica em decorrência da tosse comprida típica, mas podem apresentar apneia, e geralmente o lactente parece estar bem, apenas com coriza, espirros e tosse leve (Cherry, 2016). Sabe-se que crianças com mais idade manifestam a doença com tosse persistente e sem o som agudo característico (ver Tabela 6.3, sobre sinais, sintomas e tratamento da coqueluche). A condição se apresenta como uma infecção respiratória superior na qual se desenvolvem sintomas de tosse. A tosse pode ser leve, mas geralmente é mais grave em crianças não imunizadas. Persiste por um período de 6 a 10 semanas e pode resultar em encefalopatia, convulsões, pneumonia, fraturas de costelas (adolescentes), sangramento na conjuntiva ou mesmo morte (lactentes). O período de incubação é de 7 a 10 dias, mas pode chegar a 21 dias (American Academy of Pediatrics, Committee on Infectious Diseases, 2018). A incidência é maior nos meses de primavera e verão, e um único episódio confere imunidade vitalícia.

A coqueluche é diagnosticada pelo exame de reação em cadeia da polimerase (PCR) de *B. pertussis* ou cultura em amostras obtidas com um *swab* nasofaríngeo. O exame de PCR tem sensibilidade ideal durante as primeiras 3 semanas de tosse; é improvável que seja útil se a terapia antimicrobiana foi administrada por mais de 5 dias e tem menor sensibilidade em pessoas previamente imunizadas, mas ainda é mais sensível que a cultura bacteriana (American Academy of Pediatrics, Committee on Infectious Diseases, 2018). O uso de antibióticos (p. ex., eritromicina, azitromicina, claritromicina) no estágio inicial pode resultar em uma forma mais branda da infecção e limitar a disseminação para outras pessoas. Membros da família, indivíduos de alto risco (imunodeficiência, gravidez, contatos de alto risco, lactentes ou seus cuidadores) e contatos próximos à pessoa infectada podem também ser tratados para evitar que desenvolvam a infecção e devem ser imunizados quando indicado (American Academy of Pediatrics, Committee on Infectious Diseases, 2018).

A maioria das crianças com coqueluche pode ser tratada em casa com cuidados de suporte, incluindo incentivo à hidratação adequada e administração de antibióticos e antipiréticos. Episódios de tosse espasmódica em lactentes podem ser assustadores para os pais e familiares de uma criança não vacinada. Uma criança deve ser levada ao hospital se os sintomas respiratórios forem graves ou se desenvolver apneia. Pacientes hospitalizados são colocados em medidas de precauções para gotículas. Os pacientes são considerados infectados até que pelo menos 5 dias de antibióticos tenham sido concluídos ou por 3 semanas se nenhum antibiótico tiver sido administrado.

O reaparecimento da coqueluche nos EUA, particularmente entre crianças de 10 anos ou mais, levantou preocupações sobre os efeitos em longo prazo da vacina contra coqueluche. Consequentemente, foi aprovada uma dose de reforço para crianças com mais idade e adultos. A vacina Boostrix® contém coqueluche acelular, toxoide diftérico e toxoide tetânico e é indicada como reforço para crianças com 11 anos ou mais (American Academy of Pediatrics, Committee on Infectious Diseases, 2018). (Ver também o Capítulo 6, seção *Imunizações*.)

TUBERCULOSE

A tuberculose (TB), juntamente do vírus da imunodeficiência humana (HIV), é a principal causa de morte por uma única doença infecciosa (Organização Mundial da Saúde, 2018). Em 2017, um total de 9.093 novos casos de TB foi notificado nos EUA (Stewart, Tsang, Pratt et al., 2018). A tuberculose ocorre em todas as idades, mas é mais comum em áreas urbanas de baixa renda e entre grupos raciais e étnicos não brancos (American Academy of Pediatrics, Committee on Infectious Diseases, 2018). Crianças que nasceram em outros países foram responsáveis pela maior parte dos casos recém-diagnosticados de TB em crianças que vivem nos EUA (American Academy of Pediatrics, Committee on Infectious Diseases, 2018; Stewart et al., 2018). Os grupos a seguir apresentam as maiores taxas de infecção latente por TB: imigrantes, crianças adotadas fora dos EUA, refugiadas ou viajantes para regiões de alta prevalência (Ásia, África, América Latina e países da antiga União Soviética), pessoas em situação de rua, pessoas que fazem uso abusivo de álcool ou drogas ilícitas e residentes de certas instituições correcionais e outros ambientes coletivos (American Academy of Pediatrics, Committee on Infectious Diseases, 2018). Nos últimos anos, mais de 65% de todos os casos de TB nos EUA ocorreram em pessoas nascidas fora do país (American Academy of Pediatrics, Committee on Infectious Diseases, 2018).

Etiologia

A tuberculose é causada pelo patógeno *Mycobacterium tuberculosis*, um bacilo álcool-ácido resistente. Crianças são suscetíveis à infecção por espécies com hospedeiro humano (*M. tuberculosis*) e bovino (*Mycobacterium bovis*). Em regiões do mundo onde a tuberculose bovina não é controlada ou o leite não é pasteurizado, o tipo bovino é uma fonte comum de transmissão de produtos lácteos, mas também pode ser disseminado por transmissão aérea.

Outros fatores que influenciam o grau em que o agente produz uma alteração no estado do hospedeiro incluem hereditariedade (a resistência à infecção pode ser transmitida geneticamente), sexo (taxas mais altas em meninas adolescentes), idade (menor resistência em lactentes, maior incidência na adolescência), estresse (emocional ou físico), estado nutricional, imunodeficiência (HIV, medicamentos imunossupressores), abuso de drogas intravenosas, condições médicas (diabetes melito, insuficiência renal crônica, desnutrição) e infecção intercorrente (sarampo e coqueluche) (American Academy of Pediatrics, Committee on Infectious Diseases, 2018). O risco é maior para indivíduos que nasceram em outro país, têm pais que nasceram em outro país, moraram fora dos EUA por 2 meses ou mais ou usam tabaco (Organização Mundial da Saúde, 2018).

Indentificou-se que adolescentes e adultos tratados com antagonistas do fator de necrose tumoral alfa (TNF-α) para condições como doença inflamatória intestinal ou artrite contraíram TB; portanto, recomenda-se que investigação de TB nessas pessoas antes do uso de antagonistas de TNF-α (American Academy of Pediatrics, Committee on Infectious Diseases, 2018). Crianças com infecção pelo HIV têm incidência maior de desenvolver tuberculose, e todas as crianças com tuberculose devem ser testadas para HIV. A tuberculose é a principal causa de mortalidade de pessoas infectadas pelo HIV.

Fisiopatologia

A fonte de contágio por TB em crianças geralmente é um membro infectado da família ou um visitante frequente da casa. As vias aéreas são a porta de entrada usual para o patógeno, pois a criança inala as microgotículas (geralmente de 1 a 5 mm) depois que alguém tosse ou espirra. Quando a gotícula de *M. tuberculosis* é inalada, passa pela árvore brônquica, implanta-se em um bronquíolo ou alvéolo e começa a se multiplicar. Nos pulmões, uma proliferação de células epiteliais envolve e encapsula os bacilos em multiplicação, na tentativa de isolar os patógenos invasores, formando o tubérculo típico. A extensão da lesão primária no local original causa destruição tecidual progressiva à medida que se espalha dentro do pulmão, dissemina material desses focos para outras áreas dos pulmões (p. ex., brônquios, pleura) e/ou produz pneumonia. A erosão dos vasos sanguíneos pela lesão primária pode provocar uma grande disseminação do bacilo da tuberculose tanto para áreas próximas quanto mais distantes (TB miliar). A TB extrapulmonar (miliar) pode se manifestar como meningite ou inflamação granulomatosa de linfonodos, ossos, articulações, pele, orelha média e processo mastoide (American Academy of Pediatrics, Committee on Infectious Diseases, 2018). Com exceção da meningite, os casos de TB extrapulmonar podem ser tratados pelo mesmo regime terapêutico empregado para tratar a TB pulmonar. Lactentes e crianças com menos de 3 anos têm maior propensão de desenvolver TB miliar.

Manifestações clínicas

As manifestações clínicas da doença são extremamente variáveis (Boxe 21.11). A doença pode ser assintomática ou produzir uma grande variedade de sintomas, incluindo reações genéricas como febre, tosse, sudorese noturna, calafrios, atraso de crescimento e perda de peso ou sintomas mais específicos relacionados com o local da infecção (p. ex., pulmões, ossos, cérebro, rins) no intervalo de 1 a 6 meses após o contágio (American Academy of Pediatrics, Committee on Infectious Diseases, 2018). A doença pulmonar pode ou não incluir tosse (que progride lentamente ao longo de semanas a meses), dor e aperto no peito e (raramente) hemoptise. A progressão da infecção inclui sintomas genéricos com manifestações como febre persistente, diminuição dos sons respiratórios e estertores à ausculta, palidez, anemia, fraqueza e perda de peso (ver Boxe 21.11).

Avaliação diagnóstica

O diagnóstico é baseado em informações obtidas no exame físico, história, reação ao teste tuberculínico, exames de cultura e radiografia. Além disso, deve-se determinar se a lesão está no estágio ativo, latente ou cicatrizado.

Boxe 21.11 Manifestações clínicas da tuberculose.

Pode ser assintomática ou produzir uma grande variedade de sintomas:

- Febre
- Mal-estar
- Anorexia
- Perda de peso
- Tosse (pode ou não estar presente; progride lentamente ao longo de semanas a meses)
- Dor e aperto no peito
- Hemoptise (raro)

Com a progressão da doença:

- Aumento da frequência respiratória
- Diminuição da expansão do pulmão no lado afetado
- Diminuição dos sons respiratórios e presença de crepitações
- Embotamento à percussão
- Febre persistente
- Sintomas generalizados
- Palidez, anemia, fraqueza e perda de peso

O teste direcionado à TB deve ser feito em crianças e adolescentes com alto risco de contrair a doença; pacientes com risco de progressão para desenvolvimento de TB também devem ser triados. Um questionário de avaliação de fatores de risco para TB facilita a triagem dessas crianças e deve ser realizado no primeiro encontro de uma criança com um profissional de saúde e, em seguida, anualmente, se possível (American Academy of Pediatrics, Committee on Infectious Diseases, 2018). As recomendações do teste tuberculínico (TST) para crianças estão listadas no Boxe 21.12.

O **teste tuberculínico (TST)** é o teste mais comumente utilizado para determinar se uma criança foi infectada pelo bacilo da tuberculose. Os testes cutâneos devem ser realizados corretamente para obter resultados precisos. A dose-padrão de derivado proteico purificado (PPD) é de 5 unidades de tuberculina em 0,1 mℓ de solução, que é administrada na face volar do antebraço, por via intradérmica, com agulha de calibre 27 e seringa de 1 mℓ. A tuberculina é injetada por via intradérmica com o bisel da agulha apontando para cima. Uma pápula de 6 a 10 mm de diâmetro deve se formar entre as camadas da pele quando a solução é injetada corretamente. Se a pápula não for formada, o procedimento deve ser repetido. A reação ao teste cutâneo é determinada entre 48 e 72 horas por um profissional de saúde. As reações que ocorrerem após 72 horas devem ser medidas e consideradas no resultado. Deve ser medido o tamanho do diâmetro transversal da enduração, não o eritema. O diâmetro transversal ao longo eixo do antebraço é o único padronizado para fins de medição (American Academy of Pediatrics, Committee on Infectious Diseases, 2018).

Boxe 21.12 Recomendações do teste tuberculínico para lactentes, crianças e adolescentes.

Crianças com indicação para realização imediata do teste tuberculínico

Contatos de pessoas com tuberculose contagiosa confirmada ou suspeita (TB; investigação de contatos)
Crianças com achados radiográficos ou clínicos sugestivos de tuberculose
Crianças imigrando de países endêmicos (p. ex., Ásia, Oriente Médio, África, América Latina, países da antiga União Soviética), incluindo crianças estrangeiras adotadas
Crianças com histórico de viagens a países endêmicos ou contato significativo com nativos desses países[a]

Crianças com indicação para realização anual do teste tuberculínico[b]

Crianças infectadas com o vírus da imunodeficiência humana (HIV)

Crianças com risco aumentado de progressão da infecção para doença ativa

Crianças com outros fatores de risco, incluindo diabetes melito, insuficiência renal crônica, desnutrição e imunodeficiência congênita ou adquirida, merecem consideração especial. Sem exposição recente, essas pessoas não correm maior risco de adquirir infecção por TB. As deficiências imunológicas subjacentes associadas a essas condições teoricamente aumentariam a possibilidade de progressão para um quadro grave da doença. Histórico inicial de potencial exposição à TB deve ser incluído para todos esses pacientes. Se o histórico ou os fatores epidemiológicos locais sugerirem a possibilidade de exposição, deve ser considerado o teste tuberculínico (TST) imediato e periódico. Deve ser realizado um TST antes do início da terapia imunossupressora, incluindo administração prolongada de esteroides, para qualquer criança com uma condição subjacente que necessite de terapia imunossupressora

[a]Se a criança estiver bem, o TST deve ser adiado por até 10 semanas após o retorno.
[b]O teste tuberculínico inicial é feito no momento do diagnóstico ou circunstância, começando aos 3 meses.
Fonte: American Academy of Pediatrics, Committee on Infectious Diseases, Kimberlin, D. W., Brady, M. T., Jackson, M. A., & Long, S. S. (Eds.). (2018). *Red book: 2018 report of the Committee on Infectious Diseases* (31st ed.). Itaca, IL: American Academy of Pediatrics.

Uma **reação TST positiva** indica que o indivíduo foi infectado e desenvolveu sensibilidade à proteína do bacilo da tuberculose (Figura 21.6). No entanto, não confirma a presença de doença ativa. O teste geralmente é positivo de 2 a 10 semanas após a infecção inicial com o organismo. Uma vez que os indivíduos reagem positivamente, eles sempre reagirão positivamente. Qualquer reação negativa não exclui doença ativa, porque podem ocorrer resultados falsos negativos devido à imunossupressão ou ao uso de determinados medicamentos. As diretrizes para interpretação do TST estão listadas no Boxe 21.13. Recomenda-se avaliação clínica com radiografia de tórax imediata, se a criança tiver uma reação de TST positiva.

O termo **infecção latente por tuberculose (ILTB)** é usado para indicar infecção em uma pessoa com TST positivo, sem achados físicos da doença e com achados normais na radiografia de tórax. Um diagnóstico de ILTB ou TB ativa em um lactente representa evento-sentinela de saúde pública, muitas vezes indicando transmissão recente do organismo *M. tuberculosis* (American Academy of Pediatrics, Committee on Infectious Diseases, 2018). A maioria das crianças é assintomática quando um teste cutâneo positivo é encontrado, e a maioria não desenvolve a doença. Crianças com menos de 5 anos com ILTB geralmente progridem rapidamente para a doença, e as complicações (como meningite tuberculosa e tuberculose miliar) são mais comuns nessa faixa etária.

O termo **TB ativa** ou **TB clinicamente ativa** é usado quando uma criança apresenta sintomas clínicos ou manifestações radiográficas causadas pelo organismo *M. tuberculosis*. A pronta avaliação e tratamento, além da identificação e tratamento dos contatos são componentes fundamentais para o manejo da TB.

Amostras de escarro são difíceis ou impossíveis de obter em recém-nascidos e lactentes, que tendem a engolir o muco tossido do trato respiratório inferior. O bacilo *Mycobacterium* é identificado a partir do exame microscópico de esfregaços devidamente preparados e corados de lavado gástrico matinal ou de escarro, líquido pleural, urina, líquido cefalorraquidiano, linfonodos com secreção e outros líquidos corporais. As amostras de escarro induzido e de lavado gástrico são frequentemente obtidas para cultura de crianças que são incapazes de expectorar uma amostra. Em alguns casos, uma amostra de escarro induzido pode ser obtida pela administração de soro fisiológico em aerossol por um período de 10 a 15 minutos, seguida de fisioterapia respiratória e aspiração da nasofaringe para coleta de escarro.

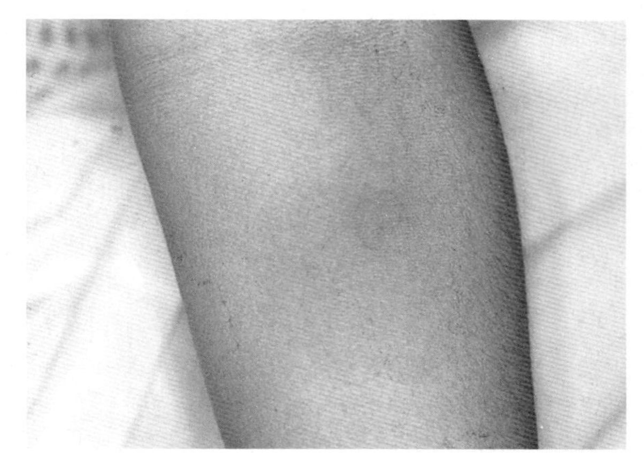

Figura 21.6 Enduração e eritema resultantes de um teste cutâneo positivo para tuberculose (TB). (Fonte: Mullins, J. E. Jr., Ogle, O., & Cottrell, D. A. [2000]. Painless mass in the parotid region. *Journal of Oral and Maxillo-facial Surgery, 58*[3], 316-319.)

Boxe 21.13 Definição de resultados positivos do teste tuberculínico em lactentes, crianças e adolescentes.[a]

Enduração ≥ 5 mm
Crianças em contato próximo com casos contagiosos conhecidos ou suspeitos de tuberculose (TB)
Crianças com suspeita de tuberculose:

- Achados na radiografia de tórax consistentes com TB ativa ou previamente ativa
- Evidência clínica de TB ativa[b]

Crianças que estão recebendo terapia imunossupressora, incluindo doses imunossupressoras de corticosteroides, ou que têm condições imunossupressoras, incluindo infecção pelo vírus da imunodeficiência humana (HIV)

Enduração ≥ 10 mm
Crianças com risco aumentado de doença disseminada:

- Crianças menores de 4 anos
- Crianças com outras condições de risco, incluindo doença de Hodgkin, linfoma, diabetes melito, insuficiência renal crônica ou desnutrição

Crianças com risco aumentado de exposição à TB:

- Crianças nascidas em regiões do mundo de alta prevalência de TB
- Crianças frequentemente expostas a adultos infectados pelo HIV, em situação de rua, usuários de drogas ilícitas, residentes de asilos, encarcerados ou institucionalizados
- Crianças que viajam para regiões do mundo com alta prevalência de TB

Enduração ≥ 15 mm
Crianças com 4 anos ou mais sem nenhum fator de risco

[a]Essas definições se aplicam independentemente da imunização anterior com bacilo Calmette-Guérin (BCG); eritema no local do teste tuberculínico (TST) não indica um resultado positivo. Os TSTs devem ser lidos entre 48 e 72 horas após a realização.
[b]Evidência por exame físico ou avaliação laboratorial que inclua TB no diagnóstico diferencial de trabalho (p. ex., meningite).
Fonte: American Academy of Pediatrics, Committee on Infectious Diseases, Kimberlin, D. W., Brady, M. T., Jackson, M. A., & Long, S.S. (Eds.). (2018). *Red book: 2018 report of the Committee on Infectious Diseases* (31st ed.). Itaca, IL: American Academy of Pediatrics.

O QuantiFERON-TB Gold e o T-SPOT.TB são exames de quantificação de interferona (ensaio de liberação de interferona-gama [IGRA]). São os exames preferidos para realizar em crianças assintomáticas de 2 anos ou mais que receberam a vacina bacilo Calmette-Guérin (BCG) e têm um TST positivo ou negativo limítrofe (American Academy of Pediatrics, Committee on Infectious Diseases, 2018). Esses exames não são capazes de determinar uma infecção latente, mas as crianças com IGRA positivo são consideradas infectadas com a bactéria *M. tuberculosis*.

Os exames radiográficos podem ser normais ou mostrar linfadenopatia, derrame pleural ou TB cavitária. No entanto, as lesões de inúmeras doenças intratorácicas crônicas se assemelham às lesões tuberculosas; portanto, a radiografia de tórax não é diagnóstica por si só.

Manejo terapêutico

O manejo clínico da tuberculose em crianças consiste em nutrição adequada, farmacoterapia, medidas gerais de suporte, prevenção de exposição desnecessária a outras infecções que comprometam ainda mais as defesas do organismo, prevenção de reinfecção e, às vezes, procedimentos cirúrgicos. Os membros da família e outros contatos também devem ser avaliados pela equipe de saúde pública e prontamente tratados..

Medicamentos antituberculose (p. ex., etambutol, isoniazida, pirazinamida [PZA], rifampicina) são fármacos comumente utilizados para tratar ILTB ou tuberculose ativa em crianças. Eles são prescritos diariamente ou uma ou duas vezes por semana com **tratamento diretamente observado/TDO** (ou **DOT**, do inglês *direct observation of therapy*). TDO significa que um profissional de saúde ou outro indivíduo responsável, mutuamente acordado, está presente quando os medicamentos são administrados ao paciente. O TDO diminui as taxas de recidiva, falhas no tratamento e resistência aos medicamentos e é recomendado para o tratamento de crianças e adolescentes com TB nos EUA.

A duração do tratamento depende da medicação, da presença de doença *versus* ILTB, da presença de TB multirresistente e do estado imunológico do paciente. Existem vários esquemas terapêuticos recomendados para ILTB em crianças e adolescentes, sendo as três opções de tratamento mais recentes (1) 12 semanas de isoniazida e rifapentina (rifamicina de ação prolongada) semanais em crianças com mais de 2 anos, (2) 4 meses de rifampicina diária ou (3) 9 meses de isoniazida diária. Todas essas opções de tratamento são consideradas adequadas (American Academy of Pediatrics, Committee on Infectious Diseases, 2018).

Para a criança com TB pulmonar e extrapulmonar clinicamente ativa, o objetivo é alcançar a esterilização da lesão tuberculosa. Existem vários regimes alternativos, mas é recomendado um regime de 6 meses e quatro medicamentos que consiste na associação de isoniazida, PZA e etambutol diariamente ou duas vezes por semana por 2 meses, seguido de isoniazida e rifampicina por 4 meses (American Academy of Pediatrics, Committee on Infectious Diseases, 2018). Alternativamente, o TDO com isoniazida, rifampicina e PZA duas a três vezes por semana durante 6 meses é recomendado, exceto em pessoas com doença relacionada com HIV e doença resistente a medicamentos (American Academy of Pediatrics, Committee on Infectious Diseases, 2018). Regimes alternativos de tratamento podem ser usados quando administrados por um especialista em TB. A infecção por *M. bovis* é tratada com isoniazida e rifampicina pelo período de 9 a 12 meses.

Quando há suspeita de resistência aos medicamentos, outros antimicrobianos são adicionados ao regime terapêutico, até que os resultados de suscetibilidade aos medicamentos estejam disponíveis. Não está dentro do escopo deste texto delinear o regime de tratamento para TB multirresistente e extensivamente resistente a medicamentos (American Academy of Pediatrics, Committee on Infectious Diseases, 2018). A terapia ideal para TB em crianças com infecção pelo HIV não foi estabelecida, e é aconselhável consultar um especialista. No entanto, a duração da terapia atual é maior para pacientes que têm infecção pelo HIV ou que apresentam lesões cavitárias ou análise de escarro positiva após 2 meses de terapia antimicrobiana (American Academy of Pediatrics, Committee on Infectious Diseases, 2018).

Pode ser necessária a realização de procedimentos cirúrgicos para remover a fonte de infecção em tecidos inacessíveis à farmacoterapia ou que são destruídos pela doença. Procedimentos ortopédicos podem ser realizados para correção de deformidades ósseas, broncoscopia para remoção de um pólipo granulomatoso tuberculoso ou ressecção de uma porção de pulmão doente.

Prognóstico

A maioria das crianças se recupera da infecção primária por TB e pode não estar ciente de sua presença. No entanto, crianças muito jovens têm maior incidência de doença disseminada. A tuberculose é uma doença grave durante os primeiros 2 anos de vida e em crianças infectadas pelo HIV. Exceto nos casos de meningite tuberculosa, a morte raramente ocorre em crianças tratadas. A antibioticoterapia diminuiu a taxa de mortalidade e a disseminação hematogênica das lesões primárias.

Prevenção

O único meio definitivo de prevenir a tuberculose é evitar o contato com o patógeno causador. Manter um estado de saúde ideal, com nutrição adequada e evitar infecções debilitantes promovem a resistência natural, mas não previnem a infecção. A pasteurização e testes de rotina no leite e a eliminação de gado doente reduziram a incidência de TB bovina.

Uma imunidade limitada pode ser produzida pela administração de BCG, uma vacina contendo bacilos bovinos vivos com virulência reduzida (atenuada). Na maioria dos casos, reações tuberculínicas positivas se desenvolvem após a inoculação com BCG. A distribuição do BCG é controlada pelas secretarias de saúde locais ou estaduais, e a vacina não é amplamente utilizada. A Organização Mundial da Saúde (2018) recomenda a administração da vacina BCG em países com alta prevalência da doença. A vacinação com BCG geralmente não é recomendada para uso nos EUA. No entanto, pode ser recomendada para proteção a longo prazo de lactentes e crianças com resultados negativos de TST que não estão infectados pelo HIV e que (1) estão em alto risco de exposição contínua a pessoas com TB pulmonar infecciosa ou (2) são continuamente expostos a pessoas com TB que têm bacilos resistentes tanto à hidrazida do ácido isonicotínico (INH) quanto à rifampicina (American Academy of Pediatrics, Committee on Infectious Diseases, 2018).

Cuidados de enfermagem

A hospitalização por TB raramente é necessária nos EUA. Apenas crianças com as formas mais graves da doença são hospitalizadas. Crianças com TB geralmente recebem os cuidados de enfermagem em ambulatórios, escolas e estabelecimentos de saúde pública. Crianças menores de 10 anos com apenas adenopatia torácica ou pequenas lesões pulmonares e tosse não produtiva raramente são contagiosas e requerem apenas precauções-padrão. Crianças sem tosse e baciloscopia negativa podem ser internadas em quarto sem isolamento. Crianças e adolescentes com TB pulmonar infecciosa (ou seja, aqueles cujos esfregaços de escarro mostram bacilos álcool-ácido resistentes) devem ser mantidos em precauções de isolamento até que uma terapia efetiva tenha sido iniciada, seus esfregaços de escarro mostrem um número decrescente de microrganismos e sua tosse esteja melhorando. Idealmente, devem ser atendidas em uma sala de isolamento para infecção com transmissibilidade pelo ar (*Airborne Isolation Room*) (American Academy of Pediatrics, Committee on Infectious Diseases, 2018). A equipe deve estar equipada com máscara de filtragem de partículas N95 ou de nível superior de tamanho adequado.

Crianças assintomáticas com TB podem frequentar a escola ou creche se estiverem recebendo tratamento farmacológico. Podem retornar às atividades regulares assim que a terapia efetiva for instituída, a adesão à terapia tiver sido documentada e os sintomas clínicos diminuírem. Crianças que recebem farmacoterapia para TB podem receber vacina contra o sarampo e outras vacinas de vírus vivos apropriadas à idade, a menos que estejam recebendo altas doses de corticosteroides, estejam gravemente enfermas ou tenham contraindicações específicas à imunização.

Os enfermeiros assumem várias funções no manejo da doença, incluindo instruir a família sobre a doença e suas ramificações, reduzir as ansiedades da família e da criança, promover a saúde ideal, explicar o motivo dos procedimentos diagnósticos, auxiliar nos exames radiográficos, realizar e interpretar os testes cutâneos com precisão, obter amostras para exame laboratorial e educação sobre o regime farmacológico da TB e a justificativa para o TDO. A descoberta de casos na comunidade e o acompanhamento de contatos conhecidos – indivíduos de quem a criança afetada possa ter adquirido a doença e pessoas que podem ter sido expostas à criança com a doença – são medidas essenciais de controle. O diagnóstico precoce oferece um meio de proteção ou tratamento precoce e evita a disseminação da doença. O departamento de saúde deve ser notificado sobre os casos de TB.

DISFUNÇÃO PULMONAR CAUSADA POR IRRITANTES NÃO INFECCIOSOS

ASPIRAÇÃO DE CORPO ESTRANHO

A aspiração de um corpo estranho é um evento com risco de morte, devido à possibilidade de obstrução das vias aéreas e da incapacidade de oxigenar adequadamente o organismo. Lactentes tipicamente exploram os objetos com as mãos e a boca e são propensas a introduzi-los nas vias aéreas (pelo nariz e pela boca). Elas também colocam objetos como bolinhas, brinquedos, clipes, pequenos ímãs ou alimentos no nariz e na boca, que podem ser facilmente aspirados para a traqueia. A aspiração ou ingesta de um corpo estranho pode ocorrer em qualquer idade, mas é mais comum em crianças de 1 a 3 anos. A gravidade é determinada pela localização, pelo tipo de objeto aspirado e pela extensão da obstrução. Por exemplo, matéria vegetal seca, como uma semente, uma noz ou um pedaço de cenoura ou pipoca, que não se dissolve e pode aumentar quando umedecidos, cria um problema particularmente difícil. O alto teor de gordura das batatas fritas e do amendoim pode causar o risco adicional de pneumonia lipoide. "Comida de festa", como balas e cachorros-quentes, estão entre os piores agentes de obstrução. Esse tipo de alimento inclui também docinhos redondos, amendoins ou outros tipos de nozes, uvas, biscoitos, pedaços de carne, caramelos, cenouras, maçãs, ervilhas, aipo, pipoca, sementes de frutas e vegetais, caroço de cereja, chiclete e manteiga de amendoim. Outros itens que podem causar obstrução incluem balões de látex estourados, miçangas de plástico ou vidro, bolinhas de gude, tampas de canetas ou marcadores, baterias ou pilhas, ímãs e moedas. A aspiração de certos medicamentos pode causar inflamação e estenose. Objetos aspirados podem obstruir a passagem de ar, produzindo várias alterações, incluindo atelectasia, enfisema, inflamação e abscesso.

Manifestações clínicas

Inicialmente, a presença de um corpo estranho nas vias aéreas pode causar engasgos, sibilos ou tosse, mas os sintomas dependem do local da obstrução e do intervalo entre a aspiração e a manifestação. No entanto, quase metade das crianças que engole um corpo estranho pode ser assintomática.

A maioria dos objetos inalados se aloja em um tronco principal ou brônquio lobar, alguns chegam às porções mais distais do campo pulmonar e os demais se alojam na traqueia. A obstrução laringotraqueal causa mais comumente dispneia, tosse, estridor e rouquidão devido à diminuição da entrada de ar. Se a obstrução piorar, pode se desenvolver cianose. A obstrução brônquica geralmente produz tosse (frequentemente paroxística), sibilos, sons respiratórios assimétricos, diminuição da entrada de ar nas vias aéreas e dispneia. Quando um objeto está alojado na laringe, a criança não consegue falar ou respirar. Corpos estranhos colocados no nariz geralmente se manifestam pela presença de drenagem purulenta unilateral que não melhora com o tempo.

Se a obstrução progride, o rosto da criança pode ficar pálido e, se for total, a criança pode ficar inconsciente e morrer por asfixia. Se a obstrução for parcial, horas, dias ou mesmo semanas podem passar sem sintomas após o período inicial. Os sintomas secundários estão relacionados à área anatômica em que o corpo estranho se aloja e geralmente são causados por uma infecção persistente do trato respiratório, localizada distalmente à obstrução. A aspiração de corpo estranho também deve ser suspeitada na presença de lesões pulmonares agudas ou crônicas. Muitas vezes, quando os sintomas secundários aparecem, os pais já se esqueceram do episódio inicial de tosse e engasgos. Os sintomas mais comumente observados em crianças que são levadas ao pronto-socorro são estridor, sibilos, retração esternal e tosse.

Avaliação diagnóstica

O diagnóstico de obstrução por corpo estranho geralmente é suspeitado com base na história e nos sinais físicos. O exame radiográfico revela objetos opacos, mas tem valor limitado na localização de matéria vegetal e de alguns itens plásticos. A broncoscopia é necessária para um diagnóstico definitivo de objetos na laringe e na traqueia. O exame fluoroscópico é valioso na detecção de corpo estranho nos brônquios. A base do diagnóstico e do manejo do corpo estranho é a endoscopia e a broncoscopia. Se houver dúvida sobre a presença de um corpo estranho, a endoscopia pode ser diagnóstica e terapêutica.

Manejo terapêutico

A aspiração de um corpo estranho pode resultar em obstrução com risco de vida, especialmente em lactentes, devido ao pequeno diâmetro de suas vias aéreas. As recomendações atuais para o tratamento de emergência da criança com engasgo incluem o uso de compressões abdominais para crianças com mais de 1 ano e incursões nas costas e compressões torácicas para crianças menores de 1 ano. Um corpo estranho raramente é expelido espontaneamente; portanto, deve ser removido por endoscopia ou broncoscopia. O procedimento geralmente requer sedação (com propofol ou midazolam IV) e deve ser realizado o mais rápido possível, pois o processo inflamatório local progressivo desencadeado pelo corpo estranho dificulta a remoção. Uma pneumonia química logo se desenvolve e a matéria vegetal começa a macerar em poucos dias, tornando ainda mais difícil de remover. Após a remoção do corpo estranho, a criança geralmente é observada para se verificar a presença de complicações, como edema de laringe, e recebe alta em questão de horas se os sinais vitais estiverem estáveis e a recuperação for satisfatória.

Cuidados de enfermagem

Um papel importante do enfermeiro é reconhecer os sinais de aspiração de corpo estranho e implementar medidas imediatas para aliviar a obstrução. Engasgar-se com comida ou outro material não deve ser fatal. Para ajudar uma criança que está engasgando, os enfermeiros devem reconhecer os sinais de desconforto. Golpes nas costas ou compressões abdominais realizados tanto por profissionais de saúde como por leigos devidamente orientados podem salvar vidas. No entanto, nem toda criança que engasga ou tosse enquanto come está realmente asfixiada.

> **! ALERTA PARA A ENFERMAGEM**
>
> A criança em sofrimento grave (1) não consegue falar, (2) torna-se cianótica e (3) desmaia. Esses três sinais indicam que a criança está realmente asfixiada, o que requer ação imediata. A criança pode morrer em 4 minutos. Os cuidados de acompanhamento após a remoção do corpo estranho incluem o monitoramento do desconforto respiratório e a educação dos pais.

Prevenção

Os enfermeiros são capazes de ensinar medidas preventivas com várias estratégias. Eles podem educar os pais individualmente ou em grupos sobre os perigos da aspiração em relação ao nível de desenvolvimento de seus filhos e incentivá-los a ensinar medidas de segurança a seus filhos. Alertar os pais sobre comportamentos que seus filhos podem imitar (p. ex., segurar objetos como alfinetes, pregos e palitos de dente entre os lábios ou na boca). (A prevenção com base na idade da criança é discutida nos Capítulos 9 e 11.) Oriente os pais sobre brinquedos apropriados para a idade e como os brinquedos dos irmãos mais velhos podem ser perigosos para os mais novos.

PNEUMONIA POR ASPIRAÇÃO

A pneumonia por aspiração ocorre quando alimentos, secreções, vômito, medicamentos, objetos inertes, compostos voláteis, hidrocarbonetos (querosene, gasolina, solventes, fluido de isqueiro, lustra-móveis, óleo mineral) ou líquidos entram no pulmão e causam inflamação e pneumonite química. A aspiração de líquidos ou alimentos é particularmente perigosa na criança que tem dificuldade em engolir ou é incapaz de engolir devido a paralisia, fraqueza, debilidade, anomalias congênitas ou reflexo de tosse ausente ou na criança que é alimentada à força, especialmente enquanto chora ou está ofegante.

Os sinais clínicos de aspiração de secreções orais podem não ser distinguíveis daqueles de outras formas de pneumonia bacteriana aguda. Por exemplo, se um vegetal foi aspirado, as manifestações podem não aparecer por várias semanas após o evento. Os sintomas clássicos incluem tosse ou febre crescente, com expectoração fétida e outros sinais de envolvimento das vias aéreas inferiores. A aspiração de objetos normalmente se manifesta com graus variados de cianose, taquicardia, taquipneia, batimento das narinas, retrações, grunhidos, tosse, sibilos e crepitações, e a febre pode aparecer em 30 minutos ou demorar algumas horas. Raramente, a aspiração causa morte imediata por asfixia; mais frequentemente, a mucosa irritada torna-se um local para infecção bacteriana secundária. No entanto, a gravidade da lesão pulmonar depende do pH do material aspirado, da presença de bactérias e da volatilidade e viscosidade da substância. Pode ser necessária uma intubação endotraqueal se a criança desenvolver insuficiência respiratória. A lesão grave causa hemoptise, edema pulmonar, cianose grave e morte dentro de 24 horas após a aspiração.

Cuidados de enfermagem

O cuidado da criança com pneumonia por aspiração é o mesmo indicado para a criança com pneumonia por outras causas. O tratamento de qualquer inflamação do trato respiratório inferior é o mesmo e consiste em alta umidade, oxigênio suplementar, hidratação e tratamento de infecção secundária. No entanto, o foco principal do cuidado de enfermagem é a prevenção da aspiração. Técnicas adequadas de alimentação devem ser realizadas para crianças fracas, debilitadas e não cooperativas, e devem ser tomadas medidas para evitar a aspiração de qualquer material que possa entrar na nasofaringe. As sondas de dieta devem ser verificadas quanto à localização correta antes do início da dieta enteral, de lavagens ou da administração de medicamentos. A criança deve ser mantida com a cabeça elevada durante a dieta e por mais 30 minutos depois, se possível. A presença de sonda NG ou história de doença do refluxo gastresofágico coloca a criança em risco de aspiração. Outros fatores de risco incluem diminuição da motilidade gastrintestinal (GI), tosse ineficaz, reflexo de vômito deficiente, deglutição prejudicada, resíduo gástrico elevado e trauma ou cirurgia no pescoço, face ou boca.

Crianças que correm o risco de dificuldades de deglutição como resultado de doença, debilidade física, anestesia ou sedação devem ser mantidas em jejum oral até que possam engolir líquidos de maneira adequada. Pode ser indicada uma avaliação por um terapeuta ocupacional ou fonoaudiólogo para verificar a capacidade da criança de deglutir. A criança com risco de vômito e incapaz de proteger as vias aéreas deve ser posicionada em decúbito lateral (ver Figura 21.20). É importante educar os pais sobre a prevenção da pneumonia por aspiração.

EDEMA PULMONAR

Edema pulmonar é a passagem de líquidos em excesso para os alvéolos e interstício dos pulmões causado pelo extravasamento da vasculatura pulmonar (Woods & Mazor, 2020). Os dois principais tipos de edema são cardiogênicos e não cardiogênicos.

O edema cardiogênico (hidrostático, hemodinâmico) é causado por um aumento da pressão capilar pulmonar devido ao aumento da pressão venosa pulmonar. Pode ser causada por administração excessiva de fluidos intravenosos, insuficiência renal, insuficiência ventricular esquerda, distúrbio da válvula cardíaca (regurgitação aórtica, estenose aórtica, insuficiência mitral), isquemia miocárdica, miocardite, taquidisritmia aguda ou doença arterial coronariana (Powell, Graham, O'Reilly et al., 2016). O edema não cardiogênico é causado por várias condições que resultam no aumento da permeabilidade capilar pulmonar. Alguns subtipos de edema não cardiogênico incluem o edema pulmonar por permeabilidade (causado pela síndrome do desconforto respiratório agudo [SDRA] ou lesão pulmonar aguda [LPA]), edema pulmonar de alta altitude (causada pela rápida ascensão a altitudes acima de 3.600 m) ou edema pulmonar neurogênico (após lesão do SNC, como convulsões, traumatismo craniano ou hemorragia cerebral). Algumas formas menos comuns são o edema pulmonar por reperfusão (após a remoção de tromboembolia do pulmão ou transplante de pulmão), edema pulmonar por reexpansão (causado pela rápida reexpansão de um pulmão colapsado) ou edema pulmonar que resulta de superdosagem de opiáceos (p. ex., metadona ou heroína), toxicidade do salicilato (crônica), aspiração (inalação de corpo estranho), lesões por inalação, quase afogamento, embolia pulmonar, infecções virais ou doença pulmonar veno-oclusiva. Outras causas incluem aspiração, lesão traumática, disfunção orgânica causada por sepse, falência de múltiplos órgãos, alcoolismo ou abuso de substâncias, gravidez (eclâmpsia), insuficiência renal crônica, desnutrição, hipertensão ou transfusão de sangue (LPA relacionada à transfusão).

Fisiopatologia

Em um pulmão normal, o líquido flui da vasculatura pulmonar para o espaço intersticial alveolar e então retorna à circulação sistêmica. O movimento de líquidos é controlado pela diferença de gradiente entre as pressões hidrostática e osmótica e a permeabilidade da membrana capilar (Woods & Mazor, 2020). O aumento da pressão hidrostática pulmonar ou o aumento da permeabilidade da membrana vascular resulta em movimento de líquido para os alvéolos e interstício do pulmão. O sistema linfático pulmonar normalmente drena os líquidos dos alvéolos, mas quando a quantidade excede a drenagem linfática, desenvolve-se um edema pulmonar.

Os sintomas incluem muita dispneia, cianose, taquipneia, diminuição de sons respiratórios, ansiedade, agitação, confusão mental, sudorese, ortopneia, estertor respiratório, sibilos expiratórios (em lactentes jovens), sopro cardíaco, terceira bulha cardíaca ou galope (S3), frio nas extremidades, distensão venosa jugular, dispneia noturna, tosse, expectoração rósea e espumosa (se grave), taquicardia, hipertensão e hipotensão (se causada por disfunção do ventrículo esquerdo).

Manejo terapêutico

O manejo do edema pulmonar depende da causa, mas pode incluir oxigenoterapia, pressão expiratória final positiva (PEEP) por meio de CPAP e intubação com suporte ventilatório se ocorrer insuficiência respiratória. Se a causa for uma insuficiência ventricular podem ser iniciados medicamentos como diuréticos, digoxina, inotrópicos positivos e vasodilatadores (nitroglicerina), e a criança pode ser colocada em restrição de líquidos e sódio. A morfina pode ser prescrita para aliviar a dispneia. O principal objetivo do manejo é determinar por que ocorreu o edema pulmonar e tratar a condição subjacente.

Cuidados de enfermagem

Os cuidados de enfermagem à criança com edema pulmonar são semelhantes aos de qualquer outra condição respiratória aguda. A oximetria de pulso é instituída e os sinais vitais são observados cuidadosamente para qualquer sinal de deterioração. O enfermeiro deve observar as alterações nos valores de saturação de oxigênio (SaO_2), dióxido de carbono expirado ($ETCO_2$) e gasometria arterial (GSA). É necessária uma avaliação contínua do estado cardiopulmonar da criança, verificando os sons pulmonares e observando a frequência, ritmo, profundidade e esforço ventilatórios. Oxigênio, medicamentos e outros tratamentos respiratórios são realizados conforme prescrição médica. É importante monitorar cuidadosamente débitos, ganhos e perdas hídricos, valores de eletrólitos e o conforto. A criança deve ser monitorada quanto à irritabilidade, ansiedade e dificuldade para respirar. Colocar a criança em posição de Fowler alta pode ajudar na expansão pulmonar. Como essa posição exerce pressão sobre as proeminências ósseas no sacro e nos quadris, as áreas de pressão devem ser aliviadas em intervalos regulares. A maior parte dos cuidados com o edema pulmonar ocorre na UTI, o que gera ansiedade na criança e na família. Eles devem ter a oportunidade de expressar seus medos e ansiedades e fazer perguntas. (Para informações sobre outras atividades de cuidados de enfermagem, ver seção sobre síndrome do desconforto respiratório agudo.)

SÍNDROME DO DESCONFORTO RESPIRATÓRIO AGUDO E LESÃO PULMONAR AGUDA

A *síndrome do desconforto respiratório agudo* (SDRA) e a *lesão pulmonar aguda* (LPA) são condições inflamatórias potencialmente fatais que podem ocorrer em crianças e adultos. São causadas por lesão direta aos pulmões ou por agravos sistêmicos que, indiretamente, resultam em lesão pulmonar com hipoxemia e insuficiência respiratória subsequentes por edema pulmonar não cardiogênico. Sepse, trauma, pneumonia viral, aspiração, embolia gordurosa, superdosagem de medicamentos, lesão por reperfusão após transplante pulmonar, inalação de fumaça, lesão por submersão, entre outros, têm sido associados à SDRA e à LPA. As duas condições se caracterizam por desconforto respiratório e hipoxemia, que ocorrem no intervalo de 72 horas após uma lesão grave ou cirurgia em uma pessoa com pulmões previamente normais. A LPA envolve um espectro de respostas da doença inflamatória a um evento precipitante, sendo que a SDRA é a forma mais grave de LPA.

Os critérios diagnósticos estabelecidos pela American European Consensus Conference (Bernard, Artigas, Brigham et al., 1994) foram substituídos pela definição de Berlim de SDRA (ARDS Definition Task Force, Ranieri, Rubenfeld et al., 2012). De acordo com a definição de Berlim, a SDRA se manifesta 1 semana após um insulto clínico conhecido ou sintomas respiratórios novos ou agravados; nos exames por imagem do tórax, aparecem opacidades bilaterais não totalmente explicadas por efusão, colapso lobar ou pulmonar ou nódulos; e se manifesta como insuficiência respiratória não totalmente explicada por insuficiência cardíaca ou sobrecarga hídrica (ARDS Definition Task Force et al., 2012). A hipoxemia é expressa em termos da razão entre a pressão parcial de oxigênio (PaO_2) e a fração inspirada de oxigênio (FIO_2) (relação P/F). Na configuração de PEEP ou CPAP de 5 cm H_2O ou superior, SDRA leve, moderada e grave são definidas por razões P/F entre 200 e 300, entre 100 e 200 e 100 mmHg ou inferior, respectivamente. Em 2015, o Pediatric Acute Lung Injury Consensus Conference Group publicou definições específicas para pediatria, recomendações sobre o tratamento e futuras prioridades de pesquisa.

Patologicamente, a principal característica da SDRA é o aumento da permeabilidade da membrana alvéolo-capilar que resulta em edema pulmonar. Durante a fase aguda da SDRA, os mediadores inflamatórios causam danos à membrana alvéolo-capilar, com aumento da permeabilidade capilar pulmonar e consequente edema intersticial. Os estágios posteriores são caracterizados por infiltrado de pneumócitos e fibrina nos alvéolos, com início do processo de cicatrização ou fibrose. Na SDRA, os pulmões tornam-se rígidos como resultado da inativação de surfactante; a difusão gasosa é prejudicada; e, eventualmente, ocorre edema da mucosa bronquiolar e atelectasia congestiva. O efeito final é a diminuição da capacidade residual funcional, hipertensão pulmonar e aumento do *shunt* intrapulmonar direito-esquerdo de sangue. A secreção de surfactante é reduzida e as atelectasias e os alvéolos cheios de líquido proporcionam um excelente meio para o crescimento bacteriano. O desenvolvimento de hipoxemia ou o aumento do trabalho respiratório podem exigir suporte ventilatório.

A criança com SDRA pode demonstrar inicialmente apenas sintomas causados por uma lesão ou infecção, mas, à medida que a condição se deteriora, ocorre hiperventilação, taquipneia, aumento do esforço respiratório, cianose e diminuição da saturação de oxigênio. A hipoxemia pode ser refratária à administração de oxigênio.

O tratamento envolve medidas de suporte para garantir oxigenação e perfusão pulmonar adequadas; tratamento da infecção (ou da causa precipitante); e manutenção de débito cardíaco e do volume vascular, hidratação, suporte nutricional, medidas de conforto, prevenção de complicações como ulceração e aspiração GI e suporte psicológico. O tratamento específico deve ser direcionado à causa subjacente (p. ex., antibióticos, controle da fonte de infecção). Muitos pacientes necessitam de suporte ventilatório mecânico. O objetivo da ventilação pulmonar mecânica em pacientes com SDRA é preservar os músculos da ventilação e manter as trocas gasosas, enquanto se mitigam os efeitos deletérios da lesão pulmonar induzida pelo AVPM (Fan, Brodie, & Slutsky, 2018). Geralmente é um procedimento invasivo (p. ex., com intubação endotraqueal), mas ocasionalmente pode ser usada a ventilação não invasiva em casos mais leves. Pacientes que necessitam de ventilação invasiva geralmente precisam de sedação, pelo menos inicialmente, para permitir a sincronia com o AVPM. A administração de líquidos para manter o volume intravascular e a perfusão do órgão-alvo deve ser balanceada em relação à meta de diminuir a quantidade de líquido nos pulmões, para melhorar a oxigenação. O fornecimento de nutrição adequada, a manutenção do conforto do paciente e a prevenção de complicações (como ulceração GI) são essenciais. O apoio psicológico do paciente e da família também é importante.

A terapia definitiva é direcionada para melhorar a oxigenação. O uso de intubação endotraqueal, PEEP e baixo volume corrente pode ser necessário para garantir o fornecimento máximo de oxigênio, aumentando a capacidade residual funcional, reduzindo o *shunt* intrapulmonar e reduzindo a quantidade de líquido nos pulmões. O uso inadequado da ventilação pulmonar mecânica pode agravar a lesão pulmonar, causando volutrauma, barotrauma, atelectrauma e biotrauma aos pulmões lesionados. A ventilação com baixo volume corrente (6 mℓ/kg de peso corporal ideal) tem sido associada a menores taxas de mortalidade em crianças com LPA (Wong, Jit, Sultana et al., 2017). Outras estratégias de suporte incluem o posicionamento do paciente em decúbito prona, bloqueio neuromuscular farmacológico para facilitar a ventilação, administração de óxido nítrico inalado ou prostaglandinas e ventilação oscilatória de alta frequência. A evidência para apoiar essas terapias é variável e está em evolução. A oxigenação por membrana extracorpórea (ECMO) deve ser considerada em casos de SDRA grave, quando se acredita que a causa da insuficiência respiratória seja reversível ou se a criança for elegível para transplante pulmonar (Pediatric Acute Lung Injury Consensus Conference Group, 2015).

Prognóstico

O prognóstico para pacientes com SDRA tem melhorado. No entanto, a taxa de mortalidade permanece alta e varia de 14 a 45% em crianças (Lopez-Fernandez, Azagra, de la Oliva et al., 2012). O distúrbio precipitante influencia o resultado; o pior prognóstico está associado a hipoxemia profunda, sepse não controlada, transplante de medula óssea, câncer e envolvimento multissistêmico com insuficiência hepática. Crianças que se recuperam podem apresentar tosse persistente, dispneia de esforço e anormalidades nos testes de função pulmonar.

Cuidados de enfermagem

A criança com SDRA recebe cuidados na UTI durante os estágios agudos da doença. Os cuidados de enfermagem envolvem o monitoramento rigoroso da oxigenação e da função respiratória, débito cardíaco, perfusão, equilíbrio hidreletrolítico e função renal (débito urinário). A gasometria, o estado ácido-básico e a oximetria de pulso são importantes ferramentas de avaliação. A maioria das crianças com SDRA requer uma técnica invasiva de monitoramento, como a inserção de cateteres centrais venosos e arteriais. Podem ser administrados diuréticos, para reduzir a quantidade de líquido nos pulmões, e vasodilatadores, para diminuir a pressão vascular pulmonar. Muitas vezes é necessário um suporte nutricional devido ao prolongamento da fase aguda da doença. O cuidado de enfermagem também inclui o monitoramento do efeito dos diversos fluidos parenterais e medicamentos usados para estabilizar a criança e o acompanhamento de alterações na função hemodinâmica. Para prevenir a sobreposição de uma pneumonia associada à ventilação (PAV), os cuidados de enfermagem devem incluir a elevação da cabeceira do leito entre 30 e 35° (berço a 20°), a menos que haja contraindicação. Estratégias adicionais para prevenir a PAV incluem o uso de um sistema de aspiração fechado, a remoção de secreções orofaríngeas e drenagem periódica do condensado do circuito respiratório. Como o risco de úlcera por pressão é maior com a cabeceira do leito elevada, deve-se avaliar a relação entre risco e benefício. A equipe de enfermagem deve realizar cuidados bucais frequentes, pelo menos a cada 4 horas, e observar a pele para verificar as áreas de pressão. A equipe multiprofissional de assistência realiza uma avaliação diária da prontidão para o desmame ou retirada da ventilação pulmonar mecânica. A criança também deve ser avaliada quanto ao risco de trombose venosa profunda e devem ser iniciadas estratégias profiláticas apropriadas (p. ex., exercícios passivos de amplitude de movimento, dispositivos de compressão sequencial, terapia anticoagulante, deambulação precoce). O desconforto respiratório é uma situação assustadora tanto para a criança como para os pais, e a atenção às suas necessidades psicológicas é um elemento importante no cuidado dessas famílias. A criança é muitas vezes sedada durante a fase aguda da doença, e a retirada da sedação requer monitoramento cuidadoso e outras intervenções que visem a promover conforto.

LESÃO POR INALAÇÃO DE FUMAÇA

Existem várias substâncias que, quando inaladas, são tóxicas para os seres humanos. São principalmente produtos de combustão incompleta e causam mais mortes nos incêndios do que as lesões por chamas. A gravidade da lesão depende da natureza das substâncias geradas pelo material queimado; se a vítima está confinada em um espaço fechado e da duração da exposição à fumaça.

Podem ocorrer três síndromes distintas de complicações pulmonares em crianças que sofrem uma lesão por inalação: (1) envenenamento precoce por monóxido de carbono (CO), com obstrução das vias aéreas e edema pulmonar, (2) SDRA ocorrendo entre 24 e 48 horas ou mais em alguns casos e (3) complicações tardias de pneumonia e embolia pulmonar (Antoon, 2020). A inalação de fumaça causa três tipos de lesão: por calor, química e sistêmica.

A **lesão por calor** causa danos térmicos às vias aéreas superiores, mas, como o ar tem baixo calor específico, a lesão não vai além do trato superior. O fechamento reflexo da glote previne lesões nas vias aéreas inferiores. Ocasionalmente, o calor pode atingir a porção média das vias aéreas, mas raramente chega aos pulmões.

A **lesão química** envolve a formação de gases durante a combustão de materiais, como roupas, móveis e revestimentos de pisos. Ácidos, álcalis e seus precursores presentes na fumaça podem produzir queimaduras químicas. Essas substâncias podem ser transportadas profundamente no trato respiratório, incluindo o trato respiratório inferior, na forma de gases insolúveis. Os gases solúveis tendem a se dissolver no trato respiratório superior. Plásticos aquecidos são uma fonte de vapores extremamente tóxicos, incluindo cloro e ácido clorídrico do policloreto de vinila e hidrocarbonetos, aldeídos, cetonas e ácidos do polietileno. Gases irritantes, como o óxido nitroso ou o dióxido de carbono, combinam-se com a água presente nos pulmões para formar ácidos corrosivos. As queimaduras químicas nas vias aéreas são semelhantes às queimaduras na pele, exceto que são indolores porque a árvore brônquica da traqueia é relativamente insensível à dor.

A inalação de pequenas quantidades de substâncias irritantes produz danos nos alvéolos e nos brônquios, que podem levar à bronquiolite obstrutiva. A exposição grave lesiona ainda mais os tecidos, incluindo dano alvéolo-capilar com hemorragia, bronquiolite necrosante, inibição da secreção de surfactante e formação de membranas hialinas, que são sintomas de SDRA.

A **lesão sistêmica** ocorre por gases não tóxicos nas vias aéreas (p. ex., CO, cianeto de hidrogênio). No entanto, esses gases causam lesões e morte ao interferir ou inibir a respiração celular. O monóxido de carbono é responsável por mais da metade de todas as intoxicações fatais por inalação nos EUA. O CO é um gás incolor, inodoro e insípido com afinidade pela hemoglobina 230 vezes maior que a do oxigênio. Quando entra na corrente sanguínea, ele se liga facilmente à hemoglobina para formar a carboxi-hemoglobina (COHb). Como o CO demora mais a ser liberado que o oxigênio, a hipoxia tecidual atinge níveis de risco antes que exista disponibilidade de oxigênio para atender às necessidades dos tecidos.

! ALERTA PARA A ENFERMAGEM

Em caso de intoxicação por monóxido de carbono (CO), os valores de saturação de oxigênio (SaO_2) obtidos por oximetria de pulso serão normais, pois o aparelho mede apenas hemoglobina oxigenada e desoxigenada; não mede a hemoglobina disfuncional, como a carboxi-hemoglobina (COHb).

O envenenamento acidental por monóxido de carbono é mais frequentemente resultado da exposição a fumaça de aquecedores ou fumaça de incêndios estruturais, embora veículos recreativos mal ventilados, lâmpadas ou fogões a gás operados ou mantidos inadequadamente e cozinhar em áreas mal ventiladas com churrasqueiras a carvão também sejam causas frequentes. O CO é produzido pela combustão incompleta de carbono ou de material carbonáceo, como madeira ou carvão. O envenenamento por CO também pode ocorrer em um veículo em funcionamento estacionado em uma garagem fechada por um longo período ou em um veículo com exaustão ventilada inadequada que vaza para o compartimento de passageiros (ou para a cabine fechada do caminhão).

Os sinais e sintomas de intoxicação por CO são secundários à hipoxia tecidual e variam com o nível de COHb. Manifestações leves incluem cefaleia, distúrbios visuais, irritabilidade e náuseas, enquanto a intoxicação mais grave causa confusão mental, alucinações, ataxia e coma. O CO pode aumentar o fluxo sanguíneo cerebral, aumentar a permeabilidade capilar cerebral e aumentar a pressão do líquido cefalorraquidiano, que contribuem para os sinais neurológicos. Lábios e pele vermelho brilhantes frequentemente descritos são menos comuns do que a palidez e a cianose. Pacientes com exposição significativa ao CO podem desenvolver déficit neurológico tardio, que pode ocorrer de 3 a 240 dias após a exposição inicial. Os déficits podem durar até 1 ano.

Manejo terapêutico

O tratamento de crianças com lesão por inalação de fumaça é principalmente sintomático. O tratamento mais aceito é colocar a criança em oxigênio 100% umidificado o mais rápido possível para reverter a hipoxia tecidual e deslocar CO e cianeto dos sítios de ligação às proteínas. A criança deve ser monitorada quanto a sinais de desconforto e insuficiência respiratória iminente. Uma avaliação por laringoscopia ou broncoscopia pode ser feita para avaliar danos nas vias aéreas. Devem ser obtidos os valores basais de gasometria arterial e COHb. A PaO_2 pode estar dentro dos limites normais, a menos que haja depressão respiratória acentuada. Se o envenenamento por CO for confirmado, deve ser mantida a administração de oxigênio 100% até que os níveis de COHb caiam para a faixa não tóxica, de cerca de 10%. Se a intoxicação por CO for grave, o paciente pode se beneficiar da oxigenoterapia hiperbárica. A oxigenoterapia hiperbárica pode ser útil no tratamento de complicações neurológicas relacionadas com o envenenamento por CO. Em uma câmara de oxigenoterapia hiperbárica, a pressão do ar é três vezes maior do que a pressão atmosférica normal e, assim, os pulmões podem coletar mais oxigênio do que seria possível se respirasse oxigênio puro na pressão atmosférica. A oxigenoterapia hiperbárica diminui significativamente a meia-vida da COHb em comparação com o tratamento com 100% de oxigênio sozinho. Os cuidados pulmonares podem ser facilitados por broncodilatadores, corticosteroides inalatórios, umidificação e fisioterapia respiratória para melhorar a remoção de material necrótico, minimizar a broncoconstrição e evitar atelectasias. Pode ser necessária uma broncoscopia para limpar secreções pesadas.

Pode ocorrer desconforto respiratório no início da inalação de fumaça como resultado de hipoxia, ou pacientes que estão respirando bem na admissão podem desenvolver subitamente desconforto respiratório. Portanto, o material de intubação endotraqueal deve estar prontamente disponível. Pode se desenvolver um edema transitório das vias aéreas em qualquer nível da árvore traqueobrônquica. A avaliação e localização da obstrução devem ser realizadas antes que ocorra edema grave na cabeça, no pescoço ou na orofaringe. A intubação é frequentemente necessária quando (1) queimaduras graves na área do nariz, boca e face aumentam a probabilidade de desenvolver edema e obstrução da orofaringe; (2) o edema das cordas vocais causa obstrução; (3) o paciente tem dificuldade para manipular as secreções; e (4) o desconforto respiratório progressivo requer ventilação artificial. A realização de uma traqueostomia é controversa, mas muitos preferem esse procedimento quando a obstrução é proximal à laringe e reservam a intubação nasotraqueal para o envolvimento do trato respiratório inferior.

Cuidados de enfermagem

Os cuidados de enfermagem à criança com lesão inalatória são os mesmos aplicados a qualquer criança com desconforto respiratório. O objetivo inicial é manter a patência das vias aéreas e uma ventilação efetiva; a intubação endotraqueal pode ser necessária precocemente, dependendo da função respiratória do paciente e da progressão das vias aéreas e do edema pulmonar. Na fase aguda, o enfermeiro deve monitorar os sinais vitais, a oxigenação e o trabalho ventilatório, além de fazer outras avaliações respiratórias com frequência. A administração de broncodilatadores nebulizados, oxigênio umidificado e corticosteroides inalatórios muitas vezes faz parte dos cuidados de enfermagem. A percussão torácica e a drenagem postural são frequentemente necessárias. As necessidades de líquidos para crianças com lesão por inalação são maiores do que para aquelas com queimaduras superficiais isoladas, e geralmente são prescritos fluidos intravenosos. No entanto, uma preocupação é o desenvolvimento de edema pulmonar; portanto, é essencial o monitoramento cuidadoso de ganhos e perdas de líquidos.

Além da observação e manejo dos aspectos físicos da lesão por inalação, o enfermeiro também precisa lidar com as necessidades psicológicas de uma criança assustada e de pais aflitos. Os pais precisam de apoio, segurança e informações sobre a condição, o tratamento e o progresso da criança. O enfermeiro pode fornecer orientações antecipadas e orientar as famílias sobre a prevenção de lesões inalatórias e a importância dos detectores de CO no domicílio.

EXPOSIÇÃO AMBIENTAL À FUMAÇA DO TABACO

Numerosas investigações indicam que o tabagismo dos pais ou da família é uma causa importante de morbidade em crianças. Crianças expostas à fumaça passiva ou ambiental do tabaco têm um número maior de doenças respiratórias, de sintomas respiratórios (p. ex., tosse, expectoração e sibilos) e menor desempenho nos testes de função pulmonar (TFPs). O número de casos de OMA e OME também é maior em crianças que têm familiares fumantes. A exposição à fumaça do tabaco em ambientes fechados tem sido associada à asma em crianças (Makadia, Roper, Andrews et al., 2017). Entre as crianças com asma, existe uma associação entre o tabagismo dos pais ou familiares e crises da asma, visitas ao pronto-socorro, uso de medicamentos e recuperação prejudicada após a hospitalização por uma crise aguda de asma. O tabagismo materno está associado ao aumento de sintomas e doenças respiratórias em crianças; diminuição do crescimento fetal; aumento de partos de baixo peso ao nascer, prematuros e natimortos; e maior incidência de síndrome da morte súbita infantil (SMSI). O tabagismo materno pré-natal emergiu como fator de risco significativo para SMSI (Friedmann, Dahdouh, Kugler et al., 2017). O risco de diagnóstico de asma de início precoce nos primeiros anos de vida está associado à exposição intrauterina ao tabagismo materno e paterno (Harju, Keski-Nisula, Georgiadis et al., 2016). A exposição à fumaça do tabaco durante a infância também pode contribuir para o desenvolvimento de doença pulmonar crônica no adulto.

A popularidade dos cigarros eletrônicos aumentou entre adolescentes e adultos. O uso regular desses cigarros aumentou 10 vezes entre os alunos do Ensino Médio, de 1,5% em 2011 para 16% em 2015 (Chun, Moazed, Calfee et al., 2017), e 5% dos alunos do Ensino Médio relataram o uso regular em 2015 (Chun et al., 2017). Esse aumento pode ser devido à crença dos adolescentes de que os cigarros eletrônicos são menos prejudiciais e menos viciantes que os cigarros (Amrock, Lee, & Weitzman, 2016). Embora esses produtos sejam anunciados como seguros porque não produzem fumaça, os cigarros movidos a bateria ainda contêm nicotina e outros produtos químicos. Estudos recentes mostraram os efeitos tóxicos sobre o sistema pulmonar, incluindo alterações nas vias aéreas, aumento do estresse oxidativo, interferência no desenvolvimento pulmonar e comprometimento da defesa imunológica contra patógenos bacterianos e virais (Chun et al., 2017). Cigarros eletrônicos também podem aumentar o risco de câncer (Canistro, Vivarelli, Cirillo et al., 2017).

O fumo passivo consiste na exposição passiva à fumaça emitida por um produto do tabaco. A quantidade de exposição passiva à fumaça em lactentes e crianças está diretamente relacionada com o número de fumantes em um domicílio. A cotinina, um subproduto da nicotina, é considerada um marcador bioquímico válido para exposição à fumaça. Os níveis de cotinina são mais altos em crianças que vivem em casas com fumantes, e esses níveis aumentam proporcionalmente ao número de fumantes na casa.

Nos últimos anos, cresceu a preocupação com a exposição ao tabaco de "terceira mão" – as toxinas do tabaco que permanecem no ambiente muito tempo depois que o fumante parou de fumar (Jacob, Benowitz, Destaillats et al., 2017; Samet, Chanson, & Wipfli, 2015). O fumo de terceira mão foi definido como "os quatro Rs": produtos químicos do tabaco (alguns tóxicos) que resistem, reagem, re-emitem e/ou são ressuspensos muito tempo após o término do tabagismo ativo e são encontrados em objetos como carros, paredes, carpetes, móveis, roupas, pele e cabelo (Drehmer, Walters, Nabi-Burza et al., 2017). Como a revisão das pesquisas baseadas em evidências apoia a defesa de ambientes livres de contaminação por fumaça de terceira mão para famílias e crianças, é importante educar e aconselhar as famílias sobre os danos que a fumaça de terceira mão representa para as crianças (Drehmer, Walters, Nabi-Burza et al., 2017).

Cuidados de enfermagem

Os enfermeiros devem fornecer informações sobre os perigos da exposição ambiental à fumaça em todas as interações com crianças e seus familiares. Enfermeiros e outros profissionais de saúde precisam incluir avaliações da exposição passiva ao fumo em todas as crianças, especialmente aquelas com doenças respiratórias. Nas famílias em que os fumantes se recusam a parar de fumar, devem ser estabelecidas regras domiciliares para reduzir a fumaça no ambiente da criança, como fumar fora de casa, usar roupas que podem ser removidas enquanto fuma e não fumar em veículos (ver boxe *Cuidado centrado na família*). Os enfermeiros devem dar o exemplo para as crianças e famílias e defender ativamente as determinações de "não fumar" em locais públicos, a proibição de publicidade de produtos de tabaco na mídia e a inclusão de advertências de saúde sobre a fumaça secundária nos produtos de tabaco.[a] Os enfermeiros têm um papel importante ao oferecer aos pais recursos educativos sobre a cessação do tabagismo, como sessões de aconselhamento e aulas. Os adolescentes devem ser examinados quanto à inalação de produtos de tabaco ou maconha, com aconselhamento sobre a cessação.

DISFUNÇÃO RESPIRATÓRIA CRÔNICA

ASMA

A asma é uma doença inflamatória crônica das vias aéreas caracterizada por sintomas recorrentes, obstrução das vias aéreas e hiper-reatividade brônquica (Pinfield, Gaskin, Bentley et al., 2015; Trent, Zimbro, & Rutledge, 2015). A asma é a doença crônica mais comum da infância, e é a principal causa de faltas escolares e a terceira causa de hospitalizações em crianças menores de 15 anos. Sabe-se que (nos EUA) mais de 25 milhões de pessoas têm asma, e cerca de 7 milhões são crianças (National Heart, Lung, and Blood Institute, 2014). Embora a asma possa se manifestar em qualquer idade, de 80 a 90% das crianças apresentam os primeiros sintomas antes dos 4 ou 5 anos.

Os episódios de asma estão associados à limitação ou obstrução do fluxo aéreo, que é revertido espontaneamente ou com tratamento.

Cuidado centrado na família

Redução da exposição da criança à fumaça ambiental do tabaco

- Não fumar perto de lactentes e crianças
- Manter a casa livre de fumo. Não permita que os visitantes fumem em casa
- Restringir a fumaça a espaços abertos onde as crianças não brincam
- Incentivar o aleitamento materno exclusivo nos primeiros 6 meses
- Trocar de roupa depois de fumar e antes de segurar uma criança. Sugira o uso de uma vestimenta externa para fumar que seja removida ao voltar para casa ou quando estiver em contato com a criança
- Não fumar em veículos motorizados com crianças

[a]Para uma cópia do relatório da *Environmental Protection Agency, Respiratory Health Effects of Passive Smoking*, ver: http://cfpub.epa.gov/ncea/CFM/recordisplay.cfm?deid=2835.

A inflamação causa um aumento na hiper-reatividade brônquica a uma variedade de estímulos (Liu, Spahn e Sicherer, 2020). Em crianças suscetíveis, a inflamação causa episódios recorrentes de sibilos, falta de ar, aperto no peito e tosse, especialmente à noite ou no início da manhã. O reconhecimento do papel fundamental da inflamação tornou o uso de agentes anti-inflamatórios, especialmente esteroides inalatórios, um componente importante no tratamento da asma.

A asma é classificada em quatro categorias, com base nos indicadores de gravidade dos sintomas. São elas: intermitente e persistente leve, moderada e grave. Os sintomas aumentam em frequência ou intensidade até a última categoria, que é um quadro de asma persistente grave (Boxe 21.14). Essas categorias fornecem uma abordagem por etapas para o manejo farmacológico, controle ambiental e intervenções educacionais necessárias para cada categoria. Por exemplo, se o controle da asma não for sustentável em determinado nível ou etapa, deve ser considerada a terapia farmacológica para a etapa seguinte. Se o controle for adequado em uma etapa, pode ser possível uma redução gradual da terapia. A abordagem por etapas é um guia para auxiliar a tomada de decisão clínica. Além do manejo farmacológico, o controle ambiental e as intervenções educativas são essenciais em cada etapa (Liu et al., 2020). Essas categorias enfatizam o aspecto multifatorial da doença, e é necessário considerar os efeitos sobre a qualidade de vida no estado atual, sobre a capacidade funcional e sobre o risco de futuros eventos adversos. A prevalência, a morbidade e a mortalidade da asma estão aumentando nos EUA e podem ser o resultado do agravamento da poluição do ar, do nascimento de um número maior de prematuros com doença pulmonar crônica, da falta de acesso a cuidados médicos, do subdiagnóstico e do subtratamento.

Boxe 21.14 Classificação da gravidade da asma em crianças.[a]

Etapa 5 ou 6: asma persistente grave
Sintomas contínuos ao longo do dia
Sintomas noturnos frequentes (mais que 1 vez/semana de 0 a 4 anos e 7 noites/semana, a partir de 5 anos)
Fluxo expiratório de pico (FEP): menor (<) que 60%
Volume expiratório forçado em 1 segundo (VEF1): < 75% do valor previsto
Interferência com as atividades normais: extremamente limitada
Uso de β-agonista de ação rápida para controle de sintomas: várias vezes ao dia

Etapa 3 ou 4: asma persistente moderada
Sintomas diurnos
Sintomas noturnos: três a quatro vezes por mês (0 a 4 anos), > 1/semana, mas não todas as noites (5 a 11 anos)
FEP: 60 a 80% do valor previsto (5 anos ou mais)
VEF1: 75 a 80% (a partir de 5 anos)
Variabilidade do FEP: > 30%
Interferência com as atividades normais: alguma limitação
Uso de β-agonista de ação rápida para controle de sintomas: diariamente

Etapa 2: asma persistente leve
Sintomas > 2 vezes/semana, mas < 1 vez/dia
Sintomas noturnos: uma ou duas vezes por mês (0 a 4 anos), três ou quatro vezes por mês (5 a 11 anos)
FEP ou VEF1: maior ou igual (≥) 80% do valor previsto
Variabilidade do FEP: 20 a 30%
Interferência com as atividades normais: pouca limitação
Uso de β-agonista de ação rápida para controle dos sintomas: > 2 dias/semaa, mas não diariamente

Etapa 1: asma intermitente
Sintomas ≤ 2 dias/semana
Sintomas noturnos (despertar): nenhum (0 a 4 anos); ≤ 2 noites por mês (5 a 11 anos)
FEP ou VEF1: ≥ 80% do valor previsto
Variabilidade do FEP: < 20%
Interferência com as atividades normais: nenhuma
Uso de β-agonista de ação rápida para controle de sintomas: < 2 dias/semana

[a]A presença de uma característica clínica de gravidade é suficiente para colocar um paciente nessa categoria. Deve ser atribuído ao paciente o grau mais grave em que qualquer característica ocorra. As características nessa tabela são genéricas e podem se sobrepor, porque os sintomas da asma variam muito. A classificação de um indivíduo pode mudar ao longo do tempo. Os fatores de risco para cada categoria não são apresentados na tabela. Ver referência original para obter dados de classificação adicionais. O tratamento da asma não deve ser baseado nessa tabela.
Fonte: National Asthma Education and Prevention Program. (2007). *Guidelines for the diagnosis and management of asthma: Summary report 2007*. Recuperado de http://www.nhlbi.nih.gov/guidelines/asthma/index.htm.

Etiologia

Estudos em crianças com asma indicam que as alergias influenciam tanto a persistência quanto a gravidade da doença. De fato, a atopia, que é a predisposição genética para o desenvolvimento de uma resposta mediada por imunoglobulina E (IgE) a aeroalergênios comuns, é o fator predisponente identificável mais forte para o desenvolvimento de asma (Pinfield et al., 2015). Embora os alergênios desempenhem um papel importante na asma, de 20 a 40% das crianças com a condição não apresentam evidência de doença alérgica. Além dos alergênios, outras substâncias e condições podem servir como gatilhos que podem exacerbar a asma (Boxe 21.15). Evidências mostram que infecções respiratórias virais, incluindo infecção por VSR, também podem ter um papel significativo no desenvolvimento e na manifestação da asma (Knudson & Varga, 2015; National Heart, Lung, and Blood Institute, 2014).

Os fatores de risco para asma incluem os seguintes:

- Atopia (inclui histórico de alergias ou dermatite atópica)
- Hereditariedade (p. ex., pai ou irmão com asma)
- Gênero (os meninos são afetados com mais frequência do que as meninas até a adolescência, quando a tendência se inverte)
- Tabagismo ou exposição ao fumo passivo

Boxe 21.15 Gatilhos que tendem a precipitar ou agravar as crises de asma.

- Alergênios
  - Ao ar livre: árvores, arbustos, ervas daninhas, gramíneas, bolores, pólens, poluição do ar, esporos
  - Ambiente interno: poeira ou ácaros, mofo, antígeno de baratas
- Irritantes: fumaça de tabaco, fumaça de madeira, odores, *sprays*
- Exposição ocupacional a produtos químicos
- Exercício físico
- Ar frio
- Mudanças no clima ou na temperatura
- Mudança ambiental: mudança para uma nova casa ou o ingresso em uma nova escola
- Resfriados e infecções
- Animais: gatos, cães, roedores, cavalos
- Medicamentos: ácido acetilsalicílico, anti-inflamatórios não esteroides, antibióticos, betabloqueadores
- Emoções fortes: medo, raiva, riso, choro
- Condições patológicas: refluxo gastresofágico, fístula traqueoesofágica
- Aditivos alimentares: conservantes à base de sulfito
- Alimentos: nozes, leite ou outros produtos lácteos
- Fatores endócrinos: menstruação, gravidez, doença da tireoide

- Tabagismo materno durante a gravidez
- Etnia (afro-americanos têm maior risco)
- Baixo peso ao nascimento
- Sobrepeso.

Fisiopatologia

Existe um consenso de que a inflamação contribui para o aumento da reatividade das vias aéreas na asma. É improvável que a asma seja causada por uma única célula ou por um único mediador inflamatório. Em vez disso, parece que a asma resulta de interações complexas entre células e mediadores inflamatórios, e tecidos presentes nas vias aéreas (Liu et al., 2020). No entanto, o reconhecimento da importância da inflamação tornou o uso de agentes anti-inflamatórios, como os esteroides, um componente fundamental no tratamento da asma.

Outros componentes importantes da asma são o broncospasmo e a obstrução. Os mecanismos responsáveis pelos sintomas obstrutivos na asma incluem resposta inflamatória a estímulos; edema das vias aéreas, acúmulo e secreção de muco; espasmo da musculatura lisa dos brônquios e bronquíolos, o que diminui o calibre dos bronquíolos; e remodelação das vias aéreas, que causa alterações celulares permanentes (Pinfield et al., 2015) (Figura 21.7).

O fluxo de ar é determinado pelo diâmetro do lúmen das vias aéreas, grau de edema da parede brônquica, produção de muco, contração da musculatura lisa e hipertrofia muscular. A constrição brônquica é uma reação normal a estímulos estranhos, mas na criança com asma é anormalmente grave, resultando no comprometimento da função respiratória. A musculatura lisa é disposta em feixes espirais ao redor das vias aéreas e provoca o estreitamento e o encurtamento das vias aéreas, o que aumenta significativamente a resistência ao fluxo de ar. Como os brônquios normalmente se dilatam e se alongam durante a inspiração e se contraem e encurtam na expiração, a dificuldade respiratória é mais pronunciada durante a fase expiratória da respiração.

O aumento da resistência nas vias aéreas provoca uma expiração forçada através do lúmen estreitado. O volume de ar aprisionado nos pulmões aumenta à medida que as vias aéreas estão funcionalmente fechadas em um ponto entre os alvéolos e os brônquios lobares. Esse aprisionamento do ar força o indivíduo a respirar em volumes pulmonares cada vez mais altos. Consequentemente, a pessoa com asma luta para inspirar uma quantidade suficiente de ar. O esforço dispendido para respirar gera fadiga, diminuição da efetividade respiratória e aumento do consumo de oxigênio. A inspiração que ocorre em volumes pulmonares mais elevados hiperinsufla os alvéolos e reduz a eficácia da tosse. À medida que a gravidade da obstrução aumenta, ocorre redução da ventilação alveolar, com retenção de dióxido de carbono; hipoxemia; acidose respiratória; e, eventualmente, insuficiência respiratória. A inflamação crônica também pode causar danos permanentes (remodelação) às estruturas das vias aéreas que é difícil de tratar com as terapias atuais.

As crises são episódios de piora progressiva da falta de ar, tosse, sibilos, aperto no peito ou alguma combinação dessas alterações. Uma diminuição no fluxo aéreo expiratório também é característica. As vias aéreas se estreitam devido a broncospasmo, edema de mucosa e tampão mucoso, com ar preso atrás de vias aéreas ocluídas ou estreitadas. A capacidade residual funcional aumenta porque a criança está respirando no limite da capacidade pulmonar total; a hiperinsuflação permite que ela mantenha as vias aéreas abertas e que ocorram as trocas gasosas.

A presença de alergia é o fator de risco epidemiológico mais forte para morbidade e mortalidade por asma crônica. Muitas substâncias no ambiente podem induzir uma resposta asmática, mas as mais significativas são aquelas que são antigênicas (p. ex., que evocam a resposta imune). O antígeno (ou substância estranha) é depositado na mucosa respiratória, onde as lisozimas imediatamente digerem seu revestimento externo, liberando fragmentos de proteína estranha que iniciam a sequência imune. O anticorpo (imunoglobulina) mais ativo nas doenças alérgicas, incluindo a asma, é a IgE, localizada principalmente na pele e nas mucosas e mediando a reação de hipersensibilidade imediata na mucosa brônquica.

Manifestações clínicas

As manifestações clássicas da asma são dispneia, sibilos e tosse. A crise pode se desenvolver gradualmente ou aparecer de maneira abrupta e ser precedida por uma IVASs. A idade da criança muitas vezes é um fator significativo, porque a primeira crise ocorre frequentemente entre 3 e 8 anos, com algumas crianças manifestando sinais e sintomas clínicos na infância, quando a crise geralmente acompanha uma infecção respiratória. A broncoconstrição em resposta a um alergênio pode ter um padrão imediato do tipo histamina, ou uma resposta tardia com hipersensibilidade das vias aéreas com duração de dias, semanas ou meses. Algumas crianças podem sentir uma coceira prodrômica na frente do pescoço ou na parte superior das costas imediatamente antes de uma crise, especialmente se essa crise estiver relacionada a reações alérgicas (Boxe 21.16).

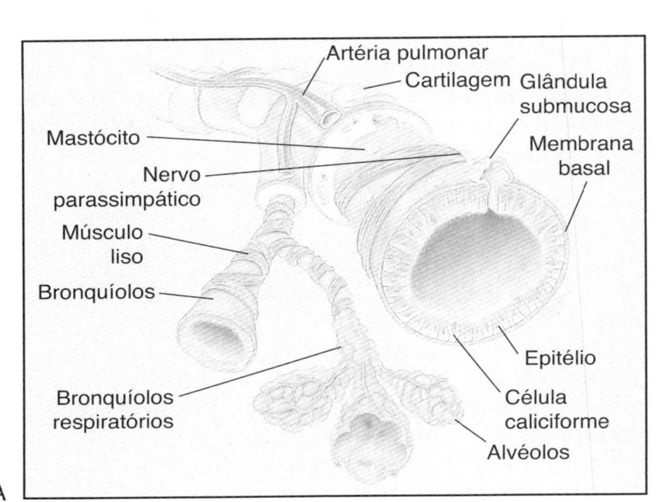

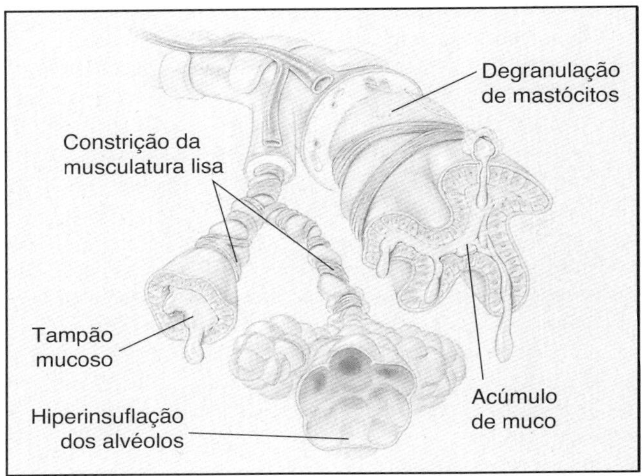

Figura 21.7 Obstrução das vias aéreas causada por asma. **A.** Pulmão normal. **B.** Asma brônquica: muco espesso, edema mucoso e espasmo da musculatura lisa causando obstrução das pequenas vias aéreas; a respiração exige esforço e a expiração é difícil. (Modificada de Des Jardins, T., & Burton, G. G. [1995]. *Clinical manifestations and assessment of respiratory disease* [3rd ed.]. St Louis, MO: Mosby.)

Boxe 21.16 Manifestações clínicas da asma.

Tosse
Seca, paroxística, irritante e improdutiva
Torna-se ruidosa e produz secreção espumosa, clara e gelatinosa

Sinais relacionados com a respiração
Falta de ar
Fase expiratória prolongada
Sibilo
Pode ter rubor malar e orelhas vermelhas
Lábios profundos, de cor vermelho-escuro
Pode evoluir para cianose dos leitos ungueais ou cianose circumoral
Inquietação
Apreensão
Sudorese proeminente à medida que a crise progride
Crianças com mais idade tendem a assumir a posição sentada ereta com os ombros curvados, mãos na cama ou cadeira e braços apoiados (tripé)
Fala com frases curtas, ofegantes, quebradas

Tórax
Hiper-ressonância à percussão
Sons respiratórios ásperos e altos
Sibilo em todos os campos pulmonares
Expiração prolongada
Crepitação
Sibilância inspiratória e expiratória generalizada; cada vez mais aguda

Com a repetição das crises
Tórax em barril
Ombros elevados
Uso dos músculos acessórios da respiração
Aparência facial – ossos malares achatados, olheiras, nariz estreito, dentes superiores proeminentes

Um episódio asmático geralmente começa com a criança se sentindo desconfortável ou irritada e cada vez mais inquieta. Ela também pode se queixar de dor de cabeça, cansaço ou sensação de aperto no peito. Os sintomas respiratórios incluem tosse seca, paroxística, irritante e improdutiva causada por edema brônquico. As secreções acumuladas, agindo como um corpo estranho, estimulam a tosse. À medida que as secreções se tornam mais abundantes, a tosse torna-se ruidosa e produz escarro espumoso, claro e gelatinoso. O espasmo brônquico e o edema da mucosa reduzem o diâmetro do lúmen brônquico e os brônquios podem ser ocluídos por tampões de muco.

Lactentes e *toddlers* tendem a assumir a posição sentada em tripé, enquanto crianças com mais idade tendem a se sentar eretas com os ombros curvados, as mãos na cama ou na cadeira e os braços apoiados para facilitar o uso dos músculos acessórios da respiração. A criança pode falar em frases curtas, ofegantes e quebradas. Recém-nascidos e lactentes se mostram inquietos, irritáveis e incapazes de serem consolados. Se ocorrer hipoxemia, a criança pode ficar agitada, confusa e mais irritável. O exame do tórax revela hiper-ressonância à percussão. Os sons respiratórios são ásperos e altos, com crepitações sonoras em todos os campos pulmonares. A expiração é prolongada. Podem ser ouvidos roncos, assim como sibilos inspiratórios e expiratórios generalizados que se tornam mais agudos à medida que a obstrução progride. Com obstrução mínima, a sibilância pode ser leve ou mesmo ausente.

Com espasmo ou obstrução grave, os sons respiratórios e as crepitações podem ser inaudíveis. A tosse é ineficaz apesar das repetidas manobras estimulantes. Isso representa uma falta de movimento do ar e pode ser interpretado erroneamente como melhora por examinadores menos experientes. Com a repetição dos episódios asmáticos, a cavidade torácica fica fixa em um estado hiperaerado (tórax em barril), com depressão do diafragma, ombros elevados e aumento do uso de músculos acessórios da respiração.

! ALERTA PARA A ENFERMAGEM

A falta de ar com movimento no tórax restrito ao ponto de ausência de sons respiratórios (tórax silencioso) acompanhada por aumento súbito da frequência respiratória é um sinal de risco, que indica insuficiência ventilatória e parada respiratória iminente.

Avaliação diagnóstica

O diagnóstico é determinado principalmente com base nas manifestações clínicas, história, exame físico e, em menor grau, exames laboratoriais. Geralmente, a presença de tosse crônica na ausência de infecção ou sibilos difusos durante a fase expiratória da respiração são suficientes para estabelecer o diagnóstico.

Os **testes de função pulmonar (TFPs)** fornecem um método objetivo de avaliação da presença e do grau de doença pulmonar e da resposta ao tratamento. A espirometria geralmente pode ser realizada de forma confiável em crianças de 5 ou 6 anos e inclui o espirômetro mecânico tradicional frequentemente usado em clínicas, consultórios e em casa ou em novas versões computadorizadas. O *National Asthma Education and Prevention Program* (2007) recomenda que o teste de espirometria seja feito no momento da avaliação inicial da asma, após o início do tratamento e a estabilização dos sintomas, e pelo menos a cada 1 a 2 anos para avaliar a manutenção da função das vias aéreas.

O teste de broncoprovocação (p. ex., exposição direta das membranas mucosas a um antígeno suspeito em concentrações crescentes) ajuda a identificar alergênios inalados. A exposição à metacolina (desafio com metacolina), histamina ou ar frio ou seco pode ser realizada para avaliar a capacidade de resposta ou reatividade das vias aéreas. Os exercícios podem ser usados para identificar crianças com broncospasmo induzido por exercício (BIE) (Liu et al., 2020). Embora esses testes sejam altamente específicos e sensíveis, colocam a criança em risco de desenvolver um episódio asmático e devem ser feitos sob observação atenta em laboratório ou clínica qualificado.

O **pico de fluxo expiratório (PFE)** pode ser medido com um medidor de pico de fluxo expiratório (medidor de PFE). O PFE é o fluxo máximo de ar que pode ser exalado com força em 1 segundo e é medido em litros por minuto. Geralmente, são usadas três zonas de medição para interpretar o PFE, padronizadas como as luzes de um semáforo. A confiabilidade do medidor de PFE é controversa porque depende da capacidade da criança de usar o aparelho e da disposição para colaborar. A técnica que a criança utiliza para realização do PFE deve ser examinada continuamente e, quando necessário, a criança deve receber novas orientações. As famílias são incentivadas a registrar o PFE em intervalos regulares e a levar os resultados à consulta médica para que os profissionais de saúde analisem as tendências. Cada criança precisa estabelecer seu melhor valor pessoal durante um período de 2 a 3 semanas, quando a asma estiver estável. Depois de estabelecido o melhor valor pessoal, o PFE atual da criança em qualquer ocasião pode ser comparado com o melhor valor pessoal. O acompanhamento do PFE pode ser usado para monitoramento em curto prazo, controle de crises e monitoramento diário em longo prazo. No entanto, o medidor de PFE não deve ser usado para diagnosticar a gravidade da asma. O *Expert Panel* (National Asthma Education and Prevention Program, 2007) recomenda o uso de um medidor de PFE, o monitoramento de sintomas ou uma combinação de ambos.

Diretrizes para o cuidado de enfermagem

***Interpretação das taxas de pico do fluxo expiratório*[a]**

- **Verde (de 80 a 100% do melhor valor pessoal)** sinaliza tudo limpo. A asma está razoavelmente sob controle. Nenhum sintoma está presente e o plano de tratamento de rotina para manter o controle pode ser seguido
- **Amarelo (de 50 a 79% do melhor valor pessoal)** sinaliza cautela. A asma não está sendo bem controlada. Uma crise aguda pode estar presente. A terapia de manutenção pode precisar ser incrementada. Chame o médico se a criança permanecer nesta zona
- **Vermelho (< 50% do melhor valor pessoal)** sinaliza um alerta médico. Pode estar ocorrendo estreitamento grave das vias aéreas. Deve ser administrado um broncodilatador de ação rápida. Notifique o médico se o pico de fluxo expiratório (PFE) não retornar imediatamente e permanecer nas zonas amarela e verde

[a]Essas zonas servem como orientação. As zonas específicas e o manejo devem ser individualizados para cada criança. Modificado de: American Lung Association. (2017). Measuring your peak flow rate. Recuperado de: http://www.lung.org/lung-health and-diseases/lung-disease-lookup/asthma/living-with-asthma/managing-asthma/measuring-your-peak-flow-rate.html.

Existem diversos modelos de medidores de PFE baratos e fáceis de manipular para uso domiciliar e escolar. Em geral, crianças com 5 anos ou mais podem usar um medidor de PFE com sucesso. No entanto, as crianças de menos idade precisam ser supervisionadas enquanto estão aprendendo a usar o aparelho. A criança deve usar o mesmo medidor de PFE ao longo do tempo e deve levá-lo para ser testado em todas as consultas de acompanhamento. O uso da mesma marca de medidor é recomendado porque marcas diferentes podem fornecer valores significativamente diferentes. O uso de um medidor de PFE fornece monitoramento objetivo da gravidade da asma e pode diminuir os episódios de crise, o número de consultas médicas e os dias de escola perdidos. De modo similar, os estudos mostram que o uso de um medidor de PFE pode melhorar a qualidade de vida e os resultados clínicos de crianças com asma (Walter, Sadeque-Igbal, Ulysse et al., 2015).

O teste cutâneo é útil na identificação de alergênios específicos, e aqueles obtidos pela técnica de punção correlacionam-se melhor com os sintomas e as medições de anticorpos IgE específicos do que os testes intracutâneos. Como o teste de IgE específico para alergênios também determina com precisão o *status* de sensibilização alérgica a alergênios específicos, ele foi selecionado em um estudo recente, em vez do teste cutâneo, devido à objetividade do teste *in vitro* e à falta de necessidade de descontinuar os anti-histamínicos (Nagarajan, Ahmad, Quinn et al., 2018). Recomenda-se que todos os pacientes com sintomas de asma sejam testados durante todo o ano com testes cutâneos ou análises laboratoriais de sangue para determinar a sensibilização a alergênios perenes (p. ex., ácaros da poeira doméstica, gatos, cães, baratas e fungos) (Liu et al., 2020; National Heart, Lung, and Blood Institute, 2014; Onell, Whiteman, Nordlund et al., 2017).

Além desses, outros testes incluem exames laboratoriais (p. ex., hemograma completo com diferencial, IgE específica para alergênios) e radiografias de tórax. Eosinofilia maior que 500/mm^3 sugere a presença de um distúrbio alérgico ou inflamatório. Radiografias frontais e laterais podem mostrar infiltrados e hiperexpansão das vias aéreas, com o diâmetro anteroposterior ao exame físico indicando um diâmetro aumentado (sugestivo de tórax em barril). A radiografia também pode ajudar a descartar uma infecção do trato respiratório.

Manejo terapêutico

Os objetivos gerais do manejo da asma são manter os níveis normais de atividade, da função pulmonar, prevenir sintomas crônicos e crises recorrentes, fornecer a terapia medicamentosa ideal com o mínimo ou nenhum efeito adverso e ajudar a criança a viver uma vida tão plena e feliz quanto possível. Isso inclui facilitar os ajustes sociais da criança na família, na escola e na comunidade e sua participação normal em atividades recreativas e esportivas. Para atingir esses objetivos, vários princípios de tratamento precisam ser seguidos (Pinfield et al., 2015):

- É necessário o contato regular com o médico para controlar os sintomas e prevenir crises. Enfermeiros pediatras especialistas ou gerentes de caso muitas vezes podem ajudar e solucionar os sintomas por telefone
- A prevenção de crises inclui evitar os gatilhos, a exposição a alergênios e usar medicamentos conforme necessário
- O tratamento deve incluir esforços para reduzir a inflamação subjacente e aliviar ou prevenir o estreitamento sintomático das vias aéreas
- O tratamento deve incluir a educação do paciente e da família, controle ambiental, manejo farmacológico e uso de medidas objetivas para monitorar a gravidade da doença e orientar o curso da terapia.

Controle de alergênios

A terapia não farmacológica tem por objetivo prevenir e reduzir a exposição a alergênios e irritantes transportados pelo ar. Os ácaros e outros componentes da poeira doméstica são agentes frequentemente identificados em crianças alérgicas a inalantes. A barata, outro habitante domiciliar comum, é um alergênio importante em muitos locais. Combater os focos, limpar cuidadosamente o chão e os armários da cozinha, guardar a comida e tirar o lixo à noite são medidas essenciais para controlar as baratas. Outros alergênios de origem animal incluem os pelos de camundongos (especialmente em zonas empobrecidas das cidades) e a caspa de cães e de gatos. Pessoas sensibilizadas devem avaliar cuidadosamente antes de ter esses animais de estimação em casa, mas os dados sobre os efeitos da caspa de gato ou do cachorro no desenvolvimento da asma são inconclusivos (Kanchongkittiphon, Mendell, Gaffin et al., 2015). Fontes adicionais de irritantes respiratórios incluem material particulado produzido pela fumaça do tabaco, fogões a lenha, chumbo, pesticidas, esporos de mofo e dióxido de nitrogênio; é provável que esses materiais contribuam para a morbidade da asma em crianças, e devem ser evitados ou minimizados (Kanchongkittiphon et al., 2015; Liu et al., 2020). A exposição ao fumo do tabaco é um fator que contribui significativamente para o desenvolvimento e desencadeamento da asma em lactentes e crianças (Makadia et al., 2017; Skaaby, Taylor, Jacobsen et al., 2017). Viver em casas úmidas também pode ser um fator no desenvolvimento de asma em recém-nascidos e lactentes (Kanchongkittiphon et al., 2015).

O teste cutâneo consegue identificar alergênios específicos. Devem ser tomadas medidas para eliminar ou evitar contato com esses agentes. Muitas vezes, simplesmente remover os alergênios ambientais ou os agentes irritantes diminui a frequência dos episódios de asma (p. ex., removendo o carpete da casa de uma criança sensível a mofo e partículas de poeira). Desumidificadores ou condicionadores de ar podem controlar fatores inespecíficos, como temperaturas extremas que desencadeiam um episódio. Evitar os alergênios sazonais, como o pólen de árvores, grama e ervas daninhas também pode reduzir as crises de asma.

Sugestões adicionais incluem as seguintes:

- Cubra travesseiros e colchões com capas impermeáveis
- Lave a roupa de cama com água quente uma vez por semana. Deixe secar totalmente
- Evite usar travesseiros e colchões de penas
- Mantenha a criança dentro de casa enquanto a grama estiver sendo cortada, arbustos e árvores estiverem sendo podados ou quando a contagem de pólen for alta

- Mantenha janelas e portas fechadas durante a sazonalidade do pólen; use ar-condicionado, se possível, ou vá a locais com ar-condicionado, como bibliotecas e shopping centers, quando o clima estiver quente
- A criança não deve estar presente durante as atividades de limpeza
- Limpe semanalmente com um pano úmido os pisos, a poeira e todo o quarto da criança
- Aspire carpetes e móveis revestidos de tecido toda semana para reduzir o acúmulo de poeira, usando um filtro de ar com partículas de alta eficiência
- Limite ou previna a exposição da criança ao tabaco e à fumaça de lenha; não permita o fumo em casa ou no carro; escolha áreas de lazer e compras onde o fumo seja proibido
- Use ar-condicionado com filtros de ar com partículas de alta eficiência
- Use purificadores de ar internos com filtros de ar com partículas de alta eficiência
- Escolha brinquedos de pelúcia que possam ser lavados em água quente. Deixe secar totalmente antes que a criança use.

Terapia medicamentosa

A terapia farmacológica é usada para prevenir e controlar os sintomas da asma, reduzir a frequência e gravidade das crises e reverter a obstrução do fluxo aéreo. Recomenda-se uma abordagem gradual com base na gravidade dos sintomas da criança. Como a inflamação é considerada uma característica precoce e persistente da asma, a terapia deve ser direcionada para a supressão da inflamação a longo prazo. O *National Asthma Education and Prevention Program* (2012) destaca que o controle da asma envolve dois aspectos:

- Reduzir o dano (associado à frequência e intensidade dos sintomas e limitações funcionais vivenciadas pelo paciente)
- Reduzir o risco (prevenir crises, visitas ao pronto-socorro e declínio da função pulmonar, bem como observar os efeitos colaterais dos medicamentos).

Os medicamentos para asma são distribuídos em duas classes gerais: **medicamentos de controle em longo prazo** (medicamentos preventivos), para alcançar e manter o controle da inflamação, e **medicamentos de alívio rápido (medicamentos de resgate)**, para tratar sintomas e crises.

Os medicamentos de alívio rápido e em longo prazo são frequentemente usados em combinação. Corticosteroides inalados, cromoglicato dissódico e nedocromila, β_2-agonistas de longa duração (LABAs, do inglês *long acting β_2-agonists*), metilxantinas e modificadores de leucotrienos são usados como medicamentos de controle em longo prazo. Agonistas β_2 de ação curta, anticolinérgicos e corticosteroides sistêmicos são usados como medicamentos de alívio rápido. Os broncodilatadores que relaxam a musculatura lisa dos brônquios e dilatam as vias aéreas incluem β_2-agonistas, metilxantinas e anticolinérgicos que podem ser usados como medicamentos de alívio rápido e em longo prazo.

Muitos medicamentos para asma são administrados por inalação com um nebulizador ou um **inalador dosimetrado (MDI**, *metered-dose inhaler*). O MDI deve sempre ser conectado a um espaçador quando o corticosteroide inalado é administrado para prevenir infecções fúngicas na boca. Os espaçadores também são importantes para crianças que têm dificuldade em coordenar ou aprender a técnica adequada de inalação. O espaçador e o suporte podem ser equipados com uma máscara ou um bocal. Os MDIs que contêm clorofluorcarbonos propulsores (CFCs) foram proibidos nos EUA devido à sua ligação com o esgotamento do nível de ozônio da Terra. Um propelente alternativo, o hidrofluoroalcano, não causa destruição da camada de ozônio, libera mais partículas finas do medicamento e tem menor deposição oral. O Diskhaler® e o Aerosolizer são semelhantes, mas, com o Aerosolizer, o medicamento deve ser carregado no inalador antes do uso. Recém-nascidos e lactentes que têm dificuldade em usar MDIs ou outros inaladores podem receber medicamentos para asma por meio de um nebulizador portátil. Quando esse dispositivo é utilizado, a medicação é misturada com soro fisiológico (também disponível na forma pré-misturada) e nebulizada com ar comprimido. As crianças são instruídas a respirar normalmente com a boca aberta para fornecer uma via direta para a traqueia.

Corticosteroides são anti-inflamatórios usados para tratar uma obstrução reversível do fluxo aéreo, controlar os sintomas e reduzir a hiper-reatividade brônquica na asma crônica. Os corticosteroides inalatórios são usados como terapia de primeira escolha em crianças com mais de 5 anos. Estudos clínicos com corticosteroides indicaram melhora significativa de todos os parâmetros da asma, incluindo diminuição dos sintomas, visitas ao pronto-socorro, hospitalizações e necessidades de medicação (Bekmezian, Fee, & Weber, 2015; Falk, Hughes e Rodgers, 2016).

Os corticosteroides podem ser administrados por via parenteral, oral ou por inalação. Os medicamentos orais são metabolizados lentamente, com início de ação em até 3 horas após a administração e o pico de ação ocorre entre 6 e 12 horas. Os esteroides sistêmicos orais podem ser administrados por curtos períodos (p. ex., "cargas" de 3 ou 10 dias) para obter o controle imediato da asma persistente inadequadamente controlada ou para controlar a asma persistente grave. Esses medicamentos devem ser administrados na menor dose efetiva. Eles têm poucos efeitos colaterais (tosse, disfonia e candidíase oral) e há evidências de que melhoram os resultados em longo prazo para crianças de todas as idades com asma persistente leve ou moderada. Evidências de ensaios clínicos que monitoraram crianças por 6 anos indicam que o uso de corticosteroides inalatórios nas dosagens recomendadas não tem efeitos significativos a longo prazo sobre o crescimento, a densidade mineral óssea ou a supressão do eixo suprarrenal-hipofisário (Falk et al., 2016; Liu et al., 2020). No entanto, os profissionais de saúde devem monitorar frequentemente (pelo menos a cada 3 a 6 meses) o crescimento de crianças e adolescentes que fazem uso de corticosteroides, para avaliar os efeitos sistêmicos desses medicamentos e fazer reduções apropriadas nas dosagens ou alterações em outros tipos de tratamento para asma, quando necessário. Os corticosteroides inalatórios incluem budesonida e fluticasona.

Agonistas β-adrenérgicos (de ação rápida) (principalmente albuterol, leval buterol e terbutalina) são usados para o tratamento de crises agudas e para a prevenção de broncospasmo induzido por exercício (BIE). Esses fármacos se ligam aos receptores β na musculatura lisa das vias aéreas, onde ativam a adenilato ciclase e convertem o monofosfato de adenosina (AMP) em AMP cíclico (cAMP). O aumento do cAMP facilita a ligação do cálcio intracelular à membrana celular, reduzindo a disponibilidade de cálcio e permitindo o relaxamento do músculo liso. Outros efeitos ajudam a estabilizar os mastócitos para evitar a liberação de mediadores. A maioria dos β-adrenérgicos usados na terapia da asma afeta predominantemente os receptores β_2, que ajudam a eliminar o broncospasmo. Os efeitos do receptor β_1, como aumento da frequência cardíaca e distúrbios gastrintestinais, foram minimizados. O albuterol é administrado por via oral ou por meio de nebulizador ou inalador, enquanto o levalbuterol é administrado apenas por meio de inalador ou nebulizador. Substâncias inalatórias têm um início de ação mais rápido do que as formas orais. Levalbuterol é mais caro que o albuterol, mas supostamente causa menos efeitos colaterais. Continua a haver controvérsia sobre a administração de β_2 agonistas através de um MDI ou de um nebulizador. No entanto, a administração através de um MDI é tão eficaz quanto a administração de medicamento por um nebulizador de pequeno volume na reversão do broncospasmo (Mitselou, Hedlin, & Hederos, 2016).

O uso de LABAs é aprovado como produto de ingrediente único (Serevent® e Foradil®) e em produtos combinados que contêm corticosteroides inalados (Advair® e Symbicort®). O *National Asthma*

Education and Prevention Program (2007) recomenda o uso de LABA com corticosteroide inalado de baixa ou média dosagem para melhorar a função pulmonar e os sintomas da asma, bem como reduzir o uso de β_2-agonistas de curta ação. São usados para pacientes cujos sintomas não podem ser controlados adequadamente com medicamentos de controle da asma.

Os LABAs devem ser adicionados à terapia anti-inflamatória e nunca usados como monoterapia (Liu et al., 2020). Sem supervisão médica, os agentes β-adrenérgicos inalados não devem ser administrados mais de três ou quatro vezes ao dia para sintomas agudos. Os LABAs podem aumentar o risco de agravamento dos sintomas da asma, potencialmente levando a hospitalizações e morte. A Food and Drug Administration dos EUA exigiu que os fabricantes de LABA conduzissem estudos para avaliar a segurança de usá-los com corticosteroides inalatórios em relação ao uso de corticosteroides inalados sozinhos. O Salmeterol® e o Foradil® não são usados em pacientes com menos de 4 anos.

A **teofilina** (um tipo de metilxantina) foi usada por décadas para aliviar os sintomas e prevenir crises de asma; no entanto, agora é usada principalmente quando a criança não está respondendo à terapia máxima (Liu et al., 2020). Os níveis terapêuticos devem ser obtidos com esse medicamento, que tem uma janela terapêutica estreita. A teofilina não é recomendada para crises agudas de asma.

O **cromoglicato sódico** é uma substância utilizada na terapia de manutenção da asma em crianças com mais de 2 anos. Estabiliza as membranas dos mastócitos; inibe a ativação e liberação de mediadores de eosinófilos e células epiteliais; e inibe o estreitamento agudo das vias aéreas após exposição ao exercício, ar frio e seco e dióxido de enxofre. Não resulta em alívio imediato dos sintomas e tem efeitos colaterais mínimos (tosse ocasional na inalação da formulação em pó). Atualmente está disponível apenas como uma preparação oral ou via nebulizador. As preparações de inalador de cromolyn ou nedocromila foram descontinuadas em 2010.

Os **leucotrienos** são mediadores da inflamação que causam aumento da hiper-reatividade das vias aéreas. Modificadores de leucotrienos (p. ex., zafirlucaste, zileuton, montelucaste sódico) bloqueiam os efeitos inflamatórios e de broncospasmo. Esses medicamentos não são usados para tratar episódios agudos, mas são administrados por via oral em combinação com β agonistas e esteroides para fornecer controle em longo prazo e prevenir sintomas na asma persistente leve. O montelucaste é aprovado para tratar a asma em crianças com 12 meses de vida ou mais, enquanto o zafirlucaste é aprovado para crianças com 5 anos ou mais.

Os **anticolinérgicos** (atropina e ipratrópio) ajudam a aliviar o broncospasmo agudo. No entanto, esses fármacos têm efeitos colaterais adversos que incluem ressecamento das secreções respiratórias, visão turva e estimulação cardíaca e do SNC. O anticolinérgico mais utilizado é o ipratrópio, que não atravessa a barreira hematencefálica e, portanto, não provoca efeitos sobre o SNC. O ipratrópio, quando usado em combinação com albuterol, pode ser eficaz durante episódios de asma aguda grave, melhorando significativamente a função pulmonar em crianças e reduzindo hospitalizações e visitas ao pronto-socorro (Liu et al., 2020).

O omalizumabe é um **anticorpo monoclonal** usado para pacientes com asma alérgica persistente moderada a grave cujos sintomas não são controlados por corticosteroides inalatórios. Bloqueia a ligação de IgE aos mastócitos para inibir a inflamação associada à asma. Muitos pacientes com asma são atópicos e têm anticorpos IgE específicos para alergênios responsáveis pela inflamação das vias aéreas. O omalizumabe foi aprovado para uso em crianças com 12 anos ou mais. Os níveis de IgE são medidos antes do início do tratamento. A dosagem e a frequência de administração de omalizumabe dependem do nível sérico total de IgE e do peso corporal. A substância deve ser administrada uma ou duas vezes por mês por injeção subcutânea. A eficácia do omalizumabe não é imediata, e essa substância leva de 12 a 16 semanas para produzir efeito. No início de 2007, a FDA americana (2007) colocou uma "tarja preta" na embalagem do omalizumabe, destacando o risco de anafilaxia. Foram observados casos de anafilaxia em 0,14% dos pacientes que receberam omalizumabe em ensaios clínicos, e 60% desses casos ocorreram dentro de 2 horas após a administração; portanto, as recomendações incluem observar o receptor por 2 horas após a administração das três primeiras doses e por 30 minutos depois para as doses subsequentes (Thomson & Chaudhuri, 2012). Algumas crianças com asma grave e histórico de episódios graves com risco de vida podem precisar de prescrição de epinefrina injetável subcutânea.

O **sulfato de magnésio**, um potente relaxante muscular que atua para diminuir a inflamação e melhorar a função pulmonar e a taxa de pico de fluxo, pode ser usado em pacientes pediátricos tratados no pronto-socorro ou na UTI com asma moderada a grave. Estudos sobre o uso de sulfato de magnésio IV e inalado oferecem benefícios significativos para crianças com crises agudas de asma (Griffiths, Kew e Normansell, 2016; Schuh, Sweeney, Freedman et al., 2016).

Exercícios físicos

O **broncospasmo induzido por exercício (BIE)** é uma obstrução aguda, reversível, geralmente autolimitada das vias aéreas que se desenvolve durante ou após uma atividade física vigorosa, atinge seu pico de 5 a 10 minutos após a interrupção da atividade e geralmente cessa entre 20 e 30 minutos. Os pacientes com BIE apresentam tosse, falta de ar, dor ou aperto no peito, sibilos e problemas de resistência durante o exercício, mas é necessário um teste de desafio em laboratório para estabelecer o diagnóstico definitivo.

Esse problema raramente ocorre com a prática de atividades que requerem pequenas explosões de energia (p. ex., beisebol, corridas de velocidade, ginástica, esqui), e mais comumente durante exercícios de resistência (p. ex., futebol, basquete, corrida de longa distância). A natação é bem tolerada por crianças com BIE porque elas respiram ar totalmente saturado de umidade e por causa do tipo de respiração necessário para nadar.

Pais, professores e profissionais muitas vezes excluem as crianças com asma da prática de exercícios, e as próprias crianças relutam em participar porque pode provocar uma crise. No entanto, isso pode prejudicar seriamente a interação com os colegas e a saúde física delas. O exercício é vantajoso para as crianças com asma, e a maioria pode participar de atividades escolares e esportivas com dificuldade mínima, desde que a asma esteja sob controle. Avalie individualmente a capacidade de participação nas atividades. O tratamento profilático apropriado com agentes β-adrenérgicos ou cromoglicato de sódio antes do exercício geralmente permite a participação total em exercícios extenuantes.

Exercícios respiratórios

Exercícios respiratórios e treinamento físico ajudam a produzir relaxamento físico e mental, melhorar a postura, fortalecer a musculatura respiratória e desenvolver padrões respiratórios mais eficientes. Para crianças motivadas, exercícios respiratórios e de controle da respiração ajudam a prevenir a inflação excessiva dos pulmões e a melhorar a eficiência da tosse. No entanto, esses exercícios não são recomendados durante as crises agudas da asma.

Terapia de dessensibilização

O papel da dessensibilização na asma infantil é um tanto controverso. No passado, a imunoterapia com alergênios era usada para alergias e quando substâncias isoladas eram identificadas como o alergênio agressor. Não é recomendada para alergênios que podem ser eliminados, como alimentos, medicamentos e pelos de animais.

As diretrizes do *National Asthma Education and Prevention Program* (2007) recomendam imunoterapia com alergênios para pacientes com asma nas seguintes situações:

- Quando há evidência da correlação entre os sintomas de asma e a exposição inevitável a um alergênio ao qual o paciente é sensível
- Quando os sintomas ocorrem durante todo o ano ou pelo menos durante a maior parte do ano
- Quando o controle dos sintomas é difícil com a terapia medicamentosa porque são necessários vários medicamentos, o paciente não responde aos medicamentos disponíveis ou se recusa a tomá-los.

O tratamento com injeções geralmente é limitado a alergênios clinicamente significativos. A dose inicial do(s) alergênio(s) agressor(es), com base no tamanho da reação cutânea, é injetada SC. A quantidade é aumentada em intervalos semanais até atingir a tolerância máxima, após o que é administrada uma dose de manutenção em intervalos de 4 semanas. Isso pode ser estendido para intervalos de 5 ou 6 semanas durante o período de entressafra para alergênios sazonais. O tratamento bem-sucedido é continuado por um mínimo de 3 anos e depois interrompido. Se não aparecerem sintomas, assume-se a imunidade adquirida; se os sintomas se repetirem, o tratamento é reinstituído. As injeções de dessensibilização devem ser administradas com equipamentos de emergência e medicamentos prontamente disponíveis, para o caso de reação anafilática.

Estado de mal asmático

O estado de mal asmático é uma emergência clínica que pode resultar em insuficiência respiratória e morte se não for reconhecido e tratado. Crianças que continuam a apresentar desconforto respiratório apesar de medidas terapêuticas vigorosas, especialmente o uso de simpaticomiméticos (p. ex., albuterol, epinefrina), estão em estado de mal asmático. A condição pode se desenvolver de maneira gradual ou rápida, muitas vezes coincidente com condições complicadas, como pneumonia ou infecção por vírus respiratório, que podem influenciar a duração e o tratamento da crise.

> **! ALERTA PARA A ENFERMAGEM**
>
> Uma criança com asma que transpira profusamente, permanece sentada e se recusa a se deitar está com dificuldade respiratória grave. Além disso, uma criança que fica agitada de repente ou uma criança agitada que fica quieta de repente pode ter hipoxia grave e requer intervenção imediata.

O tratamento para o estado de mal asmático visa a melhorar a ventilação, diminuir a resistência das vias aéreas, aliviar o broncospasmo, corrigir a desidratação e a acidose, aliviar a ansiedade da criança e dos pais relacionada com a gravidade do evento e tratar qualquer infecção concomitante. Recomenda-se a administração de oxigênio umidificado para manter uma saturação de oxigênio superior a 90%. Os β_2-agonistas de ação rápida inalados em aerossol são recomendados para todos os pacientes. Três tratamentos com β_2-agonistas em intervalos de 20 a 30 minutos são geralmente administrados como terapia inicial, e a administração contínua via nebulizador pode ser iniciada. Deve ser administrado um corticosteroide sistêmico (VO, IV ou IM) para diminuir os efeitos da inflamação. Um agente anticolinérgico (como brometo de ipratrópio) pode ser adicionado à solução aerossolizada do β_2-agonista. Os anticolinérgicos resultaram em broncodilatação adicional em pacientes com obstrução grave do fluxo aéreo. Um cateter IV é frequentemente instalado para fornecer um meio de hidratação e administração de medicamentos. A correção da desidratação, acidose, hipoxia e distúrbios eletrolíticos é guiada pela determinação frequente do pH arterial, valores de gasometria sanguínea e de eletrólitos séricos.

Durante crises agudas de asma, o tratamento adicional pode incluir o uso de sulfato de magnésio IV, um potente relaxante muscular que diminui a inflamação e melhora a função pulmonar e a taxa de pico de fluxo em pacientes com asma moderada a grave quando tratados no pronto-socorro ou na UTI. Pode ser administrado heliox (uma mistura de 70 a 80% de hélio e 20 a 30% de oxigênio) para diminuir a resistência das vias aéreas e, assim, diminuir o trabalho respiratório; a mistura gasosa pode ser administrada por meio de máscara de não reinalação, podendo ser feita em uma unidade autônoma ou em um AVPM. Pode ser usado em crises agudas como adjuvante à terapia com β_2-agonistas e corticosteroides IV para melhorar a função pulmonar até que os dois últimos medicamentos tenham tempo de fazer efeito completo na diminuição do broncospasmo; os efeitos do heliox geralmente são observados dentro de 20 minutos após a administração, enquanto outros medicamentos podem levar mais tempo para exercer o efeito desejado. Acredita-se que a cetamina, um anestésico dissociativo, cause relaxamento da musculatura lisa e diminua a resistência das vias aéreas causada por broncospasmo grave na asma aguda; pode ser administrada como adjuvante de outras terapias mencionadas anteriormente. Antibióticos não devem ser usados para tratar a asma estável, exceto quando uma infecção bacteriana está presente.

Uma criança com suspeita de estado de mal asmático geralmente é recebida no pronto-socorro e muitas vezes é internada em uma UTI pediátrica para observação atenta e monitoramento cardiorrespiratório contínuo. Um componente fundamental para a prevenção da morbidade é ajudar a criança, pais, professores, treinadores e outros adultos a reconhecer as características de deterioração do estado respiratório, usar os medicamentos de resgate corretos de modo efetivo e colocar imediatamente a criança com deterioração do estado respiratório sob cuidados médicos, sem esperar para ver se a asma melhora sozinha. Para a criança que está entrando em franco estado de mal asmático são necessários cuidados médicos imediatos para prevenir insuficiência respiratória irreversível e possível morte (ver boxe *Planejamento para o cuidado de enfermagem*).

Prognóstico

Embora as mortes por asma tenham sido relativamente incomuns desde a década de 1980, a taxa de morte por asma aumentou de forma constante nos EUA até atingir o pico em meados da década de 1990 e depois diminuiu lentamente nos 10 anos seguintes. Em 2016, 209 crianças menores de 18 anos morreram de asma (Centers for Disease Control and Prevention, 2018b). Em 2011, 14% de todas as crianças nos EUA foram diagnosticadas com asma e 70% dessas crianças tinham asma recorrente (Liu et al., 2020). Houve um aumento significativo nas visitas ao pronto-socorro e hospitalizações relacionadas com a asma. As taxas de mortalidade e morbidade por asma são especialmente altas entre crianças afro-americanas, cujas taxas de hospitalização e mortalidade são de duas a sete vezes maiores do que as crianças não afro-americanas (Fitzpatrick, Gillespie, Mauger et al., 2019; Liu et al., 2020). A maioria das mortes por asma em crianças ocorre em casa, na escola ou na comunidade antes que os cuidados médicos possam ser administrados.

Em algumas crianças, os sintomas de asma podem melhorar na puberdade, mas até dois terços delas continuam a ter sintomas durante a puberdade e na idade adulta. O prognóstico para o controle ou desaparecimento dos sintomas é variável, vão desde aquelas que têm crises raras e infrequentes até as que estão com sibilos constantes ou estão sujeitas a desenvolver o estado de mal asmático. Os fatores de risco que podem prever a persistência dos sintomas na infância (desde a infância) incluem atopia, sexo masculino, exposição ao tabaco ambiental e história materna de asma. Muitas crianças que superam suas crises continuam a apresentar hiper-reatividade das vias

Planejamento para o cuidado de enfermagem

Criança com crise aguda de asma

Dia 1, 10h

7. Um jovem de 15 anos se apresenta ao pronto-socorro com história de asma e sintomas que não estão desaparecendo com os medicamentos de resgate usuais. Seus sintomas de asma foram controlados com o uso de um inalador de ação prolongada duas vezes ao dia, mas um aumento nas alergias sazonais e uma infecção respiratória superior recente (IVAS) causaram uma crise dos sintomas. O paciente raramente usa seu medidor de pico de fluxo expiratório (medidor de PFE); em vez disso, espera até que seus sintomas se agravem antes de começar a usar os medicamentos de resgate. O enfermeiro completa o histórico e a avaliação física e encontra o seguinte. **Destaque os achados da avaliação que precisam ser acompanhados pelo enfermeiro.**
   A. Temperatura = 37°C.
   B. Frequência cardíaca = 114 bpm.
   C. Respirações = 28 respirações/min.
   D. SpO_2 = 88% em ar ambiente.
   E. Pressão arterial = 110/64 mmHg.
   F. Sibilos auscultados em ambos os pulmões.
   G. Incapaz de se deitar na maca.
   H. Os resultados do medidor de pico de fluxo expiratório são < 50% da linha de base.

8. Com base nesses achados, quais são os dados subjetivos e objetivos mais importantes que devem ser considerados como características definidoras de uma crise aguda de asma? **Selecione tudo que se aplica.**
   A. Dispneia.
   B. Tosse produtiva.
   C. Falta de ar.
   D. Pressão alta.
   E. Aumento da frequência respiratória.
   F. Secreções espessas profusas.
   G. Sensação de aperto ou dor no peito.
   H. Uso de músculos acessórios (retrações).
   I. Ruídos respiratórios diminuídos e/ou sons respiratórios adventícios (sibilos).

Dia 1, 10h15

9. Um jovem de 15 anos com história de asma está no pronto-socorro precisando de tratamento imediato. O médico examinou o paciente e prescreveu 10 itens. Quais intervenções de enfermagem têm mais prioridade para esse adolescente com crise da asma? **Use um X para indicar se as ações de enfermagem listadas a seguir são emergenciais (adequadas ou imediatamente necessárias) ou não emergenciais (não adequadas ou não imediatamente necessárias) para o cuidado do paciente neste momento.**

Ação de enfermagem	Emergencial	Não emergencial
Administrar oxigênio umidificado para manter a saturação de oxigênio (SpO2) acima de 90%.		
Administrar metilprednisolona por prescrição médica.		
Administrar albuterol de acordo com o protocolo hospitalar.		
Colocar o paciente em uma posição confortável, sentado ereto ou aprendendo a se inclinar para frente.		
Conversar sobre os possíveis alergênios em casa que podem ter desencadeado a crise.		
Checar o uso do inalador dosimetrado.		

10. Indique qual número de ação de enfermagem listado na coluna da esquerda é mais apropriado para cada potencial complicação listada na coluna do meio. **Coloque o número na coluna da direita. Observe que nem todas as ações serão usadas.**

Ação de enfermagem	Complicação potencial	Ação de enfermagem para prevenir complicações
1. Permita que o paciente assuma uma posição de conforto.	Para minimizar o ressecamento das mucosas nasais	
2. Administre medicamentos de resgate (conforme prescrito) que podem incluir inaladores, nebulização e/ou esteroides orais ou intravenosos (IV).	Para evitar a obstrução das vias aéreas	
3. Administre oxigênio umidificado para manter a saturação de oxigênio (SaO_2) acima de 90%.	Falta de conhecimento do paciente sobre os fatores que agravam a asma	
4. Avalie a resposta do paciente aos medicamentos de resgate.	Para evitar a constrição das vias aéreas e a redução das trocas gasosas	
5. Ajude o paciente a reconhecer os fatores que desencadeiam os sintomas da asma.	Falta de conhecimento do paciente sobre a necessidade de intervenções mais agressivas	
6. Assegure que as respirações serão fáceis e sem esforço a uma frequência dentro dos limites normais para a idade.		
7. Ensine o paciente a usar o medidor de pico de fluxo expiratório (medidor de PFE).		
8. Avalie o manejo do medidor de PFE.		

(*Continua*)

Planejamento para o cuidado de enfermagem

Criança com crise aguda de asma (continuação)

Dia 2, 11h

11. Um jovem de 15 anos com histórico de asma foi internado no dia anterior para tratamento de asma aguda. Ele respondeu bem ao tratamento e será liberado. O enfermeiro discutirá os planos de alta que envolvem aspectos essenciais do cuidado e prevenção da asma. O que o enfermeiro incluiria nessas informações? **Selecione tudo que se aplica.**

A. Evitar fumaça e outros irritantes.
B. Evitar produtos contendo paracetamol.
C. Incentivar o uso diário de albuterol.
D. Identificar os primeiros sinais de crise da asma.
E. Identificar gatilhos asmáticos específicos no ambiente.
F. Revisar o uso de medicamentos caseiros, dosagem e precauções.
G. Recomendar exercícios físicos e treinamento mental.
H. Evitar a exposição ao frio excessivo, ao vento e a outras condições climáticas extremas.

Dia 2, 14h

12. Paciente do sexo masculino, 15 anos, com história de asma, que se encontra no pronto-socorro para tratamento imediato. Ele respondeu bem ao tratamento e não precisa mais de oxigênio e estão sendo discutidos os planos para a alta. Como há histórico desse adolescente não usar o medidor de PFE, o enfermeiro se reunirá com ele e sua mãe para rever como usar o aparelho. O enfermeiro percebe que o adolescente e sua mãe não sabem interpretar os picos de fluxo expiratório utilizando o medidor de PFE. **Escolha as opções mais prováveis para as informações que faltam nas declarações a seguir, selecionando a partir das listas de opções fornecidas.** O PFE mede o máximo ____1____ que pode ser exalado com força em ____2____. A asma está sob controle razoavelmente bom quando o PFE indica ____3____ que o melhor valor pessoal do paciente é obtido. Esse valor é estabelecido pela obtenção de um PFE durante um período de ____4____.

Opções para 1	Opções para 2	Opções para 3	Opções para 4
Fluxo de ar	5 s	80 a 100%	4 a 5 semanas
Fluxo de oxigênio	10 s	50 a 70%	2 a 3 semanas
Fluxo de água	1 s	60 a 80%	1 a 2 dias

aéreas e tosse quando adultas. Além disso, a hiper-reatividade das vias aéreas em adultos parece estar associada à diminuição da função pulmonar.

A adolescência parece ser a faixa etária mais vulnerável, com o maior aumento da mortalidade pela doença ocorrendo em crianças de 10 a 14 anos. Não existem dados confiáveis para explicar esse aumento. Fatores que foram postulados incluem exposição de pessoas atópicas a maior quantidade de alergênios (particularmente em grandes centros urbanos), mudança na gravidade da doença, abuso de terapia medicamentosa (toxicidade), falha de familiares e profissionais em reconhecer a gravidade da asma e fatores psicológicos, como negação e recusa em aceitar a doença. Os fatores de risco para mortes relacionadas com a asma incluem início precoce, crises frequentes, doença de difícil manejo, adolescência, histórico de insuficiência respiratória, problemas psicológicos (recusa de tomar medicamentos), dependência ou uso indevido de medicamentos para asma (abuso), presença de estigmas físicos (tórax em barril, retrações intercostais) e valores anormais nas TFE.

Tabela 21.3 Indicador de qualidade pediátrica.[a]

Medicamentos apropriados para a asma	
Medida	Pacientes com asma que foram diagnosticados com asma persistente moderada a grave e tiveram razão entre os medicamentos de controle em relação ao total de medicamentos para asma de 0,50 ou mais durante o ano de medição
Numerador	O número de pacientes que tiveram uma razão de medicação de pelo menos 0,50 durante o ano de medição que foram diagnosticados com asma persistente moderada a grave
Denominador	Todos os pacientes durante o ano de medição que foram diagnosticados com asma persistente mode-rada a grave

[a]Aprovado pelo National Quality Forum NQF #1800 e 2019 Core Set of Children's Health Care Quality Measures for Medicaid and CHIP, https://www.medicaid.gov/federal- policy-guidance/downloads/cib112018.pdf.

Cuidados de enfermagem

Cuidados na asma aguda

Crianças que são admitidas no hospital com asma aguda estão doentes, ansiosas e desconfortáveis. A observação e avaliação contínuas são essenciais. Os indicadores de qualidade pediátricos para implicações da medicação apropriadas para asma são mostrados na Tabela 21.3.

Quando são administrados β_2-agonistas, corticosteroides e oxigênio suplementar, a criança deve ser cuidadosa e continuamente monitorada para alívio do desconforto respiratório e sinais de efeitos colaterais ou toxicidade (p. ex., taquicardia, inquietação, irritabilidade, hiperatividade). A oximetria de pulso é monitorada com a frequência e profundidade da respiração, ausculta do movimento do ar, sons adventícios e quaisquer sinais de desconforto respiratório (p. ex., batimento das asas do nariz, taquipneia, retrações). A criança em uso de oxigênio suplementar requer monitoramento da oxigenação intermitente ou contínua, dependendo da gravidade do comprometimento respiratório e do estado inicial de oxigenação. A criança em estado de mal asmático deve ser colocada em monitoramento cardiorrespiratório contínuo (incluindo a pressão arterial) e oximetria de pulso. A ingesta oral de líquidos pode ser limitada durante a fase aguda; pode ser necessária a reposição de fluidos IV para fornecer hidratação adequada aos tecidos.

Crianças com asma aguda podem ficar apreensivas e ansiosas. A presença tranquila e eficiente de um enfermeiro ajuda a acalmar e assegurar as crianças de que elas estão seguras e serão cuidadas durante esse período estressante. Assegure às crianças que elas não serão deixadas sozinhas e que seus pais podem acompanhá-las. Os pais precisam ser tranquilizados e querem ser informados sobre a condição e o tratamento oferecido ao seu filho. Eles podem acreditar que, de alguma forma, contribuíram para a condição da criança ou que poderiam ter evitado o episódio. Tranquilizá-los em relação aos esforços despendidos com a criança e suas capacidades parentais pode ajudar a aliviar o estresse. As medidas adotadas para reduzir a apreensão dos pais também reduzirão o sofrimento da criança, pois ela percebe facilmente a ansiedade expressa por eles e por outros membros da família.

Cuidados da asma em longo prazo

O cuidado de enfermagem à criança com asma inicia-se com a revisão do histórico de saúde, do ambiente em casa, na escola e nos espaços lúdicos; observar as atitudes dos pais e da criança sobre a condição da criança; e com uma avaliação física abrangente com foco no sistema respiratório. A avaliação física da asma envolve as mesmas observações e técnicas descritas no Capítulo 4. Além disso, o enfermeiro identifica e avalia as características físicas do envolvimento respiratório crônico, incluindo configuração do tórax (p. ex., tórax em barril), postura (tripé) e tipo de respiração. Um histórico dos episódios atuais e anteriores e dos fatores ou eventos precipitantes fornece informações importantes. Pode ser usado um sistema de pontuação da asma para determinar a gravidade dos sintomas. A avaliação de enfermagem deve incluir perguntas sobre episódios de despertar noturno relacionado com sintomas, frequência de uso do broncodilatador de ação rápida, capacidade de participação na escola ou em outras atividades, pontuações de PFE, efeitos colaterais de medicamentos e outras visitas a um profissional relacionadas com sintomas de asma.

Os cuidados de enfermagem à criança com asma envolvem tanto cuidados agudos como em longo prazo. Enfermeiros que estão envolvidos com crianças em casa, no hospital, na escola, no ambulatório ou no consultório médico desempenham um papel importante em ajudá-las, juntamente de suas famílias, a aprender a conviver com a doença. A doença pode ser controlada para que não exija visitas ao pronto-socorro ou hospitalização nem interfira na vida familiar, atividade física ou frequência escolar. O processo de enfermagem no cuidado da criança com asma é descrito no boxe *Planejamento para o cuidado de enfermagem*.

Os enfermeiros podem desempenhar uma variedade de intervenções relevantes no cuidado da criança com asma, incluindo educação sobre a doença no ambiente de cuidados primários e nas escolas e outros ambientes comunitários e cuidado da criança com asma no ambiente de pronto-socorro, cuidados ambulatoriais e cuidados intensivos. Os enfermeiros também obtêm informações sobre como a asma afeta as atividades cotidianas e o autoconceito da criança, a adesão da criança e da família à terapia prescrita e suas metas pessoais de tratamento. Deve ser feito um esforço para construir uma parceria entre a criança e a família e a equipe de saúde, e a comunicação efetiva é parte essencial dessa parceria. É importante avaliar a satisfação da criança e da família com o nível de controle da asma e com a qualidade do cuidado, sua percepção da gravidade da doença e seu nível de apoio social.

Uma das grandes ênfases do cuidado de enfermagem é o manejo dos cuidados pela família. Os pais são ensinados a reconhecer e responder aos sintomas de broncospasmo, manter a saúde e prevenir complicações e promover atividades normais. O plano de ação deve ser revisado periodicamente pelo menos a cada 6 meses em crianças com doença moderada a grave; devem ser discutidos fatores precipitantes, manejo da doença e uso de medicamentos. O enfermeiro deve verificar as crenças ou práticas culturais ou étnicas que influenciam o autocuidado e que podem necessitar de modificações nas abordagens educacionais para atender às necessidades da família.

Prevenção da exposição a alergênios

Um dos objetivos do manejo da asma é evitar uma crise. Pais e filhos precisam saber como evitar os alergênios que precipitam os episódios de asma. O enfermeiro deve orientar os pais e a criança sobre como modificar o ambiente para reduzir o contato com o(s) alergênio(s) agressor(es). Alertar os pais para evitar e expor uma criança sensível a condições climáticas extremas (p. ex., frio excessivo, vento) e outros irritantes (p. ex., fumaça, *sprays*, aromas). Os alimentos que provocam sintomas devem ser eliminados da dieta.

Aproximadamente de 2 a 6% das crianças com asma são sensíveis ao ácido acetilsalicílico; portanto, os enfermeiros devem alertar os pais para o uso de outros medicamentos analgésicos ou antipiréticos para desconforto ou febre e para lerem os rótulos das embalagens. Os pais devem ser orientados a evitar a administração de ácido acetilsalicílico a qualquer criança devido à associação com a síndrome de Reye, a menos que seja especificamente recomendado e sob a supervisão médica. Compostos de salicilato estão presentes em outros medicamentos comuns, como antiácidos, que devem ser evitados. Crianças com asma induzida por ácido acetilsalicílico também podem ser sensíveis a anti-inflamatórios não esteroides (AINEs) e tartrazina (corante amarelo número 5, um corante alimentar comum).

> **! ALERTA PARA A ENFERMAGEM**
>
> O paracetamol é o analgésico de escolha para crianças asmáticas.

Alívio do broncospasmo

Ensine os pais e as crianças com mais idade a reconhecerem os primeiros sinais e sintomas de uma crise iminente para poderem controlá-la antes que os sintomas se tornem desconfortáveis. A maioria das crianças consegue reconhecer sintomas prodrômicos bem antes de uma crise (cerca de 6 horas) e implementar a terapia preventiva. Os sinais objetivos que os pais podem observar incluem rinorreia, tosse, febre baixa, irritabilidade, prurido (especialmente na frente do pescoço e do peito), apatia, ansiedade, distúrbios do sono, desconforto abdominal e perda de apetite.

Crianças que usam nebulizador, MDI, Diskus® ou Turbohaler® para administrar medicamentos precisam aprender a usar o dispositivo corretamente (Figura 21.8). O dispositivo MDI (Figura 21.9) administra a medicação diretamente nas vias aéreas; portanto, a criança precisa aprender a respirar lenta e profundamente para melhor distribuição às vias aéreas estreitadas (ver boxe *Cuidado centrado na família*).

Lactentes e *toddlers* e crianças que não conseguem manipular o MDI ou prender a respiração por 10 segundos devem usar um espaçador. Um espaçador é um tubo de 10 a 20 cm que se encaixa na extremidade do bocal MDI. Esses dispositivos permitem que o pai ou a criança distribuam a medicação do MDI no espaçador, a partir do qual a criança inala a medicação enquanto respira lenta e constantemente em seu próprio ritmo. Os espaçadores também ajudam a prevenir infecções fúngicas na boca quando os corticosteroides são inalados por meio de um MDI.

> **! ALERTA PARA A ENFERMAGEM**
>
> Inalações com β_2-agonistas de longa duração (LABA) (salmeterol) devem ser usados apenas conforme indicado (geralmente, a cada 12 horas) e não com mais frequência. Eles não se destinam a aliviar os sintomas asmáticos agudos.

O enfermeiro também precisa alertar a criança e os pais sobre os efeitos adversos dos medicamentos prescritos e os perigos do uso excessivo de β_2-agonistas. Eles devem saber que é importante usar esses medicamentos quando necessário, mas não indiscriminadamente ou como substituto para evitar o alergênio causador dos sintomas. Alerte os pais contra a compra de formulações de venda livre, porque esses medicamentos podem colocar as crianças em risco de toxicidade ou de aumento da dosagem de um medicamento. Eduque os pais sobre como ler os rótulos dos alimentos e lanches industrializados para determinar a presença de alergênios.

A família deve obter um medidor de PFE e aprender a usar esse dispositivo para monitorar a asma da criança. Um plano de ação que inclua as três zonas do medidor de fluxo de pico e os medicamentos para asma da criança pode ser obtido com o médico que atende a criança. Um

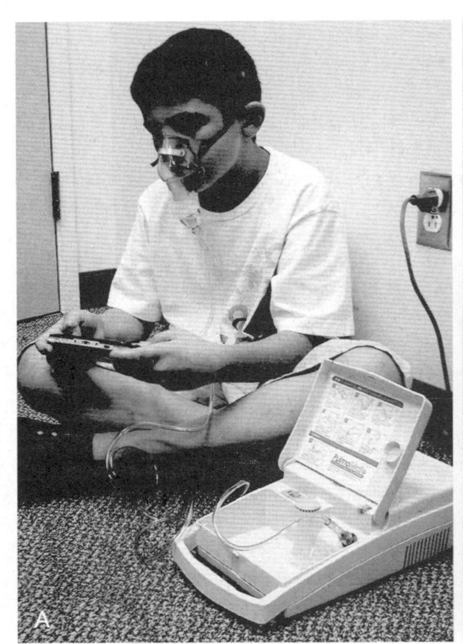
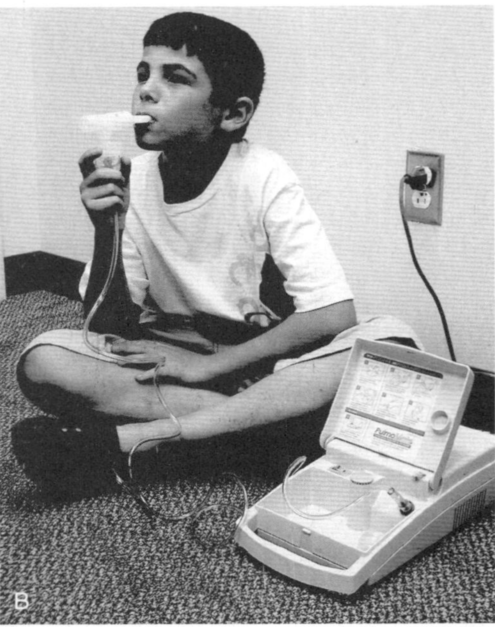

Figura 21.8 Crianças com asma podem fazer o tratamento de aerossol nebulizado com (**A**) uma máscara ou (**B**) um bocal. (Cortesia de Texas Children's Hospital, Houston, TX.)

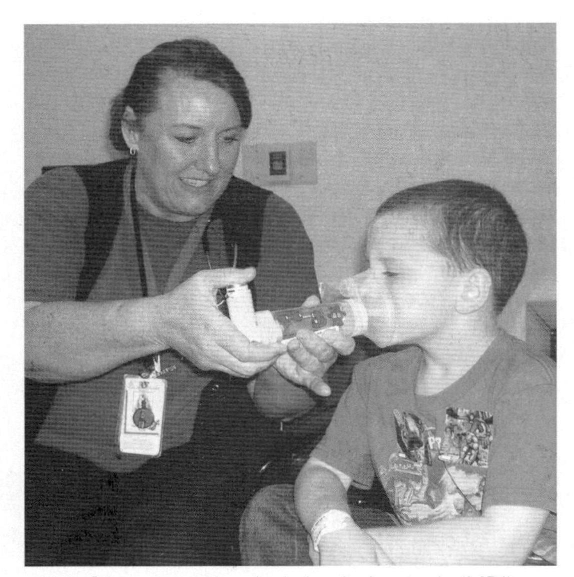

Figura 21.9 Criança usando o inalador dosimetrado (MDI) com espaçador e máscara facial.

plano de ação escrito para o controle da asma pode reduzir significativamente as visitas ao pronto-socorro, os dias de internação hospitalar, os dias de ausência escolar e o risco de morte por asma (Lakupoch, Manuyakorn, Preutthipan et al., 2018; Liu et al., 2020). Medicamentos usados para crises de asma também devem ser incluídos no plano. Esse plano de ação deve ser usado para tomar decisões sobre o manejo da asma em casa e na escola. O enfermeiro pode auxiliar a criança e a família na elaboração desse plano, enfatizando que a criança e a família determinam o sucesso do plano e não os profissionais de saúde.

A criança deve ser protegida de uma infecção do trato respiratório, que pode desencadear uma crise ou agravar o estado asmático, especialmente aquelas de menos idade, cujas vias aéreas são mecanicamente menores e mais reativas. A vacinação anual contra a gripe é recomendada para todas as crianças com mais de 6 meses. O

Cuidado centrado na família

Uso de um inalador dosimetrado[a]

Etapas para verificar a quantidade de medicamento no recipiente.

1. Se o recipiente for novo, estará cheio.
2. Verifique o rótulo do produto para ver quantas inalações podem ser administradas a partir de um recipiente.
3. A maneira mais precisa de determinar quantas doses permanecem em um inalador dosimetrado (MDI) é contar e registrar cada dose à medida que é usada.
4. Muitos inaladores de pó seco têm um dispositivo de contagem de dose ou indicador de dose no recipiente que mostra quando o recipiente está vazio.
5. Colocar inaladores de pó seco ou MDIs com hidrofluoroalcanos na água irá danificá-los.

Etapas para usar o inalador com bocal.

1. Remova a tampa e segure o inalador na posição vertical.
2. Agite o inalador.
3. Instale o espaçador, conforme apropriado.
4. Incline ligeiramente a cabeça para trás e expire lentamente.
5. Com o inalador na posição vertical, aproxime o bocal a cerca de 3 a 4 cm da boca ou insira na boca, formando uma vedação hermética entre os lábios e o bocal.
6. No final de uma expiração normal, pressione a parte superior do recipiente do aplicador com firmeza para liberar o medicamento (na boca) e inspire lentamente (cerca de 3 a 5 segundos). Pare de pressionar a parte superior do recipiente.
7. Prenda a respiração de 5 a 10 pelo menos segundos para permitir que o medicamento em aerossol alcance profundamente os pulmões.
8. Retire o inalador e expire lentamente pelo nariz.
9. Aguarde 1 minuto entre as aplicações (se for necessária uma inalação adicional) ao usar um broncodilatador.
10. Recoloque a tampa no MDI.
11. Se estiver usando um corticosteroide, lave a boca ou tome uma bebida para remover a medicação residual (que pode causar o desenvolvimento de uma infecção por fungos).

(*Continua*)

Cuidado centrado na família

Uso de um inalador dosimetrado[a] (continuação)

Etapas para usar o inalador com um AeroChamber (ver Figura 21.9).

1. Retire a tampa e segure o inalador na vertical.
2. Agite o inalador.
3. Anexe o AeroChamber.
4. Para modelos de AeroChamber com bocal, coloque o inalador na posição vertical e, em seguida, insira o bocal na boca, formando uma vedação hermética entre os lábios e o bocal.
5. Para modelos de AeroChamber com máscara, aplique a máscara AeroChamber no rosto da criança e certifique-se de que haja uma boa vedação.
6. Peça à criança para respirar de forma lenta e regular. Pressione a parte superior do inalador com firmeza para liberar o medicamento (no AeroChamber) enquanto a criança inspira e expira lentamente. Relaxe a pressão na parte superior do recipiente.
7. Segure o AeroChamber sobre o rosto da criança até completar seis ciclos respiratórios. Forneça uma inalação de cada vez e espere 1 minuto entre as inalações ao usar um broncodilatador.
8. Remova o inalador e o AeroChamber. Recoloque a tampa no MDI. O AeroChamber deve ser lavado semanalmente com água e sabão.

Problemas comuns com crianças que usam inaladores:

- A criança recusa ou resiste ao tratamento
- A inalação é muito rápida
- A criança não consegue coordenar o *spray* com a inalação
- A respiração não é mantida por tempo suficiente após a inalação.

[a]Pó seco inalado, como budesonida, requer uma técnica de inalação diferente. Para usar um inalador de pó seco, a base do dispositivo deve ser girada até ouvir um clique. É importante fechar bem a boca ao redor do bocal do inalador e inalar rapidamente.

esquema de vacina pneumocócica conjugada (PCV13) para proteção contra infecção pneumocócica faz parte do calendário de vacinação infantil de rotina, recomendado para todas as crianças de 2 a 59 meses de vida. Além disso, uma vacina pneumocócica polissacarídica adicional (PPSV23) é recomendada para crianças de alto risco, incluindo as asmáticas em uso prolongado de corticosteroides em altas doses (American Academy of Pediatrics, Committee on Infectious Diseases, 2018). Os equipamentos utilizados pela criança, como nebulizadores, devem ser mantidos absolutamente limpos para diminuir as chances de contaminação por fungos e bactérias.

Ensine e incentive exercícios respiratórios e o controle da respiração para crianças que demonstram prontidão e forneça informações sobre atividades que promovam a respiração diafragmática, a expansão lateral e a melhora da mobilidade da caixa torácica. Podem ser usadas técnicas lúdicas para ensinar crianças mais novas a prolongar o tempo de expiração e aumentar a pressão expiratória, como soprar bolas de algodão ou de pingue-pongue sobre uma mesa, soprar um cata-vento, soprar bolhas de sabão ou impedir que um tecido caia soprando-o contra a parede.

Os programas de autocuidado e autogestão da asma são importantes para ajudar a criança e a família a lidar com a condição. A maioria dos programas de autocuidado da asma para crianças transmite vários princípios. Primeiro, que a asma é uma doença comum que pode ser controlada com terapia medicamentosa apropriada, controle ambiental, educação e habilidades de manejo. Em segundo lugar, que é muito mais fácil prevenir do que tratar um episódio de asma; a adesão a um programa terapêutico é necessária para prevenir crises. Terceiro, que crianças com asma podem viver uma vida plena e ativa. Embora uma visita ao pronto-socorro ou hospital não seja desejável devido a uma crise da asma, também é uma oportunidade de avaliar o conhecimento atual da criança e da família sobre a asma, os fatores desencadeantes, a prevenção e o tratamento para evitar futuras visitas. A técnica utilizada para administração de MDI ou nebulizador deve ser observada e, quando necessário, devem ser fornecidas novas orientações.

Os acampamentos para asmáticos oferecem uma oportunidade para as crianças com asma se envolverem em atividades físicas enquanto aprendem sobre sua doença em um ambiente controlado com seus colegas e profissionais de saúde. Crianças que frequentam acampamentos para asmáticos muitas vezes demonstram melhores habilidades de autocuidado da condição.

Programas independentes e folhetos para educação do paciente estão disponíveis na Asthma and Allergy Foundation of America[b] e na American Lung Association.[c] O National Heart, Lung, and Blood Institute[d] fornece materiais educativos sobre a asma no ambiente escolar. Parâmetros de prática e diretrizes projetadas para profissionais de saúde estão disponíveis no *site* da American Academy of Allergy Asthma and Immunology.[e]

Apoio à criança e à família

O enfermeiro que trabalha com crianças com asma pode fornecer apoio de várias maneiras. Muitas crianças expressam frustração porque suas crises interferem nas atividades diárias e sociais. Essas crianças precisam da garantia da equipe de saúde de que podem aprender a controlar e lidar com sua asma e ter uma vida normal.

Crianças em situações familiares disruptivas (p. ex., divórcio, separação, violência, batalhas de custódia) podem desconsiderar seu regime diário de medicação para asma como resultado de negligência por parte de adultos responsáveis por seus cuidados. Adolescentes que lutam com um senso de identidade e imagem corporal muitas vezes consideram a asma como uma condição que "desaparecerá", especialmente se houver um lapso de tempo entre os sintomas, podendo abandonar o regime terapêutico. Encaminhar para aconselhamento e orientação é adequado quando a vida da criança ou do adolescente está potencialmente em perigo e o regime terapêutico da asma é abandonado devido a crises pessoais ou familiares.

A adaptação em curto e longo prazo de crianças com asma muitas vezes depende da aceitação da doença pela família. A tarefa de conviver no dia a dia com crianças afetadas por crises asmáticas periódicas envolve toda a família. Durante períodos de estresse provocado, incentive os pais a promover uma vida o mais normal possível para seus filhos.

FIBROSE CÍSTICA

A fibrose cística (FC) é uma condição caracterizada pela disfunção de glândulas exócrinas (ou produtoras de muco) que produz um comprometimento multissistêmico, principalmente nos sistemas pulmonar e digestivo. A criança afetada herda o gene defeituoso autossômico recessivo de ambos os pais, com um risco geral de 25% a cada gravidez de adquirir os genes defeituosos. A condição tem uma frequência de 1 em 3.500 nascidos vivos principalmente entre brancos; a incidência em outros grupos étnicos varia, afetando 1 em 15 mil afro-americanos nascidos vivos e 1 em 9.200 hispânicos nascidos vivos (Egan, Schecter e Voynow, 2020). O gene mutado responsável pela FC está localizado no braço longo do cromossomo 7. Esse gene codifica uma proteína de 1.480 aminoácidos chamada **regulador de condutância transmembrana da fibrose cística (CFTR,** *cystic fibrosis transmembrane conductance*

[b]1235 South Clark Street, Suite 305, Arlington, VA 22202; 800-7-ASTHMA; http://www.aafa.org.

[c]55 W. Wacker Drive, Suite 1150, Chicago, IL 60601; 1-800-586-4872; http://www.lungusa.org.

[d]NHLBI Health Information Center, Building 31, 31 Center Drive, Bethesda, MD 20892; 301-496-5449; http://www.nhlbi.nih.gov.

[e]555 E. Wells St., Suite 1100, Milwaukee, WI 53202; 414-272-6071; http://aaaai.org.

regulator). A proteína CFTR está relacionada com uma família de glicoproteínas ligadas à membrana. As glicoproteínas constituem um canal de cloreto ativado por AMPc e regulam outros canais de cloreto e de sódio nas superfícies das células epiteliais.

Fisiopatologia

Com a descoberta do gene CFTR, continuam a ser feitos estudos para determinar seus efeitos multissistêmicos sobre o organismo. Vários aspectos clínicos caracterizam a FC: aumento da viscosidade nas secreções das glândulas mucosas, grande elevação dos eletrólitos no suor, aumento de vários constituintes orgânicos e enzimáticos da saliva e anormalidades na função do sistema nervoso autônomo. Embora tanto o sódio quanto o cloreto sejam afetados, a mutação parece ser resultado principalmente da movimentação anormal do cloreto; o CFTR parece funcionar como um canal de cloreto.

Crianças com FC demonstram diminuição da secreção de bicarbonato e cloreto pelo pâncreas e aumento de sódio e cloreto tanto na saliva como no suor. Essa última característica é a base para o teste diagnóstico de cloreto no suor. A anormalidade eletrolítica do suor está presente desde o nascimento, continua ao longo da vida e não está relacionada com a gravidade da doença ou à extensão do envolvimento de outros órgãos. O teor de sódio e cloreto no suor de 98 a 99% das crianças com FC é de duas a cinco vezes maior do que o de crianças sem a doença.

O fator primário e responsável por muitas das manifestações clínicas da doença é a obstrução mecânica causada pelo aumento da viscosidade nas secreções das glândulas mucosas (Figura 21.10). Em vez de produzir uma secreção fina e fluida, elas produzem uma mucoproteína espessa que se acumula, dilatando as glândulas. Pequenas passagens em órgãos como o pâncreas e os bronquíolos ficam obstruídas conforme as secreções precipitam ou coagulam para formar concreções nas glândulas e nos ductos.

No pâncreas de muitos pacientes, secreções espessas bloqueiam os ductos, levando à **fibrose pancreática** causada por dilatações císticas dos ácinos (pequenos lobos da glândula) que sofrem degeneração e fibrose difusa progressiva. O bloqueio impede que as enzimas pancreáticas essenciais cheguem ao duodeno, o que causa um prejuízo acentuado na digestão e absorção de nutrientes, especialmente gorduras e proteínas. A absorção prejudicada se reflete em fezes volumosas que são espumosas devido à gordura não digerida (**esteatorreia**) e malcheirosas devido à proteína putrefata (**azotorreia**).

A incidência de diabetes melito (diabetes relacionado com fibrose cística [DRFC]) é maior em crianças com FC do que na população em geral, o que pode ser resultado de alterações na arquitetura pancreática e diminuição do suprimento sanguíneo ao longo do tempo. A DRFC é relatada como a complicação mais comum associada à FC. Aproximadamente de 40 a 50% das pessoas com FC desenvolverão diabetes até os 30 anos, o que está associado ao aumento da morbidade e mortalidade.

No entanto, à medida que a idade aumenta a probabilidade de desenvolver DRFC e a sobrevida melhora, a proporção de adultos com FC com DRFC pode exceder a estimativa atual de 40 a 50% (Kayani, Mohammed e Mohiaddin, 2018). A deficiência grave de insulina ocorre como resultado da disfunção das células β das ilhotas pancreáticas e pode ocorrer resistência à insulina, especialmente durante o quadro agudo da doença. Portanto, o DRFC tem características de diabetes melito tipo 1 e diabetes melito tipo 2. O nível adequado de insulina parece ser um fator fundamental na manutenção do estado nutricional, que se correlaciona com a função pulmonar ideal. Estudos em adultos mostraram que a redução dos níveis de insulina (um potente hormônio anabólico) contribui para uma mudança para um estado catabólico inflamatório, que potencialmente compromete a função pulmonar (Kayani et al., 2018).

No fígado, é comum o desenvolvimento de obstrução biliar focal (p. ex., colelitíase) e fibrose, que se tornam mais extensas com o

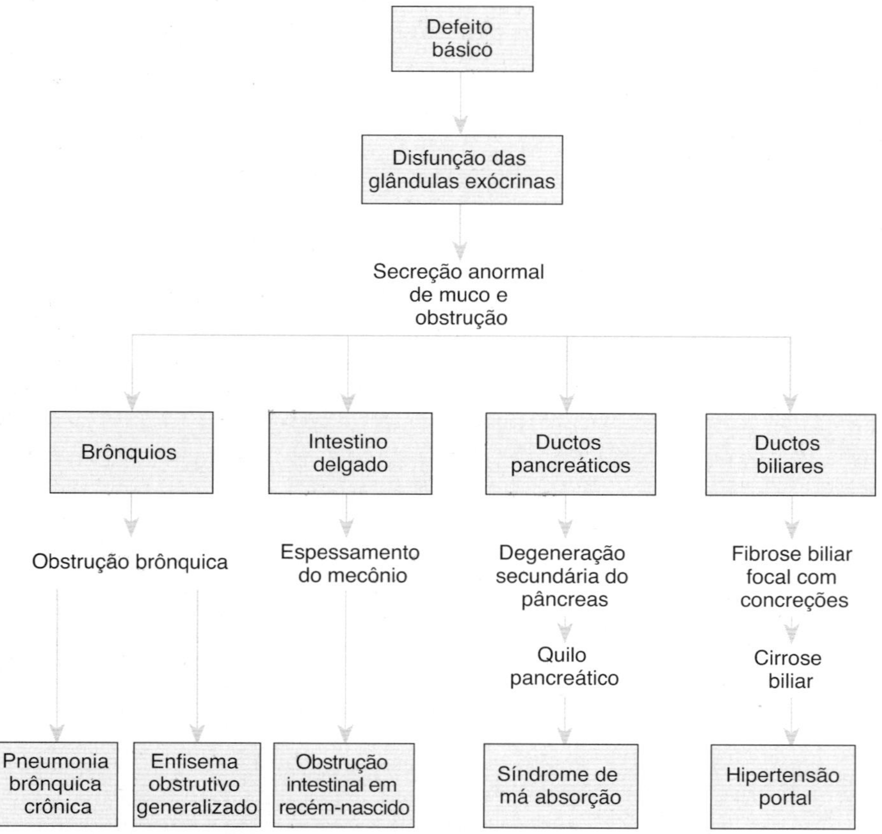

Figura 21.10 Vários efeitos da disfunção das glândulas exócrinas na fibrose cística (FC).

tempo, dando origem a um tipo distinto de cirrose biliar multilobular. Algumas crianças desenvolvem envolvimento hepático extenso, com infiltração gordurosa, apesar da nutrição adequada.

As complicações pulmonares estão presentes em quase todas as crianças com FC, mas o início e a extensão do comprometimento são variáveis. Os sintomas são produzidos pela estagnação do muco nas vias aéreas, com eventual colonização bacteriana, que resulta em destruição do tecido pulmonar. As secreções anormalmente viscosas e firmes são difíceis de expectorar e gradualmente obstruem os brônquios e bronquíolos, causando áreas dispersas de bronquiectasias, atelectasias e hiperinsuflação. O muco estagnado também oferece um ambiente favorável para o crescimento bacteriano. Infecções pulmonares recorrentes na criança com FC resultam em danos maiores e progressivos às vias aéreas. No envolvimento pulmonar grave e progressivo, a compressão dos vasos sanguíneos pulmonares e a disfunção pulmonar progressiva frequentemente levam à hipertensão pulmonar, *cor pulmonale*, insuficiência respiratória e morte.

Os microrganismos mais comumente responsáveis por infecções pulmonares são *P. aeruginosa, Burkholderia cepacia, Staphylococcus aureus* resistente à meticilina (MRSA), *Burkholderia dolosa, S. aureus, H. influenzae, Escherichia coli* e *Kiebsiella pneumoniae. P. aeruginosa* e *B. cepacia* são particularmente patogênicas para crianças com FC, e as infecções são difíceis de erradicar. A infecção por *P. aeruginosa* não é específica da FC, mas ocorre com muito mais frequência na FC do que em outras doenças caracterizadas por obstrução crônica das vias aéreas. O *S. aureus* sensível à meticilina é o microrganismo mais comum que coloniza o trato respiratório e é provável que ocorra como uma coinfecção de *P. aeruginosa, Aspergillus fumigatus* ou *H. influenzae* (Sobin, Kawai, Irace et al., 2017). Crianças com FC que são cronicamente colonizadas por esses microrganismos têm taxas de sobrevivência mais baixas do que as crianças que não são colonizadas. A colonização fúngica por *Candida* ou *Aspergillus* no trato respiratório também é comum em pacientes com FC.

Os sistemas reprodutivos tanto masculinos como femininos de indivíduos com FC são afetados adversamente. As glândulas do colo uterino são frequentemente preenchidas com muco, e grandes quantidades de muco podem bloquear o canal cervical e impedir a entrada de espermatozoides. Mais de 95% dos homens com FC são estéreis devido à obliteração ou atresia do epidídimo, ducto deferente e vesículas seminais, resultando em diminuição ou ausência de produção espermática (Egan et al., 2020).

O crescimento e o desenvolvimento são frequentemente afetados em crianças com formas moderadas a graves de FC. O crescimento físico pode ser restringido como resultado da diminuição da absorção de nutrientes, incluindo vitaminas e gorduras; aumento da demanda de oxigênio para a função pulmonar; e atraso no crescimento ósseo. O padrão habitual é um déficit de crescimento, com aumento da perda de peso apesar do aumento do apetite e deterioração gradual do sistema respiratório. As manifestações clínicas da FC estão listadas no Boxe 21.17.

Boxe 21.17 Manifestações clínicas da fibrose cística.

Íleo meconial[a]

Distensão abdominal
Vômitos
Grande dificuldade para evacuar
Desenvolvimento rápido de desidratação

Manifestações gastrintestinais

Fezes grandes, volumosas, amolecidas, espumosas e extremamente fétidas
Apetite voraz (no início da doença)
Perda de apetite (mais tarde na doença)
Perda de peso
Perda acentuada de tecido
Déficit de crescimento
Abdome distendido
Extremidades finas
Pele desbotada
Evidência de deficiência de vitaminas lipossolúveis A, D, E e K
Anemia

Manifestações pulmonares

Sinais iniciais:

- Respiração ofegante
- Tosse seca e não produtiva

Eventualmente:

- Aumento da dispneia
- Tosse paroxística
- Evidência de enfisema obstrutivo e áreas irregulares de atelectasia

Envolvimento progressivo:

- Tórax hiperinflado em forma de barril
- Cianose
- Baqueteamento dos dedos das mãos e dos pés
- Episódios repetidos de bronquite e broncopneumonia

[a]Em cerca de 10% dos casos.

Avaliação diagnóstica

Tradicionalmente, o diagnóstico de FC costumava se basear em teste positivo de cloreto no suor, ausência de enzimas pancreáticas, radiografias, doença pulmonar obstrutiva crônica e histórico familiar. A adição do teste neonatal positivo mais a confirmação laboratorial de uma anormalidade no gene ou proteína CFTR possibilita o diagnóstico de FC na primeira infância, para que o tratamento possa ser implementado, visando a aumentar a sobrevida global e a qualidade de vida da criança.

Nos EUA, a triagem neonatal universal para FC está disponível nos 50 estados. O teste de triagem neonatal consiste em uma análise de tripsinogênio imunorreativo (IRT) realizada em uma gota seca de sangue, que pode ser seguida de análise direta de DNA para a presença da mutação ΔF508 ou outras mutações na mesma amostra de sangue seco. Uma triagem positiva indica hipertripsinogenemia persistente e não diagnóstica FC, mas identifica lactentes em risco. São necessários exames adicionais para confirmar ou descartar a FC. Os benefícios da triagem e detecção de recém-nascidos incluem intervenção nutricional precoce e preservação da função pulmonar em lactentes identificados. A possível desvantagem da triagem neonatal é a ansiedade dos pais associada a um resultado falso-positivo. Crianças que foram identificadas e tratadas no início da infância com suporte nutricional agressivo tiveram melhoras na altura e no peso até a adolescência (Egan et al., 2020). Embora a tecnologia esteja disponível para realizar a triagem de portadores para a população em geral, essa questão permanece controversa e a implementação generalizada de programas de triagem de portadores não é recomendada. O diagnóstico intrauterino de FC também é possível, com base na detecção de duas mutações de FC no feto.

O achado consistente de concentrações anormalmente altas de sódio e cloreto no suor é uma característica diagnóstica específica da FC. Os pais podem relatar que seu lactente tem um gosto "salgado" quando o beijam. O exame quantitativo de cloreto no suor (iontoforese de pilocarpina) continua sendo uma ferramenta diagnóstica para FC e envolve a estimulação da produção de suor com um dispositivo especial (envolve estimulação com corrente elétrica de 3 mA), coletando o suor em papel-filtro e medindo os eletrólitos. A análise quantitativa requer um volume de suor suficiente (> 75 mg). São coletadas duas amostras separadas para garantir a confiabilidade do exame. Normalmente, o teor de cloreto no suor é inferior a 40 mEq/L, com média de 18 mEq/L. Uma concentração de cloreto superior a 60 mEq/L é diagnóstica de FC; em lactentes com menos de 3 meses, uma concentração de cloreto no suor maior que 40 mEq/L é altamente sugestiva de FC. Em algumas situações, o exame de DNA pode substituir a análise do suor. A presença de uma mutação conhecida por causar FC em cada gene CFTR prediz com alto grau de certeza que o indivíduo tem FC; no entanto, múltiplas mutações no CFTR também podem estar presentes e podem ser detectadas com ensaio de DNA. Mais de 2 mil mutações já foram identificadas no gene CFTR, mas nem todas resultam em FC (Cystic Fibrosis Mutation Database, 2011).

A radiografia de tórax revela atelectasia irregular característica e enfisema obstrutivo. Os TFPs são índices sensíveis da função pulmonar, fornecendo evidências de função anormal das pequenas vias aéreas na FC. Radiografias, incluindo enema de contraste, são usadas para o diagnóstico de íleo meconial.

Outras ferramentas que podem ajudar no diagnóstico incluem gordura nas fezes ou análise enzimática. A análise de fezes requer uma amostra de 72 horas com registro preciso da ingesta de alimentos durante esse período. Em alguns casos, a FC pode não ser diagnosticada até que a criança tenha mais idade e seja vista com manifestações clínicas que anteriormente não eram agudas.

Manejo terapêutico

A melhora da sobrevida entre os pacientes com FC durante as últimas duas décadas pode ser atribuída em grande parte à antibioticoterapia e ao manejo nutricional e respiratório mais eficiente. Os objetivos da terapia para FC são prevenir ou minimizar complicações, garantir uma nutrição adequada para o crescimento normal, estimular a atividade física e promover uma qualidade de vida razoável para a criança e sua família. É necessária uma abordagem multidisciplinar para que o tratamento possa atingir esses objetivos.

Manejo de problemas pulmonares

O manejo dos problemas pulmonares deve ser direcionado à prevenção e ao tratamento da infecção pulmonar, melhorando a ventilação, removendo secreções mucopurulentas e administrando agentes antimicrobianos. Muitas crianças desenvolvem os sintomas respiratórios aos 3 anos. A grande quantidade e viscosidade das secreções respiratórias em crianças com FC contribui para aumentar a probabilidade de infecções do trato respiratório. Infecções pulmonares recorrentes em crianças com FC resultam em maior dano às vias aéreas; as pequenas vias aéreas são destruídas, causando bronquiectasias.

A fisioterapia respiratória tem sido a base fundamental no tratamento de desobstrução das vias aéreas (TDVAs) na prevenção da infecção pulmonar por muitos anos. Várias outras estratégias de TDVAs estão agora disponíveis para auxiliar na remoção de secreções, incluindo percussão e drenagem postural, terapia com pressão expiratória positiva (PEP), técnica de ciclo ativo de respiração, drenagem autogênica, PEP oscilatória, compressões torácicas de alta frequência e exercícios. A decisão sobre a técnica a ser empregada é baseada na criança e na família. Várias técnicas podem ser utilizadas, e geralmente são adaptadas ao longo do tempo. É importante promover a adesão às TDVAs desde a tenra idade. Geralmente, são realizadas em média duas vezes ao dia (ao se levantar e à noite) e com maior frequência se necessário, principalmente durante uma infecção pulmonar. A percussão e a drenagem postural são especialmente úteis para recém-nascidos e lactentes, mas muitas vezes não são adequadas para crianças com mais idade.

A PEP é realizada por meio da expiração forçada moderada através de um dispositivo. Essa manobra cria resistência e uma pressão positiva nas vias aéreas, ajudando a mantê-las abertas. A terapia permite que o fluxo de ar contorne o muco e o mova em direção às grandes vias aéreas, onde pode ser expectorado. Três dispositivos que ajudam a fazer isso são válvulas PEP, *flutters* e *acapellas*. A válvula PEP permite que o ar seja inalado através de uma válvula unidirecional e expelido através de um orifício ou resistência. O **dispositivo *flutter* de remoção de muco** é um pequeno tubo de plástico portátil com uma esfera de aço inoxidável no interior que facilita a remoção do muco (Figura 21.11). Uma *acapella* fornece oscilação de alta frequência, bem como PEP.

O ciclo ativo da técnica de respiração é uma série de técnicas empregadas para ajudar a limpar as secreções. Exemplos incluem expiração forçada, ou "lufada", com a glote parcialmente fechada; exercícios de expansão torácica; relaxamento e controle da respiração. Crianças de menos idade podem aprender técnicas lúdicas, que podem evoluir para essas técnicas à medida que elas crescem.

A drenagem autogênica envolve uma variedade de técnicas de respiração que as crianças com mais idade podem usar para forçar o muco acumulado nos lobos inferiores para dentro das vias aéreas, para que possa ser expelido com sucesso. Percussores portáteis ou aparelhos eletrônicos de vibração torácica podem ser usados para liberar as secreções, mas podem não ser tão eficazes quanto algumas das outras técnicas descritas.

A compressão torácica de alta frequência (CTAF ou HFCC, *high-frequency chest compression*) é realizada com um dispositivo torácico mecânico que é usado para tratamentos periódicos durante o dia. A CTAF fornece entrada e saída rápidas de ar nos pulmões e auxilia na dissolução e eliminação do muco. É uma terapia TDVAS comum usada em pacientes com FC. As terapias de nebulização são geralmente administradas durante a terapia com colete. Alguns estudos relataram uma depuração de muco mais efetiva com esse tratamento do que com outros tratamentos convencionais.

Pacientes com FC regridem quando a terapia TDVAS convencional é descontinuada. Embora seja um tratamento demorado para a criança e a família, é uma parte essencial do cuidado. O exercício físico é um complemento importante para a terapia TDVAS diária. O exercício estimula a excreção de muco e proporciona uma sensação de bem-estar e aumento da autoestima. Qualquer exercício aeróbico de que o paciente goste deve ser encorajado. O objetivo final do exercício é aumentar a capacidade vital pulmonar, remover secreções, aumentar o fluxo sanguíneo pulmonar e manter o tecido pulmonar saudável para fornecer uma ventilação efetiva.

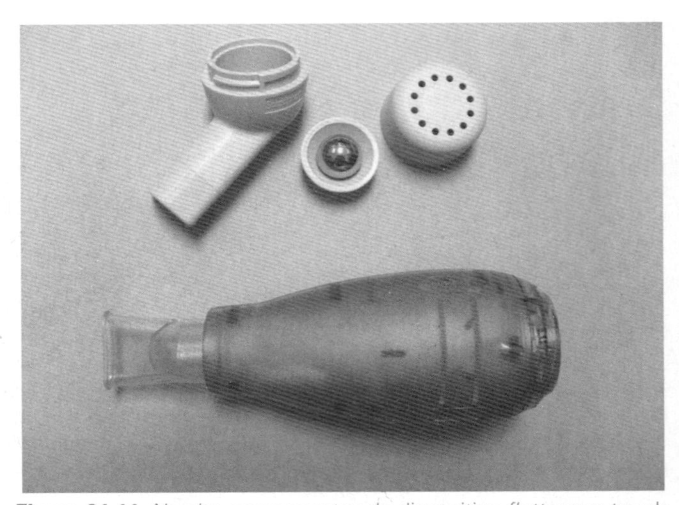

Figura 21.11 *No alto*, componentes do dispositivo *flutter* mostrando a haste do tubo, cone com esfera de aço e topo perfurado. *Embaixo*, o dispositivo *acapella*. (Fonte: Marks, J. H. [2007]. Airway clearance devices in cystic fibrosis. *Paediatric Respiratory Reviews*, *8*[1], 17-23.)

A medicação broncodilatadora administrada em aerossol abre os brônquios para facilitar a expectoração e é administrada antes ou durante a TDVAS, quando o paciente apresenta evidência de doença reativa das vias aéreas ou sibilos. Outro medicamento aerossolizado é a desoxirribonuclease humana recombinante (DNase, conhecida genericamente como dornase alfa), que diminui a viscosidade do muco. É bem tolerado e não apresenta efeitos adversos importantes; reações menores são alterações na voz e laringite. Esse medicamento, administrado uma ou duas vezes ao dia via nebulização, geralmente resulta em melhores na espirometria, TFPs, escores de dispneia e percepções de bem-estar e redução da viscosidade do escarro (Yang, Chilvers, Montgomery et al., 2016).

A nebulização com solução salina hipertônica (6 a 7%) mostrou alguma eficácia em melhorar a hidratação das vias aéreas e aumentar a depuração de muco em pacientes com FC com 6 anos ou mais; esse tratamento, no entanto, causa broncospasmo e pode não ser recomendado para pacientes com doença grave (Goralski & Donaldson, 2014).

As infecções pulmonares devem ser tratadas assim que são reconhecidas. Em pacientes com FC, os sinais característicos de infecção pulmonar – febre, taquipneia e dor torácica – podem estar ausentes. Portanto, um histórico e um exame físico cuidadosos são essenciais. A presença de anorexia, perda de peso e diminuição da atividade alertam o médico para infecção pulmonar e para a necessidade de um regime antibiótico. A tobramicina aerossolizada é benéfica para pacientes com crises pulmonares frequentes (Egan et al., 2020). Esse medicamento geralmente é administrado por nebulizadores a jato ou ultrassônicos após a realização da TDVAS. Esse tipo de sistema de liberação permite a aplicação direta de antimicrobianos, com baixa absorção sistêmica. Não é incomum que a criança com FC receba até dois ou três antibióticos e um medicamento antifúngico para tratar infecções pulmonares secundárias.

A colonização por *P. aeruginosa* e *B. cepacia* sinaliza um envolvimento progressivo. Embora seja impossível erradicar as bactérias, elas podem ser controladas com sucesso. Pacientes com FC metabolizam antibióticos mais rapidamente do que o normal; portanto, a dosagem do fármaco é muitas vezes maior do que o esperado. Dependendo da sensibilidade, *P. aeruginosa* é em geral tratada com piperacilina-tazobactam, ceftazidima, cefepima, imipeném-cilastina, meropeném ou ticarcilina-clavulanato, ciprofloxacino, levofloxacino, tobramicina ou amicacina. O tratamento antibiótico de *B. cepacia* e *S. aureus* deve ser baseado em testes de sensibilidade e sinergia. A duração da terapia depende da resposta do paciente, que é medida por indicadores clínicos, incluindo tosse, fadiga e intolerância ao exercício, além de exames como TFP, radiografia de tórax e medidas de oxigênio.

Antibióticos IV podem ser administrados em casa como alternativa à hospitalização. O uso de cateteres intravenosos centrais de inserção periférica (PICCs, do inglês *peripherally inserted central catheters)* para administração de antibióticos em crianças com FC é uma opção viável, com complicações limitadas e menos punções de agulha para obter amostras de sangue e manter o tratamento muitas vezes prolongado com antibióticos parenterais. Alternativamente, um dispositivo de acesso vascular implantado oferece a vantagem de acesso para coleta de sangue e infusão de antibióticos. Os pacientes podem receber antibioticoterapia em casa e continuar as atividades diárias com interrupções mínimas. No entanto, quando a função pulmonar não melhora com o tratamento ambulatorial, a hospitalização pode ser recomendada para antibioticoterapia contínua e TDVAS vigorosa. A administração de oxigênio é usada para crianças com episódios agudos, mas deve ser empregada com cautela porque muitas crianças com FC apresentam retenção crônica de dióxido de carbono e o uso não supervisionado de oxigênio pode ser prejudicial (ver Capítulo 20, seção *Terapia de oxigênio*). Com a repetição de episódios de infecção e inflamação, podem se desenvolver cistos brônquicos e enfisema. Esses cistos podem se romper, resultando em pneumotórax.

> **! ALERTA PARA A ENFERMAGEM**
>
> Os sinais de pneumotórax geralmente são inespecíficos e incluem taquipneia, taquicardia, dispneia, palidez e cianose. Uma queda sutil na saturação de oxigênio (medida por oximetria de pulso) pode ser um sinal precoce de pneumotórax.

A observação de estrias de sangue no escarro geralmente está associada ao aumento da infecção pulmonar ou à doença pulmonar avançada. Hemoptise superior a 250 mℓ/24h para a criança com mais idade (menos para uma criança mais nova) indica um evento potencialmente fatal e precisa ser tratado imediatamente. Às vezes, o sangramento pode ser controlado com repouso no leito, antibióticos IV, reposição da perda aguda de sangue, estrogênios conjugados IV ou vasopressina e correção de problemas de coagulação com vitamina K ou plasma fresco congelado. Se a hemoptise persistir, o local do sangramento deve ser localizado por broncoscopia e cauterizado ou embolizado.

Pode se desenvolver polipose nasal em dois terços dos pacientes com FC e ocorrer devido à inflamação crônica. O tratamento dos pólipos nasais inclui o uso de corticosteroides intranasais, anti-histamínicos orais, descongestionantes e, às vezes, irrigações nasais prescritas. Se essas medidas não forem efetivas, podem ser necessárias intervenções cirúrgicas.

Como se acredita que o dano pulmonar em pacientes com FC seja causado pelo processo inflamatório que ocorre com infecções frequentes, o uso de corticosteroides tem sido estudado. No entanto, o tratamento com corticosteroides por períodos prolongados demonstrou apenas uma eficácia modesta e numerosos efeitos colaterais, incluindo restrição de crescimento linear, anormalidades de tolerância à glicose e formação de catarata. Os medicamentos anti-inflamatórios (AINEs) demonstraram diminuir a taxa de declínio da função pulmonar e reduzir a necessidade de antibióticos intravenosos em pacientes jovens com envolvimento pulmonar leve. Embora essa terapia seja geralmente bem tolerada, é essencial o monitoramento cuidadoso dos efeitos adversos (sangramento GI).

O transplante pulmonar é a última opção terapêutica para muitos pacientes com FC grave. Procedimentos coração-pulmão e duplo pulmão foram realizados com sucesso em crianças com doença vascular pulmonar avançada e hipoxia; entretanto, a literatura atual ainda discute se esses procedimentos melhoram significativamente a qualidade de vida e as taxas de sobrevida em crianças com FC. Alguns especialistas afirmam que infecções como *B. cepacia*, diabetes e idade avançada representam um fator negativo para a sobrevivência a longo prazo após o transplante (Egan et al., 2020).

Manejo de problemas gastrintestinais

O principal tratamento para a insuficiência pancreática é a reposição de enzimas pancreáticas, que são administradas com as refeições e lanches para garantir que as enzimas digestivas se misturem com os alimentos no duodeno. Produtos com revestimento entérico impedem a neutralização das enzimas pelos ácidos gástricos, permitindo que a ativação ocorra no ambiente alcalino do intestino delgado. A quantidade necessária de enzima depende da gravidade da insuficiência, da resposta da criança à reposição enzimática e das diretrizes publicadas. O esquema de dosagem é baseado na quantidade, em gramas, de gordura consumida ou no peso corporal. Geralmente, são administradas de uma a cinco cápsulas por refeição e uma quantidade menor nos lanches. Para evitar a superdosagem, a reposição enzimática não deve exceder 2.500 unidades de lipase/kg/refeição para crianças com mais de 12 meses de vida (Egan et al., 2020). As cápsulas podem ser engolidas inteiras ou podem ser abertas e o conteúdo polvilhado sobre uma pequena quantidade do alimento a ser ingerido no início da refeição.

A quantidade de enzima é ajustada para alcançar uma curva de crescimento normal e a diminuição no número de evacuações, para uma ou duas por dia. As enzimas pancreáticas devem ser tomadas em até 30 minutos após a refeição. As drágeas com revestimento entérico não devem ser mastigadas ou esmagadas porque a destruição do revestimento pode levar à inativação das enzimas e escoriação da mucosa oral. A formulação em pó é usada para recém-nascidos e lactentes, mas deve ser usada com cautela porque a inalação do pó pode precipitar broncospasmo agudo. O pó também pode começar a pré-digerir o alimento, tornando o paladar desagradável. As enzimas podem ser misturadas a cereais ou frutas, como purê de maçã para lactentes ou em uma pequena quantidade de leite materno ou fórmula para lactentes. Se ocorrerem efeitos colaterais abdominais, como flatulência, dor, fezes amolecidas, edema ou esteatorreia, a dosagem da enzima pode precisar ser reajustada pelo médico.

Crianças com FC precisam de uma dieta balanceada, rica em proteínas e em calorias (devido à sua absorção intestinal prejudicada). De fato, um grupo de especialistas recomenda que crianças e adolescentes de 2 a 20 anos com FC mantenham ingesta energética de 110 a 200% acima dos padrões estabelecidos para pessoas saudáveis (Turck, Braegger, Colombo et al., 2016).

O acompanhamento nutricional regular deve ser parte permanente dos cuidados de saúde da criança com FC e deve ocorrer mensalmente, do nascimento aos 6 meses, depois a cada 2 meses até os 12 meses. Durante o segundo ano de vida, as avaliações de crescimento devem ocorrer a cada 2 a 3 meses, e entre 2 e 18 anos, a cada 3 meses (Turck et al., 2016). A meta de peso e altura nos primeiros 2 anos de vida deve estar acima do percentil 50 nos gráficos de crescimento padrão da Organização Mundial da Saúde, e em crianças de 2 a 18 anos um índice de massa corporal (IMC) acima do percentil 50 deve ser a meta (Turck et al., 2016). A amamentação com suplementação enzimática deve ser continuada pelo maior tempo possível e, quando necessário, suplementada com uma fórmula de alto teor calórico para alcançar a meta adequada de crescimento. Para lactentes alimentados com fórmula, as comercializadas à base de leite de vaca podem ser adequadas para alcançar a meta desejada. Como a absorção de vitaminas lipossolúveis está prejudicada, devem ser administradas formulações hidrossolúveis dessas vitaminas (A, D, E e K) em associação com os multivitamínicos e as enzimas. Quando alimentos ricos em gordura são ingeridos, a criança deve ser incentivada a adicionar uma quantidade extra de enzimas.

Problemas de crescimento, mesmo com suporte nutricional adequado, podem indicar deterioração do estado pulmonar. Pacientes com FC podem apresentar anorexia, por causa da grande quantidade de muco produzida e expectorada, tosse persistente, efeitos de medicamentos, fadiga e distúrbios do sono. Eles podem ser mantidos em regime de suplementos nutricionais orais, suplementos noturnos (ou contínuos) NG ou dieta por gastrostomia ou, raramente, dieta parenteral, em um esforço para construir reservas nutricionais se houver histórico de incapacidade de manter o peso. O uso de um suplemento enzimático deve ser encorajado com a dieta enteral; podem ser administrados no início da perfusão, na hora de dormir e no final da perfusão alimentar.

Íleo meconial e equivalente de íleo meconial, ou obstrução intestinal total ou parcial, podem ocorrer em qualquer idade. A constipação intestinal muitas vezes é resultado de uma combinação de má absorção (seja por dosagem inadequada de enzimas pancreáticas ou não adesão ao tratamento), diminuição da motilidade intestinal e secreções intestinais anormalmente viscosas. Esses problemas geralmente não requerem intervenções cirúrgicas e podem ser tratados com soluções osmóticas administradas por via oral ou por sondas NG, outros laxantes, amaciantes fecais ou por administração retal de diatrizoato de meglumina.

Pode ocorrer prolapso retal em um pequeno número de lactentes com FC, devido à esteatorreia, desnutrição e tosse repetitiva (Egan et al., 2020). O primeiro episódio de prolapso retal é assustador tanto para os pais como para a criança. A redução do prolapso geralmente requer intervenção imediata, sendo realizada por meio do direcionamento do reto de volta ao lugar com um dedo enluvado e lubrificado e a criança em decúbito lateral. O manejo adicional geralmente envolve a tentativa de diminuir o volume de fezes diárias por meio de reposição enzimática.

Crianças com FC muitas vezes apresentam refluxo gastresofágico transitório ou crônico, que deve ser tratado com o antagonista do receptor de histamina apropriado e o fármaco de motilidade GI, modificações na dieta e a posição ereta após as refeições ou lanches.

Tratamento de problemas endócrinos

O manejo do DRFC é fundamental no tratamento terapêutico da criança com FC. O DRFC apresenta uma combinação de resistência à insulina e deficiência de insulina, com homeostase instável da glicose na presença de infecção pulmonar aguda e tratamento. Crianças com FC podem estar em maior risco de problemas de controle de glicose como resultado da diminuição da absorção de nutrientes, anorexia e gravidade da doença pulmonar. O diagnóstico de DRFC é feito usando um exame oral de tolerância à glicose. Crianças com DRFC requerem monitoramento cuidadoso da glicose no sangue e administração de insulina, controle da dieta e de exercícios e análises trimestrais de hemoglobina glicada (A1 c). A prevalência de DRFC aumenta com a idade, e há aumento da morbidade e mortalidade entre crianças com DRFC em comparação com aquelas que não tem a doença (Castellani & Assael, 2017). Complicações microvasculares, como retinopatia e nefropatia, podem ocorrer em crianças e adolescentes com DRFC (O'Riordan, Dattani, & Hindmarsh, 2010). No entanto, a cetoacidose é relatada como rara em indivíduos com DRFC (Egan et al., 2020).

Crianças com DRFC em regime de administração de insulina devem realizar análises de glicose no sangue três vezes ao dia, de preferência antes das refeições. Com DRFC leve, uma única dose diária de insulina de ação prolongada pode ser suficiente para o controle glicêmico. Durante as crises da doença, a hiperglicemia pode ser prevalente.

A saúde óssea é uma preocupação em crianças e adultos com FC. A insuficiência pancreática e o uso crônico de esteroides apresentam riscos potenciais para um crescimento ósseo abaixo do ideal nessas crianças. A avaliação da saúde óssea pela história e avaliação da densidade da massa óssea deve ser considerada na avaliação do estado de saúde da criança (≤ 8 anos) para detectar e prevenir osteoporose e osteopenia.

A administração de hormônio de crescimento humano recombinante está sendo usada para crianças com FC que apresentam retardo de crescimento, para atingir o crescimento ideal. Uma revisão da Cochrane relatou que os benefícios do hormônio do crescimento humano para crianças com FC são aumento da altura, peso e massa de tecido magro e melhora do funcionamento pulmonar (Thaker, Haagensen, Carter et al., 2015). No entanto, não há evidências de que melhore a condição clínica ou a qualidade de vida relacionada com a saúde.

Prognóstico

A média de idade de sobrevida para o paciente com FC é de 37 anos (Egan et al., 2020). Apesar do progresso considerável e do recente aumento de novas modalidades de tratamento, a FC continua sendo uma doença progressiva e incurável. Transplantes de pulmão, coração, pâncreas e fígado aumentaram as taxas de sobrevida entre alguns pacientes com FC. Procedimentos coração-pulmão e duplo pulmão têm sido realizados com sucesso em crianças com doença vascular pulmonar avançada e hipoxia. Os obstáculos que cercam essa técnica são disponibilidade de órgãos; complicações da cirurgia; infecções pulmonares; e recorrência de bronquiolite obstrutiva, que diminui a função do pulmão transplantado.

As terapias moduladoras de CFTR estão disponíveis para pacientes que apresentam mutações específicas no gene CFTR. A Food and Drug Administration dos EUA (2016) aprovou a farmacoterapia para CFTR, nomeadamente, ivacaftor, que está disponível para crianças de 2 anos ou mais, e lumacaftor/ivacaftor, que está disponível para crianças de 6 anos ou mais. A ação dos medicamentos dura 12 horas, portanto são necessárias duas doses diárias (Bulloch, Hanna, & Giovane, 2017; Ren, Morgan, Oermann et al., 2018). Esses medicamentos regulam o fluxo de sódio e de líquidos nas membranas celulares dos órgãos afetados, reduzindo a probabilidade de desenvolvimento de muco viscoso nos órgãos. As recomendações para o uso de moduladores CFTR em pacientes com FC foram desenvolvidas para ajudar os médicos, os pacientes e suas famílias nas decisões sobre o uso desses medicamentos (Ren et al., 2018).

Estão sendo feitos ensaios clínicos para examinar os efeitos do manitol em pó seco inalado para melhorar a depuração mucociliar na FC, por meio da reidratação das vias aéreas. Os achados iniciais mostraram melhora significativa na função pulmonar e no escarro (De Boeck, Haarman, Hull et al., 2017).

As pesquisas atuais e as tecnologias modernas estão explorando métodos para tratar o defeito genético. Por exemplo, vários ensaios clínicos estão em andamento para examinar a viabilidade de corrigir a malformação genética subjacente usando terapia gênica, na qual os pacientes inalam o gene da FC mensalmente por meio de um nebulizador.

Com os avanços da tecnologia, pais e adolescentes são desafiados a estabelecer metas futuras que podem incluir faculdade, carreira, relacionamentos sociais e casamento. Ao mesmo tempo, eles enfrentam morbidade crescente e taxas mais altas de complicações da FC à medida que envelhecem.

Cuidados de enfermagem

A avaliação da criança com FC envolve uma análise abrangente de todos os sistemas afetados, com foco especial nos sistemas pulmonar e GI. A avaliação pulmonar é a mesma descrita para a asma, com atenção especial aos sons pulmonares, observação de tosse e evidência de atividade diminuída ou fadiga. A avaliação gastrintestinal envolve principalmente a observação da frequência e aspecto das fezes e presença de distensão abdominal. O enfermeiro deve estar alerta para evidências de problemas de crescimento ou de ganho de peso (p. ex., perda de peso, perda de massa muscular, palidez, anorexia, diminuição da atividade [em relação aos valores basais]). Os familiares são entrevistados para determinar os hábitos alimentares e de eliminação da criança e confirmar um histórico de infecções frequentes do trato respiratório ou obstrução intestinal na infância.

O enfermeiro deve avaliar o recém-nascido quanto aos padrões de alimentação e evacuação, o que pode identificar um problema potencial, como íleo meconial. O enfermeiro também participa de exames diagnósticos, como triagem inicial do recém-nascido, tripsinogênio imunorreativo, análise de DNA ou teste de cloreto no suor.

A incerteza, o medo e o choque inicial associados ao diagnóstico são assustadores para os pais. Eles devem enfrentar o impacto da natureza crônica e fatal da doença e a perspectiva de tratamento intensivo, para o qual devem assumir grande parte da responsabilidade e podem estar mal preparados para isso. Muitas vezes, há o temor de que não serão capazes de fornecer os cuidados que a criança precisa. Os pais precisam receber explicações cuidadosas sobre a doença, como ela pode afetar sua família e o que podem fazer para fornecer o melhor cuidado possível ao filho. Um dos aspectos mais difíceis do diagnóstico são as implicações inerentes à sua etiologia (ou seja, o reconhecimento de que cada um dos pais contribuiu com o gene responsável pela malformação).

Cuidados hospitalares

A maioria dos pacientes com FC requer hospitalização para tratamento de infecção pulmonar (crise dos sintomas pulmonares), diabetes não controlado ou um problema de saúde coexistente que não pode ser tratado ambulatorialmente. Pacientes com FC podem precisar de isolamento de contato para sua própria proteção e devem usar máscara nas áreas comuns do hospital.

Quando a criança com FC é internada para diagnóstico ou tratamento de complicações pulmonares, devem ser instituídas ou mantidas a aerossolterapia, a percussão torácica e a drenagem postural. Os terapeutas respiratórios geralmente iniciam, supervisionam e realizam esses tratamentos; no entanto, é responsabilidade do enfermeiro monitorar a tolerância do paciente ao procedimento e avaliar a eficácia do procedimento em relação aos objetivos do tratamento. O enfermeiro pode, às vezes, administrar aerossolterapia, realizar percussão torácica e drenagem postural, auxiliar em ACTs como o colete mecânico e ensinar exercícios respiratórios. Planejar o ACT para que não coincida com as refeições é difícil no ambiente hospitalar, mas é essencial para a eficácia desse tratamento.

As avaliações de enfermagem, incluindo observação do padrão respiratório, trabalho respiratório e ausculta pulmonar, são vitais. A oximetria de pulso não invasiva fornece dados valiosos sobre o estado de oxigenação do paciente. A oxigenoterapia suplementar é administrada à criança com desconforto respiratório leve ou moderado.

Um dos desafios da enfermagem no cuidado à criança com FC é estimular a adesão ao regime terapêutico, que muitas vezes envolve o uso de vários muitos medicamentos, incluindo enzimas pancreáticas; vitaminas A, D, E e K; antifúngicos orais para infecção por *Candida*; anti-histamínicos; agentes anti-inflamatórios; e antibióticos orais. Isso pode sobrecarregar a criança. A situação é ainda exacerbada com a necessidade de múltiplos broncodilatadores inalatórios, tratamentos com ACT e aerossóis, potencial monitoramento da glicemia e administração de insulina, vários outros medicamentos e a ocorrência de aumento da produção de muco durante a fase aguda, sendo assim comum a criança com FC se rebelar e não cooperar com o regime prescrito. Persuasão suave, reforço positivo e abertura para negociação podem ser necessários para obter cooperação para a adesão efetiva à terapia.

A dieta da criança com FC representa outro desafio; um planejamento cuidadoso colaborativo com um nutricionista pediátrico, família e criança pode ajudar a diminuir a perda de apetite e a perda de peso que geralmente acompanham a doença. Com a infecção e o aumento do envolvimento pulmonar, o apetite da criança tende a diminuir e, eventualmente, pode se tornar um desafio fornecer nutrição adequada devido à anorexia. A educação nutricional adequada à idade, com metas nutricionais específicas para pacientes com FC, pode aumentar a adesão à terapia enzimática prescrita e aos suplementos nutricionais.

Quando a ingesta dietética não atende às necessidades de crescimento da criança, pode ser considerada uma dieta enteral ou o uso de suplementos. A dieta pode ser administrada por sonda enteral durante a noite para minimizar a interrupção das atividades diárias, incluindo a frequência escolar. Uma sonda de gastrostomia de baixo perfil do tipo *button* oferece à criança poucas restrições de atividade e mínima quebra da imagem corporal em comparação com uma sonda NG ou sonda de gastrostomia convencional. A criança e os pais devem ser encorajados a perceber essa terapia não como um último esforço, mas como um tratamento auxiliar para manter o crescimento ideal e evitar a perda excessiva de peso. Em alguns casos, o enfermeiro mostra aos adolescentes como inserir uma sonda NG para dieta complementar noturna; a sonda pode então ser removida pela manhã.

A criança precisa de apoio durante os vários tratamentos e exames que fazem parte da rotina de hospitalização. O acesso vascular (p. ex., exame de sangue, fluidos intravenosos e medicamentos) quase sempre faz parte do tratamento de cuidados de emergência, e a criança logo associa a hospitalização a esses procedimentos que provocam estresse. Depressão, ansiedade e alteração da autoimagem podem se manifestar em crianças e adolescentes com FC. Adolescentes e adultos jovens são especialmente propensos à depressão devido à percepção do mau prognóstico e às expectativas e objetivos de vida não alcançados.

O apoio à criança e à família é essencial. A natureza progressiva da doença torna cada episódio que requer hospitalização um evento potencialmente fatal. Cuidados de enfermagem qualificados e atenção solidária às necessidades emocionais da criança e da família os ajudam a lidar com o estresse associado a infecções de repetição do trato respiratório e à necessidade de hospitalizações.

Cuidados domiciliares

A maioria das crianças e adolescentes com FC pode ser tratada em casa. Os objetivos do cuidado incluem a normalização das atividades diárias, incluindo a escola e o envolvimento com os pares. O plano de cuidados deve ser flexível para que as atividades familiares sejam interrompidas o mínimo possível. Os pais podem inicialmente precisar de assistência para encontrar e entrar em contato com empresas de materiais de saúde que fornecerão suporte para cuidados domiciliares. Eles também precisam de oportunidades para aprender a usar equipamentos e materiais e resolver problemas que possam encontrar durante a administração da terapia em casa (ver Capítulo 19).

Pacientes e familiares precisam ser orientados sobre a dieta preferencial para fornecimento de refeições nutritivas com a quantidade tolerada de gordura, aumento de proteínas e carboidratos e administração de enzimas pancreáticas e suplementos nutricionais. É importante ressaltar aos pais que as enzimas, na quantidade regulada para as necessidades da criança, devem ser administradas no início de todas as refeições e lanches. Para dietas enterais administradas durante a noite, as enzimas são geralmente administradas no início e no fim do processo.

Um dos aspectos mais importantes da educação dos pais para o cuidado domiciliar é o ensino de ACTs. O sucesso de um programa terapêutico depende da realização consciente desses tratamentos, conforme prescrição. O número de vezes que essas terapias são realizadas a cada dia é determinado individualmente, e muitas vezes os pais aprendem prontamente a ajustar o número e a intensidade dos tratamentos às necessidades da criança. Para infecção pulmonar, podem ser prescritos antibióticos intravenosos para administração domiciliar. Famílias dispostas e competentes podem preferir os cuidados domiciliares com acessos intravenosos; no entanto, essa opção depende de vários fatores, incluindo a disponibilidade de uma equipe capacitada para realizar as múltiplas infusões domiciliares de antibióticos, disposição da família em ajudar nas infusões e adesão à terapia domiciliar. Com o uso de dispositivos de acesso venoso, como cateteres de PICC ou dispositivos de acesso vascular, os pais e a criança aprendem a técnica correta de administração direta no cateter IV. As famílias também precisam de informações sobre os medicamentos e os possíveis efeitos colaterais.

A criança diagnosticada com DRFC deve ser orientada sobre como realizar o automonitoramento da glicemia, a terapia com insulina, o controle da dieta e possíveis complicações relacionadas. Recomenda-se acompanhamento com endocrinologista pediátrico.

Crianças e adolescentes com FC devem receber cuidados de atenção primária à saúde de rotina com atenção especial à dieta, ao crescimento, ao desenvolvimento e às imunizações. Os profissionais de saúde devem estar atentos a qualquer perda de peso ou achatamento da curva de crescimento associada à perda de apetite, o que pode indicar crise pulmonar em crianças com FC. A orientação preventiva sobre questões de disciplina, como incorporar aspectos do regime terapêutico no ambiente escolar e atraso no desenvolvimento puberal, também é uma consideração importante para o profissional de saúde da atenção primária. Os cuidados paliativos domiciliares para a criança ou adolescente com FC em fase de fim de vida podem ser realizados com a assistência de um serviço de *hospice* (ver Capítulo 17).

O enfermeiro pode ajudar a família a entrar em contato com recursos que fornecem ajuda às famílias com crianças acometidas. Vários serviços especiais de saúde pediátrica, muitas clínicas locais, agências privadas, clubes de assistência e outros serviços comunitários oferecem materiais e medicamentos gratuitamente ou a preços reduzidos. A *Cystic Fibrosis Foundation*[f] tem filiais nos EUA que fornecem orientação e serviços para famílias e profissionais.

Apoio à família

Um dos aspectos mais desafiadores do cuidado de uma criança ou adolescente com FC é atender às necessidades emocionais da criança e da família. O diagnóstico, tratamento e prognóstico da FC estão frequentemente associados a muitos problemas e frustrações. O diagnóstico pode evocar nos pais sentimentos de culpa e autorrecriminação.

Os problemas de longo prazo para um lactente, criança ou adolescente com FC são os mesmos encontrados em qualquer doença crônica (ver Capítulo 17). Tanto a criança como a família são obrigados a fazer muitos ajustes, cujo sucesso depende de sua capacidade de lidar com a situação e da qualidade e quantidade de apoio que recebem de fontes externas. São necessários esforços combinados de vários profissionais de saúde para fornecer uma assistência mais abrangente às famílias. Muitas vezes, é o enfermeiro quem avalia a situação domiciliar, organiza e coordena esses serviços e coleta os dados necessários para avaliar a eficácia dos serviços.

A necessidade constante de tratamento várias vezes ao dia coloca uma pressão tremenda sobre a família. As crianças muitas vezes recusam esses tratamentos, e os pais são colocados na posição de ter que insistir na adesão. O estresse e a ansiedade relacionados com essa rotina podem produzir sentimentos de ressentimento tanto na criança quanto nos familiares. Sempre que possível, devem ser disponibilizados cuidadores temporários de confiança para ocasionalmente permitir que os pais relaxem por curtos períodos, sem ansiedade indevida sobre o bem-estar da criança.

A criança ou adolescente pode ficar ressentido com a doença, com a rotina implacável de tratamento e com o necessário cerceamento imposto a atividades e relacionamentos. As atividades da criança são interrompidas ou construídas em torno de tratamentos, medicamentos e dieta. Isso impõe dificuldades e influencia a qualidade de vida da criança. O enfermeiro deve encorajar a criança a frequentar a escola e participar de grupos de pares apropriados à idade, para viver da forma mais normal e produtiva possível. A prática de esportes costuma ser uma parte importante da vida da criança e do adolescente; a interação com os pares inclui experiências de vida valiosas, especialmente para os adolescentes. A criança ou o adolescente com FC devem ser estimulados a participar de atividades esportivas na medida em que a saúde física e pulmonar permitir. O exercício deve ser incentivado a fim de para aumentar a capacidade vital pulmonar, promover o desenvolvimento muscular e melhorar a função cardiovascular.

O enfermeiro deve monitorar adolescentes com FC quanto a sinais de distúrbios alimentares. A necessidade de alto consumo de calorias com a saciedade precoce e um potencial distúrbio da imagem corporal deixam os adolescentes vulneráveis a transtornos alimentares (Quick, Byrd-Bredbenner, & Neumark-Sztainer, 2013). Além disso, a depressão em pacientes com FC tem sido associada a piores resultados de saúde, menor adesão e diminuição da qualidade

[f]4550 Montgomery Avenue, Suite 1100N, Bethesda, MD 20814; 301-951-4422 ou 800-344-4823; http://www.cff.org. No Canadá: Canadian Cystic Fibrosis Foundation, 2323 Yonge St., Suite 800, Toronto, ON M4 P 2C9; 800-378-2233 (ligação gratuita apenas no Canadá); http://www.cysticfibrosis.ca.

de vida (Smith, Georgiopoulos, & Quittner, 2016). À medida que a doença progride, no entanto, o estresse familiar deve ser esperado, e o paciente pode ficar zangado e deixar de cooperar. É importante que o enfermeiro reconheça a mudança nas necessidades familiares e o sofrimento que vivencia à medida que a condição se agrava. As famílias devem ser informadas sobre os recursos para aconselhamento. Os pacientes precisam ser orientados para atividades que lhes permitam expressar raiva, tristeza e medo sem culpa.

Transição para a idade adulta

À medida que a expectativa de vida continua a aumentar para crianças e adolescentes com FC, questões relacionadas com o casamento, sexualidade, reprodução e escolha de carreira tornam-se mais prementes. Os indivíduos do sexo masculino devem ser informados em algum momento de que muitas vezes serão incapazes de ter descendentes. É importante que se faça a distinção entre esterilidade e impotência. Relacionamentos sexuais normais podem ser esperados. Pacientes do sexo feminino podem ter filhos, mas devem ser informadas dos possíveis efeitos deletérios sobre o sistema respiratório decorrentes da gestação. Mulheres com FC que engravidam têm uma incidência maior de trabalho de partos prematuros e de recém-nascido com baixo peso. O estado nutricional e a função pulmonar favoráveis têm uma correlação positiva com desfechos favoráveis da gravidez; portanto, a adequação do estado nutricional e do estado pulmonar devem ser reforçados durante a gestação. As mulheres com FC também precisam saber que seus filhos serão portadores do gene da FC; portanto, é essencial o aconselhamento genético para aqueles que planejam ter filhos. Mulheres adolescentes podem precisar de aconselhamento sobre o uso de anticoncepcionais orais e outras opções contraceptivas.

Adolescentes com FC devem ser encorajados a assumir a responsabilidade pelo manejo da doença para maximizar o seu potencial de vida. Muitos adolescentes e jovens com a doença matriculam-se em faculdades ou escolas de ensino vocacional e técnico e concluem seus estudos por meio de ensino a distância ou frequentando uma escola local. Os jovens devem estabelecer metas de vida e viver uma vida normal na medida em que sua doença permitir.

Uma vida adulta independente deve ser encorajada para crianças com FC. A partir do momento em que elas são capazes de assumir responsabilidade parcial por seus próprios cuidados (p. ex., ACT, tomar enzimas pancreáticas), a independência e a responsabilização devem ser fomentadas. Embora o prognóstico para essas crianças tenha melhorado, muitas precisarão de apoio contínuo para lidar com as demandas de sobrevivência com FC.

O luto antecipado e outros aspectos relacionados com o cuidado de uma criança com doença terminal também fazem parte do cuidado de enfermagem. É importante preparar a criança e os membros da família para as decisões e cuidados de fim de vida, quando apropriado. As famílias podem precisar de informações sobre intervenções específicas, como cuidados paliativos (ver Capítulo 17).

DISTÚRBIOS RESPIRATÓRIOS OBSTRUTIVOS DO SONO

Os distúrbios respiratórios obstrutivos do sono pediátricos afetam aproximadamente 600 mil crianças de 5 a 19 anos nos EUA (Weiss & Owens, 2018). Os distúrbios respiratórios do sono nesse espectro variam de obstrução parcial das vias aéreas superiores a episódios contínuos de obstrução completa das vias aéreas superiores, sendo a forma mais grave a **apneia obstrutiva do sono (AOS)** (Owens, 2020).

A *apneia obstrutiva do sono* é definida pela American Thoracic Society (1996) como um distúrbio da respiração durante o sono, com obstrução parcial prolongada das vias aéreas superiores e/ou obstrução completa, que interrompe a respiração normal e os padrões normais de sono. A hipertrofia adenotonsilar é uma causa comum de AOS, mas o tamanho da amígdala não se correlaciona com o grau de AOS (Owens, 2020). Outras causas de AOS incluem alergias associadas à rinite crônica ou obstrução nasal, anormalidades craniofaciais, refluxo gastresofágico, desvio do septo nasal e correção da fenda palatina (Owens, 2020).

Os sintomas comuns da AOS incluem ronco noturno, pausas respiratórias, asfixia ou respiração ofegante ao despertar, padrões de sono alterados, enurese secundária, sonolência diurna e problemas neurocomportamentais diurnos (Owens, 2020). A AOS deve ser diferenciada do ronco primário, que é o ronco sem apneia obstrutiva ou anormalidades nas trocas gasosas. Se não tratada, a AOS pode resultar em complicações como problemas de crescimento, *cor pulmonale*, hipertensão, falta de atenção, problemas comportamentais (impulsividade, hiperatividade, rebeldia e agressividade), transtorno de déficit de atenção/hiperatividade, hipertensão, disfunção ventricular cardíaca e morte.

O diagnóstico de AOS é feito por um estudo noturno do sono (polissonografia), que fornece evidências de distúrbios do sono, pausas respiratórias e alterações na oxigenação. A polissonografia de seis canais pode ser realizada em crianças de todas as idades com gravação de vídeo ou áudio. A polissonografia pode distinguir entre AOS e ronco primário (Owens, 2020).

A adenotonsilectomia é um tratamento comum para AOS em crianças com hipertrofia adenotonsilar (Owens, 2020). No entanto, as evidências indicam que esse procedimento pode não ser tão bem-sucedido em crianças com obesidade como relatado anteriormente (Boudewyns, Abel, Alexopoulos et al., 2017).

CPAP e BiPAP (ciclos entre alta e baixa pressão) podem ser úteis em crianças com mais idade com AOS cuja condição persiste após intervenção cirúrgica ou em crianças que não são boas candidatas à intervenção cirúrgica. Essas terapias em longo prazo exigem avaliações frequentes para verificar o nível necessário de pressão e a eficácia geral da intervenção.

Os cuidados de enfermagem à criança com AOS envolve detecção precoce, pela observação do padrão de sono do lactente ou criança, participação ativa na polissonografia diagnóstica, observação da oxigenação e dos sinais vitais, aplicação de CPAP quando indicado e monitoramento da resposta do paciente à terapia diagnóstica. O aconselhamento de famílias de crianças com AOS pode envolver aconselhamento dietético para programas de exercícios e controle de peso, uso do equipamento CPAP ou BiPAP e cuidados pós-operatórios diretos após a intervenção cirúrgica de amigdalectomia ou adenoidectomia. Algumas crianças podem resistir ao uso dos dispositivos CPAP ou BiPAP. A persuasão gentil, a paciência, a segurança e o aumento gradual da duração das terapias podem ajudar no ajuste da criança a esses dispositivos.

EMERGÊNCIA RESPIRATÓRIA

INSUFICIÊNCIA RESPIRATÓRIA

Para serem efetivas, as trocas gasosas pulmonares precisam de vias aéreas desobstruídas, pulmões e parede torácica normais e circulação pulmonar adequada. Qualquer situação que afete essas funções ou sua interrelação pode comprometer a respiração. Em geral, o termo **insuficiência respiratória** é aplicado a duas condições: quando há aumento do trabalho respiratório, mas a função de troca gasosa permanece próxima do normal, e quando as pressões normais dos gases sanguíneos não podem ser mantidas, e se desenvolve hipoxemia e acidose secundariamente à retenção de dióxido de carbono.

Insuficiência respiratória é a incapacidade do sistema respiratório de manter as trocas gasosas adequadas. Esse processo envolve disfunção pulmonar que geralmente resulta em comprometimento da troca gasosa alvéolo-capilar, podendo levar a hipoxemia ou hipercapnia. A **parada respiratória** é a cessação completa da respiração. A insuficiência respiratória é a causa mais comum de parada cardiorrespiratória em crianças.

A **apneia** é definida como a interrupção da respiração por mais de 20 segundos ou por um período menor quando associada a hipoxemia ou bradicardia (Kline-Tilford, Sorce, Levin et al., 2013; Krishnan, Raghunandhan, Kumar et al., 2014). A apneia pode ser (1) central, na qual tanto o fluxo aéreo quanto o movimento da parede torácica estão ausentes; (2) obstrutiva, na qual o fluxo aéreo está ausente, mas o movimento da parede torácica está presente; e (3) mista, na qual estão presentes componentes centrais e obstrutivos.

A disfunção respiratória pode ter um início abrupto ou insidioso. As condições que predispõem à insuficiência respiratória são doença pulmonar obstrutiva (aumento da resistência ao fluxo aéreo), doença pulmonar restritiva (expansão pulmonar prejudicada), troca gasosa ineficiente primária (disfunção do controle respiratório ou defeito de difusão) ou uma combinação desses distúrbios. A insuficiência respiratória pode ocorrer como uma emergência ou pode ser precedida por deterioração gradual e progressiva da função respiratória. A maioria das manifestações clínicas é inespecífica e afetada por variações entre pacientes individuais e diferenças na gravidade e duração da inadequação das trocas gasosas.

Reconhecimento de insuficiência respiratória

A insuficiência respiratória que ocorre como resultado de obstrução aguda de uma via área principal ou de parada cardíaca é súbita e prontamente aparente. O desenvolvimento gradual e mais discreto de sinais e sintomas não é reconhecido tão facilmente. A avaliação da adequação respiratória é baseada tanto na avaliação clínica quanto em exames laboratoriais.

A menos que a parada respiratória ocorra repentinamente, os sinais de hipoxemia e hipercapnia geralmente têm um desenvolvimento sutil, tornando-se mais óbvios à medida que a insuficiência respiratória progride. Em situações clínicas em que o comprometimento da ventilação pode ser antecipado, ou as manifestações clínicas indicam hipoxemia iminente, devem ser obtidas análises seriadas da gasometria sanguínea e monitoradas para detectar insuficiência respiratória iminente, e deve ser implementado um tratamento antes que a acidose respiratória se torne extrema.

A observação e o julgamento clínico de enfermagem são vitais para o reconhecimento e o manejo bem-sucedido da insuficiência respiratória. Os enfermeiros devem ser capazes de avaliar uma situação e iniciar a ação apropriada em pouco tempo. As manifestações clínicas de insuficiência respiratória estão listadas no Boxe 21.18.

Boxe 21.18 Manifestações clínicas da insuficiência respiratória.

Principais sinais
Agitação
Taquipneia
Taquicardia
Diaforese

Sinais precoces, porém menos óbvios
Mudanças de humor, como euforia ou depressão
Cefaleia
Alteração na profundidade e padrão ventilatório
Hipertensão
Dispneia de esforço
Anorexia
Aumento do débito cardíaco e do débito renal
Sintomas do sistema nervoso central (p. ex., eficiência diminuída, julgamento prejudicado, ansiedade, confusão mental, agitação, irritabilidade, depressão do nível de consciência)
Batimento de asas do nariz
Retrações
Estridor expiratório
Sibilos ou expiração prolongada

Sinais de hipoxia mais grave
Depressão respiratória
Hipotensão ou hipertensão
Visão alterada
Bradicardia
Arritmias
Sonolência
Estupor
Coma
Dispneia
Cianose, periférica ou central

Manejo terapêutico

As intervenções utilizadas no manejo da insuficiência respiratória são muitas vezes dramáticas, exigindo habilidades especiais e procedimentos de emergência. Se ocorrer uma parada respiratória, os objetivos primários são reconhecer a situação e iniciar imediatamente medidas de reanimação, como abertura das vias aéreas e posicionamento, administração de oxigênio suplementar e ventilação com pressão positiva, aspiração, se necessário, realização de reanimação cardiopulmonar (RCP) e intubação, se o estado da criança continuar a se deteriorar.

Quando a situação não é de parada, a suspeita de insuficiência respiratória é confirmada pela avaliação, e a gravidade é definida pela gasometria capilar ou arterial. Intervenções como abertura das vias aéreas, administração de oxigênio suplementar, posicionamento, estimulação, aspiração, CPAP, BiPAP ou intubação precoce podem evitar uma parada. Quando a gravidade é estabelecida, deve ser feita uma tentativa para determinar a causa subjacente por meio de uma avaliação completa.

Os princípios de manejo são (1) manter a ventilação e maximizar o fornecimento de oxigênio; (2) corrigir hipoxemia e hipercapnia; (3) tratar a causa subjacente; (4) minimizar a falência de órgãos extrapulmonares; (5) instituir terapia específica e inespecífica para controlar as demandas de oxigênio; e (6) antecipar complicações. É fundamental monitorar cuidadosamente a condição do paciente.

Cuidados de enfermagem

A observação e o julgamento clínica de enfermagem são vitais para o manejo bem-sucedido da insuficiência respiratória. O enfermeiro deve monitorar a criança para antecipar uma insuficiência respiratória, determinar um plano de cuidados e avaliar a resposta do paciente ao tratamento. Muitas vezes, a criança é transferida para uma UTI pediátrica. A criança deve ser mantida o mais confortável possível e a observação é voltada para a aparência geral, capacidade de resposta, oximetria de pulso e sinais vitais. A criança deve ser posicionada para permitir expansão pulmonar e conforto máximos, como sentar ereto ou inclinar-se para frente (dependendo da condição respiratória). O enfermeiro deve monitorar cuidadosamente as funções cardíaca e respiratória da criança por observação e por meios eletrônicos.

Crianças com dificuldade respiratória geralmente relaxam depois que a via respiratória é restabelecida e seu esforço respiratório é assistido. No entanto, ficam ansiosas e assustadas quando não conseguem se comunicar; portanto, é importante controlar a ansiedade delas. Isso pode ser feito inicialmente com sedação leve até que a função ventilatória da criança tenha melhorado. Dispositivos de comunicação assistida devem ser oferecidos conforme apropriado à idade e ao desenvolvimento (p. ex., *tablets*, papel e caneta, caixa de figuras).

Os pais muitas vezes se preocupam com as implicações de risco de vida geradas pela necessidade de uma cânula (cânula endotraqueal ou traqueostomia) e os possíveis efeitos secundários em longo prazo no cérebro e no estado psicológico da criança. Para famílias cuja criança tem uma parada respiratória, o apoio deve se concentrar em manter a família informada sobre o estado da criança e ajudá-la a lidar com uma experiência de quase morte ou uma morte real (ver Capítulo 17). Saber que seu filho precisa de RCP é uma experiência assustadora e muitas vezes avassaladora para os pais. A incerteza sobre o resultado em relação à morbidade e mortalidade é a principal preocupação.

Independentemente de uma instituição permitir a presença dos pais durante a RCP, os enfermeiros devem considerar as necessidades, medos e preocupações dos familiares durante essa situação. Se a presença da família não for permitida durante a RCP, os enfermeiros devem providenciar para que alguém permaneça com a família. Após a recuperação ou morte da criança, a família continuará a precisar de apoio e informações de saúde completas sobre as medidas de reanimação, o prognóstico se a criança sobreviver e a causa da morte se a criança falecer.

REANIMAÇÃO CARDIOPULMONAR

A parada cardíaca em crianças ocorre mais frequentemente devido à hipoxemia prolongada secundária à oxigenação, ventilação e circulação inadequadas (choque) do que devido a uma condição cardíaca. Algumas causas de parada cardíaca são lesões, asfixia (p. ex., aspiração de corpo estranho), inalação de fumaça, anafilaxia, evento com risco de vida ou infecção. A parada respiratória está associada a uma melhor taxa de sobrevida do que a parada cardíaca. Após a ocorrência de parada cardíaca, o resultado dos esforços de reanimação é ruim.

A presença de apneia sinaliza a necessidade de ação rápida e vigorosa para evitar a parada cardíaca. Nesse tipo de situação, os enfermeiros devem iniciar a ação imediatamente e notificar a equipe de emergência. No hospital, os materiais de emergência devem estar disponíveis e de fácil acesso em todas as áreas de atendimento ao paciente. As condições dos materiais de emergência devem ser verificadas pelo menos uma vez por dia.

Fora do ambiente hospitalar, a primeira ação em caso de emergência é avaliar rapidamente a extensão de qualquer lesão e determinar se a criança está inconsciente. Uma criança que está lutando para respirar, mas consciente, deve ser transportada imediatamente para um local de suporte avançado de vida (SAV ou em inglês, ALS, *advanced life support*), mantendo a criança na posição que oferece maior conforto. Recomenda-se o transporte por um serviço de atendimento móvel de urgência (SAMU), que pode instituir a SAV imediatamente ou a caminho de um centro médico.

Uma criança inconsciente deve ser manuseada com cuidado para evitar traumatismo adicional se houver uma lesão craniana ou na medula espinal (ver Capítulo 30, seção *Lesões da medula espinal*).

Procedimento de reanimação

Historicamente, a sequência para RCP era A-B-C (*airway*, abertura das vias aéreas; *breathing*, ventilação; e *circulation*, compressões torácicas), mas as diretrizes de 2010 da American Heart Association mudaram essa sequência recomendada para C-A-B a fim de reduzir o tempo até o início das compressões torácicas (Figura 21.12). Também foram feitas modificações na profundidade das compressões, que deve ser de pelo menos um terço do diâmetro anteroposterior do tórax (4 cm em lactentes e 5 cm em crianças maiores). A American Heart Association estipula que a interrupção das manobras pelos socorristas para verificar o pulso não é confiável e desperdiça tempo. Em vez disso, os socorristas devem iniciar a RCP se a criança não responder e não estiver respirando ou não estiver respirando normalmente ou se não for possível detectar um pulso em 10 segundos. A prática de "olhar, ouvir e sentir a respiração" não é mais recomendada. Em 2015, a American Heart Association implementou algumas mudanças nas diretrizes de RCP. As compressões torácicas devem ser de 100 a 120 por minuto e a profundidade da compressão torácica deve ser de pelo menos 5 cm, mas não superior a 6 cm. Cada respiração deve ser fornecida a uma proporção de 1 respiração a cada 6 segundos. A American Heart Association atualizou a recomendação para RCP para socorristas leigos apenas com compressão para incluir compressões torácicas com respirações de resgate para lactentes e crianças em parada cardíaca, uma vez que a maioria das paradas pediátricas tem um componente de asfixia, sendo necessária a ventilação. No entanto, se o leigo não desejar ou não puder fornecer as respirações de resgate, a recomendação é que os socorristas forneçam compressões torácicas para lactentes e crianças (American Heart Association, 2017). A American Heart Association estipula que um desfibrilador manual é preferível a um desfibrilador externo automático (DEA) para desfibrilação de lactentes. O DEA é usado como parte do tratamento da parada cardiorrespiratória em crianças com mais de 1 ano. Se um desfibrilador manual não estiver disponível, é preferível um DEA equipado com um atenuador de dose pediátrico. Se nenhum estiver disponível, um DEA sem atenuador de dose pediátrico pode ser usado (American Heart Association, 2015; Travers, Rea, Bobrow et al., 2010). Ainda há evidências limitadas para garantir a segurança do uso de DEA em lactentes, mas pode ser seguro e efetivo nesse grupo. Devem ser usados dispositivos pediátricos de tamanho apropriado para crianças de menos idade. Os profissionais de saúde são aconselhados a realizar desfibrilação em crianças de 1 ano ou mais após fornecer aproximadamente cinco ciclos de RCP (≈ 2 minutos de ciclos de 30 compressões e 2 ventilações por um socorrista sozinho), desde que o DEA seja sensível aos ritmos pediátricos, o dispositivo é capaz de fornecer uma dose pediátrica de 2 a 4 joules/kg, se está presente um ritmo passível de receber o choque (geralmente, fibrilação ventricular). Na assistência hospitalar em que a dosagem de desfibrilação baseada no peso é possível, a desfibrilação manual é a intervenção de escolha em vez do DEA. Ao usar um DEA, os profissionais de saúde são aconselhados a realizar desfibrilação em adultos e crianças com mais de 8 anos dentro de 5 minutos após o colapso fora do hospital e dentro de 3 minutos no hospital.

Se dois socorristas estiverem presentes, um deles deve iniciar a RCP enquanto o segundo ativa o sistema de emergência ligando para 192 e obtendo um DEA. Os socorristas pediátricos devem fornecer cinco ciclos de suporte básico de vida (≈ 2 minutos) antes de ativar o SAMU; cada ciclo consiste em 30 compressões torácicas e 2 ventilações. Como as paradas pediátricas são mais comumente causadas por parada respiratória, a manutenção da ventilação é fundamental.

Verificação do pulso

Durante uma situação de emergência, palpar o pulso pode ser um desafio. Os pacientes devem ser reavaliados a cada 2 minutos de RCP. O pulso não deve ser avaliado por mais de 10 segundos. A carótida é a artéria mais central e acessível em crianças com mais de 1 ano, mas o pulso femoral também pode ser utilizado. O pescoço curto e muitas vezes obeso de uma criança dificulta a palpação do pulso carotídeo. Portanto, em uma criança, é preferível usar o pulso braquial, localizado na parte interna do braço, na porção média entre o cotovelo e o ombro (Figura 21.13). A ausência de

Componente	Recomendações		
	Adultos	**Crianças**	**Lactentes**
Reconhecimento	Sem resposta (para todas as idades)		
	Sem respiração ou sem respiração normal (ou seja, apenas ofegante)	Sem respiração ou apenas ofegante	
	Ausência de pulso palpado em 10 segundos para todas as idades (somente profissionais de saúde)		
Sequência RCP*	C-A-B		
Taxa de compressão	100 a 120 por minuto		
Profundidade da compressão	Pelo menos 5 cm, mas não mais que 6 cm	Pelo menos 1/3 do diâmetro AP Cerca de 5 cm	Pelo menos 1/3 do diâmetro AP Cerca de 4 cm
Recuo da parede torácica	Permite o recuo completo entre as compressões Os profissionais de saúde alternam os socorristas que realizam as compressões a cada 2 minutos		
Interrupções das compressões	Minimize as interrupções nas compressões torácicas Tente limitar as interrupções a < 10 segundos		
Vias aéreas	Inclinação da cabeça/elevação do queixo (profissionais de saúde suspeitam de traumatismo: protrusão da mandíbula)		
Relação compressão-ventilação (até a assistência avançada de via aérea)	30:2 1 ou 2 socorristas	30:2 Socorrista único 15:2 2 socorristas profissionais (profissionais de saúde)	
Ventilações: quando o socorrista não é treinado ou é treinado e não proficiente	Apenas compressões		
Ventilações com via aérea avançada (profissionais de saúde)	1 respiração a cada 6 segundos (10 respirações/min) Assíncrona com compressões torácicas Cerca de 1 segundo por respiração Elevação visível do tórax		
Desfibrilação	Conecte e use o DEA assim que estiver disponível. Minimize as interrupções nas compressões torácicas antes e após o choque; retome a RCP retomando imediatamente as compressões após cada choque		

*Excluindo os recém-nascidos, nos quais a etiologia de uma parada é quase sempre hipóxica.
NOTA: Informações sobre recém-nascido/neonatal não incluídas.

Figura 21.12 Resumo das manobras de suporte básico de vida para lactentes, crianças e adultos. *DEA*, desfibrilador externo automático; *AP*, anteroposterior; *C-A-B*, compressões torácicas (ou circulação), abertura das vias aéreas, respiração ou ventilação; *RCP*, reanimação cardiopulmonar. (Adaptada de American Academy of Pediatrics, Committee on Infectious Diseases, Kimberlin, D. W., Brady, M. T., Jackson, M. A., & Long, S. S. [Eds.]. [2018]. *Red book: 2018 report of the Committee on Infectious Diseases* [31st ed.]. Itaca, IL: American Academy of Pediatrics.)

pulso carotídeo ou braquial é considerada indicação suficiente para iniciar a massagem cardíaca externa. Socorristas leigos não são ensinados a verificar o pulso, mas são ensinados a procurar sinais de circulação (p. ex., respiração normal, tosse, movimento do ar) em resposta a respirações de resgate.

Compressão torácica

A compressão torácica externa consiste em compressões rítmicas e seriadas do tórax para manter a circulação para os órgãos vitais até que a criança atinja os sinais vitais espontâneos ou até que seja fornecido SAV. As compressões torácicas são sempre intercaladas com a ventilação pulmonar; no entanto, leigos que presenciam uma parada cardíaca em adultos devem realizar compressões torácicas contínuas sem ventilação (American Heart Association, 2015, 2017; Berg, Hemphill, Abella et al., 2010). Para compressões ideais, é essencial que a coluna da criança seja apoiada em uma superfície firme durante as compressões do esterno e que a pressão esternal seja forte, mas não traumática. A cabeça da criança deve ser posicionada para a abertura ideal das vias aéreas, usando a manobra de inclinação da cabeça/elevação do queixo se a coluna cervical estiver estável e não houver lesões no pescoço. É essencial evitar a hiperextensão da cabeça de lactentes pequenos, pois essa manobra tende a fechar a traqueia flexível.

A localização dos dedos para realizar compressão em lactentes deve ser um ponto na parte inferior do esterno logo abaixo da interseção do esterno e uma linha imaginária traçada entre os mamilos (Figura 21.14). As compressões na criança de 1 a 8 anos são aplicadas na metade inferior do esterno (Figura 21.15). A compressão esternal em lactentes é aplicada com dois dedos sobre o esterno, exercendo um impulso firme para baixo; para crianças, a pressão é aplicada com a palma de uma mão ou duas mãos, dependendo do tamanho da criança. As diretrizes da American Heart Association incluem a adição da técnica das mãos envolvendo o tórax e os dois polegares posicionados para as compressões torácicas para lactentes quando dois profissionais de saúde estão presentes (American Heart Association, 2015, 2017; Travers et al., 2010). Na técnica de dois polegares, um dos socorristas coloca os dois polegares lado a lado sobre a metade inferior do esterno do lactente; os dedos restantes envolvem o tórax e sustentam as costas. A técnica de circundar dois polegares não é ensinada a socorristas leigos e não é prática quando um profissional de saúde realiza a reanimação sozinho.

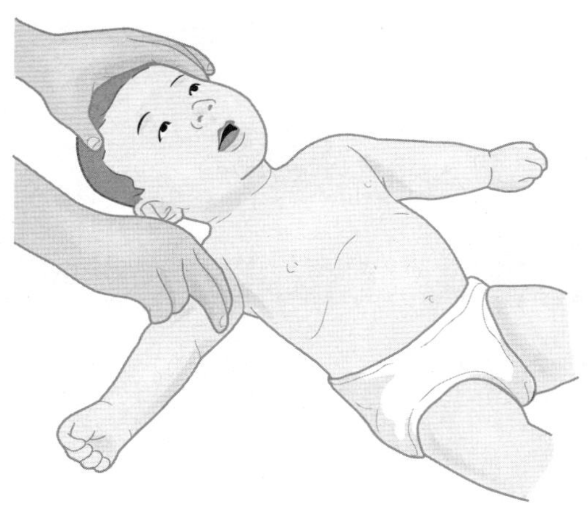

Figura 21.13 Localizando o pulso braquial em uma criança. (Fonte: Proctor, B. D., Niedzwiecki, B., Pepper, J., Madero, P., & Garrels, M. [2017]. *Kinn's the medical assistant* [13th ed.]. St. Louis, MO: Elsevier.)

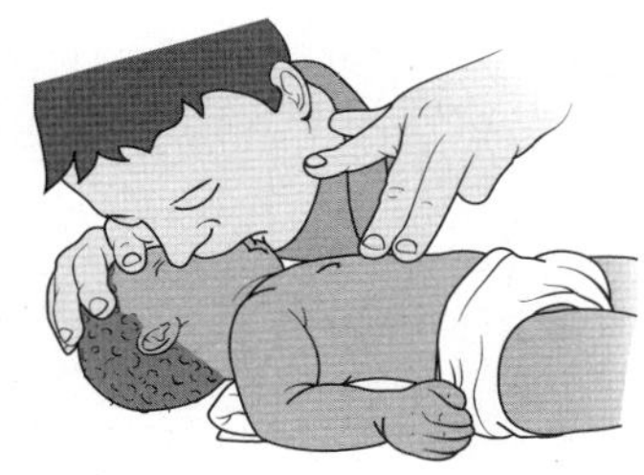

Figura 21.14 Combinação de compressões torácicas e respiração em um lactente.

A RCP com um socorrista deve ser mantida na proporção de 2 ventilações para 30 compressões para todas as idades, até que os sinais de recuperação apareçam. Esses sinais incluem pulsos periféricos palpáveis, retorno das pupilas ao tamanho normal, desaparecimento de manchas e cianose e possível retorno da ventilação espontânea. Quando dois socorristas estiverem presentes, eles devem administrar 2 respirações a cada 15 compressões.

Abertura das vias aéreas

Para uma RCP efetiva, a vítima deve ser colocada de costas em uma superfície firme e plana, com as devidas precauções. Com a perda de consciência, a língua, que está presa ao maxilar inferior, pode relaxar e posteriorizar, obstruindo as vias aéreas. Para abrir as vias aéreas, a cabeça deve ser posicionada com a manobra de inclinação da cabeça/elevação do queixo (se coluna cervical estável) pelo socorrista leigo. Os profissionais de saúde devem abrir as vias aéreas usando a inclinação da cabeça/elevação do queixo ou uma manobra de elevação da mandíbula se houver suspeita de instabilidade da coluna cervical. A inclinação da cabeça é realizada colocando uma mão na testa da vítima e aplicando uma pressão firme para trás com a palma da mão, para inclinar a cabeça para trás. Os dedos da mão livre são colocados sob a porção óssea do maxilar inferior, perto do queixo, para levantar e trazer o queixo para frente (elevação do queixo). A manobra dá suporte à mandíbula e ajuda a inclinar a cabeça para trás (Figura 21.16).

A tração da mandíbula é realizada segurando os ângulos da mandíbula da vítima e levantando com ambas as mãos, uma de cada lado, deslocando a mandíbula para cima e para fora. A tração da mandíbula é recomendada apenas para profissionais de saúde. Se houver suspeita de cervicais, o método de tração da mandíbula deve ser usado enquanto a coluna cervical está completamente imobilizada. Depois que uma via aérea pérvia foi restaurada pela remoção

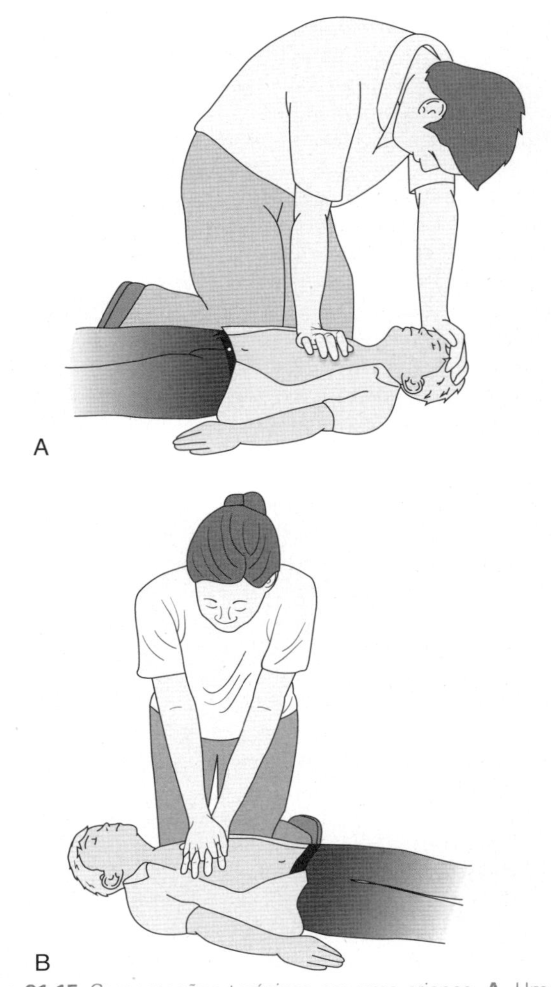

Figura 21.15 Compressões torácicas em uma criança. **A.** Uma mão para crianças menores. **B.** Duas mãos para crianças maiores.

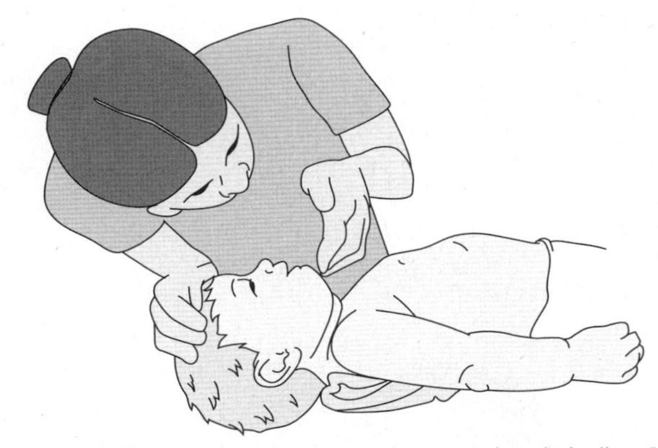

Figura 21.16 Abra as vias aéreas usando a manobra de inclinação da cabeça/elevação do queixo e verifique a respiração.

de material estranho e de secreções (se indicado) e se a criança não estiver respirando, a manutenção da via aérea é continuada e a respiração de resgate é iniciada.

Aplicação de respirações

Para ventilar os pulmões do lactente (do nascimento até 1 ano), a máscara com bolsa e válvula (MBV) ou a boca do operador é colocada de modo que tanto a boca quanto as narinas sejam cobertas usando a técnica E-C (Figura 21.17). Com a MBV, o polegar e o indicador da mão não dominante seguram a máscara na face do paciente (formando um C), enquanto os três primeiros dedos da mesma mão são usados para levantar a mandíbula (formando um E). Se não houver MBV disponível, as crianças (com mais de 1 ano) são ventiladas pela boca enquanto as narinas são mantidas fechadas.

O volume de ar nos pulmões de uma criança é pequeno e as vias aéreas são consideravelmente menores, com resistência ao fluxo potencialmente maior do que em adultos. O socorrista deve fornecer pequenos sopros de ar e avaliar a elevação do tórax para garantir que não ocorra hiperinsuflação. Uma leve elevação do tórax é um indicador suficiente de insuflação adequada e mostra que as vias aéreas estão desobstruídas. As respirações devem ser feitas durante 1 segundo com volume suficiente para fazer o tórax subir. Se o tórax não se elevar, reposicione a cabeça ou a mandíbula e tente novamente.

Medicamentos

Os medicamentos são importantes coadjuvantes da RCP, principalmente na parada cardiorrespiratória, e em crianças são usados durante e após a reanimação. Os medicamentos são usados para (1) corrigir a hipoxemia; (2) aumentar a pressão de perfusão durante a compressão torácica; (3) estimular a contração miocárdica espontânea ou mais forte; (4) acelerar a frequência cardíaca; (5) corrigir a acidose metabólica; e (6) suprimir a ectopia ventricular. Em 2015, a American Heart Association mudou as diretrizes para estabelecer que socorristas leigos podem administrar naloxona para emergências associadas a opioides com risco de morte.

A fluidoterapia apropriada deve ser iniciada imediatamente no hospital ou pela equipe de socorristas durante o transporte (ver Capítulo 20, seção *Terapia parenteral com líquidos*, e o Capítulo 23, seção *Choque*). Um estoque completo de medicamentos de emergência está disponível em todos os veículos de socorro e em todas as unidades hospitalares. O estoque deve ser verificado regularmente (geralmente, uma vez por dia no mínimo). Ao administrar medicamentos durante a RCP, use uma solução salina ou outra solução compatível para lavagem do cateter entre os medicamentos para evitar incompatibilidades medicamentosas. Documente todos os medicamentos, dosagens, hora e via de administração.

OBSTRUÇÃO DAS VIAS AÉREAS

Tentativas de desobstrução das vias aéreas devem ser consideradas para (1) crianças nas quais a aspiração de um corpo estranho é testemunhada ou fortemente suspeita e (2) crianças inconscientes e sem respirar, cujas vias aéreas permanecem obstruídas apesar das manobras usuais para abri-las. Quando há forte suspeita de aspiração, a criança deve ser encorajada a continuar tossindo enquanto a tosse permanecer forte. Em uma criança engasgada consciente, tente aliviar a obstrução somente se:

- A criança não conseguir emitir nenhum som
- A tosse não for efetiva
- Houver dificuldade respiratória crescente com estridor.

> **! ALERTA PARA A ENFERMAGEM**
> Devem ser evitadas buscas cegas com os dedos em todos os lactentes e crianças.

Lactentes

Uma combinação de incursões nas costas (sobre a coluna entre as escápulas) e compressões torácicas (sobre o esterno, o mesmo local das compressões torácicas) é recomendada para aliviar a obstrução do corpo estranho em lactentes (Figura 21.18). O lactente vítima de engasgo deve ser colocado de bruços sobre o braço do socorrista com a cabeça apoiada, mais baixa que o tronco. O socorrista deve apoiar o braço de sustentação firmemente contra a coxa. Devem ser aplicadas até cinco incursões rápidas nas costas, entre as omoplatas do lactente com a palma da mão do socorrista. Aplica-se menos força do que seria necessário em um adulto. Após a aplicação das incursões nas costas, a mão livre do socorrista é colocada nas costas do lactente para que fique mantido entre as duas mãos, certificando-se de que o pescoço e o queixo estejam bem apoiados. Enquanto o socorrista mantém o apoio com a cabeça da criança mais baixa que o tronco, ela é virada e colocada em decúbito dorsal sobre a coxa do socorrista, onde até cinco compressões torácicas na direção para baixo são aplicadas em rápida sucessão no mesmo local das compressões torácicas externas descritas

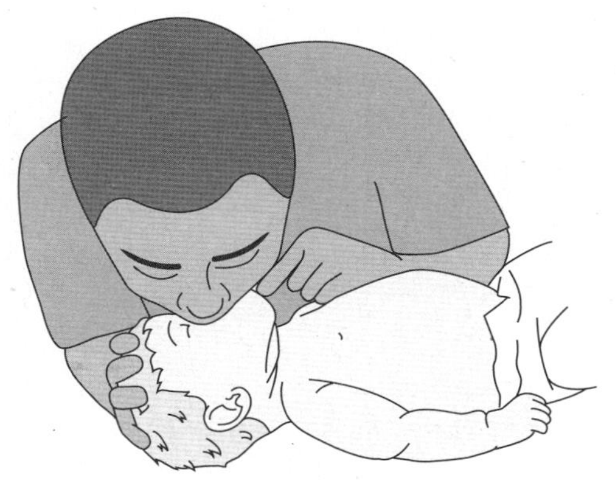

Figura 21.17 Respiração boca a boca e nariz para uma criança.

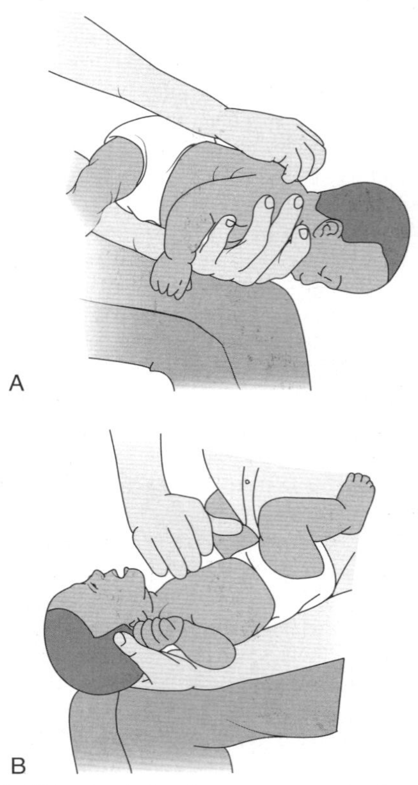

Figura 21.18 Alívio da obstrução por corpo estranho em lactente. **A.** Incursões nas costas. **B.** Compressões torácicas.

para RCP. As incursões nas costas e as compressões no tórax devem ser mantidas até que o objeto seja removido ou o lactente fique inconsciente. Se a criança perder a consciência, a RCP deve ser iniciada.

Crianças

Recomenda-se uma **série de compressões abdominais subdiafragmáticas (manobra de Heimlich)** para crianças com mais de 1 ano. A manobra provoca uma tosse artificial que força o ar – e com ele, o corpo estranho – para fora das vias aéreas. O procedimento é realizado com a criança de pé, sentada ou deitada (Figura 21.19). Em uma criança vítima de engasgo e consciente, as incursões para cima são aplicadas na parte superior do abdome com a mão fechada, em um ponto logo abaixo da caixa torácica. Para evitar danos aos órgãos internos, as mãos do socorrista não devem tocar o processo xifoide do esterno ou as margens inferiores das costelas. Até cinco incursões são repetidas em rápida sucessão até que o corpo estranho seja expelido.

A criança pode vomitar após o alívio da obstrução e deve ser posicionada para evitar aspiração. Após a respiração ser restabelecida, a criança deve receber atenção médica e ser avaliada quanto a complicações. Se a criança estiver tossindo, permita que ela alivie a obstrução dessa maneira.

O sucesso da técnica é principalmente resultado da obstrução que ocorre no final de uma respiração máxima. É mais provável que a vítima se engasgue com comida durante a inspiração; portanto, o volume corrente mais o volume morto expiratório está presente nos pulmões. Quando a manobra exerce pressão sobre o diafragma, o bolo alimentar é ejetado com força considerável por esse ar aprisionado.

Se a vítima estiver respirando ou retomar a respiração efetiva após intervenções de emergência, coloque-a na posição de recuperação – mova a cabeça, os ombros e o tronco simultaneamente e vire de lado. A perna que não está em contato com o solo pode ser dobrada e o joelho movido para frente para estabilizar a vítima (Figura 21.20). A vítima não deve ser movida de forma alguma se houver suspeita de traumatismo e não deve ser colocada na posição de recuperação se for necessária respiração de resgate ou RCP.

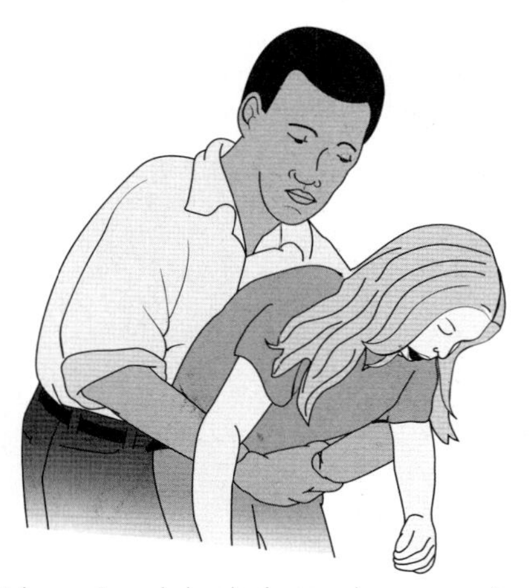

Figura 21.19 Incursões abdominais na criança em pé, para alívio da obstrução por um corpo estranho.

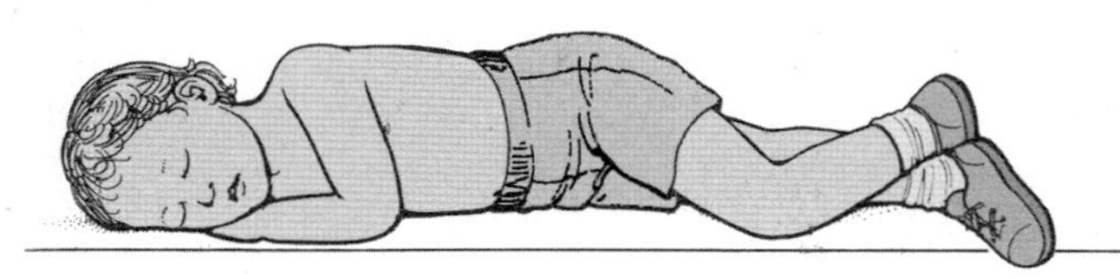

Figura 21.20 Posição de recuperação de uma criança após uma emergência respiratória.

QUESTÕES DE REVISÃO

1. Um menino de 12 anos está no pronto-socorro com queixa de febre, dor de cabeça e dor de garganta. O enfermeiro realiza anamnese e exame físico completos e obtém um *swab* de garganta para teste rápido de antígeno. O diagnóstico de faringite por estreptococo beta-hemolítico do grupo A (GABHS) é confirmado. Os achados da avaliação do enfermeiro estão listados a seguir. **Selecione os achados da avaliação que refletem o diagnóstico de GABHS. Selecione tudo que se aplica.**
   A. As amígdalas estão inflamadas e cobertas de exsudato.
   B. Temperatura 38°C.
   C. Cefaleia nos últimos 2 dias.
   D. Linfonodos cervicais pequenos < 0,5 cm.
   E. Constipação intestinal nos últimos 3 dias.
   F. Dor de garganta aumenta com a deglutição.
   G. Abdome doloroso ao toque.

2. Uma menina de 5 anos está se recuperando de uma amigdalectomia e adenoidectomia e está recebendo alta com a mãe. Ela está recebendo líquidos VO, mas diz que ainda sente dor ao engolir. Ela não tem febre. O enfermeiro está se preparando para dar alta à paciente. As orientações de cuidados domiciliares para a mãe incluiriam qual das seguintes opções? **Selecione tudo que se aplica.**
   A. Observe a criança quanto à capacidade de engolir.
   B. Incentive a criança a tomar líquidos frios e transparentes.
   C. Administre elixir de codeína para dor de garganta, conforme necessário.
   D. Administre um analgésico como paracetamol para dor.
   E. Observe a criança quanto à inquietação ou dificuldade em respirar.
   F. Encoraje a criança a tossir a cada 4 a 5 horas para prevenir pneumonia.

3. Uma menina de 4 anos é atendida no pronto-socorro com a seguinte história e sintomas: início súbito de dor de garganta intensa após ir para a cama, salivação e dificuldade para engolir, temperatura axilar de 39°C, sons respiratórios claros e ausência de tosse. A criança parece ansiosa e está corada. Seu pulso é de 149 bpm e as respirações são de 36 respirações/min. **Escolha as opções mais prováveis para as informações que faltam nas declarações a seguir selecionando nas listas de opções fornecidas.**

   Com base nesses sintomas e na história, o enfermeiro antecipa um diagnóstico de: ___1___ o que é mais frequentemente causado por uma infecção ___2___. Ao considerar o diagnóstico, o exame da garganta com ___3___ é contraindicado sem pessoal experiente e equipamento disponível para intubação imediata ou traqueostomia.

Opções para 1	Opções para 2	Opções para 3
Bronquite laringotraqueal aguda	Fúngica	lanterna
Traqueíte aguda	Protozoária	abaixador de língua
Epiglotite aguda	Bacteriana	microscópio
Laringite espasmódica aguda	Idiopática	luz do otoscópio

4. Um menino de 2 meses, anteriormente saudável, nascido a termo é atendido no pronto-socorro com retrações intercostais, frequência respiratória de 62 movimentos/min, frequência cardíaca de 128 bpm, recusa em mamar, secreções nasais abundantes e leitura do oxímetro de pulso de 88% em ar ambiente. O diagnóstico de vírus sincicial respiratório (VSR) é feito, é administrado um broncodilatador e um *bolus* de fluidos intravenosos (IV). A saturação de oxigênio do lactente (SpO_2) permanece em 95% em ar ambiente e a frequência respiratória é de 54 movimentos/min, com retrações

intercostais; frequência cardíaca é de 120 bpm. Após a observação durante a noite, o lactente está sendo liberado para casa. O enfermeiro fornece qual das seguintes orientações de cuidados domiciliares para esta criança? **Selecione tudo que se aplica.**

A. Continuar amamentando o lactente.
B. Manter o lactente fora da creche ou berçário.
C. Interromper a amamentação e administrar Pedialyte® por 24 horas.
D. Observar a criança quanto à dificuldade respiratória ou apneia (cessação da respiração).
E. Instilar gotas de soro fisiológico nas narinas e aspirar antes da alimentação e antes de dormir.
F. Colocar o lactente para dormir de lado, com a cabeceira da cama levemente elevada para facilitar a respiração.

REFERÊNCIAS BIBLIOGRÁFICAS

Abdallah, C. (2012). Acute epiglottitis: Trends, diagnosis and management. *Saudi Journal of Anesthesia, 6*(3), 279–281.

Abrahams, S. W., & Labbok, M. H. (2011). Breastfeeding and otitis media: A review of recent evidence. *Current Allergy and Asthma Reports, 11*(6), 508–512.

American Academy of Otolaryngology- Head and Neck Surgery. (2011). Clinical practice guideline: Tonsillectomy in children. *Bulletin, 19*, 6.

American Academy of Pediatrics, Committee on Infectious Diseases. (2014). American Academy of Pediatrics Bronchiolitis Guidelines Committee: Updated guidance for palivizumab prophylaxis among infants and young children at increased risk of hospitalization for respiratory syncytial virus infection. *Pediatrics, 134*(2), 415–420.

American Academy of Pediatrics, Committee on Infectious Diseases. (2018). In D. W. Kimberlin, M. T. Brady, M. A. Jackson, & S. S. Long (Eds.), *Red book: 2018 report of the committee on infectious diseases* (31st ed.). Itaca, IL.

American Heart Association. (2015). Web-based integrated guidelines for cardiopulmonary resuscitation and emergency cardiovascular care-Part12: *Pediatric Advance life support*. ECC guidelines.heart.org.

American Heart Association. (2017). Web-based integrated guidelines for cardiopulmonary resuscitation and emergency cardiovascular care-Part11: *Pediatric basic life support and cardiopulmonary resuscitation quality*. ECC guidelines.heart.org.

American Thoracic Society. (1996). Standards and indications for cardiopulmonary sleep studies in children. *American Journal of Respiratory and Critical Care Medicine, 153*(2), 866–878.

Amrock, S. M., Lee, L., & Weitzman, M. (2016). Perceptions of e-cigarettes and noncigarette tobacco products among US youth. *Pediatrics, 138*(5), e20154306.

Antoon, A. Y. (2020). Burn injuries. In R. M. Kliegman, J. W. St. Geme, N. L. Blum, et al. (Eds.), *Nelson textbook of pediatrics* (21st ed.). Philadelphia: Saunders/Elsevier.

ARDS Definition Task Force, Ranieri, V. M., Rubenfeld, G. D., et al. (2012). Acute respiratory distress syndrome: The Berlin definition. *Journal of the American Medical Association, 307*(23), 2526–2533.

Barson, W. J. (2015). *Pneumonia in children: inpatient treatment*. Retrieved from http://www.uptodate.com/contents/pneumonia-in-children-inpatient-treatment.

Baugh, R. F., Archer, S. M., Mitchell, R. B., et al. (2011). Clinical practice guideline: Tonsillectomy in children. *Otolaryngology Head and Neck Surgery, 144*(Suppl. 1), S1–S30.

Bekmezian, A., Fee, C., & Weber, E. (2015). Clinical pathway improves pediatrics asthma management in the emergency department and reduces admissions. *The Journal of Asthma, 52*(8), 806–814.

Belongia, E. A., Karron, R. A., Reingold, A., et al. (2018). The advisory committee on immunization practices recommendation regarding the use of live influenza vaccine: A rejoinder. *Vaccine, 36*(3), 343–344.

Berg, R. A., Hemphill, R., Abella, B. S., et al. (2010). Part 5: Adult basic life support: 2010 American Heart Association guidelines for cardiopulmonary resuscitation and emergency cardiovascular care. *Circulation, 122*(18 Suppl. 3), S685–S705.

Bernard, G. R., Artigas, A., Brigham, K. L., et al. (1994). Report of the American-European consensus conference on ARDS: Definitions, mechanisms, relevant outcomes and clinical trial coordination. The Consensus Committee. *Intensive Care Medicine, 20*(3), 225–232.

Boudewyns, A., Abel, F., Alexopoulos, E., et al. (2017). Adenotonsillectomy to treat obstructive sleep apnea: Is it enough? *Pediatric Pulmonology, 52*(5), 699–709.

Bulloch, M. N., Hanna, C., & Giovane, R. (2017). Lumacaftor/ivacaftor, a novel agent for the treatment of cystic fibrosis patients who are homozygous for the F580del CFTR mutation. *Expert Review of Clinical Pharmacology, 10*(10), 1055–1072.

Burton, M. J., Glasziou, P. P., Chong, L. Y., et al. (2014). Tonsillectomy or adenotonsillectomy versus non-surgical treatment for chronic/recurrent acute tonsillitis. *Cochrane Database of Systematic Review* (11), CD001802.

Canistro, D., Vivarelli, F., Cirillo, S., et al. (2017). E-cigarettes induce toxicological effects that can raise the cancer risk. *Scientific Reports, 7*(1), 2028.

Castellani, C., & Assael, B. M. (2017). Cystic fibrosis: A clinical view. *Cellular and Molecular Life Sciences, 74*(1), 129–140.

Centers for Disease Control and Prevention. (2016). *Clinical signs and symptoms of influenza-Influenza prevention and control recommendations*. Retrieved from https://www.cdc.gov/flu/professionals/acip/clinical.htm.

Centers for Disease Control and Prevention. (2018a). *Key facts about influenza (Flu)*. Retrieved from https://www.cdc.gov/flu/about/keyfacts.htm.

Centers for Disease Control and Prevention. (2018b). *Most recent asthma data*. Retrieved from https://www.cdc.gov/asthma/most_recent_data.htm.

Cherry, J. D. (2016). Pertussis in young infants throughout the world. *Clinical Infectious Diseases, 63*(Suppl. 4), S119–S122.

Clarke, K. E. N. (2017). Can I give my 5-year-old over-the-counter cough medicine? *American Academy of Pediatrics*. Retrieved from https://www.healthychildren.org/English/tips-tools/ask-the-pediatrician/Pages/Can-I-give-my-5-year-old-cough-medicine.aspx.

Chun, L. F., Moazed, F., Calfee, C. S., et al. (2017). Pulmonary toxicity of e-cigarettes. *American Journal of Physiology. Lung Cellular and Molecular Physiology, 313*(2), L193–L206.

Cruz A, Zeichner S. (2020). COVID-19 in children: initial characterization of the pediatric disease. *Pediatrics*. https://doi.org/10.1542/peds.2020-0834.

Cystic Fibrosis Mutation Database. (2011). Retrieved from http://www.genet.sickkids.on.ca/cftr/StatisticsPage.html.

Davies, A. (2015). Management of gastroenteritis in children under five years. *Nursing Standard, 29*(27), 51–57.

De Boeck, K., Haarman, E., Hull, J., et al. (2017). Inhaled dry powder mannitol in children with cystic fibrosis: A randomised efficacy and safety trial. *Journal of Cystic Fibrosis, 16*(3), 380–387.

Drehmer, J. E., Walters, B. H., Nabi-Burza, et al. (2017). Guidance for clinical management of thirdhand smoke exposure in the child health care setting. *Journal of Clinical Outcomes Management, 24*(12), 551–559.

Egan, M., Schecter, M. S., & Voynow, J. A. (2020). Cystic fibrosis. In R. M. Kliegman, J. W. St. Geme, N. L. Blum, et al. (Eds.), *Nelson textbook of pediatrics* (21th ed.). Philadelphia: Saunders/Elsevier.

Falk, N. P., Hughes, S. W., & Rodgers, B. C. (2016). Medications for chronic asthma. *American Family Physician, 94*(6), 454–462.

Fan, E., Brodie, D., & Slutsky, A. (2018). Acute respiratory distress syndrome: Advances in diagnosis and treatment. *Journal of the American Medical Association, 319*(7), 698–710.

Fitzpatrick, A. M., Gillespie, S. E., Mauger, D. T., et al. (2019). Racial disparities in asthma-related health care use in the National Heart, Lung, and Blood Institute's severe asthma research program. *Journal of Allergy and Clinical Immunology, S0091-6749*(18), 31732–31739.

Friedmann, I., Dahdouh, E. M., Kugler, P., et al. (2017). Maternal and obstetrical predictors of sudden infant death syndrome (SIDS). *The Journal of Maternal-fetal and Neonatal Medicine, 30*(19), 2315–2323.

Goralski, J. L., & Donaldson, S. H. (2014). Hypertonic saline for cystic fibrosis: Worth its salt? *Expert Review of Respiratory Medicine, 8*(3), 267–269.

Griffiths, B., Kew, K. M., & Normansell, R. (2016). Intravenous magnesium sulfate for treating children with acute asthma in the emergency department. *Paediatric Respiratory Reviews, 20*, 45–47.

Harju, M., Keski-Nisula, L., Georgiadis, L., et al. (2016). Parental smoking and cessation during pregnancy and risk of childhood asthma. *BMC Public Health, 16*, 428.

Howard, D., Finn Davis, K., Phillips, E., et al. (2014). Pain management for pediatric tonsillectomy: An integrative review through the perioperative and home experience. *Journal for Specialists in Pediatric Nursing, 19*(1), 5–16.

Ingram, D. G., & Friedman, N. R. (2015). Toward adenotonsillectomy in children: As review for the general pediatrician. *Journal of the American Medical Association pediatrics, 169*(12), 1155–1161.

Jacob, P., III, Benowitz, N. L., Destaillats, et al. (2017). Thirdhand smoke: New evidence, challenges and future directions. *Chemical Research in Toxicology, 30*(1), 270–294.

Jain, S., Williams, D. J., Arnold, S. R., et al. (2015). Community-acquired pneumonia requiring hospitalization among U.S. children. *The New England Journal of Medicine, 372*(9), 835–845.

Kanchongkittiphon, W., Mendell, M. J., Gaffin, J. M., et al. (2015). Indoor environmental exposures and exacerbation of asthma: An update to the 2000 review by the Institute of Medicine. *Environmental Health Perspectives, 123*(1), 6–20.

Kayani, K., Mohammed, R., & Mohiaddin, H. (2018). Cystic-Fibrosis-related diabetes. *Front Endocinol, 9*(20). https://doi.org/10.3389/fendo.2018.00020.

Kerschner, J. E., & Preciado, D. (2020). Otitis media. In R. M. Kliegman, J. W. St. Geme, N. L. Blum, et al. (Eds.), *Nelson textbook of pediatrics* (21st ed.). Philadelphia: Saunders/Elsevier.

Kline-Tilford, A. M., Sorce, L. R., Levin, D. L., et al. (2013). Pulmonary disorders. In M. F. Hazinski (Ed.), *Nursing care of the critically ill child* (3rd ed.). St Louis: Elsevier.

Knudson, C. J., & Varga, S. M. (2015). The relationship between respiratory syncytial virus and asthma. *Veterinary Pathology, 52*(1), 97–106.

Korvel-Hanquist, A., Djurhuus, B. D., & Homoe, P. (2017). The effect of breastfeeding on childhood otitis media. *Current Allergy and Asthma Reports* (7), 45.

Krishnan, P. V., Raghunandhan, S., Kumar, R. S., et al. (2014). A rational approach to the management of obstructive sleep apnea syndrome. *Indian Journal of Otolaryngology and Head and Neck Surgery, 66*(Suppl. 1), 138–146.

Lakupoch, K., Manuyakorn, W., Preutthipan, A., et al. (2018). The effectiveness of newly written asthma action plan in improvement of asthma outcome in children. *Asian Pac J Allergy Immunol, 36*, 88–92.

Liu, A. H., Spahn, J. D., & Sicherer, S. H. (2020). Childhood asthma. In R. M. Kliegman, J. W. St. Geme, N. L. Blum, et al. (Eds.), *Nelson textbook of pediatrics* (21st ed.). Philadelphia: Saunders/Elsevier.

Livingston, M. H., Colozza, S., Vogt, K. N., et al. (2016). Making the transition from video-assisted thoracoscopic surgery to chest tube with fibrinolytics for empyema in children: Any change in outcomes? *Canadian Journal of Surgery, 59*(3), 167–171.

Lonie, S., Baker, P., & Teixeira, R. (2016). Steam vaporizers: A danger for paediatric burns. *Burns: Journal of the International Society for Burn Injuries, 42*(8), 1850–1853.

Lopez-Fernandez, Y., Azagra, A. M., de la Oliva, P., et al. (2012). Pediatric acute lung injury epidemiology and natural history study: Incidence and outcome of the acute respiratory distress syndrome in children. *Critical Care Medicine, 40*(12), 3238–3245.

Lowry, J. A., & Leeder, J. S. (2015). Over-the-counter medications: Update on cough and cold preparations. *Pediatrics in Review, 36*(7), 286–297.

Makadia, L. D., Roper, P. F., Andrews, J. O., et al. (2017). Tobacco use and smoke exposure in children: New trends, harm, and strategies to improve health outcomes. *Current Allergy and Asthma Reports, 17*(8), 55.

Mejias, A., & Ramilo, O. (2015). New options in the treatment of respiratory syncytial virus disease. *The Journal of Infection, 71*(Suppl. 1), S80–S87.

Mitchell, R. B., Archer, S. M., Ishman, S. L., et al. (2019). Clinical practice guideline: Tonsillectomy in children (Update). *Otolaryngology-Head and Neck Surgery, 160*(Suppl. 1), S1–S42.

Mitselou, N., Hedlin, G., & Hederos, C. A. (2016). Spacers versus nebulizers in treatment of acute asthma – a prospective randomized study in preschool children. *The Journal of Asthma, 53*(10), 1059–1062.

Morad, A., Sathe, N. A., Francis, D. O., et al. (2017). Tonsillectomy versus watchful waiting for recurrent throat infection: A systematic review. *Pediatrics, 139*(2), e20163490.

Moualed, D., Masterson, L., Kumar, S., et al. (2016). Water precautions for prevention of infection in children with ventilation tubes (grommets). *Cochrane Database of Systematic Review*, CD010375.

Mussman, G. M., Parker, M. W., Statile, A., et al. (2013). Suctioning and length of stay in infants hospitalized with bronchiolitis. *Journal of the American Medical Association pediatrics, 167*(5), 414–421.

Nagarajan, S., Ahmad, S., Quinn, M., et al. (2018). Allergic sensitization and clinical outcomes in urban children with asthma. 2013-2016. *Allergy and Asthma Proceedings, 39*(4), 281–288.

National Asthma Education and Prevention Program. (2007). *Expert panel report: Guidelines for the diagnosis and management of asthma.* Bethesda, MD: National Heart Lung and Blood Institute, National Institutes of Health. Retrieved from https://www.nhlbi.nih.gov/health-topics/guidelines-for-diagnosis-management-of-asthma.

National Asthma Education and Prevention Program. (2012). *Asthma care quick reference diagnosing and managing asthma.* https://www.nhlbi.nih.gov/health-topics/all-publications-and-resources/asthma-care-quick-reference-diagnosing-and-managing.

National Heart, Lung, & Blood Institute. (2014). What is asthma? . Retrieved from https://www.nhlbi.nih.gov/health/health-topics/topics/asthma/.

Onell, A., Whiteman, A., Nordlund, B., et al. (2017). Allergy testing in children with persistent asthma: Comparison of four diagnostic methods. *Allergy, 72*, 590–597.

O'Riordan, S. M. P., Dattani, M. T., & Hindmarsh, P. C. (2010). Cystic fibrosis–related diabetes in childhood. *Hormone Research in Paediatrics, 73*(1), 15–24.

Owens, J. A. (2020). Sleep medicine. In R. M. Kliegman, J. W. St. Geme, N. L. Blum, et al. (Eds.), *Nelson textbook of pediatrics* (21st ed.). Philadelphia: Saunders/Elsevier.

Pediatric Acute Lung Injury Consensus Conference Group. (2015). Pediatric acute respiratory distress syndrome: Consensus recommendations from the Pediatric Acute Lung Injury Consensus Conference. *Pediatric Critical Care Medicine Journal, 16*(5), 428–439.

Petrocheilou, A., Tanou, K., Kalampouka, E., et al. (2014). Viral croup: Diagnosis and a treatment algorithm. *Pediatric Pulmonology, 49*, 421–429.

Pinfield, J., Gaskin, K., Bentley, J., et al. (2015). Recognition and management of asthma in children and young people. *Nursing Standard, 39*(3), 50–58.

Powell, J., Graham, D., O'Reilly, S., et al. (2016). Acute pulmonary oedema. *Nursing Standard, 39*(23), 51–59.

Quick, V. M., Byrd-Bredbenner, C., & Neumark-Sztainer, D. (2013). Chronic illness and disordered eating: A discussion of the literature. *Advances in Nutrition, 4*(3), 277–286.

Ren, C. L., Morgan, R. L., Oermann, C., et al. (2018). Cystic Fibrosis Foundation pulmonary guideline: Use of cystic fibrosis transmembrane conductance regulator. *Annals of the American Thoracic Society, 15*(3), 271–280.

Rodrigues, K. K., & Roosevelt, G. E. (2020). Acute inflammatory upper airway obstruction. In R. M. Kliegman, B. F. Stanton, J. W. St. Geme, et al. (Eds.), *Nelson textbook of pediatrics* (21st ed.). Philadelphia: Elsevier/Saunders.

Rosenfeld, R. M., Shin, J. J., Schwartz, S. R., et al. (2016). Clinical practice guideline: Otitis media with effusion (Update). *Journal of Otolaryngology and Head and Neck Surgery, 154*(Suppl. 1), S1–S41.

Samet, J. M., Chanson, D., & Wipfli, H. (2015). The challenges of limiting exposure to THS in vulnerable populations. *Current Environmental Health Reports, 2*(3), 215–225.

Santhi, N., Ramsey, D., Phillipson, G., et al. (2107). Efficacy of a topical aromatic rub (Vicks VapoRub) on effects on self-reported and actigraphically assessed aspects of sleep in common cold patients. *Open Journal of Respiratory Diseases, 7*, 83-101.

Schilder, A. G. M., Marom, T., Bhutta, M. F., et al. (2017). Otitis media: Treatment and complictions. *Otolaryngology-Head and Neck Surgery, 156*(4s), S88–S105.

Schuh, S., Sweeney, J., Freedman, S. B., et al. (2016). Magnesium nebulization utilization in management of pediatric asthma (MagNUM PA) trial: Study protocol for a randomized controlled trial. *Trials, 17*(1), 261.

Skaaby, T., Taylor, A. E., Jacobsen, R. K., et al. (2017). Investigating the causal of smoking on hayfever and asthma: A Mendelian randomization meta-analysis in the CARTA Consortium. *Scientific Reports, 7*, 2224.

Smith, B. A., Georgiopoulos, A. M., & Quittner, A. L. (2016). Maintaining mental health and function for the long run in cystic fibrosis. *Pediatric Pulmonology, 51*(S44), S71–S78.

Smith, D. K., Seales, S., & Budzik, C. (2017). Respiratory syncytial virus bronchiolitis in children. *American Family Physician, 95*(2), 94–99.

Sobin, L., Kawai, K., Irace, A. L., et al. (2017). Microbiology of the upper and lower airways in pediatric cystic fibrosis patients. Otolaryngology–Head and Neck Surgery. *Official Journal of American Academy of Otolaryngology-Head and Neck Surgery, 157*(2), 302–308.

Steele, D. W., Adam, G. P., Di, M., et al. (2017). Effectiveness of tympanostomy tubes for otitis media: a meta-analysis. *Pediatrics, 139*(6), e20170125.

Stewart, R. J., Tsang, C. A., Pratt, R. H., Price, S. F., & Langer, A. J. (2018). Tuberculosis — United States, 2017. *MMWR: Morbidity and Mortality Weekly Report*, *67*, 317–323.

Thaker, V., Haagensen, A. L., Carter, B., et al. (2015). Recombinant growth hormone therapy for cystic fibrosis in children and young adults. *Cochrane Database of Systematic Review* (5), CD008901.

Thomson, N. C., & Chaudhuri, R. (2012). Omalizumab: Clinical use for the management of asthma. *Clinical medicine insights. Circulatory, Respiratory and Pulmonary Medicine*, *6*(1), 27–40.

Travers, A. H., Rea, T. D., Bobrow, B. J., et al. (2010). Part 4: CPR overview: 2010 American Heart Association guidelines for cardiopulmonary resuscitation and emergency cardiovascular care. *Circulation*, *122*(Suppl. 3), S676–S684.

Trent, C. A., Zimbro, K. S., & Rutledge, C. M. (2015). Barriers in asthma care for pediatric patients in primary care. *Journal of Pediatric Health Care*, *29*(1), 70–79.

Turck, D., Braegger, C. P., Colombo, C., et al. (2016). ESPEN-ESPGHAN-ECFS guidelines on nutrition care for infant, children, and adults with cystic fibrosis. *Clinical Nutrition: Official Journal of the European Society of Parenteral and Enteral Nutrition*, *35*(3), 557–577.

US Food and Drug Administration. (2007). *Genentech adds black box warning to Xolair, US Food and drug administration news drug daily bulletin*. https://www.fdanews.com/articles/95475-genentech-adds-black-box-warning-to-xolair.

US Food and Drug Administration. (2016). *Allergenic products advisory committee: Clinical development of allergen immunotherapies for the treatment of Food Allergy*. Retrieved from https://www.fda.gov/media/95961/download.

van Loo, A., van Loo, E., Selvadurai, H., et al. (2014). Intrapleural urokinase versus surgical management of childhood empyema. *Journal of Paediatrics and Child Health*, *50*(10), 823–826.

Venekamp, R. P., Damoiseaux, R. A., & Schilder, A. G. (2017). Acute otitis media in children. *American Family Physician*, *95*(2), 109–110.

Verma, N., Lodha, R., & Kabra, S. K. (2013). Recent advances in management of bronchoiolitis. *Indian Pediatrics*, *50*(10), 939–949.

Walter, H., Sadeque-Igbal, F., Ulysse, R., et al. (2015). The effectiveness of school-based family asthma educational programs on the quality of life and number of asthma exacerbations of children aged five to 18 years diagnosed with asthma: A systematic review protocol. *JBI Databased System Reviews and Implementation Reports*, *13*(10), 69–81.

Weiss, M., & Owens, J. (2018). Recognizing pediatric sleep apnea. *Nurse Pract*, *39*(8), 43–49.

World Health Organization. (2018). *Global tuberculosis report 2018. World Health Organization*. https://apps.who.int/iris/handle/10665/274453.

Wong, J. J., Jit, M., Sultana, R., et al. (2017). Mortality in pediatric acute respiratory distress syndrome: A systematic review and meta-analysis. *Journal of Intensive Care Medicine*, *34*(7), 563–571.

Woods, B. T., & Mazor, R. (2020). Pulmonary edema. In R. M. Kliegman, J. W. St. Geme, N. L. Blum, et al. (Eds.), *Nelson textbook of pediatrics* (21st ed.). Philadelphia: Saunders/Elsevier.

Yang, C., Chilvers, M., Montgomery, M., et al. (2016). Dornase alfa for cystic fibrosis. *Cochrane Database of Systematic Review* (4), CD001127.Next-Generation Nclex® Examination-Style Unfolding Case Study

22

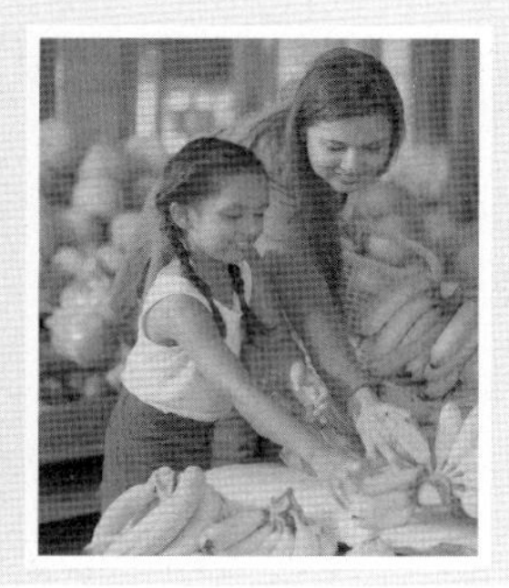

Criança com Disfunção Gastrintestinal

Micah Skeens, Marilyn J. Hockenberry

CONCEITOS GERAIS

- Eliminação
- Nutrição
- Equilíbrio hidreletrolítico
- Inflamação
- Infecção
- Integridade tecidual
- Educação do paciente

DISTRIBUIÇÃO DOS LÍQUIDOS CORPORAIS

A distribuição de líquidos corporais, ou **água corporal total (ACT)**, determina a presença de **líquido intracelular (LIC)** e **líquido extracelular (LEC)**. A água é o principal constituinte dos tecidos corporais, e a ACT em um indivíduo varia de 45 (no fim da adolescência) a 75% (em recém-nascidos a termo) do peso corporal total.

O LIC se refere ao líquido contido no interior das células (compartimento intracelular), enquanto o LEC é o líquido que circula fora das células (compartimento extracelular). O LEC é subdividido em vários compartimentos: intravascular (contido nos vasos sanguíneos), intersticial (que envolve a célula; é onde se localiza a maior parte do LEC) e transcelular (contido em cavidades corporais específicas, como líquido cefalorraquidiano, sinovial e pleural). No recém-nascido, cerca de 50% do líquido corporal está contido no LEC, enquanto 30% do líquido corporal da criança de 1 a 3 anos estão contidos no LEC.

A água corporal é importante para o funcionamento do organismo não apenas devido a sua abundância, mas também porque é o meio no qual ocorre a dissolução dos solutos, necessária para que ocorram as reações metabólicas. Como mesmo pequenas alterações na composição hídrica afetam esses processos metabólicos, é essencial a regulação precisa do volume e da composição. Em indivíduos saudáveis, o volume de água corporal permanece extraordinariamente constante, mas alterações marcantes no volume ou na sua distribuição, que ocorrem em muitos estados patológicos, podem produzir consequências fisiológicas deletérias.

EQUILÍBRIO HÍDRICO

Em condições normais, a quantidade de água ingerida se aproxima muito da quantidade de urina excretada em um período de 24 horas, e a água presente nos alimentos e resultante dos processos de oxidação se aproxima da quantidade eliminada nas fezes e por evaporação. Dessa forma, o equilíbrio orgânico é mantido.

Mecanismos de movimentação dos líquidos

A água é retida no organismo em uma quantidade relativamente constante e, com poucas exceções, pode ser trocada livremente entre todos os compartimentos de líquidos corporais. A proximidade do compartimento extravascular em relação às células permite uma troca contínua no volume e na distribuição de líquidos, fortemente determinada pelos solutos (especialmente o sódio) e por forças físicas. Os mecanismos de transporte são a base de toda a atividade no interior das células e, como as células têm capacidade limitada de armazenamento, o movimento de entrada e saída deve ser rápido. Os mecanismos de controle interno são responsáveis pela distribuição e manutenção do equilíbrio hídrico.

Manutenção do equilíbrio hídrico

A necessidade de líquidos de manutenção representa o volume de água necessário para repor as perdas esperadas de líquido, como a perda insensível (através da pele e das vias aéreas), perda por evaporação e perdas na urina e fezes. A quantidade e o tipo de perda podem ser alterados por estados patológicos, como febre (com aumento da sudorese), diarreia, aspiração gástrica e acúmulo de líquidos em um espaço corporal (frequentemente chamado de **terceiro espaço**).

Os enfermeiros devem estar alertas para alterações das necessidades hídricas em várias condições:

Aumento da necessidade:

- Febre (adicionar 12% a cada 1°C de aumento)
- Vômito, diarreia
- Insuficiência renal com alto débito
- Diabetes insípido
- Cetoacidose diabética
- Queimaduras
- Choque
- Taquipneia
- Aquecimento por calor radiante (recém-nascido prematuro)
- Fototerapia (recém-nascido)
- Pós-operatório de cirurgia do intestino (p. ex., gastrosquise).

Redução da necessidade:

- Insuficiência cardíaca
- Síndrome da secreção inapropriada do hormônio antidiurético
- Ventilação pulmonar mecânica
- Depois de procedimentos cirúrgicos

- Insuficiência renal oligúrica
- Aumento da pressão intracraniana.

O cálculo de manutenção basal de água corporal baseia-se nos requerimentos do organismo em um estado metabólico normal e em repouso; as necessidades estimadas de líquidos podem aumentar ou diminuir a partir desses parâmetros, com base no aumento ou diminuição das perdas hídricas, como nos casos de elevação da temperatura corporal ou na insuficiência cardíaca congestiva. As necessidades diárias de líquidos de manutenção estão listadas na Tabela 22.1.

Os líquidos de manutenção contêm água e eletrólitos e podem ser estimados a partir da idade da criança, do peso corporal, do grau de atividade e da temperatura corporal. A **taxa metabólica basal (TMB)** é derivada de tabelas padrão e ajustada para a atividade, temperatura e condição patológica da criança. Por exemplo, para pacientes afebris em repouso, a necessidade de líquidos de manutenção é de aproximadamente 100 mℓ para cada 100 kcal despendidas. Crianças com perdas de líquidos ou outras alterações requerem ajuste dessas necessidades básicas, de modo a acomodar perdas anormais de água e eletrólitos como resultado de um estado patológico. Por exemplo, as perdas insensíveis aumentam quando o gasto basal aumenta por causa de uma febre ou de estados hipermetabólicos. Estados hipometabólicos, como hipotireoidismo e hipotermia, diminuem a TMB.

Tabela 22.1 Necessidades diárias de líquidos de manutenção.[a]

Peso corporal	Quantidade de líquido por dia
1 a 10 kg	100 mℓ/kg
11 a 20 kg	1 mℓ mais 50 mℓ/kg para cada kg > 10 kg
> 20 kg	1.500 mℓ mais 20 mℓ/kg para cada kg > 20 kg

[a]Não indicado para uso em neonatos.

MUDANÇAS DO VOLUME DE LÍQUIDO RELACIONADAS COM O CRESCIMENTO

A porcentagem de ACT varia entre os indivíduos e, em adultos e crianças maiores, está relacionada principalmente com a quantidade de gordura corporal. Consequentemente, as mulheres, que têm mais gordura corporal do que os homens e as pessoas obesas tendem a apresentar menor teor de água em relação ao peso.

O feto é composto principalmente de água, com pouca substância tecidual. À medida que o organismo cresce e se desenvolve, ocorre uma diminuição progressiva da ACT, com a taxa de declínio mais rápida ocorrendo durante a vida fetal. As alterações no conteúdo e na distribuição da água que ocorrem com a idade refletem as mudanças que ocorrem nas proporções relativas de ossos, músculos e gordura que constituem o organismo. Na maturidade, a porcentagem de ACT é um pouco maior no homem do que na mulher e é provavelmente o resultado das diferenças na composição corporal, particularmente no conteúdo de gordura e músculo.

Outro aspecto importante das mudanças associadas ao crescimento, pois corresponde à distribuição da água, está relacionado com os compartimentos LIC e LEC. No feto e no recém-nascido prematuro, a maior proporção de água corporal está contida no compartimento LEC. Conforme o crescimento e o desenvolvimento prosseguem, a proporção dentro do compartimento LEC diminui à medida que aumenta a quantidade de LIC e elementos celulares. O LEC diminui muito rápido, de aproximadamente 40% do peso corporal ao nascimento para menos de 30% com 1 ano. Os diferentes efeitos em homens e mulheres tornam-se aparentes na puberdade.

Equilíbrio hídrico em lactentes

Devido a características próprias, o organismo de recém-nascidos e lactentes tem maior necessidade de água e é mais vulnerável a alterações no equilíbrio hidreletrolítico. Em comparação a crianças de mais idade e adultos, eles apresentam maior ingesta e produção de líquidos em relação ao tamanho corporal. Os distúrbios hidreletrolíticos ocorrem com maior frequência e rapidez nessa faixa etária, e as crianças têm poder menor de adaptação a essas alterações.

Os compartimentos de líquido no lactente variam significativamente em relação aos dos adultos, principalmente por causa de um compartimento extracelular expandido. O compartimento LEC constitui mais da metade da ACT ao nascimento e tem um conteúdo relativo maior de sódio e cloreto extracelular. O recém-nascido perde uma quantidade considerável de líquido nos primeiros dias após o nascimento e ainda mantém uma quantidade maior de LEC do que o adulto até cerca de 2 a 3 anos. Isso contribui para uma perda maior e mais rápida de água durante esse período.

As perdas de líquidos criam déficits nos compartimentos que refletem a duração da desidratação. Em geral, aproximadamente 60% da perda de líquidos referem-se ao LEC e os 40% restantes, ao LIC. A quantidade de líquido perdida de LEC aumenta com doenças agudas e diminui com a perda crônica.

As perdas de líquidos podem ser divididas em perdas insensíveis, urinárias e fecais e variam de acordo com a idade do paciente. Aproximadamente dois terços da **perda insensível de água** ocorrem através da pele, e o terço restante é perdido pelas das vias aéreas. O calor e a umidade do ambiente, a integridade da pele, a temperatura corporal e a frequência respiratória influenciam a perda insensível de líquidos. Recém-nascidos e lactentes têm uma tendência muito maior de desenvolvimento de estados febris do que os adultos. A febre aumenta a perda insensível de água em aproximadamente 7 mℓ/kg/24h para cada um grau de elevação em temperaturas acima de 37,2°C. A febre e o aumento da área de superfície em relação ao volume contribuem para maiores perdas insensíveis de líquidos em crianças.

Área de superfície corpórea

A **área de superfície corpórea (ASC)** relativamente maior do lactente permite que maiores quantidades de líquido sejam perdidas através da pele. Estima-se que a ASC do neonato prematuro seja cinco vezes maior e a do recém-nascido duas ou três vezes maior do que a da criança ou do adulto. O trato gastrintestinal (GI), proporcionalmente mais longo no lactente, também é uma fonte relativamente maior de perda de líquidos, especialmente em decorrência da diarreia.

Taxa metabólica

A taxa de metabolismo no lactente é significativamente maior do que na idade adulta devido à maior ASC em relação à proporção corporal. Consequentemente, os lactentes têm uma produção maior de resíduos metabólicos que os rins devem excretar. Qualquer condição que aumente a taxa de metabolismo causa maior produção de calor e concomitante perda insensível de líquido, comum aumento da necessidade de excreção de água. A TMB em lactentes e crianças é maior para dar suporte ao crescimento celular e tecidual.

Função renal

Os rins do recém-nascido são funcionalmente imaturos ao nascer e, portanto, menos eficientes na excreção dos produtos residuais do metabolismo. De particular importância para o equilíbrio hídrico é a incapacidade dos rins do lactente de concentrar ou diluir a urina, de conservar ou excretar sódio ou de acidificar a urina. Portanto, o lactente é menos capaz de lidar com grandes ganhos de água livre de soluto do que a criança e tem maior probabilidade de ficar desidratado quando recebe fórmulas concentradas ou super-hidratado quando recebe uma quantidade excessiva de água livre ou fórmula diluída.

Necessidade hídrica

Como resultado dessas características, os lactentes ingerem e excretam uma maior quantidade de líquido por quilograma de peso corporal do que as crianças com mais idade. Como os eletrólitos são excretados com a água e a criança tem capacidade limitada de conservação, as necessidades de manutenção incluem água e eletrólitos. A troca diária de LEC no lactente é muito maior do que em crianças de mais idade, o que deixa o lactente com pouca reserva de volume de líquidos em estados de desidratação. As necessidades hídricas dependem do estado de hidratação, tamanho, fatores ambientais e doenças subjacentes.

DISTÚRBIOS DO EQUILÍBRIO HIDRELETROLÍTICO

Os distúrbios relacionados com o volume de líquidos e à concentração de solutos estão intimamente associados. Alterações no volume de líquidos afetam o componente eletrolítico e alterações na concentração de eletrólitos influenciam o movimento de líquidos. Como a água e os eletrólitos intracelulares entram e saem do compartimento LEC, qualquer desequilíbrio de LIC se reflete em desequilíbrio de LEC. Os distúrbios de LEC envolvem excesso ou déficit de líquidos ou eletrólitos. Entre eles, a ocorrência mais frequente é a perda de líquidos.

O sódio é o principal soluto presente no compartimento LEC e o principal determinante do volume desse compartimento. É considerado um eletrólito especial, no sentido de que o equilíbrio hídrico determina a concentração de sódio; quando ocorre perda de água e essa concentração aumenta, os mecanismos compensatórios nos rins interrompem a secreção do hormônio antidiurético (ADH) para que a água seja retida. O mecanismo da sede (não totalmente funcional nos lactentes) também é estimulado para que a água seja reposta, aumentando a proporção de água corporal total e retornando os níveis normais de sódio (Greenbaum, 2020). Nos casos de diarreia, a depleção de sódio ocorre de duas maneiras: pela excreção nas fezes e para o compartimento LIC, de modo a repor o potássio e manter o equilíbrio iônico. O potássio é encontrado principalmente no interior da célula (intracelular), mas pequenas quantidades também são encontradas no compartimento LEC.

A depleção de LEC, geralmente causada por gastrenterite, é um dos problemas mais comuns encontrados em lactentes e crianças. Até que as técnicas modernas de reposição hídrica fossem aperfeiçoadas, a gastrenterite era uma das principais causas de mortalidade infantil. Distúrbios hidreletrolíticos relacionados com doenças específicas e seu manejo são discutidos ao longo do livro, quando apropriado. Os principais distúrbios, suas causas usuais e manifestações clínicas estão listados na Tabela 22.2; os distúrbios mais comuns, desidratação e edema, são discutidos nas seções seguintes. Os distúrbios hidreletrolítico sempre envolvem problemas no volume de água e na concentração de eletrólitos; portanto, deve ser feita a reposição de ambos, calculados com base nos processos em curso e nos valores laboratoriais de eletrólitos séricos.

Em condições que envolvem alterações na quantidade e composição dos compartimentos de líquidos corporais, os enfermeiros devem considerar diversos fatores no planejamento da conduta. A discussão a seguir trata dos conceitos gerais de dois distúrbios comuns do volume de líquido, desidratação e edema, que são características de diversas condições.

Tabela 22.2 Distúrbios do equilíbrio hidroeletrolítico.

Mecanismos e situações	Manifestações	Conduta e cuidados de enfermagem
Depleção de água		
Falha na absorção ou reabsorção da água Suspensão completa ou repentina ou diminuição prolongada da ingesta de água: • Redução da ingesta por si mesma ou pelo cuidador – confuso, psicótico, inconsciente ou impotente • Perda pelo trato gastrintestinal – vômitos, diarreia, aspiração gástrica, fístula Alteração na composição dos líquidos corporais: secreção inadequada de ADH Excreção renal excessiva: glicosúria (diabetes) Perda através da pele ou dos pulmões: • Transpiração ou perspiração excessiva – estados febris, hiperventilação, aumento da temperatura ambiente, aumento da atividade (taxa metabólica basal) • Comprometimento da integridade da pele – transudato de lesões • Hemorragia Iatrogênico: • Uso excessivo de diuréticos • Reposição inadequada de líquidos no período perioperatório • Uso de aquecedor radiante ou fototerapia	Os sintomas gerais, em certa medida, dependem da proporção de eletrólitos e água perdidos Sede Variação de temperatura – aumento (infecção) Pele e mucosas ressecadas Diminuição do turgor da pele Perfusão inadequada (pulsação diminuída, lentificação do tempo de enchimento capilar) Perda de peso Fadiga Diminuição do débito urinário Irritabilidade e letargia Taquicardia Taquipneia Alteração no nível de consciência, desorientação Achados laboratoriais: • Alta densidade urinária • Aumento do hematócrito • Variação nos eletrólitos séricos • Variação no volume de urina • Aumento da ureia nitrogenada sérica (BUN) • Aumento da osmolalidade sérica	Fornecer reposição das perdas de líquido proporcionais à depleção de volume Fornecer fluidos de manutenção e eletrólitos Determinar e corrigir a causa da depleção de água Medir ganhos e perdas de líquidos Monitorar os sinais vitais Monitorar a densidade urinária Monitorar o peso corporal Monitorar eletrólitos séricos

(*Continua*)

Tabela 22.2 Distúrbios do equilíbrio hidroeletrolítico. (*continuação*)

Mecanismos e situações	Manifestações	Conduta e cuidados de enfermagem
Excesso de água		
Ingesta de água maior que a excreção: • Ingesta oral excessiva • Sobrecarga de líquido hipotônico • Enemas de água Falha na excreção da água na presença de ingesta normal: • Doença renal • Insuficiência cardíaca congestiva • Desnutrição	Edema: • Generalizado • Pulmonar (estertor úmido ou crepitações) • Intracutâneo (observado especialmente em tecido areolar frouxo) Pressão venosa central elevada Hepatomegalia Pulso lento e irregular Ganho de peso Letargia Aumento da pressão do líquido espinal Manifestações do sistema nervoso central (convulsões, coma) Achados laboratoriais: • Baixa densidade urinária • Eletrólitos séricos reduzidos • Diminuição do hematócrito • Volume de urina variável	Limitar a ingesta de líquidos Administrar diuréticos Monitorar os sinais vitais Monitorar os sinais neurológicos conforme necessário Determinar e tratar a causa do excesso de água Analisar com frequência os níveis séricos de eletrólitos Implementar medidas de prevenção de convulsões
Depleção de sódio (hiponatremia)		
Dieta prolongada com baixo teor de sódio Diminuição da ingesta de sódio Febre Sudorese excessiva Aumento da ingesta de água sem eletrólitos Taquipneia (lactentes) Fibrose cística Queimaduras e feridas Vômito, diarreia, aspiração gástrica, fístulas Insuficiência adrenal Doença renal Cetoacidose diabética (DKA) Desnutrição	Associado à perda de água: • O mesmo que ocorre com a perda de água – desidratação, fraqueza, tontura, náuseas, cólicas abdominais, nervosismo • Leve – apatia, fraqueza, náuseas, pulso fraco • Moderada – diminuição da pressão arterial, letargia Achados laboratoriais: • Concentração de sódio < 130 mEq/ℓ (pode estar normal se houver perda de volume) • A densidade urinária depende do déficit ou do excesso de água	Determinar e tratar a causa do déficit de sódio Administrar fluidos IV com a concentração salina apropriada Monitorar a ingesta e a excreção de líquidos
Excesso de sódio (hipernatremia)		
Grande ingesta de sal – por via enteral ou IV, Doença renal Febre Ingesta insuficiente de leite materno em neonatos (hipernatremia por desidratação) Grande perda insensível de água: • Aumento da temperatura • Aumento da umidade • Hiperventilação • Diabetes insípido • Hiperglicemia	Sede intensa Mucosas secas e espessas Pele avermelhada Temperatura possivelmente aumentada Rouquidão Oligúria Náuseas e vômitos Possível progressão para desorientação, convulsões, espasmos musculares, rigidez da nuca, letargia em repouso, hiperirritabilidade Achados laboratoriais: • Concentração de sódio sérico ≤ 150 mEq/ℓ • Alto volume de plasma • Alcalose	Determinar e tratar a causa do excesso de sódio Administrar fluidos IV conforme a prescrição Medir ganhos e perdas de líquidos Monitorar os resultados laboratoriais Monitorar o estado neurológico Garantir a ingesta adequada de leite materno e fornecer assistência na lactação para a nova dupla mãe-lactente antes da alta hospitalar
Depleção de potássio (hipopotassemia)		
Inanição Condições clínicas associadas à ingesta insuficiente de nutrientes Problemas de absorção Infusão IV sem adição de potássio Perdas gastrintestinais – diarreia, vômito, fístulas, aspiração gástrica	Fraqueza muscular, câibras, rigidez, paralisia, hiporreflexia Hipotensão Arritmia cardíaca, ritmo galopante Taquicardia ou bradicardia Íleo paralítico Apatia, sonolência	Determinar e tratar a causa do déficit de potássio Monitorar os sinais vitais, incluindo o ECG Administrar suplementação de potássio Avaliar o débito urinário adequado antes da administração Para reposição intravenosa, administrar o potássio lentamente

(*Continua*)

Tabela 22.2 Distúrbios do equilíbrio hidroeletrolítico. (*continuação*)

Mecanismos e situações	Manifestações	Conduta e cuidados de enfermagem
Diurese Administração de diuréticos Administração de corticosteroides Fase diurética da síndrome nefrótica Estágio de cicatrização de queimaduras Nefrite por perda de potássio Diurese hiperglicêmica (p. ex., diabetes melito) Paralisia periódica familiar Administração IV de insulina em casos de cetoacidose diabética Alcalose	Irritabilidade Fadiga Achados laboratoriais: • Diminuição da concentração sérica de potássio ≥ 3,5 mEq/ℓ • ECG anormal – ondas T achatadas, diminuição do segmento ST, contrações ventriculares prematuras	Sempre monitore o ECG para reposição de potássio em *bolus* IV Para ingesta oral, oferecer alimentos e líquidos com alto teor de potássio Avaliar o equilíbrio ácido-básico
Excesso de potássio (hiperpotassemia)		
Doença renal Insuficiência renal Insuficiência adrenal (doença de Addison) Associado à acidose metabólica Administração muito rápida de cloreto de potássio IV Transfusão com sangue de doador idoso Desidratação grave Lesões por esmagamento Queimaduras Hemólise Desidratação Diuréticos poupadores de potássio Aumento da ingesta de potássio (p. ex., substitutos do sal)	Fraqueza muscular, paralisia flácida Espasmos Hiper-reflexia Bradicardia Fibrilação ventricular e parada cardíaca Oligúria Apneia – parada respiratória Achados laboratoriais: • Alta concentração sérica de potássio ≤ 5,5 mEq/ℓ • Volume de urina variável • Onda P plana no ECG, ondas T apiculadas, prolongamento do complexo QRS, aumento do intervalo PR	Determinar e tratar a causa do excesso de potássio Monitorar os sinais vitais, incluindo o ECG Administrar resina de troca iônica, conforme prescrição Administrar fluidos IV conforme a prescrição Administrar insulina IV (se prescrito) para facilitar o movimento do potássio nas células Monitorar os níveis de potássio Avaliar o equilíbrio ácido-básico
Depleção de cálcio (hipocalcemia)		
Dieta pobre em cálcio Deficiência de vitamina D Trânsito muito rápido pelo trato gastrintestinal Insuficiência renal avançada Administração de diuréticos Hipoparatireoidismo Alcalose Cálcio retido em tecidos doentes Aumento dos níveis de proteína sérica (albumina) Leite de vaca – tetania do recém-nascido (proporção inadequada de cálcio/fósforo no leite integral para recém-nascido) Exsanguineotransfusão com sangue preservado com citrato Administração parenteral inadequada em estados patológicos	Irritabilidade neuromuscular Formigamento no nariz, orelhas, pontas dos dedos das mãos e dos pés Tetania Laringospasmo Convulsões generalizadas Pode haver distúrbios de coagulação Sinais positivos de Chvostek e Trousseau Hipotensão Parada cardíaca Achados laboratoriais: • Diminuição da concentração sérica de cálcio (8,8 a 10,8 mEq/ℓ) ou aumento dos níveis de proteína sérica • Prolongamento do intervalo QT	Determinar e tratar a causa do déficit de cálcio Administrar suplementos orais de cálcio conforme a prescrição; administração por via intravenosa deve ser lenta e diluída Monitorar o local da infusão IV; o cálcio pode causar irritação vascular Monitorar os níveis séricos de cálcio, vitamina D e de hormônios da paratireoide Monitorar os níveis de proteína sérica Evitar o leite de vaca em lactentes menores de 12 meses
Excesso de cálcio (hipercalcemia)		
Acidose Imobilização prolongada Condições associadas ao aumento do catabolismo ósseo Hipoproteinemia Doença renal Hipervitaminose D Hiperparatireoidismo Hipertireoidismo Administração IV ou oral excessiva	Constipação intestinal Fraqueza, fadiga Náuseas, vômitos Anorexia Xerostomia (sede) Hipotonicidade muscular Bradicardia ou parada cardíaca Aumento da concentração de cálcio na urina, causando a formação de cálculos renais Achados laboratoriais: • Aumento dos níveis séricos de cálcio ou diminuição dos níveis de proteína sérica • Prolongamento do complexo QRS ou do intervalo PR, encurtamento do intervalo QT	Determinar e tratar a causa do excesso de cálcio Monitorar os níveis séricos de cálcio Monitorar o ECG

ADH, hormônio antidiurético; *ECG*, eletrocardiograma; *IV*, intravenoso.

DESIDRATAÇÃO

A desidratação é um distúrbio de líquidos corporais comumente encontrado nos cuidados de enfermagem de lactentes e recém-nascidos; ocorre sempre que a quantidade total de líquido eliminado excede a ingesta total, independentemente da causa subjacente. A desidratação também é comumente chamada de depleção de volume. Embora a desidratação possa ser resultado de falta de ingesta oral (especialmente em temperaturas ambientais elevadas), mais frequentemente é o resultado de perdas anormais, como aquelas que ocorrem em vômitos ou diarreia, quando a ingesta oral compensa apenas parcialmente as perdas anormais. Outras causas significativas de desidratação são a cetoacidose diabética e as queimaduras extensas.

! ALERTA PARA A ENFERMAGEM

Em uma criança com histórico de perda de líquidos e desidratação potencial ou real, direcione a avaliação de enfermagem para a possibilidade de choque iminente.

No começo da desidratação (durante os primeiros 2 dias), a perda de líquidos abrange tanto LEC quanto LIC, porque o aumento na osmolalidade provocada pela diminuição do volume do LEC faz com que o líquido do compartimento LIC se mova para o compartimento LEC. À medida que a desidratação se torna crônica, as perdas celulares tornam-se maiores.

Tipos de desidratação

Como o sódio é a força osmótica primária que controla o movimento de líquidos entre os principais compartimentos, a desidratação é frequentemente descrita de acordo com as concentrações plasmáticas de sódio (p. ex., isonatrêmica, hiponatrêmica ou hipernatrêmica). Outras forças osmóticas, entretanto, como a glicose na cetoacidose diabética e a proteína na síndrome nefrótica, também podem ter um papel de destaque. Consequentemente, a desidratação é convencionalmente classificada como isotônica, hipotônica ou hipertônica.

A desidratação **isotônica** (isosmótica ou isonatrêmica) ocorre em condições nas quais os déficits de eletrólitos e água estão presentes em proporções aproximadamente iguais. Em pacientes pediátricos, essa é a principal forma de desidratação. As perdas de líquido observáveis não são necessariamente isotônicas, mas as perdas por outras vias fazem ajustes de modo que a soma de todas as perdas, ou perda geral, seja isotônica. Como nenhuma força osmótica está presente para provocar a redistribuição da água entre os compartimentos LIC e LEC, a maior perda é sustentada pelo compartimento LEC. Isso reduz significativamente o volume do plasma e, portanto, o volume do sangue circulante, com efeitos sobre a pele, os músculos e os rins. O maior perigo na desidratação isotônica é o choque, e a criança com desidratação isotônica apresenta sintomas característicos de choque hipovolêmico. O sódio plasmático permanece dentro dos limites normais, entre 130 e 150 mEq/ℓ (Huether, 2019).

A desidratação **hipotônica** (hiposmótica ou hiponatrêmica) ocorre quando o déficit eletrolítico excede o déficit hídrico. Como o LIC é mais concentrado que o LEC na desidratação hipotônica, a água é transferida do LEC para o LIC para estabelecer o equilíbrio osmótico. Esse movimento aumenta ainda mais a perda de volume do LEC, e o choque é um resultado frequente. Como há uma perda proporcionalmente maior de LEC na desidratação hipotônica, os sinais físicos tendem a ser mais graves com perdas de menor quantidade de líquidos do que na desidratação isotônica ou hipertônica. As concentrações plasmáticas de sódio são tipicamente inferiores a 130 mEq/ℓ (Huether, 2019).

A desidratação **hipertônica** (hiperosmótica ou hipernatrêmica) resulta de uma perda de água que excede a perda de eletrólitos e geralmente é causada por uma perda proporcionalmente maior de água ou uma ingesta maior de eletrólitos. Esse tipo de desidratação é o mais perigoso e requer uma terapia muito mais específica. Isso às vezes ocorre em lactentes com diarreia que recebem líquidos por via oral contendo grandes quantidades de soluto ou em crianças que são alimentadas por sonda nasogástrica (NG) com alto teor de proteínas, que coloca uma carga excessiva de soluto sobre os rins. Na desidratação hipertônica, o líquido muda do compartimento LIC, de concentração mais baixa, para o LEC. A concentração plasmática de sódio é superior a 150 mEq/ℓ (Huether, 2019).

Como o volume do LEC é proporcionalmente maior, a desidratação hipertônica consiste em maior grau de perda de água para a mesma intensidade dos sinais físicos. O choque é menos aparente na desidratação hipotônica. No entanto, aumenta a probabilidade de ocorrência de distúrbios neurológicos, como convulsões. As alterações cerebrais são graves e podem resultar em danos permanentes. Isso inclui alterações no nível de consciência, menor capacidade de concentração, letargia, aumento do tônus muscular com hiper-reflexia e hiperirritabilidade a estímulos (p. ex., tátil, auditivo, luzes brilhantes).

Grau de desidratação

É necessário determinar o tipo e o grau de desidratação para desenvolver um plano terapêutico efetivo. O grau de desidratação foi descrito como uma porcentagem do peso corporal desidratado: leve – menos de 3% em crianças de mais idade ou menos de 5% em lactentes; moderado – 5 a 10% em lactentes e 3 a 6% em crianças mais velhas; e grave – mais de 10% em lactentes e mais de 6% em crianças de mais idade (Carson, Mudd, & Madati, 2017; Greenbaum, 2020). A água constitui cerca de 60 a 70% do peso do lactente. No entanto, a quantidade de tecido adiposo, que contém pouca água, é altamente variável em lactentes e crianças. Um meio mais preciso de descrever a desidratação é calcular a perda aguda de líquidos (período ≥ 48 horas) em mililitros por quilograma de peso corporal. Por exemplo, uma perda de 50 mℓ/kg é considerada uma perda leve, enquanto uma perda de 100 mℓ/kg produz desidratação grave.

O peso é o fator mais importante para determinar a porcentagem da perda total de líquidos corporais em lactentes e crianças. No entanto, muitas vezes, o peso anterior à doença é desconhecido. Outros preditores de perda de líquido incluem as alterações no nível de consciência (de irritabilidade a letargia), resposta alterada aos estímulos, diminuição da elasticidade e turgor cutâneos, atraso no enchimento capilar (> 2 segundos), aumento da frequência cardíaca e afundamento dos olhos e das fontanelas.

Os sinais clínicos fornecem pistas sobre a extensão da desidratação (Tabela 22.3). O primeiro sinal detectável geralmente é a taquicardia, seguido de ressecamento da pele e das mucosas, fontanelas afundadas, sinais de insuficiência circulatória (membros frios e com manchas), perda de elasticidade da pele e prolongamento do tempo de enchimento capilar (ver Tabela 22.4 para as manifestações clínicas da desidratação). Existem evidências de que os sinais clínicos de anormalidade no enchimento capilar, no turgor cutâneo e no padrão respiratório são os mais úteis na previsão de desidratação em 5% ou mais das crianças (Carson, Mudd, & Madati, 2017).

Os mecanismos compensatórios tentam manter o volume de líquidos, ajustando-se a essas perdas. O líquido intersticial entra no compartimento vascular para manter o volume sanguíneo em resposta à hemoconcentração e hipovolemia, e a vasoconstrição das arteríolas periféricas ajuda a manter a pressão de bombeamento. Quando as perdas de líquidos excedem a capacidade do corpo de sustentar o volume e a pressão sanguínea, a circulação fica seriamente comprometida e a

Tabela 22.3 Avaliação do nível de desidratação.

Sinais clínicos	Nível de desidratação		
	Leve	**Moderado**	**Grave**
Perda de peso – lactentes	3 a 5%	6 a 9%	≤ 10%
Perda de peso – crianças	3 a 4%	6 a 8%	10%
Pulso	Normal	Ligeiramente aumentado	Muito aumentado
Frequência respiratória	Normal	Taquipneia leve (rápida)	Hiperpneia (profunda e rápida)
Pressão arterial	Normal	Normal para ortostática (alteração > 10 mmHg)	Ortostática para choque
Comportamento	Normal	Irritável, mais sedento	Hiperirritável a letárgico
Sede	Leve	Moderado	Intensa
Mucosas[a]	Normal (úmida)	Seca	Ressecada
Lágrimas	Presentes	Diminuição	Ausentes, olhos fundos
Fontanela anterior	Normal	Normal a afundada	Afundada
Veia jugular externa	Visível quando em decúbito dorsal	Não visível, exceto com pressão supraclavicular	Não visível mesmo com pressão supraclavicular
Pele[a]	Enchimento capilar > 2 segundos	Enchimento capilar lento (2 a 4 segundos [diminuição do turgor])	Enchimento capilar muito lentificado (> 4 segundos) e prega cutânea, pele fria, acrocianótica ou mosqueada
Urina	Redução	Oligúria	Oligúria ou anúria

[a]Esses sinais são menos proeminentes em pacientes com hipernatremia.
Fonte: Jospe, N., & Forbes, G. (1996). Fluids and electrolytes – Clinical aspects. *Pediatrics in Review, 17*(11), 395–403; and Steiner, M. J., DeWalt, D. A., & Byerly, J. S. (2004). Is this child dehydrated? *Journal of the American Medical Association, 291*(22), 2746–2754.

Tabela 22.4 Manifestações clínicas da desidratação.

Manifestação	Isotônica (perda de água e sal)	Hipotônica (perda de sal em excesso de água)	Hipertônica (perda de água em excesso de sal)
Pele			
• Coloração	Acinzentada	Acinzentada	Acinzentada
• Temperatura	Fria	Fria	Fria ou quente
• Turgor	Pobre	Muito pobre	Razoável
• Sensação	Seca	Pegajosa	Espessa, pegajosa
Mucosas	Secas	Levemente úmidas	Ressecadas
Lágrimas e saliva	Ausentes	Ausentes	Ausentes
Órbitas oculares	Encovadas	Encovadas	Encovadas
Fontanelas	Encovadas	Encovadas	Encovadas
Temperatura corporal	Subnormal ou elevada	Subnormal ou elevada	Subnormal ou elevada
Pulso	Acelerado	Muito acelerado	Moderadamente acelerado
Respiração	Rápida	Rápida	Rápida
Comportamento	Irritação à letargia	Letárgico ou comatoso; convulsões	Letargia acentuada com hiperirritabilidade extrema à estimulação

pressão sanguínea cai. Isso resulta em hipoxia tecidual com acúmulo de ácido láctico, piruvato e outros metabólitos, que contribuem para o desenvolvimento de acidose metabólica.

A compensação renal é prejudicada pela redução do fluxo sanguíneo através dos rins e pouca formação de urina. O aumento da osmolalidade sérica estimula a secreção do **hormônio antidiurético (ADH)** para conservar o líquido e ativa os mecanismos renina-angiotensina no rim, causando vasoconstrição adicional. A aldosterona é lançada para promover a retenção de sódio e conservar água nos rins. Se a gravidade da desidratação aumentar, a formação de urina diminui muito e os metabólitos e íons de hidrogênio que normalmente são excretados por essa via ficam retidos no organismo.

O **choque**, uma manifestação comum a grave de depleção do volume do LEC, é precedido por taquicardia e sinais de má perfusão e oxigenação dos tecidos (por leituras do oxímetro de pulso). A circulação periférica diminui como resultado da redução do volume sanguíneo; portanto, a pele fica fria e mosqueada com redução do enchimento capilar. O comprometimento da circulação renal geralmente resulta em **oligúria** e **azotemia**. Embora a pressão arterial baixa possa acompanhar outros sintomas de choque, em recém-nascidos e lactentes geralmente é um sinal tardio e pode anunciar o início do colapso cardiovascular (ver seção *Insuficiência cardíaca congestiva*, no Capítulo 23).

Avaliação diagnóstica

Para dar início a um plano terapêutico, alguns fatores devem ser determinados:

- O grau de desidratação com base na avaliação física
- O tipo, com base na fisiopatologia da doença específica responsável pela desidratação
- Sinais físicos específicos além dos sinais gerais
- Concentrações iniciais de sódio no plasma
- Concentração sérica de bicarbonato
- Qualquer eletrólito associado (especialmente potássio sérico) e desequilíbrios ácido-básico (conforme indicado).

Avaliações iniciais, regulares e contínuas verificam o progresso do paciente em relação ao equilíbrio e a efetividade do tratamento.

No exame de um lactente ou criança, um dos fatores mais importantes para determinar a extensão da desidratação é o peso corporal, porque ajuda a determinar a porcentagem de líquido corporal total perdido; no entanto, como o peso anterior à doença costuma ser desconhecido, é necessário avaliar as manifestações clínicas. As mais importantes incluem alteração do sensório (irritabilidade à letargia); diminuição da resposta aos estímulos; alterações no sistema tegumentar (diminuição da elasticidade e turgor cutâneo); prolongamento do enchimento capilar; aumento da frequência cardíaca; olhos encovados; e, em lactentes, fontanelas encovadas. O emprego de vários preditores aumenta a sensibilidade da avaliação em relação à extensão do déficit hídrico, e as pesquisas têm demonstrado um grau razoavelmente alto de concordância entre observadores experientes na avaliação do nível de desidratação. Sinais objetivos de desidratação já estão presentes com um déficit hídrico inferior a 5%.

Manejo terapêutico

A conduta clínica deve ser direcionada à correção do desequilíbrio hídrico e ao tratamento da causa subjacente. Quando a criança está alerta, acordada e não corre perigo, a correção da desidratação pode ser tentada por administração oral de líquidos. A maioria dos casos de desidratação é leve e pode ser tratada em casa com esse método. Ver Boxe 22.1 para obter um modelo de reidratação. O manejo da reidratação oral consiste na reposição da perda de líquidos em 4 a 6 horas, reposição das perdas contínuas e provisão para as necessidades de manutenção. Em geral, a criança levemente desidratada pode receber 50 mℓ/kg de **solução de reidratação oral (SRO)**, enquanto a criança com desidratação moderada pode receber 100 mℓ/kg de SRO. Crianças com perdas de líquidos por diarreia podem receber 10 mℓ/kg adicionais a cada evacuação (Greenbaum, 2020). A quantidade e a velocidade de infusão são determinadas a partir do peso corporal e da gravidade da desidratação e aumentam se a reidratação for incompleta ou se as perdas excessivas continuarem, até que a criança esteja bem hidratada e o problema de base esteja sob controle.

A criança pode não sentir sede, mesmo desidratada, e inicialmente pode recusar os líquidos orais por medo de êmese contínua (se ocorrer) ou por causa de estomatite ou candidíase oral. Nessas crianças, a reidratação pode prosseguir com a administração de 2 a 5 mℓ de SRO por uma seringa ou um pequeno copo de medicamento a cada 2 a 3 minutos, até que a criança seja capaz de tolerar quantidades maiores; se a criança tem vômitos, a administração de pequenas quantidades (5 mℓ) de SRO a cada 5 minutos ou mais pode ajudar a superar o déficit hídrico, e os vômitos costumam diminuir (Hendrickson, Zaremba, Wey et al., 2017). As evidências indicam que a administração oral de ondansetron a crianças com gastrenterite aguda e vômitos reduz a êmese e aumenta o tempo de reidratação oral, evitando necessidade de terapia intravenosa (IV) (Carter & Fedorowicz, 2012; Hendrickson et al., 2017). A terapia de reidratação oral (TRO) é eficaz para tratar casos de desidratação leve ou moderada em crianças, é mais barata e envolve menos complicações do que a terapia IV (Carson et al., 2017; Kleinman & Greer, 2014). As SROs aumentam e promovem a reabsorção de sódio e água. Essas soluções reduzem muito o vômito e a necessidade de infusões IV (Hendrickson et al., 2017). Nos EUA, existe disponibilidade comercial de SROs, incluindo as de osmolaridade inferior (224 mmol/ℓ) e que são bem-sucedidas no tratamento da maioria das crianças com desidratação. Ver boxe *Qualidade dos resultados do paciente*.

Boxe 22.1 Modelo de terapia de reidratação.

- Para casos de desidratação leve a moderada, a solução de reidratação deve conter 50 mEq de sódio por litro. Em lactentes, a amamentação deve continuar
- Para casos de desidratação leve a moderada, forneça 50 mℓ/kg de solução de reidratação oral às crianças
- Para desidratação grave, forneça 30 mℓ/h de reidratação oral para lactentes, 60 mℓ/h para crianças entre 1 e 3 anos e 90 mℓ/h para crianças de mais idade. Há uma grande probabilidade de que seja necessária infusão intravenosa, quando a criança não consegue tolerar por ingesta oral
- Adicione 10 mℓ/kg de líquido para cada episódio de diarreia ou vômito
- Reavalie a necessidade de reidratação adicional; inicie a terapia de manutenção usando formulações de manutenção
- Em crianças com diarreia, mas sem desidratação significativa, a fase de manutenção pode ser iniciada sem a necessidade de solução de reidratação
- Assim que o nível adequado de reidratação for alcançado, inicie uma dieta normal com a terapia hídrica e suspenda a infusão intravenosa

Fonte: Modificado de Churgay, C. A., & Aftab, A. (2012). Gastroenteritis in children: Part II, prevention and management. *American Family Physician, 85*(11), 1066–1070.

QUALIDADE DOS RESULTADOS DO PACIENTE:
Déficit de volume

- Mucosas úmidas
- Sódio e potássio dentro dos limites normais
- Micção (> 1 mℓ/kg/h)
- Enchimento capilar de 2 segundos ou menos
- Turgor cutâneo adequado
- Equilíbrio entre ganhos e perdas de líquidos

DICAS PARA A ENFERMAGEM Melhore o sabor de uma solução de reidratação oral (SRO), como Pedialyte® (sem sabor), adicionando uma colher de chá de flavorizante em pó sem açúcar a cada 60 a 90 mℓ de SRO. Crianças de mais idade podem chupar um picolé por via oral em vez de líquidos, que precisam ser deglutidos. Muitos picolés disponíveis comercialmente são relativamente baratos, contêm pequenas quantidades de sacarose e aproximadamente 40 a 50 mℓ de líquido. A hidratação oral gelada pode ser aceita por algumas crianças que rejeitam a SRO convencional.

Reposição por terapia parenteral

A terapia parenteral para reposição hídrica deve ser iniciada sempre que a criança for incapaz de ingerir quantidades suficientes de líquido e eletrólitos para atender às perdas fisiológicas diárias, substituir déficits anteriores e substituir perdas anormais em andamento. Geralmente, a terapia de reposição IV é empregada para pacientes com desidratação grave, com vômitos de difícil controle, incapazes de ingesta oral por qualquer motivo (p. ex., fadiga extrema, coma) ou com distensão gástrica grave.

Como a desidratação (depleção de volume) constitui uma grande ameaça à vida, a prioridade é a restauração da circulação pela expansão rápida do volume de LEC, de modo a tratar ou prevenir o choque. A administração intravenosa de fluidos começa imediatamente, embora a natureza exata da desidratação e os valores de eletrólitos séricos não sejam conhecidos. A solução escolhida baseia-se no que se sabe sobre o provável tipo e causa da desidratação. Tal conduta geralmente envolve utilização de solução isotônica, como cloreto de sódio a 0,9% ou Lactato de Ringer, ambos próximos à osmolalidade sérica de 285 a 300 mOsm/kg e sem glicose (que é contraindicada nas fases iniciais da terapia de reidratação, mas especialmente nos casos de cetoacidose diabética).

A terapia de reidratação parenteral é realizada em três estágios. O tratamento inicial visa expandir o volume de LEC rapidamente, para melhorar a função circulatória e renal. Durante o estágio inicial, deve ser usada uma solução eletrolítica isotônica, a uma velocidade de infusão de 20 mℓ/kg, administrada como infusão rápida IV durante um período de 5 a 20 minutos, e repetida conforme necessário após a avaliação da resposta da criança. Em uma metaanálise de 10 ensaios clínicos randomizados, os fluidos isotônicos foram considerados mais seguros do que os hipotônicos na prevenção da hiponatremia grave após a reposição (Wang, Xu, & Xiao, 2014). O estágio seguinte visa repor os déficits, atender às necessidades de manutenção de água e eletrólitos e recuperar as perdas em curso. As necessidades de água e sódio para déficit, manutenção e perdas contínuas devem ser calculadas em intervalos de 8 horas, levando-se em consideração a quantidade de fluidos administrada nas infusões iniciais e a quantidade administrada durante as primeiras 24 horas. Com a melhora da circulação durante essa fase, os déficits de água e eletrólitos podem ser avaliados e o equilíbrio ácido-básico pode ser mantido diretamente pela administração de fluidos ou indiretamente, por meio da melhora da função renal. O potássio deve ser suspenso até que a função renal seja restaurada e a circulação apresente melhora.

O estágio final do tratamento permite que o paciente retome a alimentação por via oral, com uma correção gradual dos déficits orgânicos totais. A perda de potássio do LIC é lentamente reposta por meio do LEC. As reservas de gordura e proteína são repostas por meio da dieta. Se a criança não conseguir comer ou se a alimentação agravar uma condição crônica, os fluidos de manutenção devem ser administrados por via IV.

Embora a fase inicial de reposição hídrica seja rápida tanto na desidratação isotônica como na hipotônica, é contraindicada nos casos de desidratação hipertônica devido ao risco de intoxicação por água, em especial nas células cerebrais, e especificamente nas células centrais da ponte cerebral. Pode ocorrer mielinólise pontina central com uma hipercorreção do déficit hídrico e uma correção excessivamente rápida da concentração sérica de sódio (Greenbaum, 2020). Há um lapso de tempo aparente para que o sódio alcance um estado de estabilidade ao se difundir para dentro e para fora das células cerebrais, enquanto a água se difunde quase instantaneamente. Consequentemente, a administração rápida de líquido causará difusão igualmente rápida de água nas células cerebrais desidratadas, causando edema cerebral acentuado. Como o volume de LEC é mantido relativamente estável na desidratação hipertônica, em oposição aos outros tipos de desidratação, o choque não é uma manifestação comum.

INTOXICAÇÃO HÍDRICA

A intoxicação hídrica, ou sobrecarga hídrica, é observada com menos frequência do que a desidratação. No entanto, é importante que o enfermeiro e outras pessoas que cuidam de crianças estejam atentas a essa possibilidade em determinadas situações. Crianças que ingerem quantidades excessivas de água livre de eletrólitos desenvolvem uma diminuição concomitante do sódio sérico acompanhada por sintomas do sistema nervoso central (SNC). Ocorre grande débito urinário e, como a água movimenta-se nas células cerebrais mais rapidamente do que o sódio, a criança também pode apresentar irritabilidade, sonolência, cefaleia, vômito, diarreia ou convulsões generalizadas. A criança nessa condição geralmente parece bem hidratada, mas pode estar edemaciada ou mesmo desidratada.

A intoxicação hídrica pode ocorrer durante sobrecarga de fluidos administrados por infusão IV rápida, diálise muito rápida, enemas realizados com água filtrada, alimentação com fórmula infantil incorretamente preparada, ingesta excessiva de água ou redução muito rápida dos níveis de glicose na cetoacidose diabética (Greenbaum, 2020). Pacientes com infecções do SNC ocasionalmente retêm quantidades excessivas de água. A administração de soluções hipotônicas inadequadas (p. ex., cloreto de sódio a 0,45%) pode causar uma redução rápida de sódio e resultar em sintomas de sobrecarga de água.

Os lactentes são especialmente vulneráveis à sobrecarga hídrica. Seu mecanismo de sede não é bem desenvolvido, e, portanto, são incapazes de "interromper" a ingesta de líquidos de maneira adequada. Como a taxa de filtração glomerular é diminuída, não permite a excreção proporcional ao aumento da carga de água, e os níveis de ADH podem não ser reduzidos ao máximo. Consequentemente, os lactentes são incapazes de excretar uma sobrecarga hídrica de modo eficiente.

A administração de fórmulas preparadas inadequadamente é uma das causas mais comuns de intoxicação hídrica em lactentes (Greenbaum, 2020). Famílias sem recursos para comprar a quantidade suficiente podem diluir a fórmula para aumentar o volume ou até mesmo substituir a fórmula por água. Uma família pode ficar sem fórmula e diluir a quantidade restante para fazer com que dure até que possam comprar mais. Além disso, às vezes a água é usada para acalmar a criança. A intoxicação hídrica também pode ocorrer em lactentes que recebem hidratação excessivamente vigorosa durante um quadro febril.

Vários médicos relataram intoxicação hídrica em lactentes após aulas de natação, em partos na água (Byard & Zuccollo, 2010), com administração excessiva de enema e com lavagem gástrica (Manz, 2007). Embora prendam a respiração, alguns lactentes aparentemente engolem uma grande quantidade de água durante a submersão repetida. A orientação antecipada aos pais deve incluir uma discussão sobre as orientações de natação e conselhos para interromper a aula se a criança engolir significante quantidade de água ou apresentar qualquer sintoma de hiponatremia.

EDEMA

O **edema** representa um acúmulo anormal de líquido no tecido intersticial e a subsequente expansão do tecido, e se desenvolve quando ocorre comprometimento na circulação cardiovascular ou falha na drenagem linfática para remover carga hídrica aumentada. Os processos responsáveis pela remoção de líquidos incluem a pressão hidrostática venosa, a pressão oncótica dos espaços intravascular e intersticial, a parede capilar semipermeável intacta, a tensão do tecido e o fluxo linfático.

Avaliação

O edema generalizado resultante de qualquer um dos tipos listados anteriormente é manifestado por edema nos membros, face, períneo e tronco. A perda de rugas normais da pele pode ser avaliada. Aferições diárias de peso são indicadores mais sensíveis de ganho ou perda de líquidos e devem ser obtidas. As alterações na medida da circunferência abdominal também podem ser um indicador de edema em crianças. O edema depressível pode ocorrer e pode ser avaliado pressionando-se a ponta do dedo contra uma proeminência óssea por 5 segundos. Se o tecido volta ao normal imediatamente após a remoção do dedo, o paciente não tem edema depressivo. Uma maneira rápida de determinar a gravidade é medir o grau de edema depressível (Figura 22.1).

Manejo terapêutico

O objetivo principal no manejo do edema é o tratamento do processo patológico subjacente, que é discutido em outra seção do texto conforme o distúrbio específico. Porém, um aspecto essencial no manejo de qualquer sobrecarga hídrica é o reconhecimento precoce, para o qual o enfermeiro desempenha um papel vital. O tratamento do edema é discutido ao longo do texto com condições específicas. Ver boxe *Qualidade dos resultados do paciente*

> **QUALIDADE DOS RESULTADOS DO PACIENTE:**
> **Excesso de volume de líquido**
> - Equilíbrio entre ganhos e perdas de líquidos
> - Sem edema
> - Sem ganho de peso
> - Nenhum desconforto respiratório relacionado ao excesso de volume de líquido

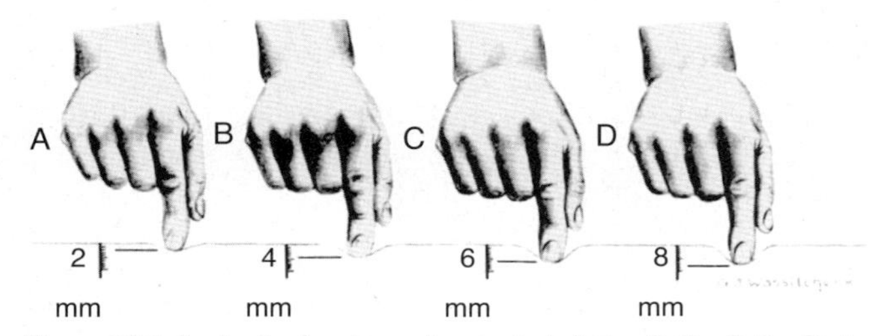

Figura 22.1 Avaliação do edema depressível. **A.** 1+; **B.** 2+; **C.** 3+; **D.** 4+.

DISTÚRBIOS DE MOTILIDADE

DIARREIA

A diarreia é um sintoma que resulta de distúrbios que envolvem as funções digestiva, absortiva e secretora. A diarreia é causada pelo transporte intestinal anormal de água e eletrólitos. Em todo o mundo, há cerca de 1,7 bilhão de episódios de diarreia a cada ano (Leung, Chisti, & Pavia, 2016). A incidência e morbidade da diarreia são mais proeminentes em países de baixa renda, como áreas da Ásia e da África (Leung et al., 2016) e entre crianças menores de 5 anos (Leung et al., 2016).

O transporte de líquidos e eletrólitos no trato GI em desenvolvimento está relacionado com a idade da criança. A mucosa intestinal do lactente é mais permeável à água do que a de uma criança mais velha. Portanto, em lactentes com osmolalidade luminal intestinal aumentada causada por diarreia, é perdida uma quantidade maior de líquido e eletrólitos do que em crianças de mais idade. A diarreia resulta de vários processos fisiopatológicos.

Tipos de diarreia

Os distúrbios diarreicos envolvem o estômago e os intestinos (gastrenterite), o intestino delgado (enterite), o cólon (colite) ou o cólon e os intestinos (enterocolite). A diarreia é classificada como aguda ou crônica.

A **diarreia aguda** é definida como um aumento repentino na frequência e alteração na consistência das fezes, muitas vezes causada por um agente infeccioso presente no sistema gastrintestinal. Pode estar associada a infecções respiratórias superiores ou do trato urinário, antibioticoterapia ou uso de laxantes. A diarreia aguda é geralmente autolimitada (duração de 14 dias) e desaparece sem tratamento específico. A diarreia infecciosa aguda (gastrenterite infecciosa) pode ser causada por uma variedade de patógenos virais, bacterianos e parasitários (Tabela 22.5).

A **diarreia crônica** é um aumento na frequência de evacuações e aumento do conteúdo de água nas fezes, com duração de mais de 14 dias. Muitas vezes, é causada por condições crônicas, como

Tabela 22.5 Causas infecciosas de diarreia aguda.

Agentes	Patologia	Características	Comentários
Vírus			
Rotavírus Incubação – 48 horas Diagnóstico – EIA	Transmissão fecal-oral 8 grupos (A-H) – a maioria dos vírus do grupo A se replica em células epiteliais maduras nas vilosidades do intestino delgado; resulta em (1) desequilíbrio na relação entre absorção e secreção de líquido intestinal e (2) má absorção de carboidratos complexos	Febre leve a moderada Vômito seguido de evacuações aquosas Febre e vômitos geralmente diminuem em aproximadamente 2 dias, mas a diarreia persiste de 5 a 7 dias	Causa mais comum de diarreia em crianças < 5 anos; lactentes de 6 a 12 meses são mais vulneráveis; afeta todas as idades; geralmente mais leve em crianças > 3 anos Crianças imunocomprometidas têm maior risco de complicações Pico de ocorrências nos meses de inverno Causa importante de infecções nosocomiais
Norovírus Incubação – 12 a 48 horas Diagnóstico – ensaios de PCR	Transmissão fecal-oral; água contaminada Patologia semelhante à do rotavírus; afeta as células epiteliais das vilosidades do intestino delgado, resultando em (1) desequilíbrio na relação entre absorção e secreção de líquido intestinal e (2) má absorção de carboidratos complexos	Cólicas abdominais, náuseas, vômito, mal-estar, febre baixa, diarreia aquosa sem sangue; duração de 2 a 3 dias; tende a apresentar sintomas semelhantes aos chamados sintomas de intoxicação alimentar, com predominância de náuseas	Afeta todas as faixas etárias Múltiplas cepas frequentemente nomeadas de acordo com o local de origem do surto (p. ex., Norwalk, Sapporo, Snow Mountain, Montgomery)

(Continua)

Tabela 22.5 Causas infecciosas de diarreia aguda. (*continuação*)

Agentes	Patologia	Características	Comentários
Bactérias			
Escherichia coli Incubação – 3 a 4 dias; variável, dependendo da cepa Diagnóstico – Sorbitol MacConkey (SMAC) ágar positivo para sangue, mas leucócitos fecais ausentes ou raros	As cepas de *E. coli* produzem diarreia como resultado, aderência ou invasão de enterotoxinas (*E. coli* produtoras de enterotoxinas, *E. coli* entero-hemorrágica, *E. coli* enteroagregativa)	Diarreia aquosa pelo período de 1 a 2 dias, seguida de cólicas abdominais intensas e diarreia com sangue Pode progredir para síndrome hemolítico-urêmica	Patógeno de origem alimentar Diarreia do viajante Causa de epidemias em creches Tratamento sintomático Antibióticos podem piorar o curso Evite agentes antimotilidade e opioides
Gênero *Salmonella* (não tifoide) Bastonetes gram-negativos, não encapsulados, não esporulantes Incubação – 6 a 72 horas Diagnóstico – coloração de Gram, cultura de fezes	Invasão da mucosa do intestino delgado e grosso, edema da lâmina própria, inflamação aguda focal com rompimento da mucosa e micro abscessos	Náuseas, vômito, cólica, dor abdominal, diarreia com sangue, febre; sintomas variáveis (leves a graves) Pode apresentar cefaleia e manifestações cerebrais (p. ex., sonolência, confusão mental, meningismo, convulsões) Lactentes podem se apresentar sem febre e sem intoxicação Pode resultar em septicemia e meningite, que podem ser fatais Náuseas e vômitos geralmente de curta duração; a diarreia pode persistir pelo período de 2 a 3 semanas Normalmente, é capaz de transmitir o patógeno por uma média de 5 semanas; casos relatados de até 1 ano	Incidência mais alta nos meses de verão; surtos de origem alimentar são comuns Normalmente, transmitido de pessoa para pessoa, mas pode ser transmitido por meio de carnes ou aves malcozidas; cerca de metade dos casos são causados por aves e produtos avícolas Em crianças, é relacionado com animais de estimação (p. ex., cães, gatos, *hamsters*, tartarugas) Transmissível, enquanto houver a presença do microrganismo nas fezes Antibióticos não recomendados em casos sem complicações Agentes antimotilidade também não são recomendados – prolongam o tempo de trânsito e o estado de portador
Salmonella typhi Produz febre entérica – síndrome sistêmica Incubação – geralmente de 7 a 14 dias, mas pode durar de 3 a 30 dias, dependendo da quantidade do inoculante Diagnóstico – hemoculturas positivas; às vezes, também culturas de fezes e urina positivas Estágio tardio – cultura de medula óssea positiva	Invasão da corrente sanguínea; após a ingesta, o microrganismo se liga às microvilosidades das bordas ciliares do íleo e as bactérias invadem o epitélio intestinal via placas de Peyer Em seguida, o microrganismo é transportado para os nódulos linfáticos intestinais e entra na corrente sanguínea através dos ductos torácicos e, através da circulação, alcança as células reticuloendoteliais, causando bacteriemia	As manifestações dependem da idade Dor abdominal, diarreia, náuseas, vômitos, febre alta, letargia Deve ser tratado com antibióticos	Incidência muito mais baixa em países desenvolvidos; cerca de 400 casos/ano nos EUA; 65% dos casos nos EUA são adquiridos por meio de casos internacionais O modo mais comum de transmissão é por ingesta de alimentos e água contaminados com fezes humanas Possibilidade de transmissão congênita e intraparto Duas vacinas disponíveis
Gênero *Shigella* Bacilos anaeróbios gram-negativos não móveis Incubação – 1 a 7 dias Diagnóstico – cultura de fezes aumentada para leucócitos polimorfonucleares	Enterotoxinas – invadem o epitélio com ulcerações mucosas superficiais	As crianças parecem doentes Os sintomas começam com febre, fadiga, anorexia Cólica abdominal precedendo diarreia aquosa ou com sangue Os sintomas geralmente diminuem dentro de 5 a 10 dias	A maioria dos casos é em crianças < 9 anos, com cerca de um terço dos casos em crianças de 1 a 4 semanas de vida Antibióticos encurtam a doença e reduzem a mortalidade Todos os pacientes estão em risco de desidratação Os sintomas agudos podem persistir por ≤ 1 semana Não são recomendados medicamentos antidiarreicos porque podem predispor o paciente a megacólon tóxico

(*Continua*)

Tabela 22.5 Causas infecciosas de diarreia aguda. *(continuação)*

Agentes	Patologia	Características	Comentários
Enterocolite por Yersinia Incubação – dependente da carga, 1 a 3 semanas Diagnóstico – cultura de fezes, ELISA Os pacientes apresentam leucocitose, taxa de sedimentação elevada	Patologia mal compreendida; possivelmente causada pela produção de enterotoxina	Diarreia mucoide, às vezes com sangue; dor abdominal sugestiva de apendicite; febre, vômito	Aparece com mais frequência nos meses de inverno Transmitido por animais de estimação e alimentos contaminados O uso de antibióticos geralmente não altera o curso clínico em casos sem complicações; os antibióticos devem ser usados em infecções complicadas e hospedeiros comprometidos
Campylobacter jejuni Bacilos gram-negativos microaerofílicos, móveis Incubação – 1 a 7 dias A capacidade de causar doenças parece estar relacionada à carga Diagnóstico – cultura de fezes, às vezes cultura de sangue Comumente encontrado no trato GI de animais selvagens e domésticos	Não totalmente compreendido, possivelmente (1) aderência da toxina à mucosa intestinal, (2) invasão da mucosa no íleo terminal e cólon, (3) translocação em que os organismos penetram na mucosa e se replicam na lâmina própria	Febre, dor abdominal, diarreia que pode ser sanguinolenta, vômitos Diarreia aquosa, abundante e fétida Clinicamente semelhante à infecção por organismos dos gêneros *Salmonella* ou *Shigella* Transmissão fecal-oral	A maioria das infecções em humanos está relacionada com o consumo de alimentos ou água contaminados, como carnes malcozidas, especialmente de frango Também pode ser adquirida de animais domésticos contaminados (p. ex., cães, gatos, *hamsters*) Picos bimodais em lactentes < 1 ano e novamente nas idades de 15 a 29 anos Os antibióticos não prolongam o carreamento de bactérias e podem eliminar o organismo mais rapidamente Eritromicina é o medicamento de escolha Agentes antimotilidade não são recomendados porque tendem a prolongar os sintomas
Vibrio cholerae Bacilo gram-negativo, móvel e curvo que vive em organismos de água salgada Incubação – 1 a 3 dias Diagnóstico – cultura de fezes	Entra no organismo VO através de alimentos ou água contaminados; se sobreviver ao ambiente ácido do estômago, passa para o intestino delgado, adere à mucosa e produz toxina	Início abrupto; vômito, diarreia aquosa sem cólicas ou tenesmo Pode ocorrer desidratação rapidamente	Mais prevalente nos países em desenvolvimento A reidratação é o tratamento mais importante Os antibióticos podem encurtar a diarreia Apesar dos esforços contínuos, ainda não existe vacina
Clostridium difficile Bacilo gram-positivo anaeróbio com capacidade de produzir esporos Diagnóstico – pela detecção da toxina *C. difficile* em cultura de fezes	Produz duas toxinas importantes (A e B) A toxina se liga ao receptor de superfície do enterócito, resultando em alteração na permeabilidade e na síntese de proteínas e citotoxicidade direta	Diarreia aquosa geralmente leve com duração de alguns dias Em alguns casos, diarreia e enfermidade prolongada Pode causar colite pseudomembranosa Alguns indivíduos ficam extremamente enfermos, com febre alta, leucocitose, hipoalbuminemia	Associado à alteração da flora intestinal por antibióticos Os adultos tendem a ter sintomas mais graves do que as crianças Tratamento com antibióticos (metronidazol) em pacientes leves a moderadamente sintomáticos; para os casos resistentes, administra-se vancomicina Desenvolveram-se cepas resistentes Recaída comum
Clostridium perfringens Bacilos gram-positivos anaeróbios, produtores de esporos Incubação – 8 a 24 horas	Toxinas produzidas no intestino após a ingesta do patógeno	Manifestação aguda – diarreia aquosa, cólicas abdominais Febre, náuseas e vômitos são raros Duração geralmente de 24 horas	Transmitido por alimentos contaminados, na maioria das vezes carnes e aves Normalmente, autolimitada e sem necessidade de intervenção médica A reidratação oral geralmente é suficiente Antibióticos não ajudam e não devem ser usados

(Continua)

Tabela 22.5 Causas infecciosas de diarreia aguda. (*continuação*)

Agentes	Patologia	Características	Comentários
Clostridium botulinum Bacilos gram-positivos anaeróbios, produtores de esporos Incubação – 12 a 26 horas (variação, 6 horas a 8 dias) Diagnóstico – para detectar toxinas, envie hemocultura e cultura de fezes a um laboratório especializado (geralmente, em laboratórios públicos)	Botulismo causado pela ligação de toxina à junção neuromuscular	Apresentação clínica relacionada com a idade e com a cepa GI – dor abdominal, cólicas e diarreia. Outras cepas – comprometimento respiratório, sintomas do SNC	Transmitido por alimentos contaminados Pode ser adquirido por infecção de uma ferida O tratamento consiste em cuidados de suporte e neutralização da toxina
Gênero estafilococos Bactérias gram-positivas aeróbias ou anaeróbias facultativas, não móveis Incubação – geralmente curta, 1 a 8 horas Diagnóstico – identificação do organismo na comida, sangue, pus, aspirado	Invasão direta dos tecidos e produção de toxina	A apresentação clínica depende do local de entrada Nos casos de intoxicação alimentar, apresenta diarreia abundante, náuseas e vômitos	Transmitido por alimentos malcozidos ou refrigerados de modo inadequado Autolimitante Tratamento sintomático

SNC, sistema nervoso central; *EIA*, imunoensaio enzimático; *ELISA*, ensaio de imunoabsorção enzimática; *GI*, gastrintestinal; *PCR*, reação em cadeia da polimerase.

síndromes de má absorção, doença inflamatória intestinal (DII), imunodeficiência, alergia alimentar, intolerância à lactose, diarreia crônica inespecífica ou como resultado do tratamento inadequado da diarreia aguda.

A **diarreia intratável da infância** é uma síndrome que ocorre nos primeiros meses de vida, persiste por mais de 2 semanas sem patógenos reconhecidos e é refratária ao tratamento. A causa mais comum é a diarreia infecciosa aguda que não foi tratada de forma adequada.

A **diarreia crônica inespecífica** (CNSD, do inglês *chronic nonspecific diarrhea*), também conhecida como *cólon irritável da infância* e *diarreia de crianças pequenas*, é uma causa comum de diarreia crônica em crianças de 6 a 54 meses de vida. Essas crianças têm fezes moles, geralmente com partículas não digeridas de alimentos; a diarreia dura mais de 2 semanas. Crianças com diarreia crônica inespecífica têm crescimento normal e não apresentam evidência de desnutrição, nenhum sangue nas fezes e nenhuma infecção entérica. Dieta inadequada e sensibilidade alimentar têm sido associadas à diarreia crônica. Também pode ser causada pela ingesta excessiva de sucos e adoçantes artificiais como o sorbitol, uma substância encontrada em muitas bebidas e alimentos industrializados.

Etiologia

A maioria dos patógenos que causam diarreia é disseminada pela via fecal-oral através de alimentos ou água contaminados ou são transmitidos de pessoa para pessoa quando há contato próximo (p. ex., nas creches). Falta de água potável, aglomeração, higiene precária, deficiência nutricional e saneamento básico deficiente são os principais fatores de risco, especialmente para patógenos bacterianos ou parasitas. Os lactentes são frequentemente mais suscetíveis a episódios frequentes e graves de diarreia, porque seu sistema imunológico não foi exposto a muitos patógenos e ainda não adquiriu anticorpos. Em todo o mundo, as causas mais comuns de gastrenterite aguda são agentes infecciosos, como vírus, bactérias e parasitas.

O **rotavírus** é a causa mais importante de gastrenterite grave em crianças, com 28% dos casos sendo fatais (Lamberti, Ashraf, Walker et al., 2016). O vírus é transmitido pela via fecal-oral ou por contato pessoa a pessoa, e quase todas as crianças já foram infectadas pelo rotavírus pelo menos uma vez aos 5 anos (Bass, 2020). O rotavírus é a causa mais comum de hospitalização associada à diarreia, com uma estimativa de 80 mil hospitalizações por ano nos EUA em crianças com menos de 5 anos (Bass, 2020).

Organismos dos gêneros *Salmonella, Campylobacter, Yersinia* e *Shigella* são os patógenos bacterianos mais frequentemente isolados nos EUA (Kotloff, 2017). Esses organismos são bactérias Gram-negativas e podem ser contraídos por meio de alimentos crus ou malcozidos, comida ou água contaminada ou pela via fecal-oral. Anualmente, entre crianças e adultos nos EUA, a infecção por *Salmonella* ocorre em aproximadamente 8.172 casos; por *Campylobacter,* em 8.547 casos; por *Shigella,* em 2.913 casos; e, por *Yersinia,* em 302 casos (Marder, Cieslak, Cronquist et al., 2017). (Ver também Capítulo 6, seção *Doenças parasitárias intestinais*.)

A administração de antibióticos está frequentemente associada à diarreia porque esse tipo de medicamento altera a flora intestinal, resultando no crescimento excessivo de outras bactérias. *Clostridium difficile* é o agente de supercrescimento bacteriano mais comum, com um aumento de 12 vezes na incidência pediátrica de 1991 a 2009 (McFarland, Ozen, Dinleyici et al., 2016). As crianças adquirem a maioria das infecções por *C. difficile* em instituições de saúde, mas 41% dos casos são adquiridos na comunidade, como em creches (McFarland, Ozen, Dinleyici et al., 2016).

Fisiopatologia

A invasão do trato GI por patógenos leva ao aumento da secreção intestinal como resultado da ação de enterotoxinas, mediadores citotóxicos ou da diminuição da absorção intestinal, secundária a um dano ou inflamação intestinal. Os patógenos entéricos aderem às células da mucosa e formam um pedestal semelhante a uma cúpula sobre o qual as bactérias se alojam. A patogênese da diarreia depende do fato de o organismo permanecer aderido à superfície da célula, resultando em uma toxina secretora (diarreia não invasiva, produtora de toxina, não inflamatória) ou penetrar na mucosa (diarreia sistêmica). A diarreia não inflamatória é a doença diarreica mais comum, resultante da ação da enterotoxina que é liberada após a fixação na mucosa. Os distúrbios fisiológicos mais sérios e imediatos associados à diarreia grave são desidratação, desequilíbrio ácido-básico com acidose e choque, que ocorre quando a desidratação progride a ponto de comprometer seriamente a função circulatória.

Avaliação diagnóstica

A avaliação da criança com gastrenterite aguda deve começar por um histórico cuidadoso, que busca descobrir a possível causa da diarreia, avaliar a gravidade dos sintomas e o risco de complicações e obter informações sobre os sintomas atuais, indicando outras doenças tratáveis que podem estar causando a diarreia. O histórico deve incluir perguntas sobre viagens recentes, exposição a fontes de água não tratadas, contato com animais ou pássaros, frequência a creches, tratamento recente com antibióticos ou mudanças recentes na dieta. As questões do histórico também devem explorar a presença de outros sintomas, como febre e vômitos, frequência e caráter das evacuações (p. ex., aguada, com sangue), débito urinário, hábitos alimentares e ingesta recente de alimentos.

Uma avaliação laboratorial extensiva não é indicada em crianças com diarreia não complicada e sem evidência de desidratação, porque a maioria dos casos é autolimitada. Os exames laboratoriais são indicados para crianças gravemente desidratadas e que estejam recebendo terapia intravenosa. Fezes aquosas e explosivas sugerem intolerância à glicose; fezes fétidas, gordurosas e volumosas sugerem má absorção de gordura. Uma diarreia que se desenvolve após a introdução de leite de vaca, frutas ou cereais pode estar relacionada à deficiência enzimática ou intolerância a proteínas.

A presença de neutrófilos ou eritrócitos nas fezes indicam gastrenterite bacteriana ou DII. A presença de eosinófilos sugere intolerância a proteínas ou infecção parasitária. As coproculturas devem ser realizadas apenas quando sangue, muco ou leucócitos polimorfonucleares estão presentes nas fezes; quando os sintomas são graves; quando há um histórico de viagens para um país em desenvolvimento; e quando existe suspeita de um patógeno específico. Sangue macroscópico ou sangue oculto podem indicar patógenos, como cepas de *Shigella*, *Campylobacter* ou *Escherichia coli* hemorrágica. Pode ser feito um ensaio de imunoabsorção enzimática (ELISA) para confirmar a presença de rotavírus ou organismos do gênero *Giardia*. Se houver histórico de uso recente de antibióticos, teste as fezes para a toxina *C. difficile*. Quando as culturas bacterianas e virais são negativas e a diarreia persiste por mais de alguns dias, examine as fezes em busca de ovos e parasitas. Uma amostra de fezes com pH inferior a 6 e a presença de substâncias redutoras pode indicar má absorção de carboidratos ou deficiência secundária à lactase. As medições de eletrólitos nas fezes podem ajudar a identificar crianças com diarreia secretora.

Se houver suspeita de desidratação, avalie a densidade urinária. Obtenha um hemograma completo, eletrólitos séricos, creatinina e ureia nitrogenada sérica (BUN) na criança que apresenta desidratação moderada a grave ou que necessita de hospitalização. Os níveis de hemoglobina, hematócrito, creatinina e BUN estão geralmente elevados na diarreia aguda e devem normalizar com a reidratação.

Manejo terapêutico

Os principais objetivos no manejo da diarreia aguda incluem avaliação do desequilíbrio hidreletrolítico, reidratação, terapia de manutenção e reintrodução de uma dieta adequada. Trate lactentes e crianças com diarreia aguda e desidratação primeiro com **terapia de reidratação oral (TRO)**. A TRO é um dos maiores avanços mundiais na área da saúde. É mais efetiva, segura, menos dolorosa e mais barata do que a reidratação intravenosa. A American Academy of Pediatrics, a Organização Mundial da Saúde e os CDCs (Centers for Disease Control and Prevention) recomendam a TRO como o tratamento de escolha para a maioria dos casos de desidratação causada por diarreia. As **soluções de reidratação oral (SROs)** aumentam e promovem a reabsorção de sódio e água. Essas soluções reduzem muito a êmese, a duração da doença e a necessidade de infusões IV (Dekate, Jayashree, & Singhi, 2013). SROs, incluindo as soluções de osmolaridade reduzida, estão comercialmente disponíveis nos EUA como soluções preparadas e são bem-sucedidas no tratamento da maioria dos lactentes com desidratação. As diretrizes para reidratação recomendadas pela American Academy of Pediatrics são fornecidas na Tabela 22.6 (ver boxe *Qualidade dos resultados do paciente*).

QUALIDADE DOS RESULTADOS DO PACIENTE: Diarreia

- Manutenção da hidratação adequada durante a doença
- Exames diagnósticos realizados
- Antibióticos administrados apenas se for apropriado
- Sem retorno ao PS ou pediatra durante o curso da doença
- Sem rompimentos teciduais
- Retorno de evacuações normais

Após a reidratação, a SRO pode ser usada durante a terapia de manutenção, alternando a solução com um líquido com baixo teor de sódio, como leite materno, fórmula sem lactose ou fórmula contendo lactose com metade da concentração. Em crianças maiores, pode ser administrada a SRO e mantida a dieta normal. As perdas contínuas pelas fezes devem ser substituídas em uma base de 1:1 com SRO. Se o volume não for conhecido, devem ser administrados aproximadamente 10 mℓ/kg de SRO para cada evacuação diarreica.

Tabela 22.6 Tratamento de diarreia aguda.

Grau de desidratação	Sinais e sintomas	Terapia de reidratação[a]	Reposição das perdas pelas fezes	Terapia de manutenção
Leve (5 a 6%)	Aumento da sede Mucosa oral ligeiramente ressecada	SRO, 50 mℓ/kg em 4 horas	SRO, 10 mℓ/kg (para lactentes) ou 150 a 250 mℓ a cada administração (para crianças de mais idade) para cada evacuação diarreica	A amamentação, se estabelecida, deve continuar; dê fórmula infantil habitual, se tolerada Se houver suspeita de intolerância à lactose, dê fórmula não diluída sem lactose (ou contendo lactose ao meio por breve período apenas); lactentes e crianças que recebem alimentos sólidos devem continuar com sua dieta habitual
Moderada (7 a 9%)	Perda de turgor cutâneo, mucosa oral ressecada, olhos encovados, fontanela encovada	SRO, 100 mℓ/kg em 4 horas	Como nos casos leves	
Grave (> 9%)	Sinais de desidratação moderada, mais um dos seguintes: pulso rápido, cianose, respiração rápida, letargia, coma	Fluidos intravenosos (solução Lactato de Ringer), 40 mℓ/kg até o pulso e o estado de consciência retornem ao normal; então 50 a 100 mℓ/kg ou SRO	Como nos casos leves	

[a]Se não houver sinais de desidratação, a terapia de reidratação não é necessária. Prossiga com a terapia de manutenção e reposição de perdas fecais. *SRO*, solução de reidratação oral.

As soluções de hidratação oral são úteis na maioria dos casos de desidratação e, em casos de vômito, não são contraindicadas. Se a criança apresentar vômitos, administre a SRO em intervalos frequentes e em pequena quantidade. Para lactentes, o cuidador pode oferecer o líquido com uma colher ou seringa pequena em incrementos de 5 a 10 mℓ a cada 1 a 5 minutos. Uma SRO também pode ser administrada por meio de administração por sonda de gastrostomia ou sonda NG. Lactentes sem sinais clínicos de desidratação não precisam receber TRO. Eles devem, entretanto, receber o mesmo tipo de líquido recomendado para lactentes com sinais de desidratação na fase de manutenção e para perdas contínuas de fezes. Os probióticos, quando usados em conjunto com a SRO, reduzem a duração do tratamento da diarreia associada ao uso de antibióticos em crianças (Barnes & Yeh, 2015).

! ALERTA PARA A ENFERMAGEM

Incentivar a ingesta de líquidos claros por via oral, como suco de frutas, refrigerantes e gelatina, não ajuda a melhorar a diarreia. Esses líquidos geralmente têm um alto teor de carboidratos, uma quantidade muito baixa de eletrólitos e uma alta osmolalidade. Peça aos pacientes que evitem bebidas com cafeína, porque a cafeína é um diurético leve e pode resultar no incremento da perda de água e sódio. Caldo de frango ou de carne não deve ser fornecido porque contém sódio em excesso e carboidratos não indicados. A dieta BRAT (banana, arroz, purê de maçã e torrada ou chá) é contraindicada para crianças e especialmente para lactentes com diarreia aguda, porque tem baixo valor nutricional (baixo teor de energia e proteína), é rica em carboidratos e pobre em eletrólitos.

A reintrodução precoce de nutrientes é desejável e vem ganhando maior aceitação. A alimentação contínua ou a reintrodução precoce de uma dieta normal após a reidratação não tem efeitos adversos, diminui a gravidade e a duração da doença e melhora o ganho de peso quando comparada à reintrodução gradual de alimentos (Kotloff, 2020). Lactentes devem continuar a ser amamentados, e deve ser usada uma SRO para repor as perdas em curso. Lactentes alimentados com fórmula devem retomar a fórmula; se não for tolerada, pode ser usada por alguns dias uma fórmula sem lactose. Em crianças de 1 a 3 anos, não há contraindicação para continuar com dieta leve ou pastosa. Em crianças de mais idade, a dieta normal, incluindo leite, geralmente pode ser oferecida após a reidratação. Em casos de desidratação grave e choque, deve ser iniciada infusão IV sempre que a criança não consegue ingerir a quantidade suficiente de líquidos e eletrólitos para (1) atender às perdas fisiológicas diárias contínuas, (2) repor déficits anteriores e (3) repor perdas anormais contínuas. Os pacientes que geralmente requerem fluidos IV são aqueles com desidratação grave, vômitos de difícil controle, incapacidade de ingesta oral por qualquer motivo (p. ex., fadiga extrema, coma) e distensão gástrica grave.

Selecione a solução intravenosa com base no que se sabe sobre o tipo provável e a causa da desidratação. O fluido normalmente utilizado é a solução salina contendo 5% de glicose em água. Pode ser adicionado bicarbonato de sódio, porque geralmente existe uma acidose associada à desidratação grave. Embora a fase inicial de reposição hídrica seja rápida nos casos de desidratação isotônica e desidratação hipotônica, a reposição rápida é contraindicada nos casos de desidratação hipertônica devido ao risco de intoxicação hídrica.

Depois de os graves efeitos da desidratação estarem sob controle, inicie medidas diagnósticas e terapêuticas específicas para detectar e tratar a causa da diarreia. Devido à natureza autolimitada do vômito e sua tendência a melhorar quando a desidratação é corrigida, o uso de agentes antieméticos geralmente não é necessário; no entanto, a ondansetrona tem poucos efeitos colaterais e pode ser administrada se o vômito persistir e interferir com a TRO (Kotloff, 2020).

O uso de antibioticoterapia em crianças com gastrenterite aguda é controverso. Os antibióticos podem encurtar o curso de algumas doenças diarreicas (p. ex., causadas por organismos do gênero *Shigella*). No entanto, a maioria das diarreias bacterianas é autolimitada e geralmente desaparece antes que o microrganismo causador possa ser determinado. Os antibióticos podem prolongar o período de transmissão de bactérias como a *Salmonella*. O uso de antibióticos pode ser considerado, no entanto, em pacientes com menos de 3 meses de vida, em medicação imunossupressora, ou que tenham sinais clínicos de choque, desnutrição grave, disenteria, suspeita de cólera ou giardíase (Wen, Best, & Nourse, 2017). (Ver Capítulo 6, seção *Doenças parasitárias intestinais.*)

Cuidados de enfermagem

Os cuidados da maioria dos casos de diarreia aguda ocorrem em domicílio, por meio de orientações ao cuidador. Ensine os cuidadores a monitorar os sinais de desidratação (especialmente o número de fraldas molhadas ou de micções), a quantidade de líquidos ingeridos por via oral e a avaliar a frequência e a quantidade de eliminações intestinais. São importantes as explicações relacionadas com TRO, incluindo a administração de líquidos de manutenção e reposição de perdas contínuas (ver boxe *Estudo de caso para reflexão*). A SRO deve ser administrada em pequena quantidade, em intervalos frequentes. O vômito não é uma contraindicação para a TRO, a menos que seja grave. Informações sobre a introdução de uma dieta normal são essenciais. Os pais precisam saber que ocorre inicialmente uma produção de fezes ligeiramente maior com a continuação de uma dieta normal e com a reposição contínua das perdas pelas fezes. Os benefícios

Estudo de caso para reflexão

Diarreia

Uma mãe leva sua filha de 8 meses, Mary, para uma consulta na clínica de atenção primária. A mãe relata que Mary está "resfriada" há cerca de 2 dias, e que, naquela manhã, começou a vomitar e teve diarreia nas últimas 8 horas. A mãe afirma que ainda está amamentando, mas Mary não está tomando tanto líquido como de costume e está evacuando três vezes mais do que de costume (e as fezes são aquosas). Quando o enfermeiro examina Mary, observa que a temperatura é 38°C, o pulso e a pressão arterial estão na faixa de normalidade, as mucosas estão ligeiramente ressecadas, mas ainda existem lágrimas ao chorar. O enfermeiro também observa que o peso de Mary não mudou em relação ao que era na última consulta há 2 semanas.

Avaliação inicial. Como você classificaria o grau de desidratação de Mary? Leve, moderado ou grave?

Raciocínio clínico. Que intervenções são adequadas para o grau de desidratação?

Pontos de educação

- Lactentes ou crianças com desidratação leve são tratados com terapia de reidratação oral (TRO) e reintrodução precoce de uma dieta adequada
- A amamentação geralmente pode ser continuada em casos de desidratação leve
- Os medicamentos antidiarreicos não são recomendados para o tratamento da diarreia infecciosa aguda. Esses medicamentos têm efeitos adversos, como atraso na motilidade, e podem prolongar o curso da doença

Respostas ao pensamento crítico

Avaliação inicial. Mary está apresentando desidratação leve com base no histórico e no exame.

Raciocínio clínico. Uma ação de enfermagem apropriada é continuar a reidratação oral usando pequena quantidade, em intervalos frequentes. A mãe *não* deve administrar medicamento antidiarreico.

de um melhor resultado nutricional com menos complicações e uma duração mais curta da doença superam o aumento potencial na frequência de evacuações. Converse com os pais sobre as dúvidas que tiverem, para garantir a adesão ao plano de tratamento.

Se uma criança com diarreia aguda e desidratação precisar ser hospitalizada, o enfermeiro deve obter o peso exato e monitorar cuidadosamente ganhos e perdas. A criança pode ser submetida a terapia parenteral, em jejum oral (JO) pelo período de 12 a 48 horas. O monitoramento da infusão intravenosa é um importante cuidado de enfermagem. O enfermeiro deve garantir que seja infundida a quantidade correta de fluidos e eletrólitos, que a taxa de fluxo seja ajustada para fornecer o volume desejado em um determinado período de tempo e que o cateter IV seja mantido.

A medição precisa do débito urinário é essencial para determinar se o fluxo sanguíneo renal é suficiente para permitir a adição de potássio à infusão IV. O enfermeiro é responsável pela análise das fezes e pela coleta de material para exame laboratorial. (Ver Capítulo 20, seção *Coleta de amostras*.)

Esteja atento ao coletar e transportar as fezes para evitar a possível disseminação da infecção. Use uma espátula de madeira limpa para obter amostras para exame laboratorial ou como um aplicador para transferir o material para um meio de cultura. Transporte as amostras de fezes para o laboratório em recipientes e meios apropriados, de acordo com protocolos do hospital.

Fezes diarreicas são altamente irritantes para a pele e é necessário cuidado específico para proteger a região coberta pela fralda. (Ver Capítulo 31, seção *Dermatite das fraldas*.) Evite medir a temperatura por via retal, pois isso estimula o intestino, aumentando a passagem das fezes.

O apoio à criança e à família envolve o mesmo cuidado e consideração oferecidos a todas as crianças hospitalizadas (ver Capítulo 19). Mantenha os pais informados sobre o progresso da criança e oriente-os sobre a necessidade frequente de lavagem das mãos e do descarte de fraldas, roupas e roupas de cama sujas. Todos os que cuidam da criança devem poder identificar as áreas "limpas" e "sujas", especialmente no hospital, onde a pia do quarto da criança é usada para diversas finalidades. Descarte as fraldas e lençóis sujos em recipientes próximos ao leito.

Prevenção

A melhor intervenção para diarreia é a prevenção. A via fecal-oral dissemina a maioria das infecções, e os pais precisam de informações sobre medidas preventivas, como higiene pessoal, proteção da fonte de abastecimento de água contra contaminação e preparo cuidadoso dos alimentos.

> **! ALERTA PARA A ENFERMAGEM**
>
> Para reduzir o risco de transmissão de bactérias pelos alimentos, incentive os pais a fazerem o seguinte:
>
> - Congelar ou refrigerar rapidamente toda a carne moída e outros alimentos perecíveis
> - Nunca descongelar alimentos no balcão ou deixá-los fora da geladeira por mais de 2 horas
> - Lavar as mãos, utensílios e áreas de trabalho com água quente e sabão após o contato com carne crua, para evitar que as bactérias se espalhem
> - Verificar a carne moída com um garfo, para ter certeza de que não está malcozida (rosada) antes de ingerir
> - Cozinhar todos os pratos feitos com carne moída até dourar por dentro ou a uma temperatura interna de 71°C

A atenção meticulosa à higiene perianal, o descarte de fraldas sujas, a lavagem adequada das mãos e o isolamento de pessoas infectadas também minimizam a transmissão da infecção. (Ver Capítulo 20, seção *Controle de infecções*.)

Os pais precisam de informações sobre como prevenir a diarreia durante uma viagem. Advirta-os contra dar aos filhos medicamentos para adultos que são usados para prevenir a diarreia do viajante. A melhor medida durante viagens para áreas onde a água pode estar contaminada é permitir que as crianças bebam apenas água engarrafada e bebidas carbonatadas (diretamente do recipiente através de um canudo trazido de casa). As crianças também devem evitar água da torneira, gelo, laticínios não pasteurizados, vegetais crus, frutas com casca, carnes e frutos do mar.

As vacinas podem proteger as crianças de algumas doenças relacionadas com a diarreia. A vacina contra rotavírus foi integrada ao programa nacional de imunização nos EUA em 2006 e, subsequentemente, a temporada de rotavírus foi observada como sendo mais curta, com um declínio de 76% nas taxas de hospitalização por diarreia entre crianças menores de 5 anos (Lamberti et al., 2016).[1]

CONSTIPAÇÃO INTESTINAL

A constipação intestinal (ou prisão de ventre) é uma alteração na frequência, consistência ou facilidade de evacuação das fezes. É definida como eliminação intestinal insatisfatória devido a fezes, menor frequência de evacuação, dificuldades para a eliminação das fezes ou percepção de evacuação incompleta (Bruce, Bruce, Short et al., 2016). A frequência de evacuações varia de acordo com a idade, mas crianças com 4 anos ou mais podem ser diagnosticadas com constipação intestinal se apresentarem menos de três evacuações por semana (Poddar, 2016). A constipação intestinal é frequentemente associada a evacuações dolorosas, fezes com estrias de sangue, retenção de fezes, dor abdominal, falta de apetite e incontinência fecal (ou seja, perda de fezes) (Bruce et al., 2016). Quando o intervalo entre as evacuações é extremamente longo, trata-se de **obstipação**. A constipação intestinal com perda fecal é denominada **encoprese**.

A constipação intestinal pode surgir secundária a vários distúrbios orgânicos ou em associação com uma ampla gama de distúrbios sistêmicos. Distúrbios estruturais do intestino, como estenoses, ânus ectópico e doença de Hirschsprung (DH), podem estar associados à constipação intestinal. As doenças sistêmicas associadas à constipação intestinal incluem hipotireoidismo, hipercalcemia resultante de hiperparatireoidismo ou excesso de vitamina D e envenenamento crônico por chumbo. A constipação intestinal também está associada ao uso de medicamentos como antiácidos, diuréticos, antiepilépticos, anti-histamínicos, opioides e suplementação de ferro. Lesões da medula espinal podem estar associadas à perda de tônus e da sensação retal. Crianças afetadas são propensas a retenção fecal crônica e incontinência por transbordamento ou incontinência fecal paradoxal.

A maioria das crianças tem **constipação intestinal idiopática** ou **funcional**, porque não pode ser identificada a causa subjacente. A constipação intestinal crônica pode ocorrer como resultado de fatores ambientais ou psicossociais, ou uma combinação de ambos. Doença transitória, retenção secundária a experiências dolorosas com a evacuação e uma dieta com baixo teor de líquidos e fibras desempenham um papel na etiologia da constipação intestinal.

[1]N.R.T.: A vacinação contra o rotavírus faz parte do calendário de vacinação preconizado pelo Ministério da Saúde do Brasil. É realizada em duas doses, sendo a primeira aos 2 meses e a segunda aos 4 meses de vida. Crianças com idade de 1 mês e 15 dias a 3 meses e 15 dias poderão receber a primeira dose; crianças com idade de 3 meses e 15 dias até 7 meses e 29 dias poderão receber a segunda dose. Disponível em: https://www.gov.br/saude/pt-br/media/pdf/2021/setembro/16/informe-multivacinacao_cgpni_atualizacao-tecnica_14_setembro-2021_fernanda-1.pdf. Acesso em: 1 set. 2022.

Período neonatal

Normalmente, os recém-nascidos apresentam a evacuação de mecônio no intervalo de 24 a 36 horas após o nascimento. Qualquer recém-nascido em que a evacuação meconial não ocorra deve ser avaliado quanto a evidências de atresia ou estenose intestinal, doença de Hirschsprung, hipotireoidismo, tampão meconial ou íleo meconial. O **tampão meconial** é causado por mecônio com conteúdo de água reduzido e geralmente é eliminado após o exame digital, mas pode exigir irrigações com uma solução hipertônica ou meio de contraste. **Íleo meconial**, que representa uma manifestação inicial da fibrose cística, é a obstrução do lúmen do intestino delgado distal por mecônio. O tratamento é o mesmo utilizado para o tampão meconial; pode ser necessária uma intervenção cirúrgica precoce para desobstruir o intestino delgado.

Lactentes

O surgimento da constipação intestinal frequentemente ocorre em lactentes e pode ser o resultado de causas orgânicas, como doença de Hirschsprung, hipotireoidismo e estenose. É importante diferenciar essas condições da constipação intestinal funcional. A constipação intestinal no lactente geralmente está relacionada às práticas alimentares. É menos comum em lactentes com aleitamento materno, que têm fezes mais macias do que aqueles alimentados com mamadeira. Crianças com aleitamento materno também podem eliminar uma quantidade menor de fezes, porque a absorção do leite materno é mais completa e produz poucos resíduos. Quando a constipação intestinal ocorre com a mudança do leite humano ou leite de vaca modificado para leite de vaca integral, medidas simples, como adicionar ou aumentar a quantidade de vegetais e frutas na dieta do lactente e aumentar a ingesta de líquidos, como sucos ricos em sorbitol, geralmente corrigem o problema. Quando uma criança alimentada com mamadeira tem fezes endurecidas que resultam em fissura anal, podem se desenvolver comportamentos de retenção de fezes em resposta à dor da evacuação (ver boxe *Estudo de caso para reflexão*).

Infância

A maior parte dos casos de constipação intestinal no começo da infância se deve a mudanças ambientais ou ao desenvolvimento normal, quando a criança começa a obter controle sobre as funções orgânicas. Uma criança que sente desconforto durante as evacuações pode tentar reter as fezes deliberadamente. Com o tempo, o reto acomoda-se ao acúmulo de fezes e a vontade de evacuar desaparece. Quando o conteúdo é finalmente eliminado, as fezes acumuladas são eliminadas com dor, reforçando assim a vontade de reter as fezes.

A constipação intestinal em crianças em idade escolar pode representar um problema contínuo ou um evento isolado. A manifestação de constipação intestinal nessa idade costuma ser o resultado de mudanças ambientais, tensões e alterações nos padrões de uso do sanitário. Uma causa comum de constipação intestinal no período de ingresso escolar é o medo de usar os banheiros da escola, que se caracterizam pela falta de privacidade. Ir para a escola cedo, com pressa e imediatamente após o café da manhã também pode impedir que a criança use o sanitário.

Estudo de caso para reflexão

Constipação intestinal

Harry, uma criança com 8 meses de vida, é recebido pelo enfermeiro pediatra para uma consulta de acompanhamento. A mãe afirma que ele geralmente evacua fezes endurecidas a cada 4 ou 5 dias, o que causa desconforto na saída das fezes. Ele também teve um episódio de diarreia e dois episódios de fezes em forma de fita. Distensão abdominal e vômitos não acompanharam a constipação intestinal, e o crescimento de Harry era adequado para sua idade. Atualmente, sua dieta consiste apenas em fórmula à base de leite de vaca. A mãe de Harry relata que a eliminação menos frequente e de fezes endurecidas começou há aproximadamente 6 semanas, quando ela parou de amamentar.

Avaliação inicial. Quais são as preocupações imediatas em relação aos sintomas de Harry?

Raciocínio clínico. Que intervenções são mais apropriadas para o grau dos sintomas?

Pontos de educação

- A constipação intestinal funcional pode ocorrer com mudanças na dieta (p. ex., a mudança do aleitamento materno há 6 semanas para a mamadeira com fórmula à base de leite de vaca)
- O suco de ameixa pode ser lentamente introduzido na dieta de Harry
- Oferecer frutas e vegetais todos os dias pode ajudar a prevenir a constipação
- Frequentemente, medidas simples como a introdução de alimentos sólidos ou outras modificações na dieta ajudam a resolver a constipação intestinal funcional

Respostas ao pensamento crítico

Avaliação inicial. A preocupação imediata é a constipação intestinal. Os dados iniciais parecem apontar para a conclusão de que Harry tem constipação intestinal funcional. No entanto, a diarreia e a passagem de fezes em forma de fita geralmente não ocorrem na constipação intestinal funcional; portanto, Harry deve ser cuidadosamente monitorado.

Raciocínio clínico. A constipação intestinal na infância pode ser causada por condições clínicas, como doença de Hirschsprung, hipotireoidismo ou estenoses, ou pode ser uma simples constipação intestinal funcional. Na primeira infância, mudanças nas práticas dietéticas, como a mudança do leite materno para o leite de vaca, podem precipitar uma constipação intestinal funcional. A constipação intestinal funcional é geralmente tratada por modificações na alimentação, como aumentar a quantidade de líquidos, frutas ou vegetais na dieta do lactente.

Manejo terapêutico

O tratamento da constipação intestinal depende da causa e da duração dos sintomas. Um histórico completo e um exame físico são essenciais para determinar o manejo apropriado. Pode ser necessário facilitar a passagem da obstrução por irrigação com solução hipertônica ou enema hidrossolúvel. Se a constipação intestinal for causada pela doença de Hirschsprung, o tratamento cirúrgico pode incluir uma ressecção do intestino e irrigações com soro fisiológico.

O manejo do lactente deve incluir a orientação aos pais sobre hábitos intestinais normais. Períodos curtos e transitórios de constipação intestinal geralmente não requerem intervenção. A constipação intestinal leve geralmente desaparece com a introdução de alimentos sólidos na dieta. Emolientes de fezes, como extrato de malte ou lactulose, podem ser usados para casos de endurecimento das fezes ou presença de fissuras anais. A estimulação retal persistente, com termômetros ou aplicadores com ponta de algodão, é desencorajada porque esses métodos geralmente resultam em fissuras anais e no aumento da dor que pode desencadear a retenção das fezes.

O tratamento da constipação intestinal simples consiste em um plano para promover movimentos intestinais regulares. Frequentemente, é suficiente mudar a dieta para incluir mais fibras e líquidos, eliminar alimentos sabidamente obstipantes e estabelecer uma rotina intestinal que permita a evacuação regular das fezes. Agentes emolientes de fezes, como docusato ou lactulose, também podem ser úteis. O polietilenoglicol (PEG) 3350 sem eletrólitos é um polímero quimicamente inerte que foi introduzido como um novo laxante nos últimos anos. As crianças toleram bem porque pode ser misturado com qualquer bebida de sua escolha. Se existem outros sintomas associados à constipação intestinal, como vômito, distensão abdominal ou dor e evidência de problemas de crescimento, investigue a condição mais detalhadamente.

O manejo da constipação intestinal crônica requer uma abordagem organizada e contínua. É importante que as famílias percebam que pode levar meses ou anos para a resolução do problema e que recidivas são comuns. Os objetivos do tratamento incluem restaurar a evacuação regular das fezes, reduzir o reto distendido ao seu tamanho normal e promover uma rotina regular de evacuações. Isso requer uma combinação de terapias e deve incluir limpeza intestinal, terapia de manutenção para prevenir a retenção de fezes, modificação da dieta, treinamento dos hábitos intestinais e modificação comportamental.

ALERTA PARA MEDICAMENTO

Óleo mineral

O óleo mineral deve ser administrado com cuidado para evitar o risco de aspiração. Não deve ser usado em crianças menores de 1 ano (Poddar, 2016).

Depois de a impactação fecal ser removida, é necessária uma terapia de manutenção, que geralmente dura de 6 a 12 meses, para promover a facilitação da passagem das fezes e prevenir a retenção. A terapia de manutenção inclui o uso de emolientes fecais e laxantes. Emolientes fecais muitas vezes são ineficazes para casos de constipação intestinal grave; pode ser necessário o tratamento com laxantes para que o reto possa retornar ao seu tamanho normal. Por causa dos efeitos colaterais mínimos, sabor e eficácia, o PEG é uma intervenção mais favorável do que a lactulose (Poddar, 2016). O PEG aumenta o volume de líquido no cólon. O volume adicional estimula o desejo de evacuar.

Mudanças na dieta podem ajudar, mas geralmente não são resolvem a problemática. Depois de o tamanho do reto retornar ao normal e os laxantes serem reduzidos, é importante incentivar a ingesta de fibras para ajudar a manter a eliminação regular. A ingesta diária de fibra recomendada pode ser calculada segundo a idade em anos mais 5 g de fibra por dia (Poddar, 2016). A orientação eficiente é elemento essencial do plano de tratamento para crianças com constipação intestinal crônica. Explique à criança e à família como é o funcionamento normal do intestino, o propósito das intervenções e a necessidade de persistir no tratamento.

A terapia de reabilitação envolve o treinamento do hábito, reforço positivo para que a criança se sente no vaso sanitário para evacuar e suporte emocional. Os pais devem estabelecer um horário regular de ir ao banheiro 1 ou 2 vezes/dia, de preferência após as refeições. Para que a criança consiga evacuar completamente, é preciso aguardar por um período de tempo razoável (de 5 a 10 minutos). O *biofeedback* pode ser indicado como uma forma de modificação do comportamento e como um meio de ensinar as crianças a relaxar o esfíncter anal durante a evacuação.

Cuidados de enfermagem

Infelizmente, a constipação intestinal tende a se autoperpetuar. Uma criança que tem dificuldade ou desconforto durante a evacuação tende a reter o conteúdo intestinal e, portanto, a constipação intestinal torna-se um problema crônico. A avaliação de enfermagem começa com um histórico dos hábitos intestinais; dieta; eventos que podem estar associados com o início da constipação intestinal; medicamentos ou outras substâncias que a criança possa estar tomando; e a consistência, cor, frequência e outras características das fezes. Se não houver evidência de uma condição patológica que requeira investigação adicional, a principal intervenção do enfermeiro é educar os pais sobre os padrões normais de evacuação e participar da orientação e do tratamento da criança.

Modificações na dieta ajudam a prevenir a constipação intestinal. A fibra é uma parte importante da dieta. Os pais se beneficiam com a orientação sobre alimentos ricos em fibras e maneiras de promover escolhas alimentares saudáveis para as crianças. É mais fácil quando a fibra é adicionada aos alimentos de maneira criativa para disfarçar a consistência, como adicioná-la a cereais, pasta de amendoim, purê de batata, vitamina de frutas e produtos integrais assados. Nos EUA, o feijão é muito encontrado em pratos mexicanos apreciados pelas crianças e pode ser adicionado a sopas, saladas e ensopados. Depois que a criança ultrapassa a idade em que a aspiração de um corpo estranho é um risco, o milho e a pipoca são boas fontes de fibra.

ÊMESE

A êmese refere-se à ejeção forçada do conteúdo gástrico pela boca. É um processo bem definido, complexo e coordenado, controlado pelo SNC e costuma ser acompanhado de náuseas e ânsia. Em contraste, a regurgitação é um fenômeno mais simples, passivo e sem esforço. A êmese tem muitas causas, incluindo doenças infecciosas agudas, aumento da pressão intracraniana, ingestões tóxicas, intolerância e alergia alimentar, obstrução mecânica do trato gastrintestinal, insuficiência adrenal, doença nefrológica, gravidez e problemas psicogênicos (Maqbool & Liacouras, 2020 c). A ocorrência de vômito é comum na infância; geralmente, é autolimitado e não requer tratamento específico. No entanto, podem ocorrer complicações em crianças, incluindo perda aguda de volume de líquido (desidratação), distúrbios eletrolíticos, desnutrição, aspiração e síndrome de Mallory-Weiss (pequenas lacerações na mucosa esofágica distal).

Etiologia

A idade da criança, o padrão dos vômitos e a duração dos sintomas ajudam a determinar a causa. Por exemplo, episódios crônicos e intermitentes de vômitos podem indicar má rotação intestinal, ao passo que vômitos em 1 dia específico, no mesmo horário antes da escola, provavelmente não são resultado de doença orgânica. A cor e a consistência do vômito variam de acordo com a causa. Vômito verde bilioso sugere obstrução intestinal. Conteúdo estomacal coalhado, muco ou alimentos gordurosos que são vomitados várias horas após a ingesta sugerem deficiência do esvaziamento gástrico ou obstrução intestinal alta. A irritação gástrica causada por certos medicamentos, alimentos ou substâncias tóxicas pode causar vômito. O vômito em jato está relacionado à estenose pilórica.

Os sintomas associados também ajudam a identificar a causa. Febre e diarreia que acompanham o vômito sugerem uma infecção. A constipação intestinal associada ao vômito sugere uma obstrução anatômica ou funcional. Dor abdominal localizada e vômitos geralmente ocorrem com apendicite, pancreatite ou úlcera péptica. Uma alteração no nível de consciência ou cefaleia associada a êmese indica um distúrbio metabólico ou do sistema nervoso central.

Fisiopatologia

O ato de vomitar, incluindo as náuseas e a ânsia de vômito, é controlado pelo SNC. Duas áreas medulares são envolvidas como o centro do vômito. O centro medular também é ativado por impulsos de um segundo centro, a zona de gatilho quimiorreceptora, que está localizada no assoalho do quarto ventrículo. A **náusea** é uma sensação que pode ser induzida por estímulos viscerais, labirínticos (orelha interna) ou emocionais. É caracterizada pela vontade de vomitar, com desconforto sentido na garganta ou no abdome. A náusea costuma estar associada a sintomas autonômicos, como salivação, palidez, sudorese e taquicardia. Já a ânsia pode ocorrer com ou sem vômito. A **ânsia de vômito** envolve uma série de movimentos espasmódicos durante a inspiração, criando uma pressão intratorácica negativa e a contração dos músculos abdominais. O vômito em jato é precedido e acompanhado por ondas peristálticas vigorosas.

O vômito também é uma resposta bem conhecida ao estresse psicológico. Durante períodos de estresse, os níveis de epinefrina aumentam e podem estimular a zona de gatilho dos quimiorreceptores. Náuseas e vômitos são provavelmente um mecanismo de proteção para remover toxinas do organismo. O vômito pode ocorrer após uma infecção gastrintestinal ou ingesta tóxica, ou pode ser uma resposta comportamental aprendida.

A síndrome do vômito cíclico é um distúrbio raro, afetando aproximadamente 2% das crianças nos EUA, e se caracteriza por episódios de êmese que podem durar horas ou vários dias (Maqbool & Liacouras, 2020 c). A causa dessa síndrome é desconhecida, embora o histórico familiar de enxaqueca esteja presente em pelo menos 80% dos pacientes (Maqbool & Liacouras, 2020 c).

Avaliação diagnóstica

A avaliação diagnóstica inclui histórico e exame físico completos. A descrição das características do vômito; a relação com refeições ou alimentos específicos; o comportamento; e a presença de dor, constipação intestinal, diarreia ou icterícia são componentes importantes do histórico. O exame físico deve incluir avaliação do estado de hidratação e exame abdominal.

A avaliação adicional pode incluir análise de proteína ou sangue na urina, eletrólitos séricos e exames radiográficos. Radiografia simples ou a ultrassonografia do tórax ou do abdome podem revelar anormalidades anatômicas. As tomografias cerebrais são usadas quando existe suspeita de tumores. A endoscopia do trato gastrintestinal superior pode ser um procedimento diagnóstico valioso se o profissional de saúde suspeitar de esofagite. Uma avaliação psiquiátrica pode ser indicada se houver vômito cíclico, anorexia nervosa, bulimia ou autoenvenenamento. Vômito e ruminação autoinduzidos podem ser uma atividade de autoestimulação ou gratificação.

Manejo terapêutico

O manejo deve ser direcionado à detecção e tratamento da causa dos vômitos e à prevenção de complicações, como desidratação e desnutrição. A êmese costuma ser sintoma de uma doença infecciosa comum, que é autolimitada e tem resolução sem tratamento específico.

Uma investigação adicional é indicada se houver desidratação, vômitos progressivamente intensos ou vômitos persistentes por mais de 24 horas, ou se o histórico e o exame físico não forem capazes de sugerir um diagnóstico. Se o vômito levar à desidratação, pode ser necessária a reidratação oral ou parenteral.

Os antieméticos podem ser indicados quando a criança não é capaz de tolerar nada por via oral ou em casos de vômito pós-operatório, vômito induzido por quimioterapia, síndrome do vômito cíclico ou cinetose (Maqbool & Liacouras, 2020c). A ondansetrona é um antiemético com efeitos adversos limitados e é benéfica quando a criança não consegue tolerar nada por via oral ou em caso de vômito pós-operatório, vômito induzido por quimioterapia, síndrome do vômito cíclico ou cinetose (Maqbool & Liacouras, 2020c). Os efeitos adversos com antieméticos de geração anterior (como prometazina e metoclopramida) incluem sonolência, nervosismo, irritabilidade e reações distônicas, e esses antieméticos não devem ser administrados rotineiramente em crianças. Para crianças com tendência a enjoar, geralmente é útil administrar uma dose apropriada de dimenidrinato antes de uma viagem (ver boxe *Evidência e prática*).

Evidência e Prática

Uso de antieméticos em crianças com gastrenterite aguda

Faça a pergunta

Em crianças com gastrenterite aguda (GEA), devem ser usados antieméticos?

Procure as evidências

Estratégias de pesquisa

Os critérios de pesquisa incluíram publicações em inglês nos anos de 2011 a 2017, artigos baseados em pesquisas (nível 3 ou superior) sobre o uso de antieméticos em crianças com GEA.

Consulte as fontes

PubMed/Medline; CINAHL; Cochrane; National Guideline Clearinghouse (Agency for Healthcare Research and Quality); American Academy of Pediatrics; National Institute of Health and Clinical Excellence; European Society for Paediatric Gastroenterology, Hepatology, and Nutrition; Joanna Briggs Institute.

Analise criticamente as evidências

Há **evidências moderadas** com uma **recomendação forte** (Balshem, Hefland,Schunemann et al., 2011).

Uma revisão da literatura revelou duas revisões sistemáticas e três ensaios clínicos randomizados de 2011 a 2017 que avaliaram o uso de antieméticos no tratamento de crianças com GEA.

- Uma revisão Cochrane em 2011 revelou 7 ensaios clínicos randomizados (1.020 pacientes) avaliando a segurança e eficácia de antieméticos para tratar vômitos induzidos por gastrenterite em crianças (Fedorowicz, Jagannath, & Carter, 2011). A ondansetrona foi considerada mais efetiva que o placebo em estudos que avaliaram as taxas de internação hospitalar, a necessidade de terapia intravenosa (IV) de hidratação e a resolução dos vômitos. Se comparado ao placebo, o dimenidrinato foi considerado mais efetivo em um estudo e a metoclopramida foi mais efetiva em outro estudo único
- Uma revisão sistemática de 1980 a 2012 revelou 10 estudos (1.479 participantes) avaliando a evidência de segurança e eficácia de antieméticos (dexametasona, dimenidrinato, granissetron, metoclopramida e ondansetrona) para vômitos induzidos por gastrenterite em crianças e adolescentes (Carter & Fedorowicz, 2012). Em nove estudos existem evidências claras de que a ondansetrona é mais efetiva do que o placebo na resolução do vômito, reduzindo a necessidade de terapia intravenosa para reidratação e reduzindo a taxa de internação hospitalar. Um único estudo mostrou uma redução na média de dias de vômito entre crianças que receberam dimenidrinato *versus* placebo e entre granisetrona *versus* placebo. Os estudos com metoclopramida foram fracos, e um único estudo com dexametasona *versus* placebo não mostrou diferença estatisticamente significativa na resolução do vômito
- Um grupo de 144 crianças com diagnóstico de GEA foi randomizado para receber dimenidrinato ou placebo em um pronto-socorro pediátrico (Gouin, Vo, Roy et al., 2012). Nenhuma diferença estatisticamente significativa na frequência de vômitos foi observada entre os dois grupos
- Um grupo de 76 crianças com diagnóstico de GEA foi randomizado para receber um comprimido de ondansetrona por via oral ou receber suspensão de domperidona (dose baseada no peso corporal), e então o grupo foi avaliado nas 24 horas seguintes (Rerksuppaphol & Rerksuppaphol, 2013). Sessenta e dois por

(*Continua*)

Evidência e Prática

Uso de antieméticos em crianças com gastrenterite aguda (continuação)

cento dos pacientes no grupo do ondansetrona e 44% dos pacientes no grupo da domperidona não apresentaram vômitos após o tratamento, embora nenhuma diferença estatisticamente significativa tenha sido observada (P = 0,16)

- Outro estudo randomizado com 356 crianças que não toleraram a reidratação oral em um PS para receber ondansetrona (n = 119) *versus* domperidona (n = 119) *versus* placebo (n = 118) para o tratamento de GEA (Marchetti, Bonati, Maestro et al., 2016). Quatorze crianças (12%) necessitaram de hidratação IV no grupo da ondansetrona, em comparação a 30 crianças (25%) no grupo da domperidona e 34 crianças (29%) no grupo do placebo.

Aplicação da evidência: implicações de enfermagem

A ondansetrona reduz a duração do vômito em crianças com GEA, e tanto a ondansetrona quanto a domperidona diminuíram a incidência de vômito em crianças com GEA. As evidências são limitadas para dimenidrinato e metoclopramida e nenhuma evidência para outros antieméticos em crianças com GEA que apresentam vômito. O número de crianças que requerem hidratação IV e internação hospitalar para GEA é reduzido com a administração de ondansetrona.

Referências bibliográficas

Balshem, H., Hefland, M., Schunemann, H. J., et al. (2011). GRADE guidelines: Rating the quality of evidence. *Journal of Clinical Epidemiology, 64*(4), 401–406.

Carter, B., & Fedorowicz, Z. (2012). Antiemetic treatment for acute gastroenteritis in children: An updated Cochrane systematic review with meta-analysis and mixed treatment comparison in a Bayesian framework. *BMJ Open, 2*, 1–11.

Fedorowicz, Z., Jagannath, V. A., & Carter, B. (2011). Antiemetics for reducing vomiting related to acute gastroenteritis in children and adolescents. *Cochrane Database of Systematic Reviews, 9*, CD005506.

Gouin, S., Vo, T., Roy, M., et al. (2012). Oral dimenhydrinate versus placebo in children with gastroenteritis: A randomized controlled trial. *Pediatrics, 129*, 1050–1055.

Marchetti, F., Bonati, M., Maestro, A., et al. (2016). Oral ondansetron versus domperidone for acute gastroenteritis in pediatric emergency departments: Multicenter double blind randomized controlled trial. *PLoS ONE, 11*(11), e0165441.

Rerksuppaphol, S., & Rerksuppaphol, L. (2013). Randomized study of ondansetron versus domperidone in the treatment of children with acute gastroenteritis. *Journal of Clinical Medicine Research, 5*(6), 460–466.

Cuidados de enfermagem

A ênfase dos cuidados de enfermagem ao lactente ou criança com êmese está na observação e no relato das características do vômito e dos sintomas associados e na implementação de medidas para reduzir da êmese. A avaliação precisa do tipo e da aparência do vômito e do comportamento da criança em relação ao vômito ajuda muito no estabelecimento de um diagnóstico.

A causa do vômito determina o tipo de intervenção de enfermagem. Quando o vômito é uma manifestação de métodos inadequados de alimentação, o estabelecimento de técnicas adequadas por meio do ensino e do exemplo normalmente corrige a situação. Se o vômito for um sinal provável de obstrução gastrintestinal, o enfermeiro geralmente deve suspender ou implementar técnicas especiais de alimentação. O enfermeiro deve direcionar seus esforços para manter a hidratação e prevenir a desidratação em uma criança com êmese.

O mecanismo da sede é o guia mais sensível para as necessidades hídricas e a administração em livre demanda de solução de glicose e eletrólitos para uma criança alerta restaura a água e os eletrólitos de forma satisfatória. É importante incluir carboidratos, para poupar a proteína corporal e evitar cetose resultante da exaustão dos estoques de glicogênio. Refeições pequenas e frequentes com líquidos ou alimentos são preferíveis e mais efetivas. Assim que o vômito diminuir, ofereça quantidades generosas de líquidos, acompanhados da retomada gradual da dieta normal.

Mantenha a criança em posição elevada para evitar aspiração e observe se há sinais de desidratação. Monitore cuidadosamente o equilíbrio hidreletrolítico, para evitar a possibilidade de desequilíbrio eletrolítico. É importante ressaltar a necessidade de que a criança escove os dentes ou enxague a boca após o vômito, para diluir o ácido clorídrico que entra em contato com os dentes.

DOENÇA DE HIRSCHSPRUNG (MEGACÓLON AGANGLIONAR CONGÊNITO)

A *doença de Hirschsprung* (DH) é uma anomalia congênita que resulta em obstrução mecânica resultante da motilidade inadequada de parte do intestino. É responsável por cerca de um quarto de todos os casos de obstrução intestinal neonatal. A incidência é de 1 em 5.000 nascidos vivos (Maqbool & Liacouras, 2020a). É quatro vezes mais comum em indivíduos do sexo masculino e segue um padrão familiar em um pequeno número de casos. Foram encontradas mutações no proto-oncogene RET em crianças com DH (Maqbool & Liacouras, 2020a).

Fisiopatologia

A patologia da doença de Hirschsprung está relacionada com a ausência de células ganglionares nas áreas afetadas do intestino, resultando na perda do reflexo retoesfincteriano e em um microambiente anormal para as células da porção afetada. O *megacólon aganglionar congênito* descreve a malformação primária, que é a ausência de células ganglionares no plexo mioentérico de Auerbach e no plexo submucoso de Meissner (Figura 22.2).

A ausência a de células ganglionares na região afetada resulta na falta de estimulação do sistema nervoso entérico, o que diminui a capacidade de relaxamento do esfíncter interno. A estimulação simpática do intestino sem oposição resulta no aumento do tônus intestinal. Além da contração anormal do intestino e da resultante falta de peristalse, ocorre a perda do reflexo retoesfincteriano. Normalmente, quando o bolo fecal

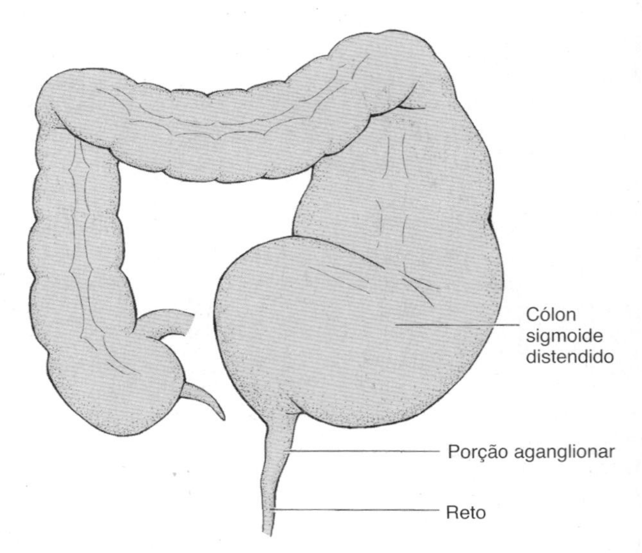

Figura 22.2 Doença de Hirschsprung.

entra no reto, o esfíncter interno relaxa e as fezes são evacuadas. Na DH, o esfíncter interno não relaxa. Em cerca de 80% dos casos, o segmento aganglionar inclui apenas o reto e uma porção do cólon distal, chamada de *doença de segmento curto* (Maqbool & Liacouras, 2020a). No entanto, pode haver envolvimento de todo o cólon ou de parte do intestino delgado; condição que resulta em DH de segmento longo. Ocasionalmente, pode ocorrer em segmentos intercalados ou aganglionose intestinal total. Aproximadamente 15% dos pacientes têm doença de segmento longo e 5% têm aganglionose intestinal total (Maqbool & Liacouras, 2020a).

Manifestações clínicas

A maioria das crianças com doença de Hirschsprung é diagnosticada nos primeiros meses de vida. As manifestações clínicas variam de acordo com a idade em que são reconhecidos os sintomas e a presença de complicações, como enterocolite (Boxe 22.2). No recém-nascido, geralmente se observa um abdome distendido, intolerância alimentar com vômito bilioso e atraso na saída do mecônio. Normalmente, 99% dos recém-nascidos a termo eliminam o mecônio nas primeiras 48 horas de vida, enquanto poucos com DH o fazem (Maqbool & Liacouras, 2020a).

Avaliação diagnóstica

No recém-nascido, a suspeita diagnóstica ocorre com base nos sinais clínicos de obstrução intestinal ou erro na passagem de mecônio. Em lactentes e crianças, o histórico é uma parte importante do diagnóstico e geralmente inclui um padrão crônico de constipação intestinal. No exame, o reto está vazio de fezes, o esfíncter interno está tenso e pode ocorrer o vazamento de fezes líquidas e gás acumulado, se o segmento aganglionar for curto. Um enema com contraste pode demonstrar a zona de transição entre o cólon proximal dilatado (megacólon) e o segmento distal aganglionar. No entanto, esse megacólon típico e o segmento distal estreito podem não se desenvolver até os 2 meses de vida ou mais tarde.

Para confirmar o diagnóstico, deve ser realizada uma biopsia cirúrgica do reto para obter uma amostra de espessura total ou uma biopsia por aspiração para obter evidências histológicas da ausência de células ganglionares. Um procedimento não invasivo que pode ser utilizado é a manometria anorretal, na qual uma sonda com um balão acoplado é inserida no reto. O exame registra a resposta de pressão reflexa do esfíncter anal interno à distensão do balão. Uma resposta normal é o relaxamento do esfíncter interno, seguido de uma contração do esfíncter externo. Na doença de Hirschsprung, o esfíncter externo se contrai normalmente, mas o esfíncter interno não consegue relaxar.

Boxe 22.2 Manifestações clínicas da doença de Hirschsprung.

Período neonatal
Falha na eliminação de mecônio no intervalo de 24 a 48 horas após o nascimento
Recusa à alimentação
Vômito bilioso
Distensão abdominal

Lactente
Déficits no desenvolvimento
Constipação intestinal
Distensão abdominal
Episódios de diarreia e vômito
Sinais de enterocolite:
- Diarreia aquosa explosiva
- Febre
- Aparência doentia

Infância
Constipação intestinal
Fezes em fita e de odor fétido
Distensão abdominal
Peristaltismo visível
Massa fecal facilmente palpável
Aparência desnutrida e anêmica

Manejo terapêutico

A maioria das crianças com doença de Hirschsprung requer cirurgia e não apenas o tratamento clínico. Pode ser realizado um de três procedimentos cirúrgicos: *pull-through* de Soave, técnica de Swenson ou técnica de Duhamel (Maqbool & Liacouras, 2020a). Assim que a criança é estabilizada pela reposição hidroeletrolítica e é feita a limpeza do cólon com enemas, se necessário, a cirurgia é realizada, geralmente com alto índice de sucesso. O tratamento cirúrgico consiste principalmente na remoção da porção aganglionar do intestino para aliviar a obstrução, restaurar a motilidade normal e preservar a função do esfíncter anal externo. A técnica cirúrgica transanal de *pull-through* endorretal de Soave consiste em tracionar a extremidade do intestino normal através da manga muscular do reto, da qual remove-se a mucosa aganglionar. Com o diagnóstico precoce, o intestino proximal pode não estar extremamente distendido, permitindo a realização de um *pull-through* primário, ou procedimento em um estágio, eliminando a necessidade de uma colostomia temporária. Procedimentos cirúrgicos mais simples, como miomectomia anorretal, podem ser indicados na doença de segmento muito curto.

Após o procedimento *pull-through*, a maioria das crianças consegue a continência fecal. No entanto, algumas podem apresentar estenose anal, enterocolite recorrente, prolapso ou abcesso perianal; pode ocorrer incontinência e necessidade de tratamento adicional, incluindo dilatações ou terapia de retreinamento intestinal (Maqbool & Liacouras, 2020a).

Cuidados de enfermagem

As intervenções de enfermagem dependem da idade da criança e do tipo de tratamento. Se a malformação for diagnosticada durante o período neonatal, os principais objetivos são ajudar os pais a se ajustarem à malformação congênita em seus filhos, promover o vínculo entre os pais e o filho e prepará-los para a intervenção médico-cirúrgica e para assumir os cuidados com a criança após a cirurgia.

Os cuidados pré-operatórios dependem da idade e do quadro clínico. Uma criança desnutrida pode não ser capaz de resistir a uma cirurgia até que seu estado físico melhore. Frequentemente, isso envolve o tratamento sintomático com enemas e uma dieta com baixo teor de fibras, alto teor calórico e alto teor de proteínas. O preparo físico pré-operatório inclui as mesmas medidas comuns a qualquer cirurgia. (Ver Capítulo 20, seção *Procedimentos cirúrgicos*.) No recém-nascido, cujo intestino é considerado estéril, nenhum preparo adicional é necessário. No entanto, nas outras crianças, o preparo para o procedimento *pull-through* envolve o esvaziamento intestinal por meio de repetidos enemas à base de solução salina e a diminuição da flora bacteriana com antibióticos orais ou sistêmicos e irrigações do cólon com solução antibiótica. A enterocolite é a complicação mais séria da doença de Hirschsprung. Os cuidados pré-operatórios emergenciais incluem o monitoramento frequente dos sinais vitais e da pressão arterial, em busca de sinais de choque; monitoramento da reposição de fluidos e eletrólitos, bem como de plasma ou outros derivados sanguíneos; e observação de sintomas de perfuração intestinal, como febre, aumento da distensão abdominal, vômitos, aumento da sensibilidade, irritabilidade, dispneia e cianose.

Como a distensão progressiva do abdome é um sinal preocupante, o enfermeiro deve medir a circunferência abdominal com uma fita métrica, geralmente na altura do umbigo ou na parte mais protusa do abdome. O ponto de medição é marcado com uma caneta para garantir a confiabilidade das medições subsequentes. A circunferência abdominal pode ser medida com a aferição dos sinais vitais e deve ser registrada de modo que qualquer alteração possa ser facilmente identificável. Para reduzir o estresse da criança com doença aguda, quando são necessárias medidas frequentes da circunferência abdominal, a fita métrica pode ser deixada sob a criança, em vez de ser removida.

Os cuidados pós-operatórios são os mesmos que para qualquer criança submetida a uma cirurgia abdominal. (Ver Capítulo 20, seção *Procedimentos cirúrgicos*.) O enfermeiro consegue o envolvimento dos pais no cuidado da criança permitindo que ajudem na alimentação e observem sinais de infecção da ferida operatória ou a passagem irregular de fezes. Após a cirurgia, os pais precisam de orientações sobre o desenvolvimento de complicações como enterocolite, incontinência e obstrução fecal. Em alguns casos, são necessárias dilatações anais diárias no período pós-operatório, para evitar estenoses anastomóticas; os pais podem ser ensinados a fazer o procedimento em casa e precisarão de incentivo e orientações detalhadas para realizar essas dilatações. Embora menos comum, pode ser realizada uma colostomia de desvio em algumas crianças com DH. Os pais devem aprender a cuidar da colostomia e a realizar cuidados criteriosos para evitar lesões cutâneas; a assistência de um enfermeiro especialista em estomas, feridas e cuidados com a pele é essencial para um acompanhamento ideal e cuidados consistentes com a pele.

Após a alta hospitalar, pode ser necessário que os pais levem a criança a uma clínica ambulatorial para apoio, incentivo e orientações adicionais sobre os cuidados com a pele e a ostomia. Em geral, o prognóstico para o lactente ou criança com doença de Hirschsprung é favorável e a maioria consegue levar uma vida normal. Em alguns casos, os problemas com incontinência fecal podem persistir. Um estudo a longo prazo de crianças com DH de 1 a 19 anos revelou controle intestinal satisfatório em 53% da amostra, perda em 13%, constipação intestinal em 6% e distensão abdominal em 26% (Muller, Rossignol, Montalva et al., 2016).

REFLUXO GASTRESOFÁGICO

O *refluxo gastresofágico* (RGE) é definido como a passagem de conteúdo gástrico para o esôfago. Esse fenômeno é fisiológico, ocorre ao longo do dia, mais frequentemente após as refeições e à noite; portanto, é importante diferenciar o RGE da **doença do refluxo gastresofágico (DRGE)**. A DRGE é a representação de sintomas ou danos teciduais causados pelo RGE. O pico de incidência de RGE ocorre aos 4 meses de vida e geralmente tem resolução espontânea na maioria dos lactentes por volta de 1 ano (Mousa & Hassan, 2017). O RGE se transforma em doença quando ocorrem complicações, como déficit de crescimento, problemas respiratórios ou disfagia.

Certas condições predispõem as crianças a uma alta prevalência de DRGE, incluindo comprometimento neurológico, distúrbios respiratórios crônicos, atresia do esôfago e obesidade (Mousa & Hassan, 2017). O histórico familiar também foi identificado; portanto, é provável que exista uma predisposição genética à DRGE (Khan & Matta, 2020a). A síndrome de Sandifer é uma condição incomum, que geralmente ocorre em crianças pequenas, caracterizada por alongamentos e arqueamentos repetitivos da cabeça e do pescoço que podem ser confundidos com uma convulsão. Essa manobra provavelmente representa uma resposta neuromuscular fisiológica, na tentativa de evitar que o refluxo ácido alcance a porção superior do esôfago (Khan & Matta, 2020a).

As crianças com tendência a desenvolver RGE incluem lactentes prematuros e lactentes com displasia broncopulmonar. Crianças que foram submetidas a procedimentos de correções de atresia traqueoesofágica ou esofágica, distúrbios neurológicos, escoliose, asma, fibrose cística ou paralisia cerebral também estão propensas a desenvolver RGE.

Fisiopatologia

Embora a patogênese do RGE seja multifatorial, o mecanismo causador primário provavelmente envolve o relaxamento transitório inadequado do esfíncter esofágico inferior (EEI). Fatores que aumentam a pressão abdominal (p. ex., tosse e espirros, escoliose, comer demais) podem contribuir para o RGE. Os sintomas esofágicos resultam da inflamação causada pelo refluxo ácido do conteúdo gástrico, enquanto a doença reativa das vias aéreas pode resultar da estimulação dos reflexos das vias aéreas pelo refluxo ácido.

Manifestações clínicas

Durante a infância, a manifestação clínica mais comum de RGE é a regurgitação passiva. A regurgitação geralmente se resolve espontaneamente na maioria dos lactentes aos 12 meses de vida e em quase todos os lactentes aos 24 meses de vida (Khan & Matta, 2020a). As manifestações clínicas de RGE estão listadas no boxe 22.3. O RGE é uma das causas aparentes de eventos graves e também foi associado a distúrbios respiratórios crônicos, incluindo doença reativa das vias aéreas, estridor recorrente, tosse crônica e pneumonia recorrente em lactentes. A esofagite também pode causar desconforto na região torácica, que pode se manifestar como irritabilidade incomum ou ingesta insuficiente de nutrientes. Pode ocorrer ganho de peso insuficiente e crescimento deficiente em uma criança que não ingere a quantidade necessária de nutrientes ou com vários episódios de regurgitação.

Em crianças pré-escolares, o RGE pode ocorrer com vômitos intermitentes. Crianças de mais idade tendem a procurar o médico inicialmente com um padrão mais semelhante ao de pacientes adultos, com azia, regurgitação e disfagia. A DRGE pode causar inflamação grave, perda crônica de sangue com anemia e hematêmese, hipoproteinemia ou melena. Se a inflamação não for tratada, podem se formar cicatrizes e estenoses. A mucosa de Barrett, outro achado potencial na presença de inflamação crônica, é caracterizada por alterações na mucosa esofágica distal com epitélio metaplásico potencialmente maligno.

Boxe 22.3 Manifestações clínicas e complicações do refluxo gastresofágico.

Sintomas em lactentes
Cuspir, regurgitação, vômitos recorrentes (pode ser em jato)
Choro excessivo, irritabilidade, arqueamento das costas, rigidez
Baixo ganho de peso
Problemas respiratórios (p. ex., tosse, sibilo, estridor, engasgo com as mamadas)
Recusa de alimentação

Sintomas em crianças
Azia
Dor abdominal
Tosse crônica, rouquidão
Disfagia
Asma
Vômito recorrente

Complicações
Esofagite
Estenose esofágica
Laringite
Pneumonia recorrente
Anemia
Esôfago de Barrett

Adaptado de Lightdale, J. R., Gremse, D. A., & Section on Gastroenterology, Hepatology, and Nutrition. (2013). Gastroesophageal reflux: Management guidance for the pediatrician. *Pediatrics, 131*(5), e1684–e1695.

O RGE é comum em crianças com asma, mas a pneumonia recorrente causada por RGE é incomum, exceto em crianças com deficiências neurológicas. Rouquidão também foi associada ao RGE em crianças.

Avaliação diagnóstica

O histórico e o exame físico geralmente são suficientemente confiáveis para estabelecer o diagnóstico de RGE. Questionários padronizados, como o *Infant Gastroesophageal Reflux Questionnaire*, são comumente empregados para auxiliar no diagnóstico (Khan & Matta, 2020a). Exames por imagem do sistema GI superior são úteis na avaliação da presença de anormalidades anatômicas (p. ex., estenose pilórica, má rotação, pâncreas anular, hérnia de hiato, estenose esofágica). O estudo de monitoramento de 24 horas do pH intraesofágico foi o padrão de ouro no diagnóstico de RGE; no entanto, esse teste não tem sensibilidade para detectar casos de refluxo fracamente ácido (pH 4 a 7), que é prevalente em lactentes e crianças (Mousa & Hassan, 2017). A endoscopia com biopsia pode ser útil para avaliar a presença e a gravidade da esofagite, estenoses e esôfago de Barrett e para excluir outros distúrbios, como a doença de Crohn. A cintilografia detecta substâncias radioativas no esôfago após a ingesta do composto e avalia o esvaziamento gástrico. Pode diferenciar uma aspiração de conteúdo gástrico de um caso de refluxo e aspiração resultantes de defeitos na coordenação da musculatura orofaríngea.

Manejo terapêutico

O manejo terapêutico do RGE depende da gravidade do caso. Não é necessário tratamento para o lactente que está se desenvolvendo e livre de complicações respiratórias. Evitar certos alimentos que exacerbam o refluxo ácido (p. ex., cafeína, frutas cítricas, tomate, álcool, hortelã, alimentos picantes ou frituras) pode melhorar os sintomas moderados de RGE. Também ajuda introduzir modificações no estilo de vida para crianças (p. ex., controle de peso, se indicado; refeições em pequena quantidade e mais frequentes) e manobras de alimentação para lactentes (p. ex., alimentação mais espessa; posição elevada).

Engrossar a mamadeira com uma colher de chá a uma colher de sopa de cereal de arroz por grama de fórmula pode ser recomendado. Isso pode beneficiar lactentes que estão abaixo do peso como resultado da DRGE; no entanto, as calorias adicionais não são benéficas para lactentes com sobrepeso. Esses lactentes podem se beneficiar de fórmulas pré-espessadas que já existem comercialmente. Pode ser necessário alimentar por sonda NG o lactente com refluxo grave e déficit de crescimento até que a cirurgia possa ser realizada. Elevar a cabeceira da cama e perder peso, se aplicável, pode reduzir os sintomas de RGE. Colocar o lactente em posição prona também diminui os episódios de RGE; no entanto, devido ao risco de síndrome da morte súbita infantil, todos os lactentes devem dormir em posição supina (Khan & Matta, 2020a). A American Academy of Pediatrics continua a recomendar a posição supina ao dormir (ver Capítulo 8).

O tratamento farmacológico pode ser usado em lactentes e crianças com DRGE. Tanto os antagonistas do receptor (H_2) de histamina (ranitidina ou famotidina) quanto os inibidores da bomba de prótons (IBPs; esomeprazol, lansoprazol, omeprazol, pantoprazol e rabeprazol) reduzem a secreção gástrica de ácido clorídrico e podem estimular certo aumento no tônus do esfíncter esofágico inferior. O uso de metoclopramida para DRGE em lactentes e crianças não é mais recomendado devido à incidência comum de efeitos colaterais sem que haja um benefício significativo (Cohen, Bueno de Mesquita, & Mimouni, 2015).

O manejo cirúrgico do RGE é reservado para crianças com complicações graves, como pneumonia aspirativa recorrente, apneia, esofagite grave ou déficit de crescimento e para crianças que não respondem ao tratamento clínico. A **fundoplicatura** (Figura 22.3) é um procedimento cirúrgico comum para o tratamento da DRGE em crianças que não obtiveram resultado com o tratamento clínico ou que desenvolveram complicações potencialmente fatais (Mousa & Hassan, 2017). O procedimento envolve a passagem do fundo gástrico por trás do esôfago de modo a envelopar (ou seja, envolver) o esôfago distal. As complicações após uma fundoplicatura incluem a realização de envoltório muito apertado, causando disfagia, obstrução do intestino delgado ou flatulência; ou um envoltório muito frouxo, que acarreta a continuidade dos sintomas (Khan & Matta, 2020a).

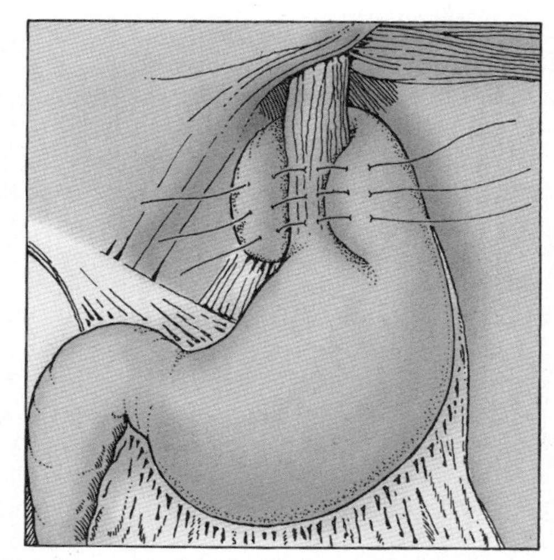

Figura 22.3 Suturas de uma fundoplicatura de Nissen passando pela musculatura esofágica. (Adaptada de Campbell, A., & Ferrara, B. [1993]. Toupet partial fundoplication. *AORN Journal, 57*, 671–679.)

Prognóstico

A maioria dos lactentes com RGE tem um problema leve que geralmente melhora por volta dos 12 a 18 meses de vida e requer apenas mudanças no estilo de vida ou no tratamento clínico. Se o RGE for grave e o tratamento não tiver sucesso, podem ocorrer várias complicações. Estenoses esofágicas causadas por esofagite persistente com cicatrizes são uma das complicações mais significativas. O desconforto respiratório recorrente com pneumonia por aspiração, outra complicação séria, é uma indicação para cirurgia. O déficit de crescimento causado pelo RGE muitas vezes pode ser tratado com terapia clínica e suporte nutricional. (Ver boxe *Qualidade dos resultados do paciente*.)

QUALIDADE DOS RESULTADOS DO PACIENTE: Refluxo gastresofágico

- Ganho de peso adequado
- Vômitos limitados
- Bons hábitos de sono
- Sem pneumonia recorrente

Cuidados de enfermagem

A assistência de enfermagem deve ser direcionada para a identificação de crianças com sintomas sugestivos de RGE; educação dos pais sobre cuidados domiciliares, incluindo alimentação, posicionamento e medicamentos quando indicados; e cuidados com a criança submetida à intervenção cirúrgica. Para a maioria dos lactentes, a tranquilização pelos pais sobre a natureza benigna da condição e sua relação com a maturidade fisiológica é a intervenção mais importante. Para ajudar os pais a lidar com a inconveniência de cuidar de uma criança que cospe ou regurgita com frequência, dicas simples como usar babadores e roupas de proteção durante a alimentação e a pronação ao segurar o lactente após a alimentação são benéficas.

É importante educar e tranquilizar os pais sobre a importância do posicionamento da criança. Anteriormente, as recomendações encorajavam o posicionamento elevado durante o sono para lactentes e crianças de mais idade. A posição supina continua a ser recomendada para o lactente dormir. Os pais não devem colocar o lactente de lado como alternativa à posição de decúbito dorsal total, e é importante evitar roupas de cama macias e objetos macios na cama. Pode ser necessário reestruturar a rotina familiar, para acomodar horários de alimentação mais frequentes. Se os pais usarem uma fórmula engrossada, também devem aumentar a abertura do bico da mamadeira para facilitar a sucção. Normalmente a amamentação pode continuar e a mãe pode fornecer horários de alimentação mais frequentes ou extrair o leite para engrossar com cereais de arroz. Os pais devem evitar oferecer à criança alimentos picantes ou qualquer tipo de comida que considerem agravantes dos sintomas em geral e devem evitar cafeína, chocolate, fumaça de tabaco e álcool durante a amamentação. Outros conselhos práticos incluem aconselhar os pais a evitar brincadeiras vigorosas após as mamadas e a evitar mamadas antes de dormir.

Quando a regurgitação é grave a criança tem problemas de crescimento, a alimentação contínua por sonda NG pode diminuir a quantidade de êmese e funciona como solução-tampão do ácido gástrico. É necessário o preparo especial dos cuidadores quando esse tipo de terapia nutricional é indicado.

O enfermeiro pode apoiar a família fornecendo informações sobre todos os aspectos do tratamento. Os pais costumam demandar informações específicas sobre os medicamentos administrados para o RGE. Os IBPs são mais eficazes quando administrados 30 minutos antes do café da manhã, de modo que as concentrações plasmáticas máximas ocorram no momento da refeição. Se forem administrados 2 vezes/dia, o melhor horário para a segunda dose é 30 minutos antes da refeição da noite. Os pais precisam ser tranquilizados, pois são necessários vários dias de administração para alcançar um estado de equilíbrio estável de supressão ácida. Eles podem não ver os resultados que esperam imediatamente. Diversas formulações disponíveis em IBPs permitem uma administração mais eficiente. Algumas apresentações estão disponíveis na forma de comprimidos solúveis. Existem também apresentações em pó e grânulos. Muitas farmácias de manipulação preparam o medicamento na forma líquida.

Os cuidados de enfermagem pós-operatórios após a fundoplicatura de Nissen são semelhantes aos de outros tipos de cirurgia abdominal. (Ver Capítulo 20, seção *Procedimentos cirúrgicos*). A descompressão gástrica por sonda NG ou gastrostomia deve ser mantida para evitar a distensão no pós-operatório imediato. Em geral, se a sonda NG for removida acidentalmente, o enfermeiro não deve recolocá-la devido ao risco de lesão no local da cirurgia. Quando passa o íleo paralítico pós-operatório, a sonda NG é removida ou a sonda de gastrostomia é elevada como preparo para a alimentação. Se a alimentação em *bolus* for iniciada por gastrostomia, a sonda pode precisar permanecer elevada e aberta por vários dias, para evitar distensão gástrica pelo ar deglutido. O edema ao redor do local da cirurgia e um envoltório gástrico apertado podem impedir o lactente de expelir o ar pelo esôfago. Alguns lactentes se beneficiam do fechamento da sonda por intervalos cada vez maiores até que sejam capazes de tolerar o fechamento contínuo entre as mamadas. Durante esse período, se o lactente apresentar irritabilidade crescente e evidência de cólicas, pode-se obter algum alívio abrindo e elevando a sonda.

Preparo para os cuidados domiciliares

Se houver prescrição para tratamento clínico ou se a criança foi submetida a um procedimento cirúrgico, a responsabilidade do enfermeiro inclui educar os cuidadores sobre a administração de medicamentos em casa, regimes especiais de alimentação ou preparo de fórmulas, cuidados com a gastrostomia e cuidados pós-operatórios (ver Capítulo 20). Na maioria dos casos, o refluxo é completamente controlado após a cirurgia, e a criança passa a ter saúde e crescimento normais. Se uma sonda de gastrostomia for inserida durante a cirurgia, pode ser removida após vários meses, a menos que seja necessária suplementação nutricional. Em casos graves de síndrome de dumping ou distensão abdominal, a alimentação contínua por sonda pode ser mais bem tolerada. Os cuidadores devem estar cientes dos possíveis problemas pós-operatórios, como dificuldade para vomitar, sintomas de edema ou desconforto com grandes refeições sólidas, e buscar orientação do médico conforme necessário.

SÍNDROME DO INTESTINO IRRITÁVEL

A síndrome do intestino irritável (SII) é classificada como uma disfunção gastrintestinal. A SII ocorre com mais frequência em adolescentes (22 a 35%) do que em crianças (6 a 14%) (Giannetti, Maglione, Sciorio et al., 2017). As crianças com SII frequentemente apresentam diarreia e constipação alternadas, flatulência, distensão abdominal ou sensação de distensão abdominal, dor abdominal inferior, sensação de urgência ao evacuar e uma sensação de evacuação incompleta do intestino. A dor abdominal deve estar presente por pelo menos 4 dias por mês nos últimos 2 meses; além disso, deve haver alterações na frequência ou na aparência das fezes (Chopra, Patel, Basude et al., 2017). A SII foi identificada como causa de dor abdominal recorrente em 68% das crianças (Giannetti et al., 2017).

A causa primária da SII não é bem compreendida, mas acredita-se que envolva uma combinação de fatores genéticos e ambientais. Fortes preditores para o desenvolvimento de SII em uma criança incluem ter mãe, pai ou gêmeo com SII (Kridler & Kamat, 2016). Além disso, observou-se que crianças com SII são menos confiantes em sua capacidade de lidar com o estresse diário e têm maior prevalência de ansiedade, depressão, personalidades introvertidas e dificuldade para dormir (Kridler & Kamat, 2016). O microbioma intestinal é o foco da pesquisa de SII para avaliar se a inflamação pode desencadear a estimulação da enervação intestinal para provocar os sintomas de SII (Chopra et al., 2017; Kridler & Kamat, 2016).

Crianças com SII devem ser avaliadas para descartar causas orgânicas para seus sintomas, como DII, intolerância à lactose e infecções parasitárias. Deve ser obtido um histórico abrangente, incluindo características e gatilhos dos sintomas, bem como sintomas associados, como cefaleia, infecções recentes, histórico alimentar, familiar e social. Geralmente, não são encontrados achados físicos anormais no exame. Muitas crianças com sintomas parecem ativas e saudáveis e têm um crescimento normal.

Manejo terapêutico

Não há cura para a SII, então a conduta envolve o controle dos sintomas da criança. O objetivo a longo prazo do tratamento é o desenvolvimento de hábitos intestinais regulares e o alívio dos sintomas. O manejo depende do sintoma predominante, se é constipação intestinal ou diarreia. O manejo de uma SII com predominância de constipação intestinal deve incluir o aumento da ingesta de fibras, mudanças na dieta e suplementos, enquanto a SII com predominância de diarreia é controlada com mudanças na dieta, uso de IBPs e loperamida (Chopra et al., 2017; Kridler & Kamat, 2016). Uma revisão sistemática recente da Cochrane encontrou evidências sugerindo que os probióticos são efetivos para aliviar a dor abdominal recorrente (Newlove-Delgado, Martin, Abbott et al., 2017).

Intervenções psicossociais, como terapia cognitivo-comportamental e hipnoterapia, podem diminuir a dor abdominal em crianças (Abbott, Martin, Newlove-Delgado et al., 2017; Chopra et al., 2017). A terapia cognitivo-comportamental fornece métodos de gerenciamento de estresse e habilidades de enfrentamento que podem diminuir os sintomas de SII.

Cuidados de enfermagem

Os objetivos principais da enfermagem são o apoio e a educação da família. O distúrbio é estressante tanto para a criança quanto para os pais. O enfermeiro pode ajudar fornecendo apoio e assegurando que, embora os sintomas sejam difíceis de tratar, o distúrbio geralmente não é uma ameaça à saúde da criança.

DISTÚRBIOS INFLAMATÓRIOS

APENDICITE AGUDA

A apendicite, inflamação do **apêndice vermiforme** (bolsa em fundo cego no fim do ceco), é a causa mais comum de cirurgia abdominal de emergência pediátrica. Nos EUA, 100 mil casos são diagnosticados a cada ano (Aiken, 2020a). O pico de incidência de apendicite é entre 12 e 18 anos, com meninos afetados um pouco mais frequentemente do que meninas (Aiken, 2020a). Classicamente, o primeiro sintoma de apendicite é a dor periumbilical, seguida de náuseas, dor no quadrante inferior direito abdominal e, posteriormente, vômito com febre (Rentea, Peter, & Snyder, 2017). A perfuração ocorre em até 82% dos casos em crianças com menos de 5 anos, provavelmente devido à incapacidade de verbalizar seus sintomas (Aiken, 2020a). A perfuração do apêndice pode ocorrer em aproximadamente 48 horas após a queixa inicial de dor (Aiken, 2020a). As complicações da perfuração apendicular incluem grande abcesso, fleimão, fístula enterocutânea, peritonite e obstrução intestinal parcial. Um **fleimão** é uma inflamação supurativa aguda do tecido conjuntivo subcutâneo que se espalha.

Etiologia

A causa da apendicite é a obstrução do lúmen do apêndice, geralmente por material fecal endurecido (facaloma). O edema do tecido linfoide que ocorre frequentemente após uma infecção viral também pode obstruir o apêndice. Outra causa rara de obstrução é presença de parasita, como *Enterobius vermicularis*, ou oxiúros, que pode obstruir o lúmen apendicular.

Fisiopatologia

Com a obstrução aguda, o fluxo das secreções mucosas é bloqueado, aumentando a pressão dentro do lúmen, que resulta na compressão dos vasos sanguíneos. A isquemia resultante é seguida de ulceração do revestimento epitelial e invasão bacteriana. A necrose subsequente causa perfuração ou ruptura com contaminação fecal e bacteriana da cavidade peritoneal. A inflamação resultante se espalha rapidamente por todo o abdome (**peritonite**), especialmente em crianças que são incapazes de indicar a infecção. A inflamação peritoneal progressiva resulta em obstrução intestinal funcional do intestino delgado (**íleo** adinâmico) porque os reflexos GI intensos inibem fortemente a motilidade intestinal. Como o peritônio representa a maior parte da superfície corporal total, a perda de LEC para a cavidade peritoneal leva ao desequilíbrio eletrolítico e choque hipovolêmico.

Manifestações clínicas

O primeiro sintoma de apendicite geralmente é a dor abdominal semelhante à cólica, localizada ao redor do umbigo (Boxe 22.4). **Dor referida** é o termo usado para essa localização periumbilical vaga. O intestino médio compartilha o mesmo dermátomo T10, de modo que a dor costuma ser percebida como proveniente dessa área. Geralmente, a dor progride e se torna constante. O achado físico mais importante é a sensibilidade abdominal focal. À medida que a inflamação progride para envolver a serosa do apêndice e o peritônio da parede abdominal, a dor pode mudar para o quadrante inferior direito. O **ponto de McBurney**, localizado a dois terços da distância ao longo da linha entre o umbigo e a espinha ilíaca anterossuperior, é o ponto mais comum de sensibilidade.

Boxe 22.4 Manifestações clínicas da apendicite.

- Dor abdominal no quadrante inferior direito
- Febre
- Abdome rígido
- Ruídos intestinais diminuídos ou ausentes
- Vômito (normalmente, ocorre após o início da dor)
- Constipação intestinal ou diarreia
- Anorexia
- Taquicardia
- Respiração rápida e superficial
- Palidez
- Letargia
- Irritabilidade
- Postura curvada

Sinais peritoneais localizados podem ocorrer com percussão suave ou manobras como teste de batida do calcanhar ou sacudir a cama. Outros achados úteis são o sinal de Rovsing, sensibilidade no quadrante inferior direito do abdome que ocorre durante a palpação ou percussão de outros quadrantes abdominais; sinal do obturador, dor à flexão e rotação interna do quadril direito; sinal do músculo psoas, dor no lado esquerdo com extensão do quadril direito; e sinal de Dunphy, dor com tosse (Rentea et al., 2017). Pode estar presente a sensibilidade de rebote – dor à palpação profunda com liberação repentina, mas não é um achado específico da apendicite (Aiken, 2020a). Náuseas, vômito e anorexia geralmente ocorrem após o início da dor. Diarreia, bem como outros sinais comuns de doenças da infância, como secreção no trato respiratório superior, alimentação inadequada, letargia ou irritabilidade, podem acompanhar a apendicite.

A criança pode ter dificuldade para caminhar e pode se queixar de dores no lado direito do quadril causadas por inflamação nos músculos psoas ou iliopsoas. Pode ocorrer febre baixa (38°C) na apresentação inicial; entretanto, a ausência de febre não exclui apendicite. Devido à grande variabilidade na apresentação e localização da apendicite, qualquer criança com sensibilidade focal, independentemente da localização, deve ser considerada como potencialmente tendo apendicite aguda (ver boxe *Foco na comunidade*).

! ALERTA PARA A ENFERMAGEM

Os sinais de peritonite, além da febre, geralmente incluem um súbito alívio da dor após a perfuração; aumento subsequente da dor, que geralmente é difusa e acompanhada de proteção do abdome; distensão abdominal progressiva; taquicardia; respiração rápida e superficial enquanto a criança evita usar os músculos abdominais; palidez; calafrios; irritabilidade e agitação.

Foco na comunidade

Apendicite aguda

Dor abdominal é uma queixa comum entre crianças em idade escolar, mas em alguns casos pode indicar apendicite aguda. Enfermeiros de saúde escolar e profissionais de enfermagem em clínicas baseadas em escolas devem se familiarizar com o padrão "típico" de sintomas na apendicite aguda e com o modo de verificar e avaliar um abdome agudo. Os enfermeiros de saúde escolar também precisam enfatizar a importância do encaminhamento precoce ao ambulatório para avaliação posterior. O encaminhamento precoce e um enfermeiro de saúde escolar atento podem fazer a diferença entre uma apendicectomia sem complicações e um diagnóstico tardio de um apêndice perfurado com peritonite.

Avaliação diagnóstica

Estabelecer o diagnóstico nem sempre é simples. Febre, vômito, dor abdominal e contagem elevada de leucócitos estão associados à apendicite, mas também são observados na DII, doença inflamatória pélvica, gastrenterite, infecção do trato urinário, pneumonia no lobo inferior direito, adenite mesentérica, divertículo de Meckel e intussuscepção. Prolongamento dos sintomas e o atraso no diagnóstico costumam ocorrer em crianças, nas quais o risco de perfuração é maior devido à incapacidade de verbalizar suas queixas.

O diagnóstico deve se basear principalmente no histórico e no exame físico (ver Boxe 22.4). A dor, que é a característica principal, inicialmente é generalizada (tipicamente periumbilical). No entanto, geralmente desce para o quadrante inferior direito. O local mais doloroso pode estar localizado no ponto McBurney. A sensibilidade de rebote não é um sinal confiável e é extremamente doloroso para a criança. Dor referida, provocada por percussão leve ao redor do perímetro do abdome, indica irritação peritoneal. O movimento, como passar por cima de lombadas em um automóvel ou maca, agrava a dor. Além da dor, as manifestações clínicas mais importantes são febre, mudança de comportamento, anorexia e vômitos.

Os exames laboratoriais geralmente incluem hemograma completo; exames de urina (para descartar infecção do trato urinário); e, em mulheres adolescentes, gonadotrofina coriônica humana sérica (para descartar gravidez ectópica). É comum encontrar contagem de leucócitos superior a 10.000/mm^3 e níveis elevados de proteína C reativa (PCR), mas não são necessariamente sinais específicos para apendicite. Uma porcentagem elevada de leucócitos (muitas vezes chamada de "desvio à esquerda") pode indicar um processo inflamatório. O PCR é um reagente de fase aguda que se eleva no intervalo de 12 horas após o início da infecção. Um nível de PCR superior a 10 mg/mℓ é um sinal de infecção.

A ultrassonografia é a técnica de imagem de escolha no diagnóstico de apendicite, embora possa ser usada a tomografia computadorizada (TC). A ultrassonografia é considerada positiva na presença de diâmetro apendicular aumentado; espessamento da parede apendicular; e alterações inflamatórias periapendiceais, incluindo estrias de gordura, fleimão, coleção de líquidos e presença de gás extraluminal (Aiken, 2020a). A precisão dos exames de imagem para diagnosticar apendicite é de 95% (Rentea et al., 2017).

Manejo terapêutico

O tratamento da apendicite antes da perfuração é a remoção cirúrgica do apêndice (apendicectomia). Geralmente, os antibióticos são administrados no pré-operatório. Fluidos intravenosos e eletrólitos são frequentemente necessários antes da cirurgia, especialmente se a criança estiver desidratada, como resultado da acentuada anorexia característica da apendicite.

A cirurgia geralmente é realizada por meio de uma incisão no quadrante inferior direito (apendicectomia aberta). A cirurgia laparoscópica é comumente usada para tratar apendicite aguda não perfurada em pacientes pediátricos. São inseridas três cânulas no abdome: uma no umbigo, uma no quadrante abdominal inferior esquerdo e uma na área suprapúbica. Um pequeno microscópio é inserido através da cânula do quadrante inferior esquerdo e um grampeador endoscópico é inserido através da cânula umbilical. O apêndice é preso com o grampeador e removido através da cânula umbilical. As vantagens da apendicectomia laparoscópica incluem a redução do tempo em cirurgia e sob anestesia e menor risco de infecção da ferida operatória (Aiken, 2020a).

Ruptura do apêndice

O tratamento da criança com diagnóstico de peritonite causada por ruptura do apêndice geralmente começa no pré-operatório com a administração intravenosa de fluidos e eletrólitos, antibióticos sistêmicos e aspiração gástrica. O manejo pós-operatório inclui a infusão de fluidos IV, administração contínua de antibióticos e aspiração gástrica para descompressão abdominal, até o retorno da atividade intestinal. Em alguns casos, o cirurgião fecha a ferida operatória após a irrigação da cavidade peritoneal. Em outros, deixa a ferida aberta (fechamento tardio) para prevenir a infecção.

O tratamento de uma perfuração localizada com abcesso apendicular é controverso. Alguns cirurgiões preferem tratar essas crianças com antibióticos e fluidos IV e permitir que o abcesso drene espontaneamente. A apendicectomia eletiva é realizada de 2 a 3 meses depois.

Prognóstico

As complicações são incomuns após uma apendicectomia simples e a recuperação geralmente é rápida e completa. A taxa de mortalidade por ruptura do apêndice passou da morte praticamente certa há um século para menos de 1% atualmente (Rentea et al., 2017). Entretanto, as complicações não são incomuns, incluindo infecção da ferida operatória e abcesso intra-abdominal. O reconhecimento precoce da doença é importante para prevenir o desenvolvimento de complicações.

! ALERTA PARA A ENFERMAGEM

Em qualquer caso em que seja observada dor abdominal intensa, o enfermeiro deve estar ciente do perigo de administrar laxantes ou enemas. Essas medidas estimulam a motilidade intestinal e aumentam o risco de perfuração.

Cuidados de enfermagem

Como o sucesso do tratamento da apendicite se baseia no reconhecimento imediato do problema, um dos objetivos mais importantes da enfermagem é auxiliar no estabelecimento do diagnóstico. Como a dor abdominal é uma queixa comum na infância, o enfermeiro precisa fazer uma avaliação preliminar da intensidade da dor (ver Capítulo 5). Uma das estimativas mais confiáveis é o grau de mudança no comportamento. Uma criança que deixa de ir à escola e voluntariamente fica deitada ou se recusa a brincar tem muito mais probabilidade de sentir dor considerável do que uma criança que falta às aulas, mas brinca contente em casa. As crianças na fase não verbal assumem uma posição rígida, deitada de lado, com os joelhos flexionados e com diminuição da amplitude de movimento do quadril à direita.

Para os enfermeiros envolvidos na atenção primária ambulatorial, a responsabilidade de reconhecer um possível caso de apendicite e o encaminhamento médico ou cirúrgico imediato é particularmente importante. A importância de um histórico detalhado e de um exame abdominal completo não deve ser subestimada. A palpação do abdome deve ser adiada até que todas as outras avaliações tenham sido feitas. Oriente a criança a apontar com o dedo o local da dor abdominal. A sensibilidade de rebote pode estar presente, mas nem sempre é um teste suficientemente confiável em crianças. Uma palpação leve consegue provocar a dor de maneira satisfatória, sem causar trauma excessivo (ver boxe *Cuidado atraumático*). Peça à criança com dor leve para levantar os

Cuidado atraumático

Palpação do abdome para verificação da dor

Como as crianças associam o estetoscópio com escuta, use o sino para a palpação inicial do abdome, para verificar se há sensibilidade. As crianças geralmente suportam a pressão do estetoscópio, mas não tolerariam a pressão da mão. Prossiga com a palpação manual, usando um toque suave sem retirar a mão do abdome enquanto observa o rosto da criança em busca de sinais de desconforto, como uma careta e olhos vigilantes no exame.

calcanhares e deixá-los cair duas ou três vezes, pular em um pé só, expandir ou retrair o abdome para verificar se há sensibilidade sem provocar mais dor. O Capítulo 4 discute outras técnicas de avaliação do abdome.

O preparo da criança com apendicite é semelhante ao de qualquer criança submetida a um procedimento cirúrgico (ver Capítulo 20, seção *Procedimentos cirúrgicos*). Nos casos em que é necessário um tratamento clínico para corrigir problemas associados à peritonite, o enfermeiro deve antecipar os procedimentos e preparar os equipamentos o mais rápido possível, para evitar atrasos no preparo. O preparo psicológico da criança e dos pais é semelhante àquele usado em outras situações de emergência (ver Capítulo 20).

Os cuidados pós-operatórios para os casos de apêndice não perfurado são os mesmos da maioria das operações abdominais. Cuidar da criança com ruptura de apêndice e peritonite é mais complexo. A criança pode precisar permanecer no hospital por vários dias ou pode receber alta com serviços de atendimento domiciliar para administrar os antibióticos por via intravenosa e para troca de curativos.

No pós-operatório, a criança é mantida com fluidos intravenosos e antibióticos e não pode receber nada por via oral (VO). A criança também é mantida sondada para descompressão gástrica intermitente, até que haja evidência de retorno da motilidade intestinal. Realizar ausculta abdominal e observar outros sinais de atividade intestinal (como evacuação) fazem parte da avaliação de rotina.

Um dreno pode ser colocado na ferida operatória durante a cirurgia, e é essencial trocar os curativos com cuidados meticulosos da pele, para evitar lesões de pele na área da ferida. Se a ferida for mantida aberta, são realizados curativos geralmente com gaze embebida em soro fisiológico para fornecer o ambiente ideal para a cicatrização ou lavagem com solução antibacteriana

O controle da dor é uma parte essencial do cuidado da criança. Não apenas a incisão é dolorosa, mas as repetidas trocas de curativos e irrigação também causam considerável sofrimento. Como a dor é contínua durante os primeiros dias de pós-operatório, devem ser administrados analgésicos regularmente para controle da dor. Os procedimentos devem ser realizados quando os analgésicos estão no pico de ação. (Ver Capítulo 5.)

O atendimento psicossocial após a cirurgia também é importante. Doenças súbitas e agudas causam um tipo especial de estresse, porque há pouco tempo para preparo ou planejamento. Tanto os pais quanto crianças de mais idade precisam de uma oportunidade para expressar seus sentimentos e preocupações em relação aos eventos que envolvem a doença e a hospitalização. O enfermeiro pode fornecer importante apoio educacional e psicossocial para promover um enfrentamento adequado, com alívio da ansiedade tanto para a criança quanto para a família (boxe *Planejamento para o cuidado de enfermagem*).

Planejamento para o cuidado de enfermagem

Criança com apendicite

Dia 1, 11h

1. Uma menina de 10 anos tem histórico de 2 dias de dor periumbilical generalizada e anorexia. Como hoje ela teve febre e vômitos, seus pais a levaram para uma consulta. Na análise do histórico, do exame físico e dos resultados de exames laboratoriais, o enfermeiro observa os achados listados a seguir. Selecione aqueles que requerem acompanhamento pelo enfermeiro. **Selecione tudo que se aplica.**
   A. Peso 32vkg.
   B. Hemoglobina = 13,8 g/dℓ.
   C. Plaquetas = 252.000/mm³.
   D. Proteína C reativa (PCR) de 40 mg/dℓ.
   E. A dor se intensifica com a atividade ou com respiração profunda.
   F. Temperatura oral de 38,9°C.
   G. Pulso de 80 bpm e pressão arterial de 108/74 mmHg.
   H. Dor abdominal na linha entre a crista ilíaca anterossuperior e o umbigo.
   I. Contagem de células brancas (leucograma) de 21.000/mm³, 79% de leucócitos, 14% de linfócitos, 6% de eosinófilos.

2. Com base no caso apresentado, **escolha as opções mais prováveis para as informações que faltam nas afirmações a seguir, selecionando a partir das listas de opções fornecidas**. Com base nos dados de avaliação da criança, o enfermeiro determina que os achados laboratoriais reflitem a provável presença de ___1___. O ___2___ está elevado e sua dor periumbilical, com outros sintomas, é provavelmente resultado de ___3___.

Opções para 1	Opções para 2	Opções para 3
Anemia	Pressão arterial de 108/74	Ruptura renal
Dor	Pulso de 80	Abdome agudo
Sangramento	PCR	Influenza
Infecção	Hemoglobina	Infecção urinária
Insuficiência cardíaca	Plaquetas	Êmese
Câncer	Sódio sérico	Ansiedade

Dia 1, 11h30

Desdobramento do caso: uma menina de 10 anos com histórico de 2 dias de dor periumbilical generalizada e anorexia. Como hoje ela teve febre e vômitos, seus pais a levaram ao pediatra. Na revisão do histórico, exame físico e resultados laboratoriais, o enfermeiro observa o seguinte:

- Temperatura oral de 38,9°C
- Pulso de 80 bpm e pressão arterial de 108/74 mmHg
- Dor abdominal na linha entre a crista ilíaca anterossuperior e o umbigo
- A dor se intensifica com a atividade ou com respiração profunda
- Contagem de células brancas (leucograma) de 21.000/mm³, 79% de leucócitos, 14% de linfócitos, 6% de eosinófilos
- Proteína C reativa (PCR) de 18 mg/dℓ
- Hemoglobina = 13,8 g/dℓ
- Plaquetas = 252.000/mm³
- Peso 32 kg

3. O pediatra examina a criança e suspeita fortemente de apendicite. Uma tomografia computadorizada (TC) do abdome foi prescrita e a criança é mantida em jejum (JO). Ao planejar o cuidado dessa criança, quais sintomas **prioritários** o enfermeiro consideraria mais urgentes neste momento? **Selecione tudo que se aplica**.
   A. Dor.
   B. Anemia.
   C. Infecção.
   D. Vômito.
   E. Perda de peso.
   F. Desidratação.
   G. Constipação intestinal.
   H. Hipertermia.
   I. Ruptura do apêndice.

(*Continua*)

Planejamento para o cuidado de enfermagem

Criança com apendicite (continuação)

Desdobramentodo caso: uma menina de 10 anos com histórico de 2 dias de dor periumbilical generalizada e anorexia. Como hoje ela teve febre e vômitos, seus pais a levaram ao pediatra. Na revisão do histórico, do exame físico e dos resultados laboratoriais, o enfermeiro observa o seguinte:

- Temperatura oral de 38,9°C
- Pulso de 80 bpm e pressão arterial de 108/74 mmHg
- Dor abdominal na linha entre a crista ilíaca anterossuperior e o umbigo
- A dor se intensifica com a atividade ou com respiração profunda
- Contagem de células brancas (leucograma) de 21.000/mm³, 79% de leucócitos, 14% de linfócitos, 6% de eosinófilos
- Proteína C reativa (PCR) de 18 mg/dℓ
- Hemoglobina = 13,8 g/dℓ
- Plaquetas = 252.000/mm³
- Peso 32 kg

Dia 1, 12h

Os resultados da TC mostram um apêndice rompido. A criança está sendo preparada para a cirurgia. O enfermeiro que realiza a avaliação constata que sua temperatura é de 38,9 °C. T A criança relata que a dor havia desaparecido inicialmente, mas agora relata aumento da dor (pontuação 9 em 10 em uma escala de intensidade de dor de 1 a 10) e náuseas.

Dia 1, 14h

A criança é submetida a uma cirurgia para apendicectomia. Ela é transferida da sala de recuperação para a unidade pediátrica e o enfermeiro planeja o atendimento.

4. Indique qual ação de enfermagem listada na coluna da extrema esquerda é apropriada para a complicação pós-operatória potencial após a apendicectomia listada na coluna do meio. **Indique o número da ação de enfermagem na coluna da extrema direita. Observe que APENAS uma ação de enfermagem pode ser usada para cada complicação pós-operatória potencial e que NEM TODAS as ações de enfermagem serão usadas.**

Ação de enfermagem	Complicação potencial	Ação de enfermagem para complicações pós-operatórias
1. Administrar medicamentos para a dor.	Inflamação no local da ferida operatória	
2. Iniciar fluidos IV e avaliar a ingesta e o débito (I&D).	Desequilíbrio eletrolítico	
3. Avaliar a temperatura e relatar qualquer elevação.	Déficit hídrico	
4. Administrar antieméticos.	Dor	
5. Administrar heparina sódica IV.	Náuseas e vômito	
6. Coletar sangue conforme programado e avaliar os resultados.	Infecção	
7. Relatar mudanças nos sinais vitais, comportamento e nível de consciência.	Febre	
8. Administrar antibióticos IV.		
9. Realizar transfusão de sangue.		
10. Observar o local da ferida operatória.		

Dia 3, 9h Desdobramento do caso

5. A criança está se recuperando bem após a cirurgia. O enfermeiro que realiza a avaliação constata que a temperatura oral é de 37°C. A criança relata que a dor é de 1 em 10 em uma escala de intensidade de dor de 10 pontos. Ela não apresenta náuseas ou vômitos. **Para cada ação de enfermagem, use um X para indicar se foi efetiva (ajudou a alcançar os resultados esperados para o paciente), inefetiva (não ajudou a alcançar os resultados esperados para o paciente) ou não relacionada (não relacionada com os resultados esperados para o paciente).**

Ação de enfermagem	Efetiva	Inefetiva	Não relacionada
Não observa sinais de infecção			
A dor está controlada			
Foi feito o encaminhamento para fisioterapia			
Sem queixas de náuseas ou vômitos; tolera a dieta normal			
Sem queixas de cefaleia			
A temperatura permanece na faixa normal			
A criança passa o tempo todo no leito			

Dia 5, 10h Desdobramento do caso

6. A criança se recuperou e está pronta para a alta e o enfermeiro fornece as orientações essenciais para os pais e a criança para a continuação dos cuidados em domicílio. **Use um X para as orientações em saúde a seguir que são indicadas (apropriadas ou necessárias), contraindicadas (podem ser prejudiciais) ou não essenciais (não fazem diferença ou não são necessárias).**

Orientação em saúde	Indicada	Contraindicada	Não essencial
"Meça a temperatura da criança se ela estiver febril e entre em contato com o cirurgião se tiver febre acima de 38,3°C."			
"Dê ibuprofeno a cada 6 horas durante os próximos 5 dias."			
"Sente-se ao lado dela o tempo todo e assista a seus filmes favoritos."			

(*Continua*)

Planejamento para o cuidado de enfermagem

***Criança com apendicite* (continuação)**

Orientação em saúde	Indicada	Contraindicada	Não essencial
"Inspecione a incisão cirúrgica todos os dias para ver se há aumento de hiperemia, calor ou presença de secreção; se houver, entre em contato com o cirurgião imediatamente."			

Orientação em saúde	Indicada	Contraindicada	Não essencial
Pergunte aos pais: "Quais são suas preocupações em relação aos cuidados de sua filha em casa?"			
"Aplique um antibiótico tópico na ferida cirúrgica por 1 semana."			

DIVERTÍCULO DE MECKEL

O divertículo de Meckel é um remanescente do ducto onfalomesentérico fetal, que conecta o saco vitelino com o intestino médio primitivo durante a vida fetal (Maqbool & Liacouras, 2020 d). Normalmente, a estrutura é obliterada entre a quinta e a sétima semana de gestação, quando a placenta substitui o saco vitelino como fonte de nutrição do feto. A falha na obliteração pode resultar em uma fístula onfalomesentérica (uma faixa fibrosa conectando o intestino delgado ao umbigo), cisto umbilical, remanescente do ducto vitelino, faixas mesodiverticulares e divertículos de Meckel (Bagade & Khanna, 2015).

O divertículo de Meckel é um divertículo verdadeiro porque se origina da borda antimesentérica do intestino delgado e inclui todas as camadas da parede intestinal. O divertículo de Meckel também é conhecido pela "regra dos 2" porque ocorre em 2% da população, tem uma proporção homem-mulher de 2:1, está localizado a 60 cm (2 pés) da válvula ileocecal, geralmente tem 2 cm de diâmetro e cerca de 5 cm (2 polegadas) de comprimento, contém 2 tipos de tecido ectópico (pancreático e gástrico) e é mais comum antes dos 2 anos (Maqbool & Liacouras, 2020d).

Fisiopatologia

Sangramento, obstrução ou inflamação causam as complicações sintomáticas do divertículo de Meckel (Lin, Huang, Bao et al., 2017). O sangramento, que é o problema mais comum em crianças, é causado por ulceração ou perfuração péptica devido à secreção ácida não tamponada. Vários mecanismos podem causar obstrução, como intussuscepção ou torção do intestino delgado.

Manifestações clínicas

Os sinais e sintomas se baseiam no processo patológico específico, como inflamação, sangramento ou obstrução intestinal (Boxe 22.5). A apresentação clínica mais comum é o sangramento retal causado por ulceração na junção da mucosa gástrica ectópica com a mucosa ileal normal. O sangramento geralmente é indolor, pode ser abundante e ocorrer como fezes gelatinosas de cor vermelho-vivo, ou pode ocorrer de modo intermitente e aparecer como fezes cor de alcatrão (muito escuras). O sangramento pode ser intenso o suficiente para causar hipotensão. Vólvulo e intussuscepção são mecanismos obstrutivos comuns em crianças com divertículo de Meckel, e essas crianças apresentam sintomas de dor abdominal, distensão, náuseas e vômitos (Maqbool & Liacouras, 2020d).

Boxe 22.5 Manifestações clínicas do divertículo de Meckel.

Dor abdominal
Semelhante à apendicite
Pode ser indefinida e recorrente

Fezes com sangue[a]
Indolor
Vermelho brilhante ou escuro com muco (fezes parecidas com gelatina de framboesa)
Em lactentes, o sangramento pode ser acompanhado de dor

Sintomas ocasionais
Anemia grave
Choque

[a]Muitas vezes, é o sinal de apresentação.

Avaliação diagnóstica

O diagnóstico geralmente é baseado no histórico, no exame físico e em estudos radiográficos. O divertículo de Meckel costuma ser um desafio diagnóstico. Uma tomografia com pertecnetato de tecnécio-99m (varredura de Meckel) é o exame diagnóstico mais eficiente, especialmente para casos de divertículo com sangramento, com uma sensibilidade que varia de 80 a 90% e especificidade de 95% (Lin et al., 2017). Os exames laboratoriais, como o hemograma completo e um perfil metabólico básico, geralmente fazem parte da avaliação geral para descartar qualquer distúrbio hemorrágico e para avaliar o nível de hidratação.

Manejo terapêutico

O tratamento padrão para o divertículo de Meckel sintomático é a remoção cirúrgica. Nos casos em que uma hemorragia grave pode aumentar o risco cirúrgico, pode ser necessária uma intervenção clínica para corrigir o choque hipovolêmico (p. ex., reposição de sangue, fluidos IV, oxigênio). Antibióticos podem ser usados no pré-operatório para controlar a infecção. Se houver obstrução intestinal, devem ser usadas medidas pré-operatórias apropriadas para corrigir desequilíbrios hidreletrolíticos e prevenir a distensão abdominal.

Prognóstico

Se o divertículo de Meckel sintomático for diagnosticado e tratado precocemente, é provável uma recuperação completa. Devido ao potencial de complicações cirúrgicas, a ressecção do divertículo de Meckel assintomático permanece controversa.

Cuidados de enfermagem

As metas de enfermagem são as mesmas para qualquer criança submetida a cirurgia (ver Capítulo 20, seção *Procedimentos cirúrgicos*). Quando há sangramento intestinal, as considerações pré-operatórias específicas incluem o monitoramento frequente dos sinais vitais e da pressão arterial, manter a criança em repouso no leito e registrar a quantidade aproximada de sangue eliminado nas fezes.

No pós-operatório, a criança precisa de fluidos IV e uma sonda NG para descompressão e eliminação das secreções gástricas. Como o início da doença geralmente é rápido, o suporte psicológico é importante, como em outras condições agudas, como a apendicite. É importante lembrar que um sangramento retal intenso pode ser traumático tanto para a criança quanto para os pais e pode afetar significativamente a reação emocional à hospitalização e à cirurgia.

DOENÇA INFLAMATÓRIA INTESTINAL

A *doença inflamatória intestinal* (DII) não deve ser confundida com a síndrome do intestino irritável (SII). DII é um termo usado para se referir a três formas principais de inflamação intestinal crônica: doença de Crohn, colite ulcerativa e doença inflamatória intestinal inespecífica (iDII). As duas primeiras têm características epidemiológicas, imunológicas e clínicas semelhantes, mas são distúrbios distintos. O diagnóstico de iDII é usado para pacientes com doença do cólon cujas características não são específicas da doença de Crohn ou da colite ulcerativa; são casos muito raros (Conrad & Rosh, 2017).

Nos EUA, aproximadamente 70 mil crianças têm DII (Rosen, Dhawan, & Saeed, 2017). Nos últimos 30 anos, a incidência de doença de Crohn aumentou, enquanto a incidência de colite ulcerativa em crianças permaneceu estável (Stein & Baldassano, 2020). As duas patologias tendem a ser mais agressivas se o início ocorrer na infância (Conrad & Rosh, 2017). Exacerbações e remissões sem a resolução completa dos sintomas também são características da DII.

Etiologia

Apesar de décadas de pesquisa, a etiologia da DII não é completamente compreendida e não existe cura conhecida. Existem evidências que indicam uma etiologia multifatorial. Fatores genéticos, ambientais e microbianos estão associados aos casos de DII, e a pesquisa se concentra em associações genéticas e teorias de imunorregulação comprometida da resposta inflamatória a bactérias ou vírus no trato GI (Rosen et al., 2017). Estudos de genoma confirmaram pelo menos 150 genes que aumentam o risco individual de DII (Rosen et al., 2017). Além disso, crianças que imigram de países em desenvolvimento para países desenvolvidos apresentam uma incidência de DII semelhante à das populações locais, confirmando a influência de um fator ambiental (Rosen et al., 2017). Finalmente, a maioria dos indivíduos tem 10 trilhões de bactérias e fungos em seu microbioma intestinal, mas crianças e adultos com DII têm pouca diversidade de espécies bacterianas intestinais, com super-representação e sub-representação de algumas espécies (Rosen et al., 2017).

Fisiopatologia

A inflamação encontrada nos casos de colite ulcerativa é limitada ao cólon e reto, com maior comprometimento do cólon distal e do reto, e afeta a mucosa e a submucosa, envolvendo segmentos contínuos ao longo do intestino, com diferentes graus de ulceração, sangramento e edema. O espessamento da parede intestinal e a fibrose são incomuns, mas a doença de longa data pode resultar no encurtamento e estenose do cólon. O megacólon tóxico é a forma mais perigosa de colite.

O processo inflamatório crônico da doença de Crohn envolve qualquer parte do trato gastrintestinal da boca ao ânus, mas geralmente afeta o íleo terminal. A doença envolve todas as camadas da parede intestinal (transmural) de maneira descontínua, o que significa que, entre as áreas de mucosa intacta existem áreas de mucosa afetada (lesões saltadas). A inflamação pode provocar ulcerações; fibrose; aderências; rigidez da parede intestinal; formação de estenose e fístulas em outras alças intestinais, na bexiga, vagina ou pele.

Sinais e sintomas clínicos

Crianças com colite ulcerativa podem apresentar sintomas leves, moderados ou graves, dependendo da extensão da inflamação da mucosa e dos sintomas sistêmicos. A condição geralmente se manifesta com o início insidioso de diarreia, possivelmente com hematoquezia e muitas vezes sem febre ou perda de peso. O curso da doença pode permanecer leve com exacerbações intermitentes. Algumas crianças e adolescentes apresentam forte diarreia com sangue, cólicas, urgência na defecação, anemia leve, febre, anorexia, perda de peso e sinais moderados de doença sistêmica. A colite ulcerativa grave é caracterizada por fezes frequentes com sangue, dor abdominal, anemia significativa, febre e perda de peso. Manifestações fora do intestino não são comuns na colite ulcerativa. Pode haver aumento dos linfonodos (linfadenopatia), artrite e lesões cutâneas resultantes de eritema nodoso.

As manifestações de apresentação comuns da doença de Crohn incluem diarreia, dor abdominal com cólicas, febre e perda de peso. As manifestações externas ao intestino, incluindo úlceras aftosas, artrite periférica, eritema nodoso, baqueteamento digital, cálculos renais e cálculos biliares, são mais comuns na doença de Crohn do que na colite ulcerativa (Stein & Baldassano, 2020). Atraso no crescimento e na maturação sexual é frequentemente presente vários anos antes que os sintomas GI sejam evidentes (Conrad & Rosh, 2017). Tanto a má absorção quanto a anorexia são fatores que contribuem para os problemas de crescimento prevalentes na doença de Crohn. Crianças com a condição podem apresentar doença perianal, incluindo marcas, fissuras, fístulas ou abcessos (Rosen et al., 2017). Os efeitos da colite ulcerativa e da doença de Crohn estão listados na Tabela 22.7, que fornece uma comparação entre as duas condições.

Avaliação diagnóstica

O diagnóstico de colite ulcerativa e da doença de Crohn é estabelecido por meio do histórico, do exame físico, da avaliação laboratorial e de outros procedimentos diagnósticos. Os exames laboratoriais incluem um hemograma completo, para avaliar a anemia e a velocidade de hemossedimentação (VHS) ou PCR para avaliar a reação sistêmica ao processo inflamatório. Os valores de VHS ou PCR podem estar elevados, indicando uma resposta sistêmica a um processo inflamatório. Os níveis de proteína total, albumina, ferro, zinco, magnésio, vitamina B_{12} e vitaminas lipossolúveis podem ser baixos em crianças com doença de Crohn. As fezes devem ser examinadas em busca de sangue, leucócitos e organismos infecciosos. Um perfil sorológico costuma ser usado em combinação com os achados clínicos para diagnosticar DII e para diferenciar a doença de Crohn da colite ulcerativa.

Tabela 22.7 Comparação entre doenças inflamatórias intestinais.

Características	Colite ulcerativa	Doença de Crohn
Sangramento retal	Comum	Incomum
Diarreia	Frequentemente grave	Moderada a grave
Dor	Menos frequentemente	Comum
Anorexia	Leve ou moderada	Pode ser grave
Perda de peso	Moderada	Pode ser grave
Atraso no crescimento	Geralmente leve	Pode ser grave
Lesões anais e perianais	Raro	Comum
Fístulas e estenose	Raro	Comum
Erupções cutâneas	Leve	Leve
Dor articular	Leve a moderada	Leve a moderada

Em pacientes com a doença de Crohn, uma radiografia com contraste do GI superior auxilia na avaliação da existência, localização e extensão da doença. A endoscopia alta e a colonoscopia com biopsias são parte integrante do diagnóstico de uma DII (Rosen et al., 2017). A endoscopia permite a visualização direta da superfície GI, para que possa ser avaliada a extensão da inflamação e da estenose. Exames por TC e ultrassonografia também podem ser usados para identificar inflamação da parede intestinal, abscessos intra-abdominais e fístulas. A colonoscopia pode confirmar o diagnóstico e avaliar a extensão da doença. Na doença de Crohn, são comumente observadas úlceras dispersas, enquanto em pacientes com colite ulcerativa, são observadas microulcerações, anormalidades difusas e inflamação (Stein & Baldassano, 2020). As lesões resultantes da doença de Crohn podem perfurar as paredes do intestino delgado e do cólon, criando tratos, chamados *fístulas*, entre o intestino e as estruturas adjacentes, como bexiga, ânus, vagina ou pele.

Manejo terapêutico

O curso natural da doença continua a ser imprevisível e caracterizado por surtos recorrentes que podem prejudicar severamente o desenvolvimento físico e social dos pacientes (Stein & Baldassano, 2020). Os objetivos da terapia são controlar o processo inflamatório, para reduzir ou eliminar os sintomas; obter remissão a longo prazo; promover o crescimento e o desenvolvimento normais e permitir um estilo de vida o mais normal possível. O tratamento é individualizado e administrado de acordo com o tipo e a gravidade da doença, sua localização e a resposta ao tratamento. A doença de Crohn é mais incapacitante, tem complicações mais sérias e geralmente é menos passível de tratamento clínico e cirúrgico do que a colite ulcerativa. Como essa última é uma condição confinada ao cólon, uma colectomia pode curar o paciente.

Tratamento clínico

O objetivo de qualquer regime terapêutico é primeiro induzir a remissão dos sintomas agudos e, em seguida, manter a remissão ao longo do tempo. Os 5-aminossalicilatos (5-ASAs) são eficazes na indução e manutenção da remissão em casos de colite ulcerativa leve a moderada. Mesalamina, olsalazina e balsalazida são preferidas em relação à sulfassalazina, devido ao menor número de efeitos colaterais (p. ex., cefaleia, náuseas, vômitos, neutropenia, oligospermia). As apresentações de supositório e enema de mesalamina são usadas para tratar a colite do lado esquerdo. Esses medicamentos diminuem a inflamação ao inibir a síntese de prostaglandinas. Os 5-ASAs podem ser usados para induzir a remissão em casos leves da doença de Crohn.

Corticosteroides, como a prednisona e a prednisolona, são indicados como terapia de indução em crianças com colite ulcerativa e doença de Crohn de moderada a grave. Essas substâncias inibem a produção de moléculas de adesão, citocinas e leucotrienos. Embora esses medicamentos reduzam os sintomas agudos de DII, geralmente não são utilizados como terapia de manutenção devido aos efeitos colaterais a longo prazo, incluindo interrupção do crescimento (supressão adrenal), ganho de peso e diminuição da densidade óssea (Rosen et al., 2017). Altas doses de corticosteroides por via IV podem ser administradas durante episódios agudos e diminuídas de acordo com a resposta clínica. A budesonida, um corticosteroide sintético, é formulada para liberação controlada no íleo e indicada para colite ileal e colite do lado direito; a budesonida tem menos efeitos colaterais do que a prednisona e a prednisolona, mas também tem menor efetividade (Rosen et al., 2017).

Os imunomoduladores, como a azatioprina e seu metabólito 6-mercaptopurina (6-MP), são usados para induzir e manter a remissão em crianças com DII que são resistentes ou dependentes de esteroides e para tratar fístulas de drenagem crônica. Eles bloqueiam a síntese de purina, inibindo assim a capacidade do ácido desoxirribonucleico (DNA) e do ácido ribonucleico (RNA) de impedir a função linfocítica, especialmente das células T. Os efeitos colaterais incluem infecção, pancreatite, hepatite, toxicidade da medula óssea, artralgia e malignidade. O metotrexato também é útil na indução e manutenção da remissão em pacientes com doença de Crohn que não respondem às terapias padrão. A ciclosporina e o tacrolimus mostraram efetividade na indução da remissão em casos de colite ulcerativa grave dependente de esteroides. A 6-MP ou a azatioprina são, então, introduzidas para manter a remissão. Pacientes que fazem uso de medicamentos imunomoduladores requerem monitoramento regular de seu hemograma completo e diferencial para avaliar as alterações que refletem a supressão do sistema imunológico, porque muitos dos efeitos colaterais podem ser evitados ou controlados pela redução da dose ou pela suspensão do medicamento.

Antibióticos, como metronidazol e ciprofloxacino, podem ser usados como terapia adjuvante para tratar complicações como doença perianal ou crescimento excessivo de bactérias no intestino delgado, como acontece na doença de Crohn. Os efeitos colaterais desse tipo de medicamento são neuropatia periférica, náuseas e gosto metálico na boca.

As terapias biológicas atuam regulando as citocinas inflamatórias e anti-inflamatórias. O uso de agentes antifator de necrose tumoral alfa (anti-TNF-α), como infliximabe e adalimumabe, diminui a inflamação ativa, é efetivo na cicatrização do revestimento da mucosa intestinal e das fístulas perianais e tem até mesmo melhorado o crescimento ponderal em crianças (Rosen et al., 2017; Stein e Baldassano, 2020). Atualmente, esses agentes estão sendo usados como primeira escolha de terapia em crianças com doença de Crohn que apresentam ulcerações profundas e graves da mucosa, fístulas perianais ou déficits de crescimento (Rosen et al., 2017).

Suporte nutricional

É importante manter um suporte nutricional no tratamento da DII. O atraso no crescimento é uma complicação séria comum, especialmente na doença de Crohn. Esse atraso se caracteriza por perda de peso, alteração na composição corporal, atraso no ganho de altura e na maturação sexual. A desnutrição provoca a deficiência no crescimento, e sua etiologia é multifatorial. A desnutrição ocorre como resultado de ingesta alimentar inadequada, perdas gastrintestinais excessivas, má absorção, interação fármaco-nutriente e aumento das necessidades nutricionais. A ingesta alimentar inadequada ocorre com anorexia e episódios de aumento da atividade da doença. A perda excessiva de nutrientes (p. ex., proteína, sangue, eletrólitos e minerais) ocorre secundária à inflamação intestinal e à diarreia. A má absorção de carboidratos, lactose, gordura, vitaminas e minerais, bem como deficiência de vitamina B_{12} e ácido fólico, ocorrem nos episódios da doença, com a administração de medicamentos e quando houve ressecção do íleo terminal. Finalmente, as necessidades nutricionais aumentam na presença de inflamação, febre, fístulas e períodos de crescimento rápido (p. ex., adolescência).

O objetivo do suporte nutricional inclui a correção de déficits nutricionais e reposição de perdas contínuas, fornecimento de fontes de energia e proteína adequadas para a cicatrização e fornecimento de nutrientes para promover o crescimento normal da criança. O suporte nutricional inclui nutrição enteral e parenteral. Uma dieta bem balanceada, rica em proteínas e calorias é recomendada para as crianças cujos organismos não impedem a possibilidade de ingesta oral. Existem poucas evidências de que evitar alimentos específicos influencia a gravidade da doença. Também é recomendada uma suplementação com multivitaminas, ferro e ácido fólico.

Pode ser necessário o uso de fórmulas entéricas especiais, administradas por via oral ou por infusão contínua por sonda NG (geralmente à noite). As fórmulas elementares são completamente absorvidas no intestino delgado com quase nenhum resíduo. Uma dieta que consiste apenas em fórmula elementar não apenas melhora o estado nutricional, mas também induz a remissão da doença, seja sem esteroides ou com uma dosagem menor dos esteroides necessários. A dieta elementar é uma terapia primária segura e potencialmente efetiva para pacientes com doença de Crohn. Infelizmente, a remissão não é sustentada quando a alimentação por sonda NG é interrompida, a menos que sejam adicionados medicamentos de manutenção ao regime terapêutico.

A nutrição parenteral (NP) também melhora o estado nutricional em pacientes com doença inflamatória intestinal. Após o tratamento, foram alcançados breves períodos de remissão, embora o descanso completo do intestino não tenha reduzido a inflamação nem reforçado os benefícios da melhora nutricional proporcionada pela NP. O suporte nutricional tem menor possibilidade de remissão da colite ulcerativa do que da doença de Crohn. No entanto, a melhora do estado nutricional é importante na prevenção da deterioração do estado geral do paciente e no preparo para a cirurgia.

Tratamento cirúrgico

A cirurgia é indicada para casos de colite ulcerativa quando o regime terapêutico clínico e nutricional não consegue prevenir as complicações. As opções cirúrgicas incluem a **colectomia subtotal** e a **ileostomia** que resulta em permanência do coto retal como uma bolsa ileal com fundo cego. A bolsa é criada em forma de "J" ou "S" para melhorar a continência no pós-operatório. Um *pull-through* ileoanal preserva a via normal de evacuação. A bolsite, uma inflamação da bolsa criada cirurgicamente, é a complicação tardia mais comum desse procedimento. Em muitos casos, a colite ulcerativa pode ser curada com uma colectomia total.

Pode ser necessário um procedimento cirúrgico em crianças com a doença de Crohn quando as complicações não podem ser controladas pelo regime terapêutico clínico e nutricional. São realizadas ressecções de segmentos intestinais para remover obstruções, estenoses ou fístulas no intestino delgado. O desvio do fluxo fecal, como é feito na colostomia, permite que o cólon seja menos ativo e faz com que a doença entre em estado de latência, mas, se houver reconexão do cólon, a doença costuma reaparecer (Stein & Baldassano, 2020).

Prognóstico

A doença inflamatória intestinal é uma condição crônica. Podem ocorrer períodos relativamente longos de latência após as exacerbações. O resultado é influenciado pela região e pela gravidade do comprometimento intestinal, bem como pelo manejo terapêutico apropriado. A desnutrição, o déficit de crescimento e o sangramento são complicações graves. O prognóstico geral para colite ulcerativa é bom.

O desenvolvimento de câncer colorretal (CCR) é uma complicação a longo prazo da DII. Como o risco de desenvolvimento de CCR surge de 8 a 10 anos após o diagnóstico, a colonoscopia de vigilância com múltiplas biopsias deve começar aproximadamente de 7 a 10 anos após o diagnóstico de colite ulcerativa ou doença de Crohn (Rosen et al., 2017). Na doença de Crohn, a remoção cirúrgica do cólon afetado não impede que o câncer se desenvolva em outras partes do trato gastrintestinal.

Cuidados de enfermagem

Os cuidados de enfermagem no manejo da DII se estendem além do período imediato de hospitalização. Essas intervenções envolvem orientação contínua da família com relação a (1) controle da dieta; (2) lidar com fatores que aumentam o estresse e a labilidade emocional; (3) adaptação a uma doença que alterna remissões e exacerbações; e (4) quando indicado, preparar a criança e os pais para a possibilidade de uma cirurgia de desvio do intestino. (Ver boxe *Qualidade dos resultados do paciente.*)

> **QUALIDADE DOS RESULTADOS DO PACIENTE:**
> **Doença inflamatória intestinal**
> - Remissão sem sintomas de dor abdominal, distensão abdominal, diarreia e sangramento retal
> - Manutenção da qualidade de vida, minimizando o comprometimento das atividades diárias

Como o suporte nutricional é uma parte essencial da terapia, estimular a criança anoréxica a consumir quantidades suficientes de alimentos costuma ser um desafio. As intervenções bem-sucedidas incluem o envolvimento da criança no planejamento das refeições; encorajar refeições em menor quantidade e maior frequência ou lanches em vez de três grandes refeições por dia; servir refeições próximo aos horários dos medicamentos quando a diarreia, a dor na boca e o espasmo intestinal estão controlados; e preparar alimentos ricos em proteínas e calorias, como gemada, *milkshakes*, sopas cremosas, pudins (se a lactose for tolerada) (ver Capítulo 20, seção *Alimentação da criança enferma*). O uso de uma dieta rica em fibras para DII ativa é questionável. As fibras, mesmo em pequenas quantidades, podem piorar a condição do paciente. Ocasionalmente, a ocorrência de estomatite aftosa complica ainda mais a adesão ao manejo alimentar. Os cuidados bucais antes de comer e a seleção de alimentos leves ajudam a aliviar o desconforto das feridas.

Quando houver indicação de alimentação por sonda NG ou NP, os enfermeiros desempenham um papel importante na explicação do propósito e dos resultados esperados dessa terapia. O enfermeiro deve reconhecer a ansiedade da criança e dos membros da família e dar-lhes tempo adequado para demonstrar as habilidades necessárias para continuar a terapia em casa, se necessário.

A importância da manutenção da terapia medicamentosa, apesar da remissão dos sintomas, deve ser enfatizada para a criança e seus familiares. A não adesão ao regime farmacológico pode resultar na exacerbação da doença (ver Capítulo 20, seção *Adesão*). Infelizmente, a exacerbação da DII pode ocorrer mesmo se a criança e sua família cumprirem o regime de tratamento; é difícil para a criança e a família lidar com esta situação.

Suporte emocional

O enfermeiro deve atender aos componentes emocionais da doença e avaliar as fontes de estresse. Frequentemente, o enfermeiro pode ajudar as crianças a se ajustar aos problemas de atraso no crescimento e na maturação sexual, as restrições alimentares, a sensação de ser "diferente" ou "doente", a incapacidade de competir com os colegas e a ausência necessária da escola durante as exacerbações da doença.

Se for necessária uma colectomia-ileostomia permanente, o enfermeiro pode ensinar a criança e a família como cuidar da ileostomia. O enfermeiro também pode enfatizar os aspectos positivos da cirurgia, particularmente a aceleração do crescimento e o desenvolvimento sexual, a recuperação permanente e a normalidade da vida, apesar da ostomia intestinal. Apresentar a criança e os pais a outros pacientes com ostomia, especialmente da mesma faixa etária, ajuda a promover uma eventual aceitação. Sempre que possível, ofereça à criança ostomias de contenção como opção, embora não sejam realizadas em todos os centros médicos nos EUA.

Devido à natureza crônica e muitas vezes vitalícia da doença, as famílias se beneficiam dos serviços educacionais fornecidos por organizações como a Crohn's and Colitis Foundation[a] Se a cirurgia de

[a]3733 Third Ave., Suite 510, New York, NY 10017; 888-694-8872; http://www.ccfa.org. No Canada: Crohn's and Colitis Canada, https://crohnsandcolitis.ca/.

ostomia do intestino for indicada, estão disponíveis a United Ostomy Associations of America[b] e a Wound, Ostomy and Continence Nurses Society[c] para auxiliar nos cuidados com a ileostomia e fornecer importante apoio psicológico por meio de grupos de autoajuda. Os adolescentes geralmente se beneficiam com a participação em grupos de apoio de pares, que são patrocinados pela CCFA.

DOENÇA ULCEROSA PÉPTICA

A doença ulcerosa péptica (DUP) é uma condição crônica que afeta o estômago ou o duodeno. As úlceras são descritas como gástricas ou duodenais e primárias ou secundárias. Uma **úlcera gástrica** envolve a mucosa do estômago; uma **úlcera duodenal** envolve o piloro ou o duodeno. A maioria das **úlceras primárias** é idiopática ou associada à infecção por *Helicobacter pylori* e tende a ser crônica, ocorrendo com mais frequência no duodeno (Blanchard & Czinn, 2020). **Úlceras secundárias** resultam do estresse de uma doença ou lesão subjacente grave (p. ex., queimaduras graves, sepse, aumento da pressão intracraniana, trauma grave, falência de múltiplos órgãos) e são mais frequentemente gástricas e com um início agudo (Blanchard & Czinn, 2020).

Etiologia

A causa exata da DUP é desconhecida, embora fatores infecciosos, genéticos e ambientais sejam importantes. Há uma maior incidência familiar, provavelmente devido ao *H. pylori*, que é conhecido por ocorrer na família (Blanchard & Czinn, 2020). *H. pylori* é uma bactéria microaerofílica, gram-negativa, de crescimento lento, espiralada e com flagelo, conhecida por colonizar a mucosa gástrica em cerca de metade da população mundial (Blanchard & Czinn, 2020). O *H. pylori* sintetiza a enzima urease, que hidrolisa a ureia para formar amônia e dióxido de carbono. A amônia então absorve o ácido para formar amoníaco, elevando o pH gástrico. O *H. pylori* pode causar úlceras ao enfraquecer a barreira da mucosa gástrica e permitir que o ácido danifique o tecido. Acredita-se que seja adquirido pela via fecal-oral, e essa hipótese é sustentada pelo achado de *H. pylori* viável nas fezes.

Além de substâncias ulcerogênicas, tanto o álcool quanto o fumo contribuem para a formação de úlceras. Não existem evidências conclusivas que envolvam alimentos específicos, como bebidas que contêm cafeína ou alimentos picantes, mas as gorduras poli-insaturadas e as fibras podem contribuir para a formação da úlcera. Fatores psicológicos podem desempenhar um papel no desenvolvimento de DUP, e eventos estressantes da vida diária, dependência, passividade e hostilidade foram relacionados como fatores contribuintes.

Fisiopatologia

Provavelmente, a patologia está associada a um desequilíbrio entre os fatores destrutivos (citotóxicos) e os fatores defensivos (citoprotetores) presentes no trato GI. Os mecanismos tóxicos incluem ácido, pepsina, medicamentos como ácido acetilsalicílico e anti-inflamatórios não esteroides (AINEs), ácidos biliares e infecção por *H. pylori*. Os fatores de defesa incluem a camada de muco, secreção local de bicarbonato, renovação de células epiteliais e fluxo sanguíneo na mucosa. As prostaglandinas são importantes na defesa da mucosa porque estimulam a secreção de muco e de álcalis. O principal mecanismo que impede o desenvolvimento de úlcera péptica é a secreção de muco pelas glândulas epiteliais e mucosas gástricas. A espessa camada de muco atua difundindo o ácido do lúmen para a superfície da mucosa gástrica, protegendo o epitélio gástrico. O estômago e o duodeno produzem bicarbonato, diminuindo a acidez nas células epiteliais e minimizando os efeitos do baixo pH. Quando existem anormalidades na barreira protetora, a mucosa fica vulnerável a danos por ação de ácidos e da pepsina. Fatores exógenos, como uso de ácido acetilsalicílico e AINEs, causam úlceras gástricas pela inibição da síntese de prostaglandinas.

A síndrome de Zollinger-Ellison é rara, mas pode ocorrer em crianças com úlceras múltiplas, grandes ou recorrentes. Essa síndrome se caracteriza por hipersecreção de ácido gástrico, úlcera intratável e má absorção intestinal causada por um tumor secretor de gastrina no pâncreas.

Manifestações clínicas

As manifestações clínicas da doença ulcerosa péptica variam de acordo com a idade da criança e a localização da úlcera. As manifestações clínicas mais comuns incluem vômitos recorrentes; hematêmese; melena; anemia crônica; e dor abdominal crônica, especialmente quando o estômago está vazio, como acontece durante a noite ou logo pela manhã (Boxe 22.6).

Avaliação diagnóstica

O diagnóstico é baseado no histórico dos sintomas, exame físico e exames diagnósticos. O foco está em sintomas como dor abdominal epigástrica, dor noturna, regurgitação oral, azia, perda de peso, hematêmese e melena. O histórico deve incluir perguntas relacionadas com o uso de substâncias potencialmente causadoras, como AINEs, corticosteroides, álcool e tabaco. Frequentemente, um histórico de dor epigástrica e periumbilical acompanha a doença ulcerativa péptica. No entanto, as crianças costumam ter dificuldade em descrever a localização da dor e frequentemente indicam a localização fazendo um movimento circular com a mão ao redor da área do estômago. Pedir à criança que aponte com o dedo para a área onde dói com mais frequência ajuda a identificar o local. A dor também pode ser induzida durante o exame com palpação.

Boxe 22.6 Características das úlceras pépticas.

Recém-nascidos

Geralmente, úlceras gástricas secundárias
Geralmente, histórico de prematuridade, dificuldade respiratória, sepse, hipoglicemia ou hemorragia intraventricular
Possibilidade de perfuração, que resulta em hemorragia maciça

Lactentes

É mais provável que seja uma úlcera secundária localizada tanto no estômago como no duodeno
Úlceras primárias são menos comuns e geralmente estão localizadas no estômago
Provavelmente, só é percebida quando relacionada com uma patologia, cirurgia ou traumatismo
Hematêmese, melena ou perfuração

Crianças de 2 a 6 anos

Úlceras primárias ou secundárias
Localizadas tanto no estômago como no duodeno
Maior possibilidade de perfuração em úlceras secundárias
Dor periumbilical, problemas de alimentação, vômitos, irritabilidade, despertar noturno, hematêmese, melena

Crianças com mais de 6 anos

Úlceras geralmente primárias e mais frequentemente duodenais
Mais parecida com a do tipo adulto
Maior possibilidade de recorrência
Frequentemente, associada ao *Helicobacter pylori*
Dor epigástrica ou dor abdominal difusa
Possibilidade de despertar noturno, hematêmese, melena e anemia

---

[b]PO Box 525, Kennebunk, ME 04043-0525; 800-826-0826; http://www.ostomy.org. No Canada: Ostomy Canada Society, 5800 Ambler Drive, Suite 210, Mississauga, Ontario L4W 4J4; 1-888-969-9698; http://www.ostomycanada.ca.

[c]1120 Rt. 73, Suite 200, Mt. Laurel, NJ 08054; 888-224-9626; http://www.wocn.org.

Os exames laboratoriais podem incluir um hemograma completo, para detectar anemia; exame de fezes, para sangue oculto; testes de função hepática (TFHs), VHS ou PCR, para avaliar DII; amilase e lipase, para avaliar pancreatite; e análise de ácido gástrico, para identificar uma hipersecreção. O exame de fezes é realizado para descartar infecção. Os testes de antígeno fecal policlonal e monoclonal são um método preciso e não invasivo tanto para o diagnóstico inicial de *H. pylori* quanto para a confirmação de sua erradicação após o tratamento (Yang, 2016). Um teste respiratório com ureia marcada com C13 mede a colonização bacteriana na mucosa gástrica e pode ser usado como um método não invasivo adicional para determinar a presença de anticorpos para *H. pylori*.

A radiografia GI superior é a maneira mais confiável de detectar e diagnosticar DUP em crianças (Blanchard & Czinn, 2020). A visualização direta da mucosa gástrica e duodenal ajuda a identificar lesões específicas, e as amostras de biopsia podem determinar a presença de *H. pylori*.

Manejo terapêutico

Os principais objetivos da terapia para crianças com DUP são aliviar o desconforto, promover a cura, prevenir complicações e prevenir a recorrência. O tratamento é basicamente clínico e consiste na administração de medicamentos para tratar a infecção e reduzir ou neutralizar a secreção de ácido gástrico. Os antiácidos são medicamentos benéficos para neutralizar o ácido gástrico. Os antagonistas dos receptores H_2 (antissecretores) atuam na supressão da produção de ácido gástrico. Esses medicamentos têm poucos efeitos colaterais. Os inibidores da bomba de prótons (IBPs), como omeprazol, lansoprazol, pantoprazol e esomeprazol, atuam inibindo a bomba de íons de hidrogênio nas células parietais, bloqueando a produção de ácido. Embora o uso desses medicamentos não tenha sido bem estudado em crianças, eles são empregados na prática clínica para tratar úlceras, RGE, esofagite e gastrite e parecem ser bem tolerados, com efeitos colaterais pouco frequentes (p. ex., cefaleia, diarreia, náuseas) (Blanchard & Czinn, 2020).

Agentes protetores da mucosa, como sucralfato e apresentações contendo bismuto, podem ser prescritos para DUP. O sucralfato é um agente contendo alumínio que forma uma barreira sobre a mucosa ulcerada para proteger contra ácidos e pepsina. Os compostos de bismuto às vezes são prescritos para o alívio de úlceras, mas são usados com menos frequência do que os IBPs. Embora esses compostos inibam o crescimento de microrganismos, o mecanismo de ação é pouco conhecido. Em combinação com antibióticos, o bismuto é eficaz contra o *H. pylori*. Embora tenha havido preocupação com o uso de sais de bismuto em crianças por causa dos efeitos colaterais potenciais, nenhum desses efeitos foi relatado quando esses compostos foram usados no tratamento da infecção por *H. pylori*. Esses agentes estão disponíveis na forma de comprimidos e líquido. Como eles bloqueiam a absorção de outros medicamentos, devem ser administrados separadamente.

A terapia com três medicamentos é o regime de tratamento de primeira escolha para *H. pylori* e demonstrou 90% de eficácia na erradicação do patógeno (Kalach, Bontems e Cadranel, 2015). Esses são alguns exemplos de combinações usadas em terapia tripla: (1) bismuto, claritromicina e metronidazol; (2) lansoprazol, amoxicilina e claritromicina; e (3) metronidazol, claritromicina e omeprazol. Os efeitos colaterais mais comuns incluem diarreia, náuseas e vômitos.

Crianças com úlcera aguda que desenvolveram complicações, como hemorragia maciça, requerem atendimento de emergência. A administração de fluidos intravenosos, sangue ou plasma depende da dimensão da perda sanguínea. A reposição com sangue total ou concentrado de hemácias pode ser necessária para perdas significativas.

Pode ser necessária uma intervenção cirúrgica para complicações como hemorragia, perfuração ou obstrução da saída gástrica. Nela é realizada a ligadura do local de origem do sangramento ou o fechamento de uma perfuração. A vagotomia e a piloroplastia podem ser indicadas em crianças com úlceras hemorrágicas, apesar do tratamento clínico agressivo (Patel, Bommayya, Choudhry et al., 2015).

Prognóstico

O prognóstico a longo prazo para a doença ulcerativa péptica é variável. Muitas úlceras são tratadas com sucesso com terapia clínica; no entanto, as úlceras pépticas duodenais primárias frequentemente reaparecem. Podem ocorrer complicações, como sangramento gastrintestinal, que se estendem até a vida adulta. O efeito da terapia medicamentosa de manutenção na morbidade a longo prazo ainda precisa ser estabelecido com estudos adicionais.

Cuidados de enfermagem

O objetivo principal da enfermagem é promover a cicatrização da úlcera por meio da adesão ao regime terapêutico. Se for necessário o uso de um analgésico-antipirético, deve ser feita a opção pelo paracetamol, não ácido acetilsalicílico ou AINEs. Recém-nascidos em estado crítico, lactentes e crianças em unidades de terapia intensiva devem receber bloqueadores H_2 para prevenir úlceras de estresse.

> **ALERTA PARA MEDICAMENTO**
>
> ***Bloqueadores H_2***
>
> Crianças gravemente enfermas que recebem bloqueadores de histamina (H_2) intravenosos (IV) devem ter seus valores de pH gástrico verificados em intervalos frequentes.

Para crianças não hospitalizadas com doenças crônicas, considere o papel que o estresse desempenha. Em crianças, muitas úlceras ocorrem secundariamente a outras condições, e o enfermeiro deve estar ciente das condições familiares e ambientais que podem agravar ou precipitar a formação de úlceras. As crianças podem se beneficiar de aconselhamento psicológico e de aprender como lidar construtivamente com o estresse.

DISTÚRBIOS OBSTRUTIVOS

A obstrução no trato gastrintestinal ocorre quando a passagem de nutrientes e secreções é impedida devido a constrição ou oclusão do lúmen ou quando há comprometimento da motilidade (**íleo paralítico**). As obstruções podem ser congênitas ou adquiridas. Obstruções congênitas, como atresias esofágicas ou intestinais, ânus imperfurado e íleo meconial, geralmente aparecem no período neonatal. Outras obstruções de etiologia congênita (p. ex., má rotação intestinal, doença de Hirschsprung, estenose pilórica, vólvulo, hérnia encarcerada, divertículo de Meckel) aparecem após as primeiras semanas de vida. A obstrução intestinal por causas adquiridas, como intussuscepção e tumores, pode ocorrer na primeira infância ou na infância.

A obstrução intestinal aguda se caracteriza geralmente por dor abdominal, náuseas, vômitos, distensão abdominal e uma mudança nos padrões de evacuação. A dor é causada por contrações musculares intermitentes proximais à obstrução, à medida que o intestino tenta mover o conteúdo luminal ao longo do trato normal. Também pode ser o resultado de uma distensão abdominal grave, devido ao acúmulo de gases e líquidos acima do nível da obstrução. À medida que a distensão abdominal progride, o abdome pode ficar extremamente sensível, rígido e firme.

À medida que o conteúdo abdominal continua a se acumular, ocorrem náuseas e vômitos. O vômito do conteúdo gástrico costuma ser o primeiro sinal de obstrução alta, como a obstrução do piloro, e o vômito de material bilioso é um sinal de obstrução do intestino delgado. O vômito persistente pode causar desidratação e distúrbios eletrolíticos. Constipação intestinal e obstipação (ausência prolongada de evacuação) são sinais precoces de obstruções baixas e sinais posteriores de obstruções mais altas. Em condições agudas, como intussuscepção, as manifestações clínicas são aparentes algumas horas após o início do distúrbio. Em outras condições, como estenose pilórica hipertrófica, os sinais e sintomas podem ter um início mais gradual. Os ruídos intestinais podem ser inicialmente hiperativos e, em seguida, diminuir ou cessar completamente. Pode ocorrer desconforto respiratório quando o diafragma é empurrado para dentro da cavidade pleural, como resultado de uma distensão abdominal grave.

ESTENOSE HIPERTRÓFICA DO PILORO

A estenose hipertrófica do piloro (EHP) ocorre quando o músculo circunferencial do esfíncter pilórico fica mais espesso, resultando no alongamento e estreitamento do canal pilórico. Isso produz uma obstrução da saída e dilatação compensatória, hipertrofia e hiperperistalse do estômago. Essa condição geralmente se desenvolve nas primeiras semanas de vida, causando vômito não bilioso, que ocorrem após a alimentação; podem ocorrer vômitos em jato e o lactente fica agitado e com fome depois de vomitar. Se a condição não for diagnosticada precocemente, podem ocorrer desidratação, alcalose metabólica e déficit de crescimento. A etiologia precisa da EHP não é conhecida. Os meninos são afetados de quatro a seis vezes mais frequentemente do que as meninas (Maqbool & Liacouras, 2020b). É mais comum em lactentes com cor da pele branca e menos frequentemente em lactentes com cor da pele negra ou amarela (Maqbool & Liacouras, 2020b).

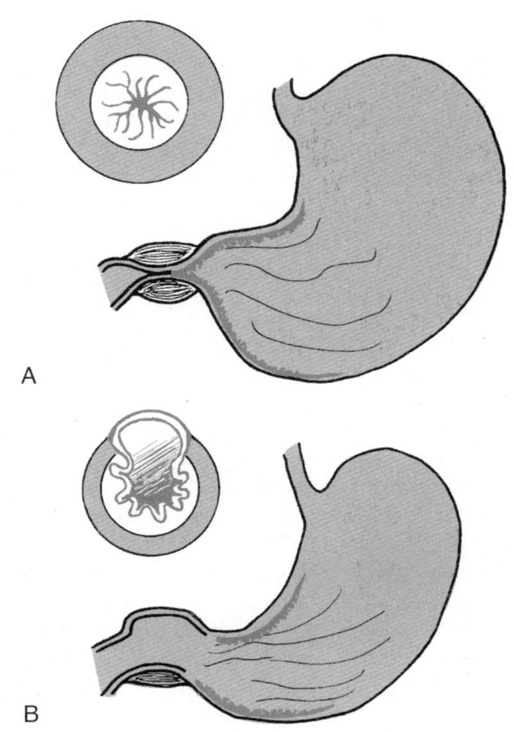

Figura 22.4 Estenose hipertrófica do piloro (EHP). **A.** A área muscular dilatada praticamente oblitera o canal pilórico. **B.** A divisão cirúrgica longitudinal do músculo até a submucosa estabelece uma passagem adequada.

Fisiopatologia

O músculo circular do piloro engrossa como resultado da hipertrofia. Isso produz um estreitamento grave do canal pilórico entre o estômago e o duodeno. Consequentemente, o lúmen neste ponto fica parcialmente obstruído. Com o tempo, a inflamação e o edema reduzem ainda mais o tamanho da abertura, resultando em obstrução completa. O piloro hipertrofiado pode ser palpável como uma massa semelhante a uma azeitona na parte superior do abdome (Figura 22.4).

A estenose pilórica não é uma doença congênita. Acredita-se que a inervação local possa estar envolvida na patogênese. Na maioria dos casos, a EHP é uma lesão isolada; entretanto, pode estar associada a má rotação intestinal, atresia esofágica e duodenal e anomalias anorretais.

Manifestações clínicas

Lactentes com estenose hipertrófica do piloro apresentam vômitos não violentos nos estágios iniciais (Boxe 22.7). O vômito geralmente começa com 3 semanas de vida, mas pode se manifestar no período entre 1 semana e 5 meses de vida. O vômito geralmente ocorre de 30 a 60 minutos após a alimentação e se transforma em jato à medida que a obstrução progride. Inicialmente, o lactente apresenta fome e irritabilidade, mas o vômito prolongado pode causar desidratação, perda de peso e déficit de crescimento. O peristaltismo gástrico pode ser visível no exame físico e a massa em formato de azeitona no epigástrio logo à direita do umbigo pode ser palpada (ver Figura 22.4A). Em uma pequena porcentagem de lactentes afetados pode estar presente hiperbilirrubinemia indireta (não conjugada); isso geralmente se resolve com a correção cirúrgica e a ocorrência é resultado de uma diminuição do nível de glucuronil transferase (ver também Capítulo 8).

Boxe 22.7 Manifestações clínicas da estenose hipertrófica do piloro.

Vômito em jato

- Pode ser ejetado a pouco mais de um metro de distância da criança em decúbito lateral e 30 cm ou mais quando deitada de costas
- Geralmente, ocorre logo após a alimentação, mas pode não se manifestar por várias horas
- Pode acompanhar cada uma das mamadas ou surgir de modo intermitente
- Vômito não bilioso que pode apresentar sinais de sangue

A criança com fome, ávida para ser alimentada, aceita ansiosamente uma segunda mamada após o episódio de vômito

Nenhuma evidência de dor ou desconforto, exceto a fome crônica

Pouco ganho de peso

Sinais de desidratação

Distensão do abdome superior

Massa em forma de azeitona facilmente palpável na região epigástrica, logo à direita do umbigo

Ondas peristálticas gástricas visíveis, que se movem da esquerda para a direita na região epigástrica

Avaliação diagnóstica

O diagnóstico de EHP geralmente é feito após o histórico e o exame físico. A massa em forma de azeitona é mais facilmente palpada quando o estômago está vazio, o lactente está quieto e os músculos abdominais estão relaxados. Se o diagnóstico for inconclusivo com base no histórico e no exame físico, a ultrassonografia irá demonstrar uma massa alongada ao redor de um longo canal pilórico. Se a ultrassonografia não demonstrar um piloro hipertrofiado, uma radiografia do trato gastrintestinal superior deve ser realizada para descartar outras causas de vômito.

Se a condição não for diagnosticada precocemente, os achados laboratoriais refletem as alterações metabólicas criadas pela depleção entre moderada e grave de água e eletrólitos por êmese extensa e prolongada. Há diminuição dos níveis séricos de sódio e potássio, embora isso possa ser mascarado pela hemoconcentração resultante da depleção de LEC. A diminuição nos níveis séricos de cloreto e os aumentos no pH e no bicarbonato (conteúdo de dióxido de carbono), indicativos de alcalose metabólica, têm maior valor diagnóstico. O BUN será elevado como evidência de desidratação. No entanto, nos casos diagnosticados precocemente, os achados laboratoriais podem não ser significativos.

Manejo terapêutico

O alívio cirúrgico da obstrução pilórica por piloromiotomia é a terapia padrão para esse distúrbio. No pré-operatório, o lactente deve ser reidratado e a alcalose metabólica deve ser corrigida com fluidos parenterais e administração de eletrólitos. A terapia de reposição hidreletrolítica geralmente atrasa a cirurgia no período de 24 a 48 horas. Se o lactente continuar a vomitar, o estômago deve ser descomprimido com uma sonda NG. Em lactentes sem evidência de desequilíbrio hidreletrolítico, a cirurgia pode ser realizada sem demora.

O procedimento cirúrgico geralmente é realizado por laparoscopia e consiste em uma incisão longitudinal através das fibras musculares circulares do piloro até, mas não incluindo, a submucosa (**piloromiotomia** ou cirurgia de Fredet-Ramstedt) (ver Figura 22.4B). O procedimento tem uma alta taxa de sucesso. A cirurgia laparoscópica pode resultar em um tempo cirúrgico mais curto, alimentação pós-operatória mais rápida e menor tempo de internação hospitalar (Maqbool & Liacouras, 2020b).

A alimentação geralmente é iniciada de 4 a 6 horas depois da cirurgia, começando com mamadas breves e frequentes de água ou solução eletrolítica. Se a criança consegue reter líquidos transparentes, a fórmula deve ser retomada nos mesmos pequenos incrementos cerca de 24 horas após a cirurgia. A quantidade e o intervalo entre as mamadas devem aumentar gradativamente até que o esquema completo de alimentação seja reinstaurado, o que geralmente demora cerca de 48 horas.

Prognóstico

O prognóstico para lactentes e crianças pequenas com estenose hipertrófica do piloro é excelente quando o diagnóstico é confirmado precocemente; a taxa de mortalidade é baixa (0 a 0,5%). Uma pequena porcentagem de crianças com EHP terá refluxo gastresofágico.

Cuidados de enfermagem

Os cuidados de enfermagem envolvem principalmente a observação de características clínicas que ajudam a estabelecer o diagnóstico, a regulação cuidadosa da hidroterapia e o restabelecimento dos padrões normais de alimentação. Os enfermeiros devem estar atentos aos sinais de SHP em lactentes e encaminhá-los para avaliação médica. A SHP deve ser considerada uma possibilidade em lactentes muito novos que parecem alertas, mas não conseguem ganhar peso e têm histórico de vômitos após as mamadas. A avaliação é baseada na observação de comportamentos alimentares e evidências de outras manifestações clínicas características, hidratação e estado nutricional.

No pré-operatório, a ênfase está em restaurar a hidratação e o equilíbrio eletrolítico. O lactente deve ser mantido em jejum e receber fluidos IV com glicose e eletrólitos com base nos valores de eletrólitos séricos e na condição clínica. É importante o monitoramento cuidadoso dos fluidos intravenosos e de ganhos e perdas. Registre uma descrição precisa dos vômitos e o número e características das fezes.

As observações incluem a avaliação dos sinais vitais, particularmente aqueles que indicam desequilíbrios de líquidos ou eletrólitos. Esses lactentes são especialmente propensos a desenvolver alcalose metabólica por perda de íons hidrogênio e depleção de potássio, sódio e cloreto, todos contidos nas secreções gástricas. Avalie a pele e as mucosas para verificar alterações no estado de hidratação.

Se a descompressão do estômago e a lavagem gástrica fizerem parte do manejo pré-operatório, o enfermeiro é responsável por garantir a patência da sonda NG e o funcionamento correto e por medir e registrar o tipo e a quantidade de secreção. Incentive os pais a visitarem e se envolverem no cuidado da criança. A maioria dos pais precisa de apoio e garantia de que a condição é causada por um problema estrutural e não reflete suas habilidades e capacidades parentais.

O vômito no pós-operatório é comum e a maioria dos lactentes, mesmo com a cirurgia bem-sucedida, apresenta alguma êmese durante as primeiras 24 a 48 horas. Os fluidos IV devem ser administrados até que o lactente esteja recebendo e retendo as quantidades adequadas por via oral. Muitos dos mesmos cuidados instituídos antes da cirurgia continuam no pós-operatório, incluindo a observação dos sinais vitais, o monitoramento dos fluidos intravenosos e o monitoramento cuidadoso de ganhos e perdas. Além disso, o lactente deve ser observado quanto às respostas ao estresse da cirurgia e à evidência de dor. Os analgésicos apropriados devem ser administrados 24 horas por dia, porque a dor é contínua. As incisões cirúrgicas devem ser inspecionadas quanto a presença de secreção ou eritema, e qualquer sinal de infecção deve ser relatado ao cirurgião. Pode ser usado um adesivo cirúrgico para o fechamento da incisão, e os pais devem ser orientados sobre os cuidados com a incisão e com os curativos antes da alta hospitalar.

As mamadas geralmente são instituídas no período de 12 a 24 horas após a cirurgia, começando com líquidos claros, que devem ser oferecidos em pequenas quantidades e intervalos frequentes. Se o lactente estiver sendo amamentado, o leite materno coletado pela mãe pode ser dado em mamadeira quando o lactente for capaz de tolerar as mamadas, ou a mãe é orientada a limitar o tempo de amamentação e aumentar gradualmente o tempo até os padrões anteriores. A observação e o registro das mamadas e as respostas do lactente são uma parte vital do cuidado pós-operatório. O cuidado com o local da cirurgia consiste na observação da presença de secreção ou sinais de inflamação e no cuidado com a incisão.

INTUSSUSCEPÇÃO

A intussuscepção é a causa mais comum de obstrução intestinal em crianças entre 3 meses e 6 anos (Carroll, Kavanagh, Ni Leidhin et al., 2017). A intussuscepção é mais comum em meninos do que em meninas e se manifesta com mais frequência em crianças menores de 2 anos. Embora possam ocorrer lesões intestinais específicas em uma pequena porcentagem das crianças, geralmente a causa é desconhecida. Apenas de 12,5 a 25% dos casos de intussuscepção têm um ponto inicial patológico, como um pólipo, linfoma ou divertículo de Meckel (Carroll et al., 2017). Os casos idiopáticos podem ser causados por hipertrofia do tecido linfoide intestinal, secundária à infecção viral.

Fisiopatologia

A intussuscepção ocorre quando um segmento proximal do intestino desliza sobre um segmento mais distal, puxando o mesentério com ele. O mesentério é comprimido e inclinado, resultando em obstrução linfática e venosa. À medida que o edema da obstrução aumenta, a pressão dentro da área de intussuscepção aumenta também. Quando a pressão se iguala à pressão arterial, o fluxo sanguíneo arterial é interrompido, resultando em isquemia e vazamento de muco para o intestino. O ingurgitamento venoso também resulta em vazamento de sangue e muco para o lúmen intestinal, formando as fezes clássicas semelhantes a geleia de framboesa. O local mais comum é a válvula ileocecal (ileocólica), onde o íleo invagina para o ceco e depois para o cólon (Figura 22.5). Outras formas incluem intussuscepção ileoileal (ou seja, uma parte do íleo invagina em outra seção do íleo) e cólon-cólica (ou seja, uma parte do cólon invagina para outra área do cólon), geralmente na área da flexura hepática ou esplênica ou em algum ponto ao longo do cólon transverso.

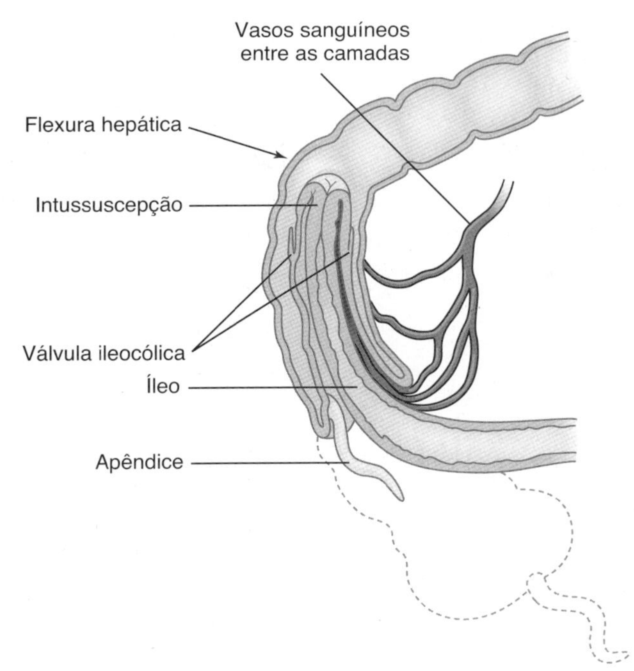

Figura 22.5 Intussuscepção da válvula ileocecal (ileocólica).

Manifestações clínicas

A intussuscepção geralmente se manifesta subitamente com cólica abdominal, choro inconsolável e a elevação dos joelhos em direção ao peito em uma criança saudável (Boxe 22.8). Entre os episódios, a criança parece normal. À medida que a obstrução progride, podem ocorrer vômitos biliosos e a letargia aumenta. A tríade clássica de sintomas de intussuscepção (dor abdominal, massa abdominal, fezes com sangue) está presente em menos de 30% das crianças (Maqbool & Liacouras, 2020 d). Os casos mais crônicos podem se apresentar com diarreia, anorexia, perda de peso, vômitos ocasionais e dor periódica. Como a intussuscepção é potencialmente fatal, fique atento a esses sinais, observe cuidadosamente e encaminhe essas crianças para avaliação médica adicional. Em casos atípicos, a letargia pode ser o sintoma principal. Se o intestino distal permanecer distendido, existe a possibilidade de necrose e perfuração.

Avaliação diagnóstica

Frequentemente, são achados subjetivos que levam ao diagnóstico. No entanto, o diagnóstico definitivo é baseado na ultrassonografia que revela uma massa heterogênea característica de halo hipocoico ou "*bull's-eye*". O exame retal revela a presença de muco, sangue e, ocasionalmente, uma intussuscepção baixa.

Manejo terapêutico

O tratamento conservador consiste em pneumoenema (enema gasoso) guiado por radiologia ou enema hidrostático guiado por ultrassom; a vantagem desse último é que não é necessária radiação ionizante (Maqbool & Liacouras, 2020e). A recorrência de intussuscepção após o tratamento conservador é rara; no entanto, esse procedimento não deve ser tentado com intussuscepção prolongada, sinais de choque, irritação peritoneal ou perfuração intestinal (Maqbool & Liacouras, 2020e).

Fluidos IV, descompressão NG e terapia antibiótica podem ser usados antes de tentar a redução hidrostática. Se esses procedimentos não forem bem-sucedidos, a criança pode precisar de uma intervenção cirúrgica. A cirurgia consiste na redução manual da invaginação e, quando indicada, na ressecção de qualquer parte inviável do intestino.

Boxe 22.8 Manifestações clínicas da intussuscepção.

- Dor abdominal aguda e repentina
- A criança chora inconsolavelmente e puxa os joelhos em direção ao peito
- A criança parece normal e confortável entre os episódios de dor
- Vômito
- Letargia
- Eliminação de fezes vermelhas semelhantes a geleia de groselha (fezes misturadas com sangue e muco)
- Abdome sensível e distendido
- Massa palpável em forma de salsicha no quadrante superior direito
- Quadrante inferior direito vazio (sinal de Dance)
- Eventualmente febre, prostração e outros sinais de peritonite

Prognóstico

A redução não cirúrgica é bem-sucedida na maioria dos casos estáveis. O enema gasoso tem um pouco mais de sucesso se comparado ao enema hidrostático (83 e 70%, respectivamente) (Carroll et al., 2017). A cirurgia é necessária para pacientes nos quais a redução não foi bem-sucedida ou para pacientes que estão instáveis. Com diagnóstico e tratamento precoces, é incomum o desenvolvimento de complicações graves e morte.

Cuidados de enfermagem

O enfermeiro pode ajudar a estabelecer um diagnóstico ouvindo a descrição dos pais sobre os sintomas físicos e comportamentais da criança. Não é incomum que os pais afirmem que pensaram que algo estava seriamente errado antes que os outros compartilhem suas preocupações. A descrição de cólicas abdominais intensas na criança combinada com vômitos é um sinal significativo de intussuscepção.

Assim que for estabelecido um possível diagnóstico de intussuscepção, o enfermeiro deve preparar os pais para a necessidade imediata de internação, a técnica não cirúrgica de redução hidrostática e a possibilidade de cirurgia. É importante explicar o defeito básico da intussuscepção. O enfermeiro pode demonstrar isso facilmente criando um modelo. Use o exemplo de uma haste telescópica ou empurre a ponta de um dedo em uma luva de borracha de volta para dentro dela. Em seguida, demonstre o princípio da redução por pressão hidrostática enchendo a luva com água, o que empurra o "dedo" para uma posição totalmente estendida.

O cuidado clínico da criança não difere daquele de qualquer criança submetida a uma cirurgia abdominal. Mesmo que a intervenção não cirúrgica possa ser bem-sucedida, são realizados os procedimentos pré-operatórios usuais, como manutenção do jejum, exames laboratoriais de rotina (hemograma completo e urinálise), consentimento dos pais assinado e sedação pré-anestésica. Crianças com perfuração requerem fluidos IV, antibióticos sistêmicos e descompressão intestinal antes de serem submetidas à cirurgia. A reposição volêmica e a restauração de eletrólitos podem ser necessárias antes da cirurgia. Além disso, antes da cirurgia, o enfermeiro deve monitorar as fezes.

! ALERTA PARA A ENFERMAGEM

A passagem de fezes marrons normais geralmente indica que a intussuscepção foi reduzida. Isso deve ser imediatamente comunicado ao médico, que pode optar por alterar o plano de cuidados diagnósticos e terapêuticos.

O cuidado após o procedimento inclui observação dos sinais vitais, pressão arterial, suturas e curativos intactos e o retorno dos ruídos intestinais. Após a redução espontânea ou hidrostática, o enfermeiro deve observar a passagem do material de contraste hidrossolúvel (se usado) e o padrão das fezes, pois a intussuscepção pode ocorrer novamente. As crianças podem ser internadas no hospital ou monitoradas em regime ambulatorial. Uma recorrência de intussuscepção deve ser tratada com as técnicas de redução conservadoras descritas anteriormente, mas considera-se uma laparotomia para recorrências múltiplas.

MÁ ROTAÇÃO INTESTINAL E VÓLVULO

A má rotação é causada pela rotação anormal do intestino ao redor da artéria mesentérica superior durante o desenvolvimento embriológico. A má rotação pode se manifestar no útero ou em qualquer idade, mas na maioria dos pacientes (80%) ocorre no primeiro mês de vida (Carroll et al., 2017). Os lactentes podem apresentar vômitos biliosos intermitentes, dor abdominal recorrente, distensão ou sangramento gastrintestinal inferior. A má rotação é o tipo mais grave de obstrução intestinal, porque se o intestino sofre vólvulo completo (i. e., o intestino se torce sobre si mesmo), o comprometimento do suprimento de sangue resultará em necrose intestinal, peritonite, perfuração e morte.

Avaliação diagnóstica

É imperativo que a má rotação e o vólvulo sejam diagnosticados prontamente e o tratamento cirúrgico instituído rapidamente. Além do histórico e do exame físico, são obtidas radiografias simples do abdome em decúbito dorsal e lateral; a distensão intestinal estará presente proximal à distensão na radiografia simples, e o plano lateral demonstrará os níveis de ar líquido no intestino distendido. Uma série GI superior é o estudo de imagem mais preciso (Carroll et al., 2017).

Manejo terapêutico

A cirurgia é indicada para remover a área afetada. Devido à natureza extensa de algumas lesões, a síndrome do intestino curto (SIC) é uma complicação pós-cirúrgica.

Cuidados de enfermagem

No pré-operatório, os cuidados de enfermagem são os mesmos prestados ao lactente ou criança com obstrução intestinal. Fluidos IV, descompressão gástrica e antibióticos sistêmicos são implementados. Em lactentes cujo estado se deteriora rapidamente, pode ser necessária a reposição volêmica, assim como vasopressores, para a estabilizar a criança antes da cirurgia. No pós-operatório, os cuidados de enfermagem são semelhantes aos prestados ao lactente ou criança submetida a uma cirurgia abdominal.

SÍNDROMES DE MÁ ABSORÇÃO

Diarreia crônica e má absorção de nutrientes caracterizam as síndromes de má absorção. Uma complicação importante dessas síndromes em crianças é o déficit de crescimento. A maioria dos casos é classificada de acordo com a localização do suposto defeito anatômico ou bioquímico. O termo **doença celíaca** é frequentemente usado para descrever um complexo de sintomas com quatro características: (1) esteatorreia (fezes gordurosas, fétidas, espumosas e volumosas); (2) desnutrição; (3) distensão abdominal; e (4) deficiência secundária de vitaminas.

Defeitos digestivos são condições nas quais as enzimas necessárias para a digestão estão diminuídas ou ausentes, como na (1) fibrose cística, na qual as enzimas pancreáticas estão ausentes; (2) doença biliar ou hepática, na qual o fluxo biliar é afetado; ou (3) deficiência de lactase, na qual há intolerância congênita ou secundária à lactose.

Defeitos de absorção são condições nas quais o sistema de transporte da mucosa intestinal é prejudicado. Isso pode ocorrer por causa de um defeito primário (p. ex., doença celíaca) ou secundário à doença inflamatória do intestino, que resulta no comprometimento da absorção porque a motilidade intestinal está acelerada (p. ex., colite ulcerosa). Distúrbios obstrutivos (p. ex., doença de Hirschsprung) também causam má absorção secundária à enterocolite.

Defeitos anatômicos, como ressecção extensa do intestino ou SIC, afetam a digestão, diminuindo o tempo de trânsito das substâncias e afetando a absorção, comprometendo gravemente a superfície de absorção.

DOENÇA CELÍACA (ENTEROPATIA SENSÍVEL AO GLÚTEN)

A doença celíaca, também conhecida como *enteropatia induzida por glúten*, *enteropatia sensível ao glúten* e *espru celíaco*, é uma doença autoimune desencadeada pela ingesta de glúten em indivíduos geneticamente suscetíveis (Fok, Holland, Gil-Zaragozano et al., 2016). O distúrbio resulta em intolerância intestinal permanente ao glúten da dieta, uma proteína presente no trigo, na cevada e no centeio que causa danos às vilosidades do intestino delgado. Crianças com anemia ferropriva inexplicada, estomatite aftosa recorrente, defeitos do esmalte dentário, diabetes tipo 1, síndrome de Down, deficiência seletiva de imunoglobulina A, doença autoimune da tireoide, síndrome de Turner ou síndrome de Williams são mais suscetíveis a ser diagnosticados com a doença (Paul, McVeigh, Gil-Zaragozano et al., 2016). A condição é observada com mais frequência na Europa e nos EUA, em aproximadamente 1% dessas populações, e raramente é relatada em asiáticos ou afro-americanos (Troncone & Shamir, 2020).

Fisiopatologia

A doença celíaca é caracterizada pela atrofia das vilosidades no intestino delgado em resposta à proteína glúten. Quando os indivíduos são incapazes de digerir o componente gliadina do glúten, ocorre o acúmulo de uma substância tóxica que danifica as células da mucosa. Danos à mucosa do intestino delgado levam à atrofia das vilosidades, hiperplasia das criptas e infiltração das células epiteliais com linfócitos. A atrofia das vilosidades leva à má absorção devido à redução da área de superfície de absorção.

A predisposição genética é um fator essencial no desenvolvimento da doença celíaca. Os receptores de membrana envolvidos na apresentação preferencial de antígenos às células T CD4+ desempenham um papel crucial na resposta imune característica da doença celíaca. Crianças com suscetibilidades genéticas, nomeadamente *HLA-DQ2* ou *HLA-DQ8*, são mais suscetíveis a ser diagnosticadas com doença celíaca (Lebwohl, Sanders, & Green, 2017).

Manifestações clínicas

Os sintomas da doença celíaca aparecem quando são introduzidos alimentos sólidos, como feijão e macarrão, na dieta de crianças na faixa etária de 1 e 5 anos (Boxe 22.9). Geralmente, há um intervalo de vários meses entre a introdução do glúten na dieta e o início dos sintomas. Os sintomas intestinais são comuns em crianças diagnosticadas nos primeiros 2 anos de vida. Outros sintomas incluem déficit de crescimento, diarreia crônica, distensão e dor abdominal, perda de massa muscular, úlceras aftosas e fadiga.

Avaliação diagnóstica

Para que possa ocorrer a identificação adequada, o glúten não deve ser excluído da dieta até que a avaliação diagnóstica seja concluída. A primeira etapa é a realização de um teste sorológico de sangue para transglutaminase tecidual e anticorpos antiendomísio em crianças com 18 meses de vida ou mais (Troncone & Shamir, 2020). Os marcadores sorológicos positivos devem ser seguidos de uma endoscopia digestiva alta com biopsia. O diagnóstico de doença celíaca é baseado

Boxe 22.9 Manifestações clínicas da doença celíaca.

Comprometimento da absorção de gordura
Esteatorreia (fezes excessivamente grandes, pálidas, gordurosas e espumosas)
Fezes extremamente fétidas

Comprometimento da absorção de nutrientes
Desnutrição
Fraqueza muscular (especialmente proeminente nas pernas e nádegas)
Anemia
Anorexia
Distensão abdominal

Mudanças comportamentais
Irritabilidade
Falta de cooperação
Apatia

Crise celíaca[a]
Episódios agudos e graves de diarreia aquosa profusa e vômitos
Podem ser precipitados por:

- Infecções (especialmente gastrintestinais)
- Depleção prolongada de líquidos e eletrólitos
- Distúrbio emocional

[a]Em lactentes.

em uma biopsia do intestino delgado que demonstra as alterações características de inflamação da mucosa, hiperplasia das criptas e atrofia de vilosidades (Troncone & Shamir, 2020).

Manejo terapêutico

O tratamento da doença celíaca consiste principalmente no controle da dieta. Embora seja prescrita uma dieta sem glúten, ela é, na verdade, pobre em glúten porque é impossível remover todas as fontes dessa proteína. Como o glúten é encontrado principalmente no trigo e no centeio, mas também em quantidades menores na cevada e na aveia, esses quatro alimentos são eliminados. Milho, arroz e painço são alimentos substitutos dos grãos.

Crianças com doença celíaca não tratada podem ter intolerância à lactose, especialmente se as lesões da mucosa forem extensas. A intolerância à lactose geralmente melhora à medida que a mucosa cicatriza com a retirada do glúten.

Deficiências nutricionais específicas, como ferro, ácido fólico e deficiências de vitaminas lipossolúveis, devem ser tratadas com suplementos apropriados.

Prognóstico

A doença celíaca é considerada uma condição crônica; a gravidade varia muito entre as crianças. Os sintomas mais graves geralmente ocorrem na primeira infância e novamente na vida adulta. A maioria das crianças que segue o regime alimentar é saudável e não apresenta sintomas e complicações; no entanto, as crianças devem ser avaliadas anualmente quanto a deficiências nutricionais, crescimento prejudicado, puberdade tardia e densidade mineral óssea reduzida (Fok et al., 2016).

Cuidados de enfermagem

A principal consideração da enfermagem é ajudar a criança a aderir ao regime alimentar. Um tempo considerável é gasto para explicar o processo patológico à criança e aos pais, o papel específico do glúten no agravamento do distúrbio e os alimentos que devem ser restringidos. É difícil manter uma dieta indefinidamente quando a criança não apresenta sintomas; além disso, transgressões temporárias não resultam em dificuldades. No entanto, a maioria dos indivíduos que relaxa na dieta tem uma recaída.

Embora a principal fonte de glúten sejam os cereais e produtos de panificação, os grãos são frequentemente adicionados aos alimentos processados como espessantes. Para agravar a dificuldade, o glúten é adicionado a muitos alimentos como proteína vegetal hidrolisada, que é derivada de grãos de cereais. O enfermeiro deve aconselhar os pais sobre a necessidade de ler todos os ingredientes do rótulo com cuidado, para evitar fontes ocultas de glúten.

Muitos dos alimentos preferidos na infância contêm glúten, incluindo pão, bolo, biscoitos, bolachas, *donuts*, tortas, espaguete, pizza, sopas prontas, cachorro-quente, embutidos e alguns hambúrgueres industrializados. Muitos desses produtos podem ser eliminados da dieta de lactentes ou crianças pequenas com bastante facilidade, mas monitorar a dieta da criança em idade escolar ou do adolescente é mais difícil. O preparo de lanches fora de casa é particularmente difícil porque pão, frios embutidos e sopas instantâneas não são permitidos. Para famílias com orçamentos restritos, a dieta adiciona outro fardo financeiro porque muitos alimentos baratos ou convenientes não podem ser usados.

Além de restringir o glúten, podem ser necessárias outras alterações dietéticas. Por exemplo, em algumas crianças que apresentam lesões mais graves na mucosa, a digestão dos dissacarídeos fica prejudicada, principalmente em relação à lactose. Portanto, essas crianças muitas vezes precisam de uma dieta temporariamente sem lactose, o que exige a eliminação de todos os produtos lácteos. Em geral, o regime alimentar inclui uma dieta rica em calorias e proteínas com carboidratos simples, como frutas e vegetais, mas pobre em gorduras. Como o intestino está inflamado como resultado dos processos patológicos de absorção, a criança deve evitar alimentos ricos em fibras, como nozes, passas, vegetais crus e frutas cruas com casca até que a inflamação diminua.

É importante enfatizar as complicações a longo prazo e lembrar os pais do estado clínico da criança antes do tratamento dietético e da melhora dramática após o tratamento. O enfermeiro pode ser fundamental para permitir que a criança expresse preocupações e frustração ao mesmo tempo que se concentra em maneiras por meio das quais a criança ainda possa se sentir normal. Incentive a criança e os pais a encontrarem novas receitas usando ingredientes adequados, como pratos mexicanos ou chineses que usam milho ou arroz. Consulte um nutricionista para fornecer às crianças e suas famílias orientações e educação dietéticas detalhadas.

Vários recursos estão disponíveis para ajudar as crianças e os pais em todos os aspectos do enfrentamento da doença celíaca. Nos EUA, a National Celiac Association[d,2] fornece suporte e orientação às famílias e material educacional sobre uma dieta sem glúten, fontes de alimentos, receitas e informações sobre viagens.

SÍNDROME DO INTESTINO CURTO

A síndrome do intestino curto (SIC) é um distúrbio de má absorção que ocorre como resultado da diminuição da área de superfície da mucosa, geralmente devido à ressecção de uma porção extensa do intestino delgado. A má absorção pode ser exacerbada por outros fatores, como crescimento excessivo de bactérias e falta de motilidade.

[d]20 Pickering Street, Needham, MA 02492; 1-888-4CELIAC or 617-262-5422; http://www.nationalceliac.org. In Canada: Canadian Celiac Association, 1450 Meyerside Drive, Suite 503, Mississauga, Ontario L5T 2N5; 1-800-363-7296; http://www.celiac.ca.

[2]N.R.T.: No Brasil, pode-se orientar familiares a procurarem informações na Federação Nacional das Associações de Celíacos do Brasil (Fenacelbra). Disponível em: https://www.fenacelbra.com.br/. Acesso em: 1 set. 2022.

As causas congênitas mais comuns em crianças são atresias múltiplas e gastrosquise; outras causas que resultam em ressecção intestinal incluem vólvulo necrosante, peritonite meconial, doença de Crohn e traumatismo (Avitzur & Shamir, 2020).

A definição de SIC inclui dois achados importantes: (1) diminuição da área de superfície intestinal para absorção de líquidos, eletrólitos e nutrientes; e (2) necessidade de nutrição parenteral (NP) (Martin, Ladd, Werts et al., 2017). O prognóstico para lactentes com SIC melhorou dramaticamente, mas a taxa de mortalidade em 5 anos após o diagnóstico permanece em 27 a 37% (Martin et al., 2017).

Manejo terapêutico

Os objetivos do tratamento de lactentes e crianças com SIC incluem (1) preservar a maior extensão possível do intestino durante a cirurgia; (2) manter o estado nutricional, o crescimento e o desenvolvimento ideais enquanto ocorre a adaptação intestinal; (3) estimular a adaptação intestinal com alimentação enteral; e (4) minimizar complicações relacionadas com o processo patológico à terapia (Avitzur & Shamir, 2020).

Suporte nutricional

O suporte nutricional é o foco a longo prazo do cuidado para crianças com síndrome do intestino curto. A fase inicial da terapia inclui NP como fonte primária de nutrição. A segunda fase é a introdução da alimentação enteral, que geralmente começa, assim que possível, após a cirurgia. Fórmulas elementares contendo glicose, sacarose e polímeros de glicose, proteínas hidrolisadas e triglicerídeos de cadeia média facilitam a absorção. Geralmente, essas fórmulas são administradas por infusão contínua por meio de uma sonda NG ou sonda de gastrostomia. À medida que a alimentação enteral avança, a solução de NP diminui em termos de calorias, quantidade de líquido e horas totais de infusão por dia. Se a alimentação enteral for tolerada, a alimentação oral deve ser tentada para minimizar a aversão oral e preservar as habilidades de deglutição (Avitzur & Shamir, 2020).

A fase final do suporte nutricional ocorre quando o crescimento e o desenvolvimento são sustentados. Quando a NP é descontinuada, existe o risco de deficiência nutricional secundária à má absorção de vitaminas lipossolúveis (A, D, E e K) e minerais (ferro, selênio, zinco). Os níveis séricos de vitaminas e minerais devem ser cuidadosamente monitorados e, se necessário, deve ser feita a suplementação por via enteral. Alguns agentes farmacológicos têm sido usados para reduzir as perdas por secreção. Os bloqueadores H_2, IBPs e octreotida inibem a secreção gástrica ou pancreática. A colestiramina é frequentemente prescrita para melhorar a diarreia associada à má absorção de sais biliares.

Numerosas complicações estão associadas à SIC e NP a longo prazo. Podem ocorrer complicações infecciosas, metabólicas e técnicas. Pode ocorrer septicemia resultante de cuidados inadequados com o cateter. O trato GI também pode ser uma fonte de contaminação microbiana do cateter. A atrofia intestinal pode promover o aumento da permeabilidade intestinal a bactérias. A falta de sítios adequados para inserção de um cateter central pode se tornar um problema significativo para a criança que necessita de NP de longa duração. Também podem ocorrer disfunção hepática e colestase (Cohran, Prozialeck, & Cole, 2017).

É provável a ocorrência de supercrescimento bacteriano quando a válvula ileocecal está ausente ou quando existe estase como resultado de uma obstrução parcial ou de um segmento dilatado do intestino com baixa motilidade. Devem ser usados ciclos alternados de antibióticos de amplo espectro para reduzir o crescimento excessivo de bactérias. Esse tratamento também pode diminuir o risco de translocação bacteriana e subsequentes infecções relacionadas com o cateter venoso central. Uma dieta rica em gordura e pobre em carboidratos pode ser útil na redução do crescimento excessivo de bactérias (Avitzur & Shamir, 2020). Outras complicações de supercrescimento bacteriano e má absorção incluem acidose metabólica e hipersecreção gástrica.

Muitas intervenções cirúrgicas, incluindo válvulas intestinais, enteroplastia afilada ou estrituroplastia, alongamento intestinal e interposição de segmentos, têm sido usadas para diminuir o trânsito intestinal, reduzir o supercrescimento bacteriano ou aumentar a área de superfície da mucosa. O transplante intestinal foi realizado com sucesso em crianças. Crianças com dependência permanente ou complicações graves resultantes da nutrição parenteral a longo prazo são candidatas ao transplante.

Prognóstico

O prognóstico para lactentes com síndrome do intestino curto melhorou com os avanços da NP e com a compreensão da importância da nutrição intraluminal. O aprimoramento dos cuidados de suporte para solução de problemas relacionados com a terapia e o desenvolvimento de medicamentos imunossupressores mais específicos para transplantes têm contribuído para facilitar o manejo. O prognóstico depende em parte do comprimento do intestino delgado residual. Uma válvula ileocecal intacta também melhora o prognóstico. Lactentes e crianças com SIC morrem de problemas relacionados com NP, como sepse fulminante ou colestase grave.

Cuidados de enfermagem

Os componentes mais importantes do atendimento de enfermagem são a administração e o monitoramento da terapia nutricional. Durante a terapia com nutrição parenteral, deve-se ter cuidado para minimizar o risco de complicações relacionadas ao cateter venoso central (ou seja, infecções, oclusões, deslocamento ou remoção acidental do cateter). Os cuidados com as sondas de alimentação enteral e o monitoramento da tolerância a elas também são responsabilidades importantes da enfermagem.

Quando a hospitalização é prolongada, as necessidades emocionais e de desenvolvimento da criança devem ser atendidas. Isso geralmente requer um planejamento especial para promover o ajuste familiar e a adaptação das rotinas hospitalares. Os membros da família precisam de apoio psicossocial e educação para lidar com a SIC com sucesso.

Muitos lactentes com SIC têm uma ostomia intestinal realizada no momento da ressecção intestinal inicial. Os cuidados básicos com a ostomia são outra responsabilidade importante da enfermagem. Como lactentes e crianças com SIC têm diarreia crônica, a irritação da pele perineal costuma ser um problema após o fechamento da ostomia. Trocas frequentes de fraldas, limpeza perineal gentil e pomadas protetoras para a pele ajudam a prevenir fissuras cutâneas (ver Capítulo 31, seção *Dermatite das fraldas*).

Cuidados domiciliares

Quando é necessária a nutrição parenteral a longo prazo, o preparo da família para o cuidado domiciliar da criança é uma das principais responsabilidades da enfermagem. O preparo para o suporte nutricional domiciliar deve começar o mais cedo possível, para evitar hospitalizações prolongadas com problemas subsequentes, como atrasos no desenvolvimento e tensões familiares. Muitos lactentes e crianças podem receber os cuidados adequados para nutrição enteral e parenteral se a família for bem-preparada e receber o apoio adequado. A maioria das famílias se beneficia de cuidados domiciliares de enfermagem para auxiliar e supervisionar o tratamento. O acompanhamento criterioso por um serviço de suporte nutricional multiprofissional é essencial. Atualmente, a maioria dos serviços de cuidado domiciliar fornece equipamento para infusão enteral e parenteral portátil, o que permite que a criança e a família mantenham um estilo de vida mais ativo e próximo da normalidade. O enfermeiro desempenha um papel ativo e importante no sucesso de um programa de nutrição domiciliar. As empresas que oferecem equipamentos para infusão no domicílio fornecem equipamentos portáteis, que permitem à criança e à família manter um estilo de vida mais normal.

DISTÚRBIOS HEPÁTICOS

O fígado é um órgão vital cujas funções podem ser divididas em vários grupos: (1) função vascular relativa ao armazenamento e filtragem do sangue; (2) função secretora da bile produzida; (3) metabolismo de carboidratos, proteínas e gorduras; (4) síntese dos componentes da coagulação sanguínea e armazenamento de ferro e vitaminas (A, D, B_{12} e K); e (5) desintoxicação e excreção de vários medicamentos e substâncias metabólicas. Muitos distúrbios podem causar disfunção hepática em crianças, incluindo atresia biliar, hepatite e cirrose.

HEPATITE AGUDA

A hepatite é uma inflamação aguda ou crônica do fígado que pode resultar de causas infecciosas ou não infecciosas. Vírus como o vírus da hepatite, o vírus Epstein-Barr (EBV) e o citomegalovírus (CMV) são agentes causais comuns de muitos tipos de hepatite. Outros tipos de hepatite têm causa não viral (p. ex., abcesso, amebíase); autoimune; metabólica; induzida por substâncias; anatômica (p. ex., cisto do ducto de colédoco e atresia biliar); hemodinâmica (p. ex., choque, insuficiência cardíaca congestiva); e idiopática (p. ex., esclerosante colangite e síndrome de Reye). Determinar a causa da hepatite aguda ou crônica é importante para estabelecer o tratamento e o prognóstico da criança. Características epidemiológicas e exames sorológicos são usados para diferenciar as causas. A Tabela 22.8 compara as características dos vírus das hepatites A, B e C.

Vírus da hepatite A

A incidência do vírus da hepatite A (VHA) nos EUA diminuiu desde a introdução de uma vacina em 1995. Houve aproximadamente 1.390 novos casos nos EUA em 2015 (Centers for Disease Control and Prevention, 2017). O vírus é transmitido direta ou indiretamente pela via fecal-oral por ingesta de alimentos contaminados, por exposição direta a material fecal infectado ou por contato próximo com uma pessoa infectada. O vírus é particularmente prevalente em países em desenvolvimento com condições sanitárias precárias, saneamento inadequado, aglomeração e práticas inadequadas de higiene pessoal. A disseminação do VHA tem sido associada ao manuseio impróprio de alimentos e áreas de alto risco, como residências com pessoas infectadas, centros residenciais para deficientes e creches. O período médio de incubação é de aproximadamente 21 dias (Jensen & Balistreri, 2020). A disseminação do vírus pelas fezes pode ocorrer 2 semanas antes e 1 semana após o início da icterícia. Durante esse período, embora o indivíduo seja assintomático, a probabilidade de transmissão é maior. Lactentes com infecção pelo VHA são provavelmente assintomáticos (hepatite anictérica). Crianças costumam ter diarreia e os sintomas são frequentemente atribuídos à gastrenterite. Crianças mais novas raramente desenvolvem icterícia; no entanto, 70% das crianças de mais idade e adultos infectados com VHA desenvolvem sinais clínicos, com hepatite ictérica que geralmente dura de 7 a 14 dias (Jensen & Balistreri, 2020). O prognóstico da infecção pelo VHA geralmente é bom e as complicações são raras.

Vírus da hepatite B

Embora a incidência do vírus da hepatite B (VHB) esteja diminuindo após a introdução de um programa de imunização, aproximadamente 1,25 milhão de pessoas nos EUA estão infectadas com VHB, com 400 milhões de casos de VHB em todo o mundo (Jensen & Balistreri, 2020). O VHB pode desencadear uma infecção aguda ou crônica, variando de uma infecção assintomática limitada até hepatite fulminante (rápida e grave) (Jensen & Balistreri, 2020). Não existem reservatórios ambientais ou animais para o VHB. Os humanos são a principal fonte de infecções. O VHB pode ser transmitido por via parenteral, percutânea ou transmucosa. O antígeno de superfície da hepatite B (HBsAg) foi encontrado em todos os líquidos corporais, incluindo fezes, bile, leite materno, suor, lágrimas, secreções vaginais e urina, mas partículas de VHB infecciosas foram encontradas apenas no sangue, no sêmen e na saliva. A infecção pelo VHB resultante de mordedura humana foi documentada, mas a transmissão pelas fezes, não. O VHB pode ser adquirido após uma transfusão de sangue, mas a probabilidade foi reduzida por meio de procedimentos de controle de hemoderivados. Adultos cujas ocupações estão associadas a uma exposição considerável a sangue ou hemoderivados, como profissionais de saúde, correm um risco maior de contrair VHB.

A maioria das infecções por VHB em crianças é adquirida no período perinatal. A transmissão da mãe para o lactente durante o período perinatal (ou seja, exposição ao sangue durante o parto) resulta em infecção crônica em até 90% dos lactentes se a mãe for positiva para HBsAg e HBeAg (Jensen & Balistreri, 2020). O HBsAg foi detectado de modo inconsistente no leite materno, mas não foi encontrado um aumento no risco de transmissão, e a amamentação é atualmente recomendada após a imunização do lactente (Jensen & Balistreri, 2020). Lactentes e crianças que não são infectados durante o período perinatal permanecem em alto risco de adquirir a doença de pessoa para pessoa de sua mãe.

A infecção por VHB ocorre em crianças e adolescentes nos seguintes grupos específicos de alto risco: (1) indivíduos com hemofilia ou outros distúrbios que recebem transfusões múltiplas; (2) crianças e adolescentes envolvidos em abuso de drogas injetáveis; (3) crianças institucionalizadas; (4) crianças em idade pré-escolar em áreas endêmicas; e (5) indivíduos que mantêm relações sexuais com um parceiro infectado. O período de incubação da infecção pelo VHB varia de 45 a 160 dias, com média de 120 dias (Jensen & Balistreri, 2020). A infecção por VHB pode causar um estado de portador e levar à hepatite crônica com eventual cirrose ou carcinoma hepatocelular na idade adulta.

Vírus da hepatite C

O vírus da hepatite C (VHC) é a causa mais comum de doença hepática crônica, com uma estimativa de 4 milhões de pessoas nos EUA e 170 milhões de pessoas infectadas em todo o mundo (Jensen & Balistreri, 2020). O VHC é transmitido por via parenteral por meio da exposição a sangue e hemoderivados de pessoas infectadas com VHC, enquanto a transmissão perinatal é o modo mais comum de transmissão entre crianças (Jensen & Balistreri, 2020). Melhorias recentes na triagem de doadores e procedimentos de inativação de hemoderivados, como os concentrados de fator usados para pacientes com hemofilia, reduziram significativamente o risco de transmissão. Atualmente, a causa mais comum de infecção por VHC é o uso de drogas ilícitas com exposição a sangue ou hemoderivados de um indivíduo infectado por VHC, e a transmissão sexual é a segunda causa mais comum de infecção por VHC (Jensen & Balistreri, 2020).

O curso clínico é variável. O período de incubação do VHC varia de 2 a 24 semanas, com média de 7 a 9 semanas (Jensen & Balistreri, 2020). O histórico natural da doença em crianças não está bem definido. Algumas podem ser assintomáticas, mas o VHC pode se tornar uma condição crônica e causar cirrose e carcinoma hepatocelular. Cerca de 85% dos indivíduos infectados pelo VHC desenvolvem doença crônica (Jensen & Balistreri, 2020).

Vírus da hepatite D

O vírus da hepatite D (VHD) raramente ocorre em crianças e deve ocorrer em indivíduos já infectados pelo VHB (Jensen & Balistreri, 2020). O VHD é um vírus com falha no RNA que requer a função auxiliar do VHB. O período de incubação é de 2 a 8 semanas, mas, com a coinfecção por VHB, o período de incubação é semelhante a uma infecção por VHB (Jensen & Balistreri, 2020). A infecção pelo

Tabela 22.8 Comparação entre hepatite tipo A, B e C.

Características	Tipo A	Tipo B	Tipo C
Período de incubação	15 a 50 dias, média de 28 dias	45 a 160 dias, média de 120 dias	2 a 24 semanas, média de 7 a 9 semanas
Período de transmissibilidade	Acredita-se que seja da última metade do período de incubação até a primeira semana após o início da fase clínica	Variável Vírus no sangue ou outros líquidos corporais durante o período final de incubação e estágio agudo da doença; pode persistir na condição de portador por anos	Começa antes do início dos sintomas Pode persistir na condição de portador por anos
Modo de transmissão	Via principal – fecal-oral Raramente – parenteral	Via principal – parenteral Via menos frequente – oral, sexual, qualquer líquido corporal Transferência perinatal – sangue transplacentário (último trimestre), no parto ou durante a amamentação, especialmente se a mãe tiver fissuras nos mamilos	Via principal – parenteral Possibilidade de propagação não parenteral
Características clínicas			
• Início	Geralmente rápido, agudo	Mais insidioso	Geralmente insidioso
• Febre	Comum e precoce	Menos frequente	Menos frequente
• Anorexia	Comum	Leve a moderada	Leve a moderada
• Náuseas e vômitos	Comuns	Às vezes presentes	Leves a moderados
• Erupção cutânea	Rara	Comum	Às vezes presente
• Artralgia	Rara	Comum	Rara
• Prurido	Raro	Às vezes presente	Às vezes presente
• Icterícia	Presente (muitos casos anictéricos)	Presente	Presente
Imunidade	Presente após uma crise; sem *crossover* para o tipo B ou C	Presente após uma crise; sem *crossover* para o tipo A ou C	Presente após uma crise; sem *crossover* para o tipo A ou B
Portador	Não	Sim	Sim
Infecção crônica	Não	Sim	Sim
Profilaxia			
• Imunoglobulina (IG)	Bem-sucedido, especialmente no período inicial de incubação e profilaxia pré-exposição	Imunidade passiva Benefícios inconsistentes; provavelmente inútil	Imunidade passiva Benefícios inconsistentes; provavelmente inútil
• Vacina VHA	Duas vacinas de vírus inativado administradas a todas as crianças com idades entre 12 e 23 meses de vida: Havrix e Vaqta; administradas em um esquema de 2 doses (6 meses entre as doses)		
• Imunoglobulina VHB (HBIG)	Sem benefício	A proteção pós-exposição é possível se administrada imediatamente após a exposição definitiva	Sem benefício
Vacina VHB		Fornece imunidade ativa Vacinação recomendada para todos os recém-nascidos	
Taxa de mortalidade	0,1 a 0,2%	0,5 a 2,0% nos casos não complicados; pode ser maior em casos complicados	1 a 2% em casos não complicados; pode ser maior em casos complicados

VHA, vírus da hepatite A; *VHB*, vírus da hepatite B.

VHD ocorre por meio de sangue e contato sexual e comumente entre usuários de drogas, indivíduos com hemofilia e pessoas que imigram de áreas endêmicas.

Vírus da hepatite E

O vírus da hepatite E (VHE) era anteriormente conhecido como hepatite não A e não B. A transmissão pode ocorrer pela via fecal-oral ou por água contaminada. O período de incubação varia de 15 a 60 dias, com média de 40 dias (Jensen & Balistreri, 2020). Essa doença é incomum em crianças, não causa doença hepática crônica, não é crônica e não tem estado de portador. No entanto, pode ser uma doença devastadora entre mulheres grávidas, com uma taxa de mortalidade incomumente alta.

Fisiopatologia

As alterações patológicas ocorrem principalmente nas células do parênquima hepático e resultam em graus variáveis de edema; infiltração de células hepáticas por células mononucleares; e subsequente degeneração, necrose e fibrose. Mudanças estruturais no interior do hepatócito são responsáveis pelas alterações das funções hepáticas, como comprometimento da excreção biliar, níveis elevados de transaminase e redução da síntese de albumina. O distúrbio pode ser autolimitado, com regeneração das células hepáticas sem formação de cicatrizes, levando a uma recuperação completa. No entanto, algumas formas de hepatite não resultam no retorno completo da função hepática. Isso inclui os casos de hepatite fulminante, que é caracterizada por um curso agudo e grave com destruição maciça do tecido hepático, causando insuficiência hepática e alto risco de mortalidade no período de 1 a 2 semanas; e hepatite subaguda ou crônica ativa, que é caracterizada por destruição hepática progressiva, regeneração incerta, cicatrizes e possibilidade de cirrose.

A progressão da doença hepática é caracterizada patologicamente por quatro estágios: (1) o estágio um é caracterizado por células inflamatórias mononucleares ao redor dos pequenos ductos biliares; (2) no estágio dois ocorre a proliferação de pequenos ductos biliares; (3) o estágio três é caracterizado por fibrose ou formação de cicatrizes; e (4) o estágio quatro é cirrose.

Manifestações clínicas

As manifestações clínicas e o curso da hepatite viral aguda não complicada são semelhantes para a maioria dos vírus da hepatite. Normalmente, a fase prodrômica ou anictérica (ausência de icterícia) dura de 5 a 7 dias. Os sintomas mais comuns são anorexia, mal-estar, letargia e fadiga. A febre pode estar presente, especialmente em adolescentes. Podem ocorrer náuseas, vômitos e dor abdominal epigástrica ou no quadrante superior direito. Artralgia e erupções cutâneas podem ocorrer e são mais prováveis em crianças com hepatite B do que naquelas com hepatite A. As transaminases, em vez da bilirrubina, costumam estar elevadas na hepatite aguda e pode haver hepatomegalia. Alguns casos leves de hepatite viral aguda não causam sintomas ou podem ser confundidos com sintomas gripais.

Em crianças pequenas, a maioria dos sintomas prodrômicos desaparece com o início da icterícia ou fase ictérica. No entanto, muitas crianças com hepatite viral aguda nunca desenvolvem icterícia. Se ocorrer, geralmente é acompanhada por urina escura e fezes claras. O prurido pode acompanhar a icterícia e ser incômodo para as crianças.

Crianças com hepatite crônica ativa podem ser assintomáticas; porém, é mais comum que apresentem sintomas inespecíficos de mal-estar, fadiga, letargia, perda de peso ou dor abdominal difusa. Hepatomegalia pode estar presente e as transaminases costumam ser muito altas, com hiperbilirrubinemia leve a grave.

A hepatite fulminante é causada principalmente pelo VHB ou VHC. Muitas crianças com hepatite fulminante desenvolvem os sintomas clínicos característicos e rapidamente surgem manifestações de insuficiência hepática, incluindo encefalopatia, falhas na coagulação, ascite, aumento da icterícia e aumento da contagem de leucócitos. Alterações no estado mental ou na personalidade indicam insuficiência hepática iminente. Embora crianças com hepatite aguda possam ter hepatomegalia, uma rápida redução no tamanho do fígado (indicando perda de tecido devido à necrose) é um sinal sério de hepatite fulminante. As complicações da hepatite fulminante incluem sangramento gastrintestinal, sepse, insuficiência renal e coagulopatia disseminada.

Avaliação diagnóstica

O diagnóstico é baseado no histórico, no exame físico e nos marcadores sorológicos para hepatite A, B e C. Nenhum teste de função hepática é específico para hepatite, mas os níveis séricos de aspartato aminotransferase (AST) e alanina aminotransferase (ALT) sérica estão marcadamente elevados. Os níveis de bilirrubina sérica atingem o pico entre 5 e 10 dias depois do aparecimento da icterícia clínica. Pode ser necessária uma evidência histológica na biopsia hepática para estabelecer o diagnóstico e avaliar a gravidade da condição. Os marcadores sorológicos indicam a presença de anticorpos ou antígenos formados em resposta ao vírus específico e confirmam o diagnóstico. Os exames imunológicos séricos não estão disponíveis para detectar o antígeno VHA, mas existem dois testes de anticorpos VHA: imunoglobulina G anti-VHA (IgG) e imunoglobulina M (IgM). Os anticorpos anti-VHA estão presentes no início da doença e persistem por toda a vida. Um teste de anticorpo anti-VHA positivo pode indicar infecção aguda, imunidade por infecção anterior, aquisição passiva de anticorpo (p. ex., de transfusão, infusão de imunoglobulina sérica) ou por imunização. Para diagnosticar uma infecção aguda ou recente por VHA, é necessário um teste de IgM anti-VHA positivo que está presente com o início da doença e que persiste por apenas 2 ou 3 dias.

O diagnóstico de hepatite B é confirmado pela detecção de vários antígenos e de anticorpos que são produzidos em resposta à infecção. Esses anticorpos e antígenos e seu significado incluem o seguinte:

HBsAg – antígeno de superfície da hepatite B (encontrado na superfície do vírus), indicando infecção vigente ou estado de portador.
Anti-HBs – anticorpo para o antígeno de superfície HbsAg, indicando resolução ou infecção anterior.
HBcAg – antígeno nuclear da hepatite B (encontrado no núcleo interno do vírus), detectado apenas no fígado.
Anti-HBc – anticorpo para o antígeno nuclear HbcAg, indicando infecção vigente ou anterior.
HBeAg – antígeno da hepatite B (outro componente nuclear do VHB), indicando infecção ativa.
Anti-HBe – anticorpo para HbeAg, indicando resolução ou infecção anterior.
IgM anti-HBc – anticorpo IgM para o antígeno nuclear.

Os exames estão disponíveis para detecção de todos os antígenos e anticorpos do VHB, exceto o HBcAg. O HBsAg é detectável durante a infecção aguda. A presença de HBsAg indica que o indivíduo foi infectado com o vírus da hepatite. Se a infecção for autolimitada, o HBsAg desaparece na maioria dos pacientes antes que o anti-HBs sérico possa ser detectado (chamada de *fase de janela da infecção*). O IgM anti-HBc é altamente específico para estabelecer o diagnóstico de infecção aguda, bem como durante a fase de janela em crianças maiores e adultos. No entanto, o IgM anti-HBc geralmente não está presente na infecção perinatal por VHB. A melhora clínica geralmente está associada à diminuição ou ao desaparecimento desses antígenos, seguida do aparecimento de seus anticorpos. Por exemplo, o anti-HBc da classe IgM frequentemente ocorre no início da doença, seguido de um aumento no anti-HBc da classe IgG. Como os anticorpos persistem indefinidamente, eles são usados para identificar o estado de portador (ou seja, indivíduos com VHB que não têm doença clínica, mas são capazes de transmitir o vírus). Pessoas com infecção VHB crônica têm HBsAg e anti-HBc circulantes e, em raras ocasiões, o anti-HBsAg está presente. Tanto o anti-HBs como o anti-HBc são detectados em pessoas com infecção resolvida, mas o anti-HBs sozinho está presente em indivíduos que foram imunizados com a vacina contra o VHB.

O VHC-RNA é o primeiro marcador sorológico para VHC. O RNA do VHC pode ser detectado durante o período de incubação, antes que os sintomas sejam expressos. Um resultado positivo do VHC-RNA indica infecção ativa e a persistência do VHC-RNA indica infecção crônica. Um teste negativo se correlaciona com a resolução da doença. O RNA do VHC também é usado para determinar a resposta do paciente à terapia antiviral para o VHC.

O histórico dos pacientes deve incluir perguntas para buscar evidências de (1) contato com uma pessoa sabidamente portadora de hepatite, especialmente um membro da família; (2) práticas de saneamento inadequadas, como água potável contaminada; (3) ingesta de certos alimentos, como mexilhões e ostras (especialmente de água poluída); (4) múltiplas transfusões de sangue; (5) ingesta de substâncias hepatotóxicas, como salicilatos, sulfonamidas, agentes antineoplásicos, paracetamol e anticonvulsivantes; e (6) administração parenteral de drogas ilícitas ou contato sexual com usuários dessas drogas.

Manejo terapêutico

O objetivo do manejo terapêutico inclui a detecção precoce, o suporte e monitoramento da doença; o reconhecimento de uma condição hepática crônica e prevenção da disseminação da doença. Dietas especiais com alto teor de proteína, alto teor de carboidratos e baixo teor de gordura geralmente não são eficazes. O uso de corticosteroides isoladamente ou com medicamentos imunossupressores não é preconizado no tratamento da hepatite viral crônica. No entanto, os esteroides têm sido usados para tratar a hepatite autoimune crônica. A hospitalização é necessária em caso de coagulopatia ou hepatite fulminante.

O tratamento para hepatite depende da gravidade da inflamação e da causa do distúrbio. O VHA é tratado principalmente com cuidados de suporte. A FDA (US Food and Drug Administration) aprovou vários medicamentos para o tratamento de crianças com VHB e VHC. A interferona-alfa humano está sendo usada com sucesso no tratamento da hepatite B e C crônica em crianças. A lamivudina é usada para o tratamento do VHB. É bem tolerada, sem efeitos colaterais significativos e é aprovada para crianças com mais de 2 anos (Jensen & Balistreri, 2020). A terapia combinada com lamivudina e interferona-alfa não melhora as taxas de resposta (Jensen & Balistreri, 2020). O adefovir é usado para tratar o VHB em crianças com mais de 12 anos. O entecavir e o tenofovir foram recentemente aprovados para o tratamento do VHB em adolescentes com 16 anos ou mais (Jensen & Balistreri, 2020). O peginterferon alfa-2b não foi aprovado para uso em crianças nos EUA, mas tem sido usado para tratar o VHB em outros países (Jensen & Balistreri, 2020).

Prevenção

A lavagem adequada das mãos e as precauções de rotina evitam a propagação da hepatite viral. O uso profilático padrão de imunoglobulina é eficaz na prevenção da hepatite A em situações de pré-exposição (como viagens previstas para áreas onde o VHA é prevalente) ou no intervalo de 2 semanas após a exposição.

A imunoglobulina anti-hepatite B (HBIG) é efetiva na prevenção da infecção pelo VHB após exposições únicas, como punção acidental com agulha ou outro contato de material contaminado com as mucosas, e deve ser administrada a recém-nascidos cujas mães são HbsAg positivas. O HBIG é preparado a partir de plasma contendo altos títulos de anticorpos contra o VHB. HBIG deve ser administrado dentro de 72 horas após a exposição.

As vacinas foram desenvolvidas para prevenir a infecção por VHA e VHB (ver Tabela 22.8). A vacinação contra o VHB é recomendada para todos os recém-nascidos e para crianças que não receberam a vacinação ao nascer (ver Capítulo 6, seção *Imunizações*). Como o VHD não pode ser transmitido na ausência de infecção por VHB, é possível prevenir a infecção por VHD evitando a infecção por VHB. O teste sorológico de rotina para o anti-VHC de crianças maiores de 12 meses de vida que nasceram de mulheres previamente identificadas como infectadas pelo VHC também é recomendado (Jensen & Balistreri, 2020).

Prognóstico

O prognóstico para crianças com hepatite é variável e depende do tipo de vírus, da idade e da imunocompetência da criança. Os casos de hepatite A e E geralmente são leves e breves, sem estado de portador. A hepatite B pode provocar um grande espectro de doenças agudas e crônicas. Os lactentes têm maior probabilidade do que as crianças de mais idade de desenvolver hepatite crônica. O carcinoma hepatocelular durante a idade adulta é uma complicação potencialmente fatal da infecção crônica por VHB. A hepatite C frequentemente se torna crônica e pode ocorrer cirrose nessas crianças.

Cuidados de enfermagem

As metas de enfermagem dependem muito da gravidade, do tratamento clínico e dos fatores que influenciam o controle e a transmissão da doença. Como as crianças com hepatite viral leve são frequentemente tratadas em casa, geralmente é responsabilidade do enfermeiro explicar o tratamento clínico e as medidas de controle da infecção. Quando for necessária uma assistência maior para que os pais possam aderir às orientações, é preciso um encaminhamento para enfermagem de saúde pública.

Incentive a adoção de uma dieta bem balanceada e de um cronograma de atividades e descanso adequado às condições da criança. Como a criança com VHA não é infecciosa por 1 semana após a manifestação da icterícia, a criança pode se sentir bem o suficiente para retomar a escola logo em seguida. É preciso advertir os pais sobre a possibilidade de interação medicamentosa, pois as doses normais de muitos medicamentos podem conferir risco aumentado devido à incapacidade do fígado para desintoxicação e excreção das substâncias.

As precauções padrão devem ser seguidas mesmo com a criança hospitalizada. No entanto, essas crianças geralmente não são colocadas em isolamento, a menos que tenham incontinência fecal ou que seus brinquedos e outros itens pessoais possam ser contaminados com fezes. Desencoraje as crianças a compartilharem seus brinquedos.

Lavar as mãos é a medida mais efetiva na prevenção e controle da hepatite em qualquer ambiente. Pais e filhos precisam de uma explicação sobre as formas usuais de transmissão da hepatite (via fecal-oral e via parenteral). Eles também devem estar cientes da recomendação de vacinação contra o VHB para recém-nascidos e adolescentes (ver Capítulo 6).

No caso de jovens com infecção por VHB e com histórico conhecido ou suspeita de uso de drogas ilícitas, o enfermeiro tem a responsabilidade de ajudá-los a perceber os perigos associados ao uso de drogas, enfatizando o modo parenteral de transmissão da hepatite e encorajando-os a buscar aconselhamento por meio de um programa de suporte.

ATRESIA BILIAR

A **atresia biliar (AB)**, ou atresia biliar extra-hepática (ABEH), é um processo inflamatório progressivo que causa fibrose do ducto biliar intra-hepático e extra-hepático, resultando em eventual obstrução. A incidência de AB é de aproximadamente 1 em 10 mil a 15 mil nascidos vivos (Hassan & Balistreri, 2020). As malformações associadas incluem poliesplenia e má rotação do intestino. Se não tratada, a AB pode levar a cirrose, insuficiência hepática e morte.

Fisiopatologia

A causa exata da atresia biliar é desconhecida, embora mecanismos imunológicos ou mediados por infecção possam ser responsáveis pelo processo progressivo que resulta na obliteração completa dos ductos biliares. A AB não é observada no feto nem no natimorto ou no recém-nascido. Isso sugere que é adquirida no fim da gestação ou no período perinatal e se manifesta algumas semanas após o nascimento.

As infecções congênitas têm sido implicadas como causa de dano hepatocelular que resulta em AB, mas não foi identificado um agente específico em todos os casos. A lesão do ducto biliar imunomediada por exposição viral e a imaturidade do sistema imunológico neonatal podem desempenhar um papel na destruição dos ductos biliares e no desenvolvimento de ABEH. Outras causas potenciais incluem um insulto no início do primeiro trimestre aos ductos biliares em desenvolvimento ou um insulto viral pós-natal (Hassan & Balistreri, 2020). No início do curso da doença, os ductos intra-hepáticos são pérvios desde os dúctulos interlobulares até a porta hepatis. O tamanho dessas estruturas é variável e está correlacionado com a idade do lactente e com a excreção de bile após o tratamento cirúrgico. Essas estruturas estão presentes na maioria dos lactentes afetados com menos de 2 meses de vida, mas desaparecem gradualmente nos próximos meses e, por volta dos 4 meses, são completamente substituídas por tecido fibroso.

O grau de envolvimento das vias biliares extra-hepáticas também é variável. A maioria dos casos de AB (85%) apresenta obliteração completa da árvore biliar extra-hepática na porta hepatis ou acima dela (Hassan & Balistreri, 2020). Mas alguns lactentes têm uma porção proximal patente do ducto extra-hepático ou a permeabilidade da vesícula biliar, ducto cístico e ducto biliar comum. O exame microscópico do tecido hepático revela colestase, com ausência ou diminuição da proliferação do ducto biliar e fibrose.

Manifestações clínicas

Muitos lactentes com atresia biliar nascem a termo e parecem saudáveis ao nascer. Se a **icterícia** persistir além de 2 semanas de vida, especialmente se os níveis de bilirrubina sérica direta (conjugada) estiverem elevados, o enfermeiro deve suspeitar de AB. A urina pode ser escura e as fezes frequentemente tornam-se progressivamente acólicas ou acinzentadas, indicando ausência de pigmento biliar. A hepatomegalia está presente no início do curso da doença, e o fígado é firme à palpação.

Avaliação diagnóstica

O diagnóstico precoce é fundamental para a criança com ABEH; o resultado em crianças tratadas cirurgicamente antes dos 2 meses de vida é muito melhor do que em pacientes com tratamento tardio. A suspeita diagnóstica da AB é baseada no histórico, achados físicos e exames laboratoriais. Os exames devem incluir hemograma completo, níveis de bilirrubina e testes de função hepática. Podem ser indicadas análises adicionais, incluindo nível de alfa-1 antitripsina, títulos de TORCH e outras infecções intrauterinas (ver Capítulo 9), sorologia para hepatite e citomegalovírus urinário, para descartar outras condições que causam colestase e icterícia. Geralmente, é realizada ultrassonografia abdominal para identificar possíveis causas de obstrução extra-hepática, como a presença de cisto de colédoco. A patência do sistema biliar extra-hepático pode ser verificada por cintilografia nuclear usando ácido iminodiacético tecnécio-99m (^{99m}Tc IDA ou HIDA; **varredura HIDA**). Se não houver evidência de material radioativo excretado no duodeno, o diagnóstico mais provável é atresia biliar. Como o exame nuclear de varredura pode levar até 5 dias para revelar os resultados, a biopsia hepática percutânea é provavelmente o método mais útil para o diagnóstico de AB (Govindarajan, 2016). O diagnóstico definitivo é estabelecido posteriormente, durante uma laparotomia exploradora e uma colangiografia intraoperatória, que demonstra obstrução completa em algum nível da árvore biliar.

Manejo terapêutico

O manejo clínico da atresia biliar é principalmente de suporte. Inclui suporte nutricional com fórmulas pediátricas que contêm triglicerídeos de cadeia média e ácidos graxos essenciais. Geralmente, é necessária uma suplementação com vitaminas lipossolúveis (A, D, E e K); um multivitamínico; e minerais, incluindo ferro, zinco e selênio. Pode ser indicado um suporte nutricional agressivo, na forma de alimentação contínua por gastrostomia ou NP, para casos de déficit de crescimento moderado a grave; a solução enteral deve ser pobre em sódio. Após a portoenterostomia hepática, pode haver prescrição de fenobarbital, para estimular o fluxo biliar e ácido ursodeoxicólico, para diminuir a colestase e o prurido intenso resultante da icterícia. Em casos de disfunção hepática avançada, o manejo é o mesmo que o aplicado em lactentes com cirrose.

O tratamento cirúrgico primário da AB é a portoenterostomia hepática (**cirurgia de Kasai**), em que um segmento do intestino é anastomosado ao hilo hepático ressecado para tentar a drenagem da bile. Um membro jejunal em Y de Roux é, então, anastomosado no nível do hilo hepático (uma anastomose em forma de Y realizada para fornecer drenagem biliar sem refluxo). As complicações após uma portoenterostomia incluem colangite ascendente, cirrose, hipertensão portal e sangramento gastrintestinal. Após a cirurgia de Kasai, devem ser administrados antibióticos profiláticos para minimizar o risco de colangite ascendente. Após a cirurgia de Kasai, aproximadamente um terço dos lactentes fica livre da icterícia e recupera a função hepática normal. Outro terço dos lactentes apresenta lesão hepática; no entanto, recebe suporte por meio de intervenções clínicas e nutricionais. Um terço final requer transplante de fígado. O transplante de fígado é necessário para crianças que não conseguem recuperar o fluxo biliar e para aquelas com doença hepática em estágio terminal ou hipertensão portal grave. As complicações após o transplante de fígado incluem obstrução e vazamento de bile na anastomose biliar, hipertensão portal, hemorragia, infecção e rejeição. É necessário o uso de medicamentos imunossupressores após o transplante.

Prognóstico

Caos não tratados de atresia biliar resultam em cirrose progressiva e morte na maioria das crianças aos 3 anos (Govindarajan, 2016). A cirurgia de Kasai melhora o prognóstico, mas não é uma cura. Após 20 anos, a taxa de sobrevida é de apenas 20% e, após 30 anos, cai para 10% de sobrevida em pacientes submetidos à cirurgia de Kasai (Govindarajan, 2016).

A drenagem biliar geralmente pode ser obtida se a cirurgia for realizada antes que os ductos biliares intra-hepáticos sejam destruídos; a taxa de sucesso é muito maior, de até 90%, se a cirurgia for realizada em um lactente com menos de 2 meses de vida (Hassan & Balistreri, 2020). Taxas de sobrevida a longo prazo de 64 a 92% foram observadas em crianças após a portoenterostomia (Govindarajan, 2016). No entanto, mesmo com a drenagem biliar bem-sucedida, muitas crianças acabam desenvolvendo insuficiência hepática e precisam de transplante de fígado.

Os avanços nas técnicas cirúrgicas de transplante hepático e o desenvolvimento de agentes imunossupressores e antifúngicos melhorou significativamente o sucesso do transplante. As técnicas cirúrgicas e a imunossupressão contribuíram para taxas de sobrevida de 83 a 91% em crianças submetidas ao transplante (Yanagi, Matsuura, Hayashida et al., 2017). O principal obstáculo continua sendo a escassez de doadores infantis adequados.

A doença hepática progride em lactentes com diagnóstico tardio ou em crianças nas quais a cirurgia não conseguiu fornecer uma drenagem biliar adequada. Ocorre cirrose e esplenomegalia com hipoalbuminemia, ascite e coagulopatia. A má absorção de gorduras, vitaminas lipossolúveis e a desnutrição resultam em grave déficit de crescimento. A retenção de sais biliares e colesterol contribui ainda mais para o surgimento de **prurido** (coceira) e xantomas, muitas vezes exigindo a administração de **ácido ursodeoxicólico**. O prurido se intensifica à medida que a icterícia progride como resultado do avanço da doença.

Cuidados de enfermagem

Existem muitas intervenções de enfermagem importantes para a criança com atresia biliar. O enfermeiro deve orientar os membros da família sobre todos os aspectos do plano de tratamento e sobre os fundamentos da terapia. Imediatamente após uma portoenterostomia hepática, os cuidados de enfermagem são semelhantes àqueles aplicados após qualquer cirurgia abdominal de grande porte. Se foram instaladas ostomias, a família precisa aprender como cuidar dos estomas e como reintroduzir a bile após as mamadas. As orientações devem incluir a administração adequada de medicamentos. A administração de terapia nutricional, incluindo fórmulas especiais, suplementos vitamínicos e minerais, alimentação por gastrostomia ou nutrição parenteral, é uma responsabilidade essencial da enfermagem. O déficit de crescimento nesses lactentes é comum, e o aumento das necessidades metabólicas combinadas com ascite, prurido e anorexia nutricional constituem um desafio. O enfermeiro deve ensinar os cuidadores a monitorar e administrar a terapia nutricional em casa. O prurido pode ser um problema significativo, que é resolvido por terapia medicamentosa ou medidas de conforto, como banhos com compostos coloidais de aveia e aparar as unhas. O risco de complicações da AB, como colangite, hipertensão portal, sangramento gastrintestinal e ascite, deve ser explicado aos cuidadores.

Essas crianças e suas famílias requerem apoio psicossocial especial. O prognóstico incerto, o desconforto e a espera pelo transplante podem produzir estresse considerável (ver seção *Cirrose*, a seguir). Além disso, os longos períodos de hospitalização, bem como a terapia farmacológica e nutricional, podem impor encargos financeiros significativos à família, como acontece com qualquer condição crônica. Muitas vezes, é necessária a experiência de uma equipe multiprofissional de saúde, incluindo cirurgiões, gastroenterologistas, pediatras, enfermeiros, nutricionistas, farmacêuticos, especialistas em puericultura e assistentes sociais. Grupos de apoio aos pais também podem ajudar. A Children's Liver Association for Support Services (C.L.A.S.S.)[e] e a American Liver Foundation[f] fornecem materiais educacionais, programas e sistemas de apoio para pais de crianças com doença hepática (nos EUA).

CIRROSE

A cirrose ocorre como estágio final de muitas doenças hepáticas crônicas, incluindo AB e hepatite crônica. Lesões infecciosas, autoimunes, tóxicas e doenças crônicas, como hemofilia e fibrose cística, podem causar danos graves ao fígado. Um fígado cirrótico está irreversivelmente danificado.

Fisiopatologia

A cirrose ocorre como resultado da lesão de hepatócitos por necrose, fibrose, regeneração e eventual degeneração. A massa celular parenquimatosa diminuída causa a regeneração do tecido com áreas nodulares de hepatócitos em proliferação, que esticam o tecido conjuntivo circundante. Os hepatócitos respondem à lesão com deposição de colágeno, que forma o tecido conjuntivo fibroso. Esse tecido cicatricial e áreas nodulares de regeneração prejudicam o fluxo sanguíneo intra-hepático. A necrose contínua e a autoperpetuação desse processo patológico são o resultado da cirrose.

Ocorre falha da função hepatocelular e hipertensão portal, e geralmente resultam em complicações, incluindo ascite, colestase grave, encefalopatia (coma hepático) e sangramento gastrintestinal.

Manifestações clínicas

As manifestações clínicas da cirrose incluem icterícia, déficit de crescimento, anorexia, fraqueza muscular e letargia. Ascite, edema, sangramento gastrintestinal, anemia e dor abdominal podem estar presentes em crianças com comprometimento do fluxo sanguíneo intra-hepático. A função pulmonar pode ser prejudicada por causa da pressão exercida contra o diafragma, resultante da hepatoesplenomegalia e ascite. Podem ocorrer dispneia e cianose, especialmente durante a atividade. Podem se desenvolver *shunts* arteriovenosos intrapulmonares, que também podem causar hipoxemia. Estão frequentemente presentes angiomas em aranha e vasos sanguíneos proeminentes na parte superior do tronco.

Avaliação diagnóstica

O diagnóstico de cirrose é baseado (1) no histórico, principalmente em relação a doença hepática prévia, como hepatite; (2) exame físico, particularmente hepatoesplenomegalia; (3) avaliação laboratorial, especialmente TFHs, como bilirrubina e transaminases, amônia, albumina, colesterol e tempo de protrombina; e (4) biopsia do fígado para verificar a presença das alterações características. A ultrassonografia com Doppler do fígado e baço é útil para confirmar ascite, avaliar o fluxo sanguíneo através do fígado e do baço e para determinar a permeabilidade e o tamanho da veia porta, se um transplante de fígado estiver sendo considerado.

! ALERTA PARA A ENFERMAGEM

A complicação mais comum da biopsia hepática percutânea é o sangramento interno. Os sinais vitais e os achados laboratoriais, especialmente o hematócrito, devem ser monitorados quanto a evidências de hemorragia e choque.

Manejo terapêutico

Infelizmente, não existe um tratamento eficaz para interromper a progressão da cirrose. Os objetivos do manejo terapêutico incluem o monitoramento da função hepática e o manejo de complicações específicas, como varizes esofágicas e desnutrição. A avaliação do grau de disfunção hepática da criança é importante para que ela possa ser avaliada para transplante no momento apropriado.

O transplante de fígado melhorou substancialmente o prognóstico de muitas crianças com cirrose. O transplante pediátrico de fígado é um dos transplantes de órgãos sólidos de maior sucesso, com uma taxa de sobrevida de 1 ano entre 83 e 91%, dependendo da idade no momento em que é realizado (Yanagi et al., 2017). A política que rege a alocação de fígados para transplante pela United Network for Organ Sharing permite que pacientes pediátricos com menos de 12 anos, aqueles com insuficiência hepática fulminante aguda ou aqueles com doença hepática crônica sejam colocados no topo das listas de transplantes da rede (United Network for Organ Sharing, 2017). Embora essa mudança tenha beneficiado muitos pacientes pediátricos, a escassez de doadores disponíveis para crianças continua a ditar as decisões de transplante, e muitas crianças continuam a morrer enquanto esperam por um doador adequado.

O suporte nutricional é uma terapia importante para crianças com cirrose e desnutrição. Suplementos de vitaminas lipossolúveis são frequentemente necessários, e podem ser indicados suplementos minerais. Em alguns casos, pode ser necessário um suporte nutricional agressivo na forma de alimentação enteral ou NP.

Varizes esofágicas e gástricas podem ser uma complicação da hipertensão portal com risco de vida. A hemorragia aguda é tratada com fluidos intravenosos; hemoderivados; vitamina K, se necessário para corrigir a coagulopatia; vasopressina ou somatostatina; e lavagem gástrica. Se a hemorragia aguda persistir, a abordagem secundária mais comum é a escleroterapia endoscópica ou ligadura com bandagem endoscópica (Choudhary, Puri, Saigal et al., 2016). O tamponamento com balão com tubo de Sengstaken-Blakemore pode ser indicado para o paciente instável com hemorragia aguda (Choudhary et al., 2016). A ascite deve ser tratada com restrições

[e] P.O. Box 186, Monaca, PA 15061; (724) 581-5527; http://www.classkids. org.
[f] 39 Broadway, Suite 2700, New York, NY 10006; 212-668-1000; http://www. liverfoundation.org.

de sódio e líquidos e administração de diuréticos. A ascite grave, com comprometimento respiratório, é tratada com infusões de albumina ou paracentese.

Embora o mecanismo completo da encefalopatia hepática seja desconhecido, a incapacidade do fígado danificado em remover as toxinas endógenas, como a amônia, parece ser um indicativo. O tratamento visa limitar a formação e absorção de amônia que ocorre no intestino, principalmente com os medicamentos neomicina e lactulose. Como a amônia é formada no intestino pela ação das bactérias sobre as proteínas ingeridas, a neomicina reduz o número de bactérias intestinais, de modo a reduzir a produção de amônia. A fermentação da lactulose pelas bactérias do cólon produz ácidos graxos de cadeia curta, que reduzem o pH do cólon, inibindo assim o metabolismo bacteriano. Isso diminui a formação de amônia a partir do metabolismo bacteriano de proteínas.

Prognóstico

O sucesso do transplante de fígado revolucionou a abordagem da cirrose hepática. Insuficiência hepática e cirrose são indicações para transplante. O monitoramento cuidadoso da condição e da qualidade de vida da criança é fundamental para avaliar a necessidade e o momento do transplante.

Cuidados de enfermagem

Vários fatores influenciam os cuidados de enfermagem à criança com cirrose, incluindo a causa, a gravidade das complicações e o prognóstico. O prognóstico geralmente é ruim, a menos que ocorra um transplante de fígado bem-sucedido. Portanto, o cuidado de enfermagem a essa criança é semelhante ao de qualquer criança com uma doença potencialmente fatal (ver Capítulo 19). A hospitalização é necessária quando ocorrem complicações como hemorragia, desnutrição grave ou insuficiência hepática. As avaliações de enfermagem são direcionadas ao monitoramento da condição da criança e as intervenções são destinadas ao tratamento de complicações específicas. Se o transplante de fígado for uma opção, a família precisa de apoio e assistência para lidar com a situação (ver boxe *Cuidado centrado na família*).

MALFORMAÇÕES ESTRUTURAIS

As malformações congênitas do trato gastrintestinal podem envolver qualquer porção, da boca ao ânus. A maioria é aparente no nascimento ou logo depois e são anomalias nas quais o crescimento normal foi interrompido em um estágio crucial do desenvolvimento embrionário, deixando a estrutura em sua forma embrionária ou apenas parcialmente concluída. O resultado pode ser atresia, mau posicionamento, não fechamento ou qualquer outra alteração.

Cuidado centrado na família

Doença hepática em estágio terminal

Em muitos casos, a criança com doença hepática e a família precisam lidar com a progressão incerta da doença. A única esperança de sobrevivência a longo prazo pode ser o transplante de fígado. O transplante pode ser bem-sucedido, mas o período de espera pode ser longo porque há muito mais crianças precisando de órgãos do que doadores. O procedimento é caro e realizado apenas em centros médicos especializados, que muitas vezes ficam longe da casa da família. O enfermeiro deve reconhecer os estressores específicos de lidar com uma doença hepática em estágio terminal e aguardar o transplante, e deve oferecer apoio e assistência à família no enfrentamento desses estressores. A ajuda de assistentes sociais e o apoio de outros pais também podem ser benéficos.

Atresia é a ausência de uma abertura normal ou lúmen normalmente patente. A atresia em qualquer ponto ao longo do trato GI cria uma obstrução ao andamento normal de nutrientes e secreções. As anomalias mais comuns que requerem intervenção cirúrgica são atresias do esôfago, intestino e ânus. As malformações congênitas consideradas neste capítulo incluem anormalidades do lábio, do palato, da traqueia, do esôfago e do ânus.

ATRESIA ESOFÁGICA E FÍSTULA TRAQUEOESOFÁGICA

A atresia congênita do esôfago (AE) e a fístula traqueoesofágica (FTE) são malformações raras que representam uma falha do esôfago em se desenvolver como uma passagem contínua e uma falha da traqueia e do esôfago em se separarem em estruturas distintas. Essas malformações podem ocorrer como entidades separadas ou em combinação e, sem diagnóstico e tratamento precoces, representam uma séria ameaça ao bem-estar do lactente.

A incidência de AE é estimada em aproximadamente 1 em 3 mil neonatos (Wu, Kuang, Lv et al., 2017). Parece haver uma incidência ligeiramente maior em meninos, e o peso ao nascer da maioria dos lactentes afetados é significativamente menor do que a média, com uma incidência incomumente alta de nascimentos prematuros em lactentes com AE e um aumento subsequente na mortalidade. É comum um histórico de polidrâmnio materno.

Aproximadamente 50% dos casos de AE ou FTE são um componente da síndrome de VATER ou associação de VACTERL, acrônimos usados para descrever anomalias associadas (VATER para malformações vertebrais, ânus imperfurado, fístula traqueoesofágica e displasia radial e renal; e VACTERL para malformações vertebral, anal, cardíaca, traqueal, esofágica, renal e de membros [*limbs*, em inglês]) (Khan & Matta, 2020b). As anomalias cardíacas também podem ocorrer com AE ou FTE; portanto, todos os pacientes devem ser submetidos a uma avaliação de anomalias associadas.

Fisiopatologia

O esôfago se desenvolve a partir do primeiro segmento do intestino embrionário. Durante a quarta e a quinta semanas de gestação, o intestino anterior normalmente se alonga e se separa longitudinalmente. Cada porção longitudinal se funde para formar dois canais paralelos (o esôfago e a traqueia) que se unem apenas na laringe. As anomalias que envolvem a traqueia e o esôfago são causadas por malformações de separação, fusão incompleta das dobras traqueais após essa separação ou crescimento celular alterado durante o desenvolvimento embrionário.

A forma mais comumente encontrada de AE e FTE (de 80 a 90% dos casos) é aquela em que o segmento esofágico proximal termina em uma bolsa cega e o segmento distal é conectado à traqueia ou ao brônquio primário por uma fístula curta próxima à bifurcação traqueal (Figura 22.6C). O segundo tipo mais comum (de 7 a 8%) consiste em uma bolsa cega em cada extremidade, bem separada e sem comunicação com a traqueia (Figura 22.6A). Uma AE do tipo H refere-se a uma traqueia e um esôfago normais conectados por uma fístula (de 4 a 5%) (Figura 22.6E). Anomalias extremamente raras envolvem a formação de uma fístula da traqueia para o segmento superior do esôfago (0,8%) (Figura 22.6B) ou para os segmentos superior e inferior (de 0,7 a 6%) (Figura 22.6D).

Manifestações clínicas

Suspeita-se da presença de atresia esofágica em um recém-nascido com saliva espumosa na boca e no nariz, salivação, asfixia e tosse. O desconforto respiratório pode ser leve ou significativo, dependendo do tipo de defeito e da idade gestacional do lactente. Se alimentado,

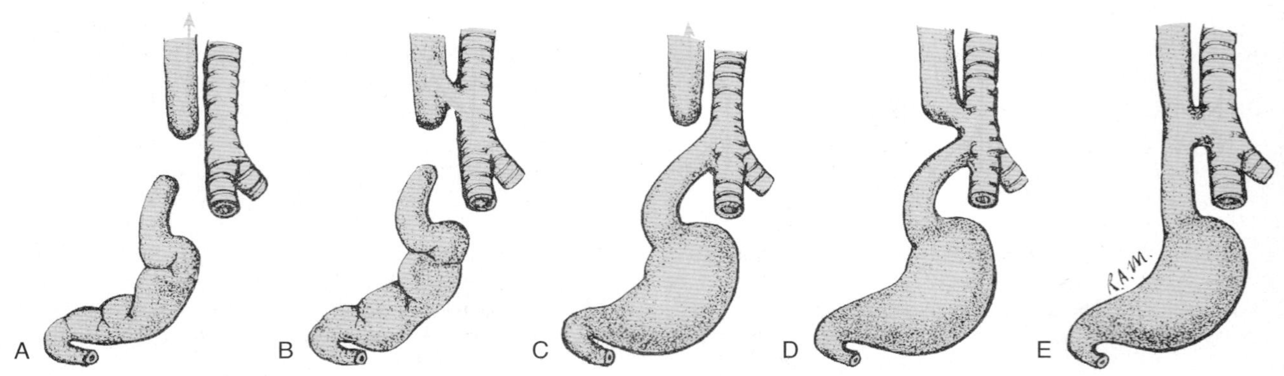

Figura 22.6 A a E. Cinco tipos mais comuns de atresia esofágica e fístula traqueoesofágica. (Ver a discussão no texto.)

o lactente pode engolir normalmente, mas, de repente, tosse e se engasga, com retorno do líquido pelo nariz e pela boca. O lactente pode ficar cianótico e apneico devido à aspiração de leite materno ou saliva.

No lactente portador de AE com FTE distal (tipo C), o estômago fica distendido com ar e as compressões torácicas e abdominais (especialmente durante o choro) fazem com que o conteúdo gástrico seja regurgitado através da fístula para dentro da traqueia, produzindo a chamada pneumonia aspirativa. Quando o segmento superior do esôfago se abre diretamente na traqueia (tipos B e D), o lactente corre o risco de aspirar qualquer material ingerido. Cianose ou asfixia durante a alimentação pode ser o único sintoma de fístula do tipo H (ver Figura 22.6E). A criança com esse tipo de AE pode não manifestar sintomas até mais tarde na vida, quando mostra sinais de problemas respiratórios crônicos, pneumonia recorrente e sinais de RGE (Khan & Matta, 2020b).

Avaliação diagnóstica

Embora o diagnóstico seja estabelecido com base em sinais e sintomas clínicos, o tipo exato de anomalia deve ser determinado por estudos radiográficos. Uma sonda radiopaca é inserida na hipofaringe e avançada até encontrar a obstrução. As radiografias de tórax são feitas para verificar a patência esofágica ou a presença de uma bolsa cega. Radiografias que mostram ar no estômago indicam uma conexão entre a traqueia e o esôfago distal nos tipos C, D e E. A ausência completa de ar no estômago é observada nos tipos A e B. Ocasionalmente, as fístulas não são patentes, o que torna sua presença mais difícil de diagnosticar. Um exame broncoscópico cuidadoso pode ser realizado na tentativa de visualização da fístula.

A presença de **polidrâmnio** (acúmulo de 2.000 mℓ de líquido amniótico) no pré-natal é uma pista para a possibilidade de AE no feto, especialmente com defeito do tipo A, B ou C. Com esses tipos de AE ou FTE, o líquido amniótico que é normalmente deglutido pelo feto é incapaz de alcançar o trato gastrintestinal para ser absorvido e excretado pelos rins. O resultado é um acúmulo anormal de líquido amniótico, ou polidrâmnio.

Manejo terapêutico

O tratamento de pacientes com atresia esofágica e FTE inclui a manutenção da patência das vias aéreas, prevenção de pneumonia, descompressão de bolsa gástrica ou cega, terapia de suporte e correção cirúrgica da anomalia.

Quando se suspeita de AE com FTE, a ingesta oral é suspendida, são iniciados fluidos IV e o lactente é posicionado para facilitar a drenagem de secreções e diminuir a probabilidade de aspiração. As secreções acumuladas devem ser aspiradas frequentemente da boca e da faringe. Um cateter de duplo lúmen deve ser colocado na bolsa esofágica superior e conectado na aspiração intermitente ou contínua. A cabeça do lactente deve ser mantida elevada para facilitar a remoção do líquido coletado na bolsa e para evitar a aspiração do conteúdo gástrico. Frequentemente, é instituída uma terapia com antibióticos de largo espectro quando existe preocupação com a aspiração de conteúdo gástrico.

A maioria das malformações pode ser corrigida em uma única cirurgia ou em dois ou mais procedimentos por etapas. O sucesso depende do diagnóstico precoce, antes que as complicações ocorram; da presença e gravidade das anomalias associadas; e de outros fatores, incluindo o nascimento prematuro. Com a instituição de medidas para prevenir a pneumonia aspirativa e garantir a hidratação e nutrição adequadas, a cirurgia pode ser adiada para permitir um tratamento mais efetivo da pneumonia e alcançar a estabilidade fisiológica para que o lactente possa suportar melhor a cirurgia complexa. O atraso também oferece uma oportunidade para avaliações adicionais, para descartar anomalias associadas e para otimizar o suporte respiratório.

A correção toracoscópica da AE ou da FTE está sendo usada com sucesso, cancelando, assim, a necessidade de uma toracotomia e minimizando as complicações e morbidades pós-cirúrgicas associadas (Khan & Matta, 2020b). A cirurgia consiste em uma toracotomia com divisão e ligadura da FTE e uma anastomose término-terminal ou término-lateral do esôfago. Pode ser inserido um dreno torácico para drenar o ar e o líquido intrapleural. Para lactentes que não estão estáveis o suficiente para passar por uma cirurgia de correção definitiva ou aqueles com um intervalo longo (> 3 a 4 cm) entre o esôfago proximal e distal, é preferível abordagem cirúrgica em etapas que envolva gastrostomia, ligadura da FTE e drenagem constante da bolsa esofágica (Khan & Matta, 2020b). Uma anastomose esofágica tardia geralmente é tentada depois de semanas ou meses.

Uma anastomose primária pode ser impossível devido ao comprimento insuficiente dos dois segmentos esofágicos. Isso ocorre se a distância entre os dois segmentos for de 3 a 4 cm (aproximadamente três corpos vertebrais) ou maior; a condição é chamada de AE de intervalo longo (Khan & Matta, 2020b). Nesses casos, é realizado um procedimento de substituição um esôfago usando uma parte do cólon ou pode ser necessária a interposição de um tubo gástrico para preencher o segmento esofágico ausente. Outras técnicas cirúrgicas podem ser realizadas posteriormente para facilitar o alongamento do esôfago.

A **traqueomalácia** pode ocorrer como resultado de fraqueza na parede traqueal que se manifesta quando uma bolsa proximal dilatada comprime a traqueia no início da vida fetal. Também pode ocorrer como resultado de pressão intratraqueal inadequada, causando o desenvolvimento anormal da traqueia. Os sinais clínicos de traqueomalácia incluem tosse forte, estridor, respiração ofegante, recorrência de infecções do trato respiratório, cianose e, às vezes, apneia.

Prognóstico

A taxa de sobrevida é de praticamente 100% em crianças saudáveis. A maioria das mortes resulta de prematuridade extrema ou outras anomalias letais associadas.

As complicações potenciais após a correção cirúrgica de AE e FTE dependem do tipo de malformação e da correção cirúrgica. As complicações cirúrgicas incluem vazamento da anastomose, estenoses causadas por tensão ou isquemia, distúrbios da motilidade esofágica causando disfagia, comprometimento respiratório, escoliose, deformidade da parede torácica e RGE. As estenoses anastomóticas esofágicas podem causar disfagia, engasgo e dificuldade respiratória. As estenoses são frequentemente tratadas com dilatação esofágica de rotina. As dificuldades de alimentação costumam estar presentes por meses ou anos após a cirurgia, e o lactente deve ser cuidadosamente monitorado para assegurar ganho de peso, crescimento e desenvolvimento adequados. Em alguns casos, a fundoplicatura laparoscópica pode ser necessária. Às vezes, o lactente precisa ser alimentado por gastrostomia ou jejunostomia para fornecer a ingesta calórica adequada.

Cuidados de enfermagem

A responsabilidade dos enfermeiros pela detecção dessa malformação grave começa imediatamente após o nascimento. Para lactentes com os sinais e sintomas clássicos de AE (ver boxe *Alerta para a enfermagem*), a principal preocupação é o estabelecimento de uma via respiratória patente e a prevenção de comprometimento respiratório posterior. A cianose geralmente é resultado de espasmo laríngeo causado pelo extravasamento de saliva da bolsa esofágica proximal para a laringe ou aspiração; normalmente, se resolve após a remoção por aspiração das secreções da orofaringe. A passagem de uma sonda orogástrica (OG) de pequeno calibre pela boca até o estômago durante a avaliação física inicial de enfermagem é útil para determinar a presença de AE ou outras malformações obstrutivas.

> **! ALERTA PARA A ENFERMAGEM**
>
> Deve haver suspeita de atresia esofágica (AE) ou fístula traqueoesofágica (FTE) em qualquer criança com quantidade excessiva de saliva espumosa na boca ou com dificuldade com as secreções e episódios inexplicáveis de apneia, cianose ou queda de saturação de oxigênio, e imediatamente deve ser feito um encaminhamento para avaliação médica.

Cuidados pré-operatórios

O enfermeiro deve fazer cuidadosamente a aspiração da boca e da nasofaringe e colocar o lactente em uma posição que facilite a drenagem e previna aspiração. A posição mais conveniente para um recém-nascido com suspeita de AE típica com uma FTE (p. ex., tipo C) é a supina (ou, às vezes, a pronação) com a cabeça elevada em inclinação de pelo menos 30°. Esse posicionamento minimiza o refluxo das secreções gástricas no esôfago distal para a traqueia e brônquios, especialmente quando a pressão intra-abdominal está elevada.

É essencial remover imediatamente qualquer secreção que possa ser aspirada. Até o momento da cirurgia, a bolsa cega deve ser mantida vazia por aspiração intermitente ou contínua por meio de uma sonda de duplo lúmen inserida por via oral ou nasal até o fim da bolsa. Em alguns casos, uma sonda de gastrostomia percutânea é inserida e deixada aberta para que qualquer ar que entre no estômago através da fístula possa ser drenado, minimizando o perigo de aspiração do conteúdo gástrico para a traqueia. A sonda de gastrostomia é esvaziada por drenagem por gravidade. É contraindicada a alimentação através da sonda de gastrostomia e irrigações com líquidos antes da cirurgia em lactentes com FTE distal.

As intervenções de enfermagem incluem avaliação respiratória para controle das vias aéreas, termorregulação, controle de líquidos e eletrólitos e suporte nutricional parenteral.

Frequentemente, o lactente deve ser transferido para um hospital com unidade de atendimento especializado e equipe cirúrgica pediátrica. O enfermeiro deve informar os pais sobre a condição da criança e fornecer o apoio e as informações necessárias.

Cuidados pós-operatórios

Os cuidados pós-operatórios para esses lactentes são os mesmos que para qualquer recém-nascido de alto risco. Deve ser fornecida termorregulação adequada, fixação da sonda NG de duplo lúmen à aspiração de baixa pressão ou por gravidade, nutrição parenteral adequada e (se aplicável) a sonda de gastrostomia mantém a drenagem por gravidade até que a alimentação seja tolerada. Se for realizada toracotomia e inserido um dreno torácico, é atentar-se ao funcionamento apropriado do sistema fechado de drenagem. O controle da dor no período pós-operatório é importante, mesmo que seja usada apenas uma abordagem toracoscópica. Nas primeiras 24 a 36 horas, o enfermeiro deve fornecer tratamento para a dor do recém-nascido de maneira semelhante aos cuidados com um adulto submetido a um procedimento similar (ver Capítulo 5, seção *Dor em neonatos*). A aspiração da traqueia somente deve ser feita com sonda de aspiração estéril de acordo com profundidade preestabelecida e com extremo cuidado para evitar lesões na área de sutura.

Se tolerada, a alimentação por gastrostomia pode ser iniciada e mantida até que a anastomose esofágica cicatrize. Antes do início da alimentação oral e da remoção do dreno torácico (se aplicável), um exame com contraste ou esofagrama verificará a integridade da anastomose esofágica.

O enfermeiro deve observar cuidadosamente a tentativa inicial de alimentação por via oral para ter certeza de que o lactente é capaz de engolir sem engasgar. A alimentação oral deve ser iniciada com água esterilizada, seguida de mamadas breves e frequentes com leite materno ou fórmula. Até que o lactente seja capaz de ingerir uma quantidade suficiente por via oral, a ingesta oral pode precisar ser suplementada por *bolus* ou alimentação contínua por gastrostomia. Geralmente, os lactentes não recebem alta até que possam ingerir líquidos com facilidade. A sonda de gastrostomia pode ser removida antes da alta hospitalar ou mantida para a suplementação alimentar em casa.

Problemas especiais

As complicações do trato respiratório superior são uma ameaça à vida tanto no pré quanto no pós-operatório. Além da pneumonia, os lactentes estão em risco constante de dificuldade respiratória resultante de atelectasia, pneumotórax e edema de laringe. Qualquer dificuldade respiratória persistente após a remoção das secreções deve ser imediatamente relatada ao cirurgião. O lactente deve ser monitorado quanto a vazamento nas anastomoses e sinais de infecção, como secreção torácica purulenta, aumento da contagem de leucócitos e instabilidade de temperatura.

Para lactentes que precisam de substituição esofágica, a sucção não nutritiva deve ser fornecida com a chupeta. Crianças mantidas em jejum (JO) por um período prolongado e por isso não receberam estimulação oral frequente têm dificuldade para se alimentar pela boca após a cirurgia corretiva e podem desenvolver hipersensibilidade oral e aversão à alimentação. Elas precisam de orientação firme e paciente no aprendizado das técnicas de como levar o alimento à boca e engolir após a correção cirúrgica. Pode ser necessário o encaminhamento para uma equipe multiprofissional de suporte alimentar.

Uma das dificuldades relacionadas com FTE é a transferência imediata do lactente enfermo para a unidade de terapia intensiva e, às vezes, a hospitalização prolongada. A formação do vínculo parental pode ser facilitada incentivando os pais a visitarem o lactente, participarem de seus cuidados quando apropriado e expressarem seus sentimentos em relação à doença do filho. O enfermeiro na unidade de terapia intensiva deve assumir a responsabilidade de garantir que os pais sejam totalmente informados sobre o progresso do lactente.

Apoio à família, planejamento da alta e atendimento domiciliar

Alguns lactentes com AE ou FTE podem precisar de dilatações esofágicas periódicas em regime ambulatorial. A educação para alta deve incluir orientações sobre as técnicas de alimentação para crianças com correção esofágica, incluindo a posição semiereta durante a alimentação, mamadas pequenas e observação da deglutição para o caso de haver um problema (p. ex., regurgitação, cianose, engasgo). A traqueomalácia costuma ser uma complicação; os pais devem ser orientados sobre os sinais e sintomas dessa condição, que incluem tosse forte, estridor, respiração ruidosa, infecções recorrentes do trato respiratório, cianose e, às vezes, apneia. Também pode ocorrer RGE quando as mamadas são retomadas, o que pode contribuir para doenças reativas das vias aéreas, com respiração ofegante e dispneia como manifestações clínicas predominantes. Problemas de crescimento e ganho de peso podem ocorrer nos primeiros 5 anos de vida na criança com AE ou FTE, especialmente se for um lactente prematuro. O enfermeiro deve estar alerta aos marcos de desenvolvimento que indiquem a necessidade de intervenção precoce e encaminhamento multidisciplinar.

O preparo dos pais para a alta do filho envolve o ensino das técnicas que serão usadas nos cuidados domiciliares. Os pais devem aprender sobre os sinais de dificuldade respiratória e de estenose esofágica (p. ex., má alimentação, engasgo, disfagia, salivação, regurgitação de comida não digerida) e RGE.

Os pais devem estar cientes das restrições de alimentação. Lembre a eles que é particularmente importante evitar que o lactente engula objetos estranhos. Eles devem cortar os alimentos sólidos em pedaços bem pequenos, ensinar a criança a mastigar bem, dar líquido frequentemente para ajudar a deglutição da comida e evitar alimentos como cachorros-quentes inteiros ou pedaços grandes de carne que podem ficar alojados no esôfago (ver Capítulo 10).

O planejamento da alta deve incluir a obtenção do equipamento necessário e serviços de enfermagem domiciliar para auxiliar na avaliação contínua da criança e na continuidade dos cuidados.

HÉRNIAS

A **hérnia** é a protrusão de uma parte de um órgão ou órgãos através de uma abertura anormal. O risco associado a hérnia decorre da constrição da área de protusão, prejudicando a circulação, ou quando interfere na função ou no desenvolvimento de outras estruturas. As hérnias discutidas nesta seção são aquelas que se projetam através do diafragma, da parede abdominal ou do canal inguinal.

Hérnia umbilical

A **hérnia umbilical** é uma hérnia comumente observada em lactentes. Ocorre quando a fusão do anel umbilical é incompleta no ponto em que os vasos umbilicais deixam a parede abdominal. Afeta mais lactentes com baixo peso ao nascer e prematuros do que recém-nascidos a termo. Uma hérnia umbilical geralmente é uma malformação isolada, mas pode estar associada a outras anomalias congênitas, como síndrome de Down (trissomia do cromossomo 21) e trissomias 13 e 18. O tamanho da malformação é variável, e a protrusão torna-se mais proeminente quando o lactente chora (Figura 22.7). O **encarceramento**, no qual a hérnia está constrita e não pode ser reduzida manualmente, é raro. As hérnias geralmente desaparecem espontaneamente por volta dos 3 a 5 anos. Se a hérnia persistir além dessa idade, geralmente é corrigida cirurgicamente de forma eletiva.

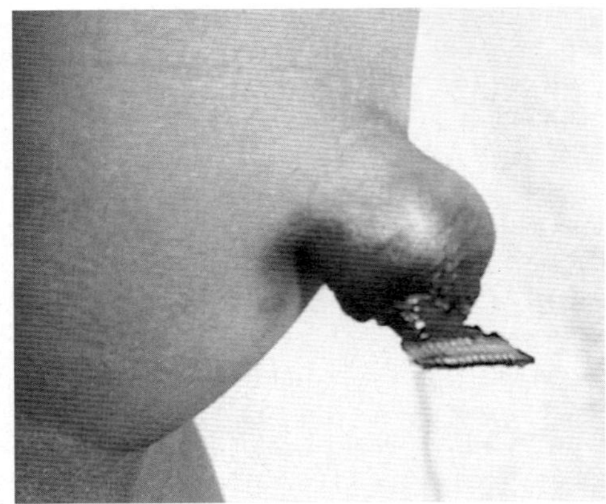

Figura 22.7 Recém-nascido com hérnia umbilical. (Fonte: Zitelli, B. J., & Davis, H. W. [2007]. *Atlas of pediatric physical diagnostics* [5th ed.]. St. Louis, MO: Mosby.)

Cuidados de enfermagem

A aparência de uma hérnia umbilical pode ser desconcertante para os pais. Portanto, eles precisam ser informados de que a malformação geralmente não é prejudicial. Enfaixar ou colocar uma cinta sobre o abdome para conter a protusão não ajuda na resolução e pode causar irritação na pele.

Os cuidados de enfermagem à criança com correção de hérnia umbilical são essencialmente iguais aos de outras cirurgias gastrintestinais de menor porte. O procedimento pode ser realizado em ambulatório. Observe a criança quanto a complicações relacionadas com formação de hematoma ou infecção. A criança pode retomar a dieta e as atividades normalmente no pós-operatório; no entanto, atividades extenuantes ou brincadeiras ficam restritas pelo período de 2 a 3 semanas.

Hérnia inguinal

As **hérnias inguinais** são responsáveis por aproximadamente 80% de todas as hérnias na infância e ocorrem com mais frequência em meninos do que em meninas (aproximadamente 6:1). Uma incidência de 0,8 a 5% é relatada em recém-nascidos a termo e de até 30% em lactentes prematuros e de baixo peso ao nascer (Abdulhai, Glenn, & Ponsky, 2017).

Fisiopatologia

A hérnia inguinal resulta da persistência de todo ou de parte do processo vaginal, que é uma extensão do peritônio que precede o testículo através do canal inguinal até o escroto (nos meninos) ou até o ligamento redondo nos grandes lábios (nas meninas), durante o oitavo mês de gestação. Após a descida do testículo, a porção proximal do processo vaginal normalmente atrofia e fecha, enquanto a porção distal forma a túnica vaginal, que envolve o testículo na bolsa escrotal. Quando a porção superior não atrofia, o líquido abdominal ou uma estrutura abdominal (p. ex., intestino, ovário, tubas uterinas) podem ser forçados para dentro dela, criando uma protuberância ou massa palpável. O saco persistente pode terminar em qualquer ponto ao longo do canal inguinal, pode parar no anel inguinal ou se estender até o escroto ou lábios vaginais.

Manifestações clínicas

Essa é uma malformação comum e geralmente é assintomática, a menos que o conteúdo abdominal seja forçado para dentro do saco patente. Na maioria das vezes, aparece como um edema inguinal indolor de tamanho variável. Ela desaparece durante os períodos de repouso ou pode ser reduzido por compressão suave. Aparece quando a criança chora ou faz esforço, ou quando a criança com mais idade faz força, tosse ou fica em pé por muito tempo. O defeito pode ser palpado como um espessamento similar ao cordão umbilical na virilha, e o sinal da luva de seda pode ser detectado esfregando-se as laterais do saco herniário vazio.

Às vezes, a alça intestinal herniada fica parcialmente obstruída, produzindo sintomas variáveis que podem incluir irritabilidade, sensibilidade, anorexia, distensão abdominal e dificuldade de evacuação. Ocasionalmente, a alça intestinal fica **encarcerada** (irredutível) ou estrangulada (perda de suprimento sanguíneo), com sintomas de obstrução intestinal completa que, se não tratada, progride para estrangulamento e necrose intestinal. O encarceramento ocorre com mais frequência em lactentes com menos de 12 meses de vida. A incidência de encarceramento é relatada entre 3 e 16%, mas chega a 30% em lactentes prematuros (Abdulhai et al., 2017).

Manejo terapêutico

O tratamento para hérnias é a correção cirúrgica eletiva e imediata na criança saudável assim que a malformação é diagnosticada. No entanto, uma hérnia encarcerada requer cuidados cirúrgicos de emergência. Como se acreditava haver uma incidência significativa de envolvimento bilateral, muitos cirurgiões defenderam a exploração de ambos os lados; no entanto, essa prática foi abandonada devido às complicações que ocorrem com a exploração aberta (Aiken, 2020b). A exploração laparoscópica do lado contralateral pode ser realizada sem risco de lesão aos canais deferentes (Aiken, 2020b).

Cuidados de enfermagem

O reconhecimento imediato de uma hérnia inguinal é fundamental. A hérnia pode ser observada pela primeira vez quando o lactente está chorando ou fazendo força para evacuar (manobra de Valsalva). Os cuidados de enfermagem com o lactente ou criança com hérnia inguinal envolvem o preparo pré-operatório do lactente e uma explicação apropriada para os pais sobre a condição pós-operatória esperada. A maioria das correções de hérnia pode ser feita em ambulatório. O lactente prematuro geralmente faz a correção da hérnia vários dias antes da alta. O recém-nascido prematuro diagnosticado após a alta é internado no dia da cirurgia e, depois da correção, é observado pelo período de 12 a 24 horas para apneia e bradicardia.

No pós-operatório, a incisão deve ser mantida limpa e seca, e a dor do lactente tratada de forma adequada. Em lactentes e crianças que ainda não aprenderam a usar o banheiro, a ferida pode ser coberta com um curativo oclusivo ou deixada sem curativo. Trocar as fraldas assim que ficarem úmidas ajuda a reduzir a chance de irritação ou infecção de ferida operatória.

Nenhuma restrição é imposta à atividade de lactentes ou crianças, mas crianças de mais idade não devem levantar pesos, empurrar coisas, lutar, andar de bicicleta e participar de eventos esportivos por cerca de 3 semanas.

Se a cirurgia for adiada, os pais precisam aprender a identificar os sinais de uma hérnia encarcerada, as medidas simples para reduzi-la (p. ex., um banho quente, evitar o posicionamento ereto e medidas de conforto para reduzir o choro) e o momento certo de pedir ajuda se o alívio não for obtido em um tempo razoavelmente curto.

Hérnia femoral

As hérnias femorais são raras em crianças, com uma incidência relatada de menos de 1% (Abdulhai et al., 2017). A incidência é maior em meninas do que em meninos. A condição pode se manifestar como uma hérnia recorrente após a correção de uma hérnia inguinal. Os sintomas iniciais são edema na região da virilha, associado a fortes dores e cólicas abdominais. O tratamento e o manejo são iguais aos da hérnia inguinal. O encarceramento e o estrangulamento são complicações frequentes.

MALFORMAÇÕES ANORRETAIS

As anomalias anorretais (AARs) estão entre as malformações congênitas mais comuns causadas pelo desenvolvimento anormal, com uma incidência de aproximadamente 1 em 3 mil nascimentos (Shanti, 2020). Essas malformações podem variar de ânus imperfurado simples a outras anomalias complexas associadas aos órgãos geniturinários (GU) e pélvicos, que podem exigir tratamento extensivo para as funções intestinal, urinária e sexual. As malformações anorretais podem ocorrer isoladamente ou como parte da associação VACTERL (ver anteriormente neste capítulo). Essas anomalias são classificadas de acordo com o sexo do recém-nascido e características anatômicas anormais, incluindo malformações GU (Boxe 22.10). Mais da metade de todos os casos de AARs estão associados a outras anomalias.

A atresia e estenose retal ocorrem quando a abertura anal parece normal, há um sulco interglúteo na linha média e geralmente não existe fístula entre o reto e o trato urinário. A **atresia retal** é uma obstrução completa (incapacidade de evacuar) e requer intervenção cirúrgica imediata. A **estenose retal** pode não se tornar aparente até mais tarde na infância, quando o lactente tem um histórico de dificuldade de evacuação, distensão abdominal e fezes em forma de fita. Uma **cloaca persistente** é uma AAR complexa na qual o reto, a vagina e a uretra drenam para um canal de abertura comum no períneo (Figura 22.8A).

O ânus imperfurado inclui várias formas de malformação sem uma abertura evidente (Figura 22.8). Frequentemente, forma-se uma fístula (uma comunicação anormal) que vai da porção distal do reto ao períneo ou sistema GU (ver Figura 22.8B e C). A fístula pode ser evidenciada quando o mecônio é evacuado pela abertura vaginal, o períneo abaixo da vagina, a uretra masculina ou o períneo sob o escroto. A presença de mecônio no períneo não indica patência do ânus. Uma fístula pode não ser aparente ao nascimento, mas, conforme aumenta o peristaltismo, o mecônio é forçado através da fístula para a uretra ou para o períneo do recém-nascido.

Fisiopatologia

Durante o desenvolvimento embrionário, a cloaca se torna o canal comum para os sistemas urinário, genital e retal em desenvolvimento. A cloaca se divide na sexta semana de gestação para formar o seio urogenital anterior e o canal intestinal posterior pelo septo urorretal. Depois que as pregas laterais se unem ao septo urorretal, ocorre a separação dos segmentos urinário e retal. Uma diferenciação adicional resulta no sistema GU anterior e no canal anorretal posterior. Uma interrupção desse desenvolvimento leva à migração incompleta do reto para sua posição normal no períneo.

Boxe 22.10 Classificação das malformações anorretais.

Meninos
- Fístula perineal
- Fístula bulbar retouretral
- Fístula prostática retouretral
- Fístula retovesicular (colo da bexiga)
- Ânus imperfurado sem fístula
- Atresia retal

Meninas
- Fístula perineal
- Fístula retovestibular
- Ânus imperfurado sem fístula
- Atresia e estenose retal
- Cloaca

Fonte: Gangopadhyay, A. N., & Pandey, V. (2015). Anorectal malformations. *Journal of Indian Association of Pediatric Surgeons, 20*(1), 10–15.

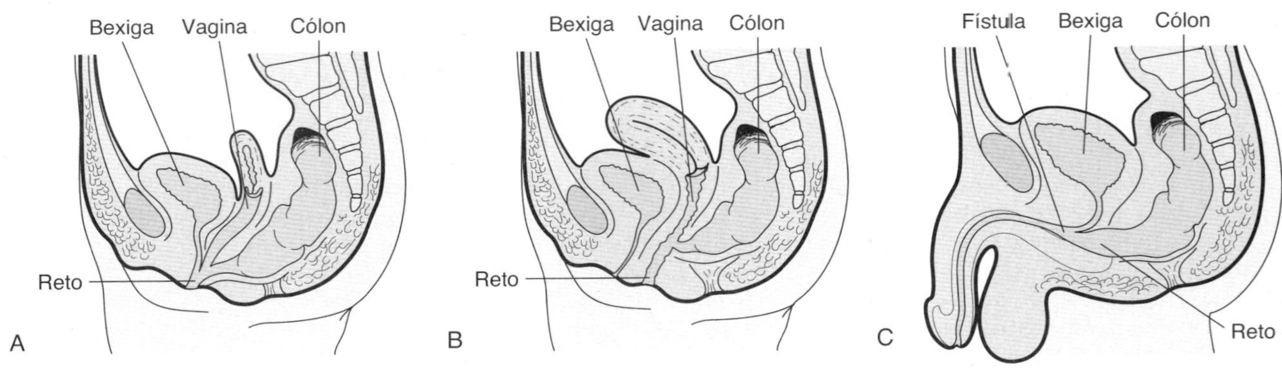

Figura 22.8 Malformações anorretais. **A.** Cloaca típica (feminina). **B.** Fístula retovaginal baixa (feminino). **C.** Fístula bulbar retouretral (masculino).

Avaliação diagnóstica

O diagnóstico de uma anomalia anorretal é baseado no achado físico de uma abertura anal ausente. Outros sintomas podem incluir distensão abdominal, vômitos, ausência de passagem de mecônio ou presença de mecônio na urina. Achados físicos adicionais de uma AAR são um períneo plano e a ausência de um sulco interglúteo na linha média. A aparência do períneo por si só não prediz com precisão a extensão do defeito e as anomalias associadas. Anomalias geniturinárias e espinais-vertebrais associadas a AARs devem ser consideradas quando é observada uma malformação. Atresia esofágica, com ou sem FTE, malformações cardíacas e anomalias vertebrais podem ocorrer em associação com AARs, e o lactente deve ser cuidadosamente avaliado quanto à presença dessas e de outras anomalias. Embora raros, alguns casos de AARs podem não ser diagnosticados até mais tarde na primeira infância.

Uma fístula perineal (ver Boxe 22.10) pode ser diagnosticada por observação clínica. A presença de um sulco anal proeminente e uma faixa de tecido cutâneo comumente conhecida como alça de balde é indicativa de fístula perineal. Deve ser realizada ultrassonografia abdominal e pélvica, para avaliar melhor a malformação anatômica do lactente. Um pielograma intravenoso e uma cistouretrografia miccional são realizados para avaliar as anomalias associadas que envolvem o trato urinário. Outros exames diagnósticos que podem ser realizados incluem ressonância magnética, radiografia, ultrassom e fluoroscopia do conteúdo anatômico pélvico e da anatomia baixa da coluna vertebral.

Manejo terapêutico

O tratamento primário de uma anomalia anorretal é cirúrgico. Assim que a malformação for identificada, tome medidas para descartar anomalias associadas com risco de morte, que precisam de intervenção cirúrgica imediata. Desde que não exista risco de morte imediato, o recém-nascido deve ser estabilizado e mantido em jejum para avaliação posterior. Devem ser fornecidos fluidos IV para manter o equilíbrio hidreletrolítico e os níveis de glicose. A recomendação atual é que a cirurgia seja atrasada pelo menos 24 horas para avaliar adequadamente a presença de uma fístula e possivelmente outras anomalias (Shanti, 2020).

O tratamento cirúrgico de AARs varia de acordo com a malformação, mas geralmente envolve um, ou possivelmente uma combinação de vários, dos seguintes procedimentos: anoplastia, colostomia, **anorretoplastia sagital posterior** (**ARSP**, ou **PSARP**, em inglês) ou outro *pull-through* com colostomia e fechamento de colostomia (remoção). A discussão sobre o manejo de cuidados de enfermagem a seguir descreve alguns aspectos dos cuidados pré e pós-operatórios.

Uma correção laparoscópica primária (sem colostomia) de alguns tipos de AARs está sendo usado no tratamento com sucesso. O procedimento minimiza os riscos cirúrgicos, a morbidade associada e o manejo da dor no pós-operatório, sem risco significativo de prolapso retal, estenose anal ou manometria anorretal (Han, Xia, Guo et al., 2017).

Prognóstico

O prognóstico a longo prazo depende de fatores como o tipo de malformação, a anatomia do sacro e das vértebras, a qualidade dos músculos e o sucesso da cirurgia.

A presença de um fundo plano ou "oscilante" e nenhum sulco na linha média geralmente traz um mau prognóstico para a continência intestinal devido a problemas neurológicos, musculares e anatômicos associados. Quando o esfíncter anal interno está ausente, a incontinência é um problema comum a longo prazo. Essas crianças podem conseguir continência socialmente aceitável ao longo do tempo com o auxílio de um programa de controle intestinal. Outras complicações potenciais após o tratamento cirúrgico de anomalias anorretais incluem estenoses, fístula retourinária recorrente, prolapso da mucosa e constipação intestinal. Os resultados a longo prazo em adultos com AAR tratadas cirurgicamente são relatados como positivos, dependendo do tipo e da gravidade da malformação, bem como das anomalias associadas (Gangopadhyay & Pandey, 2015). Constipação intestinal, escape e incontinência fecal são problemas que essas crianças e adultos devem enfrentar regularmente, mas o resultado funcional é relatado como excelente (Gangopadhyay & Pandey, 2015).

Cuidados de enfermagem

A primeira responsabilidade da enfermagem é auxiliar na identificação da anomalia anorretal. Um recém-nascido que não expele fezes em um período de 24 horas após o nascimento ou no qual o mecônio aparece em um local diferente da abertura anal requer uma avaliação mais aprofundada. Os cuidados pré-operatórios incluem avaliação diagnóstica, descompressão gastrintestinal, preparo intestinal e infusão intravenosa de fluidos.

Para o recém-nascido com fístula perineal, é realizada uma **anoplastia**, que envolve mover a abertura da fístula para o centro do esfíncter e aumentar a abertura retal. Os cuidados de enfermagem pós-operatórios após a anoplastia são direcionados principalmente para à cicatrização da ferida cirúrgica sem causar outras complicações. Um programa de dilatações anais geralmente é iniciado quando a criança retorna para a consulta de acompanhamento 2 semanas depois. A alimentação deve iniciada logo após a correção cirúrgica e a amamentação é incentivada por causar menos constipação intestinal.

Em neonatos com anomalias como **cloaca** (feminino), fístula prostática retouretral (masculino) e fístula vestibular (feminino), é realizada uma colostomia descendente para permitir a eliminação fecal e evitar a contaminação da seção imperfurada distal e subsequente infecção do trato urinário em lactentes com fístulas urorretais.

Com uma colostomia, os cuidados de enfermagem pós-operatórios são direcionados a manter o cuidado adequado da pele no local do estoma (distal e proximal), controlar a dor pós-operatória e administrar fluidos intravenosos e antibióticos. A descompressão gástrica pós-operatória pode ser necessária com laparotomia, e os cuidados de enfermagem se concentram na manutenção da drenagem apropriada (ver Capítulo 20 para informações sobre cuidados com a colostomia).

O ARSP é um procedimento cirúrgico comum para a correção de AARs em lactentes aproximadamente 1 a 2 meses após a colostomia inicial. Os cuidados pré-operatórios com ARSP frequentemente envolvem irrigação do estoma distal para prevenir a contaminação fecal do local da cirurgia. Durante esse período, os pais devem receber informações precisas, porém simples, sobre a aparência do lactente no pós-operatório e as expectativas quanto ao seu nível de envolvimento nos cuidados da criança.

No procedimento ARSP, a correção é feita por meio de uma abordagem da linha média sacral posterior, para dissecar os diferentes grupos musculares envolvidos, sem danificar a inervação estratégica das estruturas pélvicas, de modo que seja alcançada a continência intestinal pós-operatória ideal. Uma laparotomia pode ser necessária se o reto não for identificável pela abordagem posterior. O manejo adicional após a correção bem-sucedida envolve um programa de dilatações anais, fechamento da colostomia e um programa de controle intestinal.

Os pais devem ser orientados sobre como cuidar do períneo e da ferida ou como cuidar da colostomia, conforme necessário. Dilatações anais podem ser necessárias para alguns lactentes. Os pais devem observar os padrões de evacuação e também a presença de sinais de estenose anal ou de complicações. Informações sobre modificações de dieta e administração de medicamentos devem ser incluídas no aconselhamento. Os enfermeiros têm um papel fundamental para ajudar a família de uma criança com AAR a realizar os melhores cuidados, para que o controle do intestino seja bem-sucedido e melhore a qualidade de vida da criança e da família.

Apoio à família, planejamento da alta e atendimento domiciliar

O acompanhamento a longo prazo é essencial para crianças com malformações complexas. Quando uma colostomia é realizada, os pais precisam de garantias sobre a aparência da criança e sobre capacidade de cuidar dela em casa. Com muita paciência e tranquilidade, eles aprendem como cuidar da pele e dos dispositivos da melhor maneira possível, mantendo um vínculo adequado com a criança.

Após o procedimento definitivo de *pull-through*, o treinamento esfincteriano pode ser adiado. A continência total raramente é alcançada na idade de 2 a 3 anos. O treinamento dos hábitos intestinais, os programas de lavagens para o controle do intestino, a modificação da dieta e a administração de emolientes de fezes ou de fibras ajudam as crianças a melhorar a função intestinal e a continência social. Algumas crianças nunca conseguem alcançar a continência intestinal e devem contar com lavagens intestinais diárias. É essencial que a criança receba apoio e segurança durante a lenta progressão da condição até alcançar um funcionamento normal e socialmente aceitável.

QUESTÕES DE REVISÃO

1. Uma criança de 16 meses tem histórico de diarreia há 3 dias, com ingesta oral insuficiente. Ela recebeu fluidos intravenosos, tolerou alguns líquidos por via oral no pronto-socorro e está recebendo alta. **Para cada orientação de atendimento domiciliar, use um X para indicar se é indicada (apropriada ou necessária), contraindicada (pode ser prejudicial) ou não essencial (não faz diferença ou não é necessária).**

Orientação para o atendimento domiciliar	Indicada	Contraindicada	Não essencial
Manter a ingesta líquidos claros e torradas por 24 horas.		X	
Oferecer uma dieta normal, de acordo com o apetite da criança.	X		
Esterilizar os utensílios de preparo antes de cada refeição.			X
Oferecer uma dieta BRAT (banana, arroz, purê de maçã e torradas) por 24 horas, depois uma dieta leve, conforme tolerado.		X	
Descobrir qual é a comida favorita do lactente.			X
Oferecer caldo de frango ou de carne por 24 horas e, em seguida, retomar uma dieta leve.		X	

2. Uma criança de 3 anos tem histórico de diarreia crônica, déficit de ganho de peso e distensão abdominal. Ela tem um teste de sangue sorológico positivo e biopsia do intestino delgado que confirma a doença celíaca. **Escolha as opções mais prováveis para as informações que faltam nas afirmações a seguir, selecionando a partir das listas de opções fornecidas.**

Como as crianças com doença celíaca devem limitar a ingesta de produtos que contenham ____1____ em muitos itens alimentares, sendo um deles ____2____, elas correm maior risco de ____3____, bem como de várias outras deficiências.

Opções para 1	Opções para 2	Opções para 3
Açúcar	Iogurte	Anemia ferropriva
Carne	Milho na espiga	Sangramento
Glúten	Salada de alface e tomate	Asma
Sal	Torrada	Hepatite
Leite	Frango assado	Estenose pilórica
Ovos	Palitos de cenoura	Rouquidão e dificuldade para engolir

3. Um lactente prematuro que passou por cirurgia para enterocolite necrosante está agora com 6 meses de vida e desenvolveu a síndrome do intestino curto. Ele não consegue absorver a maioria dos nutrientes ingeridos por via oral e é totalmente dependente da nutrição parenteral, que recebe por meio de um cateter venoso central. O enfermeiro que acompanha o atendimento a esse lactente tem consciência de que ele deve ser cuidadosamente observado para o desenvolvimento de quais complicações? **Selecione tudo que se aplica.**
   A. Colestase.
   B. Constipação intestinal.
   C. Déficit de desenvolvimento.
   D. Diarreia crônica.
   E. Estenose intestinal.
   F. Insuficiência intestinal.
   G. Disfunção hepática.
   H. Refluxo gastresofágico.

4. Um lactente de 3 meses que ainda não foi vacinado vai a uma consulta devido ao aparecimento de um surto de hepatite na creche onde está matriculado. A creche notificou a mãe de que outras crianças não imunizadas também estavam matriculadas e que ela deveria levar seu filho à clínica. **Escolha as opções mais prováveis para as informações que faltam nas afirmações a seguir, selecionando na lista de opções fornecida.**

O enfermeiro reconhece que o principal modo de transmissão da ____1____ pela via ____2____. A ____3____, uma vacina inativada, é aprovada para crianças de 12 a 23 meses de vida e administrada em ____4____ doses.

Opções para 1	Opções para 2	Opções para 3	Opções para 4
Hepatite A	Parenteral	VHA	Quatro
Hepatite B	Fecal-oral	VHC	Duas
Hepatite C	Água contaminada	Vacina da pólio	Três
Hepatite D	Perinatal	VHB	Uma

REFERÊNCIAS BIBLIOGRÁFICAS

Abbott, R. A., Martin, A. E., Newlove-Delgado, T. V., et al. (2017). Psychosocial interventions for recurrent abdominal pain in childhood. *Cochrane Database of Systematic Review* (3), CD010973.

Abdulhai, S. A., Glenn, I. C., & Ponsky, T. A. (2017). Incarcerated pediatric hernias. *The Surgical Clinics of North America*, *97*(1), 129–145.

Aiken, J. J. (2020a). Acute appendicitis. In R. M. Kliegman, J. W. St. Geme, N. J. Blum, et al. (Eds.), *Nelson textbook of pediatrics* (21st ed.). Philadelphia: Elsevier.

Aiken, J. J. (2020b). Inguinal hernias. In R. M. Kliegman, J. W. St. Geme, N. J. Blum, et al. (Eds.), *Nelson textbook of pediatrics* (21st ed.). Philadelphia: Elsevier.

Avitzur, Y., & Shamir, R. (2020). Short bowel syndrome. In R. M. Kliegman, J. W. St. Geme, N. J. Blum, et al. (Eds.), *Nelson textbook of pediatrics* (21st ed.). Philadelphia: Elsevier.

Bagade, S., & Khanna, G. (2015). Imaging of omphalomesenteric duct remnants and related pathologies in children. *Current Problems in Diagnostic Radiology*, *44*(3), 246–255.

Barnes, D., & Yeh, A. M. (2015). Bugs and guts: Practical applications of probiotics for gastrointestinal disorders in children. *Nutrition in Clinical Practice*, *30*(6), 747–759.

Bass, D. M. (2020). Rotaviruses, caliciviruses, and astroviruses. In R. M. Kliegman, J. W. St. Geme, N. J. Blum, et al. (Eds.), *Nelson textbook of pediatrics* (21st ed.). Philadelphia: Elsevier.

Blanchard, S. S., & Czinn, S. J. (2020). Peptic ulcer disease in children. In R. M. Kliegman, J. W. St. Geme, N. J. Blum, et al. (Eds.), *Nelson textbook of pediatrics* (21st ed.). Philadelphia: Elsevier.

Bruce, J. S., Bruce, C. S., Short, H., et al. (2016). Childhood constipation: Recognition, management and the role of the nurse. *British Journal of Nursing*, *25*(22), 1231–1242.

Byard, R. W., & Zuccollo, J. M. (2010). Forensic issues in cases of water birth fatalities. *The American Journal of Forensic Medicine and Pathology*, *31*(3), 258–260.

Carroll, A. G., Kavanagh, R. G., Ni Leidhin, C., et al. (2017). Comparative effectiveness of imaging modalities for the diagnosis and treatment of intussusception: A critically appraised topic. *Academic Radiology*, *24*(5), 521–529.

Carson, R. A., Mudd, S. S., & Madati, J. (2017). Clinical practice guideline for the treatment of pediatric acute gastroenteritis in the outpatient setting. *Journal of Emergency Nursing*. http://www.jenonline.org.

Carter, B., & Fedorowicz, Z. (2012). Antiemetic treatment for acute gastroenteritis in children: An updated Cochrane systematic review with meta-analysis and mixed treatment comparison in a Bayesian framework. *BMJ Open*, *2*, 1–11.

Centers for Disease Control and Prevention. (2017). *Surveillance for viral hepatitis – United States, 2015*. https://www.cdc.gov/hepatitis/statistics/2015surveillance/index.htm.

Chopra, J., Patel, N., Basude, D., et al. (2017). Abdominal pain-related functional gastrointestinal disorders in children. *British Journal of Nursing*, *26*(11), 624–631.

Choudhary, N. S., Puri, R., Saigal, S., et al. (2016). Innovative approach of using esophageal stent for refractory post-band ligation esophageal ulcer bleed following liver donor liver transplantation. *Journal of Clinical and Experimental Hepatology*, *6*(2), 149–150.

Cohen, S., Bueno de Mesquita, M., & Mimouni, F. B. (2015). Adverse effects reported in the use of gastroesophageal reflux disease treatments in children: A 10 years literature review. *British Journal of Clinical Pharmacology*, *80*(2), 200–208.

Cohran, V. C., Prozialeck, J. D., & Cole, C. R. (2017). Redefining short bowel syndrome in the 21st century. *Pediatric Research*, *81*(4), 540–549.

Conrad, M. A., & Rosh, J. R. (2017). Pediatric inflammatory bowel disease. *Pediatric Clinics of North America*, *64*(3), 577–591.

Dekate, P., Jayashree, M., & Singhi, S. (2013). Management of acute diarrhea in emergency room. *Indian Journal of Pediatrics*, *80*(3), 235–246.

Fok, C. Y., Holland, K. S., Gil-Zaragozano, E., et al. (2016). The role of nurses and dieticians in managing paediatric coeliac disease. *British Journal of Nursing*, *25*(8), 449–455.

Gangopadhyay, A. N., & Pandey, V. (2015). Anorectal malformations. *Journal of Indian Association of Pediatric Surgeons*, *20*(1), 10–15.

Giannetti, E., Maglione, M., Sciorio, E., et al. (2017). Do children just grow out of irritable bowel syndrome? *The Journal of Pediatrics*, *183*, 122–126.

Govindarajan, K. K. (2016). Biliary atresia: Where do we stand now? *World Journal of Hepatology*, *8*(36), 1593–1601.

Greenbaum, L. A. (2020). Acid-base balance. In R. M. Kliegman, J. W. St. Geme, N. J. Blum, et al. (Eds.), *Nelson textbook of pediatrics* (21st ed.). Philadelphia: Elsevier.

Han, Y., Xia, Z., Guo, S., et al. (2017). Laparoscopically assisted anorectal pull-through versus posterior sagittal anorectoplasy for high and intermediate anorectal malformations: A systematic review and meta-analysis. *PLoS ONE*, *12*(1), e0170421.

Hassan, H. H., & Balistreri, W. F. (2020). Cholestasis. In R. M. Kliegman, J. W. St. Geme, N. J. Blum, et al. (Eds.), *Nelson textbook of pediatrics* (21st ed.). Philadelphia: Elsevier.

Hendrickson, M. A., Zaremba, J., Wey, A. R., et al. (2017). The use of a triage-based protocol for oral rehydration in a pediatric emergency department. *Pediatric Emergency Care*, pec-online.com.

Huether, S. E. (2019). The cellular environment: Fluids and electrolytes, acids and bases. In K. L. McCance, & S. E. Huether (Eds.), *Pathophysiology: The biologic basis for disease in adults and children* (8th ed.). St. Louis: Mosby.

Jensen, M. K., & Balistreri, W. F. (2020). Viral hepatitis. In R. M. Kliegman, J. W. St. Geme, N. J. Blum, et al. (Eds.), *Nelson textbook of pediatrics* (21st ed.). Philadelphia: Elsevier.

Kalach, N., Bontems, P., & Cadranel, S. (2015). Advances in the treatment of *Helicobacter pylori* infection in children. *Annals of Gastroenterology*, *28*(1), 10–18.

Khan, S., & Matta, S. K. R. (2020a). Gastroesophageal reflux disease. In R. M. Kliegman, J. W. St. Geme, N. J. Blum, et al. (Eds.), *Nelson textbook of pediatrics* (21st ed.). Philadelphia: Elsevier.

Khan, S., & Matta, S. K. R. (2020b). Esophageal atresia and tracheoesophageal fistula. In R. M. Kliegman, J. W. St. Geme, N. J. Blum, et al. (Eds.), *Nelson textbook of pediatrics* (21st ed.). Philadelphia: Elsevier.

Kleinman, R. E., & Greer, F. R. (2014). *Pediatric nutrition* (7th ed.). Elk Grove Village, IL: American Academy of Pediatrics.

Kotloff, K. L. (2017). The burden and etiology of diarrheal illness in developing countries. *Pediatric Clinics of North America*, *64*(4), 799–814.

Kotloff, K. L. (2020). Acute gastroenteritis in children. In R. M. Kliegman, J. W. St. Geme, N. J. Blum, et al. (Eds.), *Nelson textbook of pediatrics* (21st ed.). Philadelphia: Elsevier.

Kridler, J., & Kamat, D. (2016). Irritable bowel syndrome: A review for general pediatricians. *Pediatric Annals*, *45*(1), e30–e33.

Lamberti, L. M., Ashraf, S., Walker, C. L., et al. (2016). A systematic review of the effect of rotavirus vaccination on diarrhea outcomes among children younger than 5 years. *The Pediatric Infectious Disease Journal*, *35*(9), 992–998.

Lebwohl, B., Sanders, D. S., & Green, P. H. R. (2017). Coeliac disease. *Lancet*, *391*(10115), 70–81.

Leung, D. T., Chisti, M. J., & Pavia, A. T. (2016). Prevention and control of childhood pneumonia and diarrhea. *Pediatric Clinics of North America*, *63*(1), 67–79.

Lin, X. K., Huang, X. Z., Bao, X. Z., et al. (2017). Clinical characteristics of Meckel diverticulum in children: A retrospective review of a 15-year single-center experience. *Medicine*, *96*(32), e7760.

Manz, F. (2007). Hydration in children. *Journal of the American College of Nutrition*, *26*(Suppl. 5), S562–S569.

Maqbool, A., & Liacouras, C. A. (2020a). Congenital aganglionic megacolon (Hirschprung disease). In R. M. Kliegman, J. W. St. Geme, N. J. Blum, et al. (Eds.), *Nelson textbook of pediatrics* (21st ed.). Philadelphia: Elsevier.

Maqbool, A., & Liacouras, C. A. (2020b). Pyloric stenosis and other congenital anomalies of the stomach. In R. M. Kliegman, J. W. St. Geme, N. J. Blum, et al. (Eds.), *Nelson textbook of pediatrics* (21st ed.). Philadelphia: Elsevier.

Maqbool, A., & Liacouras, C. A. (2020c). Major symptoms and signs of digestive tract disorders. In R. M. Kliegman, J. W. St. Geme, N. J. Blum, et al. (Eds.), *Nelson textbook of pediatrics* (21st ed.). Philadelphia: Elsevier.

Maqbool, A., & Liacouras, C. A. (2020d). Intestinal duplications, Meckel diverticulum, and other remnants of the omphalomesenteric duct. In R. M. Kliegman, J. W. St. Geme, N. J. Blum, et al. (Eds.), *Nelson textbook of pediatrics* (21st ed.). Philadelphia: Elsevier.

Maqbool, A., & Liacouras, C. A. (2020e). Intussusception. In R. M. Kliegman, J. W. St. Geme, N. J. Blum, et al. (Eds.), *Nelson textbook of pediatrics* (21st ed.). Philadelphia: Elsevier.

Marder, E. P., Cieslak, P. R., Cronquist, A. B., et al. (2017). Incidence and trends of infections with pathogens transmitted commonly through food and the effect of increasing use of culture-independent diagnostic tests on surveillance – foodborne disease active surveillance network, 10 U.S. sites, 2013-2016. *MMWR. Morbidity and Mortality Weekly Report, 66*(15), 397–403.

Martin, L. Y., Ladd, M. R., Werts, A., et al. (2017). Tissue engineering for the treatment of short bowel syndrome in children. *Pediatric Research, 83*(1-2), 249–257.

McFarland, L. V., Ozen, M., Dinleyici, E. C., et al. (2016). Comparison of pediatric and adult antibiotic-associated diarrhea and *Clostridium dificile* infections. *World Journal of Gastroenterology: WJG, 22*(11), 3078–3104.

Mousa, H., & Hassan, M. (2017). Gastroesophageal reflux disease. *Pediatric Clinics of North America, 64*(3), 487–505.

Muller, C. O., Rossignol, G., Montalva, L., et al. (2016). Long-term outcome of laparoscopic Duhamel procedure for extended Hirschsprung's disease. *Journal of Laparoendoscopic and Advanced Surgical Techniques. Part A, 26*(12), 1032–1035.

Newlove-Delgado, T. V., Martin, A. E., Abbott, R. A., et al. (2017). Dietary interventions for recurrent abdominal pain in childhood. *Cochrane Database of Systematic Review* (3), CD010972.

Patel, R., Bommayya, N., Choudhry, M., et al. (2015). Bleeding duodenal ulcer in a healthy infant presenting with rectal bleeding and requiring surgical treatment. *Journal of Pediatric Surgical Special, 9*, 38–40.

Paul, S. P., McVeigh, L., Gil-Zaragozano, E., et al. (2016). Diagnosis and nursing management of coeliac disease in children. *Nursing Children and Young People, 28*(1), 18–24.

Poddar, U. (2016). Approach to constipation in children. *Indian Pediatrics, 53*(4), 319–327.

Rentea, R. M., Peter, D., & Snyder, C. L. (2017). Pediatric appendicitis: State of the art review. *Pediatric Surgery International, 33*(3), 269–283.

Rosen, M. J., Dhawan, A., & Saeed, S. A. (2017). Inflammatory bowel disease in children and adolescents. *JAMA Pediatrics, 169*(11), 1053–1060.

Shanti, C. M. (2020). Surgical conditions of the anus and rectum. In R. M. Kliegman, J. W. St. Geme, N. J. Blum, et al. (Eds.), *Nelson textbook of pediatrics* (21st ed.). Philadelphia: Elsevier.

Stein, R. E., & Baldassano, R. N. (2020). Chronic ulcerative colitis. In R. M. Kliegman, J. W. St. Geme, N. J. Blum, et al. (Eds.), *Nelson textbook of pediatrics* (21st ed.). Philadelphia: Elsevier.

Troncone, R., & Shamir, R. (2020). Celiac disease. In R. M. Kliegman, J. W. St. Geme, N. J. Blum, et al. (Eds.), *Nelson textbook of pediatrics* (21st ed.). Philadelphia: Elsevier.

United Network for Organ Sharing. (2017). *Questions and answers for transplant candidates about liver allocation*. https://www.unos.org/wp-content/uploads/unos/Liver_patient.pdf.

Wang, J., Xu, E., & Xiao, Y. (2014). Isotonic versus hypotonic maintenance IV fluids in hospitalized children: A meta-analysis. *Pediatrics, 133*(1), 105–113.

Wen, S. C., Best, E., & Nourse, C. (2017). Non-typhoidal Salmonella infections in children: Review of literature and recommendations for management. *Journal of Paediatrics and Child Health, 53*(10), 936–941.

Wu, Y., Kuang, H., Lv, T., et al. (2017). Comparison of clinical outcomes between open and thoracoscopic repairfor esophageal atresia with tracheoesophageal fistula: A systematic review and meta-analysis. *Pediatric Surgery International, 33*(11), 1147–1157.

Yanagi, Y., Matsuura, T., Hayashida, M., et al. (2017). Bowel perforation after liver transplantation for biliary atresia: A retrospective study of care in the transition from childhood to adulthood. *Pediatric Surgery International, 33*(2), 155–163.

Yang, H. R. (2016). Updates on the diagnosis of *Helicobacter pylori* infection in children: What are the differences between adults and children? *Pediatric Gastroenterology. Hepatology & Nutrition, 19*(2), 96–103

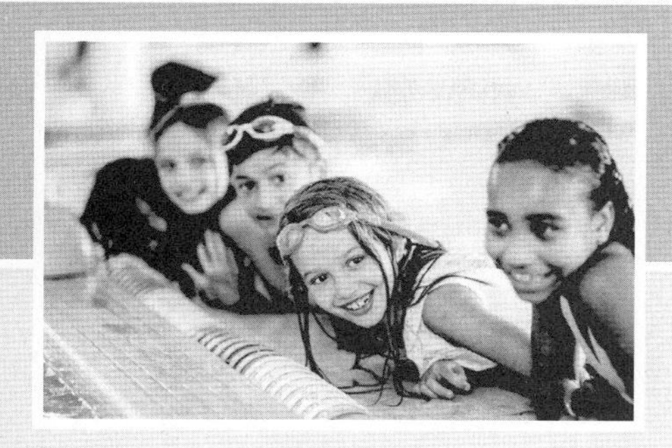

23

Criança com Disfunção Cardiovascular

Margaret L. Schroeder, Annette L. Baker, Heather Bastardi, Patricia O'Brien

CONCEITOS GERAIS

- Perfusão
- Hemodinâmica

DISFUNÇÃO CARDIOVASCULAR

As alterações cardiovasculares nas crianças estão divididas em dois grandes grupos: as cardiopatias congênitas (CC) e as cardiopatias adquiridas. As **cardiopatias congênitas** incluem principalmente as anomalias anatômicas presentes ao nascimento que resultam em função cardíaca anormal. As consequências clínicas das malformações cardíacas congênitas dividem-se em duas grandes categorias: a insuficiência cardíaca (IC) e a hipoxia. As **cardiopatias adquiridas** são processos ou anomalias que ocorrem depois do nascimento e podem ser identificados no coração normal ou na presença de malformações cardíacas congênitas. Resultam de vários fatores, incluindo infecções, reações autoimunes, fatores ambientais e tendências familiares. A revisão da fisiopatologia demonstrada na Figura 23.1 descreve o fluxo de sangue através do coração.

HISTÓRICO E EXAME FÍSICO

O primeiro passo importante na avaliação de uma criança com uma possível cardiopatia é a obtenção exata do histórico da saúde. Os pais podem ter preocupações específicas, tais como uma criança com alimentação deficiente ou respiração rápida ou uma criança de 7 anos que não pode mais jogar futebol com os amigos. Outros não conseguem entender que a criança possui um problema de saúde porque quando bebê sempre foi pálida e agitada.

Na avaliação da criança, são importantes as perguntas sobre os históricos da saúde da mãe, da gravidez e do parto. As mães com condições crônicas da saúde, como diabetes ou lúpus, são mais propensas a terem filhos com cardiopatia. Alguns medicamentos, como a fenitoína, são teratogênicos aos fetos. O uso materno de bebida alcoólica ou o uso de drogas ilícitas aumentam o risco de malformações cardíacas congênitas. A exposição a infecções, como a rubéola, no início da gravidez pode resultar em anomalias congênitas. As crianças com baixo peso ao nascer resultante de restrição do crescimento intrauterino são mais propensas a terem anomalias congênitas. Aquelas com peso elevado ao nascimento têm incidência maior de cardiopatias.

Um histórico familiar detalhado também é importante. Há uma incidência maior de malformações cardíacas congênitas se os pais ou um irmão apresentar defeitos cardíacos. Algumas doenças, como a síndrome de Marfan e determinadas cardiomiopatias, são hereditárias. Um histórico familiar de perda fetal frequente, de morte súbita infantil e de morte repentina em adultos pode indicar cardiopatia. As malformações cardíacas congênitas são identificadas em muitas síndromes, como as de Down e de Turner.

A avaliação física de suspeita de cardiopatia começa com a observação da aparência geral da criança e prossegue com observações mais específicas. As listas seguintes são suplementares às técnicas gerais de avaliação descritas para o exame físico do tórax e do coração no Capítulo 4.

Exame

Estado nutricional: um déficit de crescimento ou o inadequado ganho de peso estão associados à cardiopatia.
Cor: a cianose é uma característica comum da CC, e a palidez está associada à perfusão inadequada.
Deformidades torácicas: a cardiomegalia às vezes distorce a configuração do tórax.
Pulsações incomuns: em alguns pacientes, vê-se a pulsação dos vasos do pescoço.
Excursão respiratória: refere-se à facilidade ou à dificuldade de respiração (p. ex., taquipneia, dispneia, gemido expiratório).
Hipocratismo digital: está associado à cianose.

Palpação e percussão

Tórax: essas manobras ajudam a discernir o tamanho do coração e outras características (p. ex., frêmito) associadas à cardiopatia.

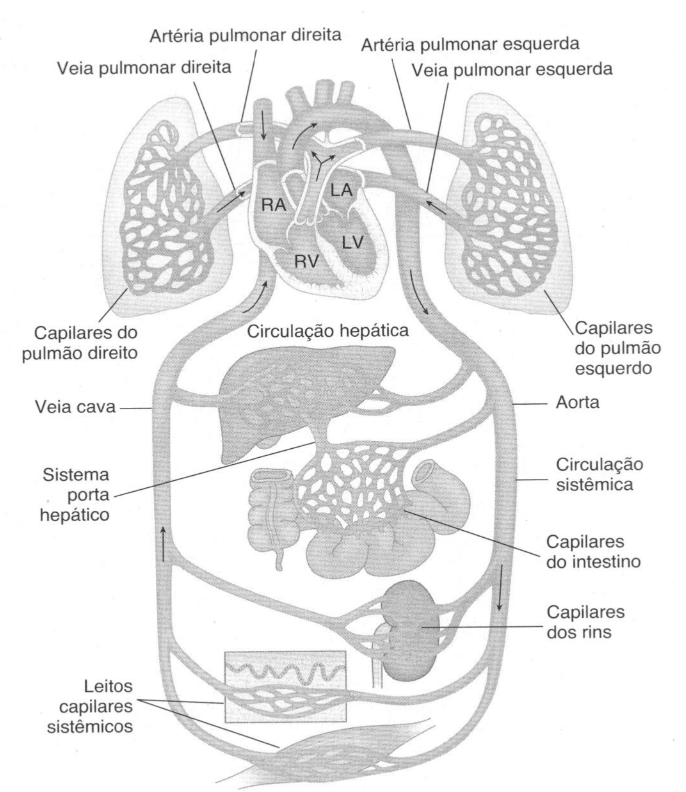

Figura 23.1 Diagrama mostrando as circulações sistêmica e pulmonar conectadas em série e como acompanhar o fluxo sanguíneo. As câmaras cardíacas do lado direito impulsionam sangue não oxigenado através da circulação pulmonar, e o lado esquerdo do coração impulsiona o sangue oxigenado através da circulação sistêmica. *AD*, átrio direito; *AE*, átrio esquerdo; *VD*, ventrículo direito; *VE* ventrículo esquerdo. (De McCance K. L., & Heuther S. E. [2019]: *Pathophysiology: the biological basis for disease in adults and children*, [ed 8], St Louis, 2019, Mosby.)

Abdome: a hepatomegalia ou a esplenomegalia pode estar evidente.
Pulso periférico: a frequência, a regularidade e a amplitude (força) podem revelar discrepâncias.

Ausculta

Frequência e ritmo cardíacos: auscultar e analisar a presença de frequência cardíaca rápida (taquicardia), frequência cardíaca lenta (bradicardia) e ritmos irregulares.
Características dos sons cardíacos: auscultar para investigar presença de sons diferentes ou abafados, sopro e sons cardíacos adventícios.

Avaliação diagnóstica

Uma variedade de exames invasivos e não invasivos pode ser utilizada no diagnóstico da cardiopatia (Tabela 23.1). Algumas das ferramentas mais comuns de diagnóstico que requerem avaliação e intervenção de enfermagem estão descritas nas seções a seguir.

Eletrocardiograma

O eletrocardiograma (ECG) mede a atividade elétrica do coração; fornece uma exibição gráfica e informações sobre a frequência e o ritmo cardíacos, ritmos ou condução anormais, alterações isquêmicas e outras informações. Um ECG-padrão é realizado em 12 derivações para obter diferentes visões do coração. Um ECG leva aproximadamente 15 minutos para ser executado, mas os lactentes e as crianças de menos idade podem ficar incomodados com a colocação dos fios.

Tabela 23.1 Procedimentos para o diagnóstico cardíaco.

Procedimento	Descrição
Radiografia de tórax (raios X)	Fornece informações sobre o tamanho do coração e os padrões do fluxo sanguíneo pulmonar
Eletrocardiografia (ECG)	Medição gráfica da atividade elétrica do coração
Monitor Holter	Registro de 24 horas contínuas de ECG usado para avaliar arritmias
Ecocardiograma	Uso de ondas sonoras de alta frequência obtidas por um transdutor para produzir uma imagem das estruturas cardíacas
Transtorácico	Realizado pela instalação do transdutor sobre o tórax
Modo M	Visão gráfica unidimensional usada para estimar o tamanho e a função ventriculares
Bidimensional	Visão em tempo real de corte transversal do coração usada para identificar as estruturas e a anatomia cardíacas
Doppler	Identifica os padrões de fluxo sanguíneo e os gradientes de pressão através das estruturas
Fetal	Imagem do coração do feto no útero
Ecocardiograma transesofágico (ETE)	Transdutor colocado no esôfago na região posterior do coração para obter imagens das estruturas cardíacas posteriores ou em pacientes com imagens de má qualidade da abordagem torácica
Cateterismo cardíaco	Estudo de imagem usando cateteres radiopacos inseridos em um vaso periférico e progredidos para o coração para medir as pressões e os níveis de oxigênio nas câmaras cardíacas e visualizar as estruturas do coração e os padrões de fluxo sanguíneo
Hemodinâmico	Realiza medições das pressões e das saturações de oxigênio nas câmaras cardíacas
Angiografia	Uso de material de contraste para destacar as estruturas do coração e os padrões de fluxo sanguíneo
Biopsia	Uso de cateter especial para coleta de amostras minúsculas do músculo cardíaco para avaliação microscópica; usado na avaliação de infecção, inflamação ou distúrbios de disfunção muscular, como também para avaliar rejeição após transplante cardíaco
Estudo da eletrofisiologia (EPS)	Cateteres especiais com eletrodos empregados para registrar a atividade elétrica de dentro do coração; usado para diagnosticar distúrbios do ritmo
Prova de esforço	Monitoramento da frequência cardíaca, da PA, do ECG e do consumo de oxigênio em repouso e durante exercício progressivo em esteira ou bicicleta
Ressonância magnética (RM) cardíaca	Técnica não invasiva de imagem; utilizada na avaliação da anatomia vascular externa ao coração (p. ex., COA, anéis vasculares) e nas estimativas da massa e do volume ventriculares

COA, coarctação da aorta; *PA*, pressão arterial; *RM*, ressonância magnética.

O monitoramento cardíaco à beira do leito com ECG é comumente usado em pediatria, especialmente no cuidado de crianças com cardiopatia. Os alarmes podem ser configurados com parâmetros adequados às necessidades individuais do paciente e acionarão se a frequência cardíaca ficar acima ou abaixo dos parâmetros definidos. Geralmente, são usados eletrodos de espuma com gel colocados do lado direito (acima do nível do coração) e no lado esquerdo do tórax e um eletrodo de aterramento (fio terra) é colocado no abdome. Os monitores de beira de leito são um complemento para o cuidado ao paciente e nunca devem ser substituídos pela avaliação direta e pela ausculta cardíaca. O enfermeiro deve avaliar o paciente, não o monitor.

! ALERTA PARA A ENFERMAGEM

Os eletrodos para o monitoramento cardíaco geralmente são codificados por cores: o branco para o lado direito, o verde (ou vermelho) para o aterramento e o preto para o lado esquerdo. Sempre verificar para se certificar que essas cores estão colocadas corretamente em seus lugares.

Ecocardiograma

O ecocardiograma envolve o uso de ondas sonoras de alta frequência para produzir uma imagem da estrutura do coração. Um transdutor colocado diretamente na parede torácica fornece repetitivos pulsos de ultrassom e processa os sinais retornados (ecos). É o exame mais frequentemente usado para descrever a anatomia cardíaca e detectar disfunção cardíaca em crianças. Em muitos casos, o diagnóstico pré-natal de CC pode ser feito por ecocardiograma fetal.

Embora esse exame não seja invasivo, seja indolor e não esteja associado a efeitos colaterais conhecidos, pode ser estressante para as crianças. Um ecocardiograma completo pode demorar 1 hora e a criança precisa ficar quieta nas posições padronizadas para o exame. Portanto, os recém-nascidos e lactentes podem precisar de um sedativo leve; as crianças com mais idade cooperam com o preparo para o exame. A distração por meio de um vídeo ou um filme frequentemente é útil.

Ressonância magnética cardíaca

A ressonância magnética (RM) utiliza energia de campo magnético e pulsos de ondas de rádio a fim de gerar imagens tridimensionais (3D) em tempo real das estruturas intracardíacas e extracardíacas e de avaliar a função ventricular. É, frequentemente, utilizada em crianças com mais idade e adolescentes quando são necessárias mais informações (p. ex., volume das câmaras ventriculares, medidas de regurgitação valvar) e que não podem ser obtidas por meio de ecocardiograma, ou quando as imagens ecocardiográficas obtidas são limitadas. A utilização da RM se expandiu rapidamente na última década. Apesar da RM ser não invasiva, é realizada em 1 hora ou mais, e os pacientes devem permanecer deitados dentro do equipamento. Crianças abaixo de 7 anos, pacientes com claustrofobia e os que apresentarem algum atraso no desenvolvimento ou outras questões que limitem a cooperação para a realização do exame requerem anestesia ou sedação profunda ou leve (a depender dos protocolos da instituição). Uma vez que a RM é magnética, os pacientes com implantes metais como marca-passo, cardioversor desfibrilador implantável (CDI) automático ou implantes cocleares não podem ser examinados, e todos os pacientes devem ser cuidadosamente avaliados para que haja uma compatibilidade segura.

Cateterismo cardíaco

O cateterismo cardíaco é um procedimento diagnóstico invasivo em que um cateter radiopaco é introduzido, por meio de uma agulha de grande calibre, dentro de um vaso periférico (geralmente, a artéria ou a veia femoral em crianças) e, então, guiado até o coração com o auxílio de fluoroscopia. Depois que a ponta do cateter estiver dentro de uma câmara cardíaca, obtêm-se medições de pressão e de saturação nas diferentes câmaras cardíacas. Injeta-se material de contraste e imagens são obtidas da circulação dentro do coração (**angiografia**). Os tipos de cateterismos cardíacos incluem:

Cateterismos diagnósticos: esses estudos são usados para diagnosticar malformações cardíacas congênitas, particularmente em lactentes sintomáticos e antes da correção cirúrgica. Eles podem incluir o cateterismo do lado direito, no qual o cateter é introduzido através de uma veia (geralmente, a veia femoral) e alcança o átrio direito, e o cateterismo do lado esquerdo, em que o cateter passa através da artéria aorta e chega dentro do coração.

Cateterismos intervencionistas (cateterismos terapêuticos): um cateter-balão ou outro dispositivo é usado para alterar a anatomia cardíaca. Os exemplos incluem a dilatação das válvulas ou dos vasos estenóticos, ou o fechamento de conexões anormais (Tabela 23.2).

Estudos de eletrofisiologia: são usados cateteres com eletrodos minúsculos, que registram os impulsos cardíacos diretamente do sistema de condução, para avaliar arritmias. Outros cateteres podem destruir vias anormais que causam ritmos rápidos (chamados de ablação).

Cuidados de enfermagem

O cateterismo cardíaco tornou-se um procedimento de rotina e pode ser realizado em tratamento ambulatorial. O cateterismo não é isento de riscos, especialmente nos recém-nascidos e nas crianças gravemente doentes. Os pacientes são expostos à radiação e à anestesia geral em muitos casos, e as substâncias de contraste e as medicações podem causar reações alérgicas ou insuficiência renal. As possíveis complicações incluem hemorragia aguda no local de inserção, que pode exigir transfusão (ocorre mais comumente em procedimentos intervencionistas, pois são utilizados cateteres de grande calibre), perda de pulsação devido a lesão vascular na extremidade do local de

Tabela 23.2 Procedimentos atuais de cateterismo cardíaco intervencionista em crianças.

Intervenção	Diagnóstico
Atriosseptostomia com balão	Transposição de grandes artérias Algumas malformações complexas
Dilatação por balão	Estenose da válvula pulmonar Estenose de ramo da artéria pulmonar Estenose congênita da válvula aórtica Estenose mitral reumática Coarctação recorrente da aorta
Colocação de *stent*	Estenose de artéria pulmonar Coarctação da aorta em adolescentes
Oclusão por molas	Pequena PCA (persistência do canal arterial) Vasos colaterais em pacientes com ventrículo único
Fechamento por cateterismo	Algumas malformações dos septos atriais (tipo secundário) Grande PCA Fenestração na cirurgia de Fontan
Substituição por cateterismo de válvula pulmonar	Válvulas pulmonares incompetentes após cirurgia para correção de via de saída do ventrículo direito
Ablação por radiofrequência (RF)	Algumas taquiarritmias

cateterismo (geralmente, transitória e resultante de um trombo, hematoma ou laceração), e arritmias transitórias (geralmente, induzidas pelo cateter). Complicações mais graves como dano de válvula, perfuração cardíaca ou no sistema nervoso central (SNC), acidente vascular cerebral ou morte são raras (Feltes, Bacha, Beekman et al., 2011).

Cuidados pré-procedimento

É necessária uma avaliação completa de enfermagem para garantir um procedimento seguro e com mínimas complicações. Essa avaliação deve incluir a altura exata (essencial para a seleção correta do cateter) e o peso. A obtenção de um histórico de reações alérgicas é importante porque alguns dos agentes de contraste são à base de iodo. A atenção especial aos sinais e aos sintomas de infecção é crucial. Uma dermatite de fralda grave por fralda pode ser um motivo para o cancelamento do procedimento se for necessário o acesso femoral. Como a avaliação do pulso do pé é importante após o cateterismo, o enfermeiro deve avaliar e marcar os pulsos (dorso do pé, tibial posterior) antes que a criança vá para a sala de cateterismo. Também registra-se a saturação basal de oxigênio no exame inicial usando a oximetria de pulso em crianças com cianose.

O preparo da criança e da família para o procedimento é de responsabilidade conjunta da equipe de cuidado de saúde. Os adolescentes e as crianças em idade escolar gostam da descrição do serviço de cateterismo e de uma explicação cronológica do procedimento enfatizando o que eles verão e vão sentir e ouvir. As crianças com mais idade e os adolescentes podem trazer fones de ouvido e músicas favoritas para que possam ouvir música durante o procedimento de cateterismo. O preparo dos materiais como livros, as fitas de vídeo ou os passeios na sala de cateterismo podem ser úteis. Esse preparo deve ser orientado para o nível de desenvolvimento da criança. As pessoas que cuidam da criança muitas vezes beneficiam-se das mesmas explicações. Informações adicionais, tais como a duração prevista do cateterismo, a descrição da aparência da criança após o procedimento e os cuidados posteriores, devem ser passadas (ver seção *Preparo da criança e da família para procedimentos invasivos* a seguir neste capítulo). O consentimento informado por escrito é preenchido antes do procedimento.

Os métodos de sedação variam entre as instituições e podem incluir medicamentos orais ou intravenosos (IV) (ver Capítulo 20). A idade da criança, a malformação cardíaca, o estado clínico e o tipo de cateterismo planejado são considerados quando da determinação da sedação. A anestesia geral é necessária para a maioria dos procedimentos intervencionistas. Às crianças não é permitido nada por via oral (jejum oral) de 6 a 8 horas ou mais antes do procedimento. Crianças e pacientes com policitemia podem precisar de líquidos IV para evitar a desidratação e a hipoglicemia.

Cuidados pós-procedimento

Os cuidados pós-cateterismo podem ocorrer em uma unidade de recuperação, quarto de hospital ou unidade de terapia intensiva (UTI), dependendo da acuidade e da necessidade de cuidados do paciente. Alguns cateterismos podem ser feitos como procedimentos ambulatoriais, mas a maioria dos pacientes com procedimentos intervencionistas fica em observação durante a noite no hospital. Os pacientes são colocados em monitoramento cardíaco e de oximetria de pulso nas primeiras horas de recuperação. A responsabilidade mais importante da enfermagem é a observação dos seguintes sinais de complicações:

- **Pulsos**, especialmente abaixo do local de cateterismo, quanto à amplitude e à simetria. (O pulso distal ao local pode ser mais fraco nas primeiras horas após o cateterismo, mas deve aumentar gradualmente em força.)
- **Temperatura e cor da extremidade afetada** porque esfriamento ou branqueamento podem indicar obstrução arterial.
- **Sinais vitais**, que são verificados frequentemente a cada 15 minutos, com especial ênfase na frequência cardíaca, que é contada por 1 minuto total para evidência de arritmia ou bradicardia.
- **Pressão arterial (PA)**, especialmente quanto à hipotensão, que pode indicar hemorragia decorrente de perfuração cardíaca ou hemorragia no local do cateterismo inicial.
- **Curativo**, para evidência de hemorragia ou formação de hematoma na área femoral ou antecubital.
- **Ingestão de líquidos**, tanto IV quanto oral, para garantir hidratação adequada. (A perda de sangue na sala de cateterismo, a situação de jejum da criança e as ações diuréticas dos corantes utilizados durante o procedimento colocam as crianças em risco de hipovolemia e desidratação.)
- **Níveis de glicose** para a hipoglicemia, especialmente nas crianças que devem receber líquidos por via IV contendo glicose.

! ALERTA PARA A ENFERMAGEM

Se ocorrer sangramento, faça pressão direta contínua percutânea 2,5 cm acima do local da punção do vaso.

Dependendo dos protocolos do hospital, a criança pode ser mantida no leito com a extremidade afetada posicionada de modo reto por 4 a 6 horas após o cateterismo venoso e por 6 a 8 horas após o cateterismo arterial para facilitar a cicatrização do vaso utilizado para o cateterismo. Se as crianças de menos idade tiverem dificuldade em cooperar, elas podem ficar no colo dos pais com a perna na posição correta. A alimentação habitual da criança pode ser retomada logo que tolerada, começando com líquidos claros por via oral e avançando conforme a condição permita. A criança é encorajada a evacuar e a urinar para eliminar o material de contraste do sangue. Geralmente, há apenas um leve desconforto no local da punção percutânea. Para evitar uma infecção, a área de cateterismo é protegida de uma possível contaminação. Se a criança usa fralda, o curativo pode ser mantido seco cobrindo-o com um filme plástico e selando as bordas do filme na pele com fita adesiva. No entanto, o enfermeiro deve ser cuidadoso e continuar observando o local em busca de qualquer evidência de hemorragia (ver boxes *Cuidado centrado na família* e *Estudo de caso para reflexão*).

CARDIOPATIA CONGÊNITA

A incidência de CC em crianças é de aproximadamente 1 a cada 110 nascidos vivos nos EUA (Reller, Strickland, Riehle-Colarusso

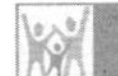

Cuidado centrado na família

Após cateterismo cardíaco

Cubra o local de inserção do cateter com uma tira de bandagem adesiva e mude-a diariamente por 2 dias.
Mantenha o local limpo e seco. Evite banhos de banheira e natação por vários dias; o paciente pode tomar ducha ou um banho de esponja.
Observe o local em busca de hiperemia, edema, drenagem e sangramento. Monitore quanto à febre. Notifique o médico se esses sinais estiverem presentes.
Incentive o descanso e as atividades tranquilas nos primeiros 3 dias e evite exercícios extenuantes.
Discuta o retorno à escola e outras atividades com o médico.
Retome a dieta normal sem restrições.
Use paracetamol para dor.
Mantenha as anotações do acompanhamento das prescrições médicas.

Estudo de caso para reflexão

Cateterismo cardíaco

Tommy, um menino de 3 anos com tetralogia de Fallot, voltou da sala de recuperação do cateterismo para o seu quarto de hospital. A mãe dele chama você ao lado da cama para dizer que ele está vomitando e sangrando. Você chega e encontra Tommy ansioso, pálido, chorando e sentado em uma poça de sangue.

Avaliação inicial. O que é mais provável de estar acontecendo?

Ação esperada da enfermagem. Quais as intervenções imediatas mais apropriadas?

Pontos de aprendizado

- As crianças devem ser mantidas no leito com a extremidade afetada em posição reta por 4 a 6 horas após o cateterismo venoso e por 6 a 8 horas após o cateterismo arterial para facilitar a cicatrização do vaso utilizado para inserção do cateter
- O hematócrito e a hemoglobina são, normalmente, analisados 6 horas após o cateterismo, mas podem ser anaisados antes caso haja sinais clínicos de hemorragia. Se os níveis estiverem baixos, uma transfusão pode ser necessária

Respostas para a reflexão

Avaliação inicial. Tommy está com uma hemorragia no local do cateterismo.

Ação esperada da enfermagem. Deitar Tommy e pressionar o local. Ele pode precisar que seus níveis de hematócrito e de hemoglobina sejam analisados. Caso estejam baixos, pode precisar de uma transfusão de sangue.

et al., 2008). Desses, aproximadamente 25% das crianças apresentam um defeito cardíaco congênito grave e irão precisar de tratamento no primeiro ano de vida (Botto, Correa, & Erickson, 2001). Quase metade (48%) dos óbitos por CC ocorrem no primeiro ano de vida (Gilboa, Salemi, Nembhard et al., 2010). Apesar dessas estatísticas, a mortalidade por CC tem diminuído nas últimas décadas devido às intervenções cirúrgicas e por cateterismoe, à detecção precoce e aos avanços da indústria farmacêutica em andamento. Em 2010, foi estimado que havia aproximadamente 2,4 milhões de pessoas com CC nos EUA, dos quais 1 milhão eram crianças (Gilboa, Devine, Kucik et al., 2016).

A causa exata da maioria das malformações cardíacas congênitas é desconhecida. Muitas são consideradas resultado de múltiplos fatores, incluindo uma complexa interação de influências genéticas e ambientais. Alguns fatores de risco estão associados à maior incidência de malformações cardíacas congênitas. Os fatores de risco materno incluem doenças crônicas como diabetes ou fenilcetonúria mal controlada, consumo de álcool e exposição a toxinas ambientais, e infecções. Um histórico familiar de malformação cardíaca em um dos pais ou irmão aumenta a probabilidade de uma anomalia cardíaca. O risco de CC aumenta se um parente de primeiro grau (pais ou irmãos) apresenta uma anomalia congênita. O risco de ocorrer na família é maior quando há lesões obstrutivas no lado esquerdo.

As anomalias congênitas cardíacas frequentemente estão associadas a anomalias cromossômicas, síndromes específicas ou malformações congênitas em outros sistemas do corpo. A síndrome de Down (trissomia do 21) e as trissomias 13 e 18 estão altamente correlacionadas com as malformações cardíacas congênitas. As síndromes associadas às malformações cardíacas incluem a síndrome de DiGeorge, a qual é caracterizada pela exclusão de parte do cromossomo 22q11.2 (malformações cardíacas, sistema imune deficiente, fenda palatina, complicações relacionadas com baixos índices de cálcio no sangue, e atraso no desenvolvimento com problemas comportamentais e emocionais); a síndrome de Noonan (anomalias da válvula pulmonar e cardiomiopatia); a síndrome de Williams (estenose aórtica e pulmonar); e a síndrome de Holt-Oram (anomalias de membro superior e defeito do septo atrial [DSA]). As malformações extracardíacas, tais como fístula traqueoesofágica, anomalias renais e hérnia diafragmática), são vistas associadas às anomalias cardíacas.

ALTERAÇÕES CIRCULATÓRIAS AO NASCIMENTO

O sangue que transporta oxigênio e substâncias nutritivas a partir da placenta entra no sistema fetal através do umbigo por meio da veia umbilical. O sangue, então, vai para o fígado, onde se divide. Parte dele entra na circulação portal e hepática do fígado, e o restante segue diretamente para a veia cava inferior (VCI) através do ducto venoso. O sangue oxigenado chega ao coração por meio da VCI. Devido à pressão mais alta do sangue ao entrar no átrio direito, ele é direcionado de modo retrógrado para uma via direta transversal ao átrio direito e através do **forame oval** para o átrio esquerdo. Dessa forma, o sangue oxigenado entra no átrio e no ventrículo esquerdos para ser bombeado através da aorta para a região cefálica e as extremidades superiores. O sangue proveniente da região cefálica e das extremidades superiores entra no átrio direito vindo pela veia cava superior e é direcionado para baixo através da válvula tricúspide para o ventrículo direto. A partir daí, ele é bombeado através da artéria pulmonar, onde a maior parte é desviada para a aorta descendente via **canais arteriais**. Apenas uma pequena quantidade flui dos/para os pulmões não funcionais do feto (Figura 23.2A).

Antes do nascimento, a alta resistência vascular pulmonar criada pelos pulmões colabados do feto promove pressões maiores no lado direito do coração e das artérias pulmonares. Ao mesmo tempo, a circulação de fluxo livre na placenta e os canais arteriais promovem uma baixa resistência vascular no restante do sistema vascular fetal. Ao cessar o fluxo de sangue da placenta por meio do clampeamento do cordão umbilical e da expansão dos pulmões ao nascer, a hemodinâmica do sistema vascular fetal passa por alterações abruptas e muito significativas (ver Figura 23.2B).

Com a primeira respiração, os pulmões expandem-se, e o aumento dos níveis de oxigênio provoca uma vasodilatação pulmonar. A pressão pulmonar começa a cair conforme a pressão sistêmica pela retirada da placenta começa a subir. Normalmente, o forame oval se fecha quando a pressão no átrio esquerdo excede a pressão no átrio direito. O canal arterial começa a se fechar na presença de uma maior concentração de oxigênio no sangue e de outros fatores.

HEMODINÂMICA ALTERADA

A fisiologia das malformações cardíacas é definida pelos gradientes de pressão, fluxo e resistência da pressão dentro da circulação. Conforme o sangue é bombeado pelo coração, ele (1) flui a partir de uma área de alta pressão para uma de baixa pressão e (2) para a via de menor resistência. Em geral, quanto maior o gradiente de pressão, mais rápido é o fluxo; e quanto maior a resistência, mais lento é o fluxo.

Normalmente, a pressão no lado direito do coração é menor do que a no lado esquerdo, e a resistência na circulação pulmonar é menor que a na circulação sistêmica. Os vasos que entram ou saem dessas câmaras têm pressões correspondentes (p. ex., pressão menor na artéria pulmonar e pressão maior na aorta). Portanto, se existir uma conexão anormal entre as câmaras cardíacas, como um defeito do septo, o sangue fluirá da área de pressão mais elevada (lado esquerdo) para uma de pressão inferior (lado direito). Tal fluxo direcional de sangue é denominado **desvio da esquerda para direita**. Se a abertura for pequena, o volume de sangue desviado para o átrio ou ventrículo pode ser mínimo. As anomalias que provocam cianose podem resultar da mudança na pressão, de modo que o sangue seja

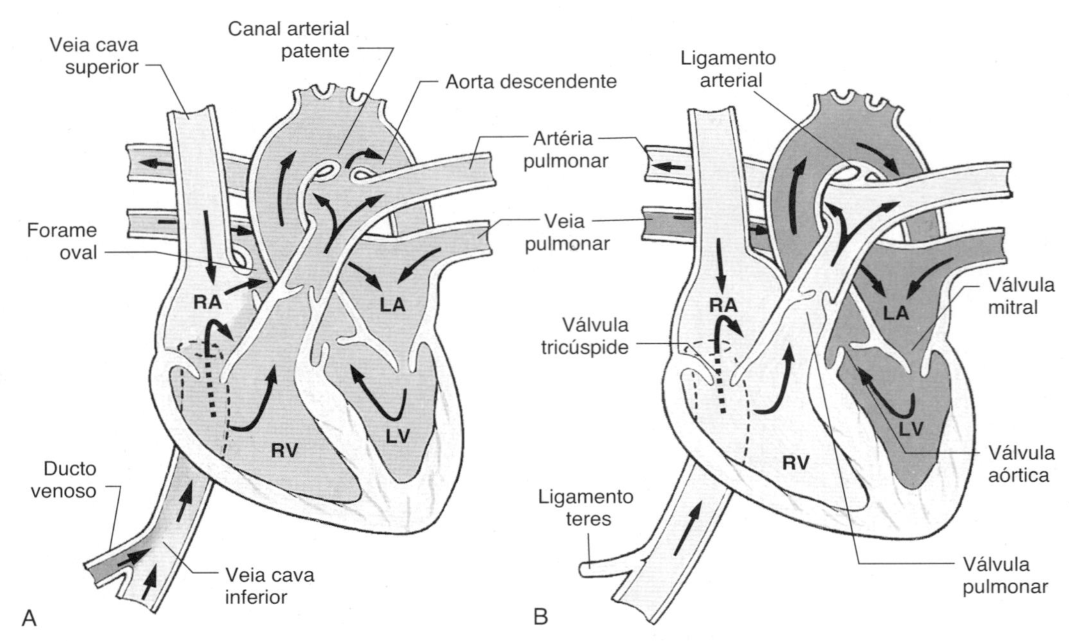

Figura 23.2 Mudanças na circulação ao nascimento. **A.** Circulação pré-natal. **B.** Circulação pós-natal. *As setas* indicam a direção do fluxo sanguíneo. Embora quatro veias pulmonares entrem no átrio esquerdo *(AE)*, para simplificar, esse diagrama mostra apenas duas delas. *AD*, átrio direito; *VD*, ventrículo direito; *VE*, ventrículo esquerdo.

desviado do lado direito para o lado esquerdo do coração **(desvio da direita para a esquerda)** por causa da resistência vascular pulmonar maior ou da obstrução ao fluxo sanguíneo através da válvula e da artéria pulmonares. A cianose pode também resultar de um defeito que permite a mistura do sangue oxigenado ao não oxigenado dentro das câmaras cardíacas ou das artérias grandes, como ocorre no tronco arterioso.

CLASSIFICAÇÃO DAS MALFORMAÇÕES

Tipicamente, existem dois sistemas de classificação utilizados para categorizar as malformações cardíacas congênitas. Tradicionalmente, a cianose, uma característica física, é utilizada como a apresentação diferenciadora, dividindo então as anomalias em **malformações acianóticas** e **malformações cianóticas**. Na prática clínica, esse sistema é problemático porque as crianças com malformações acianóticas podem desenvolver cianose. Além disso, mais frequentemente, aquelas com malformações cianóticas podem parecer coradas e terem mais sinais clínicos de IC. Devido à complexidade de muitas malformações e à variabilidade de suas manifestações clínicas, foi provado que o sistema de classificação cianótica-acianótica é inadequado e errôneo.

Um sistema de classificação mais útil é baseado nas características hemodinâmicas (padrões de fluxo de sangue dentro do coração). Os padrões de fluxo sanguíneo são: (1) **fluxo sanguíneo pulmonar aumentado**; (2) **fluxo sanguíneo pulmonar diminuído**; (3) **obstrução do fluxo de sangue fora do coração**; e (4) **fluxo sanguíneo misto**, no qual os sangues saturado e não saturado misturam-se dentro do coração ou das grandes artérias. Como comparação, a Figura 23.3 apresenta os dois sistemas de classificação.

Com o sistema de classificação hemodinâmica, as manifestações clínicas de cada grupo são mais uniformes e previsíveis. As malformações que resultam em fluxo de sangue a partir do lado esquerdo do coração de pressão mais alta para o lado direito de pressão mais baixa (desvio da esquerda para a direita) resultam em aumento do fluxo sanguíneo pulmonar e causam IC. As malformações obstrutivas impedem o fluxo de sangue para fora dos ventrículos; a obstrução no lado esquerdo do

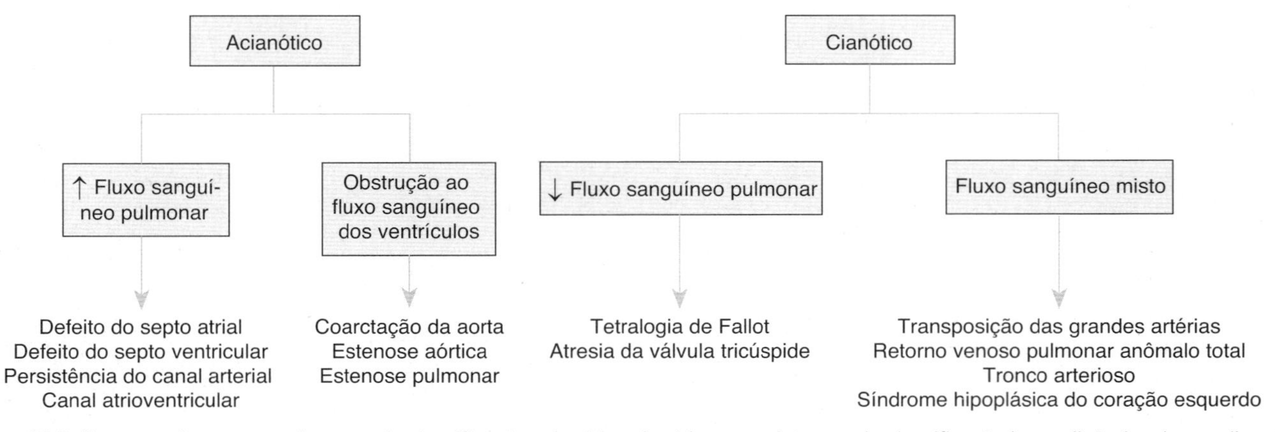

Figura 23.3 Comparação entre os sistemas de classificação acianótica-cianótica e os sistemas de classificação hemodinâmica das cardiopatias congênitas (CC).

coração resulta em IC, enquanto a obstrução grave no lado direito causa cianose. As malformações que causam diminuição do fluxo sanguíneo pulmonar também resultam em cianose. As lesões mistas apresentam um quadro clínico variável com base no grau e no volume eo fluxo sanguíneo pulmonar misturado; a hipoxemia (com ou sem cianose) e a IC normalmente ocorrem concomitantemente. Usando esse sistema de classificação, a apresentação clínica e o tratamento das malformações mais comuns são descritos nas seções a seguir e nos Boxes 23.1 a 23.4.

Boxe 23.1 Malformações com aumento do fluxo sanguíneo pulmonar.

Defeito do septo atrial

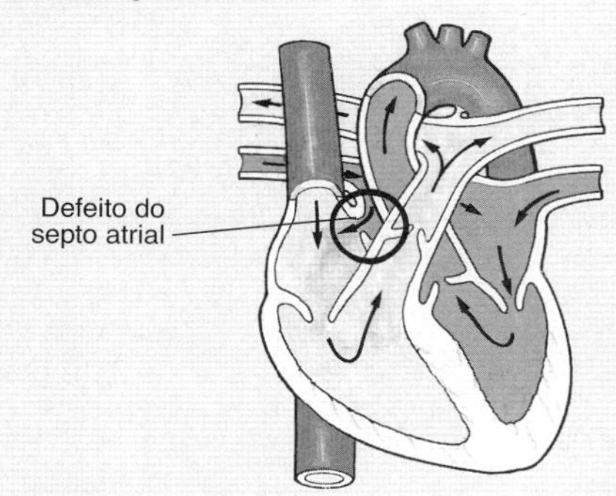

Descrição – Abertura anormal entre os átrios (também denominada comunicação interatrial [CIA]) permitindo que o sangue do átrio esquerdo, com pressão maior, flua para o átrio direito, com pressão menor. Há três tipos de malformações ou defeitos de septo atrial (DSAs):
Ostium primum (DSA 1) – Abertura na extremidade inferior do septo; pode estar associada a anomalias da válvula mitral.
Ostium secundum (DSA 2) – Abertura perto do centro do septo.
Defeito do seio venoso – Abertura próxima da junção da veia cava superior e do átrio direito; pode estar associada à conexão venosa pulmonar anômala parcial.
Fisiopatologia – Como a pressão atrial esquerda excede ligeiramente a pressão atrial direita, o fluxo sanguíneo vai do átrio esquerdo para o direito (*shunt* esquerda direita), causando, então, aumento do fluxo sanguíneo oxigenado para o lado direito do coração. Apesar da pequena diferença de pressão, um alto índice do fluxo ainda pode ocorrer por causa da baixa resistência vascular pulmonar e da maior distensibilidade do átrio direito, o que reduz ainda mais a resistência ao fluxo. Esse volume é bem tolerado pelo ventrículo direito porque ele é fornecido sob pressão muito mais baixa que com um defeito do septo ventricular (comumente denominado comunicação interventricular [CIV]). Embora haja aumentos atrial e ventricular direitos, a insuficiência cardíaca é incomum em um DSA não complicado. As alterações vasculares pulmonares geralmente ocorrem apenas depois de várias décadas se o defeito não for reparado.
Manifestações clínicas – Os pacientes podem ser assintomáticos. O fechamento espontâneo dos DSAs ocorre mais comumente em pacientes mais jovens e naqueles com pequenas malformações (Vick & Bezold, 2018). Podem desenvolver insuficiência cardíaca (IC), particularmente na terceira ou quarta década de vida, caso o DSA não for diagnosticado, uma vez que a pressão da artéria pulmonar começa a se elevar. Há um sopro característico. Os pacientes estão em risco de arritmia atrial (provavelmente causada por aumento atrial e alongamento das fibras de condução) e de doença vascular obstrutiva pulmonar e formação de êmbolos mais tarde na vida a partir do aumento crônico do fluxo sanguíneo pulmonar.
Tratamento cirúrgico – O fechamento cirúrgico com um retalho (retalho adesivo pericárdico ou Dacron) é feito nos casos de malformações moderadas a grandes. A cirurgia com tórax aberto e circulação extracorpórea normalmente é realizada antes da idade escolar. Além disso, o defeito do seio venoso requer instalação de retalho, de modo que o retorno venoso pulmonar direito anômalo seja direcionado para o átrio esquerdo com um deflector. O tipo DSA 1 pode exigir a reparação da válvula mitral ou, ocasionalmente, a substituição da mesma.
Tratamento por cateterismo – O fechamento de DSA 2 com um dispositivo durante o cateterismo cardíaco está se tornando comum e pode ser feito como um procedimento ambulatorial. O Amplatzer Septal Occluder® é o mais comumente utilizado. Os defeitos menores, que têm uma borda em torno deles para a fixação do dispositivo, podem ser fechados com um dispositivo; os defeitos grandes, irregulares e sem uma borda exigem o fechamento cirúrgico. O fechamento bem-sucedido em pacientes adequadamente selecionados produz resultados semelhantes aos de uma cirurgia, e envolve menor tempo de internação hospitalar e menos complicações. Os pacientes recebem uma baixa dose de ácido acetilsalicílico por 6 meses (Moore, Hegde, El-Said et al., 2013).
Prognóstico – Os resultados para as duas opções de tratamento são muito bons. Alguns dados disponíveis sugerem que as taxas de sucesso do procedimento podem ser comparáveis, ou possivelmente melhores, com cirurgia *versus* tratamento por cateterismo; porém, pode haver uma taxa aumentada de reintervenção associada ao tratamento percutâneo (Du, Hijazi, & Kleinman, 2002).

Defeito do septo ventricular

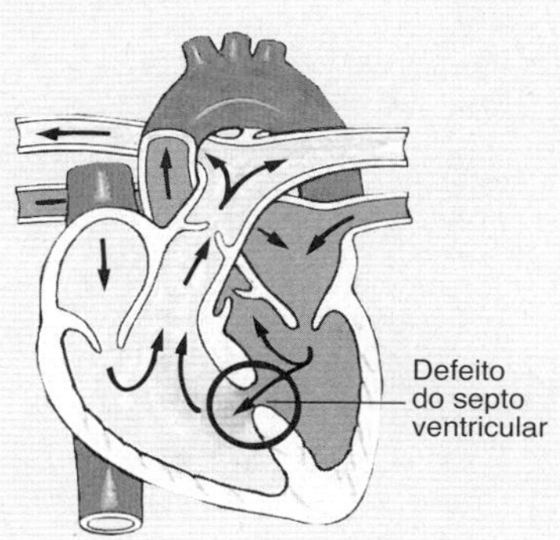

Descrição – Abertura anormal entre os ventrículos (também denominada comunicação interventricular [CIV]). Pode ser classificada de acordo com a localização: membranosa (representando 80%) ou muscular. Pode variar em tamanho de um pequeno orifício até a ausência do septo, o que resulta em um ventrículo único. Os defeitos dos septos ventriculares (DSVs) estão frequentemente associados a outras malformações, como a estenose pulmonar, a transposição de grandes vasos, a persistência do canal arterial (PCA), as malformações atriais e a coarctação da aorta (COA). Muitos DSVs (20 a 60%) fecham-se espontaneamente. O fechamento espontâneo é mais provável de ocorrer durante o primeiro ano de vida em crianças com malformações pequenas ou moderadas.
Fisiopatologia – Devido à pressão mais elevada no interior do ventrículo esquerdo e porque a circulação arterial sistêmica oferece mais resistência que a circulação pulmonar, o sangue flui através do defeito para a artéria pulmonar. O volume de sangue aumentado é bombeado para dentro dos pulmões, o que pode eventualmente resultar em aumento da resistência vascular pulmonar. A pressão aumentada no ventrículo direito como resultado do desvio da esquerda para a direita e da resistência pulmonar causa hipertrofia do músculo. Se o ventrículo direito for incapaz de acomodar a maior carga de trabalho, o átrio direito também pode aumentar, uma vez que tenta superar a resistência oferecida pelo esvaziamento incompleto do ventrículo direito.

(*Continua*)

Boxe 23.1 Malformações com aumento do fluxo sanguíneo pulmonar. (*continuação*)

Manifestações clínicas – É comum os pacientes apresentarem IC. Há um sopro característico.

Tratamento cirúrgico

Paliativo – A bandagem de artéria pulmonar (colocação de uma bandagem ao redor da artéria pulmonar principal para diminuir o fluxo de sangue pulmonar) por vezes é feita em crianças pequenas com DSVs musculares múltiplos ou uma anatomia complexa. Os avanços nas técnicas cirúrgicas e nos cuidados pós-operatórios fazem com que as correções completas na infância sejam a abordagem preferida.

Correção completa (procedimento de escolha) – Os pequenos defeitos são reparados com suturas. Os defeitos grandes geralmente exigem que um retalho de Dacron em malha seja costurado sobre a abertura. A circulação extracorpórea (CEC) é utilizada para ambos os procedimentos. A abordagem para a correção cirúrgica é, geralmente, através do átrio direito e da válvula tricúspide. As complicações pós-operatórias incluem DSVs residuais e distúrbios de condução.

Tratamento por cateterismo

Descrição – O tratamento por cateterismo de defeitos musculares, pós-operatórios ou fenestrados é também amplamente utilizado em instituições ao redor do mundo. Os tratamentos com dispositivos para DSVs são mais arriscados do que os para DSAs. A complicação mais comumente observada em um estudo foi o bloqueio total atrioventricular (AV) com necessidade da colocação de um marca-passo em 5,7% das vezes (Butera, Carminati, Chessa et al., 2007).

Prognóstico – Os riscos dependem da localização da malformação, do número de defeitos, do tratamento cirúrgico *versus* transcateter, e da presença de outras malformações cardíacas associadas. Os defeitos membranosos estão associados à baixa mortalidade (< 2%); já os defeitos musculares múltiplos podem apresentar maior risco (Jacobs, Mavroudis, Jacobs et al., 2004).

Malformação do septo atrioventricular

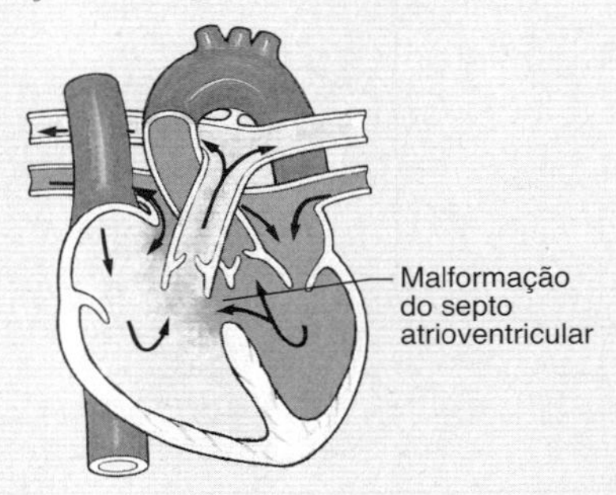

Descrição – Também conhecida como malformações septais atrioventriculares ou defeitos de coxins endocárdicos. Fusão incompleta dos coxins endocárdicos. Consiste em um DSA baixo contínuo com um DSV alto e fendas das válvulas mitral e tricúspide que criam uma grande válvula AV central, a qual permite que o sangue flua entre todas as quatro câmaras cardíacas. As direções e os caminhos do fluxo são determinados pela resistência vascular pulmonar e sistêmica, as pressões ventriculares esquerdas e direitas, bem como pela conformidade de cada câmara, embora o fluxo seja geralmente da esquerda para a direita. É a malformação cardíaca mais comum em crianças com síndrome de Down.

Fisiopatologia – As alterações na hemodinâmica dependem da gravidade do defeito e da resistência vascular pulmonar da criança. Imediatamente após o nascimento, enquanto a resistência vascular pulmonar do recém-nascido é alta, há um desvio mínimo de sangue através do defeito. Quando essa resistência cai, ocorre o desvio (*shunt*) da esquerda para a direita, e aumenta o fluxo sanguíneo pulmonar. O ingurgitamento vascular pulmonar resultante predispõe a criança ao desenvolvimento de IC.

Manifestações clínicas – Os pacientes geralmente apresentam IC moderada a grave. Há um sopro característico. Pode haver cianose leve que aumenta com o choro. Os pacientes estão em alto risco de desenvolver doença vascular obstrutiva pulmonar.

Tratamento cirúrgico

Paliativo – Por vezes é feita a bandagem de artéria pulmonar em crianças pequenas com sintomas graves. A correção paliativa do ventrículo é necessária para algumas crianças que apresentam um defeito dominante no septo do ventrículo direito ou esquerdo.

Correção total – A correção cirúrgica consiste no fechamento do septo com retalho adesivo e na reconstrução do tecido da válvula AV (ou correção da fenda da válvula mitral ou confecção de duas válvulas AV). As complicações pós-operatórias incluem bloqueio cardíaco, IC, prolapso mitral, arritmias e hipertensão pulmonar.

Prognóstico – A mortalidade operatória é, normalmente, baixa em pacientes mais jovens (< 2,5 meses) e menores (< 3,5 kg) que apresentam piores desfechos (Jacobs et al., 2004; St. Louis, Jodhka, Jacobs et al., 2014). Um potencial problema tardio é o prolapso mitral, o que pode exigir a substituição da válvula.

Persistência do canal arterial (PCA)

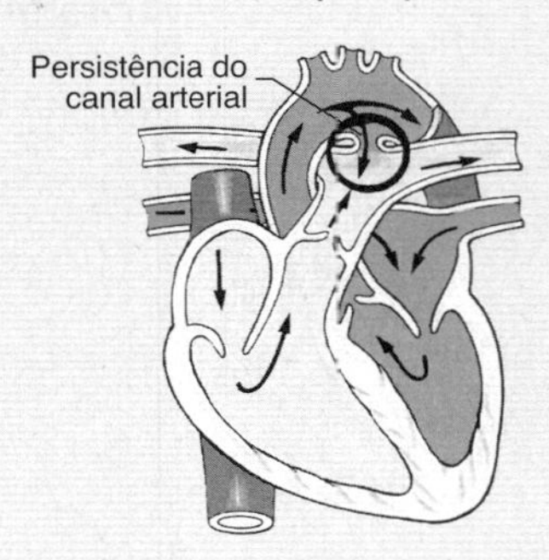

Descrição – Falha no fechamento do canal arterial fetal (artéria que liga a aorta e a artéria pulmonar) dentro das primeiras semanas de vida. A continuidade da patência desse vaso permite que o sangue flua da aorta com pressão maior para a artéria pulmonar com pressão menor, o que provoca desvio da esquerda para a direita.

Fisiopatologia – As consequências hemodinâmicas da PCA dependem do tamanho do canal e da resistência vascular pulmonar. Ao nascimento, a resistência nas circulações pulmonar e sistêmica é quase idêntica para que a resistência na artéria aorta e na pulmonar seja igualada. À medida que a pressão sistêmica excede a pressão pulmonar, o sangue começa a se desviar da aorta através do canal para a artéria pulmonar (desvio da esquerda para a direita). O sangue adicional é recirculado através dos pulmões e devolvido para o átrio e o ventrículo esquerdos. Os efeitos dessa circulação alterada são o aumento da carga de trabalho no lado esquerdo do coração, aumento da congestão vascular pulmonar e possível resistência, e, potencialmente, aumento da pressão ventricular direita e hipertrofia.

Manifestações clínicas – A quantidade de desvios determinará o grau de manifestações clínicas. Há um característico som como de maquinário. Os pacientes podem ser assintomáticos ou apresentar sinais de IC. PCAs moderadas a grandes podem se apresentar como uma congestão esquerda ou uma hipertensão arterial pulmonar reversível.

Controle clínico – A administração de indometacina (um inibidor da prostaglandina) tem sido bem-sucedida no fechamento de canal patente em bebês prematuros e em alguns recém-nascidos.

Tratamento cirúrgico – A divisão ou o ligamento cirúrgico da abertura do vaso é realizado por meio de toracotomia esquerda. Na cirurgia toracoscópica assistida por vídeo, um toracoscópio e instrumentos são inseridos por intermédio de três pequenas incisões no lado esquerdo do tórax para instalação de um clampe no canal. A abordagem técnica depende do tamanho e da idade do paciente.

(*Continua*)

Boxe 23.1 Malformações com aumento do fluxo sanguíneo pulmonar. *(continuação)*

Tratamento por cateterismo – No serviço de cateterismo em muitas instituições, são colocadas molas para ocluir a PCA. Os neonatos prematuros ou os lactentes (com artérias femorais de pequeno calibre) e os pacientes com PCAs grandes ou incomuns podem exigir cirurgia.

Prognóstico – Ambos os procedimentos, cirúrgico e não cirúrgico, podem ser realizados com baixo risco, e apresentam menos de 1% de mortalidade. O fechamento do canal arterial em recém-nascidos muito prematuros tem um índice maior de mortalidade por causa dos significativos problemas clínicos adicionais.

Boxe 23.2 Malformações obstrutivas.

Coarctação da aorta

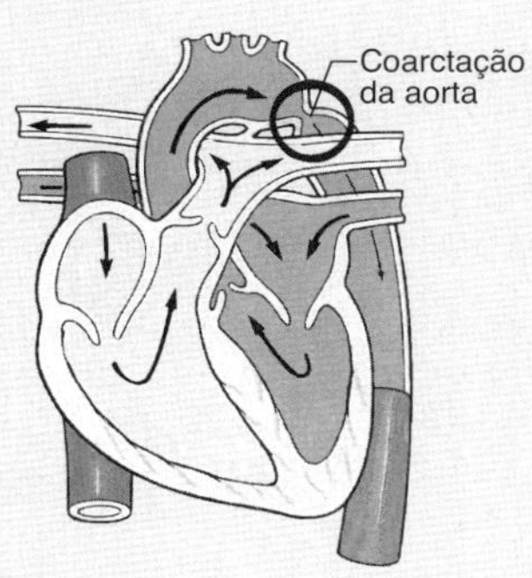

Descrição – Localizada perto da inserção canal arterial e resulta em aumento da pressão proximal ao defeito (cabeça e extremidades superiores) e em diminuição da pressão distal à obstrução (corpo e extremidades inferiores).

Fisiopatologia – O efeito de um estreitamento dentro da aorta é o aumento da pressão proximal ao defeito (extremidades superiores) e a diminuição da pressão distal a ele (extremidades inferiores).

Manifestações clínicas – O paciente pode apresentar hipertensão e pulsos amplos nos braços, pulsos femorais fracos ou ausentes, e extremidades inferiores frias com menor pressão sanguínea. Há sinais de IC nos recém-nascidos. Naqueles com coarctação crítica, a condição hemodinâmica pode deteriorar-se rapidamente com acidose grave e hipotensão. A ventilação pulmonar mecânica e o suporte inotrópico são muitas vezes necessários antes da cirurgia. As crianças com mais idade podem sentir tonturas, cefaleia, desmaios, e epistaxe resultante da hipertensão. Os pacientes estão em risco de hipertensão, ruptura ou aneurisma de aorta, e acidente vascular cerebral.

Tratamento cirúrgico – A correção cirúrgica é o tratamento de escolha para as crianças com menos de 6 meses de vida e para os pacientes com estenose de segmento longo ou uma anatomia complexa. A cirurgia é realizada tanto com (1) ressecção da porção estreita com posterior anastomose da aorta terminoterminal quanto com (2) aumento da seção utilizando-se um enxerto de material protético ou uma porção da artéria subclávia esquerda. Como essa malformação localiza-se fora do coração e do pericárdio, a circulação extracorpórea não é necessária, e se utiliza uma incisão de toracotomia. A hipertensão pós-operatória é tratada com nitroprussiato de sódio IV, esmolol ou milrinona seguidos de medicamentos orais, tais como os inibidores enzimáticos conversores de angiotensina ou os betabloqueadores. A hipertensão residual permanente após a cirurgia de coarctação da aorta (COA) parece estar relacionada com a idade e com o tempo de reparo. Para evitar tanto a hipertensão em repouso quanto a hipertensão sistêmica provocada pelo exercício após a correção, aconselha-se a cirurgia eletiva para COA nos primeiros 2 anos da vida. As técnicas de angioplastia percutânea com balão revelaram-se eficazes no alívio de gradientes de coarctação residuais pós-operatórios.

Tratamento por cateterismo – A angioplastia com balão está sendo realizada como intervenção primária para COA em lactentes e crianças com mais idade. Em adolescentes, podem ser colocados *stents* na aorta para manutenção da permeabilidade. O objetivo do procedimento é atingir angiograficamente uma redução no gradiente de menos de 10% e mais de 90% de alívio na obstrução. A dilatação e/ou a implantação de *stent* para a coarctação congênita ou recorrente parece aliviar imediatamente a obstrução em mais de 90% dos casos (Holzer, Chisolm, Hill et al., 2008).

Prognóstico – Há baixas taxas de morbidade, de mortalidade e de reintervenção em neonatos e crianças submetidos a correções de COA por toracotomia esquerda (Mery, Guzmán-Pruneda, Trost et al., 2015). As complicações maiores a longo prazo incluem recoarctação, aneurisma aórtico e hipertensão sistêmica (Brown, Burkhart, Connolly et al., 2013).

Estenose aórtica

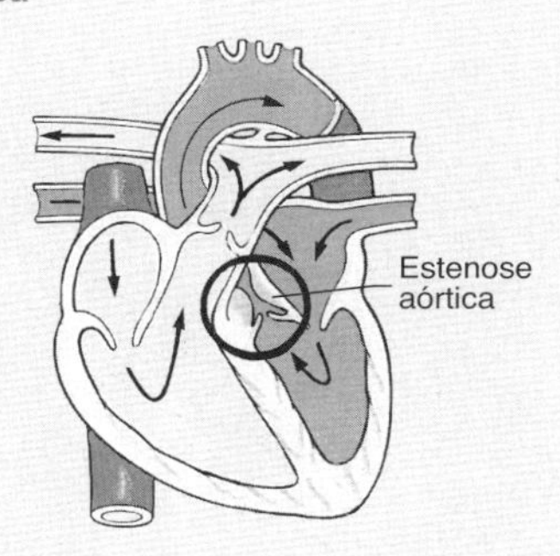

Descrição – A diminuição ou o estreitamento anatômico da valva aórtica causam resistência ao fluxo sanguíneo no ventrículo esquerdo, diminuição do débito cardíaco, hipertrofia ventricular esquerda e congestão vascular pulmonar. A estenose da válvula aórtica, o tipo mais comum, é geralmente causada por cúspides malformadas que resultam em uma válvula bicúspide, em vez de tricúspide, ou em uma fusão de cúspides. A estenose subvalvular é uma estenose causada por um anel fibroso abaixo de uma válvula normal; ocasionalmente, ocorre estenose supravalvular. A estenose aórtica (EA) valvular é um grave defeito, pois (1) a obstrução tende a ser progressiva; (2) os episódios repentinos de isquemia do miocárdio ou de débito cardíaco baixo podem resultar em morte súbita; e (3) a correção cirúrgica raramente resulta em uma válvula normal. Este é um dos raros exemplos em que a atividade física extenuante pode ser impedida por causa da condição cardíaca.

Fisiopatologia – O estreitamento do trajeto do fluxo aórtico causa resistência à ejeção de sangue a partir do ventrículo esquerdo. A carga de trabalho extra no ventrículo esquerdo causa hipertrofia. Se a falência ventricular esquerda se desenvolver, a pressão atrial esquerda aumentará; isto causa aumento da pressão nas veias pulmonares que resultam na congestão vascular pulmonar (edema pulmonar).

Manifestações clínicas – Os recém-nascidos com EA grave demonstram sinais de redução do débito cardíaco com pulsos fracos, hipotensão, taquicardia e má alimentação. As crianças mostram sinais de intolerância ao exercício físico, dor torácica, e tontura quando ficam de pé por um longo período. Há um sopro característico. Os pacientes estão em risco de endocardite infecciosa, insuficiência coronária e disfunção ventricular.

(Continua)

Boxe 23.2 Malformações obstrutivas. *(continuação)*

Estenose aórtica valvular

Tratamento cirúrgico – É realizada uma valvotomia aórtica sob oclusão de influxo. É usada raramente, uma vez que a dilatação por balão por meio de cateterismo é o procedimento de primeira escolha. Neonatos com EA grave e estruturas pequenas do lado esquerdo podem ser submetidos ao estágio 1 da cirurgia de Norwood (ver *Síndrome da hipoplasia do coração esquerdo* no Boxe 23.4).

Prognóstico – A valvotomia aórtica continua sendo um procedimento paliativo, e, portanto, o paciente pode precisar de uma cirurgia posterior para reparar ou até mesmo substituir a válvula aórtica. Um homoenxerto aórtico com uma válvula também pode ser utilizado (substituição total da raiz da aorta) ou a válvula pulmonar pode ser movida para a posição aórtica e substituída por uma válvula enxertada (cirurgia de Ross). Se a obstrução se situa na região subvalvular e resulta da diminuição do trajeto do débito ventricular esquerdo e de um ânulo pequeno da valva aórtica, pode ser necessário um retalho adesivo para ampliar todo o trajeto do débito ventricular esquerdo e o ânulo e substituir a valva aórtica; isto é conhecido como correção de Konno. Pacientes que possuem obstrução tanto na região valvular quanto na região subvalvular podem ser submetidos a uma combinação destes dois procedimentos, que é chamada de cirurgia de Ross-Konno.

Tratamento não cirúrgico – A válvula estreitada é dilatada por meio de angioplastia com balão realizada por cateterismo. Esse procedimento geralmente é a primeira intervenção.

Prognóstico – As complicações incluem insuficiência aórtica ou regurgitação valvular, rompimento dos folhetos valvares e perda de pulso no membro cateterizado.

Estenose pulmonar

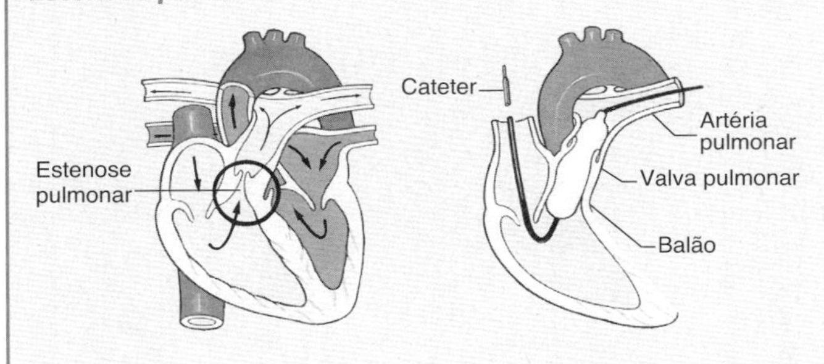

Descrição – Estreitamento na entrada para a artéria pulmonar. A resistência ao fluxo sanguíneo provoca hipertrofia ventricular direita e diminuição do fluxo sanguíneo pulmonar. A atresia pulmonar é a forma extrema de estenose pulmonar (EP), na qual há fusão total das comissuras e ausência de fluxo de sangue para os pulmões. O ventrículo direito pode ficar hipoplásico.

Fisiopatologia – Quando a EP está presente, a resistência ao fluxo sanguíneo provoca hipertrofia ventricular direita. Se há desenvolvimento de falência ventricular direita, a pressão atrial direita aumenta, e isso pode resultar em reabertura do forame oval, desvio de sangue não oxigenado para o átrio esquerdo e cianose sistêmica. Se a EP é grave, ocorre IC e aparecimento de ingurgitamento venoso sistêmico. Uma malformação associada, tal como a PCA, compensa parcialmente a obstrução por meio do desvio do sangue a partir da aorta para a artéria pulmonar e para dentro dos pulmões.

Manifestações clínicas – Os pacientes podem ser assintomáticos; alguns têm ligeira cianose ou IC. O estreitamento progressivo causa aumento dos sintomas. Os recém-nascidos com estenose grave são cianóticos. Pode estar presente um característico sopro de ejeção sistólica alto na borda esternal superior esquerda. A cardiomegalia é evidente na radiografia de tórax. Os pacientes estão em risco para uma endocardite infecciosa.

Tratamento cirúrgico – A necessidade de tratamento cirúrgico é rara por causa do uso generalizado das técnicas de angioplastia com balão; mas, em alguns casos, é necessária a valvotomia pulmonar com circulação extracorpórea.

Tratamento por cateterismo – Angioplastia com balão por cateterismo cardíaco para dilatar a válvula. Um cateter é inserido através da valva pulmonar estenótica em direção à artéria pulmonar, e um balão é insuflado na extremidade do cateter e passado rapidamente pela abertura estenosada. O procedimento está associado a poucas complicações e provou ser altamente eficaz. É o tratamento de escolha para a EP discreta na maioria das instituições e pode ser realizado com segurança em neonatos.

Prognóstico – O risco é baixo tanto para os procedimentos cirúrgicos quanto para os tratamentos por cateterismo; a mortalidade é baixa, mas ligeiramente maior em neonatos. Tanto a dilatação por balão quanto a valvotomia cirúrgica deixam a valva pulmonar incompetente porque elas envolvem a abertura dos folhetos fusionados da valva; no entanto, esses pacientes são clinicamente assintomáticos. Problemas a longo prazo, tais como reestenose ou incompetência da válvula, podem ocorrer.

Boxe 23.3 Malformações com aumento do fluxo sanguíneo pulmonar.

Tetralogia de Fallot

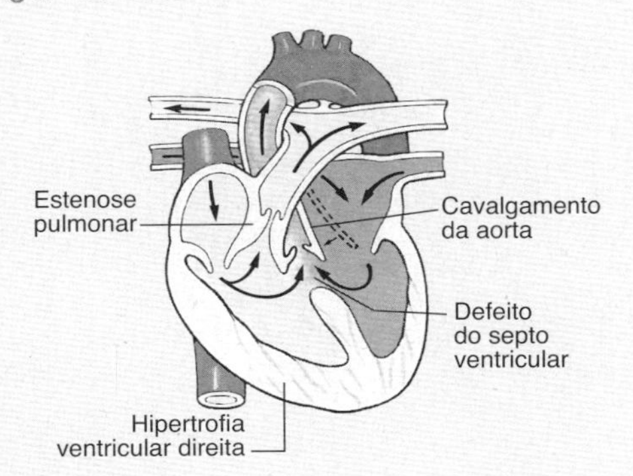

Descrição – A forma clássica inclui quatro malformações: (1) DSV, (2) EP, (3) cavalgamento da aorta, e (4) hipertrofia ventricular direita.

Fisiopatologia – A alteração na hemodinâmica varia amplamente dependendo principalmente do grau de EP, mas também do tamanho do DSV e das resistências pulmonar e sistêmica ao fluxo. Como o DSV geralmente é grande, as pressões podem ser iguais nos ventrículos direito e esquerdo. Portanto, a direção do desvio depende da diferença entre a resistência vascular pulmonar e a sistêmica. Se a resistência vascular pulmonar é superior à resistência sistêmica, o desvio é da direita para a esquerda. Se a resistência sistêmica é superior à resistência pulmonar, o desvio é da esquerda para a direita. A EP diminui o fluxo de sangue para os pulmões decrescendo a quantidade de sangue oxigenado que retorna para o lado esquerdo do coração. Dependendo da posição da aorta, o sangue de ambos os ventrículos pode ser distribuído na circulação sistêmica.

Manifestações clínicas – Alguns recém-nascidos podem estar gravemente cianóticos ao nascimento; outros têm uma cianose leve que progride ao longo do primeiro ano de vida conforme a EP se agrava. Há um sopro característico. Pode haver episódios agudos de cianose e hipoxia, que são chamados de "síndrome do bebê

(*Continua*)

Boxe 23.3 Malformações com aumento do fluxo sanguíneo pulmonar. (*continuação*)

azul". As crises anóxicas ocorrem quando a necessidade de oxigênio do neonato excede o suprimento de sangue, o que ocorre geralmente durante o choro ou após a alimentação. Os pacientes estão em risco de embolia, convulsões, e perda de consciência ou morte súbita após uma crise anóxica.

Tratamento cirúrgico – A correção eletiva é normalmente realizada no primeiro ano de vida. As indicações para a cirurgia incluem aumento da cianose e desenvolvimento de síndrome cianótica. A correção total envolve o fechamento do DSV e a ressecção da estenose infundibular com colocação de um retalho adesivo pericárdico para ampliar o fluxo do ventrículo direito. Em algumas cirurgias, o retalho adesivo pode ser estendido através do anel da valva pulmonar (retalho transanelar), tornando-a então incompetente. O procedimento requer uma esternotomia mediana e o uso de circulação extracorpórea.

Prognóstico – A mortalidade operatória para a correção total da tetralogia de Fallot é menor que 3% (Jacobs et al., 2004). As complicações a longo prazo incluem regurgitação pulmonar crônica com aumento do ventrículo direito e função diminuída exigindo a substituição da valva, obstrução residual do fluxo de saída do ventrículo direito, dilatação da raiz da aorta e insuficiência da válvula aórtica, arritmias, e falência cardíaca súbita. A substituição da valva pulmonar é realizada tanto cirurgicamente quanto por cateterismo usando-se uma técnica transcateter (Doyle, Kavanaugh-McHugh, & Fish, 2019).

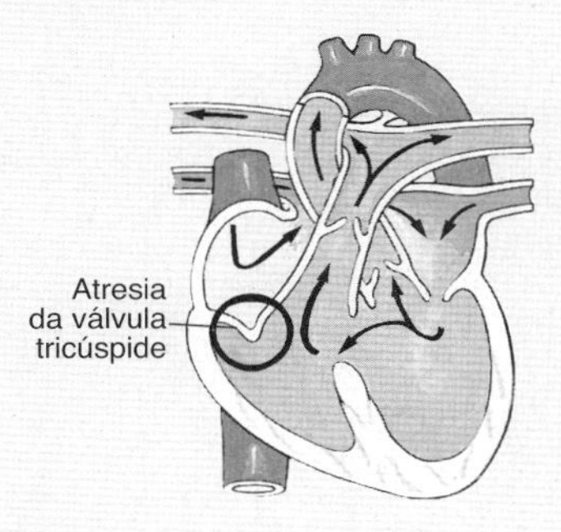

Atresia da válvula tricúspide

Descrição – A válvula tricúspide falha em se desenvolver; consequentemente, não há comunicação do átrio direito com o ventrículo direito. O sangue flui através de um DSA ou de um forame oval patente para o lado esquerdo do coração e através de um DSV para o ventrículo direito e para os pulmões. A condição está frequentemente associada à EP e à transposição de grandes artérias. Há uma mistura completa de sangues não oxigenado e oxigenado no lado esquerdo do coração, que resulta em dessaturação sistêmica, e uma quantidade variada de obstrução pulmonar, que causa diminuição do fluxo sanguíneo pulmonar.

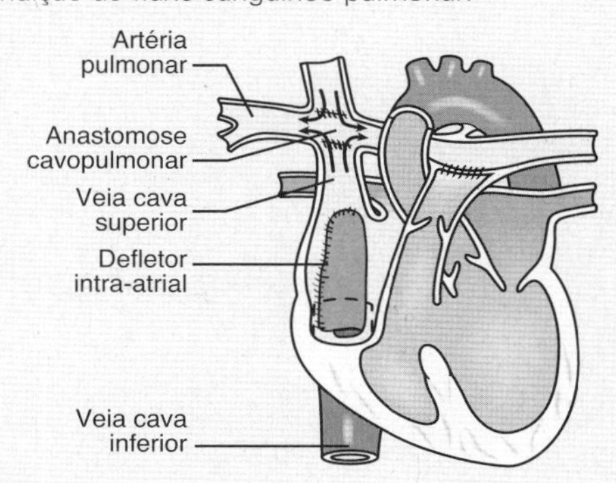

Fisiopatologia – Ao nascimento, a presença do forame oval (ou outra abertura do septo atrial) é necessária para permitir o fluxo de sangue através do septo para o átrio esquerdo; a PCA permite um fluxo de sangue a partir da artéria pulmonar para dentro dos pulmões para ocorrer a oxigenação. Um DSV permite que uma quantidade modesta de sangue entre no ventrículo direito e na artéria pulmonar para oxigenação. O fluxo sanguíneo pulmonar geralmente é diminuído.

Manifestações clínicas – A cianose geralmente é detectada no período neonatal. Pode haver taquicardia e dispneia. As crianças com mais idade têm sinais de hipoxemia crônica com baqueteamento digital.

Abordagem terapêutica – Para recém-nascidos cujo fluxo sanguíneo pulmonar depende da persistência do canal arterial, é iniciada uma infusão contínua de prostaglandina E1 a 0,1 mcg/kg/min até a intervenção cirúrgica poder ser realizada.

Tratamento cirúrgico – Os pacientes com atresia da válvula tricúspide são submetidos à abordagem cirúrgica estabelecida para a anatomia de ventrículo único com o ventrículo esquerdo tornando-se uma bomba ventricular.

Prognóstico – A mortalidade cirúrgica é inferior a 5% (Jacobs et al., 2004); o percentual aumenta quando a anatomia é mais complexa e outros fatores de risco estão presentes. As complicações pós-operatórias incluem arritmias, hipertensão venosa sistêmica, derrames pleurais e pericárdicos e disfunção ventricular.

Boxe 23.4 Malformações mistas.

Transposição de grandes artérias, ou transposição de grandes vasos

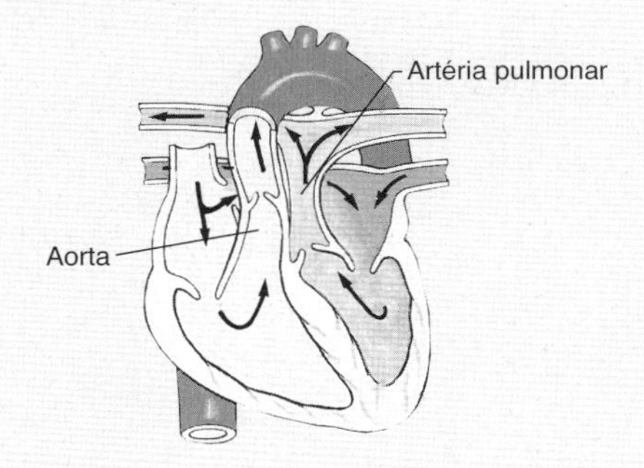

Descrição – A artéria pulmonar sai do ventrículo esquerdo, e a aorta sai do ventrículo direito, sem comunicação entre as circulações sistêmica e a pulmonar.

Fisiopatologia – Malformações associadas, como os defeitos septais ou a PCA, devem estar presentes para permitir que o sangue entre na circulação sistêmica ou na circulação pulmonar para a mistura do sangue saturado com o dessaturado. A condição mais comum associada à transposição de grandes artérias (TGA) é a patência do forame oval. Ao nascimento, há também um canal arterial patente, embora na maioria dos casos ele se feche após o período neonatal. Outra malformação associada pode ser um defeito do septo ventricular (DSV). A presença de DSV aumenta o risco de IC porque ela permite que o sangue flua do ventrículo direito para o ventrículo esquerdo, para dentro da artéria pulmonar, e finalmente para os pulmões. No entanto, ela também produz um aumentado fluxo sanguíneo pulmonar sob alta pressão, o que pode resultar em aumento da resistência vascular pulmonar.

Manifestações clínicas – Dependem do tipo e do tamanho dos defeitos associados. Os recém-nascidos com uma comunicação mínima são gravemente cianóticos e têm função deprimida ao nascer. Aqueles com grandes malformações septais ou PCA podem

(*Continua*)

Boxe 23.4 Malformações mistas. (*continuação*)

ser menos cianóticos, mas têm sintomas de IC. Os sons cardíacos variam de acordo com o tipo de defeito presente. A cardiomegalia é geralmente evidente algumas semanas após o nascimento.

Manejo terapêutico (para promover mistura intracardíaca do sangue) – A administração IV de prostaglandina E1 pode ser iniciada no pré-operatório para manter o canal arterial patente e garantir um fluxo de sangue sistêmico adequado. Durante o cateterismo cardíaco ou sob orientação de ecocardiograma, também pode ser realizada uma septostomia atrial com balão (procedimento de Rashkind) para aumentar a mistura pela abertura do septo atrial.

Tratamento cirúrgico – Uma cirurgia para o reposicionamento das artérias (também chamada de cirurgia de Jatene ou *switch* arterial) é o procedimento de escolha realizado nas primeiras semanas de vida. Envolve a transecção das grandes artérias, a anastomose da artéria pulmonar principal à aorta proximal (logo acima da válvula aórtica) e a anastomose da aorta ascendente à artéria pulmonar proximal. As artérias coronárias são reconstruídas a partir da aorta proximal à artéria pulmonar proximal para criar uma nova aorta. A reimplantação das artérias coronárias é fundamental para a sobrevida da criança, e elas devem ser reimplantadas sem torção ou conexão para fornecerem ao coração seu suprimento de oxigênio. A vantagem do procedimento de reposicionamento arterial é o restabelecimento da circulação normal com o ventrículo esquerdo atuando como uma bomba sistêmica. As potenciais complicações do *switch* arterial incluem o estreitamento da anastomose das grandes artérias e a insuficiência da artéria coronária.

Cirurgia por tunelização intra-atrial – As cirurgias com canalização intra-atrial raramente são realizadas, embora muitos adolescentes e adultos sobrevivam atualmente com cirurgias realizadas há mais de 15 anos. Um canal intra-atrial é criado para desviar o sangue venoso da válvula mitral e o sangue venoso pulmonar da válvula tricúspide usando-se o septo atrial do paciente (procedimento de Senning) ou um material sintético (procedimento de Mustard). Uma desvantagem é o papel contínuo do ventrículo direito como uma bomba sistêmica e o desenvolvimento tardio de insuficiência ventricular direita e distúrbios do ritmo. Outras potenciais complicações pós-operatórias incluem perda do ritmo sinusal normal, vazamento pelos condutos e disfunção ventricular.

Cirurgia de Rastelli – Esse procedimento é a escolha em crianças com TGA, DSV e EP grave. Ele envolve o fechamento do DSV com a criação de um conduto para que o sangue ventricular esquerdo seja dirigido através do DSV para a aorta. Em seguida, a valva pulmonar é fechada e um condutor é colocado a partir do ventrículo direito na artéria pulmonar para criar uma circulação fisiologicamente normal. Infelizmente, esse procedimento requer múltiplas substituições do conduto conforme a criança cresce.

Prognóstico – Os desfechos após a cirurgia de *switch* arterial são promissores. Há complicações a longo prazo, tais como as complicações arteriais neoaórticas, pulmonares e coronárias, mas a maioria dos pacientes mantém a função cardiovascular normal e a capacidade de se exercitar (Khairy, Clair, Fernandes et al., 2013). Os pacientes submetidos aos procedimentos de Senning ou de Mustard demonstram taxas de sobrevida diminuídas e considerável morbidade (Cuypers, Eindhoven, Slager et al., 2014).

Conexão anômala total das veias pulmonares

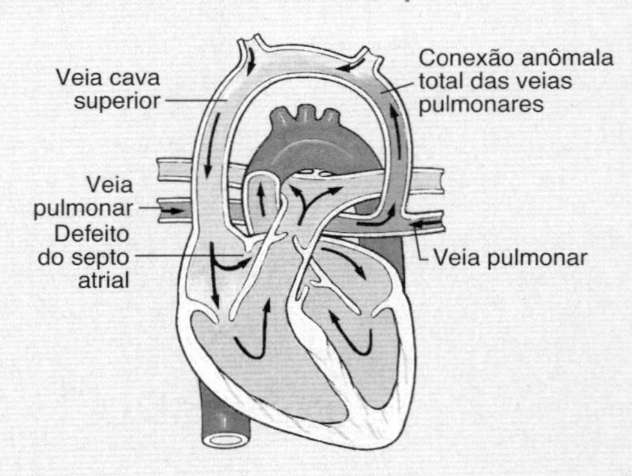

Descrição – Malformação rara caracterizada por insuficiência das veias pulmonares na junção com o átrio esquerdo, também denominada *drenagem anômala total das veias pulmonares* (DATVP). Em vez disso, as veias pulmonares estão anormalmente ligadas à circulação venosa sistêmica através do átrio direito ou outras veias que drenam para o átrio direito, tais como a veia cava superior (VCS). A inserção anormal resulta no retorno do sangue misto para o átrio direito e em seu desvio da direita para a esquerda através de um defeito do septo atrial (DAS). O retorno pulmonar venoso anômalo ou drenagem anômala total das veias pulmonares (DATVP) é classificado de acordo com o ponto de inserção pulmonar venoso como a seguir:

Supracardíaca – Inserção acima do diafragma, como na VCS (forma mais comum) mas não diretamente para o coração (ver figura).

Cardíaca – Inserção direta para o coração, como para o átrio direito ou o seio coronário.

Infradiafragmática – Inserção abaixo do diafragma, como na veia cava inferior (forma mais grave).

Fisiopatologia – O átrio direito recebe todo o sangue que normalmente iria para o átrio esquerdo. Como resultado, enquanto o lado direito do coração hipertrofia, o lado esquerdo, especialmente o átrio esquerdo, pode permanecer pequeno. O DSA associado ou a permeabilidade do forame oval permitem que o sangue venoso sistêmico desvie do átrio direito, de maior pressão, para o átrio esquerdo e para o lado esquerdo do coração. Consequentemente, a saturação do oxigênio do sangue em ambos os lados do coração (e, finalmente, na circulação arterial sistêmica) é a mesma. Se o fluxo sanguíneo pulmonar é grande, o retorno venoso pulmonar também é grande, e a quantidade de sangue saturado é relativamente alta. No entanto, se houver obstrução à drenagem venosa pulmonar, o retorno venoso pulmonar é impedido, a pressão venosa pulmonar sobe, e há o desenvolvimento de edema intersticial pulmonar que eventualmente contribui para uma IC. A DATVP infradiafragmática está frequentemente associada à obstrução da drenagem venosa pulmonar e é uma emergência cirúrgica.

Manifestações clínicas – A maioria das crianças desenvolve cianose precoce na vida. O grau de cianose está inversamente relacionado com a quantidade de fluxo sanguíneo pulmonar – mais sangue

(*Continua*)

Boxe 23.4 Malformações mistas. (*continuação*)

pulmonar, menos cianose. As crianças com DATVP desobstruída podem ser assintomáticas até que a resistência vascular pulmonar diminua durante a infância, aumentando então o fluxo sanguíneo pulmonar com sinais resultantes de IC. A cianose piora com a obstrução da veia pulmonar; quando a obstrução ocorre, a condição da criança quase sempre se deteriora rapidamente. Sem intervenção, a IC progride até o óbito.

Tratamento cirúrgico – A cirurgia é realizada no início da infância. A abordagem cirúrgica varia conforme o defeito anatômico. Em geral, a veia pulmonar comum é anastomosada à parte posterior do átrio esquerdo, o DSA é fechado e a conexão venosa pulmonar anômala é ligada. O tipo cardíaco é mais facilmente corrigido; o tipo infradiafragmático resulta em maiores morbidade e mortalidade devido à maior incidência de obstrução da veia pulmonar. As potenciais complicações pós-operatórias incluem: nova obstrução; sangramento; arritmias, particularmente o bloqueio cardíaco; hipertensão arterial pulmonar; e insuficiência cardíaca crônica.

Prognóstico – A mortalidade para todos os tipos é menor que 10% (Jacobs et al., 2004) e é menor para o tipo cardíaco; a morbidade aumenta com a presença de obstrução da veia pulmonar.

Truncus arteriosus

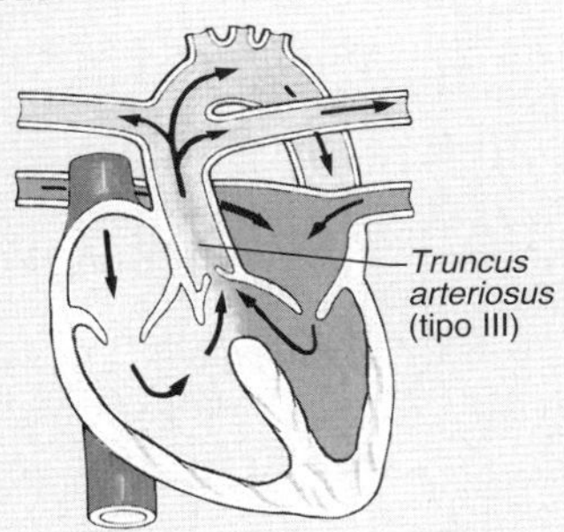

Descrição – Falha na septação e na divisão normal do tronco embrionário bulbar na artéria pulmonar e na aorta que resulta no desenvolvimento de um único vaso que passa pelos dois ventrículos. O sangue de ambos os ventrículos mistura-se na grande artéria comum, o que leva à dessaturação e à hipoxemia. O sangue ejetado do coração flui preferencialmente para as artérias pulmonares, de pressão mais baixa, para que o fluxo sanguíneo pulmonar aumente e o fluxo sanguíneo sistêmico diminua. Há três tipos:

Tipo I – Um único tronco pulmonar surge perto da base dos troncos e se divide em artérias pulmonares esquerda e direita.

Tipo II – As artérias pulmonares esquerda e direita surgem separadamente, mas próximas e no mesmo nível da parte posterior dos troncos.

Tipo III – As artérias pulmonares surgem independentemente a partir dos lados dos troncos.

Fisiopatologia – O sangue ejetado dos ventrículos esquerdo e direito entra no tronco arterial comum para que as circulações pulmonar e sistêmica se misturem. O fluxo sanguíneo é distribuído para as circulações pulmonar e sistêmica de acordo com as resistências relativas de cada sistema. A quantidade de fluxo sanguíneo pulmonar depende do tamanho da artéria pulmonar e da resistência vascular pulmonar. Geralmente, a resistência ao fluxo sanguíneo pulmonar é menor que a resistência vascular sistêmica, o que resulta em um fluxo sanguíneo preferencialmente direcionado para os pulmões. A doença vascular pulmonar desenvolve-se em idade precoce nos pacientes com *truncus arteriosus*.

Manifestações clínicas – A maioria das crianças é sintomática com IC moderada a grave e cianose variável, crescimento deficiente e intolerância à atividade física. Há um sopro característico. Trinta e cinco por cento dos pacientes têm deleção 22q11 (Goldmuntz & Lin, 2008).

Tratamento cirúrgico – A cirurgia precoce é realizada no primeiro mês de vida. Trata-se do fechamento do DSV para que o *truncus arteriosus* receba a via de saída do ventrículo esquerdo, da ressecação das artérias pulmonares da aorta e da sua anexação ao ventrículo direito através de um conduto do ventrículo direito à artéria pulmonar, e de uma possível correção da valva truncal. As complicações pós-operatórias incluem insuficiência da valva truncal, IC crônica, sangramento, hipertensão de artéria pulmonar (HAP), arritmias e DSV residual. Como os condutos não são um tecido vivo, eles não vão crescer junto com a criança e também podem se estreitar com calcificações. Será necessário uma ou mais substituições das próteses na infância.

Prognóstico – A mortalidade perioperatória é de cerca de 10% e ela é mais alta em pacientes que requerem cirurgia tanto para a obstrução do arco aórtico quanto da valva truncal (Russell, Pasquali, Jacobs et al., 2012). As complicações a longo prazo incluem regurgitação da valva truncal e estenose dos condutos.

Síndrome da hipoplasia do coração esquerdo

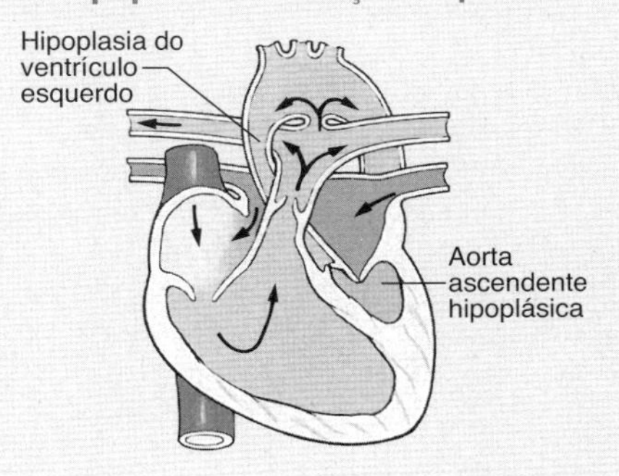

Descrição – Subdesenvolvimento do lado esquerdo do coração com significante hipoplasia do ventrículo esquerdo incluindo atresia, estenose ou hipoplasia das válvulas aórtica e mitral, e hipoplasias da aorta ascendente e do arco. A maior quantidade de sangue do átrio esquerdo flui através do forame oval patente para o átrio direito, o ventrículo direito e a artéria pulmonar. A aorta descendente recebe sangue do canal arterial patente, fornecendo então um fluxo sanguíneo sistêmico.

Fisiopatologia – A presença de DSA ou forame oval patente permitem que o sangue saturado do átrio esquerdo misture-se ao sangue dessaturado do átrio direito e flua através do ventrículo direito em direção à artéria pulmonar. Da artéria pulmonar, o sangue, através do canal arterial, flui tanto para os pulmões quanto para a aorta e circulação sistêmica. A quantidade de fluxo de sangue nas circulações pulmonar e sistêmica depende da relação entre as resistências vasculares pulmonar e sistêmica. Os vasos coronários e cerebrais recebem sangue por meio de um fluxo retrógrado através da aorta ascendente hipoplásica.

Manifestações clínicas – O paciente tem leve cianose e sinais de IC até o canal arterial se fechar e depois progressiva deterioração com cianose e diminuição do débito cardíaco levando à falência cardiovascular. Geralmente, a patologia é fatal nos primeiros meses de vida se não houver intervenção.

Manejo terapêutico – Os recém-nascidos requerem estabilização com ventilação pulmonar mecânica e suporte inotrópico no pré-operatório. É necessária uma infusão de prostaglandina E1 para manter a patência do canal arterial e assegurar um adequado fluxo sanguíneo sistêmico até que a intervenção cirúrgica possa ocorrer.

Tratamento cirúrgico – Os pacientes com síndrome da hipoplasia do coração esquerdo são submetidos a uma abordagem cirúrgica de múltiplas etapas nos casos de anatomia de ventrículo único com o ventrículo direito se tornando uma bomba ventricular. As complicações pós-operatórias incluem arritmias, hipertensão

(*Continua*)

Boxe 23.4 Malformações mistas. (*continuação*)

venosa sistêmica, derrames pericárdico e pleural, eventos trombóticos e disfunção ventricular.

Transplante – O transplante cardíaco no período neonatal é outra opção para essas crianças. Os problemas incluem a falta de doadores de órgãos de recém-nascidos, o risco de rejeição, os transtornos a longo prazo com uma imunossupressão crônica e infecção.

Prognóstico – Há 30 anos, um diagnóstico de síndrome da hipoplasia do coração esquerdo era constantemente fatal. Atualmente, para as crianças que sobrevivem até a idade de 12 anos, a sobrevida a longo prazo é de 90% (Alsoufi, Mori, Gillespie et al., 2015; Siffel, Riehle-Colarusso, Oster et al., 2015). Os resultados promissores estiveram relacionados com diagnóstico precoce, cirurgia e maior monitoramento no hospital e em casa, particularmente entre a primeira e a segundas etapas cirúrgicas. Os problemas a longo prazo incluem piora da função ventricular, regurgitação tricúspide, estreitamento recorrente do arco aórtico, arritmias, complicações trombóticas e atrasos no desenvolvimento.

Os resultados do tratamento cirúrgico para os pacientes com doença moderada a grave são variáveis. Os fatores de risco do paciente para o aumento da morbidade e da mortalidade incluem prematuridade ou baixo peso ao nascimento, síndrome genética, várias malformações cardíacas, anomalia congênita não cardíaca, e idade no momento da cirurgia (os recém-nascidos são um grupo de risco mais elevado). As malformações mais comuns não necessitam de intervenção ou são tratadas com uma única intervenção cirúrgica. As malformações cardíacas severamente críticas frequentemente necessitam de múltiplas intervenções cirúrgicas e cateterismos, bem como acompanhamento com um cardiologista por toda a vida. As malformações graves incluem todas as cardiopatias cianóticas e outros defeitos complexos, tais como a síndrome da hipoplasia do coração esquerdo, canal atrioventricular (AV), estenose aórtica crítica, coarctação crítica da aorta, e alguns defeitos complexos de septo ventricular.

Malformações com aumento do fluxo sanguíneo pulmonar

Nesse grupo de malformações cardíacas, a comunicação intracardíaca ao longo do septo ou uma conexão anormal entre as grandes artérias permite que o sangue flua do lado esquerdo do coração, de pressão mais alta, para o lado direito do coração, com pressão menor (Figura 23.4). O aumento do volume de sangue no lado direito do coração incrementa o fluxo sanguíneo pulmonar às custas do fluxo de sangue sistêmico. Clinicamente, os pacientes demonstram sinais e sintomas de IC. As malformações de septos atrial e ventricular e a persistência do canal arterial são anomalias típicas nesse grupo (ver Boxe 23.1).

Malformações obstrutivas

As malformações obstrutivas são aquelas nas quais o sangue que sai do coração encontra uma área de estreitamento anatômico (**estenose**), causando, então, obstrução do fluxo sanguíneo. A pressão no ventrículo e na artéria antes da obstrução aumenta, e a pressão na área depois da obstrução diminui. A localização do estreitamento geralmente está próxima da válvula (Figura 23.5):

Valvular: no local da própria válvula.

Subvalvular: estreitamento do ventrículo abaixo da válvula (também chamada **via de saída ventricular**).

Supravalvular: estreitamento da artéria acima da válvula.

A coarctação da aorta (estreitamento do arco aórtico), a estenose aórtica e a estenose pulmonar são defeitos típicos desse grupo (ver Boxe 23.2). Hemodinamicamente, há uma carga de pressão sobre o ventrículo e uma diminuição do débito cardíaco. Clinicamente, as crianças apresentam sinais de IC. As crianças com obstrução leve podem ser assintomáticas. Ocasionalmente, pode-se ver hipoxia, como na estenose pulmonar grave.

Defeitos com diminuição do fluxo sanguíneo pulmonar

Nesse grupo de malformações, há obstrução do fluxo sanguíneo pulmonar e um defeito anatômico (DSA ou DSV) entre os lados direito e esquerdo do coração (Figura 23.6). Como o sangue tem dificuldade em sair do lado direito do coração pela artéria pulmonar, a pressão sobre esse lado aumenta, excedendo, então, a pressão do lado esquerdo. Isso acarreta que o sangue não saturado desvie da direita para a esquerda, o que causa dessaturação no lado esquerdo do coração e da circulação sistêmica. Clinicamente, esses pacientes têm hipoxemia e geralmente parecem cianóticos. A Tetralogia de Fallot e a atresia tricúspide são as malformações mais comuns nesse grupo (ver Boxe 23.3).

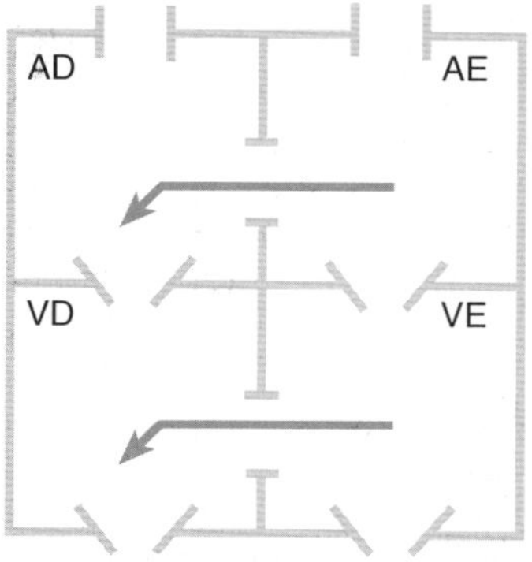

Figura 23.4 Hemodinâmica em malformações com fluxo aumentado de sangue pulmonar. *AD*, átrio direito; *AE*, átrio esquerdo; *VD*, ventrículo direito; *VE*, ventrículo esquerdo.

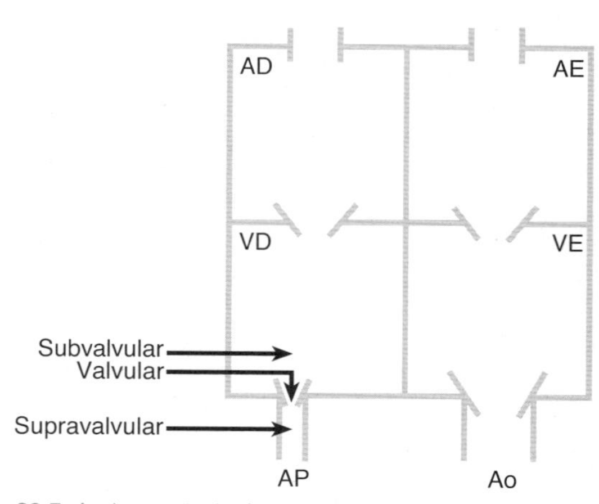

Figura 23.5 A obstrução à ejeção ventricular pode ocorrer em nível valvular (conforme mostrado), abaixo da válvula (subvalvular) ou acima da válvula (supravalvular). É apresentada aqui a estenose pulmonar. *AD*, átrio direito; *AE*, átrio esquerdo; *Ao*, Aorta; *AP*, artéria pulmonar; *VD*, ventrículo direito; *VE*, ventrículo esquerdo.

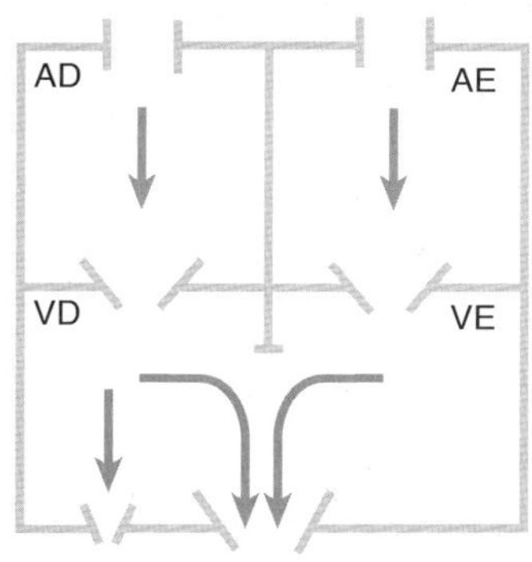

Figura 23.6 Defeitos hemodinâmicos com diminuição do fluxo de sangue pulmonar. *AD*, átrio direito; *AE*, átrio esquerdo; *VD*, ventrículo direito; *VE*, ventrículo esquerdo.

Defeitos mistos

Muitas anomalias cardíacas complexas são classificadas conjuntamente na categoria mista (ver Boxe 23.4), uma vez que a sobrevivência no período pós-natal depende da mistura do sangue da circulação pulmonar com o da sistêmica dentro das câmaras cardíacas. Hemodinamicamente, o fluxo sanguíneo sistêmico, totalmente saturado, mistura-se ao fluxo sanguíneo pulmonar não saturado, causando então uma dessaturação no fluxo sanguíneo sistêmico. A congestão pulmonar ocorre em decorrência da diferença da pressão da artéria pulmonar em relação à pressão aórtica que favorece o fluxo sanguíneo pulmonar. O débito cardíaco diminui devido à carga de volume no ventrículo. Clinicamente, esses pacientes têm um quadro variável que combina algum grau de dessaturação (embora a cianose nem sempre seja visível) e sinais de IC, o que frequentemente demanda múltiplas intervenções cirúrgicas, a primeira ainda na primeira semana de vida.

Anatomia de ventrículo único

Muitas das malformações mistas são anomalias cardíacas que apresentam um único ventrículo funcional. Tais defeitos (p. ex., síndrome da hipoplasia do coração esquerdo, descompensação completa do canal atrioventricular, ventrículo esquerdo de dupla entrada, atresia tricúspide, atresia pulmonar com septo ventricular intacto) demandam uma abordagem em etapas para a correção paliativa do ventrículo único, permitindo então o funcionamento de um único ventrículo para realizar o trabalho que é normalmente realizado por dois ventrículos, além de separar o sangue oxigenado do não oxigenado.

Estágio I ou de Norwood (primeira semana de vida) – (1) Estabelece-se o fluxo de sangue sistêmico através da conexão entre o ventrículo direito e a aorta, (2) reconstrói-se uma pequena aorta e a conecta ao ventrículo, e (3) cria-se o fluxo de sangue pulmonar por meio da realização do desvio de Blalock-Taussing modificado (tubo Gore-Tex de 3 a 4 mm a partir da artéria subclávia até a artéria pulmonar) ou da modificação de Sano (conduto do ventrículo direito até a artéria pulmonar) (Tabela 23.3).

Estágio II ou Glenn bidirecional (3 a 8 meses de vida) – Cria uma conexão direta entre a veia cava superior e a artéria pulmonar, permitindo então que metade do sangue sistêmico não oxigenado retorne passivamente e diretamente para os pulmões (ver Tabela 23.3).

Estágio III ou de Fontan (2 a 4 anos) – Direciona o retorno venoso sistêmico para os pulmões sem uma bomba ventricular através de conexões cirúrgicas entre o átrio direito e a artéria pulmonar (Figura 23.7). Às vezes, uma fenestração (abertura) é confeccionada na cavidade do átrio direito para aliviar a pressão. O paciente deve apresentar uma função ventricular normal e uma resistência vascular pulmonar baixa para que o procedimento seja bem-sucedido. O procedimento de Fontan modificado separa o sangue oxigenado do não oxigenado dentro do coração, e elimina o excesso de volume do ventrículo; porém, não restaura a anatomia ou a hemodinâmica normais.

Entre o primeiro e o segundo estágios de cirurgia, a circulação cardíaca está frágil, e a criança demanda cuidados extras e monitoramento domiciliar cuidadoso (Ghanayem, Hoffman, Mussatto et al., 2003; Petit, Fraser, Mattamal et al., 2011). Entre as preocupações a longo prazo para indivíduos que realizaram uma correção paliativa completa de ventrículo único e estão vivendo sob a fisiologia de Fontan, estão desenvolvimento de enteropatia de perda proteica, de arritmias atriais, de disfunção ventricular tardia, e de atrasos no desenvolvimento. Serão necessários cuidados por toda a vida, incluindo acompanhamentos frequentes, procedimentos e medicações por boa parte de suas vidas.

Tabela 23.3 Procedimentos de desvio para crianças com malformações cardíacas.

Tipo de desvio	Comentários
Desvio de Blalock-Taussig modificado: artéria subclávia para a artéria pulmonar utilizando-se enxerto tubular Gore-Tex ou Impra	Desvio do fluxo às vezes excessivo, exigindo, então, o uso de diuréticos Possibilidade de trombose; geralmente, há a prescrição de ácido acetilsalicílico no pós-operatório Fácil ligação no momento da correção definitiva Desvio de tamanho fixo e pode se tornar muito pequeno conforme a criança cresce
Modificação de Sano: ventrículo direito para o conduto da artéria pulmonar usando-se enxerto Gore-Tex	Impede a saída diastólica de sangue sistêmico para as artérias pulmonares Fornece PA diastólica maior e aparentemente melhor perfusão coronária Técnica empregada em substituição ao desvio de Blalock-Taussig modificado no procedimento de Norwood
Cirurgia bidirecional de Glenn (anastomose cavopulmonar): veia cava superior lateral da artéria pulmonar direita; fluxo de sangue para os dois pulmões	Realizada como um segundo desvio; frequentemente, usada como uma etapa de preparo para um procedimento de Fontan Pode ser incorporada em um eventual procedimento de Fontan modificado Diminui a cianose grave e alivia a sobrecarga de volume no ventrículo Resulta em risco de eventos embólicos (defeito de mistura); ácido acetilsalicílico frequentemente prescrito Podem ocorrer fístulas arteriovenosas pulmonares meses ou anos mais tarde, causando, então, dessaturação (achado incomum)
Desvio central: aorta ascendente para a artéria pulmonar principal usando-se enxerto Gore-Tex	O comprimento do desvio age para restringir o fluxo sanguíneo; possibilidade de sintomas de IC; terapia diurética às vezes necessária Incomum; aplicado quando o desvio de Blalock-Taussig modificado não pode ser usado Fácil de inserir e remover no momento da cirurgia Possibilidade de trombose; ácido acetilsalicílico geralmente prescrito no pós-operatório

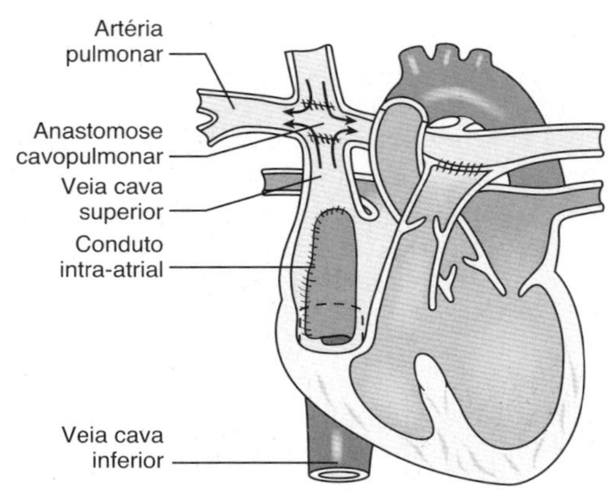

Figura 23.7 Procedimento de Fontan: terceiro estágio da correção paliativa de ventrículo único.

INSUFICIÊNCIA CARDÍACA CONGESTIVA

A insuficiência cardíaca congestiva (ICC) é a incapacidade de o coração bombear uma quantidade adequada de sangue para a circulação sistêmica em pressão de enchimento normal para satisfazer as necessidades metabólicas do corpo. Pode ser chamada tanto de ICC como de insuficiência cardíaca (IC). Nas crianças, a IC ocorre mais frequentemente secundária às anomalias estruturais (p. ex., malformações do septo) que resultam em aumento da pressão e do volume e sanguíneos dentro do coração. Também pode resultar de falência do miocárdio na qual a contratilidade ou o relaxamento do ventrículo está prejudicado. Tal condição pode ocorrer com cardiomiopatia, arritmia ou distúrbios eletrolíticos graves. A IC pode também ocorre como resultado de uma excessiva demanda sobre a musculatura cardíaca normal, como na septicemia ou na anemia grave.

Fisiopatologia

A IC é frequentemente separada em duas categorias: insuficiências ventriculares direita e esquerda. Na **insuficiência direita**, o ventrículo direito é incapaz de bombear sangue efetivamente para a artéria pulmonar, resultando, então, no aumento da pressão no átrio direito e na circulação venosa sistêmica. A hipertensão venosa sistêmica causa hepatoesplenomegalia e ocasionalmente edema. Na **insuficiência esquerda,** o ventrículo esquerdo é incapaz de bombear sangue para a circulação sistêmica, resultando no aumento da pressão no átrio esquerdo e nas veias pulmonares. Os pulmões ficam congestionados com sangue, o que causa pressões pulmonares elevadas e edema pulmonar.

Embora cada tipo de IC produza diferentes sinais e sintomas, clinicamente é incomum observar apenas a insuficiência direita ou esquerda em crianças. Como cada lado do coração depende do funcionamento adequado do outro lado, a insuficiência de uma câmara causa uma mudança recíproca na câmara oposta.

Se as anormalidades que precipitam a IC não forem corrigidas, o músculo cardíaco torna-se danificado. Apesar dos mecanismos compensatórios, o coração é incapaz de manter um débito cardíaco adequado. A diminuição do fluxo sanguíneo para os rins continua estimulando a reabsorção de sódio e de água, levando, então, à sobrecarga de líquidos, ao aumento da carga de trabalho no coração e à congestão nas circulações pulmonar e sistêmica (Figura 23.8).

Manifestações clínicas

Os sinais e os sintomas de uma IC podem ser divididos em três grupos: (1) funcionamento prejudicado do miocárdio, (2) congestão pulmonar e (3) congestão venosa sistêmica (Boxe 23.5). Como essas alterações hemodinâmicas têm causas diferentes e ocorrem em momentos diferentes, a apresentação clínica pode variar entre as crianças.

Avaliação diagnóstica

O diagnóstico é feito com base em sintomas clínicos, tais como taquipneia e taquicardia em repouso, dispneia, retrações, intolerância à atividade (especialmente durante a alimentação em lactentes), intolerância alimentar, ganho de peso causado pela retenção de líquidos e hepatomegalia. A radiografia torácica demonstra cardiomegalia e aumento do fluxo sanguíneo pulmonar. Os achados no ECG são hipertrofia ventricular, ritmo anormal ou condução reduzida. É feito um ecocardiograma para determinar a causa da IC, como uma malformação cardíaca congênita ou uma função ventricular ruim.

Manejo terapêutico

Os objetivos do tratamento são (1) melhorar a função cardíaca (aumentar a contratilidade e diminuir a pós-carga); (2) remover o líquido e o sódio acumulados (diminuir a pré-carga e minimizar a sobrecarga de líquidos); (3) reduzir as demandas cardíacas; e (4) melhorar a oxigenação tecidual e diminuir o consumo de oxigênio. Para a maioria dos lactentes diagnosticados com IC, a causa é uma CC. Os lactentes são estabilizados com um tratamento clínico e depois encaminhados para a correção cirúrgica. Atualmente, muitas crianças recebem a correção cirúrgica nos períodos neonatal e na primeira infância antes da manifestação dos sintomas de IC (Margossian, 2008). Para aquelas recém-diagnosticadas com IC, a causa pode ser a piora da função ventricular após uma cirurgia cardíaca anterior, cardiomiopatia, arritmia ou outras condições. Além do manejo da IC, sempre que possível a causa subjacente é tratada.

Melhora da função cardíaca

Três grupos de medicamentos são usados para melhorar a função miocárdica na IC: (1) os glicosídeos digitálicos (digoxina), que melhoram a contratilidade; (2) os inibidores da enzima conversora de angiotensina (ECA), que reduzem a pós-carga no coração e, assim, facilitam o bombeamento; e (3) os betabloqueadores. A eficiência do miocárdio melhora com a administração de glicosídeos digitálicos. Os efeitos benéficos são o aumento do débito cardíaco, a diminuição do tamanho do coração, a diminuição da pressão venosa e o alívio do edema. Nas crianças, a digoxina é usada quase exclusivamente devido à sua ação mais rápida. Observe que a dose é calculada em microgramas (1.000 mcg = 1 mg). Durante a iniciação, a criança é monitorada por meio de um ECG para observar os efeitos desejados (prolongamento do intervalo PR e redução da frequência ventricular) e detectar efeitos colaterais, especialmente arritmias.

> **! ALERTA PARA A ENFERMAGEM**
>
> Uma queda no nível de potássio sérico aumenta os efeitos dos digitálicos, o que eleva o risco de toxicidade da digoxina. O aumento dos níveis de potássio sérico diminui o efeito da digoxina. Portanto, os níveis de potássio sérico devem ser monitorados cuidadosamente.

A digoxina é o único agente inotrópico oral geralmente disponível para lactentes e crianças, embora outros agentes inotrópicos orais estejam sendo usados em ensaios clínicos em adultos. Para os pacientes com IC grave, são usados agentes inotrópicos IV, tais como dopamina ou milrinona, para melhorar a contratilidade. Eles geralmente são administrados no ambiente da UTI.

Outro grupo de medicamentos usados no tratamento de IC, os inibidores da ECA, dificultam a função normal do sistema renina-angiotensina nos rins. Os inibidores da ECA bloqueiam a conversão de angiotensina I para angiotensina II de modo que, em vez de vasoconstrição, ocorre vasodilatação. A vasodilatação resulta em diminuição

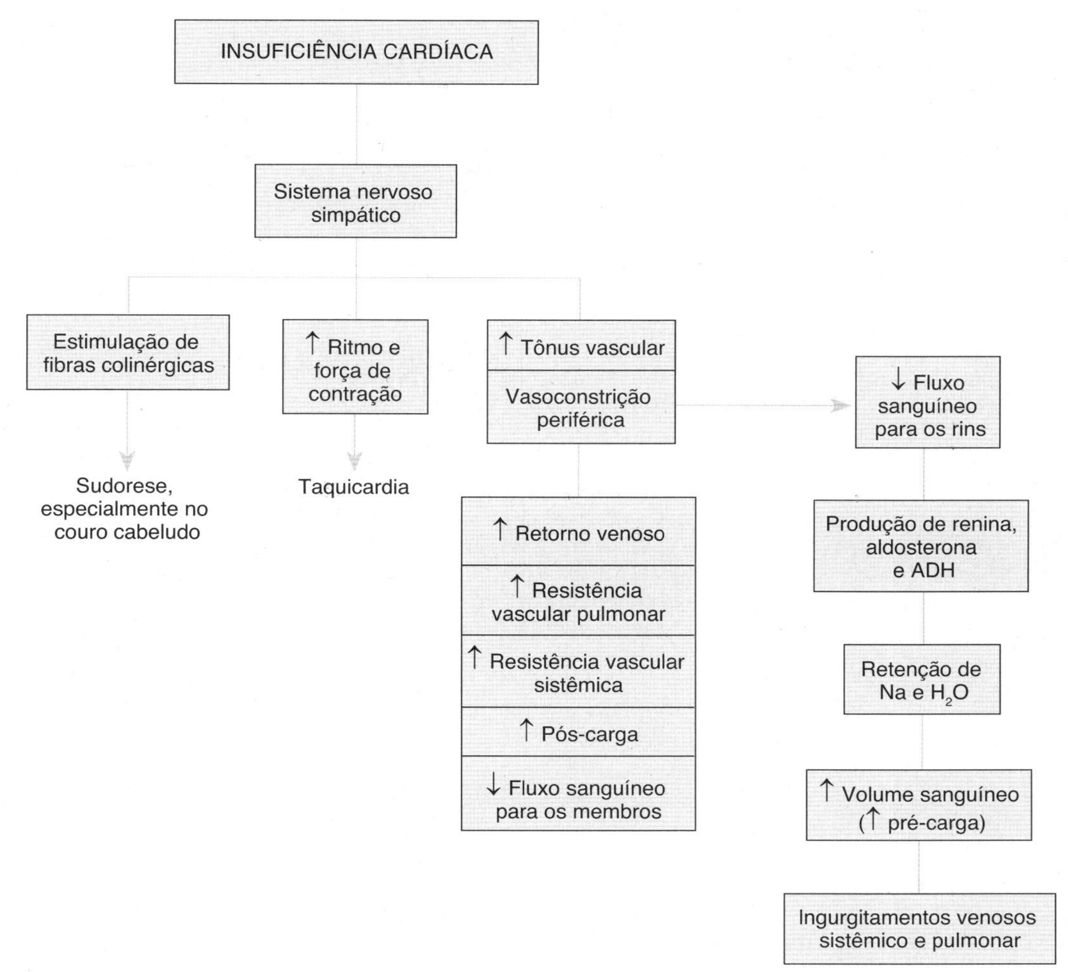

Figura 23.8 Fisiopatologia de insuficiência cardíaca. *ADH*, hormônio antidiurético.

Boxe 23.5 Manifestações clínicas da insuficiência cardíaca.

Funcionamento prejudicado do miocárdio
Taquicardia
Sudorese (excessiva)
Diminuição do débito urinário
Fadiga
Fraqueza
Irritabilidade
Anorexia
Extremidades pálidas e frias
Pulsos periféricos fracos
Diminuição da pressão arterial (PA)
Ritmo de galope
Cardiomegalia

Congestão pulmonar
Taquipneia
Dispneia
Retrações (em lactentes)
Narinas dilatadas
Intolerância ao exercício físico
Ortopneia
Tosse, rouquidão
Cianose
Roncos
Estertores

Congestão venosa sistêmica
Ganho de peso
Hepatomegalia
Edema periférico, especialmente periorbital
Ascite
Distensão da veia do pescoço (em crianças)

das resistências vasculares pulmonar e sistêmica, em diminuição da PA e em redução da pós-carga. Também reduz a secreção de aldosterona, que diminui a pré-carga impedindo a expansão do volume da retenção de líquidos e diminui o risco de hipopotassemia. Os medicamentos mais comumente utilizados nas crianças são captopril, enalapril e lisinopril. Os principais efeitos colaterais dos inibidores da ECA são hipotensão, tosse e disfunção renal.

! ALERTA PARA A ENFERMAGEM

Como os inibidores da enzima conversadora de angiotensina (ECA) também bloqueiam a ação da aldosterona, a adição de suplementos de potássio ou de espironolactona ao regime medicamentoso de pacientes que estão tomando diuréticos geralmente não é necessária e pode causar hiperpotassemia.

Os betabloqueadores, especificamente o carvedilol, são os mais novos medicamentos a ser adicionados ao tratamento de algumas crianças com IC crônica. Os receptores alfa e beta-adrenérgicos são bloqueados, causando, então, diminuição da frequência cardíaca, diminuição da PA e vasodilatação. Esses medicamentos têm demonstrado reduzir a morbidade e a mortalidade em alguns adultos com IC e estão sendo utilizados seletivamente em crianças. Os efeitos colaterais incluem tontura, cefaleia e hipotensão.

A terapia de ressincronização cardíaca (TRC) utilizando ritmo biventricular é um tratamento eficaz em pacientes adultos com IC e está começando a ser aplicada na população pediátrica. Em conjunto com as terapias farmacológicas descritas anteriormente, a TRC tem potencial para melhorar a função cardíaca nesse grupo de pacientes, incluindo aqueles com um único ventrículo (Cecchin, Frangini, Brown et al., 2009; Dubin, Janousek, Rhee et al., 2005).

Eliminação de líquido e de sódio acumulados

O tratamento consiste na administração de diuréticos, uma possível restrição de líquidos e uma possível restrição de sódio. Os diuréticos são o pilar da terapia para eliminar o excesso de água e de sal, como também para evitar a reabsorção. Os agentes mais utilizados estão listados na Tabela 23.4. Como a furosemida e as tiazidas causam depleção de potássio, muitas vezes são necessários suplementos de potássio oral e de fontes dietéticas.

A restrição de líquidos pode ser necessária nos estágios agudos de ICC e deve ser calculada cuidadosamente para evitar desidratar a criança, especialmente se houver cianose e policitemia significativa. Os lactentes raramente precisam de restrição de líquidos, uma vez que a ICC dificulta tanto a alimentação que eles precisam se esforçar para tomar os líquidos de manutenção.

As dietas com restrição de sódio são usadas com menos frequência em crianças do que em adultos para controlar a IC devido aos seus potenciais efeitos negativos sobre o apetite da criança e o seu crescimento. Se a ingesta de sal for restrita, devem ser evitados o sal de mesa adicional e os alimentos altamente salgados. Estão disponíveis fórmulas com baixo teor de sal, mas são usadas com pouca frequência, uma vez que os lactentes precisam de uma fonte normal de sódio para compensar a depleção provocada pela terapia diurética crônica.

Redução das demandas cardíacas

Para diminuir a carga de trabalho no coração, as necessidades metabólicas são minimizadas por meio de (1) um ambiente térmico neutro para evitar o estresse decorrente do frio em lactentes; (2) do tratamento de infecções existentes; (3) da redução do esforço de respiração (por intermédio do posicionamento semi-Fowler); (4) do uso de medicamentos sedativos para diminuir a irritabilidade; e (5) do repouso e da diminuição dos estímulos ambientais.

Melhora da oxigenação tecidual

As medidas citadas também atuam para aumentar a oxigenação tecidual, seja melhorando a função do miocárdio, seja diminuindo as demandas de oxigênio dos tecidos. Além disso, pode ser administrado oxigênio umidificado suplementar para aumentar a quantidade de oxigênio disponível durante a inspiração. A administração de oxigênio é especialmente útil nos pacientes com edema pulmonar, infecções intercorrentes do sistema respiratório e aumento da resistência vascular pulmonar (o oxigênio é um vasodilatador que diminui a resistência vascular pulmonar).

! ALERTA PARA A ENFERMAGEM

O oxigênio é um medicamento e só deve ser administrado com uma prescrição apropriada. Existem algumas circunstâncias incomuns em pacientes com uma hemodinâmica complexa em que o oxigênio pode ser prejudicial.

Tabela 23.4 Diuréticos usados para a insuficiência cardíaca.

Ações	Comentários	Manejo dos cuidados de enfermagem
Furosemida		
Bloqueia a reabsorção de sódio e de água em túbulos renais proximais e interfere na reabsorção de sódio na alça de Henle e na porção mais proximal do túbulo distal	Medicamento de escolha em caso de insuficiência cardíaca grave Provoca a excreção de cloreto e de potássio (a hipopotassemia pode precipitar toxicidade digitálica)	Comece a registrar as perdas assim que a medicação for administrada Observe em busca de desenvolvimento de desidratação causada por diurese profunda Observe em busca de efeitos colaterais (p. ex., náuseas e vômitos, diarreia, otoxicidade, hipopotassemia, dermatite, hipotensão postural). Incentive o consumo de alimentos ricos em potássio e/ou forneça suplementos de potássio Monitore o cloreto e o equilíbrio acidobásico com terapia a longo prazo. Observe em busca de sinais de toxicidade por digoxina
Clorotiazida		
Atua diretamente nos túbulos distais para diminuir a absorção de sódio, água, potássio, cloreto e bicarbonato	Usada com menor frequência Em grandes doses, causa hipopotassemia e acidose	Observe em busca de efeitos colaterais (p. ex., náuseas, fraqueza, tontura, parestesia, cãibras musculares, erupções cutâneas, hipopotassemia, acidose) Incentive o consumo de alimentos ricos em potássio e/ou ofereça suplementos de potássio
Espironolactona		
Bloqueia a ação da aldosterona, o que promove a retenção de sódio e a excreção de potássio	Diurético fraco Tem efeito poupador de potássio; frequentemente usada com tiazidas e furosemida Mal absorvida pelo sistema digestório Leva vários dias para alcançar a ação máxima	Observe em busca de efeitos colaterais (p. ex., erupção cutânea, sonolência, ataxia, hiperpotassemia) Não administre suplementos de potássio

Uma cânula nasal, capuz ou tenda facial de oxigenioterapia são métodos usados para a suplementação de oxigênio. As cânulas nasais são ideais para a administração de oxigênio a longo prazo porque a criança pode se movimentar e consegue comer e beber facilmente. A umidificação fria é necessária para neutralizar o efeito de ressecamento do oxigênio. A quantidade de umidade fria deve ser cuidadosamente regulada para evitar o resfriamento.

QUALIDADE DOS RESULTADOS DO PACIENTE: Insuficiência cardíaca

- Débito cardíaco adequado
- Diminuição das demandas cardíacas
- Melhora da função respiratória
- Sem evidência de excesso de líquido
- Suporte e orientação adequados

Cuidados de enfermagem

Lactentes ou crianças com ICC podem estar gravemente enfermos, e alguns podem precisar de cuidados intensivos até que os sintomas melhorem. O cuidado especializado de enfermagem é essencial para reduzir as demandas cardíacas que tensionam o músculo cardíaco fraco (ver boxe *Planejamento para o cuidado de enfermagem*). Durante esse tempo, a criança e a família necessitam de apoio emocional; para algumas crianças, a IC grave representa uma doença cardíaca em estágio terminal. Embora os objetivos dos cuidados de enfermagem sejam os mesmos, as intervenções para lactentes muitas vezes diferem daquelas para crianças com mais idade.

Assistência nas medidas para melhorar a função cardíaca

A digoxina é usada para melhorar a função cardíaca. Ela é um fármaco potencialmente perigoso porque a margem de segurança entre doses terapêuticas, tóxicas e letais é muito estreita. Muitas reações tóxicas são extensões de seus efeitos terapêuticos. A responsabilidade da enfermagem na administração da digoxina inclui calcular e administrar a dosagem correta e observar em busca de sinais de toxicidade. O pulso apical da criança sempre deve ser verificado antes de administrar digoxina. Como regra geral, o medicamento não deve ser administrado se o pulso estiver abaixo de 90 a 110 bpm em recém-nascidos e lactentes ou abaixo de 70 bpm em crianças com mais idade (o ponto de corte para adultos é de 60 bpm). O enfermeiro também deve ter discernimento na avaliação da frequência de pulso. Se ela for significativamente menor do que o documentado anteriormente, a dose deve ser descontinuada até que o médico seja notificado.

O pulso apical é verificado porque pode estar presente um déficit de pulso (frequência de pulso radial menor que apical) com a diminuição do débito cardíaco. O pulso deve ser auscultado por 1 minuto completo para se avaliar as alterações no ritmo. Se a criança está sendo monitorada por ECG, uma fita para avaliação do ritmo é registrada e acompanhada no gráfico para análise da frequência e do ritmo, tais como um prolongamento anormal do intervalo PR (aumento de > 50% sobre o intervalo antes da digitalização) e arritmias.

A digoxina é um fármaco potencialmente de risco devido à sua estreita margem de segurança entre os valores de doses terapêuticas, tóxicas e letais. Muitas reações tóxicas são extensões de seus efeitos terapêuticos. Portanto, o enfermeiro deve manter um alto índice de suspeição em relação a sinais de toxicidade ao administrar digoxina (Boxe 23.6).

Como a toxicidade da digoxina pode ocorrer por uma superdosagem acidental, deve-se tomar muito cuidado no cálculo e na medição da dose. Ao converter miligramas em microgramas ou mililitros, o enfermeiro deve verificar cuidadosamente a colocação do ponto decimal, pois um erro causa uma mudança significativa na dosagem. Por exemplo, 0,1 mg é 10 vezes a dosagem de 0,01 mg.

Esses mesmos princípios são ensinados aos pais no preparo para a alta hospitalar da criança, embora a dose correta em mililitros geralmente esteja especificada no recipiente, o que reduz possíveis erros no cálculo. O enfermeiro deve observar os pais medirem o medicamento no conta-gotas e enfatizar que a marca de nível do menisco de líquido deve ser observada no nível dos olhos. Os pais também são orientados

Planejamento para o cuidado de enfermagem

Criança com coarctação da aorta

Dia 1, 8h Hospitalização

1. O enfermeiro está cuidando de uma criança do sexo masculino com 3 semanas de vida com cardiopatia congênita (CC). Ao nascer, ela inicialmente não apresentava sinais ou sintomas; mas, na segunda semana de vida, desenvolveu sintomas de insuficiência cardíaca (IC). Foi constatado que ela tinha coarctação da aorta e agora está sob os cuidados da equipe de cardiologia e tem uma cirurgia agendada. A criança manifesta cada vez mais sinais aumentados de IC e foi hospitalizada nessa manhã. Os cuidados focalizam a prevenção de outros sintomas antes da cirurgia. Quais são os sinais mais importantes de IC que o enfermeiro procuraria neste lactente? **Selecione tudo o que se aplica.**
   A. Edema.
   B. Taquipneia.
   C. Perda de peso.
   D. Taquicardia.
   E. Hipotensão.
   F. Extremidades quentes.
   G. Dificuldade de alimentação.
   H. Pulsos periféricos lentos.
   I. Prolongamento do enchimento capilar maior que 2 ou 3 segundos.
   J. Circulação periférica ineficaz, extremidades frias.

2. O enfermeiro revisa o histórico desse lactente de 3 semanas e vê que ele é diagnosticado com coarctação da aorta. O profissional de enfermagem percebe que os sintomas vivenciados pelo lactente são causados por essa malformação congênita. **Escolha as opções mais prováveis para as informações que faltam nas instruções adiante selecionando entre as listas de opções fornecidas.** A coarctação da aorta é descrita como ____1____ do arco aórtico que resulta em ____2____ do débito cardíaco. Os achados clássicos são ____3____ dos pulsos nos braços e ____4____ dos pulsos femorais.

Opções para 1	Opções para 2	Opções para 3 e 4
Dilatação	Aumento	Limite = 3
Ausência	Diminuição	Dilatação
Estreitamento	Falta	Fraco ou ausente = 4
Cruzamento	Ausência	Estreitamento
Ausência	Complexidade	Instável

Dia 1, 14h Hospitalização

3. A cirurgia está prevista para o dia seguinte. A pressão arterial do lactente é de 120/70 mmHg, e os pulsos nos membros superiores são de 220 bpm e finos. São observados pulsos femorais fracos a 40 bpm e as extremidades

(Continua)

Planejamento para o cuidado de enfermagem

Criança com coarctação da aorta (continuação)

estão frias. A frequência respiratória é de 36 respirações/min sem dilatação das narinas ou retrações intercostais nesse momento. A pele está pálida e sem manchas. O lactente não está em ventilação pulmonar mecânica no momento. Quais são as ações **prioritárias** de enfermagem? **Use um X para indicar quais ações de enfermagem listadas adiante são emergenciais (apropriadas ou imediatamente necessárias) ou não emergenciais (não apropriadas ou não imediatamente necessárias) para o atendimento do paciente neste momento.**

Ação de enfermagem	Emergencial	Não emergencial
Avaliar e registrar frequentemente a frequência cardíaca, a frequência respiratória, a pressão arterial (PA) e quaisquer sinais ou sintomas de diminuição do débito cardíaco.		
Administrar medicamentos prescritos para a função cardíaca. Avaliar e registrar quaisquer efeitos colaterais ou quaisquer sinais e sintomas de toxicidade. Seguir o protocolo hospitalar de administração de medicação.		
Administrar oxigênio umidificado para aumentar a disponibilidade de oxigênio durante a inspiração.		
Realizar mudança de decúbito do lactente a cada 2 horas para evitar lesões de pele.		
Manter um registro preciso de ganhos e perdas.		
Pesar a criança diariamente na mesma balança e no mesmo horário.		
Reservar 3 horas para a alimentação.		
Restringir os líquidos se houver desequilíbrio entre ganhos e perdas.		

Planejamento para o cuidado de enfermagem

Criança com insuficiência cardíaca

Dia 1, 16h

4. O enfermeiro continua observando cuidadosamente o lactente, pois há sinais óbvios de insuficiência cardíaca relacionada a uma malformação congênita. **Indique qual ação de enfermagem listada na coluna da esquerda é apropriada para cada possível complicação listada na coluna do meio. Indique o número da ação de enfermagem na coluna da direita. Observe que nem todas as ações serão utilizadas.**

Ação de enfermagem	Complicação potencial	Ação de enfermagem para evitar a complicação
1. Avaliar e registrar a frequência cardíaca, a frequência respiratória, a pressão arterial (PA) e quaisquer sinais ou sintomas de alteração no débito cardíaco a cada 2 a 4 horas.	A diminuição do débito urinário é um sintoma de insuficiência cardíaca e pode passar despercebida.	
2. Administrar medicamentos prescritos para a função cardíaca. Avaliar e registrar quaisquer efeitos colaterais ou quaisquer sinais e sintomas de toxicidade. Seguir o protocolo hospitalar para administração de medicação.	Alterações não detectadas nos sinais vitais e na condição clínica do lactente que refletem a alteração do débito cardíaco alterada e pressão alta.	
3. Manter um registro preciso de ganhos e perdas.	Excesso de água e de sal porque geralmente ocorre retenção de líquidos em quadros de insuficiência cardíaca.	
4. Pesar o lactente diariamente na mesma balança e no mesmo horário. Documentar os resultados e comparar com o peso anterior.	Riscos inerentes à não administração de medicamentos para a função cardíaca conforme a prescrição e à não realização de avaliação cuidadosa antes da administração.	
5. Administrar os diuréticos conforme prescrição. Avaliar e registrar a eficácia e quaisquer efeitos colaterais observados.		
6. Oferecer alimentação frequentemente e na quantidade tolerada pelo lactente.		

(*Continua*)

Planejamento para o cuidado de enfermagem

***Criança com insuficiência cardíaca* (continuação)**

Ação de enfermagem	Complicação potencial	Ação de enfermagem para evitar a complicação
7. Planejar os cuidados de enfermagem para permitir o descanso ininterrupto do lactente.		

Dia 5 Hospitalização, 3 dias após a cirurgia

5. O lactente foi operado há 3 dias. Foi realizada a ressecção da porção coarctada da aorta. Não foi necessária a circulação extracorpórea porque o defeito localiza-se fora do coração e do pericárdio. O lactente está estável. O enfermeiro está realizando a avaliação para mudança de plantão. Que achados demonstram que o lactente está estável neste momento? **Selecione tudo o que se aplica.**
   A. Pele rosada.
   B. Sem edema.
   C. Alimentação bem-sucedida.
   D. Frequência cardíaca de 120 bpm.
   E. Pele quente ao toque.
   F. Ganho de peso (0,5 kg/dia).
   G. Frequência respiratória de 48 respirações/min.
   H. Sem distensão das veias cervicais.
   I. Pulsos periféricos fortes e regulares.
   J. Enchimento capilar rápido em até 5 segundos.
   K. Débito urinário adequado (1 a 2 mℓ/kg/h).

Dia da alta

6. O lactente se recuperou bem da cirurgia, e sem complicações. O enfermeiro está realizando o preparo para a alta e nota que os pais estão nervosos e com medo de levar seu filho para casa. Que orientação o profissional de enfermagem deveria fornecer à família neste momento? **Use um X para as orientações de ensino em saúde a seguir que são indicadas (apropriadas ou necessárias), contraindicadas (podem ser prejudiciais) ou não essenciais (não fazem diferença ou não são necessárias).**

Orientação de ensino	Indicada	Contraindicada	Não Essencial
Discutir as características da COA e da cirurgia realizada para corrigir o defeito obstrutivo.			
Revisar os cuidados diários da criança incluindo a administração de medicamentos.			
Revisar sinais e sintomas que possam ser preocupantes (febre, cianose, alimentação deficitária).			
Dizer aos pais para comprar um oxímetro de pulso antes de levar o lactente para casa para que eles possam monitorar constantemente o nível de oxigênio.			
Manter o lactente em decúbito dorsal o tempo todo para ajudar no fluxo sanguíneo.			
Os pais querem comprar outra cama para o lactente para mantê-lo perto deles à noite.			
Dar aos pais a oportunidade de expressar seus medos e preocupações.			

Boxe 23.6 Sinais comuns de toxicidade da digoxina em crianças.

Gastrintestinais	Cardíacos
Náuseas	Bradicardia
Vômito	Arritmias
Anorexia	

sobre os sinais de toxicidade. De acordo com a preferência do médico, eles podem ser ensinados a verificar o pulso antes de administrar o fármaco, e é incluída uma demonstração de retorno do procedimento dos pais ou de outro cuidador principal como parte do plano de ensino.

Minimização da sobrecarga de líquidos

A diurese adequada ajuda na diminuição da pré-carga e na minimização da sobrecarga de volume. Quando são administrados diuréticos, o enfermeiro registra o volume de ganhos e perdas hídricas e monitora o peso corporal ao mesmo tempo todos os dias para avaliar a eficácia do medicamento. Como uma eliminação vesical profunda pode causar desidratação e desequilíbrio eletrolítico (p. ex., perda de sódio, potássio, cloreto, bicarbonato), o enfermeiro deve observar os sinais que indicam uma dessas complicações, bem como os sinais e os sintomas que sugerem reações ao medicamento. Para evitar a necessidade de micção à noite, a administração de diuréticos deve ser feita no início do dia para as crianças que são treinadas no uso do banheiro. Se forem administrados diuréticos que causam depleção de potássio, o enfermeiro deve incentivar o consumo de alimentos ricos em potássio, tais como bananas, laranjas, grãos integrais, leguminosas e vegetais de folha verde, e administrar os suplementos prescritos.

A restrição de líquido raramente é necessária em lactentes devido à sua dificuldade de alimentação. Com crianças pequenas e pré-escolares, é psicologicamente vantajoso dar pequenas quantidades de líquido em copos pequenos para que os recipientes pareçam cheios. A cooperação das crianças com mais idade pode ser obtida ao se permitir que elas se encarreguem de registrar sua ingesta de líquidos.

Redução da pós-carga

Em pacientes que estão recebendo inibidores da ECA para redução da pós-carga, o enfermeiro deve monitorar cuidadosamente a PA antes e depois da administração da dose, observar os sintomas de hipotensão e notificar o médico se a PA estiver baixa. Muitos medicamentos que afetam os rins podem potencializar a disfunção renal, de modo que as crianças que estão tomando múltiplos diuréticos e um inibidor da ECA requerem uma avaliação cuidadosa dos valores de eletrólitos séricos e da função renal.

Diminuição da demanda cardíaca

O lactente requer repouso e conservação de energia para se alimentar. Devem ser feitos esforços para organizar as atividades de enfermagem para permitir períodos ininterruptos de sono. Sempre que possível, os pais são encorajados a ficar com seus filhos para fornecer o aconchego que ajuda as crianças a dormir mais profundamente. Para minimizar o incômodo ao lactente, a troca de roupas de cama e o banho completo são feitos apenas quando necessário. A alimentação é planejada para acomodar os padrões de sono e de vigília da criança. A criança é alimentada ao primeiro sinal de fome, como quando suga os punhos, em vez de se esperar até que ela chore, porque o estresse do choro esgota o suprimento limitado de energia. Como os lactentes com IC se cansam facilmente e podem dormir durante a mamada, pode ser útil a oferta de porções menores a cada 3 horas. A alimentação por gavagem pode ser instituída para fornecer nutrição adequada e permitir que o lactente descanse.

Todos os esforços são feitos para minimizar o estresse desnecessário. As crianças com mais idade precisam de uma explicação do que está acontecendo com elas para diminuir a ansiedade sobre sua doença e sobre o tratamento necessário, que inclui monitoramento cardíaco, administração de oxigênio e medicamentos. Estabelecer um plano para o dia, preparar a criança para exames e procedimentos e proporcionar atividades tranquilas e períodos de descanso adequados são intervenções úteis para as crianças com mais idade. Alguns lactentes e crianças de menos idade precisam ser sedados durante a fase aguda da doença para permitir que descansem.

A temperatura deve ser cuidadosamente monitorada porque tanto a hipertermia quanto a hipotermia aumentam as demandas de oxigênio. Os estados febris devem ser relatados ao médico porque, se houver infecção, ela deve ser prontamente tratada. Manter a temperatura corporal é importante para as crianças que estão recebendo suplementação de oxigênio umidificado e para as crianças que tendem a ser diaforéticas e a perder calor por evaporação.

A lesão de pele por edema pode ser evitada com uma mudança de decúbito a cada 2 horas (alternando-se lateralidades em posição semi-Fowler) e o uso de um colchão ou cama que alivie a pressão. A pele, especialmente sobre o sacro, é verificada em busca de evidência de uma hiperemia provocada por pressão.

Redução do desconforto respiratório

Uma avaliação cuidadosa, o posicionamento correto e a administração de oxigênio podem reduzir o desconforto respiratório. As respirações são contadas por 1 minuto inteiro durante o estado de repouso. Qualquer evidência de aumento de desconfortos respiratórios deve ser relatada porque eles podem indicar piora da insuficiência cardíaca.

Os lactentes devem ser posicionados para incentivar a expansão máxima do tórax, ou seja, com a cabeceira do leito elevada; devem sentar-se em um assento infantil ou mantidos em um ângulo de 45°. As crianças podem preferir dormir com vários travesseiros e permanecer em uma posição semi-Fowler ou Fowler elevada durante o período de vigília.

O lactente ou a criança deve receber frequentemente oxigênio suplementar umidificado através de um capuz ou tenda de oxigênio, cânula nasal ou máscara. A resposta da criança à oxigenoterapia deve ser cuidadosamente avaliada observando-se a frequência respiratória, a facilidade de respiração, a cor e, principalmente, a saturação de oxigênio revelada pela oximetria.

As infecções do sistema respiratório podem exacerbar a ICC e devem ser tratadas adequadamente e evitadas, se possível. A criança deve ser protegida de pessoas com infecções respiratórias e ter um companheiro de quarto sem um quadro de infecção. A higienização das mãos é praticada antes e depois de se cuidar de qualquer criança hospitalizada. Podem ser administrados antibióticos para combater a infecção do sistema respiratório. O enfermeiro deve garantir que a medicação seja administrada em horários regulares divididos ao longo de um cronograma de 24 horas para manter adequados níveis séricos do antibiótico.

Manutenção do estado nutricional

Atender às necessidades nutricionais de lactentes com ICC ou malformações cardíacas graves é um desafio de enfermagem. A taxa metabólica desses lactentes é maior devido à disfunção cardíaca e ao aumento das frequências cardíacas e respiratórias. Suas necessidades calóricas são maiores do que as do lactente sem malformações devido ao aumento da taxa metabólica, mas a fadiga limita sua capacidade de ingesta calórica adequada. Para um lactente frágil com CC grave, a alimentação é semelhante ao exercício físico para um adulto, e o lactente muitas vezes não tem energia ou reserva cardíaca para executar esse trabalho extra. O enfermeiro deve buscar medidas para permitir que o lactente se alimente facilmente sem excesso de fadiga, além de aumentar a densidade calórica da fórmula.

O lactente deve estar bem descansado antes de mamar e deve ser alimentado logo após o despertar para não gastar energia no choro. Um cronograma de alimentação a cada 3 horas funciona bem para muitos lactentes. (A alimentação a cada 2 horas não proporciona descanso suficiente entre as ingestões, e um intervalo de 4 horas requer um volume maior de alimentos que muitos lactentes não conseguem tolerar.) O horário de alimentação deve ser individualizado para atender às necessidades do lactente. Uma meta alimentar de 150 mℓ/kg/dia e de pelo menos 120 kcal/kg/dia é comum para recém-nascidos com cardiopatias significativas (Steltzer, Rudd, & Pick, 2005). Os lactentes devem ser bem apoiados e alimentados em uma posição semissentada. O lactente pode precisar descansar com frequência e pode necessitar de um estímulo na mandíbula e na face para incentivar a sucção. Geralmente, é razoável dar a uma criança cerca de meia hora para completar a alimentação. Prolongar o tempo de alimentação pode esgotar o lactente e diminuir o período de descanso entre as mamadas.

Lactentes com dificuldades de ingestão são frequentemente alimentados com uma sonda nasogástrica para complementar sua ingesta oral e garantir o ganho adequado de calorias. Os especialistas em alimentação infantil podem recomendar bicos de mamadeira e técnicas para ajudar o lactente. Se o lactente estiver muito estressado e cansado, com dificuldade respiratória ou taquipneico com 80 a 100 respirações/min, a alimentação oral pode ser suspensa e substituída pela alimentação por gavagem. A alimentação por gavagem geralmente é uma medida temporária até que o estado clínico do lactente melhore e suas necessidades nutricionais possam ser atendidas por intermédio de alimentação oral. Alguns lactentes com IC grave, déficits neurológicos ou refluxo gastresofágico significativo podem precisar da instalação de uma sonda de gastrostomia para permitir uma nutrição adequada.

A densidade calórica das fórmulas é frequentemente aumentada por concentração e, em seguida, adicionando-se Polycose, óleo de triglicerídeos de cadeia média ou óleo de milho. As fórmulas infantis fornecem 20 kcal/30mℓ e o uso de aditivos pode aumentar esse patamar para 30 kcal/30mℓ ou mais. Isso permite que o lactente obtenha mais calorias, apesar de uma ingesta menor de volume de fórmula. A densidade calórica da fórmula precisa ser aumentada lentamente (em 2 kcal/30mℓ/dia) para se evitar diarreia ou intolerância à fórmula. As mães que estão amamentando são encorajadas a fornecer ao lactente alimentação alternada de leite materno e fórmulas de alto valor calórico. Algumas mães preferem extrair o leite materno e fortificá-lo com Similac ou Enfamil, Polycose ou óleo de milho para aumentar a ingesta calórica. Um plano de dieta específico para as necessidades individuais do lactente é calculado e prescrito pelo nutricionista em colaboração com os demais profissionais de saúde.

Suporte à criança e à família

A insuficiência cardíaca é uma séria complicação das cardiopatias. Os pais e os filhos de mais idade geralmente estão conscientes da natureza crítica da doença. Como o estresse coloca demandas adicionais sobre a função cardíaca, o enfermeiro deve focar na redução da ansiedade por meio do preparo preventivo e da comunicação frequente com os pais sobre o progresso da criança, como também assegurar constantemente que tudo o que é possível está sendo feito.

O cuidado domiciliar envolve muitas das mesmas intervenções discutidas na seção *Plano de alta e cuidados domiciliares*, no fim do capítulo. O enfermeiro orienta a família sobre os medicamentos que precisam ser administrados e sobre os sinais de piora da IC que requerem atenção médica, tais como aumento da sudorese, diminuição do débito urinário (que pode ser observada no volume de urina nas fraldas ou no uso pouco frequente do banheiro), ou má alimentação. Devem ser feitos esforços para melhorar a adesão da família ao esquema de medicamentos adaptando-o às suas rotinas habituais em casa, evitando a administração de medicamentos durante a noite, tornando-o o mais simples possível, e usando gráficos ou assistentes visuais para lembrar quando dar o medicamento (ver Capítulo 20). Se a insuficiência cardíaca representar o estágio final de uma grave malformação cardíaca, o enfermeiro cuida dessa criança como de qualquer outra que está em fase terminal usando os princípios discutidos no Capítulo 17.

HIPOXEMIA

Hipoxemia refere-se à tensão de oxigênio arterial (ou pressão, PaO_2) que é menor do que o normal e pode ser identificada pela diminuição da saturação arterial ou diminuição da PaO_2. A **hipoxia** é uma redução na oxigenação tecidual resultante de baixas PaO_2 e saturações de oxigênio que leva ao comprometimento de processos celulares. **Cianose** é uma descoloração azulada nas mucosas, na pele e nas unhas da criança com menor saturação de oxigênio. Resulta da presença de hemoglobina desoxigenada (hemoglobina não ligada ao oxigênio) a uma concentração de 5 g/dℓ de sangue. A cianose geralmente se torna aparente quando a saturação de oxigênio arterial é de 85% ou menor. A determinação da cianose é subjetiva. Pode variar dependendo do pigmento da pele, da qualidade da luz, da cor do quarto ou das roupas usadas pela criança. A presença de cianose pode não refletir com precisão a hipoxemia arterial porque tanto a saturação de oxigênio quanto a quantidade de hemoglobina circulante estão envolvidas. Crianças com anemia grave podem não ser cianóticas apesar da hipoxemia grave porque o nível de hemoglobina pode ser muito baixo para produzir a cor azul característica. Por outro lado, pacientes com policitemia podem parecer cianóticos apesar de uma PaO_2 quase normal. As malformações cardíacas que causam hipoxemia e cianose resultam de sangue venoso não oxigenado ("sangue azul") entrando na circulação sistêmica sem passar pelos pulmões.

Manifestações clínicas

Com o tempo, duas alterações fisiológicas ocorrem no organismo em resposta à hipoxemia crônica: policitemia e baqueteamento digital. A **policitemia**, que consiste em um número aumentado de glóbulos vermelhos, aumenta a capacidade de transporte de oxigênio do sangue. No entanto, pode resultar em anemia se não estiver prontamente disponível ferro para a formação de hemoglobina. A policitemia aumenta a viscosidade do sangue e aumenta os fatores de coagulação. Acredita-se que o **baqueteamento (hipocratismo)**, que é o espessamento e achatamento das pontas dos dedos das mãos e dos pés, ocorra por causa da hipoxemia tecidual e da policitemia (Figura 23.9). Lactentes com hipoxemia leve podem ser assintomáticos, exceto pela cianose, e apresentar crescimento e desenvolvimento quase normais. Aqueles com hipoxemia mais grave podem apresentar fadiga durante a alimentação, pouco ganho de peso, taquipneia e dispneia. A hipoxemia grave que resulta em hipoxia tecidual manifesta-se pela deterioração clínica e por sinais de má perfusão.

Podem ocorrer **crises hipercianóticas**, também chamadas de **crises azuis** ou **crises de hipoxia** porque são frequentemente observadas em lactentes com tetralogia de Fallot, em qualquer criança cuja malformação cardíaca inclua obstrução do fluxo sanguíneo pulmonar e da comunicação entre os ventrículos. O lactente torna-se agudamente cianótico e hiperpneico porque o espasmo infundibular repentino diminui o fluxo sanguíneo pulmonar e aumenta o desvio da direita para a esquerda (mecanismo identificado na tetralogia de Fallot). Raramente observadas antes dos 2 meses de vida, as crises ocorrem com mais frequência no primeiro ano de vida. Surgem com mais frequência pela manhã e podem ser precedidas pelo esforço de alimentação, de choro ou de evacuação, ou por procedimentos estressantes. Como a hipoxemia grave causa hipoxia cerebral, as crises hipercianóticas requerem avaliação e tratamento imediatos para se evitar danos cerebrais e, possivelmente, a morte.

A cianose persistente como resultado de malformações cardíacas cianóticas coloca a criança em risco de **complicações neurológicas** significativas. Acidente vascular cerebral (AVC), abcesso cerebral e atrasos no desenvolvimento (especialmente nos desenvolvimentos motor e cognitivo) podem resultar de uma hipoxia crônica.

Avaliação diagnóstica

A presença de cianose em um recém-nascido pode ser o resultado de cardiopatias e de doenças pulmonares, metabólicas ou hematológicas, embora as causas cardíacas e pulmonares ocorram com mais frequência. Para distinguir entre elas, um teste de hiperoxia é útil. O lactente é colocado em um ambiente de oxigênio a 100%, e os parâmetros sanguíneos são monitorados. Uma PaO_2 de 100 mmHg ou mais sugere doença pulmonar, e uma PaO_2 menor que 100 mmHg sugere cardiopatia (Park, 2014). Um histórico preciso, uma radiografia torácica, e especialmente um ecocardiograma contribuem para o diagnóstico de cardiopatia cianótica.

Manejo terapêutico

Os recém-nascidos geralmente exibem cianose nos primeiros dias de vida à medida que o canal arterial, que fornece o fluxo sanguíneo

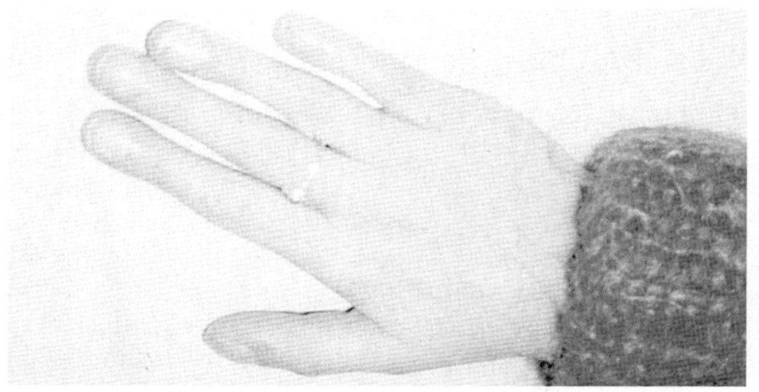

Figura 23.9 Baqueteamento digital.

pulmonar, começa a se fechar. A prostaglandina E1, que causa vasodilatação e leve relaxamento muscular, aumentando, assim, a dilatação e a patência do canal arterial, é administrada por via intravenosa para restabelecer o fluxo sanguíneo pulmonar. O uso de prostaglandinas tem salvado a vida de lactentes com malformações cardíacas dependentes de canal. O aumento da oxigenação permite que o lactente seja estabilizado e tenha uma avaliação diagnóstica completa realizada antes que um tratamento adicional seja necessário.

No lactente com tetralogia de Fallot, as crises hipercianóticas ocorrem de repente, e o reconhecimento e o tratamento imediatos são essenciais. No ambiente hospitalar, as crises são frequentemente observadas durante a coleta de sangue ou a inserção de cateteres intravenosos, quando a criança está muito agitada, ou após o cateterismo cardíaco. O tratamento de uma crise hipercianótica está descrito no boxe *Diretrizes para o cuidado de enfermagem*. A morfina, administrada por via subcutânea ou através de um cateter IV existente, ajuda a reduzir o espasmo infundibular. Uma crise indica a necessidade de tratamento cirúrgico rápido.

O lactente e a criança cianóticas devem permanecer bem hidratados para se manter o hematócrito e a viscosidade sanguínea dentro dos limites aceitáveis para reduzir o risco de AVC. O lactente deve ser cuidadosamente monitorado quanto à presença de anemia devido ao risco de AVC e à capacidade reduzida de transporte de oxigênio arterial que ocorre. A suplementação de ferro e, possivelmente, a transfusão de sangue são instituídas conforme necessário.

As infecções do sistema respiratório ou uma função pulmonar reduzida de qualquer causa podem piorar a hipoxemia na criança cianótica. Limpeza de vias aéreas, fisioterapia torácica, administração de antibióticos e uso de oxigênio para melhorar a saturação arterial são intervenções importantes.

Intervenção cirúrgica

Muitas causas cardíacas de hipoxemia podem ser corrigidas cirurgicamente e são descritas na discussão sobre malformações cardíacas específicas (ver Boxes 23.1 a 23.4). No entanto, alguns recém-nascidos severamente hipoxêmicos têm malformações cardíacas, em particular aqueles com anatomia de ventrículo único, que não são convenientes à cirurgia corretiva e podem ser submetidos a um procedimento cirúrgico paliativo de três tempos. Na primeira cirurgia, o desvio serve ao mesmo propósito do canal arterial: aumentar o fluxo sanguíneo para os pulmões através de uma conexão artéria sistêmica-artéria pulmonar. As duas conexões mais comuns são (1) a cirurgia modificada de Blalock-Taussig, na qual um enxerto tubular de 3 a 3,5 mm é colocado entre a artéria subclávia direita ou esquerda e a artéria pulmonar do mesmo lado, ou (2) a cirurgia de Sano, na qual um tubo Gore-Tex é colocado entre o ventrículo direito e a artéria pulmonar. A Tabela 23.3 descreve os procedimentos de desvio mais comumente realizados hoje em dia.

 **Diretrizes para o cuidado de enfermagem**

Tratamento de crises hipercianóticas

Coloque a criança na posição de flexão de joelhos sobre o tórax (Figura 23.10).
Use uma abordagem calma e reconfortante.
Oferte oxigênio a 100%.
Dê morfina por via subcutânea ou através de um cateter intravenoso (IV) existente.
Inicie a reposição IV de fluidos e a expansão de volume, se necessário.
Repita a administração de morfina.

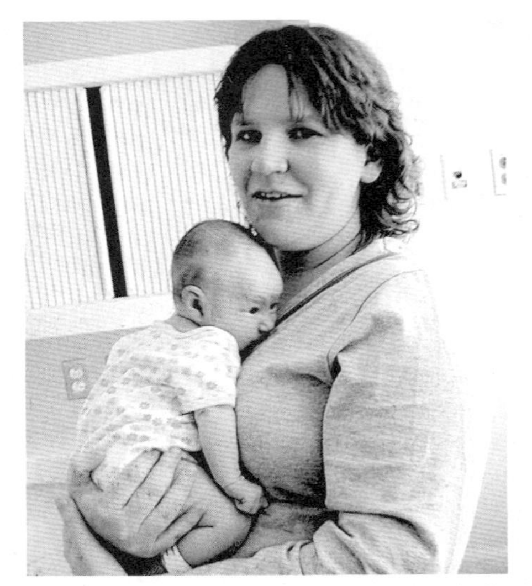

Figura 23.10 Recém-nascido mantido na posição de flexão de joelhos sobre o tórax.

Cuidados de enfermagem

A aparência geral de lactentes e crianças com cianose significativa representa preocupações únicas. Lábios e leito ungueal com coloração azulada são sinais óbvios de um defeito cardíaco oculto. O baqueteamento digital e a baixa estatura em crianças com mais idade indicam cardiopatias graves. Os adolescentes têm uma preocupação especial com sua imagem corporal, e as crianças com cianose são muitas vezes provocadas sobre sua aparência e apontadas como diferentes. Muitas crianças, quando perguntadas sobre o que a cirurgia fará, respondem: "Vai me deixar rosado". Os pais ficam apreensivos com a cor azulada de seus filhos porque a cianose geralmente está associada à falta de oxigênio e a doenças graves. Eles também devem lidar com comentários de parentes, amigos e estranhos sobre a cor anormal de seus filhos. Eles precisam de uma explicação simples sobre a hipoxemia e a cianose, e da garantia de que a cianose não implica falta de oxigênio para o cérebro. Suas perguntas e suas preocupações precisam ser abordadas de maneira calma, solidária e devem ser enfatizados os aspectos positivos do crescimento e do desenvolvimento de seus filhos.

A desidratação deve ser evitada nas crianças com hipoxemia porque potencializa o risco de AVC. O estado hídrico deve ser cuidadosamente monitorado com um registro preciso de ganhos e perdas e medições diárias do peso. A terapia com fluidos de manutenção é o requisito mínimo, os líquidos suplementares devem estar prontamente disponíveis, e a alimentação por gavagem ou a hidratação intravenosa deve ser administrada nas crianças incapazes de tomar líquidos pela via oral. Febre, vômito e diarreia podem causar desidratação e requerem tratamento rápido. Os pais são orientados sobre a importância da ingesta adequada de líquidos e das medidas para evitar a desidratação. Uma solução de eletrólito oral deve estar disponível em casa caso o lactente seja incapaz de tolerar a fórmula usual. O médico deve ser notificado se houver manifestação de febre, vômitos, diarreia ou outros problemas.

As medidas preventivas e a avaliação precisa da infecção respiratória são importantes considerações de enfermagem. Qualquer comprometimento na função pulmonar aumentará a hipoxemia do lactente. São importantes a lavagem das mãos e a proteção em relação a indivíduos com uma infecção do sistema respiratório. Permeabilidade de vias aéreas, tratamento com antibióticos ou agentes antivirais como indicado e oxigênio suplementar para diminuir a hipoxemia são medidas necessárias. Os lactentes podem precisar ser alimentados por gavagem ou receber hidratação parenteral se o problema respiratório impedir a alimentação oral.

! ALERTA PARA A ENFERMAGEM

O desvio intracardíaco de sangue do lado direito (sangue não saturado) para o lado esquerdo do coração permite que qualquer quantidade de ar presente no sangue venoso vá diretamente para o cérebro, o que resulta em uma embolia pulmonar. Portanto, deve-se instalar em todos os cateteres IV filtros para evitar que o ar entre no sistema arterial, toda as extensões devem ser verificadas, todas as conexões devem ser mantidas fechadas e qualquer ar deve ser removido.

CUIDADOS DE ENFERMAGEM COM A FAMÍLIA E A CRIANÇA COM CARDIOPATIA CONGÊNITA

Quando uma criança nasce com uma anomalia cardíaca grave, os pais enfrentam os imensos desafios psicológicos e físicos de se adaptar ao nascimento de uma criança com necessidades especiais. As questões familiares e as intervenções de enfermagem para apoiar a família são semelhantes às discutidas nos Capítulos 10 e 19. A discussão a seguir é dirigida principalmente (1) para a família de uma criança que tem uma malformação cardíaca grave e necessita de cuidados domiciliares antes da cirurgia definitiva, e (2) para o preparo e o cuidado com a criança e a família quando são realizados procedimentos invasivos (cateterismo e cirurgia). Para os cuidados de enfermagem relacionados com a criança com hipoxemia e IC, o leitor deve se referir às discussões anteriores sobre esses temas.

O cuidado de enfermagem com a criança com uma malformação cardíaca congênita começa assim que o diagnóstico é suspeitado. O diagnóstico pré-natal de malformações cardíacas congênitas está se tornando cada vez mais frequente. Novas demandas estão sendo feitas aos enfermeiros para aconselhar e apoiar as famílias enquanto se preparam para o nascimento desses lactentes.

SUPORTE PARA QUE A FAMÍLIA SE ADAPTE À MALFORMAÇÃO

Quando os pais descobrem o defeito cardíaco, muitas vezes ficam inicialmente em estado de choque, que é seguido de muita ansiedade e medo de que seu filho possa morrer. A família precisa de tempo para se angustiar antes que possa assimilar o significado da malformação. Infelizmente, as demandas de tratamento clínico podem não permitir e exigir que os pais assinem imediatamente o termo de consentimento informado para os procedimentos diagnóstico e terapêuticos. O enfermeiro pode ser fundamental para apoiar os pais na perda avaliando seu nível de compreensão, fornecendo informações conforme necessário e ajudando outros membros da equipe de saúde a entender as reações dos pais (ver boxe *Cuidado centrado na família*).

Recém-nascidos gravemente enfermos geralmente permanecem no hospital. O vínculo pais-lactente deve ser incentivado pedindo aos pais para segurar, tocar e olhar para seus filhos, e fornecendo tempo e privacidade para que convivam com seu recém-nascido. (Ver Capítulo 8 para conhecer as sugestões sobre a promoção do vínculo entre os pais e seu recém-nascido hospitalizado.)

O efeito sobre a família do nascimento de uma criança com um sério defeito cardíaco é complexo. Nenhum membro, independentemente do grau de ajuste positivo, deixa de ser afetado. As mães frequentemente se sentem inadequadas em sua capacidade materna devido aos cuidados complexos que os lactentes com CC requerem. Muitas vezes se sentem exaustas com a pressão de ter que cuidar dessa criança e dos outros membros da família. Pais e irmãos podem se sentir negligenciados e ressentidos, o que é uma reação semelhante aos sentimentos em relação aos membros da família com outras condições crônicas (ver Capítulo 17).

Cuidado centrado na família

Diagnóstico de cardiopatia

Lembre-se de que nós não temos sua experiência. Não vemos crianças com cardiopatias todos os dias. Ficaríamos chateados se descobríssemos que nosso filho precisaria retirar as amígdalas. Como poderíamos estar preparados para isso? Por favor, lembre-se de que só conhecemos pessoas que têm pequenos sopros cardíacos. Como poderíamos esperar que isso acontecesse? E, para nós, este é o pior problema que já ouvimos falar.

Ainda tememos o que não sabemos e não entendemos. Seja honesto conosco. Se você também não sabe, diga-nos. Mas pelo menos não nos deixe ficar tendo ideias sobre o que você sabe e nós não. Não saber de nada pode ser pior do que saber de algo ruim. Seja honesto, mas não nos tire a esperança.

Por favor, lembre-se de que estamos tentando aprender informações complexas rapidamente. E tentando aprender isso em um contexto de grande dor e demanda emocional. Estamos falando das nossas vidas. Por favor, seja minucioso, mas seja prático. Diga-nos de novo, talvez até de novo e de novo, quando tivermos condições de escutar.

De Schrey, C., & Schrey, M. A. (1994). Parent's perspective: Our needs and our message. *Critical Care Nursing Clinics of North America, 6*(1), 113-119.

Os pais podem não se sentir confiantes deixando a criança sob os cuidados de outra pessoa. Isso muitas vezes cria uma armadilha para os pais e especialmente para as mães, que ficam limitadas aos cuidados sem descanso com a criança. Embora os medos sejam justificados, eles podem ser minimizados ensinando gradualmente alguém (um parente ou um vizinho de confiança) como cuidar da criança.

A necessidade de manter a disciplina e de estabelecer limites consistentes pode ser difícil para os pais. O uso de técnicas de modificação de comportamento na forma de premiações concretas (p. ex., uma atividade favorita) ou de reforço social (p. ex., aprovação) pode ser eficaz. Para evitar problemas posteriores, é necessário iniciar as discussões com os pais em relação à instituição de limites à medida que a criança cresce.

A criança também precisa de oportunidades para a interação social normal com seus pares. Essas crianças não precisam ser impedidas de brincar com outras crianças por causa de preocupações com o excesso de esforço. Elas geralmente limitam suas atividades se lhes for permitido definir seu próprio ritmo.

O nascimento de uma criança com CC pode gerar uma crise familiar a longo prazo. Frequentemente, as tensões incessantes relacionadas com os cuidados – exaustão física, custos financeiros, perturbação emocional, medo da morte e preocupação com o futuro da criança – não são totalmente valorizadas por aqueles que cuidam da família. Mesmo quando a condição da criança é estabilizada ou corrigida, a família pode precisar fazer ajustes em seu estilo de vida.

EDUCAÇÃO DA FAMÍLIA SOBRE A CARDIOPATIA

Quando os pais estão prontos para ouvir sobre o problema cardíaco, eles precisam de uma explicação clara com base em seu nível de compreensão. Uma revisão da estrutura básica e da função do coração é útil antes de descrever o defeito. Um diagrama simples, fotos ou um modelo do coração podem ajudar os pais a visualizar o órgão e a malformação congênita. Os pais apreciam receber informações por escrito sobre a condição específica. Os profissionais de saúde devem aproveitar os encontros subsequentes para avaliar a compreensão dos pais sobre a condição e esclarecer as informações conforme necessário.

Os pais muitas vezes usam a internet e as mídias sociais para obter informações sobre a CC e como apoiar a criança por meio de contatos com outros pais e grupos de pais.[a,1] As mídias sociais desempenham um papel importante para muitas famílias afetadas por anomalias congênitas e oferece um lugar para que elas consigam apoio, busquem educação e façam amizade com outras famílias compartilhando experiências semelhantes (Jacobs, Boyd, Brennan et al., 2016). É importante que os pais percebam que nem todos os *sites* oferecem informações precisas sobre saúde e que as informações de outros pais podem não ser aplicáveis à sua própria situação. Algumas crianças com malformações cardíacas raras e complexas exigem planos de tratamento individualizados, e as informações gerais encontradas na internet ou em livros podem não se aplicar a elas. Os pais devem discutir as informações que receberam de outras fontes com sua equipe de saúde, em especial o cardiologista.

As informações dadas à criança devem ser adaptadas à idade de desenvolvimento. À medida que a criança amadurece, o nível de informação é revisto para atender ao novo patamar cognitivo. Os pré-escolares precisam de informações básicas sobre o que experimentarão mais do que sobre o que está ocorrendo fisiologicamente. As crianças em idade escolar beneficiam-se de uma explicação concreta sobre o defeito. Incluir a criança nessa idade no início de seus próprios cuidados de saúde e da educação sobre sua condição melhorará o autocuidado e sua própria responsabilidade (Mickley, Burkhart, & Sigler, 2013). Pré-adolescentes e adolescentes frequentemente apreciam uma descrição mais detalhada de como o defeito afeta seu coração. As crianças de todas as idades precisam poder expressar seus sentimentos sobre o diagnóstico.

ASSISTÊNCIA À FAMÍLIA NO CUIDADO DOMICILIAR COM A DOENÇA

Os pais são os principais cuidadores da criança e precisam desenvolver uma relação de trabalho positiva e solidária com a equipe de saúde. Como a maioria das crianças passa a maior parte do tempo em casa e só visitam esporadicamente o hospital, são os pais que manejam a enfermidade da criança diariamente. Eles monitoram os sinais de doença, administram medicamentos e tratamentos, levam seus filhos às consultas, trabalham com uma variedade de cuidadores e alertam a equipe sobre os problemas. São relacionamentos bem-sucedidos as parcerias entre pais e cuidadores que são construídas com base na confiança e no respeito mútuos. Uma boa comunicação entre a família, os especialistas em cardiologia e o médico primário é essencial. À medida que as crianças chegam à adolescência, elas começam a assumir um papel maior no cuidado de sua doença e na tomada de decisões sobre seus cuidados.

Os pais devem conhecer os sintomas da condição cardíaca do seu filho e os sinais de piora no estado clínico. Os pais de crianças que podem desenvolver IC devem estar familiarizados com os sintomas (ver Boxe 23.5) e saber quando entrar em contato com o médico. Os pais de crianças com cianose devem ser informados sobre o manejo de líquidos e sobre as crises hipercianóticas. Eles devem ter uma ficha informativa com o diagnóstico do filho, os tratamentos profundos como os procedimentos cirúrgicos, as alergias, outros problemas de saúde, os medicamentos atuais e os números de contato dos prestadores de cuidados de saúde disponíveis em caso de emergências, como também devem compartilhar estas informações com outros cuidadores, tais como professores, babás e prestadores de serviços da creche.

A família também precisa ter conhecimento sobre o manejo terapêutico da condição e o papel que a cirurgia, outros procedimentos, medicamentos e um estilo de vida saudável desempenham na manutenção da saúde. Os medicamentos desempenham um papel fundamental no tratamento de algumas condições cardíacas, tais como arritmias, IC grave e anticoagulação para válvulas artificiais, como também um papel contra a rejeição após um transplante cardíaco. Alguns pacientes precisarão de vários medicamentos diariamente durante toda a vida. Muitos fármacos podem ser perigosos se tomados incorretamente e requerem um monitoramento cuidadoso. Os pais devem aprender o procedimento correto para a administração de medicamentos e advertidos para mantê-los em uma área segura para evitar uma ingesta acidental.

Outro ponto de preocupação dos pais é o nível de atividade física da criança. A maioria delas não precisa restringir a atividade, e a melhor abordagem é tratar a criança normalmente e permitir atividades autolimitadas. As exceções à atividade autodeterminada envolvem principalmente os esportes recreativos e competitivos extenuantes em crianças com problemas cardíacos específicos. As atividades e as restrições de exercícios devem ser discutidas com o cardiologista da criança. Em 2013, a American Heart Association publicou diretrizes para a promoção da atividade física em crianças e adultos com CC. Exercícios físicos regulares podem auxiliar a criança com CC na manutenção de um peso saudável, na promoção do desenvolvimento normal, na ajuda com a autoestima e na aceitação pelos pares (Longmuir, Brothers, de Ferranti et al., 2013).

Lactentes e crianças com CC requerem uma boa nutrição. A amamentação é possível para muitos lactentes com CC. Contrariando um equívoco comum de que o aleitamento materno não seria possível para esses lactentes porque eles se cansariam ou apresentariam um crescimento ruim, Barbas e Kelleher (2004) descobriram que o aleitamento materno poderia ser bem-sucedido com o apoio e a orientação da mãe. Fornecer uma nutrição adequada para lactentes com IC ou malformações congênitas complexas é especialmente difícil devido às suas altas exigências calóricas e à incapacidade de sugar efetivamente por causa da fadiga e da taquipneia. Informar os pais sobre os métodos alimentares que diminuam o esforço do lactente e oferecer fórmulas de alto valor calórico são intervenções importantes.

Os lactentes com cardiopatias devem ser imunizados de acordo com as diretrizes vigentes. Os calendários de vacinação podem precisar ser modificados em períodos de doença aguda ou procedimentos cirúrgicos (Smith, 2001). Lactentes e crianças menores de 2 anos com malformações cardíacas não corrigidas, lesões cianóticas, hipertensão pulmonar ou histórico de prematuridade devem receber a vacina para o vírus sincicial respiratório (VSR) de acordo com as recomendações da American Academy of Pediatrics, que são atualizadas anualmente. O uso da vacina VSR com palivizumabe tem demonstrado reduzir a hospitalização por infecção pelo VSR em lactentes e crianças de menos idade com CC e alterações hemodinâmicas significativas (Feltes, Cabalka, Meissner et al., 2003) (ver Capítulo 6).

Lactentes e crianças com cardiopatias graves correm risco de atraso no desenvolvimento (Majnemer, Limperopoulous, Shevell et al., 2009). Há um crescente esforço em caracterizar e mitigar esses desfechos por meio da identificação precoce e do início de serviços integrados de desenvolvimento. Múltiplos fatores podem

[a]American Heart Association, http://www.heart.org; National Association for Children's Heart Disorders, http://kidswithheart.org; Little Hearts, http://www.littlehearts.org; Congenital Heart Information Network, https://www.facebook.com/TCHIN.org?; Heart Rhythm Society (informação sobre arritmias), http://www.hrsonline.org; Adult Congenital Heart Association, http://www.achaheart.org; National Pediatric Cardiology Quality Improvement Collaborative, https://npcqic.org; Children's Heart Foundation, http://www.childrensheartfoundation.org; Sisters by Heart, http://www.sistersbyheart.org.

[1]N.R.T.: No Brasil, os pais podem ser orientados a buscar mais informações no FUNCOR, da Sociedade Brasileira de Cardiologia, que tem por finalidade apresentar projetos de educação e assistência para a sociedade no que tange a informar o público em geral sobre aspectos relativos à prevenção e ao tratamento de cardiopatias. Disponível em: https://www.coracao.org.br/doencas-cardiacas-congenitas. Acesso em: 3 set. 2022.

influenciar os desfechos no neurodesenvolvimento, o que inclui a genética (p. ex., anormalidades cromossômicas e microdeleções), a estrutura familiar (p. ex., quociente de inteligência parental [QI] e nível socioeconômico), fatores pré-operatórios (incluindo prematuridade, cianose, choque), fatores intraoperatórios (p. ex., uso de *bypass* cardiopulmonar, parada circulatória hipotérmica profunda) e fatores pós-operatórios (p. ex., instabilidade hemodinâmica, hipoxia, acidose, parada cardíaca, acidente vascular cerebral, eventos isquêmicos). Em 2012, a American Heart Association publicou diretrizes para a avaliação e o manejo de resultados sobre o neurodesenvolvimento em crianças com CC (Marino, Lipkin, Newburger et al., 2012). As diretrizes descrevem um algoritmo para supervisão, triagem, avaliação, reavaliação e gerenciamento de alterações ou incapacidade de desenvolvimento para complementar as orientações da American Academy of Pediatrics de 2006 sobre supervisão e triagem do desenvolvimento.

PREPARO DA CRIANÇA E DA FAMÍLIA PARA PROCEDIMENTOS INVASIVOS

O Capítulo 20 apresenta uma ampla discussão sobre os princípios para o preparo de crianças para procedimentos invasivos. Em 2003, a American Heart Association publicou um comunicado científico, denominado *Recommendations for Preparing Children and Adolescents for Invasive Cardiac Procedures* (LeRoy, Elixson, O'Brien et al., 2003), que aborda questões específicas de crianças com cardiopatias. O leitor é encaminhado a esses recursos para uma revisão completa do tema. A discussão a seguir destaca alguns aspectos importantes do preparo para o cateterismo e a cirurgia cardíacos.

Os resultados esperados para o preparo do pré-procedimento incluem a redução da ansiedade, a melhoria da cooperação do paciente com os procedimentos, o aprimoramento da recuperação, o desenvolvimento da confiança com os cuidadores, e a melhoria dos ajustes emocionais e comportamentais a longo prazo após os procedimentos (LeRoy et al., 2003). Os fatores importantes a ser considerados no planejamento de estratégias de preparo são o desenvolvimento cognitivo da criança, suas experiências hospitalares anteriores, seu temperamento e seu modo de enfrentamento, o tempo de preparo e o envolvimento dos pais. As estratégias de preparo mais benéficas geralmente combinam o fornecimento de informações e o treinamento de habilidades de enfrentamento, tais como exercícios de respiração consciente, técnicas de distração, imagética e outras intervenções comportamentais.

Procedimentos pré-operatório e pré-operatório ambulatorial são comuns na maioria das medidas eletivas. As crianças são internadas na manhã do procedimento. Frequentemente, é fornecida orientação antes do procedimento no ambiente da clínica ou em domicílio, e ela pode incluir uma visita na UTI e instalações de internação. Crianças de diferentes idades e níveis de desenvolvimento requerem diferentes quantidades de informações e diferentes abordagens. Considerando que as crianças com menos idade devem ser preparadas perto do evento, as crianças e os adolescentes de mais idade podem se beneficiar da orientação com várias semanas de antecedência. Os pais devem ser incluídos na sessão de preparo para apoiar seus filhos e aprender sobre as próximas etapas do tratamento.

O preparo pré-operatório ou pré-cateterismo deve incluir informações sobre o ambiente, os equipamentos e os procedimentos que a criança encontrará durante e após o procedimento. Muitas técnicas de como fornecer conhecimento podem ser usadas, tais como informações verbais e escritas, passeios pelas instalações hospitalares, aulas, e livros de fotos ou vídeos. Devem ser incluídas informações sobre o que a criança vai ver, ouvir e sentir, especialmente para aquelas com mais idade e os adolescentes. Algumas das experiências sensoriais de estar em uma UTI ou sala de cateterismo incluem estímulos visuais (monitores, muitas pessoas, muitos equipamentos), sonoros (ruídos de bipe, alarmes, vozes) e sensações (colocação de cateteres e curativos, desconforto, sede). Os aspectos familiares do ambiente, tais como manguitos de pressão, estetoscópios ou oxímetros, devem ser revistos, e novos equipamentos, como monitores, cateteres intravenosos e máscaras de oxigênio, devem ser descritos. São enfatizados os aspectos reconfortantes do ambiente, tais como áreas para jogos, acomodações para os pais e televisores. Muitos pacientes que serão sedados durante o cateterismo ou que recebem analgésicos narcóticos após a cirurgia terão uma recordação mínima desse período e não precisarão de informações detalhadas sobre o equipamento ou os procedimentos. As informações devem ser específicas em relação ao procedimento planejado para cada paciente.

Deve ser incluída uma discussão sobre como a criança pode lidar com a experiência. Para uma criança com menos idade, trazer um bicho de pelúcia familiar ou um objeto de conforto ajuda a aliviar a ansiedade, e aconselhar a criança de mais idade a levar fones de ouvido com suas músicas favoritas para o serviço de cateterismo ajuda a distraí-la durante o procedimento. Os tópicos relacionados com a recuperação após o cateterismo incluem repouso para evitar sangramento no local de inserção do cateter, progressão na dieta, controle da dor e monitoramento. Após a cirurgia, o enfermeiro deve informar sobre a importância da deambulação, da tosse, da respiração profunda, de beber e se alimentar, como também descrever as rotinas de manejo e monitoramento da dor. Devem ser revistas as estratégias simples de enfrentamento para uso durante procedimentos dolorosos, o que inclui técnicas de distração como contar, assobiar, cantar e narrar histórias.

As crianças e suas famílias devem poder escolher se querem ou não conhecer a UTI. A exposição ao ambiente da UTI pode aumentar a ansiedade em algumas crianças, particularmente naquelas de menos idade, naquelas com experiências hospitalares anteriores e nas que são muito ansiosas (LeRoy et al., 2003). Geralmente, o dia antes do procedimento é tempo suficiente para permitir que a criança faça perguntas e para evitar fantasias indevidas sobre a experiência. A criança deve ser protegida de fontes de maior estresse da unidade; os equipamentos que não estão ao alcance da visão, como aqueles localizados atrás ou sob a cama, precisam de menos atenção. A criança e os pais devem ser encorajados a fazer perguntas ou averiguar mais qualquer equipamento na sala, mas não devem ser forçados a assimilar mais informações do que são capazes.

Os cuidados físicos pré-operatórios, se houver, diferem pouco em relação a qualquer outra cirurgia e são discutidos no Capítulo 20. A criança deve ter certeza de que os pais estarão presentes quando ela acordar; os pais devem ser autorizados a acompanhar seus filhos na medida do possível até o centro cirúrgico (ver Capítulo 20, seção *Procedimentos cirúrgicos*). Depois da explicação sobre todos os equipamentos e procedimentos, é importante falar em "melhorar" e ir para casa.

CUIDADOS PÓS-OPERATÓRIOS

O pós-operatório imediato é geralmente prestado por enfermeiros com formação especializada em UTIs. Muitos procedimentos, tais como monitoramento da PA e da pressão venosa central (PVC), e observações relacionadas com as funções vitais exigem um treinamento avançado (os leitores devem procurar textos sobre cuidados críticos para obter mais informações). No entanto, os enfermeiros que cuidam da criança antes da cirurgia e durante o período convalescente precisam estar familiarizados com os principais princípios do cuidado. Algumas complicações do pós-operatório estão descritas no Boxe 23.7.

Boxe 23.7 Complicações selecionadas após cirurgia cardíaca e abordagens de tratamento.

Cardíacas

Insuficiência cardíaca: digoxina, diuréticos
Débito cardíaco baixo: inotrópicos intravenosos (IV)
Arritmias: identificação, terapia medicamentosa, possível uso de marca-passo, cardioversão
Tamponamento (sangue ou líquido no espaço pericárdico provocando constrição cardíaca): remoção imediata por pericardiocentese

Respiratórias

Atelectasia: fisioterapia torácica, tosse, respiração profunda, deambulação
Edema pulmonar: diuréticos
Derrame pleural: diuréticos, possível drenagem de drenos torácicos
Pneumotórax: possível drenagem por meio de dreno torácico

Neurológicas

Convulsões: avaliação, medicação antiepiléptica
Acidente vascular cerebral (AVC), edema cerebral, déficits neurológicos: avaliação e tratamento

Doenças infecciosas

Infecções (especialmente de ferida cirúrgica, pneumonia, otite média e sepse): antibióticos

Hematológicas

Anemia: suplementação de ferro, possível transfusão
Sangramento pós-operatório: inicialmente, fatores de coagulação, derivados sanguíneos; pode precisar reabordagem cirúrgica para localizar e fechar a fonte de sangramento

Outras

Síndrome pós-pericardiotomia (síndrome da febre, leucocitose, atrito pericárdico, derrames pericárdico e pleural, e letargia observada no intervalo de 7 a 21 dias após a cirurgia cardíaca; possíveis etiologias virais ou autoimunes): antipiréticos, diuréticos, anti-inflamatórios

Observação dos sinais vitais

Os sinais vitais e a PA são registrados com frequência até que o estado da criança esteja estável. A frequência cardíaca e as respirações são contadas por 1 minuto completo, comparadas com os dados do monitor de ECG e documentadas regularmente. A frequência cardíaca geralmente é maior após uma cirurgia. O enfermeiro observa o ritmo cardíaco e notifica o médico qualquer alteração. Podem ocorrer arritmias no pós-operatório secundárias a anestésicos, desequilíbrios acidobásicos e de eletrólitos, hipoxia, intervenção cirúrgica ou traumatismo nas vias de condução. Ocorre parada cardíaca em uma proporção maior em crianças com cardiopatias do que em crianças saudáveis (Marino, Tabbutt, MacLaren et al., 2018). O acompanhamento próximo neste pós-operatório é essencial para promover o reconhecimento precoce e o tratamento da descompensação para evitar a parada cardíaca e dar suporte à recuperação cirúrgica.

Pelo menos de hora em hora, os pulmões devem ser auscultados para avaliação dos sons de respiração. Sons diminuídos ou ausentes podem indicar uma área de atelectasia ou um derrame pleural ou pneumotórax, o que requer avaliação médica adicional. As mudanças de temperatura são típicas durante o início do pós-operatório. A hipotermia é esperada imediatamente após a cirurgia devido aos procedimentos hipotérmicos, aos efeitos da anestesia e à perda de calor corporal para o ambiente frio. Durante esse período, a criança deve ser mantida aquecida para evitar uma perda de calor adicional. Os lactentes podem ser colocados sob aquecedores de calor radiante. Após 24 a 48 horas, a temperatura corporal pode subir para 37,7°C, ou ficar ligeiramente mais alta, como parte da resposta inflamatória ao trauma tecidual. Após esse período, uma temperatura elevada é provavelmente um sinal de infecção e requer investigação imediata para a causa provável.

O monitoramento intra-arterial da PA é comumente feito após uma cirurgia aberta de coração. Um cateter (comumente denominado cateter de PAM) é passado pela artéria radial ou outra artéria, e a outra extremidade é anexada a um sistema de monitoramento eletrônico que fornece um registro contínuo da PA. O cateter intra-arterial é mantido com uma infusão constante e de baixa taxa de soro fisiológico heparinizado para evitar coagulação.

Vários cateteres IV são inseridos no pré-operatório, incluindo um cateter IV periférico para a administração de líquidos e medicamentos e um cateter IV central, geralmente em um grande vaso na região cervical, para medir a PVC. Às vezes, são colocados durante o procedimento no átrio direito, no átrio esquerdo ou na artéria pulmonar cateteres adicionais de monitoramento intracardíaco. Os cateteres intracardíacos permitem a avaliação das pressões dentro das câmaras cardíacas, fornecendo, então, informações vitais sobre o estado de volume, do débito cardíaco e da função ventricular. Todos os cateteres devem ser cuidados com o uso de técnica asséptica rigorosa, e os pacientes devem ser cuidadosamente avaliados quanto a sangramento no momento da remoção do cateter.

Manutenção da função respiratória

Os lactentes geralmente requerem ventilação pulmonar mecânica no pós-operatório imediato. A extubação precoce na sala de cirurgia ou no pós-operatório imediato está se tornando mais comum. As crianças, especialmente aquelas que não necessitam de *bypass* cardiopulmonar, podem ser extubadas na sala de cirurgia ou nas primeiras horas do pós-operatório. A aspiração só deve ser realizada conforme a necessidade e com muito cuidado para evitar a estimulação vagal (que pode desencadear arritmias cardíacas) e o laringospasmo, especialmente em lactentes. A aspiração é intermitente e deve ser realizada por no máximo 5 segundos em cada procedimento de inserção da sonda para evitar depleção no fornecimento de oxigênio. Pode ser administrado oxigênio suplementar com uma bolsa de reanimação manual antes e depois do procedimento para evitar hipoxia. A frequência cardíaca deve ser monitorada após a aspiração para detectar alterações no ritmo ou na frequência, especialmente a bradicardia.

Quando o desmame e a extubação do aparelho de ventilação pulmonar mecânica são concluídos, deve ser administrado oxigênio umidificado por máscara, capuz ou cânula nasal para evitar o ressecamento da mucosa. A criança deve ser incentivada a mudar de decúbito e respirar profundamente pelo menos de hora em hora. Deve ser incentivado o uso do espirômetro. As medidas são utilizadas para melhorar a ventilação e diminuir a dor por meio da colocação de curativos no local da cirurgia e o uso de analgésicos. Os drenos torácicos são inseridos no espaço pleural ou mediastinal durante a cirurgia ou no pós-operatório imediato para remover a secreção. Essa secreção deve ser verificada de hora em hora em relação à coloração e à quantidade. Imediatamente após a cirurgia, a secreção pode ser avermelhada, mas depois deve ser serosa. O maior volume de drenagem ocorre nas primeiras 12 a 24 horas e é maior ainda em grandes cirurgias cardíacas.

! ALERTA PARA A ENFERMAGEM

Uma drenagem do dreno torácico superior a 3 mℓ/kg/h por mais de 3 horas consecutivas ou a 5 a 10 mℓ/kg em um período de 1 hora é excessiva e pode indicar hemorragia pós-operatória. O cirurgião deve ser notificado imediatamente porque pode se desenvolver o tamponamento cardíaco rapidamente, o que provoca risco à vida.

Os drenos torácicos geralmente são removidos no período entre o primeiro e o terceiro dia pós-operatório. A remoção dos drenos torácicos é uma experiência desconfortável e assustadora. Antes do procedimento, devem ser administrados analgésicos, como sulfato de morfina, e muitas vezes combinados com midazolam. As crianças com mais idade devem ser informadas de que sentirão uma dor aguda e momentânea. Depois que a sutura é cortada, os drenos são rapidamente retirados no fim de uma inspiração profunda por parte do paciente extubado para evitar a entrada de ar na cavidade pleural. (No paciente entubado, os drenos são sacados na inspiração porque os pulmões estão abertos com a ventilação por pressão positiva.) A sutura *purse-string* (colocada quando os drenos foram inseridos) é tracionada firmemente para fechar a abertura. Um curativo de gaze coberto de vaselina é imediatamente aplicado sobre a ferida e deve ser firmemente fixado nos quatro lados da compressa de gaze para que se forme uma vedação hermética. O curativo é mantido por 1 ou 2 dias. Os sons respiratórios são verificados para avaliar a presença de pneumotórax, uma possível complicação da remoção do dreno torácico. Geralmente é obtida uma radiografia torácica após a remoção para avaliar possíveis casos de pneumotórax ou derrame pleural.

Monitoramento de líquidos

Os ganhos e as perdas de todos os líquidos devem ser calculados com precisão. O ganho é primariamente de corrente IV de fluidos; no entanto, também deve ser mantido um registro dos fluidos utilizados para lavar os cateteres arterial e de PVC ou para diluir medicamentos. A perda inclui o registro dos volumes de urina (geralmente, uma sonda de Foley é inserida e anexada a uma bolsa de coleta fechada), da drenagem de drenos torácicos e sondas nasogástricas e do sangue extraído para exames. A insuficiência renal é um risco potencial de um período transitório de baixo débito cardíaco.

> **! ALERTA PARA A ENFERMAGEM**
>
> Os sinais de insuficiência renal são a diminuição do débito urinário (< 1 mℓ/kg/h) e níveis elevados de ureia nitrogenada e de creatinina séricas.

Os líquidos são restringidos durante o pós-operatório imediato para evitar a hipervolemia, que impõe demandas adicionais sobre o miocárdio, predispondo, então, o paciente à insuficiência cardíaca. Se a criança for extubada nas primeiras 24 a 48 horas, os líquidos são administrados preliminarmente por via intravenosa. Se a criança ficar entubada por mais tempo, os líquidos podem ser administrados através de uma sonda nasogástrica ou nasojejunal para otimizar a nutrição e a motilidade intestinal. Aproximadamente 4 horas após a extubação, as dietas enterais podem ser reiniciadas se os estados hemodinâmico e respiratório estiverem estáveis. Para monitorar a retenção de líquidos, a criança deve ser pesada diariamente na mesma balança e aproximadamente no mesmo horário para evitar erros na medição. A restrição de líquido pode ser imposta mesmo quando estão sendo administrados líquidos orais. O enfermeiro calcula a distribuição durante um período de 24 horas com base no peso pré-operatório da criança e nos seus hábitos de alimentação. A distribuição deve permitir que a maior parte do líquido seja administrada durante os períodos de vigília mais ativos da criança.

Promoção de repouso e de atividade progressiva

Após a cirurgia cardíaca, deve-se proporcionar repouso para diminuir a carga de trabalho cardíaca e promover a cura. A forma mais simples de garantir um atendimento individualizado, eficiente e de alta qualidade é planejar no início do turno os procedimentos de enfermagem a ser feitos com períodos de descanso selecionados. O cronograma deve ser compartilhado com os pais para permitir que eles façam suas visitas nos momentos mais vantajosos, como após um período de descanso, quando não são antecipados tratamentos especiais.

É planejado um cronograma progressivo de deambulação e atividade com base nos padrões de atividade pré-operatória da criança e nas funções cardiovascular e pulmonar pós-operatórias. A deambulação é iniciada precocemente, assim que a criança é extubada. O nível de atividade evolui de sentar-se na beira do leito e balançar as pernas até que consiga se levantar e sentar em uma cadeira. A frequência cardíaca e as respirações devem cuidadosamente monitoradas para avaliar o grau de demanda cardíaca imposta por cada atividade. Taquicardia, dispneia, cianose, dessaturação, fadiga progressiva e arritmias indicam a necessidade de limitar o gasto energético.

Promoção de conforto e de suporte emocional

A cirurgia cardíaca é dolorosa e assustadora para as crianças, e o conforto é uma preocupação primária de enfermagem. Vários tipos de incisões podem ser realizados pelo cirurgião cardíaco. A esternotomia mediana longitudinal é a mais comum, com incisão do esterno na parte central do tórax. Uma miniesternotomia abre a porção inferior do esterno. A incisão por toracotomia é mais desconfortável porque transpassa o tecido muscular. Ela permite o acesso à lateral do tórax por intermédio de uma incisão realizada abaixo e circundando o braço em direção à escápula.

A maioria dos pacientes precisa de analgésicos IV para controle da dor durante o pós-operatório imediato. A analgesia controlada pelo paciente (PCA) pode ser usada em crianças com idade suficiente para entender esse conceito. Podem ser usados por via intravenosa anti-inflamatórios não esteroides (AINEs) como o cetorolaco. Para os pacientes com toracotomia, é útil um bloqueio nervoso realizado no momento da cirurgia.

Após a extubação e a remoção de cateteres e drenos, a dor pode ser controlada satisfatoriamente com medicamentos orais como ibuprofeno, oxicodona e paracetamol. O paracetamol proporciona um alívio adequado da dor para a maioria das crianças no momento da alta. As incisões de esternotomia são geralmente bem toleradas, mas levam a algum desconforto ao caminhar e tossir. As incisões de toracotomia podem exigir um plano de tratamento mais agressivo com medicamentos 24 horas por dia para permitir descanso adequado, deambulação e higiene pulmonar.

Além do controle farmacológico da dor, devem ser feitos esforços para minimizar o desconforto dos procedimentos, como o uso de um travesseiro firme ou um bicho de pelúcia favorito colocado contra a incisão torácica durante o movimento e a realização de tratamentos após a administração da medicação para dor, e de preferência em um momento que coincida com o pico de ação do fármaco. São usadas medidas não farmacológicas para diminuir a percepção da dor, e os pais são encorajados a confortar seu filho o máximo possível. (Ver também Capítulo 5, seções *Avaliação da dor* e *Manejo da dor*.)

As crianças podem ficar deprimidas após a cirurgia. Acredita-se que isso seja causado por ansiedade pré-operatória, estresses psicológico e fisiológico pós-operatórios, e superestimulação sensorial. Tipicamente, a disposição da criança melhora ao sair da UTI.

As crianças também podem estar com raiva e não cooperativas após a cirurgia como resposta à dor física e à perda de controle imposta pelo procedimento e pelos tratamentos. Elas precisam de uma oportunidade para expressar seus sentimentos verbalmente ou por meio de uma atividade. Muitas vezes, a criança regride em seu comportamento durante o estresse da cirurgia e da internação. Ela também pode expressar sentimentos de raiva ou rejeição pelos pais. O enfermeiro pode apoiar os pais estando disponível para passar informações e explicando todos os procedimentos. Os primeiros dias de pós-operatórios são particularmente difíceis porque os pais veem seus filhos com dor e percebem os riscos potenciais da cirurgia. Muitas vezes, eles se sentem sobrecarregados pelo ambiente físico da UTI e se percebem impotentes porque só podem fazer muito pouco pelo filho. O enfermeiro pode minimizar esses sentimentos incluindo os pais nas atividades de cuidado e de conforto, assim como nas brincadeiras, fornecendo informações sobre a condição da criança e sendo sensível às suas necessidades emocionais e físicas. A importância da presença dos pais para que a criança se sinta mais segura deve ser enfatizada mesmo que eles não forneçam cuidados físicos.

QUALIDADE DOS RESULTADOS DO PACIENTE: Cardiopatia congênita

- Melhora da função cardíaca
- Prevenção de sobrecarga de líquidos e de sódio
- Diminuição das demandas cardíacas
- Melhora da oxigenação
- Redução do esforço respiratório

PLANO DE ALTA E CUIDADOS DOMICILIARES

Idealmente, o planejamento de alta começa na admissão para a cirurgia cardíaca e inclui uma avaliação do ajuste dos pais ao estado de saúde alterado da criança. Os recém-nascidos precisam de exames adicionais de triagem (p. ex., painel metabólico e audiometria), podem precisar de imunizações e devem testar a cadeira para automóvel antes da alta. A família precisará de orientações verbais e escritas sobre medicamentos, nutrição, restrições de atividades, retorno à escola, cuidados com a ferida operatória, e sinais e sintomas de infecção ou complicações (ver boxe *Cuidado centrado na família*). Pode ser necessário o encaminhamento para agências de cuidado domiciliar para auxiliar os pais na transição do hospital para casa e reforçar as orientações.

Os pais também precisam de orientações claras sobre quando procurar atendimento médico para complicações e como entrar em contato com o médico. O acompanhamento com o cardiologista e o profissional da atenção primária também deve ser providenciado antes da alta. Os pais devem receber um informativo resumido incluindo a condição clínica do filho, os medicamentos e os profissionais de saúde disponíveis para emergências. A identificação adequada, como um dispositivo MedicAlert, é indicada para as crianças com marcapasso ou transplante de coração e para aquelas que estão recebendo terapia anticoagulação ou medicação para controlar arritmias.

Cuidado centrado na família

Tópicos a incluir nas orientações de alta após cirurgia cardíaca

- Orientação sobre medicamentos
- Restrições à atividade
- Dieta e nutrição
- Cuidados com a ferida cirúrgica (incluindo curativos, se houver; remoção de sutura; banho)
- Profilaxia bacteriana (infecciosa) (ver Boxe 23.9)
- Consultas de acompanhamento (cardiologista, médico de atenção primária)
- Agências de cuidado domiciliar conforme necessário (serviço de enfermagem, intervenção de desenvolvimento precoce)
- Quando ligar para o profissional de saúde; sinais e sintomas de problemas pós-operatórios
- Revisão da malformação cardíaca e da cirurgia

Embora a correção cirúrgica das malformações cardíacas tenha evoluído substancialmente, ainda não é possível corrigir completamente muitas anomalias mais complexas. Para muitas crianças, é necessário repetir os procedimentos para substituir condutos ou enxertos ou para tratar complicações como a re-estenose. Consequentemente, o prognóstico a longo prazo é incerto, e a recuperação completa nem sempre é possível. Para essas famílias, são essenciais o acompanhamento médico e o apoio emocional contínuo. O enfermeiro pode muitas vezes servir como um importante profissional de atenção primária à saúde e como um recurso para encaminhamentos quando necessário.

DISTÚRBIOS CARDIOVASCULARES ADQUIRIDOS

ENDOCARDITE INFECCIOSA

Endocardite infecciosa (EI) (também chamada de endocardite bacteriana ou endocardite bacteriana subaguda [SBE, do inglês *Subacute Bacterial Endocarditis*] no passado) é uma infecção do revestimento interno do coração (endocárdio) que geralmente envolve as válvulas. A incidência de EI é muito menor em crianças do que em adultos, mas vem aumentando em ambos os grupos (Gupta, Sakhuja, McGrath et al., 2016). No passado, era mais frequentemente resultado de bacteriemia em crianças com anomalias cardíacas adquiridas ou congênitas, ou anomalias dos grandes vasos. Atualmente, o aumento da incidência provavelmente está relacionado ao aumento do uso de cateteres de longa permanência em lactentes e crianças com muitas outras doenças.

Fisiopatologia

Os patógenos podem entrar na corrente sanguínea através de qualquer local de infecção. A endocardite pode ocorrer a partir da exposição rotineira à bacteriemia associada às atividades diárias habituais, tais como escovar os dentes, embora também possa ocorrer após procedimentos odontológicos; procedimentos invasivos envolvendo os sistemas digestório e geniturinário; cirurgia cardíaca, especialmente se for utilizado material sintético (válvulas, enxertos, condutos); ou de sondas vesicais de demora. Os agentes causadores mais comuns são *Staphylococcus aureus* e *Viridans streptococci*; outros agentes causadores incluem as bactérias gram-negativas e fungos como *Candida albicans*. Os microrganismos crescem no endocárdio, formando, então, vegetações (*verrucae*), depósitos de fibrina e trombos. A lesão pode invadir os tecidos adjacentes, como as válvulas aórticas e mitral, e podem se romper e embolizar em outros lugares, especialmente no baço, nos rins e no SNC.

Avaliação diagnóstica

Suspeita-se do diagnóstico de EI com base em manifestações clínicas (Boxe 23.8). As diretrizes de diagnósticas mais utilizadas são os critérios revisados de Duke, que descrevem os critérios principais e secundários compatíveis com a EI (Li, Sexton, Mick et al., 2000). O diagnóstico definitivo é feito pela cultura de crescimento e identificação do agente causador no sangue. São coletadas pelo menos três amostras de sangue em momentos diferentes para ajudar no diagnóstico. Vegetações e funcionamento anormal na válvula podem ser visualizados por ecocardiografia. Um diagnóstico de EI cultura-negativo é feito quando o paciente tem evidências ecocardiográficas ou clínicas de EI mas nenhum microrganismo foi detectado. Vários achados laboratoriais, incluindo anemia, elevação da velocidade de hemossedimentação (VHS), leucocitose e hematúria microscópica, podem sugerir EI.

Manejo terapêutico

O tratamento deve ser instituído imediatamente e consiste na administração de altas doses de antibióticos apropriados por via intravenosa por

Boxe 23.8 Manifestações clínicas da endocardite infecciosa.

Início geralmente insidioso
Febre inexplicável (de baixo grau e intermitente)
Anorexia
Mal-estar
Perda de peso
Achados característicos causados pela formação de embolia extra cardíaca:

- Hemorragias em linhas (linhas pretas finas) subungueais
- Nódulos de Osler (nódulos intradérmicos avermelhados e dolorosos encontrados na face anterior das falanges)
- Lesões de Janeway (áreas hemorrágicas indolores nas palmas das mãos e nas solas dos pés)
- Petéquias nas mucosas orais

Podem estar presentes:

- Insuficiência cardíaca
- Arritmias cardíacas
- Novo sopro cardíaco ou alteração em um sopro anteriormente existente

Boxe 23.9 Condições cardíacas associadas a um aumento no risco de desfecho adverso da endocardite.

Profilaxia por meio de procedimentos odontológicos recomendados para:[a]

- Episódio anterior de endocardite infecciosa (EI)
- Válvula cardíaca protética

Cardiopatia congênita (CC) incluindo apenas:

- CC cianótica não corrigida incluindo desvios paliativos e condutos
- Defeito cardíaco congênito completamente corrigido com material ou dispositivo protético que tenha sido implantado cirurgicamente ou por cateterismo durante os primeiros 6 meses após o procedimento

CC corrigida com defeitos residuais no local ou adjacente ao local de um enxerto ou dispositivo protéticos (que inibem a endotelialização)
Receptores de transplante cardíaco que desenvolvem valvulopatia cardíaca

[a]Exceto para as condições listadas, a profilaxia com antibióticos não é mais recomendada para qualquer outra forma de CC.
Adaptado de Wilson, W., Taubert, K. A., Gewitz, M. et al. (2007). Prevention of infective endocarditis: Guidelines from the American Heart Association. *Circulation, 116*(15), 1736-1754

2 a 8 semanas. Amostras para hemocultura são coletadas periodicamente para avaliar a resposta ao tratamento. São feitos ecocardiogramas frequentes para monitorar vegetações, função da válvula e função ventricular. Pode ser necessária uma cirurgia cardíaca para reparar ou substituir uma válvula afetada.

A prevenção envolve a administração de antibióticos profiláticos aos pacientes de alto risco antes dos procedimentos odontológicos associados ao risco de entrada de patógenos (Boxe 23.9). Os medicamentos escolhidos para profilaxia, que são administrados 1 hora antes do procedimento, incluem amoxicilina, ampicilina e clindamicina em pacientes alérgicos à penicilina (Wilson, Taubert, Gewitz et al., 2007).

QUALIDADE DOS RESULTADOS DO PACIENTE: Endocardite infecciosa

- Prevenção em pacientes de alto risco por meio de profilaxia com antibióticos
- Reconhecimento e tratamento precoces

Cuidados de enfermagem

Os enfermeiros devem orientar os pais das crianças de alto risco quanto aos sinais e aos sintomas da endocardite e à necessidade de um antibiótico profilático antes de um tratamento odontológico. Como precaução adicional para garantir o tratamento preventivo, o dentista deve ser avisado sobre o diagnóstico cardíaco da criança. É importante que todas as crianças com CC ou adquiridas mantenham um bom nível de saúde bucal para reduzir a chance de bacteriemia por infecções bucais.

Os pais também devem ter um alto índice de suspeição em relação a possíveis infecções. Sem alarmá-los indevidamente, o enfermeiro deve ressaltar que qualquer febre inexplicável, perda de peso ou mudança de comportamento (letargia, mal-estar, anorexia) deve ser informada ao médico. As crianças em risco (p. ex., aquelas com CC) devem fazer coleta de sangue para cultura se tiverem febre sem uma fonte óbvia. O diagnóstico e o tratamento precoces são importantes na prevenção de novos danos cardíacos, complicações embólicas e crescimento de microrganismos resistentes.

O tratamento da endocardite requer terapia medicamentosa parenteral a longo prazo. Em muitos casos, podem ser administrados antibióticos intravenosos em casa com supervisão de enfermagem. As metas de enfermagem durante esse período são (1) o preparo da criança para a infusão IV, geralmente com um dispositivo de infusão intermitente e várias punções venosas para culturas sanguíneas; (2) a observação de efeitos colaterais dos antibióticos, especialmente inflamação nos locais de punção; (3) a observação de complicações, incluindo embolia e IC; e (4) a orientação sobre a importância das consultas de acompanhamento para avaliação cardíaca, monitoramento ecocardiográfico e culturas sanguíneas. Algumas crianças podem precisar de preparo para a cirurgia e, posteriormente, de cuidados pós-operatórios.

FEBRE REUMÁTICA AGUDA E CARDIOPATIA REUMÁTICA

A **febre reumática aguda (FRA)** é resultado de uma resposta imune anormal a uma infecção por estreptococos do grupo A (GAS, do inglês *Group A strep*), geralmente faringite, em um hospedeiro geneticamente suscetível (Marijon, Mirabel, Celermajer et al., 2012). Ocorre mais frequentemente em crianças em idade escolar e adolescentes e é rara em adultos. A FRA é uma doença autolimitante que envolve as articulações, a pele, o cérebro e o coração, mas o dano à válvula cardíaca, que é chamado de **doença cardíaca reumática (DCR)**, a complicação mais significativa da FRA, ocorre em mais da metade dos casos. A válvula mitral é a mais frequentemente afetada. Nos países desenvolvidos, a FRA e a DCR tornaram-se incomuns. No entanto, nos países em desenvolvimento, devido às condições de moradia superlotadas e ao baixo acesso à assistência médica, a FRA e a consequente DCR são a principal causa de IC nos jovens (Remenyi, Carapetis, Wyber et al., 2013).

Etiologia

Fortes evidências sustentam uma relação entre a infecção do trato respiratório superior por GAS e o desenvolvimento subsequente da FRA (geralmente dentro de 2 a 6 semanas). A prevenção ou o tratamento da infecção evita a FRA. Se a infecção por GAS não for tratada, são produzidos anticorpos para combatê-la, e esses anticorpos também podem agir contra as válvulas cardíacas causando danos. Se as crianças têm uma infecção por estreptococos, elas correm maior risco de infecções de repetição, e infecções recorrentes causam os danos cumulativos à válvula característicos da FRA.

Avaliação diagnóstica

O diagnóstico baseia-se em um conjunto de critérios diagnósticos descritos pela primeira vez pelo Dr. T. Duckett Jones em 1944 e conhecidos como os critérios de Jones. Endossada pela American Heart Association e pela World Heart Federation, a revisão mais recente foi concluída em 2015 e acrescentou evidências que apoiam o uso de ecocardiograma Doppler no diagnóstico de cardite (Gewitz, Baltimore, Tani et al., 2015). Os critérios revisados de Jones estão descritos no Boxe 23.10. Os critérios atualizados de Jones sugerem que a presença de dois sinais maiores ou um sinal maior e dois sinais menores com evidências de suporte por infecção recente por GAS indica uma alta probabilidade de FRA (ver boxe *Diretrizes para o cuidado de enfermagem*). A manifestação mais significativa da FRA é a cardite. A cardite é a única manifestação da FRA que resulta em danos permanentes.

As crianças com suspeita de FRA são testadas para anticorpos estreptocócicos. O exame mais confiável e mais bem padronizado é uma **titulação de antistreptolysina O (ASO ou ASLO)** elevada ou crescente, que ocorre em 80% das crianças com FRA. As titulações adicionais de anticorpos antiestreptocócicos podem ser enviadas se as titulações ASO forem negativas. Reagentes de fase aguda, VHS e proteína C reativa (PCR) geralmente estão elevados também. Os ecocardiogramas desempenham um papel importante no diagnóstico de DCR e no monitoramento da deterioração do funcionamento da válvula.

Boxe 23.10 Manifestações clínicas da febre reumática aguda (critérios de Jones, revisão de 2015).

Sinais maiores

- Cardite (observada em 50 a 70% dos casos)
  - Novo sopro de regurgitação da válvula (mais comumente válvula mitral)
  - Evidência no eco-Doppler de envolvimento cardíaco
  - Taquicardia fora de proporção em relação à febre
  - Atrito pericárdico
  - Dor torácica
  - Bulhas cardíacas abafadas
  - Cardiomegalia na radiografia do tórax
  - Prolongamento do intervalo PR no ECG
- Poliartrite (observada em 35 a 66% dos casos)
  - Articulações quentes, edemaciadas, hiperemiadas e doloridas
  - Migratória: afeta uma articulação por 1 a 2 dias, depois outra é afetada
  - Grandes articulações: joelhos, cotovelos, quadris, ombros, punhos, coreia (observada em 10 a 30% dos casos) (também chamada de coreia de Sydenham ou dança de São Vito)
  - Movimentos repentinos e irregulares das extremidades exacerbados por estresse
  - Profunda fraqueza muscular
  - Labilidade emocional
  - Caretas faciais e distúrbios da fala
  - Mais comuns em mulheres
- Nódulos subcutâneos (0 a 10% dos casos)
  - Edema insensível sobre proeminências ósseas
  - Pode persistir por muitas semanas e desaparecer
- Eritema marginado (menos de 6% dos casos)
  - Erupção cutânea rosada com centro pálido e bordas onduladas e bem demarcadas
  - Observado no tronco e nos membros
  - Mais proeminente com calor, manchas com pressão
  - Sem prurido

Sinais menores

- Artralgias
- Febre (maior que 38,5°C)
- VHS acima de 60 mm e/ou PCR maior que 3 mg/dℓ
- Prolongamento do intervalo PR

ECG, eletrocardiograma; *PCR*, proteína C reativa; *VHS*, velocidade de hemossedimentação. Adaptado de Gewitz, M. H., Baltimore, R. S., Tani, L. Y. et al. (2015). Revision of the Jones criteria for the diagnosis of acute rheumatic fever in the era of Doppler echocardiography: A scientific statement from the American Heart Association. *Circulation, 131*, 1806-1818

Manejo terapêutico

A prevenção primária envolve o diagnóstico e o tratamento imediato das infecções de garganta por estreptococos para que a FRA não ocorra. Penicilina é o fármaco de escolha ou uma alternativa para as crianças sensíveis à penicilina (Gerber, Baltimore, Eaton et al., 2009).

Para as crianças com FRA, o tratamento inclui antibióticos, terapia anti-inflamatória, e cuidados de suporte e manejo de IC para algumas delas. Os antibióticos são administrados para tratar a infecção por GAS e iniciar o tratamento profilático a longo prazo para evitar infecções futuras. A penicilina é o fármaco de escolha. São usados salicilatos para controlar o processo inflamatório, especialmente nas articulações, e reduzir a febre e o desconforto. O diagnóstico deve ser confirmado antes da administração de ácido acetilsalicílico para que os sinais clínicos não sejam mascarados pela terapia. Ácido acetilsalicílico até 80 a 100 mg/kg/dia tem sido tradicionalmente ministrado em quatro ou cinco doses divididas como terapia inicial (Steer & Gibofsky, 2019). Os novos agentes anti-inflamatórios não esteroides, como o naproxeno, também estão sendo usados. O tratamento continua até que os sintomas se resolvam, o que geralmente ocorre dentro de 2 semanas. Nas crianças com mais de 2 anos, o naproxeno é dosado a 10 a 20 mg/kg/dia em doses divididas a cada 12 horas até um máximo de 1.000 mg por dia (Steer & Gibofsky, 2019). A administração de prednisona pode ser indicada em pacientes com pericardite ou insuficiência cardíaca e em pacientes que não respondem ao ácido acetilsalicílico. Nem salicilatos nem prednisona têm demonstrado afetar as sequelas cardíacas.

O cuidado de suporte envolve repouso inicial durante a fase aguda e, em seguida, atividades leves à medida que os sintomas diminuem. Uma boa nutrição é importante. O cuidado com as crianças com uma cardite significativa inclui terapias para a IC, tais como oxigênio suplementar, diuréticos, restrição de líquidos e sal, digoxina ou inibidores da ECA. As crianças com coreia com comprometimento motor devem ser protegidas contra lesões e eliminar os estresses físico e emocional, o que pode agravar seus sintomas.

Crianças que tiveram FRA são suscetíveis a infecções recorrentes que provavelmente resultarão em DCR e danos adicionais às válvulas cardíacas. O tratamento profilático contra a recidiva da FRA (prevenção secundária) é iniciado após a terapia aguda. Por causa de sua eficácia, o tratamento de escolha são as injeções intramusculares de penicilina benzatina G a cada 28 dias. A duração da profilaxia secundária baseia-se na presença de uma cardiopatia residual. Se a FRA ocorrer sem cardite, é recomendado profilaxia por 5 anos ou até os 21 anos, a que for mais longa. Nos pacientes com cardite, recomenda-se por 10 anos ou até 21 anos. Os pacientes com DCR podem precisar de um tempo maior de tratamento (Steer & Gibofsky, 2019; Gerber et al., 2009).

O manejo da DCR pode exigir cirurgia ou substituição cirúrgica da válvula. A substituição da válvula por uma válvula mecânica requer anticoagulação ao longo da vida com varfarina.

QUALIDADE DOS RESULTADOS DO PACIENTE:
Febre reumática aguda

- Estreptococos do grupo A (GAS), amigdalite identificada e tratada
- Reconhecimento e tratamento precoces para evitar danos à válvula cardíaca
- Prevenção de recorrência com profilaxia

Diretrizes para o cuidado de enfermagem

Diagnóstico de uma crise inicial de febre reumática (critérios de Jones, atualização de 1992)[a]

Sinais maiores

Cardite

Taquicardia fora de proporção em relação ao grau de febre
Cardiomegalia
Novos sopros ou mudanças em sopros preexistentes
Bulhas cardíacas abafadas
Atrito pericárdico
Dor torácica
Alterações no ECG (especialmente o prolongamento do intervalo PR)

Poliartrite

Articulações com edema, calor, hiperemia e dor
Diferentes articulações afetadas após 1 a 2 dias
Privilegia grandes articulações: joelhos, cotovelos, quadris, ombros, punhos

Eritema marginado

Máculas eritematosas com um centro claro e ondulado, margens bem delineadas
Transitório
Sem prurido
Afeta principalmente o tronco e as extremidades (superfícies internas)

Coreia (Dança de São Vito, Coreia de Sydenham)

Movimentos repentinos, aleatórios e irregulares das extremidades
Caretas faciais involuntárias
Distúrbios da fala
Labilidade emocional
Fraqueza muscular (pode ser profunda)
Movimentos musculares exacerbados pela ansiedade e tentativas de atividade motora fina; aliviada pelo repouso

Nódulos subcutâneos

Edema insensível
Localizados sobre proeminências ósseas
Podem persistir por algum tempo e, em seguida, gradualmente sofrer resolução

Sinais menores

Achados clínicos

Artralgia
Febre

Achados laboratoriais

Elevação de reagentes de fase aguda
- VHS
- PCR
- Intervalo PR prolongado

Apoiando evidências de infecção por estreptococos do grupo A

Cultura positiva de garganta ou resultado de teste rápido de antígeno estreptocócico
Titulação de anticorpos elevada ou subindo

[a]Se apoiada por evidências de infecção estreptocócica do grupo A anterior, a presença de dois sinais maiores ou de um sinal maior e dois sinais menores indica uma alta probabilidade de febre reumática aguda.
ECG, eletrocardiograma; *PCR*, proteína C reativa; *VHS*, velocidade de hemossedimentação.
De Guidelines for the diagnosis of rheumatic fever, Jones criteria, 1992 update, Special Writing Group of the Committee on Rheumatic Fever, Endocarditis, and Kawasaki Disease of the Council on Cardiovascular Disease in the Young of the American Heart Association. (1992). *JAMA, 268*(15), 2069–2073.

Cuidados de enfermagem

O objetivo dos cuidados de enfermagem são, em primeiro lugar, a prevenção. Para a criança com FRA, o cuidado de enfermagem (1) incentiva o cumprimento dos regimes medicamentosos, (2) facilita a recuperação da doença e (3) proporciona apoio emocional. Os enfermeiros desempenham um papel importante na prevenção orientando os pais sobre as complicações das infecções por estreptococos e trabalhando com os pacientes e suas famílias para garantir o acompanhamento com profilaxia antibiótica. Como a participação é uma grande preocupação na terapia medicamentosa a longo prazo, devem ser feitos esforços para incentivar a adesão ao plano terapêutico (ver Capítulo 20, seção *Adesão*). Quando a adesão é ruim, as injeções mensais podem ser substituídas pela administração oral diária de antibióticos, e as crianças precisam de preparo para esse procedimento muitas vezes temido.

As intervenções para a FRA visam principalmente fornecer repouso, nutrição adequada e tratamento dos sintomas cardíacos ou da coreia. Uma das manifestações mais perturbadoras da FRA é a **coreia**. O início é gradual e pode ocorrer semanas a meses após a doença. Às vezes, ela é confundida com nervosismo, mal jeito ou desatenção; geralmente, é uma fonte de grande frustração para a criança porque os movimentos, a falta de coordenação e a fraqueza limitam severamente sua capacidade física. É importante que pais e professores estejam cientes da natureza involuntária e súbita dos movimentos e que os movimentos são transitórios e eventualmente desaparecem.

As crianças com DCR precisarão de acompanhamento ao longo da vida, educação, tratamento da IC, e monitoramento para detecção de doenças progressivas das válvulas. Se for necessária a cirurgia, deve ser fornecida a preparação para o procedimento. Um aspecto importante do cuidado pós-operatório é a orientação sobre o uso de medicamentos anticoagulantes e o acompanhamento.

HIPERLIPIDEMIA (HIPERCOLESTEROLEMIA)

Hiperlipidemia é um termo genérico para excesso de lipídios (gordura e substâncias gordurosas); **hipercolesterolemia** refere-se ao excesso de colesterol no sangue. **Dislipidemia** é um termo usado para descrever todas as anormalidades no metabolismo lipídico, o que inclui baixos níveis de lipoproteína de alta densidade (HDL), o colesterol "saudável" e elevação dos níveis de lipoproteína de baixa densidade (LDL), o colesterol "ruim", ou de triglicerídeos. Os níveis anormais de lipídios ou colesterol desempenham um papel importante na produção de aterosclerose (placa gordurosa nas artérias), o que eventualmente pode levar à doença arterial coronariana, que é uma causa primária de morbidade e de mortalidade na população adulta. A fase pré-sintomática da aterosclerose começa na infância ou na adolescência, fornecendo, então, a base para doenças clínicas posteriores. A cardiologia preventiva foca a identificação dos pacientes de alto risco e o tratamento dos níveis de lipídios na infância ou na adolescência.

O colesterol faz parte do complexo de lipoproteínas plasmáticas que é essencial para o metabolismo celular. Os triglicerídeos e as gorduras naturais sintetizadas a partir de carboidratos são usados para fornecer energia. Ambos são grandes lipídios transportados em **lipoproteínas**, uma combinação de lipídios e proteínas, que incluem:

Lipoproteínas de baixa densidade (LDLs): a LDL é o principal carreador de colesterol para as células. As células usam o colesterol para a síntese de membranas e a produção de esteroides. A LDL circulante elevada é um forte fator de risco para doenças cardiovasculares. Além disso, o tamanho das partículas e a densidade da LDL podem afetar o risco geral, com partículas pequenas e densas associadas ao aumento da aterosclerose.

Lipoproteínas de alta densidade (HDLs): o colesterol HDL contém concentrações muito baixas de triglicerídeos, colesterol relativamente pequeno e altos níveis de proteínas. Eles transportam colesterol livre para o fígado para ser excretado pela bile. Acredita-se que altos níveis de HDL protejam contra doenças cardiovasculares.

Lipoproteínas de muito baixa densidade (VLDLs): as VLDLs contêm alta concentração de triglicerídeos e de colesterol, e um pouco de proteína. Os triglicerídeos são a principal forma de armazenamento de reservas ou energia para o corpo.

Avaliação diagnóstica

A hiperlipidemia pode ter uma base genética (hipercolesterolemia homozigótica ou heterozigótica familiar causando aumento significativo de LDLs ou de colesterol total) e/ou um componente relacionado com o estilo de vida, ou pode ser causada por problemas secundários como hipotireoidismo. A hiperlipidemia é diagnosticada com base na análise do sangue. Deve ser providenciado um perfil lipídico completo, idealmente após um jejum de 12 horas. Nas crianças com níveis elevados de colesterol, o hormônio estimulante da tireoide é medido no diagnóstico a fim de excluir o hipotireoidismo como causa de hipercolesterolemia secundária. O exame de sangue adicional é individualizado com base em outros fatores de risco. Os valores lipídicos podem ser afetados por febres altas recentes e, portanto, os valores do colesterol não devem ser verificados se a criança teve febre nas últimas 3 semanas. Os valores diagnósticos para níveis aceitáveis, limítrofes e elevados de colesterol total e colesterol LDL estão listados na Tabela 23.5.

O National Heart, Lung, and Blood Institute publicou em 2011 diretrizes abrangentes para a saúde cardiovascular e a redução de riscos em crianças e adolescentes recomendando triagem universal para todas as crianças entre 9 e 11 anos e novamente entre 17 e 21 anos. Além disso, a triagem precoce continua a ser recomendada para as crianças com mais de 2 anos que tenham histórico familiar de dislipidemia ou cardiopatia precoce em um parente de primeiro ou segundo grau, bem como para aquelas crianças que possuem fatores de risco coronarianos individuais (Expert Panel on Integrated Guidelines for Cardiovascular Health and Risk Reduction in Children and Adolescents & National Heart, Lung, and Blood Institute, 2011) (ver boxe *Evidência e prática*). O objetivo dessa abordagem é identificar o risco na infância com o objetivo de diminuir os fatores de risco coronários (Daniels, 2012; de Ferranti, Daniels, Gillman et al., 2012; McCrindle, Kwiterovich, McBride et al., 2012). Além dos níveis anormais de colesterol, os fatores de risco conhecidos que se correlacionam com o desenvolvimento de doenças cardiovasculares incluem:

- Histórico familiar positivo de colesterol elevado e/ou cardiopatia precoce
- Tabagismo
- Obesidade
- Sedentarismo
- Fatores nutricionais
- Idade avançada
- Sexo masculino
- Hipertensão
- Diabetes tipo 1 ou tipo 2.

Além dos fatores de risco observados anteriormente, a American Heart Association e o National Heart, Lung, and Blood Institute identificaram os pacientes pediátricos considerados de maior risco para aterosclerose por causa de problemas de saúde coexistentes, que incluem:

- Hiperlipidemia familiar heterozigótica ou homozigótica
- Doença inflamatória crônica
- Diabetes tipo 1 ou 2
- Doença renal crônica
- Sobreviventes do câncer
- Pacientes transplantados
- CC
- Doença de Kawasaki com histórico de aneurisma de artérias coronárias (de Ferranti, Steinberger, Amerduri et al., 2019).

Tabela 23.5 Classificação dos níveis de colesterol em crianças.

Categoria	Normal (mg/dℓ)	Limítrofe (mg/dℓ)	Elevado (g/dℓ)
Colesterol total	< 170	170-199	≥ 200
Lipoproteína de baixa densidade (LDL)	< 110	110-129	≥ 130
Lipoproteína de não alta densidade (HDL)	< 120	120-144	≥ 145
Lipoproteína de alta densidade (HDL)[a]	> 45	N/A	N/A

[a]HDL limítrofe, 40 a 45; HDL baixo, < 40.
N/A, não se aplica.
Adaptada de Expert Panel on Integrated Guidelines for Cardiovascular Health and Risk Reduction in Children and Adolescents & National Heart, Lung, and Blood Institute. (2011). Expert panel on integrated guidelines for cardiovascular health and risk reduction in children and adolescents: Summary report. *Pediatrics, 128*(Suppl 5), S213–S256.

Manejo terapêutico

O primeiro passo no tratamento do colesterol alto é focado na modificação do estilo de vida. As diretrizes do National Heart, Lung, and Blood Institute defendem os benefícios de uma dieta saudável para o coração para todas as crianças (Boxe 23.11). Crianças e adolescentes com dislipidemia conhecida devem ter aconselhamento nutricional individual, idealmente por um nutricionista com experiência em lipídios pediátricos.

As pesquisas continuam a apoiar o benefício das dietas com baixo teor de gorduras saturadas para pacientes com colesterol LDL elevado. O pensamento atual favorece uma dieta do tipo "mediterrânea". Grãos integrais, frutas e legumes formam a base dessa dieta. Os pacientes com triglicerídeos elevados, particularmente aqueles com um alto índice de massa corporal (IMC), também devem receber aconselhamento visando a uma dieta de baixa glicemia. Em ambas as situações, as gorduras monoinsaturadas são preferíveis, pois têm efeitos benéficos sobre o colesterol HDL. Essas gorduras incluem azeite, óleo de canola, nozes, abacates e peixes. O exercício aeróbico regular por pelo menos 60 minutos por dia, 5 dias por semana, é recomendado para todas as crianças e adolescentes. Além disso, pacientes e pais devem ser aconselhados sobre os efeitos negativos do tabagismo (tanto ativo quanto passivo).

Para algumas crianças, pode ser necessária uma terapia medicamentosa, além da modificação do estilo de vida, a fim de alcançar valores aceitáveis. Após 6 meses de aconselhamento sobre estilo de vida, recomenda-se a terapia farmacológica para as crianças maiores de 10 anos que tenham valores de colesterol LDL superiores a 190 mg/dℓ sem outros fatores de risco ou para aquelas com valores de LDL superiores a 160 mg/dℓ com fatores de risco adicionais e/ou com histórico familiar de cardiopatia precoce em um parente de primeiro grau. Para os indivíduos jovens considerados com condições de alto risco

Evidência e Prática

Base lógica para a triagem universal de colesterol para crianças

Faça a pergunta

Pergunta PICOT

A triagem de colesterol deve ser realizada em crianças?

Busca por evidências

Estratégias de busca

A literatura foi pesquisada para localizar estudos clínicos relacionados a esse tema. Os critérios de seleção incluíram publicações em língua inglesa nos últimos 10 anos, artigos baseados em pesquisa (nível 3 ou inferior) e populações de lactentes e crianças.

Bancos de dados usados

PubMed, Cochrane Collaboration, MD Consult, Joanna Briggs Institute, National Guidelines Clearinghouse (Agência de Pesquisa e Qualidade em Saúde), banco de dados TRIP Plus, PedsCCM, BestBETs.

Análise crítica das evidências

- No fim de 2011, um painel de especialistas do National Heart, Lung, and Blood Institute fez uma recomendação para que a triagem lipídica fosse realizada em todas as crianças de 9 a 11 anos; essa recomendação baseou-se em evidências de que cerca de 30 a 60% das crianças com dislipidemia podem não ser detectadas quando a triagem é realizada apenas pelo histórico familiar (Expert Panel on Integrated Guidelines for Cardiovascular Health and Risk Reduction in Children and Adolescents & National Heart, Lung, and Blood Institute, 2011). As diretrizes do painel de especialistas também incluem protocolos abrangentes de triagem e de tratamento para crianças com fatores de risco de doenças cardiovasculares
- O diagnóstico da obesidade é primordial para melhorar o cuidado com os pacientes pediátricos que são obesos. As taxas atuais (10%) de triagem laboratorial (colesterol ou glicose) são inadequadas no ambiente ambulatorial (Patel, Madsen, Maselli et al., 2010)
- Exames para fatores de risco cardiovasculares: colesterol HDL, colesterol LDL, glicemia de jejum, HgbA1c, PA, hormônio estimulante da tireoide e ALT devem ser considerados em pacientes pediátricos com maior circunferência da cintura e até mesmo IMC normal (l'Allemand-Jander, 2010)
- Em crianças obesas, colesterol LDL, colesterol HDL, colesterol total e triglicerídeos são significativamente diferentes daqueles em indivíduos que não são obesos (Simsek, Balta, Balta et al., 2010)
- Os níveis séricos de triglicerídeos são um fator de risco preditivo de espessamento das túnicas carotídeas (Simsek et al., 2010)
- Em crianças e adolescentes (12 a 19 anos), os níveis de colesterol não HDL em jejum estiveram fortemente associados à síndrome metabólica. Um limiar de colesterol não HDL de 120 mg/dℓ indicou risco limítrofe para síndrome metabólica, e um limiar de 145 mg/dℓ indicou alto risco de síndrome metabólica (Li, Ford, McBride et al., 2011)
- Os níveis de colesterol na infância são um grande preditor populacional para os níveis de colesterol adulto (Daniels, Greer, & Committee on Nutrition, 2008)
- Os precursores da aterosclerose estão presentes nos jovens. O processo aterosclerótico começa no início da vida com as fases iniciais caracterizadas pelo desenvolvimento de raias gordurosas nos vasos (estudo PDAY) (Enos, Holmes, & Beyer, 1953; Strong, Malcom, McMahan et al., 1999)
- A aterosclerose está relacionada com a presença e ao grau de fatores de risco cardiovasculares em adultos (Berenson, Srinivasan, Bao et al., 1998)
- As crianças mais afetadas vêm de famílias com alta incidência de doenças cardíacas precoces. As crianças cujo histórico genético familiar é desconhecido também devem ser examinadas (Expert Panel on Integrated Guidelines for Cardiovascular Health and Risk Reduction in Children and Adolescents & National Heart, Lung, and Blood Institute, 2011)
- A triagem universal do colesterol em crianças identificaria todos os indivíduos com dislipidemia. Usar apenas o histórico familiar para identificar os indivíduos para a triagem de colesterol, os indivíduos com dislipidemia moderada e aqueles com dislipidemia potencialmente genética (Ritchie, Murphy, Ice et al., 2010)

Aplicação das evidências: implicações para a enfermagem

Existem fortes recomendações (Guyatt, Oxman, Vist et al., 2008) de que a triagem lipídica deve ser realizada em todas as crianças de 9 a 11 anos e novamente entre 17 e 21 anos. A triagem seletiva ainda é recomendada ao longo de 2 anos em crianças com parentes de primeiro ou segundo grau afetados ou com fatores de risco cardíaco individuais. As diretrizes do National Heart, Lung, and Blood Institute foram endossadas pela American Academy of Pediatrics (Expert Panel on Integrated Guidelines for Cardiovascular Health and Risk Reduction in Children and Adolescents & National Heart, Lung, and Blood Institute, 2011)

Competências para qualidade e segurança: prática baseada em evidências[a]

Conhecimento

Diferencie as opiniões clínicas de pesquisas e dos resumos baseados em evidências.

Descreva o uso da triagem de colesterol em crianças.

Habilidades

O plano de cuidado individualizado deve se basear nos valores do paciente, na experiência clínica e nas evidências.

Integre as evidências na prática usando a triagem de colesterol em crianças.

Atitudes

Utilize o conceito de prática baseada em evidências como parte integrante da determinação das melhores práticas clínicas.

Avalie os pontos fortes e fracos das evidências para o uso da triagem de colesterol em crianças.

Atualizado por Olga A. Taylor

Referências bibliográficas

Berenson, G. S., Srinivasan, S. R., Bao, W., et al. (1998). Association between multiple cardiovascular risk factors and atherosclerosis in children and young adults: The Bogalusa heart study. *New England Journal of Medicine, 338*(23), 1650–1656.

Daniels, S. R., Greer, F. R., & Committee on Nutrition. (2008). Lipid screening and cardiovascular health in childhood. *Pediatrics, 122*(1), 198–208.

Enos, W. F., Holmes, R. H., & Beyer, J. (1953). Coronary disease among United States soldiers killed in action in Korea: Preliminary report. *Journal of the American Medical Association, 152*(12), 1090–1093.

Expert Panel on Integrated Guidelines for Cardiovascular Health and Risk Reduction in Children and Adolescents & National Heart, Lung, and Blood Institute. (2011). Expert panel on integrated guidelines for cardiovascular health and risk reduction in children and adolescents: Summary report. *Pediatrics, 128*(Suppl. 5), S213–S256.

Guyatt, G. H., Oxman, A. D., Vist, G. E., et al. (2008). GRADE: An emerging consensus on rating quality of evidence and strength of recommendations. *British Medical Journal, 336*(7650), 924–926.

l'Allemand-Jander, D. (2010). Clinical diagnosis of metabolic and cardiovascular risk in overweight children: Early development of chronic diseases in the obese child. *International Journal of Obesity, 34*(Suppl. 2), S32–S36.

Li, C., Ford, E. S., McBride, P. E., et al. (2011). Non–high-density lipoprotein cholesterol concentration is associated with the metabolic syndrome among US youth aged 12–19 years. *Journal of Pediatrics, 158*(2), 201–207.

(*Continua*)

Evidência e Prática

Base lógica para a triagem universal de colesterol para crianças (continuação)

Patel, A. I., Madsen, K. A., Maselli, J. H., et al. (2010). Underdiagnosis of pediatric obesity during outpatient preventive care visits. *Journal of the Academic Pediatric, 10*(6), 405–409.

Ritchie, S. K., Murphy, E. C., Ice, C., et al. (2010). Universal versus targeted blood cholesterol screening among youth: The CARDIAC project. *Pediatrics, 126*(2), 260–265.

Simsek, E., Balta, H., Balta, Z., et al. (2010). Childhood obesity-related cardiovascular risk factors and carotid intima-media thickness. *Turkish Journal of Pediatrics, 52*(6), 602–611.

bib10Strong, J. P., Malcom, G. T., McMahan, C. A., et al. (1999). Prevalence and extent of atherosclerosis in adolescents and young adults: Implications for prevention from the pathobiological determinants of atherosclerosis in youth study. Journal of the American Medical Association, 281(8), 727–735.

ALT, alanina aminotransferase; *HDL*, lipoproteína de alta densidade; *HgbA1c*, exame de hemoglobina glicada; *IMC*, índice de massa corporal; *LDL*, lipoproteína de baixa densidade; *PA*, pressão arterial.
[a]Adaptado do *site* Quality and Safety Education for Nurses, disponível em http://www.qsen.org.

Boxe 23.11 Recomendações para o manejo alimentar e de estilo de vida de dislipidemia para crianças e adolescentes maiores de 2 anos.

Para todas as crianças e adolescentes

- Fazer 1 hora de atividade física moderada ou vigorosa pelo menos 5 dias por semana
- Menos de 2 horas por dia de tempo sedentário na frente de telas
- Evitar exposição ao fumo ativo ou passivo
- Adotar uma dieta diversificada rica em frutas, vegetais, grãos integrais, carnes magras e peixes
- Consultar um nutricionista registrado para aconselhamento nutricional individual

Elevação do colesterol lipoproteína de baixa densidade

- 25 a 30% das calorias provenientes de gorduras
- Menos de 7% das calorias provenientes de gorduras saturadas (aproximadamente 12 a 15 g/dia)
- Evitar gorduras trans
- Dar preferência a gorduras monoinsaturadas
- Menos de 200 mg/dia de colesterol dietético

Elevação nos triglicerídeos ou no colesterol lipoproteína de não alta densidade

- Diminuir a ingesta de açúcares simples
- Evitar pão branco, macarrão comum, batatas, arroz branco, cereais açucarados, biscoitos, bolos, doces
- Sem bebidas adoçadas com açúcar
- Substituir açúcares simples por carboidratos complexos
- 25 a 30% das calorias provenientes de gorduras
- Menos de 7% das calorias provenientes de gordura saturada
- Dar preferência às gorduras monoinsaturadas (efeitos benéficos sobre o colesterol de lipoproteína de alta densidade)
- Usar azeite de oliva, óleo de canola, abacates, nozes e peixe
- Evitar gorduras trans
- Aumentar a ingesta dietética de peixes para colesterol de ômega-3

Adaptado do Expert Panel on Integrated Guidelines for Cardiovascular Health and Risk Reduction in Children and Adolescents & National Heart, Lung, and Blood Institute. (2011). Expert panel on integrated guidelines for cardiovascular health and risk reduction in children and adolescents: Summary report. *Pediatrics, 128*(Suppl 5), S213–S256.

(como hipercolesterolemia familiar homozigótica, diabetes tipo 1, doença renal crônica, doença de Kawasaki com aneurismas, ou os receptores de transplante de coração), o limiar para o início da medicação é mais baixo e deve ser considerado quando os valores de LDL são maiores que 130 mg/dℓ.

O uso de medicamentos por crianças ou adolescentes precisa ser uma decisão cooperativa tomada com o paciente e os pais. Pais e pacientes devem entender os dados disponíveis relacionados com o uso de estatina em jovens, especialmente porque os resultados prospectivos da prática baseada em evidências a longo prazo não estão disponíveis para essa população. As opções de medicamentos de redução lipídica incluem resinas de ligação de ácido biliar, inibidores da redutase 3-hidroxi-3-metilglutaril coenzima A (HMG-CoA) (estatinas), ezetimiba e fibratos (para pacientes com triglicerídeos severamente elevados). O ácido nicotínico geralmente não é usado em crianças e adolescentes.

As diretrizes mais recentes sobre anormalidades lipídicas em crianças recomendam o tratamento com estatinas se a terapia farmacológica for indicada após a modificação do estilo de vida (Expert Panel on Integrated Guidelines for Cardiovascular Health and Risk Reduction in Children and Adolescents & National Heart, Lung, and Blood Institute, 2011).

As estatinas são efetivas na redução do colesterol LDL. Em menor grau, também ajudam a reduzir os níveis de triglicerídeos e podem elevar um pouco o colesterol HDL. Elas funcionam inibindo a enzima necessária para a síntese de colesterol. Nos jovens, as estatinas são iniciadas na menor dose possível. O exame de sangue deve ser acompanhado de perto em crianças e adolescentes e geralmente inclui um perfil lipídico de jejum e um exame de alanina aminotransferase (ALT) repetido aproximadamente 1 mês após o início do tratamento e depois monitorado a cada 6 meses a uma vez por ano, bem como com quaisquer alterações de dosagem.

Os sintomas musculares devem ser avaliados. Os pacientes que iniciam a terapia com estatina devem ser aconselhados a respeito de efeitos colaterais raros, mas potencialmente graves (como a rabdomiólise), bem como a respeito dos efeitos colaterais menores. Os pacientes devem interromper a medicação e entrar em contato com o médico se desenvolverem urina escura ou novas dores musculares. O uso de estatina não é seguro durante a gravidez; portanto, adolescentes sexualmente ativas precisam tomar medidas adequadas de controle de natalidade. É improvável que estudos de longo prazo estejam disponíveis ao longo de décadas; no entanto, nos estudos de curto prazo que foram concluídos, as estatinas parecem ter um perfil de segurança para as crianças semelhante ao para os adultos (McCrindle, Urbina, Dennison et al., 2007). A ezetimiba às vezes é administrada em combinação com estatinas para reduzir ainda mais o colesterol LDL, o que acontece pela diminuição da reabsorção de colesterol pelo intestino. Outra classe de medicamentos que baixam os níveis de lipídios são as resinas de ligação de ácido biliar. As resinas de ligação de ácido biliar atuam mediante a ligação de ácidos biliares no lúmen intestinal. Como o intestino não os absorve, as resinas não produzem toxicidade sistêmica e são seguras para crianças. A colestiramina e o colestipol são preparações em pó misturadas com água ou suco pouco antes da refeição. Infelizmente, a grande maioria dos pacientes não consegue uma redução adequada do colesterol LDL apenas por meio do uso das resinas de ligação de ácido biliar. Muitos não conseguem tolerar a medicação por causa do gosto, da textura e dos efeitos colaterais, sendo os mais significativos constipação intestinal, dor abdominal, edema gastrintestinal, flatulência e náuseas. Por fim, não é comum o uso de medicamentos para reduzir os valores de triglicerídeos, a menos eles que estejam significativamente elevados (> 500 mg/dℓ); nesse caso, podem ser considerados os fibratos, que diminuem a produção de triglicerídeos.

Cuidados de enfermagem

Os enfermeiros desempenham um papel importante na triagem, na educação e no apoio a crianças com anormalidades lipídicas e suas famílias. Quando uma criança é encaminhada para uma clínica de cardiologia preventiva, é essencial que a família esteja adequadamente preparada para a primeira visita. Geralmente, os pais serão solicitados a levantar um histórico alimentar da criança antes desta visita. Algumas clínicas utilizam questionários sobre os hábitos alimentares regulares da criança. As famílias devem ser instruídas a levar seu filho ao laboratório pela manhã depois de manter um jejum por pelo menos 12 horas antes do exame de sangue. Além disso, os pais devem estar cientes de que o exame não pode ser feito dentro de 3 semanas de uma doença febril porque isso pode afetar os valores do colesterol. É importante agendar o exame de sangue no início da manhã e providenciar a alimentação imediatamente depois. Na visita, deve ser feito um histórico familiar completo incluindo a saúde dos pais e de todos os parentes de primeiro e segundo graus. Devem ser feitas perguntas específicas sobre cardiopatias precoces, hipertensão, derrames (AVCs), morte súbita, hiperlipidemia, diabetes e anormalidades endócrinas.

Pacientes e pais devem ser orientados sobre o colesterol e as anormalidades lipídicas. Isso deve incluir uma breve introdução sobre as diferentes categorias de lipoproteínas e uma explicação dos componentes do perfil lipídico. Além disso, os fatores de risco para cardiopatias relacionados com o estilo de vida, tais como tabagismo, sedentarismo, nível de atividade física e dieta, devem ser revistos em profundidade. Para que o tratamento seja eficiente, pais e pacientes precisam entender a base lógica da triagem e do tratamento.

Idealmente, uma dieta saudável para o coração é revisada por um nutricionista experiente e ela deve refletir as diretrizes nacionais para uma alimentação saudável. Diretrizes alimentares rigorosas podem se tornar uma questão de controle e uma fonte de grande estresse para muitas famílias. Em vez disso, devem ser enfatizados os aspectos positivos da alimentação saudável, do exercício regular e de se evitar o tabagismo. As mudanças alimentares básicas devem ser incentivadas para toda a família para que a criança afetada não se sinta isolada. Devem ser consideradas as diferenças culturais e as recomendações individualizadas. Precisa ser enfatizada a substituição, em vez da eliminação. Os auxílios visuais (p. ex., tubos de ensaio que retratam a quantidade de gordura em um cachorro-quente ou a quantidade de açúcar em um copo de suco) são muitas vezes úteis, especialmente para as crianças com menos idade. As dietas devem ser flexíveis e individualmente adaptadas por um nutricionista experiente em distúrbios lipídicos. As recomendações dietéticas precisam atender às demandas nutricionais das crianças em crescimento ao mesmo tempo em que proporcionam benefícios ao seu perfil geral. Pais e pacientes são incentivados a participar de sessões de educação alimentar, fazer perguntas, e compartilhar ideias e experiências.

Os pais muitas vezes se sentem culpados pelo componente hereditário da hiperlipidemia. Muitos também acreditam que falharam se a dieta sozinha não está fazendo uma diferença significativa no perfil lipídico de seus filhos. Eles precisam ter certeza de que uma abordagem dietética por si só muitas vezes não é suficiente, especialmente para as crianças com valores geneticamente elevados.

Pais de crianças que necessitam de terapia farmacológica precisam entender o propósito, a dosagem e os possíveis efeitos colaterais dos diferentes fármacos. Os horários dos medicamentos devem permanecer flexíveis e não devem interferir nas atividades diárias da criança. As chamadas telefônicas de acompanhamento do enfermeiro entre as visitas permitem que os pais discutam suas preocupações e esclareçam as dúvidas que tenham surgido.

ARRITMIAS CARDÍACAS

Arritmias (disritmias), ou ritmos cardíacos anormais, podem ocorrer em crianças com corações estruturalmente normais como características de algumas malformações cardíacas congênitas e em pacientes após a correção cirúrgica de CC. Também são observadas em pacientes com cardiomiopatia e com tumores cardíacos. Podem ser secundárias a desequilíbrios metabólicos e eletrolíticos. As arritmias na infância podem ter uma etiologia genética ou familiar. As arritmias podem ser classificadas de várias maneiras, tais como pelas características da frequência cardíaca (bradicardia e taquicardia) ou pela origem da disritmia, que pode ser atrial ou ventricular. Algumas arritmias são bem toleradas e autolimitantes. Outras podem causar diminuição do débito cardíaco com seus sintomas associados. Algumas arritmias podem causar morte súbita. O tratamento depende da causa da disritmia e da sua gravidade.

Na última década, muitos avanços foram feitos no diagnóstico e no tratamento de arritmias pediátricas. Os aperfeiçoamentos na tecnologia permitiram um melhor diagnóstico, o desenvolvimento de técnicas de ablação e a expansão das capacidades dos marca-passo. Novos medicamentos têm se mostrado seguros e efetivos em crianças. A ablação por radiofrequência propicia a cura para algumas arritmias. A eletrofisiologia pediátrica tornou-se um campo altamente especializado, e os estudantes devem consultar fontes mais detalhadas para uma discussão aprofundada. As seções a seguir descrevem os estudos diagnósticos e fornecem uma discussão geral sobre a taquicardia mais comum (taquicardia supraventricular) e a bradicardia mais comum (bloqueio cardíaco completo) que requerem tratamento na população pediátrica.

Avaliação diagnóstica

Os enfermeiros devem estar familiarizados com os padrões de frequência cardíaca normal para cada faixa etária. Uma responsabilidade inicial de enfermagem é o reconhecimento de um batimento cardíaco anormal, seja em frequência, seja em ritmo. Quando existe a suspeita de uma disritmia, a frequência do pulsoapical é contada por 1 minuto completo e comparada com a frequência do pulso radial, que pode ser menor porque nem todas as pulsações apicais são sentidas. Frequências cardíacas consistentemente altas ou baixas devem ser consideradas suspeitas. O paciente deve ser submetido a um monitoramento cardíaco com função de gravação. Um ECG de 12 derivações produz mais informações do que a gravação por monitor e deve ser feito o mais rápido possível.

O procedimento diagnóstico básico é o ECG, incluindo o monitoramento com Holter 24 horas. O **cateterismo cardíaco eletrofisiológico** permite a identificação do distúrbio de condução e a busca imediata por medicamentos que possam controlar a disritmia. Outro procedimento que pode ser utilizado é o **registro transesofágico**. Um cateter de eletrodos é passado até a porção inferior do esôfago e, quando em posição em um ponto proximal ao coração, é usado para estimular e registrar arritmias.

As arritmias podem ser classificadas de acordo com vários critérios, tais como o efeito sobre a frequência e o ritmo cardíacos, da seguinte forma:

Bradiarritmias: frequência anormalmente lenta.
Taquiarritmias: frequência anormalmente rápida.
Distúrbios de condução: frequência cardíaca irregular.

Bradiarritmias

A **bradicardia sinusal** (frequência mais lenta que a normal) em crianças pode ser atribuída à influência do sistema nervoso autônomo, como no tônus hipervagal, ou em resposta à hipoxia e à hipotensão. As bradicardias sinusais também são conhecidas por desenvolver-se após uma cirurgia atrial envolvendo fios de sutura atrial, como no procedimento de Fontan.

O **bloqueio atrioventricular completo (AV)** também é conhecido como **bloqueio cardíaco completo**. A condição pode ser congênita (ocorrendo em crianças com corações estruturalmente normais) ou adquirida após a cirurgia para reparar malformações cardíacas. Os bloqueios AV estão mais frequentemente relacionados com o edema em torno do sistema de condução e se resolvem sem tratamento. Na cirurgia, são instalados na maioria dos pacientes fios epicárdicos temporários; se ocorrer uma alteração do ritmo, o ritmo temporário pode ser usado. Vários dias após a cirurgia, o médico remove os fios tracionando lenta e deliberadamente para baixo do local de inserção.

Algumas crianças podem precisar de um marca-passo permanente. O marca-passo assume ou auxilia na função de condução cardíaca. As funções do marca-passo tornaram-se mais sofisticadas, e alguns modelos podem ajustar a frequência cardíaca às demandas de atividade ou ser programados para um ritmo de sobre-estimulação (*overdrive*) ou cardioversão.

A implantação de um marca-passo na sala de cirurgia ou possivelmente na unidade de cateterismo é geralmente um procedimento de baixo risco. O dispositivo é composto por duas partes básicas: a fonte de estímulo e o eletrodo. A fonte é composta pela bateria e pelos circuitos eletrônicos. O eletrodo é um fio isolado e flexível que conduz o impulso elétrico da fonte de estímulo para o coração. Existem dois tipos de eletrodos: transvenosos e epicárdicos. Depois que o eletrodo foi anexado ao coração, é feita uma pequena incisão, e se forma uma bolsa sob o músculo para abrigar e proteger a fonte de estímulo. É necessário o monitoramento contínuo do ECG durante a fase de recuperação para avaliar o funcionamento do marca-passo. O enfermeiro deve estar ciente da frequência programada e das variações individuais esperadas da fonte de estímulo. O sítio de inserção do marca-passo é monitorado em busca de sinais de infecção. São administrados analgésicos para controlar a dor.

As orientações de alta devem incluir informações sobre os sinais e os sintomas da infecção, os cuidados gerais com feridas e as restrições de atividade. Se tiverem idade suficiente, pais e pacientes devem ser ensinados a medir o pulso e conhecer as configurações do marca-passo. Se a baixa frequência do paciente for fixada em 80 bpm e a frequência cardíaca for de apenas 68 bpm, há um possível problema com o marca-passo que precisa ser investigado. Instruções para transmissão telefônica de leituras de ECG também são dadas. A transmissão telefônica pode ser usada para transmitir tiras ECG, monitorar a vida útil da bateria e o funcionamento do marca-passo. A fonte do marca-passo terá que ser substituída periodicamente devido ao gasto da bateria. As crianças com marca-passo devem usar um dispositivo MedicAlert, e seus pais devem ter um cartão de identificação com dados específicos em caso de emergência. Devem ser dadas aos pais orientações para a reanimação cardiopulmonar (RCP).

Taquiarritmias

A **taquicardia sinusal** (frequência cardíaca anormalmente rápida) secundária a febre, ansiedade, dor, anemia, desidratação ou qualquer outro fator etiológico que demande aumento do débito cardíaco deve ser descartada antes de se diagnosticar um aumento da frequência cardíaca como patológico. A taquicardia supraventricular (TSV) é a taquiarritmia mais comum encontrada em crianças e se refere a uma rápida frequência cardíaca regular de 200 a 300 bpm. Cerca de 1 em cada 250 crianças experimentam TSV (Schlechte, Boramanand, & Funk, 2008). O início da TSV muitas vezes é súbito, a duração é variável, e o ritmo pode cessar abruptamente e voltar para um ritmo sinusal normal. Os sinais clínicos em lactentes e crianças de menos idade são má alimentação, irritabilidade extrema e palidez. As crianças podem sentir palpitações, tonturas, dor no tórax e diaforese. Se a TSV for contínua, podem ser observados sinais de IC.

O tratamento da TSV depende do grau de comprometimento imposto pela disritmia. Em alguns casos, manobras vagais, tais como aplicar gelo no rosto, massagear a artéria carótida (apenas de um lado do pescoço), ou no caso de uma criança de mais idade, a realização de uma manobra de Valsalva (p. ex., exalar contra a glote fechada, soprar o polegar como se fosse uma trombeta por 30 a 60 segundos), pode interromper a TSV. Se as manobras vagais falharem ou a criança estiver hemodinamicamente instável, pode ser usada a adenosina (um fármaco que altera a condução AV). A adenosina é administrada rapidamente por uma via IV seguida de uma infusão em *bolus* de solução fisiológica imediatamente após a injeção do fármaco por causa de sua meia-vida muito curta. Se essa medida não for bem-sucedida ou se houver comprometimento do débito cardíaco, pode ser usado o ritmo de sobre-estimulação (*overdrive*) esofágica ou a cardioversão sincronizada (que fornece um estímulo elétrico no coração) no ambiente de cuidados intensivos. A sedação é necessária para ambos os procedimentos. A cardioversão nunca deve ser feita em um paciente consciente. O tratamento clínico tradicional de primeira linha para a TSV crônica é um betabloqueador ou a digoxina. O foco primário da assistência de enfermagem é a orientação da família em relação aos sintomas da TSV e seu tratamento. Se houver prescrição de medicamentos, devem ser enfatizadas as instruções sobre a dosagem precisa e a importância de administrar a dose correta nos intervalos especificados. A TSV pode ocorrer novamente apesar do tratamento. Os pais devem ser ensinados a verificar o pulso radial por 1 minuto inteiro.

A ablação por radiofrequência tornou-se o tratamento de primeira escolha para alguns tipos de TSV. O procedimento é feito no serviço de cateterismo cardíaco e começa com o mapeamento do sistema de condução para identificar o foco da arritmia. Um cateter que de condução de corrente de radiofrequência é progredido para o local, e a área é aquecida para destruir o tecido na área. São procedimentos demorados, muitas vezes com duração de 6 a 8 horas, e é necessária sedação ou anestesia geral. O preparo é semelhante ao do cateterismo cardíaco. Outro procedimento, a crioablação, também é utilizado no tratamento da TSV. Nesse tipo de ablação, é usado óxido nitroso líquido para resfriar o cateter a temperaturas subcongelantes, o que então destrói o tecido-alvo por congelamento.

HIPERTENSÃO PULMONAR

A hipertensão pulmonar (HP) é uma doença vascular pulmonar associada a diversas cardiopatias, pulmonares e sistêmicas, bem como a etiologias familiares e idiopáticas. As artérias pulmonares são descritas como tendo um estreitamento vascular devido à diminuição do crescimento vascular e da área de superfície e de obstrução intraluminal, e passam por uma remodelação estrutural da parede do vaso (Abman & Ivy, 2011). A hipertensão pulmonar é definida por uma pressão média de artéria pulmonar (mPAP) de 25 mmHg ou superior em crianças com mais de 3 meses de vida e é classificada com base em um sistema criado pela Organização Mundial da Saúde (Simonneau, Gatzoulis, Adatia et al., 2013). Na população pediátrica, há três causas de HP: (1) aumento das pressões venosas pulmonares (p. ex., estenose mitral, ventrículo esquerdo não complacente); (2) desvios cardíacos pós-tricúspide (p. ex., grande DSV, grande PCA); e (3) pequenas artérias pulmonares, ou seja, poucas artérias ou muito estreitas (p. ex., hipertensão arterial pulmonar idiopática [HAPI], hipertensão pulmonar persistente neonatal [HPPN], distúrbios do tecido conjuntivo, hipoxia, medicamentos, toxinas). Não há cura para a HP, e a morbidade e a mortalidade são significativas. No entanto, os avanços no manejo terapêutico nos últimos 10 a 15 anos estão ajudando a desacelerar a progressão da doença e melhorar a qualidade de vida.

Manifestações clínicas

As manifestações clínicas incluem dispneia no momento do exercício físico, dor no tórax e síncope. A dispneia é o sintoma mais comum e é causada pelo comprometimento da oferta de oxigênio. A dor torácica é o resultado de uma isquemia coronária no ventrículo direito resultante de hipertrofia grave. A síncope reflete uma queda do débito cardíaco que resulta na diminuição do fluxo sanguíneo cerebral. A disfunção do coração direito é constantemente progressiva e, na presença de sintomas de congestão venosa e edema, o prognóstico é ruim.

Manejo terapêutico

As diretrizes pediátricas da American Heart Association e da American Thoracic Society descrevem recomendações de tratamento para condições específicas da população pediátrica, incluindo HPPN, hérnia diafragmática congênita (HDC), displasia broncopulmonar e CC (Abman, Hansmann, Archer et al., 2015). A discussão aqui se concentra na farmacoterapia, na terapia de suporte e, brevemente, nas intervenções invasivas.

Três classes de medicamentos são amplamente utilizadas no tratamento da HP pediátrica: inibidores da fosfodiesterase-5 (PDE5) (sildenafila, tadalafila), antagonistas do receptor de endotelina (ERAs; bosentana, ambrisentana) e análogos de prostanoides ou da prostaciclina (PGI2) (epoprostenol, treprostinila). A vasoconstrição é um componente primário da HP, e esses fármacos atuam em diferentes aspectos para promover a vasodilatação e o relaxamento da musculatura lisa. Para os pacientes que respondem ao teste de óxido nítrico inalado ou à medicação vasodilatadora durante o cateterismo cardíaco, o uso de bloqueadores dos canais de cálcio orais (nifedipina e diltiazem) foram bem-sucedidos e são o tratamento de escolha. A Tabela 23.6 apresenta os medicamentos comuns para o tratamento da HP, sua forma de apresentação e seus efeitos colaterais adversos, e também comentários sobre os aspectos importantes na administração desses medicamentos. A escolha do tratamento é determinada pela gravidade da doença, e todos esses medicamentos têm efeitos adversos.

Em geral, devem ser evitadas as situações que podem agravar a doença e causar hipoxia. As prescrições de exercício são específicas para cada paciente. Os pacientes devem evitar altas altitudes por causa da hipoxia relativa, e alguns deles mudaram-se para o nível do mar para desacelerar a progressão da doença. É comumente usado oxigênio suplementar para aliviar a hipoxia, especialmente à noite durante o sono. Os pacientes com hipertensão de artéria pulmonar (HAP) correm risco de eventos tromboembólicos. Tem sido demonstrado que a terapia anticoagulação aumenta a sobrevida em adultos. Muitos pacientes são tratados com varfarina para evitar uma embolia pulmonar, o que pode ser fatal. Digoxina e diuréticos são frequentemente usados para tratar a insuficiência cardíaca direita.

Alguns pacientes não respondem ao manejo clínico, e a progressão da doença leva a uma disfunção grave do ventrículo direito. Nestes casos, estão disponíveis duas opções em potencial. A realização de uma septostomia atrial ou de uma comunicação entre os dois átrios pode ser feita por cateterismo. Isso muitas vezes aumenta o débito cardíaco e, portanto, resulta em alguma melhora na função e na qualidade de vida. O transplante de pulmão pode ser outra opção de tratamento para as crianças, principalmente aquelas com doenças graves.

Cuidados de enfermagem

O diagnóstico de HP é devastador para a criança e a família. Não há cura conhecida, e os tratamentos requerem mudanças significativas no estilo de vida e um compromisso por parte do paciente e da família para torná-los bem-sucedidos. São comuns ansiedade, depressão e medo do futuro. Pacientes e familiares necessitam de muita orientação sobre a doença e seu tratamento. Eles precisam de apoio emocional para lidar com um prognóstico ruim e tomar decisões sobre as opções de tratamento.

Tabela 23.6 Terapia farmacológica para a hipertensão pulmonar pediátrica.

Classe do medicamento	Agente	Forma de apresentação	Efeitos adversos	Comentários
Bloqueadores dos canais de cálcio	Nifedipina, ditiazem	Oral	Bradicardia, diminuição do débito cardíaco, edema periférico, erupção cutânea, hiperplasia gengival, constipação intestinal	Só são efetivos para a HP se o paciente responder ao teste vasodilatador por cateterismo. Requer dosagem alta (máxima) para alcançar a vasodilatação desejada
Inibidores da PDE5	Sildenafila, tadalafila	Oral	Rubor, hipotensão, cefaleia, priapismo	
Antagonistas do receptor de endotelina (ERA)	Bosentana, ambrisentana	Oral	Hepatotoxicidade, edema periférico, teratogenia	Requer exames de função hepática mensais; controle de natalidade importante para adolescentes e jovens do sexo feminino
Prostaciclina	Epoprostenol, treprostinila	IV/SC	Cefaleia, rubor, hipotensão, dor no local (forma SC), celulite, complicações relacionadas com cateter intravenoso central, dor na mandíbula, náuseas ou diarreia	O epoprostenol tem uma meia-vida extremamente curta (2 a 5 minutos), e ocorrem crises de HP rapidamente se a infusão for interrompida. O cálculo da dosagem é complexo, e há um alto risco de erro
Prostaciclina	Treprostinila	Oral	Cefaleia, rubor, dor nas extremidades, dor na mandíbula, náuseas ou diarreia (os efeitos colaterais GI podem ser maiores do que com outras formas de apresentação)	A transição a partir da forma IV/SC ocorre ao longo dos dias no hospital. Os horários de administração são cruciais; se duas doses forem omitidas, precisa da forma IV/SC. Não pode ser esmagada, mastigada ou composta
Prostaciclina	Treprostinila	Inalatória	Cefaleia, rubor, dor nas extremidades, dor na mandíbula, náuseas ou diarreia	Deve ser inalada de 1 a 9 vezes a cada 6 horas. Pode piorar os sintomas reativos das vias aéreas

GI, gastrintestinal; *HP*, hipertensão pulmonar; *IV*, intravenoso; *PDE5*, fosfodiesterase-5; *SC*, subcutâneo.
Adaptada de Abman, S.H., Hansmann, G., Archer, S. L. et al. (2015). Pediatric pulmonary hypertension: Guidelines from the American Heart Association and American Thoracic Society. *Circulation, 132*(21), 2037–2099.

O tratamento clínico é complexo e envolve diferentes medicamentos e terapias. Muitas vezes, as famílias são encaminhadas para um centro especializado com experiência no tratamento da HP. Isso pode envolver viagens para outros centros com as dificuldades emocionais e financeiras associadas. O paciente e a família devem lidar com os sintomas da doença e os efeitos colaterais do tratamento. Lidar com uma infusão contínua por via IV ou com a administração contínua de oxigênio requer um grande ajuste no estilo de vida para aderir à terapia. A infusão de prostaciclina não pode ser interrompida, uma vez que os sintomas podem piorar e provocar uma crise aguda de hipertensão pulmonar, que pode ser fatal. Deve haver análises de retorno o tempo todo. O paciente e a família devem assumir o compromisso de aderir a um regime complexo de preparo da infusão, de manutenção do equipamento e de manutenção da esterilidade do cateter intravenosos central. Os tratamentos são caros, por isso a cobertura de seguros e as questões financeiras são fundamentais. Os enfermeiros têm um papel importante na orientação e no preparo das famílias para a realização dessas terapias complexas. O planejamento da alta envolve muitos membros da equipe e agências externas. O enfermeiro tem um papel fundamental na coordenação do cuidado com a criança no hospital e na transição para casa.

CARDIOMIOPATIA

A cardiomiopatia refere-se a anormalidades do miocárdio em que existe um comprometimento da capacidade de contração dos músculos cardíacos. Elas são relativamente raras em crianças. Os possíveis fatores etiológicos incluem causas familiares ou genéticas, infecção, estados de deficiência, anormalidades metabólicas e doenças vasculares do colágeno. A maioria das cardiomiopatias em crianças é considerada primária ou idiopática, nas quais a causa é desconhecida e a disfunção cardíaca não está associada à doença sistêmica. Algumas das causas conhecidas da **cardiomiopatia secundária** são toxicidade por antraciclina (agentes antineoplásicos, doxorubicina e daunomicina), hemocromatose (por armazenamento excessivo de ferro), distrofia muscular de Duchenne, doença de Kawasaki, doenças do colágeno e disfunção da tireoide.

As cardiomiopatias podem ser divididas em três grandes categorias clínicas de acordo com o tipo de estrutura anormal e de disfunção presente: (1) cardiomiopatia dilatada, (2) cardiomiopatia hipertrófica e (3) cardiomiopatia restritiva.

A **cardiomiopatia dilatada** é caracterizada pela dilatação ventricular e pela diminuição da contratilidade que resultam em sintomas de IC. Esse é o tipo mais comum de cardiomiopatia em crianças. Muitas vezes, sua causa é desconhecida. Os achados clínicos são de IC com taquicardia, dispneia, hepatoesplenomegalia, fadiga e problemas de crescimento. Podem estar presentes arritmias, que podem ser mais difíceis de controlar com a piora da IC.

A **cardiomiopatia hipertrófica** é caracterizada por um aumento da massa muscular cardíaca sem uma ampliação no tamanho da cavidade, geralmente ocorrendo no ventrículo esquerdo e associada a um enchimento diastólico anormal. É uma anormalidade genética familiar autossômica dominante na maioria dos casos e é provavelmente a doença cardiovascular geneticamente transmitida mais comum (Gajarski, Naftel, Pahl et al., 2009). A expressão clínica da doença varia muito entre os pacientes. Os sintomas clínicos geralmente aparecem na faixa etária em idade escolar ou na adolescência e podem incluir dor torácica anginosa, arritmias e síncope. Um estudo recente confirmou que a síncope inexplicável na faixa etária pediátrica (menor de 18 anos) com cardiomiopatia hipertrófica conhecida tinha um risco acumulado de 60% de morte súbita dentro de 5 anos após a síncope (Spirito, Autore, Rapezzi et al., 2009). A apresentação na infância inclui sinais de IC e tem um prognóstico ruim. O ECG demonstra hipertrofia ventricular esquerda, muitas vezes com alterações no segmento ST-T. O ecocardiograma é mais útil e demonstra uma hipertrofia septal assimétrica e um aumento na espessura da parede ventricular esquerda com uma pequena cavidade no ventrículo esquerdo.

A **cardiomiopatia restritiva**, que é rara em crianças, descreve uma restrição ao preenchimento ventricular causada por doença endocárdica ou miocárdica, ou por ambas. Caracteriza-se por disfunção diastólica e ausência de dilatação ventricular ou de hipertrofia. Os sintomas são semelhantes aos da IC (ver discussão no início do capítulo).

Manejo terapêutico

O tratamento é direcionado para corrigir a causa básica sempre que possível. No entanto, na maioria das crianças afetadas, isso não é possível, e o tratamento visa tratar a IC (ver discussão no início do capítulo) e as arritmias. Digoxina, diuréticos e o uso agressivo de agentes de redução de pós-carga têm sido úteis no tratamento de sintomas naqueles com cardiomiopatia dilatada. As diretrizes práticas para o manejo da IC em crianças foram descritas e fornecem uma revisão aprofundada das terapias disponíveis (Kirk, Dipchand, Rosenthal et al., 2014; Rossano & Shaddy, 2014). A digoxina e os agentes inotrópicos geralmente não são úteis nas outras formas de cardiomiopatia, pois eles aumentam a força da contração, podem exacerbar a obstrução muscular e prejudicar a ejeção ventricular. Os betabloqueadores (como carvedilol) e os bloqueadores de canais de cálcio (como verapamil) têm sido usados para reduzir a obstrução do fluxo ventricular esquerdo e melhorar o enchimento diastólico naqueles com cardiomiopatia hipertrófica.

O monitoramento cuidadoso e o tratamento das arritmias são essenciais. A colocação de um cardioversor desfibrilador implantável (CDI) deve ser considerada para pacientes com alto risco de morte súbita por causa de arritmias ventriculares. Podem ser administrados anticoagulantes para reduzir o risco de tromboembolia, uma complicação da circulação lenta através do coração. Para a piora da IC e os sinais de má perfusão, podem ser necessários fármacos inotrópicos IV ou vasodilatadores. As crianças gravemente enfermas podem necessitar de ventilação pulmonar mecânica, administração de oxigênio, medicamentos IV e colocação de dispositivos de assistência ventricular. O transplante de coração pode ser uma opção de tratamento para pacientes que têm sintomas de piora apesar da terapia clínica máxima.

Cuidados de enfermagem

Devido ao prognóstico ruim em muitas crianças com cardiomiopatia, os cuidados de enfermagem devem ser compatíveis com os cuidados com qualquer criança com doença com risco de vida (ver Capítulo 17). Um dos ajustes mais difíceis para a criança pode ser a percepção de seus problemas de saúde e da necessidade de restringir as atividades. A criança deve ser incluída nas decisões relativas às atividades e autorizada a discutir sentimentos, especialmente se a doença seguir um curso progressivamente fatal. Após o desenvolvimento de sintomas de IC ou de arritmias, devem ser implementadas as mesmas intervenções de enfermagem discutidas no início do capítulo. Se for considerado o transplante de coração, as necessidades da criança e da família são grandes em termos de preparo psicológico e cuidados pós-operatórios. O enfermeiro desempenha um papel importante na avaliação da compreensão da família sobre o procedimento e as consequências a longo prazo. Crianças em idade escolar ou com mais idade devem ser totalmente informadas para assentirem no procedimento (ver Capítulo 20, seção *Consentimento informado*).

TRANSPLANTE DE CORAÇÃO

O transplante de coração tornou-se uma opção de tratamento para lactentes e crianças com piora da IC e uma expectativa de vida limitada apesar dos manejos clínico e cirúrgico máximos. As indicações para transplante de coração em crianças são cardiomiopatia e CC em estágio terminal. Pode também ser uma opção para pacientes com algumas formas de malformações cardíacas congênitas complexas, como a síndrome da hipoplasia do coração esquerdo, para quem as abordagens cirúrgicas convencionais têm alta taxa de mortalidade.

O procedimento de transplante cardíaco pode ser ortotópico ou heterotópico. **Transplante cardíaco ortotópico** refere-se à remoção do coração do receptor e o implante de um novo coração de um doador que teve morte cerebral, mas com um coração saudável. A compatibilidade entre o doador e o receptor é feita com base no peso e no tipo sanguíneo. **Transplante cardíaco heterotópico** refere-se a manter o coração do receptor no lugar e implantar um novo coração para atuar como uma bomba adicional, ou coração "*piggy-back*"; esse tipo de transplante raramente é feito em crianças.

Antes do transplante, os receptores potenciais passam por uma avaliação cardíaca cuidadosa para determinar se existem opções clínicas ou cirúrgicas para melhorar a função cardíaca do paciente. Outros sistemas orgânicos devem ser avaliados para identificar problemas que possam aumentar o risco ou impedir o transplante. Deve ser feita uma avaliação psicossocial do paciente e da família para avaliar a dinâmica familiar, os sistemas de apoio e a capacidade de adesão ao complexo regime terapêutico após o transplante. Devem ser prestados serviços de suporte para ajudar a família a cuidar com sucesso de seus filhos quando possível. Pais e adolescentes de mais idade precisam de uma ampla orientação sobre os riscos e os benefícios do transplante para que possam tomar uma decisão informada. Os pacientes fazem parte de uma lista em rede nacional de computadores organizada pela United Network for Organ Sharing para atender a doadores e receptores (ver também Capítulo 17, seção *Doação de órgãos ou tecidos e necropsia*).

O número anual de transplantes de coração pediátricos nos EUA aumentou de 274 em 1998 para 684 em 2015 (Dipchand, Rossano, Edwards et al., 2015). O diagnóstico primário para a maioria dos candidatos com mais de 1 ano na lista continua sendo cardiomiopatia, e a maioria dos candidatos (> 85%) está no estágio 1A no momento do transplante (Scientific Registry of Transplant Recipients, 2015). A taxa de sobrevivência de 1 ano do enxerto para transplantes cardíacos pediátricos atualmente é de 90% (Scientific Registry of Transplant Recipients, 2015).

A mortalidade na lista de espera permanece alta, particularmente nas crianças com menos idade. Os recentes progressos nos dispositivos de assistência ventricular adequados para uso em crianças como ponte para um transplante melhoram os resultados de sobrevivência para transplante cardíaco (Blume, Naftel, Bastardi et al., 2006). Foi realizado um estudo multicêntrico com o US Scientific Registry of Transplant Recipients para identificar a população vulnerável (Almond, Thiagarajian, Piercy et al., 2009). Entre as 3.098 crianças listadas para transplante cardíaco entre 1999 e 2006, a idade média foi de 2 anos. Sessenta por cento dos pacientes foram posicionados no topo da lista (30% em ventilação pulmonar mecânica e 18% em medidas de suporte) e, dessas crianças, 17% morreram, 63% receberam transplantes, 8% se recuperaram e 12% permaneceram na lista de espera. Esses números indicaram que o tempo de espera nos EUA permanece elevado e os grupos de alto risco nessas categorias poderiam se beneficiar dos dispositivos de assistência cardíaca que estão surgindo, tais como oxigenação de membrana extracorpórea e dispositivos de assistência ventricular. Em resposta, os centros de doadores e os centros de transplante estão criando estratégias para aumentar a oferta de doadores, otimizar o tratamento e facilitar mudanças no sistema de destinação de órgãos (Zafar, Castleberry, Khan et al., 2015).

O curso pós-transplante é complexo. Embora a função cardíaca fique muito melhorada ou normalizada após o transplante, o risco de rejeição é grande. A principal causa de morte nos primeiros 3 anos após o transplante de coração é a rejeição, com maior risco nos primeiros 6 meses (Everitt, Pahl, Schechtman et al., 2011). A rejeição do coração é diagnosticada principalmente por biopsia endomiocárdica em crianças com mais idade. Ecocardiogramas seriais são frequentemente usados em lactentes e crianças de menos idade para reduzir a necessidade de biopsias invasivas. Os imunossupressores devem ser administrados por toda a vida e eles têm muitos efeitos colaterais sistêmicos. As terapias triplas para imunossupressão com um inibidor da calcineurina (ciclosporina ou tacrolimus), esteroides, micofenolato de mofetila ou azatioprina são as mais comumente usadas em pacientes pediátricos. Os esteroides são diminuídos no primeiro ano e podem ser descontinuados em alguns pacientes; muitos centros pediátricos estão evitando esteroides a longo prazo usando protocolos de terapia de indução de esteroides de alta dose e timoglobulina no momento do transplante (Thrush & Hoffman, 2014).

Infecção é sempre um risco. Os problemas potenciais a longo prazo que podem limitar a sobrevivência incluem rejeição crônica causando doença arterial coronariana; disfunção renal e hipertensão resultante da administração de ciclosporina; linfoma; e infecção. A doença arterial coronariana é a principal causa tardia de morte entre os sobreviventes do transplante de coração (Boucek, Aurora, Edwards et al., 2007). A curto prazo, após o sucesso do transplante, as crianças podem voltar a participar plenamente das atividades apropriadas à idade e elas parecem se adaptar bem ao seu novo estilo de vida. O transplante não é uma cura porque os pacientes devem conviver com as consequências da imunossupressão crônica.

CUIDADOS DE ENFERMAGEM

Cuidar com sucesso de uma criança após um transplante de coração requer a *expertise* e a dedicação de muitos membros da equipe de saúde. Os enfermeiros desempenham papéis vitais na avaliação, na coordenação do cuidado, no apoio psicossocial, e na orientação do paciente e da família. O receptor de transplante cardíaco deve ser cuidadosamente monitorado em busca de sinais de rejeição, de infecção e dos efeitos colaterais dos medicamentos imunossupressores. O bem-estar psicossocial do paciente e da família também precisa ser avaliado para identificar questões como aumento do estresse familiar, depressão, uso abusivo de substâncias e problemas escolares. A falta de adesão ao intenso regime de medicação, especialmente durante a adolescência, pode levar a sérios problemas de saúde e pode ser fatal. Os imunossupressores e as implicações de enfermagem são discutidos no Capítulo 26 em relação ao transplante renal. O cuidado com a criança imunossuprimida é revisto no Capítulo 25. As preocupações psicossociais e as intervenções adequadas para a criança com um transtorno com risco de morte são apresentadas no Capítulo 17.

Os primeiros 6 meses a 1 ano após o transplante são mais intensos porque o risco de complicações é maior e o paciente e a família estão se adaptando a um novo estilo de vida. Os pacientes devem ser cuidadosamente acompanhados pela equipe de saúde com visitas frequentes e exames laboratoriais. Os cuidados geralmente são compartilhados entre os profissionais de saúde locais e o centro de transplantes. Muitos pacientes podem retornar à vida escolar e a outras atividades apropriadas à idade dentro de 2 a 3 meses após o transplante.

DISFUNÇÃO VASCULAR

HIPERTENSÃO SISTÊMICA

A hipertensão arterial sistêmica é definida como a elevação consistente da PA para além dos valores considerados os limites superiores do normal. As duas principais categorias de hipertensão arterial são a **hipertensão essencial** (sem causa identificável) e a **hipertensão secundária** (posterior a uma causa identificável). Seja essencial, seja atribuível a uma causa secundária, a hipertensão é um dos principais fatores contribuintes para as doenças cardiovasculares na população adulta. Recentemente publicadas, as Clinical Practice Guidelines descrevem as recomendações para a avaliação da PA e traçam os parâmetros para exames e tratamento de jovens com pressão alta (Flynn, Kaelber, Baker-Smith et al., 2017). Essas diretrizes são endossadas pela American Heart Association Scientific Statement e visam à redução do perigo em pacientes considerados de alto risco (de Ferranti et al., 2019). É importante notar que as novas tabelas normativas para a PA baseiam-se apenas em crianças de peso normal, aquelas abaixo do 95º percentil do IMC (em oposição a todas as crianças). As novas diretrizes dependem de percentis (com base na idade, sexo e altura) para definir normas apenas para as crianças menores de 13 anos, enquanto a definição de PA anormal em adolescentes com mais de 13 anos é agora definida usando-se pontos de corte numéricos, projetados para interagir com as diretrizes de hipertensão adulta (Whelton, Carey, Aranow et al., 2018). A categoria anterior de pré-hipertensão foi rotulada como PA elevada.

As categorias de PA anormal são agora definidas da seguinte forma: (1) PA elevada, (2) hipertensão de estágio 1 ou (3) hipertensão de estágio 2 (ver *https://pediatrics.aappublications.org/content/140/3/e20171904* para obter informações adicionais). Todos os valores normais da PA são baseados em pressões auscultadas, o método preferido de medição. O objetivo do tratamento é diminuir os valores das pressões sistólicas e diastólicas para menos do percentil 90 em crianças menores de 13 anos e para menos de 130/80 mmHg em adolescentes com mais de 13 anos (Flynn et al., 2017).

Etiologia

A maioria dos casos de hipertensão em crianças com pouca idade ocorre secundária a uma anormalidade estrutural ou a um processo patológico subjacente, embora isso esteja sendo contestado por programas de triagem de crianças relativamente saudáveis. A causa mais comum de hipertensão secundria é uma doença renal seguida de doença cardiovascular, endócrina e alguns distúrbios neurológicos. Como regra geral, quanto menos idade a criança tem e quanto mais grave a hipertensão, maior a probabilidade de ser secundária (Mattoo, 2019).

As causas da hipertensão essencial são indeterminadas, mas as evidências indicam que fatores genéticos e ambientais podem ter influência. A incidência de hipertensão tem se mostrado maior em crianças cujos pais são hipertensos. Os afro-americanos têm maior incidência de hipertensão do que os brancos, e em afro-americanos a hipertensão desenvolve-se mais cedo, é frequentemente mais grave e resulta em morte em uma idade menor. Os fatores ambientais que contribuem para o risco de desenvolver hipertensão incluem obesidade, ingesta de sal, tabagismo e estresse.

Avaliação diagnóstica

A avaliação da PA é recomendada como parte rotineira do exame anual em crianças saudáveis com mais de 3 anos. As medições de PA devem ser tomadas em crianças menores de 3 anos se elas tiverem fatores de risco individuais, que incluem CC, doença renal, malignidade, transplante, certos problemas neurológicos, doenças sistêmicas conhecidas por causar hipertensão ou histórico familiar de alto risco. Avaliar os sintomas da elevação da PA, tais como cefaleias frequentes, tonturas e alterações visuais, deve fazer parte do histórico de saúde. Em lactentes e crianças com menos idade que não conseguem comunicar os sintomas, a observação de comportamentos como bater na cabeça ou sinais de irritabilidade pode fornecer pistas, embora muitas mudanças comportamentais sejam inespecíficas.

Antes do diagnóstico de hipertensão arterial, a PA deve ser medida em pelo menos três ocasiões distintas apenas em visitas sem queixas clínicas. Um monitor ambulatorial de PA pode ser útil para avaliar a "hipertensão do jaleco branco" ou para aqueles pacientes que apresentaram valores elevados por 1 ano ou mais, bem como para os pacientes cujas PAs permanecem na faixa de hipertensão de estágio 1 ao longo de três consultas clínicas. O tamanho do manguito apropriado deve ser especificado. Esses monitores são úteis por fornecer leituras de PA durante um período de 24 horas. Existem diferentes valores normativos para as leituras ambulatoriais de PA (Flynn, Daniels, Hayman et al., 2014).

Um histórico de saúde cuidadoso e o histórico familiar devem ser obtidos para a triagem de outros parentes com hipertensão arterial e de outros fatores de risco cardiovasculares. Nas crianças com suspeita de hipertensão, os exames de laboratório iniciais incluem uma urinálise, estudos de função renal (como creatinina e ureia nitrogenada sérica), e um perfil lipídico e eletrolítico. Para os pacientes obesos, recomenda-se hemoglobina glicada (HgbA1c), aminotransferase aspartato (AST), ALT e valores lipídicos de jejum. Os exames adicionais são determinados com base na idade, no histórico, no grau de elevação da PA e no exame físico do indivíduo, e eles podem incluir outras avaliações clínicas (hormônio estimulante da tireoide [TSH], hemograma [CBC], painel de medicamentos, exame de retina, estudo do sono). Atualmente, a ultrassonografia renal é recomendada apenas em crianças menores de 6 anos, a menos que haja anormalidades laboratoriais ou razões clínicas para solicitar uma imagem renal. Se for indicado um ultrassom renal, ele deve incluir o fluxo Doppler, bem como o tamanho dos rins. Os ECGs não são mais recomendados como parte rotineira dos exames em crianças e adolescentes. Os ecocardiogramas não são recomendados como parte da triagem inicial, mas devem ser obtidos antes do início da terapia farmacológica a fim de ajudar a avaliar a presença de envolvimento de órgãos finais, como a hipertrofia ventricular esquerda e os efeitos sobre a fração de ejeção. A frequência de repetição dos ecocardiogramas de acompanhamento depende da presença ou da ausência de hipertrofia ventricular esquerda, bem como da resposta individual ao tratamento da PA. Uma análise mais extensa para uma causa secundária de hipertensão pode ser indicada para as crianças com hipertensão significativa no cenário de resultados normais na triagem inicial (Flynn et al., 2017).

Manejo terapêutico

A terapia para a hipertensão secundária envolve o diagnóstico e o tratamento da causa básica. As crianças e os adolescentes com leituras de PA consistentemente elevadas sem uma causa conhecida ou aqueles com hipertensão secundária sem indicação de correção cirúrgica são tratados com uma combinação de mudanças no estilo de vida e intervenções farmacológicas. Práticas alimentares e mudanças no estilo de vida são importantes no controle da hipertensão arterial tanto para crianças quanto para adultos. As medidas não farmacológicas, tais como controle do peso em pacientes com sobrepeso, aumento do nível de exercícios, ingesta limitada de sal (como recomendado na dieta Dietary Approachs to Stop Hypertension [DASH]), e evitar o estresse e o tabagismo não oferecem risco e devem ser instituídas como terapia de primeira escolha, exceto nos casos graves em que a terapia farmacológica também pode ser indicada.

A terapia medicamentosa deve ser instituída com cautela em crianças, mas pode ser necessária para tratar elevações significativas da PA apesar da modificação do estilo de vida. O tratamento farmacológico começa com um fármaco e com a adição de outros se não for obtido o controle adequado. As classes de medicamentos anti-hipertensivos orais atualmente recomendadas para uso em jovens incluem inibidores da ECA, bloqueadores dos receptores de angiotensina, bloqueadores dos canais de cálcio de longa duração e diuréticos tiazídicos. Os betabloqueadores não são mais recomendados em crianças devido aos seus efeitos colaterais e à disponibilidade de outros medicamentos. O objetivo do tratamento é alcançar um estado normotenso sem os efeitos colaterais da medicação.

Cuidados de enfermagem

A verificação da PA deve fazer parte da avaliação de rotina de crianças maiores de 3 anos e pacientes menores de 3 anos que são considerados de alto risco para hipertensão. Para obter uma leitura precisa, deve-se ter o cuidado de acalmar a criança ou relaxar o adolescente enquanto é feita a medição para evitar leituras falsas causadas pela excitação. A PA deve ser medida com o paciente sentado com o braço ao nível do coração. A avaliação inicial também deve incluir o registro da pressão nas quatro extremidades (com o paciente em decúbito dorsal) para excluir coarctação da aorta. A principal causa de leituras de PA falsamente elevadas é o uso de manguitos inadequados e estreitos. Portanto, a atenção à técnica de medição correta é essencial (ver Capítulo 4, seção *Pressão arterial*).

A orientação voltada para a compreensão da hipertensão e de sua implicação sobre a vida toda é essencial na promoção da adesão do paciente e da família tanto às terapias não farmacológicas quanto às farmacológicas (ver Capítulo 20, seção *Adesão*).

As leituras ambulatoriais ou domiciliares de PA podem facilitar o acompanhamento de jovens que estão sendo avaliados para hipertensão ou podem documentar a efetividade do tratamento para aqueles que estão sendo tratados para a hipertensão crônica. Além disso, um familiar pode ser orientado sobre como fazer as leituras e registrar medições precisas de PA, reduzindo, então, a necessidade de deslocamento até uma unidade de saúde. Esse indivíduo precisa ter parâmetros estabelecidos, acima dos quais deve entrar em contato com o médico. Além disso, o enfermeiro da escola pode ser um recurso valioso no monitoramento da PA. O profissional de enfermagem desempenha um papel importante na avaliação das famílias e no fornecimento de informações direcionadas sobre os modos não farmacológicos de intervenção, tais como dieta, perda de peso, cessação do tabagismo, e programas de exercícios físicos. Uma dieta DASH – baixa em sódio, carnes vermelhas e açúcar, e rica em frutas, legumes, grãos integrais, feijão, nozes, laticínios com baixo teor de gorduras, peixes e aves – é recomendada para crianças e adolescentes com PA elevada ou hipertensão. A criança deve ser encaminhada a um nutricionista com experiência em trabalhar com crianças e adolescentes com hipertensão. Os esquemas de exercício devem ser individualizados, mas devem enfatizar os benefícios do exercício aeróbico regular (idealmente, 300 minutos de exercício aeróbico semanalmente). As crianças em idade escolar e os adolescentes geralmente preferem esportes coletivos ao treinamento individual, que eles podem ver como um fardo e não uma atividade agradável. Se os colegas e os familiares puderem ser incentivados a participar de qualquer uma das estratégias de manejo, é provável que a adesão da criança seja maior.

Se for prescrita uma terapia medicamentosa, o enfermeiro precisa fornecer informações à família sobre as razões para isso, sobre a ação do fármaco e os possíveis efeitos colaterais. As instruções gerais para a medicação anti-hipertensiva incluem:

- Levantar-se lentamente de uma posição horizontal e evitar mudanças bruscas de posição
- Tomar os medicamentos conforme a prescrição
- Manter a hidratação adequada
- Notificar o médico se ocorrerem efeitos colaterais, mas não descontinuar a medicação
- Evitar o álcool e manter-se na dieta prescrita (geralmente, a dieta DASH).

Deve ser enfatizada a necessidade de acompanhamento regular, especialmente porque a terapia anti-hipertensiva às vezes pode ser descontinuada com segurança se a PA permanecer sob controle ao longo do tempo.

DOENÇA DE KAWASAKI

A doença de Kawasaki caracteriza-se como uma vasculite sistêmica aguda de causa desconhecida. É observada em todos os grupos étnicos, com 76% dos casos ocorrendo em crianças com menos de 5 anos. O pico de incidência está na faixa etária entre 1 e 3 anos. A doença aguda é autolimitante; no entanto, sem tratamento aproximadamente 20 a 25% das crianças desenvolvem uma dilatação das artérias coronárias ou uma formação de aneurisma (anomalia das artérias coronárias [AAC]). Lactentes menores de 1 ano têm maior risco de envolvimento cardíaco, embora uma maior incidência também tenha sido relatada em crianças com mais idade, talvez por causa do atraso no diagnóstico de muitas delas.

A etiologia da doença de Kawasaki é desconhecida. A doença não é disseminada pelo contato de pessoa para pessoa; no entanto, vários fatores apontam a existência de um gatilho etiológico infeccioso, possivelmente em um hospedeiro geneticamente suscetível. Essa teoria é apoiada por uma maior prevalência em crianças asiáticas e em irmãos e filhos de pacientes com doença de Kawasaki. A condição é frequentemente observada em surtos geográficos e sazonais, com uma incidência aumentada relatada no fim do inverno e início da primavera (McCrindle, Rowley, Newburger et al., 2017; Newburger, de Ferranti, & Fulton, 2017).

Fisiopatologia

A principal área de preocupação na doença de Kawasaki é o sistema cardiovascular. Durante o estágio inicial da doença, é evidente uma inflamação extensiva das artérias, das vênulas e dos capilares que resulta em muitos dos sintomas clínicos. Além disso, podem ocorrer danos segmentais nas artérias musculares de médio porte, principalmente nas artérias coronárias, o que leva à formação de aneurismas de artéria coronária em algumas crianças. A morte é muito rara na doença de Kawasaki (< 0,1% dos casos) e geralmente é o resultado de isquemia miocárdica por trombose coronária durante os primeiros meses da doença ou anos depois por formação de cicatriz grave e estenose em aneurismas coronários (Wilder, Palinkas, Kao et al., 2007).

Manifestações clínicas

Como não existe um exame diagnóstico específico para a doença de Kawasaki, o diagnóstico é estabelecido com base em achados clínicos e resultados laboratoriais associados (Boxe 23.12). Esses critérios

Boxe 23.12 Critérios diagnósticos para a doença de Kawasaki.

Os critérios clássicos para a doença de Kawasaki incluem febre por 5 dias consecutivos com quatro dos cinco critérios clínicos[a] (o diagnóstico pode ser feito no dia 4 de febre por um clínico experiente em crianças com febre e por mais de quatro critérios clínicos):

1. Alterações nas extremidades: na fase aguda, edema ou eritema nas palmas das mãos e nas solas dos pés; na fase subaguda, descamação periungueal (*peeling*) das mãos e dos pés.
2. Edema conjuntival bilateral (inflamação) sem exsudação.
3. Alterações na mucosa oral, tais como eritema, lesões nos lábios, hiperemia orofaríngea; ou "língua de morango" (as grandes papilas estão expostas).
4. Erupção cutânea: eritroderma maculopapular difuso, ou eritema multiforme.
5. Linfadenopatia cervical (tipicamente unilateral > 1,5 cm).

[a]A doença de Kawasaki incompleta deve ser considerada em situações de febre prolongada (ver algoritmo para a doença de Kawasaki incompleta das diretrizes da American Heart Association). A doença de Kawasaki pode ser diagnosticada com menos critérios clínicos quando as alterações nas artérias coronárias são notadas.

Adaptado de McCrindle, B. W., Rowley, A. H., Newburger, J. W. et al. (2017). Diagnosis, treatment, and long-term management of Kawasaki disease: A scientific statement for health professionals from the American Heart Association. *Circulation, 135*(17), e927–e999.

devem ser utilizados como diretrizes. É importante notar que muitas crianças com a doença de Kawasaki não apresentam os critérios de diagnóstico padrão, e os lactentes em particular geralmente têm uma manifestação incompleta. Por isso, é importante considerar a doença de Kawasaki como um possível diagnóstico em qualquer lactente ou criança com febre prolongada que não responde aos antibióticos e que não pode ser atribuída a outra causa.

A doença de Kawasaki manifesta-se em três fases: aguda, subaguda e convalescente. A **fase aguda** consiste no início abrupto de uma febre alta que não responde a antibióticos e antipiréticos. Os demais sintomas diagnósticos evoluem ao longo da semana seguinte. Os sintomas podem ir e vir e não precisam estar presentes simultaneamente para o diagnóstico, embora a febre seja geralmente persistente em todo o período. Durante esta fase, a criança tipicamente se mostra muito irritável. Os exames laboratoriais podem demonstrar uma contagem elevada de leucócitos, valores elevados nos exames de função hepática e nos marcadores de inflamação (VHS e PCR). Note-se que a contagem de plaquetas está inicialmente normal, subindo então na segunda semana de doença. Os pacientes também podem apresentar leucocitúria, hidropisia da vesícula biliar e/ou meningite asséptica. A **fase subaguda** começa com a resolução da febre e dura até que todos os sinais clínicos da doença de Kawasaki tenham desaparecido. Durante essa fase, os aneurismas de artéria coronária podem se tornar evidentes, e vasos anteriormente dilatados podem continuar a aumentar de tamanho. A irritabilidade persiste durante esta fase. Os resultados laboratoriais mostram anemia normocrômica e normocítica, bem como trombocitose. Os marcadores inflamatórios começam a se resolver (após o tratamento com imunoglobulina intravenosa [IVIG], a VHS não é mais um marcador preciso de inflamação, pois é elevada pela IVIG e, portanto, a PCR é preferível). Na **fase convalescente**, todos os sinais clínicos da doença de Kawasaki foram resolvidos, e os valores de exames laboratoriais estão voltando ao normal. O curso completo da doença dura de 6 a 8 semanas até que a criança recupere seu comportamento habitual, sua energia e seu apetite e todos os exames de sangue voltem ao normal.

Envolvimento cardíaco

As complicações a longo prazo da doença de Kawasaki incluem o desenvolvimento de aneurismas de artéria coronária potencialmente interrompendo o fluxo sanguíneo para o coração. As crianças com grandes aneurismas (gigantes) têm risco de um infarto do miocárdio que resulta da oclusão trombótica de um aneurisma coronário ou estenose tardia e da oclusão do vaso afetado.

As artérias coronárias afetadas podem dilatar-se progressivamente durante as primeiras semanas de doença, atingindo seu diâmetro máximo aproximadamente de 4 a 6 semanas após o início da febre. Ao longo dos anos, à medida que o vaso danificado tenta se restabelecer, a estenose do aneurisma pode se desenvolver e pode levar à isquemia do miocárdio. A grande maioria dos casos de morbidade na doença de Kawasaki ocorre em crianças afetadas com os maiores aneurismas (aneurismas gigantes > 8 mm ou escore z > 10). A mortalidade é baixa (< 0,1% no Japão). Os sintomas de infarto agudo do miocárdio em crianças com menos idade podem ser confusos e podem incluir dor abdominal, vômito, inquietação, choro inconsolável, palidez e choque, bem como dor ou pressão no tórax (notada com mais frequência nas crianças menores). O envolvimento cardíaco na fase inicial da doença também pode incluir os efeitos relacionados com a inflamação do miocárdio, tais como miocardite, valvulite ou arritmias.

Os ecocardiogramas são usados para avaliar a dilatação da artéria coronária e para monitorar suas dimensões durante a fase inicial da doença, bem como os funcionamentos miocárdico e valvar. Deve ser obtido um ecocardiograma basal no momento do diagnóstico e, em seguida, ele é usado para comparação com exames futuros. Os ecocardiogramas de acompanhamento devem ser obtidos aproximadamente 1 semana após o diagnóstico inicial e novamente de 4 a 6 semanas depois em pacientes sem complicações. Devem ser feitos ecocardiogramas adicionais (com a frequência de até duas vezes por semana) nas situações em que uma criança tem dilatação da artéria coronária ou formação de aneurisma óbvio, ou quando a resposta ao tratamento é incompleta.

Manejo terapêutico

O tratamento atual de crianças com doença de Kawasaki inclui a administração de IVIG de alta dose mais terapia de salicilato. A IVIG tem se demonstrado efetiva na redução da incidência de anormalidades na artéria coronária quando administrada nos primeiros 10 dias da doença e idealmente nos primeiros 7 dias. Recomenda-se uma única infusão de IVIG de 2 g/kg durante 10 a 12 horas. Um novo esquema de tratamento com IVIG e/ou outros medicamentos anti-inflamatórios deve ser administrado nos pacientes que tenham uma resposta incompleta à IVIG inicial (aqueles com febre contínua ou recrudescente 36 horas após o fim da infusão inicial da IVIG) ou naqueles com dilatação das artérias coronárias (McCrindle et al., 2017).

O ácido acetilsalicílico tem sido usado historicamente para controlar a febre e os sintomas da inflamação. As doses iniciais de ácido acetilsalicílico variam de uma dosagem moderada a alta (30 a 50 mg/kg/dia divididos a cada 6 horas até 80 a 100 mg/kg/dia também divididos a cada 6 horas). O uso do ácido acetilsalicílico não está associado a uma diminuição na incidência de aneurismas coronários. Depois que o paciente estiver afebril por 48 a 72 horas, o ácido acetilsalicílico pode ser reduzido a uma dose antiplaquetária (3 a 5 mg/kg/dia). O ácido acetilsalicílico de baixa dose deve ser mantido nos pacientes sem evidência ecocardiográfica de anormalidades coronárias até que a contagem de plaquetas tenha voltado ao normal (6 a 8 semanas) (McCrindle et al., 2017). Se a criança desenvolver anormalidades coronárias, a terapia com salicilato deve ser mantida indefinidamente. Dependendo do tamanho da AAC, outros medicamentos antitrombóticos (p. ex., clopidogrel, enoxaparina ou varfarina) são adicionados para as crianças com aneurismas da artéria coronária.

Prognóstico

A maioria das crianças com a doença de Kawasaki recupera-se totalmente após o tratamento. No entanto, quando ocorrem complicações cardiovasculares, pode ocorrer morbidade grave. O prognóstico para os pacientes está fortemente relacionado com a extensão dos danos coronários, com os pacientes com aneurismas gigantes com o maior risco de complicações e aqueles com dimensões coronárias normais tendo um excelente prognóstico a longo prazo.

QUALIDADE DOS RESULTADOS DO PACIENTE:
Doença de Kawasaki
- Diagnóstico e tratamento precoces
- Prevenção de complicações cardiovasculares

Cuidados de enfermagem

Na fase inicial, o enfermeiro deve monitorar cuidadosamente a função cardíaca da criança. Devem ser registrados diariamente os valores de ingesta e eliminação, além do peso corporal. Os líquidos devem ser administrados com cuidado por causa da descoberta usual de miocardite. A criança deve ser avaliada com frequência em busca de sinais de IC, que incluem diminuição do débito urinário, ritmo de galope (um som cardíaco adicional), taquicardia e desconforto respiratório.

A administração de IVIG deve seguir as mesmas diretrizes de qualquer derivado sanguíneo, ou seja, com monitoramento frequente dos sinais vitais. Geralmente, as taxas de IVIG são tituladas por protocolos hospitalares. Durante a infusão e nos poucos dias seguintes, os pacientes devem ser observados em busca de reações a esse medicamento, que podem incluir febre, cefaleia e náuseas. A função cardíaca deve ser monitorada devido ao grande volume que está sendo administrado nos pacientes que podem ter diminuição da função ventricular esquerda.

A maioria dos cuidados de enfermagem hospitalares concentra-se no alívio dos sintomas. Para minimizar o desconforto da pele, panos frios; loções sem perfume e roupas macias e soltas são úteis. Durante a fase aguda, o cuidado bucal, incluindo uma pomada hidratante para os lábios, é importante para a inflamação mucosa. Podem ser oferecidos líquidos claros e alimentos pastosos.

Irritabilidade do paciente e mudanças de humor são sintomas universais em casos de DK. Durante a internação, essas crianças precisam de um ambiente tranquilo que promova o repouso adequado. Seus pais precisam ser apoiados em seus esforços para confortar uma criança muitas vezes inconsolável. Eles podem precisar de um tempo longe de seus filhos, e os enfermeiros podem muitas vezes fornecer possibilidades de descanso para a família. Os pais precisam entender que a irritabilidade é uma característica marcante da doença de Kawasaki e que ela vai se resolver. Eles não precisam se sentir culpados ou envergonhados com o comportamento do filho.

Orientação de alta

Os pais precisam de informações precisas sobre o curso da doença, incluindo a importância do acompanhamento e quando devem entrar em contato com o médico. A irritabilidade pode persistir por até 2 meses após o início dos sintomas. A descamação periungueal das mãos e dos pés começa na segunda e na terceira semanas. Geralmente, as pontas dos dedos descamam primeiro, seguidas pelos dedos dos pés e os pés como um todo. A descamação é indolor, mas a nova pele pode ser sensível. Na doença de Kawasaki, pode ocorrer uma artrite temporária envolvendo inicialmente as articulações menores, mas possivelmente também afetando as grandes articulações. As crianças afetadas apresentam maior rigidez pela manhã, em climas frios e após os cochilos. Os exercícios passivos de amplitude de movimento na banheira costumam ser úteis para aumentar a flexibilidade. As imunizações com vírus vivos (p. ex., sarampo, caxumba e rubéola; varicela) devem ser adiadas por 11 meses após a administração de IVIG, pois o organismo pode não produzir a quantidade adequada de anticorpos para fornecer uma imunidade permanente. A temperatura corporal deve ser registrada diariamente na primeira ou em 2 semanas após a alta, e a ocorrência de febre deve ser comunicada ao médico, pois uma febre contínua requer nova avaliação e tratamento.

Os pais de crianças com aneurismas grandes ou gigantes devem ser orientados sobre a possibilidade improvável, mas real, de infarto do miocárdio, bem como sobre os sinais e os sintomas de isquemia cardíaca em uma criança. O procedimento de RCP deve ser ensinado aos pais de crianças com aneurismas da artéria coronária.

Acompanhamento a longo prazo

A frequência e o tipo de acompanhamento baseiam-se na presença ou ausência de danos coronários. A perspectiva a longo prazo para as crianças sem aneurismas é excelente e, portanto, o acompanhamento cardiológico a longo prazo não é mais indicado para esse grupo de pacientes (McCrindle et al., 2017). Esses pacientes devem fazer exames de controle do colesterol em todas as consultas de rotina conforme a população em geral; monitoramento de rotina da PA; e receber orientações sobre um estilo de vida saudável para o coração, o que inclui exercícios físicos, uma dieta saudável para o coração e evitar o tabagismo.

Nos pacientes com aneurismas, é necessário um acompanhamento cardiológico. A frequência do acompanhamento, bem como o uso de terapia antitrombótica a longo prazo, baseia-se na maior dimensão coronária com pacientes classificados de acordo com os níveis de risco da American Heart Association (McCrindle et al., 2017). Os exames não invasivos das coronárias (p. ex., ecocardiografia, ECGs e exames de estresse para avaliar uma isquemia reversível) devem ser realizados tanto quanto possível e com outras formas de imagem, tais como tomografia computadorizada cardíaca de baixa radiação, RM e angiografia cardíacas, que são recomendadas com base em sintomas individuais, bem como na classificação de risco da American Heart Association (McCrindle et al., 2017).

Além do monitoramento regular, os pacientes com aneurismas coronários podem exigir regimes antiplaquetários ou anticoagulação a longo prazo, e possivelmente terapia com betabloqueador ou outros tratamentos, dependendo da gravidade do envolvimento coronário.

SÍNDROME INFLAMATÓRIA MULTISSISTÊMICA

A síndrome inflamatória multissistêmica em crianças (MIS-C) está associada à doença por coronavírus (Covid-19) e faz com que diferentes sistemas orgânicos apresentem inflamação, incluindo coração, pulmões, rins, cérebro, pele, olhos ou órgãos gastrintestinais (Dufort, Koumans, Chow et al., 2020). Muitas crianças têm febre e lesões mucocutâneas semelhantes à doença de Kawasaki; no entanto, a MIS-C associa-se a um maior envolvimento cardiovascular.

Fisiopatologia

Pouco se sabe sobre a fisiopatologia da MIS-C. Acredita-se que é uma consequência da lesão imunomediada desencadeada pela Covid-19 (Feldstein, Rose, Horwitz et al., 2020).

Manifestações clínicas

Os Centers for Disease Control (2020) descrevem a MIS-C em crianças menores de 21 anos utilizando os seguintes critérios:

- Febre ≥ 38°C por ≥ 24 horas ou relato de febre subjetiva com duração ≥ 24 horas
- Evidência laboratorial de inflamação, incluindo, mas não se limitando a um ou mais dos seguintes: elevação da proteína C reativa (PCR), da velocidade de hemossedimentação (VHS), do fibrinogênio, da procalcitonina, do d-dímero, da ferritina, do ácido láctico desidrogenase (LDH) ou da interleucina 6 (IL-6); neutrófilos elevados; linfócitos reduzidos; e baixa albumina
- Evidências de doença clinicamente grave que requer internação e com envolvimento multissistêmico (≥ 2) (cardiológico, renal, respiratório, hematológico, gastrintestinal, dermatológico ou neurológico)
- Não há diagnósticos plausíveis alternativos
- Positividade para infecção atual ou recente por SARS-CoV-2 documentada por reação em cadeia da polimerase via transcriptase reversa (RT-PCR), sorologia ou exame de antígeno; ou exposição à Covid-19 dentro das 4 semanas anteriores ao início dos sintomas.

Manejo terapêutico

Uma vez que a MIS-C é uma síndrome nova em crianças, estão sendo investigadas inúmeras opções de tratamento. Alguns aspectos do manejo da MIS-C são semelhantes ao manejo terapêutico da doença de Kawasaki. Devem ser administrados imunoglobulina intravenosa e glicocorticoides sistêmicos (Whittaker, Bamford, Kenny et al., 2020). Agentes antivirais estão sendo explorados durante a fase aguda da doença. Muitas crianças com MIS-C necessitam de ventilação pulmonar mecânica e algumas recebem suporte de oxigenação por membrana extracorpórea (ECMO) (Feldstein, Rose, Horwitz et al., 2020).

Até que se saiba mais sobre as sequelas cardíacas a longo prazo na MIS-C, os profissionais de saúde devem considerar seguir as diretrizes da doença da Kawasaki para o acompanhamento. O monitoramento a longo prazo para outras sequelas potenciais da MIS-C também será crucial (Whittaker, Bamford, Kenny et al., 2020).

Cuidados de enfermagem

O cuidado com uma criança com MIS-C é semelhante ao de uma criança gravemente enferma com a doença de Kawasaki.

CHOQUE

O choque, ou **insuficiência circulatória**, é uma síndrome clínica complexa caracterizada pela perfusão inadequada dos tecidos para atender às demandas metabólicas do organismo, resultando, então, em disfunção celular e eventual falência de órgãos. Embora as causas sejam diferentes, as consequências fisiológicas são as mesmas e incluem hipotensão, hipoxia tecidual e acidose metabólica. A insuficiência circulatória em crianças é resultado de hipovolemia, alteração na resistência vascular periférica ou falha de bomba. Os tipos de choque e seus sinais clínicos estão listados na Tabela 23.7.

Fisiopatologia

O sistema circulatório de uma criança saudável é capaz de transportar oxigênio e substratos metabólicos para os tecidos corporais, que requerem uma fonte constante para suprir suas necessidades essenciais. O débito cardíaco e a distribuição para os tecidos corporais podem mudar rapidamente em resposta a mecanismos de controle intrínsecos (miocárdico e intravascular) ou extrínsecos (neuronal). Nos estados de choque, esses mecanismos são alterados ou provocados.

A redução do fluxo sanguíneo, como ocorre no choque hipovolêmico, provoca a diminuição do retorno venoso ao coração, baixa PVC, baixo débito cardíaco e hipotensão. Os centros vasomotores na medula são sinalizados, provocando, então, um aumento compensatório na força e na frequência de contração cardíaca, além da constrição de arteríolas e veias, o que aumenta a resistência vascular periférica. Simultaneamente, o volume sanguíneo reduzido leva à liberação de grandes quantidades de catecolaminas, de hormônio antidiurético, de adrenocorticosteroides e de aldosterona em um esforço para conservar os líquidos corporais. Isso causa redução do fluxo sanguíneo para a pele, os rins, os músculos e as vísceras para desviar o sangue disponível para o cérebro e o coração. Consequentemente, a pele fica fria e úmida, o enchimento capilar é ruim, e tanto a taxa de filtração glomerular quanto o débito urinário são significativamente reduzidos.

Como resultado do comprometimento da perfusão, ocorre uma depleção de oxigênio nas células teciduais, fazendo com que elas revertam ao metabolismo anaeróbico produzindo acidose láctica. A acidose impõe uma carga extra sobre os pulmões, enquanto eles tentam compensar a acidose metabólica aumentando a frequência respiratória para remover o excesso de dióxido de carbono. A vasoconstrição prolongada resulta em fadiga e atonia das artérias periféricas, o que leva à dilatação do vaso. As vênulas, que são menos sensíveis à ação de substâncias vasodilatadoras, permanecem constritas por um tempo, causando um enorme represamento nos leitos capilares e venulares, o que diminui ainda mais o volume sanguíneo.

As complicações do choque criam ainda mais riscos. A hipoperfusão do SNC eventualmente pode levar a edema cerebral, infarto cortical ou hemorragia intraventricular. A hipoperfusão dos rins causa isquemia renal com possível necrose tubular ou glomerular e trombose venosa renal. A redução do fluxo sanguíneo para os pulmões pode interferir com a secreção de surfactantes e resultar na síndrome do desconforto respiratório agudo, que se caracteriza por um congestionamento pulmonar repentino e atelectasia com formação de uma membrana hialina. Sangramento e perfuração do trato gastrintestinal são sempre possibilidades após isquemia e necrose do sistema intestinal. As complicações metabólicas do choque podem incluir hipoglicemia, hipocalcemia e outros distúrbios eletrolíticos.

Manifestações clínicas

O choque pode ser considerado uma forma de compensação para a insuficiência circulatória e, devido à sua natureza progressiva, pode ser dividido em duas etapas ou fases: **compensada** e **hipotensiva** (anteriormente chamada de descompensada). A parada cardíaca representa um choque irreversível. Em todas as etapas, os principais sinais diferenciais são os graus de taquicardia e de perfusão para as extremidades, o nível de consciência e a PA. Podem estar presentes sinais ou modificações adicionais dessas apresentações mais universais, dependendo do tipo e da causa do choque. Inicialmente, a capacidade de compensação da criança é efetiva; portanto, os primeiros sinais são sutis. À medida que o estado de choque avança, os sinais são mais óbvios e indicam uma descompensação precoce (Boxe 23.13).

Tabela 23.7 Sinais clínicos de choque.

Sinais clínicos	Choque hipovolêmico	Choque distributivo	Choque cardiogênico	Choque obstrutivo
Frequência respiratória	Normal a aumentada	Normal a aumentada	Esforço respiratório	Esforço respiratório
Sons respiratórios	Normais	Normais (podem ou não estar presentes crepitações)	Crepitações e roncos	Crepitações e roncos
PA sistólica	Compensada a normal	Compensada a normal	Hipotensão a baixa	Hipotensão a baixa
Pressão de pulso	Estreita	Variável	Estreita	Estreita
Frequência cardíaca	Taquicardia	Taquicardia	Taquicardia	
Pulsos periféricos	Fracos	Finos ou fracos	Fracos	
Pele	Palidez, pele fria	Morna ou fria	Palidez, pele fria	
Enchimento capilar	Atrasado (> 2 segundos)	Variável	Atrasado (> 2 segundos)	
Débito urinário	Reduzido (< 1 mℓ/kg/h [< 30 kg]; < 30 a 50 mℓ/kg/h [> 30 kg])			
Nível de consciência	Inicialmente irritável	Tardio e letárgico		

Adaptada de American Heart Association. (2016). Pediatric advanced life support (PALS) provider manual. Dallas, TX: American Heart Association.

Boxe 23.13 Manifestações clínicas nas fases do choque.

Compensada
Apreensão
Irritabilidade
Taquicardia inexplicável
Pressão arterial (PA) normal
Pressão de pulso fina
Sede
Palidez
Diminuição do débito urinário
Redução da perfusão nas extremidades

Hipotensiva
Confusão mental e sonolência
Taquipneia
Acidose metabólica moderada
Oligúria
Extremidades frias e pálidas
Diminuição do turgor cutâneo
Enchimento capilar ruim

Irreversível
Pulso fraco
Hipotensão
Respiração periódica ou apneia
Anúria
Estupor ou coma

Choque compensado

Quando a função vital do órgão é mantida por mecanismos intrínsecos e a capacidade da criança de compensar é efetiva, o débito cardíaco e a PA sistêmica geralmente são normais ou elevados. No entanto, o fluxo sanguíneo costuma ser desigual ou mal distribuído na microcirculação. Os sinais clínicos precoces são sutis e incluem apreensão, irritabilidade, PA normal, pressão de pulso estreita, sede, palidez e diminuição do débito urinário.

! ALERTA PARA A ENFERMAGEM

Taquicardia leve inexplicável e diminuição da perfusão das mãos e dos pés são características diferenciadoras de um choque compensado.

Choque hipotensivo (descompensado)

À medida que o choque progride, a perfusão na microcirculação torna-se marginal apesar dos ajustes compensatórios, e os sinais ficam mais óbvios e indicam uma descompensação precoce. Esses sinais são taquipneia; acidose metabólica moderada; oligúria; e extremidades frias e pálidas com diminuição do turgor cutâneo e enchimento capilar ruim. O choque hipotensivo pode ser diferenciado do choque compensado quando se avalia a PA; a criança em choque hipotensivo terá uma PA baixa, mas hipotensão é um achado tardio. Outro sinal clínico de choque hipotensivo é uma mudança no nível de consciência à medida que a perfusão cerebral diminui. Os resultados da insuficiência circulatória que avançam além dos limites da compensação são hipoxia tecidual, acidose metabólica e eventual disfunção de todos os sistemas orgânicos.

À medida que o choque hipotensivo evolui ao longo de um contínuo fisiológico, os sinais clínicos indicam uma progressão dos danos circulatórios. Com a progressão do choque, há danos a órgãos vitais (p. ex., o coração ou cérebro) de tal magnitude que todo o sistema fica comprometido independentemente da intervenção terapêutica.

! ALERTA PARA A ENFERMAGEM

No choque hipotensivo, a taquicardia é pronunciada e a pressão de pulso (diferença entre pressão arterial sistólica e diastólica) torna-se baixa. Há um mau enchimento capilar, e a criança apresenta confusão mental, sonolência e diminuição da capacidade de resposta.

Ocorre uma vasoconstrição sistêmica pronunciada e hipoxia de circulações viscerais e cutâneas com hipotensão, acidose, letargia ou coma, e oligúria ou anúria. A criança está totalmente abatida. Um pulso fraco, hipotensão, respiração periódica ou apneia, anúria, e estupor ou coma são sinais de parada cardíaca iminente. A morte ocorre mesmo que as medidas cardiovasculares retornem aos níveis normais com a terapia.

! ALERTA PARA A ENFERMAGEM

Hipotensão é um sinal tardio e ruim de choque, por isso os sinais de choque devem ser reconhecidos e implementadas as intervenções apropriadas antes que a hipotensão seja evidente.

Em todas as etapas, os principais sinais diferenciais são observados no (1) grau de taquicardia e de perfusão das extremidades, (2) no nível de consciência e (3) na PA. Sinais adicionais ou modificações desses sinais mais universais podem estar presentes dependendo do tipo e da causa do choque. Inicialmente, a capacidade de compensação da criança é eficaz; portanto, os primeiros sinais são sutis. À medida que o estado de choque avança, os sinais ficam mais óbvios e indicam uma descompensação rápida.

Podem estar presentes sinais adicionais dependendo do tipo e da causa do choque. No choque séptico precoce, há calafrios, febre e vasodilatação com aumento de débito cardíaco que resulta em pele quente e corada (choque hiperdinâmico ou "quente"). Um desenvolvimento posterior e preocupante é a coagulação intravascular disseminada (CIVD) (ver Capítulo 24), a maior complicação hematológica do choque séptico. O choque anafilático é frequentemente acompanhado por urticária e edema angioneurótico, que é fatal quando envolve as vias aéreas (ver *Anafilaxia*, adiante no capítulo).

Os exames laboratoriais que auxiliam na avaliação são a avaliação da gasometria sanguínea e do pH e, às vezes, exames de função hepática. Os exames de coagulação são avaliados quando há evidências de sangramento, como sangramento em um local de punção venosa, sangramento de qualquer orifício ou formação de petéquias. São indicadas culturas de sangue e de outros locais quando há uma alta suspeita de sepse. Os testes de função renal são realizados quando o comprometimento da função renal é evidente.

Manejo terapêutico

O tratamento do choque consiste em três grandes intervenções: (1) oxigenação e ventilação, (2) administração de líquidos e (3) melhoria da ação de bombeamento do coração (suporte vasopressor). A prioridade é estabelecer uma via aérea e administrar oxigênio. Depois que as vias aéreas são asseguradas, a estabilização circulatória é a maior preocupação. O estabelecimento de um acesso IV adequado, idealmente com cateteres centrais multilúmen, é essencial para a administração de fluidos e medicamentos.

Oxigenação e suporte ventilatório

O pulmão é o órgão mais sensível ao choque. A diminuição da distribuição ou da redistribuição do fluxo sanguíneo para os músculos respiratórios, além do aumento do trabalho de respiração, pode levar rapidamente à insuficiência respiratória. O oxigênio suplementar é sempre administrado o mais rápido possível. Os pacientes em estado crítico são incapazes de manter a sustentação das vias aéreas. Para deixar o pulmão em repouso e melhorar a ventilação, a intubação intratraqueal é iniciada precocemente com ventilação pulmonar mecânica por pressão positiva e oxigênio. Devem ser monitorados com frequência a gasometria sanguínea, a saturação de oxigênio (usando oximetria de pulso) e o pH.

O aumento do volume de água pulmonar extravascular causado pelo edema contribui para o desenvolvimento de complicações respiratórias. A terapia é direcionada para a manutenção dos níveis normais de gasometria arterial, do equilíbrio normal acidobásico e da circulação. Devem ser feitos esforços para remover o líquido e evitar seu acúmulo com o uso de diuréticos.

Suporte cardiovascular

Em muitos casos, uma rápida restauração do volume sanguíneo é a principal terapia necessária na reanimação da criança em choque. Uma solução cristaloide isotônica (soro fisiológico ou lactato de Ringer) é geralmente a primeira opção para a reposição de líquidos. O cristaloide é administrado em *bolus* IV de 20 mℓ/kg ao longo de 5 a 20 minutos e repetido conforme necessário. Também podem ser administrados derivados sanguíneos se a perda aguda de sangue for a causa da hipovolemia. A resposta da criança é avaliada após cada *bolus*. Um aumento da PA e uma diminuição na frequência cardíaca indicam o sucesso da reanimação. Um aumento do débito cardíaco resulta em melhoria da circulação capilar e da coloração da pele. Os coloides (líquidos contendo proteínas) são frequentemente administrados em crianças em choque; a albumina é o mais comum. Como a albumina é uma solução proteica, ela permanece no espaço vascular por muito mais tempo do que os líquidos cristaloides.

Para a criança gravemente enferma com choque e disfunção de múltiplos órgãos e sistemas, é necessário um monitoramento mais agressivo. As medições da PVC ou da pressão atrial direita ajudam a orientar a terapia hídrica, e a medição do débito urinário é um importante indicador de adequação da circulação. A correção da acidose, da hipoxemia, da hipoglicemia, da hipotermia e de qualquer desordem metabólica é obrigatória.

Pode ser necessário um suporte farmacológico temporário para melhorar a contratilidade miocárdica, reverter a acidose metabólica ou respiratória e manter a PA. Os principais agentes utilizados para melhorar o débito cardíaco e a circulação são as catecolaminas, tais como dopamina e epinefrina (adrenalina). A dopamina é o fármaco de escolha na maioria das situações porque também melhora a perfusão renal. A acidose metabólica é geralmente corrigida com uma perfusão tecidual adequada e melhora da função renal. Isso é feito com um suporte ventilatório adequado, incluindo a suplementação de oxigênio, e restauração do volume sanguíneo e da circulação periférica.

QUALIDADE DOS RESULTADOS DO PACIENTE:
Choque

- Níveis de oxigênio no sangue otimizados
- Melhora do débito cardíaco
- Demanda de oxigênio reduzida
- Anormalidades metabólicas corrigidas
- Tipo de choque identificado e tratado

Cuidados de enfermagem

A criança que está em choque requer observação e cuidados intensivos. A ação inicial é garantir a oxigenação adequada dos tecidos. O enfermeiro deve estar preparado para administrar oxigênio pela via adequada e auxiliar em qualquer procedimento de intubação e ventilação indicado. Outros procedimentos e atividades que requerem atenção imediata são o estabelecimento de um cateter IV, pesar a criança, obter os sinais vitais basais, colocar uma sonda vesical de demora, obter os valores de gasometria sanguínea e outras medições, e administrar líquidos e medicamentos conforme indicado. A criança fica mais bem posicionada em decúbito dorsal com elevação dos membros inferiores.

! ALERTA PARA A ENFERMAGEM

Os primeiros sinais clínicos de choque incluem apreensão, irritabilidade, pressão arterial normal (PA), diminuição da pressão de pulso (diferença entre PA diastólica e sistólica), sede, palidez, diminuição da produção de urina, taquicardia leve e inexplicável, e diminuição da perfusão das mãos e dos pés.

As responsabilidades do enfermeiro são monitorar os cateteres e as infusões IV, os ganhos e perdas, os sinais vitais (incluindo a PVC) e as avaliações gerais dos sistemas orgânicos. Os medicamentos IV são titulados de acordo com a resposta do paciente, e os sinais vitais devem ser verificados a cada 15 minutos durante os períodos críticos e, posteriormente, conforme necessário. O débito urinário deve ser medido de hora em hora; gasometria sanguínea, hematócrito, pH e eletrólitos devem ser monitorados com frequência para avaliar o estado da criança e a eficácia da terapia. Um monitor cardíaco e de apneia e um oxímetro de pulso são instalados e monitorados continuamente. Nos estágios iniciais de choque agudo, muitas vezes é necessário mais de um enfermeiro para gerenciar as atividades necessárias que devem ser realizadas simultaneamente (ver boxe *Tratamento de emergência*).

Durante toda a intensa atividade, o apoio à família não deve ser negligenciado. Alguém deve entrar em contato com os familiares em intervalos frequentes para informá-los do que está sendo feito e se há algum progresso. Idealmente, alguém deve permanecer com os pais para servir como uma ligação entre eles e a equipe de terapia intensiva. No entanto, isso nem sempre é viável em uma situação tão crítica. O mais rápido possível, a família deve ser autorizada a ver a criança. Pode ser chamado um padre ou um assistente social para ajudar a fornecer conforto e apoio.

ANAFILAXIA

Anafilaxia é a síndrome clínica aguda resultante da interação de um alergênio em um paciente hipersensível a ele. Quando o antígeno

Tratamento de emergência

Choque

Ventilação
Estabelecer vias aéreas; estar preparado para a intubação.
Administrar oxigênio a 100%.

Administração de líquidos
Restaurar o volume de líquidos como prescrito por meio de cateteres intravenosos (IV).

Suporte cardiovascular
Administrar agentes inotrópicos e vasopressores conforme prescrição.

Suporte geral
Manter a criança deitada com os membros inferiores elevados acima do nível do coração.
Manter a criança aquecida e calma.

entra no sistema circulatório, ocorre rapidamente uma reação generalizada, e substâncias químicas, principalmente a histamina, são liberadas dos mastócitos e provocam vasodilatação, broncoconstrição e aumento da permeabilidade capilar.

As reações graves são imediatas no início; muitas vezes são fatais; e frequentemente envolvem múltiplos sistemas orgânicos, principalmente os sistemas cardiovascular, respiratório, gastrintestinal e tegumentar. A exposição ao antígeno pode ser por ingesta, inalação, contato com a pele ou injeção. Os exemplos de alergênios comumente associados à anafilaxia incluem substâncias químicas (p. ex., antibióticos, agentes quimioterápicos, meios de contraste radiológico), látex, alimentos, veneno de abelhas ou cobras, e agentes biológicos (antissoro, enzimas, hormônios, derivados sanguíneos).

! ALERTA PARA A ENFERMAGEM

A alergia à penicilina está associada a um início imediato (dentro de 1 hora da administração) ou a um início acelerado (1 a 72 horas após a administração), manifestando, então, erupção cutânea, especialmente uma erupção com urticária, ou sintomas mais graves, como edema laríngeo ou choque anafilático.

Manifestações clínicas

O aparecimento de sintomas clínicos geralmente ocorre em segundos ou minutos após a exposição ao antígeno, e a rapidez da reação está diretamente relacionada com a sua intensidade: quanto mais cedo o início, mais grave a reação. A reação pode ser precedida por sintomas de inquietação, irritabilidade, ansiedade intensa, cefaleia, tontura, parestesia e desorientação. O paciente pode perder a consciência. Os sinais cutâneos de rubor e de urticária são precoces e comuns, e são seguidos de angioedema, que é mais notável nas pálpebras, nos lábios, na língua, nas mãos, nos pés e na genitália.

Pode ocorrer uma constrição bronquiolar causando estreitamento das vias aéreas; edema pulmonar e hemorragia também podem surgir. Um edema laríngeo com obstrução aguda das vias aéreas pode ser fatal e requer uma intervenção rápida. O choque ocorre como resultado da vasodilatação induzida por mediador, que causa permeabilidade capilar e perda de líquido intravascular para o espaço intersticial. Observa-se hipotensão súbita e comprometimento do débito cardíaco com má perfusão.

Manejo terapêutico

O sucesso no resultado das reações anafiláticas depende do rápido reconhecimento e da instituição do tratamento. Os objetivos do tratamento são fornecer ventilação, restaurar a circulação adequada, e evitar maior exposição identificando e removendo a causa quando possível.

Uma reação leve sem evidência de problemas respiratórios ou comprometimento cardiovascular pode ser tratada com a administração subcutânea de anti-histamínicos, tais como difenidramina e epinefrina.

Um desconforto respiratório entre moderado e grave representa uma emergência potencialmente fatal. Estabelecer uma via aérea é a primeira preocupação, como em todos os estados de choque. A epinefrina é administrada por via subcutânea ou por via intravenosa como um anti-histamínico e para dar suporte ao sistema cardiovascular e aumentar a PA. Outras vias de administração de epinefrina são as intramusculares e através das vias aéreas nebulizadas ou injetadas através de um tubo endotraqueal. Nos casos graves de anafilaxia, administrar a epinefrina por qualquer via é melhor do que não fazer nada. Devem ser administrados líquidos para restaurar o volume sanguíneo. Podem ser administrados vasopressores adicionais para melhorar o débito cardíaco. Pode ocorrer uma **resposta bifásica** dentro de 4 horas após os sintomas terem diminuído, por isso é importante monitorar a criança cuidadosamente em busca dessa reação (Sampson, Wang e Sicherer, 2020).

É preferível evitar a reação. A prevenção da exposição é mais facilmente realizada nas crianças sabidamente em risco, incluindo aquelas com (1) histórico de reação alérgica prévia a um antígeno específico; (2) histórico de atopia; (3) histórico de reações graves em familiares próximos; e (4) reação a um teste cutâneo, embora os testes não estejam disponíveis para todos os alergênios. A dessensibilização pode ser recomendada em certos casos.

QUALIDADE DOS RESULTADOS DO PACIENTE: Anafilaxia

- Reconhecimento precoce dos sintomas
- Manutenção da patência das vias aéreas
- Circulação adequada restaurada e mantida
- Prevenção da exposição posterior ao agente alérgico

Cuidados de enfermagem

As principais responsabilidades de enfermagem em casos de anafilaxia incluem antecipar quais crianças provavelmente desenvolverão uma reação, reconhecer os sinais precoces e intervir adequadamente. Quando se suspeita de uma reação anafilática, as responsabilidades de enfermagem incluem intervenção imediata e preparo para a terapia clínica. Se materiais de emergência, como a epinefrina, não estiverem disponíveis imediatamente, os serviços médicos de emergência devem ser acessados. A ventilação é garantida colocando a criança em uma posição com a cabeça elevada, a menos que contraindicado por hipotensão, para facilitar a respiração e administrar oxigênio. Se a criança não estiver respirando, a RCP é iniciada e os serviços de emergência são convocados.

Se a causa puder ser determinada, devem ser implementadas medidas para retardar a propagação da substância. Uma infusão IV é estabelecida imediatamente. Medicamentos de emergência são administrados por via intravenosa sempre que possível; no entanto, a epinefrina pode ser dada por via intramuscular (ver boxe *Alerta para medicamento*). Os sinais vitais e o débito urinário devem ser monitorados com frequência. Os medicamentos são administrados conforme a prescrição e com avaliação regular para monitorar sua eficácia e detectar sinais de efeitos colaterais e sobrecarga de líquidos.

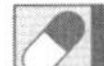

ALERTA PARA MEDICAMENTO

Epinefrina

A administração intramuscular da epinefrina (0,01 mg/kg até 0,3 mg) é a primeira via para a terapia, e a administração nunca deve ser adiada. Duas preparações pré-misturadas estão disponíveis: EpiPen Jr® (0,15 mg) para crianças de 8 a 25 kg e EpiPen® (0,3 mg) para crianças acima de 25 kg. Como em qualquer estado de choque, as vias aéreas são a primeira preocupação, seguidas pela avaliação da respiração e depois da circulação (ABC).

Para evitar uma reação anafilática, deve-se perguntar aos pais sobre possíveis respostas alérgicas a alimentos, látex, medicamentos e condições ambientais. Se houver, elas devem ser identificadas com destaque no prontuário do paciente. O alergênio específico é anotado, assim como o tipo e a gravidade da reação. Os pais são excelentes narradores, especialmente quando a criança apresenta uma reação pronunciada a determinada substância. Nunca podem ser usados substâncias, incluindo os medicamentos relacionados (p. ex., penicilina, nafcillina), e outros itens, como látex, que produziram uma reação anteriormente. Se a criança é alérgica a veneno de inseto, a família é instruída a comprar um *kit* de emergência para que a criança leve com ela o tempo todo. Tanto a família quanto a criança, se tiver idade suficiente, são ensinadas a usar o dispositivo. O paciente deve portar uma identificação médica o tempo todo.

CHOQUE SÉPTICO

Sepse e choque séptico são causados por microrganismos infecciosos. Normalmente, uma infecção desencadeia uma resposta inflamatória em uma área local, o que resulta em vasodilatação, aumento da permeabilidade capilar e, eventualmente, eliminação do agente infeccioso. A ativação generalizada e a liberação sistêmica de mediadores inflamatórios é chamada de **síndrome da resposta inflamatória sistêmica (SRIS)**. O Boxe 23.14 fornece as definições para SRIS, infecção, sepse e sepse grave (Weiss, Peters, Alhazzani et al., 2020). Pode ocorrer SRIS em resposta tanto a causas infecciosas quanto não infecciosas (p. ex., traumatismo, queimaduras). Quando causada por infecção, é chamada de **sepse**. O choque séptico é definido como uma sepse com disfunção de órgãos e hipotensão.

A maioria dos efeitos fisiológicos do choque ocorre porque a resposta imune exagerada desencadeia mais de 30 mediadores diferentes que resultam em vasodilatação difusa, aumento da permeabilidade capilar e má distribuição do fluxo sanguíneo. Essa situação prejudica o fornecimento de oxigênio e de nutrientes para as células, resultando então em disfunção celular. Se o processo continuar, ocorre uma disfunção múltipla de órgãos e pode resultar em morte. Embora a incidência de choque continue aumentando, a taxa de sobrevivência devido à detecção precoce e ao tratamento tem melhorado (Martin, 2012).

Foram identificados três estágios no choque séptico. No choque séptico precoce, o paciente apresenta calafrios, febre e vasodilatação com aumento do débito cardíaco, o que resulta em pele quente e ruborizada que reflete anormalidades do tônus vascular e respostas hiperdinâmicas, quentes ou hiperdinâmicas compensadas. A PA e o débito urinário permanecem normais. O paciente tem a melhor chance de sobrevivência nessa fase. O segundo estágio – o estágio normodinâmico, frio ou hiperdinâmico-descompensado – dura apenas algumas horas. A pele esfria, mas os pulsos e a PA ainda estão normais. O débito urinário diminui, e ocorre depressão da função mental. Com o avanço da doença, certos sinais de descompensação circulatória que se deterioram a sinais de colapso circulatório são indistinguíveis daqueles do choque tardio de qualquer causa. No estágio hipodinâmico, ou frio, do choque, a função cardiovascular deteriora-se progressivamente mesmo com terapia agressiva. O paciente tem hipotermia, extremidades frias, pulsos fracos, hipotensão, e oligúria ou anúria. Eles ficam severamente letárgicos ou entram em coma. É comum a insuficiência de múltiplos órgãos e sistemas. Esse é o estágio mais perigoso do choque.

O manejo do choque séptico envolve medidas para proporcionar estabilidade hemodinâmica e oxigenação adequada aos tecidos mais o uso de antimicrobianos para combater o agente infeccioso. Como em outras formas de choque, a estabilidade hemodinâmica é alcançada com reanimação fluídica e agentes inotrópicos conforme necessário. Fornecer oxigenação adequada muitas vezes requer intubação e ventilação pulmonar mecânica, oxigênio suplementar, sedação e paralisia para diminuir o esforço de respiração. O choque séptico envolve a ativação de proteínas complementares que promovem a aglomeração dos granulócitos no pulmão. Os granulócitos podem liberar substâncias químicas que podem causar uma lesão direta no endotélio capilar pulmonar. Isso causa um extravasamento de líquidos nos alvéolos, o que resulta em rigidez e diminuição da complacência dos pulmões. A CIVD e a disfunção de múltiplos órgãos também podem ocorrer e requerem avaliação e tratamento imediatos.

Boxe 23.14 Definições de síndrome da resposta inflamatória sistêmica, infecção e choque séptico.

Síndrome da resposta inflamatória sistêmica (SRIS): presença de pelo menos dois dos quatro critérios seguintes, um dos quais deve ser temperatura corporal ou contagem de leucócitos anormais:

1. Temperatura interna superior a 38,5°C ou inferior a 36°C.
2. Taquicardia, que é definida como uma frequência cardíaca média de mais de dois desvios-padrão acima do normal para a idade na ausência de estímulos externos, uso crônico de medicamentos ou estímulos dolorosos; ou, por outro lado, uma elevação persistente e inexplicável durante um período de 30 minutos a 4 horas; ou, para crianças menores de 1 ano, bradicardia, que é definida como uma frequência cardíaca média abaixo do percentil 10 para idade na ausência de estímulo vagal externo, betabloqueadores ou CC; ou depressão persistente inexplicável durante um período de 30 minutos.
3. Frequência respiratória média superior a dois desvios-padrão acima do normal para idade ou ventilação pulmonar mecânica para um processo agudo não relacionado com doença neuromuscular subjacente ou à anestesia geral.
4. Leucócitos elevados ou deprimidos para a idade (não secundário à leucopenia induzida por quimioterapia) ou mais de 10% de neutrófilos imaturos.

Infecção: infecção suspeitada ou comprovada (por cultura positiva, esfregaço de tecido ou exame PCR) causada por qualquer patógeno; ou uma síndrome clínica associada a uma alta probabilidade de infecção. As evidências de infecção incluem achados positivos em exames clínicos, em imagens ou em exames laboratoriais (p. ex., leucócitos em um líquido corporal normalmente estéril, perfuração intestinal, radiografia torácica compatível com pneumonia, erupção cutânea petequial ou purpurática, ou púrpura fulminante).

Choque séptico: infecção grave que leva à disfunção cardiovascular (incluindo hipotensão, necessidade de tratamento com medicamento vasoativo ou perfusão prejudicada) e disfunção de órgãos em crianças como uma infecção grave levando à disfunção de órgãos cardiovasculares e/ou não cardiovasculares.

CC, cardiopatia congênita; *PCR*, reação em cadeia de polimerase.
Adaptado de Weiss, S. L., Peters, M. J., Alhazzani, W. et al. (2020). Surviving Sepsis Campaign International Guidelines for the Management of Septic Shock and Sepsis-Associated Organ Dysfunction in Children. *Pediatric Critical Care Medicine, 21*(2); e53-e106; Goldstein, B., Giroir, B., Randolph, A. et al. (2005). International Pediatric Sepsis Consensus Conference: Definitions for sepsis and organ dysfunction in pediatrics. *Pediatric Critical Care Medicine, 6*(1), 2–8.

Novas terapias estão sendo desenvolvidas para modificar a resposta imune do hospedeiro tentando bloquear vários mediadores, o que interrompe a cascata inflamatória. Foram publicados recentemente protocolos de tratamento baseados em evidências para o manejo dos choques sépticos adulto e pediátrico (de Caen, Berg, Chameides et al., 2015; Weiss, Peters, Alhazzani et al., 2020).

A identificação precoce dos sintomas do choque séptico e o início da terapia antimicrobiana o mais rápido possível (dentro de 1 hora após o reconhecimento) são fundamentais para a sobrevivência do paciente (Weiss, Peters, Alhazzani et al., 2020). Um alto índice de suspeição é necessário em todos os pacientes gravemente doentes que estão em maior risco de sepse por causa de múltiplos cateteres e dispositivos invasivos, má nutrição e função imunológica prejudicada. Alterações sutis na perfusão tecidual e taquipneia e taquicardia inexplicáveis muitas vezes são sinais precoces de alerta. A identificação do agente infeccioso e o tratamento rápido também são fundamentais para a sobrevivência do paciente. Devem ser administrados antibióticos de amplo espectro e, se possível, o local da infecção deve ser removido (p. ex., drenar abcessos, remover sonda vesical de demora). Os pacientes devem ser mantidos em uma UTI na qual o monitoramento contínuo e suportes cardíaco e respiratório sofisticados estão disponíveis. A colaboração multidisciplinar é essencial no tratamento desses pacientes em estado crítico.

SÍNDROME DO CHOQUE TÓXICO

A síndrome do choque tóxico (SCT) é uma condição relativamente rara causada por toxinas produzidas pela bactéria *Staphylococcus*. Descrita pela primeira vez em 1978, a SCT pode causar falência aguda de múltiplos órgãos e sistemas e um quadro clínico que se assemelha ao do choque séptico. A SCT ficou conhecida em 1980 por causa da relação marcante entre a doença e o uso de absorventes internos. Uma campanha agressiva de educação em saúde sobre os perigos do uso prolongado de absorventes internos e uma mudança na composição química dos absorventes reduziram significativamente a incidência de SCT em mulheres menstruadas. Casos de SCT também foram relatados em homens, mulheres idosas e crianças.

Avaliação diagnóstica

O diagnóstico é feito com base nos critérios estabelecidos pela definição de casos tóxicos dos Centers for Disease Control and Prevention (Boxe 23.15). O histórico de uso de absorventes contribui para o diagnóstico. Os exames adicionais de laboratório incluem culturas de sangue, de secreção vaginal, de colo do útero e de qualquer outra secreção. Outros exames laboratoriais seriam aqueles que facilitem o tratamento do choque.

Manejo terapêutico

O manejo de pacientes com SCT é o mesmo que o tratamento para o choque de qualquer causa e pode variar desde cuidados de suporte nos casos leves até internação e cuidados intensivos nos casos graves. Geralmente, após a obtenção de culturas, são administrados antibióticos parenterais apropriados.

Cuidados de enfermagem

Como a doença é relativamente rara, os principais esforços de enfermagem são direcionados para a prevenção. A associação entre a doença e o uso de absorventes fornece algum direcionamento para as orientações. Evitar o uso de absorventes internos é a melhor medida preventiva, embora essa abordagem seja provavelmente inaceitável para a maioria das adolescentes, que preferem a liberdade, o conforto e a discrição que os absorventes proporcionam.

Boxe 23.15 Critérios para definição da síndrome do choque tóxico por *Staphylococcus aureus*.

Febre de 38,9°C ou maior
Presença de eritrodermia macular difusa
Descamação, particularmente de palmas e solas, 1 a 2 semanas após o início da doença
Hipotensão, que é definida como uma pressão arterial sistólica de 90 mmHg ou menos para adultos, e abaixo do 5º percentil para crianças menores de 16 anos; ou uma queda ortostática na pressão arterial diastólica de 15 mmHg ou mais no momento da alteração do decúbito deitado para sentado; ou síncope ortostática; ou tontura ortostática
O envolvimento de três ou mais dos seguintes sistemas orgânicos: GI, muscular, mucoso, membranoso, renal, hepático, hematológico ou o SNC
A síndrome do choque tóxico é provável quando quatro dos cinco principais critérios são preenchidos. Além disso, se as culturas de sangue e de líquidos cefalorraquidianos forem obtidas, elas devem ser negativas para qualquer microrganismo que não o *S. aureus*. Os exames sorológicos para febre maculosa das Montanhas Rochosas, leptospirose e sarampo também devem ser negativos

GI, gastrintestinal; *SNC*, sistema nervoso central.
Adaptado de Wharton, M., Chorba, T. L., Vogt, R. L. et al. (1990). Case definitions for public health surveillance. *MMWR Recommendations and Reports, 39*(RR-13), 1–43.

As adolescentes que usam absorventes internos podem aprender medidas gerais de higiene, como boa lavagem das mãos e inserção cuidadosa para evitar a abrasão vaginal. É recomendado modificar seu uso alternando com absorventes externos – talvez usando durante a noite, quando estiver em casa durante o dia, e quando o fluxo é leve. As meninas mais jovens são aconselhadas a não usar os modelos superabsorventes e a não deixar nenhum absorvente no corpo por mais de 4 a 6 horas.

QUESTÕES DE REVISÃO

1. Um enfermeiro está trabalhando com um recém-formado na unidade pediátrica e o paciente está voltando do serviço de cateterismo cardíaco. O paciente tem 3 anos, tem cardiopatia congênita e está tendo mais sintomas relacionados com a insuficiência cardíaca. O enfermeiro determina que o recém-formado compreende as intervenções de enfermagem importantes quando faz quais afirmações? **Selecione todas que se aplicam.**
   A. "Verifique os pulsos, especialmente abaixo do local do cateterismo, quanto a uniformidade e simetria."
   B. "Verifique os sinais vitais, que podem ser averiguados a cada 30 a 45 minutos com ênfase especial na frequência cardíaca, que é contada por 1 minuto completo em busca de evidências de arritmias ou bradicardia."
   C. "Atenção especial precisa ser dada à PA, especialmente para a hipertensão, que pode indicar hemorragia ou sangramento do local do cateterismo."
   D. "Verifique se há evidências de sangramento ou formação de hematoma na área femoral ou antecubital."
   E. "Permita que a criança deambule, pois isso evitará lesão da pele por ficar tanto tempo imóvel."

2. Um enfermeiro recentemente aceitou uma vaga na clínica de cardiopatias congênitas em um grande hospital infantil. É importante que ele entenda os diferentes tipos de malformações cardíacas em crianças. Na tabela a seguir, qual pareamento de cardiopatia e alteração hemodinâmica está correto? **Escolha as opções mais prováveis para as informações que faltam na tabela adiante selecionando entre as listas de opções fornecidas.**

Diagnóstico	Alteração hemodinâmica	Defeito
Defeito do septo ventricular (DSV)	A pressão mais alta no ventrículo esquerdo bombeia mais sangue para os pulmões, causando então aumento da resistência vascular pulmonar	3
Estenose aórtica	2	Estreitamento da válvula aórtica
Atresia da tricúspide	Aumento do fluxo sanguíneo pulmonar	4
1	As estruturas do lado esquerdo do coração (o lado que recebe sangue rico em oxigênio dos pulmões e o bombeia para o corpo) estão severamente subdesenvolvidas	Lado esquerdo do coração subdesenvolvido

Selecione entre essas opções.

1	2	3 e 4
Defeito do septo atrial (DSA)	Diminuição do fluxo sanguíneo pulmonar	Abertura anormal entre os ventrículos direito e esquerdo = 3

1	2	3 e 4
Coarctação da aorta	Resistência do fluxo sanguíneo no ventrículo esquerdo causando diminuição do débito cardíaco	Quatro malformações no coração interrompem o fluxo sanguíneo
Insuficiência cardíaca	Aumento da pressão proximal ao defeito e diminuição da pressão distal à obstrução	A válvula não se desenvolve, deixando sem comunicação o átrio direito com o ventrículo direito = 4
Síndrome da hipoplasia do coração esquerdo	O sangue flui do átrio esquerdo para o direito, causando aumento do fluxo de sangue para o lado direito do coração	Estreitamento local próximo à inserção do canal arterial

3. Um enfermeiro está dando alta para um lactente de 5 semanas de vida com uma malformação cardíaca congênita que irá para casa para ser tratado com digoxina. A criança nasceu prematura, e a medicação tem mostrado efeitos benéficos no aumento do débito cardíaco. O enfermeiro está preparando a família para a alta e passou um tempo ensinando os pais como administrar a digoxina no lactente. Qual das seguintes respostas do pai indica a necessidade de mais orientações? **Selecione todas que se aplicam.**
   A. "Se mais de duas doses foram perdidas, eu devo entrar em contato com o médico."
   B. "Se eu perder uma dose, não devo dar uma dose extra, mas dou a próxima dose como prescrito."
   C. "Se o meu filho vomitar, eu devo administrar uma segunda dose de 10 mg da medicação."
   D. "Eu sei que deveria administrar o medicamento com cuidado direcionando-o lentamente para o lado e para trás da boca."
   E. "Eu dou o medicamento a cada 8 horas, e posso colocá-lo em um pouco de fórmula para ter certeza de que meu filho vai tomar."

4. Um menino de 5 anos apresenta sintomas que parecem suspeitos da fase aguda da doença de Kawasaki. Ele estava brincando semana passada com um primo que estava com a família. O enfermeiro completa um histórico e uma avaliação física, e os achados estão listados a seguir. Quais achados do histórico e da avaliação refletem o diagnóstico da doença de Kawasaki? **Selecione todos que se aplicam.**
   A. Irritabilidade.
   B. Murmúrio pansistólico alto.
   C. Abdome globoso e sensível.
   D. Linfadenopatia cervical.
   E. Eritema das palmas e das solas.
   F. Inflamação conjuntival bilateral.
   G. Perda de deambulação e músculos enfraquecidos.
   H. Temperatura acima de 37,8°C nos últimos 5 dias.
   I. Inflamação da faringe com lábios vermelhos, rachados e "língua de morango".

REFERÊNCIAS BIBLIOGRÁFICAS

Abman, S. H., Hansmann, G., Archer, S. L., et al. (2015). Pediatric pulmonary hypertension: Guidelines from the American Heart Association and American Thoracic Society. Circulation, 132(21), 2037–2099.

Abman, S. H., & Ivy, D. D. (2011). Recent progress in understanding pediatric pulmonary hypertension. Current Opinion in Pediatrics, 23(3), 298–304.

Almond, C., Thiagarajian, R. R., Piercy, G. E., et al. (2009). Waiting list mortality among children listed for heart transplantation in the United States. Circulation, 119(5), 717–727.

Alsoufi, B., Mori, M., Gillespie, S., et al. (2015). Impact of patient characteristics and anatomy on results of Norwood operation for hypoplastic left heart syndrome. The Annals of Thoracic Surgery, 100(2), 591–598.

Barbas, K. H., & Kelleher, D. K. (2004). Breastfeeding success among infants with congenital heart disease. Pediatric Nurses, 30, 285–289.

Blume, E. D., Naftel, D. C., Bastardi, H. J., et al. (2006). Outcomes of children bridged to heart transplantation with ventricular assist devices: A multi-institutional study. Circulation, 113(19), 2313–2319.

Botto, L. D., Correa, A., & Erickson, J. D. (2001). Racial and temporal variations in the prevalence of heart defects. Pediatrics, 107(3), E32.

Boucek, M. M., Aurora, P., Edwards, L. B., et al. (2007). The registry of the International Society for Heart and Lung Transplantation: Tenth official pediatric heart transplantation report—2007. Journal of Heart and Lung Transplantation, 26(8), 796–807.

Brown, M. L., Burkhart, H. M., Connolly, H. M., et al. (2013). Coarctation of the aorta: Lifelong surveillance is mandatory following surgical repair. Journal of the American College of Cardiology, 62(11), 1020–1025.

Butera, G., Carminati, M., Chessa, M., et al. (2007). Transcatheter closure of perimembranous ventricular septal defects: Early and long-term results. Journal of the American College of Cardiology, 50(12), 1189–1195.

Cecchin, F., Frangini, P. A., Brown, D. W., et al. (2009). Cardiac resynchronization therapy (and multisite pacing) in pediatrics and congenital heart disease: Five years' experience in a single institution. Journal of Cardiovascular Electrophysiology, 20(1), 58–65.

Center for Disease Control and Prevention. (n.d.). Coronavirus Disease 2019 (Covid-19). Retrieved from https://www.cdc.gov/coronavirus/2019-ncov/. Retrieved 24 June 2020.

Cuypers, J. A., Eindhoven, J. A., Slager, M. A., et al. (2014). The natural and unnatural history of the Mustard procedure: Long-term outcome up to 40 years. European Heart Journal, 35(25), 1666–1674.

Daniels, S. R. (2012). Management of hyperlipidemia in pediatrics. Current Opinion in Cardiology, 27(2), 92–97.

de Caen, A. R., Berg, M. D., Chameides, L., et al. (2015). Part 12: Pediatric advanced life support 2015 American Heart Association guidelines update for cardiopulmonary resuscitation and emergency cardiovascular care. Circulation, 132(suppl. 2), S526–S542.

de Ferranti, S. D., Daniels, S. R., Gillman, M., et al. (2012). NHLBI Integrated guidelines on cardiovascular disease risk reduction: Can we clarify the controversy about cholesterol screening and treatment in childhood? Clinical Chemistry, 58(12), 1626–1630.

de Ferranti, S. D., Steinberger, J., Amerduri, R., et al. (2019). Cardiovascular risk reduction in high-risk pediatric patients. A scientific statement from the American Heart Association. Circulation, 139(13), e603–e634.

Dipchand, A. I., Rossano, J. W., Edwards, L. B., et al. (2015). The Registry of the International Society for Heart and Lung Transplantation: Eighteenth official pediatric heart transplantation report--2015; Focus theme: Early graft failure. Journal of Heart and Lung Transplantation, 34(10), 1233–1243.

Doyle, T., Kavanaugh-McHugh, A., & Fish, F. A. (2019). Management and outcome of tetralogy of Fallot, 2018. UpToDate. Retrieved https://www.uptodate.com/contents/management-and-outcome-of-tetralogy-of-fallot. Retrieved 13 February 2019.

Du, Z. D., Hijazi, Z. M., Kleinman, C. S., et al. (2002). Comparison between transcatheter and surgical closure of secundum atrial septal defect in children and adults: Results of a multicenter nonrandomized trial. Journal of the American College of Cardiology, 39(11), 1836–1844.

Dubin, A. M., Janousek, J., Rhee, E., et al. (2005). Resynchronization therapy in pediatric and congenital heart disease patients. Journal of the American College of Cardiology, 46(12), 2277–2283.

Dufort, E. M., Koumans, E. H., Chow, E. J., et al. (2020). Multisystem Inflammatory Syndrome in Children in New York State. The New England Journal of Medicine, 383(4), 347–358.

Everitt, M. D., Pahl, E., Schechtman, K. B., et al. (2011). Rejection with hemodynamic compromise in the current era of pediatric heart transplantation: A multi-institutional study. Journal of Heart and Lung Transplantation, 30(3), 282–288.

Expert Panel on Integrated Guidelines for Cardiovascular Health and Risk Reduction in Children and Adolescents; National Heart, Lung, and Blood Institute. (2011). Expert panel on integrated guidelines for cardiovascular health and risk reduction in children and adolescents: Summary report. Pediatrics, 128(Suppl. 5), S213–S256.

Feldstein, L. R., Rose, E. B., Horwitz, S. M., et al. (2020). Multisystem Inflammatory Syndrome in U.S. Children and Adolescents. The New England Journal of Medicine, 383(4), 334–346.

Feltes, T. F., Bacha, E., Beekman, R. H., et al. (2011). Indications for cardiac catheterization and intervention in pediatric heart disease: A scientific statement from the American Heart Association. Circulation, 123(22), 2607–2652.

Feltes, T. F., Cabalka, A. K., Meissner, H. C., et al. (2003). Palivizumab prophylaxis reduces hospitalization due to respiratory syncytial virus in young children with hemodynamically significant congenital heart disease. Journal of Pediatrics, 143, 532–540.

Flynn, J. T., Daniels, S. R., Hayman, L. L., et al. (2014). On behalf of the American Heart Association atherosclerosis, hypertension and obesity in youth committee of the council on cardiovascular disease in the young. Update: Ambulatory blood pressure monitoring in children and adolescents: A scientific statement from the American Heart Association. Hypertension, 63(5), 1116–1135.

Flynn, J. T., Kaelber, D. C., Baker-Smith, C. M., et al. (2017). Clinical practice guideline for screening and management of high blood pressure in children and adolescents. Pediatrics, 140(3), e20171904.

Gajarski, R., Naftel, D. C., Pahl, E., et al. (2009). Outcomes of pediatric patients with hypertrophic cardiomyopathy listed for transplant. Journal of Heart and Lung Transplantation, 28(12), 1329–1334.

Gerber, M. A., Baltimore, R. S., Eaton, C. B., et al. (2009). Prevention of rheumatic fever and diagnosis and treatment of acute streptococcal pharyngitis: A scientific statement from the American Heart Association. Circulation, 119, 1541–1551.

Gewitz, M. H., Baltimore, R. S., Tani, L. Y., et al. (2015). Revision of the Jones criteria for the diagnosis of acute rheumatic fever in the era of Doppler echocardiography: A scientific statement from the American Heart Association. Circulation, 131, 1806–1818.

Ghanayem, N. S., Hoffman, G. M., Mussatto, K. A., et al. (2003). Home surveillance program prevents interstage mortality after the Norwood procedure. Journal of Thoracic and Cardiovascular Surgery, 126, 1367–1377.

Gilboa, S. M., Devine, O. J., Kucik, J. E., et al. (2016). Congenital heart defects in the United States: Estimating the magnitude of the affected population in 2010. Circulation, 134, 101–109.

Gilboa, S. M., Salemi, J. L., Nembhard, W. N., et al. (2010). Mortality resulting from congenital heart disease among children and adults in the United States, 1999 to 2006. Circulation, 122, 2254–2263.

Goldmuntz, E., & Lin, A. (2008). Genetics of congenital heart defects. In H. D. Allen, D. J. Driscoll, R. E. Shaddy, et al. (Eds.), Moss and Adams' heart disease in infants, children, and adolescents (7th ed.). Philadelphia, PA: Lippincott Williams & Wilkins.

Gupta, S., Sakhuja, A., McGrath, E., et al. (2016). Trends, microbiology, and outcomes of infective endocarditis in children during 2000-2010 in the United States. Congenital Heart Disease, 12(2), 196–201.

Holzer, R. J., Chisolm, J. L., Hill, S. L., et al. (2008). Stenting complex aortic arch obstructions. Catheterization and Cardiovascular Interventions, 71(3), 375–382.

Jacobs, J. P., Mavroudis, C., Jacobs, M. L., et al. (2004). Lessons learned from the data analysis of the second harvest (1998-2001) of the Society of Thoracic Surgeons (STS) congenital heart surgery database. European Journal of Cardio-throacic Surgery, 26(1), 18–37.

Jacobs, R., Boyd, L., Brennan, K., et al. (2016). The importance of social media for patients and families affected by congenital anomalies: A Facebook cross-sectional analysis and user survey. Journal of Pediatric Surgery, 51, 1766–1771.

Khairy, P., Clair, M., Fernandes, S. M., et al. (2013). Cardiovascular outcomes after the arterial switch operation for D-transposition of the great arteries. Circulation, 127(3), 331–339.

Kirk, R., Dipchand, A. I., Rosenthal, D. N., et al. (2014). The International Society for Heart and Lung Transplantation guidelines for the management of pediatric heart failure: Executive summary. [Corrected]. Journal of Heart and Lung Transplantation, 33(9), 888–909.

LeRoy, S. S., Elixson, E. M., O'Brien, P., et al. (2003). Recommendations for preparing children and adolescents for invasive cardiac procedures: A statement from the American Heart Association pediatric nursing subcommittee of the council on cardiovascular nursing in collaboration with the council on cardiovascular diseases of the young. Circulation, 108, 2550–2564.

Li, J. S., Sexton, D. J., Mick, N., et al. (2000). Proposed modifications to the Duke criteria for the diagnosis of infective endocarditis. Clinical Infectious Diseases, 30(4), 633–638.

Longmuir, P. E., Brothers, J. A., de Ferranti, S. D., et al. (2013). Promotion of physical activity for children and adults with congenital heart disease: A scientific statement from the American Heart Association. Circulation, 127(21), 2147–2159.

Majnemer, A., Limperopoulos, C., Shevell, M. I., et al. (2009). A new look at outcomes of infants with congenital heart disease. Pediatric Neurology, 40, 197–204.

Margossian, R. (2008). Contemporary management of pediatric heart failure. Expert Review of Cardiovascular Therapy, 6(2), 187–197.

Marijon, E., Mirabel, M., Celermajer, D. S., et al. (2012). Rheumatic heart disease. Lancet, 379, 953–964.

Marino, B. S., Lipkin, P. H., Newburger, J. W., et al. (2012). Neurodevelopmental outcomes in children with congenital heart disease: Evaluation and management: A scientific statement from the American Heart Association. Circulation, 126, 1143–1172.

Marino, B. S., Tabbutt, S., MacLaren, G., et al. (2018). Cardiopulmonary resuscitation in infants and children with cardiac disease. Circulation, 137, e691–e782.

Martin, G. S. (2012). Sepsis, severe sepsis and septic shock: Changes in incidence, pathogens, and outcomes. Expert Review of Anti-infective Therapy, 10(6), 701–706.

Mattoo, T. K. (2019). Evaluation and treatment of hypertension in children/adolescents, 2018. UpToDate. Retrieved https://www.uptodate.com/contents/evaluation-of-hypertension-in-children-and-adolescents. Retrieved 4 March 2019.

McCrindle, B. W., Kwiterovich, P. O., McBride, P. E., et al. (2012). Guidelines for lipid screening in children and adolescents: Bringing evidence to the debate. Pediatrics, 130(2), 353–356.

McCrindle, B. W., Rowley, A. H., Newburger, J. W., et al. (2017). Diagnosis, treatment, and long-term management of Kawasaki disease: A scientific statement for health professionals from the American Heart Association. Circulation, 135(17), e927–e999.

McCrindle, B. W., Urbina, E. M., Dennison, B. A., et al. (2007). Drug therapy of high-risk lipid abnormalities in children and adolescents: A scientific statement from the American Heart Association atherosclerosis, hypertension, and obesity in youth committee, council of cardiovascular disease in the young, with the council on cardiovascular nursing. Circulation, 115(14), 1948–1967.

Mery, C. M., Guzmán-Pruneda, F. A., Trost, J. G., et al. (2015). Contemporary results of aortic coarctation repair through left thoracotomy. The Annals of Thoracic Surgery, 100(3), 1039–1046.

Mickley, K. L., Burkhart, P. V., & Sigler, A. N. (2013). Promoting normal development and self-efficacy in the school-age children managing chronic conditions. Nursing Clinics of North America, 48(2), 319–328.

Moore, J., Hegde, S., El-Said, H., Beekman, R., Benson, L., Bergersen, L., et al. (2013). Transcatheter device closure of atrial septal defects: A safety review. JACC Cardiovascular Interventions, 6(5), 433–442.

Newburger, J. W., de Ferranti, S. D., & Fulton, D. R. (2017). Cardiovascular sequelae of Kawasaki disease, 2017. UpToDate. Retrieved http://www.uptodate.com/contents/cardiovascular-sequelae-of-kawasaki-disease. Retrieved 4 March 2019.

Park, M. K. (2014). Pediatric Cardiology for Practitioners (6th ed.). Philadelphia, PA: Elsevier/Saunders.

Petit, C. J., Fraser, C. D., Mattamal, R., et al. (2011). The impact of a dedicated single-ventricle home-monitoring program on interstage somatic growth, interstage attrition, and 1-year survival. Journal of Thoracic and Cardiovascular Surgery, 142, 1358–1366.

Reller, M. D., Strickland, M. J., Riehle-Colarusso, T., et al. (2008). Prevalence of congenital heart defects in metropolitan Atlanta, 1998-2005. Journal of Pediatrics, 153(6), 807–813.

Remenyi, B., Carapetis, J., Wyber, R., et al. (2013). Position statement of the World Heart Federation on the prevention and control of rheumatic heart disease. Nature Reviews Cardiology, 10(5), 284–292.

Rossano, J. W., & Shaddy, R. E. (2014). Heart failure in children: Etiology and treatment. Journal of Pediatrics, 165(2), 228–233.

Russell, H. M., Pasquali, S. K., Jacobs, J. P., et al. (2012). Outcomes of repair of common arterial trunk with truncal valve surgery: A review of the Society of Thoracic Surgeons congenital heart surgery database. The Annals of Thoracic Surgery, 93(1), 164–169.

Sampson, H. A., Wang, J., & Sicherer, S. H. (2020). Anaphylaxis. In R. M Kliegman, B. F Stanton, J. W. St. Geme., et al. (Eds.), Nelson textbook of pediatrics (21st ed.). Philadelphia, PA: Saunders.

Schlechte, E. A., Boramanand, N., & Funk, M. (2008). Supraventricular tachycardia in the pediatric primary care setting: Age-related presentation, diagnosis, and management. Journal of Pediatric Health Care, 22(5), 289–299.

Scientific Registry of Transplant Recipients. (2015). OPTN/SRTR 2015 annual data report. Rockville, MD: Department of Health and Human Services, Health Resources and Services Administration, Healthcare Systems Bureau, Division of Transplantation.

Siffel, C., Riehle-Colarusso, T., Oster, M. E., et al. (2015). Survival of children with hypoplastic left heart syndrome. Pediatrics, 136(4), e864–e870.

Simonneau, G., Gatzoulis, M. A., Adatia, I., et al. (2013). Updated clinical classification of pulmonary hypertension. Journal of the American College of Cardiology, 62(Suppl. 25), D34–41.

Smith, P. A. (2001). Primary care in children with congenital heart disease. Journal of Pediatric Nursing, 16, 308–319.

Spirito, P., Autore, C., Rapezzi, C., et al. (2009). Syncope and risk of sudden death in hypertrophic cardiomyopathy. Circulation, 119(13), 1703–1710.

Steer, A., & Gibofsky, A. (2019). Acute rheumatic fever: Treatment and prevention. UpToDate. Retrieved from https://www.uptodate.com/contents/acute-rheumatic-fever-treatment-and-prevention/print.

Steltzer, M., Rudd, N., & Pick, B. (2005). Nutrition care for newborns with congenital heart disease. Clinics in Perinatology, 32(4), 1017–1030.

St Louis, J. D., Jodhka, U., Jacobs, J. P., et al. (2014). Contemporary outcomes of complete atrioventricular septal defect repair: Analysis of the Society of Thoracic Surgeons congenital heart surgery database. The Journal of Thoracic and Cardiovascular Surgery, 148(6), 2526–2531.

Thrush, P. T., & Hoffman, T. M. (2014). Pediatric heart transplantation—indications and outcomes in the current era. Journal of Thoracic Disease, 6(8), 1080–1096.

Vick, G. W., & Bezold, L. I. (2018). Isolated atrial septal defects (ASDs) in children: Classification, clinical features, and diagnosis, 2018. UpToDate. Retrieved https://www.uptodate.com/contents/isolated-atrial-septal-defects-asds-in-children-classification-clinical-features-and-diagnosis. Retrieved 13 February 2019.

Weiss, S. L., Peters, M. J., Alhazzani, W., et al. (2020). Surviving Sepsis Campaign International Guidelines for the Management of Septic Shock and Sepsis-Associated Organ Dysfunction in Children. Pediatric Critical Care Medicine, 21(2), e53–e106.

Whelton, P. K., Carey, R. M., Aranow, W. S., et al. (2018). 2017 ACC/AHA/AAPA/ABC /ACPM/AGS/APhA/ASH/ASPC/NMA/PCNA Guideline for the prevention, detection, evaluation, and management of high blood pressure in adults: A report of the American College of Cardiology/American Heart Association task force on clinical practice guidelines. Circulation, 138(17), e426–e483.

Whittaker, E., Bamford, A., Kenny, J., et al. (2020). Clinical Characteristics of 58 Children With a Pediatric Inflammatory Multisystem Syndrome Temporally Associated With SARS-CoV-2. The Journal of the American Medical Association, 324(3), 259–269.

Wilder, M. S., Palinkas, L. A., Kao, A. S., et al. (2007). Delayed diagnosis by physicians contributes to the development of coronary artery aneurysms in children with Kawasaki syndrome. Pediatric Infectious Disease, 26(3), 256–260.

Wilson, W., Taubert, K. A., Gewitz, M., et al. (2007). Prevention of infective endocarditis: Guidelines from the American Heart Association. Circulation, 116(15), 1736–1754.

Zafar, F., Castleberry, C., Khan, M. S., et al. (2015). Pediatric heart transplant waiting list mortality in the era of ventricular assist devices. Journal of Heart and Lung Transplantation, 34, 82–88.

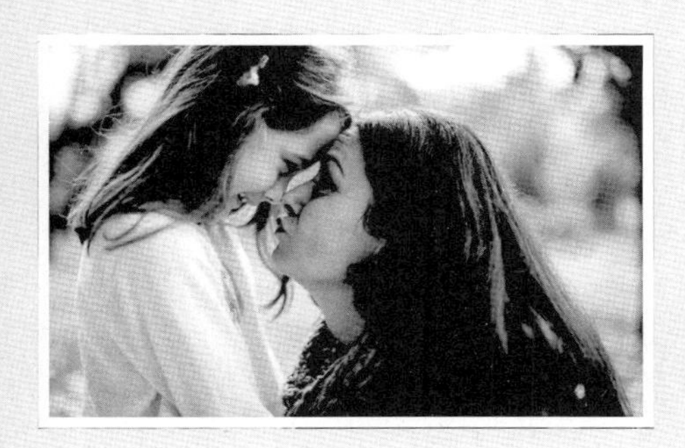

Criança com Disfunção Hematológica ou Imunológica

Rosalind Bryant

CONCEITOS GERAIS

- Perfusão
- Coagulação

DISFUNÇÃO HEMATOLÓGICA E IMUNOLÓGICA

Vários exames podem ser realizados para avaliar a função hematológica, incluindo procedimentos adicionais para identificar a causa da disfunção. A discussão a seguir é limitada a uma descrição dos exames mais comuns e um dos mais valiosos, o **hemograma completo (HC)**. Outros procedimentos, como os relacionados com o ferro, coagulação e estado imunológico, são discutidos ao longo do capítulo, conforme apropriado. O enfermeiro deve estar familiarizado com o significado dos achados do HC (Tabela 24.1).

Como em qualquer distúrbio, a anamnese e o exame físico são essenciais para identificar a disfunção hematológica, e muitas vezes o enfermeiro é a primeira pessoa a suspeitar de um problema com base nas informações dessas fontes. Comentários dos pais sobre a falta de energia da criança, diário alimentar de fontes pobres em ferro, infecções frequentes e sangramento de difícil controle oferecem indícios sobre os distúrbios mais comuns que afetam o sangue. Uma avaliação física cuidadosa, especialmente da pele, pode revelar achados (p. ex., palidez, petéquias, hematomas) que podem indicar problemas hematológicos menores ou graves. Os enfermeiros precisam estar atentos às manifestações clínicas das doenças do sangue para auxiliar no reconhecimento dos sintomas e no estabelecimento de um diagnóstico.

> **DICAS PARA A ENFERMAGEM** Um termo comum usado para descrever um HC anormal é desvio para a esquerda, que se refere à presença de neutrófilos imaturos no sangue periférico decorrente de hiperfunção da medula óssea, como visto durante uma infecção bacteriana.

Tabela 24.1 Exames realizados como parte de um hemograma completo.

Exame (valor médio)	Descrição, comentários
Contagem de eritrócitos (4,5 a 5,5 milhões/mm^3)	Número de eritrócitos/mm^3 de sangue Estima indiretamente a quantidade de Hgb no sangue Reflete a função da medula óssea
Determinação de Hgb (11,5 a 15,5 g/dℓ)	Quantidade de Hgb (g)/dℓ de sangue total A hemoglobina total no sangue depende principalmente do número de eritrócitos circulantes, mas também da quantidade de Hgb em cada célula
Hct (35 a 45%)	Porcentagem de volume de concentrado de hemácias no sangue total Mede indiretamente a quantidade de Hgb É aproximadamente três vezes o conteúdo de Hgb
Índices de eritrócitos	
VCM (77 a 95 f)	Volume médio (tamanho) de um único eritrócito O valor de VCM é expresso em femtolitro (f) ou mícron cúbico (mm^3)
HCM (25 a 33 pg/célula)	Quantidade média (peso) de Hgb em um único eritrócito O valor de HCM é expresso como picograma (pg) ou micromicrograma (mmcg) Embora o VCM e O HCM dependam de contagens precisas de eritrócitos, CHCM não; portanto, a CHCM costuma ser mais confiável Todos os índices dependem de medições celulares médias e não mostram variações individuais de eritrócitos (anisocitose)

(Continua)

Tabela 24.1 Exames realizados como parte de um hemograma completo. *(continuação)*

Exame (valor médio)	Descrição, comentários
HCM (31 a 37% Hgb [g]/dℓ eritrócitos)	Concentração média de Hgb em um único eritrócito Os valores de CHCM são expressos como porcentagem de Hgb (g)/célula ou Hgb (g)/dℓ eritrócito
Largura de distribuição de volume de eritrócito (13,4 ± 1,2%)	Tamanho médio dos eritrócitos Diferencia alguns tipos de anemia
Contagem de reticulócitos (0,5 a 1,5% eritrócitos)	Porcentagem de reticulócitos em eritrócitos Índice de produção de eritrócitos maduros pela medula óssea A diminuição da contagem indica função da medula óssea deprimida A contagem aumentada indica eritrogênese em resposta a algum estímulo Quando a contagem de reticulócitos é extremamente alta, outras formas de hemácias imaturas (normoblastos, até eritroblastos) podem estar presentes Estima indiretamente a anemia hipocrômica Geralmente elevada em pacientes com anemia hemolítica crônica
Contagem de leucócitos (4,5 a 13,5 × 103 células/mm^3)	Número de eritrócitos/mm^3 de sangue Número total de leucócitos menos importante que a contagem diferencial
Contagem diferencial de leucócitos	Inspeção e quantificação dos tipos de leucócitos presentes no sangue periférico Os valores são expressos em porcentagens; para obter o número absoluto de qualquer tipo de leucócito, multiplicar sua respectiva porcentagem pelo número total de leucócitos
Neutrófilos (*polis*) (54 a 62%) (3 a 5,8 × 103 células/mm^3)	Defesa primária na infecção bacteriana; capaz de fagocitar e matar bactérias
Bandas (3 a 5%) (0,15 a 0,4 × 103 células/mm^3)	Neutrófilo imaturo Números aumentados de infecção bacteriana Também capaz de fagocitose e morte
Eosinófilos (1 a 3%) (0,05 a 0,25 × 103 células/mm^3)	Nomeado por suas características de coloração com corante eosina Aumentado em distúrbios alérgicos, doenças parasitárias, determinadas neoplasias e outras doenças
Basófilos (0,075%) (0,015 a 0,030 × 103 células/mm^3)	Nomeado por seu pontilhado basofílico característico Contêm histamina, heparina e serotonina; acredita-se que cause aumento do fluxo sanguíneo para os tecidos lesionados, evitando a coagulação excessiva
Linfócitos (25 a 33%) (1,5 a 3 × 103 células/mm^3)	Envolvido no desenvolvimento de anticorpos e hipersensibilidade tardia
Monócitos (3 a 7%)	Grandes células fagocitárias que estão envolvidas no estágio inicial da reação inflamatória
CAN (>1.000/mm^3)	Porcentagem de neutrófilos/bandas vezes contagem de leucócitos Indica a capacidade do corpo para lidar com infecções bacterianas
Contagem de plaquetas (150 a 400 × 103/mm^3)	Número de plaquetas/mm^3 de sangue Fragmentos celulares que são necessários para a coagulação ocorrer
Esfregaço de sangue periférico corado	Estimativa visual da quantidade de Hgb nos eritrócitos e tamanho geral, forma e estrutura dos eritrócitos Várias propriedades de coloração das estruturas dos eritrócitos podem ser evidência de formas imaturas de eritrócitos Mostra variação no tamanho e forma das hemácias: microcítica, macrocítica, poiquilocítica (formas variáveis)

CAN, contagem absoluta de neutrófilos; *Hct*, hematócrito; *Hgb*, hemoglobina; *HCM*, hemoglobina corpuscular média; *CHCM*, concentração de hemoglobina corpuscular média; *VCM*, volume corpuscular médio.

DISTÚRBIOS DOS ERITRÓCITOS

ANEMIA

A **anemia** é uma redução na massa de glóbulos vermelhos por volume e/ou concentração de hemoglobina (Hgb ou Hb) em comparação com os valores normais para a idade (Brugnara, Oski, & Natan, 2015; Thornburg, 2020). Isso diminui a capacidade de transporte de oxigênio do sangue, causando uma redução no oxigênio disponível para os tecidos. As anemias são o distúrbio hematológico mais comum nos lactentes e nas crianças na primeira infância; não são doenças, mas uma indicação ou manifestação de um processo patológico subjacente.

Classificação

As anemias podem ser classificadas usando duas abordagens básicas: **etiologia** ou **fisiologia**, manifestada por depleção de eritrócitos ou Hgb, e **morfologia**, as alterações típicas no tamanho, forma ou cor dos eritrócitos (Boxe 24.1). Embora a classificação morfológica seja útil na avaliação laboratorial da anemia, a etiologia orienta o planejamento da assistência de enfermagem. Por exemplo, anemia com concentração reduzida de Hgb pode ser causada por uma depleção dietética de ferro, e a principal intervenção é a reposição dos estoques de ferro. A classificação das anemias encontra-se na Figura 24.1.

Consequências da anemia

O defeito fisiológico básico causado pela anemia é uma diminuição na capacidade de transporte de oxigênio do sangue e, consequentemente, uma redução na quantidade de oxigênio disponível para as células do corpo. Quando a anemia se desenvolve lentamente, a criança geralmente se adapta ao declínio do nível de Hgb.

Os efeitos da anemia no sistema circulatório podem ser profundos. Como a viscosidade do sangue depende quase inteiramente da concentração de hemácias, a hemodiluição resultante de anemia grave diminui a resistência periférica, fazendo com que maiores quantidades de sangue retornem ao coração. A circulação aumentada e a turbulência dentro do coração podem produzir um sopro. Como a carga de trabalho cardíaca aumenta muito, especialmente durante o exercício, processos infecciosos ou estresse emocional, pode ocorrer insuficiência cardíaca.

As crianças parecem ter uma notável capacidade de funcionar bem, apesar dos baixos níveis de Hgb. A **cianose**, que resulta de uma quantidade aumentada de Hgb desoxigenada no sangue arterial, geralmente não é evidente. O retardo do crescimento, resultante da diminuição do metabolismo celular, e a coexistência de anorexia são achados comuns na anemia crônica grave. É frequentemente acompanhado por maturação sexual tardia na criança com mais idade.

Avaliação diagnóstica

Em geral, pode-se suspeitar de anemia com base nos achados da história e do exame físico, como falta de energia, fadiga constante e palidez. Os exames laboratoriais são outro indício para o distúrbio, com possíveis alterações no hemograma, como diminuição dos eritrócitos e diminuição dos níveis de Hgb e hematócrito (Hct) (ver Figura 24.1). Embora a anemia às vezes seja definida como diminuição do nível de Hb, é importante estar ciente de que os níveis normais de Hgb variam com a idade (ver Tabela 24.1).

Outros exames para um tipo específico de anemia são usados para determinar a causa subjacente da anemia. Estes são discutidos em relação ao distúrbio específico.

Boxe 24.1 Morfologia dos eritrócitos.

Tamanho (tamanho da célula)
Variação no tamanho dos eritrócitos (anisocitose)
- Normócitos (tamanho celular normal)
- Micrócitos (menor que o tamanho normal das células)
- Macrócitos (maior que o tamanho normal das células)

Forma (formato das células)
Variação nas formas dos eritrócitos (poiquilocitose)
- Esferócitos (células globulares)
- Drepanócitos (células em forma de foice)
- Inúmeras outras células de formato irregular

Cor (características de coloração celular)
Variação na concentração de hemoglobina no eritrócito
- Normocrômica (quantidade suficiente ou normal de hemoglobina por eritrócito)
- Hipocrômica (quantidade reduzida de hemoglobina por eritrócito)
- Hipercrômica (quantidade aumentada de hemoglobina por eritrócito)

Manejo terapêutico

O objetivo do tratamento clínico é reverter a anemia, tratando a causa subjacente. Nas anemias nutricionais, a deficiência específica é substituída. Na perda de sangue por hemorragia aguda, a transfusão de hemácias pode ser administrada. Em pacientes com anemia grave, os cuidados clínicos de suporte podem incluir oxigenoterapia, repouso no leito e reposição do volume intravascular com fluidos intravenosos (IV). Além dessas medidas gerais, o enfermeiro pode implementar intervenções mais específicas, dependendo da causa. As próximas seções discutirão essas intervenções.

Cuidados de enfermagem

A avaliação da anemia inclui as técnicas básicas aplicáveis a qualquer condição. A idade do lactente ou criança fornece alguns indícios sobre a possível etiologia da anemia. Por exemplo, a anemia por deficiência de ferro ocorre mais frequentemente em crianças entre 12 e 36 meses e durante o estirão de crescimento da adolescência.

Ao entrevistar a família, o enfermeiro avalia as seguintes áreas: (1) nutrição, principalmente se a criança for intolerante à lactose ou tiver ingestão inadequada de ferro; (2) história de infecção crônica recorrente; (3) hábitos alimentares, principalmente pica (consumo de substâncias não nutritivas como sujeira, amido, lascas de tinta à base de chumbo, papel); (4) hábitos intestinais e presença de sangue franco nas fezes ou fezes pretas e alcatroadas como resultado de perda crônica de sangue; e (5) histórico familiar de doenças hereditárias, como anemia falciforme (AF) ou talassemia.

O enfermeiro também deve obter informações pertinentes que possam auxiliar na identificação da causa da anemia. Por exemplo, uma afirmação como "Meu filho bebe muito leite" é um achado frequente em crianças com anemia por deficiência de ferro.

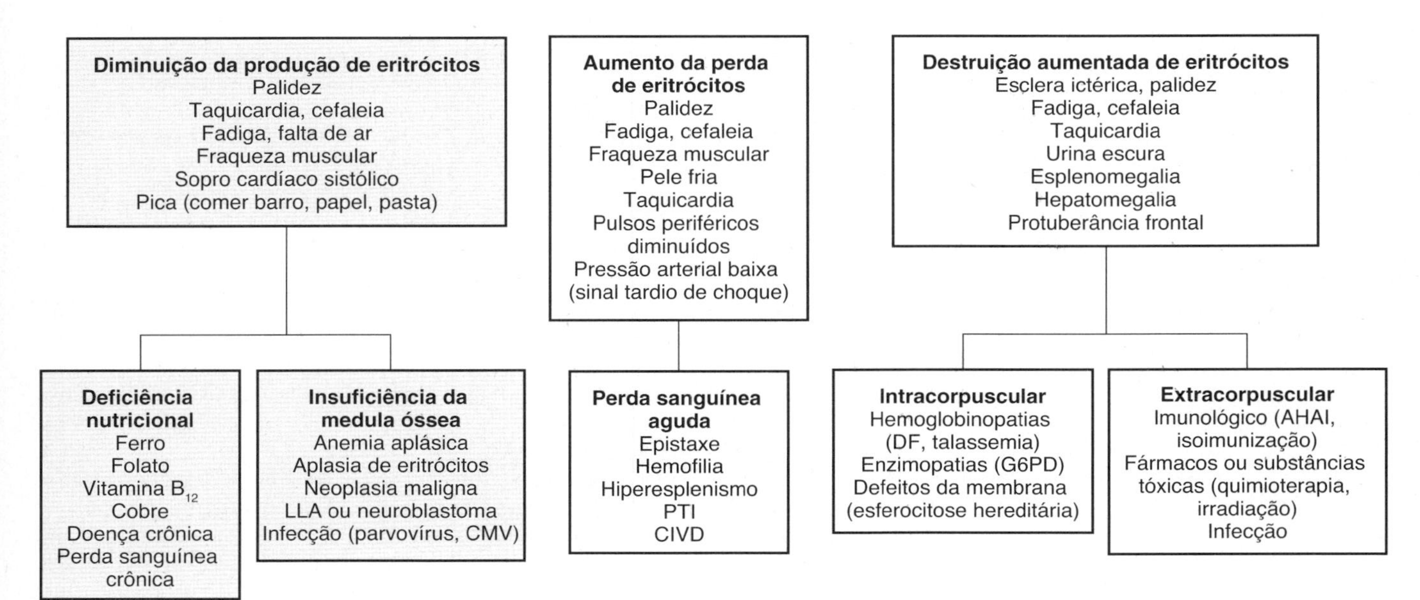

Figura 24.1 Classificações de anemias. *AHAI*, Anemia hemolítica autoimune; *LLA*, leucemia linfoblástica aguda; *CMV*, citomegalovírus; *CIVD*, coagulação intravascular disseminada; *G6PD*, glicose-6-fosfato desidrogenase; *PTI*, púrpura trombocitopênica idiopática; *DF*, doença falciforme.

O exame de fezes usando o teste Hemoccult para sangue oculto (microscópico) pode identificar sangramento intestinal crônico que resulta de uma deficiência de lactase primária ou secundária. Também é importante compreender o significado de vários exames de sangue (Tabela 24.1).

Preparação da criança e da família para os exames laboratoriais

Vários exames de sangue geralmente são solicitados sequencialmente. Portanto, a criança pode ser submetida a múltiplas punções nos dedos ou calcanhar ou punções venosas. Esses procedimentos invasivos podem ser mais bem tolerados (Capítulo 20, seção *Amostras de sangue*) com o anestésico tópico conhecido como creme com mistura eutética de lidocaína e prilocaína (EMLA®) ou lidocaína (ELA-Max® ou LMX®) aplicado antes das punções da agulha (Capítulo 5, seção *Manejo da dor*). Portanto, o enfermeiro é responsável por preparar a criança e a família para os exames:

- Explicando o significado de cada exame, principalmente por que os exames não são todos feitos de uma só vez
- Incentivando os pais ou outra pessoa de apoio a permanecer com a criança durante o procedimento
- Permitindo que a criança brinque com o equipamento em uma boneca ou participe do procedimento real (p. ex., segurando o curativo).

As crianças com mais idade podem apreciar a oportunidade de observar as células do sangue ao microscópio ou em fotografias. Essa experiência é especialmente importante se houver suspeita de um distúrbio sanguíneo grave, como anemia aplásica, porque serve como base para explicar a fisiopatologia do distúrbio.

A aspiração de medula óssea não é um exame hematológico de rotina, mas é essencial para o diagnóstico definitivo de certas anemias, como anemia aplásica grave.

DICAS PARA A ENFERMAGEM As explicações sugeridas para ensinar as crianças sobre os componentes do sangue são:
Eritrócitos: transportar o oxigênio que você respira dos pulmões para todas as partes do corpo
Leucócitos: ajudar a evitar que os germes causem infecções
Plaquetas: pequenas partes das células que ajudam a parar o sangramento, formando um coágulo (casca) sobre a área ferida
Plasma: a porção líquida do sangue; tem fatores de coagulação que ajudam a parar o sangramento

Diminuir as necessidades de oxigênio dos tecidos

Como o processo patológico básico da anemia é a diminuição da capacidade dos glóbulos vermelhos de transportar oxigênio, uma importante responsabilidade da enfermagem é minimizar as necessidades teciduais de oxigênio por meio da avaliação contínua do nível de energia da criança. Avalie o nível de tolerância da criança para atividades de vida diária e brincadeiras e faça ajustes para possibilitar o máximo de autocuidado possível sem esforço indevido. Durante os períodos de descanso, o enfermeiro verifica os sinais vitais e observa o comportamento para estabelecer uma linha de base do gasto energético sem esforço. Durante os períodos de atividade, o enfermeiro repete essas medidas e observações para compará-las com os valores de repouso.

DICAS PARA A ENFERMAGEM Os sinais de esforço incluem taquicardia, palpitações, taquipneia, dispneia, falta de ar, hiperpneia, tonturas, vertigens, sudorese e alteração da cor da pele. A criança parece fatigada (p. ex., postura flácida, mole; movimentos lentos e tensos; incapacidade de tolerar atividade adicional; dificuldade de sucção em lactentes).

Prevenir complicações

Crianças com anemia são propensas à infecção porque a hipoxia tecidual causa disfunção celular, e os processos de distúrbios metabólicos enfraquecem as defesas do hospedeiro contra agentes estranhos. Tome todas as precauções usuais para prevenir a infecção, como higienizar bem as mãos, selecionar um quarto apropriado em uma área não infecciosa, restringir visitantes ou funcionários do hospital com infecção ativa e manter uma nutrição adequada. O enfermeiro também deve observar sinais de infecção, particularmente elevação de temperatura e leucocitose. No entanto, a contagem elevada de leucócitos, às vezes, ocorre na anemia sem a presença de infecção sistêmica ou local.

ANEMIA FERROPRIVA

A anemia causada por um suprimento insuficiente ou perda de ferro é o distúrbio nutricional mais prevalente e evitável nos EUA e no mundo. A prevalência de anemia ferropriva durante a infância diminuiu nos EUA (Mahoney, 2017). A prevalência reduzida de anemia ferropriva em lactentes foi parcialmente atribuída à promoção da American Academy of Pediatrics de fórmulas enriquecidas com ferro em vez de leite de vaca durante o primeiro ano de vida com o *Special Supplementation Food Program for Women, Infants, and Children* (WIC), que fornece fórmula enriquecida com ferro e triagem de rotina dos níveis de Hgb durante a primeira infância (Fleming, 2015; Powers, Buchanan, 2014). A promoção do suplemento de ferro no lactente amamentado exclusivamente com leite materno, introdução de fórmula infantil e cereais enriquecidos com ferro, desmame da mamadeira por volta de 1 ano, limitação da ingestão de leite de vaca a 473 a 700 mℓ/dia e introdução tardia de leite de vaca na dieta também contribuíram para a diminuição da incidência de anemia ferropriva em lactentes e crianças pequenas (Fleming, 2015). Recém-nascidos prematuros estão especialmente em risco devido ao seu reduzido suprimento de ferro fetal. Crianças de 12 a 36 meses estão em risco de anemia como resultado do consumo excessivo de leite de vaca, não consumir uma quantidade adequada de alimentos contendo ferro e possível perda de sangue por colite proteica do leite (Eussen, Alles, Uijterschout et al., 2015; Paoletti, Bogen, & Richey, 2014; Rothmann, 2020). Os adolescentes também estão em risco de deficiência de ferro devido à sua rápida taxa de crescimento combinada com maus hábitos alimentares, menstruação, obesidade ou atividades extenuantes. No entanto, a deficiência de ferro com e sem anemia continua sendo um problema de saúde relativamente comum, especialmente entre crianças de risco e mulheres grávidas (Fleming, 2015; Juul, Derman, & Auerbach, 2019; Mahoney, 2017; Miller, 2013).

Fisiopatologia

A anemia ferropriva pode ser causada por vários fatores que diminuem a oferta de ferro, prejudicam sua absorção, aumentam a necessidade de ferro do corpo ou afetam a síntese de Hgb. Embora as manifestações clínicas e a avaliação diagnóstica sejam semelhantes independentemente da causa, o manejo terapêutico e os cuidados de enfermagem dependem do motivo específico da deficiência de ferro. A discussão a seguir é limitada à anemia por deficiência de ferro resultante de ferro inadequado na dieta.

Durante o último trimestre da gravidez, o ferro é transferido da mãe para o feto a uma taxa de 4 mg/dia. A maior parte do ferro é armazenada nos eritrócitos circulantes do feto, com o restante armazenado no fígado fetal, baço e medula óssea. Quando os estoques de ferro são deficientes, a produção de hemoglobina é reduzida. Consequentemente, o principal efeito da deficiência de ferro é a diminuição do nível de Hgb e a redução da capacidade de transporte de oxigênio do sangue.

Com os suplementos de ferro materno, o clampeamento umbilical tardio por 1 a 3 minutos pode melhorar o *status* de ferro e reduzir o risco de deficiência de ferro no recém-nascido (Anderson, Domeliof, Anderson et al., 2014; Mercer, Erickson-Owens, Collins et al., 2017; Miller, 2013; Rothman, 2020). As reservas de ferro materno são geralmente adequadas para os primeiros 5 a 6 meses em um recém-nascido a termo, mas por apenas 2 a 3 meses em lactentes prematuros e nascimentos múltiplos. Se as fontes dietéticas de ferro não forem fornecidas para atender às demandas de crescimento do lactente após a depleção dos estoques fetais de ferro, ocorre anemia ferropriva. A anemia fisiológica não deve ser confundida com a anemia ferropriva resultante de causas nutricionais.

Embora os lactentes com anemia ferropriva estejam abaixo do peso, muitos estão acima do peso devido à ingestão excessiva de leite (conhecidos como **bebês de leite**). Essas crianças tornam-se anêmicas por dois motivos: (1) o leite, uma fonte pobre de ferro, é administrado quase com exclusão de alimentos sólido, e (2) o aumento da perda fecal de sangue ocorre em 50% dos lactentes com deficiência de ferro alimentados com leite de vaca.

Manejo terapêutico

Após o diagnóstico de anemia ferropriva, o manejo terapêutico concentra-se no aumento da quantidade de ferro suplementar que a criança recebe. Isso geralmente é feito por meio de aconselhamento dietético e administração de suplementos orais de ferro.

Se a adição de alimentos ricos em ferro à dieta não fornecer quantidades suplementares suficientes do mineral, os suplementos orais de ferro são prescritos. O ferro ferroso é mais facilmente absorvido do que o ferro férrico e resulta em níveis mais altos de Hgb. O ferro ingerido é absorvido em grande parte pelo duodeno, e a absorção é facilitada por um ambiente ácido. As crianças normalmente absorvem uma média de 10 a 20% do ferro em suplementos orais, mas durante os períodos de deficiência de ferro elas absorvem um adicional de 5 a 10%. A suplementação oral de ferro é prescrita como 3 a 6 mg de ferro elementar por quilograma por dia. Os efeitos colaterais da terapia oral com ferro podem incluir náuseas, irritação gástrica, diarreia ou constipação intestinal e anorexia. Se o ferro produzir vômitos e diarreia, deve ser administrado com as refeições. Doses mais baixas de ferro estão associadas a menos efeitos colaterais.

Idealmente, a dose diária de ferro deve ser administrada em duas ou três doses divididas entre as refeições. O ácido ascórbico (vitamina C) parece facilitar a absorção de ferro e pode ser administrado como alimentos enriquecidos com vitamina C e sucos com a preparação de ferro. A administração de ferro oral com suplementação de vitamina C foi defendida em um estudo de coorte recente. O ferro oral com vitamina C foi administrado por um período de 10 semanas e teve uma resposta completa na maioria (6/7 = 86%) com aumento de Hgb superior a 2 g/dℓ com melhora significativa de outros índices relacionados com o ferro (Sourabh, Bhatia, Jain, 2019).

A resposta à terapia oral com ferro é refletida em um pico de aumento na contagem de reticulócitos no quinto ao décimo dia de administração. Após o aumento dos reticulócitos, os níveis de Hgb e Hct e a contagem de glóbulos vermelhos aumentam. O nível de Hgb aumenta de 0,1 a 0,4 g/dℓ/24h dependendo da gravidade da anemia; portanto, um aumento substancial deve ocorrer até o fim de 1 mês (Rothman, 2020).

Se o nível de Hgb não aumentar após 1 mês de terapia oral, é importante avaliar sangramento persistente, má absorção de ferro, não adesão, administração inadequada de ferro ou outras causas de anemia. A administração de ferro parenteral (IV ou intramuscular [IM]) é segura e eficaz, mas é cara e, ocasionalmente, está associada à linfadenopatia regional, artralgias transitórias ou reação alérgica grave (Bregman & Goodnough, 2014; Fleming, 2015). Portanto, o ferro parenteral é reservado para crianças com má absorção de ferro, hemoglobinúria crônica ou intolerância a preparações orais. A via de injeção IM profunda para administração de ferro é desencorajada porque é dolorosa; requer múltiplas injeções; pode vazar para o tecido subcutâneo, causando mudança de coloração da pele no local da injeção; e está associada ao sarcoma de glúteo (Juul, Derman, & Auerbach, 2019). É necessária uma observação cuidadosa com a administração de ferro IV devido ao risco de anafilaxia; portanto, recomenda-se uma dose de teste antes do uso. Várias preparações de ferro IV (p. ex., ferumoxitol, carboximaltose férrica, complexo de sacarose de ferro, isomaltosídeo de ferro) mostram-se promissoras na substituição completa do ferro com pouca toxicidade (Auerbach, James, Nicoletti et al., 2017; DeLoughery, 2014; Mantadakis, 2018; Smith, 2012). As transfusões são indicadas para a anemia mais grave e em casos de infecção grave, disfunção cardíaca ou emergência cirúrgica quando a anestesia é necessária. Concentrado de hemácias (2 a 3 mℓ/kg), não sangue total, é usado para minimizar a chance de sobrecarga circulatória. O oxigênio suplementar é administrado quando a hipoxia tecidual é grave.

Prognóstico

O prognóstico para uma criança com anemia ferropriva é muito bom. Há evidências de que, se a anemia for grave e de longa duração, pode ocorrer diminuição da função cognitiva, alterações comportamentais, atraso no crescimento e desenvolvimento infantil, diminuição da tolerância ao exercício e comprometimento da função imunológica (Angulo-Barroso, Li, Santos et al., 2016; Fleming, 2015; Jauregui-Lobera, 2014; Pivina, Semenova, Dosa et al., 2019). No entanto, não há evidências convincentes de que o tratamento com ferro de crianças pequenas com anemia ferropriva ou deficiência de ferro não anêmica tenha efeito no desenvolvimento psicomotor ou na função cognitiva (Abdullah, Thorpe, Mamak et al., 2015; McDonagh, Blazina, Dana et al., 2015; Thompson, Biggs, & Pasricha, 2013; Wang, Zhan, Gong et al., 2013). Portanto, há a necessidade de estudos adicionais intervencionistas randomizados, a longo prazo e de acompanhamento nessa área.

QUALIDADE DOS RESULTADOS DO PACIENTE:
Anemia ferropriva

- Reconhecimento precoce de sinais e sintomas de anemia ferropriva
- Quantidade adequada de leite, uso de fórmula infantil enriquecida com ferro e introdução de alimentos sólidos
- Adesão ao suplemento oral de ferro com administração apropriada
- Aumento da hemoglobina em 1 mês e resolução da anemia em 6 meses

Cuidados de enfermagem

Uma responsabilidade essencial da enfermagem é instruir os pais sobre a administração de ferro. O ferro oral deve ser administrado conforme prescrito em duas doses divididas entre as refeições, quando a presença de ácido clorídrico livre é maior, porque mais ferro é absorvido no ambiente ácido do trato gastrintestinal superior (GI). Uma fruta cítrica ou suco tomado com o medicamento ajuda na absorção.

ALERTA PARA MEDICAMENTO

O leite de vaca contém substâncias que se ligam ao ferro e interferem na absorção. Os suplementos de ferro não devem ser administrados com leite ou produtos lácteos (Powers, Buchanan, 2014; Walczyk, Muthayya, Wegmuller et al., 2014).

Uma dosagem adequada de ferro oral torna as fezes de uma cor verde alcatroada ou preta. O enfermeiro deve informar aos pais sobre essa mudança normalmente esperada e pergunta sobre sua ocorrência nas consultas de acompanhamento. A ausência de fezes pretas esverdeadas pode ser um indício de baixa adesão (p. ex., no esquema, na dosagem, na administração, nos efeitos colaterais). Se a adesão for um problema, envidar todos os esforços para se instituir estratégias para melhorar a adesão ao esquema de medicação, como alteração para horários mais convenientes.

ALERTA PARA MEDICAMENTO

As preparações líquidas de ferro podem manchar temporariamente os dentes. Se possível, o medicamento deve ser tomado por meio de um canudo ou administrado com uma seringa ou conta-gotas colocado na parte posterior da boca. Escovar os dentes após a administração do medicamento diminui a mudança de coloração.

! ALERTA PARA A ENFERMAGEM

Como a ingestão de ferro em quantidades excessivas é tóxica ou mesmo fatal, os pais devem ser orientados a manter em casa o suprimento para não mais que 1 mês e guardá-lo longe do alcance das crianças.

Alimentação

Um objetivo primário da enfermagem é prevenir a anemia nutricional por meio da educação da família. O enfermeiro deve reforçar a importância de administrar a suplementação de ferro aos lactentes amamentados exclusivamente até os 4 meses, pois o leite materno é uma fonte baixa de ferro (American Academy of Pediatrics, 2016; Centers for Disease Control and Prevention, 2018a; Lokeshwar, Mehta, Mehta et al., 2011; Ziegler, Nelson, & Jeter, 2011). A American Academy of Pediatrics recomenda que lactentes prematuros, lactentes com peso marginalmente baixo e baixo peso ao nascimento ou lactentes com estoques inadequados de ferro ao nascer recebam suplementos de ferro por volta dos 2 meses (Berglund, Westrup, & Domelof, 2010).

Em lactentes alimentados com fórmula, as fontes mais convenientes e melhores de ferro suplementar são fórmulas comerciais enriquecidas com ferro e cereais infantis enriquecidos com ferro (National Institutes of Health, Office of Dietary Supplements, 2018). A fórmula enriquecida com ferro fornece uma quantidade relativamente constante e previsível de ferro e não está associada a um aumento da incidência de sintomas gastrintestinais, como cólicas, diarreia ou constipação intestinal. Lactentes com menos de 12 meses não devem receber leite de vaca fresco porque pode aumentar o risco de perda de sangue GI devido à exposição a uma proteína termolábil no leite de vaca ou dano da mucosa GI induzido pelo leite de vaca resultante da falta de citocromo de ferro (proteína heme) (Subramaniam & Girish, 2015). Se houver suspeita de sangramento GI, várias análises de fezes para sangue oculto, conhecidas como testes de guaiaco, são realizadas para identificar qualquer perda intermitente de sangue.

Uma vez que a melhor primeira fonte de alimento sólido de ferro são os cereais comerciais enriquecidos com ferro, pode ser difícil inicialmente ensinar a criança a aceitar outros alimentos além do leite. Os lactentes predominantemente alimentados com leite tendem a rebelar-se contra alimentos sólidos, e os pais são alertados sobre isso e sobre a necessidade de serem firmes em não abrir mão do controle sobre a criança. Isso pode exigir intenso trabalho por parte do enfermeiro e família em busca da resolução de problemas para vencer a resistência da criança.

Uma dificuldade encontrada em desencorajar os pais de dar leite com exclusão de outros alimentos está dissipando o mito popular de que o leite é um "alimento perfeito". Muitos pais acreditam que o leite é melhor para lactentes e equiparam o ganho de peso com "saúde". Embora o leite seja um excelente alimento, é deficiente em ferro, vitamina C, zinco e flúor. As fontes de cada um desses nutrientes e a função que desempenham na prevenção de deficiências precisam ser discutidas com a família, principalmente com os responsáveis pela alimentação do lactente. Ressalte também que o excesso de peso não é sinônimo de boa saúde. Os mesmos princípios são aplicados para a introdução de novos alimentos (Capítulo 7, seção *Fornecimento da nutrição ideal*), especialmente a alimentação com alimentos sólidos antes da ingestão de leite.

Aconselhar famílias cujos filhos são anêmicos é, muitas vezes, uma tarefa difícil e desafiadora. O planejamento das refeições deve ser baseado no orçamento familiar, no padrão cultural e nas preferências alimentares. A educação alimentar dos adolescentes é difícil, especialmente porque as adolescentes são particularmente propensas a seguir dietas para redução de peso. Enfatizar as melhorias físicas e comportamentais e o efeito que a dieta melhorada terá em todos os membros da família pode incentivar pais e adolescentes a aderirem ao plano de tratamento.

ANEMIA FALCIFORME[1]

A **anemia falciforme (AF)** faz parte de um grupo de doenças chamadas coletivamente de **hemoglobinopatias**, no qual o Hgb normal do adulto (Hgb A ou HbA) é parcial ou completamente substituída por Hgb falciforme anormais (HbS). A **doença falciforme (DF)** refere-se a um grupo de doenças hereditárias, todas relacionadas com a presença de HbS. Embora o termo DF às vezes seja usado para se referir à AF, esse uso é incorreto. Os termos corretos para AF são doença falciforme homozigótica (HgbSS) e **DF homozigótica**.

A seguir estão as formas mais comuns de DF nos EUA:

- **AF**, a forma homozigótica da doença (HbgSS), na qual a valina, um aminoácido, é substituída pelo ácido glutâmico na sexta posição da cadeia beta
- **Doença falciforme-C**, uma variante heterozigótica da DF (HgbSC), é caracterizada pela presença de HgbS e HgbC, na qual a lisina é substituída pelo ácido glutâmico na sexta posição da cadeia β (beta)
- **Doença talassemia falciforme** é uma combinação de traço falciforme e traço de talassemia beta (Sβthal). Na forma β^+ (beta plus), alguma HbA normal pode ser produzida. Na forma β^0 (beta zero), não há capacidade de produzir HbA.

Das DFs, a AF é a forma mais comum em afro-americanos, seguida da doença falciforme-C e da talassemia falciforme. Existem inúmeras outras síndromes falciformes nas quais a HbS é pareada com outra mutação da globina.

A DF é uma das doenças genéticas mais comuns em todo o mundo, acometendo aproximadamente 100 mil norte-americanos e incluindo outras nacionalidades, como africanos, hispânicos, italianos, gregos, iranianos, turcos e indivíduos de ascendência árabe, caribenha, indiana asiática e outros grupos étnicos. A incidência da doença varia em diferentes localizações geográficas. Entre os afro-americanos a incidência do traço falciforme é de cerca de 8%, enquanto entre os habitantes da África Ocidental é de até 40%. Acredita-se que a alta incidência do traço falciforme em africanos ocidentais seja o resultado da

[1]NR.T.: No Brasil, a Associação Pró-Falcêmicos (Aprofe), instituição sem fins lucrativos, fundada em 25 de abril de 1998, que tem como missão contribuir para a melhoria da qualidade de vida dos portadores de anemia falciforme, foi criada por portadores da mesma doença. Disponível em: https://www.aprofe.org.br/quem-somos/. Acesso em: 12 abr. 2022.

proteção seletiva concedida aos portadores do traço contra a malária, causada pela infecção endêmica por *Plasmodium falciparum* (Nussbaum, McInnes, & Willard, 2016). O gene que determina a produção de HbS está situado em um autossomo e, quando presente, é sempre detectável. As pessoas heterozigotas que têm HbA normal e HbS anormal são consideradas portadoras do **traço falciforme**. As pessoas homozigotas têm predominantemente HbS e têm AF. O padrão de herança é essencialmente o de um distúrbio autossômico recessivo. Portanto, quando ambos os pais têm traço falciforme, há uma chance de 25% a cada gravidez de produzir uma prole com AF.

Embora o defeito seja herdado, o fenômeno de falcização geralmente não é aparente até mais tarde, na infância, devido à presença de Hgb fetal (HbF). Enquanto a criança tiver predominantemente HbF, a falcização não ocorre porque há menos HbS. Os recém-nascidos com AF são geralmente assintomáticos devido ao efeito protetor da HbF (60 a 80% HbF), mas isso diminui rapidamente durante o primeiro ano, e essas crianças correm o risco de complicações relacionadas com a anemia falciforme (Heeney & Ware, 2015; Piel, Steinberg, & Reis, 2017).

Fisiopatologia

As manifestações clínicas da AF são principalmente o resultado de (1) obstrução causada pelos eritrócitos falciformes com outras células, (2) inflamação vascular e (3) aumento da destruição de hemácias (Figura 24.2). A aderência, o emaranhamento e o enredamento anormais de células rígidas em forma de foice, acompanhados pelo processo inflamatório, bloqueiam intermitentemente a microcirculação, causando vaso-oclusão (Figura 24.3). A resultante ausência de fluxo sanguíneo para os tecidos adjacentes causa hipoxia local, levando a isquemia tecidual e infarto (morte celular). A maioria das complicações observadas na AF pode ser atribuída a esse processo e seu impacto em vários órgãos do corpo (Boxe 24.2).

As manifestações clínicas da AF variam muito em gravidade e frequência. Os sintomas mais agudos da doença ocorrem durante períodos de exacerbação chamados **crises**. Existem vários tipos de crises episódicas, incluindo vasoclusivas, sequestro esplênico agudo, aplásica, hiperhemolítica, acidente vascular encefálico (AVE), síndrome torácica aguda e infecção. As crises podem ocorrer individual ou concomitantemente com uma ou mais outras crises. A **crise vasoclusiva (CVO)**, preferencialmente chamada de "episódio doloroso", é caracterizada por isquemia que causa dor leve a intensa que pode durar de minutos a dias ou mais. A dactilite (edema nas mãos e pés) é frequentemente a primeira manifestação dolorosa de CVO em crianças, geralmente ocorrendo de 6 meses a 2 anos. A **crise de sequestro** é um acúmulo de uma grande quantidade de sangue, geralmente no baço e raramente no fígado, que causa uma diminuição do volume sanguíneo e pode causar choque. A **crise aplásica** é a diminuição da produção de eritrócitos, geralmente desencadeada por infecção viral que pode resultar em anemia profunda. A **crise hiperhemolítica** é uma taxa acelerada de destruição de eritrócitos caracterizada por anemia, icterícia e reticulocitose.

Outra complicação grave é a **síndrome torácica aguda (STA)**, que é clinicamente semelhante à pneumonia. É a presença de um novo infiltrado pulmonar e pode estar associada a dor torácica, febre, tosse, taquipneia, sibilos e hipoxia.

Um **acidente vascular encefálico (AVE)** é uma complicação importante, muitas vezes principalmente vascular, pois as células falciformes bloqueiam os vasos sanguíneos no cérebro, resultando em infarto cerebral, que causa graus variáveis de comprometimento neurológico. Antes do desenvolvimento da ultrassonografia com Doppler transcraniana (DTC; descrita mais adiante no capítulo) para rastrear o risco de acidente vascular encefálico em crianças com anemia falciforme, aproximadamente 11% sofreram um AVE evidente e 20% um AVE silencioso antes dos 18 anos (Estcourt, Fortin, Hopewell et al.,

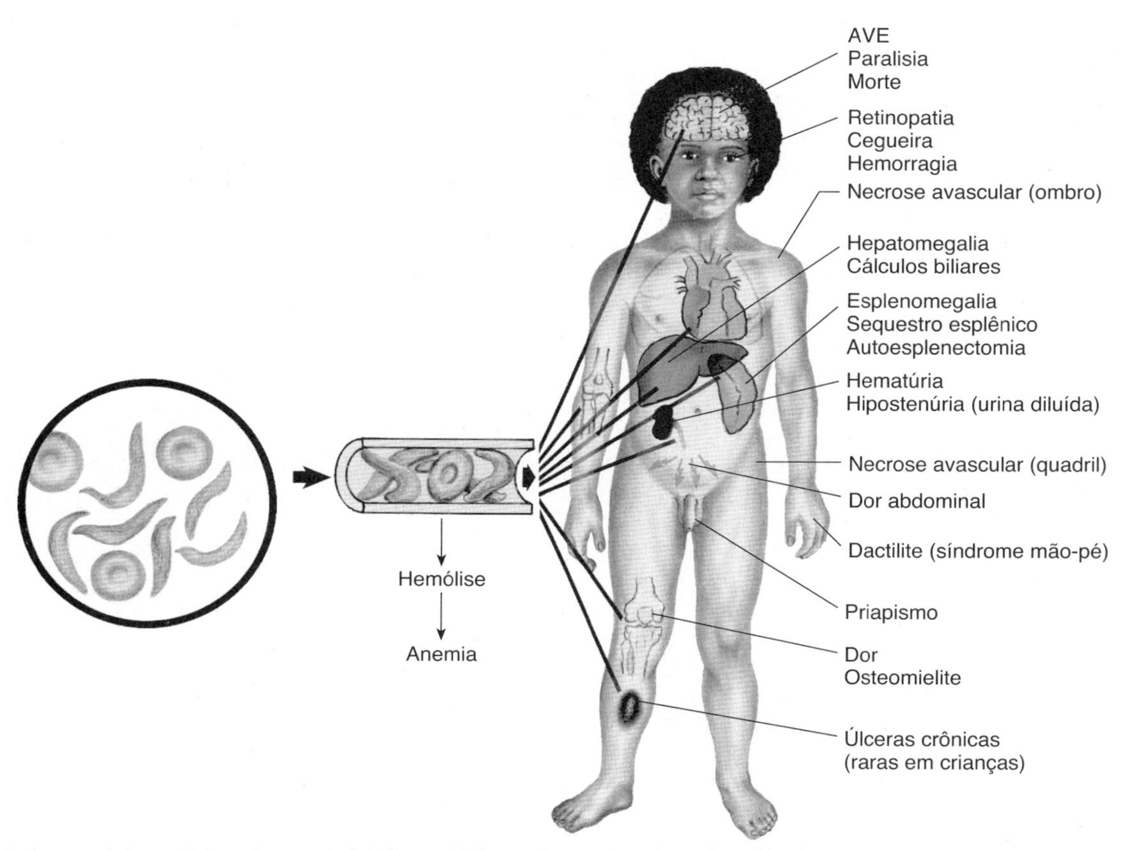

Figura 24.2 Características clínicas da anemia falciforme (AF) por obstrução e destruição de eritrócitos. *AVE*, acidente vascular encefálico.

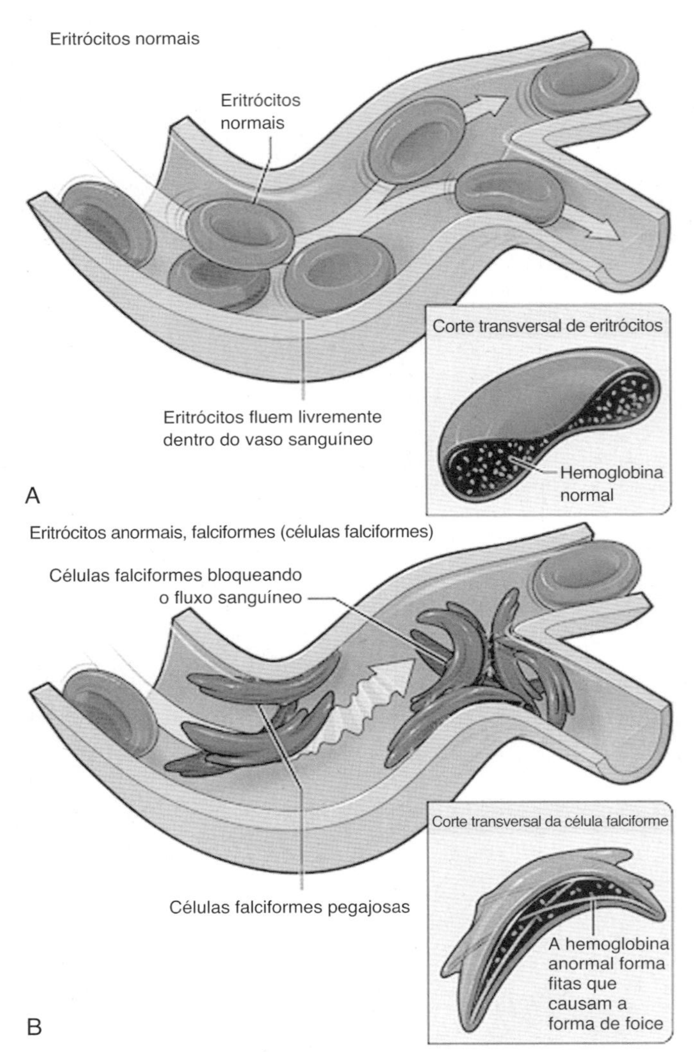

Figura 24.3 A. Eritrócitos normais fluindo livremente em um vaso sanguíneo. O *detalhe* mostra um corte transversal de um eritrócito normal com hemoglobina normal. **B.** Eritrócitos falciformes anormais aglomerando-se e bloqueando o fluxo sanguíneo em um vaso sanguíneo. (Outras células também podem desempenhar um papel nesse processo de aglomeração.) O *detalhe* mostra um corte transversal de uma célula falciforme com hemoglobina anormal. (Fonte: National Heart, Lung, and Blood Institute. [2016]. *What is sickle cell anemia?* Bethesda, MD: National Institutes of Health.)

2017; Smith-Whitley & Kwiatkowski, 2020). Uma definição funcional de AVE manifesto é a presença de um déficit neurológico focal com duração superior a 24 horas e/ou neuroimagem anormal do cérebro indicando um infarto cerebral na ressonância magnética (RM) correspondente ao déficit neurológico focal, enquanto um infarto cerebral silencioso não apresenta achados neurológicos focais com duração superior a 24 horas e é diagnosticado como uma anormalidade na RM (Smith-Whitley & Kwiatkowski, 2020). Qualquer número de sintomas neurológicos, como cefaleia, afasia, fraqueza, convulsões, distúrbios visuais ou hemiplegia unilateral, pode indicar um dano cerebral menor. O comprometimento cognitivo (p. ex., atrasos no desenvolvimento, desempenho escolar ruim ou em declínio) de AF sem quaisquer outros sinais evidentes tende a estar associado a infarto cerebral silencioso (Choudhury, DeBaun, Rodeghier et al., 2018; DeBaun, Armstrong, McKinstry et al.., 2012; Kawadler, Clayden, Clark et al., 2016; Yawn, Buchanan, Afenyi-Annan et al., 2014).

Avaliação diagnóstica

A triagem universal de recém-nascidos para DF[2] tornou-se padrão em todos os estados e territórios dos EUA (McGann, Nero, & Ware, 2013; Meier & Miller, 2012). O programa global de triagem neonatal varia de acordo com o país e não é uma prática comum na maioria dos países onde a DF é uma preocupação de saúde pública, mas esses programas estão sendo desenvolvidos na Índia e em alguns países africanos (Huttle, Maestre, Lantigua et al., 2015; Piel et al., 2017). A triagem permite a identificação precoce dessas crianças antes que as complicações se desenvolvam. Ao nascer, os lactentes têm até 80% de HbF que não carrega o defeito. Como os níveis de HbS são baixos ao nascimento, a eletroforese de Hgb ou outros exames que medem as concentrações de Hgb são indicados.

Embora a DF seja geralmente relatada durante os períodos pré-natal ou neonatal, ela pode não ser reconhecida até a criança andar e os períodos pré-escolares durante uma crise precipitada por uma infecção aguda do sistema respiratório ou GI. O diagnóstico precoce (antes dos 2 meses) facilita a educação dos pais sobre a importância de manter a hidratação, imunizações atuais, administrar antibióticos profiláticos, detectar esplenomegalia, reconhecer sinais precoces de infecção e outras complicações da DF e procurar atendimento médico imediato conforme indicado.

Vários testes específicos detectam Hgb anormal na forma homozigótica ou heterozigótica da DF. Para fins de triagem, o teste de turbidez falciforme (Sickedex) é utilizado porque pode ser realizado a partir de amostra de sangue de um dedo ou calcâneo e produz resultados precisos em 3 minutos, embora não seja capaz de distinguir entre o traço falciforme e a DF. Se o resultado do teste for positivo, a eletroforese de Hgb é necessária para distinguir entre crianças com o traço e aquelas com a doença. A **eletroforese de hemoglobina**, conhecida como "impressão digital" da proteína, é um exame de sangue especialmente preparado que separa várias hemoglobinas por alta voltagem. O exame de sangue é preciso, rápido e específico para detectar as formas homozigóticas e heterozigotas da doença, bem como as porcentagens dos diversos tipos de Hgb. A eletroforese de hemoglobina é cada vez mais utilizada como teste de triagem inicial em centros nos EUA.

Manejo terapêutico

Os objetivos da terapia são prevenir os fenômenos falciformes, responsáveis pelas sequelas patológicas, e tratar as emergências médicas da crise falciforme. O sucesso desses objetivos depende de intervenções de enfermagem imediatas, terapias clínicas, medidas preventivas para pacientes e familiares e uso de tratamentos inovadores.

A conduta clínica de uma crise geralmente é direcionada a tratamentos de suporte, sintomáticos e específicos. Os principais objetivos são proporcionar (1) descanso para minimizar o gasto energético e melhorar o uso de oxigênio; (2) hidratação por meio de terapia oral e intravenosa; (3) reposição de eletrólitos porque a hipoxia resulta em acidose metabólica, que também promove a falcização; (4) analgesia para a dor intensa da vaso-oclusão; (5) reposição de sangue para tratar anemia grave progressiva; e (6) antibioticoterapia para tratar qualquer infecção existente.

A administração de vacinas pneumocócicas, *Haemophilus influenzae* e meningocócicas é recomendada para essas crianças devido à sua suscetibilidade à infecção como resultado da asplenia funcional. Além das imunizações de rotina, as crianças com DF devem receber

[2]NR.T.: No Brasil, o Programa Nacional da Triagem Neonatal, que inclui triagem de doenças falciformes (DF) e outras hemoglobinopatias, tem como objetivo geral identificar distúrbios e doenças no recém-nascido em tempo oportuno para intervenção adequada, garantindo tratamento e acompanhamento contínuo às pessoas com diagnóstico positivo. Disponível em: https://www.gov.br/saude/pt-br/composicao/saes/sangue/programa-nacional-da-triagem-neonatal. Acesso em: 12 abr. 2022.

Boxe 24.2 Manifestações clínicas da anemia falciforme.

Geral

Possível retardo de crescimento
Anemia crônica (nível de hemoglobina de 6 a 9 g/dℓ)
Possível maturação sexual tardia
Suscetibilidade acentuada à sepse

Crise vaso-oclusiva

Dor na(s) área(s) de envolvimento
Manifestações relacionadas à isquemia das áreas envolvidas
Extremidades: edema doloroso das mãos e pés (dactilite falciforme ou síndrome mão-pé), articulações dolorosas
Abdome: dor intensa semelhante à condição cirúrgica aguda
Cérebro: AVE, distúrbios visuais
Tórax: sintomas semelhantes à pneumonia, episódios prolongados de doença pulmonar
Fígado: icterícia obstrutiva, coma hepático
Rim: hematúria
Genitália: priapismo (ereção peniana dolorosa persistente)

Crise de sequestro

Acúmulo de grandes quantidades de sangue
- Hepatomegalia
- Esplenomegalia
- Colapso circulatório

Efeitos dos fenômenos vaso-oclusivos crônicos

Coração: cardiomegalia, sopros sistólicos
Pulmões: função pulmonar alterada, suscetibilidade a infecções, insuficiência pulmonar
Rins: incapacidade de concentrar a urina, enurese, insuficiência renal progressiva do fígado: hepatomegalia, cirrose, colestase intra-hepática
Baço: esplenomegalia, suscetibilidade à infecção, redução funcional da atividade esplênica progredindo para autoesplenectomia
Olhos: anormalidades intraoculares com distúrbios visuais; às vezes, descolamento progressivo da retina e cegueira
Extremidades: necrose avascular do quadril ou ombro; deformidades esqueléticas, especialmente lordose e cifose; úlceras crônicas nas pernas; suscetibilidade à osteomielite
Sistema nervoso central (SNC): hemiparesia, convulsões

uma vacinação anual contra a gripe (ver Capítulo 6, seção *Imunizações*). A profilaxia oral com penicilina é recomendada aos 2 meses para reduzir a chance de sepse pneumocócica (boxe *Evidência e prática*).

A oxigenoterapia tem pouco valor terapêutico, a menos que o paciente tenha hipoxia (Heeney & War, 2015). A hipoxia grave deve ser evitada porque causa uma falcização sistêmica maciça, que pode ser fatal. A administração de oxigênio geralmente não é eficaz para reverter a falcização ou reduzir a dor porque o oxigênio é incapaz de alcançar os eritrócitos falciformes emaranhados através dos vasos obstruídos. Além disso, a administração prolongada de oxigênio pode deprimir a medula óssea, agravando ainda mais a anemia.

Outro componente importante do cuidado é o uso de transfusões de sangue. A exsanguinotransfusão para troca de eritrócitos (eritrocitoferese) é a substituição de células falciformes por eritrócitos normais. A exsanguinotransfusão é um método rápido e eficaz de reduzir o número de células falciformes circulantes e, portanto, retardar o ciclo vicioso de hipoxia, trombose, isquemia tecidual e lesão. A terapia que inclui transfusões simples e exsanguinotransfusão é usada em STA com risco de morte e também após AVE agudo evidente para prevenir a recorrência e danos adicionais aos tecidos (Azar & Wong, 2017; Fortin, Hopewell, & Estcourt, 2018; Hirtz & Kirkham, 2019; Reis, Robinson, & Howard, 2018; Wang & Dwan, 2013).

Crianças com doença HgbSS e talassemia falciforme beta têm o maior risco de acidente vascular encefálico e devem ser monitoradas com DTC anual (Heeney & War, 2015). O DTC é uma técnica de ultrassom não invasiva e de baixo custo, que rastreia o risco de acidente vascular encefálico em crianças com DF. O DTC é realizado em crianças com DF de 2 a 16 anos e mede a velocidade média do fluxo vascular intracraniano dentro das grandes artérias cerebrais (Smith-Whitley & Kwiatkowski, 2020; Yawn et al., 2014; Bocejar & John-Sowah, 2015). O tratamento recomendado para crianças com DTC anormal confirmado é a terapia transfusional crônica (Armstrong-Wells, Grimes, Sidney et al., 2009; Fortin et al., 2018; Hirtz & Kirkham, 2019; Kwiatkowski, Yim, Miller et al., 2011; Smith-Whitley & Kwiatkowski, 2020; Wang & Dwan, 2013). A duração da transfusão é indefinida, embora os estudos estejam abordando se os pacientes podem ser transferidos com segurança de transfusões de eritrócitos e quelação para hidroxiureia e flebotomia para prevenir acidente vascular encefálico e diminuir a concentração de ferro (Estcourt et al., 2017). A hidroxiureia e a flebotomia foram consideradas alternativas aceitáveis ao tratamento padrão (terapia de transfusão/quelação) para prevenção primária de AVE em crianças com velocidades anormais do DTC sem evidência de vasculopatia grave na RM cerebral ou angiografia por RM (ARM) (Helton, Adams, Kesler et al., 2014).

Após um AVE, as transfusões de sangue geralmente são realizadas a cada 3 a 4 semanas para ajudar a prevenir um AVE repetido. Transfusões múltiplas carregam o risco de transmissão de infecção viral, hiperviscosidade, reações transfusionais, aloimunização, hemossiderose e lesão pulmonar aguda relacionada com a transfusão (Heeney & Ware, 2015; Pahuja, Puri, Mahajan et al., 2017; Rees et al., 2018; Secher, Stensballe, & Afshari, 2013; Yawn et al., 2014). Para reduzir a sobrecarga de ferro da terapia transfusional crônica, a terapia de quelação pode ser iniciada (ver mais adiante neste capítulo).

Em crianças com sequestro esplênico recorrente com risco de morte, a esplenectomia pode ser uma medida de salvamento. No entanto, o baço geralmente atrofia por conta própria devido a alterações fibróticas progressivas (**asplenia funcional**) aos 6 anos em crianças com AF. A penicilina profilática e as vacinas pneumocócicas diminuíram a incidência de sepse pneumocócica em crianças com DF. Transfusões de concentrados de hemácias são recomendadas para o tratamento não apenas do sequestro esplênico, mas também do acidente vascular encefálico e são usadas no pré-operatório acompanhadas por hidratação intravenosa de manutenção para procedimentos cirúrgicos de grande porte em crianças com DF.

A CVO dolorosa, a complicação aguda mais comum da DF, é considerada o marco clínico da DF, que geralmente é acompanhada pelo aumento do custo dos cuidados de saúde devido à hospitalização prolongada (Bou-Maroun, Meta, Hanba et al., 2018; Meier & Rampersad, 2017; Raphael, Mei, Mueller et al., 2012; Yawn et al., 2014). A natureza crônica dessa dor pode afetar muito o desenvolvimento da criança. Uma abordagem de equipe multiprofissional (p. ex., médico, psicólogo, família, enfermeiro, assistente social) é melhor para o controle da dor vaso-oclusiva que inclui tratamentos farmacológicos, hidratação, fisioterapia e tratamento não farmacológico e complementar (p. ex., oração, cura espiritual, massagem, bolsas térmicas, ervas, relaxamento, exercícios respiratórios, distração, música, imaginação guiada, exercício, automotivação, acupuntura, *biofeedback*) (Brown, Weisberg, Balf-Soran et al., 2015; Campelo, Oliveira, Magalhães et al., 2018; Meier, Rampersad, 2017; Williams, Tanabe, 2016). Quando há relatos de CVO leve a moderada, medicamentos anti-inflamatórios não esteroides (p. ex., ibuprofeno, cetorolaco) ou não opioides (p. ex., paracetamol) são usados inicialmente. Se esses medicamentos não forem eficazes sozinhos, um opioide pode ser adicionado. As dosagens de ambos os fármacos são tituladas (ajustadas) para um nível terapêutico. Opioides como morfina de liberação imediata e prolongada,

Evidência e Prática

Anemia falciforme e profilaxia com penicilina

Fazer a pergunta

Pergunta PICOT

Em crianças com anemia falciforme (AF), a profilaxia com penicilina reduz o risco de infecção pneumocócica?

Procurar as evidências

Estratégias de pesquisa

Os critérios de seleção de pesquisa incluíram publicações em inglês nos últimos 27 anos, artigos baseados em pesquisa (nível 3 ou inferior) e populações infantis.

Banco de dados usado

PubMed, Colaboração Cochrane, MD Consult.

Analisar criticamente as evidências

- Rankine-Mullings e Owusu-Ofori (2017) realizaram uma atualização de uma revisão Cochrane publicada pela primeira vez em 2002 e atualizada anteriormente em 2014. Cinco ensaios clínicos randomizados ou quase randomizados foram identificados pelas buscas, dos quais três ensaios (880 crianças randomizadas) preencheram os critérios de inclusão. Todos os estudos incluídos mostraram uma incidência reduzida de infecção em crianças com DF (HgbSS ou HgbSβ0Thal) recebendo penicilina profilática. As evidências examinadas sugerem que a penicilina profilática reduz significativamente o risco de infecção pneumocócica em crianças com HgbSS e está associada a reações adversas mínimas
- Hirst e Owusu-Ofori (2014) realizaram uma revisão sistemática atualizada da Cochrane de três ensaios que mostraram uma taxa reduzida de infecção em crianças com doença falciforme homozigótica (HgbSS ou HgbSβ0Thal) recebendo penicilina profilática. Dois estudos analisaram se o tratamento foi eficaz. O terceiro ensaio seguiu um dos primeiros ensaios e analisou quando era seguro interromper o tratamento. Os efeitos adversos do fármaco foram raros e menores. A penicilina administrada profilaticamente reduz significativamente o risco de infecção pneumocócica em crianças com DF menores de 5 anos e está associada a reações adversas mínimas. O suporte para a mesma conclusão de que há fortes evidências de que a profilaxia oral diária com penicilina reduz muito o risco de infecção pneumocócica em crianças com AF menores de 3 anos foi relatado em revisão sistemática (Gwaram & Gwaram, 2014)
- Os pesquisadores combinaram as experiências clínicas de três programas de células falciformes no leste dos EUA na tentativa de determinar a idade e o risco específico da doença de bacteremia por *Streptococcus pneumoniae* e meningite em crianças com anemia falciforme em uma época em que a profilaxia com penicilina era rotina. Quarenta e sete infecções pneumocócicas (44 bacteriemia, 3 meningites) entre 40 pacientes com DF foram observadas. A maioria das crianças nas quais as infecções se desenvolveram estavam tomando penicilina profilática e receberam Pneumovax® aos 24 meses. A taxa de infecção pneumocócica grave observada em crianças com HgbSS menores de 5 anos foi menor do que a relatada antes da profilaxia com penicilina nesta população específica (Hord, Byrd, Stowe et al., 2002)
- A administração de penicilina profilática oral foi comparada com a vacina pneumocócica 14-valente na prevenção da infecção pneumocócica em 242 crianças com HgbSS entre 6 meses e 3 anos. Nos primeiros 5 anos do estudo, houve 11 infecções pneumocócicas no grupo da vacina pneumocócica e maiores taxas de infecção naqueles que receberam a vacina antes de 1 ano. Nenhum isolado de pneumococo foi encontrado no grupo que recebeu penicilina, embora quadros isolados de pneumococo tenham sido encontrados nesse grupo dentro de 1 ano após a interrupção da profilaxia com penicilina aos 3 anos. Esse estudo apoiou os menores de 3 anos (John, Ramlal, Jackson et al., 1984)
- Em um ensaio clínico multicêntrico, randomizado, duplo-cego e controlado por placebo, 105 crianças receberam penicilina duas vezes ao dia; um grupo controle de 110 crianças recebeu placebo duas vezes ao dia. O estudo foi encerrado 8 meses antes, quando uma redução de 84% na incidência de infecções pneumocócicas foi observada no grupo tratado com penicilina em comparação com o grupo placebo. Não houve mortes no grupo da penicilina, mas três mortes por infecção ocorreram no grupo placebo. Os pesquisadores enfatizaram a importância de rastrear crianças durante o período neonatal e prescrever penicilina profilática para diminuir a morbidade e mortalidade associadas à infecção pneumocócica (Gaston, Verter, Woods et al., 1986)
- Zarkowsky et al. (1986) realizaram uma análise retrospectiva de 178 episódios de bacteriemia em crianças com hemoglobinopatias falciformes que ocorreram durante 13.771 pacientes-anos de seguimento (n = 3.451). O patógeno predominante em pacientes menores de 6 anos foi *S. pneumoniae* (66%), e organismos gram-negativos foram responsáveis por 50% das bacteriemias em pacientes com 6 anos ou mais. A incidência de bacteriemia pneumocócica em crianças com AF menores de 3 anos foi de 6,1 eventos por 100 pacientes-ano. Os resultados desse estudo apoiaram a administração profilática de penicilina para prevenção de bacteriemia pneumocócica em crianças menores de 3 anos
- Um estudo de coorte de 315 pacientes com HgbSS que viviam na Jamaica foi realizado entre junho de 1973 e dezembro de 1981. Os pacientes foram divididos em três grupos para determinar se intervenções como profilaxia de penicilina, educação dos pais sobre diagnóstico precoce de sequestro esplênico agudo e monitoramento rigoroso em uma clínica de células falciformes melhoraram a sobrevida. Foi encontrado um declínio significativo nas mortes por sequestro esplênico agudo e sepse pneumocócica e meningite. A pesquisa indicou que a detecção precoce de DF e medidas profiláticas poderiam reduzir significativamente as mortes associadas ao HgbSS (Lee, Thomas, Cupidore et al., 1995)
- Riddington e Owusu-Ofori (2002) realizaram uma revisão sistemática de ensaios clínicos randomizados avaliando a eficácia da administração de antibióticos profiláticos na prevenção da infecção pneumocócica em crianças com DF. A revisão de pesquisas publicadas descobriu que a profilaxia com penicilina reduziu significativamente o risco de infecção pneumocócica em crianças com HgbSS com reações adversas mínimas
- McCavit, Gilbert e Buchanan (2013) realizaram uma pesquisa eletrônica transversal com 106 hematologistas pediátricos com experiência em DF sobre suas práticas relacionadas à profilaxia de penicilina em crianças com DF maiores de 5 anos. Oitenta e quatro por cento dos hematologistas pediátricos de 76 centros completaram a pesquisa e 76% recomendaram rotineiramente a interrupção da profilaxia com penicilina após os 5 anos

Aplicar as evidências: implicações de enfermagem

Há **boa evidência**, com uma **forte recomendação** (Guyatt, Oxman, Vist et al., 2008), de que a profilaxia com penicilina reduz significativamente o risco de infecção pneumocócica em crianças com AF. Os estudos epidemiológicos sugerem fortemente que todas as crianças com AF devem iniciar a penicilina profilática aos 2 meses. Pais e crianças com AF devem ser orientados sobre a importância de tomar a penicilina profilática duas vezes ao dia e procurar atendimento médico imediatamente em caso de doença aguda, principalmente se a temperatura ultrapassar 38,3°C, independentemente do uso de profilaxia. A maioria dos hematologistas pediátricos com experiência em DF recomenda a suspensão da penicilina profilática após os 5 anos.

(*Continua*)

Evidência e Prática

Anemia falciforme e profilaxia com penicilina. (continuação)

Competências de qualidade e segurança: prática baseada em evidências[a]

Conhecimento

Diferenciar a opinião clínica de pesquisas e resumos baseados em evidências.

Resumir os estudos epidemiológicos que sugerem fortemente que crianças com AF devem ser iniciadas com penicilina profilática. Uma pesquisa de especialistas pediátricos recomenda a suspensão da penicilina profilática após os 5 anos.

Habilidades

Basear o plano de atendimento individualizado nos valores do paciente, experiência clínica e evidências.

Integrar as evidências na prática, certificando-se de que se inicia a penicilina nos lactentes com DF aos 2 meses. A maioria dos especialistas em DF pediátricos recomenda parar a penicilina profilática em crianças com DF após os 5 anos.

Atitudes

Valorizar o conceito de prática baseada em evidências como parte integrante da determinação da melhor prática clínica.

Analisar os pontos fortes e fracos das evidências para prevenir a infecção pneumocócica em crianças com DF.

Referências bibliográficas

Gaston, M. H., Verter, J. I., Woods, G., et al. (1986). Prophylaxis with oral penicillin in children with sickle cell anemia: A randomized trial. *New England Journal of Medicine, 314*(25), 1593–1599.

Guyatt, G. H., Oxman, A. D., Vist, G. E., et al. (2008). GRADE: An emerging consensus on rating quality of evidence and strength of recommendations. *BMJ, 336*(7650), 924–926.

Gwaram, H. A., & Gwaram, B. A. (2014). A systematic review of effectiveness of daily oral penicillin v prophylaxis in the prevention of pneumococcal infection in children with sickle cell anaemia. *Nigerian Journal of Medicine, 23*(2), 118–129.

Hirst, C., & Owusu-Ofori, S. (2014). Prophylactic antibiotics for preventing pneumococcal infection in children with sickle cell disease. *Cochrane Database of Systematic Reviews, 11*, CD003427.

Hord, J., Byrd, R., Stowe, L., et al. (2002). Streptococcus pneumoniae sepsis and meningitis during the penicillin prophylaxis era in children with sickle cell disease. *Journal of Pediatric Hematology/Oncology, 24*(6), 470–472.

John, A. B., Ramlal, A., Jackson, H., et al. (1984). Prevention of pneumococcal infection in children with homozygous sickle cell disease. *BMJ, 288*(6430), 1567–1570.

Lee, A., Thomas, P., Cupidore, L., et al. (1995). Improved survival in homozygous sickle cell disease: Lessons from cohort study. *BMJ, 311*(7020), 1600–1602.

McCavit, T. L., Gilbert, M., & Buchanan, G. R. (2013). Prophylactic penicillin after 5 years of age in patients with sickle cell disease: A survey of sickle cell disease experts. *Pediatric Blood & Cancer, 60*(6), 935–939.

Rankine-Mullings, A. E., & Owusu-Ofori, S. (2017). Prophylactic antibiotics for preventing pneumococcal infection in children with sickle cell disease. *Cochrane Database of Systematic Reviews, 10*, CD003427.

Riddington, C., & Owusu-Ofori, S. (2002). Prophylactic antibiotics for preventing pneumococcal infection in children with sickle cell disease. *Cochrane Database of Systematic Reviews* (3), CD003427.

Zarkowsky, H. S., Gallagher, D., Gill, F. M., et al. (1986). Bacteremia in sickle hemoglobinopathies. *Journal of Pediatrics, 109*(4), 579–585.

[a]Adaptado do *site* Quality and Safety Education for Nurses em http://www.qsen.org.
HgbSβ0Thal, talassemia falciforme beta 0; *HgbSS*, doença falciforme homozigótica; *DF*, doença falciforme.

oxicodona, hidrocodona, hidromorfona e metadona são administrados por via intravenosa ou oral para dor intensa e são administrados 24 horas por dia. Com o opioide, o cetorolaco IV por um período máximo de 5 dias é comumente usado para aumentar o efeito do controle da dor. A analgesia controlada pelo paciente (PCA) tem sido usada com sucesso para a dor relacionada com células falciformes. A PCA reforça o papel e a responsabilidade do paciente no controle da dor e proporciona flexibilidade para lidar com a dor, que pode variar em gravidade ao longo do tempo (Capítulo 5, seção *Manejo da dor*).

ALERTA PARA MEDICAMENTO

A meperidina não é recomendada. Normeperidina, um metabólito da meperidina, é um estimulante do sistema nervoso central (SNC) que produz ansiedade, tremores, mioclonia e convulsões generalizadas quando se acumula com doses repetidas. Pacientes com doença falciforme (DF) estão particularmente em risco de convulsões induzidas por normeperidina (National Institutes of Health, National Heart, Lung, and Blood Institute, Division of Blood Disease and Resources, 2014).

Prognóstico

O prognóstico varia, mas a maioria dos pacientes vive até a quinta década. O maior risco é geralmente em crianças com menos de 5 anos, e a maioria das mortes nessas crianças é causada por infecção avassaladora. Consequentemente, a AF é uma doença crônica com desfecho potencialmente terminal. A maturação física e sexual é tardia em adolescentes com AF. Embora os adultos atinjam altura normal, tipicamente abaixo do peso normal, e função sexual normal, o atraso pode apresentar problemas para o adolescente (Heeney & War, 2015). Um estudo retrospectivo recente de crianças com AF relatou o efeito de terapias modificadoras da doença (hidroxiureia, transfusão) nos padrões de crescimento e puberdade em comparação com nenhuma terapia, com a terapia de transfusão demonstrando uma velocidade de altura mais precoce em comparação com a hidroxiureia ou sem terapia (Nagalapuram, Kulkami, Leach et al., 2019).

Indivíduos com DF que apresentam níveis mais altos de HbF tendem a ter uma doença mais leve com menos complicações do que aqueles com níveis mais baixos de HbF (Meier & Miller, 2012; Meier & Rampersad, 2017). A hidroxiureia é um medicamento aprovado pela U.S. Food and Drug Administration que aumenta a produção de HbF, reduz a aderência endotelial das células falciformes, melhora a hidratação da célula falciforme e o tamanho da célula, aumenta a produção de óxido nítrico (um vasodilatador) e diminui a contagem de leucócitos e reticulócitos (National Institutes of Health, National Heart, Lung, and Blood Institute, Division of Blood Disease and Resources, 2014; Nevitt, Jones, Howard, 2017; Yawn et al., 2014). O acompanhamento no longo prazo de pacientes em uso de hidroxiureia isolada revelou pelo menos 40% de redução na mortalidade e diminuição da frequência de CVO, AF, internações hospitalares e necessidade de transfusões, tornando as crises de DF mais leves (DeBaun & Kirkham, 2016; Ghafuri, Chaturvedi, Rodeghier et al., 2016; Nevitt et al., 2017; Quarmyne, Dong, Theodore et al., 2017; Smith-Whitley & Kwiatkowski, 2020; Thomas, Dulman, Lewis et al., 2019). Estudos pediátricos mostraram que a hidroxiureia pode ser usada com segurança em crianças (Estepp, Smeltzer, Kang et al., 2017; Rodriguez, Duez, Dedeken et al., 2018; Thomas et al., 2019; Wang, Ware, Miller et at., 2011). As diretrizes de controle baseadas em evidências do National Heart, Lung, and Blood Institute de 2014 para a doença falciforme recomendam que todos os lactentes com 9 meses ou mais com

AF recebam hidroxiureia como tratamento, independentemente da frequência ou gravidade das complicações da doença (National Institutes of Health, National Heart, Lung, and Blood Institute, Division of Blood Disease and Resources, 2014; Yawn et al., 2014).

Apesar dos efeitos positivos da hidroxiureia, novos agentes terapêuticos estão sendo investigados com foco na prevenção da desidratação dos eritrócitos falciformes, na redução da adesão endotelial e no uso de tratamentos antioxidantes (Matte, Zorzi, Mazzi et al., 2019). Como não houve uso prolongado desses agentes, são necessários mais estudos clínicos.

O transplante de células-tronco hematopoéticas (TCTH) de um irmão compatível com antígeno leucocitário humano (HLA) ou doador não aparentado é a única cura potencial para a DF, com alto risco de complicações neurológicas (Azar & Wong, 2017; Heeney & Ware, 2015; Locatelli & Pagliara, 2012). O TCTH alogênico oferece tratamento curativo para crianças com DF, com sobrevida global de 92 a 95% e sobrevida livre de eventos de 82 a 86% (Hsieh, Fitzhugh, Weitzel et al., 2014; Krishnamurti, Neuberg, Sullivan et al.., 2019; Locatelli, Pagliara, 2012). Crianças e adolescentes com menos de 16 anos que apresentam complicações graves (p. ex., acidente vascular encefálico, AF recorrente, dor refratária, DTC anormal) e têm um doador compatível com HLA disponível podem receber TCTH como modalidade de tratamento (Haining, Duncan, El-haddad et al., 2015; Lucarelli, Isgro, Sodani et al., 2012; Smith-Whitley & Kwiatkowski, 2020). Riscos substanciais, como rejeição do enxerto, infecções, imunossupressão prolongada, doença do enxerto contra o hospedeiro e recidiva da doença estão associados ao TCTH e limitam sua ampla aceitação em pacientes com DF (Khemani, Katoch, & Krishnamurti, 2019; National Institutes of Health, National Heart, Lung, and Blood Institute, Division of Blood Disease and Resources, 2014). Em seguida, a melhora da sobrevida com outras modalidades de TCTH, como transplante de sangue de cordão umbilical, transplantes haploidênticos e esquemas de condicionamento não mieloablativos, pode aumentar os protocolos de doadores irmãos e ampliar a disponibilidade de TCTH como uma cura potencial para pacientes com DF (Khemani et al., 2019; Lucarelli et al., 2012).

Como a DF é um distúrbio autossômico recessivo, estratégias investigativas para correção, substituição, adição ou modulação do gene da globina continuam a evoluir nos cenários de pesquisa básica e clínica (Bourzac, 2017; Matte et al., 2019; Negre, Eggimann, Beuzard et al., 2016; Sii-Felice, Giorgi, Leboulch et al., 2018). Com menos de 20% das pessoas com DF tendo um irmão doador compatível para TCTH, a terapia genética pode ser uma opção curativa atraente (Matte et al., 2019; Meier, Rampersad, 2017; Rubin, 2019).

QUALIDADE DOS RESULTADOS DO PACIENTE: Doença falciforme

- Reconhecimento precoce de sinais e sintomas de anemia falciforme (AF)
- Desoxigenação tecidual minimizada
- Prevenção de crise de células falciformes ou rapidamente controlada
- Controle adequado da dor
- Prevenção do acidente vascular cerebral
- Esquema profilático de penicilina
- Prevenção de hipoxia quando a cirurgia é necessária
- Administração das vacinas pneumocócicas, *Haemophilus influenzae* tipo B e meningocócicas

Cuidados de enfermagem

Orientação para família e a criança

A educação familiar começa com uma explicação da doença e suas consequências (ver *Planejamento para o cuidado de enfermagem* e boxe *Estudo de caso*). Após essa explicação, as questões mais importantes a serem ensinadas à família são: (1) buscar intervenção precoce para problemas, como febre de 38,5°C ou superior; (2) administrar penicilina conforme prescrito; (3) reconhecer sinais e sintomas de acidente vascular encefálico, sequestro esplênico, bem como problemas respiratórios que podem levar à hipoxia; e (4) tratar a criança normalmente.

O enfermeiro ressalta a importância da hidratação adequada para prevenir a falcização e retardar o ciclo de vaso-oclusão e hipoxia-isquemia. Não é suficiente aconselhar os pais a "forçar líquidos" ou "incentivar a beber". Eles precisam de instruções específicas sobre quantos copos diários ou garrafas de líquido são necessários. Muitos alimentos também são uma fonte de líquidos, principalmente sopas, picolés com sabor, sorvetes, sucos de frutas, gelatina e pudins.

DICAS PARA A ENFERMAGEM Uma maneira simples e gráfica de demonstrar o efeito da falcização é rolar objetos arredondados, como bolinhas de gude ou contas, por meio de um tubo para simular a circulação normal e, em seguida, rolar objetos pontiagudos, como parafusos, pelo tubo. O efeito de falcização e aglomeração dos objetos pontiagudos é especialmente perceptível em uma curva ou leve estreitamento do tubo.

O aumento de líquidos combinado com comprometimento da função renal resulta no problema de **enurese**. Os pais que desconhecem esse fato costumam usar as medidas usuais para desencorajar a enurese noturna, como limitar os líquidos à noite, e podem recorrer à punição e vergonha para forçar o controle da bexiga. O enfermeiro deve discutir esse problema com os pais, ressaltando que a capacidade da criança de concentrar a urina está comprometida. Lembrar a criança de urinar com frequência durante o dia e antes de dormir pode ser útil, assim como acordar a criança durante a noite se o padrão de sono da criança não for perturbado. A enurese é tratada como uma complicação da doença, como dor nas articulações ou algum outro sintoma, para aliviar a pressão dos pais sobre a criança.

Promover terapias de suporte durante as crises

O sucesso de muitas das terapias clínicas depende fortemente da implementação de enfermagem. O controle da dor é um problema especialmente difícil e muitas vezes envolve a experimentação de vários analgésicos, incluindo opioides, e horários antes que o alívio seja alcançado. Infelizmente, essas crianças tendem a ser submedicadas, o que resulta em "observação do relógio" e demandas por doses adicionais mais cedo do que o esperado. Muitas vezes, isso levanta incorretamente suspeitas de dependência de drogas, quando na verdade o problema é de dosagem inadequada (ver boxe *Cuidado centrado na família*). Na escolha e no agendamento de analgésicos, o objetivo deve ser a prevenção da dor.

DICAS PARA A ENFERMAGEM Aconselhar os pais a estarem particularmente atentos a situações em que a desidratação pode ser uma possibilidade (p. ex., clima quente, praticar esportes) e a reconhecer sinais precoces de ingestão reduzida de líquidos, como diminuição do débito urinário (p. ex., menos fraldas molhadas) e aumento da sede.

Qualquer programa de dor deve ser combinado com apoio psicológico para ajudar a criança a lidar com a depressão, a ansiedade e o medo que podem acompanhar a doença. Isso inclui visitas regulares com a criança para discutir quaisquer preocupações durante a hospitalização e reforço positivo das habilidades de enfrentamento, como

Planejamento para o cuidado de enfermagem

A criança com anemia falciforme

Dia 1, 9h

1. Um menino de 12 anos com anemia falciforme (doença falciforme homozigótica [HgbSS]) está sendo atendido no setor de emergência (PS) com dor crescente nos últimos 2 dias. A mãe está lhe dando os analgésicos prescritos pela equipe de hematologia, mas sente que a dor está piorando. Quais achados da avaliação requerem acompanhamento pelo enfermeiro? **Selecione tudo que se aplique.**
   A. Oximetria de pulso 96%.
   B. Hematócrito = 34%.
   C. Pulso = 112 bpm.
   D. Hemoglobina = 10,6 g/dℓ.
   E. Respiração = 24 incursões/min.
   F. Abdome sensível à palpação.
   G. 8/10 na escala numérica de dor.
   H. Pressão arterial = 102/50 mmHg.
   I. Bilirrubina sérica total = 0,3 mg/dℓ.
   J. Temperatura oral = 38°C.
   K. Peso = 40 kg.

2. **Revisar o estudo de caso apresentado. Escolher as opções mais prováveis para as informações que faltam nas declarações abaixo selecionando nas listas de opções fornecidas.** Em decorrência do diagnóstico de doença falciforme dessa criança, o enfermeiro tem conhecimento, com base nos achados da avaliação, de que a criança pode estar vivenciando ____1____. Isso é causado por ____2____.

Opções para 1	Opções para 2
Crise aplásica	Pressão alta
Crise de sequestro	Isquemia
Síndrome torácica aguda	Sangramento
Crise vaso-oclusiva	Infecção
Crise hiper hemolítica	Diminuição da produção de glóbulos vermelhos
Acidente vascular encefálico	Diminuição do sódio sérico

Dia 1, 9h30

3. O hematologista chega para examinar a criança. Nesse momento, a criança apresenta achados consistentes com uma crise vaso-oclusiva (CVO). Ao planejar os cuidados para essa criança, que intervenções de **prioridade** o enfermeiro consideraria neste momento? **Selecione tudo que se aplique.**
   A. Hidratação.
   B. Antibióticos.
   C. Repouso estrito no leito.
   D. Medicação para dor.
   E. Avaliação da dor.
   F. Transfusão de sangue.
   G. Oxigenoterapia.

Dia 1, 10h

4. Na última hora foi administrada uma dose IV de morfina (0,1 mg/kg) a cada 10 minutos por três doses. O escore numérico de dor de 7/10 é avaliado após essas doses iniciais. Tomou-se a decisão de iniciar morfina e cetorolaco, pois a dor não foi aliviada após três doses de morfina IV. A morfina é trocada para analgesia controlada pelo paciente (PCA). Cetorolaco 1 mg/kg para a primeira dose, então 0,5 mg/kg/dose (máximo de 30 mg/dose) IV a cada 6 horas também deve ser iniciado. São administrados fluídos IV a uma taxa de manutenção de 1½. Quais são as intervenções de enfermagem **mais apropriadas** para essa criança com DF com dor que agora está recebendo morfina por PCA e cetorolaco IV? **Indique qual ação de enfermagem listada na coluna da extrema esquerda é apropriada para cada complicação potencial listada na coluna do meio. Indique o número da ação de enfermagem na coluna da extrema direita. Observe que apenas uma ação de enfermagem pode ser utilizada para cada potencial complicação e que nem todas as ações de enfermagem serão utilizadas.**

Ação de enfermagem	Complicação potencial	Ação de enfermagem para complicação
1. Discutir o horário da medicação 24 horas por dia com os pais.	Dor descontrolada.	
2. Incentivar alto nível de ingestão de líquidos.	Dor aguda.	
3. Reconhecer que pode ser necessário tentar vários analgésicos, incluindo opioides e esquemas de medicação.	Evitar sofrimentos desnecessários por medos infundados.	
4. Tranquilizar a criança e a família de que analgésicos, incluindo opioides, são clinicamente indicados, que altas doses podem ser necessárias e que as crianças raramente se tornam dependentes.	Prevenir a vasoconstrição que pode aumentar a falcização com aplicações de frio.	
5. Aplicar calor ou massagem na área acometida. Evitar aplicar compressas frias.	Desidratação.	
6. Fornecer *shake* de proteína com cada refeição.		
7. Pesar a criança todas as manhãs com a mesma balança.		

Dia 1, 14h

5. O paciente encontra-se agora em repouso confortavelmente, tendo sido internado na unidade pediátrica. Sua mãe está à beira do leito e a última avaliação numérica da dor revela que seu nível de dor é 3/10. Estas são as doses de PCA usadas: dose de ataque de 0,1 mg/kg (máximo de 8 mg); taxa basal de 0,01 mg/kg e dose intermitente de 0,035 mg/kg (máximo de 8 mg) com o intervalo de bloqueio em aproximadamente 10 minutos. É estabelecido um limite de 4 horas de 0,5 mg/kg. Seu peso é de 40 kg. **Com base nessas doses de ataque de PCA, escolha as opções mais prováveis para as informações que faltam na tabela selecionando na lista de opções fornecidas.**

(*Continua*)

Planejamento para o cuidado de enfermagem

A criança com anemia falciforme (continuação)

Dose de ataque	Taxa basal	Dose intermitente	Intervalo entre doses
1	2	3	4

Opções para 1	Opções para 2	Opções para 3	Opções para 4
6	0,4	2,2	5 minutos
4	0,2	1,8	6 minutos
8	0,8	1,4	8 minutos
2	0,9	1,2	10 minutos

Dia 1, 19h

6. Um menino de 12 anos com anemia falciforme (doença falciforme homozigótica [HgbSS]) foi atendido nessa manhã no setor de emergência (PS) por dor crescente nos últimos 2 dias. Ele está internado para tratamento da dor e está em uso de morfina e cetorolaco IV. Sua avaliação da dor é 2/10 na escala numérica. Os achados da avaliação na passagem de plantão do enfermeiro às 19 horas revelam:
   - Temperatura oral = 37,2°C
   - Pulso = 60 bpm
   - Respiração = 24 incursões/min
   - Pressão arterial = 100/48 mmHg
   - Peso = 40 kg
   - Abdome levemente sensível à palpação
   - 2/10 na escala numérica de dor
   - Oximetria de pulso 98%

   O paciente está descansando confortavelmente e o enfermeiro ao fim de seu plantão está avaliando ações de enfermagem importantes para o cuidado dessa criança. **Para cada ação de enfermagem, use um X para indicar se foi eficaz (ajudou a atender a qualidade dos resultados esperados para o paciente), ineficaz (não ajudou a atender a qualidade dos resultados esperados do paciente) ou não relacionada (não relacionada com a qualidade dos resultados do paciente).**

Ação de enfermagem	Eficaz	Ineficaz	Não relacionada
Administrar morfina e cetorolaco com segurança.			
Monitorar os efeitos colaterais da morfina avaliar rigorosamente o estado respiratório e prevenir a constipação intestinal.			
Monitorar os efeitos colaterais do cetorolaco e avaliar o sangramento (gastrintestinal [GI] ou renal) de perto.			
Orientar os pais sobre a segurança e eficácia da morfina intravenosa e do cetorolaco ao usá-los em casa.			
Reavaliar o nível de dor da criança uma vez por turno após a administração de morfina e cetorolaco.			
Ler um livro infantil para a criança enquanto ela dorme.			
Reconheça que vários analgésicos e doses que possam precisar ser tentados.			

Cuidado centrado na família

Medo de dependência de drogas

Embora a dor durante uma crise de células falciformes seja geralmente intensa e os opioides sejam necessários, muitas famílias temem que seus filhos tornem-se viciados no narcótico. Infelizmente, profissionais de saúde mal-informados podem fomentar esse medo infundado, que resulta em sofrimento desnecessário. Extremamente poucas crianças que recebem opioides para dor intensa tornam-se comportamentalmente viciadas na droga (American Pain Society, 2015). A dependência de opioides em crianças com doença falciforme é rara e nunca deve ser usada como motivo para suspender a medicação para a dor (Smith-Whitley, Kwaitkowski, 2020). Famílias e crianças com mais idade, especialmente adolescentes, precisam ser tranquilizadas de que os opioides são clinicamente indicados, altas doses podem ser necessárias e as crianças raramente tornam-se dependentes.

métodos bem-sucedidos de lidar com a dor e o cumprimento das prescrições de tratamento. Para reduzir a conotação negativa associada ao termo crise, é melhor dizer episódio de dor.

Se forem administradas transfusões de sangue ou exsanguinotransfusões, o enfermeiro tem a responsabilidade de observar os sinais de reação transfusional (ver Tabela 24.3, mais adiante no capítulo). Como a hipervolemia decorrente de transfusão muito rápida pode aumentar a carga de trabalho do coração, o enfermeiro também deve estar atento aos sinais de insuficiência cardíaca.

No sequestro esplênico, meça delicadamente o tamanho do baço, porque o aumento da esplenomegalia é um sinal ameaçador (Capítulo 4, seção *Abdome*). Uma diminuição no tamanho do baço denota resposta à terapia. O enfermeiro também deve monitorar rigorosamente os sinais vitais e a pressão arterial para detectar choque iminente. A anemia tipicamente não é uma complicação de apresentação na CVO, mas é um problema crítico em outros tipos de crises. O enfermeiro deve monitorar a evidência de aumento da anemia e instituir as intervenções de enfermagem apropriadas (ver anteriormente no capítulo). A oxigenoterapia não reverte os eritrócitos falciformes e, se usada em um paciente não hipóxico, diminuirá a eritropoese (Vichinsky, Estilos, 1996). Como o uso prolongado de oxigênio pode agravar a anemia, relate quaisquer sinais de falta de benefício terapêutico, como inquietação, aumento da palidez e dor contínua.

Registre a ingestão, especialmente de líquidos intravenosos, e a saída. O peso da criança deve ser aferido na admissão, pois serve como base para avaliação da hidratação. Como a diurese pode resultar em perda de eletrólitos, o enfermeiro deve observar sinais de hipopotassemia e deve estar familiarizado com os valores normais de eletrólitos séricos para relatar alterações.

Reconhecer outras complicações

Os enfermeiros também precisam estar atentos aos sinais de AF e AVE, que são complicações potencialmente fatais.

! ALERTA PARA A ENFERMAGEM

Relatar sinais do seguinte imediatamente
Síndrome torácica aguda (STA):

- Dor intensa no tórax, nas costas ou abdominal
- Febre de 38,5°C ou superior
- Tosse
- Dispneia, taquipneia
- Retrações
- Diminuição da saturação de oxigênio (oximetria)

Acidente vascular encefálico (AVE):

- Cefaleias intensas e não aliviadas
- Vômitos intensos
- Repuxo ou espasmos da face, pernas ou braços
- Convulsões
- Comportamento estranho e anormal
- Incapacidade de mover um braço ou perna
- Andar cambaleante ou instável
- Gagueira ou fala mal articulada
- Fraqueza nas extremidades
- Alterações na visão

Apoio à família

As famílias precisam ter a oportunidade de discutir seus sentimentos em relação à transmissão de uma doença crônica potencialmente fatal ao filho. Devido ao prognóstico amplamente divulgado para crianças com AF, muitos pais expressam seu medo da morte da criança. O prognóstico varia; com diagnóstico e tratamento precoces, essas crianças estão vivendo mais. Preditores previamente identificados de um curso grave de AF incluíram baixo nível de hemoglobina (aproximadamente 7 g/dℓ), dactilite ou episódio doloroso e contagem elevada de leucócitos exibida antes dos 24 meses (Miller, Sleeper, Pegelow et al., 2000). No entanto, uma revisão sistemática identificou que os únicos testes preditivos consistentemente associados ao desfecho grave da AF são as velocidades elevadas do DTC e o aumento da contagem de reticulócitos (Meier, Fasano, & Levet, 2017). Todos os outros preditores prognósticos tiveram resultados mistos que foram atribuídos a melhores cuidados de suporte com redução de mortes infecciosas e taxa de acidente vascular encefálico (Meier et al., 2017). O enfermeiro deve cuidar da família como qualquer família com uma criança que tenha uma doença crônica e com risco de vida e considerar as reações dos irmãos, o estresse no relacionamento conjugal e as atitudes de criação dos filhos em relação à criança (Capítulo 17). Vários recursos estão disponíveis para famílias com doença falciforme.[a]

O enfermeiro deve aconselhar os pais a informar toda a equipe de tratamento sobre a condição da criança. O uso de identificação médica, como pulseira, é outra forma de garantir a conscientização sobre a doença.

Se os membros da família tiverem o traço de DF ou AF, o aconselhamento genético é necessário. Uma consideração primária no aconselhamento genético é informar os pais sobre a chance de 25% a cada gravidez de ter um filho com a doença quando ambos os pais carregam o traço.

[a]Sickle Cell Disease Association of America, Inc., 231 E. Baltimore St., Suite 800, Baltimore, MD 21202; 410-528-1555, 800-421-8453; fax: 410-528-1495; e-mail: scdaa@sicklecelldisease.org; http://www.sicklecelldisease.org; http://www.facebook.com/sicklecellcampaign; Sickle Cell Information Center, PO Box 109, Grady Memorial Hospital, 80 Jesse Hill Jr Drive SE, Atlanta, GA 30303; 404-616-3572; fax: 404-6165998; e-mail: aplatt@emory.edu; http://scinfo.org; National Heart, Lung, and Blood Institute Health Information Center, PO Box 30105, Bethesda, MD 20824-0105; 301-592-8573; fax: 301-592-8563; http://www.nhlbi.nih.gov; http://www.ahcpr.gov.

BETA TALASSEMIA (ANEMIA DE COOLEY)

A talassemia é um distúrbio genético comum, que acomete milhões globalmente, que ocorre em aproximadamente 4,4 de cada 10 mil nascidos vivos em todo o mundo (Smith, 2018; Yaish, 2015). Nos EUA, estima-se que 2 mil pessoas tenham beta talassemia maior (Centers for Disease Control and Prevention, 2019a; Smith-Whitley & Kwiatkowski, 2020). O termo **talassemia**, que é derivado da palavra grega *talassa*, que significa "mar", é aplicado a vários distúrbios sanguíneos hereditários caracterizados por deficiências na taxa de produção de cadeias de globina específicas em Hgb. O nome refere-se apropriadamente às pessoas que vivem perto do Mar Mediterrâneo, ou seja, italianos, gregos, sírios, asiáticos, africanos e seus descendentes. Evidências sugerem que a alta incidência dos distúrbios entre esses grupos é resultado da vantagem seletiva que o traço tem na proteção contra a malária, como é postulado na DF. O distúrbio tem uma ampla distribuição geográfica, provavelmente como resultado de migração genética por meio de casamentos mistos ou possivelmente como resultado de mutação espontânea. No entanto, nas últimas décadas houve um influxo de migrantes desses países de alta prevalência, principalmente para a América do Norte e Europa Central e do Norte, com rápido aumento da população com talassemia.

A beta talassemia é a mais comum das talassemias e classificada nas seguintes formas:

- Duas formas heterozigóticas, **talassemia menor**, portador assintomático silencioso, e **traço de talassemia**, que produz uma leve anemia microcítica
- **Talassemia intermediária**, que pode envolver anormalidades homozigóticas ou heterozigóticas e manifesta-se como esplenomegalia e anemia moderada a grave
- Uma forma homozigótica, **talassemia maior** (também conhecida como **anemia de Cooley**), que resulta em uma anemia grave que não é compatível com a vida sem suporte transfusional.

Modo de transmissão

A talassemia é uma doença autossômica recessiva. Ambos os pais devem ser portadores do traço de talassemia para produzir uma criança com beta talassemia maior. O modo típico de transmissão é entre pais que carregam o traço e, portanto, têm 25% de chance a cada gravidez de que seu filho nasça com talassemia.

Fisiopatologia

A HbA pós-natal normal é composta por duas cadeias de polipeptídios alfa e duas beta. Na beta talassemia, há deficiência parcial ou completa na síntese das cadeias beta da molécula de Hgb. Consequentemente, há aumento compensatório na síntese das cadeias alfa e a produção de cadeia gama permanece ativada, resultando na formação defeituosa de Hgb. Essa unidade polipeptídica desequilibrada é muito instável; quando se desintegra, danifica os eritrócitos, causando anemia grave.

Para compensar o processo hemolítico, uma superabundância de eritrócitos é formada, a menos que a medula óssea seja suprimida pela terapia transfusional. O excesso de ferro das transfusões de concentrado de hemácias e da rápida destruição de células defeituosas é armazenado em vários órgãos (**hemossiderose**).

Avaliação diagnóstica

O início das manifestações clínicas na talassemia maior pode ser insidioso e não reconhecido até o fim da infância ou início da primeira

Boxe 24.3 Manifestações clínicas da talassemia beta.

Anemia (antes do diagnóstico)
Palidez
Febre inexplicável
Má alimentação
Baço ou fígado aumentados

Anemia progressiva
Sinais crônico de hipoxia
Cefaleia
Dor precordial e óssea
Diminuição da tolerância ao exercício
Apatia
Anorexia

Outras características
Pequena estatura
Maturação sexual tardia
Tez bronzeada e sardenta (se não estiver recebendo terapia de quelação)

Alterações ósseas (crianças com mais idade se não tratadas)
Cabeça alargada
Protuberância frontal e parietal proeminente
Eminências malares proeminentes
Ponte do nariz plana ou deprimida
Maxila aumentada
Protrusão do lábio e incisivos centrais superiores e má oclusão ocasional
Osteoporose generalizada

infância. Os efeitos clínicos da talassemia maior são atribuídos principalmente à síntese defeituosa de HbA, hemácias estruturalmente comprometidas e tempo de vida reduzido dos eritrócitos (Quadro 24.3).

Os estudos hematológicos revelam as alterações características nos eritrócitos (p. ex., microcitose, hipocromia, anisocitose, poiquilocitose, células-alvo, pontilhado basofílico de vários estágios). Níveis baixos de Hgb e Hct são observados na anemia grave, embora sejam tipicamente inferiores à redução na contagem de hemácias devido à proliferação de eritrócitos imaturos. A eletroforese de Hgb confirma o diagnóstico e é útil para distinguir o tipo de talassemia porque analisa a quantidade e o tipo de variantes de Hgb encontradas no sangue.

Manejo terapêutico

Os objetivos da terapia de suporte são manter níveis suficientes de Hgb para prevenir a expansão da medula óssea e deformidades ósseas e fornecer eritrócitos suficientes para apoiar o crescimento normal e a atividade física normal. As transfusões são a base do tratamento clínico, com o objetivo de manter o nível de Hgb em aproximadamente 9,5 g/dℓ, uma meta que pode exigir transfusões a cada 2 a 5 semanas. As vantagens desta terapia incluem (1) melhor bem-estar físico e psicológico devido à capacidade da criança de participar de atividades normais; (2) diminuição da cardiomegalia e hepatoesplenomegalia; (3) menos alterações ósseas; (4) crescimento e desenvolvimento normal ou quase normal até a puberdade; e (5) menos infecções.

Uma das complicações potenciais das transfusões de sangue frequentes é a sobrecarga de ferro (hemossiderose). Como o corpo não tem meios eficazes de eliminar o excesso de ferro, o mineral é depositado nos tecidos do corpo. Para minimizar o desenvolvimento de hemossiderose e hemocromatose em pacientes com talassemia maior, existem três agentes quelantes de ferro aprovados: deferoxamina, deferasirox e deferiprona (Khandros & Kwaitkowski, 2019; Origa, 2017; Smith-Whitley & Kwiatkowski, 2020).

Em algumas crianças com esplenomegalia grave que requerem transfusões repetidas, uma esplenectomia pode ser necessária para diminuir os efeitos incapacitantes da pressão abdominal e aumentar a vida útil dos eritrócitos suplementares. Com o tempo, o baço pode acelerar a taxa de destruição de eritrócitos e, assim, aumentar as necessidades de transfusão. Após uma esplenectomia, as crianças geralmente requerem menos transfusões, embora o defeito básico na síntese de Hgb permaneça inalterado. Uma das principais complicações pós-esplenectomia é a infecção grave e avassaladora. Portanto, essas crianças geralmente recebem antibióticos profiláticos com supervisão médica rigorosa por muitos anos e devem receber as vacinas pneumocócica e meningocócica além das imunizações programadas regularmente (Capítulo 6, seção *Imunizações*).

DICAS PARA A ENFERMAGEM Certifique-se de que a família e o paciente entendam a necessidade de notificar o profissional de saúde de todas as febres de 38,5°C ou mais altas devido ao risco de sepse em uma criança com asplenia.

Prognóstico

A maioria das crianças tratadas com transfusões de sangue e terapia de quelação precoce tem uma sobrevida e qualidade de vida notavelmente melhor, pois sobrevivem bem na idade adulta (Cappellini, Porter, Viprakasit et al., 2018; Sankaran, Nathan, & Orkin, 2015). As causas mais comuns de morte são doenças cardíacas, danos hepáticos com cirrose, sepse pós-esplenectomia e falência de múltiplos órgãos secundários à hemocromatose (Choudhry, 2017; Sankaran et al., 2015; Yaish, 2015). Os três fatores prognósticos adversos para a sobrevida livre de eventos são a presença de hepatomegalia, sobrecarga de ferro e fibrose portal (Choudhry, 2017). Crianças sem esses fatores prognósticos adversos têm mais de 97% de sobrevida livre de eventos (Choudhry, 2017). Um tratamento curativo para algumas crianças é o TCTH. Crianças menores de 14 anos sem estoques excessivos de ferro e hepatomegalia submetidas ao TCTH alogênico apresentam alta taxa de sobrevida livre de complicações; aproximadamente 80 a 97% dessas crianças são curadas (Issaragrisil & Kunacheewa, 2016; Origa, 2017; Smith-Whitley & Kwiatkowski, 2020). Além disso, o transplante de sangue do cordão umbilical tem uma sobrevida livre de doença de cerca de 90% (Higgs, Engel, & Stamatoyannopoulos, 2012; Issaragrisil & Kunacheewa, 2016). Crianças sem doador compatível podem se beneficiar do transplante de membro da família haploidêntico, que tem mostrado resultados animadores (Locatelli, Merli, & Strocchio, 2016; Lucarelli et al., 2012). Novas abordagens para correção da talassemia por meio da introdução de estratégias de terapia gênica, incluindo o uso de vetores lentivirais, geração de células-tronco pluripotentes, direcionamento de genes e edição de genes, estão em andamento, mas continuam causando preocupações (Arlet, Dussiot, Moura et al., 2016; El-Beshlawy & El-Ghamrawy, 2019; Makis, Hatzimichael, Papassotiriou et al., 2016; Sankaran et al., 2015; Xu, Luk, Yao et al., 2019).

Cuidados de enfermagem

Os objetivos do cuidado de enfermagem são (1) promover a adesão à terapia de transfusão e quelação; (2) ajudar a criança a lidar com os tratamentos que provocam ansiedade e os efeitos da doença; (3) promover a adaptação da criança e da família a uma doença crônica; e (4) observar complicações de múltiplas transfusões de sangue. O básico para cada um desses objetivos é explicar aos pais e às crianças mais velhas o defeito responsável pelo distúrbio, seu efeito sobre os eritrócitos e os efeitos potenciais da sobrecarga de ferro não tratada (p. ex., atraso no crescimento e maturação, doença cardíaca). Como essa condição é prevalente em famílias de ascendência mediterrânea, o enfermeiro também indaga sobre o conhecimento prévio da família sobre talassemia. Todas as famílias com uma criança com talassemia devem ser testadas para o traço e encaminhadas para aconselhamento genético.

Como acontece com qualquer doença crônica, as necessidades da família devem ser atendidas para um ajuste ideal ao estresse imposto pelo transtorno (Capítulo 17). Fontes de informação para a família incluem a Cooley's Anemia Foundation[b] e o Northern California Comprehensive Thalassemia Center. O aconselhamento genético para os pais e descendentes férteis é obrigatório, e tanto o diagnóstico pré-natal por amniocentese ou amostra de sangue fetal quanto a triagem para traço de talassemia estão disponíveis.

ANEMIA APLÁSICA

A **anemia aplásica (AA)** é um distúrbio raro e com risco de vida que acomete aproximadamente 2 a 6 em 1 milhão de crianças e adultos a cada ano (Fargo & Horda, 2020; Korthof, Bekassy, & Hussein, 2013). AA refere-se a uma doença de insuficiência da medula óssea na qual os elementos formados do sangue são simultaneamente deprimidos. O esfregaço de sangue periférico demonstra citopenia com pelo menos dois dos seguintes sinais: anemia profunda, leucopenia e trombocitopenia. Em contrapartida, a **anemia hipoplásica** é caracterizada por uma profunda depressão dos eritrócitos, mas leucócitos e plaquetas normais ou levemente diminuídos.

Etiologia

AA pode ser primária (**congênita** ou presente ao nascimento) ou secundária (**adquirida**). O distúrbio congênito mais conhecido do qual a AA é uma característica marcante é a **síndrome de Fanconi**, um distúrbio hereditário raro caracterizado por pancitopenia, hipoplasia da medula óssea e coloração marrom irregular da pele resultante do depósito de melanina. Está associada a múltiplas anomalias congênitas dos sistemas musculoesquelético e geniturinário. A síndrome parece ser herdada como um traço autossômico recessivo com penetrância variável; portanto, irmãos acometidos podem demonstrar várias combinações diferentes de defeitos.

Vários fatores etiológicos contribuem para o desenvolvimento da AA adquirida; entretanto, a maioria dos casos é considerada idiopática (Quadro 24.4). A discussão a seguir concentra-se na AA adquirida grave, que apresenta um prognóstico pior e segue um curso mais rapidamente fatal do que os tipos primários.

Avaliação diagnóstica

O início das manifestações clínicas, que incluem anemia, leucopenia e diminuição da contagem de plaquetas, geralmente é insidioso. O diagnóstico definitivo é determinado a partir do exame da medula óssea, que demonstra a conversão da medula óssea vermelha em medula óssea amarela e gordurosa. A AA grave é baseada nos critérios de Camitta, que incluem menos de 25% de celularidade da medula óssea com pelo menos dois dos seguintes achados: contagem absoluta de granulócitos inferior a $500/mm^3$, contagem de plaquetas inferior a 20 mil/mm^3 e contagem absoluta de reticulócitos inferior a 40 mil/mm^3 (Miano & Dufour, 2015; Passweg & Marsh, 2010). AA moderada é definida como menos de 50% de celularidade da medula óssea com presença de citopenia leve a moderada (Shimamura & Willians, 2015).

[b]330 Seventh Ave., No. 200, New York, NY 10001; 800-522-7222; fax: 212-279-5999; *e-mail*: info@cooleysanemia.org; http://www.talassemia.org; www.facebook.com/pages/Thalassemia-org/162500870481012.

Boxe 24.4 Causas comuns de anemia aplásica adquirida.

- Infecção por parvovírus humano, hepatite ou infecção avassaladora
- Irradiação
- Distúrbios imunológicos, como fasceíte eosinofílica e hipoimunoglobulinemia
- Fármacos, como determinados agentes quimioterápicos, anticonvulsivantes e antibióticos
- Produtos químicos industriais e domésticos, incluindo benzeno e seus derivados, que são encontrados em produtos petrolíferos, corantes, removedor de tinta, goma-laca e verniz
- Infiltração e substituição de elementos mieloides, como na leucemia ou nos linfomas
- Idiopática (na maioria dos casos, nenhuma causa precipitante identificável pode ser encontrada)

Manejo terapêutico

Os objetivos do tratamento baseiam-se no reconhecimento de que o processo patológico subjacente é a insuficiência da medula óssea em realizar suas funções hematopoéticas. Portanto, a terapia é direcionada para restaurar a função da medula e envolve duas abordagens principais: (1) terapia imunossupressora (IST) para remover as funções imunológicas presumidas que prolongam a aplasia ou (2) substituição da medula óssea por meio de transplante. O transplante de medula óssea é o tratamento de escolha para AA grave quando existe um doador adequado (ver mais adiante neste capítulo).

A **globulina antilinfocitária (ALG)** ou **globulina antitimocitária (ATG)** é o principal tratamento medicamentoso usado para AA. A justificativa para o uso de ATG é baseada na teoria de que AA pode ser resultado de autoimunidade. IST é uma combinação de ATG e ciclosporina que suprime as respostas autoimunes dependentes de células T, reconhecendo o antígeno de superfície celular de linfócitos humanos e diminuindo os linfócitos sem causar supressão da medula óssea (Peinemann & Labite, 2014; Young, 2018). ATG geralmente é administrado por via intravenosa durante 12 a 16 horas durante 4 dias após uma dose de teste para verificar a hipersensibilidade. A ciclosporina é administrada por via oral por vários meses a 1 ano após a terapia com ATG, até atingir uma contagem sanguínea estável máxima e, em seguida, é gradualmente reduzida ao longo de aproximadamente 1 ano (Fargo & Horda, 2020; Peslak, Olson, & Babushok, 2017). A resposta ao IST é tipicamente atrasada e as respostas geralmente não começam antes de 3 a 4 meses com um tempo médio de 6 meses (Fargo & Horda, 2020; Samarasinghe & Webb, 2012; Shimamura & Willians, 2015). Um curso de IST pode ser repetido, dependendo da redução dos linfócitos circulantes e da resposta do paciente. Devido à resposta de hipersensibilidade associada ao ATG (ou seja, febre, calafrios, mialgias), a metilprednisolona é administrada por via intravenosa para prevenir esses efeitos colaterais. O fator estimulador de colônias de granulócitos (G-CSF) geralmente é ineficaz, sem evidências claras de melhorar a sobrevida global quando adicionado ao IST; portanto, o G-CSF de rotina usado fora de episódios neutropênicos febris é controverso (Fargo & Horda, 2020; Tichelli, Schrezenmeier, Socie et al., 2011; Young, 2018). No entanto, estudos relataram o uso de outro fator de crescimento com resultados preliminares encorajadores quando eltrombopag (fator de crescimento trombopoético) foi adicionado ao IST no tratamento de AA grave refratária (Desmond, Townsley, Dumitriu et al., 2014; Townsley, Scheinberg, Winkler et al., 2017). Androgênios podem ser usados com ATG para estimular a eritropoese se o AA não responder às terapias iniciais.

O TCTH deve ser considerado no início da doença se um doador compatível for encontrado. O transplante é mais bem-sucedido quando realizado antes que múltiplas transfusões tenham sensibilizado a criança para leucócitos e **antígenos leucocitários humanos (HLA)**. O TCTH está associado a uma taxa de sobrevida de aproximadamente 90% em pacientes que recebem transplante de medula óssea de um irmão HLA idêntico, mas o risco de falha do enxerto, doença enxerto *versus* hospedeiro e complicações infecciosas também devem ser levados em consideração (Fargo & Horda, 2020; Halkes, de Wreede, Knol-Bout et al., 2019; Scheinberg, 2012). Recentemente, os desfechos de sobrevida do transplante de medula óssea compatível com HLA não aparentado têm se aproximado do sucesso observado com o transplante de medula óssea de irmão HLA idêntico (Georges & Stob, 2016).

Cuidados de enfermagem

O cuidado da criança com AA é semelhante ao da criança com leucemia (Capítulo 25) e inclui preparar a criança e a família para os procedimentos diagnósticos e terapêuticos, prevenir as complicações da pancitopenia grave e apoiá-los emocionalmente diante da um resultado potencialmente fatal. Informações e suporte estão disponíveis na Aplastic Anemia and MDS International Foundation.[c]

O fármaco ATG geralmente é administrado por meio de uma veia central. Caso contrário, cuidados vigilantes devem ser direcionados à infusão intravenosa para evitar extravasamento. O cuidado meticuloso do acesso venoso é essencial devido à suscetibilidade da criança à infecção. Agentes quimioterápicos têm sido usados no tratamento de pacientes recidivantes com AA após IST sem resposta. Muitos dos efeitos colaterais associados à quimioterapia, como náuseas e vômitos, alopecia e mucosite, são experimentados por crianças que recebem tratamento para AA. Cuidados especializados são necessários para crianças com AA submetidas a TCTH (discutido no Capítulo 25).

DEFEITOS NA HEMOSTASIA

A **hemostasia** é o processo que interrompe o sangramento quando um vaso sanguíneo é lesionado. Fatores de coagulação vascular e plasmático, bem como plaquetas, são necessários. Um sistema complexo de mecanismos de coagulação, anticoagulação e quebra de coágulos (**fibrinólise**) existe em equilíbrio para garantir a formação de coágulos apenas na presença de lesão do vaso sanguíneo e para limitar o processo de coagulação ao local da lesão da parede do vaso. A disfunção nesses sistemas leva a sangramento ou coagulação anormal. Embora o processo de coagulação seja complexo, a coagulação depende de três fatores: (1) influência vascular, (2) papel das plaquetas e (3) fatores de coagulação.

HEMOFILIA

O termo **hemofilia** refere-se a um grupo de distúrbios hemorrágicos resultantes de deficiência ou disfunção congênita, ou ausência de proteínas ou fatores de coagulação específicos (Di Paola, Montgomery, Gill et al., 2015; Sharathkumar & Tubo, 2008). Embora a sintomatologia seja semelhante independentemente do fator de coagulação deficiente, a identificação de deficiências de fatores específicos possibilita o tratamento definitivo com agentes de reposição.

Em cerca de 80% de todos os casos de hemofilia, o padrão de herança é demonstrado como recessivo ligado ao X. As duas formas mais comuns da doença são a **deficiência de fator VIII** (hemofilia A, ou hemofilia clássica) e a **deficiência de fator IX** (hemofilia B, ou doença de Christmas) com prevalência de aproximadamente 1 em 5 mil e 1 em 20 mil a 30 mil nascidos vivos, respectivamente (Centers for Disease Control and Prevention, 2018b; Scott & Flood, 2020a; Sharathkumar & Carcao, 2011). Existem cerca de 20 mil pessoas de todas as raças e grupos étnicos acometidos com hemofilia nos EUA (National Hemophilia Foundation, 2019).[3] A **doença de Von Willebrand (DvW)** é outro distúrbio hemorrágico hereditário caracterizado por uma deficiência, anormalidade ou ausência da proteína chamada *fator de von Willebrand* (vWF). A discussão a seguir está relacionada principalmente com a deficiência do fator VIII, que é responsável por 80 a 85% de todos os casos de hemofilia.

Fisiopatologia

O defeito básico da hemofilia A é a deficiência do **fator VIII (fator anti-hemofílico [AHF])**. O fator VIII é produzido pelo fígado e é necessário para a formação de tromboplastina na fase I da coagulação sanguínea (Figura 24.4). Quanto menos fator VIII for encontrado no sangue, mais grave será a doença. Indivíduos com hemofilia possuem dois dos três fatores necessários para a coagulação: influência vascular e plaquetas. Portanto, eles podem sangrar por períodos mais longos, mas não em uma velocidade mais rápida.

Uma característica importante da hemofilia é que sua expressão varia acentuadamente em relação ao grau de gravidade do sangramento. A hemofilia é geralmente classificada em três grupos (grave, moderado, leve) de acordo com a gravidade da deficiência do fator; 60 a 70% das crianças com hemofilia demonstram a forma grave da doença. Com deficiências de fatores graves, a hemorragia pode ocorrer espontaneamente ou como resultado de pequenos traumas, como após a circuncisão. Em crianças com deficiências menos graves (moderadas, leves), no entanto, a tendência ao sangramento pode não ser notada até o início da marcha.

Hemorragias subcutâneas e IM são comuns. A hemartrose, que se refere ao sangramento nas cavidades articulares, principalmente nos joelhos, cotovelos e tornozelos, é a forma mais frequente de hemorragia interna. Alterações ósseas e deformidades incapacitantes ocorrem após episódios de sangramento repetidos ao longo de vários anos. Os primeiros sinais de hemartrose são uma sensação de rigidez, formigamento ou dor na articulação acometida, seguida de diminuição do movimento articular. Os sinais e sintomas óbvios das articulações acometidas são aumento do calor, eritema e edema e dor intensa com perda de movimento. O sangramento no pescoço, boca ou tórax é grave porque as vias aéreas podem ficar obstruídas. A hemorragia intracraniana pode ter consequências fatais e é uma das principais causas de morte. Hemorragia em qualquer local ao longo do trato GI pode levar à anemia, e o sangramento na cavidade retroperitoneal é especialmente perigoso devido ao grande espaço para o acúmulo de sangue. Hematomas na medula espinal podem causar paralisia.

Avaliação diagnóstica

O diagnóstico geralmente é feito a partir de uma história de episódios hemorrágicos, evidência de herança ligada ao X (apenas um terço dos casos são novas mutações) e achados laboratoriais. Para entender o significado de vários testes de hemostasia, é útil relembrar o

[c]100 Park Avenue, Suite 108, Rockville, MD 20850; 800-747-2820, 301279-7202; fax: 301-279-7205; *e-mail*: help@aamds.org; http://www.aamds.org; http://www.facebook.com/aamds.

[3]N.R.T.: No Brasil, segundo o Ministério da Saúde, a prevalência estimada da hemofilia é de aproximadamente 1 caso em cada 5 mil a 10 mil para a hemofilia A, e de 1 caso em cada 30 mil a 40 mil para a hemofilia B, ambos para nascimentos do sexo masculino. A hemofilia A é mais comum que a hemofilia B e representa cerca de 80% dos casos. Disponível em: https://bvsms.saude.gov.br/bvs/publicacoes/manual_hemofilia_2ed.pdf#:~:text=A%20preval%C3%AAncia%20estimada%20da%20hemofilia%20%C3%A9%20de%20aproximadamente,e%20representa%20cerca%20de%2080%25%20dos%20casos.%2011. Acesso em: 13 abr. 2022.

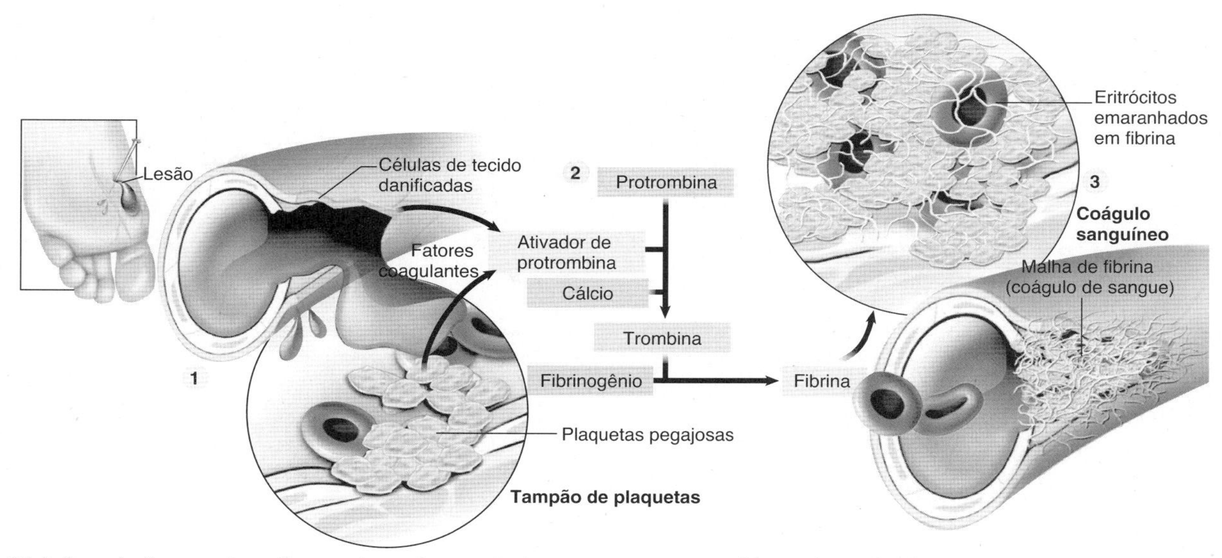

Figura 24.4 Coagulação sanguínea. O mecanismo de coagulação extremamente complexo pode ser destilado em três etapas básicas: (1) liberação de fatores de coagulação tanto das células do tecido lesionado quanto das plaquetas pegajosas no local da lesão (que formam um tampão plaquetário temporário); (2) uma série de reações químicas que subsequentemente resultam na formação de trombina; e (3) formação de fibrina e aprisionamento de eritrócitos para formar um coágulo. (De: Thibodeau, GA [2010]. *The human body in health and disease* [5th ed.]. St Louis, MO: Mosby.)

mecanismo usual para controlar o sangramento (p. ex., a função das plaquetas e dos fatores de coagulação). O teste específico para plasma hemofílico inclui a dosagem do fator VIII e do fator IX, procedimentos normalmente realizados em laboratórios especializados. Outros exames são aqueles que dependem de fatores específicos para que ocorra uma reação, principalmente o tempo parcial de tromboplastina (PTT). A detecção do portador é possível na hemofilia clássica usando o teste de ácido desoxirribonucleico (DNA) e é uma consideração importante em famílias em que a descendência feminina pode ter herdado a característica.

Manejo terapêutico

A terapia primária para a hemofilia é a reposição do fator de coagulação ausente. Os produtos disponíveis são **concentrados de fator VIII**, produzidos por engenharia genética (forma recombinante) ou derivados de plasma agrupado, que são reconstituídos com água estéril imediatamente antes do uso. Uma forma sintética de vasopressina, **1-deamino-8-d-arginina vasopressina (DDAVP)**, aumenta a atividade do fator VIII plasmático e é o tratamento de escolha na hemofilia leve e nos tipos I e IIA da DvW somente se a criança apresentar uma resposta adequada. Após a administração de DDAVP, deve ocorrer um aumento de três a quatro vezes no nível de atividade do fator VIII. Não é eficaz no tratamento de hemofilia A grave, DvW grave ou qualquer forma de hemofilia B. A terapia de reposição de concentrado de fator agressivo é iniciada para evitar efeitos incapacitantes crônicos de sangramento articular.

Outros medicamentos podem ser incluídos no plano terapêutico, dependendo da origem da hemorragia. Os corticosteroides são administrados para hematúria, hemartrose aguda e sinovite crônica. Recomenda-se que os pacientes com hemofilia evitem ácido acetilsalicílico e anti-inflamatórios não esteroides tradicionais (AINEs), como o ibuprofeno, porque inibem a função plaquetária associada ao sangramento GI (Scott & Flood, 2020a; World Federation of Hemophilia, 2012). No entanto, inibidores da ciclo-oxigenase-2 (COX-2), AINEs seletivos que têm efeito analgésico comparável aos AINEs tradicionais com menor chance de sangramento GI, têm sido recomendados como uma opção adequada para artropatia hemofílica (Arachchillage, Markis, 2016; World Federation of Hemophilia, 2012). A administração oral de ácido ε-aminocaproico (Amicar) previne a destruição do coágulo. Seu uso é limitado a traumas ou cirurgias bucais, com uma dose de concentrado de fator administrada primeiro.

Um programa regular de exercícios e fisioterapia é um aspecto importante do cuidado. A atividade física dentro de limites razoáveis fortalece os músculos ao redor das articulações e pode diminuir o número de episódios de sangramento espontâneo.

O tratamento imediato esulta em recuperação mais rápida e menor probabilidade de complicações; portanto, a maioria das crianças é tratada em casa. Ensina-se à família a técnica de punção venosa e a administrar o AHF em crianças com mais de 2 a 3 anos. A criança aprende o procedimento de autoadministração entre 8 e 12 anos. O tratamento domiciliar é altamente bem-sucedido e as recompensas, além do imediatismo, são menos perturbação da vida familiar, menos dias de escola ou trabalho perdidos e aumento da autoestima e independência da criança.

A terapia profilática é a reposição periódica de fatores para crianças com hemofilia grave para prevenir complicações hemorrágicas, incluindo artropatia e eventos hemorrágicos espontâneos com risco de morte (Di Paola et al., 2015; Scott & Flood 2020a; von der Lippe, Frich, Harris et al., 2017). A profilaxia primária envolve a infusão de concentrado de fator VIII regularmente antes do início da lesão articular. A profilaxia secundária envolve a infusão de concentrado de fator VIII regularmente após a criança apresentar seu primeiro sangramento articular. A administração de infusões difere entre os centros de tratamento e pode variar de dias alternados a três vezes por semana durante várias semanas para promover a cicatrização. A reposição de fatores sob demanda pode ser uma alternativa econômica à profilaxia primária, mas a profilaxia diminui o desenvolvimento de doenças articulares e preserva a função articular em comparação com o tratamento de reposição de fatores sob demanda (Chozie, Primacakti, Gatot et al., 2019; Iorio, Marchesini, Marcucci et al., 2011; Nugent, O'Mahony, Dolan et al., 2018). O tratamento adequado e imediato da hemorragia e a terapia profilática são fundamentais para um excelente atendimento e prevenção de morbidade em longo prazo em pacientes com hemofilia (Di Paola et al., 2015; Hanley, McKernan, Creagh et al., 2017; Lillicrap, 2013; Nugent et al., 2018).

Prognóstico

Embora não haja cura para a hemofilia, seus sintomas podem ser controlados e suas deformidades potencialmente incapacitantes podem ser bastante reduzidas ou mesmo evitadas. Atualmente, muitas crianças com hemofilia apresentam um mínimo ou nenhum dano articular. Eles têm uma expectativa de vida média e são normais em todos os aspectos, exceto um – eles têm uma tendência a sangrar, o que é um inconveniente significativo, mas não necessariamente um evento com risco de morte

Infelizmente, aqueles indivíduos com hemofilia que foram tratados antes do desenvolvimento das técnicas atuais de purificação do concentrado de fator VIII (entre 1979 e 1985) podem ter sido expostos ao vírus da imunodeficiência humana (HIV). Estima-se que 90% dos hemofílicos graves soroconverteram para o *status* de HIV positivo (National Hemophilia Foundation, 2019). Indivíduos com hemofilia diagnosticados desde a década de 1990 e tratados com produtos de fator recombinante praticamente não correm risco de desenvolver infecção pelo HIV a partir do tratamento. Os produtos recombinantes de fator VIII e fator IX que são desprovidos de materiais proteicos humanos tornaram-se o tratamento de escolha para crianças e pacientes com hemofilia não tratados anteriormente (Di Paola et al., 2015).

A terapia genética pode vir a ser uma opção de tratamento no futuro. Técnicas estão em desenvolvimento para introduzir os genes do fator VIII e do fator IX em hepatócitos, fibroblastos e células endoteliais usando vetores virais adenoassociados e outras novas ideias para correção genética (Branchford, Monahan, & Di Paola, 2013; Nienhuis, Nathwani, & Davidoff, 2017; Walsh & Bat, 2013). Esforços estão em andamento para melhorar as estratégias de vetores virais, incluindo a seleção de vetores apropriados e da célula apropriada para expressar o gene, e para obter uma melhor compreensão das consequências imunológicas da transferência de genes (Di Paola et al., 2015; Doshi & Arruda, 2018; Lytle, Brown, Paik et al., 2016; Nienhuis et al., 2017).

QUALIDADE DOS RESULTADOS DO PACIENTE: Hemofilia

- Reconhecimento precoce de sinais e sintomas de hemofilia
- Prevenção de episódios de sangramento
- Tratamento precoce dos episódios hemorrágicos com reposição de fator
- Adesão ao programa profilático de reposição de fator, quando indicado
- Prevenção de hemartrose com danos articulares limitados, quando possível
- Programa contínuo de exercícios e fisioterapia

Cuidados de enfermagem

Quanto mais cedo um episódio de sangramento for reconhecido, mais eficazmente ele poderá ser tratado. É especialmente importante que se reconheçam os sinais que indicam hemorragia interna. As crianças estão conscientes do sangramento interno e são confiáveis ao dizerem ao examinador a localização dela. Além das manifestações descritas (Boxe 24.5), o enfermeiro deve manter um alto grau de suspeita quando uma criança com hemofilia apresenta sinais como cefaleia; fala arrastada; perda de consciência (de hemorragia cerebral); e fezes pretas e alcatroadas (por sangramento GI).

Prevenção do sangramento

O objetivo da prevenção de episódios de sangramento tem a finalidade de diminuir o risco de lesão. A prevenção de episódios de sangramento é voltada principalmente para exercícios apropriados para fortalecer músculos e articulações e permitir atividades apropriadas à idade. Durante a infância, a aquisição normal de habilidades motoras cria inúmeras oportunidades para quedas, contusões e pequenos ferimentos. Impedir a criança de dominar o desenvolvimento motor pode trazer problemas mais sérios a longo prazo do que permitir o comportamento. No entanto, o ambiente deve ser o mais seguro possível, com supervisão próxima durante as brincadeiras para minimizar lesões acidentais.

Para crianças com mais idade, a família geralmente precisa de ajuda na preparação para a escola. Um enfermeiro que conhece a família pode ser fundamental na discussão da situação com o enfermeiro da escola e no planejamento conjunto de um cronograma de atividades apropriado. Como quase todos os indivíduos com hemofilia são meninos, as limitações físicas relacionadas com os esportes ativos podem ser de difícil ajuste, e as restrições de atividades devem ser mitigadas com sensibilidade às necessidades emocionais e físicas da criança. O uso de equipamentos de proteção, como capacetes, máscaras faciais, caneleiras, protetores de punhos/antebraço, joelheiras e outros equipamentos apropriados para o tipo de atividade esportiva, é incentivado para evitar lesões acidentais. Crianças e adolescentes com hemofilia grave podem participar de esportes sem contato com baixo risco de lesão, como exercícios aeróbicos, exercícios de alongamento, natação, ioga, arco e flecha, caminhada, corrida, tênis, golfe, pesca e boliche (Anderson & Forsyth, 2017; World Federation of Hemophilia, 2012). A participação esportiva é recomendada após cuidadosa consideração de diferentes atividades com profilaxia, precauções e vigilância adequadas por cuidadores e médicos (Howell, Scott, & Patel, 2017; World Federation of Hemophilia, 2019).

Para prevenir o sangramento oral, alguns reajustes em termos de higiene dental podem ser necessários para minimizar o trauma nas gengivas, como o uso de um dispositivo de irrigação com água, amaciar a escova de dentes em água morna antes da escovação ou usar uma escova de dentes descartável com ponta de esponja. Uma escova de dentes comum deve ter cerdas macias e pequenas. Os adolescentes também precisam ser alertados sobre os perigos do uso de barbeadores com lâminas e devem usar um barbeador elétrico.

Como qualquer trauma pode levar a um episódio de sangramento, todas as pessoas que cuidam dessas crianças devem estar cientes de seu distúrbio. Essas crianças devem usar identificação médica e as crianças com mais idade devem ser encorajadas a reconhecer situações em que revelar sua condição é importante, como durante exodontias ou injeções. Os profissionais de saúde precisam tomar precauções especiais para evitar o uso de procedimentos que possam causar sangramento, como injeções IM. A via subcutânea é substituída por injeções IM sempre que possível. As punções venosas para amostras de sangue são geralmente preferidas para essas crianças. Geralmente, há menos sangramento após a punção venosa do que após punções no dedo ou no calcanhar. Nem ácido acetilsalicílico ou qualquer composto contendo ácido acetilsalicílico devem ser usados. O paracetamol é um substituto adequado do ácido acetilsalicílico, especialmente para controlar a dor em casa.

Boxe 24.5 Manifestações clínicas da hemofilia.

- Sangramento prolongado em qualquer parte do corpo
- Hemorragia por qualquer trauma: perda de dentes decíduos, circuncisão, cortes, epistaxe, injeções
- Hematomas excessivos, mesmo relacionado com uma lesão leve, como uma queda
- Hemorragias subcutâneas e intramusculares (IM)
- Hemartrose (sangramento nas cavidades articulares), especialmente nos joelhos, tornozelos e cotovelos
- Hematomas: dor, edema e movimento limitado
- Hematúria espontânea

Reconhecer e controlar o sangramento

Como mencionado, quanto mais cedo um episódio de sangramento for reconhecido, mais eficazmente ele poderá ser tratado. A terapia de reposição de fator deve ser instituída de acordo com o protocolo médico estabelecido, e medidas de suporte podem ser implementadas, como **RICE**, que significa repouso, gelo (*ice*), compressão e elevação. Quando os pais e as crianças com mais idade aprendem sobre essas medidas, eles podem estar preparados para iniciar o tratamento imediato. Sacos plásticos de gelo ou compressas frias devem ser mantidos no *freezer* para tais emergências. No entanto, tais medidas não substituem a reposição de fatores.

Prevenção dos efeitos nefastos do sangramento

Como resultado de episódios repetidos de hemartrose, absorção incompleta de sangue nas articulações e limitação de movimento, ocorrem alterações ósseas e musculares que resultam em contraturas em flexão e fixação articular. Durante episódios de sangramento, a articulação é elevada e imobilizada. Exercícios ativos de amplitude de movimento geralmente são instituídos após a fase aguda. Isso possibilita à criança controlar o grau de exercício de acordo com o nível de desconforto. Se um programa de exercícios for instituído em casa, um fisioterapeuta ou enfermeiro de saúde pública pode precisar supervisionar a adesão aos esquemas. Raramente, a intervenção ortopédica (como gesso, aplicação de tração ou aspiração de sangue) pode ser necessária para preservar a função articular. A dieta também é uma consideração importante porque o excesso de peso corporal pode aumentar a tensão nas articulações afetadas, especialmente nos joelhos, e predispor a criança à hemartrose. Consequentemente, as calorias precisam ser fornecidas de acordo com as necessidades energéticas.

Apoio à família e preparo para os cuidados domiciliares

O aconselhamento genético é essencial logo que possível após o diagnóstico. Ao contrário de muitas outras doenças em que ambos os pais carregam o traço, o sentimento de responsabilidade por essa condição geralmente recai sobre a mãe. A menos que ela tenha a oportunidade de discutir seus sentimentos, o relacionamento do casal pode ser abalado. A tecnologia está disponível para identificar portadores de hemofilia clássica usando testes de DNA e pode reduzir a ansiedade em relação à gravidez em mulheres que podem estar em risco de carregar o gene defeituoso. Os concentrados de fatores mudaram muito a perspectiva dessas crianças, minimizando o sangramento e possibilitando que a criança viva uma vida normal e irrestrita. As crianças são ensinadas a assumir a responsabilidade por sua doença desde cedo. Elas aprendem suas limitações, medidas preventivas e autoadministração de AHF profilática.

As necessidades das famílias que têm filhos com hemofilia são mais bem atendidas por meio de uma abordagem abrangente de equipe de médicos (pediatra, hematologista, ortopedista), enfermeiro, assistente social e fisioterapeutas e psicólogos. As discussões em grupo de pais são benéficas para atender às necessidades que muitas vezes são mais bem atendidas por famílias acometidas da mesma maneira. Por exemplo, com a melhora do prognóstico dessas crianças, pais e adolescentes com hemofilia enfrentam problemas vocacionais e financeiros, além da preocupação com a futura gravidez. Isso pode ser desastroso em termos de custo do tratamento, que pode ultrapassar 100 mil dólares por ano. O apoio financeiro é particularmente importante. A National Hemophilia Foundation[d] e a Canadian Hemophilia Society[e] fornecem vários serviços e publicações para profissionais de saúde e famílias.

As crianças que se infectaram com o HIV por meio de transfusões e produtos de reposição de fatores enfrentam as consequências dessa temida doença. Consequentemente, necessitam do apoio dos profissionais de saúde, especialmente nas áreas de práticas sexuais seguras para evitar a transmissão de doenças e educação pública sobre a síndrome da imunodeficiência adquirida (AIDS) e formas de lidar com as reações do público às pessoas que têm AIDS.

TROMBOCITOPENIA IMUNE (PÚRPURA TROMBOCITOPÊNICA IDIOPÁTICA)

A púrpura trombocitopênica idiopática (PTI), termo usado anteriormente porque a púrpura é um sinal pouco frequente na apresentação, é agora chamada de *trombocitopenia imune* (Rodeghiero, Stasi, Gernsheimer et al., 2009). A PTI é uma doença hemorrágica adquirida caracterizada por (1) **trombocitopenia**, (2) ausência ou sinais mínimos de sangramento (hematomas fáceis, sangramento da mucosa, petéquias) na maioria dos casos na infância e (3) medula óssea normal com número normal ou aumentado de plaquetas imaturas (**megacariócitos**) e **eosinófilos**. Embora as causas não sejam conhecidas, entende-se que a PTI envolve a evolução de anticorpos contra múltiplos antígenos plaquetários e células T citotóxicas que causam destruição plaquetária no sangue e baço e/ou inibição da produção de plaquetas na medula óssea (Consolini, 2011; Scott & Flood, 2020b; Wilson, 2015). A PTI é a trombocitopenia mais comum da infância que tipicamente apresenta-se de 1 a 4 semanas após uma doença viral, e a maioria dos casos ocorre em crianças menores de 10 anos, com pico de incidência entre 1 e 6 anos (Consolini, 2011; Cooper, 2017; Scott & Flood, 2020b; Wilson, 2015).

A doença ocorre em uma das seguintes formas: (1) como PTI aguda recém-diagnosticada com menos de 3 meses do diagnóstico, (2) como PTI persistente que ocorre de 3 meses a 1 ano ou (3) como uma condição crônica com duração superior a 12 meses (Cooper, 2017; Onisai, Vladareanu, Spinu et al., 2019). A forma aguda ocorre mais comumente após infecções do trato respiratório superior; depois das doenças da infância, sarampo, rubéola, caxumba e varicela; ou após infecção com parvovírus humano.

Avaliação diagnóstica

Suspeita-se do diagnóstico com base nas manifestações clínicas (Boxe 24.6). Na PTI, a contagem de plaquetas é reduzida para menos de 20 mil/mm^3; portanto, testes que dependem da função plaquetária, como o teste do torniquete, tempo de sangramento e retração do coágulo, são anormais. Não há exame definitivo que estabeleça o diagnóstico de PTI; vários exames são geralmente realizados para descartar outros distúrbios nos quais a trombocitopenia é uma manifestação, como lúpus eritematoso sistêmico, linfoma ou leucemia.

Manejo terapêutico

A conduta da PTI é principalmente de suporte porque a doença é autolimitada na maioria dos casos. A atividade é restrita no início enquanto a contagem de plaquetas é baixa e enquanto ocorre sangramento ativo ou progressão de lesões. O tratamento para a forma aguda é sintomático e inclui prednisona, imunoglobulina intravenosa (IGIV) e anticorpo anti-D. Não são terapias curativas. Especialistas sugerem que nenhuma terapia é necessária para pacientes assintomáticos, porque não há diferença no tempo de recuperação da

[d]116 W. 32nd St., 11th Floor, New York, NY 10001; 800-42-HANDI, 212-328-3700; e-mail: handi@hemophilia.org; http://www.hemofilia.org; http://www.facebook.com/NationalHemophiliaFoundation.

[e]400–1255 University St., Montreal, Quebec, Canada H3B 3B6; 800668-2686, 514-848-0503; fax: 514-848-9661; e-mail: chs@hemofilia.ca; http://www.hemophilia.ca; http://www.facebook.com/Canadian-HemophiliaSociety.

Boxe 24.6 Manifestações clínicas de trombocitopenia imune (púrpura trombocitopênica idiopática).

Maior tendência de formação de hematomas
- Petéquias
- Equimoses
- Mais frequentemente sobre proeminências ósseas

Sangramento de mucosas
- Epistaxe
- Sangramento nas gengivas
- Hemorragia interna evidenciada pelo seguinte:
  - Hematúria
  - Hematêmese
  - Melena
  - Hemartrose
  - Menorragia
  - Hematomas nas extremidades inferiores

contagem de plaquetas com e sem tratamento (Cooper, 2017; Kuhne & Imbach, 2013; Scott & Flood, 2020b; Wilson, 2015). O **anticorpo anti-D** é uma imunoglobulina derivada do plasma que causa uma anemia hemolítica transitória em pacientes Rh(D)-positivos com PTI. Com a depuração dos eritrócitos revestidos com anticorpos, há prolongamento da sobrevida das plaquetas resultante do bloqueio dos receptores Fc das células reticuloendoteliais. A contagem de plaquetas geralmente aumenta aproximadamente 48 horas após a infusão de anticorpo anti-D; portanto, não é uma terapia apropriada para pacientes com sangramento ativo. Os benefícios de escolher a terapia IV com anticorpo anti-D em vez de prednisona ou IVIG são que o anticorpo anti-D pode ser administrado em uma dose durante 5 a 10 minutos e é significativamente mais barato do que IVIG. Antes de receber a dose inicial de anticorpo anti-D, os pacientes devem atender a determinados critérios (Boxe 24.7). Recomenda-se pré-medicação com paracetamol 5 a 10 minutos antes da infusão. O exame da medula óssea não é recomendado em pacientes com PTI típica, particularmente em pacientes que respondem bem ao tratamento, mas o exame da medula óssea pode ser feito em pacientes com doença refratária (Cooper, 2017; Onisai et al., 2019).

DICAS PARA A ENFERMAGEM Após a administração do anticorpo anti-D, observe a criança por no mínimo 1 hora e mantenha um acesso intravenoso (IV) pérvio. Verifique os sinais vitais antes da infusão e novamente 5, 20 e 60 minutos após o início da infusão. Se febre, calafrios e cefaleia ocorrerem durante ou logo após a infusão, o enfermeiro deve administrar paracetamol, difenidramina e/ou hidrocortisona conforme solicitado e observar o paciente por mais 1 hora após a reação.

A esplenectomia é para pacientes com PTI crônica que não respondem ao tratamento farmacológico e têm risco aumentado de hemorragia grave. É uma opção associada à remissão em longo prazo para essas crianças e reduz o risco de hemorragia, mas aumenta o risco de infecção pós-esplenectomia ao longo da vida (Onisai et al., 2019; Scott & Flood, 2020b; Wilson, 2015). Antes de considerar a esplenectomia, recomenda-se esperar até que a criança tenha mais de 5 anos devido ao risco aumentado de infecção bacteriana. A administração de vacinas pneumocócicas, meningocócicas e *H. influenzae* é recomendada antes da esplenectomia (Capítulo 6, seção *Imunizações*). A criança também recebe profilaxia com penicilina após esplenectomia. A duração da terapia profilática é controversa, mas, em geral, é recomendado um mínimo de 3 anos de terapia.

Boxe 24.7 Critérios para terapia de anticorpos anti-D.

- Idade entre 1 e 19 anos; tipo sanguíneo Rh (D) positivo
- Contagem de leucócitos e nível de hemoglobina normais para a idade; contagem de plaquetas de 20 mil/mm³
- Sem sangramento ativo da mucosa
- Sem histórico de reação a produtos plasmáticos
- Nenhuma deficiência de imunoglobulina A conhecida
- Sem infecção concomitante
- Ausência de síndrome de Evans (caracterizada pela combinação de PTI e anemia hemolítica autoimune)
- Sem suspeita de lúpus eritematoso ou outro distúrbio vascular do colágeno
- Sem esplenectomia

PTI, púrpura trombocitopênica idiopática.

Prognóstico

A maioria das crianças tem um curso autolimitado sem complicações maiores. Algumas crianças podem desenvolver PTI crônica e necessitarem de terapias contínuas, como rituximabe, azatioprina ou agentes (romiplostim, eltrombopag) que estimulam a trombopoese (Cooper, 2017; Scott & Flood, 2020b). Uma esplenectomia pode modificar o processo da doença e a criança pode ser assintomática.

QUALIDADE DOS RESULTADOS DO PACIENTE:
Púrpura trombocitopênica idiopática
- Prevenção de episódios de sangramento grave
- Evitar atividades que aumentam o risco de sangramento grave
- Tratamento realizado sem efeitos colaterais graves

Cuidados de enfermagem

Os cuidados de enfermagem são amplamente de suporte e devem incluir ensino sobre os possíveis efeitos colaterais da terapia e restrição de esportes de contato enquanto a contagem de plaquetas da criança for inferior a 50 mil/mm³ (Consolini, 2011; Kumar, Lambert, Breakey et al., 2015). Atividades físicas restritas ou esportes de contato devem incluir futebol, *rugby*, andar de bicicleta, *skate*, patins em linha, ginástica, escalada e corrida. Os pais podem envolver seus filhos em atividades físicas, como natação (sem mergulho), golfe, caminhadas, pesca e com objetivo de evitar lesões, principalmente na cabeça da criança. Instrua os pais a obterem avaliação médica imediata se a criança sofrer traumatismo craniano ou abdominal. Como em qualquer doença de desfecho incerto, a família necessita de apoio emocional.

COAGULAÇÃO INTRAVASCULAR DISSEMINADA

A coagulação intravascular disseminada (CIVD), também conhecida como **coagulopatia de consumo**, é caracterizada pela deposição difusa de fibrina na microvasculatura, consumo de fatores de coagulação e geração endógena de trombina e plasmina. A CIVD é um distúrbio secundário da coagulação que ocorre como complicação de vários processos patológicos, como hipoxia, acidose, choque, dano endotelial (p. ex., queimaduras) e muitas doenças sistêmicas graves (p. ex., cardiopatia congênita, enterocolite necrosante, sepse bacteriana gram-negativa, infecções por riquétsias, algumas infecções virais graves). As características desse distúrbio são sangramento e coagulação que ocorrem simultaneamente.

Fisiopatologia

A CIVD ocorre quando o primeiro estágio do processo de coagulação é estimulado de forma anormal. Embora não ocorra nenhuma sequência de eventos bem definida, duas fases distintas podem ser identificadas. Primeiro, quando o mecanismo de coagulação é desencadeado na circulação, a trombina é gerada em quantidade maior do que pode ser neutralizada pelo organismo. Consequentemente, há uma rápida conversão do fibrinogênio em fibrina, com agregação e destruição das plaquetas. Ocorre deposição local e disseminada de fibrina nos vasos sanguíneos, o que causa obstrução do fluxo sanguíneo com subsequente necrose dos tecidos. Concomitantemente, o mecanismo fibrinolítico é ativado, o que causa extensa destruição dos fatores de coagulação. Com uma deficiência de fatores de coagulação, a criança fica vulnerável a hemorragias incontroláveis em órgãos vitais. Uma complicação adicional é o dano e a hemólise dos eritrócitos.

Avaliação diagnóstica

Suspeita-se de CIVD quando o paciente tem tendência aumentada a sangrar (Boxe 24.8). Os achados hematológicos incluem tempo de protrombina prolongado, PTT, tempo de trombina e antígeno dímero-D aumentado (subproduto do processo fibrinolítico). Há uma contagem de plaquetas profundamente deprimida, eritrócitos fragmentados e depleção de fibrinogênio.

Manejo terapêutico

O tratamento da CIVD é direcionado para o controle da causa subjacente ou inicial, que, na maioria dos casos, interrompe o problema de coagulação espontaneamente. Plaquetas e plasma fresco congelado podem ser necessários para substituir componentes plasmáticos perdidos, especialmente em crianças cuja doença subjacente permanece sem controle. Recém-nascidos extremamente doentes podem necessitar de exsanguinotransfusão com sangue fresco. A administração de heparina IV para inibir a formação de trombina geralmente é restrita aos pacientes que não respondem ao tratamento da doença de base ou reposição de fatores de coagulação e plaquetas.

Cuidados de enfermagem

Os objetivos do cuidado de enfermagem estão direcionados à possibilidade de desenvolvimento de CIVD em crianças gravemente doentes e reconhecer sinais que possam indicar sua presença. As habilidades necessárias para monitorar infusões IV e de sangue e administrar heparina são as mesmas de qualquer criança recebendo essas terapias (ver Capítulo 17 para cuidados de crianças com doenças potencialmente fatais.)

EPISTAXE (SANGRAMENTO NASAL)

Episódios isolados e transitórios de epistaxe, ou sangramento nasal, são comuns na infância. O nariz, especialmente o septo, é uma estrutura altamente vascularizada, e o sangramento geralmente resulta de trauma direto, incluindo pancadas no nariz, corpos estranhos e cutucar o nariz, ou de inflamação da mucosa associada a rinite alérgica e infecções do trato respiratório superior. O sangramento geralmente para com pressão mínima e não requer avaliação médica ou terapia.

Epistaxe recorrente e sangramento grave podem indicar uma doença subjacente, particularmente anormalidades vasculares, leucemia, trombocitopenia e doenças por deficiência de fator de coagulação (p. ex., hemofilia, DvW). As hemorragias nasais às vezes estão associadas à administração de ácido acetilsalicílico, mesmo em quantidades normais. Episódios persistentes de epistaxe requerem avaliação médica.

Cuidados de enfermagem

Em caso de sangramento nasal, uma intervenção essencial é manter a calma. Caso contrário, a criança ficará mais agitada, a pressão arterial aumentará e a criança poderá não cooperar. Embora na maioria dos casos um sangramento nasal não seja grave, também pode ser perturbador para os membros da família. Eles precisam de garantias de que a perda de sangue não é grave e que o sangramento geralmente para em menos de 10 minutos com pressão nasal.

Para controlar o sangramento, a criança é orientada a sentar-se e inclinar-se para frente (não se deitar ou segurar a cabeça para trás) para evitar a aspiração de sangue. A maior parte do sangramento nasal origina-se na parte anterior do septo nasal e pode ser controlada aplicando pressão na parte inferior macia do nariz com o polegar e o indicador (ver boxe *Tratamento de emergência*). Durante esse tempo, a criança respira pela boca.

Se o sangramento continuar, a criança deve ser avaliada por um médico, que pode tapar o nariz com gaze embebida em epinefrina. Após um sangramento nasal, uma geleia solúvel em água pode ser inserida em cada narina para evitar a formação de crostas de sangue velho e para diminuir a probabilidade de a criança cutucar o nariz e reiniciar o sangramento. Se uma criança tiver vários sangramentos nasais, os fatores que se acredita aumentarem a probabilidade de sangramentos são eliminados, como desencorajar o ato de cutucar o nariz ou alterar a umidade da casa colocando um umidificador de névoa fria no quarto da criança. Episódios de sangramento repetidos com duração superior a 30 minutos podem ser uma indicação para encaminhar a criança para avaliação quanto à possibilidade de um distúrbio hemorrágico.

DISTÚRBIOS DE DEFICIÊNCIA IMUNOLÓGICA

Vários distúrbios podem causar alterações profundas, muitas vezes com risco de morte, no sistema imunológico do corpo. As mais graves são aquelas condições que deprimem completamente a imunidade, como a doença de imunodeficiência combinada grave (SCID). No entanto, o transtorno que mais gera ansiedade tanto na família quanto na comunidade é a infecção pelo HIV e o subsequente desenvolvimento da AIDS.

Boxe 24.8 Manifestações clínicas da coagulação intravascular disseminada.

Petéquias
Púrpura
Sangramento a partir de aberturas na pele

- Local de punção venosa
- Incisão cirúrgica

Sangramento do umbigo, traqueia (recém-nascido)
Evidência de sangramento gastrintestinal (GI)
Hipotensão
Disfunção orgânica por infarto e isquemia

Tratamento de emergência

Epistaxe

- Fazer com que a criança sente-se e incline-se para a frente (não deite ou incline a cabeça para trás)
- Aplicar pressão contínua na ponta do nariz com o polegar e o indicador por pelo menos 10 minutos
- Não inserir algodão ou tecido amassado em cada narina, pois pode reabrir a ferida quando removido
- Desencorajar assoar ou cutucar o nariz, pois isso pode desalojar o coágulo
- Aplicar bolsa de gelo ou pano frio na ponte do nariz se o sangramento persistir
- Manter a criança calma e quieta

Existem várias classificações de disfunção imune. AIDS, SCID e **síndrome de Wiskott-Aldrich (SWA)** são distúrbios em que o corpo é incapaz de preparar uma resposta imune. A resposta imune também pode ser mal direcionada. Em doenças **autoimunes**, anticorpos, macrófagos e linfócitos atacam células saudáveis.

INFECÇÃO PELO VÍRUS DA IMUNODEFICIÊNCIA HUMANA E SÍNDROME DA IMUNODEFICIÊNCIA ADQUIRIDA

A infecção pelo HIV e AIDS é um problema global persistente, que gerou intensa investigação médica e constitui um dos mais sérios desafios médicos, de saúde pública e sociais do nosso tempo (Centers for Disease Control and Prevention, 2019b; Grace, 2015; United Nations AIDS, 2016). A pesquisa levou ao diagnóstico precoce e melhores tratamentos clínicos para a infecção pelo HIV, mudando essa doença de rapidamente fatal para uma doença crônica.

Epidemiologia

Os primeiros casos de AIDS na população pediátrica nos EUA foram identificados em crianças nascidas de mães infectadas pelo HIV e em crianças que receberam hemoderivados. Mais de 90% dessas crianças adquiriram a doença de suas mães no período perinatal. Um número menor de crianças foi infectado por meio de transfusão de sangue ou hemoderivados contaminados antes que os hemoderivados fossem rotineiramente testados para HIV. Atualmente, as principais formas de transmissão do HIV para a população pediátrica são a transmissão vertical e os comportamentos de risco em adolescentes e adultos jovens (13 a 24 anos), como atividade sexual desprotegida e uso de drogas IV (Centers for Disease Control and Prevention, 2019b; Hayes, 2020; Siberry, 2014; UN Joint Programme on HIV/AIDS [UNAIDS], 2019).

Novos casos de HIV adquiridos no período perinatal diminuíram aproximadamente 70% com o uso de medidas preventivas, como aconselhamento sobre HIV; práticas de testes voluntários; terapia antirretroviral (TARV) durante a gestação, o período intraparto e o período neonatal; parto cesáreo eletivo; evitar a amamentação; e evitar a pré-mastigação de alimentos por um cuidador com HIV (Centers for Disease Control and Prevention, 2017a; Hayes, 2020; Nesheim, Fitzharris, Gray et al., 2019). A TARV é tipicamente uma combinação de três ou mais medicamentos antirretrovirais, com cada medicamento inibindo um estágio específico do ciclo do HIV. Dois inibidores de transcriptase reversa análogos de nucleosídios em combinação com um inibidor de protease, inibidor de transcriptase reversa não nucleosídio ou um inibidor de integrase é o padrão atual nos EUA para o tratamento de mulheres grávidas infectadas pelo HIV e reduziu significativamente a transmissão do HIV para lactentes em mais de 90% (Centers for Disease Control and Prevention, 2019b; Givens, Dotters-Katz, Stringer et al., 2018; Siberry, 2014). Aconselhamento de rotina de HIV e teste voluntário usando a abordagem *opt-in* (deve concordar) ou *opt-out* (direito de recusa) é o padrão de atendimento recomendado para mulheres grávidas nos EUA (American Academy of Pediatrics Committee on Pediatric AIDS, 2008; Centers for Disease Control and Prevention, 2017a, 2019b; Siberry, 2014).

Etiologia

O HIV é um retrovírus que é a principal causa da AIDS. É encontrado no sangue, sêmen, secreções vaginais, fluidos retais e leite materno. Tem um período de incubação ou latência de meses a anos (Hayes, 2020). Existem diferentes cepas de HIV. Enquanto o HIV-2 é prevalente na África, o HIV-1 é a cepa dominante nos EUA e em outros lugares. A **transmissão horizontal** do HIV ocorre por meio de contato sexual íntimo ou exposição parenteral a sangue ou fluidos corporais contendo sangue visível. A **transmissão perinatal** (vertical) ocorre quando uma mulher grávida infectada pelo HIV transmite a infecção para o lactente. Não há evidências de que o contato casual entre indivíduos infectados e não infectados possa espalhar o vírus.

Fisiopatologia

O vírus HIV infecta principalmente um subtipo específico de linfócitos T, as células T $CD4^+$, mas também pode invadir células da linhagem monócito-macrófago. O vírus assume a maquinaria do linfócito $CD4^+$, usando-o para se replicar, tornando a célula $CD4^+$ disfuncional. A contagem de linfócitos $CD4^+$ diminui gradualmente ao longo do tempo; em algum momento, os sintomas físicos aparecem. A contagem subsequentemente atinge um nível crítico em que há risco substancial de doenças oportunistas, seguido de risco de morte.

Manifestações clínicas

As manifestações clínicas comuns da infecção pelo HIV em crianças variam (Boxe 24.9). O diagnóstico de AIDS está associado a determinadas doenças ou condições. As condições definidoras de AIDS mais comuns observadas entre as crianças americanas estão listadas no Boxe 24.10. Outros problemas nessas crianças podem incluir baixa estatura, desnutrição e cardiomiopatia. As anormalidades do SNC resultantes da infecção pelo HIV podem incluir déficits neuropsicológicos; deficiências de desenvolvimento; e déficits nas habilidades motoras, comunicação e funcionamento comportamental.

Avaliação diagnóstica

Para crianças com 18 meses ou mais, o ensaio imunoenzimático de HIV (ELISA) e o imunoensaio de *Western blot* são realizados para determinar

Boxe 24.9 Manifestações clínicas comuns em crianças com infecção pelo vírus da imunodeficiência humana.

- Linfadenopatia
- Hepatoesplenomegalia
- Candidíase oral
- Diarreia crônica ou recorrente
- Deficiência do desenvolvimento
- Atraso no desenvolvimento
- Parotidite

Boxe 24.10 Condições definidoras comuns para síndrome de deficiência imunológica adquirida em crianças.

- Pneumonia por *Pneumocystis carinii* (PPC)
- Pneumonite intersticial linfoide (PIL)
- Infecções bacterianas recorrentes
- Síndrome de Wasting[4]
- Esofagite por *Candida*
- Encefalopatia pelo vírus da imunodeficiência humana (HIV)
- Doença por citomegalovírus
- Infecção do complexo *Mycobacterium avium-intracellulare*
- Candidíase pulmonar
- Doença de herpes simples
- Criptosporidiose

[4] N.R.T.: Síndrome Wasting, ou de perda, também conhecida como caquexia. É uma perda involuntária de mais de 10% do peso corporal (especialmente massa muscular), além de pelo menos 30 dias de diarreia ou fraqueza e febre. Disponível em: https://healthjade.com/wasting=-syndrome/#:~:text-Wasting%20syndrome%20also%20known%20as%20cachexia%2C%20is%20an,syndrome%20is%20defined%20as%20an%20AIDS-defining%20condition%201%29. Acesso em: 14 abr. 2022.

a infecção pelo HIV. Em lactentes nascidos de mães infectadas pelo HIV, os resultados desses ensaios são positivos devido à presença de anticorpos maternos derivados de via transplacentária. Como os anticorpos maternos podem persistir no lactente até 18 a 24 meses, outros testes diagnósticos devem ser usados – mais comumente a reação em cadeia da polimerase do HIV (PCR) para detecção de DNA proviral (US Department of Health and Human Services, 2018a).

Atualmente, vários testes rápidos de baixo custo para HIV estão disponíveis com sensibilidade e especificidade melhores do que os do imunoensaio enzimático padrão, com apenas uma única etapa que permite que os resultados do teste sejam relatados em 30 minutos (Hayes, 2020). Um teste rápido positivo é confirmado pelo teste *Western blot* ou dois testes rápidos positivos diferentes (testando diferentes anticorpos associados ao HIV). Ensaios de diagnóstico viral, como DNA de HIV ou PCR de ácido ribonucleico (RNA) ou cultura de HIV, são consideravelmente mais úteis em lactentes, possibilitando um diagnóstico definitivo na maioria dos lactentes infectados entre 1 e 4 meses de vida (Hayes, 2020; US Department of Health and Human Services, 2018b). Nos EUA, o teste de HIV aprovado pela U.S. Food and Drug Administration inclui (1) testes de combinação que detectam tanto o antígeno quanto o anticorpo do HIV e (2) testes que diferenciam com precisão o HIV-1 dos anticorpos do HIV-2 (Centers for Disease Control and Prevention, 2019b; US Department of Health and Human Services, 2018b). Com a identificação do antígeno do HIV, os indivíduos podem ser diagnosticados com infecção pelo HIV antes do desenvolvimento dos sintomas.

Os Centers for Disease Control and Prevention (1994, 2006, 2008, 2014) revisaram um sistema de classificação para descrever o espectro da doença pelo HIV em crianças (Selik, Mokotoff, Branson et al., 2014) (Tabela 24.2). O sistema indica o grau de imunossupressão e a gravidade dos sinais e sintomas clínicos. As categorias imunológicas são baseadas em contagens e porcentagens de linfócitos $CD4^+$, que são divididas nas seguintes categorias: 0 = teste anterior negativo ou indeterminado (não incluído na tabela), 1 = sem evidência de imunossupressão, 2 = supressão moderada e 3 = supressão grave (Selik et al., 2014; Weinberg, 2018) (ver Tabela 24.2). O ajuste por idade dos números das categorias é necessário porque as contagens normais, que são relativamente altas em lactentes, diminuem de forma constante até os 6 anos, quando atingem as normas adultas.

As categorias clínicas são definidas pela presença ou ausência de determinadas infecções oportunistas ou cânceres (p. ex., linfoma não Hodgkin, leiomiossarcoma, sarcoma de Kaposi) (Weinberg, 2018). A categoria assintomática inclui ausência de sinais e sintomas ou uma das condições listadas na categoria levemente sintomática. A categoria levemente sintomática inclui sinais e sintomas como linfadenopatia, parotidite, hepatoesplenomegalia, dermatite e sinusite ou otite média recorrentes ou persistentes. A categoria moderadamente sintomática inclui sinais e sintomas como pneumonite intersticial linfoide (PIL) e uma variedade de disfunções ou infecções específicas de órgãos. A categoria gravemente sintomática inclui sinais e sintomas como doenças definidoras de AIDS, com exceção da PIL. Crianças com PIL têm um prognóstico melhor do que aquelas com outras doenças definidoras de AIDS.

As categorias imunológicas e clínicas estão se tornando menos relevantes na era da TARV combinada. Quando a TARV é tomada conforme prescrito, quase invariavelmente aumenta a contagem de células T $CD4^+$ e diminui os sintomas. Portanto, as categorias são úteis para a pesquisa clínica e para descrever a gravidade da doença no momento do diagnóstico em crianças menores de 13 anos (Selik et al., 2014; Weinberg, 2018) (ver Tabela 24.2). Para adolescentes com mais de 13 anos e adultos, os sistemas de classificação usam a contagem de células T $CD4^+$ como o principal estadiamento, a menos que condições definidoras de AIDS (infecções oportunistas) estejam presentes (Selik et al., 2014; Weinberg, 2018) (ver Tabela 24.2).

Manejo terapêutico

Os objetivos da terapia para a infecção pelo HIV incluem retardar o crescimento do vírus, prevenir e tratar infecções oportunistas e fornecer suporte nutricional e tratamento sintomático. Os **medicamentos antirretrovirais** atuam em várias fases do ciclo de vida do HIV para impedir a reprodução de novas partículas funcionais do vírus. Embora os medicamentos antirretrovirais não sejam uma cura, eles podem retardar a progressão da doença (Centers for Disease Control and Prevention, 2016; Hayes, 2020). As classes de agentes antirretrovirais incluem inibidores nucleosídios da transcriptase reversa (p. ex., zidovudina, didanosina, estavudina, lamivudina, abacavir), inibidores não nucleosídios da transcriptase reversa (p. ex., nevirapina, delavirdina, efavirenz), inibidores de nucleotídeos da transcriptase reversa (p. ex., adefovir), inibidores de protease (p. ex., indinavir, saquinavir, ritonavir, nelfinavir, amprenavir) e inibidores de fusão (p. ex., enfuvirtida) (Givens et al., 2018). Combinações de medicamentos antirretrovirais são usadas para impedir o surgimento de resistência a medicamentos, incluindo a adição de outras classes de medicamentos aprovadas pela U.S. Food and Drug Administration (p. ex., inibidores de entrada, inibidores da integrase, potenciadores farmacocinéticos) (Huang, Chen, Dolan et al., 2017; U.S. Department of Health and Human Services, 2019). Os esquemas e as diretrizes de terapia antirretroviral estão em constante evolução. A terapia é para toda a vida, dificultando a adesão. Marcadores laboratoriais (contagem de linfócitos $CD4^+$, carga viral) auxiliam no monitoramento da progressão da doença e da resposta à terapia. Se as pessoas com HIV tomarem TARV conforme prescrito, sua carga viral pode se tornar indetectável (Centers for Disease Control and Prevention, 2019b).

Tabela 24.2 Estágio[a] da infecção pelo vírus da imunodeficiência humana, com base no linfócito T $CD4^+$ específico da idade ou porcentagem de linfócitos T $CD4^+$ de linfócitos totais.

	Idade na data do teste de linfócitos T $CD4^+$		
Estágio	**< 1 ano (células/μℓ, %)**	**1 a 6 anos (células/μℓ, %)**	**> 6 anos (células/μℓ, %)**
1	> 1.500, > 34	> 1.000, > 30	> 500, > 26
2	750 a 1.499, 26 a 33	500 a 999, 22 a 29	200 a 499, < 14 a 25
3	< 750	< 500, < 22	< 200, < 14

[a]O estágio é baseado principalmente na contagem de linfócitos T $CD4^+$; a contagem de linfócitos T $CD4^+$ tem precedência sobre a porcentagem de linfócitos T CD4, e a porcentagem é considerada somente se a contagem estiver faltando. Existem três situações em que o estágio não é baseado nesta tabela: (1) se os critérios para o estágio 0 forem preenchidos, o estágio é 0 independentemente dos critérios para outros estágios (resultados do teste de linfócitos T CD4 e diagnósticos de doenças oportunistas); (2) se os critérios para o estágio 0 não forem atendidos e uma doença oportunista definidora do estágio 3 tiver sido diagnosticada, o estágio será 3, independentemente dos resultados do teste de linfócitos T CD4; e (3) se os critérios para o estágio 0 não forem atendidos e faltar informações sobre os critérios acima para outros estágios, o estágio é classificado como desconhecido.

Modificada de Centers for Disease Control and Prevention. (1994). 1994 Revised classification system for human immunodeficiency virus infection in children less than 13 years of age. *MMWR Recommendations and Reports, 43* (RR-12), 1-10; e Selik, R. M., Mokotoff, E. D., Branson, B. et al. (2014). Revised surveillance case definition for HIV infection – United States. *Morbidity and Mortality Weekly Report, 63*(RR-3), 1–10.

A pneumonia por *Pneumocystis carinii* (PPC) é a infecção oportunista mais comum em crianças infectadas pelo HIV. Ocorre mais frequentemente entre 3 e 6 meses de vida. Todos os lactentes nascidos de mulheres infectadas pelo HIV devem receber profilaxia até que a infecção pelo HIV seja razoavelmente excluída (Hayes, 2020; Siberry, 2014; Simpkins, Siberry, & Hutton, 2009). Trimetoprima/sulfametoxazol (TMP-SMZ) é o medicamento de escolha. Se ocorrerem efeitos adversos com TMP-SMZ, dapsona, atovaquona ou pentamidina podem ser usados.

A profilaxia é frequentemente realizada para outras infecções oportunistas, como o complexo *Mycobacterium avium-intracellulare* disseminado, candidíase ou herpes simples. A gamaglobulina intravenosa (IVGG) tem sido útil na prevenção de infecções bacterianas recorrentes ou graves em algumas crianças infectadas pelo HIV.

A imunização contra doenças comuns da infância, incluindo as vacinas pneumocócica e *influenza*, é recomendada para todas as crianças expostas e infectadas pelo HIV (Bamford, Manno, Mellado et al., 2016; Leggat, Iyer, Ohtola et al., 2015; Simpkins et al., 2009). A vacina contra varicela (catapora) e contra sarampo, caxumba e rubéola (tríplice viral – SCR) podem ser administradas se não houver evidência de imunocomprometimento grave (Hayes, 2020; Weinberg, 2018). Como a produção de anticorpos para vacinas pode ser baixa ou diminuir ao longo do tempo, a profilaxia imediata após a exposição a várias doenças evitáveis por vacina (p. ex., sarampo, varicela) é justificada. Deve-se reconhecer que as crianças que recebem profilaxia de IVGG podem não responder à vacina SCR se for administrada próximo à dose de IVGG (McLean, Fiebelkorn, Temte et al., 2013).

A infecção pelo HIV muitas vezes leva a uma acentuada falha de crescimento e múltiplas deficiências nutricionais. A conduta nutricional pode ser difícil devido a doenças recorrentes, diarreia e outros problemas físicos. O enfermeiro deve implementar intervenções nutricionais intensivas se o crescimento da criança começar a alentecer ou o peso começar a diminuir.

Prognóstico

O reconhecimento precoce e a melhoria dos cuidados clínicos mudaram a doença do HIV de uma doença rapidamente fatal para uma doença crônica. Após a introdução da TARV combinada, o número de novos casos e mortes por AIDS diminuiu substancialmente. Nos EUA, de 2009 a 2013, o número anual estimado e a taxa de mortes de crianças infectadas pelo HIV menores de 13 anos permaneceram estáveis (Centers for Disease Control and Prevention, 2015; Simpkins et al., 2009). Em contrapartida, adolescentes e adultos jovens (13 a 24 anos) com AIDS representam uma minoria de casos nos EUA, mas constituem um dos grupos de pessoas recém-infectadas que mais crescem no país, provavelmente porque desconhecem a infecção (Centers for Disease Control and Prevention, 2019b; Hayes, 2020; Simpkins et al., 2009). Durante a 20ª Conferência Internacional de AIDS, em Melbourne, na Austrália, em 2014, as metas 90-90-90 foram lançadas como uma busca global com prazo final de dezembro de 2020 (UN Joint Programme on HIV/AIDS [UNAIDS], 2017). As metas visavam maximizar a supressão viral entre as pessoas vivendo com HIV, com foco em 90% das pessoas vivendo com HIV conhecendo seu *status*, 90% daquelas que sabem seu *status* em tratamento e 90% daquelas em tratamento sendo viralmente suprimidas (UN Joint Programme on HIV/AIDS [UNAIDS], 2017).

Cuidados de enfermagem

A educação sobre formas de transmissão e controle de doenças infecciosas, incluindo infecção pelo HIV, é essencial para crianças com infecção pelo HIV e qualquer pessoa envolvida em seus cuidados. Os princípios básicos das precauções-padrão devem ser ensinados de maneira apropriada à idade, com consideração cuidadosa dos níveis educacionais dos indivíduos (Capítulo 20, seção *Controle de infecção*). As questões de segurança, incluindo o armazenamento apropriado de medicamentos e equipamentos especiais (p. ex., agulhas, seringas), devem ser enfatizadas.

QUALIDADE DOS RESULTADOS DO PACIENTE: Vírus da imunodeficiência humana

- Reconhecimento precoce da infecção pelo vírus da imunodeficiência humana (HIV)
- Infecção pelo HIV diminuída ou mantida
- Crescimento e desenvolvimento promovido
- Sem complicações infecciosas ou desenvolvimento de câncer
- Adesão à terapia antirretroviral
- Sobrevida prolongada
- Suporte para qualidade de vida

Infelizmente, parentes, amigos e outras pessoas do público em geral podem ter medo de contrair a infecção pelo HIV, e podem ocorrer críticas e ostracismo da criança e da família. Em um esforço para proteger a criança e lidar com os medos da comunidade, a família pode limitar as atividades da criança fora de casa. Embora determinadas precauções sejam justificadas para limitar a exposição a fontes de infecções, elas devem ser ajustadas com a preocupação com as necessidades normais de desenvolvimento da criança. Tanto a família quanto a comunidade precisam de educação permanente sobre o HIV para dissipar muitos dos mitos que foram perpetuados por pessoas desinformadas.[f]

A prevenção é um componente chave da educação sobre o HIV. Educar os adolescentes sobre o HIV é essencial na prevenção da infecção pelo HIV nessa faixa etária. A educação deve incluir as vias de transmissão, os perigos do uso de drogas intravenosas e outras drogas recreativas e o valor da abstinência sexual e práticas sexuais seguras (Hayes, 2020; United Nations AIDS, 2016). Essa educação deve fazer parte da orientação preventiva fornecida a todos os pacientes adolescentes. Os enfermeiros também devem encorajar os adolescentes em risco a se submeterem a aconselhamento e testagem de HIV. Além de identificar adolescentes infectados e levá-los a cuidados, esse aconselhamento oferece aos adolescentes a oportunidade de aprender e possivelmente mudar seus comportamentos de risco.

Como aproximadamente 1 em cada 7 indivíduos que vivem com infecção pelo HIV desconhecem seu *status* positivo, os Centers for Disease Control and Prevention recomendam que os médicos rastreiem a infecção pelo HIV em todas as pessoas de 13 a 64 anos pelo menos uma vez durante os cuidados de saúde de rotina e em todos aqueles indivíduos que estão em maior risco, independentemente da idade (Centers for Disease Control and Prevention, 2019b; Moyer, U.S. Preventive Services Task Force, 2013). A detecção precoce de indivíduos infectados pelo HIV e vinculá-los a cuidados médicos e aconselhamento por meio de programas de triagem no ambiente de saúde promove tratamento eficaz e diminui a transmissão do HIV (Suthar, Ford, Bachanas et al., 2013; Weinberg, 2018).

As múltiplas complicações associadas à doença do HIV são potencialmente dolorosas. A conduta agressiva no tratamento da dor é essencial para que essas crianças tenham uma qualidade de vida aceitável. Sua dor pode ser causada por infecções (p. ex., otite média, abscesso dentário), encefalopatia (p. ex., espasticidade), efeitos adversos de medicamentos (p. ex., neuropatia periférica) ou uma fonte desconhecida (p. ex., dor musculoesquelética profunda). As preocupações psicossociais comuns incluem revelar o diagnóstico à criança, fazer planos de custódia quando o pai está infectado e prever a perda

[f]Informações adicionais estão disponíveis na National HIV/AIDS Hotline: 800-342-AIDS (2437) ou 800-HIV-0440 (448-0440); TTY/TDD: 800-243-7889 ou 888-480-3739; fora dos EUA: 301-315-2816; contactus@aidsinfo.nih.gov; http://aidsinfo.nih.gov.

de um membro da família. Outros estressores podem incluir dificuldades financeiras, estigma associado ao HIV, tentativas de manter o diagnóstico em segredo, infecção de outros membros da família e quaisquer perdas associadas ao HIV. As mães dessas crianças, em sua maioria, são mães solteiras que também estão infectadas pelo HIV. Como cuidadores primários, muitas vezes atendem primeiro às necessidades de seu filho, negligenciando sua própria saúde no processo. O enfermeiro deve encorajar a mãe a receber cuidados de saúde regulares. Como parte integrante da equipe multiprofissional, o enfermeiro é necessário para o tratamento bem-sucedido dos problemas clínicos e sociais complexos dessas famílias.

As crianças com infecção pelo HIV frequentam creches e escolas. Está bem estabelecido que o risco de transmissão do HIV nesses ambientes é mínimo. Essas instituições são obrigadas a seguir as diretrizes dos Centers for Disease Control and Prevention e da Occupational Safety and Health Administration para medidas de controle de infecções. As precauções padrão que descrevem a conduta adequada na manipulação de sangue e fluidos corporais também devem ser seguidas. Recomenda-se que os funcionários da escola recebam informações atualizadas sobre o HIV e as incluam no currículo de educação em saúde da pré-escola até o 12º ano (Nacken, Rehfuess, Paul et al., 2018; Naidoo, Regra, 2016; National Association of School Psychologists, 2012). Os enfermeiros de saúde escolar desempenham uma função vital na educação dos funcionários da escola, alunos e pais. Eles também são inestimáveis no monitoramento das necessidades de crianças acometidas conhecidas.

A confidencialidade é outra questão importante na assistência à creche ou à escola. Os pais e responsáveis legais têm o direito de decidir se informam à creche ou escola o diagnóstico de HIV de seu filho. Infelizmente, os mitos sobre a infecção pelo HIV continuam existindo e a família muitas vezes deseja evitar qualquer crítica potencial ou ostracismo da criança.

DOENÇA DE IMUNODEFICIÊNCIA COMBINADA GRAVE

A SCID é um defeito caracterizado pela ausência de imunidade humoral e mediada por células. Os termos **agamaglobulinemia linfopênica do tipo suíço**, que se refere à forma autossômica recessiva da doença, e **agamaglobulinemia linfopênica ligada ao cromossomo X** têm sido usados para descrever essa doença, que, como os nomes indicam, pode seguir qualquer um dos modos de herança.

A manifestação mais comum é a suscetibilidade à infecção no início da vida, mais frequentemente no primeiro mês. A doença em crianças é caracterizada por infecções crônicas, falha na recuperação completa de infecções, reinfecção frequente e infecção por agentes incomuns. A incapacidade de prosperar é uma consequência das doenças persistentes.

O diagnóstico geralmente é baseado em uma história de infecções recorrentes e graves desde a primeira infância; um histórico familiar da doença; e achados laboratoriais específicos, que incluem linfopenia, ausência de resposta linfocitária a antígenos e ausência de plasmócitos na medula óssea. A documentação da deficiência de imunoglobulina é difícil durante a infância devido à resposta normalmente tardia dos lactentes na produção de suas próprias imunoglobulinas e na transferência de material de imunoglobulina G (IgG). Atualmente, a triagem neonatal para SCID pode ser realizada quantificando os níveis de círculos de excisão do receptor de células T (TCR) (TREC) em amostras de sangue secos coletadas no nascimento (Centers for Disease Control and Prevention, 2017b; Cross, 2013; Dorsey, Dvorak, Cowan et al., 2017; King & Hammarstrom, 2018). TREC são um subproduto do rearranjo de genes TCR durante o desenvolvimento intratímico de células T, e os níveis de TREC são extremamente baixos ou ausentes em pacientes com SCID. Desde a triagem neonatal para SCID, a maioria dos estados, bem como o distrito de Columbia e Porto Rico, identificaram vários casos de SCID ao nascimento em recém-nascidos de aparência saudável (Centers for Disease Control and Prevention, 2019 c; Dorsey et al., 2017; King & Hammarstrom, 2018). A quantificação de TREC representa um indicador importante, mas não específico, de uma possível imunodeficiência grave de células T, cujo diagnóstico deve ser confirmado por testes imunofenotípicos, funcionais e moleculares apropriados (Bonilla & Notarangelo, 2015). Os avanços na triagem neonatal de SCID melhoraram profundamente os resultados de crianças nascidas nos EUA, com a identificação de um aumento no número de casos esperados de aproximadamente 40 para 69 anualmente, o que equivale a 29 casos adicionais a cada ano gerenciados com tratamento potencialmente curativo (Dorsey & Puck, 2017; King & Hammarstrom, 2018).

Manejo terapêutico

O tratamento definitivo para SCID é o TCTH. Se a doença for diagnosticada ao nascimento ou nos primeiros 3 meses, mais de 95% dos casos podem ser tratados com sucesso com HLA idêntico ou doador haploidêntico com depleção de células T (geralmente um dos pais) ou um transplante de células tronco de medula óssea de doador não aparentado ou doador de cordão umbilical (Bonilla & Notarangelo, 2015; Sullivan & Buckley, 2020). Antes que a triagem neonatal para SCID se tornasse uma realidade, a maioria dos pacientes era infectada quando diagnosticada inicialmente e necessitava de intervenções agressivas imediatas (Bonilla & Notarangelo, 2015). As abordagens para gerenciar pacientes com SCID incluem fornecer imunidade passiva com IVIG e manter a criança em um ambiente estéril. Este último só é eficaz se a medida for instituída antes que qualquer processo infeccioso se instale no lactente, e representa um esforço extremo para prevenir infecções com risco de morte Pesquisadores usando protocolos de pesquisa relataram enormes avanços com a terapia gênica, oferecendo esperança de que a terapia gênica possa subsequentemente ser o tratamento de escolha para casos de SCID (Bonilla & Notarangelo, 2015; Booth, Romano, Roncarolo et al., 2019; Dorsey & Puck, 2017; Sullivan & Buckley, 2020).

Cuidados de enfermagem

Os cuidados de enfermagem centram-se na prevenção da infecção e no apoio à criança e à família. Os cuidados são consistentes com os necessários para TCTH para qualquer condição (ver anteriormente no capítulo). Como o prognóstico para SCID é muito ruim se um doador de medula óssea compatível não estiver disponível, os cuidados de enfermagem são direcionados para apoiar a família no cuidado de uma criança com uma doença com risco de vida (Capítulo 17). O aconselhamento genético é essencial devido aos modos de transmissão em qualquer forma do distúrbio.

SÍNDROME DE WISKOTT-ALDRICH

A SWA é uma doença recessiva congênita ligada ao X, caracterizada por uma tríade de anormalidades: trombocitopenia, eczema e imunodeficiência das funções seletivas dos linfócitos B e T. Um gene anormal foi identificado no braço proximal do cromossomo X e designado proteína da SWA (Bonilla & Notarangelo, 2015). Hoje, é bem reconhecido que a síndrome tem um amplo espectro clínico que varia de trombocitopenia leve e isolada à apresentação clássica grave, que pode ser complicada por hemorragias com risco de vida, imunodeficiência, atopia, autoimunidade e câncer (Candotti, 2018). No entanto, é importante ter em mente que pacientes com forma leve inicial podem fazer a transição para condição grave com o desenvolvimento de problemas clínicos crônicos ou com risco de morte

(Candotti, 2018). Ao nascimento, a característica de apresentação pode ser sangramento prolongado no local da circuncisão ou diarreia sanguinolenta como resultado de trombocitopenia. À medida que a criança cresce, a infecção recorrente e o eczema tornam-se mais graves e o sangramento torna-se menos frequente.

O eczema é típico do tipo alérgico e rapidamente torna-se superinfectado. A infecção crônica por herpes simples é um problema frequente e pode levar à ceratite crônica do olho com perda de visão. Doença pulmonar crônica, sinusite e otite média resultam de infecções repetidas. Nas crianças que sobrevivem aos episódios hemorrágicos e às infecções avassaladoras, a malignidade apresenta um risco adicional de sobrevivência.

Uma vez que os cuidados médicos e de suporte são adaptados ao grau de gravidade e manifestações clínicas específicas, envolvem principalmente neutralizar as tendências de sangramento com transfusões de plaquetas, promover nutrição adequada, administrar IGIV para fornecer imunidade passiva, usar G-CSF para corrigir neutropenia e prevenir infecções, administrar antibióticos profiláticos para prevenir e controlar a infecção e fornecer terapia local agressiva para o eczema (Bonilla & Notarangelo, 2015; Candotti, 2018; Dale, 2017; Sullivan & Buckley, 2020). A esplenectomia pode melhorar a contagem de plaquetas, embora o risco de sepse asplênica nesses lactentes seja extremamente alto. Essas crianças precisam dos mesmos antibióticos profiláticos e imunizações apropriadas que qualquer criança com asplenia. Apesar de sua imunodeficiência, eles podem montar uma resposta imunológica adequada às vacinas inativadas. Quando existe um doador compatível com HLA, a SWA geralmente é curada com TCTH, que deve ser realizado o mais precocemente possível (Albert, Notarangelo, & Ochs, 2011; Mahlaoui, Pellier, Mignot et al., 2013; Sullivan & Buckley, 2020). No entanto, mais pesquisas são necessárias para determinar o condicionamento ideal para SWA para minimizar as complicações relacionadas ao TCTH (Iguchi, Cho, Hiromasa et al., 2019).

Mais recentemente, o transplante de células-tronco hematopoéticas ou progenitoras corrigidas por genes autólogos (terapia gênica) tornou-se uma opção alternativa, embora ainda em investigação (Booth et al., 2019; Candotti, 2018). Portanto, a terapia gênica fornece um tratamento valioso para pacientes com SWA grave, particularmente aqueles que não têm um doador de TCTH adequado. A eficiência, eficácia e segurança a longo prazo ainda não foram testados em humanos, mas é provável que haja uma rápida evolução da tecnologia com modificação genética somática autóloga, que pode se tornar um padrão de tratamento dentro de 5 a 10 anos (Booth et al., 2019; Ferrua, Cicalese, Galimberti et al., 2019).

Cuidados de enfermagem

Por causa do prognóstico ruim para crianças com SWA, a principal consideração de enfermagem é apoiar a família no cuidado de uma criança criticamente doente (Capítulo 17). O cuidado físico deve ser direcionado ao controle dos problemas impostos pelo transtorno. As medidas usadas para controlar o sangramento são semelhantes às da hemofilia e da DvW (ver discussões anteriores neste capítulo). Outro objetivo importante é a prevenção ou controle da infecção. Como o eczema é um problema preocupante, as medidas de enfermagem específicas para essa condição são especialmente importantes. As implicações genéticas desse distúrbio recessivo ligado ao X diferem pouco daquelas de qualquer outra doença ligada ao X. Como a multiplicidade de defeitos tende a afetar o ajuste emocional e o cuidado físico, o enfermeiro deve ser especialmente solidário, fornecendo metas em curto prazo durante os períodos de hospitalização e concentrando-se nas necessidades em longo prazo por meio de esforços coordenados com um enfermeiro de saúde pública.

TRATAMENTO TECNOLÓGICO DE DISTÚRBIOS HEMATOLÓGICOS E IMUNOLÓGICOS

TERAPIA DE TRANSFUSÃO DE SANGUE

Os avanços tecnológicos nos bancos de sangue e na medicina transfusional permitem a administração apenas do hemocomponente necessário à criança, como concentrado de hemácias na anemia ou plaquetas para distúrbios hemorrágicos. Independentemente do hemocomponente administrado, o enfermeiro deve estar atento às possíveis reações transfusionais. A Tabela 24.3 resume as principais complicações das transfusões, os sinais e sintomas tipicamente associados a cada uma e as responsabilidades da enfermagem. As diretrizes gerais que se aplicam a todas as transfusões incluem:

- Verificar os sinais vitais, incluindo a pressão arterial, antes de administrar sangue para estabelecer dados de base para comparação pré e pós-transfusão; 15 minutos após o início; de hora em hora enquanto o sangue está sendo infundido; e no fim da transfusão
- Verificar a identificação do receptor e o tipo e grupo sanguíneo do receptor em relação ao do doador, independentemente do hemoderivado utilizado
- Administrar os primeiros 50 mℓ de sangue ou 20% iniciais do volume (o que for menor) lentamente e ficar com a criança
- Administrar com solução salina normal em equipo com uma configuração de *piggyback* (permite a mistura com a solução principal) ou ter solução salina normal disponível
- Administrar sangue por meio de filtro apropriado para eliminar partículas no sangue e evitar a precipitação de elementos figurados; agitar suavemente o recipiente com frequência
- Administrar o sangue em até 30 minutos após sua chegada do banco de sangue; se não for usado, devolva-o ao banco de sangue – não o guarde na geladeira da unidade de internação
- Infundir uma unidade de sangue (ou a quantidade especificada) dentro de 4 horas
- Se a infusão exceder esse tempo, o sangue deve ser dividido em quantidades de tamanho apropriado pelo banco de sangue e a porção não utilizada refrigerada sob condições controladas
- Se houver suspeita de reação de qualquer tipo, interromper a transfusão, verificar os sinais vitais, manter um acesso IV permeável com solução salina normal com um novo equipo, notificar o médico e não reiniciar a transfusão até que a condição da criança tenha sido avaliada clinicamente.

Embora as reações hemolíticas sejam raras, a incompatibilidade ABO continua sendo a causa mais comum de morte por transfusão de sangue, e o erro humano geralmente é o responsável (p. ex., administração do tipo errado no paciente ou rotulagem errada do hemoderivado) (Josephson & Strauss, 2020; Pahuja et al., 2017). A hemólise também pode causar a liberação de grandes quantidades de fosfolipídios, que são capazes de estimular a CIVD. A parada renal aguda e subsequente insuficiência renal são resultado da vasoconstrição renal dos complexos antígeno-anticorpo derivados da superfície dos eritrócitos.

O sangue geralmente é administrado às crianças por bomba de infusão; portanto, aplicam-se as precauções e o gerenciamento usuais relacionados com as bombas. Quando a infusão de sangue começa com um conjunto de transfusão padrão, a câmara do filtro é preenchida para possibilitar que o filtro total seja usado. A câmara de gotejamento (copinho do equipo) é parcialmente preenchida com sangue para permitir a contagem das gotas. Ao ajustar a taxa de fluxo, é importante lembrar que os conjuntos de materiais de administração de sangue não usam microgotas (60 gotas/mℓ), mas gotas regulares (geralmente, de 10 a 15 gotas/mℓ). O enfermeiro deve considerar isso ao calcular a taxa de fluxo.

Tabela 24.3 Cuidados de enfermagem à criança que recebe transfusão de sangue.

Complicação	Sinais e sintomas	Precauções e responsabilidades de enfermagem
Reações imediatas		
Reações hemolíticas Tipo mais grave, mas raro Sangue incompatível Incompatibilidade em múltiplas transfusões	Cefaleia súbita e intensa Calafrios Tremor Febre Dor no local da punção venosa e ao longo do trajeto da veia Náuseas e vômitos Sensação de aperto no peito Urina vermelha ou preta Dor no flanco Sinais progressivos de choque ou insuficiência renal	Identificar os tipos e grupos sanguíneos do doador e do receptor antes do início da transfusão; verificar com outro enfermeiro ou profissional Transfundir sangue lentamente nos primeiros 15 a 20 minutos ou 20% iniciais do volume sanguíneo; permanecer com o paciente Interromper a transfusão imediatamente caso ocorram sinais ou sintomas, mantenha um acesso IV pérvia e notifique o médico Guardar amostra do sangue do doador para cruzar novamente com o sangue do paciente Monitorar para evidência de choque Inserir o cateter urinário e monitorar os débitos de hora em hora Enviar amostras de sangue e urina do paciente ao laboratório para a presença de hemoglobina (indicar hemólise intravascular) Observar os sinais de hemorragia resultantes da CIVD Apoiar terapias clínicas para reverter o choque
Reações febris Anticorpos de proteínas plasmáticas	Febre Calafrios	Pode dar paracetamol para profilaxia Anticorpos leucocitários ou plaquetários Eritrócitos pobres em leucócitos são menos propensos a causar reação Interromper a transfusão imediatamente; relatório ao profissional para avaliação
Reações alérgicas Reação do receptor a alergênios no sangue do doador	Urticária Prurido Rubor Sibilo asmático Edema de laringe	Administrar anti-histamínicos para profilaxia a crianças com tendência a reações alérgicas Interromper a transfusão imediatamente Administrar epinefrina para sibilo ou reação anafilática
Sobrecarga circulatória Transfusão muito rápida (mesmo uma pequena quantidade) Transfusão de quantidade excessiva de sangue (mesmo lentamente)	Dor precordial Dispneia Estertores Cianose Tosse seca Veias do pescoço distendidas Hipertensão	Transfundir sangue lentamente Evitar sobrecarga usando concentrado de hemácias ou administrando quantidades fracionadas de sangue Usar bomba de infusão para regular e manter a taxa de fluxo Interromper a transfusão imediatamente se houver sinais de sobrecarga. Colocar a criança na posição vertical com os pés em posição dependente para aumentar a resistência venosa
Embolia aérea Pode ocorrer quando o sangue é transfundido sob pressão	Dificuldade súbita para respirar Dor aguda no peito Apreensão	Normalizar a pressão antes que o recipiente esteja vazio ao infundir sangue sob pressão Retirar o ar do equipo aspirando-o com a seringa no conector Y mais próximo se for observado ar na sua extensão; desconectar extensão do equipo e permitir que o sangue flua até que o ar sair somente se um conector Y não estiver disponível
Hipotermia	Calafrios Temperatura baixa Frequência cardíaca irregular Possível parada cardíaca	Deixar o sangue aquecer à temperatura ambiente (< 1 hora) Usar aquecedor de sangue mecânico aprovado ou bobina de aquecimento elétrica para aquecer o sangue rapidamente; nunca usar forno de micro-ondas Medir a temperatura se o paciente reclamar de calafrios; se estiver abaixo do normal, interromper a transfusão
Distúrbios eletrolíticos Hiperpotassemia (em transfusões maciças ou em pacientes com problemas renais)	Náuseas, diarreia Fraqueza muscular Paralisia flácida Parestesia de extremidades Bradicardia Apreensão Parada cardíaca	Usar eritrócitos lavados ou sangue fresco se o paciente estiver em risco

(*Continua*)

Tabela 24.3 Cuidados de enfermagem à criança que recebe transfusão de sangue. (*continuação*)

Complicação	Sinais e sintomas	Precauções e responsabilidades de enfermagem
Reações tardias		
Transmissão de infecção Hepatite Infecção pelo HIV Malária Sífilis Outra infecção bacteriana ou viral	Sinais de infecção (p. ex., icterícia) Reação tóxica: febre alta, cefaleia intensa ou dor subesternal, hipotensão, rubor intenso, vômito ou diarreia	O sangue é testado para anticorpos para HIV, vírus da hepatite C e antígeno central da hepatite B; além disso, o sangue é testado para antígeno de superfície da hepatite B e alanina aminotransferase, e um teste sorológico é realizado para sífilis. As unidades que testam positivo são destruídas. Indivíduos em risco de transportar certos vírus são dissuadidos de doar Relatar qualquer sinal de infecção e, se ocorrer durante a transfusão, interromper a transfusão imediatamente, enviar a amostra para cultura e teste de sensibilidade e notificar o médico
Aloimunização formação de anticorpos Ocorre em pacientes que recebem múltiplas transfusões	Aumento do risco de reações hemolíticas, febris e alérgicas	Usar um número limitado de doadores Observar cuidadosamente os sinais de reações
Reação hemolítica tardia	Destruição de eritrócitos e febre 5 a 10 dias após a transfusão	Observar anemia pós-transfusional e benefício decrescente de transfusões sucessivas

CIVD, coagulação intravascular disseminada; *HIV*, vírus da imunodeficiência humana; *IV*, intravenosa.

AFÉRESE

A aférese é a remoção de sangue de um indivíduo, separação do sangue em seus componentes, retenção de um ou mais desses componentes e reinfusão do restante do sangue no indivíduo. Esses componentes da transfusão prolongaram muito a sobrevida de pacientes com doenças hematológicas e oncológicas.

QUESTÕES DE REVISÃO

1. Um menino de 10 meses está agendado para uma consulta de acompanhamento na clínica. A mãe relata que o filho está anêmico e precisa de uma avaliação mais aprofundada. Que achados da avaliação, indicados a seguir, o enfermeiro espera encontrar para confirmar a anemia ferropriva? **Selecione tudo que se aplique.**
   A. VCM = 67 fℓ.
   B. Hematócrito = 30%.
   C. Má ingestão de alimentos sólidos.
   D. Oxímetro de pulso 98%.
   E. Hemoglobina = 10,2 g/dℓ.
   F. Respirações-14 incursões/min.
   G. Pressão arterial = 102/50 mmHg.
   H. Concentração de ferro sérico – 12 mcg/dℓ.
   I. Capacidade total de ligação de ferro = 450 mcl/dℓ.
   J. História de 800 a 910 mℓ/dia de ingestão de leite de vaca.

2. O enfermeiro está trabalhando com uma menina de 4 anos recém-diagnosticada com beta talassemia. A eletroforese de hemoglobina confirma o diagnóstico de beta-talassemia. Na preparação para o ensino de alta com os pais e a paciente, quais afirmações a seguir seriam discutidas? **Use um X para a declaração de ensino de saúde a seguir que é indicada (apropriada ou necessária), contraindicada (pode ser prejudicial) ou não essencial (não faz diferença ou não é necessária).**

Ensino de saúde	Indicado	Contraindicado	Não essencial
"Precisamos verificar seu nível de ferro para garantir que você não esteja anêmico."			
"Acredito que sua doença seja mais comum em descendentes de hispânicos, embora você seja mediterrâneo."			
"Gostaria de conversar com você sobre o diagnóstico e fornecer algumas informações sobre a beta-talassemia."			
"Você parece muito mais jovem do que eu esperava. Eu acho que você teve um desabrochar tardio."			
"Acho que vamos solicitar uma transfusão porque seu nível de hemoglobina é 9,5."			

3. Uma menina de 9 anos foi diagnosticada com anemia aplásica grave. Ela apresentou uma história de 2 semanas de sangramentos nasais e desenvolveu uma febre de 39°C nos últimos dias. Ela se queixa de fadiga e nota hematomas nos braços e nas pernas. Suas contagens de sangue periférico mostram redução acentuada nos eritrócitos, leucócitos e plaquetas. Uma aspiração e biopsia da medula óssea foram realizadas e demonstraram a conversão da medula óssea vermelha em medula óssea amarela e gordurosa com uma celularidade da medula óssea de 20%. Com base no seu diagnóstico, quais são as ações de enfermagem mais adequadas nesse momento? **Selecione tudo que se aplique.**
   A. Aconselhar a família sobre o que fazer se a febre aparecer.
   B. Recomendar comer frutas e vegetais todos os dias.
   C. Revisar a importância do baço e como ele funciona.
   D. Discutir o diagnóstico com a criança de maneira apropriada à idade.
   E. Revisar como usar uma caneta de epinefrina em casa se ocorrer anafilaxia.

F. Dar oportunidades para que a criança e a família façam perguntas e expressem seus sentimentos.
G. Discutir como as células sanguíneas funcionam e quais efeitos colaterais devem ser observados devido à baixa contagem de células do sangue.

4. O enfermeiro está dando alta a um paciente de 5 anos recém-diagnosticado com hemofilia. Ele foi hospitalizado por causa de um sangramento grave nas articulações após uma queda. Quais das seguintes respostas são apropriadas para o enfermeiro discutir com os pais? **Use um X para a declaração de ensino de saúde que é indicada (apropriada ou necessária), contraindicada (pode ser prejudicial) ou não essencial (não faz diferença ou não é necessária).**

Ensino de saúde	Indicado	Contraindicado	Não essencial
"Seu filho deve permanecer ativo para diminuir os problemas nas articulações, e a maioria das crianças com hemofilia pode participar das mesmas atividades que seus colegas."			
"Deve-se ter cuidado para evitar sangramento das gengivas; amolecer a escova de dentes em água morna antes de escovar ou usar uma escova de dentes descartável com ponta de esponja pode ser útil."			
"Sinais de sangramento interno devem ser reconhecidos, como cefaleia, fala arrastada, perda de consciência (de sangramento cerebral) e fezes pretas e alcatroadas (de sangramento gastrintestinal)."			
"Se houver sangramento em uma articulação, elevação, gelo e repouso devem evitar a necessidade de reposição do fator VIII."			
"Todos os professores do seu filho precisam estar cientes do que fazer se ele tiver sangramento nasal."			
"Seu filho deve beber muitos líquidos para diminuir a possibilidade de desidratação."			

REFERÊNCIAS BIBLIOGRÁFICAS

Abdullah, K., Thorpe, K. E., Mamak, E., et al. (2015). Optimizing early child development for young children with non-anemic iron deficiency in primary care practice setting (OptEC): Study protocol for a randomized controlled trial. *Trials, 16*, 132.

Albert, M. H., Notarangelo, L. D., & Ochs, H. D. (2011). Clinical spectrum, pathophysiology and treatment of Wiskott-Aldrich syndrome. *Current Opinion in Hematology, 18*(1), 42–48.

American Academy of Pediatrics. (2016). *Vitamin D and iron supplements for babies: AAP recommendations.* Accessed April 10, 2019 from https://www.healthychildren.org/English/ages-stages/baby/feeding-nutrition/Pages/Vitamin-Iron-Supplements.aspx.

American Academy of Pediatrics Committee on Pediatric AIDS. (2008). HIV testing and prophylaxis to prevent mother-to-child transmission in the United States. *Pediatrics, 122*(5), 1127–1134.

American Pain Society. (2015). *Guidelines for the management of acute and chronic pain in sickle-cell disease.* Glenview, IL: Author.

Anderson, A., & Forsyth, A. (2017). *Playing it safe: Bleeding disorders, sports and exercise.* The National Hemophilia Foundation. Retrieved from https://www.hemophilia.org/node/4041.

Anderson, O., Domeliof, M., Anderson, D., et al. (2014). Effect of delayed vs early umbilical cord clamping on iron status and neurodevelopment at age 12 months: A randomized clinical trial. *Journal of the American Medical Association Pediatrics, 168*(6), 547–554.

Angulo-Barroso, R. M., Li, M., Santos, D. C. C., et al. (2016). Iron supplementation in pregnancy or infancy and motor development: A randomized controlled trial. *Pediatrics, 137*(4), e20153547.

Arachchillage, D. R., & Markis, M. (2016). Choosing and using non-steroidal anti-inflammatory drugs in haemophilia. *Haemophilia, 22*(2), 179–187.

Arlet, J., Dussiot, M., Moura, I. C., et al. (2016). Novel players [beta]-thalassemia dyserythropoiesis and new therapeutic strategies. *Current Opinion in Hematology, 23*(3), 181–188.

Armstrong-Wells, J., Grimes, B., Sidney, S., et al. (2009). Utilization of TCD screening for primary stroke prevention in children with sickle cell disease. *Neurology, 72*(15), 1316–1321.

Auerbach, M., James, S. E., Nicoletti, M., et al. (2017). Results of first American prospective study of intravenous iron in oral iron-intolerant iron deficient gravidas. *American Journal of Medical Sciences, 130*(12), 1402–1407.

Azar, S., & Wong, T. E. (2017). Sickle cell disease: A brief update. *The Medical Clinics of North America, 101*(2), 375–393.

Bamford, A., Manno, E. C., Mellado, M. J., et al. (2016). Immunisation practices in centres for children perinatally acquired HIV: A call for harmonization. *Vaccine, 34*(46), 5587–5594.

Berglund, S., Westrup, B., & Domellof, M. (2010). Iron supplements reduce the risk of iron deficiency anemia in marginally low birth weight infants. *Pediatrics, 126*(4), e874–e883.

Bonilla, F. A., & Notarangelo, L. D. (2015). Primary immunodeficiency diseases. In S. H. Orkin, D. E. Fisher, D. Ginsburg, et al. (Eds.), *Nathan and Oski's hematology of infancy and childhood* (8th ed.). Philadelphia: Saunders.

Booth, C., Romano, R., Roncarolo, M., et al. (2019). Gene therapy for primary immunodeficiency. *Human Molecular Genetics* (Epub ahead or print).

Bou-Maroun, L. M., Meta, F., Hanba, C., et al. (2018). An analysis of inpatient pediatric sickle cell disease: Incidence, cost, and outcomes. *Pediatric Blood & Cancer, 65*(1), e26758.

Bourzac, K. (2017). Gene therapy: Erasing sickle-cell disease. *Nature, 549*(7673), s28–s30.

Branchford, B. R., Monahan, P. E., & Di Paola, J. (2013). New developments in the treatment of pediatric hemophilia and bleeding disorders. *Current Opinion in Pediatrics, 25*(1), 23–30.

Bregman, D. B., & Goodnough, L. T. (2014). Experience with intravenous ferric carboxymaltose in patients with iron deficiency anemia. *Therapeutic Advances in Hematology, 5*(2), 48–60.

Brown, S. E., Weisberg, D. F., Balf-Soran, G., et al. (2015). Sickle cell disease patients with and without extremely high hospital use: Pain, opiods, and coping. *Journal of Pain and Symptom Management, 49*(3), 539–547.

Brugnara, C., Oski, F. A., & Nathan, D. G. (2015). Diagnostic approach to the anemic patient. In S. H. Orkin, D. E. Fisher, D. Ginsburg, et al. (Eds.), *Nathan and Oski's hematology of infancy and childhood* (8th ed.). Philadelphia: Saunders.

Campelo, L. M. N., Oliveira, N. F., Magalhaes, J. M., et al. (2018). The pain of children with sickle cell disease: The nursing approach. *Revista Brasileira de Enfermagem, 71*(Suppl. 3), 1381–1387.

Candotti, F. (2018). Clinical manifestations and pathophysiological mechanisms of the Wiskott-Aldrich syndrome. *The Journal of Allergy and Clinical Immunology, 38*(1), 13–27.

Cappellini, M. D., Porter, J. B., Viprakasit, V., et al. (2018). A paradigm shift on beta-thalassemia treatment: How will we manage this old disease with new therapies? *Blood Reviews, 32*(4), 300–311.

Centers for Disease Control and Prevention. (1994). 1994 revised classified system for human immunodeficiency virus infection in children less than 13 years of age. *MMWR Recommendations and Reports, 43*(RR–12), 1–10.

Centers for Disease Control and Prevention. (2006). Revised recommendations for HIV testing of adults, adolescents, and pregnant women in health-care settings. *MMWR Recommendations and Reports, 55*(RR–14), 1–17.

Centers for Disease Control and Prevention. (2008). Revised surveillance case definitions for HIV infection among adults, adolescents, and children aged <18 months and for HIV infection and AIDS among children aged 18 months to <13 years — United States, 2008. *MMWR Recommendations and Reports, 57*(10), 1–12.

Centers for Disease Control and Prevention. (2014). National HIV Testing Day and new testing recommendations. *Morbidity and Mortality Weekly Report, 63*(25), 537.

Centers for Disease Control and Prevention. (2015). *HIV surveillance report, 2013.* vol 25. Published February 2015, https://www.cdc.gov/hiv/pdf/library/reports/surveillance/cdc-hiv-surveillance-report-2013-vol-25.pdf.

Centers for Disease Control and Prevention. (2016). HIV in the United States: At a glance, 2016. Accessed May 29, 2017 from https://www.cdc.gov/hiv/statistics/overview/ataglance.html.

Centers for Disease Control and Prevention. (2017a). HIV and pregnant women, infants and children. Accessed May 29, 2017 from https://www.cdc.gov/hiv/group/gender/pregnantwomen/index.html.

Centers for Disease Control and Prevention. (2017b). Newborn screening for severe combined immunodeficiency (SCID) saves lives and money: A cost-effective public health policy. Accessed on July 19, 2019 from https://blogs.cdc.gov/genomics/2016/03/15/scid/.

Centers for Disease Control and Prevention. (2018a). Breastfeeding and special circumstances. Accessed August 10, 2019 from https://www.cdc.gov/breastfeeding/breastfeeding-special-circumstances/index.html.

Centers for Disease Control and Prevention. (2018b). Hemophilia Facts—United States. Accessed June 29, 2018 from www.cdc.gov/ncbddd/hemophilia/facts.html.

Centers for Disease Control and Prevention. (2019a). *Thalassemia awareness, National Center on Birth Defects and Developmental Disabilities, Division of Blood Disorders.* https://www.cdc.gov/features/international-thalassemia/index.html.

Centers for Disease Control and Prevention (CDC). (2019b). Division of HIV/AIDS Prevention, National Center, National Center for HIV/AIDS, Viral Hepatitis, STD and TB Prevention-Basic statistics. Accessed July 10, 2019 from https://www.cdc.gov/hiv/basics/transmission.html.

Centers for Disease Control and Prevention. (2019c). Newborn screening and molecular biology branch: Severe combined immunodeficiency (SCID). Accessed on July 19, 2019 from https://www.cdc.gov/nceh/dis/nsmbb.html.

Choudhry, V. P. (2017). Thalassemia minor and major: Current management. *Indian Journal of Pediatrics, 84*(8), 607–611.

Choudhury, N. A., DeBaun, M. R., Rodeghier, M., et al. (2018). Silent cerebral infarct definitions and full-scale IQ loss in children with sickle cell anemia. *Neurology, 90*(3), e239–e246.

Chozie, N. A., Primacakti, F., Gatot, D., et al. (2019). Comparison of the efficacy and safety of 12 month low-dose factor VIII prophylaxis vs. on-demand treatment in severe haemophilia A children. *Haemophilia, 25*(4), 633–639.

Consolini, D. M. (2011). Thrombocytopenia in infants and children. *Pediatrics in Review, 32*(4), 135–151.

Cooper, N. (2017). State of the art-how I manage immune thrombocytopenia. *British Journal of Haematology, 177*(1), 39–54.

Cross, C. (2013). Ontario newborns now screened for SCID. *Canadian Medical Association Journal, 185*(13), E616.

Dale, D. C. (2017). How to manage children with neutropenia. *British Journal of Haematology, 178*(3), 351–363.

DeBaun, M. R., Armstrong, F. D., McKinstry, R. C., et al. (2012). Silent cerebral infarcts: A review on a prevalent and progressive cause of neurologic injury in sickle cell anemia. *Blood, 119*(20), 4587–4596.

DeBaun, M. R., & Kirkham, F. J. (2016). Central nervous system complications and management in sickle cell disease. *Blood, 127*(7), 829–838.

DeLoughery, T. G. (2014). Microcytic anemia. *The New England Journal of Medicine, 371*, 1324–1331.

Desmond, R., Townsley, D., Dumitriu, B., et al. (2014). Eltrombopag restores trilineage hematopoiesis in refactory severe aplastic anemia that can be sustained on discontinuation of drug. *Blood, 123*, 1818–1825.

Di Paola, J., Montgomery, R. R., Gill, J. C., et al. (2015). Hemophilia and von Willebrand disease. In S. H. Orkin, D. E. Fisher, D. Ginsburg, et al. (Eds.), *Nathan and Oski's hematology of infancy and childhood* (8th ed). Philadelphia: Elsevier Saunders.

Dorsey, M. J., Dvorak, C. C., Cowan, M. J., et al. (2017). Treatment of infants identified as having severe combined immunodeficiency by means of newborn screening. *The Journal of Allergy and Clinical Immunology, 139*, 733–742.

Dorsey, M. J., & Puck, J. (2017). Newborn screening for severe combined immunodeficiency in U.S.: Current status and approach to management. *International Journal of Neonatal Screening, 3*(2), 15.

Doshi, B. S., & Arruda, V. R. (2018). Gene therapy for hemophilia:What does the future hold? *Therapeutic Advances in Hematology, 9*(9), 273–293.

El-Beshlawy, A., & El-Ghamrawy, M. (2019). Recent trends in treatment of thalassemia. *Blood Cells, Molecules & Diseases, 76*, 53–58.

Estcourt, L. J., Fortin, P. M., Hopewell, S., et al. (2017). Blood transfusion for preventing primary and secondary stroke in people with sickle cell disease. *Cochrane Database of Systematic Reviews, 1*, CD003146.

Estepp, J. H., Smeltzer, M. P., Kang, G., et al. A clinically meaningful fetal hemoglobin threshold for children with sickle cell anemia during hydroxyurea therapy. *American Journal of Hematology*, 92(12), 1333–1339.

Eussen, S., Alles, M., Uijterschout, L., et al. (2015). Iron intake and status of children aged 6-36 months in Europe: A systematic review. *Annals of Nutrition and Metabolism, 66*(2–3), 80–92.

Fargo, G. H., & Hord, J. D. (2020). The acquired pancytopenia. In R. M. Kliegman, J. W. St. Geme, N. J. Blum, et al. (Eds.), *Nelson textbook of pediatrics* (21st ed). Philadelphia: Elsevier.

Ferrua, F., Cicalese, M. P., Galimberti, S., et al. (2019). Lentiviral haemopoietic stem/progenitor of Wiskott-Aldrich syndrome: Interim results of a non-randomized, open-label, phase1/2 clinical study. *The Lancet Haematology, 6*, e239–e253.

Fleming, M. D. (2015). Disorders of iron and copper metabolism, the sideroblastic anemias and lead toxicity. In S. H. Orkin, D. E. Fisher, D. Ginsburg, et al. (Eds.), *Nathan and Oski's hematology of infancy and childhood* (8th ed.). Philadelphia: Saunders.

Fortin, P. M., Hopewell, S., & Estcourt, L. J. (2018). Red blood cell transfusion to treat or prevent complications in sickle cell disease: An overview of Cochrane reviews. *Cochrane Database of Systematic Reviews, 8*, CD012082.

Georges, G. E., & Storb, R. (2016). Hematopoietic stem cell transplantation for acquired aplastic anemia. *Current Opinion in Hematology, 23*(6), 495–500.

Ghafuri, D. L., Chaturvedi, S., Rodeghier, M., et al. (2016). Secondary benefit of maintaining normal transcranial Doppler velocities when using hydroxyurea for prevention of severe sickle cell anemia. *Pediatric Blood & Cancer, 64*(7).

Givens, M., Dotters-Katz, S. K., Stringer, E., et al. (2018). Minimizing risk perinatal HIV Transmission. *Obstetrical and Gynecological Survey, 73*(7), 423–432.

Grace, R. F. (2015). Hematologic manifestations of systemic diseases. In S. H. Orkin, D. E. Fisher, D. Ginsburg, et al. (Eds.), *Nathan and Oski's hematology of infancy and childhood* (8th ed.). Philadelphia: Saunders.

Haining, W. N., Duncan, C., El-haddad, et al. (2015). Principles of bone marrow and stem cell transplantation. In S. H. Orkin, D. E. Fisher, D. Ginsburg, et al. (Eds.), *Nathan and Oski's hematology of infancy and childhood* (8th ed.). Philadelphia: Saunders.

Halkes, C., de Wreede, L. C., Knol-Bout, J. P., et al. (2019). Allogeneic stem cell transplantation for acquired pure red cell aplasia. *American Journal of Hematology.* Epub ahead of print.

Hanley, J., McKernan, A., Creagh, M. D., et al. (2017). Guildelines for the management of acute joint bleeds and chronic synovitis in haemophilia. *Haemophilia, 23*, 511–520.

Hayes, E. V. (2020). Human immunodeficiency virus and acquired immunodeficiency syndrome. In R. M. Kliegman, J. W. St. Geme, N. J. Blum, et al. (Eds.), *Nelson textbook of pediatrics* (21st ed.). Philadelphia: Elsevier.

Heeney, M., & Ware, R. (2015). Sickle cell disease. In S. H. Orkin, D. E. Fisher, D. Ginsburg, et al. (Eds.), *Nathan and Oski's hematology of infancy and childhood* (8th ed.). Philadelphia: Saunders.

Helton, K. J., Adams, R. J., Kesler, K. L., et al. (2014). Magnetic resonance imaging/ angiography and transcranial Doppler velocities in sickle cell anemia: Results from the SWITCH trial. *Blood, 124*(6), 891–898.

Higgs, D. R., Engel, J. D., & Stamatoyannopoulos, G. (2012). Thalassaemia. *Lancet, 379*, 373–383.

Hirtz, D., & Kirkham, F. J. (2019). Sickle cell disease and stroke. *Pediatric Neurology, 95*, 34–41.

Howell, C., Scott, K., & Patel, D. (2017). Sports participation recommendations for patients with bleeding disorders. *Translational Pediatrics, 6*(3), 174–180.

Hsieh, M. M., Fitzhugh, C. D., Weitzel, R. P., et al. (2014). Nonmyeloablative HLA-matched sibling allogeneic hematopoietic stem cell transplantation for severe sickle cell phenotype. *Journal of the American Medical Association, 312*(1), 48–56.

Huang, R., Chen, Z., Dolan, S., et al. (2017). The dual modulatory effects of efavirenz on GABAa receptors are mediated via two distinct sites*. *Neuropharmacology, 121*, 167–178.

Huttle, A., Maestre, G. E., Lantigua, R., et al. (2015). Sickle cell in Latin America and the United States. *Pediatric Blood & Cancer, 62*(7), 1131–1136.

Iguchi, A., Cho, Y., Hiromasa, Y., et al. (2019). Long-term outcome and chimerism in patients with Wiskott-Aldrich syndrome treated by hematopoietic cell transplantation: A retrospective nationwide survey. *International Journal of Hematology, 110*(3), 364–369.

Iorio, A., Marchesini, E., Marcucci, M., et al. (2011). Clotting factor concentrates given to prevent bleeding and bleeding-related complications in people with hemophilia A or B. *The Cochrane Database of Systematic Reviews* (9), CD003429.

Issaragrisil, S., & Kunacheewa, C. (2016). Matched sibling donor hematopoietic stem cell transplantation for thalassemia. *Current Opinion in Hematology, 23*(6), 506–514.

Jauregui-Lobera, I. (2014). Iron deficiency and cognitive functions. *Neuropsychiatric Disease and Treatment, 10*, 2087–2095.

Josephson, C. D., & Strauss, R. G. (2020). Risk of blood transfusions. In R. M. Kliegman, J. W. St. Geme, N. J. Blum, et al. (Eds.), *Nelson textbook of pediatrics* (21th ed.). Philadelphia: Elsevier.

Juul, S. E., Derman, R. J., & Auerbach, M. (2019). Perinatal iron deficiency: Implications for mothers and infants. *Neonatology, 115*, 269–274.

Kawadler, J. M., Clayden, J. D., Clark, C. A., et al. (2016). Intelligence quotient in paediatric sickle cell disease: A systematic review and meta-analysis. *Developmental Medicine and Child Neurology, 58*(7), 672–679.

Khandros, E., Kwaitkowski, J. L. Beta-thalassemia: Monitoring and new treatment approaches. *Hematology/Oncology Clinics of North America, 33*(3), 339–353.

Khemani, K., Katoch, D., & Krishnamurti, L. (2019). Curative therapies for sickle cell disease. *Oshsner Journal, 19*, 131–137.

King, J. R., & Hammarstrom, L. (2018). Newborn screening for primary immunodeficiency diseases: History, current and future practice. *The Journal of Allergy and Clinical Immunology, 38*(1), 56–66.

Korthof, E. T., Bekassy, A. N., & Hussein, A. A. (2013). Management of acquired aplastic anemia in children. *Bone Marrow Transplant, 48*(2), 191–195.

Krishnamurti, L., Neuberg, D. S., Sullivan, K. M., et al. (2019). Bone marrow transplantation for adolescents and young adults with sickle cell disease: Results of a prospective multicenter pilot study. *The American Journal of Hematology, 94*(9), 446–454.

Kuhne, T., & Imbach, P. (2013). Management of children and adolescents with primary immune thrombocytopenia: Controversies and solutions. *Vox Sanguinis, 104*(1), 55–66.

Kumar, M., Lambert, M. P., Breakey, V., et al. (2015). Sports participation in children and adolescents with immune thrombocytopenia (ITP). *Pediatr Blood Cancer, 62*, 2223–2225.

Kwiatkowski, J. L., Yim, E., Miller, S., et al. (2011). Effect of transfusion therapy on transcranial Doppler ultrasonography velocities in children with sickle cell disease. *Pediatric Blood & Cancer, 56*(5), 777–782.

Leggat, D. J., Iyer, A. S., Ohtola, J. A., et al. (2015). Response to pneumococcal polysaccharide vaccination in newly diagnosed HIV-positive individuals. *Journal of AIDS & Clinical Research, 6*(2).

Lillicrap, D. (2013). The future of hemostasis management. *Pediatric Blood & Cancer, 60*(Suppl. 1), S44–S47.

Locatelli, F., Merli, P., & Strocchio, L. (2016). Transplantation for thalassemia major: Alternative donors. *Current Opinion in Hematology, 23*(6), 515–523.

Locatelli, F., & Pagliara, D. (2012). Allogeneic hematopoietic stem cell transplantation in children with sickle cell disease. *Pediatric Blood & Cancer, 59*(2), 372–376.

Lokeshwar, H. R., Mehta, M., Mehta, N., et al. (2011). Prevention of iron deficiency anemia (IDA): How far have we reached? *Indian Journal of Pediatrics, 78*(5), 593–602.

Lucarelli, G., Isgro, A., Sodani, P., et al. (2012). Hematopoietic stem cell transplantation in thalassemia and sickle cell anemia. *Cold Spring Harbor Perspectives in Medicine, 2*(5), a011825.

Lytle, A. M., Brown, H. C., Paik, N. Y., et al. (2016). Effects of FVIII immunity on hepatocyte and hematopoietic stem cell-directed gene therapy of murine hemophilia A, molecular therapy-methods and clinical development. *Molecular Therapy. Methods & Clinical Development, 10*(3), 15056.

Mahlaoui, N., Pellier, I., Mignot, C., et al. (2013). Characteristics and outcome of early-onset, severe forms of Wiskott-Aldrich syndrome. *Blood, 121*(9), 1510–1516.

Mahoney, D. H. (2017). Iron deficiency in infants and young children: Screening, prevention, clinical manifestations, and diagnosis. UpToDate. Accessed June 20, 2017 from https://www.uptodate.com/contents/iron-deficiency-in-infants-and-children-less-than12-years-screening-prevention-clinical-manifestations-and-diagnosis.

Makis, A., Hatzimichael, E., Papassotiriou, I., et al. (2016). Clinical trials update in new treatments of β-thalassemia. *American Journal of Hematology, 91*(11), 1135–1145.

Mantadakis, E. (2018). Intravenous iron: Safe and underutilized in children. *Pediatric Blood & Cancer, 65*(6), e27016.

Matte, A., Zorzi, F., Mazzi, F., et al. (2019). New therapeutic options for the treatment of sickle cell disease. *Mediterranean Journal of Hematology and Infectious Diseases, 11*(1), e2019002.

McDonagh, M. S., Blazina, I., Dana, T., et al. (2015). Screening and routine supplementation for iron deficiency anemia: A systematic review. *Pediatrics, 135*(4), 723–733.

McGann, P. T., Nero, A. C., & Ware, R. E. (2013). Current management of sickle cell anemia. *Cold Spring Harbor Perspectives in Medicine, 3*(8), a011817.

McLean, H. Q., Fiebelkorn, A. P., Temte, J. L., et al. (2013). Prevention of measles, rubella, congenital rubella syndrome, and mumps, 2013: Summary recommendations of the Advisory Committee on Immunization Practices (ACIP). *MMWR Recommendations and Reports, 62*(RR-04), 1–34.

Meier, E. M., Fasano, R. M., & Levett, P. R. (2017). A systematic review of the literature for severity predictors in children with sickle cell anemia. *Blood Cells, Molecules & Diseases, 65*, 86–94.

Meier, E. R., & Miller, J. L. (2012). Sickle cell disease in children. *Drugs, 72*(7), 895–906.

Meier, E. R., & Rampersad, A. (2017). Pediatric sickle cell disease: Past successes and future challenges. *Pediatric Research, 81*(1), 249–258.

Mercer, J. S., Erickson-Owens, D. A., Collins, J., et al. (2017). Effects of delayed cord clamping on residual placental blood volume, hemoglobin and bilirubin levels in term infants: A randomized controlled trial. *Journal of Perinatology, 37*(3), 260–264.

Miano, M., & Dufour, C. (2015). The diagnosis and treatment of aplastic anemia: A review. *International Journal of Hematology, 101*(6), 527–535.

Miller, J. L. (2013). Iron deficiency anemia: A common and curable disease. *Cold Spring Harbor Perspectives in Medicine, 3*(7), a011866.

Miller, S. T., Sleeper, L. A., Pegelow, C. H., et al. (2000). Prediction of adverse outcomes in children with sickle cell disease. *The New England Journal of Medicine, 342*(2), 83–89.

Moyer, V. A., & US Preventive Services Task Force. (2013). Screening for HIV: US Preventive Services Task Force recommendation statement. *Annals of Internal Medicine, 159*(1), 51–60.

Nacken, A., Rehfuess, E. A., Paul, I., et al. (2018). Teachers' competence, school policy and social context-HIV prevention needs of primary schools in Kagera, Tanzania. *Health Education Reseach, 33*(6), 505–521.

Nagalapuram, V., Kulkami, V., Leach, J., et al. (2019). Effect of sickle cell anemia therapies on the natural history of growth and puberty patterns. *Journal of Pediatric Hematology and Oncology,* (Epub ahead of print).

Naidoo, J., & Rule, P. (2016). Teachers' subjectivities and emotionality in HIV/AIDS teaching. *African Journal of AIDS Research, 15*(3), 233–241.

National Association of School Psychologists. (2012). *Supporting students with HIV/AIDS (position statement).* Bethesda, MD: Author.

National Hemophilia Foundation. 2019. Accessed June 19, 2019 from https://www.hemophilia.org/

National Institutes of Health; National Heart, Lung, and Blood Institute, & Division of Blood Disease and Resources. (2014). Evidence-based management of sickle cell disease, Expert Panel Report, 2014. Retrieved from https://www.nhlbi.nih.gov/health-topics/evidence-based-management-sickle-cell-disease.

National Institutes of Health, Office of Dietary Supplements. (2018). Iron dietary supplement fact sheet for health professionals. Accessed April 15, 2019 from https://ods.od.nih.gov/factsheets/Iron-HealthProfessional/.

Negre, O., Eggimann, A. V., Beuzard, Y., et al. (2016). Gene therapy of the β-hemoglobinopathies by lentiviral transfer of the βA(T87Q)-globin gene. *Human Gene Therapy*, *27*(2), 148–165.

Nesheim, S. R., Fitzharris, L. F., Gray, K. M., et al. (2019). Epidemiology of perinatal HIV transmission in United States in the era of its elimination. *Pediatric Infectious Disease Journal*, *38*, 611–616.

Nevitt, S. J., Jones, A. P., & Howard, J. (2017). Hydroxyurea (hydroxycarbamide) for sickle cell disease. *Cochrane Database of Systemic Reviews*, *4*, CD002202.

Nienhuis, A. W., Nathwani, A. C., & Davidoff, A. M. (2017). Gene therapy for hemophilia. *Molecular Therapy*, *25*(5), 1163–1167.

Nugent, D., O'Mahony, B., Dolan, G., et al. (2018). Value of prophylaxis vs. on demand treatment: Application of a value framework in hemophilia. *Haemophilia*, *24*(5), 755–765.

Nussbaum, R. L., McInnes, R. R., & Willard, H. F. (2016). Genetic variation in populations. In R. L. Nussbaum, R. R. McInnes, & H. F. Willard (Eds.), *Thompson and Thompson genetics in medicine* (8th ed.). Philadelphia, PA: Elsevier Inc.

Onisai, M., Vladareanu, A., Spinu, A., et al. (2019). Idiopathic thrombocytopenic purpura (ITP)-new era for old disease. *Romanian Journal of Internal Medicine* Epub ahead of print.

Origa, R. (2017). β-Thalassemia. *Genetics in Medicine*, *19*, 609–619.

Pahuja, S., Puri, V., Mahajan, G., et al. (2017). Reporting adverse transfusion reactions: A retrospective study from tertiary care hospital from New Delhi, India. *Asian Journal of Transfusion Science*, *11*(1), 6–12.

Paoletti, G., Bogen, D. L., & Ritchey, A. K. (2014). Severe iron-deficiency anemia still an issue in toddlers. *Clinical Pediatrics (Phila)*, *53*(14), 1352–1358.

Passweg, J. R., & Marsh, J. C. (2010). Aplastic anemia: First-line treatment by immunosuppression and sibling marrow transplantation. *American Society of Hematology Education Program book*, 2010, 36–42.

Peinemann, F., & Labeit, A. M. (2014). Stem cell transplantation of matched sibling donors compared with immunosuppressive therapy for acquired severe aplastic anaemia: A Cochrane systematic review. *British Medical Journal Open*, *4*(7), e005039.

Peslak, S. A., Olson, T., & Babushok, D. V. (2017). Diagnosis and treatment of aplastic anemia. *Current Treatment Options in Oncology*, *18*(12), 70.

Piel, F. B., Steinberg, M. H., & Rees, D. C. (2017). Sickle cell disease. *The New England Journal of Medicine*, *376*, 1561–1573.

Pivina, L., Semenova, Y., Dosa, M. D., et al. (2019). Iron deficiency, cognitive functions and neurobehavioral disorders in children. *Journal of Molecular Neuroscience*, *68*(1), 1–10.

Powers, J. M., & Buchanan, G. R. (2014). Diagnosis and management of iron deficiency anemia. *Hematology/Oncology Clinics of North America*, *28*(4), 729–745.

Quarmyne, M. D., Dong, W., Theodore, R., et al. (2107). Hydroxyurea effectiveness in children and adolescents with sickle cell anemia: A large retrospective, population-based cohort. *American Journal of Hematology*, *92*(1), 77–81.

Raphael, J. L., Mei, M., Mueller, B. U., et al. (2012). High resource hospitalizations among children with vaso-occlusive crises in sickle cell disease. *Pediatric Blood & Cancer*, *58*(4), 584–590.

Rees, D. C., Robinson, S., & Howard, J. (2018). How I manage red cell transfusions in patients with sickle cell disease. *British Journal of Haematology*, *180*, 607–617.

Rodeghiero, F., Stasi, R., Gernsheimer, T., et al. (2009). Standardization of terminology, definitions, and outcome criteria in immune thrombocytopenic purpura of adults and children: Report from an international working group. *Blood*, *113*(11), 2386–2393.

Rodriguez, A., Duez, P., Dedeken, L., et al. (2018). Hydroxyurea (hydroxycarbamide) genotoxicity in pediatric patients with sickle cell disease. *Pediatric Blood & Cancer*, *65*, e27022.

Rothman, J. A. (2020). Iron-deficiency anemia. In R. M. Kliegman, J. W. St. Geme, N. J. Blum, et al. (Eds.), *Nelson textbook of pediatrics* (21st ed.). Philadelphia: Elsevier.

Rubin, R. (2019). Gene therapy for sickle cell disease shows promise. *Journal of the American Medical Association*, *e321*(4), 334.

Samarasinghe, S., & Webb, D. K. (2012). How I manage aplastic anaemia in children. *British Journal of Haematology*, *157*(1), 26–40.

Sankaran, V. G., Nathan, D. G., & Orkin, S. H. (2015). The thalassemias. In S. H. Orkin, D. E. Fisher, D. Ginsburg, et al. (Eds.), *Nathan and Oski's hematology of infancy and childhood* (8th ed.). Philadelphia: Saunders.

Scheinberg, P. (2012). Aplastic anemia: Therapeutic updates in immunosuppressive and transplantation. *Hematology American Society of Hematology Education Program book*, 2012(1), 292–300.

Scott, J. P., & Flood, V. H. (2020a). Hereditary clotting factor deficiencies (bleeding disorders). In R. M. Kliegman, J. W. St.Geme, N. J. Blum, et al. (Eds.), *Nelson textbook of pediatrics* (21st ed.). Philadelphia: Elsevier.

Scott, J. P., & Flood, V. H. (2020b). Platelet and blood vessel disorders. In R. M. Kliegman, J. W. St.Geme, N. J. Blum, et al. (Eds.), *Nelson textbook of pediatrics* (21st ed.). Philadelphia: Elsevier.

Secher, E. L., Stensballe, J., & Afshari, A. (2013). Transfusion in critically ill children: An ongoing dilemma. *Acta Anaesthesiologica Scandinavica*, *57*(6), 684–691.

Selik, R. M., Mokotoff, E. D., Branson, B., et al. (2014). Revised surveillance case definition for HIV infection-United States. *MMWR. Morbidity and Mortality Weekly Report*, *63*(No. RR-3), 1–10.

Sharathkumar, A. A., & Carcao, M. (2011). Clinical advances in hemophilia management. *Pediatric Blood & Cancer*, *57*(6), 910–920.

Sharathkumar, A. A., & Pipe, S. W. (2008). Post-thrombotic syndrome in children: A single center experience. *Journal of Pediatric Hematology and Oncology*, *30*(4), 261–266.

Shimamura, A., & Williams, D. A. (2015). Aquired aplastic anemia and pure red cell aplasia. In S. H. Orkin, D. E. Fisher, D. Ginsburg, et al. (Eds.), *Nathan and Oski's hematology of infancy and childhood* (8th ed.). Philadelphia: Saunders.

Siberry, G. K. (2014). Preventing and managing HIV infection in infants, children, and adolescents in the United States. *Pediatrics in Review*, *35*(7), 268–286.

Sii-Felice, K., Giorgi, M., Leboulch, P., et al. (2018). Hemoglobin disorders: Lentiviral gene therapy in the starting blocks to enter clinical practice. *Experimental Hematology*, *64*, 12–32.

Simpkins, E. P., Siberry, G. K., & Hutton, N. (2009). Thinking about HIV infection. *Pediatrics in Review*, *30*(9), 337–349.

Smith, A. (2012). Guide to evaluation and treatment of anaemia in general practice. *Prescriber*, *23*(21), 25–42.

Smith-Whitley, K., & Kwiatkowski, J. L. (2020). Hemoglobinopathies. In R. M. Kliegman, J. W. St. Geme, N. J. Blum, et al. (Eds.), *Nelson textbook of pediatrics* (21st ed.). Philadelphia: Elsevier.

Smith, Y. (2018). Thalassemia prevalence. News-Medical, 2018. Accessed on June 16, 2019 from https://www.news-medical.net/health/Thalassemia-Prevalence.aspx.

Sourabh, S., Bhatia, P., & Jain, R. (2019). Favourable improvement in haematological parameters in response to oral iron and vitamin C combination in children with iron refractory iron deficiency anemia (IRIDA) phenotype. *Blood Cells, Molecules & Diseases*, *75*, 26–29.

Subramaniam, G., & Girish, M. (2015). Iron deficiency anemia in children. *Indian Journal of Pediatrics*, *82*(6), 558–564.

Sullivan, K. E., & Buckley, R. H. (2020). Severe combined immunodeficiency. In R. M. Kliegman, J. W. St. Geme, N. J. Blum, et al. (Eds.), *Nelson textbook of pediatrics* (21st ed.). Philadelphia: Elsevier.

Suthar, A. B., Ford, N., Bachanas, P. J., et al. (2013). Towards universal voluntary HIV testing and counseling: A systematic review and meta-analysis of community-based approaches. *PLoS Medicine*, *10*(8), e1001496.

Thomas, R., Dulman, R., Lewis, A., et al. (2019). Prospective longitudinal follow-up of children with sickle cell disease treated with hydroxyurea since infancy. *Pediatric Blood & Cancer*, *66*(9), e27816.

Thompson, J., Biggs, B. A., & Pasricha, S. R. (2013). Effects of daily iron supplementation in 2- to 5-year-old children: Systematic review and meta-analysis. *Pediatrics*, *131*(4), 739–753.

Thornburg, C. D. (2020). The anemias. In R. M. Kliegman, J. W. St. Geme, N. J. Blum, et al. (Eds.), *Nelson textbook of pediatrics* (21st ed.). Philadelphia: Elsevier.

Tichelli, A., Schrezenmeier, H., Socie, G., et al. (2011). A ramdomized controlled study in patients with newly diagnosed severe aplastic anemia receiving antithymocyte globulin (ATG), cyclosporine, with or without GCSF: A study of the SAA Working Party of the European Group for Blood and Marrow Transplatation. *Blood*, *117*(17), 4434–4441.

Townsley, D. M., Scheinberg, P., Winkler, T., et al. (2017). Eltrombopag added to standard immunosuppression for aplastic anemia. *The New England Journal of Medicine*, *376*(16), 1540–1550.

United Nations AIDS. (2016). Global AIDS update, 2016. Accessed May 30, 2017 from www.unaids.org/en/resources/documents/2016/Global-AIDS-update-2016.

UN Joint Programme on HIV/AIDS (UNAIDS), *Ending AIDS: Progress towards the 90–90– 90 targets*, 20 July 2017. Accessed July 15, 2019 from https://www.unaids.org/en/resources/documents/2017/20170720_Global_AIDS_update_2017.

UN Joint Programme on HIV/AIDS (UNAIDS). (2019). Accessed July 15, 2019 from https://www.unaids.org/en/keywords/unaids-joint-united-nations-programme-hivaids.

US Department of Health and Human Services. (2018a). *Guidelines for the prevention and treatment of opportunistic infections in HIV-exposed and HIV-infected children. AIDSinfo.* Accessed July 15, 2019 from http://AIDSinfo.nih.gov.

US Department of Health and Human Services. (2018b). *Guidelines for use of antiretroviral agents in pediatric HIV infection. AIDSinfo.* Accessed July 15, 2019 from http://AIDSinfo.nih.gov.

US Department of Health and Human Services. (2019). Panel on antiretroviral therapy and medical management of children living with HIV. Guidelines for use of antiretroviral agents in pediatric HIV infection. AIDS info. Accessed July 15, 2019 from https://aidsinfo.nih.gov/guidelines/html/2/pediatric-arv/45/whats-new-in-the-guidelines.

Vichinsky, E., & Styles, L. (1996). Pulmonary complications. *Hematology/Oncology Clinics of North America*, *10*(6), 1275–1286.

von der Lippe, C., Frich, J. C., Harris, A., et al. (2017). Treatment of hemophilia: A qualitative study of mothers' perspectives. *Pediatric Blood & Cancer*, *64*, 121–127.

Walczyk, T., Muthayya, S., Wegmuller, R., et al. (2014). Inhibition of iron absorption by calcium is modest in iron-fortified, casein and whey-based drink in Indian children and is easily compensated by the addition of ascorbic acid. *Journal of Nutrition*, *44*(1), 1703–1709.

Walsh, C. E., & Batt, K. M. (2013). Hemophilia clinical gene therapy: Brief review. *Translational Research*, *161*(4), 307–312.

Wang, B., Zhan, S., Gong, T., et al. (2013). Iron therapy for improving psychomotor development and cognitive function in children under the age of three with iron deficiency anemia. *The Cochrane Database of Systematic Reviews* (6), CD001444.

Wang, W. C., & Dwan, K. (2013). Blood transfusion for preventing primary and secondary stroke in people with sickle cell disease. *The Cochrane Database of Systematic Reviews*, *11*, CD003146.

Wang, W. C., Ware, R. E., Miller, S. T., et al. (2011). Hydroxycarbamide in very young children with sickle-cell anaemia: A multicenter, randomized, controlled trial (BABY HUG). *Lancet*, *377*(9778), 1663–1672.

Weinberg, G. A. (2018). *Human immunodeficiency virus (HIV) infection in infants and children, Merck Manual Professional Version.* Kenilworth, NJ: Merck Sharp and Dohme Corp. A subsidiary of Merck and Co., Inc.

Williams, H., & Tanabe, P. (2016). Sickle cell disease: A review of nonpharmacological approaches for pain. *Journal of Pain and Symptom Management*, *51*(2), 163–177.

Wilson, D. B. (2015). Acquired platelet defects. In S. H. Orkin, D. E. Fisher, D. Ginsburg, et al. (Eds.), *Nathan and Oski's hematology of infancy and childhood* (8th ed.). Philadelphia: Saunders.

World Federation of Hemophilia. (2012). *About bleeding disorders.* Accessed July 20, 2019 from https://www.wfh.org.

Xu, S., Luk, K., Yao, Q., et al. (2019). Editing aberrant splice sites efficiently restores β-globin expression in β-thalassemia. *Blood*, *133*, 2255–2262.

Yaish, H. M. (2015). *Pediatric thalassemia.* Retrieved from http://emedicine.medscape.com/article/958850-overview.

Yawn, B. P., Buchanan, G. R., Afenyi-Annan, A. N., et al. (2014). Management of sickle cell disease summary of the 2014 evidence-based report by expert panel members. *Journal of the American Medical Association*, *312*(10), 1033–1048.

Yawn, B. P., & John-Sowah, J. (2015). Management of sickle cell disease: Recommendations from the 2014 expert panel report. *American Family Physician*, *92*(12), 1069–1076.

Young, N. S. (2018). Aplastic anemia. *N Engl J Med*, *379*(17), 1643–1656.

Ziegler, E. E., Nelson, S. E., & Jeter, J. M. (2011). Iron supplementation of breastfed infants. *Nutrition Reviews*, *69*(Suppl. 1), S71–S77.

25

Criança com Câncer

Kathleen S. Ruccione

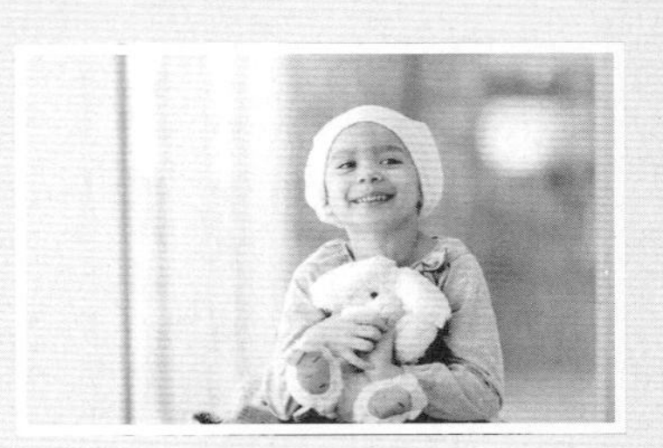

CONCEITOS GERAIS

- Regulação celular
- Dinâmica familiar
- Educação do paciente/família
- Nutrição
- Infecção

CÂNCER EM CRIANÇAS

Poucas situações na enfermagem superam os desafios de cuidar de uma criança com câncer. Apesar das melhorias dramáticas no prognóstico, o câncer continua sendo uma doença que ameaça e altera a vida, que tem um grande impacto na vida familiar e impõe demandas significativas aos pontos fortes da família em como lidar com as necessidades de informação e suporte. Os enfermeiros devem basear o apoio dos pacientes e suas famílias na premissa de que, com comunicação clara e cuidado compassivo, o medo diminui, a esperança emerge e a jornada do câncer parece menos opressiva. A comunicação efetiva, incluindo comportamentos de escuta do enfermeiro, também promove a compreensão que auxilia na adesão ao tratamento.

Este capítulo resume visões clínicas gerais e questões de cuidados de enfermagem para os tipos mais comuns de câncer pediátrico. O Capítulo 17 discute situações em que a doença é iminentemente ameaçadora à vida, bem como as necessidades psicológicas gerais dessas crianças e suas famílias em termos de doença crônica.

EPIDEMIOLOGIA: TAXAS DE INCIDÊNCIA

O câncer infantil é raro; aproximadamente 16.400 casos são diagnosticados em crianças com menos de 20 anos nos EUA a cada ano (Scheurer, Lupo, Bondy, 2016).[1] Aproximadamente 1.700 crianças morrem da doença nos EUA anualmente, tornando o câncer a principal causa de morte por doença após a infância nessa faixa etária (Scheurer et al., 2016). Em todo o mundo, estima-se que 300 mil novos casos sejam diagnosticados anualmente e que haja uma estimativa de 80 mil mortes por ano; além disso, as taxas de sobrevivência em países de baixa renda são mais baixas do que em países de alta renda (American Childhood Cancer Organization, 2016).

A incidência de tipos específicos de câncer infantil varia de acordo com fatores de risco demográficos, como idade, sexo e raça ou etnia. A incidência de câncer é maior em crianças de 0 a 4 anos e em adolescentes de 15 a 19 anos; no entanto, os tipos de câncer que ocorrem entre esses dois grupos são distintos, com neuroblastoma e retinoblastoma mais comuns em crianças pequenas e linfoma e sarcoma mais comuns em adolescentes (Scheurer et al., 2016). Em indivíduos do sexo masculino, há uma incidência geral de câncer maior do que do sexo feminino, com uma proporção de 1,1:1 (Scheurer et al., 2016). Essa diferença reflete a maior incidência de leucemia linfoblástica aguda (LLA), linfoma não Hodgkin (LNH) e tumores do sistema nervoso central (SNC) – os tipos mais comuns de câncer infantil – em meninos. Crianças caucasianas possuem uma incidência geral mais alta de câncer em comparação com crianças afro-americanas. Isso é explicado pela maior incidência de LLA, sarcoma de Ewing e melanoma em crianças caucasianas.

A sobrevivência ao câncer infantil aumentou dramaticamente nas últimas 5 décadas com a melhoria do tratamento e dos cuidados de suporte. Na década de 1960, a taxa de sobrevida geral (todos os tipos de câncer combinados) para o câncer infantil era de 28% em comparação às taxas de sobrevida em 3 anos que agora excedem 80% (Scheurer et al., 2016). A melhora na sobrevida entre os adolescentes ficou para trás nas faixas etárias mais jovens, embora isso esteja mudando. As taxas de sobrevivência permanecem baixas para alguns tipos de câncer, como nos casos do tumor cerebral chamado glioma pontino intrínseco difuso (DIPG), e para crianças com mais idade portadoras do tumor renal chamado tumor de Wilms. LLA e NHL apresentam as maiores e melhores taxas de sobrevivência. Estimativas recentes indicam que existem agora mais de 400 mil sobreviventes de câncer infantil e adolescente nos EUA. Uma definição geral de "cura" inclui a conclusão de toda a terapia, nenhuma evidência clínica e radiológica de doença e um período de 5 anos desde o diagnóstico.

ETIOLOGIA

Muitas vezes, as primeiras perguntas feitas pelos pais de crianças recém-diagnosticadas com câncer são: "Como meu filho adquiriu essa doença, e poderia ter sido evitado?". Comportamentos relacionados com o estilo de vida são os principais fatores que aumentam o risco de câncer em adultos, mas até onde se sabe, eles têm pouco ou nenhum efeito sobre a incidência de câncer em crianças. Além da exposição a altas doses de radiação e quimioterapia prévia, há relativamente pouca evidência para apoiar um importante papel externo ou ambiental no desenvolvimento do câncer infantil (Spector,

[1]N.R.T.: Segundo o Instituto Nacional de Câncer (INCA), estima-se que para cada ano do triênio 2020/2022 sejam diagnosticados no Brasil 8.460 novos casos de câncer infantojuvenil. Disponível em: http://www.oncoguia.org.br/conteudo/estatisticas-para-cancer-infantil/10665/459/#:~:text=O%20Instituto%20Nacional%20de%20C%C3%A2ncer%20%28INCA%29%20estima%20que,de%20139%2C04%20por%20milh%C3%A3o%20para%20o%20sexo%20feminino. Acesso em: 14 abr. 2022.

Pankratz, Marcote, 2015). Assim, de acordo com o entendimento atual, é improvável que os pais pudessem ter feito algo para prevenir o câncer de seus filhos.

Por outro lado, características como peso ao nascer, idade parental avançada e anomalias congênitas são fatores de risco para câncer infantil (Spector et al., 2015). Além disso, uma pequena porcentagem de câncer ocorre em crianças com síndromes de predisposição ao câncer. Os fatores de risco intrínsecos, a associação de mutações germinativas (passadas de pais para filhos) com certas malignidades, como o retinoblastoma, e a existência de síndromes familiares de predisposição ao câncer apontam para a importância dos mecanismos genéticos na etiologia do câncer infantil.

A tecnologia genômica, incluindo a capacidade de analisar e compartilhar grandes quantidades de dados entre instituições e organizações, está avançando rapidamente na compreensão da biologia do câncer infantil. Uma definição funcional de genômica é o estudo do conjunto completo de genes de uma pessoa, suas funções e suas inter-relações (Organização Mundial da Saúde, 2019). Os estudos de associação de todo o genoma (GWASs) comparam os genomas de pessoas que possuem uma doença como o câncer com pessoas que não a têm. Os cientistas procuram variações genéticas e/ou mutações que possam estar envolvidas no desenvolvimento da doença. Essas alterações podem ser pequenas, como substituição, deleção ou adição de um único par de bases, ou grandes, como deleção de milhares de bases. O valor dessa pesquisa é a capacidade de identificar subgrupos de pacientes cujo prognóstico está associado a determinada alteração genética; esses subconjuntos podem ser estudados separadamente no futuro para encontrar o tratamento mais eficaz e menos tóxico especificamente para eles. A pesquisa genômica também oferece a oportunidade de desenvolver novas abordagens de tratamento que são precisamente adaptadas à anormalidade molecular do câncer em particular. Essa é a promessa da medicina de precisão. Os fatores de risco associados ao câncer infantil, incluindo mutações genéticas, estão resumidos na Tabela 25.1.

Prevenção

O conhecimento dos fatores de risco que aumentam a probabilidade de câncer é a promessa de prevenção. Entretanto, não existem medidas preventivas geralmente reconhecidas para o câncer infantil.

Tabela 25.1 Fatores de risco associados ao câncer infantil.

Tipo de câncer	Fatores de risco	Exemplos selecionados de lesões genômicas
Leucemia linfoblástica aguda	• Radiação ionizante (principalmente de importância histórica) • Raça (i. e., caucasianos) • Condições genéticas (ou seja, síndrome de Down, síndrome de Bloom e outros) • Peso ao nascer superior a 400 g	• Genes da família *ABL* ativados por translocação em um subconjunto de casos
Leucemia mieloide aguda (NIH, 2019d)	• Agentes quimioterápicos (ou seja, agentes alquilantes e epipodofilotoxinas) • Condições genéticas (ou seja, síndrome de Down e neurofibromatose 1)	
Tumores cerebrais	• Radiação terapêutica na cabeça • Condições genéticas (ou seja, neurofibromatose 1, esclerose tuberosa e outros)	• BRAF e outras mutações genômicas de quinase associadas a subconjuntos de casos de glioma pediátrico • Mutações da via de sinalização Hedgehog associadas a um subconjunto de casos de meduloblastoma
Doença de Hodgkin	• Histórico familiar (ou seja, gêmeos monozigóticos) • Infecções (ou seja, Epstein-Barr vírus)	
Linfoma não Hodgkin	• Imunodeficiência (ou seja, imunodeficiência adquirida e congênita, terapia imunossupressora) • Infecções (ou seja, vírus Epstein-Barr associado ao linfoma de Burkitt em países africanos)	
Osteossarcoma	• Radiação ionizante (ou seja, radioterapia para câncer e alta exposição ao rádio) • Quimioterapia (ou seja, agentes alquilantes) • Condições genéticas (ou seja, síndrome de Li-Fraumeni, retinoblastoma hereditário)	
Sarcoma de Ewing	• Raça (caucasianos)	
Neuroblastoma	• Nenhum conhecido	• Mutações pontuais *ALK* em um subconjunto de casos de neuroblastoma
Retinoblastoma	• Nenhum fator de risco não hereditário conhecido	
Tumor de Wilms	• Anomalias congênitas (ou seja, aniridia, síndrome de Beckwith-Wiedemann, outras condições congênitas e genéticas) • Raça (caucasianos e afro-americanos)	

(*Continua*)

Tabela 25.1 Fatores de risco associados ao câncer infantil. (*continuação*)

Tipo de câncer	Fatores de risco	Exemplos selecionados de lesões genômicas
Rabdomiossarcoma	• Anomalias congênitas e condições genéticas (ou seja, Síndrome de Li-Fraumeni e neurofibromatose 1)	
Hepatoblastoma	• Condições genéticas (ou seja, síndrome de Beckwith-Wiedemann, hemihipertrofia, síndrome de Gardner, histórico familiar de polipose adenomatosa)	
Tumores malignos de células germinativas	• Criptorquidia associada a tumores de células germinativas testiculares	

De Scheurer, M. E., Lupo, P. J., & Bondy, M. L. (2016). Epidemiology of childhood cancer. In P. A. Pizzo & D. G. Poplack (Eds.), *Principles and practice of pediatric oncology* (7th ed.). Philadelphia, PA: Lippincott. Também de https://www.cancer.gov/types/childhood-cancers/pediatric-genomics-hp-pdq.

Contudo, os profissionais de saúde pediátrica têm outro papel na prevenção do câncer, ou seja, educar pais e filhos sobre os riscos de carcinógenos conhecidos associados aos cânceres do tipo adulto. Isso é particularmente verdadeiro para os efeitos do tabagismo (e exposição ao fumo passivo) e exposição excessiva à radiação ultravioleta (p. ex., exposição à luz solar e bronzeamento), pois o câncer de pulmão é a principal causa de morte por câncer em adultos, e o melanoma maligno é a principal causa de morte por doenças da pele. As crianças com maior risco de câncer de pele são aquelas com exposição ao sol ou à câmara de bronzeamento; olhos, pele e cabelos claros; uma história de queimaduras solares; pele que arde, deixa sardas e avermelha facilmente; e certos tipos de verrugas (Centers for Disease Control and Prevention, 2019). Não apenas essas crianças, mas todas elas devem ser protegidas da superexposição ao sol e às câmaras de bronzeamento artificial.

Para fornecer detecção precoce de outros tipos de câncer, os médicos historicamente recomendam que os homens aprendam o autoexame testicular e que as mulheres aprendam o autoexame das mamas. No entanto, ensinar autoexame de mama e autoexame testicular não é mais apoiado pela U.S. Preventive Services Task Force (2016, 2018). Alguns médicos endossam ser "autoconscientes" da mama, o que significa que as mulheres devem saber o que é normal para seus próprios seios. Todas as crianças e adolescentes devem fazer exames periódicos de saúde por um profissional de saúde, incluindo um esfregaço de Papanicolau para mulheres e exame testicular para homens, quando apropriado para o desenvolvimento. Além disso, para prevenir malignidades associadas ao papilomavírus humano (HPV), a vacina contra o HPV[2] é recomendada para vacinação de rotina aos 11 ou 12 anos (Centers for Disease Control and Prevention, 2018).

AVALIAÇÃO DIAGNÓSTICA

A avaliação de uma criança com suspeita de câncer pode levar vários dias para ser concluída. Os componentes essenciais de uma avaliação abrangente incluem história completa e revisão dos sintomas, exame físico, exames laboratoriais, diagnóstico por imagem, procedimentos diagnósticos (p. ex., punção lombar [LP], aspirado de medula óssea, biopsia) e patologia cirúrgica, dependendo se é realizada biopsia ou ressecção cirúrgica.

[2]N.R.T.: No Brasil, em 2021, o Ministério da Saúde ampliou o grupo que tem direito a receber gratuitamente a vacina contra o HPV. Segundo o Programa Nacional de Imunizações (PNI), a vacina do HPV deve ser oferecida para meninas de 9 a 14 anos, meninos de 11 a 14 anos, mulheres imunossuprimidas de 9 a 45 anos e homens imunossuprimidos de 9 a 26 anos. Disponível em: https://saude.abril.com.br/medicina/vacina-contra-o-hpv-agora-sera-disponibilizada-para-mais-mulheres/. Acesso em: 15 abr. 2022.

Exames laboratoriais

Vários exames laboratoriais devem ser realizados para diagnosticar e tratar com precisão crianças com câncer. A maioria dos pacientes faz hemograma completo (CBC – Contagem Sanguínea Completa, ou HC – Hemograma Completo), análise bioquímica, testes de função hepática, estudos de coagulação e urinálise feitos na apresentação inicial. Por exemplo, o hemograma completo para pacientes com leucemia geralmente revela baixa hemoglobina, baixa contagem de plaquetas e contagem de glóbulos brancos (WBC – *white blood cell*) baixa, normal ou alta. Além disso, esses pacientes podem apresentar níveis elevados de lactato desidrogenase, creatinina e ácido úrico, que requerem monitoramento rigoroso quando a terapia é iniciada. Hemogramas frequentes são necessários para monitorar os efeitos da terapia e, em algumas malignidades hematológicas, a resposta à terapia.

A análise bioquímica fornece informações importantes em relação à função renal, hepática e óssea e ao equilíbrio eletrolítico. Esses exames são importantes para ajudar a detectar a extensão da doença e também para monitorar os efeitos colaterais durante a terapia. Por exemplo, um paciente com metástase óssea pode ter fosfatase alcalina elevada. Elevações no nitrogênio da ureia no sangue e na creatinina podem refletir danos nos rins causados por agentes quimioterápicos. Consequentemente, a análise bioquímica regular e o exame de urina são procedimentos padrão durante todo o curso da doença e seu tratamento.

Procedimentos de diagnóstico

A punção lombar (PL) é um procedimento de rotina empregado para detecção de leucemia, tumores cerebrais e outros cânceres que podem sofrer metástase para o SNC. As PLs também são utilizadas para administrar fármacos intratecais em pacientes com vários tumores malignos, como a leucemia.

O exame de aspirado de medula óssea é realizado por meio da aspiração de medula com uma agulha grande ou fina. A biopsia da medula óssea é realizada a partir da obtenção de um pedaço de osso com um tipo especial de agulha. Esses exames são realizados para determinar a presença ou ausência de células cancerígenas ou resposta à terapia na medula óssea. Por exemplo, o tipo de leucemia pode ser identificado por exame da medula óssea do paciente e biopsia central. Além disso, pacientes com outros tumores sólidos, como neuroblastoma, podem ter disseminação da doença para a medula óssea, o que pode ser identificado por esses procedimentos.

Diagnóstico por imagem

Modernos diagnósticos por imagem melhoraram muito a capacidade de diagnosticar com precisão os cânceres infantis. Os modos de imagem mais comumente usados incluem raios X, tomografia computadorizada (TC), ressonância magnética (RM) e tomografia por emissão de pósitrons (PET); além disso, a varredura com metaiodobenzilguanidina (MIBG) é usada em certas malignidades pediátricas, como neuroblastoma e tumores de tecidos moles. A radiologia intervencionista usa imagens para orientar os procedimentos e o tratamento de diagnóstico de neoplasias pediátricas. O enfermeiro deve estar atento à campanha Image Gently[3] para melhorar os cuidados de imagem seguros e eficazes de crianças. Os pais que ouviram falar desse esforço podem ter dúvidas sobre a exposição à radiação na imagem de seus filhos (Image Gently, 2014).

Avaliação patológica e molecular

Para a maioria dos tumores sólidos, uma biopsia é necessária para estabelecer o diagnóstico. Além de determinar que tipo de câncer o paciente possui, essa amostra de tecido também pode ser enviada para vários estudos biológicos ou moleculares que ajudam a definir o risco de recaída ou recorrência do paciente, e permitem que a equipe de saúde planeje uma terapia adaptada ao risco. Por exemplo, uma biopsia da medula óssea determina se o paciente tem leucemia linfoblástica aguda ou leucemia mieloide aguda, e indica o subtipo específico de leucemia, que é a base para o tratamento com que deve ser realizado (NIH, 2019d). Da mesma forma, pacientes com neuroblastoma são submetidos a uma biopsia do tumor para estabelecer o diagnóstico e avaliar o tumor para amplificação do oncogene, *MYCN*, que é um fator prognóstico considerado no planejamento do tratamento. Cada vez mais, a avaliação diagnóstica inclui testes genéticos moleculares (p. ex., sequenciamento de ácido desoxirribonucleico [DNA], reação em cadeia da polimerase de transcrição reversa [RT-PCR], hibridização *in situ* de fluorescência [FISH]) para encontrar anormalidades biológicas das células cancerígenas. À medida que se aprende mais sobre essas alterações celulares no câncer, torna-se possível projetar terapias que visem essas anormalidades ou bloqueiem seus efeitos; isso é chamado de **terapia-alvo**, que é a base da medicina de precisão.

MODALIDADES DE TRATAMENTO

A sobrevivência de crianças com câncer melhorou muito com o uso de (1) terapia multimodal que consiste em cirurgia, quimioterapia ou bioterapia, transplante de sangue ou medula (agora referido como transplante de células-tronco hematopoéticas [TCTH]) e radioterapia; (2) envolvimento de um número grande de crianças em ensaios clínicos ou protocolos de grupo cooperativo; e (3) melhorias nos cuidados de suporte. Os esforços atuais visam aumentar a sobrevida de pacientes com neoplasias de alto risco, diminuir os efeitos colaterais agudos e a longo prazo do tratamento e estudar a biologia e a genômica das doenças para identificar melhor os pacientes que estão em diferentes níveis de risco para recorrência da doença e, portanto, podem beneficiar-se de terapias-alvo e adaptadas ao risco.

Cirurgia

O principal objetivo da cirurgia, além de obter biopsias, é remover o tumor e restaurar o funcionamento normal do organismo ao máximo. A cirurgia é mais bem-sucedida quando o tumor é encapsulado e localizado (confinado ao local de origem). A cirurgia pode ser utilizada como parte dos cuidados paliativos quando o câncer é regional (metástase para uma área adjacente ao sítio original) ou avançado (disseminado por todo o corpo). Geralmente, o melhor prognóstico está diretamente relacionado com a detecção precoce do tumor, pois isso facilita a remoção cirúrgica.

Como a maioria dos cânceres pediátricos responde bem à quimioterapia, a excisão cirúrgica mais conservadora é cada vez mais utilizada em uma variedade de tumores na tentativa de preservar a função e a estética. Por exemplo, em alguns tipos de câncer ósseo, como o osteossarcoma, os pacientes são tratados com sucesso com ressecção da porção doente do osso em vez de amputação.

Radioterapia

A radioterapia é frequentemente usada no tratamento do câncer infantil, geralmente com quimioterapia ou cirurgia. Pode ser usado para fins curativos e paliativos para aliviar os sintomas, diminuindo o tamanho do tumor. Os avanços recentes na terapia de radiação que permitem que o feixe seja direcionado com precisão otimizaram seus efeitos benéficos e minimizaram muitos dos efeitos colaterais indesejáveis, poupando o tecido normal.

A radiação ionizante é citotóxica de pelo menos três maneiras diferentes: (1) danificando as bases pirimídicas citosina, timina e uracila necessárias para a síntese de ácidos nucleicos; (2) causando quebras das fitas simples na molécula de DNA ou ácido ribonucleico (RNA); ou (3) causando quebras de fita dupla helicoidal nessas moléculas. Distúrbios do metabolismo celular e as funções reprodutivas causam danos letais ou subletais. O *dano letal* refere-se à morte da célula. *Danos subletais* referem-se a células danificadas, que podem ser reparadas posteriormente. Muitos efeitos colaterais agudos são resultado de danos letais ao tecido radiossensível, particularmente células em proliferação, como as da medula óssea, trato gastrintestinal e folículos pilosos. Os efeitos tardios (efeitos tardios ou a longo prazo) são geralmente o resultado da morte celular.

As reações adversas agudas da radioterapia dependem da área irradiada. A irradiação total do corpo está associada às reações mais graves e é usada para preparar o sistema imunológico para o TCTH. A Tabela 25.2 resume os efeitos agudos da radioterapia e as intervenções de enfermagem que podem ser úteis para mitigá-los ou preveni-los.

Em algumas áreas dos EUA, a radiação do feixe de prótons está disponível. Os prótons são partículas subatômicas carregadas positivamente. Os prótons depositam energia de maneira diferente dos feixes de raios X. Não há "dose de saída" além do tumor envolvido na radioterapia de prótons; portanto, o controle local do tumor é um grande benefício, sem efeitos a longo prazo para os órgãos ao redor da área alvo (Hill-Kayser, Tochner, Both et al., 2013). Por exemplo, alguns pacientes com tumor cerebral recebem radiação na coluna. Com as formas tradicionais de radioterapia, é possível causar danos duradouros a órgãos vitais próximos, como o coração e os pulmões; no entanto, com a terapia de prótons, o coração e os pulmões não seriam afetados, evitando danos cardíacos e pulmonares a longo prazo.

Quimioterapia

A quimioterapia pode ser a principal forma de tratamento, ou pode ser um complemento à cirurgia, radioterapia ou TCTH. A maioria dos agentes quimioterápicos tradicionais funciona interferindo na função ou produção de ácidos nucleicos, DNA ou RNA. Embora vários medicamentos tenham sido eficazes no tratamento de diferentes formas de câncer como agentes únicos, o notável aumento nas taxas de sobrevivência tem sido o resultado de melhores esquemas de combinação de medicamentos. A combinação de fármacos permite a destruição ideal do ciclo celular com efeitos tóxicos mínimos e diminuição da resistência das células cancerosas ao agente. Por exemplo, um esquema de tratamento chamado VAC (vincristina, doxorrubicina e ciclofosfamida) combina efeitos citotóxicos complementares com efeitos colaterais distintos. A doxorrubicina e a ciclofosfamida são mielossupressoras, enquanto a vincristina é neurotóxica.

Além de combinações de medicanentos mais eficazes, vários avanços na administração de quimioterapia permitiram a administração

[3]N.R.T.: A Image Gently Alliance tem como missão melhorar o atendimento seguro e eficaz de imagens de crianças em todo o mundo. Disponível em: https://imagegently.org/Home/b/2. Acesso em: 16 jun. 2022.

Tabela 25.2 Efeitos colaterais precoces da radioterapia.

Local	Efeitos	Intervenções de enfermagem
Trato gastrintestinal	Náuseas e vômito	Administrar o antiemético a qualquer hora do dia Medir a quantidade de vômito para avaliar desidratação
	Anorexia	Incentivar a ingesta de líquidos e alimentos mais bem tolerados, geralmente uma dieta leve, pastosa e em refeições pequenas e frequentes Monitorar o peso
	Ulceração da mucosa	Utilizar com frequência enxaguatórios bucais e realizar a higiene oral para prevenir mucosite
	Diarreia	Controlar antiespasmódicos e preparações de caolim-pectina Observar os sinais de desidratação
Pele	Alopecia (dentro de 2 semanas; o cabelo pode crescer novamente em 3 a 6 semanas)	Introduzir a ideia de peruca Salientar a necessidade de higiene do couro cabeludo e necessidade de cobrir a cabeça do clima ensolarado e frio
	Descamação seca ou úmida	Não referir a alteração cutânea como "queimadura" (implica o uso de muita radiação) Evitar loções e outros cremes para a pele Lavar diariamente, utilizando sabonete hidratante com moderação Não remover as marcações na pele para os campos de radiação Evitar a exposição ao sol Para a descamação, consultar o profissional de saúde para o cuidado e higiene da pele
Cabeça	Náuseas e vômito (pela estimulação do centro do vômito no cérebro)	As mesmas descritas para o trato gastrintestinal
	Alopecia	As mesmas descritas para a pele
	Mucosite	Incentivar o cuidado dentário regular, tratamentos com flúor
	Efeitos potenciais: • Parotite • Dor de garganta • Perda de paladar • Xerostosmia (boca seca)	Fornecer analgésicos quando necessário para aliviar o desconforto Combater o ressecamento grave da boca com higiene oral e dieta com líquidos
Bexiga urinária	Cistite por radiação (raramente)	Incentive a ingesta de livre demanda de líquidos e a micção frequente Avaliar a presença de hematúria
Medula óssea	Mielossupressão	Observar a febre (temperatura > 38,3°C) Iniciar o monitoramento da sepse quando solicitado Administrar antibióticos quando prescrito Evitar o uso de supositórios, temperaturas retais Instituir precauções em caso de hemorragia Observar sinais de anemia

intravenosa (IV) contínua ou intermitente sem múltiplas punções venosas. O uso de dispositivos de acesso venoso (p. ex., cateteres totalmente implantáveis – *ports*) facilitou muito a administração segura e eficaz de medicamentos com desconforto mínimo para a criança (ver Capítulo 20). As infusões contínuas por um período prolongado com bombas de seringa possibilitaram a administração de certos medicamentos, como a citosina arabinosídeo, em doses maiores e com menor toxicidade do que quando o medicamento é administrado de forma intermitente.

A compreensão das ações e dos efeitos colaterais desses medicamentos é essencial para a assistência de enfermagem à criança com câncer. Infelizmente, quase todos os fármacos quimioterápicos padrão não são seletivamente citotóxicos para células malignas, e outras células com alta taxa de proliferação, como os elementos da medula óssea, cabelo, pele e células epiteliais do trato gastrintestinal, também são afetadas. Frequentemente, os problemas relacionados com a destruição dessas células normais requerem mais cuidados de enfermagem do que aqueles relacionados com a própria doença.

Precauções na administração e manuseio

Agentes quimioterápicos

Muitos agentes quimioterápicos são **vesicantes** (agentes esclerosantes, capazes de formar vesículas ou bolhas na pele) podem causar danos celulares graves mesmo quando pequenas quantidades do fármaco se infiltrarem ao redor do tecido no local onde está sendo administrado o quimioterápico. Somente enfermeiros experientes com agentes hemoterapêuticos devem administrar fármacos vesicantes (Figura 25.1). Padrões de administração segura de quimioterápicos estão disponíveis[a] e devem ser seguidos meticulosamente para evitar danos teciduais aos pacientes. As intervenções para extravasamento desses fármacos variam, mas cada enfermeiro deve estar ciente das políticas da instituição antes de administrar qualquer medicamento vesicante e implementá-las imediatamente, se indicado.

[a]Atualizado de 2016 American Society of Clinical Oncology/Oncology Nursing Society Chemotherapy Administration Safety Standards, Including Standards for Pediatric Oncology estão disponíveis na Oncology Nursing Society, 125 Enterprise Drive, Pittsburgh, PA 15275; 412-859-6100; http://www.ons.org.

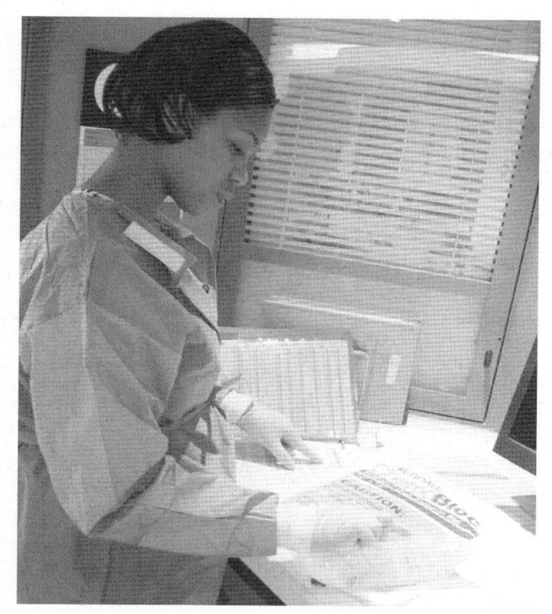

Figura 25.1 Os enfermeiros que cuidam de crianças com câncer requerem experiência na administração segura da quimioterapia.

! ALERTA PARA A ENFERMAGEM

Os medicamentos quimioterápicos devem ser administrados através de um cateter intravenoso (IV) de fluxo livre. A infusão deve ser interrompida imediatamente se ocorrer qualquer sinal de infiltração ou extravasamento (p. ex., dor, ardor/queimação, edema, eritema no local da punção).

! ALERTA PARA A ENFERMAGEM

Quando são administrados agentes quimioterápicos ou imunoterápicos com potencial anafilático conhecido, é padrão de prática segura observar a criança por 1 hora após a infusão quanto a sinais de anafilaxia (p. ex., erupção cutânea, urticária, hipotensão, sibilos, náuseas, vômitos). Equipamentos de emergência (especialmente monitor de pressão arterial, bolsa autoinflável [de reanimação] com uma válvula acoplada e aspirador) e medicamentos de emergência (especialmente oxigênio, epinefrina, anti-histamínico, aminofilina, corticosteroides e vasopressores) devem estar prontamente disponíveis.

Além das muitas responsabilidades focadas no paciente durante a administração da quimioterapia, os enfermeiros também devem usar salvaguardas para se proteger. O manuseio de agentes quimioterápicos pode apresentar riscos para os manipuladores e seus descendentes, embora o grau exato de risco não seja conhecido. A Oncology Nursing Society publicou diretrizes abrangentes para questões de práticas seguras relacionadas com a administração de quimioterapia.[b] A Oncology Nursing Society também estabeleceu procedimentos de gestão segura para quimioterapia administrada em casa.[b] As diretrizes básicas de enfermagem estão no boxe *Diretrizes para o cuidado de enfermagem*.[4]

Diretrizes para o cuidado de enfermagem

Manuseio de agentes quimioterápicos

- Ser cuidadoso e usar técnica asséptica rigorosa no manuseio de agentes quimioterápicos, para prevenir qualquer contato físico com a substância
- Os fármacos são preparados em uma sala adequadamente ventilada (que incorpora um painel frontal protetor e o fluxo de ar laminar vertical para reduzir o potencial de inalação durante a preparação)
- Usar luvas descartáveis e roupa protetora, descartando em recipiente especial após cada utilização
- Usar proteção no rosto e nos olhos quando o respingo é possível e usar uma máscara respiratória com filtro sempre que houver possibilidade de risco de inalação
- Passar uma gaze estéril antes de colocar o medicamento no acesso intravenoso (IV), conectar e desconectar os equipos, inserir as seringas dentro dos frascos, quebrar a ampola de vidro ou também, e ao realizar qualquer outro procedimento em que os medicamentos antineoplásicos podem inadvertidamente se dispersar
- Descartar todas as agulhas, seringas, equipos IV contaminados, além de outros equipamentos contaminados em um recipiente à prova de vazamento e resistente a perfurações; não recapear ou quebrar agulhas

Terapia biológica

A terapia biológica, também chamada de bioterapia, utiliza substâncias feitas de organismos vivos, derivados de organismos vivos, ou versões produzidas em laboratório dessas substâncias para tratar o câncer (Ceppi, Beck-Popovic, Bourquin et al., 2017). As bioterapias podem ser agrupadas em três tipos principais: (1) aquelas que não visam diretamente as células cancerígenas, mas estimulam o sistema imunológico do corpo a agir contra as células cancerígenas e que são coletivamente chamadas de imunoterapia ou terapia modificadora da resposta biológica; (2) aquelas que usam anticorpos ou segmentos de material genético para atingir diretamente as células cancerígenas; e (3) terapias que interferem com moléculas específicas envolvidas no crescimento e progressão do tumor e que são chamadas de terapias-alvo (Ceppi et al., 2017).

A imunoterapia funciona estimulando a atividade do sistema imunológico contra as células cancerígenas ou neutralizando os sinais produzidos pelas células cancerígenas que suprimem as respostas imunes (U.S. Food and Drug Administration, 2016). A imunoterapia inclui o uso de anticorpos monoclonais que se ligam a proteínas nas células cancerígenas para que o sistema imunológico possa encontrar e destruir as células. Outros anticorpos bloqueiam as vias que permitem que as células cancerígenas escapem do sistema imunológico; esses são

[b]*Chemotherapy and Biotherapy Guidelines and Recommendations for Practice* (4 ed.) podem ser obtidos na Oncology Nursing Society, 125 Enterprise Drive, Pittsburgh, PA 15275; 866-257-4667, 412-859-6100; http://www.ons.org.

[4]N.R.T.: No Brasil, as medidas de biossegurança no manuseio de quimioterápicos envolvem paramentação adequada com equipamentos de proteção individual, descarte de material em recipientes rígidos e com tampa, cuidados com excretas e fluidos corporais de pacientes e medidas especiais em caso de derramamento do antineoplásico (Ferreira et al., 2015). É especialmente relevante para os enfermeiros conhecerem as Resoluções da Agência Nacional de Vigilância Sanitária RDC nº 306, de 7 de dezembro de 2004, que dispõe sobre o Regulamento Técnico para o gerenciamento de resíduos de serviços de saúde, e RDC nº 220, de 21 de setembro de 2004, que aprova o regulamento técnico de funcionamento dos serviços de terapia antineoplásica e dispõe sobre o Equipamento de Proteção Individual (EPI) na terapia antineoplásica.

Fontes: Ferreira, A.R., Ferreira, E. B., Campos, M. C. T., Reis, P.E.D. et al. (2016). Medidas de biossegurança na administração de quimioterapia antineoplásica: conhecimento dos enfermeiros. *Revista Brasileira de Cancerologia, 62*(2), 137-145. Disponível em: https://rbc.inca.gov.br/index.php/revista/article/view/169. Acesso em: 19 out. 2022; RDC nº 220, de 21 de setembro de 2004. Disponível em: http://bvsms.saude.gov.br/bvs/saudelegis/anvisa/2004/res0306_07_12_2004.html. Acesso em: 19 out. 2022; RDC nº 220, de 21 de setembro de 2004. Disponível em: https://bvsms.saude.gov.br/bvs/saudelegis/anvisa/2004/rdc0220_21_09_2004.html. Acesso em: 16 jun. 2022.

chamados de inibidores de *checkpoint*. As imunoterapias inespecíficas incluem dois tipos de citocinas: interferons e interleucinas. Outras imunoterapias incluem terapia de vírus oncolítico e terapia de células T do receptor de antígeno quimérico (CAR). A terapia com células T CAR está sendo estudada na leucemia aguda infantil que não responde à quimioterapia tradicional. A vigilância e a gestão dos efeitos colaterais da imunoterapia são responsabilidades críticas da enfermagem. Os efeitos colaterais podem variar de leves a graves. Por exemplo, com a terapia com células T CAR, os eventos adversos podem incluir síndrome de liberação de citocinas, sintomas neurológicos, síndrome de lise tumoral e doença do enxerto contra o hospedeiro (Becze, 2017).

As terapias-alvo são substâncias que interferem em moléculas específicas envolvidas no câncer. Elas são diferentes da quimioterapia padrão de duas maneiras (National Institutes of Health, 2019a): (1) elas agem em alvos moleculares em vez de afetar todas as células normais e malignas que se dividem rapidamente, e (2) elas são selecionadas ou projetadas para afetar seu alvo, em comparação com medicamentos quimioterápicos que foram identificadas por destruírem células. Anteriormente, as terapias-alvo possuíam uso limitado em pacientes pediátricos, mas agora estão sendo avaliadas em ensaios clínicos. O monitoramento cuidadoso dos efeitos colaterais em crianças é essencial porque o perfil de eventos adversos pode ser diferente do observado em adultos; além disso, esses agentes podem afetar o processo de crescimento e desenvolvimento em pacientes pediátricos de maneiras inesperadas (Gore, DeGregori, & Porter, 2013).

Transplante de células-tronco hematopoéticas

Outra abordagem para o tratamento do câncer infantil é o transplante de células-tronco hematopoéticas (formadoras de sangue). O TCTH restaura células-tronco em crianças que apresentam doenças que requerem altas doses de quimioterapia ou radioterapia e/ou reposição de medula óssea disfuncional. Células-tronco formadoras de sangue da medula óssea, sangue periférico ou sangue do cordão umbilical podem ser fontes para TCTH. Os principais tipos de TCTH são o **alogênico**, no qual as células são obtidas de um familiar ou doador voluntário, e o **autólogo**, no qual as células previamente armazenadas do paciente são devolvidas ao paciente por meio de infusão intravenosa. Em qualquer tipo de TCTH, se for bem-sucedido, as células recém-transfundidas começam a produzir células sanguíneas não malignas funcionais. Em essência, o receptor aceita um novo órgão formador de sangue.

As crianças que recebem um TCTH alogênico passam por um esquema de condicionamento pré-transplante que consiste em radioterapia e/ou quimioterapia em altas doses para livrar o corpo de células malignas e suprimir o sistema imunológico para evitar a rejeição da medula transplantada (ver boxe *Cuidado centrado na família*).

Uma vez que o regime preparatório começa e o sistema imunológico da criança é destruído, não há como voltar. Ao contrário do transplante renal, o TCTH não possui procedimento de "resgate", como diálise, para terapia de suporte. Se o doador for um irmão, a expectativa de que sua medula "salve" o irmão ou irmã pode ser uma preocupação, principalmente se o transplante não for bem-sucedido. Os pais muitas vezes precisam sair de casa para ficar no centro de transplante, e acumulam estressores adicionais, como cuidar dos filhos, tirar licença do trabalho e gerenciar as finanças. Se tiver idade suficiente para entender os riscos, o paciente enfrenta o maior estresse, como medo de falha do TCTH ou complicações com risco de morte.

O processo de seleção de um doador adequado e as complicações potenciais no transplante alogênico estão relacionados com o complexo sistema antígeno leucocitário humano (HLA). Alguns dos principais antígenos HLA são A, B, C, D, DR e DQ. Existe uma grande diversidade para cada um desses *loci* HLA. Por exemplo, mais de 20 antígenos HLA-A diferentes e mais de 40 antígenos HLA-B diferentes podem ser herdados. Os genes são herdados como uma única unidade, ou haplótipo. Um filho herda uma unidade de cada pai; assim, uma criança e cada pai têm um haplótipo idêntico e um não idêntico. Como as possíveis combinações de haplótipos entre irmãos seguem as leis da genética mendeliana, há uma chance de 1 em 4 de que dois irmãos tenham haplótipos idênticos e sejam perfeitamente compatíveis nos *loci* HLA.

A importância da combinação da HLA é prevenir a complicação grave da doença do enxerto contra o hospedeiro (GVHD) após o transplante alogênico. Como o sistema imunológico da criança torna-se essencialmente não funcional, é improvável que o receptor rejeite a medula óssea. No entanto, a medula do doador pode conter antígenos não compatíveis com os antígenos do receptor, que começam a atacar as células do corpo. Quanto mais próximos os sistemas HLA corresponderem, menos provável será o desenvolvimento do GVHD. No entanto, a GVHD pode ocorrer mesmo com uma correspondência HLA perfeita devido a antígenos de histocompatibilidade não identificados e, portanto, incompatíveis (Gottschalk, Naik, Hegde et al., 2016).

Sangue do cordão umbilical ou doadores familiares haploidênticos (ou seja, pais) são fontes adicionais de células-tronco hematopoéticas para uso em crianças com câncer (Gottschalk, Naik, Hegde et al., 2016). O benefício de usar o sangue do cordão umbilical é a imunodeficiência relativa do sangue ao nascimento, permitindo que transplantes de sangue de cordão parcialmente compatíveis e não relacionados sejam bem-sucedidos, com menor risco de problemas relacionados com DECH (Sarvaria, Jawdat, Madrigal et al., 2017). Um benefício de usar um familiar haploidêntico é a provável disponibilidade imediata do doador, o que é especialmente importante quando as crianças precisam urgentemente de TCTH.

Cuidado centrado na família

Decisão para o transplante

A decisão da família de uma criança que se submeterá a um transplante de células-tronco hematopoéticas (TCTH) é repleta de incertezas. Muitas vezes, a criança enfrenta a morte certa pela malignidade sem o TCTH. A preparação da criança para o transplante também coloca o paciente em grande risco médico.

Transplante autólogo

Os transplantes autólogos usam a própria medula do paciente, que foi coletada de tecido livre de doença, congelada e pode ter sido tratada para remover células malignas. O transplante de células-tronco do sangue periférico (PBSCT) também é usado em crianças com câncer. Este tipo de transplante difere na forma como as células-tronco são coletadas. Mais comumente, o fator estimulador de colônias (CSF) é administrado pela primeira vez para estimular a produção de muitas células-tronco (Karakukcu, Unal, 2015). Uma vez que a contagem de leucócitos é alta o suficiente, as células-tronco são coletadas por uma máquina de aférese. Essa máquina filtra as células-tronco periféricas do sangue total e devolve o restante das células sanguíneas e do plasma para a criança. As células-tronco foram coletadas sem problemas em crianças muito pequenas com peso igual ou inferior a 20 kg (Gottschalk et al., 2016). As células-tronco periféricas são, então, congeladas até que o paciente esteja pronto para o PBSCT. Crianças com tumores sólidos, como neuroblastoma, linfoma de Hodgkin, LNH, rabdomiossarcoma, sarcoma de Ewing e tumor de Wilms, foram tratadas com transplantes autólogos.

COMPLICAÇÕES DA TERAPIA

Embora grandes avanços tenham sido alcançados por meio das modalidades atuais de terapia do câncer, os sucessos não são sem consequências. Numerosos efeitos colaterais agudos são comumente esperados com quimioterapia ou bioterapia e radioterapia. Várias complicações que são menos frequentes, mas geralmente mais graves, são descritas aqui.

Emergências oncológicas pediátricas

Síndrome de lise tumoral

Condições com risco de morte podem-se desenvolver em crianças com câncer como resultado da malignidade e/ou modalidades de tratamento agressivas. A síndrome de lise tumoral aguda tem anormalidades metabólicas marcantes que são o resultado direto da rápida liberação de conteúdo intracelular durante a lise de células malignas. Isso geralmente ocorre em pacientes com leucemia linfoblástica aguda ou linfoma de Burkitt durante o período inicial de tratamento, mas pode ocorrer espontaneamente antes do início da terapia. As anormalidades metabólicas da síndrome de lise tumoral incluem hiperuricemia, hipocalcemia, hiperfosfatemia e hiperpotassemia. A cristalização de ácido úrico que pode ocorrer com hiperuricemia pode levar à insuficiência renal aguda (Freedman, Rheingold, & Fisher, 2016).

Os fatores de risco para o desenvolvimento da síndrome de lise tumoral incluem alta contagem de leucócitos no diagnóstico, grande carga tumoral, sensibilidade das células cancerígenas à quimioterapia e alta taxa proliferativa. Além das anormalidades metabólicas descritas, as crianças podem desenvolver um espectro de sintomas clínicos, incluindo dor na parte inferior das costas, letargia, náuseas e vômitos, cãibras musculares, prurido, tetania e convulsões.

O tratamento da síndrome de lise tumoral consiste na identificação precoce dos pacientes em risco, medidas profiláticas e intervenções precoces. Pacientes em risco de síndrome de lise tumoral devem ter a química sérica e o pH urinário monitorados com frequência, registro rigoroso de ingesta e eliminação e administração agressiva de fluidos intravenosos. Medicamentos, como o alopurinol, que reduzem a formação de ácido úrico e promovem a excreção de subprodutos do metabolismo das purinas, são frequentemente utilizados. Se ocorrer síndrome de lise tumoral, a hidratação IV contínua e as anormalidades metabólicas específicas devem ser tratadas. A hiperuricemia é agora efetivamente tratada com fármaco na versão recombinante da enzima urato oxidase, ou rasburicase. Esse medicamento converte o ácido úrico em alantoína, que é mais solúvel na urina. Às vezes, exsanguinotransfusão são necessárias para reduzir as consequências metabólicas da lise tumoral maciça, especialmente em crianças com alta carga tumoral.

Hiperleucocitose

A hiperleucocitose, definida como uma contagem de leucócitos periféricos maior que 100 mil/mm^3, pode levar à obstrução capilar, microinfarto e disfunção orgânica. As crianças muitas vezes apresentam desconforto respiratório e cianose. Elas também experimentam alterações neurológicas, incluindo alteração do nível de consciência, distúrbios visuais, agitação, confusão, ataxia e delírio. O tratamento consiste em citorredução rápida por quimioterapia, hidratação, alcalinização urinária e alopurinol. Leucaférese ou exsanguinotransfusão podem ser necessárias.

Síndrome da veia cava superior

Lesões que ocupam espaço localizadas no tórax, especialmente da doença de Hodgkin e LNH, podem causar a síndrome da veia cava superior (SVCS), levando ao comprometimento das vias aéreas e potencialmente à insuficiência respiratória. A segunda principal causa de SVCS são as complicações trombóticas de dispositivos intravenosos implantáveis, como cateteres venosos centrais e cateteres totalmente implantáveis do tipo *ports* (Freedman et al., 2016).

As crianças são vistas inicialmente com cianose da face, pescoço e parte superior do tórax; edema facial e de membros superiores; e distensão das veias do pescoço e tórax. Elas podem estar ansiosas e apresentar dispneia, sibilos ou tosse frequente por obstrução das vias aéreas. O tratamento consiste na proteção das vias aéreas e no alívio do desconforto respiratório. O tratamento rápido é iniciado e os sintomas geralmente melhoram à medida que a doença é efetivamente tratada.

Compressão da medula espinal

As doenças malignas podem invadir ou afetar a medula espinal, causando sintomas agudos de compressão da medula. Os tumores primários do SNC podem originar-se ou espalhar-se para a medula espinal. Outros tumores sólidos, como neuroblastoma ou rabdomiossarcoma, podem metastatizar para a medula espinal e causar compressão. A dor nas costas é uma manifestação inicial comum, mas outros sintomas podem incluir alteração da sensação, fraqueza nas extremidades, perda da função intestinal e da bexiga e insuficiência respiratória. O exame físico cuidadoso é essencial na detecção precoce dos sintomas, e a ressonância magnética é o padrão-ouro para o diagnóstico (Freedman et al., 2016). O tratamento pode incluir esteroides em altas doses para reduzir o edema associado e aliviar os sintomas e o início rápido do tratamento, como radiação emergente ou laminectomia, se indicado.

Coagulação intravascular disseminada

Infecções avassaladoras na criança imunocomprometida constituem uma situação de emergência. A sepse por bactérias ou fungos pode resultar em inúmeras complicações, incluindo coagulação intravascular disseminada (CIVD). Crianças com CIVD formam microtrombos excessivos em todo o sistema vascular devido à hiperativação da cascata de coagulação, regulação negativa de anticoagulantes e fibrinólise prejudicada, o que deixa a criança suscetível à hemorragia. A hemorragia com risco à vida pode ocorrer a partir de DIC com trombocitopenia (contagem de plaquetas inferior a 20 mil/mm^3) (Andrews, Galel, Wong et al., 2016).

O tratamento é focado na identificação e tratamento da causa subjacente, com a infusão de heparina para minimizar os microtrombos e o crioprecipitado para substituir o fibrinogênio.

CUIDADOS GERAIS DE ENFERMAGEM

Esta seção apresenta uma visão geral dos conceitos fundamentais de enfermagem que se aplicam à maioria dos cânceres infantis. Cuidados de enfermagem específicos para crianças com um tipo específico de câncer são discutidos em cada seção de doença mais adiante neste capítulo. Essa discussão centra-se nos aspectos físicos do cuidado. Além disso, ver Capítulo 19 para cuidados centrados na família e Capítulo 17 para cuidados de fim de vida (ver boxe *Qualidade dos resultados do paciente*).

QUALIDADE DOS RESULTADOS DO PACIENTE:
Criança com câncer

- A criança e a família são orientadas sobre a doença e o tratamento
- O tratamento é administrado com doses apropriadas dos fármacos no esquema de tratamento
- Tratamento dos efeitos adversos da terapia
- Prevenção das complicações do tratamento
- Apoio nas atitudes de enfrentamento da criança e da família
- Qualidade de vida durante a manutenção do tratamento
- Criança e família adaptadas para a doença crônica
- Crescimento e desenvolvimento se mantêm durante o tratamento

SINAIS E SINTOMAS DE CÂNCER EM CRIANÇAS

A detecção precoce é fundamental para iniciar o tratamento com a melhor perspectiva de cura eventual. Os cânceres em crianças são muitas vezes difíceis de reconhecer. Portanto, estar alerta para a persistência de possíveis sinais e sintomas incomuns é essencial (Boxe 25.1). Esta seção discute alguns dos sinais e sintomas mais significativos que levam ao diagnóstico de câncer pediátrico.

A febre é uma ocorrência frequente durante a infância e é causada por inúmeras doenças, incluindo o câncer. A causa da febre em pacientes com câncer é a infecção ou o próprio processo maligno. Esse último é muitas vezes referido como febre associada ao tumor. O mecanismo exato pelo qual a malignidade causa febre não é completamente compreendido. Sabe-se que as citocinas (p. ex., interleucina, fator de necrose tumoral) estão envolvidas e acredita-se que sejam liberadas diretamente das células tumorais ou dos macrófagos que respondem ao tumor (Foggo & Cavenagh, 2015).

Uma avaliação cuidadosa da pele revelará sinais de baixa contagem de plaquetas. Equimoses e petéquias são mais comumente encontradas nas extremidades da criança e sob partes constritivas de roupas, como cós. Sangramento espontâneo da gengiva ou do nariz pode ocorrer quando a contagem de plaquetas fica abaixo de 20 mil/mm^3.

A criança com invasão maligna da medula óssea muitas vezes parece pálida, com sintomas de letargia, perda de peso e mal-estar. Esses sintomas podem ser atribuídos à anemia causada pela substituição de células normais por células malignas na medula óssea. O enfermeiro deve avaliar os sinais e sintomas de anemia (ver Capítulo 24).

Linfonodos edemaciados são outro achado comum em crianças. No entanto, linfonodos aumentados e firmes em uma criança com febre por mais de 1 semana, uma história recente de perda de peso ou uma radiografia de tórax anormal pode indicar uma doença grave e deve ser avaliada mais detalhadamente.

Reconhecer um sinal é facilitado pelo uso generalizado da fotografia de telefone celular. A leucocoria ou reflexo do olho branco pode ser visto como um "brilho" amarelo na pupila, em oposição ao reflexo pupilar vermelho normal, nas fotografias. Pode ser um sinal de retinoblastoma que precisa de atenção médica imediata. Apertar os olhos, estrabismo ou edema pode indicar outros tumores sólidos do olho.

A criança com tumor cerebral desenvolve sinais e sintomas relacionados com a área do cérebro envolvida. A avaliação física completa do enfermeiro pode indicar a provável área de envolvimento do tumor.

GESTÃO DOS EFEITOS COLATERAIS AGUDOS COMUNS DO TRATAMENTO

O tratamento do câncer abrange mais do que tratamentos destinados a eliminar as células malignas. Devido ao delicado equilíbrio entre destruir as células malignas e preservar as células funcionais, a terapia de suporte geralmente é necessária durante os momentos em que ocorrem danos graves aos tecidos normais do corpo. Uma preocupação importante para a criança em tratamento de câncer é o risco para o desenvolvimento de complicações secundárias ao tratamento.

Infecção

O enfermeiro que cuida da criança com febre deve estar ciente dos sinais e sintomas de choque séptico, conforme discutido no Capítulo 23. A criança com febre que tem uma contagem absoluta de neutrófilos (CAN) inferior a 500/mm^3 corre risco para as seguintes condições (ver boxe *Diretrizes para o cuidado de enfermagem*):

- Infecção extensa
- Mal-estar
- Desidratação
- Convulsões (lactentes e crianças com mais idade)
- Invasão de organismos que causam infecções secundárias.

A criança com febre é avaliada quanto a possíveis sítios de infecção, como de uma punção com agulha, ulceração da mucosa, abrasão menor ou lesões na pele (p. ex., unha). Embora o corpo possa não ser capaz de produzir uma resposta inflamatória adequada à infecção e os sinais clínicos usuais da infecção possam ser parcialmente expressos ou ausentes, a febre pode ocorrer. Portanto, a temperatura da criança deve ser monitorada de perto. Para identificar a fonte de infecção, a equipe de saúde coleta sangue, fezes, urina, culturas de nasofaringe e radiografias de tórax.

Quando há suspeita de infecção, a antibioticoterapia IV de amplo espectro é iniciada antes que o organismo seja identificado e pode ser mantido por 7 a 10 dias. Se a criança não tiver um dispositivo de acesso venoso, deve ser inserido um, mantendo-o com bloqueio de heparina para evitar obstrução, inconveniência e o desconforto de múltiplas punções venosas na administração da antibioticoterapia.

Os organismos mais letais para essas crianças são (1) vírus, particularmente varicela (catapora), herpes-zóster, herpes simples, vírus sincicial respiratório, *influenza* e citomegalovírus; (2) protozoários, *Toxoplasma gondii*; (3) fungos, especialmente *Pneumocystis jirovecii* (formalmente conhecido como *Pneumocystis carinii*) e *Candida albicans*; (4) bactérias gram-negativas, como organismos *Pseudomonas aeruginosa*, *Escherichia coli* e *Klebsiella*; e (5) bactérias gram-positivas, especialmente as espécies *Staphylococcus* e *Enterococcus* (Ardura, Koh, 2016).

A profilaxia contra *Pneumocystis pneumonia*, como sulfametoxazol-trimetoprima, é rotineiramente administrada à maioria das crianças durante o tratamento do câncer (Ardura & Koh, 2016). Os fatores estimuladores de colônias (CSFs – *colony stimulating factors*), uma família de hormônios glicoproteicos que regulam a reprodução, maturação e função das células sanguíneas, agora são utilizados de forma rotineira como medidas de suporte para prevenir os efeitos colaterais causados por contagens sanguíneas baixas. Os CSFs promovem a proliferação de células-tronco e estimulam uma maturação mais rápida das células, permitindo sua entrada na corrente

Boxe 25.1 Possíveis sinais e sintomas de câncer infantil.

- Massa ou edema incomum
- Palidez inexplicável e perda de energia
- Contusões fáceis
- Dor ou claudicação persistente e localizada
- Febre ou doença prolongada e inexplicável
- Dores de cabeça frequentes, muitas vezes com vômitos
- Mudanças repentinas nos olhos ou na visão
- Perda de peso rápida e inexplicável

Dados da American Cancer Society. (2016). Finding cancer in children. Recuperado de https://www.cancer.org/cancer/cancer-in-children/finding-childhood-cancers-early.html.

Diretrizes para o cuidado de enfermagem

Cálculo da contagem absoluta de neutrófilos (CAN)

1. Determinar a porcentagem total de neutrófilos ("polis" ou "segs" e "bandas").
2. Multiplicar a contagem de glóbulos brancos (WBC) pela porcentagem de neutrófilos.

Exemplo

WBC = 1 mil/mm^3, neutrófilos = 7%, neutrófilos não segmentados (bandas) = 7%
Passo 1: 7% + 7% = 14%
Passo 2: 0,14 × 1 mil = 140/mm^3 CAN

sanguínea mais precocemente. O fator estimulador de colônias de granulócitos (G-CSF; filgrastim, pegfilgrastim) direciona o desenvolvimento de granulócitos e pode diminuir a duração da neutropenia. Isso reduz a incidência e a duração da infecção em crianças que recebem tratamento para câncer. O G-CSF também está sendo usado para diminuir o tempo de recuperação da medula óssea após o TCTH (Ardura & Koh, 2016). O G-CSF geralmente é administrado por via IV ou subcutânea 24 horas após a interrupção da quimioterapia e é administrado por 10 a 14 dias. O G-CSF é descontinuado quando o ANC ultrapassa 10 mil/mm^3. A forma peguilada ou de ação prolongada do G-CSF, pegfilgrastim, é administrada apenas uma vez após a conclusão da terapia e normalmente tem seu pico de eficácia (contagem leucocitária mais alta) cerca de 8 a 10 dias após a administração. Durante a terapia com G-CSF, as crianças podem apresentar dor óssea, febre, erupção cutânea, mal-estar e dores de cabeça.

A prevenção da infecção continua como prioridade após a alta hospitalar. Algumas instituições permitem que a criança retorne à escola quando a CAN estiver acima de 500/mm^3. Outras não impõem restrições à criança, independentemente do hemograma. Se o ANC cair abaixo de 500/mm^3, é aconselhável o isolamento cauteloso de áreas movimentadas, como *shopping centers* ou metrôs. Em todos os momentos, os membros da família devem ser incentivados a praticar uma boa higiene das mãos para evitar a introdução de patógenos em casa, e devem saber como medir a temperatura e a quem chamar em caso de febre (ver boxe *Planejamento para o cuidado de enfermagem*).

Hemorragia

Antes do uso de transfusões de plaquetas, a hemorragia era a principal causa de morte em crianças com alguns tipos de câncer. Agora, a maioria dos episódios de sangramento pode ser prevenida ou controlada com a administração criteriosa de concentrados de plaquetas ou plasma rico em plaquetas. A incidência de hemorragia interna espontânea grave varia, mas geralmente não ocorre até que a contagem de plaquetas seja 20 mil/mm^3 ou menos (Hockenberry, Kline, & Rodgers, 2016).

Como a infecção aumenta a tendência à hemorragia e os locais de sangramento tornam-se mais facilmente infectados, deve-se ter cuidado especial para evitar punções na pele sempre que possível. Ao realizar punções no dedo, punções venosas, injeções intramusculares e exame de medula óssea, use técnica asséptica, e mantenha observação rigorosa quanto à presença de sangramento. O cuidado meticuloso da boca é essencial porque o sangramento gengival com mucosite resultante é um problema frequente. Como a área retal é propensa à ulceração pelo uso de vários medicamentos, a higiene é essencial. Para prevenir traumas adicionais, evite medir temperaturas retais e o uso de supositórios. A mudança de decúbito frequente, bem como o uso de um colchão redutor de pressão sob as proeminências ósseas, previne o desenvolvimento de úlceras por pressão e decúbito.

As transfusões de plaquetas são geralmente reservadas para episódios de sangramento ativo que não respondem ao tratamento local e que podem ocorrer durante a terapia de indução ou recidiva. Epistaxe e sangramento gengival são os mais comuns. O enfermeiro deve ensinar aos pais e filhos medidas para controlar o sangramento nasal. Aplicar pressão no local sem alterar a formação do coágulo é a regra geral. Concentrado de plaquetas normalmente não precisam ser comparados para grupo ou tipo sanguíneo. No entanto, como as plaquetas contêm componentes de antígenos específicos semelhantes aos fatores do grupo sanguíneo, as crianças que recebem múltiplas transfusões podem ficar sensibilizadas a um grupo de plaquetas diferente do seu. Portanto, deve-se fazer prova cruzada das plaquetas com os componentes do sangue do doador sempre que possível.

As plaquetas transfundidas geralmente tem uma vida média no corpo por 1 a 3 dias. O efeito máximo é atingido em cerca de 1 hora e diminui pela metade em 24 horas. Após uma transfusão, o enfermeiro deve observar e registrar o tempo aproximado em que ocorre a hemostasia dos locais de sangramento. Hemostasia demorada é evidência de destruição plaquetária. A longo prazo, a terapia de transfusão múltipla torna-se progressivamente menos eficaz, para esses pacientes.

Durante os episódios de sangramento, os pais e a criança precisam de muito apoio emocional. A visão de sangue escorrendo é perturbadora. Muitas vezes, os pais solicitam uma transfusão de plaquetas, sem saber da necessidade de tentar primeiro as medidas locais. O enfermeiro pode ajudar a acalmar sua ansiedade explicando o motivo de adiar uma transfusão de plaquetas até que seja absolutamente necessário. Como os doadores compatíveis diminuem o risco de formação de antígenos no receptor, o enfermeiro deve encorajar os pais a localizar doadores adequados para eventual utilização de sangue. Crianças em casa com baixa contagem de plaquetas (geralmente, < 100 mil/mm^3) devem evitar atividades que possam causar lesões ou sangramento, como andar de bicicleta ou *skate*, patinar, subir em árvores ou equipamentos de *playground* e esportes de contato, como futebol americano ou futebol. Uma vez que a contagem de plaquetas aumenta, essas restrições não são necessárias. Além disso, ácido acetilsalicílico e produtos contendo ácido acetilsalicílico não devem ser usados; para dor leve ou temperatura significativamente elevada, o paracetamol é o indicado.

Anemia

Inicialmente, a anemia pode ser profunda se houver substituição completa da medula óssea por células cancerígenas. Durante a terapia de indução, podem ser necessárias transfusões de sangue com concentrado de hemácias para elevar a hemoglobina a níveis próximos a 10 g/dℓ. São instituídas as precauções usuais para cuidar da criança (ver Capítulo 24).

A anemia também é uma consequência da mielossupressão induzida por fármacos. Embora não seja tão intensamente afetada quanto os leucócitos, a produção de eritrócitos pode ser tardia. Como as crianças têm uma incrível capacidade de suportar baixos níveis de hemoglobina, a melhor abordagem é permitir que a criança regule a atividade com supervisão adequada de um adulto. Pode ser necessário que os pais alertem o professor sobre as limitações físicas da criança, principalmente em relação a atividades extenuantes.

Náuseas e vômito

As náuseas e os vômitos que ocorrem logo após a administração de vários medicamentos e, como resultado de irradiação craniana ou abdominal, podem ser profundos e debilitantes. O advento dos bloqueadores dos receptores da serotonina (antagonistas dos receptores 5-hidroxitriptamina-3 ou 5-HT3) melhorou muito o tratamento de náuseas e vômitos causados por quimioterapia e radioterapia. A vantagem desses agentes sobre os medicamentos convencionais é que eles não produzem efeitos colaterais extrapiramidais, como dificuldade para falar ou engolir, andar arrastado, movimentos lentos, tremores, rigidez dos braços e pernas ou perda de equilíbrio. As diretrizes publicadas recomendam antagonistas de 5-HT3 e corticosteroides para crianças que recebem quimioterapia alta ou moderadamente emetogênica (Patel, Robinson, Thackray et al., 2017).

Para vômitos leves a moderados, os medicamentos do tipo fenotiazina continuam sendo a base da terapia. Prometazina, proclorperazina ou trimetobenzamida podem ser agentes eficazes. A metoclopramida é um antiemético mais eficaz para náuseas ou vômitos agudos. Infelizmente, a droga causa uma série de efeitos colaterais em crianças, particularmente reações extrapiramidais, como tremores ou espasmos musculares, agitação, caretas, disartria e crise oculogírica (fixação dos olhos em uma posição por minutos ou horas). A profilaxia com difenidramina é recomendada para reduzir a incidência de sintomas extrapiramidais quando a metoclopramida é administrada (Krane, Casillas, Zeltzer, 2016).

Há um interesse crescente no uso de *cannabis* e seus componentes, canabinoides, para alívio de sintomas em pacientes pediátricos, incluindo efeitos antieméticos, estimulação do apetite, alívio da dor e melhora do sono (National Institutes of Health, 2019b). Embora a *cannabis* tenha sido aprovada por vários estados para uso médico, alguns têm aprovação limitada a apenas um ingrediente (p. ex., canabidiol ou CBD). Permanece ilegal por lei federal nos EUA (exceto em ambientes de pesquisa aprovados), não é aprovado pela U.S. Food and Drug Administration e não é endossado pela American Academy of Pediatrics devido a preocupações com o desenvolvimento do cérebro (National Institutes of Health, 2019b). Essas restrições limitaram os ensaios clínicos e, portanto, a evidência para a prática. Os canabinoides sintéticos comercialmente disponíveis (p. ex., dronabinol, nabilona) são medicamentos aprovados para náuseas e vômitos induzidos por quimioterapia (NVIQ) e mostraram evidências de eficácia no alívio da NVIQ (Wong & Wilens, 2017).

O esquema mais benéfico para o controle antiemético tem sido a administração do antiemético antes do início da quimioterapia (30 minutos a 1 hora antes) e a administração regular (não conforme necessário) por pelo menos 24 horas após a quimioterapia. O objetivo é evitar que a criança experimente náuseas ou vômitos para evitar o desenvolvimento de sintomas antecipatórios (a resposta condicionada de desenvolver náuseas e vômitos antes de receber a droga). Outras intervenções não farmacológicas (semelhantes às discutidas para o tratamento da dor no Capítulo 5) podem ser úteis no controle pós-terapia e na antecipação de náuseas e vômitos. Administrar o medicamento antineoplásico com um sedativo leve na hora de dormir também é útil para algumas crianças, e há evidências de que a administração noturna de medicamentos como metotrexato e 6-mercaptopurina pode ser mais eficaz do que a administração matinal.

Informações mais detalhadas sobre prevenção e tratamento de NVIQ estão disponíveis nas Children's Oncology Group's COG Supportive Care Endorsed Guidelines (https://childrensoncologygroup.org/downloads/COG_SC_Guideline_Document.pdf). Esse recurso lista a força de cada recomendação e a qualidade da evidência sempre que possível.

Nutrição alterada

A nutrição alterada é um efeito colateral comum do tratamento. A avaliação contínua do *status* nutricional da criança, da ingesta e do gasto energético deve ocorrer durante todo o tratamento. A altura, o peso e o perímetro cefálico da criança (para crianças menores de 3 anos) devem ser medidos rotineiramente durante as consultas ao hospital ou clínica. As reservas de energia devem ser avaliadas com medidas rotineiras de dobras cutâneas. Ensaios bioquímicos como pré-albumina sérica, transferrina e albumina podem ser úteis para avaliar o *status* nutricional em algumas crianças, mas um único ensaio não deve ser usado sozinho para uma avaliação nutricional (Lawson, Daley, Sams et al., 2013). Não há critérios específicos que obriguem intervenções nutricionais em crianças em tratamento de câncer. Em vez disso, cada criança deve ter um plano de cuidado nutricional individualizado com base em avaliações de rotina. A maioria dos centros de tratamento de câncer pediátrico tem um nutricionista que pode ser consultado para desenvolver o plano de cuidados nutricionais e revisá-lo conforme necessário. É importante manter o estado nutricional porque seu comprometimento pode contribuir para a redução da tolerância ao tratamento, alteração do metabolismo dos quimioterápicos, episódios prolongados de neutropenia e aumento do risco de infecção.

> **! ALERTA PARA A ENFERMAGEM**
>
> Algumas crianças desenvolvem aversões condicionadas a certos alimentos se forem ingeridos durante um período de quimioterapia. É melhor evitar oferecer os alimentos favoritos da criança enquanto ela estiver recebendo quimioterapia.

As medidas nutricionais de suporte incluem suplementos orais com alimentos ricos em proteínas e calorias. Maneiras de aumentar as calorias incluem o uso de leite integral; adicionar tofu (rico em proteínas) à maioria das refeições; e servir iogurte integral, sorvete e leite em vez de itens desnatados ou com baixo teor de gordura. Cozinhar com manteiga; colocar açúcar no cereal; e fazer lanches de alto teor calórico, como granola, manteiga de amendoim, ou frutas secas prontamente disponíveis para a criança, são outras maneiras de aumentar as calorias. A alimentação enteral pode ser necessária quando as crianças são incapazes de manter as calorias necessárias para evitar a perda de peso. A hiperalimentação parenteral é usada com mais frequência em crianças com problemas digestivos, após cirurgia ou com TCTH. O Capítulo 22 discute essas intervenções com mais detalhes.

Ulceração da mucosa

Um dos efeitos colaterais mais angustiantes de vários medicamentos é o dano às células da mucosa gastrintestinal, que resulta em úlceras em qualquer lugar ao longo do sistema alimentar. As úlceras orais (estomatite) são áreas vermelhas, com erosões e dolorosas na boca ou faringe (ver Capítulo 6). Lesões semelhantes podem estender-se ao longo do esôfago e ocorrer na área retal. A mucosite agrava muito a anorexia porque comer torna-se extremamente desconfortável.

> **! ALERTA PARA A ENFERMAGEM**
>
> A lidocaína viscosa não é recomendada para crianças pequenas. Se aplicada na faringe, pode deprimir o reflexo de vômito, aumentando o risco de aspiração. As convulsões também foram associadas ao uso de lidocaína viscosa oral, provavelmente como resultado da rápida absorção na corrente sanguínea por meio das lesões orais (Lutwak, Howland, Gambetta et al., 2013).

Algumas intervenções úteis quando as úlceras orais desenvolvem-se são a alimentação com uma dieta branda, úmida e macia; usar uma escova de dentes de esponja macia (Toothette®) em vez de uma escova de dentes; enxaguar a boca frequentemente com bochechos de clorexidina ou bicarbonato de sódio e bochechos com sal (usando uma solução de 1 colher de chá de bicarbonato de sódio e ½ colher de chá de sal de cozinha em 1 ℓ de água); usando sucralfato; e administração de anestésicos locais sem álcool, como uma solução de difenidramina e Maalox® (hidróxido de alumínio e magnésio) ou UlcerEase® (Chaveli-Lopez, Bagan-Sebastian, 2016). Embora os anestésicos locais sejam eficazes no alívio temporário da dor, muitas crianças não gostam do sabor e da sensação de entorpecimento que produzem.

Informações mais detalhadas sobre a prevenção e o tratamento da mucosite estão disponíveis nas Children's Oncology Group's COG Supportive Care Endorsed Guidelines (https://childrensoncologygroup.org/downloads/COG_SC_Guideline_Document.pdf). Esse recurso lista a força de cada recomendação e a qualidade da evidência sempre que possível.

> **! ALERTA PARA A ENFERMAGEM**
>
> Evitar agentes como *swabs* de glicerina de limão e peróxido de hidrogênio por causa de seus efeitos de secagem na mucosa. Além disso, a acidez do limão pode ser muito irritante, especialmente em tecidos erodidos.

A administração de cuidados bucais é particularmente difícil em lactentes e crianças com mais idade. Um método satisfatório de limpeza das gengivas é enrolar um pedaço de gaze no dedo: mergulhe-o em solução salina ou água pura e esfregue as gengivas, palato e superfícies internas da bochecha com o dedo. Os cuidados bucais devem ser realizados rotineiramente antes e depois de qualquer alimentação e a cada 2 a 4 horas para livrar as superfícies mucosas de detritos, que se tornam excelente meio para o crescimento bacteriano e fúngico se não forem retirados.

A higiene dental pode se tornar um problema sério se a criança usar um aparelho ortodôntico. Os detritos acumulados no aparelho são difíceis de remover sem escovação vigorosa, e o próprio aparelho traumatiza as gengivas. Por esse motivo, às vezes, os aparelhos são removidos antes de iniciar o tratamento quimioterápico.

Dificuldade para comer é um grande problema com estomatite e pode justificar a hospitalização se a criança recusar líquidos. A criança geralmente escolhe os alimentos que são mais bem tolerados. Surpreendentemente, algumas crianças preferem alimentos salgados aos sem graça. Beber geralmente pode ser encorajado se um canudo for usado para contornar a mucosa oral ulcerada. O enfermeiro deve encorajar os pais a relaxar e não fazerem qualquer pressão alimentar com a criança porque a estomatite que acompanha a anorexia é bem justificada. Além disso, por ser uma condição temporária, a criança pode retomar bons hábitos alimentares assim que as úlceras cicatrizarem. Normalmente, a ulceração grave da mucosa indica a necessidade de redução da quimioterapia até a cicatrização completa, geralmente dentro de uma semana. Analgésicos, incluindo opioides, podem ser necessários quando o tratamento não pode ser alterado, como durante o TCTH.

Com o desenvolvimento de úlceras retais, higiene sanitária rigorosa, banhos de assento quentes depois de cada evacuação e uma pomada oclusiva aplicada à área ulcerada promovem a cicatrização; o uso de laxantes é necessário para prevenir mais desconforto. Os pais devem registrar as evacuações intestinais, pois a criança pode voluntariamente não querer evacuar para prevenir o desconforto. As temperaturas retais e os supositórios são sempre evitados porque podem traumatizar a área.

Problemas neurológicos

A vincristina e, em menor grau, a vimblastina, podem causar vários efeitos neurotóxicos. Um dos efeitos neurotóxicos mais comuns é a constipação intestinal grave causada pela diminuição da inervação intestinal. A administração de opioides pode agravar ainda mais a constipação intestinal. O enfermeiro aconselha os pais a registrar os movimentos intestinais e notificar o médico sobre uma mudança nos hábitos de fezes. Atividade física e laxantes são úteis na prevenção do problema, mas laxantes, como polietilenoglicol, são frequentemente necessários para estimular a evacuação. Mudanças na dieta, como o aumento de fibras, podem não ser eficazes, pois a elevação do volume tende a aumentar a distensão e o desconforto fecal sem produzir a estimulação mecânica necessária.

A queda plantar, a fraqueza e a dormência das extremidades são outros efeitos neurotóxicos comuns e podem causar dificuldade para caminhar ou no movimento fino das mãos. O enfermeiro deve examinar esses problemas e alertar os pais sobre esses efeitos adversos, que são reversíveis, uma vez que o uso do fármaco é interrompido. Calçar tênis de cano alto ou usar um apoio de pé quando deitado é útil para preservar o alinhamento apropriado. Se a fraqueza ocorre quando a criança está na escola, a mudança temporária de atividade pode ser necessária. Os pais devem informar o professor da situação, para evitar expectativas irreais das habilidades da criança.

Outro efeito neurotóxico é a dor na mandíbula. Os analgésicos podem auxiliar no alívio do desconforto. Crianças podem evitar o movimento se não conversarem ou mastigarem, embora a mastigação contínua, como o chiclete, possa realmente reduzir a dor.

Uma síndrome neurológica, a sonolência pós-irradiação, pode desenvolver-se de 5 a 8 semanas após radiação do SNC e durar por 4 a 15 dias. É caracterizada por sonolência com ou sem febre, anorexia, além de náuseas e vômitos. Os pais devem ser avisados da possibilidade de tais sintomas e incentivados a procurar avaliação médica, pois a sonolência pode ser um indicador precoce de sequelas neurológicas a longo prazo após irradiação craniana.

Cistite hemorrágica

A cistite hemorrágica estéril é um efeito colateral da irritação química da bexiga pela quimioterapia. Pode ser prevenida por (1) uma ingesta de líquidos oral ou parenteral liberal (pelo menos 1,5 vez a necessidade diária de líquidos recomendada [2 ℓ/m^2/dia]); (2) micção frequente imediatamente após sentir o desejo, incluindo imediatamente antes de dormir, uma micção noturna e ao acordar; (3) a administração do fármaco logo pela manhã para permitir o consumo suficiente de líquidos e a micção frequente; e (4) administração de mesna, uma droga que inibe a urotoxicidade da ciclofosfamida e ifosfamida (Freedman et al., 2016).

! ALERTA PARA A ENFERMAGEM

Se ocorrerem sinais de cistite, como ardor ao urinar, é necessária uma avaliação médica imediata. A cistite hemorrágica exige uma investigação completa e uma intervenção oportuna.

Na maioria dos casos, os fluidos IV são administrados antes, durante e após o fármaco para assegurar a hidratação adequada; portanto, eliminando a necessidade de a criança beber grandes quantidades de líquido. Se a administração oral em casa é prescrita, a família necessita de instruções específicas sobre a quantidade de líquido que a criança deve ingerir.

Alopecia

A perda de cabelo é um efeito adverso de vários fármacos quimioterápicos e da radiação craniana. Nem todas as crianças perdem seus cabelos durante a farmacoterapia e algumas crianças podem apresentar afinamento dos cabelos em vez de calvície. Entretanto, a retenção de cabelo é mais exceção do que a regra. É melhor alertar crianças e pais desse efeito adverso, fornecendo tempo para a adaptação a essa condição.

A família deve saber que os cabelos caem em tufos, causando calvície desigual. Para amenizar o trauma de observar grandes quantidades de cabelo na roupa de cama ou vestuário, a criança pode usar um gorro cirúrgico descartável para recolher o cabelo eliminado durante o período de maior perda de cabelo ou o cabelo pode ser cortado curto ou raspado. As famílias devem também estar cientes de que as perucas são dedutíveis de impostos e que os cabelos crescem novamente em 3 a 6 meses. O cabelo frequentemente terá cor e textura diferentes do que antes do tratamento do câncer.

DICAS PARA A ENFERMAGEM Incentivar as crianças na escolha de uma peruca semelhante ao seu próprio estilo e cor de cabelo antes da queda de cabelo é útil para promover a adaptação posterior à alopecia.

Se a criança escolhe não usar a peruca, é importante dar atenção ao uso de algum tipo de cobertura da cabeça, principalmente em climas frios ou ensolarados. A higiene do couro cabeludo também é importante, devendo ser lavado regularmente como qualquer outra parte do corpo.

Efeitos dos esteroides

A terapia com esteroides a curto prazo produz mudanças físicas e alterações na imagem do corpo, que, embora não clinicamente significativas, podem ser extremamente angustiantes para crianças com mais idade. Uma delas é a aparência Cushingoide. O rosto da criança torna-se arredondado e edemaciado (ver Figura 28.2). Ao contrário da perda de cabelo, pouco pode ser feito para camuflar essa mudança óbvia, embora o cuidado para evitar o sal e alimentos contendo sal possa auxiliar na redução do acúmulo de líquidos. Não é incomum a provocação de outras crianças por causa da aparência. É útil tranquilizar a criança que, após a interrupção do tratamento, os contornos faciais voltarão ao normal. O uso de roupas largas, como trajes aquecidos, pode ajudar a camuflar a mudança de peso.

A face em lua, as bochechas vermelhas, as bolsas de gordura supraclaviculares, abdome saliente e retenção hídrica indicam o ganho de peso. No entanto, o ganho de peso real resultante do aumento de massa muscular e de tecido subcutâneo pode ser pequeno. Desse modo, o enfermeiro deve avaliar o ganho de peso ao observar as extremidades e a medida de espessura da prega cutânea e circunferência do braço durante a terapia com esteroides, determinando se o ganho de peso é resultante do aumento da ingesta alimentar.

Logo após o início da terapia com esteroides, as crianças podem manifestar inúmeras mudanças de humor, que variam de sentimentos de bem-estar e euforia à depressão e irritabilidade. Se os pais não têm conhecimento dessas mudanças induzidas pelo fármaco, eles podem tornar-se excessivamente preocupados. Portanto, o enfermeiro deve avisá-los sobre as reações e incentivá-los a discutir sobre as mudanças de comportamento com os outros e a criança.

CUIDADOS DE ENFERMAGEM DURANTE O TRANSPLANTE DE CÉLULAS-TRONCO HEMATOPOÉTICAS

Por causa da terapia agressiva pré-condicionante usada para remover a medula óssea e o potencial para complicações, durante a espera pelo enxerto de células-tronco transplantadas, as crianças submetidas ao TMO geralmente são hospitalizadas por várias semanas. Esses pacientes devem realizar vários procedimentos, como a inserção de um dispositivo de acesso venoso, a administração de quimioterapia intensiva e radiação, além de precauções rigorosas contra infecções. Durante o período após o transplante e antes que a nova medula comece a substituir adequadamente os granulócitos, a criança está extremamente suscetível à infecção e qualquer infecção pode implicar em risco de morte. Além disso, muitos dos efeitos adversos discutidos previamente ocorrem em crianças com TMO.

A complicação mais comum em transplantes alogênicos é o GVHD, que pode afetar a pele, trato gastrintestinal e fígado. As características e a gravidade das manifestações variam de acordo com a gravidade e a área afetada. A ênfase nesse momento é dada em relação à prevenção de GVHD, empregando vários agentes, como um inibidor de calcineurina com micofenolato de mofetila, metotrexato ou sirolimo (Gottschalk, Naik, Hegde et al., 2016). O tratamento envolve o uso de esteroides ou outros medicamentos imunossupressores. No entanto, esse tratamento aumenta ainda mais o risco de infecção no paciente já suscetível. Todos os produtos sanguíneos devem ser irradiados para minimizar a introdução de antígenos adicionais.

A ruptura da pele e a cicatrização tardia frequentemente ocorrem no paciente submetido ao TMO. Intervenções preventivas para minimizar a pressão nas áreas dependentes da pele incluem o uso de camas ou colchões para alívio de pressão ou redutoras de pressão e atividade frequente. Medidas para prevenir a cicatrização quando a ruptura ocorre incluem banhos frequentes de assento na área perianal e barreiras protetoras da pele, como curativos com hidrocoloide ou pomadas oclusivas. No decorrer dessa longa provação, a família está preocupada quanto ao sucesso do enxerto e às complicações fatais. A possibilidade de um pós-transplante desfavorável é a recidiva da doença após a enxertia. Consequentemente, os enfermeiros devem proporcionar o cuidado atento e manter uma atitude de apoio durante as muitas crises que podem surgir. Se o procedimento não é bem-sucedido, o cuidado necessário voltado para essas famílias é consistente com o exigido pela família de qualquer criança com uma doença de risco à vida (ver Capítulo 17).

PREPARAÇÃO PARA OS PROCEDIMENTOS

As crianças, em particular, precisam de preparo psicológico para as várias modalidades de tratamento, que muitas vezes envolvem cirurgia, injeções IV, aspiração de medula óssea e PL. Os procedimentos diagnósticos inicialmente empregados para confirmar o diagnóstico e aqueles que são repetidos para monitorar o tratamento podem ser uma fonte de desconforto e estresse para a criança e a família. Mesmo os procedimentos não invasivos, como os exames radiológicos e de imagem, são assustadores para uma criança pequena. Muitos desses testes exigem que a criança fique deitada e absolutamente imóvel por um tempo prolongado em um espaço confinado, com pouca ou nenhuma comunicação com um adulto para dar apoio. Consequentemente, lactentes e crianças pequenas são geralmente sedados e as crianças com mais idade precisam de uma explicação sobre o que esperar e lembretes durante o exame, de quanto tempo devem permanecer ainda no local. Os mesmos princípios utilizados no preparo de crianças para os procedimentos discutidos no Capítulo 20 são aplicados aqui, incluindo a opção de os pais ficarem com a criança quando possível. Pacientes pediátricos submetidos a repetidos exames necessitam de preparação adicional e apoio emocional para reduzir o estresse.

Dois procedimentos, os exames de medula óssea e as PLs, são, em geral, realizados em muitos tipos de câncer infantil, de modo que merecem especial consideração no preparo das crianças (Figura 25.2). Os profissionais que cuidam de crianças com câncer recomendam o uso de suporte apropriado para o desenvolvimento com abordagens farmacológicas e não farmacológicas e a sedação, se necessário (ver Capítulo 5).

Os anestésicos tópicos, como a mistura eutética de anestésicos locais (EMLA) e cremes LMX4, são utilizados como um anestésico local antes dos procedimentos invasivos, incluindo punções venosas, acesso ao cateter totalmente implantável (*ports*), PL e injeções subcutâneas ou intramusculares (Hockenberry, Kline, Rodgers, 2016). A anestesia local intradérmica de lidocaína é utilizada com frequência na PL e no exame da medula óssea. Para reduzir a sensação de ardor ocasionada pela lidocaína, o bicarbonato de sódio deve ser acrescido (ver Capítulo 5, seção *Manejo da dor*). A infiltração mais profunda do músculo e do periósteo do osso com lidocaína tamponada reduz ainda mais a dor causada pela agulha de grande calibre entrando no osso, utilizada para a biopsia ou aspiração.

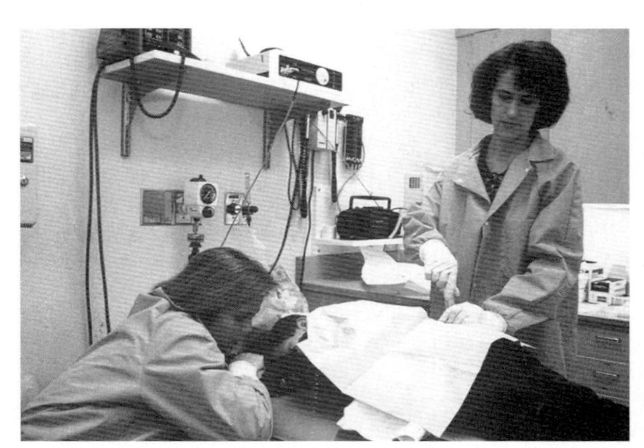

Figura 25.2 Criança com leucemia submetida à aspiração de medula óssea.

Para estudos de medula óssea, PL e outros procedimentos, as crianças em idade pré-escolar e além devem ser preparadas antecipadamente. O cuidado físico depois dos procedimentos é mínimo. Um pequeno curativo é aplicado no local da punção da medula óssea e um curativo adesivo é aplicado no sítio da PL. Não é necessária qualquer restrição de atividade após o teste da medula óssea, embora o local esteja geralmente dolorido e a criança tenha preferência por manter-se quieta. As recomendações após a PL variam. Se o medicamento for instilado, a criança pode ser colocada em leve posição de Trendelenburg para facilitar a circulação do fluido espinal medicado.

TRATAMENTO DA DOR

Os enfermeiros devem ser bem-informados sobre a fisiopatologia básica da dor oncológica e efeitos colaterais relacionados ao tratamento. A escala analgésica da Organização Mundial de Saúde (OMS), em três degraus, deve ser incorporada na abordagem do tratamento da dor para todas as crianças com câncer (Ullrich, Sourkes, Wolfe, 2016). Os enfermeiros devem adquirir conhecimento extensivo sobre os analgésicos não opioides e opioides, utilizados no tratamento da dor pediátrica (ver Capítulo 5). Equipes interdisciplinares de tratamento da dor são empregadas em muitos centros de câncer pediátrico. Essas equipes servem como consultores e fornecem conhecimentos especializados na avaliação e no tratamento da dor. O enfermeiro muitas vezes atua como coordenador do cuidado, desempenhando uma função fundamental no tratamento da dor oncológica e implementando o plano de cuidado da equipe de dor.

O tratamento farmacológico da dor relacionada com a doença envolve uma variedade de métodos. Pode levar mais de uma tentativa de um tipo de medicamento para encontrar o agente apropriado para controlar a dor de um paciente. A via de administração também deve ser considerada. Fornecer "alívio da dor" por meio da administração de injeções intramusculares dolorosas como alternativa à via intravenosa não é uma terapia apropriada, porque muitas preparações orais estão agora disponíveis com eficácia comparável. Além disso, as crianças podem recusar a medicação necessária para a dor se envolver uma injeção. Anti-inflamatórios não esteroides (AINEs), paracetamol com codeína, oxicodona e morfina são comumente usados no tratamento da dor relacionada com a doença (Fielding, Sanford, Davis, 2013). Todos estão disponíveis na forma oral, e a morfina e o AINE cetorolaco (Toradol) estão disponíveis como preparações intravenosas. A dosagem apropriada é imperativa. As doses são tituladas para aumentar a quantidade de analgesia e minimizar os efeitos colaterais. Se os opioides forem prescritos, as famílias precisarão de orientação da equipe de tratamento sobre as práticas regulatórias e farmacêuticas adotadas no contexto da epidemia de opioides, como barreiras e restrições ao acesso ao controle adequado da dor (Page & Blanchard, 2019).[5]

PROMOÇÃO DE SAÚDE

Crianças com câncer requerem o mesmo acompanhamento básico de saúde que qualquer criança. Às vezes, as necessidades e demandas avassaladoras da família, aliadas à preocupação singular voltada para o câncer por parte da família e dos profissionais de saúde, resultam na falta de atenção às necessidades típicas de atenção à saúde. Os enfermeiros devem monitorar o tipo de cuidados primários que a criança recebe, usando diretrizes para supervisão médica recomendada (American Academy of Pediatrics, 2019). As áreas de particular preocupação são (1) atendimento odontológico devido aos potenciais efeitos colaterais do tratamento e (2) imunizações devido a preocupações com vacinas de vírus vivos e imunossupressão.

Cuidado de saúde bucal

A irradiação para a cabeça e o pescoço pode causar uma série de complicações tardias (Landier, Armenian, Meadows et al., 2016). Alguns são irreversíveis, como a assimetria facial, mas aqueles que afetam os dentes e as gengivas (p. ex., cárie, doença periodontal). O desenvolvimento tardio ou ausente dos dentes permanentes pode ocorrer (Effinger, Migliorati, Hudson et al., 2014). Dependendo da idade da criança, isso pode ser uma fonte de sofrimento psicológico agudo, especialmente durante os primeiros anos de vida escolar, quando "perder um dente" é um símbolo de *status*. As crianças precisam estar cientes dessa possibilidade e precisam de ajuda para explicar o atraso aos colegas.

A escovação diária e o uso do fio dental são encorajados em crianças com contagem de granulócitos acima de 500/mm^3 e contagem de plaquetas acima de 40 mil/mm^3. Escovação diária e uso de fio dental são usados conforme discutido no Capítulo 12. A higiene bucal para crianças cujas contagens estão abaixo desses parâmetros limita-se a limpar os dentes com esponjas de gaze umedecidas ou Toothettes®.

Imunizações e exposição a doenças transmissíveis

A replicação viral após a administração de vacina de vírus vivo atenuado para poliomielite, sarampo, rubéola e caxumba pode causar doença grave em crianças imunocomprometidas. A criança que recebe quimioterapia para câncer não deve receber vacinas de vírus vivo atenuados. As vacinas inativadas podem ser administradas a crianças imunossuprimidas. Irmãos e outros membros da família podem receber a vacina de vírus vivo atenuado contra sarampo, caxumba e rubéola e a vacina contra varicela sem risco para a criança imunossuprimida. Diretrizes para imunização de crianças recebendo quimioterapia e pacientes com TCTH foram publicadas (Ardura, Koh, 2016).

Uma indicação importante para o isolamento é um surto de doenças transmissíveis na infância, como rubéola e varicela. Idealmente, o enfermeiro de saúde escolar deve trabalhar com o médico assistente para decidir o horário ideal para a frequência escolar. Os pais devem ser ensinados a trabalhar com a equipe da escola ou creche para ter certeza de que entendem o risco para a criança em tratamento de câncer e que notifiquem os pais imediatamente sobre qualquer exposição. Se a criança foi exposta ao vírus da varicela, a imunoglobulina varicela-zoster administrada dentro de 96 horas pode alterar favoravelmente o curso da doença. Agentes antivirais, como o aciclovir, devem ser administrados se a criança desenvolver varicela. Sem tratamento, a morte por varicela disseminada pode ocorrer devido a doença no fígado, pulmão e SNC (Ardura & Koh, 2016) (ver também Capítulo 6, seção *Imunizações*).

[5]N.R.T.: No Brasil, a escada analgésica da OMS é adotada para o manejo da dor, seja durante o tratamento da quimioterapia ou no cuidado paliativo. Ela determina quais fármacos adjuvantes se aplicam à classificação da dor e é composta de três degraus: primeiro para dor leve, segundo para dor moderada e terceiro para dor intensa. Os analgésicos AINEs são recomendados para o degrau 1, os opioides fracos associados aos analgésicos AINEs para o degrau 2, e os opioides fortes combinados como AINE para o degrau 3. Rangel e Teles (2012) incluíram um quarto degrau, com intervenção para a dor refratária à farmacoterapia, consistindo de procedimentos intervencionistas, mais opioides fortes e analgésicos AINEs. Em estudo de revisão de literatura, composto de 26 artigos, os autores referem que a maioria dos enfermeiros utilizou escalas para mensurar a dor em crianças, com resultados positivos, demonstrando que a enfermagem tem grande importância no acompanhamento, bem como nas intervenções para o controle da dor das crianças com câncer. Fontes: Rangel, O, Telles, C. (2012). Tratamento da dor oncológica em cuidados paliativos. *Revista Hospital Universitário Pedro Ernesto, 11*(2), 32-37. Disponível em: https://bjhbs.hupe.uerj.br/WebRoot/pdf/324_pt.pdf. Acesso em: 19 out. 2022; Escalas de dor em pacientes oncológicos pediátricos: uma revisão de literatura. Disponível em: http://eixostech.pas.ifsuldeminas.edu.br/ojs/index.php/eixostech/article/view/77. Acesso em: 28 abr. 2022.

! ALERTA PARA A ENFERMAGEM

As crianças que foram vacinadas 2 semanas antes ou durante a quimioterapia devem ser consideradas não imunizadas e devem ser revacinadas ou receber vacinas de vírus vivos 6 meses após a interrupção da quimioterapia (American Academy of Pediatrics, 2018). A maioria das instituições possui orientações individuais quanto à vacinação de uma criança em terapia imunossupressora. O enfermeiro deve estar ciente dessas orientações e educar os pacientes e familiares sobre a necessidade e o momento das imunizações.

EDUCAÇÃO DO PACIENTE E DA FAMÍLIA

Os enfermeiros que trabalham com crianças em tratamento de câncer têm uma função significativa em ajudar a família a entender o plano de tratamento, prevenir ou gerenciar efeitos colaterais e fazer a transição para cuidados de saúde sem tratamento e focados em adultos. Existem poucos dados para apoiar práticas baseadas em evidências para a educação do paciente e da família. A maioria das crianças com câncer está inscrita em ensaios clínicos por meio do Children's Oncology Group. A Children's Oncology Group Nursing Discipline tem realizado diversas atividades com foco na educação do paciente e família durante o período do novo diagnóstico. Eles identificaram cinco princípios gerais com recomendações de consenso de especialistas: (1) a educação do paciente e da família é centrada na família; (2) o diagnóstico de câncer infantil é avassalador, e a família precisa de tempo para processar o diagnóstico e desenvolver um plano para gerenciar as demandas contínuas da vida antes que possam aprender a cuidar da criança com sucesso; (3) a educação do paciente e da família deve ser um esforço interprofissional com três áreas principais de foco: (a) diagnóstico e tratamento, (b) enfrentamento psicossocial e (c) cuidado da criança; (4) a educação do paciente e da família deve ocorrer ao longo de todo o cuidado; e (5) é necessário um ambiente de apoio para otimizar a aprendizagem (Landier, Ahern, Barakat et al., 2016). De acordo com os autores, "a divulgação e implementação dessas recomendações prepararão o terreno para estudos futuros que visam desenvolver evidências para informar as melhores práticas e, finalmente, estabelecer o padrão de atendimento para a educação eficaz do paciente/família em oncologia pediátrica" (Landier et al., 2016). Na prática atual, vários recursos excelentes para ensino e aprendizagem estão disponíveis. Os *sites* do National Cancer Institute (https://www.cancer.gov/) e do Children's Oncology Group (https://www.childrensoncologygroup.org/) são fontes confiáveis de informações atualizadas regularmente sobre pesquisa e cuidados com o câncer infantil. A Association of Pediatric Hematology/Oncology Nurses[c] desenvolveu um portfólio de materiais educativos para educação familiar. A American Childhood Cancer Organization[d] é uma organização internacional que oferece programas de apoio, educação e advocacia para crianças com câncer e suas famílias. Da mesma forma, a Coalition Against Childhood Cancer (https://cac2.org/) é composta por várias fundações que fornecem advocacia e recursos focados no câncer infantil; também hospeda o Portal HOPE, um guia *online* para informações disponíveis e recursos de suporte (https://cac2.org/family-resources/).[6]

[c]8735 W. Higgins Road, Suite 300, Chicago, IL 60631; 847-375-4724; fax: 847-375-6478; http://www.aphon.org.

[d]PO Box 498, Kensington, MD 20895; 855-858-2226 ou 301-962-3520; fax: 301-962-3521; http://www.acco.org.

[6]N.R.T.: No Brasil, ligado ao Ministério da Saúde, o Instituto Nacional do Câncer (INCA) apresenta em seu *site* publicações, vídeos, áudios e jogos sobre câncer em geral e câncer infantil, que podem ajudar famílias e crianças no processo de educação e enfrentamento dessa doença. Disponível em: https://www.inca.gov.br/. Acesso em: 28 abr. 2022.

CONCLUSÃO DA TERAPIA

O cuidado não termina quando a criança conclui a terapia. Com a crescente conscientização dos efeitos tardios, os enfermeiros possuem papel importante na avaliação da criança para problemas como atraso no crescimento, malignidades subsequentes e distúrbios nos sistemas orgânicos. A família precisa estar ciente da importância da supervisão médica continuada, tanto para a atenção primária quanto para os cuidados de sobrevivência. Outros profissionais de saúde que cuidam da criança, como enfermeiros escolares, médicos de família e dentistas, devem ser informados sobre o diagnóstico de câncer da criança. À medida que as crianças atingem a idade adulta, os serviços de transição podem estar disponíveis no centro de tratamento para ajudar a facilitar a transferência de cuidados primários para profissionais de saúde adultos na comunidade. Se houver um programa de sobrevivência no hospital de tratamento ou nas proximidades, o acompanhamento oncológico deve ser transferido para lá de acordo com os critérios do programa. Adolescentes e adultos jovens podem beneficiar-se de aconselhamento genético ou genômico que pode afetar sua saúde a longo prazo. Se existir a possibilidade de infertilidade, as opções de fertilidade devem ser discutidas para homens e mulheres na puberdade antes do início do tratamento e reavaliadas durante os cuidados de sobrevivência.

O Children's Oncology Group desenvolveu diretrizes para cuidados de acompanhamento a longo prazo para sobreviventes de câncer pediátrico.[e] Os enfermeiros envolvidos no cuidado dessas crianças devem estar familiarizados com essas diretrizes e usar todas as oportunidades para ajudar pacientes e famílias a acessar os cuidados de sobrevivência e transição necessários.

CÂNCERES DO SISTEMA SANGUÍNEO E LINFÁTICO

LEUCEMIAS AGUDAS

Leucemia é um termo amplo, dado a um grupo de doenças malignas da medula óssea, sangue e sistema linfático. Em crianças saudáveis, a medula óssea produz células-tronco sanguíneas que amadurecem para se tornarem células-tronco linfoides ou mieloides. As células mieloides diferenciam-se em glóbulos vermelhos, plaquetas e leucócitos. As células-tronco linfoides tornam-se linfoblastos que se diferenciam em linfócitos B, linfócitos T e células assassinas naturais (National Institutes of Health, 2019c). Nas leucemias agudas, predominam as células imaturas que não podem funcionar efetivamente. Dois tipos de leucemia são encontradas com mais frequência em crianças: leucemia linfoblástica aguda (LLA) e leucemia mieloide aguda (LMA).

LEUCEMIA LINFOBLÁSTICA AGUDA

Sinônimos mais antigos para LLA incluem leucemia linfática aguda, linfocítica e linfoide. A LLA é a forma mais comum de câncer infantil, com uma incidência anual de aproximadamente 4.900 novos casos anualmente nos EUA (Rabin, Gramatges, Margolin et al., 2016).[7] Ocorre mais

[e]Long-Term Follow-up Guidelines for Survivors of Childhood, Adolescent, and Young Adult Cancers (Version 5.0). Recuperado de http://www.survivorshipguidelines.org/.

[7]N.R.T.: No Brasil, a leucemia linfocítica aguda (LLA) representa cerca de 80% dos casos de leucemia em crianças, numa incidência de 1:25 mil indivíduos entre 0 a 14 anos. A faixa etária de maior frequência está entre 2 e 5 anos, com maior incidência para o sexo masculino e raça branca. Em cada 10 a 15 casos de câncer em menores de 15 anos, 4 são de LLA. Disponível em: https://repositorio.ufrn.br/handle/123456789/43183#:~:text=A%20citogen%C3%A9tica%20permite%20uma%20an%C3%A1lise,e%20no%20progn%C3%B3stico%20dessas%20neoplasias. Acesso em: 28 abr. 2022.

frequentemente em meninos do que em meninas, e é 20% mais comum em hispânicos do que em brancos não hispânicos; é mais comum em brancos do que em afro-americanos (Rabin et al., 2016; Wiemels, Walsh, deSmith et al., 2018). A idade de pico de início é entre 2 e 3 anos. Os fatores de risco para LLA incluem exposição pré-natal a raios X, tratamento anterior com quimioterapia e certas condições genéticas (p. ex., síndrome de Down, síndrome de Bloom, anemia de Fanconi, síndrome de Li-Fraumeni) (National Institutes of Health, 2019c). A predisposição genética também inclui vários polimorfismos de linhagem germinativa (variações genéticas) em alelos comuns encontrados por GWAS, bem como variantes raras de linhagem germinativa (p. ex., PAX5, ETV6, TP53). Há evidências que sugerem que algumas LLA começam no pré-natal.

Manifestações clínicas

O início da leucemia varia de agudo a insidioso. Na maioria dos casos, a criança apresenta notavelmente poucos sintomas. Por exemplo, a leucemia pode ser diagnosticada quando uma infecção menor, como um resfriado, não desaparece completamente. A criança continua pálida, apática, irritável, febril e anoréxica. Os pais geralmente suspeitam de algum problema subjacente quando observam a perda de peso da criança, petéquias, hematomas sem causa e queixas contínuas de dores ósseas e articulares. Outras vezes, pode haver uma história extensa de sinais e sintomas que imitam condições como artrite reumatoide ou mononucleose. Às vezes, a leucemia é um achado incidental em um exame físico de rotina ou durante o tratamento de uma lesão. A Figura 25.3 mostra os locais de envolvimento tecidual na leucemia.

Os sinais e sintomas da LLA refletem a infiltração da medula óssea por células leucêmicas não funcionais ("blastos"). As três principais consequências da infiltração da medula óssea são (1) anemia por diminuição de eritrócitos, (2) infecção por neutropenia e (3) sangramento por diminuição da produção de plaquetas. Aproximadamente metade dos pacientes apresenta contagem elevada de leucócitos na apresentação (> 10 mil/mm^3). Outros sinais e sintomas indicam infiltração de células leucêmicas em vários órgãos; órgãos altamente vascularizados, como o baço e o fígado, são os mais gravemente afetados. Comumente observados são hepatoesplenomegalia (68% dos pacientes), esplenomegalia (63%), febre (61%), linfadenopatia (50%), sangramento (p. ex., petéquias ou púrpura, 48%) e dor óssea (23%) (Rabin et al., 2016).

Dois locais importantes de doença extramedular (fora da medula óssea) são o SNC e os testículos, porque podem servir como "santuários" para células leucêmicas; esses locais requerem terapia específica.

Avaliação diagnóstica

Geralmente, suspeita-se de leucemia pelo histórico, manifestações físicas e um esfregaço de sangue periférico que contém blastos leucêmicos, frequentemente em combinação com contagens sanguíneas baixas. A avaliação diagnóstica inclui anamnese e exame físico completos, exames laboratoriais (hemograma com diferencial, hemoquímicas) e aspiração ou biopsia de medula óssea (análise citogenética, imunofenotipagem). Uma radiografia de tórax pode ser realizada para determinar se há uma massa de células leucêmicas no tórax. O

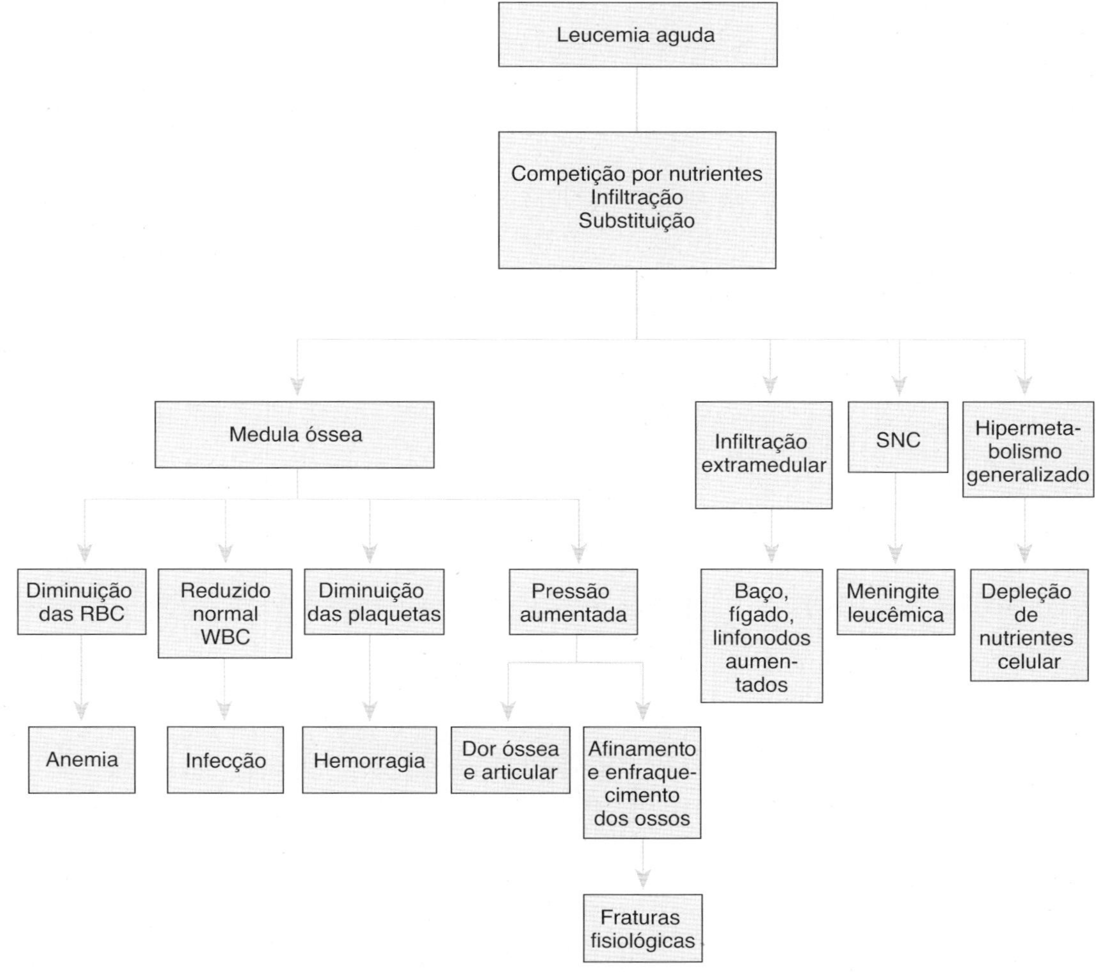

Figura 25.3 Principais sítios de envolvimento tecidual na leucemia. *SNC*, sistema nervoso central; *RBC*, glóbulos vermelhos; *WBC*, glóbulos brancos.

diagnóstico definitivo é baseado na análise da amostra de medula óssea. Normalmente, a medula óssea de uma criança com LLA mostra um infiltrado homogêneo de blastos. Uma vez que o diagnóstico é confirmado, um LP é realizado para determinar se há algum envolvimento do SNC. Apenas um pequeno número de crianças tem envolvimento do SNC ao diagnóstico e geralmente são assintomáticas.

Estadiamento clínico e prognóstico

No passado, as formas padrão de classificar a LLA eram com o sistema morfológico franco-americano-britânico (FAB) e colorações citoquímicas. Agora, o método padrão aceito é a imunofenotipagem, na qual painéis de anticorpos monoclonais são usados para determinar a linhagem T, linhagem B e antígenos mieloides (Rabin et al., 2016). Além disso, o número cromossômico (ploidia) e os rearranjos estruturais são avaliados por meio de análises genéticas moleculares. Em 2016, a Organização Mundial da Saúde revisou a classificação da LLA em subgrupos de leucemia linfoblástica B caracterizados por anormalidades cromossômicas específicas, leucemia linfoblástica T e leucemias agudas de linhagem ambígua (com características de LLA e LMA).

Os fatores prognósticos mais importantes na determinação da atribuição de tratamento baseado em risco para crianças com LLA (Tabela 25.3) incluem a idade da criança e contagem de leucócitos no diagnóstico, envolvimento do SNC conforme indicado pela amostra de líquido cefalorraquidiano (SNC1 = negativo para blastos; SNC2 = menos de 5 WBC/μℓ e positivo para blastos; CNS3 = 5 ou mais WBC/μℓ e positivo para blastos), envolvimento testicular, síndrome de Down, sexo, raça e etnia e estado nutricional; características de células leucêmicas, incluindo imunofenótipo e alterações citogenéticas ou genômicas, como ploidia e rearranjos estruturais; resposta ao tratamento inicial; e determinação de doença residual mínima (MRD) (National Institutes of Health, 2019c).

Manejo terapêutico

A LLA demonstrou melhorias dramáticas nas taxas de sobrevida, de modo que as taxas atuais de sobrevida livre de doença a longo prazo para crianças com LLA aproximam-se de 90% nos principais centros de tratamento de câncer pediátrico. O tratamento é baseado na atribuição aos grupos de risco. Crianças com maior risco de recaída ou recorrência são tratadas com a terapia mais intensiva. Diferentes grupos de pesquisa têm critérios semelhantes, mas variados, para grupos de risco. Os grupos de risco do Children's Oncology Group incluem idade, contagem de leucócitos no diagnóstico, imunofenótipo, alterações citogenéticas ou genômicas, presença de doença extramedular, síndrome de Down e pré-tratamento com esteroides. Com os avanços no tratamento, o refinamento dos grupos de risco está em constante estudo.

Tabela 25.3 Fatores prognósticos selecionados para leucemia linfoblástica aguda.

Fator	Relação com o prognóstico
Características do paciente e da doença clínica	
Idade ao diagnóstico	Favorável: > 1 ano ou ≤ 10 anos Desfavorável: lactentes Nota: melhores resultados são documentados para adolescentes quando tratados em protocolos pediátricos (*vs* adultos)
Contagem de glóbulos brancos no diagnóstico	Favorável: ≤ 50 mil/mm³ (LLA precursora de células B; associação não observada em LLA de células T)
Envolvimento do SNC no diagnóstico	SNC3 tem maior risco de falha do tratamento em comparação com SNC1 ou SNC2. Pacientes com SNC2, SNC3 ou LP traumática apresentam taxas mais altas de características prognósticas desfavoráveis
Envolvimento testicular no diagnóstico	COG considera o envolvimento testicular de alto risco; no entanto, outros grandes grupos de ensaios clínicos não
Síndrome de Down (trissomia 21)	Resultados um pouco inferiores para crianças com síndrome de Down em comparação com crianças que não possuem síndrome de Down
Sexo	Prognóstico um pouco melhor para as meninas
Raça e etnia	Resultados mais pobres associados a crianças afro-americanas e hispânicas do que a crianças caucasianas e asiáticas Essas diferenças provavelmente refletem efeitos de influências multifatoriais, como predominância do subtipo LLA, adesão ao tratamento, *status* socioeconômico, acesso a cuidados e variações genômicas relacionadas com ancestralidade
Peso no diagnóstico e durante o tratamento	Tanto a obesidade (peso > percentil 95 para idade e altura) quanto o baixo peso foram estudados com resultados variáveis
Características leucêmicas	
Morfologia	Ao mesmo tempo, o tratamento foi parcialmente baseado na morfologia. Todos os linfoblastos foram classificados como morfologia L1, L2 ou L3 usando os critérios franco-americanos-britânicos (FAB). Não é mais utilizado na classificação prognóstica
Imunofenótipo	A sobrevivência é um pouco melhor na LLA de células B do que na LLA de células T
Citogenética/alterações genômicas	LLA de células B: favorável: alta hiperdiploidia (51 a 65 cromossomos); fusão do gene *ETV6-RUNX1*. Desfavorável: inclui vários rearranjos e números de genes. Algumas características anteriormente desfavoráveis estão sendo perdidas com o tratamento mais recente e eficaz
Resposta ao tratamento	Favorável: resposta rápida ao tratamento (melhor prognóstico associado a níveis indetectáveis de doença residual mínima [DRM] ou pelo menos < 10^{-4} no fim da indução padrão)

LLA, leucemia linfoblástica aguda.
Adaptada de Rabin, K. R., Gramatges, M. M., Margolin, J. F., & Poplack, D. G. (2016). Acute lymphoblastic leukemia. In P. A. Pizzo & D. G. Poplack (Eds.), *Principles and practice of pediatric oncology* (7th ed.). Philadelphia, PA: Lippincott; National Institutes of Health, National Cancer Institute. (2017). Childhood acute lymphoblastic leukemia treatment. Recuperado de https://www.cancer.gov/types/leukemia/hp/child-all-treatment-pdq.

Embora as especificidades para vários grupos de risco variem, o tratamento geralmente é dividido em três fases: indução da remissão, consolidação/intensificação e manutenção (também chamada de continuação). São utilizados quatro tipos de tratamento padrão: quimioterapia, radioterapia, quimioterapia com transplante de células-tronco e terapia direcionada. A terapia direcionada inclui inibidores de tirosinoquinase (TKIs), anticorpos monoclonais e terapia com inibidor de proteassoma.

Quase imediatamente após a confirmação do diagnóstico, inicia-se a terapia de indução e dura de 4 a 5 semanas (Rabin et al., 2016). Os principais medicamentos são os corticosteroides (dexametasona ou prednisona), vincristina e L-asparaginase ou PEG-asparaginase, com ou sem antraciclina. Uma remissão completa (RC) é determinada pela presença de menos de 5% de células blásticas na medula óssea e nenhuma leucemia detectável em locais extramedulares.

Como muitos dos medicamentos também causam mielossupressão de elementos normais do sangue, o período imediatamente após a remissão pode ser crítico. O corpo é indefeso contra organismos invasores (especialmente a flora bacteriana normal) e suscetível a hemorragia espontânea. Consequentemente, a terapia de suporte durante esse período é essencial. Os tratamentos de suporte consistem em suporte transfusional e uso de agentes antibacterianos e antifúngicos.

Com a obtenção da RC, inicia-se o tratamento sistêmico mais a terapia direcionada ao SNC. A terapia dirigida ao SNC baseia-se no entendimento de que as células leucêmicas podem estar presentes no SNC, onde são protegidas de muitos medicamentos quimioterápicos sistêmicos pela barreira hematencefálica. Por esta razão, todas as crianças recebem terapia profilática do SNC. A combinação de quimioterapia intratecal (metotrexato isolado ou em combinação com citarabina e hidrocortisona) mais quimioterapia sistêmica direcionada ao SNC (dexametasona, L-asparaginase e metotrexato em altas doses com resgate de leucovorina) é padrão; a radiação craniana pode ser usada para crianças com maior risco de recaída do SNC (National Institutes of Health, 2019c).

Ensaios clínicos anteriores mostraram que a terapia pós-indução é necessária para manter a remissão. Os esquemas de tratamento variam, mas todos os pacientes recebem consolidação/intensificação após atingirem a RC. O mais comumente utilizado é o *backbone* Berlin-Frankfurt-Münster (BFM) (um esquema de quimioterapia muito intensivo do International BFM Study Group, que aumenta muito a sobrevida da LLA). Essa estrutura inclui consolidação com ciclofosfamida, citarabina e mercaptopurina administrados inicialmente, seguidos de manutenção provisória com metotrexato em altas doses com ou sem resgate de leucovorina. Em seguida, dá-se a intensificação tardia com o uso de medicamentos e esquemas semelhantes aos utilizados nas fases de indução e consolidação.

Isso é seguido por terapia de manutenção com mercaptopurina diária e metotrexato em baixa dose semanal; vincristina e um corticosteroide podem ser administrados, bem como terapia intratecal continuada (National Institutes of Health, 2019c; Rabin et al., 2016). Um desafio crítico durante a terapia de manutenção é a adesão à medicação, porque foi demonstrado que qualquer adesão inferior a 95% aumenta o risco de recaída (Bhatia, Landier, Shangguan et al., 2012).

Cuidados de enfermagem

A assistência de enfermagem à criança com leucemia aguda está diretamente relacionada ao regime terapêutico. Mielossupressão, toxicidade medicamentosa e infiltração leucêmica causam complicações secundárias que requerem cuidados físicos de suporte. Esta discussão centra-se nas intervenções de apoio à criança com leucemia e à família. Aspectos gerais de cuidados apropriados para a criança com leucemia foram discutidos anteriormente em *Cuidados gerais de enfermagem*.

Preparo da família para os procedimentos diagnósticos e terapêuticos

Desde o período anterior ao diagnóstico à interrupção da terapia, as crianças são submetidas a vários exames, sendo o mais traumático a aspiração ou biopsia de medula óssea e a PL. Diversas punções percutâneas e as punções venosas para a análise bioquímica do sangue, bem como a infusão de fármacos, são ocorrências comuns por vários anos após o diagnóstico. Portanto, a criança precisa de uma explicação sobre a lógica de cada procedimento e o que pode ser esperado (ver Capítulo 20, seção *Preparo para procedimentos diagnósticos e terapêuticos*).

Dependendo da idade da criança, uma forma de iniciar a preparação diagnóstica é explicar os exames, os procedimentos e o plano de tratamento. Utilizar um desenho ou deixar a criança olhar uma gota de sangue ao microscópio não apenas ensina, mas também fomenta a confiança entre o enfermeiro e a criança. Também permite que o enfermeiro avalie o nível de compreensão da criança. Um erro que muitos profissionais de saúde cometem é superestimar o conhecimento das crianças sobre seus corpos. Por exemplo, uma aspiração de medula óssea só faz sentido quando é esclarecido que o centro de um osso contém as células que mais tarde tornam-se células sanguíneas "funcionais" ou células leucêmicas.

Proporcionar suporte emocional contínuo

O cuidado de enfermagem à criança com leucemia é baseado em problemas típicos que a família enfrenta durante as fases do tratamento e posteriormente. Portanto, a função do enfermeiro é de apoio contínuo, orientação, esclarecimento e julgamento clínico. Os pais precisam saber reconhecer os sintomas que demandam atenção médica. Embora algumas das reações discutidas sejam esperadas, os pais ainda devem comunicá-las ao seu médico. Alertar os pais de sua possível ocorrência com antecedência também permite que os pais se preparem. Ao mesmo tempo, assegura-lhes que essas reações não são causadas por um retorno de células leucêmicas.

O enfermeiro também deve usar o julgamento para reconhecer quais efeitos colaterais são reações típicas e quais indicam toxicidade. Frequentemente, é o enfermeiro do consultório ou clínica que atende essas chamadas telefônicas e dá conselhos, quando apropriado. Geralmente, náuseas e vômitos não são indicações para a cessação do fármaco. No entanto, vômitos ou diarreia graves podem exigir intervenção imediata para evitar a desidratação. Sinais de infecção, ulceração da mucosa, cistite hemorrágica, neuropatia periférica e constipação intestinal requerem avaliação médica.

Outro aspecto do apoio emocional continuado envolve o prognóstico. A leucemia não é invariavelmente fatal, mas as estatísticas atuais devem ser interpretadas corretamente. Embora quase 80% das crianças com LLA vivam por 5 anos ou mais, essas são estimativas médias que se aplicam às crianças tratadas com os protocolos mais bem-sucedidos desde o diagnóstico. Para a criança de alto risco com LLA ou a criança com LMA, o prognóstico pode ser significativamente pior. Daqueles que sobrevivem após completar a terapia, alguns experimentarão recorrência da leucemia.

LINFOMAS

Os linfomas, um grupo de doenças malignas que surgem dos sistemas linfoide e hematopoético, são divididos em linfoma de Hodgkin (LH) e linfoma não Hodgkin (LNH). Essas doenças são subdivididas de acordo com o tipo de tecido e a extensão da doença. Em crianças, o LNH é mais comum do que o LH.

Linfoma de Hodgkin

O linfoma de Hodgkin afeta cerca de 29 em 1 milhão de crianças (National Institutes of Health, 2019e). Sua incidência está relacionada com a idade. Nos EUA, há um notável aumento da incidência em adolescentes de 15 a 19 anos. Acredita-se que o vírus Epstein-Barr (EBV) tenha um papel na causa da LH. As coortes de idade variam nos subtipos de LH predominantes e na associação com EBV. O risco de LH é maior entre indivíduos com imunodeficiência e aqueles com história de LH entre familiares imediatos. A exposição a infecções na primeira infância pode diminuir o risco de LH (National Institutes of Health, 2019e).

O linfoma de Hodgkin origina-se no sistema linfoide e envolve principalmente os linfonodos. Previsivelmente, metastatiza para locais não nodais ou extralinfáticos, especialmente baço, fígado, medula óssea, pulmões e mediastino (ou seja, massa de tecidos e órgãos que separam os pulmões, incluindo o coração e seus vasos, traqueia, esôfago, timo e linfonodos), embora nenhum tecido esteja isento de envolvimento (Figura 25.4).

Estadiamento clínico e prognóstico

O estadiamento clínico preciso da extensão da doença é essencial para a atribuição de protocolos de tratamento com base no prognóstico esperado. Os quatro estágios da *Classificação Ann Arbor Staging* são mostrados no Boxe 25.2. Cada estágio é subdividido em A, B, E ou S. O estágio A denota ausência de sintomas. O estágio B indica a presença de sintomas, como suores noturnos encharcados, febre (38°C) ou perda de peso de 10% ou mais durante os 6 meses anteriores. O estágio E representa o envolvimento de um único sítio extranodal contíguo ou proximal ao conhecido local nodal. O estágio S indica envolvimento esplênico.

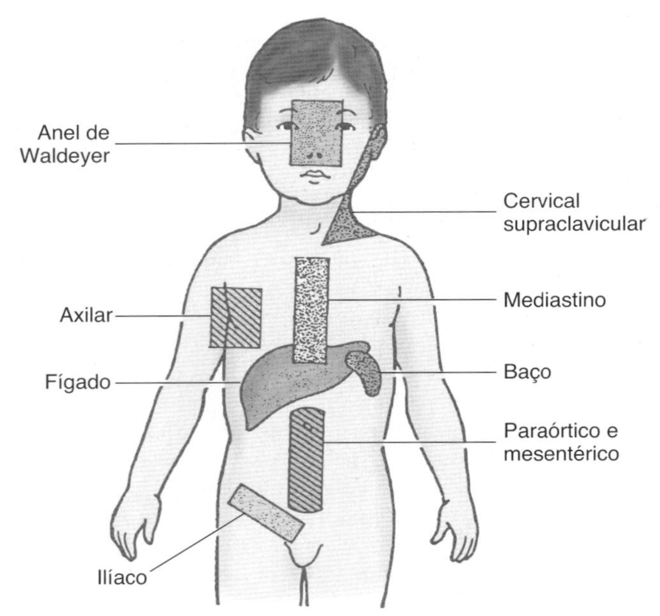

Figura 25.4 Principais áreas de linfadenopatia e envolvimento de órgãos na doença de Hodgkin.

Boxe 25.2 Estadiamento de Linfoma de Hodgkin.

Estágio I: lesões são limitadas a uma área do linfonodo ou apenas um sítio extralinfático adicional (E-I), como o fígado, pulmões, rins ou intestinos.
Estágio II: duas ou mais regiões do linfonodo no mesmo lado do diafragma ou um sítio ou órgão extralinfático adicional (E-II) no mesmo lado do diafragma está envolvido.
Estágio III: regiões do linfonodo em ambos os lados do diafragma e disseminação para um sítio extralinfático (E-III), baço (S-III; o "s" de *spleen*, baço) ou ambos (SE-III).
Estágio IV: metástase do câncer de forma difusa por todo o corpo para um ou mais sítios extralinfáticos com ou sem comprometimento de linfonodos associados.

O prognóstico para pacientes com LH melhorou dramaticamente, em grande parte como resultado do estadiamento sistemático, estratificação de grupos de risco e protocolos de tratamento aprimorados. O prognóstico é excelente em crianças com doença localizada. As taxas de sobrevida global para pacientes com LH chegam a 95%; no entanto, as taxas de sobrevivência variam com a histologia e o estadiamento do tumor (Frew, Lewis, Lucraft, 2013). Mesmo naqueles com doença disseminada, remissões a longo prazo são possíveis em mais da metade dos pacientes. Para recidivas, a RC pode ocorrer em 30 a 60% dos pacientes submetidos ao TCTH autólogo (Metzger, Krasin, Choi et al., 2016).

Manifestações clínicas

O linfoma de Hodgkin é caracterizado pelo aumento indolor dos linfonodos. O achado mais comum são linfonodos aumentados, firmes, indolores e móveis na região supraclavicular ou cervical. Outros sinais e sintomas dependem da extensão e localização do envolvimento. A linfadenopatia mediastinal pode causar tosse persistente e improdutiva. Linfonodos retroperitoneais aumentados podem produzir dor abdominal inexplicável. Os sintomas sistêmicos incluem febre baixa ou intermitente, anorexia, náuseas, perda de peso, sudorese noturna e prurido. Geralmente, tais sintomas indicam linfonodo avançado e envolvimento extralinfático.

Avaliação diagnóstica

A história e o exame físico geralmente fornecem pistas importantes para a doença, como história de sintomas sistêmicos, presença de massa mediastinal e aumento de linfonodos, baço ou fígado. Os nódulos aumentados devem ser medidos como linha de base para avaliação posterior da resposta ao tratamento. Como vários órgãos podem ser envolvidos, a avaliação diagnóstica requer vários testes para confirmar o diagnóstico e avaliar a extensão do envolvimento para um estadiamento preciso. Os exames laboratoriais incluem hemograma completo e painel químico com albumina, velocidade de hemossedimentação e proteína C reativa. Os exames de imagem incluem radiografia de tórax; imagem anatômica com tomografia computadorizada ou ressonância magnética do pescoço, tórax, abdome e pelve; e imagens funcionais com *PET scan* (National Institutes of Health, 2019e).

A biopsia de um ou mais linfonodos periféricos é usada para estabelecer o diagnóstico histológico. A presença de células de Hodgkin e Reed-Sternberg é considerada diagnóstica de doença de Hodgkin porque está ausente nos outros linfomas; no entanto, pode ocorrer na mononucleose infecciosa. O linfoma de Hodgkin é classificado em um dos quatro tipos histológicos: (1) LH rico em linfócitos, (2) LH esclerosante nodular, (3) LH de celularidade mista e (4) LH depletado de linfócitos. Para alguns pacientes, o subtipo histológico pode determinar a terapia. Uma aspiração ou biopsia da medula óssea também pode ser realizada.

Manejo terapêutico

As principais modalidades de tratamento para LH são quimioterapia e radioterapia. A duração e a intensidade da terapia são baseadas em fatores relacionados com a doença (p. ex., estágio, número de regiões nodais envolvidas, volume do tumor, sintomas B e resposta precoce); outros fatores que podem ser considerados são idade, sexo e histologia (National Institutes of Health, 2019e). Para o planejamento do tratamento, os pacientes são classificados em grupos de risco favoráveis e desfavoráveis, indicando seu risco de recaída ou falta de resposta ao tratamento. Características clínicas favoráveis incluem envolvimento nodal localizado e ausência de sintomas B ou doença volumosa. As características desfavoráveis incluem a presença de sintomas B, linfadenopatia volumosa, extensão extranodal e doença avançada (estágios III-B a IV). Outras características podem ser incluídas na estratificação de risco (p. ex., presença de derrame pleural), dependendo do grupo de tratamento ou protocolo.

O objetivo do tratamento é a cura; entretanto, a terapia agressiva aumenta as chances de complicações que podem comprometer seriamente a qualidade de vida. Uma das maiores preocupações com a combinação de radioterapia e quimioterapia é o risco de efeitos tardios graves em crianças com excelente prognóstico. Consequentemente, o tratamento adaptado ao risco e baseado na resposta visa minimizar as complicações a longo prazo. Devido à diversidade de abordagens de tratamento, a seguir está uma visão geral dos princípios gerais que podem não se aplicar a todas as crianças.

A maioria das crianças recém-diagnosticadas é tratada apenas com quimioterapia adaptada ao risco ou em combinação com radioterapia. A radiação pode envolver radiação de campo envolvido ou radiação de campo estendido (áreas envolvidas mais nodos adjacentes), dependendo da extensão do envolvimento. A quimioterapia de combinação, abreviada como ABVE-PC, é usada: doxorrubicina, bleomicina, vincristina, etoposídeo, prednisona e ciclofosfamida. Anticorpos monoclonais e outros novos agentes/abordagens estão sendo estudados em ensaios clínicos para LH refratário/recidivante.

Cuidados de enfermagem

Os cuidados de enfermagem envolvem a preparação para procedimentos diagnósticos e operatórios, explicação dos efeitos colaterais do tratamento e apoio à criança e à família. Quando há suspeita de LH, uma bateria de exames diagnósticos é solicitado. A família e a criança precisam de uma explicação de por que cada exame é realizado, pois muitos deles, como aspiração de medula óssea e biopsia de linfonodo, são procedimentos invasivos (ver Capítulo 20).

As explicações das reações quimioterápicas são baseadas no regime de fármacos específico. Os efeitos colaterais mais comuns, como náuseas e vômitos, alterações na imagem corporal, neuropatia e ulceração da mucosa, são discutidos na seção *Cuidados gerais de enfermagem*. A radiação de campo envolvido resulta em poucos efeitos colaterais, às vezes consistindo apenas em uma reação cutânea leve. Com radiação de campo estendido para o tórax e abdome, náuseas e vômitos, perda de peso e ulceração da mucosa (esofagite, úlceras gástricas) são comuns. As medidas usuais para fornecer alívio são discutidas anteriormente neste capítulo e descritas na Tabela 25.2.

O efeito colateral mais comum da irradiação extensa é a fadiga, que pode resultar de danos à glândula tireoide, causando hipotireoidismo. A falta de energia é particularmente difícil para os adolescentes porque os impede de acompanhar seus pares. Às vezes, os adolescentes esforçam-se ao ponto da exaustão física, em vez de admitir fadiga e ceder à diminuição da tolerância à atividade. Os pais devem observar esse comportamento, como fadiga extrema no fim do dia, adormecer à mesa do jantar, incapacidade de concentrar-se nos deveres de casa ou aumento da suscetibilidade à infecção. Horas de dormir regulares e períodos de descanso periódicos são importantes, especialmente durante a quimioterapia, quando a mielossupressão aumenta o risco de infecção e debilitação. Antes da alta (se a criança estiver hospitalizada), o enfermeiro deve discutir um horário escolar viável com os pais e a criança; educação escolar em casa ou tutoria pode ser uma opção. Se forem necessárias alterações, como a eliminação da educação física extenuante, elas são discutidas com o professor, o enfermeiro da escola e o diretor. Se um dispositivo de acesso venoso central estiver instalado, nenhuma academia ou esportes de contato são permitidos. O acompanhamento é essencial para diagnosticar o hipotireoidismo precocemente e instituir a substituição da tireoide.

Uma área de preocupação para os adolescentes é o risco de infertilidade por irradiação e quimioterapia. Tanto a irradiação das gônadas quanto aos medicamentos, principalmente procarbazina e agentes alquilantes, podem levar à infertilidade. Meninas mais jovens com complemento maior de oócitos são mais propensas a manter a função ovariana. Os adolescentes devem ser informados sobre esses efeitos colaterais e oferecer opções para preservação da fertilidade no início do diagnóstico e tratamento. Embora a função sexual não seja alterada, o aparecimento de características sexuais secundárias e a menstruação podem atrasar na criança púbere. A maturação sexual tardia pode ser uma área extremamente sensível e dolorosa para as crianças (ver Capítulo 16).

Linfoma não Hodgkin

Aproximadamente 800 novos casos de LNH são diagnosticados a cada ano nos EUA, com uma incidência de 10 crianças por 1 milhão com idade inferior a 20 anos (Allen, Kamdar, Bollard et al., 2016). Os fatores de risco incluem infecção por EBV, imunodeficiência herdada ou adquirida, síndromes de reparo de DNA (p. ex., ataxiatelangiectasia) e câncer anterior (National Institutes of Health, 2019f).

Estadiamento e prognóstico

O NHL exibe várias características morfológicas, citoquímicas e imunológicas. A classificação histopatológica da Organização Mundial da Saúde é baseada no imunofenótipo, biologia molecular e resposta clínica ao tratamento. A maioria dos casos é categorizada em um dos três grupos: LNH de células B maduras (incluindo linfoma de Burkitt), linfoma linfoblástico e linfoma anaplásico de grandes células (National Institutes of Health, 2019f).

O estadiamento prognóstico é mostrado no Boxe 25.3. O St. Jude Children's Research Hospital Murphy Staging System é amplamente utilizado para o NHL infantil. Um prognóstico favorável é definido por idade jovem, estágio baixo sem envolvimento mediastinal, baixa carga tumoral e boa resposta à terapia inicial (Allen et al., 2016). O uso de quimioterapia combinada agressiva teve um grande impacto nas taxas de sobrevivência do LNH em crianças. Os esquemas de tratamento mais eficazes resultam em cura em 85 a 95% das crianças com envolvimento limitado da doença, e 70 a 90% das crianças com doença extensa são curadas (Allen et al., 2016).

Manifestações clínicas

Muitos dos sinais e sintomas observados no LH podem estar presentes no LNH, embora seja raro que um único sintoma leve ao diagnóstico. Em vez disso, a metástase para a medula óssea ou SNC pode produzir sinais e sintomas típicos de leucemia. Os tumores linfoides que comprimem vários órgãos podem causar obstrução intestinal ou das vias aéreas, paralisia de nervos cranianos ou paralisia espinal. Uma grande massa mediastinal e síndrome de lise tumoral são emergências médicas que requerem atenção urgente porque podem ser fatais.

Boxe 25.3 Estadiamento de St. Jude do linfoma não Hodgkin.

Estágio I: doença limitada a uma área de linfonodo ou apenas um local extralinfático adicional (excluindo torácico ou abdome).
Estágio II: tumor único com envolvimento de linfonodos regionais; duas ou mais regiões de linfonodos do mesmo lado do diafragma; dois tumores únicos com ou sem envolvimento regional do mesmo lado do diafragma; ou tumor gastrintestinal primário ressecável com ou sem envolvimento de linfonodos mesentéricos adjacentes.
Estágio III: dois tumores únicos em lados opostos do diafragma; duas áreas nodais acima ou abaixo do diafragma; tumor intratorácico primário ou doença intraabdominal extensa; ou tumores paraespinais ou epidurais.
Estágio IV: o tumor espalhou-se para o sistema nervoso central e/ou medula óssea.

A exceção à apresentação usual do LNH é o linfoma de Burkitt, um tipo de câncer raro nos EUA, mas endêmico em partes da África. É uma neoplasia de crescimento rápido que é mais comumente vista como uma massa na mandíbula, abdome ou órbita. No entanto, nenhum sítio anatômico parece isento de envolvimento. Raramente, são observados linfadenopatia periférica, hepatoesplenomegalia ou sinais de conversão para leucemia.

Avaliação diagnóstica

As recomendações atuais para avaliação diagnóstica e estadiamento incluem história e exame físico, bioquímica do sangue, imagem corporal total (TC, PET, RM), LP, aspiração de medula óssea e biopsia. As células cancerosas são examinadas por imunofenotipagem (imuno-histoquímica, citometria de fluxo), citogenética e/ou FISH (National Institutes of Health, 2019f).

Manejo terapêutico

Como o LNH é geralmente considerado muito difundido no diagnóstico, a maioria das crianças é tratada com quimioterapia combinada. O papel da radiação é limitado, embora possa ser utilizado em situações de emergência no diagnóstico, como traqueia desviada com impacto na via aérea com comprometimento respiratório associado (National Institutes of Health, 2019 f).

O tratamento para LNH é baseado no subtipo histológico. A terapia do linfoma linfoblástico é semelhante à terapia da leucemia; os protocolos incluem fases de indução, consolidação e manutenção, alguns com quimioterapia intratecal com ou sem radioterapia cranioespinal. Os regimes de quimioterapia mais comumente usados para o linfoma linfoblástico recém-diagnosticado incluem prednisona, dexametasona, vincristina, daunorrubicina, doxorrubicina, L-asparaginase, ciclofosfamida, citarabina, metotrexato, 6-mercaptopurina, 6-tioguanina e tratamentos intratecais durante a manutenção. Crianças recém-diagnosticadas com linfoma difuso de células B maduras são tratadas com cirurgia (somente estágios I e II) e quimioterapia com ou sem anticorpo monoclonal; aqueles com linfoma linfoblástico recebem quimioterapia (mais radiação craniana para doença evidente do SNC); e pacientes com linfoma anaplásico de grandes células são tratados com cirurgia (estágio I) e quimioterapia. Esses esquemas multiagentes são administrados por 6 a 24 meses.

Cuidados de enfermagem

Os cuidados de enfermagem à criança com LNH são semelhantes aos cuidados discutidos nos *Cuidados gerais de enfermagem*. Com a quimioterapia intensiva, os cuidados de enfermagem são direcionados principalmente para o gerenciamento dos efeitos colaterais desses agentes.

TUMORES DO SISTEMA NERVOSO

TUMORES CEREBRAIS

Os tumores primários do SNC, quando agrupados, são os tumores sólidos mais comuns em crianças e representam cerca de 25% de todos os cânceres infantis, com incidência anual de 5 por 100 mil crianças menores de 20 anos nos EUA (Crawford, 2013). Os tumores cerebrais podem ser benignos ou malignos, embora o mais importante seja a localização, devido às funções vitais que o cérebro controla. Cerca de 60% dos tumores são **infratentoriais** (abaixo da tenda do cerebelo), o que significa que ocorrem na parte posterior do cérebro, principalmente no cerebelo ou tronco cerebral. Essa distribuição anatômica é responsável pela frequência dos sintomas decorrentes do aumento da pressão intracraniana (PIC). Os outros tumores são **supratentoriais** ou situam-se nas estruturas do mesencéfalo. A Figura 25.5 mostra os principais tumores cerebrais da infância.

Como as neoplasias cerebrais podem surgir de qualquer célula dentro do crânio, é possível ter tumores originados das células da glia, neurônios, neuroepitélio, nervos cranianos, vasos sanguíneos, glândula pineal e hipófise. Dentro de cada uma dessas estruturas, células específicas podem estar envolvidas que fornecem uma classificação histológica. Por exemplo, os astrócitos, células que formam a maior parte do tecido de suporte dos neurônios, podem formar astrocitomas, o tumor glial mais comum. Mutações germinativas estão sendo cada vez mais reconhecidas como predisponentes ao câncer em tumores cerebrais infantis (até 8%); exemplos incluem síndrome de Li-Fraumeni e neurofibromatose. Outros fatores de risco conhecidos incluem irradiação craniana e imunossupressão (Parsons, Pollack, Hass-Kogan et al., 2016). Estudos moleculares ou genômicos de tumores cerebrais são uma área ativa de pesquisa e estão mudando os conceitos tradicionais de classificação de risco baseada em histologia.

Manifestações clínicas

Os sinais e sintomas dos tumores cerebrais estão diretamente relacionados com sua localização anatômica, tamanho, taxa de crescimento do tumor e idade cronológica e de desenvolvimento da criança. Por exemplo, em lactentes cujas suturas ainda estão abertas, uma fontanela abaulada indica hidrocefalia. As medidas da circunferência da cabeça permitem a detecção do tamanho aumentado da cabeça. Mesmo em crianças com mais idade, as manifestações clínicas podem ser inespecíficas. No entanto, os sintomas mais comuns dos tumores cerebrais infratentoriais são cefaleia, principalmente ao acordar, e vômitos não relacionados com alimentação. Os tumores nessa área do cérebro muitas vezes obstruem o fluxo do líquido cefalorraquidiano, causando aumento da PIC e os sintomas mencionados anteriormente. Além disso, os pacientes podem apresentar sintomas relacionados com a estrutura específica envolvida. Os tumores do cerebelo geralmente causam nistagmo, ataxia, disartria e dismetria. Os sintomas tumorais supratentoriais mais comumente incluem convulsões, alterações de personalidade ou comportamentais, distúrbios visuais e hemiparesia. Tumores envolvendo as estruturas do mesencéfalo, incluindo o hipotálamo e a glândula hipófise, podem causar endocrinopatias como diabetes insípido, puberdade tardia ou precoce e falha de crescimento. A Tabela 25.4 mostra sintomas comuns de apresentação de tumores cerebrais.

Avaliação diagnóstica

O diagnóstico de um tumor cerebral é inicialmente baseado na apresentação de sinais clínicos e diagnóstico por imagem. Como os sinais e sintomas podem ser vagos e facilmente ignorados, o diagnóstico precoce requer um alto índice de suspeição durante a anamnese. Vários testes podem ser usados na avaliação neurológica, mas o procedimento diagnóstico padrão-ouro é a ressonância magnética, que permite o diagnóstico precoce de tumores cerebrais e a avaliação do crescimento tumoral durante ou após o tratamento. Imagens ponderadas por difusão, espectroscopia e imagens de perfusão são outras ferramentas de ressonância magnética usadas para investigar e diagnosticar tipos de tumores (Poussaint, Panigrahy, Huisman, 2015). A tomografia computadorizada permite a visualização direta do parênquima cerebral, ventrículos e espaço subaracnóideo circundante, sendo comumente utilizada em casos urgentes de suspeita de tumores quando a ressonância magnética não está disponível. Outros testes podem incluir uma ressonância magnética da coluna e eletroencefalografia. Na presença de PIC aumentada, a LP é evitada devido ao perigo de possível herniação do tronco cerebral após liberação súbita de pressão.

O diagnóstico definitivo é baseado em amostras de tecido obtidas durante a cirurgia. A classificação dos tumores cerebrais pediátricos está evoluindo, e é importante que o tecido diagnóstico seja examinado por um neuropatologista com experiência especial nessa área (National Institutes of Health, 2019g). Ocasionalmente, são necessárias

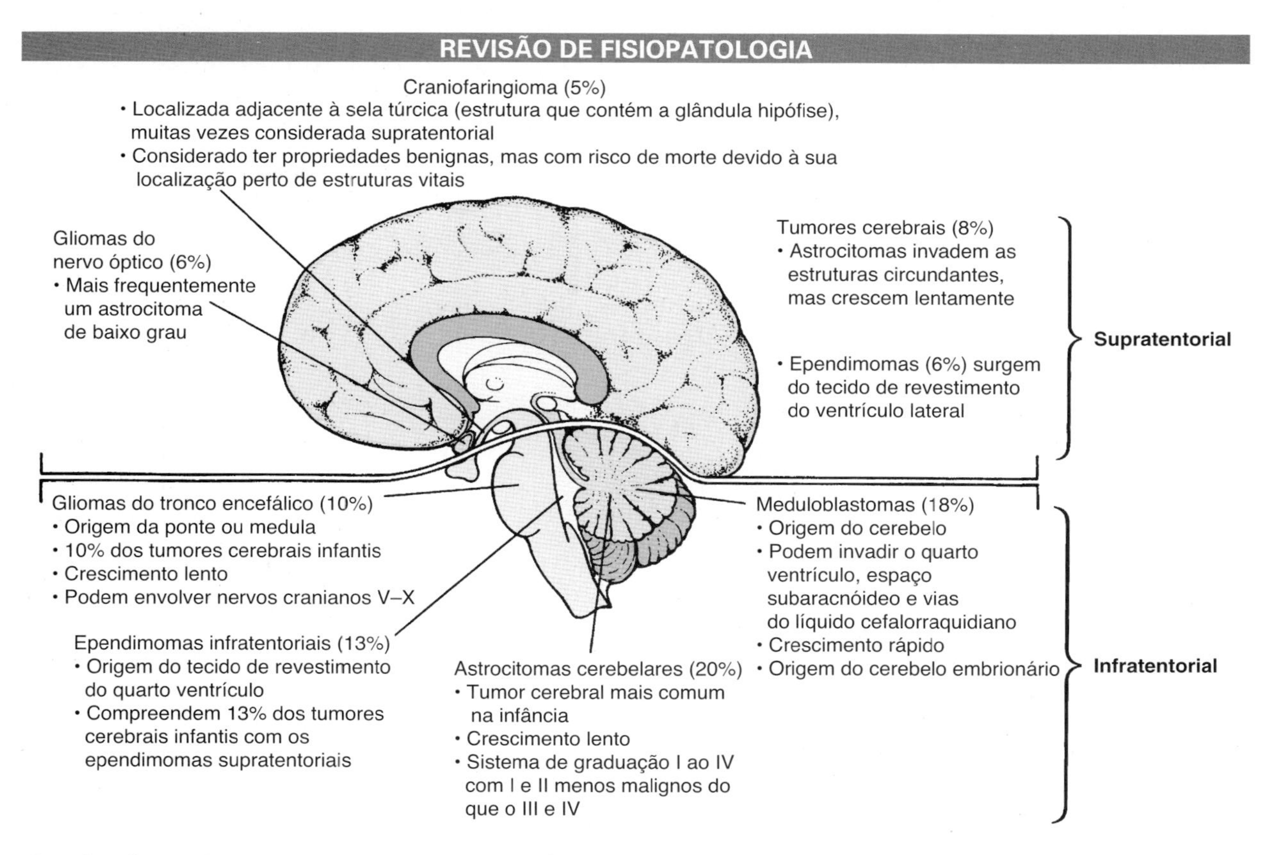

Figura 25.5 Localização de tumores cerebrais em crianças. (De: McCance KL, Huether SE. [2014]. *Pathophysiology: The biological basis for disease in adults and children* [7 ed.]. St. Louis, MO: Elsevier.)

técnicas especiais para determinar o tipo de célula. A localização de alguns tumores cerebrais, como tumores de tronco encefálico, pode significar que a biopsia é evitada e o diagnóstico é realizado apenas por achados de imagem; no entanto, isso está mudando com o reconhecimento de que as complicações pós-operatórias da biopsia são, em sua maioria, transitórias.

Manejo terapêutico

O tratamento depende do tipo de tumor cerebral e pode envolver a realização de cirurgia, radioterapia e quimioterapia (bem como terapia direcionada). Todos os três podem ou não ser utilizados, dependendo do tipo de tumor. O tratamento de escolha é a remoção total do tumor sem dano neurológico residual. Pacientes com a remoção mais completa do tumor têm maior chance de sobrevivência. Vários avanços cirúrgicos permitiram a biopsia e remoção de tumores em áreas anteriormente consideradas muito perigosas para as técnicas operatórias tradicionais. A cirurgia estereotáxica envolve o uso de tomografia computadorizada e ressonância magnética com outras técnicas especiais de computador para reconstruir o tumor em três dimensões. Com instrumentos assistidos por computador, às vezes é possível a ressecção total do tumor. A biopsia estereotáxica é realizada com orientação por computador de TC ou RM para inserir a agulha de biopsia. Esse procedimento tem o benefício de menor tempo de internação e menor taxa de morbidade e mortalidade em comparação com uma craniotomia aberta (Parsons et al., 2016). Outros procedimentos incluem o uso de *lasers* para vaporizar o tecido tumoral e mapeamento cerebral para determinar a localização precisa das áreas críticas do cérebro a serem evitadas durante a cirurgia.

A radioterapia é usada para tratar a maioria dos tumores e diminuir o tamanho do tumor antes de tentar a remoção cirúrgica. O uso da quimioterapia tem tido um papel cada vez mais importante, seja em combinação com cirurgia e/ou radioterapia ou isoladamente. Todos os três modos de terapia estão associados a sérios efeitos tardios. A cirurgia pode causar lesões em áreas importantes do cérebro, especialmente quando o cirurgião está tentando remover tumores invasivos. As consequências a longo prazo da radioterapia incluem necrose tecidual, malignidades subsequentes, disfunção endócrina e déficits comportamentais ou intelectuais. Por essas razões, o uso de irradiação é adiado pelo maior tempo possível em crianças pequenas. A quimioterapia pode permitir um atraso ou redução na radioterapia. A terapia direcionada está sendo usada em alguns tipos de tumores cerebrais. A radioterapia com feixe de prótons, disponível em alguns locais, está sendo estudada para saber se oferece maior eficácia e menor toxicidade a longo prazo (Parsons et al., 2016).

Cuidados de enfermagem

A assistência de enfermagem à criança com tumor cerebral é semelhante independentemente do tipo de lesão intracraniana. Como um tumor cerebral é potencialmente fatal, o leitor deve incorporar as intervenções psicológicas discutidas no Capítulo 19 com aquelas elaboradas nesta seção. No entanto, é importante lembrar que muitos tumores cerebrais são curáveis. O meduloblastoma, por exemplo, tem sobrevida de aproximadamente 80% naqueles pacientes sem doença metastática. Apesar da gravidade de alguns tumores cerebrais, terapias novas e emergentes estão trazendo esperança para as famílias de muitos pacientes pediátricos com tumor cerebral.

Avaliar sinais e sintomas

Uma criança internada no hospital com disfunção neurológica é frequentemente suspeita de ter um tumor cerebral, mesmo que o diagnóstico real ainda não esteja confirmado. Estabelecer dados de base para comparar as alterações pré-operatórias e pós-operatórias é um passo essencial para planejar os cuidados físicos e prevenir complicações. Também permite ao enfermeiro avaliar o grau de incapacidade física e a resposta emocional da família ao diagnóstico. Por exemplo, crianças com astrocitoma cerebelar podem apresentar sintomas cerebelares vagos por vários anos antes da suspeita de um tumor. Para esses pais, a revelação de uma neoplasia pode ser tão chocante quanto para aqueles que presenciaram uma rápida deterioração nas habilidades de seus filhos. A Tabela 25.4 resume os sinais comuns de apresentação e os procedimentos de avaliação para documentar mudanças significativas na condição da criança.

Tabela 25.4 Manifestações clínicas e avaliação de tumores cerebrais.

Sinais e sintomas	Avaliação
Dor de cabeça	
Recorrente e progressivo nas áreas frontal ou occipital Geralmente maçante e latejante Pior ao levantar, menor durante o dia Intensificado pelo abaixamento da cabeça e esforço, como durante a evacuação, tosse, espirro	Registrar a descrição da dor, localização, gravidade e duração Usar a escala de classificação da dor para avaliar a gravidade da dor (ver Capítulo 5) Observar as mudanças em relação à hora do dia e à atividade Observar mudanças de comportamento em lactentes (p. ex., irritabilidade persistente, choro, rolar a cabeça)
Vômito	
Com ou sem náuseas ou alimentação Progressivamente mais projétil Mais grave pela manhã ao levantar-se Aliviado movendo-se e mudando de posição	Registrar o tempo, a quantidade e a relação com a alimentação, náuseas e atividade
Alterações neuromusculares	
Incoordenação ou falta de jeito Perda de equilíbrio (p. ex., uso de postura ampla, cair, tropeçar, bater em objetos) Controle motor fino deficiente Fraqueza Hiporeflexia ou hiper-reflexia Sinal de Babinski positivo Espasticidade Paralisia	Testar a força muscular, marcha, coordenação e reflexos (ver Capítulo 4)
Mudanças comportamentais	
Irritabilidade Diminuição do apetite Falha em prosperar Fadiga (sonecas frequentes) Letargia Coma Comportamento bizarro (p. ex., olhar fixo, movimentos automáticos)	Observar o comportamento regularmente Comparar as observações com os relatos dos pais de padrões comportamentais normais Monitorar o crescimento e a ingesta de alimentos Monitorar a atividade e o sono
Neuropatia do nervo craniano	
Comprometimento do nervo craniano variável de acordo com a localização do tumor Sinais mais comuns: • Inclinação da cabeça • Defeitos visuais (p. ex., nistagmo, diplopia, estrabismo, episódico de visão "acinzentada", defeito no campo visual)	Avaliar os nervos cranianos, especialmente VII (facial), IX (glossofaríngeo), X (vago), V (raízes sensoriais do trigêmeo) e VI (abducente, ver Capítulo 4) Avaliar a binocularidade da acuidade visual e a visão periférica (ver Capítulo 4)
Distúrbios dos sinais vitais	
Diminuição do pulso e respiração Aumento da pressão arterial Diminuição da pressão de pulso Hipotermia ou hipertermia	Mensurar os sinais vitais com frequência Monitorar o pulso e a respiração por 1 minuto completo Registrar a pressão de pulso (diferença entre a pressão arterial sistólica e diastólica)
Outros sinais	
Convulsões Aumento do perímetro cefálico[a] Fontanela tensa e protuberante no repouso[a] Rigidez nucal Papiledema (edema do nervo óptico)	Registrar a atividade convulsiva (ver Capítulo 27) Mensurar a circunferência da cabeça diariamente (lactente e criança) Realizar o exame fundoscópico, se houver experiência no procedimento

[a]Presente apenas em lactentes e crianças pequenas.

Preparo da família para procedimentos diagnósticos e operatórios

A suspeita de diagnóstico de tumor cerebral é sempre uma crise. Embora alguns tumores sejam removidos com excelentes resultados, raramente o médico consegue dar respostas definitivas quanto ao prognóstico até o pós-operatório. Portanto, os pais, a criança e outros familiares necessitam de excelente suporte emocional para enfrentar os procedimentos diagnósticos e uma craniotomia.

A forma como a criança é preparada para os testes de diagnóstico depende da idade e da experiência da criança. O Capítulo 20 discute a preparação das crianças para uma ressonância magnética ou tomografia computadorizada. Uma vez que a cirurgia é agendada, a criança precisa de uma explicação do que esperar. Quando a maioria das crianças chega ao fim da pré-escola, elas sabem que a cabeça e o cérebro são partes importantes do corpo. Pode ser útil fazer com que as crianças desenhem seu conceito do cérebro para esclarecer equívocos e basear a explicação em seu nível de compreensão. Embora possa ser tentador justificar a cirurgia afirmando que a remoção do tumor eliminará vários sintomas, o enfermeiro deve abster-se de enfatizar esse ponto com muita força. Dores de cabeça pós-cirúrgicas e sintomas cerebelares, como ataxia, podem ser agravados em vez de melhorados. A cirurgia pode não melhorar a visão. Com gliomas ópticos, a criança ficará cega de um olho, mesmo que o tumor seja totalmente ressecado. Finalmente, a remoção cirúrgica da massa pode ser impossível e, após a cirurgia, o funcionamento pode se deteriorar temporariamente ou resultar em danos permanentes. Ser honesto antes da cirurgia geralmente torna a honestidade após o procedimento mais fácil, porque nenhuma falsa esperança foi criada.

O cabelo geralmente é raspado na sala de cirurgia imediatamente antes da cirurgia ou às vezes no quarto da criança, geralmente na noite anterior à cirurgia. Quando o barbear é feito com a criança acordada, o procedimento é abordado de forma sensível e positiva. Se o cabelo da criança for comprido, faça uma trança para que a longa amostra possa ser salva. Mostrar às crianças como elas encaram os diferentes estágios do processo as ajuda a se preparar para a mudança de aparência.

Uma vez que o cabelo esteja cortado curto ou raspado, dê à criança uma touca ou lenço para camuflar a calvície. Tome todas as precauções para fornecer privacidade durante o procedimento e para proteger a criança de provocações ou ridicularização por outras crianças antes da cirurgia. Enfatize também que o cabelo voltará a crescer logo após a cirurgia. Dependendo do ajuste imediato da criança à perda de cabelo, o enfermeiro pode introduzir a ideia de usar uma peruca até que o cabelo cresça, principalmente se houver previsão de irradiação adicional ou quimioterapia.

Informe também as crianças sobre o tamanho do curativo. Normalmente, todo o couro cabeludo é coberto para manter o fechamento firme da ferida, mesmo que seja realizada uma pequena incisão. Os curativos infratetoriais podem ser fixados na parte superior das costas e estender-se para frente até o pescoço para manter uma leve extensão e alinhamento como precaução contra a ruptura da ferida. A aplicação de um curativo semelhante ou "chapéu especial" a uma boneca costuma ser uma maneira menos traumática de demonstrar a aparência física.

As crianças também precisam de uma breve explicação de como se sentirão após a cirurgia e onde estarão. Normalmente, eles retornam a uma unidade de terapia intensiva (UTI) especial, que podem visitar com antecedência, dependendo da política do hospital. Eles devem estar cientes de que podem ficar sonolentos por algum tempo após a cirurgia e que uma dor de cabeça é provável e pode durar alguns dias.

Os pais precisam de explicações semelhantes antes da cirurgia, principalmente em relação aos equipamentos especiais usados na UTI, curativos e comportamento do filho. Por exemplo, eles devem saber que é comum que a criança fique letárgica por alguns dias após a cirurgia. O enfermeiro pode querer encorajar visitas menos frequentes durante esse período para que os pais possam descansar e serem capazes de apoiar a criança quando ela estiver acordada. O enfermeiro deve participar de consultas pré-operatórias com o médico e os pais. O enfermeiro precisa saber quais informações os pais receberam para fornecer mais explicações ou apoio emocional, conforme necessário.

> **! ALERTA PARA A ENFERMAGEM**
>
> Relatar reação de pupilas lentas, dilatadas ou desiguais imediatamente, pois elas podem indicar aumento da pressão intracraniana (PIC) e potencial hérnia do tronco cerebral – uma emergência médica.

Prevenir complicações pós-operatórias

Após a cirurgia, o cirurgião prescreve ordens específicas para tomar os sinais vitais, posicionar, regular os fluidos e administrar a medicação. Esses variam um pouco, dependendo da localização da craniotomia. A seguir estão os princípios gerais de cuidados para pacientes submetidos a cirurgia infratentorial ou supratentorial. O Capítulo 27 discute aspectos adicionais de cuidados, como cuidados com a criança com convulsões e cuidados com a criança inconsciente em termos de estado respiratório e avaliação neurológica.

Avaliação

Os sinais vitais são medidos a cada 15 a 30 minutos até que o paciente esteja estável. A verificação da temperatura é particularmente importante devido à hipertermia resultante da intervenção cirúrgica no hipotálamo ou tronco cerebral e de alguns tipos de anestesia geral. Para se preparar para essa reação, um cobertor de resfriamento pode ser colocado na cama antes que a criança retorne à unidade, ou pode ser usado quando necessário. Como os centros de controle de temperatura são afetados e a hipotermia pode ocorrer repentinamente, o enfermeiro deve monitorar a temperatura corporal frequentemente quando qualquer medida de resfriamento é usada.

> **! ALERTA PARA A ENFERMAGEM**
>
> Para manter um registro preciso da drenagem, circular a área manchada com uma caneta e monitorar os sinais de sangramento contínuo. A presença de drenagem incolor é relatada imediatamente porque provavelmente é líquido cefalorraquidiano vazando da área incisional. Um odor fétido do curativo pode indicar uma infecção. Tal achado deve ser relatado, bem como uma cultura da secreção realizada.

Os tipos mais prováveis de infecção são meningite e infecção do sistema respiratório. A provável causa da meningite é a contaminação da ferida. O risco de infecções do sistema respiratório é alto por causa da imobilidade imposta, perigo de aspiração e possível depressão do tronco encefálico. Instituir as precauções habituais de respiração profunda e mudança de decúbito quando permitido. Avaliar os pulmões de forma regular para identificar sons acidentais ou quaisquer áreas de sons respiratórios reduzidos ou ausentes. A pressão arterial também deve ser mensurada em intervalos frequentes. O manguito vazio é deixado no braço entre as leituras para permitir o menor movimento e perturbação da criança. Os sinais oculares são registrados pelo menos a cada hora.

Assim que possível, o enfermeiro deve começar avaliar os testes reflexos, aperto de mão e o funcionamento dos nervos cranianos. A força muscular é geralmente menor após a cirurgia por causa da fraqueza geral, mas deve melhorar diariamente. A ataxia pode ser significativamente pior com a intervenção cerebelar, mas melhora lentamente. O edema perto dos nervos cranianos pode deprimir funções importantes, como o reflexo do vômito, piscar dos olhos ou de deglutição.

As avaliações neurológicas são um aspecto essencial dos cuidados e incluem reação pupilar à luz, nível de consciência, padrões de sono e a resposta aos estímulos. Embora as crianças possam ficar em estado de coma por alguns dias, ao recuperar a consciência, deve haver um aumento constante no estado de alerta. A regressão ao estado letárgico e irritável indica aumento da pressão, possivelmente causada pela meningite, hemorragia ou edema.

Observar os curativos quanto a evidência de drenagem. Se sujo, o curativo não é removido, mas reforçado com gaze estéril seca. A quantidade aproximada de drenagem é estimada e registrada.

Quando crianças pequenas estiverem alertas, os braços podem precisar ser contidos para preservar o curativo. Mesmo uma criança que tenha cooperado antes da cirurgia deve ser supervisionada de perto durante os estágios iniciais de recuperação da consciência, quando a desorientação e a inquietação são comuns. A contenção do cotovelo é satisfatória para evitar que as mãos alcancem a cabeça, embora possa ser necessária uma contenção adicional para preservar o acesso de infusão e manter uma posição específica.

Posicionamento

O posicionamento correto após a cirurgia é fundamental para evitar a pressão contra o local da operação, reduzir a PIC e evitar o perigo de aspiração. Se um grande tumor foi removido, a criança não é colocada no lado cirúrgico porque o cérebro pode mudar de repente para essa cavidade, causando trauma nos vasos sanguíneos, revestimentos e no próprio cérebro. O enfermeiro confere com o cirurgião para ter certeza da posição correta, incluindo o grau de flexão do pescoço. As primeiras 24 a 48 horas após a cirurgia cerebral são críticas.

Se o posicionamento for restrito, o aviso é afixado acima da cabeceira da cama. Quando a criança é virada, todas as precauções são usadas para evitar choques ou desalinhamentos para evitar tensão indevida nas suturas. São necessários dois enfermeiros, um apoiando a cabeça e outro apoiando o corpo. O uso de um lençol pode facilitar a mudança de decúbito de uma criança pesada.

> **! ALERTA PARA A ENFERMAGEM**
>
> A posição de Trendelenburg é contraindicada nas cirurgias infratentoriais e supratentoriais, porque aumenta a pressão intracraniana (PIC) e o risco de hemorragia. Se o choque é iminente, o médico é notificado imediatamente, antes que a cabeça seja abaixada.

A criança com uma craniotomia infratentorial geralmente é posicionada plana e em ambos os lados. Os travesseiros devem ser colocados contra as costas da criança, não contra a cabeça, para manter a posição desejada. Normalmente, a cabeça e o pescoço são mantidos na linha média com o corpo e ligeiramente estendidos. Após uma craniotomia supratentorial, a cabeça geralmente é elevada acima do coração para facilitar a drenagem do líquido cefalorraquidiano e diminuir o fluxo sanguíneo excessivo para o cérebro para evitar hemorragia.

Regulação hídrica

Com uma craniotomia infratentorial, não é permitido que a criança receba qualquer produto por via oral por um período mínimo de 24 horas ou mais, se os reflexos de vômito e deglutição estão deprimidos ou a criança está em coma. Com o procedimento supratentorial, a alimentação pode ser retomada logo depois que a criança está alerta, às vezes dentro de 24 horas. A ingesta de água pura é sempre iniciada primeiro devido ao perigo de aspiração para as vias aéreas. Se a criança vomitar, deve-se interromper o consumo de líquidos orais. O vômito não apenas predispõe a criança à aspiração, mas também aumenta a PIC e o risco de ruptura da incisão.

Os fluidos IV devem ser administrados até que sejam bem tolerados a ingesta por via oral. Devido ao edema cerebral no pós-operatório e ao perigo de aumento da PIC, os fluidos devem ser cuidadosamente monitorados e geralmente infundidos abaixo da taxa de manutenção. Se medicamentos como antibióticos profiláticos forem administrados por via intravenosa, a quantidade do medicamento infundido é calculada como parte do fluido intravenoso. Por exemplo, se a criança receber 20 mℓ/h e a droga diluída for 5 mℓ, a solução IV é reduzida para 15 mℓ naquela hora.

Uma solução hipertônica, como o manitol, pode ser necessária para remover o excesso de líquido. Esses medicamentos causam diurese rápida. Após a cirurgia, a criança pode ter uma sonda de Foley para monitoramento. O débito urinário é monitorado após a administração desses medicamentos para avaliar sua eficácia.

Quando a criança é capaz de ingerir líquidos, deve ser alimentada para conservar a força e minimizar o movimento. Se houver algum sinal de paralisia facial, a criança é alimentada lentamente para evitar asfixia ou aspiração. O cuidado meticuloso da boca é essencial para prevenir a infecção oral. Às vezes, a alimentação por gavagem é necessária quando as funções do corpo estão muito deprimidas para permitir uma alimentação oral segura ou a criança recusa-se a comer ou beber. Neste último caso, o enfermeiro deve usar todas as medidas para encorajar a aceitação de líquidos ou sólidos (ver Capítulo 20 para intervenções de enfermagem).

Medidas de conforto

A dor de cabeça pode ser grave e é em grande parte o resultado de edema cerebral. As medidas para aliviar um pouco do desconforto incluem proporcionar um ambiente silencioso e pouco iluminado; restrição de visitantes; evitando qualquer movimento brusco, como bater na cama; e prevenir o aumento da PIC. O último é alcançado de forma mais eficaz pelo posicionamento adequado e prevenção de esforço, como durante a tosse, o vômito ou a defecação. O uso de opioides, como a morfina, para aliviar a dor tem sido controverso, pois se acredita que eles possam mascarar sinais de alteração da consciência ou deprimir a respiração. No entanto, os opioides são considerados seguros porque a naloxona pode ser usada para reverter os efeitos dos opioides, como sedação ou depressão respiratória. Paracetamol e codeína também são analgésicos eficazes. Independentemente dos medicamentos usados, a dosagem adequada e a administração regular são essenciais para proporcionar o alívio ideal da dor (ver Capítulo 5, seções *Avaliação da dor* e *Manejo da dor*).

Monitorar os movimentos intestinais para evitar a constipação intestinal. Emolientes de fezes podem ser administrados assim que os líquidos forem tolerados para facilitar a passagem das fezes.

O edema cerebral pode deprimir de forma grave o reflexo de vômito, necessitando de aspiração de secreções orais. Edema facial também pode estar presente, necessitando de cuidados com os olhos se as pálpebras permanecerem parcialmente abertas. Compressas de gelo aplicadas nos olhos por curtos períodos ajudam a aliviar o edema. Um reflexo de piscar diminuído também predispõe as córneas à ulceração. Irrigar os olhos com soro fisiológico e cobri-los com curativos são passos importantes na prevenção dessa complicação.

Apoio à família

As necessidades de informação e apoio da família são grandes quando o diagnóstico é um tumor cerebral e são influenciados pela extensão da cirurgia, quaisquer déficits neurológicos, prognóstico e terapia adicional. Como poucas respostas definitivas podem ser dadas antes da cirurgia, o relato do cirurgião é um achado significativo que pode variar de uma neoplasia completamente benigna, ressecada, a um tumor altamente maligno, invasivo e apenas parcialmente removido. Embora os pais tentem preparar-se para um diagnóstico potencialmente fatal, é compreensivelmente um choque para eles.

Idealmente, um enfermeiro que estará envolvido no cuidado contínuo dessa criança deve estar com a família quando o médico discutir o prognóstico e o plano de terapia. Embora os pais possam absorver apenas uma fração do que lhes é dito, eles podem começar a colocar o futuro em perspectiva. Independentemente das perspectivas futuras, direcione o pensamento dos pais para ajudar a criança a se recuperar e retomar uma vida normal em todo o seu potencial. Proporcionar a oportunidade para a família compartilhar suas preocupações e dúvidas com outras famílias que possuem um filho com tumor cerebral pode ajudar a família a lidar com isso, e o enfermeiro pode encaminhá-los aos recursos.[f,8]

É também um momento para encorajar os pais a verbalizarem seus sentimentos sobre o diagnóstico. Muitas vezes, eles expressam culpa por atribuir o início insidioso dos sintomas, como ataxia, dificuldade visual ou cefaleia, a pequenas "queixas" da criança. Os pais podem ter punido seu filho por falta de jeito, confundindo-o com descuido ou por seu desempenho em declínio na escola. O enfermeiro ouve tais depoimentos e ressalta a normalidade das reações dos pais. Às vezes, pode ser útil ao iniciar uma discussão com uma declaração como "É difícil saber quando as queixas de uma criança são significativas, porque muitas vezes são causadas por doenças menores e você nunca imaginaria que eram o resultado de um tumor cerebral". O enfermeiro evita comentários que insinuem que os pais deveriam ter procurado o médico mais cedo, porque tais comentários só aumentam o sentimento de culpa deles.

Durante esse período, o enfermeiro também deve discutir com os pais o que eles planejam dizer à criança. Se a criança foi preparada honestamente, conforme descrito anteriormente, o diagnóstico pode ser expresso de maneira semelhante, como "O cirurgião removeu a maior parte do tumor e o restante será tratado com medicamentos especiais e tratamentos com raios X". Durante a recuperação, a criança precisa de explicações adicionais sobre o tratamento e o motivo dos efeitos neurológicos residuais, como ataxia ou cegueira.

A perda de cabelo é uma preocupação normal para a criança, e o crescimento do cabelo será retardado, dependendo da duração da terapia. Esse é um momento apropriado para reintroduzir a ideia de uma peruca, cachecol ou chapéu.

Promoção do retorno das atividades funcionais

O objetivo final é uma criança curada que possua um ótimo retorno das atividades funcionais aceitável. Assim que possível, a criança deve retomar as atividades usuais dentro de limites toleráveis, especialmente retornando à escola.[g] Até que o crânio esteja completamente curado, a criança pode precisar usar capacete ao praticar qualquer esporte ativo. Essa decisão é tomada pelo neurocirurgião da criança. O enfermeiro e o professor da escola devem conversar com os pais sobre as restrições de atividades, como educação física, bem como as reações dos colegas de escola à aparência da criança.

Após a alta, a família precisa de apoio médico e emocional contínuo da equipe de saúde. Crianças que são sobreviventes a longo prazo após o tratamento de um tumor cerebral requerem acompanhamento contínuo devido a deficiências residuais, como baixa estatura, paralisia de nervos cranianos, defeitos sensoriais, anormalidades motoras (especialmente ataxia), déficits intelectuais, disfagia, disgrafia e problemas comportamentais (Parsons et al., 2016).

O âmbito de todas as consequências possíveis após o diagnóstico de um tumor cerebral não é discutido aqui. O leitor é encaminhado para outras seções do texto que tratam de possíveis resultados, como a criança paralisada, deficiente visual ou inconsciente ou a criança com derivação ventricular, distúrbio convulsivo ou meningite. Inúmeros problemas físicos podem ocorrer com a progressão do tumor, e esses podem necessitar de procedimentos adicionais. Por exemplo, vômitos frequentes, anorexia e náuseas podem exigir vias não orais de alimentação, como gastrostomia ou alimentação parenteral. Ensaios com quimioterapia podem exigir o uso de dispositivos de acesso venoso central. Sempre que esses procedimentos são instituídos, o enfermeiro pode ser responsável por ensinar à família os cuidados domiciliares adequados para permitir à criança a melhor qualidade de vida por mais tempo (ver discussão sobre preparação para alta e cuidados domiciliares no Capítulo 19).

NEUROBLASTOMA

Com aproximadamente 650 novos casos de neuroblastoma diagnosticados todos os anos nos EUA, o neuroblastoma é o tumor sólido infantil extracraniano mais comum (National Institutes of Health, 2019h). É uma doença da infância e da primeira infância, com uma idade mediana ao diagnóstico de cerca de 19 meses (Brodeur, Hogarty, Bagatell et al., 2016). O neuroblastoma às vezes ocorre de forma hereditária, embora isso seja raro. Três genes ou mutações que desempenham um papel no neuroblastoma hereditário foram identificados (*ALK* e *PHOX2B*, deleção no *locus* 1 *p36* ou *11q14-23*). Além disso, várias síndromes contribuem para a predisposição do neuroblastoma, incluindo síndromes de Costello e Noonan e neurofibromatose (Brodeur et al., 2016). Os estudos genômicos (GWAS) são uma área ativa de pesquisa. Dentro das células tumorais, uma característica marcante é a amplificação de um oncogene, *MYCN*, uma variação observada em 16 a 25% dos tumores de neuroblastoma e associada principalmente à doença de alto risco.

Os neuroblastomas originam-se das células embrionárias da crista neural (neuroblastos) que normalmente dão origem à medula adrenal e ao sistema nervoso simpático. Consequentemente, a maioria dos tumores surge da glândula adrenal ou no pescoço, tórax ou medula espinal.

Manifestações clínicas

Os sinais e sintomas do neuroblastoma dependem da localização e extensão da doença (National Institutes of Health, 2019h). O local primário mais comum é o abdome; outros locais incluem a região da cabeça e pescoço, tórax e pelve. Com tumores abdominais, o sinal de apresentação mais comum é uma massa firme, indolor e irregular no abdome, que cruza a linha média (em contraste com o tumor de Wilms, que geralmente é confinado a um lado). Outros sinais relacionados com a localização abdominal incluem dor ou desconforto, vômitos, anorexia e comprometimento respiratório; compressão do rim, ureter ou bexiga pode causar frequência ou retenção urinária. Tumores na região torácica ou cervical podem envolver dispneia, síndrome de Horner (ptose, miose, anidrose), massa cervical, estridor e

[f]Informações sobre grupos de apoio estão disponíveis na National Brain Tumor Society, 22 Battery St., Suite 612, San Francisco, CA 94111; 800-934-CURE; e-mail: info@braintumor.org; http://www.braintumor.org; e na Pediatric Brain Tumor Foundation, 302 Ridgefield Court, Asheville, NC 28806; 800-253-6530; e-mail: info@curethekids.org; http://www.curethekids.org.

[8]N.R.T.: No Brasil, existem vários grupos de apoio à criança com câncer. São eles: Associação Brasileira de Assistência às Famílias de Crianças Portadoras de Câncer, Grupo de Apoio ao Adolescente e à Criança com Câncer, Casa HOPE, Casa Durval Paiva de Apoio à Criança com Câncer, Casa Ninho, dentre outros. Localize o mais próximo de você.

[g]A American Brain Tumor Association possui informações sobre o retorno à escola: 8550 W. Bryn Mawr Ave. Suite 550, Chicago, IL 60631; 1-800-886-2282; e-mail: info@abta.org; http://www.abta.org/returning-to-school/.

disfagia. A medula espinal e os locais do cérebro podem apresentar déficits neurológicos, dificuldade em respirar, disfunção da bexiga e do intestino, paraparesia, paraplegia ou convulsões. O neuroblastoma que se infiltra na medula óssea pode produzir anemia, trombocitopenia e neutropenia. Tumores na órbita ou nos nervos ópticos podem produzir exoftalmia, equimose periorbitária e deficiência visual. Tumores ósseos podem resultar em dor ou claudicação. As metástases para a pele podem aparecer como nódulos subcutâneos, descritos como "síndrome de *muffin* de mirtilo" devido à sua cor; isso geralmente é visto apenas em lactentes.

Avaliação diagnóstica

A avaliação diagnóstica visa determinar o local primário e a extensão da doença. Exame físico e histórico, estudos da bioquímica do sangue e exame neurológico são realizados. A imagem do tumor por TC ou RM é usada para localizar o tumor primário no pescoço, no tórax, no abdome e na pelve. A avaliação de metástases inclui o exame da medula óssea com aspirados e biopsias bilaterais e do esqueleto ósseo com MIBG (metaiodobenzilguanidina – medicamento composto por uma combinação de elementos químicos radioativos, como o iodo, por exemplo).

Os neuroblastomas, particularmente aqueles que surgem nas glândulas adrenais ou de uma cadeia simpática, excretam as catecolaminas epinefrina e norepinefrina. A excreção urinária de metabólitos de catecolaminas (ácido vanililmandélico [VMA] e ácido homovanílico [HVA]) é medida antes da terapia; esses marcadores podem ser usados para monitorar a resposta à terapia e a detecção de recaída após a terapia (National Institutes of Health, 2019h).

O diagnóstico é baseado na presença de células tumorais em uma biopsia de tecido tumoral (a biopsia também fornece tecido para determinar o número de cópias *MYCN* [amplificação] e outros testes cromossômicos ou genéticos) ou na presença de células tumorais na medula óssea mais metabólitos urinários de catecolaminas aumentados (National Institutes of Health, 2019h).

Estadiamento e prognóstico

O neuroblastoma é um tumor "silencioso". Em mais de 70% dos casos, o diagnóstico é realizado após a ocorrência de metástase, com os primeiros sinais causados por envolvimento em um local não primário, geralmente linfonodos, medula óssea, sistema esquelético ou fígado. O estadiamento clínico preciso é importante para estabelecer o tratamento inicial. O sistema de estadiamento do International Neuroblastoma Risk Group é usado para classificar os pacientes com neuroblastoma em um grupo de risco pré-tratamento com base nos fatores de risco definidos pela imagem do International Neuroblastoma Risk Group, idade, categoria histológica, grau de diferenciação do tumor, amplificação *MYCN*, anormalidade cromossômica *11q* e ploidia (National Institutes of Health, 2019h). Espera-se que as versões futuras do sistema de estadiamento do International Neuroblastoma Risk Group incluam mais critérios genômicos do tumor à medida que novos biomarcadores que afetam os resultados são identificados. O sistema de estadiamento do International Neuroblastoma Risk Group é mostrado no Boxe 25.4.

Boxe 25.4 Estadiamento do neuroblastoma de acordo com International Neuroblastoma Risk Group.

Estágio L1: o tumor não cresceu além do local onde se originou e não envolve estruturas vitais, como determinado pela lista de fatores de risco definidos por exames de imagem e está confinado a um local do corpo

Estágio L2: o tumor não cresceu além de onde se originou; porém, tem pelo menos um fator de risco definido por imagem

Estágio M: um tumor que se disseminou para outros órgãos (exceto os tumores de estágio MS)

Estágio MS: doença metastática em crianças menores de 18 meses, com disseminação só para a pele, o fígado e/ou a medula óssea

Nota: pacientes com doença primária multifocal devem ser estadiados de acordo com na maior extensão da doença. Fatores de risco definidos por imagem são agrupados por localização anatômica e incluem múltiplos locais do corpo, pescoço, junção cervicotórcica, tórax, junção toracoabdominal, abdome e pélvis, e extensão do tumor intraespinal

Dados de Monclair, T., Brodeur, G. M., Ambros, P. et al. (2009). The International Neuroblastoma Risk Group (INRG) staging system: An INRG task force report. *Journal of Clinical Oncology*, 27(2), 298-303; e Chen, A. M., Trout, A. T., & Towbin, A. J. (2018). A review of image-defined risk factors on magnetic resonance imaging. *Pediatric Radiology*, 48, 1337-1347.

Manejo terapêutico

Para pacientes considerados de baixo risco, o tratamento pode incluir cirurgia seguida de observação ou quimioterapia (carboplatina, ciclofosfamida, doxorrubicina, etoposídeo) com ou sem cirurgia para aqueles com doença sintomática ou doença irressecável após a cirurgia. Para certos pacientes de baixo risco, a observação sem biopsia está sendo estudada.

Para pacientes de risco intermediário, o tratamento pode incluir quimioterapia (carboplatina, ciclofosfamida, doxorrubicina, etoposídeo) com ou sem cirurgia, cirurgia e observação (lactentes). A radioterapia é usada para pacientes com doença progressiva durante a quimioterapia ou em doença progressiva irressecável após a quimioterapia.

Pacientes com neuroblastoma de alto risco são tratados com quimioterapia (cisplatina, etoposídeo, vincristina, ciclofosfamida, doxorrubicina, topotecana), cirurgia e TCTH (transplante de células tronco hematopoéticas), radioterapia, imunoterapia e terapia com retinoides. Esse tratamento é geralmente dividido em três fases. A indução inclui quimioterapia e cirurgia; consolidação inclui ciclos tandem de terapia mieloablativa e TCTH; e pós-consolidação inclui radiação no sítio do tumor primário e locais metastáticos residuais, imunoterapia e terapia com retinoides. Os planos de tratamento estão sendo ativamente estudados para melhorar as taxas de resposta e reduzir as complicações a longo prazo.

Cuidados de enfermagem

Os cuidados de enfermagem são semelhantes aos discutidos na seção *Cuidados gerais de enfermagem*, incluindo preparação psicológica e física para procedimentos diagnósticos e operatórios; prevenção de complicações cirúrgicas pós-operatórias; e explicação sobre quimioterapia, imunoterapia, TCTH e radioterapia, bem como seus efeitos colaterais conforme apropriado para o paciente.

Como esse tumor traz um prognóstico ruim para muitas crianças, o enfermeiro avalia e aborda as necessidades da família em termos de enfrentamento de uma doença com risco de morte (ver Capítulo 17). Devido à alta frequência de metástases no momento do diagnóstico, muitos pais sofrem culpa por não terem reconhecido os sinais mais cedo. Os pais precisam de apoio qualificado para lidar com esses sentimentos e expressá-los aos membros apropriados da equipe de saúde. Além disso, muitos pacientes com neuroblastoma irão para casa com alimentação por sonda, e a família precisará de educação relevante e treinamento de habilidades.

TUMORES ÓSSEOS

O osteossarcoma (OS) e o sarcoma de Ewing (EWS) são os tumores ósseos primários que ocorrem mais frequentemente em jovens. Embora ambos sejam tumores ósseos, eles são diferentes em muitos aspectos. OS é o tumor ósseo mais comum em adolescentes e adultos jovens, com aproximadamente 400 novos casos anualmente nos EUA (National

Institutes of Health, 2019i). EWS é menos comum, com cerca de 200 casos diagnosticados anualmente entre crianças com idade inferior a 20 anos nos EUA (Hawkins, Brennan, Bolling et al., 2016). EWS ocorre predominantemente em brancos e mais da metade dos pacientes afetados são adolescentes (National Institutes of Health, 2019j). Os fatores de risco para OS incluem exposição à radiação ionizante, síndromes de predisposição genética e histórico de retinoblastoma, particularmente a forma hereditária (Gorlick, Janeway, & Marina, 2016).

MANIFESTAÇÕES CLÍNICAS

A maioria dos tumores ósseos malignos produz dor localizada no local afetado, que pode ser intensa ou incômoda e pode ser atribuída a trauma ou à vaga queixa de "dores de crescimento". A dor geralmente é aliviada por uma posição flexionada, que relaxa os músculos que recobrem o periósteo esticado. Frequentemente, um tumor ósseo chama a atenção quando a criança manca, reduz a atividade física ou é incapaz de segurar objetos pesados. Uma massa palpável também é uma manifestação comum de tumores ósseos. Sintomas sistêmicos (como febre) e outros sintomas clínicos (como compressão da medula espinal e desconforto respiratório) são mais frequentes em pacientes com sarcoma de Ewing.

AVALIAÇÃO DIAGNÓSTICA

O diagnóstico começa com uma história completa e exame físico. Um objetivo primordial é descartar causas como trauma ou infecção. O questionamento cuidadoso sobre a dor é essencial na tentativa de determinar a duração e a taxa de crescimento do tumor. A avaliação física concentra-se no estado funcional da área afetada, sinais de inflamação, tamanho da massa e qualquer indicação sistêmica de malignidade generalizada, como anemia, perda de peso e infecção frequente.

O diagnóstico definitivo é baseado em estudos radiológicos, como raio X, tomografia computadorizada ou ressonância magnética do local primário, tomografia computadorizada de tórax e tomografia computadorizada para avaliar metástases. Como o EWS pode ser encontrado na medula óssea, é realizado um exame da medula óssea; esse não é o caso em pacientes com OS. Uma biopsia cirúrgica ou com agulha é necessária para estabelecer o diagnóstico. EWS mais comumente envolve a pelve, ossos longos das extremidades inferiores e parede torácica. A imagem revela envolvimento da diáfise com descolamento do periósteo do osso (triângulo de Codman). Na OS, as lesões são mais comumente localizadas na região metafisária do osso, geralmente envolvendo os ossos longos. A ossificação radial no tecido mole dá ao tumor uma aparência de "raios de sol" na radiografia simples. Deve-se notar em particular que os achados radiológicos associados a tumores ósseos não são eles mesmos diagnósticos de OS ou EWS.

PROGNÓSTICO

Uma melhor compreensão da biologia do crescimento neoplásico resultou em tratamento mais agressivo e melhor prognóstico. A história natural de OS e EWS sugere que múltiplos focos submicroscópicos de doença metastática estão presentes no momento do diagnóstico, apesar da evidência clínica indicar apenas envolvimento localizado. Pulmões, ossos distantes e medula óssea são os locais mais comuns de doença tumoral óssea metastática. Com as terapias atuais que incluem cirurgia e quimioterapia para OS, além de cirurgia, radioterapia e quimioterapia para EWS, a maioria dos pacientes com doença localizada pode ser curada.

Os fatores de pré-tratamento que influenciam o resultado da OS incluem o local do tumor primário e o tratamento inicial, o tamanho do tumor primário e a presença de doença metastática clinicamente detectável; fatores de tratamento pós-quimioterapia que influenciam o resultado incluem ressecabilidade cirúrgica do tumor e grau de necrose tumoral avaliada pelo patologista. Maior necrose tumoral tem sido associada ao melhor prognóstico em OS (National Institutes of Health, 2019i). Adolescentes mais velhos e adultos jovens com OS tendem a ter pior prognóstico do que pacientes mais jovens.

Para pacientes com EWS, os fatores de pré-tratamento que estão associados a um melhor prognóstico são: localização distal do tumor, tumor primário extraesquelético, tamanho ou volume tumoral menor (tumores maiores tendem a ocorrer em locais desfavoráveis), idade mais jovem, sexo feminino, ácido láctico desidrogenase (LDH) não aumentou, e ausência de metástases. Fatores prognósticos adversos incluem fratura patológica, tratamento prévio de câncer, certas anormalidades cromossômicas e outros fatores biológicos (National Institutes of Health, 2019j). Uma característica-chave do EWS (em 85% dos casos) é a translocação entre os cromossomos 11 e 22, fundindo o gene *EWS* do cromossomo 22 ao gene *FLLI1* do cromossomo 11.

OSTEOSSARCOMA

O osteossarcoma ocorre com mais frequência em adolescentes e adultos jovens, coincidindo com o período de rápido crescimento ósseo (Gorlick et al., 2016; National Institutes of Health, 2019i). Presumivelmente, surge do mesênquima formador de osso, que dá origem ao tecido osteoide maligno. A maioria dos sítios de tumor primário está na região diametafisária (parte mais larga da diáfise, adjacente à placa epifisária de crescimento) dos ossos longos, especialmente nas extremidades inferiores. Mais da metade ocorre no fêmur, particularmente na porção distal, com o restante envolvendo úmero, tíbia, pelve, mandíbula e falanges.

Manejo terapêutico

O tratamento ideal da OS inclui cirurgia e quimioterapia. A abordagem cirúrgica consiste em biopsia cirúrgica seguida de salvamento do membro ou amputação. A biopsia e a cirurgia devem ser realizadas por um cirurgião oncologista ortopédico. Para garantir o controle local, todos os tumores macro e microscópicos devem ser ressecados. Um procedimento de salvamento do membro tornou-se a abordagem padrão para a intervenção cirúrgica e envolve a ressecção do tumor primário com substituição protética do osso envolvido (Gorlick et al., 2016). Por exemplo, com OS do fêmur distal, é realizada uma substituição total do fêmur e da articulação. Frequentemente, crianças submetidas a um procedimento de salvamento de membros recebem quimioterapia pré-operatória na tentativa de diminuir o tamanho do tumor e tornar a cirurgia mais manejável (Gorlick et al., 2016).

O tratamento para OS com poucas exceções é quimioterapia pré-operatória, controle local e quimioterapia pós-operatória. O padrão de tratamento para OS localizada é o tratamento com três medicamentos com cisplatina, doxorrubicina e metotrexato com citrovorum. Essas abordagens de modalidade combinada melhoraram significativamente o prognóstico em OS para aproximadamente 70% para pacientes com doença não metastática (Gorlick et al., 2016). OS não é um tumor muito sensível à radiação. Assim, a radiação é usada apenas em situações paliativas para tumores irressecáveis do esqueleto axial.

Cuidados de enfermagem

Os cuidados de enfermagem dependem do tipo de abordagem cirúrgica. A família pode ou não ter mais dificuldade em se adaptar a uma amputação do que a um procedimento de recuperação do membro. Em ambos os casos, a preparação da criança e da família é fundamental. A honestidade clara é essencial para obter a cooperação e a confiança da criança. A ênfase está na preparação precoce e no planejamento com a criança e a família. Isso é feito com a equipe multiprofissional de tratamento, incluindo oncologista, cirurgião, enfermeiro de prática avançada (APRN), fisioterapeuta, psicólogo e assistente social, bem como o enfermeiro da equipe. É um processo, não uma discussão pontual, para dar tempo de pensar no diagnóstico e consequente tratamento e fazer perguntas.

Às vezes, as crianças têm muitas dúvidas sobre a prótese, limitações na capacidade física e prognóstico em termos de cura. Outras vezes reagem com silêncio ou com uma calma que desmente sua preocupação e medo. Qualquer uma das respostas deve ser aceita porque faz parte do luto pela perda de um aspecto de sua aparência física e função. Para aqueles que desejam informações, pode ser útil apresentá-los a outro amputado ou sobrevivente com um procedimento de salvamento de membros antes da cirurgia ou mostrar fotos da prótese.[h] No entanto, o enfermeiro deve ter cuidado para não sobrecarregar as crianças com informações. Uma boa abordagem é responder a perguntas sem oferecer informações adicionais. Para aqueles que não buscam informações adicionais, o enfermeiro deve manifestar disposição para conversar.

As crianças são informadas da necessidade de quimioterapia desde o início do processo de tratamento até a cirurgia e além. As crianças têm uma variedade de respostas aos efeitos colaterais da quimioterapia. O enfermeiro deve estar ciente dos efeitos colaterais esperados, normalizar as respostas do paciente e estar ciente dos recursos dentro e fora do hospital para os pacientes.

Se uma amputação for realizada, a criança pode receber uma prótese temporária imediatamente após a cirurgia, o que permite o funcionamento precoce e promove o ajuste psicológico. O cuidado do coto é fornecido da mesma forma que para qualquer amputado. Uma prótese permanente é normalmente colocada dentro de 6 a 8 semanas. Durante a internação, a criança inicia a fisioterapia para se tornar apto no uso e cuidados com o aparelho. A cicatrização de feridas é um problema significativo para pacientes com OS, e eles podem ter um atraso significativo na obtenção de suas próteses se não tiverem cicatrização incisional cirúrgica completa. Isso pode ser frustrante e difícil para os pacientes que estão recebendo quimioterapia ativamente e com probabilidade de atraso na cicatrização.

A dor do membro fantasma pode se desenvolver em 60 a 80% dos pacientes após a amputação. A fisiopatologia exata ainda não está clara, mas pode incluir uma combinação de fatores físicos e psicológicos que precisam ser mais bem esclarecidos por pesquisas (Luo & Anderson, 2016). Esse sintoma é caracterizado por sensações como formigamento, coceira e, mais frequentemente, dor sentida no membro amputado. A criança e a família precisam saber que as sensações são reais, não imaginadas. Embora várias técnicas farmacológicas e não farmacológicas tenham sido usadas para a dor do membro fantasma, nenhuma proporciona alívio completo ou é curativa (Luo & Anderson, 2016). Um estudo com pacientes pediátricos com amputação relacionada com câncer revelou que 76% tinham dor no membro fantasma durante o primeiro ano após a amputação, mas apenas 10% ainda apresentavam dor no membro fantasma mais de 1 ano após a amputação (Burgoyne, Billups, Jirón et al., 2012). O enfermeiro deve trabalhar com a equipe de dor da instituição para abordar o problema da dor do membro fantasma.

O planejamento da alta hospitalar deve começar no início do período pós-operatório. Uma vez que a criança tenha iniciado a fisioterapia, o enfermeiro deve conversar com a equipe de oncologia para avaliar a aptidão física e emocional da criança para reingressar na escola. No entanto, os pacientes com OS muitas vezes não frequentam a escola até que sua quimioterapia intensa seja concluída e esforços sejam feitos para manter o trabalho escolar até o fim do tratamento. Todo esforço deve ser realizado para promover a normalidade e a retomada gradual das atividades pré-operatórias de forma realistas. A interpretação de papéis em antecipação a tais experiências é benéfica para preparar a criança para confrontos inevitáveis por parte de outros. Barreiras ambientais, como escadas, são avaliadas em termos de acessibilidade na escola e em casa, especialmente porque a criança pode precisar usar muletas ou cadeira de rodas antes que a cicatrização completa e a aptidão para uso da prótese sejam alcançadas. Informações sobre programas especiais para crianças com amputações estão disponíveis na American Childhood Cancer Organization (ver nota de rodapé anteriormente no capítulo).

O enfermeiro deve incentivar a criança a escolher entre as muitas opções disponíveis para personalização de próteses e mangas. Próteses bem ajustadas são tão naturais que as meninas geralmente podem usar meias transparentes sem revelar o dispositivo, se esse for o desejo. A chave é que a criança pode personalizar o dispositivo protético e o vestuário de acordo com a preferência pessoal.

A família e a criança precisam de muito apoio para se ajustarem não apenas a um diagnóstico de risco de morte, mas também a alterações na forma e função do corpo. Como a perda de um membro envolve um processo de luto, aqueles que cuidam da criança precisam reconhecer que as reações de raiva e depressão são normais e necessárias. Muitas vezes, os pais veem a raiva como uma afronta direta a eles por permitirem que a amputação ocorra, ou veem a depressão como rejeição. Esses não são ataques pessoais, mas tentativas da criança de lidar com uma perda. Programas de apoio psicossocial (ou membros da equipe de saúde, como psicólogos, assistentes sociais e pediatras) na instituição podem ser particularmente úteis para apoiar os pontos fortes do paciente e da família no enfrentamento.

SARCOMA DE EWING (TUMOR NEUROECTODÉRMICO PRIMITIVO DO OSSO)

Os sarcomas de Ewing, ou a família de tumores EWS, que inclui o tumor neuroectodérmico primitivo do osso, são o segundo tumor ósseo maligno mais comum (depois do OS) na infância (Hawkins et al., 2016). EWS surge nos espaços medulares do osso e não do tecido ósseo. O tumor origina-se na diáfise dos ossos longos e do tronco, acometendo mais frequentemente pelve, fêmur, tíbia, fíbula, úmero, ulna, vértebra, escápula, costelas e crânio (Hawkins et al., 2016).

Manejo terapêutico

A cirurgia é a principal terapia local para EWS. No entanto, a radiação pode ser utilizada para pacientes com doença irressecável ou para pacientes que teriam comprometimento funcional por cirurgia (National Institutes of Health, 2019j). Procedimentos de salvamento de membros podem ser viáveis em lesões de extremidades, embora a amputação possa ser considerada se os resultados da radioterapia tornarem a extremidade inútil ou deformada (p. ex., por retardo de crescimento em crianças pequenas). Os pacientes com EWS são encorajados a fazer ressecção cirúrgica quando possível, porque isso está associado a uma pequena vantagem de sobrevida e menos morbidades a longo prazo.

O tratamento de escolha para a maioria das lesões localizadas é a radioterapia de campo envolvido e a quimioterapia. O protocolo de quimioterapia padrão inclui vincristina, doxorrubicina, ifosfamida e etoposídeo; ciclofosfamida e dactinomicina também podem ser usados. Altas doses de quimioterapia com resgate de células-tronco podem ser usadas para pacientes com alto risco de recidiva.

Aproximadamente dois terços dos pacientes com EWS localizados podem almejar ser curados (Hawkins et al., 2016). Melhorar a sobrevida, especialmente para pacientes com doença metastática ou recorrente, é um foco de pesquisa em andamento.

[h]Informações sobre próteses podem ser obtidas na National Amputation Foundation, 40 Church St., Malverne, NY 11565; 516-887-3600; http://www.nationalamputation.org.

Cuidados de enfermagem

O sarcoma de Ewing difere do OS porque a preservação do membro afetado é mais provável. As famílias podem aceitar o diagnóstico com algum alívio ao saber que esse tipo de câncer ósseo não necessita de amputação. Eles precisam de preparação para os vários testes diagnósticos, incluindo aspiração de medula óssea e biopsia cirúrgica, e explicação adequada do esquema de tratamento.

Alta dose de radioterapia geralmente causa uma reação cutânea de descamação seca ou úmida seguida de hiperpigmentação. A criança deve usar roupas folgadas sobre a área irradiada para minimizar a irritação adicional da pele. Devido ao aumento da sensibilidade, a área deve ser protegida da luz solar e de mudanças bruscas de temperatura, como almofadas de aquecimento ou bolsas de gelo. Incentive a criança a usar a extremidade conforme tolerado. O fisioterapeuta pode planejar um programa de exercícios ativos para preservar a função máxima.

A criança precisa das mesmas considerações para se ajustar aos efeitos da quimioterapia como qualquer outro paciente com câncer. O esquema medicamentoso geralmente resulta em perda de cabelo, náuseas e vômitos graves, neuropatia periférica e possível cardiotoxicidade. Faça todos os esforços para delinear um plano de tratamento que permita à criança a retomada máxima de um estilo de vida e atividades normais.

OUTROS TUMORES SÓLIDOS

Além dos cânceres já discutidos, vários outros tipos de tumores sólidos podem ocorrer em crianças. Esta seção abrange o tumor de Wilms, rabdomiossarcoma e retinoblastoma. Esses tumores tendem a ser diagnosticados precocemente, geralmente antes dos 5 anos. O tumor de Wilms e o retinoblastoma são incomuns, pois estão entre os poucos tipos de câncer que podem ocorrer nas formas hereditária e não hereditária.

TUMOR DE WILMS

Dos muitos tipos de tumores renais infantis, o tumor de Wilms (nefroblastoma) é o mais comum, com aproximadamente 650 novos casos por ano nos EUA (National Institutes of Health, 2019k). A idade média ao diagnóstico é de 44 meses em crianças com tumor em um rim, mas mais jovem (31 meses) naquelas com tumor em ambos os rins. Embora a causa específica seja desconhecida, certas síndromes ou condições genéticas aumentam o risco de tumor de Wilms, como WAGR (tumor de **W**ilms, **a**niridia, anomalias **g**eniturinárias e deficiência cognitiva [**r**etardo mental]), síndromes de Denys-Drash e Beckwith-Wiedemann (hemihipertrofia, macroglossia, onfalocele e visceromegalia) (National Institutes of Health, 2019k). Aproximadamente, 10% das crianças com tumor de Wilms apresentam anomalias congênitas, como criptorquidia ou hipospadia.

Vários genes e alterações cromossômicas têm sido implicados na biologia do tumor de Wilms, incluindo *WT1, CTNNB1, WTX* no cromossomo X, regiões de agrupamento de impressão no cromossomo 11 p15 (*WT2*) e outros genes ou alterações cromossômicas (National Institutes of Health, 2019k). Famílias de crianças com risco significativamente aumentado de desenvolver tumor de Wilms são encaminhadas para testes genéticos ou genômicos e aconselhamento. Além disso, as crianças com risco aumentado geralmente são rastreadas com ultrassom a cada 3 meses até os 8 anos (National Institutes of Health, 2019k).

Manifestações clínicas

O sinal de apresentação mais comum é edema ou massa no abdome; a dor está presente em cerca de 40% dos pacientes (Fernandez, Geller, Ehrlich et al., 2016). A massa é caracteristicamente firme, indolor, confinada a um lado e profundamente dentro do flanco. Se estiver do lado direito, pode ser difícil distingui-lo do fígado, embora, ao contrário desse órgão, não se mova com a respiração. A massa é tipicamente descoberta durante o banho de rotina ou ao vestir a criança.

Outras manifestações clínicas podem resultar de compressão pela massa tumoral, alterações metabólicas secundárias ao tumor ou metástases. A hematúria ocorre em menos de um quarto das crianças com tumor de Wilms. A anemia, geralmente secundária à hemorragia dentro do tumor, resulta em palidez, anorexia e letargia. A hipertensão, provavelmente causada pela secreção de quantidades excessivas de renina pelo tumor, ocorre em cerca de 25% das crianças. Outros efeitos da malignidade incluem anorexia, perda de peso e febre (10%). Se ocorreu metástase pulmonar, os sintomas de envolvimento pulmonar, como dispneia, tosse, falta de ar e dor no peito, podem ser evidentes.

Avaliação diagnóstica

Em uma criança com suspeita de tumor de Wilms, é colocada ênfase especial na história e exame físico para a presença de anomalias congênitas (p. ex., aniridia, atraso no desenvolvimento, hipospadia, criptorquidia), histórico familiar de câncer e sinais clínicos de tumor de Wilms. A propedêutica diagnóstica inclui estudos de imagem abdominal (radiografia abdominal, ultrassonografia, tomografia computadorizada ou ressonância magnética do abdome), raios X do tórax, TC de tórax para procurar metástases pulmonares e propedêutica da doença de von Willebrand. Os estudos laboratoriais devem incluir um hemograma completo (às vezes, policitemia está presente se o tumor secretar excesso de eritropoetina), estudos bioquímicos e urinálise. Estudos para avaliar a extensão intravascular do tumor e a ruptura do tumor também são realizados.

Estadiamento e prognóstico

Existem dois sistemas principais de estadiamento para o tumor de Wilms, um usado pelo Children's Oncology Group e outro usado pelo grupo europeu SIOP. No sistema do Children's Oncology Group, o estadiamento da doença (variando do estágio I ao V) é determinado pelos resultados de exames de imagem e achados patológicos na nefrectomia (Boxe 25.5), com o estágio I localizado em um rim e o estágio V indicando envolvimento bilateral por tumor (National Institutes of Health, 2019k). A histologia das células tumorais é classificada em dois grupos: histologia favorável (HF) e histologia anaplásica (desfavorável); o grupo anaplásico é ainda subdividido em difuso e focal (Fernandez et al., 2016).

O prognóstico depende da histologia do tumor (HF *versus* anaplásica), estágio da doença no momento do diagnóstico, características moleculares do tumor e idade. As taxas de sobrevida em 5 anos para tumor de Wilms com HF estão acima de 90%. Histologia anaplásica, doença disseminada, ganho do cromossomo 1q e idade avançada conferem um pior prognóstico (National Institutes of Health, 2019k).

Manejo terapêutico

O padrão de atendimento é o tratamento combinado com cirurgia e quimioterapia; radioterapia pode ser usada, com base no estágio

Boxe 25.5 Estadiamento do tumor de Wilms segundo Children's Oncology Group.

Estágio I: o tumor é limitado a um rim e completamente ressecado sem ruptura ou biopsia prévia. Todas as amostras dos linfonodos foram negativas para tumor
Estágio II: o tumor estende-se além do rim, mas é completamente ressecado; os linfonodos não contêm células tumorais
Estágio III: há tumor residual pós-operatório confinado ao abdome. Os linfonodos no abdome ou na pelve contêm células tumorais
Estágio IV: metástases hematogênicas com doença disseminada para o pulmão, fígado, osso, cérebro ou linfonodos distantes
Estágio V: envolvimento renal bilateral está presente no momento do diagnóstico

clínico e histologia do tumor. Na doença unilateral, são realizadas nefrectomia e amostragem de linfonodos; uma incisão transabdominal ou toracoabdominal é usada para maior visibilidade do rim. Deve-se tomar muito cuidado para manter o tumor encapsulado intacto, porque a ruptura no intraoperatório pode disseminar células cancerígenas por todo o abdome, canal linfático e corrente sanguínea. Se os estudos de imagem não indicarem envolvimento renal bilateral, a exploração do rim contralateral não é necessária durante o procedimento cirúrgico (National Institutes of Health, 2019k).

Nos EUA, a abordagem padrão de tratamento é a cirurgia imediata seguida de quimioterapia pós-operatória, exceto em casos selecionados que não recebem quimioterapia; em estágios avançados, a radioterapia é utilizada em uma abordagem adaptada ao risco. Os regimes de quimioterapia padrão para o tumor de Wilms incluem alguns ou todos os seguintes: vincristina, dactinomicina, doxorrubicina, ciclofosfamida e etoposídeo. A radioterapia pós-operatória é indicada para crianças com tumores classificados como histologia anaplásica focal ou difusa de estágio II, estágio III e estágio IV (National Institutes of Health, 2019k). As opções para tumores em estágio V podem incluir quimioterapia pré-operatória e cirurgia e/ou transplante renal.

A criança pode ser tratada com quimioterapia no pré-operatório em algumas circunstâncias (p. ex., o tumor é bilateral ou a criança possui um único rim) após a confirmação do diagnóstico por biopsia. A justificativa é que a quimioterapia pré-operatória reduz o tamanho e o suprimento vascular do tumor, facilitando sua remoção (National Institutes of Health, 2019k).

Cuidados de enfermagem

Os cuidados de enfermagem à criança com tumor de Wilms são semelhante aos de outros cânceres tratados com cirurgia e quimioterapia e possivelmente radioterapia. No entanto, algumas diferenças significativas são discutidas para cada fase da intervenção de enfermagem.

Cuidados pré-operatórios

Como acontece com a maioria dos cânceres, o diagnóstico de tumor de Wilms é um choque para a família. Frequentemente, a criança não tem indicação física da gravidade do distúrbio além de uma massa abdominal palpável. O enfermeiro precisa levar em conta especialmente os sentimentos dos pais, pois muitas vezes são os pais que descobrem a massa. Enquanto alguns pais ficam gratos por detectar o tumor para que possa ser tratado, outros sentem-se culpados por não tê-lo encontrado mais cedo ou ficam com raiva do profissional de saúde, acreditando que não foi detectado em exames anteriores.

O período pré-operatório é de rápida investigação diagnóstica. Normalmente, a cirurgia é agendada dentro de 24 a 48 horas após a admissão. O enfermeiro depara-se com o desafio de preparar a criança e os pais para todos os procedimentos laboratoriais e operatórios. As explicações devem ser simples e repetidas, com atenção ao que a criança vivenciará. Além das observações pré-operatórias usuais, a pressão arterial é monitorada, porque a hipertensão devido à produção excessiva de renina é possível.

Existem várias preocupações pré-operatórias especiais, das quais a mais importante é não palpar o tumor, a menos que seja absolutamente necessário, porque a manipulação da massa pode causar disseminação de células cancerígenas para locais adjacentes e distantes.

> **! ALERTA PARA A ENFERMAGEM**
>
> Para reforçar a necessidade de cautela, pode ser necessário colocar uma placa na cama com os dizeres "Não palpe o abdome". O banho e o manuseio cuidadosos também são importantes na prevenção de trauma no local do tumor.

Como a quimioterapia e a radioterapia (se utilizada) geralmente são iniciadas imediatamente após a cirurgia, os pais precisam de uma explicação do que esperar, como principais benefícios e efeitos colaterais, embora o momento da informação deva ser considerado para evitar sobrecarregar a família. Idealmente, o enfermeiro deve estar presente durante as reuniões médico-pais para responder às perguntas que surgirem posteriormente.

Cuidados pós-operatórios

Apesar da extensa intervenção cirúrgica necessária em muitas crianças com tumor de Wilms, o período de recuperação geralmente é rápido. As principais responsabilidades da enfermagem são aquelas após qualquer cirurgia abdominal. Devido ao risco de obstrução intestinal por íleo paralítico induzido por vincristina, edema induzido por radiação e formação de aderências pós-cirúrgicas, o enfermeiro monitora a atividade gastrintestinal, como movimentos intestinais, sons intestinais, distensão e vômitos. Outras considerações são a avaliação frequente da pressão arterial e a observação de sinais de infecção, principalmente durante a quimioterapia.

Apoio à família

O pós-operatório pode ser difícil para os pais. O choque de ver o filho imediatamente após a cirurgia pode ser a primeira percepção da gravidade do diagnóstico. A partir da cirurgia, o estágio e a patologia do tumor são determinados. O médico discute essa informação com os pais. A presença do enfermeiro durante essa conversa é importante para fornecer suporte adicional e avaliar a compreensão dos pais sobre as informações.

As crianças precisam de uma oportunidade para lidar com seus sentimentos em relação aos muitos procedimentos aos quais foram submetidas em rápida sucessão. O jogo terapêutico pode ser benéfico para ajudar as crianças a entender o que elas passaram e expressar seus sentimentos.

RABDOMIOSSARCOMA

Sarcomas, incluindo rabdomiossarcoma (*rabdo* significa estriado), são tumores que surgem de células mesenquimais, que normalmente se desenvolvem em músculos e outros tecidos (Wexler, Skapek, Helman, 2016). Aproximadamente 400 novos casos são diagnosticados nos EUA a cada ano, com quase dois terços ocorrendo em crianças com menos de 10 anos; um pico menor de incidência ocorre no início e no meio da adolescência (Wexler et al., 2016).

Os rabdomiossarcomas originam-se de células mesenquimais indiferenciadas em músculos, tendões, bursas e fáscias ou em tecido fibroso, conjuntivo, linfático ou vascular. Os locais primários mais comuns são a cabeça e o pescoço (especialmente a órbita), o trato geniturinário e as extremidades, mas esses tumores também podem ocorrer em outros locais.

O rabdomiossarcoma é classificado em subtipos histológicos (Boxe 25.6): embrionário, alveolar e pleomórfico. Mais da metade são embrionários. Os fatores de risco para rabdomiossarcoma incluem alto peso ao nascer (rabdomiossarcoma embrionário) e várias condições genéticas, incluindo síndrome de Li-Fraumeni, neurofibromatose tipo 1, síndrome de Costello e síndrome de Beckwith-Wiedemann. No nível molecular, as histologias embrionárias e alveolares estão associadas a anormalidades genéticas características. Como exemplo, as translocações entre o gene *FOXO1* no cromossomo 13 e o gene *PAX3* no cromossomo 2 ou o gene *PAX7* no cromossomo 1 são observadas em 70 a 80% dos tumores alveolares (National Institutes of Health, 2019l).

Manifestações clínicas

Os sinais e sintomas iniciais estão relacionados ao local do tumor e à compressão de órgãos adjacentes (Tabela 25.5). Algumas localizações

Boxe 25.6 Subtipos de rabdomiossarcoma.

Embrionário: tipo mais comum; mais frequentemente encontrado na cabeça, no pescoço, no abdome e no trato geniturinário
Alveolar: segundo tipo mais comum; mais frequentemente visto em tecidos profundos das extremidades e tronco
Pleomórfico: raro em crianças (forma adulta); na maioria das vezes, ocorre em partes moles das extremidades e tronco

do tumor, como a órbita, manifestam-se precocemente no curso da doença. Outros tumores, como os da área retroperitoneal, produzem sintomas apenas quando são grandes o suficiente para causar compressão do órgão. Infelizmente, muitos dos sinais e sintomas atribuíveis ao rabdomiossarcoma são vagos e frequentemente sugerem uma doença comum da infância, como "dor de ouvido" ou "corrimento nasal". Muitas vezes não é possível identificar o local do tumor primário.

Avaliação diagnóstica

O diagnóstico começa com uma história cuidadosa e exame físico, estudos de imagem e estudos laboratoriais de base. Uma avaliação extensa é realizada para determinar a extensão da doença. A avaliação metastática inclui radiografia de tórax e tomografia computadorizada, tomografia computadorizada ou ressonância magnética para tumores abdominais ou pélvicos, ressonância magnética do crânio e cérebro para tumores parameníngeos, imagem de linfonodos regionais, aspirados e biopsias de medula óssea bilaterais e cintilografia óssea para pacientes selecionados. Uma biopsia excisional ou ressecção cirúrgica do tumor, quando possível, é feita para confirmar o diagnóstico.

Estadiamento e prognóstico

O estadiamento cuidadoso é extremamente importante para planejar o tratamento e determinar o prognóstico. Dois sistemas de estadiamento são usados em combinação: um sistema de estadiamento cirúrgico-patológico (Boxe 25.7) e um sistema de estadiamento de pré-tratamento de tumor, nódulo e metástase (TNM) modificado. Um estágio é atribuído com base no local primário, tamanho do tumor e se há envolvimento de linfonodos regionais ou metástase à distância. Um grupo é designado com base no *status* da ressecção cirúrgica ou biopsia, avaliação patológica da margem do tumor e envolvimento dos linfonodos antes da terapia. Em seguida, um grupo de risco é atribuído, com base no estágio, grupo e histologia (National Institutes of Health, 2019l). Risco refere-se ao risco de recorrência da doença.

O prognóstico está relacionado com a idade, sendo as crianças de 1 a 9 anos as que apresentam o melhor prognóstico; local do tumor primário, tamanho e ressecabilidade; se há envolvimento linfonodal ou metástase ao diagnóstico; e subtipo histológico. O subtipo histológico alveolar está associado a piores desfechos. A maioria dos rabdomiossarcomas é curável com o uso de terapia multimodal contemporânea. Espera-se que mais de 70% dos pacientes com doença localizada sobrevivam (Wexler et al., 2016). No entanto, se ocorrer recidiva, o prognóstico de sobrevida a longo prazo é ruim.

Manejo terapêutico

O rabdomiossarcoma é tratado com terapia multimodal, que inclui quimioterapia mais cirurgia ou radioterapia, ou ambas as modalidades. A intensidade e a duração da quimioterapia são baseadas no grupo de risco. Alguns ou todos os seguintes medicamentos quimioterápicos são usados: vincristina, dactinomicina, ciclofosfamida, ifosfamida, irinotecano, vinorelbina e doxorrubicina. A ressecção completa do tumor primário antes da quimioterapia é defendida sempre que possível, se não resultar em desfiguração, comprometimento funcional

Tabela 25.5 Manifestações clínicas do rabdomiossarcoma de acordo com o local do tumor.

Localização	Sinais e sintomas
Órbita	Proptose unilateral de desenvolvimento rápido Equimose da conjuntiva Perda de movimentos extraoculares (estrabismo)
Nasofaringe	Nariz entupido (primeiro sinal) Obstrução nasal – disfagia, voz nasal (obstrução das conchas nasais posteriores), otite média serosa (obstrução da tuba auditiva) Dor (dor de garganta e ouvido) Epistaxe Nódulos cervicais palpáveis Massa visível na orofaringe (sinal tardio)
Seios paranasais	Obstrução nasal Dor local Coriza Sinusite Edema
Orelha média	Sinais de otite média serosa crônica Dor Drenagem sanguinopurulenta Paralisia do nervo facial
Área retroperitoneal (geralmente um tumor "silencioso")	Massa abdominal Dor Sinais de obstrução intestinal ou geniturinária
Períneo	Massa superficial visível Disfunção intestinal ou da bexiga (de compressão tumoral)

Boxe 25.7 Estadiamento cirúrgico-patológico do rabdomiossarcoma.

Grupo I: doença localizada; tumor completamente ressecado e linfonodos regionais não envolvidos
Grupo II: doença localizada; tumor completamente removido; resíduo microscópico que pode ter se espalhado para os linfonodos próximos
Grupo III: ressecção incompleta com doença residual grosseira
Grupo IV: doença metastática presente no diagnóstico

ou disfunção orgânica (National Institutes of Health, 2019l). Caso contrário, apenas uma biopsia inicial é realizada. A radioterapia é baseada no grupo de risco e adaptada ao local primário e aos locais da doença metastática.

Cuidados de enfermagem

As responsabilidades da enfermagem no cuidado à criança com rabdomiossarcoma são semelhantes às de outros tipos de câncer, principalmente os demais tumores sólidos para os quais a cirurgia é utilizada. Os objetivos específicos incluem avaliação cuidadosa de sinais de tumor, especialmente durante exames de crianças saudáveis; preparação da criança e família para os múltiplos testes diagnósticos; e cuidados de suporte durante cada fase da terapia multimodal. Recomenda-se ao leitor que revise a seção *Cuidados gerais de enfermagem* no início deste capítulo e o Capítulo 17 para apoio emocional da família no caso de um prognóstico ruim.

RETINOBLASTOMA

O retinoblastoma, assim chamado por se originar da retina, é a malignidade intraocular mais comum da infância, com aproximadamente 300 novos casos diagnosticados anualmente nos EUA (Hurwitz, Shields, Shields et al., 2016). O retinoblastoma pode estar presente ao nascimento, pode ter focos únicos ou múltiplos em um ou ambos os olhos e ocorre de forma hereditária. De todos os casos de retinoblastoma, 60% são unilaterais e não hereditários (também chamados de esporádicos), 25% são bilaterais e hereditários e 15% são unilaterais e hereditários (Hurwitz et al., 2016). O retinoblastoma ocorre predominantemente em crianças muito pequenas; a maioria dos casos é diagnosticada antes dos 2 anos (National Institutes of Health, 2019m).

Crianças com retinoblastoma hereditário tendem a ser diagnosticadas em uma idade mais jovem. Na forma hereditária de retinoblastoma, a mutação germinativa do gene *RB1* está presente. A mutação pode ter sido herdada, ocorreu em uma célula germinativa antes da concepção ou ocorreu no útero durante a embriogênese (Hurwitz et al., 2016). A "hipótese de dois eventos" foi desenvolvida para explicar o retinoblastoma hereditário e esporádico. De acordo com o modelo, apenas dois eventos de mutação podem levar à formação de tumores; na forma hereditária, o "primeiro acerto" ocorre na linhagem germinativa, enquanto ambos os acertos ocorrem somaticamente na forma esporádica.

Manifestações clínicas

O retinoblastoma tem poucos sinais óbvios. Normalmente, os pais ou parentes são os que primeiro observam um "brilho" esbranquiçado na pupila, conhecido como **reflexo do olho de gato**, ou **leucocoria** (Figura 25.6), que leva ao exame oftalmoscópio. O reflexo representa a visualização do tumor à medida que a luz incide momentaneamente sobre a massa. Quando um tumor surge na região macular (área diretamente na parte posterior da retina quando o olho está focado diretamente à frente), um reflexo branco pode ser visível quando o tumor é pequeno. É mais bem observado quando uma luz brilhante está brilhando em direção à criança enquanto ela olha para frente, e é por isso que pode ser descoberto quando uma fotografia com *flash* é tirada.

Quando o tumor surge na periferia da retina, ele deve crescer até um tamanho considerável antes que a luz possa atingi-lo o suficiente para produzir o reflexo do olho do gato. Nessa situação, é visível apenas quando a criança olha de lado ou se o observador está em um ângulo oblíquo em relação ao rosto da criança enquanto ela olha para frente. A natureza fugaz do reflexo muitas vezes resulta em um diagnóstico tardio, porque os profissionais de saúde não conseguem avaliar o significado sinistro da observação dos pais.

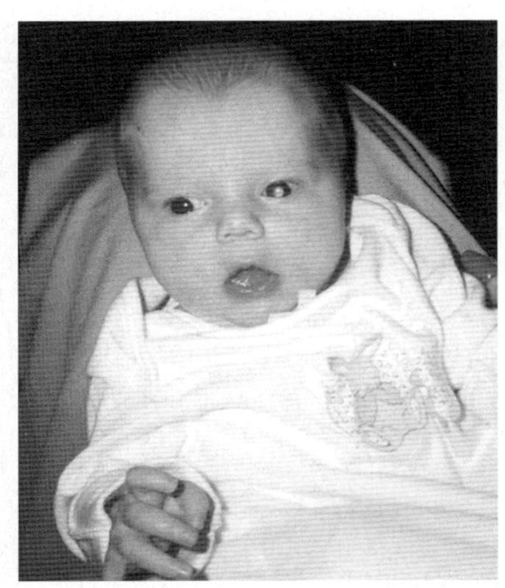

Figura 25.6 Reflexo do olho de gato. A aparência esbranquiçada do cristalino é produzida à medida que a luz incide sobre a massa tumoral no olho esquerdo.

O próximo sinal mais comum é o estrabismo resultante da má fixação do olho com deficiência visual, principalmente se o tumor se desenvolver na mácula, a área de acuidade visual mais nítida. A cegueira geralmente é um sinal tardio, mas pode não ser óbvio, a menos que os pais ou outro cuidador observem conscientemente comportamentos que indicam perda de visão, como esbarrar em objetos, desenvolvimento motor lento ou virar a cabeça para ver objetos laterais ao olho afetado. Outros sinais e sintomas tardios incluem dor, celulite orbitária e glaucoma.

Avaliação diagnóstica

Um histórico familiar detalhada e registro de sinais e sintomas oculares são essenciais. Crianças com suspeita de retinoblastoma são encaminhadas a um oftalmologista; o diagnóstico geralmente é baseado em oftalmoscopia indireta (sob anestesia), ultrassom, tomografia computadorizada e ressonância magnética. Amostras de sangue e tumor podem ser testadas para mutações do gene *RB1*.

A doença metastática no momento do diagnóstico do retinoblastoma é rara. Para pacientes com suspeita de doença metastática, podem ser realizados aspirados e biopsias de medula óssea, cintilografia óssea e LP.

Estadiamento e prognóstico

O estadiamento de retinoblastomas é feito sob oftalmoscopia indireta antes da cirurgia para determinar com precisão o tamanho do tumor (medido em diâmetro do disco [DD]) e localização (de acordo com uma linha imaginária chamada equador desenhada no plano médio do olho) (Hurwitz et al., 2016).

Vários sistemas de classificação têm sido usados para estadiar ou agrupar retinoblastomas. O sistema Reese-Ellsworth classifica os tumores de acordo com cinco grupos e é usado para comparar os resultados terapêuticos em pacientes tratados com métodos diferentes da enucleação (ou seja, radioterapia). Um sistema de classificação revisado, a International Classification of Retinoblastoma, é baseado na extensão e localização do tumor intraocular; ele prevê melhor o salvamento do globo usando tratamentos contemporâneos (Boxe 25.8). A taxa de sobrevida global em 10 anos é de quase 90% para tumores unilaterais e bilaterais (Hurwitz et al., 2016). Assim como o neuroblastoma, o retinoblastoma pode regredir espontaneamente.

Uma grande preocupação para os sobreviventes a longo prazo é o desenvolvimento de SNs. Crianças com doença bilateral (forma hereditária) são mais propensas a desenvolver cânceres subsequentes do que crianças com doença unilateral, e a radioterapia aumenta seu risco.

Boxe 25.8 Classificação internacional de retinoblastoma.

Grupo A: tumores intrarretinianos pequenos (3 mm ou menos) afastados do disco óptico e da fovéola
Grupo B: todos os tumores remanescentes maiores que 3 mm e/ou próximos ao disco óptico ou fovéola, mas permanecem confinados à retina
Grupo C: doença local discreta com doença mínima sob a retina (semeadura sub-retiniana) ou no material gelatinoso do olho (semeadura vítrea)
Grupo D: tumores grandes ou mal definidos com semeadura vítrea ou sub-retiniana significativa; retina pode ter se descolado da parte detrás do olho
Grupo E: o tumor é muito grande, estendendo-se próximo à frente do olho; está sangrando ou causando glaucoma; ou tem outras características que indicam que não é possível salvar o olho

Manejo terapêutico

O tratamento do retinoblastoma é complexo. A enucleação pode ser usada para tratar a doença avançada com invasão do nervo óptico em que a visão não pode ser recuperada. A radioterapia pode ser usada quando há semeadura vítrea. A quimioterapia tem sido usada para diminuir o tamanho do tumor para permitir o tratamento com terapias locais, como braquiterapia em placas (implante cirúrgico de um aplicador de iodo-125 na esclera até que a dose máxima de radiação seja aplicada ao tumor), fotocoagulação (uso de um feixe de *laser* para destruir os vasos sanguíneos da retina que fornecem nutrição ao tumor) e crioterapia (congelamento do tumor, que destrói a microcirculação do tumor e as próprias células por meio da formação de microcristais). A quimioterapia, com radiação ou quimioterapia de alta dose com resgate autólogo de células-tronco, é usada para tratar a doença metastática (Hurwitz et al., 2016).

Cuidados de enfermagem

Preparo da família para procedimentos diagnósticos e terapêuticos e cuidados domiciliares

Como o tumor geralmente é diagnosticado em lactentes ou crianças muito pequenas, a maior parte da preparação para testes diagnósticos e tratamento envolve os pais. Uma vez que a doença é estadiada, a equipe de saúde confere com os pais o plano de cuidados. Na maioria dos casos, a enucleação pode ser evitada. Se a enucleação for realizada, o procedimento e os benefícios de uma prótese são explicados. Mostrar aos pais fotos de outra criança com olho artificial pode ajudar no ajuste do procedimento (Figura 25.7). Embora a perda da visão seja angustiante, reconhecer o significado da perda e enfatizar que o olho não afetado mantém a visão normal e que o olho afetado provavelmente já está cego pode ser útil para promover a aceitação da deficiência imposta.

Após a cirurgia, os pais precisam estar preparados para a aparência facial da criança. Um tapa-olho está no lugar e o rosto da criança pode estar edemaciado e equimótico. Os pais muitas vezes temem ver o local da cirurgia porque imaginam uma cavidade no crânio. Pelo contrário, as pálpebras geralmente são fechadas e a área não parece afundada porque uma esfera implantada cirurgicamente mantém a forma do globo ocular. O implante é coberto com conjuntiva e, quando as pálpebras estão abertas, a área exposta assemelha-se ao revestimento mucoso da boca. Uma vez que a prótese é colocada na criança, geralmente dentro de 3 semanas, a aparência facial volta ao normal.

Após uma recuperação sem intercorrências da enucleação, planos podem ser feitos para alta hospitalar, geralmente dentro de 3 a 4 dias após a cirurgia. Os pais precisam de instruções sobre os cuidados com o local da cirurgia e preparação para qualquer terapia adicional. Eles devem ter a oportunidade de ver o alvéolo o mais rápido possível após a cirurgia. Um bom momento para fazer isso, sem pressioná-los indevidamente, é durante as trocas de curativos. Eles devem, então, ser incentivados a participar das trocas de curativos.

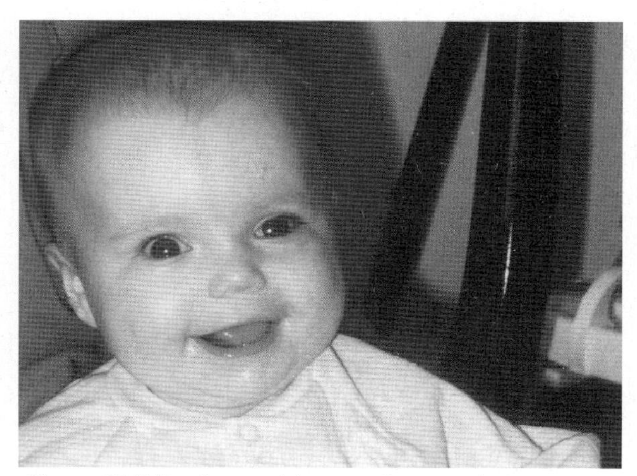

Figura 25.7 Recém-nascido com olho protético esquerdo.

O cuidado com o soquete é mínimo e facilmente realizado. A ferida em si é limpa e tem pouca ou nenhuma drenagem. Se uma pomada antibiótica for prescrita, ela é aplicada em uma linha fina na superfície dos tecidos do alvéolo. O curativo consiste em um protetor ocular trocado diariamente. Uma vez que a cavidade tenha cicatrizado completamente, um curativo não é mais necessário, embora haja várias razões para que a criança continue usando um tapa-olho. Lactentes e crianças pequenas exploram seu ambiente com as mãos e, sem um tapa-olho no lugar, a cavidade está disponível para dedos exploradores. Embora haja pouco perigo de a criança ferir esse local, os pais podem sentir-se mais seguros com ele coberto. Isso também ajuda a prevenir a infecção.

O optometrista que fabrica e ajusta a prótese dá as instruções iniciais para os cuidados com o aparelho. Uma vez colocada, a prótese não precisa ser removida a menos que seja necessária uma limpeza, caso em que ela é retirada puxando suavemente a pálpebra inferior para baixo, o que libera a borda inferior da prótese, e aplicando pressão na pálpebra superior. A prótese é limpa colocando-a em água quente e mergulhando-a durante vários minutos. A reinserção é mais fácil se a prótese permanecer úmida. Para reinserir a prótese, as pálpebras são separadas e, com a prótese na posição correta (deve ser marcada para indicar o lado nasal), ela é empurrada para baixo da pálpebra superior, permitindo que a pálpebra inferior cubra sua borda inferior.

A segurança é uma grande preocupação para evitar danos ao olho não afetado. As medidas de segurança devem ser praticadas em todos os momentos, e as crianças devem evitar esportes de contato violentos ou usar óculos de proteção.

Apoio à família

O diagnóstico de retinoblastoma apresenta algumas preocupações especiais além daquelas levantadas pelo câncer em geral. Famílias com histórico de retinoblastoma podem sentir-se culpadas por transmitir a mutação para seus filhos, especialmente se eles conscientemente "jogaram as probabilidades" ao conceber uma criança afetada. Por outro lado, quando os pais estão cientes da probabilidade e têm um filho afetado, o tratamento precoce resulta em resultados tão favoráveis que o ajuste dos pais pode ser rápido. Nas famílias sem história de retinoblastoma, o diagnóstico é de choque, muitas vezes complicado pela culpa por não tê-lo descoberto antes. Como os pais geralmente são os primeiros a observar o reflexo do olho do gato, eles podem ficar com raiva de si mesmos ou de outros, especialmente profissionais de saúde, se um exame mais completo for atrasado. O enfermeiro deve considerar cada uma dessas variáveis ao oferecer cuidados de suporte à família. A escuta ativa é útil.

Outras preocupações também dizem respeito aos aspectos hereditários da doença. De grande importância para os pais é o risco de retinoblastoma em sua prole subsequente e na prole da criança afetada sobrevivente. Com a melhoria dos prognósticos para essas crianças, o aconselhamento genético está assumindo maior importância (ver Capítulo 3 para uma discussão sobre a função do enfermeiro no aconselhamento genético).

Incentive essas famílias a buscar acompanhamento regular da criança acometida para identificação precoce de possíveis SNs. Filhos de pais não afetados e sobreviventes devem ser submetidos a oftalmoscopia regular para detectar retinoblastoma em seu estágio inicial.

TUMORES DE CÉLULAS GERMINATIVAS

Os tumores de células germinativas (TCGs) representam aproximadamente 3% dos cânceres em crianças menores de 15 anos e 14%

dos cânceres em adolescentes de 15 a 19 anos (National Institutes of Health, 2019n). Eles podem surgir em locais gonadais e extragonadais e são amplamente classificados como teratomas (maduros e imaturos) ou tumores malignos de células germinativas (National Institutes of Health, 2019n). Os GCTs podem aparecer em vários locais do corpo, incluindo os testículos (p. ex., tumor do saco vitelino, teratoma), ovários (p. ex., teratoma, germinoma, tumor do saco vitelino), sacrocóccix, mediastino e retroperitônio (Frazier, Olson, Schneider et al., 2016; National Institutes of Health, 2019n). Em geral, a maioria das crianças com teratomas e tumores gonadais localizados que são ressecados cirurgicamente podem ser observadas sem a necessidade de terapia adicional. Para pacientes com doença mais avançada, a quimioterapia produziu excelentes resultados.

TUMORES HEPÁTICOS

Os tumores primários do fígado são raros na infância; eles são divididos em dois subtipos histológicos principais, hepatoblastoma (lactentes e crianças pequenas) e carcinoma hepatocelular (indivíduos de 5 a 15 anos), sendo o hepatoblastoma o mais comum (National Institutes of Health, 2019o). A ressecção cirúrgica é o tratamento de escolha para tumores hepáticos, geralmente realizada após a administração de quimioterapia à base de platina para aumentar a probabilidade de ressecção completa (Meyers, Trobaugh-Lotrario, Malogolowkin et al., 2016). O transplante de fígado deve ser usado para tumores irressecáveis. As taxas de sobrevivência para pacientes com hepatoblastoma podem chegar a 90% com as terapias atuais (Aronson & Meyers, 2016).

SOBREVIVENTE DO CÂNCER INFANTIL

As taxas de sobrevivência para crianças com câncer melhoraram muito nas últimas décadas, de modo que a sobrevivência a longo prazo é esperada para mais de 80% das crianças com acesso à terapia contemporânea para o câncer (National Institutes of Health, 2019p). A terapia curativa também pode produzir resultados adversos à saúde, chamados de efeitos tardios, que podem tornar-se aparentes após meses a anos do término do tratamento do câncer. Pesquisas de sobrevivência demonstraram que 60 a 90% dos adultos sobreviventes de câncer infantil desenvolvem condições crônicas de saúde; destes, 20 a 80% apresentam complicações graves ou com risco de morte (Landier et al., 2016). Os efeitos tardios estão relacionados com exposições terapêuticas (quimioterapia, cirurgia, radioterapia, TCTH) e são influenciados por fatores do hospedeiro, como predisposição genética, idade no diagnóstico ou tratamento, condições de comorbidades de saúde e hábitos de saúde (National Institutes of Health, 2019p).

Todos os sobreviventes devem ter acompanhamento médico baseado em risco que inclua um plano de cuidados de sobrevivência para triagem ao longo da vida, vigilância e promoção da saúde. Como os enfermeiros em ambientes de cuidados primários pediátricos e adultos podem encontrar sobreviventes de câncer infantil, eles devem estar cientes das diretrizes baseadas em risco e exposição desenvolvidas pelo Children's Oncology Group (2013) e endossadas pela American Academy of Pediatrics (2009). As diretrizes de acompanhamento a longo prazo do Children's Oncology Group incluem materiais de educação do paciente ("*Health Links*") sobre tópicos específicos das diretrizes que podem ser baixados para uso (Landier et al., 2016). A quinta edição atual pode ser recuperada em http://www.survivorshipguidelines.org/.

Os sobreviventes de câncer infantil têm um risco elevado de morbidade e mortalidade relacionada com a doença e com o tratamento, que persiste por muito tempo após a cura da doença (Landier et al., 2016). A pesquisa de sobrevivência tem contribuído para uma melhor caracterização dos efeitos tardios, bem como para a modificação dos regimes de tratamento para minimizar o risco de efeitos tardios. À medida que as opções terapêuticas evoluem, os enfermeiros precisarão manter-se atualizados com as pesquisas em andamento para determinar as melhores práticas para a melhoria contínua tanto na duração quanto na qualidade da sobrevida após o câncer infantil.

Planejamento para o cuidado de enfermagem

A criança com leucemia linfoblástica aguda

Tadala Mulemba

Dia 1, 8h

1. Um menino de 7 anos desenvolveu edema cervical bilateral há 1 mês e está sendo atendido no Departamento de Emergência. Sua mãe o levou a um centro de saúde próximo duas vezes porque o edema está aumentando de tamanho; antibióticos orais foram prescritos. Duas semanas depois, ele apresenta rouquidão ao falar e sua mãe também relata que ele está dormindo a maior parte do tempo. Na apresentação ao hospital nessa manhã, o hemograma completo revelou uma hemoglobina de 6 g/dℓ, glóbulos brancos (WBC) de 85 mil/mm^3 e uma contagem de plaquetas de 60 mil/mm^3. Ao exame, a criança apresenta aumento bilateral da glândula parótida, linfonodos submentuais e axilares e hepatomegalia aproximadamente 6 cm abaixo do rebordo subcostal direito. Suspeita-se de leucemia e a criança é internada para avaliação adicional. Com base na lista a seguir, quais são os sinais e sintomas mais comuns de leucemia que o enfermeiro procuraria? **Selecione tudo que se aplica.**

A. Febre.
B. Convulsão.
C. Fadiga.
D. Infecção.
E. Dor óssea.
F. Baixa estatura.
G. Falta de ar.
H. Linfadenopatia.
I. Hepatoesplenomegalia.
J. Hematomas e sangramento.

Dia 1, 8h Continuação

2. É importante que o enfermeiro esteja atento à fisiopatologia associada aos sinais e sintomas da leucemia infantil. Os sintomas são causados por disfunção da medula óssea, o que faz com que as células leucêmicas de proliferação rápida deprimam a produção da medula óssea dos elementos figurados do sangue. **Escolha as opções mais prováveis para as informações que faltam na tabela a seguir, selecionando nas listas de opções fornecidas.**

Sintoma	Fisiopatologia	Achado de avaliação
Anemia	2	Pálido, cansado, apático
Infecção	Diminuição da produção de glóbulos brancos	3
1	Diminuição da produção de plaquetas	Sangramento nasal, hematomas
Dor óssea	Aumento da pressão	Incapaz de suportar peso nas pernas

(*Continua*)

Planejamento para o cuidado de enfermagem

A criança com leucemia linfoblástica aguda (continuação)

Opção 1	Opção 2	Opção 3
Convulsão	Diminuição da produção de hemácias	Falta de apetite e perda de peso
Cegueira	Aumento da produção de células plasmáticas	Dor de cabeça e convulsão
Hemorragia	Diminuição da produção de fluido do SNC	Baço aumentado
Perda de audição	Aumento da produção de bilirrubina	Febre e infecção

Dia 1, 16h

3. Essa tarde, uma investigação diagnóstica foi concluída e a criança foi submetida a uma aspiração de medula óssea e biopsia. A citometria de fluxo revelou 70% de células blásticas de leucemia de células B e o diagnóstico de leucemia linfoblástica aguda (LLA) é confirmado. Ele deve iniciar a quimioterapia amanhã como parte da terapia inicial para LLA. O WBC da criança está extremamente alto, 85 mil/mm^3 esta manhã e ele está em risco de síndrome de lise tumoral. **Escolha as opções mais prováveis para as informações que faltam nas declarações a seguir selecionando nas listas de opções fornecidas.**

   Crianças que apresentam leucócitos elevados causados por leucemia correm risco de ____1____ anormalidades que são resultado direto da ____2____ liberação de conteúdo intracelular durante a ____3____ de células malignas, nas células de casos de leucemia infantil.

Opção 1	Opção 2	Opção 3
Cardíacas	Rápida	Produção
Celulares	Lenta	Desenvolvimento
Metabólicas	Intermitente	Lise
Neurológicas	Prolongada	Mitose

Dia 1, 17h

4. Um menino de 7 anos foi diagnosticado com leucemia linfocítica aguda e passou bem durante a noite. Ele continua com fluidos intravenosos e medicação para reduzir a formação de ácido úrico e prevenir a síndrome de lise tumoral. Ele deve iniciar a quimioterapia hoje e passará por uma punção lombar com quimioterapia intratecal administrada para evitar a invasão de células leucêmicas no SNC. O enfermeiro está preparando a criança e a família para o procedimento de punção lombar.

   Para cada ação de enfermagem, use um X para indicar se foi eficaz (ajudou a atingir os resultados de qualidade esperados do paciente), ineficaz (não ajudou a atingir os resultados de qualidade esperados do paciente) ou não relacionada (não relacionada com os resultados de qualidade do paciente).

Ação de enfermagem	Eficaz	Ineficaz	Não relacionada
Explicar o procedimento ao paciente e à família e obter o consentimento informado.			
Monitorar os sinais vitais durante o procedimento (frequência de pulso, saturação de oxigênio, respiração, pressão arterial).			
Administrar um *bolus* de fluidos intravenosos antes do início do procedimento.			
Administrar sedação durante o procedimento para proporcionar conforto ideal e minimizar a dor.			
Proporcionar conforto e tranquilizar o paciente e familiares durante todo o procedimento.			
Permitir que a criança assista a um programa favorito antes do procedimento.			
Fique atento a sinais de sangramento no local da punção.			

Dia 2, 8h

5. Um menino de 7 anos foi diagnosticado hoje com leucemia linfocítica aguda (LLA), confirmada por exame de medula óssea e uma investigação diagnóstica completa. Ele começará a quimioterapia amanhã. Feita prescrição para prevenir a síndrome de lise tumoral, já que seu WBC é de 85 mil/mm^3. Qual das seguintes ações o enfermeiro tomaria? **Selecione tudo que se aplica.**
   A. Restringir fluidos IV.
   B. Monitorar WBC.
   C. Verifique o pH da urina a cada micção.
   D. Administrar fluidos IV agressivos.
   E. Monitore as químicas do soro com frequência.
   F. Manter registro rigoroso de ingesta e eliminação.
   G. Administrar medicação para prevenir insuficiência cardíaca.
   H. Administrar medicação para reduzir a formação de ácido úrico.

Dia 5, 8h

6. Um menino de 7 anos foi diagnosticado com leucemia linfocítica aguda há 5 dias e não apresenta complicações do início da quimioterapia. Ele permanece afebril e o hemograma hoje revela uma hemoglobina de 8 g/dℓ, glóbulos brancos (WBC) de 10 mil/mm^3 e uma contagem de plaquetas de 65 mil/mm^3. Glóbulos vermelhos compactados foram administrados no dia 3 devido à diminuição da hemoglobina. A contagem de leucócitos diminuiu drasticamente de 85 mil/mm^3 para 10 mil/mm^3. As químicas não apresentam evidência de síndrome de lise tumoral. Os planos são que a criança receba alta nos próximos 2 dias se não desenvolver febre e não houver sinais de lise tumoral. O enfermeiro começa a preparar a criança e a família para a alta. **Indique qual ação de enfermagem listada na coluna da extrema esquerda é apropriada para possíveis complicações após o início do tratamento da leucemia listada na coluna do meio, indique o número da ação de enfermagem na coluna da extrema direita.**

   Observe que apenas uma ação de enfermagem pode ser utilizada para cada potencial complicação e que nem todas as ações de enfermagem serão utilizadas.

(*Continua*)

Planejamento para o cuidado de enfermagem

A criança com leucemia linfoblástica aguda (continuação)

Ação de enfermagem	Complicação potencial	Ação de enfermagem para prevenir complicações
1. Explicar o curso do tratamento da doença e os efeitos adversos para a família.	Pele como porta de entrada para infecção	
2. Ensinar ao paciente e à família as formas de prevenir a infecção, lavando as mãos, tomando banho com frequência e não usando copos e utensílios usados por outra pessoa.	Falta de reconhecimento da infecção	
3. Ensinar a família a reconhecer sintomas de infecção, como febre, calafrios, tosse e dor de garganta, e relate-os imediatamente ao profissional de saúde.	Falta de compreensão do tratamento da leucemia	
4. Cuidar da pele do paciente, mantendo a pele e a área perianal limpas e aplique uma loção suave.	Ulceração na boca	

Ação de enfermagem	Complicação potencial	Ação de enfermagem para prevenir complicações
5. Forneça uma dieta rica em proteínas e calorias.	Falta de conhecimento sobre como prevenir a infecção em casa	
6. Fornecer hidratação adequada e incentivar uma dieta rica em fibras e laxantes.	Sangramento	
7. Educar a família e o paciente sobre como reconhecer e relatar sangramento anormal por meio de hematomas e petéquias.		
8. Fornecer cuidados frequentes com a boca e soluções salinas e verifique se há úlceras na boca e edema das gengivas.		
9. Instruir o paciente e a família a evitar esportes de contato.		

QUESTÕES DE REVISÃO

1. Um novo enfermeiro está em orientação na enfermaria de câncer pediátrico. Ela está trabalhando com seu preceptor para administrar quimioterapia a uma criança recém-diagnosticada com leucemia. A criança deve receber vincristina intravenosa hoje. Quais ações de enfermagem são apropriadas para o enfermeiro realizar? **Selecione tudo que se aplica.**
   A. Use luvas descartáveis e roupas de proteção.
   B. Certifique-se de que os medicamentos sejam preparados em uma sala adequadamente ventilada.
   C. Use técnica asséptica rigorosa ao administrar agentes quimioterápicos.
   D. Use uma gaze estéril ao conectar a seringa ao tubo IV.
   E. Certifique-se de que o ar está fora da seringa de quimioterapia injetando lentamente no ar.
   F. Descarte todos os materiais contaminados em um recipiente à prova de vazamentos e resistente a perfurações.
   G. Use proteção facial e ocular que inclua um respirador o tempo todo ao manusear o agente.

2. Um menino de 5 anos com câncer está apresentando mucosite por receber metotrexato há 1 semana. Ele teve febre e, como seu hemograma mostra que os glóbulos brancos são inferiores a 1 mil/mm^3, ele é internado para antibióticos e observação. O enfermeiro está cuidando de sua boca essa manhã. Qual dos seguintes princípios seria seguido ao prestar cuidados bucais a uma criança com mucosite? **Use um X para as ações de enfermagem listadas a seguir que são indicadas (apropriadas ou necessárias), contraindicadas (podem ser prejudiciais) ou não essenciais (não fazem diferença ou não são necessárias) para o cuidado da criança nesse momento.**

Ação de enfermagem	Indicada	Contraindicada	Não essencial
Lidocaína viscosa deve ser usada para fazer bochechos 3 vezes/dia.			
Realizar cuidados com a boca rotineiramente antes e depois da alimentação.			
Cotonetes com glicerina de limão são úteis porque lembram as crianças das gotas de limão.			
Permitir que a criança durma 8 horas ajudará na recuperação.			
Usar uma escova de dentes do tipo esponja macia diminuirá a tendência de as gengivas sangrarem.			
Bicarbonato de sódio e lavagens com água salgada podem ser utilizados			

3. A prevenção de infecções é um dos principais objetivos durante o tratamento do câncer infantil. O enfermeiro está cuidando de uma família que tem uma criança recém-diagnosticada com linfoma. O médico disse a eles que as contagens sanguíneas de seus filhos serão

extremamente baixas após receberem quimioterapia. O filho deles é um menino de 6 anos que acabou de terminar seu primeiro ciclo de tratamento. Ao considerar a necessidade de a família compreender a importância da contagem de leucócitos, complete as seguintes afirmações. **Escolha as opções mais prováveis para as informações que faltam nas declarações a seguir, selecionando nas listas de opções fornecidas.** As crianças que recebem tratamento para o câncer apresentam baixas contagens de glóbulos brancos e, por esse motivo, são monitoradas de perto. A contagem _____1_____ celular reflete o risco de infecção e é determinada pela _____2_____ contagem de glóbulos brancos por porcentagem de _____3_____.

Opção 1	Opção 2	Opção 3
hemácias absolutas	extração	plaquetas
plaqueta absoluta	multiplicação	monócitos
neutrófilo absoluto	divisão	neutrófilos
sangue branco absoluto	adição	eosinófilos

4. Os pais de uma criança com possível diagnóstico de câncer perguntam como o médico saberá que tipo de câncer seu filho tem. Seu filho tem 14 anos e apresentou um linfonodo subclávio aumentado. Ele completou a avaliação diagnóstica e o diagnóstico é confirmado como linfoma de Hodgkin. Que ensinamentos o enfermeiro apresentaria nesse momento sobre o linfoma de Hodgkin para responder à pergunta dos pais? **Selecione tudo que se aplica.**
   A. Exames radiográficos são usados para determinar a extensão da doença.
   B. A biopsia de linfonodo é essencial para estabelecer o diagnóstico histológico.
   C. O linfoma de Hodgkin é encenado para determinar a extensão da disseminação por todo o corpo.
   D. A presença de células linfoblásticas é considerada diagnóstica de linfoma de Hodgkin.
   E. O linfoma de E. Hodgkin geralmente se apresenta com linfonodos móveis, firmes e aumentados na região supraclavicular ou cervical.
   F. Os exames usados para confirmar o diagnóstico incluem hemograma completo, tempo de protrombina.
   G. Glicose-6-fosfato desidrogenase (G6 PD), eritropoetina e velocidade de sedimentação.
   H. A presença de um reflexo branco em oposição ao reflexo pupilar vermelho normal na pupila do olho de uma criança é um sinal clássico.

REFERÊNCIAS BIBLIOGRÁFICAS

Allen, C. E., Kamdar, K. Y., Bollard, C. M., et al. (2016). Non-Hodgkin lymphomas in children. In P. A. Pizzo, & D. G. Poplack (Eds.), *Principles and practices of pediatric oncology* (7th ed.). Philadelphia: Lippincott.

American Academy of Pediatrics (AAP). (2009). Long-term follow-up care for pediatric cancer survivors. *Pediatrics, 123*, 906–915.

American Academy of Pediatrics (AAP). (2018). Committee on Infectious Diseases. In D. W. Kimberlin, M. T. Brady, & M. A. Jackson (Eds.), *2015 Red book: Report of the committee on infectious diseases* (31st ed.). Elk Grove Village, IL: AAP.

American Academy of Pediatrics (AAP). (2019). 2019 Recommendations for Preventive Pediatric Health Care. *Pediatrics, 143*(3). Retrieved from https://pediatrics.aappublications.org/content/143/3/e20183971.

American Childhood Cancer Organization. (2016). *International statistics (summary of IARC Report)*. Retrieved from https://www.acco.org/global-childhood-cancer-statistics/.

Andrews, J., Galel, S. A., Wong, W., et al. (2016). Hematologic supportive care for children with cancer. In P. A. Pizzo, & D. G. Poplack (Eds.), *Principles and practice of pediatric oncology* (7th ed.). Philadelphia: Lippincott.

Ardura, M. I., & Koh, A. Y. (2016). Infectious complications in pediatric cancer patients. In P. A. Pizzo, & D. G. Poplack (Eds.), *Principles and practice of pediatric oncology* (7th ed.). Philadelphia: Lippincott.

Aronson, D. C., & Meyers, R. L. (2016). Malignant tumors of the liver in children. *Seminars in Pediatric Surgery, 25*(5), 265–275.

Becze, E. (2017). Nursing considerations for adverse events from CAR T-cell therapy. ONS Voice. May 9. Retrieved from https://voice.ons.org/news-and-views/nursing-considerations-for-adverse-events-from-car-t-cell-therapy.

Bhatia, S., Landier, W., Shangguan, M., et al. (2012). Nonadherence to oral mercaptopurine and risk of relapse in Hispanic and non-Hispanic white children with acute lymphoblastic leukemia: A report from the Children's Oncology Group. *Journal of Clinical Oncology: Official Journal of the American Society of Clinical Oncology, 30*(17), 2094–2101.

Brodeur, G. M., Hogarty, M. D., Bagatell, R., et al. (2016). Neuroblastoma. In P. A. Pizzo, & D. G. Poplack (Eds.), *Principles and practice of pediatric oncology* (7th ed.). Philadelphia: Lippincott.

Burgoyne, L. L., Billups, C. A., Jirón, J. L., Jr., et al. (2012). Phantom limb pain in young cancer related amputees: Recent experience at St Jude Children's Research Hospital. *Clinical Journal of Pain, 28*, 222–225.

Centers for Disease Control and Prevention (CDC), & U.S. Department of Health & Human Services. (2018). *HPV vaccine recommendations*. Retrieved from https://www.cdc.gov/vaccines/vpd/hpv/hcp/recommendations.html.

Centers for Disease Control and Prevention (CDC), & U.S. Department of Health & Human Services. (2019). *What are the risk factors for skin cancer*. Retrieved from https://www.cdc.gov/cancer/skin/basic_info/risk_factors.htm.

Ceppi, F., Beck-Popovic, M., Bourquin, J. P., et al. (2017). Opportunities and challenges in the immunological therapy of pediatric malignancy: A concise snapshot. *European Journal of Pediatrics*.

Chaveli-Lopez, B., & Bagan-Sebastian, J. V. (2016). Treatment of oral mucositis due to chemotherapy. *J Clin Exp Denta, 8*(2), e201–e209.

Children's Oncology Group. (2013). *Long-term follow-up guidelines for survivors of childhood, adolescent and young adult cancers*. Retreived from http://www.survivorshipguidelines.org.

Crawford, J. (2013). Childhood brain tumors. *Pediatrics in Review, 34*(2), 63–78.

Effinger, K. E., Migliorati, C. A., Hudson, M. M., et al. (2014). Oral and dental late effects in survivors of childhood cancer: A Children's Oncology Group report. *Supportive Care in Cancer, 22*(7), 2009–2019.

Fernandez, C. V., Geller, J. I., Ehrlich, P. F., et al. (2016). Renal tumors. In P. A. Pizzo, & D. G. Poplack (Eds.), *Principles and practice of pediatric oncology* (7th ed.). Philadelphia.

Fielding, F., Sanford, T. M., & Davis, M. P. (2013). Achieving effective control in cancer pain: A review of current guidelines. *International Journal of Palliative Nursing, 19*, 584–591.

Foggo, V., & Cavenagh, J. (2015). Malignant causes of fever of unknown origin. *Clin Med (Lond), 15*, 252–294.

Frazier, A. L., Olson, T. A., Schneider, D. R., et al. (2016). Germ cell tumors. In P. A. Pizzo, & D. G. Poplack (Eds.), *Principles and practice of pediatric oncology* (7th ed.). Philadelphia: Lippincott.

Freedman, J. L., Rheingold, S. R., & Fisher, M. J. (2016). Oncologic emergencies. In P. A. Pizzo, & D. G. Poplack (Eds.), *Principles and practice of pediatric oncology* (7th ed.). Philadelphia: Lippincott.

Frew, J. A., Lewis, J., & Lucraft, H. H. (2013). The management of children with lymphomas. *Clinical Oncology, 25*, 11–18.

Gore, L., DeGregori, J., & Porter, C. C. (2013). Targeting developmental pathways in children with cancer: What price success? *The Lancet Oncology, 14*(2), e70–e78.

Gorlick, R., Janeway, K., & Marina, N. (2016). Osteosarcoma. In P. A. Pizzo, & D. G. Poplack (Eds.), *Principles and practice of pediatric oncology* (7th ed.). Philadelphia: Lippincott.

Gottschalk, S., Naik, S., Hegde, M., et al. (2016). Hematopoietic stem cell transplantation in pediatric oncology. In P. A. Pizzo, & D. G. Poplack (Eds.), *Principles and practice of pediatric oncology* (7th ed.). Philadelphia: Lippincott.

Hawkins, D. S., Bolling, T., Brennan, B. M. D., et al. (2016). Ewing sarcoma. In P. A. Pizzo, & D. G. Poplack (Eds.), *Principles and practice of pediatric oncology* (7th ed.). Philadelphia: Lippincott.

Hill-Kayser, C., Tochner, Z., Both, S., et al. (2013). Proton versus photon radiation therapy for patients with high-risk neuroblastoma: The need for a customized approach. *Pediatric Blood and Cancer, 60*(10), 1606–1611.

Hockenberry, M. J., Kline, N. E., & Rodgers, C. (2016). Nursing support of the child with cancer. In P. A. Pizzo, & D. G. Poplack (Eds.), *Principles and practice of pediatric oncology* (7th ed.). Philadelphia: Lippincott.

Hurwitz, R. L., Shields, C. L., Shields, J. A., et al. (2016). Retinoblastoma. In P. A. Pizzo, & D. G. Poplack (Eds.), *Principles and practice of pediatric oncology* (7th ed.). Philadelphia: Lippincott.

Image Gently®. (2014). *Mission statement update*. Retrieved from http://www.imagegently.org/.

Karakukcu, M., & Unal, E. (2015). Stem cell mobilization and collection from pediatric patients and healthy children. *Transfusion and Apheresis Science, 53*, 17–22.

Krane, E. J., Casillas, J., & Zeltzer, L. K. (2016). Pain and symptom management. In P. A. Pizzo, & D. G. Poplack (Eds.), *Principles and practice of pediatric oncology* (7th ed.). Philadelphia: Lippincott.

Landier, W., Ahern, J., Barakat, L. P., et al. (2016). Patient/family education for newly diagnosed pediatric oncology patients. *Journal of Pediatric Oncology Nursing, 33*(6), 422–431.

Landier, W., Armenian, S. H., Meadows, A. T., et al. (2016). Late effects of childhood cancer and its treatment. In P. A. Pizzo, & D. G. Poplack (Eds.), *Principles and practice of pediatric oncology* (7th ed.). Philadelphia: Lippincott.

Lawson, C. M., Daley, B. J., Sams, V. G., et al. (2013). Factors that impact patient outcome: Nutrition assessment. *Journal of Parenteral and Enteral Nutrition, 37*(Suppl. 5), 30S–38S.

Luo, Y., & Anderson, T. A. (2016). Phantom limb pain: A review. *International Anesthesiol Clinics, 54*, 121–139.

Lutwak, N., Howland, M. A., Gambetta, R., et al. (2013). Even "safe" medications need to be administered with care. *BMJ Case Reports*.

Metzger, M., Krasin, M. J., Choi, J. K., et al. (2016). Hodgkin lymphoma. In P. A. Pizzo, & D. G. Poplack (Eds.), *Principles and practices of pediatric oncology* (7th ed.). Philadelphia: Lippincott.

Meyers, R. L., Trobough-Lotrario, A. D., Malogolowkin, M. H., et al. (2016). Pediatric liver tumors. In P. A. Pizzo, & D. G. Poplack (Eds.), *Principles and practice of pediatric oncology* (7th ed.). Philadelphia: Lippincott.

National Institutes of Health (NIH), & National Cancer Institute. (2019a). *Targeted cancer therapies*. Retrieved from https://www.cancer.gov/about-cancer/treatment/types/targeted-therapies/targeted-therapies-fact-sheet.

National Institutes of Health (NIH), & National Cancer Institute. (2019b). *Cannabis and cannabinoids (PDQ)*. Retrieved from https://www.cancer.gov/about-cancer/treatment/cam/hp/cannabis-pdq#cit/section_2.4.

National Institutes of Health (NIH), & National Cancer Institute. (2019c). *Childhood acute lymphoblastic leukemia treatment*. Retrieved from https://www.cancer.gov/types/leukemia/hp/child-all-treatment-pdq.

National Institutes of Health (NIH), & National Cancer Institute. (2019d). *Childhood acute myeloid malignancies treatment*. Retrieved from https://www.cancer.gov/types/leukemia/hp/child-aml-treatment-pdq.

National Institutes of Health (NIH), & National Cancer Institute. (2019e). *Childhood Hodgkin lymphoma treatment*. Retrieved from https://www.cancer.gov/types/lymphoma/hp/child-hodgkin-treatment-pdq.

National Institutes of Health (NIH), & National Cancer Institute. (2019f). *Childhood Non-Hodgkin lymphoma treatment*. Retrieved from https://www.cancer.gov/types/lymphoma/patient/child-nhl-treatment-pdq.

National Institutes of Health (NIH), & National Cancer Institute. (2019g). *Childhood astrocytomas treatment*. Retrieved from https://www.cancer.gov/types/brain/hp/child-astrocytoma-treament-pdq.

National Institutes of Health (NIH), & National Cancer Institute. (2019h). *Neuroblastoma treatment*. Retrieved from https://www.cancer.gov/types/neuroblastoma/hp/neuroblastoma-treatment-pdq.

National Institutes of Health (NIH), & National Cancer Institute. (2019i). *Osteosarcoma and malignant fibrous histiocytoma of bone treatment*. Retrieved from https://www.cancer.gov/types/bone/hp/osteosarcoma-treatment-pdq.

National Institutes of Health (NIH), & National Cancer Institute. (2019j). *Ewing sarcoma treatment*. Retrieved from https://www.cancer.gov/types/bone/hp/ewing-treatment-pdq.

National Institutes of Health (NIH), & National Cancer Institute. (2019k). *Wilms tumor treatment*. Retrieved from https://www.cancer.gov/types/kidney/hp/wilms-treatment-pdq.

National Institutes of Health (NIH), & National Cancer Institute. (2019l). *Childhood rhabdomyosarcoma treatment*. Retrieved from https://www.ncbi.nlm.nih.gov/pubmedhealth/PMH0032852/.

National Institutes of Health (NIH), & National Cancer Institute. (2019m). *Retinoblastoma treatment*. Retrieved from https://www.ncbi.nlm.nih.gov/pubmedhealth/PMH0032680/.

National Institutes of Health (NIH), & National Cancer Institute. (2019n). *Childhood extracranial germ cell tumors treatment*. Retrieved from https://www.cancer.gov/types/extracranial-germ-cell/hp/germ-cell-treatment-pdq.

National Institutes of Health (NIH), & National Cancer Institute. (2019o). *Childhood liver cancer treatment*. Retrieved from https://www.ncbi.nlm.nih.gov/pubmedhealth/PMH0032595/.

National Institutes of Health (NIH), & National Cancer Institute. (2019p). *Late effects of treatment for childhood cancer*. Retrieved from https://www.cancer.gov/types/childhood-cancers/late-effects-hp-pdq.

Page, R., & Blanchard, E. (2019). Opioids and cancer pain: Patients' needs and access challenges. *Journal of Oncology Practice, 15*(5), 229–232.

Parsons, D. W., Pollack, I. F., Hass-Kogan, D. A., et al. (2016). Gliomas, ependymomas, and other nonembryonal tumors of the central nervous system. In P. A. Pizzo, & D. G. Poplack (Eds.), *Principles and practice of pediatric oncology* (7th ed.). Philadelphia: Lippincott.

Patel, P., Robinson, P. D., Thackray, J., et al. (2017). Guideline for the prevention of acute chemotherapy-induced nausea and vomiting in pediatric cancer patients: A focused update. *Pediatric Blood and Cancer*, epub ahead of print.

Poussaint, T. Y., Panigrahy, A., & Huisman, T. A. (2015). Pediatric brain tumors. *Pediatric Radiology, 45*(Suppl. 3), S443–S453.

Rabin, K. R., Gramatges, M. M., Margolin, J. F., et al. (2016). Acute lymphoblastic leukemia. In P. A. Pizzo, & D. G. Poplack (Eds.), *Principles and practice of pediatric oncology* (7th ed.). Philadelphia: Lippincott.

Sarvaria, A., Jawdat, D., Madrigal, J. A., et al. (2017). Umbilical cord blood natural killer cells, their characteristics, and potential clinical applications. *Frontiers in Immunology, 23*(8), 329.

Scheurer, M. E., Lupo, P. J., & Bondy, M. L. (2016). Epidemiology of childhood cancer. In P. A. Pizzo, & D. G. Poplack (Eds.), *Principles and practice of pediatric oncology* (7th ed.). Philadelphia: Lippincott.

Spector, L. G., Pankratz, N., & Marcotte, E. L. (2015). Genetic and nongenetic risk factors for childhood cancer. *Pediatr Clin North Am, 62*(1), 11–25.

Ullrich, C. K., Sourkes, B. M., & Wolfe, J. (2016). Palliative care for the child with cancer. In P. A. Pizzo, & D. G. Poplack (Eds.), *Principles and practice of pediatric oncology* (7th ed.). Philadelphia: Lippincott.

US Food and Drug Administration (FDA). (2016). *Information about chemotherapy, biological therapy and immunotherapy*, November 10. Retrieved from https://www.fda.gov/forpatients/illness/cancer/ucm412505.htm.

US Preventive Services Task Force (USPSTF). (2016). *Final Update Summary: Testicular Cancer: Screening, September*. Retrieved from https://www.uspreventiveservicestaskforce.org/Page/Document/UpdateSummaryFinal/testicular-cancer-screening.

US Preventive Services Task Force (USPSTF). (2018). *Final Update Summary: Breast cancer: Screening, February*. Retrieved from https://www.uspreventiveservicestaskforce.org/Page/Document/UpdateSummaryFinal/breast-cancer-screening1.

Wexler, L. H., Skapek, S. X., & Helman, L. J. (2016). Rhabdomyosarcoma. In P. A. Pizzo, & D. G. Poplack (Eds.), *Principles and practice of pediatric oncology* (7th ed.). Philadelphia: Lippincott.

Wiemels, J. L., Walsh, K. M., deSmith, A. J., et al. (2018). GWAS in childhood acute lymphoblastic leukemia reveals novel genetic associations at chromosomes 17q12 and 8q24.21. *Nature Communications, 9*(1), 1–8.

Wong, S. S., & Wilens, T. E. (2017). Medical cannabinoids in children and adolescents: A systematic review. *Pediatrics, 140*(5), e20171818.

World Health Organization (WHO). (2019). *WHO definitions of genetics and genomics*. Retrieved from https://www.who.int/genomics/genetics-VSgenomics/en/.

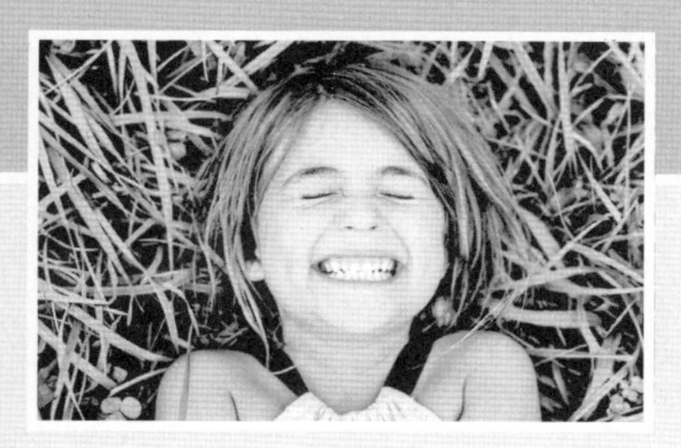

26

Criança com Disfunção Geniturinária

Maryellen S. Kelly

CONCEITOS GERAIS

- Infecção
- Equilíbrio ácido-básico
- Movimento dos fluidos

DISFUNÇÃO GENITURINÁRIA

A avaliação da integridade do rim e do trato urinário e o diagnóstico de doença renal ou do trato urinário são baseados em várias ferramentas de avaliação. O exame físico, a anamnese e a observação dos sintomas são os procedimentos iniciais. Na suspeita de doenças ou distúrbios do trato urinário, é realizada avaliação adicional por meio de métodos laboratoriais e radiológicos e outras estratégias de avaliação. A Figura 26.1 fornece uma revisão das estruturas do rim e do néfron.

MANIFESTAÇÕES CLÍNICAS

Como na maioria dos distúrbios da infância, a incidência e o tipo de disfunção renal ou do trato urinário mudam com a idade e o desenvolvimento da criança. Além disso, as queixas apresentadas e seu significado variam com a idade. Por exemplo, uma queixa de enurese tem maior significado aos 8 anos do que aos 4. Em recém-nascidos, as anormalidades renais podem estar associadas a várias outras malformações – por exemplo, de malformações do tubo neural à forma ou posição sutilmente anormal da orelha externa. O déficit de crescimento em crianças pode ser um sinal de função renal prejudicada.

Muitas das manifestações clínicas da doença renal são comuns a uma variedade de distúrbios da infância, mas sua presença é um indicativo para obter mais informações sobre o histórico da criança, o histórico familiar e as análises laboratoriais como parte de um exame físico completo. A suspeita de doença renal pode ser posteriormente avaliada por meio de estudos radiográficos e biopsia renal (Tabela 26.1).

EXAMES LABORATORIAIS

Exames de urina e sangue contribuem com informações essenciais para a detecção de problemas renais. O exame mais importante é provavelmente o de urina tipo 1. Exames específicos de urina e sangue fornecem informações adicionais. Como os enfermeiros geralmente são os profissionais que coletam as amostras e muitas vezes realizam muitos dos exames de triagem, devem estar familiarizados com o exame, sua função e fatores que podem alterar ou distorcer os resultados. Os principais exames de urina e sangue estão descritos nas Tabelas 26.2 e 26.3.

CUIDADOS DE ENFERMAGEM

As responsabilidades da enfermagem na avaliação de disfunções ou doenças geniturinárias começam com a observação da criança quanto a quaisquer manifestações que possam indicar alterações. Muitas doenças têm características específicas que as distinguem de outras. Elas são discutidas conforme apropriado ao longo do capítulo.

O enfermeiro geralmente é responsável por preparar lactentes, crianças e pais para exames e pela coleta de urina e amostras de sangue para inspeção e análise laboratorial (ver Capítulo 20, seções *Preparo para procedimentos diagnósticos e terapêuticos* e *Coleta de amostras*). Uma importante atribuição da enfermagem é realizar medidas cuidadosas de ganhos e perdas e pressão arterial para a maioria das crianças com disfunção geniturinária e aquelas que possam estar em risco de desenvolver complicações renais (p. ex., crianças em choque, pacientes em pós-operatório). Por exemplo, qualquer grau significativo de doença renal pode diminuir a taxa de filtração glomerular (TFG), uma medida da quantidade de plasma da qual determinada substância é totalmente eliminada em 1 minuto. Várias substâncias podem ser usadas, mas a estimativa clínica mais útil da filtração glomerular é a depuração da **creatinina**, produto final do metabolismo de proteínas no músculo e uma substância que é livremente filtrada pelo glomérulo e secretada pelas células tubulares renais. A responsabilidade do enfermeiro nesse exame compreende a coleta de urina, geralmente uma amostra de 12 ou 24 horas.

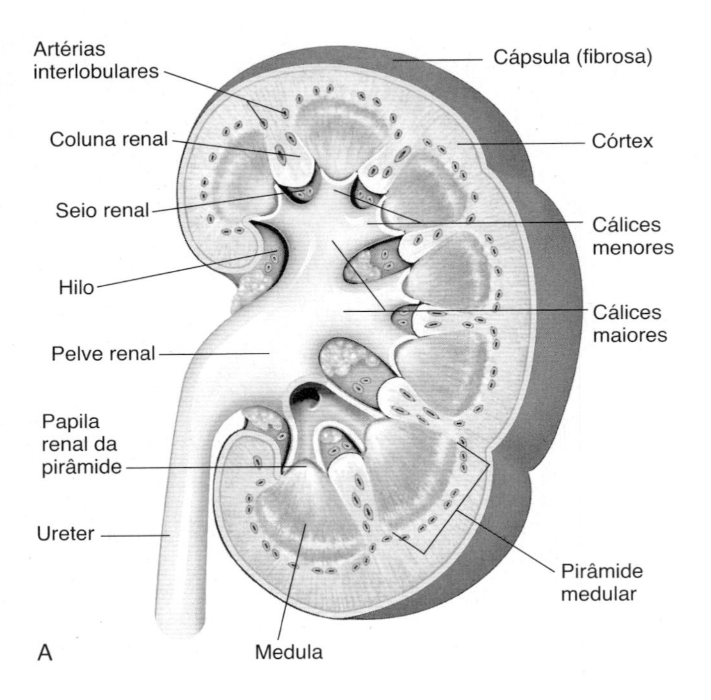

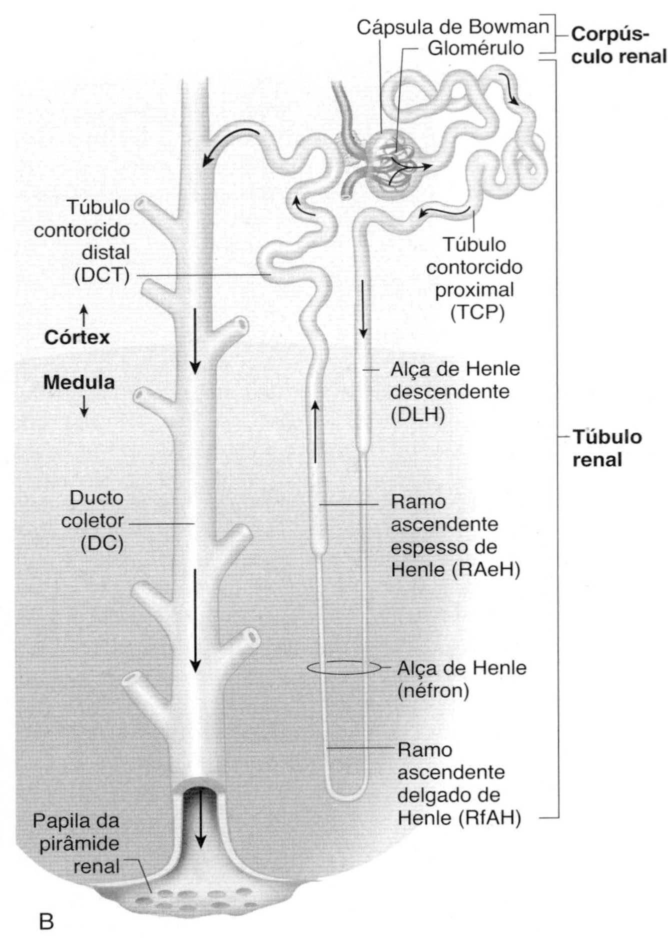

Figura 26.1 **A.** Estrutura renal. **B.** Componentes do néfron. (De Patton, K. T., & Thibodeau, G. A. [2010]. *Anatomy and physiology* [7th ed]. St. Louis, MO: Mosby.)

ALTERAÇÕES E MALFORMAÇÕES DO TRATO GENITURINÁRIO

Infecção do trato urinário

A infecção do trato urinário (ITU) é um problema comum e potencialmente grave em crianças. A prevalência geral é de aproximadamente 7% em lactentes e crianças de menos idade, embora haja alguma variabilidade com base em idade, sexo, raça e condição de circuncisão (Shaikh, Morone, Bost et al., 2008). Caucasianos, mulheres e meninos não circuncidados apresentam as taxas mais altas. Especificamente, as meninas têm uma prevalência de duas a quatro vezes maior do que os meninos circuncidados. Meninos não circuncidados com menos de 3 meses de vida e meninas com menos de 12 meses têm a maior prevalência inicial de ITU (Shaikh et al., 2008). "ITU" é um termo genérico para designar as infecções do trato urinário superior ou inferior. As ITUs podem envolver a uretra e a bexiga (trato urinário inferior) ou os ureteres, pelve renal, cálices e parênquima renal (trato urinário superior). Devido à dificuldade de distinguir a infecção do trato superior da inferior, particularmente em recém-nascidos e lactentes, a ITU é frequentemente definida de forma ampla. As ITUs inferiores são frequentemente caracterizadas por sintomas de irritação vesical, como hesitação em urinar, disúria, frequência de micção e incontinência urinária. ITUs superiores ou infecções renais (pielonefrite) tendem a ocasionar febre e podem levar a lesões renais potencialmente associadas à diminuição da função renal, hipertensão e doença renal crônica. As ITUs superiores também podem ocasionar sintomas adicionais de dor na região do flanco, náuseas ou vômito. O diagnóstico de ITU é realizado com base na presença de piúria e pelo menos 50 mil colônias/mℓ de um único microrganismo uropático em uma amostra adequadamente coletada (Roberts, 2011).

Classificação

A infecção do trato urinário pode estar presente com ou sem sintomas clínicos. Como resultado, o local da infecção é muitas vezes difícil de identificar com algum grau de precisão. Vários termos usados para descrever distúrbios do trato urinário incluem:

Bacteriúria: presença de bactérias na urina.
Piúria: presença de glóbulos brancos na urina.
Bacteriúria assintomática: bacteriúria significativa (geralmente definida como > 100 mil Unidades Formadoras de Colônias [UFCs]) sem sintomas clínicos.
Bacteriúria sintomática: bacteriúria acompanhada por sinais físicos da ITU (disúria, desconforto suprapúbico, hematúria, febre).
ITU recorrente: episódio repetido de bacteriúria ou ITU sintomática com a mesma cepa de bactérias.
ITU frequente: mais de três ITUs em um período de 6 meses; não precisam ser infecções caracterizadas pela mesma cepa de bactérias.
ITU persistente: persistência de bacteriúria apesar do tratamento com antibióticos.
ITU febril: bacteriúria acompanhada por febre e outros sintomas físicos de ITU; a presença de febre geralmente implica em pielonefrite.
Cistite: inflamação da bexiga.
Uretrite: inflamação da uretra.
Pielonefrite: inflamação do trato urinário superior e dos rins; infecção renal, geralmente caracterizada pela presença de bacteriúria e sintomas clínicos que incluem febre.
Urosepse: ITU febril concomitante com sinais sistêmicos de doença bacteriana; hemocultura revela presença de patógeno urinário.

Etiologia

Uma variedade de microrganismos pode ser responsável pela ITU. A *Escherichia coli* continua sendo o uropatógeno mais comum em geral,

Tabela 26.1 Exames radiológicos e outros da função do sistema urinário.

Exame	Procedimento	Finalidade	Comentários e responsabilidades de enfermagem
Cultura de urina e análise de sensibilidade	Coleta de amostra estéril	Determina a presença de patógenos e os medicamentos aos quais são sensíveis	Enviar a amostra para o laboratório imediatamente após a coleta Amostra por cateterismo, coleta limpa ou punção suprapúbica
Ultrassonografia renal e da bexiga	Transmissão de ondas ultrassônicas através do parênquima renal, ao longo do curso ureteral e sobre a bexiga	Permite a visualização do parênquima renal e da pelve renal sem exposição à radiação de raios externos ou isótopos radioativos Também é possível visualizar os ureteres dilatados e a parede da bexiga Pode mostrar cistos e cálculos renais, embora seja menos sensível que a tomografia computadorizada A ultrassonografia com Doppler pode ser usada para avaliar a circulação vascular renal	Procedimento não invasivo
Ultrassonografia testicular (escrotal)	Transmissão de ondas ultrassônicas através das estruturas escrotais e testiculares	Permite a visualização do conteúdo escrotal, incluindo os testículos A ultrassonografia testicular é usada para identificar massas, e a ultrassonografia com Doppler é utilizada para diferenciar casos de hiperemia de epididimoorquite de isquemia ou torção	Procedimento não invasivo
Radiografia simples do abdome	Radiografia simples do abdome e da pelve para verificação do RUB	Pode identificar certos tipos de cálculos que contêm cálcio além de outros cálculos ou corpos estranhos opacos na bexiga (o exame diagnóstico de escolha para nefrolitíase é a TC helicoidal sem contraste)	Preparo igual ao de radiografias de rotina
Cistoureterografia miccional (CUGM)	Meio de contraste injetado na bexiga através de uma sonda uretral até o preenchimento da bexiga; são obtidas imagens antes, durante e depois da micção	Visualiza o contorno da bexiga e a uretra, revela refluxo urinário para os ureteres Oferece informações sobre o esvaziamento da bexiga sendo também usada para diagnosticar VUP	Preparar a criança para o cateterismo Não deve ser realizada na vigência de ITU ativa
Cistografia com radionuclídeos (nuclear)	Líquido contendo radionuclídeos é injetado através da sonda uretral até preencher a bexiga; são geradas imagens antes, durante e depois da micção	Alternativa à cistoureterografia miccional para avaliação de refluxo, embora a visualização dos detalhes anatômicos seja relativamente insatisfatória Utilizada em algumas instituições para acompanhamento em caso de CUGM inicial devido à menor radiação	Preparar a criança para o cateterismo
Exame de imagem com radioisótopos (varredura dos rins)	Meio de contraste injetado por via intravenosa; análise computadorizada para mensurar a captação ou excreção para análise da função do órgão	Radioisótopo DMSA usado para visualizar lesões renais e função renal diferencial; não visualiza os ureteres e a bexiga O radioisótopo MAG3 avalia a obstrução e a função diferencial entre os dois rins DTPA é uma alternativa ao MAG3, mas as imagens são limitadas, porque ele somente é filtrado no glomérulo	Inserir o cateter ou auxiliar na infusão IV Monitorar a infusão IV O cateterismo uretral pode acompanhar o exame com MAG3; preparar a criança para o cateterismo quando indicado
Ressonância magnética	Utiliza campos magnéticos intensos e ondas de rádio para formar imagens	Ressonância magnética dos rins usada para avaliar massas renais Angiografia por ressonância magnética usada para avaliar hipertensão renovascular e tem reduzido a necessidade de angiografia renal Urografia por ressonância magnética usada para detectar anormalidades urológicas específicas, como ureter ectópico	A ressonância magnética normalmente requer sedação em lactentes devido à necessidade de permanecer imóvel, normalmente em um espaço fechado; siga as diretrizes de jejum dependendo do momento do exame Auxilie na obtenção do acesso IV se indicado Dispositivos ou implantes sujeitos a magnetização podem não ser seguros na ressonância magnética, incluindo implantes cocleares e marca-passos permanentes

(*Continua*)

Tabela 26.1 Exames radiológicos e outros da função do sistema urinário. (*continuação*)

Exame	Procedimento	Finalidade	Comentários e responsabilidades de enfermagem
Tomografia computadorizada	Raios X de feixe estreito e análise computadorizada oferecem uma reconstrução precisa da área	Visualiza cortes transversais verticais ou horizontais do rim Especialmente valiosa para distinguir tumores, cistos e cálculos TC helicoidal sem contraste é o padrão ouro para o diagnóstico radiológico de doença de cálculo renal A angiotomografia computadorizada renal é usada para avaliar a circulação sanguínea em pacientes hipertensos e atualmente está sendo mais comumente usada que a arteriografia renal	O exame sem contraste não é invasivo O preparo para a TC realçada com contraste pode exigir manter a criança em jejum por algumas horas Com a velocidade dos equipamentos mais novos, a necessidade de sedação é menor, mas, se necessária, também exigirá jejum Auxiliar no manejo do acesso IV, se necessário *Utilizada seletivamente devido à alta exposição à radiação*
Cistoscopia	Visualização direta da bexiga e do trato urinário inferior através de um pequeno escópio inserido através da uretra	Investigação de lesões da bexiga e do trato urinário inferior; visualiza as aberturas ureterais, a parede da bexiga, o trígono e a uretra	Instituir jejum de acordo com o protocolo institucional, normalmente sem alimentos sólidos após a meia-noite, líquidos até o período de 4 a 6 horas antes do procedimento Realizar o preparo pré-operatório; a cistoscopia é feita sob anestesia em crianças
Biopsia renal	Remoção de tecido renal mediante técnica cirúrgica aberta ou percutânea para estudo sob microscopia de luz, eletrônica ou imunofluorescência	Produz informações histológicas e microscópicas sobre os glomérulos e túbulos; ajuda a distinguir os tipos de síndromes nefróticas Distingue outros problemas renais	Nada por VO de 4 a 6 horas antes do exame Pré-medicar de acordo com as recomendações Preparar os materiais e equipamentos para o procedimento Auxiliar no procedimento Verificar os sinais vitais Aplicar pressão na área com curativo oclusivo e, se viável, com tensão adicional Repouso absoluto por 24 horas Observar se há dor ou sensibilidade abdominal Monitorar ganhos e perdas Pode ser necessária incisão em lactentes
Urodinâmica	Conjunto de exames destinados a avaliar as funções de preenchimento, armazenamento e esvaziamento da bexiga: **Urofluxometria:** exame para determinar a eficiência da micção **Cistometrografia:** comparação gráfica da pressão da bexiga em função do volume **Estudo da pressão miccional:** comparação da pressão de contração do detrusor, eletromielografia do esfíncter e fluxo urinário	Determina a característica da disfunção miccional Usada para identificar o tipo (causa) de incontinência ou de retenção urinária Especialmente valiosa para avaliação de disfunção miccional complicada por infecção urinária, retenção urinária ou disfunção decorrente de bexiga neurogênica	Preparar a criança para o cateterismo vesical A bexiga será preenchida por contraste, água estéril ou solução salina, e as pressões de preenchimento serão registradas; a criança pode sentir que a bexiga está cheia, sentir frio devido ao líquido e ter perdas de urina durante o exame Pode ser necessária a inserção de agulhas para EMG do esfíncter (específico em cada instituição, geralmente são utilizados adesivos de eletrodos)

CUGM, cistoureterografia miccional; *DMSA*, ácido dimercaptosuccínico; *DTPA*, ácido dietilenotriamina penta-acético; *EMG*, eletromiografia; *ITU*, infecção do trato urinário; *IV*, intravenoso; *MAG3*, mercaptoacetiltriglicina; *MRI*, imagem de ressonância magnética; *RUB*, rim, ureteres e bexiga; *TC*, tomografia computadorizada; *VUP*, válvula de uretra posterior.

Tabela 26.2 Exames de urina para função renal.

Exame	Faixa normal	Desvios	Importância dos desvios
Exames físicos			
Volume	Relacionado com a idade Recém-nascidos: de 30 a 60 mℓ Crianças: capacidade da bexiga (mℓ) = idade (anos) + 2	Poliúria Oligúria Anúria	Fatores osmóticos (nível de glicose na urina no diabetes melito) Retenção causada por doença obstrutiva Esvaziamento inadequado da bexiga causado por bexiga neurogênica ou problemas obstrutivos Obstrução do trato urinário; LRA

(*Continua*)

Tabela 26.2 Exames de urina para função renal. (*continuação*)

Exame	Faixa normal	Desvios	Importância dos desvios
Densidade urinária	Com ingesta normal de líquidos: de 1.016 a 1.022 Recém-nascidos: de 1.001 a 1.020 Outros: de 1.001 a 1.030	Alta	Desidratação Presença de proteína ou glicose Presença de meio de contraste radiopaco após exames radiológicos
		Baixa	Ingesta excessiva de líquidos Disfunção tubular distal ADH insuficiente Diurese
Osmolaridade	Recém-nascidos: 50 a 600 mOsm/ℓ	Fixa em 1.010	Doença glomerular crônica
	Subsequentemente: 50 a 1.400 mOsm/ℓ	Alta ou baixa	Idem para densidade urinária Indicador mais sensível que a densidade urinária
Aspecto	Amarelo-claro a dourado intenso	Turva Turva rosa-avermelhada a marrom-avermelhada Clara Escura Vermelha	Contém sedimento Sangue decorrente de trauma ou doença Mioglobina após destruição muscular intensa Diluída Concentrada Trauma
Exames químicos			
pH	Recém-nascidos: de 5 a 7 Subsequentemente: de 4,8 a 7,8 Média: 6	Levemente ácida ou neutra Alcalina	Se associada a acidose metabólica, sugere acidose tubular Se associada a alcalose metabólica, sugere deficiência de potássio Infecção urinária Alcalose metabólica
Nível de proteína	Ausente	Presente	Permeabilidade glomerular anormal (p. ex., doença glomerular, alterações na pressão arterial) Presente na doença renal Ortostática em alguns indivíduos
Nível de glicose	Ausente	Presente	Diabetes melito Infusão de líquidos com alta concentração de glicose Glomerulonefrite Reabsorção tubular prejudicada
Níveis cetônicos	Ausentes	Presentes	Condições de demanda metabólica aguda (estresse) Cetoacidose diabética
Leucocitoesterase	Ausente	Presente	Pode identificar leucócitos tanto lisados quanto intactos via detecção enzimática
Nitritos	Ausentes	Presentes	A maioria das espécies de bactérias converte nitratos em nitritos na urina
Exames microscópicos			
Contagem de Leucócitos	< 1 ou 2	> 5 leucócitos polimorfonucleares/campo	Processo inflamatório do trato urinário
		Linfócitos	Rejeição de aloenxerto Neoplasia
Contagem de hemácias	< 1 ou 2	4 a 6/campo em amostra centrifugada	Trauma Cálculos Lesão glomerular Infecção Neoplasias
Presença de bactérias	Ausente a poucas	> 100.000 microrganismos/mℓ em amostra centrifugada	ITU
Presença de sedimentos	Ocasional	Sedimentos granulares Sedimentos celulares GB GV Sedimentos hialinos	Distúrbios tubulares ou glomerulares Processo degenerativo na doença renal avançada Pielonefrite Glomerulonefrite Proteinúria; normalmente transitória

ADH, hormônio antidiurético; *ITU*, infecção do trato urinário; *GB*, glóbulos brancos; *GV*, glóbulos vermelhos; *LRA*, lesão renal aguda.

Tabela 26.3 Exames de sangue para função renal.

Exame	Faixa normal (mg/dℓ)	Desvios	Importância dos desvios
BUN	Recém-nascidos: de 4 a 18 Lactentes e crianças: de 5 a 18	Elevado	Doença renal: aguda ou crônica (quanto mais alta a BUN, mais intensa a doença) Maior catabolismo proteico Desidratação Hemorragia Alta ingesta de proteína Terapia com corticoides
Ácido úrico	Crianças: de 2,0 a 5,5	Aumentado	Doença renal grave
Creatinina	Lactentes: de 0,2 a 0,4 Crianças: de 0,3 a 0,7 Adolescentes: de 0,5 a 1,0	Aumentado	Disfunção renal

BUN, ureia nitrogenada sanguínea.

mas a prevalência é maior em mulheres (83%) do que em homens (50%) (Edlin, Shapiro, Hersh et al., 2013). Outros microrganismos Gram-negativos associados à ITU incluem *Proteus mirabilis*, *Pseudomonas aeruginosa*, *Klebsiella* e *Enterobacter*. Patógenos bacterianos gram-positivos incluem *Enterococcus*, *Staphylococcus saprophyticus* e, raramente, *Staphylococcus aureus*. Vírus e fungos são causas incomuns de ITU em crianças. A maioria dos uropatógenos se origina no trato gastrintestinal, migra para a área periuretral e ascende para a bexiga. A comunicação dos órgãos entre a bexiga e o cólon também pode contribuir para alterações patológicas que podem aumentar os riscos de ITU (Malykhina, Wyndaele, Andersson et al., 2012). Vários fatores contribuem para o desenvolvimento da ITU, incluindo condições anatômicas, físicas e químicas ou propriedades do trato urinário do hospedeiro.

Fatores anatômicos e físicos

A estrutura do trato urinário inferior tem sido tradicionalmente considerada como responsável pelo aumento da incidência de bacteriúria em mulheres. A uretra curta, que mede cerca de 2 cm nas meninas e 4 cm nas mulheres, fornece um caminho predisponente para a invasão de microrganismos. Além disso, o fechamento da uretra no fim da micção pode ascender patógenos à bexiga. A uretra masculina mais longa (até 20 cm em um homem adulto) e as propriedades antibacterianas das secreções prostáticas inibem a entrada e o crescimento de patógenos. A importância do comprimento da uretra na patogênese da ITU tem sido questionada devido à sua alta incidência em recém-nascidos do sexo masculino. A presença ou ausência do prepúcio tem se mostrado um fator significativo, com prevalência da ITU em crianças do sexo masculino menores de 3 meses de 2,4% em circuncidados e 20,1% em não circuncidados (Shaikh et al., 2008). A presença do prepúcio está associada à colonização prepucial de bactérias uropáticas que podem ascender facilmente pela uretra (Balat, Karakok, Guler et al., 2008). Fatores de virulência são importantes na patogênese, e esses, juntamente com a propensão das bactérias a aderirem à mucosa periuretral feminina, podem explicar a maior incidência da ITU em mulheres.

DICAS PARA A ENFERMAGEM Fortes evidências mostram reduções significativas no risco de infecção do trato urinário (ITU) no primeiro ano de vida em lactentes do sexo masculino circuncidados. As evidências atuais indicam que os benefícios da circuncisão para a saúde superam os riscos e que os benefícios do procedimento justificam o acesso das famílias que o escolhem, mas não são suficientes para recomendar a circuncisão de rotina para todos os recém-nascidos do sexo masculino (American Academy of Pediatrics Task Force on Circumcision, 2012).

O fator hospedeiro mais importante que influencia a ocorrência da ITU é a **estase urinária**. Em condições normais, o ato de esvaziar completa e repetidamente a bexiga elimina quaisquer uropatógenos antes que eles tenham a chance de se multiplicar e invadir o tecido circundante. No entanto, a urina que permanece na bexiga após a micção permite que os uropatógenos se proliferem rapidamente no tecido e causem sintomas. O esvaziamento incompleto da bexiga (estase) pode resultar de **refluxo** (ver *Refluxo vesicoureteral*, mais adiante neste capítulo), malformações anatômicas, bexiga neurogênica, disfunção miccional ou compressão extrínseca ureteral ou vesical, que pode ser causada por constipação intestinal. A hiperdistensão da bexiga pode aumentar o risco de infecção por diminuir a resistência do hospedeiro, provavelmente como resultado da diminuição do fluxo sanguíneo para a mucosa. Isso ocorre com mais frequência em casos de bexiga neurogênica com pressão vesical aumentada, mas pode ser resultado da retenção voluntária de urina (Vasudeva & Madersbacher, 2014).

Química alterada da urina e da bexiga

O aumento da ingesta de líquidos promove o rubor da bexiga normal e reduz a concentração de microrganismos na bexiga infectada, diminuindo assim o risco de ITU. As crianças com ITUs devem ser encorajadas a ter uma ingesta adequada de água (geralmente, preconizada como um copo de 250 mℓ de água por ano de idade até os 8 anos) para ajudar na prevenção de novas infecções. A diurese adequada também parece aumentar as propriedades antibacterianas da medula renal.

A maioria dos patógenos cresce em um meio alcalino. Normalmente, a urina é levemente ácida com pH de 6, em média. Um pH urinário de 5 dificulta, mas não elimina, a proliferação bacteriana. Muito tem sido relatado sobre o uso de produtos à base de *cranberry* (oxicoco) para prevenção de ITU. Inicialmente, pensava-se que alterava a acidez da urina, mas estudos não mostraram que a ingesta tivesse resultado em um pH mais baixo; em vez disso, pareceu diminuir a aderência de certas bactérias (*E. coli*) à parede da bexiga. Uma revisão recente da literatura mostrou que os produtos à base de *cranberry* não reduziram significativamente a ocorrência da ITU sintomática em geral ou em qualquer um dos subgrupos, incluindo crianças. Como o benefício é pequeno, o suco de *cranberry* não pode ser recomendado atualmente para a prevenção de infecções do trato urinário. Outras preparações de *cranberry* precisam ser quantificadas usando-se métodos padronizados para garantir sua potência antes de serem avaliadas em estudos clínicos ou recomendadas para uso (Jepson, Williams, & Craig, 2012; Ranfaing, Dunyach-Remy, Lavigne et al., 2018; Sihra, Goodman, Zakri et al., 2018).

Avaliação diagnóstica

As manifestações clínicas da ITU dependem da idade da criança (Boxe 26.1). O diagnóstico é confirmado pela detecção de bactérias na urocultura, mas a coleta de urina geralmente é difícil, especialmente em recém-nascidos e lactentes. Vários fatores podem alterar uma amostra de urina, e a contaminação de uma amostra por microrganismos de outras fontes que não a urina, como flora perineal e perianal em amostras coletadas em bolsa ou amostras limpas, é a causa mais frequente de resultados falso-positivos. A menos que a amostra seja a primeira da manhã, uma alta ingesta recente de líquidos pode indicar uma contagem de microrganismos falsamente baixa. Portanto, as crianças não devem ser encorajadas a ingerir grandes volumes de água na tentativa de obter uma amostra rapidamente.

! ALERTA PARA A ENFERMAGEM

Uma criança que apresenta as seguintes características deve ser avaliada para infecção do trato urinário (ITU):

- Incontinência em uma criança treinada para ir ao banheiro
- Frequência ou urgência de micção
- Disúria
- Hematúria macroscópica

Os exames mais precisos de contagem bacteriana são a **punção suprapúbica** (para crianças menores de 2 anos) e o **cateterismo vesical** realizado adequadamente (desde que os primeiros mililitros sejam excluídos da coleta). A amostra deve ser fresca (< 1 hora com armazenamento em temperatura ambiente ou <4 horas com refrigeração) para garantir a sensibilidade e a especificidade do exame de urina e evitar o crescimento de microrganismos (Roberts, 2011). Coletas limpas e amostras coletadas por bolsas coletoras de urina são propensas à contaminação, dada a dificuldade de obtenção de uma verdadeira amostra de jato médio com assepsia do meato e retração dos lábios ou prepúcio ou limpeza do períneo. Nesses casos, uma amostra negativa exclui infecção e uma cultura positiva não é necessariamente diagnóstica.

Exames preditivos são usados para direcionar a terapia quando há suspeita de ITU. As tiras de uroanálise indicam a presença de esterase leucocitária e nitritos e são rápidas e baratas. A esterase leucocitária é um marcador indicativo para a piúria, e o nitrito é convertido a partir de nitratos dietéticos na presença da maioria das bactérias entéricas gram-negativas na urina. Como a conversão leva 4 horas na bexiga, não é um marcador sensível para lactentes ou crianças que apresentam esvaziamento vesical com frequência. Além disso, nem todos os patógenos urinários convertem o nitrato em nitrito (Roberts, 2011). Deve ser feito um exame microscópico de urina para piúria para fins de confirmação e diagnóstico.

Outras avaliações radiográficas, como ultrassonografia, cistouretrograma miccional (CUGM) e exames renais, como o exame com ácido dimercaptossuccínico (DMSA), podem ser realizadas após a remissão da infecção para identificar anormalidades anatômicas que contribuem para o desenvolvimento da infecção e alterações renais existentes de infecções recorrentes.

Boxe 26.1 Manifestações clínicas de alterações ou doenças do trato urinário.

Período neonatal (do nascimento a 1 mês de vida)
Má alimentação
Vômito
Déficit de ganho de peso
Respiração rápida (acidose)
Desconforto respiratório
Pneumotórax espontâneo ou pneumomediastino
Micção frequente
Choro alto ao miccionar
Fluxo de urina ruim
Icterícia
Convulsões
Desidratação
Outras anomalias ou problemas
Rins ou bexiga aumentados

Infância (de 1 a 24 meses)
Má alimentação
Vômito
Déficit de ganho de peso
Polidipsia
Micção frequente
Esforço ou grito ao miccionar
Urina fétida
Palidez
Febre
Dermatites de fralda persistentes
Convulsões (com ou sem febre)
Desidratação
Rins ou bexiga aumentados

Infância (de 2 a 14 anos)
Pouco apetite
Vômito
Déficit de crescimento
Polidipsia
Enurese, incontinência, micção frequente
Dor ao miccionar
Edema de face
Convulsões
Palidez
Fadiga
Hematúria
Dor abdominal ou nas costas
Edema
Hipertensão
Tetania

Manejo terapêutico

Os objetivos do tratamento de crianças com ITU são (1) eliminar a infecção atual; (2) identificar os fatores que contribuem para reduzir o risco de recorrência; (3) prevenir a disseminação sistêmica da infecção; e (4) preservar a função renal. A antibioticoterapia deve ser iniciada com base na identificação do patógeno, no histórico de uso de antibióticos da criança e na localização da infecção. Vários medicamentos antimicrobianos estão disponíveis para o tratamento da ITU, mas todos podem ocasionalmente ser ineficazes devido à resistência dos microrganismos. Os agentes antibióticos comuns usados para ITU incluem as penicilinas, sulfonamida (incluindo sulfametoxazol-trimetoprima), cefalosporinas e nitrofurantoína (não deve ser usada se houver suspeita ou confirmação de pielonefrite).

Se malformações anatômicas como refluxo primário ou obstrução do colo vesical estiverem presentes, a correção cirúrgica ou a profilaxia urinária podem ser necessárias para prevenir novas infecções. O objetivo da terapia e do acompanhamento cuidadoso é reduzir a chance de lesões renais.

Refluxo vesicoureteral

O refluxo vesicoureteral (RVU) refere-se ao fluxo retrógrado de urina da bexiga para o trato urinário superior. O **refluxo primário** resulta da inserção anormal congênita dos ureteres na bexiga; o **refluxo secundário** ocorre como resultado de uma condição adquirida.

O RVU não causa ITUs, mas aumenta o risco de que uma ITU baixa se torne um episódio de pielonefrite. Quando a pressão da bexiga é alta o suficiente, a urina em refluxo pode encher o ureter e atingir a pelve renal. O International Reflux Study Group desenvolveu um sistema de classificação que descreve o grau de RVU, variando de Grau I a V, o que é importante porque graus mais altos estão associados a aumento de anormalidades renais e dano renal. Além disso, graus mais altos são menos propensos a se resolver espontaneamente do que graus mais baixos. Crianças com pielonefrite são frequentemente muito sintomáticas com febre alta, vômitos e calafrios. Na maioria dos casos, a terapia conservadora é suficiente, com alta taxa de resolução espontânea do RVU ao longo do tempo: 51% com duração média de 2 anos para todos os graus de RVU (Estrada, Passerotti, Graham et al., 2009). A prevenção da infecção tem sido o objetivo com o uso de profilaxia antibiótica contínua (PAC), prática comum até a resolução ou correção do RVU. Essa prática foi analisada em um estudo recente em vários locais e descobriu-se estar associada a um risco substancialmente diminuído de recorrência de ITU, mas não de lesão renal, colocando o uso de PAC como controverso (Hoberman & Chesney, 2014). As culturas de urina não são recomendadas rotineiramente para crianças com RVU, mas devem ser obtidas se houver sintomas ou febres inexplicáveis, porque surtos de infecções podem ocorrer apesar da PAC.

O manejo cirúrgico do RVU corrige a anatomia na inserção do ureter de refluxo na bexiga e consiste em técnicas abertas ou laparoscópicas e robóticas ou correção endoscópica. A intervenção cirúrgica é indicada em pacientes com pouca probabilidade de resolução do RVU e com risco de lesão renal, incluindo aqueles com refluxo Grau V com lesão, aqueles com refluxo Grau V acima de 6 anos e crianças que falharam na terapia clínica (infecções de repetição).

Prognóstico

Com tratamento imediato e adequado no momento do diagnóstico, o prognóstico em longo prazo da ITU geralmente é excelente. No entanto, verificou-se que o risco de lesão renal progressiva devido à injúria de uma primeira ITU é maior em crianças com ultrassonografia renal e vesical anormal ou com uma combinação de febre alta (≥ 39°C) e um microrganismo etiológico diferente de *E. coli* (Shaikh, Craig, Rovers et al., 2014). A presença de RVU, principalmente de alto grau (IV a V), é um importante fator de risco para o desenvolvimento de lesão renal.

QUALIDADE DOS RESULTADOS DO PACIENTE: Infecções do trato urinário

- Tratamento baseado no resultado da cultura e do antibiograma
- Função renal mantida
- Diagnóstico apropriado de anormalidades renais

Cuidados de enfermagem

Os enfermeiros devem orientar os pais das crianças com RVU a observar sinais e sintomas sugestivos de ITU. Esses nem sempre são evidentes, particularmente em lactentes, crianças pequenas ou crianças com atraso no desenvolvimento. Uma febre alta sem causa óbvia deve ser um sinal para análise da urina. Como lactentes e crianças pequenas muitas vezes são incapazes de expressar seus sentimentos e sensações verbalmente, é difícil detectar o desconforto que podem estar sentindo devido à disúria. Um histórico cuidadoso dos hábitos miccionais, do padrão de eliminação, da tolerância alimentar e de episódios de irritabilidade inexplicável pode ajudar na detecção de casos menos evidentes de ITU.

DICAS PARA A ENFERMAGEM Outra estratégia para obter uma amostra diária de proteína urinária é colocar bolas de algodão na fralda à noite antes de dormir e depois utilizá-las pela manhã para coleta da urina. Tal estratégia não deve ser utilizada caso se esteja investigando infecções do trato urinário (ITUs).

Quando há suspeita de infecção, a coleta apropriada de uma amostra é essencial. É responsabilidade do enfermeiro tomar todas as precauções para obter amostras de urina estéreis aceitáveis em uma criança que seja capaz de miccionar voluntariamente, tomando cuidado para higienizar o meato e retrair o prepúcio em homens não circuncidados ou manter os lábios vaginais afastados nas mulheres. Posicionar uma jovem sentada de costas no vaso sanitário pode facilitar esse processo, principalmente a capacidade de obter urina de jato médio, diminuindo o risco de contaminação. Devido à falta de confiabilidade de uma amostra obtida por meio de bolsa coletora de urina, o cateterismo estéril deve ser feito em lactentes e crianças cuja doença justifique antibioticoterapia imediata, como febre alta, vômitos e letargia.

Frequentemente, exames adicionais são realizados para detectar malformações anatômicas. As crianças são preparadas para esses exames de acordo com a sua idade. Isso inclui uma explicação do procedimento, sua finalidade e o que as crianças irão vivenciar (ver Capítulo 20, seção *Preparo para procedimentos diagnósticos e terapêuticos*). Às vezes, uma descrição simples do sistema urinário é útil. Para crianças menores de 3 a 4 anos, o procedimento pode ser explicado pelo brinquedo terapêutico. Para crianças com mais idade, um desenho simples da bexiga, uretra, ureteres e rins torna o procedimento mais compreensível.

Manusear materiais reais quando possível pode ser útil para aliviar a ansiedade de crianças de todas as idades. Instruções prévias com técnicas de distração como respirar fundo, contar histórias e usar imagens podem ajudar as crianças a relaxarem e a ser mais cooperativas no momento dos procedimentos.

Pelo fato de medicamentos antibióticos serem indicados na ITU, o enfermeiro orienta os pais quanto à correta dosagem e administração. Os pais necessitam de uma explicação sobre a necessidade da continuação quando o medicamento é usado em baixas doses para prevenção de ITU, quando não houver sinais da presença de infecção. Para todas as crianças, estimula-se a ingesta adequada de líquidos.

Prevenção

Prevenção é o objetivo mais importante, tanto em infecções primárias como nas recorrentes, e várias medidas preventivas são hábitos simples de higiene que devem fazer parte da rotina de cuidados diários (ver boxe *Diretrizes para o cuidado de enfermagem*). Por exemplo, os pais são orientados a higienizar as áreas genitais do lactente de frente para trás para evitar a contaminação da área uretral por microrganismos fecais. Ensina-se as meninas a se higienizarem também com movimentos anteroposteriores após a micção ou a evacuação. As crianças devem urinar assim que sentirem necessidade.

Meninas adolescentes sexualmente ativas são aconselhadas a miccionar assim que possível após a relação sexual para expelir qualquer bactéria que tenha sido introduzida. Crianças que têm ITUs recorrentes ou portadoras de bexiga neurogênica são às vezes mantidas sob baixas dosagens de antibióticos. Administrar a dose na hora de dormir para crianças que não miccionam na cama permite que o medicamento permaneça na bexiga por mais tempo. O enfermeiro deve enfatizar a importância da adesão para os pais e crianças com mais idade.

Uropatia obstrutiva

Anormalidades estruturais ou funcionais do sistema urinário que obstruem o fluxo normal da urina podem resultar em disfunção renal. A

Diretrizes para o cuidado de enfermagem

Prevenção de infecção do trato urinário

Fatores que predispõem ao desenvolvimento

Uretra feminina curta, próxima da vagina e do ânus
Esvaziamento incompleto e distensão excessiva da bexiga
Urina concentrada
Constipação intestinal

Medidas de prevenção

Praticar higiene perineal; limpar-se de frente para trás
Evitar roupas apertadas ou fraldas; usar calcinhas de algodão em vez de náilon
Evitar "segurar" a urina; encoraje a criança a urinar frequentemente.
Dedicar o tempo necessário para esvaziar a bexiga completamente. Isso pode ser auxiliado por uma postura relaxada no vaso para as meninas, com os pés apoiados em um banquinho e com os joelhos afastados. Algumas crianças se beneficiam da "micção dupla" (urinar, aguardar alguns minutos e urinar novamente)
Evitar constipação intestinal
Estimular a ingesta adequada de líquidos

área acima da obstrução pode demonstrar aumento de pressão, dilatação e estase urinária. Se o bloqueio situar-se na parte inferior do trato urinário, ambos os ureteres e rins podem ser afetados; se um rim ou ureter for afetado, o outro pode ser normal. A pelve renal e os cálices normalmente demonstram dilatação denominada **hidronefrose** por obstrução, embora um rim possa ter hidronefrose e não estar obstruído.

A obstrução pode ser congênita ou adquirida, unilateral ou bilateral, e completa ou incompleta com manifestações agudas ou crônicas. Ela pode ocorrer em qualquer nível do trato urinário superior ou inferior (Figura 26.2). A obstrução parcial pode não ser sintomática, e as alterações causadas podem ser parciais ou completamente reversíveis se houver intervenção precoce. Meninos são afetados mais frequentemente que meninas, e deve-se suspeitar de malformações quando os pacientes apresentam outras malformações congênitas associadas (p. ex., síndrome de *prune belly* ou abdome em ameixa seca, anomalias cromossômicas, malformações anorretais e do tubo neural). O diagnóstico pré-natal por ultrassonografia tem sido estratégia responsável pelo diagnóstico e intervenção precoces com subsequente diminuição do comprometimento renal.

As causas de uropatia obstrutiva incluem problemas congênitos, como válvulas uretrais posteriores (PUVs), obstrução da junção ureteropélvica (JUP) e da junção ureterovesical (UVJ) e ureterocele. As causas adquiridas incluem cálculos renais ou da bexiga, tumor e trauma. Os PUVs são dobras membranosas obstrutivas dentro do lúmen da uretra posterior e são a causa mais comum de obstrução do trato urinário em recém-nascidos do sexo masculino, bem como a causa mais comum de lesão renal crônica por uropatia obstrutiva. Como a obstrução ocorre na uretra, a bexiga e o trato urinário superior são afetados. Danos aos néfrons distais na uropatia crônica podem causar diminuição da filtração glomerular, o que pode levar à insuficiência renal (Chevalier, 2015). Danos da musculatura lisa da bexiga e do trato urinário superior também podem decorrer da obstrução e contribuir para a disfunção vesical. Como a estase da urina proporciona um meio para o crescimento bacteriano, a infecção pode ampliar as alterações destrutivas da obstrução e causar aumento do dano renal, bem como aumento da morbidade.

O diagnóstico precoce e a correção cirúrgica ou procedimentos que desviam o fluxo de urina para contornar a obstrução podem prevenir danos renais progressivos. As complicações clínicas da insuficiência renal aguda ou crônica (IRC) ou da infecção são tratadas conforme descrito para esses distúrbios.

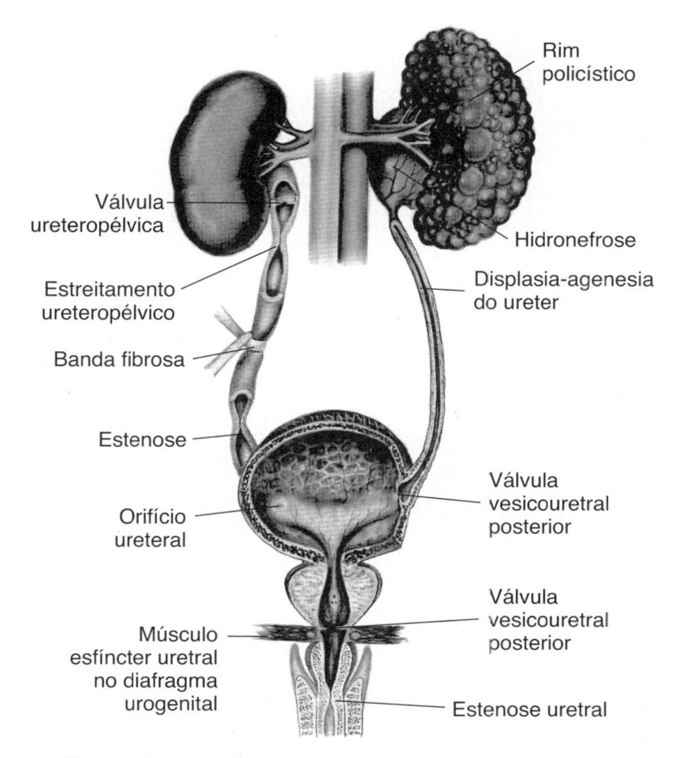

Figura 26.2 Principais sítios de obstrução do trato urinário.

Cuidados de enfermagem

Os objetivos da assistência de enfermagem na obstrução do trato urinário incluem ajudar a identificar casos, auxiliar nos procedimentos diagnósticos e cuidar das crianças com complicações (descritos no decorrer deste capítulo). Preparar pais e crianças para os procedimentos é uma das principais responsabilidades da enfermagem (ver Capítulo 20, seção *Preparo para procedimentos diagnósticos e terapêuticos*).

Os pais e as crianças precisam de apoio emocional e aconselhamento durante o tratamento potencialmente prolongado desses distúrbios. As crianças podem receber alta com sistemas de drenagem urinária que requerem orientação de enfermagem dos pais e de crianças com mais idade para poderem cuidar e reconhecer problemas, como obstrução do fluxo da urina ou infecção. Deve-se observar os dispositivos de drenagem em relação à obstrução resultante de sedimentos, pequenos coágulos de sangue ou dobras. Se indicado, devem ser fornecidas instruções de cuidado local e de irrigação da sonda de drenagem, incluindo a observação de sinais de infecção ou deslocamento.

Crianças com sistemas diversionais externos necessitam de apoio e orientação psicológica, principalmente quando chegam à adolescência e as questões de imagem corporal assumem maiores proporções. Os que sofrem de deterioração renal progressiva podem enfrentar a perspectiva de diálise ou transplante, além dos desafios físicos e psicológicos que acompanham esses procedimentos.

ANOMALIAS EXTERNAS DO TRATO GENITURINÁRIO

As malformações do trato geniturinário têm o potencial de causar distorções da imagem corporal. A correção cirúrgica satisfatória é bem-sucedida na maioria dos distúrbios comuns e é realizada ou iniciada logo que possível. As principais anomalias do trato geniturinário inferior, sua descrição e tratamento são destacados na Tabela 26.4.

Tabela 26.4 Anomalias do trato geniturinário.

Anomalia	Tratamento terapêutico
Hérnia inguinal: protrusão de conteúdos abdominais através do canal inguinal para dentro do escroto	Detectada como edema inguinal indolor de tamanho variável Fechamento cirúrgico da anomalia inguinal
Hidrocele: líquido no escroto	Correção cirúrgica indicada se persistir além de 1 ano
Fimose: estreitamento ou estenose da abertura prepucial	**Casos leves:** podem não requerer terapia se o fluxo da urina não estiver obstruído; podem ser prescritas pomadas esteroides, normalmente 2 vezes/dia durante 1 mês **Casos intensos:** circuncisão ou fenda dorsal em casos intensos ou raros
Hipospadia: abertura uretral localizada atrás da glande peniana ou em qualquer lugar ao longo da superfície ventral do eixo peniano	Objetivos da correção cirúrgica: • Permitir que a criança urine na posição ereta e direcione o jato voluntariamente da maneira habitual • Melhorar a aparência física da genitália • Produzir um órgão sexualmente adequado
Pênis curvo congênito *chordee*: curvatura ventral do pênis, geralmente associada a hipospadia	Liberação cirúrgica da faixa fibrosa que causa a deformidade
Epispadia: abertura do meato localizada na superfície dorsal do pênis	Correção cirúrgica, normalmente incluindo aumento da extensão do pênis e uretra e reconstrução do colo da bexiga (se necessário)
Criptorquidismo: falha na descida normal de um ou ambos os testículos através do canal inguinal	Detectado pela incapacidade de palpar os testículos dentro do escroto **Clínico:** a administração de terapia hormonal tem sido historicamente utilizada em alguns centros para induzir a decídua testicular, porém é uma abordagem controversa e não recomendada atualmente **Cirúrgico:** orquiopexia Objetivos da terapia: instalar e fixar os testículos em sua posição escrotal normal ou remover resquícios testiculares inviáveis Permite o exame mais fácil do testículo, pois há maior risco de câncer em testículos que não desceram; a correção cirúrgica precoce pode reduzir o risco de câncer e também de infertilidade Reduzir o risco de trauma e torção Reduzir o risco de hérnia inguinal fechando o canal inguinal Possível melhora da satisfação com a imagem corporal
Extrofia de bexiga: eversão da bexiga posterior através da parede anterior da bexiga e da parede abdominal inferior; associada ao arco púbico aberto (uma malformação grave)	Possíveis objetivos da correção cirúrgica: • Preservar a função renal • Obter controle urinário • Oferecer correção reconstrutiva adequada • Melhorar a função sexual

FIMOSE

Fimose é o estreitamento ou estenose da abertura prepucial que impede a retração do prepúcio sobre a glande peniana. É um achado normal em meninos recém-nascidos e lactentes e geralmente se resolve conforme a criança cresce e o prepúcio distal se dilata. Ocasionalmente, o estreitamento obstrui o fluxo da urina, resultando em gotejamento ou até mesmo abalonamento do prepúcio por acúmulo de urina durante a micção. A fimose é geralmente tratada efetivamente com a aplicação de cremes esteroides duas vezes ao dia durante 1 mês, com a opção de tratamento cirúrgico com circuncisão em casos mais graves.

Balanite é uma inflamação ou infecção do prepúcio fimótico, que ocorre ocasionalmente e é tratada como qualquer outra inflamação ou infecção.

Cuidados de enfermagem

A adequada higiene do prepúcio fimótico em meninos recém-nascidos e lactentes consiste na limpeza externa de rotina durante o banho. O prepúcio não deve ser retraído à força, pois isso pode criar cicatrizes que podem impedir futura retração. Além disso, a retração de um prepúcio muito estenosado pode resultar em parafimose, uma condição na qual o prepúcio retraído não consegue ser recolocado em sua posição normal sobre a glande. Isso causa edema e constrição venosa criada pela estenose da faixa justa de prepúcio – uma emergência urológica que requer avaliação imediata.

HIDROCELE

A **hidrocele** é a presença de líquido peritoneal no escroto entre as camadas parietal e visceral da túnica vaginal e é a causa mais comum de edema escrotal indolor em crianças e adolescentes, juntamente com hérnia inguinal não encarcerada. As hidroceles podem ser comunicantes ou não comunicantes. Uma hidrocele comunicante geralmente se desenvolve quando o processo vaginal não se fecha durante o desenvolvimento, permitindo a comunicação com o peritônio. As hidroceles não comunicantes não têm conexão com o peritônio, com fluido proveniente do revestimento mesotelial da túnica vaginal. As hidroceles são comuns em recém-nascidos e geralmente se resolvem espontaneamente, geralmente por volta de 1 a 3 anos. Em crianças com mais idade, a hidrocele não comunicante pode ser idiopática ou resultado de trauma, epididimite, orquite, torção testicular, torção do apêndice testicular ou apêndice epidídimo ou tumor.

As hidroceles comunicantes podem mudar de tamanho durante o dia ou com esforço, enquanto as hidroceles não comunicantes não são redutíveis e, portanto, não mudam de tamanho durante episódios de choro ou esforço. A correção cirúrgica é indicada para hidroceles comunicantes que persistem após 1 ano, pois há risco de desenvolvimento de hérnia inguinal encarcerada. As hidroceles idiopáticas são corrigidas se sintomáticas, e as hidroceles reativas geralmente se resolvem com o tratamento da causa subjacente, como a epididimite.

Cuidados de enfermagem

A correção cirúrgica é um procedimento ambulatorial. Avise aos pais que pode haver edema temporário e descoloração do escroto, que se resolve espontaneamente. Brinquedos de montar são evitados pelo período de 2 a 4 semanas, e atividades extenuantes em meninos com mais idade podem ser evitadas por 1 mês. Se for utilizado um curativo, deve ser removido entre 2 e 3 dias e, normalmente, a criança pode tomar banho em 3 dias.

CRIPTORQUIDISMO

O **criptorquidismo**, comumente referido como testículo(s) não descido(s), é a não descida normal de um ou ambos os testículos através do canal inguinal até o escroto. É o distúrbio mais comum do desenvolvimento sexual em meninos. A ausência de testículos dentro do escroto pode ser resultado de testículos que não desceram (criptorquidia), testículos retráteis ou anorquismo (ausência de testículos). Os testículos não descidos podem ser categorizados ainda de acordo com a localização:

Abdominal: proximal ao anel inguinal interno.
Canalicular: entre os anéis inguinais interno e externo.
Ectópico: fora das vias normais de descida entre a cavidade abdominal e o escroto.

A incidência de criptorquidia é relatada como sendo tão alta quanto 45% em meninos prematuros e menos de 5% em meninos a termo; com 1 ano, a incidência diminui para menos de 2% e não se altera depois dessa idade (Sijstermans, Hack, Meijer et al., 2008). Diretrizes da American Urological Association recomendam que meninos com criptorquidia sejam encaminhados a um cirurgião aos 6 meses de vida (Kolon, Herndon, Baker et al., 2014).

Fisiopatologia

A criptorquidia ocorre quando um ou ambos os testículos não descem através do canal inguinal até o escroto. Vários processos podem retardar ou interromper a migração testicular, incluindo anormalidades endocrinológicas que afetam o eixo hipotálamo-hipófise-testicular, desnervação do nervo genitofemoral, tração do gubernáculo, desenvolvimento anormal do epidídimo ou parto prematuro. Hérnias congênitas e testículos anormais geralmente acompanham os testículos criptorquidários e correm o risco de torção subsequente.

O **anorquismo** é a ausência completa de um testículo. Suspeita-se de anorquismo sempre que um ou ambos os testículos não podem ser palpados no paciente com criptorquidia aparente. Em alguns casos, o anorquismo bilateral está associado a distúrbios do desenvolvimento sexual com anormalidades genotípicas e fenotípicas, especificamente hiperplasia adrenal congênita (HAC). Embora seja comumente associada a um cariótipo normal (46, XY) e desenvolvimento genital normal, é fundamental descartar a possibilidade de HAC no recém-nascido devido ao potencial de danos graves decorrentes da incapacidade de regular os níveis de eletrólitos (Kolon et al., 2014). Um testículo ausente pode ser devido à atrofia da torção testicular pré-natal, também conhecida como *testículos desaparecidos* ou *síndrome de regressão testicular.*

O testículo criptorquídico ou ectópico deve ser diferenciado do anorquismo devido ao risco de degeneração maligna e subfertilidade quando o testículo é mantido em uma localização extraescrotal. Essa diferenciação requer exploração cirúrgica laparoscópica ou direta (Kolon et al., 2014).

Os testículos retráteis podem ser encontrados em qualquer nível no trajeto da descida testicular, mas são mais comumente identificados na virilha. Felizmente, não são verdadeiramente criptorquidas. Em vez disso, são introvertidos para uma posição inguinal ou abdominal por causa de um reflexo cremastérico hiperativo. O reflexo cremastérico, observado como retirada do testículo acima do escroto e para dentro do canal inguinal em resposta a vários estímulos, incluindo exposição a temperaturas frias, é ativo durante a infância e atinge o pico por volta dos 4 a 5 anos. Ao contrário do testículo criptorquidiano, o testículo retrátil pode ser movido suavemente para o escroto sem tensão residual e não requer tratamento. Os testículos retráteis podem se tornar testículos ascendentes e requerem monitoramento anual. Os testículos retráteis não requerem intervenção cirúrgica, a menos que se tornem testículos ascendidos que não podem mais ser levados para o escroto.

Manifestações clínicas

Um testículo não palpável é tipicamente observado pelos pais ou detectado durante o exame físico de rotina por um enfermeiro ou médico. Se um testículo não for palpável, o hemiscroto afetado parecerá menor que o outro. Com testículos não palpáveis bilaterais, ambos os hemiscrotos parecem pequenos. No caso de testículos retráteis, os pais podem relatar a observação intermitente dos testículos na bolsa escrotal, intercalada com períodos em que não podem ser visualizados ou palpados. Frequentemente, o testículo retrátil será observado no escroto quando a criança está tomando banho de banheira.

Avaliação diagnóstica

É importante diferenciar o verdadeiro testículo não descido do testículo retrátil mais comum. Os testículos retráteis podem ser "ordenhados" ou empurrados de volta para o escroto, mas os que não desceram não podem. Para exame, o enfermeiro pode evitar o reflexo cremastérico colocando a criança em uma posição de cócoras ou sentada de pernas cruzadas antes de verificar a posição dos testículos.

Manejo terapêutico

Embora a terapia hormonal primária com hormônio luteinizante – hormônio liberador (*spray* nasal) e gonadotrofina coriônica humana (injeção) – venha sendo utilizada mais comumente na Europa, não é mais recomendada para induzir a descida testicular (Kolon et al., 2014). As evidências mostram baixas taxas de resposta e falta de eficácia em longo prazo (Kolon et al., 2014). A **orquipexia**, ou reposicionamento cirúrgico do testículo, é realizada em testículos palpáveis. A cirurgia exploratória pode ser necessária se o testículo não for palpável. O objetivo é colocar e fixar testículos não descidos viáveis em uma posição escrotal normal ou remover remanescentes testiculares não viáveis. O posicionamento escrotal reduz o risco de torção e trauma e permite um exame mais fácil do testículo porque há um risco aumentado de câncer testicular apesar do tratamento de testículos que não desceram. No procedimento cirúrgico de rotina para testículos que não desceram, os testículos são levados para dentro do escroto e fixados nessa posição sem tensão ou torção. Uma orquipexia simples para um testículo palpável geralmente pode ser realizada em ambulatório. Se a cirurgia exploratória for necessária para determinar se um testículo está presente, um procedimento sob anestesia é o passo inicial. Dependendo dos achados, um procedimento diagnóstico laparoscópico ou uma abordagem inguinal aberta pode ser realizada. A identificação de testículo intra-abdominal permite o planejamento de um procedimento definitivo, que pode ser aberto ou laparoscópico; alguns meninos precisarão de uma correção cirúrgica planejada em dois estágios para levar um testículo intra-abdominal para o escroto. Aproximadamente 10% dos meninos com testículos não palpáveis apresentam testículo ausente no momento da cirurgia.

Cuidados de enfermagem

Os cuidados de enfermagem pós-operatórios são direcionados à prevenção de infecção e à orientação aos pais sobre os cuidados domiciliares da criança, incluindo o controle da dor. A observação da ferida para verificar complicações e as restrições de atividade são discutidas. A criança deve evitar atividades esportivas vigorosas e o uso de brinquedos de montar por um período de 2 a 4 semanas no pós-operatório. Os cuidados gerais são semelhantes aos descritos para a correção da hidrocele.

Os pais podem estar preocupados com a fertilidade futura da criança, e estudos recentes mostram alguma fertilidade diminuída na criptorquidia bilateral, mas em pacientes unilaterais a taxa de fertilidade se aproxima da encontrada na população geral. O risco de câncer testicular é uma preocupação que diminui se a cirurgia for feita antes da puberdade, mas todos os meninos com criptorquidia devem aprender o autoexame testicular na puberdade para facilitar a detecção precoce (Kolon et al., 2014). O tratamento cirúrgico é indicado o mais cedo possível após os 6 meses de vida e definitivamente deve ser concluído aos 2 anos, pois a descida espontânea raramente ocorre após os 6 meses e o tratamento entre 1 e 2 anos está associado à melhora da fertilidade e do crescimento testicular (Kolon et al., 2014).

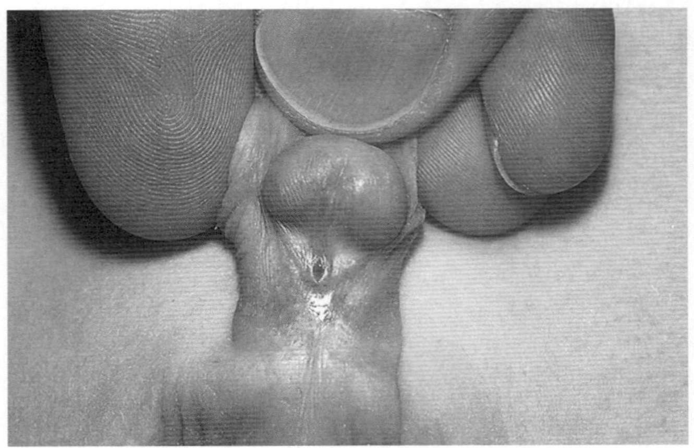

Figura 26.3 Hipospadias. (Cortesia de H. Gil Rushton, MD, Children's National Medical Center, Washington, DC.)

HIPOSPADIA

A **hipospadia** é uma anomalia congênita da uretra masculina que resulta na posição ventral anormal da abertura uretral na parte inferior do pênis, desde a glande até o períneo (Figura 26.3). É uma das anomalias congênitas mais comuns com um relato de incidência variado em todo o mundo, com 10 a 15% tendo um parente de primeiro grau do sexo masculino (irmão ou pai) com a mesma condição (Gray, 2009; Springer, van den Heijkant, & Baumann, 2016). Fatores genéticos e ambientais têm sido associados à hipospadia. A gravidade da hipospadia baseia-se na posição da abertura uretral e no grau de ***chordee***, ou curvatura ventral do pênis. Quanto mais distante a abertura da posição normal na extremidade da glande e mais acentuada a curvatura, mais aumentam a gravidade e a necessidade de correção cirúrgica mais extensa. Em casos leves, o meato fica logo abaixo da extremidade do pênis. Na malformação mais grave, o meato está no períneo, na porção medial do escroto bífido. Além disso, o prepúcio geralmente está ausente ventralmente e, quando combinado com a corda, dá ao órgão uma aparência encapuzada e torta. Em casos graves, a aparência alterada pode deixar o sexo do lactente em dúvida ao nascer devido à posição perineal do meato e ao pênis pequeno. Em qualquer caso de genitália ambígua, uma avaliação adicional é essencial. A criptorquidia está presente em cerca de 10% dos lactentes com hipospadia e aumenta com hipospadia mais proximal com o meato no escroto ou períneo. Há um risco aumentado de distúrbios do desenvolvimento sexual em pacientes com hipospadia grave, com e sem criptorquidia.

Correção cirúrgica

Os principais objetivos da correção cirúrgica são (1) aumentar a capacidade da criança de urinar na posição ortostática com jato reto, (2) melhorar a aparência física da genitália por razões psicológicas e (3) preservar uma condição sexualmente adequada do órgão. A escolha do procedimento cirúrgico é influenciada principalmente pela gravidade da anomalia e pela presença de anomalias associadas. Inúmeras técnicas são usadas na correção da hipospadia e são realizadas sob anestesia geral e geralmente como procedimento ambulatorial.

A correção da hipospadia pode ser feita por tubularização primária para formas mais leves nas quais uma nova uretra é feita rolando-se uma tira ventral de pele da haste peniana que normalmente formaria a uretra. Para hipospadias mais graves, um "*flap* em ilha *onlay*" é utilizado para criar a uretra, transferindo-se um retalho interno do prepúcio para a placa uretral ventral. Em formas graves de hipospadia, incluindo aquelas com corda significativa, a correção cirúrgica em dois tempos é usada para corrigir o pênis e criar uma nova uretra. Essas correções são normalmente realizadas com pelo menos 6 meses de intervalo. Não há consenso sobre a melhor abordagem cirúrgica para correção de hipospadias graves, e as taxas de complicação – especificamente, desenvolvimento de fístula uretrocutânea, estenose uretral ou estenose meatal e divertículo uretral – são altas.

O tempo preferencial para a correção cirúrgica é de 6 a 12 meses, antes que a criança desenvolva percepção da imagem corporal. Ocasionalmente, um tratamento curto à base de testosterona é administrado no pré-operatório para se alcançar um tamanho peniano adicional e facilitar a abordagem cirúrgica. Se a testosterona pré-operatória for usada, não terá efeito sobre o eventual tamanho adulto do falo.

Cuidados de enfermagem

A circuncisão neonatal deve ser evitada em hipospadias nas quais há prepúcio incompleto, porque isso não conduz a um *clamp* seguro ou à circuncisão *Plastibell*. Em casos graves, o prepúcio pode ser usado na reconstrução. Na hipospadia leve, o prepúcio pode não estar incompleto e a anormalidade pode não ser notada até que a circuncisão esteja completa. Isso não afeta a reconstrução futura bem-sucedida, se for necessária. Na maioria dos casos, a aparência após a reconstrução será de um pênis normal circuncidado. O preparo dos pais para o tipo de procedimento a ser feito e o resultado cosmético esperado ajuda a evitar problemas.

Frequentemente, os pais são informados sobre o que deve ser corrigido cirurgicamente, mas não são avisados sobre o que esperar como consequência razoável. Técnicas cirúrgicas mais refinadas realizadas por cirurgiões especializados em condições urológicas pediátricas melhoraram os resultados estéticos e funcionais nesses meninos. Se as crianças têm idade suficiente para entender o que está acontecendo, o enfermeiro também as prepara para a operação e o resultado esperado.

A correção da hipospadia pode exigir algum tipo de desvio urinário com um *stent* de silicone ou sonda enteral para promover a cicatrização ideal e manter a posição e a permeabilidade da uretra recém-formada. Esse dispositivo é mantido na bexiga para drenar a urina por um período de 5 a 10 dias. Na maioria dos lactentes e crianças que não são treinados para ir ao banheiro, a sonda drena diretamente para a fralda. Em crianças com mais idade, a sonda é conectada a uma bolsa coletora posicionada na região da coxa ou, ainda, a um saco coletor maior posicionado ao lado da cama à noite. As bolsas de drenagem devem sempre ser posicionadas abaixo do nível da bexiga para proporcionar a drenagem adequada. Banhos de banheira devem ser evitados até que a sonda seja removida. A maioria das crianças será submetida a um bloqueio do nervo caudal ou peniano, além da anestesia geral, que dura de 6 a 8 horas. A administração apropriada de analgésicos prescritos por um período de 48 a 72 horas após a cirurgia ajudará a controlar o desconforto. Quando uma sonda é mantida, espasmos vesicais são comuns e acarretam muito desconforto. Medicamentos anticolinérgicos, como oxibutinina, são normalmente utilizados para prevenir espasmos. Os pais devem ser alertados sobre a possibilidade de espasmos vesicais, que geralmente são breves e intensos e podem levar a criança a arquear as costas e levar os joelhos até o peito, o que pode fazer a urina vazar ao redor da sonda. A oxibutinina é administrada normalmente a cada 8 horas e pode exigir ajuste de dose, como aumentar a frequência para cada 6 horas para controlar os espasmos. Uma vez que a sonda é removida, a medicação não é mais necessária. Muitas vezes, um antibiótico profilático é administrado até logo após a remoção da sonda. A medicação anticolinérgica é constipante, e esse é um problema comum no pós-operatório e pode ser evitado com medidas preventivas, como administrar líquidos adequadamente e utilizar um emoliente de fezes ou laxante, se necessário. Preparar os pais para esses problemas potenciais é uma importante responsabilidade da enfermagem. Os pacientes comumente vão para casa com um curativo que geralmente sai entre 1 e 2 dias e normalmente é removido no banho em 3 dias se não houver *stent* no local. Se o curativo estiver sujo, pode ser limpo com cuidado e removido assim que os pais estiverem preparados, cientes de que a aparência do pênis geralmente está edemaciada, descolorida e/ou lesionada e que isso é esperado e se resolverá com o tempo. Durante a cicatrização, aplicar vaselina ou gel lubrificante na fralda para evitar que a aderência do pênis pode ajudar a prevenir o sangramento e aumentar o conforto.

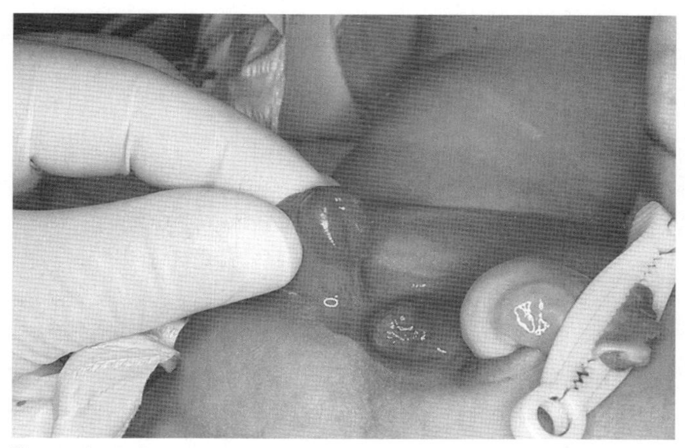

Figura 26.4 Recém-nascido com extrofia vesical e epispadia. (Cortesia de Tim Yankee, St. Francis Hospital, Tulsa, OK.)

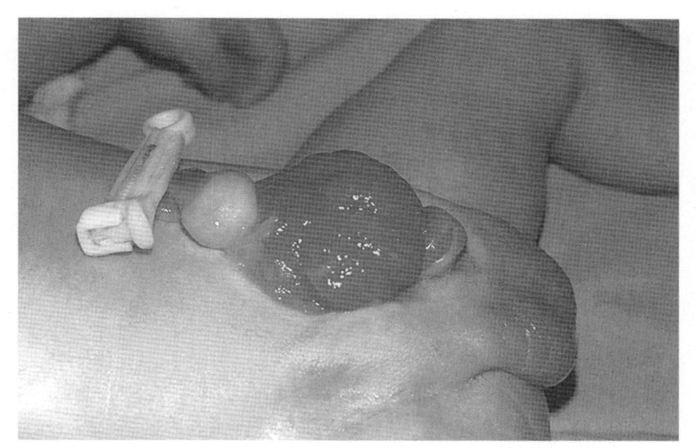

Figura 26.5 Extrofia da bexiga. (Cortesia de H. Gil Rushton, MD, Children's National Medical Center, Washington, DC.)

COMPLEXO EXTROFIA-EPISPADIAS

A **extrofia da bexiga** é uma anomalia grave que envolve o sistema musculoesquelético e os tratos urinário, reprodutivo e intestinal. É uma das três anomalias que definem o complexo extrofia-epispadia (CEE). A **epispadia** é uma uretra dorsal exposta ou aberta. A extrofia da bexiga urinária é uma malformação mais grave caracterizada por uma bexiga aberta de dentro para fora com a superfície interna exposta e a uretra dorsal na parede abdominal inferior (Figuras 26.4 e 26.5). O terceiro tipo de malformação, **extrofia cloacal**, é o mais grave e inclui extrofia da bexiga, bem como extrofia do intestino grosso (intestino posterior) através de uma anomalia na parede abdominal. Além disso, há atresia anal, onfalocele, hipoplasia do cólon, genitália anômala e, muitas vezes, disrafismo espinal. Felizmente, a incidência de extrofia cloacal é baixa – menos de 1 por 100 mil nascidos vivos (Feldkamp, Botto, Amar et al., 2011). A extrofia clássica da bexiga urinária geralmente inclui achados de diástase (separação) da sínfise púbica (osso pélvico), cicatriz umbilical baixa, ânus deslocado anteriormente, malformações da genitália e hérnia inguinal. A incidência de extrofia da bexiga urinária varia de 3,3 a 5 por 100 mil nascidos vivos e é mais comum em homens do que em mulheres (Jayachandran, Bythell, Platt et al., 2011).

Fisiopatologia

A extrofia resulta da falha na fusão da parede abdominal e das estruturas subjacentes, incluindo a parede ventral da bexiga, no útero. Como resultado, o trato urinário inferior fica exposto e a bexiga evertida aparece em vermelho-vivo através da abertura abdominal. Geralmente, é acompanhada por uma constante infiltração de urina dos orifícios ureterais expostos, tornando a área fétida e suscetível a infecção. O acúmulo constante de urina na pele produz lesão tecidual e risco adicional de infecção. A lesão renal progressiva por infecção e obstrução pode causar insuficiência renal se não for tratada.

Em indivíduos do sexo masculino com extrofia da bexiga, a malformação da genitália inclui epispadia e curvatura para cima de um pênis encurtado e pode incluir outros problemas, como testículos não descidos e hérnias inguinais. Em indivíduos do sexo feminino, há epispadias, um clitóris bífido e pequenos lábios menores. A vagina é encurtada em comparação com o normal, e a dilatação vaginal pode ser necessária para permitir a relação sexual. Em pacientes com extrofia cloacal, muitas vezes há anomalias mais graves, como útero bífido ou duplicado, clitóris dividido, lábios completamente separados e vagina duplicada ou ausente nas meninas. Os meninos podem ter um pênis e escroto divididos ou um pênis curto e plano com hipospadia. Em ambos os sexos, a separação dos ossos púbicos geralmente é corrigida pela osteotomia pélvica, particularmente se houver diástase extrema para aumentar a probabilidade de fechamento bem-sucedido da bexiga. Em pacientes com extrofia vesical, o trato urinário superior geralmente é normal. A fertilidade é possível nas mulheres, mas diminuída nos homens, possivelmente devido a anormalidades no sêmen, ejaculação anormal ou ambas. As técnicas de reprodução assistida continuam a ser uma opção viável para pacientes com infertilidade. Estudos recentes indicam bons resultados em longo prazo na função sexual geral e erétil em homens e mulheres com epispadia e extrofia da bexiga urinária (Suominen, Santtila, & Taskinen, 2015).

Manejo terapêutico

Os objetivos do tratamento são (1) preservação da função renal; (2) obtenção do controle urinário; (3) correção reconstrutiva adequada para aparência aceitável; (4) prevenção de ITUs; e (5) preservação da genitália externa ideal com continência e função sexual. Atualmente, duas abordagens cirúrgicas são usadas para corrigir a extrofia da bexiga urinária. Uma delas é chamada de *correção moderna de extrofia em estágios*, geralmente envolvendo três cirurgias e começando com o fechamento da bexiga e da parede abdominal. A correção primária completa da extrofia da bexiga (CPCEB) é um fechamento cirúrgico de estágio único que combina o fechamento da bexiga e da parede abdominal, o aperto parcial do colo da bexiga e o reimplante ureteral bilateral para corrigir o refluxo. Muitas vezes, as osteotomias pélvicas são realizadas no momento do fechamento primário para aprofundar a pelve achatada, fechar a diástase púbica e liberar a tensão na parede abdominal a fim de melhorar o sucesso do fechamento primário (Inouye, Massanyi, Di Carlo et al., 2013; Inouye, Tourchi, Di Carlo et al., 2014; Kasprenski, Benz, Maruf et al., 2018).

Para a criança com extrofia vesical, a CPCEB pode ser realizada nas primeiras 72 horas de vida ou como procedimento tardio por volta dos 2 meses de vida. Para a criança com extrofia cloacal, as osteotomias pélvicas são necessárias devido à ampla diástase pélvica, e a cirurgia é feita dentro de 48 a 72 horas de vida para fechar a bexiga e a onfalocele e realizar derivação intestinal (Inouye et al., 2013, 2014; Kasprenski et al., 2018).

Em algumas crianças, a reconstrução (contenção) do colo vesical pode não fornecer resistência suficiente para atingir a continência urinária. Nesses casos, injeções de colágeno suburetral ou implante de esfíncter urinário artificial podem ser realizados. Ocasionalmente, a bexiga não atinge uma capacidade funcional adequada, sendo necessária a enterocistoplastia de aumento. Esse procedimento é tipicamente combinado com a criação de um estoma apendicular de Mitrofanoff, porque a cateterização é difícil após a reconstrução da uretra proximal. Anormalidades da genitália são tratadas para garantir a função sexual ideal. Nos meninos, os testículos são tipicamente criptorquídicos, e a orquipexia bilateral é combinada com a reconstrução do escroto bífido para preservar a função testicular. Nas meninas, o aumento cirúrgico do introito vaginal pode ser necessário para permitir a relação sexual. Em ambos os sexos, a cirurgia plástica para reduzir as cicatrizes da área genital ou para criar uma cicatriz umbilical pode melhorar significativamente a imagem corporal da criança e a identidade sexual emergente.

Cuidados de enfermagem

É importante limitar o trauma na mucosa exposta da bexiga, por isso o órgão é coberto de uma película não aderente de filme plástico ou curativo transparente que não adere à bexiga, mas pode aderir à pele circundante. Após o fechamento da bexiga, o neonato é monitorado quanto ao débito urinário e aos sinais de infecção do trato urinário ou da ferida. No momento do fechamento, a diástase pélvica pode ser corrigida com uma osteotomia, mas, mesmo que não seja realizada, esses pacientes geralmente necessitam de imobilização da pelve com tração pelo período de 2 a 4 semanas. Uma forma comum de tração para recém-nascidos é a tração de Bryant modificada, como também podem ser utilizados aparelho gessado e outras técnicas. O monitoramento da condição da pele e da circulação é fundamental, assim como o monitoramento da incisão quanto à possibilidade de deiscência da ferida. Os focos dos cuidados de enfermagem são o manejo da dor e a manutenção da imobilização. O manejo da dor pode ser alcançado com analgesia epidural contínua ou analgesia intravenosa controlada pelo paciente, pelos pais ou pelo enfermeiro e pode envolver o serviço de dor da instituição em cooperação com o enfermeiro à beira do leito para fornecer controle ideal da dor (Kozlowski, 2008). Os cuidados de enfermagem pós-operatórios também incluem monitoramento da estabilidade hemodinâmica, manutenção da patência e estabilidade de sondas e drenos, fornecimento de fluidos intravenosos (IV) e nutrição e inclusão da família nos cuidados.

Os cuidados de enfermagem pós-operatórios após reconstrução do colo vesical e cirurgia antirrefluxo (reimplante ureteral) incluem cuidados com feridas e monitoramento cuidadoso do débito urinário da bexiga e das sondas de drenagem ureteral. Os cuidados após alongamento peniano, liberação da *chordee* e reconstrução uretral são semelhantes aos cuidados após a correção da hipospadia.

As crianças que não atingem a continência urinária após a reconstrução do colo vesical recebem uma derivação urinária. Além dos cuidados pós-operatórios de rotina, os cuidados de enfermagem após uma derivação urinária incluem cuidados com a ferida, observação de aspirado gástrico por sonda nasogástrica (NG) (a cirurgia requer ressecção intestinal) e medição e observação do débito urinário. O cateterismo intermitente limpo (CIC) é usado para esvaziar regularmente o reservatório urinário. A maioria das crianças é capaz de aprender o autocateterismo aos 6 ou 7 anos. A supervisão de um adulto é necessária para garantir que a criança esteja realizando o procedimento corretamente.

Apoio à família e cuidados domiciliares

A extrofia da bexiga e os demais distúrbios do CEE são anomalias congênitas significativas que requerem cuidados por toda a vida por uma equipe de especialistas. A melhoria das técnicas cirúrgicas tem ajudado a alcançar melhores resultados, especificamente o da meta de continência. O estresse dos pais é significativo e os serviços de apoio podem ser úteis para uma adaptação positiva. Os pacientes também podem se beneficiar de apoio psicológico, pois problemas de ajuste são comuns, principalmente em adolescentes. Os pais devem receber ensino e prática sobre como cuidar do lactente ou criança em casa e ter acesso a recursos para ligar em caso de dúvidas. Dar tempo para os pais expressarem suas preocupações pode facilitar a avaliação de sua compreensão e ajudar a direcionar as necessidades de alta. Quando a criança recebe alta com uma malformação não reparada, um filme plástico é colocado sobre a anomalia e as fraldas são trocadas com frequência para evitar infecção, ulceração e odor. Os pais são ensinados a reconhecer os sinais de ITU e relatar uma suspeita de infecção ao médico. Os cuidados gerais com o lactente permanecem inalterados – exceto para banhos de chuveiro ou no leito em vez de imersão em água.

DISTÚRBIOS DO DESENVOLVIMENTO SEXUAL

Lactentes nascidos com discrepâncias entre genitália externa, sexo gonadal e cromossômico são agora referidos como portadores de um **distúrbio do desenvolvimento sexual (DDS)** (Lee, Nordenstrom, Houk et al., 2016). A apresentação ao nascimento pode ser uma aparência genital que não permite a declaração de gênero, o que é denominado **genitália ambígua** e pode incluir criptorquidia bilateral, hipospadia perineal com escroto bífido, clitoromegalia, fusão labial posterior, aparência fenotípica feminina com gônada palpável e hipospadia e gônada não palpável unilateral. Também estão incluídos na categoria DDS lactentes com genitália e cromossomos sexuais discordantes. A síndrome de Turner (45, XO) e a síndrome de Klinefelter (47, XXY) também são DDSs que não apresentam genitália ambígua.

Fisiopatologia

A diferenciação sexual normal começa na 7ª semana de gestação, quando os fetos com um cromossomo Y começam a desenvolver testículos. No início, os fetos femininos (XX) e masculinos (XY) têm uma estrutura reprodutiva semelhante. Vários genes contribuem para esse processo, e mutações nesses genes podem levar a vários DDSs. As malformações congênitas da genitália são mais frequentes devido à deficiência androgênica em indivíduos XY e ao excesso androgênico em pacientes XX, embora, em muitos casos, nenhuma etiologia endócrina possa ser encontrada (Grinspon & Rey, 2014).

A avaliação inicial inclui cariótipo e avaliação da função adrenal e gonadal, e essas informações podem ser usadas para categorizar o lactente em uma das três categorias:

- XX virilizado (XX DDS)
- XY subvirilizado (XY DDS)
- Padrão de cromossomos sexuais mistos.

Manejo terapêutico

A causa mais comum de genitália ambígua é a **hiperplasia adrenal congênita (HAC)**, que pode levar à insuficiência adrenal perdedora de sal com risco de morte nas primeiras semanas de vida. Embora agora faça parte da triagem neonatal nos EUA, qualquer criança com ambiguidade genital deve ser avaliada com urgência. Os exames laboratoriais incluem uma análise de 17-hidroxiprogesterona além do cariótipo com sonda imediata para SRY (região determinante do sexo no cromossomo Y). Os eletrólitos séricos são monitorados, pois os sinais e sintomas de insuficiência adrenal podem incluir hipoglicemia, hipovolemia, hiponatremia, hiperpotassemia, vômito e diarreia. Líquidos e eletrólitos precisam ser repostos com urgência, e o enfermeiro desempenha um papel fundamental na avaliação do lactente e no fornecimento da terapia prescrita. Exames laboratoriais adicionais podem ser indicados, assim como ultrassonografia pélvica e abdominal para avaliar gônadas, útero e vagina.

Apoio à família

O nascimento de uma criança com genitália ambígua tem sido chamado de *emergência psicossocial para a família*. Eles precisam de apoio porque a resposta a uma pergunta aparentemente simples sobre o sexo de seu filho requer avaliação e tempo. O envolvimento em uma equipe multiprofissional que pode incluir endocrinologia, urologia, genética, cirurgiões, enfermeiros e assistentes sociais pode tornar a comunicação clara um desafio, e o enfermeiro pode ser fundamental na coordenação das reuniões familiares com a equipe.

O lactente e a criança com DDS apresentam questões de manejo muito complexas e controversas, incluindo atribuição de sexo e possível cirurgia genital. As abordagens tradicionais estão sendo questionadas e continuam a evoluir. Recomenda-se o encaminhamento para um centro especializado para crianças com DDS.

Problemas psicológicos relacionados com cirurgia genital

Uma melhor compreensão das implicações psicológicas da cirurgia geniturinária em crianças, melhorias nos aspectos técnicos da cirurgia e avanços na anestesia pediátrica resultaram em modificações da abordagem cirúrgica para crianças que necessitam de cirurgia geniturinária. Alguns dos problemas de hospitalização, separação e ansiedade podem ser amenizados por práticas hospitalares sensíveis às necessidades da criança (ver Capítulo 19).

A imagem corporal de uma criança resulta, em grande parte, do *feedback* dos cuidadores primários e colegas, e a ansiedade dos pais em relação a uma aparência física aceitável é prontamente comunicada a uma criança afetada. Essa comunicação sutil aumenta o risco de desenvolvimento de uma imagem corporal distorcida, e a correção precoce pode facilitar uma imagem corporal positiva. A imagem corporal sexual é outra área que se acredita ser em grande parte uma função da socialização. Em termos de distúrbios do desenvolvimento sexual, essa se torna uma área muito mais complexa e multifacetada.

A reação da criança à cirurgia está relacionada com o desenvolvimento emocional e cognitivo. É importante minimizar a separação entre pais e filhos, principalmente nos primeiros 1 a 2 anos de vida. De cerca de 3 a 6 anos, as crianças têm medo do que percebem como ameaças ao seu corpo e à função corporal. Elas são egocêntricas em sua visão do mundo e podem perceber a cirurgia como punição por culpas reais ou imaginárias e exigem garantias de que não são culpadas. Aos 7 anos, têm mais capacidade de entender, mas ainda podem associar cirurgia a punição. A correção cirúrgica é idealmente realizada antes que esses medos e ansiedades se desenvolvam. Em relação ao risco anestésico, os procedimentos eletivos geralmente são realizados após os 6 meses de vida. Acredita-se que as crianças não têm memória dos procedimentos realizados dos 18 aos 24 meses. A idade de 24 a 36 meses pode ser uma época em que o trauma da cirurgia é relativamente menor, mas, no caso de uma malformação externa, isso prolonga a correção. O American Academy of Pediatrics Action Committee on Surgery publicou pela primeira vez recomendações sobre o momento da cirurgia eletiva na genitália de crianças do sexo masculino como uma revisão em 1996.

Cuidados de enfermagem

Preparar as crianças e suas famílias para procedimentos diagnósticos e cirúrgicos (ver Capítulo 20, seção *Preparo para procedimentos diagnósticos e terapêuticos*) e para cuidados domiciliares é uma função importante da enfermagem. A maioria dos cuidados pós-operatórios envolve cuidados com o sítio cirúrgico. Banhos de banheira podem ser desencorajados por alguns dias ou mais, dependendo do procedimento (se um *stent* ou sonda for deixado no lugar) e da abordagem do cirurgião. É prática comum deixar um *stent* ou sonda uretral no local para drenar diretamente na fralda após alguns procedimentos reconstrutivos, como correção de hipospadia. O sítio cirúrgico é mantido limpo e inspecionado quanto a sinais de infecção ou sangramento. Cirurgias mais complexas requerem cuidados e observação adicionais, como cuidados com sondas de drenagem e irrigação, troca de curativos e monitoramento dos dispositivos de coleta.

As restrições de atividade pós-operatória variam com a idade e o tipo de cirurgia. A atividade de lactentes e crianças de menos idade geralmente não é limitada, com exceção de evitar brinquedos de montar após cirurgia peniana ou escrotal. Crianças com mais idade podem precisar de mais restrição de atividades extenuantes por 1 mês após esses tipos de procedimentos. No caso de cirurgia abdominal mais extensa, pode haver restrições ao modo de se levantar e atividades extenuantes por um período maior. A natação pode ser restrita, especialmente quando as sondas ainda estão no lugar ou até que as incisões sejam cicatrizadas. Restrições precisas dependem do tipo específico de cirurgia e da abordagem do cirurgião.

Na maioria dos casos, os resultados da cirurgia são satisfatórios. No entanto, em alguns casos de anomalias mais graves, como extrofia e hipospadia grave, pode ser necessário suporte psicológico adicional para ajudar a ajustar as preocupações sobre o tamanho do pênis, a aparência da genitália, a capacidade potencial de procriação e a rejeição pelos pares (especialmente o sexo oposto). Discussões abertas e grupos de apoio para pais e filhos são úteis para promover um ajuste emocional ideal, particularmente durante a adolescência.

DOENÇA GLOMERULAR

SÍNDROME NEFRÓTICA

A síndrome nefrótica é um estado clínico que inclui proteinúria maciça, hipoalbuminemia, hiperlipidemia e edema. O distúrbio pode ocorrer como (1) uma doença primária conhecida como **nefrose idiopática**, **nefrose infantil** ou **síndrome nefrótica de alteração mínima (SNAM)**; (2) um distúrbio secundário que ocorre como manifestação clínica após dano glomerular com causa conhecida ou presumida ou em associação a esse dano; ou (3) uma forma congênita herdada como um distúrbio autossômico recessivo. O distúrbio é caracterizado pelo aumento da permeabilidade glomerular às proteínas plasmáticas, o que resulta em perda maciça de proteínas na urina. Essa discussão é dedicada à SNAM porque constitui 80% dos casos de síndrome nefrótica.

Fisiopatologia

O início da SNAM pode ocorrer em qualquer idade, mas ocorre predominantemente em crianças entre 2 e 7 anos. É raro em crianças com menos de 6 meses de vida, incomum em lactentes com menos de 1 ano e incomum após os 8 anos. Pacientes com SNAM são duas vezes mais propensos a ser do sexo masculino.

A patogênese da SNAM não é totalmente compreendida. Pode haver um distúrbio metabólico, bioquímico, físico-químico ou imunomediado que faz com que a membrana basal dos glomérulos se torne cada vez mais permeável à proteína, mas a causa e os mecanismos são apenas especulativos.

A membrana glomerular, normalmente impermeável à albumina e outras proteínas, torna-se permeável às proteínas, especialmente a albumina, que extravasam através da membrana e são eliminadas na urina (**hiperalbuminúria**). Isso reduz o nível de albumina sérica (**hipoalbuminemia**), diminuindo a pressão osmótica coloidal nos capilares. Como resultado, a pressão hidrostática vascular excede a força da pressão osmótica coloidal, fazendo com que o líquido se acumule nos espaços intersticiais (**edema**) e cavidades orgânicas, particularmente na cavidade abdominal (**ascite**). O deslocamento do fluido do plasma para os espaços intersticiais reduz o volume de líquido intravascular (**hipovolemia**), que, por sua vez, estimula o sistema renina-angiotensina e a secreção de hormônio antidiurético e aldosterona. A reabsorção tubular de sódio e água é aumentada na tentativa de aumentar o volume intravascular. A elevação dos lipídios séricos não é totalmente compreendida. A sequência de eventos na síndrome nefrótica está esquematizada na Figura 26.6.

Avaliação diagnóstica

A suspeita da doença baseia-se nas manifestações clínicas (Boxe 26.2). O edema generalizado pode se desenvolver rápida ou gradualmente, mas eventualmente leva a família a procurar atendimento médico. Os pais geralmente relatam que a criança está bem, mas ganhando peso constantemente; parecendo edemaciada; e depois tornando-se anoréxica, irritável e menos ativa.

Suspeita-se do diagnóstico de SNAM com base no histórico e nas manifestações clínicas (edema, proteinúria, hipoalbuminemia e hipercolesterolemia na ausência de hematúria e hipertensão) em crianças entre 2 e 8 anos. A característica principal da SNAM é a proteinúria maciça (superior a 2+ na fita de urina). Cilindros hialinos, corpos gordurosos ovais e alguns glóbulos vermelhos (hemácias) podem ser encontrados na urina de algumas crianças afetadas, embora raramente haja hematúria macroscópica. A TFG geralmente é normal ou alta. A função renal deve ser monitorada, no entanto, porque a lesão renal aguda (LRA) pode ocorrer devido a depleção do volume intravascular, nefrite intersticial, necrose tubular aguda ou outros fatores (Rheault, Wei, Hains et al., 2014).

A concentração de proteína sérica total é baixa, com a albumina sérica significativamente reduzida e os lipídios plasmáticos elevados. A hemoglobina e o hematócrito geralmente são normais ou elevados como resultado da hemoconcentração. A contagem de plaquetas pode estar elevada. A concentração sérica de sódio pode ser baixa. Se o paciente não responder a um curso de 8 semanas de esteroides diários, uma biopsia renal pode ser necessária para distinguir entre outros tipos de síndrome nefrótica. Os resultados da biopsia de

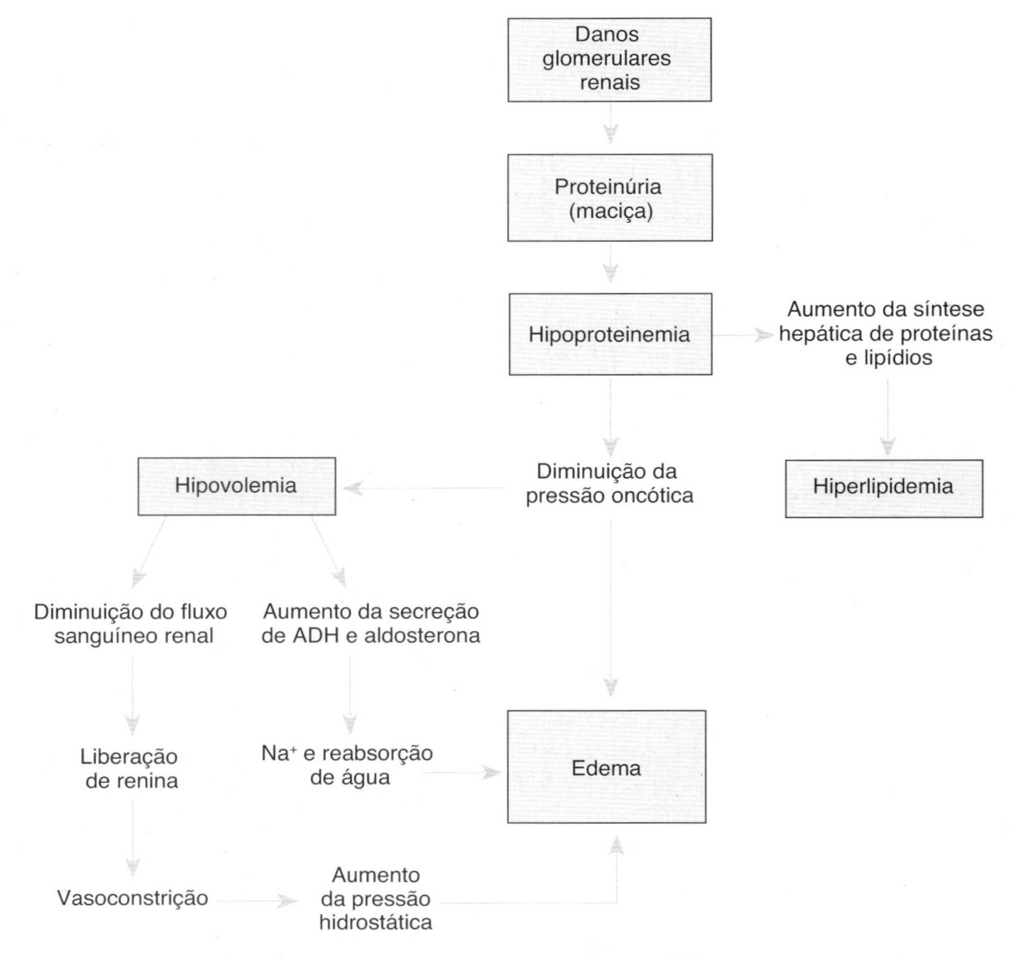

Figura 26.6 Sequência de eventos na síndrome nefrótica. *ADH,* hormônio antidiurético.

Boxe 26.2 Manifestações clínicas da síndrome nefrótica.

Ganho de peso
Edema da face (inchaço facial):

- Especialmente ao redor dos olhos
- Aparente ao acordar pela manhã
- Desaparece durante o dia

Abdome globoso (ascite)
Derrame pleural
Edema labial ou escrotal
Edema da mucosa intestinal, possivelmente causando:

- Diarreia
- Anorexia
- Má absorção intestinal

Edema de tornozelo ou membros inferiores
Irritabilidade
Facilmente fatigado
Letárgico
Pressão arterial normal ou ligeiramente diminuída
Suscetibilidade à infecção
Alterações urinárias:

- Volume diminuído
- Urina espumosa

crianças com SNAM são notáveis pela obliteração dos processos que ancoram as células epiteliais que revestem a membrana basal, mas, por outro lado, o tecido renal é normal.

Manejo terapêutico

Os objetivos do manejo terapêutico incluem (1) reduzir a excreção de proteína urinária; (2) reduzir a retenção de líquidos nos tecidos; (3) prevenir infecções; e (4) minimizar as complicações relacionadas com as terapias. As restrições alimentares incluem uma dieta com baixo teor de sal e, em casos mais graves, restrição de líquidos. Se ocorrerem complicações do edema, a terapia diurética pode ser iniciada para proporcionar alívio temporário do edema. Às vezes, são usadas infusões de albumina a 25%. As infecções agudas são tratadas com antibióticos apropriados.

Os corticosteroides são a primeira escolha de terapia para SNAM. A dosagem inicial de prednisona é geralmente de 2 mg/kg de peso corporal/dia durante 6 semanas, seguida de 1,5 mg/kg em dias alternados por 6 semanas (Lombel, Gipson & Hodson, 2013). Cerca de dois terços das crianças com SNAM têm uma recidiva, evidenciada primeiro pelo aumento da proteinúria. As recidivas podem ser diagnosticadas precocemente se os pais aprenderem o monitoramento domiciliar de rotina da proteína na urina por fita reagente. As recidivas são tratadas com um ciclo repetido, mas geralmente mais curto, de terapia com altas doses de esteroides. Os efeitos colaterais dos esteroides incluem aumento do apetite, ganho de peso, arredondamento da face e mudanças de comportamento. A terapia em longo prazo pode resultar em hirsutismo, retardo de crescimento, catarata, hipertensão, sangramento gastrintestinal, desmineralização óssea, infecção e hiperglicemia. Crianças que não respondem à terapia com esteroides, aquelas que têm recidivas frequentes e aquelas em que os efeitos colaterais ameaçam seu crescimento e saúde geral podem ser consideradas para alternativa terapêutica com outros medicamentos imunossupressores (ciclofosfamida, clorambucila ou ciclosporina).

Episódios de SNAM, tanto o primeiro episódio como a recidiva, geralmente acontecem em conjunto com uma infecção viral ou bacteriana. As recidivas também podem ser desencadeadas por alergias e imunizações. As recidivas em crianças com SNAM podem continuar por muitos anos.

As complicações da síndrome nefrótica incluem infecção, insuficiência circulatória secundária à hipovolemia e tromboembolismo. As infecções que podem ser observadas em crianças com síndrome nefrótica incluem peritonite, celulite e pneumonia e requerem reconhecimento imediato e tratamento vigoroso com antibioticoterapia apropriada.

Prognóstico

O prognóstico para a recuperação final na maioria dos casos é bom. Em crianças que respondem à terapia com esteroides, a tendência à recidiva diminui com o tempo. Com a detecção precoce e a implementação imediata da terapia para erradicar a proteinúria, o dano progressivo da membrana basal é minimizado, de modo que, quando a tendência à recidiva é passada, a função renal geralmente é normal ou quase normal. Estima-se que aproximadamente 80% das crianças afetadas tenham esse prognóstico favorável.

QUALIDADE DOS RESULTADOS DO PACIENTE:
Síndrome nefrótica

- Urina sem proteínas
- Infecções agudas evitadas
- Edema ausente ou mínimo
- Nutrição mantida
- Anormalidades metabólicas controladas

Cuidados de enfermagem

O monitoramento contínuo da retenção ou excreção de líquidos é uma importante função da enfermagem. Registros rigorosos de ganhos e perdas são essenciais, mas podem ser difíceis de obter em crianças muito pequenas. A instalação de bolsas coletoras é irritante para a pele edemaciada, que está prontamente sujeita a lesões. Pode ser necessário instalar fraldas ou compressas, que devem ser pesadas.

Outros métodos de monitoramento da evolução incluem análise de albumina urinária, peso diário e medida da circunferência abdominal. A avaliação do edema (p. ex., aumento ou diminuição do edema ao redor dos olhos e áreas dependentes), do grau de depressões e da cor e textura da pele faz parte dos cuidados de enfermagem. Os sinais vitais são monitorados para detectar quaisquer sinais precoces de complicações, como choque ou processo infeccioso.

A infecção é uma fonte constante de perigo para crianças edematosas e aquelas que recebem terapia com corticosteroides. Essas crianças são particularmente vulneráveis à infecção do trato respiratório superior; portanto, devem ser mantidas aquecidas e secas, ativas e protegidas do contato com indivíduos infectados (p. ex., colegas de quarto, visitantes, funcionários). Os Centers for Disease Control and Prevention recomendam a vacina pneumocócica conjugada (13-valente) e a vacina pneumocócica polissacarídica (PPSV, 23-valente) para crianças com síndrome nefrótica.

A perda de apetite que acompanha a recidiva cria um problema desconcertante para os enfermeiros. Os esforços combinados do enfermeiro, do nutricionista, dos pais e da criança são necessários para formular uma dieta nutricionalmente adequada e atraente. O sal é restringido (mas não eliminado) durante a fase de edema e enquanto a criança está em terapia com esteroides. A restrição de líquidos (se prescrita) é limitada ao uso em curto prazo durante o edema generalizado. Todo esforço deve ser feito para servir refeições atraentes com alimentos preferidos e um mínimo de barulho, mas geralmente é necessária muita engenhosidade para convencer a criança a comer (ver Capítulo 20, boxe *Aplicando evidências à prática: como alimentar uma criança doente*). Uma vez que a criança se sente melhor, o apetite (aumentado por esteroides) retorna. Nesse ponto, deve-se ter cuidado para evitar a ingesta calórica excessiva e o ganho de peso.

As crianças costumam ajustar as atividades de acordo com seu nível de tolerância. No entanto, podem exigir orientação na seleção de atividades lúdicas. Atividades recreativas e de diversão adequadas são uma parte importante de seus cuidados. Irritabilidade e mudanças de humor que acompanham a terapia com esteroides não são incomuns nessas crianças e podem criar um desafio adicional para o enfermeiro e a família.

Apoio à família e cuidados domiciliares

O apoio contínuo à criança e à família é uma das principais considerações de enfermagem. Os pais são ensinados a detectar sinais de recidiva e pedir mudanças no tratamento na primeira indicação. A menos que o edema e a proteinúria sejam graves ou os pais, por algum motivo, não possam cuidar da criança doente, *é preferível o atendimento domiciliar*. Os pais são orientados a testar a albumina na urina, administrar medicamentos e fornecer cuidados gerais. Os pais também são orientados a evitar o contato com colegas portadores de infecção, mas a criança deve frequentar a escola.

O curso prolongado da forma recidivante da síndrome nefrótica é desgastante tanto para a criança como para a família. O curso ascendente e descendente de remissões e exacerbações com interrupção periódica da vida familiar pela hospitalização coloca uma forte pressão na criança e na família, tanto psicológica como financeiramente. A segurança quanto a essa característica do curso da doença, com ênfase na importância dos cuidados de longo prazo, precisa ser fornecida aos pais e filhos. Uma resposta satisfatória é mais provável quando as recidivas são detectadas e a terapia é instituída precocemente, e as remissões são prolongadas quando as orientações são seguidas fielmente. O apoio contínuo à criança e à família é uma das principais considerações de enfermagem (ver Capítulo 17).

GLOMERULONEFRITE AGUDA

A glomerulonefrite aguda (GNA) pode ser um evento primário ou uma manifestação de um distúrbio sistêmico que pode variar de mínimo a grave. As características comuns incluem oligúria, edema, hipertensão e congestão circulatória, hematúria e proteinúria. A maioria dos casos é pós-infecciosa e tem sido associada a infecções pneumocócicas, estreptocócicas e virais. A **glomerulonefrite aguda pós-estreptocócica (GNPE)** é a mais comum das doenças renais pós-infecciosas na infância e aquela cuja causa pode ser estabelecida na maioria dos casos. A GNPE pode ocorrer em qualquer idade, mas afeta principalmente crianças em idade escolar, com pico de idade entre 6 e 7 anos. É incomum em crianças menores de 2 anos, e os meninos superam as meninas em 2 para 1.

Etiologia

A GNPE é uma doença imunocomplexa que ocorre após uma infecção estreptocócica anterior com certas cepas do estreptococo beta-hemolítico do grupo A (GABHS). A maioria das infecções estreptocócicas *não causa* GNPE. Um período latente de 10 a 21 dias ocorre entre a infecção estreptocócica e o início das manifestações clínicas. A doença secundária à faringite estreptocócica é mais comum no inverno ou na primavera, mas, quando a GNPE está associada a piodermite (principalmente **impetigo**), pode ser mais prevalente no fim do verão ou início do outono, especialmente em climas mais quentes. Os segundos episódios de GNPE são raros.

Fisiopatologia

A fisiopatologia da GNPE ainda é incerta. Os complexos imunes são depositados na membrana basal glomerular. Os glomérulos tornam-se edematosos e infiltrados por leucócitos polimorfonucleares, que ocluem a luz capilar. A diminuição resultante na filtração do plasma resulta em um acúmulo excessivo de água e retenção de sódio que expande os volumes do plasma e do líquido intersticial, levando à sobrecarga circulatória e edema. A causa da hipertensão associada ao GNA não pode ser completamente explicada pela retenção de líquidos. Também pode ser produzido excesso de renina.

Avaliação diagnóstica

Normalmente, as crianças afetadas estão em boa saúde até que tenham uma infecção estreptocócica. Em alguns casos, elas têm um histórico de apenas um resfriado leve ou nenhuma infecção anterior. O início da nefrite aparece após um período médio de latência de cerca de 1 a 3 semanas (Boxe 26.3). Como a criança parece estar bem durante o período de latência, os pais podem não reconhecer a associação. O edema geralmente é relativamente moderado e pode não ser percebido por alguém que não esteja familiarizado com a aparência normal da criança.

A urinálise durante a fase aguda mostra caracteristicamente hematúria e proteinúria. A proteinúria geralmente é paralela à hematúria e pode ser 3+ ou 4+ na presença de hematúria macroscópica. A descoloração evidente da urina reflete o conteúdo de hemácias e hemoglobina. O exame microscópico do sedimento mostra muitos eritrócitos, leucócitos, células epiteliais e cilindros granulares e eritrocitários. As bactérias não são detectadas.

A azotemia que resulta de filtração glomerular prejudicada é refletida em níveis elevados de ureia nitrogenada sérica (BUN) e creatinina em pelo menos 50% dos casos. Ocasionalmente, a proteinúria é excessiva e o paciente pode apresentar síndrome nefrótica (ou seja, hipoproteinemia e hiperlipidemia).

As culturas da faringe raramente são positivas para estreptococos porque a doença renal ocorre semanas após a infecção.

Alguns exames sorológicos são necessários para fazer o diagnóstico de GNPE. Anticorpos séricos circulantes para estreptococos indicam a presença de uma infecção prévia. O exame de antiestreptolisina O (ASLO) é o teste mais familiar e prontamente disponível para análise de infecção estreptocócica. Outros anticorpos que podem ajudar no diagnóstico são anti-hialuronidase (AHase), antidesoxirribonuclease B (ADNase-B) e estreptozima elevados. Todos os pacientes com GNPE têm atividade reduzida do complemento sérico 3 (C3) nos estágios

Boxe 26.3 Manifestações clínicas de glomerulonefrite pós-estreptocócica aguda.

Edema:

- Principalmente periorbital
- Edema facial mais proeminente pela manhã
- Espalha-se durante o dia, até envolver as extremidades, a genitália e o abdome

Anorexia

Urina:

- Turva, amarronzada (parecendo chá-preto ou refrigerante de cola)
- Volume intensamente reduzido

Palidez

Irritabilidade

Letargia

Criança aparentando estar doente

A criança raramente expressa queixas específicas

Crianças com mais idade se queixam de:

- Dores de cabeça
- Desconforto abdominal
- Disúria

Possíveis vômitos

Pressão arterial levemente ou intensamente elevada

iniciais da doença. Os níveis crescentes de C3 são usados como guia para indicar melhora e devem ser normais em quase todos os pacientes 8 semanas após o início da doença.

Análises que podem ser úteis incluem a radiografia de tórax, que geralmente mostra aumento cardíaco, sobrecarga pulmonar ou derrame pleural durante a fase edematosa da doença aguda. A biopsia renal para fins diagnósticos raramente é necessária, mas pode ser útil no diagnóstico de casos atípicos.

Manejo terapêutico

O manejo consiste em medidas gerais de suporte e reconhecimento precoce e tratamento das complicações. Crianças com pressão arterial normal e débito urinário satisfatório geralmente podem ser tratadas em casa. Aqueles com edema substancial, hipertensão, hematúria macroscópica ou oligúria significativa devem ser hospitalizados devido à imprevisibilidade das complicações.

As restrições alimentares dependem do estágio e da gravidade da doença, especialmente da extensão do edema. A restrição moderada de sódio e até a restrição de líquidos podem ser instituídas para crianças com hipertensão e edema. Alimentos com quantidades substanciais de potássio são geralmente restringidos durante o período de oligúria.

A avaliação regular dos sinais vitais, peso corporal e ganhos e perdas é essencial para monitorar o progresso da doença e detectar complicações que podem aparecer a qualquer momento durante o curso da doença. Um registro do peso diário é o meio mais útil para avaliar o equilíbrio hídrico. Raramente, crianças com GNPE desenvolverão LRA com oligúria que altera significativamente o equilíbrio hidreletrolítico (resultando em hiperpotassemia, acidose, hipocalcemia ou hiperfosfatemia). Essas crianças requerem um tratamento cuidadoso. A diálise ou hemodiálise peritoneal raramente é necessária.

A hipertensão aguda, às vezes grave, deve ser antecipada e identificada precocemente. As medidas da pressão arterial são feitas a cada 4 a 6 horas. Uma variedade de medicamentos anti-hipertensivos e diuréticos são usados para controlar a hipertensão. A antibioticoterapia é indicada apenas para crianças com evidência de infecções estreptocócicas persistentes. É usado para prevenir a transmissão de *streptococcus* nefritogênicos para outros membros da família.

Prognóstico

Quase todas as crianças corretamente diagnosticadas com GNPE se recuperam completamente e é conferida imunidade específica, de modo que recorrências subsequentes são incomuns. Menos de 1% das crianças irá desenvolver **doença renal terminal (DRT)**, embora a urinálise anormal e a função renal possam persistir por décadas (Nast, 2012).

Cuidados de enfermagem

Os cuidados de enfermagem à criança com glomerulonefrite envolvem avaliação cuidadosa do estado da doença, com monitoramento regular dos sinais vitais (incluindo verificação frequente da pressão arterial), equilíbrio hídrico e comportamento.

Os sinais vitais fornecem indicativos sobre a gravidade da doença e os primeiros sinais de complicações. São cuidadosamente medidos e quaisquer desvios são relatados e registrados. O volume e o caráter da urina são anotados, e a criança é pesada diariamente. Crianças com ingesta de líquidos restrita, especialmente aquelas que não apresentam edema grave ou que perderam peso, são observadas quanto a sinais de desidratação.

A avaliação da criança quanto a sinais de complicações cerebrais é uma importante função de enfermagem, pois a gravidade da fase aguda é variável e imprevisível. A criança com edema, hipertensão e hematúria macroscópica pode estar sujeita a complicações, e medidas de prevenção, como precauções para convulsões e necessidades de dispositivos intravenosos, estão incluídas no estudo de caso (ver boxe *Planejamento para o cuidado de enfermagem*, mais adiante neste capítulo).

Para a maioria das crianças, uma dieta normal é permitida, mas não deve conter sal adicionado. Alimentos ricos em sódio e guloseimas salgadas são eliminados, e pais e amigos são aconselhados a não oferecer lanches, como batatas fritas ou pastéis. A restrição de líquidos, se prescrita, é mais difícil, e a quantidade permitida deve ser dividida igualmente ao longo das horas de vigília. O preparo e o atendimento das refeições requerem atenção especial, pois a criança é indiferente às refeições durante a fase aguda. Mais uma vez, a colaboração com os pais e o nutricionista e a consideração especial pelas preferências alimentares facilitam o planejamento das refeições.

Durante a fase aguda, as crianças geralmente se contentam em permanecer deitadas. À medida que começam a se sentir melhor e seus sintomas diminuem, elas vão sentir mais vontade de se movimentar. As atividades devem ser planejadas para permitir períodos de descanso frequentes e evitar a fadiga. Crianças com edema leve e sem hipertensão, assim como crianças convalescentes que estão sendo tratadas em casa, precisam de acompanhamento. A educação dos pais e o apoio no preparo para a alta e os cuidados domiciliares incluem educação em cuidado domiciliar, restrições alimentares, prevenção de infecções e a necessidade de acompanhamento e supervisão da saúde. A supervisão de saúde é continuada com visitas semanais e mensais para avaliação e urinálise.

DISTÚRBIOS RENAIS DIVERSOS

SÍNDROME HEMOLÍTICO-URÊMICA

A síndrome hemolítico-urêmica (SHU) é uma doença renal aguda incomum que ocorre principalmente em lactentes e crianças entre 6 meses e 5 anos. A SHU é uma das causas mais frequentes de IRA adquirida em crianças (Walsh & Johnson, 2018). As características clínicas da doença incluem anemia hemolítica adquirida, trombocitopenia, lesão renal e sintomas do sistema nervoso central (SNC). Acredita-se que a etiologia da SHU esteja associada a toxinas bacterianas, produtos químicos e vírus. O aparecimento da doença tem sido associado a microrganismos *Rickettsia*, vírus (especialmente vírus Coxsackie, vírus ECHO e adenovírus), *E. coli*, *pneumococos*, *shigellae* e *salmonellae* e pode representar uma resposta incomum a essas infecções. Vários casos de SHU causados por infecção entérica do sorotipo *E. coli* O157:H7 foram atribuídos a carne malcozida, especialmente carne moída. Outras fontes são leite não pasteurizado ou suco de frutas, especialmente maçã; brotos de alfafa; alface; e salame. Nadar em água contaminada com esgoto ou bebê-la também pode causar infecção. A apresentação clínica é geralmente um histórico de doença prodrômica (mais frequentemente gastrenterite ou infecção do trato respiratório superior) seguido do início súbito de hemólise e insuficiência renal.

Fisiopatologia

O local primário da lesão parece ser o revestimento endotelial das pequenas arteríolas glomerulares, que se tornam edemaciadas e ocluídas com depósitos de plaquetas e coágulos de fibrina (coagulação intravascular). As hemácias são danificadas à medida que tentam se mover através dos vasos sanguíneos parcialmente obstruídos. Essas células danificadas são removidas pelo baço, causando anemia hemolítica aguda. A agregação plaquetária dentro dos vasos sanguíneos danificados ou o dano e a remoção de plaquetas produzem a trombocitopenia característica.

Avaliação diagnóstica

A tríade de anemia, trombocitopenia e insuficiência renal é suficiente para o diagnóstico (Boxe 26.4). O envolvimento renal é evidenciado

Boxe 26.4 Manifestações clínicas da síndrome hemolítico-urêmica.

Vômito
Irritabilidade
Letargia
Palidez acentuada
Manifestações hemorrágicas:

- Hematomas
- Petéquias
- Icterícia
- Diarreia com sangue

Oligúria ou anúria
Envolvimento do sistema nervoso central (SNC):

- Convulsões
- Estupor ou coma

Sinais de insuficiência cardíaca aguda (às vezes)

por proteinúria, hematúria e presença de cilindros urinários; os níveis de ureia e creatinina sérica estão elevados. Uma baixa hemoglobina e hematócrito e uma alta contagem de reticulócitos confirmam a natureza hemolítica da anemia.

Manejo terapêutico

Os objetivos da terapia são o diagnóstico precoce e cuidados agressivos e de suporte da LRA e da anemia hemolítica. A hemodiálise ou diálise peritoneal é instituída em qualquer criança que esteja anúrica por 24 horas ou que demonstre oligúria com uremia ou hipertensão e convulsões. Outros tratamentos incluem o uso de agentes farmacológicos, plasma fresco congelado e plasmaférese. As transfusões de sangue com concentrado de hemácias frescas e lavadas são instituídas nos casos anemia grave, mas são usadas com cautela para evitar sobrecarga circulatória pelo volume adicionado.

Prognóstico

Com tratamento imediato, a taxa de recuperação é de cerca de 95%, mas o comprometimento renal residual varia de 10 a 50%. As complicações em longo prazo incluem doença renal crônica (DRC), hipertensão e distúrbios do SNC. A morte geralmente é causada por insuficiência renal residual ou lesão do SNC.

Cuidados de enfermagem

A assistência de enfermagem é a mesma da LRA e, para crianças com progressão do quadro, inclui o manejo da doença crônica. Devido à natureza súbita e com risco de morte do distúrbio em uma criança previamente saudável, os pais geralmente estão mal preparados para o impacto da hospitalização e do tratamento. Portanto, o apoio e a compreensão são aspectos especialmente importantes do cuidado.

INSUFICIÊNCIA RENAL

A insuficiência renal é a incapacidade dos rins de excretar resíduos, concentrar a urina e conservar eletrólitos. Pode ocorrer repentinamente (p. ex., LRA ou insuficiência renal aguda – IRA) em resposta à perfusão inadequada, doença renal ou obstrução do trato urinário, ou pode se desenvolver lentamente (p. ex., DRC) como resultado de doença renal de longa data ou anomalia.

Azotemia e *uremia* são termos frequentemente usados em referência à insuficiência renal. A **azotemia** é o acúmulo de resíduos nitrogenados no sangue. A **uremia** é uma condição mais avançada na qual a retenção de produtos nitrogenados produz sintomas deletérios. Enquanto a azotemia não é fatal, a uremia é uma condição séria que geralmente envolve outros sistemas do orgânicos.

LESÃO RENAL AGUDA

Diz-se que a LRA está presente quando os rins de repente são incapazes de regular adequadamente o volume e a composição da urina em resposta à ingesta de alimentos e líquidos e às necessidades do organismo. A principal característica da LRA é a oligúria[a] associada a azotemia, acidose metabólica e diversos distúrbios eletrolíticos. A LRA não é comum na infância e o resultado depende da causa, dos achados associados e do pronto reconhecimento e tratamento.

As condições patológicas que produzem LRA causada por glomerulonefrite e SHU são discutidas e suas relações com esses distúrbios. A LRA também pode se desenvolver como resultado de um grande número de condições clínicas inter-relacionadas ou não: má perfusão renal; obstrução do trato urinário; insuficiência renal aguda; cirurgia cardíaca (Susantitaphong, Cruz, Cerda et al., 2013); ou a expressão final de doença renal crônica irreversível. A causa mais comum em crianças é a insuficiência renal transitória resultante de desidratação grave ou outras causas de má perfusão com potencial para responder à reposição do volume de fluidos.

Fisiopatologia

A LRA geralmente é reversível, mas os desvios da função fisiológica podem ser extremos e a mortalidade na faixa etária pediátrica permanece alta. Há redução grave na TFG, um nível elevado de ureia nitrogenada sérica e uma redução significativa no fluxo sanguíneo renal.

O curso clínico é variável e depende da causa. Na LRA reversível, há um período de oligúria grave, ou uma fase de baixo débito, seguido de um início abrupto de diurese, ou uma fase de alto débito, e então um retorno gradual à produção (ou em direção) do volume normal de urina.

Em muitos casos de LRA, o lactente ou criança já está gravemente doente com o distúrbio desencadeante, e a explicação para o desenvolvimento de oligúria pode ou não ser prontamente aparente (Boxe 26.5). Quando uma criança previamente saudável desenvolve LRA sem uma causa identificada, um histórico cuidadoso deve ser realizado para revelar sintomas que podem estar relacionados com glomerulonefrite, uropatia obstrutiva ou exposição a produtos químicos (p. ex., ingestão de metais pesados; inalação de solventes orgânicos; uso de medicamentos como vancomicina, aminoglicosídeos ou anti-inflamatórios não esferoidais) conhecidos por serem nefrotóxicos (Goldstein, 2016). Análises laboratoriais relevantes durante a insuficiência renal que servem como guia para a terapia são ureia nitrogenada sérica, creatinina sérica, pH, sódio, potássio e cálcio.

Boxe 26.5 Manifestações clínicas da lesão renal aguda.

Específicas:

- Oligúria
- Anúria incomum (exceto em distúrbios obstrutivos)

Não específicas (podem se desenvolver):

- Náuseas
- Vômitos
- Sonolência
- Edema
- Hipertensão

Manifestações do distúrbio ou condição patológica subjacente

[a]A definição de oligúria varia amplamente na literatura, de 1,8 a 4 dℓ/m² a cada 24 horas.

A diminuição do débito urinário e a letargia em uma criança desidratada, em choque ou submetida a cirurgia recentemente devem ser avaliadas para possível LRA.

> **! ALERTA PARA A ENFERMAGEM**
>
> Qualquer um dos seguintes sinais de hiperpotassemia constitui uma emergência e deve ser relatado imediatamente:
> - Concentrações séricas de potássio acima de 7 mEq/ℓ
> - Presença de anormalidades eletrocardiográficas, como complexo QRS prolongado, depressão de segmento ST, picos elevados de ondas T, bradicardia ou bloqueio cardíaco

Manejo terapêutico

O tratamento da LRA é direcionado para (1) tratamento da causa subjacente, (2) manejo das complicações da insuficiência renal e (3) fornecimento de terapia de suporte dentro das restrições impostas pela insuficiência renal.

O tratamento da má perfusão resultante da desidratação consiste na restauração do volume, conforme descrito no Capítulo 22, sobre o tratamento da desidratação. Se a oligúria persistir após a restauração do volume de líquido ou se a insuficiência renal for causada por lesão renal intrínseca, as anormalidades fisiológicas e bioquímicas resultantes da disfunção renal devem ser corrigidas ou controladas. Inicialmente, uma sonda de Foley é inserida para descartar retenção urinária, coletar urina para análise e monitorar os resultados da administração de diuréticos. A sonda pode ou não ser removida durante a fase oligúrica.

A quantidade de água exógena fornecida não deve exceder a quantidade necessária para manter o equilíbrio hídrico em zero. É calculado com base na formação de água endógena estimada e nas perdas sensíveis (principalmente gastrintestinais) e insensíveis. Nenhuma fração é calculada para a urina enquanto a oligúria persistir.

Quando o débito começa a aumentar, espontaneamente ou em resposta à terapia diurética, a ingesta de líquidos, potássio e sódio deve ser monitorada e a reposição adequada deve ser fornecida para prevenir a depleção e suas consequências. Alguns pacientes eliminam enormes quantidades de urina rica em eletrólitos.

Complicações

A criança com LRA tem tendência a desenvolver intoxicação hídrica e hiponatremia, o que dificulta o fornecimento de calorias em quantidade suficiente para suprir as necessidades da criança e reduzir o catabolismo tecidual, acidose metabólica, hiperpotassemia e uremia. Se a criança for capaz de tolerar alimentos por VO, podem ser fornecidas fontes de alimentos ricas em carboidratos concentrados e gorduras, mas pobres em proteínas, potássio e sódio. No entanto, muitas crianças apresentam distúrbios funcionais do trato gastrintestinal, como náuseas e vômitos; portanto, a via IV é geralmente preferida e normalmente consiste em administração de aminoácidos essenciais ou uma combinação de aminoácidos essenciais e não essenciais infundidos por cateter intravenoso central.

O controle do balanço hídrico nesses pacientes requer monitoramento cuidadoso das informações de resultados, como computo preciso de ganhos e perdas, peso corporal e análises de eletrólitos. Em geral, durante a fase oligúrica, não é administrado sódio, cloreto ou potássio, a menos que haja outras grandes perdas contínuas. A verificação periódica dos níveis plasmáticos de eletrólitos, pH, BUN e creatinina é necessária para avaliar a adequação da fluidoterapia e antecipar complicações que requerem tratamento específico.

A **hiperpotassemia** é a situação de maior risco imediato à vida da criança com LRA. A hiperpotassemia pode ser minimizada e às vezes evitada eliminando o potássio de todos os alimentos e líquidos, reduzindo o catabolismo tecidual e corrigindo a acidose. As medidas utilizadas para a redução dos níveis séricos de potássio são a administração oral ou retal de uma resina de troca iônica, como poliestirenosulfonato de sódio (Kayexalate) e diálise peritoneal ou hemodiálise (ver mais adiante neste capítulo). A resina produz seu efeito pela troca de seu sódio pelo potássio, ao se ligar ao potássio e promover sua remoção do organismo. Essa concentração aumentada de sódio pode contribuir para a sobrecarga de líquidos, hipertensão e insuficiência cardíaca. A diálise remove o potássio e outros produtos residuais do plasma por difusão através de uma membrana semipermeável.

A **hipertensão** é uma complicação frequente e grave da LRA e, para detectá-la precocemente, são realizadas medidas de pressão arterial a cada 4 a 6 horas. A causa mais comum de hipertensão na LRA é a superexpansão do líquido extracelular e do volume plasmático juntamente com a ativação do sistema renina-angiotensina. A hipertensão é controlada com medicamentos anti-hipertensivos. Outras medidas que podem ser usadas incluem a limitação de fluidos e sal.

A **anemia** está frequentemente associada à LRA, mas a transfusão não é recomendada, a menos que os níveis de hemoglobina sejam inferiores a 6 g/dℓ. As transfusões, se utilizadas, consistem em concentrados de hemácias administrados lentamente para reduzir a probabilidade de aumento do volume sanguíneo, hipertensão e hiperpotassemia.

As **convulsões** podem ocorrer quando a insuficiência renal progride para uremia e também estão relacionadas com hipertensão, hiponatremia e hipocalcemia. O tratamento é direcionado para a causa específica quando conhecida. Causas mais graves requerem tratamento com drogas antiepilépticas.

A **insuficiência cardíaca** com edema pulmonar está quase sempre associada a hipervolemia. O tratamento é direcionado à redução do volume de líquidos, com restrição de água e sódio e administração de diuréticos.

Prognóstico

O prognóstico da LRA depende em grande parte da natureza e gravidade da causa predisponente ou evento precipitante e da prontidão e competência do tratamento. O resultado é menos favorável em crianças com nefrite rapidamente progressiva e necrose cortical. As crianças nas quais a LRA é resultado de SHU ou GNA podem se recuperar completamente, mas insuficiência renal residual ou hipertensão são mais frequentemente observadas. A recuperação completa geralmente é esperada em crianças cuja insuficiência renal é resultado de desidratação, nefrotoxinas ou isquemia. A LRA após cirurgia cardíaca é menos favorável. Muitas vezes é impossível avaliar a extensão da recuperação por vários meses.

> **QUALIDADE DOS RESULTADOS DO PACIENTE:**
> **Lesão renal aguda**
> - Causa predisponente da lesão renal aguda (LRA) identificada e tratada
> - Equilíbrio hídrico mantido
> - Hipertensão controlada
> - Equilíbrio eletrolítico mantido
> - A dieta mantém as calorias, ao mesmo tempo minimizando o catabolismo tecidual, a acidose metabólica, a hiperpotassemia e a uremia

Cuidados de enfermagem

Atenção meticulosa ao controle de ganhos e perdas de líquidos é obrigatória e inclui todas as medidas físicas discutidas anteriormente em relação aos problemas de equilíbrio hídrico. O monitoramento do equilíbrio hídrico e dos sinais vitais é um processo contínuo, e os observadores estão constantemente atentos a sinais de complicações para que intervenções apropriadas possam ser implementadas. Como essas crianças requerem observação intensiva e muitas vezes tratamento especializado (como diálise), geralmente são admitidas em uma unidade de terapia intensiva na qual os equipamentos necessários e equipe treinada estão disponíveis (ver boxe *Planejamento para o cuidado de enfermagem* mais adiante neste capítulo).

Limitar a ingesta de líquidos requer competência por parte dos cuidadores para lidar com a criança que está com sede. Racionar a ingesta diária em pequenas quantidades de líquidos servidos em recipientes que dão a impressão de volumes maiores é uma estratégia. As crianças de mais idade que entendem a lógica dos limites de líquidos podem ajudar a determinar como sua proporção diária deve ser distribuída.

Atender às necessidades nutricionais às vezes é um problema; a criança pode sentir náuseas e pode ser difícil encorajar alimentos concentrados sem líquidos. Quando a nutrição é fornecida pela via IV, o monitoramento cuidadoso é essencial para evitar a sobrecarga hídrica. Além disso, medidas de enfermagem, como manter um ambiente térmico ideal, reduzir qualquer elevação da temperatura corporal e reduzir a agitação e a ansiedade, são usadas para diminuir a taxa de catabolismo tecidual.

O enfermeiro deve estar continuamente alerta para mudanças de comportamento que indiquem o aparecimento de complicações. A infecção por imunidade reduzida, anemia e morbidade geral é uma ameaça constante. A sobrecarga de líquidos e os distúrbios eletrolíticos podem precipitar complicações cardiovasculares, como hipertensão e insuficiência cardíaca. Desequilíbrios hidreletrolíticos, acidose e acúmulo de resíduos nitrogenados podem produzir envolvimento neurológico manifestado por coma, convulsões ou alterações sensoriais.

Embora as crianças com LRA geralmente estejam bastante doentes e diminuam voluntariamente sua atividade, os lactentes podem ficar inquietos e irritáveis, e as crianças muitas vezes ficam ansiosas e assustadas. Tratamentos e exames frequentes, dolorosos e estressantes precisam ser realizados. Um enfermeiro solidário e empático pode proporcionar conforto e estabilidade em um ambiente ameaçador e não natural.

Apoio à família

Fornecer apoio e segurança aos pais está entre as principais responsabilidades da enfermagem. A gravidade da LRA e sua natureza emergencial são estressantes para os pais, e a maioria sente algum grau de culpa em relação à condição da criança, principalmente quando a doença é resultado da ingesta de uma substância tóxica, desidratação ou doença genética. Eles também precisam ser mantidos informados sobre o progresso da criança e receber explicações sobre o regime terapêutico. Os equipamentos e o comportamento da criança às vezes são assustadores e provocam ansiedade. Os enfermeiros podem fazer muito para ajudar os pais a compreenderem e lidarem com o estresse da situação.

DOENÇA RENAL CRÔNICA

Os rins são capazes de manter a composição química dos líquidos dentro dos limites normais até que mais de 50% da capacidade funcional renal seja comprometida por doença ou lesão. A falência ou insuficiência renal crônica começa quando os rins doentes não conseguem mais manter a estrutura química dos fluidos orgânicos em condições normais. A deterioração progressiva ao longo de meses ou anos produz uma variedade de alterações clínicas e bioquímicas que eventualmente culminam na síndrome clínica conhecida como **uremia**.

Uma variedade de doenças e distúrbios pode resultar em DRC. As causas mais frequentes são malformações congênitas renais e do trato urinário, RVU associado a ITU recorrente, pielonefrite crônica, doenças hereditárias, glomerulonefrite crônica e glomerulonefropatia associada a doenças sistêmicas, como púrpura anafilactoide e lúpus eritematoso (ver boxe *Planejamento para o cuidado de enfermagem*).

Fisiopatologia

No início do curso da insuficiência renal progressiva, a criança permanece assintomática com apenas alterações bioquímicas mínimas. A menos que a presença de DRC seja detectada no processo de avaliação de rotina, os sinais e sintomas que indicam lesão renal avançada frequentemente surgem apenas tardiamente no curso da doença. No meio do processo da doença, à medida que um número crescente de néfrons é totalmente destruído e a maioria dos outros sofre danos em graus variados, os poucos que permanecem intactos são hipertrofiados, mas funcionais. Esses poucos néfrons normais são capazes de fazer ajustes suficientes às tensões para manter graus razoáveis de equilíbrio hídrico e eletrolítico. O exame bioquímico definitivo nesse momento revelará tolerância restrita a excessos ou restrições. À medida que a doença progride para o estágio final, devido a uma grave redução no número de néfrons funcionantes, os rins não são mais capazes de manter o equilíbrio hidreletrolítico e as características da síndrome urêmica aparecem.

O acúmulo de várias substâncias bioquímicas no sangue resultantes da diminuição da função renal produz complicações como as seguintes:

Retenção de produtos residuais, especialmente ureia nitrogenada sérica e creatinina.
Retenção de água e sódio, que contribui para edema e congestão vascular.
Hiperpotassemia em níveis de risco.
Acidose metabólica de natureza sustentada devido à retenção contínua de íons de hidrogênio e perda de bicarbonato.
Distúrbios de cálcio e fósforo, resultando em metabolismo ósseo alterado que, por sua vez, causa parada ou déficit do crescimento, dor óssea e deformidades conhecidas como **osteodistrofia renal**.
Anemia causada por disfunção hematológica, incluindo um tempo de vida reduzido de hemácias, comprometimento na produção de hemácias relacionada com a diminuição da produção de eritropoetina, tempo de sangramento prolongado e anemia nutricional.
Distúrbio do crescimento, provavelmente causado por fatores como osteodistrofia renal, má nutrição associada a restrições alimentares e perda de apetite e anormalidades bioquímicas.

Crianças com DRC parecem ser mais suscetíveis a infecções, especialmente pneumonia, ITU e septicemia, embora a etiologia não seja clara. Essas crianças tornam-se extraordinariamente sensíveis a mudanças no volume vascular que podem causar sobrecarga pulmonar, sintomas do SNC, hipertensão e insuficiência cardíaca.

Avaliação diagnóstica

A suspeita diagnostica de DRC geralmente baseia-se em qualquer número de manifestações clínicas, histórico de doença renal prévia ou achados bioquímicos. O início geralmente é gradual e os sinais e sintomas iniciais são vagos e inespecíficos (Boxe 26.6).

Exames laboratoriais e outras estratégias e testes diagnósticos são valiosos na avaliação da extensão do dano renal, de distúrbios bioquímicos e da disfunção física relacionada (ver Tabelas 26.1 a 26.3). Muitas vezes, podem ajudar a estabelecer a natureza da etiologia e diferenciá-la de outros processos patológicos e das consequências patológicas da disfunção renal.

Manejo terapêutico

Na insuficiência renal irreversível, os objetivos do tratamento médico são (1) promover a função renal máxima; (2) manter o equilíbrio de fluidos e eletrólitos orgânicos dentro de limites bioquímicos seguros; (3) tratar complicações sistêmicas; e (4) promover uma vida tão

Planejamento para o cuidado de enfermagem

Criança com doença renal crônica

Dia 1, 9h

1. Uma menina de 9 anos com histórico de pielonefrite crônica tem sintomas exacerbados. Nos últimos meses, tem experimentado aumento da fadiga e falta de apetite, é incapaz de participar de atividades físicas e parece pálida e apática. Seus pais a levaram ao pediatra, que ao exame encontrou sinais e sintomas de perda de peso, edema facial, dores ósseas e articulares e ressecamento da pele. Ela disse ao pediatra que estava com dores de cabeça. Considerando-se o histórico de pielonefrite crônica da criança, ela foi imediatamente encaminhada a um nefrologista pediátrico. O enfermeiro do ambulatório de nefrologia pediátrica realiza anamnese e exame físico completos e encontra os seguintes dados. Selecione os achados do histórico e da avaliação física que requerem acompanhamento pelo enfermeiro. **Selecione tudo que se aplica.**
   A. Náuseas.
   B. Palidez.
   C. Dor de cabeça.
   D. Edema facial.
   E. Aumento da fadiga.
   F. Pulso 90 bpm.
   G. Cãibras musculares.
   H. Altura = 128 cm (25% para altura).
   I. PA = 128/90 mmHg.
   J. Peso = 24,9 kg.
   K. Frequência respiratória = 20 respirações/min.
   L. Temperatura 36,9ºC.
   M. Secura e coceira da pele.

Dia 1, 10h

2. A doença renal crônica (DRC) ocorre quando os rins doentes não conseguem mais manter a estrutura química normal dos fluidos sanguíneos e a pielonefrite crônica pode causar DRC. O nefrologista pediátrico confirma que essa jovem tem DRC. Quais são as ações de enfermagem mais adequadas à criança com doença renal crônica (DRC)? **Indique qual ação de enfermagem listada na coluna da extrema esquerda é apropriada para prevenir a potencial complicação da doença renal crônica listada na coluna do meio. Indique o número da ação de enfermagem na coluna da extrema direita.**

   Observe que apenas uma ação de enfermagem pode ser utilizada para cada potencial complicação pós-operatória e que nem todas as ações de enfermagem serão utilizadas.

Ação de enfermagem	Complicação potencial	Ação de enfermagem para prevenir complicações
1. Monitorar atentamente o estado do paciente. Acompanhar os achados clínicos e laboratoriais. Os exames de sangue incluíram hemograma completo, eletrólitos e função renal.	Acúmulo de resíduos	
2. Observar se há evidências de produtos residuais acumulados.	Aumento da demanda renal excretora	
3. Fornecer orientações alimentares para alimentos que reduzam demandas de excreção renal e forneçam calorias e proteínas suficientes para o crescimento.	Alterações na função renal não são reconhecidas	
4. Limitar o fósforo, o sal e o potássio, conforme prescrito.	Déficit de crescimento não reconhecida	
5. Monitorar o crescimento cuidadosamente, pois a baixa estatura é um efeito colateral significativo.	Acúmulo de minerais	
6. Monitorar a função cardiovascular, incluindo a verificação da pressão arterial.	Doença óssea renal	
7. Minimizar a doença óssea renal mantendo níveis ótimos de cálcio, fósforo e hormônio da paratireoide e equilíbrio ácido-base.		
8. Monitorar a anemia. A criança pode precisar de acomodações na escola e períodos de descanso devido à fadiga-		
9. Identificar estressores do paciente e familiares que podem acompanhar o diagnóstico de DRC.		

30 dias depois, 9h

3. Uma menina de 9 anos diagnosticada com DRC está agora sendo acompanhada por uma equipe especializada em nefrologia e retornou ao ambulatório para sua avaliação mensal. O enfermeiro que realiza a avaliação encontra a pressão arterial de Susie elevada e percebe que a pele da criança está pálida e com aparência amarelada. A menina diz ao enfermeiro que está muito cansada ultimamente e que as dores de cabeça voltaram. Ela também diz que seus pés estão mais edemaciados do que o normal. Que medidas **imediatas** seriam tomadas para avaliar melhor o estado do rim? **Selecione tudo que se aplica.**
   A. Verifique o hemograma.
   B. Verifique o estado do eletrólito.

(*Continua*)

Planejamento para o cuidado de enfermagem

Criança com doença renal crônica (continuação)

C. Verifique a função renal.
D. Verifique a função hepática.
E. Realize a punção lombar.
F. Documente peso, altura e pressão arterial.
G. Compare os sinais vitais e o peso com a consulta anterior.
H. Avaliar a adesão do paciente à medicação e recomendações dietéticas.

4. Os exames laboratoriais são solicitados e os resultados encontram-se a seguir. Quais achados requerem acompanhamento imediato? **Selecione tudo que se aplica.**
A. Hematócrito, 29%.
B. Hemoglobina, 9,8 gm/dℓ
C. Plaquetas, 150.000/mm^3.
D. Potássio, 4,9 mmol/ℓ
E. Sódio, 139 mmol/ℓ
F. Fósforo 5,4 mmol/ℓ
G. Creatinina sérica, 1,9 mg/dℓ
H. Contagem de leucócitos (série branca), 8.500/mm^3.
I. Ureia nitrogenada sérica (BUN), 25 mg/dℓ
J. Urinálise, proteína elevada e hematúria.
K. Taxa de função glomerular (TFG), 45 mℓ /min/1,73 m^2.

30 dias depois, 11h

5. Uma menina de 9 anos diagnosticada com DRC está sendo acompanhada por uma equipe especializada em nefrologia. Existe a preocupação de que o estado renal possa estar se deteriorando com base no histórico e no exame físico. Com base no histórico anormal e nos achados físicos e laboratoriais, quais são as estratégias de manejo dietético mais apropriadas neste momento? **Selecione tudo que se aplica.**
A. Restrinja a ingesta de sódio.
B. Restrinja alimentos ricos em açúcar.
C. Reduza os alimentos ricos em calorias.
D. Limite a proteína à ingesta diária de referência para a idade.
E. Reduza a ingesta de leite para corrigir o desequilíbrio sódio-glicose.
F. Administre medicamentos orais para diminuir a absorção gastrintestinal de creatinina.
G. Forneça calorias e proteínas suficientes para o crescimento enquanto limita as demandas excretoras nos rins.

30 dias depois, 13h

6. O enfermeiro está se reunindo com a criança e a família para discutir a DRC e o que observar em casa. A mãe confidencia que está com muito medo de perder alguma coisa e os sintomas piorarem sem que ela os reconheça. Ela afirma: "Eu nem percebi que sua pressão arterial estava alta e seus rins estavam piores. Como vou saber quando eles são anormais em casa?". O enfermeiro passa o tempo revisando as preocupações mais importantes para investigar em casa. A mãe e a criança também se reúnem com o nutricionista para revisar coisas importantes a ser lembradas sobre a dieta. Quais depoimentos da mãe indicam que o ensino de saúde foi eficaz? **Selecione tudo que se aplica.**
A. "Meu filho precisará restringir seu total de calorias por dia para menos de 1.500 por dia."
B. "Os rins dela não funcionam para extrair os resíduos do corpo de minha filha e temos que ter cuidado com a dieta dela."
C. "Sua ingesta de proteínas será limitada à ingesta diária de referência para sua idade e descrita pelo nutricionista."
D. "Vou precisar ligar para a equipe de saúde se notar mais inchaço nos braços e pés e se ela desenvolver dores de cabeça frequentes em casa."
E. "Períodos de descanso frequentes podem ajudar meu filho a ter mais energia, já que ele está anêmico."
F. "Como a pressão arterial dela está elevada, seguirei as orientações para administração de medicamentos e restrição de sódio discutidas comigo pelo nutricionista."

longa quanto possível para a criança. A criança tem permissão para atividade irrestrita e pode definir seus próprios limites em relação ao descanso e à extensão do esforço. A frequência escolar é incentivada desde que a criança seja capaz. Quando o esforço é muito grande, são organizadas aulas particulares.

A regulação da dieta é o meio mais eficaz, com exceção da diálise, de reduzir a quantidade de substâncias que requerem excreção renal. Os objetivos do manejo da dieta na insuficiência renal são fornecer calorias e proteínas suficientes para o crescimento, limitando as demandas excretoras feitas nos rins, minimizar a doença óssea metabólica (**osteodistrofia**) e minimizar os distúrbios hidreletrolíticos. A ingesta de proteína na dieta é limitada apenas à ingesta diária de referência (Ingesta Dietética Recomendada [IDR]) para a idade da criança. Acredita-se que a restrição da ingesta de proteínas abaixo da IDR afete negativamente o crescimento e o neurodesenvolvimento. A desnutrição devido a fatores como anorexia, restrições alimentares, acidose metabólica e aumento do gasto energético é comum nessas crianças (Carrero, Stenvinkel, Cuppari et al., 2013).

O sódio e a água geralmente não são limitados, a menos que haja evidência de edema ou hipertensão, e o consumo de potássio geralmente não é restrito. No entanto, restrições de qualquer um ou todos os três podem ser impostas em estágios posteriores ou a qualquer momento em que as concentrações séricas anormais sejam evidentes.

O fósforo dietético é controlado pela redução da ingesta de proteínas e leite para prevenir ou corrigir o desequilíbrio cálcio-fósforo. Os níveis de fósforo podem ser ainda mais reduzidos pela administração oral de fórmulas de carbonato de cálcio ou outros agentes de ligação ao fosfato que se combinam com o fósforo para diminuir a absorção gastrintestinal e, portanto, os níveis séricos de fosfato. O tratamento com 25-OH vitamina D (inativo) e/ou (ativo) 1,25-di-hidroxivitamina D é iniciado para aumentar a absorção de cálcio e suprimir os níveis elevados de hormônio da paratireoide (Wesseling-Perry & Salusky, 2013).

A **acidose metabólica** é aliviada pela administração de agentes alcalinizantes, como bicarbonato de sódio ou uma combinação de citrato de sódio e potássio.

O déficit de crescimento é uma das principais consequências da DRC, especialmente em pré-adolescentes. Essas crianças apresentam problemas de crescimento tanto antes como depois do início da hemodiálise. O uso de hormônio de crescimento humano recombinante para acelerar o crescimento em crianças com retardo de crescimento secundário à DRC tem sido bem-sucedido (Gupta & Lee, 2012). As **deformidades ósseas** resultantes da osteodistrofia renal, especialmente aquelas relacionadas com a deambulação, são problemáticas e requerem correção caso ocorram. Problemas dentários são comuns em crianças com DRC, e quanto mais precoce o início da doença, mais graves são as manifestações dentárias (incluindo hipoplasia, hipomineralização, descoloração dos dentes, alteração no tamanho e forma dos dentes, má oclusão e estomatite ulcerativa). Portanto, cuidados odontológicos regulares são importantes nessas crianças.

Boxe 26.6 Manifestações clínicas da insuficiência renal crônica.

Sinais iniciais:

- Perda da energia normal
- Maior fadiga mediante esforço
- Palidez, sutil (pode não ser percebida)
- Pressão arterial elevada (às vezes)

Com a progressão da doença:

- Perda de apetite (principalmente no café da manhã)
- Menor interesse em atividades normais
- Maior ou menor débito urinário com oferta compensatória de líquidos
- Palidez mais evidente
- Cor da pele amarelada e sem brilho

A criança pode se queixar de:

- Dor de cabeça
- Cãibras
- Náuseas

Outros sinais e sintomas:

- Perda de peso
- Edema facial
- Mal-estar
- Dor nos ossos ou nas articulações
- Retardo de crescimento
- Ressecamento ou prurido cutâneo
- Pele com hematomas
- Perda sensorial ou motora (às vezes)
- Amenorreia (comum em meninas adolescentes)

Síndrome urêmica (não tratada):

- Sintomas gastrintestinais
- Anorexia
- Náuseas e vômitos
- Tendências hemorrágicas
- Hematomas
- Fezes com sangue
- Estomatite
- Sangramento de lábios e boca
- Coceira intratável
- Gelo urêmico (depósitos de cristais de ureia na pele)
- Hálito desagradável de odor "urêmico"
- Respirações profundas
- Hipertensão
- Insuficiência cardíaca congestiva
- Edema pulmonar
- Comprometimento neurológico
  - Confusão progressiva
  - Lentificação sensorial
  - Coma (em última instância)
  - Tremores
  - Espasmos musculares
  - Convulsões

A anemia em crianças com DRC está relacionada com a diminuição da produção de eritropoetina. A eritropoetina humana recombinante (rHuEPO) vem sendo instituída no tratamento dessas crianças por meio de injeções subcutâneas 3 vezes por semana ou semanalmente e está substituindo a necessidade de transfusões sanguíneas frequentes. O medicamento corrige a anemia, o que, por sua vez, aumenta o apetite, a atividade e o bem-estar geral das crianças que o recebem.

A hipertensão pode ser controlada inicialmente pelo uso cauteloso de uma dieta pobre em sódio, restrição de líquidos e talvez diuréticos, como hidroclorotiazida ou furosemida. A hipertensão grave requer o uso de outros agentes anti-hipertensivos, isoladamente ou em combinação.

As infecções intercorrentes são tratadas com antimicrobianos apropriados ao primeiro sinal de infecção; no entanto, qualquer droga eliminada pelos rins é administrada com cautela. Outras complicações são tratadas sintomaticamente (p. ex., antieméticos de ação central para náuseas, antiepilépticos para convulsões e difenidramina para prurido).

Quando a criança atinge o estágio final da insuficiência renal, a morte eventualmente ocorre, a menos que produtos residuais e toxinas sejam removidos dos fluidos orgânicos por diálise ou transplante renal. Essas técnicas foram adaptadas para lactentes e crianças de menos idade e são implementadas na maioria dos casos de insuficiência renal após o tratamento conservador não ser mais eficaz (ver *Manejo tecnológico da insuficiência renal*, mais adiante neste capítulo).

Prognóstico

A diálise e o transplante são os únicos tratamentos atualmente disponíveis para crianças com insuficiência renal terminal. Embora as crianças possam sobreviver em diálise, não é uma modalidade ideal em longo prazo. As complicações incluem infecção de locais de acesso, déficit de crescimento e interrupção da socialização normal. Muitos centros pediátricos incentivam as famílias de crianças com insuficiência renal terminal a considerar o transplante renal. O relatório anual de transplantes do *North American Pediatric Renal Trials and Collaborative Studies*' documenta a sobrevida do enxerto de 96% em 1 ano e 84% em 5 anos para rins de doadores vivos e de 95% em 1 ano e 78% em 5 anos para rins de doadores falecidos. (Smith, Martz e Blydt-Hansen, 2013).

As complicações pós-transplante incluem infecção, hipertensão, toxicidade por esteroides, hiperlipidemia, necrose asséptica, malignidade e retardo de crescimento (Verghese, 2017). A sobrevivência do enxerto em longo prazo não é garantida e muitas crianças necessitam de um segundo ou terceiro transplante. O transplante renal bem-sucedido melhora a reabilitação de crianças com DRC, tanto educacional como psicologicamente. O uso crescente de transplantes renais primários ou preventivos está se tornando a forma ideal de terapia de substituição renal, levando a uma melhora substancial na qualidade de vida (Goldstein, Rosburg, Warady et al., 2009).

QUALIDADE DOS RESULTADOS DO PACIENTE:
Doença renal crônica

- Manutenção de calorias e proteínas suficientes para o crescimento
- Limitação das demandas de excreção exercidas sobre o rim
- Doença óssea metabólica (osteodistrofia) mínima
- Distúrbios hídricos e eletrolíticos controlados
- Hipertensão controlada
- Déficit de crescimento tratado

Cuidados de enfermagem

As múltiplas complicações da DRT são tratadas de acordo com protocolos clínicos, como as diretrizes de prática clínica baseadas em evidências da National Kidney Foundation Kidney Disease Outcomes Quality Initiative (https://www.kidney.org/professionals/guidelines). No entanto, a doença progressiva coloca uma série de tensões na criança e na família, incluindo aquelas de uma doença potencialmente fatal (ver Capítulo 17). Há uma necessidade contínua de exames repetidos que muitas vezes envolvem procedimentos dolorosos, efeitos colaterais e hospitalizações frequentes. A terapia nutricional torna-se progressivamente mais restrita e intensa, e a criança é obrigada a tomar uma variedade de medicamentos. Sempre presente em todos os aspectos do regime de tratamento está a percepção de que, sem tratamento, a morte é inevitável.

Alguns estresses específicos relacionados com a DRT e seu tratamento são previsíveis. Quando se torna evidente que a DRT é inevitável, tanto os pais quanto a criança experimentam depressão e ansiedade. A aceitação é particularmente difícil se a insuficiência renal progride rapidamente após o diagnóstico. A negação e a descrença são geralmente pronunciadas. Após o estabelecimento da insuficiência renal e os sintomas se tornarem progressivamente mais angustiantes, o início da diálise geralmente é percebido como uma experiência positiva e, após as preocupações iniciais com o tratamento, a criança começa a se sentir melhor e a ansiedade dos pais é aliviada por um tempo.

Para as crianças, no entanto, iniciar um regime de diálise é uma experiência traumática e geradora de ansiedade, pois envolve cirurgia para implantação de enxerto, fístula ou cateter peritoneal. A experiência inicial com o procedimento de diálise é assustadora para a maioria das crianças. Eles precisam de garantias sobre a natureza dos preparos para diálise e a condução do tratamento.

Os adolescentes, com sua crescente necessidade de independência e seu desejo de rebelião, geralmente se adaptam menos do que as crianças mais novas. Eles se ressentem do controle e da dependência imposta pelo programa de terapia rigoroso e implacável e de serem dependentes da tecnologia de hemodiálise, dos pais e da equipe profissional. Depressão ou hostilidade é comum em adolescentes em hemodiálise.

Tanto o enxerto quanto a fístula requerem inserções de agulha em cada diálise. O objetivo é realizar a punção venosa sem dor. O uso de lidocaína tamponada com uma agulha de calibre pequeno (calibre 30) para anestesiar a área antes da punção venosa do enxerto ou fístula é um método. Usar uma apresentação tópica anestesiante, como uma mistura eutética de anestésicos locais (EMLA; lidocaína e prilocaína) 1 hora antes da punção venosa é outra abordagem (ver Capítulo 5, seção *Manejo da dor*). Dispositivos de acesso venoso externo de duplo lúmen eliminam a necessidade de agulhas, mas são mais propensos a infecções e outras complicações relacionadas ao cateter central.

A disponibilidade de diálise peritoneal domiciliar ofereceu um maior grau de liberdade para pessoas em diálise de longa duração. O enfermeiro é responsável por ensinar a família sobre (1) a doença, suas implicações e o plano terapêutico; (2) os possíveis efeitos psicológicos da doença e do tratamento; e (3) os aspectos técnicos do procedimento. A família aprende a manejar os vários aspectos do procedimento de diálise, como manter registros precisos e como observar sinais de complicações que precisam ser relatados aos profissionais adequados.

As alterações orgânicas relacionadas com o processo da doença (como cor da pele pálida ou acinzentada, déficit de crescimento e falta de maturação sexual) provocam estresse. As restrições alimentares são particularmente onerosas tanto para as crianças como para os pais. As crianças sentem-se privadas quando não conseguem comer alimentos antes usufruídos e que são irrestritos para outros membros da família. Consequentemente, podem deixar de cooperar. As restrições alimentares podem ser interpretadas como punição. Algumas crianças, incapazes de entender completamente o propósito das restrições, comem escondidas alimentos proibidos em todas as oportunidades. Permitir às crianças, especialmente aos adolescentes, a máxima participação e responsabilidade por seu próprio programa de tratamento é útil.

Após meses ou anos de diálise, os pais e a criança sentem ansiedade associada ao prognóstico e às pressões contínuas do tratamento. A necessidade contínua de tratamento interfere nos planos familiares. O tempo gasto no transporte de e para a unidade de diálise e o tempo gasto em tratamento dialítico reduzem o tempo disponível para atividades externas, incluindo a escola. Problemas de enxerto e fístula, bem como infecções no local de saída do cateter peritoneal, podem se desenvolver e apresentar uma fonte comum de agravamento.

A possibilidade de transplante renal muitas vezes oferece esperança de alívio dos rigores da hemodiálise e diálise peritoneal. A maioria das crianças e famílias responde bem a um transplante de rim, e a maioria das crianças pode ser reabilitada com sucesso.

A National Kidney Foundation[b] e outras agências fornecem vários serviços e informações para famílias de crianças com doença renal.

MANEJO TECNOLÓGICO DA INSUFICIÊNCIA RENAL

DIÁLISE

A diálise é o processo de separação de coloides e substâncias cristalinas em solução pela diferença em sua taxa de difusão através de uma membrana semipermeável. Os métodos de diálise atualmente disponíveis para o manejo clínico da insuficiência renal são a **diálise peritoneal**, em que a cavidade abdominal atua como uma membrana semipermeável através da qual a água e os solutos de pequeno tamanho molecular se movem por osmose e difusão de acordo com suas respectivas concentrações em cada lado da membrana, e **hemodiálise**, na qual o sangue circula fora do organismo através de membranas artificiais que permitem uma passagem semelhante de água e solutos. Um terceiro tipo de diálise é a **hemofiltração**, na qual o sangue filtrado circula fora do organismo por pressão hidrostática exercida através de uma membrana semipermeável com infusão simultânea de uma solução de reposição. Os tipos de hemofiltração incluem hemofiltração venovenosa contínua e hemodiálise venovenosa contínua. Essas terapias de substituição renal contínua são utilizadas na LRA, sobrecarga hídrica grave e erros inatos do metabolismo ou após transplante de medula óssea.

A diálise peritoneal é a forma preferida de diálise para lactentes, crianças e pais que desejam permanecer independentes, famílias que moram longe do centro de saúde e crianças que preferem menos restrições alimentares e uma forma mais suave de diálise. A diálise peritoneal crônica é mais frequentemente realizada em casa. Os dois tipos de diálise peritoneal são a **diálise peritoneal ambulatorial contínua** e a **diálise peritoneal cíclica contínua.** Em ambos os métodos, a solução de diálise estéril comercialmente disponível é instilada na cavidade peritoneal através de um cateter de diálise implantado cirurgicamente por via subcutânea e suturado no local. A solução previamente aquecida é infundida na cavidade peritoneal por gravidade e permanece por um período de tempo variável de acordo com a taxa de remoção de soluto e absorção de glicose, calculada individualmente para cada paciente. O cuidado e o manejo do procedimento são da responsabilidade dos pais das crianças mais novas. Alguns centros iniciaram o uso de enfermeiros de cuidado domiciliar para dar aos pais um descanso dos cuidados. Crianças de mais idade e adolescentes podem realizar o procedimento por conta própria, o que lhes proporciona algum controle e menos dependência. Isso é especialmente importante para os adolescentes.

A hemodiálise requer a instalação de um acesso vascular e o uso de dispositivos especiais de diálise – o hemodialisador, ou o chamado rim artificial. O acesso vascular pode ser de três tipos: fístulas, enxertos ou dispositivo de acesso vascular externo. Uma **fístula arteriovenosa** é um acesso no qual uma veia e uma artéria são conectadas cirurgicamente. O local de preferência é a artéria radial e uma veia do antebraço que produz dilatação e espessamento dos vasos superficiais do antebraço para facilitar o acesso para punções venosas

[b]30 E. 33rd St., New York, NY 10016; 212-889-2210, 800-622-9010; http://www.kidney.org. In Canada: Kidney Foundation of Canada, 310–5160 Decarie Blvd., Montreal, QC H3X 2 H9; 514-369-4806, 800-361-7494; http://www.kidney.ca.

repetidas. Uma alternativa é a confecção de **enxerto arteriovenoso** subcutâneo (interno) por anastomose de artéria e veia, com enxerto protético sintético para promover acesso circulatório. O material mais utilizado é o politetrafluoretileno expandido (ePTFE). Tanto o enxerto como a fístula requerem inserções de agulha com cada tratamento de diálise.

Para dispositivos de acesso vascular externo, cateteres percutâneos são inseridos nas veias femoral, subclávia ou jugular interna, mesmo em crianças muito novas. Uma forma mais permanente de acesso externo é obtida através de um cateter central inserido cirurgicamente na veia jugular interna. Esse cateter tem duplo lúmen, o que permite maior volume de fluxo sanguíneo com mínima recirculação. Os cateteres eliminam a necessidade de punções na pele, mas requerem alguns cuidados em casa.

A hemodiálise é mais indicada para crianças que não têm alguém na família que possa realizar diálise peritoneal domiciliar e para aquelas que moram perto de um centro de diálise. O procedimento geralmente é realizado três vezes por semana durante 4 a 6 horas, dependendo do tamanho da criança. Estudos sugerem que a hemodiálise intensificada (sessões mais curtas feitas de 5 a 7 dias por semana ou sessões mais longas feitas durante a noite de 3 a 7 vezes por semana) pode melhorar os resultados (Thumfart, Pommer, Querfeld et al., 2014). A hemodiálise consegue uma rápida correção de anormalidades hidreletrolíticas, mas pode causar problemas associados a essa mudança rápida, como cãibras musculares e hipotensão. As desvantagens incluem ausência escolar durante a diálise e restrições rigorosas de líquidos e dieta entre as sessões de diálise. O tédio da criança e da família é muitas vezes um problema durante a diálise, e atividades planejadas devem ser introduzidas (Figura 26.7).

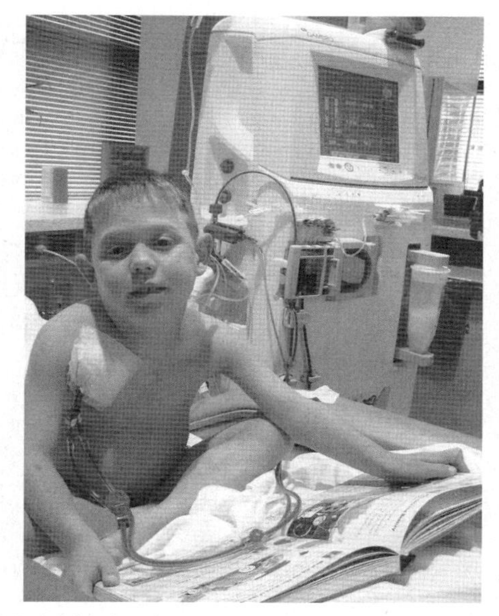

Figura 26.7 Atividades de diversão ajudam a diminuir o tédio que as crianças podem sentir durante a hemodiálise.

! ALERTA PARA A ENFERMAGEM

Observe as mudanças na cor do dialisado que sai da criança. A solução drenada deve ser límpida. Se a cor estiver turva, notifique o médico imediatamente.

A maioria das crianças apresenta rápida melhora clínica com a implementação da diálise, embora isso esteja diretamente relacionado com a duração da uremia antes da diálise e à boa nutrição. A taxa de crescimento e a maturação esquelética melhoram, mas a recuperação do crescimento normal é infrequente. Em muitos casos, o desenvolvimento sexual, embora atrasado, progride até a conclusão.

TRANSPLANTE

O transplante renal é um meio de terapia aceitável e eficaz na faixa etária pediátrica. Embora a diálise peritoneal e a hemodiálise sejam preservadoras da vida, ambas requerem grandes alterações no estilo de vida. O transplante oferece a oportunidade de uma vida relativamente normal e é a forma preferida de tratamento para crianças com DRT.

Os rins para transplante estão disponíveis a partir de duas fontes: um **doador vivo aparentado**, geralmente um pai ou irmão, ou um **doador cadáver**, em que a família de um paciente morto ou com morte cerebral consente a doação de um rim saudável. O retransplante pode ser necessário se ocorrer rejeição.

O objetivo principal no transplante é a sobrevivência em longo prazo do tecido enxertado, assegurando o tecido que é antigenicamente semelhante ao do receptor e suprimindo o mecanismo imunológico do receptor. A terapia imunossupressora de escolha tem sido corticosteroides (prednisona) em conjunto com ciclosporina ou tacrolimus e micofenolato mofetila. Outras terapias incluem globulina antilinfoblasto ou anticorpos monoclonais. Novos medicamentos imunossupressores e a retirada precoce de esteroides ou protocolos sem esteroides estão sendo investigados rapidamente em ensaios clínicos e usados em grandes centros de transplante (Kim, Webster, & Craig, 2013). É importante que o enfermeiro conheça os medicamentos utilizados nos protocolos imunossupressores e seus efeitos colaterais.

Como os medicamentos imunossupressores são administrados indefinidamente, os pacientes transplantados experimentam muitos efeitos colaterais dos medicamentos, incluindo hipertensão, déficit de crescimento, catarata, risco de infecção, obesidade, características da síndrome de Cushing e hirsutismo.

A rejeição do rim transplantado é a causa mais comum de falha do transplante, e é tratada agressivamente com medicamentos imunossupressores, muitas vezes podendo ser revertida. Alguns pacientes não respondem ao tratamento da rejeição aguda ou desenvolvem rejeição crônica e devem eventualmente retornar à diálise ou ser submetidos a outro transplante renal.

! ALERTA PARA A ENFERMAGEM

A criança com transplante renal que demonstre qualquer um dos seguintes sinais e sintomas deve ser avaliada imeciatamente quanto à possibilidade de rejeição:

- Febre
- Edema e sensibilidade sobre a área do enxerto
- Redução do débito urinário
- Pressão arterial elevada
- Creatinina sérica elevada

QUESTÕES DE REVISÃO

1. O enfermeiro está cuidando de uma menina de 4 anos com histórico de infecções do trato urinário (ITUs) recorrentes. A criança apresenta urina com cheiro forte, aumento da frequência e dor ao miccionar. Um exame de urina é necessário para avaliação diagnóstica e o enfermeiro está preparando a criança e a mãe para coleta de amostra de urina limpa para avaliação. O que o enfermeiro precisa estar ciente antes de obter a amostra de urina? **Selecione tudo que se aplica.**
   A. As crianças treinadas no uso do banheiro podem fornecer uma amostra de urina limpa para cultura.
   B. O enfermeiro deve obter a amostra de urina por aspiração suprapúbica.
   C. Como as crianças com ITU terão dor ao miccionar, faça com que a menina beba uma grande quantidade de líquido antes de obter a amostra.
   D. A amostra deve ser enviada ao laboratório menos de 8 horas após micção com armazenamento em temperatura ambiente ou menos de 8 horas após micção com refrigeração.
   E. A criança deve ser orientada a urinar no vaso sanitário e a, no meio da micção, coletar uma pequena quantidade de urina em um recipiente estéril.
   F. Como a criança está febril, o enfermeiro deve iniciar imediatamente um antimicrobiano e, em seguida, obter uma cultura de urina.

2. Uma menina de 7 anos com edema periorbitário, hipertensão, diminuição do débito urinário, palidez e fadiga é admitida na unidade pediátrica. Ela teve um resfriado e dor de garganta há 2 semanas, os quais foram resolvidos. Seu irmão e sua irmã mais novos também tiveram esses sintomas. Ela é ativa na escola e joga futebol. **Escolha as opções mais prováveis para as informações que faltam nas declarações a seguir selecionando nas listas de opções fornecidas.**

   As crianças que apresentam glomerulonefrite ____1____ podem ter histórico de infecção ____2____. Exames ____3____ durante a fase aguda mostram hematúria e proteinúria.

Opções para 1	Opções para 2	Opções para 3
pós-estafilocócica	estreptococos beta-hemolíticos do grupo A	sangue
pós-meningite	estreptococos beta-hemolíticos do grupo B	urina
pós-estreptocócica	estafilococo beta-hemolítico do grupo A	radiográficos
pós-pneumocócica	estafilococo beta-hemolítico do grupo B	ultrassonográficos

3. Uma menina de 3 anos tem uma infecção do trato urinário (ITU) e é examinada para acompanhamento no consultório pediátrico. O enfermeiro, após completar o histórico e realizar o exame físico, encontra-se com a mãe para discutir formas importantes de prevenir outra infecção do trato urinário. Quais dos tópicos listados a seguir seriam incluídos no ensino de saúde para os pais antes de saírem da clínica? **Selecione tudo que se aplica.**
   A. Forneça antibióticos profiláticos.
   B. Incentivar a ingesta adequada de líquidos.
   C. Certifique-se de que a criança não está constipada.
   D. Como limpar as áreas genitais da frente para trás.
   E. Encoraje a criança a segurar a urina o maior tempo possível.
   F. Certifique-se de que a mãe esteja ciente dos sinais e sintomas da ITU.
   G. Certifique-se de que a criança esvazie a bexiga completamente e com frequência.

4. Uma criança de 4 meses foi submetida a correção cirúrgica de hipospadia. O enfermeiro está se reunindo com a mãe para dar instruções de alta para cuidados domiciliares. A mãe é jovem e recentemente divorciada. Esse é o primeiro filho dela. A criança terá um *stent* instalado para drenar a urina nos próximos 5 a 10 dias. O enfermeiro reconhece a necessidade de ensino adicional quando a mãe diz qual das seguintes opções? **Selecione tudo que se aplica.**
   A. "Eu sei que o cateter irá drenar para a fralda pelo período de 5 a 10 dias."
   B. "Vou dar analgésicos 24 horas por dia por 14 dias após a cirurgia."
   C. "Meu filho pode tomar banho de banheira quando chegarmos em casa porque isso acalmará a área."
   D. "Meu filho tomará um antibiótico para prevenir infecção até que o cateter seja removido."
   E. "Percebo que podem ocorrer espasmos na bexiga e meu filho pode arquear as costas e trazer os joelhos até o peito durante o espasmo."

REFERÊNCIAS BIBLIOGRÁFICAS

American Academy of Pediatrics Task Force on Circumcision. (2012). Circumcision policy statement. *Pediatrics, 130*(3), 585–586.

Balat, A., Karakok, M., Guler, E., Ucaner, N., & Kibar, Y. (2008). Local defense systems in the prepuce. *Scandinavian Journal of Urology and Nephrology, 42*(1), 63–65.

Carrero, J. J., Stenvinkel, P., Cuppari, L., Ikizler, T. A., Kalantar-Zadeh, K., Kaysen, G., et al. (2013). Etiology of the protein-energy wasting syndrome in chronic kidney disease: A consensus statement from the International Society of Renal Nutrition and Metabolism (ISRNM). *The Journal of Renal Nutrition, 23*(2), 77–90.

Chevalier, R. L. (2015). Congenital urinary tract obstruction: The long view. *Advances in Chronic Kidney Disease, 22*(4), 312–319.

Edlin, R. S., Shapiro, D. J., Hersh, A. L., & Copp, H. L. (2013). Antibiotic resistance patterns of outpatient pediatric urinary tract infections. *Journal of Urology, 190*(1), 222–227.

Estrada, C. R., Jr., Passerotti, C. C., Graham, D. A., Peters, C. A., Bauer, S. B., Diamond, D. A., et al. (2009). Nomograms for predicting annual resolution rate of primary vesicoureteral reflux: Results from 2,462 children. *Journal of Urology, 182*(4), 1535–1541.

Feldkamp, M. L., Botto, L. D., Amar, E., Bakker, M. K., Bermejo-Sanchez, E., Bianca, S., et al. (2011). Cloacal exstrophy: An epidemiologic study from the International Clearinghouse for Birth Defects Surveillance and Research. *American Journal of Medical Genetics Part C: Seminars in Medical Genetics, 157c*(4), 333–343.

Goldstein, S. L. (2016). Medication-induced acute kidney injury. *Current Opinion in Critical Care, 22*(6), 542–545.

Goldstein, S. L., Rosburg, N. M., Warady, B. A., Seikaly, M., McDonald, R., Limbers, C., et al. (2009). Pediatric end stage renal disease health-related quality of life differs by modality: A PedsQL ESRD analysis. *Pediatric Nephrology, 24*(8), 1553–1560.

Gray, M., & Moore, K. N. (Eds.). (2009). *Urologic disorders: Adult and pediatric care.* St Louis. MO: Mosby/Elsevier.

Grinspon, R. P., & Rey, R. A. (2014). When hormone defects cannot explain it: Malformative disorders of sex development. *Birth Defects Research Part C: Embryo Today, 102*(4), 359–373.

Gupta, V., & Lee, M. (2012). Growth hormone in chronic renal disease. *Indian Journal of Endocrinology and Metabolism, 16*(2), 195–203.

Hoberman, A., & Chesney, R. W. (2014). Antimicrobial prophylaxis for children with vesicoureteral reflux. *The New England Journal of Medicine, 371*(11), 1072–1073. https://doi.org/10.1056/NEJMc1408559.

Inouye, B. M., Massanyi, E. Z., Di Carlo, H., Shah, B. B., & Gearhart, J. P. (2013). Modern management of bladder exstrophy repair. *Current Urology Reports, 14*(4), 359–365.

Inouye, B. M., Tourchi, A., Di Carlo, H. N., Young, E. E., & Gearhart, J. P. (2014). Modern management of the exstrophy-epispadias complex. *Surgery Research and Practice, 2014*, 587064.

Jayachandran, D., Bythell, M., Platt, M. W., & Rankin, J. (2011). Register based study of bladder exstrophy-epispadias complex: Prevalence, associated anomalies, prenatal diagnosis and survival. *Journal of Urology, 186*(5), 2056–2060.

Jepson, R. G., Williams, G., & Craig, J. C. (2012). Cranberries for preventing urinary tract infections. *The Cochrane Database of Systematic Reviews, 10*, CD001321.

Kasprenski, M., Benz, K., Maruf, M., Jayman, J., Di Carlo, H., & Gearhart, J. (2018). Modern management of the failed bladder exstrophy closure: A 50-yr experience. *European Urology Focus*. https://doi.org/10.1016/j.euf.2018.09.008.

Kim, S., Webster, A. C., & Craig, J. C. (2013). Current trends in immunosuppression following organ transplantation in children. *Current Opinion in Organ Transplantation, 18*(5), 537–542.

Kolon, T. F., Herndon, C. D., Baker, L. A., Baskin, L. S., Baxter, C. G., Cheng, E. Y., et al. (2014). Evaluation and treatment of cryptorchidism: AUA guideline. *Journal of Urology, 192*(2), 337–345.

Kozlowski, L. J. (2008). The acute pain service nurse practitioner: A case study in the postoperative care of the child with bladder exstrophy. *The Journal of Pediatric Health Care, 22*(6), 351–359.

Lee, P. A., Nordenstrom, A., Houk, C. P., Ahmed, S. F., Auchus, R., Baratz, A., et al. (2016). Global disorders of sex development update since 2006: perceptions, approach and care. *Hormone Research in Paediatrics, 85*(3), 158–180.

Lombel, R. M., Gipson, D. S., & Hodson, E. M. (2013). Treatment of steroid-sensitive nephrotic syndrome: New guidelines from KDIGO. *Pediatric Nephrology, 28*(3), 415–426.

Malykhina, A. P., Wyndaele, J. J., Andersson, K. E., De Wachter, S., & Dmochowski, R. R. (2012). Do the urinary bladder and large bowel interact, in sickness or in health? ICI-RS 2011. *Neurourology and Urodynamics, 31*(3), 352–358.

Nast, C. C. (2012). Infection-related glomerulonephritis: Changing demographics and outcomes. *Advances in Chronic Kidney Disease, 19*(2), 68–75.

Ranfaing, J., Dunyach-Remy, C., Lavigne, J. P., & Sotto, A. (2018). Propolis potentiates the effect of cranberry (Vaccinium macrocarpon) in reducing the motility and the biofilm formation of uropathogenic Escherichia coli. *PLoS One, 13*(8), e0202609.

Rheault, M. N., Wei, C. C., Hains, D. S., Wang, W., Kerlin, B. A., & Smoyer, W. E. (2014). Increasing frequency of acute kidney injury amongst children hospitalized with nephrotic syndrome. *Pediatric Nephrology, 29*(1), 139–147.

Roberts, K. B. (2011). Urinary tract infection: Clinical practice guideline for the diagnosis and management of the initial UTI in febrile infants and children 2 to 24 months. *Pediatrics, 128*(3), 595–610.

Shaikh, N., Craig, J. C., Rovers, M. M., Da Dalt, L., Gardikis, S., Hoberman, A., et al. (2014). Identification of children and adolescents at risk for renal scarring after a first urinary tract infection: A meta-analysis with individual patient data. *JAMA Pediatrics, 168*(10), 893–900.

Shaikh, N., Morone, N. E., Bost, J. E., & Farrell, M. H. (2008). Prevalence of urinary tract infection in childhood: A meta-analysis. *The Pediatric Infectious Disease Journal, 27*(4), 302–308.

Sihra, N., Goodman, A., Zakri, R., Sahai, A., & Malde, S. (2018). Nonantibiotic prevention and management of recurrent urinary tract infection. *Nature Reviews Urology, 15*(12), 750–776.

Sijstermans, K., Hack, W. W., Meijer, R. W., & van der Voort-Doedens, L. M. (2008). The frequency of undescended testis from birth to adulthood: A review. *International Journal of Andrology, 31*(1), 1–11.

Smith, J. M., Martz, K., & Blydt-Hansen, T. D. (2013). Pediatric kidney transplant practice patterns and outcome benchmarks, 1987-2010: A report of the north american pediatric renal trials and collaborative studies. *Pediatric Transplant, 17*(2), 149–157.

Springer, A., van den Heijkant, M., & Baumann, S. (2016). Worldwide prevalence of hypospadias. *Journal of Pediatric Urology, 12*(3), 152.e151-e157.

Suominen, J. S., Santtila, P., & Taskinen, S. (2015). Sexual function in patients operated on for bladder exstrophy and epispadias. *Journal of Urology, 194*(1), 195–199.

Susantitaphong, P., Cruz, D. N., Cerda, J., Abulfaraj, M., Alqahtani, F., Koulouridis, I., et al. (2013). World incidence of AKI: A meta-analysis. *Clinical Journal of the American Society of Nephrology, 8*(9), 1482–1493.

Thumfart, J., Pommer, W., Querfeld, U., & Muller, D. (2014). Intensified hemodialysis in adults, and in children and adolescents. *Deutsches Ärzteblatt International, 111*(14), 237–243.

Vasudeva, P., & Madersbacher, H. (2014). Factors implicated in pathogenesis of urinary tract infections in neurogenic bladders: Some revered, few forgotten, others ignored. *Neurourology and Urodynamics, 33*(1), 95–100.

Verghese, P. S. (2017). Pediatric kidney transplantation: A historical review. *Pediatric Research, 81*(1-2), 259–264.

Walsh, P. R., & Johnson, S. (2018). Treatment and management of children with haemolytic uraemic syndrome. *Archives of Disease in Childhood, 103*(3), 285–291.

Wesseling-Perry, K., & Salusky, I. B. (2013). Phosphate binders, vitamin D and calcimimetics in the management of chronic kidney disease-mineral bone disorders (CKD-MBD) in children.

27

Criança com Disfunção Cerebral

Marilyn J. Hockenberry

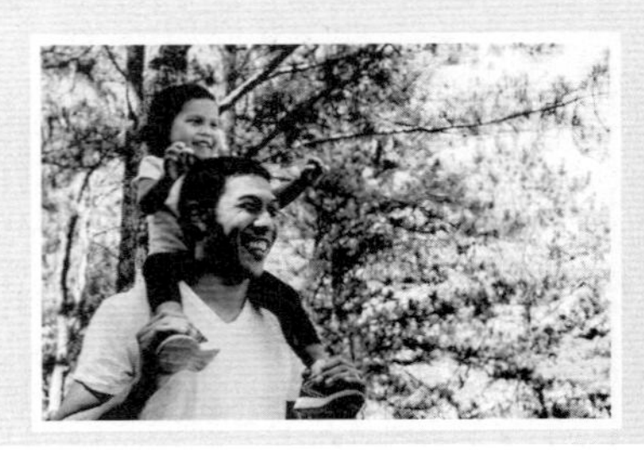

CONCEITOS GERAIS

- Regulação intracraniana
- Percepção sensorial
- Infecção
- Segurança

ENCÉFALO E AUMENTO DA PRESSÃO INTRACRANIANA

O encéfalo, hermeticamente fechado na sólida caixa craniana, está bem protegido, mas altamente vulnerável à pressão que pode se acumular dentro desse compartimento (Figura 27.1). O volume total do crânio – encéfalo (80%), líquido cefalorraquidiano (LCR) (10%), e sangue (10%) – deve permanecer aproximadamente o mesmo em todos os momentos. Uma alteração no volume proporcional de um desses componentes (p. ex., aumento ou redução no sangue intracraniano) deve ser acompanhada por uma alteração compensatória em outro componente. Desse modo, o volume e a pressão normalmente permanecem constantes. Exemplos de alterações compensatórias são redução no volume sanguíneo, redução na produção de LCR, aumento na absorção do LCR ou retração da massa encefálica pelo deslocamento do fluido intracelular e extracelular.

Crianças com fontanelas abertas compensam esse aumento de volume pela expansão do crânio e dilatação das suturas. Entretanto, em qualquer idade, a capacidade de compensação espacial é limitada. Um aumento na pressão intracraniana (PIC) pode ser causado por tumores ou outras lesões que ocupem espaços, acúmulo de fluido dentro do sistema ventricular, sangramento ou edema de tecidos cerebrais. Quando a compensação é exaustiva, qualquer outro aumento adicional no volume do crânio resultará em um rápido aumento da PIC.

Os primeiros sinais e sintomas de aumento da PIC, como cefaleia, vômitos, alterações de personalidade, irritabilidade e fadiga, geralmente são sutis (Boxe 27.1). Em crianças com mais idade, os sintomas subjetivos são cefaleia, especialmente após deitar-se (p. ex., ao acordar pela manhã) ou ao tossir, espirrar ou curvar-se, e náuseas e vômitos. A criança pode queixar-se de visão dupla ou turva ao movimentar da cabeça. Podem ocorrer convulsões. Em crianças cujas suturas cranianas não foram fechadas, há aumento

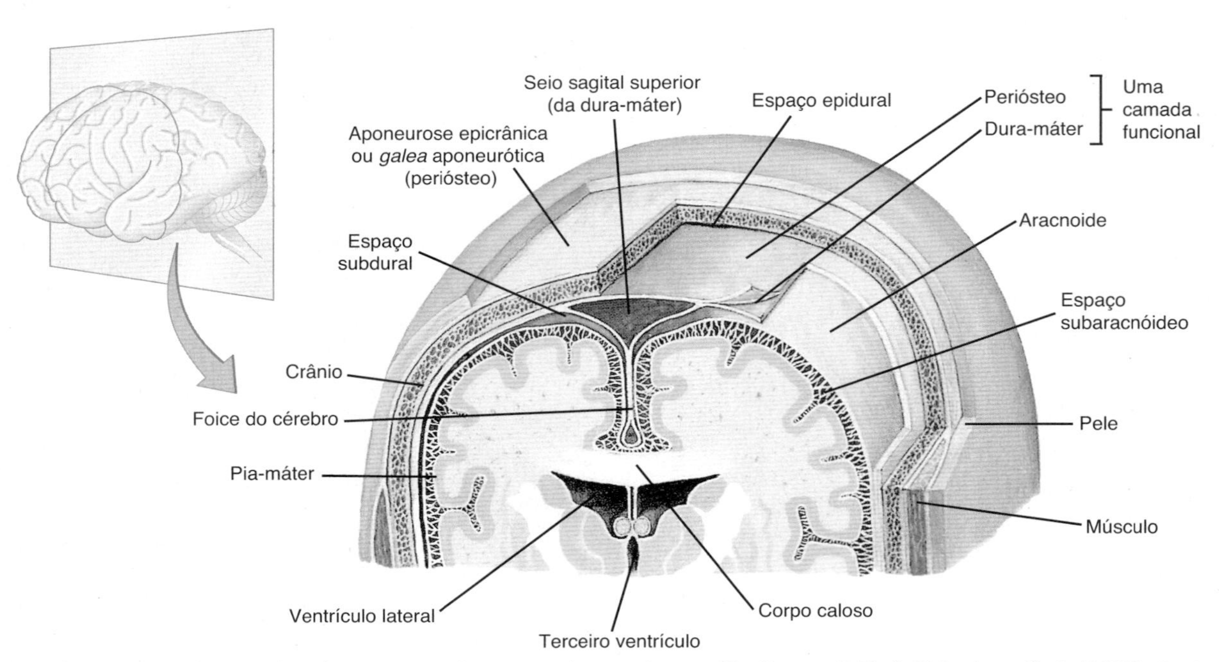

Figura 27.1 Corte coronal do topo da cabeça mostrando as camadas meníngeas. (De Patton, K. T., & Thibodeau, G. A. [2010]. *Anatomy and physiology* [7th ed.]. St. Louis, MO: Mosby.)

Boxe 27.1 Manifestações clínicas de aumento da pressão intracraniana em lactentes e crianças.

Lactentes
Fontanela tensa, saliente
Suturas cranianas separadas
Sinal de Macewen (som do tipo oco à percussão)
Irritabilidade e inquietação
Sonolência
Aumento do tempo de sono
Choro alto
Aumento do perímetro occipito-frontal
Distensão das veias do couro cabeludo
Alimentação inadequada
Chora quando perturbado
Sinal do sol poente

Crianças
Cefaleia
Náuseas
Vômito em jatos
Diplopia, visão turva
Convulsões
Indiferença, sonolência
Declínio do desempenho escolar
Diminuição da atividade física e do desempenho motor
Aumento do tempo de sono
Incapacidade de seguir comandos simples
Letargia

Sinais tardios em lactentes e crianças
Bradicardia
Diminuição da resposta motora a comandos
Diminuição da resposta sensorial a estímulos dolorosos
Alterações do tamanho e reatividade da pupila
Postura em extensão ou flexão
Respiração de Cheyne-Stokes
Papiledema
Diminuição da consciência
Coma

do perímetro cefálico e fontanelas tensas ou abauladas. As suturas cranianas podem se alargar. A circunferência da cabeça pode aumentar até que a criança tenha 5 anos se a condição progredir lentamente. À medida que a pressão aumenta, as pupilas tornam-se progressivamente lentas em reação e, eventualmente, tornam-se fixas e dilatadas. O nível de consciência se deteriora progressivamente da sonolência ao eventual coma. Os problemas relacionados ao aumento da PIC são discutidos posteriormente no capítulo relativo a traumatismo craniano e hidrocefalia (ver Capítulo 25, seção *Tumores cerebrais*).

Alterações fisiológicas e bioquímicas na vasculatura cerebral complicam as causas primárias do aumento da PIC. Especialmente em casos de trauma, o fluxo sanguíneo muitas vezes aumenta inicialmente como resultado de congestão venosa ou paralisia vasomotora. Se a hipoxia cerebral estiver associada à disfunção cerebral, a vasodilatação compensatória causada pela deficiência de oxigênio tenderá a aumentar o fluxo cerebral. No entanto, o fluxo sanguíneo é reduzido à medida que a PIC aumenta progressivamente, com diminuição do suprimento sanguíneo para os tecidos cerebrais. As respostas clássicas observadas em adultos (aumento da pressão de pulso, aumento da pressão arterial) raramente ocorrem em crianças ou são sinais muito tardios. A respiração periódica ou irregular é um sinal de disfunção do tronco encefálico (especialmente medular) que geralmente precede a apneia.

AVALIAÇÃO DO ESTADO NEUROLÓGICO

Capítulos anteriores discutem métodos para avaliar a função neurológica em relação a vários aspectos do cuidado infantil. O exame neurológico é parte integrante da avaliação de saúde (ver Capítulo 4) e da avaliação do recém-nascido (ver Capítulo 7). O Capítulo 30 discute alguns dos testes usados para diferenciar os distúrbios neuromusculares. As ferramentas de avaliação e exames apresentados neste capítulo são principalmente aqueles usados para avaliar a integridade intracraniana.

AVALIAÇÃO: ASPECTOS GERAIS

Crianças com menos de 2 anos requerem avaliação especial porque são incapazes de responder às instruções destinadas a eliciar respostas neurológicas específicas. As respostas neurológicas precoces em lactentes são principalmente reflexivas; essas respostas são gradualmente substituídas por movimentos significativos na direção cefalocaudal característica do desenvolvimento. Essa evidência de maturação progressiva reflete mielinização mais extensa e mudanças nas propriedades neuroquímicas e eletrofisiológicas.

A maioria das informações sobre lactentes e crianças pequenas vem da observação de respostas reflexas espontâneas e eliciadas. À medida que elas desenvolvem habilidades motoras grossas e finas cada vez mais complexas e habilidades de comunicação, técnicas mais sofisticadas são usadas para avaliar a aquisição de marcos de desenvolvimento. O atraso ou desvio dos marcos esperados ajuda a identificar crianças de alto risco. A persistência ou o reaparecimento de reflexos primitivos indica uma condição patológica. Ao avaliar o lactente ou a criança pequena, é importante obter o histórico da gravidez, do parto, do estado respiratório ao nascimento e da saúde neonatal, incluindo qualquer necessidade de internação em terapia intensiva para determinar o possível impacto das influências ambientais intrauterinas e extrauterinas conhecidas que afetam a maturação ordenada do sistema nervoso central (SNC). Essas influências incluem infecções maternas, exposição química, trauma, medicação, uso de drogas ilícitas e agressões metabólicas.

Histórico

O histórico familiar às vezes pode oferecer indícios de possíveis distúrbios genéticos com manifestações neurológicas. Uma revisão dos membros da família geralmente identifica condições que poderiam ser negligenciadas, especialmente o aumento do número de abortos espontâneos ou irmãos ou parentes que morreram em idade precoce. O enfermeiro faz perguntas sobre problemas neurológicos específicos, como deficiências intelectuais e de desenvolvimento, surdez, epilepsia, cegueira, movimentos incomuns, fraqueza, ataxia, acidente vascular cerebral e deterioração mental progressiva. O histórico de consanguinidade também é importante.

Um histórico de saúde fornece dados valiosos sobre a causa da disfunção neurológica. O histórico é avaliado para verificar a ocorrência de lesão com perda de consciência, doença febril, encontro com um animal ou inseto, ingesta de substâncias neurotóxicas, inalação de produtos químicos, doença pregressa e diabetes melito ou doença falciforme. Alterações súbitas ou progressivas no movimento ou nas habilidades mentais podem fornecer dados para investigação. Também é importante verificar o curso cronológico da doença.

Exame físico

O exame físico inclui a observação do tamanho e formato da cabeça (particularmente em lactentes e crianças pequenas), da atividade espontânea e atividade reflexa postural e das respostas sensoriais. Observe se o paciente está letárgico, sonolento, em estupor, alerta, ativo ou irritável.

O enfermeiro também deve observar o tônus geral, notando se há uma postura normal de flexão ou de extrema extensão, opistótono ou hipotonia. A simetria do movimento também deve ser avaliada.

As características faciais podem sugerir uma síndrome específica. Um choro agudo e penetrante em uma criança é frequentemente associado a distúrbios do SNC. Um ciclo respiratório anormal, como apneia prolongada, respiração atáxica, movimento paradoxal do tórax e hiperventilação, pode ser o resultado de um problema neurológico.

As crianças com mais idade podem ser avaliadas pelos métodos usuais utilizados em um exame neurológico. Além disso, uma estimativa do nível de desenvolvimento fornece informações essenciais sobre a função neurológica. Essa avaliação é discutida ao longo do livro em relação à avaliação de distúrbios específicos, como deficiências intelectuais e de desenvolvimento, déficit de crescimento, transtorno de déficit de atenção/hiperatividade, paralisia cerebral, tumores cerebrais e outros problemas físicos ou comportamentais. Testes de triagem de desenvolvimento podem avaliar o progresso do desenvolvimento na criança pequena.

A atividade muscular e a coordenação, incluindo movimentos oculares e marcha, são fontes valiosas de informação. Os movimentos oculares, a resposta pupilar, os movimentos faciais e as funções da boca fornecem dados sobre o envolvimento ou impacto do SNC (ver Capítulo 4 para testes do SNC e de reflexos). Teste de reflexos, força e coordenação e para a presença e localização de tremores, espasmos, tiques ou outros movimentos incomuns também são aspectos da avaliação neurológica.

ALTERAÇÃO DO ESTADO DE CONSCIÊNCIA

Consciência implica sensibilização – a capacidade de responder a estímulos sensoriais e ter experiências subjetivas. A consciência tem dois aspectos: o estado de alerta, um estado de despertar-vigília que inclui a capacidade de responder a estímulos, e a cognição, que inclui a capacidade de processar estímulos e produzir respostas verbais e motoras.

Um ***estado alterado de consciência*** geralmente se refere a vários estados de inconsciência que podem ser momentâneos ou durar horas, dias ou indefinidamente. A inconsciência é a função cerebral deprimida – a incapacidade de responder a estímulos sensoriais e ter experiências subjetivas. O coma é definido como um estado de inconsciência do qual o paciente não pode ser despertado, mesmo com estímulos potentes.

> **! ALERTA PARA A ENFERMAGEM**
>
> A falta de resposta a estímulos dolorosos é anormal e deve ser relatada imediatamente.

Etiologia

Um estado alterado de consciência pode ser o resultado de vários processos que afetam o SNC. A função neurológica prejudicada pode resultar de uma causa direta ou indireta. Alguns estados alterados, como as alterações difusas observadas na encefalite, estão diretamente relacionados com o insulto cerebral. Outros são o resultado de disfunção em outros órgãos ou processos. Por exemplo, alterações bioquímicas podem prejudicar a função neurológica sem achados morfológicos, como na hipoglicemia.

Nível de consciência

A avaliação do nível de consciência (NC) continua sendo o primeiro indicador de melhora ou deterioração do estado neurológico. O NC é determinado por observações das respostas da criança ao ambiente. Outros testes diagnósticos, como atividade motora, reflexos e sinais vitais, são mais variáveis e não necessariamente correspondem diretamente à profundidade do estado comatoso. Os termos usados de forma mais consistente estão descritos no Boxe 27.2.

Avaliação do coma

A diminuição do estado de alerta como resultado de condições patológicas ocorre em um *continuum* e é designada como estado comatoso, que se estende da sonolência em uma extremidade ao coma profundo na outra. Para produzir coma, deve ocorrer um dos seguintes: (1) destruição hemisférica cerebral bilateral extensa, difusa (o tronco encefálico pode estar intacto); (2) uma lesão no diencéfalo; ou (3) destruição do tronco cerebral até o nível da ponte inferior.

Diversas escalas foram elaboradas na tentativa de padronizar a descrição e interpretação do grau de consciência deprimida. A mais popular delas é a ***Escala de Coma de Glasgow (ECG)***, que consiste em uma avaliação de três partes: abertura ocular, resposta verbal e resposta motora. A ECG foi criada para atender a uma necessidade clínica de identificação de critérios para o nível de consciência. Para fins clínicos, o principal papel da observação do NC é detectar uma complicação com risco de vida, como edema cerebral. O ECG requer habilidades de observação e é prontamente reprodutível entre observadores.

Uma versão pediátrica da ECG reconhece que as respostas verbais e motoras esperadas devem estar relacionadas com a idade da criança (Figura 27.2).

A escala de coma pediátrico não avalia as respostas verbais como tal, mas registra o sorriso, o choro e a interação. Utiliza uma escala motora de 6 pontos, inadequada para crianças menores de 6 meses de vida. Em crianças com menos de 5 anos, a fala é entendida como qualquer som, até mesmo o choro. Crianças pequenas demonstram orientação identificando seus pais corretamente ou dando seus próprios nomes. Ao avaliar o NC em crianças pequenas, o enfermeiro pode achar útil ter um pai presente para ajudar a obter uma resposta desejada. Um lactente ou criança pode não responder em um ambiente desconhecido ou a vozes desconhecidas.

Os valores numéricos são atribuídos aos níveis de resposta em cada categoria. A soma desses valores numéricos fornece uma medida objetiva do NC do paciente. Quanto menor a pontuação, mais profundo o coma. Uma pessoa com um NC inalterado teria a pontuação mais alta, 15; uma pontuação de 8 ou menos é geralmente aceita como uma definição de coma; a pontuação mais baixa, 3, indica coma profundo ou morte.

> **Boxe 27.2** Níveis de consciência.
>
> **Consciência total:** desperto e alerta, orientado em relação ao tempo, espaço e pessoa; comportamento apropriado para a idade
> **Confusão:** comprometimento na tomada de decisões
> **Desorientação:** confusão em relação ao tempo, espaço; diminuição do nível de consciência (NC)
> **Letargia:** movimentos espontâneos limitados, fala arrastada, sonolento, torpor
> **Obnubilação:** pode ser despertada com estimulação
> **Estupor:** permanece em um sono profundo, responde apenas a estímulos vigorosos e repetidos
> **Coma:** ausência de resposta motora ou verbal ou postura em extensão diante de estímulos nocivos (dolorosos)
> **Estado vegetativo persistente (EVP):** perda permanente da função do córtex cerebral; os olhos seguem os objetos apenas por reflexo ou quando atraídos para a direção de sons altos; todos os quatro membros estão espásticos, mas podem se afastar de estímulos dolorosos; as mãos exibem preensão e palpação reflexas; a face pode fazer caretas, alguns alimentos podem ser deglutidos e a criança pode gemer ou chorar, mas não diz nenhuma palavra

Modificado de Ball, J. W., Dains, J. E., Flynn, J. A. et al. (Eds.). (2019). *Seidel's guide to physical examination* (9th ed.) St. Louis, MO: Elsevier.

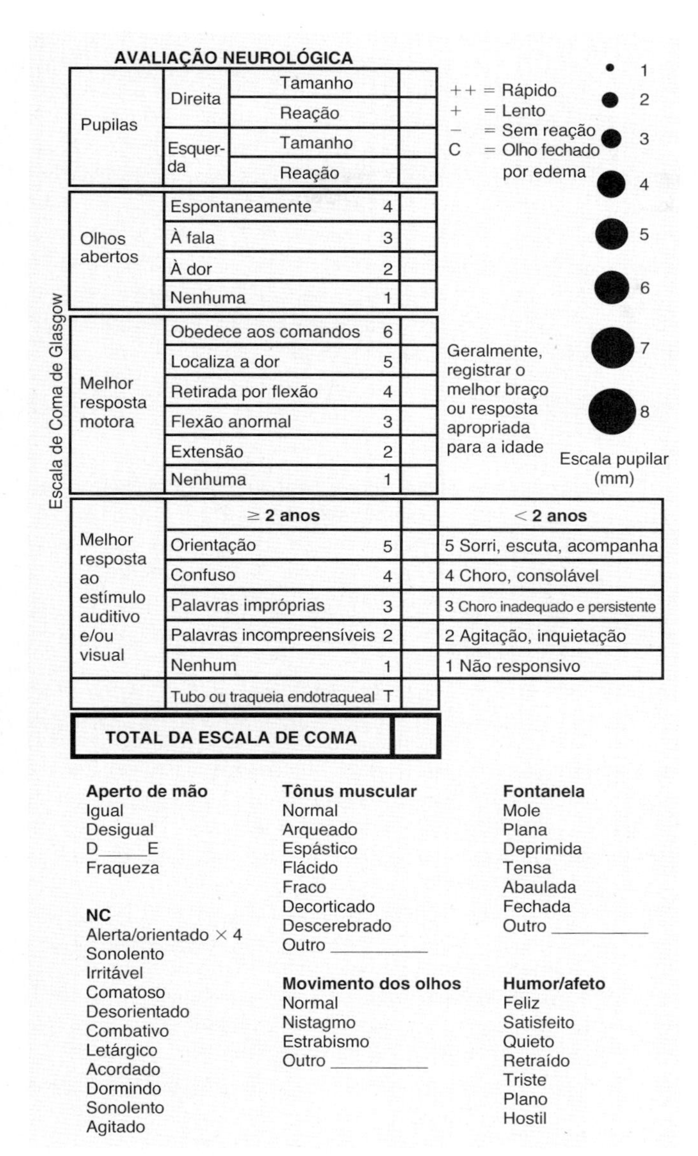

Figura 27.2 Escala de coma pediátrico.

A ECG por si só não é suficiente para determinar a consciência deprimida em todas as crianças. Por exemplo, porque uma criança com tetraplegia não pode responder fisicamente aos comandos, a ECG da criança pode ser muito baixa, mas a criança pode estar cognitivamente intacta. No entanto, a ECG fornece um método mais objetivo para avaliar o estado de consciência na maioria dos casos. Crianças gravemente feridas (ECG ≤ 8) podem ter uma classificação consistente de resposta motora, resposta verbal e abertura ocular.

A pontuação ECG realizada durante a pré-admissão (ou seja, avaliação em campo), no pronto-socorro e durante toda a internação é universalmente aceita como um critério para determinar o prognóstico do paciente (Braine & Cook, 2017). Escores ECG de 5 ou menos estão associados a resultados ruins (Murphy, Thomas, Gertz et al., 2017).

Morte clínica

Não existe um diagnóstico preciso para a morte clínica. Diferentes tecidos sofrem danos permanentes após vários períodos de exposição a um insulto contínuo; o cérebro (especialmente o cérebro) tornou-se o tecido de maior importância na determinação da hora da morte. O conceito atual de morrer é o de que é um processo que ocorre em um intervalo de tempo finito, não um evento que ocorre espontaneamente. A ***morte encefálica*** é um diagnóstico clínico baseado na cessação total do tronco encefálico e da função cerebral cortical que causa lesão cerebral generalizada irreversível e coma. Em crianças, as causas mais comuns são trauma, encefalopatia anóxica, infecções e neoplasias cerebrais. A declaração da morte encefálica requer duas condições: (1) cessação completa da evidência clínica da função cerebral e (2) irreversibilidade da condição. É essencial estabelecer a ausência de uma condição reversível, especialmente um distúrbio tóxico e metabólico, medicamentos sedativo-hipnóticos, agentes paralíticos, hipotermia, hipotensão e condições cirurgicamente remediáveis (Nakagawa, Ashwal, Mathur et al., 2012).

O transplante de órgãos criou a necessidade de separar o processo de morte da recuperação de tecidos viáveis em um momento em que o cérebro já está morto. Os critérios clínicos para morte encefálica devem ser atendidos para que não haja erro. Embora o *status* legal do conceito de morte varie entre estados e comunidades individuais nos EUA, a *Task Force for the Determination of Brain Death in Children* estabeleceu diretrizes para a determinação de morte encefálica em crianças (ver boxe *Diretrizes para o cuidado de enfermagem* e Capítulo 17, seção *Doação de órgãos ou tecidos e necropsia*). Pelo menos dois médicos que atendem em diferentes setores devem participar do diagnóstico de morte encefálica em crianças (Nakagawa et al., 2012).

Diretrizes para o cuidado de enfermagem

Estabelecendo a morte encefálica em crianças

Coma e apneia devem coexistir. A criança deve apresentar perda completa de consciência, vocalização e atividade volitiva.

A função do tronco cerebral deve estar ausente, conforme definido pelo seguinte:

- Pupilas em posição intermediária ou totalmente dilatadas em ambos os olhos que não respondem à luz
- Ausência de movimentos oculares espontâneos e induzidos por testes oculocefálicos e calóricos (oculovestibular)
- Ausência de movimento da musculatura bulbar, incluindo os músculos faciais e orofaríngeos
- Ausência dos reflexos da córnea, vômito, tosse, sucção e busca
- Ausência de movimentos respiratórios quando a criança é retirada do respirador. O teste de apneia usando métodos padronizados pode ser realizado, mas é feito depois que outros critérios são atendidos

A criança não deve ser significativamente hipotérmica ou hipotensa para a idade.

Deve haver tônus flácido e ausência de movimentos espontâneos ou induzidos, incluindo eventos da medula espinal, como retirada reflexa ou mioclonia espinal.

O exame deve permanecer consistente com morte encefálica durante todo o período de observação e teste.

Períodos de observação de acordo com a idade:

- Recém-nascido a termo com 37 semanas de idade gestacional e até 30 dias de vida – dois exames separados por pelo menos 24 horas
- 31 dias a 18 anos – dois exames separados por pelo menos 12 horas

Testes auxiliares com eletroencefalograma ou teste de fluxo sanguíneo cerebral devem ser considerados se houver preocupação com a validade do exame.

Dados de Nakagawa, T. A., Ashwal, S., Mathur, M., et al. (2012). Guidelines for the determination of brain death in infants and children: An update of the 1987 task force recommendations – Executive summary. *Annals of Neurology*, 71(4), 573–585.

EXAME NEUROLÓGICO

O objetivo do exame neurológico é estabelecer uma linha de base precisa e objetiva da função neurológica; portanto, é essencial que seja documentado de forma descritiva e detalhada, aumentando assim a capacidade de detectar mudanças sutis no estado neurológico ao longo do tempo. Descrições de comportamentos devem ser simples, objetivas e facilmente interpretadas (p. ex., "sonolento, mas acordado e conversacionalmente racional/orientado" ou "sonolento, mas despertável com estímulos físicos vigorosos; pressão na base da unha da mão direita resulta em flexão da extremidade superior/extensão da extremidade inferior").

Sinais vitais

Pulso, respiração e pressão arterial fornecem informações sobre a adequação da circulação e a possível causa subjacente da alteração da consciência. A atividade autonômica é mais intensamente perturbada no coma profundo e nas lesões do tronco cerebral. A temperatura corporal é frequentemente elevada; às vezes, a elevação é extrema. A alta temperatura é mais frequentemente um sinal de um processo infeccioso agudo ou insolação, mas pode ser causada pela ingesta de alguns medicamentos (especialmente salicilatos, álcool e barbitúricos) ou por sangramento intracraniano, especialmente hemorragia subaracnóidea. O envolvimento hipotalâmico pode causar elevação ou diminuição da temperatura. A infecção grave pode produzir hipotermia.

O pulso é variável e pode ser rápido, lento e intermitente ou fraco. A pressão arterial pode ser normal, elevada ou muito baixa. O reflexo de Cushing, ou resposta pressora que causa diminuição do pulso e aumento da pressão arterial, é incomum em crianças; quando ocorre, é um sinal muito tardio de aumento da PIC. Medicamentos também podem afetar os sinais vitais. Para fins de avaliação, as mudanças reais no pulso e na pressão arterial são mais importantes do que a direção da mudança.

As respirações são mais frequentemente lentas, profundas e irregulares. A respiração lenta e profunda geralmente ocorre no sono pesado causado por sedativos, após convulsões ou em infecções cerebrais. A respiração lenta e superficial pode resultar de sedativos ou opioides. A hiperventilação (respirações profundas e rápidas) é geralmente o resultado de acidose metabólica ou estimulação anormal do centro respiratório na medula causada por envenenamento por salicilato, coma hepático ou síndrome de Reye. Um padrão de hiperventilação alternada e apneia durante a vigília é comum na síndrome de Rett.

Os padrões respiratórios foram descritos com vários termos (p. ex., *apnêustico, em "cluster", atáxico, Cheyne-Stokes*). No entanto, é melhor descrever o que está sendo observado em vez de colocar um rótulo, porque os termos são frequentemente usados e interpretados incorretamente. A respiração periódica ou irregular é um sinal de disfunção do tronco cerebral (especialmente medular). Esse é um indicativo que muitas vezes precede a apneia completa. O odor do hálito pode fornecer dados adicionais (p. ex., o odor frutado e de acetona da cetose, o odor fétido da uremia, o odor fétido da insuficiência hepática ou o odor do álcool).

Pele

A pele pode oferecer indícios sobre a causa da inconsciência. A superfície do corpo deve ser examinada em busca de lesões, marcas de agulhas, petéquias, mordidas e carrapatos. Evidências de substâncias tóxicas podem ser encontradas nas mãos, no rosto, na boca e nas roupas – especialmente em crianças pequenas.

Olhos

Avalie o tamanho e a reatividade da pupila (Figura 27.3), que reage ou não à luz. Pupilas pontuais são comumente observadas em envenenamento (p. ex., envenenamento por opiáceos ou barbitúricos) ou em disfunção do tronco cerebral. Pupilas amplamente dilatadas e reativas são frequentemente vistas após convulsões e podem envolver apenas um lado. Pupilas amplamente dilatadas e fixas sugerem paralisia do nervo craniano (NC) III (nervo oculomotor) secundária à pressão da herniação do cérebro através do tentório. Uma pupila fixa unilateral geralmente sugere uma lesão do mesmo lado. Pupilas bilaterais fixas, se presentes por mais de 5 minutos, geralmente implicam lesão do tronco cerebral. Pupilas dilatadas e não reativas também ocorrem na hipotermia, na anoxia, na isquemia, no envenenamento com substâncias semelhantes à atropina ou na instilação prévia de medicamentos midriáticos. Algumas das terapias usadas (p. ex., barbitúricos) podem alterar o tamanho e a reação da pupila.

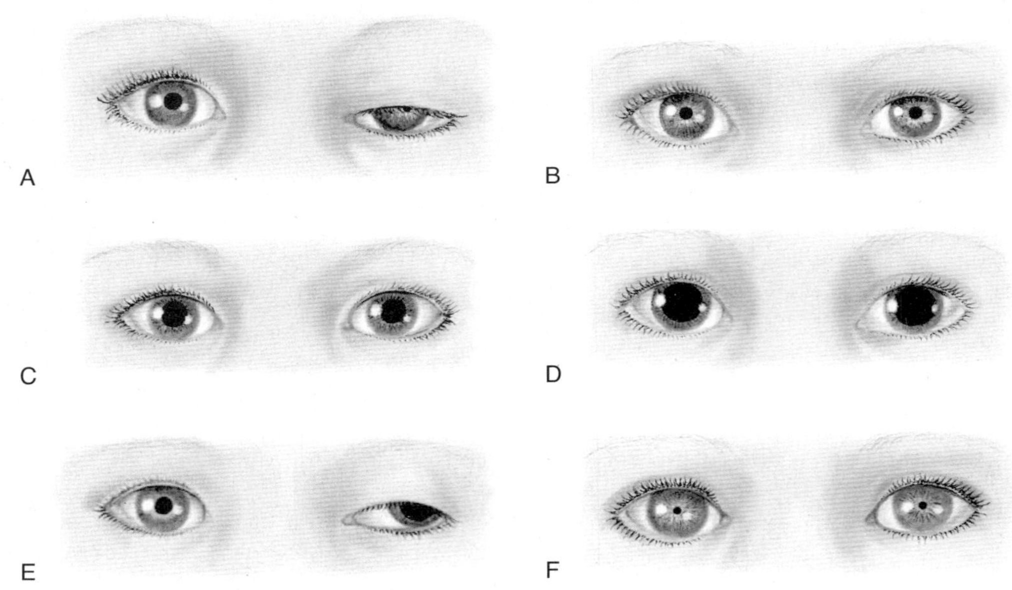

Figura 27.3 Variações no tamanho da pupila nos estados alterados de consciência. **A.** Constrição pupilar ipsilateral com leve ptose. **B.** Pupilas pequenas bilaterais. **C.** Posição média, fixa a todos os estímulos luminosos. **D.** Pupilas dilatadas e fixas bilaterais. **E.** Pupilas dilatadas, olho esquerdo abduzido com ptose. **F.** Pupilas puntiformes.

A descrição dos movimentos oculares deve indicar se um ou ambos os olhos estão envolvidos e como a reação foi provocada. Pergunte aos pais se a criança tem estrabismo, o que pode fazer com que os olhos pareçam desalinhados.

> **! ALERTA PARA A ENFERMAGEM**
>
> O aparecimento súbito de uma pupila fixa e dilatada é uma emergência neurocirúrgica.

Observar o piscar em repouso ou em resposta a um ruído alto repentino ou luz brilhante; isso implica que a formação reticular pontina está intacta. O reflexo da córnea, piscar as pálpebras quando a córnea é tocada com um fio de algodão, pode testar a integridade da divisão oftálmica do NC V (nervo trigêmeo). O estrabismo pós-traumático indica lesão do NC VI (nervo abducente).

Os movimentos oculares são avaliados pela manobra de olho de boneca, na qual a cabeça da criança é girada rapidamente para um lado e depois para o outro. Quando os centros do tronco cerebral para o movimento dos olhos estão intactos, há movimento conjugado (pareado ou trabalhando em conjunto) dos olhos na direção oposta à rotação da cabeça. A ausência dessa resposta sugere disfunção do tronco cerebral ou NC III. O desvio para baixo ou lateral é frequentemente observado em associação com dilatação pupilar na disfunção do NC III.

> **! ALERTA PARA A ENFERMAGEM**
>
> Quaisquer testes que exijam movimento da cabeça não devem ser realizados até que seja eliminada a suspeita de lesão da coluna cervical.

A prova calórica, ou resposta oculovestibular, é obtida pela irrigação do conduto auditivo externo com 10 mℓ de água gelada por um período de aproximadamente 20 segundos (com a cabeceira da cama elevada em um ângulo de 30°). Esse teste normalmente provoca o movimento dos olhos para o lado da estimulação. Essa resposta é perdida quando os centros pontinos estão comprometidos, o que fornece informações importantes na avaliação do paciente comatoso.

> **! ALERTA PARA A ENFERMAGEM**
>
> O teste calórico com água gelada é doloroso e nunca deve ser realizado em uma criança que esteja acordada ou em um indivíduo com uma ruptura da membrana timpânica.

O exame fundoscópico revela indícios adicionais. Como leva de 24 a 48 horas para se desenvolver, o papiledema (p. ex., edema do disco óptico, margens indistintas, hemorragias, tortuosidade dos vasos, ausência de pulsações venosas), se ocorrer, não será evidente no início do curso da inconsciência. A presença de hemorragias retinianas em crianças geralmente é resultado de trauma acidental ou infligido com sangramento intracraniano (geralmente, hemorragia subaracnóidea ou subdural), mas às vezes é causada por infecção (Minns, Jones, Tandon et al., 2017).

Função motora

A observação da atividade espontânea, postura e resposta a estímulos dolorosos fornece informações sobre a localização e extensão da disfunção cerebral. Movimentos assimétricos dos membros ou ausência de movimento sugerem paralisia. Na hemiplegia, o membro afetado encontra-se em rotação externa e cai incontrolavelmente quando é levantado e solto. As observações devem ser descritas em vez de rotuladas.

Nos estados comatosos mais profundos, a criança tem pouco ou nenhum movimento espontâneo, e a musculatura tende a ficar flácida. Há considerável variabilidade no comportamento motor em graus menores de coma. Por exemplo, a criança pode estar relativamente imóvel ou inquieta e hipercinética; o tônus muscular pode estar aumentado ou diminuído. Tremores, espasmos e espasmos musculares são observações comuns. O paciente pode exibir movimentos sem propósito ou de lançar. Comportamento combativo ou negativista não é incomum. A hiperatividade é mais comum em estados febris e tóxicos agudos do que em casos de PIC aumentada. Convulsões são comuns em crianças e podem estar presentes como resultado de qualquer causa no coma. Quaisquer movimentos repetitivos e movimentos durante as convulsões são descritos.

Postura

Os reflexos posturais primitivos surgem quando o controle cortical sobre a função motora é perdido na disfunção cerebral. Esses reflexos são evidentes em posturas e movimentos motores diretamente relacionados com a área do cérebro envolvida. A postura reflete um equilíbrio entre as influências menos excitantes e as mais altas de inibição. Músculos fortes superam os mais fracos. A postura de flexão (Figura 27.4A) ocorre com disfunção grave do córtex cerebral ou com lesões nos tratos corticospinais acima do tronco cerebral. A postura de flexão típica inclui flexão rígida, com os braços firmemente presos ao corpo; cotovelos, punhos e dedos flexionados; pés em flexão plantar; pernas estendidas e giradas internamente; e possivelmente tremores finos ou rigidez intensa. A postura de extensão (ver Figura 27.4B) é um sinal de disfunção no nível do mesencéfalo ou lesões no tronco encefálico. Caracteriza-se por extensão e pronação rígidas dos braços e pernas, punhos e dedos flexionados, mandíbula cerrada, pescoço estendido e, possivelmente, costas arqueadas. A postura de extensão unilateral é frequentemente causada por herniação tentorial.

A postura pode não ser evidente quando a criança está quieta, mas geralmente pode ser provocada pela aplicação de estímulos dolorosos, como um objeto contundente pressionado na base da unha. Os enfermeiros devem evitar aplicar pressão do polegar na região supraorbitária do osso frontal (risco de dano orbitário). Estímulos

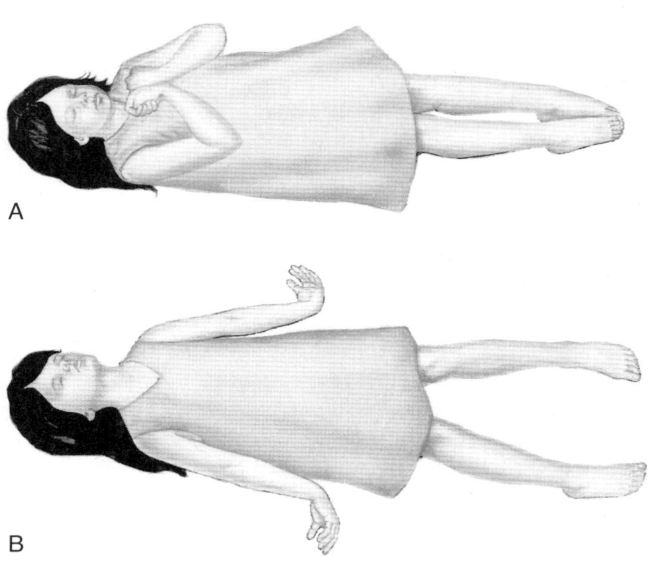

Figura 27.4 **A.** Decorticado. **B.** Descerebrado.

nocivos (p. ex., sucção), virar ou tocar provocarão uma resposta. Quando o enfermeiro está descrevendo a postura, o estímulo necessário para provocar a resposta é tão importante quanto a reação.

Reflexos

O teste de certos reflexos, como os presentes em uma medula espinal intacta, pode ser de valor limitado (ver Capítulo 4). Em geral, os reflexos corneano, pupilar, de estiramento muscular, superficial e plantar tendem a estar ausentes no coma profundo. O *status* dos reflexos é variável em graus mais leves de inconsciência e depende do processo patológico subjacente e da localização da lesão. A manobra do reflexo de olho de boneca, descrita anteriormente, reflete a paralisia do NC III. A ausência de reflexos corneanos (NC V) e a presença de um reflexo tônico cervical estão associados a danos cerebrais graves. O reflexo de Babinski, no qual a porção lateral da sola do pé é acariciada, fazendo com que o dedão do pé suba, pode ser útil se for encontrado consistentemente em crianças com mais de 1 ano. Um reflexo de Babinski positivo é significativo na avaliação de lesões do trato piramidal quando unilateral e associado a outros sinais piramidais. Um reflexo de Babinski oscilante é frequentemente observado após convulsões (ver Figura 7.8B).

DICAS PARA A ENFERMAGEM Três reflexos-chave que demonstram a saúde neurológica em lactentes são o Moro, o pescoço tônico e os reflexos de retirada.

PROCEDIMENTOS ESPECIAIS DE DIAGNÓSTICO

Numerosos procedimentos diagnósticos são usados para avaliação da função cerebral. Os exames laboratoriais que podem ajudar a determinar a causa da inconsciência incluem glicemia, ureia nitrogenada sérica e exames de eletrólitos (pH, sódio, potássio, cloreto, cálcio e bicarbonato); estudos de coagulação, hematócrito e hemograma completo; testes de função hepática; hemoculturas se houver febre; e, às vezes, estudos para detectar chumbo ou outras substâncias tóxicas, como drogas.

Um eletroencefalograma (EEG) pode fornecer informações importantes. Por exemplo, atividade lenta e aleatória generalizada sugere função cortical suprimida e atividade lenta localizada sugere uma lesão que ocupa espaço. Um traçado plano é um dos critérios utilizados como evidência de morte encefálica. O exame do líquido cefalorraquidiano deve ser realizado quando há suspeita de encefalopatia tóxica ou infecção. A punção lombar deve ser retardada se houver suspeita de hemorragia intracraniana e é contraindicada na presença de PIC aumentada devido ao potencial de herniação do tronco encefálico.

Potenciais evocados auditivos e visuais são algumas vezes usados na avaliação neurológica de crianças muito pequenas. Os potenciais evocados auditivos de tronco encefálico são úteis para avaliar a continuidade dos tratos auditivos de tronco encefálico e são particularmente úteis para detectar doenças desmielinizantes e neoplasias do tronco encefálico e para distinguir entre lesões de tronco encefálico e corticais. Por exemplo, um potencial evocado normal em um paciente comatoso sugere envolvimento dos hemisférios cerebrais.

Testes altamente sofisticados são realizados com equipamentos especializados. Duas técnicas de imagem, tomografia computadorizada (TC) e ressonância magnética (RM), auxiliam no diagnóstico por varredura de tecidos moles e matéria sólida. A maioria desses testes está listada na Tabela 27.1. Como esses testes podem ser ameaçadores para as crianças, o enfermeiro precisa preparar os pacientes e seus pais ou responsáveis para os testes e fornecer apoio e segurança durante os testes. A consulta com um especialista em vida infantil também pode ser útil (ver Capítulo 20, seção *Preparação para procedimentos diagnósticos e terapêuticos*).

Tabela 27.1 Procedimentos de diagnóstico neurológico.

Teste	Descrição	Objetivo	Comentários
Punção lombar (PL)	A agulha espinal é inserida no espaço subaracnóideo entre os espaços vertebrais L3 e L4 ou L4 e L5; a pressão do líquido cefalorraquidiano (LCR) é medida e uma amostra é colhida para exame	Mede a pressão do líquido cefalorraquidiano Obtém LCR para análise laboratorial Injeção de medicação	Contraindicada em pacientes com aumento da pressão intracraniana (PIC) ou infecção da pele sobre o local da punção
Punção subdural	A agulha é inserida na fontanela anterior ou na sutura coronal (linha média até a pupila)	Ajuda a descartar derrames subdurais Remove LCR para aliviar a pressão	Colocar o lactente em posição semiereta após a punção subdural para minimizar o vazamento do local; impedir que a criança chore, se possível Verificar o local com frequência para detectar evidências de vazamento
Punção ventricular	A agulha é inserida no ventrículo lateral pela sutura coronal (linha média até a pupila)	Remove LCR para aliviar a pressão	Risco de hemorragia intracerebral ou ventricular
Eletroencefalograma (EEG)	O EEG registra alterações do potencial elétrico do encéfalo Eletrodos são colocados em vários pontos para avaliar a função elétrica em uma área específica Os impulsos são registrados por uma caneta eletromagnética ou digitalmente	Detecta picos ou explosões de atividade elétrica que indicam o potencial para convulsões Usada para determinar morte cerebral	O paciente deve permanecer quieto durante o procedimento; pode exigir sedação Minimizar os estímulos externos durante o procedimento

(Continua)

Tabela 27.1 Procedimentos de diagnóstico neurológico. *(continuação)*

Teste	Descrição	Objetivo	Comentários
Cintilografia nuclear encefálica	Um radioisótopo é injetado por via intravenosa e, em seguida, quantificado e registrado após intervalos de tempo fixos O radioisótopo sofre acúmulo em áreas nas quais a barreira hematencefálica esteja defeituosa	Identifica lesões encefálicas focais (p. ex., tumores, abcessos) Captação positiva de material na encefalite e no hematoma subdural Visualiza as vias de LCR	Requer acesso IV; o paciente pode precisar de sedação Em crianças normais ou com hidrocefalia não comunicante, não há enchimento retrógrado dos ventrículos As áreas de captação concentrada de material são chamadas de *hot spots*
Endocefalografia	Pulsos de ondas ultrassônicas são transmitidos pela cabeça; os ecos das superfícies refletoras são registrados graficamente	Identifica desvios de estruturas da linha média em relação a suas posições normais como resultado de lesões intracranianas	Procedimento simples, seguro e rápido
Ultrassonografia em tempo real (RTUS)	Semelhante à tomografia computadorizada (TC), mas utiliza ultrassom em vez de radiação ionizante	Permite uma visualização anatômica de alta resolução em uma variedade de planos de imagem	Produz imagens semelhantes às da TC Especialmente útil em problemas do SNC neonatais
Radiografia	As radiografias de crânio são obtidas em diferentes incidências – lateral, posterolateral, axial (submentoventricular), semiaxial	Mostra fraturas, luxações, expansão das linhas de sutura, craniossinostose Mostra alterações degenerativas, erosão óssea, calcificações	Procedimento simples e não invasivo
Tomografia computadorizada (TC)	Um feixe de raios X de grande precisão é dirigido no plano horizontal ou vertical para fornecer séries de imagens que são inseridas em um computador e montadas em uma imagem exibida na tela de vídeo A TC utiliza radiação ionizante	Visualiza cortes transversais horizontais e verticais do encéfalo em três planos (axial, coronal, sagital) Distingue a densidade de vários tecidos e estruturas intracranianos – anormalidades congênitas, hemorragia, tumores, processos desmielinizantes e inflamatórios, calcificação	Requer acesso IV se um agente de contraste for usado O paciente pode precisar de sedação
Ressonância magnética (RM)	A RM produz emissões de radiofrequência a partir de elementos (p. ex., hidrogênio, fósforo), que são convertidas em imagens visuais por um computador	Permite a visualização de características morfológicas das estruturas visadas Permite uma discriminação dos tecidos que não está disponível em muitas técnicas	A RM é um procedimento não invasivo, exceto quando um agente de contraste IV é usado Não há exposição à radiação O paciente pode precisar de sedação Pais ou acompanhantes podem permanecer na sala com a crianças A RM não visualiza detalhes em ossos ou calcificações Nenhum metal pode estar presente no *scanner*
Tomografia com emissão de pósitrons (PET)	A PET envolve uma injeção IV de radionuclídeos emissores de pósitrons; as concentrações locais são detectadas e transformadas em uma exibição visual por um computador	Detecta e mede o volume e o fluxo de sangue no encéfalo, a atividade metabólica e alterações bioquímicas no tecido	Requer um longo período de imobilidade Ocorre uma exposição mínima à radiação O paciente pode precisar de sedação
Angiografia por subtração digital (ASD)	O corante de contraste é injetado por via intravenosa; o computador "subtrai" todos os tecidos sem contraste, deixando uma imagem nítida do contraste nos vasos estudados	Visualiza a vasculatura do tecido visado Visualiza abnormalidades vasculares delimitadas	Alternativa segura à angiografia O paciente deve permanecer imóvel durante o procedimento; pode exigir sedação
Tomografia computadorizada por emissão de fóton único (SPECT)	Envolve a injeção IV de radionuclídeos emissores de fóton; os radionuclídeos são absorvidos pelos tecidos saudáveis em uma velocidade diferente dos tecidos doentes ou necróticos; os dados são transferidos para um computador que converte a imagem em filme	Fornece informações sobre o fluxo sanguíneo para os tecidos; a análise do fluxo sanguíneo para um órgão pode ajudar a determinar se ele está funcionando bem	Requer um longo período de imobilidade Ocorre uma exposição mínima à radiação O paciente pode precisar de sedação

As crianças com idade suficiente para entender exigem uma explicação cuidadosa do procedimento: por que está sendo feito, o que experimentarão e como podem ajudar. As crianças em idade escolar geralmente apreciam uma descrição mais detalhada do motivo pelo qual o material de contraste é injetado. Como as crianças muitas vezes têm medo de agulhas, elas e suas famílias precisam ser informadas sobre qualquer medicamento ou meio de contraste que será administrado por via intravenosa. Estratégias especiais de redução de ansiedade podem ser necessárias para crianças que têm fobia de injeção de sangue (agulha) (McMurtry, Taddio, Noel et al., 2016). Essa fobia é a mais hereditária de todas. O enfermeiro deve conversar com os pais para descobrir se eles também têm essa fobia e se precisarão de ajuda no controle da ansiedade.

A importância de ficar parado durante os testes precisa ser enfatizada. As crianças não familiarizadas com as máquinas podem ver uma imagem de antemão. Embora os exames radiográficos não sejam dolorosos, a maquinaria muitas vezes parece tão assustadora que a criança protesta por causa da ansiedade. Isso é especialmente verdadeiro para TC e RM, que exigem que a cabeça da criança seja colocada dentro de um dispositivo imobilizador especial. Almofadas colocadas no queixo e nas bochechas às vezes são usadas para evitar o menor movimento da cabeça, e tiras são aplicadas ao corpo para evitar uma ligeira mudança na posição do corpo. O enfermeiro pode explicar esses eventos a uma criança assustada comparando-os com a preparação de um astronauta para um voo espacial. É importante ressaltar para a criança que em nenhum momento o procedimento é doloroso.

É útil que os enfermeiros se familiarizem com o equipamento e o ambiente geral em que o teste será realizado, para que possam explicar melhor o procedimento às crianças e suas famílias em seu nível de compreensão. O material escrito descrevendo o procedimento deve estar disponível para os pais e pode ser apropriado para compartilhar com as crianças. O equipamento é muitas vezes estranho e ameaçador para as crianças. Eles precisam de garantia constante de um companheiro de confiança. O enfermeiro não deve esperar cooperação de uma criança pequena. A sedação pode ser necessária. Muitos agentes diferentes são usados atualmente para sedação de crianças submetidas a procedimentos diagnósticos neurológicos (ver Capítulo 5, seção *Manejo da dor*).

A preparação física para o teste diagnóstico pode envolver a administração de um sedativo. Em caso afirmativo, as crianças devem ser ajudadas na preparação e administração e ter certeza de que alguém ficará com elas (se isso for possível). As crianças precisam de apoio e reforço contínuos durante os procedimentos em que permanecem conscientes. Os sinais vitais e as respostas fisiológicas ao procedimento são monitorados por toda parte. Muitos procedimentos diagnósticos realizados ambulatorialmente requerem sedação, e as crianças precisam de tempo de recuperação e observação. O enfermeiro deve revisar as instruções escritas com os pais se a criança receber alta após um procedimento. Crianças submetidas a procedimento com anestesia geral necessitam de cuidados pós-anestésicos, incluindo posicionamento para evitar aspiração de secreções e avaliação frequente de sinais vitais, saturação de oxigênio e NC. Além disso, outras funções neurológicas, como respostas pupilares, força motora e movimento, são testadas em intervalos regulares. Qualquer ferida cirúrgica resultante do teste é verificada quanto a sangramento, vazamento de LCR e outras complicações. Crianças submetidas a repetidas punções subdurais devem ter seu hematócrito monitorado para detectar a perda excessiva de sangue relacionada com o procedimento.

CRIANÇA COM COMPROMETIMENTO CEREBRAL

CUIDADOS DE ENFERMAGEM À CRIANÇA INCONSCIENTE

A criança inconsciente requer assistência de enfermagem com observação, registro e avaliação das alterações dos sinais objetivos. Essas observações fornecem informações valiosas sobre o progresso do paciente e muitas vezes servem como guia para diagnóstico e tratamento. Observações cuidadosas e detalhadas são essenciais para o bem-estar da criança. Além disso, as funções vitais devem ser mantidas e as complicações devem ser evitadas por meio de cuidados de enfermagem conscientes e meticulosos. O resultado da inconsciência é variável e se modifica desde a recuperação precoce e completa até a morte em poucas horas ou dias, ou inconsciência persistente e permanente, ou recuperação com graus variados de incapacidade mental ou física residual. O resultado e a recuperação da criança inconsciente podem depender do nível de cuidados de enfermagem e das habilidades de observação.

Direcionar medidas de emergência para garantir a circulação, vias aéreas e respiração (CAB); estabilizar a coluna quando indicado; tratamento de choque; e redução da PIC (se presente). O atraso no tratamento geralmente leva a danos aumentados. As terapias para causas específicas de inconsciência começam assim que as medidas de emergência são implementadas; em muitos casos, ocorrem simultaneamente. Como o cuidado de enfermagem está intimamente relacionado com o gerenciamento médico, ambos são considerados aqui.

A observação contínua do NC, da reação pupilar e dos sinais vitais é essencial para o tratamento dos distúrbios do SNC. A avaliação regular do estado neurológico e dos sinais vitais é parte integrante do cuidado de enfermagem de crianças inconscientes. A frequência depende da causa da inconsciência, do NC e da progressão do envolvimento cerebral. Os intervalos entre as observações podem ser curtos, a cada 15 minutos, ou longos, a cada 2 horas. Alterações significativas devem ser relatadas imediatamente.

A temperatura deve ser medida a cada 2 a 4 horas, dependendo da condição da criança. Uma temperatura elevada pode ocorrer em crianças com disfunção do SNC; portanto, uma coberta leve pode ser suficiente. Esforços vigorosos, como banhos de esponja mornos ou aplicação de um cobertor de hipotermia, são necessários para evitar danos cerebrais se a temperatura retal exceder 40°C (104°F).

O LOC é avaliado periodicamente, incluindo tamanho pupilar, igualdade e reação à luz. Sinais de irritação meníngea, como rigidez de nuca, precisam ser avaliados. A avaliação do NC também inclui resposta a comandos vocais, comportamento espontâneo, resistência ao cuidado e resposta a estímulos dolorosos. Observe quaisquer movimentos anormais, mudanças no tônus ou força muscular e na posição do corpo. Se ocorrer uma convulsão, descreva-a, incluindo as áreas do corpo envolvidas desde o início até o fim da convulsão e a sua duração (ver Boxe 27.8 e boxe *Estudo de caso para reflexão*, mais adiante neste capítulo).

O manejo da dor para a criança inconsciente requer observação e cuidados astutos de enfermagem. Os sinais de dor incluem mudanças no comportamento (p. ex., aumento da agitação e rigidez) e alterações nos sinais vitais e perfusão (geralmente, aumento da frequência cardíaca, frequência respiratória e pressão arterial e diminuição da saturação de oxigênio). Como esses achados não são específicos para a dor, o enfermeiro deve estar atento ao seu aparecimento nos momentos de dor induzida ou suspeita e ao seu desaparecimento após o procedimento de incitação ou administração de analgesia. Deve ser utilizado um registro de avaliação da dor para documentar as indicações de dor e a eficácia das intervenções (ver Capítulo 5, seção *Avaliação da dor*). O uso de opioides, como a morfina, para aliviar a dor é controverso, pois esses medicamentos podem mascarar sinais de alteração da consciência ou deprimir a respiração. No entanto, a dor não consolada ativa a resposta ao estresse, que pode elevar a PIC. Para bloquear a resposta ao estresse, alguns profissionais defendem o uso de analgésicos, sedativos e, em alguns casos, como traumatismo craniano, agentes paralisantes por via intravenosa (IV) com infusão contínua. Uma combinação comumente usada é fentanila, midazolam e vecurônio. Se houver preocupações sobre a avaliação do NC ou depressão respiratória, a naloxona pode ser usada para reverter os efeitos dos opioides. Independentemente dos medicamentos utilizados, a dosagem adequada e a administração regular são essenciais para proporcionar um ótimo alívio da dor.

! ALERTA PARA A ENFERMAGEM

Quando os opioides são usados, a eliminação intestinal deve ser monitorada de perto devido ao potencial efeito constipante. Um emoliente de fezes deve ser administrado regularmente com laxantes, conforme necessário, para prevenir a constipação intestinal.

Outras medidas para aliviar o desconforto incluem proporcionar um ambiente silencioso e pouco iluminado; limitar os visitantes; evitando qualquer movimento brusco, como bater na cama; e prevenir o aumento da PIC. Este último é mais eficazmente alcançado pelo posicionamento adequado e pela prevenção de esforço, como durante a tosse, vômito ou defecação (ver Capítulo 5, seção *Manejo da dor*). Medicamentos antiepilépticos, como fosfenitoína ou fenobarbital, podem ser prescritos para controle da atividade convulsiva.

Tratamento respiratório

A eficácia respiratória é a principal preocupação no cuidado da criança inconsciente, e o estabelecimento de uma via aérea adequada é sempre a primeira prioridade. O dióxido de carbono tem um potente efeito vasodilatador e aumentará o fluxo sanguíneo cerebral (FSC) e a PIC. A hipoxia cerebral à temperatura corporal normal que dura mais de 4 minutos geralmente causa danos cerebrais irreversíveis.

! ALERTA PARA A ENFERMAGEM

A obstrução respiratória e o comprometimento subsequente levam à parada cardíaca. Mantenha sempre uma via aérea adequada e pérvia.

Crianças em estágios mais leves de coma podem ser capazes de tossir e engolir, mas aquelas em estados mais profundos de coma são incapazes de controlar as secreções, que tendem a se acumular na garganta e na faringe. A disfunção dos NCs IX e X (nervos glossofaríngeo e vago) coloca a criança em risco de aspiração e parada cardíaca. Portanto, posicione-a com a cabeça e o corpo de lado para evitar a aspiração de secreções e esvazie o estômago para reduzir a probabilidade de vômito. Em lactentes, o bloqueio das passagens aéreas das secreções pode acontecer em segundos. Além disso, a obstrução das vias aéreas superiores por laringospasmo é uma complicação comum em crianças comatosas.

Uma via aérea oral pode ser usada para a criança que está sofrendo uma perda temporária de consciência, como após uma contusão, convulsão ou anestesia. Para crianças que permanecem inconscientes por mais tempo, um tubo nasotraqueal ou orotraqueal é inserido para manter a via aberta e facilitar a remoção de secreções. A traqueostomia deve ser realizada nos casos em que a laringoscopia para introdução de um tubo endotraqueal seria difícil ou perigosa ou para uma criança que necessita de suporte ventilatório a longo prazo. A aspiração é usada apenas quando necessário para desobstruir as vias aéreas, tomando cuidado para evitar o aumento da PIC. O estado respiratório é observado e avaliado regularmente. Sinais de desconforto respiratório podem indicar a necessidade de assistência ventilatória.

A ventilação mecânica geralmente é indicada quando o centro respiratório está envolvido. A gasometria é realizada regularmente e o oxigênio é administrado quando indicado. Hipoxia moderadamente grave e acidose respiratória estão frequentemente presentes, mas nem sempre são evidentes pelas manifestações clínicas. A hipoventilação geralmente acompanha a inconsciência e pode levar à alcalose respiratória ou pode representar a tentativa do corpo de compensar a acidose metabólica. As determinações de gases sanguíneos e pH são guias essenciais para a terapia eletrolítica. A fisioterapia respiratória deve ser realizada regularmente e a posição da criança, trocada pelo menos a cada 2 horas para evitar complicações pulmonares. A higiene oral regular é recomendada para reduzir o risco de pneumonia associada à ventilação mecânica (PAV) (Hua, Xie, Worthington et al., 2016).

Monitoramento da pressão intracraniana

O monitoramento da PIC após traumatismo cranioencefálico (TCE) é controverso. A colocação do monitor de PIC ocorre frequentemente no departamento de emergência e em pessoas com idade mais avançada (Kannan, Quistberg, Wang et al., 2017). A colocação precoce de monitores de PIC pode orientar o tratamento e a avaliação de pacientes com hipertensão intracraniana ou aqueles com maior risco de desenvolver hipertensão intracraniana. O monitoramento da PIC também pode auxiliar na tomada de decisão quanto à transferência para a sala de cirurgia ou unidade de terapia intensiva pediátrica (UTIP). No entanto, em um grande estudo que usou dois bancos de dados nacionais de 3.084 crianças com TCE grave, não foram encontradas evidências de benefício do monitoramento da PIC na sobrevida funcional de crianças com TCE grave (Bennett, DeWitt, Greene et al., 2017). O desenvolvimento de sensores ICP não invasivos tem o potencial de diminuir a necessidade de intervenções invasivas em pacientes pediátricos no futuro (Harary, Dolmans, & Gormley, 2018).

A mensuração direta da pressão ventricular continua sendo o padrão-ouro do monitoramento da PIC. O método do cateter envolve a introdução de um cateter no ventrículo lateral no lado não dominante, se conhecido, ou a colocação no espaço subdural. O cateter tem a vantagem de fornecer um meio de drenagem extraventricular (ou contínua) do LCR para reduzir a pressão. Uma bolsa de drenagem presa ao sistema é mantida ao nível dos ventrículos e pode ser abaixada para diminuir a PIC. Esse dispositivo requer penetração total do cérebro, habilidade e experiência com a colocação e traz o risco de infecção. Os riscos de infecção podem ser reduzidos utilizando sempre técnica asséptica ao manusear o sistema de drenagem ventricular externa (DVE), manipulando o mínimo possível a DVE e trocando o curativo estéril apenas semanalmente ou quando o curativo estiver comprometido, o que ocorrer primeiro (Hepburn-Smith, Dynkevich, Spektor et al., 2016).

! ALERTA PARA A ENFERMAGEM

Se o dreno ventricular externo não for clampeado para drenagem do líquido cefalorraquidiano (LCR), monitore cuidadosamente o nível do recipiente de coleta. Se o recipiente estiver posicionado muito baixo, a descompressão inadequada do LCR pode diminuir a pressão intracraniana (PIC) muito rapidamente, causando sangramento e dor.

Com o método *bolt* (parafuso metálico), a extremidade do parafuso é colocada no espaço subaracnóideo. O parafuso não pode ser fixado adequadamente no crânio flexível de uma criança pequena, embora modificações especiais tenham sido desenvolvidas para crianças menores de 6 anos. A colocação do parafuso não é ajustada por ninguém, exceto pelo neurocirurgião que colocou o dispositivo. O neurocirurgião deve ser notificado se uma forma de onda satisfatória não for observada.

! ALERTA PARA A ENFERMAGEM

Com o método *bolt*, a estabilização do parafuso deve ser realizada com curativos, mas esses não devem ser alterados ou trocados – nem mesmo para verificar o local de inserção.

Um sensor epidural pode ser colocado entre a dura-máter e o crânio por meio de um orifício de trepanação e conectado a um conjunto de torneira e um transdutor, que fornece uma leitura da pressão. Embora menos invasivo, o sensor epidural pode apresentar correlação inconsistente das leituras de pressão. Em lactentes, um transdutor de fontanela pode ser usado para detectar impulsos de um sensor de pressão e convertê-los em energia elétrica. A energia elétrica é então convertida em ondas visíveis ou leituras numéricas em um osciloscópio. A mensuração da PIC da fontanela anterior não é invasiva, mas pode revelar-se imprecisa se o equipamento estiver mal colocado ou recalibrado de forma inconsistente. Dispositivos de monitoramento de pressão intraparenquimatosa (p. ex., Camino®) usam tecnologia de fibra óptica e funcionam de maneira confiável.

A PIC pode aumentar por administração direta de soluções; os antibióticos devem ser administrados sistemicamente se uma cultura positiva do LCR for obtida. No entanto, o monitoramento da PIC raramente causa infecção. O LCR é um fluido corporal; deve-se implementar as precauções-padrão de acordo com a política do hospital (ver Capítulo 20, seção *Controle de infecções*).

Os enfermeiros que cuidam de pacientes com dispositivos de monitoramento intracraniano devem estar familiarizados com o sistema, auxiliar na inserção, interpretar as leituras do monitor e ser capazes de distinguir entre sinais de perigo e disfunção mecânica. Como a pressão arterial sistêmica, a PIC e, portanto, a pressão de perfusão cerebral (PPC) são normalmente mais baixas em crianças, a idade deve ser levada em consideração ao decidir o que constitui PIC alta ou PPC baixa.

Várias intervenções médicas estão disponíveis para tratar o aumento da PIC resultante do edema cerebral. Esses incluem sedação, drenagem do LCR e diuréticos osmóticos. Os diuréticos osmóticos podem proporcionar alívio rápido da PIC em emergências. Embora seu efeito seja transitório, durando apenas cerca de 6 horas, essas medidas podem salvar vidas em emergências. Essas substâncias são rapidamente excretadas pelos rins e carregam consigo grandes quantidades de sódio e água. O manitol (ou às vezes ureia) administrado por via intravenosa é o medicamento mais comumente usado para redução rápida da PIC. A infusão é geralmente administrada lentamente, mas pode ser infundida rapidamente se houver herniação ou herniação iminente. Devido ao profundo efeito diurético do medicamento, uma sonda de demora deve ser inserida para garantir o esvaziamento da bexiga. O dióxido de carbono arterial ($PaCO_2$) deve ser mantido em aproximadamente 30 mmHg para produzir vasoconstrição, o que reduz o FSC, diminuindo a PIC. Registrar e analisar a hidratação da criança, a concentração plasmática de sódio e a osmolaridade sérica podem evitar problemas potenciais de fluidos e eletrólitos. A administração de adrenocorticosteroides não é recomendada para edema cerebral secundário a traumatismo craniano.

Atividades de enfermagem

Em casos de níveis elevados de PIC aumentada, os procedimentos de enfermagem tendem a desencadear ondas de pressão reativa em muitas crianças. Por exemplo, o aumento da pressão intratorácica ou abdominal será transmitido ao crânio. Os objetivos do acompanhamento de uma criança com comprometimento neurológico incluem a manutenção da DPC; controle da PIC, edema cerebral e fatores que aumentam o metabolismo cerebral (p. ex., febre, convulsões); e manutenção da estabilidade hemodinâmica. Tome cuidado especial ao posicionar esses pacientes para evitar compressão da veia cervical, que pode aumentar ainda mais a PIC, interferindo no retorno venoso.

Sacos de areia ou outros dispositivos de apoio podem ajudar a manter a posição correta da cabeça. A criança pode ser apoiada para um lado ou para o outro, e o uso de um colchão de alívio de pressão ou diminuição de pressão diminui a chance de pressão prolongada em áreas vulneráveis da pele. A avaliação clínica frequente da criança não pode ser substituída por um dispositivo de monitoramento de PIC.

> **! ALERTA PARA A ENFERMAGEM**
>
> Deve-se manter a cabeceira do leito elevada entre 15 e 30° e posicionar a criança de forma que a cabeça seja mantida na linha média para facilitar a drenagem venosa e evitar compressão jugular. Virar lateralmente é contraindicado devido ao risco de compressão jugular.

É importante evitar atividades que possam aumentar a PIC por causar dor ou estresse emocional. Agrupar as atividades de enfermagem e minimizar os estímulos ambientais, ao diminuir os procedimentos nocivos, auxiliam no controle da PIC. Os exercícios de amplitude de movimento podem ser realizados suavemente, mas não devem ser realizados vigorosamente. Quaisquer procedimentos estressantes necessários devem ser agendados para aproveitar as terapias que reduzem a PIC, como osmoterapia e sedação. Deve haver um esforço para minimizar ou eliminar o ruído ambiental, incluindo a gestão do número de visitantes. A avaliação e intervenção para aliviar a dor são funções importantes de enfermagem para diminuir a PIC.

A aspiração e a percussão são mal toleradas; esses procedimentos são contraindicados, a menos que a criança tenha problemas respiratórios concomitantes. A hipoxia e a manobra de Valsalva associadas à tosse elevam agudamente a PIC. A vibração, que não aumenta a PIC, alcança excelentes resultados e deve ser tentada primeiro se houver necessidade de tratamento. A aspiração deve ser realizada criteriosamente e precedida de hiperventilação com oxigênio a 100%, que pode ser monitorada durante a aspiração com leitura do sensor de pulso de oxigênio para determinar a saturação de oxigênio.

Nutrição e hidratação

Na criança inconsciente, os líquidos e as calorias são fornecidos inicialmente pela via intravenosa. O tipo de solução administrada depende do estado geral do paciente. Crianças em dieta cetogênica e com certos distúrbios metabólicos, como deficiência de piruvato desidrogenase, devem receber solução salina normal em vez de líquidos que contêm dextrose, o que pode causar convulsões e piorar sua condição. A fluidoterapia requer monitoramento e ajuste cuidadosos com base em sinais neurológicos e determinações de eletrólitos. Muitas vezes, as crianças inconscientes não toleram as mesmas quantidades de líquidos que toleram quando são saudáveis. A hidratação excessiva deve ser evitada para prevenir edema cerebral fatal. Quando o edema cerebral é uma ameaça, os fluidos podem ser restringidos para reduzir a chance de sobrecarga. Examine a pele e as membranas mucosas em busca de sinais de desidratação. Os ajustes na administração de fluidos são baseados no débito urinário, eletrólitos séricos e osmolaridade, pressão arterial e pressão de enchimento capilar arterial. A observação de sinais de equilíbrio hídrico alterado relacionado com secreções hipofisárias anormais faz parte dos cuidados de enfermagem.

Deve-se fornecer nutrição a longo prazo com uma fórmula balanceada administrada por sonda nasogástrica ou gastrostomia. A sonda nasogástrica geralmente é fixada com fita adesiva no local, devendo-se ter cuidado para evitar pressão nas narinas. A maioria das crianças recebem alimentação contínua. Quando as alimentações em *bolus* são usadas, a sonda é lavada com água após cada alimentação. As sondas são substituídas de acordo com a política institucional. A irritação da mucosa nasal é evitada pela alternância das narinas cada vez que a sonda nasogástrica é substituída.

Deve-se evitar a superalimentação para prevenir vômitos e o risco associado de aspiração. O conteúdo do estômago é aspirado com uma seringa e medido antes da alimentação para verificar a quantidade restante no estômago. O conteúdo removido pode ser realimentado. Se o volume residual for excessivo (dependendo do tamanho da criança), consulte o nutricionista e o médico quanto à composição e quantidade para determinar se são necessárias alterações a fim de fornecer calorias e nutrientes em menor volume.

Secreção hipofisária alterada

Uma capacidade alterada de lidar com cargas de fluidos é atribuída em parte à síndrome de secreção inapropriada de hormônio antidiurético (SIADH) e diabetes insípido (DI) resultante de disfunção hipotalâmica (ver Capítulo 28). A SIADH geralmente acompanha condições do SNC, como traumatismo craniano, meningite, encefalite, abcesso e tumor cerebral, e hemorragia subaracnóidea. Na criança com SIADH, quantidades escassas de urina são excretadas, a análise de eletrólitos revela hiponatremia e hipo-osmolalidade, e manifestações de hidratação excessiva são evidentes. É importante avaliar todos os parâmetros, pois a redução do débito urinário pode ser erroneamente interpretada como um sinal de desidratação. O tratamento da SIADH consiste na restrição hídrica até que os eletrólitos séricos e a osmolalidade retornem aos níveis normais. Se a restrição de líquidos não for completamente ineficaz, medicamentos como cloreto de sódio e diuréticos podem ser utilizados.

O DI pode ocorrer após trauma intracraniano. No DI há aumento do volume urinário e o perigo de desidratação que o acompanha. A reposição adequada de líquidos é essencial, e a observação do equilíbrio eletrolítico é necessária para detectar sinais de hipernatremia e hiperosmolalidade. A vasopressina exógena pode ser administrada.

Medicamentos

A causa da inconsciência determina terapias medicamentosas específicas. As crianças com processos infecciosos recebem antibióticos apropriados à doença e ao organismo infectante. Os corticosteroides são prescritos para condições inflamatórias e edema. O edema cerebral é uma indicação para diuréticos osmóticos. Medicamentos antiepilépticos são prescritos para atividade convulsiva. A sedação na criança agitada fornece propriedades amnésicas e ansiolíticas em conjunto com um agente paralítico. Essa combinação diminui a PIC e permite o tratamento do edema cerebral. Os medicamentos usuais incluem morfina e midazolam. O midazolam é vantajoso devido à sua meia-vida curta.

O coma profundo induzido pela administração de barbitúricos é controverso no tratamento da PIC. Os barbitúricos são atualmente reservados para a redução do aumento da PIC quando outros tratamentos falharam. Esses medicamentos diminuem a taxa metabólica cerebral de oxigênio e protegem o cérebro durante períodos de redução da PPC. O coma barbitúrico requer monitoramento extensivo. O monitoramento de EEG pode avaliar a profundidade do coma, registrar anormalidades de fundo de EEG que podem ajudar a prever o resultado e avaliar qualquer atividade convulsiva. O suporte cardiovascular e respiratório e o monitoramento da PIC são necessários para avaliar a resposta à terapia. Agentes paralisantes, como o vecronium, podem ser necessários para auxiliar na realização de testes diagnósticos, melhorar a eficácia da terapia e reduzir os riscos de complicações secundárias. A elevação da PIC ou da frequência cardíaca em pacientes que estão recebendo agentes paralisantes ou sob sedação pode indicar a necessidade de outra dose de um ou ambos os medicamentos ou a necessidade de analgésicos.

Termorregulação

A hipertermia geralmente acompanha a disfunção cerebral; se estiver presente, o enfermeiro implementa medidas para reduzir a temperatura para evitar danos cerebrais por hipertermia e para reduzir as demandas metabólicas geradas pelo aumento da temperatura corporal. Os antipiréticos são o método de escolha para redução da febre; dispositivos de resfriamento são usados para hipertermia (ver Capítulo 20, seção *Controle de temperaturas elevadas*). Testes laboratoriais e outros métodos ajudam a determinar a causa, se houver, da hipertermia. O tratamento com hipotermia e barbitúricos aumenta o risco de complicações iatrogênicas.

Eliminação

Um cateter urinário geralmente é inserido na fase aguda, mas fraldas podem ser usadas e pesadas para registrar o débito urinário. A criança que anteriormente tinha controle intestinal e vesical geralmente fica com incontinência. Se a ela permanecer em coma por um longo período, o cateter urinário de demora pode ser removido e o esvaziamento vesical periódico realizado por cateterismo intermitente. Emolientes de fezes geralmente são suficientes para manter a função intestinal, mas supositórios ou enemas podem ser necessários ocasionalmente para eliminação adequada e para evitar impactação fecal. A passagem de fezes líquidas após um período sem atividade intestinal é geralmente um sinal de impactação. Para evitar esse problema, o registro diário da atividade intestinal é essencial.

Cuidados de higiene

As medidas de rotina de higiene e manutenção da integridade da pele são parte integrante do cuidado de enfermagem à criança inconsciente. As dobras cutâneas requerem atenção especial para evitar escoriações. A criança que é incapaz de se mover é propensa a desenvolver ruptura tecidual e necrose; ela deve ser colocada em um aparelho resiliente (p. ex., colchão de pressão alternada ou cheio de água) para evitar pressão em áreas proeminentes do corpo. O objetivo é a prevenção pela mudança regular de posição e inspeção de áreas vulneráveis (p. ex., tornozelo, calcanhares, trocânter, sacro e ombro). Crianças inconscientes são submetidas a inúmeros procedimentos invasivos, e os locais da pele utilizados para esses procedimentos requerem avaliação e intervenção especiais para promover a cicatrização e prevenir infecções. Mantenha a roupa de cama e qualquer roupa seca e livre de rugas. Esfregar as costas e as extremidades com loção estimula a circulação e ajuda a prevenir o ressecamento da pele. No entanto, para evitar mais danos nos tecidos, não massageie a pele avermelhada e sem branqueamento (ver Capítulo 20, seção *Manutenção de uma pele saudável*). Se a criança precisar de cirurgia ou radiografia, o enfermeiro verifica todos os curativos, locais ósseos, sondas e cateteres de acesso IV antes e depois do procedimento.

A higiene bucal é realizada pelo menos 2 vezes ao dia, porque a boca tende a ficar seca ou coberta de muco. Os dentes são cuidadosamente escovados com uma escova de dentes macia ou limpos com gaze saturada com solução salina. Dispositivos de limpeza preparados comercialmente, como cotonetes de higiene bucal, são convenientes para limpar a boca e os dentes. Os lábios são revestidos com pomada para protegê-los de ressecamento, rachaduras ou bolhas.

A criança inconsciente também é propensa a irritação nos olhos. Os reflexos corneanos estão ausentes; portanto, os olhos são facilmente irritados ou danificados por roupas de cama, poeira ou outras substâncias que possam entrar em contato com eles. O ressecamento excessivo resulta do fechamento incompleto das pálpebras e/ou diminuição das secreções, principalmente se a criança estiver em osmoterapia para reduzir ou prevenir o edema cerebral.

! ALERTA PARA A ENFERMAGEM

Os olhos devem ser examinados regular e cuidadosamente em busca de sinais precoces de irritação ou inflamação. Lágrimas artificiais (metilcelulose) devem ser colocadas nos olhos a cada 1 a 2 horas. Podem ser necessários tapa-olhos para proteger os olhos de possíveis danos.

Mantenha o cabelo da criança penteado e seguro para evitar embaraçar. Mantenha o couro cabeludo limpo com xampus secos ou úmidos, conforme necessário. A cabeça da criança pode precisar ser raspada para testes ou procedimentos cirúrgicos. A família pode querer preservar o cabelo.

Posicionamento e exercício

A criança inconsciente é posicionada para minimizar a PIC e prevenir a aspiração de saliva, secreções nasogástricas e vômitos. A cabeceira da cama deve ser elevada e a criança colocada em decúbito lateral ou semiprona. Um travesseiro pequeno e firme é colocado sob a cabeça e os membros superiores são flexionados e apoiados com travesseiros. O peso do corpo não deve repousar sobre o braço dependente. Na posição semiprona a criança deita-se com o braço dependente ao lado atrás do corpo; o lado oposto é apoiado em travesseiros, e o braço e a perna superiores ficam flexionados e apoiados nos travesseiros. Essa posição evita a pressão indevida nas extremidades dependentes. A posição dependente da face favorece a drenagem de secreções e evita que a língua flácida obstrua as vias aéreas.

Exercícios normais de amplitude de movimento ajudam a manter a função e prevenir contraturas das articulações. Realize exercícios suavemente para minimizar o aumento da PIC e com toda a amplitude de movimento. Coloque uma pequena almofada enrolada nas palmas das mãos para ajudar a manter o posicionamento adequado dos dedos. A imobilização pode ser necessária para evitar contraturas graves dos pulsos, joelhos ou tornozelos.

Estimulação

A estimulação sensorial é tão importante no cuidado da criança inconsciente quanto no cuidado da criança alerta. Para a criança temporariamente inconsciente ou semiconsciente, a estimulação sensorial ajuda a despertá-la para o estado consciente e orientá-la em termos de tempo e lugar. As estimulações auditivas e táteis são especialmente valiosas. A estimulação tátil não é apropriada para uma criança na qual pode provocar uma resposta indesejável. No entanto, para outras crianças, o contato tátil geralmente tem um efeito relaxante e calmante. Quando a condição da criança permite, segurá-la ou embalá-la é calmante e proporciona o contato corporal necessário no caso de crianças pequenas.

A audição é muitas vezes intacta em estado de coma e é o último sentido a ser perdido e o primeiro a ser recuperado. Deve-se falar com a criança como se fala com qualquer outra. A conversa em torno da criança não deve incluir comentários irrefletidos ou depreciativos. A música suave é frequentemente usada para fornecer estimulação auditiva. Cantar as músicas favoritas da criança ou ler uma história favorita é uma estratégia utilizada para manter o contato dela com um mundo familiar. Tocar músicas ou histórias favoritas gravadas na voz dos pais pode fornecer uma fonte contínua de estimulação familiar.

Apoio da família

Deve-se ajudar os pais de uma criança inconsciente a lidar com a situação é especialmente difícil. Eles podem demonstrar toda a culpa, medo, hostilidade e ansiedade de qualquer pai de uma criança gravemente doente (ver Capítulo 19). Além disso, esses pais enfrentam o desfecho incerto da disfunção cerebral. O medo de morte, deficiência cognitiva ou incapacidade física permanente está presente. A intervenção de enfermagem com os pais depende da natureza da condição patológica, das habilidades de enfrentamento dos pais e do relacionamento entre pais e filhos antes da lesão ou doença.

Despertar de um coma é um processo gradual; no entanto, algumas crianças recuperam a consciência em pouco tempo. Se houver pouco ou nenhum efeito residual, a criança recebe alta em breve. Os pais precisam da intervenção de enfermagem mais intensiva durante o período de crise e incerteza. Durante a fase de recuperação, o enfermeiro deve dar informações, esclarecer quando necessário e encorajar a família a se envolver nos cuidados da criança. Muitas vezes, a hospitalização da criança é breve; no entanto, algumas necessitam de hospitalização prolongada para terapia intensiva e reabilitação. Os pais de crianças que morrem precisam de apoio e orientação para lidar com a realidade da morte e para resolver seu luto (ver Capítulo 17).

Provavelmente, as situações mais difíceis são aquelas que envolvem crianças que nunca recuperam a consciência. Ao contrário de perder um filho por morte, essas crianças carecem de finalidade, o que muitas vezes deixa os pais em um estado de luto suspenso. Assim como os pais de crianças gravemente enfermas, os pais de crianças em coma procuram qualquer sinal de esperança. Amigos e parentes bem-intencionados relatam casos de recuperações milagrosas. Os pais buscam confirmação e apoio para tais possibilidades e atribuem significados errôneos a qualquer sinal da criança que possa ser interpretado como evidência de recuperação (p. ex., contrações musculares reflexas).

Nesses momentos, os enfermeiros precisam responder com compaixão e honestidade. Eles podem reconhecer que recuperações milagrosas ocorrem, mas são raras. A mensagem importante é manter uma comunicação aberta com a família.

Assim como os pais que perdem um filho por morte, os pais de uma criança inconsciente tentam construir uma representação do filho. Eles trazem itens que pertencem à criança, como brinquedos favoritos ou música. Isso pode ser interpretado como uma tentativa de estimulá-la na esperança de obter uma resposta, de fazer com que a equipe do hospital conheça a criança como o indivíduo único que ela era e de reconstituir uma imagem da criança "perdida" para eles e por quem choram. O reconhecimento e a compreensão dos enfermeiros sobre esses comportamentos e mecanismos de enfrentamento é importante para apoiar os pais em seu processo de luto.

Além do processo de luto pela criança "perdida", os pais podem enfrentar decisões difíceis. Quando o cérebro da criança está tão gravemente danificado que as funções vitais devem ser mantidas por meios artificiais, os pais devem tomar a decisão final se remover os sistemas de suporte à vida e permitir uma morte natural. Depois que os pais recebem informações sobre o que significa permitir uma morte natural e a remoção do suporte de vida, eles podem recorrer ao provedor e aos enfermeiros com suas dúvidas e preocupações. Os enfermeiros desempenham uma função fundamental na assistência às famílias, participando o máximo possível dos cuidados de seus filhos e planejando a morte da criança quando esse for o resultado inevitável do distúrbio neurológico (Bloomer, Endacott, Copnell et al., 2016).

LESÃO CEFÁLICA

A lesão cefálica é um processo patológico que envolve o couro cabeludo, crânio, meninges ou cérebro como resultado de força mecânica. Lesões não intencionais são o risco número um para a saúde das crianças e a principal causa de morte em crianças com mais de 1 ano (Chen, Shi, Stanley et al., 2017). No entanto, crianças com menos de 1 ano têm uma taxa significativamente maior de traumatismo craniano grave (Chen et al., 2017). Em 2013, aproximadamente 660 mil crianças de 0 a 14 anos sofreram um TCE e 17.900 dessas crianças foram hospitalizadas; 1.484 crianças morreram como resultado de lesão cerebral (Taylor, Bell, Breiding et al., 2017).

Etiologia

As causas mais comuns de traumatismo craniano em crianças são quedas,[1] ser atingido ou atingir um objeto com a cabeça e acidentes automobilísticos, nessa ordem (Centers for Disease Control and Prevention, 2017a). As agressões são a principal causa de morte por TCE em crianças com 4 anos ou menos (Taylor et al., 2017).[2] A lesão neurológica é responsável pela maior taxa de mortalidade, com os meninos geralmente sendo afetados duas vezes mais que as meninas. Existem várias estratégias de prevenção de traumatismo craniano, incluindo colocação de portões de segurança nas escadas, evitar que crianças menores de 6 anos durmam no beliche superior, uso de cintos de segurança e assentos apropriados em carros e de capacetes durante atividades recreativas, como ciclismo e esqui. Além disso, prevenir o abuso infantil é necessário e possível.

Fisiopatologia

A patologia da lesão cerebral está diretamente relacionada com a força do impacto. Os componentes e estruturas intracranianos (cérebro, sangue, LCR) são danificados porque a força é muito grande para ser absorvida pelo crânio e pelo suporte músculo-ligamentar da cabeça. Embora o tecido nervoso seja delicado, geralmente é necessário um golpe forte para causar danos significativos.

A resposta de uma criança ao traumatismo craniano é diferente da dos adultos. O maior tamanho da cabeça em relação ao tamanho do corpo e o suporte musculoesquelético insuficiente tornam a criança muito pequena particularmente vulnerável a lesões por aceleração-desaceleração.

As lesões cranianas primárias são aquelas que ocorrem no momento do trauma e incluem fraturas cranianas, contusões, hematomas intracranianos e lesões difusas. As complicações subsequentes incluem lesão cerebral hipóxica, aumento da PIC e edema cerebral. A característica predominante da lesão cerebral de uma criança é a ocorrência de edema importante que ocorre de forma difusa. A hipoxia e a hipercapnia ameaçam as necessidades energéticas do cérebro e aumentam o FSC. O volume adicionado por meio da barreira hematencefálica, com a perda da autorregulação, exacerba o edema cerebral. A pressão intracraniana maior que a pressão arterial resulta em perfusão inadequada. Como o crânio de crianças muito pequenas tem a capacidade de se expandir por ser menos rígido e mais complacente, elas podem tolerar mais a PIC do que crianças com mais idade e adultos.

As forças físicas atuam na cabeça por meio de aceleração, desaceleração ou deformação. Aceleração ou desaceleração são responsáveis pela maioria das lesões na cabeça. Quando a cabeça da criança está parada e recebe uma pancada/golpe, a aceleração repentina causa deformação do crânio e o movimento das massas do cérebro. O movimento contínuo dos componentes e estruturas intracranianas permite que o cérebro atinja partes do crânio (p. ex., as bordas afiadas do esfenoide ou a superfície irregular da fossa anterior) ou as bordas do tentório.

Embora o volume cerebral permaneça inalterado, ocorrem distorções e cavitações significativas à medida que o cérebro apresenta alteração de sua forma em resposta à força transmitida durante o impacto ao crânio. Essa deformação pode causar hematomas no ponto de impacto (golpe) ou distante, à medida que o cérebro colide com as superfícies inflexíveis opostas ou distantes do ponto de impacto (contragolpe) (Figura 27.5). Assim, um golpe na região occipital pode causar lesões graves nas áreas frontal e temporal do cérebro.

Quando uma cabeça em movimento atinge uma superfície fixa, como durante uma queda, ocorre uma desaceleração repentina e causa a maior lesão cerebral no ponto de impacto. A desaceleração é responsável pelas lesões mais graves do tronco cerebral.

Crianças com lesão por aceleração-desaceleração apresentam edema cerebral generalizado difuso produzido pelo aumento do volume sanguíneo ou por uma redistribuição do volume sanguíneo cerebral (hiperemia cerebral), não pelo aumento do conteúdo de água (edema).

Outro efeito do movimento cerebral são as forças de cisalhamento, que são causadas por movimentos desiguais ou velocidades diferentes de aceleração em vários níveis do cérebro. Uma força de cisalhamento pode romper pequenas artérias que correm nas superfícies cerebrais através das meninges até os seios durais e causar hemorragias subdurais. Os efeitos de cisalhamento ou alongamento também podem ser transmitidos às fibras nervosas. A tensão máxima da força de cisalhamento ocorre na interface entre estruturas

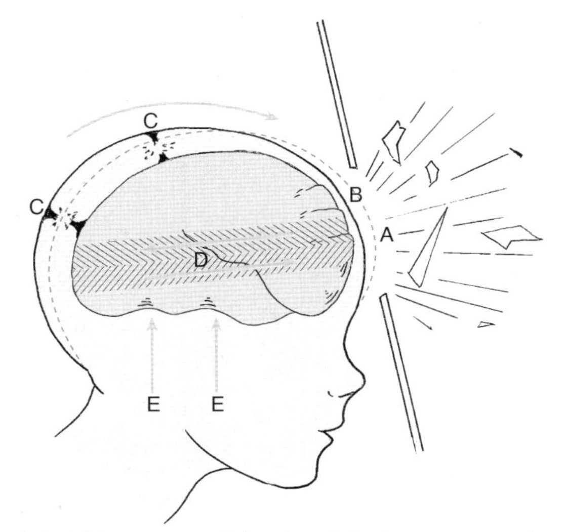

Figura 27.5 Distorção mecânica do crânio durante traumatismo cranioencefálico fechado. **A.** Contorno pré-lesão do crânio. **B.** Contorno imediato pós-lesão do crânio. **C.** Vasos subdurais rompidos. **D.** Forças de cisalhamento. **E.** Trauma decorrente do contato com o assoalho do crânio. (Redesenhado de Grubb, R. L., & Coxe, W. S. [1974]. Central nervous system trauma: Cranial. In S. G. Eliasson, A. L. Presky, & W. B. Hardin [Eds.], *Neurological pathophysiology*. New York, NY: Oxford University Press.)

[1]N.R.T.: No Brasil, segundo a ONG Criança Segura, os acidentes ou lesões não intencionais são atualmente a principal causa de morte de crianças na faixa etária de 1 a 14 anos e representam um problema de saúde pública. De acordo com dados mais recentes do Ministério da Saúde, cerca de 3,3 mil crianças brasileiras morrem por ano vítimas de acidentes e, em média, 112 mil são hospitalizadas por esse motivo só na rede pública de saúde. A maioria das crianças acidentadas que são internadas caíram. Disponível em: https://criancasegura.org.br/. Acesso em: 1 jun. 2022.

[2]N.R.T.: No Brasil, segundo a Sociedade Brasileira de Pediatria, diariamente, são notificadas, em média, 233 agressões de diferentes tipos (física, psicológica e tortura) contra crianças e adolescentes de até 19 anos. Em 2017, a soma desses três tipos de registro chegou a 85.293 notificações. Parte importante dessas situações acontece no ambiente doméstico ou envolve membros da família ou de convivência das vítimas. Desse total de casos notificados pelos serviços de saúde, 69,5% (59.293) são decorrentes de violência física; 27,1% (23.110), de violência psicológica; e 3,3% (2.890) de episódios de tortura. Sem considerar nesse estudo assédio sexual, abandono, negligência, trabalho infantil, entre outros tipos de agressão. Desde a implantação da plataforma do Sistema Nacional de Agravos de Notificação (Sinan), os registros têm crescido de forma consistente. Associado a esse fato, o resultado do expressivo número de episódios de brutalidade contra crianças e adolescentes também causa um número significativo de internações hospitalares e mortes. Acompanhe os dados sobre acidentes, violência e outros agravos em seu estado no site do Sinan: http://www.portalsinan.saude.gov.br/o-sinan. Para mais informações, acesse: https://www.sbp.com.br/imprensa/detalhe/nid/233-casos-de-violencia-fisica-ou-psicologica-contra-criancas-e-adolescentes-sao-notificados-todos-os-dias/. Acesso em: 3 jun. 2022.

de densidade diferente, de modo que a massa cinzenta (corpo celular) acelera rapidamente, enquanto a massa branca (axônios) tende a ficar para trás. Embora as forças de cisalhamento máximas estejam na superfície cerebral e se estendam em direção ao centro de rotação dentro do cérebro, os efeitos mais graves geralmente ocorrem na área do tronco encefálico. A compressão grave do crânio pode fazer com que o cérebro seja forçado através da abertura tentorial e produzir danos irreparáveis no tronco cerebral.

Um valor de 8 ou menos na escala de Glasgow, em pacientes pediátricos indica lesão grave e requer tratamento terapêutico agressivo (Hartman & Cheifetz, 2020). Três em cada quatro crianças com pontuação de 3 ou 4 ficarão gravemente incapacitadas, ficarão em estado vegetativo persistente ou morrerão dentro de 1 ano após a lesão (Fulkerson, White, Rees et al., 2015). Vários estudos indicam que a Escala Motora Simplificada (SMS) é equivalente à ECG em poder preditivo, mas que a ECG é melhor para prognóstico de morte (Singh, Murad, Prokop et al., 2013).

Concussão

O TCE mais comum e mais leve é a ***concussão***, uma alteração no estado mental com ou sem perda de consciência que ocorre imediatamente após um traumatismo craniano (McCrea, Nelson, & Guskiewicz, 2017). O trauma direto na cabeça e o movimento tipo "chicote" observados com rápida aceleração e desaceleração da cabeça são as causas mais frequentes em crianças. As atividades esportivas são responsáveis pela maioria das concussões (Mullally, 2017).

As características de uma concussão são confusão e amnésia, que geralmente não são precedidas por perda de consciência e podem ocorrer imediatamente após a lesão ou vários minutos depois. A crença de que a perda de consciência é a marca registrada da concussão é um equívoco comum. Um estudo com 182 atletas adolescentes que sofreram uma concussão descobriu que apenas 22% perderam a consciência, enquanto 34% sofreram amnésia (Meehan, Mannix, Stracciolini et al., 2013).

A patogênese da concussão ainda não está clara, mas pode ser resultado de forças de cisalhamento que causam estiramento, compressão e ruptura das fibras nervosas, particularmente na área do tronco cerebral central, que é a base do sistema ativador reticular. Também foi sugerido que as alterações anatômicas das fibras nervosas causam a liberação de grandes quantidades de acetilcolina no LCR e uma redução no consumo de oxigênio com aumento da produção de lactato.

Contusão e laceração

Os termos *contusão* e *laceração* são usados para descrever hematomas visíveis e laceração do tecido cerebral. As contusões representam hemorragias petequiais ou hematomas localizados ao longo das faces superficiais do cérebro no local do impacto (lesão do golpe) ou uma lesão distante do local do trauma direto (lesão do contragolpe). Em acidentes graves, pode haver vários locais de lesão.

As principais áreas do cérebro suscetíveis a contusão ou laceração são os lobos occipital, frontal e temporal. Além disso, as superfícies irregulares das fossas anterior e média na base do crânio são capazes de produzir hematomas ou lacerações com impacto forte. As contusões podem causar distúrbios focais na força, sensação ou percepção visual. O grau de lesão cerebral nas áreas contusas varia de acordo com a extensão da lesão vascular. Os sinais variam de fraqueza leve e transitória de um membro a inconsciência prolongada e paralisia. No entanto, os sinais e sintomas podem ser clinicamente indistinguíveis daqueles da concussão.

Os lactentes que são sacudidos grosseiramente, chamados de síndrome do bebê sacudido ou traumatismo craniano abusivo, podem sofrer danos neurológicos profundos, convulsões, hemorragias retinianas (geralmente bilaterais) e hemorragias subaracnóideas ou subdurais intracranianas (Joyce & Huecker, 2019).

As lacerações cerebrais geralmente estão associadas a fraturas penetrantes ou deprimidas do crânio. No entanto, podem ocorrer sem fratura em crianças pequenas. Quando o tecido cerebral é realmente rompido, com sangramento dentro e ao redor da ruptura, geralmente ocorrem inconsciência e paralisia mais graves e prolongadas, deixando cicatrizes permanentes e algum grau de incapacidade.

Fraturas

As fraturas do crânio resultam de um golpe/pancada direto ou lesão no crânio e são frequentemente associadas a lesão intracraniana. Muitas das quedas que resultaram em fratura de crânio em crianças menores de 2 anos envolveram distâncias inferiores a 92 cm, como a queda dos braços de um cuidador (Burrows, Trefan, Houston et al., 2015).

Os tipos de fraturas cranianas que ocorrem são fraturas lineares, cominutivas, deprimidas, abertas, basilares e em crescimento. Como regra, quanto mais rápido o golpe, maior a probabilidade de uma fratura deprimida; um impacto de baixa velocidade tende a produzir uma fratura linear.

As fraturas lineares do crânio são uma única linha de fratura que começa no ponto de impacto máximo e se espalha; no entanto, eles não cruzam as linhas de sutura. As fraturas lineares do crânio constituem a maioria das fraturas do crânio na infância e geralmente ocorrem no osso parietal. A maioria das fraturas lineares do crânio está associada a um hematoma sobrejacente do couro cabeludo, particularmente em lactentes com menos de 2 anos e na região parietal ou temporal (Burns, Grool, Klassen et al., 2016). Os hematomas do couro cabeludo, por sua vez, estão associados à presença de lesão intracraniana, independentemente de haver fratura linear ou não (Burns et al., 2016).

As fraturas cominutivas consistem em múltiplas fraturas lineares associadas e geralmente resultam de impacto intenso, muitas vezes de golpes repetidos contra um objeto ou ejeção de um carro em alta velocidade. Essas fraturas podem sugerir abuso infantil.

Fraturas deprimidas são aquelas em que o osso é quebrado no local, geralmente em vários fragmentos irregulares que são empurrados para dentro. Quanto maior a depressão, maior o risco de ruptura da dura-máter ou laceração cortical. Fraturas cranianas deprimidas podem estar associadas a danos diretos do parênquima subjacente e devem ser suspeitadas quando a cabeça de uma criança parece deformada. A cirurgia pode ser necessária para elevar o fragmento ósseo deprimido se houver um hematoma intracraniano associado e se a depressão for maior que 1 cm (0,4 polegada).

As fraturas basilares envolvem os ossos da base do crânio na região posterior ou anterior. Os ossos envolvidos são os ossos etmoide, esfenoide, temporal ou occipital. Essas fraturas geralmente resultam em uma ruptura dural. Devido à proximidade da linha de fratura com as estruturas ao redor do tronco cerebral, uma fratura da base do crânio é uma lesão grave na cabeça. As fraturas basilares geralmente envolvem fraturas do osso frontal. Isso pode resultar em características clínicas, como vazamento de LCR do nariz (rinorreia do LCR) ou da orelha (otorreia do LCR), sangue atrás da membrana timpânica (hemotímpano), sangramento subcutâneo sobre o processo mastoide que está localizado posteriormente à orelha e subcutâneo, sangramento ao redor da órbita (Bonfield, Naran, Adetayo et al., 2014). A meningite, embora rara, é sempre um risco potencial para vazamento de LCR.

! ALERTA PARA A ENFERMAGEM

Suspeite de meningite pós-traumática em crianças com sonolência e febre crescentes que também tenham fraturas da base do crânio.

As fraturas expostas resultam em uma comunicação entre o crânio e o couro cabeludo ou a mucosa do trato respiratório superior. O risco de infecção do SNC é aumentado com fraturas expostas. As fraturas compostas consistem em uma laceração da pele sobrejacente à fratura óssea. As fraturas expostas que envolvem os seios paranasais ou a orelha média podem levar ao extravasamento de LCR (rinorreia ou otorreia). Antibióticos profiláticos são recomendados para prevenir a osteomielite.

A fratura do crânio em crescimento é uma complicação incomum do traumatismo craniano. A fratura é acompanhada por uma ruptura subjacente na dura-máter ou lesão cerebral que não cicatriza adequadamente. Um cisto leptomeníngeo, ventrículos dilatados ou hérnia cerebral podem resultar e causar o crescimento da fratura original. A maioria das fraturas de crânio em crescimento ocorre antes dos 30 meses de vida e ocorre no osso parietal (Vezina, Al-Halabi, Shash et al., 2017). O exame físico geralmente mostra um defeito no couro cabeludo e no crânio. Os sintomas neurológicos clínicos podem ser retardados por meses a anos após a fratura inicial do crânio e incluem cefaleia, convulsões, hemiparesia e deficiências intelectuais e de aprendizado (Vezina et al., 2017).

Complicações

As principais complicações do traumatismo craniano são hemorragia, infecção, edema e herniação através do tronco encefálico. A infecção é sempre um perigo em ferimentos abertos. O edema está relacionado ao trauma tecidual. A ruptura vascular pode ocorrer mesmo em pequenos traumatismos cranianos, causando hemorragia entre o crânio e as superfícies cerebrais. A compressão do cérebro subjacente produz efeitos que podem ser rapidamente fatais ou insidiosamente progressivos.

Hematoma epidural

O hematoma epidural (extradural) é uma hemorragia no espaço entre a dura-máter e o crânio. À medida que o hematoma aumenta, a dura-máter é descolada do crânio; esse acúmulo de sangue resulta em um efeito de massa no cérebro, forçando o conteúdo cerebral subjacente para baixo à medida que se expande (Figura 27.6A). Como o sangramento geralmente é arterial, a compressão cerebral ocorre rapidamente. A menor incidência de hematoma epidural na infância é atribuída ao fato de a artéria meníngea média não estar inserida na superfície óssea do crânio até aproximadamente 2 anos. Portanto, uma fratura do osso temporal tem menos probabilidade de lacerar a artéria. Estudos de neuroimagem em 210 lactentes e crianças pequenas com TCE leve isolado mostraram fraturas cranianas com hemorragia extra-axial/sem desvio da linha média (30%), fraturas do crânio sem deslocamento (28%) e hemorragia intracraniana sem fraturas/desvio da linha média (19%) (Noje, Jackson, Nasr et al., 2019).

O abuso infantil é responsável por um número significativo de casos de hematomas epidurais em lactentes e crianças, enquanto os acidentes automobilísticos são responsáveis pela maioria dos hematomas epidurais em adolescentes.

Como o sangramento geralmente é arterial, a compressão cerebral ocorre rapidamente. Na maioria das vezes, o hematoma em expansão localiza-se nas regiões parietal e temporal (Teichert, Rosales, Lopes et al., 2012), o que força a porção medial do lobo temporal sob a borda do tentório, no qual exerce pressão sobre os nervos e veias. A pressão sobre o suprimento arterial e o retorno venoso para a formação reticular causa perda de consciência; a pressão no NC III produz dilatação e (posteriormente) fixação da pupila ipsilateral. A pressão nas fibras do trato piramidal é evidenciada por fraqueza ou paralisia contralateral e aumento dos reflexos tendinosos profundos. A pressão extrema pode causar herniação cerebral e morte. Hemorragias epidurais expansivas podem ser mais bem toleradas em crianças pequenas com suturas abertas que permitem a expansão do crânio. Além disso, crianças pequenas têm espaços subaracnóideos e extracelulares maiores, que fornecem espaço para o hematoma em expansão sem compressão no parênquima cerebral.

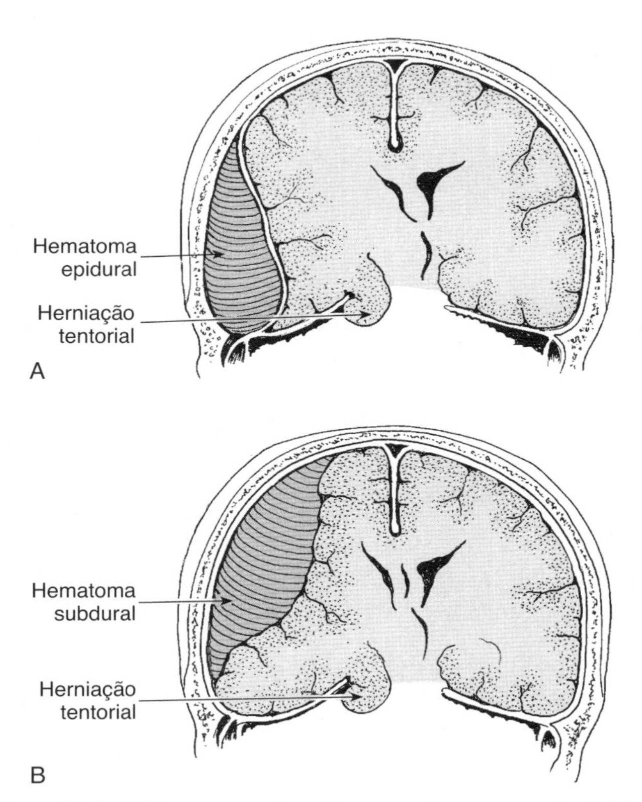

Figura 27.6 A. Hematoma epidural (extradural) e compressão do lobo temporal por herniação tentorial. **B.** Hematoma subdural.

O quadro clínico clássico de uma hemorragia epidural é um intervalo lúcido de minutos a horas seguido de alteração do estado mental rapidamente, seguida de perda de consciência ou coma devido ao acúmulo de sangue no espaço epidural e compressão do cérebro. A criança pode ser vista com vários graus de comprometimento da consciência, dependendo da gravidade da lesão traumática. Os sintomas comuns em uma criança sem déficit neurológico são irritabilidade, cefaleia e vômitos. Em lactentes com menos de 24 meses de vida, os sintomas comuns são edema do couro cabeludo, irritabilidade e letargia. Eles também podem ter convulsões, ingesta oral reduzida e aumento do perímetro cefálico (Sellin, Moreno, Ryan et al., 2017).

Um hematoma epidural inicialmente pode ser detectado por uma tomografia computadorizada. Se a gravidade dos sintomas da criança não for reconhecida, resultará em hérnia e morte. A ***tríade de Cushing*** (hipertensão sistêmica, bradicardia e depressão respiratória) é um sinal tardio de hérnia iminente do tronco cerebral.

> **! ALERTA PARA A ENFERMAGEM**
>
> Crianças com hematoma subdural e hemorragias retinianas devem ser avaliadas quanto à possibilidade de abuso infantil, especialmente a síndrome do bebê sacudido.

Hematoma subdural

Um hematoma subdural é uma hemorragia entre a dura-máter e a membrana aracnoide que recobre o cérebro e o espaço subaracnóideo. A hemorragia pode ser de duas fontes: (1) ruptura das veias que ligam o espaço subdural e (2) hemorragia do córtex cerebral causada por trauma cerebral direto (ver Figura 27.6B). Os hematomas subdurais são muito mais comuns do que os hematomas epidurais em lactentes e crianças.

Diferentemente da hemorragia epidural, que se desenvolve internamente contra o tecido cerebral menos resistente, a hemorragia subdural tende a se desenvolver mais lentamente e se espalha de forma leve e ampla, cruzando suturas cranianas, até ser limitada pelas barreiras durais: a foice e o tentório. O pequeno espaço subdural e a dura, que está firmemente aderida ao crânio nesta área, são altamente vulneráveis ao aumento da PIC.

O hematoma subdural é bastante comum em lactentes. Na maioria das vezes, é o resultado de agressões ou sacudidas violentas. A resposta do cuidador ao choro do lactente, muitas vezes percebido como inconsolável, é um importante fator de risco (Barr, 2014). Em neonatos, o hematoma subdural pode ser consequência do trabalho de parto e do parto. A hemorragia subdural pode causar hematoma subdural agudo ou crônico. O hematoma subdural agudo pode estar associado a contusões ou lacerações e se desenvolve em minutos ou horas após a lesão. O hematoma subdural crônico é mais comum. O curso clínico e as manifestações variam dependendo do dano sofrido pelo cérebro e da idade da criança.

Os sinais de apresentação do hematoma agudo incluem irritabilidade, vômitos, perímetro cefálico aumentado, abaulamento da fontanela anterior (no lactente), letargia, coma ou convulsões. Em lactentes com fontanelas abertas, grandes quantidades de sangue intracraniano podem se acumular, causando choque hemorrágico ou febre antes que haja qualquer alteração no exame neurológico. Hemorragias retinianas e fraturas cranianas e esqueléticas são sugestivas de abuso físico. Uma criança com LOC alterada e na qual a TC mostra hemorragia subaracnóidea ou hematoma subdural pode ter sofrido abuso físico. Uma criança com um GCS de 12 ou menos ou uma diminuição na pontuação GCS em 2 ou mais pontos requer consulta de emergência com o neurocirurgião (Huang, Bi, Abd-El-Barr et al., 2016).

Observe atentamente as crianças com mais idade quanto a sinais de deterioração neurológica, incluindo estado mental alterado, vômitos, letargia e sinais de aumento da PIC. Hemiparesia, hemiplegia e anisocoria (pupilas desiguais) são sinais de compressão do tronco encefálico e requerem tratamento de emergência direcionado à diminuição da PIC. O tratamento cirúrgico dos hematomas subdurais depende do exame físico, do tamanho do hematoma e da presença de outras anormalidades na tomografia computadorizada. Nem todas as crianças precisam de cirurgia ou são candidatas a cirurgia. Várias opções cirúrgicas para tratar hematomas subdurais incluem aspiração percutânea transfontanel, drenos subdurais, colocação de orifício de trepanação ou craniotomia (Huang et al., 2016).

Outras lesões hemorrágicas

Uma hemorragia subaracnóidea é o sangramento que ocorre no espaço subaracnóideo, que normalmente é preenchido com LCR. Hemorragias intracranianas não traumáticas são raras em crianças. As causas mais comuns de hemorragia intracraniana espontânea em crianças são malformações arteriovenosas e fístulas e tumores cerebrais (Ding, Starke, Kano et al., 2017). O início súbito de uma cefaleia intensa, dores de cabeça que ocorrem durante o sono, fazendo a criança despertar, convulsão que ocorre pela primeira vez e exame neurológico anormal são sintomas que requerem avaliação, incluindo neuroimagem (Blume, 2017).

Edema cerebral

Algum grau de edema cerebral é esperado após trauma cranioencefálico e muitas vezes acompanha qualquer um dos distúrbios mencionados anteriormente. O edema cerebral atinge o pico entre 24 e 72 horas após a lesão e pode ser responsável por alterações no estado neurológico da criança. O edema cerebral associado à lesão cerebral traumática pode ser resultado de dois mecanismos diferentes: edema citotóxico ou edema vasogênico. O edema citotóxico é resultado de lesão celular direta e é causado por edema intracelular. Em muitos casos, as células cerebrais são irreversivelmente danificadas. O edema vasogênico é devido ao aumento da permeabilidade das células endoteliais capilares, resultando em aumento do líquido intracelular. No edema vasogênico, as células nervosas não são primariamente lesadas. Qualquer mecanismo pode resultar em aumento da PIC como resultado do aumento do volume intracraniano e alterações no FSC como resultado da perda da autorregulação e/ou hipercapnia ou hipoxia. Crianças em risco de deterioração podem ser identificadas por anormalidades observadas em tomografias computadorizadas sem contraste.

Sequelas de traumatismo cranioencefálico

A ***síndrome pós-concussão*** é uma sequela de lesão cerebral com ou sem perda de consciência. As concussões geralmente desaparecem entre 1 e 3 semanas sem complicações. Até um terço das crianças pode ter sintomas somáticos, comportamentais, cognitivos e psicológicos contínuos, incluindo cefaleia, problemas visuais e de equilíbrio, dificuldade de concentração, irritabilidade e alterações em seus padrões de sono (Morgan, Zuckerman, Lee et al., 2015). A fisiopatologia desses sintomas não é clara. Quando esses sintomas continuam por mais de 4 semanas após a concussão, o termo *síndrome pós-concussão* (SPC) é usado (Zemek, Barrowman, Freedman et al., 2016). Os fatores de risco para SPC em atletas jovens incluem histórico pessoal ou familiar de transtornos de humor e outras doenças psiquiátricas e enxaquecas (Morgan et al., 2015). Anteriormente, as diretrizes de tratamento de concussão recomendavam o descanso cognitivo e físico como um caminho para a recuperação. Estudos recentes, no entanto, descobriram que a participação precoce na atividade física é significativamente suscetível de prevenir o desenvolvimento de SPC (Grool, Aglipay, Momoli et al., 2016).

Dores de cabeça pós-traumáticas, um dos sintomas mais comuns após TCE leve, podem ocorrer dentro de 1 semana a 3 meses após um TCE leve. Ocorrem em 25 a 75% dos indivíduos e são mais comumente classificadas como enxaquecas (Kuczynski, Crawford, Bodell et al., 2013). As cefaleias pós-traumáticas são tratadas com base no tipo de cefaleia primária: enxaqueca ou cefaleia tensional/crônica (Kacperski & Arthur, 2016).

Convulsões pós-traumáticas ocorrem em várias crianças que sobrevivem a uma lesão cefálica, geralmente dentro de 24 horas, mas também podem ocorrer algum tempo após a lesão (Rumalla, Smith, Letchuman et al., 2018). Os fatores de risco para convulsões incluem comorbidades preexistentes, síndrome do bebê sacudido, hematoma subdural, lesão do tipo fechado e alterações no LOC (Rumalla et al., 2018).

A ***hidrocefalia*** pode se desenvolver após hemorragia subaracnóidea ou infecção. A hidrocefalia de pressão normal pode ser uma complicação do TCE. Em lactentes, os sinais e sintomas incluem aumento rápido do perímetro cefálico, irritabilidade, recusa alimentar e sonolência. Os sinais e sintomas clínicos em crianças incluem mudanças na personalidade, regressão do desenvolvimento, ataxia e incontinência. Esses sinais também são observados durante a amnésia pós-traumática, dificultando o reconhecimento precoce dessa síndrome. Déficits focais, incluindo atrofia óptica, paralisia do nervo craniano (NC), déficits motores, DI ou afasia, podem ser observados. O tipo de sequela depende da localização e natureza do trauma.

Avaliação diagnóstica

Um histórico de saúde detalhado, passado e presente, é essencial na avaliação da criança com traumatismo craniano. Certos distúrbios, como alergias a medicamentos, hemofilia, diabetes melito ou epilepsia, podem produzir sintomas semelhantes. Mesmo uma pequena lesão traumática pode agravar um processo de doença preexistente, produzindo assim sinais neurológicos desproporcionais à lesão.

Após uma lesão leve, a inconsciência inicial (se presente) é breve. A criança normalmente apresenta um período transitório de confusão, sonolência e apatia; esse período é mais frequentemente acompanhado de irritabilidade, palidez e um episódio de vômito. Um traumatismo craniano grave requer avaliação e tratamento imediatos. Como as lesões na cabeça geralmente são acompanhadas de outras lesões em áreas diferentes (p. ex., coluna, vísceras, extremidades), o exame deve ser realizado com cuidado para evitar mais danos. O Boxe 27.3 lista as manifestações de traumatismo craniano.

! ALERTA PARA A ENFERMAGEM

Estabilize a coluna da criança após traumatismo craniano até que a lesão da medula espinal seja descartada.

Avaliação inicial

As prioridades na fase inicial no atendimento à criança com traumatismo cranioencefálico incluem avaliação do CAB (circulação, vias aéreas, respiração); exame neurológico com foco no estado mental, respostas papilares e respostas motoras; e avaliação de lesão medular. A avaliação é realizada rapidamente em relação aos sinais vitais (ver boxe *Tratamento de emergência*).

! ALERTA PARA A ENFERMAGEM

Respirações profundas, rápidas, periódicas ou intermitentes e ofegantes; grandes variações ou diminuição perceptível do pulso; e aumento da pressão de pulso ou flutuações extremas na pressão arterial são sinais de envolvimento do tronco cerebral. Hipotensão acentuada pode representar lesões internas.

Boxe 27.3 Manifestações clínicas do trauma craniano agudo.

Pequenos traumas
Pode ou não haver perda de consciência
Período transitório de confusão
Sonolência
Desatenção
Irritabilidade
Palidez
Vômito (um ou mais episódios)

Sinais de progressão
Alteração do estado mental (p. ex., dificuldade para despertar a criança)
Agitação progressiva
Desenvolvimento de sinais neurológicos laterais focais
Alterações acentuadas de sinais vitais

Lesão grave
Sinais de aumento da PIC (ver Boxe 27.1)
Fontanela abaulada (lactente)
Hemorragias retinianas
Paralisias extraoculares (especialmente, NC III)
Hemiparesia
Quadriplegia
Elevação da temperatura
Marcha instável (crianças com mais idade)
Papiledema (crianças com mais idade)
Hemorragias retinianas

Sinais associados
Lesão do couro cabeludo
Outras lesões (p. ex., em extremidades)

Tratamento de emergência

Traumatismo craniano

1. Avalie a criança:
   - C – Circulação
   - A – Via aérea
   - B – Respiração
   - Estado neurológico e termorregulatório
2. Estabilize o pescoço e a coluna imediatamente. Faça pressão da mandíbula, não elevação do queixo, para abrir as vias aéreas.
3. Limpe qualquer abrasão com água e sabão.
   - Aplique curativo limpo
   - Se a criança estiver sangrando, aplique gelo para aliviar a dor e edema
4. Mantenha a criança NPO (nada por via oral) até que seja instruída ordem contrária.
5. Avalie a dor, mas não dê analgésicos ou sedativos.
6. Verifique o nível de consciência e a reação pupilar a cada 4 horas (incluindo 2 vezes durante a noite) por 48 horas.
7. Procure atendimento médico para qualquer um dos seguintes episódios:
   - Lesão sofrida em alta velocidade (p. ex., automóvel)
   - Queda de uma altura significativa (altura maior que a da criança)
   - Lesão sofrida por grande impacto (p. ex., taco de beisebol)
   - Lesão sofrida em circunstâncias suspeitas
   - Perda de consciência
   - Amnésia
   - Desconforto (choro) durante mais de 10 minutos após o acidente
   - Cefaleia grave, que piora, interfere no sono ou dura mais de 24 horas
   - Vômitos três ou mais vezes ou que começaram após o acidente, ou continuam de 4 a 6 horas após a lesão
   - Edema na frente ou acima do lóbulo da orelha ou edema que aumenta de tamanho
   - Vazamento de líquido cefalorraquidiano pelos ouvidos ou nariz; olhos enegrecidos (arrocheados)
   - Comportamento confuso ou anormal
   - Dificuldade para despertar a criança do sono
   - Dificuldade para falar
   - Visão turva ou diplopia
   - Marcha instável
   - Dificuldade em usar extremidades; fraqueza ou incoordenação
   - Dor ou rigidez no pescoço
   - Pupilas dilatadas, fixas ou desiguais
   - Lactente com abaulamento da fontanela
   - Convulsões

Sinais oculares como pupilas fixas, dilatadas e desiguais; pupilas fixas e contraídas; e pupilas que são pouco reativas ou não reativas à luz e acomodação indicam aumento da PIC ou envolvimento do tronco cerebral. É importante permanecer ao lado do paciente que apresenta pupilas fixas e dilatadas, pois esses são sinais ameaçadores frequentemente associados à parada respiratória iminente. Vasos sanguíneos dilatados e não pulsáteis indicam aumento da PIC antes do aparecimento do papiledema. As hemorragias retinianas geralmente ocorrem com lesões agudas na cabeça, especificamente com a síndrome do bebê sacudido.

! ALERTA PARA A ENFERMAGEM

A observação de pupilas assimétricas ou de uma pupila dilatada e não reativa em uma criança comatosa é uma emergência neurológica.

O exame de fundo de olho deve ser realizado rotineiramente para detectar hemorragias retinianas em uma criança com trauma do SNC.

Sintomas vestíbulo oculares, como diplopia, tontura, sensibilidade ao movimento, problemas de rastreamento e foco ocular, fotossensibilidade e desatenção visual podem se desenvolver (Ellis, Cordingley, Vis et al., 2015). A perda transitória da visão pode ocorrer após traumatismo craniano leve, mas pode não ser óbvia em crianças, a menos que esse diagnóstico seja avaliado. As teorias de possíveis causas são vasospasmo ou edema cerebral localizado.

Avaliações menos urgentes, mas importantes, incluem o exame do couro cabeludo em busca de lacerações, suturas amplamente separadas e o tamanho e a tensão das fontanelas, que indicam hemorragia intracraniana ou edema cerebral de desenvolvimento rápido. As lacerações do couro cabeludo podem exigir intervenção cirúrgica. Uma quantidade significativa de perda de sangue pode ocorrer a partir de lacerações no couro cabeludo. A tomografia computadorizada pode ser necessária para avaliar possíveis fraturas do crânio e hemorragia intracraniana aguda (Ryan, Jaju, Ciolino et al., 2016).

! ALERTA PARA A ENFERMAGEM

O sangramento do nariz ou ouvidos precisa de avaliação adicional, e uma secreção aquosa do nariz (rinorreia) que é positiva para glicose (como testado com fitas reagentes [por exemplo, Dextrostix®]) sugere vazamento de líquido cefalorraquidiano (LCR) de uma fratura do crânio.

Uma avaliação precisa ser documentada, os sinais clínicos fornecem informações básicas. Avaliações seriadas, preferencialmente por um único observador, ajudam a detectar alterações no estado neurológico. Alterações no estado mental, evidenciadas por dificuldade aumentada em acordar a criança, agitação crescente, desenvolvimento de sinais neurológicos focais ou mudanças acentuadas nos sinais vitais, geralmente indicam extensão ou progressão do processo patológico básico.

A avaliação dos reflexos fornece informações sobre o envolvimento cerebral e piramidal, embora anormalidades transitórias dos reflexos primitivos e do sinal de Babinski possam estar presentes em crianças com traumatismo cranioencefálico leve. Crianças conscientes e cooperativas são examinadas quanto a sinais cerebelares, como ataxia e dismetria. As crianças podem apresentar instabilidade, falta de coordenação motora ou tremores com movimentos intencionais após traumatismo craniano. A temperatura pode ser moderadamente elevada por 1 ou 2 dias após uma hipotermia leve inicial após a lesão. Uma febre persistente pode indicar hemorragia subaracnóidea ou infecção.

Testes especiais

Após um exame clínico completo, uma variedade de testes diagnósticos é útil para fornecer um diagnóstico mais definitivo do tipo e extensão do trauma. Normalmente, são feitos um hematócrito e um exame de urina. Eletrólitos séricos e glicose também podem ser medidos em crianças com traumatismo craniano grave; hiperglicemia e coagulação intravascular disseminada estão associadas a um mau prognóstico. A gravidade de uma lesão cefálica pode não ser aparente no exame clínico da criança, mas detectável em uma tomografia computadorizada. Sempre que a criança tiver um histórico consistente com um traumatismo craniano grave (como um ocupante desenfreado em um grave acidente automobilístico ou uma queda de uma altura maior do que sua própria altura), é importante realizar um exame, mesmo que ela criança pareça inicialmente alerta e orientada. Todas as crianças com traumatismo craniano que apresentem qualquer alteração de consciência, cefaleia, vômito, fratura craniana, convulsão ou condição médica predisponente devem ser submetidas a uma avaliação diagnóstica que inclua tomografia computadorizada.

A ressonância magnética pode ser feita para avaliar melhor o edema cerebral ou outras anormalidades estruturais do cérebro. Uma avaliação do neurodesenvolvimento após traumatismo craniano precoce pode ser útil para documentar o comprometimento cognitivo. As radiografias de crânio são de pouco benefício no diagnóstico de fraturas de crânio. Outros exames radiográficos podem ser indicados, dependendo da gravidade ou causa do trauma. A eletroencefalografia não é útil para o diagnóstico de uma lesão cefálica, mas é útil para definir convulsões e procurar convulsões subclínicas, que podem prejudicar a consciência (Gainza-Lein, Sanchez-Fernandez, & Loddenkemper, 2017). A punção lombar é raramente usada para trauma craniocerebral e é contraindicada na presença de PIC aumentada devido à possibilidade de herniação.

Manejo terapêutico

A maioria das crianças com TCE leve que não perdeu a consciência pode ser cuidada e observada em casa após um exame cuidadoso que não revela lesão intracraniana grave. O enfermeiro deve dar aos pais instruções verbais e escritas sobre sinais e sintomas que justifiquem preocupação e necessidade de reavaliação. Esses incluem cefaleia persistente ou que piora, vômitos, mudança no estado mental ou comportamento, marcha instável ou convulsão. A criança deve fazer um exame físico 1 ou 2 dias após a lesão. As manifestações de hematoma epidural em crianças geralmente não aparecem até 24 horas ou mais após a lesão.

Manter contato com os pais para observação continuada e reavaliação da criança, quando indicado, facilita o diagnóstico precoce e o tratamento de possíveis complicações do traumatismo cranioencefálico, como hematoma, edema cerebral e convulsões pós-traumáticas. As crianças geralmente são hospitalizadas por um período de 24 a 48 horas de observação se sua família mora longe de instalações médicas ou não tem transporte ou telefone, o que daria acesso a ajuda imediata. Outras circunstâncias, como a linguagem ou outras barreiras de comunicação ou mesmo traumas emocionais, podem dificultar o aprendizado e impedir que as famílias se sintam confiantes para cuidar de seus filhos em casa.

! ALERTA PARA A ENFERMAGEM

Se uma criança perder a consciência ou desenvolver uma forte cefaleia após um traumatismo craniano, deve-se procurar atendimento médico.

Crianças com lesões graves, aquelas que perderam a consciência por mais de alguns minutos e aquelas com convulsões prolongadas e contínuas ou outros sinais neurológicos focais ou difusos devem ser hospitalizadas até que sua condição esteja estável e seus sinais neurológicos tenham diminuído. A criança é mantida no estado em jejum oral (NPO) ou restrita a líquidos claros (se for capaz de ingerir líquidos pela boca) até que seja determinado que o vômito não ocorrerá. Fluidos intravenosos são indicados para a criança que está em coma, abatida ou vomitando de forma persistente.

O volume de fluido IV deve ser cuidadosamente monitorado para minimizar a possibilidade de hidratação excessiva em caso de SIADH e edema cerebral. No entanto, danos ao hipotálamo ou à glândula pituitária podem produzir DI, com sua hipertonicidade e desidratação concomitantes. O equilíbrio de fluidos deve ser monitorado de perto pelo peso diário, bem como medidas rigorosas de ingesta e eliminação e osmolalidade sérica (para detectar sinais precoces de retenção de água).

Os medicamentos sedativos são geralmente suspensos na fase aguda. A cefaleia geralmente é controlada com paracetamol, embora possam ser necessários opioides. Antiepilépticos são usados para controle de convulsões. Antibióticos são administrados se houver lacerações ou lesões penetrantes. A vacina antitetânica profilática deve ser administrada conforme apropriado (ver Capítulo 6). O edema cerebral é tratado como descrito para a criança inconsciente. A hipertermia é controlada com compressas frias ou um cobertor para hipotermia.

Terapia cirúrgica

Aproximadamente de 10 a 30% dos traumas cranianos pediátricos resultarão em fraturas do crânio. Devido à maior capacidade de cura da fratura do crânio de uma criança, o tratamento conservador não cirúrgico geralmente é adequado. Crianças atingidas na cabeça ou que têm TCE como resultado de um acidente automobilístico são mais propensas a necessitar de intervenção cirúrgica, especialmente se os ossos frontais foram fraturados (Bonfield et al., 2014).

As lacerações do couro cabeludo são suturadas após exame cuidadoso do osso subjacente. O uso tópico de lidocaína, adrenalina e tetracaína (LAT) ou lidocaína, epinefrina e tetracaína (LET) fornece anestesia não invasiva e eficaz para sutura, principalmente quando combinado com a consulta e a presença à beira do leito de um especialista em vida infantil (Martin, 2017).

Fraturas deprimidas requerem redução cirúrgica e remoção de fragmentos ósseos. A dura-máter rompida também é suturada. Uma fratura do crânio deprimida mais do que a espessura do crânio ou um hematoma intracraniano que causa um desvio da linha média superior a 5 mm (0,2 polegada) é uma indicação para cirurgia. A pressão direta nunca deve ser aplicada a uma fratura craniana deprimida. Os pais devem ser avisados de que *hardware* doloroso (é um possível efeito colateral de parafusos metálicos e placas, que são frequentemente usados em cirurgia para corrigir fraturas, ou estabilizar ossos) e infecções de feridas podem precisar de intervenção cirúrgica adicional. Os pais e outros cuidadores devem ser ensinados sobre a importância da higiene meticulosa das mãos após o reparo cirúrgico de uma fratura craniana.

Prognóstico

O resultado do trauma cranioencefálico depende da extensão da lesão e das complicações. Sintomas neurológicos, cognitivos, emocionais e comportamentais podem resultar em prejuízo significativo. Eles podem não se apresentar até que a criança esteja mais velha e se preparando para atingir certos marcos de desenvolvimento (Babikian, Merkley, Savage et al., 2015). Esses sintomas podem se tornar crônicos e incluir epilepsia, transtorno de déficit de atenção/hiperatividade e transtornos de aprendizagem ou psiquiátricos. Crianças com problemas de aprendizagem e comportamento antes do traumatismo craniano são mais propensas a sofrer essas consequências (Beauchamp & Anderson, 2013). Mais de 90% das crianças com concussões ou fraturas lineares simples se recuperam sem sintomas após o período inicial.

As crianças podem ser mais vulneráveis do que os adultos à disfunção cognitiva e comportamental a longo prazo após lesão cerebral difusa. Ao contrário do que se pensava anteriormente sobre "plasticidade cerebral", as evidências agora indicam que o cérebro das crianças pode ser especialmente vulnerável a lesões precoces devido aos seus processos de maturação em curso, que podem ser interrompidos por traumatismo craniano (Babikian et al., 2015). Os pais de crianças que sofreram TCE devem ser aconselhados a procurar avaliação e tratamento mais cedo ou mais tarde se algum desses sintomas estiver presente. O TBI é reconhecido como uma deficiência que pode qualificar uma criança para serviços de educação especial sob a Lei de Educação para Indivíduos com Deficiências (IDEA) de 1990.

O verdadeiro coma (ou seja, não obedecer a comandos, manter os olhos fechados e não falar) geralmente não dura mais de 2 semanas. O resultado final de uma criança pode variar de morte cerebral a um estado vegetativo persistente até a recuperação completa. No entanto, mesmo a melhor recuperação pode estar associada a mudanças de personalidade, incluindo labilidade de humor e perda de confiança, memória a curto prazo prejudicada, cefaleias e deficiências cognitivas sutis. Em geral, 90% do resultado neurológico a longo prazo foram alcançados de 6 meses a 1 ano após a lesão.

Cuidados de enfermagem

A criança hospitalizada requer avaliação neurológica cuidadosa e repetida a cada 15 minutos para estabelecer um diagnóstico correto, identificar sinais e sintomas de aumento da PIC, determinar o tratamento clínico e prevenir muitas complicações. Os objetivos do cuidado de enfermagem da criança com traumatismo cranioencefálico são manter ventilação, oxigenação e circulação adequadas; monitorar e tratar o aumento da PIC; minimizar as necessidades cerebrais de oxigênio; e para apoiar a criança e a família durante a recuperação (ver boxe *Qualidade dos resultados do paciente*).

QUALIDADE DOS RESULTADOS DO PACIENTE: Traumatismo cranioencefálico agudo

- Reconhecimento precoce de sinais e sintomas de aumento da pressão intracraniana
- Ventilação, oxigenação e circulação adequadas mantidas
- Requerimentos cerebrais de oxigênio minimizados
- Sedação e analgesia fornecidas, permitindo avaliação neurológica

A criança deve ser deixada em repouso no leito, geralmente com a cabeceira da cama levemente elevada e a cabeça na posição da linha média. Medidas de segurança apropriadas, como grades laterais do leito mantidas elevadas e precauções com episódios convulsivos devem ser implementadas. Se a criança estiver extremamente inquieta, colocar superfícies acolchoadas ao redor dela e considerar restrições para evitar mais lesões. Individualizar os cuidados de acordo com as necessidades específicas da criança.

Uma função fundamental da enfermagem é fornecer sedação e analgesia para a criança. O conflito entre a necessidade de promover o conforto da criança e aliviar a ansiedade *versus* a necessidade de avaliar as alterações neurológicas apresenta um dilema. Ambos os objetivos podem ser alcançados com observação atenta do LOC da criança e resposta aos analgésicos (usando um registro de avaliação da dor) e comunicação eficaz com o profissional de saúde. A diminuição da inquietação após a administração de um analgésico provavelmente reflete o controle da dor em vez de uma diminuição do LOC (ver Capítulo 5, seções *Avaliação da dor* e *Manejo da dor*).

As crianças podem estar inquietas e irritadas, mas mais frequentemente sua reação é adormecer quando não perturbadas. Um ambiente silencioso pode ajudar a reduzir a inquietação e a irritabilidade. Luzes brilhantes são irritantes. Isso muitas vezes torna a verificação das respostas oculares mais difícil e agravante para a criança.

Exames frequentes de sinais vitais, sinais neurológicos e LOC são observações de enfermagem extremamente importantes. Quando possível, devem ser realizados por um único observador para melhor detectar alterações sutis que possam indicar piora do estado neurológico. As pupilas devem ser verificadas quanto ao tamanho, simetria, reação à luz e acomodação. A menos que haja envolvimento do tronco cerebral, os sinais vitais geralmente retornam ao normal após as alterações iniciais observadas após a lesão.

A observação de enfermagem mais importante é a avaliação do LOC da criança. Na progressão de uma lesão, as alterações na consciência aparecem mais cedo do que as alterações nos sinais vitais ou nos sinais neurológicos focais (ver avaliação da capacidade de resposta mais adiante neste capítulo). Exames frequentes de alerta são fatigantes para a criança; a criança muitas vezes deseja adormecer, o que pode ser confundido com consciência deprimida. Não é incomum observar divergência ocular por meio das pálpebras parcialmente fechadas.

Observações de posição e movimento fornecem informações adicionais. Observe qualquer postura anormal e se ela ocorre de forma contínua ou intermitente. As perguntas que os enfermeiros podem fazer incluem as seguintes:

- Os apertos de mão da criança são fortes e iguais em força?
- Há algum sinal de postura de extensão ou flexão?
- Qual é a resposta da criança à estimulação auditiva e física?
- O movimento é intencional, aleatório ou ausente?
- O movimento e a sensação são iguais em ambos os lados ou restritos apenas a um lado?

A criança pode relatar cefaleia ou outro desconforto. A criança que é muito jovem para descrever uma cefaleia pode ser exigente e resistir a ser manuseada. Aquela que sofre de vertigem muitas vezes resiste vigorosamente a ser movida de uma posição de conforto. O movimento forçado faz com que a criança vomite e exiba nistagmo espontâneo. As convulsões são relativamente comuns em crianças no momento do traumatismo craniano e podem ser de qualquer tipo. Observe cuidadosamente qualquer atividade convulsiva e descreva-a em detalhes. Crianças em estados pós-ictais são mais letárgicas, com pupilas lentas.

Documente a drenagem de qualquer orifício. O sangramento do ouvido sugere a possibilidade de uma fratura da base do crânio. A drenagem nasal clara é sugestiva de uma fratura da base anterior do crânio. Observe a quantidade e as características da drenagem.

> **! ALERTA PARA A ENFERMAGEM**
>
> A aspiração pelas narinas é contraindicada porque existe o risco de o cateter entrar no cérebro através de uma fratura no crânio.

O traumatismo craniano é frequentemente acompanhado por outras lesões não detectadas; portanto, quaisquer contusões, lacerações ou evidências de lesões internas ou fraturas das extremidades são anotadas e relatadas. As lesões associadas são avaliadas e tratadas adequadamente.

A criança com um LOC normal geralmente recebe líquidos claros, a menos que o fluido seja restrito. Se a criança receber uma infusão intravenosa, ela deve ser mantida conforme prescrição. A dieta deve ser iniciada de forma apropriada para a idade da criança assim que a condição permitir. A ingesta e a eliminação devem ser medidas e registradas com atenção ao desenvolvimento da constipação intestinal. Qualquer incontinência do intestino ou da bexiga deve ser observada na criança que já vai ao banheiro de forma independente.

A avaliação do comportamento incomum pode ser feita apenas em relação ao comportamento típico da criança. Por exemplo, a incontinência urinária durante o sono não teria consequências em uma criança que rotineiramente faz xixi na cama, mas seria altamente significativa para uma que nunca faz. Os pais são recursos inestimáveis na avaliação de comportamentos objetivos de seus filhos. As informações obtidas dos pais na admissão ou logo após a admissão são essenciais para avaliar o comportamento da criança (p. ex., a facilidade com que a criança é despertada normalmente, a posição habitual de dormir, o quanto a criança dorme durante o dia, as atividades motoras da criança, sentar, subir, acuidade auditiva e visual, apetite e modo de comer [colher, mamadeira, copo]). A documentação do nível básico de desenvolvimento e comportamento da criança é crucial. Há menos preocupação com uma criança que adormece várias vezes durante o dia se isso for consistente com o comportamento habitual da criança.

Quando a criança receber alta, avise aos pais sobre prováveis sintomas pós-traumáticos que possam observar, como alterações comportamentais, distúrbios do sono, fobias e convulsões. Os pais devem ser ensinados nos primeiros socorros para atendimento em casos de convulsão. Eles devem entender as observações que precisam fazer e quando e como entrar em contato com o provedor ou unidade de saúde caso a criança desenvolva quaisquer sinais ou sintomas incomuns. Enfatize a importância da avaliação de acompanhamento.

Apoio da família

O apoio emocional e educacional da família apresenta-se como um desafio para os cuidados de enfermagem. Presenciar a dor e o desamparo dos pais ao verem seu filho em uma unidade de terapia intensiva ligado a equipamentos de monitoramento e em estado alterado evoca empatia. O enfermeiro deve estimular a família a se envolver no cuidado da criança, a trazer pertences familiares ou gravar vozes e sons familiares. Os pais podem precisar de uma demonstração de como tocar ou abraçar seu filho e podem querer falar sobre sua dor. O enfermeiro pode ouvir com atenção, reforçar o que está sendo feito para atender a criança e orientar os pais sobre sinais e sintomas de recuperação para gerar esperança sem promessas. Honestidade e bondade, com cuidados consistentes e competentes, ajudam as famílias nesse momento difícil.

Reabilitação

A reabilitação e o cuidado da criança com lesão cerebral permanente são aspectos essenciais do cuidado. A reabilitação deve ser iniciada o mais rápido possível e geralmente envolve a família e uma equipe de reabilitação. O enfermeiro faz uma avaliação cuidadosa das capacidades e limitações da criança e implementa intervenções apropriadas para maximizar as capacidades residuais. A Brain Injury Association of America[a] fornece informações e listas de serviços de reabilitação e grupos de apoio em todos os Estados Unidos.[3]

A criança com deficiência decorrente de traumatismo craniano requer avaliação funcional de seus níveis físico, cognitivo, emocional e social. A criança vivenciou separação, dor, privação e sobrecarga sensorial, alterações no ciclo circadiano e medo do desconhecido. A recuperação e a transição exigem novas estratégias de enfrentamento ao mesmo tempo em que comportamentos regressivos e de atuação podem começar. Pais e filhos precisam de uma comunicação honesta para a tomada de decisões.

A reabilitação é recomendada quando a criança está progredindo e não precisa mais de hospitalização de cuidados agudos, mas continua a necessitar de terapias diárias para retornar ao seu nível funcional pré-mórbido. As crianças são mais propensas a continuar em reabilitação ambulatorial se tiverem uma avaliação interna de suas necessidades de reabilitação (Jimenez, Symons, Wang et al., 2016). A Escala Rancho Los Amigos fornece uma avaliação sistemática do progresso que uma criança com traumatismo craniano grave pode alcançar.

A reabilitação pediátrica concentra-se nos pontos fortes e nas necessidades da criança. A equipe de reabilitação deve incluir medicina física; enfermagem de reabilitação; aconselhamento nutricional; fisioterapia, terapia ocupacional e fonoaudiologia; Educação especial; e apoio psicológico, neuropsicológico, de vida infantil e serviços

[a]1608 Spring Hill Road, Suite 110, Vienna, VA 22182; 703-761-0750; fax: 703-761-0755; http://www.biausa.org.

[3]N.R.T.: No Brasil, os Centros Especializados de Reabilitação (CER), vinculados ao Sistema Único de Saúde (SUS), prestam atendimento a todos os cidadãos do país, formando a Rede de Cuidados à Pessoa com Deficiência de todos os tipos. Para mais informações, acesse: https://www.gov.br/saude/pt-br/assuntos/noticias/2019/setembro/sus-de-todos-rede-para-a-pessoa-com-deficiencia-atende-todo-o-pais. Acesso em: 4 jun. 2022.

sociais. Antes da transferência da criança, a equipe do hospital deve fornecer um plano de cuidados detalhado das necessidades e habilidades da criança, especialmente habilidades de comunicação, e uma descrição do horário habitual dela, das intervenções de enfermagem e das preocupações e necessidades da família. Para complementar o plano de cuidados, pode ser enviado ao centro de reabilitação um vídeo apresentando a criança e a família e mostrando aspectos únicos de seus cuidados.

Prevenção

As estratégias preventivas são subutilizadas em quase todos os casos de lesões acidentais na infância. traumatismos cranianos ocorrem nos acidentes mais graves – especialmente acidentes automobilísticos, esportes e quedas.

Avanços estão sendo feitos na prevenção de danos secundários ao tecido cerebral após o traumatismo craniano inicial em crianças. Essa lesão secundária é causada pela alteração do fluxo sanguíneo cerebral que resulta em isquemia, hipoxia e, eventualmente, a morte das células cerebrais (Popernack, Gray, & Reuter-Rice, 2015). Estudos em humanos e animais estão sendo desenvolvidos, utilizando técnicas de hipotermia terapêutica, de glucagon, medicamentos para pressão arterial e antioxidantes (Toth, Szarka, Farkas et al., 2016), para prevenir sequelas em pacientes que sofreram trauma craniano. Estão sendo investigadas também as funções do cálcio, oxirradicais e prostaglandinas para mesma finalidade.

No entanto, o maior benefício está na prevenção de lesões na cabeça. Os enfermeiros podem exercer uma influência valiosa em favor das crianças por meio da educação. Acidentes que são evitáveis ocorrem porque riscos desnecessários não são controlados. A supervisão inadequada combinada com o senso natural de curiosidade e exploração de uma criança pode levar a resultados letais. Os enfermeiros estão na posição única de influenciar os cuidadores em termos de crescimento e desenvolvimento. O uso de assentos de carro; cintos de segurança em carrinhos e cadeiras de alimentação; e capacetes para ciclismo, *skate* e outros esportes demonstraram reduzir o número e a gravidade de lesões na cabeça em crianças (Gaw, Chounthirath e Smith, 2017).

Estudos sobre formas de prevenir traumatismo craniano abusivo estão em andamento. Intervenções promissoras incluem ensinar os pais sobre o choro infantil e formas de lidar com ele (Lopes & Williams, 2016). Os lactentes que foram hospitalizados após o nascimento têm um risco aumentado de sofrer abuso após a alta. Os enfermeiros neonatais têm uma função importante a desempenhar no ensino dos pais dessas crianças sobre a prevenção do abuso infantil.

A educação pública aliada ao apoio legislativo pode auxiliar na prevenção de acidentes na infância. A pesquisa mostrou que o aumento da renda familiar pode prevenir traumatismo craniano abusivo (Klevens, Schmidt, Luo et al., 2017). Para discussões extensas sobre acidentes na infância, ver informações sobre prevenção de acidentes nos Capítulos 10, 12, 13 e 15.

ACIDENTE POR SUBMERSÃO

O afogamento é uma das principais causas de morte relacionada a lesões não intencionais em crianças de 1 a 19 anos. Em crianças de 1 a 4 anos, é a principal causa de morte relacionada a acidentes não intencionais (Gilchrist & Parker, 2014). O termo *quase afogamento* não é mais usado; em vez disso, o termo *acidente por submersão* deve ser utilizado até o momento da morte relacionada com o afogamento.

A maioria dos casos de acidentes por submersão é acidental, geralmente envolvendo crianças indefesas na água, como aquelas atendidas inadequadamente dentro ou próximas de piscinas ou lactentes em banheiras; crianças pequenas que caem em lagoas, córregos e escavações inundadas, geralmente perto de casa; ocupantes de barcos de recreação que não usam coletes salva-vidas; crianças que sofrem acidentes de mergulho; e crianças que sabem nadar, mas superestimam sua resistência. Acidentes por submersão acidental ocorrem predominantemente com homens, crianças pequenas e afro-americanas (Gilchrist & Parker, 2014).

Acidentes por submersão podem ocorrer em qualquer local contendo água. As crianças com menos de 1 ano são mais propensas a sofrer acidentes por submersão em uma banheira, enquanto as mais pesadas caem de cabeça em um balde de água e não conseguem se libertar (Xu, 2014). Pré-escolares correm risco de acidentes em piscinas, e crianças e adolescentes em idade escolar correm mais risco em locais d'água naturais, como lagos, lagoas e rios (Xu, 2014). A sucção criada na saída de piscinas, banheiras de hidromassagem ou *spas* de hidromassagem é forte o suficiente para prender crianças ainda maiores debaixo d'água. Acidentes por submersão como forma de abuso infantil fatal também ocorrem. Os homicídios por submersão não são testemunhados; geralmente, ocorrem em casa, e as vítimas são lactentes ou crianças pequenas.

Fisiopatologia

Fisiologicamente, a maioria dos sistemas orgânicos é afetada, especialmente os sistemas pulmonar, cardiovascular e neurológico. As principais alterações pulmonares que ocorrem em acidentes por submersão estão diretamente relacionadas com a duração da submersão (independentemente do tipo e quantidade de fluido aspirado), da resposta fisiológica da vítima e do desenvolvimento e grau de hipotermia de imersão. A hipoxia cerebral é um componente importante da morbidade e mortalidade nesses indivíduos. Portanto, a reanimação precoce e agressiva é imperativa.

Os fatores fisiológicos nos acidentes por submersão são hipotermia, aspiração e hipoxia. A temperatura do líquido desempenha um papel importante. A água fria diminui as demandas metabólicas e ativa o reflexo de mergulho, que faz com que o sangue seja desviado da periferia para órgãos vitais (ou seja, o cérebro e o coração). A hipotermia ocorre rapidamente em lactentes e crianças, em parte por causa de sua grande área de superfície em relação ao tamanho e em parte como resultado da própria água fria. A hipotermia profunda geralmente é evidência de submersão prolongada. A imersão prolongada em líquidos frios pode prejudicar a cognição, a coordenação e a força muscular, resultando em perda de consciência, diminuição do débito cardíaco e parada cardíaca (Thomas & Caglar, 2020). A submersão em água fria já foi considerada um pouco neuroprotetora, mas não é (Quan, Mack, & Schiff, 2014).

As crianças submersas lutam inicialmente para ficar acima da água e, muitas vezes, prender a respiração leva à fome de ar. A inspiração reflexa eventualmente ocorre, o que leva à aspiração (Thomas & Caglar, 2020). O fluido é rapidamente absorvido na circulação pulmonar, resultando em edema pulmonar, atelectasia e espasmo das vias aéreas. A hipoxia é o principal problema porque resulta em dano celular global, com diferentes células tolerando níveis variáveis de anoxia. Neurônios, especialmente células cerebrais, sofrem danos irreversíveis após um período de 4 a 6 minutos de submersão. O coração e os pulmões podem sobreviver até 30 minutos. Independentemente da quantidade de água aspirada, a vítima sofre hipoxemia arterial (resultante de atelectasia e desvio de sangue pelos alvéolos não ventilados), acidose respiratória combinada (resultante da retenção de dióxido de carbono) e acidose metabólica (causada pelo acúmulo de metabólitos ácidos devido ao metabolismo anaeróbico). Embora os desequilíbrios eletrolíticos sejam fatores contribuintes, eles não são as principais causas de morbidade e mortalidade. Os eventos patológicos estão diretamente relacionados com a duração da submersão. Aproximadamente 10% das vítimas de lesão de submersão morrem sem aspirar fluido, mas sucumbem de asfixia aguda como resultado de laringospasmo reflexo prolongado.

> **! ALERTA PARA A ENFERMAGEM**
>
> Todas as crianças que sofrem acidentes por submersão devem ser internadas no hospital para observação. Embora muitos pacientes não pareçam ter sofrido efeitos adversos relacionado com o evento, complicações (p. ex., comprometimento respiratório, edema cerebral) podem ocorrer 24 horas após o acidente.

A aspiração de fluido ocorre na maioria das lesões por submersão. O líquido aspirado resulta em edema pulmonar, atelectasia, espasmo das vias respiratórias e pneumonite, o que agrava a hipoxia. A submersão em água salgada está associada a melhores resultados do que a submersão em água doce, embora a duração da submersão seja o principal fator que prediz o resultado (Quan, Bierens, Lis et al., 2016).

Manifestações clínicas

As manifestações clínicas estão diretamente relacionadas com a duração da perda de consciência e estado neurológico após resgate e reanimação.

Manejo terapêutico

Com tratamento rápido, algumas crianças podem ser salvas. As medidas de reanimação devem começar no local e a vítima deve ser transportada para o hospital com suporte ventilatório e circulatório máximo. No hospital, os cuidados pulmonares intensivos são implementados e continuados de acordo com as necessidades do paciente.

Em geral, o tratamento da vítima de submersão é baseado no grau de lesão cerebral. A primeira prioridade é restaurar o fornecimento de oxigênio para as células e evitar mais danos hipóxicos. Uma criança que respira espontaneamente se dá bem em uma atmosfera rica em oxigênio; a criança mais gravemente afetada requer intubação endotraqueal e ventilação mecânica. Os gases sanguíneos e o pH devem ser monitorados em intervalos frequentes com um guia para terapias de oxigênio, fluidos e eletrólitos. O reaquecimento do paciente hipotérmico deve ser iniciado. Convulsões podem ocorrer devido a hipoxia e edema cerebral. Convulsões resultam em aumento do consumo de oxigênio cerebral. Portanto, é imperativo controlar agressivamente a atividade convulsiva. Além disso, a glicemia deve ser monitorada; tanto a hipoglicemia quanto a hiperglicemia são prejudiciais ao cérebro.

Todas as crianças vítimas de acidentes por submersão devem ser hospitalizadas para observação. Embora algumas não pareçam sofrer efeitos adversos relacionados com o evento, pode ocorrer comprometimento respiratório ou edema cerebral dentro de 24 horas após o incidente. No período de recuperação aguda, a febre deve ser prevenida, embora antibióticos profiláticos não sejam recomendados. A pneumonia aspirativa é uma complicação comum que ocorre aproximadamente de 48 a 72 horas após o episódio. Broncospasmo, lesão da membrana alvéolo-capilar, atelectasia, formação de abcesso e síndrome do desconforto respiratório agudo são outras complicações que ocorrem após a aspiração de líquido.

Prognóstico

As crianças que sofreram acidentes por submersão geralmente têm um bom resultado sem sequelas neurológicas leves, sem deficiências neurológicas graves e raramente morbidade (Thomas & Caglar, 2020). Os melhores preditores de um bom resultado são a duração da submersão inferior a 5 minutos e a presença de ritmo sinusal, pupilas reativas e capacidade de resposta neurológica no local. Os piores resultados são para crianças submersas por mais de 10 minutos e que não respondem ao suporte avançado de vida em 25 minutos. Todas as crianças sem movimento espontâneo e intencional e função normal do tronco cerebral 24 horas após sofrer acidente por submersão sofrem déficits neurológicos graves ou morte (Thomas & Caglar, 2020).

Cuidados de enfermagem

Os cuidados de enfermagem dependem da condição da criança. Uma criança que sobrevive pode precisar de cuidados respiratórios intensivos de enfermagem com atenção aos sinais vitais, ventilação mecânica ou traqueostomia, gasometria, fisioterapia respiratória e infusão intravenosa. Muitas vezes, a criança sofreu um insulto hipóxico e requer os mesmos cuidados que uma criança inconsciente.

Um aspecto difícil no cuidado da criança que sofreu acidente por submersão é ajudar os pais a lidar com as reações de luto, culpa e raiva. Dada a magnitude do evento, eles precisam de garantias repetidas de que todo o possível está sendo feito para tratar seu filho.

Os enfermeiros muitas vezes têm dificuldade em se relacionar com os pais se uma óbvia negligência precipitou o acidente e os problemas subsequentes; é importante que aqueles que cuidam dessas crianças e suas famílias avaliem seus próprios sentimentos sobre a situação, além de avaliar as habilidades de enfrentamento e recursos da família. Cuidar de vítimas de submersão e seus familiares exige que o enfermeiro seja sensível às necessidades da criança e da família e reconheça suas próprias reações e emoções.

Prevenção

A maioria dos acidentes por submersão é evitável. A causa mais comum de acidentes por submersão em lactentes e crianças pequenas é a inadequada supervisão de um adulto, incluindo um lapso momentâneo de supervisão. Os pais muitas vezes não sabem que devem estar ao alcance do braço e supervisionar constantemente sem se distrair (Thomas & Caglar, 2020). Crianças com fatores de risco conhecidos, como epilepsia e autismo, requerem vigilância atenta. Em geral, as crianças não estão prontas para as aulas formais de natação até o quarto aniversário. Todos os pais e proprietários de piscinas devem estar familiarizados com a reanimação cardiopulmonar básica (RCP), porque a RCP básica e rápida é uma das chaves para melhorar os resultados (Tobin, Ramos, Pu et al., 2017). A segurança da água e o treinamento de sobrevivência devem ser exigidos para todas as crianças em idade escolar. Coberturas de piscina e cercas em todos os lados e a presença de salva-vidas podem evitar acidentes.

Os enfermeiros podem ser defensores ativos em suas comunidades. Os enfermeiros também estão em posição de enfatizar a importância da supervisão adequada de um adulto quando as crianças estão em torno de qualquer local contendo água e devem incluir a necessidade de o adulto não se envolver em atividades de distração.

INFECÇÕES INTRACRANIANAS

O sistema nervoso está sujeito à infecção pelos mesmos organismos que afetam outros órgãos do corpo; no entanto é limitado quanto às maneiras pelas quais responde a lesões. Estudos laboratoriais são necessários para identificar o agente causador. O processo inflamatório pode afetar as meninges (meningite) ou o cérebro (encefalite).

A meningite pode ser causada por uma variedade de organismos, mas os três tipos principais são (1) bacterianos ou piogênicos, causados por bactérias formadoras de pus, especialmente organismos meningococos e pneumococos; (2) viral, ou asséptica, causada por uma ampla variedade de agentes virais; e (3) tuberculosa, causada pelo bacilo da tuberculina. A maioria das crianças com encefalopatia febril aguda tem meningite bacteriana ou meningite viral como causa subjacente.

MENINGITE BACTERIANA

A meningite bacteriana é uma inflamação aguda das meninges e do LCR. O advento da terapia antimicrobiana tem um efeito marcante no curso e prognóstico. A introdução de vacinas conjugadas contra *Haemophilus influenzae* tipo B (vacina Hib) em 1990 e *Streptococcus pneumoniae* (pneumococo) em 2000 levou a mudanças dramáticas na epidemiologia da meningite bacteriana (ver boxe *Evidência e prática*). Hoje, a infecção por Hib foi praticamente erradicada entre crianças pequenas em áreas onde a vacina Hib é administrada rotineiramente. Em 2013, havia menos de 40 casos de doença por Hib em crianças menores de 5 anos (Centers for Disease Control and Prevention, 2016). Antes da vacina, o Hib era responsável por quase metade de todos os casos de meningite bacteriana, mas agora é o patógeno menos provável de causar meningite (Castelblanco, Lee, & Hasbun, 2014). Desde a introdução da vacinação generalizada contra *S. pneumoniae*, a incidência de meningite pneumocócica em crianças nos EUA diminuiu, mas continua sendo a causa mais comum de meningite em crianças de 3 meses a 11 anos (Castelblanco et al., 2014). É também o mais provável de resultar em morte (Heckenberg, Brouwer, & Van de Beek, 2014).

Etiologia

Uma variedade de agentes bacterianos pode causar meningite bacteriana. Desde a introdução de vacinas contra as causas mais comuns de patógenos adquiridos na comunidade, a incidência de meningite bacteriana diminuiu vertiginosamente. As principais causas de meningite neonatal são o estreptococo do grupo B (GBS) e a *Escherichia coli* (Ku, Boggess e Cohen-Wolkowiez, 2015).

A meningite meningocócica é o único tipo prontamente transmitido de infecção por gotículas de secreções nasofaríngeas e, portanto, tem o potencial de ocorrer em surtos (Vetter, Baxter, Denizer et al., 2016). Antes do desenvolvimento da vacina ocorria predominantemente em crianças e adolescentes em idade escolar; agora é mais comum em crianças menores de 12 meses, com um pico secundário de incidência entre os 16 e os 23 anos (Centers for Disease Control and Prevention, 2017b). A meningite causada por infecções pneumocócicas e meningocócicas pode ocorrer a qualquer momento, mas é mais comum no fim do inverno e início da primavera.

Fatores maternos, como ruptura prematura de membranas fetais e infecção materna durante a última semana de gestação, são as principais causas de meningite neonatal. É uma doença devastadora com morbidade e mortalidade significativas. A vacinação de mulheres grávidas está sendo explorada como forma de proteger os lactentes da meningite (Jones, Munoz, Spiegel et al., 2016). As crianças que sobrevivem à meningite neonatal são 10 vezes mais propensas a ter deficiências moderadas a graves do que aquelas que não tiveram meningite (Ku et al., 2015). A incidência de meningite por GBS de início precoce foi reduzida em mais de 70% com a adoção de triagem pré-natal e administração de antibióticos profiláticos intraparto (Ku et al., 2015).

Evidência e Prática

Crianças com meningite bacteriana e prevenção com vacinas

Faça a pergunta

Em crianças e adolescentes com meningite bacteriana, a administração de vacinas preventivas contra *Haemophilus influenzae* tipo B (Hib), pneumocócica e meningocócica reduziu a incidência e as taxas de mortalidade associadas à meningite bacteriana?

Procure as evidências

Estratégias de pesquisa

Os critérios de seleção de pesquisa deve incluir publicações em inglês nos últimos 10 anos, artigos baseados em pesquisa, populações infantis e adultas.

Bancos de dados utilizados

Colaboração PubMed® e Cochrane.

Análise crítica das evidências

Critérios GRADE: qualidade da evidência alta; recomendação forte (Balshem, Hefland, Schunemann et al., 2011). Uma revisão da literatura revelou duas revisões de literatura, uma revisão Cochrane e um estudo observacional de base populacional.

- Watt et al. (2009) realizaram uma revisão da literatura com estudos avaliando a incidência da doença Hib, taxas de mortalidade e o efeito da vacina Hib. Em 2000, houve 173 mil casos de meningite por Hib e 78.300 mortes entre crianças menores de 5 anos em todo o mundo. O uso expandido da vacina Hib pode reduzir as taxas de incidência e mortalidade de doenças relacionadas com a Hib
- Uma revisão Cochrane determinou o efeito, a duração da proteção e os efeitos específicos da idade da vacina polissacarídica do sorogrupo A (SgAV) para prevenir a meningite meningocócica em crianças. A vacina teve um efeito protetor de 95% durante o primeiro ano em crianças com mais de 5 anos, mas sua eficácia após o primeiro ano não pôde ser determinada. Crianças de 1 a 5 anos em países de baixa renda também experimentaram efeitos protetores do SgAV, mas a eficácia exata não pôde ser determinada (Patel & Lee, 2010)
- Uma revisão da literatura avaliou o impacto da vacinação conjugada pneumocócica 7-valente nas taxas de morbidade e mortalidade por doenças pneumocócicas invasivas. Os seis estudos da América do Norte relataram consistentemente um declínio na taxa de mortalidade por doença pneumocócica invasiva após a introdução da vacina pneumocócica, com reduções variando de 57 a 62% entre crianças e de 37 a 76% em todas as faixas etárias (Myint, Madhava, Balmer et al., 2013)
- Um estudo observacional de base populacional avaliou a incidência de meningite bacteriana de 1997 a 2010, após a introdução da vacinação conjugada

A incidência de *Streptococcus pneumoniae* diminuiu de 0,8 para 0,3 por 100 mil pessoas; a incidência de meningite por Neisseria diminuiu de 0,721 para 0,123 por 100 mil pessoas; e a taxa de mortalidade por meningite pneumocócica diminuiu de 0,073 para 0,024 por 100 mil pessoas (Castelblanco, Lee, & Hasbun, 2014).

Aplicação da evidência: implicações de enfermagem

As evidências sugerem fortemente que todas as crianças devem ser imunizadas contra os organismos mais comuns responsáveis pela meningite bacteriana (p. ex., Hib, *S. pneumoniae* e *Neisseria meningitidis*) como prevenção para diminuir a incidência de meningite bacteriana. Os enfermeiros devem enfatizar aos pais, crianças, adolescentes e adultos jovens a importância da adesão ao calendário vacinal para proteção contra doenças graves da infância.

Referências bibliográficas

Balshem, H., Hefland, M., Schunemann, H. J. et al. (2011). GRADE guidelines: Rating the quality of evidence. *Journal of Clinical Epidemiology*, 64, 401–406.

Castelblanco, R. L., Lee, M., & Hasbun, R. (2014). Epidemiology of bacterial meningitis in the USA from 1997 to 2010: A population-based observational study. *The Lancet Infectious Diseases*, 14(9), 813–819.

Myint, T., Madhava, H., Balmer, P. et al. (2013). The impact of 7-valent pneumococcal conjugate vaccine on invasive pneumococcal disease: A literature review. *Advances in Therapy*, 30(2), 127–151.

Patel, M., & Lee, C. K. (2010). Polysaccharide vaccines for preventing serogroup A meningococcal meningitis. *Cochrane Database of Systematic Reviews* (1), CD001093.

Watt, J. P., Wolfson, L. J., O'Brien, K. L. et al. (2009). Burden of disease caused by *Haemophilus influenzae* type b in children younger than 5 years. *Lancet*, 374, 903–911.

Os fatores de risco para crianças que desenvolvem meningite incluem falta de imunização para o patógeno específico; exposição recente a alguém com *Neisseria meningitidis* invasiva ou doença com Hib; traumatismo craniano penetrante; dispositivos de implante coclear; e defeitos anatômicos, como defeitos faciais na linha média, fístulas da orelha interna ou colocação recente de um *shunt* ventricular (Swanson, 2015).

Fisiopatologia

A via de infecção mais comum é a disseminação vascular de um foco de infecção em outro lugar. Por exemplo, organismos da nasofaringe invadem os vasos sanguíneos subjacentes, atravessam a barreira hematencefálica e se multiplicam no LCR. A invasão por extensão direta de infecções nos seios paranasais e mastoides é menos comum. Os organismos dão entrada por implantação direta após ferimentos penetrantes, fraturas do crânio que fornecem uma abertura na pele ou seios da face, punção lombar ou procedimentos cirúrgicos, anormalidades anatômicas, como espinha bífida, ou corpos estranhos, como um *shunt* ventricular interno ou um dispositivo ventricular externo. Uma vez implantados, os organismos se espalham para o LCR, pelo qual a infecção se espalha por todo o espaço subaracnóideo.

O processo infeccioso é semelhante ao observado em qualquer infecção bacteriana: inflamação, exsudação, acúmulo de glóbulos brancos e graus variados de dano tecidual. O cérebro torna-se hiperêmico e edematoso, e toda a sua superfície é coberta de uma camada de exsudato purulento que varia com o tipo de organismo. Por exemplo, o exsudato meningocócico é mais acentuado nas regiões parietal, occipital e cerebelar; o exsudato espesso e fibrinoso da infecção pneumocócica está confinado principalmente à superfície do cérebro, particularmente nos lobos anteriores; e o exsudato das infecções estreptocócicas é semelhante ao das infecções pneumocócicas, porém mais fino. À medida que a infecção se estende aos ventrículos, pus espesso, fibrina ou aderências podem obstruir as passagens estreitas e obstruir o fluxo do LCR.

Manifestações clínicas

As manifestações clínicas da meningite bacteriana aguda dependem em grande parte da idade da criança. O tipo de organismo, a eficácia da terapia para a doença antecedente e se ela ocorre como uma doença isolada ou como uma complicação de outra enfermidade ou lesão também influenciam a manifestação clínica (Boxe 27.4).

Crianças e adolescentes

O início da doença pode ser abrupto e rápido, ou desenvolver-se progressivamente ao longo de um ou vários dias, e pode ser precedido por uma doença febril. A maioria das crianças com meningite apresenta febre, calafrios, cefaleia e vômitos associados ou rapidamente seguidos de alterações sensoriais; no entanto, alguns podem apresentar apenas letargia e irritabilidade (Weinberg & Thompson-Stone, 2018). A criança é extremamente irritável e agitada e pode desenvolver convulsões, fotofobia, confusão, alucinações, comportamento agressivo, sonolência, estupor ou coma.

Ela resiste à flexão do pescoço (rigidez da nuca). Os sinais de Kernig e Brudzinski são positivos. As respostas reflexas são variáveis, embora mostrem hiperatividade (ver Capítulo 4, seção *Reflexos*). A pele pode estar fria e cianótica com má perfusão periférica.

Outros sinais e sintomas específicos de organismos individuais podem aparecer. Erupções petequiais ou purpúricas ocorrem em

Boxe 27.4 Manifestações clínicas da meningite bacteriana.

Crianças e adolescentes

Geralmente início abrupto
Febre
Arrepios
Cefaleia
Vômito
Alterações no sensório
Convulsões (geralmente o sinal inicial)
Irritabilidade
Agitação
Pode desenvolver o seguinte:

- Fotofobia
- Delírio
- Alucinações
- Comportamento agressivo
- Sonolência
- Estupor
- Coma

Rigidez nucal; pode progredir para opistótonos
Sinais positivos de Kernig e Brudzinski
Hiperatividade, mas respostas reflexas variáveis
Sinais e sintomas peculiares a organismos individuais:

- Erupções petequiais ou purpúricas (infecção meningocócica), especialmente quando associado a um estado de choque
- Envolvimento articular (infecção meningocócica ou *Haemophilus influenzae*)
- Ouvido com drenagem crônica (meningite pneumocócica)

Bebês e crianças pequenas

Imagem clássica raramente vista em crianças entre 3 meses e 2 anos
Febre
Má alimentação
Vômito
Irritabilidade acentuada
Convulsões frequentes (muitas vezes acompanhadas por um choro agudo)
Fontanela abaulada
Rigidez nucal possível
Sinais de Brudzinski e Kernig não ajudam no diagnóstico
Difícil de eliciar e avaliar nesta faixa etária
Empiema subdural (infecção por *H. influenzae*)

Recém-nascidos

Sinais específicos

Criança bem ao nascer, mas dentro de alguns dias começa a parecer e se comportar mal
Recusa alimentação
Pouca capacidade de sucção
Vômitos ou diarreia
Tônus ruim
Falta de movimento
Choro fraco
A fontanela abaulada, tensa e protuberante pode aparecer tardiamente no curso da doença
Pescoço geralmente flexível

Sinais inespecíficos que podem estar presentes

Hipotermia ou febre (dependendo da maturidade do lactente)
Icterícia
Irritabilidade
Sonolência
Convulsões
Irregularidades respiratórias ou apneia
Cianose
Perda de peso

50% dos casos e indicam uma infecção meningocócica (meningococemia), especialmente quando a erupção está associada a um estado semelhante ao choque séptico. O envolvimento articular é observado na infecção meningocócica e *H. influenzae*. Ouvido com drenagem crônica geralmente acompanha a meningite pneumocócica. A infecção por *E. coli* pode estar associada a um seio dérmico congênito que se comunica com o espaço subaracnóideo.

Lactentes e crianças pequenas

Entre 3 meses e 2 anos, a doença é caracterizada por febre ou hipotermia, má alimentação, vômitos, irritabilidade acentuada, inquietação, convulsões e fontanela abaulada ou tensa, que são frequentemente acompanhadas por um choro agudo.

Recém-nascidos

A meningite em recém-nascidos e prematuros é extremamente difícil de diagnosticar. As manifestações são vagas e inespecíficas, características de toda sepse neonatal, têm pouca semelhança com os achados em crianças com mais idade. Esses recém-nascidos geralmente estão bem ao nascer, mas, dentro de alguns dias, começam a parecer doentes. Eles recusam a alimentação, têm baixa capacidade de sucção e podem vomitar ou ter diarreia. Também exibem tônus muscular fraco e falta de movimento e choro fraco. Outros sinais inespecíficos que podem estar presentes incluem hipotermia ou febre (dependendo da maturidade da criança), icterícia, irritabilidade, sonolência, convulsões, irregularidades respiratórias ou apneia, cianose e perda de peso. A fontanela abaulada, tensa e protuberante pode ou não estar presente até o fim do curso da doença, e o pescoço geralmente é flexível. Sem tratamento, a condição do recém-nascido declinará para colapso cardiovascular, convulsões e apneia. Mesmo com antibióticos melhorados e diagnóstico mais rápido, o prognóstico da meningite neonatal não melhorou em décadas, provavelmente devido à virulência do patógeno infeccioso (Gordon, Srinivasan, & Harris, 2017).

Complicações

A incidência de complicações da meningite bacteriana aguda foi significativamente reduzida com diagnóstico precoce e terapia antimicrobiana vigorosa. Se a infecção se estender aos ventrículos, com pus espesso, fibrina ou aderências podem ocluir as passagens estreitas, obstruindo assim o fluxo do LCR e causando hidrocefalia obstrutiva. Frequentemente, ocorrem derrames subdurais e a trombose pode ocorrer em veias meníngeas ou seios venosos. Alterações destrutivas podem ocorrer no córtex cerebral e abcessos cerebrais podem se formar por extensão direta da infecção ou por disseminação vascular. A extensão da infecção para as áreas dos nervos cranianos ou a necrose por compressão devido ao aumento da pressão podem causar surdez, cegueira, fraqueza ou paralisia da face ou de outros músculos da cabeça e pescoço.

Uma das complicações mais dramáticas e graves geralmente associadas a infecções meningocócicas é a sepse meningocócica ou meningococcemia. Quando o início é grave, súbito e rápido, é conhecido como síndrome de Waterhouse-Friderichsen. A síndrome é caracterizada por choque séptico avassalador, coagulação intravascular disseminada, hemorragia adrenal bilateral maciça e púrpura. A meningococemia requer tratamento de emergência imediato, hospitalização e cuidados intensivos devido às graves sequelas que podem se desenvolver rapidamente (Weinberg & Thompson-Stone, 2018).

! ALERTA PARA A ENFERMAGEM

Qualquer criança que esteja doente e desenvolva petéquias ou púrpuras pode ter meningococcemia e deve receber atendimento médico imediato.

Outras complicações agudas da meningite incluem SIADH (ver Capítulo 28), derrames subdurais, convulsões, edema e hérnia cerebral e hidrocefalia. A obstrução ao fluxo do LCR ocorre durante a fase aguda da doença por aglomeração de material purulento nos canais de drenagem e durante a fase crônica da doença por aracnoidite adesiva ou obstrução fibrótica através de qualquer um dos forames ventriculares. As complicações pós-meningíticas em recém-nascidos incluem ventriculite, que resulta em áreas císticas e muradas do cérebro com acúmulo de líquido e pressão.

A extensão da inflamação aos nervos cranianos ou a compressão e destruição dos nervos da PIC podem produzir comprometimento permanente da visão ou audição e outras paralisias nervosas. O dano ao NC VIII geralmente é seguido de surdez permanente, que é a sequela neurológica permanente mais comum da meningite bacteriana (Weinberg & Thompson-Stone, 2018). Outras complicações a longo prazo incluem paralisia cerebral, deficiências cognitivas, distúrbios de aprendizagem, transtorno de déficit de atenção/hiperatividade e convulsões.

Hemiparesia e quadriparesia podem resultar de danos causados por arterite ou trombose ou outros mecanismos. Mudanças comportamentais ocorrem em algumas crianças. Evidências indicam que defeitos psicométricos e comportamentais podem ser um sinal concomitante significativo de meningite na infância, embora seja difícil determinar o grau em que a meningite afeta a inteligência de crianças pequenas. A meningite no período neonatal tem maior probabilidade de causar deficiências ao longo da vida, incluindo atraso de desenvolvimento moderado a grave, cegueira, surdez e epilepsia (Swanson, 2015).

Avaliação diagnóstica

A punção lombar é o teste diagnóstico definitivo. A pressão do liquor é medida e amostras são obtidas para cultura, coloração de Gram, contagem de células sanguíneas e determinação dos níveis de glicose e proteínas. Os achados geralmente são diagnósticos. Cultura e sensibilidade são necessárias para identificar o organismo causador. A pressão do líquido espinal geralmente é elevada, mas a interpretação geralmente é difícil quando a criança está chorando. A sedação com fentanila e midazolam pode aliviar a dor e o medo da criança associados a este procedimento (ver boxe *Cuidado atraumático*). Se houver evidência ou suspeita de aumento da PIC, uma tomografia computadorizada da cabeça pode ser justificada antes do procedimento (Weinberg & Thompson-Stone, 2018).

O paciente geralmente tem uma contagem elevada de glóbulos brancos, muitas vezes predominantemente leucócitos polimorfonucleares. O nível de glicose é reduzido, geralmente em proporção à duração e gravidade da infecção. A relação entre a glicose no LCR e os níveis séricos de glicose é importante na avaliação do conteúdo de glicose do LCR; portanto, uma amostra de glicose sérica é coletada aproximadamente 30 minutos antes da punção lombar. A concentração de proteína é geralmente aumentada.

A hemocultura é aconselhável para todas as crianças com suspeita de meningite se os antibióticos forem iniciados antes da obtenção do

Cuidado atraumático

Punção lombar

Se o tempo permitir, LMX® (lidocaína a 4%) ou creme EMLA® (uma mistura eutética de lidocaína e prilocaína), ambos anestésicos tópicos, devem ser aplicados na pele que recobre da L3 a L5 para reduzir a dor antes da punção lombar. Para efeito máximo, aplique o creme EMLA® pelo menos 1 hora ou LMX® 30 minutos antes do procedimento.

LCR. A hemocultura será ocasionalmente positiva quando a cultura do LCR for negativa. As culturas do nariz e da garganta podem fornecer informações úteis em alguns casos.

Manejo terapêutico

A meningite bacteriana aguda é uma emergência médica que requer reconhecimento precoce e terapia imediata para prevenir a morte e evitar incapacidades residuais. O tratamento terapêutico inicial inclui o seguinte:

- Precauções de isolamento
- Início da terapia antimicrobiana
- Manutenção da hidratação
- Manutenção da ventilação
- Redução do aumento da PIC
- Gerenciamento de choque sistêmico
- Controle de convulsões
- Controle de temperatura
- Tratamento de complicações.

A criança geralmente é transferida para uma unidade de terapia intensiva para observação contínua e próxima. Uma infusão IV deve ser iniciada para facilitar a administração de agentes antimicrobianos, fluidos, medicamentos antiepilépticos e sangue, se necessário. A criança deve ser colocada em isolamento respiratório.

Medicamentos

Até que o organismo causador seja identificado, a terapia empírica é administrada. Após a identificação do organismo, os agentes antimicrobianos são ajustados de acordo. Sinais de hemorragia gastrintestinal ou infecção secundária podem complicar a administração de esteroides. O tratamento antibiótico com cefalosporinas demonstra superioridade para esterilizar prontamente o LCR e reduzir a incidência de deficiência auditiva grave. Com o aumento da prevalência de *S. pneumoniae* resistente a antibióticos, a vancomicina deve ser administrada até que os resultados do teste de sensibilidade aos antibióticos estejam disponíveis.

Mensurações não específicas

Manter a hidratação é uma preocupação primordial. A condição do paciente determina se os fluidos intravenosos são necessários incluindo o tipo e a quantidade. A hidratação ideal envolve a correção de quaisquer déficits hídricos e anormalidades eletrolíticas, seguida de restrição hídrica até que níveis séricos de sódio normais e não haja sinais de aumento da PIC. Se necessário, são implementadas medidas para diminuir a PIC (ver anteriormente no capítulo); no entanto, a restrição de líquidos a longo prazo não é o padrão de tratamento porque a falta de volume de líquidos pode reduzir a pressão arterial e a DPC, causando isquemia do SNC (Janowski & Hunstad, 2020c).

Complicações, como derrame subdural em lactentes e síndrome da coagulação intravascular disseminada, devem ser tratadas adequadamente. O choque é controlado pela restauração do volume sanguíneo circulante e manutenção do equilíbrio eletrolítico. Convulsões podem ocorrer durante os primeiros dias de tratamento. Estes são controlados com o medicamento antiepiléptico apropriada.

A perda auditiva é comum. O paciente deve ser submetido à avaliação auditiva logo após a alta para que a audiologia e as terapias fonoaudiológicas possam iniciar o mais breve possível.

A punção lombar é realizada conforme necessário para determinar a eficácia da terapia. O paciente é avaliado neurologicamente durante o período de convalescença.

Prognóstico

Menos de 10% dos casos de meningite bacteriana são fatais; a maior taxa de mortalidade é observada na meningite pneumocócica e em crianças com idade inferior a 6 meses (Janowski & Hunstad, 2020c). O prognóstico depende em grande parte do tempo entre o início da doença e o início da antibioticoterapia, rapidez do diagnóstico, tipo de organismo, convulsões prolongadas ou complicadas, baixa concentração de glicose no LCR e adequação da terapia. Até metade das pessoas que se recuperam da meningite terá algumas sequelas no neurodesenvolvimento que variam de problemas comportamentais e de aprendizagem leves a deficiência auditiva profunda, epilepsia intratável e deficiência intelectual significativa (Janowski & Hunstad, 2020c).

ALERTA PARA MEDICAMENTO

Utilização de antibióticos na meningite

Uma das principais prioridades dos cuidados de enfermagem de uma criança com suspeita de meningite é administrar antibióticos assim que forem prescritos. A criança deve ser colocada em isolamento respiratório por pelo menos 24 horas após o início da terapia antimicrobiana.

As sequelas da meningite bacteriana ocorrem mais frequentemente quando a doença ocorre nos primeiros 2 meses de vida e menos frequentemente em crianças com meningite meningocócica. Os déficits residuais em lactentes são principalmente resultado da hidrocefalia comunicante e dos maiores efeitos da cerebrite no cérebro imaturo. Em crianças maiores, os efeitos residuais estão relacionados com o próprio processo inflamatório ou resultam de vasculites associadas à doença. A meningite bacteriana continua a causar morbidade substancial em lactentes e crianças.

Prevenção

A vacinação é a base da prevenção de infecções do SNC. As vacinas estão disponíveis para pneumococos; meningococos dos tipos A, C, Y e W-135; e Hib. A vacinação meningocócica conjugada de rotina de crianças é recomendada na idade de 11 a 12 anos, com reforço aos 16 anos, mas pode ser administrada a crianças de 2 meses a 10 anos se forem consideradas de alto risco (p. ex., asplenia, viagem ao exterior para áreas de alto risco, ou presentes durante os surtos). As vacinações de rotina para Hib e vacinas pneumocócicas conjugadas são recomendadas para todas as crianças a partir dos 2 meses (ver Capítulo 6, seção *Imunizações*).

Cuidados de enfermagem

Os enfermeiros devem tomar as precauções necessárias para proteger a si e aos outros de uma possível infecção. Ensine aos pais a técnica adequada de higiene das mãos e lembre-os quando necessário.

Mantenha o quarto o mais silencioso possível e os estímulos ambientais no mínimo, pois a maioria das crianças com meningite é sensível a ruídos, luzes fortes e outros estímulos externos. Ajude a família a limitar o número e a frequência de visitas até que a criança esteja e se sinta melhor. A maioria das crianças se sente mais confortável sem um travesseiro sob a cabeça, mas com a cabeceira da cama ligeiramente elevada. Use travesseiros ao lado de uma criança em posição deitada de lado e entre os joelhos da criança para conforto em casos de rigidez de nuca. Evite ações que causem dor ou aumentem o desconforto, como levantar a cabeça da criança. Avaliar a criança quanto à dor e implementar medidas de alívio apropriadas são importantes intervenções contínuas. As medidas são utilizadas para garantir a segurança, pois a criança muitas vezes está inquieta, desorientada e sujeita a convulsões. A prevenção de quedas é essencial.

Os cuidados de enfermagem à criança com meningite são determinados pelos sintomas e tratamento da criança (ver Boxe 27.4). A observação de sinais vitais, sinais neurológicos, LOC, débito urinário e outros dados pertinentes é realizada em intervalos frequentes. A criança inconsciente é tratada como descrito anteriormente, e todas as crianças são observadas cuidadosamente quanto a sinais das complicações descritas, especialmente aumento da PIC, choque e desconforto respiratório. A avaliação frequente das fontanelas abertas é necessária na criança porque derrames subdurais e hidrocefalia obstrutiva podem se desenvolver como uma complicação da meningite.

A administração de líquidos e nutrição é determinada pelo estado da criança. A criança que não está alerta e orientada permanece em jejum oral. Outras crianças podem ingerir líquidos claros inicialmente e, se tolerados, progredir para uma dieta adequada à sua idade. O monitoramento cuidadoso e o registro da ingesta e do débito são necessários para determinar desvios que possam indicar choque iminente ou aumento do acúmulo de líquido, como edema cerebral ou derrame subdural.

Uma das questões mais desafiadoras no cuidado de enfermagem à criança com meningite é manter a infusão intravenosa pelo tempo necessário para fornecer terapia antimicrobiana adequada (geralmente 10 dias). Como fluidos IV contínuos geralmente não são necessários, um dispositivo de infusão intermitente deve ser usado. Em alguns casos, as crianças que estão se recuperando sem intercorrências são enviadas para casa com o dispositivo, e os pais são ensinados sobre a administração intravenosa de medicamentos (ver boxe *Qualidade dos resultados do paciente*).

QUALIDADE DOS RESULTADOS DO PACIENTE:
Meningite bacteriana

- Reconhecimento precoce de sinais e sintomas de meningite
- Antibióticos administrados assim que o diagnóstico for estabelecido
- Edema cerebral prevenido
- Exposição evitada pelo isolamento precoce
- Efeitos colaterais gerenciados
- Sequelas neurológicas evitadas

Apoio da família

A natureza súbita da doença torna o apoio emocional da criança e dos pais extremamente importante (ver boxe *Cuidado centrado na família*). Os pais estão chateados e preocupados com a condição de seus filhos e muitas vezes se sentem culpados por não terem suspeitado da gravidade da doença antes. Eles precisam de garantias de que o início natural da meningite é súbito e de que agiram com responsabilidade ao procurar assistência médica quando o fizeram. O enfermeiro deve encorajar os pais a discutir abertamente seus sentimentos para minimizar a responsabilidade e a culpa. Alguns se beneficiarão com o encaminhamento para um capelão do hospital, assistente social, psicólogo ou psiquiatra. O enfermeiro deve manter os pais informados sobre a evolução da criança e todos os procedimentos, resultados e tratamentos. Caso a condição da criança piore, os pais precisam dos mesmos cuidados psicológicos que os outros pais diante da possível morte de seu filho (ver Capítulo 17).

Cuidado centrado na família

Prevenção da meningite bacteriana

Com os esquemas de imunização exigindo a administração da vacina *Haemophilus influenzae* tipo B e vacina pneumocócica conjugada aos lactentes aos 2 meses, incentive os pais a levarem seus filhos a uma unidade de saúde para que a série completa de inoculações seja concluída. Dada a taxa de mortalidade de 10% associada à meningite bacteriana, a imunização precoce pode ajudar as famílias a evitar a morte trágica ou a incapacidade permanente de uma criança. Os enfermeiros desempenham uma função significativa na educação das famílias sobre medidas preventivas, como ter as crianças imunizadas dentro do cronograma vacinal.

MENINGITE NÃO BACTERIANA (ASSÉPTICA)

O termo *meningite asséptica* refere-se ao aparecimento de sintomas meníngeos, febre e pleocitose sem crescimento bacteriano de culturas de LCR. A meningite asséptica é causada por muitos vírus diferentes, incluindo arbovírus, enterovírus, herpes-vírus simples, citomegalovírus e vírus da imunodeficiência humana. O enterovírus é a causa mais comum de meningite asséptica (Janowski & Hunstad, 2020b). O início pode ser abrupto ou gradual, e muitos dos sinais e sintomas apresentados são os mesmos da meningite bacteriana, incluindo cefaleia, febre, fotofobia e rigidez nucal.

O diagnóstico é baseado nas características clínicas e nos achados do LCR. A Tabela 27.2 lista as variações nos valores do LCR na meningite bacteriana e viral. É importante diferenciar esse distúrbio geralmente autolimitado das formas mais graves de meningite.

O tratamento é principalmente sintomático, como paracetamol para cefaleia e dores musculares, manutenção da hidratação e posicionamento para conforto. Até que um diagnóstico definitivo seja feito, medicamentos antimicrobianos podem ser administrados e o isolamento pode ser imposto como precaução contra a possibilidade de que a doença possa ser de origem bacteriana. O cuidado de enfermagem é semelhante ao cuidado da criança com meningite bacteriana. O curso da meningite asséptica é geralmente muito mais curto e normalmente sem complicações significativas.

MENINGITE TUBERCULOSA

A meningite tuberculosa deve ser considerada em crianças que viajaram ou viveram em países em desenvolvimento ou que vivem com ou são imigrantes de países em desenvolvimento. Em 2015, a incidência

Tabela 27.2 Variação da análise do líquido cefalorraquidiano na meningite bacteriana e viral.

Manifestações	Bacteriana[a]	Viral
Contagem de leucócitos	Elevada; aumento de neutrófilos	Discretamente elevada; aumento de linfócitos
Concentração de proteína	Elevada	Normal ou discretamente aumentada
Concentração de glicose	Diminuída	Normal
Coloração de Gram; cultura bacteriana	Positiva	Negativa
Cor	Turvo ou opaco	Transparente ou discretamente turvo
Pressão de abertura	Elevada	Normal

[a]Os resultados podem variar em recém-nascidos.

de meningite tuberculosa nos EUA aumentou pela primeira vez em mais de duas décadas (Smith, Pratt, Trieu et al., 2017). A meningite tuberculosa tem maior probabilidade de ser disseminada (incluindo envolvimento do SNC) em crianças muito jovens ou imunossuprimidas.

O infarto isquêmico pode ocorrer com meningite tuberculosa. Os achados clínicos mais comuns são sinais meníngeos, febre, consciência alterada, envolvimento do NC, convulsões e déficit neurológico focal.

O diagnóstico precoce da meningite tuberculosa na criança pode reduzir significativamente a incapacidade causada pela hidrocefalia, complicação comum desse tipo de meningite. O cuidado de enfermagem assemelha-se ao cuidado da criança com meningite bacteriana e envolve administração de medicamentos, apoio à criança, controle da dor e monitoramento neurológico.

ABCESSO CEREBRAL

Os abcessos intracerebrais se formam quando organismos piogênicos obtêm acesso ao tecido neural por meio da corrente sanguínea a partir de focos de infecção ou da inoculação direta de organismos de infecções, trauma penetrante ou procedimentos cirúrgicos. Infecção crônica do ouvido, mastoidite, sinusite e cardiopatia congênita são os fatores predisponentes mais comuns para crianças com abcessos cerebrais. A maioria (70%) dos abcessos cerebrais é causada por estreptococos aeróbicos e anaeróbicos (Janowski & Hunstad, 2020a). Em neonatos, o Citrobacter é mais comum, e fungos são mais comuns em crianças imunocomprometidas (Janowski & Hunstad, 2020a).

Os locais mais comuns de abcessos intracerebrais são os lobos parietal, temporal e frontal. Os primeiros sinais da doença são vagos; no entanto, o sintoma mais comum é cefaleia intensa. À medida que o processo inflamatório avança, os sintomas se intensificam e incluem vômitos, letargia, febre, convulsões, papiledema, sinais neurológicos focais (hemiparesia) e progressão para coma (Janowski & Hunstad, 2020a). Como as taxas de mortalidade por abcessos cerebrais podem exceder 20%, o diagnóstico e o tratamento imediatos são essenciais (Janowski & Hunstad, 2020a). O tratamento bem sucedido consiste em drenagem cirúrgica e antibioticoterapia. A drenagem cirúrgica é necessária se a massa for maior que 2 cm de diâmetro ou houver sinais de aumento da PIC. Sempre que possível, a fonte da infecção é erradicada. As crianças podem apresentar epilepsia, hemiparesia, anormalidades dos nervos cranianos e problemas de comportamento ou aprendizagem como complicações a longo prazo (Janowski & Hunstad, 2020a).

ENCEFALITE

A encefalite é um processo inflamatório do SNC causado por uma variedade de organismos, incluindo bactérias, espiroquetas, fungos, protozoários, helmintos e vírus. A maioria das infecções está associada a vírus, e esta discussão é limitada a esses agentes.

Etiologia

A encefalite pode ocorrer como resultado da invasão direta do SNC por um vírus ou envolvimento pós-infeccioso do SNC após uma doença viral. Os enterovírus são a etiologia mais comum (Janowski & Hunstad, 2020b); no entanto, o tipo específico de encefalite muitas vezes pode não ser identificado. A causa de mais da metade dos casos relatados nos EUA é desconhecida.

As síndromes de encefalite autoimune são uma causa recentemente reconhecida de déficits neurológicos de início recente em crianças (Longoni, Levy e Yeh, 2016). Em algumas crianças, os anticorpos são identificados, e há um pequeno grupo (< 20%) cuja etiologia é um tumor, particularmente teratoma ovariano, mas a maioria das crianças não terá nenhuma dessas condições (Dubey, Sawhney, Greenberg et al., 2015). O diagnóstico geralmente é baseado em sintomas clínicos, que podem ser neurológicos, psiquiátricos ou ambos (Scheer & John, 2016). Os sintomas neurológicos incluem convulsões, encefalopatia e distúrbios do movimento (Dale, Gorman e Lim, 2017). Mudanças comportamentais, alucinações, ansiedade e agressividade são algumas das manifestações psiquiátricas mais comumente vistas (Scheer & John, 2016).

A encefalite por herpes simples é uma doença incomum, mas 30% dos casos envolvem crianças. Os achados clínicos iniciais são inespecíficos (p. ex., febre, estado mental alterado), mas a maioria dos casos evolui para demonstrar sinais e sintomas neurológicos focais. As crianças podem apresentar convulsões focais. O LCR é anormal na maioria dos casos. Devido ao aumento do número de crianças com encefalite por herpes simples, os casos suspeitos requerem atenção imediata, especialmente porque o diagnóstico pode ser difícil. O teste de reação em cadeia da polimerase do LCR (PCR) pode confirmar o diagnóstico clínico rapidamente. O uso precoce de aciclovir IV reduz as taxas de mortalidade e morbidade. A terapia empírica com aciclovir é administrada antes que o diagnóstico virológico preciso seja estabelecido.

As múltiplas causas de encefalite viral dificultam o diagnóstico. A maioria é representada por aquelas envolvidas com vetores artrópodes (p. ex., togavírus, bunyavírus) e aquelas associadas a febres hemorrágicas (p. ex., arenavírus, filovírus, hantavírus). Nos EUA, o reservatório do vetor para a maioria dos agentes patogênicos para humanos é o mosquito (encefalite de St. Louis ou West Nile); portanto, a maioria dos casos de encefalite aparecem durante os meses quentes de verão e desaparecem durante o outono.

Manifestações clínicas

As características clínicas da encefalite são semelhantes, independentemente do agente envolvido. As manifestações podem variar desde uma forma benigna leve que se assemelha à meningite asséptica, dura alguns dias e é seguida de recuperação rápida e completa, até uma encefalite de progressão rápida com envolvimento grave do SNC. O início pode ser súbito ou gradual com mal-estar, febre, cefaleia, tontura, apatia, rigidez da nuca, náuseas e vômitos, ataxia, tremores, hiperatividade e dificuldades de fala (Boxe 27.5). Em casos graves, o paciente apresenta febre alta, estupor, convulsões, desorientação, espasticidade e coma que pode levar à morte. Paralisias e paralisias oculares também podem ocorrer.

Avaliação diagnóstica

O diagnóstico é feito com base nos achados clínicos e, sempre que possível, na identificação do vírus específico. No início do curso da encefalite, os resultados da tomografia computadorizada podem ser normais. Posteriormente, áreas hemorrágicas na região frontotemporal podem ser vistas. Arbovírus raramente são detectados no sangue ou no líquido espinal, mas os vírus de herpes, caxumba, sarampo e enterovírus podem ser encontrados no LCR. Testes sorológicos podem ser necessários. A primeira amostra de sangue deve ser coletada o mais rápido possível após o início, com a segunda amostra coletada 2 ou 3 semanas depois.

Manejo terapêutico

Pacientes com suspeita de encefalite são hospitalizados imediatamente para observação, incluindo monitoramento da PIC. Na encefalite autoimune, o início rápido da imunoterapia, incluindo corticosteroides, plasmaférese e imunoglobulina IV, melhora os resultados. A encefalite causada pelo herpes-vírus simples é a única encefalite viral que tem tratamento específico disponível. Em outros casos, o tratamento é principalmente de suporte e inclui cuidados de enfermagem conscientes, controle das manifestações cerebrais e nutrição e hidratação adequadas, com observação e tratamento como para outros distúrbios cerebrais.

Boxe 27.5 Manifestações clínicas do início da encefalite.

Início: súbito ou gradual
Mal-estar
Febre
Cefaleia
Tontura
Apatia
Letargia
Rigidez nucal
Ataxia
Tremores
Hiperatividade
Dificuldades de fala: mutismo
Estado mental alterado

Casos graves
Febre alta
Estupor
Convulsões
Desorientação
Espasticidade
Coma (pode prosseguir até a morte)
Paralisias oculares
Paralisia

Prognóstico

A encefalite viral pode causar danos neurológicos devastadores. O prognóstico para a criança com encefalite depende da idade da criança, do tipo de encefalite e do dano neurológico residual. Crianças muito pequenas (com menos de 2 anos) com encefalite viral têm um risco aumentado de deficiência neurológica, incluindo dificuldades de aprendizagem e epilepsia. Cerca de 80% dos pacientes com encefalite autoimune apresentam recuperação total ou quase total (Longoni et al., 2016).

O acompanhamento com reavaliação periódica e reabilitação é importante para pacientes que desenvolvem efeitos residuais de encefalite.

Cuidados de enfermagem

Os cuidados de enfermagem à criança com encefalite são os mesmos dispensados para qualquer criança inconsciente e à criança com meningite. Intervenções de enfermagem adicionais incluem observação de deterioração da consciência. O isolamento da criança não é necessário; no entanto, sempre use uma boa técnica de higiene das mãos. Um foco principal do gerenciamento de enfermagem é o controle da PIC em rápido crescimento. O monitoramento neurológico, a administração de medicamentos e o apoio à criança e aos pais são os principais aspectos do cuidado (ver boxe *Qualidade dos resultados do paciente*).

QUALIDADE DOS RESULTADOS DO PACIENTE: Encefalite
- Reconhecimento precoce de sinais e sintomas
- Edema cerebral prevenido
- Efeitos colaterais gerenciados
- Sequelas neurológicas evitadas

RAIVA

A raiva é uma infecção aguda do sistema nervoso causada por um vírus que é quase invariavelmente fatal se não for tratada. É transmitido aos seres humanos pela saliva de um mamífero infectado e introduzido através de uma mordida ou abrasão da pele. Após a entrada em um novo hospedeiro, o vírus se multiplica nas células musculares e se espalha pelas vias neurais sem estimular uma resposta imune protetora do hospedeiro.

Por meio da vacinação de cães, a raiva transmitida pelas mordidas desses animais foi eliminada nos EUA (World Health Organization, 2017). Animais selvagens carnívoros (p. ex., guaxinins, gambás, morcegos, raposas) são os mais frequentemente infectados com raiva e a causa da maioria dos casos originários de raiva humana nos EUA (Singh, Singh, Cherian et al., 2017).

As circunstâncias de um incidente de mordida são importantes. Um ataque não provocado é mais provável do que um ataque provocado para indicar um animal raivoso. Mordidas infligidas a uma criança que tenta alimentar ou manusear um animal aparentemente saudável geralmente podem ser consideradas como provocadas. Presume-se que qualquer criança mordida por um animal selvagem esteja exposta à raiva.

! ALERTA PARA A ENFERMAGEM

O comportamento incomum em um animal é motivo de suspeita; as crianças devem ser avisadas para tomarem cuidado com animais selvagens que parecem ser amigáveis.

Embora a raiva seja comum entre as espécies selvagens, a raiva humana raramente é adquirida. A maior incidência de raiva ocorre em crianças menores de 15 anos. O período de incubação geralmente varia de 1 a 3 meses, mas pode ser tão curto quanto 5 dias ou tão longo quanto mais de 6 meses (Willoughby, 2020). A profilaxia moderna é quase 100% bem-sucedida. Apenas de 10 a 15% das pessoas mordidas desenvolvem a doença, mas uma vez que os sintomas estão presentes, a raiva progride para um desfecho fatal. Nos EUA, as fatalidades humanas associadas à raiva ocorrem em pessoas que não procuram atendimento médico, geralmente porque desconhecem sua exposição.

A doença é caracterizada por um período de sintomas inespecíficos semelhantes aos da gripe, incluindo mal-estar geral, anorexia, febre e dor de garganta, seguido de uma fase de excitação que apresenta hipersensibilidade e aumento da reação a estímulos externos, convulsões, alucinações, hipersalivação e asfixia. As tentativas de deglutição podem causar espasmos dos músculos respiratórios tão graves que produzem apneia, cianose e anoxia – as características das quais o termo *hidrofobia* foi derivado.

O diagnóstico é feito com base no histórico e em características clínicas. A hidrofobia é um sinal cardinal da raiva. O diagnóstico é confirmado por biopsia de pele. Os anticorpos podem ser detectados de 7 a 8 dias após o início dos sintomas clínicos (Crowcroft & Thampi, 2015).

Manejo terapêutico

O tratamento é de pouca utilidade quando os sintomas aparecem, mas o longo período de incubação permite tempo para a indução da imunidade ativa e passiva antes do início da doença. Dois tipos de produtos imunizantes estão disponíveis para uso em humanos: (1) as vacinas antirrábicas inativadas, que induzem uma resposta imune ativa, e (2) as globulinas, que contêm anticorpos pré-formados. Os dois tipos de produtos devem ser usados concomitantemente no tratamento da raiva pós-exposição quando a profilaxia for indicada.

A terapia atual para mordida de animal raivoso consiste em três etapas: (1) limpeza completa da ferida com água e sabão (a sutura deve ser evitada sempre que possível), (2) administração da vacina antirrábica e (3) administração de imunoglobulina antirrábica. A vacina antirrábica e a imunoglobulina devem ser iniciadas o mais rápido possível após a exposição. A vacina antirrábica consiste em 4 doses administradas por via intramuscular nos dias 0, 3, 7 e 14, mas pode ser interrompida se o animal permanecer saudável durante o período de observação de 10 dias ou se for provado negativo para raiva por um laboratório confiável (Crowcroft & Tampi, 2015). A imunoglobulina da raiva é administrada no local da ferida e fornece anticorpos passivos no local da exposição. A imunoglobulina da raiva é administrada 1 vez no intervalo de 7 dias após a primeira dose da vacina antes que a criança desenvolva uma resposta imune ativa (Crowcroft & Thampi, 2015).

Cuidados de enfermagem

Pais e filhos estão assustados com a urgência e gravidade da situação. Eles precisam de orientação antecipada para a terapia e apoio e segurança quanto à eficácia das medidas preventivas para essa temida doença. A vacina é bem tolerada pelas crianças, embora elas necessitem de preparação para a série de injeções. A imunização em massa é desnecessária e improvável de ser implementada. Em áreas em que a raiva é rara, o cronograma fornecido é suficiente. No entanto, certas circunstâncias podem justificar a vacinação pré-exposição, como quando uma criança está sendo levada para uma área do mundo onde a raiva em cães de rua ainda é um problema.

SÍNDROME DE REYE

A síndrome de Reye (SR) é um distúrbio definido como uma encefalopatia metabólica associada ao envolvimento de outros órgãos característicos. É caracterizada por febre, consciência profundamente prejudicada e função hepática desordenada.

A etiologia da SR não é bem compreendida, mas a maioria dos casos segue como uma doença viral comum, tipicamente *influenza* ou varicela. RS é uma condição caracterizada patologicamente por edema cerebral e alterações gordurosas do fígado. O início da RS é caracterizado por vômitos profusos e letargia sem esforço que progridem rapidamente para comprometimento neurológico, incluindo delírio, convulsões e coma, e podem levar ao aumento da PIC, hérnia e morte (Ibrahim & Balistreri, 2016). A causa da RS é um insulto mitocondrial induzido por vários vírus, medicamentos, toxinas exógenas e fatores genéticos. Níveis elevados de amônia sérica tendem a se correlacionar com as manifestações clínicas e o prognóstico.

O diagnóstico definitivo é estabelecido por biopsia hepática. Os critérios de estadiamento para RS são baseados em disfunção hepática e em sinais neurológicos que variam de letargia ao coma. Como resultado de técnicas de diagnóstico aprimoradas, crianças que no passado teriam sido diagnosticadas com RS agora são diagnosticadas com outras doenças, como erros metabólicos virais ou inatos que afetam o metabolismo de ácidos orgânicos, amônia e carboidratos. Casos de encefalopatia induzida por medicamentos não reconhecida por antieméticos administrados a crianças durante doenças virais apresentam sintomas semelhantes aos da RS.

A potencial associação entre a terapia com ácido acetilsalicílico para o tratamento da febre em crianças com varicela ou *influenza* e o desenvolvimento de RS impede seu uso nesses pacientes. No entanto, quando a Food and Drug Administration exigiu a rotulagem do produto ácido acetilsalicílico em 1986, a maior parte do declínio na incidência de RS já havia ocorrido.

Cuidados de enfermagem

O aspecto mais importante do tratamento bem-sucedido da criança com RS é o diagnóstico precoce e a terapia agressiva. A rápida progressão para coma e altas concentrações de amônia estão associadas a um prognóstico mais grave. O edema cerebral com aumento da PIC representa a ameaça mais imediata à vida.

Cuidados e observações são implementados de forma semelhante como para qualquer criança com estado alterado de consciência (ver anteriormente neste capítulo) e aumento da PIC. O monitoramento preciso e frequente da ingesta e do débito é essencial para ajustar os volumes de líquidos para prevenir a desidratação e o edema cerebral. Devido à disfunção hepática relacionada, monitore os estudos laboratoriais para determinar a coagulação prejudicada, como o tempo de sangramento prolongado.

Deve-se manter os pais de crianças com SR informados sobre o progresso da criança e explicar procedimentos diagnósticos e tratamento terapêutico. A recuperação da RS é rápida e geralmente sem sequelas se o diagnóstico for determinado precocemente e a terapia for iniciada prontamente. Os pacientes que sobrevivem têm recuperação completa da função hepática (Ibrahim & Balistreri, 2020).

ALERTA PARA MEDICAMENTO

Salicilatos

As famílias precisam estar cientes de que os salicilatos, o suposto ingrediente agressor do ácido acetilsalicílico, estão contidos em outros produtos (p. ex., Pepto-Bismol®). Eles devem abster-se de administrar qualquer produto para sintomas semelhantes aos da gripe sem primeiro verificar o rótulo quanto a salicilatos "escondidos".

CONVULSÕES E EPILEPSIA

A convulsão é uma "ocorrência transitória de sinais e/ou sintomas devido a atividade neuronal excessiva e síncrona anormal no cérebro" (Fisher, Acevedo, Arzimanoglou et al., 2014). As convulsões são o distúrbio neurológico pediátrico mais comum. Cerca de 4 a 10% das crianças terão pelo menos uma convulsão nos primeiros 16 anos de vida (Mikati & Tchapyjnikov, 2020). A manifestação das convulsões depende da região do cérebro em que se originam e pode incluir inconsciência ou alteração da consciência; movimentos involuntários; e mudanças na percepção, comportamentos, sensações e/ou postura. As convulsões são um sintoma de um processo de doença subjacente e são eventos individuais. As causas potenciais incluem infecções, lesões ou hemorragias intracranianas, distúrbios metabólicos, trauma, malformações cerebrais, distúrbios genéticos ou ingesta tóxica (ver boxe *Diretrizes para o cuidado de enfermagem*).

Diretrizes para o cuidado de enfermagem

Terminologia para convulsões

Muitas palavras são usadas como sinônimos dos termos *convulsão, epilepsia* e *transtorno convulsivo*. A epilepsia costumava pertencer à disciplina médica da psiquiatria e, portanto, palavras como *ataques* às vezes são utilizadas para descrever eventos de convulsão. Essas palavras, no entanto, ainda criam imagens de superstições medievais, espíritos malignos e os horrores das instituições mentais. Os pais muitas vezes hesitam em informar aos cuidadores e à escola que seu filho tem um distúrbio convulsivo ou epilepsia por medo de preconceito e mal-entendidos. Ao trabalhar com as famílias, os profissionais de saúde devem considerar as palavras que usam para discutir epilepsia e convulsões. A terminologia correta pode ajudar a diminuir o estigma e o medo frequentemente associados à epilepsia e às convulsões.

As palavras *convulsão, transtorno convulsivo* e *medicamentos anticonvulsivantes* são frequentemente usadas para abranger todos os tipos de convulsões e medicamentos antiepilépticos. No entanto, a palavra *convulsão* evoca imagens de uma pessoa delirante e selvagem que está fora de controle e possivelmente perigosa. Portanto, referir-se a todas as convulsões como convulsões é questionável porque a maioria das convulsões não é de natureza convulsiva. Neste capítulo, a palavra *evento, episódio* ou *experiência* é usada para descrever uma convulsão; da mesma forma, os medicamentos são referidos como *medicamentos antiepilépticos*.

A epilepsia é definida como duas ou mais crises não provocadas com mais de 24 horas de intervalo e pode ser causada por uma variedade de processos patológicos no cérebro. Uma única crise não é classificada como epilepsia e geralmente não é tratada com medicamentos antiepilépticos de longa duração. Algumas convulsões podem resultar de uma doença médica ou neurológica aguda e cessar após a doença ser tratada. Em outros casos, as crianças podem ter uma ou mais convulsões sem que a causa tenha sido encontrada.

Quando uma criança tem uma convulsão, é importante classificá-la de acordo com a Classificação Internacional de Convulsões Epilépticas. O tratamento e o prognóstico ideais requerem um diagnóstico preciso e a determinação da causa sempre que possível.

EPILEPSIA

A definição clínica de epilepsia foi recentemente atualizada pela International League Against Epilepsy (ILAE). "A epilepsia é uma doença do cérebro definida pelas seguintes condições: (1) pelo menos duas convulsões não provocadas ocorrendo com mais de 24 horas de intervalo OU (2) uma convulsão não provocada e uma probabilidade de novas convulsões semelhante ao risco geral de recorrência (pelo menos 60%) após duas convulsões não provocadas nos próximos 10 anos" (Fisher et al., 2014). As convulsões são um sintoma de um processo de doença subjacente. Um evento de convulsão única deve ser classificado como epilepsia somente se atender aos critérios do número 2. Crises únicas em crianças geralmente não são tratadas com medicamentos antiepilépticos de longa duração. Algumas convulsões podem resultar de uma doença neurológica ou clínica aguda e cessam quando a doença é tratada. Em outros casos, as crianças podem ter uma única convulsão sem que a causa seja conhecida.

Etiologia

As convulsões em crianças têm muitas causas diferentes (Boxe 27.6) e foram classificadas de acordo com o tipo e a etiologia. A classificação de convulsões da ILAE 2017 concentra-se no local de início e não na etiologia: focal (anteriormente conhecido como parcial), generalizada ou desconhecida e não classificada (Fisher, Cross, French et al., 2017). As crises focais são divididas entre aquelas com consciência preservada e aquelas com consciência prejudicada e aquelas com ou sem manifestações motoras. As convulsões de início generalizado também são divididas por seus sintomas motores: tônica para os movimentos de enrijecimento e clônica para os espasmos rítmicos que podem acompanhar o enrijecimento tônico e ausência de convulsões não motoras. As crises de início desconhecido são classificadas usando os mesmos critérios motores das crises generalizadas.

As causas de convulsões em crianças são muitas. As convulsões reativas agudas são causadas por uma condição aguda, como desequilíbrio eletrolítico, acidente vascular cerebral agudo, traumatismo craniano, meningite ou encefalite. Essas convulsões podem continuar e se tornar epilepsia, dependendo da capacidade de tratar a condição subjacente. Convulsões de início recente podem ser a apresentação inicial de uma criança com malformação cerebral. Descobriu-se que mais de 100 genes causam síndromes de epilepsia em crianças (Mikati & Tchapyjnikov, 2020). Muitas, mas não todas, dessas ordens genéticas causam deficiência intelectual além da epilepsia. A proporção de convulsões e epilepsia para as quais não temos causa identificável torna-se menor a cada ano à medida que a neuroimagem e os testes genéticos melhoram. Aquelas crianças que não têm uma causa identificável para suas convulsões e epilepsia têm um prognóstico melhor para eventual resolução de sua epilepsia.

Incidência

Epilepsia e convulsões afetam cerca de 3 milhões de americanos; é a condição neurológica mais comum das crianças. A prevalência de epilepsia em crianças é consistentemente maior do que a incidência e varia de 3,2 a 5,5 em mil (Camfield & Camfield, 2015). O início da epilepsia em crianças é maior durante os primeiros meses de vida. Os fatores causadores associados às convulsões na infância estão frequentemente ligados à idade da criança. Em lactentes, as causas mais comuns são malformações cerebrais congênitas e distúrbios genéticos, incluindo distúrbios metabólicos. Infecções e epilepsia de etiologia desconhecida são causas comuns de convulsões na infância. Crianças com deficiência intelectual, paralisia cerebral e/ou transtorno do espectro autista são mais propensas a ter epilepsia do que seus pares com desenvolvimento típico.

Boxe 27.6 Etiologia das convulsões em crianças.

Não recorrente (agudas)

Episódios febris
Infecção intracraniana
Hemorragia intracraniana
Lesões que ocupam espaço (cisto, tumor)
Edema cerebral agudo
Anoxia
Toxinas
Medicamentos
Tétano
Encefalopatia por chumbo
Organismos *Shigella* e *Salmonella*
Alterações metabólicas:

- Hipocalcemia
- Hipoglicemia
- Hiponatremia ou hipernatremia
- Hipomagnesemia
- Alcalose
- Distúrbios do metabolismo de aminoácidos
- Estados de deficiência
- Hiperbilirrubinemia

Recorrente (crônico)

Epilepsia idiopática
Epilepsia secundária ao seguinte:

- Trauma
- Hemorragia
- Anoxia
- Infecções
- Toxinas
- Fenômenos degenerativos
- Defeitos congênitos
- Doença cerebral parasitária
- Lesão por hipoglicemia

Epilepsia – estímulo sensorial
Estados estimulantes da epilepsia

- Narcolepsia e catalepsia
- Psicogênico
- Tetania por hipocalcemia, alcalose

Status hipoglicêmico

- Hiperinsulinismo
- Hipopituitarismo
- Insuficiência adrenocortical
- Distúrbios hepáticos

Uremia
Alergia
Disfunção cardiovascular ou episódios de síncope
Enxaqueca

Fisiopatologia

Independentemente do fator etiológico ou tipo de crise, o mecanismo básico é o mesmo. Descargas elétricas anormais (1) podem surgir da ativação simultânea de neurônios em ambos os hemisférios do cérebro (convulsões generalizadas); (2) pode se restringir a uma área do córtex cerebral, produzindo manifestações características desse foco anatômico específico; ou (3) pode começar em uma área localizada do córtex como uma convulsão focal e se espalhar para outros locais do cérebro e, se suficientemente extensa, produzir atividade convulsiva generalizada.

Uma convulsão ocorre quando há excitação excessiva repentina e perda de inibição dentro dos circuitos neuronais, permitindo que os circuitos amplifiquem suas descargas simultaneamente. Essas descargas ocorrem em resposta à atividade dos canais de íons de sódio, potássio, cálcio e cloreto. Normalmente, essas descargas são contidas por mecanismos inibitórios. Em resposta a estímulos fisiológicos, como lesão cerebral ou infecção, anormalidades genéticas, hipoglicemia grave, desequilíbrio eletrolítico, privação do sono e exposições tóxicas, essas descargas neuronais anormais podem se espalhar para o córtex e estruturas subcorticais próximas. As crises generalizadas primárias começam com descargas anormais em ambos os hemisférios, que podem envolver conexões entre o tálamo e o neocórtex. Com base nessas descargas neuronais características (manifestadas como sintomas estereotipados observados e relatados durante as crises e/ou conforme registrado pelo EEG), as crises são designadas como crises epilépticas focais, generalizadas e não classificadas.

Classificação das crises e manifestações clínicas

Existem muitos tipos diferentes de convulsões, e cada uma tem manifestações clínicas únicas (Boxe 27.7). As convulsões são classificadas em duas categorias principais: (1) convulsões focais (anteriormente chamadas de convulsões parciais), que têm início local e envolvem uma localização relativamente pequena no cérebro, e (2) convulsões generalizadas, que envolvem ambos os hemisférios do cérebro e não têm início local.

Boxe 27.7 Classificação e manifestações clínicas das convulsões parciais e generalizadas.

Convulsões parciais

Convulsões parciais simples com sinais motores

Caracterizado pelo seguinte:

- Sintomas motores localizados
- Sintomas somatossensoriais, psíquicos e autonômicos
- Descargas anormais permanecendo unilaterais

Manifestações:

- Convulsão aversiva (convulsão motora mais comum em crianças) – um olho ou os dois olhos e a cabeça desviam-se do lado do foco; consciência de movimento ou perda de consciência
- Convulsão Rolândica (Sylvan) – movimentos tônico-clônicos envolvendo a face, salivação, fala presa; mais comum durante o sono
- Marcha Jacksoniana (rara em crianças) – progressão ordenada e sequencial de movimentos clônicos começando em um pé, mão ou face e movendo-se, ou "marchando", para partes adjacentes do corpo

Convulsões parciais simples com sinais sensoriais

Caracterizado por várias sensações, incluindo:

- Dormência, formigamento, alfinetadas, parestesia ou dor originada em uma área (p. ex., face ou extremidades) e se espalhando para outras partes do corpo
- Sensações visuais ou imagens formadas
- Fenômenos motores, como postura ou hipertonia

Convulsões focais com consciência prejudicada

Observado com mais frequência em crianças de 3 anos até a adolescência

Caracterizado pelo seguinte:

- Período de comportamento alterado
- Amnésia para evento (sem lembrança de comportamento)
- Incapacidade de responder ao ambiente
- Consciência prejudicada durante o evento
- Sonolência ou sono geralmente após convulsão
- Confusão e amnésia possivelmente prolongadas
- Fenômenos sensoriais complexos (aura) – a manifestação mais frequente é uma sensação estranha no começo do estômago que sobe em direção à garganta e é frequentemente acompanhada por odores ou sabores estranhos ou desagradáveis, alucinações auditivas ou visuais complexas, sentimentos mal definidos de euforia ou estranheza (p. ex., *déjà vu*, uma sensação de familiaridade em um ambiente estranho), fortes sentimentos de medo e ansiedade, senso distorcido de tempo e de si mesmo e, em crianças pequenas, emissão de um choro ou tentativa de correr para pedir ajuda

Padrões de comportamento motor:

- Estereotipado
- Semelhante a cada convulsão subsequente
- Pode cessar a atividade de repente, parecer atordoado, olhar para o espaço, ficar confuso e apático e ficar mole ou rígido ou exibir alguma forma de postura
- Pode ser confuso
- Pode realizar atividades complicadas e sem propósito de maneira repetitiva (automatismos), como andar, correr, chutar, rir ou falar de forma incoerente, na maioria das vezes seguida de confusão pós-ictal ou sono; pode apresentar atividades orofaríngeas, como estalar, mastigar, babar, engolir e náuseas ou dor abdominal seguida de rigidez, queda e sono pós-ictal; raramente manifesta ações como raiva ou birras; atos agressivos incomuns durante a convulsão

Convulsões generalizadas

Convulsões tônico-clônicas (anteriormente conhecidas como grande mal)

A mais comum e mais dramática de todas as manifestações convulsivas

Ocorrer sem aviso

A fase tônica dura aproximadamente de 10 a 20 segundos

Manifestações:

- Os olhos rolam para cima
- Perda imediata de consciência
- Se estiver em pé, apoia-se ou cai no chão
- Enrijece na contração tônica generalizada e simétrica da musculatura de todo o corpo
- Braços geralmente flexionados
- Pernas, cabeça e pescoço estendidos
- Pode emitir um grito penetrante peculiar
- Apneia, pode tornar-se cianótica
- Aumento da salivação e perda do reflexo de deglutição.

Fase clônica: dura cerca de 30 segundos, mas pode variar de apenas alguns segundos a 30 minutos ou mais

Manifestações:

- Movimentos violentos de espasmos à medida que o tronco e as extremidades sofrem movimentos rítmicos contração e relaxamento
- Pode espumar na boca
- Pode ter incontinência urinária e fecal

À medida que o evento termina, os movimentos são menos intensos, ocorrendo em intervalos mais longos e cessando completamente

Status epilepticus – série de convulsões em intervalos muito breves para permitir que a criança recupere a consciência entre o momento em que um evento termina e o próximo começa:

(*Continua*)

Boxe 27.7 Classificação e manifestações clínicas das convulsões parciais e generalizadas. *(continuação)*

- Requer intervenção de emergência
- Pode levar à exaustão, insuficiência respiratória e morte.

***Status* pós-ictal**:

- Parece relaxar
- Pode permanecer semiconsciente e difícil de despertar
- Pode acordar em poucos minutos
- Permanece confuso por várias horas
- Má coordenação
- Comprometimento leve dos movimentos motores finos
- Pode ter dificuldades visuais e de fala
- Pode vomitar ou queixar-se de cefaleia intensa
- Quando deixado sozinho, geralmente dorme por várias horas
- Ao despertar está totalmente consciente
- Geralmente, se sente cansado e se queixa de dores musculares e cefaleia
- Nenhuma lembrança de todo o evento

Convulsões de ausência (anteriormente chamado de pequeno mal)

Caracterizado pelo seguinte:

- Início geralmente entre 4 e 12 anos
- Mais comum em meninas do que em meninos
- Geralmente cessa na puberdade
- Breve perda de consciência
- Mínima ou nenhuma alteração no tônus muscular
- Pode passar despercebido devido a pouca mudança no comportamento da criança
- Início abrupto; de repente desenvolve 20 ou mais ataques diários
- Evento muitas vezes confundido com desatenção ou devaneio
- Eventos possivelmente precipitados por hiperventilação, hipoglicemia, estresse (emocional e fisiológico), fadiga ou insônia

Manifestações:

- Breve perda de consciência
- Aparece sem aviso ou aura
- Geralmente duram cerca de 5 a 10 segundos
- A ligeira perda de tônus muscular pode fazer com que a criança deixe cair objetos
- Capacidade de manter o controle postural; raramente cai
- Movimentos menores, como estalar os lábios, espasmos nas pálpebras ou no rosto, ou movimentos leves das mãos
- Não acompanhado de incontinência
- Amnésia por episódio
- Pode precisar se reorientar para a atividade anterior

Convulsões atônicas e acinéticas (também conhecidas como ataques de queda)

Caracterizado pelo seguinte:

- Início geralmente entre 2 e 5 anos
- Perda súbita e momentânea de tônus muscular e controle postural
- Eventos recorrentes com frequência durante o dia, principalmente nas primeiras horas da manhã e logo após o despertar

Manifestações:

- Perda do tônus fazendo com que a criança caia violentamente no chão; incapaz de amortecer a queda estendendo a mão; pode sofrer uma lesão grave no rosto, cabeça ou ombro
- Perda de consciência apenas momentânea

Convulsões mioclônicas

Pode ser isolado como mioclonia essencial benigna

Caracterizado pelo seguinte:

- Contraturas súbitas e breves de um músculo ou grupo de músculos
- Ocorrem isoladamente ou repetidamente
- Nenhum estado pós-ictal
- Pode ou não ser simétrico
- Pode ou não incluir perda de consciência

Convulsões focais (anteriormente conhecidas como convulsões parciais)

As crises focais podem surgir em qualquer área do córtex cerebral, mas os lobos frontal, temporal e parietal são os mais afetados e são caracterizados por sintomas motores localizados; sintomas somatossensoriais, psíquicos ou autonômicos; ou uma combinação destes. As descargas anormais do EEG começam unilateralmente e são evidentes como picos focais ou ondas agudas. As crises focais são subdivididas em três tipos:

Convulsões focais sem percepção prejudicada (anteriormente convulsões parciais simples) – sintomas sensoriais que ocorrem em uma parte do cérebro e não causam alteração da consciência, geralmente chamados de aura. Às vezes acompanhados por movimentos motores.
Crises focais com consciência prejudicada (anteriormente crises parciais complexas) – sintomas sensoriais e/ou motores que resultam em alteração ou perda de consciência.
Crises tônico-clônicas focais a bilaterais (anteriormente crises simples ou complexas secundariamente generalizadas) – crises focais com ou sem consciência que evoluem para crises generalizadas, geralmente um evento tônico-clônico.

As crises focais exibem manifestações relacionadas ao local onde ocorrem no cérebro. Uma descrição clara da convulsão (***estado ictal***) por uma testemunha ocular é uma ajuda valiosa na localização da área cerebral envolvida. Perguntar à criança se ela consegue ouvir, lembrar e responder durante o evento também é útil para a localização. O evento inicial pode fornecer a melhor pista para avaliar o tipo de crise e sua localização. A localização correta da área do cérebro envolvida com o evento convulsivo é crucial por razões diagnósticas e terapêuticas, pois muitos medicamentos antiepilépticos são específicos para cada tipo de convulsão.

Além do evento inicial, as circunstâncias que precipitaram o episódio são importantes. Identificar e eliminar os fatores desencadeantes pode ser o único tratamento necessário. O ***estado pós-ictal*** (o período após uma convulsão) pode ser variado. A criança pode estar sonolenta, descoordenada, ter afasia ou confusão transitória e apresentar algum comprometimento sensorial ou motor. Documentar alterações neurológicas. Fraqueza, hipotonia ou inatividade de uma parte do corpo podem indicar um foco epileptogênico na região cortical contralateral correspondente.

Crises focais sem consciência prejudicada. As crises focais com sinais motores originam-se do córtex motor primário, localizado no lobo temporal, que é a área do cérebro que controla o movimento muscular. São o tipo mais frequente de crise focal. A forma mais simples de crises focais com sinais motores é o ***clônus***, a contração e relaxamento rítmicos alternados de grupos musculares.

Os movimentos oculares fornecem dados sobre o foco ou origem da convulsão. A descarga no córtex de um hemisfério tende a fazer com que os olhos se desviem para o lado oposto. As descargas bilaterais tendem a fazer com que os olhos se movam para cima ou para a frente. Enquanto desviados, os olhos podem se contrair ritmicamente.

As convulsões focais com sintomas sensoriais são geralmente descritas como dormência, alfinetadas ou formigamento. Esse pode ser o único sintoma de uma convulsão, ou pode se espalhar para envolver um córtex sensorial adjacente ou córtex motor. As convulsões auditivas podem se manifestar como sons se tornando dolorosamente altos, com zumbidos, sussurros ou assobios. As convulsões visuais geralmente se manifestam como micropsia, macropsia ou *flashes* de luz ou cores. As crises focais com sintomas autônomos podem consistir em sensações de náuseas ou asia. Rubor ou palidez, sudorese ou dilatação da pupila podem ser observados. As crises focais com sintomas psíquicos podem incluir a interrupção da fala ou vocalizações, a sensação de que uma experiência ocorreu antes (*déjà vu*), medo, desagrado, raiva ou irritabilidade. Os sintomas afetivos associados às crises focais duram apenas alguns minutos e não são provocados.

Crises focais com consciência prejudicada. Durante o período de consciência prejudicada, a criança pode parecer vazia, atordoada ou assustada e ser incapaz de responder quando falada ou seguir instruções e não reagirá quando tocada. Convulsões focais com consciência prejudicada são o tipo mais comum de convulsões. As convulsões focais são observadas em crianças de todas as idades e são o tipo mais comum em lactentes. Essas convulsões podem começar com uma ***aura*** – uma sensação ou fenômeno sensorial que precede a atividade convulsiva. As sensações comuns incluem uma sensação estranha na parte inferior do estômago que sobe em direção à garganta, odores ou gostos estranhos ou desagradáveis, alucinações auditivas ou visuais complexas ou sentimentos de estranheza mal definidos (p. ex., *déjà vu*). Crianças pequenas podem emitir um choro como manifestação de uma aura. Fortes sentimentos de medo e ansiedade e uma percepção perturbada do tempo podem estar associados a uma aura. A aura faz parte do evento convulsivo e está associada a alterações no EEG.

Outra característica de uma crise focal pode ser ***automatismos*** (atividades involuntárias repetitivas sem propósito, realizadas em estado de sonho). As observações predominantes podem ser atividades orofaríngeas, como estalar os lábios, mastigar, babar, engolir ou beliscar roupas ou roupas de cama; atividades relacionadas com caminhada, como vagar ou correr; e manifestações verbais como repetir palavras ("por favor, por favor" ou "ajuda, ajuda"). Esses automatismos podem parecer comportamentos antissociais, como tirar a roupa em público ou tentar abrir a porta de um carro em movimento. A criança pode começar a andar ou correr e, sem saber, correr para o trânsito ou para os obstáculos. É importante perceber que a consciência da criança está prejudicada e que essas ações não são deliberadas. Às vezes, é difícil determinar se tal comportamento está relacionado com a atividade convulsiva ou com um desvio comportamental. Se o comportamento resultar de atividade convulsiva, todas as tentativas de controlar tal comportamento por meio de contenção física, aconselhamento ou planos de comportamento serão ineficazes. A criança pode cessar a atividade de repente, parecer atordoada, olhar para o espaço, ficar confusa ou apática, mole ou rígida, ou exibir alguma forma de postura. Como a convulsão começa na mesma parte do cérebro todas as vezes, a criança fará a mesma coisa durante todos os eventos. O termo *crise psicomotora* foi usado antigamente devido à associação frequente de sintomas psíquicos e automatismos motores com crises focais.

Se a convulsão envolve áreas do cérebro que controlam a função motora, a criança exibe movimentos como sacudir as mãos e os braços. As crises focais geralmente duram apenas alguns minutos. Após a convulsão ocorre o período pós-ictal, com sinais de confusão e falta de lembrança do período ictal. Dependendo da área do cérebro envolvida durante o episódio, a criança pode dormir por um tempo (ver Tabela 27.3 para uma comparação de crises focais sem e com consciência prejudicada).

Crises focais que generalizam. As convulsões focais podem se espalhar e se generalizar, geralmente em uma convulsão tônico-clônica. Nesses casos, a crise focal é considerada o evento de crise primária e a crise generalizada é considerada a secundária. Afirma-se que a crise tônico-clônica não é generalizada no início, mas foi uma crise focal que se tornou uma crise tônico-clônica bilateral ou secundariamente generalizada.

Convulsões generalizadas

Crises generalizadas sem início focal indicam que o envolvimento inicial é de ambos os hemisférios. Perda de consciência e comprometimento da função motora ocorrem desde o início. Ao contrário das crises focais que se generalizam, não há aura. As convulsões podem ocorrer a qualquer hora do dia ou da noite. O intervalo entre os eventos pode ser de minutos, horas, semanas ou mesmo anos.

Convulsões tônico-clônicas. A convulsão tônico-clônica generalizada, anteriormente conhecida como *grande mal*, é a mais dramática de todas as manifestações convulsivas da infância. A convulsão geralmente ocorre sem aviso prévio e consiste em duas fases distintas: tônica e clônica. Na fase tônica, a criança enrijece, os olhos viram para cima e a criança perde a consciência. Se estiver em pé, a criança cai no chão. A musculatura enrijece em uma contração tônica generalizada e simétrica de todo o corpo. Os braços geralmente flexionam e as pernas, cabeça e pescoço se estendem. A boca se fecha e a língua pode ser mordida. Os músculos torácicos e abdominais se contraem e às vezes produzem um "grito tônico" à medida que o ar é forçado sobre as cordas vocais. Os pais muitas vezes interpretam isso como uma expressão de dor. A fase tônica média dura de 10 a 30 segundos, durante os quais a respiração da criança

Tabela 27.3 Comparação de crises focais e de ausência.

Manifestações clínicas	Convulsões focais sem prejuízo na consciência	Convulsões focais com prejuízo na consciência	Crise de ausência
Frequência (por dia)	Variável	Raramente mais de uma ou duas vezes	Múltiplas
Duração	Geralmente < 30 segundos	Geralmente > 60 segundos, raramente < 10 segundos	Geralmente < 10 segundos, raramente > 30 segundos
Aura	Pode ser a única manifestação da crise convulsiva	Frequente	Nunca
Comprometimento da consciência	Nunca	Sempre	Sempre; perda breve da consciência
Automatismos	Não	Frequentes	Frequentes
Movimentos clônicos	Frequentes	Ocasionais	Ocasionais
Comprometimento pós-ictal	Raro	Frequente	Nunca
Desorientação mental	Rara	Comum	Incomum

se torna lenta e superficial e a criança pode ficar cianótica. Os fenômenos autonômicos que podem ser observados incluem aumento da pressão arterial e da frequência cardíaca, rubor e aumento da salivação.

Na fase clônica, a rigidez tônica é substituída por movimentos bruscos intensos à medida que o tronco e as extremidades sofrem contração e relaxamento rítmicos. Durante esse período, a criança não consegue controlar as secreções orais e pode apresentar incontinência urinária e fecal. À medida que a convulsão termina, os movimentos tornam-se menos intensos e ocorrem em intervalos menos frequentes até cessarem completamente. A fase clônica média dura de 30 a 50 segundos.

Na fase pós-ictal, a criança pode permanecer semiconsciente e difícil de despertar. A fase pós-ictal pode durar de 30 minutos a várias horas (Mikati & Tchapyjnikov, 2020). A criança pode permanecer confusa ou dormir. Ela pode ter comprometimento leve dos movimentos motores finos, ter dificuldades visuais e de fala e pode vomitar ou queixar-se de cefaleia. Ao acordar, ela está totalmente consciente, mas geralmente se sente cansada e pode se queixar de dores musculares e cefaleia. A criança não se lembra do evento.

Crises de ausência. As crises de ausência, anteriormente chamadas de pequeno mal, são crises generalizadas. Têm um início súbito e são caracterizadas por uma breve perda de consciência, um olhar vazio e automatismos. As crises de ausência são divididas em típicas e atípicas. Essas convulsões quase sempre aparecem pela primeira vez durante a infância, geralmente entre 5 e 8 anos, e geralmente param espontaneamente na adolescência (Mikati & Tchapyjnikov, 2020).

O início das crises de ausência típicas é abrupto, com a criança experimentando repentinamente 20 ou mais eventos diários. Caracteristicamente, a breve perda de consciência aparece sem aviso e geralmente dura de 5 a 10 segundos. A criança tem um olhar vazio e imóvel que pode ser confundido com desatenção ou devaneio. A ligeira perda do tônus muscular pode fazer com que a criança deixe cair objetos, mas ela raramente cai. Pode haver automatismos como estalar os lábios, contrair as pálpebras ou o rosto ou mexer nas roupas. A interrupção repentina da atividade e da consciência não é acompanhada de incontinência. Embora a criança não se lembre do episódio, quando a convulsão termina, ela pode estar ciente e ser capaz de relatar que perdeu coisas que aconteceram. Não há sonolência pós-ictal. A maioria das crianças pode retomar imediatamente as atividades anteriores, mas pode ficar momentaneamente confusa. Crises de ausência atípicas são acompanhadas por acenos de cabeça e abalos mioclônicos repentinos. As crises de ausência atípica, ao contrário das crises de ausência típicas, podem ser difíceis de tratar (Mikati & Tchapyjnikov, 2020).

A hiperventilação e a estimulação fótica são potentes precipitadores de crises de ausência (Mikati & Tchapyjnikov, 2020). Se a criança estiver envolvida em uma atividade em grupo, como leitura ou discussão em sala de aula, ela pode precisar de ajuda para acompanhar o grupo após a convulsão. Episódios frequentes podem resultar em processos intelectuais lentos e deterioração no trabalho escolar e no comportamento. Essa é muitas vezes a primeira indicação do problema. As crises de ausência podem ser diferenciadas de devaneios e transtorno de déficit de atenção/hiperatividade pela tentativa de interromper fisicamente o episódio tocando o rosto e os cílios. As crianças que estão sonhando acordadas responderão ao toque, enquanto aquelas que estão tendo uma crise de ausência não o farão. O padrão anormal de EEG na epilepsia de ausência é diagnóstico e distingue crises de ausência de crises focais.

Convulsões atônicas. As crises atônicas são uma perda súbita, momentânea e total do tônus muscular. O início é geralmente entre 2 e 5 anos. Durante uma convulsão leve, a criança pode simplesmente experimentar várias quedas repentinas de cabeça. Durante um episódio mais grave, a criança cai de repente no chão, perde a consciência brevemente e, após alguns segundos, levanta-se como se nada tivesse acontecido. Por causa da perda repentina de tônus, a criança não consegue amortecer a queda estendendo a mão e pode sofrer lesões na cabeça, nos dentes e no rosto. Portanto, se uma criança tiver convulsões atônicas frequentes, deve-se considerar o uso de capacete com proteção facial quando ela estiver em pé e andando.

Convulsões mioclônicas. As crises mioclônicas são caracterizadas por movimentos súbitos, breves e semelhantes a choques de um músculo ou grupo de músculos (Holmes, 2018). As convulsões podem envolver apenas a face e o tronco ou uma ou mais extremidades. Podem ocorrer isolada ou repetidamente. As convulsões podem ou não ser simétricas. As convulsões mioclônicas geralmente ocorrem em combinação com outros tipos de convulsões. As convulsões mioclônicas não devem ser confundidas com espasmos mioclônicos que podem ocorrer normalmente durante o adormecimento.

A convulsão mioclônica pode ser confundida com o reflexo de sobressalto exagerado frequentemente observado em crianças com atrasos graves no desenvolvimento. O reflexo de sobressalto ocorre imediatamente após um estímulo como um ruído alto. A criança estende as quatro extremidades rapidamente de forma rígida, às vezes com um choro, e depois retornará rapidamente à sua postura habitual. Um EEG com gravação de vídeo pode distinguir entre os dois eventos.

Convulsões tônicas. As convulsões tônicas são caracterizadas por um início súbito de aumento do tônus. A criança cai se estiver em pé. A criança pode chorar involuntariamente por causa da contração dos músculos respiratórios e abdominais. As crises tônicas são mais longas que as mioclônicas, com duração média de 10 segundos. Confusão pós-ictal, cansaço e cefaleia são comuns.

Convulsões clônicas. As convulsões clônicas são caracterizadas por perda de consciência e diminuição do tônus seguido de movimentos bruscos das extremidades. Esses movimentos podem ser mais predominantes em uma extremidade. A duração é tipicamente de 1 a vários minutos e pode ser seguida de uma rápida recuperação ou pode ter um período de confusão pós-ictal.

Crises epilépticas de início desconhecido

As crises epilépticas de início desconhecido são crises que necessitam de informações suficientes para classificar. Por exemplo, a localização do início dos espasmos epilépticos, um tipo de convulsão encontrado predominantemente em crianças com menos de 2 anos, geralmente é desconhecida. Além das crises listadas na Classificação Internacional de Crises Epilépticas, vários tipos de síndromes epilépticas apresentam um grupo de sinais e sintomas que coletivamente caracterizam ou indicam uma condição particular. Várias síndromes associadas à epilepsia ocorrem em lactentes e crianças. Duas delas são a síndrome de West e a síndrome de Lennox-Gastaut (SLG).

Espasmos infantis (síndrome de West). Espasmos infantis são a epilepsia mais comum da infância também são conhecidos como síndrome de West. Têm um pico de início entre 4 e 8 meses de vida e raramente ocorre após os 2 anos (Singhal, Harini, & Sullivan, 2018). A etiologia pode ser genética, metabólica ou estrutural, mas é desconhecida em cerca de um terço das crianças afetadas. A fisiopatologia é pouco compreendida. Um EEG anormal com hipsarritmia é patognomônico. Quase todas as crianças com espasmos infantis apresentam algum grau de comprometimento cognitivo (Singhal et al., 2018).

Os espasmos flexores consistem em breves contrações do pescoço, tronco, braços e pernas. Os braços podem aduzir ou abduzir, com os braços flexionados no cotovelo. Os espasmos extensores consistem predominantemente em contrações extensoras resultando em extensão abrupta do pescoço e tronco com adução ou abdução extensora dos braços e pernas. Desvio ocular ou nistagmo geralmente ocorre com espasmos infantis. Espasmos infantis podem ocorrer como um evento único ou em aglomerados, com até 150 convulsões dentro de um evento. A criança muitas vezes chora ou fica irritável durante ou após um aglomerado de espasmos.

O hormônio adrenocorticotrófico (ACTH), um tratamento hormonal injetável, é o tratamento de primeira linha recomendado para espasmos infantis. O ACTH é mais propenso a fornecer resolução a curto prazo dos espasmos infantis, mas a resolução a longo prazo não é diferente quando a prednisolona (tratamento hormonal oral) é usada (Jones, Snead, Boyd et al., 2015). Devido ao custo e dificuldade de obtenção do ACTH, a prednisona é considerada uma opção razoável por muitos epileptologistas.

A vigabatrina é geralmente a escolha de tratamento para espasmos infantis de esclerose tuberosa (Hancock, Osborne e Edwards, 2013). Há evidências de que funciona tão bem quanto o tratamento hormonal nas raras crianças com espasmos infantis e desenvolvimento normal (Jones, Go, Boyd et al., 2015). O uso a longo prazo pode danificar as retinas, causando cortes no campo visual periférico clinicamente assintomáticos. O risco desse corte de campo visual deve ser equilibrado com o benefício de controlar os espasmos infantis. Novas evidências sugerem que a combinação de vigabatrina com tratamento hormonal é mais eficaz do que qualquer tratamento sozinho (O'Callaghan, Edwards, Alber et al., 2017).

Uma revisão Cochrane de 18 estudos controlados randomizados descobriu que nenhum tratamento isolado provou ser mais eficaz do que qualquer outro no tratamento de espasmos infantis; os tratamentos hormonais resolvem os espasmos com mais frequência do que a vigabatrina, mas os tratamentos hormonais podem causar mais efeitos colaterais a longo prazo (Hancock et al., 2013). O uso da dieta cetogênica e outros medicamentos antiepilépticos como terapia adjuvante está aumentando.

Síndrome de Lennox-Gastaut. Entre 20 e 50% dos lactentes que têm espasmos infantis acabam desenvolvendo SLG (Germain & Maria, 2018). A SLG é diagnosticada com base em três critérios: (1) a presença de vários tipos de crises (ausência atônica, mioclônica, tônica e atípica); (2) deficiência intelectual; e (3) descargas de ondas de pico lento no EEG (Tenney & Glauser, 2018). O início da SLG é entre 1 e 8 anos. Crianças com SLG normalmente têm várias convulsões diariamente. As convulsões tônicas são as mais comuns. Existem muitas causas de SLG; porém, cerca de um terço dessas crianças não tem causa conhecida. As causas incluem malformações e lesões cerebrais, distúrbios neurocutâneos, infecções cerebrais e distúrbios genéticos. Além das deficiências cognitivas, muitas dessas crianças desenvolvem outros problemas, incluindo hiperatividade, comportamento agressivo ou transtorno do espectro do autismo.

O tratamento é desafiador. A maioria das crianças precisa de mais de um medicamento antiepiléptico e, mesmo assim, muitas continuarão a ter algumas convulsões. Além disso, a dieta cetogênica ou a implantação de um estimulador do nervo vago pode ser eficaz para algumas dessas crianças. O prognóstico da SLG é tipicamente ruim. Muitas vezes, é necessário apoio familiar adicional para manter a criança em casa.

Avaliação diagnóstica

Estabelecer um diagnóstico é fundamental para instituir um prognóstico e planejar o tratamento adequado. O processo de diagnóstico em uma criança com suspeita de epilepsia inclui primeiro determinar se os eventos considerados convulsões são crises epilépticas ou eventos não epilépticos e, em seguida, identificar a causa subjacente, se possível. A avaliação e o diagnóstico dependem fortemente de um histórico completo, observação qualificada e vários testes diagnósticos.

É especialmente importante diferenciar as convulsões de outras alterações breves na consciência ou no comportamento. Situações clínicas que imitam convulsões incluem olhar fixo, enxaquecas, efeitos tóxicos de medicamentos, síncope (desmaios), crises de apneia em lactentes e crianças pequenas, distúrbios do movimento (tiques, tremores, coreia), síndrome do QT prolongado e outras arritmias cardíacas, distúrbios do sono (sonambulismo, terrores noturnos), convulsões psicogênicas, ataques de raiva e ataques isquêmicos transitórios (raros em crianças). Os efeitos tóxicos do uso materno de drogas e da retirada dessas drogas devem ser considerados no diagnóstico diferencial de atividade convulsiva de início recente em um recém-nascido.

Uma descrição detalhada da convulsão deve ser obtida do(s) cuidador(es) que a presenciaram. Faça perguntas sobre o comportamento da criança durante o evento, especialmente no início, e a hora em que a convulsão ocorreu (p. ex., de manhã cedo, enquanto acordado, durante o sono). Quaisquer fatores que possam ter precipitado a convulsão são importantes, incluindo febre, infecção, traumatismo craniano, ansiedade, fadiga, privação de sono, ciclo menstrual, álcool e atividade (p. ex., hiperventilação ou exposição a estímulos fortes, como luz intermitente ou ruídos altos). Registre quaisquer fenômenos sensoriais que a criança possa descrever e se a criança foi capaz de ouvir durante a convulsão. A duração e progressão da convulsão (se houver) e os sentimentos e comportamento pós-ictais (p. ex., confusão, incapacidade de falar, amnésia, cefaleia, sono) também devem ser observados. Para crianças com epilepsia, documente com que frequência elas têm convulsões: diariamente, semanalmente ou mensalmente. Saber a idade em que a criança teve sua primeira convulsão é importante. É importante determinar se existe mais de um tipo de convulsão. Muitas vezes, é mais informativo pedir aos pais que lhe mostrem como foi a convulsão, em vez de confiar na descrição verbal deles. Demonstrar uma convulsão geralmente revela características, como virar a cabeça, que de outra forma não seriam reconhecidas. Algumas convulsões são ignoradas pelos pais. Por exemplo, alguns pais podem não identificar acenos de cabeça breves ou movimentos breves como convulsões, a menos que seja perguntado especificamente se o filho tem esses sintomas.

Um histórico médico completo deve ser obtido, começando pela concepção. As questões a ser consideradas incluem o seguinte: a gravidez da mãe foi complicada por doença e uso de drogas, seja por prescrição ou recreativo? Que idade tinha o recem-nascido quando recebeu alta do hospital após o nascimento? A criança teve alguma hospitalização ou cirurgia durante a noite? Um histórico completo é projetado para descobrir possíveis fatores de risco para o desenvolvimento de convulsões ou epilepsia.

O histórico familiar deve incluir se outros membros da família já tiveram uma convulsão de qualquer tipo, deficiências cognitivas, paralisia cerebral, autismo ou outros distúrbios neurológicos. Pergunte se há histórico familiar de mortes súbitas e inesperadas. O histórico familiar pode oferecer indícios para outros distúrbios paroxísticos, como enxaquecas, crises de apneia, convulsões febris ou doenças neurológicas.

Um exame físico e neurológico completo, incluindo avaliação do desenvolvimento da linguagem, aprendizado, comportamento e habilidades motoras, pode fornecer informações sobre a causa das convulsões. Vários exames laboratoriais e de neuroimagem podem ser solicitados dependendo da idade da criança, se é uma crise de início recente, características da crise e histórico. Os estudos laboratoriais que podem ser valiosos incluem uma contagem de glóbulos brancos (para sinais de infecção) e medições de glicose no sangue que podem indicar episódios de hipoglicemia. Eletrólitos séricos, ureia nitrogenada sérica, cálcio, aminoácidos séricos, lactato, amônia e ácidos orgânicos urinários podem indicar distúrbios metabólicos. Deve ser realizado exame sanguíneo para realização de análise cromossômica se houver suspeita de etiologia genética. Uma triagem toxicológica deve ser realizada se houver suspeita de ingesta ou abstinência de álcool ou drogas. A punção lombar pode confirmar um diagnóstico suspeito de meningite. A TC pode ser feita para detectar hemorragia cerebral, infartos, tumores cerebrais e malformações grosseiras. A ressonância magnética fornece maiores detalhes anatômicos e é usada para detectar malformações do desenvolvimento, tumores e displasias corticais.

A maioria das crianças com convulsões fará um EEG. O EEG é a ferramenta mais útil para avaliar o risco de convulsões recorrentes da criança, ajudando a determinar o tipo de convulsão que a criança teve e diagnosticando o tipo de epilepsia. O EEG confirma a presença de descargas elétricas anormais e fornece informações sobre o tipo de crise e o local de início. O EEG deve ser realizado em condições variadas: com a criança dormindo, acordada, acordada com estimulação provocativa (luzes piscando, barulho) e hiperventilação. A estimulação pode provocar atividade elétrica anormal que é registrada no EEG. Vários tipos de convulsões produzem padrões característicos de EEG; por exemplo, um padrão de pico e onda de 3 por segundo é observado na epilepsia de ausência, e um padrão de pico e onda lento é observado na SLG.

Um EEG normal não exclui convulsões. O EEG é apenas um registro de superfície, dura aproximadamente 1 hora e, portanto, pode mostrar atividade interictal normal. Se houver preocupação sobre se uma criança tem convulsões ou se o tipo de convulsão não puder ser determinado, um vídeo EEG a longo prazo pode ser feito para registrar a criança durante a vigília e o sono. A imagem de corpo inteiro é gravada em vídeo, com canais de EEG selecionados exibidos na mesma tela para gravação e visualização simultâneas. O monitoramento de eletroencefalografia integrada em amplitude (aEEG) está cada vez mais disponível em unidades neonatais e pediátricas intensivas. Esse é um método de monitoramento contínuo da atividade cerebral usando gravações de um punhado de derivações em comparação com as 24 derivações de EEGs padrão. O aEEG é útil para diagnosticar convulsões quando o EEG padrão ou um neurofisiologista para interpretá-lo não estiver disponível. Embora o EEG seja valioso, ele não deve ser usado sozinho para determinar o tipo de convulsão. Em vez disso, a interpretação do EEG associado com uma descrição clínica completa do comportamento da criança durante a crise informará a classificação correta da crise e a escolha do tratamento adequado.

Manejo terapêutico

O objetivo do tratamento dos distúrbios convulsivos é controlar as convulsões ou reduzir sua frequência e gravidade, descobrir e corrigir a causa quando possível e ajudar a criança a viver uma vida o mais normal possível. Descobrir e, quando possível, corrigir a causa subjacente das convulsões pode levar ao controle completo de todas as convulsões. Se a atividade convulsiva for uma manifestação de um processo infeccioso, traumático ou metabólico, a terapia convulsiva é instituída como parte do regime terapêutico geral. O tratamento da epilepsia tem quatro opções de tratamento: terapia medicamentosa, dieta cetogênica, estimulação do nervo vago e cirurgia de epilepsia.

Terapia medicamentosa

Sabe-se que pessoas predispostas à epilepsia têm convulsões quando seu nível basal de excitabilidade neuronal ultrapassa um ponto crítico; nenhum evento ocorre se a excitabilidade for mantida abaixo deste limite. A administração de medicamentos antiepilépticos serve para elevar esse limiar e prevenir convulsões. Consequentemente, a terapia primária para a epilepsia é a administração do fármaco antiepiléptico apropriado ou combinação de fármacos em uma dosagem que proporcione o efeito desejado sem causar efeitos colaterais adversos ou toxicidade. Acredita-se que os medicamentos antiepilépticos exerçam seu efeito principalmente pela redução da capacidade de resposta dos neurônios aos impulsos nervosos súbitos de alta frequência que surgem no foco epileptogênico. Assim, a convulsão é efetivamente suprimida; no entanto, as ondas cerebrais anormais podem ou não ser alteradas. A chance de controle total das convulsões depende da causa subjacente das convulsões. Crianças com epilepsia sem qualquer patologia subjacente, como malformações cerebrais ou distúrbios genéticos e com desenvolvimento normal, têm o melhor prognóstico.

O início da terapia anticonvulsivante é baseado em vários fatores, incluindo idade da criança, tipo de convulsão, risco de recorrência e outros problemas médicos comórbidos ou predisponentes. Para crianças que desenvolvem convulsões recorrentes ou epilepsia, o tratamento é iniciado com um único medicamento conhecido por ser eficaz para o tipo de convulsão da criança e ter o menor risco de efeitos colaterais adversos. A dosagem é aumentada gradualmente até que as convulsões sejam controladas. Se uma criança desenvolve efeitos colaterais intoleráveis, a medicação é interrompida e outra tentada. Se o medicamento em doses máximas reduzir, mas não interromper todas as convulsões, um segundo medicamento é adicionado em doses gradualmente crescentes. Quando as convulsões são controladas, o primeiro medicamento pode ser reduzido para diminuir os potenciais efeitos adversos e interações medicamentosas da politerapia. A monoterapia continua sendo o tratamento de escolha para a epilepsia, mas uma combinação de medicamentos pode ser uma alternativa viável para crianças que não têm controle total das crises com apenas um medicamento (Mikati & Tchapyjnikov, 2020).

Se o controle completo das convulsões for mantido com um medicamento antiepiléptico por 2 anos, pode ser seguro descontinuá-lo lentamente para pacientes sem fatores de risco. Os fatores de risco para a recorrência de convulsões incluem histórico de *status* epiléptico, idade avançada de início, duração do tratamento antes que o controle da convulsão seja alcançado, presença de disfunção neurológica (p. ex., deficiência motora ou cognitiva) e achados anormais de EEG quando a medicação é interrompida (Lee, Li e Chen, 2017). A recorrência ocorre mais frequentemente no primeiro ano de descontinuação (Braun & Schmidt, 2014). Quando os medicamentos para convulsões são descontinuados, a dosagem é diminuída gradualmente ao longo de semanas ou meses. A retirada repentina de um medicamento não é recomendada porque pode causar a recorrência de convulsões, que podem ser mais longas e mais intensas do que anteriormente.

Complicações potenciais da terapia medicamentosa. Os efeitos colaterais do uso contínuo de medicamentos antiepilépticos são muitas vezes angustiantes para a criança e a família. A maioria dos efeitos colaterais é transitória e relacionada com a dose, mas as reações medicamentosas merecem atenção imediata. Um efeito adverso potencial grave da medicação antiepiléptica é a erupção cutânea alérgica. A erupção pode começar com urticária e geralmente é causa muito prurido. Erupções alérgicas causadas por medicamentos antiepilépticos podem se espalhar rapidamente e se tornar eventos graves e com risco de morte. O medicamento deve ser interrompido com quaisquer sinais de erupção cutânea. Um médico ou enfermeiro deve avaliar a criança dentro de 24 horas ou antes se a criança desenvolver edema ou problemas respiratórios. O tratamento inclui anti-histamínicos, epinefrina, glicocorticosteroides, esteroides anabolizantes e/ou tratamento das vias aéreas, dependendo da gravidade da reação (Blaszczyk, Lasoń e Czuczwar, 2015).

Sonolência, alterações no humor ou comportamento, alterações na visão e ataxia são alguns dos potenciais efeitos colaterais dos medicamentos antiepilépticos e são muito angustiantes para as crianças e famílias. Eles geralmente desaparecem com o tempo ou quando as dosagens dos medicamentos são reduzidas. Contagens de células sanguíneas, urinálise e testes de função hepática são obtidos em intervalos regulares em crianças que recebem alguns medicamentos antiepilépticos mais antigos que podem afetar a função dos órgãos.

O conhecimento das interações medicamentosas, incluindo outros medicamentos, como antibióticos, é fundamental no cuidado da criança com epilepsia. O conhecimento dos potenciais efeitos adversos também é imperativo. Efeitos colaterais graves e potencialmente fatais podem ocorrer com medicamentos antiepilépticos específicos. Por exemplo, carbamazepina, fenitoína e lamotrigina podem causar uma erupção cutânea grave e com risco de vida. O ácido valproico pode causar toxicidade hepática, particularmente em crianças com menos de 2 anos. Para evitar possíveis complicações de dano tecidual e dificuldades com a administração de fenitoína IV, a fosfenitoína deve ser usada. Portanto, o pensamento crítico e o monitoramento cuidadoso são necessários para fornecer os melhores cuidados à criança com epilepsia.

ALERTA PARA MEDICAMENTO

Fosfenitoína

A fosfenitoína é frequentemente usada para tratar convulsões em vez de fenitoína intravenosa (IV) devido a possíveis complicações e interações medicamentosas associadas à fenitoína IV. Se a fenitoína IV for usada, ela deve ser administrada por via intravenosa de forma lenta e a uma taxa de infusão que não exceda 50 mg/min. Como a fenitoína precipita quando misturada com glicose, apenas solução salina normal é usada para lavar a extensão ou o cateter. Esse medicamento pode ser administrado em soluções salinas ou de glicose a uma taxa de até 150 mg PE (equivalente de fenitoína)/min e pode ser administrado por via intramuscular, se necessário.

O tratamento crônico com fenitoína pode causar hipertrofia gengival. A remoção cirúrgica do excesso de tecido pode ser necessária em casos graves. O aumento do tecido tonsilar e adenoideano pode causar obstrução parcial das vias aéreas, que produz ronco durante o sono. O tratamento crônico com medicamentos antiepilépticos, particularmente medicamentos indutores de enzimas, tem sido associado à diminuição da densidade mineral óssea que piorou com o uso prolongado de medicamentos antiepilépticos (Ahmad, Petty, Gorelik et al., 2017). A administração profilática de suplementos de cálcio e vitamina D é recomendada para todos os pacientes que recebem medicamentos antiepilépticos, e o teste de densidade mineral óssea é recomendado para pacientes em uso de medicamentos antiepilépticos a longo prazo (Ahmad et al., 2017).

Crianças cujas mães tomaram medicamentos antiepilépticos no primeiro trimestre de gravidez têm um risco duas vezes maior de nascer com malformações congênitas em comparação com crianças não expostas no útero a esses medicamentos (Ban, Fleming, Doyle et al., 2015). O ácido fólico pode prevenir defeitos congênitos, mas as mulheres que tomam medicamentos antiepilépticos tendem a ter baixos níveis séricos de ácido fólico. Os Centers for Disease Control and Prevention e a American Academy of Neurology recomendam que todas as mulheres capazes de engravidar tomem de 400 a 800 mcg de ácido fólico diariamente antes da concepção.

Dieta cetogênica

A ***dieta cetogênica*** é uma dieta com alto teor de gordura, muito baixo teor de carboidratos e proteína adequada que mostrou eficácia no tratamento da epilepsia (Martin, Jackson, Levy et al., 2016). É também o tratamento de primeira linha para certos distúrbios metabólicos, incluindo deficiência de piruvato desidrogenase, deficiência de transportador de glicose tipo I e acidúria glutárica tipo I. O consumo da dieta cetogênica força o corpo a deixar de usar glicose como fonte primária de energia para usar gordura, e o indivíduo desenvolve um estado de cetose. A dieta é rigorosa. Todos os alimentos e líquidos que a criança consome devem ser cuidadosamente pesados e mensurados. Uma fórmula líquida está disponível para crianças que não podem ingerir alimentos sólidos. A dieta é deficiente em vitaminas e minerais; portanto, a suplementação de vitaminas e minerais é necessária. Os potenciais efeitos colaterais adversos da dieta incluem constipação intestinal, hipoglicemia durante o início da dieta, acidose e letargia. Efeitos colaterais menos comuns, mas mais graves, incluem infecções do trato urinário, cálculos renais e ganho de peso insuficiente (Luat, Coyle e Kamat, 2016).

A dieta cetogênica (e suas variações) demonstrou ser um tratamento eficaz e tolerável para epilepsia refratária a medicamentos com controle de convulsões comparável ou melhor do que o obtido com medicamentos antiepilépticos em algumas crianças (Martin et al., 2016).

Estimulação do nervo vago

A estimulação do nervo vago (VNS) foi desenvolvida como tratamento paliativo para pacientes com convulsões não controladas por medicamentos e que não são candidatos a dieta ou terapia cirúrgica (Moshe, Perucca, Ryvlin et al., 2015). Os resultados em crianças foram mistos, com uma redução geralmente modesta nas convulsões (Dhamne, Kaye e Rotenberg, 2018). Um gerador de sinal programável é implantado subcutaneamente no tórax. Os eletrodos tuneilizados sob a pele fornecem impulsos elétricos ao nervo vago esquerdo (NC X). O dispositivo é programado de forma não invasiva para fornecer um padrão preciso de estimulação ao nervo vago esquerdo. O paciente ou cuidador pode ativar o dispositivo usando um ímã no início de uma convulsão. Nenhum efeito adverso a longo prazo foi relatado com VNS, mas disfonia, dor de garganta ou pescoço e tosse podem ocorrer durante a estimulação.

Terapia cirúrgica

Quando as convulsões são causadas por hematoma, malformação vascular, tumor ou outra lesão cerebral, a remoção cirúrgica geralmente é recomendada. A cirurgia de epilepsia é o tratamento mais eficaz para crianças com epilepsia refratária ao tratamento devido à displasia cortical focal e esclerose mesial temporal. Cerca de 80% desses pacientes estarão livres de crises 4 anos após a cirurgia (Moosa & Gupta, 2014).

A cirurgia de epilepsia nem sempre elimina a necessidade de terapia com medicamentos antiepilépticos. O objetivo é melhorar o controle das crises sem piorar ou produzir déficits graves. Algumas crianças terão melhorias em sua cognição, comportamento e qualidade de vida (Ryvlin, Cross, & Rheims, 2014). Os tipos de cirurgias incluem ressecção focal do foco epileptogênico, hemisferectomia funcional e calosotomia do corpo, que rompe a conexão entre os hemisférios.

Status epiléptico

O ***status epiléptico*** é uma crise contínua que dura mais de 30 minutos ou uma série de crises das quais a criança não recupera um nível pré-mórbido de consciência (Fernandez, Abend, & Loddenkemper, 2018). O termo *status* epiléptico iminente é usado para uma crise contínua ou série de crises com duração entre 5 e 30 minutos com a designação de que o tratamento deve começar dentro de 5 minutos (Fernandez et al., 2018).

O tratamento inicial é direcionado para o suporte das funções vitais (ou seja, o CAB de suporte de vida), medindo a glicemia, administrando oxigênio e obtendo acesso intravenoso, imediatamente seguido da administração por via intravenosa de agentes antiepilépticos. Simultaneamente com medidas de suporte de vida e medicamentos de emergência, a causa subjacente do *status* epiléptico é identificada e corrigida (Fernandez et al., 2018).

O midazolam bucal ou intranasal e o diazepam retal são tratamentos simples, eficazes e seguros para o tratamento domiciliar ou pré-hospitalar de convulsões prolongadas e *status* epiléptico iminente (Brigo, Nardone, Tezzon et al., 2015). O tempo para cessação da convulsão com midazolam foi 4 minutos menor do que com diazepam retal (Brigo et al., 2015). A depressão respiratória é um efeito colateral potencial desses medicamentos quando mais de 2 doses são administradas (Abend & Loddenkemper, 2014); entretanto, a depressão respiratória não é um efeito colateral do diazepam retal quando administrado conforme recomendado. O midazolam intranasal é seguro e eficaz para interromper as convulsões, mas também é mais fácil de administrar do que o diazepam retal (Glauser, Shinnar, Gloss et al., 2016).

Para o tratamento hospitalar do *status* epiléptico, diazepam IV ou lorazepam é o medicamento de primeira escolha (Glauser et al., 2016). Se o acesso IV não foi estabelecido, diazepam retal ou midazolam intramuscular, intranasal ou bucal deve ser administrado. Parece que o medicamento exato escolhido é menos importante do que escolher aquele que pode ser administrado mais rapidamente (Fernandez et al., 2018). A criança deve ser monitorada de perto durante a administração para detectar alterações precoces nos sinais vitais que podem indicar depressão respiratória iminente. Quando um benzodiazepínico (diazepam ou lorazepam) é ineficaz, fenitoína ou fosfenitoína IV seguida de fenobarbital é administrada como a próxima linha de tratamento. A fosfenitoína é preferida à fenitoína devido à melhor tolerabilidade (Glauser et al., 2016). Essa combinação de terapia coloca a criança em alto risco de apneia e, portanto, o suporte respiratório geralmente é necessário. As crianças também podem receber outros medicamentos antiepilépticos, incluindo valproato IV ou levetiracetam.

As crianças que continuam a ter convulsões apesar do tratamento medicamentoso podem necessitar de anestesia geral com infusão contínua de midazolam, propofol ou pentobarbital (Fernandez et al., 2018). Nessa situação, o paciente pode precisar ser intubado, e o monitoramento contínuo de EEG é normalmente feito para monitorar e tratar convulsões eletrográficas (Fernandez et al., 2018).

ALERTA PARA MEDICAMENTO

Diazepam

O diazepam é incompatível com muitos medicamentos. Para administrar por via intravenosa, injete lentamente e direto na veia ou através de um cateter o mais próximo possível do local de inserção da veia.

A assistência de enfermagem à criança em *status* epiléptico inclui, além do CAB de suporte de vida, o monitoramento da pressão arterial e da temperatura corporal. Durante os primeiros 30 a 45 minutos da convulsão, a pressão arterial pode estar elevada. Depois disso, a pressão arterial normalmente volta ao normal, mas pode ser diminuída dependendo dos medicamentos administrados para controle de convulsões. A hipertermia que requer tratamento pode ocorrer como resultado do aumento da atividade motora.

O *status* epiléptico é uma emergência médica que requer intervenção imediata para prevenir possível lesão cerebral ou morte. O diagnóstico e a correção da causa subjacente do *status* epiléptico é essencial.

Prognóstico

Apenas cerca de metade das crianças que sofrem uma primeira convulsão terá convulsões adicionais (El-Radhi, 2015). As crianças que têm deficiências cognitivas e/ou paralisia cerebral estão em maior risco de desenvolver epilepsia. O prognóstico para eventual remissão da epilepsia infantil depende da etiologia e do diagnóstico da síndrome epiléptica. Algumas síndromes quase sempre remitem, enquanto outras quase nunca o fazem (Camfield & Camfield, 2015). ***Convulsões intratáveis*** são definidas como falha no controle de convulsões após dois medicamentos antiepilépticos adequadamente selecionados serem testados (Wassenaar, Leijten, Egberts et al., 2013). ***Convulsões refratárias*** são geralmente definidas como a persistência de convulsões apesar de testes adequados de três medicamentos antiepilépticos, sozinhos ou em combinação (Téllez-Zenteno, Hernández-Ronquillo, Buckley et al., 2014).

A maioria das mortes em crianças com epilepsia se deve a fatores associados a condições neurológicas coexistentes de uma criança e convulsões mal controladas (Berg & Rychlik, 2015). As mortes por epilepsia em crianças que não têm outras condições neurológicas ocorrem na mesma proporção que as mortes na infância por outras causas, com exceção de afogamento (Franklin, Pearn e Peden, 2017). O fenômeno da morte súbita inesperada na epilepsia (SUDEP) está chamando cada vez mais atenção nas clínicas de neurologia infantil e epilepsia. É uma condição extremamente rara em crianças com risco entre 1,1 e 3,4 por 10 mil pacientes por ano (Morse & Kothare, 2016). O principal fator de risco para SUDEP são convulsões tônico-clônicas generalizadas não controladas, particularmente durante o sono (Harden, Tomson, Gloss et al., 2017).

Cuidados de enfermagem

Uma importante responsabilidade da enfermagem é observar o episódio de convulsão e documentar com precisão os eventos. Registre e anote quaisquer alterações no comportamento que precedem a convulsão e as características do episódio, como fenômenos sensoriais-alucinatórios (p. ex., uma aura), efeitos motores (p. ex., movimentos oculares, contrações musculares), alterações na consciência e estado pós-ictal (Boxe 27.8). O enfermeiro deve descrever apenas o que é observado em vez de tentar rotular um tipo de crise. Observe a hora em que a convulsão começou e a duração da convulsão.

Crises generalizadas e outros tipos com manifestações claras são fáceis de detectar, mas crises de ausência podem apresentar mais dificuldades. Eles são facilmente mal interpretados como desatentos. Qualquer comportamento incomum, mesmo aparentemente inconsequente, como uma interrupção momentânea de atividade, olhar fixo ou vazio mental, deve ser descrito. Quanto mais detalhadas forem essas descrições, mais valiosas elas serão para avaliação (ver boxes *Planejamento para o cuidado de enfermagem* e *Qualidade dos resultados do paciente*).

QUALIDADE DOS RESULTADOS DO PACIENTE: Convulsões

- Etiologia da convulsão determinada
- Convulsões controladas ou reduzidas em frequência e gravidade
- Família e criança recebem educação para gerenciar convulsões
- Criança aderindo ao tratamento
- Efeitos colaterais do tratamento minimizados

A criança deve ser protegida de lesões durante a convulsão. As observações de enfermagem feitas durante o evento fornecem informações valiosas para o diagnóstico e tratamento do transtorno (ver boxe *Tratamento de emergência*).

É impossível interromper fisicamente uma convulsão uma vez iniciada, e nenhuma tentativa deve ser feita para fazê-lo. O enfermeiro deve manter a calma, ficar com a criança e evitar que ela se machuque durante a convulsão. Se possível, isole a criança da vista dos outros fechando uma porta ou cortina. Uma convulsão pode ser perturbadora para a criança, outros visitantes e suas famílias. Se outras pessoas estiverem presentes, assegure-as de que tudo está sendo feito pela criança. Após a convulsão, eles podem receber uma explicação simples sobre o evento, conforme necessário.

Se o enfermeiro conseguir alcançar a criança a tempo, caso ela esteja em pé ou sentada em uma cadeira, deve ser colocada no chão imediatamente. Não remova uma criança de uma cadeira de rodas.

Boxe 27.8 Observações gerais da criança durante uma convulsão.

Observações durante a convulsão

Descrição geral

Ordem dos eventos (antes, durante e depois)

Duração da apreensão

- Tônico-clônico – desde os primeiros sinais de evento até a interrupção dos solavancos
- Ausência – da perda de consciência até que seja recuperada
- Crises focais com consciência prejudicada – desde o primeiro sinal de falta de resposta, atividade motora, automatismos até que haja sinais de resposta ao ambiente

Início

Hora de início

Eventos precipitantes significativos – dosagem de medicação esquecida, doença, estresse, privação de sono, menstruação

Comportamento

Mudança na expressão facial

Choro ou outro som

Movimentos estereotipados ou automatizados

Atividade aleatória (perambulação)

Posição dos olhos, cabeça, corpo, extremidades

Postura unilateral ou bilateral de uma ou mais extremidades

Movimento

Mudança de posição, se houver

Local de início – mão, polegar, boca, generalizado

Fase tônica – duração, partes do corpo envolvidas

Fase clônica – movimentos de espasmos ou espasmos, partes do corpo envolvidas, sequência de partes envolvidas, generalizada, mudança no caráter dos movimentos

Falta de movimento ou tônus muscular de parte do corpo ou corpo inteiro

Face

Mudança de cor – palidez, cianose, rubor

Transpiração

Boca – posição, desviando para um lado, dentes cerrados, língua mordida, espuma na boca

Falta de expressão

Expressão assimétrica

Olhos

Posição – em frente, desvio para cima ou para fora, olhar conjugado ou divergente

Pupilas – mudança de tamanho, igualdade, reação à luz

Esforço respiratório

Presença e duração da apneia

Outro

Incontinência

Observações pós-ictais

Duração do período pós-ictal

Estado de consciência

Orientação

Excitabilidade

Capacidade motora

- Qualquer alteração da função motora
- Capacidade de mover todas as extremidades
- Paresia ou fraqueza.

Fala

Sensações

- Queixa de desconforto ou dor
- Qualquer deficiência sensorial
- Recordação de sensações de pré-convulsão ou aura

Planejamento para o cuidado de enfermagem

A criança com convulsões

Dia 1, 10h

1. Um menino de 7 anos estava brincando durante a aula de educação física na escola quando de repente parou sua atividade, olhou para o espaço, moveu repetidamente o braço esquerdo para cima e para baixo e estalou os lábios. Após aproximadamente 1 minuto, ele parou o comportamento e estava sonolento, mas responsivo ao seu ambiente. Ele não tinha memória do evento. Ele foi acompanhado por sua professora até o enfermeiro da escola para uma avaliação mais aprofundada. Enquanto aguarda a chegada dos pais, quais são os dados subjetivos e objetivos mais importantes que o enfermeiro documentaria? **Selecione tudo que se aplica.**

   Do menino:

   A. Aura.

   B. Fenômenos sensoriais que a criança pode descrever durante o evento (ou seja, capacidade de ouvir).

   C. Sentimentos pós-ictais (ou seja, confusão, incapacidade de falar, amnésia, cefaleia, sonolência).

   Da pessoa que observou a convulsão:

   A. Duração da apreensão.

   B. Tempo de início da convulsão.

   C. Outros alunos que apresentam os mesmos sintomas.

   D. Mudança no nível de consciência (LOC) antes, durante e após a convulsão.

   E. Movimentos (peça demonstração da convulsão em vez de confiar na descrição verbal).

Dia 1, 11h30

2. A criança é atendida no pronto-socorro após a mãe buscá-la na escola. O médico quer observar a criança enquanto os resultados dos exames estão pendentes. **Foram feitos exame de sangue e eletroencefalograma (EEG). Indique qual ação de enfermagem listada na coluna da extrema esquerda é apropriada para evitar a complicação potencial após uma convulsão listada na coluna do meio. Indique o número da ação de enfermagem na coluna da extrema direita. <u>Notar que APENAS uma ação de enfermagem pode ser utilizada para cada potencial complicação e que nem todas as ações de enfermagem serão utilizadas.</u>**

Ação de enfermagem	Complicação potencial	Ação de enfermagem para prevenir complicações
1. Monitore o tempo (início e duração), movimentos e LOC durante a convulsão.	A criança sente ansiedade e medo	

(Continua)

Planejamento para o cuidado de enfermagem

A criança com convulsões (continuação)

Ação de enfermagem	Complicação potencial	Ação de enfermagem para prevenir complicações
2. Se a criança estiver em risco de cair, coloque-a no chão. Evite que a criança bata a cabeça em objetos. Não tente conter a criança ou usar força.	Uma descrição precisa da convulsão não é obtida	
3. Durante a convulsão, coloque a criança deitada de lado em uma superfície plana, como o chão. Não coloque nada na boca da criança.	Pais incapazes de lidar com o diagnóstico e gerenciamento do filho	
4. Fique com a criança e tranquilize-a quando acordar da convulsão.	O dano físico ocorre	
5. Envolva a criança e os pais na discussão sobre medos, ansiedades e recursos e opções de apoio disponíveis para o paciente e a família.	A aspiração pode ocorrer	
	Falta de descrição do *status* pós-ictal	
	Outras convulsões ocorrem	

1 semana depois, 11h

3. Um menino de 7 anos que estava brincando durante a aula de educação física na escola há 1 semana teve uma convulsão. A investigação revelou um EEG anormal e o exame físico e o histórico clínico apoiaram a decisão de iniciar a terapia anticonvulsivante com uma única medicação. Essa manhã ele teve outra convulsão enquanto brincava com seus irmãos no quintal. Seu irmão correu para dentro para pedir ajuda e sua mãe correu para fora e o viu olhando para o espaço com a cabeça virada para o lado e o braço esquerdo movendo-se ritmicamente para cima e para baixo. Essa atividade parou por alguns segundos e depois recomeçou. Sua mãe ligou para o atendimento de emergência (911; no Brasil, 192), e ele foi transportado para o hospital. Quais dos sinais e sintomas experimentados por esta criança de 7 anos o enfermeiro esperaria encontrar com uma crise focal? **Selecione tudo que se aplica.**
   A. Automatismos.
   B. Aura experiente.
   C. Desorientação mental.
   D. Comprometimento pós-ictal.
   E. Durou menos de um minuto.
   F. Ocorre várias vezes ao dia.
   G. A convulsão durou 45 minutos.

1 semana depois, 11h30

4. A criança foi transferida de ambulância para o hospital. Ela não havia recuperado a consciência durante o transporte. **Escolha as opções mais prováveis para as informações que faltam nas declarações a seguir, selecionando nas listas de opções fornecidas.**

   Uma vez que a criança não está recuperando um nível de consciência pré-mórbido (LOC) entre as crises é preocupante e atende aos critérios para o diagnóstico de ____1____. A criança ____2____ deve ser monitorada de perto e medidas de suporte (ou seja, reanimação cardiopulmonar) devem ser iniciadas conforme indicado. Tratamentos simples, eficazes e seguros para tratamento domiciliar ou pré-hospitalar de convulsões prolongadas e estado de mal epiléptico iminente incluem ____3____ midazolam e diazepam retal.

Opções para 1	Opções para 2	Opções para 3
convulsão parcial simples	pressão sanguínea	intratecal
convulsão parcial complexa	atividade convulsiva	intravenoso
status epiléptico	circulação, vias aéreas e respiração (CAB)	retal
crise de ausência	níveis sanguíneos	bucal

1 semana depois, 13h

5. A criança é admitida no hospital após a interrupção da convulsão no Departamento de Emergência por administração de lorazepam intravenoso. A criança recuperou a consciência e está sendo monitorada de perto com seus pais à beira do leito. Ela está passando por um exame neurológico abrangente com estudos de neuroimagem. A criança não tinha histórico de sinais de infecção ou traumatismo craniano. **Para cada ação de enfermagem, use um X para indicar se foi eficaz (ajudou a atingir os resultados esperados do paciente), ineficaz (não ajudou a atingir os resultados esperados do paciente) ou não relacionada (não relacionada com os resultados do paciente).**

Ação de enfermagem	Eficaz	Ineficaz	Não relacionada
Monitorar a circulação, as vias aéreas e a respiração de perto.			
Certificar-se de que os medicamentos antiepilépticos estão sendo administrados conforme as instruções.			
Monitorar e registrar características, início e duração de quaisquer novas convulsões, incluindo efeitos motores, alterações na consciência e estado pós-ictal.			

(*Continua*)

Planejamento para o cuidado de enfermagem

A criança com convulsões (continuação)

Ação de enfermagem	Eficaz	Ineficaz	Não relacionada
Tentar interromper a convulsão se ocorrer novamente; manter a criança em pé.			
Não colocar nada na boca da criança durante a convulsão.			
Colocar a criança em decúbito lateral; aspirar a cavidade oral e orofaringe posterior conforme necessário.			
Monitorar de perto a hemoglobina e a contagem de plaquetas.			
Observar hipertermia, hipertensão e depressão respiratória.			

Três dias depois, 11h

6. A criança está estabilizada e completou o exame neurológico abrangente avaliação. A avaliação não revelou etiologia definitiva para as convulsões. No entanto, o EEG permanece anormal e o estudo de ressonância magnética também foi anormal. Ela permanecerá sob medicação para convulsões em casa e será acompanhada pela equipe de neurologia. Os pais da criança estão ansiosos, chateados e preocupados sobre levar seu filho para casa. O enfermeiro que cuida dele deve começar a ensinar sobre a alta hoje. Quais são os aspectos mais importantes do cuidado domiciliar para discutir com seus pais neste momento? **Selecione tudo que se aplica.**

A. Faça com que a criança use capacete para ir à escola.
B. Faça com que a criança use identificação médica.
C. Organizar uma apresentação em classe para todos os alunos para ajudar na observação da criança enquanto ela está na escola.
D. Educar a família sobre as características das convulsões, incluindo aura, atividade convulsivas e estado pós-ictal.
E. Educar a família sobre as precauções de segurança antes e durante uma convulsão, incluindo posicionamento de lado, colocar acolchoado, se necessário, não colocar itens na boca ou tentar parar a convulsão.
F. Educar a família sobre a administração de medicamentos, inclusive medicamentos conforme necessário (prn), e potenciais efeitos colaterais dos medicamentos.
G. Providencie para que o assistente social se encontre com a família para avaliar necessidades financeiras.
H. Considere consultar um especialista em vida infantil para ajudar na educação de funcionários da escola e colegas.
I. Tenha supervisão ao nadar em piscinas e um adulto ao alcance do braço em ambientes d'água naturais.
J. Use capacete de proteção e acolchoamento ao andar de bicicleta, de *skate* ou de patins.

Durante (e às vezes após) uma convulsão tônico-clônica, o reflexo de deglutição é perdido, a salivação aumenta e a língua fica hipotônica. Portanto, a criança corre o risco de aspiração e oclusão das vias aéreas. Colocá-la de lado facilita a drenagem e ajuda a manter uma via aérea pérvia. A aspiração da cavidade oral e orofaringe posterior pode ser necessária. Verifique os sinais vitais e deixe a criança descansar. Quando viável, a criança deve ser integrada ao ambiente o mais rápido possível. Não é necessário enviar uma criança com transtorno convulsivo crônico para casa da escola, a menos que solicitado pelos pais.

! ALERTA PARA A ENFERMAGEM

Não mova ou segure a criança com força durante uma convulsão tônico-clônica e não coloque um objeto sólido entre os dentes dela.

As precauções contra convulsões são necessárias para crianças que são conhecidas por terem convulsões ou que estão sob observação para convulsões. A extensão dessas medidas depende do tipo e frequência da convulsão (Boxe 27.9).

Boxe 27.9 Precauções nas convulsões.

A extensão das precauções depende do tipo, gravidade e frequência das convulsões. As precauções podem incluir as seguintes:

- Grades laterais levantadas quando a criança está dormindo ou descansando
- Grades laterais e outros objetos rígidos acolchoados
- Colchão ou almofada impermeável na cama ou berço

As precauções apropriadas durante atividades potencialmente perigosas podem incluir as seguintes:

- Nadar com um acompanhante
- Chuveiros preferidos; tomar banho apenas com supervisão próxima
- Uso de capacete de proteção e acolchoamento durante passeios de bicicleta, *skate* e patinação
- Supervisão durante o uso de máquinas ou equipamentos perigosos

Faça com que a criança carregue ou use identificação médica

Alerte outros cuidadores para a necessidade de quaisquer precauções especiais

A criança não pode dirigir ou operar máquinas ou equipamentos perigosos, a menos que esteja livre de convulsões por um período designado (varia de acordo com o estado)

Cuidado a longo prazo

O cuidado da criança com epilepsia envolve cuidados físicos e orientação sobre a importância da adesão ao plano de tratamento. Provavelmente mais significativo é o apoio e a educação sobre o potencial para o desenvolvimento de problemas psicossociais, educacionais e emocionais em crianças com epilepsia e suas famílias. Poucas doenças geram tanta ansiedade entre familiares, amigos e funcionários da escola quanto a epilepsia (Jones & Reilly, 2016). Medos e equívocos sobre a doença e seu tratamento são comuns. O cuidado de enfermagem é direcionado para educar a criança e a família sobre a epilepsia e ajudá-los a desenvolver estratégias para lidar com os problemas psicológicos e sociológicos relacionados à epilepsia.

Tratamento de emergência

Convulsões

Convulsão tônico-clônica

Durante a convulsão

Manter a calma.
Marcar o tempo de duração do episódio convulsivo.
Se a criança estiver em pé ou sentada, ela deve ser posicionada no chão.
Colocar a criança em decúbito lateral.
Colocar um travesseiro ou cobertor dobrado sob a cabeça da criança.
Afrouxar as roupas restritivas (ou apertadas).
Remover os óculos.
Liberar a área onde está ocorrendo o episódio convulsivo de quaisquer riscos ou objetos rígidos ou pontiagudos.
Deixar a convulsão terminar sem interferência.
Se ocorrer vômito, vire a criança de lado.
Seguir as seguintes recomendações:

- Não tentar conter a criança ou usar a força para controlar seus movimentos
- Não colocar qualquer objeto na boca da criança
- Não dar quaisquer alimentos ou líquidos

Após a convulsão

Marcar o tempo de duração do período pós-ictal.
Verificar a respiração. Verificar a posição da cabeça e da língua.
Reposicionar a cabeça se estiver hiperestendida.
Se a criança não estiver respirando, iniciar a respiração artificial e chamar o Serviço de Atendimento Móvel de Urgência (SAMU).
Manter a criança em decúbito lateral.
Permanecer com a criança.
Não dar alimentos ou líquidos até a criança estar completamente desperta e a deglutição reflexa ter retornado.
Procurar a identificação médica e determinar quais os fatores que ocorreram antes do início da convulsão, que possam ter sido os desencadeadores do episódio convulsivo.
Verificar a cabeça e o corpo da criança para detectar possíveis lesões.
Verificar a parte interna da boca da criança para observar se a língua ou os lábios foram mordidos.

Convulsão focal com consciência prejudicada

Durante a convulsão

Não restringir os movimentos da criança.
Remover os objetos perigosos da área.
Redirecionar para uma área segura.
Falar com calma, e de modo tranquilizador.
Não esperar que a criança siga as instruções.
Observar para detectar se a convulsão é generalizada.

Após a convulsão

Ficar com a criança e manter a tranquilidade até que ela esteja completamente consciente.

Chamar o Serviço de Atendimento Móvel de Urgência (SAMU)

Chamar o SAMU se:

- A criança parar de respirar
- Houver evidência de lesão ou a criança é diabética ou gestante
- A crise convulsiva durar mais de 5 minutos (a menos que a duração da convulsão seja especificamente mais longa do que 5 minutos) e há uma prescrição médica escrita
- As convulsões continuarem durante mais de 10 minutos após a administração da medicação de resgate (ou salvamento)
- Ocorrer o estado epiléptico
- As pupilas estão anisocóricas após a convulsão
- A criança vomitar continuamente 30 minutos após o término da convulsão (sinal de um possível problema agudo)
- A criança não pode ser acordada e não se apresenta responsiva à dor após o término da convulsão
- A crise convulsiva ocorre na água
- Essa é a primeira crise convulsiva da criança

Dados de Epilepsy Foundation. (2017). *Seizure first aid.* Recuperado de: http://www.epilepsyfoundation.org/aboutepilepsy/firstaid/index.cfm.

As crianças com epilepsia recebem medicamentos antiepilépticos, que são administrados em intervalos regulares para manter níveis adequados no sangue. O enfermeiro pode ajudar os pais a planejar a administração da medicação em horários convenientes, geralmente café da manhã e jantar ou na hora de dormir, para facilitar ao máximo a administração da medicação. É importante conversar com a família sobre a importância de administrar a medicação antiepiléptica conforme programado para prevenir crises recorrentes. O uso de uma caixa de comprimidos pode evitar a perda acidental de doses. O limiar convulsivo pode ser reduzido durante qualquer doença, mas particularmente com febre. Portanto, os pais devem estar cientes de que, se seu filho tiver uma doença, ele pode estar em maior risco de convulsões. Os pais devem entrar em contato com seu profissional de saúde se o filho deixar de tomar medicamentos devido ao vômito.

As preparações retais de alguns medicamentos antiepilépticos são altamente eficazes quando uma criança é incapaz de tomar medicamentos orais devido a vômitos repetidos, cirurgia ou estado de mal epiléptico. Os pais podem aprender a administrar medicação antiepiléptica retal para tratamento em casa. O midazolam bucal e intranasal e o diazepam retal são tratamentos domiciliares adjuvantes úteis para crianças em risco de convulsões prolongadas ou conjuntos de convulsões e podem minimizar a necessidade de hospitalização enquanto aumentam a confiança dos pais.

Normalmente, os medicamentos antiepilépticos são continuados até que a criança esteja livre de crises por 2 anos (Lee et al., 2017). A medicação é então diminuída lentamente por um período de semanas para diminuir as chances de precipitar uma convulsão.

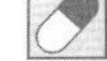

ALERTA PARA MEDICAMENTO

Deficiência de vitamina D e ácido fólico

As crianças que tomam fenobarbital ou fenitoína devem receber vitamina D e ácido fólico adequados porque as deficiências de ambos foram associadas a esses medicamentos. A fenitoína não deve ser ingerida com leite.

Os enfermeiros devem educar a criança e os pais sobre as possíveis reações adversas aos medicamentos usados no tratamento de convulsões. Os pais devem entender o efeito colateral raro, mas potencialmente grave, da reação alérgica ao medicamento. Eles devem relatar imediatamente as erupções cutâneas ao médico da criança. Os efeitos colaterais mais comuns, mas menos graves, incluem sonolência excessiva, alterações no apetite e piora do comportamento e do humor. Os pais devem ser encorajados a compartilhar suas observações com o profissional de saúde de seus filhos. Os pais devem entender que a criança precisa de avaliação física periódica. Dependendo da medicação prescrita, algumas crianças precisarão de exames regulares de hemograma completo e funções hepáticas. Possíveis efeitos adversos no sistema hematopoético, fígado e rins podem ser refletidos em sintomas como febre, dor de garganta, linfonodos aumentados, icterícia e sangramento (p. ex., hematomas anormalmente fáceis, petéquias, equimoses e epistaxe). A causa mais comum de estado de mal epiléptico em crianças que tomam medicamentos antiepilépticos é a falta de medicação.

As crianças com epilepsia não apresentam risco aumentado de lesão, com exceção da lesão cefálica (Baca, Vickrey, Vassar et al., 2013). O grau de restrição das atividades é individualizado para cada criança e depende do tipo, frequência e gravidade das crises; a resposta da criança à terapia; e o período de tempo em que as convulsões foram controladas. Para evitar lesões na cabeça, as crianças devem sempre usar capacetes e outros dispositivos de segurança ao praticar esportes, como andar de bicicleta, esquiar, andar de *skate*, andar a cavalo e patinar. Somente crianças com convulsões frequentes devem evitar essas atividades. Crianças com epilepsia devem evitar atividades que envolvam altura, como subir em estruturas de brincar mais altas do que elas. Acidentes por submersão são um risco sério para crianças com histórico de convulsões. As crianças nunca devem ser deixadas sozinhas na banheira, mesmo que por alguns segundos. Aquelas com mais idade e os adolescentes devem ser incentivados a usar o chuveiro e alertados para não trancar a porta do banheiro ao tomar banho. Eles devem ter supervisão visual em todos os momentos ao nadar.

Como a criança é incentivada a frequentar a escola, acampamento e outras atividades normais, o enfermeiro da escola e os professores devem estar cientes da condição e da terapia da criança. Eles podem ajudar a garantir a regularidade da administração de medicamentos e a prestação de qualquer cuidado especial que a criança possa precisar. Professores, prestadores de cuidados infantis, conselheiros de acampamentos, líderes de organizações juvenis, treinadores e outros adultos que assumem a responsabilidade pelas crianças devem ser instruídos sobre como cuidar da criança durante uma convulsão, para que possam reagir com calma, garantir a segurança da criança e influenciar a atitude dos colegas da criança.

ALERTA PARA MEDICAMENTO

Medicamentos antiepilépticos retais

As preparações retais de alguns medicamentos antiepilépticos são altamente eficazes quando uma criança é incapaz de tomar medicamentos orais devido a vômitos repetidos, cirurgia gastrintestinal ou estado de mal epiléptico. Os pais podem aprender a administrar medicação antiepiléptica retal para tratamento em casa. O diazepam retal é um tratamento adjuvante que pode ser utilizado em casa útil para crianças em risco de convulsões prolongadas ou convulsões sequenciais. Também minimiza a hospitalização e aumenta a confiança dos pais.

Fatores desencadeantes

A documentação cuidadosa e detalhada das convulsões ao longo do tempo pode indicar um padrão de convulsões. Cerca de metade das pessoas com 12 anos ou mais com epilepsia pode reconhecer pelo menos um gatilho para suas convulsões (Wassenaar, Kasteleijn-Nolst Trenite, de Haan et al., 2014). Quando isso ocorre, a criança, o enfermeiro ou o adulto responsável pode intervir para fazer mudanças no estilo de vida ou no ambiente que podem prevenir convulsões ou diminuir sua frequência. Muitas vezes, as mudanças necessárias são simples, mas podem fazer uma enorme diferença na vida da criança e da família.

Os fatores mais precipitantes para convulsões em crianças incluem estresse físico e psicológico, privação de sono, febre e doença (Novakova, Harris, Pnnusamy et al., 2013). Outros fatores precipitantes incluem luzes piscando, ciclo menstrual, drogas recreativas estimulantes e álcool (Wassenaar et al., 2014). Alguns indivíduos têm epilepsia sensível a padrão ou fotossensível, ou seja, convulsões precipitadas por mudanças nos padrões de luz escura, como aquelas que ocorrem com um *flash* em uma câmera, faróis de automóveis, reflexos de luz na neve ou na água, luz solar filtrada através de folhas árvores ou pás giratórias em um ventilador. A maioria desses indivíduos apresenta crises ausentes, mioclônicas ou tônico-clônicas generalizadas. Uma minoria de crianças tem convulsões enquanto joga *videogame*. Somente essas crianças precisam ter restrições para jogar *videogame* (ver boxe *Estudo de caso para reflexão*).

Apoio da família

As atitudes dos pais e o cuidado de uma criança com transtorno convulsivo variam. Quer as convulsões resultem de doença, lesão ou causa desconhecida, os pais podem sentir culpa, ansiedade e até humilhação. Eles querem saber se as convulsões afetarão a capacidade do filho de aprender e se desenvolver. Muitas pessoas erroneamente associam epilepsia com deficiência mental. Convulsões geralmente acompanham outras manifestações de dano cerebral grave por doença ou lesão, mas crianças com convulsões, como qualquer população de crianças saudáveis, exibem uma ampla faixa de inteligência.

Os pais também se perguntam como a doença afetará o futuro de seus filhos. A resposta a essa pergunta depende da causa das convulsões e outras comorbidades. Em muitos casos, os pais podem ter certeza de que a doença não encurtará a vida do filho e que ele poderá frequentar a escola, casar e ter filhos. A criança pode precisar de

Estudo de caso para reflexão

Convulsões

Jane é uma menina de 14 anos com epilepsia focal com crises focais com comprometimento da consciência. Suas convulsões foram bem controladas nos últimos 6 anos em monoterapia, com apenas uma crise ocasional a cada 3 ou 4 meses, muitas vezes associada a uma doença concomitante. Há 6 meses, ela entrou no Ensino Médio. Jane é ativa como líder de torcida e pratica por 2 horas depois da escola todos os dias. Além disso, está tendo aulas extras de inglês e matemática, ambas com lição de casa diária. Jane normalmente faz a lição de casa até meia-noite e acorda às 6 da manhã para ir à escola. Nos últimos 3 meses, ela teve um número crescente de convulsões e agora está tendo pelo menos uma convulsão por semana. Ela não teve nenhuma doença recente. Seu exame físico e neurológico é normal.

Avaliação inicial. Deve haver preocupação com o aumento das convulsões? O que poderia estar causando isso?

Raciocínio clínico. Que intervenções devem ser exploradas e como você incluirá Jane nos planos?

Pontos de ensino

- Fatores precipitantes para convulsões incluem estresse físico e psicológico, privação de sono, febre e doença
- A documentação cuidadosa e detalhada das convulsões ao longo do tempo pode indicar um padrão de convulsões
- Os adolescentes muitas vezes podem identificar os gatilhos que causam suas convulsões

Pensamento crítico – respostas

Avaliação inicial. Mudanças com o início do Ensino Médio podem ser um fator precipitante para o aumento do número de convulsões que Jane está experimentando. Explorar isso ainda mais com ela será importante, e trabalhar em conjunto para estabelecer maneiras de diminuir seu estresse é importante. Seu padrão de sono mudou e estratégias para melhorar a higiene do sono devem ser exploradas.

Raciocínio clínico. Fatores precipitantes comuns para convulsões em crianças e adolescentes incluem estresse físico e psicológico. Jane está agora no Ensino Médio com muitas experiências inovadoras que podem ser novos estressores para ela.

orientação profissional. Os pais precisam se familiarizar com as leis em seu estado em relação a quaisquer limitações impostas às pessoas com epilepsia. Para crianças com deficiências graves, a família precisa conhecer os programas locais para a primeira infância. O enfermeiro deve enfatizar que as convulsões podem ser controladas ou bastante reduzidas na grande maioria das crianças afetadas.

Incentive uma atitude saudável em relação à criança e à condição e ajude os pais a se sentirem competentes em sua capacidade de cumprir suas responsabilidades para com o filho. A criança deve ser criada da mesma maneira que qualquer criança normal, com preocupação natural temperada pela compreensão da necessidade de não superproteger. Muitos pais se abstêm de corrigir ou punir seus filhos, especialmente se a criança teve uma convulsão após ser disciplinada. A criança não deve se sentir diferente de forma alguma. Incentive os pais a serem honestos e abertos sobre o transtorno com seus filhos e com os outros. Alguns pais tentam esconder a natureza da doença de seus filhos por acreditarem que o distúrbio é vergonhoso ou uma desgraça para a família.

Materiais educativos e grupos de apoio podem ser benéficos para as famílias. A Epilepsy Foundation[b] é uma organização nacional que trabalha para o bem-estar das pessoas com epilepsia e suas famílias; ajuda com emprego e problemas legais; e fornece educação para pacientes, famílias e comunidades.[4]

Convulsões febris

Uma convulsão febril é uma convulsão associada a uma doença febril na criança que não apresenta uma infecção do sistema nervoso central (SNC). Por definição, as crianças que apresentam convulsão febril não podem ter histórico de convulsões afebris, há uma temperatura de pelo menos 38°C (100,4°F) e devem ter entre 6 e 60 meses de vida (Mikati & Tchapyjnikov, 2020). As convulsões febris são o tipo mais comum de convulsão, afetando de 2 a 4% das crianças (Weiss, Masur, Shinnar et al., 2016).

Há evidências de causas genéticas e ambientais de convulsões febris. Crianças com histórico familiar de convulsões febris têm risco aumentado tanto para uma única convulsão febril (de 10 a 46%) como para convulsões febris recorrentes (Saghazadeh, Matrangelo, & Rezaei, 2014). Em algumas famílias, a predisposição para convulsões febris é herdada como um traço autossômico dominante. Na maioria das famílias, porém, a predisposição envolve vários genes que ainda não foram encontrados (Mikati & Tchapyjnikov, 2020). Os fatores ambientais incluem doenças virais e idade inferior a 18 meses (Mewasingh, 2014).

> **! ALERTA PARA A ENFERMAGEM**
>
> Se uma convulsão febril durar mais de 5 minutos, os pais devem procurar atendimento médico imediatamente. Instrua-os a chamarem o serviço de emergência (911) e não colocarem a criança que está tendo uma convulsão ativa no carro.[5]

A maioria das convulsões febris cessa quando a criança é levada a um centro médico e não requer tratamento. Não há benefício da profilaxia antiepiléptica nessas crianças; os pacientes que iniciaram a medicação estão expostos a vários efeitos colaterais adversos potenciais (Offringa, Newton, Cozijnsen et al., 2017). Os pais podem receber uma receita para levar para casa um benzodiazepínico para tratamento agudo, conforme necessário, de convulsões febris recorrentes prolongadas. Se a criança tiver convulsões febris recorrentes que duram mais de 5 minutos, recomenda-se o tratamento agudo com diazepam retal, lorazepam oral ou midazolam intranasal (Silverman, Sporer, Lemieux et al., 2017). A criança cuja convulsão não para dentro de 10 minutos após a administração do tratamento agudo precisará de tratamento para o estado de mal epiléptico febril com administração intravenosa de medicamentos antiepilépticos de curta e longa ação.

A terapia antipirética durante a doença febril oferece alívio sintomático para os sintomas associados à febre, mas parece ser ineficaz na prevenção de convulsões (Patel, Ram, Swiderska et al., 2015). A educação dos pais e o apoio emocional são intervenções importantes. Os pais precisam ser tranquilizados quanto à natureza benigna das convulsões febris. Vários estudos não mostram diferença na inteligência, na memória, no comportamento ou no desempenho acadêmico em crianças com convulsões febris em comparação com a população ou controles de irmãos (Weiss et al., 2016).

Os pais precisam de orientação sobre o que fazer durante uma crise, ou seja, virar a criança de lado, nunca colocar nada na boca da criança e cronometrar a crise. As tentativas de diminuir a temperatura não impedirão uma convulsão. Os banhos de esponja tépidos não são recomendados por várias razões: são ineficazes para diminuir significativamente a temperatura, o efeito de tremor aumenta ainda mais a produção metabólica e o resfriamento causa desconforto à criança. A educação dos pais e o apoio emocional são intervenções importantes, e as informações podem precisar ser repetidas, dependendo da ansiedade e do nível de escolaridade dos pais.

A terapia antiepiléptica a longo prazo geralmente não é necessária para crianças com convulsões febris simples. As crianças cuja convulsão febril simples inicial torna-se estado de mal epiléptico febril têm um risco aumentado de estado de mal epiléptico febril subsequente. O risco de recorrência de uma convulsão febril simples é de cerca de 30% (Hesdorffer, Shinnar, Lax et al., 2016). O risco de desenvolver epilepsia após ter convulsões febris simples é inferior a 3%, enquanto o risco aumenta de 12 para 22% se a criança tiver convulsões febris prolongadas e estado de mal epiléptico febril. O risco de desenvolver epilepsia para crianças com convulsões febris simples aumenta se elas tiverem histórico familiar de convulsões (Seinfeld, Pellock, Kjeldsen et al., 2016).

CEFALEIA

Cefaleias são uma queixa comum das crianças. Elas podem ser primárias ou secundárias. As cefaleias primárias são classificadas como enxaqueca, cefaleia do tipo tensional, cefaleias trigeminais autonômicas e outras cefaleias primárias pela International Headache Society (2018). Uma cefaleia secundária é causada por outra condição e deve desaparecer assim que a causa subjacente for tratada. As dores de cabeça podem ser o resultado de uma variedade de condições, incluindo TCE, tumor cerebral, infecções cerebrais, distúrbios cerebrovasculares, abstinência ou exposição a substâncias, problemas de visão, fome, distúrbios psiquiátricos e uso excessivo de medicamentos.

AVALIAÇÃO

É importante determinar o padrão da cefaleia – aguda, aguda recorrente, crônica progressiva ou crônica não progressiva (Langdon & DiSabella, 2017). Outras informações de avaliação incluem a presença de convulsões,

---

[b]8301 Professional Place, Landover, MD 20785; 800-332-1000; http://www.epilepsyfoundation.org/. Em Canada: Epilepsy Canada, 2255B Queen St. E., Suite 336, Toronto, Ontário, Canada M4E 1 G3; 877-734-0873; http://www.epilepsy.ca.

[4]N.R.T.: No Brasil, existe a Associação Brasileira de Epilepsia (ABE), sociedade sem fins lucrativos que se estabeleceu como organização interessada em divulgar conhecimentos relativos às epilepsias e comprometida em promover a melhora da qualidade de vida das pessoas com essa condição. A ABE faz parte do International Bureau for Epilepsy e é composta de pacientes, familiares, médicos, neurocientistas, enfermeiros e outros profissionais da área de saúde. No *site* https://epilepsiabrasil.org.br/ você encontra vídeos educativos, *links*, artigos sobre a doença, dentre outros itens. Acesso em: 9 jun. 2022.

[5]No Brasil, ligue 192. Serviço de Atendimento Médico de Urgência – SAMU.

ataxia, letargia, fraqueza, náuseas ou vômitos ou quaisquer alterações de personalidade. Fatores relacionados com o desenvolvimento inicial e doenças passadas e histórico familiar de cefaleia também podem ser pertinentes. Um "diário de cefaleia", que inclui o tempo de início e término das dores de cabeça, intensidade, eventos associados, ações tomadas e seus efeitos, pode ser útil para o paciente e o profissional de saúde.

Os indícios da etiologia podem ser encontrados no histórico familiar, incluindo informações sobre a situação familiar ou social (p. ex., divórcio, separação, alcoolismo, evasão escolar). Exames físicos e neurológicos completos são realizados. Um exame neurológico anormal ou sintomas neurológicos incomuns indicam a necessidade de mais testes diagnósticos (p. ex., TC, RM, EEG) (Hershey, Kabbouche, O'Brien et al., 2020).

! ALERTA PARA A ENFERMAGEM

Durante o histórico de saúde e avaliação neurológica, os seguintes sinais anormais requerem acompanhamento imediato para crianças:

- A cefaleia progride em frequência e gravidade durante um breve período (de 2 a 3 semanas)
- Desperta a criança do sono (também pode ser enxaqueca)
- Ocorre no início da manhã
- É pior ao surgir
- É caracterizada por dor persistente, occipital ou frontal
- É acompanhado por vômitos inexplicáveis
- Está associado a uma mudança na marcha, personalidade ou comportamento
- É exacerbada pela manobra de Valsalva (intensificada ao abaixar a cabeça e fazer esforço, como durante a evacuação, tosse ou espirro)

Cefaleias do tipo tensional são comuns em crianças. Eles são tipicamente frontais, a dor é descrita como uma sensação de pressão ou aperto e não latejante, e eles geralmente não são acompanhados por náuseas ou vômitos.

O manejo das dores de cabeça do tipo tensional começa com a higiene ou prevenção da cefaleia (Gofshteyn & Stephenson, 2016). Isso inclui sono, hidratação e refeições adequados, e exercícios regulares. Se as dores de cabeça continuarem depois que a criança estiver seguindo um plano de higiene da cefaleia, o ibuprofeno geralmente é a intervenção farmacológica mais eficaz. Para prevenir a cefaleia por uso excessivo de medicamentos, as crianças com dores de cabeça não devem tomar mais de 3 doses desses medicamentos por semana (Kacperski, Kabbouche, O'Brien et al., 2016). *Biofeedback*, terapia cognitivo-comportamental e técnicas de relaxamento podem ser intervenções não farmacológicas úteis em crianças com dores de cabeça recorrentes do tipo tensional (Langdon & DiSabella, 2017).

ENXAQUECA

A enxaqueca está entre as cinco principais doenças comuns da infância. As enxaquecas podem ter seu início em crianças muito pequenas, incluindo lactentes, nas quais podem se manifestar como cólicas. O início a enxaqueca tende a ser mais precoce nos meninos do que nas meninas até a puberdade, quando as meninas têm um aumento de duas vezes em relação aos meninos. Acredita-se que isso se deva aos efeitos do estrogênio (Langdon & DiSabella, 2017).

A fisiopatologia exata das enxaquecas não é completamente conhecida. Genética, neurotransmissores e mecanismos neurofisiológicos parecem estar envolvidos em vários graus (Puledda, Messina & Goadsby, 2017). A enxaqueca hemiplégica familiar tem uma causa genética autossômica dominante identificada. Vários outros genes foram identificados em doenças que são frequentemente acompanhadas de enxaqueca (Sutherland & Griffiths, 2017). Anteriormente, pensava-se que as enxaquecas eram causadas pela dilatação dos vasos sanguíneos cerebrais; no entanto, isso não é mais considerado correto. Há muita atenção nos fatores específicos de vulnerabilidade do indivíduo que levam à disfunção neuronal e à geração do ataque agudo.

As revisões de literatura sobre classificação das enxaquecas introduziram alguns novos termos e eliminaram, renomearam ou reclassificaram outros. As enxaquecas são agora classificadas como enxaqueca sem aura e enxaqueca com aura; a última categoria inclui os seguintes subtipos: auras e pródromos, enxaqueca hemiplégica familiar, enxaqueca hemiplégica esporádica e enxaqueca do tipo basilar (International Headache Society, 2018).

As enxaquecas são paroxísticas. Os sintomas variam de acordo com a idade. Os sintomas típicos incluem náuseas, vômitos e dor abdominal, que são aliviados pelo sono. Crianças pequenas podem ser vistas com palidez episódica, diminuição da atividade e vômitos. Em crianças, o início pode ser bifrontal, temporal e bilateral ou unilateral. À medida que as crianças e adolescentes avançam em idade, muitos desenvolvem fonofobia e/ou fotofobia. Em comparação com os adultos, as enxaquecas em crianças geralmente são mais curtas. Se a criança adormecer quando está com cefaleia, a quantidade de tempo que a criança dorme é contada como parte da duração (Hershey et al., 2020). Um histórico familiar de enxaqueca é desencadeado em até 90% das crianças com enxaqueca; 28% de todas as crianças com enxaqueca apresentam cefaleia antes dos 15 anos (Hershey et al., 2020).

Como as dores de cabeça do tipo tensional, o tratamento da enxaqueca começa com a higiene da cefaleia. Manter um diário de cefaleia pode ajudar a identificar os gatilhos para que possam ser evitados. Se essas medidas falharem na prevenção de enxaquecas, tanto o tratamento para aliviar (abortivo) o paciente da dor quanto o profilático podem ser necessários. No início da cefaleia, a criança deve descansar ou dormir em um quarto silencioso e escuro, quando possível. A terapia da enxaqueca, se administrada no início da cefaleia, pode proporcionar alívio rápido. O ibuprofeno parece ser o tratamento mais seguro e eficaz se administrado precocemente (Patniyot & Gelfand, 2016). A mediação profilática pode ser considerada se uma criança tiver uma crise de enxaqueca ou mais por semana. A riboflavina e o magnésio ajudaram algumas crianças (Merison & Jacobs, 2016). O topiramato, um medicamento antiepiléptico, foi aprovado pela Food and Drug Administration dos EUA para uso em crianças a fim de prevenir a enxaqueca (Kacperski et al., 2016).

ALERTA PARA MEDICAMENTO

Triptanos

Os triptanos são agonistas da serotonina e são eficazes no tratamento abortivo de enxaquecas. Almotriptana, zolmitriptana e sumatriptana são aprovados pela Food and Drug Administration dos EUA para uso em crianças de 12 a 17 anos, e rizatriptana é aprovado para crianças com 6 anos ou mais (Patniyot & Gelfand, 2016).

As perspectivas para uma criança com enxaqueca são boas, mas a criança e os pais devem ser informados de que a predisposição para as dores de cabeça pode durar toda a vida. Dores de cabeça graves podem afetar adversamente as atividades rotineiras da vida diária da criança, incluindo as relações familiares e a escola. Muitas crianças e famílias se beneficiarão da psicoterapia.

CRIANÇA COM MALFORMAÇÃO CEREBRAL

HIDROCEFALIA

A hidrocefalia é uma condição causada por um desequilíbrio na produção e absorção de LCR no sistema ventricular. As causas da hidrocefalia são variadas e incluem condições congênitas (p. ex., mielomeningocele, infecção viral intrauterina [citomegalovírus, toxoplasmose], estenose de aqueduto) ou adquiridas (p. ex., hemorragia intraventricular, tumor, infecção do LCR, traumatismo craniano). O resultado é (1) absorção prejudicada do liquor dentro do espaço subaracnóideo, obliteração das cisternas subaracnóideas ou mau funcionamento das vilosidades aracnoides (hidrocefalia não obstrutiva ou comunicante); ou (2) obstrução ao fluxo de LCR através do sistema ventricular (hidrocefalia obstrutiva ou não comunicante) (Kinsman & Johnston, 2020).

Qualquer desequilíbrio entre a produção e absorção de LCR causa um aumento nos ventrículos, que se dilatam (ventriculomegalia) e comprimem o tecido cerebral contra os ossos do crânio rígido circundante. Quando isso ocorre antes da fusão das suturas cranianas, causa aumento do crânio e dilatação dos ventrículos.

Em crianças menores de 12 anos, suturas previamente fechadas, principalmente a sagital, podem se tornar diastáticas ou abertas. Após os 12 anos, as suturas são fundidas e não abrem.

Fisiopatologia

Para compreender a condição, é necessário entender a dinâmica do LCR e a relação entre as várias estruturas que compõem os espaços ventricular e subaracnóideo. Os dois mecanismos pelos quais o LCR é formado são a secreção pelos plexos coroides e a drenagem linfática pelo líquido extracelular do cérebro. O LCR circula por todo o sistema ventricular e é então absorvido nos espaços subaracnóideos por um mecanismo que não é totalmente claro.

Circulação ventricular

O fluido flui dos ventrículos laterais através do forame de Monro para o terceiro ventrículo, onde se junta com o fluido secretado no terceiro ventrículo. De lá, o LCR flui pelo aqueduto de Sylvius para o quarto ventrículo, onde mais líquido é formado; em seguida, deixa o quarto ventrículo através do forame lateral de Luschka e do forame da linha média de Magendie e deságua na cisterna magna. Da cisterna magna, o LCR flui para os espaços subaracnóideos cerebrais e cerebelares, onde é absorvido. Uma grande parte é absorvida pelas vilosidades aracnoides, mas os seios da face, veias, substância cerebral e dura também participam da absorção.

Os termos *hidrocefalia comunicante* e *não comunicante* tradicionalmente se referem a tipos de hidrocefalia obstrutiva e não obstrutiva. Como agora são utilizados outros métodos de diagnóstico, os termos podem ser usados apenas como ponto de referência no diagnóstico. A hidrocefalia também pode ser classificada de acordo com a causa como hidrocefalia congênita ou adquirida.

Etiologia

Raramente, um tumor do plexo coroide causa aumento da secreção do LCR. A maioria dos casos de hidrocefalia é resultado de malformações do desenvolvimento. Embora o defeito geralmente seja aparente na primeira infância, pode se tornar evidente a qualquer momento, desde o período pré-natal até o fim da infância ou início da idade adulta. Outras causas incluem neoplasias, infecções do SNC (p. ex., meningite, encefalite) e trauma (p. ex., síndrome do lactente sacudido). Uma obstrução ao fluxo normal pode ocorrer em qualquer ponto da via do LCR, ocasionando um aumento da pressão e dilatação das vias proximais ao local da obstrução.

Defeitos de desenvolvimento (p. ex., malformação de Chiari [ver discussão a seguir], estenose aquedutal, gliose aquedutal, atresia dos forames de Luschka e Magendie [malformação de Dandy-Walker]) são responsáveis pela maioria dos casos de hidrocefalia desde o nascimento até os 2 anos. A malformação de Dandy-Walker envolve dilatação do quarto ventrículo, ausência parcial ou completa do vermis cerebelar e aumento da fossa posterior resultando em hidrocefalia em cerca de 80% das crianças com Dandy-Walker (Shankar, Zamora, & Castillo, 2016).

A hidrocefalia é tão frequentemente associada à mielomeningocele que todos esses lactentes devem ser observados quanto ao seu desenvolvimento. Nos demais casos, há histórico de infecção intrauterina (p. ex., toxoplasmose, citomegalovírus), hemorragia (p. ex., hidrocefalia pós-hemorrágica em prematuros) e meningoencefalite neonatal (bacteriana ou viral). Em crianças com mais idade, a hidrocefalia é mais frequentemente resultado de massas intracranianas (p. ex., anomalias vasculares, cistos, tumores), defeitos de desenvolvimento preexistentes, infecções intracranianas, trauma ou hemorragia.

Malformações de Chiari I e II

As malformações de Chiari são defeitos estruturais na base do crânio e cerebelo. Eles ocorrem quando o cerebelo inferior se estende abaixo do forame magno e no canal espinal superior (Chiari I) ou quando o cerebelo inferior e o tronco cerebral se projetam para dentro do canal espinal através de um forame magno aumentado (Chiari II). A malformação de Chiari I geralmente não causa hidrocefalia. Geralmente, é assintomática até a adolescência, quando pode causar dores de cabeça, dor no pescoço, micção frequente e espasticidade progressiva dos membros inferiores (Kinsman & Johnston, 2020). A malformação de Chiari tipo II é vista quase exclusivamente com mielomeningocele e resulta em obstrução do fluxo do LCR causando a hidrocefalia.

Manifestações clínicas

Os três fatores que influenciam o quadro clínico da hidrocefalia são a acuidade do início, o momento do início e as malformações estruturais associadas. Na infância, antes do fechamento das suturas cranianas, o aumento da cabeça (aumento da circunferência occipitofrontal [OFC]) é o sinal predominante. Os sinais e sintomas do início ao fim da infância são causados pelo aumento da PIC. Manifestações específicas estão relacionadas com a localização da lesão.

Infância

Em lactentes com hidrocefalia, a cabeça cresce a uma taxa anormal, embora os primeiros sinais possam ser fontanelas abauladas com ou sem aumento da cabeça (Figura 27.7). A fontanela anterior é tensa, frequentemente abaulada e não pulsátil. As veias do couro cabeludo estão dilatadas, especialmente quando o lactente chora. Com o aumento do volume intracraniano, os ossos do crânio tornam-se finos e as suturas tornam-se palpáveis de forma separadas produzindo o som de pote rachado (***sinal de Macewen***) à percussão do crânio. Em casos graves, pode haver ***protrusão frontal***, ou protuberância frontal, com olhos deprimidos, e os olhos podem estar girados para baixo, produzindo um **sinal do sol poente**, no qual a esclera pode ser visível acima da íris. As pupilas são lentas, com resposta desigual à luz.

O lactente fica irritável e letárgico, se alimenta mal e pode apresentar alterações no LOC, opistótonos (muitas vezes extremos) e espasticidade dos membros inferiores. A criança chora quando é pega no colo ou embalada e se acalma quando é deixada quieta. Os reflexos infantis precoces podem persistir e as respostas normalmente esperadas podem não aparecer, indicando falha no desenvolvimento da inibição cortical normal.

Lactentes com malformações de Chiari podem apresentar comportamentos que refletem a disfunção do nervo craniano como resultado da compressão do tronco cerebral, incluindo dificuldades de deglutição, estridor, apneia, aspiração, dificuldades respiratórias e fraqueza nos braços.

O prematuro com hidrocefalia pós-hemorrágica pode não apresentar quaisquer sinais e sintomas clínicos além de um aumento

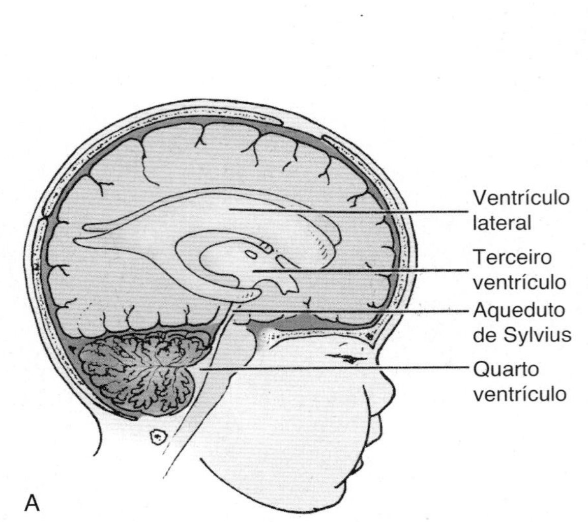

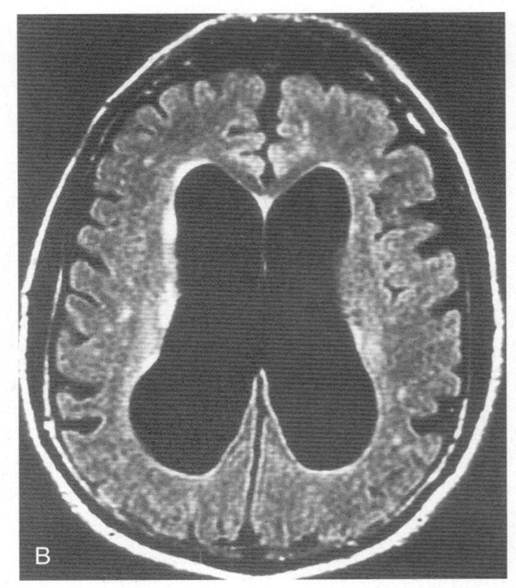

Figura 27.7 Hidrocefalia: bloqueio no fluxo do líquido cefalorraquidiano (LCR). **A.** Circulação LCR patente. **B.** Alargamento dos ventrículos laterais e do terceiro ventrículo causado por obstrução da circulação – estenose do aqueduto de Sylvius (cerebral).

gradual do perímetro cefálico. Alternativamente, o enfermeiro pode notar atividade convulsiva sutil e níveis alternados de consciência. O tamanho ventricular pode ser avaliado por ultrassonografia ou tomografia computadorizada em recém-nascidos prematuros com alto risco de hemorragia intraventricular.

Se a hidrocefalia progredir, o desenvolvimento das funções do tronco cerebral inferior é interrompido, como manifestado pela dificuldade de sucção e alimentação e um choro agudo, breve e agudo. Eventualmente, o crânio aumenta de tamanho e o córtex é destruído. Se a hidrocefalia for rapidamente progressiva, os sintomas podem incluir vômitos, sonolência, convulsões e desconforto cardiopulmonar.

Infância

Os sinais e sintomas do início no fim da infância são causados pelo aumento da PIC, e manifestações específicas estão relacionadas com a localização da lesão focal. São resultantes comumente de neoplasias da fossa posterior e estenose do aqueduto, as manifestações clínicas são principalmente aquelas associadas a lesões ocupantes de espaço (ou seja, cefaleia ao acordar com melhora após vômitos, papiledema, estrabismo, sinais do trato extrapiramidal, como ataxia). Tal como acontece com os lactentes, a criança é irritável, letárgica, apática, confusa e muitas vezes incoerente. Em um dos defeitos congênitos com início tardio (aos 3 meses de vida), síndrome de Dandy-Walker, as manifestações características são abaulamento occipital, nistagmo, ataxia e paralisia de nervos cranianos.

As manifestações da malformação de Chiari em crianças com mais de 3 anos estão relacionadas com a disfunção da medula espinal e não à compressão do tronco cerebral, como observado em lactentes. Escoliose proximal ao nível da mielomeningocele (geralmente, associada à malformação de Chiari) e desenvolvimento de espasticidade nos membros superiores, que pode progredir para fraqueza e atrofia, são comuns. Déficits de nervos cranianos são raros.

Avaliação diagnóstica

O diagnóstico pré-natal de ventriculomegalia fetal, que está associada à hidrocefalia pós-natal, é possível com ultrassonografia fetal a partir de 14 a 15 semanas de gestação, muitas vezes seguida de ressonância magnética fetal (Pisapia, Sinha, Zarnow et al., 2017). Existem ensaios clínicos em andamento em mulheres grávidas cuidadosamente selecionadas para cirurgia fetal visando a prevenção de danos cerebrais *in utero* de hidrocefalia *in utero*. Os resultados iniciais não foram promissores, mas recentemente os resultados melhoraram (Elbabaa, Gildehaus, Pierson et al., 2017). Atualmente, o parto não é recomendado até que a maturidade pulmonar fetal seja alcançada.

Na infância, o diagnóstico de hidrocefalia é baseado no perímetro cefálico que cruza uma ou mais linhas de percentil na tabela de medidas cefálicas em um período de 2 a 4 semanas e em sinais neurológicos associados que são progressivos. No entanto, outros estudos diagnósticos são necessários para localizar a obstrução do LCR. As medições diárias de rotina do perímetro cefálico são realizadas em lactentes com mielomeningocele, hemorragia ou infecções virais intrauterinas ou do SNC. Na avaliação de um recém-nascido prematuro, gráficos de perímetro cefálico especialmente adaptados são consultados para distinguir o crescimento anormal da cabeça do crescimento rápido, mas normal da cabeça.

As principais ferramentas diagnósticas para detectar hidrocefalia em lactentes e crianças maiores são a tomografia computadorizada e a ressonância magnética. Sedação leve ou anestesia geral geralmente é necessária para crianças menores de 8 anos ou com deficiências de desenvolvimento neurológico, porque a criança deve permanecer absolutamente imóvel para um estudo preciso. A avaliação diagnóstica de crianças que apresentam sintomas de hidrocefalia após a infância é semelhante àquela utilizada naquelas com suspeita de tumor intracraniano. No neonato, a ecoencefalografia é útil para comparar a proporção do ventrículo lateral com o córtex.

Problemas no diagnóstico diferencial estão relacionados com a criança cujo perímetro cefálico é maior que o percentil 95, mas cujo crescimento cefálico é paralelo à curva de crescimento normal. Às vezes, é valioso medir o COF parental para detectar uma possível característica familiar normal (megalencefalia familiar benigna) (ver Tabela 27.1 para testes diagnósticos para avaliação neurológica).

Manejo terapêutico

O tratamento da hidrocefalia é direcionado ao alívio da pressão ventricular, tratamento da causa da ventriculomegalia, tratamento das complicações associadas e cuidados dos problemas relacionados ao efeito do distúrbio no desenvolvimento psicomotor. O tratamento é, com poucas exceções, cirúrgico.

Tratamento cirúrgico

Técnicas neurocirúrgicas aprimoradas estabeleceram o tratamento cirúrgico como terapia de escolha em quase todos os casos de hidrocefalia. Isso é realizado pela remoção direta de uma obstrução, como a ressecção de uma neoplasia, cisto ou hematoma, ou, em casos raros de superprodução de fluido, por extirpação do plexo coroide (plexectomia ou coagulação elétrica). No entanto, a maioria das crianças requer um procedimento de *shunt* que fornece drenagem primária do LCR dos ventrículos para um compartimento extracraniano, geralmente o peritônio.

A maioria dos sistemas de *shunt* consiste em um cateter ventricular, uma bomba de descarga, uma válvula de fluxo unidirecional e um cateter distal. Todos são radiopacos para fácil visualização após a colocação e todos são testados quanto à precisão antes da inserção. Um reservatório é frequentemente adicionado para permitir acesso direto ao sistema ventricular para administração de medicamentos e remoção de fluido. Todos os modelos de válvulas são projetados para abrir a uma pressão intraventricular predeterminada e fechar quando a pressão cai abaixo desse nível, evitando assim o refluxo de fluido. A maioria dos *shunts* atualmente em uso tem pressão diferencial e válvulas programáveis ajustáveis com capacidade de alterar as pressões com um ímã externo, evitando cirurgias adicionais.

! ALERTA PARA A ENFERMAGEM

Computadores tablet, como iPads e brinquedos magnéticos, podem interferir nas configurações da válvula de *shunt* magneticamente programável. Eles devem ser mantidos a pelo menos 2,5 cm da válvula do *shunt* (Strahle, Selzer, Muraszko et al., 2012).

O procedimento-padrão por muitos anos tem sido o ***shunt ventriculoperitoneal (VP)***, especialmente em recém-nascidos e lactentes jovens (Figura 27.8). Há maior tolerância para excesso de tubos, o que minimiza o número de revisões necessárias à medida que a criança cresce. Por exigir alongamento repetido, o *shunt* ventriculoatrial (VA) (ventrículo para o átrio direito) é reservado para crianças com mais idade que atingiram a maior parte de seu crescimento somático e crianças com condições patológicas abdominais. O *shunt* VA é contraindicado em crianças com doença cardiopulmonar ou proteína elevada no LCR.

O *shunt* inicial é colocado quando indicado com base na avaliação individual. O momento das revisões varia muito. Na maioria dos casos, as revisões são realizadas quando os sinais físicos indicam mau funcionamento do *shunt* (ou seja, sinais de PIC elevada). Às vezes, as revisões são planejadas para momentos específicos durante o desenvolvimento. A taxa de sucesso inicial é relativamente alta. No entanto, os *shunts* estão associados a complicações que interferem na função contínua do *shunt* ou que ameaçam a vida da criança.

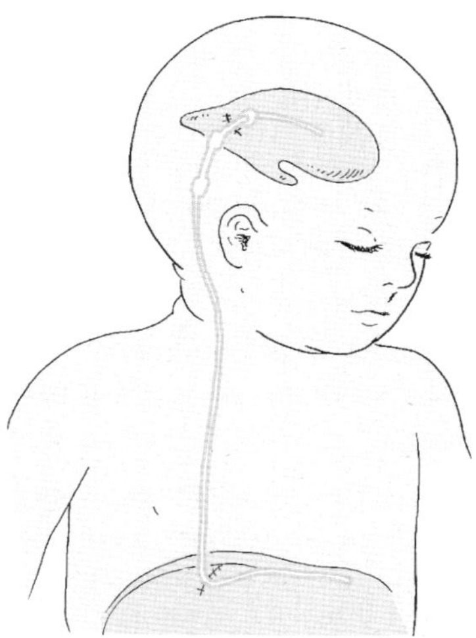

Figura 27.8 *Shunt* ventriculoperitoneal. O cateter é colocado sob a pele.

A terceira ventriculostomia endoscópica (ETV) é um procedimento que tem potencial para permitir maior independência da derivação VA ou VP em crianças com hidrocefalia obstrutiva. A TVE envolve a criação de uma pequena abertura no assoalho do terceiro ventrículo, permitindo que o LCR flua livremente através do ventrículo previamente bloqueado. Os estudos até o momento não demonstraram melhores resultados a curto prazo com ETV em comparação com a derivação de VP (Kulkarni, Sgouros, Constantini et al., 2016). Os resultados a longo prazo precisam ser estudados. As derivações de VP apresentam risco de infecção e falha de derivação, enquanto a ETV não; no entanto, para o futuro previsível, a colocação de uma derivação VP para tratamento de hidrocefalia continua sendo um procedimento neurocirúrgico frequente (Venable, Rossi, Morgan Jones et al., 2016).

Complicações

As principais complicações das derivações de VP são infecção e mau funcionamento. Todos os *shunts* estão sujeitos a dificuldades mecânicas, como dobras, entupimento ou separação e migração de tubos. O mau funcionamento é mais frequentemente causado por obstrução mecânica dentro dos ventrículos por material particulado (tecido ou exsudato) ou na extremidade distal por trombose ou deslocamento como resultado do crescimento. A obstrução funcional do dispositivo antissifão de uma derivação continua sendo uma complicação comum. Cerca de 22% das falhas de *shunt* são relatadas nos primeiros 90 dias, a maioria delas no primeiro mês (Venable et al., 2016). A criança com obstrução do *shunt* muitas vezes é atendida em uma consulta de emergência com manifestações clínicas de aumento da PIC, como náuseas, vômitos, irritabilidade e abaulamento da fontanela, que são frequentemente acompanhados por piora do *status* neurológico.

Uma das complicações mais comuns e graves, a infecção do *shunt*, pode ocorrer a qualquer momento, mas o período de maior risco é no primeiro mês após a colocação (Månsson, Johansson, Ziebell et al., 2017). Dentro de 2 anos, as taxas de infecção do *shunt* são de aproximadamente de 5 a 10% (Månsson et al., 2017). As infecções incluem sepse, endocardite bacteriana, infecção da ferida, nefrite do *shunt*, meningite e ventriculite, e podem ser resultado de infecções intercorrentes no momento da colocação do *shunt*. Abcesso cerebral associado à perfuração do cólon e infecção por um organismo entérico gram-negativo sugere uma infecção por *shunt* ascendente em uma criança com VP. Meningite e ventriculite são de maior preocupação porque qualquer infecção complicada do SNC é um preditor significativo de deficiência intelectual futura. A infecção é tratada com antibióticos administrados por via intravenosa ou intratecal por um período mínimo de 7 a 10 dias. O uso de profilaxia antibiótica perioperatória ou *shunts* impregnados com antibióticos diminuiu significativamente as taxas de infecção de *shunt*, particularmente infecções agudas, entre todas as faixas etárias de pacientes e todos os tipos de *shunts* (Månsson et al., 2017). Além disso, medidas para reduzir o número de pessoas na sala de cirurgia e higiene rigorosa das mãos podem ajudar. Uma infecção persistente pode exigir a remoção do *shunt* até que a infecção seja controlada, e uma DVE (drenagem ventricular externa) é usado até que o LCR esteja estéril. A DVE permite a remoção do LCR por meio de um cateter colocado no ventrículo da criança que flui por gravidade para um dispositivo de coleta.

As principais razões para inserir um DVE incluem estado instável, PIC aumentada que é difícil de estabilizar ou infecção de um *shunt* de VP existente. O DVE pode drenar o LCR de forma intermitente ou contínua, de acordo com a necessidade. A DVE é um sistema fechado composto cateteres flexíveis transparentes que são acoplados a uma bolsa coletora e, às vezes, a uma câmara de gotejamento entre os cateteres e a bolsa coletora. A DVE deve ser colocada ao nível do conduto auditivo externo da criança com a cabeça em elevação de 20 a 30°, dependendo da preferência do médico. Elevar a DVE acima desse nível diminui o fluxo de LCR e colocar o dispositivo abaixo do nível do meato externo aumenta o fluxo. A deambulação ou sentar-se na cama ou em uma cadeira geralmente requer que o tubo seja preso para evitar desequilíbrio na drenagem do LCR. Além disso, a DVE é um sistema estéril fechado. A técnica asséptica deve ser utilizada durante qualquer manipulação ou manutenção do sistema DVE, como em relação ao esvaziamento do dispositivo ou troca do curativo do couro cabeludo (Hepburn-Smith et al., 2016). Documentação precisa e frequente do local da incisão, quantidade, cor e consistência da drenagem no dispositivo e os sinais vitais e neurológicos da criança são parte importante do cuidado de enfermagem.

Outra complicação grave relacionada com o *shunt* é o hematoma subdural causado pela redução muito rápida da PIC e, em alguns casos, herniação tentorial como resultado do desequilíbrio na drenagem do liquor. Essas complicações podem ser evitadas pela avaliação cuidadosa da PIC antes da inserção do *shunt* e uso da pressão valvar correta. Outras complicações que podem ocorrer incluem peritonite, abcessos abdominais, perfuração de órgãos abdominais por cateter ou trocarte (no momento da inserção), fístulas, hérnias e íleo. Algumas crianças necessitam de alongamento do *shunt* à medida que ocorre o crescimento do corpo. Esse procedimento geralmente envolve a substituição do cateter distal abaixo da válvula.

Prognóstico

O prognóstico de crianças com hidrocefalia tratada depende em grande parte da causa dos ventrículos dilatados antes da colocação da derivação e da quantidade de dano cerebral irreversível antes da derivação (Kinsman & Johnston, 2020). Essas crianças com estenose aquedutal isolada geralmente funcionam cognitivamente como seus pares com desenvolvimento típico (Kahle, Kulkarni, Limbrick et al., 2016). Os distúrbios neurológicos observados em crianças após a derivação para hidrocefalia são mais frequentemente devidos à causa subjacente da hidrocefalia e não à própria hidrocefalia (Paulsen, Lundar e Lindegaard, 2015).

Os sobreviventes têm uma alta incidência de deficiência intelectual e distúrbios de aprendizagem, incluindo desafios com memória, processamento e habilidades visuoespaciais que requerem cuidados de educação especial. Tumores, meningite e hemorragia intraventricular são as condições mais intimamente associadas à hidrocefalia acompanhada de deficiência intelectual (Paulsen et al., 2015). Crianças com mielomeningocele ou hemorragia intraventricular geralmente apresentam deficiências motoras. Como em todas as condições neurológicas pediátricas, problemas sociais e comportamentais são comuns, incluindo transtorno de déficit de atenção/hiperatividade. Até um terço das crianças com hidrocefalia terão epilepsia (Kahle et al., 2016).

A hidrocefalia tratada cirurgicamente em pacientes com pouca ou nenhuma evidência de dano cerebral irreversível apresenta uma taxa de sobrevivência de cerca de 80%, com a maioria das mortes ocorrendo no primeiro ano de tratamento (Paulsen et al., 2015). Aqueles com resultados ruins incluem crianças desviadas para hidrocefalia pós-hemorrágica ou meningite. A maioria das crianças que necessitam de derivação deve depender da derivação pelo resto de sua vida.

Cuidados de enfermagem

O lactente com suspeita ou confirmação de hidrocefalia é observado cuidadosamente quanto a sinais de aumento do tamanho ventricular e aumento da PIC. Em lactentes, o perímetro cefálico é medido diariamente no ponto de maior medida – a +OFC (circunferência occipital frontal) (ver a técnica no Capítulo 4). Para evitar a probabilidade de grandes discrepâncias, o ponto em que as medições são feitas é indicado na cabeça com uma caneta de marcação. Fontanelas e linhas de sutura são palpadas quanto ao tamanho, sinais de abaulamento, tensão e separação. Irritabilidade, letargia, atividade convulsiva e sinais vitais alterados e comportamento alimentar podem indicar uma condição patológica avançada.

Em crianças com mais idade, que geralmente são internadas no hospital para revisão de derivação eletiva ou de emergência, os indicadores mais valiosos de aumento da PIC são alteração no LOC da criança, queixa de cefaleia e alterações na interação com o ambiente. As mudanças são identificadas observando e comparando o comportamento atual com o comportamento habitual, padrões de sono, capacidades de desenvolvimento e hábitos obtidos por meio de um histórico detalhado e uma avaliação inicial. Essa informação de base serve como um guia para avaliação pós-operatória e avaliação da função do *shunt*.

O enfermeiro é responsável por preparar a criança para exames diagnósticos como ressonância magnética ou tomografia computadorizada e por auxiliar em procedimentos como a punção ventricular, que muitas vezes é realizada para aliviar a pressão excessiva e obter o LCR durante o período pré-operatório. A sedação é necessária porque a criança deve permanecer absolutamente imóvel durante o exame diagnóstico. Uma variedade de medicamentos está disponível para sedação (ver Capítulo 22 para entender como preparar crianças para procedimentos). Se a cirurgia for prevista, as infusões intravenosas não devem ser colocadas em uma veia do couro cabeludo.

Cuidados pós-operatórios

Além dos cuidados e observação pós-operatórios de rotina, o lactente ou criança deve ser posicionado cuidadosamente no lado não operado para evitar pressão na válvula de derivação. A criança permanece plana para ajudar a evitar complicações resultantes da redução muito rápida do líquido intracraniano. O cirurgião indica a posição a ser mantida e a extensão da atividade permitida.

O enfermeiro continua a observar sinais de aumento da PIC que indicam obstrução do *shunt*. A avaliação neurológica inclui dilatação da pupila (a pressão causa compressão ou estiramento do nervo oculomotor, produzindo dilatação do mesmo lado da pressão) e pressão arterial (hipoxia no tronco cerebral causa variabilidade nesses sinais vitais). O enfermeiro também observa distensão abdominal e constipação intestinal porque o LCR pode causar peritonite ou íleo pós-operatório como complicação da colocação de cateter distal.

Como a infecção é o maior risco do período pós-operatório, os enfermeiros estão continuamente alertas para as manifestações usuais de infecção do LCR, incluindo temperatura elevada, má alimentação, vômitos, diminuição da capacidade de resposta e atividade convulsiva. Pode haver sinais de inflamação local nos locais operatórios e ao longo do trato do *shunt*. Os antibióticos são administrados por via intravenosa conforme prescrito, e o enfermeiro pode precisar ajudar na instilação intraventricular. Inspecione o local da incisão quanto a extravasamento e teste qualquer drenagem suspeita de glicose, é uma indicação de LCR.

Apoio da família

As necessidades e preocupações específicas dos pais durante os períodos de internação estão relacionadas com o motivo da internação da criança (p. ex., revisão de *shunt*, infecção, diagnóstico) e aos procedimentos diagnósticos e cirúrgicos aos quais a criança deve ser submetida. Os pais podem ter pouca compreensão de anatomia; portanto, eles precisam de mais explicações e reforço das informações que lhes foram dadas pelo médico, neurocirurgião e enfermeiros, incluindo informações sobre o que esperar. Eles ficam especialmente assustados com qualquer procedimento que envolva o cérebro.

O medo da deficiência ou dano cerebral é real e generalizado. Os enfermeiros podem acalmar a sua ansiedade com explicações sobre as razões subjacentes às várias atividades médicas e de enfermagem, como posicionamento ou testes, e simplesmente estando disponíveis e dispostos a ouvir as suas preocupações.

Para se preparar para a alta da criança e cuidados domiciliares, instrua os pais sobre como reconhecer os sinais que indicam mau funcionamento do *shunt* ou infecção. Crianças ativas podem sofrer lesões, como uma queda, que pode danificar o *shunt*, e o cateter pode sair do local de inserção distal ou se desconectar durante o crescimento normal. Esportes de contato como futebol, *rugby*, boxe e luta livre geralmente são proibidos se uma pessoa tiver um VP *shunt*; outros esportes como natação, futebol e atletismo são aceitáveis e até incentivados para a saúde física e emocional da criança. As famílias devem consultar o neurocirurgião de seu filho ou o enfermeiro de neurocirurgia sobre as atividades após a alta, pois os profissionais variam em suas recomendações. Capacetes devem ser usados para patinar, esquiar, andar de bicicleta e andar de *skate*. Também é importante que o enfermeiro incentive as famílias a inscrever lactentes e crianças pequenas com hidrocefalia em um programa de desenvolvimento da primeira infância para monitorar seu desenvolvimento e abordar rapidamente quaisquer sinais de que eles não estão acompanhando seus pares com desenvolvimento típico.

O cuidado de uma criança com hidrocefalia é uma tarefa exigente tanto para a família quanto para os profissionais de saúde. Ajudar a família a lidar com as dificuldades da criança é uma importante responsabilidade da enfermagem. As crianças com hidrocefalia têm necessidades especiais de saúde ao longo da vida. O enfermeiro pode fornecer cuidados de saúde primários ideais, incluindo o ensino das famílias sobre higiene geral e das mãos, aconselhamento sobre imunizações, tratamentos para condições infecciosas comuns ou cuidados infantis e precauções escolares. O objetivo geral é estabelecer metas realistas e um programa educacional apropriado que ajude a criança a atingir o potencial máximo. As famílias podem ser encaminhadas a agências comunitárias para receber apoio e orientação. A National Hydrocephalus Foundation[c] e a Hydrocephalus Association[d] nos EUA e a Spina Bifida and Hydrocephalus Association of Canada[e] fornecem informações sobre a condição das famílias; a National Hydrocephalus Foundation também auxilia grupos interessados no estabelecimento de organizações locais.

A orientação antecipada preparará os pais para possíveis problemas e os ajudará a evitar serem superprotetores da criança. Poucas restrições precisam ser colocadas nas atividades da criança (principalmente esportes de contato), e a criança é encorajada a viver como qualquer outro jovem da mesma idade e habilidades. Os pais precisam de apoio e encorajamento para lidar com a criança e os problemas que ela pode encontrar nas relações com os colegas e outros. As reações de outras crianças quando a criança tem uma cabeça visivelmente aumentada ou requer restrições especiais são estressantes tanto para a criança quanto para os pais (ver Capítulo 19 para ler sobre problemas e como lidar com uma criança com deficiência).

QUESTÕES DE REVISÃO

1. Um enfermeiro é designado para completar a avaliação inicial de uma criança de 5 anos com fratura da base do crânio devido a uma queda, esta manhã. Ela foi levada de ambulância para o Departamento de Emergência depois que seu irmão mais velho o encontrou; ele tentou subir em uma árvore no quintal e caiu de costas no chão. Quando chegou ao pronto-socorro, a criança estava acordada e sabia seu nome. Devido à gravidade desse tipo de fratura, o enfermeiro completa um histórico e uma avaliação abrangentes, e os achados são encontrados abaixo. Quais são as manifestações clínicas de traumatismo cranioencefálico agudo grave que precisam de intervenção **imediata? Selecione tudo que se aplica.**
   A. Hemorragias retinianas.
   B. Sangramento do ouvido.
   C. Respiração = 16 respirações/min.
   D. Oxímetro de pulso 96% de ar ambiente.
   E. Fluido claro vazando do nariz.
   F. Temperatura oral = 38°C (100,4°F).
   G. Marcha instável ao passar da cadeira de rodas para a maca.

2. Uma criança de 7 anos é hospitalizada com febre, calafrios, cefaleia e vômitos nos últimos 2 dias. Ela fica irritada quando acordada, mas dorme a maior parte do tempo e é extremamente sensível à luz do quarto. Ao exame, apresenta rigidez de nuca com sinais de + Kernig e Brudzinski. Foi realizada punção lombar para confirmação do diagnóstico. **Escolha as opções mais prováveis para as informações que faltam nas declarações abaixo selecionando nas listas de opções fornecidas.**

   O diagnóstico dessa criança provavelmente é ___1___. Devido a esse diagnóstico, o manejo terapêutico inicial inclui ___2___. Existem vacinas de rotina disponíveis para prevenir a meningite bacteriana e incluem a vacina ___3___ para todas as crianças a partir dos 2 meses de vida.

Opções para 1	Opções para 2	Opções para 3
Crise aplásica	Intubação	meningocócica
Meningite bacteriana	Aspiração	pneumocócica
Síndrome torácica aguda	Isolamento	poliomielite
Síndrome de Reye	Vacinação	tétano
Covid-19	Transfusão de sangue	coqueluche

3. Você está trabalhando com um enfermeiro pediatra que acabou de ser transferido para a clínica pediátrica da cirurgia de adultos. Você está interpretando uma triagem telefônica com a mãe de um lactente de 10 meses com um ferimento na cabeça. A criança foi atendida no centro de emergência ontem e enviada para casa após observação. Você verifica que o enfermeiro precisa de mais ensino com base em qual resposta? **Selecione tudo que se aplica.**
   A. "Outro exame físico deve ocorrer em 1 ou 2 dias."
   B. "Após o exame físico inicial, se não houve perda de consciência com o traumatismo craniano, o lactente é observado em casa."
   C. "Se houver uma barreira linguística, instruções escritas podem ser dadas, seguidas de alta."
   D. "Os pais devem chamar o médico se o filho tiver algum destes sinais: visão turva, andar instável ou dificuldade para acordar."
   E. "Um ultrassom da cabeça é necessário para fornecer um acompanhamento importante para determinar se seu filho teve sangramento na cabeça."
   F. "Os pais devem dar apenas líquidos claros ao lactente nas próximas 24 horas."

4. O enfermeiro está cuidando de uma criança com hidrocefalia que está no 1º dia de pós-operatório de uma revisão de derivação. Uma avaliação completa é realizada pelo enfermeiro e os resultados estão abaixo. Quais achados de histórico e avaliação requerem acompanhamento **imediato** para este lactente. **Selecione tudo que se aplica.**

[c]12413 Centralia Road, Lakewood, CA 90715-1653; 888-857-3434; http://www.nhfonline.org.

[d]4340 East West Highway, Suite 905, Bethesda, MD 20814; 888-598-3789; http://www.hydroassoc.org.

[e]Suite 647–167 av. Lombard Avenue, Winnipeg MB, Canada R3B 0V3; 800-565-9488; http://www.sbhac.ca.

A. Dilatação da pupila.
B. Distensão abdominal.
C. Desperta facilmente e chora.
D. Dormindo tranquilamente.
E. Temperatura de 38,2°C (100,8°F).
F. Diminuição da frequência cardíaca na última hora.

REFERÊNCIAS BIBLIOGRÁFICAS

Abend, N. S., & Loddenkemper, T. (2014). Pediatric status epilepticus management. *Current Opinion in Pediatrics*, *26*(6), 668–674.

Ahmad, B. S., Petty, S. J., Gorelik, A., et al. (2017). Bone loss with antiepileptic drug therapy: A twin and sibling study. *Osteoporosis International*, *28*(9), 2591–2600.

Babikian, T., Merkley, T., Savage, R. C., et al. (2015). Chronic aspects of pediatric traumatic brain injury: Review of the literature. *Journal of Neurotrauma*, *32*(23), 1849–1860.

Baca, C. B., Vickrey, B. G., Vassar, S. D., et al. (2013). Injuries in adolescents with childhood-onset epilepsy compared with sibling controls. *The Journal of Pediatrics*, *163*(6), 1684–1691.

Ban, L., Fleming, K. M., Doyle, P., et al. (2015). Congenital anomalies in children of mothers taking antiepileptic drugs with and without periconceptional high dose folic acid use: A population-based cohort study. *PLoS ONE*, *10*(7), e0131130.

Barr, R. G. (2014). Crying as a trigger for abusive head trauma: A key to prevention. *Pediatric Radiology*, *44*(suppl. 4), S559–S564.

Beauchamp, M. H., & Anderson, V. (2013). Cognitive and psychopathological sequelae of pediatric traumatic brain injury. *Handbook of Clinical Neurology*, *112*, 913–920.

Bennett, T. D., DeWitt, P. E., Greene, T. H., et al. (2017). Function outcome after intracranial pressure monitoring for children with severe traumatic brain injury. *JAMA pediatrics*, *171*(10), 965–972.

Berg, A. T., & Rychlik, K. (2015). The course of childhood-onset epilepsy over the first two decades: A prospective, longitudinal study. *Epilepsia*, *56*(1), 40–48.

Blaszczyk, B., Lasoń, W., & Czuczwar, S. J. (2015). Antiepileptic drugs and adverse skin reactions: An update. *Pharmacological Reports*, *67*(3), 426–434.

Bloomer, M. J., Endacott, R., Copnell, B., et al. (2016). 'Something normal in a very, very abnormal environment' – Nursing work to honour the life of dying infants and children in neonatal and paediatric intensive care in Australia. *Intensive and Critical Care Nursing*, *33*, 5–11.

Blume, H. K. (2017). Childhood headache: A brief review. *Pediatric Annals*, *46*(4), e155–e165.

Bonfield, C. M., Naran, S., Adetayo, O. A., et al. (2014). Pediatric skull fractures: The need for surgical intervention, characteristics, complications, and outcomes. *Journal of Neurosurgery. Pediatrics*, *14*(2), 205–211.

Braine, M. E., & Cook, N. (2017). The Glasgow Coma Scale and evidence-informed practice: A critical review of where we are and where we need to be. *Journal of Clinical Nursing*, *26*(1–2), 280–293.

Braun, K. P., & Schmidt, D. (2014). Stopping antiepileptic drugs in seizure-free patients. *Current Opinion in Neurology*, *27*(2), 219–226.

Brigo, F., Nardone, R., Tezzon, F., et al. (2015). Nonintravenous midazolam versus intravenous or rectal diazepam for the treatment of early status epilepticus: A systematic review with meta-analysis. *Epilepsy and Behavior: E&B*, *49*, 325–336.

Burns, E., Grool, A. M., Klassen, T. P., et al. (2016). Scalp hematoma characteristics associated with intracranial injury in pediatric minor head injury. Academic Emergency Medicine. *Official Journal of the Society for Academic Emergency Medicine*, *23*(5), 576–583.

Burrows, P., Trefan, L., Houston, R., et al. (2015). Head injury from falls in children younger than 6 years of age. *Archives of Disease in Childhood*, *100*(11), 1032–1037.

Camfield, P., & Camfield, C. (2015). Incidence, prevalence and aetiology of seizures and epilepsy in children. Epileptic Disorders. *International Epilepsy Journal With Videotape*, *17*(2), 117–123.

Castelblanco, R. L., Lee, M., & Hasbun, R. (2014a). Epidemiology of bacterial meningitis in the USA from 1997 to 2010: A population-based observational study.. *The Lancet. Infectious Diseases*, *14*(9), 813–819.

Centers for Disease Control and Prevention. (2016). Unintentional drowning: Get the facts. Available at https://www.cdc.gov/homeandrecreationalsafety/water-safety/waterinjuries-factsheet.html. [Accessed 22 July 2017].

Centers for Disease Control and Prevention. (2017a). *TBI: Get the facts*. Retrieved from https://www.cdc.gov/traumaticbraininjury/get_the_facts.html.

Centers for Disease Control and Prevention. (2017b). *Meningococcal disease surveillance*. Retrieved from https://www.cdc.gov/meningococcal/surveillance/index.html.

Chen, C., Shi, J., Stanley, R. M., et al. (2017). US trends of ED visits for pediatric traumatic brain injuries: Implications for clinical trials. *International Journal of Environmental Research and Public Health*, *14*(4), 414.

Crowcroft, N. S., & Thampi, N. (2015). The prevention and management of rabies. *British Medical Journal (Clinical Research Ed.)*, *350*, g7827.

Dale, R. C., Gorman, M. P., & Lim, M. (2017). Autoimmune encephalitis in children: Clinical phenomenology, therapeutics, and emerging challenges. *Current Opinion in Neurology*, *30*(3), 334–344.

Dhamne, S. C., Kaye, H. L., & Rotenberg, A. (2018). Neuromodulation in epilepsy. In K. F. Swaiman, S. Ashwal, D. M. Ferriero, et al. (Eds.), *Swaiman's pediatric neurology: Principles and practice* (6th ed.). Philadelphia, PA: Elsevier.

Ding, D., Starke, R. M., Kano, H., et al. (2017). International multicenter cohort study of pediatric brain arteriovenous malformations. Part 1: Predictors of hemorrhagic presentation. *Journal of Neurosurgery. Pediatrics*, *19*(2), 127–135.

Dubey, D., Sawhney, A., Greenberg, B., et al. (2015). The spectrum of autoimmune encephalopathies. *Journal of Neuroimmunology*, *287*, 93–97.

Elbabaa, S. K., Gildehaus, A. M., Pierson, M. J., et al. (2017). First 60 fetal in-utero myelomeningocele repairs at Saint Louis Fetal Care Institute in the post-MOMS trial era: Hydrocephalus treatment outcomes (endoscopic third ventriculostomy versus ventriculo-peritoneal shunt). *Child's Nervous System*, *33*(7), 1157–1168.

Ellis, M. J., Cordingley, D., Vis, S., et al. (2015). Vestibulo-ocular dysfunction in pediatric sports-related concussion. *Journal of Neurosurgery. Pediatrics*, *16*(3), 248–255.

El-Radhi, A. S. (2015). Management of seizures in children. *The British Journal of Nursing*, *24*(3), 152–155.

Fernandez, I. S., Abend, N. S., & Loddenkemper, T. (2018). Status epilepticus. In K. F. Swaiman, S. Ashwal, D. M. Ferriero, et al. (Eds.), *Swaiman's pediatric neurology: Principles and practice* (6th ed.). Philadelphia, PA: Elsevier.

Fisher, R. S., Acevedo, C., Arzimanoglou, A., et al. (2014). ILAE official report: A practical clinical definition of epilepsy. *Epilepsia*, *55*(4), 475–482.

Fisher, R. S., Cross, J. H., French, J. A., et al. (2017). Operational classification of seizure types by the international league against epilepsy: Position paper of the ILAE commission for classification and terminology. *Epilepsia*, *58*(4), 522–530.

Franklin, R. C., Pearn, J. H., & Peden, A. E. (2017). Drowning fatalities in childhood: The role of pre-existing medical conditions. *Archives of Disease in Childhood*, *102*(10), 888–893.

Fulkerson, D. H., White, I. K., Rees, J. M., et al. (2015). Analysis of long-term (median 10.5 years) outcomes in children presenting with traumatic brain injury and an initial Glasgow Coma Scale score of 3 or 4. *Journal of Neurosurgery. Pediatrics*, *16*(4), 410–419.

Gainza-Lein, M., Sanchez-Fernández, I., & Loddenkemper, T. (2017). Use of EEG in critically ill children and neonates in the United States of America. *Journal of Neurology*, *264*(6), 1165–1173.

Gaw, C. E., Chounthirath, T., & Smith, G. A. (2017). Nursery product-related injuries treated in United States emergency departments. *Pediatrics*, *139*(4), e20162503.

Germain, B., & Maria, B. L. (2018). Epileptic encephalopathies: Clinical aspects, molecular features and pathogenesis, therapeutic targets and translational opportunities, and future research directions. *Journal of Child Neurology*, *33*(1), 7–40.

Gilchrist, J., & Parker, E. M. (2014). Racial/ethnic disparities in fatal unintentional drowning among persons aged≤ 29 years – United States, 1999–2010. *MMWR. Morbidity and Mortality Weekly Report*, *63*(19), 421–426.

Glauser, T., Shinnar, S., Gloss, D., et al. (2016). Evidence-based guideline: Treatment of convulsive status epilepticus in children and adults: Report of the guideline committee of the American Epilepsy Society. *Epilepsy Currents*, *16*(1), 48–61.

Gofshteyn, J. S., & Stephenson, D. J. (2016). Diagnosis and management of childhood headache. *Current Problems in Pediatric and Adolescent Health Care*, *46*(2), 36–51.

Gordon, S. M., Srinivasan, L., & Harris, M. C. (2017). Neonatal meningitis: Overcoming challenges in diagnosis, prognosis, and treatment with omics. *Frontiers in Pediatrics*, *5*, 139.

Grool, A. M., Aglipay, M., Momoli, F., et al. (2016). Association between early participation in physical activity following acute concussion and persistent postconcussive symptoms in children and adolescents. *JAMA: The Journal of the American Medical Association, 316*(23), 2504–2514.

Hancock, E. C., Osborne, J. P., & Edwards, S. W. (2013). Treatment of infantile spasms. *Cochrane Database of Systematic Review* (6), CD001770.

Harary, M., Dolmans, R. G. F., & Gormley, W. B. (2018). Intracranial pressure monitoring- Review and avenues for development. *Sensors, 18*(465), 1–15.

Harden, C., Tomson, T., Gloss, D., et al. (2017). Practice guideline summary: Sudden unexpected death in epilepsy incidence rates and risk factors report of the guideline development, dissemination, and implementation subcommittee of the American Academy of Neurology and the American Epilepsy Society. *Neurology, 88*(17), 1674–1680.

Hartman, M. E., & Cheifetz, I. M. (2020). Pediatric emergencies and resuscitation. In R. Kliegman, J. W. St. Geme, N. J. Blum, et al. (Eds.), *Nelson textbook of pediatrics* (21st ed.). Philadelphia PA: Elsevier.

Heckenberg, S. G., Brouwer, M. C., & van de Beek, D. (2014). Bacterial meningitis. *Handbook of Clinical Neurology, 121*, 1361–1375.

Hepburn-Smith, M., Dynkevich, I., Spektor, M., et al. (2016). Establishment of an external ventricular drain best practice guideline: The quest for a comprehensive, universal standard for external ventricular drain care. *The Journal of Neuroscience Nursing: Journal of the American Association of Neuroscience Nurses, 48*(1), 54–65.

Hershey, A. D., Kabbouche, M. A., O'Brien, H. L., et al. (2020). Headaches. In R. Kliegman, J. W. St. Geme, N. J. Blum, et al. (Eds.), *Nelson textbook of pediatrics* (21st ed.). Philadelphia PA: Elsevier.

Hesdorffer, D. C., Shinnar, S., Lax, D. N., et al. (2016). Risk factors for subsequent febrile seizures in the FEBSTAT study. *Epilepsia, 57*(7), 1042–1047.

Holmes, G. L. (2018). Generalized seizures. In K. F. Swaiman, S. Ashwal, D. M. Ferriero, et al. (Eds.), *Swaiman's pediatric neurology: Principles and practice* (6th ed.). Philadelphia, PA: Elsevier.

Hua, F., Xie, H., Worthington, H. V., et al. (2016). Oral hygiene care for critically ill patients to prevent ventilator-associated pneumonia. *Cochrane Database of Systematic Review* (10), CD008367.

Huang, K. T., Bi, W. L., Abd-El-Barr, M., et al. (2016). The neurocritical and neurosurgical care of subdural hematomas. *Neurocritical Care, 24*(2), 294–307.

Ibrahim, S. H., & Balestreri, W. F. (2020). Mitonchondrial hepatopathies. In R. M. Kliegman, J. W. St. Geme, N. J. Blum, et al. (Eds.), *Nelson textbook of pediatrics* (21st ed.). Philadelphia PA: Elsevier.

International Headache Society. (2018). *The International Classification of Headache Disorders* (3rd ed). Available at: https://www.ichd-3.org/. [Accessed 18 May 2018].

Janowski, A. B., & Hunstad, D. A. (2020a). Brain abscess. In R. M. Kliegman, J. W. St. Geme, N. J. Blum, et al. (Eds.), *Nelson textbook of pediatrics* (21st ed.). Philadelphia PA: Elsevier.

Janowski, A. B., & Hunstad, D. A. (2020b). Central nervous system infections. In R. M. Kliegman, J. W. St. Geme, N. J. Blum, et al. (Eds.), *Nelson textbook of pediatrics* (21st ed.). Philadelphia PA: Elsevier.

Janowski, A. B., & Hunstad, D. A. (2020c). Acute bacterial meningitis. In R. M. Kliegman, J. W. St. Geme, N. J. Blum, et al. (Eds.), *Nelson textbook of pediatrics* (21st ed.). Philadelphia PA: Elsevier.

Jimenez, N., Symons, R. G., Wang, J., et al. (2016). Outpatient rehabilitation for Medicaid-insured children hospitalized with traumatic brain injury. *Pediatrics, 137*(6), e20153500.

Jones, C. E., Munoz, F. M., & Spiegel, H. M. (2016). Guideline for collection, analysis and presentation of safety data in clinical trials of vaccines in pregnant women. *Vaccine, 34*(49), 5998–6006.

Jones, C., & Reilly, C. (2016). Parental anxiety in childhood epilepsy: A systematic review. *Epilepsia, 57*(4), 529–537.

Jones, K., Go, C., Boyd, J., et al. (2015). Vigabatrin as first-line treatment for infantile spasms not related to tuberous sclerosis complex. *Pediatric Neurology, 53*(2), 141–145.

Jones, K., Snead, O. C., III, Boyd, J., et al. (2015a). Adrenocorticotropic hormone versus prednisolone in the treatment of infantile spasms post vigabatrin failure. *Journal of Child Neurology, 30*(5), 595–600.

Joyce, T., & Huecker, M. R. (2019). *Pediatric abusive head trauma (Shaken Baby Syndrome).*

Kacperski, J., & Arthur, T. (2016). Management of post-traumatic headaches in children and adolescents. *Headache, 56*(1), 36–48.

Kacperski, J., Kabbouche, M. A., O'Brien, H. L., et al. (2016). The optimal management of headaches in children and adolescents. *Therapeutic Advances in Neurological Disorders, 9*(1), 53–68.

Kahle, K. T., Kulkarni, A. V., Limbrick, D. D., et al. (2016). Hydrocephalus in children. *Lancet, 387*(10020), 788–799.

Kannan, N., Quistberg, A., Wang, J., et al. (2017). Frequency of and factors associated with emergency department intracranial pressure monitor placement in severe pediatric traumatic brain injury. *Brain Inj, 31*(13–14), 1745–1752.

Kinsman, S. L., & Johnston, M. V. (2020). Hydrocephalus. In R. M. Kliegman, J. W. St. Geme, N. J. Blum, et al. (Eds.), *Nelson Textbook of Pediatrics* (21st ed.). Philadelphia PA: Elsevier.

Klevens, J., Schmidt, B., Luo, F., et al. (2017). Effect of the earned income tax credit on hospital admissions for pediatric abusive head trauma, 1995-2013. *Public Health Reports, 132*(4), 505–511.

Ku, L. C., Boggess, K. A., & Cohen-Wolkowiez, M. (2015). Bacterial meningitis in infants. *Clinics in Perinatology, 42*(1), 29–45.

Kuczynski, A., Crawford, S., Bodell, L., et al. (2013). Characteristics of post-traumatic headaches in children following mild traumatic brain injury and their response to treatment: A prospective cohort. *Developmental Medicine and Child Neurology, 55*(7), 636–641.

Kulkarni, A. V., Sgouros, S., Constantini, S., et al. (2016). International infant hydrocephalus study: Initial results of a prospective, multicenter comparison of endoscopic third ventriculostomy (ETV) and shunt for infant hydrocephalus. *Child's Nervous System, 32*(6), 1039–1048.

Langdon, R., & DiSabella, M. T. (2017). Pediatric headache: An overview. *Current Problems in Pediatric and Adolescent Health Care, 47*(3), 44–56.

Lee, I. C., Li, S. Y., & Chen, Y. J. (2017). Seizure recurrence in children after stopping antiepileptic medication: 5-year follow-up. *Pediatrics and Neonatology, 58*(4), 338–343.

Longoni, G., Levy, D. M., & Yeh, E. A. (2016). The changing landscape of childhood inflammatory central nervous system disorders. *The Journal of Pediatrics, 179*, 24–32.

Lopes, N. R., & Williams, L. C. (epub ahead of print, 2016). Pediatric abusive head trauma prevention initiatives: A literature review. Trauma, Violence and Abuse.

Luat, A. F., Coyle, L., & Kamat, D. (2016). The ketogenic diet: A practical guide for pediatricians. *Pediatric Annals, 45*(12), e446–e450.

Månsson, P. K., Johansson, S., Ziebell, M., et al. (2017). Forty years of shunt surgery at Rigshospitalet, Denmark: A retrospective study comparing past and present rates and causes of revision and infection. *British Medical Journal Open, 7*(1), e013389.

Martin, H. A. (2017). The power of lidocaine, epinephrine, and tetracaine (LET) and a child life specialist when suturing lacerations in children. *Journal of Emergency Nursing, 43*(2), 169–170.

Martin, K., Jackson, C. F., Levy, R. G., et al. (2016). Ketogenic diet and other dietary treatments for epilepsy. *Cochrane Database of Systematic Review* (2), CD001903.

McCrea, M. A., Nelson, L. D., & Guskiewicz, K. (2017). Diagnosis and management of acute concussion. *Physical Medicine and Rehabilitation Clinics of North America, 28*(2), 271–286.

McMurtry, C. M., Taddio, A., Noel, M., et al. (2016). Exposure-based interventions for the management of individuals with high levels of needle fear across the lifespan: A clinical practice guideline and call for further research. *Cognitive Behaviour Therapy, 45*(3), 217–235.

Meehan, W. P., Mannix, R. C., Stracciolini, A., et al. (2013). Symptom severity predicts prolonged recovery after sport-related concussion, but age and amnesia do not. *The Journal of Pediatrics, 163*(3), 721–725.

Merison, K., & Jacobs, H. (2016). Diagnosis and treatment of childhood migraine. *Current Treatment Options in Neurology, 18*(11), 48.

Mewasingh, L. D. (2014). Febrile seizures. *BMJ Clinical Evidence, 2014*, 0324.

Mikati, M. A., & Tchapyjnikov, D. (2020). Seizures in childhood. In R. M. Kliegman, J. W. St. Geme, N. J. Blum, et al. (Eds.), *Nelson Textbook of Pediatrics* (21st ed.). Philadelphia PA: Elsevier.

Minns, R. A., Jones, P. A., Tandon, A., et al. (2017). Raised intracranial pressure and retinal haemorrhages in childhood encephalopathies. *Developmental Medicine and Child Neurology, 59*(6), 597–604.

Moosa, A. N., & Gupta, A. (2014). Outcome after epilepsy surgery for cortical dysplasia in children. *Child's Nervous System, 20*(11), 1905–1911.

Morgan, C. D., Zuckerman, S. L., Lee, Y. M., et al. (2015). Predictors of postconcussion syndrome after sports-related concussion in young athletes: A matched case-control study. *Journal of Neurosurgery. Pediatrics, 15*(6), 589–598.

Morse, A. M., & Kothare, S. V. (2016). Pediatric sudden unexpected death in epilepsy. *Pediatric Neurology, 57*, 7–16.

Moshe, S. L., Perucca, E., Ryvlin, P., et al. (2015). Epilepsy: New advances. *Lancet, 385*(9971), 884–898.

Mullally, W. J. (2017). Concussion. *The American Journal of Medicine*.

Murphy, S., Thomas, N. J., Gertz, S. J., et al. (epub ahead of print, 2017). Tripartite stratification of the Glasgow Coma Scale in children with severe traumatic brain injury and mortality: An analysis from a multi-center comparative effectiveness study. *Journal of Neurotrauma*.

Nakagawa, T. A., Ashwal, S., Mathur, M., et al. (2012). Guidelines for the determination of brain death in infants and children: An update of the 1987 task force recommendations. *Annals of Neurology, 71*(4), 573–585.

Noje, C., Jackson, E. M., Nasr, I. W., et al. (2019). Trauma bay disposition of infants and young children with mild traumatic brain injury and positive head imaging. *Operative Neurosurgery* [Epub ahead of print].

Novakova, B., Harris, P. R., Ponnusamy, A., et al. (2013). The role of stress as a trigger for epileptic seizures: A narrative review of evidence from human and animal studies. *Epilepsia, 54*(11), 1866–1876.

O'Callaghan, F. J., Edwards, S. W., Alber, F. D., et al. (2017). Safety and effectiveness of hormonal treatment versus hormonal treatment with vigabatrin for infantile spasms (ICISS): A randomised, multicentre, open-label trial. *The Lancet. Neurology, 16*(1), 33–42.

Offringa, M., Newton, R., Cozijnsen, M. A., et al. (2017). Prophylactic drug management for febrile seizures in children. *Cochrane Database of Systematic Review* (2), CD003031.

Patel, N., Ram, D., Swiderska, N., et al. (2015). Febrile seizures. *British Medical Journal (Clinical Research Ed.), 351*, 1–7.

Patniyot, I. R., & Gelfand, A. A. (2016). Acute treatment therapies for pediatric migraine: A qualitative systematic review. *Headache, 56*(1), 49–70.

Paulsen, A. H., Lundar, T., & Lindegaard, K. F. (2015). Pediatric hydrocephalus: 40-year outcomes in 128 hydrocephalic patients treated with shunts during childhood. Assessment of surgical outcome, work participation, and health-related quality of life. *Journal of Neurosurgery. Pediatrics, 16*(6), 633–641.

Pisapia, J. M., Sinha, S., Zarnow, D. M., et al. (2017). Fetal ventriculomegaly: Diagnosis, treatment, and future directions. *Child's Nervous System, 33*(7), 1113–1123.

Popernack, M. L., Gray, N., & Reuter-Rice, K. (2015). Moderate-to-severe traumatic brain injury in children: Complications and rehabilitation strategies. *Journal of Pediatric Health Care, 29*(3), e1–e7.

Puledda, F., Messina, R., & Goadsby, P. J. (2017). An update on migraine: Current understanding and future directions. *Journal of Neurology, 264*(9), 2031–2039.

Quan, L., Bierens, J. J., Lis, R., et al. (2016). Predicting outcome of drowning at the scene: A systematic review and meta-analyses. *Resuscitation, 104*, 63–75.

Quan, L., Mack, C. D., & Schiff, M. A. (2014). Association of water temperature and submersion duration and drowning outcome. *Resuscitation, 85*(6), 790–794.

Rumalla, K., Smith, K. A., Letchuman, V., et al. (2018). Nationwide incidence and risk factors for posttraumatic seizures in children with traumatic brain injury. *J Neurosurg Pediatr, 22*(6), 684–693.

Ryan, M. E., Jaju, A., Ciolino, J. D., et al. (2016). Rapid MRI evaluation of acute intracranial hemorrhage in pediatric head trauma. *Neuroradiology, 58*(8), 793–799.

Ryvlin, P., Cross, J. H., & Rheims, S. (2014). Epilepsy surgery in children and adults. *The Lancet. Neurology, 13*(11), 1114–1126.

Saghazadeh, A., Mastrangelo, M., & Rezaei, N. (2014). Genetic background of febrile seizures. *Reviews in the Neurosciences, 25*(1), 129–161.

Scheer, S., & John, R. M. (2016). Anti-N-Methyl-D-Aspartate receptor encephalitis in children and adolescents. *Journal of Pediatric Health Care, 30*(4), 347–358.

Seinfeld, S. A., Pellock, J. M., Kjeldsen, M. J., et al. (2016). Epilepsy after febrile seizures: Twins suggest genetic influence. *Pediatric Neurology, 55*, 14–16.

Sellin, J. N., Moreno, A., Ryan, S. L., et al. (2017). Children presenting in delayed fashion after minor head trauma with scalp swelling: Do they require further workup? *Child's Nervous System, 33*(4), 647–652.

Shankar, P., Zamora, C., & Castillo, M. (2016). Congenital malformations of the brain and spine. *Handbook of Clinical Neurology, 136*, 1121–1137.

Singh, B., Murad, M. H., Prokop, L. J., et al. (2013). Meta-analysis of Glasgow Coma Scale and simplified motor score in predicting traumatic brain injury outcomes. *Brain Injury: [BI], 27*(3), 293–300.

Singh, R., Singh, K. P., Cherian, S., et al. (2017). Rabies–epidemiology, pathogenesis, public health concerns and advances in diagnosis and control: A comprehensive review. *Veterinary Quarterly, 37*(1), 212–251.

Singhal, N. S., Harini, C., & Sullivan, J. (2018). Epileptic spasms and myoclonic seizures. In K. F. Swaiman, S. Ashwal, D. M. Ferriero, et al. (Eds.), *Swaiman's Pediatric Neurology: Principles and Practice* (6th ed.). Philadelphia, PA: Elsevier.

Smith, S. E., Pratt, R., Trieu, L., et al. (2017). Epidemiology of pediatric multidrug-resistant tuberculosis in the United States, 1993-2014. *Clinical Infectious Diseases, 65*(9), 1437–1443.

Strahle, J., Selzer, B. J., Muraszko, K. M., et al. (2012). Programmable shunt valve affected by exposure to a tablet computer. *Journal of Neurosurgery. Pediatrics, 10*(2), 118–120.

Sutherland, H. G., & Griffiths, L. R. (2017). Genetics of migraine: Insights into the molecular basis of migraine disorders. *Headache, 57*(4), 537–569.

Swanson, D. (2015). Meningitis. *Pediatrics in Review, 36*(12), 514–524.

Taylor, C. A., Bell, J. M., Breiding, M., et al. (2017). Traumatic brain injury–related emergency department visits, hospitalizations, and deaths – United States, 2007 and 2013. *MMWR. Surveillance Summaries: Morbidity and Mortality Weekly Report. Surveillance Summaries, 66*(9), 1–16.

Teichert, J. H., Rosales, P. R., Jr., Lopes, P. B., et al. (2012). Extradural hematoma in children: Case series of 33 patients. *Pediatric Neurosurgery, 48*(4), 216–220.

Téllez-Zenteno, J. F., Hernández-Ronquillo, L., Buckley, S., et al. (2014). A validation of the new definition of drug-resistant epilepsy by the International League Against Epilepsy. *Epilepsia, 55*(6), 829–834.

Tenney, J. R., & Glauser, T. (2018). Electroclinical syndromes: Childhood onset. In K. F. Swaiman, S. Ashwal, D. M. Ferriero, et al. (Eds.), *Swaiman's pediatric neurology: Principles and practice* (6th ed.). Philadelphia, PA: Elsevier.

Thomas, A. A., & Caglar, D. (2020). Drowning and submersion injury. In R. M. Kliegman, J. W. St. Geme, N. J. Blum, et al. (Eds.), *Nelson textbook of pediatrics* (21st ed.). Philadelphia PA: Elsevier.

Tobin, J. M., Ramos, W. D., Pu, Y., et al. (2017). Bystander CPR is associated with improved neurologically favourable survival in cardiac arrest following drowning. *Resuscitation, 115*, 39–43.

Toth, P., Szarka, N., Farkas, E., et al. (2016). Traumatic brain injury-induced autoregulatory dysfunction and spreading depression-related neurovascular uncoupling: Pathomechanisms, perspectives, and therapeutic implications. *American Journal of Physiology, Heart and Circulatory Physiology, 311*(5), H1118–H1131.

Venable, G. T., Rossi, N. B., Morgan Jones, G., et al. (2016). The preventable shunt revision pate: A potential quality metric for pediatric shunt surgery. *Journal of Neurosurgery. Pediatrics, 18*(1), 7–15.

Vetter, V., Baxter, R., Denizer, G., et al. (2016). Routinely vaccinating adolescents against meningococcus: Targeting transmission & disease. *Expert Review of Vaccines, 15*(5), 641–658.

Vezina, N., Al-Halabi, B., Shash, H., et al. (2017). A review of techniques used in the management of growing skull fractures. *The Journal of Craniofacial Surgery, 28*(3), 604–609.

Wassenaar, M., Kasteleijn-Nolst Trenite, D. G., de Haan, G. J., et al. (2014). Seizure precipitants in a community-based epilepsy cohort. *Journal of Neurology, 261*(4), 717–724.

Wassenaar, M., Leijten, F. S., Egberts, T. C., et al. (2013). Prognostic factors for medically intractable epilepsy: A systematic review. *Epilepsy Research, 106*(3), 301–310.

Weinberg, G. A., & Thompson-Stone, R. (2018). Bacterial infections of the nervous system. In K. F. Swaiman, S. Ashwal, D. M. Ferriero, et al. (Eds.), *Swaiman's pediatric neurology: Principles and practice* (6th ed.). Philadelphia, PA: Elsevier.

Weiss, E. F., Masur, D., Shinnar, S., et al. (2016). Cognitive functioning one month and one year following febrile status epilepticus. *Epilepsy & Behavior, 64*, 283–288.

Willoughby, R. E., Jr. (2020). Rabies. In R. M. Kliegman, J. W. St. Geme, N. J. Blum, et al. (Eds.), *Nelson textbook of pediatrics* (21st ed.). Philadelphia PA: Elsevier.

World Health Organization. (2017). Human rabies: 2016 updates and call for data. *Weekly Epidemiological Record, 92*(7), 77–86.

Xu, J. (2014). Unintentional drowning deaths in the United States 1999–2010. *NCHS Data Brief, 149*, 1–8.

Zemek, R., Barrowman, N., Freedman, S. B., et al. (2016). Clinical risk score for persistent postconcussion symptoms among children with acute concussion in the. *JAMA: The Journal of the American Medical Association, 315*(10), 1014–1025.

28

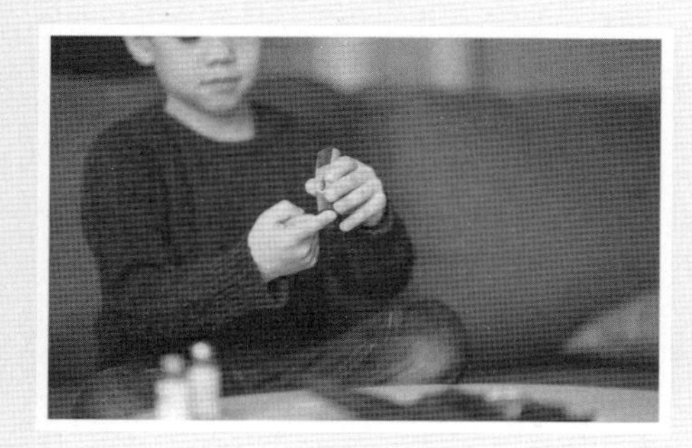

Criança com Disfunção Endócrina

Amy Barry, Erin Connelly

CONCEITOS GERAIS

- Regulação celular
- Regulação da glicose
- Educação do paciente
- Promoção de saúde

SISTEMA ENDÓCRINO

O sistema endócrino controla e regula o metabolismo, incluindo produção de energia, crescimento, equilíbrio de fluidos e eletrólitos, resposta ao estresse e desenvolvimento sexual (Gardner & Shoback, 2011). Esse sistema tem três componentes: (1) a célula, que envia uma mensagem química usando um hormônio, (2) as células ou órgãos-alvo, que recebem a mensagem química, e (3) o ambiente por meio do qual o produto químico é transportado do local de síntese para o local de ação celular (p. ex., sangue, linfa, fluidos extracelulares). As glândulas endócrinas, que estão distribuídas por todo o corpo, estão listadas na Tabela 28.1; também estão listadas várias estruturas adicionais às vezes consideradas glândulas endócrinas, embora geralmente não sejam incluídas. A revisão da fisiopatologia na Figura 28.1 fornece um resumo dos principais hormônios hipofisários e seus órgãos-alvo.

Tabela 28.1 Hormônios e suas funções.

Hormônio	Efeito	Hipofunção	Hiperfunção
Adeno-hipófise (pituitária anterior)[a]			
HST ou GH (somatotrofina) *Tecido-alvo*: ossos	Promove crescimento do osso e tecidos moles Tem efeito importante sobre o crescimento linear Mantém a velocidade normal de síntese proteica Conserva a utilização de carboidratos e promove mobilização de gordura É essencial para proliferação celular da cartilagem na placa epifisária É ineficaz para o crescimento linear após fechamento epifisário Tem efeito hiperglicêmico (ação anti-insulínica)	Fusão epifisária com cessação do crescimento Nanismo pré-púbere Caquexia hipofisária (doença de Simmonds) Atraso generalizado do crescimento Hipoglicemia	Gigantismo pré-púbere Acromegalia (após atingir crescimento completo) DM Hipoproteinemia pós-púbere
Tireotrofina (TSH) *Tecido-alvo*: glândula tireoide	Promove e mantém crescimento e desenvolvimento da glândula tireoide Estimula a secreção de HT	Hipotireoidismo Atraso marcante da puberdade Mixedema juvenil	Hipertireoidismo Tireotoxicose Doença de Graves
ACTH *Tecido-alvo*: córtex adrenal	Promove e mantém crescimento e desenvolvimento do córtex adrenal Estimula o córtex adrenal a secretar glicocorticoides e andrógenos	Insuficiência adrenocortical aguda (doença de Addison) Hipoglicemia Aumento da pigmentação	Síndrome de Cushing
Gonadotrofinas *Tecido-alvo*: gônadas	Estimulam a maturação das gônadas e produção de hormônios sexuais e células germinativas	Puberdade espontânea ausente ou incompleta	Puberdade precoce Fechamento epifisário precoce
FSH *Tecido-alvo*: ovários, testículos	Homem: estimula o desenvolvimento dos túbulos seminíferos; inicia a espermatogênese Mulher: estimula a maturação dos folículos de Graaf e secreção de estrógenos	Hipogonadismo Esterilidade Ausência ou perda de características sexuais secundárias Amenorreia	Puberdade precoce Insuficiência gonadal primária Hirsutismo Ovário policístico Fechamento epifisário precoce

(Continua)

Tabela 28.1 Hormônios e suas funções. (*continuação*)

Hormônio	Efeito	Hipofunção	Hiperfunção
LH[b] *Tecido-alvo*: ovários, testículos	Homem: estimula a diferenciação das células de Leydig, que secretam andrógenos, principalmente testosterona Mulher: produz ruptura do folículo com liberação do óvulo maduro; estimula a secreção de progesterona pelo corpo lúteo	Hipogonadismo Esterilidade Impotência Ausência ou perda de características sexuais secundárias Insuficiência ovariana Eunuquismo	Puberdade precoce Insuficiência gonadal primária Hirsutismo Ovário policístico Fechamento epifisário precoce
Prolactina (hormônio luteotrópico) *Tecido-alvo*: ovários, seios	Estimula secreção láctea Mantém o corpo lúteo e secreção de progesterona durante a gravidez	Incapacidade de produzir leite Amenorreia	Galactorreia Hipogonadismo funcional
MSH *Tecido-alvo*: pele	Promove pigmentação da pele	Diminuição ou ausência de pigmentação cutânea	Aumento da pigmentação cutânea
Neuro-hipófise (hipófise posterior)			
ADH (vasopressina) *Tecido-alvo*: túbulos renais	Atua nos túbulos distais e coletores, tornando-os mais permeáveis à água, aumentando assim a reabsorção e diminuindo a excreção de urina	DI	SIADH Retenção de líquido Hiponatremia
Ocitocina *Tecido-alvo*: útero, seios	Estimula fortes contrações uterinas Promove a ejeção do leite a partir dos alvéolos nos ductos mamários (reflexo de ejeção)		
Tireoide			
HTs: T_4 e T_3	Regulam a taxa metabólica; controlam a taxa de crescimento das células corporais Especialmente importantes para o crescimento de ossos, dentes e cérebro Promovem mobilização de gorduras e gliconeogênese	Hipotireoidismo Mixedema Tireoidite de Hashimoto Redução ampla do crescimento geral; extensão dependente da idade na qual a deficiência ocorre Deficiência intelectual no lactente	Bócio exoftálmico (doença de Graves) Crescimento linear acelerado Fechamento epifisário precoce
Tireocalcitonina	Regula o metabolismo de cálcio e fósforo Influencia a ossificação e o desenvolvimento ósseo		
Glândulas paratireoides			
PTH	Promove reabsorção de cálcio do sangue, ossos e intestino Promove excreção de fósforo nos túbulos renais	Hipocalcemia (tetania)	Hipercalcemia (desmineralização óssea) Hipofosfatemia
Córtex adrenal			
Mineralocorticoides Aldosterona	Estimulam a reabsorção de sódio pelos túbulos renais, promovendo assim retenção de água, com perda de potássio	Insuficiência adrenocortical	Desequilíbrio eletrolítico Hiperaldosteronismo
Hormônios sexuais: andrógenos, estrógenos, progesterona	Influenciam o desenvolvimento dos ossos, órgãos reprodutivos e características sexuais secundárias	Feminilização do homem	Síndrome adrenogenital
Glicocorticoides Cortisol (hidrocortisona e composto F) Corticosterona (composto B)	Promovem metabolismo normal de gorduras, proteínas e carboidratos Mobilizam defesas do organismo durante período de estresse Suprimem resposta inflamatória	Doença de Addison Insuficiência adrenocortical aguda Comprometimento da função sexual e crescimento	Síndrome de Cushing Distúrbio grave do crescimento com atraso da maturação esquelética Em excesso, tendem a acelerar a gliconeogênese e o catabolismo de proteínas e gorduras
Medula adrenal			
Epinefrina (epinefrina), norepinefrina (norepinefrina)	Causa vasoconstrição cardíaca e da musculatura lisa (aumenta a pressão arterial) Aumenta a glicemia por meio da glicólise Inibe a atividade GI Ativa as glândulas sudoríparas		Hiperfunção causada por: • Feocromocitoma • Neuroblastoma • Ganglioneuroma

(*Continua*)

Tabela 28.1 Hormônios e suas funções. (*continuação*)

Hormônio	Efeito	Hipofunção	Hiperfunção
Ilhotas de Langerhans pancreáticas			
Insulina (células beta)	Promove transporte de glicose às células Aumenta a utilização de glicose, glicogênese e glicólise Promove transporte de ácidos graxos para as células e lipogênese Promove transporte de aminoácidos para as células e a síntese proteica	DM	Hiperinsulinismo
Glucagon (células alfa)	Atua como antagonista da insulina, aumentando assim a glicemia pela aceleração da glicogenólise É capaz de inibir a secreção da insulina e glicogênio		Hiperglicemia Pode ser fundamental na ocorrência da CAD na DM
Somatostatina (células delta)	É capaz de inibir a secreção da insulina e glicogênio		
Ovários			
Estrógeno	Acelera o crescimento de células epiteliais, especialmente no útero após menstruações Promove anabolismo proteico Promove fechamento epifisário dos ossos Promove desenvolvimento dos seios durante a puberdade e gravidez Tem papel na função sexual Estimula a reabsorção de água e sódio nos túbulos renais Estimula o amadurecimento dos óvulos	Ausência ou repressão do desenvolvimento sexual	Puberdade precoce, fechamento epifisário precoce
Progesterona	Prepara o útero para implantação do óvulo fertilizado e ajuda a manter a gravidez Atua no desenvolvimento do sistema alveolar dos seios durante a gravidez Inibe as contrações miometriais Tem efeito sobre o catabolismo proteico Promove retenção de sais e água, especialmente no endométrio		
Testículos			
Testosterona	Acelera o anabolismo proteico para o crescimento Promove fechamento epifisário Promove desenvolvimento de características sexuais secundárias Tem papel na função sexual Estimula a produção de espermatozoides pelos testículos	Atraso do desenvolvimento sexual ou eunucoidismo	Puberdade precoce, fechamento epifisário precoce

ACTH, hormônio adrenocorticotrófico; *ADN*, hormônio antidiurético; *CDA*, cetoacidose diabética; *DI*, diabetes insípido; *DM*, diabetes melito; *FSH*, hormônio foliculoestimulante; *GH*, hormônio de crescimento; *GI*, gastrintestinal; *GH*, hormônio da somatotrofina; *HT*, hormônio tireoidiano; *LH*, hormônio luteinizante; *MSH*, hormônio estimulante de melanócitos; *PTH*, hormônio da paratireoide; *SIADH*, síndrome da secreção inapropriada do hormônio antidiurético; T_3, triiodotironina; T_4, tiroxina; *TSH*, hormônio tireoestimulante.

[a]Para cada hormônio da pituitária anterior, há um fator liberador hipotalâmico correspondente. Uma deficiência nesses fatores causada pela inibição da síntese de hormônios da pituitária anterior causa os mesmos efeitos. (Ver texto para obter informações mais detalhadas.)

[b]Em homens, o LH é algumas vezes conhecido como hormônio estimulante de células intersticiais (ICSHI).

HORMÔNIOS

Um hormônio é uma substância química complexa produzida e secretada nos fluidos corporais por uma célula ou grupo de células que exerce um efeito de controle fisiológico em outras células (Garibaldi & Chemaitilly, 2016). Esses efeitos podem ser locais ou distantes e podem afetar a maioria das células orgânicas ou tecidos "alvos" específicos. A maioria dos hormônios é liberada pelas glândulas endócrinas na corrente sanguínea e a produção é regulada pelo mecanismo de retroalimentação (ver Tabela 28.1). A glândula mestra do sistema endócrino é a hipófise anterior. A hipófise é responsável pela estimulação e inibição dos hormônios trópicos. Outros hormônios, como a insulina, não são regulados pela glândula hipófise.

DISTÚRBIOS DA FUNÇÃO HIPOFISÁRIA

A hipófise ou pituitária é dividida em dois lobos: a hipófise anterior (adeno-hipófise) e a hipófise posterior (neuro-hipófise). É controlada por hormônios secretados pelo hipotálamo. Cada lobo da hipófise é responsável pela secreção de diferentes hormônios. A causa da disfunção hipofisária pode ser orgânica ou idiopática e pode envolver um hormônio ou uma combinação de hormônios. As manifestações clínicas da disfunção hipofisária dependem dos hormônios envolvidos e da idade do paciente. A deficiência múltipla de hormônios hipofisários (DMHH) é definida como a perda de mais de uma função do hormônio pituitário anterior (Gangat & Radovick, 2017). O *pan-hipopituitarismo* é

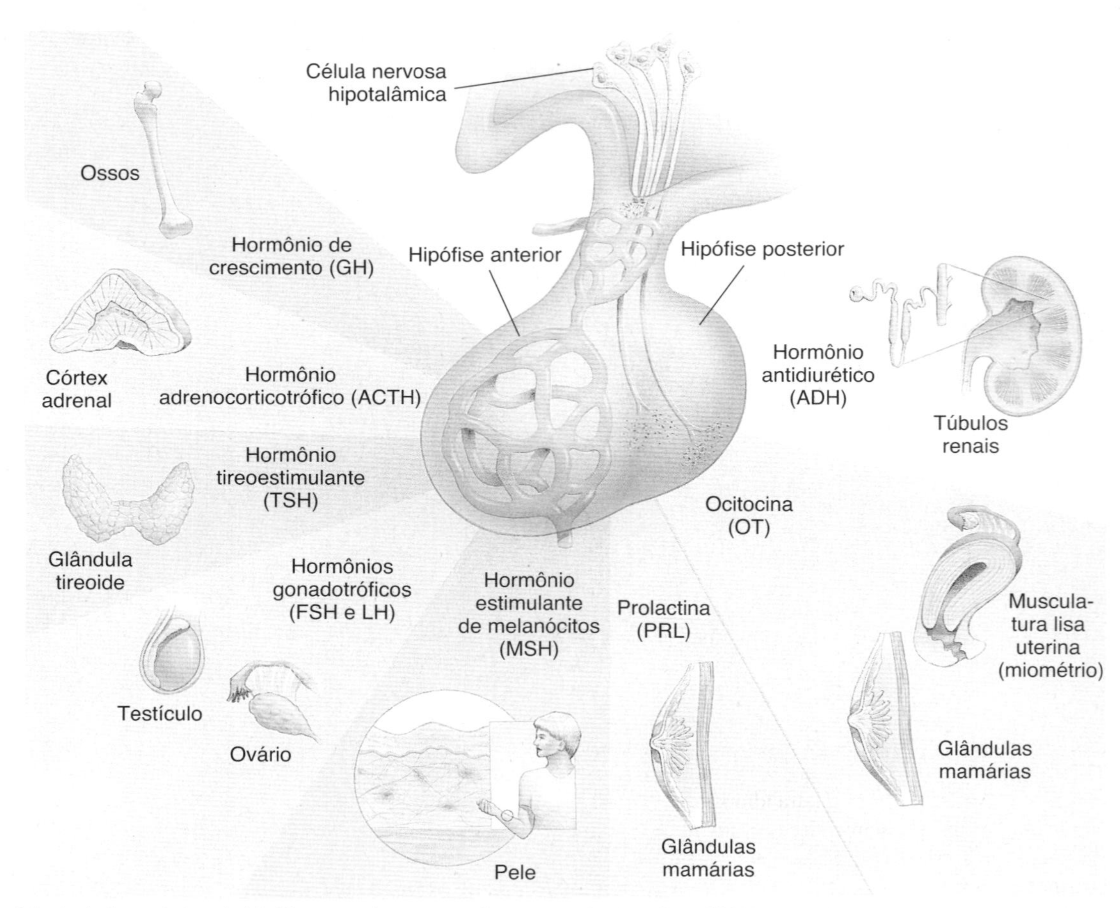

Figura 28.1 Principais hormônios da hipófise anterior e posterior e seus órgãos-alvo. *FSH*, hormônio foliculoestimulante; *LH*, hormônio luteinizante. (De Patton, K. T., & Thibodeau, G. A. [2013]. *Anatomy and physiology* [8th ed]. St. Louis, MO: Mosby/Elsevier.)

definido clinicamente como a perda de toda a função hormonal da hipófise anterior, deixando apenas a função posterior intacta (Toogood & Stewart, 2008).

! ALERTA PARA A ENFERMAGEM

Crianças com pan-hipopituitarismo devem usar identificação de saúde, como pulseira.

HIPOPITUITARISMO

O hipopituitarismo ou DMHH é a secreção diminuída de um ou mais hormônios da hipófise anterior. As consequências dessa condição dependem do grau de disfunção e muitas vezes estão associadas ao aumento do risco de morbidade e mortalidade (Gangat & Radovick, 2017).

- Deficiência de gonadotrofinas (diminuição do hormônio luteinizante [LH] ou hormônio foliculoestimulante [FSH]) em que as crianças apresentam ausência ou regressão nas características sexuais secundárias
- Deficiência de hormônio do crescimento (GH) na qual as crianças apresentam crescimento somático atrofiado
- Deficiência de hormônio estimulante da tireoide (TSH), que causa hipotireoidismo
- Deficiência de hormônio adrenocorticotrófico (ACTH), que resulta em hipofunção adrenal.

O hipopituitarismo pode resultar de qualquer uma das condições listadas no Boxe 28.1. A causa orgânica mais comum de hiposecreção hipofisária é a presença de tumor na região hipofisária ou hipotalâmica. Craniofaringiomas são tumores bem conhecidos por invadir essas regiões do cérebro e causar pan-hipopituitarismo. As manifestações clínicas do pan-hipopituitarismo estão listadas no Boxe 28.1. Crianças com pan-hipopituitarismo devem ser aconselhadas a usar identificação de saúde o tempo todo.

O hipopituitarismo congênito pode ser identificado em recém-nascidos e pode ocorrer em famílias, sugerindo uma causa genética; no entanto, a maioria dos casos não tem associação genética (Gangat & Radovick, 2017). Os neonatos podem apresentar sintomas de hipoglicemia e atividade convulsiva (Schoenmaker, Alatzoglou, Chatterjee et al., 2015). Uma criança com deficiência combinada de GH e hipotireoidismo deve ser rastreada quanto à presença de malformações hipofisárias congênitas e mutações genéticas (Pine-Twaddell, Romero, & Radovick, 2013).

O hipopituitarismo idiopático ou déficit de crescimento idiopático de origem pituitária geralmente está relacionado à deficiência de GH, que inibe o crescimento somático em todas as células orgânicas (Amin, Mushtaq, & Alvi, 2015). A deficiência isolada de GH é observada em crianças, mas esses pacientes devem ser monitorados cautelosamente para o desenvolvimento de outras deficiências hormonais da hipófise (Cerbone & Datanni, 2017). O déficit de crescimento é definido como altura absoluta inferior a -2 desvio-padrão (DP) para a idade ou velocidade de crescimento linear consistentemente inferior a -1 DP para a idade. Quando isso ocorre sem a

Boxe 28.1 Manifestações clínicas do pan-hipopituitarismo.

Hormônio de crescimento
Baixa estatura, mas altura e peso proporcionais
Atraso no fechamento epifisário
Retardo na idade óssea proporcional à altura
Envelhecimento prematuro comum na idade avançada
Aumento da sensibilidade à insulina

Hormônio tireoestimulante
Baixa estatura com proporções infantis
Pele seca e áspera; descoloração amarela, palidez
Intolerância ao frio
Constipação intestinal
Sonolência
Bradicardia
Dispneia ao esforço
Atraso na dentição, perda de dentes
Gonadotrofinas
Ausência de maturação sexual ou perda de características sexuais secundárias
Atrofia da genitália, próstata, seios
Amenorreia sem sintomas menopausais
Diminuição da espermatogênese

Hormônio adrenocorticotrófico
Anorexia grave, perda de peso
Hipoglicemia
Hipotensão
Hiponatremia, hiperpotassemia
Apoplexia adrenal, especialmente em resposta ao estresse
Colapso circulatório

Hormônio antidiurético
Poliúria
Polidipsia
Desidratação

Hormônio estimulante de melanócitos
Diminuição da pigmentação

presença de hipotireoidismo, doença sistêmica ou desnutrição, então uma anormalidade do eixo do fator de crescimento semelhante à GH-insulina (IGF-1) deve ser considerada (Grimberg, Divall, Polychronakos et al., 2016).

No entanto, nem todas as crianças com baixa estatura apresentam deficiência de GH. Na maioria dos casos, a causa é considerada idiopática. A maioria das crianças com baixa estatura idiopática (ISS) tem baixa estatura familiar ou atraso de crescimento constitucional. A **baixa estatura familiar** refere-se a crianças saudáveis que têm ancestrais com altura adulta nos percentis mais baixos. **Atraso constitucional de crescimento e puberdade** refere-se a indivíduos (geralmente meninos) com atraso no crescimento linear, com maturação esquelética e sexual inferior à dos companheiros de idade (Amin et al., 2015). A terapia com GH em crianças com ISS continua a ser debatida com frequência por endocrinologistas pediátricos (Murray, Dattani, & Clayton, 2016). Novas diretrizes recomendam o manejo clínico de crianças com déficit de crescimento relacionado com a deficiência de GH e ISS. Eles agora incluem terapia com IGF-1 recombinante para deficiência primária de IGF-1 (Grimberg et al., 2016).

Manifestações clínicas

Crianças com deficiência de GH geralmente crescem normalmente durante o primeiro ano e depois seguem uma curva de crescimento lento que está abaixo do 3º percentil. Essas crianças podem aparentar sobrepeso ou obesidade devido à baixa estatura em combinação com uma boa nutrição. Uma aparência nutrida é uma pista diagnóstica importante que pode diferenciar pacientes com deficiência de GH de pacientes com déficit de crescimento. O desenvolvimento sexual geralmente é retardado, mas é normal, a menos que os hormônios gonadotrofinas sejam deficientes. O crescimento pode se estender até a terceira ou quarta década de vida, mas a altura permanente em geral diminui se o distúrbio não for tratado. Por causa de uma mandíbula subdesenvolvida, os dentes podem estar apinhados ou mal posicionados.

Avaliação diagnóstica

Apenas um pequeno número de crianças com atraso de crescimento ou baixa estatura apresenta disfunção hipopituitária. A avaliação diagnóstica visa isolar causas orgânicas que, além da deficiência de GH, podem incluir crescimento tumoral, hipotireoidismo, hipersecreção de cortisol, aplasia gonadal, doença crônica, inadequação nutricional, nanismo de Russell-Silver ou hipocondroplasia. Um histórico familiar detalhado, histórico de crescimento e estado de saúde prévio, exame físico e avaliação psicossocial são importantes. Imagens radiográficas específicas, incluindo ressonância magnética (RM), estudos endócrinos e exames genéticos podem ser justificados (Stanley, 2012). A medição precisa da altura e do peso e a comparação dessas medidas com gráficos de crescimento padrão são essenciais. Múltiplas medidas de altura refletem uma avaliação mais precisa dos padrões anormais de crescimento (Boxe 28.2). A altura dos pais e os padrões familiares de crescimento são indicativos importantes para o diagnóstico. Um levantamento esquelético em crianças menores de 3 anos e exame radiográfico da mão e do punho para centros de ossificação (idade óssea) (Boxe 28.3) em crianças com mais idade são importantes na avaliação do crescimento.

Um diagnóstico definitivo de deficiência de GH é baseado em reservas ausentes ou subnormais de GH hipofisário. Como os níveis de GH são variáveis em crianças, o teste de estimulação de GH geralmente é necessário para o diagnóstico. Recomenda-se que os testes de estimulação de GH sejam reservados para crianças com níveis séricos baixos de IGF-I e proteína de ligação ao fator de crescimento semelhante à insulina 3 (IGFBP3) e baixo crescimento que não tenham outras causas para baixa estatura (Hokken-Koelega, 2011). O teste de estimulação do GH envolve o uso de agentes farmacológicos como levodopa, clonidina, arginina, insulina, propranolol ou glucagon, seguido da medição dos níveis sanguíneos de GH (Patterson & Felner, 2020). Crianças com baixo crescimento linear, idade óssea atrasada e testes anormais de estimulação de GH são consideradas deficientes em GH. Novos padrões de referência que diminuem o limite inferior dos níveis normais de GH foram propostos e continuam a ser debatidos (Murray et al., 2016).

Manejo terapêutico

O tratamento da deficiência de GH causada por lesões orgânicas é direcionado para a correção do processo da doença subjacente (p. ex., remoção cirúrgica ou irradiação de um tumor). O tratamento definitivo da deficiência de GH é a reposição de GH, que é bem-sucedida em 80% das crianças afetadas. O GH biossintético é administrado por via subcutânea diariamente. A velocidade de crescimento aumenta no primeiro ano de tratamento e depois diminui nos anos seguintes (Patterson & Felner, 2020). A altura final provavelmente permanecerá abaixo do normal (Bryant, Baxter, Cave et al., 2007; Deodati & Cianfarani, 2011), e o diagnóstico e a intervenção precoces são essenciais.

Boxe 28.2 Avaliação da curva de crescimento.

Garanta a confiabilidade das aferições: obtenha e trace as aferições de altura e peso de forma precisa.
Determine a altura absoluta: a altura absoluta da criança carrega alguma relação com a probabilidade de uma condição patológica. Entretanto, a maioria das crianças que apresenta uma altura abaixo do menor percentil (seja o terceiro ou quinto percentil da curva de altura) não tem um problema patológico de crescimento.
Avalie a velocidade da altura: o aspecto mais importante de uma avaliação de crescimento é a observação da altura da criança com o passar do tempo, ou velocidade de altura. A determinação precisa da velocidade de altura requer pelo menos 4 e preferivelmente 6 meses de observação. Uma desaceleração substancial na velocidade de crescimento (comparando a diversos percentis) entre 3 e 12 ou 13 anos indica uma condição patológica até que seja provado o contrário.
Determine a relação entre peso e altura: a determinação da relação entre peso e altura tem algum valor diagnóstico em determinar a causa do atraso de crescimento em uma criança baixa.
Projete a altura almejada: a altura de uma criança pode ser julgada inapropriadamente baixa somente no contexto de seu potencial genético. Determine a altura almejada da criança com a fórmula:

[Altura do pai (cm) + altura da mãe (cm) + 13]/2 para meninos

ou

[Altura do pai (cm) + altura da mãe (cm) − 13]/2 para meninas

A maioria das crianças alcança uma estatura adulta dentro de aproximadamente 10 cm da altura almejada.

Modificado de Vogiatzi, M. G., & Copeland, K. C. (1998). The short child. *Pediatrics in Review, 19*(3), 92–99.

Boxe 28.3 Idade óssea para avaliar distúrbios do crescimento.

A *idade óssea* refere-se a um método de avaliação da maturidade esquelética comparando a aparência de centros epifisários representativos obtidos no exame de raios X a padrões publicados apropriados para a idade.

A maioria das condições que causam crescimento linear deficiente também causa um atraso na maturação esquelética e uma idade óssea retardada. A observação mesmo de uma idade óssea profundamente atrasada nunca é diagnóstica ou mesmo indicativa de um diagnóstico específico. Uma idade óssea atrasada apenas indica que a baixa estatura associada é, em certa medida, "parcialmente reversível" porque o crescimento linear continuará até que a fusão epifisária esteja completa. Em comparação, uma idade óssea que não seja atrasada em uma criança baixa é muito mais preocupante e pode, de fato, ter algum valor diagnóstico sob certas circunstâncias.

Modificado de Vogiatzi, M. G., & Copeland, K. C. (1998). The short child. *Pediatrics in Review, 19*(3), 92–99.

A decisão de interromper a terapia com GH é tomada em conjunto pela criança, família e equipe de saúde. Taxas de crescimento de menos de 2,5 cm por ano e idade óssea de mais de 14 anos em meninas e mais de 16 anos em meninos são frequentemente usadas como critérios para interromper a terapia com GH (Patterson & Felner, 2020).

Cuidados de enfermagem

A principal consideração de enfermagem é identificar crianças com problemas de crescimento. Embora a maioria dos problemas de crescimento não seja resultado de causas orgânicas, qualquer atraso no crescimento normal e no desenvolvimento sexual pode causar ajustes emocionais especiais para essas crianças.

O enfermeiro pode ser uma pessoa-chave para ajudar a estabelecer um diagnóstico. Por exemplo, se os registros seriados de altura e peso não estiverem disponíveis, o enfermeiro pode questionar os pais sobre o crescimento da criança em comparação ao de irmãos, colegas ou parentes. A preparação da criança e da família para o teste de diagnóstico é especialmente importante se vários exames estiverem sendo realizados e a criança precisar de atenção especial durante o teste. Amostras de sangue são geralmente coletadas a cada 30 minutos por um período de 3 horas. As crianças também têm dificuldade em superar a hipoglicemia gerada pelos testes com insulina, por isso devem ser observadas cuidadosamente quanto a sinais de hipoglicemia. Aquelas que recebem glucagon correm o risco de sofrer náuseas e vômitos. A clonidina pode causar hipotensão, exigindo a administração de fluidos intravenosos (IV).

Apoio à criança e família

Crianças submetidas a reposição hormonal necessitam de suporte adicional. O enfermeiro deve fornecer educação para o autogerenciamento do paciente durante os anos escolares. As funções de enfermagem incluem educação familiar sobre preparação e armazenamento de medicamentos, locais de injeção, técnica de injeção e descarte de seringas (ver Capítulo 20). A administração de GH é facilitada por rotinas familiares que incluem um horário específico do dia para a injeção.

DICAS PARA A ENFERMAGEM A dosagem ideal geralmente é alcançada quando o hormônio do crescimento (GH) é administrado na hora de dormir. A liberação hipofisária de GH ocorre entre os primeiros 45 e 90 minutos após o início do sono.

Mesmo quando a reposição hormonal é bem-sucedida, essas crianças atingem sua altura adulta em um ritmo mais lento do que seus pares; portanto, precisam de ajuda para estabelecer expectativas realistas em relação à melhoria. Como essas crianças parecem mais jovens do que sua idade cronológica, as pessoas podem se relacionar com elas de maneira infantil. As famílias devem ser aconselhadas a estabelecer expectativas realistas para a criança com base na idade e nas habilidades. Por exemplo, em casa, essas crianças devem ter as mesmas responsabilidades adequadas à idade que seus irmãos. À medida que se aproximam da adolescência, devem ser incentivadas a participar de atividades em grupo com os pares. Se habilidades e pontos fortes são enfatizados em vez de tamanho físico, essas crianças são mais propensas a desenvolver uma autoimagem positiva.

Profissionais e famílias podem encontrar recursos para pesquisa, educação, apoio e advocacia da Human Growth Foundation.[a] O tratamento é caro, mas o custo geralmente é parcialmente coberto pelo seguro se a criança tiver uma deficiência documentada.

HIPERFUNÇÃO HIPOFISÁRIA

O excesso de GH antes do fechamento das diáfises epifisárias resulta em supercrescimento proporcional dos ossos longos até que o indivíduo atinja uma altura de 2,4 m (8 pés) ou mais. O crescimento vertical é acompanhado por um desenvolvimento rápido e aumentado de músculos e vísceras. O peso aumenta, mas geralmente é proporcional à altura. O aumento proporcional do perímetro cefálico também ocorre e pode resultar em fechamento tardio das fontanelas

[a]997 Glen Cove Ave., Suite 5, Glen Head, NY 11545; 800-451-6434; e-mail: hgf1@hgfound.org; http://www.hgfound.org.

em lactentes. Crianças com tumor secretor de hipófise também podem apresentar sinais de aumento da pressão intracraniana, especialmente cefaleia.

Se a secreção excessiva de GH continua após o fechamento epifisário (placa de crescimento), o crescimento ocorre na direção transversal, produzindo uma condição conhecida como **acromegalia**. As características faciais típicas incluem crescimento excessivo da cabeça, dos lábios, do nariz, da língua, da mandíbula e dos seios paranasais e mastoides; separação e má oclusão dos dentes na mandíbula aumentada; desproporção da face em relação à divisão cerebral do crânio; aumento de pelos faciais; pele espessada e profundamente enrugada; e uma tendência aumentada para hiperglicemia e diabetes melito (DM). A acromegalia pode se desenvolver lentamente, levando a atrasos no diagnóstico e tratamento. Pacientes com acromegalia têm uma maior taxa de mortalidade devido ao aumento do risco de complicações cardiovasculares, metabólicas, esqueléticas e pulmonares (Pivonello, Auriemma, Grasso et al., 2017).

Avaliação diagnóstica

A secreção excessiva de GH por um adenoma hipofisário causa a maioria dos casos de acromegalia (Colao, Grasso, Giustina et al., 2019). O diagnóstico é baseado em histórico de crescimento excessivo durante a infância e evidência de níveis aumentados de GH e IGF-1 (Colao et al., 2019). A ressonância magnética pode revelar um tumor ou uma sela túrcica aumentada, idade óssea normal, aumento dos ossos (p. ex., os seios paranasais) e evidências de alterações articulares. Estudos endócrinos para confirmar o excesso de outros hormônios, especificamente tireoide, cortisol e hormônios sexuais, também devem ser incluídos no diagnóstico diferencial.

Manejo terapêutico

Se uma lesão hipofisária estiver presente, a cirurgia pode ser realizada para remover o tumor. Outras terapias destinadas a destruir o tecido pituitário incluem irradiação externa e implantes radioativos. Agentes farmacológicos, incluindo ligantes de receptores de somatostatina, agonistas de dopamina ou antagonistas de receptores de GH, têm sido usados individualmente ou em combinação com outras modalidades de tratamento para tratar a acromegalia (Colao et al., 2019).

Cuidados de enfermagem

Os enfermeiros podem auxiliar ativamente na identificação de crianças com taxas de crescimento excessivas. Embora o tratamento médico não possa reduzir a altura de um paciente, o crescimento adicional pode ser evitado. Se o tratamento para acromegalia for iniciado precocemente, melhora a chance do paciente de manter a altura adulta normal. Os enfermeiros também devem observar sinais de tumor, especialmente cefaleia, e evidências de excessos hormonais concomitantes, particularmente as gonadotrofinas, que causam precocidade sexual. Crianças com taxas de crescimento excessivas requerem tanto apoio emocional quanto aquelas com baixa estatura.

PUBERDADE PRECOCE

Agora é aceito que a puberdade está ocorrendo mais cedo do que nas gerações anteriores, provavelmente devido a mudanças nos fatores hormonais, genéticos, ambientais e nutricionais ao longo do tempo (Alotaibi, 2019). Tradicionalmente, o desenvolvimento sexual antes dos 9 anos nos meninos e 8 anos nas meninas é considerado precoce, merecendo uma avaliação mais aprofundada (Brito, Spinola-Castro, Kochi et al., 2016). Novas diretrizes definem a puberdade como precoce se ocorrer em meninas caucasianas com menos de 7 anos e meninas afro-americanas com menos de 6 anos (Brito, Spinola-Castro, Kochi et al., 2016). Embora dados anteriores sugiram que os meninos também possam estar iniciando a maturação mais cedo (Herman-Giddens, 2006; Slyper, 2006), não foram feitas alterações nas diretrizes para avaliação da puberdade precoce em meninos (Brito et al., 2016).

Normalmente, os fatores de liberação hipotalâmicos estimulam a secreção dos hormônios gonadotróficos da hipófise anterior no momento da puberdade. Nos meninos, o hormônio estimulante das células intersticiais estimula as células de Leydig dos testículos a secretar testosterona; nas meninas, o FSH e o LH estimulam os folículos ovarianos a secretar estrogênios (Nebesio & Eugster, 2007). Essa sequência de eventos é conhecida como **eixo hipotálamo-hipófise-gonadal**. Se, por algum motivo, o ciclo sofrer ativação prematura, a criança apresentará indícios de puberdade avançada ou precoce. As causas da puberdade precoce são encontradas no Boxe 28.4.

A maioria das crianças com puberdade precoce apresenta **puberdade precoce central (PPC)**, na qual o desenvolvimento puberal é estimulado pelo hormônio hipotalâmico liberador de gonadotrofina (GnRH), seguindo o mesmo padrão da puberdade normal (Aguirre & Eugster, 2018). Isso produz maturação precoce e desenvolvimento das gônadas com secreção de hormônios sexuais, desenvolvimento de características sexuais secundárias e, às vezes, produção de espermatozoides e oócitos maduros (Garibaldi & Chemaitilly, 2020). A PPC pode ser resultado de anomalias congênitas; insultos infecciosos, neoplásicos ou traumáticos ao sistema nervoso central (SNC); ou tratamento de exposição prolongada a hormônios sexuais (Trivin, Couto-Silva, Sainte-Rose et al., 2006). A DPC ocorre mais frequentemente em meninas e geralmente é idiopática, com 90 a 95% demonstrando nenhum fator causal (Aguirre & Eugster, 2018; Greiner & Kerrigan, 2006; Li, Li, & Yang, 2014; Nebesio & Eugster, 2007).

A puberdade precoce periférica (PPP) inclui a puberdade precoce resultante de estimulação hormonal diferente da liberação hipotalâmica de gonadotrofina hipofisária estimulada por GnRH. Manifestações isoladas que geralmente estão associadas à puberdade podem ser vistas

Boxe 28.4 Causas da puberdade precoce.

Puberdade precoce central
Idiopática, com ou sem hamartoma hipotalâmico
Secundário

- Anomalias congênitas
- Pós-inflamatório: encefalite, meningite, abcesso, doença granulomatosa
- Radioterapia
- Trauma
- Neoplasias

Após o tratamento eficaz da precocidade pseudossexual de longa data

Puberdade precoce periférica
Puberdade precoce familiar limitada ao homem
Síndrome de Albright
Tumores gonadais ou extragonadais
Adrenal

- Hiperplasia adrenal congênita (HAC)
- Adenoma, carcinoma
- Resistência a glicocorticoides

Hormônios sexuais exógenos
Hipotireoidismo primário

Puberdade precoce incompleta
Telarca prematura
Menarca prematura
Pubarca ou adrenarca prematura

Modificado de Root, A. W. (2000). Precocious puberty. *Pediatrics in Review, 21*(1), 10–19.

como variações no desenvolvimento sexual normal (Brito et al., 2016). Aparecem sem outros sinais de pubescência e são causadas pelo excesso de secreção de hormônios sexuais pelas gônadas ou glândulas adrenais, podendo ser isossexuais ou contrassexuais. Incluem-se o desenvolvimento prematuro de telarca das mamas (em meninas pré-púberes), pubarca prematura (adrenarca prematura, desenvolvimento precoce de pelos sexuais) e menarca prematura (menstruação isolada sem outra evidência de desenvolvimento sexual).

Manejo terapêutico

A identificação da puberdade precoce justifica o encaminhamento a um endocrinologista para avaliação. A exposição precoce das placas de crescimento aos hormônios sexuais pode causar o fechamento prematuro das epífises, resultando em baixa estatura. O objetivo do tratamento é prevenir a exposição e permitir que a criança atinja a altura adulta (Chen & Eugster, 2015). O tratamento da puberdade precoce é direcionado para a causa específica quando conhecida. Em 50% dos casos, o desenvolvimento puberal precoce regride ou deixa de avançar sem qualquer tratamento (Carel & Léger, 2008). A CPP geralmente é administrada com injeções mensais de um **análogo sintético do hormônio liberador do hormônio luteinizante (Lupron Depot)** nos EUA (Chen & Eugster, 2015). A preparação disponível, acetato de leuprolida (Lupron Depot), é administrada uma vez a cada 4 a 12 semanas, dependendo da preparação. Um tratamento alternativo é o implante de histrelina análogo de GnRH (GnRHa), que é colocado por via subcutânea na parte superior do braço e suprime os níveis de LH e testosterona pelo período de 1 a 2 anos (Chen & Eugster, 2015; Garibaldi & Chemaitilly, 2020). Estudos sugerem que nem todos os pacientes atingem a altura-alvo adulta com esses tratamentos. O uso do GH para melhorar a altura do adulto está sendo investigado em crianças com puberdade precoce e idade óssea avançada (Garibaldi & Chemaitilly, 2020). O tratamento para a puberdade precoce é interrompido em um momento cronologicamente apropriado, permitindo que as alterações puberais sejam retomadas.

Cuidados de enfermagem

Ambos os pais e a criança afetada devem ser ensinados a aplicar injeções usando demonstração de retorno, se possível. O apoio psicológico e a orientação da criança e da família são os aspectos mais importantes do manejo. Os pais precisam de orientação antecipada, apoio, recursos de informação e segurança. Os agonistas de GnRH estão associados a efeitos colaterais como cefaleia, labilidade emocional e vasodilatação, causando ondas de calor (Harrington & Palmert, 2016). Os enfermeiros são essenciais na educação médica para o paciente e a família. A vestimenta e as atividades para a criança fisicamente precoce devem ser adequadas à idade cronológica. O interesse sexual geralmente não é avançado além da idade cronológica da criança, e os pais precisam entender que a idade mental dela é congruente com a idade cronológica.

DIABETES INSÍPIDO

O principal distúrbio da hipofunção hipofisária posterior é o diabetes insípido (DI), também conhecido como **DI neurogênico** ou **DI central**, que resulta da subsecreção do **hormônio antidiurético (ADH)**, ou **vasopressina**, produzindo um estado de diurese descontrolada (poliúria) e sede excessiva e ingesta de água (polidipsia) (Levy, Prentice, & Wass, 2019). Esse distúrbio não deve ser confundido com DI nefrogênico, um distúrbio hereditário raro que afeta principalmente homens e causado pela falta de resposta dos túbulos renais à vasopressina. O DI nefrogênico também pode ser causado por distúrbios eletrolíticos, doença renal ou medicamentos como o lítio (Levy et al., 2019).

O DI central pode resultar de várias causas diferentes. As causas primárias são familiares ou idiopáticas; do total de casos, aproximadamente de 20 a 50% são idiopáticos (Di Iorgi, Allegri, Napoli et al., 2014). As causas secundárias incluem trauma (acidental ou cirúrgico), tumores, doença granulomatosa, infecções (meningite ou encefalite) e anomalias vasculares (aneurisma). Certos medicamentos, como álcool e fenitoína (difenil-hidantoína), podem causar poliúria transitória. O DI pode ser um sinal precoce de um processo cerebral em evolução (Di Iorgi, Napoli, Allegri et al., 2012).

Os sinais cardinais do DI são poliúria e polidipsia. Em crianças com mais idade, sinais como micção excessiva acompanhada de uma sede insaciável compensatória podem ser tão intensos que elas fazem pouco mais do que ir ao banheiro e beber líquidos. Frequentemente, o primeiro sinal é a enurese. Em lactentes, o sintoma inicial é a irritabilidade, que é aliviada com a alimentação com água, mas não com leite. Esses lactentes também são propensos a desidratação, desequilíbrio eletrolítico, hipertermia, azotemia e potencial colapso circulatório.

A desidratação geralmente não é um problema sério em crianças com mais idade, que são capazes de beber grandes quantidades de água. No entanto, qualquer período de inconsciência (como após trauma ou anestesia) pode ser fatal porque a demanda voluntária de fluido está ausente. Durante esses casos, o monitoramento cuidadoso dos volumes de urina, concentração sanguínea e reposição de fluidos IV é essencial para evitar a desidratação.

! ALERTA PARA A ENFERMAGEM

Crianças com diabetes insípido (DI) complicado por ausência congênita do centro da sede devem ser encorajadas a beber quantidades suficientes de líquido para prevenir o desequilíbrio eletrolítico.

Avaliação diagnóstica

O teste mais simples utilizado para diagnosticar essa condição é a restrição de líquidos orais por meio do teste de restrição hídrica e a observação das consequentes alterações no volume e na concentração da urina. Normalmente, a redução da ingesta de líquidos resulta em urina concentrada e volume diminuído. No DI, a restrição de líquidos tem pouco ou nenhum efeito na formação de urina e na osmolalidade da urina (Levy et al., 2019). Se a produção de urina diminuir e a osmolalidade da urina aumentar durante o teste de restrição de água, o DI pode ser excluído (Levy et al., 2019). Resultados precisos desse procedimento requerem monitoramento rigoroso da ingesta de líquidos e do débito urinário, medição da concentração de urina (gravidade específica ou osmolalidade) e verificações frequentes de peso. Uma perda de peso entre 3 e 5% indica desidratação significativa e requer o término da restrição de líquidos. Uma ressonância magnética deve ser realizada para procurar causas secundárias de DI central, como um tumor ou anomalia cerebral central (Di Iorgi et al., 2012).

! ALERTA PARA A ENFERMAGEM

Crianças com menos idade requerem observação atenta durante a restrição de líquidos para evitar que bebam, mesmo de vasos sanitários, vasos de flores e outras fontes improváveis de líquidos.

Se um teste de restrição de água for positivo, a criança deve receber uma dose teste de **desmopressina (DDAVP)**, que deve aliviar a poliúria e a polidipsia. A falta de resposta à vasopressina exógena geralmente indica DI nefrogênico. Uma importante consideração diagnóstica é diferenciar o DI de outras causas de poliúria e polidipsia, especialmente DM.

Manejo terapêutico

O tratamento usual para o DI é a reposição hormonal com DDAVP, que é um análogo sintético do hormônio endógeno arginina vasopressina (AVP). O DDAVP pode ser administrado por via oral, intranasal ou parenteral. As formas intranasal e oral de DDAVP são mais comumente usadas em crianças. O DDAVP oral tem poucas complicações e é mais fácil de administrar, o que provavelmente aumenta a adesão (Di Iorgi et al., 2012).

DICAS PARA A ENFERMAGEM Para ser eficaz, a desmopressina injetável deve ser completamente agitada antes da administração. Se isso não for feito, pode ser injetado mais óleo e menos hormônio antidiurético (ADH). Pequenas partículas marrons, que indicam dispersão do fármaco, devem ser observadas na suspensão.

Cuidados de enfermagem

Um sinal precoce de DI pode ser enurese súbita em uma criança treinada para ir ao banheiro. Sede excessiva com enurese concomitante indica investigação adicional. Outra pista é a irritabilidade persistente e o choro em uma criança que é consolada apenas pela mamadeira de água. Após traumatismo craniano ou certos procedimentos neurocirúrgicos, o desenvolvimento de DI pode ser antecipado; portanto, esses pacientes devem ser monitorados de perto.

A avaliação de enfermagem inclui medições frequentes do peso do paciente, eletrólitos séricos, ureia nitrogenada sérica (BUN), hematócrito e densidade urinária. Os ganhos e perdas hídricas devem ser medidos e documentados com frequência. Pacientes alertas são capazes de ajustar a ingesta de líquidos, mas pacientes inconscientes ou muito jovens requerem uma observação mais cuidadosa do balanço hídrico. Em crianças que não são treinadas para ir ao banheiro, a coleta de amostras de urina pode exigir a instalação de um dispositivo de coleta de urina.

Após a confirmação do DI, os pais precisam de ensino abrangente. O esclarecimento específico de que DI é uma condição diferente de DM deve ser reforçado. Pais e filhos devem perceber que o tratamento é para toda a vida. Os cuidadores devem ser ensinados sobre o procedimento correto de preparação e administração de vasopressina. Quando as crianças tiverem idade suficiente, elas devem ser encorajadas a assumir total responsabilidade por seus cuidados.

Para fins de emergência, as crianças com DI devem usar identificação de alerta médico. Aquelas com mais idade devem levar consigo o *spray* nasal para alívio temporário dos sintomas. Os funcionários da escola precisam estar cientes do diagnóstico de uma criança para que possam conceder a ela o uso irrestrito do banheiro. Quando admitida no hospital, deve-se prestar muita atenção às doses programadas de vasopressina. Doses omitidas ou erros de dosagem podem causar graves anormalidades eletrolíticas, causando danos significativos ou até mesmo a morte (Levy et al., 2019).

SÍNDROME DE SECREÇÃO INAPROPRIADA DO HORMÔNIO ANTIDIURÉTICO

O distúrbio que resulta da hipersecreção de ADH pelo hormônio da hipófise posterior é conhecido como síndrome da secreção inapropriada do hormônio antidiurético (SIADH). É observado com maior frequência em uma variedade de condições, incluindo infecções, tumores, doença do SNC, trauma ou uso de medicamentos, e é uma das causas mais comuns de hiponatremia em crianças hospitalizadas (Moritz, 2019).

As manifestações estão diretamente relacionadas com a retenção de líquidos e hiponatremia. O excesso de ADH faz com que a maior parte da água filtrada seja reabsorvida dos rins de volta à circulação central. A osmolalidade sérica é baixa e a osmolalidade urinária é inadequadamente elevada. Quando os níveis séricos de sódio são reduzidos para 120 mEq/ℓ, as crianças acometidas podem apresentar anorexia, náuseas, vômitos, cólicas estomacais, irritabilidade, fraqueza, confusão e alterações de comportamento. Com a redução progressiva do sódio, podem ocorrer outros sinais neurológicos, incluindo estupor e convulsão. Quando a hiponatremia ocorre de forma aguda, pode ocorrer edema cerebral. Essa é uma emergência de saúde e pode causar danos cerebrais irreversíveis ou até mesmo a morte (Giuliani & Peri, 2014). As crianças correm maior risco de desenvolver encefalopatia hiponatrêmica quando comparadas aos adultos (Moritz, 2019).

A restrição de líquidos é o primeiro manejo da SIADH. O manejo subsequente depende da causa e da gravidade. Os líquidos continuam restritos à quantidade que vai de um quarto à metade da manutenção. Quando não há anormalidades de fluidos, mas a SIADH pode ser antecipada, os líquidos são frequentemente restritos com expectativa de manutenção de dois terços a três quartos.

! ALERTA PARA A ENFERMAGEM

Os primeiros sintomas da SIADH podem ser facilmente atribuídos a outras causas: cefaleia, náuseas, vômito, fraqueza e mal-estar geral (Moritz, 2019). Esses sintomas podem preceder o início de estágios mais graves, como desorientação, confusão, coma e convulsões (Gardner & Shoback, 2011).

Cuidados de enfermagem

O primeiro objetivo do cuidado de enfermagem é reconhecer a presença de SIADH a partir de sintomas descritos em pacientes de risco.

Medir com precisão os ganhos e perdas, anotar o peso diário e observar sinais de sobrecarga hídrica são atribuições primárias da enfermagem e são essenciais quando as crianças estão recebendo fluidos intravenosos. Precauções de convulsão e exames neurológicos podem ser implementados quando uma criança hospitalizada tem SIADH. A encefalopatia hiponatrêmica é uma emergência de saúde que requer administração de cloreto de sódio hipertônico (3%) (Moritz, 2019). Pacientes e familiares precisam de educação sobre a lógica das restrições de fluidos. Em casos raros de crianças com SIADH crônica deve-se administrar medicação antagonista de ADH a longo prazo, e a criança e a família precisam de orientações para administração.

DISTÚRBIOS DA FUNÇÃO TIREOIDIANA

A glândula tireoide secreta dois tipos de hormônios: o **hormônio tireoidiano (HT)**, que consiste nos hormônios **tiroxina (T_4), triiodotironina (T_3)** e **calcitonina**. A secreção de HTs é controlada pelo TSH da hipófise anterior, que, por sua vez, é regulada pelo fator liberador de tireotropina (TRH) do hipotálamo como uma resposta de *feedback* negativo. Consequentemente, o hipotireoidismo ou o hipertireoidismo podem resultar de uma disfunção na glândula-alvo ou de alterações na secreção de TSH ou TRH. Como as funções de T_3 e T_4 são qualitativamente as mesmas, o termo *hormônio tireoidiano* é utilizado ao longo da discussão.

A síntese de HT depende das fontes disponíveis de iodo e tirosina na dieta. A tireoide é a única glândula endócrina capaz de armazenar quantidades excessivas de hormônios para liberação conforme necessário. Durante a circulação na corrente sanguínea, T_4 e T_3 são ligados a proteínas transportadoras (globulina de ligação a T_4), es devem ser desvinculados antes de serem capazes de exercer seu efeito metabólico.

A principal ação fisiológica do HT é regular a taxa metabólica basal e, assim, controlar os processos de crescimento e diferenciação tecidual. Ao contrário do GH, o HT está envolvido em muitas atividades mais diversas que influenciam o crescimento e o desenvolvimento dos tecidos orgânicos. Portanto, uma deficiência de HT exerce um efeito mais profundo no crescimento do que o observado na deficiência de GH.

A calcitonina ajuda a manter os níveis de cálcio no sangue, diminuindo a concentração desse mineral. Seu efeito é o oposto do hormônio da paratireoide (PTH), pois inibe a desmineralização esquelética e promove a deposição de cálcio no osso.

HIPOTIROIDISMO JUVENIL

O hipotireoidismo é um dos problemas endócrinos mais comuns da infância. Pode ser congênito (ver Capítulo 8) ou adquirido e representa uma deficiência na secreção de HT (Patterson & Felner, 2020).

Além da infância, o hipotireoidismo primário pode ser causado por vários problemas. Por exemplo, uma glândula tireoide hipoplásica congênita pode fornecer quantidades suficientes de HT durante o primeiro ano ou segundo de vida, mas ser inadequada quando o crescimento rápido orgânico aumenta a demanda da glândula. Uma tireoidectomia parcial ou completa para tratamento de câncer ou tireotoxicose pode resultar em insuficiente tecido tireoidiano para fornecimento de hormônios adequado às necessidades orgânicas. A radioterapia para o tratamento da doença de Hodgkin ou outras neoplasias pode levar ao hipotireoidismo (Metzger, Krasin, Choi et al., 2016). Processos infecciosos podem causar hipotireoidismo. Também pode ocorrer quando há deficiência de iodo na dieta, embora, na atualidade, seja rara nos EUA porque o sal iodado é uma fonte que disponibiliza esse nutriente.

As manifestações clínicas dependem da extensão da disfunção e da idade da criança no início do quadro. O hipotireoidismo congênito primário é caracterizado por baixos níveis de HTs circulantes e níveis elevados de TSH ao nascimento (Kaplowitz, 2019). Se não for tratado, o hipotireoidismo congênito causa disfunção neurocognitiva grave (Wassner, 2018). A melhora na triagem neonatal ocasionou a detecção precoce e a prevenção de complicações (American Academy of Pediatrics, Rose, Section on Endocrinology and Committee on Genetics of the American Thyroid Association et al., 2006; Wassner, 2018). Crianças com hipotireoidismo adquirido, que ocorre após o período neonatal, podem apresentar crescimento desacelerado por privação crônica de HT, ou tireomegalia (aumento da tireoide) (Leung & Leung, 2019). O crescimento e o desenvolvimento prejudicados são menos graves quando o hipotireoidismo é adquirido em crianças com mais idade e, como o crescimento cerebral está quase completo entre os 2 e 3 anos, deficiência intelectual e sequelas neurológicas não estão associadas ao hipotireoidismo juvenil. Outras manifestações são alterações mixedematosas da pele (pele seca, edema periorbital, cabelos esparsos), constipação intestinal, letargia e comprometimento mental (Boxe 28.5).

A terapia de escolha envolve a reposição de HT, a mesma usada para o hipotireoidismo em lactentes, embora o tratamento imediato necessário em lactentes não seja necessário em crianças. A levotiroxina é administrada durante um período de 4 a 8 semanas para evitar sintomas de hipertireoidismo.

Boxe 28.5 Manifestações clínicas do hipotireoidismo juvenil.

Crescimento desacelerado

- Menor quando adquirido em idade posterior

Alterações da pele mixedematosas

- Pele seca
- Edema periorbital
- Cabelo esparso
- Constipação
- Sonolência
- Comprometimento mental

BÓCIO

O bócio é um aumento ou hipertrofia da glândula tireoide. Pode decorrer da secreção de HT insuficiente(hipotireoide), excessiva (hipertireoide) ou normal (eutireoide). Pode ser congênita ou adquirida. A doença congênita ocorre como resultado do uso materno de medicamentos antitireoidianos ou iodetos durante a gravidez ou como um erro inato da produção de HT (Leung & Leung, 2019). A doença adquirida pode resultar do aumento da secreção de TSH hipofisário em resposta à diminuição dos níveis circulantes de HT ou de processos inflamatórios ou neoplásicos infiltrativos. Em áreas onde o iodo da dieta (essencial para a produção de HT) é deficiente, o bócio pode ser endêmico.

O aumento da glândula tireoide pode ser leve e perceptível apenas quando há uma demanda aumentada por HT (p. ex., durante períodos de crescimento rápido). O aumento da tireoide ao nascimento pode ser suficiente para causar desconforto respiratório grave. O bócio esporádico geralmente é causado por tireoidite linfocítica ou tireoidite autoimune crônica, também conhecida como tireoidite de Hashimoto (Leung & Leung, 2019). A reposição de TH é necessária para tratar o hipotireoidismo resultante e reverter o efeito do TSH na glândula.

Cuidados de enfermagem

Grandes bócios são identificados por sua aparência evidente. Nódulos menores podem ser identificados apenas à palpação. O aumento benigno da glândula tireoide pode ocorrer durante a adolescência e não deve ser confundido com condições patológicas. Os nódulos raramente são causados por um tumor cancerígeno, mas sempre requerem avaliação. Os enfermeiros devem estar alertas quanto à possibilidade de bócio e relatar os achados. Questões relacionadas com a exposição à radiação devem ser incluídas nas avaliações do paciente.

! ALERTA PARA A ENFERMAGEM

Se uma criança nasce com bócio, são instituídas precauções imediatas para realização de suporte ventilatório de emergência, como prover oxigênio suplementar e providenciar materiais para realização de traqueostomia. A hiperextensão do pescoço geralmente facilita a ventilação.

A cirurgia imediata para remover parte da glândula pode salvar a vida de neonatos portadores de bócio. Quando a reposição de hormônios tireoidianos é necessária, os pais apresentam as mesmas necessidades de orientação em relação à administração discutidas com pais de crianças com hipotireoidismo.

TIREOIDITE LINFOCÍTICA

A tireoidite linfocítica (**doença de Hashimoto, tireoidite autoimune crônica**) é a causa mais comum de doença da tireoide e bócio em crianças e adolescentes e é responsável pela maior porcentagem de hipotireoidismo juvenil em locais do mundo com disponibilidade suficiente de iodo (Leung & Leung, 2019). Embora a tireoidite linfocítica possa ocorrer durante os primeiros 3 anos de vida, ocorre mais frequentemente em crianças após os 6 anos, com pico de incidência na adolescência. Algumas crianças podem ter hipotireoidismo subclínico, mas a presença de bócio e anticorpos de tireoglobulina elevados, com aumento progressivo tanto do anticorpo da tireoide peroxidase quanto do TSH, são fatores preditivos para o desenvolvimento futuro de hipotireoidismo (Hanley, Lord, & Bauer, 2016).

Uma glândula tireoide aumentada é frequentemente detectada durante o exame de rotina. Os pais podem identificar quando uma criança engole. Na maioria das crianças, toda a glândula está aumentada simetricamente (embora possa ser assimétrica) e é firme, indolor e move-se livremente. Pode haver manifestações de compressão traqueal moderada (sensação de plenitude, rouquidão e disfagia). Muitos pacientes são eutireoidianos e assintomáticos (Leung & Leung, 2019). É extremamente raro que a presença de bócio difuso e não tóxico cause obstrução das vias aéreas. Outros sinais sugestivos de tireoidite são encontrados no Boxe 28.6.

Avaliação diagnóstica

Os resultados dos exames de função tireoidiana geralmente são normais, embora os níveis de TSH possam estar levemente ou moderadamente elevados. Em casos de tireoidite progressiva, o T_4 diminui, seguido de uma diminuição nos níveis de T_3 e um aumento no TSH. Muitas crianças realizam titulação de anticorpos antitireoidianos (Caturegli, De Remiqis, & Rose, 2014). No entanto, os níveis em crianças são mais baixos do que em adultos; portanto, análises repetidas podem ser necessárias em casos duvidosos. A identificação de genes envolvidos nessa doença levou a melhores exames diagnóstico e pode resultar em novos tratamentos no futuro (Tomer, 2014).

Manejo terapêutico

Em muitos casos, o bócio é transitório e assintomático e regride espontaneamente em 1 ou 2 anos. O tratamento de casos de bócio difuso não tóxico geralmente é simples, descomplicado e eficaz. A administração oral de HT fornece o *feedback* necessário para suprimir a estimulação do TSH e diminuir o tamanho da glândula tireoide. Os níveis de TSH devem ser monitorados, com o objetivo de restaurar o crescimento e o desenvolvimento normais. A cirurgia é contraindicada nesse distúrbio. Pacientes não tratados devem ser avaliados periodicamente.

Cuidados de enfermagem

Os enfermeiros ajudam a identificar crianças com aumento da tireoide e fornecem segurança e educação em relação à terapia e ao resultado positivo.

Boxe 28.6 Manifestações clínicas da tireoidite linfocítica.

Glândula tireoide aumentada
Geralmente simétrico
Firme
Move-se livremente
Indolor

Compressão traqueal
Sensação de saciedade
Rouquidão
Disfagia

Hipertireoidismo (possível)
Inquietude
Irritabilidade
Sudorese
Hiperatividade

HIPERTIREOIDISMO

A **doença de Graves (DG)** é a causa mais comum de hipertireoidismo em crianças (Léger & Carel, 2018). Essa doença geralmente ocorre em famílias. O hipertireoidismo associado à DG é causado pela presença de autoanticorpos para o receptor de TSH, causando excesso de secreção de HT. A maioria dos casos de DG em crianças ocorre na adolescência, com pico de incidência entre 12 e 14 anos. A DG transitória pode estar presente ao nascimento em filhos de mães tireotóxicas. A incidência é maior em meninas do que em meninos (Léger & Carel, 2013). Não há cura para a DG e as opções de tratamento continuam a ser debatidas entre os endocrinologistas pediátricos (Léger & Carel, 2018).

Os sinais e sintomas da DG desenvolvem-se gradualmente, com intervalo entre o início e o diagnóstico de aproximadamente 6 a 12 meses. As características clínicas incluem irritabilidade, hiperatividade, falta de atenção, tremores, insônia, labilidade emocional, falta de concentração, nervosismo e palpitações ou tremores (Léger & Carel, 2018). Devido à variedade de sintomas, algumas crianças podem passar por consultas com muitos subespecialistas diferentes antes de serem consultadas por um endocrinologista (Léger & Carel, 2018). As manifestações clínicas são apresentadas no Boxe 28.7.

A exoftalmia (glóbulos oculares salientes), observada em muitas crianças, é acompanhada por uma expressão de olhos arregalados, aumento do piscar, ptose palpebral, falta de convergência e ausência de pregamento da região ao olhar para cima. À medida que a

Boxe 28.7 Manifestações clínicas do hipertireoidismo (doença de Graves).

Sinais cardeais
Labilidade emocional
Agitação física, caracteristicamente em repouso
Desempenho escolar abaixo do esperado
Apetite voraz com perda de peso em 50% dos casos
Fadiga

Sinais físicos
Taquicardia
Pressão de pulso ampla
Dispneia ao esforço
Exoftalmia (globos oculares protruídos)
Expressão com olhos arregalados com ptose palpebral
Tremores
Bócio (hipertrofia e hiperplasia)
Pele quente e úmida
Crescimento linear acelerado
Intolerância ao calor (pode ser grave)
Cabelo fino e sem cachos
Sopros sistólicos

Tempestade tireoidiana
Início agudo:

- Irritabilidade e inquietude graves
- Vômito
- Diarreia
- Hipertermia
- Hipertensão
- Taquicardia grave
- Prostração

Pode progredir rapidamente para:

- Delírio
- Coma
- Morte

exoftalmia progride, a pálpebra pode não cobrir totalmente a córnea. Distúrbios visuais podem incluir visão turva e perda de acuidade visual. A doença ocular associada ao hipertireoidismo pode se desenvolver antes ou após o diagnóstico clínico.

Avaliação diagnóstica

A doença de Graves é estabelecida com base nos níveis aumentados de T4 e T3. O TSH é suprimido a níveis não mensuráveis (Léger & Carel, 2018).

Manejo terapêutico

A terapia para o hipertireoidismo é controversa, mas o objetivo final é o mesmo – diminuir o HT circulante. Os três modos aceitáveis disponíveis são medicamentos antitireoidianos, tireoidectomia subtotal e ablação com radioiodo (^{131}I iodeto) (Lee & Hwang, 2014; Léger & Carel, 2018). Cada terapia tem vantagens e desvantagens.

Quando as crianças afetadas apresentam sinais e sintomas de hipertireoidismo (p. ex., aumento da perda de peso, pulso, pressão de pulso e pressão arterial), sua atividade deve ser limitada apenas às aulas. O exercício vigoroso é restrito até que os níveis da tireoide sejam reduzidos a valores normais ou próximos do normal.

A **tireotoxicose** (crise da tireoide ou "tempestade" da tireoide) pode ocorrer a partir da liberação repentina de HT. Embora a tireotoxicose seja incomum em crianças, pode ser fatal. Os sinais clínicos de tempestade tireoidiana são início agudo de irritabilidade e inquietação graves, vômitos, diarreia, hipertermia, hipertensão, taquicardia grave e prostração. Pode haver progressão rápida para delírio, coma e até morte. Uma crise pode ser precipitada por infecção aguda, emergências cirúrgicas ou descontinuação da terapia antitireoidiana. Além dos medicamentos antitireoidianos, os betabloqueadores são usados para controlar os sintomas até que a função normal da tireoide seja alcançada (Léger & Carel, 2018). A terapia geralmente é necessária por um período de 2 a 3 semanas.

A American Thyroid Association[b] tem um extenso *site* com informações relacionadas com a prevenção, tratamento e cura de doenças da tireoide.

Cuidados de enfermagem

Como as manifestações clínicas muitas vezes aparecem de forma gradual, o bócio e as alterações oftálmicas podem não ser notados, e a atividade excessiva pode ser atribuída a problemas comportamentais. Enfermeiros em atendimento ambulatorial, principalmente nas escolas, precisam estar atentos aos sinais que sugerem esse distúrbio. Perda de peso apesar de um excelente apetite, dificuldades escolares resultantes de um curto período de atenção, incapacidade de ficar parado, fadiga e insônia inexplicáveis e dificuldade com habilidades motoras finas, como escrever, podem ser sinais dessa doença. A exoftalmia pode se desenvolver muito antes do início dos sinais e sintomas e pode ser o único sinal de apresentação.

Os cuidados de enfermagem concentram-se no tratamento dos sintomas físicos antes que uma resposta à terapia medicamentosa seja alcançada. As crianças com hipertireoidismo precisam de um ambiente tranquilo e pouco estimulante que seja propício ao descanso. O aumento da taxa metabólica pode causar intolerância ao calor e aumento da ingesta alimentar nesses pacientes. Mudanças de humor e irritabilidade podem atrapalhar os relacionamentos, criando dificuldades dentro e fora de casa. Os enfermeiros podem ajudar os pais a entenderem o motivo clínico das mudanças de comportamento e oferecer maneiras de minimizá-las. O acompanhamento de consultas na escola é importante para fornecer educação e sugerir maneiras de ajudar uma criança após o diagnóstico.

Os enfermeiros devem conhecer os efeitos colaterais da terapia com medicamentos antitireoidianos, incluindo erupção urticariforme, febre, artralgias, vasculite, disfunção hepática e agranulocitose. Linfadenopatia, edema e diminuição do paladar também podem ocorrer. Os pais devem entender os sinais de hipotireoidismo, que podem ocorrer por superdosagem.

! ALERTA PARA A ENFERMAGEM

Crianças em tratamento com propiltiouracila ou metimazol devem ser cuidadosamente monitoradas quanto aos efeitos colaterais dos medicamentos. Como a dor de garganta e a febre acompanham a grave complicação da leucopenia, essas crianças devem ser examinadas por um médico se tais sintomas ocorrerem. Pais e filhos devem ser ensinados a reconhecer e relatar os sintomas imediatamente.

! ALERTA PARA A ENFERMAGEM

A primeira indicação de hipoparatireoidismo pode ser ansiedade e depressão mental seguidas de parestesia e evidência de excitabilidade neuromuscular aumentada, como:

Sinal de Chvostek: espasmo do músculo facial provocado pela pressão sobre o nervo facial na região da glândula parótida

Sinal de Trousseau: espasmo do carpo provocado pela pressão aplicada aos nervos braquiais

Tetania: espasmo carpopedal (flexão acentuada das articulações do punho e tornozelo), espasmos musculares, cãibras, convulsões e estridor

DISTÚRBIOS DA FUNÇÃO DA PARATIREOIDE

As glândulas paratireoides secretam o **paratormônio (PTH)**. Com a vitamina D e a calcitonina, o PTH regula a homeostase das concentrações séricas de cálcio (Lal & Clark, 2011). O efeito do PTH no cálcio é oposto ao da calcitonina. O PTH e a vitamina D atuam conjuntamente na manutenção dos níveis séricos de cálcio dentro de uma estreita faixa de normalidade. Eles são necessários para a mineralização óssea. A secreção de PTH é controlada por um sistema de *feedback* negativo envolvendo a concentração sérica de íons de cálcio. Baixos níveis de cálcio ionizado estimulam a secreção de PTH, causando absorção de cálcio pelos tecidos-alvo; altas concentrações de cálcio ionizado suprimem o PTH.

HIPOPARATIROIDISMO

O hipoparatireoidismo pode ser herdado ou adquirido e é raro em crianças (Al-Azem & Khan, 2012; Cusano, Rubin, & Bilezikian, 2015). A secreção alterada de PTH resulta em hipocalcemia e hiperfosfatemia (Snyder, 2015). O **hipoparatireoidismo congênito** pode ser causado por defeitos genéticos na síntese ou no processamento celular do PTH ou por aplasia ou hipoplasia da glândula (Al-Azem & Khan, 2012; Lal & Clark, 2011). O hipoparatireoidismo pode ocorrer secundariamente a outras causas, incluindo infecção, exposição à radiação, baixos níveis de magnésio e síndromes autoimunes (Al-Azem & Khan, 2012; Snyder, 2015). O hipoparatireoidismo pós-operatório pode ser resultado de cirurgia da tireoide e decorrer de danos ou remoção das glândulas paratireoides ou interrupção de seu suprimento sanguíneo (Monis & Monnstadt, 2015). Duas formas de hipoparatireoidismo transitório podem estar presentes em recém-nascidos, ambas resultantes da deficiência de PTH. Um tipo é causado pelo hiperparatireoidismo materno. Uma forma mais comum aparece quase exclusivamente em lactentes alimentados com fórmula láctea com alta proporção de fosfato para cálcio.

[b]6066 Leesburg Pike, Suite 550, Falls Church, VA 22041; 800-THYROID; *e-mail*: thyroid@thyroid.org; http://www.thyroid.org.

O **pseudo-hipoparatireoidismo** ocorre quando há um defeito genético nos receptores celulares do PTH e uma resistência ao hormônio (Al-Azem & Khan, 2012; Linlart, Levine, & Juppner, 2018). O resultado é glândula paratireoide normal e níveis normais de PTH (Linglart et al., 2018). Os níveis de cálcio e fósforo não são afetados pela administração de PTH. Essas crianças geralmente têm uma constituição baixa e robusta; face arredondada; e mãos e dedos de formato anormal. Outras disfunções endócrinas podem ser encontradas concomitantemente (Shoback, 2008).

Os sinais clínicos de hipoparatireoidismo são encontrados no Boxe 28.8. As cãibras musculares são um sintoma precoce, progredindo para dormência, rigidez e formigamento nas mãos e nos pés. Um sinal de Chvostek ou Trousseau positivo ou espasmos laríngeos podem estar presentes. Podem ocorrer convulsões com perda de consciência. Esses episódios podem ser precedidos por desconforto abdominal, rigidez tônica, retração da cabeça e cianose. Cefaleias e vômitos com aumento da pressão intracraniana e papiledema podem ocorrer e podem sugerir um tumor cerebral (Doyle, 2020a). O hipoparatireoidismo está associado ao baixo crescimento em crianças (Waller, 2011).

Boxe 28.8 Manifestações clínicas do hipoparatireoidismo.

Pseudo-hipoparatireoidismo

Estatura baixa
Face arredondada
Pescoço curto e grosso
Dedos das mãos e pés curtos e grossos
Depressões da pele sobre articulações
Calcificações subcutâneas de tecidos moles
Deficiência intelectual é uma característica proeminente

Hipoparatireoidismo idiopático

Nenhuma das características físicas descritas são observadas
Pode incluir papiledema
Pode haver deficiência intelectual

Ambos os tipos

Pele seca, espessa, escamosa e com erupções
Cabelo frágil frequentemente
Unhas delgadas e frágeis com ranhuras transversas características
Hipoplasia dentária e de esmalte
Contrações musculares:

- Tetania
- Espasmo carpopodal
- Laringospasmo (estridor laríngeo)
- Cãibras e espasmos musculares
- Sinal de Chvostek ou Trosseau positivo
- Parestesias, formigamentos

Neurológicos:

- Cefaleia
- Convulsões (generalizada, ausência ou focal)
- Oscilações de humor
- Perda de memória
- Depressão
- Possível confusão

Gastrintestinais:

- Cólicas
- Diarreia
- Vômito
- Atraso do crescimento esquelético

Avaliação diagnóstica

O diagnóstico de hipoparatireoidismo é feito com base nas manifestações clínicas associadas à **diminuição do cálcio sérico** e ao **aumento do fósforo sérico**. Os níveis de PTH plasmático são baixos no hipoparatireoidismo, mas altos no pseudo-hipoparatireoidismo. A capacidade de resposta do órgão-alvo é analisada por meio da administração de PTH com medida de monofosfato de adenosina cíclico urinário (cAMP). Análises da função renal são incluídas no diagnóstico diferencial para descartar insuficiência renal. Os níveis de magnésio também devem ser examinados. Embora os achados da radiografia óssea sejam geralmente normais, eles podem demonstrar aumento da densidade óssea e crescimento suprimido.

Manejo terapêutico

O objetivo do tratamento é manter os níveis séricos de cálcio e fosfato normais com o mínimo de complicações. A tetania aguda ou grave é corrigida imediatamente pela administração intravenosa e oral de cálcio e doses diárias de acompanhamento para atingir níveis normais. Análises de cálcio sérico 2 vezes ao dia são realizadas para monitorar a eficácia da terapia e prevenir a hipercalcemia. Quando o diagnóstico é confirmado, a **terapia com vitamina D** é iniciada (Snyder, 2015). A eficácia da terapia com vitamina D é um pouco difícil de regular porque a ação do medicamento tem um início prolongado e uma meia-vida longa. Alguns defendem começar com uma dose mais baixa com aumentos graduais e monitoramento cuidadoso do cálcio sérico até que níveis estáveis sejam alcançados. Outros preferem indução rápida com doses mais altas e redução rápida para níveis de manutenção mais baixos (Doyle, 2020a).

O manejo a longo prazo geralmente consiste em vitamina D e suplementação oral de cálcio. O cálcio e o fósforo séricos são monitorados com frequência até que os níveis se estabilizem. A função renal, a pressão arterial e os níveis séricos de vitamina D são medidos a cada 6 meses. Os níveis séricos de magnésio são verificados para permitir a detecção de hipomagnesemia, o que pode aumentar a necessidade de vitamina D. A Food and Drug Administration dos EUA aprovou uma injeção subcutânea diária de PTH humano recombinante para uso em adultos, e ensaios clínicos estão estudando seu uso em crianças (Snyder, 2015).

Cuidados de enfermagem

Convulsões inexplicáveis, irritabilidade (especialmente a estímulos externos), sintomas gastrintestinais (diarreia, vômitos, cólicas) e sinais positivos de tetania são sinais de hipocalcemia relacionada com hipoparatireoidismo. Os cuidados de enfermagem incluem instituição de convulsão e precauções de segurança; redução de estímulos ambientais; e observação de sinais de laringoespasmo, como estridor, rouquidão e sensação de aperto na garganta. Um conjunto de traqueostomia e gluconato de cálcio injetável devem estar disponíveis para uso emergencial. A administração de gluconato de cálcio requer precauções contra extravasamento da droga e destruição tecidual.

O enfermeiro educa a família sobre cálcio e vitamina D diários e contínuos. Como a toxicidade da vitamina D pode ser uma consequência séria da terapia, os pais são aconselhados a observar sinais que incluem fraqueza, fadiga, lassidão, dor de cabeça, náusea, vômito e diarreia. Poliúria, polidipsia e noctúria são sinais de insuficiência renal precoce.

HIPERPARATIROIDISMO

O hiperparatireoidismo é raro na infância, mas pode ser primário ou secundário. A causa mais comum de hiperparatireoidismo primário é o adenoma da glândula (Doyle, 2020b). As causas mais comuns de hiperparatireoidismo secundário são doença renal crônica, osteodistrofia renal e anomalias congênitas do trato urinário. O sintoma mais comum é a hipercalcemia. Os sinais clínicos de hiperparatireoidismo estão listados no Boxe 28.9.

Boxe 28.9 Manifestações clínicas do hiperparatireoidismo.

Gastrintestinal
Náuseas
Vômito
Desconforto abdominal
Constipação intestinal

Sistema nervoso central
Delírios
Confusão
Alucinações
Alterações de memória
Falta de interesse e iniciativa
Depressão
Níveis variados de consciência

Neuromuscular
Fraqueza
Cansaço fácil
Atrofia muscular (especialmente músculos proximais dos membros inferiores)
Espasmos de língua
Parestesias em extremidades

Esquelético
Dor óssea vaga
Reabsorção subperiosteal das falanges
Fraturas espontâneas
Ausência de lâmina dura ao redor dos dentes

Renal
Poliúria
Polidipsia
Cólica renal
Hipertensão

Avaliação diagnóstica

Exames de sangue para identificar níveis elevados de cálcio e diminuídos de fósforo são realizados rotineiramente. A análise do PTH e exames para isolar a causa da hipercalcemia, como estudos de função renal, devem ser incluídos. Se houver suspeita de adenoma de paratireoide, são recomendados exames de imagem usando ultrassonografia e um estudo de subtração nuclear com sestamibi (Pashtan, Grogan, Kaplan et al., 2013). Outros procedimentos usados para comprovar as consequências fisiológicas do distúrbio incluem eletrocardiografia e estudos ósseos radiográficos.

Manejo terapêutico

O tratamento depende da causa do hiperparatireoidismo. O tratamento do hiperparatireoidismo primário é medicamentoso, mas em casos de insucesso, é utilizada a remoção cirúrgica do tumor ou realização de radioterapia com iodo (Doyle, 2020b). O tratamento do hiperparatireoidismo secundário é direcionado à causa contribuinte subjacente, que subsequentemente restaura o equilíbrio sérico de cálcio. No entanto, em alguns casos (como na insuficiência renal crônica), o distúrbio subjacente é irreversível. Nesse caso, o tratamento visa a elevar os níveis séricos de cálcio para inibir o efeito estimulador dos níveis baixos nas paratireoides. Isso inclui a administração oral de sais de cálcio, altas doses de vitamina D para aumentar a absorção de cálcio, uma dieta pobre em fósforo e a administração de hidróxido de alumínio mobilizador de fósforo para reduzir a absorção de fosfato.

Cuidados de enfermagem

O objetivo inicial dos cuidados de enfermagem é o reconhecimento do distúrbio. Como o hiperparatireoidismo secundário é consequência da insuficiência renal crônica, o enfermeiro deve estar sempre atento aos sinais que sugerem essa complicação, principalmente dores ósseas e fraturas. Como os sintomas urinários são a indicação mais precoce, a avaliação de outros sistemas orgânicos para evidência de níveis elevados de cálcio é indicada quando poliúria e polidipsia coexistem. Os indicativos para a possibilidade de hiperparatireoidismo incluem mudança de comportamento, especialmente inatividade; sintomas gastrintestinais inexplicáveis; e distúrbios cardíacos.

DISTÚRBIOS DA FUNÇÃO ADRENAL

O **córtex adrenal** secreta três grupos principais de hormônios chamados **esteroides** e classificados de acordo com sua atividade biológica: (1) **glicocorticoides** (cortisol, corticosterona), (2) **mineralocorticoides** (aldosterona) e (3) **esteroides sexuais** (andrógenos, estrógenos e progestinas). Os glicocorticoides e mineralocorticoides afetam o metabolismo e o estresse. Os esteroides sexuais influenciam o desenvolvimento sexual, mas não são essenciais porque as gônadas secretam o maior suprimento desses hormônios.

A **medula adrenal** secreta as **catecolaminas epinefrina** e **norepinefrina**. Ambos os hormônios têm os mesmos efeitos em vários órgãos que os causados pela estimulação simpática direta, exceto que os efeitos hormonais duram várias vezes mais. Tumores secretores de catecolaminas são a principal causa de hiperfunção medular adrenal. A insuficiência adrenal primária (PAI) é caracterizada por um grupo de distúrbios do córtex adrenal que prejudica a secreção de glicocorticoides e pode ser acompanhada por deficiência ou superprodução de mineralocorticoides e androgênios (Kirkgoz & Guran, 2018). Essa condição geralmente é herdada em crianças (Kirkgoz & Guran, 2018). A insuficiência adrenal central (IAC) é fatal, envolve a transmissão prejudicada da secreção hormonal da hipófise ou do hipotálamo no cérebro e pode ser observada em crianças com síndromes genéticas ou malformações (Patti, Guzzeti, Di Iorgi et al., 2018). Em cada caso, o córtex adrenal não secretará esteroides apropriados em resposta ao estresse.

INSUFICIÊNCIA ADRENOCORTICAL AGUDA

A forma aguda de insuficiência adrenocortical (**crise adrenal**) pode ter várias causas durante a infância. As causas agudas de insuficiência adrenal em crianças incluem hemorragia na glândula adrenal por trauma ou parto; infecções, como meningococemia; retirada abrupta de fontes exógenas de cortisona; falha em aumentar os esteroides exógenos durante o estresse; ou hiperplasia adrenogenital congênita do tipo perdedora de sal.

Os primeiros sintomas de insuficiência adrenocortical aguda podem incluir aumento da irritabilidade, má alimentação, cefaleia, dor abdominal, fraqueza, náuseas, vômitos e diarreia. Outros sinais clínicos são encontrados no Boxe 28.10. Em recém-nascidos, a crise adrenal pode ser acompanhada de febre alta, taquipneia, cianose e convulsões. Geralmente, não há evidência de infecção ou sinais clínicos de sangramento. No entanto, a hemorragia na glândula adrenal pode ser evidenciada como uma massa retroperitoneal palpável.

Avaliação diagnóstica

Não existe um exame rápido e definitivo para confirmar a insuficiência adrenocortical aguda. O diagnóstico geralmente é feito com base na apresentação clínica, especialmente quando um quadro de sepse fulminante é acompanhado de manifestações hemorrágicas e sinais de falência circulatória, apesar da antibioticoterapia adequada.

Boxe 28.10 Manifestações clínicas da insuficiência adrenocortical aguda.

Sintomas iniciais
Aumento da irritabilidade
Cefaleia
Dor abdominal difusa
Fraqueza
Náuseas e vômito
Diarreia

Manifestações hemorrágicas generalizadas (Síndrome de Waterhouse-Friderichsen)
Febre (aumenta conforme a condição piora)
Sinais de sistema nervoso central (SNC):

- Rigidez da nuca
- Convulsões
- Estupor
- Coma

Estado semelhante ao choque
Pulso fraco e rápido
Diminuição da pressão arterial
Respirações superficiais
Pele fria e úmida
Cianose
Falência circulatória (evento terminal)

Neonato
Hiperpirexia
Taquipneia
Cianose
Convulsões
Glândula evidente como massa retroperitoneal palpável (hemorrágica)

Como não há risco real em administrar cortisol por um curto período, o tratamento é instituído imediatamente. A melhora com a terapia com cortisol confirma o diagnóstico.

Manejo terapêutico

Agudamente, o tratamento envolve reposição de cortisol, reposição de líquidos corporais para combater a desidratação e hipovolemia, administração de soluções de glicose para corrigir a hipoglicemia e antibioticoterapia específica na presença de infecção. Inicialmente, é administrada hidrocortisona IV. Soro fisiológico com glicose a 5% é administrado por via parenteral para repor perdas hídricas, de eletrólitos e glicose. Se a hemorragia foi grave, a transfusão sanguínea pode ser indicada. Caso essas medidas não revertam a falência circulatória, são utilizados vasopressores para promover vasoconstrição imediata e elevação da pressão arterial.

Depois que a condição da criança estiver estabilizada, são administradas doses orais de cortisona, líquidos e sal, semelhantes ao regime usado para insuficiência adrenal crônica. Para manter a retenção de sódio, a aldosterona é substituída por esteroides sintéticos de retenção de sal. Uma vez que o paciente esteja estável, se houver suspeita de insuficiência adrenal central, os níveis séricos matinais de cortisol devem ser medidos e um exame de estimulação para avaliar a liberação de cortisol pode ser necessário (Patti et al., 2018).

Cuidados de enfermagem

Devido ao início abrupto e resultado potencialmente fatal dessa condição, o reconhecimento imediato é essencial. Os sinais vitais e a pressão arterial são verificados a cada 15 minutos. Precauções de convulsão são instituídas. O enfermeiro deve monitorar a resposta da criança à reposição de líquidos e cortisol. A administração rápida de líquidos pode precipitar insuficiência cardíaca, e a superdosagem com cortisol pode causar hipotensão e queda súbita de temperatura.

DICAS PARA A ENFERMAGEM Quando é administrada formulação oral de potássio, deve ser misturada com uma pequena quantidade de suco de frutas com sabor agradável para disfarçar seu sabor amargo.

Quando a fase aguda termina e a hipovolemia foi corrigida, a criança recebe líquidos orais em pequenas quantidades. A ingesta rápida de fluidos orais pode induzir o vômito, o que aumenta a desidratação. Portanto, o enfermeiro deve planejar um esquema gradual para reintrodução de líquidos.

! ALERTA PARA A ENFERMAGEM

Deve-se monitorar os níveis séricos de eletrólitos e observar sinais de hipopotassemia ou hiperpotassemia (p. ex., fraqueza, controle muscular deficiente, paralisia, arritmias cardíacas, apneia). O quadro é rapidamente corrigido com reposição intravenosa (IV) ou oral de potássio.

A natureza súbita e grave desse distúrbio exige muito apoio emocional para a criança e a família. A criança pode ser internada em uma unidade de terapia intensiva onde o ambiente é estranho e assustador. Apesar da necessidade de intervenção emergencial, o enfermeiro deve estar atento às necessidades psicológicas da família e prepará-la para cada procedimento, mesmo que seja um depoimento breve, como: "A infusão intravenosa é necessária para repor o fluido que a criança está perdendo". Como a recuperação em 24 horas geralmente é surpreendente, o enfermeiro deve manter os pais informados sobre a condição da criança, enfatizando os sinais de melhora, como temperatura baixa e pressão arterial elevada.

INSUFICIÊNCIA ADRENAL PRIMÁRIA (DOENÇA DE ADDISON)

A insuficiência adrenal primária crônica é rara em crianças e geralmente é causada por um distúrbio genético que causa um dos seguintes: desenvolvimento anormal da glândula adrenal, síntese disfuncional de hormônios adrenais, resistência ao ACTH ou dano ao córtex adrenal (Kirkgoz & Guran, 2018). Outras causas incluem infecção, lesão destrutiva da glândula adrenal ou processo autoimune. Como 90% do tecido adrenal devem estar não funcionais antes que os sinais de insuficiência se manifestem, o início dos sintomas geralmente é gradual. No entanto, durante períodos de estresse, quando demandas adicionais de cortisol são aumentadas, sintomas de insuficiência adrenal aguda podem aparecer em uma criança previamente saudável (Boxe 28.11).

O diagnóstico definitivo é baseado em medidas da reserva funcional de cortisol. Os níveis séricos de cortisol em jejum e de 17-hidroxicorticosteroides urinários são baixos e não aumentam, e os níveis plasmáticos de **hormônio adrenocorticotrófico (ACTH)** são elevados com estimulação por corticotropina (ou ACTH), o teste definitivo para a doença.

Manejo terapêutico

O tratamento envolve a reposição de **glicocorticoides (cortisol)** e **mineralocorticoides (aldosterona)**. Algumas crianças podem ser mantidas apenas com suplementação oral de cortisol (formulações com cortisona ou hidrocortisona) com uma ingesta aumentada de sal. Durante situações de estresse (como febre, infecção, transtorno

Boxe 28.11 Manifestações clínicas da insuficiência adrenocortical crônica.

Sintomas neurológicos
Fraqueza muscular
Fadiga mental
Irritabilidade, apatia e negativismo
Sonolência e indiferença

Alterações pigmentares
Cicatrizes prévias
Pregas palmares
Membranas mucosas
Cabelo
Hiperpigmentação sobre pontos de pressão (cotovelos, joelhos ou pulsos)
Menos frequentemente, vitiligo (perda de pigmentação)

Sintomas gastrintestinais
Desidratação
Anorexia
Perda de peso

Sintomas circulatórios
Hipotensão
Microcardia
Vertigem
Episódios de síncope (desmaio)

Hipoglicemia
Cefaleia
Polifagia
Fraqueza
Tremores
Sudorese

Outros sinais (observados em algumas crianças)
Convulsões recorrentes, inexplicáveis
Avidez intensa por sal
Dor abdominal aguda
Desequilíbrio eletrolítico

emocional ou cirurgia), a dosagem deve ser triplicada para acomodar o aumento da necessidade de glicocorticoides orgânicos. O não seguimento dessa conduta poderá precipitar uma crise aguda. A superdosagem produz o aparecimento de sinais cushingoides.

Crianças com estados mais graves de insuficiência adrenal crônica necessitam de reposição de mineralocorticoides para manter o equilíbrio hidreletrolítico. Outras formas de terapia incluem injeções mensais de acetato de desoxicorticosterona ou implantação de pellets de acetato de desoxicorticosterona por via subcutânea a cada 9 a 12 meses. Infusões contínuas por via subcutânea de hidrocortisona por meio de uma bomba de infusão também têm sido empregadas, mas estão associadas a custos mais altos e risco potencial de complicações (Kirkgoz & Guran, 2018).

Cuidados de enfermagem

Após o diagnóstico do distúrbio, os pais precisam de orientação quanto à terapia medicamentosa. Devem estar cientes da necessidade contínua de reposição de cortisol. A interrupção repentina do medicamento devido a suprimentos inadequados ou incapacidade de ingerir a forma oral devido ao vômito coloca a criança em risco de uma crise adrenal aguda. Os pais devem sempre ter um suprimento extra de medicamentos. Idealmente, as famílias devem manter uma seringa pré-cheia de hidrocortisona e realizar treinamento para administrar esse medicamento durante uma crise. A administração desnecessária de cortisona não prejudicará a criança, mas, se for necessária, pode salvar vidas. Qualquer evidência de insuficiência aguda deve ser relatada ao médico imediatamente.

Os efeitos colaterais indesejáveis da cortisona incluem irritação gástrica, que é minimizada pela ingesta com alimentos ou pelo uso de um antiácido; aumento da excitabilidade e insônia; ganho de peso, que pode exigir manejo dietético para prevenir a obesidade; e ocasionalmente mudanças comportamentais, incluindo depressão ou euforia. Os pais devem estar cientes dos sinais de sobredosagem e comunicá-los ao médico. Além disso, o medicamento tem um sabor amargo, o que constitui um desafio.

Como o organismo não pode fornecer fontes endógenas de hormônios corticais durante períodos de estresse, o ambiente doméstico deve ser estável e relativamente pouco estressante. Os pais precisam estar cientes de que, durante os períodos de crise emocional ou física, a criança necessita de reposição hormonal adicional. A criança deve usar uma pulseira de identificação de saúde, para notificar profissionais de saúde durante o atendimento de emergência.

SÍNDROME DE CUSHING

A síndrome de Cushing (SC) é um grupo característico de condições causadas pelo excesso de cortisol livre circulante. Pode resultar de uma variedade de causas, que geralmente se enquadram em uma das cinco categorias (Boxe 28.12).

A síndrome de Cushing é incomum em crianças. Quando observada, muitas vezes é causada por terapia excessiva ou prolongada com esteroides que produz uma aparência cushingoide (Figura 28.2). Quando causada por excesso de terapia com esteroides exógenos, a SC é reversível após a interrupção gradual da administração de esteroides (Stratakis, 2016). A retirada abrupta irá precipitar insuficiência adrenal aguda. A retirada gradual de suplementação exógena é necessária para permitir que a hipófise anterior possa secretar quantidades crescentes de ACTH para estimular as adrenais a produzir cortisol.

Manifestações clínicas

Como as ações do cortisol são disseminadas, as manifestações clínicas são igualmente profundas e diversas. Os sintomas que produzem mudanças na aparência física ocorrem precocemente no transtorno e são uma preocupação considerável para crianças em idade escolar e mais velhas. Os distúrbios fisiológicos, como hiperglicemia, suscetibilidade a infecções, hipertensão e hipopotassemia, podem ter consequências fatais, a menos que sejam reconhecidos precocemente e tratados com sucesso. Crianças com baixa estatura podem estar respondendo ao aumento dos níveis de cortisol, o que resulta na síndrome de Cushing. O cortisol inibe a ação do GH.

Boxe 28.12 Etiologia da síndrome de Cushing.

Pituitária: síndrome de Cushing com hiperplasia adrenal, em geral atribuída ao excesso de ACTH
Adrenal: síndrome de Cushing com aumento da secreção de glicocorticoides, geralmente como resultado de neoplasias adrenocorticais
Ectópica: síndrome de Cushing com secreção autônoma de ACTH, mais frequentemente causada por neoplasias extrapituitárias
Iatrogênica: síndrome de Cushing, frequentemente como resultado da administração de grandes quantidades de corticosteroides exógenos
Dependente de alimentos: sensibilidade inapropriada das glândulas adrenais a incrementos pós-prandiais normais da secreção de polipeptídeo inibitório gástrico

Adaptado de Magiakou, M. A., Mastorakos, G., Oldfield, E. H. et al. (1994). Cushing's syndrome in children and adolescents: Presentation, diagnosis, and therapy. *New England Journal of Medicine, 331*(10), 629–636.
ACTH, hormônio adrenocorticotrófico.

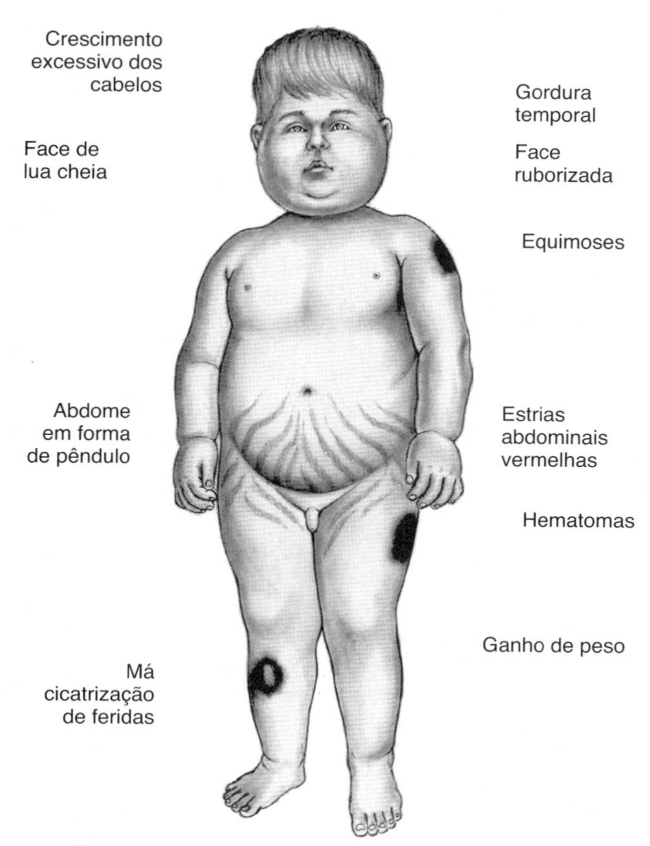

Figura 28.2 Características da síndrome de Cushing.

Avaliação diagnóstica

Vários exames são úteis para confirmar a síndrome de Cushing. Os níveis de cortisol sérico devem ser analisados no meio da noite e pela manhã, com o hormônio corticotropina, cortisol livre urinário, glicemia de jejum para análise de hiperglicemia, níveis séricos de eletrólitos para análise de hipopotassemia e alcalose e urina de 24 horas para verificação de elevação nos níveis de 17-hidroxicorticoides e 17-cetosteroides (Lowitz & Keil, 2015). Exames de imagem da hipófise e glândulas adrenais para avaliação de tumores, estudos de densidade óssea para evidência de osteoporose e radiografias de crânio para determinar o aumento da sela túrcica também podem ajudar no diagnóstico. Outra estratégia utilizada para estabelecer um diagnóstico mais definitivo é o exame de supressão de dexametasona (cortisona) (Ceccato & Boscaro, 2016). A administração exógena de cortisona normalmente suprime a produção de ACTH. No entanto, em indivíduos com síndrome de Cushing, os níveis de cortisol permanecem elevados. Esse exame é útil para diferenciar crianças obesas e aquelas que parecem ter características cushingoides.

Manejo terapêutico

O tratamento depende da causa. Se a causa for decorrente de tumor adrenal, a cirurgia envolve adrenalectomia bilateral e reposição pós-operatória dos hormônios corticais (conforme descrito para insuficiência adrenocortical primária). Se for identificado tumor hipofisário, a exérese cirúrgica ou a realização de radioterapia podem estar indicadas. Em qualquer um desses casos, o tratamento do pan-hipopituitarismo com reposição de GH, TH, ADH, gonadotrofinas e esteroides pode ser necessário por período indefinido (Lau, Rutledge, & Aghi, 2015).

Cuidados de enfermagem

Os cuidados de enfermagem também dependem da causa. Quando as características cushingoides são causadas pela terapia com esteroides, os efeitos podem ser diminuídos com a administração do medicamento no início da manhã e em dias alternados. A administração do fármaco no início do dia mantém o padrão diurno normal de secreção de cortisol. Se administrado durante a noite, é mais provável que produza sintomas porque os níveis endógenos de cortisol já estão baixos e a oferta adicional exerce efeitos mais pronunciados. Um esquema de dias alternados possibilita que a hipófise anterior mantenha os mecanismos de controle hipotálamo-hipófise-adrenal mais normais.

Se for encontrada uma causa orgânica, os cuidados de enfermagem estão relacionados com o esquema de tratamento. Embora a adrenalectomia bilateral resolva permanentemente uma condição, ela produz reciprocamente outra síndrome. Antes da cirurgia, os pais precisam ser adequadamente informados sobre os benefícios e desvantagens da cirurgia. O preparo pós-operatório sobre a reposição de medicamentos é o mesmo discutido na seção anterior.

> **! ALERTA PARA A ENFERMAGEM**
>
> As complicações pós-operatórias da adrenalectomia estão relacionadas com a retirada súbita do cortisol. Observe se há sintomas de choque (p. ex., hipotensão, hiperpirexia).

Anorexia, náuseas e vômitos são comuns e podem ser atenuados com o uso de descompressão nasogástrica. As dores musculares e articulares podem ser intensas, exigindo o uso de analgésicos. A depressão psicológica pode ser profunda e não melhorar por meses. Os pais devem estar cientes das razões fisiológicas que acarretam esses sintomas para apoiar a criança.

HIPERPLASIA ADRENAL CONGÊNITA

A hiperplasia adrenal congênita (HAC) é uma gama de distúrbios hereditários causados pela diminuição da atividade enzimática necessária para a produção de cortisol no córtex adrenal e é a causa mais comum de insuficiência adrenal primária em crianças (Kirkgoz & Guran, 2018). A glândula adrenal produz quantidades excessivas de precursores de cortisol e andrógenos para compensar. O distúrbio mais comum é a **deficiência de 21-hidroxilase**, que constitui mais de 90% de todos os casos de HAC (El-Maouche, Arlt, & Merke, 2017). Essa deficiência é um distúrbio autossômico recessivo que resulta na síntese inadequada de hormônios esteroides (Mendes, Vaz Matos, Ribeiro et al., 2015).

O excesso de andrógenos causa a masculinização do sistema urogenital aproximadamente na décima semana de desenvolvimento fetal. As anormalidades mais pronunciadas ocorrem em meninas, que nascem com graus variados de genitália ambígua. A masculinização da genitália externa faz com que o clitóris aumente de tamanho, tornando-se similar a um pequeno falo. A fusão dos lábios vaginais produz uma estrutura em forma de saco semelhante ao escroto sem testículos. No entanto, não ocorrem alterações anormais nos órgãos sexuais internos, embora o introito vaginal seja geralmente fechado pelos lábios fundidos. A denominação *genitália ambígua* deve ser utilizada para qualquer criança com hipospadia ou micropênis e sem gônadas palpáveis, e uma avaliação diagnóstica quanto à presença de HAC deve ser realizada (Witchel, 2017).

O aumento da pigmentação das dobras cutâneas e da genitália causada pelo aumento de ACTH pode ser um sinal sutil de insuficiência adrenal. Uma situação aguda de perda de sal ocorre com frequência, comumente nas primeiras semanas de vida, e geralmente é a primeira manifestação em meninos que apresentam desenvolvimento genital normal (White, 2020a; Witchel, 2017). Os lactentes não ganham peso e a hiponatremia e a hiperpotassemia podem ser significativas. Pode ocorrer parada cardíaca.

Avaliação diagnóstica

O diagnóstico clínico baseia-se inicialmente nas anomalias congênitas que dificultam a atribuição do sexo ao recém-nascido e nos sinais e sintomas de insuficiência adrenal. Atualmente, a triagem neonatal é feita em todos os 50 estados dos EUA pela análise do precursor de cortisol 17-hidroxiprogesterona. O diagnóstico definitivo é confirmado pela evidência de níveis aumentados de 17-cetosteroides na maioria dos tipos de HAC (Kaye, Committee on Genetics, Accurso et al., 2006). Na deficiência completa de 21-hidroxilase, os eletrólitos séricos demonstram perda de sódio e cloreto e elevação de potássio. Em crianças com mais idade, a idade óssea é avançada e o crescimento linear é aumentado. A análise de ácido desoxirribonucleico (DNA) para determinação do sexo e para descartar qualquer outra anormalidade genética (p. ex., síndrome de Turner) é sempre realizada em qualquer caso de genitália ambígua.

Outro exame que pode ser utilizado para visualizar a presença de estruturas pélvicas é a ultrassonografia, técnica de imagem não invasiva, indolor e que não requer anestesia ou sedação. É especialmente útil na HAC porque identifica prontamente a ausência ou presença de órgãos reprodutivos femininos ou testículos masculinos em um recém-nascido ou criança com genitália ambígua. Como a ultrassonografia produz resultados imediatos, tem a vantagem de determinar o sexo da criança muito antes que os resultados de exames laboratoriais mais complexos para análise cromossômica ou níveis de esteroides estejam disponíveis.

Manejo terapêutico

Após a confirmação do diagnóstico, o tratamento clínico inclui a administração de glicocorticoides para suprimir as secreções anormalmente altas de ACTH e andrógenos adrenais. O objetivo da terapia é atingir e manter o tempo de desenvolvimento puberal normal e atingir a altura adulta (Bomberg, Addo, Kyllo et al., 2015; Witchel, 2017). Se a cortisona for iniciada precocemente o suficiente, é muito eficaz. A cortisona deprime a secreção de ACTH pela hipófise anterior, que por sua vez inibe a secreção de adrenocorticosteroides, o que impede a virilização progressiva. Os sinais e sintomas de masculinização em meninas desaparecem gradualmente e o crescimento linear precoce excessivo é lentificado. A puberdade ocorre normalmente na idade apropriada.

A dosagem oral recomendada é dividida para simular o padrão diurno normal de secreção de ACTH. Como essas crianças são incapazes de produzir cortisol em resposta ao estresse, é necessário aumentar a dosagem durante episódios de infecção, febre, cirurgia ou outros estresses. Emergências agudas requerem administração IV ou intramuscular imediata. Crianças com o tipo de HAC perdedora de sal necessitam de reposição de aldosterona, conforme descrito na insuficiência adrenal crônica, e suplementação de sal na dieta. Exames laboratoriais frequentes são realizados para avaliar os efeitos nos eletrólitos, perfis hormonais e níveis de renina. A frequência dos exames é individualizada para a criança.

A atribuição de gênero e a intervenção cirúrgica no recém-nascido com genitália ambígua são complexas e controversas. São motivos de estresse significativo para as famílias, que precisam do apoio de uma equipe multiprofissional de especialistas experientes. Os fatores que influenciam a atribuição de gênero incluem diagnóstico genético, aparência genital, opções cirúrgicas, fertilidade e preferências familiares e culturais. Geralmente, lactentes geneticamente femininos (46XX) devem ser criados como meninas. A cirurgia reconstrutiva precoce deve ser considerada apenas no caso de virilização grave (El-Maouche et al., 2017). A ênfase está nos resultados funcionais, não estéticos, e a cirurgia muitas vezes pode ser adiada. Relatos de satisfação sexual após clitoridectomia parcial indicam que a capacidade para o orgasmo e gratificação sexual não é necessariamente prejudicada. Lactentes do sexo masculino podem necessitar de reconstrução fálica realizada por um cirurgião experiente.

Infelizmente, nem todas as crianças com HAC são diagnosticadas ao nascimento e criadas de acordo com seu sexo genético. Particularmente no caso de meninas afetadas, a masculinização da genitália externa pode ter levado à atribuição do sexo masculino. Nos meninos, o diagnóstico geralmente é adiado até a primeira infância, quando aparecem sinais de virilismo. Nessas situações, é aconselhável continuar a criar a criança como homem de acordo com o sexo e o fenótipo atribuídos. A reposição hormonal pode ser necessária para permitir o crescimento linear e iniciar as mudanças na puberdade masculina. A cirurgia geralmente é indicada para remover os órgãos femininos e reconstruir o falo para promover relações sexuais satisfatórias. Esses indivíduos não são férteis.

Cuidados de enfermagem

O reconhecimento da genitália ambígua e a confirmação diagnóstica em recém-nascidos têm grande importância. Os pais precisam de auxílio para entender e aceitar a condição e de tempo para lamentar a perda da perfeição de seu filho recém-nascido. Assim que o sexo for determinado, eles devem ser informados dos achados e incentivados a escolher um nome apropriado, e a criança deve ser identificada como menino ou menina, sem referência a sexo ambíguo.

Em geral, a criação de uma criança geneticamente feminina como menina é preferida pelo sucesso da intervenção cirúrgica e pelos resultados satisfatórios com hormônios na reversão da virilidade e na perspectiva de puberdade normal e da capacidade de conceber. Isso contrasta com a escolha de criar a criança como menino, caso em que ela é estéril e pode nunca ser capaz de satisfatoriamente desenvolver relacionamentos heterossexuais. Se os pais persistirem em sua decisão de atribuir um sexo masculino a uma criança geneticamente feminina, uma consulta com psicólogo deve ser solicitada para explorar suas motivações e garantir sua compreensão das consequências futuras para a criança.

O cuidado de enfermagem em relação à reposição de cortisol e aldosterona é a mesma discutida para a insuficiência adrenocortical crônica. Como os lactentes são especialmente propensos a episódios agudos de desidratação e perda de sódio, os pais precisam estar cientes dos sinais de desidratação e da urgência de intervenção médica imediata para estabilizar a condição da criança. Os pais devem ter hidrocortisona injetável disponível e saber como preparar e administrar a injeção intramuscular (ver Capítulo 20).

Na situação infortunosa na qual o sexo é erroneamente atribuído e o sexo correto é determinado posteriormente, os pais precisam de muita ajuda para entender o motivo da identificação incorreta do sexo e as opções de redesignação sexual ou intervenção clínico-cirúrgica.

Os pais devem ser encaminhados para aconselhamento genético antes de conceber outro filho porque a HAC é uma doença autossômica recessiva. O diagnóstico e o tratamento pré-natal estão disponíveis.

> **! ALERTA PARA A ENFERMAGEM**
>
> Os pais devem ser avisados de que não há dano físico no tratamento da suspeita de insuficiência adrenal que não está confirmada, mas a consequência de não tratar a insuficiência adrenal aguda pode ser fatal.

FEOCROMOCITOMA

O feocromocitoma é um tumor raro caracterizado pela secreção de catecolaminas. O tumor surge mais comumente das células cromafins da medula adrenal, mas pode ocorrer onde quer que essas células sejam encontradas, como ao longo dos paragânglios da aorta ou da cadeia simpática toracolombar. Em crianças, são frequentemente bilaterais ou múltiplos e geralmente benignos. Muitas vezes, há transmissão familiar da condição como um traço autossômico dominante (White, 2020b).

As manifestações clínicas do feocromocitoma são causadas por um aumento da produção de catecolaminas, causando hipertensão, taquicardia, cefaleia, diminuição da atividade gastrintestinal e constipação intestinal resultante, aumento do metabolismo com anorexia, perda de peso, hiperglicemia, poliúria, polidipsia, hiperventilação, nervosismo, intolerância ao calor e diaforese. Em casos graves, os sinais de insuficiência cardíaca congestiva são evidentes. Uma criança com hipertensão sustentada, histórico familiar de tumores endócrinos ou características sindrômicas associadas ao desenvolvimento de tumores endócrinos deve ser rastreada (Jain, Baracco e Kapur, 2019).

Avaliação diagnóstica

As manifestações clínicas mimetizam as de outros distúrbios, como hipertireoidismo ou DM. Normalmente, o tumor é identificado por tomografia computadorizada (TC) ou ressonância magnética. Os exames de diagnóstico incluem análise dos níveis metabólitos de catecolaminas em urina de 24 horas e dosagem da metanefrina plasmática (Jain et al., 2019).

Manejo terapêutico

O tratamento definitivo consiste na remoção cirúrgica do tumor. Em crianças, os tumores podem ser bilaterais, exigindo adrenalectomia bilateral e terapia vitalícia com glicocorticoides e mineralocorticoides. As principais complicações que podem ocorrer durante a cirurgia são hipertensão grave, taquiarritmias e hipotensão. Os dois primeiros são causados pela liberação excessiva de catecolaminas durante a manipulação do tumor, e o último resulta da retirada de catecolaminas e choque hipovolêmico. O tratamento com bloqueadores dos receptores alfa-adrenérgicos pelo período de 7 a 14 dias antes da cirurgia, expansão de volume no pré-operatório, seguido de uso de betabloqueadores, é necessário para reduzir a incidência de complicações (Jain et al., 2019). O sucesso da terapia é avaliado pela redução da pressão arterial ao normal, ausência de crises hipertensivas (rubor ou empalidecimento, desmaios, cefaleia, palpitações, taquicardia, náuseas e vômitos, sudorese profusa), tolerância ao calor, diminuição da transpiração e desaparecimento da hiperglicemia.

Cuidados de enfermagem

Crianças com hipertensão e crises hipertensivas devem ser avaliadas quanto à presença de feocromocitoma. Em decorrência de mudanças comportamentais (nervosismo, excitabilidade, hiperatividade e até psicose), o aumento da atividade cardíaca e respiratória pode parecer estar relacionado com uma crise aguda de ansiedade. Portanto, o histórico cuidadoso do início dos sintomas e a associação com eventos estressantes são úteis para distinguir sintomatologia de causa orgânica e psicológica.

Os cuidados de enfermagem pré-operatórios envolvem o monitoramento frequente dos sinais vitais e a observação de evidências de crises hipertensivas e insuficiência cardíaca congestiva. Os efeitos terapêuticos são evidenciados por sinais vitais normais e ausência de glicosúria. A análise diária de glicemia, acetonúria e quaisquer sinais de hiperglicemia devem ser observados e relatados imediatamente.

> **! ALERTA PARA A ENFERMAGEM**
>
> Não palpe a massa. A palpação pré-operatória da massa libera catecolaminas, que podem estimular hipertensão grave e taquiarritmias.

Providenciar ambiente propício ao descanso e livre de estresse emocional. Tal ação requer preparo adequado durante a admissão hospitalar e antes da cirurgia. Os pais são incentivados a permanecer com seus filhos e a participar dos cuidados. As atividades lúdicas precisam ser adaptadas ao nível de energia da criança sem ser excessivamente extenuantes ou desafiadoras, pois podem aumentar a taxa metabólica e promover frustração e ansiedade.

Após a cirurgia, a criança é observada quanto a sinais de choque pela remoção dos níveis excessivos de catecolaminas. Caso tenha sido realizada adrenalectomia bilateral, as intervenções de enfermagem são aquelas discutidas para insuficiência adrenocortical crônica.

DISTÚRBIOS DA SECREÇÃO DO HORMÔNIO PANCREÁTICO

DIABETES MELITO

O DM é um distúrbio crônico do metabolismo caracterizado por hiperglicemia e resistência à insulina. É a doença metabólica mais comum, resultando em ajuste metabólico ou alteração fisiológica em quase todas os sistemas orgânicos. As estatísticas mais recentes indicam que, nos EUA, aproximadamente 208 mil crianças com menos de 20 anos têm diabetes tipo 1 ou tipo 2 (National Institutes of Health 2017). O diabetes tipo 1 tem o maior número de novos casos nos EUA em crianças classificadas como brancas não hispânicas, com um aumento anual de 4,2%.

Tradicionalmente, o DM era classificado de acordo com o tipo de tratamento necessário. A classificação anterior abrangia diabetes melito insulinodependente (IDDM), ou tipo 1, e diabetes melito não insulinodependente (NIDDM), ou tipo 2. Em 1997, esses termos foram eliminados porque o tratamento pode variar (algumas pessoas com NIDDM precisam de insulina) e porque os termos não indicam o problema subjacente. Os novos termos são tipo 1 e tipo 2, usando símbolos arábicos para evitar confusão (p. ex., tipo II pode ser lido como tipo 11) (American Diabetes Association, 2001). As características do DM tipo 1 e DM tipo 2 estão descritas na Tabela 28.2.

O diabetes tipo 1 ocorre mais comumente entre crianças de 4 e 6 anos e depois entre 10 e 14 anos; cerca de 45% das crianças diagnosticadas apresentarão antes do décimo aniversário. Em 2003, o diabetes tipo 2 representou 20% dos casos de diabetes pediátrico, e metade desses casos era de adolescentes entre 15 e 19 anos (Levitsky & Misra, 2019a).

O **diabetes tipo 1** é caracterizado pela destruição das células beta pancreáticas, que produzem insulina; tal situação geralmente leva à deficiência absoluta de insulina. O diabetes tipo 1 apresenta-se em duas formas. O DM imunomediado resulta de uma destruição autoimune das células beta; geralmente, começa em crianças ou jovens adultos magros, mas pode surgir em adultos de qualquer idade. O **tipo 1 idiopático** refere-se a formas raras da doença que não têm causa conhecida.

O **diabetes tipo 2** geralmente surge em decorrência da resistência à insulina na qual o organismo não usa insulina adequadamente combinada com deficiência relativa (em vez de absoluta) de insulina. Pessoas com DM tipo 2 podem variar de predominantemente resistentes à insulina com deficiência relativa de insulina a predominantemente deficientes na secreção de insulina com alguma resistência à insulina. Geralmente, ocorre em pessoas com mais de 45 anos, com excesso de peso, sedentárias e com histórico familiar de diabetes.

A sintomatologia do diabetes é mais facilmente reconhecível em crianças do que em adultos, por isso é surpreendente que o diagnóstico possa ser desapercebido ou tardio. Diabetes é um grande imitador; gripe, gastrenterite e apendicite são as condições mais frequentemente diagnosticadas quando se descobre que a doença é realmente diabetes (Boxe 28.13).

Fisiopatologia

A insulina é necessária no suporte ao metabolismo de carboidratos, gorduras e proteínas, principalmente por facilitar a entrada dessas

Tabela 28.2 Características do diabetes melito tipo 1 e tipo 2.

Característica	Tipo 1	Tipo 2
Idade de início	Menos que 20 anos	Cada vez mais acometendo crianças mais jovens
Tipo de início	Abrupto	Gradual
Relação entre sexos	Afeta um pouco mais meninos que meninas	Meninas superam meninos
Porcentagem da população diabética	5 a 8%	85 a 90%
Hereditariedade:		
Histórico familiar	Algumas vezes	Frequentemente
Antígeno leucocitário humano	Associações	Sem associação
Concordância de gêmeos	25 a 50%	90 a 100%
Distribuição étnica	Nos EUA, principalmente brancos	Nos EUA, maior incidência em índios, hispânicos, afro-americanos
Sintomas presentes	Três Ps comuns – poliúria, polidipsia, polifagia	Podem estar relacionados com complicações a longo prazo
Estado nutricional	Abaixo do peso	Sobrepeso
Insulina (natural):		
Conteúdo pancreático	Em geral nenhum	Maior que 50% do normal
Insulina sérica	Baixa a ausente	Alta ou baixa
Resistência primária	Mínima	Marcante
Anticorpos contra células das ilhotas	80 a 85%	Menos que 5%
Terapia:		
Insulina	Sempre	20 a 30% dos pacientes
Agentes orais	Ineficaz	Geralmente eficazes
Somente dieta	Ineficaz	Geralmente eficazes
Complicações crônicas	Maior que 80%	Variável
Cetoacidose	Comum	Infrequente

substâncias nas células. A insulina é necessária para a entrada de glicose nas células musculares e adiposas, prevenção da mobilização de gorduras das células adiposas e armazenamento de glicose na forma de glicogênio nas células hepáticas e musculares. A insulina não é necessária para a entrada de glicose nas células nervosas ou no tecido vascular. A composição química e a estrutura molecular da insulina são tais que se encaixam nos receptores localizados na membrana celular. Aqui ele inicia uma sequência de reações químicas ainda pouco conhecidas que alteram a membrana celular para facilitar a entrada de glicose na célula e estimular sistemas enzimáticos extracelulares que metabolizam a glicose para a produção de energia.

Com uma deficiência de insulina, a glicose é incapaz de entrar nas células e sua concentração na corrente sanguínea aumenta. O aumento da concentração de glicose (**hiperglicemia**) produz gradiente osmótico que acarreta movimento de líquidos corporais do espaço intracelular para o espaço intersticial e depois para o espaço extracelular e para o filtrado glomerular para "diluir" o filtrado hiperosmolar.

Boxe 28.13 Manifestações clínicas do diabetes melito tipo 1.

Polifagia
Poliúria
Polidipsia
Perda de peso
Enurese ou noctúria
Irritabilidade; "não é ele mesmo" ou "não é ela mesma"
Tempo de atenção reduzido
Tolerância à frustração reduzida
Pele seca
Visão turva
Má cicatrização de feridas
Fadiga
Rubor da pele
Cefaleia
Infecções frequentes
Hiperglicemia
- Níveis glicêmicos elevados
- Glicosúria

Cetose diabética
- Cetonas e glicose na urina
- Desidratação em alguns casos

Cetoacidose diabética (CAD)
- Desidratação
- Desequilíbrio eletrolítico
- Acidose
- Respiração profunda e rápida (respirações de Kussmaul)

Normalmente, a capacidade tubular renal de transportar glicose é adequada para reabsorver toda a glicose no filtrado glomerular. Quando a concentração de glicose no filtrado glomerular excede o limiar renal (180 mg/dℓ), a glicose é excretada na urina (**glicosúria**) com um desvio osmótico da água (**poliúria**), um sinal cardinal de diabetes. As perdas urinárias de líquidos causam a sede excessiva (**polidipsia**) observada no diabetes. Essa "eliminação" da água resulta na expoliação de outros produtos químicos essenciais, especialmente o potássio.

A proteína também é expoliada durante a deficiência de insulina. Como a glicose é incapaz de entrar nas células, a proteína é quebrada e convertida em glicose pelo fígado (**glicogênese**); essa glicose então contribui para a hiperglicemia. Esses mecanismos são semelhantes aos observados nos quadros de inanição quando o substrato (glicose) está ausente. O organismo está de fato em estado de inanição durante a deficiência de insulina. Sem o uso de carboidratos para produção de energia, os estoques de gordura e proteína são esgotados à medida que o organismo tenta atender às suas necessidades energéticas. O mecanismo da fome é acionado, mas o aumento da ingesta de alimentos (polifagia) aumenta o problema, elevando ainda mais a glicose no sangue.

Cetoacidose

Quando a insulina está ausente ou a sensibilidade à insulina é alterada, a glicose torna-se indisponível para o metabolismo celular e o organismo procura fontes alternativas de produção de energia, principalmente gordura. Consequentemente, as gorduras se decompõem em ácidos graxos e o glicerol das células adiposas é convertido pelo fígado em corpos cetônicos (ácido β-hidroxibutírico, ácido acetoacético, acetona). Qualquer excesso é eliminado na urina (**cetonúria**) ou nos pulmões (**respiração de acetona**). Os corpos cetônicos no sangue (cetonemia), por serem ácidos fortes, reduzem o pH sérico, produzindo **cetoacidose**.

As cetonas são ácidos orgânicos que prontamente produzem quantidades excessivas de íons livres de hidrogênio, causando uma queda de pH do plasma. Em seguida, tampões químicos plasmáticos, principalmente o bicarbonato, combinam-se com os íons de hidrogênio para formar ácido carbônico, que se dissocia rapidamente em água e dióxido de carbono. O sistema respiratório tenta eliminar o excesso de dióxido de carbono por meio do aumento da profundidade e da frequência da ventilação (respirações de Kussmaul ou hiperventilação característica da acidose metabólica). As cetonas são tamponadas por sódio e potássio no plasma. Os rins tentam compensar o aumento do pH aumentando a secreção tubular de íons hidrogênio e amônia por troca de base fixa, esgotando assim a concentração do tampão básico.

Com a morte celular, o potássio é liberado das células (líquido intracelular) para a corrente sanguínea (líquido extracelular) e excretado pelos rins, onde a perda é acelerada pela diurese osmótica. Ocorre, então, a diminuição do potássio orgânico mesmo que o nível sérico de potássio possa estar elevado como resultado da diminuição do volume de fluido no qual circula. A alteração nos níveis de potássio sérico e tecidual pode levar à parada cardíaca.

Se essas condições não forem revertidas pela terapia insulínica em combinação com a correção da deficiência hídrica e do desequilíbrio eletrolítico, ocorre deterioração progressiva, com desidratação, desequilíbrio eletrolítico, acidose, coma e morte. A **cetoacidose diabética (CAD)** deve ser diagnosticada prontamente em um paciente gravemente enfermo e a terapia deve ser instituída em uma unidade de terapia intensiva.

Complicações a longo prazo

As complicações a longo prazo do diabetes envolvem tanto a microvascularização quanto a macrovascularização. As principais complicações microvasculares são **nefropatia**, **retinopatia** e **neuropatia**. A doença microvascular desenvolve-se durante os primeiros 30 anos de diabetes, iniciando-se entre os primeiros 10 e 15 anos após a puberdade, com envolvimento renal evidenciado por proteinúria e retinopatia clinicamente aparente. A doença macrovascular se desenvolve após 25 anos de diabetes e cria os problemas predominantes identificados em pacientes com DM tipo 2. O processo parece ser de glicosilação, em que as proteínas do sangue se depositam nas paredes de pequenos vasos (p. ex., glomérulos), onde ficam presas por compostos de glicose "viscosos" (radicais glicosil). O acúmulo dessas substâncias ao longo do tempo causa estreitamento dos vasos, com consequente interferência na microcirculação das áreas afetadas (Rosenson & Herman, 2008).

Com o controle deficiente do diabetes, as alterações vasculares podem aparecer tão cedo quanto de 2 anos e meio a 3 anos após o diagnóstico; entretanto, com controle bom a excelente, as mudanças podem ser postergadas por 20 anos ou mais. A insulinoterapia intensiva parece retardar o início e a progressão de retinopatia, nefropatia e neuropatia. A hipertensão e a doença cardiovascular aterosclerótica também são as principais causas de morbidade e mortalidade em pacientes com DM (Karnik, Fields, & Shannon, 2007).

Outras complicações foram observadas em crianças com DM tipo 1. A hiperglicemia parece influenciar a função tireoidiana, e a função alterada é frequentemente observada no momento do diagnóstico e no diabetes mal controlado. A mobilidade limitada das articulações menores da mão ocorre em 30% das crianças de 7 a 18 anos com DM tipo 1 e parece estar relacionada com alterações na pele e nos tecidos moles ao redor da articulação como resultado da glicosilação.

! ALERTA PARA A ENFERMAGEM

Infecções vaginais e urinárias recorrentes, especialmente com *Candida albicans*, são frequentemente um sinal precoce de diabetes melito tipo 2, especialmente em adolescentes.

Avaliação diagnóstica

Três grupos de crianças que podem ser consideradas candidatas ao diabetes são (1) aquelas que apresentam glicosúria, poliúria e histórico de perda ou déficit de ganho de peso apesar de um apetite voraz; (2) aquelas com glicosúria transitória ou persistente; e (3) aquelas que apresentam manifestações de acidose metabólica, com ou sem estupor ou coma. Em todos os casos, o diabetes deve ser considerado se houver glicosúria, com ou sem cetonúria, e hiperglicemia inexplicada.

A glicosúria por si só não é diagnóstica de diabetes. Outros açúcares, como a galactose, podem produzir um resultado positivo com certas fitas reagentes, e um grau leve de glicosúria pode ser causado por outras condições, como infecção, trauma, estresse emocional ou físico, hiperalimentação e algumas doenças renais ou endócrinas.

O DM é diagnosticado com base em qualquer um dos quatro metabólitos anormais da glicose a seguir: (1) nível de glicose no sangue ou glicemia em jejum de 8 horas de 126 mg/dℓ ou mais; (2) um valor aleatório de glicemia de 200 mg/dℓ ou mais acompanhado de sinais de hiperglicemia; (3) um teste oral de tolerância à glicose (TOTG) de 200 mg/dℓ ou mais na amostra de 2 horas; e (4) hemoglobina A1c de 6,5% ou mais (Laffel & Svoren, 2018). As determinações de glicemia pós-prandial e os TOTGs tradicionais produziram baixas taxas de detecção em crianças e geralmente não são necessários para estabelecer um diagnóstico. Os níveis séricos de insulina podem estar normais ou moderadamente elevados no início do diabetes; a resposta tardia da insulina à glicose indica tolerância diminuída à glicose.

A cetoacidose deve ser diferenciada de outras causas de acidose ou coma, incluindo hipoglicemia, uremia, gastrenterite com acidose metabólica, encefalite por intoxicação por salicilato e outras lesões intracranianas. A CAD é um estado de insuficiência relativa de insulina e pode incluir a presença de hiperglicemia (nível de glicemia $\geq$ 200 mg/dℓ), cetonemia (fortemente positiva), acidose (pH $<$ 7,30 e bicarbonato $<$ 15 mmol/ℓ), glicosúria e cetonúria (Wolsdorf, Craig, Daneman et al., 2009). Os testes usados para determinar a glicosúria e a cetonúria são as fitas reagentes de glicose oxidase (Keto-Diastix®).

Manejo terapêutico

O manejo da criança com DM tipo 1 consiste em uma abordagem multidisciplinar envolvendo a família; a criança (quando apropriado); e profissionais, incluindo endocrinologista pediátrico, enfermeiro educador em diabetes, nutricionista e fisiologista do exercício. Muitas vezes, o apoio psicológico de um profissional de saúde mental também é necessário. A comunicação entre os membros da equipe é essencial e se estende a outros indivíduos na vida da criança, como professores, enfermeiro da escola, orientador escolar e treinador.

O tratamento definitivo é a reposição da insulina que a criança não consegue produzir. No entanto, as necessidades de insulina também são afetadas por emoções, ingesta nutricional, atividade e outros eventos da vida, como doenças e puberdade. A complexidade da doença e seu manejo exigem que a criança e a família incorporem as necessidades do diabetes em seu estilo de vida. A orientação em saúde e nutricional é primordial, mas o manejo também inclui educação continuada sobre o diabetes, orientação familiar e apoio emocional.

Terapia insulínica

A reposição de insulina é a pedra angular do manejo do DM tipo 1. A dosagem de insulina é adaptada para cada criança com base no monitoramento domiciliar da glicemia. O objetivo da terapia insulínica é manter os valores de glicemia quase normais, evitando episódios muito frequentes de hipoglicemia. A insulina é administrada como duas ou mais injeções por dia ou como infusão subcutânea contínua usando uma bomba de infusão de insulina portátil.

As células pancreáticas saudáveis secretam insulina a uma taxa basal baixa, mas constante, com picos de secreção aumentada que coincidem com a ingesta de nutrientes. Consequentemente, os níveis séricos de insulina aumentam e diminuem coincidentemente, com o aumento e a queda nos níveis de glicose no sangue. Além disso, a insulina é secretada diretamente na circulação portal; portanto, o fígado, que é o principal local de eliminação de glicose, recebe a maior concentração de insulina. Não importa qual método de reposição de insulina seja usado, esse padrão normal não pode ser duplicado. A injeção subcutânea resulta na absorção geral do fármaco na circulação, reduzindo assim as concentrações de insulina às quais o fígado está exposto.

Preparações de insulina

A insulina está disponível em formulações porcinas altamente purificadas e em insulina humana biossintetizada e extraída de culturas de bactérias ou leveduras. A maioria dos médicos sugere a insulina humana como o tratamento de escolha. A insulina está disponível em apresentações de ação rápida, intermediária e longa; e todas são embaladas na concentração de 100 unidades/mℓ. Algumas insulinas estão disponíveis como insulinas pré-combinadas, como as proporções 70/30 e 50/50, o primeiro número indicando a porcentagem de insulina de ação intermediária e o segundo número a porcentagem de insulina de ação rápida. Os diferentes tipos de insulina estão descritos no Boxe 28.14.

> **! ALERTA PARA A ENFERMAGEM**
>
> As insulinas humanas de vários fabricantes podem ser intercambiáveis, mas a insulina humana e a insulina suína ou a insulina suína pura nunca devem ser substituídas uma pela outra.

Dosagem. O manejo convencional é um esquema de insulina 2 vezes ao dia de uma combinação de insulina de ação rápida e de ação intermediária extraída na mesma seringa e injetada antes do café da manhã e antes do jantar. A quantidade de insulina regular matinal é determinada por padrões nos valores de glicemia no fim da manhã e na hora do almoço. A dosagem de ação intermediária matinal é determinada pelos padrões no fim da tarde e pelos valores de glicemia no jantar. Os padrões de glicemia de jejum antes do café da manhã ajudam a determinar a dose noturna de insulina intermediária, e os padrões de glicemia na hora de dormir ajudam a determinar a dose noturna de insulina de ação rápida (regular). Para algumas crianças, um melhor controle da glicose matinal é alcançado por uma injeção posterior (hora de dormir) de insulina de ação intermediária.

A insulina regular é mais bem administrada pelo menos 30 minutos antes das refeições. Tal conduta permite tempo suficiente para absorção e resulta em uma redução significativamente maior no aumento pós-prandial da glicemia do que se a refeição fosse ingerida imediatamente após a injeção de insulina. A terapia intensiva consiste em múltiplas injeções ao longo do dia com uma ou duas doses diárias de insulina de ação prolongada para simular a secreção basal de insulina e injeções de insulina de ação rápida antes de cada refeição. Um programa de múltiplas injeções diárias reduz as complicações microvasculares do diabetes em pacientes jovens e saudáveis que têm DM tipo 1.

A dose precisa de insulina necessária não pode ser prevista. Portanto, a dosagem total e a porcentagem de insulina de ação regular a intermediária devem ser determinadas empiricamente para cada criança. Normalmente, de 60 a 75% da dose diária total é administrada antes do café da manhã, e o restante é administrado antes do jantar. Além disso, as necessidades de insulina não permanecem constantes, mas mudam continuamente durante o crescimento e desenvolvimento; a necessidade varia de acordo com o nível de atividade da criança e o estado puberal. Por exemplo, menos insulina é necessária durante os meses de primavera e verão, quando as crianças são mais ativas. A doença também altera as necessidades de insulina. Algumas crianças necessitam de administração de insulina mais frequente. Isso inclui crianças com diabetes de difícil controle e crianças durante o estirão de crescimento da adolescência.

Métodos de administração. A insulina diária é administrada por injeção subcutânea duas vezes ao dia, por injeções de doses múltiplas ou por meio de uma bomba de infusão de insulina. As bombas de infusão de insulina são pequenos dispositivos computadorizados que fornecem insulina de duas maneiras: em uma dose constante e medida (a insulina "basal") ou como uma dose ("*bolus*"), conforme programação, por volta da hora das refeições.

As doses são administradas através de um tubo de plástico flexível chamado cateter. Com o auxílio de uma pequena agulha, o cateter é inserido através da pele até o tecido adiposo e é estabilizado com fita adesiva. As bombas de infusão podem ser programadas para liberar pequenas doses de insulina continuamente (basal) ou uma dose em *bolus* perto da hora das refeições para controlar o aumento da glicemia após uma refeição. Esse sistema de administração imita mais proximamente a liberação normal de insulina pelo organismo (Insulin Pumps, 2018).

O sistema consiste em uma seringa para armazenar a insulina, um êmbolo e um mecanismo computadorizado para acionar o êmbolo. A insulina flui da seringa através de um cateter para uma agulha inserida no tecido subcutâneo (abdome ou coxa), e o equipamento é leve e pode ser mantido em um cinto ou bolsa de ombro. A agulha e o cateter são trocados a cada 48 a 72 horas pela criança ou pelos pais com técnica asséptica e, em seguida, instalados no local.

Embora a bomba de infusão forneça uma administração de insulina mais consistente, ela tem algumas desvantagens. A terapia com bomba de infusão é cara e requer engajamento dos pais e da criança. Um certo nível de habilidades matemáticas é necessário para calcular as velocidades de infusão. Também não deve ser removida por mais de 1 hora de cada vez, o que pode limitar algumas atividades.

> **Boxe 28.14** Tipos de insulina.
>
> Existem quatro tipos de insulina, com base nos seguintes critérios:
>
> - Em quanto tempo a insulina começa a agir (início)
> - Quando a insulina atua mais (horário de pico)
> - Quanto tempo a insulina permanece no organismo (duração)
>
> No entanto, cada pessoa responde à insulina à sua maneira. É por isso que o início, o horário de pico e a duração são dados como intervalos.
>
> A **insulina de ação rápida** é absorvida para o sangue dentro de 15 minutos após a injeção. A insulina atinge o pico de 30 a 90 minutos depois e pode durar até 5 horas.
>
> No caso da **insulina de ação curta** (regular), geralmente a absorção sérica ocorre dentro de 30 minutos após a injeção. A insulina atinge o pico de 2 a 4 horas depois e permanece no sangue por cerca de 4 a 8 horas.
>
> As **insulinas de ação intermediária** são absorvidas pelo sangue de 2 a 6 horas após a injeção. As insulinas atingem o pico de 4 a 14 horas depois e permanecem no sangue por cerca de 14 a 20 horas.
>
> A **insulina de ação prolongada** leva de 6 a 14 horas para começar a agir. Não tem pico ou apresenta um pico muito pequeno de 10 a 16 horas após a injeção. A insulina permanece no sangue entre 20 e 24 horas.
>
> Algumas insulinas são comercializadas combinadas. Por exemplo, você pode comprar insulinas regulares e insulinas NPH já misturadas em um frasco, o que facilita a injeção de dois tipos de insulina ao mesmo tempo. No entanto, você não pode ajustar a quantidade de uma insulina sem também alterar a quantidade que recebe da outra insulina.

NPH, protamina neutra de Hagedorn.

As infecções de pele são comuns e, como qualquer outro dispositivo mecânico, as bombas de infusão estão sujeitas a mau funcionamento. No entanto, são equipadas com alarmes que sinalizam problemas, como bateria descarregada, agulha ou conexões obstruídas ou mau funcionamento do microprocessador.

Monitoramento

O monitoramento diário dos níveis de glicemia é um aspecto essencial do manejo adequado do DM. Os intervalos de metas de glicemia plasmática e hemoglobina A1 c são encontrados na Tabela 28.3.

Glicose sanguínea. O **automonitoramento glicêmico (AMG)** melhorou o controle do diabetes e é usado com sucesso por crianças desde o início do diabetes. Ao testar seu próprio sangue, as crianças podem alterar seu regime de insulina para manter seu nível de glicose na faixa euglicêmica (normal) de 80 a 120 mg/dℓ. O manejo do diabetes depende em grande parte do AMG. Em geral, as crianças toleram bem o teste.

Hemoglobina glicada. A análise dos níveis de hemoglobina glicada (hemoglobina A1c) é um método satisfatório para avaliar o controle do diabetes. À medida que os glóbulos vermelhos circulam na corrente sanguínea, as moléculas de glicose se ligam gradualmente às moléculas de hemoglobina A e permanecem lá por toda a vida do glóbulo vermelho, aproximadamente 120 dias. A fixação não é reversível; portanto, essa hemoglobina glicada reflete os níveis médios de glicemia nos últimos 2 a 3 meses. O exame é um método satisfatório para avaliar o controle, detectar exames incorretos, monitorar a eficácia das mudanças no tratamento, definir os objetivos do paciente e detectar a não adesão. Os valores de hemoglobina A1c não diabéticos geralmente estão entre 4 e 6%, mas podem variar de acordo com o laboratório. O diabetes bem controlado tem uma meta de hemoglobina A1c inferior a 7,5% para a maioria das crianças e adolescentes (Levitsky & Misra, 2018; Silverstein, Klingensmith, Copeland et al., 2005).

Urina. O exame de urina para detecção de glicose não é mais usado para o controle do diabetes; há pouca correlação entre a glicosúria simultânea e as concentrações de glicose no sangue. No entanto, o exame da urina pode ser realizado para detectar evidências de cetonúria.

! ALERTA PARA A ENFERMAGEM

Recomenda-se que a urina seja testada quanto à presença de cetonas a cada 3 horas durante uma doença ou sempre que o nível de glicose no sangue for superior a 240 mg/dℓ quando a doença não estiver presente.

Nutrição

Essencialmente, as necessidades nutricionais de crianças com diabetes não são diferentes das de crianças saudáveis. Crianças com diabetes não precisam de alimentos ou suplementos especiais. Elas precisam de calorias suficientes para equilibrar o gasto diário de energia e satisfazer as necessidades de crescimento e desenvolvimento. Ao contrário das crianças sem diabetes, cuja insulina é secretada em resposta à ingesta de alimentos, a insulina injetada por via subcutânea tem tempo de início, pico de efeito, duração de ação e taxa de absorção relativamente previsíveis, dependendo do tipo de insulina utilizada. Consequentemente, o momento do consumo de alimentos deve ser regulado para corresponder ao momento e à ação da insulina prescrita.

Refeições e lanches devem ser ingeridos de acordo com o pico de ação da insulina, e o número total de calorias e proporções de nutrientes básicos devem ser consistentes no dia a dia. A liberação constante de insulina na circulação torna a criança propensa à hipoglicemia entre as três refeições diárias, a menos que seja fornecido um lanche entre as refeições e na hora de dormir. A distribuição de calorias deve ser calculada para se adequar ao padrão de atividade de cada criança. Por exemplo, uma criança que é mais ativa à tarde precisará de um lanche mais reforçado nesse horário. Esse lanche mais reforçado também pode ser dividido para permitir alimentação na escola e alguma refeição depois da escola. A ingesta de alimentos deve ser alterada para equilibrar alimentação, insulina e exercício. Alimentos extras são necessários para aumentar a atividade.

Doces concentrados são desencorajados e, devido ao risco aumentado de aterosclerose em pessoas com DM, a gordura é reduzida para 30% ou menos da necessidade calórica total. A fibra dietética tornou-se cada vez mais importante no planejamento alimentar devido à sua influência na digestão, absorção e metabolismo de muitos nutrientes. Verificou-se que diminui o aumento da glicemia após as refeições.

Para crianças em crescimento, a restrição alimentar nunca deve ser usada para controle do diabetes, embora restrições calóricas possam ser impostas para controle de peso se a criança estiver acima do peso. Em geral, o apetite da criança deve ser o guia para a quantidade de calorias necessárias, com a ingesta calórica total ajustada ao apetite e à atividade.

Exercício

O exercício é incentivado e nunca restringido, a menos que indicado por outras condições de saúde. O exercício reduz os níveis de glicose no sangue, dependendo da intensidade e duração da atividade. Consequentemente, deve ser incluído como parte do controle do diabetes, e o tipo e a quantidade de exercício devem ser planejados

Tabela 28.3 Objetivos da glicemia plasmática e hemoglobina A1c para o diabetes melito tipo 1 por faixa etária.

Idade	Valor[a] antes das refeições (mg/dℓ)	Valor[a] na hora de dormir/ durante a noite (mg/dℓ)	Hemoglobina A1c (%)	Implicações
Lactentes e pré-escolares (< 6 anos)	100 a 180	110 a 200	≤ 8,5% (porém ≥ a 7,5%)	Alto risco e vulnerabilidade à hipoglicemia
Idade escolar (6 a 12 anos)	90 a 180	100 a 180	< 8%	Riscos de hipoglicemia e risco relativamente baixo de complicações antes da puberdade
Adolescentes (> 12 anos) e adultos jovens	90 a 130	90 a 150	< 7,5%	Risco de hipoglicemia Questões de desenvolvimento e psicológicas

[a]Objetivo de intervalo de glicemia plasmática.
Modificada de American Diabetes Association: Standards of medical care in diabetes, *Diabetes care 28*(Suppl):S4-36, 2005.

de acordo com os interesses e capacidades da criança. No entanto, na maioria dos casos, as atividades das crianças não são planejadas e a diminuição resultante da glicemia pode ser compensada fornecendo lanches extras antes (e se o exercício for prolongado, durante) da atividade. Além de uma sensação de bem-estar, o exercício regular ajuda na utilização dos alimentos e muitas vezes na redução das necessidades de insulina.

! ALERTA PARA A ENFERMAGEM

Os episódios de hipoglicemia ocorrem mais comumente antes das refeições ou quando o efeito da insulina está no pico.

Hipoglicemia

Episódios ocasionais de hipoglicemia são parte integrante da terapia insulínica, e um objetivo do manejo do diabetes é alcançar o melhor controle glicêmico possível, minimizando a frequência e a gravidade da hipoglicemia. Mesmo com um bom controle, uma criança pode frequentemente apresentar sintomas leves de hipoglicemia. Se os sinais e sintomas forem reconhecidos precocemente e prontamente aliviados por terapia apropriada, a atividade da criança deve ser interrompida por não mais que alguns minutos.

Os sinais e sintomas de hipoglicemia são causados tanto pelo aumento da atividade adrenérgica quanto pela função cerebral prejudicada. O aumento da atividade do sistema nervoso adrenérgico, além do aumento da secreção de catecolaminas, produz tremor, palidez, ritmo cardíaco acelerado, palpitações e sudorese (Levitsky & Misra, 2019b). Fraqueza, tontura, cefaleia, sonolência, irritabilidade, perda de coordenação, convulsões e coma são respostas mais graves e refletem a restrição de glicose do SNC e as tentativas do organismo de elevar os níveis séricos de glicose.

Muitas vezes, é difícil distinguir entre hiperglicemia e reação hipoglicêmica (Tabela 28.4). Como os sintomas são semelhantes e geralmente começam com mudanças de comportamento, a maneira mais simples de diferenciar os dois é testar o nível de glicose no sangue. O nível de glicemia é baixo na hipoglicemia, mas na hiperglicemia, o nível de glicose é significativamente elevado. As cetonas urinárias podem estar presentes após a hipoglicemia como resultado da inanição da produção de cetonas. Em situações duvidosas, é mais seguro dar à criança algum carboidrato simples. Tal estratégia ajudará a aliviar os sintomas no caso de hipoglicemia, mas causará pouco dano se a criança estiver hiperglicêmica.

As crianças geralmente são capazes de detectar o início da hipoglicemia, mas algumas são muito jovens para implementar o tratamento. Os pais devem se tornar hábeis em reconhecer o início dos sintomas – por exemplo, uma mudança no comportamento de uma criança, como choro ou euforia. Na maioria dos casos, de 10 a 15 g de carboidratos simples, como 1 colher de sopa de açúcar de mesa, elevarão o nível de glicemia e aliviarão os sintomas. Quanto mais simples o carboidrato, mais rapidamente ele será absorvido (250 mℓ de leite equivalem a 15 g de carboidrato). O açúcar de liberação rápida é seguido de um carboidrato complexo (como uma fatia de pão ou um biscoito) e de uma proteína (como manteiga de amendoim ou leite).

Para uma reação leve, leite ou suco de frutas é um bom alimento para crianças. O leite fornece lactose ou açúcar do leite, além de uma ação mais prolongada da proteína e da gordura (ajuda na diminuição da absorção). Outras fontes de glicose incluem Insta-Glucose (glicose com sabor de cereja), bebidas carbonatadas (sem açúcar), sorvete, gelatina ou cobertura de bolo. Todas as crianças com diabetes devem levar consigo pastilhas de glicose, cubos de açúcar ou doces contendo açúcar. Uma dificuldade com doces ou glacê é que a criança pode aprender a fingir uma reação para pegar os doces; portanto, produtos comerciais para tratamento, como Insta-Glucose ou pastilhas de glicose, podem ser preferíveis.

O **glucagon** é algumas vezes prescrito para tratamento domiciliar da hipoglicemia. Está disponível como um *kit* de emergência que deve ser preparado no momento da utilização e é administrado por via intramuscular ou subcutânea. O glucagon atua pela liberação de glicogênio armazenado do fígado e necessita de cerca de 15 a 20 minutos para elevar o nível glicêmico.

Tabela 28.4 Comparação das manifestações de hipoglicemia e hiperglicemia.

Variável	Hipoglicemia	Hiperglicemia
Início	Rápido (minutos)	Gradativo (dias)
Humor	Lábil, irritável, nervoso, choroso	Letárgico
Estado mental	Dificuldade de concentração, comunicação, foco e coordenação Pesadelos	Torpor sensorial Confusão
Sintomas gerais	Sensação de tremores	Sede
	Fome	Fraqueza
	Cefaleia	Náuseas e vômito
	Tontura	Dor abdominal
Pele	Palidez Sudorese	Rubor Sinais de desidratação
Membranas mucosas	Normais	Seca, pouco elástica
Respirações	Superficiais, normais	Profundas, rápidas (Kussmaul)
Pulso	Taquicardia, palpitações	Menos rápido, fraco
Odor do hálito	Normal	Frutado, cetônico
Neurológico	Tremores	Reflexos diminuídos Parestesia
Sinais preocupantes	Tardios: hiper-reflexia, pupilas dilatadas, convulsões Choque, coma	Acidose, coma
Sangue:		
Glicemia	Baixa: menor que 60 mg/dℓ	Alta: ≥ a 250 mg/dℓ
Cetonas	Negativa	Alta, aumentada
Osmolaridade	Normal	Alta
pH	Normal	Baixo (≤ 7,25)
Hematócrito	Normal	Alto
Bicarbonato	Normal	Menor que 20 mEq/ℓ
Urina:		
Débito	Normal	Poliúria (início) ou oligúria (tardia)
Glicose	Negativa	Enurese, noctúria
Cetonas	Negativo ou traços	Alta
Visual	Diplopia	Visão turva

! ALERTA PARA A ENFERMAGEM

Podem ocorrer vômitos após a administração de glucagon; portanto, devem ser tomadas precauções para prevenção de aspiração (p. ex., colocar a criança de lado), pois muitas vezes ela fica inconsciente.

Hiperglicemia matinal. O tratamento em casos de níveis elevados de glicemia matinal depende se o aumento é um fenômeno do amanhecer verdadeiro, **diminuição da insulina**, ou hiperglicemia de rebote (**efeito Somogyi).** A diminuição da insulina é um aumento progressivo dos níveis de glicose no sangue desde a hora de dormir até a manhã. É tratado aumentando-se a dose noturna de insulina. O fenômeno do amanhecer verdadeiro evidencia nível de glicemia relativamente normal até cerca de 3 horas da manhã, quando o nível começa a subir. O efeito Somogyi pode ocorrer a qualquer momento, mas geralmente envolve um nível elevado de glicemia na hora de dormir e uma queda às 2 da manhã, com um aumento rebote posterior. O tratamento para esse fenômeno é diminuir a dose noturna de insulina para prevenir a hipoglicemia das 2 da manhã. O aumento rebote no nível de glicemia é resultado de hormônios contrarreguladores (epinefrina, GH e corticosteroides), que são estimulados pela hipoglicemia. O monitoramento mais frequente do sangue (especialmente em momentos de pico antecipado de ação da insulina) geralmente identificará essas condições. Traçar quantidades de cetonas urinárias auxilia na identificação de hipoglicemia não detectada.

Manejo de enfermidades

Doenças afetam o controle do diabetes, e a manutenção do controle geralmente está relacionada à gravidade da doença. Em uma criança bem controlada, uma doença seguirá seu curso como ocorre em crianças não afetadas. Os objetivos durante uma doença são restaurar a euglicemia, corrigir a presença de cetonas urinárias e manter a hidratação. Os níveis de glicemia e cetonuria devem ser monitorados a cada 3 horas. Algum nível de hiperglicemia e cetonúria é esperado na maioria das doenças, mesmo com ingesta alimentar diminuída, e é uma indicação de aumento da insulina. A insulina nunca deve ser suspensa durante uma doença, embora os requisitos de dosagem possam aumentar, diminuir ou permanecer inalterados, dependendo da gravidade da doença e do apetite da criança. Muitas vezes, a criança precisará de insulina suplementar entre as doses habituais. Se ela vomitar mais de uma vez, se os níveis de glicemia permanecerem acima de 240 mg/dℓ ou se as cetonas urinárias permanecerem altas, o profissional de saúde deve ser notificado. Carboidratos simples podem ser substituídos por alternativas contendo carboidratos no planejamento da dieta. Embora a insulina e a dieta sejam ferramentas importantes na assistência à saúde, os líquidos são a intervenção mais importante. A ingesta hídrica deve ser encorajada para prevenir a desidratação e eliminar as cetonas.

Manejo terapêutico da cetoacidose diabética

A CAD, o estado mais completo de deficiência de insulina, é uma situação de risco de vida. O manejo consiste em avaliação rápida, administração adequada de insulina para reduzir o nível elevado de glicose no sangue, líquidos para superar a desidratação e reposição de eletrólitos (especialmente potássio).

A CAD constitui uma situação de emergência; portanto, a criança deve ser internada em uma unidade de terapia intensiva para tratamento. A prioridade é obter acesso venoso para administração de fluídos, eletrólitos e insulina. A criança deve ser pesada, medida e em monitoramento cardíaco. Os níveis de glicemia e cetona são determinados à beira do leito, e amostras são obtidas para análise laboratorial de glicose, eletrólitos, ureia nitrogenada sérica, pH arterial, PaO_2, $PaCO_2$, hemoglobina, hematócrito, contagem e diferencial de leucócitos, cálcio e fósforo.

O oxigênio pode ser administrado a pacientes cianóticos e nos quais o oxigênio arterial é inferior a 80%. A aspiração gástrica é realizada em crianças inconscientes para evitar a possibilidade de aspiração pulmonar. Antibióticos podem ser administrados a crianças febris após a obtenção de amostras apropriadas de cultura. Uma sonda de Foley pode ou não ser inserida para coleta de amostras de urina e balanço. A menos que a criança esteja inconsciente, sacos coletores geralmente são eficientes para avaliações precisas.

Terapia de fluidos e eletrólitos

Todos os pacientes com CAD apresentam desidratação (10% do peso corporal total na cetoacidose grave) por causa da diurese osmótica, acompanhada de depleção de eletrólitos, sódio, potássio, cloreto, fosfato e magnésio. O pH sérico e o bicarbonato refletem o grau de acidose. A fluidoterapia imediata e adequada restaura a perfusão tecidual e suprime os níveis elevados de hormônios do estresse.

As tentativas iniciais de reidratação devem ser de 10 a 20 mℓ/kg de solução salina isotônica (soro fisiológico ou solução de Ringer com Lactato administrada em *bolus* IV). Repita esse *bolus* até que o estado hídrico esteja estável. Uma vez estável, reponha o déficit de líquidos restante nas próximas 24 a 48 horas (Glaser, 2019).

! ALERTA PARA A ENFERMAGEM

O potássio nunca deve ser administrado até que o nível sérico de potássio esteja normal ou baixo e a micção seja observada. Todos os fluidos intravenosos (IV) de manutenção devem incluir de 30 a 40 mEq/ℓ de potássio. Nunca dê potássio como um *bolus* IV rápido, ou pode ocorrer parada cardíaca.

Os níveis séricos de potássio podem estar normais na admissão, mas após a administração de fluidos e insulina, o rápido retorno de potássio para as células pode depletar seriamente os níveis séricos, com o risco concomitante de arritmias cardíacas. Assim que a criança tiver estabelecido a função renal (ou seja, estiver eliminando pelo menos 25 mℓ/h) e a insulina for administrada, uma reposição cuidadosa de potássio é implementada. O monitor cardíaco é usado como guia para a terapia, e a configuração das ondas T deve ser observada a cada 30 a 60 minutos para determinar oscilações que possam indicar alterações na concentração de potássio (o alargamento do intervalo QT e o aparecimento de uma onda U após um achatamento da onda T indicam hipopotassemia; uma onda T elevada e alargada e o encurtamento do intervalo QT indicam hiperpotassemia).

A insulina não deve ser administrada até que as cetonas urinárias e o nível de glicemia tenham sido obtidos. A insulina regular IV contínua é administrada na dosagem de 0,1 unidades/kg/h. A terapia insulínica deve ser iniciada após o *bolus* inicial de reidratação porque os níveis séricos de glicose caem rapidamente após a expansão de volume. Os níveis de glicemia devem diminuir em 50 a 100 mg/dℓ/h. Quando os níveis de glicemia caem para 250 a 300 mg/dℓ, a glicose é adicionada ao soro IV. O objetivo é manter os níveis de glicemia entre 120 e 240 mg/dℓ adicionando glicose de 5 a 10%. O bicarbonato de sódio é usado de forma conservadora; é usado para pH inferior a 7,0, hiperpotassemia grave ou insuficiência cardíaca. Como o bicarbonato de sódio tem sido associado a um risco aumentado de edema cerebral, as crianças que recebem essa substância devem ser cuidadosamente monitoradas quanto a alterações no nível de consciência.

Terminado o período crítico, inicia-se a ação de regular a dosagem de insulina em relação à dieta e atividade. As crianças devem estar ativamente envolvidas em seus próprios cuidados e receber responsabilidades de acordo com sua capacidade e a orientação do enfermeiro.

> **! ALERTA PARA A ENFERMAGEM**
>
> Como a insulina pode se ligar quimicamente (adsorção) a extensões confeccionadas com plástico e filtros em linha, reduzindo assim a quantidade de medicamento que atinge a circulação sistêmica, uma infusão de insulina é realizada para a lavagem dos equipos e extensões para saturar os locais de ligação à insulina antes do início da infusão.

Cuidados de enfermagem

Crianças com DM podem ser internadas no hospital no momento do diagnóstico inicial; durante a doença ou cirurgia; ou em episódios de cetoacidose, que podem ser precipitados por qualquer um de vários fatores (ver boxe *Evidência e prática*, que avalia a hospitalização em comparação ao atendimento ambulatorial para crianças recém-diagnosticadas com DM tipo 1). Muitas crianças são capazes de manter a doença sob controle com avaliação periódica e ajuste de insulina, dieta e atividade conforme necessário sob a supervisão de um profissional. Na maioria das circunstâncias, essas crianças podem ser bem tratadas em casa e requerem hospitalização apenas para doenças ou transtornos graves.

No entanto, um pequeno número de crianças com diabetes apresenta um grau de labilidade metabólica e apresenta episódios repetidos de CAD que requerem hospitalização, o que interfere em sua educação e desenvolvimento social. Essas crianças parecem exibir uma estrutura de personalidade característica. Elas tendem a ser extraordinariamente passivas e não assertivas e vêm de famílias que tendem a suavizar conflitos sem resolução. As crianças nesse tipo de ambiente experimentam excitação emocional com pouca ou nenhuma oportunidade ou capacidade de resolvê-la. Outras crianças de famílias psicossocialmente disfuncionais apresentam problemas comportamentais e de personalidade. Esse estresse emocional causa um aumento na produção de catecolaminas endógenas, que estimulam a quebra de gordura, levando à cetonemia e à cetonúria.

Tratamento hospitalar

Crianças com CAD requerem cuidados intensivos de enfermagem. Os sinais vitais devem ser observados e registrados com frequência. A hipotensão causada pelo volume sanguíneo diminuído do estado desidratado pode causar diminuição do fluxo sanguíneo periférico, o que pode ser particularmente perigoso para o coração, pulmões e rins. Uma temperatura elevada pode indicar infecção e deve ser relatada para que o tratamento possa ser implementado imediatamente.

Registros cuidadosos e precisos devem ser mantidos, incluindo sinais vitais (pulso, respiração, temperatura e pressão arterial), peso, fluidos intravenosos, eletrólitos, insulina, nível de glicemia e de ganhos e perdas. Um dispositivo de coleta de urina ou sonda de demora deve ser usado para possibilitar a medida do volume urinário, que incluem volume, densidade urinária e valores de glicose e cetona. O volume relativo ao teor de glicose é importante porque 5% de glicose em uma amostra de 300 mℓ representam uma quantidade significativamente maior do que uma leitura semelhante de uma amostra de 75 mℓ. Um fluxograma de controle diabético mantido à beira do leito fornece um registro contínuo dos sinais vitais, exames de urina e sangue, quantidade de insulina administrada e balanço. O nível de consciência é avaliado e registrado em intervalos frequentes. A criança comatosa geralmente recupera a consciência logo após o início da terapia, mas é tratada como qualquer criança inconsciente até recuperá-la.

Quando o período crítico termina, começa a conduta de regular a dosagem de insulina para dieta e atividade. Os mesmos registros meticulosos de ganhos e perdas, níveis de glicose e acetona na urina e administração de insulina são mantidos. As crianças, a depender do nível de compreensão, devem estar ativamente envolvidas em seus próprios cuidados e receber a responsabilidade de manter o registro de ganhos e perdas; testar o sangue e a urina; e, quando apropriado, administrar sua própria insulina – tudo sob a supervisão e orientação do enfermeiro (ver boxe *Planejamento para o cuidado de enfermagem*).

Educação da criança e da família

Diversas organizações estão preparadas para auxiliar na educação e disseminação do conhecimento sobre diabetes. A American Diabetes Association,[c] Canadian Diabetes Association,[d] Juvenile Diabetes Research Foundation International[e] e a American Association of Diabetes Educators[f] são recursos valiosos para uma ampla variedade de materiais educacionais. O National Institute of Diabetes and Digestive and Kidney Diseases[g] publica uma série de bibliografias comentadas abrangentes, incluindo *Educational Materials for and About Young People With Diabetes*, uma compilação de materiais de recursos para crianças, irmãos, pais, professores e profissionais de saúde, e *Sports and Exercise for People With Diabetes.*[1]

Identificação de saúde

Uma das primeiras coisas para a qual o enfermeiro deve chamar a atenção dos pais é a necessidade de a criança usar algum meio de identificação de saúde. Nos EUA, é geralmente recomendada a identificação MedicAlert®, uma pulseira de identificação em aço inoxidável ou banhada em prata ou ouro que é visível e imediatamente reconhecível, que contém um número de telefone de chamada para a equipe ser acionada 24 horas por dia a fim de se obter registros de saúde e informações pessoais.

Natureza do diabetes

Quanto melhor os pais compreenderem a fisiopatologia do diabetes e a função e ação da insulina e do glucagon em relação à ingesta calórica e ao exercício, melhor compreenderão a doença e seus efeitos na criança. Os pais precisam de respostas para uma série de

> **Evidência e Prática**
>
> ***Tratamento ambulatorial do diabetes tipo 1***
>
> Uma *revisão sistemática da Cochrane* de sete estudos que investigou se crianças recém-diagnosticadas com diabetes tipo 1 deveriam ser internadas em um hospital ou em regime ambulatorial não encontrou desvantagens em permitir que elas permanecessem em acompanhamento ambulatorial. Estudos avaliaram o controle metabólico, complicações diabéticas agudas e hospitalizações, variáveis psicossociais e comportamentais e custos totais de cuidados (Clar, Waugh, & Thomas, 2007).

[c] 2451 Crystal Dr., Arlington, VA 22202; 800-342-2383; http://www.diabetes.org.

[d] 1300–522 University Ave., Toronto, ON M5 G 2R5; 800-226-8464; http://www.diabetes.ca.

[e] 26 Broadway, 14th Floor, New York, NY 10004; 800-533-CURE; http://www.jdrf.org.

[f] 200 W. Madison St., Suite 800, Chicago, IL 60606; 800-338-3633; email: education@aadenet.org; http://www.diabeteseducator.org.

[g] Office of Communications and Public Liaison, NIDDK, NIH, Building 31, Room 9A06, 31 Center Drive, MSC 2560, Bethesda, MD 20892-2560; 301-496-3583; http://www.niddk.nih.gov.

[1] N.R.T.: No Brasil, contamos com diversas instituições de apoio ao tratamento e educação da criança e família quanto a diabetes. Para mais informações, acesse o *site* da Sociedade Brasileira de Diabetes. Aos profissionais de saúde, recomenda-se consultar as Diretrizes 2022 da Sociedade Brasileira de Diabetes. Disponíveis em: https://diabetes.org.br/; https://diretriz.diabetes.org.br/. Acesso em: 9 set. 2022.

Planejamento para o cuidado de enfermagem

Criança com diabetes melito

Dia 1, 13h

1. Uma criança de 8 anos saudável perdeu peso nas últimas 2 semanas. Sua mãe percebeu que ela se levanta várias vezes durante a noite para ir ao banheiro. Ela estava bebendo muito mais na última semana, e a mãe achava que era por isso que precisava usar o banheiro. No entanto, hoje a criança está com dor de cabeça e cansada demais para ir à escola. A mãe também percebe que a criança fez xixi na cama durante a noite. Ela fica alarmada e liga para o pediatra para uma consulta no dia seguinte. A criança tem um irmão com diabetes e a mãe acha que os sintomas são semelhantes aos problemas desse irmão quando ele foi diagnosticado pela primeira vez quando criança. No dia seguinte, no consultório do pediatra, o enfermeiro realiza anamnese e avaliação. Quais achados no histórico da criança e nos achados da avaliação exigiriam que o enfermeiro investigasse mais **imediatamente**? **Selecione tudo que se aplica.**
   - A. Cansaço.
   - B. Dor de cabeça.
   - C. Aumento da sede.
   - D. Aumento da micção.
   - E. Molhar a cama à noite.
   - F. Temperatura oral 37,1°C.
   - G. Pulso 60 bpm.
   - H. Pressão arterial = 94/60 mmHg.
   - I. Respirações: 20 respirações por minuto.

Dia 1, 14h30

2. No consultório do pediatra, vários exames são concluídos e os resultados estão listados a seguir:
   - Glicemia = 230 mg/dℓ
   - Nível de hemoglobina (Hgb) A1 c = 10,5%
   - Hematócrito = 35%
   - Plaquetas = 250.000/mm³
   - Glóbulos brancos = 8.000/mm³
   - O exame de urina é positivo para glicose e cetonas

   A criança é internada no hospital para avaliação adicional a fim de estabelecer um diagnóstico.

   Escolha as opções mais prováveis para as informações que faltam nas declarações a seguir selecionando nas listas de opções fornecidas. Com base no histórico e na avaliação física da criança, com os achados laboratoriais, o enfermeiro suspeita de um diagnóstico de ____1____ porque seus ____2____ e ____2____ são altos. Seus sintomas podem ser causados por um aumento da concentração de ____3____ na corrente sanguínea.

Opções para 1	Opções para 2	Opções para 3
Diabetes melito	Plaquetas	Insulina
Doença de Addison	Hematócrito	Glicose
Síndrome de Cushing	Glicemia	Potássio
Hiperparatireoidismo	Nível de A1c	Cálcio
Hiperfunção hipofisária	Glóbulos brancos	Sódio

Dia 2, 12h

3. Uma criança de 8 anos saudável perdeu peso nas últimas 2 semanas. Sua mãe percebeu que ela se levanta várias vezes durante a noite para ir ao banheiro. A criança estava bebendo muito mais na última semana, e a mãe achava que era por isso que precisava usar o banheiro. No entanto, hoje ela está com dor de cabeça e cansada demais para ir à escola. A mãe também percebe que a criança fez xixi na cama durante a noite. Ela fica alarmada e liga para o pediatra para uma consulta no dia seguinte. A criança tem um irmão com diabetes e a mãe acha que os sintomas são semelhantes aos problemas de seu irmão quando ele foi diagnosticado pela primeira vez quando criança. A criança foi internada ontem para uma avaliação mais aprofundada. Para obter uma glicemia em jejum, ela não recebeu nada para comer ou beber além de água por 8 horas antes do teste desta manhã. Os resultados laboratoriais desse AM incluem o seguinte:
   - Nível de glicose em jejum de 8 horas = 145 mg/dℓ
   - Teste oral de tolerância à glicose (TOTG) = 240 mg/dℓ em amostra de 2 horas
   - Exame de urina é positivo para glicose e cetonas
   - Nível de Hgb A1C = 10,5%

   A criança preencheu os critérios para o diagnóstico de diabetes melito tipo 1. Ela começará com um regime de insulina 2 vezes ao dia combinando uma insulina de ação rápida (regular) com uma insulina de ação intermediária (protamina neutra Hagedorn [NPH]/Lenta). O enfermeiro se reúne com a mãe e o paciente para iniciar o ensino da insulinoterapia. A mãe pergunta por que são necessários dois tipos de insulina. Quais são as respostas **mais apropriadas** que o enfermeiro deve fornecer para ajudar a mãe e a criança a compreenderem os tipos de insulina? **Selecione tudo que se aplica.**
   - A. "A insulina de ação rápida atinge o pico em cerca de 30 a 90 minutos e pode durar cerca de 5 horas."
   - B. "A insulina de ação curta atinge o sangue em cerca de 5 minutos e atinge o pico em cerca de 1 hora."
   - C. "A insulina de ação estendida leva 4 horas para começar a funcionar e pode permanecer no sangue por até 14 horas."
   - D. "A insulina de ação intermediária atinge o pico em cerca de 4 a 14 horas e pode permanecer no sangue por 14 a 20 horas."
   - E. "A insulina de ação prolongada leva de 6 a 14 horas para começar a funcionar e pode permanecer no sangue por até 24 horas."
   - F. "Os tipos de insulina são baseados no tempo que levam para começarem a funcionar, em quando a insulina funciona mais e quanto tempo dura."

Dia 2, 16h30

4. As injeções de insulina devem ser administradas pelo menos 30 minutos antes do café da manhã. A segunda será administrada 30 minutos antes do jantar. Mesmo que o paciente comece a receber insulina 2 vezes ao dia, ele ainda precisará verificar sua glicemia antes das refeições e na hora de dormir. Com base em sua idade, sua meta de glicose antes das refeições deve ser de 90 a 180 mg/dℓ e na hora de dormir deve ser de 100 a 180 mg/dℓ. O enfermeiro está planejando a sessão de ensino e está se preparando para dar uma injeção de insulina antes do jantar depois de verificar seu nível de glicose no sangue. Ela demonstrará à criança e aos pais como administrar a medicação com essa injeção e discutirá aspectos importantes da administração de insulina em casa.

   Indique qual ação de enfermagem listada na coluna da extrema esquerda é apropriada para cada complicação potencial listada na coluna do meio. Indique o número da ação de enfermagem na coluna da extrema direita. <u>Notar que apenas UMA ação de enfermagem pode ser utilizada para cada potencial complicação e que NEM todas as ações de enfermagem serão utilizadas</u>.

Ação de enfermagem	Potencial	Complicação	Ação de enfermagem para complicação
1. Obtenha o nível de glicemia antes das refeições e ao deitar.	nível normal de glicemia não é mantido		

(*Continua*)

Planejamento para o cuidado de enfermagem

Criança com diabetes melito (continuação)

Ação de enfermagem	Potencial	Complicação	Ação de enfermagem para complicação
2. Administrar insulina conforme prescrito.	dose apropriada de insulina não é administrada		
3. Monitore a glicose na urina antes de cada refeição.	tipo apropriado de insulina não é administrado		
4. Use técnicas assépticas ao preparar e administrar insulina.	infecção ocorre		
5. Guarde a insulina no congelador para conservar a medicação.	absorção de insulina é prejudicada		
6. Compreender a ação da insulina: diferenças na composição, tempo de início e duração da ação para as várias formulações.			
7. Alterne os locais de injeção de insulina.			
8. Dê menos insulina antes da atividade física.			

Dia 3, 8h

5. Antes do café da manhã, a glicemia foi aferida pela mãe com orientação do enfermeiro. A mãe administra a insulina na coxa esquerda; o paciente queria que sua mãe aplicasse a insulina nas primeiras vezes para que ele pudesse observar. Uma hora depois, o enfermeiro é chamado ao leito porque o paciente se sente engraçado e sua cabeça dói. Ele fica tonto quando se levanta e suas mãos estão tremendo. Os pais dizem ao enfermeiro que ele não tomou café da manhã porque espera receber alta e queria comer no caminho de casa.

Para cada ação de enfermagem, use um X para indicar se foi eficaz (ajudou a atingir os resultados de qualidade esperados do paciente), ineficaz (não ajudou a atingir os resultados de qualidade esperados do paciente) ou não relacionada (não relacionada aos resultados de qualidade do paciente).

Ação de enfermagem	Eficaz	Ineficaz	Não relacionada
Administrar imediatamente uma xícara de suco de frutas ou um copo de leite desnatado ou 1%.			
Verificar a glicemia após 15 minutos.			
Dar um lanche de proteína de amido.			
Iniciar fluidos intravenosos com glicose.			
Fornecer informações para o professor sobre o diagnóstico da criança.			
Dar orientações aos pais sobre sinais e sintomas de hipoglicemia *versus* hiperglicemia.			
Ensinar os pais a administrar glucagon intramuscular se a criança não responder, estiver inconsciente ou convulsionando.			
Instalar na criança uma bomba de infusão de insulina portátil.			

Dia 3, 15h

6. O paciente apresentou hipoglicemia esta manhã após receber a injeção matinal de insulina. Ele não tomou café da manhã após a injeção. O enfermeiro usará essa experiência para continuar ensinando os pais e a criança sobre como monitorar e gerenciar seu diabetes. Quais são os tópicos de ensino **mais importantes** para o enfermeiro incluir neste momento? **Selecione tudo que se aplica.**
   A. "Sinais de hiperglicemia ou açúcar elevado no sangue incluem febre, dor de cabeça, convulsões e tosse."
   B. "A glicemia deve ser mantida dentro de uma faixa alvo de 90 a 180 mg/dℓ durante o dia."
   C. "Sinais de hipoglicemia ou baixo nível de açúcar no sangue incluem dor de cabeça, tontura, tremores, sudorese e pulso rápido."
   D. "Seu filho não deve mais participar de nenhum esporte de atividade física que cause a queda da glicose no sangue."
   E. "Aprender a planejar refeições, entender grupos específicos e fazer boas escolhas alimentares será uma parte importante do controle de seu diabetes."
   F. "O profissional de saúde deve ser contatado quando seu filho tiver febre por 2 dias, vômitos e diarreia, for incapaz de reter líquidos e seus níveis de glicose estiverem acima da faixa alvo."

perguntas (manifestas ou não) a fim de aumentar sua confiança no enfrentamento da doença. Por exemplo, eles podem querer saber sobre os vários procedimentos realizados em seu filho e a lógica do tratamento, como o que está sendo colocado no frasco de infusão intravenosa e o efeito esperado.

Planejamento de refeições

A nutrição normal é um aspecto importante do programa de educação familiar. A orientação alimentar é geralmente conduzida pelo nutricionista, com reforço e orientação do enfermeiro. A ênfase está na ingesta adequada para a idade, menus consistentes, carboidratos complexos e horários de alimentação consistentes. A família é ensinada como o plano de refeições se relaciona com as necessidades de crescimento e desenvolvimento, o processo da doença e o regime de insulina. As refeições e lanches são modificados com base nas preferências da criança e no cardápio atual, preservando ao máximo os padrões e preferências culturais. Estão disponíveis extensas listas de troca que incluem alimentos compatíveis com a maioria dos estilos de vida.

Aprender sobre alimentos dentro de grupos de alimentos específicos ajuda a fazer escolhas. Os pesos e medidas dos alimentos são usados como formas de treinamento visual para definir o tamanho das porções e devem ser praticados por cerca de 3 meses, com progressão gradual para a estimativa das porções de alimentos. Mesmo quando a criança e a família se tornarem competentes para estimar o tamanho das porções, a reavaliação deve ocorrer semanal ou mensalmente e quando houver mudança de marca.

Os familiares também devem ser orientados na leitura dos rótulos quanto ao valor nutricional dos alimentos e conteúdo alimentar. Eles precisam se familiarizar com o teor de carboidratos dos grupos de alimentos. A substituição por alimentos de igual teor de carboidratos é a habilidade necessária para uma contagem bem-sucedida de carboidratos. A substituição pode ser necessária se um alimento não estiver disponível em quantidade suficiente ou para o adolescente que deseja comer *fast-food* com os colegas. O uso de um esquema terapêutico com múltiplas injeções diárias confere flexibilidade ao horário das refeições.

Listas de itens populares de *fast-food* e itens servidos nas principais redes de *fast-food* podem ser obtidas nos restaurantes para ajudar a orientar as seleções de alimentos. É importante que a criança conheça o valor nutricional desses itens (as cadeias principais são notavelmente uniformes), mas a criança deve ser alertada para evitar itens com alto teor de gordura e açúcar/carboidratos; por exemplo, ela pode escolher um hambúrguer simples em vez de um *cheeseburger* duplo.

As crianças devem usar substitutos do açúcar com moderação em itens como refrigerantes. Os adoçantes artificiais demonstraram ser seguros, mas se houver alguma dúvida sobre as quantidades, o médico, nutricionista ou enfermeiro especialista pode fornecer orientações com base no peso corporal. Gomas de mascar sem açúcar e balas feitas com sorbitol podem ser usadas com moderação por crianças com DM. Embora o sorbitol seja menos cariogênico do que outras variedades de substitutos do açúcar, é um açúcar do álcool que é metabolizado em frutose e depois em glicose. Além disso, grandes quantidades podem causar diarreia osmótica. A maioria dos alimentos dietéticos contém sorbitol. Eles são mais caros do que os alimentos comuns. Além disso, embora um produto possa ser isento de açúcar, não é necessariamente isento de carboidratos.

Viagens

Viajar requer planejamento, especialmente quando uma viagem envolve a travessia de fusos horários. Várias dicas estão incluídas em panfletos disponíveis gratuitamente. As sugestões para viajar abrangem o que será necessário que o profissional faça antes de a criança partir, o que e quanto levar, necessidades em trânsito, o que considerar no destino e planejamento para quando a criança voltar para casa. O planejamento é necessário independentemente do tipo de viagem considerado – automóvel, avião, ônibus ou trem.

Insulina

As famílias precisam entender o método de tratamento e a insulina prescrita, incluindo a duração efetiva, início e pico de ação. Elas também precisam conhecer as características dos vários tipos de insulinas, a mistura e diluição adequadas das insulinas e como substituir outro tipo quando sua marca usual não estiver disponível (a insulina é um medicamento comercializado sem receita médica). A insulina não precisa ser refrigerada, mas deve ser mantida a uma temperatura entre 15 e 29,4°C. O congelamento torna a insulina inativa.

Os frascos de insulina que foram "abertos" (ou seja, a rolha foi perfurada) devem ser armazenados em temperatura ambiente ou refrigerados por até 28 a 30 dias. Após 1 mês, esses frascos devem ser descartados. Os frascos fechados devem ser refrigerados e são bons até a data de validade no rótulo. Suprimentos para diabéticos não devem ser deixados em um ambiente quente.

Procedimento para injeção

Aprender a administrar injeções de insulina é uma causa de ansiedade para pais e filhos. É útil para o aluno saber que esse importante aspecto do cuidado se tornará tão rotineiro quanto escovar os dentes. Primeiro, a técnica básica de injeção é ensinada usando uma laranja ou item similar e soro fisiológico estéril para prática. Para ganhar a confiança das crianças, o enfermeiro pode demonstrar a técnica dando uma injeção habilidosa no pai e depois fazendo com que o pai retribua a demonstração aplicando uma injeção no enfermeiro. Com prática e confiança, os pais logo poderão dar a injeção de insulina em seus filhos, e seus filhos confiarão neles. Outra estratégia eficaz é orientar as crianças e depois fazer com que elas ensinem a técnica aos pais enquanto o enfermeiro observa. Ambos os pais devem participar, e o menor tempo possível deve decorrer entre a orientação e a injeção propriamente dita, especialmente com pais e alunos adolescentes.

A insulina pode ser injetada em qualquer área em que haja tecido adiposo (gordura) sobre o músculo; o medicamento é injetado com a agulha em um ângulo de 90°. Crianças recém-diagnosticadas podem ter perdido tecido adiposo e deve-se ter cuidado para não injetar por via intramuscular. A técnica de pinçamento é o método mais eficaz de tencionar a pele para permitir a entrada fácil da agulha no tecido subcutâneo em crianças. O local selecionado às vezes dependerá se as crianças ou os pais administram a insulina. Os braços, coxas, quadris e abdome são locais usuais de injeção de insulina. As crianças podem alcançar facilmente as coxas, o abdome e parte do quadril e do braço, mas podem precisar de ajuda para injetar outros locais. Por exemplo, um pai pode tensionar uma dobra solta de pele do braço enquanto a criança injeta a insulina.

Os pais e a criança são orientados a elaborar um padrão de rotação para várias áreas orgânicas a fim de aumentar a absorção porque a absorção de insulina é retardada por aglomerados de gordura que se desenvolvem em áreas de injeção em excesso. O plano de rotação mais eficiente envolve administrar cerca de quatro a seis injeções em uma área (cada injeção com cerca de 2,5 cm [1 polegada] de distância, ou o diâmetro do frasco de insulina da injeção anterior) e depois mover para outra área.

Lembre-se de que a taxa de absorção varia em diferentes partes orgânicas (Tabela 28.5). O uso metódico de uma área anatômica e depois o movimento para outra (conforme descrito no parágrafo anterior) minimiza as variações nas taxas de absorção. No entanto, a absorção também é alterada pelo exercício vigoroso, que aumenta a absorção dos músculos exercitados; portanto, recomenda-se que seja escolhido um local diferente da extremidade em exercício (p. ex., evitando pernas e braços ao jogar em um torneio de tênis).

Os locais de injeção para 1 mês inteiro podem ser determinados antecipadamente em um gráfico simples. Por exemplo, um "boneco de papel" (contorno do corpo) pode ser construída e os locais de aplicação da insulina podem ser marcados pela criança. Após a injeção, a criança coloca a data no local apropriado. Para manter a prática, é uma boa ideia que os pais apliquem 2 ou 3 injeções por semana em áreas de difícil acesso para a criança. A mesma metodologia básica é usada ao ensinar as crianças a administrar suas próprias injeções de insulina (Figura 28.3). Eles devem praticar primeiro em uma laranja ou uma boneca, criando coragem

Tabela 28.5 Início e duração de ação relacionada com o local de injeção.

	Local da injeção			
	Abdome	**Braço**	**Perna**	**Nádega**
Velocidade de absorção	Muito rápida	Rápida	Lenta	Muito lenta
Duração	Muito curta	Curta	Longa	Muito longa

De Albisser AM, Sperlich M: Adjusting insulins, *Diabetes Educ* 18(3):211-218, 1992.

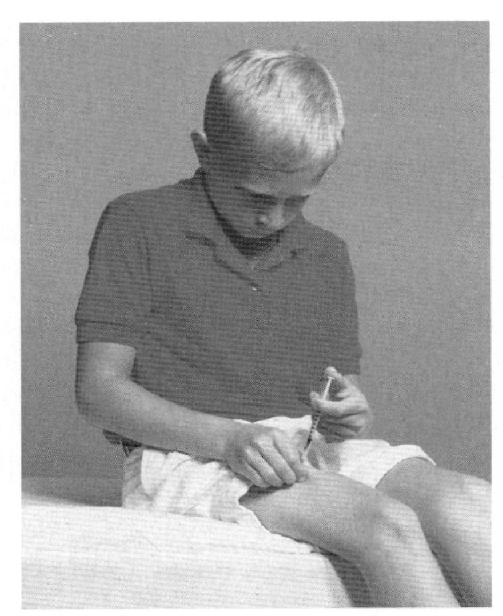

Figura 28.3 Crianças em idade escolar são capazes de administrar insulina em si próprias.

gradualmente. Outros dispositivos estão disponíveis para injeção de insulina e podem oferecer vantagens para algumas crianças. As crianças que não desejam aplicar injeções podem ser ensinadas a usar um injetor com seringa (InjectEase®). Com o aparelho, a punção é sempre automática. Os adolescentes respondem bem a um dispositivo automático e compacto semelhante a uma caneta-tinteiro (NovoPen®), que elimina frascos e seringas convencionais.

Infusão subcutânea contínua de insulina. Algumas crianças são consideradas candidatas ao uso de uma bomba de infusão de insulina portátil, e mesmo algumas crianças de menos idade com controle metabólico insatisfatório podem se beneficiar com seu uso. A criança e os pais são ensinados a operar o equipamento, incluindo a mecânica da bomba de infusão, trocas de bateria e sistemas de alarme. Vários dispositivos que variam nas doses basais que podem fornecer e no custo do equipamento estão no mercado. As famílias podem investigar os vários dispositivos e selecionar o modelo que melhor se adapta às suas necessidades. As informações sobre o produto estão disponíveis nos fabricantes e distribuidores de bombas de infusão.[h]

Pais e filhos aprendem (1) os aspectos técnicos da bomba de infusão e AMG; (2) prevenção e tratamento da hiperglicemia, manejo de dias de adoecimento doença e planejamento de refeições; (3) os efeitos do exercício, estresse e dieta nos níveis de glicose no sangue; e (4) estratégias de tomada de decisão para avaliar os padrões de glicemia e fazer ajustes em todos os aspectos do tratamento.

Várias medidas de glicemia (pelo menos 4 vezes por dia) são uma parte essencial do uso da bomba de infusão. Educação e supervisão intensivas são fundamentais para obter a máxima eficiência e controle. Isso é particularmente importante se a família estiver acostumada a um regime convencional de uso de insulina. Elas devem perceber que simplesmente usar a bomba de infusão não normalizará a glicose no sangue. A bomba de infusão é meramente um dispositivo de administração de insulina e são necessárias análises frequentes e rotineiras da glicemia para ajustar a taxa de administração de insulina.

Os principais problemas com o uso da bomba de infusão de insulina são a inflamação por irritação e infecção no local de inserção. O local deve ser completamente limpo antes da inserção da agulha e, então, coberto com um curativo transparente. O local é alternado e os materiais devem ser trocados a cada 48 a 72 horas (isso pode variar) ou ao primeiro sinal de inflamação. Os enfermeiros que trabalham onde as bombas de infusão fazem parte do regime terapêutico devem familiarizar-se com o funcionamento do dispositivo específico a ser utilizado e com o protocolo de tratamento da doença. Outros devem estar cientes dessa técnica de manejo e estar preparados para auxiliar os pacientes que utilizam a bomba.

Monitoramento

Os enfermeiros também devem estar preparados para ensinar e supervisionar o monitoramento da glicemia. O AMG está associado a poucas complicações e, embora não leve necessariamente a um melhor controle metabólico, fornece uma avaliação mais precisa dos níveis de glicemia do que pode ser obtido com o tradicional teste de urina. O monitoramento da glicemia tem a vantagem adicional de poder ser realizado em qualquer lugar (ver boxe *Cuidado atraumático*).

O sangue para teste pode ser obtido por dois métodos diferentes: manualmente ou com um dispositivo mecânico de sangria. Um dispositivo mecânico é recomendado para crianças, embora a criança e a família devam aprender a usar ambos os métodos em caso de falha mecânica. Vários dispositivos de lancetas estão disponíveis e cada um fornece um meio para obter uma grande gota de sangue para teste (Figura 28.4).

Cuidado atraumático

Minimizando a dor do monitoramento da glicose no sangue

- Para aumentar o fluxo sanguíneo para a extremidade digital, mantenha-a sob água morna por alguns segundos antes da punção
- Ao obter amostras de sangue, use o dedo anelar ou o polegar (o sangue flui mais facilmente para essas áreas) e perfure o dedo ao lado da ponta do dedo (mais vasos sanguíneos e menos terminações nervosas)
- Para evitar uma perfuração profunda, pressione levemente a plataforma do lancetador contra a pele e evite firmar o dedo contra uma superfície rígida
- Use lancetas com pontas de profundidade ajustável. Comece com a configuração mais rasa
- Use monitores de glicose que exijam pequenas amostras de sangue (p. ex., Ascensia Elite®) para evitar punções repetidas

[h]Medtronic MiniMed, http://www.medtronicdiabetes.com/home;Animas, http://www.animas.com.

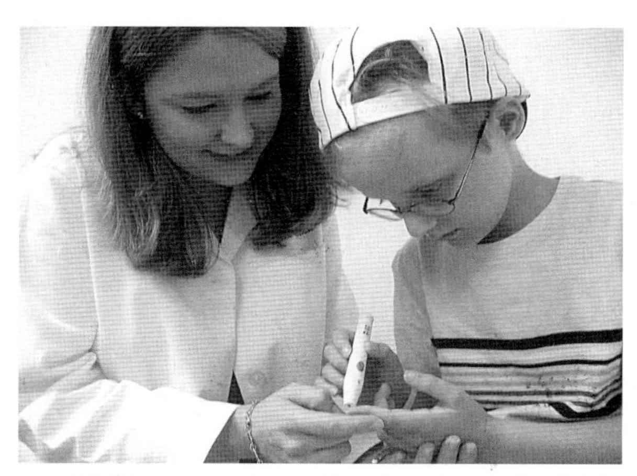

Figura 28.4 Criança usando um dispositivo de punção digital para obter uma amostra de sangue.

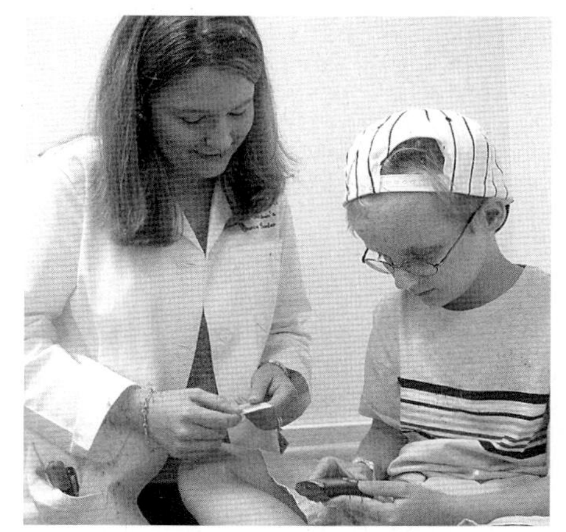

Figura 28.5 Criança utilizando um monitor de glicemia e fitas reagentes para testar a glicemia.

! ALERTA PARA A ENFERMAGEM

Alerte as crianças para não permitirem que outras pessoas usem sua lanceta devido ao risco de contrair o vírus da hepatite B ou infecção pelo vírus da imunodeficiência humana.

A amostra de sangue pode ser obtida na ponta dos dedos ou em locais alternativos, como o antebraço. O exame de local alternativo requer um medidor que possa testar um pequeno volume de sangue. Nem todos os glicosímetros permite fazer isso.

Sinais de hiperemia e dor no local da punção do dedo devem ser examinados pelo médico. Pode ser evidência de má técnica, má higiene ou má cicatrização da pele em relação ao mau controle. Muitos tipos de glicosímetros estão disponíveis para uso domiciliar. A tecnologia mais recente trouxe melhorias no tamanho do equipamento e na facilidade de uso. A família deve conhecer as características dos diversos medidores, incluindo vantagens e desvantagens, e permitir a escolha do equipamento que melhor atenda às suas necessidades.

O método de teste mais barato usa uma tira reagente na qual o sangue é aplicado (Figura 28.5). Após secar, a mudança de cor é comparada a uma escala de cores para uma estimativa do nível de glicose no sangue. As tiras podem ser cortadas ao meio (embora nem todos os profissionais recomendem) para obter duas leituras por tira. Esse método não é uma prática aceita, mas pode ser necessário para algumas famílias ou situações.

Teste de urina. O teste de cetonas urinárias é recomendado durante os períodos de doença e quando os valores de glicemia estão elevados. As informações sobre um produto específico para teste de cetona devem incluir o procedimento correto, armazenamento e validade do produto. As famílias precisam de uma compreensão clara do manejo domiciliar de cetonas (fluidos e insulina adicional conforme indicado pela equipe de saúde).

Sinais de hiperglicemia

A hiperglicemia grave é mais frequentemente causada por doença, crescimento, transtorno emocional ou falta de doses de insulina. O estresse emocional de provas finais ou exames ou a resposta física a imunizações são exemplos de causas de hiperglicemia. Com monitoramento cuidadoso da glicose, qualquer elevação pode ser controlada por ajuste de insulina ou ingesta de alimentos. Os pais devem entender como ajustar a alimentação, atividade e insulina no momento da doença ou quando a criança é tratada de uma doença com um medicamento conhecido por aumentar o nível de glicemia (p. ex., esteroides). A hiperglicemia é controlada aumentando-se a insulina logo após o aumento do nível de glicose ser observado. Os profissionais de saúde devem estar cientes de que as adolescentes muitas vezes se tornam hiperglicêmicas na época da menstruação e devem ser aconselhadas a aumentar as dosagens de insulina, se necessário.

Sinais de hipoglicemia

A hipoglicemia é causada por desequilíbrios na ingesta de alimentos, insulina e atividade. Idealmente, a hipoglicemia deve ser prevenida e os pais precisam estar preparados para prevenir, reconhecer e tratar o problema. Eles devem estar familiarizados com os sinais de hipoglicemia e orientados sobre o tratamento, incluindo cuidados com a criança com convulsão. Os primeiros sinais são adrenérgicos, incluindo sudorese e tremores, que ajudam a elevar o nível de glicose no sangue, semelhante à reação quando um indivíduo está assustado ou ansioso. O segundo conjunto de sintomas que se seguem a uma reação adrenérgica não tratada é neuroglicopênico (também chamado de *hipoglicemia cerebral*). Esses sintomas geralmente incluem dificuldade de equilíbrio, memória, atenção ou concentração; tonturas ou vertigens; e fala arrastada. A hipoglicemia grave e prolongada leva a convulsões, coma e possível morte (Levitsky & Misra, 2019b). A hipoglicemia pode ser tratada de forma eficaz conforme descrito no boxe de *Tratamento de emergência*.

É aconselhável que os pais planejem a excitação antecipada ou o exercício. Além disso, a gastrenterite pode diminuir ligeiramente as necessidades de insulina como resultado de falta de apetite, vômito ou diarreia. Se o nível de glicemia estiver baixo, mas as cetonas urinárias estiverem presentes, a família deve estar ciente do aumento da necessidade de carboidratos simples e líquidos.

Higiene

Todos os aspectos de higiene pessoal devem ser enfatizados para crianças com diabetes. As crianças devem ser advertidas contra o uso de sapatos sem meias, sandálias e andar descalço. O cuidado correto das unhas e extremidades adaptado a cada criança (com a orientação de um podólogo) pode iniciar práticas de saúde que duram a vida toda. Os olhos dessas crianças devem ser examinados uma vez por ano, a menos que a criança use óculos e, em seguida, conforme indicado pelo oftalmologista. Cuidados dentários regulares são enfatizados, e cortes e arranhões devem ser tratados com água e sabão, a menos que indicado de outra forma. Assaduras em lactentes e infecções por *Candida* em adolescentes podem indicar um controle deficiente do diabetes.

Tratamento de emergência

Hipoglicemia

Reação leve: sintomas adrenérgicos

Dê à criança de 10 a 15 g de uma substância simples e rica em carboidratos (de preferência líquida; por exemplo, de 100 a 200 mℓ de suco de laranja)

Ofereça um lanche de proteína de amido

Reação moderada: sintomas neuroglicopênicos

Dê à criança de 10 a 15 g de um carboidrato simples como descrito

Repita em 10 a 15 minutos se os sintomas persistirem

Ofereça um lanche maior

Observe a criança de perto

Reação grave: não responsiva, inconsciente ou convulsões

Administrar glucagon conforme prescrito

Ofereça uma refeição ou lanche planejado quando a criança puder comer ou adicione um lanche de 10% das calorias diárias

Reação noturna

Dê à criança de 10 a 15 g de um carboidrato simples

Ofereça um lanche de 10% das calorias diárias

É aconselhável que os pais planejem a excitação antecipada ou o exercício. Além disso, a gastrenterite pode diminuir ligeiramente as necessidades de insulina como resultado de falta de apetite, vômito ou diarreia. Se o nível de glicemia estiver baixo, mas as cetonas urinárias estiverem presentes, a família deve estar ciente do aumento da necessidade de carboidratos simples e líquidos

Exercício

O exercício é um componente importante do plano de tratamento. Se a criança é mais ativa em uma hora do dia do que em outra, a alimentação ou a insulina podem ser alteradas para atender a esse padrão de atividade. A alimentação deve ser aumentada no verão, quando as crianças tendem a ser mais ativas. A diminuição da atividade no retorno à escola pode exigir uma diminuição na ingesta de alimentos ou aumento na dosagem de insulina. As crianças que praticam esportes coletivos precisarão de um lanche cerca de 30 minutos antes da atividade prevista. Corridas ou outras competições podem exigir uma ingesta de alimentos ligeiramente maior do que nos horários de treino.

A ingesta de alimentos geralmente precisará ser repetida por períodos prolongados de atividade, muitas vezes a cada 45 minutos a 1 hora. As famílias devem ser informadas de que, se o aumento da alimentação não for tolerado, a diminuição da insulina é o próximo curso de ação. Se o horário do exercício for alterado de forma que a refeição do jantar seja adiada, a insulina na segunda ou terceira dose do dia pode ser adiada para preceder a hora da refeição. Às vezes, o açúcar pode ser necessário durante os períodos de exercício para uma resposta rápida. Níveis elevados de glicemia após atividade extrema podem representar a resposta adrenérgica orgânica ao exercício. Se o nível de glicemia estiver elevado (> 240 mg/dℓ) antes do exercício planejado, as cetonas urinárias devem ser verificadas e a atividade pode precisar ser adiada até que a glicemia seja controlada.

ALERTA PARA A ENFERMAGEM

A cetonúria na presença de hiperglicemia é um sinal precoce de cetoacidose e uma contraindicação ao exercício.

Manutenção de registros

Os registros domiciliares são uma ajuda inestimável para o autocuidado do diabetes. O enfermeiro e a família elaboram um método para registrar a insulina administrada, valores de glicose no sangue, resultados de cetona na urina e outros fatores e eventos que afetam o controle do diabetes. A criança e a família são encorajadas a observar os padrões de respostas da glicemia a eventos como exercícios. Se ocorrerem lapsos no manejo (p. ex., comer uma barra de chocolate), a criança deve ser encorajada a observar isso, não ser criticada pela transgressão.

Autocuidado

O autocuidado é a chave para um controle rigoroso. Ser capaz de fazer mudanças quando necessário, em vez de esperar até o próximo contato com os profissionais de saúde, é importante para o autocuidado e dá ao indivíduo e à família a sensação de que têm controle sobre a doença. Psicologicamente, isso ajuda os familiares a acreditarem que são membros úteis e participantes da equipe. Permitir que a criança aprenda a olhar os registros de forma objetiva promove a independência no apoio ao autocuidado. À medida que as crianças crescem e assumem mais responsabilidade pelo autocuidado, elas desenvolvem confiança na sua capacidade de gerir a sua doença e confiança em si mesmas como pessoas. Também aprendem a responder à doença e a fazer interpretações e mudanças mais precisas no tratamento quando se tornam adultos.

A puberdade está associada à diminuição da sensibilidade à insulina que normalmente seria compensada por um aumento da secreção de insulina. Os profissionais de saúde devem antecipar que os pacientes púberes terão mais dificuldade em manter o controle glicêmico. Doses mais altas de insulina são frequentemente necessárias em crianças púberes (Levitsky & Misra, 2019b). Os pacientes devem ser ensinados a administrar doses adicionais de insulina de ação rápida (de 5 a 10% de sua dose diária) quando seus níveis de glicemia estiverem aumentados. O uso de insulina suplementar de ação rápida é preferível à restrição de alimentos em adolescentes.

Apoio à criança ou adolescente e à família

Assim como as respostas fisiológicas afetam a criança, os pais e outros familiares da criança com DM recém-diagnosticada experimentam várias respostas emocionais à crise. Os cuidados no cenário agudo são curtos, mas podem criar medos e frustrações. A perspectiva de uma doença crônica no filho gera todos os sentimentos e preocupações enfrentados pelos pais de crianças com outras doenças crônicas (ver Capítulo 17). A ameaça de complicações e morte está sempre presente, assim como a contínua demanda de recursos emocionais e financeiros.

Certos medos podem se desenvolver como resultado de experiências passadas com a doença. Uma reação grave à insulina com convulsões pode contribuir para o medo da repetição. Se os pais observam uma convulsão ou o adolescente tem uma em local público, o desejo de manter um maior controle é reforçado. Eles devem entender como prevenir problemas e como lidar com problemas com calma e frieza se eles ocorrerem, e eles devem entender as complexidades orgânicas, a doença e suas complicações. As crianças de menos idade geralmente se adaptam bem aos problemas relacionados com a doença. Com lactentes e pré-escolares, injeções de insulina e exames de glicose podem ser difíceis no início. No entanto, eles costumam aceitar os procedimentos quando os pais usam uma abordagem prática, sem chamar a atenção para um "machucado", e tratam o procedimento como qualquer outra parte rotineira da vida da criança. Após a injeção, um tempo com alguma atenção especial e positiva, como ler ou conversar, ou outra atividade prazerosa, é uma forma de converter as crianças que inicialmente recusam as injeções nas que as aceitam.

Nos anos anteriores à adolescência, as crianças provavelmente aceitam sua condição com mais facilidade. Elas são capazes de compreender os conceitos básicos relacionados com sua doença e seu tratamento e de testar glicemia e urina, reconhecer grupos de alimentos, dar injeções, manter registros e distinguir medo ou excitação de hipoglicemia. Elas entendem como reconhecer, prevenir e tratar a hipoglicemia. No entanto, ainda precisam de um envolvimento considerável dos pais.

> **DICAS PARA A ENFERMAGEM** A motivação contínua para aderir a um tratamento é difícil. Uma criança com mais idade e os pais (ou outro cuidador) podem gostar de negociar 1 dia de folga quando a responsabilidade de testar e registrar a glicemia é delegada da criança ao cuidador (ou vice-versa).

Os adolescentes parecem ter mais dificuldade de adaptação. A adolescência é um período de estresse em tentar ser perfeito e semelhante aos seus pares, não importa o que os outros digam, ter diabetes é ser diferente. Alguns adolescentes ficam mais chateados por não poder comer uma barra de chocolate do que devido a injeções, dieta e outros aspectos do manejo. Se as crianças podem aceitar a diferença como parte da vida – em outras palavras, que cada pessoa é diferente de alguma forma – então, com o apoio adequado dos pais, devem ser capazes de se ajustar bem (ver boxe *Estudo de caso para reflexão*).

Acampar e outras atividades especiais em grupo são úteis. No acampamento de diabetes, as crianças aprendem que não estão sozinhas. Como resultado, elas se tornam mais independentes e engenhosas em outros ambientes. Informações úteis sobre esses acampamentos e organizações podem ser obtidas na American Diabetes Association. Uma lista de acampamentos credenciados especificamente para crianças e adolescentes com diabetes também está disponível na American Camping Association.[i,2]

Estudo de caso para reflexão

Diabetes melito tipo 1

Shelly, uma adolescente de 14 anos com histórico de 3 anos de diabetes melito (DM) tipo 1, foi internada na unidade de terapia intensiva pediátrica para tratamento de **cetoacidose diabética** (CAD). Essa é sua quinta internação por CAD desde o ano passado. Os pais de Shelly são divorciados e ela tem quatro irmãos mais novos, nenhum dos quais tem diabetes. A mãe de Shelly manteve dois empregos nos últimos 5 anos e frequentemente deixa a menina responsável pela casa. Antecipando a alta, você está planejando um programa de educação do paciente para Shelly e sua mãe. Que questões importantes sobre o manejo instável do diabetes de Shelly você deve considerar para planejar o programa de educação?

Avaliação inicial. Quais são as preocupações relacionadas com os episódios recorrentes de CAD de Shelly e aos estressores familiares?

Ação de enfermagem esperada. Que educação é necessária para que Shelly e seus pais diminuam as frequentes hospitalizações?

Pontos de ensino

- A adolescência é um período de crescente independência, portanto, ao mesmo tempo em que incentiva os adolescentes a assumirem o controle do diabetes, o envolvimento mínimo ou nenhum dos adultos resulta em um controle glicêmico deficiente (Levitsky & Misra, 2019b)
- Adolescentes com diabetes têm um risco três vezes maior de depressão e distúrbios alimentares (Levitsky & Misra, 2019b)
- Fatores socioeconômicos, como lares monoparentais, situação socioeconômica ruim e problemas de saúde física ou mental com um dos pais estão associados a um controle mais fraco do diabetes e ao aumento de hospitalizações (Levitsky & Misra, 2019a)

Respostas de pensamento crítico

Avaliação inicial. Um adolescente com diabetes que vive em uma casa monoparental com baixo nível socioeconômico tem um risco aumentado de controle glicêmico ruim e aumento de hospitalizações.

Ação de enfermagem esperada. Trabalhe com a família para desenvolver uma abordagem de trabalho em equipe focada na família para os cuidados de Shelly. O envolvimento dos pais, com uma maior responsabilidade pelo gerenciamento de seu diabetes, fará com que Shelly tenha um melhor controle glicêmico.

QUESTÕES DE REVISÃO

1. Um menino de 8 anos é diagnosticado com diabetes insípido (DI) e está recebendo alta em reposição hormonal com DDAVP. O enfermeiro completará o ensino de alta com os pais e o paciente. Quais são os tópicos de ensino **mais importantes** para o enfermeiro incluir neste momento? **Selecione tudo que se aplica.**
   A. Educação e apoio sobre a justificativa para restrições de fluidos.
   B. Entender que o tratamento será necessário apenas até que a criança atinja a puberdade.
   C. Saber que as crianças em idade escolar podem assumir total responsabilidade por seus cuidados.
   D. Informação aos funcionários da escola sobre o diagnóstico para que possam permitir às crianças o uso irrestrito do banheiro.
   E. Uma explicação completa sobre a condição, com esclarecimento específico de que DI é uma condição diferente de diabetes melito (DM).
   F. Para fins de emergência, a criança deve usar uma identificação de alerta de saúde.

2. Você está trabalhando com um enfermeiro que é novo em sua unidade endócrina e nunca trabalhou com uma criança nascida com hiperplasia adrenal congênita (HAC). Você quer certificar-se de que o enfermeiro tenha uma compreensão completa desse diagnóstico antes de cuidar de um novo paciente. Que ensino de saúde o enfermeiro incluiria ao ensinar aos pais sobre o diagnóstico do lactente? **Selecione tudo que se aplica.**
   A. "A insulina é usada para suprimir as altas secreções dos hormônios e pode ser muito eficaz."
   B. "Um diagnóstico definitivo é confirmado pela evidência de níveis aumentados de 17-cetosteroides na maioria dos tipos de HAC."
   C. "Exames de sangue para identificar níveis elevados de cálcio e fósforo diminuídos são realizados rotineiramente."
   D. "Outro exame que pode ser usado para visualizar a presença de estruturas pélvicas, como órgãos reprodutores femininos, é a ultrassonografia."
   E. "Essa deficiência é um distúrbio autossômico recessivo que resulta na síntese inadequada de hormônios esteroides."
   F. "O aconselhamento genético é recomendado antes de o casal conceber outro filho porque a HAC é uma doença genética."

3. Um enfermeiro que trabalha em uma clínica pediátrica está realizando uma avaliação de uma menina de 7 anos que apresenta desenvolvimento mamário e pelos puberais. A mãe está preocupada e agendou a visita. O enfermeiro realiza uma avaliação física e os achados incluem:
   - Temperatura oral = 36,8 C

[i]5000 State Road 67 N., Martinsville, IN 46151; 765-342-8456; http://www.acacamps.org.

[2]N.R.T.: No Brasil, existem diferentes instituições e órgãos que realizam acampamentos para crianças com diabetes. Informe-se em sua cidade sobre as alternativas disponíveis. A participação nessas atividades é reconhecidamente importante para crianças e familiares.

- Pulso = 62 bpm
- Respiração = 18 respirações/min
- Pressão arterial = 102/60 mmHg
- Aumento do peito, Tanner Estágio 3
- Pelos em todo o púbis, Tanner Estágio 3

Escolha as opções mais prováveis para as informações que faltam nas declarações a seguir selecionando nas listas de opções fornecidas. Como resultado dos achados físicos, o enfermeiro tem consciência de que são sinais de ______1______. Isso é tratado com um ______2______ que é administrado uma vez a cada ______3______, dependendo da preparação do medicamento.

Opções para 1	Opções para 2	Opções para 3
crise aplásica	preparação de insulina	4 a 12 dias
diabetes insípido	hormônio liberador do hormônio luteinizante	2 a 3 semanas
diabetes melito	injeção de vasopressina	10 a 14 dias
puberdade precoce	injeção de vitamina D	3 a 5 semanas
síndrome de Cushing	agente corticosteroide	4 a 12 semanas

4. Uma menina de 13 anos foi recentemente diagnosticada com doença de Graves com base em seus sintomas que aumentaram gradualmente nos últimos 7 meses. Suas notas na escola caíram e ela não conseguia se concentrar. Ela estava sempre inquieta e cansada. Seu apetite aumentou, mas ela perdeu 9 kg nos últimos meses. A investigação diagnóstica confirmou níveis sanguíneos aumentados de T_4 e T_3 e o nível de TCH estava baixo. O enfermeiro fornecerá educação à criança e aos pais antes da alta. **Use um X para indicar se a formação em enfermagem a seguir é indicada (apropriada ou necessária), contraindicada (pode ser prejudicial) ou não essencial (não faz diferença ou não é necessária).**

Ação de enfermagem	Indicada	Contraindicada	Não essencial
Ao iniciar a terapia medicamentosa, encoraje a permanência em um ambiente silencioso e pouco estimulante que promova o descanso.			
A tolerância ao calor é um sintoma comum experimentado por indivíduos com doença de Graves.			
O ganho de peso é um sintoma comum experimentado por indivíduos com doença de Graves.			
Mudanças de humor e irritabilidade são sintomas comuns experimentados por indivíduos com doença de Graves.			
Comer frutas e legumes como parte de uma dieta saudável é recomendado para adolescentes.			

REFERÊNCIAS BIBLIOGRÁFICAS

Aguirre, R. S., & Eugster, E. A. (2018). Central precocious puberty: From genetics to treatment. *Best Practice and Research Clinical Endocrinology and Metabolism, 32*, 343–354.

Al-Azem, H., & Khan, A. A. (2012). Hypoparathyroidism. *Best Practice and Research Clinical Endocrinology and Metabolism, 26*, 517–522.

Alotaibi, M. (2019). Physiology of puberty in boys and girls and pathological disorders affecting its onset. *Journal of Adolescence, 71*, 63–71.

American Academy of Pediatrics, Rose, S. R., Section on Endocrinology and Committee on Genetics of the American Thyroid Association, et al. (2006). Update of newborn screening and therapy for congenital hypothyroidism. *Pediatrics, 7*(6), 2290–2303.

American Diabetes Association. (2001). Report of the expert committee on the diagnosis and classification of diabetes mellitus. *Diabetes Care, 24*(Suppl. 1), S5–S20.

Amin, N., Mushtaq, T., & Alvi, S. (2015). Fifteen-minute consultation: The child with short stature. *Archives of disease in childhood. Education and practice edition, 100*(4), 180–184.

Bomberg, E. M., Addo, O. Y., Kyllo, J., et al. (2015). The relation of peripubertal and pubertal growth to final adult height in children with classic congenital adrenal hyperplasia. *The Journal of Pediatrics, 166*(3), 743–750.

Brito, V. N., Spinola-Castro, A. M., Kochi, C., et al. (2016). Central precocious puberty: Revisiting the diagnosis and therapeutic management. *The Archives of Endocrinology and Metabolism, 60*(2), 163–172.

Bryant, J., Baxter, L., Cave, C. B., et al. (2007). Recombinant growth hormone for idiopathic short stature in children and adolescents. *The Cochrane Database of Systematic Reviews*, (3), CD004440.

Carel, J. C., & Léger, J. (2008). Clinical practice: Precocious puberty. *The New England Journal of Medicine, 358*(22), 2366–2377.

Caturegli, P., De Remiqis, A., & Rose, N. R. (2014). Hashimoto thyroiditis: Clinical and diagnostic criteria. *Autoimmunity Reviews, 13*(4-5), 391–397.

Ceccato, F., & Boscaro, M. (2016). Cushing's syndrome: Screening and diagnosis. *High Blood Pressure & Cardiovascular Prevention, 23*(3), 209–2015.

Cerbone, M., & Dattani, M. T. (2017). Progression from isolated growth hormone deficiency to combined pituitary hormone deficiency. *Growth Hormone and IGF Research, 37*, 19–25.

Chen, M., & Eugster, E. A. (2015). Central precocious puberty: Updated on diagnosis and treatment. *Paediatric Drugs, 17*(4), 273–281.

Clar, C., Waugh, N., & Thomas, S. (2007). Routine hospital admission versus out-patient or home care in children at diagnosis of type 1 diabetes mellitus. *The Cochrane Database of Systematic Reviews*, (2), CD004099.

Colao, A., Grasso, L. F. S., Giustina, A., et al. (2019). Acromegaly. *Primer, 5*(20), 1–17.

Cusano, N. E., Rubin, M. R., & Bilezikian, J. P. (2015). Parathyroid hormone therapy for hypoparathyroidism. *Best Practice & Research: Clinical Endocrinology & Metabolism, 29*(1), 47–55.

Deodati, A., & Cianfarani, S. (2011). Impact of growth hormone therapy on adult height of children with idiopathic short stature: Systematic review. *The BMJ, 342*, c7157.

Di Iorgi, N., Allegri, A. E., Napoli, F., et al. (2014). Central diabetes insipidus in children and young adults: Etiological diagnosis and long-term outcome of idiopathic cases. *The Journal of Clinical Endocrinology & Metabolism, 99*(4), 1264–1272.

Di Iorgi, N., Napoli, F., Allegri, A. E., et al. (2012). Diabetes insipidus-diagnosis and management. *Hormone Research in Paediatrics, 77*, 69–84.

Doyle, D. A. (2020a). Hypoparathyroidism. In R. M. Kliegman, J. W. St Geme, N. L Blum, et al. (Eds.), *In Nelson textbook of pediatrics* (21th ed.). Philadelphia, PA: Elsevier.

Doyle, D. A. (2020b). Hyperthyroidism. In R. M. Kliegman, B. Stanton, J. W. St Geme, et al. (Eds.), *Nelson textbook of pediatrics* (20th ed.). Philadelphia: Saunders.

El-Maouche, D., Arlt, W., & Merke, D. P. (2017). Congenital adrenal hyperplasia. *Lancet, 390*(10108), 2194–2210.

Gangat, M., & Radovick, S. (2017). Pituitary hypoplasia. *Endocrinology and Metabolism Clinics of North America, 46*, 247–257.

Gardner, D., & Shoback, D. (2011). *Greenspan's basic and clinical endocrinology* (9th ed.). New York: Lange Medical Books/McGraw-Hill.

Garibaldi, L. R., & Chemaitilly, W. (2020). Disorders of pubertal development. In R. M. Kliegman, J. W. St Geme, N. L. Blum, et al. (Eds.), *In Nelson textbook of pediatrics* (21th ed.). Philadelphia, PA: Elsevier.

Giuliani, C., & Peri, A. (2014). Effects of hyponatremia on the brain. *Journal of Clinical Medicine, 3*(4), 1163–1677.

Glaser, N. (2019). Treatment and complications of diabetic ketoacidosis in children and adolescents. In A. G. Hoppin (Ed.), *UpToDate*. Retrieved from https://www.uptodate.com/contents/treatment-and-complications-of-diabetic-ketoacidosis-in-children-and-adolescents?source=history.

Greiner, M. V., & Kerrigan, J. R. (2006). Puberty: Timing is everything. *Pediatric Annals, 35*(12), 916–922.

Grimberg, A., Divall, S. A., Polychronakos, C., et al. (2016). Guidelines for growth hormone deficiency and insulin-like growth factor-1 treatment in children and adolescents: Growth hormone deficiency, idiopathic short stature, and primary insulin-like growth factor-1 deficiency. *Hormone Research in Paediatrics, 86*(6), 361.

Hanley, P., Lord, K., & Bauer, A. J. (2016). Thyroid disorders in children and adolescents: A review. *JAMA Pediatrics, 170*(10), 1008–1019.

Harrington, J, & Palmert, M .R. (2016) .Treatment of precocious puberty. In T. W. Post (Ed.), *UpToDate*, Waltham MA.

Herman-Giddens, M. E. (2006). Recent data on pubertal milestones in United States children: The secular trend toward earlier development. *International Journal of Andrology, 29*(1), 241–246.

Hokken-Koelega, A. C. (2011). Diagnostic workup of the short child. *Hormone Research in Paediatrics, 76*(Suppl. 3), 6–9.

Insulin Pumps. (2018). In www.diabetes.org. Retrieved from http://www.diabetes.org/living-with-diabetes/treatment-and-care/medication/insulin/insulin-pumps.html.

Jain, A., Baracco, R., & Kapur, G. (2019). Pheochromocytoma and paraganglioma-an update on diagnosis, evaluation, and management. *Pediatric Nephrology*, Advance online publication.

Kaplowitz, P. B. (2019). Neonatal thyroid disease. *Pediatric Clinics of North America, 66*, 343–352.

Karnik, A. A., Fields, A. V., & Shannon, R. P. (2007). Diabetic cardiomyopathy. *Current Hypertension Reports, 9*(6), 467–473.

Kaye, C. I., Committee on Genetics, Accurso, F., et al. (2006). Introduction to the newborn screening fact sheets. *Pediatrics, 118*(3), 1304–1312.

Kirkgoz, T., & Guran, T. (2018). Primary adrenal insufficiency in children: Diagnosis and management. *Best Practice and Research Clinical Endocrinology and Metabolism, 32*, 397–424.

Laffel, L. & Svoren, B. (2018). Epidemiology, presentation, and diagnosis of type 2 diabetes mellitus in children and adolescents. In A. G. Hoppin (Ed.), *UpToDate*. Retrieved from https://www.uptodate.com/contents/epidemiology-presentation-and-diagnosis-of-type-2-diabetes-mellitus-in-children-and-adolescents?source=bookmarks.

Lal, G., & Clark, O. H. (2011). Endocrine surgery. In D. G. Gardner, & D. Shoback (Eds.), *Basic and clinical endocrinology* (9th ed.). New York: Lang Medical Books/McGraw-Hill.

Lau, D., Rutledge, C., & Aghi, M. K. (2015). Cushing's disease: Current medical therapies and molecular insights guiding future therapies. *Neurosurgical Focus, 38*(2), E11.

Lee, H. S., & Hwang, J. S. (2014). The treatment of Graves' disease in children and adolescents. *Annals of Pediatric Endocrinology & Metabolism, 19*(3), 122–126.

Léger, J., & Carel, J. C. (2013). Hyperthyroidism in childhood: Causes, when and how to treat. *Journal of Clinical Research In Pediatric Endocrinology, 5*(Suppl. 1), 50–56.

Leger, J., & Carel, J. C. (2018). Diagnosis and management of hyperthyroidism from prenatal life to adolescence. *Best Practice and Research clinical Endocrinology and Metabolism, 32*, 373–386.

Leung, A. K. C., & Leung, A. A. C. (2019). *Evaluation and management of the child with hypothyroidism*. Springer: World Journal of Pediatrics.

Levitsky, L. L. & Misra, M. (2018). Management of type 1 diabetes mellitus in children and adolescents. In A. G. Hoppin (Ed.). *UpToDate*. Retrieved from https://www.uptodate.com/contents/management-of-type-1-diabetes-mellitus-in-children-and-adolescents?source=history.

Levitsky, L.L. & Misra, M. (2019a). Epidemiology, presentation, and diagnosis of type 1 diabetes melliltus in children and adolescents. In A. G. Hoppin (Ed.), *UpToDate*. Retrieved from https://www.uptodate.com/contents/epidemiology-presentation-and-diagnosis-of-type-1-diabetes-mellitus-in-children-and-adolescents?source=history.

Levitsky, L. L. & Misra, M. (2019b). Hypoglycemia in children and adolescents with type 1 diabetes mellitus. In A. G. Hoppin (Ed.). *UpToDate*. Retrieved from https://www.uptodate.com/contents/hypoglycemia-in-children-and-adolescents-with-type-1-diabetes-mellitus?source=history.

Levy, M., Prentice, M., & Wass, J. (2019). Diabetes insipidus. *The British Medical Journal, 364*(1321), 1–5.

Li, P., Li, Y., & Yang, C. L. (2014). Gonadotropin releasing hormone agonist treatment to increase final status in children with precocious puberty: A meta-analysis. *Medicine, 93*(27), e260.

Linglart, A., Levine, M. A., & Juppner, H. (2018). Pseudohypoparathyroidsm. *Endocrinology and Metabolism Clinics of North America, 47*, 865–888.

Lowitz, & Keil, M. F. (2015). Cushing syndrome: Establishing timely diagnosis. *Journal of Pediatric Nursing, 30*(3), 528–530.

Mendes, C., Vaz Matos, I., Ribeiro, L., et al. (2015). Congenital adrenal hyperplasia due to 21- hydroxylase deficiency: Genotype-phenotype correlation. *Acta Médica Portuguesa, 28*(1), 56–62.

Metzger, M. L., Krasin, M. J., Choi, J. K., et al. (2016). Hodgkin lymphoma. In P. A. Pizzo, & D. G. Poplack (Eds.), *Principles and theories of pediatric oncology* (7th ed.). Philadelphia: Lippincott Williams and Wilkins.

Monis, E. L., & Mannstadt, M. (2015). Hypoparathyroidsm- disease update and emerging treatments. *Annales D Endocrinologie, 76*(2), 84–88.

Moritz, M. L. (2019). Syndrome of inappropriate antidiuresis. *Pediatric Clinics of North America, 66*, 209–226.

Murray, P. G., Dattani, M. T., & Clayton, P. E. (2016). Controversies in the diagnosis and management of growth hormone deficiency in childhood and adolescence. *Archives of Disease in Childhood, 101*(1), 96–100.

National Institutes of Health. (2017). *Rates of new diagnosed cases of type 1 and type 2 diabetes on the raise among children, teens*. https://www.nih.gov/news-events/news-releases/rates-new-diagnosed-cases-type-1-type-2-diabetes-rise-among-children-teens.

Nebesio, T. D., & Eugster, E. A. (2007). Current concepts in normal and abnormal puberty. *Current Problems in Pediatric and Adolescent Health Care, 37*(2), 50–72.

Pashtan, I., Grogan, R. H., Kaplan, S. P., et al. (2013). Primary hyperparathyroidism in adolescents: The same but different. *Pediatric Surgery International, 29*(3), 275–279.

Patti, G., Guzzeti, C., Di Iorgi, N., et al. (2018). Central adrenal insufficiency in children and adolescents. *Best Practice and Research Clinical Endocrinology and Metabolism, 32*, 425–444.

Patterson, B. C., & Felner, E. I. (2020). Hypopituitarism. In R. M. Kliegman, J. W. St Geme, N. L. Blum, et al. (Eds.), *In Nelson textbook of pediatrics* (21th ed.). Philadelphia, PA: Elsevier.

Pine-Twaddell, E., Romero, C., & Radovick, S. (2013). Vertical transmission of hypopituitarism: Critical importance of appropriate interpretation of thyroid function tests and levothyroxine therapy during pregnancy. *Thyroid, 23*(7), 892–897.

Pivonello, R., Auriemma, R. S., Grasso, L. F., et al. (2017). Complications of acromegaly: Cardiovascular, respiratory, and metabolic comorbidities. *Pituitary, 20*(1), 42–62.

Rosenson, R. S., & Herman, W. H. (2008). Glycated proteins and cardiovascular disease in glucose intolerance and type 11 diabetes. *Current Cardiovascular Risk Reports, 2*(1), 43–46.

Schoenmaker, N., Alatzoglou, K. S., Chatterjee, V. K., et al. (2015). Recent advances in central congenital hypothyroidism. *The Journal of Endocrinology, 227*(3), R51–R71.

Shoback, D. (2008). Clinical practice: Hypoparathyroidism. *The New England Journal of Medicine, 359*(4), 391–403.

Silverstein, J., Klingensmith, G., Copeland, K., et al. (2005). Care of children and adolescents with type 1 diabetes: A statement of the American Diabetes Association. *Diabetes Care, 28*(1), 186–212.

Slyper, A. H. (2006). The pubertal timing controversy in the USA, and a review of possible causative factors for the advance in timing of onset of puberty. *Clinical endocrinology, 65*(1), 1–8.

Snyder, C. K. (2015). Hypoparathyroidism in children. In J. M. Foote (Ed.), *The Pediatric Endocrinology Nursing Society Department* (pp. 939–941). Elsevier.

Stanley, T. (2012). Diagnosis of growth hormone deficiency in childhood. *Current Opinion in Endocrinology, Diabetes and Obesity, 19*(1), 47–52.

Stratakis, C. (2016). Diagnosis and clinical genetics of cushing syndrome in pediatrics. *Endocrinology and Metabolism Clinics of North America, 45*, 311–328.

Tomer, Y. (2014). Mechanisms of autoimmune thyroid diseases: From genetics to epigenetics. *The Annual Review of Pathology*, *9*, 147–156.

Toogood, A. A., & Stewart, P. M. (2008). Hypopituitarism: Clinical features, diagnosis, and management. *Endocrinology and Metabolism Clinics of North America*, *37*, 235–261.

Trivin, C., Couto-Silva, A. C., Sainte-Rose, C., et al. (2006). Presentation and evolution of organic central precocious puberty according to the type of CNS lesion. *Clinical endocrinology*, *65*(2), 239–245.

Waller, S. (2011). Parathyroid hormone and growth in chronic kidney disease. *Pediatric Nephrology*, *26*(2), 195–204.

Wassner, A. J. (2018). Congenital hypothyroidism. *Clinics in Perinatology*, *45*, 1–18.

White, P. C. (2020a). Congenital adrenal hyperplasia and related disorders. In R. M. Kliegman, J. W. St Geme, N. L. Blum, et al. (Eds.), *In Nelson textbook of pediatrics* (21th ed.). Philadelphia, PA: Elsevier.

White, P. C. (2020b). Pheochromocytoma. In R. M. Kliegman, J. W. St Geme, N. L. Blum, et al. (Eds.), *In Nelson textbook of pediatrics* (21th ed.). Philadelphia, PA: Elsevier.

Witchel, S. F. (2017). Congenital adrenal hyperplasia. *North American Society for Pediatric and Adolescent Gynecology*, *30*, 520–534.

Wolsdorf, J., Craig, M. E., Daneman, D., et al. (2009). Diabetic ketoacidosis in children and adolescents with diabetes. *Pediatric Diabetes*, *10*(Suppl. 12), 118–133.

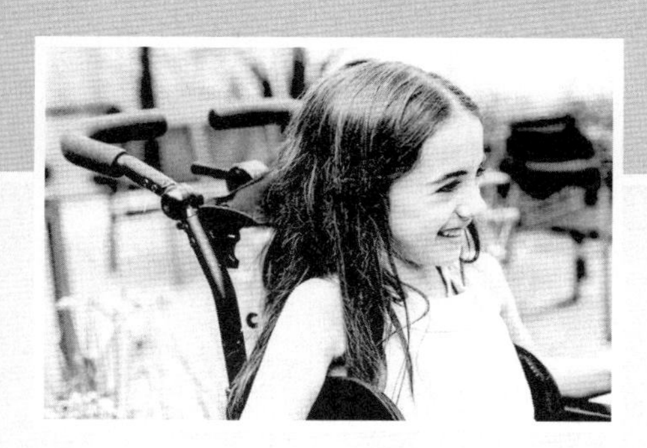

29

Criança com Disfunção Musculoesquelética ou Articular

Laura Tillman

CONCEITOS GERAIS

- Infecção
- Imunidade
- Integridade
- Mobilidade

CRIANÇA IMOBILIZADA

IMOBILIZAÇÃO

Um dos aspectos mais difíceis da doença na infância é a imobilidade que geralmente impõe à criança. A tendência natural das crianças a ser ativas influencia todos os aspectos de seu crescimento e desenvolvimento. O comprometimento da mobilidade representa um desafio para as crianças, suas famílias e seus cuidadores.

Efeitos fisiológicos da imobilização

Muitos estudos clínicos, incluindo as pesquisas do programa espacial norte-americano, documentaram consequências previsíveis que ocorrem após a imobilização e a ausência da força gravitacional. Respostas funcionais e metabólicas à restrição dos movimentos podem ser observadas na maioria dos sistemas orgânicos. Cada uma tem uma influência direta sobre o crescimento e o desenvolvimento da criança devido aos mecanismos homeostáticos que estimulam o uso normal e o *feedback* para manter o equilíbrio dinâmico. A inatividade provoca uma diminuição das capacidades funcionais de todo o organismo de modo tão dramático que a ausência de exercício físico causa fraqueza muscular.

O desuso devido a doença, lesão ou um estilo de vida sedentário pode limitar a função e possivelmente retardar o alcance dos marcos de desenvolvimento apropriados para a idade. A maioria das alterações patológicas que ocorrem durante a imobilização é originada da diminuição da força e da massa muscular, da redução do metabolismo e da desmineralização óssea, que estão intimamente inter-relacionadas, e uma dessas alterações provoca ou afeta as outras.

Os principais efeitos da imobilização são descritos brevemente na Tabela 29.1 e estão relacionados direta ou indiretamente com a diminuição da atividade muscular, que produz várias alterações primárias no sistema musculoesquelético e alterações secundárias nos sistemas cardiovascular, respiratório, esquelético, metabólico e renal. As alterações musculoesqueléticas que decorrem do uso inadequado são o resultado de alterações do efeito da gravidade e do estresse sobre os músculos, articulações e ossos. A utilização inadequada do músculo provoca a decomposição do tecido e a perda de massa muscular (**atrofia**). A atrofia muscular provoca uma diminuição da força e da resistência, cuja restauração pode demorar semanas ou meses.

Os estresses diários sobre os ossos decorrentes do movimento e apoio do peso mantêm o equilíbrio entre a formação óssea (atividade osteoblástica) e reabsorção óssea (atividade osteoclástica). Durante a imobilização, uma maior fração de cálcio deixa o osso, causando osteopenia (desmineralização dos ossos), que pode predispor o osso a fraturas patológicas. A **contratura articular** começa quando a organização de colágeno, a principal proteína estrutural dos tecidos conjuntivos, é alterada, resultando em um tecido mais denso que não desliza tão facilmente. Eventualmente, os músculos, tendões e ligamentos podem sofrer encurtamento e reduzir o movimento articular, produzindo, por fim, contraturas que restringem a função. As principais consequências musculoesqueléticas da imobilização são:

- Diminuição importante do tamanho, da força e da resistência muscular
- Desmineralização óssea que acarreta osteoporose
- Contratura e diminuição da mobilidade articular.

A estase circulatória combinada com a hipercoagulabilidade do sangue, causada por fatores como lesão do endotélio dos vasos sanguíneos (tríade de Virchow), pode provocar a formação de trombos e êmbolos. A **trombose venosa profunda (TVP)** envolve a formação de um trombo em uma veia profunda, como as veias ilíacas e femorais, e pode causar morbidade importante se não for detectada e tratada. Quanto maior a porção do corpo imobilizada e mais longa a imobilização, maiores são os riscos da imobilidade.

Tabela 29.1 Resumo dos efeitos físicos da imobilização com intervenções de enfermagem.[a]

Efeitos primários	Efeitos secundários	Considerações de enfermagem
Sistema muscular		
Diminuição da força muscular, tônus e resistência	Diminuição do retorno venoso e do débito cardíaco Diminuição do metabolismo e da necessidade de oxigênio	Uso de meias antiembolismo ou dispositivos de compressão intermitente para promover o retorno venoso (monitorar a função circulatória e neurovascular das extremidades quando esses dispositivos forem usados)
	Diminuição da tolerância ao exercício	Planejar atividades por meio de jogos para estimular extremidades não acometidas
	Desmineralização óssea	Estimular a permanência em posição vertical quando possível
Atrofia por desuso e perda da massa muscular	Catabolismo Perda de força	Fazer com que o paciente realize exercícios de extensão do movimento, ativos, passivos e de alongamento
Perda da mobilidade articular	Contraturas, anquilose de articulações	Manter o alinhamento corporal apropriado Usar talas articulares quando indicadas para prevenir deformidade subsequente Manter a extensão de movimento
Fraqueza dos músculos dorsais	Deformidades secundárias da coluna	Manter o alinhamento corporal
Fraqueza dos músculos abdominais	Comprometimento da respiração	Ver considerações de enfermagem para o sistema respiratório
Sistema esquelético		
Desmineralização óssea – osteoporose, hipercalcemia	Captação negativa de cálcio ósseo Fraturas patológicas Depósitos de cálcio Formação extraóssea de ossos, especialmente no quadril, joelho, cotovelo e ombro Cálculos renais	Em caso de paralisia, promover a posição vertical com auxílio de uma mesa inclinada Manipular as extremidades cuidadosamente ao mudar o decúbito e realizar posicionamento Administrar medicamentos que mobilizem cálcio (difosfonatos) e infusões com soro fisiológico se necessário Garantir ingesta adequada de líquidos; monitorar o débito Acidificar a urina Tratar imediatamente infecções do trato urinário
Captação negativa de cálcio ósseo	Desequilíbrio eletrolítico de risco à vida	Monitorar os níveis de cálcio sérico Realizar reposição de eletrólitos quando indicado
Metabolismo		
Diminuição da taxa metabólica	Déficit de todos os sistemas Diminuição da ingesta de alimentos	Mobilizar assim que possível Fazer com que o paciente realize exercícios de resistência ativos e passivos e exercícios de respiração profunda Garantir ingesta alimentar adequada Fornecer uma dieta com alto teor de proteínas, rica em fibras
Balanço nitrogenado negativo	Declínio do estado nutricional	Incentivar oferta de refeições em menor quantidade e maior frequência com as proteínas e os alimentos de preferência
	Comprometimento da cicatrização	Prevenir áreas de pressão
Hipercalcemia	Desequilíbrio eletrolítico	Ver considerações de enfermagem para o sistema esquelético
Diminuição da produção de hormônios de estresse	Diminuição da capacidade de tolerância ao estresse físico e emocional	Identificar as causas de estresse Implementar intervenções apropriadas para reduzir o estresse físico e psicossocial
Sistema cardiovascular		
Diminuição da eficiência dos reflexos neurovasculares ortostáticos	Incapacidade de adaptação rápida à posição vertical (intolerância ortostática) Estase sanguínea nas extremidades em postura vertical	Avaliar pulsos periféricos e alterações da temperatura cutânea Uso de meias antiembolismo ou dispositivos de compressão intermitente para diminuir a estase na posição vertical
Diminuição do mecanismo vasopressor	Intolerância ortostática com síncope, hipertensão, diminuição do fluxo sanguíneo encefálico, taquicardia	Fornecer suporte abdominal Em casos graves, usar calças antigravitacionais Posicionar horizontalmente
Alteração da distribuição do volume sanguíneo	Aumento da carga de trabalho cardíaco Diminuição da tolerância ao exercício	Monitorar hidratação, pressão arterial e débito urinário

(Continua)

Tabela 29.1 Resumo dos efeitos físicos da imobilização com intervenções de enfermagem.[a] (*continuação*)

Efeitos primários	Efeitos secundários	Considerações de enfermagem
Estase venosa	Êmbolos pulmonares ou trombos	Incentivar e ajudar na mudança de decúbito frequente Elevar as extremidades sem flexão dos joelhos Garantir ingesta de líquidos adequada Garantir que o paciente realize exercícios ou movimentos ativos ou passivos, conforme a necessidade Prescrever o uso rotineiro de meias antiembolismo ou dispositivos de compressão intermitente Monitorar sinais de embolia pulmonar – dispneia súbita, dor torácica, parada respiratória Intervenção imediata para manter a oxigenação adequada se forem observados sinais e sintomas de embolia pulmonar Medir periodicamente a circunferência das extremidades Administrar medicamentos anticoagulantes conforme a prescrição
Edema dependente	Laceração do tecido e suscetibilidade a infecção	Implementar cuidados com a pele Mudar decúbito a cada 2 a 4 horas Monitorar a cor, temperatura e integridade da pele Utilizar dispositivos de redução da pressão quando necessário para prevenir lesão de pele (ver Capítulo 20)
Sistema respiratório		
Diminuição da necessidade de oxigênio	Alteração das trocas de oxigênio/dióxido de carbono e metabolismo	Promover exercícios conforme a tolerância Incentivar exercícios de respiração profunda
Diminuição da expansão torácica e diminuição da capacidade vital	Diminuição da oferta de oxigênio Dispneia e queda da saturação arterial de oxigênio; acidose	Posicionar para obter expansão torácica ótima. A posição semi-Fowler pode ajudar na expansão pulmonar se o paciente conseguir tolerar Empregar a posição prona sem pressão sobre o abdome para permitir que a gravidade auxilie a excursão diafragmática Garantir que o paciente mantenha alinhamento adequado quando sentado para prevenir sobrecarga sobre a mecânica respiratória
Tônus abdominal inadequado e distensão	Interferência na excursão diafragmática	Evitar a restrição da musculatura torácica e abdominal Fornecer suporte para a região dorsal a fim de promover a expansão torácica
Retenção mecânica ou bioquímica de secreção	Pneumonia hipostática Pneumonia bacteriana e viral Atelectasia	Mudar decúbito frequentemente Realizar percussão, vibração e drenagem (ou aspiração) do tórax quando necessário Utilizar espirometria de incentivo Monitorar sons respiratórios
Perda da força dos músculos respiratórios	Tosse insuficiente	Incentivar a tosse e respiração profunda Apoiar a parede torácica com um travesseiro quando o paciente tossir Utilizar espirometria de incentivo Observar sinais de insuficiência respiratória por meio da oximetria de pulso ou análises de gasometria sanguínea, quando necessário
	Infecção do trato respiratório superior	Prevenir contato com pessoas portadoras de infecção Manter hidratação adequada Realizar imunização, quando necessário (pneumococos, meningococos)
Sistema gastrintestinal		
Distensão decorrente de tônus muscular abdominal inadequado	Interferência nos movimentos respiratórios Dificuldade de alimentação na posição prona	Monitorar sons intestinais Incentivar refeições em menor quantidade e maior frequência
Ausência de efeito primário específico	Possível obstipação causada pelo efeito da gravidade sobre as fezes ao longo do cólon ascendente ou atenuação do tônus da musculatura lisa	Promover que o paciente sente na posição vertical em uma cadeira ao lado do leito, se possível Realizar um programa de treinamento intestinal com hidratação, emolientes fecais, aumento da ingesta de fibras e laxantes leves, se necessário
	Anorexia	Estimular o apetite com oferta dos alimentos favoritos

(*Continua*)

Tabela 29.1 Resumo dos efeitos físicos da imobilização com intervenções de enfermagem.[a] (*continuação*)

Efeitos primários	Efeitos secundários	Considerações de enfermagem
Sistema urinário		
Alteração pela força gravitacional	Dificuldade para urinar em posição prona	Promover posição o mais vertical possível para a micção
Comprometimento do peristaltismo ureteral	Retenção urinária nos cálices e bexiga Infecção Cálculos renais	Hidratar para garantir débito urinário adequado para a idade Estimular o esvaziamento da bexiga com água corrente morna, quando necessário Cateterizar apenas em casos de retenção urinária grave Administrar antibióticos quando prescritos
Sistema tegumentar		
Alteração da integridade dos tecidos	Diminuição da circulação e aumento de pressão com risco para lesão tecidual	Mudar decúbito pelo menos a cada 2 a 4 horas Inspecionar com frequência a área total da pele Eliminar fatores mecânicos que causem pressão, fricção, umidade ou irritação Instalar colchão de redução da pressão
	Dificuldade para higiene pessoal	Avaliar a capacidade de realizar autocuidados e auxiliar no banho, cuidados pessoais e cuidados de toalete quando necessário Incentivar autocuidados até a possível capacidade Promover a ingesta adequada de proteínas, vitaminas e sais minerais

[a]Individualizar os cuidados de acordo com as necessidades da criança; as intervenções podem variar em diferentes instituições.

Efeitos psicológicos da imobilização

Para as crianças, um dos aspectos mais difíceis da doença é a imobilização. Durante toda a infância, a atividade física é uma parte integral da vida diária e é essencial para o crescimento e desenvolvimento físico. Também funciona nas crianças como instrumento de comunicação e expressão e como meio de aprender a respeito do mundo e compreendê-lo. A atividade ajuda as crianças a lidar com uma variedade de sentimentos e impulsos e fornece um mecanismo pelo qual elas podem exercer controle sobre as tensões internas. As crianças respondem à ansiedade com um aumento da atividade. A remoção dessa possibilidade vai privá-las do estímulo necessário e de um meio de extravasamento natural de seus sentimentos e fantasias. Pelo movimento, as crianças também recebem informações sensoriais, que fornecem um elemento essencial para o desenvolvimento e a manutenção da imagem corporal.

Quando as crianças são imobilizadas por doença ou como parte de um regime terapêutico, elas vivenciam uma diminuição dos estímulos ambientais com perda de informações táteis e alteração da percepção de si mesmas e do ambiente. A imobilização súbita ou gradual restringe a quantidade e a variedade de estímulos ambientais que a criança recebe por meio de todos os seus sentidos: tato, visão, audição, paladar, olfato e propriocepção (aceitação de onde estão em seu ambiente). Essa privação sensorial frequentemente provoca sentimentos de isolamento e tédio e a sensação de serem esquecidos, especialmente pelos colegas.

A busca de domínio em cada estágio de desenvolvimento está relacionada com a mobilidade. Mesmo as habilidades de fala e linguagem requerem atividade sensorimotora e vivência. Para crianças que começam a andar, a exploração e os comportamentos imitativos são essenciais para o desenvolvimento do senso de autonomia. A expressão de iniciativa de pré-escolares é evidenciada pela necessidade de atividade física vigorosa. O desenvolvimento de crianças em idade escolar é fortemente influenciado pela realização e competição física. Adolescentes dependem da mobilidade para obter independência.

As crianças podem reagir à imobilidade por meio de protesto ativo, raiva e comportamento agressivo ou podem ficar quietas, passivas e submissas. Elas podem acreditar que a imobilização é uma punição justificada para um mau comportamento. Deve-se permitir que as crianças demonstrem sua raiva, mas isso deve ocorrer dentro dos limites de segurança para sua autoestima e sem lesar a integridade de outros (ver Capítulo 19, seção *Promoção de oportunidades para brincar e atividades expressivas*). Quando as crianças não conseguem expressar raiva, a agressão geralmente é exibida de modo inadequado por um comportamento regressivo e crises de choro ou de birra.

Efeito sobre as famílias

Mesmo breves períodos de imobilização podem alterar a função familiar e uma doença ou incapacidade catastrófica pode onerar gravemente os recursos e as capacidades de tolerância de uma família. As necessidades da família geralmente devem ser atendidas por serviços de uma equipe multiprofissional, e a enfermagem tem um papel central para prever os serviços que serão necessários e coordenar conferências para planejar os cuidados. O tratamento domiciliar muitas vezes é planejado antes da alta, incluindo considerações especiais para abordar necessidades culturais, econômicas, físicas e psicológicas. A criança com uma incapacidade grave é muito dependente e os cuidadores precisam de uma pausa para se revitalizarem. O aconselhamento individual e em grupo é benéfico para resolver problemas antecipadamente e fornece um sistema de suporte emocional. Grupos de pais também são importantes e geralmente permitem um contato social não ameaçador. As famílias de crianças com incapacidades permanentes necessitam de recursos a longo prazo porque alguns dos problemas mais difíceis surgem quando tentam manter cuidados altamente qualificados por muitos anos (ver Capítulo 17).

Cuidados de enfermagem

A avaliação física da criança que está imobilizada por várias razões (p. ex., ferimento ou doença) inclui um foco não apenas na parte lesada (p. ex., uma fratura), mas também na função de outros sistemas que podem ser afetados secundariamente – os sistemas circulatório, renal, respiratório, muscular e gastrintestinal. Com a imobilização a longo prazo, também podem ocorrer comprometimento neurológico e alterações de eletrólitos (especialmente cálcio), balanço nitrogenado e taxa metabólica global. O impacto fisiológico da imobilização também deve ser abordado.

No caso de crianças que requerem imobilidade total prolongada e não conseguem se mover sozinhas no leito, devem ser utilizados colchões de redução da pressão para prevenir laceração da pele. Mudanças de decúbito frequentes também ajudam a prevenir edema dependente e estimulam a circulação, a função respiratória, a motilidade gastrintestinal e a estimulação neurológica. Crianças com maior risco de lesão de pele incluem aquelas com imobilização prolongada, ventilação pulmonar mecânica, talas gessadas e dispositivos assistivos incluindo órteses, próteses e cadeiras de rodas. Fatores de risco adicionais incluem nutrição inadequada, fricção (decorrente dos lençóis com tração) e pele úmida (devido a urina ou perspiração). Os cuidados de enfermagem de crianças em risco incluem estratégias para prevenir a lesão da continuidade cutânea quando essas condições estiverem presentes. A Escala Braden QD é uma ferramenta confiável e objetiva que pode ser usada para avaliar o desenvolvimento da lesão por pressão em crianças que estão criticamente enfermas ou que apresentem risco de quebra da continuidade cutaneomucosa em decorrência de condições neurológicas e imobilização (Curley, Hasbani, Quigley, et al., 2018).

O uso de meias antiembolismo ou dispositivos de compressão intermitente previne a estase circulatória, o edema dependente nas extremidades inferiores e o desenvolvimento de TVP. A terapia anticoagulante também pode ser implementada com heparina de baixo peso molecular, heparina não fracionada ou antagonistas da vitamina K. Deve-se permitir que a criança realize o máximo de atividade possível dentro das limitações da doença ou do tratamento. Qualquer mobilidade funcional, mesmo que mínima, é preferível à imobilidade total.

Alimentos com alto teor de proteína e calorias são encorajados para prevenir ocorrência de balanço nitrogenado negativo, que pode ser difícil de corrigir pela dieta, especialmente se houver anorexia como resultado da imobilidade e diminuição da função gastrintestinal (diminuição da motilidade e possível obstipação). O estímulo do apetite com pequenas porções dos alimentos preferidos, dispostos de modo atraente, pode ser suficiente. Às vezes, a alimentação suplementar por via nasogástrica ou por gastrostomia ou a administração de nutrição ou fluidos por via intravenosa (IV) podem ser necessárias, mas essas situações são reservadas para casos com disfunção intensa, nos quais a ingesta oral seja impossível. Hidratação adequada e, quando possível, posicionamento vertical e mudança de decúbito promovem a função intestinal e renal e ajudam a prevenir complicações nesses sistemas.

As crianças são encorajadas a manterem o grau de atividade que sua condição e dispositivos restritivos permitirem. Isso representa pouco problema para as crianças, às quais a ingenuidade inata e a inclinação natural para a mobilidade fornecem o ímpeto para a atividade física. Elas precisam de oportunidade, materiais e objetos para estimular a atividade, e encorajamento e participação de outras pessoas. Crianças que não possam se mover podem se beneficiar de exercícios e movimentos passivos em atendimento com um fisioterapeuta.

O uso de bonecos, animais de pelúcia ou fantoches para ilustrar e explicar um método de imobilização (p. ex., tração, tala gessada) é uma ferramenta valiosa para crianças pequenas. A aplicação de uma tala gessada, tubo ou outro equipamento restritivo nas bonecas oferece à criança uma oportunidade não ameaçadora de expressar, por meio do brincar, os sentimentos relativos às restrições e os sentimentos relativos à enfermagem e a outros profissionais de saúde. Bonecos ou fantoches também podem ser usados para ensinar os procedimentos realizados à criança e à família, como terapia IV, sedação para intervenções e anestesia geral.

Sempre que possível, o transporte da criança para fora do confinamento do quarto aumenta os estímulos ambientais e permite contato social com outras pessoas. Cadeiras de rodas ou carrinhos especialmente projetados para maior mobilidade e independência estão disponíveis. Quando hospitalizadas, as crianças são beneficiadas com visitas, computadores, livros, *videogames* interativos e outros itens trazidos de seu próprio ambiente domiciliar. Um local para realizar atividade ou uma mesa de alimentação podem ser úteis para a criança com mobilidade reduzida para uso durante atividades de desenho, pintura, escrita e brincadeiras com pequenos brinquedos, como caminhões e carros. O acesso a relógios, calendários e a programas de terapia recreativa também é benéfico. Todas essas intervenções ajudam as crianças a atuarem de modo mais típico durante a hospitalização. Elas são capazes de expressar frustração, insatisfação e raiva por meio de atividades de brincar (ver Capítulo 19), o que é útil em sua recuperação. Um enfermeiro especialista em brinquedo terapêutico deve ser consultado para planejamento recreativo.

Devem ser feitos todos os esforços para minimizar a alteração familiar resultante da hospitalização. Deve-se permitir que as crianças usem suas próprias roupas (roupas comuns, especialmente para meninas pré-adolescentes e adolescentes) e reiniciem as atividades escolares e aquelas anteriores a lesão, se capazes. Deve-se permitir que um dos pais ou um dos irmãos passe a noite no quarto com a criança hospitalizada para prevenir os efeitos alteração da função familiar. Visitas de pessoas importantes como familiares e amigos oferecem suporte emocional e também oportunidades para aprender como cuidar da criança. A privacidade é necessária, especialmente para adolescentes.

Uma das intervenções mais úteis para ajudar as crianças a lidarem com sua imobilidade é a participação nos próprios autocuidados. O autocuidado até o alcance máximo geralmente é bem recebido pelas crianças. Elas podem ajudar a planejar a rotina diária, selecionar sua dieta e escolher as "roupas do dia", incluindo adornos inovadores, como um boné de beisebol ou meias de cores brilhantes para expressar sua autonomia e individualidade. Elas são encorajadas a fazer o máximo que puderem por si mesmas para manter seus músculos ativos e seu interesse vivo.

Embora a maioria das sugestões discutidas aqui esteja relacionada com os cuidados hospitalares, as mesmas intervenções (fisioterapia, terapia ocupacional, especialista em vida pediátrica, fonoaudiologia) e ambientes podem ser considerados no domicílio para ajudar a criança e sua família a conseguirem independência e normalização (ver Capítulo 18). Para uma criança com uma restrição muito relevante do movimento (p. ex., uma criança com um aparelho gessado bilateral no quadril ou restrita a repouso no leito), o cuidado geralmente representa um desafio. Essas situações requerem o tratamento a longo prazo no hospital ou em casa. Sempre que o cuidado ocorrer, o planejamento constante e a coordenação das atividades com outros profissionais e cuidadores constituem funções vitais da enfermagem.

Suporte da família e cuidado domiciliar

As necessidades de uma criança com incapacidade grave podem ser complexas e os familiares necessitam de tempo para assimilar as orientações e demonstrações necessárias para compreender a situação e os cuidados com a criança. Mesmo uma criança que esteja restrita por um curto período pode representar um desafio para a família, que geralmente não está preparada para os problemas impostos pelas necessidades especiais da criança. Geralmente, são necessárias modificações no domicílio para facilitar os cuidados, especialmente quando esses envolvem tração, uma tala gessada grande ou restrição no leito prolongada. Os cuidados essenciais para a criança podem ser necessários em horários em que todos os membros da família estejam trabalhando.

Como no hospital, a criança em casa é encorajada a ser o mais independente possível e seguir um esquema que seja o mais próximo possível de seu estilo de vida normal, como manter as lições da escola, horário rotineiro para dormir e atividades de recreação adequadas.

LESÃO TRAUMÁTICA

LESÃO DE TECIDOS MOLES

Lesões dos músculos, ligamentos e tendões são comuns em crianças (Figura 29.1). Em crianças com menos idade, a lesão de tecidos moles geralmente é causada por traumas decorrentes de brincadeiras. Em crianças de mais idade e adolescentes, a participação em esportes é uma causa comum dessas lesões.

Contusões

Uma contusão (hematoma) é uma lesão de tecidos moles, estruturas subcutâneas e músculos. A laceração desses tecidos e pequenos vasos sanguíneos e a resposta inflamatória provocam hemorragia, edema e dor associada quando a criança tenta mover a parte lesada. O extravasamento de sangue para o tecido é evidenciado pela **equimose**, de coloração preta-azulada.

Grandes contusões provocam edema grosseiro, dor e incapacidade e geralmente recebem atenção imediata do profissional de saúde. Lesões menores podem passar despercebidas, por permitirem inicialmente continuar atividades. Contudo, podem se tornar incapacitantes após um período devido à dor e ao espasmo muscular. O tratamento imediato consiste na aplicação de frio, como no tratamento de entorses descrito a seguir. O retorno à atividade é permitido quando a força e a extensão do movimento da extremidade afetada forem iguais às da extremidade oposta ou forem demonstradas em condições específicas, como testes específicos para esportes. A **miosite ossificante** pode ocorrer devido a contusões profundas nos músculos bíceps ou quadríceps; esse quadro pode resultar em restrição da flexibilidade do membro afetado.

Lesões por esmagamento ocorrem quando as extremidades ou os dedos das crianças são esmagados (p. ex., dedos feridos em portas, cadeiras dobráveis ou equipamentos) ou atingidos (p. ex., ao bater em um prego com um martelo). Uma lesão por esmagamento grave envolve o osso, com edema e sangramento abaixo da unha (subungueal) e às vezes laceração da polpa da unha. O **hematoma subungueal** pode ser liberado criando-se um orifício na extremidade proximal da unha com um dispositivo de cautério especial ou uma agulha estéril de calibre 18 aquecida.

Luxações

Os ossos longos são mantidos em proximidade entre si na articulação pelos ligamentos. Uma luxação ocorre quando a força de estresse sobre o ligamento é tão grande que ocorre um deslocamento da posição normal das extremidades ósseas em oposição ou da extremidade óssea de seu encaixe. O sintoma predominante é dor que aumenta com a tentativa de movimento passivo ou ativo da extremidade. Nas luxações, pode haver uma deformidade visível e incapacidade de mover a articulação. Crianças com articulações naturalmente frouxas têm maior propensão a luxações das articulações. A luxação das falanges é o tipo mais comum observado em crianças, seguida de luxação do cotovelo. Na população adolescente, luxações de ombro são mais comuns e luxações não acompanhadas por fratura são raras.

Uma lesão comum em crianças de menos idade é a subluxação ou luxação parcial da cabeça do rádio, também chamada *cotovelo puxado* ou **cotovelo da babá**. Na maioria dos casos, a lesão ocorre em uma criança com menos de 5 anos que recebe um puxão ou tração longitudinal súbita pelo punho enquanto o braço está totalmente estendido e o antebraço em pronação. Geralmente, ocorre quando o indivíduo que está segurando a criança pela mão ou pelo punho a puxa ou dá uma súbita sacodida para prevenir uma queda ou tenta levantar a criança puxando o punho ou quando a criança tenta se afastar se jogando no chão. Geralmente, a criança chora,

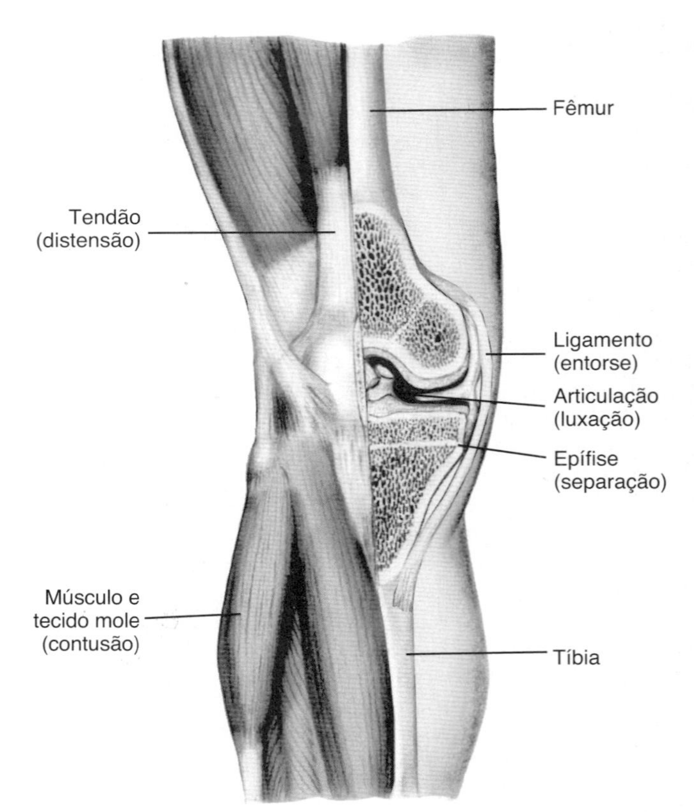

Figura 29.1 Locais de lesões em ossos, articulações e tecido moles.

parece ansiosa, queixa-se de dor no cotovelo ou punho e recusa-se a usar o membro afetado. O profissional manipula o braço aplicando uma pressão firme com o dedo à cabeça do rádio e, então, realiza a supinação e flexão do antebraço para devolver a estrutura óssea ao alinhamento normal. Pode-se ouvir ou sentir um clique e o uso funcional do braço retorna em minutos. A imobilização não é necessária. Contudo, quanto mais tempo a subluxação estiver presente, mais tempo será necessário para a criança recuperar a mobilidade após o tratamento. Geralmente, não é necessário nenhum anestésico; porém, para alívio de dor leve, paracetamol ou ibuprofeno podem ser administrados. Em uma criança de mais idade, uma lesão ou luxação grave do cotovelo deve ser avaliada imediatamente por um profissional. Se uma lesão traumática do cotovelo em uma criança mais nova não constituir uma subluxação ou se as tentativas de redução não forem bem-sucedidas, a criança deve ser avaliada cuidadosamente, com solicitação de radiografias.

Em uma criança com menos de 5 anos, o quadril pode ser deslocado por uma queda. O maior risco após essa lesão é a possível perda de suprimento sanguíneo para a cabeça do fêmur. A recolocação do quadril dentro de 60 minutos após a lesão fornece a melhor chance de prevenção da lesão da cabeça do fêmur.

Luxações e separações do ombro ocorrem com mais frequência em adolescentes de mais idade e geralmente estão associadas a esportes. A restrição temporária da articulação, com uma tipoia ou atadura que imobiliza o braço ao tórax em uma luxação do ombro, pode fornecer conforto e imobilização suficientes até que o atendimento médico seja recebido.

Luxações simples devem ser reduzidas assim que possível, com a criança sob sedação para procedimentos combinada com anestesia local. Uma luxação não reduzida pode ser complicada por aumento do edema, o que dificulta a redução e aumenta o risco de problemas neurovasculares. O tratamento é determinado pela gravidade da lesão.

Entorses

Uma entorse ocorre quando o trauma da articulação é tão intenso que um ligamento é parcial ou completamente lacerado ou distendido pela força criada quando a articulação é torcida ou distendida, geralmente acompanhada por uma lesão dos vasos sanguíneos, músculos, tendões e nervos associados. Locais comuns de entorse incluem tornozelos e joelhos.

A presença de frouxidão articular é o indicador mais preciso da gravidade de uma entorse. Em uma lesão grave, a criança se queixa da articulação "sentindo-se solta" ou como se "algo estivesse se desfazendo" e pode descrever ouvir um "estalo", "estouro" ou "dilaceração". A dor pode ou não ser o principal sintoma subjetivo e, em algumas crianças, pode impedir o exame ideal da instabilidade ligamentar. Há um início rápido de edema, muitas vezes difuso, acompanhado por incapacidade imediata e relutância observável em utilizar a articulação lesada.

Distensões

Uma distensão é uma ruptura microscópica da unidade músculo-tendínea e tem características em comum com entorses. A área é dolorosa ao toque e edemaciada. A maioria das tensões ocorre ao longo do tempo e não repentinamente, e a rapidez do aparecimento fornece indicativos sobre a gravidade. Em geral, quanto mais rapidamente a tensão ocorre, mais grave é a lesão. Quando a distensão envolve a porção muscular, há mais sangramento, muitas vezes palpável logo após a lesão e antes que o edema encubra o hematoma.

Manejo terapêutico

As primeiras 12 a 24 horas são o período mais crítico para praticamente todas as lesões de tecidos moles. Os princípios básicos do manejo de entorses e outras lesões de tecidos moles estão resumidos nas siglas **RGCE** e **GCES**.

Repouso	**G**elo
Gelo	**C**ompressão
Compressão	**E**levação
Elevação	**S**uporte

Em lesões de tecidos moles deve ser aplicado gelo imediatamente. A aplicação é mais efetiva com uso de gelo picado envolvido em uma toalha, uma bolsa de gelo com tampa de rosca ou uma bolsa de plástico selável reutilizável. As bolsas de gelo ativadas por produtos químicos também são eficazes para tratamento imediato, mas não são reutilizáveis e devem ser monitoradas de perto quanto à presença de vazamentos. Uma cobertura elástica úmida, que transfere o frio melhor do que uma cobertura seca, é aplicada para fornecer compressão e manter a bolsa de gelo no lugar. Uma barreira de tecido deve ser usada entre o recipiente de gelo e a pele para evitar trauma aos tecidos. O gelo tem um efeito de resfriamento rápido nos tecidos que reduz o edema e a dor. O gelo nunca deve ser mantido por mais de 30 minutos em cada aplicação.

> **DICAS PARA A ENFERMAGEM** Um saco plástico de vegetais congelados, como ervilhas, serve como uma bolsa de gelo conveniente para lesões nos tecidos moles. É limpo, hermético e facilmente moldável à parte lesionada. Quando disponível, a neve colocada em um saco plástico também pode servir como um saco de gelo.

A elevação da extremidade usa a força da gravidade para facilitar o retorno venoso e reduzir a formação de edema na área danificada. O ponto da lesão deve ser mantido vários centímetros acima do nível do coração para que a terapia seja eficaz. Vários travesseiros podem ser usados para elevação. Permitir que a extremidade fique pendente causa acúmulo excessivo de líquido na área da lesão, retardando a cicatrização e causando edema doloroso.

Os ligamentos rompidos, especialmente os do joelho, geralmente são tratados por imobilização com um imobilizador de joelho ou uma joelheira que permite flexão e extensão até que a criança seja capaz de andar sem mancar. Muletas são usadas para permitir a mobilidade e para descansar a extremidade afetada. Exercícios passivos para os membros inferiores, gradualmente aumentados para ativos, são iniciados assim que tiver ocorrido melhora suficiente. Pais e crianças são advertidos contra o uso de qualquer forma de linimento ou outra pomada que produza calor antes da realização do exame. Se a lesão exigir gesso ou talas, o calor gerado no espaço fechado pode causar extremo desconforto e até danos aos tecidos. Em alguns casos, os ligamentos rompidos do joelho são tratados com artroscopia e correção ou reconstrução ligamentar, conforme necessário, dependendo da extensão da ruptura, dos ligamentos envolvidos e da idade da criança. A reconstrução cirúrgica do ligamento cruzado anterior pode ser realizada em jovens atletas que desejam continuar ativos no esporte.

FRATURAS

As fraturas ósseas ocorrem quando a resistência do osso contra o estresse que está sendo exercido cede à força desse estresse. As fraturas são lesões comuns em qualquer idade, mas são mais prováveis de ocorrer em crianças e adultos de mais idade. Como a infância é uma época de rápido crescimento ósseo, o padrão de fraturas, problemas de diagnóstico e métodos de tratamento diferem nas crianças em comparação aos adultos. Em crianças, as fraturas cicatrizam muito mais rápido do que em adultos. Consequentemente, elas podem não precisar de um período tão longo de imobilização da extremidade afetada quanto um adulto com fratura.

Lesões por fratura em crianças são mais frequentemente resultado de incidentes traumáticos em casa, na escola, em um veículo motorizado ou em associação com atividades recreativas. As atividades cotidianas das crianças incluem brincadeiras vigorosas que as predispõem a lesões, incluindo escalar, cair, colidir com objetos imóveis, andar de *skate*, usar trampolins, esquiar, realizar atividades em *playground* e receber golpes em qualquer parte de seu corpo por um objeto sólido e imóvel.

Além de acidentes automobilísticos ou quedas de altura, lesões reais que causam fraturas raramente ocorrem na infância. Até 25% das fraturas em crianças menores de 12 meses foram atribuídas a **injúria física intencional** (abuso infantil) (Flaherty, Perez-Rossello, Levine et al., 2014). Portanto, a lesão óssea em crianças dessa faixa etária merece investigação adicional. Em qualquer criança de menos idade, a evidência radiográfica de fraturas em vários estágios de cicatrização é, com poucas exceções, resultado de injúria física intencional. Qualquer investigação de fraturas em lactentes, particularmente fraturas múltiplas, deve incluir a consideração de **osteogênese imperfeita (OI)** após injúria física intencional ter sido descartada.

Fraturas em crianças em idade escolar geralmente são causadas por quedas em parquinhos ou ferimentos com bicicleta/automóvel ou *skate*. Adolescentes são vulneráveis a traumas múltiplos e graves porque exibem grande mobilidade em bicicletas, quadriciclos, *skates*, esquis, *snowboards*, trampolins e motocicletas e são ativos em esportes.

Uma fratura distal do antebraço (rádio, ulna ou ambos) é a fratura mais comum em crianças. A clavícula também é um local comum de fraturas na infância, com aproximadamente metade das fraturas de clavícula ocorrendo em crianças com menos de 10 anos. Os mecanismos de lesão comuns incluem queda com a mão estendida ou trauma direto no osso. Em recém-nascidos, a fratura de clavícula pode ocorrer em decorrência da desproporção entre um neonato grande e uma pelve materna pequena. Ela pode ser observada nos primeiros dias após o parto com presença de reflexo de Moro unilateral ou durante a consulta de rotina da criança com 2 semanas, quando um calo ósseo é palpado na clavícula cicatrizada do lactente.

Tipos de fraturas

Um osso fraturado tem fragmentos – o fragmento mais próximo à linha média, ou fragmento **proximal**, e o fragmento mais distante da linha média, ou fragmento **distal**. Quando os fragmentos da fratura estão separados, a fratura é **completa**; quando os fragmentos permanecem fixados, a fratura é **incompleta**. A linha da fratura pode apresentar qualquer um dos seguintes tipos:

Transversal: cruza o eixo longo do osso em ângulo reto.
Oblíqua: inclinada, mas reta entre a direção horizontal e perpendicular.
Espiral: inclinada e circular, com giro ao redor do eixo do osso.

A torção de uma extremidade enquanto o osso está quebrando resulta em uma fratura em espiral. Se a fratura não produzir uma laceração da pele, é uma **fratura simples** ou **fechada**. **Fraturas abertas** ou **compostas** são aquelas com uma ferida aberta pela qual o osso sofre protrusão. Se os fragmentos ósseos causarem lesão de outros órgãos ou tecidos (p. ex., pulmão, fígado), costuma-se classificar a lesão como **fratura complicada**. Quando pequenos fragmentos de osso são quebrados a partir de um eixo fraturado e ficam alojados ao redor do tecido, a lesão constitui uma **fratura cominutiva**. Esse tipo de fratura é raro em crianças. Os tipos de fraturas observados com mais frequência em crianças são descritos no Boxe 29.1 e na Figura 29.2.

Lesões da placa de crescimento (fiseais)

O ponto mais fraco dos ossos longos é a placa de crescimento cartilaginosa ou fise. Como consequência, esse é um local frequente de lesão no trauma infantil. Fraturas da placa de crescimento são classificadas pelo sistema de classificação de Salter-Harris (Figura 29.3). A detecção de lesões fiseais algumas vezes é difícil, mas é essencial. O monitoramento atento e o tratamento precoce, quando indicados, são essenciais para prevenir deformidades de crescimento longitudinal ou angular (ou ambos). O tratamento dessas fraturas pode incluir redução cirúrgica aberta e fixação interna para prevenir ou reduzir as alterações de crescimento.

Imediatamente após a ocorrência de uma fratura, os músculos se contraem e fisiologicamente sustentam a área lesada. Esse fenômeno explica a rigidez muscular observada sobre o local de fratura e a deformidade produzida quando os músculos tracionam as extremidades ósseas para fora do alinhamento. Essa resposta muscular pode ser superada pela tração ou pelo relaxamento muscular completo (p. ex., anestesia) para realinhar o fragmento ósseo distal e o fragmento ósseo proximal.

Boxe 29.1 Tipos de fraturas em crianças.

Deformação plástica: ocorre quando o osso é dobrado, mas não quebrado. O osso flexível de uma criança pode ser dobrado 45° ou mais antes de quebrar. No entanto, se dobrado, o osso se retornará à posição anatômica lentamente, mas não completamente, produzindo alguma deformidade, mas sem a angulação observada quando se quebra. As curvaturas ocorrem mais comumente na ulna e na fíbula, muitas vezes associadas a fraturas do rádio e da tíbia
Fratura em tórus: produzida pela compressão de osso poroso; aparece como uma projeção elevada ou abaulada no local da fratura. Essas fraturas ocorrem na porção mais porosa do osso próximo à metáfise (a porção da diáfise óssea adjacente à epífise) e são mais comuns em crianças de menos idade
Fratura em galho verde: ocorre quando um osso é angulado além dos limites de flexão. O lado mais longo se curva e o lado de tensão cede, causando uma fratura incompleta semelhante à quebra observada quando um galho verde é quebrado
Fratura completa: divide os fragmentos ósseos. Esses fragmentos muitas vezes permanecem presos por uma **dobradiça periosteal**, que pode auxiliar ou dificultar a redução

Cicatrização e remodelação óssea

A cicatrização óssea é rápida em crianças em crescimento devido ao espessamento do periósteo e ao grande suprimento sanguíneo. Quando há uma quebra na continuidade do osso, os osteoblastos são estimulados à atividade máxima. Novas células ósseas são formadas em grande número quase imediatamente após a lesão e, com o tempo, são evidenciadas por um crescimento saliente de novo tecido ósseo entre os fragmentos ósseos fraturados. Tal condição é seguida da deposição de sais de cálcio para formar um **calo**. A remodelação é um processo que ocorre na cicatrização de fraturas de ossos longos em crianças em crescimento. As irregularidades produzidas pela fratura tornam-se indistintas à medida que os ângulos e o crescimento ósseo são suavizados, dando ao osso uma aparência mais reta.

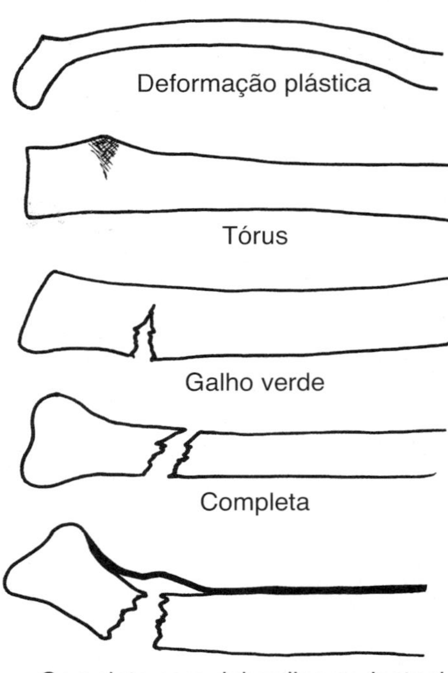

Figura 29.2 Tipos de fraturas em crianças.

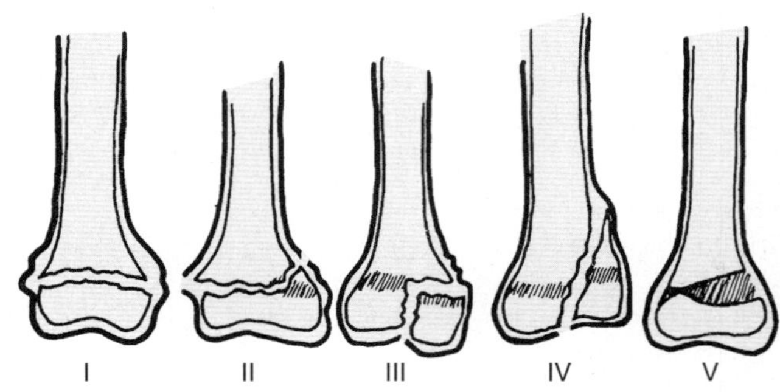

Figura 29.3 Classificação das fraturas de Salter-Harris. Tipos de lesões epifisárias em ordem crescente de risco. As lesões são classificadas em: *tipo I*, separação ou deslizamento da placa de crescimento sem fratura do osso; *tipo II*, separação da placa de crescimento e ruptura da área da metáfise; *tipo III*, fratura da epífise que se estende pela superfície articular; tipo *IV*, fratura da placa de crescimento, epífise e metáfise; *tipo V*, lesão da epífise por esmagamento (só pode ser diagnosticada retrospectivamente). Essa classificação de lesões epifisárias foi desenvolvida pelos ortopedistas RB Salter e WR Harris. (Publicada pela primeira vez em Salter R. B., Harris W. R. [1963]: Injuries involving the physeal plate. *Journal of Bone and Joint Surgery, 45*[3]:587–622.)

As fraturas cicatrizam em menos tempo em crianças do que em adultos. Por exemplo, os tempos de cicatrização aproximados para uma diáfise femoral são os seguintes:

Período neonatal: de 2 a 3 semanas.
Primeira infância: 4 semanas.
Fim da infância: de 6 a 8 semanas.
Adolescência: de 8 a 12 semanas.

Avaliação diagnóstica

O histórico da lesão pode estar ausente em casos de lesões na infância. Lactentes e crianças de menos idade são incapazes de se comunicar, e crianças de mais idade não podem fornecer informações (mesmo sob questionamento direto) quando a lesão ocorreu durante atividades questionáveis. Sempre que possível, é útil obter informações de alguém que testemunhou a lesão. Em casos de injúria física intencional, os parentes podem fornecer informações falsas para proteger a si mesmos ou a membros da família.

A criança pode apresentar as mesmas manifestações observadas em adultos, que podem incluir edema, hematomas, dor ou sensibilidade, deformidade e função diminuída (Boxe 29.2). No entanto, muitas vezes, uma fratura é notavelmente estável devido ao periósteo intacto. A criança pode até ser capaz de usar um braço afetado ou andar com uma perna fraturada. Como os ossos são altamente vascularizados, um hematoma superficial e flexível pode ser sentido ao redor do local da fratura.

! ALERTA PARA A ENFERMAGEM

Deve haver uma forte suspeita de fratura em uma criança de menos idade que se recusa a andar ou engatinhar.

O exame radiográfico é a ferramenta diagnóstica mais útil para avaliar o trauma esquelético. Os depósitos de cálcio no osso tornam toda a estrutura radiopaca. Exames radiográficos são realizados após a redução da fratura e, em alguns casos, podem ser feitos durante o processo de cicatrização para determinar evolução satisfatória.

Manejo terapêutico

Os objetivos do tratamento de fraturas são:

- Recuperar o alinhamento e comprimento dos fragmentos ósseos (redução)
- Manter o alinhamento e o comprimento (imobilização)
- Restaurar a função das áreas lesionadas
- Evitar mais lesões e deformidades.

A maioria das fraturas em crianças cicatriza bem e a não união é rara. As fraturas são imobilizadas ou aproximadas para imobilizar e proteger a extremidade lesionada. Crianças com fraturas em desvio podem ser submetidas a redução cirúrgica imediata e fixação (interna ou externa) em vez de serem imobilizadas por tração (Figura 29.4). Essa prática é mais comum e indicada para todos os tipos de fraturas, incluindo fraturas de fêmur, embora haja variação com base na preferência do profissional de saúde e protocolo institucional. Algumas condições requerem atenção médica imediata, incluindo fraturas expostas, síndrome compartimental, fraturas associadas a lesão vascular ou nervosa e luxações articulares que não respondem a manobras de redução.

Em crianças, a imobilização é usada até que o calo ósseo esperado seja formado. A posição dos fragmentos ósseos um em relação ao outro influencia a rapidez da cicatrização e a deformidade residual. O suporte de peso e o movimento ativo com o objetivo de recuperar a função podem começar depois que o local da fratura for determinado pelo médico como estável. A tendência natural da criança para ser ativa geralmente é suficiente para restaurar a mobilidade normal, e a fisioterapia ou terapia ocupacional raramente é indicada.

As crianças são mais frequentemente hospitalizadas por fraturas do fêmur e da área supracondilar do úmero distal. Se a redução simples não puder ser realizada ou um problema neurovascular for detectado após a lesão, a observação em ambiente hospitalar pode ser indicada. A tendência é evitar a hospitalização. Os principais métodos para imobilizar uma fratura, gesso e tração, são descritos mais à frente.

Cuidados de enfermagem

Os enfermeiros são frequentemente as pessoas que fazem a avaliação inicial de uma criança com suspeita de fratura (ver boxe *Tratamento de emergência*). A criança e os pais podem ficar assustados e preocupados, e a criança muitas vezes sente dor. Portanto, se ela estiver alerta e não houver evidência de hemorragia, as intervenções iniciais de enfermagem são direcionadas para acalmar e tranquilizar a criança e os pais para que uma avaliação mais ampla possa ser realizada com mais facilidade.

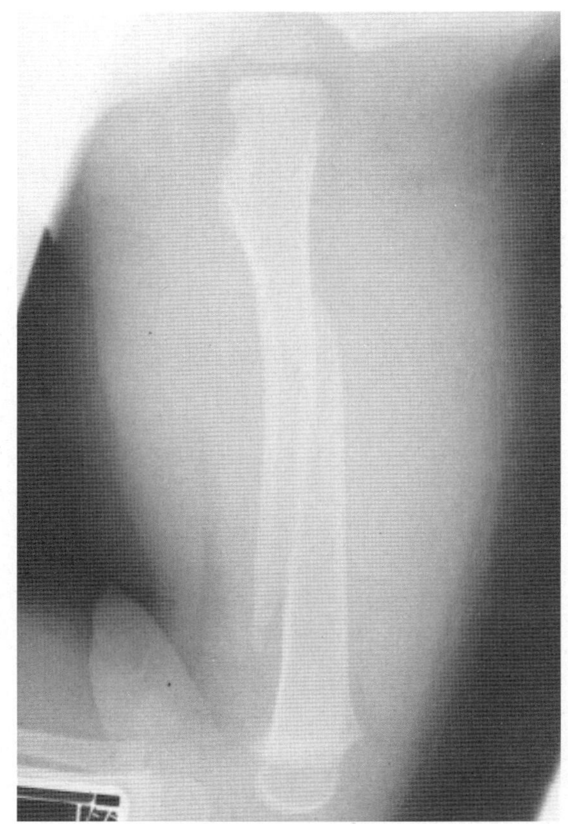

Figura 29.4 Fêmur fraturado. A maioria das fraturas do fêmur na infância é do tipo espiral, conforme demonstrado na imagem. (De Mark, J. A., Hockberger, R. S., & Walls, R. M. [2013]. *Rosen's emergency medicine: Concepts and clinical practice* [8th ed.]. St. Louis, MO: Elsevier.)

Boxe 29.2 Manifestações clínicas de uma fratura.

Sinais de lesão:

- Edema generalizado
- Dor ou sensibilidade
- Deformidade
- Uso funcional diminuído do membro ou dígito afetado

Também pode demonstrar:

- Contusão
- Rigidez muscular grave
- Crepitação (sensação de estalo no local da fratura)

Tratamento de emergência

Fratura

Determinar o mecanismo de lesão
Avaliar sinais de isquemia (ver Boxe 29.3)
Mova a parte lesionada o mínimo possível
Cobrir as feridas abertas com um curativo estéril ou limpo
Imobilizar o membro, incluindo as articulações acima e abaixo do local da fratura; não tentar reduzir a fratura ou empurrar o osso saliente sob a pele
Usar uma tala macia (travesseiro ou toalha dobrada) ou tala rígida (jornal ou revista enrolada)
A perna não lesionada pode servir como tala para uma fratura na perna se não houver tala disponível
Reavaliar a função neurovascular
Aplicar tração se houver comprometimento circulatório
Elevar o membro lesionado, se possível
Aplicar gelo na área lesionada
Ligar para os serviços de emergência ou transporte para a instituição de saúde

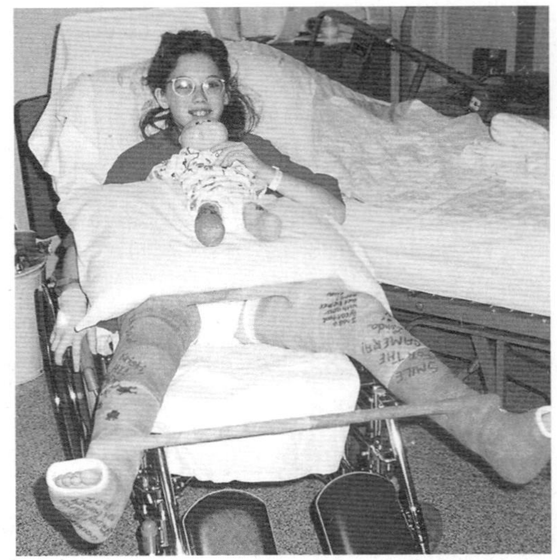

Figura 29.5 Aparelho gessado com abdutor do quadril. Observar os moldes também na boneca.

Mantendo-se calmo e falando em voz baixa, o enfermeiro pode pedir aos pais e à criança de mais idade que descrevam o que aconteceu. A criança pode chegar com o membro apoiado de alguma forma; se não, podem ser realizados o suporte cuidadoso ou a imobilização no local afetado. No caso de o membro estar apoiado ou imobilizado, pode ser melhor não tocar na criança, mas pedir-lhe que aponte para a área dolorida e mexa os dedos das mãos ou dos pés. A essa altura, a criança pode se sentir relativamente segura e permitir que alguém toque suavemente a área apenas o suficiente para sentir os pulsos e avaliar a sensibilidade. A ansiedade de uma criança é muito influenciada por experiências anteriores com lesões e com profissionais de saúde. No entanto, ela precisa ser informada sobre o que vai acontecer e o que fazer para ajudar. O membro afetado não precisa ser palpado e não deve ser movido caso esteja devidamente imobilizado. Se a criança estiver em casa ou se o médico não estiver presente para examiná-la, algum tipo de tala pode ser instalado cuidadosamente para o transporte até a instituição de saúde. A ansiedade dos pais pode ser aumentada pela reação de dor e medo da criança e possivelmente por outros eventos que cercam o acidente. É importante comunicar aos pais que a criança receberá os cuidados necessários, incluindo o controle da dor.

! ALERTA PARA A ENFERMAGEM

A síndrome compartimental é uma complicação grave que resulta da compressão de nervos, vasos sanguíneos e músculos dentro de um espaço fechado. Essa lesão pode ser muito grave, resultando em necrose tecidual e, portanto, requer tratamento de emergência (fasciotomia). Os seis sinais de isquemia de uma lesão vascular, de tecido mole, de nervo ou osso devem ser incluídos na avaliação de qualquer lesão:

1. Dor.
2. Ausência de pulso.
3. Palidez.
4. Parestesia.
5. Paralisia.
6. Pressão (Boxe 29.3).

A CRIANÇA EM UM MOLDE GESSADO

A completude da fratura, o tipo de osso envolvido e a quantidade de peso que suporta influenciam o quanto da extremidade deve ser mantida sob o gesso para imobilizar completamente o local da fratura. Na maioria dos casos, as articulações acima e abaixo da fratura são imobilizadas para eliminar a possibilidade de movimento que possa causar deslocamento no local da fratura. Quatro categorias principais de moldes são usadas para fraturas: de **membro superior**, para imobilizar o punho ou o cotovelo, de **membro inferior**, para imobilizar o tornozelo ou o joelho, de coluna vertebral e cervical, para imobilizar a coluna, e molde, para imobilizar o quadril e o joelho (Figura 29.5).

Moldes

Os moldes são construídos a partir de faixas e ataduras de gaze impregnadas com gesso ou, com mais frequência, materiais sintéticos de peso mais leve e resistentes à água (p. ex., revestimentos à prova d'água, fibra de vidro e resina de poliuretano).

Ambos os tipos de moldes produzem calor a partir da reação química ativada pela água imediatamente após a aplicação. Os moldes de gesso podem ser moldados perto da parte do corpo, levam de 10 a 72 horas para secar, têm um exterior liso e são baratos. O material sintético de molde mais recente é leve, seca entre 5 e 20 minutos, permite o suporte de peso mais cedo e é resistente à água quando aplicado com um revestimento à prova d'água. É sempre desejável dar opções às crianças, e os materiais sintéticos de molde vêm em uma variedade de cores. As desvantagens dos moldes sintéticos são a incapacidade de conformar de perto as partes do corpo e seu exterior áspero, que pode arranhar as superfícies. Também é difícil escrever nos moldes sintéticos; pode ser utilizada caneta marcadora à prova d'água ou marcadores coloridos.

Aplicação do molde

O nível de desenvolvimento da criança deve ser considerado antes da aplicação do molde gessado. Para pré-escolares que temem lesões corporais e fantasiam sobre a perda de uma extremidade, pode ser útil usar um boneco de plástico ou bicho de pelúcia para explicar previamente o procedimento. Crianças de menos idade e pré-escolares não definem facilmente seus limites corporais; se uma extremidade for enfaixada em um curativo, gesso ou tala, para a criança a extremidade deixa de funcionar ou existir. Também é útil explicar que alguns materiais sintéticos moldados ficarão quentes durante a aplicação, mas não produzirão queimadura. Durante a aplicação do gesso, vários métodos de distração podem ser usados, incluindo conversar sobre animais de estimação ou atividades favoritas na escola, soprar bolhas e assim por diante. Nessa faixa etária, explicações como "Isso vai ajudar seu braço a melhorar" são fúteis porque a criança não tem noção de causalidade.

Antes da aplicação do molde, as extremidades são analisadas quanto à presença de escoriações, cortes ou outras alterações na superfície da pele e quanto à presença de anéis ou outros itens que possam causar constrição por edema; tais objetos devem ser removidos. Uma malha tubular de crepe ou forro Gore-Tex é esticada sobre a área a ser moldada, e as proeminências ósseas são acolchoadas com chumaços de algodão macio. Rolos secos de material de moldagem são imersos em um balde de água. Os rolos molhados são aplicados por enfaixamento como em um curativo e moldados até a extremidade. Durante a aplicação do molde, a malha subjacente é esticada sobre as bordas ásperas do gesso e presa com material de moldagem a fim de formar uma borda acolchoada para proteger a pele.

Cuidados de enfermagem

A evaporação completa da água de um aparelho gessado de quadril pode levar de 24 a 48 horas quando tipos mais antigos de materiais de moldagem são usados. A secagem ocorre em minutos com material de moldagem de fibra de vidro. O molde deve permanecer descoberto para permitir que seque de dentro para fora. Mudar o decúbito da criança com um molde pelo menos a cada 2 horas ajudará a secar o corpo uniformemente e evitar complicações relacionadas com a imobilidade. Um ventilador comum ou secador de cabelo com ar frio para circular o ar pode ser útil quando a umidade é alta.

! ALERTA PARA A ENFERMAGEM

Ventiladores aquecidos ou secadores não são usados porque fazem com que o gesso seque do lado de fora e permaneça úmido embaixo ou cause queimaduras por condução de calor por meio do gesso para o tecido subjacente.

Um molde úmido deve ser apoiado por um travesseiro coberto de plástico e manuseado pelas palmas das mãos para evitar o recuo do gesso, o que pode criar áreas de pressão. Um gesso seco produz um som oco quando é tocado com o dedo. Depois de seco, "pontos quentes" percebidos ao toque da superfície do molde ou odor fétido podem indicar uma infecção. Tal condição deve ser relatada para instituir avaliação adicional e, se a preocupação persistir, uma abertura ou uma "janela" pode ser exposta sobre a área a ser continuamente avaliada.

Durante as primeiras horas após a aplicação do molde, a principal preocupação é que a extremidade possa continuar a edemaciar até o ponto em que o molde se transforme em um torniquete, interrompendo a circulação e produzindo complicações neurovasculares (**síndrome compartimental**) (ver Boxe 29.3). Para reduzir a probabilidade desse possível problema, a área corporal pode ser elevada, aumentando assim o retorno venoso. Se o edema for excessivo, são usados moldes bivalves (ou seja, cortados para criar uma metade anterior e outra posterior que são mantidas juntas por uma bandagem elástica). O molde e a extremidade envolvida são observados com frequência para avaliar a integridade neurovascular e qualquer sinal de comprometimento. Uma lesão muscular e tissular permanente pode ocorrer dentro de poucas horas.

Quando uma extremidade que sofreu uma fratura aberta é submetida a moldagem, geralmente deixa-se uma janela sobre a área da ferida para permitir observação e realização de curativo da ferida. Nas primeiras horas após a cirurgia, um sangramento importante pode molhar o molde. Periodicamente, a área circunscrita manchada por sangue deve ser contornada com um marcador à prova d'água, e o horário deve ser registrado, fornecendo um indicador para avaliação da quantidade de sangramento.

Informações apropriadas fornecidas ao cuidador da criança sobre os cuidados com o molde são necessárias antes da alta. Também são fornecidas orientações para verificação de sinais e sintomas indicativos de que o molde está muito apertado (ver boxe *Cuidado centrado na família*). Os pais também devem ser orientados a procurar o profissional de saúde para avaliação se o molde ficar muito solto porque, nesse caso, o molde não se adequa mais ao seu propósito e pode causar lesão de pele ou úlceras por pressão.

Boxe 29.3 Avaliação da síndrome compartimental.

Avalie a extensão da lesão - "os 6 Ps":

1. **Dor**: dor intensa que não alivia com analgésicos ou elevação do membro, movimento que aumenta a dor.
2. **Ausência de pulso**: incapacidade de palpar um pulso distal à fratura ou compartimento.
3. **Palidez**: pele pálida, má perfusão, enchimento capilar superior a 3 segundos.
4. **Parestesia**: sensação de formigamento ou queimação.
5. **Paralisia**: incapacidade de mover extremidades ou dedos.
6. **Pressão**: o membro ou os dedos envolvidos podem ficar tensos e quentes; a pele é firme, brilhante; a pressão dentro do compartimento é elevada.

! ALERTA PARA A ENFERMAGEM

Observações como dor (dor não controlada 1 hora após a administração de analgésico, especialmente com amplitude de movimento passiva), edema, descoloração da pele (palidez ou cianose) de áreas expostas, pulsos diminuídos, queda de temperatura, parestesia ou incapacidade de mover as extremidades distais expostas devem ser comunicadas imediatamente. Palidez, paralisia e ausência de pulsos são sinais tardios (ver Boxe 29.3).

Os enfermeiros podem ajudar as famílias a adaptarem o ambiente domiciliar da criança para atender à barreira temporária causada pelo uso deum gesso grande ou que restringe a mobilidade da criança (p. ex., um molde de perna inteira ou aparelho gessado [Figura 29.6]). Situações comuns tornam-se problemáticas (p. ex., transportar uma criança com segurança e conforto em um carro). Cintos de segurança padrão e assentos de carro podem não ser facilmente adaptados para uso por crianças que estejam com certos gessos. Assentos de carro especialmente projetados e cintos de segurança que atendem aos requisitos de segurança estão disponíveis.[a,1] Alterações nos assentos de

[a]Para obter informações sobre cadeiras de plástico moldado especialmente adaptadas para crianças com aparelho gessado, entre em contato com a R82 Inc. pelo telefone 844-876-6245; http://www.r82.com. O colete E-Z-On é um cinto de segurança especial para crianças maiores com pouco controle do tronco. Cintos de segurança adicionais e uma lista de distribuidores estão disponíveis na SafetyBeltSafe U.S.A., http://www.carseat.org. Outro recurso é o National Center for the Safe Transportation of Children with Special Health Care Needs; 800-543-6227; http://www.preventinjury.org/Special-Needs-Transportation/ChildSeats-for-Children-with-Special-Needs.

[1]N.R.T.: No Brasil, recomenda-se a leitura da resolução nº 819, do Conselho Nacional de Trânsito (Contran), de 17 de março de 2021, que dispõe sobre o transporte de crianças com idade inferior a 10 anos e que não tenham atingido 1,45 m de altura no dispositivo de retenção adequado, comumente conhecida como a Lei da Cadeirinha. Também se sugere a leitura do Guia Criança Segura no Carro, produzido por Criança Segura Safe Kids Brasil, que discorre sobre questões relativas ao transporte de crianças com necessidades especiais. Ademais, informações úteis sobre segurança no transporte de crianças com necessidades especiais podem ser identificas nas portarias nº 356, de 17 de novembro de 2020, e n.º 205, de 17 de julho de 2017. Disponíveis em: https://www.gov.br/infraestrutura/pt-br/assuntos/transito/conteudo-contran/resolucoes/Resolucao8192021.pdf; https://criancasegura.org.br/wp-content/uploads/2020/12/1526321010guia-crianca-segura-no-carro.pdf; http://www.inmetro.gov.br/legislacao/rtac/pdf/RTAC002678.pdf; e http://www.inmetro.gov.br/legislacao/rtac/pdf/RTAC002481.pdf). Acesso em: 9 set. 2022.

Cuidado centrado na família

Cuidados com o molde

Manter a extremidade moldada elevada com travesseiros ou um apoio semelhante no primeiro dia ou conforme orientação do profissional de saúde.
Evitar comprimir o molde de gesso com as pontas dos dedos (usar as palmas das mãos para manuseio) enquanto ele ainda estiver úmido para evitar a formação de áreas de pressão.
Expor o molde de gesso ao ar até que esteja seco.
Observar as extremidades (dedos das mãos ou dos pés) para pesquisar evidências de edema ou alteração da cor (mais escura ou mais clara que a outra extremidade) e entrar em contato com o profissional de saúde se isso for observado.
Verificar o movimento e a sensibilidade das extremidades expostas com frequência.
Seguir as orientações do profissional de saúde em relação a qualquer restrição das atividades.
Restringir atividades extenuantes nos primeiros dias:

- Promover o envolvimento em atividades de repouso, mas incentivar o uso dos músculos
- Movimentar as articulações acima e abaixo do molde na extremidade afetada

Incentivar repouso frequente por alguns dias, mantendo a extremidade lesada elevada durante o repouso.
Evitar que o membro afetado fique em uma posição pendente por qualquer período de tempo:

- Manter um membro superior lesionado elevado (p. ex., em uma tipoia) enquanto estiver na posição vertical
- Elevar um membro inferior enquanto estiver na posição sentada e evitar ficar em pé por muito tempo

Não permitir que a criança coloque qualquer objeto no interior do molde. Manter pequenos itens que possam ser colocados dentro do molde longe das crianças pequenas.
Manter um caminho desobstruído para ambulação. Remover brinquedos, tapetes escorregadios, bichos de estimação e outros itens nos quais a criança possa tropeçar.
Usar muletas adequadamente se uma fratura de membro inferior exigir que não haja apoio de peso na extremidade afetada.
As muletas devem se ajustar adequadamente, ter extremidades de borracha macia para prevenir que escorregue e ser acolchoadas na axila.
Ao caminhar com muletas, o peso do corpo da criança é sustentado pelos apoios das mãos, não pelas axilas.

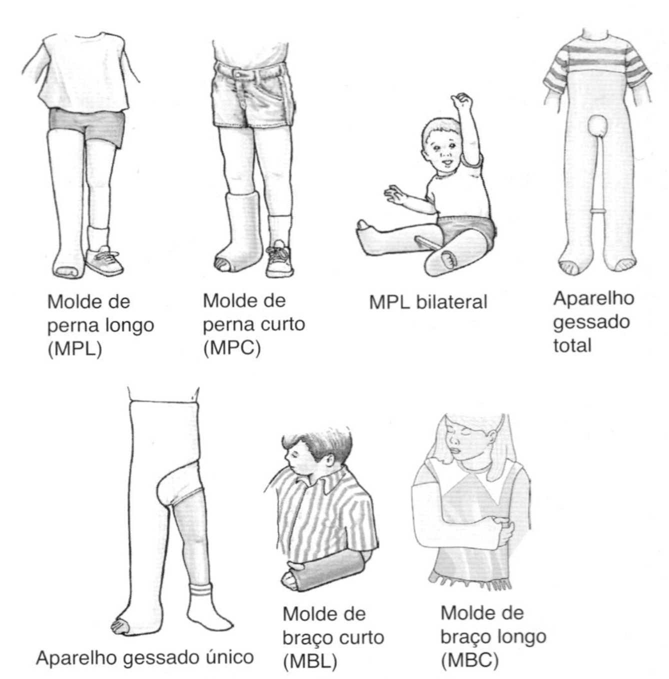

Figura 29.6 Tipos de moldes.

carro padrão para acomodar crianças em uso de moldes de gesso não são recomendadas porque a estrutura pode ser alterada de forma adversa e não conter adequadamente a criança. Uma mesa de cabeceira ou uma cadeira de rodas alugada podem ser necessários para uma criança que não deambula.

Os pais devem ser ensinados a cuidar adequadamente do gesso ou órtese e a utilizar métodos destinados a manter a limpeza. Pode ser utilizada uma fralda descartável superabsorvente sob toda a abertura perineal do gesso. Outra fralda maior pode ser colocada e presa sobre a fralda pequena e ajustada de modo a manter a menor no lugar. No caso de a fralda maior ficar molhada ou suja, é provável que o gesso também esteja.

Para moldes bem rentes, curativos de filme transparente podem ser cortados em tiras como faixas, com uma parte aplicada na borda do molde e a outra diretamente no períneo; essa técnica permite formar uma proteção contínua e impermeável entre o períneo e o gesso, evitando vazamentos. Outra vantagem adicional do uso de curativos transparentes é que mantêm a pele e o gesso secos, permitindo adicionalmente a observação da pele sob o curativo.

Lactentes e crianças de menos idade podem colocar pedaços de comida, brinquedos pequenos ou outros itens sob o gesso; os pais devem ser alertados para essa possibilidade a fim de poderem iniciar as medidas preventivas adequadas.

Alimentar uma criança com gesso no quadril pode acarretar problemas de posicionamento. Lactentes podem ser alimentados em decúbito dorsal com a cabeça bem elevada. Com os quadris e as pernas do lactente apoiados em um travesseiro lateralizado, os pais podem aconchegar o lactente em seus braços durante a alimentação. Uma posição um pouco semelhante pode ser usada para amamentar (ou seja, com o lactente apoiado em travesseiros posicionado com o rosto de frente para a mãe e as pernas voltadas para atrás dela). Uma posição alternativa é segurar o lactente em pé no colo do cuidador com as pernas montadas na perna do adulto.

As crianças que utilizam aparelhos gessados geralmente percebem que a posição em prona como mais fácil para se alimentarem, utilizando-se uma mesa pequena colocada ao lado da mesa de jantar; alternativamente, podem conseguir alimentar-se na posição semissentada na cama ou em uma cadeira de rodas (Figura 29.7). O uso de um banheiro convencional é quase impossível. Uma toalete pode ser adaptada para uso à beira leito. Comadres pequenas ou outros recipientes oferecem alternativas para a eliminação. O enfermeiro pode sugerir métodos de impermeabilização, disponibilizando materiais impermeáveis para conter líquidos provenientes da eliminação e da realização do banho no leito. Os banhos só são possíveis se o gesso for mantido fora da água e coberto para evitar que seja molhado.

Remoção do gesso

Cortar o gesso para removê-lo ou para aliviar áreas de restrição é frequentemente uma experiência assustadora para as crianças. Elas temem o som do cortador de gesso e ficam apavoradas que seu corpo, assim como o gesso, seja cortado. A lâmina oscilatória vibra rapidamente para frente e para trás e não corta quando colocada levemente na pele. As crianças descreveram a experiência como que produzindo uma sensação de "cócegas". A vibração também gera calor, que pode ser sentido pela criança. Ambas as sensações devem ser explicadas.

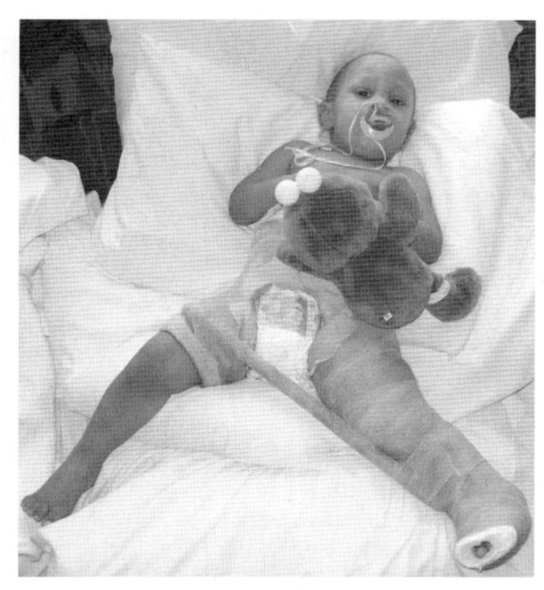

Figura 29.7 Aparelho gessado único. Observar a instalação da fralda para manter a área seca. (Cortesia de Texas Children's Hospital, Houston, TX.)

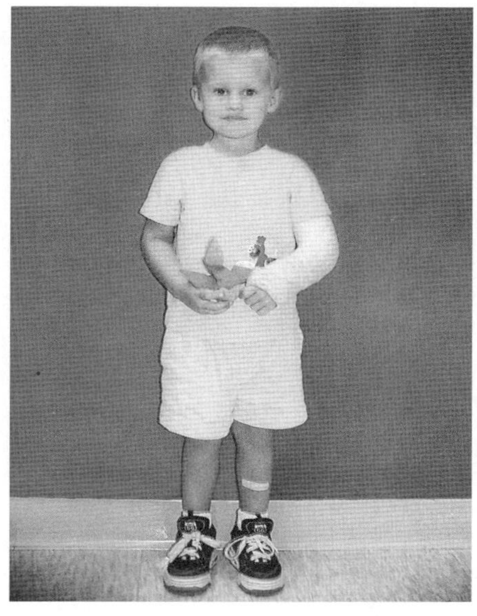

Figura 29.8 Crianças novas chegam a considerar o molde como parte de seu corpo.

O preparo para o procedimento ajudará a reduzir a ansiedade, principalmente se for estabelecida uma relação de confiança entre a criança e o enfermeiro. Muitas crianças de menos idade passam a considerar o gesso como parte de si mesmas, o que intensifica o medo da remoção (Figura 29.8). Eles precisam de garantias contínuas de que tudo está indo bem e que seu comportamento é compreendido. Depois que o gesso é removido, deve ser dada aos pais e a criança a opção de ficar com o gesso. Se o gesso tiver permanecido instalado por um longo período, pode ocorrer diminuição da massa muscular. A criança deve ser tranquilizada de que retomar o exercício e as atividades rotineiras devolverá a função e a aparência (desde que não tenha havido trauma significativo anteriormente).

Após a remoção do gesso, a pele poderá apresentar ressecamento, descamação e secreção sebácea. A aplicação de óleo mineral (p. ex., óleo de bebê) ou loção pode remover tecido descamado e secreções e proporcionar conforto. Lavar o membro em uma banheira geralmente é suficiente para a remoção, mas pode levar vários dias até que a descamação seja completamente eliminada. Os pais e a criança devem ser orientados a não puxar, remover à força ou esfregar vigorosamente essas áreas de a descamação, pois isso pode resultar em lesão de pele e sangramento.

CRIANÇA EM TRAÇÃO

A evolução da área de saúde resultou no fim de muitos tratamentos longos que envolviam uma hospitalização prolongada; uma dessas mudanças ocorreu na área da tração esquelética. A maior parte dos procedimentos de tração esquelética balanceada é instituída em crianças com lesão grave ou complexa para permitir estabilidade fisiológica, alinhar fragmentos ósseos e promover uma avaliação mais atenta do local lesado. Avanços tecnológicos resultaram na produção de dispositivos de fixação ortopédica que permitem mobilidade parcial ou total, prevenindo, assim, a imobilização a longo prazo e suas consequências. Em muitas situações, uma intervenção cirúrgica pode ser realizada em questão de dias; portanto, os dispositivos de tração esquelética descritos aqui podem ser usados com pouca frequência em pediatria.

Objetivos da tração

Os seis objetivos principais da tração são:

1. Alongar os músculos envolvidos e reduzir o espasmo muscular para que os ossos possam ser realinhados.
2. Posicionar as extremidades ósseas distal e proximal no realinhamento desejado para promover consolidação óssea satisfatória.
3. Imobilizar o local da fratura até obter realinhamento e consolidação suficientes para permitir a colocação de molde ou tala.
4. Ajudar a prevenir ou a melhorar deformidades decorrentes de contratura.
5. Fornecer imobilização de áreas específicas do corpo.
6. Reduzir espasmos musculares (raros em crianças).

Os três componentes essenciais do tratamento por tração são tração, contratração e fricção (Figura 29.9). Para reduzir ou realinhar um local de fratura, a **tração** (força anterógrada) é produzida fixando-se um peso ao fragmento distal do osso. O peso corporal fornece a **contratração** (força para trás) e o contato do paciente com a cama constitui a força de **fricção**. Essas forças são usadas para alinhar os fragmentos ósseos distal e proximal, ajustando a linha de tração para cima ou para baixo e aduzindo ou abduzindo a extremidade.

Para atingir o equilíbrio, a quantidade de força anterógrada é ajustada adicionando-se ou subtraindo peso da tração, ou a contratração pode ser aumentada elevando-se o pé da cama para promover aumento da força gravitacional para a força para trás.

A **lei do tudo ou nada**, característica da contratilidade muscular, influencia o relaxamento completo. Quando os músculos são alongados, o espasmo muscular cessa, o que permite o realinhamento das extremidades ósseas. A manutenção contínua da tração é importante durante essa fase, pois a liberação da tração permite que a capacidade de contração normal do músculo cause novamente um mau posicionamento das extremidades ósseas.

O realinhamento dos fragmentos é um processo gradual que é alcançado mais rapidamente em lactentes, que têm tônus muscular limitado, do que em adolescentes musculosos. A força vetorial desejada e a formação de calos são verificadas periodicamente por exame radiográfico. A força de tração imobiliza até certo ponto o local da fratura; no entanto, dispositivos de imobilização adjuvantes, como talas ou gessos, às vezes são usados com tração esquelética. A imobilização com tração é mantida até que as extremidades ósseas estejam em realinhamento satisfatório. Após isso, é aplicado um tipo de imobilização menos restritiva – um molde, pinos ou fixadores externos de estabilização.

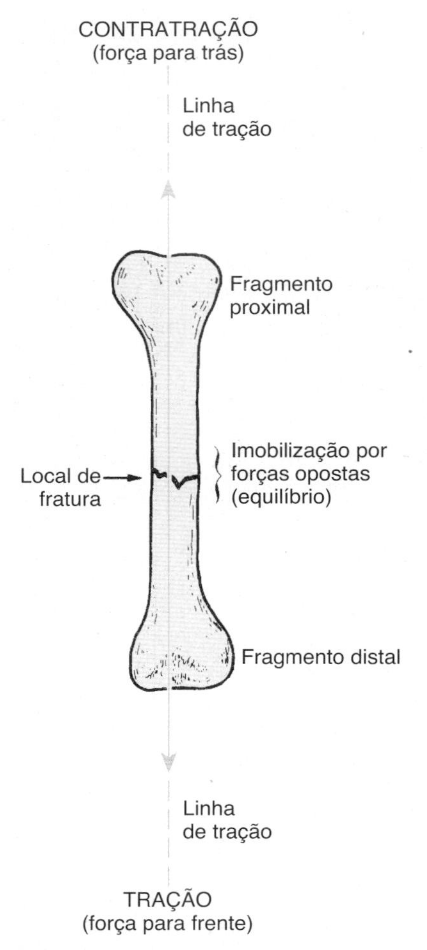

Figura 29.9 Aplicação de tração para manutenção do equilíbrio.

Tipos de tração

A força necessária para a tração pode ser aplicada ao fragmento ósseo distal de várias maneiras (Boxe 29.4). O tipo de tração aplicada é determinado principalmente pela idade da criança, pela condição dos tecidos moles e pelo tipo e grau de deslocamento da fratura. As fraturas mais comumente tratadas por aplicação de tração são as que envolvem o fêmur e as vértebras. Os principais tipos de tração para fraturas específicas são brevemente discutidos nos parágrafos seguintes.

O uso de tração no membro superior em crianças é raro. Técnicas cirúrgicas mais recentes permitem a imobilização precoce e resultados ótimos sem necessidade de tração. Os cuidados de enfermagem para uma criança com tração de membro superior são os mesmos usados para tração de membro inferior, e são discutidos a seguir.

O local frequente para a fratura femoral é o terço médio da diáfise. Com essa fratura, pode ocorrer uma sobreposição importante, porém um deslocamento mínimo. Em uma fratura no terço inferior da diáfise, a força do músculo gastrocnêmico faz com que o fragmento distal seja deslocado para baixo.

Fraturas do fêmur geralmente podem ser reduzidas com aplicação imediata de um aparelho gessado no quadril em crianças de menos idade. Quando a tração é necessária, vários tipos podem ser usados com base na avaliação inicial.

A **tração de Bryant** é um tipo de tração contínua onde a força é exercida em apenas uma direção. A tração cutânea é aplicada às pernas, que são flexionadas em um ângulo de 90° nos quadris. O tronco da criança (com as nádegas elevadas discretamente em relação ao leito) fornece a contratração.

Boxe 29.4 Tipos de tração.

Tração manual: aplicada na parte do corpo pela mão posicionada distalmente ao local da fratura. A tração manual pode ser realizada durante a aplicação de um gesso, mas mais comumente quando a redução fechada é realizada

Tração cutânea: aplicada diretamente na superfície da pele e indiretamente nas estruturas esqueléticas. O mecanismo de tração é fixado à pele com material adesivo ou faixas elásticas. Ambos os tipos são aplicados sobre tiras de tração macias e com espuma para distribuir a força de tração

Tração esquelética: aplicada diretamente à estrutura esquelética por um pino, fio ou pinças inseridas no ou através do diâmetro do osso distal à fratura

A **tração em extensão de Buck** (Figura 29.10) é um tipo de tração na qual os membros inferiores são mantidos na posição estendida. Exceto em casos de fratura, é permitida a rotação cuidadosa de um lado para o outro para manter a perna envolvida em alinhamento. A tração em extensão de Buck é usada principalmente para imobilização de curta duração, como tratamento pré-operatório de uma criança com luxação do quadril ou correção de contraturas ou deformidades ósseas, como na doença Legg-Calvé-Perthes. A tração das nádegas pode ser realizada com tração cutânea ou uma bota de espuma especial projetada para tração.

A **tração de Russell** utiliza tração cutânea na parte inferior da perna e uma tipoia acolchoada abaixo do joelho. São produzidas duas linhas de tração, uma ao longo da linha longitudinal da parte inferior da perna e a outra perpendicular à perna. Essa combinação de forças permite o realinhamento do membro inferior e imobiliza o quadril e o joelho em uma posição flexionada. A flexão do quadril deve ser mantida no ângulo prescrito para prevenir o mau alinhamento da fratura porque não há um suporte direto sob a fratura e a tração na pele pode deslizar.

Intervenções específicas de enfermagem incluem uma avaliação cuidadosa da posição da tração de modo que a quantidade de desejada flexão do quadril seja mantida e a lesão do nervo fibular comum sob o joelho não resulte em pé equino (pé caído).

Uma tração esquelética comum é a **tração de 90°–90° (tração 90–90)**. A parte inferior da perna é apoiada por um molde de bota ou uma tipoia na panturrilha e um pino esquelético de Steinmann ou fio de Kirschner é instalado no fragmento distal do fêmur, resultando em um ângulo de 90° tanto no quadril como no joelho. Para o cuidado de enfermagem, essa tração facilita mudanças de decúbito, cuidados de eliminação e a prevenção de complicações relacionadas à tração.

A **tração por suspensão** equilibrada pode ser usada com ou sem tração cutânea ou esquelética. Exceto quando usada com outra tração, a suspensão equilibrada simplesmente eleva a perna na posição flexionada desejada para relaxar o quadril e os músculos do jarrete

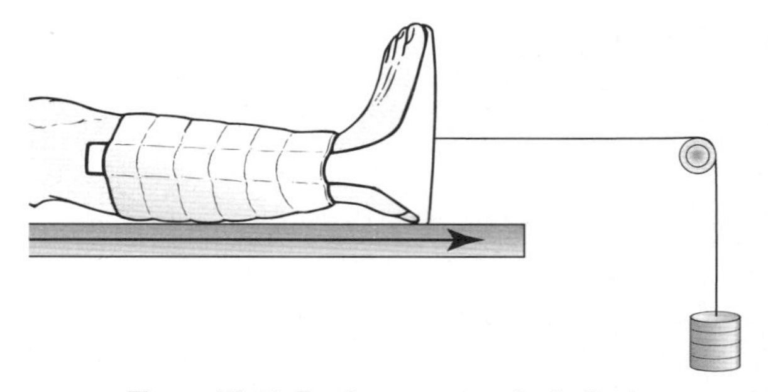

Figura 29.10 Tração em extensão de Buck.

e não exerce qualquer tração direta na parte corporal. Uma **tala de Thomas** estende-se da virilha até um ponto elevado acima do pé e uma **fixação de Pearson** apoia a parte inferior da perna. Toalhas ou tiras de feltro cobertas de malha tubular são grampeadas ou presas por alfinetes nas talas para conferir suporte à perna. Quando se levanta a criança da cama, a tração se levanta com ela, sem perda do alinhamento. Essa tração requer uma verificação cuidadosa das talas e tiras para garantir que não tenha ocorrido deslizamento ou desgaste. A tração é muito valiosa em crianças de mais idade e mais pesadas quando for essencial levantar os pacientes para realização de cuidados.

A área cervical é um local vulnerável para lesões de flexão ou extensão de músculos, vértebras ou medula espinal. O tratamento de trauma muscular cervical sem outras complicações é instituído com colar cervical rígido para aliviar o peso da região cefálica sobre o local da fratura. Quando uma criança desloca ou fratura uma vértebra cervical, pode ser necessário reduzir e imobilizar o local com tração esquelética cervical. A medula espinal passa pelo canal vertebral e uma luxação ou fratura das vértebras também pode causar lesão na medula espinal. A avaliação da função neurológica pela enfermagem é essencial para prevenir adicional lesão durante a aplicação e uso de tração esquelética cervical.

A maior parte da tração cervical é realizada com o uso de um imobilizador com **halo** ou **colete-halo** (Figura 29.11A). Esse dispositivo consiste em um halo de aço fixado na região cefálica por quatro parafusos inseridos na parte externa do crânio; várias barras rígidas conectam o halo a um colete torácico, fornecendo, assim, maior mobilidade para o resto do corpo e, ao mesmo tempo, prevenindo completamente o movimento da coluna cervical. Se a lesão estiver limitada a uma fratura vertebral sem déficit neurológico, um imobilizador com halo pode ser instalado para permitir ambulação mais precoce. Grampos de Gardner-Wells podem ser usados com tração cervical para imobilizar a coluna cervical (ver Figura 29.11B). Os grampos de Gardner-Wells têm molas; portanto, não há necessidade de perfuração de orifícios e tricotomia; um anestésico local pode ser aplicado durante a instalação.

Conforme os músculos do pescoço entram em fadiga com a força de tração constante, os corpos vertebrais gradualmente se separam, de modo que a medula não seja pinçada entre as vértebras. A imobilização é um objetivo essencial da tração cervical até que possa ocorrer consolidação da fratura ou fixação cirúrgica. Se a imobilização for necessária em um lactente ou criança, pode ser instalado um colar cervical e de coluna especial (colar cervical Minerva).

Cuidados de enfermagem

Para avaliar a criança em tração, é fundamental conhecer a finalidade para a qual é aplicada a tração e compreender os princípios básicos da tração. É necessária uma avaliação regular da criança e do aparelho de tração (ver boxe *Diretrizes para o cuidado de enfermagem*). Muitos dos problemas de enfermagem associados à criança em tração estão relacionados com a imobilidade. Modificar a dieta da criança, estimular a ingesta de líquidos, aumentar consumo de fibras e oferecer um laxante suave podem ser necessários para prevenir a constipação intestinal.

> **! ALERTA PARA A ENFERMAGEM**
>
> A tração esquelética nunca é liberada pelo enfermeiro (exceto sob colaboração direta do médico). Essa precaução inclui não levantar os pesos que estão aplicando tração (p. ex., para mover a criança no leito, para mudar o decúbito).

Além da observação e cuidados rotineiros com a pele, a criança em tração esquelética precisará de cuidados especiais com a pele nos locais de instalação dos pinos de acordo com o protocolo do hospital ou a prescrição do médico. Os locais de instalação dos pinos devem ser avaliados e limpos com frequência para evitar infecções; após as primeiras 48 a 72 horas, o cuidado local pode ser realizado 1 vez/dia ou semanalmente para pinos estáveis mecanicamente (Holmes, Brown, & Pin Site Care Expert Panel, 2005). O uso de uma solução de clorexidina 2 mg/mℓ foi proposto como melhor prática de cuidados para o local de instalação de pinos esqueléticos pela National Association of Orthopaedic Nurses (Smith, Dahlen, Bruemmer et al., 2013). Material para a redução de pressão, como um colchão de redução de pressão, diminui a chance de lesão de pele.

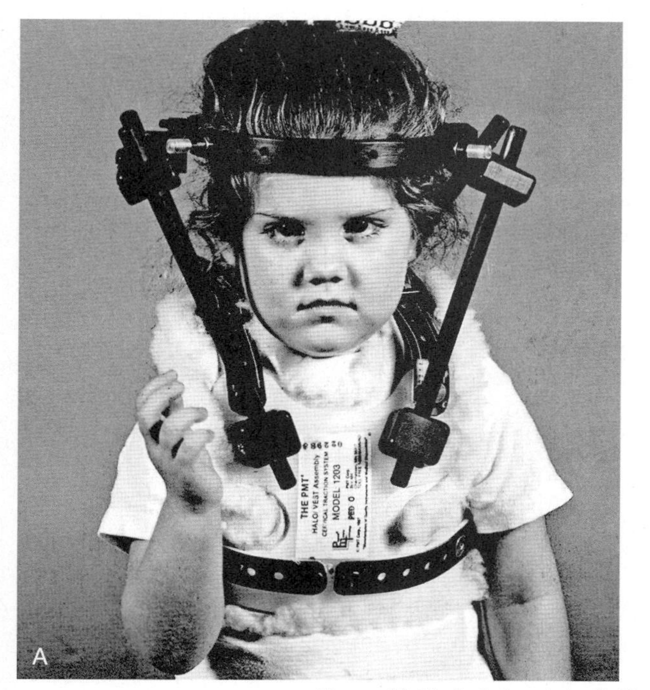

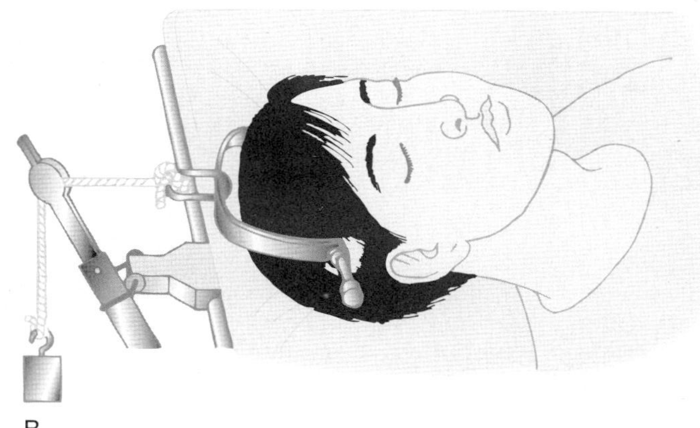

Figura 29.11 A. Colete-halo. **B.** Tração cervical com grampo de Gardner-Wells.

Diretrizes para o cuidado de enfermagem

Cuidados com a tração

Compreender a terapia

Entender o objetivo da tração.
Entender a função da tração em cada situação específica.

Manter a tração

Verificar a linha de tração desejada e a relação do fragmento distal com o fragmento proximal. Verificar se o fragmento está sendo dirigido para cima, aduzido ou abduzido.
Verificar a função de cada componente:

- Posição de ataduras, fixadores, talas, botas especializadas
- Cordas: posicionadas na trilha central da roldana, esticadas, sem desgaste, nós amarrados com segurança
- Roldanas: na posição original na barra de fixação; verificar se não deslizaram do local original; roldanas livremente móveis
- Pesos: quantidade correta de peso, pendendo livremente, em local seguro

Verificar a posição da cama: cabeceira ou peseira elevada conforme a prescrição para a quantidade desejada de tração e contratração.
Não remover a tração esquelética ou fitas de tração adesivas na tração cutânea.

Manter o alinhamento

Observar o alinhamento corporal correto com ênfase no alinhamento de ombro, quadril e membros inferiores.
Verificar sempre após a movimentação da criança.
Manter os ângulos corretos nas articulações.

Tração cutânea

Trocar as fitas não adesivas ou ataduras elásticas na tração cutânea quando indicado ou absolutamente necessário, mas garantir que a tração no membro seja mantida por alguém durante o procedimento.
Avaliar as fitas ou ataduras para verificar se estão aplicadas corretamente (diagonal ou espiral) e se não estão muito frouxas ou muito apertadas, o que pode causar deslizamento e mau alinhamento da tração.
Avaliar a bota de tração para garantir que ela não tenha escorregado e não esteja causando a compressão do pé, consequentemente comprometendo a circulação.

Tração esquelética

Verificar com frequência os locais de instalação dos pinos para investigar presença de hemorragia, inflamação ou infecção.
Limpar e fazer curativos nos locais de instalação dos pinos conforme o protocolo da instituição ou como prescrito.
Aplicar antissépticos ou antibióticos tópicos nos introitos dos pinos diariamente conforme a prescrição.
Cobrir as extremidades dos pinos com borracha protetora ou acolchoamento para prevenir que a criança se arranhe.
Observar a força de tração sobre o pino; a força deve ser homogênea.
Verificar os parafusos dos pinos para garantir que estejam firmes no grampo de metal que fixa o equipamento de tração ao pino.

Prevenir laceração da pele

Instalar colchão com alternância de pressão abaixo dos quadris e costas.
Realizar avaliação da pele em toda a área corpórea para investigar eritema ou lesão, especialmente nas áreas que recebem maior pressão.
Lavar e secar a pele pelo menos 1 vez/dia.
Inspecionar os pontos de pressão diariamente ou com mais frequência se for observado um risco de lesão.
Utilizar uma escala de avaliação de lesão por pressão, como a Braden QD.
Estimular a circulação com massagem suave sobre as áreas de pressão.
Mudar o decúbito pelo menos a cada 2 horas para aliviar a pressão.
Incentivar o aumento da ingesta de líquidos orais.
Fornecer e incentivar o paciente a ingerir uma dieta balanceada, incluindo vegetais e frutas.

Prevenir complicações

Verificar os pulsos na área afetada e comparar com os pulsos no membro contralateral.
Avaliar curativos circulares para ajuste excessivo.
Avaliar ataduras ou dispositivos restritivos usados para manter a tração no membro afetado:

1. Garantir que não estejam muito frouxos ou muito apertados.
2. Remover e verificar periodicamente lesão cutânea ou áreas de pressão.

Incentivar respiração profunda ou uso de espirometria de incentivo:

- Monitorar os seis sinais de isquemia (ver Boxe 29.3).

Adotar medidas imediatas para corrigir problemas ou relatar a ao médico se alterações neurovascular estiverem presentes.
Registrar achados de alterações neurovasculares.
Realizar exercícios passivos, ativos ou ativos com resistência das articulações não envolvidas.
Observar se existe o desenvolvimento de tensão, fraqueza, edema ou contraturas nas articulações e nos músculos não envolvidos.
Adotar medidas para corrigir ou prevenir o desenvolvimento adicional de fraqueza, como uso de um suporte ou órtese para o pé para prevenir pé equino.
Quando delegado pelo médico responsável, o enfermeiro pode remover a tração cutânea não adesiva. Nesses casos, a tração intermitente é periodicamente liberada e reaplicada quando preciso. Uma criança pode realizar vários tipos de tração ao mesmo tempo e cada uma deve ser avaliada separadamente para prevenção de problemas.

DICAS PARA A ENFERMAGEM Um pequeno espelho de mão facilita a visualização de áreas de pele de mais difícil acesso.

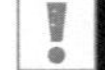

ALERTA PARA A ENFERMAGEM

Para que a tração esquelética seja efetiva, garantir que os pesos estejam pendurados e livres em todos os momentos.

Quando a criança é colocada em tração pela primeira vez, o desconforto aumentado é comum como resultado da força de tração que distende o músculo. Foi investigado que as condições ortopédicas estão associadas a um número maior de eventos dolorosos do que a média e uma porcentagem maior de sintomas corporais do que outras condições comuns. Analgésicos, incluindo opioides intravenosos e relaxantes musculares auxiliam durante essa fase do cuidado e devem ser administrados de modo liberal.

As responsabilidades de enfermagem específicas para o paciente em tração são descritas no boxe *Diretrizes para o cuidado de enfermagem*, anteriormente apresentado.

DISTRAÇÃO

Ao contrário da tração, que ajuda os ossos a obterem realinhamento e fusão adequados, a **distração** é o processo de separar um osso em oposição para incentivar a regeneração de um novo osso no espaço criado. A distração osteogênica também pode ser usada quando os membros tiverem comprimentos desiguais e a neoformação óssea for necessária para alongar o membro mais curto.

Fixação externa

Fixadores monolaterais, fixador espacial de Taylor e **fixadores externos de Ilizarov (FEIs)** são dispositivos comuns de fixação externa. O FEI utiliza um sistema de fios, anéis e hastes telescópicas que permitem que o alongamento do membro ocorra por distração manual (Figura 29.12). Além do alongamento de ossos, o dispositivo pode ser usado para corrigir defeitos angulares ou rotacionais ou para imobilizar fraturas. O dispositivo é fixado cirurgicamente prendendo-se uma série de anéis completos ou semianéis externos no osso com fios. As hastes telescópicas externas conectam os anéis entre si. A distração manual é realizada manipulando-se as hastes para aumentar a distância entre os anéis. Uma osteotomia percutânea é realizada quando o dispositivo é aplicado para criar uma placa de crescimento "falsa". Uma osteotomia especial ou corticotomia envolve o corte apenas o córtex do osso, ao mesmo tempo preservando seu suprimento sanguíneo, medula óssea, endósteo e periósteo. O fluxo sanguíneo capilar da área transeccionada é essencial para o crescimento ósseo adequado. As extremidades ósseas cortadas tipicamente crescem em uma velocidade de 1 cm por mês. Os FEIs podem produzir um ganho de até 15 cm em comprimento.

Cuidados de enfermagem

O sucesso no uso de dispositivos de fixação depende da cooperação da criança e da família; portanto, antes da cirurgia, devem ser totalmente informados sobre a aparência do dispositivo, como ele realiza o crescimento ósseo e limita a mobilidade óssea, alterações nas atividades e cuidados domiciliares e de acompanhamento. As crianças estão envolvidas em aprender a ajustar o dispositivo para realizar a distração. As crianças e os pais devem ser instruídos sobre os cuidados com os pinos, incluindo a observação de infecções e afrouxamento dos pinos. As rotinas de limpeza nos locais de instalação dos pinos variam entre as instituições, mas não devem traumatizar a pele.

As crianças que participam ativamente de seus cuidados relatam menos desconforto. Como o aparelho é externo, a criança e a família precisam estar preparadas para as reações de outras pessoas e auxiliadas em manobras para disfarçar a presença do aparelho por meio de vestimentas adequadas, como calças largas que fecham com fechos autoaderentes ao redor do aparelho. Uma meia ou malha larga também pode ser usada sobre o dispositivo para diminuir a percepção do público. A sustentação parcial do peso é permitida e a criança aprende a andar com muletas. Alterações na atividade incluem modificações na escola e na educação física (EF). O suporte de peso total não é permitido até que a distração seja concluída e a consolidação óssea tenha ocorrido. O acompanhamento da evolução do cuidado é essencial para análise da manutenção adequada da distração até que o comprimento desejado do membro seja alcançado. O dispositivo é removido cirurgicamente após a consolidação óssea, e a criança pode precisar usar muletas ou gesso por 4 a 6 semanas após a remoção para reduzir o risco de fratura.

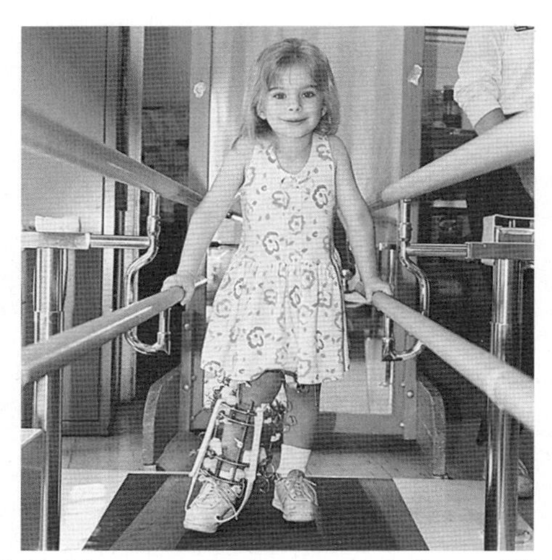

Figura 29.12 Criança com fixador externo de Ilizarov (FEI; na perna direita) durante fisioterapia em barras paralelas.

AMPUTAÇÃO

Uma criança pode nascer com a ausência congênita de um membro, ter uma perda traumática da extremidade ou precisar de uma amputação cirúrgica por uma condição patológica como o **osteossarcoma** (ver mais adiante no capítulo). Com a tecnologia cirúrgica de hoje e o raciocínio rápido de testemunhas de um acidente traumático que salvam uma parte do corpo amputada, algumas crianças tiveram dedos e braços reimplantados com graus variáveis de uso funcional recuperados.

> **! ALERTA PARA A ENFERMAGEM**
>
> Para um membro amputado ou parte do corpo que pode ser reimplantada, faça o seguinte:
>
> 1. Lave o membro delicadamente com soro fisiológico.
> 2. Envolva frouxamente o membro em gaze estéril.
> 3. Coloque o membro enfaixado em uma bolsa impermeável.
> 4. Resfrie (sem congelar) a bolsa em água gelada (não coloque gelo, pois pode danificar o tecido).
> 5. Etiquete com o nome da criança, data e hora e transporte com a criança para o hospital.

A amputação cirúrgica ou o reparo cirúrgico de um membro permanentemente extirpado visa à construção de um membro residual adequadamente nutrido. Um coto liso, saudável, acolchoado, livre de terminações nervosas é importante no encaixe da prótese e na deambulação subsequente. Em algumas situações em que não há déficit vascular ou neurológico, um molde é aplicado no coto imediatamente após o procedimento, e um pilone, extensão metálica e pé artificial são fixados para que o paciente possa andar sobre a prótese provisória dentro de algumas horas.

Cuidados de enfermagem

A **modelagem do coto** é realizada no pós-operatório com ataduras elásticas especiais usando-se uma atadura em forma de oito, que aplica pressão de um modo cônico. Essa técnica diminui o edema do coto, controla a hemorragia e ajuda no desenvolvimento dos contornos desejados para que a criança apoie o peso na parte posterior do retalho cutâneo e não na extremidade do coto. A elevação do coto pode ser usada durante as primeiras 24 horas, mas após esse período, a extremidade não deve ser deixada nessa posição porque ocorrerão contraturas na articulação proximal que prejudicarão seriamente a ambulação. O monitoramento do alinhamento corporal adequado diminuirá ainda mais o risco de contraturas em flexão.

Para crianças de mais idade e adolescentes, exercícios com os braços, levantamento da cama e programas de treinamento para uso de prótese com barras paralelas ajudam a desenvolver a musculatura dos braços necessária para deambular com muletas. Exercícios de extensão completa do movimento das articulações acima da amputação devem ser realizados várias vezes ao dia por meio de exercícios ativos e isotônicos. Crianças de menos idade geralmente são espontaneamente ativas e precisam de pouco encorajamento.

Dependendo da idade da criança, as crianças ou seus pais precisarão aprender sobre a higiene, incluindo a lavagem cuidadosa com água e sabão todos os dias e a verificação de irritação cutânea, laceração e infecção. Uma malha tubular ou talco é usado para deslizar a prótese com mais facilidade. A pele deve ser verificada cuidadosamente todas as vezes que a prótese for removida e o tempo de tolerância à prótese deve ser ajustado para prevenir lesão de pele.

Para crianças que tenham sofrido uma amputação, a **sensação do membro-fantasma** é uma experiência esperada porque as conexões nervo-encéfalo ainda estão presentes. Gradualmente, essas sensações diminuem, embora em muitas pessoas que realizaram amputações, elas persistam por anos. A discussão pré-operatória desse fenômeno ajudará a criança a entender essas "sensações incomuns" e não esconder essas experiências de outros. A dor no membro, especialmente dor que aumenta com a ambulação, deve ser avaliada quanto à possibilidade de um **neuroma** nas terminações nervosas livres do coto ou outros problemas como um ajuste inadequado da prótese ou instabilidade da articulação.

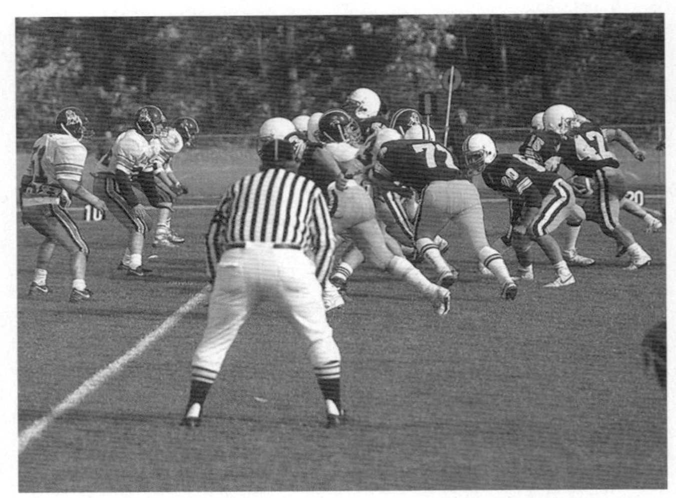

Figura 29.13 Várias lesões podem ocorrer durante a participação em esportes.

PARTICIPAÇÃO EM ESPORTES E LESÃO

Todos os esportes apresentam uma probabilidade de lesão dos participantes – tanto para um adolescente que se envolve em uma competição importante quanto para aquele que participa por diversão. Lesões graves ocorrem na maioria das vezes durante esportes com contato bruto ou em pessoas que não estejam fisicamente preparadas para a atividade. Lesões também ocorrem quando a constituição corpórea das crianças ou adolescentes não são adequadas para o esporte, quando seus músculos e sistemas orgânicos (respiratório e cardiovascular) não estão condicionados para suportar o estresse físico ou quando não têm a percepção e o julgamento para reconhecer que uma atividade ultrapassa suas capacidades físicas. Ossos em crescimento rápido, músculos, articulações e tendões são especialmente vulneráveis ao esforço incomum. Em geral, mais lesões ocorrem durante participação em esportes recreativos que durante competições atléticas organizadas.

O ambiente e os esportes ou equipamentos recreativos também podem representar riscos (Figura 29.13). Crianças e adolescentes que participam de atividade física ou esportes o fazem em muitos ambientes diferentes, incluindo ambientes internos e externos, no chão, na terra e na neve, acima ou abaixo de superfícies aquáticas e algumas vezes no espaço aéreo livre. A maioria dessas atividades também envolve equipamentos, com os quais as crianças e adolescentes podem não ter maturidade física suficiente para lidar com segurança. Um exemplo comum é o uso de *skate* quando a criança ou o adolescente não adota as precauções de segurança e acredita que o maior risco faz parte do esporte.

Lesões por sobrecarga aguda são aquelas que ocorrem subitamente durante uma atividade e produzem sintomas imediatos. Uma batida ou hiperextensão, torção ou estresse súbito nos tecidos podem causar essas lesões. Para descrições e condutas em lesões traumáticas, ver texto anterior no capítulo.

SÍNDROME DE USO EXCESSIVO

Para se destacar nos esportes, os jovens atletas são forçados a treinar por mais tempo, com mais intensidade e mais cedo na vida do que antes. As recompensas são um aumento do nível de condicionamento físico, melhor desempenho, tempos mais rápidos e a satisfação de atingir um objetivo pessoal. No entanto, os riscos estão associados quando os jovens treinam em excesso; esses riscos incluem infecções recorrentes do trato respiratório superior, distúrbios do sono e do humor, perda de apetite, diminuição do interesse em treinamento e competição e incapacidade de concentração (Winsley & Matos, 2011). Anualmente, 3,5 milhões de crianças são feridas participando de esportes e atividades atléticas nos EUA (Mickalide & Hansen, 2012). Um número crescente de jovens participa de esportes organizados, resultando em um aumento nas lesões por uso excessivo. Quase metade de todas as lesões avaliadas na medicina esportiva pediátrica são lesões por uso excessivo (Biber & Gregory, 2010).

O risco de lesão por uso excessivo está sempre presente e pode estar relacionado com vários fatores, incluindo erros de treinamento, desequilíbrio de músculo/tendão, mau alinhamento anatômico (p. ex., anteversão femoral, lordose lombar excessiva, torção tibial), calçados ou superfície de jogo incorretos, estado patológico associado e crescimento (a cartilagem em crescimento é menos resistente a microtraumas). A dor crônica em atletas geralmente está associada a uma lesão por uso excessivo, que pode ocorrer em qualquer nível de atividade atlética. A característica comum de lesões por uso excessivo é o **microtrauma repetitivo** que ocorre em uma estrutura anatômica específica. A realização de um mesmo movimento repetidamente pode causar vários tipos de lesão:

1. **Fricção** ou atrito de uma estrutura contra a outra.
2. **Tração** ou força de tração repetida em um ligamento ou tendão.
3. Carga **cíclica** ou repetitiva de forças de impacto (fraturas por estresse).

O resultado final é a inflamação das estruturas envolvidas com queixas de dor, sensibilidade, edema e incapacidade.

Fraturas por estresse

As fraturas por estresse são uma consequência do estresse repetitivo e excessivo no osso que causa microfraturas em seu interior. O estresse contínuo no osso pode levar à disseminação da microfratura e eventual macrofratura. A patogênese da lesão óssea por estresse é multifatorial e inclui desde o calçado até o nível de condicionamento físico do atleta. As fraturas por estresse ocorrem mais comumente nos membros inferiores, particularmente na tíbia. Atletas do Ensino Médio com alto risco de fraturas por estresse são aqueles que participam de corrida e ginástica *cross country* (Changstrom, Brou, Khodaee et al., 2015).

O sintoma mais comum da fratura por estresse é uma dor aguda, persistente e progressiva ou uma dor profunda e persistente localizada sobre o osso. Às vezes, há dor no impacto (golpe de calcanhar), mas o sinal clínico mais importante é a dor sobre a superfície óssea envolvida. O diagnóstico é baseado na observação clínica e no histórico. Radiografias simples raramente diagnosticam fraturas por estresse durante as primeiras semanas porque a formação de calos ainda não é evidente. A ressonância magnética (RM) é usada quando outras causas de dor são descartadas.

Manejo terapêutico

O desenvolvimento de inflamação é comum a todas as síndromes de uso excessivo; portanto, o manejo envolve repouso ou alteração das atividades, fisioterapia e medicação. O repouso é a terapia inicial, geralmente interpretada como atividade reduzida e uso de exercícios alternativos – não repouso no leito ou imobilização com órtese. O objetivo principal é aliviar o estresse repetitivo que iniciou os sintomas. É importante manter o adolescente em movimento, e o treinamento pode ser continuado. O exercício alternativo que mantém o condicionamento sem agravar a lesão é selecionado. Por exemplo, a corrida na piscina (pisar na água no fundo da piscina) pode promover o uso dos mesmos movimentos da corrida, mas sem o suporte de peso; ciclismo, natação e remo são alternativas viáveis.

Outras modalidades incluem crioterapia e banheira de hidromassagem fria. Às vezes, são usadas fitas, órteses, talas e outras órteses, dependendo da lesão. **Os anti-inflamatórios não esteroides (AINEs)** são frequentemente prescritos para reduzir a inflamação e a dor. Medicamentos tópicos têm valor questionável.

O PAPEL DO ENFERMEIRO NOS ESPORTES PARA CRIANÇAS E ADOLESCENTES

Os enfermeiros estão frequentemente envolvidos em atividades desportivas nas áreas de preparação e avaliação para atividades, prevenção de lesões, tratamento de lesões e reabilitação após lesão. A seleção de um esporte adequado tanto para recreação quanto para competição é um esforço conjunto do adolescente, dos pais e dos profissionais de saúde. A melhor abordagem para aconselhar crianças, adolescentes e pais em relação à participação em esportes é incentivar atividades com maior probabilidade de proporcionar prazer e benefícios físicos ao longo da infância e na idade adulta. Expor crianças de menos idade a uma variedade de atividades é melhor para elas do que limitá-las a um esporte. Os pais devem ser advertidos sobre o comprometimento excessivo das crianças com atividades esportivas para que tenham tempo para outras atividades.

Quando as crianças sofrem lesões atléticas, os enfermeiros são muitas vezes responsáveis pelas orientações de cuidados. As orientações (p. ex., agendamento de consultas, aplicação de gelo, quaisquer restrições na atividade) devem ser claras e acompanhadas por orientações escritas. A importância de administrar os medicamentos conforme prescrito é enfatizada, especialmente se os medicamentos forem necessários por um período prolongado e se a adesão for um problema. Medicamentos anti-inflamatórios administrados 1 hora antes do treino ou competição podem ajudar as crianças a continuar suas atividades.

A prevenção de lesões esportivas é o aspecto mais importante dos programas atléticos. As crianças devem estar adaptadas à atividade, e o ambiente e os equipamentos devem ser seguros. As crianças devem estar preparadas para o esporte, principalmente se exigir esforço físico intenso ou contínuo. Enfermeiros, preparadores e treinadores esportivos devem colaborar para garantir que as medidas de segurança sejam implementadas. Exercícios de alongamento, atividades de aquecimento e relaxamento e treinamento adequado são requisitos para uma participação segura. Medidas de proteção, como almofadas, fita adesiva e enfaixamento, também são importantes para evitar lesões. Por fim, os enfermeiros devem estar cientes dos riscos de segurança ambiental (ver Capítulo 27, seção *Lesão cefálica*).

MALFORMAÇÕES CONGÊNITAS E PROBLEMAS DE DESENVOLVIMENTO

Algumas malformações esqueléticas podem ser diagnosticadas ao nascimento ou dentro de dias, semanas ou meses após o nascimento. Em outros casos, a alteração pode ser difícil de detectar sem uma inspeção cuidadosa. Portanto, é imprescindível que os enfermeiros conheçam os sinais desses problemas e compreendam os princípios da terapia para direcionar as famílias no cuidado e manejo dessas crianças.

DISPLASIA DO DESENVOLVIMENTO DO QUADRIL

O termo amplo **displasia do desenvolvimento do quadril (DDQ)** descreve um espectro de alterações relacionadas com o desenvolvimento anormal do quadril que pode ocorrer a qualquer momento durante a vida fetal, no lactente ou na infância. Uma mudança na terminologia de *displasia congênita do quadril* e *luxação congênita do quadril* para DDQ reflete mais adequadamente uma variedade de anormalidades do quadril nas quais há presença de acetábulo raso, subluxação ou luxação.

A incidência de displasia do quadril varia dependendo da etnia, mas é de aproximadamente 1 a 2 crianças por mil nascidos vivos nos EUA. As meninas são afetadas mais comumente do que os meninos, e um histórico familiar positivo aumenta o risco de uma criança ter DDQ. Aproximadamente de 7 a 40% dos lactentes com DDQ têm posição intrauterina pélvica (Loder & Skopelja, 2011a).

Fisiopatologia

A causa da DDQ não é clara, mas é provavelmente multifatorial. Certos fatores, como sexo, cronologia de nascimento, histórico familiar, posição intrauterina, frouxidão articular e posicionamento pós-natal, podem afetar o risco de DDQ.

Os fatores predisponentes associados à DDQ podem ser divididos em três grandes categorias: (1) fatores fisiológicos, que incluem a secreção hormonal materna e o posicionamento intrauterino; (2) fatores mecânicos, que envolvem apresentação pélvica, fetos múltiplos, oligoidrâmnios e lactentes de grande tamanho, além de enfaixamento onde os quadris são mantidos em adução e extensão, o que com o tempo pode causar uma luxação; e (3) fatores genéticos, que acarretam uma maior incidência de DDQ em irmãos de crianças acometidas e uma incidência ainda maior de recorrência se um irmão e um dos pais forem afetados.

Alguns especialistas classificam a DDQ em dois grandes grupos: (1) **idiopática**, em que a criança não apresenta comprometimento neurológico, e (2) **teratológica**, que envolve malformação neuromuscular, como artrogripose ou mielodisplasia. As formas teratológicas geralmente ocorrem no útero e são muito menos comuns.

Três graus de DDQ são ilustrados na Figura 29.14.

1. **Displasia acetabular:** essa é a forma mais leve de DDQ, na qual há um atraso no desenvolvimento acetabular evidenciado por hipoplasia óssea do teto acetabular que é oblíqua e rasa, embora o teto cartilaginoso esteja comparativamente intacto. A cabeça femoral permanece no acetábulo.
2. **Subluxação:** a maior porcentagem dos casos de DDQ, subluxação, implica um deslocamento incompleto do quadril. A cabeça do fêmur permanece em contato com o acetábulo; porém, uma distensão da cápsula e do ligamento redondo faz com que a cabeça do fêmur seja parcialmente deslocada. A pressão sobre o teto cartilaginoso inibe a ossificação e produz um achatamento da cavidade.
3. **Luxação:** a cabeça femoral perde contato com o acetábulo e é deslocada posterior e superiormente sobre a borda fibrocartilaginosa. O ligamento redondo é alongado e tenso.

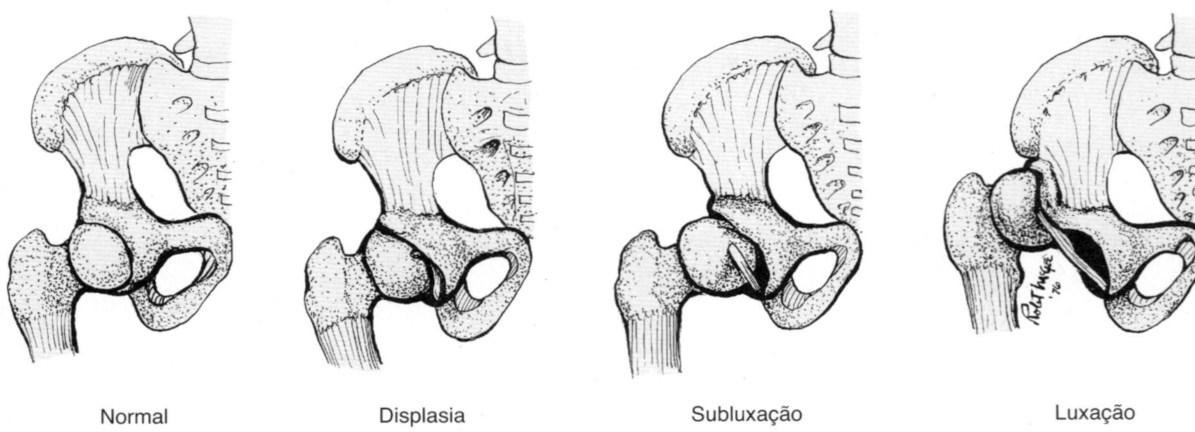

Figura 29.14 Configuração e relação das estruturas na displasia de desenvolvimento do quadril (DDQ).

Os fatores relacionados ao manuseio do lactente são indicados no boxe *Considerações culturais*.

Recentemente, vários órgãos proeminentes de especialidades ortopédicas recomendaram que os quadris dos lactentes fossem colocados em leve flexão e abdução durante o enfaixamento. Foi ainda recomendado que os joelhos dos lactentes fossem mantidos em leve flexão e que a extensão passiva forçada ou sustentada do quadril nos primeiros meses deveria ser evitada (Price & Schwend, 2011). Essas recomendações foram apoiadas por evidências que demonstraram uma relação significativa entre uso de enfaixamentos apertados e displasia do quadril e visam a diminuir a incidência de displasia do quadril em lactentes.

Avaliação diagnóstica

A DDQ muitas vezes não é detectada no exame inicial após o nascimento; assim, todos os lactentes devem ser cuidadosamente monitorados quanto à displasia do quadril nas visitas de acompanhamento ao longo do primeiro ano de vida em exames de rotina de puericultura. No período neonatal, a displasia do quadril geralmente aparece como frouxidão da articulação do quadril, não como luxação total. A subluxação e a tendência à luxação podem ser demonstradas pelas manobras de Ortolani ou Barlow (Figura 29.15D). Os testes de Ortolani e Barlow são mais confiáveis desde o nascimento até as 4 semanas de vida. Com o teste de Barlow, a coxa é aduzida e uma leve pressão é aplicada para ver se a cabeça femoral pode ser sentida deslizando posteriormente para fora do acetábulo. O teste de Ortolani envolve abdução das coxas e aplicação de pressão anterior no quadril para verificar se a cabeça femoral desliza para frente no acetábulo. Outros sinais de DDQ são o encurtamento do membro do lado afetado (Figura 29.15C), pregas assimétricas da coxa e glúteos (Figura 29.15A) e diminuição da abdução do quadril no lado afetado (Figura 29.15B). Ver Boxe 29.5.

! ALERTA PARA A ENFERMAGEM

Esses testes devem ser realizados por um médico experiente a fim de evitar uma lesão no quadril do lactente.

O exame radiográfico no início infância não é confiável porque a ossificação da cabeça femoral normalmente não ocorre antes do quarto ao sexto mês de vida. No entanto, a cabeça cartilaginosa pode ser visualizada diretamente por ultrassonografia. A triagem universal neonatal com ultrassonografia foi proposta; no entanto, numerosos estudos revelam que essa abordagem tem uma alta taxa de resultados falso-positivos e tratamento excessivo subsequente. Portanto, a ultrassonografia é recomendada como adjuvante ao exame físico (Shaw & Segal, 2016).

Considerações culturais

Displasia do desenvolvimento do quadril

Existe uma relação notável entre o desenvolvimento da luxação do quadril e os métodos de enfaixamento dos quadris. Entre as culturas com maior incidência de deslocamento (índios navajos e nativos canadenses), os recém-nascidos são enfaixados com os quadris aduzidos e estendidos em cobertores ou outros cueiros ou são amarrados a transportadores de bebês. Em culturas como as das Américas Central e do Sul, Ásia e África, onde as mães tradicionalmente carregam lactentes nas costas com os quadris dos lactentes na posição de abdução e flexão, a displasia do quadril é muito menos comum.

Em lactentes com mais de 6 meses de vida e em crianças, o exame radiográfico é útil para confirmar o diagnóstico. Uma inclinação para cima no teto do acetábulo (ângulo acetabular) maior que 30° com deslocamento para cima e para fora da cabeça femoral é observada em uma criança com displasia do quadril, e o ângulo acetabular deve continuar a diminuir com a idade.

Manejo terapêutico

O tratamento é iniciado assim que a condição é reconhecida, pois a intervenção precoce é mais favorável à restauração da arquitetura e função óssea normal. Quanto mais demorado o tratamento, mais grave a deformidade, mais difícil o tratamento e menos favorável o prognóstico. O tratamento varia de acordo com a idade da criança e a extensão da displasia. O objetivo do tratamento é obter e manter uma posição segura e congruente da articulação do quadril para promover o desenvolvimento normal da articulação do quadril.

Recém-nascidos e lactentes até 6 meses de vida

A articulação do quadril é mantida, por talas dinâmicas, em posição segura com o fêmur proximal centrado no acetábulo em grau de flexão. Dos numerosos dispositivos disponíveis, o **suspensório de Pavlik** é o mais amplamente utilizado e, com o tempo, movimento e gravidade, e a função do quadril ocorre em uma posição mais abduzida e reduzida (Figura 29.16). O suspensório é usado continuamente, de 22 a 24 horas por dia, dependendo da gravidade da displasia, até que o quadril esteja estável no exame clínico e ultrassonográfico, geralmente dentro de 6 a 12 semanas.

Quando houver dificuldade para manter uma redução estável da cabeça do fêmur, é realizada uma redução cirúrgica fechada do quadril com aplicação de um aparelho gessado no quadril. O aparelho

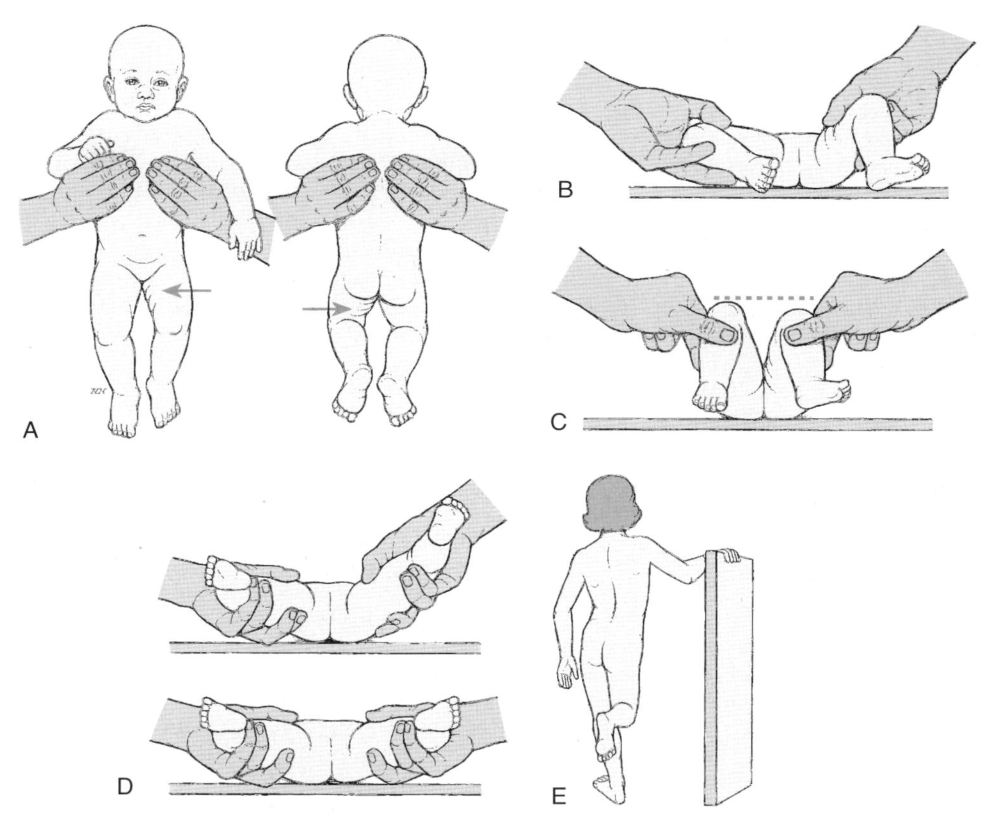

Figura 29.15 Sinais de displasia do desenvolvimento do quadril (DDQ). **A.** Assimetria das pregas glútea e coxa. **B.** Abdução limitada do quadril, vista em flexão. **C.** Encurtamento aparente do fêmur, indicado pelo nível dos joelhos em flexão (sinal de Galeazzi). **D.** Manobra de Ortolani desencadeando um estalido. **E.** Sinal de Trendelenburg positivo (se a criança estiver apoiando o peso).

Boxe 29.5 Manifestações clínicas da displasia do desenvolvimento do quadril.

Lactentes

Encurtamento do membro do lado afetado (sinal de Galeazzi)
Abdução restrita do quadril no lado afetado
Dobras glúteas desiguais (mais bem visualizadas com o lactente em posição prona)
Teste de Ortolani positivo (quadril é reduzido por abdução)
Teste de Barlow positivo (o quadril é deslocado por adução)

Lactentes e crianças de mais idade

A perna afetada parece mais curta que a outra
Telescópica ou mobilidade do pistão da articulação: a cabeça do fêmur se move para cima e para baixo na nádega quando a coxa estendida é empurrada primeiro em direção à cabeça da criança e, depois, tracionada distalmente
Sinal de Trendelenburg: quando a criança fica primeiro em um pé e, depois, no outro (segurando uma cadeira, corrimão ou as mãos de alguém) com peso no quadril afetado, a pelve se inclina para baixo no lado normal em vez de para cima, como aconteceria com a estabilidade normal
Trocânter maior proeminente e aparecendo acima da linha anterossuperior da espinha ilíaca até a tuberosidade do ísquio
Lordose acentuada e marcha claudicante (luxação bilateral do quadril)

é trocado periodicamente para acomodar o crescimento da criança. Quando estabilidade suficiente for alcançada, após aproximadamente 3 meses, a criança passa para uma órtese removível de abdução do quadril. A duração do tratamento com órtese depende do desenvolvimento do acetábulo.

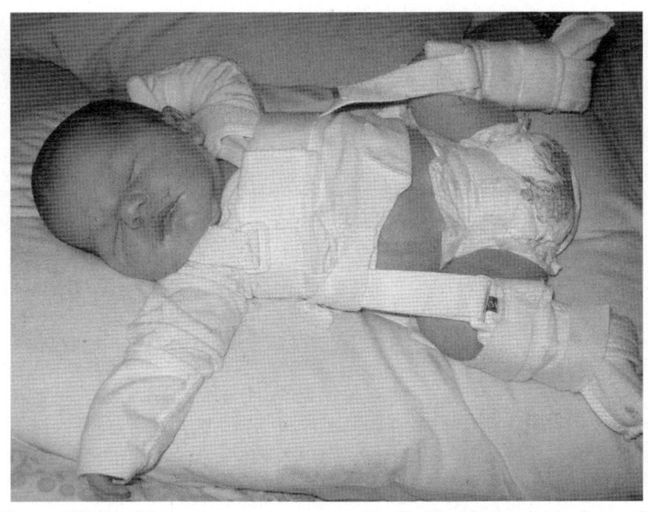

Figura 29.16 Criança em um suspensório Pavlik. (Cortesia de Amanda Politte, St Louis, MO.)

Dos 6 aos 24 meses de vida

Nessa faixa etária, a luxação muitas vezes não é reconhecida até que a criança comece a ficar de pé e a andar, quando o encurtamento do membro e as contraturas dos músculos adutores e flexores do quadril se tornam aparentes. Na DDQ menos grave ou displasia acetabular, o uso de uma órtese de abdução do quadril pode ser iniciado. A duração do tratamento depende do desenvolvimento do acetábulo. Quando há contratura de adução, dispositivos como a tração podem ser usados para alongar lenta e suavemente o quadril até a abdução total, após o que a abdução ampla é mantida até que a estabilidade seja alcançada. A redução cirúrgica fechada do quadril é realizada em casos de subluxação ou luxação do quadril e, caso o quadril permaneça instável, pode ser necessária uma redução aberta. A criança é colocada em aparelho gessado por aproximadamente 12 semanas, e uma órtese de abdução do quadril pode ser usada após o gesso.

Crianças de mais idade

A correção da deformidade do quadril em crianças de mais idade é inerentemente mais difícil do que nas faixas etárias anteriores, porque alterações adaptativas secundárias e outros fatores etiológicos (como artrite juvenil e paralisia cerebral) complicam a condição. A redução cirúrgica, que pode envolver tração pré-operatória, alongamento dos músculos contraídos e procedimentos de osteotomia pélvica para construir um teto acetabular, muitas vezes combinado com osteotomia femoral proximal, geralmente são necessários. Após a remoção do gesso, exercícios de amplitude de movimento ajudam a restaurar a movimentação. Outras medidas de reabilitação podem incluir fortalecimento muscular, um período de uso de muletas ou andadores e treinamento da marcha.

Cuidados de enfermagem

Os enfermeiros estão em uma posição única para detectar DDQ na primeira infância. Durante o processo de avaliação da criança e as atividades de enfermagem de rotina, os quadris e extremidades são inspecionados quanto a quaisquer desvios de normalidade. Quaisquer observações ou preocupações são relatadas ao médico. Uma criança que apresenta andar claudicante ou marcha incomum deve ser encaminhada para avaliação. Isso pode indicar um problema ortopédico ou neurológico. Crianças com paralisia cerebral que não deambulam também devem ser avaliadas quanto a evidências de problemas no quadril ao longo de seus anos de crescimento.

Os principais problemas de enfermagem no cuidado de lactente ou criança em tala gessada ou outro dispositivo estão relacionados com a manutenção do dispositivo e com a adaptação das atividades de nutrição para atender às necessidades do paciente. Geralmente, o tratamento e o acompanhamento dessas crianças são realizados em regime ambulatorial.

! ALERTA PARA A ENFERMAGEM

A prática anterior de troca de fraldas dupla ou tripla para displasia do desenvolvimento do quadril (DDQ) não é recomendada porque não há evidências que comprovem sua eficácia.

O principal objetivo da enfermagem é ensinar os pais a aplicar e manter o dispositivo de redução. O suspensório de Pavlik permite fácil manuseio do lactente e geralmente produz menos apreensão nos pais do que suspensórios e gessos pesados. É importante que os pais entendam o uso correto do suspensório, que pode ou não permitir sua retirada durante o banho. A remoção do suspensório é determinada individualmente com base na recomendação do médico, no grau de instabilidade do quadril e no nível de compreensão da família. Os pais são orientados a não ajustar o suspensório. A criança deve ser examinada pelo médico antes de tentar qualquer ajuste para garantir que os quadris estejam na posição correta.

O cuidado com a pele é um aspecto importante do cuidado de uma criança em um suspensório. As seguintes orientações para prevenir lesão de pele são enfatizadas:

- Verifique frequentemente (pelo menos 2 ou 3 vezes/dia) se há áreas hiperemiadas ou com sinais de irritação de pele nas dobras ou sob as tiras do dispositivo
- Massageie suavemente a pele saudável sob as tiras 1 vez/dia para estimular a circulação. Em geral, evite cremes e pós, pois podem ressecar e irritar a pele
- Sempre coloque a fralda sob as alças.

Os pais são encorajados a segurar o lactente com o suspensório e continuar as atividades de cuidado e nutrição. A enfermagem pode auxiliar colocando-se disponível para as perguntas dos pais sobre as adaptações necessárias nos cuidados diários, de modo a diminuir a ansiedade deles e os possíveis sentimentos sobre a possibilidade de machucar a criança nos cuidados de rotina.

Moldes e órteses (imobilizadores) oferecem desafios mais difíceis para a enfermagem e cuidadores porque não podem ser removidos para os cuidados de rotina, embora às vezes um imobilizador possa ser removido para o banho. O cuidado de um lactente ou criança de menos idade com um aparelho gessado requer inovação da enfermagem para reduzir a irritação e manter a limpeza da criança e do molde, particularmente na área das fraldas. (Ver a discussão anterior, neste capítulo, sobre os cuidados da criança em um molde.)

É importante que enfermeiros, pais e outros cuidadores entendam que as crianças em dispositivos corretivos precisam ser envolvidas em todas as atividades típicas apropriadas à idade. O confinamento em um aparelho gessado ou outro dispositivo não deve excluir as crianças das atividades da família (ou da unidade). Elas podem ser levadas no colo para maior conforto e transportadas para áreas de atividade. Uma cadeira de rodas adaptada, carrinho ou maca pode oferecer mobilidade a um lactente ou criança de mais idade.

PÉ TORTO

O **pé torto** ou talipe equinovaro (TEV) é uma deformidade complexa do tornozelo e do pé que inclui adução do antepé, supinação do mediopé, varo do retropé e equino do tornozelo. O pé fica apontando para baixo (flexão plantar) e para dentro em graus variáveis de gravidade (Figura 29.17). O pé torto pode ocorrer como uma deformidade isolada ou em associação a outros distúrbios ou síndromes, como anormalidades cromossômicas, artrogripose ou espinha bífida.

A incidência de pé torto na população geral é de aproximadamente 1 por mil nascidos vivos, sendo os meninos duas vezes mais afetados que as meninas. Pés tortos bilaterais ocorrem em 50% dos casos (Winell & Davidson, 2020). A causa exata do pé torto é desconhecida. No entanto, há uma forte tendência familiar, com uma chance de 1 em 10 de que um pai com pé torto tenha um filho afetado. Outras teorias possíveis sobre a causa do pé torto incluem desenvolvimento fetal lento ou anormal ou posicionamento anormal e movimento restrito no útero, embora as evidências não sejam conclusivas. Enquanto o retardo de desenvolvimento durante esse estágio inicial tende a resultar em uma deformidade rígida, as pressões mecânicas do posicionamento intrauterino são provavelmente as causas de deformidades mais flexíveis (Shyy, Wang, Sheffield et al., 2010).

O pé torto pode ser dividido em três categorias: (1) pé torto posicional (também chamado de *pé torto de transição*, *leve* ou *postural*), que se acredita ocorrer principalmente por apinhamento intrauterino e responde ao simples alongamento e gesso; (2) pé torto congênito, também conhecido como *idiopático*, que pode ocorrer em uma criança normal e tem uma ampla variação de rigidez e prognóstico; e (3) pé torto sindrômico (ou teratológico), que está associado a outras anomalias congênitas (como mielomeningocele ou artrogripose) e é uma forma mais grave de pé torto que muitas vezes é resistente ao tratamento típico.

Classificação

O pé torto posicional pode corrigir espontaneamente ou pode exigir exercício passivo ou moldes seriados. Não há anormalidade óssea, mas

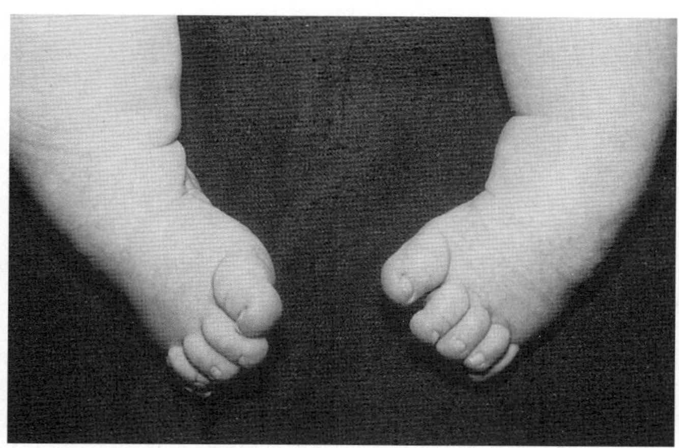

Figura 29.17 Talipe equinovaro (TEV; pé torto) congênito bilateral em um lactente de 2 meses. (De Zitelli B. J., McIntire S. C., Nowalk A. J. [2012]: *Zitelli and Davis' atlas of pediatric physical diagnosis*, 6th, St Louis, MO, Saunders/Elsevier.)

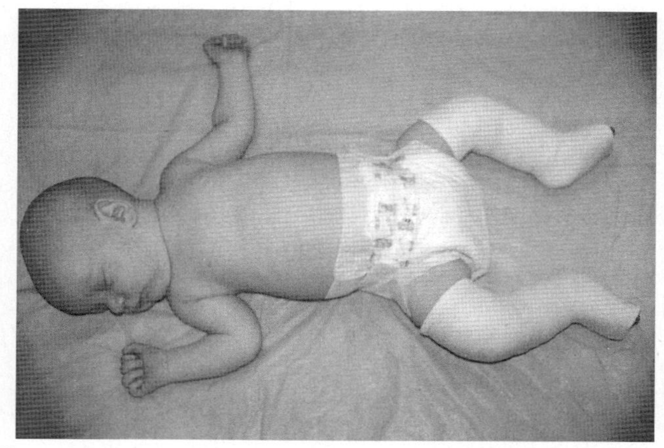

Figura 29.18 Pés com molde para correção de talipe equinovaro (TEV) bilateral.

pode haver aperto e encurtamento dos tecidos moles medial e posteriormente. O pé torto teratológico geralmente requer correção cirúrgica e tem alta incidência de recorrência. O pé torto idiopático congênito, ou "pé torto verdadeiro", quase sempre requer gesso com intervenção cirúrgica, geralmente uma tenotomia do cordão do calcanhar.

Avaliação diagnóstica

A deformidade é prontamente aparente ao nascimento se não tiver sido detectada no pré-natal por meio de ultrassonografia. No entanto, deve ser diferenciada de algumas deformidades posicionais que podem ser corrigidas passivamente. Uma vez detectada, uma avaliação física cuidadosa, porém abrangente, do pé (ou pés) afetado deve ser concluída para permitir a tomada de decisão adequada em relação aos planos de tratamento e prognóstico. O pé (ou pés) afetado geralmente é menor e mais curto, com coxim do calcanhar vazio e prega medial no mediopé. Quando a deformidade é unilateral, o membro afetado pode ser mais curto e apresentar atrofia da panturrilha. Radiografias dos pés geralmente não são necessárias. Um exame completo do quadril deve ser realizado em todos os lactentes com pé torto; um risco aumentado de displasia de quadril está associado a deformidades do pé torto.

Manejo terapêutico

O objetivo do tratamento do pé torto é obter um pé indolor, plantígrado e funcional. O tratamento do pé torto envolve três etapas: (1) correção da deformidade, (2) manutenção da correção até que o equilíbrio muscular normal seja recuperado e (3) observação de acompanhamento para evitar possível recorrência da deformidade. Alguns pés respondem prontamente ao tratamento; alguns respondem apenas a intervenções prolongadas, vigorosas e sustentadas; e a melhora em outros permanece decepcionante mesmo com intervenções máximas.

O tratamento recomendado do pé torto é com o uso do método de Ponseti. A instalação de moldes seriados é iniciada logo após o nascimento. A manipulação suave semanal e o alongamento do pé, com a colocação de gessos de perna longos em série, permitem uma melhora gradual no alinhamento do pé (Figura 29.18). A extremidade ou extremidades são gessadas até que a correção máxima seja alcançada, geralmente dentro de 6 a 10 semanas. Na maioria das vezes, uma tenotomia percutânea do cordão calcâneo é realizada no fim da moldagem para corrigir a deformidade em equino. Após a tenotomia, um molde de perna longo é aplicado e deixado no local por 3 semanas. Após a conclusão do gesso, as crianças passam a usar sandálias Ponseti com uma barra colocada em abdução para ajudar a manter a correção e evitar a recorrência da deformidade do pé. A incapacidade de alcançar o alinhamento normal do pé após uso de molde e tenotomia indica a necessidade de intervenção cirúrgica (Ponseti, 1996).

Cuidados de enfermagem

Os cuidados de enfermagem à criança com pé torto são os mesmos que para qualquer criança em uso de molde (ver anteriormente neste capítulo). Como a criança passará um tempo considerável em um dispositivo corretivo, os planos de cuidados de enfermagem incluem metas de longo e curto prazo. A observação cuidadosa da pele e da circulação é particularmente importante em crianças de menos idade devido à sua rápida taxa de crescimento.

Como o tratamento e os cuidados de acompanhamento são realizados na clínica ortopédica ou no ambulatório, a educação e o apoio dos pais são importantes no cuidado de enfermagem a essas crianças. É importante que os pais compreendam o diagnóstico, o programa geral de tratamento, a importância das trocas regulares de gesso e o papel que desempenham na eficácia a longo prazo da terapia. Reforçar e esclarecer as explicações e instruções do ortopedista, ensinar os pais sobre os cuidados com o molde ou órtese (incluindo observação vigilante para possíveis problemas) e incentivar os pais a facilitar o desenvolvimento normal dentro das limitações impostas pelo tratamento fazem parte das responsabilidades da enfermagem.

METATARSO ADUTO (VARO)

O metatarso aduto, ou metatarso varo, é provavelmente a deformidade congênita do pé mais comum. Na maioria dos casos, é resultado de um posicionamento intrauterino anormal, particularmente em um filho primogênito, e geralmente é detectado no nascimento. A deformidade é caracterizada pela adução medial dos dedos e antepé, frequentemente associada à inversão e convexidade da borda lateral do pé (em forma de rim). O metatarso aduto pode ser dividido em três categorias:

- Tipo I: o antepé é flexível e corrige facilmente com manipulação
- Tipo II: o antepé é apenas parcialmente flexível e corrige passivamente após a posição neutra, mas apenas permanece em posição neutra com manipulação ativa
- Tipo III: o antepé é rígido e não se estende até a posição neutra com manipulação.

Ao contrário do pé torto, com o qual muitas vezes é confundido, a angulação ocorre na articulação tarsometatársica enquanto o calcanhar e o tornozelo permanecem em posição neutra. A amplitude de movimento do tornozelo é normal. Essa deformidade pode causar uma marcha de "pés de pombo" ou "pés para dentro" na criança. Um exame completo do quadril deve ser realizado para todos os lactentes com metatarso adutor, pois um risco aumentado de displasia do quadril está associado a deformidades do pé.

O manejo depende da rigidez e do tipo de deformidade. A maioria dos casos de metatarso aduto são tipos I e II e geralmente corrige espontaneamente. Manipulação suave e alongamento passivo do pé, que os pais são ensinados a realizar, podem ser instituídos e podem ajudar nessa correção mais rapidamente. Com o tipo III, a criança geralmente requer manipulação e moldes seriados para corrigir a deformidade, podendo depois usar sapatos ortopédicos ou órtese. A correção cirúrgica raramente é necessária para a condição, mas pode ser realizada em crianças com idade entre 4 e 6 anos que apresentam dor intensa na deambulação ou dificuldades funcionais como resultado da deformidade (Winell & Davidson, 2020).

Cuidados de enfermagem

O papel da enfermagem envolve principalmente a identificação do defeito para que a terapia precoce e a orientação dos pais possam ser iniciadas. O enfermeiro ensina os pais a segurar o calcanhar com firmeza e alongar apenas o antepé; caso contrário, força indevida no calcanhar pode produzir uma deformidade em valgo. Se for necessário gesso ou órtese, o enfermeiro orienta os pais sobre os cuidados com o molde e o uso da órtese.

ANORMALIDADES ESQUELÉTICAS DE MEMBROS

As anormalidades congênitas dos membros, ou malformações de redução, manifestam-se por uma variedade de graus de perda da capacidade funcional. Eles são caracterizados pelo subdesenvolvimento dos elementos esqueléticos das extremidades. A gama de malformações pode se estender de pequenos defeitos dos dedos a anomalias graves, como **amelia**, ausência de uma extremidade inteira, ou **meromelia**, ausência parcial de uma extremidade, que inclui **focomelia** (membros de foca), uma deficiência interposta de ossos longos com desenvolvimento relativamente bom de mãos e pés ligados ou próximos ao ombro ou aos quadris. A maioria das malformações de redução são defeitos primários de desenvolvimento do membro, mas a destruição pré-natal do membro pode ocorrer, como amputação total ou parcial de um membro no útero por constrição de uma banda amniótica (**síndrome da banda amniótica**). Os recém-nascidos com anormalidades congênitas dos membros geralmente apresentam malformações associadas e devem ser cuidadosamente avaliados quanto a malformações cardiovasculares, do sistema nervoso central (SNC), renais e digestivas (Stoll, Alembik, Dott et al., 2010).

Fisiopatologia

As anormalidades dos membros podem ser atribuídas tanto à hereditariedade quanto ao ambiente e podem se originar em qualquer estágio do desenvolvimento da extremidade. A formação dos membros pode ser suprimida no momento da formação do broto do membro, ou pode haver interferência em estágios posteriores de diferenciação e crescimento. A hereditariedade parece desempenhar um papel proeminente, e fatores ambientais pré-natais têm sido implicados em vários casos, como a bem divulgada tragédia da **talidomida** dos anos 1950 e início dos anos 1960, que demonstrou uma relação clara entre o tempo de exposição da gestante à droga antiemética e à presença e tipo de deformidade do membro do recém-nascido. Ainda existem medicamentos que podem ter efeitos **teratogênicos** semelhantes no primeiro trimestre da gravidez. Portanto, a administração de medicamentos durante esse período deve ser cuidadosamente avaliada pelo profissional de saúde.

Manejo terapêutico

A criança com anormalidade de membro deve utilizar dispositivos protéticos, e os dispositivos devem ser aplicados o mais cedo possível no estágio de desenvolvimento na tentativa de combinar a prontidão motora do lactente. Isso favorece a progressão natural do uso protético. Por exemplo, uma criança com anormalidade no membro superior é equipada com um dispositivo passivo simples entre 3 e 6 meses de vida para estimular a exploração do membro, sentar (com as extremidades necessárias para apoio) e realizar atividades bilaterais com as mãos. As próteses de membros inferiores são aplicadas quando a criança está pronta para se erguer para a posição de pé.

No preparo para uso de dispositivos protéticos, a modificação cirúrgica do membro residual pode ser necessária para garantir o uso mais eficaz do dispositivo ou prótese. Os dígitos focomélicos são preservados para controlar acionadores externos de aparelhos de extremidades superiores. Os dígitos (nas extremidades superiores e inferiores) fornecem à criança superfícies para exploração e estimulação tátil. As próteses são substituídas para acomodar o crescimento e as capacidades crescentes da criança.

Cuidados de enfermagem

A aplicação, o treinamento e o uso de próteses são realizados com mais sucesso em um centro especializado em atender às necessidades especiais dessas crianças, especialmente crianças muito pequenas e aquelas com múltiplas amputações ou membros ausentes. O tratamento envolve um **protético**, especializado no desenvolvimento, adaptação e manutenção de membros protéticos, e outros profissionais de saúde, como fisioterapeutas e terapeutas ocupacionais. Os pais precisam de apoio e são incentivados a ajudar a criança a fazer ajustes apropriados à idade no ambiente. Embora essas crianças necessitem de assistência, a superproteção pode produzir superdependência, com posterior desajuste à escola e outras situações.

OSTEOGÊNESE IMPERFEITA

A osteogênese imperfeita (OI) é uma doença genética rara caracterizada por ossos que se fraturam facilmente. Embora a herança genética siga um padrão autossômico dominante na maioria dos casos, existe herança autossômica recessiva rara. A maioria dos tipos de OI tem defeitos nos genes *COL1A1* ou *COL1A2*, que codificam cadeias polipeptídicas no procolágeno tipo 1, um precursor do colágeno tipo 1, que é um dos principais componentes estruturais do osso. O erro resulta em defeitos na mineralização óssea, arquitetura óssea anormal e maior suscetibilidade à fratura. Existem pelo menos 12 tipos descritos de OI, o que explica a variabilidade significativa da doença. As características clínicas podem incluir vários graus de fragilidade e deformidade óssea, baixa estatura, esclera azulada, perda auditiva e dentinogênese imperfeita (dentes hipoplásicos descoloridos) (Marini & Blissett, 2013).

A classificação é baseada em características clínicas e padrões de herança (Boxe 29.6). Clinicamente, o tipo I é a forma mais comum e mais leve, com a maioria das fraturas ocorrendo antes da puberdade. A estatura está próxima do normal e a deformidade óssea é mínima ou ausente. O tipo II é o mais grave e considerado letal na infância. A OI tipo III é caracterizada por fraturas múltiplas frequentemente presentes ao nascimento, baixa estatura, deformidade óssea grave e incapacidades que reduzem a expectativa de vida. O tipo IV é semelhante ao tipo I, embora um pouco mais grave, com baixa estatura e deformidades ósseas leves a moderadas. Os tipos V e VI não apresentam defeito de colágeno tipo 1 e são clinicamente semelhantes ao tipo IV. Esses dois tipos demonstram um padrão único em seus ossos. Os indivíduos afetados apresentam formação de calo hipertrófico nos locais de fratura, banda metafisária radiodensa e calcificação da membrana interóssea do antebraço. No tipo VI, o osso apresenta defeito de mineralização característico ou aparência microscópica de "escama de peixe" com atividade de fosfatase alcalina elevada. Os tipos VII a XII são formas raras e recessivas de OI com diferentes defeitos genéticos encontrados. A gravidade clínica é variável e se sobrepõe aos tipos II e III em relação às características clínicas. Aqueles que sobrevivem têm esclera branca, baixa estatura e rizomélia (Marini & Blissett, 2013).

Manejo terapêutico

Historicamente, o tratamento da OI tem sido principalmente de suporte, embora os pacientes e familiares estejam otimistas com os novos avanços da pesquisa. O uso da terapia IV com bisfosfonatos com pamidronato para promover o aumento da densidade óssea e prevenir fraturas tornou-se a terapia-padrão para muitas crianças com OI. No entanto, a terapia com bisfosfonatos é supostamente mais benéfica para aumentar a densidade óssea vertebral e menos eficaz para ossos longos (Marini, 2020).

Os objetivos de uma abordagem reabilitativa para o manejo são direcionados para prevenir (1) contraturas e deformidades posicionais, (2) fraqueza muscular e osteoporose e (3) desalinhamento das articulações dos membros inferiores que impedem a sustentação do peso. Aparelhos e talas leves ajudam a apoiar os membros, prevenir fraturas e ajudar na deambulação. A fisioterapia ajuda a prevenir a osteoporose por desuso e fortalece os músculos, o que, por sua vez, melhora a densidade óssea. A cirurgia às vezes é instituída para ajudar a tratar as manifestações da doença. As técnicas cirúrgicas são usadas para prevenir ou corrigir deformidades que interferem na órtese, como ficar em pé ou andar. A colocação de hastes intramedulares nos ossos longos pode proporcionar estabilidade ao osso, bem como prevenir ou corrigir deformidades.

Boxe 29.6 Classificação da osteogênese imperfeita.[a]

Tipo I[a,b]
A: fragilidade óssea leve; escleras azuis; dentes normais; perda auditiva (ocorre entre 20 e 30 anos); herança autossômica dominante
B: igual a A, exceto dentinogênese imperfeita em vez de dentição normal
C: igual a B, mas sem fragilidade óssea
Tipo II: letal; natimorto ou óbito na primeira infância; fragilidade óssea grave, fraturas múltiplas ao nascimento; 10% dos casos de OI; herança autossômica recessiva
Tipo III: fragilidade óssea grave levando a deformidades progressivas graves; esclera normal; déficit de crescimento acentuado; herança mais autossômica recessiva; poucos herança autossômica dominante
Tipo IV
A: fragilidade óssea leve a moderada; esclera normal; dentes normais; baixa estatura; deformidade variável; herança autossômica dominante
B: igual a A, exceto dentinogênese imperfeita em vez de dentição normal; aproximadamente 6% dos casos de OI
Tipo V: clinicamente semelhante ao tipo IV; calo hiperplásico; mutação de colágeno negativa
Tipo VI: esclera e dentição normais; fragilidade óssea moderada a grave; diagnóstico por biopsia óssea devido às semelhanças com outros tipos
Tipos VII e VIII (forma recessiva): clinicamente se sobrepõem aos tipos II e III, mas têm esclera branca, rizomelia e perímetro cefálico pequeno a normal; estatura osteocondroplástica grave e baixa em sobreviventes. O tipo VII está associado ao gene *CRTAP* e o tipo VIII está associado à mutação genética *LEPRE1*

[a]Dois terços dos casos são do tipo I.
[b]Essa classificação é baseada naquela proposta por Sillence, D. O., Senn, A., & Danks, D. M. (1979). Genetic heterogeneity in osteogenesis imperfecta. *Journal of Medical Genetics, 16*(2), 101–116, que originalmente incluía OI tipos I a IV. Tipos adicionais foram descritos, mas não estão incluídos neste artigo.
OI, Osteogênese imperfeita.

Cuidados de enfermagem

Lactentes e crianças com esse distúrbio requerem manuseio cuidadoso para evitar fraturas. Eles devem ser apoiados quando estão sendo virados, posicionados, movidos e segurados. Mesmo trocar uma fralda pode causar uma fratura em lactentes gravemente afetados. Essas crianças nunca devem ser seguradas pelos tornozelos ao trocar fraldas, mas devem ser levantadas suavemente pelas nádegas ou apoiadas com travesseiros. No entanto, os enfermeiros não devem ter medo de tocar ou manusear o lactente ou criança com OI. Essas crianças precisam de tratamento e cuidados compassivos tanto quanto qualquer outro paciente.

Tanto os pais quanto a criança precisam de educação sobre as limitações da criança e orientações no planejamento de atividades adequadas que promovam o desenvolvimento ideal e protejam a criança de danos. O planejamento ocupacional realista e o aconselhamento genético fazem parte dos objetivos dos cuidados a longo prazo. Materiais educativos e informações podem ser obtidos na Osteogenesis Imperfecta Foundation,[b,2] que também tem uma rede que coloca famílias em contato com outras famílias com condição semelhante. Crianças com fraturas atuais ou fraturas em cicatrização devem ser rastreadas para OI; a suposição de que abuso ou negligência é a causa de fraturas em crianças deve ser cuidadosamente avaliada por uma equipe multiprofissional. Um histórico detalhado, nenhuma evidência de lesão de tecidos moles associada e a presença de outros sintomas relacionados com a OI ajudam a determinar o diagnóstico.

DEFEITOS ADQUIRIDOS

DOENÇA DE LEGG-CALVÉ-PERTHES

A doença de Legg-Calvé-Perthes é uma doença autolimitada na qual há necrose avascular da cabeça femoral. A doença afeta crianças de 2 a 12 anos, mas a maioria dos casos ocorre como um evento isolado em meninos entre 4 e 8 anos, com uma relação homem/mulher de 4:1. Em aproximadamente 10% dos casos, o acometimento é bilateral; a maioria das crianças afetadas tem uma idade esquelética significativamente abaixo de sua idade cronológica. As crianças caucasianas são afetadas 10 vezes mais frequentemente do que as crianças afro-americanas (Loder & Skopelja, 2011b).

Fisiopatologia

A causa da doença é desconhecida, mas alteração temporária da circulação ou suprimento vascular para a epífise da cabeça do fêmur produz uma necrose avascular isquêmica da cabeça femoral. Durante a segunda infância, a circulação para a epífise femoral é mais tênue do que em outras idades e pode ser obstruída por trauma, inflamação, falhas na coagulação e uma variedade de outras causas. Os eventos patológicos parecem ocorrer em quatro estágios (Boxe 29.7). Todo o processo da doença pode abranger apenas 18 meses ou continuar por vários anos. A conformação da cabeça femoral pode ser severamente alterada ou minimamente afetada.

Manifestações clínicas e avaliação diagnóstica

O início da doença de Legg-Calvé-Perthes é geralmente insidioso, e o histórico pode revelar apenas o aparecimento intermitente de claudicação no lado afetado ou um complexo de sintomas, incluindo sensibilidade,

[b]804 W. Diamond Ave., Suite 210, Gaithersburg, MD 20878; 844-889-7579; http://www.oif.org
[2]N.R.T.: No Brasil, pais e profissionais de saúde podem consultar a Associação Nacional de Osteogênese Imperfeita (ANOI), na qual documentos educativos, cadastros de portadores, centros de referência para tratamento, bem como legislações nacionais, podem ser encontrados. Disponível em: http://www.anoi.com.br/. Acesso em: 9 set. 2022.

Boxe 29.7 Estágios radiográficos da doença de Legg-Calvé-Perthes.

Estágio I: estágio inicial ou **avascular** – necrose avascular ou infarto da epífise proximal do fêmur com alterações degenerativas produzindo achatamento da superfície superior da cabeça femoral ou diminuição da altura da cabeça femoral
Estágio II: fragmentação, ou **reabsorção, estágio** – a reabsorção e revascularização da cabeça femoral produz colapso da cabeça femoral e fragmentação que gera uma aparência manchada nas radiografias
Estágio III: estágio de reossificação – nova formação óssea, que é representada nas radiografias como calcificação e ossificação ou aumento da densidade nas áreas de radiolucidez; esse processo de preenchimento parece começar na periferia da cabeça femoral e progredir para o centro
Estágio IV: residual ou **remodelação, estágio** – conformação gradual da cabeça do fêmur sem radiolucidez; isso ocorre até a maturidade esquelética

dor ou rigidez no quadril, que pode ser constante ou intermitente. Os pais podem relatar ver a criança mancando, e a claudicação se torna mais pronunciada com o aumento da atividade. A dor pode ser sentida no quadril, ao longo de toda a coxa ou nas proximidades da articulação do joelho. A dor e a claudicação costumam ser mais evidentes ao levantar e ao fim de um longo dia de atividades. A dor geralmente é acompanhada por disfunção articular e amplitude de movimento limitada no quadril. Pode haver um histórico vago de trauma, mas não necessariamente. O diagnóstico é estabelecido por achados radiográficos característicos, incluindo alargamento do espaço articular medial, achatamento da cabeça femoral com ossificação irregular e possível fratura subcondral. Uma ressonância magnética para análise da perfusão do quadril pode ser realizada para avaliar o fluxo sanguíneo para a cabeça femoral.

Manejo terapêutico

Como a deformidade ocorre no início do processo da doença, os objetivos do tratamento são restaurar e manter a amplitude de movimento adequada do quadril; prevenir colapso, extrusão ou subluxação da cabeça femoral; e preservar a cabeça femoral o mais arredondada possível no momento da cicatrização. O tratamento varia de acordo com a idade da criança no momento do diagnóstico e o aspecto da cabeça femoral e a posição dentro do acetábulo. A atividade causa microfraturas da epífise isquêmica mole, que tendem a induzir sinovite, rigidez e contratura adutora.

A terapia inicial consiste em repouso, restrições de atividade e sustentação de peso limitada, o que ajuda a reduzir a inflamação e a irritabilidade do quadril. O uso de AINEs pode proporcionar alívio da dor ou desconforto; fisioterapia ou exercícios de amplitude de movimento ajudam a restaurar o movimento do quadril. Em casos raros, a tração é aplicada para alongar os músculos adutores tensionados e melhorar a contenção da cabeça femoral. Aparelhos de abdução ou gesso também podem ser usados para contenção da cabeça femoral. Se o tratamento não cirúrgico ou conservador não for bem-sucedido, a reconstrução cirúrgica ou procedimentos de contenção, como uma osteotomia pélvica ou femoral proximal, podem ser necessários.

A doença é autolimitada, mas o resultado final da terapia depende de um tratamento precoce e eficiente. Crianças de 5 anos ou menos, cujas epífises são mais cartilaginosas, tendem a ter o melhor prognóstico ou desfecho. Crianças com mais de 8 anos têm um risco significativo de artrite degenerativa, especialmente se tiverem deformidade da cabeça femoral no momento do diagnóstico. Quanto mais tarde for feito o diagnóstico, mais danos femorais terão ocorrido antes da implementação do tratamento (Herring, 2011).

Cuidados de enfermagem

Como essas crianças são atendidas em grande parte em regime ambulatorial, a maior ênfase do cuidado de enfermagem é ensinar à família os cuidados e o manejo necessários. A família precisa compreender o diagnóstico e compreender o propósito e a função das restrições e limitações das atividades para alcançar o resultado desejado. A criança e a família podem contar com o enfermeiro para ajudá-los a compreender e ajustar as medidas terapêuticas.

Um dos aspectos mais difíceis associados ao transtorno é a necessidade de lidar com uma criança normalmente ativa que se sente bem, mas deve permanecer relativamente inativa. É importante ressaltar que as crianças devem continuar frequentando a escola e se engajar em atividades que possam ser adaptadas ao tratamento prescrito. Atividades adequadas devem ser planejadas para atender às necessidades de uma criança no processo de desenvolvimento de um senso de ou autonomia ou iniciativa. As atividades que atendem aos impulsos criativos são bem recebidas.

DESLIZAMENTO EPIFISÁRIO DA CABEÇA DO FÊMUR

O deslizamento epifisário da cabeça do fêmur (DECF) refere-se a um deslocamento espontâneo da epífise femoral proximal em uma direção posterior e inferior. Com mais frequência, ela se desenvolve logo antes ou durante o crescimento acelerado e o início da puberdade (crianças entre 8 e 15 anos; média de 12 anos para meninos e 11 anos para meninas) e é observado com mais frequência em meninos e crianças obesas. A incidência corresponde a 0,3 a 24 casos por 100 mil crianças. O envolvimento bilateral ocorre em até 50% dos casos (Loder e Skopelja, 2011c).

Fisiopatologia

Em um quadril com DECF, a epífise femoral capital permanece no acetábulo, mas o colo do fêmur desliza, deformando a cabeça femoral e distendendo os vasos sanguíneos até a epífise. A maioria dos casos de DECF é idiopática, embora possa estar associada a distúrbios endócrinos, como hipotireoidismo, baixos níveis de hormônio do crescimento, tumores hipofisários e osteodistrofia renal. A causa do DECF idiopática é multifatorial e inclui obesidade, conformação e orientação fisária e alterações hormonais puberais que afetam a força fisária. Embora a obesidade estresse a placa fisária, o DECF também pode ocorrer em crianças que não são obesas.

Avaliação diagnóstica

Suspeita-se de DECF quando um adolescente ou pré-adolescente apresenta sinais clínicos de claudicação ou se queixa de dor no quadril, na virilha, na coxa ou no joelho. Ver Boxe 29.8 para informações sobre manifestações clínicas adicionais. O diagnóstico é confirmado por radiografias em posição de perna de rã anteroposteriores e do quadril que refletem uma mudança na posição da epífise proximal do fêmur. As radiografias mostram deslocamento medial da epífise e porção superior descoberta do colo do fêmur adjacente à fise. Há uma placa de crescimento alargada e metáfise irregular.

Manejo terapêutico

Os objetivos do tratamento do DECF são evitar deslizamento adicional da epífise femoral até o fechamento fisário, evitar complicações adicionais, como necrose avascular e manter a função adequada do quadril (Peck & Herrara-Soto, 2014). Se houver suspeita diagnóstica ou se o diagnóstico tiver sido estabelecido, a criança não deve carregar peso para evitar mais deslizamento. A intervenção cirúrgica é necessária e, na maioria das vezes, ocorre dentro de 24 horas para evitar novos deslizamentos e possíveis complicações, como necrose avascular.

Atualmente, a fixação *in situ* usando um único parafuso ou, alternativamente, vários parafusos através do colo do fêmur até a epífise

Boxe 29.8 Deslizamento epifisário da cabeça do fêmur.

Muito frequentemente obeso (índice de massa corporal > 95%)
Manca no lado afetado
Possível incapacidade de suportar peso devido à dor intensa
Dor na virilha, coxa ou joelho

- Pode ser aguda, crônica ou aguda-crônica
- Contínuo ou intermitente

A perna afetada é girada externamente
Perda de flexão, abdução e rotação interna do quadril à medida que a gravidade aumenta
A perna afetada pode parecer mais curta

proximal do fêmur é o tratamento de escolha. Para DECF moderado a grave, um cirurgião experiente pode optar por realizar uma luxação cirúrgica do quadril para melhorar a anatomia no local da deformidade (Tibor & Sink, 2013). Os cuidados pós-cirúrgicos incluem a não sustentação de peso ou a sustentação de peso limitada com o uso de muletas para deambulação por semanas a meses. As crianças podem ser restringidas quanto à realização de certos esportes ou atividades até que ocorra a fusão ou fechamento da fise femoral proximal, a fim de evitar mais deslizamentos.

Cuidados de enfermagem

O cuidado de enfermagem envolve o preparo da criança e da família para o procedimento cirúrgico e a recuperação. Os cuidados pós-operatórios envolvem estabilização hemodinâmica, controle da dor e avaliação de complicações. O adolescente é ensinado sobre o uso adequado de muletas e a importância de evitar a sustentação de peso no quadril afetado. O autocuidado e a capacidade para o desempenho das atividades da vida diária são incentivados para promover a confiança e diminuir a sensação de desamparo.

! ALERTA PARA A ENFERMAGEM

Crianças com problemas no quadril, como Legg-Calvé-Perthes ou deslizamento epifisário da cabeça do fêmur (DECF), geralmente apresentam dor na virilha, na coxa ou no joelho. Isso geralmente é devido à dor referida e está anatomicamente relacionado com o nervo obturador. Sempre que uma criança apresenta dor na virilha, na coxa ou no joelho, um exame completo do quadril é fundamental para descartar patologia subjacente do quadril.

CIFOSE E LORDOSE

A coluna, que é formada por numerosos segmentos, pode adquirir curvas de deformidade de três tipos: cifose, lordose e escoliose (Figura 29.19). A **cifose** é a angulação lateral convexa na curvatura da coluna torácica (ver Figura 29.19B). Se estiver aumentada (> 45°), pode ocorrer secundariamente a processos patológicos, como tuberculose (TB), artrite crônica, osteodistrofia ou fraturas por compressão da coluna torácica. A forma mais comum de hipercifose está relacionada com a postura. As crianças, especialmente durante o período em que o crescimento esquelético supera o crescimento muscular, são propensas ao exagero de uma cifose normal. Isso é particularmente comum em meninas adolescentes autoconscientes que assumem uma postura curvada de ombros arredondados na tentativa de esconder seus seios em desenvolvimento e o aumento da altura. A **cifose de Scheuermann** é uma curva torácica maior que 45° em cunha de mais de 5° de pelo menos três corpos vertebrais adjacentes e irregularidade vertebral.

A hipercifose postural (flexível) é quase sempre acompanhada por uma lordose postural compensatória, uma curvatura lombar côncava anormalmente exagerada. O tratamento da cifose consiste em exercícios para fortalecer os músculos do ombro e abdominais e órtese para deformidades mais acentuadas. Com adolescentes que são significativamente autoconscientes sobre sua aparência, a melhor abordagem é enfatizar o valor cosmético da terapia corretiva e atribuir ao adolescente a responsabilidade de realizar um programa de exercícios em casa com visitas regulares e avaliações por um fisioterapeuta. O tratamento com colete pode ser indicado até a maturidade esquelética, e a fusão cirúrgica pode ser considerada para curvaturas torácicas graves, dolorosas ou progressivas, como a cifose de Scheuermann.

A **lordose** é a curva lateral para dentro da curvatura cervical ou lombar (ver Figura 29.19C). A hiperlordose pode ser uma complicação secundária de um processo patológico, resultado de trauma ou idiopática. A hiperlordose é uma observação normal em crianças de menos idade e, em crianças de mais idade, é frequentemente observada em associação com contraturas em flexão do quadril, obesidade, DDQ e DECF. Durante o estirão de crescimento puberal, observa-se lordose de vários graus em adolescentes, especialmente meninas. Em crianças obesas, o peso da gordura abdominal altera o centro de gravidade, causando uma lordose compensatória. Ao contrário da cifose, a lordose grave geralmente é acompanhada de dor.

O tratamento envolve o manejo da causa predisponente quando possível, como perda de peso e correção de deformidades. Exercícios posturais ou roupas de apoio são úteis para aliviar os sintomas em alguns casos; no entanto, geralmente não fornecem uma cura permanente.

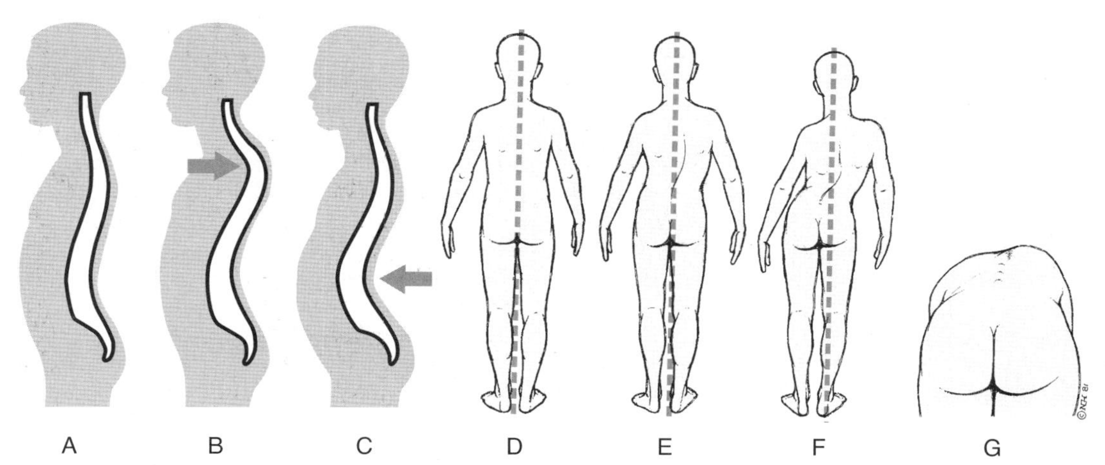

Figura 29.19 Defeitos da coluna vertebral. **A.** Coluna normal. **B.** Cifose. **C.** Lordose. **D.** Coluna normal em equilíbrio. **E.** Escoliose leve em equilíbrio. **F.** Escoliose grave sem equilíbrio. **G.** Protuberância da costela e assimetria dos flancos observados em flexão, causados pelo componente rotatório. (Redesenhada de Hilt, N. E., & Schmitt, E. W. [1975]. *Pediatric orthopedic nursing*. St. Louis, MO: Mosby.)

ESCOLIOSE IDIOPÁTICA

A escoliose é uma deformidade complexa da coluna vertebral em três planos, geralmente envolvendo curvatura lateral, rotação da coluna causando assimetria das costelas e, quando na coluna torácica, frequentemente hipocifose torácica (Figura 29.19E a G). É a deformidade da coluna mais comum e é classificada de acordo com a idade de aparecimento: *congênita* ocorre no desenvolvimento fetal; *infantil* ocorre no nascimento até os 3 anos; *juvenil* ocorre em crianças de 3 a 10 anos; e *adolescente* ocorre aos 10 anos ou mais.

A escoliose pode ser causada por uma série de condições e pode ocorrer isoladamente ou em associação com outras doenças, particularmente doenças neuromusculares (escoliose neuromuscular). Na maioria dos casos, no entanto, não há causa aparente, daí o nome *escoliose idiopática*. Parece haver um componente genético na etiologia da escoliose idiopática; no entanto, a relação exata ainda não foi estabelecida. A seção a seguir é limitada a uma discussão sobre a escoliose idiopática do adolescente.

Manifestações clínicas

A escoliose idiopática é mais comumente identificada durante o estirão de crescimento pré-adolescente. Os pais frequentemente trazem uma criança para acompanhamento em uma triagem escolar anormal de escoliose ou por causa de roupas mal ajustadas, como jeans mal ajustados. A triagem escolar é controversa porque não há estudos controlados para demonstrar melhores resultados e um número relatado de resultados falso-positivos leva a encaminhamentos. Uma recente Força-Tarefa de Serviços Preventivos dos EUA encontrou evidências insuficientes para determinar se a triagem para escoliose em adolescentes era benéfica (US Preventive Services Task Force, 2018). No entanto, várias organizações especializadas, incluindo a American Academy of Orthopaedic Surgeons, Scoliosis Research Society, Pediatric Orthopaedic Society of North America, e a American Academy of Pediatrics, defendem a triagem de rotina de escoliose em adolescentes (Hresko, Talwakar e Schwend, 2015). De acordo com um comunicado conjunto divulgado pelas organizações, um profissional médico treinado na detecção de deformidade da coluna vertebral deve realizar triagem uma vez em meninas aos 10 e 12 anos e, em meninos, aos 13 ou 14 anos (Hresko et al., 2015).

Avaliação diagnóstica

A observação é realizada na região dorsal de uma criança que deve estar em pé vestindo apenas *shorts* ou roupas íntimas. A criança com escoliose pode apresentar assimetria da altura do ombro, forma escapular ou dos flancos e altura do quadril ou obliquidade pélvica. Quando a criança se inclina para frente na cintura, de modo que o tronco fique paralelo ao chão e os braços fiquem livres (o teste de Adams de flexão para frente), a assimetria das costelas e dos flancos pode ser observada (ver Figura 29.19G). Um escoliômetro é usado na triagem inicial para medir a rotação do tronco. Muitas vezes, uma curva primária e uma curva compensatória colocarão a cabeça em alinhamento com a fenda glútea. No entanto, com uma curva descompensada, a cabeça e os quadris não estão alinhados (ver Figura 29.19E e F).

O diagnóstico definitivo é feito por meio de radiografias da criança em pé e do uso da técnica de Cobb, medida-padrão da curvatura do ângulo. A escala de Risser é usada para avaliar a maturidade esquelética na radiografia. Essa escala auxilia na determinação da provável progressão da curvatura da coluna vertebral com base no potencial de crescimento. A classificação da maturidade sexual também é utilizada para avaliar o risco de progressão da curva em adolescentes. Nem todas as curvaturas da coluna vertebral são escoliose. Uma curva menor que 10° é considerada uma variação postural. As curvas medidas entre 10 e 25° são leves e, se não progressivas, não requerem tratamento (Hresko, 2013).

Condições intraespinais ou outros processos patológicos que podem causar escoliose devem ser descartados. A presença de dor, ondulações sacrais ou manchas pilosas, alterações vasculares cutâneas, reflexos ausentes ou anormais, incontinência intestinal ou vesical ou uma curva torácica esquerda podem indicar uma anormalidade intraespinal, como siringomielia, diastematomielia ou síndrome do cordão umbilical. Uma ressonância magnética da coluna geralmente é obtida para avaliação.

Manejo terapêutico

As opções atuais de tratamento incluem observação com avaliação clínica e radiográfica regular, intervenção ortopédica (órtese) e fusão cirúrgica da coluna vertebral. As decisões de tratamento são baseadas na magnitude, na localização e no tipo de curva; na idade e maturidade esquelética da criança ou adolescente; e em qualquer processo de doença subjacente ou contribuinte.

Imobilização e exercício

Para curvas moderadas (25 a 45°) na criança e no adolescente em crescimento, a órtese pode ser o tratamento de escolha. Historicamente, a órtese não demonstrou ser curativa; o objetivo é retardar a progressão da curvatura para permitir o crescimento e a maturidade do esqueleto. Os dois tipos mais comuns de órtese são os órteses Boston e Wilmington, que são órteses axilares customizadas a partir de conchas plásticas pré-fabricadas, com forças corretivas por meio de almofadas laterais e diminuição da lordose lombar, e a órtese toracolombossacral (TLSO), que é uma órtese axilar feita de plástico que é moldado sob medida para o corpo e depois moldado para corrigir ou manter a deformidade (Figura 29.20). O colete Milwaukee, que é um colete adaptado individualmente que inclui um anel no pescoço, raramente é usado na escoliose, mas às vezes é empregado no tratamento da cifose. A cinta de flexão noturna Charleston é usada apenas quando a criança está acamada, pois impede a caminhada devido à gravidade da flexão do tronco. O uso do colete pode ser desafiador devido à idade da criança e à preocupação com a imagem corporal e a aparência. Embora a órtese não seja curativa, o uso de um TLSO rígido demonstrou ser eficaz na redução da probabilidade de a curvatura progredir para uma magnitude cirúrgica enquanto um indivíduo termina seu crescimento. A órtese é suspensa quando o crescimento está completo e o risco de progressão é insignificante. Um estudo descobriu que, daqueles com escoliose progressiva idiopática, apenas 28% que usaram um TLSO progrediram para a necessidade de cirurgia, enquanto 52% que não usaram um colete precisaram de cirurgia; além disso, a taxa de sucesso do manejo de TLSO aumentou com mais horas de uso da órtese (Weinstein, Dolan, Wright et al., 2013). Há evidências muito limitadas sobre o efeito dos exercícios e do tratamento quiroprático na prevenção da progressão da curva na escoliose. A estimulação elétrica nervosa transcutânea tem se mostrado um tratamento ineficaz. Os exercícios são benéficos quando empregados com órteses para manter e aumentar a força e a amplitude de movimento da coluna.

Manejo cirúrgico

A intervenção cirúrgica pode ser necessária para o tratamento de curvaturas graves, que normalmente são maiores que 45 a 50°, pois essas curvas geralmente continuam a progredir ao longo do tempo, mesmo após a maturidade esquelética ser atingida (Mistovich & Spiegel, 2020). A idade da criança, a localização da curvatura e a magnitude da curva influenciam a decisão pela cirurgia. Qualquer curva progressiva ou grave que não responda a medidas ortopédicas conservadoras (como órteses) requer correção cirúrgica. A órtese e o exercício foram ineficazes no gerenciamento de curvaturas superiores a 45°. Curvas neuromusculares, displásicas e congênitas, que

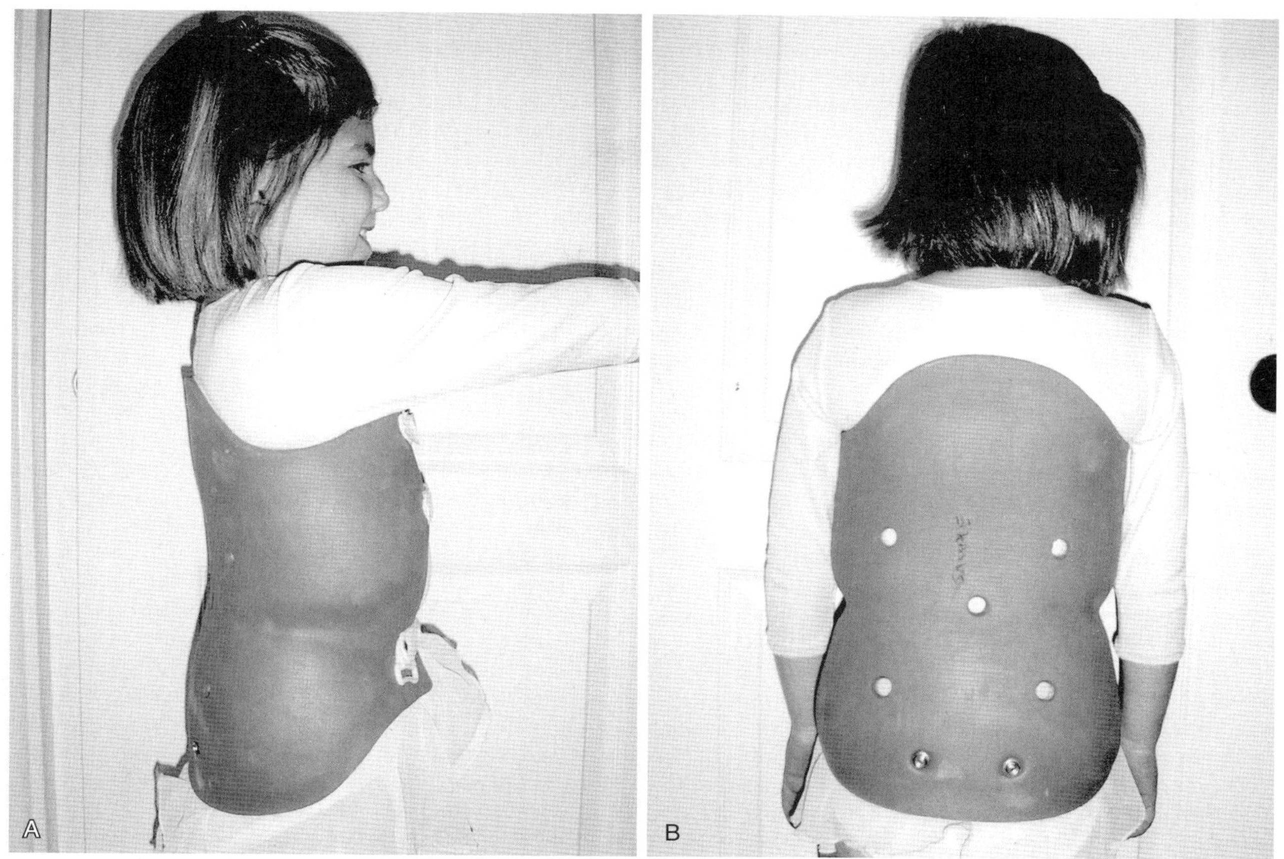

Figura 29.20 **A.** Órtese toracolombossacral padrão (TLSO) para escoliose idiopática. A órtese pode ser decorada para torná-la mais aceitável para os adolescentes. **B.** Vista posterior do mesmo colete.

eventualmente progridem, são mais bem tratadas com estabilização cirúrgica. Dificuldades de equilíbrio ou para sentar, comprometimento respiratório ou dor também são considerados.

Existem várias técnicas cirúrgicas para correção da escoliose grave. Uma fusão espinal consiste em realinhamento e endireitamento da coluna com fixação interna e instrumentação combinada com fusão óssea (artrodese). Abordagens cirúrgicas posteriores e/ou anteriores podem ser implementadas. Os objetivos da intervenção cirúrgica são melhorar as curvaturas nos planos sagital e coronal e proporcionar uma fusão sólida e indolor em um tronco bem equilibrado, com máxima mobilidade dos demais segmentos da coluna vertebral.

Os avanços na tecnologia cirúrgica atualmente avaliados incluem fusão espinal toracoscópica e colocação de implantes; grampos metálicos também podem ser colocados nos corpos vertebrais para alcançar a fusão espinal e corrigir a deformidade (Mistovich & Spiegel, 2020). O uso de técnicas cirúrgicas minimamente invasivas ganhou aceitação por suas pequenas incisões, diminuição da perda sanguínea, diminuição do tempo de recuperação, mobilização precoce e diminuição da dor e necessidade de analgésicos (Sarwahi, Wollowick, Sugarman et al., 2011).

Cuidados de enfermagem

O tratamento da escoliose se estende por uma parte significativa do período de crescimento da criança afetada. Nos adolescentes, esse período é aquele em que se forma sua identidade, tanto física quanto psicológica. A identificação da escoliose como uma "deformidade", em combinação com aparelhos pouco atraentes e um procedimento cirúrgico significativo, pode ter um efeito negativo na já frágil imagem corporal do adolescente. O adolescente e a família necessitam de cuidados de enfermagem de excelência para atender não apenas às necessidades físicas, mas também às necessidades psicológicas associadas ao diagnóstico, cirurgia, recuperação pós-operatória e eventual reabilitação.

Embora os adolescentes com escoliose sejam incentivados a participar da maioria das atividades de seus pares, as modificações terapêuticas necessárias provavelmente farão com que se sintam diferentes e isolados. O cuidado de enfermagem ao adolescente que está enfrentando a cirurgia de escoliose, potencial isolamento social, dor e incerteza, além de emoções incompreendidas e problemas de imagem corporal, deve ser avaliado na perspectiva do adolescente para que seja bem-sucedido no atendimento às necessidades do indivíduo.

Quando uma criança ou adolescente enfrenta pela primeira vez a perspectiva de um período prolongado em uma órtese ou outro dispositivo, a programação terapêutica e a natureza do dispositivo devem ser explicadas minuciosamente tanto para a criança quanto para os pais, para que eles entendam os resultados esperados, como o aparelho corrige o defeito, as liberdades e restrições impostas pelo aparelho e o que eles podem fazer para ajudar a atingir o objetivo desejado. O tratamento envolve as habilidades e o trabalho de uma equipe de especialistas, incluindo ortopedista, fisioterapeuta, ortesista (especialista em colocação de aparelhos ortopédicos), enfermeiro, assistente social e, às vezes, um cirurgião torácico ou pulmonar.

Cuidados pré-operatórios

A avaliação pré-operatória geralmente envolve radiografias seriadas, incluindo imagens de flexão ou tração da coluna, estudos de função pulmonar e exames laboratoriais sorológicos (incluindo protrombina, tromboplastina parcial e teste de função plaquetária; hemograma;

níveis de eletrólitos; urinálise e cultura de urina; e níveis séricos de medicamentos). A cirurgia da coluna geralmente resulta em perda sanguínea considerável; portanto, várias opções são consideradas no pré-operatório para manter ou substituir o volume sanguíneo. Essas opções incluem doações de sangue autólogas obtidas do paciente antes da cirurgia; salvamento intraoperatório de sangue; hemodiluição intraoperatória; administração de eritropoetina; e hipotensão induzida controlada, que deve ser cuidadosamente monitorada em todos os momentos para evitar instabilidade fisiológica.

A cirurgia para fusão espinal é complexa e, muitas vezes, os adolescentes que necessitam do procedimento devido à escoliose idiopática não estão familiarizados com termos ou procedimentos médicos. O preparo pré-operatório é fundamental para que o adolescente possa cooperar e participar de seu tratamento e recuperação. Como a cirurgia é extensa, o paciente é ensinado a manejar sua própria bomba de infusão para analgesia controlada pelo paciente (PCA); realizar mudança de decúbito em bloco; e como funcionam outros dispositivos, como dreno torácico (para correção anterior) e sonda vesical de Foley. Recomenda-se que a criança ou adolescente leve consigo um brinquedo favorito (dependendo da idade) ou itens pessoais como bicho de pelúcia favorito, *laptop*, celular, MP3 *player* ou reprodutor de filmes para uso pós-operatório. Encontrar-se com um colega que passou por uma cirurgia semelhante também pode ser valioso.

Cuidados pós-operatórios

Após a cirurgia, os pacientes são monitorados em um ambiente de cuidados intensivos, e a mudança de decúbito em bloco é realizada ao mudar de posição para evitar danos à fusão e à cirurgia. Em alguns casos, uma cinta de imobilização ou molde é usado no pós-operatório, dependendo do tipo de intervenção cirúrgica e do diagnóstico subjacente. O cuidado com a pele é importante, e colchões ou camas para alívio de pressão podem ser necessários para evitar lesão por pressão (ver Capítulo 20, seção *Manutenção de uma pele saudável*).

Além das avaliações pós-operatórias usuais da ferida, circulação e sinais vitais, o estado neurológico das extremidades do paciente requer atenção especial. O reconhecimento imediato de qualquer comprometimento neurológico é imperativo porque paralisia tardia que requer intervenção cirúrgica pode se desenvolver. Os problemas pós-operatórios após a fusão espinal podem incluir lesão neurológica ou lesão da medula espinal, hipotensão por perda aguda de sangue, infecção da ferida operatória, síndrome de secreção inadequada de hormônio antidiurético, atelectasia, pneumotórax, íleo paralítico, lesão neurológica tardia e complicações no *hardware* implantado (Freeman, 2013). A síndrome da artéria mesentérica superior pode ocorrer vários dias após a cirurgia da coluna; envolve compressão duodenal pela aorta e artéria mesentérica superior e pode resultar em obstrução duodenal aguda parcial ou completa. As manifestações clínicas incluem dor epigástrica, náuseas, vômitos intensos e eructação; os sintomas são agravados na posição supina e muitas vezes aliviados com o paciente em decúbito lateral esquerdo ou decúbito ventral.

O adolescente geralmente apresenta dor considerável nos primeiros dias após a cirurgia e requer administração frequente de analgésicos, preferencialmente opioides administrados por via intravenosa em horário regular. Para crianças capazes de compreender o conceito, recomenda-se PCA (ver Capítulo 5, seções *Avaliação da dor* e *Manejo da dor*). Além do tratamento da dor, o paciente é avaliado quanto à integridade da pele, débito urinário adequado, equilíbrio hidreletrolítico e presença de íleo paralítico. O planejamento de alta deve incluir um cronograma para acompanhamento com o médico e retomada das atividades regulares.

Na maioria dos casos, o paciente inicia a deambulação o mais rápido possível. Dependendo da instrumentação utilizada e da abordagem cirúrgica, a maioria dos pacientes está deambulando no segundo ou terceiro dia pós-operatório e recebe alta entre 5 e 7 dias. O paciente pode iniciar a fisioterapia assim que possível, começando com exercícios de amplitude de movimento no primeiro dia de pós-operatório e muitas das atividades de vida diária nos dias seguintes. O autocuidado, como banho e alimentação, é sempre incentivado. Durante toda a hospitalização, atividades apropriadas à idade e contato com familiares e amigos são partes importantes do cuidado e planejamento de enfermagem (ver seção *Imobilização*, no início do capítulo). A família é encorajada a envolver-se no cuidado do paciente para facilitar a transição do hospital para o tratamento domiciliar. Uma organização que fornece educação e serviços para famílias e profissionais é a National Scoliosis Foundation.[c,3]

INFECÇÕES DE OSSOS E ARTICULAÇÕES

OSTEOMIELITE

A osteomielite, um processo infeccioso ósseo, pode ocorrer em qualquer idade, mas é mais frequente em crianças até os 10 anos. Os meninos são mais comumente afetados do que as meninas, e a mediana de idade das crianças ao diagnóstico é de 5 a 6 anos. Os locais mais comumente afetados incluem o pé, fêmur, tíbia e pelve. O *Staphylococcus aureus* é o microrganismo causal mais comum. Os recém-nascidos também são propensos a desenvolver osteomielite causada por estreptococos do grupo B. Crianças com doença falciforme podem desenvolver osteomielite pelo microrganismo *Salmonella*, bem como *S. aureus*. *Neisseria gonorrhoeae* é um potencial patógeno em adolescentes sexualmente ativos. *Kingella kingae* foi relatada como um dos microrganismos mais frequentes em crianças menores de 5 anos (Robinette & Shah, 2020a).

A **osteomielite hematogênica aguda** ocorre quando uma bactéria transmitida pelo sangue causa infecção óssea. Os focos mais frequentes são lesões infectadas, infecções do trato respiratório superior, otite média, amigdalite, abcesso dentário, pielonefrite e queimaduras infectadas. A **osteomielite exógena** é adquirida a partir da inoculação direta no osso por uma lesão por punção, fratura exposta, contaminação cirúrgica ou infecção do tecido adjacente. A **osteomielite subaguda** tem um curso mais longo e pode ser causada por microrganismos menos virulentos com um abcesso fechado ou **abcesso de Brodie**, tipicamente localizado na tíbia proximal ou distal. A **osteomielite crônica** é uma progressão da osteomielite aguda e é caracterizada por necrose óssea, perda óssea e secreção nos tratos sinusais.

Geralmente, o osso saudável não é suscetível a infecção. Os fatores que contribuem para a infecção incluem inoculação com grande número de patógenos, presença de corpo estranho, lesão óssea, alta virulência de um microrganismo, imunossupressão e desnutrição; certos tipos e locais de osso também são mais vulneráveis à infecção.

Normalmente, em crianças com osteomielite hematogênica aguda é identificado histórico de 2 a 7 dias de dor, calor, sensibilidade e diminuição da amplitude de movimento no membro afetado, com sintomas sistêmicos de febre, irritabilidade e letargia (Boxe 29.9). Os lactentes também podem ter um derrame na articulação adjacente. Os sintomas geralmente se assemelham aos observados em outras condições que envolvem os ossos, como artrite, leucemia ou sarcoma.

Fisiopatologia

Na osteomielite aguda, as bactérias aderem ao osso, causando infecção supurativa com células inflamatórias, edema, congestão

[c]5 Cabot Place, Stoughton, MA 02072; 800-673-6922; http://www.scoliosis.org.

[3]N.R.T.: Em crianças portadoras de escoliose, assim como em outras deformidades ortopédicas, pode-se orientar sobre a procura de serviços e suporte assistencial na Associação e Assistência à Criança com Deficiência. Disponível em: https://aacd.org.br/. Acesso em: 9 set. 2022.

Boxe 29.9 Microrganismos causadores de osteomielite de acordo com a idade.

Recém-nascidos
Staphylococcus aureus
Estreptococo do grupo B
Bastonetes entéricos gram-negativos

Lactentes
S. aureus (*S. aureus* sensível à meticilina, *S. aureus* resistente à meticilina [MRSA])
Haemophilus influenzae
Crianças de mais idade
S. aureus
Microrganismos pseudomonas
Microrganismos de salmonela
Neisseria gonorrhoeae

Adolescentes e adultos
Microrganismos pseudomonas
Mycobacterium tuberculosis

De McCance, K. L., & Huether, S. E. (2010). *Pathophysiology: The biological basis for disease in adults and children* (6th ed.). St. Louis, MO: Mosby/Elsevier.

vascular e trombose de pequenos vasos; o resultado é a destruição óssea, formação de abscesso e necrose do osso (sequestro). A infecção na cavidade óssea pode passar através do córtex para o espaço subperiosteal, expondo o periósteo e formando um abcesso. À medida que o osso desvitalizado é reabsorvido, um novo osso é formado ao longo do osso preservado e das bordas da infecção. Essa bainha circundante de osso é chamada de **invólucro**. Os tratos sinusais das perfurações do invólucro podem drenar secreção purulenta através dos tecidos moles para a pele.

A fisiopatologia da osteomielite é diferente em lactentes, crianças com mais de 1 ano e adultos. Em lactentes, os vasos sanguíneos atravessam a placa de crescimento para a epífise e o espaço articular, o que permite que a infecção se espalhe para a articulação. Em crianças, a infecção é contida pela placa de crescimento e a infecção articular é menos provável (a menos que a infecção seja intracapsular). Em adolescentes com mais idade (com placa de crescimento fechada), a infecção é menos localizada e a articulação torna-se comprometida. O periósteo adulto está conectado ao osso; consequentemente, a ruptura do periósteo e drenagem sinusal é mais comum em adultos.

Avaliação diagnóstica

A identificação do microrganismo e o teste de sensibilidade aos antibióticos são essenciais para eficácia terapêutica. Culturas de secreção purulenta drenada, de líquido articular, em associação com a realização de hemoculturas e amostras de pele infectada podem ser realizadas. A biopsia óssea é indicada se os resultados da hemocultura e os achados radiográficos não forem consistentes com osteomielite. Outros achados que evidenciam osteomielite incluem leucocitose e velocidade de hemossedimentação (VHS) e proteína C reativa (PCR) elevadas. Os achados radiográficos, exceto o edema de partes moles, são evidentes somente após o período de 2 a 3 semanas. Uma cintilografia óssea com tecnécio trifásico pode mostrar áreas de fluxo sanguíneo aumentado, como ocorre nos estágios iniciais da infecção óssea, e é útil para localizar vários locais; no entanto, não é um exame diagnóstico. A tomografia computadorizada (TC) pode detectar a destruição óssea, e a ressonância magnética fornece detalhes anatômicos úteis para delinear a área de envolvimento, especialmente se houver planejamento de intervenção cirúrgica. A ressonância magnética é classificada como a ferramenta radiológica de diagnóstico mais sensível para diagnosticar osteomielite (Robinette & Shah, 2020a). Às vezes, a osteomielite pode não ser reconhecida se ocorrer como uma complicação de uma doença sistêmica grave. Os neonatos podem não apresentar outras manifestações clínicas além da mobilidade limitada da extremidade afetada; a febre pode ou não estar presente, e o neonato pode não parecer estar doente (Robinette & Shah, 2020a).

Manejo terapêutico

Depois que as amostras para cultura são coletadas, a terapia empírica é iniciada com antibióticos IV para cobertura dos microrganismos mais prováveis. Para *S. aureus*, nafcilina ou clindamicina são geralmente agentes de escolha. Deve-se considerar o aumento das taxas de *S. aureus* resistente à meticilina (MRSA) adquirido na comunidade na escolha da terapia antimicrobiana de primeira escolha. O MRSA pode demandar administração de vancomicina ou, em alguns casos, a clindamicina pode ser apropriada. Quando o agente infeccioso é identificado, a administração do antibiótico apropriado é iniciada e continuada por pelo menos 3 a 4 semanas, mas a duração da terapia é determinada pela duração dos sintomas, pela resposta ao tratamento e pela sensibilidade do microrganismo; 6 semanas a 4 meses podem ser necessários em alguns casos (Robinette & Shah, 2020a). Em casos específicos, a antibioticoterapia oral pode dar sequência ao tratamento IV. Devido à duração prolongada da terapia antibiótica em altas doses, é importante monitorar os efeitos colaterais hematológicos, renais, hepáticos, ototóxicos e outros potenciais. Para prevenir a diarreia associada a antibióticos em algumas crianças, a administração de um probiótico pode ser considerada.

A cirurgia pode ser indicada se não houver resposta à antibioticoterapia específica, se houver lesão penetrante, abcesso persistente de tecidos moles ou se a infecção se disseminar para a articulação. As opiniões divergem em relação à intervenção cirúrgica, mas muitos defendem a sequestrectomia e a drenagem cirúrgica para descomprimir o espaço metafisário antes que a secreção purulenta se alastre para o espaço subperiosteal, formando abscessos que sequestram o periósteo do osso ou formam cavidades de secreção. Quando essas complicações ocorrem, uma infecção crônica geralmente persiste, o que pode exigir antibioticoterapia por vários meses.

Cuidados de enfermagem

Durante a fase aguda da doença, o movimento do membro afetado causará desconforto; portanto, a criança é posicionada confortavelmente com o membro afetado apoiado. Uma tala temporária ou gesso pode ser instalado. O suporte de peso é evitado na fase aguda, e o movimento e a mudança de decúbito são realizados com cuidado para minimizar a dor. A criança pode precisar de analgesia prolongada para controlar a dor óssea. No pós-operatório, a medicação para a dor deve ser considerada como em qualquer outro procedimento cirúrgico.

A antibioticoterapia requer observação cuidadosa e monitoramento do cateter IV e do local de inserção. Um cateter intravenoso central de inserção periférica (PICC) pode ser inserido para antibioticoterapia a longo prazo. A antibioticoterapia geralmente é continuada em casa ou em uma clínica ambulatorial de infusões.

As precauções-padrão são implementadas para todas as crianças com osteomielite. Em casos de ferida aberta, deve ser tratada de acordo com as precauções-padrão relacionadas com o tratamento de feridas. Se um cateter de PICC ou cateter intravenoso central (CIC) for inserido, cuidados meticulosos devem ser instituídos para evitar infecção de corrente sanguínea relacionada com cateter.

À medida que a infecção é controlada, a fisioterapia é instituída para garantir a restauração da função ideal. A criança pode eventualmente ser transferida para um esquema de antibioticoterapia oral, e a evolução é acompanhada de perto por algum tempo.

ARTRITE SÉPTICA

A artrite séptica é uma infecção bacteriana da articulação. Geralmente resulta de disseminação hematogênica ou de extensão direta de uma celulite ou osteomielite adjacente. A inoculação direta por trauma é responsável por 15 a 20% dos casos de artrite séptica. O microrganismo causador mais comum é o *S. aureus*. O MRSA adquirido na comunidade é comumente uma causa de artrite séptica. Além do *S. aureus*, os patógenos observados em recém-nascidos incluem estreptococos do grupo B, *Escherichia coli* e *Candida albicans*. Em crianças de 2 meses a 5 anos, *S. aureus*, *Streptococcus pyogenes*, *Streptococcus pneumoniae* e *K. kingae* são os principais microrganismos causadores da infecção. Crianças com mais de 5 anos são mais propensas a ser infectadas por *S. aureus* e *S. pyogenes*, e adolescentes sexualmente ativos podem ser infectados por *N. gonorrhoeae* (Gutierrez, 2005; Robinette & Shah, 2020a).

Os joelhos, quadris, tornozelos e cotovelos são as articulações mais comumente afetadas. As manifestações clínicas incluem dor articular intensa, edema, calor do tecido sobrejacente e, ocasionalmente, eritema. Uma infecção envolvendo o quadril; no entanto, é considerada uma emergência cirúrgica para evitar o comprometimento do suprimento sanguíneo para a cabeça do fêmur (Robinette & Shah, 2020b).

A criança é resistente a qualquer movimento articular. Características de comprometimento sistêmico como febre, mal-estar, dor de cabeça, náuseas, vômitos e irritabilidade também podem estar presentes.

Manejo terapêutico e cuidados de enfermagem

Amostras por aspiração são coletadas da articulação afetada e submetidas a análise por coloração de Gram, culturas (incluindo culturas separadas para pesquisa de *H. influenzae* e *N. gonorrhoeae*) e determinação da contagem de leucócitos. Além disso, realizar hemoculturas e obter hemograma completo com VHS ou PCR. Os achados radiográficos iniciais limitam-se ao edema de tecidos moles, mas podem revelar um corpo estranho, e essas imagens sempre fornecem uma linha de base para comparação. As tomografias de tecnécio revelam áreas de fluxo sanguíneo aumentado, mas não permitem diferenciação de locais. A ressonância magnética e a tomografia computadorizada fornecem imagens mais detalhadas de perda de cartilagem, estreitamento articular, erosões e anquilose de doença progressiva. A ultrassonografia é útil na detecção de derrames articulares e fluidos nos tecidos moles e subperiósteo (Robinette & Shah, 2020b).

O tratamento consiste em antibioticoterapia IV com base nos resultados da coloração de Gram e achados clínicos. Os benefícios de aspirações seriadas para pesquisar a esterilidade do líquido sinovial e reduzir a pressão ou a dor são controversos. O controle da dor é um aspecto importante dos cuidados de enfermagem, particularmente com envolvimento de uma articulação grande como o quadril. A intervenção cirúrgica também pode ser necessária se tiver havido uma ferida penetrante ou se um corpo estranho puder estar envolvido. A fisioterapia pode ser iniciada para a criança em restrição ao leito com objetivo de prevenir contraturas de flexão. Os cuidados de enfermagem adicionais são os mesmos empregados em crianças portadoras de osteomielite.

TUBERCULOSE ESQUELÉTICA

Em crianças, a tuberculose (TB) óssea e de articulações é adquirida por disseminação linfo-hematogênica no momento da infecção primária. Ocasionalmente, é decorrente de TB pulmonar crônica. A infecção tuberculosa esquelética não é comum nos EUA, mas deve ser considerada em comunidades com altas taxas de casos de tuberculose. A condição é uma manifestação tardia da TB e é mais provável que envolva as vértebras, causando espondilite tuberculosa. Se a infecção for progressiva, causa a **doença de Pott** com destruição dos corpos vertebrais e resulta em cifose e desalinhamento da coluna vertebral (Pigrau-Serrallach & Rodríguez-Pardo, 2013). Os sintomas são insidiosos. A criança pode relatar dor persistente ou intermitente. Outros achados incluem edema e rigidez nas articulações; febre e perda de peso não são comuns. A artrite tuberculosa também pode afetar articulações únicas (como joelho ou quadril) e tende a causar destruição grave do osso adjacente. A infecção nos dedos causa espinha ventosa, uma dactilite tuberculosa.

Assim como na TB pulmonar, o caso-índice deve ser localizado. É necessário obter um histórico familiar e ambiental e realizar testes tuberculínicos (TTs). Os resultados dos TTs são positivos para a maioria das crianças com artrite tuberculosa; entretanto, os resultados não são diagnósticos e as características clínicas e laboratoriais não diferenciam a artrite tuberculosa de uma artrite séptica não tuberculosa. O diagnóstico requer o isolamento do *Mycobacterium tuberculosis* do local. Os pacientes com o microrganismo suscetível iniciam o tratamento com terapia antituberculose combinada (isoniazida, rifampicina e pirazinamida); o tratamento diretamente observado (DOT) é o de escolha.

Cuidados de enfermagem

Os cuidados de enfermagem dependem do local e da extensão da infecção. A espondilite tuberculosa e a infecção do quadril podem exigir imobilização, gesso e fusão cirúrgica. Os cuidados de enfermagem são individualizados, mas geralmente são os mesmos da osteomielite e da artrite séptica.

DISTÚRBIOS DAS ARTICULAÇÕES

ARTRITE IDIOPÁTICA JUVENIL

A artrite idiopática juvenil (AIJ) refere-se à artrite crônica da infância. Um grupo de doenças autoimunes heterogêneas, a AIJ causa inflamação na sinóvia articular e no tecido circundante. A causa da AIJ é desconhecida. A AIJ começa antes dos 16 anos, com pico de início entre 1 e 3 anos. Duas vezes mais meninas do que meninos são afetados. A incidência relatada de artrite crônica na infância varia de 1 a 20 casos por 100 mil crianças com prevalência de 10 a 400 por 100 mil (Cassidy & Petty, 2011). Fatores genéticos e desencadeantes ambientais (p. ex., rubéola, vírus Epstein-Barr, parvovírus B19) têm sido associados ao início da AIJ, mas a etiologia permanece incerta.

Fisiopatologia

O processo da doença é caracterizado por inflamação crônica da sinóvia com derrame articular e eventual erosão, destruição e fibrose da cartilagem articular. Aderências entre as superfícies articulares e anquilose das articulações podem ocorrer se o processo inflamatório persistir.

Manifestações clínicas

Se uma ou várias articulações estão envolvidas, edema e perda de movimento se desenvolvem na articulação afetada. A articulação edemaciada pode estar ligeiramente quente e levemente sensível ao toque, mas não é incomum que a dor não seja relatada apesar de um grande derrame articular. A perda de movimento na articulação por inflamação articular e espasmo muscular pode ser exacerbada pela inatividade. A rigidez matinal da(s) articulação(ões) é característica da AIJ e pode estar presente ao acordar ou em períodos de inatividade. A alteração funcional pode ser evidenciada por claudicação evidente ou limitações sutis no movimento articular, como manobra para evitar a extensão do punho com pressão. Podem ocorrer alterações de crescimento (crescimento excessivo ou insuficiente), como aumento ósseo dos côndilos femorais ou tibiais adjacentes com derrame no joelho ou retração do queixo devido à artrite temporomandibular.

Classificação da artrite idiopática juvenil

AIJ não é uma doença única, mas um grupo heterogêneo de doenças. A classificação universal de Durban para AIJ, desenvolvida em 1997 e revisada em 1998 e 2001, lista várias categorias de doenças, cada uma com seu próprio conjunto de critérios e exclusões, que continuam a ser revisadas (Petty, Southwood, Manners et al., 2004).

- A artrite sistêmica é a artrite em uma ou mais articulações associada a pelo menos 2 semanas de febre cotidiana e diária no mínimo 3 dias e uma ou mais das seguintes condições: erupção cutânea, linfadenopatia, hepatoesplenomegalia e serosite. **Exclusões: a, b, c, d*
- A oligoartrite é a artrite em uma a quatro articulações nos primeiros 6 meses de doença. Ela é subdividida em oligoartrite persistente se permanecer em quatro articulações ou menos, ou passa a ser uma oligoartrite estendida se envolver mais de quatro articulações após 6 meses. **Exclusões: a, b, c, d, e*
- A poliartrite com fator reumatoide (FR) negativo afeta cinco ou mais articulações nos primeiros 6 meses com FR negativo. **Exclusões: a, b, c, e*
- A poliartrite com FR positivo também afeta cinco ou mais articulações nos primeiros 6 meses, mas essas crianças apresentam FR positivo. **Exclusões: a, b, c, e*
- A artrite psoriática é a artrite com psoríase ou uma dactilite associada, depressão ungueal ou onicólise, ou psoríase em um parente de primeiro grau. **Exclusões: b, c, d, e*
- A artrite relacionada com entesite é uma artrite ou entesite associada a pelo menos duas das seguintes condições: dor sacroilíaca ou lombossacral, antígeno HLA-B27, artrite em um menino com mais de 6 anos, uveíte anterior aguda, doença intestinal inflamatória, síndrome de Reiter ou uveíte anterior aguda em um parente de primeiro grau.[d] *Exclusões: a, d, e*
- A artrite indiferenciada não se encaixa em nenhuma outra categoria ou se encaixa em mais de uma categoria.

Avaliação diagnóstica

A AIJ é um diagnóstico de exclusão; não há exames definitivos. As classificações são baseadas nos critérios clínicos de idade de início antes dos 16 anos, artrite em uma ou mais articulações por 6 semanas ou mais e exclusão de outras causas. Os exames laboratoriais podem fornecer evidências de suporte da doença. A VHS/PCR pode ou não estar elevada. A leucocitose está frequentemente presente durante as exacerbações da AIJ sistêmica. Anticorpos antinucleares são comuns na AIJ, mas não são específicos para artrite; no entanto, eles ajudam a identificar crianças com maior risco de uveíte. As radiografias simples são os melhores estudos de imagem iniciais e podem mostrar edema dos tecidos moles e alargamento do espaço articular devido ao aumento do líquido sinovial na articulação. Imagens posteriores podem revelar osteoporose, espaço articular estreito, erosões, subluxação e anquilose. Um exame ocular com lâmpada de fenda é necessário para diagnosticar uveíte, inflamação na câmara anterior do olho, que é mais comum em meninas com oligoartrite positivas para anticorpos antinucleares. Exames de rotina são necessários para diagnóstico precoce e tratamento para evitar ou minimizar doenças que comprometam a visão (Qian & Acharya, 2010).

[d]Exclusões: (a) Psoríase/histórico de psoríase em paciente ou parente de primeiro grau; (b) artrite em paciente do sexo masculino positivo para HLA-B27 começando após o sexto aniversário; (c) espondilite anquilosante, artrite relacionada com entesite, sacroileíte com doença intestinal inflamatória, síndrome de Reiter ou uveíte anterior sintomática ou histórico de um desses distúrbios em um parente de primeiro grau; (d) presença de fator reumatoide (FR) de imunoglobulina M em pelo menos duas ocasiões com no mínimo 3 meses de intervalo; (e) presença de AIJ sistêmica no paciente.

Manejo terapêutico

Não há cura para a AIJ. Os principais objetivos da terapia são controlar a dor, preservar a amplitude de movimento e função articular, minimizar os efeitos da inflamação, como deformidade articular, e promover o crescimento e desenvolvimento normais. O atendimento ambulatorial é a base da terapia; longas hospitalizações são raras atualmente com tratamentos padronizados. O plano de tratamento pode ser exaustivo e intrusivo para a criança e família, incluindo medicamentos, fisioterapia e terapia ocupacional, exames oftalmológicos com lâmpada de fenda, talas, medidas de conforto, manejo alimentar, modificações escolares e apoio psicossocial.

Medicamentos

Em 2011, o American College of Rheumatology publicou recomendações para o tratamento da AIJ com o objetivo de orientar profissionais de saúde. Recomendações adicionais foram adicionadas em 2013 para abordar ainda mais o tratamento da AIJ sistêmica, bem como exames de avaliação de rotina para portadores de AIJ (Ringold, Weiss, Beukelman et al., 2013). As diretrizes são divididas em quatro grupos: crianças com (1) quatro ou menos articulações afetadas; (2) cinco ou mais articulações afetadas; (3) artrite sistêmica e características sistêmicas ativas; e (4) artrite sistêmica com artrite ativa. Cada nível fornece recomendações para um esquema de aumento gradual da medicação e terapia (Beukelman, Patkar, Saag et al., 2011). Todas as classificações consideram indicadores de mau prognóstico, presença de áreas de erosões na imagem radiografia; artrite de quadril, coluna cervical, tornozelo ou punho; e um FR positivo. Além disso, cada nível leva em consideração os níveis de atividade da doença que incluem reagentes de fase aguda elevados e avaliações globais tanto do profissional quanto do paciente e dos pais.

Entre os medicamentos incluídos nas diretrizes, estão os descritos nas seções a seguir.

Anti-inflamatórios não esteroidais. Os AINEs (p. ex., naproxeno, ibuprofeno) são usados isoladamente ou em combinação com outros medicamentos, dependendo da magnitude da atividade da doença e características de mau prognóstico. Os AINEs oferecem um efeito analgésico, mas podem exigir doses mais altas para um efeito anti-inflamatório. A educação do paciente e dos pais é importante e deve incluir potenciais efeitos colaterais de coagulação gastrintestinal, renal, hepática e prolongada.

Drogas antirreumáticas modificadoras da doença. Os medicamentos antirreumáticos modificadores da doença (DMARDs) incluem os medicamentos não biológicos metotrexato e sulfassalazina. A decisão de usar um DMARD no início da terapia ou mais tardiamente no aumento gradual terapêutico é guiado pela magnitude de atividade da doença e pelas características de mau prognóstico. Eficaz contra artrite e uveíte, o metotrexato antirreumático em baixa dose tem perfil de segurança comprovado pelo tempo, mas os pais podem ficar sobrecarregados com os potenciais efeitos adversos da doença hepática, infecções, supressão da medula óssea, distúrbios gastrintestinais, efeitos teratogênicos e risco preocupante, mas não confirmado de neoplasias. A educação do paciente e dos pais inclui uma discussão franca sobre atividade sexual e defeitos congênitos. Adolescentes sexualmente ativos precisam de controle de natalidade eficaz. Como precaução, cuidadoras grávidas ou tentando conceber precisam evitar o contato com o metotrexato. Orientações sobre como evitar imunizações com agentes vivos e álcool são essenciais durante a educação do paciente. A sulfassalazina pode ser usada em crianças com artrite axial, resultado de teste positivo para HLA-B27 ou sintomas de doença inflamatória intestinal, dado o sucesso desse fármaco nesses grupos selecionados de pacientes.

Drogas antirreumáticas modificadoras da doença biológica. Os DMARDs biológicos são iniciados quando há atividade significativa da doença e/ou indicadores de mau prognóstico após tratamento malsucedido com metotrexato. Os inibidores do fator de necrose tumoral alfa (TNF-α) são os DMARDs biológicos mais usados e incluem etanercepte, infliximabe e adalimumabe. Todos os três reduzem a resposta pró-inflamatória que promove a artrite. Anakinra (antagonista do receptor de interleucina-1), tocilizumabe (antagonista do receptor de interleucina-6) e abatacepte (bloqueador seletivo de coestimulação de células T) também são biológicos que podem ser selecionados para uso em AIJ sistêmica (tocilizumabe e anakinra off-label) ou em crianças com AIJ e resposta limitada a outros biológicos (tocilizumabe e abatacepte). A educação do paciente concentra-se no aumento do risco de infecção, mantendo a dose programada se a criança tiver febre ou sintomas de infecção e buscando atendimento médico no início precoce da doença. Todos os pacientes que iniciam DMARDs biológicos precisam de um TT negativo antes de iniciar. Embora os DMARDs biológicos tenham sido considerados seguros e eficazes, o potencial de malignidade precisa ser abordado e os pacientes precisam de monitoramento de segurança de rotina (Ruperto & Martini, 2011; Tarkiainen, Tynjälä, Vähäsalo et al., 2015).

Glicocorticoides. Os glicocorticoides são potentes agentes anti-inflamatórios; no entanto, os efeitos adversos significativos dos esteroides sistêmicos a longo prazo são indesejáveis; portanto, são usados com outros medicamentos para fornecer resposta anti-inflamatória imediata na artrite aguda, e então diminuídos e descontinuados. Altas doses de esteroides IV podem ser usadas em casos de artrite agudamente ativa ou características sistêmicas (febre, erupção cutânea e pericardite). As injeções intra-articulares de esteroides de ação prolongada são eficazes no tratamento de derrames articulares individuais com efeitos adversos mínimos e frequentemente fornecem controle sustentado. A educação sobre glicocorticoides é extensa e inclui discussão de riscos potenciais de infecção, insuficiência adrenal, características cushingoides, ganho de peso, alterações de humor ou sono, hipertensão, diabetes, osteoporose e necrose avascular. Mudanças dietéticas simultâneas (baixo teor calórico e baixo teor de sal) e, se possível, um programa de exercícios ativos deve ser considerados quando os esteroides são iniciados.

Fisioterapia e terapia ocupacional

Os programas de fisioterapia são individualizados para cada criança e projetados para atingir o objetivo final – preservar a função ou prevenir deformidades. A fisioterapia é direcionada para articulações específicas, com foco no fortalecimento dos músculos, na mobilização do movimento articular restrito e na prevenção ou correção de deformidades. Os terapeutas ocupacionais são responsáveis por avaliar e melhorar o desempenho das atividades da vida diária.

Os programas de tratamento ou manutenção variam; uma criança pode ser vista algumas vezes por semana ou mensalmente, mas a base de qualquer programa abrange a realização pela criança de uma programação diária de exercícios em casa, que é demonstrada e revisada a cada sessão de terapia.

Exercitar-se em uma piscina é uma excelente terapia porque permite uma liberdade de movimento quase sem peso contra a resistência suave da água. Se houver dor em movimento, uma bolsa quente ou um banho quente antes da terapia pode ajudar.

Os profissionais podem recomendar o uso de talas à noite para ajudar a minimizar a dor e reduzir a deformidade em flexão. As articulações mais frequentemente imobilizadas são os joelhos, punhos e mãos. A perda de extensão no joelho, quadril e punho causa problemas especiais e requer vigilância para detectar os primeiros sinais de envolvimento e atenção vigorosa para prevenir a deformidade com alongamento passivo especializado, posicionamento e talas em repouso.

Cuidados de enfermagem

Cuidar da criança com AIJ envolve a avaliação da saúde geral da criança, o estado das articulações envolvidas e a resposta emocional da criança a todas as consequências da doença – desconforto, restrições físicas, terapias e autoconceito.

Os efeitos da AIJ se manifestam em todos os aspectos da vida da criança, incluindo atividades físicas, experiências sociais e desenvolvimento da personalidade. As intervenções de enfermagem para apoiar os pais podem promover uma adaptação bem-sucedida para toda a família. Preocupações dos pais sobre o prognóstico da doença, questões financeiras e de seguro saúde, relacionamentos entre cônjuges e irmãos e conflitos de trabalho e horários devem ser abordados. O encaminhamento para assistentes sociais, conselheiros ou grupos de apoio pode ser necessário.

Alívio da dor

A dor da AIJ está relacionada com vários aspectos da doença, incluindo gravidade da doença, estado funcional, limiar individual de dor, variáveis familiares e ajuste psicológico. O objetivo é proporcionar o máximo de alívio possível com medicamentos e outras terapias para ajudar as crianças a tolerar a dor e lidar com a dor da forma mais eficaz possível. Intervenções não farmacológicas, como terapia comportamental e técnicas de relaxamento, provaram ser eficazes na modificação da percepção da dor (ver Capítulo 5, seção *Manejo da dor*) e atividades que agravam a dor. Os analgésicos opioides são tipicamente evitados na artrite juvenil; no entanto, para crianças imobilizadas com dor refratária, analgésicos opioides de curta duração podem fazer parte de um plano abrangente que utiliza múltiplas técnicas de alívio da dor (Connelly & Schanberg, 2006).

Promoção da saúde geral

A saúde geral da criança deve ser considerada. Uma dieta bem equilibrada com calorias suficientes para manter o crescimento é essencial. Se a criança estiver relativamente inativa, a ingesta calórica precisa corresponder às necessidades de energia para evitar ganho excessivo de peso, o que impõe estresse adicional nas articulações afetadas. Dormir e descansar são essenciais para crianças com AIJ. Algumas crianças precisam de descanso durante o dia; entretanto, cochilos diurnos que interferem na sonolência noturna devem ser evitados. Uma rotina de dormir que envolve medidas de conforto pode ajudar a induzir o sono. Um colchão firme, cobertor elétrico ou saco de dormir ajudam a proporcionar calor, conforto e descanso. Talas utilizadas durante a noite necessárias para manter a amplitude de movimento podem inicialmente ser uma fonte de conflito na hora de dormir. A família precisa ser orientada sobre como usar a tala de forma adequada; a tala não deve causar dor ou impedir o sono. Programas de modificação de comportamento que recompensam a adesão ao uso de talas e exercícios podem ser úteis na redução das barreiras de adesão. A puericultura para avaliar o crescimento, o desenvolvimento e as necessidades de imunização precisam ser coordenados entre o pediatra e o reumatologista. Doenças comuns da infância, como infecções do trato respiratório superior, podem piorar a artrite; consequentemente, o médico deve ser consultado rapidamente no caso de doenças relativamente menores para evitar crises de artrite. A comunicação efetiva entre a família, profissionais de pediatria e a equipe de reumatologia é essencial para a coordenação do cuidado.

As crianças são incentivadas a frequentar a escola mesmo nos dias em que sentem alguma dor ou desconforto. A assistência do enfermeiro escolar é solicitada para que uma criança possa tomar a medicação prescrita na escola e providenciar o descanso na enfermaria durante o dia. A frequência em dias alternados ou meio período pode ajudar a criança a permanecer envolvida na escola. Permitir que a ela chegue atrasada à escola promove tempo para ganhar movimento articular e reduz o tempo na escola para evitar exaustão. É importante que a criança frequente a escola para aprender habilidades e se envolver em interação social, especialmente se a AIJ continuar limitando as habilidades físicas. Organizar dois conjuntos de livros – um para casa e outro para a escola – elimina mochilas pesadas, ou mochilas com rodinhas podem ser usadas. Medidas como tempo extra para fazer testes, permitindo que a criança fique de pé e se estique, participação em EF conforme tolerado ou em um programa de EF modificado, permissão para uso de elevador e tempo extra para mudar de classe podem reduzir as barreiras e maximizar a assiduidade e participação do aluno na escola. Uma audiência escolar formal pode ser necessária para obter um programa educacional individualizado (IEP), garantido por lei pública, que inclui modificações escolares intensivas.[4]

Facilitação da adesão

A criança e a família precisam estar ativamente envolvidas no plano de tratamento para se comprometerem com ele. Eles precisam saber o propósito e o uso correto de quaisquer talas, programas de exercícios e medicamentos prescritos. As caixas de comprimidos podem ajudar a promover a adesão, embora os pais devam continuar monitorando a adesão da criança de mais idade que é capaz de tomar medicamentos com segurança e de forma independente. Os enfermeiros podem facilitar a adesão demonstrando e fornecendo orientações por escrito sobre técnicas adequadas para triturar ou engolir comprimidos. Ensinar pais e pacientes a administrar injeções subcutâneas estabelece as bases para a adesão futura, identificando e abordando possíveis barreiras. Injeções nunca são uma atividade agradável; se disponível, recrute um enfermeiro pediatra especialista para a realização de brinquedo terapêutico como um recurso para fornecer à criança habilidades para lidar e entender melhor e aceitar tratamentos de saúde desagradáveis, mas necessários.

Medidas de conforto e exercício

O calor demonstrou ser benéfico para crianças com artrite. O calor úmido é melhor para aliviar a dor e a rigidez, e o método mais eficiente e prático é obtido com banhos de banheira com água morna. Em alguns casos, um banho de hidromassagem diário, banho de parafina ou compressas quentes podem ser usados conforme necessário para alívio temporário do edema e dor agudos. As compressas quentes são facilmente aplicadas usando uma toalha de mão úmida e torcida depois de imersa em água quente ou aquecida em um forno de micro-ondas; após o teste de calor, compressas quentes são aplicadas na área e cobertas de plástico para reter o calor. Bolsas comercializadas que aquecem em apenas alguns segundos no micro-ondas também estão disponíveis. Mãos ou pés doloridos podem ser imersos em uma bacia com água morna ou uma unidade de parafina.

A terapia em piscina é o método mais fácil para exercitar um grande número de articulações. As atividades de natação fortalecem os músculos e mantêm a mobilidade nas articulações maiores. Crianças de menos idade que têm medo da água podem fazer seus exercícios na banheira. As crianças pequenas adoram espirrar, chutar e jogar coisas na água. Lembre-se, a supervisão de um adulto é necessária para todas as atividades aquáticas.

As atividades da vida diária proporcionam exercícios satisfatórios para que as crianças de mais idade mantenham a mobilidade máxima com o mínimo de dor. Essas crianças são encorajadas em seus esforços para serem independentes e pacientemente autorizadas a se vestir e se arrumar, assumir tarefas diárias e cuidar de seus pertences. Muitas vezes, é difícil para elas manipular botões, pentear ou escovar os cabelos e abrir torneiras, mas, a menos que haja uma crise aguda com perda significativa de movimento e dor, os pais e outros cuidadores não devem oferecer assistência, mas tempo extra e incentivo para prosseguirem independentemente. Por sua vez, as crianças devem aprender e entender por que os outros não as ajudam. Muitos dispositivos úteis, como fixadores autoaderentes, pinças para manipular itens difíceis e barras de apoio instaladas em banheiros para segurança, podem ser usados para facilitar as tarefas. Um assento sanitário elevado (mais alto) geralmente faz a diferença entre o uso dependente e independente do banheiro, porque os músculos fracos do quadríceps e os joelhos doloridos inibem a capacidade de levantar o corpo de uma posição sentada mais baixa.

A afinidade natural de uma criança para brincar oferece muitas oportunidades para incorporar exercícios terapêuticos. Jogar ou chutar uma bola e andar de triciclo (com o assento elevado para alcançar a extensão máxima das pernas) são excelentes exercícios de movimento e alongamento para uma criança de menos idade cujas atividades da vida diária são fisicamente limitadas.

Uma abordagem eficaz para iniciar as atividades do dia é acordar as crianças cedo para dar a medicação e depois deixá-las dormir por uma hora. Ao acordar, as crianças tomam um banho quente (ou ducha) e realizam um ritual simples de exercícios de relaxamento, após o qual iniciam as atividades do dia, como ir à escola. Exercício, calor e descanso são espaçados ao longo do resto do dia de acordo com as necessidades e horários individuais da criança. Os pais são orientados quanto aos exercícios que atendem às necessidades da criança.

A Arthritis Foundation e a American Juvenile Arthritis Alliance (uma organização dentro da Arthritis Foundation) fornecem informações e serviços para pais e profissionais, e os enfermeiros podem encaminhar as famílias para essas agências como um recurso adicional.

Apoie a criança e a família

A AIJ afeta todos os aspectos da vida da criança e da família. As limitações físicas podem interferir no autocuidado, na participação escolar e nas atividades recreativas. O plano de tratamento intensivo, incluindo múltiplas medicações, fisioterapia, medidas de conforto e consultas médicas, é intrusivo e perturbador do horário de trabalho dos pais e da rotina familiar. Para evitar o isolamento e promover a independência, a família é incentivada a realizar suas atividades normais. Infelizmente, as adaptações necessárias para que isso ocorra exigem desenvoltura e empenho de todos os membros da família. No diagnóstico e durante todo o período de AIJ, é essencial reconhecer os sinais de estresse e enfrentamento contraproducente e fornecer o suporte necessário para maximizar a adaptação. Os problemas e necessidades dessas famílias são discutidos no Capítulo 17, e os leitores são direcionados a esse capítulo para orientação no planejamento do cuidado.

LÚPUS ERITEMATOSO SISTÊMICO

O lúpus eritematoso sistêmico (LES) é uma doença autoimune crônica grave que resulta em inflamação e danos ao sistema de múltiplos órgãos. Outras formas de lúpus incluem o lúpus discoide, que é limitado à pele, e o lúpus neonatal, que ocorre quando os autoanticorpos maternos causam uma síndrome transitória semelhante ao lúpus em um recém-nascido com a potencial complicação grave de bloqueio cardíaco. A discussão restante se concentra no LES.

A Lupus Foundation of America (2019) e a National Kidney Foundation (2017) estimam que 5 milhões de indivíduos em todo o mundo têm lúpus, e de 10 a 20% desses adultos foram diagnosticados

[4]N.R.T.: No Brasil, para uma reflexão sobre o tema, recomenda-se a leitura do artigo "Direitos sociais das crianças com condições crônicas: análise crítica das políticas públicas brasileiras", de Tavares et al. (2017). Disponível em: https://portaldeboaspraticas.iff.fiocruz.br/biblioteca/direitos-sociais-das-criancas-com-condicoes-cronicas-analise-critica-das-politicas-publicas-brasileiras/. Acesso em: 9 set. 2022.

com LES quando crianças ou adolescentes. O LES em crianças tende a ser mais grave no início e tem um curso clínico mais agressivo do que o LES de início em adultos (Mina & Brunner, 2013).

O LES é mais comum em meninas, com predomínio feminino-masculino aproximado de 4:3 antes dos 10 anos e 4:1 na segunda década, indicando potencial desencadeador hormonal com a maturação. Há uma tendência familiar, embora muitos pacientes recém-diagnosticados desconheçam outros membros da família afetados. O LES foi relatado em todas as culturas, mas, nos EUA, houve uma incidência desproporcionalmente maior em crianças afro-americanas, asiáticas e hispânicas.

A causa do LES não é conhecida. Parece resultar de uma interação complexa da genética com um gatilho não identificado que ativa a doença. Os gatilhos suspeitos incluem exposição à luz ultravioleta (UV), estrogênio, gravidez, infecções e drogas. A predisposição genética para o LES é evidenciada em um aumento da taxa de concordância em gêmeos (10 vezes), aumento da incidência dentro dos membros da família (de 10 a 16%) e aumento da frequência de certos alelos de genes em estudos populacionais.

Manifestações clínicas e avaliação diagnóstica

A criança com LES pode apresentar qualquer uma das manifestações clínicas com gravidade que vai de leve a risco de morte (Boxe 29.10). O diagnóstico é estabelecido quando 4 dos 11 critérios diagnósticos são atendidos (Boxe 29.11). O envolvimento renal indica progressão da doença e a necessidade de um manejo terapêutico rigoroso.

Manejo terapêutico

O objetivo do tratamento é garantir a saúde da criança, equilibrando os medicamentos necessários para evitar exacerbações e complicações, prevenindo ou minimizando a morbidade associada ao tratamento. A terapia envolve o uso de medicamentos específicos e cuidados gerais de suporte. As drogas usadas para controlar a inflamação são corticosteroides administrados em doses suficientes para controlar a inflamação e, em seguida, reduzidos para a dose supressora mais baixa ou administrados por via intravenosa durante as crises agudas. A hidroxicloroquina, um antimalárico, é um medicamento útil para controle inflamatório, erupção cutânea e artrite. Os AINEs aliviam a inflamação muscular e articular, e agentes imunossupressores, como a ciclofosfamida, são administrados para doenças renais e do SNC. Micofenolato, azatioprina e metotrexato são drogas imunossupressoras eficazes que podem ser usadas para controlar o LES e permitir que os esteroides sejam reduzidos. Rituximabe é um anticorpo monoclonal que resulta na diminuição da formação de anticorpos e tem sido usado *off-label* em pacientes pediátricos com lúpus que não responderam à terapia-padrão (Nwobi, Abitbol, Chandar et al., 2008). Anti-hipertensivos, ácido acetilsalicílico em baixas doses (como anticoagulante) e suplementos de cálcio e vitamina D são apenas alguns dos medicamentos adicionais que podem ser necessários para tratar ou evitar complicações.

Os cuidados gerais de suporte incluem nutrição suficiente, sono e descanso e exercícios. A exposição ao sol e à luz ultravioleta B (UVB) é limitada devido à sua associação com a exacerbação do LES.

Cuidados de enfermagem

O principal objetivo da enfermagem é ajudar a criança e a família a se ajustarem positivamente à doença e à terapia. A criança e a família devem aprender a reconhecer sinais sutis de exacerbação da doença e potenciais complicações da terapia medicamentosa e comunicar essas preocupações ao seu profissional de saúde. Consequentemente, a educação do paciente e da família é um processo contínuo iniciado no diagnóstico e adaptado às necessidades individuais do paciente. O encaminhamento a um assistente social, psicólogo ou grupo de apoio pode ajudar a criança e a família a fazer um ajuste bem-sucedido. Os grupos de apoio estão associados à Lupus Foundation of America e à Arthritis Foundation.[5]

As questões-chave incluem adesão à terapia; problemas de imagem corporal associados a erupções cutâneas, alopecia e terapia com esteroides; frequência escolar; atividades profissionais; relações sociais; atividade sexual; e gravidez (ver Capítulo 17 para uma discussão sobre a adaptação a uma doença crônica). Orientações específicas para evitar a exposição ao sol e à luz UVB, como usar protetores solares, usar roupas resistentes ao sol e alterar atividades ao ar livre, devem ser fornecidas com grande sensibilidade para garantir a conformidade e minimizar o sentimento associado de ser diferente dos pares.

Boxe 29.10 Manifestações do lúpus eritematoso sistêmico.

Constitucionais: febre, fadiga, perda de peso, anorexia
Cutâneas: erupção cutânea eritematosa em forma de borboleta na ponte nasal e na face, erupção discoide, fotossensibilidade, ulceração mucocutânea, alopecia, telangiectasias periungueais
Musculoesqueléticas: artrite, artralgia, miosite, mialgia, tenossinovite
Neurológicas: cefaleia, convulsão, esquecimento, mudança de comportamento, mudança no desempenho escolar, psicose, coreia, acidente vascular cerebral, neuropatia craniana e periférica, pseudotumor cerebral
Pulmonares e cardíacas: pleurite, pneumonia basilar, atelectasia, pericardite, miocardite e endocardite
Renais: glomerulonefrite, síndrome nefrótica, hipertensão
Gastrintestinais: dor abdominal, náuseas, vômitos, melena, crise abdominal, disfunção esofágica, colite
Hepáticas, esplênicas e nodais: hepatomegalia, esplenomegalia, linfadenopatia
Hematológicas: anemia, citopenia
Oftalmológicas: manchas algodonosas, papiledema, retinopatia
Vasculares: fenômeno de Raynaud, tromboflebite, livedo reticular

Boxe 29.11 Critérios de classificação para lúpus eritematoso sistêmico.[a]

Erupção malar: eritema malar fixo
Erupção discoide: lesões eritematosas em áreas irregulares
Fotossensibilidade: erupção cutânea com exposição à luz do sol
Úlceras oronasais: úlceras indolores na boca e nariz
Artrite: edema, dor ou derrame em duas ou mais articulações periféricas (não erosiva)
Serosite: pleurite, pericardite
Distúrbios renais: proteinúria, cilindros urinários
Distúrbios neurológicos: psicose, convulsões
Distúrbios hematológicos: anemia hemolítica, trombocitopenia, leucopenia, linfopenia
Distúrbios imunológicos: anticorpos contra o ácido desoxirribonucleico de dupla fita, anti-Sm, anticorpos antifosfolipídios; anticoagulante lúpico; resultado falso-positivo no exame de sífilis (reagina plasmática rápida)
Anticorpos antinucleares: presença de anticorpos antinucleares por imunofluorescência ou um ensaio equivalente

[a]A presença de quatro critérios é necessária para classificação do lúpus eritematoso sistêmico (LES).

[5]N.R.T.: Recomenda-se acessar informações disponíveis na Sociedade Brasileira de Pediatria e em grupos como o *Falando de Lúpus*. Disponível em: https://www.sbp.com.br/imprensa/detalhe/nid/lupus-eritematoso-sistemico-pediatrico/ e https://www.falandodelupus.org/lpus-em-crianas-e-adolescentes. Acesso em: 9 set. 2022.

Os pacientes precisam ser orientados a manter acompanhamento médico regular e procurar atendimento rapidamente durante a doença ou antes de procedimentos cirúrgicos eletivos, como extração dentária, devido à necessidade potencial de aumento de esteroides ou antibióticos profiláticos. Pessoas com LES devem ter uma identificação médica quanto a sua doença e a dependência de esteroides.

QUESTÕES DE REVISÃO

1. Um menino de 6 anos sofreu um trauma significativo em um acidente automobilístico há 4 dias. Ele esteve na unidade de terapia intensiva e agora está estabilizado e sendo transferido para a unidade de ortopedia pediátrica para continuar a recuperação. Ele está imobilizado com fratura de fêmur e úmero e múltiplas lacerações. **Use um X para a ação de enfermagem listada a seguir que é indicada (apropriada ou necessária), contraindicada (pode ser prejudicial) ou não essencial (não faz diferença ou não é necessária).**

Ação de enfermagem	Indicada	Contraindicada	Não essencial
Monitorar pulsos periféricos e mudanças de temperatura da pele.			
Utilizar meias de compressão ou dispositivos de compressão intermitente para diminuir a estase.			
Reposicionar a cada 8 horas.			
Monitorar rigorosamente ganhos e perdas.			
Instalar a criança em um colchão duro para evitar o movimento.			
Estimular a tosse e a respiração profunda.			
Completar uma avaliação dietética			
Monitorar os sinais vitais.			

2. Um menino de 12 anos que estava em um acidente de quadriciclo (ATV) tem um molde de fibra de vidro na perna esquerda devido a uma fratura na tíbia-fíbula. Ele solicita medicação para dor às 2 horas da manhã para uma dor que ele classifica como 10/10 na escala numérica. O enfermeiro traz a medicação para a dor e nota que ele removeu os travesseiros que mantinham a perna elevada. O menino se queixa de dor no pé esquerdo, e o enfermeiro observa que há edema 3+ na perna e no pé expostos e sente dificuldade em deslizar um dedo sob o gesso; o pulso não é sentido e o enchimento capilar é difícil de visualizar. **Escolha as opções mais prováveis para as informações que faltam nas declarações a seguir selecionando nas listas de opções fornecidas.** O enfermeiro observa que esses podem ser sinais de ____1____. O enfermeiro ligaria imediatamente para o médico, pois danos permanentes podem ocorrer em ____2____. O enfermeiro ____3____ e continua a avaliar o pulso ____4____ da fratura.

Opções para 1	Opções para 2	Opções para 3	Opções para 4
fratura óssea	dias	manter o membro ao nível do coração	proximal a
nervo seccionado	horas	abaixar o membro	adjacente a
síndrome compartimental	minutos	remover o gesso	alinhado com
contusão óssea	segundos	lateralizar o paciente	ao lado
rotação óssea	semanas	fornecer pressão	distal a

3. O enfermeiro está concluindo uma avaliação de uma menina de 2 meses durante uma consulta de puericultura. A criança nasceu pélvica e pesava 4,5 kg. Ela está crescendo bem e está sendo amamentada. A criança deve receber sua vacina de 2 meses hoje. O enfermeiro completa a avaliação e encontra o seguinte no exame. Quais descobertas seriam uma preocupação **imediata** que **requerem acompanhamento? Selecione tudo que se aplica.**
   A. As costas são arredondadas.
   B. O membro pode virar para fora.
   C. O membro pode parecer mais curto.
   D. As dobras glúteas são desiguais.
   E. Fontanela posterior está fechada.
   F. Ambos os membros são de igual comprimento.
   G. Abdução restrita do quadril de um lado.

4. Uma menina de 6 anos foi recentemente diagnosticada com artrite idiopática juvenil após um histórico de 3 meses de articulações edemaciadas que são quentes e dolorosas ao toque. Seus sintomas também incluíam rigidez matinal. Quando se apresentou ao pronto-socorro, apresentava aumento ósseo do joelho esquerdo com edema. Ela deve receber alta hoje e o enfermeiro está se reunindo com os pais para discutir os cuidados de que ela precisará em casa. **Use um X para a avaliação de ensino em saúde a seguir que é indicada (adequada ou necessária), contraindicada (pode ser prejudicial) ou não essencial (não faz diferença ou não é necessário).**

Ensino de saúde	Indicado	Contraindicado	Não essencial
"Medicamentos opioides devem ser administrados ao seu filho sempre que ele se queixar de dor."			
"Técnicas de relaxamento podem ser eficazes para diminuir sua dor."			
"Certifique-se de que seu filho tome os medicamentos prescritos na hora certa."			
"Manter seu filho na cama quando ele sente dor nas extremidades evita o edema."			
"A natação pode ajudar a fortalecer os músculos do seu filho e manter a mobilidade."			
"Seu filho pode dormir no quarto da irmã à noite, se quiser."			

REFERÊNCIAS BIBLIOGRÁFICAS

Beukelman, T., Patkar, N. M., Saag, K. G., Tolleson Rinehart, S., Cron, R. Q., DeWitt, E. M., et al. (2011). 2011 American College of Rheumatology recommendations for the treatment of juvenile idiopathic arthritis: Initiation and safety monitoring of therapeutic agents for the treatment of arthritis and systemic features. *Arthritis Care & Research, 63*(4), 465–482.

Biber, R., & Gregory, A. (2010). Overuse injuries in youth sports: Is there such a thing as too much sports? *Pediatric Annals, 39*(5), 286–292.

Cassidy, J. T., & Petty, R. E. (2011). Chronic arthritis in childhood. In J. T. Cassidy, R. E. Petty, R. M. Laxer, et al. (Eds.), *Textbook of pediatric rheumatology* (6th ed). Philadelphia, PA: Elsevier/Saunders.

Changstrom, B. G., Brou, L., Khodaee, M., Braund, C., & Comstock, R. D. (2015). Epidemiology of stress fracture injuries among US high school athletes, 2005-2006 through 2012-2013. *The American Journal of Sports Medicine, 43*(1), 26–33.

Connelly, M., & Schanberg, L. (2006). Opioid therapy for the treatment of refractory pain in children with juvenile rheumatoid arthritis. *Nature Reviews Rheumatology, 2*(12), 636.

Curley, M. A., Hasbani, N. R., Quigley, S. M., Stellar, J. J., Pasek, T. A., Shelley, S. S., et al. (2018). Predicting pressure injury risk in pediatric patients: The Braden QD Scale. *The Journal of Pediatrics, 192*, 189–195.

Flaherty, E. G., Perez-Rossello, J. M., Levine, M. A., Hennrikus, W. L., & American Academy of Pediatrics Committee on Child Abuse and Neglect. (2014). Evaluating children with fractures for child physical abuse. *Pediatrics, 133*(2), e477–e489.

Freeman, B. L., III. (2013). Scoliosis and kyphosis. In S. T. Canale, & J. H. Beaty (Eds.), *Campbell's operative orthopaedics* (12th ed.). Philadelphia, PA: Mosby.

Gutierrez, K. (2005). Bone and joint infections in children. *Pediatric Clinics, 52*(3), 779–794.

Herring, J. (2011). Legg-Calvé-Perthes disease at 100: A review of evidence-based treatment. *Journal of Pediatric Orthopedics, 31*(2 Suppl), S137–S140.

Holmes, S., Brown, S., & Panel, P. S. C. E. (2005). Skeletal pin site care: National Association of Orthopaedic Nurses guidelines for orthopaedic nursing. *Orthopaedic Nursing, 24*(2), 99–107.

Hresko, M. T. (2013). Idiopathic scoliosis in adolescents. *New England Journal of Medicine, 368*(9), 834–841.

Hresko, M. T., Talwakar, V. R., & Schwend, R. M. (2015). *SRS/POSNA/AAOS/AAP position statement: Screening for the early detection for idiopathic scoliosis in adolescents*. 2015. Accessed January 18th, 2019. https://www.srs.org/about-srs/news-and-announcements/position-statement-screening-for-the-early-detection-for-idiopathic-scoliosis-in-adolescents.

Robinette, E., & Shah, S. S. (2020a). Osteomyeltitis. In R. M. Kliegman, J. W. St Geme, N. L. Blum, et al. (Eds.), *Nelson textbook of pediatrics* (21th ed.). Philadelphia, PA: Elsevier.

Robinette, E., & Shah, S. S. (2020b). Septic arthrisits. In R. M. Kliegman, J. W. St Geme, N. L. Blum, et al. (Eds.), *Nelson textbook of pediatrics* (21th ed.). Philadelphia, PA: Elsevier.

Loder, R. T., & Skopelja, E. N. (2011a). The epidemiology and demographics of hip dysplasia. *ISRN Orthopedics.*

Loder, R. T., & Skopelja, E. N. (2011b). The epidemiology and demographics of Legg-Calvé-Perthes disease. *ISRN Orthopedics.*

Loder, R. T., & Skopelja, E. N. (2011c). The epidemiology and demographics of slipped capital femoral epiphysis. *ISRN Orthopedics.*

Lupus Foundation of America. (2019). Understanding lupus: what is lupus?. Retrieved from https://www.lupus.org/resources/what-is-lupus.

Marini, J. C. (2020). Osteogenesis imperfecta. In R. M. Kliegman, J. W. St Geme, N. L. Blum, et al. (Eds.), *Nelson textbook of pediatrics* (21th ed.). Philadelphia, PA: Elsevier.

Marini, J. C., & Blissett, A. R. (2013). New genes in bone development: What's new in osteogenesis imperfecta. *The Journal of Clinical Endocrinology & Metabolism, 98*(8).

Mickalide, A. D., & Hansen, L. M. (2012). *Coaching our kids to fewer injuries: A report on youth sports safety*. Washington, DC: Safe Kids Worldwide.

Mina, R., & Brunner, H. I. (2013). Update on differences between childhood-onset and adult-onset systemic lupus erythematosus. *Arthritis Research & Therapy, 15*(4), 218.

Mistovich, R. J., & Spiegel, D. A. (2020). Idiopathic scoliosis. In R. M. Kliegman, J. W. St Geme, N. L. Blum, et al. (Eds.), *Nelson textbook of pediatrics* (21th ed.). Philadelphia, PA: Elsevier.

National Kidney Foundation. (2017). *Lupus and kidney disease (lupus nephritis).* Retrieved from https://www.kidney.org/atoz/content/lupus.

Nwobi, O., Abitbol, C. L., Chandar, J., Seeherunvong, W., & Zilleruelo, G. (2008). Rituximab therapy for juvenile-onset systemic lupus erythematosus. *Pediatric Nephrology, 23*(3), 413–419.

Peck, K., & Herrera-Soto, J. (2014). Slipped capital femoral epiphysis: What's new? *Orthopedic Clinics, 45*(1), 77–86.

Petty, R. E., Southwood, T. R., Manners, P., Baum, J., Glass, D. N., Goldenberg, J., et al. (2004). International league of associations for rheumatology classification of juvenile idiopathic arthritis: Second revision, Edmonton, 2001. *The Journal of Rheumatology, 31*(2), 390.

Pigrau-Serrallach, C., & Rodríguez-Pardo, D. (2013). Bone and joint tuberculosis. *European Spine Journal, 22*(4), 556–566.

Ponseti, I. V. (1996). Congenital clubfoot. *Fundamentals of treatment*, 37–48.

Price, C. T., & Schwend, R. M. (2011). Improper swaddling a risk factor for developmental dysplasia of hip. *American Academy of Pediatrics News, 32*(11).

Qian, Y., & Acharya, N. R. (2010). Juvenile idiopathic arthritis associated uveitis. *Current Opinion in Ophthalmology, 21*(6), 468.

Ringold, S., Weiss, P. F., Beukelman, T., DeWitt, E. M., Ilowite, N. T., Kimura, Y., et al. (2013). 2013 update of the 2011 American College of Rheumatology recommendations for the treatment of juvenile idiopathic arthritis: Recommendations for the medical therapy of children with systemic juvenile idiopathic arthritis and tuberculosis screening among children receiving biologic medications. *Arthritis & Rheumatism, 65*(10), 2499–2512.

Ruperto, N., & Martini, A. (2011). Pediatric rheumatology: JIA, treatment and possible risk of malignancies. *Nature Reviews Rheumatology, 7*(1), 6.

Sarwahi, V., Wollowick, A. L., Sugarman, E. P., Horn, J. J., Gambassi, M., & Amaral, T. D. (2011). Minimally invasive scoliosis surgery: An innovative technique in patients with adolescent idiopathic scoliosis. *Scoliosis, 6*(1), 16.

Shaw, B. A., & Segal, L. S. (2016). Evaluation and referral for developmental dysplasia of the hip in infants. *Pediatrics, 138*(6).

Shyy, W., Wang, K., Sheffield, V. C., & Morcuende, J. A. (2010). Evaluation of embryonic and perinatal myosin gene mutations and the etiology of congenital idiopathic clubfoot. *Journal of Pediatric Orthopedics, 30*(3).

Smith, M. A., Dahlen, N. R., Bruemmer, A., Davis, S., & Heishman, C. (2013). Clinical practice guideline surgical site infection prevention. *Orthopaedic Nursing, 32*(5), 242–248.

Stoll, C., Alembik, Y., Dott, B., & Roth, M. P. (2010). Associated malformations in patients with limb reduction deficiencies. *European Journal of Medical Genetics, 53*(5), 286–290.

Tarkiainen, M., Tynjälä, P., Vähäsalo, P., & Lahdenne, P. (2015). Occurrence of adverse events in patients with JIA receiving biologic agents: Long-term follow-up in a real-life setting. *Rheumatology, 54*(7), 1170–1176.

Tibor, L. M., & Sink, E. L. (2013). Risks and benefits of the modified Dunn approach for treatment of moderate or severe slipped capital femoral epiphysis. *Journal of Pediatric Orthopaedics, 33*, S99–S102.

US Preventive Services Task Force. (2018). Screening for adolescent idiopathic scoliosis: US Preventive Services Task Force Recommendation Statement. *The Journal of the American Medical Association, 319*(2), 165–172.

Weinstein, S. L., Dolan, L. A., Wright, J. G., & Dobbs, M. B. (2013). Effects of bracing in adolescents with idiopathic scoliosis. *New England Journal of Medicine, 369*(16), 1512–1521.

Winell, J. J., & Davidson, R. S. (2020). Talipes equinovarus (clubfoot). In R. M. Kliegman, J. W. St Geme, N. L. Blum, et al. (Eds.), *Nelson textbook of pediatrics* (21th ed.). Philadelphia, PA: Elsevier.

Winsley, R., & Matos, N. (2011). Overtraining and elite young athletes. In *The elite young athlete* (Vol.56) (pp. 97–105). Karger Publishers.

30

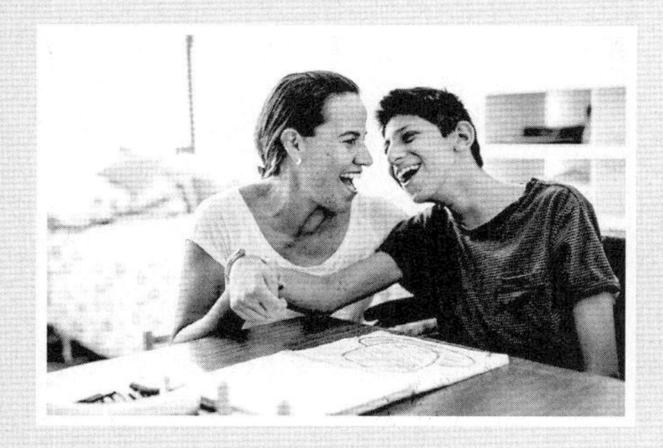

Criança com Disfunção Neuromuscular ou Muscular

Marilyn J. Hockenberry

CONCEITOS GERAIS

- Mobilidade
- Percepção sensorial

DISTÚRBIOS NEUROMUSCULARES CONGÊNITOS OU MUSCULARES

PARALISIA CEREBRAL

A paralisia cerebral (PC) é definida como um distúrbio de postura e movimento decorrente de lesão cerebral estática no período perinatal ou pós-natal, que limita a atividade (Glader & Barkoudah, 2019; Nordqvist & Christian, 2017). Além dos distúrbios motores, a condição geralmente envolve distúrbios da sensação, percepção, comunicação, cognição e comportamento; problemas musculoesqueléticos secundários; e epilepsia (Glader & Barkoudah, 2019; Nordqvist & Christian, 2017). A etiologia, as características clínicas e o curso variam e são caracterizados por tônus muscular e coordenação anormais como distúrbios primários. A PC é a deficiência física permanente mais comum da infância, e a incidência relatada varia de 1,5 a mais de 4 por mil nascidos vivos em vários estudos nos EUA, afetando cerca de 367 mil americanos (Centers for Disease Control and Prevention, 2019; Nordqvist & Christian, 2017). Uma revisão sistemática e metanálise indicou uma prevalência de 2,11 por mil nascidos vivos, com maior prevalência entre lactentes com peso ao nascer de mil a 1.499 g; a prevalência de PC foi maior entre os lactentes nascidos antes de completar 28 semanas de gestação (Oskoui, Coutinho, Dykeman et al., 2013). Van Naarden Braun et al., (2016) estudaram a prevalência de PC espástica ao longo de 17 anos, de 1985 a 2002, em Atlanta, Geórgia, e não encontraram tendências significativas por idade gestacional ou peso ao nascer; as disparidades étnicas ou raciais permaneceram e merecem uma investigação mais aprofundada. Na década de 1960, a prevalência de PC aumentou aproximadamente 20%, o que provavelmente refletiu a melhora na sobrevida de recém-nascidos de extremo baixo peso (EBP) e muito baixo peso (MBP). No entanto, nas últimas 2 décadas, houve uma diminuição na incidência de PC entre lactentes de muito baixo peso e baixo peso (Van Naarden Braun et al., 2016). A incidência é maior em homens do que em mulheres e mais provável de ocorrer em afro-americanos do que em crianças brancas ou hispânicas (Centers for Disease Control and Prevention, 2019).

Etiologia

Uma variedade de fatores pré-natais, perinatais e pós-natais contribuem para o desenvolvimento da PC, isoladamente ou multifatorialmente. O cérebro humano se desenvolve durante o período pré-natal e até os 2 anos. Um insulto ou lesão cerebral que ocorra durante esse período pode resultar em PC.

Embora a hipótese tradicional prevalente tenha sido que a PC resulta de problemas perinatais, especialmente asfixia ao nascimento, acredita-se agora que a PC resulta mais frequentemente de anormalidades cerebrais pré-natais existentes. No entanto, a causa exata dessas anormalidades permanece indefinida. Estima-se que cerca de 70 a 80% dos casos de PC sejam causados por fatores pré-natais desconhecidos (MacLennan, Thompson, & Gecz, 2015).

Em geral, lactentes expostos a infecções maternas e perinatais apresentam maior risco para o desenvolvimento de PC como resultado dos efeitos no cérebro em desenvolvimento. Embora a PC ocorra em nascimentos a termo, o nascimento prematuro de lactentes de BPN e MBP continua a ser o fator de risco mais importante para PC. Ainda assim, em alguns casos, nenhuma causa identificável é determinada. Leucomalácia periventricular e hemorragia intracerebral em recém-nascidos de baixo peso são fatores de risco significativos no desenvolvimento de PC. O AVC isquêmico perinatal também está associado a um diagnóstico tardio de PC (Golomb, Saha, Garg et al., 2007). Um estudo encontrou um risco maior de ocorrência de PC entre lactentes nascidos com 42 semanas de gestação ou mais tarde do que entre aqueles nascidos com 37 ou 38 semanas de gestação (Moster, Wilcox, Vollset et al., 2010). Fatores adicionais que podem contribuir para o desenvolvimento de PC pós-natal incluem meningite bacteriana, nascimentos múltiplos, encefalite viral, acidentes com veículos motorizados (AVMs) e abuso infantil (síndrome do bebê sacudido [lesão cerebral traumática]). Cerca de 10% das crianças com PC adquiriram a condição após o nascimento por causas como quedas, acidentes automobilísticos e infecções como meningite (Cerebral Palsy Guide, 2017). Um número significativo (4 em cada 10) de crianças com PC também tem epilepsia (Centers for Disease Control and Prevention, 2019). Em resumo, até 80% do total de casos de PC podem estar ligados a uma lesão cerebral perinatal ou neonatal ou mal desenvolvimento cerebral, independentemente da causa (Krageloh-Mann & Cans, 2009). Vários distúrbios bioquímicos podem causar anormalidades motoras frequentemente observadas na PC e podem ser inicialmente diagnosticadas erroneamente como PC (Nehring, 2010).

Fisiopatologia

É difícil estabelecer uma localização precisa das lesões neurológicas com base na etiologia ou nos sinais clínicos porque não há um quadro patológico característico. Em alguns casos, há malformações grosseiras do cérebro. Em outros, pode haver evidência de oclusão vascular, atrofia, perda de neurônios e degeneração laminar que produz giros mais estreitos, sulcos mais largos e baixo peso cerebral. A anoxia parece desempenhar o papel mais significativo no estado patológico do dano cerebral, que muitas vezes é secundário a outros mecanismos causadores.

Há poucas exceções. Em alguns casos, as manifestações ou etiologia estão relacionadas com áreas anatômicas. Por exemplo, a PC associada ao parto prematuro é geralmente diplegia espástica causada por infarto hipóxico ou hemorragia com leucomalácia periventricular na área adjacente aos ventrículos laterais. O tipo atetoide (extrapiramidal) de PC é mais provavelmente associado à asfixia ao nascimento, mas também pode ser causado por kernicterus e distúrbios genéticos metabólicos, como distúrbios mitocondriais e acidúria glutárica (Johnston, 2020). A PC hemiplégica (hemiparética) é frequentemente associada a um infarto cerebral focal (acidente vascular cerebral) secundário a um tromboembolismo intrauterino ou perinatal, geralmente resultado de trombose materna ou distúrbio hereditário de coagulação (Johnston, 2020). Hipoplasia cerebelar e, às vezes, hipoglicemia neonatal grave estão relacionadas com a PC atáxica. A atrofia cortical e cerebral generalizada geralmente causa quadriparesia grave com comprometimento cognitivo e microcefalia.

Classificação clínica

Uma revisão da classificação de Winter foi proposta em 2005 para refletir os problemas clínicos reais da criança e sua gravidade, uma avaliação do estado físico e da qualidade de vida da criança ao longo do tempo e as necessidades de apoio a longo prazo (Nehring, 2010; Romeo, Ricci, Brogna et al., 2016).

A nova definição proposta tem quatro grandes dimensões de classificação (Bax, Goldstein, Rosenbaum et al., 2005):

Anormalidades motoras – natureza e tipologia da desordem motora; habilidades motoras funcionais.
Deficiências associadas – convulsões; deficiência auditiva ou visual; déficits atencionais, comportamentais, comunicativos e/ou cognitivos; motor oral e função da fala.
Achados anatômicos e radiológicos – distribuição anatômica ou partes do corpo afetadas por deficiências ou limitações motoras; achados radiológicos, às vezes, incluindo lesões da substância branca ou anomalia cerebral observada na tomografia computadorizada (TC) ou na ressonância magnética (RM).
Causa e momento – identificação de uma causa claramente identificada, como um evento pós-natal (p. ex., meningite, lesão cerebral traumática).

A International Classification of Functioning, Disability and Health (ICF) enfatiza a participação e a função, enquanto a Gross Motor Function Classification System (GMFCS), Functional Mobility Scale (FMS) (Sehrawat, Marwaha, Bansal et al., 2014), Manual Ability Classification System (MACS) e a Communication Function Classification Scale (CFCS) têm sido amplamente utilizadas para avaliar a coordenação motora fina, motora grossa e capacidade de comunicação (Sun, Wang, Hou et al., 2018). Vários estudos utilizaram o Hammersmith Infant Neurological Examination (HINE) como ferramenta de exame no diagnóstico de PC.

A PC tem quatro tipos principais de distúrbios do movimento: espástico, discinético, atáxico e misto (Boxe 30.1) (Nehring, 2010). O tipo clínico mais comum, a PC espástica (de 75 a 85% relatados pelos Centers for Disease Control and Prevention [2019]), representa uma fraqueza muscular do neurônio motor superior. O arco reflexo está intacto e os sinais físicos característicos são reflexos de estiramento aumentados, tônus muscular aumentado e (frequentemente) fraqueza. As manifestações neurológicas iniciais são geralmente hipotonia generalizada ou tônus diminuído que dura algumas semanas ou pode se estender por meses ou até 1 ano.

Manifestações clínicas

O observador alerta pode suspeitar de PC quando uma criança demonstra alguns dos grupos de manifestações do Boxe 30.2.

Desenvolvimento motor grosso atrasado

O atraso no desenvolvimento motor grosso é uma manifestação universal da PC. A criança apresenta um atraso em todas as realizações motoras, e a discrepância entre a habilidade motora e a realização esperada tende a aumentar com os sucessivos marcos de desenvolvimento à medida que o crescimento avança. É especialmente significativo se outros comportamentos de desenvolvimento, como

Boxe 30.1 Classificação clínica da paralisia cerebral.

Espástica (piramidal)
Caracterizada por reflexos primitivos persistentes, reflexo de Babinski positivo, clônus do tornozelo, reflexos de estiramento exagerados, eventual desenvolvimento de contraturas

- De 70 a 80% de todos os casos de paralisia cerebral (PC)
- **Diplegia** – todas as extremidades afetadas; inferiores mais que superiores (de 30 a 40% das PC espásticas)
- **Tetraplegia** – todas as quatro extremidades envolvidas – pernas e tronco, boca, faringe e língua (de 10 a 15% das PC espásticas)
- **Triplegia** – três membros envolvidos
- **Monoplegia** – apenas um membro envolvido
- **Hemiplegia** – disfunção motora em um lado do corpo; a extremidade superior é mais afetada que a inferior (de 20 a 30% das PC espásticas)
- Hipertonia com controle inadequado da postura, equilíbrio e movimentos coordenados
- Comprometimento das habilidades motoras finas e grossas

Discinética (não espástica, extrapiramidal)
- **Atetoide** – coreia (movimentos involuntários, irregulares, abruptos); caracterizada por movimentos de contorção sinuosos e lentos, que geralmente envolvem as extremidades, tronco, pescoço, músculos faciais e língua
- **Distônica** – movimentos de torção lentos do tronco ou extremidades; postura anormal

Envolvimento dos músculos faríngeos, laríngeos e orais causando salivação e disartria (articulação imperfeita da fala)

Atáxica (não espástica, extrapiramidal)
- Marcha com base ampla
- Movimentos rápidos e repetitivos realizados de modo inadequado
- Desintegração dos movimentos nas extremidades superiores quando a criança tenta alcançar objetos

Tipo misto
- Combinação de PC espástica e PC discinética
- Pode ser rotulada como *mista* quando nenhum padrão motor específico é dominante; contudo, esse termo está perdendo espaço para descrições mais precisas da função motora e da área encefálica afetada envolvida (Rosenbaum, Paneth, Leviton et al., 2007)

Dados de Nehring, W. (2010). Cerebral palsy. In P. J. Allen, J. A. Vessey, & N. A. Schapiro (Eds.), *Primary care of the child with a chronic condition* (5th ed.). St. Louis, MO: Mosby; Jones, M. W., Morgan, E., Shelton, J. E. et al. (2007). Cerebral palsy: Introduction and diagnosis, part 1. *Journal of Pediatric Health Care*, 21(3), 146–152; and National Institute of Neurologic Disorders and Stroke. (2006). Cerebral palsy: Hope through research. Recuperado de https://www.ninds.nih.gov/Disorders/Patient-Caregiver-Education/Hope-Through-Research/Cerebral-Palsy-Hope-Through-Research.

Boxe 30.2 Manifestações clínicas da paralisia cerebral (no momento do diagnóstico).

Desenvolvimento motor bruto atrasado
- Uma manifestação universal
- Atraso em todas as realizações motoras
- Aumenta à medida que o crescimento avança
- Atrasos mais óbvios à medida que o crescimento avança

Desempenho motor anormal
- Preferência de mão unilateral muito precoce
- Engatinhar anormal e assimétrico
- Ficar em pé ou andando na ponta dos dedos
- Movimentos descoordenados ou involuntários
- Sucção ruim
- Dificuldades de alimentação
- Propulsão persistente da língua

Alterações do tônus muscular
- Aumento ou diminuição da resistência aos movimentos passivos
- Postura opistotônica (arqueamento das costas)
- Parece rígido ao ser manuseado ou vestido
- Dificuldade em trocar fraldas
- Rígido e inflexível nas articulações do quadril e joelho quando puxado para a posição sentada (sinal precoce)

Posturas anormais
- Mantém os quadris mais altos que o tronco em posição prona com pernas e braços flexionados ou puxados sob o corpo
- Tesoura e extensão de pernas com pés em flexão plantar em decúbito dorsal
- Posição de repouso e sono infantil persistente
- Braços abduzidos nos ombros
- Cotovelos flexionados
- Mãos com punhos fechados

Anormalidades reflexas
- Persistência de reflexos infantis primitivos
- Reflexo tônico cervical obrigatório em qualquer idade
- Não persistência além dos 6 meses de vida
- Persistência ou hiperatividade dos reflexos de preensão Moro, plantar e palmar
- Hiporreflexia, clônus do tornozelo e reflexos de estiramento desencadeado em muitos grupos musculares com movimentos rápidos e passivos

Deficiências associadas
- Aprendizado e raciocínio alterados
- Convulsões
- Comportamento e relacionamentos interpessoais prejudicados
- Deficiência sensorial (visão, audição)

De Nehring, W. M. (2010). Cerebral palsy. In P. J. Allen, J. A. Vessey, & N. A. Schapiro (Eds.), *Primary care of the child with a chronic condition* (5th ed.). St. Louis, MO: Mosby. Adaptado de Jones, M. W., Morgan, E., & Shelton, J. E. (2007). Primary care of the child with cerebral palsy: A review of systems (part II). *Journal of Pediatric Health Care*, 21(4), 226–237.

linguagem e realização pessoal-social, forem normais. O atraso no desenvolvimento da capacidade de equilíbrio também pode retardar a progressão dos marcos.

Desempenho motor anormal

A disfunção neuromotora é particularmente evidente no desempenho motor. Um sinal precoce é o uso preferencial unilateral da mão que pode ser aparente por volta dos 6 meses de vida. A dominância da mão normalmente não se desenvolve até os anos pré-escolares. O engatinhar anormal com propulsão apenas por movimentos das mãos e com extremidades inferiores e quadris elevados, muito parecido com um "salto de coelho", ocorre na diplegia. As crianças com hemiplegia têm um engatinhar assimétrico, usando o braço e a perna não afetados para se impulsionar nas nádegas ou no abdome. A espasticidade pode fazer com que a criança fique de pé ou ande na ponta dos pés. Movimentos descoordenados ou involuntários são característicos da PC discinética, e caretas faciais e movimentos de contorção da língua, dedos das mãos e pés são sinais de atetose. Outros sinais significativos de disfunção motora são dificuldades de sucção e alimentação deficientes, com interposição persistente da língua. Cabeça cambaleante, tremor ao alcançar e ataxia do tronco também são comuns. A preferência da mão nos primeiros 2 anos de vida é relatada como um sinal de PC hemiplégica (Berker & Yalçin, 2008).

Alterações do tônus muscular

O aumento ou diminuição da resistência aos movimentos passivos é um sinal de tônus muscular anormal. A criança pode apresentar posturas opistotônicas (arqueamento exagerado das costas) e pode sentir rigidez ao ser manuseada ou vestida. Além disso, há dificuldade na troca de fraldas por causa da espasticidade dos músculos adutores do quadril e extremidades inferiores. Quando puxada para a posição sentada, a criança pode estender todo o corpo e ficar rígida e inflexível nas articulações do quadril e do joelho. Esse é um sinal precoce de espasticidade.

Postura anormal

Crianças com PC espástica assumem posturas anormais em repouso ou quando sua posição é alterada. Desde cedo, uma criança deitada de bruços manterá os quadris mais altos que o tronco com as pernas e os braços flexionados ou puxados sob o corpo. Na posição supina, a espasticidade é evidenciada pela tesoura (pernas em posição cruzada; joelhos, quadris e tornozelos rígidos) e extensão das pernas, com os pés em flexão plantar. Essa postura é exagerada quando a criança está suspensa verticalmente ou quando outros tentam fazer com que a criança suporte o peso. Dependendo do grau de comprometimento, a espasticidade pode ser leve ou grave. Uma postura infantil persistente de repouso e sono (i. e., braços abduzidos na altura dos ombros, cotovelos flexionados e mãos fechadas) é um sinal de espasticidade quando permanece constante após 4 a 5 meses de vida. A criança hemiparética pode repousar com o braço afetado aduzido e apoiado contra o tronco, com o cotovelo pronado e levemente flexionado e a mão fechada.

Anormalidades reflexas

A persistência de reflexos primitivos é um dos primeiros indícios para a PC (p. ex., reflexo tônico cervical obrigatório em qualquer idade ou persistência não obrigatória além dos 6 meses de vida, e a persistência ou mesmo hiperatividade dos reflexos de Moro, plantar e de preensão palmar). Hiporreflexia, clônus do tornozelo e reflexos de estiramento podem ser desencadeados por muitos grupos musculares em movimentos passivos rápidos (p. ex., resistência à abdução passiva quando os quadris são subitamente separados [prendedor do abdutor]).

Deficiências e problemas associados

Algumas das deficiências associadas à PC são deficiência visual, deficiência auditiva, problemas comportamentais, dificuldades de comunicação e fala, convulsões e deficiência intelectual. Déficits sensoriais adicionais, como hipersensibilidade, hipossensibilidade e dificuldades de equilíbrio, podem ocorrer em crianças com PC (Nehring, 2010). De acordo com os Centers for Disease Control and Prevention (2019), cerca de 1 em cada 10 crianças com PC também é diagnosticada com transtorno do espectro do autismo.

A deficiência intelectual é uma preocupação, embora as crianças com PC tenham uma ampla faixa de inteligência, e de 50 a 60% estejam dentro dos limites normais. As dificuldades de fala são muitas vezes interpretadas como um sinal de comprometimento cognitivo. Avaliar a inteligência de uma criança com PC é muitas vezes difícil devido aos déficits motores e sensoriais. Testes realizados periodicamente ao longo do tempo podem determinar o grau de inteligência. Muitas pessoas com PC que têm envolvimento físico severamente limitado, na verdade, têm o menor comprometimento intelectual. Como grupo, as crianças com atetose e ataxia são intelectualmente superiores àquelas com outros tipos de PC. A incidência de comprometimento grave ou profundo é maior na PC rígida e atônica. Dispositivos de comunicação aprimorados (p. ex., jaqueta de comunicação, comunicação computadorizada) revelaram que algumas pessoas com PC espástica tetraplégica têm inteligência normal. Rick Hoyt, por exemplo, que tem PC espástica tetraplégica, se comunica com os olhos e com leve movimento da cabeça e um computador para soletrar o que quer comunicar; ele se formou na University of Boston e atua como consultor para dispositivos de tecnologia.

As manifestações do transtorno de déficit de atenção/hiperatividade podem ocorrer em crianças com PC. Os sintomas primários apresentados são falta de atenção, distração acentuada, comportamento hiperativo e defeitos de integração (ver Capítulo 16). As convulsões são mais propensas a acompanhar a hemiplegia adquirida pós-natal. Eles são um achado incomum na ataxia e na diplegia. Os tipos mais comuns de crises são crises tônico-clônicas generalizadas e tipos motores menores (Nehring, 2010). A epilepsia ocorre em 41% das crianças com PC; a epilepsia foi especialmente comum em crianças que não deambulavam (Christensen, Van Naarden Braun, Doernberg et al., 2014).

O controle deficiente da musculatura oral pode contribuir para uma série de problemas. Postura e desempenho motor anormais e alterações no tônus muscular afetam a mastigação, deglutição e fala. Intervenções de terapia ocupacional e fonoaudiológica podem ser necessárias para auxiliar algumas crianças na alimentação e na fala. Tossir e engasgar, especialmente durante a alimentação, podem predispor a criança com PC à aspiração, que pode não ser imediatamente aparente. Problemas respiratórios podem resultar e coexistir com dificuldades de alimentação em crianças com PC; os sintomas respiratórios observados durante as mamadas incluem apneia, dispneia, taquipneia, tosse e asfixia e hipoxemia (Nehring, 2010). Muitas crianças com PC também podem ter refluxo gastresofágico.

O comprometimento motor associado à PC contribui para outros problemas. Crianças com PC que não deambulam têm um risco aumentado de desenvolver complicações ortopédicas, como luxações unilaterais ou bilaterais do quadril, escoliose e contraturas articulares resultantes do tônus muscular desequilibrado. Um estudo examinou o ângulo de Cobb para uso na previsão do curso da escoliose em adolescentes com PC (Oda, Takigawa, Sugimoto et al., 2017).

Uma variedade de fatores, incluindo diminuição da mobilidade, diminuição da ingestão de líquidos, medo de ir ao banheiro, mau posicionamento no banheiro e falta de ingestão de fibras, pode ser responsável pela constipação intestinal (Nehring, 2010). Emulsionantes de fezes, laxantes e um programa de controle intestinal podem ser necessários para prevenir a constipação intestinal crônica.

O aumento da incidência de cárie dentária resulta de higiene dental inadequada, defeitos congênitos do esmalte (hipoplasia de dentes decíduos), alta ingesta e retenção de carboidratos, desequilíbrio alimentar com baixa ingesta nutricional, flúor inadequado e dificuldade no fechamento da boca e salivação. Movimentos espásticos ou clônicos podem causar engasgos ou mordidas na escova de dentes, interferindo nas técnicas de limpeza. A hipersensibilidade oral também é comum, o que faz com que a criança resista à higiene dental. A má oclusão pode ocorrer em até 90% dessas crianças. A gengivite é secundária à higiene dental inadequada e pode ser ainda mais complicada pelo uso de drogas antiepilépticas (DAEs), como a fenitoína (Nehring, 2010). Sehrawat et al. (2014) apresentaram uma cobertura eloquente das complexidades e importância do atendimento odontológico em crianças com PC. A clínica multidisciplinar de CP do University of Kansas Medical Center incluiu um assistente odontológico em cada clínica como parte da iniciativa do estado de Kansas para melhorar a saúde bucal. O enfermeiro pode verificar se o estado pode fornecer esse serviço para crianças com necessidades especiais. É muito útil para as famílias receberem ensino sobre saúde bucal.

A ruptura da pele pode ocorrer com o posicionamento prolongado, especialmente em crianças abaixo do peso com proeminências ósseas e aquelas que não conseguem se reposicionar ou que podem ter áreas insensíveis da pele.

Nistagmo e ambliopia são comuns e podem exigir cirurgia, lentes corretivas ou ambos. A deficiência auditiva também é comum em crianças com PC. Algumas perdas são causadas pelo envolvimento neurossensorial. Os lactentes afetados podem passar mais tempo deitados. Isso os predispõe à otite média, que pode resultar em perda auditiva condutiva.

Avaliação diagnóstica

Lactentes em risco de acordo com o conhecimento dos fatores etiológicos associados à PC requerem avaliação cuidadosa durante a primeira infância para identificar os sinais de disfunção muscular o mais cedo possível. Diretrizes de prática clínica recentes recomendam que um diagnóstico de PC ou de alto risco de PC possa ser feito nos primeiros 6 meses de vida pós-termo (Spittle, Morgan, Olsen et al., 2018). O exame neurológico e o histórico são as modalidades primárias para o diagnóstico. A neuroimagem da criança com suspeita de anormalidade cerebral e PC agora é recomendada para avaliação diagnóstica, sendo a RM um forte preditor de PC quando realizada a termo (idade corrigida); a avaliação geral dos movimentos também teve um forte valor preditivo em crianças com mais de 2 anos e menores de 5 anos (Bosanquet, Copeland, Ware et al., 2013). A ressonância magnética tem a capacidade de identificar precocemente lactentes em risco de PC (George, Fiori, Fripp et al., 2017). A ressonância magnética foi útil para prever o desenvolvimento da linguagem em pessoas com certas lesões cerebrais (Choi, Choi & Park, 2017). Testes metabólicos e genéticos são recomendados se nenhuma anormalidade estrutural for identificada por neuroimagem; os exames laboratoriais não são mais recomendados no processo de diagnóstico da PC.

O reconhecimento precoce é dificultado pela falta de sinais neurológicos neonatais confiáveis. No entanto, o enfermeiro deve monitorar lactentes com fatores de risco etiológicos conhecidos e avaliá-los de perto nos primeiros 2 anos de vida. Como o controle cortical do movimento não ocorre até mais tarde na infância, o comprometimento motor associado ao controle voluntário geralmente não é aparente até os 2 a 4 meses de vida, no mínimo. Mais frequentemente, o diagnóstico não pode ser confirmado até a idade de 1 ou 2 anos porque as anormalidades do tônus motor podem ser indicativas de outra condição neuromuscular. Além disso, algumas crianças que apresentam sinais consistentes de PC antes de 2 anos não demonstram tais sinais após 2 anos (Nehring, 2010). No entanto, não há consenso em relação a uma idade de corte para o início dos sintomas.

Estabelecer um diagnóstico pode ser mais fácil com a persistência de reflexos primitivos: o reflexo tônico cervical assimétrico ou o reflexo de Moro persistente (a partir dos 4 meses de vida) e o reflexo extensor cruzado. O reflexo tônico cervical normalmente desaparece entre 4 e 6 meses de vida. Uma resposta obrigatória é considerada anormal. Isso é obtido virando-se a cabeça do lactente para um lado e segurando-a por 20 segundos. Quando um lactente chorando é incapaz de se mover da postura assimétrica do reflexo tônico cervical, é considerado obrigatório e uma resposta anormal. O reflexo extensor cruzado, que normalmente desaparece em 4 meses, é provocado pela aplicação de um estímulo nocivo na sola de um pé com o joelho estendido. Normalmente, o pé contralateral responde com movimentos de extensão, abdução e adução. A possibilidade de PC é sugerida se esses reflexos ocorrerem após 4 meses.

Vários instrumentos de avaliação estão disponíveis para avaliar a espasticidade muscular (Escala de Ashworth Modificada); independência funcional no autocuidado, mobilidade e cognição (Medida de Independência Funcional e WeeFIM [específico para crianças]); movimentos autoiniciados ao longo do tempo (medição da função motora grossa); e capacidade e desempenho de atividades funcionais no autocuidado, mobilidade e função social (Pediatric Evaluation of Disability Inventory) (Krigger, 2006). A elastografia é uma nova maneira de medir a flexibilidade dos músculos, tendões e nervos. Uma nova técnica, a miotonometria, permite a avaliação objetiva da espasticidade muscular por meio da quantificação da resposta do deslocamento tecidual a uma força de compressão padrão, e sugere-se ser um método sensível que pode ser usado na prática clínica diária (Balci, 2018).

Um conhecimento profundo das variações normais do desenvolvimento motor é necessário para detectar o progresso anormal, e um histórico cuidadoso é necessário para detectar possíveis fatores etiológicos. Observar os movimentos e comportamentos espontâneos da criança, incluindo postura, atitude e tamanho muscular, função e tônus. Como as crianças com PC geralmente apresentam déficits sensoriais, é apropriado avaliar a criança quanto a déficits de audição e visão.

Manejo terapêutico: conceitos gerais

Os objetivos da terapia para crianças com PC são o reconhecimento precoce e a promoção de um curso de desenvolvimento ideal para permitir que as crianças afetadas atinjam seu potencial dentro dos limites de sua disfunção. O distúrbio é permanente e a terapia é principalmente sintomática e preventiva.

As influências benéficas de um programa de habilitação na criança e na família baseiam-se no reconhecimento da deficiência de forma precoce e na implementação do tratamento. Os pais são essenciais no programa de tratamento. Considere seus objetivos e desejos, sua cooperação e sua confiança em todos os aspectos do tratamento. Com o diagnóstico precoce, os pais podem começar a proporcionar as experiências sensorimotoras essenciais ao desenvolvimento cognitivo, pois as estruturas do sistema nervoso central (SNC) dependem da estimulação e do uso para atingir e manter sua integridade funcional.

Os objetivos gerais da terapia são (1) estabelecer habilidades de locomoção, comunicação e autoajuda; (2) obter ótima aparência e integração das funções motoras; (3) corrigir defeitos associados precocemente e eficazmente possível; (4) fornecer oportunidades educacionais adaptadas às necessidades e capacidades de cada criança; e (5) promover experiências de socialização com outras crianças afetadas e não afetadas. Cada criança é avaliada e gerenciada individualmente. O plano de terapia pode envolver uma variedade de ambientes, instalações e pessoas especialmente treinadas. A abrangência das necessidades da criança requer planejamento multidisciplinar e coordenação do cuidado entre os profissionais e a família da criança (Boxe 30.3). O resultado para a criança e a família com PC é a normalização e a promoção de atividades de autocuidado que capacitam a criança e a família a alcançar o potencial máximo.

Dispositivos de mobilização

Muitas crianças com PC usam órteses tornozelo-pé (AFOs) (aparelhos) e uma variedade de órteses. As órteses são moldadas para caber nos pés e são usadas dentro dos sapatos. Os dispositivos são frequentemente usados para ajudar a prevenir ou reduzir a deformidade, aumentar a eficiência energética da marcha e controlar o alinhamento. Alguns dos dispositivos de mobilidade mais usados incluem pranchas de patinete com rodas que permitem que as crianças se impulsionem enquanto o abdome ou todo o corpo é apoiado e as pernas são posicionadas com cunhas para evitar tesouras. Os *karts* com rodas proporcionam um bom equilíbrio sentado e servem como uma experiência precoce de "cadeira de rodas" para crianças pequenas. Os carrinhos de criança podem ser equipados com assentos personalizados para mobilização

Boxe 30.3 Intervenções terapêuticas para paralisia cerebral.

A avaliação interdisciplinar de desenvolvimento e física com recomendações pode incluir o seguinte:

Fisioterapia

Dispositivos ortóticos
- Suspensórios
- Talas
- Dispositivo ortopédico moldado sob medida
- Órteses moldadas

Equipamento adaptativo
- *Scooters*, bicicletas e triciclos
- Cadeiras de rodas
- Pranchas
- Dispositivos verticais

Estimulação elétrica funcional (neuromuscular) (em combinação com talas dinâmicas)

Terapia ocupacional

Equipamento adaptativo
- Utensílios para uso funcional (p. ex., comer, escrever)
- Comutador
- Computadores

Terapia fonoaudiológica
- Habilidades motoras orais
- Técnicas de comunicação adaptativa

Educação especial
- Programas de intervenção precoce
- Programas de aprendizagem especializados e serviços de apoio na escola
- Socialização para promover o desenvolvimento do autoconceito

Intervenção cirúrgica
- Ortopédica (p. ex., transferências de tendão, alongamento muscular, deformidades da coluna vertebral)
- Neurológica (p. ex., neurectomias)
- Rizotomia dorsal seletiva
- Alimentação (p. ex., gastrostomia)
- Odontológica

Terapia medicamentosa
- Medicamentos para tratar o seguinte:
  - Espasticidade
  - Dor
  - Condições secundárias (p. ex., distúrbio convulsivo, constipação intestinal crônica, infecções do trato urinário, refluxo gastresofágico)
- Supervisão de saúde e atenção primária para doenças agudas da infância Terapia comportamental

Coordenação de cuidados
- Coordenação de cuidados de serviços especializados e recursos comunitários em colaboração com a família da criança

Modificado de Nehring, W. M. (2010). Cerebral palsy. In P. J. Allen, J. A. Vessey, & N. A. Schapiro (Eds.), *Primary care of the child with a chronic condition* (5th ed). St. Louis, MO: Mosby.

dependente. Dispositivos especiais para mobilização independente que podem ou não permitir que os membros superiores permaneçam livres são particularmente valiosos para crianças com envolvimento dos membros inferiores (Figura 30.1). Várias cadeiras de rodas podem ser personalizadas para atender às necessidades e preferências das crianças mais velhas (Figura 30.2).

Cirurgia

A intervenção cirúrgica geralmente é reservada para a criança que não responde a medidas mais conservadoras, como órteses, mas também é indicada para a criança cuja espasticidade causa deformidades progressivas. A cirurgia ortopédica pode ser necessária para corrigir contraturas ou deformidades espásticas, fornecer estabilidade para uma articulação incontrolável, abordar desalinhamento ósseo (p. ex., disfunção do braço de alavanca) e fornecer potência muscular equilibrada. Isso inclui procedimentos de alongamento do tendão (especialmente, alongamento da tendão do calcanhar), liberação dos músculos espásticos flexores do punho e correção da espasticidade ou contratura dos músculos adutores e do quadril para melhorar a locomoção. Especialistas ortopédicos com interesse especial em CP implementarão protocolos de observação do quadril para crianças consideradas de risco para anormalidades do quadril. A vigilância do quadril e as escolhas de resgate cirúrgico são individuais para cada pessoa com PC. Não existe um procedimento que sirva para todos. A cirurgia ortopédica geralmente não é realizada até que a criança tenha 6 anos (Nehring, 2010). A cirurgia é usada principalmente para melhorar a função e não para fins estéticos e é seguida de fisioterapia. A cirurgia também pode ser realizada para melhorar a ingesta calórica, corrigir a doença do refluxo gastresofágico, prevenir a aspiração e corrigir problemas dentários associados (Nehring, 2010).

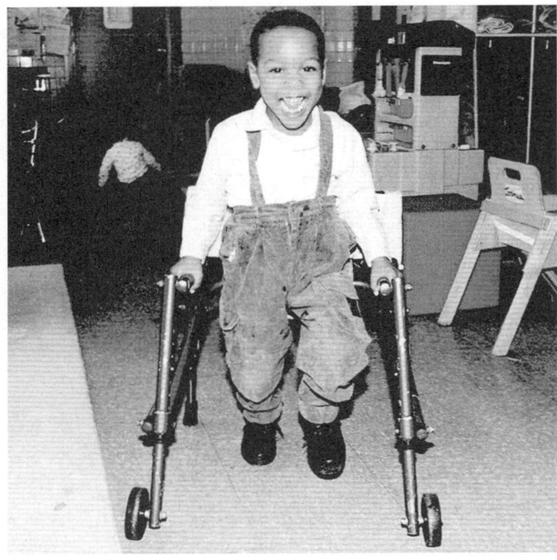

Figura 30.1 Dispositivo de imobilização para uma criança.

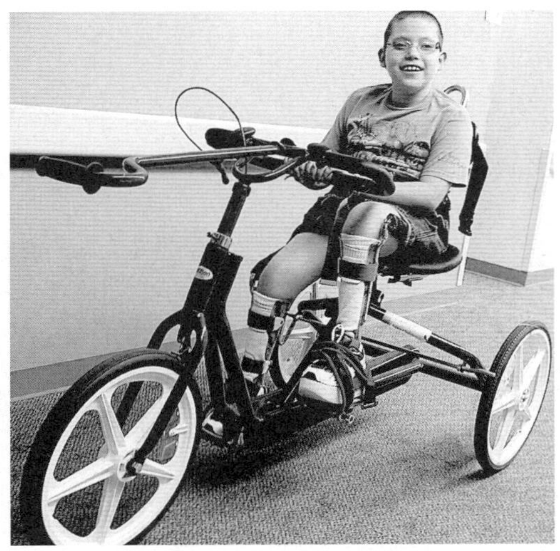

Figura 30.2 Veículo usado para fornecer mobilidade e melhorar a força muscular da perna. (Cortesia de Texas Children's Hospital, Houston, TX.)

Procedimentos neurocirúrgicos são usados apenas em casos selecionados. A rizotomia dorsal seletiva proporcionou melhora acentuada em algumas crianças com PC (Park, Dobbs, & Cho, 2018). Após rizotomia dorsal seletiva, a marcha foi melhorada em crianças com PC (Rumberg, Bakir, Taylor et al., 2016). No entanto, alcançar os benefícios da cirurgia requer fisioterapia intensiva e comprometimento familiar. Como o procedimento resulta em músculos flácidos, a criança deve reaprender a sentar, ficar de pé e andar.

Medicamento

Dor intensa pode ocorrer com espasmos musculares em pacientes com PC. Crianças com PC também podem apresentar dor em decorrência de procedimentos dolorosos, como injeção de toxina botulínica tipo A (Botox), procedimentos cirúrgicos destinados a reduzir deformidades de contratura, dor abdominal relacionada com a posição e refluxo gastresofágico e dor associada à fisioterapia. Portanto, o tratamento da dor é um aspecto importante do cuidado da criança com PC.

Agentes farmacológicos administrados por via oral (dantrolene sódico, baclofeno e diazepam) tiveram pouca eficácia na melhora da coordenação muscular em crianças com PC. No entanto, são eficazes na diminuição da espasticidade geral. Os efeitos colaterais mais comuns desses agentes incluem hepatotoxicidade (dantrolene), sonolência, fadiga e fraqueza muscular. Menos comumente, diaforese e constipação intestinal podem ocorrer com baclofeno oral; outras complicações possíveis incluem alucinações, alterações de humor, convulsões, náuseas e incontinência urinária. O diazepam é usado com frequência, mas deve ser restrito a crianças com mais idade e adolescentes.

A toxina botulínica A também é usada para reduzir a espasticidade em músculos direcionados das extremidades superiores e inferiores (Yana, Tutuola, Westwater-Wood et al., 2019). A toxina botulínica A é injetada em um músculo selecionado (geralmente, o quadríceps, gastrocnêmio ou isquiotibiais mediais), na qual atua inibindo a liberação de acetilcolina em um grupo muscular específico, impedindo o movimento muscular. Quando administrado no início da doença, pode prevenir contraturas musculares afetadas, principalmente nas extremidades inferiores, evitando procedimentos cirúrgicos com possíveis efeitos adversos. O objetivo é permitir o alongamento do músculo; à medida que relaxa, permite a deambulação com uma AFO. Os principais efeitos adversos relatados da injeção de toxina botulínica A incluem dor no local da injeção e fraqueza temporária (Yana et al., 2019). Os principais candidatos para injeções de toxina botulínica A são crianças com espasticidade confinada às extremidades inferiores. O início da ação ocorre entre 24 e 72 horas, com pico de efeito observado em 2 semanas e duração de ação de 3 a 6 meses. A diminuição da espasticidade com a toxina botulínica A também pode resultar em menos dor de espasmos (Yana et al., 2019). Um estudo de caso mostrou melhora no equilíbrio da coluna após uma injeção de toxina botulínica A (Chaléat-Valayer, Bernard, Deceuninck et al., 2016).

A abordagem neurocirúrgica e farmacológica para o tratamento da espasticidade associada à PC envolve a implantação de uma bomba para infundir baclofeno diretamente no espaço intratecal ao redor da medula espinal para proporcionar alívio da espasticidade. Altas doses de baclofeno oral estão associadas a efeitos colaterais significativos, incluindo sonolência e confusão, mas muitas vezes são incapazes de fornecer alívio adequado da espasticidade. A infusão direta de baclofeno no espaço intratecal é especialmente útil para melhorar o conforto sem tantos efeitos colaterais (Eek, Olsson, Lindh et al., 2018).

Um estudo combinou baclofeno e antibiótico na bomba para prevenir a infecção e manter a estabilidade duradoura e o benefício da bomba (Aristedis, Dimitrios, Nikolaos et al., 2017). Os pacientes podem ser rastreados antes da colocação da bomba pela infusão de uma "dose de teste" de baclofeno intratecal administrada por punção lombar. O monitoramento cuidadoso de efeitos colaterais (p. ex., hipotonia, sonolência, convulsões, náuseas, vômitos, cefaleia, problemas relacionados com o cateter ou bomba) e para o alívio da espasticidade ocorre por várias horas após a infusão. Se ocorrer um efeito positivo, o paciente é considerado candidato à colocação da bomba.

A bomba é colocada no espaço subcutâneo do abdome médio; é do tamanho de um disco de hóquei. Um cateter intratecal é canalizado da área lombar para o abdome e conectado à bomba. A bomba é preenchida com baclofeno e programada para fornecer uma dose definida usando uma varinha de telemetria e um computador. O paciente permanece internado por vários dias para ajustar a dosagem e garantir a cicatrização adequada. As visitas ambulatoriais para reabastecer a bomba e fazer ajustes de dosagem ocorrem a cada 4 a 6 semanas, dependendo da resposta do paciente ao tratamento. Os benefícios do baclofeno intratecal incluem menos efeitos colaterais sistêmicos, titulação da dosagem para maximizar os efeitos e reversibilidade da terapia com a remoção da bomba, se desejado. A retirada abrupta de baclofeno intratecal, especialmente em altas doses, pode resultar em efeitos adversos como espasticidade rebote, prurido, hipertermia, rabdomiólise, coagulação intravascular disseminada, falência de múltiplos órgãos e morte; em alguns casos, a retirada intratecal de baclofeno pode simular sepse. O tratamento da abstinência centra-se no restabelecimento da dosagem da medicação, com melhorias observadas de 1 a 2 horas. Hospitalização e cirurgia podem ser necessárias para retirada como resultado de falha da bomba ou do cateter.

AEDs como carbamazepina, divalproex (valproato de sódio e ácido valproico), oxcarbazepina e lamotrigina são prescritos rotineiramente para crianças que têm convulsões. A gabapentina tem sido usada em adultos com lesão medular (LME) para diminuir a espasticidade com sucesso. Yuan-Kim Liow et al. (2016) descobriram que a gabapentina melhorou a qualidade de vida, a dor e a distonia em crianças com PC. Os agonistas α_2-adrenérgicos clonidina e tizanidina têm sido usados para diminuir a espasticidade em adultos com LME e esclerose múltipla; no entanto, seu uso em crianças não parece ter obtido ampla aceitação nos EUA. A tizanidina oral administrada com botulínica tipo A foi relatada como mais eficaz do que baclofeno oral e botulínica tipo A em um estudo de crianças com PC (Dai, Wasay, & Awan, 2008). Monitore todos os medicamentos para manutenção dos níveis terapêuticos e prevenção de níveis subterapêuticos ou tóxicos (ver boxe *Qualidade dos resultados do paciente*).

QUALIDADE DOS RESULTADOS DO PACIENTE:
Convulsões

- Nenhuma lesão física como resultado da atividade convulsiva
- Prevenção da atividade convulsiva

Crianças com PC têm sido tratadas com várias estratégias de medicina complementar e alternativa, incluindo ervas chinesas, acupuntura, terapia com hormônio de crescimento, exercícios aquáticos, terapia assistida por equinos e oxigênio hiperbárico (Nehring, 2010). Gasalberti (2006) relatou algumas terapias alternativas usadas em crianças com deficiência que o profissional pode ignorar durante um histórico de saúde, mas que podem ser benéficas para essas crianças. Elas incluem terapia com animais de estimação, massagem, equoterapia (equitação), música e terapia de luz colorida. Outras terapias alternativas que podem ser usadas por famílias com crianças com deficiência incluem vitaminas, oração, meditação, hipnose e imagens guiadas.

Recursos tecnológicos

Uma grande variedade de auxílios técnicos está disponível para melhorar o funcionamento de crianças com PC. Estes incluem brinquedos eletromecânicos que usam o conceito de *biofeedback* e operam a partir de uma unidade principal. O brinquedo é manipulado apenas quando a cabeça e o tronco estão alinhados corretamente. Brinquedos e jogos computadorizados também podem melhorar a coordenação olhos-mão.

Microcomputadores combinados com sintetizadores de voz ajudam crianças com dificuldades de fala a "falar". *Smartphones* e *tablets* com aplicativos de fala são apropriados para algumas crianças. Esses e outros dispositivos imprimem mensagens em monitores de tela e papel. Esses dispositivos tornaram evidente que algumas crianças foram erroneamente consideradas deficientes cognitivas. Os microcomputadores também aumentaram as possibilidades de maior mobilidade por meio de cadeiras de rodas e dispositivos de mobilização especialmente projetados.

Muitos outros dispositivos eletrônicos permitem funcionamento independente. Os jogos computadorizados têm sido estudados para ajudar nas habilidades motoras finas em crianças em idade escolar (Kanitkar, Szturm, Parmar et al., 2017). Robôs foram estudados para ajudar a melhorar o movimento em crianças com PC; há necessidade de robôs mais econômicos para avaliar melhor a eficácia (Michmizos & Krebs, 2017). A estimulação cerebral combinada e a robótica melhoraram o funcionamento do membro superior em adultos com PC; mais estudos são necessários com crianças (Friel, Lee, Soles et al., 2017).

Os sensores podem ser ativados e desativados usando-se um bastão de cabeça ou um músculo voluntário como a língua ou qualquer outro movimento muscular voluntário sobre o qual a criança tenha controle. A aplicação dessa tecnologia possibilita que idosos com PC possam eventualmente desempenhar atividades em seus próprios apartamentos e possam ser estendidos em seu local de trabalho.

Problemas associados

Crianças com PC geralmente apresentam déficits sensoriais, que requerem a atenção de especialistas apropriados. A terapia fonoaudiológica envolve os serviços de um fonoaudiólogo, que também pode ajudar com problemas de alimentação (ver Capítulo 20). O atendimento odontológico é especialmente importante para crianças com PC e muitas vezes é negligenciado. Visitas regulares ao dentista e profilaxia dentária, incluindo escovação, flúor e uso de fio dental (após a presença de vários dentes), devem começar assim que os dentes erupcionarem. Isso é especialmente importante para crianças que recebem fenitoína, que geralmente desenvolvem hiperplasia gengival. Problemas adicionais comuns entre crianças com PC incluem constipação intestinal causada por déficits neurológicos e falta de exercício; mau controle da bexiga e retenção urinária; infecções crônicas do trato respiratório e pneumonia aspirativa, que ocorrem como resultado de refluxo gastresofágico, tônus muscular anormal, imobilidade e posicionamento alterado; e problemas de pele como resultado de posicionamento alterado, má nutrição e imobilidade. A luxação do quadril ocorre frequentemente em crianças com PC. Alergia ao látex também foi relatada em crianças com PC (Nehring, 2010).

Manejo terapêutico: terapias, educação, recreação

Fisioterapia

A fisioterapia é uma das modalidades de tratamento mais utilizadas em crianças com PC. Em geral, é direcionada para um bom alinhamento esquelético da criança com espasticidade; treinamento em atos propositais, mesmo diante de movimentos involuntários, para a criança com atetose; e treino de marcha e desenvolvimento máximo do sentido proprioceptivo da criança com ataxia.

Um programa de terapia ativa envolve a família, o fisioterapeuta, o terapeuta ocupacional e outros membros da equipe de saúde. Desenvolver um programa de tratamento que possa ser realizado em casa é de extrema importância. A abordagem principal utiliza tipos tradicionais de exercícios terapêuticos que consistem em alongamentos; movimentos passivos, ativos e resistivos aplicados a grupos musculares ou articulações específicos para manter ou aumentar a amplitude de movimento; força; ou resistência. A estimulação elétrica neuromuscular combinada com talas dinâmicas pode beneficiar algumas crianças (Wright, Durham, Ewins et al., 2012). Nenhuma abordagem terapêutica é capaz de alcançar mudanças espetaculares no resultado final da deficiência motora. Os primeiros esforços concentram-se em aliviar posturas anormais por meio de exercícios de posicionamento e amplitude de movimento. Exercícios passivos de amplitude de movimento, alongamento e exercícios de alongamento são valiosos em qualquer idade, mesmo quando a criança é muito jovem para cooperar. Alguma extensão ativa pode ser realizada quando a criança tem idade suficiente para cooperar, com movimento passivo aplicado para completar a extensão articular. A prevenção da deformidade da contratura é uma função primordial da fisioterapia. Sentar e desenvolver mobilidade, força e resistência são outros objetivos principais.

Treinamento funcional e adaptativo (terapia ocupacional)

O treinamento de habilidades manuais e atividades de vida diária (AVDs) ocorre ao longo das fases de desenvolvimento e de acordo com o nível funcional da criança. Sentar, equilibrar-se, engatinhar e andar são encorajados em idades apropriadas e são acompanhados por estimulação de extensão protetora e reações de equilíbrio. As atividades manuais são iniciadas precocemente para melhorar a função motora e proporcionar à criança experiências sensoriais e informações sobre o ambiente. À medida que a criança progride de atividades simples de alimentação e autocuidado, o treinamento é estendido para incluir outras tarefas (p. ex., cozinhar ou usar o teclado ou o *mouse* do computador) que estão dentro das capacidades funcionais e de desenvolvimento da criança.

A incorporação do brincar ao programa terapêutico muitas vezes exige grande engenhosidade e criatividade dos envolvidos no cuidado da criança. Objetos e brinquedos devem ser escolhidos para desenvolver estímulo sensorial necessário usando uma variedade de formas, e texturas. Os enfermeiros podem ajudar os pais a integrar a terapia nas atividades lúdicas de maneira natural.

As crianças com PC podem precisar de ajuda considerável (e paciência) para aprender a se alimentar e se vestir e cuidar das necessidades de higiene pessoal. Um programa de alimentação pode ser desenvolvido por um terapeuta ocupacional com um fonoaudiólogo As crianças devem ser alimentadas na posição normal de alimentação. Quando elas têm dificuldade para sugar e engolir, é tentador mantê-las em uma postura semirreclinada para fazer uso do fluxo da gravidade. No entanto, esse método não promove a deglutição ativa, e a hiperextensão do pescoço pode até interferir na deglutição. Uma posição sentada mais flexionada, com os braços estendidos para frente para diminuir a tendência à extensão das costas e do pescoço, é mais natural durante a alimentação com mamadeira ou colher e estimula a deglutição ativa.

Como o controle da mandíbula está comprometido, um controle mais normal pode ser alcançado se o alimentador fornecer estabilidade para o mecanismo oral pela lateral ou pela frente da face. Quando dirigido pela frente, o dedo médio da mão que não alimenta é colocado posteriormente à porção óssea do queixo, o polegar é colocado abaixo do lábio inferior e o dedo indicador é colocado paralelo à mandíbula da criança (Figura 30.3). O controle manual da mandíbula pela lateral auxilia no controle da cabeça, correção da hiperextensão do pescoço e do tronco e estabilização da mandíbula. O dedo médio da mão que não alimenta é colocado posteriormente à porção óssea do queixo, o dedo indicador é colocado no queixo abaixo do lábio inferior e o polegar é colocado obliquamente na bochecha para proporcionar estabilidade lateral da mandíbula (Figura 30.4).

Em todas as AVDs, é importante capitalizar os bens da criança e compensar os passivos. O nível de independência esperado está relacionado com a manipulação motora grossa e fina. Mesmo quando a independência completa em uma atividade específica não é realista, a criança deve aprender qualquer parte da tarefa que possa dominar. No entanto, a função motora não é o único propósito de aprender a ser o mais independente possível. Qualquer realização promove a autoconfiança e a autoestima para o desenvolvimento mais saudável da personalidade.

Terapia fonoaudiológica

O treinamento da fala sob a supervisão de um fonoaudiólogo começa cedo, antes que a criança aprenda maus hábitos de comunicação. Os pais e outras pessoas podem ajudar seguindo as instruções do fonoaudiólogo e conversando lentamente com a criança enquanto usam figuras ou manuseiam objetos sobre os quais o adulto está falando. Técnicas de alimentação, como forçar a criança a usar os lábios e a língua para comer, facilitam a fala. Um exemplo dessa técnica é colocar o alimento na lateral da língua, primeiro de um lado e depois do outro, e fazer com que a criança use os lábios para pegar o alimento de uma colher em vez de ajudá-lo diretamente na língua. Se a

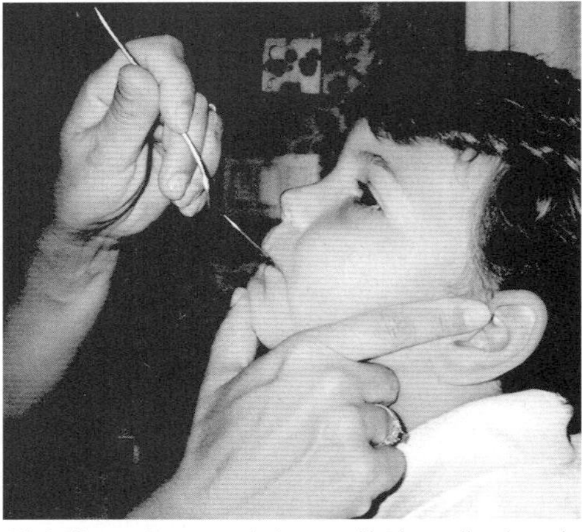

Figura 30.3 Controle manual da mandíbula realizado pela frente.

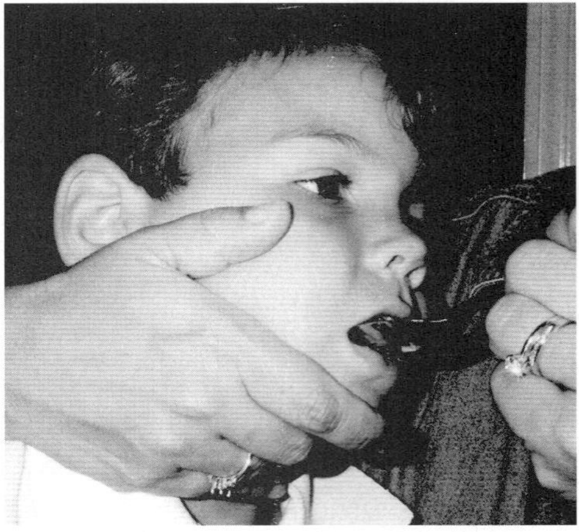

Figura 30.4 Controle manual da mandíbula realizado pelo lado.

disartria grave impedir a fala articulada e a criança tiver inteligência razoável, ela aprende a comunicação não verbal (p. ex., linguagem de sinais) (ver Capítulo 18).

Educação

Como em todos os aspectos do cuidado, os requisitos educacionais são determinados pelas necessidades e potencial da criança. Isso inclui a gravidade da doença da criança e a presença e o grau de condições associadas que afetam o aprendizado e a participação, como dificuldade de aprendizado, ações ou comportamentos anormais, visão ou audição prejudicadas e convulsões. Crianças com comprometimento cognitivo leve a moderado geralmente são capazes de participar, por períodos variados, das aulas regulares. Salas de recursos (*resource rooms* – são espaços de aprendizagem para crianças, na qual um professor de educação especial instrui e auxilia alunos identificados com algum tipo de deficiência) estão disponíveis na maioria das escolas para fornecer atenção mais individualizada às necessidades específicas de uma criança. A integração dessas crianças nas salas de aula regulares deve ser o objetivo inicial. Os assistentes dos professores geralmente trabalham individualmente com as crianças em ambos os ambientes. Um programa de treinamento pode ser apropriado para aquelas crianças que não podem se beneficiar da educação formal. Aconselhamento e orientação pré-vocacional e vocacional são organizados na adolescência. A educação é voltada para o bem da criança em qualquer fase ou em qualquer ambiente. Os enfermeiros devem estar cientes dos programas de intervenção precoce e provisões para educação especial e serviços relacionados para crianças e devem apoiar os pais em seus esforços para obter serviços educacionais apropriados para a criança. Bourke-Taylor et al., (2017) enfatizaram a importância da colaboração entre os membros da equipe de crianças em idade escolar com PC nas escolas, na comunidade, nos cuidados de saúde e ao longo da vida para obter melhores resultados.

Lazer

Atividades recreativas também são uma parte necessária do crescimento. Locais recreativos e atividades extracurriculares devem ser uma opção para a criança que não pode participar de atividades esportivas regulares e outras atividades de colegas. Algumas podem competir em atividades atléticas e artísticas, e muitos jogos e passatempos são adequados às suas capacidades. Esportes, condicionamento físico e programas de recreação são incentivados para crianças com PC, e crianças pequenas devem ser expostas a todas as atividades físicas disponíveis para crianças sem deficiência. Esportes individuais, como as artes marciais (p. ex., Tae Kwon Do), em que os grupos são pequenos e a ênfase está na disciplina e no equilíbrio, também são agradáveis para muitas crianças com PC. Muitos estados estabelecem aulas de educação física adaptativa.

Numerosos centros de desenvolvimento têm instalações para atividades internas e externas projetadas para atrair crianças de todas as idades. Caso não estiverem disponíveis, devem ser desenvolvidas. No entanto, tais programas requerem supervisão adequada para evitar quaisquer efeitos nocivos. As atividades recreativas servem para estimular o interesse e a curiosidade das crianças, ajudá-las a se ajustarem à sua deficiência, melhorar suas habilidades funcionais e construir a autoestima. Os esportes competitivos também estão se tornando cada vez mais disponíveis para crianças com deficiência e oferecem uma dimensão adicional às atividades físicas. Para mais informações, acesse o *site* da United Cerebral Palsy (http://www.ucp.org) e acesse o link Sports and Leisure. Qualquer realização que ajude as crianças a se aproximarem de um modo de vida normal aumenta seu autoconceito.

Prognóstico

O prognóstico para a criança com PC depende em grande parte do tipo e gravidade da condição. As crianças com acometimento leve a moderado (85%) têm capacidade de deambulação entre os 2 e os 7 anos (Berker & Yalçin, 2008). Se a criança não conseguir deambulação independente nesse momento, as chances são pequenas para deambulação e independência. Aproximadamente de 30 a 50% dos indivíduos com PC apresentam déficits cognitivos significativos e uma porcentagem ainda maior apresenta déficits cognitivos e de aprendizagem leves (National Institute of Neurological Disorders and Stroke, 2013). Crianças com comprometimento cognitivo profundo têm uma taxa de mortalidade mais alta e menos da metade dessas crianças atinge a idade adulta (O'Shea, 2008). No entanto, muitas crianças com PC tetraplégica espástica grave têm inteligência normal. O crescimento é afetado em crianças com tetraplegia espástica, e muitas permanecem abaixo do percentil 5 para idade e sexo.

À medida que as crianças com PC se tornam adultas, cerca de 30% permanecem em casa e são cuidadas por um dos pais ou cuidador; 50% dos indivíduos com tetraplegia espástica vivem em ambientes independentes e funcionam em níveis sociais adequados, considerando sua deficiência (Green & Hurvitz, 2007). A reabilitação profissional e o ensino superior são possíveis para adultos com PC. Crianças com comprometimento grave da mobilidade da PC e problemas de alimentação geralmente sucumbem à infecção do trato respiratório na infância. Os poucos estudos de taxa de sobrevivência em crianças ou adultos com PC mostram que a sobrevivência é influenciada por comorbidades existentes (Nehring, 2010). Em geral, as crianças mais frágeis, do ponto de vista médico, têm menos probabilidade de sobreviver até a idade adulta (Westbom, Bergstrand, Wagner et al., 2011) (ver boxe *Qualidade dos resultados do paciente*).

> **QUALIDADE DOS RESULTADOS DO PACIENTE: Dor**
>
> - Limiar de dor aceitável experimentado conforme definido pelo paciente ou cuidador, ou uma pontuação de dor de 4 ou menos na Escala de FACES de Wong-Baker para Avaliação da Dor
> - A ocorrência de dor em pessoas com paralisia cerebral (PC) foi medida, e foi encontrado resultado semelhante a relatos anteriores. Precisa ser dada mais atenção ao relato e ao tratamento da dor (Westbom, Rimstedt, & Nordmark, 2017)
> - A detecção precoce, a prevenção o e tratamento da dor em crianças com PC têm sido estudados por vários pesquisadores (Adolfsson, Johnson, & Nilsson, 2017)

Cuidados de enfermagem

Avaliação

A avaliação de enfermagem inclui a identificação de risco de lactentes com fatores etiológicos associados à PC. A avaliação contínua de lactentes para tônus muscular anormal, incapacidade de atingir marcos de desenvolvimento e persistência de reflexos neonatais alertam o enfermeiro para investigar mais.

Reforço do plano terapêutico e auxílio na normalização

Como as crianças são tratadas cada vez mais cedo, os pais participam mais cedo dos programas de tratamento para seus filhos com deficiência. Eles aprendem o tratamento adequado e cuidados domiciliares de crianças pequenas com PC e precisam de etapas cuidadosamente programadas para que seu papel parental expandido possa ser incorporado ao relacionamento estabelecido. O trabalho próximo com outros membros da equipe multiprofissional é essencial. Os enfermeiros reforçam o plano terapêutico e auxiliam a família na elaboração e modificação de equipamentos e atividades para continuar o programa de terapia em casa (ver também Capítulo 17).

Algumas crianças têm dificuldade em manter a cabeça ereta. Por causa disso, não podem explorar muito de seu ambiente nem processar as informações. Os pais precisam ser elogiados por seus esforços para proporcionar um ambiente estimulante para essas crianças. Esses lactentes correm o risco de atraso no desenvolvimento ao segurar a cabeça, endireitar os ombros e o tronco para manter uma postura estável, sentar, puxar, ficar em pé e engatinhar. A maioria dos pais de crianças com movimentos prejudicados se beneficia de apoio e sugestões práticas para alimentar, mover, segurar e encorajar o lactente a explorar as mãos e os pés e brincar. Ajudar os pais a incorporar sugestões terapêuticas em atividades diárias típicas é uma importante estratégia de normalização.

Embora conselhos práticos sejam importantes, o enfermeiro, o terapeuta ocupacional ou o fisioterapeuta devem oferecer sugestões em um ritmo que possa ser absorvido pelos pais. Incentive os pais a definir suas preocupações, reconheça as preocupações como genuínas e pergunte aos pais quais abordagens eles tentaram e por quanto tempo. Dessa forma, o enfermeiro é capaz de descobrir o que funciona, o que não funciona e o que os pais gostariam de tentar em seguida. Dê aos pais um *feedback* positivo sobre suas observações do lactente, o progresso que eles observam e como eles diferenciam as necessidades da criança.

Atendimento das necessidades de manutenção da saúde

Como as crianças com PC gastam muita energia em seus esforços para realizar as AVDs, períodos de descanso mais frequentes devem ser organizados para evitar a fadiga, que pode agravar a limitação de suas capacidades. Atender às necessidades nutricionais da criança pode ser um desafio devido ao refluxo gastresofágico, às dificuldades de alimentação e deglutição, à constipação intestinal crônica e à subsequente anorexia e ausência ou diminuição da capacidade de se alimentar de forma independente (Trivic & Hojsak, 2019). Como resultado do nascimento de bebês de baixo ou de muito baixo peso, associado a problemas de alimentação, as crianças com PC correm risco de déficit de crescimento, e o enfermeiro deve garantir uma ingesta calórica adequada. As crianças com espasticidade gastam mais energia e muitas vezes requerem mais ingesta de energia do que aquelas da mesma idade para manter um crescimento adequado. Suplementos nutricionais, como produtos lácteos com alto teor calórico, podem ser necessários para fornecer ingesta calórica adequada após a criança atingir 1 ano. Preocupações nutricionais adicionais incluem fornecer ingesta adequada de frutas e fibras para melhorar a motilidade gastrintestinal (GI), monitorar rotineiramente o crescimento da criança em um gráfico de crescimento padronizado e evitar superalimentação e obesidade (Trivic & Hojsak, 2019).

A avaliação de rotina do estado da pele é imperativa em crianças com PC com limitação de movimento ou que devem permanecer em dispositivos de assistência, como cadeira de rodas, por um período prolongado. O estado nutricional geral também pode ser um fator de risco para ruptura da pele. Deve-se tomar cuidado para garantir que avaliações objetivas e adequadas da pele sejam realizadas rotineiramente. Se ocorrer ruptura da pele, consulte um especialista em pele e feridas para tratamento e prevenção adicional.

A alimentação por gastrostomia pode ser necessária para complementar a alimentação regular e garantir ganho de peso adequado, particularmente em crianças com risco de falha de crescimento e desnutrição crônica, aquelas com PC grave e subsequentes dificuldades de alimentação oral e crianças cujo bem-estar é afetado por doença e diminuição de líquidos ou ingesta de medicamentos (Trivic & Hojsak, 2019). A alimentação oral pode ser continuada para manter as habilidades motoras orais. O ganho de peso é percebido como uma medida importante da eficiência adequada da alimentação oral, com o acompanhamento e as avaliações da composição corporal (Trivic & Hojsak, 2019).

Os pais podem precisar de assistência e aconselhamento com a administração de medicamentos por meio de uma sonda de gastrostomia para evitar o entupimento. As pílulas podem ser esmagadas e misturadas com pequenas quantidades de água, mas não com outros líquidos, como fórmulas ou medicamentos elixir, porque podem interagirem e formarem precipitados que pode interferir na função da sonda de gastrostomia. Quando pílulas ou comprimidos triturados são administrados, lave a sonda de alimentação com mais água após instilar a pílula dissolvida na água. O farmacêutico pode fornecer informações sobre comprimidos e comprimidos triturados e elixires, que não devem ser misturados quando administrados por gastrostomia ou sonda nasogástrica. Uma gastrostomia no nível da pele é particularmente adequada para a criança com PC (ver também o Capítulo 20, seção *Alimentação por gastrostomia*).

Precauções de segurança são implementadas, como fazer com que as crianças usem capacetes de proteção se estiverem sujeitas a quedas ou forem capazes de ferir a cabeça com objetos duros. Como a criança com PC está em risco de alteração da propriocepção e subsequentes quedas, os pais devem adaptar o ambiente doméstico e o de brincar às necessidades particulares da criança para evitar danos corporais. O transporte da criança com problemas motores e mobilidade restrita pode ser especialmente desafiador para a família e a criança. Deve ser dada atenção à segurança da criança ao andar em veículo motorizado; cadeirinhas ou equipamentos de segurança aprovados pelo governo federal devem ser usados em todos os momentos. Lovette (2008) recomenda que as crianças com PC sejam colocadas nos carros, com equipamento de segurança adequado, virados de costas para o painel do carro o maior tempo possível devido ao controle deficiente da cabeça, pescoço e tronco. Esse autor também fornece uma lista de opções para sistemas especiais de retenção de carro para crianças com PC, incluindo várias restrições que são adequadas para crianças com gesso no quadril.

As imunizações apropriadas devem ser administradas para prevenir doenças infantis e proteger contra infecções do trato respiratório, como a gripe. Dependendo do nível de envolvimento, os problemas dentários podem ser mais comuns em crianças com PC, o que cria a necessidade de atenção meticulosa a todos os aspectos do atendimento odontológico.

Apoio à família

As intervenções de enfermagem que provavelmente são mais valiosas para a família são o apoio e a ajuda no enfrentamento dos aspectos emocionais do transtorno crônico, muitos dos quais são discutidos no Capítulo 19. Inicialmente, os pais precisam de informações e apoio para compreender as implicações do diagnóstico e todos os sentimentos que engendra. Posteriormente, precisam de esclarecimentos sobre o que podem esperar da criança e dos profissionais de saúde. Educar as famílias nos princípios do cuidado centrado na família e na colaboração entre pais e profissionais é essencial. A família também pode necessitar de ajuda para modificar o ambiente domiciliar para o cuidado da criança. O transporte para o consultório do médico e outras agências de saúde geralmente requer considerações especiais.

A gestão do cuidado à criança e família com PC é uma importante função da enfermagem. Em muitos casos, a família assume o cuidado integral da criança e torna-se bastante apta a cuidar de suas necessidades individuais. O enfermeiro de saúde domiciliar ou gestor de caso tem um papel importante no apoio e incentivo às famílias que assumem os cuidados primários de uma criança com PC. Ter um filho com PC implica inúmeros problemas de cuidado diário, com mudanças na vida familiar, e o enfermeiro precisa enfatizar princípios de normalização (ver Capítulo 17, seção *Normalização e transição*).

Os pais também podem encontrar ajuda e apoio de grupos de pais, nos quais podem compartilhar experiências, realizações, problemas e preocupações enquanto obtêm conforto e informações práticas. Por exemplo, os pais podem entender pelos outros como é ter um filho com PC. A United Cerebral Palsy tem filiais na maioria das comunidades e oferece uma variedade de serviços para crianças e famílias.[1] Vários livros excelentes estão disponíveis para orientar pais e enfermeiros que trabalham com crianças com PC. Muitos dos livros são escritos por pessoas com PC que triunfaram (p. ex., *Meu Pé Esquerdo*, um filme e um livro).

Cuidados com a criança hospitalizada

A PC não é uma condição que requer hospitalização; portanto, quando as crianças com PC são hospitalizadas, geralmente são internadas por doença associada ou para cirurgia corretiva. Para facilitar o cuidado e o tratamento de crianças hospitalizadas com PC, o programa de terapia deve ser continuado (na medida em que sua condição permita) enquanto elas estiverem hospitalizadas. Isso deve ser incorporado ao plano de cuidados multidisciplinares, com todos os esforços despendidos para que o terreno conquistado com tanto trabalho não seja perdido. Incentivar os pais a se acomodarem e participarem ativamente dos cuidados da criança facilita a continuação do programa de terapia domiciliar e ajuda a criança a se adaptar a um ambiente desconhecido. No entanto, é igualmente importante lembrar que uma hospitalização pode ser a primeira vez que um pai pode transferir o cuidado para um enfermeiro e não ser o cuidador principal. Essa pausa pode ser crucial para o bem-estar dos pais. Respeite a preferência deles nesse aspecto.

DEFEITOS DO FECHAMENTO DO TUBO NEURAL

As anormalidades que derivam do tubo neural embrionário (**defeitos do tubo neural [DTNs]**) constituem o maior grupo de anomalias congênitas com herança multifatorial. Normalmente, a medula espinal e a cauda equina são envolvidas por uma bainha protetora de ossos e meninges (Figura 30.5A). A falha no fechamento do tubo neural produz defeitos de graus variados (Boxe 30.4). Eles podem envolver todo o comprimento do tubo neural ou podem ser restritos a uma pequena área.

ETIOLOGIA

Dois dos defeitos, anencefalia e espinha bífida (EB), ocorrem em associação entre si com mais frequência do que seria esperado por acaso, sugerindo uma origem comum. Os defeitos do SNC podem se alternar em irmãos, o que também tende a apoiar a teoria de uma origem comum. Nos EUA, aproximadamente 1.645 lactentes com espinha bífida nascem a cada ano (Centers for Disease Control and Prevention: National Center on Birth Defects and Developmental Disabilities, 2019). A incidência de EB é maior em meninas do que em meninos, e é mais provável que ocorra em mulheres hispânicas (3,8 por 10 mil nascimentos) do que em mulheres caucasianas (3,09 por 10 mil) ou afro-americanas (2,73 por 10 mil) (Centers for Disease Control and Prevention: National Center on Birth Defects and Developmental Disabilities, 2019).

Nos EUA, as taxas de DTNs diminuíram em até 23% entre 1995 e 2000. As taxas de DTNs diminuíram mais 6,9% entre 2000 e 2005, principalmente entre mães afro-americanas. Uma preocupação é que as taxas de DTN não diminuíram significativamente entre mães caucasianas hispânicas e não hispânicas desde 1999 (Centers for Disease Control and Prevention, 2009). O declínio dos DTNs no fim da década

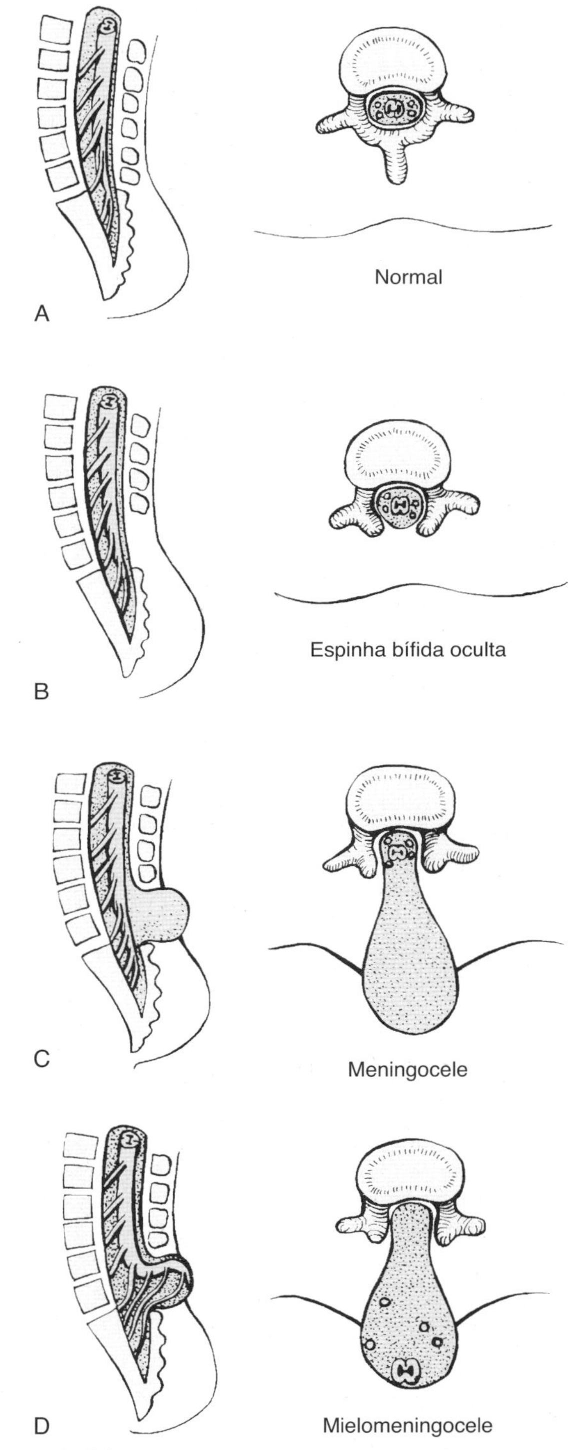

Figura 30.5 Defeitos da linha média dos ossos da coluna com graus variáveis de herniação neural. **A.** Normal. **B.** Espinha bífida oculta. **C.** Meningocele. **D.** Mielomeningocele.

de 1990 foi atribuído em grande parte à adição de ácido fólico aos produtos de grãos de cereais (Williams, Mai, Mulinare et al., 2015). Os estudos populacionais também testemunharam uma diminuição substancial nos DTNs desde que foram feitas recomendações de fortificação de alimentos com ácido fólico e suplementação de ácido fólico (Williams et al., 2015). O aumento do uso de técnicas de diagnóstico pré-natal e a interrupção da gravidez também afetaram a incidência geral de DTNs.

[1]N.R.T.: No Brasil, é possível encontrar diversas ONGs de apoio a crianças com deficiência. Especificamente para atendimento a crianças com paralisia cerebral, existe o Núcleo da Criança com Paralisia Cerebral (NACPC), que disponibiliza vários serviços e materiais educacionais. Disponível em: https://blog.freedom.ind.br/conheca-10-ongs-de-apoio-para-pessoas-com-deficiencia/ e em nacpc.org.br. Acesso em: 13 jun. 2022.

Boxe 30.4 Defeitos do tubo neural.

Craniosquise – um defeito craniano através do qual vários tecidos se projetam.
Exencefalia – cérebro totalmente exposto ou extrudado através de um defeito craniano associado; feto geralmente abortado.
Anencefalia – malformação congênita na qual ambos os hemisférios cerebrais estão ausentes.
Encefalocele – herniação do cérebro e das meninges através de um defeito no crânio produzindo um saco cheio de líquido.
Raquisquise ou espinha bífida – fissura na coluna vertebral que deixa as meninges e a medula espinal expostas.
Meningocele – protrusão herniária de um cisto de meninges em forma de saco cheio de líquido cefalorraquidiano (Figura 30.5C).
Mielomeningocele (meningomielocele) – protrusão herniária de um cisto em forma de saco contendo meninges, líquido cefalorraquidiano e uma porção da medula espinal com seus nervos (Figura 30.5D).

O National Spina Bifida Patient Registry é um programa de coleta de dados financiado pelos Centers for Disease Control and Prevention. Foi iniciado em 2008 para fornecer uma estrutura para padronizar e melhorar o tratamento de crianças, adolescentes e adultos com mais de 21 anos. Questionários detalhados das 10 clínicas especializadas e multidisciplinares de espinha bífida participantes fornecem dados, que são enviados para um banco de dados dos Centers for Disease Control and Prevention para análise. Esse processo ajuda a identificar os cuidados mais benéficos para os pacientes.

A maioria dos especialistas acredita que o defeito primário em DTNs é uma falha no fechamento do tubo neural durante o desenvolvimento inicial do embrião (entre a terceira e quarta semana). No entanto, as evidências também implicam uma origem multifatorial, incluindo drogas, radiação, desnutrição materna, produtos químicos e possivelmente uma mutação genética nas vias do folato em alguns casos, o que pode resultar em desenvolvimento anormal (Kinsman & Johnston, 2020).

Fatores adicionais que predispõem a criança ao DTNs incluem obesidade materna, gravidez anterior de DTN, ascendência hispânica, baixa ingesta de ácido fólico, diabetes gestacional, uso de banheira de hidromassagem ou sauna, baixo nível materno de vitamina B12 e uso de drogas antiepilépticas (p. ex., ácido valproico) na gravidez (Agopian, Tinker, Lupo et al., 2013). O grau de disfunção neurológica depende de onde o saco se projeta através das vértebras, do nível anatômico do defeito e da quantidade de tecido nervoso envolvido (Figura 30.5). A maioria das mielomeningoceles envolve a região lombar ou lombossacral.

A American Academy of Pediatrics, Committee on Genetics (2007) recomenda a ingesta diária de ácido fólico para todas as mulheres em idade fértil. A dose diária recomendada de 0,4 mg é fornecida com segurança em muitas preparações multivitamínicas. Como o maior fator de risco é uma gravidez anterior afetada por DTNs, as mulheres que se enquadram nessa categoria devem aumentar sua dose diária de ácido fólico para 4 mg, sob supervisão de um médico, começando pelo menos 1 mês antes de planejar uma gravidez e durante o primeiro trimestre, porque o tubo neural fecha cerca de 1 mês após a concepção. Em 2009, a US Preventive Services Task Force publicou uma declaração indicando que há ampla evidência para apoiar as recomendações de suplementação de ácido fólico para diminuir a incidência de DTNs (Williams et al., 2015). Em 1998, a Food and Drug Administration dos EUA autorizou a fortificação de grãos de cereais (incluindo fubá, sêmola e farinha de trigo) com ácido fólico. Continua sendo importante que todas as mulheres em idade fértil tomem um multivitamínico com 0,4 mg de ácido fólico diariamente (American Academy of Pediatrics, Committee on Genetics, 2007).[2] Mulheres sexualmente ativas devem ser aconselhadas sobre os riscos da ingesta inadequada de folato (Burke, Liptak, & Council on Children with Disabilities, 2011).

A discussão a seguir sobre DTNs limita-se aos dois tipos mais comuns: anencefalia, um defeito incompatível com a vida, e BS, em particular a mielomeningocele, uma anormalidade que causa incapacidade significativa.

ANENCEFALIA

A **anencefalia**, o DTN mais grave, é uma malformação congênita na qual ambos os hemisférios cerebrais estão ausentes. Se a criança com exencefalia (cérebro se projeta do crânio) sobrevive, ocorre a degeneração do cérebro para uma massa espongiforme, sem cobertura óssea. A condição é incompatível com a vida, e muitos lactentes afetados são natimortos. Para aqueles que sobrevivem, nenhum tratamento específico está disponível. Os lactentes têm uma porção do tronco encefálico e são capazes de manter funções vitais (como regulação da temperatura e função cardíaca e respiratória) por algumas horas a várias semanas, mas eventualmente morrem de insuficiência respiratória.

Tradicionalmente, esses lactentes recebem medidas de conforto, mas sem nenhum esforço de reanimação. Surgem questões éticas e morais em relação ao tratamento e retirada de sistemas de suporte (p. ex., alimentação) se o recém-nascido sobreviver nos primeiros dias de vida, bem como em relação ao uso dos órgãos para transplantes de doadores. Durante esse período, a família necessita de apoio emocional e aconselhamento para lidar com o nascimento de um lactente com defeito fatal. O encaminhamento para cuidados paliativos neonatais deve ser feito o mais rápido possível.

ESPINHA BÍFIDA E MIELODISPLASIA

Mielodisplasia refere-se, de modo geral, a qualquer malformação do canal vertebral e da medula espinal. Os defeitos da linha média, que envolvem falha e fechamento da coluna (óssea) são chamados de **espinha bífida (EB)**, o defeito mais comum no SNC. A EB é classificada em dois tipos – EB oculta e EB cística.

EB oculta refere-se a um defeito que não é visível externamente. Ocorre mais comumente na área lombossacral (L5 e S1) (ver Figura 30.5B). Exames radiográficos de rotina indicam que o distúrbio pode ocorrer em até 10 a 30% da população. No entanto, pode não ser aparente, a menos que haja manifestações cutâneas associadas ou distúrbios neuromusculares. As indicações cutâneas superficiais incluem uma depressão ou covinha na pele (que também pode marcar a saída de um trato sinusal dérmico que se estende até o espaço subaracnóideo); nevos angiomatosos vinho do Porto; tufos escuros de cabelo; e lipomas subcutâneos moles. Esses sinais podem estar ausentes, aparecer isoladamente ou estar presentes em combinação.

Se houver envolvimento neurológico associado, o defeito é conhecido como disrafismo espinal oculto. Faixas e aderências fibrosas,

[2]N.R.T.: No Brasil, a Agência Nacional de Vigilância Sanitária (Anvisa) publicou a Resolução da Diretoria Colegiada (RDC) nº 150 de 2017, que atualiza a RDC nº 344, de 2002, a qual trata do enriquecimento de farinhas de trigo e de milho com ácido fólico, o que auxilia no combate à anemia e à malformação de bebês durante a gestação. O regulamento baseia-se nas diretrizes da Organização Mundial da Saúde (OMS) e prevê quantidades mínimas de ferro e ácido fólico para cada uma das farinhas. Pelas novas regras, os fabricantes estão obrigados a enriquecer as farinhas de trigo e de milho com 4 a 9 mg de ferro para cada 100 g de produto e com 140 a 220 μg de ácido fólico também para cada 100 g de farinha. Disponível em: https://www.gov.br/anvisa/pt-br/assuntos/noticias-anvisa/2018/regra-para-acido-folico-em-farinhas-e-atualizada. Acesso em: 13 jun. 2022.

um lipoma intraespinal (tumor gorduroso) ou **lipoma** subcutâneo (lipomielomeningocele), um cisto dermoide ou epidermoide, diastematomielia (medula espinal dividida em duas) ou uma medula amarrada podem distorcer a medula espinal ou as raízes. A causa usual é a adesão anormal, ou amarração, a uma estrutura óssea ou fixa, resultando em tração na medula espinal e cauda equina.

Os distúrbios neuromusculares geralmente consistem em alterações progressivas ou estáticas na marcha com fraqueza do pé, deformidade do pé ou distúrbios do esfíncter intestinal e da bexiga. Algumas manifestações podem não ser evidentes até que a criança ande ou seja treinada para ir ao banheiro.

A radiografia simples é utilizada para revelar o defeito ósseo preciso na lesão sintomática e para estabelecer o diagnóstico na variedade oculta suspeita e não sintomática. A ressonância magnética é a ferramenta mais sensível para avaliar o defeito. TC, ultrassonografia e mielografia também são usadas para diferenciar entre EB oculta e outros distúrbios da coluna vertebral.

EB cística refere-se a um defeito visível com uma saliência externa em forma de saco. As duas principais formas de EB cística são a meningocele, que envolve as meninges e o líquido cefalorraquidiano, mas não os elementos neurais, e a mielomeningocele (ou meningomielocele), que contém meninges, líquido cefalorraquidiano e nervos. O déficit neurológico não está associado à meningocele, mas ocorre em graus variados, muitas vezes graves, na mielomeningocele.

MIELOMENINGOCELE (MENINGOMIELOCELE)

A **mielomeningocele** (MMC) se desenvolve durante os primeiros 28 dias de gravidez, quando o tubo neural não fecha e se funde em algum ponto ao longo de seu comprimento. Pode ser detectada no pré-natal ou ao nascimento, é responsável por 90% das lesões da medula espinal e pode estar localizada em qualquer ponto ao longo da coluna vertebral. Normalmente, o saco é envolto em uma membrana fina que é propensa a rasgos através do qual o líquido cefalorraquidiano (LCR) vaza. Em outros casos, o saco pode ser recoberto por dura-máter, meninges ou pele, ocorrendo epitelização rápida e espontânea. O maior número (75%) de mielomeningoceles ocorre na região lombar ou lombossacral (ver Figura 30.5). A localização e a magnitude do defeito determinam a natureza e a extensão do comprometimento neurológico. Quando o defeito está abaixo da segunda vértebra lombar, os nervos da cauda equina estão envolvidos, dando origem a sintomas como paralisia parcial flácida, arreflexia das extremidades inferiores e graus variados de déficit sensorial. Ao contrário de um LME, o grau de déficit não é necessariamente uniforme em ambos os lados, mas pode variar entre as extremidades, dependendo do comprometimento de nervos específicos por malformação ou ancoramento.

A anomalia mais frequentemente associada à mielomeningocele é a **hidrocefalia**; aproximadamente de 80 a 85% das crianças com EB desenvolvem hidrocefalia (Burke et al., 2011; Kinsman & Johnston, 2020). Embora presente ao nascimento, a hidrocefalia pode não ser aparente até pouco tempo depois, ou após o fechamento primário da abertura nas costas. O monitoramento cuidadoso do perímetro cefálico, tensão da fontanela e tamanho ventricular por ultrassonografia da cabeça pode indicar sua presença. A hidrocefalia pode ocorrer porque o próprio DTN interrompe o fluxo do LCR. Em muitos casos, a **malformação de Chiari** (tipo II) é responsável. A malformação de Chiari tipo II (uma hérnia descendente do cérebro para o tronco cerebral) está presente, embora assintomática, em muitas crianças com EB. Pode, no entanto, afetar adversamente a função respiratória, causando episódios de apneia. Outros sintomas clínicos problemáticos da malformação de Chiari incluem estridor, choro rouco devido à paralisia das cordas vocais, dificuldades de alimentação, pneumonia por aspiração e, em crianças com mais idade, espasticidade dos membros superiores. O aparecimento de tais sintomas não deve ser dado como certo; encaminhamento imediato é necessário para evitar mais deterioração neurológica.

Fisiopatologia

A fisiopatologia da EB é mais bem compreendida quando relacionada com os estágios formativos normais do sistema nervoso. Com aproximadamente 20 dias de gestação, aparece no ectoderma dorsal do embrião uma depressão nítida, e o sulco neural. Durante a quarta semana de gestação, o sulco se aprofunda rapidamente e suas margens elevadas se desenvolvem lateralmente e se fundem dorsalmente para formar o tubo neural. A formação do tubo neural começa na região cervical perto do centro do embrião e avança em ambas as direções – caudal e cefálica – até que, no fim da quarta semana de gestação, as extremidades do tubo neural, os neuróporos anterior e posterior, se fecham.

A maioria dos especialistas acredita que o defeito primário nas malformações do tubo neural é uma falha no fechamento do tubo neural. No entanto, algumas evidências indicam que os defeitos são resultado da divisão do tubo neural já fechado como resultado de um aumento anormal da pressão do LCR durante o primeiro trimestre.

Há evidências de uma etiologia multifatorial, incluindo medicamentos, radiação, desnutrição materna, produtos químicos e possivelmente uma mutação genética nas vias do folato em alguns casos, o que pode resultar em desenvolvimento anormal. Há também evidências de um componente genético no desenvolvimento do EB; a mielomeningocele pode ocorrer em associação com síndromes como trissomia 18, síndrome PHAVER (ptérigio de membro, anomalias cardíacas congênitas, defeitos vertebrais, anomalias da orelha e defeitos radiais) e síndrome de Meckel-Gruber (Shaer, Chescheir, & Schulkin, 2007). A predisposição genética é apoiada pela evidência do risco de recorrência após uma criança afetada (de 3 a 4%) e um risco de 10% de recorrência com duas crianças previamente afetadas (Kinsman & Johnston, 2020).

O grau de disfunção neurológica depende de onde o saco se projeta através das vértebras, do nível anatômico do defeito e da quantidade de tecido nervoso envolvido. Uma classificação designa o nível de mobilidade funcional em relação ao nível anatômico do defeito. Por exemplo, crianças com defeito lombo torácico alto podem ser capazes de caminhar distâncias curtas usando órteses longas e, no início da adolescência, devem usar uma cadeira de rodas para mobilidade; crianças com defeito lombar baixo podem andar com órteses curtas e muletas no antebraço (Liptak & Dosa, 2010). Esse sistema de classificação, no entanto, não descreve a função geniturinária e intestinal. Cerca de 80% dos pacientes com mielomeningocele desenvolvem uma malformação de Chiari tipo II (Kinsman & Johnston, 2020). Existem algumas evidências de que a exposição prolongada do saco MMC ao líquido amniótico predispõe ao desenvolvimento de herniação do rombencéfalo e malformação de Chiari II (Adzick, 2013).

Manifestações clínicas

As manifestações da EB variam amplamente de acordo com o grau do defeito espinal. O defeito é facilmente aparente na inspeção. O grau de disfunção neurológica está diretamente relacionado com o nível anatômico do defeito e, portanto, dos nervos envolvidos. Distúrbios sensoriais geralmente acompanham disfunção motora. O nível superior de deficiência sensorial e motora pode ser determinado pela observação da resposta do lactente a uma picada de alfinete nas pernas e no tronco. A criança responde ao estímulo sensorial com movimento dos membros, excitação e choro. Quando a atividade de retirada é usada para determinar o nível mais baixo da função da medula espinal, a resposta à picada de agulha deve começar acima da lesão.

O suprimento nervoso defeituoso para a bexiga afeta tanto quanto o tônus do esfíncter e do detrusor, o que frequentemente causa gotejamento constante de urina ou produz incontinência por transbordamento. Isso muitas vezes pode ser confundido com padrões normais de micção no recém-nascido. Alguns lactentes com EB, no entanto, são capazes de urinar em um jato e atingir o esvaziamento completo da bexiga a cada esvaziamento.

Frequentemente, o lactente apresenta um tônus do esfíncter anal deficiente e reflexo cutâneo anal deficiente, o que resulta em falta de controle intestinal e, às vezes, prolapso retal. Evite medir a temperatura retal em lactentes afetados. Como a função do esfíncter intestinal é frequentemente afetada, o termômetro pode causar irritação e prolapso retal. Se o defeito estiver abaixo da terceira vértebra sacral, a criança não tem deficiência motora, mas pode ter anestesia da sela (a anestesia da sela descreve uma condição em que o paciente perde a sensação normal na região interna das pernas, na parte superior, bem como das nádegas e regiões do períneo) com paralisia da bexiga e do esfíncter anal.

Às vezes, a denervação dos músculos das extremidades inferiores produz deformidades articulares no útero. Essas são principalmente contraturas de flexão ou extensão, talipe valgo ou contraturas em varo, cifose, escoliose lombossacral e luxações do quadril. A extensão e a gravidade dessas deformidades ortopédicas associadas novamente dependem do grau de envolvimento do nervo. A maioria das deformidades em flexão resulta da tração de músculos mais fortes e totalmente inervados, agindo sem a contrapulsão de seus antagonistas não funcionais paralisados. O Boxe 30.5 fornece um resumo das manifestações clínicas de EB cística e oculta.

Avaliação diagnóstica

O diagnóstico de EB é feito com base nas manifestações clínicas (ver Boxe 30.5) e no exame do saco meníngeo (Figura 30.6A). As medidas diagnósticas usadas para avaliar o cérebro e a medula espinal incluem ressonância magnética, ultrassonografia e tomografia computadorizada. Uma avaliação neurológica determinará a extensão do envolvimento da função intestinal e da bexiga, bem como o envolvimento neuromuscular dos membros inferiores. A paralisia flácida das extremidades inferiores é um achado comum com ausência de reflexos tendinosos profundos.

Detecção pré-natal

É possível determinar a presença de alguns dos principais DTNs abertos no pré-natal. A ultrassonografia do útero e as concentrações maternas elevadas de alfafetoproteína (AFP ou MS-AFP), uma gama-1-globulina específica do feto, no líquido amniótico podem indicar anencefalia ou mielomeningocele. O momento ideal para realizar esses testes diagnósticos é entre 16 e 18 semanas de gestação antes que as concentrações de AFP normalmente diminuam e em tempo suficiente para permitir um aborto terapêutico. Recomenda-se que tais procedimentos de diagnóstico e aconselhamento genético sejam considerados para todas as mães que deram à luz uma criança afetada, e o teste seja oferecido a todas as mulheres grávidas (American College of Obstetrics and Gynecology, 2016). A amostragem de vilosidades coriônicas também é um método para diagnóstico pré-natal de DTN; no entanto, traz certos riscos (depleção do membro esquelético) e não é recomendado antes das 10 semanas de gestação (Simpson, Richards, & Otaño, 2012).

Manejo terapêutico

O tratamento da criança com mielomeningocele requer uma abordagem de equipe multiprofissional envolvendo as especialidades de neurologia, neurocirurgia, pediatria, urologia, ortopedia, reabilitação, fisioterapia, terapia ocupacional e serviço social, além de cuidados intensivos de enfermagem em diversas especialidades áreas. Os esforços colaborativos desses especialistas concentram-se no seguinte:

- A mielomeningocele e os problemas associados ao defeito – hidrocefalia, paralisia, deformidades ortopédicas (p. ex., displasia do desenvolvimento do quadril, pé torto) e anormalidades geniturinárias
- Possíveis problemas adquiridos que podem ou não estar associados, como malformação de Chiari II, meningite, convulsões, hipoxia, medula espinhal amarrada ou presa e hemorragia
- Outras anormalidades, como malformações cardíacas ou gastrintestinais.

Muitos hospitais têm clínicas especializadas compostas de equipes multiprofissionais para fornecer os complexos cuidados de acompanhamento necessários para crianças e famílias com mielodisplasia.

Em 2008, os Centers for Disease Control and Prevention iniciaram o *National Spina Bifida Patient Registry* com base nos resultados de uma pesquisa de clínicas de espinha bífida nos EUA. O programa foi iniciado para fornecer uma abordagem mais organizada ao atendimento de todos os indivíduos com espinha bífida. Busca melhorar e alinhar a qualidade do atendimento recebido nas clínicas de espinha bífida em todo o país e trabalha para desenvolver padrões e melhores práticas para pacientes com espinha bífida. Os dados coletados nas clínicas pelo programa são enviados aos Centers for Disease Control and Prevention para serem analisados e divulgados a outros médicos e clínicas. O programa também espera obter informações sobre algumas das condições secundárias da espinha bífida, como paralisia, bexiga e intestino neurogênicos e hidrocefalia (Moldenhauer & Adzick, 2017).

Muitos especialistas acreditam que o fechamento antecipado, nas primeiras 24 a 72 horas, oferece o resultado mais favorável. O fechamento cirúrgico nas primeiras 24 horas é recomendado se o saco estiver vazando LCR (Kinsman & Johnston, 2020). O fechamento cirúrgico dentro de 24 horas também resulta em capacidades vesicais aprimoradas e pressões mais baixas no ponto de vazamento do detrusor. O aumento da incidência de infecções febris do trato urinário (ITUs), refluxo vesicoureteral e hidronefrose tem sido demonstrado quando o fechamento é atrasado em mais de 72 horas (Tarcan, Onol, Ilker et al., 2006).

Boxe 30.5 Manifestações clínicas da espinha bífida.

Espinha bífida cística

- Distúrbios sensoriais geralmente paralelos à disfunção motora
- Abaixo da segunda vértebra lombar:
  - Paralisia parcial e flácida das extremidades inferiores
  - Graus variados de déficit sensorial
  - Incontinência por transbordamento com gotejamento constante de urina
  - Falta de controle intestinal
  - Prolapso retal (às vezes)
- Abaixo da terceira vértebra sacral:
  - Sem deficiência motora
  - Paralisia da bexiga e do esfíncter anal
- Deformidades articulares (às vezes produzidas no útero):
  - Contraturas do talipe valgo ou varo (pé)
  - Cifose
  - Escoliose lombossacral
  - Luxação do quadril

Espinha bífida oculta

- Frequentemente sem manifestações observáveis
- Pode estar associada a uma ou mais manifestações cutâneas:
  - Depressão ou sulco na pele
  - Nevos angiomatosos cor de vinho do Porto
  - Tufos de cabelo escuros
  - Lipomas subcutâneos macios
- Podem ser distúrbios neuromusculares:
  - Distúrbio progressivo da marcha com fraqueza nos pés
  - Distúrbios do esfíncter intestinal e vesical

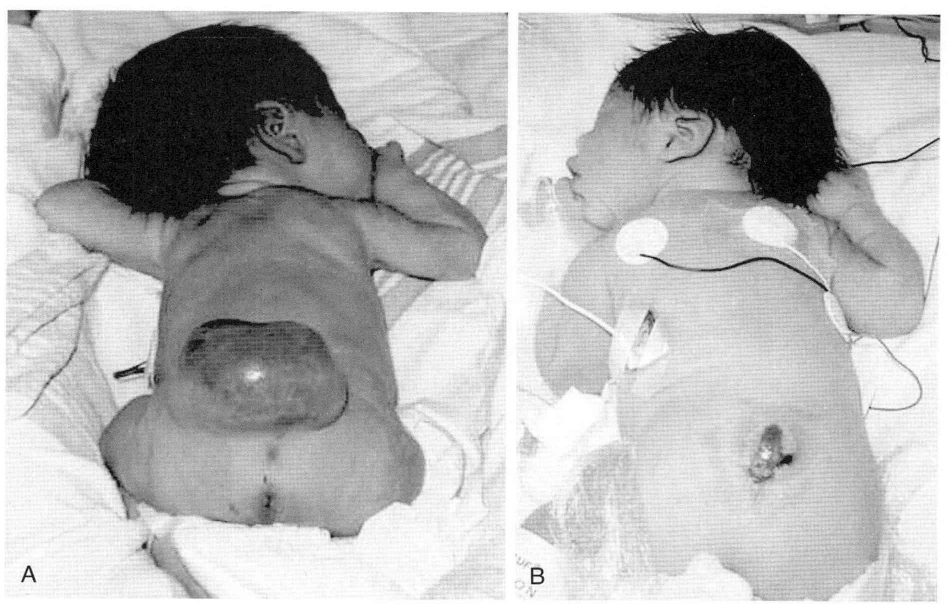

Figura 30.6 A. Mielomeningocele com um saco intacto. **B.** Mielomeningocele com um saco rompido. (Cortesia de Dr. Robert C. Dauser, Neurosurgery, Baylor College of Medicine, Houston, TX.)

Uma variedade de procedimentos cirúrgicos neurocirúrgicos e plásticos são usados para o fechamento da pele sem perturbar os elementos neurais ou remover qualquer porção do saco. O objetivo é a cobertura cutânea satisfatória da lesão e o fechamento meticuloso. A excisão ampla da grande cobertura membranosa pode danificar o tecido neural funcional.

O fechamento cirúrgico pré-natal do saco de mielomeningocele por meio de cirurgia fetal foi avaliado em relação à prevenção de lesão do tecido medular exposto e à melhora dos resultados neurológicos e urológicos na criança afetada. O *Management of Myelomeningocele Study (MOMS)*, um ensaio clínico apoiado pelo National Institutes of Health, descobriu que a cirurgia pré-natal para mielomeningocele reduziu a necessidade de derivação (para hidrocefalia), avaliada aos 12 meses, e diminuiu a incidência de hérnia do rombencéfalo. Além disso, houve melhora nos escores de função mental e motora aos 30 meses nas crianças que fizeram cirurgia pré-natal (em comparação a crianças que fizeram cirurgia pós-natal) (Lapa, 2019). No entanto, a cirurgia não é isenta de riscos para o feto e a mãe, e o parto prematuro é comum. Dados de resultados para função urológica e intestinal, função motora, cognição e resultados associados à espinha bífida estão sendo coletados no estudo *MOMS2*, que terminou em 2013 (Moldenhauer, Soni, Rintoul et al., 2015).

Cuidados iniciais

O cuidado com o recém-nascido envolve a prevenção da infecção; realização de avaliação neurológica, incluindo observação de anomalias associadas; e lidar com o impacto da anomalia na família. Embora as meningoceles sejam reparadas precocemente, especialmente se o saco estiver em risco de ruptura, a filosofia em relação ao fechamento da pele da mielomeningocele varia. A maioria dos especialistas acredita que o fechamento antecipado, nas primeiras 24 a 72 horas, oferece o resultado mais favorável. O fechamento cirúrgico nas primeiras 24 horas é recomendado se o saco estiver vazando LCR (Kinsman & Johnston, 2020). O fechamento precoce, preferencialmente nas primeiras 12 a 18 horas, não só previne infecção local e trauma aos tecidos expostos, mas também evita o estiramento de outras raízes nervosas (o que pode ocorrer à medida que o saco meníngeo se expande durante as primeiras horas após o nascimento), evitando comprometimento motor. Antibióticos de amplo espectro são iniciados e substâncias neurotóxicas como iodopovidona são evitadas na malformação.

Os problemas associados são avaliados e gerenciados por medidas cirúrgicas e de suporte apropriadas. Os procedimentos de derivação proporcionam alívio da hidrocefalia iminente ou progressiva (ver Capítulo 27). Quando diagnosticadas, ventriculite, meningite e ITU são tratadas com antibioticoterapia vigorosa e medidas de suporte. A intervenção cirúrgica para malformação de Chiari II é indicada apenas quando a criança é sintomática (ou seja, choro agudo, estridor, dificuldades respiratórias, apneia, déficit de crescimento, refluxo gastresofágico, dificuldades motoras orais, espasticidade dos membros superiores).

Técnicas cirúrgicas aprimoradas não alteram a grande deficiência física e deformidade ou ITUs crônicas que afetam a qualidade de vida dessas crianças. Sobrepostos a esses problemas físicos, estão os efeitos do transtorno na vida familiar e nas finanças e nos serviços escolares e hospitalares.

Considerações musculoesqueléticas

De acordo com a maioria dos ortopedistas, os problemas musculoesqueléticos que afetarão a locomoção posterior devem ser avaliados precocemente e o tratamento, quando indicado, instituído sem demora. A avaliação neurológica determina o nível neurossegmentar da lesão, espasticidade e paralisia progressiva, potencial para deformidade e expectativas funcionais. O tratamento ortopédico e musculoesquelético inclui prevenir contraturas articulares, corrigir a deformidade existente, prevenir ou minimizar os efeitos dos déficits motores e sensoriais, prevenir a ruptura da pele e obter a melhor função possível das extremidades inferiores afetadas. Problemas musculoesqueléticos comuns que requerem atenção na EB incluem deformidades dos joelhos, quadris, pés e coluna; fraturas e pele insensível complicam ainda mais os cuidados ortopédicos. Outros problemas que podem ocorrer posteriormente incluem cifose e escoliose (Lazzaretti & Pearson, 2010; Liptak & Dosa, 2010). A esmagadora maioria dos lactentes nascidos com mielomeningocele terá pé torto (Moldenhauer & Adzick, 2017). Como as crianças com MMC geralmente têm sensibilidade diminuída nas extremidades inferiores, o cuidado preventivo da pele é importante. Uma alta porcentagem

(60%) das crianças atendidas em uma clínica de feridas por ruptura da pele teve mielomeningocele ao nascer (Samaniego, 2003). Os locais de feridas mais comuns foram o pé e o tornozelo, sendo as nádegas o segundo local mais comum. As úlceras por pressão são mais comuns em pacientes que usam cadeiras de rodas para mobilidade (Ottolini, Harris, Amling et al., 2013).

O *status* do déficit neurológico continua sendo o fator mais importante na determinação das habilidades funcionais finais da criança; no entanto, muitas crianças com mielomeningocele lombar e sacral são capazes de alcançar a deambulação funcional (Kinsman & Johnston, 2020). Com os avanços tecnológicos, uma variedade de órteses leves, incluindo suspensórios, dispositivos especiais de "caminhada" e cadeiras de rodas personalizadas, estão disponíveis para fornecer mobilidade a crianças com lesões na medula espinal. No início da infância, a intervenção com exercícios passivos de amplitude de movimento, posicionamento e exercícios de alongamento pode ajudar a diminuir a incidência de contraturas musculares. Procedimentos cirúrgicos corretivos, quando indicados, devem ser iniciados em idade precoce para que a criança não fique significativamente atrás de seus companheiros de idade no progresso do desenvolvimento. O grau de função da extremidade inferior orienta as decisões sobre se a cirurgia ortopédica será necessária.

A fisioterapia e o cuidado musculoesquelético de crianças com mielomeningocele são processos contínuos para alcançar a função e a deambulação ideais, quando possível. Problemas como malformação de Chiari tipo II, hidrocefalia e medula espinal amarrada podem complicar as expectativas. Uma complicação comum é a síndrome da medula amarrada, na qual há uma suposta lesão por tração da medula espinal distal com perda sutil e progressiva da função neural; isso pode ocorrer a qualquer momento, mas é mais comum durante os períodos de crescimento rápido e pode ser precipitado por falha do *shunt* ventricular (Burke et al., 2011).

Tratamento da função geniturinária

A mielomeningocele é uma das causas mais comuns de disfunção vesical neuropática (neurogênica) entre crianças. Déficits neurológicos podem afetar a inervação da bexiga, prejudicando a capacidade de armazenar e esvaziar a urina. Cerca de 90% das crianças com EB apresentarão alguma forma de disfunção miccional. Uma criança com bexiga neuropática exigirá cuidados ao longo da vida. Os objetivos do tratamento urológico devem ser individualizados para o estágio de desenvolvimento da criança. Em lactentes, o objetivo do tratamento é preservar a função renal. Em crianças mais velhas, o objetivo é preservar a função renal e alcançar a continência urinária ideal. A incontinência urinária é um problema crônico, muitas vezes debilitante para a criança. Além disso, a bexiga neuropática pode produzir **desconforto no sistema urinário**, caracterizado por infecções sintomáticas do trato urinário, uretero-hidronefrose, refluxo vesicoureteral ou insuficiência renal. As características da disfunção vesical em crianças variam de acordo com o nível da lesão neurológica e a influência do crescimento ósseo e desenvolvimento da coluna. Além disso, a presença de malformação de Chiari tipo II e subsequente hidrocefalia tem o potencial de afetar a função da bexiga, embora as influências da coluna predominem.

Durante a infância, a incontinência urinária é normalmente fisiológica, mas pode ocorrer desconforto no sistema urinário. O monitoramento urológico contínuo é essencial. Crescem as evidências de que a intervenção precoce, baseada na avaliação durante o período neonatal e antes que ocorram complicações, melhora a função da bexiga, reduz o risco subsequente de desconforto do sistema urinário e reduz a necessidade de cirurgia reconstrutiva do trato urinário inferior. A ultrassonografia da bexiga e dos ureteres e a urinálise de rotina (e culturas de urina, quando indicadas) são usadas para detectar problemas no sistema urinário antes que a função renal seja comprometida. Além disso, o teste urodinâmico é usado para identificar a disfunção da bexiga que predispõe a criança ao sofrimento do sistema urinário (Gray & Moore, 2009; Snodgrass & Gargollo, 2010). Essas condições incluem hiper-reflexia detrusora de alta pressão (contrações reflexas do músculo detrusor) com dissinergia vesicosfincteriana (incoordenação dos músculos detrusor e esfincteriano), baixa complacência da parede vesical (baixa distensibilidade da parede vesical causando aumento das pressões intravesicais durante o enchimento e armazenamento da urina), ou arreflexia detrusora (ausência de contrações detrusoras causadas pelo defeito espinal).

Os lactentes podem ter um dos vários distúrbios neuropáticos da bexiga predominantes. As contrações do detrusor associadas à dissinergia vesicosfincteriana são particularmente comuns. Alguns lactentes são capazes de esvaziar a bexiga com eficiência apesar da incoordenação entre o mecanismo esfincteriano e o detrusor, mas a maioria apresenta urina residual crônica, ITUs ou tipos mais graves de desconforto no sistema urinário. Uma minoria de lactentes apresenta baixa força de contração do detrusor ou arreflexia do detrusor. Essa condição é particularmente prejudicial ao sistema urinário quando coexiste com baixa complacência da parede vesical e pressão elevada no ponto de vazamento do detrusor. A baixa complacência da parede da bexiga ocorre quando o colágeno ou a fibrose causam o enrijecimento da parede da bexiga. Essa parede vesical endurecida aumenta as pressões intravesicais, obstruindo a bexiga, os ureteres e, por fim, o néfron. O impacto da baixa complacência da parede da bexiga está diretamente relacionado com a influência da saída da bexiga. Entre as crianças com mielodisplasia, os músculos uretrais são tipicamente enfraquecidos e o colágeno substitui grande parte do tecido muscular. Como resultado, o esfíncter é fixo, de modo que não se fecha eficientemente para evitar a perda urinária nem abre bem para permitir o fluxo urinário com a contração do detrusor. Quando a magnitude da pressão necessária para conduzir a urina através do esfíncter anormal é maior que 40 cmH_2O (a pressão do ponto de vazamento do detrusor) e a complacência da parede da bexiga é baixa (< 10 cmH_2O), o risco de desconforto do sistema urinário é alto.

Em contraste, um pequeno número de lactentes experimenta contrações efetivas do detrusor sem dissinergia vesicosfincteriana. A evacuação vesical efetiva é provável neste grupo, e a incidência de desconforto no sistema urinário durante o primeiro ano de vida é baixa.

À medida que a criança cresce, a hiper-reflexia do detrusor é frequentemente substituída por deficiência na força de contração do detrusor e **incontinência urinária de esforço (IUE)** (vazamento produzido pelo esforço físico). A parede da bexiga é frequentemente pouco complacente (produzindo pressões intravesicais cronicamente elevadas) e a saída da bexiga, embora incompetente, obstrui a saída da urina. Quando a pressão do ponto de vazamento do detrusor excede 40 cmH_2O, a criança está predisposta a perdas urinárias crônicas e sintomas de desconforto urinário, incluindo ITUs recorrentes e refluxo. Quando a pressão do ponto de escape do detrusor é inferior a 40 cmH_2O, a perda urinária é mais grave, embora o risco de desconforto do sistema urinário seja menor. Assim, a criança com incontinência urinária mais grave está menos predisposta a ITUs graves do que a criança "mais seca".

Lactentes com mielomeningocele e bexiga neurogênica que não correm risco de desconforto no sistema urinário são tratados com contenção de fraldas e espera vigilante. A criança esvazia a bexiga em uma fralda, a urina é rotineiramente monitorada para infecção e o trato urinário superior é monitorado para evidência de desconforto no sistema urinário (dilatação dos ureteres, pelve renal ou sistemas coletores) por meio de ultrassonografia seriada.

Em contraste, crianças com evidência de desconforto no sistema urinário, ou aquelas consideradas em risco com base em testes urodinâmicos precoces, são submetidas a **cateterismo intermitente limpo**

(CIL), geralmente em combinação com uma medicação antiespasmódica, como oxibutinina ou propantelina (Elzeneini, Waly, Marshall, et. al., 2019; Gray & Moore, 2009). Medicamentos anticolinérgicos são prescritos porque reduzem o tônus do músculo detrusor e reduzem as pressões vesicais tanto durante o enchimento e armazenamento da urina quanto durante a micção. O CIL não se destina a prevenir a micção espontânea. Em vez disso, garante a evacuação rotineira e regular da bexiga, prevenindo ainda mais a elevação deletéria das pressões intravesicais. Geralmente, os pais aprendem a cateterizar o lactente a cada 4 horas durante o dia e uma vez a cada noite. A avaliação de acompanhamento, que consiste em ultrassonografia e urinálise seriadas, é concluída a cada 3 a 6 meses, conforme indicado.

Os lactentes com sofrimento significativo do sistema urinário e disfunção vesical neuropática ao nascimento às vezes precisam de derivação urinária temporária para garantir o fluxo de urina adequado e evitar mais danos ao trato urinário superior. A vesicostomia é um procedimento relativamente simples em que a parede anterior da bexiga é trazida para a parede abdominal, criando um pequeno estoma para drenagem urinária. A urina é contida por meio de uma fralda, mas a troca de fralda dupla ou o uso de uma fralda maior que pode ser colocada mais alta no abdome são necessários para a contenção adequada da urina. Cuidados meticulosos com a pele são necessários porque a pele do períneo está exposta a perdas urinárias contínuas.

Entre as crianças com mais idade, a busca pela continência normalmente começa com um programa CIL. Os pais aprendem o procedimento e ensinam a criança a se autocateterizar o mais rápido possível, geralmente aos 6 anos (Gray & Moore, 2009). A criança com hiper-reflexia do detrusor e dissinergia geralmente responde bem às medicações antiespasmódicas e CIL. Em contraste, a criança com baixa complacência da parede vesical e IUE geralmente requer uma combinação de medicamentos antiespasmódicos para reduzir as pressões de enchimento intravesical e um agonista simpático (como imipramina, pseudoefedrina ou fenilpropanolamina) para aumentar a competência esfincteriana. Infelizmente, a combinação de medicamentos e CIL é apenas parcialmente eficaz, e intervenções mais agressivas são frequentemente necessárias para tornar a bexiga neuropática tanto continente quanto livre de sua predisposição para produzir desconforto no sistema urinário. É importante que um histórico cuidadoso seja feito pelo provedor para identificar outros problemas que possam estar contribuindo para a incontinência persistente. Os fatores que podem afetar a continência da bexiga incluem bebidas com cafeína, constipação intestinal ou falta de acesso a banheiros (Metcalfe, 2017).

Quando a criança não consegue atingir a continência por medidas conservadoras, a cirurgia deve ser considerada. A enterocistoplastia de aumento (ou gastrocistoplastia) é um procedimento cirúrgico que aumenta a capacidade da bexiga, reverte ou interrompe os efeitos negativos da parede da bexiga pouco complacente e reduz as pressões vesicais prejudiciais altas causadas pela hiper-reflexia do detrusor com dissinergia vesicosfincteriana. Um segmento destubularizado do intestino grosso ou delgado ou uma cunha do fundo do estômago tem sido usado para aumentar com sucesso a capacidade da bexiga. A escolha do segmento varia de acordo com a preferência do cirurgião e o estado dos sistemas urinário e GI do paciente. Os segmentos do intestino grosso e delgado produzem volumes significativos de muco que podem obstruir os cateteres usados para CIL. O aumento com o estômago produz menos muco e suas secreções ácidas podem reduzir a predisposição do sistema urinário à infecção. A bexiga deve ser irrigada para diminuir o muco dentro da bexiga; isso também diminui as possíveis complicações de infecção, cálculos e perfuração da bexiga.

Embora o aumento da bexiga possa melhorar ou resolver o vazamento urinário relacionado com a hiper-reflexia do detrusor ou desconforto do sistema urinário causado pela baixa complacência da parede da bexiga, a IUE produzida pelo mecanismo esfincteriano anormal geralmente persiste. Vários procedimentos cirúrgicos ajudam a corrigir essa deficiência intrínseca do esfíncter. O procedimento de Mitrofanoff utiliza o apêndice para fornecer uma via alternativa para cateterismo intermitente. O apêndice é removido do cólon e usado para criar um conduto contínuo entre a parede abdominal e a bexiga. O estoma resultante é relativamente pequeno e produz muco mínimo. O ureter pode ser usado como alternativa ao apêndice para algumas crianças. Se o apêndice for insuficiente, um segmento de intestino afilado, íleo ou cólon pode ser usado para criar um conduto (tubo de Monti) (Gray & Moore, 2009). O CIL pela via abdominal de fácil acesso promove maior independência nas crianças, principalmente naquelas que não conseguem se transferir da cadeira de rodas para o vaso sanitário para realizar o CIL.

Quando a deficiência intrínseca do esfíncter produz apenas perda urinária de esforço leve, a construção de uma via de Mitrofanoff isoladamente pode ser suficiente para alcançar a continência entre os episódios de cateterismo. No entanto, quando a IUE é mais grave, uma fita suburetral (*sling*) ou injeção de colágeno suburetral é usada para aliviar a deficiência intrínseca do esfíncter.

A fita suburetral é um pedaço de fáscia ou material sintético que é colocado abaixo do terço proximal da uretra. A fita pode ser colocada de forma que use apenas uma leve tensão para obstruir a uretra e prevenir IUE. A fita pode ser utilizada tanto para meninos como para meninas, e o procedimento pode ser concluído ao mesmo tempo em que a enterocistoplastia de aumento é construída. Após a enterocistoplastia de aumento e colocação de uma fita suburetral, o paciente pode esperar esvaziar a bexiga por CIL da via Mitrofanoff do apêndice (apendicovesicostomia) ou da uretra se uma via Mitrofanoff não tiver sido construída.

A injeção suburetral de colágeno reticulado com glutaraldeído (GAX) também pode ser usada para aliviar ou prevenir a IUE causada pela deficiência intrínseca do esfíncter. O colágeno é utilizado para engrossar ou expandir o tecido uretral, promovendo a coaptação (aproximação) da mucosa. O implante de colágeno complementa a capacidade da uretra de formar uma vedação estanque, em vez de obstruir o lúmen uretral. O colágeno pode ser injetado usando-se diferentes técnicas. O colágeno transuretral é injetado através do canal de um cistoscópio. O colágeno transperineal é direcionado sob a uretra usando-se uma agulha inserida através da pele perineal. Nesse caso, a localização da uretra é confirmada por sua visualização cistoscópica simultânea. A abordagem anterógrada requer a criação de um trato de cistostomia suprapúbica. Um cistoscópio flexível é, então, inserido através do trato da cistostomia e o colágeno é injetado na uretra proximal. Múltiplas injeções podem ser necessárias para atingir a continência ideal. Injeções subsequentes podem ser necessárias quando o colágeno é dissipado ou reabsorvido pelo corpo durante um período de anos. A toxina botulínica (Botox) também pode ser injetada no músculo detrusor para aumentar a capacidade da bexiga e diminuir as pressões intravesiculares, mas essa medida é apenas temporária (Ingham, Angotti, Lewis et al., 2019).

Outra alternativa para o tratamento da deficiência intrínseca do esfíncter na criança com mielomeningocele é a colocação do esfíncter urinário artificial. Esse dispositivo consiste em um manguito uretral, um reservatório abdominal e uma bomba de controle. Na posição ativada, o manguito é preenchido e a pressão desse manguito fecha o lúmen uretral. Durante a micção, a bomba de controle é usada para desviar o fluido do manguito uretral para o reservatório abdominal, abrindo a uretra para micção ou cateterização. No entanto, devido ao risco significativo de infecção, necessidade de revisão com o crescimento e falha mecânica, a popularidade do esfíncter urinário artificial diminuiu.

Devido aos avanços no tratamento da bexiga neurogênica, adolescentes e adultos jovens com mielomeningocele e bexiga neurogênica foram acompanhados por até 30 anos sem evidência de deterioração da função renal. No entanto, as incontinências urinária e fecal são comuns, e essas condições levam a problemas significativos e às vezes devastadores com o crescimento e tarefas de desenvolvimento, incluindo o estabelecimento de independência e relacionamentos sociais e íntimos. Essa observação ressalta a necessidade de gerenciar agressivamente a continência e a ameaça de sofrimento do sistema urinário desde tenra idade e estabelecer uma expectativa de continência social fundamental para fornecer a esses pacientes as habilidades necessárias para prosperar como adolescentes e adultos. Recém-nascidos com EB e urodinâmica normal requerem acompanhamento cuidadoso durante os primeiros anos de vida para evitar a deterioração do estado urodinâmico como resultado da deterioração neurológica.

Controle do intestino

Algum grau de continência fecal pode ser alcançado na maioria das crianças com mielomeningocele com modificação da dieta, hábitos de higiene regulares e prevenção de constipação intestinal e impactação. É frequentemente um processo demorado. Suplementos de fibra dietética (recomendados: idade da criança em anos + 5 g/dia), laxantes, supositórios ou enemas ajudam a produzir evacuações regulares. Crianças com mais idade e adolescentes que buscam independência podem obter continência intestinal e melhor qualidade de vida após serem submetidos a um procedimento de enema de **continência anterógrada** (ACE) (Ayub, Zeidan, Larson et al., 2019). Em um procedimento semelhante ao Mitrofanoff, o apêndice ou íleo é usado para criar um canal cateterizável com fixação da extremidade proximal ao cólon. A extremidade distal do canal sai através de um pequeno estoma abdominal. A cada 1 ou 2 dias, um cateter é passado pelo estoma, permitindo que a solução de enema seja instilada diretamente no cólon. Após a administração da solução de enema, a criança fica sentada no vaso sanitário por 30 a 60 minutos enquanto as fezes são liberadas pelo reto. A frequência de enemas e o volume de solução usado para evacuar completamente o intestino variam entre os indivíduos.

Prognóstico

O prognóstico precoce para a criança com mielomeningocele depende do déficit neurológico presente ao nascimento, incluindo habilidade motora, inervação vesical e anomalias neurológicas associadas. A correção cirúrgica precoce do defeito espinal, a antibioticoterapia para reduzir a incidência de meningite e ventriculite, a prevenção da disfunção do sistema urinário e a detecção e correção precoce da hidrocefalia aumentaram significativamente a taxa de sobrevida e a qualidade de vida dessas crianças.

As taxas de mortalidade são relatadas em 10 a 15%, com muitas mortes ocorrendo antes dos 4 anos (Kinsman & Johnston, 2020). Muitos jovens adultos com EB conseguem uma vida parcialmente independente e um emprego remunerado. Os relatos de taxas de sobrevivência variam e muitos incluem adultos que nasceram antes dos avanços médicos e das técnicas cirúrgicas observadas nos últimos 25 anos. O cuidado coordenado para adultos com EB é essencial; no entanto, o atendimento multidisciplinar de adultos é muitas vezes inadequado (Lazzaretti & Pearson, 2010). Um dos fatores associados à morte precoce em adultos com MMC é a hidrocefalia e a falha do *shunt* (Mourtzinos & Stoffel, 2010). Essa condição crônica tem uma série de complicações associadas, incluindo hidrocefalia e mau funcionamento do *shunt*, síndrome da medula espinhal amarrada, escoliose, desenvolvimento de Chiari II, problemas de controle do intestino e da bexiga, alergia ao látex e epilepsia. No entanto, com base no conhecimento médico atual e considerações éticas, o tratamento agressivo e precoce é favorecido para a criança com mielomeningocele.

Prevenção

Os Centers for Disease Control and Prevention (2009) continuam afirmando que de 50 a 70% dos DTNs podem ser prevenidos pelo consumo diário de 0,4 mg de ácido fólico por mulheres em idade fértil. Os dados indicam que as concentrações séricas de folato entre mulheres em idade fértil diminuíram 16% de 2003 a 2004 em todos os grupos étnicos estudados. Os níveis séricos mais baixos de folato foram observados em brancos não hispânicos em 2003 a 2004; no entanto, os níveis séricos gerais de folato permaneceram abaixo dos níveis recomendados em afro-americanos não hispânicos durante os três períodos estudados (Centers for Disease Control and Prevention, 2007). Esses resultados indicam que enfermeiros e outros profissionais de saúde têm uma importante tarefa na divulgação de informações que podem diminuir a incidência de defeitos congênitos em crianças, promovendo o consumo materno de ácido fólico.

Para garantir a ingesta diária adequada da quantidade recomendada de ácido fólico, as mulheres devem tomar um suplemento de ácido fólico, comer um cereal matinal fortificado contendo 100% da dose diária recomendada de ácido fólico, ou aumentar o consumo de alimentos fortificados (p. ex., cereais, pão, arroz, grãos, massas) e alimentos naturalmente ricos em folato (p. ex., vegetais de folhas verdes, frutas cítricas). Para mulheres que tiveram uma gravidez anterior afetada por DTNs, a ingesta de ácido fólico é aumentada para 4 mg/dia sob a supervisão de um profissional de saúde começando 1 mês antes de uma gravidez planejada e continuando até o primeiro trimestre. A suplementação de 4 mg de folato não deve ser administrada apenas em preparações multivitamínicas devido ao risco de superdosagem de outras vitaminas. Medicamentos que afetam o metabolismo do ácido fólico e aumentam o risco de mielomeningocele devem ser evitados antes da gravidez (se houver planos de engravidar em um futuro próximo) e durante a gravidez; esses incluem trimetoprima e os AEDs carbamazepina, fenitoína, fenobarbital, ácido valproico e primidona (Kinsman & Johnston, 2020).

Cuidados de enfermagem

As necessidades básicas do recém-nascido com mielomeningocele são essencialmente as mesmas de qualquer recém-nascido (ver Capítulo 8). Necessidades especiais relacionadas com o defeito e possíveis complicações são discutidas na seção a seguir. À medida que a criança amadurece, os problemas aumentam e envolvem todos os aspectos da vida diária; portanto, o cuidado está diretamente relacionado com a habilitação da criança em cada fase do desenvolvimento.

Avaliação

No momento do parto, é realizado um exame para avaliar a integridade do cisto membranoso. Durante o transporte para o berçário, faça todos os esforços para evitar traumas nessa cobertura protetora. Além da avaliação de rotina do recém-nascido (ver Capítulo 7), avalie o recém-nascido quanto ao nível de envolvimento neurológico. Observe o movimento das extremidades ou a resposta da pele, especialmente um reflexo anal que pode fornecer indícios sobre o grau de deficiência motora ou sensorial.

Cuidados com o saco da mielomeningocele

O recém-nascido geralmente é colocado em uma incubadora ou aquecedor radiante para que a temperatura possa ser mantida sem roupas ou coberturas que possam irritar a lesão do SNC. Quando um aquecedor de teto é usado, os curativos sobre o defeito requerem umedecimento mais frequente devido ao efeito desidratante do calor radiante. Antes do fechamento cirúrgico, a mielomeningocele é impedida de secar pela aplicação de um curativo estéril, úmido e não aderente. A solução de umedecimento geralmente é solução salina normal estéril. Os curativos são trocados com frequência (a cada 2 a 4 horas) e o saco é cuidadosamente inspecionado quanto a vazamentos, abrasões, irritação e sinais de infecção. O saco deve ser cuidadosamente limpo se ficar sujo ou contaminado. Às vezes, o saco se rompe durante o parto ou transporte, e qualquer abertura no saco aumenta muito o risco de infecção do SNC (Figura 30.6B).

Posicionamento

Um dos aspectos mais importantes e desafiadores do cuidado precoce do recém-nascido com mielomeningocele é o posicionamento. Antes da cirurgia, o recém-nascido permanece em decúbito ventral para minimizar a tensão no saco e o risco de trauma. A posição prona permite um ótimo posicionamento das pernas, especialmente em casos de displasia coxofemoral associada. Vários auxílios, incluindo rolos de fraldas, almofadas de espuma e estruturas e aparelhos especialmente projetados, estão disponíveis para manter a posição desejada.

A posição prona afeta outros aspectos do cuidado do lactente. Por exemplo, nessa posição, é mais difícil manter o lactente limpo, as áreas de pressão são uma ameaça constante e a alimentação se torna um problema. A cabeça do lactente é virada para um lado para alimentação. Felizmente, a maioria dos defeitos é reparada precocemente, e a criança pode ser mantida para alimentação e cuidados de rotina logo após a cirurgia. A consulta de fisioterapia pode ser necessária para problemas de posicionamento difíceis. A consulta fonoaudiológica pode ser necessária para dificuldades com habilidades motoras orais que podem indicar complicações causadas por uma malformação de Chiari.

Cuidados gerais

A troca de fraldas no recém-nascido pode ser contraindicada até que o defeito tenha sido reparado e a cicatrização esteja bem avançada ou a epitelização tenha ocorrido. O acolchoamento sob a área da fralda é trocado conforme necessário para manter a pele seca e livre de irritação. Quando o enfermeiro detecta retenção urinária (a bexiga ainda é um órgão abdominal na primeira infância), utiliza-se CIL. Como o esfíncter intestinal é frequentemente afetado, pode haver passagem contínua de fezes, muitas vezes interpretada erroneamente como diarreia, que é um irritante constante para a pele e uma fonte de infecção para a lesão espinal.

Áreas de deficiência sensorial e motora estão sujeitas à ruptura da pele e, portanto, requerem cuidados meticulosos. O recém-nascido pode ser colocado em um colchão redutor de pressão ou em um colchão para evitar pressão nos joelhos e tornozelos (ver Capítulo 20, seção *Cuidados com a pele e a higiene geral*).

Exercícios suaves de amplitude de movimento são realizados para prevenir contraturas e alongamentos de contraturas são realizados quando indicado. No entanto, esses exercícios podem ser restritos à articulação do pé, tornozelo e joelho. Quando as articulações do quadril estão instáveis, o alongamento contra os músculos flexores ou adutores do quadril, que agem como as cordas de um arco, pode agravar a tendência à subluxação. Uma consulta de fisioterapia é muitas vezes necessária para desenvolver um plano multidisciplinar para prevenir complicações a longo prazo.

Alguns recém-nascidos com mielomeningocele não reparada são incapazes de ser segurados nos braços e aconchegados como os recém-nascidos não afetados, de modo que sua necessidade de estimulação tátil é atendida por carícias, toque e outras medidas de conforto. Para facilitar o manuseio e reduzir a ansiedade dos pais, o recém-nascido pode se reclinar em um travesseiro colocado no colo dos pais.

Complicações oftálmicas podem ocorrer em crianças com EB e hidrocefalia. O aparecimento de estrabismo, outra motilidade ocular ou papiledema geralmente denota hidrocefalia e é relatado. O acompanhamento oftalmológico, principalmente em crianças com *shunts*, geralmente está incluído no plano de cuidados multidisciplinar.

Cuidados pós-operatórios

Os cuidados pós-operatórios para o recém-nascido com mielomeningocele envolvem os mesmos cuidados básicos de qualquer recém-nascido pós-cirúrgico: monitoramento dos sinais vitais, peso e ingesta e débito; manutenção da temperatura corporal; avaliar e aliviar a dor; fornecer nutrição; e observar sinais de infecção. A ferida é tratada de acordo com as instruções do cirurgião e os cuidados gerais continuam como no pré-operatório.

A posição prona é mantida após o fechamento operatório, embora muitos neurocirurgiões permitam uma posição lateral ou parcial, a menos que isso agrave uma displasia coxofemoral ou permita uma flexão indesejável do quadril. Isso oferece uma oportunidade para mudanças de posição, o que reduz o risco de úlceras por pressão e facilita a alimentação. Uma vez que os efeitos da anestesia tenham diminuído e o recém-nascido esteja alerta, a alimentação pode ser retomada, a menos que haja outras anomalias ou complicações associadas.

São realizadas avaliações de enfermagem para implementação de medidas de conforto no pós-operatório. A criança pode ser mantida na posição vertical contra o corpo, tomando cuidado para evitar pressão no local da operação. No caso de um defeito incomumente grande, o enxerto de pele pode ser necessário para o fechamento da ferida; a criança deve, então, ser mantida em decúbito ventral no pós-operatório com o mínimo de movimento possível para evitar tensão no enxerto de pele.

O enfermeiro pode auxiliar na determinação da extensão do envolvimento neuromuscular. Observe o movimento das extremidades ou a resposta da pele, especialmente um reflexo anal, que pode fornecer pistas sobre o grau do estado motor ou sensorial. Meça o perímetro cefálico diariamente (ver Capítulo 4) e examine as fontanelas em busca de sinais de tensão ou abaulamento. O enfermeiro também deve ficar alerta para sinais precoces de infecção, como temperatura elevada ou diminuída (axilar), irritabilidade e letargia, e para sinais de aumento da pressão intracraniana. O cateterismo urinário pode ser necessário para retenção de urina. Embora possa não ter sido um problema no pré-operatório, o edema ao redor do local da cirurgia pode causar retenção urinária transitória, que se resolve de 2 a 5 dias.

Apoio à família e cuidados domiciliares

Assim que os pais conseguirem lidar com a condição do recém-nascido, incentive-os a se envolver nos cuidados. Eles precisam aprender a continuar em casa os cuidados que foram iniciados no hospital: posicionamento, alimentação, cuidados com a pele e exercícios de amplitude de movimento quando apropriado. Os pais também precisam aprender a técnica CIL quando prescrito. A família precisa conhecer os sinais de complicações e como chegar à assistência quando necessário.

À medida que a criança cresce e se desenvolve, os pais precisam de orientação para encorajar e estimular a criança a realizar tarefas de desenvolvimento adequadas à idade dentro dos limites impostos pelas deficiências. O movimento do membro superior pode ser estimulado precocemente colocando o lactente no chão em decúbito ventral com brinquedos ao alcance. Atividades que estimulam a consciência corporal, como rolar e puxar para a posição sentada, são incentivadas nos momentos apropriados. Rastejar e engatinhar ajudam a criança a explorar o ambiente. Os pais podem precisar de ajuda para modificar aparelhos e atividades normalmente esperadas de uma criança em crescimento. Uma mesa, armação ou parapódio em pé é útil para uma variedade de atividades, e é melhor que a criança comece a suportar o peso e ficar de pé o mais próximo possível do tempo esperado para que ela ocorra.

É importante que a família compreenda a natureza do déficit sensorial em uma criança com defeito na coluna. A criança será insensível à pressão ou outras fontes de lesão tecidual. Portanto, a família deve estar alerta para itens quentes ou frios que possam causar danos térmicos aos tecidos e lembrar-se de inspecionar a pele regularmente em busca de sinais de pressão, especialmente sobre proeminências ósseas. Por causa da deficiência sensorial, a criança não tem consciência do desconforto vesical e os sinais de ITU podem passar despercebidos. A infecção do trato urinário é frequentemente considerada quando a criança fica doente.

O planejamento a longo prazo e o apoio dos pais e do recém-nascido começam no hospital e se estendem por toda a infância e até o início da idade adulta. A expectativa de vida das crianças com EB se estende até a idade adulta; portanto, o planejamento deve envolver metas e planos a longo prazo para uma função ideal como um adulto. As metas de planejamento a longo prazo devem incluir uma discussão sobre a obtenção de mobilidade funcional, continência urinária e o máximo de continência intestinal fisicamente possível. A discussão sobre aspectos da vida adulta, como ter um companheiro, relacionamentos sexuais e gerar e criar filhos, é importante e não deve ser negligenciada (Rowe & Jadhav, 2008). As necessidades únicas de serviço dos adolescentes com EB, enquanto tentam ganhar independência da família e estabelecer uma vida própria, não foram adequadamente abordadas na literatura (Sawyer & Macnee, 2010). Betz et al. (2010) entrevistaram jovens com EB em transição para a vida adulta. Alguns temas comuns que surgiram entre esses jovens foram desafios na preparação para o autogerenciamento, relações sociais limitadas, consciência de seus desafios cognitivos e o custo da independência. Avanços em neurologia, ortopedia e urologia permitiram que os adolescentes progredissem para a vida adulta com menos déficits do que observados em décadas anteriores; um fator-chave é o reconhecimento de sinais sutis de deterioração neurológica e intervenção rápida (Rowe & Jadhav, 2008).

Alterações na capacidade funcional, particularmente nas extremidades inferiores, intestino ou bexiga, podem indicar a presença de síndrome da medula amarrada, que está preso baixo ou restrito em uma posição anormal por tecido cicatricial. Esses sintomas geralmente ocorrem após um surto de crescimento e podem ser mais bem detectados com ressonância magnética. A amarração pode ser reparada cirurgicamente, mas, infelizmente, pode ocorrer novamente.

A habilitação envolve resolver não só os problemas de autoajuda e locomoção, mas também o problema mais angustiante da incontinência, que ameaça a aceitabilidade social da criança. A assistência na preparação da criança e da escola para as necessidades especiais de crianças com deficiência ajuda os pais a proporcionar uma melhor adaptação inicial a experiências sociais mais amplas. Um *Life Course Model* foi desenvolvido para pacientes, familiares, cuidadores, professores e clínicos para facilitar, por meio de uma abordagem de desenvolvimento, o cuidado da criança e do jovem com EB; esse programa foi transformado em uma ferramenta baseada na *web* que pode ser usada para auxiliar na transição para a vida adulta (Dicianno, Fairman, Juengst et al., 2010). Informações adicionais sobre esse programa estão disponíveis no *site* da Spina Bifida Association (https://www.spinabifidaassociation.org/).

Alergia ao látex

A alergia ao látex, ou hipersensibilidade ao látex, foi identificada como um sério risco para a saúde quando um relatório relacionou anafilaxia intraoperatória com látex em crianças com EB. O látex, um produto natural derivado da seringueira, é usado em combinação com outros produtos químicos para dar elasticidade, resistência e durabilidade a muitos produtos. Crianças com EB têm alto risco de desenvolver alergia ao látex devido à exposição repetida a produtos de látex durante cirurgias e procedimentos. Portanto, essas crianças não devem ser expostas a produtos de látex desde o nascimento para minimizar a ocorrência de hipersensibilidade ao látex. As reações alérgicas variam de urticária, sibilos, olhos lacrimejantes e erupções cutâneas a choque anafilático. Reações mais graves tendem a ocorrer quando o látex entra em contato com membranas mucosas, pele úmida, corrente sanguínea ou vias aéreas. Também pode haver reações cruzadas a vários alimentos (p. ex., banana, abacate, kiwi, castanha).

As reações alérgicas à proteína do látex também podem ocorrer quando a substância é transferida para os alimentos por manipuladores de alimentos usando luvas de látex, levando vários estados a aprovar legislação que proíbe o uso de luvas de látex em serviços de alimentação. Além de pacientes com EB, as populações de alto risco incluem pacientes com anomalias urogenitais ou múltiplas cirurgias, bem como profissionais de saúde.

Os objetivos mais importantes são a prevenção da sensibilidade ao látex e a identificação de crianças com hipersensibilidade conhecida (ver boxe *Diretrizes para o cuidado de enfermagem*). Indivíduos de alto risco e alérgicos ao látex devem ser tratados em um **ambiente livre de látex**. Cuide para que eles não entrem em contato direto ou secundário com produtos ou equipamentos que contenham látex em *nenhum momento* durante o tratamento médico. O teste de alergia pode identificar a sensibilidade ao látex com sucesso variável. Testes cutâneos e testes de provocação carregam o risco de reação alérgica ou anafilaxia. Vários ensaios disponíveis comercialmente podem ser úteis para confirmar a sensibilidade ao látex. Até o momento, nenhum desses testes demonstra confiabilidade diagnóstica completa e não deve ser o único determinante da presença ou ausência de resposta alérgica ao látex.

Como as crianças que têm EB são propensas a desenvolver sensibilidade ao látex, reduzir a exposição desde o nascimento pode diminuir a chance de desenvolvimento de alergia. Listas de produtos sem látex estão disponíveis para pais e profissionais de saúde; esses produtos podem ser substituídos por aqueles que contêm látex. Na área da saúde, é importante usar produtos com o menor risco potencial para sensibilizar pacientes e funcionários.

A identificação daqueles sensíveis ao látex é melhor realizada por meio de uma triagem cuidadosa de todos os pacientes. Durante a entrevista de saúde com o pai ou a criança, pergunte a todos os pacientes, não apenas aqueles em risco, sobre a sensibilidade ao látex. Certifique-se de que essa seja uma parte rotineira de todos os históricos pré-operatórios e pré-procedimentos. Enfatize a importância do histórico de alergia para todo o pessoal (p. ex., flebotomistas, terapeutas respiratórios) (ver boxe *Diretrizes para o cuidado de enfermagem* para ver as perguntas relacionadas com a alergia ao látex). Crianças com hipersensibilidade ao látex devem portar algum tipo de identificação de alergia, como uma pulseira de identificação médica. Programas de educação sobre hipersensibilidade ao látex são voltados para aqueles que cuidam de grupos de alto risco, como crianças com EB, e podem incluir familiares, enfermeiros de saúde escolar, professores, cuidadores de crianças e babás. Além de educar os cuidadores

Diretrizes para o cuidado de enfermagem

Identificação da alergia ao látex

- Seu filho apresenta algum sintoma, como espirros, tosse, erupções cutâneas ou sibilos, ao manusear produtos de borracha (p. ex., balões, bolas de tênis ou bola elástica, tiras adesivas) ou quando em contato com produtos hospitalares de borracha, como luvas ou cateteres?
- Seu filho já teve uma reação alérgica durante uma cirurgia?
- Seu filho tem histórico de erupções cutâneas, asma ou reações alérgicas a medicamentos ou alimentos, especialmente leite, kiwi, banana ou castanhas?
- Como você identificaria ou reconheceria uma reação alérgica em seu filho?
- O que você faria se ocorresse uma reação alérgica?
- Alguém já discutiu com você sobre alergia ou sensibilidade ao látex ou borracha?
- A criança fez algum teste de alergia?
- Quando foi a última vez que a criança teve contato com algum tipo de produto de borracha? Você estava presente?

sobre a exposição da criança a produtos médicos que contêm látex, os enfermeiros precisam informá-los sobre objetos não médicos comuns de látex, como brinquedos aquáticos, chupetas e sacos plásticos de armazenamento. Itens levados para o hospital, como buquês de flores, também devem ser examinados em busca de brinquedos de látex e balões. Os pais também devem receber literatura explicando sinais e sintomas de hipersensibilidade ao látex e tratamento de emergência apropriado (ver Capítulo 23, seção *Anafilaxia*).

ATROFIA MUSCULAR ESPINAL TIPO 1 (DOENÇA DE WERDNIG-HOFFMANN)

A atrofia muscular espinal (AME) tipo 1 (doença de Werdnig-Hoffmann) é um distúrbio caracterizado por fraqueza progressiva e desgaste dos músculos esqueléticos causados pela degeneração das células do corno anterior. É herdada como um traço autossômico recessivo e é a forma paralítica mais comum da **síndrome da criança mole (hipotonia congênita)**. Os locais da condição patológica são as células do corno anterior da medula espinal e os núcleos motores do tronco cerebral, mas o efeito primário é a atrofia dos músculos esqueléticos.

Manifestações clínicas

A idade de início é variável, mas quanto mais precoce o início, mais disseminada e grave é a fraqueza motora. O distúrbio pode se manifestar precocemente - geralmente no nascimento - e quase sempre antes dos 2 anos; a morte pode ocorrer como resultado de insuficiência respiratória aos 2 anos (Arnold, Kassar, & Kissel, 2019).

As manifestações (Boxe 30.6) e o prognóstico são categorizados de acordo com a idade de início, gravidade da fraqueza e evolução clínica; algumas crianças podem variar entre apresentar sintomas dos tipos 1 e 2 ou tipos 2 e 3 em relação à função clínica (Haliloglu, 2020). Alguns especialistas também categorizam a AME de acordo com o nível mais alto de funcionamento motor; o tipo 1 inclui "crianças que não sentam", o tipo 2 inclui "crianças que sentam" e o tipo 3 inclui "crianças que andam" (Arnold et al., 2019). Há relatos de que uma forma fetal rara e grave de AME, classificada como tipo 0, é relatada como bastante letal no período perinatal; a degeneração do neurônio motor pode ser observada já no meio da gestação no tipo 0 (Haliloglu, 2020). O tipo 4 pode se apresentar entre 20 e 30 anos e pode ser referido como SMA do tipo adulto proximal (Arnold et al., 2019).

Avaliação diagnóstica

O diagnóstico é baseado no marcador genético molecular para o gene *SMN* (neurônio motor de sobrevida), localizado no cromossomo *5q13*. O diagnóstico pré-natal pode ser feito por análise genética de células fetais circulantes no sangue materno ou células fetais circulantes no líquido amniótico. O risco para descendentes afetados subsequentes em portadores do gene mutante ou em famílias com casos conhecidos de AME também pode ser avaliado geneticamente. Outros estudos diagnósticos incluem eletromiografia muscular (EMG), que demonstra um padrão de denervação, e biopsia muscular; no entanto, a análise genética tornou-se o padrão ouro para o diagnóstico da doença (Haliloglu, 2020).

Manejo terapêutico

Não há cura para a doença, e o tratamento é sintomático e de suporte, prevenindo principalmente contraturas articulares e tratando problemas ortopédicos, sendo o mais grave a escoliose. Subluxação e luxação do quadril também podem ocorrer. Muitas crianças se beneficiam de cadeiras de rodas motorizadas, elevadores, colchões especiais com pressão ajustável e controles ambientais acessíveis. As contraturas musculares e articulares requerem muita atenção e cuidados para evitar complicações adicionais. Falha no crescimento nutricional pode ocorrer em recém-nascidos e crianças pequenas como resultado de má alimentação; alimentação suplementar com gastrostomia pode ser

Boxe 30.6 Manifestações clínicas da atrofia muscular espinal.

Tipo 1 (doença de Werdnig-Hoffmann)
- Manifestações clínicas nas primeiras semanas ou meses de vida
- Início dentro de 6 meses de vida
- A inatividade é a característica mais proeminente
- Lactente deitado em posição de perna de rã com as pernas giradas externamente, abduzidas e flexionadas nos joelhos
- Fraqueza generalizada
- Reflexos tendinosos profundos ausentes
- Movimentos limitados dos músculos do ombro e do braço
- Movimento ativo geralmente limitado aos dedos das mãos e pés
- Respiração diafragmática com retrações do esterno (pode ocorrer paralisia diafragmática)
- Movimentos anormais da língua (em repouso)
- Choro fraco e tosse
- Fraco reflexo de sucção
- Fadiga rapidamente durante as mamadas (se amamentado, pode perder peso antes de ser perceptível)
- Falha no crescimento (nutricional)
- Fácies de alerta
- Sensação e intelecto normais
- Lactentes afetados não conseguem sentar sozinhos, rolar ou andar
- Morte precoce possível por insuficiência respiratória ou infecção

Tipo 2 (atrofia muscular espinal intermediária)
- Início antes dos 18 meses
  - **Precoce** – fraqueza confinada aos braços e pernas
  - **Mais tarde** – torna-se generalizado
- Pernas geralmente envolvidas em maior extensão do que braços
- *Pectus excavatum* proeminente
- Movimentos ausentes durante o relaxamento completo ou sono
- Alguns lactentes conseguem sentar se colocados em posição, mas poucos conseguem deambular
- Para a maioria, a expectativa de vida varia de 7 meses a 7 anos, embora muitos tenham expectativa de vida normal

Tipo 3 (síndrome de Kugelberg-Welander; atrofia muscular espinal leve)
- Início dos sintomas após os 18 meses de vida
- Controle normal da cabeça e capacidade de sentar sem ajuda aos 6 a 8 meses de vida
- Músculos da coxa e do quadril fracos
- Escoliose comum
- Falha em fazer uma apresentação comum
- Nos que conseguem andar
  - Marcha bamboleante
  - *Genu recurvatum*
  - Abdome protuberante
  - A deambulação se torna cada vez mais difícil
  - Confinamento a uma cadeira de rodas na segunda década
- Os reflexos tendinosos profundos podem estar presentes precocemente, mas desaparecem

Tipo IV (atrofia muscular espinal do adulto)
- Atrofia muscular espinal rara de início na idade adulta, geralmente na segunda ou terceira década de vida; fraqueza muscular é o primeiro sintoma

Nota: Essas classificações são gerais, mas algumas pesquisas sugerem que pode haver variações na expectativa de vida e outras características (Iannaccone & Burghes, 2002; Lunn & Wang, 2008; Russman, 1996; Russman, Iannaccone, Buncher et al., 1992).

necessária para manter o estado nutricional adequado e o ganho de peso. O uso de órteses de membros inferiores pode ajudar na deambulação, mas eventualmente a criança pode ficar confinada a uma cadeira de rodas à medida que a atrofia muscular progride. A doença pulmonar restritiva é a complicação mais grave da AME (Arnold et al., 2019). Infecções do trato respiratório superior ocorrem frequentemente e são tratadas com antibioticoterapia; eles são a causa de morte em muitas crianças. Os distúrbios respiratórios do sono relacionados com o movimento rápido dos olhos (REM) são comuns em crianças com AME tipo 1; isso progride para distúrbios respiratórios do sono durante o sono REM e não REM, seguido de insuficiência respiratória, que geralmente requer ventilação mecânica não invasiva noturna (Arnold et al., 2019). Métodos de ventilação não invasivos, como a pressão positiva nas vias aéreas de dois níveis (BiPAP), diminuíram a morbidade e aumentaram a taxa de sobrevida de crianças com AME tipo 1 e 2. vidas; algumas famílias optam por retirar o suporte quando a ventilação invasiva se torna necessária (Mercuri, Bertini, & Iannaccone, 2012). Os cuidados paliativos são um aspecto importante do cuidado de famílias de crianças com AME tipo 1. A diminuição da capacidade de tossir e eliminar secreções pode ser tratada com terapias de desobstrução das vias aéreas, como a máquina de assistência à tosse e assistência manual à tosse. Diretrizes para a padronização de cuidados respiratórios para pacientes com AME foram publicadas em outros lugares (Schroth, 2009).

Além do suporte respiratório não invasivo, alguns lactentes e crianças podem se beneficiar de traqueostomia e ventilação mecânica. Se não tratadas, algumas crianças podem morrer de complicações respiratórias na infância.

Condições médicas associadas em sobreviventes incluem refluxo gastresofágico, escoliose, puberdade precoce, displasia do quadril e candidíase oral recorrente (Bach, 2007). Um encaminhamento para cuidados paliativos pediátricos pode ajudar as famílias de crianças com AME a tomar decisões sobre os benefícios e os encargos das opções de tratamento.

Uma nova terapia para tratar a AME foi recentemente aprovada pela Food and Drug Administration dos EUA. O nusinersen é um oligonucleotídio antisense (ASO) que consiste em pequenas cadeias de nucleotídios sintéticos que se ligam seletivamente ao ácido ribonucleico (RNA). Ele foi projetado para tratar lactentes com SMA. Em estudos recentes, lactentes tratados experimentaram uma melhora estatisticamente significante nos marcos motores em comparação àqueles não tratados. A medicação é administrada por injeção intratecal. Isso permite que seja administrado diretamente ao LCR ao redor da medula espinal, onde os neurônios motores se degeneram em pacientes com AME devido a níveis insuficientes de proteína do neurônio motor de sobrevivência (SMN). O nusinersen é projetado para alterar o *splicing* de *SMN2* a fim de aumentar a produção de proteína SMN de comprimento total. Embora não seja uma cura, está mostrando a promessa de melhorar as habilidades motoras em lactentes com AME (Meylemans & De Bleecker, 2019).

Cuidados de enfermagem

Um lactente ou uma criança pequena com fraqueza muscular progressiva requer cuidados de enfermagem semelhantes aos de um paciente imobilizado. No entanto, o objetivo subjacente do tratamento deve ser ajudar a criança e a família a lidarem com a doença enquanto progridem em direção a uma vida de normalização dentro das capacidades da criança. Atenção especial deve ser direcionada para a prevenção de contraturas musculares e articulares, promovendo a independência na realização das AVDs e incorporando-se à rotina escolar sempre que possível. Além disso, os pais precisam de apoio e recursos para poder sustentar a criança e permanecer uma família intacta. Como as crianças com doença neuromuscular têm padrões respiratórios anormais que muitas vezes contribuem para a morte precoce, é importante avaliar a oxigenação adequada, especialmente durante a fase do sono, quando ocorre respiração superficial e pode ocorrer hipoxemia. A oximetria de pulso domiciliar pode ser usada para avaliar a criança durante o sono e fornecer ventilação mecânica não invasiva conforme necessário (Young, Lowe, & Fitzgerald, 2007) (ver *Distrofia muscular de Duchenne*, mais adiante no capítulo, para tratamento respiratório). Os cuidados de suporte também incluem o gerenciamento de órteses e outros equipamentos ortopédicos, conforme necessário. Como as crianças com AME são intelectualmente normais, a estimulação verbal, tátil e auditiva são aspectos importantes do cuidado do desenvolvimento. Apoiá-las para que possam ver as atividades ao seu redor e transportá-las em equipamentos apropriados (p. ex., carrinho, cadeira de rodas motorizada) para uma mudança de ambiente proporciona estímulo e um escopo mais amplo de contatos.

As crianças que conseguem sentar precisam de apoio adequado e atenção ao alinhamento para evitar deformidades e outras complicações. As crianças que sobrevivem além da infância precisam de atenção às necessidades educacionais e oportunidades de interação social com outras crianças. Os pais de uma criança com doença crônica precisam de muito apoio e encorajamento (ver Capítulo 19). Aqueles que não procuraram aconselhamento genético devem ser encorajados a fazê-lo para avaliar o potencial de risco adicional.

ATROFIA MUSCULAR ESPINAL JUVENIL (DOENÇA DE KUGELBERG-WELANDER)

A atrofia muscular espinal tipo 3 (doença de Kugelberg-Welander) é resultado da degeneração das células do corno anterior e do nervo motor. A doença é caracterizada por um padrão de fraqueza muscular semelhante ao da AME infantil (ver Boxe 30.6). Vários modos de herança foram relatados para a doença: autossômica recessiva, autossômica dominante e recessivo ligado ao X.

O início ocorre a partir de 1 ano até a idade adulta, com sintomas semelhantes à AME infantil do grupo 3. Fraqueza muscular proximal (especialmente dos membros inferiores) e atrofia muscular são as características predominantes. A doença segue um curso lentamente progressivo. Algumas crianças perdem a capacidade de andar de 8 a 9 anos após o início dos sintomas, mas muitas ainda podem andar após 30 anos ou mais. Segundo alguns especialistas, aproximadamente metade de todas as crianças com AME tipo 3 para de andar aos 14 anos e pode precisar de cadeira de rodas quando as quedas são mais frequentes (Mercuri et al., 2012). Muitas pessoas afetadas têm uma expectativa de vida normal.

Manejo terapêutico e cuidados de enfermagem

Resultados promissores de ensaios clínicos em andamento sugerem que os tratamentos que aumentam a proteína SMN podem fornecer benefícios clínicos para pacientes com atrofia muscular espinal (Sumner & Crawford, 2018). No entanto, o tratamento é principalmente sintomático e de suporte e está relacionado com a manutenção da mobilidade pelo maior tempo possível, prevenção de complicações como ruptura da pele, otimização e manutenção da função respiratória e suporte à criança e família. A discussão do apoio familiar na seção sobre distrofia muscular de Duchenne (mais adiante no capítulo) também é aplicável a famílias de crianças com AME.

A SÍNDROME DE GUILLAIN-BARRÉ

A síndrome de Guillain-Barré (SGB), também conhecida como *polineurite infecciosa*, é uma polineuropatia desmielinizante aguda incomum com paralisia flácida progressiva, geralmente ascendente. A marca registrada da SGB é a fraqueza motora periférica aguda.

A paralisia geralmente ocorre aproximadamente 10 dias após uma infecção viral inespecífica; a SGB também foi relatada após a administração de certas vacinas (p. ex., raiva, gripe, poliomielite, meningocócica) (Haliloglu, 2020). Vários subtipos de SGB incluem neuropatia desmielinizante inflamatória aguda, neuropatia axonal motora aguda, neuropatia axonal sensitiva motora aguda e síndrome de Miller Fisher. As crianças são menos afetadas do que os adultos; entre as crianças, aquelas entre 4 e 10 anos têm maior suscetibilidade. A razão homem/mulher é relatada como sendo de 1,5 para 1. Dois períodos de pico com incidência aumentada de SGB foram identificados: fim da adolescência e início da idade adulta.

As polirradiculoneuropatias desmielinizantes inflamatórias crônicas (PDICs) são tipos crônicos de SGB que se repetem intermitentemente ou não melhoram ao longo de um período de meses a anos (Ryan, 2020). A discussão a seguir se concentra na SGB.

A SGB congênita é rara, mas pode ocorrer no período neonatal e consiste em hipotonia, fraqueza e reflexos diminuídos ou ausentes. A doença neuromuscular materna pode ou não estar presente. O diagnóstico é estabelecido pelos mesmos critérios aplicados a crianças mais velhas, mas os sintomas diminuem gradualmente nos primeiros meses de vida e desaparecem aos 12 meses (Ryan, 2020).

Fisiopatologia

A síndrome de Guillain-Barré é uma doença imunomediada frequentemente associada a várias infecções virais ou bacterianas ou à administração de certas vacinas. Tem sido associada a mononucleose infecciosa, sarampo, caxumba, *Campylobacter jejuni* (gastrenterite), citomegalovírus, *Borrelia burgdorferi* (doença de Lyme), vírus Epstein-Barr, *Helicobacter pylori* e infecções por *Mycoplasma* e *Pneumocystis*. O início dos sintomas de SGB geralmente ocorre dentro de 10 dias após a infecção primária. As alterações patológicas nos nervos espinais e cranianos consistem em inflamação e edema com desmielinização rápida e segmentada e compressão das raízes nervosas dentro da bainha dural. A condução nervosa é prejudicada, produzindo paralisia ascendente parcial ou completa dos músculos inervados pelos nervos envolvidos. A SGB tem três fases:

1. Aguda – fase que se inicia quando os sintomas começam e continua até que novos sintomas parem de aparecer ou a deterioração cesse; pode durar até 4 semanas.
2. Platô – os sintomas permanecem constantes sem deterioração adicional; pode durar de dias a semanas.
3. Recuperação – o paciente começa a melhorar e progredir para uma recuperação ideal; geralmente, dura de algumas semanas a meses, dependendo dos déficits incorridos pela doença.

Manifestações clínicas

Uma doença leve semelhante à gripe ou dor de garganta geralmente precede as manifestações paralíticas da SGB. O início pode ser rápido, atingindo o pico de atividade em 24 horas, ou pode haver uma progressão gradual dos sintomas ao longo de dias ou semanas. Os sintomas neurológicos inicialmente envolvem sensibilidade muscular que às vezes é acompanhada de parestesia e cãibras. A fraqueza muscular proximal que progride para paralisia geralmente ocorre antes da fraqueza distal, e há uma tendência ao envolvimento simétrico. Na maioria dos pacientes, a paralisia ascende das extremidades inferiores, geralmente envolvendo os músculos do tronco e extremidades superiores e os inervados pelos nervos cranianos. O sétimo nervo craniano (facial) é frequentemente afetado.

Os reflexos tendinosos estão deprimidos ou ausentes e a paralisia é flácida. A paralisia pode envolver os músculos facial, extraocular, labial, lingual, faríngeo e laríngeo. Evidências de envolvimento dos nervos intercostais e frênicos incluem falta de ar nas vocalizações e respirações superficiais e irregulares. Pode haver graus variáveis de deficiência sensorial. A maioria dos pacientes se queixa de sensibilidade muscular ou sensibilidade à pressão leve. Dor nos membros inferiores e dor nas costas são comuns em crianças com SGB. Incontinência ou retenção urinária e constipação intestinal estão frequentemente presentes. Dor abdominal e fadiga também foram relatadas em crianças com SGB (Lyons, 2008).

Distúrbios do sistema nervoso autônomo podem ocorrer em crianças e adolescentes com envolvimento muscular grave e paralisia dos músculos respiratórios. Esses incluem hipotensão ortostática; hipertensão; e respostas vagais, como bradicardia, assistolia e bloqueio cardíaco (Piccione, Salame, & Katirji, 2014).

Avaliação diagnóstica

O diagnóstico é baseado nas manifestações paralíticas e na análise do LCR e EMG. As velocidades de condução nervosa motora são bastante reduzidas. O tempo de condução nervosa sensorial é frequentemente retardado. A análise do LCR revela uma concentração elevada de proteína, menos de 10 leucócitos/mm^3 e nível de glicose normal (Ryan, 2020). Outros estudos laboratoriais geralmente não são contributivos. A natureza simétrica da paralisia ajuda a diferenciar esse distúrbio da poliomielite paralítica espinal, que geralmente afeta músculos esporádicos.

Manejo terapêutico

O tratamento da SGB é principalmente de suporte. Na fase aguda, os pacientes são hospitalizados porque o envolvimento respiratório e faríngeo pode exigir ventilação assistida, às vezes com uma traqueostomia temporária. As modalidades de tratamento incluem suporte ventilatório agressivo em caso de comprometimento respiratório, administração intravenosa (IV) de imunoglobulina (IGIV) e, às vezes, esteroides; plasmaférese e drogas imunossupressoras também podem ser usadas. Demonstrou-se que a plasmaférese diminui o tempo de recuperação em pacientes com SGB grave; no entanto, é caro e os efeitos colaterais incluem hipotensão, febre, distúrbios hemorrágicos, calafrios, urticária e bradicardia. Outras evidências relatam benefícios iguais para o tratamento de GBS com administração de IGIV ou plasmaférese; ambos aceleraram o tempo de recuperação nos estudos revisados (Liu, Dong e Ubogu, 2018). No entanto, há evidências de melhora significativa em crianças com terapia de alta dose de IGIV (*vs.* tratamento de suporte sozinho) (Liu et al., 2018). A IGIV agora é recomendada como tratamento primário de GBS quando administrada dentro de 2 semanas do início da doença (Piccione et al., 2014). Os corticosteroides sozinhos não diminuem os sintomas ou encurtam a duração da doença.

Medicamentos adicionais que podem ser administrados durante a fase aguda incluem heparina de baixo peso molecular para prevenir a trombose venosa profunda (TVP), laxante suave ou emoliente de fezes para prevenir a constipação intestinal, analgésicos como paracetamol e antagonista da histamina para prevenir formação de úlcera de estresse. A dor neuropática crônica após SGB pode ser tratada com gabapentina, que é relatada como mais eficaz que a carbamazepina (Ryan, 2020).

A reabilitação após a fase aguda pode envolver fisioterapia, terapia ocupacional e fonoaudiologia. Deve ser dada consideração adicional a problemas de fraqueza geral e retreinamento para ir ao banheiro e alimentação (Lyons, 2008).

Prognóstico

Melhores resultados estão associados à idade mais jovem, sem necessidade de assistência respiratória mecânica, progressão mais lenta da doença, função normal do nervo periférico no EMG e tratamento com IGIV ou plasmaférese. A recuperação geralmente começa dentro de 2 a 3 semanas, e a maioria dos pacientes recupera a força muscular total. A recuperação da força muscular progride na ordem inversa do início da paralisia, sendo a força dos membros inferiores a última a se recuperar. O mau prognóstico com efeitos residuais subsequentes em crianças está associado ao envolvimento de nervos cranianos, incapacidade extensa no momento da apresentação e intubação.

A maioria das mortes associadas à SGB é causada por insuficiência respiratória; portanto, o diagnóstico precoce e o acesso ao suporte respiratório são especialmente importantes. A taxa de recuperação geralmente está relacionada com o grau de envolvimento e pode se estender de algumas semanas a meses. Quanto maior o grau de paralisia, mais longa é a fase de recuperação.

Cuidados de enfermagem

Os cuidados de enfermagem são principalmente de suporte e são os mesmos necessários para crianças com imobilização e comprometimento respiratório. A ênfase do cuidado está na observação atenta para avaliar a extensão da paralisia e na prevenção de complicações, incluindo aspiração, pneumonia associada à ventilação mecânica (PAV), atelectasia, TVP, úlcera por pressão, medo e ansiedade, disfunção autonômica e dor.

Durante a fase aguda da doença, o enfermeiro deve observar atentamente o estado da criança para possível dificuldade de deglutição e comprometimento respiratório. A função respiratória da criança deve ser monitorada de perto, e fonte de oxigênio, bolsa e máscara de insuflação de tamanho adequado, equipamento de intubação e aspiração endotraqueal, bandeja de traqueotomia e drogas vasopressoras devem ser mantidas disponíveis. Os sinais vitais devem ser monitorados com frequência, assim como os sinais neurológicos e o nível de consciência. Para crianças que desenvolvem insuficiência respiratória, o cuidado é o mesmo de qualquer criança com desconforto respiratório que necessite de ventilação mecânica.

Os cuidados respiratórios, se a intubação for necessária, requerem monitoramento cuidadoso do estado de oxigenação (geralmente, por oximetria de pulso e, às vezes, gasometria arterial), manutenção de uma via aérea aberta com aspiração e alterações posturais para prevenir pneumonia. Deve-se considerar a prevenção de infecções oportunistas como PAV; cuidados bucais meticulosos e aspiração da hipofaringe, elevação da cabeceira do leito em 30° e assepsia rigorosa com equipamentos de aspiração (incluindo cateteres, dispositivo Yankauer [tipo de aspirador] ou ambos) devem ser implementados para prevenir a PAV. Crianças com envolvimento oral e faríngeo podem ser alimentadas por sonda nasogástrica ou gastrostomia para garantir alimentação adequada. Também é importante considerar a possibilidade de úlceras de estresse nesses pacientes e administrar um inibidor da bomba de prótons. A imobilização, que ocorre com GBS, diminui a função GI; portanto, problemas como diminuição do esvaziamento gástrico, constipação intestinal e resíduos alimentares requerem avaliação de enfermagem e intervenções colaborativas apropriadas. Cateterismo urinário temporário pode ser necessário; a retenção urinária é comum e a avaliação adequada do débito urinário é vital. O comprometimento sensorial e a paralisia nas extremidades inferiores tornam a criança suscetível à ruptura da pele, e atenção deve ser dada ao cuidado meticuloso da pele. Exercícios passivos de amplitude de movimento e aplicação de órteses para prevenir a contratura muscular são importantes quando a paralisia está presente. A prevenção da TVP é realizada com dispositivos de compressão pneumática (antiembolismo), administração de heparina de baixo peso molecular e mobilização e deambulação precoces. A disfunção autonômica pode ser fatal; portanto, é essencial o monitoramento cuidadoso dos sinais vitais na fase aguda.

Uma chave para a recuperação da criança com SGB é a prevenção de contraturas musculares e articulares, de modo que exercícios passivos de amplitude de movimento devem ser realizados rotineiramente para manter a função vital. Embora a criança possa ter uma paralisia generalizada, a função cognitiva permanece intacta; por isso, é importante que o cuidado de enfermagem envolva a comunicação com a criança ou adolescente sobre procedimentos e tratamentos que podem ser assustadores, principalmente se houver necessidade de ventilação mecânica. Incentive os pais a conversar com a criança e fazer contato visual e físico a fim de tranquilizá-la durante esta fase da doença.

O tratamento da dor é crucial no cuidado de crianças com SGB. Embora o comprometimento neuromuscular possa tornar a percepção da dor mais difícil de avaliar com precisão, escalas objetivas de dor devem ser usadas. Gabapentina e carbamazepina podem ser usadas para controlar a dor neuropática em pacientes com SGB.

A fisioterapia pode ser limitada a exercícios passivos de amplitude de movimento durante a fase de evolução da doença. Mais tarde, à medida que a doença se estabiliza e a recuperação começa, um programa de fisioterapia ativa é implementado para prevenir deformidades de contratura e facilitar a recuperação muscular. Isso pode incluir exercícios ativos, treinamento de marcha e órtese.

Durante todo o curso da doença, o apoio à criança e aos pais é fundamental. A habitual rapidez da paralisia e o longo período de recuperação sobrecarregam muito as reservas emocionais de todos os membros da família. Os pais e a criança se beneficiam de repetidas garantias de que a recuperação está ocorrendo e de informações realistas sobre a possibilidade de incapacidade permanente. No caso de uma deficiência residual, a família precisa de ajuda para aceitar e ajustar-se à perda de função (ver Capítulo 17). A GBS/CIDP Foundation International é uma organização sem fins lucrativos dedicada ao apoio, educação e pesquisa. Fornece às famílias o apoio de pessoas recuperadas, publica literatura informativa e um boletim informativo e mantém uma lista de profissionais de saúde experientes com a doença.

TÉTANO

O tétano, ou trismo, é uma doença aguda, evitável e às vezes fatal causada por uma exotoxina produzida pelo bacilo gram-positivo anaeróbio *Clostridium tetani*, formador de esporos. Caracteriza-se por rigidez muscular dolorosa envolvendo principalmente os músculos masseter e do pescoço. O desenvolvimento do tétano tem quatro requisitos: (1) presença de esporos tetânicos ou formas vegetativas do bacilo; (2) lesão nos tecidos; (3) condições da ferida que estimulam a multiplicação do organismo; e (4) um hospedeiro suscetível.

Os esporos do tétano são encontrados no solo, na poeira e no trato intestinal de humanos e animais, especialmente animais herbívoros. Os organismos são mais prevalentes em áreas rurais, mas são facilmente transportados para áreas urbanas pelo vento. Eles entram no corpo por meio de feridas, particularmente uma ferida perfurante, queimadura ou área esmagada. No recém-nascido, a infecção pode ocorrer pelo cordão umbilical, geralmente em situações em que os lactentes nascem em ambiente contaminado e a mãe não foi devidamente imunizada contra o tétano. A doença tem maior incidência nos meses em que as pessoas estão mais envolvidas em atividades ao ar livre.

Prevenção

A prevenção primária é fundamental e ocorre por meio de imunização e reforços e bons cuidados com as feridas. Após a ocorrência de uma lesão, outras medidas preventivas são baseadas no estado imunológico da criança e na natureza da lesão. A terapia profilática específica após o trauma é a administração de toxoide tetânico ou antitoxina tetânica. Não é necessária uma dose de toxoide tetânica para feridas pequenas e limpas em crianças que completaram o esquema de imunizações (ver Capítulo 10) ou que receberam reforço nos últimos 10 anos. Os níveis protetores de anticorpos são mantidos por pelo menos 10 anos. Portanto, a antitoxina não é indicada para a criança totalmente imunizada. Crianças com feridas mais graves (p. ex., feridas contaminadas, perfurantes, esmagadas ou queimadas) recebem um reforço de toxoide tetânico profilaticamente assim que possível após a lesão.

A criança desprotegida ou inadequadamente imunizada que sofre uma ferida "propensa ao tétano" (incluindo feridas contaminadas com sujeira, fezes, solo e saliva; feridas perfurantes; avulsões; e feridas resultantes de projéteis, esmagamento, queimaduras e congelamento) deve receber imunoglobulina antitetânica (TIG). A administração concomitante de TIG e toxoide tetânico em locais separados é recomendada tanto para fornecer proteção quanto para iniciar o processo imunológico ativo (Kimberlin, Brady, Jackson et al., 2018). A conclusão da imunização ativa é realizada de acordo com o padrão usual. A limpeza cirúrgica adequada e o desbridamento de feridas contaminadas reduzem a chance de infecção.

Fisiopatologia

Quando os esforços de prevenção não são eficazes e as condições são favoráveis, os organismos se multiplicam e formam duas exotoxinas: (1) tetanospasmina, uma toxina potente que afeta o SNC para produzir as manifestações clínicas da doença, e (2) tetanolisina, que parece não ter nenhum significado. As condições ideais para o crescimento dos organismos são tecidos desvitalizados sem oxigenação (p. ex., perfurações); feridas que não foram lavadas ou mantidas limpas; e aqueles que formaram crostas, prendendo pus por baixo. A exotoxina parece atingir o SNC por meio dos axônios dos neurônios ou do sistema vascular. A toxina fixa-se nas células nervosas do tronco cerebral e do corno anterior da medula espinal. A toxina atua na junção neuromuscular para produzir rigidez muscular e diminuir o limiar de excitabilidade reflexa.

O período de incubação é de 3 dias a 3 semanas e tem uma média de 8 dias. A maioria dos casos ocorre em 14 dias; em recém-nascidos, geralmente é de 5 a 14 dias. Períodos de incubação mais curtos foram associados a feridas mais contaminadas, doença mais grave e pior prognóstico (Kimberlin et al., 2018).

Manifestações clínicas

Existem várias formas da doença. O tétano local é uma forma menos comum, mas grave, caracterizada por rigidez persistente dos músculos próximos ao local da inoculação, que pode persistir por semanas ou meses. Alguns casos resolvem-se sem sequelas. O tétano neonatal resulta da contaminação do cordão umbilical, que é rara nos EUA, mas é comum e muitas vezes fatal em países em desenvolvimento. O primeiro sintoma é a dificuldade de sugar, evoluindo para incapacidade total de sugar, choro excessivo, irritabilidade e rigidez de nuca.

O tétano generalizado é a forma mais comum e perigosa da doença. A forma de início varia, mas os sintomas iniciais geralmente são uma rigidez progressiva e sensibilidade dos músculos do pescoço e da mandíbula. A dificuldade característica de abrir a boca (**trismo**), que é causada pela contração sustentada dos músculos que fecham a mandíbula, é evidente precocemente e dá à doença seu nome comum, trismo. O espasmo dos músculos faciais produz o chamado sorriso sardônico (***risus sardonicus***). O envolvimento progressivo dos músculos do tronco causa **opistótonos** e uma rigidez em tábua dos músculos abdominais e dos membros. O paciente tem dificuldade para engolir e é altamente sensível a estímulos externos. O menor ruído, um toque suave ou uma luz brilhante desencadeiam contrações musculares convulsivas que duram segundos a minutos. As contrações paroxísticas recorrem com frequência aumentada até se tornarem quase contínuas.

A atividade mental não é afetada; o paciente permanece alerta, e a dor e a angústia se refletem em pulso rápido, sudorese e expressão ansiosa. Laringospasmo e tetania dos músculos respiratórios e secreções acumuladas predispõem a criança à parada respiratória, atelectasia e pneumonia. A febre geralmente está ausente ou leve e normalmente indica um prognóstico ruim. À medida que a criança se recupera da doença, os paroxismos tornam-se menos frequentes e diminuem gradualmente. A sobrevivência além de 4 dias geralmente indica recuperação, mas a recuperação completa pode levar semanas.

Manejo terapêutico

A criança desprotegida ou inadequadamente imunizada que tenha uma ferida "propensa ao tétano" (como descrita anteriormente) deve receber TIG. A administração concomitante de TIG e toxoide tetânico em locais separados é recomendada tanto para fornecer proteção quanto para iniciar o processo imunológico ativo (Kimberlin et al., 2018). Após o indivíduo ter recebido a imunização primária contra o tétano, acredita-se que a antitoxina forneça proteção por pelo menos 10 anos e por um período mais longo após a imunização de reforço (Kimberlin et al., 2018) (ver também o Capítulo 6, seção *Imunizações*).

O tratamento antibiótico com penicilina G (ou eritromicina ou tetraciclina em crianças com mais idade que tenham alergia à penicilina) é importante no tratamento do tétano como adjuvante contra clostrídios; metronidazol é uma alternativa viável (Schleiss, 2020).

Cuidados de suporte agressivos são necessários para tratar o tétano na fase aguda. A criança com doença aguda é tratada de forma mais adequada em uma unidade de terapia intensiva, onde a observação próxima e constante e os equipamentos para monitoramento e suporte respiratório estão prontamente disponíveis.

São indicados cuidados gerais de suporte, incluindo a manutenção adequada das vias aéreas e equilíbrio hídrico e eletrolítico, proporcionando controle da dor e garantindo a ingesta calórica adequada. Alimentação oral ou nasogástrica pode ser necessária para manter a ingesta adequada de líquidos e calorias; o laringospasmo contínuo pode requerer nutrição parenteral total ou alimentação por gastrostomia. Laringospasmo grave ou recorrente ou secreções excessivas podem exigir cuidados avançado das vias aéreas, como intubação endotraqueal; em alguns casos, uma traqueotomia pode ser realizada para fornecer uma via aérea adequada.

A terapia com TIG para neutralizar toxinas é a mais específica para o tétano. Em países onde a TIG não está disponível, a antitoxina tetânica equina (não disponível nos EUA) deve ser administrada. Antibióticos são administrados para controlar a proliferação das formas vegetativas do organismo no local da infecção. Quando a criança se recupera, a imunização ativa deve ocorrer porque a contração da doença não confere imunidade permanente. Recomendam-se as precauções-padrão para a criança com tétano; isolamento não é recomendado.

O cuidado local da ferida por desbridamento cirúrgico e a limpeza com solução antisséptica ajudam a reduzir o número de organismos em proliferação no local da lesão. A limpeza deve ser repetida várias vezes durante as primeiras 48 horas. As lacerações profundas e infectadas geralmente são expostas e desbridadas. A infiltração da ferida com TIG não é mais considerada necessária (Kimberlin et al., 2018).

O diazepam é a droga de escolha para controle de convulsões e relaxamento muscular (Schleiss, 2020), mas o lorazepam pode ser usado em alguns casos. Outros AEDs também podem ser administrados. Baclofeno intratecal, sulfato de magnésio, dantroleno sódico e midazolam também podem ser usados no tratamento do tétano; o baclofeno intratecal pode causar apneia e deve ser usado apenas em ambiente de terapia intensiva (Schleiss, 2020). Pacientes com tétano grave e aqueles que não respondem a outros relaxantes musculares podem necessitar da administração de um agente bloqueador neuromuscular, como rocurônio ou vecurônio. Devido ao seu efeito paralítico sobre os músculos respiratórios, o uso dessas drogas requer ventilação mecânica com intubação endotraqueal ou traqueotomia e monitoramento cardiopulmonar constante. A inserção do tubo endotraqueal ou a traqueotomia são frequentemente indicadas e devem ser realizadas antes que o desconforto respiratório grave se desenvolva. Apesar da ausência de manifestação de dor com essas drogas, é importante administrar analgesia adequada. Em alguns casos, pode-se alcançar bons resultados com a administração de corticosteroides.

Cuidados de enfermagem

O cuidado da criança com tétano requer tratamento de suporte com atenção especial às vias aéreas e à respiração. O estado respiratório é cuidadosamente avaliado quanto a quaisquer sinais de desconforto, e o equipamento de emergência apropriado deve ser mantido disponível o tempo todo. A localização, extensão e gravidade dos espasmos musculares são importantes observações de enfermagem. Relaxantes musculares, opioides e sedativos que podem ser prescritos também podem causar depressão respiratória; portanto, a criança deve ser avaliada quanto à depressão excessiva do SNC. A atenção à hidratação e nutrição envolve o monitoramento de infusão intravenosa, de alimentação nasogástrica ou gastrostomia e aspiração de secreções orofaríngeas quando indicado.

Ao cuidar de uma criança com tétano durante a fase aguda, todo esforço deve ser feito para controlar ou eliminar a estimulação do som, luz e toque. Embora um quarto escuro seja o ideal, é essencial que haja luz suficiente para que a criança possa ser observada com atenção; a luz parece ser menos irritante do que os estímulos vibratórios ou auditivos. O lactente ou criança deve ser manuseado o mínimo possível, e um esforço extra deve ser garantido para evitar qualquer ruído repentino ou alto para evitar convulsões.

Se for usado um relaxante muscular potente como o vecurônio, a paralisia total impossibilita a comunicação oral. A droga não é um sedativo; no entanto, a ansiedade deve ser considerada em crianças que são intubadas. Portanto, todas as necessidades da criança devem ser antecipadas e os procedimentos cuidadosamente explicados de antemão. Cuidados adicionais são focados na prevenção de complicações associadas à imobilidade prolongada, incluindo diminuição do tônus intestinal e da bexiga e subsequente constipação intestinal, anorexia, TVP, pneumonia e ruptura da pele.

BOTULISMO

O botulismo é uma intoxicação alimentar grave que resulta da ingesta da toxina pré-formada produzida pelo bacilo anaeróbio *Clostridium botulinum*. A toxina do botulismo exerce seu efeito inibindo a liberação de acetilcolina na junção neuromuscular, prejudicando a atividade motora dos músculos inervados pelos nervos afetados. A gravidade da doença apresenta importantes variações, desde constipação intestinal até perda sequencial progressiva da função neurológica e insuficiência respiratória. O botulismo humano é causado pelas neurotoxinas A, B, E e, raramente, F (Kimberlin et al., 2018). Os tipos A e B são as causas mais comuns de botulismo infantil.

Várias formas de botulismo são reconhecidas: de origem alimentar, infantil, ferida, humana (ou artificial, como resultado do bioterrorismo) e botulismo de causas indeterminadas. Este capítulo cobre apenas as três primeiras formas.

Botulismo de origem alimentar

Essa forma clássica da doença geralmente ocorre em adultos, mas pode ocorrer em crianças e adolescentes. A fonte mais comum da toxina são os alimentos enlatados caseiros esterilizados inadequadamente. Os sintomas do SNC aparecem abruptamente aproximadamente de 12 a 36 horas após a ingesta de alimentos contaminados e podem ou não ser precedidos por distúrbios digestivos agudos. Os primeiros sintomas incluem visão turva, diplopia, fraqueza, tontura, dificuldade em falar, vômitos e disfagia, os quais são seguidos de paralisia descendente e dispneia. A paralisia respiratória progressiva é uma ameaça à vida.

Botulismo infantil

O botulismo infantil, diferentemente da doença em idosos, é causado pela ingesta de esporos ou células vegetativas de *C. botulinum* e pela subsequente liberação da toxina de organismos que colonizam o trato GI. *C. botulinum* tipos A e B são as cepas causadoras mais comuns de botulismo infantil. Essa forma de botulismo tornou-se mais prevalente do que qualquer outra. Muitos casos de botulismo infantil ocorrem em lactentes amamentados que estão sendo introduzidos a substâncias lácteas não humanas (Kimberlin et al., 2018). Casos de botulismo infantil ainda estão sendo relatados na Europa, onde o mel é comumente administrado a lactentes. Parece não haver nenhum alimento comum ou fonte de drogas dos organismos; no entanto, os organismos *C. botulinum* foram encontrados no mel. O botulismo pode ocorrer em lactentes de 1 semana a 12 meses de vida, com pico de incidência entre 2 e 4 meses.

A gravidade da doença varia amplamente, desde constipação intestinal leve até perda sequencial progressiva da função neurológica e insuficiência respiratória. A criança afetada geralmente está bem antes do início dos sintomas. A constipação intestinal é um sintoma de apresentação comum e quase todos os lactentes apresentam fraqueza generalizada e diminuição dos movimentos espontâneos. Os reflexos tendinosos profundos geralmente estão diminuídos ou ausentes. Déficits de nervos cranianos são comuns, evidenciados pela perda do controle da cabeça, dificuldade de alimentação, choro fraco e redução do reflexo de vômito. A AME tipo 1 e os distúrbios metabólicos são frequentemente confundidos com botulismo infantil na fase inicial de diagnóstico devido às semelhanças nas manifestações clínicas de hipotonia, letargia e má alimentação (Norton & Schleiss, 2020). Os sinais clínicos apresentados também costumam ser semelhantes aos da sepse em lactentes jovens. A toxina do botulismo exerce seu efeito inibindo a liberação de acetilcolina na junção mioneural, prejudicando, assim, a atividade motora dos músculos inervados pelos nervos afetados.

Diagnóstico e tratamento terapêutico

O diagnóstico é feito com base no histórico clínico, no exame físico e na detecção laboratorial do organismo nas fezes do paciente e, menos comumente, no sangue. No entanto, o isolamento do organismo pode levar vários dias; portanto, a suspeita de botulismo pela apresentação clínica deve exigir tratamento de emergência (Norton & Schleiss, 2020). A EMG (eletromiografia) pode ser útil para estabelecer o diagnóstico; no entanto, os resultados podem ser normais no início da doença.

O tratamento consiste na administração imediata de imunoglobulina do botulismo por via intravenosa (BIG-IV) (Norton & Schleiss, 2020) antes do resultado do diagnóstico laboratorial. A administração precoce de BIG-IV neutraliza a toxina e interrompe a progressão da doença. A antitoxina de botulismo de origem humana (BIG-IV) foi avaliada e agora está disponível em todo o país para uso apenas em botulismo infantil. Os lactentes tratados com BIG-IV geralmente têm uma internação hospitalar reduzida de aproximadamente 6 dias para 2 semanas, supostamente como resultado da diminuição da necessidade de ventilação mecânica e cuidados intensivos (Norton & Schleiss, 2020). Aproximadamente 50% dos lactentes afetados necessitam de intubação e ventilação mecânica; portanto, o suporte respiratório é crucial, assim como o suporte nutricional, porque esses lactentes são incapazes de se alimentar. A antitoxina botulínica equina trivalente e a antitoxina bivalente, usadas em adultos e crianças com mais idade, não são administradas a lactentes. A antibioticoterapia não faz parte do tratamento porque a toxina botulínica é uma molécula intracelular e os antibióticos não seriam eficazes; os aminoglicosídeos em particular não devem ser administrados porque podem potencializar os efeitos bloqueadores da neurotoxina (Norton & Schleiss, 2020).

O prognóstico geralmente é bom se o paciente for tratado adequadamente, embora a recuperação possa ser lenta, exigindo algumas semanas após a doença grave. Pacientes não tratados podem exigir uma hospitalização mais longa.

! ALERTA PARA A ENFERMAGEM

Embora a fonte precisa de esporos de *Clostridium botulinum* não tenha sido identificada como originária do mel, em muitos casos de botulismo infantil nos EUA, ainda é recomendado que o mel não seja administrado a lactentes com menos de 12 meses porque os esporos já foram encontrados nesse alimento.

Cuidados de enfermagem

As responsabilidades da enfermagem incluem observar, reconhecer e relatar sinais de má alimentação, constipação intestinal e deficiência muscular no lactente com botulismo e fornecer cuidados intensivos de enfermagem quando um lactente é hospitalizado (ver seção *Cuidados de enfermagem* referente ao lactente com AME, anteriormente neste capítulo, e o Capítulo 8, seção *Cuidados com recém-nascidos de alto risco*). O apoio e a segurança dos pais são importantes. A maioria dos lactentes se recupera quando o distúrbio é reconhecido e a terapia BIG-IV é implementada. Os cuidados de enfermagem ao lactente em ventilação mecânica requerem observação do estado de oxigenação e vigilância para quaisquer complicações (ver Capítulo 26). Os pais devem estar cientes de que, durante a recuperação, os lactentes se cansam facilmente quando a ação muscular é mantida. Isso tem implicações importantes para determinar a reintrodução da alimentação devido ao risco de aspiração. Eles também devem ser informados de que a atividade intestinal normal pode não retornar por várias semanas. Portanto, um emulsionante de fezes pode ser benéfico.

Uma consideração cultural que requer mais educação dos pais e orientação antecipada é o uso de chupetas de mel; há evidências de que as chupetas de mel ainda são comumente usadas por muitas mães para acalmar seus lactentes (Benjamins, Gourishankar, Yataco-Marquez et al., 2013).

LESÕES DA MEDULA ESPINAL

As lesões da medula espinal (LMEs) com envolvimento neurológico importante não são uma causa comum de deficiência física em crianças. A incidência pediátrica de LM é estimada em 14 por milhão, com predomínio da faixa etária adolescente (Piatt & Imperato, 2018). No entanto, muitas crianças com essas lesões são admitidas em grandes centros médicos e, devido ao aumento da taxa de sobrevida resultante de uma melhor gestão, os enfermeiros têm uma função importante no cuidado de crianças com LM.

Os princípios de tratamento e cuidados de enfermagem à criança com lesão medular aplicam-se independentemente da causa. Além dos cuidados relacionados com a criança imobilizada, conforme discutido no Capítulo 17, crianças com lesão medular apresentam problemas adicionais – especificamente, complicações relacionadas com a neuropatologia do sistema nervoso central e autônomo. A extensão da paralisia é determinada pela avaliação neurológica e clínica. Embora a maioria das crianças com LME seja paraplégica, algumas são tetraplégicas (quadriplégicas). Algumas crianças com tetraplegia são capazes de mover apenas os músculos do rosto e do pescoço, enquanto outras são capazes de levantar e dobrar os braços, mas são incapazes de realizar movimentos finos das mãos. Quase todo o sistema fisiológico é interrompido em uma criança com tetraplegia de alto nível. Não apenas os nervos centrais e periféricos estão comprometidos, mas também há disfunção do sistema nervoso autônomo. Estruturas vitais como vasos sanguíneos, pulmões, bexiga e intestino são afetadas. Portanto, o conhecimento sobre a fisiologia neuromuscular é essencial para cuidar efetivamente da criança com danos ou lesão na medula espinal.

Fisiologia neuromuscular essencial

A medula espinal estende-se do bulbo até a borda inferior da primeira vértebra lombar e contém milhões de fibras nervosas. No entanto, devido à sua localização ser protegida, uma força (transferência de energia) considerável durante o trauma direto é necessária para causar lesão. Posteriormente, a medula é protegida pelos processos espinhosos, que são estabilizados por ligamentos e músculos relacionados. Ela é ainda protegida pelo fluido espinal, que a envolve e absorve parte do choque.

Nervos espinais

Os 31 nervos da medula espinal são divididos em cinco segmentos. Os segmentos da medula cervical encontram-se dentro das primeiras sete vértebras. Os demais segmentos da medula – torácico (12), lombar (5), sacro (5) e coccígeo (1) – estendem-se da primeira vértebra torácica até o nível inferior da primeira vértebra lombar. Portanto, os constituintes da medula não correspondem anatomicamente em número às 33 vértebras associadas. No entanto, os nervos que surgem da medula espinal saem da coluna vertebral nas vértebras numericamente correspondentes. Ao descrever lesões na medula espinal, o ponto mais alto em que há função normal é referido em relação à vértebra; por exemplo, uma medula intacta na sexta vértebra cervical é designada como lesão C6.

Certas áreas da coluna vertebral, nas quais apresentam curvaturas, são menos estáveis e mais propensas a danos por flexão e torção grave. Esses locais são a região cervical e a junção das regiões torácica e lombar. As vértebras cervicais são fraturadas com mais frequência, e esse alto nível de lesão causa paralisia extensa e muitos problemas neurológicos associados. Além disso, a ruptura traumática ou a oclusão das artérias do tipo embólica que suprem essas áreas podem comprometer significativamente o tecido do medula. O suprimento sanguíneo prejudicado geralmente produz déficit neurológico grave, que pode se estender até a perda completa da função da medula no nível da lesão.

Corpos celulares de interneurônios e neurônios motores dentro da medula espinal são identificados como substância cinzenta em forma de H cercada por colunas de fibras nervosas brancas mielinizadas. Cada coluna serve como uma rota para um tipo específico de impulso, como toque, vibração, dor e temperatura. As vias nervosas na medula espinal transmitem impulsos sensoriais e motores entre os receptores periféricos e o cérebro, conduzem impulsos através do arco reflexo e conduzem impulsos nervosos simpáticos e parassimpáticos do cérebro para as estruturas periféricas.

A transmissão sensorial começa quando os receptores periféricos captam uma variedade importante de estímulos e transferem os impulsos, por meio dos nervos periféricos, para os nervos espinais, nos quais fazem conexões ganglionares e entram na medula posteriormente. Nesse ponto, os impulsos viajam em duas direções: através da conexão interneurônio e, em seguida, para os neurônios motores (arco reflexo) ou pela medula espinal para áreas predeterminadas do cérebro. Os impulsos motores são transmitidos do córtex cerebral para a medula (onde os tratos nervosos se cruzam) e descem pelas vias motoras descendentes até o nível desejado dentro da medula espinal. Aqui eles se conectam com as células do corno anterior e são transmitidos para as fibras musculares por meio dos neurônios motores inferiores para completar um movimento significativo.

Uma rede de nervos que serve os principais grupos musculares constitui um plexo. O envolvimento total de qualquer um desses plexos prejudica seriamente a função das áreas por ele inervadas.

Neurônios motores superiores versus *inferiores*

Os neurônios motores superiores estendem-se dos centros cerebrais às células da coluna vertebral; neurônios motores inferiores consistem em células do corno anterior e nervos espinais e periféricos. As fibras motoras do arco reflexo são neurônios motores inferiores. Esse é um ponto importante porque a dominância relativa do SNC sobre os arcos reflexos suprime algumas respostas reflexas. Quando os centros superiores não exercem mais influência na LME, as respostas espásticas são observadas nos músculos inervados pelos neurônios motores inferiores intactos. A maioria das LMEs envolve neurônios motores superiores; as crianças nascidas com defeitos da medula espinal têm principalmente déficits de neurônios motores inferiores.

Efeito nos tratos sensoriais e motores

O controle muscular voluntário é perdido após a transecção completa da medula. Na transecção parcial, a função é alterada em graus variados, dependendo dos nervos envolvidos na área afetada. O cruzamento dos tratos motores em vários níveis torna possível que uma pessoa lesionada tenha paralisia motora em uma perna, mas retenha a sensação de dor e temperatura nessa perna, enquanto a perna oposta mantém sua função motora, mas perde a sensação de dor e temperatura.

Embora uma lesão medular seccionada leve à perda sensorial, não é incomum que a pessoa lesionada sinta dor. Por exemplo, espasmos do músculo liso ou esquelético, destruição da bainha de mielina (impulsos cruzam para os nervos adjacentes) e formação de cicatriz ou irritação das terminações nervosas podem causar dor. A dor sofrida por uma pessoa com tetraplegia ou paraplegia é muitas vezes intensificada devido à perda de sensibilidade em outras partes. A dor intensa e prolongada deve ser avaliada clinicamente para uma condição patológica tratável.

Efeito no sistema autônomo

Os sistemas simpático e parassimpático recebem estímulos excitatórios e inibitórios de centros autônomos no córtex cerebral, sistema límbico e hipotálamo. Os estímulos são transmitidos por meio de um mecanismo de *feedback* dentro das fibras ascendentes da medula que normalmente controla a entrada descendente. Os axônios de muitos neurônios do SNC fazem sinapse com fibras pré-ganglionares autônomas e, portanto, são capazes de alterar suas respostas padronizadas.

Etiologia

A causa mais comum de lesão medular grave em crianças é trauma envolvendo AVMs (incluindo automóveis/bicicletas motorizadas, quadriciclos e motos de neve – *snowmobiles*), lesões esportivas (especialmente de mergulho, atividades de trampolim, ginástica e futebol), trauma de nascimento e trauma não acidental. As AVMs representaram 31,9% das LMs em crianças e 50% em adolescentes, e as quedas foram responsáveis por 18,3% em crianças e 10% em adolescentes (Piatt & Imperato, 2018). Nos EUA, as lesões no futebol foram responsáveis por uma alta porcentagem de lesões relacionadas com o esporte em adolescentes, enquanto, no Canadá, essas lesões foram associadas ao hóquei no gelo (Mathison, Kadom, & Krug, 2008).

O aumento do uso de atividades recreativas envolvendo veículos motorizados, como *jet-skis*, quadriciclos e motocicletas, também aumentou a incidência de LM em crianças. Defeitos congênitos da coluna, como mielomeningocele, também podem, em alguns casos, produzir os efeitos da lesão medular (ver discussão anterior neste capítulo).

A **mielite transversa** (inflamação da medula espinal) pode ser causada por doença, e seu desenvolvimento foi relatado a partir da administração intra-arterial inadvertida de penicilina de ação prolongada injetada nas nádegas. As lesões podem ser extensas o suficiente para resultar em paraplegia ou mesmo amputação de membros inferiores.

Em AVMs, a maioria das LMEs em crianças é resultado de trauma indireto causado por hiperflexão ou hiperextensão súbita do pescoço, muitas vezes combinada com uma força rotacional. Trauma na medula espinal sem evidência de fratura ou luxação vertebral (**LME sem anormalidade radiográfica**, ou LMESAR) é particularmente provável de ocorrer em um AVM quando equipamentos de segurança adequados não foram usados. Uma criança não contida de forma adequada torna-se um projétil durante a desaceleração súbita e está sujeita a lesões por contato com vários objetos dentro e fora do veículo. Indivíduos que usam apenas um cinto de segurança subabdominal correm maior risco de LME do que aqueles que usam uma combinação de cinto de segurança com pontos de fixação no colo e ombro (cinto de segurança com três pontos). Lesões na coluna cervical alta são relatadas em crianças menores de 2 anos que são inadequadamente contidas em assentos de carro voltados para a frente. Lactentes que são presos inadequadamente em um assento infantil podem sofrer trauma cervical em um acidente de carro. Crianças pequenas também podem ser gravemente feridas ao acionar os airbags do banco dianteiro.

A queda da própria altura ocorre com menos frequência em crianças do que em adultos, mas a compressão vertebral de golpes na cabeça ou nas nádegas pode ocorrer em esportes aquáticos (mergulho e surfe), quedas de cavalos ou outras atividades atléticas. Lesões no parto podem ocorrer em partos pélvicos devido à força de tração na medula espinal durante o nascimento da cabeça e dos ombros. Quando sacudidos, os lactentes geralmente sofrem danos na medula cervical, bem como hematoma subdural e hemorragia retiniana; comprometimento cognitivo e morte podem ocorrer após o evento traumático. Os músculos do pescoço dos lactentes são fracos e, durante a agitação vigorosa, suas cabeças grandes e pesadas balançam rapidamente para frente e para trás. Um número significativo de adolescentes recebe LMEs secundárias a ferimentos por arma de fogo, esfaqueamento e outros ferimentos violentos infligidos.

Devido à acentuada mobilidade do colo, fratura ou **subluxação** (luxação parcial) é a causa imediata mais comum de LM, particularmente na região cervical inferior. Embora incomum em adultos, a LM sem fratura é comum em crianças, cujas espinhas são mais flexíveis, mais fracas e mais móveis do que as dos adultos. Portanto, a energia é mais facilmente dissipada em um número maior de segmentos. Em lactentes e crianças pequenas com menos de 5 anos, as fraturas da coluna cervical superior e a compressão da coluna são mais comuns, mas os adolescentes tendem a ter luxações de fratura cervical inferior e toracolombar (Proctor, 2020). Crianças que sofrem de lesão medular antes da puberdade apresentam maior incidência de complicações musculoesqueléticas, como escoliose e luxação do quadril (Vogel, Betz, & Mulcahey, 2012).

Fisiopatologia

A força da gravidade, os mecanismos da lesão e o grau de relaxamento muscular do indivíduo no momento da lesão influenciam muito a extensão do trauma. As LMEs são classificadas como *completas* ou *incompletas*. Em uma lesão completa, não há função motora ou sensorial em mais de três segmentos abaixo do nível neurológico da lesão (Alizadeh, Dyck, & Karimi-Abdolrezaee, 2019). Lesões incompletas têm várias características típicas (Mathison et al., 2008):

- Síndrome da medula central – destruição da substância cinzenta central e preservação dos tratos periféricos; tetraplegia com preservação sacral comum; pode-se obter alguma recuperação motora

- Síndrome da medula anterior – perda motora e sensorial completa com propriocepção e sensação de pressão no tronco e extremidades inferiores
- Síndrome da medula posterior – perda de sensibilidade, dor e propriocepção com função medular normal, incluindo função motora; capaz de mover as extremidades, mas tem dificuldade em controlar esses movimentos
- Síndrome de Brown-Séquard – lesão unilateral da medula com déficit motor no lado oposto do corpo ao insulto primário; ausência de sensação de dor e temperatura no lado oposto da lesão
- Concussão da medula espinal – perda transitória da função neural abaixo do nível da lesão medular aguda, resultando em paralisia flácida e perda da atividade dos reflexos tendíneos, autônomo e cutâneo; pode durar horas a semanas.

A planilha da American Spinal Injury Association (Alizadeh et al., 2019), International Standards for Neurological Classification of Spinal Med Injury, foi recentemente revisada e publicada na referência citada. A American Spinal Injury Association Impairment Scale combina a função motora e sensorial e é usada para determinar a gravidade do comprometimento da lesão (completa ou incompleta). Também pode ser usado para medir alterações neurológicas e objetivos funcionais para reabilitação (Alizadeh et al., 2019).

A lesão sofrida pode afetar qualquer um dos nervos espinais, e quanto maior a lesão, mais extenso o dano. A criança pode ficar com paralisia total ou parcial das extremidades inferiores (**paraplegia**) ou com lesão em nível superior e sem uso funcional de qualquer uma das quatro extremidades (**tetraplegia**). Uma lesão medular alta que afeta o nervo frênico paralisa o diafragma e deixa a criança dependente de ventilação mecânica.

Uma forma leve, mas igualmente assustadora de trauma medular, é a **compressão da medula espinal**, uma disfunção neural temporária sem lesão visível da medula. Pode ocorrer tetraplegia completa, mas inicialmente pode não ser diferenciada de lesão medular grave.

Manifestações clínicas

Muitas vezes, é difícil determinar a extensão e gravidade dos danos em primeiro lugar. A perda imediata de função é causada por comprometimento anatômico e da função fisiológica, e a melhora da função pode não ser evidente por semanas ou mesmo meses. A manifestação da resposta inicial à LM aguda é a paralisia flácida abaixo do nível da lesão. Essa fase é muitas vezes referida como **síndrome do choque espinal** e é causada pela ruptura súbita das vias centrais e autonômicas. Os efeitos locais do edema e isquemia da medula produzem uma transecção fisiológica com ou sem separação anatômica. A maioria das crianças com LME experimenta algum grau de choque espinal. As manifestações incluem a ausência de reflexos na lesão medular ou abaixo dela, com flacidez ou fraqueza dos músculos envolvidos, perda de sensibilidade e função motora e disfunção autonômica (i. e., sintomas de hipotensão, temperatura corporal baixa ou alta, perda do controle vesical e intestinal e disreflexia autonômica). Estima-se que de 25 a 50% das crianças com LME terão um atraso no aparecimento de anormalidades neurológicas variando de 30 minutos a 4 dias (Vogel et al., 2012).

A paralisia autonômica também afeta as funções termorregulatórias. Impulsos aferentes de receptores de temperatura na pele não são integrados; portanto, o paciente está sujeito a aumentos ou diminuições de temperatura em resposta a alterações na temperatura ambiente. A hipertermia pode ser causada por temperatura ambiente excessiva, como cobertores em excesso.

Exceto nas situações anteriormente mencionadas, a paralisia flácida é substituída por atividade reflexa espinal e aumento da espasticidade ou, nas lesões incompletas, maior ou menor grau de recuperação neurológica.

A natureza paralítica da função autonômica é substituída pela **disreflexia autonômica**, especialmente quando as lesões estão acima do nível torácico médio. Esse fenômeno autonômico é causado por distensão ou irritação visceral, particularmente do intestino ou da bexiga. Impulsos sensoriais são acionados e seguem até a lesão medular, onde são bloqueados, o que causa ativação da ação reflexa simpática com distúrbio de controle inibitório central. A atividade simpática excessiva é manifestada por rubor facial, sudorese na testa, constrição pupilar, hipertensão acentuada, cefaleia e bradicardia. O estímulo precipitante pode ser meramente uma bexiga ou reto cheios, ou outros estímulos sensoriais internos ou externos. Pode ser um evento catastrófico se a irritação não for aliviada.

Achados clínicos adicionais de LME podem incluir dormência, formigamento ou queimação; priapismo; fraqueza; e perda do controle do intestino e da bexiga (Hayes & Arriola, 2005).

O **choque neurogênico** ocorre como resultado de uma ruptura nas vias simpáticas descendentes com perda do tônus vasomotor e da inervação simpática para o sistema cardiovascular (Hagen, 2015). Hipotensão, bradicardia e vasodilatação periférica ocorrem como resultado do choque neurogênico.

Crianças com suspeita de LME podem ter sofrido múltiplas lesões (p. ex., AVM); portanto, podem ocorrer múltiplas manifestações clínicas que podem mascarar as de uma lesão medular.

No estágio final, os sinais neurológicos são estabilizados em termos de perda e recuperação da função. A maior ênfase está na reabilitação. Um problema exclusivo da lesão na infância é a deformidade progressiva da coluna, geralmente não observada em adultos ou adolescentes perto do fim do período de crescimento. A escoliose se desenvolve na maioria das crianças com lesões torácicas e cervicais altas e é quase certo que ocorra em crianças com tetraplegia cuja lesão ocorreu na primeira infância.

Avaliação diagnóstica

Um histórico da lesão fornece indícios valiosos sobre o possível tipo de dano incorrido e instruções para avaliação adicional sem o risco de danos adicionais. Um exame neurológico completo determina se houve lesão e, em caso afirmativo, o nível e a extensão de qualquer comprometimento do nervo. Uma unidade neurológica do SNC é considerada normal se os arcos reflexos estão funcionando, os tratos sensoriais estão intactos quando cada dermátomo é examinado separadamente e a resposta motora voluntária demonstra a capacidade de mover uma parte do corpo contra a gravidade sob comando.

O teste de um arco reflexo é realizado estimulando os receptores periféricos em um local específico, como a indução do reflexo patelar. O teste simétrico é realizado para determinar o déficit neurológico unilateral ou bilateral. Um número suficiente de reflexos é examinado para testar completamente a função motora. A extremidade romba de um alfinete de segurança é usada para avaliar a sensibilidade à pressão, e a ponta afiada é usada para provocar dor. Água quente e fria, diapasão e algodão também podem ser usados para determinar a perda sensorial específica (p. ex., temperatura, vibração, toque leve).

A planilha de classificação de dermátomos da American Spinal Injury Association é usada para determinar a extensão do dano neurológico. As zonas da superfície corporal, ou **dermátomos**, correspondem com precisão ao segmento da medula espinal que recebe a entrada sensorial dos nervos periféricos nessa zona. Picar sistematicamente a superfície do corpo em cada zona determina a integridade das vias sensoriais. O examinador testa cada fibra sensorial específica nas áreas do dermátomo em que há suspeita de déficit neurológico.

A correspondência do nível da medula com a vértebra é mais difícil em lactentes e crianças pequenas do que em crianças mais velhas e adultos, porque o sacro e vários segmentos inferiores da medula lombar ficam em uma posição mais baixa, especialmente durante os primeiros 2 anos de vida. A anatomia da coluna se aproxima da configuração adulta quando a criança atinge a idade de 7 ou 8 anos; no fim da adolescência, o cone medular geralmente atinge o nível de L1.

A avaliação do sistema motor inclui observar a marcha se a criança consegue andar; avaliar a manutenção do equilíbrio com os olhos da criança abertos e fechados; e verificar a capacidade de se levantar, flexionar e estender os braços e as pernas. Testar a força muscular com e sem resistência e contra a gravidade fornece indícios sobre a natureza específica e o grau de disfunção motora. O número de músculos em qualquer grupo muscular que permanecem completamente intactos nas extremidades superiores faz uma diferença marcante na capacidade do indivíduo de fornecer autocuidado, especialmente em altos níveis de lesão. O movimento do quadril é necessário para a deambulação com órteses e muletas.

O grau em que os auxílios de suporte são necessários para a deambulação é determinado pela força, pela estabilidade e pelo movimento da pelve, do tronco, dos músculos flexores do quadril e do quadríceps. Uma diretriz geral para determinar a capacidade de autoajuda é que uma pessoa com paraplegia que tem função até e incluindo o músculo quadríceps ou função muscular abaixo do nível L3 terá pouca dificuldade em aprender a andar com ou sem órteses e muletas. É especialmente vital que as crianças com lesões nos níveis lombares sejam ensinadas a andar funcionalmente, de modo que suportem peso pelo menos parte do tempo; isso minimiza o risco de osteoporose e hipercalcemia.

Se um distúrbio patológico do SNC for detectado, uma avaliação do sistema corporal é realizada para determinar o grau de comprometimento autonômico. Como a medula e o SNC influenciam diretamente a função dos nervos autônomos, os sistemas de órgãos simpaticamente relacionados específicos são examinados quanto ao tônus muscular esquelético e vascular e à regulação da temperatura corporal. Por exemplo, as funções da bexiga e do trato GI têm inervação simpática e parassimpática e reflexos locais.

A tomografia computadorizada e a ressonância magnética são importantes para localizar a lesão, mas as características da coluna nas crianças muitas vezes dificultam a interpretação. Diretrizes para diagnóstico por imagem de crianças com suspeita de LME foram publicadas em outros lugares (Rozelle, Arabi, Dhall et al., 2013). Crianças pequenas geralmente não têm evidência radiográfica de lesão vertebral ou espinal, apesar de lesões significativas que variam de transecção completa com hemorragia importante a hemorragia menor, edema ou achados neurais normais. Essa condição, LMESAR, ocorre em 17 a 20% das lesões da coluna cervical em crianças de 0 a 3 anos e representa apenas 5% das lesões da coluna cervical em adolescentes (Farrell, Hannon e Lee, 2017). Quanto mais jovem a criança, maior a probabilidade de LMESAR ocorrer; é observado que em até 72% das crianças de 5 anos ou menos (Schottler, Vogel, & Sturm, 2012). LMESAR também é um achado comum em crianças muito pequenas que são vítimas de abuso (principalmente a síndrome do bebê sacudido) por causa da elasticidade e ossificação incompleta das vértebras. LMESAR é mais comum em crianças com idade inferior a 8 anos, e lesões na coluna cervical são comuns. As varreduras de diagnóstico devem ser feitas com cuidado e com ajuda suficiente para evitar mais danos à coluna.

Manejo terapêutico

O atendimento inicial começa no local do acidente com imobilização adequada da coluna cervical, torácica e lombar. A imobilização deve levar em consideração a idade e o tamanho da criança; crianças menores têm cabeça maior, o que pode dificultar a imobilização efetiva em prancha rígida (Rozelle et al., 2013). Devido à complexidade dessas lesões, geralmente é recomendado que essas pessoas sejam transportadas para um centro de lesão medular para atendimento por pessoal de saúde especialmente treinado o mais rápido possível após a lesão para avaliação diagnóstica e intervenção apropriadas.

O tratamento inicial da criança com suspeita de LM deve começar com uma avaliação dos ABCs: vias aéreas, respiração e circulação. A via aérea deve ser aberta usando a técnica de tração da mandíbula para minimizar lesão à coluna cervical. A criança deve ser monitorada quanto à instabilidade cardiovascular, devem ser tomadas medidas para manter a pressão arterial sistêmica e o débito cardíaco ideal. Como os CVMs e outros traumas em crianças podem envolver lesões aos órgãos internos e sangramento potencial, a distensão abdominal e outros sinais são acionados imediatamente para evitar choque sistêmico subsequente. Depois que a criança é estabilizada e transportada para um centro de trauma regional, uma avaliação completa do estado neurológico e qualquer outro trauma associado deve ser realizada pela equipe multiprofissional. No serviço de emergência, a imobilização da coluna vertebral deve ser mantida até que uma avaliação neurológica completa seja concluída e a lesão medular seja descartada; em crianças, isso geralmente envolve uma tomografia computadorizada e possivelmente uma ressonância magnética. Intervenções adicionais são discutidas na seção *Cuidados de enfermagem*. A avaliação do estado neurológico usando a Escala de Coma de Glasgow (ver Capítulo 27) é importante; uma avaliação útil é representada no mnemônico AVPU: alerta; responde a estímulos verbais; responde a estímulos dolorosos; e sem resposta (do inglês ***a**lert; responds to **v**erbal stimuli; responds to **p**ainful stimuli; and **u**nresponsive*). Uma ferramenta de avaliação secundária no serviço de emergência segue o mnemônico AMPLE: alergias, medicamentos, histórico médico pregresso, última refeição ou líquidos e ambiente e eventos que levaram ao incidente (do inglês, ***a**llergies, **m**edications, **p**ast medical history, **l**ast meal or fluids, and **e**nvironment and events leading to the incident*) (Avarello & Cantor, 2007).

A American Association of Neurological Surgeons e o Congress of Neurological Surgeons publicaram diretrizes de gerenciamento e padrões de cuidados para pacientes adultos e pediátricos com LME. Recentemente, foram publicadas diretrizes baseadas em evidências para o tratamento da LME em crianças (Rozelle et al., 2013).

A metilprednisona IV pode ser iniciada nas primeiras 12 horas após a lesão para diminuir a inflamação e minimizar novas lesões; entretanto, seu uso em crianças pequenas é controverso. Estudos de administração de metilprednisona em adultos com LME mostraram resultados mistos, com especialistas recomendando contra seu uso em LME aguda (Hurlbert, Hadley, Walters et al., 2013).

Em crianças com envolvimento do neurônio motor superior, a espasticidade que se desenvolve pode exigir a administração de um medicamento antiespasmódico, como o diazepam. O baclofeno é considerado o fármaco de escolha para reduzir a espasticidade muscular (Vogel et al., 2012). A gabapentina pode ser usada para tratar a dor neuropática (Hauer & Houtrow, 2017). A toxina botulínica tipo A e os agonistas α_2-adrenérgicos podem ser usados em crianças com mais idade com LME para diminuir a espasticidade muscular.

Várias modalidades de reabilitação progressiva que têm o potencial de aumentar a qualidade de vida de crianças com LM foram desenvolvidas nos últimos anos. Um desses tratamento é a estimulação elétrica funcional (FES), também conhecida como *estimulação neuromuscular funcional ou estimulação elétrica neuromuscular*. Com esse tratamento, um estimulador elétrico é implantado cirurgicamente sob a pele no abdome e os eletrodos são canalizados para os músculos da perna paralisados, permitindo que a criança se sente, fique em pé e ande com o auxílio de muletas, andador ou outras órteses. O estimulador também pode ser usado para obter uma preensão e liberação voluntárias com a mão. Antes que o último possa ser realizado, várias transferências tendíneas podem ser necessárias para extensão do cotovelo, do punho e flexão dos dedos e polegar. Além disso, a FES tem benefícios terapêuticos, que incluem aumento da força muscular, melhora da função da marcha e aumento da aptidão cardiovascular (Ho, Triolo, Elias et al., 2014). As transferências de tendão demonstraram ser bem-sucedidas no aprimoramento da função da mão e do braço, aumentando a força de pinça e facilitando a independência nas AVDs (van Zyl, Hill, Cooper et al., 2019). A restauração da função da mão e do braço permite que crianças com LM realizem a autocateterização e alcancem maior independência na higiene pessoal.

O exercício é considerado parte integrante da reabilitação da LME; pode aumentar a neuroplasticidade e diminuir ainda mais a atrofia muscular. Exemplos de modalidades de exercício em pacientes com LME incluem treinamento de força da parte superior do corpo e ciclismo manual (Hosalkar, Pandya, Hsu et al., 2009).

A administração de agentes farmacológicos, como o cloridrato de clonidina, pode melhorar a deambulação em pacientes com lesão medular parcial, e a terapia de exercícios por meio de treinamento locomotor interativo ajudou alguns indivíduos com lesão medular a recuperar a função ambulatorial.

Uma série de órteses ou auxiliares de deambulação, como muletas, ainda podem ser necessários para alcançar a mobilidade vertical, mas à medida que a tecnologia robótica avança, também aumentam as chances de melhor mobilização em crianças com LME. Órteses mecânicas ou robóticas podem ser usadas com FES para permitir a deambulação em pessoas com LME (To, Kirsch, Kobetic et al., 2005). O treinamento de marcha pode ser realizado com várias modalidades diferentes, incluindo um ciclo estacionário; entretanto, nenhum método específico se mostrou superior aos demais. A FES também tem sido eficaz na redução de complicações da incontinência vesical e intestinal e em ajudar os homens a alcançar a ereção peniana. A deambulação é uma parte importante da reabilitação em LME; estudos retrospectivos descobriram que a deambulação era dependente da idade da lesão e extensão da lesão neurológica (conforme medido pelas escalas motoras da American Spinal Injury Association). Idade (mais jovem) e menor comprometimento neurológico são os principais preditores para a deambulação (Vogel et al., 2012). Uma órtese joelho-tornozelo-pé e órtese de marcha recíproca também podem ser usadas para auxiliar na reabilitação precoce e na deambulação (Vogel et al., 2012). Informações detalhadas adicionais sobre deambulação e órteses para crianças foram publicadas em outros lugares (Calhoun, Schottler e Vogel, 2013).

Intervenções cirúrgicas para LME incluem descompressão precoce da medula (laminectomia descompressiva) e fusão cervical ou torácica. As pinças Crutchfield, Vinke ou Gardner-Wells e a tração esquelética podem ser usadas para estabilização vertebral cervical precoce. Um halo-colete ou jaqueta Minerva pode ser adequado para deambulação após a fase aguda. Após a fusão da coluna cervical, um colar cervical rígido ou órtese imobilizadora esterno-occipital-mandibular podem ser usados até que a fusão seja solidificada. Quando a LME ocorre em crianças pequenas e pré-adolescentes, a escoliose se desenvolve ao longo do tempo e muitas vezes requer consideração cirúrgica (Parent, Mac-Thiong, Roy-Beaudry et al., 2011).

Prognóstico

A perspectiva final para a função da medula espinal após a lesão depende da integridade da transecção da medula, do local da lesão, do dano ocasionado ao tecido neuronal e do sucesso dos esquemas de tratamento destinados à recuperação do movimento e da capacidade muscular perdidos. A cicatrização da lesão e o retorno da função neurológica estão relacionados com dois fatores:

1. Embora as fibras nervosas individuais se regenerem, elas não necessariamente se reconectam ou fazem conexões sinápticas com a porção distal das fibras cortadas; a chance de várias fibras se reconectarem é altamente improvável.
2. O dano resultante da isquemia da medula produz necrose na substância cinzenta e branca do tecido, que não se regenera se o cilindro axônico não estiver intacto.

Em crianças, o prognóstico de recuperação é considerado melhor do que em adultos porque as crianças apresentam rápida cicatrização de ossos e ligamentos e aumento do potencial de regeneração do sistema nervoso. A paraplegia é mais comum em crianças menores de 12 anos, enquanto crianças mais velhas e adolescentes tendem a ter lesões incompletas (Mathison et al., 2008). Shavelle et al., (2007) relataram um aumento da probabilidade de mortalidade entre crianças menores de 16 anos que sofreram uma lesão medular em comparação a adultos com lesões semelhantes. Crianças com lesões incompletas (e que não são dependentes de ventilação mecânica) tiveram uma chance projetada de 83% de expectativa de vida normal, enquanto aquelas com lesões cervicais de alto nível que não são dependentes de ventilador tiveram 50% de chance de ter uma expectativa de vida normal. Um estudo revelou que adultos que tiveram uma LME quando crianças (com menos de 18 anos no momento do incidente) tinham graus de educação comparáveis ou superiores em comparação à população geral da mesma idade (Vogel, Chlan, Zebracki et al., 2011). O mesmo estudo encontrou taxas de emprego mais baixas para adultos com LM de início pediátrico, taxas mais baixas de vida independente, de tomar suas próprias decisões e taxas mais baixas de casamento nessa população selecionada.

Em geral, a recuperação da função motora em crianças com lesões torácicas é variável. As lesões cervicais também são variáveis na extensão do dano. Lesões incompletas produzem hemiplegia, enquanto a transecção completa implica algum envolvimento de todas as extremidades – desde o uso parcial das extremidades superiores até a paralisia completa, incluindo a necessidade de algum tipo de ventilação assistida. A lesão lombar pode envolver a perda parcial ou completa da função nas extremidades inferiores e na bexiga. Com o rápido avanço da tecnologia cirúrgica, o uso de microcomputadores na medicina e novas modalidades de tratamento, como a FES, há cada vez mais esperança e evidências de que a mobilidade funcional e a independência podem ser restauradas em crianças com LME (ver boxe *Qualidade dos resultados do paciente*).

QUALIDADE DOS RESULTADOS DO PACIENTE:
Comprometimento neurológico
- Estado neurológico mantido ou melhorado
- Sem mais lesões

Cuidados de enfermagem

A assistência de enfermagem à criança acometida por LME é complexa e desafiadora. Uma equipe multiprofissional LME deve estar equipada para gerenciar a fase aguda da lesão, e alguns membros, incluindo o enfermeiro, podem acompanhar o paciente até a eventual recuperação. A gestão de enfermagem preocupa-se em garantir a estabilização inicial adequada de toda a coluna vertebral com um colar cervical rígido com bloqueios de suporte em uma prancha rígida. O evento traumático causador da lesão pode ou não ser lembrado se a criança perder a consciência; tais eventos são extremamente assustadores. A criança pequena também pode ficar assustada com o processo de imobilização e a incapacidade de mover as extremidades; por isso, é importante tranquilizá-la e confortá-la durante esse processo.

Durante a fase aguda da lesão, é imperativo que a permeabilidade das vias aéreas seja garantida, as complicações sejam evitadas e a função seja mantida. Avalie a extensão do dano neurológico precocemente para estabelecer uma linha de base para a função neurológica. A avaliação contínua da função sensorial e motora deve ocorrer para evitar uma maior deterioração do estado neurológico como resultado do edema da medula espinal. A American Spinal Injury Association Impairment Scale pode ser usada para avaliar a função neurológica rotineiramente durante a recuperação do paciente. Uma vez que o paciente é admitido, uma avaliação adicional de sua capacidade de realizar AVDs e da necessidade de assistência durante a recuperação pode ser feita com a escala Functional Independence Measure.

Os cuidados de enfermagem durante a fase aguda também devem se concentrar no monitoramento frequente dos sinais neurológicos para determinar quaisquer alterações na função neurológica que requeiram intervenção adicional (p. ex., nível de consciência usando a Escala de Coma de Glasgow). Além da manutenção das vias aéreas, o enfermeiro monitora as alterações no estado hemodinâmico que podem exigir atenção médica imediata. O choque neurogênico consiste em hipotensão, bradicardia e vasodilatação. Medicamentos inotrópicos podem ser necessários para manter a perfusão adequada. A função renal deve ser monitorada de perto medindo o débito urinário e os líquidos administrados. A criança com traumatismo craniano pode apresentar pressão intracraniana elevada; portanto, as alterações no estado neurológico deverão ser relatadas ao médico. A restrição de líquidos pode ser necessária se a pressão intracraniana estiver elevada, portanto, a ingesta de líquidos deve ser monitorada de perto.

Os cuidados de enfermagem à criança com LME são, em muitos aspectos, os mesmos de qualquer criança imobilizada (ver Capítulo 29, seção *Criança imobilizada*). Aspectos adicionais de cuidados que devem ser abordados individualmente incluem hipercalcemia em meninos adolescentes, TVP, sensibilização ao látex, dor, hipotermia e hipertermia, espasticidade, disreflexia autonômica e distúrbios respiratórios do sono (Vogel et al., 2012).

Cuidados respiratórios

A criança com lesão cervical de alto nível (C3 e acima) necessita de assistência ventilatória contínua. Na maioria dos casos, a traqueostomia é o método de escolha para maior facilidade na eliminação de secreções e menor trauma aos tecidos durante a dependência ventilatória a longo prazo. A ventilação mandatória intermitente síncrona acionada pelo paciente (modo SIMV-assistido/controlado) pode ser necessária para manter a oxigenação adequada. Em um centro de cuidados agudos, a equipe de terapia respiratória é muitas vezes responsável pelo estabelecimento e manutenção do equipamento, mas o enfermeiro deve entender como ele funciona e reconhecer o mau funcionamento mecânico e os desvios da taxa e volume prescritos. Em caso de mau funcionamento, o enfermeiro deve estar preparado para manter as respirações manualmente com dispositivo autoinflável bolsa-válvula-máscara. Em muitas situações de assistência domiciliar, a família é responsável pelo cuidado com os aparelhos de assistência ventilatória; portanto, o treinamento adequado da família e a disponibilidade do enfermeiro (ou representante de equipamentos médicos duráveis) para questões relacionadas com o equipamento e avaliação da respiração da criança são essenciais. Para algumas crianças, dispositivos de marcapasso respiratório (estimuladores do nervo frênico) são implantados para estimular o nervo frênico e produzir contrações diafragmáticas e expansão pulmonar sem ventilação assistida.

Crianças com lesões abaixo do nível de C4 raramente são dependentes do ventilador, mas a capacidade vital pulmonar é significativamente reduzida. Posicione-as para uma expansão ideal do tórax e use uma variedade de exercícios respiratórios e dispositivos auxiliares para estimular a respiração profunda. A fisioterapia torácica é realizada conforme necessário para mobilizar as secreções, e o fluxo de oxigênio pode ser necessário ocasionalmente. O monitoramento regular dos sons respiratórios para avaliar a ventilação adequada em todos os lóbulos pulmonares faz parte dos cuidados de rotina.

O reflexo da tosse pode estar marcadamente diminuído, o que, combinado com os músculos intercostais fracos, pode significar que a criança tem dificuldade para eliminar secreções. Aumentar as qualidades elásticas do pulmão por meio de exercícios respiratórios, técnicas mecânicas de assistência à tosse e espirometria de incentivo ajuda a criança a alcançar uma tosse produtiva. (Ver a discussão sobre o cuidado das vias aéreas e os dispositivos de desobstrução das vias aéreas em *Distrofia muscular de Duchenne: manejo terapêutico*, mais adiante neste capítulo.)

Cuidados cardiovasculares

Crianças com LME podem apresentar instabilidade cardiovascular como resultado da perda do tônus vagal, estimulação vagal durante procedimentos como aspiração oral ou inserção de sonda nasogástrica, giro e aspiração endotraqueal. O monitoramento cuidadoso da frequência cardíaca e da pressão arterial é essencial para detectar quaisquer sinais de diminuição do débito cardíaco. Pode ocorrer pneumotórax, resultando em desvio do mediastino e diminuição do débito cardíaco. A disreflexia autonômica pode ocorrer e resultar em diminuição do débito cardíaco (ver discussão mais adiante neste capítulo). A criança com perda de tônus muscular e imobilidade prolongada pode ter alto risco para o desenvolvimento de TVP. Além disso, grandes cirurgias reparadoras para lesões associadas e descompressão da coluna vertebral colocam a criança em risco de formação de trombos. A TVP é prevenida com o uso de dispositivos de compressão pneumática e heparina de baixo peso molecular durante a fase aguda do atendimento. O equilíbrio hídrico e eletrolítico pode ser prejudicado como resultado de trauma e lesões associadas ou diminuição da ingesta de líquidos durante o período de recuperação. A ingesta de líquidos deve ser monitorada de perto, especialmente no que diz respeito ao desenvolvimento de edema pulmonar e pressão intracraniana. A criança pode necessitar de alimentação por sonda nasogástrica devido à anorexia e imobilidade.

Regulação de temperatura

A temperatura é frequentemente mal regulada em crianças com LME; portanto, a temperatura corporal deve ser monitorada de perto quanto a variações. Em crianças pequenas, a hipotermia pode ocorrer em relação à grande superfície corporal e incapacidade de montar uma resposta metabólica adequada à lesão inicial; portanto, deve-se prestar muita atenção à preservação da temperatura corporal. A resposta às mudanças de temperatura ambiental pode ser lenta ou ausente, e a capacidade de dissipar o calor por meio do processo de tremor pode estar comprometida.

Durante o estágio de choque espinal, os capilares dilatados que conduzem o calor do corpo para os tecidos subcutâneos causam perda de calor. Sem a capacidade de suar, o corpo retém calor em climas quentes. Uma temperatura elevada que não pode ser corrigida por medidas ambientais deve ser avaliada para descartar infecção urinária ou do trato respiratório superior. No entanto, a transpiração excessiva observada em áreas sensíveis geralmente indica uma temperatura ambiente elevada.

Cuidados com a pele

As crianças com LM têm necessidades únicas em relação aos cuidados com a pele. Devido à diminuição da sensação e mobilidade prejudicada, eles dependem de outros para avaliar e auxiliar no cuidado da pele intacta. As práticas de cuidados com a pele são as mesmas de qualquer criança imobilizada. Uma escala de pontuação da pele, como a Escala Braden QD, pode avaliar objetivamente os riscos de ruptura da pele e condições da pele (Noonan, Quigley e Curley, 2011). Mantenha um colchão de pressão alternada ou outro dispositivo de alívio ou redução de pressão embaixo da criança e inspecione a pele cuidadosamente pelo menos duas vezes ao dia em busca de sinais de pressão, especialmente sobre proeminências ósseas. A prevenção da ruptura da pele é muito mais fácil do que o tratamento. Vários fatores contribuem para o risco de ruptura da pele nessas crianças: sensibilidade diminuída, nutrição inadequada, espasticidade muscular, circulação periférica prejudicada, sudorese, cisalhamento mecânico de dispositivos auxiliares e posicionamento inadequado (ver Capítulo 20, seção *Manutenção de uma pele saudável*).

As áreas com maior probabilidade de serem afetadas são sacro, escápula, calcanhares e occipital quando a criança está em decúbito dorsal; os trocânteres e a face lateral dos tornozelos, calcanhares e joelhos quando a criança está em decúbito lateral; e as tuberosidades isquiáticas quando a criança está sentada. A ferida por pressão pode começar em tecidos mais profundos e ser visível na superfície apenas em um estágio posterior. Portanto, as áreas que parecem firmes, irregulares ou quentes ou que parecem estar apenas levemente avermelhadas requerem avaliação cuidadosa. Manter a pele limpa e seca é particularmente importante nessas crianças, especialmente naquelas com incontinência urinária ou fecal ou com sudorese significativa. Quando há qualquer evidência de ruptura da pele, o tratamento para evitar mais rupturas deve ser implementado imediatamente. Quando dispositivos ortopédicos, como AFOs e órteses, são usados, os cuidados com a pele e a vigilância das áreas de pressão também são importantes na prevenção de úlceras por pressão. O uso prolongado de cadeiras de rodas sem proteção sacral especial também pode levar à ulceração da pele.

A criança que está fortemente sedada ou que está recebendo agente de bloqueio neuromuscular deve receber cuidados oftalmológicos adequados para evitar danos à córnea (p. ex., lágrimas artificiais, pomada, protetor ocular impermeável). Cuidados de enfermagem adicionais podem envolver a administração de bloqueadores de histamina e inibidores da bomba de prótons para prevenir úlceras de estresse, reduzindo a secreção de ácido clorídrico.

Fisioterapia

Uma consideração importante para a criança com LME é a obtenção de mobilidade e deambulação. Uma abordagem de desenvolvimento deve ser considerada na fase de reabilitação (Calhoun et al., 2013). Exercícios de amplitude de movimento, passivos e ativos são realizados sob a orientação de um fisioterapeuta.

A menos que haja contraindicações, os exercícios durante o período de imobilização visam manter e aumentar a força da musculatura intacta da criança. O fortalecimento da extremidade superior é especialmente importante para a criança paraplégica, que deve contar com esses grupos musculares para girar, transferir, vestir-se, andar na barra paralela, treinar a marcha e outras atividades. As crianças geralmente estão ansiosas para usar seus músculos e responder a atividades interessantes e inovadoras.

Bexiga neurogênica

Quando a bexiga está desnervada, como no estágio agudo da síndrome do choque espinal ou após lesão do neurônio motor inferior, sua parede fica flácida. A falta de tônus muscular inibe a capacidade da bexiga de responder às mudanças na pressão passiva, causando hiperdistensão. Portanto, é importante evitar a distensão por esvaziamento periódico, mesmo que possa haver gotejamento entre os esvaziamentos.

Em contraste, uma lesão do neurônio motor superior causa aumento do tônus da bexiga e contrações que geralmente incluem o esfíncter urinário. Assim, embora a bexiga se esvazie periodicamente por ação reflexa, o esvaziamento completo é impedido, resultando em retenção urinária e refluxo ureteral. A administração de um fármaco anticolinérgico como a diciclomina relaxa a musculatura da bexiga e promove o aumento da capacidade da bexiga e o esvaziamento mais adequado. Os intervalos de micção dependem de muitos fatores, incluindo padrões de ingesta de líquidos e transpiração.

Em crianças e adolescentes em idade escolar, alcançar a continência vesical e intestinal é um importante problema de desenvolvimento relacionado com a autoestima e percepção de si em relação aos pares. Portanto, é imperativo considerar opções que melhor atendam às necessidades fisiológicas e emocionais da criança.

As opções cirúrgicas para crianças com bexiga neurogênica incluem a confecção de um estoma urinário, possibilitado pela retirada do apêndice e pela criação de uma derivação urinária da bexiga para o exterior, geralmente o umbigo, tornando o autocateterismo mais privativo, principalmente com a recuperação do movimento da mão e do cotovelo (com transferências de tendão). Outras opções incluem aumento cirúrgico da bexiga para aumentar a capacidade e FES para restaurar a micção sob comando sem um cateter urinário (Merenda & Hickey, 2005). Existem esforços de pesquisa recentes, que são promissores para aumentar a bexiga usando tecnologia de engenharia de tecidos (Osorio, Reyes, & Massagli, 2014).

Esvaziar a bexiga pelo CIL também é uma opção para crianças com LME; as crianças com mais idade que são funcionalmente capazes podem aprender a realizar o autocateterismo. Incentivar a criança a aderir a um cronograma para CIL e a manter um padrão regular de ingesta de líquidos ao longo do dia; devem evitar grandes ingestões de líquidos sem considerar a necessidade de CIL mais frequente. Bebidas cafeinadas e outros alimentos cafeinados são usados com moderação para evitar a hiperdistensão da bexiga com aumento da formação de urina (Francis, 2007). Cateteres de látex devem ser evitados para prevenir o desenvolvimento de alergia ao látex (se ainda não estiver presente). Os programas de treinamento da bexiga geralmente começam com esvaziamento intermitente da bexiga em intervalos regulares que são gradualmente aumentados. O método de Credé (aplicação de pressão suprapúbica) para esvaziar a bexiga pode ser usado por alguns indivíduos com LME, mas isso pode resultar em altas pressões intravesicais, causando mais complicações vesicais (Francis, 2007).

As infecções do trato urinário são comuns devido à estase urinária. Um cronograma regular de CIL pode ajudar a prevenir tais infecções. Incentivar a criança a aumentar a ingesta de líquidos em aproximadamente 240 mℓ/dia e usar CIL a cada 3 a 4 horas.

A manutenção da dinâmica da bexiga e o controle das ITUs são de extrema importância. Pielonefrite e insuficiência renal são as causas mais significativas de morte na paraplegia de longa data.

Treinamento intestinal

A perda da função intestinal é considerada um dos eventos mais estressantes quando questões de qualidade de vida são consideradas em pessoas com LME; no entanto, o treinamento intestinal bem-sucedido é mais fácil de instituir do que o cuidado da bexiga. O objetivo é controlar a defecação até que um local e hora apropriados sejam encontrados. Merenda e Hickey (2005) propõem quatro componentes em um programa de controle intestinal bem-sucedido: consistência desejada das fezes (ou seja, fezes moles), padrão de evacuação regular, posicionamento vertical para evacuação planejada e motivação e comprometimento da criança e da família.

Uma dieta com fibra suficiente (idade em anos mais 5 g é recomendada) para volume de fezes adequado e inserção de um supositório de glicerina ou bisacodil em um horário conveniente, seja de manhã ou à noite, geralmente é tudo o que é necessário para induzir uma evacuação em pouco tempo. A probabilidade de um acidente entre os intervalos de evacuação diminui quando o intestino é completamente evacuado. A chave para o treinamento intestinal adequado é manter a consistência na hora do dia para a evacuação. Emulsionantes de fezes, como docusato de sódio e sene, podem ser prescritos, e a estimulação anal manual pode ajudar a iniciar a evacuação, especialmente na paraplegia espástica. Às vezes, um laxante oral, como bisacodil, pode ser necessário. Uma vez estabelecido um regime apropriado, pouca modificação é necessária.

Uma opção cirúrgica é o enema de continência anterógrada, que envolve a criação de um estoma pelo qual as lavagens colônicas podem ser realizadas com a criança sentada no vaso sanitário. A FES também foi usada com sucesso em algumas crianças com LME para atingir o treinamento intestinal.

Disreflexia autonômica

Crianças com lesões de alto nível são suscetíveis ao desenvolvimento de disreflexia autonômica, que requer ação imediata para prevenir encefalopatia e choque. As manifestações clínicas da disreflexia autonômica incluem aumento da pressão arterial sistêmica, cefaleia, bradicardia, sudorese profusa, arritmias cardíacas, rubor, piloereção, visão turva, congestão nasal, ansiedade, manchas no campo visual ou sintomas ausentes ou mínimos. Uma avaliação rápida pode descartar outras causas, como intolerância ortostática. Depois disso, os sinais vitais, incluindo a pressão arterial, são medidos enquanto a bexiga é verificada quanto à distensão (a causa precipitante usual). A bexiga é drenada lentamente; se isso não aliviar os sintomas, qualquer roupa apertada deve ser afrouxada e o intestino deve ser verificado quanto à presença de fezes impactadas.

Outras causas potenciais de disreflexia autonômica em crianças com lesão medular incluem impactação intestinal e distensão abdominal, úlceras de pressão, roupas apertadas, queimaduras, TVP, menstruação, trauma, fraturas, gravidez, trabalho de parto, cirurgia ou procedimentos invasivos, qualquer estímulo doloroso e hipertermia (Vogel et al., 2012). Se a remoção do agente causador não for bem-sucedida no controle da síndrome, a administração por via intravenosa de um medicamento anti-hipertensivo é indicada, seguida de doses orais de manutenção. Antiespasmódicos também podem ser administrados.

Remobilização

Assim que a condição o justifique, a criança deve ser movimentada de uma posição reclinada para uma posição vertical. Descondicionamento cardiovascular e respostas autonômicas comprometidas abaixo do nível da lesão causarão acúmulo de sangue nas extremidades (por causa da vasodilatação periférica); uma queda na pressão arterial; e uma sensação de vertigem, tontura ou desmaio ao assumir repentinamente uma postura ereta, muitas vezes referida como **intolerância ortostática**. Portanto, uma posição vertical deve ser alcançada gradualmente, colocando primeiro a criança (que está presa por retenção passiva) em uma mesa inclinada com a cabeça para cima. A mesa é lentamente elevada de uma posição horizontal para uma posição semirreclinada de 30°. Isso é realizado 2 vezes ao dia por 20 a 30 minutos, com o ângulo gradualmente aumentado até que o ângulo vertical seja alcançado.

Durante o procedimento, os sinais vitais são monitorados e o comportamento da criança é observado para sintomas subjetivos de síncope. O acúmulo de sangue é reduzido com o uso de meias elásticas antiembolia e dispositivos de compressão pneumática sequencial, que consistem em mangas infláveis que se encaixam nas pernas e comprimem os músculos das pernas para esvaziamento cíclico e enchimento das veias das pernas. O processo para alcançar uma postura ereta pode levar várias semanas. Depois que a tolerância for alcançada, a criança estará pronta para começar a usar uma cadeira de rodas. Levantar a criança deve ser feito lentamente, elevando gradualmente a cama por 20 a 30 minutos antes de colocar a criança na cadeira de rodas e, em seguida, abaixando gradualmente as pernas depois que a criança estiver na cadeira por um curto período de tempo.

Todos os dispositivos adaptativos ajudam as crianças a aumentar sua mobilidade, função e resistência. A criança com alguma função dos membros inferiores progride para barras paralelas e depois para um andador. A criança com tetraplegia aprende a usar uma cadeira de rodas – uma das ajudas mais valiosas disponíveis para a criança com LME. A cadeira de rodas deve ser selecionada criteriosamente em relação ao local onde será utilizada, às barreiras arquitetônicas e à capacidade funcional da criança. Para crianças com paralisia grave dos membros superiores, uma variedade de cadeiras de rodas motorizadas são usadas; no entanto, quanto mais complexos eles forem, maior será seu custo, peso e tendência a quebrar. A tolerância à cadeira de rodas é adquirida ao longo do tempo e é acompanhada por medidas para prevenir a hipotensão ortostática e úlceras por pressão.

Uma variedade de órteses e outros aparelhos podem ser adaptados para uso por muitas crianças. O objetivo principal da órtese de extremidade inferior na criança com lesão medular é a deambulação, embora a correção de deformidades possa ser tentada. No entanto, a eficácia é limitada devido à tendência de desenvolver lesões por pressão sobre áreas insensíveis. Quanto mais alta a lesão, mais suporte é necessário, com as dificuldades associadas de entrada na órtese e maior gasto de energia no uso do aparelho. A energia necessária para andar com muletas e órteses é duas a quatro vezes maior do que a necessária para andar normal.

As crianças, com seu desejo natural e avassalador de mobilidade, costumam atingir ou mesmo superar a expectativa máxima na deambulação. No entanto, à medida que se aproximam da idade adulta, o aumento do peso e do custo energético costumam fazer com que recorram ao uso predominante da cadeira de rodas para mobilidade e a busca de interesses mais intelectuais e vocacionais. A mobilidade em cadeira de rodas tem as vantagens de não exigir mais energia do que a caminhada normal e permitir que a pessoa com paraplegia mantenha a velocidade de outros pedestres em terreno plano.

Reabilitação física

O processo de reabilitação física geralmente começa quando a criança está clinicamente estável e os problemas associados foram controlados. Os principais objetivos da reabilitação física são preparar a criança e a família para alcançar a normalização e retomar a vida em casa e na comunidade. Objetivos adicionais da reabilitação em crianças com LME são promover a independência na mobilidade e habilidades de autocuidado, desempenho acadêmico, vida independente e emprego.

Os membros da equipe multiprofissional de reabilitação cooperam entre si e com a família para identificar as necessidades da criança e planejar intervenções realistas. A integração das atividades é coordenada por um dos membros, na maioria das vezes um especialista em medicina física e reabilitação. Os membros da equipe tentam alcançar seus objetivos colaborativos por meio da confiança mútua, boa comunicação, respeito profissional e interesse sincero na criança e na família. O treinamento no centro de reabilitação promove o desempenho máximo compatível com as capacidades físicas de cada criança. A instrução para a rotina domiciliar é enfatizada e inclui todas as precauções e gerenciamento implementados no centro de cuidados agudos (p. ex., cuidados com a pele, nutrição, treinamento da bexiga e do intestino, treinamento de marcha) e um programa de exercícios.

A reabilitação física de crianças com tetraplegia em regime de internamento demora cerca de 2 a 4 meses; crianças com paraplegia podem atingir esses objetivos entre 1 e 3 meses, mas requerem vigilância constante para evitar complicações. Os ajustes emocionais demoram mais, especialmente em crianças mais velhas e adolescentes. Na maioria das crianças, a perspectiva é favorável, a menos que as consequências potencialmente fatais da condição patológica urinária sejam graves ou o ajuste emocional seja ruim.

Reabilitação psicossocial

A deficiência adquirida precocemente ou congênita geralmente é mais prontamente aceita pelas crianças do que a paralisia que aparece mais tarde na infância. Os esforços de reabilitação devem incluir não apenas as respostas emocionais da criança, mas também as das pessoas mais próximas à criança. A educação intensiva é importante para que os familiares compreendam a natureza da deficiência, o regime terapêutico e as complicações e sejam capazes de fornecer o suporte físico e emocional de que a criança necessita.

Como com qualquer deficiência, trate as crianças da forma mais normal possível e encoraje-as em tarefas de desenvolvimento na idade em que normalmente se espera que elas adquiram habilidades e realizem atividades. No entanto, as metas devem ser realistas e as crianças não devem ser forçadas a ultrapassar suas capacidades. Vogel et al. (2012) enfatizam a necessidade de crianças e adolescentes com LME assumirem a responsabilidade pelo seu próprio cuidado. Quando isso não for fisicamente possível, eles devem direcionar seus cuidadores. O estímulo ao autocuidado é importante na reabilitação emocional e física da criança ou do adolescente com LME.

A depressão grave pode ser emocional e intelectualmente imobilizadora, mas indica que a criança não está mais se escondendo atrás da negação. Na reabilitação é desejável que a criança comece a expressar sentimentos negativos em relação à situação, pois esses sentimentos, redirecionados pelos esforços da equipe de reabilitação, são os que vão motivar a criança a aprender um novo modo de vida. A ansiedade e a depressão em crianças e adolescentes com LME estão associadas a uma pior qualidade de vida (Osorio et al., 2014).

As necessidades de crianças e adolescentes com deficiência permanente devem ser reavaliadas periodicamente pela equipe de reabilitação total, incluindo as crianças e suas famílias. A reabilitação profissional é importante para ajudar esses adolescentes a encontrar atividades de trabalho significativas e se inscrever em programas educacionais formais conforme desejado.

As perspectivas para crianças e adolescentes com LM são cada vez mais favoráveis à integração na sociedade. O aumento da conscientização sobre as necessidades das pessoas com deficiência removeu muitas barreiras estruturais e profissionais. O sucesso de um programa de reabilitação é julgado não pelo quão bem as crianças e adolescentes lidam com o ambiente de reabilitação, mas pelo quão bem eles funcionam do lado de fora. Além de agências que oferecem assistência a crianças com deficiência em geral, algumas agências prestam assistência específica a pessoas paralisadas, incluindo crianças.

Sexualidade

Questões relacionadas com a perda da função sexual também se aplicam a adolescentes com doenças neuromusculares debilitantes, como distrofia muscular de Duchenne (DMD) e AME. Os problemas de autoimagem são particularmente significativos quando as crianças com LME atingem a puberdade, especialmente se a deficiência foi adquirida no início da adolescência. O desenvolvimento e a consciência sexual e a mudança na percepção da imagem corporal são aspectos proeminentes da adolescência; uma perda que afeta essas áreas é muitas vezes devastadora. O desenvolvimento das características sexuais secundárias não parece ser alterado pela LME, e agora acredita-se que, com reabilitação abrangente, jovens motivados podem esperar uma participação bem-sucedida nas atividades conjugais e familiares.

Nas meninas, se a lesão ocorrer após o início da menstruação, geralmente há uma interrupção temporária e irregularidade no fluxo menstrual, mas a menstruação é retomada na maioria dos casos. A ovulação e a concepção são possíveis, mas apenas cerca de 50% das meninas experimentam orgasmos vaginais ou clitorianos, embora possam aprender a usar outras zonas erógenas para uma experiência sexual. Isso é importante enfatizar na educação sexual porque muitas meninas têm a concepção errônea de que são incapazes de conceber porque não têm sensação. A FES pode ajudar algumas meninas com LME a atingir o orgasmo. A educação é importante porque a gestante paraplégica ou tetraplégica pode não saber que está em trabalho de parto, e aquelas com lesão de alto nível estão sujeitas à disreflexia autonômica durante o trabalho de parto.

Mais atenção tem sido focada na reabilitação da função sexual masculina (ereção e ejaculação) do que na função sexual feminina até as últimas duas décadas. Uma série de dispositivos farmacológicos (prostaglandina E_1) e mecânicos (p. ex., implantes penianos, dispositivos de bomba de vácuo) agora tornam possível que os homens participem de relações sexuais e produzam descendentes, desde que a fertilidade não tenha sido afetada por complicações associadas. Injeções penianas com substâncias vasoativas (prostaglandina E_1) são relatadas como eficazes em 90% dos homens (DeForge, Blackmer, Garritty et al., 2006). No entanto, o sildenafila é agora considerado o tratamento de escolha para o homem sexualmente ativo. Adolescentes com LME devem ser aconselhados sobre o uso de preservativo e os sintomas de alergia ao látex.

Assim que os adolescentes do sexo masculino se conscientizarem de sua perda funcional, estarão preocupados com as capacidades sexuais, independentemente do tipo de atividade sexual vivenciada antes da LME. O profissional de saúde deve tomar a iniciativa de discutir a sexualidade com os adolescentes e seus familiares. Os pais de crianças mais novas podem querer saber sobre o potencial sexual e reprodutivo de seus filhos. À medida que seu interesse e compreensão aumentam, os adolescentes precisam conhecer as especificidades da fisiologia, o prognóstico e as técnicas sexuais relacionadas com seus problemas particulares. O praticante deve fornecer informações sobre o que pode ser esperado em relação à ereção, ejaculação e outras experiências sexuais.

Uma equipe de reabilitação experiente é valiosa para os adolescentes, pois eles experimentam preocupações em relação à perda como um ser sexual. Isso é especialmente verdadeiro na paraplegia ou tetraplegia. A maior parte do aconselhamento sexual para adolescentes com LME se concentra no desenvolvimento da ideia de que sexo significa coisas diferentes para pessoas diferentes. A maioria das equipes de reabilitação tem um programa de aconselhamento ativo para ajudar os adolescentes a aprender sobre intimidade e como funcionar sexualmente dentro de suas limitações. Por meio do aconselhamento individual e em grupo, eles ganham novas atitudes em relação à sexualidade e experiências exclusivas ou inclusivas de relações sexuais. Diretrizes para cuidados de saúde sexual e reprodutiva de pessoas com LME foram publicadas em outros materiais didáticos (Consortium for Spinal Cord Medicine, 2010).

Transição para a vida adulta

Com o objetivo final de fazer uma transição efetiva para a vida adulta, adolescentes com LME muitas vezes enfrentam desafios semelhantes a outros com condições crônicas e debilitantes. Questões como moradia, educação, assistência pessoal, transporte, assistência médica e assistência médica especializada devem ser abordadas em um programa de transição coordenado (Vogel et al., 2012). Os conceitos de coordenação do cuidado para crianças e adolescentes que necessitam de cuidados domiciliares também se aplicam aos adolescentes em transição para a vida adulta, porque podem ser necessários diferentes serviços de saúde ou requisitos podem mudar para benefícios para aqueles que não mais dependem dos pais.

DISFUNÇÃO MUSCULAR

DERMATOMIOSITE JUVENIL

A dermatomiosite juvenil (DMJ) é uma vasculopatia autoimune sistêmica relativamente rara que geralmente ocorre após um evento desencadeante, como infecção por estreptococos beta-hemolíticos do grupo A, enterovírus (vírus Coxsackie B) ou parvovírus B19. Um gatilho ambiental, como a exposição excessiva ao sol, também foi proposto em algumas crianças. Em crianças, um dos antígenos leucocitários humanos (DQA1*0501, B8, DRB*0301 ou DQA1*0301) está presente no cromossomo 6 e pode estar associado ao aumento da suscetibilidade à doença (Feldman, Rider, Reed et al., 2008; Robinson & Reed, 2020). As meninas brancas têm duas vezes mais chances de serem afetadas do que os meninos. A idade de pico de início é entre 4 e 10 anos. Crianças com início antes dos 7 anos podem apresentar sintomas mais leves.

O diagnóstico é muitas vezes estabelecido por meio das seguintes apresentações clínicas: fraqueza proximal simétrica bilateral; uma erupção heliotrópica característica das pálpebras; pápulas de Gottron nos nós dos dedos, joelhos e cotovelos; sinal de Gottron; enzimas séricas elevadas (aldolase, creatinoquinase, aspartase aminotransferase e lactato desidrogenase); EMG alterado; e biopsia muscular anormal. Uma alternativa atraumática à biopsia muscular é uma ressonância magnética. A capilaroscopia periungueal mostra diminuição da densidade capilar e presença de atividade da doença e pode ser usada para diagnosticar a condição (Wakiguchi, 2019).

Para aproximadamente metade das crianças afetadas, a doença é aguda e progride rapidamente. Crianças com menos de 6 anos geralmente apresentam inicialmente febre e sinais de uma doença do trato respiratório superior. Há fraqueza muscular proximal do membro e do tronco e perda de reflexos. Consequentemente, a criança pode não ser capaz de se levantar do chão para a posição de pé sem subir as mãos pelas pernas (sinal de Gower). A doença geralmente afeta os músculos do pescoço, e a criança pode ter dificuldade para levantar a cabeça ou sustentá-la na posição ereta. Os músculos tendem a ficar rígidos e doloridos. Uma vasculite generalizada de pequenas artérias e capilares é uma característica proeminente da doença. Pode ocorrer acometimento do masseter com atrofia, o que dificulta a mastigação dos alimentos durante a fase ativa da doença. A disfunção do palato mole pode dificultar a fala e interferir na respiração. A força muscular distal e as respostas reflexas permanecem inalteradas. A DMJ é caracterizada por uma erupção eritematosa vermelha nas áreas malar e nariz e uma descoloração violeta das pálpebras. A pele sobre as superfícies dos músculos extensores pode ser eritematosa, escamosa e atópica. Depósitos de cálcio (calcinose) desenvolvem-se nos tecidos musculares à medida que a doença progride. Calcificações distróficas podem se desenvolver em áreas expostas à pressão, incluindo cotovelos, joelhos, dedos e nádegas. Essas lesões podem resultar em ulceração da pele com infecção subsequente, dor e incapacidade funcional por contraturas articulares. A vasculite pode causar sintomas gastrintestinais, renais, cardíacos e oftalmológicos à medida que a doença progride. Um problema comum na DMJ é a pneumonia por aspiração, e medidas devem ser tomadas para garantir que a criança tenha sempre uma via aérea adequada. O envolvimento pulmonar adicional inclui doença pulmonar intersticial; portanto, o teste de função pulmonar deve fazer parte do tratamento médico. Há evidências de que adultos com DMJ de início pediátrico podem desenvolver problemas cardíacos, como insuficiência cardíaca. Se a criança tiver dificuldade para se alimentar, uma gastrostomia pode ser usada para complementar a ingesta calórica até que o esquema medicamentoso controle os sintomas.

A DMJ responde à terapia com corticosteroides orais em altas doses e metotrexato; em algumas crianças, pode ser necessária metilprednisona IV intermitente em altas doses. Todas as crianças com DMJ devem usar protetor solar para proteção contra os raios ultravioleta A e B. A vitamina D e a ingesta dietética adequada de cálcio também são recomendadas para aumentar e manter a densidade óssea e minimizar a osteopenia (Feldman et al., 2008; Huber, 2012). A IGIV foi eficaz em algumas crianças que eram intolerantes a altas doses de corticosteroides. Outros tratamentos que foram eficazes na miosite adulta e em casos isolados de DMJ incluem hidroxicloroquina, tacrolimus sistêmico, etanercepte ou infliximabe, rituximabe e ciclosporina (Wakiguchi, 2019).

A fisioterapia é essencial para prevenir a deformidade da contratura e reconstruir a força muscular. O cuidado meticuloso da pele é uma importante consideração de enfermagem no cuidado desses pacientes.

Embora o prognóstico de sobrevida tenha melhorado constantemente, a DMJ continua sendo uma doença crônica grave. A morte pode ocorrer na fase aguda como resultado de miocardite, miosite progressiva não responsiva, perfuração do intestino ou, ocasionalmente, envolvimento pulmonar. A taxa de mortalidade atual é de aproximadamente 1% (Robinson & Reed, 2020).

DISTROFIAS MUSCULARES

As distrofias musculares (DMs) constituem o maior e mais importante grupo de doenças musculares da infância. Têm origem genética em que há degeneração gradual e progressiva das fibras musculares, e caracterizam-se por fraqueza progressiva e desgaste de grupos simétricos de músculos esqueléticos, com incapacidade e deformidade crescentes. Em todas as formas de DM, há perda insidiosa de força, mas cada uma difere em relação aos grupos musculares afetados, idade de início, taxa de progressão e padrões de herança (Figura 30.7).

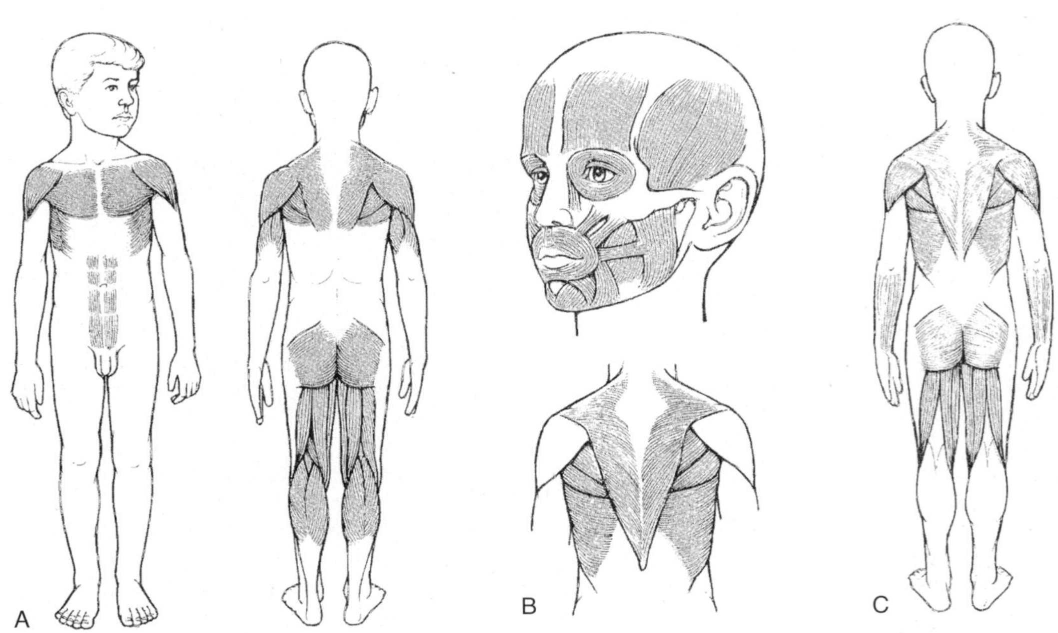

Figura 30.7 Grupos musculares iniciais envolvidos nas distrofias musculares. **A.** Pseudohipertrófico (Duchenne). **B.** Facioescapuloumeral. **C.** Cintura de membros.

O tratamento das DMs consiste principalmente em fornecer medidas de suporte (incluindo fisioterapia; procedimentos ortopédicos para minimizar a deformidade; e suporte ventilatório, incluindo técnicas de desobstrução das vias aéreas) e auxiliar a criança afetada no atendimento das demandas da vida diária.

A **distrofia muscular fascioescapuloumeral (Landouzy-Dejerine)** é herdada como um distúrbio autossômico dominante com início no início da adolescência. Caracteriza-se pela dificuldade em elevar os braços acima da cabeça, falta de mobilidade facial e inclinação anterior dos ombros. A progressão é lenta e o tempo de vida geralmente não é afetado.

A **distrofia muscular de cinturas (LGMD)** é um grupo heterogêneo de distúrbios com herança autossômica dominante e recessiva cujas manifestações clínicas geralmente aparecem no fim da infância, adolescência ou início da idade adulta com progressão variável, mas geralmente lenta (Quan, 2011). Todos os tipos de LGMD são caracterizados por fraqueza dos músculos proximais das cinturas pélvica e escapular. Outras formas de DM incluem distrofia miotônica, DM escapuloumeral (DM Emery-Dreifuss), DM fascioscapuloumeral (doença de Landouzy-Dejerine) e DM congênita; essas formas consistem em subtipos de DM e são discutidas detalhadamente em outros materiais didáticos (Bharucha-Goebel, 2020). A distrofia muscular de Duchenne é discutida na seção seguinte.

DISTROFIA MUSCULAR DE DUCHENNE

A DMD é a DM mais grave e mais comum da infância. É herdada como um traço recessivo ligado ao X, e o defeito de um único gene está localizado no braço curto do cromossomo X. A DMD tem alta taxa de mutação, com histórico familiar negativo em aproximadamente 65 a 75% de todos os casos; portanto, o aconselhamento genético é um aspecto importante do cuidado da família. Aproximadamente 30% dos pacientes com DMD são novas mutações e a mãe não é a portadora (Bharucha-Goebel, 2020).

Como em todos os distúrbios ligados ao X, os homens são afetados quase exclusivamente. A mulher portadora pode ter uma creatinoquinase sérica elevada, mas a fraqueza muscular geralmente não é um problema; entretanto, cerca de 10% das mulheres portadoras desenvolvem cardiomiopatia (Manzur, Kinali, & Muntoni, 2008). Em casos raros, uma mulher pode ser identificada com doença DMD, mas com fraqueza muscular mais leve do que em meninos (Bharucha-Goebel, 2020). A incidência é de aproximadamente 1 em 3.600 nascimentos do sexo masculino para a forma Duchenne e aproximadamente 1 em 30 mil nascidos vivos para o tipo Becker, uma variante mais leve (Bharucha-Goebel, 2020). O Boxe 30.7 descreve as características do DMD.

No nível genético, tanto a DMD quanto a distrofia muscular de Becker resultam de mutações do gene que codifica a distrofina, um produto proteico no músculo esquelético. A distrofina está ausente do músculo de crianças com DMD e é reduzida ou anormal em crianças com distrofia muscular de Becker. A ausência de distrofina leva a uma série de problemas no músculo, incluindo a degeneração das fibras musculares. Uma deficiência de isoformas de distrofina no tecido cerebral causa deficiência cognitiva e intelectual. As crianças com DM de Becker têm um início tardio dos sintomas, que geralmente não são tão graves quanto os observados na DMD. Existe uma forte correlação entre a gravidade clínica desses distúrbios e o tipo de mutação genética e as alterações da proteína distrofina. A sobrevida aumentou com as tecnologias de ventilação mais recentes, e a idade média relatada chega a 27 anos naqueles que estão sendo ventilados; os tipos de ventilação utilizados não foram descritos no relatório (Rall & Grimm, 2012).

Boxe 30.7 Características da distrofia muscular de Duchenne.

- Início precoce, geralmente entre 3 e 5 anos
- Fraqueza muscular progressiva, atrofia e contraturas
- Hipertrofia do músculo da panturrilha na maioria dos pacientes
- Perda da deambulação independente dos 9 aos 12 anos
- Fraqueza generalizada lentamente progressiva durante a adolescência
- Progressão implacável até a morte por insuficiência respiratória ou cardíaca

Manifestações clínicas

A maioria das crianças com DMD atinge os marcos de desenvolvimento apropriados no início da vida, embora possam ter atrasos leves e sutis. A evidência de fraqueza muscular geralmente aparece entre o terceiro e o sétimo ano, embora possa haver um histórico de atraso no desenvolvimento motor, principalmente na marcha. Dificuldades em correr, andar de bicicleta e subir escadas são geralmente os primeiros sintomas observados. Mais tarde, a marcha anormal em uma superfície plana torna-se aparente. Nos primeiros anos, ganhos rápidos de desenvolvimento podem mascarar a progressão da doença. Questionar os pais pode revelar que a criança tem dificuldade em se levantar da posição sentada ou em decúbito dorsal. Ocasionalmente, os pais notam as panturrilhas aumentadas.

Normalmente, os meninos afetados têm um andar bamboleante e lordose, caem com frequência e desenvolvem uma maneira característica de se levantar de uma posição agachada ou sentada no chão (sinal de Gower) (Figura 30.8). A lordose ocorre como resultado do enfraquecimento dos músculos pélvicos, e a marcha bamboleante é resultado da fraqueza nos músculos glúteo médio e máximo (Battista, 2010). Músculos, especialmente nas panturrilhas, coxas e parte superior dos braços, tornam-se aumentados pela infiltração gordurosa e parecem incomumente firmes ou lenhosos à palpação. O termo *pseudo-hipertrofia* é derivado desse aumento muscular. A atrofia muscular profunda ocorre nos estágios posteriores; contraturas e deformidades envolvendo grandes e pequenas articulações são complicações comuns à medida que a doença progride. A deambulação geralmente se torna impossível aos 12 anos. A perda de mobilização aumenta ainda mais o espectro de complicações, que podem incluir osteoporose, fraturas, constipação intestinal, ruptura da pele e problemas psicossociais e comportamentais. A atrofia dos músculos faciais, orofaríngeos e respiratórios não ocorre até o estágio avançado da doença. Em última análise, o processo da doença envolve o diafragma e os músculos auxiliares da respiração, sendo comum a cardiomegalia.

O comprometimento mental leve a moderado é comumente associado à DM. O quociente de inteligência médio (QI) é aproximadamente 20 pontos abaixo do normal, e déficit mental franco está presente em 20 a 30% dessas crianças. O QI verbal é marcadamente baixo em homens com DMD, e o distúrbio emocional é mais comum do que em outras crianças com deficiência; no entanto, as crianças com DMD devem ser envolvidas em programas de aprendizagem precoce e, eventualmente, transferidas para salas de aula regulares, tanto quanto possível.

Complicações

As principais complicações da DM incluem contraturas, escoliose, atrofia por desuso, infecções, obesidade e problemas respiratórios e cardiopulmonares. As deformidades de contratura dos quadris, joelhos e tornozelos ocorrem a partir do envolvimento muscular seletivo precoce e muitas vezes fraqueza exagerada. Exercícios passivos de amplitude de movimento, alongamentos e exercícios ativos sob a supervisão de um fisioterapeuta são eficazes no tratamento de

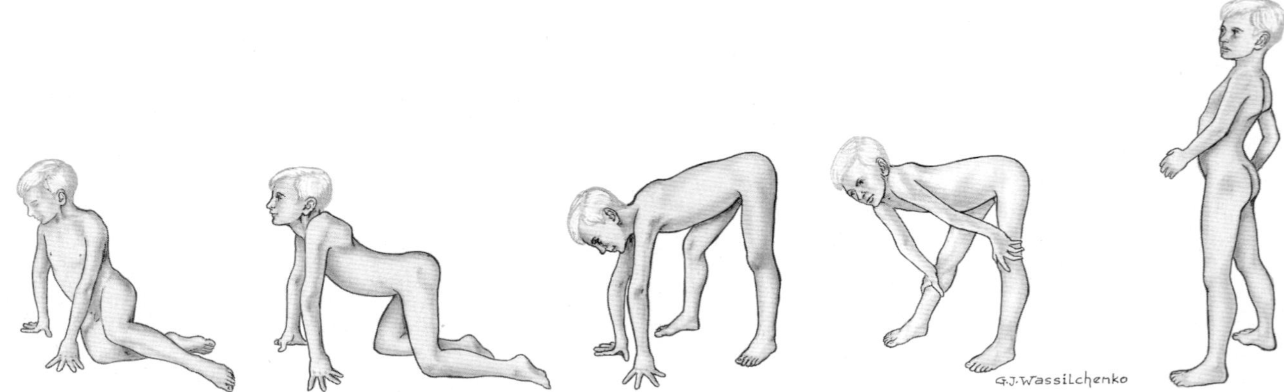

Figura 30.8 A criança com distrofia muscular de Duchenne atinge a postura de pé ajoelhando-se e, em seguida, gradualmente empurra o tronco para cima (com os joelhos retos) "andando" com as mãos pelas pernas (sinal de Gower). Observe a lordose acentuada na posição vertical.

contraturas redutíveis. As contraturas não redutíveis requerem gesso em cunha ou redução cirúrgica. A escoliose causada por desequilíbrio muscular é comum em crianças que perdem a capacidade de deambulação e tende a progredir mesmo quando a criança se torna dependente de uma cadeira de rodas. Aparelhos com uma órtese podem ser necessários, mas em muitos casos a cirurgia de fusão espinal é realizada para prevenir complicações associadas à restrição cardíaca e pulmonar.

A atrofia do desuso por inatividade prolongada ocorre prontamente quando as crianças são imobilizadas ou confinadas à cama com doença, lesão ou cirurgia. Para minimizar essa complicação, a fisioterapia deve começar se o repouso no leito se estender além de alguns dias. Para manter a força muscular, uma meta diária para crianças saudáveis com deficiência moderada deve ser pelo menos 3 horas de deambulação.

As infecções pulmonares tornam-se cada vez mais frequentes à medida que o processo distrófico produz uma diminuição progressiva da capacidade vital pulmonar como resultado da fraqueza dos músculos respiratórios primários, secundários e associados. Consequentemente, mesmo pequenas infecções do trato respiratório superior podem se tornar graves nessas crianças. A causa eventual da morte é geralmente infecção do trato respiratório ou insuficiência cardíaca; no entanto, muito progresso foi feito no fornecimento de métodos ventilatórios para prolongar e manter a qualidade de vida. A antibioticoterapia imediata e vigorosa, complementada por drenagem postural e métodos agressivos de desobstrução das vias aéreas, é eficaz. Devido à fraqueza da musculatura respiratória, essas crianças são incapazes de tossir de forma eficaz, e as secreções se acumulam facilmente.

A obesidade é uma complicação comum que contribui para a perda prematura da deambulação. Crianças que têm oportunidades restritas de atividade física e que sofrem de tédio consomem facilmente calorias além de suas necessidades. Isso pode ser agravado pela superalimentação por familiares e amigos bem-intencionados. A ingesta alimentar adequada e um programa recreativo diversificado ajudam a reduzir a probabilidade de obesidade e permitem que as crianças mantenham a deambulação e a independência funcional por mais tempo.

As manifestações cardíacas geralmente são eventos tardios, mas podem ocorrer em crianças ambulatoriais. O mais significativo deles, a insuficiência cardíaca, é de difícil correção em casos avançados, mas o tratamento com digoxina e diuréticos costuma ser benéfico nos estágios iniciais da doença.

Avaliação diagnóstica

Suspeita-se de DMD com base nas manifestações clínicas (ver Boxe 30.7) e é confirmada pela detecção genética molecular de distrofina deficiente por análise de DNA de sangue periférico ou em tecido muscular obtido por biopsia. O diagnóstico de DMD é estabelecido principalmente pela reação em cadeia da polimerase sanguínea (PCR) para a mutação do gene da distrofina (Bharucha-Goebel, 2020). Técnicas de diagnóstico como a PCR multiplex permitiram diagnosticar 98% das mutações DMD. O diagnóstico pré-natal também é possível a partir de 12 semanas de gestação. No entanto, existem questões éticas em relação ao diagnóstico de uma condição no feto quando não existe tratamento.

A medida de enzimas séricas, biopsia muscular e EMG também podem ser usadas para estabelecer o diagnóstico. Os níveis séricos de creatinoquinase são extremamente elevados nos primeiros 2 anos de vida, antes do início da fraqueza clínica. Se a criança apresentar as características habituais e tiver histórico familiar positivo para DMD e se a PCR for positiva, a biopsia muscular pode ser adiada.

A biopsia muscular revela degeneração das fibras musculares, com fibrose e reposição de tecido adiposo. As leituras de EMG mostram uma diminuição na amplitude e duração dos potenciais da unidade motora.

Manejo terapêutico

Atualmente, não existe tratamento curativo para a DM infantil. Aumento do volume muscular e potência muscular foram relatados após um curso de corticosteroides. Vários ensaios clínicos demonstraram aumento da força muscular e melhora do desempenho e da função pulmonar, com diminuição significativa na progressão da fraqueza, quando a prednisona foi administrada por 6 meses a 2 anos (Manzur, Kuntzer, Pike et al., 2008). A administração de corticosteroides também prolongou a deambulação, preservou a função respiratória e diminuiu a incidência de escoliose e cardiomiopatia (Manzur, Kinali e Muntoni, 2008). Os principais efeitos colaterais nesses estudos incluíram ganho de peso e uma aparência facial cushingoide. A American Academy of Neurology publicou um parâmetro de prática para a administração de corticosteroides no tratamento da DMD (Moxley, Ashwal, Pandya et al., 2005).

Manter a função ideal em todos os músculos pelo maior tempo possível é o objetivo principal; secundariamente, é a prevenção de contraturas. Em geral, as crianças que permanecem o mais ativas possível conseguem evitar o confinamento em cadeira de rodas por mais tempo. A manutenção da função geralmente inclui exercícios de alongamento, treinamento de força e muscular, exercícios respiratórios e uso de espirometria de incentivo para aumentar e manter a capacidade pulmonar vital, desobstrução das vias aéreas, exercícios de amplitude de movimento, cirurgia para liberar deformidades de contratura, órtese e desempenho de AVDs. As órteses joelho-tornozelo-pé demonstraram prolongar a deambulação por 18 a 24 meses além do término da deambulação independente.

A fundição seriada dos tornozelos provou ser mais eficaz do que a liberação cirúrgica dos tendões de Aquiles em muitas crianças com DMD para prevenir contraturas (Manzur, Kinali e Muntoni, 2008).

Os pais devem estar sempre envolvidos na tomada de decisões sobre os cuidados da criança, e ensinar sobre segurança em casa e prevenção de quedas também é importante. Incentive também os pais a fazer com que a criança mantenha consultas de acompanhamento para atendimento médico e fisioterapia e terapia ocupacional. Como as infecções do trato respiratório são mais problemáticas nessas crianças, encoraje a tomarem as vacinas regulares contra influenza e pneumocócica e evite o máximo possível o contato com pessoas com infecções do trato respiratório. Testes basais de função pulmonar, eletrocardiogramas e ecocardiogramas também são recomendados.

Eventualmente, problemas respiratórios e cardíacos tornam-se o foco central da doença debilitante. O encaminhamento para cuidados paliativos pode ajudar a família a avaliar os benefícios e os encargos de vários tratamentos. A criança e os pais devem ser envolvidos na discussão das opções de ventilação a longo prazo. A avaliação cardíaca e respiratória durante os ciclos de vigília-sono é imperativa. As crianças com doença neuromuscular eventualmente desenvolvem padrões respiratórios anormais, particularmente durante o sono REM, e a hipoxia ocorre como resultado da oxigenação inadequada. Os distúrbios respiratórios do sono da DMD resultam em sintomas como despertares noturnos frequentes, cefaleia matinal e sonolência diurna. A polissonografia deve ser realizada assim que ocorrerem sintomas diurnos de distúrbios respiratórios do sono. A ventilação não invasiva com pressão positiva deve ser considerada nessas crianças para evitar mais hipoventilação e deterioração cardiorrespiratória (Culebras, 2008). Os cuidados respiratórios para crianças com condições neuromusculares como SMA e DMD podem envolver o uso de ventilação não invasiva com BiPAP em tempo integral ou temporário, tosse mecanicamente assistida (MAC) ou traqueostomia e alívio da obstrução das vias aéreas com dispositivos de tosse e sucção; a traqueostomia, no entanto, está associada a mais complicações (Simonds, 2006; Young et al., 2007). A oximetria de pulso domiciliar pode ser utilizada para monitorar a oxigenação durante o sono ou para auxiliar na tomada de decisão quanto ao uso de MAC para desobstrução das vias aéreas. Uma polissonografia pode ser usada para avaliar a eficácia do oxigênio suplementar e dos dispositivos de ventilação não invasiva.

Vários dispositivos estão disponíveis para crianças com doença neuromuscular para auxiliar na desobstrução das vias aéreas quando o reflexo da tosse é ineficaz ou diminuído. O dispositivo mecânico estimulador da tosse (MIE, do inglês *mechanical in-exsufflator*) foi considerado seguro e efetivo no tratamento diário da função respiratória (Kravitz, 2009). O MIE fornece pressões inspiratórias positivas a uma taxa definida, seguida de exsuflação de pressão negativa coordenada com o próprio ritmo respiratório do paciente. A exsuflação é projetada para imitar um reflexo de tosse para que o muco possa ser limpo de forma eficaz. A aspiração das vias aéreas após a exsuflação é realizada conforme necessário para desobstruir as vias aéreas. Em crianças, o dispositivo MIE pode ser conectado diretamente a uma traqueostomia ou usado com um bocal ou máscara facial. O artigo de Boitano (2009) fornece uma variedade de opções de equipamentos, incluindo várias máscaras que podem ser usadas para fornecer pressão positiva não invasiva.

As técnicas manuais de auxílio à tosse incluem respiração glossofaríngea ou empilhamento de ar (respiração de sapo); o impulso abdominal, que é semelhante à manobra de Heimlich (Kravitz, 2009); e hiperinsuflação manual com bolsa de reanimação autoinflável (sem oxigênio) e bocal. A hiperinsuflação pode ser usada com compressões abdominais para melhorar os fluxos de pico da tosse (Boitano, 2009). O uso de fisioterapia torácica de rotina para DMD não foi adequadamente avaliado quanto à sua eficácia na desobstrução do muco das vias aéreas, exceto quando há atelectasia focal e obstrução mucosa das vias aéreas (Kravitz, 2009).

A sobrevida em indivíduos com DMD pode ser prolongada por vários anos com o uso de ventilação não invasiva e dispositivos de desobstrução das vias aéreas, como a assistência à tosse, como alternativas à traqueotomia e aspiração das vias aéreas (Simonds, 2006). As considerações de cuidados para a distrofia muscular de Duchenne, patrocinadas pelos Centers for Disease Control and Prevention, foram publicadas na *Lancet Neurology* em 2010 e, em 2018, essas diretrizes foram atualizadas (Birnkrant, Bushby, Bann et al., 2018).

A American Academy of Pediatrics (2005) recomenda uma extensa avaliação cardíaca da criança diagnosticada com DMD ou DM de Becker. Pacientes com condições neuromusculares podem não apresentar os sinais e sintomas típicos de disfunção cardíaca. Portanto, sintomas como perda de peso, náuseas e vômitos, tosse, aumento da fadiga na realização das AVDs e ortopneia devem ser cuidadosamente avaliados para detectar sinais precoces de cardiomiopatia.

Pesquisas avaliando uma série de tratamentos para DMD estão em andamento. Esses incluem ensaios clínicos com glutamina e monohidrato de creatina para preservar a força muscular; utrofina, uma proteína semelhante à distrofina e que em grandes quantidades pode neutralizar os efeitos da deficiência de distrofina (Chakkalakal, Thompson, Parks et al., 2005; Miura & Jardin, 2006); e a enzima CT GalNAc transferase, que bloqueia a perda de massa muscular em camundongos. O deflazacort, um corticosteroide, foi aprovado em 2017 pela Food and Drug Administration dos EUA para maiores de 5 anos para funcionar como anti-inflamatório e imunossupressor. O albuterol oral administrado diariamente por 12 semanas aumentou a massa corporal magra e diminuiu a massa gorda em um grupo de 14 meninos ambulatoriais com DM de Becker e DMD; no entanto, a melhora geral da força muscular não foi observada (Skura, Fowler, Wetzel et al., 2008).

Diretrizes para a padronização do diagnóstico e cuidado terapêutico da DMD foram publicadas em outros materiais didáticos (Bushby, Finkel, Birnkrant et al., 2010).

Cuidados de enfermagem

O cuidado e o tratamento de uma criança com DM envolvem os esforços combinados de uma equipe multiprofissional de saúde. Os enfermeiros podem ajudar a esclarecer as funções desses profissionais de saúde para a família e outros. A principal ênfase do cuidado de enfermagem é auxiliar a criança e a família no enfrentamento da natureza progressiva, incapacitante e fatal da doença; ajudar a projetar um programa que proporcione um maior grau de independência e reduza as deficiências previsíveis e evitáveis associadas ao transtorno; e ajudar a criança e a família a lidar de forma construtiva com as limitações que a doença impõe em seu cotidiano. Devido aos avanços na tecnologia, as crianças com DM podem viver até o início da idade adulta; portanto, os objetivos do cuidado também devem envolver decisões sobre qualidade de vida, conquista da independência e transição para a vida adulta.

Trabalhando em estreita colaboração com outros membros da equipe, os enfermeiros ajudam a família a desenvolver as habilidades de autoajuda da criança para dar à criança a satisfação de ser o mais independente possível pelo maior tempo possível. É tentador para os pais superproteger seus filhos afetados. As crianças obtêm prazer e constroem a autoestima ao realizar ações que agradam visivelmente seus pais. Portanto, os pais devem ser ajudados a desenvolver um equilíbrio entre limitar a atividade da criança por causa da fraqueza muscular e permitir que a criança realize as coisas sozinha. Isso requer avaliação contínua das capacidades da criança, que muitas vezes são difíceis de avaliar. A maioria das crianças com DM reconhece instintivamente a necessidade de ser o mais independente possível e se esforça para fazê-lo.

As dificuldades práticas enfrentadas pelas famílias são as limitações físicas de moradia, transporte e mobilidade. Acomodações de alojamento devem ser feitas para que a criança em cadeira de rodas possa ser móvel no ambiente doméstico. Será necessário o transporte em uma cadeira autoadaptada para a criança com musculatura do pescoço e costas enfraquecidas e, eventualmente, será necessário um veículo adaptado para cadeirantes. Discutir dieta, necessidades nutricionais e modificação da nutrição de acordo com as necessidades individuais da criança e da família. As necessidades nutricionais diminuem quando a criança se torna cadeirante, e modificações na dieta devem ser feitas com um nutricionista pediátrico para garantir que a criança esteja recebendo uma quantidade adequada dos nutrientes necessários para manter a saúde óssea e prevenir a constipação intestinal.

As atividades sociais dos pais podem ser restritas e as atividades da família devem ser continuamente modificadas para atender às necessidades da criança afetada. Quando a criança se torna cada vez mais incapacitada, a família pode considerar o atendimento domiciliar para prestar os cuidados necessários. O enfermeiro como gestor de caso pode auxiliar a família nessa difícil transição. A menos que a criança esteja gravemente incapacitada, ela também deve ser envolvida nas decisões relativas a esses cuidados. Os enfermeiros podem ajudar na tomada de decisões explorando todas as opções e recursos disponíveis e apoiando a criança e a família na decisão.

O programa de terapia de cada criança é adaptado às necessidades e capacidades individuais, e os membros da família devem ser participantes ativos. Os pais geralmente precisam de assistência com o programa de fisioterapia e educação em um regime doméstico de exercícios e atividades. Muitos pais acreditam erroneamente que, ao exercer um esforço suficiente, a criança pode superar a fraqueza e impedir a progressão do processo da doença. Eles também devem ser aconselhados a notificar o enfermeiro ou outra pessoa designada quando a criança ficar temporariamente acamada, para que o programa de exercícios possa ser modificado e continuado durante esse período.

As crianças com DM tendem a ficar socialmente isoladas à medida que sua condição física se deteriora a ponto de não conseguir mais acompanhar amigos e colegas de classe. Suas capacidades físicas diminuem e sua dependência aumenta com a idade, quando a maioria das crianças está expandindo seu leque de interesses e relacionamentos. Para ganhar associações de pares, eles geralmente aprendem e usam comportamentos que lhes trazem as recompensas da companhia de outras crianças. Esses amigos são muitas vezes crianças que foram rejeitadas por colegas mais aptos.

Meninos mais velhos com DM também podem precisar de aconselhamento psiquiátrico ou psicológico para lidar com questões como depressão, raiva e qualidade de vida. Os pais precisam de incentivo para se envolver em grupos de apoio porque há evidências de que o apoio social adequado da família, da comunidade e de outros pais é crucial para o enfrentamento adequado em famílias com crianças com doenças crônicas.

Independentemente do sucesso do programa e de quão bem a família se adapta ao transtorno, sobreposto aos problemas físicos e emocionais associados à incapacidade a longo prazo da criança está o espectro constante do desfecho final da doença. Essas famílias encontram todas as manifestações da criança com uma doença crônica e fatal (ver Capítulo 17).

QUESTÕES DE REVISÃO

1. Um recém-nascido nasce com mielomeningocele e uma correção cirúrgica está planejada para o dia seguinte. Que ações o enfermeiro tomaria para cuidar do saco mielomonocitário antes do reparo cirúrgico? **Selecione tudo que se aplica.**
   A. Aplicar um curativo não aderente estéril e úmido no saco.
   B. Medir a temperatura retal a cada 2 horas antes da cirurgia.
   C. Irrigar o saco e a pele ao redor com clorexidina.
   D. Colocar a fralda no lactente, certificando-se de que ele não toque no saco.
   E. Manter as pernas em abdução com uma almofada entre os joelhos.
   F. Posicionar o recém-nascido em decúbito ventral com os quadris levemente flexionados.
   G. Colocar o recém-nascido em uma incubadora ou aquecedor sem roupa ou cobertura.

2. O enfermeiro está concluindo uma avaliação em um menino de 3 meses que está no consultório do pediatra porque o lactente teve febre e diarreia nos últimos 2 dias. O histórico do lactente revela que ele foi exposto à corioamnionite materna e nasceu prematuramente com 32 semanas de gestação. O enfermeiro realiza um histórico e avaliação e encontra o seguinte. Quais **achados da avaliação requerem acompanhamento** pelo enfermeiro? **Selecione tudo que se aplica.**
   A. Atraso de cabeça.
   B. Os braços são rígidos.
   C. Não sorri.
   D. Postura flexível.
   E. Incapaz de rolar.
   F. Dificuldades de alimentação.
   G. Irritável e chora com frequência.
   H. Incapaz de sentar sem apoio.
   I. Incapaz de passar um objeto entre as mãos.

3. Um menino de 5 anos com espinha bífida tem disfunção da bexiga e é incapaz de esvaziar a bexiga sem assistência. Ele também luta com o controle do intestino e está tomando suplementos de fibra dietética e supositórios para ajudar nos movimentos intestinais regulares. Ele nasceu com mielomeningocele e teve correção cirúrgica 48 horas após o nascimento. **Escolha as opções mais prováveis para as informações que faltam nas declarações a seguir selecionando nas listas de opções fornecidas.** Com base no diagnóstico e no histórico da criança, o enfermeiro entende que o/a ____1____ pode produzir ____2____ no sistema urinário. O enfermeiro ensina aos pais e à criança um método para esvaziar a bexiga, como ____3____.

Opções para 1	Opções para 2	Opções para 3
cisto renal	infecção	colocação de sonda de Foley
cálculo renal	falha	cateterismo intermitente limpo
bexiga neuropática	restrições	cateterismo intermitente estéril
fissura retal	sofrimento	aspiração suprapúbica

4. Um menino de 6 anos é admitido com sintomas crescentes de fraqueza muscular, incluindo dificuldades para correr, andar de bicicleta e subir escadas. No hospital, ele passa por inúmeros testes de laboratório, biopsia muscular e EMG. Ele é diagnosticado com distrofia muscular de Duchenne (DMD). O enfermeiro planeja fornecer ensino de alta e responder às perguntas dos pais e do paciente. **Use um X para a orientação em saúde a seguir que é indicada (apropriada ou necessária), contraindicada (pode ser prejudicial) ou não essencial (não faz diferença ou não é necessária).**

Orientação em saúde	Indicada	Contraindicada	Não essencial
"A DMD é herdada como um traço recessivo ligado ao X e afeta os meninos."			

Orientação em saúde	Indicada	Contraindicada	Não essencial
"Seu filho pode precisar de gesso nas pernas para ajudá-lo a andar."			
"Você aprenderá exercícios de alongamento e força e treinamento muscular para ajudar seu filho."			
"Você deve ligar para o seu médico se ocorrer algum sintoma respiratório."			
"Seu filho deve ser hospitalizado quando a deambulação se tornar impossível."			
"É importante que seu filho permaneça o mais independente possível."			
"Exercícios de respiração ajudarão a manter sua capacidade pulmonar vital."			

REFERÊNCIAS BIBLIOGRÁFICAS

Adolfsson, M., Johnson, E., & Nilsson, S. (2017). Pain management for children with cerebral palsy in school settings in two cultures: Action and reaction approaches. *Disability and Rehabilitation*, 1–11.

Adzick, N. S. (2013). Fetal surgery for spina bifida: Past, present, future. *Seminars in Pediatric Surgery, 22*(1), 10–17.

Agopian, A. J., Tinker, S. C., Lupo, P. J., et al. (2013). Proportion of neural tube defects attributable to known risk factors. Birth defects research. Part A. *Clinical and Molecular Teratology, 97*(1), 42–46.

Alizadeh, A., Dyck, S. M., & Karimi-Abdolrezaee, S. (2019). Traumatic spinal cord injury: An overview of pathophysiology, models and acute injury mechanisms. *Frontiers in Neurology, 10*, 282.

American Academy of Pediatrics, Committee on Genetics. (2007). Folic acid for the prevention of neural tube defects. *Pediatrics, 119*(5), 1031.

American Academy of Pediatrics. (2005). Cardiovascular health supervision for individuals affected by Duchenne or Becker muscular dystrophy. *Pediatrics, 116*(6), 1569–1573.

American College of Obstetrics and Gynecology. (2016). ACOG practice bulletin No. 163: Screening for fetal aneuploidy. *Obstetrics and Gynecology, 127*(5), e124.

Aristedis, R., Dimitrios, P., Nikolaos, P., et al. (2017). Intrathecal baclofen pump infection treated by adjunct intrareservoir teicoplanin instillation. *Surgical Neurology International, 8*, 38.

Arnold, W. D., Kassar, D., & Kissel, J. T. (2019). Spinal muscular atrophy: Diagnosis and management in a new therapeutic era. *Muscle Nerve, 51*(2), 157–167.

Avarello, J. T., & Cantor, R. M. (2007). Pediatric major trauma: An approach to evaluation and management. *Emergency Medicine Clinics of North America, 25*(3), 803–836.

Ayub, S. S., Zeidan, M., Larson, S. D., et al. (2019). Long-term outcomes of antegrade continence enema in children with chronic encopresis and incontinence: What is the optimal flush to use? *Pediatr Surg Int, 35*(4), 431–438.

Bach, J. R. (2007). Medical considerations of long-term survival of Werdnig-Hoffmann disease. *American Journal of Physical Medicine and Rehabilitation, 86*(5), 349–355.

Balci, B. P. (2018). Spasticity measurement. *Noro Psikiyatri Arsivi, 55*(Suppl. 1), S49–S53.

Battista, V. (2010). Muscular dystrophy, Duchenne. In P. L. Jackson, J. A. Vessey, & N. A. Schapiro (Eds.), *Primary care of the child with a chronic illness* (5th ed.). St. Louis: Mosby.

Bax, M., Goldstein, M., Rosenbaum, P., et al. (2005). Proposed definition and classification of cerebral palsy. *Developmental Medicine and Child Neurology, 47*(8), 571–576.

Benjamins, L. J., Gourishankar, A., Yataco-Marquez, V., et al. (2013). Honey pacifier use among an indigent pediatric population. *Pediatrics, 131*(6), e1838–e1841.

Berker, A. N., & Yalçin, M. S. (2008). Cerebral palsy: Orthopedic aspects and rehabilitation. *Pediatric Clinics of North America, 55*(5), 1209–1225.

Betz, C., Linroth, R., Butler, C., et al. (2010). Spina bifida: What we learned from consumers. *Pediatric Clinics of North America, 57*(4), 935–944.

Bharucha-Goebel, D. X. (2020). Muscular dystrophies. In R. M. Kliegman, B. F. St. Geme, N. J. Blum, et al. (Eds.), *Nelson textbook of pediatrics* (21st ed.). Philadelphia: Elsevier.

Birnkrant, D. J., Bushby, K., Bann, C. M., et al. (2018). Diagnosis and management of Duchenne muscular dystrophy, part 2: Respiratory, cardiac, bone health, and orthopaedic management. *Lancet Neurol, 17*(4), 347–361.

Boitano, L. J. (2009). Equipment options for cough augmentation, ventilation, and noninvasive interfaces in neuromuscular respiratory management. *Pediatrics, 123*(Suppl. 4), S226–S230.

Bosanquet, M., Copeland, L., Ware, R., et al. (2013). A systematic review of tests to predict cerebral palsy in young children. *Developmental Medicine and Child Neurology, 55*(5), 418–426.

Bourke-Taylor, H. M., Cotter, C., Lalor, A., et al. (2017). School success and participation for students with cerebral palsy: A qualitative study exploring multiple perspectives. *Disability and Rehabilitation*, 1–9.

Burke, R., Liptak, G. S., & Council on Children with Disabilities. (2011). Providing a primary care medical home for children and youth with spina bifida. *Pediatrics, 128*(6), e1645–e1658.

Bushby, K., Finkel, R., Birnkrant, D. J., et al. (2010). Diagnosis and management of Duchenne muscular dystrophy, part 1: Diagnosis, and pharmacologicical and psychosocial management. *The Lancet. Neurology, 9*(1), 77–93. Retrieved from http://www.treat-nmd.eu/downloads/file/standardsofcare/dmd/lancet/the_diagnosis_and_management_of_dmd_lancet_complete_with_erratum.pdf.

Calhoun, C. L., Schottler, J., & Vogel, L. C. (2013). Recommendations for mobility in children with spinal cord injury. *Topics in Spinal Cord Injury Rehabilitation, 19*(2), 142–151.

Centers for Disease Control and Prevention. (2007). Folate status in women of childbearing age, by race/ethnicity—United States, 1999-2000, 2001-2002, and 2003-2004. *MMWR. Morbidity and Mortality Weekly Report, 55*(51), 1377–1380.

Centers for Disease Control and Prevention. (2009). Racial/ethnic differences in the birth prevalence of spina bifida—United States, 1995-2005. *MMWR. Morbidity and Mortality Weekly Report, 57*(53), 1409–1413.

Centers for Disease Control and Prevention. (2019). *11 Things to know about cerebral palsy*. Retrieved from https://www.cdc.gov/features/cerebral-palsy-11-things/index.html. [Accessed 19 June 2019].

Centers for Disease Control and Prevention: National center on birth defects and developmental disabilities United States, page last reviewed:August 19, 2019. Retrieved from http://www.cdc.gov/ncbddd/spinabifida/data.html.

Cerebral Palsy Guide. (2017). *Causes of cerebral palsy*. Retrieved from https://www.cerebralpalsyguide.com/cerebral-palsy/causes/. [Accessed 19 June 2019].

Chakkalakal, J. V., Thompson, J., Parks, R. J., et al. (2005). Molecular, cellular, and pharmacological therapies for Duchenne/Becker muscular dystrophies. *FASEB Journal: Official Publication of the Federation of American Societies for Experimental Biology, 19*(8), 880–891.

Chaléat-Valayer, E., Bernard, J. C., Deceuninck, J., et al. (2016). Pelvic-spinal analysis and the impact of onabotulinum toxin a injections on spinal balance in one child with cerebral palsy. *Journal of Child Neurology Open, 3* 2016.

Choi, J. Y., Choi, Y. S., & Park, E. S. (2017). Language development and brain magnetic resonance imaging characteristics in preschool children with cerebral palsy. *Journal of Speech, Language, and Hearing Research: JSLHR, 60*(5), 1330–1338.

Christensen, D., Van Naarden Braun, K., Doernberg, N. S., et al. (2014). Prevalence of cerebral palsy, co-occurring autism spectrum disorders, and motor functioning – autism and developmental disabilities monitoring network, USA, 2008. *Dev Med Child Neurol, 56*(1), 59–65.

Consortium for Spinal Cord Medicine. (2010). Sexuality and reproductive health in adults with spinal cord injury: A clinical practice guideline for health-care professionals. *The Journal of Spinal Cord Medicine, 33*(3), 281–336.

Culebras, A. (2008). Sleep-disordered breathing in neuromuscular disease. *Sleep Medicine Clinics*, *3*(3), 377–386.

Dai, A. I., Wasay, M., & Awan, S. (2008). Botulinum toxin type A with oral baclofen versus oral tizanidine: A randomized pilot comparison in patients with cerebral palsy and equines foot deformity. *Journal of Child Neurology*, *23*(12), 1464–1466.

DeForge, D., Blackmer, J., Garritty, C., et al. (2006). Male erectile dysfunction following spinal cord injury: A systematic review. *Spinal Cord*, *44*(8), 465–473.

Dicianno, B. E., Fairman, A. D., Juengst, S. B., et al. (2010). Using the spina bifida life course model in clinical practice: An interdisciplinary approach. *Pediatric Clinics of North America*, *57*(4), 945–957.

Eek, M. N., Olsson, K., Lindh, K., Askljung, B., et al. (2018). Intrathecal baclofen in dyskinetic cerebral palsy: Effects on function and activity. *Developmental Medicine & Child Neurology*, *60*(1), 94–99.

Elzeneini, W., Waly, R., Marshall, D., & Bailie, A. (2019). Early start of clean intermittent catheterization versus expectant management in children with spina bifida. *Journal of Pediatric Surgery*, *54*(2), 322–325.

Farrell, C. A., Hannon, M., & Lee, L. K. (2017). Pediatric spinal cord injury without radiographic abnormality in the era of advanced imaging. *Current Opinion in Pediatrics*, *29*(3), 286–290.

Feldman, B. M., Rider, L. G., Reed, A. M., et al. (2008). Juvenile dermatomyositis and other idiopathic inflammatory myopathies of childhood. *Lancet*, *371*(9631), 2201–2212.

Francis, R. (2007). Physiology and management of bladder and bowel continence following spinal cord injury. *Ostomy/Wound Management*, *53*(12), 18–27.

Friel, K. M., Lee, P., Soles, L. V., et al. (2017). Combined transcranial direct current stimulation and robotic upper limb therapy improves upper limb function in an adult with cerebral palsy. *Neurorehabilitation*.

Gasalberti, D. (2006). Alternative therapies for children and youth with special health care needs. *Journal of Pediatric Health Care*, *20*(2), 133–136.

George, J. M., Fiori, S., Fripp, J., et al. (2017). Validation of an MRI brain injury and growth scoring system in very preterm infants scanned at 29- to 35-week postmenstrual age. *American Journal of Neuroradiology (AJNR)*.

Glader, L., & Barkoudah, E. (2019). *Cerebral palsy: Clinical features and classification*. In M. C. Patterson, & C. Brigemohan (Eds.), UpToDate, Retrieved June 21, 2019 https://www.uptodate.com/contents/cerebral-palsy-clinical-features-and-classification.

Golomb, M. R., Saha, C., Garg, B. P., et al. (2007). Association of cerebral palsy with other disabilities in children with perinatal arterial ischemic stroke. *Pediatric Neurology*, *37*(4), 245–249.

Gray, M., & Moore, K. N. (2009). *Urologic disorders: Adult and pediatric care*. St. Louis: Mosby.

Green, L. B., & Hurvitz, E. A. (2007). Cerebral palsy. *Phys Med Rehabil Clin N Am*, *18*(4), 859–882.

Hagen, E. M. (2015). Acute complications of spinal cord injuries. *World Journal of Orthopedics*, *6*(1), 17–23.

Haliloglu, G. (2020). Spinal muscular atrophies. In R. M. Kliegman, B. F. St. Geme, N. J. Blum, et al. (Eds.), *Nelson textbook of pediatrics* (21st ed.). Philadelphia: Elsevier.

Hauer, J., & Houtrow, A. J. (2017). Pain assessment and treatment in children with significant impairment of the central nervous system. *Pediatrics*, *139*(6), e20171002.

Hayes, J. S., & Arriola, T. (2005). Pediatric spinal injuries. *Pediatric Nursing*, *31*(6), 464–467.

Ho, C. H., Triolo, R. J., Elias, A. L., et al. (2014). Functional electrical stimulation and spinal cord injury. *Physical Medicine and Rehabilitation Clinics of North America*, *25*(3), 631–654.

Hosalkar, H., Pandya, N. K., Hsu, J., et al. (2009). Specialty update: What's new in orthopaedic rehabilitation. *The Journal of Bone and Joint Surgery. American*, *91*(9), 2296–2310.

Huber, A. M. (2012). Idiopathic inflammatory myopathies in childhood: Current concepts. *Pediatric Clinics of North America*, *59*(2), 365–380.

Hurlbert, R. J., Hadley, M. N., Walters, B. C., et al. (2013). Pharmacological therapy for acute spinal cord injury. *Neurosurgery*, *72*(Suppl. 3), 93–105.

Iannaccone, S. T., & Burghes, A. (2002). Spinal muscular atrophies. *Advances in Neurology*, *88*, 83–98.

Ingham, J., Angotti, R., Lewis, M., et al. (2019). Onabotulinum toxin A in children with refractory idiopathic overactive bladder: Medium-term outcomes. *Journal of Pediatric Urology*, *15*(1), 32.e1–32.e5.

Johnston, M. V. (2020). Cerebral palsy. In R. M. Kliegman, B. F. St. Geme, N. J. Blum, et al. (Eds.), *Nelson textbook of pediatrics* (21st ed.). Philadelphia: Elsevier.

Kanitkar, A., Szturm, T., Parmar, S., et al. (2017). The effectiveness of a computer game-based rehabilitation platform for children with cerebral palsy: Protocol for a randomized clinical trial. *JMIR Research Protocols*, *6*(5), e93.

Kimberlin, D. W., Brady, M. D., Jackson, M. A., et al. (Eds.). (2018). *Red book: Report of the committee on infectious diseases*. Elk Grove Village, Ill: American Academy of Pediatrics, Committee on infectious diseases.

Kinsman, S., & Johnston, M. (2020). Myelomeningocele. In R. M. Kliegman, B. F. St. Geme, N. J. Blum, et al. (Eds.), *Nelson textbook of pediatrics* (21st ed.). Philadelphia: Elsevier.

Krageloh-Mann, I., & Cans, C. (2009). Cerebral palsy update. *Brain and Development*, *31*(7), 537–544.

Kravitz, R. M. (2009). Airway clearance in Duchenne muscular dystrophy. *Pediatrics*, *123*(Suppl. 4), S231–S235.

Krigger, K. W. (2006). Cerebral palsy: An overview. *American Family Physician*, *73*(1), 91–100, 101–102.

Lapa, D. A. (2019). Endoscopic fetal surgery for neural tube defects. *Best Pract Res Clin Obstet Gynaecol*, *58*, 133–141.

Lazzaretti, C. C., & Pearson, C. (2010). Myelodysplasia. In P. J. Allen, J. A. Vessey, & N. A. Schapiro (Eds.), *Primary care of the child with a chronic condition* (5th ed.). St. Louis: Mosby.

Liptak, G. S., & Dosa, N. P. (2010). Myelomeningocele. *Pediatrics in Review*, *31*(11), 443–450.

Liu, S., Dong, C., & Ubogu, E. E. (2018). Immunotherapy of Guillain-Barré syndrome. *Human Vaccines & Immunotherapeutics*, *14*(11), 2568–2579.

Lovette, B. (2008). Safe transportation for children with special needs. *Journal of Pediatric Health Care*, *22*(5), 323–328.

Lunn, M. R., & Wang, C. H. (2008). Spinal muscular atrophy. *Lancet*, *371*(9630), 2120–2133.

Lyons, R. (2008). Elusive belly pain and Guillain-Barré syndrome. *Journal of Pediatric Health Care*, *22*(5), 310–314.

MacLennan, A. H., Thompson, S. C., & Gecz, J. (2015). Cerebral palsy: Causes, pathways, and the role of genetic variants. *American Journal of Obstetrics and Gynecology*, *213*(6), 779–788. http://www.ajog.org/article/S0002-9378(15)00510-4/fulltext?cc=y=.

Manzur, A. Y., Kinali, M., & Muntoni, F. (2008). Update on the management of Duchenne muscular dystrophy. *Archives of Disease in Childhood*, *93*(11), 986–990.

Manzur, A. Y., Kuntzer, T., Pike, M., et al. (2008). Glucocorticoid corticosteroids for Duchenne muscular dystrophy. *Cochrane Database of Systematic Review* (1), CD003725.

Mathison, D. J., Kadom, N., & Krug, S. E. (2008). Spinal cord injury in the pediatric patient. *Clinical Pediatric Emergency Medicine*, *9*(2), 106–123.

Mercuri, E., Bertini, E., & Iannaconne, S. T. (2012). Childhood spinal muscular atrophy: Controversies and challenges. *The Lancet. Neurology*, *11*(5), 443–452.

Merenda, L. A., & Hickey, K. (2005). Key elements of a bladder and bowel management for children with spinal cord injuries. *SCI Nursing: A Publication of the American Association of Spinal Cord Injury Nurses*, *22*(1), 8–14.

Metcalfe, P. D. (2017). Neuropathic bladder: Investigation and treatment through their lifetime. *Canadian Urological Association Journal*, *11*(1–2 Suppl. 1).

Meylemans, A., & De Bleeker, J. (2019). Current evidence for treatment with nusinersen for spinal muscular atrophy: A systematic review. *Acta Neurologica Belgicapresents* Epub ahead of print.

Michmizos, K. P., & Krebs, H. I. (2017). Pediatric robotic rehabilitation: Current knowledge and future trends in treating children with sensorimotor impairments. *Neurorehabilitation*, *41*(1), 69–76.

Miura, P., & Jardin, B. J. (2006). Utrophin upregulation for treating Duchenne or Becker muscular dystrophy: How close are we? *Trends in Molecular Medicine*, *12*(3), 122–129.

Moldenhauer, J. S., & Adzick, N. S. (2017). Fetal surgery for myelomeningocele: After the Management of Myelomeningocele Study (MOMS). *Semin Fetal Neonatal Med*, *22*(6), 360–366.

Moldenhauer, J. S., Soni, S., Rintoul, N. E., et al. (2015). Fetal myelomeningocele repair: The post-MOMS experience at the Children's Hospital of Philadelphia. *Fetal Diagnosis and Therapy*, *37*(3), 235–240.

Moster, D., Wilcox, A. J., Vollset, S. E., et al. (2010). Cerebral palsy among term and postterm births. *JAMA: The Journal of the American Medical Association, 304*(9), 976–982.

Mourtzinos, A., & Stoffel, J. T. (2010). Management of goals for the spina bifida neurogenic bladder: A review from infancy to adulthood. *The Urologic Clinics of North America, 37*(4), 527–535.

Moxley, R. T., Ashwal, S., Pandya, S., et al. (2005). Practice parameter: Corticosteroid treatment on Duchenne dystrophy. *Neurology, 64*(1), 13–20.

National Institute of Neurological Disorders and Stroke. (2013). *Cerebral palsy: Hope through research.* NIH Publication. No. 13-159 https://www.ninds.nih.gov/Disorders/Patient-Caregiver-Education/Hope-Through-Research/Cerebral-Palsy-Hope-Through-Research.

Nehring, W. M. (2010). Cerebral palsy. In P. L. Jackson, J. A. Vessey, & N. A. Schapiro (Eds.), *Primary care of the child with a chronic illness* (5th ed.). St. Louis: Mosby.

Noonan, C., Quigley, S., & Curley, M. (2011). Using the Braden Q scale to predict pressure ulcer risk in pediatric patients. *Journal of Pediatric Nursing, 26*(6), 566–575.

Nordqvist, Christian. (2017). *Cerebral palsy: Symptoms, causes, and treatments.* http://www.medicalnewstoday.com/articles/152712.php.

Oda, Y., Takigawa, T., Sugimoto, Y., et al. (2017). Scoliosis in patients with severe cerebral palsy: Three different courses in adolescents. *Acta Medica Okayama, 71*(2), 119–126.

O'Shea, T. M. (2008). Diagnosis, treatment, and prevention of cerebral palsy. *Clinical Obstetrics and Gynecology, 51*(4), 816–828.

Oskoui, M., Coutinho, F., Dykeman, J., et al. (2013). An update on the prevalence of cerebral palsy: A systematic review and meta-analysis. *Developmental Medicine and Child Neurology, 55*(6), 509–519.

Osorio, M., Reyes, M. R., & Massagli, T. L. (2014). Pediatric spinal cord injury. *Current Physical Medicine and Rehabilitation Reports, 2*, 158.

Ottolini, K., Harris, A. B., Amling, J. K., et al. (2013). Wound care challenges in children and adults with spina bifida: An open-cohort study. *Journal of Pediatric Rehabilitation Medicine, 6*(1), 1–10.

Parent, S., Mac-Thiong, J. M., Roy-Beaudry, M., et al. (2011). Spinal cord injury in the pediatric population: A systematic review of the literature. *Journal of Neurotrauma, 28*(8), 1515–1524.

Park, T. S., Dobbs, M. B., & Cho, J. (2018). Evidence supporting selective dorsal rhizotomy for treatment of spastic cerebral palsy. *Cureus, 10*(10), e3466.

Piccione, E. A., Salame, K., & Katirji, B. (2014). Guillain-Barré syndrome and related disorders. In B. Katirji, H. Kaminski, & R. Ruff (Eds.), *Neuromuscular disorders in clinical practice.* New York, NY: Springer.

Proctor, M. R. (2020). Spinal cord injuries in children. In R. M. Kliegman, B. F. St. Geme, N. J. Blum, et al. (Eds.), *Nelson textbook of pediatrics* (21st ed.). Philadelphia: Elsevier.

Quan, D. (2011). Muscular dystrophies and neurologic diseases that present as myopathy. *Rheumatic Diseases Clinics of North America, 37*(2), 233–244.

Rall, S., & Grimm, T. (2012). Survival in Duchenne muscular dystrophy. *Acta Myologica: Myopathies and Cardiomyopathies, 31*(2), 117–120.

Robinson, A. B., & Reed, A. M. (2020). Juvenile dermatomyositis. In R. M. Kliegman, B. F. St. Geme, N. J. Blum, et al. (Eds.), *Nelson textbook of pediatrics* (21st ed.). Philadelphia: Elsevier.

Romeo, D. M., Ricci, D., Brogna, C., et al. (2016). Use of the hammersmith infant neurological examination in infants with cerebral palsy: A critical review of the literature. *Developmental Medicine and Child Neurology, 58*(3), 240–245.

Rosenbaum, P., Paneth, N., Leviton, A., et al. (2007). A report: The definition and classification of cerebral palsy, April 2006. *Developmental Medicine and Child Neurology, 49*(S109), 1–44.

Rowe, D. E., & Jadhav, A. L. (2008). Care of the adolescent with spina bifida. *Pediatric Clinics of North America, 55*(6), 1359–1374.

Rozelle, C. J., Arabi, B., Dhall, S. S., et al. (2013). Management of pediatric cervical spine and spinal cord injuries. *Neurosurgery, 72*(Suppl. 3), 205–226.

Rumberg, F., Bakir, M. S., Taylor, W. R., et al. (2016). The effects of selective dorsal rhizotomy on balance and symmetry of gait in children with cerebral palsy. *PLoS ONE, 11*(4), e0152930.

Russman, B. S. (1996). Function changes in spinal muscular atrophy II and III: The DCN/SMA Group. *Neurology, 47*(4), 973–976.

Russman, B. S., Iannaccone, S. T., Buncher, C. R., et al. (1992). Spinal muscular atrophy: New thoughts on the pathogenesis and classification schema. *Journal of Child Neurology, 7*(4), 347–353.

Ryan, M. M. (2020). Guillain-Barre syndrome. In R. M. Kliegman, B. F. St. Geme, N. J. Blum, et al. (Eds.), *Nelson textbook of pediatrics* (21st ed.). Philadelphia: Elsevier.

Samaniego, I. A. (2003). A sore spot in pediatrics: Risk factors for pressure ulcers. *Pediatric Nursing, 29*(4), 278–282.

Sawyer, S., & Macnee, S. (2010). Transition to adult healthcare for adolescents with spina bifida: Research issues. *Developmental Disabilities Research Reviews, 16*(1), 60–65.

Schleiss, M. R. (2020). Tetanus (*Clostridium tetani*). In R. M. Kliegman, B. F. St. Geme, N. J. Blum, et al. (Eds.), *Nelson textbook of pediatrics* (21st ed.). Philadelphia: Elsevier.

Schottler, J., Vogel, L., & Sturm, P. (2012). Spinal cord injuries in young children: A review of children injured at 5 years of age and younger. *Developmental Medicine and Child Neurology, 54*, 1138–1143.

Schroth, M. K. (2009). Special considerations in the respiratory management of spinal muscular atrophy. *Pediatrics, 123*(Suppl. 4), S245–S249.

Sehrawat, N., Marwaha, M., Bansal, K., et al. (2014). Cerebral palsy: A dental update. *International Journal of Clinical Pediatric Dentistry, 7*(2), 109–118.

Shaer, C. M., Chescheir, N., & Schulkin, J. (2007). Myelomeningocele: A review of the epidemiology, genetics, risk factors for conception, prenatal diagnosis, and prognosis for affected individuals. *Obstetrical and Gynecological Survey, 62*(7), 471–479.

Shavelle, R. M., DeVivo, M. J., Paculdo, D. R., et al. (2007). Long-term survival after childhood spinal cord injury. *The Journal of Spinal Cord Medicine, 30*(Suppl. 1), S48–S54.

Simonds, A. K. (2006). Recent advances in respiratory care for neuromuscular disease. *Chest, 130*(6), 1879–1886.

Simpson, J. L., Richards, D. S., & Otaño, L. (2012). Prenatal genetic diagnosis. In S. G. Gabbe, J. R. Niebyl, J. L. Simpson, et al. (Eds.), *Obstetrics: Normal and problem pregnancies* (6th ed.). Philadelphia: Saunders.

Skura, C. L., Fowler, E. G., Wetzel, G. T., et al. (2008). Albuterol increases lean body mass in ambulatory boys with duchenne or becker muscular dystrophy. *Neurology, 70*(2), 137–143.

Snodgrass, W., & Gargollo, P. (2010). Urologic care of the neurogenic bladder in children. *The Urologic Clinics of North America, 37*(2), 207–214.

Spittle, A. J., Morgan, C., Olsen, J. E., Novak, I., & Cheong, J. L. Y. (2018). Early diagnosis and treatment of cerebral palsy in children with a history of preterm birth. *Perinatology Clinics, 45*(3), 409–420.

Strobl, W., Theologis, T., Brunner, R., et al. (2015). Best clinical practice in botulinum toxin treatment for children with cerebral palsy. *Toxins, 7*(5), 1629–1648.

Sumner, C. J., & Crawford, T. O. (2018). Two breakthrough gene-targeted treatments for spinal muscular atrophy: Challenges remain. *Journal of Clinical Investigation, 128*(8), 3219–3277.

Sun, D., Wang, Q., Hou, M., et al. (2018). Clinical characteristics and functional status of children with different subtypes of dyskinetic cerebral palsy. *Medicine, 97*(21) e10817.

Tarcan, T., Onol, F. F., Ilker, Y., et al. (2006). The timing of primary neurosurgical repair significantly affects neurogenic bladder prognosis in children with myelomeningocele. *Journal of Urology, 176*, 1161.

To, C. S., Kirsch, R. F., Kobetic, R., et al. (2005). Simulation of a functional neuromuscular stimulation powered mechanical gait orthosis with coordinated joint locking. *IEEE Transactions on Neural Systems and Rehabilitation Engineering: A Publication of the IEEE Engineering in Medicine and Biology Society, 13*(2), 227–235.

Trivic, I., & Hojsak, I. (2019). Evaluation and treatment of malnutrition and associated gastrointestinal complications in children with cerebral palsy. *Pediatric Gastroenterology Hepatology and Nutrition, 22*(2), 122–131.

Van Naarden Braun, K., Doernberg, N., Schieve, L., et al. (2016). Birth prevalence of cerebral palsy: A population-based study. *Pediatrics, 137*(1).

van Zyl, N., Hill, B., Cooper, C., et al. (2019). Expanding traditional tendon-based techniques with nerve transfers for the restoration of upper limb function in tetraplegia: A prospective case series. *Lancet, 394*(10198), 565–575.

Vogel, L. C., Betz, R. R., & Mulcahey, M. J. (2012). Spinal cord injuries in children and adolescents. In J. Verhaagen, & J. W. MacDonald (Eds.), *Handbook of clinical neurology* (109) (pp. 131–148) 3.

Vogel, L. C., Chlan, K. M., Zebracki, K., et al. (2011). Long-term outcomes of adults with pediatric-onset spinal cord injuries as a function of neurologic impairment. *The Journal of Spinal Cord Medicine*, *34*(1), 60–66.

Wakiguchi, H. (2019). Multispecialty approach for improving outcomes in juvenile dermatomyositis. *The Journal of Multidisciplinary Healthcare (JMDH)*, *12*, 387–394.

Westbom, L., Bergstrand, L., Wagner, P., et al. (2011). Survival at 19 years of age in a total population of children and young people with cerebral palsy. *Developmental Medicine and Child Neurology*, *53*, 806–814.

Westbom, L., Rimstedt, A., & Nordmark, E. (2017). Assessments of pain in children and adolescents with cerebral palsy: A retrospective population-based registry study. *Developmental Medicine and Child Neurology*, *59*(8), 858–863.

Williams, J., Mai, C. T., Mulinare, J., et al. (2015). Updated estimates of neural tube defects prevented by mandatory folic acid fortification — united states, 1995–2011. *Morbidity and Mortality Weekly Report (MMWR)*, *64*(01), 1–5.

Wright, P., Durham, S., Ewins, D., et al. (2012). Neuromuscular electrical stimulation for children with cerebral palsy: A review. *Archives of Disease in Childhood*, *97*(4), 364–371.

Yana, M., Tutuola, F., Westwater-Wood, S., & Kavlak, E. (2019). The efficacy of botulinum toxin a lower limb injections in addition to physiotherapy approaches in children with cerebral palsy: A systematic review. *NeuroRehabilitation*, *44*(2), 175–189.

Young, H. K., Lowe, A., & Fitzgerald, D. A. (2007). Outcome of noninvasive ventilation in children with neuromuscular disease. *Neurology*, *68*(3), 198–201.

Yuan-Kim Liow, N., Gimeno, H., Lumsden, D. E., et al. (2016). Gabapentin can significantly improve dystonia severity and quality of life in children. *European Journal of Paediatric Neurology*, *20*(1), 100–107.

31

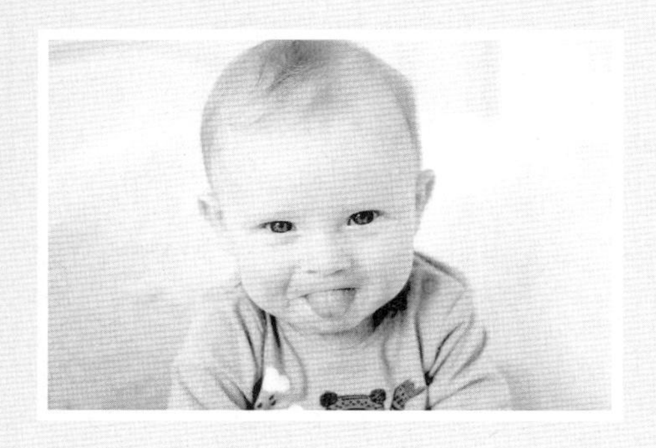

Criança com Disfunção Tegumentar

Rose Ann U. Baker, Mary Mondozzi, Marilyn J. Hockenberry

CONCEITOS GERAIS

- Integridade do tecido
- Inflamação
- Infecção

DISFUNÇÃO TEGUMENTAR

LESÕES DE PELE

As lesões da pele resultam de uma variedade de fatores etiológicos. As lesões cutâneas originam-se de (1) contato com agentes nocivos, como microrganismos infecciosos, produtos químicos tóxicos e trauma físico; (2) fatores hereditários; (3) fatores externos, como alergênios; ou (4) doenças sistêmicas, como varicela, lúpus eritematoso e doenças de deficiência nutricional. As respostas são altamente individualizadas em crianças. Um agente que é inofensivo para um indivíduo pode ser prejudicial para outro, e um único agente pode produzir graus variados de respostas em diferentes indivíduos.

Outro fator na etiologia das manifestações cutâneas é a idade da criança. Por exemplo, lactentes e crianças pequenas estão sujeitos a malformações em "marcas de nascença" e dermatite atópica que aparecem cedo na vida. A criança em idade escolar é suscetível à *tinea capitis* (micose do couro cabeludo), e a acne é um distúrbio cutâneo característico da puberdade. Os ambientes sociais típicos das crianças também as tornam suscetíveis a doenças de pele; uma pesquisa nacional mais recente observa que até 20% das crianças americanas sofrem de atopia. A exposição ao fumo e as crianças com alergias alimentares, particularmente alergia ao amendoim, também têm estado associadas a taxas mais elevadas de dermatite atópica e eczema. A dermatite de contato, como a hera venenosa, é observada apenas quando o agente nocivo é encontrado no ambiente. Da mesma forma, picadas de insetos estão associadas a atividades sazonais durante os meses de verão e outono.

Pele de crianças pequenas

As principais camadas da pele surgem de diferentes origens embriológicas. No início do período embrionário, uma única camada de epitélio se forma a partir do ectoderma, enquanto simultaneamente o cório se desenvolve a partir do mesênquima. Em lactentes e crianças pequenas, a epiderme está frouxamente ligada à derme. Essa má aderência faz com que as camadas se separem facilmente durante um processo inflamatório para formar bolhas. Isso é especialmente verdadeiro em lactentes prematuros, que têm propensão à formação de bolhas e à separação da pele com pequenos traumas, como na remoção de fita adesiva. Em contraste, a pele das crianças maiores é mais fina e as células de todos os estratos são mais comprimidas.

Fisiopatologia da dermatite

Mais da metade dos problemas dermatológicos em crianças são dermatites de diferentes formas. Isso implica uma sequência de alterações inflamatórias na pele que são macro e microscopicamente semelhantes, mas diversas em curso e em causa. As respostas agudas produzem edemas intercelular e intracelular, formação de vesículas intradérmicas e uma infiltração inicial de células inflamatórias na epiderme. Na derme, há edema, dilatação vascular e infiltração celular perivascular precoce. A localização e a forma dessas reações produzem as lesões características de cada distúrbio. As alterações são geralmente reversíveis, e a pele normalmente se recupera sem manchas, a menos que fatores complicadores como uma ulceração relacionada com irritação primária, arranhões e infecção sejam introduzidos ou se desenvolva uma doença vascular subjacente. Nas condições crônicas, observam-se efeitos permanentes que variam de acordo com o transtorno, o estado geral do indivíduo afetado e a terapia disponível.

Avaliação diagnóstica

Embora o histórico e os sintomas subjetivos das lesões de pele sejam abordados primeiro, as características objetivas óbvias das lesões são frequentemente observadas simultaneamente. Muitas lesões de pele são diagnosticadas após uma inspeção cuidadosa.

Histórico e sintomas

Muitas lesões cutâneas estão associadas a sintomas locais. O sintoma local mais comum é a coceira (**prurido**), que varia em frequência e em intensidade. Dor ou sensibilidade geralmente acompanham algumas lesões de pele. Outras sensações da pele como queimação, formigamento, picadas ou sensação de rastejamento de insetos sob sua pele também são descritas. As alterações na sensação local incluem ausência de sensação (**anestesia**); sensibilidade excessiva (**hiperestesia**); sensação diminuída (**hipestesia** ou **hipoestesia**); ou uma sensação anormal, como queimação ou formigamento (**parestesia**). Esses sintomas podem permanecer localizados ou migrar. Eles também podem ser constantes ou intermitentes, e podem ser agravados por uma atividade específica, como a exposição à luz solar.

É importante determinar se a criança tem uma condição alérgica, como asma ou um histórico de uma doença de pele. A dermatite atópica, muitas vezes associada a alergias, geralmente inicia-se na infância. As perguntas importantes para os pais incluem quando a lesão ou o sintoma apareceu pela primeira vez; se ocorreu com ingestão de alimento ou outra substância, incluindo qualquer medicamento; e se a condição estava relacionada com atividades como contato com plantas, insetos ou produtos químicos. Por fim, pergunte se outras crianças em casa ou na sala de aula apresentam sintomas semelhantes e se os pais ou irmãos da criança têm histórico de atopia ou doenças alérgicas da pele.

Achados objetivos

A distribuição, o tamanho, a localização e a morfologia das lesões cutâneas fornecem informações importantes. As lesões de pele assumem características distintas que estão relacionadas com o processo patológico. Os enfermeiros devem se familiarizar com os termos comuns que são aplicados às lesões de pele, pois esses termos são usados nos processos de manutenção de registros e de comunicação. Esses termos incluem o seguinte:

Eritema – uma área avermelhada causada por quantidades aumentadas de sangue oxigenado na vasculatura dérmica.
Equimoses (hematomas) – descolorações localizadas vermelhas ou roxas causadas pelo extravasamento de sangue para a derme e tecidos subcutâneos.
Petéquias – pontos circunscritos pontiagudos, minúsculos e pontiagudos nas camadas superficiais da epiderme.
Lesões primárias – alterações cutâneas produzidas por um fator causador; as lesões primárias comuns em doenças de pele nas crianças são máculas, pápulas e vesículas.
Lesões secundárias – alterações que resultam de alteração nas lesões primárias, como aquelas causadas por fricção, arranhões, medicação, ou involução e cicatrização.
Padrão de distribuição – o padrão no qual as lesões são distribuídas pelo corpo, sejam elas locais, sejam generalizadas, e as áreas específicas associadas às lesões.
Configuração e disposição – O tamanho, a forma e a disposição de uma lesão ou grupos de lesões (p. ex., **discretas**, **agrupadas**, **difusas** ou **confluentes**).

As causas extrínsecas geralmente resultam de irritantes físicos, químicos ou alérgicos, ou de um agente infeccioso como bactérias, fungos, vírus ou parasitas de animais. Causas intrínsecas como uma infecção específica (p. ex., sarampo, varicela), sensibilização a fármacos ou outros fenômenos alérgicos podem produzir manifestações cutâneas.

Estudos laboratoriais

Quando há a suspeita de que um problema de pele possa estar relacionado com uma doença sistêmica, como as do colágeno ou uma doença de imunodeficiência, são necessários estudos para descartar essas possibilidades. As técnicas de diagnóstico incluem exame microscópico, culturas, raspagem da pele ou biopsia, citodiagnóstico, teste de contato e exame com luz de Wood. Testes alérgicos cutâneos e outros exames laboratoriais, como hemograma e taxa de sedimentação, são usados quando indicados.

FERIDAS

As feridas são rupturas estruturais ou fisiológicas da pele que ativam respostas normais ou anormais de reparo tecidual. As feridas são classificadas como agudas ou crônicas. **Feridas agudas** são aquelas que cicatrizam sem intercorrências dentro de 2 a 3 semanas. **Feridas crônicas** são aquelas que não cicatrizam no tempo esperado ou estão associadas a complicações. Os cofatores que interrompem ou retardam a cicatrização de feridas incluem perfusão comprometida, desnutrição e infecção. Nas crianças, a maioria das feridas é aguda e pode ser evitada de se tornar crônica por meio de cuidados de enfermagem adequados. As feridas são classificadas da mesma forma que as queimaduras: superficiais, de espessura parcial, de espessura total, e feridas complexas que incluem músculo e/ou osso. Alguns tipos de feridas agudas são os seguintes:

Abrasão – remoção das camadas superficiais da pele por fricção ou raspagem.
Avulsão – puxar à força ou extração de tecido.
Laceração – ferimento rasgado ou irregular; corte acidental.
Incisão – divisão da pele feita com objeto pontiagudo; corter.
Ferida penetrante – rompimento da superfície da pele que se estende para o tecido subjacente ou para uma cavidade do corpo.
Punção – ferida com uma abertura relativamente pequena em comparação com a profundidade.

Lesões epidérmicas

As abrasões são as feridas epidérmicas mais comuns nas crianças, geralmente na forma de arranhões no joelho ou no cotovelo. Na maioria das lesões, as margens da área abrasiva são superficiais, envolvendo apenas as camadas externas da epiderme, embora a porção central possa se estender até a derme. Inicialmente, a lesão é preenchida por um coágulo sanguíneo e detritos necróticos, que posteriormente desidratam para formar uma crosta. O tecido epitelial é composto de células lábeis, que são constantemente destruídas e substituídas ao longo da vida. A lesão desses tecidos resulta em **regeneração** (i. e., substituição rápida por células semelhantes).

Lesão de tecidos mais profundos

Os tecidos compostos de **células permanentes**, como as células musculares e nervosas, são incapazes de se regenerar. Esses tecidos reparam-se substituindo o tecido conjuntivo fibroso pelo tecido lesado. Esse tecido fibroso, ou **cicatriz**, serve como um curativo para preservar ou restaurar a continuidade do tecido. As feridas envolvendo células permanentes incluem incisões cirúrgicas, lacerações, úlceras, evulsões e queimaduras de espessura total. As células lesadas de órgãos glandulares e ossos, compostas de células estáveis, multiplicam-se com menos vigor e cicatrizam mais lentamente. Em algumas feridas, pode ocorrer um crescimento excessivo de terminações nervosas, resultando, então, em **alodinia** ou sensação de dor a estímulos normalmente não dolorosos, como um toque leve.

Processo de cicatrização de feridas

O mecanismo de reparo inespecífico da cura de feridas com formação de cicatriz envolve os processos de inflamação, fibroplasia, contração e maturação da cicatriz. A resposta inicial no local da lesão é a **inflamação**, uma resposta vascular e celular que prepara os tecidos para o processo de reparo subsequente. Há uma constrição transitória dos vasos sanguíneos seccionados, com duração de 5 a 10 minutos, seguida de vasodilatação ativa de todos os pequenos vasos locais e aumento do fluxo sanguíneo para a área. Isso é acompanhado pelo aumento da permeabilidade das pequenas vênulas, o que permite que o plasma vaze para os tecidos circundantes (edema). Um coágulo sanguíneo é formado ao longo das bordas da ferida, o que fornece uma estrutura para o crescimento futuro de capilares (**angiogênese**) e células epiteliais.

Ao mesmo tempo, as paredes dos vasos ficam revestidas de leucócitos, primariamente neutrófilos, que atravessam as paredes e se concentram no local lesado, onde ingerem bactérias e detritos (**fagocitose**). Os neutrófilos são substituídos pelos macrófagos, que continuam a fagocitose, e pelos fatores de crescimento necessários para o reparo da pele e a angiogênese. Os fibroblastos atraídos para a área pelos vasos sanguíneos depositam fibrina em todo o coágulo. Os capilares adjacentes começam a formar brotos que se estendem através dos fios de fibrina de suporte, e as células epiteliais secretam uma enzima fibrolítica que permite seu avanço através da ferida. Essa fase inicial de cicatrização da ferida ocorre durante os primeiros 3 a 5 dias após a lesão. A ferida é mais fraca nesse momento.

A **fibroplasia** (granulação ou proliferação), a segunda fase da cicatrização, continua por 5 dias a 4 semanas. Os fibroblastos, que são células imaturas do tecido conjuntivo, migram para o local de cicatrização e começam a secretar colágeno nos espaços da malha. O tecido de granulação é altamente vascularizado e vermelho "carnudo", um tecido conjuntivo brilhante que se organiza e reestrutura formando fibras mais espessas e fortes dispostas em camadas ordenadas. Uma fina camada de tecido epitelial é regenerada sobre a superfície da ferida e gradualmente os leucócitos desaparecem da área. A ferida é frágil nesse momento, e o tecido de granulação sangra profusamente se irritado.

Durante a contração e a maturação, terceira e quarta fases da cicatrização de feridas, o colágeno continua a ser depositado e organizado em camadas, comprimindo, então, os novos vasos sanguíneos e interrompendo gradualmente o fluxo sanguíneo através da ferida. Os fibroblastos desaparecem à medida que a ferida se torna mais forte. O movimento dos fibroblastos causa a contração da área de cicatrização, o que ajuda a aproximar as bordas da ferida. Uma cicatriz madura é, então, formada. Inicialmente, a cicatriz é rósea ou hipopigmentada e elevada. Com o amadurecimento, a cicatriz fica pálida, não escurece quando exposta à luz solar, não transpira nem produz pelos, e pode coçar. O processo de maturação continua por anos, e a extensão da remodelação da cicatriz varia entre os indivíduos.

Tipos de cicatrização das feridas

As crianças têm uma pele altamente elástica. Essa qualidade, combinada com o rápido processo de cicatrização durante os períodos de crescimento de latência e da puberdade, resulta em abundante tecido cicatricial que puxa as feridas durante o processo de cicatrização. A cicatrização de feridas ocorre de três maneiras: por primeira, secunda ou terceira intenção (Figura 31.1). A cicatrização por **primeira intenção** ocorre quando todas as camadas das margens da ferida (pele, tecido subcutâneo e músculo) são aproximadas perfeitamente, como em uma incisão cirúrgica. A menos que a infecção interfira ou as bordas da ferida se separem, essas feridas curam-se com um mínimo de cicatrizes.

A cicatrização por **segunda intenção** ocorre em feridas que advêm de ulcerações e lacerações nas quais as bordas não podem ser aproximadas, como uma avulsão ou uma queimadura de terceiro grau. A reação inflamatória pode ser maior e a chance de infecção é aumentada. Muitas vezes, os detritos, as células e o exsudato devem ser limpos (desbridados) antes que a cicatrização possa ocorrer. A cicatrização ocorre das bordas para dentro e do fundo da ferida para cima até que a lesão seja preenchida. Mais tecido de granulação e uma cicatriz maior são formados em comparação com a cicatrização por primeira intenção.

A cicatrização por **terceira intenção** ocorre quando a sutura é realizada de forma tardia após a lesão ou a ferida se rompe posteriormente e é suturada ou ressuturada quando a granulação está presente. Mais tecido de granulação é formado em comparação com a cicatrização por primeira intenção, e há uma chance maior de que microrganismos invadam a ferida e causem uma cicatriz maior e mais profunda do que na cicatrização por primeira intenção. Frequentemente, a sutura de uma ferida contaminada é deliberadamente adiada para permitir uma melhor remoção da infecção antes do fechamento.

Fatores que influenciam a cicatrização

Durante a última década, a compreensão da cicatrização de feridas revolucionou as intervenções utilizadas para promover a cura. A ênfase mudou das intervenções direcionadas à manutenção de um ambiente seco que promova a formação de escaras para aquelas que

Primeira intenção (incisão limpa)

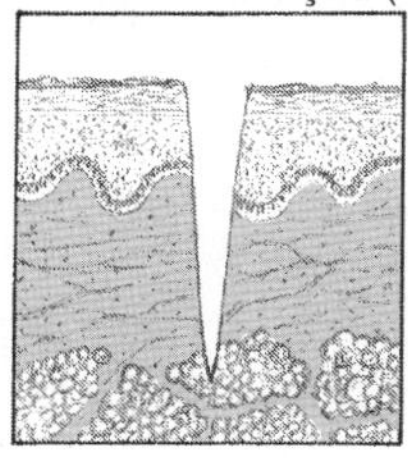
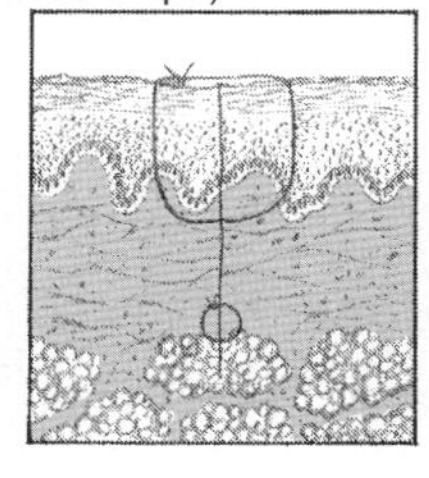
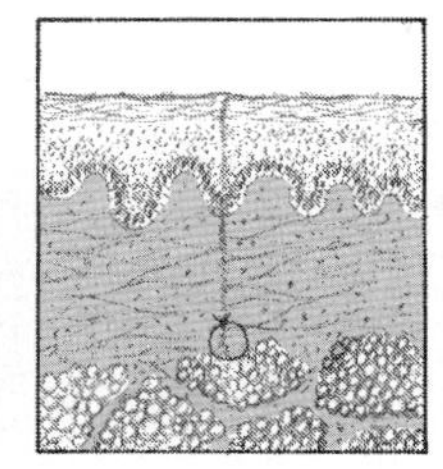

Segunda intenção (ferida larga e irregular)

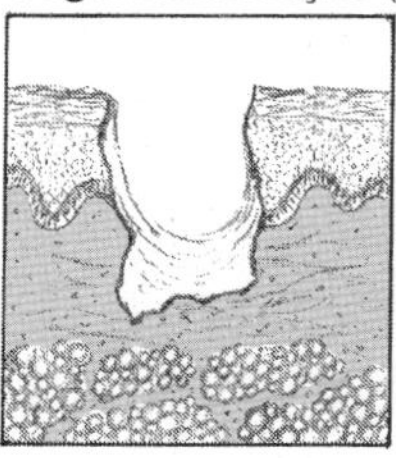
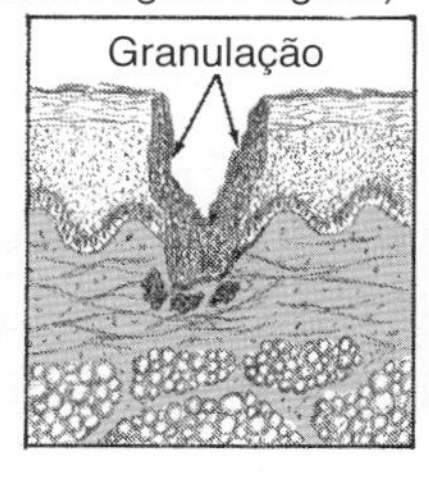

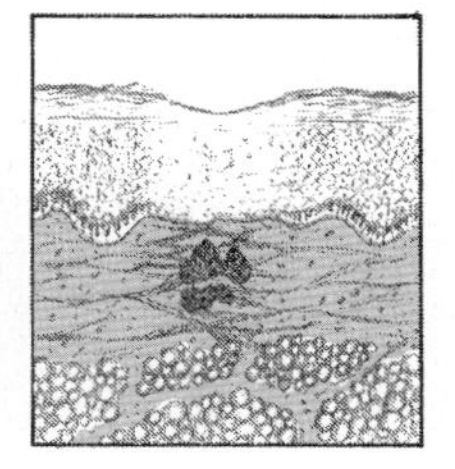

Terceira intenção (ferida perfurante)

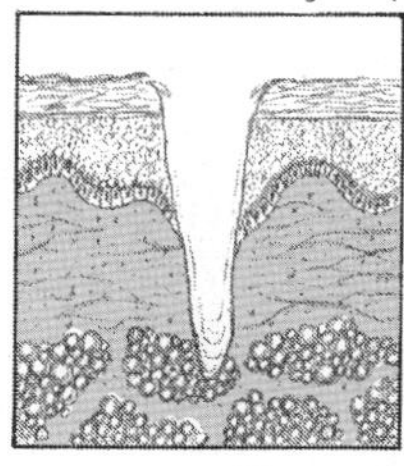
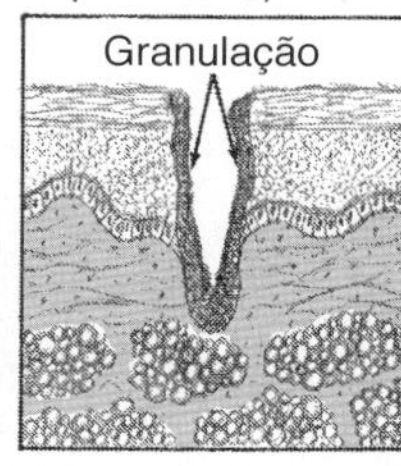

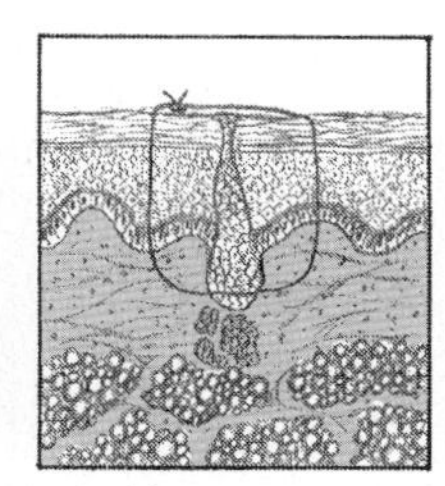

Figura 31.1 Tipos de cicatrização de feridas.

promovam um ambiente úmido e livre de crostas que aumente a migração de células epiteliais através da ferida e facilite o recapeamento. Uma ferida aguda de espessura total mantida em ambiente úmido geralmente reepiteliza em 12 a 15 dias, enquanto a mesma ferida mantida aberta ao ar cicatriza em aproximadamente 25 a 30 dias.

A escara (tecido necrótico espesso contendo fibrina) também interfere na cicatrização impedindo a contração da ferida. Na maioria das situações, é melhor remover a escara e outros tecidos mortos da ferida. A aplicação repetida de curativos oclusivos mobiliza as próprias enzimas do corpo para lisar a escara, um processo conhecido como **autólise**.

A nutrição adequada é essencial para a cicatrização de feridas. Em particular, proteínas, calorias, vitaminas C e D e zinco suficientes são necessários para a cicatrização de feridas extensas, como as queimaduras. A nutrição suplementar é um aspecto integral do tratamento de feridas graves.

Inúmeros fatores retardam a cicatrização da pele (Tabela 31.1). Algumas práticas tradicionais são ineficazes ou até prejudiciais; por exemplo, antissépticos que já foram usados para ajudar a evitar infecções (soluções de peróxido de hidrogênio e de iodopovidona) agora são conhecidos por terem efeitos citotóxicos em células saudáveis e efeito mínimo no controle de infecções. A iodopovidona pode ser absorvida pela pele em recém-nascidos e crianças pequenas, e deve ser usado com cautela em pacientes com doença da tireoide ou doença renal. Os fatores que retardam a cicatrização de feridas, particularmente no ambiente doméstico, incluem exposição ao fumo ou outros alergênios, ar seco ou árido, descumprimento ou adesão inconsistente ao regime de tratamento, e estresse.

Manejo terapêutico geral

O corpo humano intrinsecamente tenta se curar; portanto, o tratamento é direcionado para eliminar ou melhorar os fatores que interferem nos

Tabela 31.1 Fatores que retardam a cicatrização de feridas.

Fator	Efeito na cura
Ambiente de ferida seco	Permite que as células epiteliais sequem e morram; prejudica a migração de células epiteliais através da superfície da ferida
Deficiências nutricionais	
• Vitamina A	Resulta em resposta inflamatória inadequada
• Vitamina B_1	Resulta na diminuição da formação de colágeno
• Vitamina C	Inibe a formação de fibras de colágeno e o desenvolvimento capilar
• Vitamina D	Regula o crescimento e a diferenciação de tipos de células, inibe a hiperproliferação de células
• Proteínas	Reduz o fornecimento de aminoácidos para a reparação de tecidos
• Zinco	Prejudica a epitelização
Imunocomprometido	Resulta em resposta inflamatória inadequada ou tardia
Circulação prejudicada	Inibe a resposta inflamatória e a remoção de detritos da área da ferida Reduz o fornecimento de nutrientes para a área da ferida
Estresse (dor, sono ruim)	Libera catecolaminas que causam vasoconstrição
Antissépticos	
• Peróxido de hidrogênio	Tóxico para fibroblastos; pode causar formação de gás subcutâneo (mimetiza infecção causada por anaeróbios que produzem gases)
• Iodopovidona	Tóxico para glóbulos brancos e vermelhos, e fibroblastos
• Clorexidina	Tóxico para os glóbulos brancos
Medicamentos	
• Corticosteroides	Prejudica a fagocitose Inibe a proliferação de fibroblastos Deprime a formação do tecido de granulação Inibe a contração da ferida
• Quimioterapia	Interrompe o ciclo celular; danifica ou impede o reparo do DNA
• Medicamentos anti-inflamatórios	Diminuem a fase inflamatória
Corpos estranhos	Aumentam a resposta inflamatória Inibem o fechamento da ferida
Infecção	Aumenta a resposta inflamatória Aumenta a destruição dos tecidos
Fricção mecânica	Danifica ou destrói o tecido de granulação
Acúmulo local de líquido	Inibe a aproximação dos tecidos
Radiação	Inibe a atividade fibroblástica e a formação capilar Pode causar necrose tecidual
Doenças	
• Diabetes melito	Inibe a síntese de colágeno Prejudica a circulação e o crescimento capilar A hiperglicemia prejudica a fagocitose
• Anemia	Reduz o fornecimento de oxigênio aos tecidos
• Doença vascular periférica	Reduz o suprimento de oxigênio para as feridas
• Uremia	Diminui o colágeno e o tecido de granulação

DNA, ácido desoxirribonucleico.

processos normais de cicatrização. Alguns distúrbios podem exigir uma terapia agressiva, mas, em geral, o principal objetivo de qualquer tratamento é evitar mais danos, eliminar a causa, evitar complicações e proporcionar alívio do desconforto enquanto os tecidos passam por cicatrização. Quando possível, eliminar os fatores que contribuem para a dermatite e para prolongar o curso da doença. Os agressores mais comuns em pediatria são os fatores ambientais, o que inclui sabonetes (banhos de espuma e xampus) e loções; roupas feitas de materiais sintéticos, com textura áspera (lã) ou justas; exposição prolongada a roupas íntimas ou maiôs úmidos; e elementos naturais (plantas e insetos, sujeira, areia, calor, frio, umidade e vento). A dermatite também pode ser agravada por remédios caseiros, má nutrição, exposição ao fumo, arranhões ou irritação física do local, e medicamentos.

Curativos

Nenhum curativo atende às necessidades de todas as feridas. O curativo tradicional de gaze seca não deve ser usado em feridas abertas porque permite que a superfície da ferida seque, pouco evita a invasão bacteriana e adere à crosta seca de modo que a remoção lesa as células epiteliais recém-regeneradas. Na maioria dos casos, os curativos tradicionais de gaze foram substituídos por curativos que promovem a cicatrização úmida da ferida. A cicatrização de feridas úmidas aumenta as taxas de síntese de colágeno e de reepitalização, como também diminui a dor e a inflamação. Além disso, cria um ambiente para o desbridamento autolítico do tecido necrótico, o que cria um leito de ferida limpo e melhora a granulação. No entanto, um equilíbrio deve ser alcançado entre a criação de um leito úmido da ferida e a manutenção de uma área seca ao redor da ferida que proteja a pele e a ferida da maceração. O tipo de curativo e a frequência das suas trocas ajudam a alcançar esse equilíbrio. A frequência das trocas de curativos é baseada na presença de infecção, no tipo de curativo, na localização da ferida e na quantidade de drenagem. Os curativos devem sempre ser trocados quando estiverem soltos ou sujos. Eles devem ser substituídos com mais frequência em áreas nas quais a contaminação é provável (p. ex., a área sacral, as nádegas, a área traqueal) ou quando há suspeita ou presença de infecção da ferida.

Os curativos têm as seguintes funções: (1) proporcionar um ambiente de cicatrização úmido; (2) proteger a ferida de infecções e traumas; (3) fornecer compressão em caso de sangramento ou edema antecipados; (4) aplicar a medicação; (5) absorver a drenagem; (6) desbridar o tecido necrótico; (7) reduzir a dor; e (8) controlar o odor. Para garantir um ambiente úmido, cubra as feridas com uma pomada ou um curativo oclusivo (Tabela 31.2).

Os **curativos oclusivos** podem ser classificados de acordo com seu grau de permeabilidade. O termo *oclusivo* é sinônimo de impermeável, *semioclusivo* é sinônimo de semipermeável, e *não oclusivo* é sinônimo de permeável. Nenhum curativo atende às necessidades de todos os

Tabela 31.2 Definições de categorias de curativos e exemplos de produtos.

Categoria	Descrição	Exemplos
Gaze ou esponja para uso externo	Não absorvível Estéril ou não estéril Tira, peça ou almofada Celulose de algodão de malha tecida ou não tecida Derivados químicos simples de celulose Destinada a fins médicos	Curativos com almofada Curativos em ilha (*island dressings*)[1]
Curativo hidrofílico	Estéril ou não estéril Não absorvível Material com propriedades hidrofílicas Sem adição de medicamentos ou biológicos Destina-se a cobrir a ferida e absorver o exsudado	Curativos de alginato Curativos de espuma Curativos de hidropolímero Folhas de curativos em gel Curativos hidrocoloides Curativos compostos
Curativo oclusivo para feridas	Estéril ou não estéril Não absorvível Material polimérico sintético com ou sem adesivo Destinado a cobrir a ferida, fornecer ou manter o ambiente úmido da ferida e permitir a troca de gases	Curativos adesivos transparentes Curativos de película fina Curativos de espuma Curativos hidrocoloides Curativos compostos Curativos de hidropolímero
Curativo de hidrogel	Estéril ou não estéril Não absorvível Matriz de polímeros hidrofílicos ou outro material combinado com pelo menos 50% de água Destina-se a cobrir a ferida; absorver exsudados da ferida; controlar sangramento ou perda de líquidos; e proteger contra abrasão, fricção, dessecação e contaminação	Curativos de alginato Curativos de hidropolímero Curativos de hidrogel Curativo de gaze impregnado com hidrogel (sem ingredientes ativos)
Curativo suíno para feridas	Feito de pele suína Curativo temporário para queimaduras	

[1] N.R.T.: No Brasil, de um modo geral não é utilizado o termo *island dressings*. Todavia, esses curativos são compostos de uma almofada absorvente com um adesivo nas bordas, que absorvem o fluido da ferida que está em excesso, mantêm um ambiente estéril e protegem contra traumas adicionais. Na prática, são utilizados principalmente em pós-operatório de cirurgias agudas. Existem várias empresas especializadas que dispõem desse tipo de material em nosso país.

tipos de feridas. O curativo de gaze tradicional é permeável e reduz o teor de umidade em uma ferida absorvendo o exsudato e permitindo que ele evapore. Os curativos de gaze seca foram substituídos pelos novos curativos "ativos oclusivos", que permitem a cicatrização úmida da ferida em vez do ambiente tradicional da ferida seca, que cria um risco aumentado de sepse e trauma durante a remoção. O uso de curativos impregnados de prata para o tratamento de feridas ressurgiu. Embora vários estudos sugiram que a prata diminui as bactérias e a carga biológica na ferida, como também melhora a cicatrização a curto prazo de feridas e úlceras, os efeitos a longo prazo permanecem obscuros. Devido à possibilidade de toxicidade da prata em crianças com curativos contendo prata, recomenda-se cautela ao aplicar esses curativos na população pediátrica (King, Stellar, Blevins et al., 2014).

Terapia tópica

Uma variedade de agentes e métodos estão disponíveis para o tratamento de problemas dermatológicos. Ao selecionar um programa terapêutico, o médico deve considerar (1) o ingrediente ativo do agente; (2) o veículo ou base; (3) o efeito cosmético; (4) o custo; (5) as instruções para o uso do agente; e (6) a preferência da família. Os médicos visam evitar o tratamento excessivo, principalmente nas crianças pequenas. Por exemplo, quando a dermatite é aguda, são usados medicamentos tópicos a curto prazo, como os esteroides, para reduzir a irritação, a inflamação e a disseminação do distúrbio. Em seguida, esses fármacos são diminuídos rapidamente para dosagens leves ou menos frequentes para evitar efeitos colaterais ou consequências a longo prazo. Produtos químicos que não irritam a pele intacta (sabonetes e loções) devem ser evitados porque podem ser bastante irritantes para a pele inflamada ou a ferida, especialmente nas crianças, cuja pele é mais absorvente.

Banhos mornos ou frios, ou a aplicação tópica de compressas úmidas mornas ou frias, podem ser usados para tratar a lesão, reduzir a coceira associada a muitas doenças ou diminuir os estímulos externos. Os banhos são especialmente úteis no tratamento da dermatite generalizada porque distribuem uniformemente a solução calmante antipruriginosa e anti-inflamatória, geralmente uma preparação de aveia ou óleo mineral. A temperatura da água do banho deve ser morna, e o tratamento costuma durar de 15 a 30 minutos. Os banhos terapêuticos são sempre mais interessantes para a criança quando há brinquedos disponíveis na banheira para brincar na água.

Agentes tópicos são aplicados nas lesões da pele para aliviar o desconforto, evitar lesões adicionais e facilitar a cicatrização. A ação emoliente das pomadas e das loções sem substâncias alergênicas proporciona uma película calmante sobre a superfície da pele que reduz os estímulos externos. A maioria das preparações é colocada diretamente sobre a pele e deixada descoberta; algumas podem ser aplicadas sob um curativo oclusivo. O curativo oclusivo promove a retenção de umidade e diminui a evaporação da preparação terapêutica. Uma aplicação fina de pomada ou de creme deve ser coberta com filme plástico e fixada com adesivo ou coberta com um curativo transparente comercial. Aplique quaisquer soluções tópicas de forma sistemática seguindo o contorno da superfície do corpo (não simplesmente para cima e para baixo). As crianças adoram ser "pintadas", então as aplicações de loção podem ser divertidas quando um pincel comum de cerdas macias é usado. Independentemente do tipo de preparo utilizado, os pais precisam de informações detalhadas sobre o medicamento que está sendo aplicado, como aplicá-lo e por quanto tempo o preparo deve permanecer na pele ou sob o curativo oclusivo.

! ALERTA PARA A ENFERMAGEM

A aplicação de calor tende a agravar a maioria das condições, e seu uso geralmente é reservado para reduzir processos inflamatórios específicos, como foliculite e celulite.

Corticoterapia tópica. Os glicocorticoides são os agentes terapêuticos mais utilizados para as afecções da pele. Seus efeitos anti-inflamatórios locais são meramente paliativos, de modo que a medicação é aplicada até que ocorra remissão ou o agente causador seja eliminado. Os corticosteroides são aplicados diretamente na área afetada, são essencialmente não sensibilizantes e têm apenas pequenos efeitos colaterais. Assim como com o uso de qualquer esteroide, seu uso em grandes quantidades pode mascarar os sinais de infecção e os sintomas podem ser exacerbados após o término do medicamento. As famílias devem ser informadas de que o medicamento não pode ser usado para todos os distúrbios da pele. As concentrações disponíveis sem receita médica não são adequadas para as condições de doenças de repetição (p. ex., psoríase, eczema) e podem agravar ainda mais a inflamação causada por fungos ou bactérias. Quando apropriado, é importante aconselhar os pais a aplicar apenas uma película fina e massageá-la na pele porque a maioria dos pais e das crianças aplica mais hidrocortisona tópica do que o necessário para um tratamento eficaz. Pais e filhos também devem ser aconselhados a usar a aplicação por no máximo 5 a 7 dias, pois esses agentes podem causar despigmentação e outras alterações na pele com o uso prolongado.

Outras terapias tópicas. Outros tratamentos tópicos incluem cauterização química (especialmente útil para verrugas); criocirurgia; eletrodissecação (usada principalmente para verrugas, granulomas e nevos); terapia com luz ultravioleta (UV) (usada principalmente na psoríase e na acne); terapia a *laser* (especialmente para marcas de nascença); e terapias especiais para acne, como a dermoabrasão e os *peelings* químicos. Os **imunomoduladores tópicos** são eficazes na redução da coceira da dermatite atópica (eczema) e na prevenção de surtos nas crianças resistentes às opções de tratamento de primeira linha. No entanto, a Food and Drug Administration dos EUA emitiu um aviso de (*black box*) caixa preta[2] alertando contra o uso desses tópicos como tratamento de primeira linha nas crianças menores de 2 anos após o uso crônico desses medicamentos estar associado a possível câncer de pele e linfoma (Margolis, Abuabara, Hoffstad et al., 2015). Até o momento, nenhuma evidência foi publicada ligando a malignidade ao uso do creme de pimecrolimus em lactentes e crianças, mas a segurança e a eficácia são consideradas antes de usar esses medicamentos nas crianças (Margolis et al., 2015). Antibióticos tópicos sem prescrição e com prescrição (loções, géis, pomadas ou cremes) também podem ser usados para tratar pequenas feridas e acne. Novamente, as famílias devem ser instruídas a aplicar apenas uma fina camada de medicação em determinados intervalos diários por um número limitado de dias na ferida ou na(s) área(s) afetada(s); cada aplicação de medicamento deve ser seguida de higienização cuidadosa das mãos.

! ALERTA PARA A ENFERMAGEM

Forneça instruções por escrito e demonstre aos pais a quantidade correta de medicação tópica a ser aplicada (p. ex., tamanho de uma ervilha, película fina para cobrir). Se mais de uma preparação for aplicada, marque os recipientes 1 e 2 para ajudar os pais a lembrarem a ordem correta de aplicação na pele. Ao instruir as crianças e seus cuidadores sobre os medicamentos, o enfermeiro deve enfatizar que mais medicamentos ou maior frequência de aplicações não são melhores quando se usam fármacos tópicos, e podem acarretar o risco de serem prejudiciais, especialmente no caso dos esteroides tópicos.

[2]N.R.T.: "Avisos da caixa preta" são os avisos mais graves impostos pela Food and Drug Administration (FDA) para medicamentos prescritos. Neles, destacam-se os efeitos adversos potencialmente fatais, fatais ou incapacitantes. Além disso, incluem informações sobre restrição de uso e/ou distribuição de medicamentos. Disponível em: https://fadic.net/black-box-warning-list/#1. Acesso em: 27 jun. 2022.

Terapia sistêmica

Medicamentos sistêmicos podem ser usados como adjuvantes à terapia tópica em alguns distúrbios dermatológicos. Os fármacos mais utilizados são os corticosteroides, os antibióticos e os antifúngicos. Os corticosteroides são valiosos no tratamento de desordens cutâneas graves devido à sua capacidade de inibir reações inflamatórias e alérgicas. A dosagem é cuidadosamente ajustada e gradualmente reduzida para a dosagem mínima eficaz e tolerada. O uso prolongado de corticosteroides sistemáticos pode suprimir temporariamente o crescimento da criança.

Os antibióticos são utilizados nos casos de infecções cutâneas graves, crônicas ou generalizadas. No entanto, como esses medicamentos tendem a produzir hipersensibilidade em alguns pacientes, eles devem ser usados com cautela. Os agentes antifúngicos orais são os únicos meios eficazes para o tratamento de infecções fúngicas sistêmicas e *tinea capitis.*

Cuidados de enfermagem

Para ajudar a estabelecer um diagnóstico, é importante que os enfermeiros descrevam com precisão qualquer desvio nas características da pele usando tanto a inspeção quanto a palpação. Observe a cor, a forma, o tamanho, as características e a distribuição das lesões ou das feridas. Descreva as lesões individuais usando a terminologia aceita entendendo que pode haver mais de um tipo de ferida, lesão ou erupção cutânea. Avalie as feridas quanto à profundidade do dano tecidual, evidência de cicatrização e sinais de infecção (p. ex., drenagem, calor, odor).

Para confirmar ou ampliar os achados da avaliação feita pela inspeção, palpe suavemente a pele para detectar características como temperatura, umidade, textura, elasticidade e presença de edema. Indique se os achados estão restritos à área da(s) lesão(ões) ou são generalizados.

! ALERTA PARA A ENFERMAGEM

Os sinais de infecção da ferida incluem os seguintes:

- Aumento do eritema, especialmente além da margem da ferida
- Edema
- Exsudato purulento
- Odor
- Dor no local ou se estendendo além da margem da ferida
- Aumento da temperatura

Um histórico detalhado da doença, da condição ou da ferida apresentada pela criança e a descrição (ou aparência) dos sintomas fornecem informações adicionais. As crianças com mais idade podem dizer a você os fatores precipitantes aos quais podem ter sido expostas, o momento do distúrbio e os tratamentos que já tentaram. Elas também geralmente são capazes de descrever a condição como dolorosa, com coceira ou formigamento, de usar outros termos descritivos ou relatar os sintomas associados relacionados com a condição. Nas crianças menores, o enfermeiro pode identificar diversos fatores observando o comportamento durante a entrevista de admissão, o relato dos cuidadores sobre os sintomas ou doenças, e a reação a quaisquer tratamentos caseiros. Além de perguntar sobre o histórico médico e anotar a lista de alergias e medicamentos do paciente, um histórico de enfermagem cuidadoso pode fornecer indícios que ajudarão a determinar um diagnóstico incerto. Durante a entrevista, o enfermeiro deve fazer as seguintes perguntas:

- Há quanto tempo isso ocorre?
- A criança está coçando a área?
- A criança está inquieta ou irritada?
- A criança privilegia ou evita o uso de determinada parte do corpo?
- A criança teve febre ou outras doenças recentemente?
- A criança esteve perto de produtos químicos, bosques, jardins ou pilhas de madeira?
- A criança viajou recentemente ou visitou a casa de alguém pela primeira vez?
- A criança comeu recentemente um novo alimento?
- Algum colega de classe, colega de brincadeira ou irmão tem lesões ou doenças semelhantes?
- O que foi feito até agora para tratar os sintomas? Algum medicamento ou remédio caseiro foi usado?

Os tratamentos terapêuticos de distúrbios da pele geralmente visam fornecer medidas de conforto: descanso, proteção contra infecção ou disseminação da doença, e alívio do desconforto. Tratamentos específicos, tais como medicação, tratamento físico ou técnica definitivos, podem ser prescritos para as condições crônicas ou feridas. Apenas alguns distúrbios cutâneos são contagiosos, por isso geralmente não é necessário isolar a criança afetada, a menos que haja o perigo de que ela possa adquirir uma infecção secundária (p. ex., a criança que está recebendo grandes doses de corticosteroides ou outros medicamentos imunossupressores ou aquela com deficiência imunológica). No entanto, quando a manifestação cutânea é um exantema viral, como a varicela, ou um vetor de fácil disseminação, como o piolho, a recomendação é evitar a exposição de outras crianças suscetíveis até que o distúrbio esteja quase curado ou o tratamento seja concluído.

Tratamento de feridas

Os pais geralmente podem tratar as pequenas feridas na pele em casa. Instrua-os a lavar as mãos e, em seguida, lavar a ferida delicadamente com água e sabão neutro. Antibióticos tópicos e curativos não aderentes são geralmente aplicados na ferida enquanto ela está no estágio primário de cicatrização. Alerte os pais para evitar iodopovidona, álcool e peróxido de hidrogênio, pois esses produtos são tóxicos para as feridas. As feridas que cobrem uma área muito grande (> 15% do corpo) precisam de atenção médica com a criança submetida a sedação e analgesia conscienciosas.

! ALERTA PARA A ENFERMAGEM

Não coloque nada em uma ferida que você não colocaria no olho. A solução mais segura é a solução salina normal.

As feridas abertas são normalmente cobertas com um curativo não aderente, como um curativo adesivo comercial, embora as feridas maiores possam se beneficiar do uso de curativos oclusivos. Se curativos oclusivos forem aplicados, instrua os pais sobre sua correta aplicação e remoção. Por exemplo, os curativos hidrocoloides aderem melhor se uma margem ampla for deixada ao redor da ferida e o curativo for pressionado contra a pele intacta até aderir. As bordas do curativo podem ser fixadas às margens da pele saudável com uma fita impermeável. Os curativos devem ser removidos se ocorrer vazamento ou após intervalos de tempo específicos, geralmente por um período de 7 dias.

! ALERTA PARA A ENFERMAGEM

Avise os pais que o gel amarelo que se forma sob os curativos hidrocoloides pode parecer pus e tem um odor distinto (um pouco frutado), mas é um vazamento normal.

Os curativos devem ser removidos cuidadosamente para proteger a integridade da pele e a superfície epitelial da ferida. Se a pele afetada tiver um crescimento significativo de pelos, o enfermeiro pode considerar a remoção de uma pequena parte ou faixa de cabelo ao redor da ferida para melhorar a aderência do curativo e diminuir o desconforto da criança durante as trocas de curativos. Ao remover curativos transparentes ou hidrocoloides, o enfermeiro ou os pais devem levantar uma borda do curativo e puxar esticando *paralelamente* à pele para soltar o adesivo. A criança pode ajudar o enfermeiro ou o cuidador no procedimento de troca do curativo segurando firmemente a pele esticada enquanto o curativo adesivo é removido. Se um curativo grudar na base da ferida ao ser removido, umedeça-o com solução salina normal ou água limpa para soltá-lo e, em seguida, prossiga com cuidado. Outra técnica útil para aplicar curativos em feridas é o "enquadramento de imagem". A ferida é "emoldurada" em todos os lados com a aplicação de um curativo de barreira de pele que permanece no lugar ao redor da ferida. Essa técnica protege a pele saudável de lesões durante as repetidas trocas de curativos, pois o adesivo pode ser fixado na barreira da pele ao redor da ferida, em vez de diretamente na pele. As lacerações apresentam um desafio especial em relação à limpeza e ao curativo. A criança ferida e a família geralmente ficam angustiadas com o sangramento associado à ferida e podem estar experimentando graus variáveis de ansiedade, medo e choque. Como as lacerações do couro cabeludo e da face tendem a sangrar profusamente, elas são especialmente assustadoras. A intervenção inicial de enfermagem é aplicar calmamente pressão direta na área e tentar acalmar a criança antes de um exame mais aprofundado. A menos que haja sangramento de uma artéria cortada, a ferida é limpa com um jato forçado de água morna estéril ou solução salina normal (com uma seringa). A ferida é, então, examinada quanto à extensão e profundidade da lesão e presença de material estranho, como sujeira, vidro ou fragmentos de tecido. Antes de suturar lacerações ou feridas, um anestésico tópico ou uma tamponada de lidocaína intradérmica deve ser usado para reduzir o desconforto e promover a cooperação da criança durante o procedimento.

A localização da ferida exige uma avaliação física cuidadosa. Por exemplo, feridas em áreas ósseas podem conter fragmentos ósseos, e o líquido claro que vaza de ferimentos graves na cabeça pode indicar líquido cefalorraquidiano. Para feridas graves que não podem ser completamente avaliadas imediatamente e lacerações que requerem sutura, aplique um curativo de pressão limpo sobre a área afetada e transfira a criança para um atendimento médico de emergência. As feridas por punção devem ser inicialmente irrigadas com solução salina estéril e, em seguida, embebidas em uma bacia com água morna e sabão por vários minutos antes de aplicar um curativo limpo. Fazer com que o ferimento da punção volte a sangrar pode ser indicado para garantir que nenhum corpo estranho seja incorporado ao ferimento. Ferimentos perfurantes na cabeça, no tórax ou no abdome, ou aqueles que ainda podem conter uma parte do objeto perfurante, devem ser avaliados por um médico e podem exigir uma radiografia para confirmar que todo o material estranho foi removido da ferida. Alerte os pais para não abrir ("estourar") feridas, bolhas ou vesículas, ou beijar uma ferida "para melhorar". A pele pode facilmente ser contaminada por germes na boca humana. Se as crostas se formarem, elas podem se soltar sozinhas; separação ou remoção precoce das crostas, bolhas ou vesículas pode causar cicatrizes e uma infecção secundária. Aconselhe os pais a procurar ajuda médica se houver evidência de infecção.

Alívio dos sintomas

A maioria dos esquemas terapêuticos visa promover a cicatrização de feridas, evitar infecções e proporcionar alívio do prurido, a queixa subjetiva mais comum. Evitar arranhões é de primordial importância. Acredita-se que o prurido muitas vezes resulte da estimulação das fibras C na junção dermoepidérmica e da liberação de histamina e endopeptidases. Essas fibras são semelhantes, mas distintas, das fibras da dor e podem ser estimuladas com um único arranhão. Resfriar a área afetada e aumentar o pH da pele com uma compressa alcalina, como bicarbonato de sódio ou solução de Burow, ou um banho morno reduzem os estímulos externos da criança e a vontade de coçar. As crianças maiores geralmente podem evitar a autocontaminação da ferida, embora ocasionalmente precisem ser lembradas de parar de coçar ou esfregar. Nas crianças menores e não cooperativas, são necessários o uso de técnicas e dispositivos como luvas (especialmente durante o sono) ou coberturas especiais para as mãos. Manter as unhas curtas e limpas ajuda a reduzir o risco de arranhões e a chance de infecção secundária da ferida. As roupas pessoais e as roupas de cama devem ser macias, lisas, leves e feitas de fibras naturais para diminuir a irritação por fricção e estimulação. Podem ser prescritos medicamentos antipruriginosos, como a difenidramina ou a hidroxizina, para a coceira intensa, especialmente se perturbar o sono da criança.

Compressas úmidas ou curativos resfriam a pele por evaporação, aliviam a coceira e a inflamação, e limpam a área soltando e removendo crostas e detritos. Uma variedade de ingredientes, como água pura ou solução de Burow (disponível sem receita médica), pode ser aplicada na gaze Kerlix; gaze simples; ou (de preferência) panos de algodão macios, como toalhas lavadas, lençóis ou fronhas.

A dor e o desconforto geralmente são controlados com medidas não farmacológicas, como posicionamento e repouso, técnicas de distração e preferências individuais de conforto. Os curativos oclusivos aplicados sobre as feridas reduzem a dor de modo semelhante ao de compressas frias ou mornas. Podem ser recomendadas doses de analgésicos leves, como o paracetamol ou o ibuprofeno, e elas devem ser prescritas com base no peso do paciente. A dor intensa requer prescrição de medicação analgésica e avaliação cuidadosa de enfermagem para infecção ou uma causa subjacente de desconforto. Para feridas e queimaduras graves, os analgésicos prescritos devem ser administrados antes de cada troca de curativo, procedimento de desbridamento ou limpeza, o que permite um tempo adequado para que o medicamento tenha efeito terapêutico (ver Capítulo 5, seção *Manejo da dor*).

A cicatrização de feridas pode ser facilitada pelo fator de crescimento recombinante ou por um dispositivo de fechamento assistido a vácuo. Essas terapias podem ser usadas quando as feridas são grandes e estão em um local que cria desafios para a terapia (p. ex., ferida sacral ou na virilha) ou quando a criança tem condições associadas, como desnutrição ou um sistema imunológico comprometido, o que coloca em risco a cicatrização "normal" de feridas. Os fatores de crescimento recombinantes são fatores de crescimento derivados de plaquetas humanas que são projetados para fora do corpo. Eles promovem a formação de novo tecido de granulação estimulando a migração de fibroblastos, macrófagos, células musculares lisas e células endoteliais capilares para o local da ferida.

O dispositivo de fechamento assistido a vácuo (VAC) usa uma técnica que envolve a colocação de um curativo de espuma na ferida, cobrindo-a, então, com um curativo oclusivo e aplicando sucção suave e contínua. A pressão negativa da sucção é aplicada do curativo de espuma nas superfícies da ferida. A força mecânica remove o excesso de fluidos da ferida, estimula a formação de tecido de granulação, restaura o fluxo capilar e promove o fechamento da ferida. O VAC tem sido usado para preparar feridas para um enxerto de pele e para tratar feridas cirúrgicas, queimaduras e úlceras de pressão (Han & Ceilley, 2017). A segurança e a eficácia da técnica VAC para lactentes e crianças foi documentada em estudos recentes (Koehler, Jinbo, Johnson et al., 2014; Satteson, Crantford, Wood et al., 2015; Takahara, Sai, Kagatani et al., 2014).

Cuidados domiciliares e apoio à família

Cuidar de uma criança com afecção dermatológica envolve sempre a família, mas poucas situações requerem hospitalização e a maioria dos cuidados é realizada no domicílio. Como os familiares devem executar o plano de tratamento, sua cooperação é essencial. Os regimes que são rotina para os profissionais de saúde realizarem na clínica, no hospital ou no consultório do prestador de cuidados primários podem ser frustrantes e desconcertantes para os cuidadores em casa. A família também pode precisar de ajuda na adaptação dos equipamentos disponíveis para a terapia domiciliar.

É importante que a criança e a família recebam explicações tão detalhadas quanto possível sobre os resultados esperados e inesperados do tratamento, incluindo quaisquer efeitos colaterais que possam ocorrer. Se ocorrerem reações inexplicáveis, oriente a família a descontinuar o tratamento e relatar as reações à pessoa apropriada. Desencoraje o uso de medicamentos de venda livre e os tratamentos homeopáticos, a menos que as preparações tenham sido discutidas com o profissional de saúde e tenham recebido aprovação.

Como a pele é a parte mais visível do corpo, defeitos em sua superfície alteram sua aparência e causam sofrimento à criança. Problemas de pele também podem resultar em rejeição por outras pessoas. Os pais de outras crianças podem temer que seus filhos "peguem" a mesma doença. Ocasionalmente, os próprios familiares da criança afetada reduzem sua interação ou contato físico com a criança, especialmente o contato físico próximo, ou demonstram desgosto pela condição, o que a criança pode interpretar como rejeição ou punição. Isso raramente é uma preocupação para as crianças com dermatite de curta duração, mas as condições crônicas podem frequentemente criar problemas e afetar a sua autoestima.

INFECÇÕES DA PELE

INFECÇÕES BACTERIANAS

Normalmente, a pele abriga uma variada flora bacteriana, incluindo as principais variedades patogênicas de estafilococos e estreptococos. O grau de patogenicidade do microrganismo depende de sua invasividade e toxicidade, da integridade da pele (a barreira do hospedeiro), e das defesas imunológicas e celulares do hospedeiro. Crianças com distúrbios de imunodeficiência congênita ou adquirida (p. ex., síndrome da imunodeficiência adquirida [AIDS]), crianças que estão recebendo uma terapia imunossupressora e aquelas com uma malignidade, como leucemia ou linfoma, correm o risco de desenvolver infecções bacterianas.

Devido ao processo característico de "emparelhamento" da reação inflamatória (formação de abcessos), os estafilococos são mais difíceis de tratar, e a área infectada local está associada a um aumento de bactérias em toda a superfície da pele, que serve como fonte de infecção contínua. Desde o início dos anos 2000, o número de infecções adquiridas na comunidade por *Staphylococcus aureus* resistente à meticilina (MRSA) aumentou dramaticamente até atingir um pico em 2007 e depois diminuiu de forma constante (Kaplan, 2016). Esses fatores ressaltam a importância da higiene cuidadosa das mãos e da limpeza ao cuidar de crianças infectadas e de suas lesões para evitar a propagação da infecção e como uma medida profilática essencial ao cuidar de lactentes e crianças pequenas. As afecções cutâneas bacterianas comuns estão descritas na Tabela 31.3 (Figuras 31.2 e 31.3).

Cuidados de enfermagem

As principais funções de enfermagem relacionadas com as infecções bacterianas da pele são evitar a disseminação da infecção e as complicações. O impetigo contagioso e a infecção por MRSA podem se espalhar facilmente por autoinoculação; portanto, instrua a criança a não tocar na área envolvida. A higiene das mãos é obrigatória antes e após o contato com uma criança afetada. Enfatize também a higiene das mãos tanto para a criança quanto para a família. Muitas crianças com dermatite atópica são colonizadas com MRSA (Chaptini, Quinn, & Marshman, 2016). Para muitas infecções bacterianas, e para a infecção por MRSA em particular, a criança deve receber roupas e toalhas separadas dos outros membros da família. As roupas da criança devem ser trocadas diariamente e lavadas em água quente. As lâminas usadas para barbear devem ser descartadas

Tabela 31.3 Infecções bacterianas.

Transtorno e microrganismo	Manifestações	Manejo	Comentários
Impetigo contagioso – *Staphylococcus* (ver Figura 31.2)	Começa como uma mácula avermelhada Torna-se vesicular Rompe facilmente, deixando erosão superficial e úmida Tende a se espalhar perifericamente em contornos irregulares nitidamente marginados O exsudato seca para formar crostas pesadas cor de mel Prurido comum Efeitos sistêmicos – mínimos ou assintomáticos	Pomada bactericida tópica mupirocina ou pomada antibiótica tripla Antibióticos orais ou parenterais (penicilina) em lesões graves ou extensas Vancomicina para o MRSA	Tende a cicatrizar sem deixar marcas, a menos que seja uma infecção secundária Autoinoculável e contagioso Comum em lactentes e pré-escolares Pode ser sobreposto ao eczema
Pioderma – *Staphylococcus*, *Streptococcus*	Extensão mais profunda da infecção na derme Reação tecidual mais grave Efeitos sistêmicos – febre, linfangite, sepse, doença hepática, doença cardíaca	Limpeza com água e sabão Antisséptico tópico, como a clorexidina Mupirocina Antibióticos conforme o microrganismo causador: cefalexina, nafcilina, penicilina benzatina intramuscular Banho com sabonete antibacteriano conforme prescrito Não compartilhamento de roupas ou toalhas	Autoinoculável e contagioso Pode curar com ou sem cicatrizes

(*Continua*)

Tabela 31.3 Infecções bacterianas. (*continuação*)

Transtorno e microrganismo	Manifestações	Manejo	Comentários
Foliculite (espinha), furúnculo, carbúnculo (furúncu os múltiplos) – *Staphylococcus aureus*, MRSA	Foliculite – infecção do folículo piloso Furúnculo – lesão maior com mais vermelhidão e edema em um único folículo Carbúnculo – lesão mais extensa com edema generalizado e "apontando" para vários orifícios foliculares Efeitos sistêmicos – mal-estar se for grave	Limpeza da pele Compressas locais quentes e úmidas Aplicação tópica de agentes antibióticos Antibióticos sistêmicos nos casos graves Incisão e drenagem de lesões graves, seguidas de irrigações da ferida com antibióticos ou implantação adequada de dreno para infecções por MRSA: • diluir meia xícara de água sanitária para a limpeza em uma banheira padrão de 225 litros, cheia aproximadamente até um quarto, 1 ou 2 vezes/semana • Proibido o compartilhamento de toalhas ou roupas, troca diária de roupas incluindo as íntimas, e lavagem em água quente • Descarte de lâminas após um único uso • Aplicação de mupirocina nas narinas 2 vezes/dia durante 2 a 4 semanas	Autoinoculáveis e contagiosos Furúnculo e carbúnculo tendem a curar com a formação de cicatriz As lesões nunca devem ser espremidas
Celulite – *Streptococcus, Staphylococcus, Haemophilus influenzae* (ver Figura 31.3)	Inflamação da pele e tecidos subcutâneos com eritema intenso, edema e infiltração firme Frequentemente observada linfangite em forma de "estrias" É comum o envolvimento de linfonodos regionais Pode progredir para formação de abscesso Efeitos sistêmicos – febre, mal-estar	Antibióticos orais ou parenterais Descanso e imobilização da área afetada e da criança	A hospitalização pode ser necessária para crianças com sintomas sistêmicos Pode estar associada uma otite média à celulite facial
Síndrome da pele escaldada estafilocócica – *S. aureus*	Eritema macular com textura de "lixa" da pele envolvida A epiderme torna-se enrugada (em dias ou menos) e grandes bolhas aparecem Impetigo bolhoso localizado em crianças maiores	Antibióticos sistêmicos Limpeza suave com soro fisiológico, solução de Burow ou compressas de nitrato de prata a 0,25%	Lactentes sujeitos a perda de líquidos; regulação da temperatura corporal prejudicada; e infecção secundária, como pneumonia, celulite e septicemia Cura sem cicatriz

MRSA, Staphylococcus aureus resistente à meticilina.

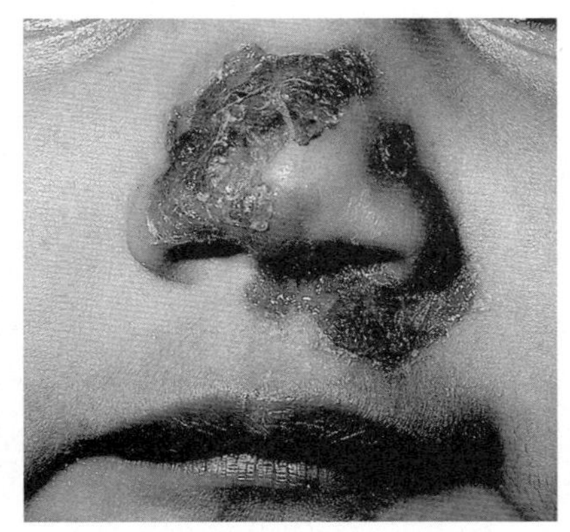

Figura 31.2 Impetigo contagioso. (De Weston, W. L., & Lane, A. T. [2007]. *Color textbook of pediatric dermatology* [ed 4]. St. Louis, MO: Mosby.)

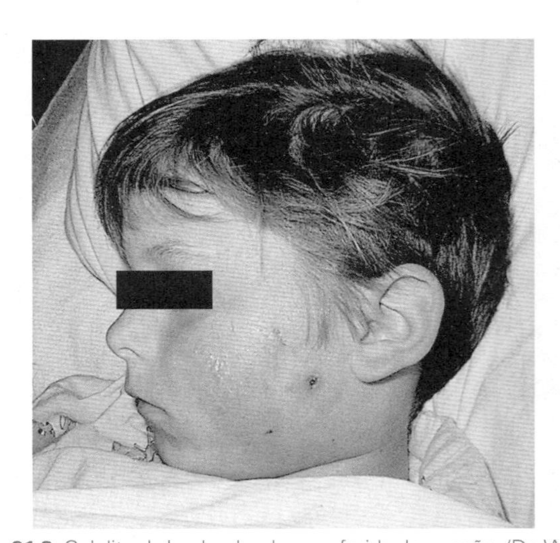

Figura 31.3 Celulite da bochecha de uma ferida de punção. (De Weston, W. L., & Lane, A. T. [2007]. *Color textbook of pediatric dermatology* [ed 4]. St. Louis, MO: Mosby.)

após cada uso e não compartilhadas. Para evitar a recorrência, alguns especialistas em doenças infecciosas recomendam tomar banho com cloro diariamente por 5 a 14 dias, embora a evidência de eficácia seja inconclusiva (Gupta, Lyons, & Rosen, 2015; Kaplan, Forbes, Hammerman et al., 2014). Para o banho de cloro, uma colher de chá de alvejante deve ser diluída em 59 litros de água ou diluir ¼ de xícara de alvejante em uma banheira padrão de 227 litros com ¼ da banheira cheio de água (Gupta et al., 2015). Além disso, pode ser aplicada mupirocina nas narinas de pacientes e familiares 2 vezes ao dia por 5 a 10 dias para evitar a reinfecção (Gupta et al., 2015).

Crianças e pais são muitas vezes tentados a espremer lesões foliculares. Eles devem ser avisados de que espremer não acelerará a resolução da infecção e que existe o risco de piorar a lesão ou espalhar a infecção. Nenhuma tentativa deve ser feita para perfurar a superfície da pústula com uma agulha ou um instrumento pontiagudo. Uma criança com hordéolo (terçol) pode acordar com as pálpebras do olho afetado seladas com exsudato. A criança ou os pais são instruídos a limpar suavemente a pálpebra iniciando pela borda interna para a externa com água morna e um pano limpo até que o exsudato seja removido.

A criança com celulite limitada a uma extremidade geralmente é tratada em casa com um esquema de antibióticos orais e compressas mornas. Os pais são orientados sobre os procedimentos e sobre a administração da medicação. As crianças com celulite mais extensa, especialmente em torno de uma articulação com linfadenite ou na face, geralmente são internadas no hospital para receberem antibióticos parenterais com continuidade do tratamento em casa. O enfermeiro é responsável por ensinar a família a administrar a medicação e aplicar as compressas.

INFECÇÕES VIRAIS

Os vírus são parasitas intracelulares que produzem seu efeito usando as substâncias intracelulares das células hospedeiras. Compostos apenas de um núcleo de ácido desoxirribonucleico (DNA) ou ácido ribonucleico (RNA) envolvido em uma cápsula de proteína antigênica, os vírus são incapazes de suprir suas próprias necessidades metabólicas ou de se reproduzir. Depois que um vírus penetra em uma célula do organismo hospedeiro, ele se desprende da camada externa e desaparece dentro da célula, na qual o núcleo de ácido nucleico estimula a célula hospedeira a formar mais material viral a partir de sua substância intracelular. Em uma infecção viral, as células epidérmicas reagem com inflamação e vesiculação (como no herpes simples) ou proliferando para formar tumores (verrugas).

Muitas das doenças virais transmissíveis da infância estão associadas a erupções cutâneas, e cada erupção é característica. O tipo de lesão e a configuração da rubéola, do sarampo e da varicela estão descritos no Capítulo 6, na Tabela 6.3. Outras afecções virais comuns da pele estão descritas na Tabela 31.4.

Dermatofitoses (infecções fúngicas)

As dermatofitoses (micose) são infecções causadas por um grupo de fungos filamentosos intimamente relacionados que invadem principalmente o estrato córneo, os cabelos e as unhas. São infecções superficiais por microrganismos que vivem sobre a pele, não na pele. As dermatofitoses são designadas pela palavra latina *tinea* com a designação adicional relativa à área do corpo onde são encontradas (p. ex., *tinea capitis* [micose do couro cabeludo]). A Tabela 31.5 descreve as dermatofitoses comuns (Figura 31.4).

Tabela 31.4 Infecções virais.

Infecção	Manifestações	Manejo	Comentários
Verrugas Causa – papilomavírus humano (vários tipos)	Pápulas geralmente bem circunscritas, cinzentas ou marrons, elevadas e firmes, com textura áspera e finamente papilomatosa Ocorrem em qualquer lugar, mas geralmente aparecem em áreas expostas, como dedos, mãos, rosto e solas dos pés Podem ser únicas ou múltiplas Assintomáticas	Sem sucesso uniforme Terapia local destrutiva, individualizada de acordo com a localização, o tipo e o número – remoção cirúrgica, eletrocautério, curetagem, crioterapia (nitrogênio líquido), soluções cáusticas (ácido láctico e ácido salicílico em colódio flexível, ácido retinoico, emplastros de ácido salicílico), ablação a *laser*	Comuns em crianças Tendem a desaparecer espontaneamente Curso imprevisível As técnicas mais destrutivas tendem a deixar cicatrizes Autoinoculáveis Irritação repetida causará a ampliação
Verruga plantar	Localizada na superfície plantar dos pés e, devido à pressão, é praticamente plana; pode estar cercada por um colar de hiperqueratose	Solução química cáustica aplicada à verruga e palmilha de espuma de desgaste com furo cortado para aliviar a pressão sobre a verruga; umedeça a lesão por 20 minutos durante 2 a 3 dias; repita até a verruga sair	Técnicas destrutivas tendem a deixar cicatrizes, o que pode causar problemas para andar
Herpes-vírus simples Tipo 1 (afta, bolha, febre) Tipo 2 (genital)	Vesículas agrupadas, ardentes e pruriginosas com base inflamatória, geralmente nas junções mucocutâneas ou próximas a elas (lábios, nariz, genitália, nádegas) As vesículas secam, formando, então, uma crosta seguida de esfoliação e cicatrização espontânea em 8 a 10 dias Podem ser acompanhadas por linfadenopatia regional	Evitar uma infecção secundária Fazer compressas com a solução de Burow durante os momentos de choro Antiviral oral (aciclovir) para infecção inicial ou para reduzir a gravidade na recorrência; também pode ser administrado profilaticamente Valaciclovir, um antiviral oral usado nos casos de tratamento de herpes genital recorrente; reduz a dor, interrompe a disseminação viral e tem um esquema de administração mais conveniente do que o aciclovir; recomendado principalmente para pacientes imunocomprometidos	Cura sem cicatriz, a menos que ocorra infecção secundária O herpes labial tipo 1 é evitado usando protetores solares que protegem contra a luz ultravioleta A e ultravioleta B para evitar bolhas nos lábios Agravado por corticosteroides Efeito psicológico positivo do tratamento Pode ser fatal nas crianças com imunidade deprimida

(*Continua*)

Tabela 31.4 Infecções virais. (*continuação*)

Infecção	Manifestações	Manejo	Comentários
Vírus da varicela-zóster (herpes-zóster; cobreiro)	Causado pelo mesmo vírus que causa a varicela (*chickenpox*) O vírus tem afinidade pelos gânglios da raiz posterior, como posterior da medula espinal e pele; culturas de vesículas geralmente confinadas ao dermátomo seguindo ao longo do trajeto do nervo afetado Geralmente, precedido por dor nevrálgica (raro em crianças), hiperestesias ou prurido Pode ser acompanhado por sintomas constitucionais (grupo de sintomas que podem afetar vários sistemas diferentes do corpo)	Sintomático Analgésicos para dor Loções de secagem às vezes são úteis Variedade oftálmica: corticotropina sistêmica (hormônio adrenocorticotrófico) ou corticosteroides Aciclovir ou valaciclovir Vacina preventiva está disponível para pessoas > 50 anos	Geralmente, dor mínima nas crianças A dor pós-herpética não ocorre nas crianças A varicela pode se suceder à exposição da doença; isolar a criança afetada de outras crianças em um hospital ou escola Pode ocorrer nas crianças com imunidade deprimida; pode ser fatal
Molluscum contagiosum Causa – vírus da varíola	Pápulas cor de carne (1 a 20) com tampão caseoso central (umbilicado) que ocorrem no tronco, na face e nas extremidades; pode ser transmitido por contato sexual Geralmente, assintomático	Os casos nas crianças saudáveis resolvem-se espontaneamente em cerca de 18 meses Tratamento reservado para fins estéticos; aliviar o desconforto; reduzir a autoinoculação; evitar infecção secundária Numerosos agentes de remoção química, incluindo gel de tretinoína a 0,01% ou cantaridina líquida; podofilina; creme de imiquimode Esses são tratamentos dolorosos: use anestesia local Curetagem, eletrodissecação ou crioterapia	Comum nas crianças em idade escolar Disseminação por contato pele a pele, incluindo autoinoculação e contato fômite a pele Foram relatados surtos em creches

Tabela 31.5 Dermatofitoses (infecções fúngicas).

Doença e microrganismo	Manifestações	Manejo	Comentários
Tinea capitis – *Trichophyton tonsurans, Microsporum audouinii, Microsporum canis* (ver Figura 31.4A)	Lesões no couro cabeludo, mas podem se estender até a linha do cabelo ou o pescoço Configuração característica de manchas escamosas circunscritas ou áreas irregulares e escamosas de alopecia Geralmente, assintomática, mas grave, podendo ocorrer reação inflamatória profunda que se manifesta como lesões pantanosas e incrustadas (kerions) Pruriginosa Diagnóstico – exame microscópico das escamas	Griseofulvina oral ou terbinafina Cetoconazol oral para casos difíceis Os xampus de sulfeto de selênio, usados 2 vezes/semana, podem diminuir a infecção e o derramamento de fungos (American Academy of Pediatrics, 2018) Kerion: griseofulvina e possivelmente corticosteroides orais por 2 semanas para obter efeito terapêutico (American Academy of Pediatrics, 2018)	Transmissão pessoa a pessoa Transmissão animal-pessoa Raramente, a perda permanente de cabelo *audouinii* é transmitida de um humano para outro diretamente ou a partir de itens pessoais; *M. canis* é geralmente contraído de animais domésticos, especialmente gatos Indivíduos atópicos mais suscetíveis
Tinea corporis – *Trichophyton rubrum, Trichophyton mentagrophytes, M. canis, Epidermophyton* (ver Figura 31.4B)	Placa descamativa eritematosa geralmente redonda ou oval que se espalha perifericamente e clareia centralmente; pode envolver unhas (*tinea unguium*) Diagnóstico – exame microscópico direto das escamas Geralmente, unilateral	Griseofulvina oral Aplicação local de preparação antifúngica como tolnaftato, naftifina, miconazol, terbinafina, clotrimazol; aplicação 2,5 cm além da periferia da lesão; a aplicação contínua por 1 a 2 semanas após nenhum sinal de lesão Não são recomendados antifúngicos tópicos com esteroides de alta potência, pois podem levar a mais infecções e ter efeitos colaterais locais e sistêmicos (American Academy of Pediatrics, 2018)	Geralmente, originada de animais de estimação infectados, mas pode ocorrer por transmissão humana, solo ou fômites Maioria das infecções nas crianças causadas por *M. canis* e *M. audouinii* *Tinea gladiatorum* é comumente vista em lutadores
Tinea cruris ("coceira na virilha") – *Epidermophyton floccosum, T. rubrum, T. mentagrophytes*	Resposta da pele semelhante à *tinea corporis* Localizada na face proximal medial da coxa e prega crural; pode envolver escroto em homens Pruriginosa Diagnóstico – o mesmo que para *tinea corporis*	Aplicação local de tolnaftato líquido, terbinafina, clotrimazol, ciclopirox 2 vezes/dia durante 2 a 4 semanas	Rara nos pré-adolescentes Educação em saúde sobre transmissão de pessoa para pessoa (direta ou indireta) Ocorre em estreita associação com *tinea pedis* e *tinea unguium*

(*Continua*)

Tabela 31.5 Dermatofitoses (infecções fúngicas). (*continuação*)

Doença e microrganismo	Manifestações	Manejo	Comentários
Tinea pedis ("pé de atleta") – *T. rubrum, Trichophyton interdigitale, E. floccosum* *Tinea unguium*: infecção das unhas	Nas áreas intertriginosas entre os dedos ou na superfície plantar dos pés As lesões variam: Maceração e fissura entre os dedos Manchas com vesículas do tamanho de cabeças de alfinetes na superfície plantar Pruriginosa Diagnóstico – exame microscópico direto de raspados	Aplicações locais de terbinafina, ciclopirox ou clotrimazol, ou miconazol ou cetoconazol Itraconazol oral, terbinafina ou griseofulvina para infecções graves ou aquelas que não respondem a infecções tópicas agudas – compressas ou imersão com solução de Burow (1:80) (American Academy of Pediatrics, 2018) Eliminação de condições de calor e de transpiração pelo uso de meias limpas e leves e sapatos bem ventilados; evitar sapatos fechados	Mais frequente em adolescentes e adultos; rara em crianças, mas a ocorrência aumenta com o uso de sapatos de plástico Comum em locais como chuveiros, vestiários e piscinas locais nos quais os fungos proliferam
Candidíase (monilíase) – *Candida albicans*	Cresce em áreas cronicamente úmidas Áreas inflamadas com exsudato branco e descamação, e sangra com facilidade Pruriginosa Diagnóstico – aparência característica; identificação microscópica de raspados; candidemia diagnosticada a partir de culturas (sangue, líquido cefalorraquidiano, medula óssea); biopsia de tecido Crônica ou recorrente, frequentemente observada com infecção pelo HIV e criança imunocomprometida	Aftas neonatais: nistatina oral Crianças maiores: trociscos de clotrimazol aplicados às lesões (American Academy of Pediatrics, 2018) Fluconazol ou itraconazol para imunocomprometidos Esofagite: tratar com fluconazol ou itraconazol oral ou IV; anfotericina IV, voriconazol, micafungina Tratar lesões cutâneas com nistatina tópica, miconazol, clotrimazol, cetoconazol, econazol ou ciclopirox (American Academy of Pediatrics, 2018) Vulvovaginal: clotrimazol, miconazol, butoconazol, terconazol e tioconazol usados topicamente (American Academy of Pediatrics, 2018)	Forma comum de dermatite das fraldas (ver Figura 31.10) Forma oral comum em lactentes (ver Capítulo 8) Forma vaginal em mulheres Doença disseminada em recém-nascidos de muito baixo peso e crianças imunossuprimidas

HIV, vírus da imunodeficiência humana; *IV*, intravenoso.

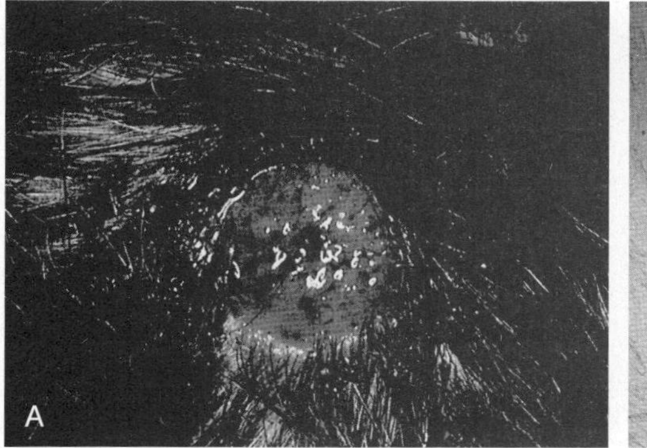

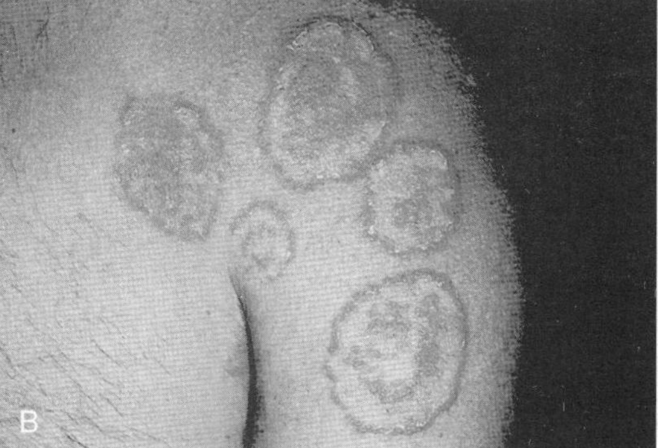

Figura 31.4 A. *Tinea capitis*. **B.** *Tinea corporis*. Ambas as infecções são causadas pelo *Microsporum canis*, o fungo do "gatinho" ou do "cachorrinho". (De Habif, T. P. [2004]. *Clinical dermatology: A color guide to diagnosis and therapy* [ed 4]. St. Louis, MO: Mosby.)

As infecções por dermatófitos são mais frequentemente transmitidas de uma pessoa para outra ou de animais infectados para humanos. Como a queratina é constantemente descamada, o fungo deve se multiplicar a uma taxa igual à taxa de produção de queratina para se manter; caso contrário, a infecção seria eliminada com as células da pele descartadas. O diagnóstico é feito a partir do exame microscópico de raspados retirados da periferia avançada da lesão, que quase sempre produz escamas.

Cuidados de enfermagem

Ao ensinar as famílias como cuidar da micose, o enfermeiro deve enfatizar a boa saúde e a higiene. Devido à natureza infecciosa da doença, as crianças afetadas não devem trocar itens de higiene pessoal, chapéus, lenços ou outros artigos de vestuário que tenham estado próximos à área infectada com outras crianças. As crianças afetadas recebem suas próprias toalhas e são orientadas a usar uma touca protetora à noite para evitar a transmissão do fungo para a roupa de cama, especialmente se dormirem com outra pessoa. Como a infecção pode ser adquirida por transmissão de animal para humano, todos os animais domésticos devem ser examinados para o distúrbio. Outras fontes de infecção são assentos em vestiários, camas de bronzeamento artificial, assentos em veículos de transporte público, capacetes e colchonetes de ginásio.

Ambos os xampus de cetoconazol a 2% e de sulfeto de selênio a 1% podem reduzir a contagem de colônias de dermatófitos. Esses xampus podem ser usados em combinação com terapia oral para reduzir a transmissão de doenças a outras pessoas. O xampu deve ser aplicado no couro cabeludo por 5 a 10 minutos pelo menos 3 vezes por semana. A criança pode retornar à escola após o início da terapia.

Alternativamente, se a criança for tratada com griseofulvina, a terapia frequentemente continua por semanas ou meses e, como os sintomas subjetivos diminuem, as crianças ou os pais podem ficar tentados a diminuir ou descontinuar o medicamento. O enfermeiro deve enfatizar aos familiares a importância de manter o esquema posológico prescrito e de tomar a medicação com alimentos gordurosos para melhor absorção. Eles também são instruídos sobre os possíveis efeitos colaterais dos medicamentos, como cefaleia, distúrbios gastrintestinais, fadiga, insônia e fotossensibilidade. Para as crianças que tomam o fármaco por muitos meses, são necessários testes periódicos para monitorar a leucopenia e avaliar as funções hepática e renal. Outros medicamentos antifúngicos, como terbinafina, itraconazol e fluconazol, podem ser usados.

INFECÇÕES SISTÊMICAS MICÓTICAS (FÚNGICAS)

As infecções micóticas (sistêmicas ou fúngicas profundas) têm a capacidade de invadir as vísceras, assim como a pele. As infecções mais comuns são as doenças pulmonares, que geralmente são adquiridas pela inalação de esporos fúngicos. Esses fungos produzem um espectro variável de doenças, e alguns são comuns em certas áreas geográficas. Eles não são transmitidos de pessoa para pessoa, mas parecem residir no solo, de onde seus esporos são transportados pelo ar. As lesões cutâneas causadas por infecções fúngicas profundas são granulomatosas e aparecem como úlceras, placas, nódulos, massas de fungo e abcessos. O curso das doenças fúngicas profundas é crônico com progressão lenta que favorece a sensibilização (Tabela 31.6).

DISTÚRBIOS DA PELE RELACIONADOS COM CONTATOS QUÍMICOS OU FÍSICOS

DERMATITE DE CONTATO

A dermatite de contato é uma reação inflamatória da pele a substâncias químicas, naturais ou sintéticas que evocam uma resposta de hipersensibilidade ou irritação direta. A reação inicial ocorre em uma região exposta, mais comumente face e pescoço, dorso das mãos, antebraços, genitália masculina e parte inferior das pernas. Há uma demarcação nítida característica entre a pele inflamada e a pele normal que varia de um eritema leve e transitório a bolhas maciças em uma base eritematosa edemaciada. A coceira é um sintoma constante.

A causa pode ser um irritante primário ou um agente sensibilizante. Um **irritante primário** é aquele que irrita qualquer pele. Um **agente sensibilizador** produz uma irritação naqueles indivíduos que encontraram o irritante ou algo quimicamente relacionado com ele, sofreram uma alteração imunológica e ficaram sensibilizados. A exposição prévia não é necessariamente um fator na reação. Concentrações relativamente baixas de um agente sensibilizador irritam apenas pessoas alérgicas a ele.

O principal objetivo do tratamento é evitar uma maior exposição da pele à substância agressora. Desde que não haja mais irritação, as funções normais de recuperação da pele geralmente produzem cura sem tratamento. Os agressores mais frequentes são plantas (hera venenosa, carvalho ou sumagre), animais (lã, penas e peles) e irritantes de metal (níquel encontrado em joias e em colchetes de jeans). Nos lactentes, a dermatite de contato ocorre nas superfícies convexas da área da fralda. Outros agentes que produzem dermatite de contato incluem irritantes vegetais (oleorresinas, óleos e terebintina), tecidos sintéticos (p. ex., componentes de calçados), corantes, cosméticos, perfumes e sabonetes (incluindo banhos de espuma).

Cuidados de enfermagem

Os enfermeiros frequentemente detectam evidências de dermatite de contato durante as avaliações físicas de rotina. Manifestações cutâneas em áreas específicas sugerem um contato limitado, como ao redor dos olhos (rímel), áreas do corpo cobertas por roupas mas não protegidas por roupas íntimas (lã), ou áreas do corpo não cobertas por roupas (lesão UV). É mais provável que o envolvimento generalizado seja causado por banho de espuma, sabão em pó, sabonete corporal ou loção. Muitas vezes, os enfermeiros podem identificar o agente agressor e aconselhar as famílias sobre o cuidado. Se as lesões persistirem, forem extensas ou apresentarem evidências de infecção, é indicado avaliação médica.

HERA VENENOSA, CARVALHO E SUMAGRE

O contato com as porções secas ou suculentas de qualquer uma das três plantas venenosas (hera, carvalho e sumagre) produz lesões impetiginosas localizadas, listradas ou irregulares, exsudativas e dolorosas, muitas vezes altamente urticariformes. A substância ofensiva nessas plantas é um óleo, o **urushiol**, que é extremamente potente. A sensibilidade ao urushiol não é inata, mas é desenvolvida após uma ou duas exposições e pode mudar ao longo da vida. Todas as partes das plantas, incluindo folhas e caules secos, contêm o óleo (Figura 31.5A). Mesmo a fumaça das pilhas de arbustos em chamas pode produzir uma reação.

Os animais não parecem ser afetados pelo óleo; no entanto, cães ou outros animais que correram ou brincaram nas plantas podem carregar a seiva em sua pele, e os animais que comem as plantas podem transferir o óleo em sua saliva. Sapatos, ferramentas e brinquedos podem transferir o óleo. Bolas de golfe que estiveram em estado bruto são outra fonte de contato.

O urushiol entra em ação assim que toca a pele. Ele penetra através da epiderme como uma mistura de moléculas compostas chamadas *catecóis*. Esses catecóis ligam as proteínas da pele e iniciam uma resposta imune. A reação completa é evidente após cerca de 2 dias, com eritema, edema e coceira no local do contato. Vários dias depois, bolhas listradas ou pontiagudas com presença de exsudato de soro de células danificadas produzem as lesões impetiginosas características (Figura 31.5B). As lesões secam e cicatrizam espontaneamente, e a coceira cessa em torno de 10 a 14 dias.

Manejo terapêutico

O tratamento das lesões inclui a aplicação de loção de calamina, compressas calmantes de solução de Burow e/ou banhos de Aveeno para aliviar o desconforto. O gel de corticosteroide tópico é eficaz para prevenção ou alívio da inflamação, especialmente quando aplicado antes da formação de bolhas. Podem ser necessários corticosteroides orais para as reações graves e para aquelas que afetam a face, a garganta ou a região genital. Pode ser solicitado um sedativo como a difenidramina.

Cuidados de enfermagem

Quanto mais cedo a pele for limpa, maior a chance de remover o urushiol antes que ele se fixe à pele. Quando se sabe que a criança entrou em contato com a planta, a área deve ser imediatamente lavada (de preferência em 15 minutos) com água corrente *fria* para neutralizar o urushiol ainda não

Tabela 31.6 Micoses sistêmicas.

Transtorno e microrganismo	Manifestações cutâneas	Manifestações sistêmicas	Manejo	Comentários
Blastomicose norte-americana – *Blastomyces dermatitidis*	Lesões granulomatosas crônicas e microabcessos em qualquer parte do corpo A lesão inicial é uma pápula; sofre ulceração e disseminação periférica	Sintomas pulmonares, como tosse, febre, dor no peito, fraqueza e perda de peso; raramente, desenvolvem SDRA Possível envolvimento esquelético com destruição óssea e formação de abcessos cutâneos	Anfotericina B por via IV Fluconazol oral ou itraconazol para casos leves ou moderados após anfotericina B (American Academy of Pediatrics, 2018)	A porta de entrada habitual são os pulmões Fonte de infecção desconhecida As infecções pulmonares podem ser leves e autolimitantes e não requerem tratamento Doença progressiva muitas vezes fatal
Criptococose – *Cryptococcus neoformans* (*Torula histolytica*)	Geralmente, no rosto; erupção acneiforme, firme, nodular e indolor	Manifestações do SNC – cefaleia, tontura, rigidez do pescoço e sinais de aumento da pressão intracraniana Febre baixa, tosse leve, infiltração pulmonar	Anfotericina B por via IV; pode ser administrada também por via intratecal para envolver o SNC Flucitosina oral e depois fluconazol para meningite Excisão e drenagem de lesões locais	Adquirida por inalação de solo contaminado (fezes de aves) Endêmica nos vales dos rios Mississippi e Ohio Incidência aumentada em pessoas com problemas na imunidade mediada por linfócitos T (HIV, leucemia, lúpus sistêmico, AIDS ou transplante de órgãos) Sem transmissão de pessoa para pessoa
Histoplasmose – *Histoplasma capsulatum*	Não distintiva ou uniforme, mas a maioria aparece como úlceras perfuradas ou granulomatosas Eritema nodoso nos adolescentes	Os sintomas sistêmicos gerais podem incluir palidez, diarreia, vômitos, picos de temperatura irregulares, hepatoesplenomegalia e sintomas pulmonares Qualquer tecido do corpo pode estar envolvido com os sintomas relacionados	Anfotericina B por via IV para casos graves Itraconazol para infecções leves a moderadas	Microrganismo cultivado a partir do solo, especialmente quando contaminado com excrementos de aves O fungo entra através da pele ou membranas mucosas da boca e do sistema respiratório Endêmica nos vales dos rios Mississippi e Ohio Doenças disseminadas mais comuns em lactentes e crianças menores de 2 anos
Coccidioidomicose (febre do vale) – *Coccidioides immitis* e *Coccidioides posadasii*	Eritema nodoso Eritema multiforme Erupção maculopapular eritematosa	Doença pulmonar primária geralmente assintomática: em 60% das crianças Sintomas: tosse, febre, mal-estar, mialgia, cefaleia, dor no peito Pode ser sinal de doença febril aguda A doença disseminada é muito grave; ocorre em lactentes (meningite)	Fluconazol ou itraconazol por 3 a 6 meses Anfotericina B por via IV se não houver resposta com o esquema acima Ressecção cirúrgica de cavidades pulmonares persistentes	Inalação de aerósporos do solo Endêmica no sudoeste dos EUA (*C. immitis* ocorre quase exclusivamente na Califórnia) Geralmente, resolve-se espontaneamente Incidência aumentada em raças de pele escura (filipinos, afro-americanos, hispânicos), mulheres grávidas, diabéticos, pessoas com doença cardiopulmonar e lactentes < 1 ano

AIDS, síndrome da imunodeficiência adquirida; *HIV*, vírus da imunodeficiência humana; *IV*, intravenoso; *SDRA*, síndrome do desconforto respiratório agudo; *SNC*, sistema nervoso central.

aderido à pele. Uma vez que o óleo foi removido da pele, o alergênio foi neutralizado. A erupção que resulta da hera venenosa não pode ser transmitida a outra criança; somente o contato direto com o óleo pode causar a reação. O uso de um sabão áspero e esfregar a pele exposta são contraindicados porque removem a oleosidade protetora da pele e dilui o urushiol, permitindo, então, que ele se espalhe. Todas as roupas que entraram em contato com a planta devem ser removidas com cuidado e bem lavadas em água quente e detergente. Todo esforço é feito para evitar que a criança coce as lesões. Embora as lesões não se espalhem pelo contato com o soro da bolha ou por arranhões, elas podem se infectar secundariamente.

Prevenção

A melhor forma de prevenção é evitar o contato removendo a planta do ambiente. Ensine todas as crianças, especialmente aquelas conhecidas por serem sensíveis, a reconhecer a planta. Podem ser obtidas informações sobre os meios de destruição de plantas no US Department of Agriculture ou no US Forestry Service. Os *sprays* de jardim caseiro que matam plantas de folhas largas ou toda a vegetação (p. ex., Roundup®, Spectracide®) são ineficazes. Se as plantas venenosas estiverem crescendo em área de comunidade pública, as autoridades locais devem ser contatadas para removê-las.

REAÇÕES A MEDICAMENTOS

Embora os medicamentos possam afetar adversamente qualquer órgão do corpo, as reações aos fármacos são vistas com mais frequência na pele do que em qualquer outro órgão. A reação pode ser resultado de toxicidade relacionada com a concentração do fármaco, intolerância individual à dosagem terapêutica do fármaco, ou reação alérgica ou idiossincrática. As manifestações podem estar associadas aos efeitos colaterais ou aos efeitos secundários de um medicamento, ambos não relacionados com suas ações farmacológicas primárias.

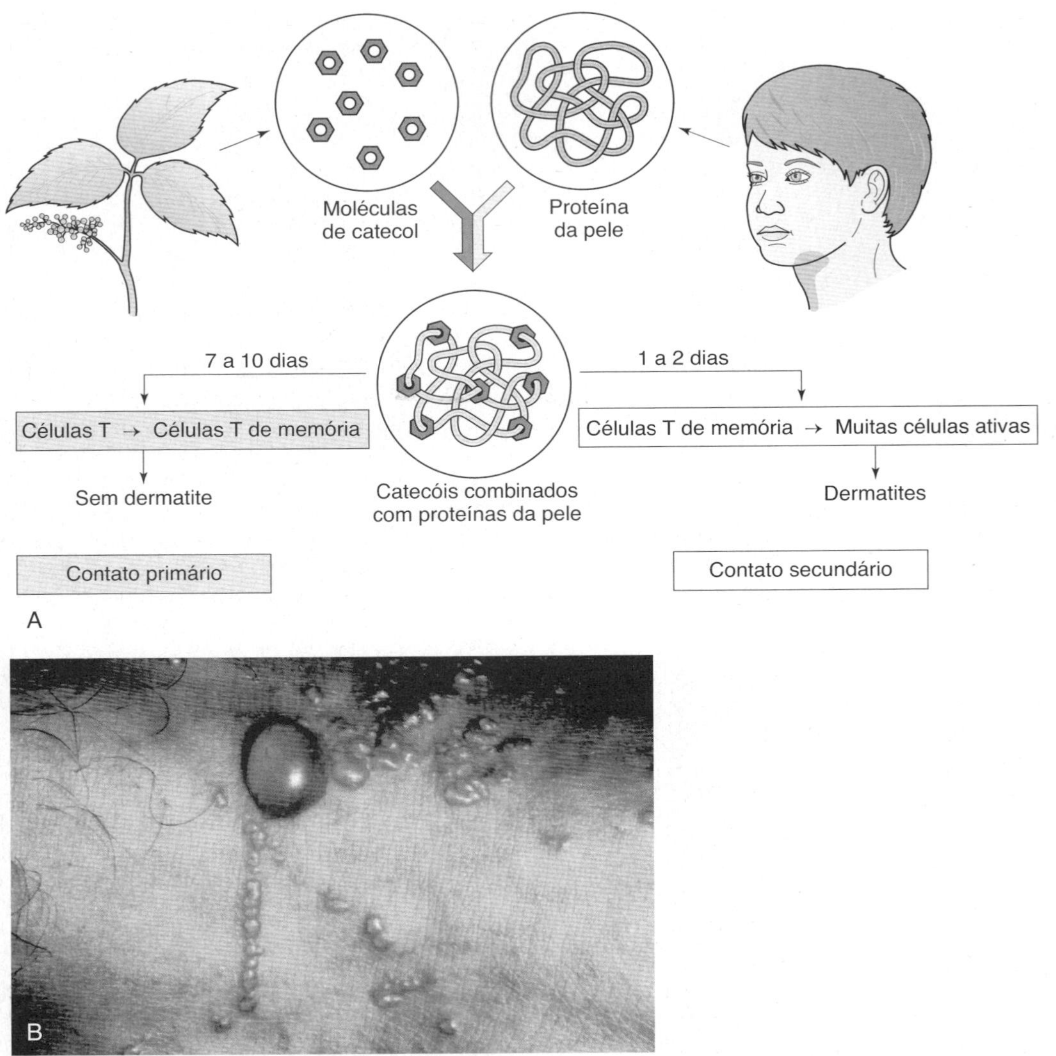

Figura 31.5 **A.** Desenvolvimento de dermatite alérgica de contato. **B.** Lesões de hera venenosa; observe as bolhas "sequenciais" ao redor de uma bolha grande. (**A.** De McCance, K., & Huether, S. [2010]. *Pathophysiology: The biological basis for disease in adults and children* [ed 6]. St. Louis, MO: Mosby. **B.** De Habif, T. P. [2010]. *Clinical dermatology: A color guide to diagnosis and therapy* [ed 5]. St. Louis, MO: Mosby.)

Embora qualquer fármaco seja capaz de produzir uma reação no indivíduo suscetível, alguns medicamentos tendem a produzir uma reação específica de forma consistente (p. ex., urticária após uma dose de antibióticos em um indivíduo com sensibilidade), e outros são mais propensos a produzir uma reação adversa (p. ex., náuseas, vômitos, diarreia). Muitas são as reações alergênicas que ocorrem após uma administração prévia do medicamento, mesmo uma aplicação tópica. Outros fatores influenciam uma resposta ao medicamento em um indivíduo em particular. Por exemplo, a incidência de reações adversas aumenta com a quantidade de dosagem e o número de medicamentos administrados simultaneamente.

! ALERTA PARA A ENFERMAGEM

Os fármacos intravenosos são mais propensos a causar reação do que os fármacos orais. Se ocorrer uma reação, interrompa o medicamento, mas mantenha a infusão com solução salina normal.

As manifestações de reações medicamentosas podem ser tardias ou imediatas. Geralmente, é necessário um período de 7 dias para que uma criança desenvolva sensibilidade a um medicamento que nunca tenha sido administrado anteriormente. Com sensibilidade prévia, as manifestações aparecem quase que imediatamente. Erupções cutâneas exantemáticas, urticariformes ou eczematoides são a manifestação mais comum de reações adversas a medicamentos nas crianças. No entanto, as reações medicamentosas individuais podem variar de uma única lesão a uma necrose epidérmica extensa e generalizada, como a observada na síndrome de Stevens-Johnson. As manifestações cutâneas podem se assemelhar a qualquer doença de pele e podem ser observadas em quase todos os graus de gravidade. Com poucas exceções, a distribuição de uma erupção medicamentosa é generalizada porque resulta de um agente circulante; aparece como uma resposta inflamatória com prurido; tem início súbito; e pode estar associada a sintomas constitucionais, como febre, mal-estar, distúrbios gastrintestinais, anemia, ou danos no fígado e nos rins.

Outra reação adversa comum à medicação nas crianças é uma erupção fixa (p. ex.: uma erupção recorrente no mesmo local a cada administração do medicamento agressor). A lesão, uma placa redonda ou oval vermelho-arroxeada com bordas nítidas e vista com mais frequência nas extremidades, desaparece lentamente e a pigmentação aprofunda-se a cada episódio.

Na maioria dos casos, o tratamento das reações cutâneas simples consiste na suspensão do medicamento. Às vezes, é tomada a decisão de continuar o medicamento (p. ex., um antibiótico em uma criança pequena) até que a causa da erupção seja claramente indicada e os efeitos negativos ou leves da erupção superem os benefícios do tratamento com antibiótico (ou outro medicamento). Uma vez identificada a reação ao medicamento, ela deve ser bem documentada no prontuário do paciente e evitada no futuro. Dependendo da condição do paciente, o médico substituirá o medicamento agressor por um tratamento comparativo ou simplesmente interromperá o tratamento. Muitas vezes, os anti-histamínicos podem ser prescritos para aliviar as erupções urticárias. Pode ser usado um esquema de redução gradual de corticosteroides para as erupções cutâneas generalizadas e graves. As reações anafiláticas graves são uma emergência médica (ver Capítulo 23, seção *Anafilaxia*).

Cuidados de enfermagem

O meio mais eficaz de gestão é a prevenção, a documentação e a avaliação. Os agressores frequentes nas reações medicamentosas são a penicilina e as sulfonamidas, e os enfermeiros devem estar atentos a essa possibilidade. No entanto, mesmo medicamentos comuns como ácido acetilsalicílico e barbitúricos, agentes químicos em alguns alimentos, agentes aromatizantes e conservantes podem produzir uma resposta indesejada. Os pais sempre se lembram dos detalhes da reação grave de seus filhos. Como o enfermeiro obtém um histórico médico cuidadoso, os detalhes de uma reação medicamentosa anterior devem incluir o nome e a dose do medicamento, a natureza da reação e a rapidez com que a reação ocorreu após a administração. Essas informações devem ser cuidadosamente anotadas no prontuário médico (ver Capítulo 4, seção *Anamnese*). Uma cuidadosa avaliação de enfermagem (observação, inspeção e palpação) da pele é fundamental em qualquer criança que esteja recebendo medicação, especialmente por via intravenosa. Observar o comportamento da criança e a frequência de arranhões também é fundamental. Os enfermeiros que identificam uma nova erupção após a administração da medicação ou suspeitam de sensibilidade à medicação em um paciente cuja erupção está aumentando, coçando cada vez mais ou se espalhando pelo corpo da criança devem suspender qualquer dose adicional e relatar a erupção ao médico. As pessoas que apresentam reações graves devem usar uma pulseira ou um colar de identificação médica em caso de emergência ou administração inadvertida do agente ofensivo.

CORPOS ESTRANHOS

Pequenas lascas de madeira, vidro ou metal e espinhos de plantas geralmente podem ser removidos com segurança com uma agulha pontiaguda e pinças que foram esterilizadas com álcool ou uma chama. A área ao redor da lasca deve ser lavada cuidadosamente com água e sabão antes de tentar sua remoção, e a criança deve estar cooperativa e calma antes de tentar a remoção. A lasca deve ser exposta com a agulha e, em seguida, agarrada com firmeza por uma pinça e puxada para fora. Alguns corpos estranhos, como um anzol, pedaços de vidro, um objeto difícil de ver ou um objeto profundamente inserido (p. ex., uma agulha no pé ou próximo a uma articulação), requerem avaliação médica.

Pequenos espinhos ou espinhos de cacto são difíceis de remover, e as tentativas podem ser angustiantes para a criança e a família. Espinhos grandes ou aglomerados podem ser removidos com uma pinça. Os pequenos espinhos ou os espinhos podem ser removidos pelos seguintes métodos:

- Aplique uma fina camada de cola doméstica solúvel em água e cubra com gaze; quando a cola secar, retire a gaze
- Aplique cera para depilação ou açúcar corporal, deixe secar e retire
- Coloque uma fita adesiva, com o lado adesivo para baixo, sobre os espinhos e retire-a.

AFECÇÕES DA PELE RELACIONADAS COM CONTATOS COM ANIMAIS

PICADAS DE ARTRÓPODES

Os **artrópodes** incluem insetos e aracnídeos, como ácaros, carrapatos, aranhas e escorpiões. A maioria dos artrópodes nos EUA, inclusive as tarântulas, é relativamente inofensiva. Embora todas as aranhas produzam um veneno que é injetado através de presas, algumas são incapazes de perfurar a pele e outras produzem um veneno que é insuficientemente tóxico para ser prejudicial. Apenas os escorpiões e duas aranhas – a marrom reclusa e a viúva negra – injetam um veneno mortal o suficiente para exigir atendimento imediato. As crianças picadas por esses aracnídeos devem receber atendimento médico o mais rápido possível. Os principais artrópodes agressores, suas manifestações e os cuidados em relação a eles estão descritos na Tabela 31.7. Uma picada de aranha marrom reclusa é mostrada na Figura 31.6.

Quando um himenóptero (em particular as abelhas) pica, seu ferrão farpado penetra na pele. Enquanto o ferrão permanece na pele, os músculos o empurram mais profundamente e o veneno é bombeado para a ferida. A melhor abordagem é remover o ferrão o mais rápido possível e ficar longe da vizinhança de outros insetos para evitar mais lesões. As crianças que se tornaram sensibilizadas a picadas de himenópteros podem apresentar uma reação sistêmica grave que pode ser fatal. Uma picada pode produzir urticária generalizada, dificuldade respiratória (por edema laríngeo), hipotensão e morte. A administração intramuscular de epinefrina proporciona alívio imediato e deve estar disponível para uso emergencial.

As crianças hipersensíveis devem usar uma pulseira de identificação médica. Elas também devem ter um *kit* que contém epinefrina e uma seringa hipodérmica. As famílias são lembradas de verificar a data de validade do *kit* e substituir o vencido. Elas devem procurar saber se um enfermeiro está disponível na escola e descobrir qual é a política da escola em relação à administração de medicamentos. Se um enfermeiro da escola não estiver presente, alguém na escola deve ser designado para injetar a epinefrina em caso de emergência.

SARNA

A sarna é uma infestação endêmica causada pelo ácaro da sarna, *Sarcoptes scabiei*. As lesões surgem quando a fêmea impregnada entra no estrato córneo da epiderme (nunca no tecido vivo) para depositar seus ovos e fezes. A reação inflamatória causa um prurido intenso que leva a discretas escoriações pontuais secundárias (Boxe 31.1). As lesões maculopapulares são caracteristicamente distribuídas em áreas intertriginosas: superfícies interdigitais, área axilocubital, pregas poplíteas e região inguinal. O observador deve procurar pápulas, tocas ou vesículas discretas (Figura 31.7). A sarna é transmitida principalmente por contato pessoal próximo prolongado e afeta pessoas independentemente de idade, sexo, higiene pessoal ou *status* socioeconômico.

Cuidados de enfermagem

O tratamento da sarna é a aplicação de um escabicida. O fármaco de escolha em crianças e lactentes com mais de 2 meses de vida é o creme de permetrina a 5%. Os medicamentos alternativos são a crotamiton a 10% (creme ou loção) ou a ivermectina oral. O lindano pode ser neurotóxico e é contraindicado pela American Academy of Pediatrics (2018).

Tabela 31.7 Lesões de pele causadas por artrópodes.

Mecanismo e característica	Manifestações	Manejo
Picadas de insetos – moscas, ácaros, mosquitos, pulgas		
Mecanismo – uma proteína estranha presente na saliva dos insetos é introduzida quando o indivíduo recebe uma picada na pele para os insetos obterem uma refeição de sangue Distribuição: Quase todos os lugares – pulgas, mosquitos, formigas Subúrbios e áreas rurais – abelhas Áreas urbanas – vespas, marimbondos, "jaquetas amarelas"	Reação de hipersensibilidade Urticária papular Pápulas firmes; podem ser cobertas por vesículas ou escoriações Apresentam pouca ou nenhuma reação em pessoa não sensibilizada	Tratamento: Use agentes antipruriginosos e banhos Administre anti-histamínicos Evite uma infecção secundária Prevenção: Evite contato Remova o foco, como móveis não tratados, colchões, tapetes e animais de estimação, onde os insetos podem viver Aplique repelente de insetos quando a exposição for prevista
Bichos-de-pé – ácaros da colheita		
Mecanismo – agarram com as garras e secretam uma substância digestiva que liquefaz a epiderme do hospedeiro	Pápulas eritematosas Coceira intensa Privilegiam áreas quentes do corpo, especialmente áreas intertriginosas e áreas cobertas com roupas	Tratamento: Pode exigir esteroides sistêmicos para picadas extensas Prevenção: Evite o contato, especialmente em áreas de grama alta e vegetação rasteira Aplique repelente de insetos quando a exposição for prevista Pulverize os quintais com inseticidas como o diazinon
Himenópteros – abelhas, vespas, hornets (uma espécie de vespa), "jaquetas amarelas", formigas-de-fogo		
Mecanismo: Inoculação de veneno por meio do aparato de picadas O veneno contém histamina; proteínas alergênicas; e muitas vezes um fator de disseminação, a hialuronidase Reações graves causadas por hipersensibilidade ou múltiplas picadas	Reação local – pequena área com eritema, pápula, prurido e calor Reações sistêmicas – podem ser leves a graves, incluindo edema generalizado, dor, náuseas e vômito, confusão, insuficiência respiratória e choque	Tratamento: Raspe cuidadosamente o ferrão ou puxe o ferrão o mais rápido possível Limpe com água e sabão Aplique compressas frias Aplique um produto doméstico comum (p. ex., suco de limão, pasta feita com ácido acetilsalicílico ou bicarbonato de sódio) Administre anti-histamínicos Reações graves – administre epinefrina, corticosteroides; tratamento para choque Prevenção: Instrua a criança a usar sapatos; a evitar usar roupas brilhantes, estampas floridas, joias brilhantes ou produtos de higiene perfumados (colônia, *spray* perfumado para cabelo), que podem atrair o inseto; e a evitar locais nos quais o inseto possa ser contatado Crianças hipersensíveis devem usar identificação médica para indicar alergia e a terapia necessária; a família deve manter a medicação de emergência e ser ensinada sobre a sua administração
Aranha viúva negra		
Mecanismo – veneno injetado por meio de um apêndice em forma de garra; tem ação neurotóxica Características: Aranha preta brilhante com um corpo de cerca de 1,25 cm de comprimento e uma marcação em forma de ampulheta vermelha ou laranja na parte inferior Evita luz e pratica mordidas em autodefesa	Picada leve no momento da mordida A área torna-se edemaciada, dolorosa e eritematosa Tonturas, fraqueza e dor abdominal Pode produzir delírio, paralisia, convulsões e (se grande quantidade de veneno absorvido) morte	Tratamento: Limpe a ferida com antisséptico Aplique compressas frias Administre antídotos Administre um relaxante muscular, como o gluconato de cálcio; analgésicos ou sedativos; hidrocortisona ou diazepam IV Prevenção – instrua as crianças a evitar lugares que abrigam a aranha (p. ex., pilhas de madeira)
Aranha marrom reclusa		
Mecanismo: Veneno injetado por meio de presas Veneno contém uma necrotoxina poderosa	Picada leve no momento da mordida Eritema transitório seguido de bolha ou *bleb* (uma grande vesícula, geralmente contendo	Tratamento: Aplique compressas frias no local da picada Administre antibióticos ou corticosteroides

(*Continua*)

Tabela 31.7 Lesões de pele causadas por artrópodes. (*continuação*)

Mecanismo e característica	Manifestações	Manejo
Características: Aranha delgada com membros longos e comprimento do corpo de 1 a 2 cm; a cor é fulvo a marrom-escuro; reconhecida pela marca em forma de violino na cabeça Reservada; morde apenas quando irritada ou surpreendida Prefere áreas escuras onde raramente são perturbadas	um fluido seroso); dor leve a intensa em 2 a 8 horas; área roxa em forma de estrela em 3 a 4 dias; ulceração necrótica em 7 a 14 dias (ver Figura 31.6) As reações sistêmicas podem incluir febre, mal-estar, inquietação, náuseas, vômito e dor nas articulações Erupção de petéquias generalizada As feridas curam com a formação de cicatrizes	Alivie a dor A ferida pode exigir enxerto de pele Prevenção – instrua as crianças a evitar possíveis locais de nidificação
Escorpiões		
Mecanismo: A picada ocorre por meio de um ferrão caudal em forma de gancho que descarrega veneno O veneno das espécies mais venenosas contém hemolisinas, endoteliolisinas e neurotoxinas Características – hábitat habitual no sudoeste dos EUA[3]	Dor local intensa, eritema, dormência, queimação, inquietação, vômito Paralisia motora ascendente com convulsões, fraqueza, pulso rápido, salivação excessiva, sede, disúria, edema pulmonar, coma e morte Algumas espécies produzem apenas reação tecidual local com edema no local da punção (distintivo) Os sintomas desaparecem em poucas horas As mortes ocorrem entre crianças < 4 anos, geralmente nas primeiras 24 horas	Tratamento: Retarde a absorção do veneno mantendo a criança quieta; coloque a área envolvida em posição dependente Administre o antídoto Alivie a dor Internação na unidade de terapia intensiva pediátrica para vigilância Prevenção – instrua as crianças a evitar possíveis locais de nidificação
Carrapatos		
Mecanismo – no processo de sugar o sangue, as partes da cabeça e da boca são enterradas na pele Características: Alimentam-se do sangue de mamíferos Significativos em humanos devido ao organismo patológico transportado Podem ser vetores de várias doenças infecciosas, como febre maculosa das Montanhas Rochosas, febre Q, tularemia, febre recorrente, doença de Lyme, paralisia do carrapato Devem ficar agarrados e se alimentar por 1 a 2 horas para transmitir a doença O hábitat habitual é qualquer área arborizada	Carrapato geralmente preso à pele com a cabeça embutida Nódulos firmes, discretos e intensamente pruriginosos no local de inserção Pode causar urticária ou edema localizado persistente	Tratamento: Segure o carrapato com uma pinça (fórceps) o mais próximo possível do ponto de fixação Puxe para cima com pressão constante e uniforme; se estiver usando as mãos desprotegidas, use um lenço de papel para tocar o carrapato durante a remoção; lave bem as mãos com água e sabão Remova qualquer parte restante (p. ex., cabeça) com agulha estéril Limpe as feridas com sabão e desinfetante Prevenção – instrua as crianças a evitar áreas onde os carrapatos prevalecem Inspecione a pele (especialmente o couro cabeludo) depois de estar em áreas arborizadas

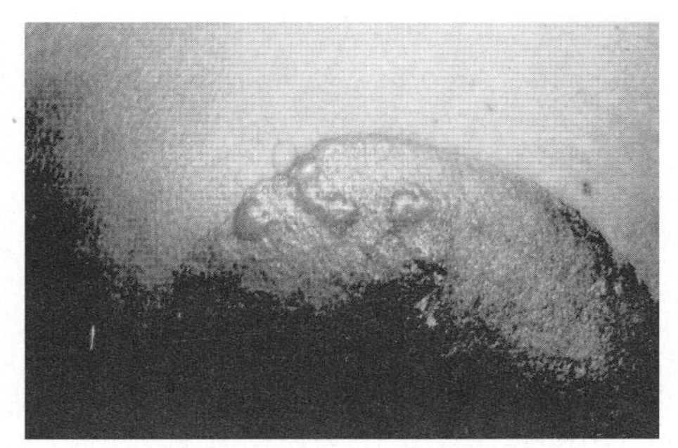

Figura 31.6 Picada de aranha marrom reclusa. Observe a necrose central circundada por área arroxeada e bolhas. (De Weston, W. L., & Lane, A. T. [2007]. *Color textbook of pediatric dermatology* [ed 4]. St. Louis, MO: Mosby.)

Boxe 31.1 Manifestações clínicas da sarna.

Lesão

Crianças – marrom acinzentada, filiforme (tocas de ácaros), pruriginosa

- Ponto preto no fim da toca (ácaro)

Lactentes – erupção eczematosa, pruriginosa

Distribuição

Geralmente em áreas intertriginosas – interdigital, axilocubital, poplítea, inguinal
Crianças com mais de 2 anos – principalmente mãos e pulsos
Crianças com menos de 2 anos – principalmente pés e tornozelos

[3]N.R.T.: Para saber mais sobre escorpiões no Brasil, leia a publicação "Pesquisador do Butantan desenvolve lista de escorpiões nativos que ajuda a identificar onde vivem espécies mais perigosas". Disponível em: https://butantan.gov.br/butantan-educa/pesquisador-do-butantan-desenvolve-lista-de-escorpioes-nativos-que-ajuda-a-identificar-onde-vivem-especies-mais-perigosas. Acesso em: 28 jun. 2022.

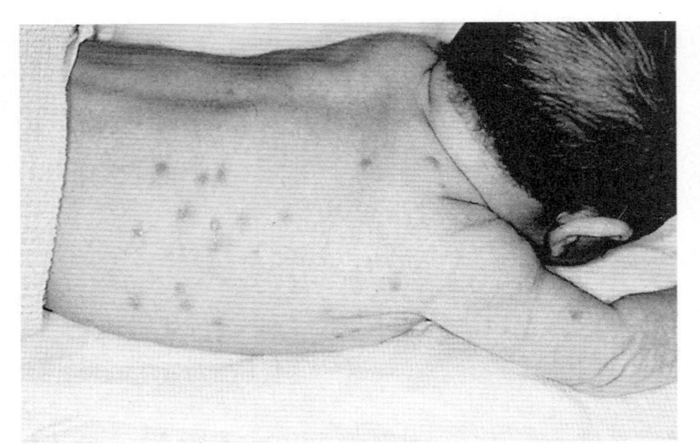

Figura 31.7 Sarna. (De McCance, K., & Huether, S. [2010]. *Pathophysiology: The biological basis for disease in adults and children* [ed 6]. St. Louis, MO: Mosby/Elsevier.)

Boxe 31.2 Manifestações clínicas da pediculose.

Prurido (causado por piolhos rastejantes e sua saliva na pele)
Lêndeas observáveis na haste do cabelo (ver Figura 31.8)

Distribuição
Área occipital
Atrás das orelhas
Nuca
Sobrancelhas e cílios (ocasionalmente) (causados por piolhos pubianos)

A ivermectina, um medicamento oral, pode ser utilizada para tratar a sarna nos pacientes com escoriações secundárias para os quais os escabicidas tópicos são irritantes e não bem tolerados ou cuja infestação é refratária. No entanto, a segurança e a eficácia da ivermectina para as crianças com peso inferior a 15 kg não foram estabelecidas.

Devido ao período de tempo entre a infestação e os sintomas físicos (30 a 60 dias), todas as pessoas que estiveram em contato próximo com a criança afetada precisam de tratamento. Isso pode incluir namorados ou namoradas, babás, avós e familiares próximos. O objetivo é tratar completamente na primeira vez, se possível. Deve ser prescrita medicação suficiente para toda a família, ou seja, aproximadamente 56 g para cada adulto e aproximadamente 28 g para cada criança.

PEDICULOSE DO COURO CABELUDO

A pediculose *capitis* (piolhos da cabeça) é uma infestação do couro cabeludo por *Pediculus humanus capitis*, um parasita comum nas crianças em idade escolar. Essas infestações de piolhos criam constrangimento e preocupação na família e na comunidade. Elas também podem fazer com que uma criança seja ridicularizada por outras crianças. Uma função importante da enfermagem é a instrução sobre a pediculose. Os enfermeiros devem enfatizar que qualquer pessoa pode ter pediculose; não respeita idade, nível socioeconômico ou higiene.

O piolho adulto vive apenas cerca de 48 horas longe de um hospedeiro humano, e a expectativa média de vida da fêmea é de 1 mês. A fêmea põe seus ovos à noite na junção de um fio de cabelo e perto da pele porque os ovos precisam de um ambiente quente. As **lêndeas**, ou ovos, eclodem em aproximadamente 7 a 10 dias. A coceira, que é causada pelo inseto rastejante e pela saliva na pele, geralmente é o único sintoma. O piolho é um organismo sugador de sangue que requer aproximadamente cinco refeições por dia. As áreas comuns envolvidas são a occipital, atrás das orelhas e a nuca (Boxe 31.2).

Avaliação diagnóstica

O diagnóstico é feito pela observação dos ovos brancos (lêndeas) firmemente presos às hastes do cabelo (Figura 31.8). Os piolhos são pequenos e acinzentados, não têm asas e são visíveis a olho nu. A observação dos ovos brancos (lêndeas) firmemente aderidos aos fios de cabelo confirma o diagnóstico. As lêndeas, ou ovos, aparecem como pequenas manchas ovais esbranquiçadas que aderem à haste do cabelo a cerca de 6 mm do couro cabeludo. A natureza aderente das lêndeas as distingue da caspa, que cai facilmente. Lêndeas secas/vazias indicam piolhos eclodidos, que são translúcidos em vez de

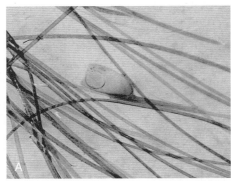

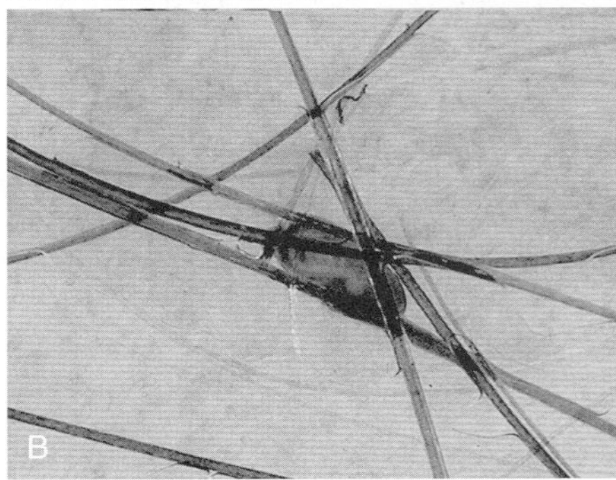

Figura 31.8 **A.** Lêndea vazia. **B.** Lêndeas viáveis. (De Stefani, A. D., Hofmann-Wellenhof, R., & Zalaudek, I. [2006]. Dermoscopy for diagnosis and treatment monitoring of pediculosis capitis. *Journal of the American Academy of Dermatology, 54*(5), 909–911.)

brancos e estão localizados a mais de 6 mm do couro cabeludo. Devido à sua vida útil e mobilidade curtas, os piolhos adultos são mais difíceis de localizar. As lêndeas devem ser diferenciadas de caspa, fiapos, *spray* de cabelo e outros itens de tamanho e formato semelhantes. Marcas de arranhões ou pápulas inflamatórias, causadas por uma infecção secundária, também são encontradas no couro cabeludo nas áreas vulneráveis.

Manejo terapêutico

O tratamento consiste na aplicação de pediculicidas e remoção manual dos casos de lêndeas. O medicamento de escolha para lactentes e crianças é a permetrina a 1% em forma de creme de lavagem, que mata lêndeas e piolhos adultos. Esse produto e as preparações de piretrina com butóxido de piperonila podem ser obtidos sem receita médica e são eficazes e seguros. Para garantir a cura, é recomendado um segundo tratamento em 7 a 10 dias. Se nem os produtos de permetrina nem de piretrina forem eficazes, a prescrição do medicamento malathion a 0,5%, que foi aprovado para o tratamento de piolhos, pode ser utilizado. No entanto, o malathion não é recomendado para crianças com menos de 2 anos.

Devido às preocupações de que os piolhos podem estar desenvolvendo resistência a xampus químicos e que a exposição repetida de crianças a produtos químicos fortes no couro cabeludo pode ser imprudente, são essenciais medidas eficazes de controle não químico. A remoção diária das lêndeas do cabelo da criança com um pente de metal para lêndeas é uma medida de controle após o tratamento com um pediculicida.

Cuidados de enfermagem

Um papel importante da enfermagem é informar os pais sobre a pediculose. Os enfermeiros devem enfatizar que *qualquer pessoa* pode ter pediculose; ela não respeita idade, sexo, nível socioeconômico ou higiene. Os piolhos não pulam ou voam, mas podem ser transmitidos de uma pessoa para outra por meio de itens pessoais. As crianças são advertidas contra o compartilhamento de pentes, enfeites de cabelo, chapéus, bonés, cachecóis, casacos e outros itens usados no cabelo ou perto dele. Os piolhos não são transportados ou transmitidos por animais de estimação (Gunning, Kiraly, & Pippitt, 2019).

Os enfermeiros ou os pais devem inspecionar cuidadosamente as crianças que coçam a cabeça mais do que o normal para marcas de mordida, vermelhidão e lêndeas. O cabelo é sistematicamente espalhado com duas varetas ou abaixadores de língua, e o couro cabeludo é observado para qualquer movimento que indique um piolho. Os enfermeiros devem utilizar luvas ao examinar o cabelo.

Se for encontrada evidência de infestação, é importante tratar a criança de acordo com as instruções no rótulo do pediculicida. Para tratamento de primeira linha, recomenda-se loção ou xampu de permetrina a 1%. Tratamentos alternativos não devem ser usados, a menos que a permetrina falhe após duas intervenções (Gunning et al., 2019). Os pais são aconselhados a ler atentamente as instruções antes de iniciar o tratamento. A criança deve ficar o mais confortável possível durante o processo de aplicação porque o pediculicida deve permanecer no couro cabeludo e no cabelo por vários minutos. Uma estratégia útil é brincar de "salão de beleza" enquanto lava. A criança deita-se em decúbito dorsal com a cabeça sobre uma pia ou bacia e cobre os olhos com uma toalha ou pano seco. Isso evita que a medicação, que pode causar conjuntivite química, respingue nos olhos. Se ocorrer irritação ocular, os olhos devem ser bem lavados com água morna. Não é necessário remover as lêndeas após o tratamento, pois apenas os piolhos vivos causam infestação. No entanto, como nenhum dos pediculicidas é 100% eficaz em matar todos os ovos, alguns fabricantes recomendam a remoção manual das lêndeas após o tratamento. Um pente de dentes extrafinos, que está incluído em muitos pediculicidas comerciais ou está disponível em farmácias comunitárias, facilita a remoção manual. Os piolhos vivos sobrevivem por até 48 horas longe do hospedeiro, mas as lêndeas são lançadas no ambiente e são capazes de eclodir em 7 a 10 dias; é necessário, então, retratamento. Portanto, devem ser tomadas medidas para evitar novas infestações (ver boxe *Foco na comunidade*). A pulverização com inseticida não é recomendada devido ao perigo para crianças e animais. As famílias também devem ser informadas de que o pediculicida é relativamente caro, especialmente quando vários membros da família precisam de tratamento. As famílias podem tentar remédios caseiros como vaselina, óleos, vinagre, manteiga, álcool e maionese para tratar os piolhos; no entanto, não há evidências que demonstrem a eficácia desses procedimentos (Gunning et al., 2019).

Foco na comunidade

Foco na prevenção da disseminação e na recorrência da pediculose

- Lavar na máquina todas as roupas, toalhas e roupas de cama laváveis em água com temperatura superior a 55°C e secá-las em uma secadora quente por pelo menos 20 minutos. Limpar a seco itens não laváveis
- Aspirar completamente carpetes, assentos de carro, travesseiros, bichos de pelúcia, tapetes, colchões e móveis estofados
- Manter os itens não laváveis em sacos plásticos por 14 dias se não for possível limpar a seco ou aspirar
- Mergulhar pentes, escovas e acessórios de cabelo em produtos para piolhos por 1 hora ou em água fervente por 10 minutos
- Nas creches, guardar os itens de vestuário infantil, como chapéus e cachecóis e outros acessórios de cabeça, em armários separados
- Desencorajar o compartilhamento de itens como chapéus, lenços, acessórios de cabelo, pentes e escovas entre crianças em ambientes de grupo como creches e escolas
- Evitar contato físico com indivíduos infectados e seus pertences, principalmente vestuário e roupas de cama
- Inspecionar as crianças em um ambiente de grupo regularmente para piolhos
- Oferecer programas educativos sobre a transmissão da pediculose, sua detecção e tratamento

Modificado de Chin, J. (Ed.). (2000). *Control of communicable diseases manual.* Washington, DC: American Public Health Association; e Gunning, K., Kiraly, B., & Pippitt, K. (2019). Lice and scabies: Treatment update. *American Family Physician, 99*(10), 635–642.

DOENÇAS RIQUETSIAIS

Os microrganismos responsáveis por uma série de distúrbios são transmitidos aos seres humanos por meio de artrópodes (Tabela 31.8). Os mamíferos são infectados apenas por meio das picadas de piolhos, pulgas, carrapatos e ácaros infectados, os quais servem como infectantes e reservatórios. As riquétsias são parasitas intracelulares de tamanho semelhante às bactérias que habitam o sistema alimentar de uma ampla gama de hospedeiros naturais. As doenças riquetsiais são mais comuns em climas temperados e tropicais nos quais os humanos vivem em associação com artrópodes. A infecção em humanos é incidental (exceto tifo epidêmico) e não é necessária para a sobrevivência das espécies de riquétsias. No entanto, depois que o microrganismo invade um ser humano, causa uma doença que varia em intensidade, que vai de uma doença benigna e autolimitante até uma doença fulminante e fatal.

DOENÇA DE LYME

A **doença de Lyme** é a enfermidade transmitida por carrapatos mais comum nos EUA. É causada pela espiroqueta *Borrelia burgdorferi*, que entra na pele e na corrente sanguínea por meio da saliva e das fezes de carrapatos, principalmente o carrapato de veado (Steere, Strle, Wormser et al., 2016). A maioria dos casos da doença de Lyme é relatada na parte nordeste do sul do Maine ao norte da Virgínia nos meses de maio a outubro, e ocorre mais comumente em crianças de 5 a 15 anos e adultos de 45 a 55 anos (Steere et al., 2016).

Manifestações clínicas

A doença pode ser vista inicialmente em qualquer um dos três estágios. A primeira fase, a doença localizada precoce, consiste na picada do carrapato no momento da inoculação seguida em 3 a 30 dias pelo desenvolvimento de um eritema migratório no local da picada. A lesão começa como uma pequena pápula eritematosa que aumenta radialmente até 30 cm durante um período de dias a semanas. Isso resulta em um grande anel circunferencial com uma borda edemaciada em forma de rosquinha elevada, resultando, então, em uma aparência de olho de boi (Figura 31.9). A coxa, a virilha e a axila são locais comuns. A lesão é descrita como "ardente", quente ao toque e ocasionalmente pruriginosa. A erupção anular única pode estar associada a febre, mialgia, cefaleia ou mal-estar.

Tabela 31.8 Erupções causadas por riquétsias.

Transtorno, microrganismo e manifestações no hospedeiro	Manifestações	Manejo	Comentários
Febre maculosa das Montanhas Rochosas – *Rickettsia rickettsii* Artrópode – carrapato Transmissão – carrapato Fonte mamífera – roedores selvagens, cães	Início gradual – febre, mal-estar, anorexia, mialgia Início abrupto – elevação rápida da temperatura, calafrios, vômitos, mialgia, cefaleia intensa Erupção maculopapular ou petequial principalmente nas extremidades (tornozelos e punhos), mas pode se espalhar para outras áreas, caracteristicamente nas palmas das mãos e nas solas dos pés	Controle – proteção contra picada de carrapato usando roupas adequadas e repelente de carrapatos Tetraciclina ou cloranfenicol Terapia de suporte vigorosa	Geralmente, autolimitante em crianças O início em crianças pode assemelhar-se a qualquer doença infecciosa Doença grave rara em crianças Inspecione crianças e cães regularmente se eles brincam em áreas arborizadas Ver Tabela 31.7 para conhecer o tratamento contra carrapatos
Tifo epidêmico – *Rickettsia prowazekii* Artrópode – piolho do corpo Transmissão – fezes infectadas na pele lesada Fonte mamífera – humanos	Início abrupto de calafrios, febre, mialgia difusa, cefaleia, mal-estar Erupção maculopapular tornando-se petequial entre 4 a 7 dias depois e se espalha do tronco para fora	Controle – destruição imediata de vetores Tetraciclina ou cloranfenicol Tratamento de suporte	Isolar o paciente até a eliminação dos piolhos Ver discussão neste capítulo sobre o cuidado em relação à pediculose Excrementos de piolhos infectados também em pó; vestuário, roupas de cama e pertences do paciente devem ser desinfetados e lavados em água quente
Tifo endêmico – *Rickettsia typhi* Artrópode – pulgas ou piolhos de ratos Transmissão – picada de pulga; inalar ou ingerir excrementos de pulgas Fonte mamífera – ratos	Cefaleia, artralgia, dor nas costas seguida de febre; podem durar de 9 a 14 dias Erupção maculopapular após 1 a 8 dias de febre; começa no tronco e se espalha para as extremidades; raramente envolve face, palmas das mãos, solas dos pés	Controle – eliminar reservatório de ratos, vetores de insetos ou ambos Tetraciclina ou cloranfenicol Tratamento de suporte	Bastante comum nos EUA Duração mais curta do que a do tifo epidêmico Doença leve, raramente fatal Difícil distinguir do tifo epidêmico
Varíola por *Rickettsia* – *Rickettsia akari* Artrópode – ácaro do rato Transmissão – ácaro Fonte mamífera – rato doméstico	Exantema maculopapular após lesão primária; escara no local da picada; febre, calafrios, cefaleia	Controle – erradicação de reservatórios de roedores e de vetores de ácaros Tetraciclina ou cloranfenicol Tratamento de suporte	Doença não fatal autolimitante Inicialmente, endêmica na cidade de Nova York, mas agora encontrada em muitas cidades nos EUA

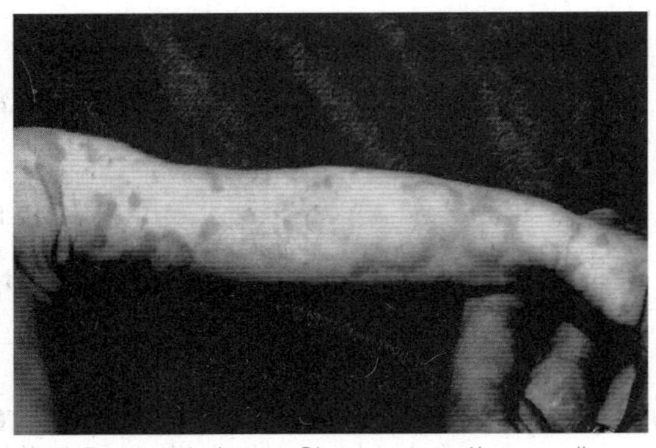

Figura 31.9 Doença de Lyme. Observe os anéis vermelhos anulares no eritema crônico migratório. (De Weston, W. L., & Lane, A. T. [2007]. *Color textbook of pediatric dermatology* [ed 4]. St. Louis, MO: Mosby.)

O segundo estágio, a doença disseminada precoce, ocorre de 3 a 10 semanas após a inoculação. Muitos pacientes desenvolvem múltiplas lesões anulares secundárias menores sem o centro endurecido. Elas podem ocorrer em qualquer lugar, exceto nas palmas das mãos e nas plantas dos pés, e em pacientes não tratados desaparecem em 3 a 4 semanas. São frequentemente observados sintomas constitucionais como febre, cefaleia, mal-estar, fadiga, anorexia, rigidez de nuca, linfadenopatia generalizada, esplenomegalia, conjuntivite, dor de garganta, dor abdominal e tosse. Um achado neurológico focal de paralisia de nervo craniano (paralisia do sétimo nervo) ocorre em 3 a 5% dos casos. As manifestações adicionais incluem condições oftálmicas como neurite óptica, uveíte, conjuntivite e ceratite.

Finalmente, o terceiro estágio, o mais grave da doença, é caracterizado pelo envolvimento sistêmico dos sistemas neurológico, cardíaco e musculoesquelético, o que aparece de 2 a 12 meses após a inoculação. A artrite de Lyme é a manifestação mais comum com dor, edema e derrame. Nas crianças, a artrite é caracterizada por articulações edemaciadas e intermitentemente dolorosas (principalmente os joelhos), com remissões e exacerbações espontâneas. As características neurológicas raras da doença de Lyme pediátrica podem incluir meningite, encefalite e polineurite (Koedel, Fingerle, & Pfister, 2015). As complicações cardíacas, que podem aparecer em uma pequena porcentagem de pessoas durante a fase inicial da infecção, são comumente anormalidades agudas da condução atrioventricular e, menos comumente, pericardite ou uma disfunção ventricular esquerda leve (Steere et al., 2016).

Avaliação diagnóstica

O diagnóstico é baseado primariamente no histórico, na observação da lesão e nas manifestações clínicas. O teste sorológico para a doença de Lyme no momento de uma picada de carrapato reconhecida não é recomendado porque os anticorpos não são detectáveis na maioria das pessoas (American Academy of Pediatrics, 2018). O diagnóstico laboratorial pode ser estabelecido nos estágios posteriores com uma abordagem em duas etapas que inclui o teste de triagem imunoenzimática ou imunofluorescência e, se os resultados forem ambíguos ou positivos, com o teste Western immunoblot, conforme descrito pelos Centers for Disease Control and Prevention (2017) e adotado pela American Academy of Pediatrics (2018).

Manejo terapêutico

O tratamento precoce e adequado é essencial para evitar complicações. As crianças com mais de 8 anos são tratadas com doxiciclina oral; a amoxicilina é recomendada para as crianças menores de 8 anos (American Academy of Pediatrics, 2018). Para os pacientes alérgicos à penicilina, os medicamentos alternativos incluem cefuroxima ou eritromicina.

A duração do tratamento depende da resposta clínica e de outras manifestações da doença, mas geralmente é de 14 a 21 dias (American Academy of Pediatrics, 2018). Na maioria dos casos, o tratamento é eficaz na prevenção das manifestações de segundo estágio. As pessoas que removeram carrapatos de si mesmas devem ser monitoradas de perto quanto a sinais e sintomas de doenças transmitidas por carrapatos por 30 dias; em particular, elas devem ser monitoradas quanto ao eritema migratório, uma lesão cutânea vermelha em expansão no local da picada do carrapato que pode sugerir a doença de Lyme. Os indivíduos que desenvolvem uma lesão na pele ou uma doença semelhante a uma infecção viral dentro de 1 mês após um carrapato invadir a pele devem procurar atendimento médico imediato. O tratamento do eritema migratório geralmente evita o desenvolvimento doa estágios posteriores da doença de Lyme.

As manifestações neurológicas, cardíacas e artríticas são tratadas com antibióticos orais ou intravenosos (IV), tais como ceftriaxona, cefotaxima ou penicilina G. O acompanhamento é importante para garantir que o tratamento seja iniciado ou encerrado conforme necessário.

Cuidados de enfermagem

A principal ênfase dos cuidados de enfermagem deve ser instruir os pais para proteger seus filhos da exposição aos carrapatos. As crianças devem evitar áreas infestadas de carrapatos ou usar roupas de cores claras para que os carrapatos possam ser vistos facilmente, enfiar as pernas das calças nas meias e usar uma camisa de manga comprida enfiada nas calças quando estiver em áreas arborizadas. Pais e filhos precisam realizar verificações regulares de carrapatos quando estiverem em regiões infestadas (com atenção especial para as áreas do couro cabeludo, pescoço, axilas e virilha). Os pais também devem estar atentos aos sinais da lesão cutânea, principalmente se seus filhos estiveram em áreas infestadas de carrapatos. A American Academy of Pediatrics (2018) aponta que o risco de infecção após uma picada de carrapato, mesmo em regiões endêmicas dos EUA, é de 1 a 4%; as crianças picadas por carrapatos de cervídeos em regiões não endêmicas não devem receber profilaxia antibiótica.

Os pais também devem ser instruídos sobre a remoção de carrapatos em caso de picada. O carrapato deve ser agarrado firmemente com uma pinça e puxado para fora. A aplicação de esmalte ou de vaselina não é recomendada e não parece afetar a retirada do carrapato, como foi aventado. As preocupações sobre ingurgitamento de carrapatos ou restos de carrapatos (como a cabeça do carrapato) deixados no corpo da pessoa parecem infundadas; não há necessidade de exame médico do próprio carrapato. Depois que o carrapato for removido, lave a área da picada com um esfoliante de iodo, álcool ou água e sabão comum.

Repelentes de insetos contendo dietiltoluamida (DEET) e permetrina podem proteger contra carrapatos, mas os pais devem usar esses produtos químicos com cautela. Embora haja relatos de complicações neurológicas graves em crianças decorrentes da aplicação frequente e excessiva de repelentes de DEET, o risco é baixo quando usados adequadamente. Os produtos com DEET devem ser aplicados com moderação e de acordo com as instruções do rótulo, não devem ser aplicados no rosto, nas mãos ou em qualquer área de pele irritada da criança. Os óleos essenciais de plantas, como o óleo essencial de zimbro e de cedro chinês, foram relatados como seguros e eficazes como repelentes de insetos sem os efeitos dos produtos químicos (Eisen & Dolan, 2016). As roupas tratadas com permetrina também demonstraram ser eficazes na repelência de carrapatos (Eisen & Dolan, 2016). Após o retorno da criança para dentro de casa, a pele tratada deve ser lavada com água e sabão. Informações sobre a doença de Lyme podem ser obtidas na American Lyme Disease Foundation, Inc.[a], ou nos Centers for Disease Control and Prevention (https://www.cdc.gov/lyme/).

MORDIDAS DE ANIMAIS DE ESTIMAÇÃO

As mordidas de animais são comuns na infância. As mordidas de animais selvagens são discutidas em relação à raiva no Capítulo 30. A presente discussão é direcionada principalmente às mordidas de cães porque a maioria das mordidas de animais em crianças é causada por cães. Mordidas de gato são menos frequentes, embora arranhões de gato sejam extremamente comuns (ver seção *Doença da arranhadura do gato*, mais adiante neste capítulo).

A maioria das lesões causadas por cães ou gatos ocorre nas extremidades superiores. É provável que crianças pequenas sejam mordidas ou arranhadas na cabeça, no rosto e no pescoço porque tendem a colocar a cabeça perto da cabeça do animal e agitar os braços em vez de proteger a cabeça. A maioria dos cães envolvidos é de propriedade da família da vítima ou de um vizinho. As lesões variam em gravidade, que vai de pequenas perfurações até a extração completa do tecido que está associada a uma lesão significativa por esmagamento. As mordidas de animais são potencialmente graves devido à probabilidade de uma infecção significativa.

Manejo terapêutico

O cuidado geral da ferida consiste em enxaguá-la com grandes quantidades de soro fisiológico ou solução de Ringer com lactato sob pressão por meio de uma seringa grande e lavar a pele circundante com sabão neutro. Um curativo de pressão limpo é aplicado e a extremidade deve ser elevada se a ferida estiver sangrando. Uma avaliação médica é aconselhada devido ao perigo de tétano e raiva, embora os cães na maioria das áreas urbanas precisem ser imunizados contra a raiva. As mordidas de animais selvagens, como esquilos, morcegos, guaxinins, raposas e gambás, são potencialmente perigosas.

São indicados antibióticos profiláticos para as feridas por punção e as feridas em áreas que podem apresentar um comprometimento estético ou funcional se infectadas. As lacerações extensas são desbridadas e frouxamente suturadas para permitir a drenagem em caso de infecção. O toxoide tetânico é administrado de acordo com as diretrizes-padrão (ver Capítulo 6, seção *Imunizações*), e o protocolo de raiva é seguido (ver Capítulo 27, seção *Raiva*). As lesões em áreas pouco vascularizadas, como as mãos, têm maior probabilidade de serem infectadas do que aquelas em áreas mais vascularizadas, como a face; as perfurações são mais propensas a se infectarem do que as lacerações.

Cuidados de enfermagem

O aspecto mais importante relacionado com as mordidas de animais é a prevenção. As crianças devem compreender o comportamento animal e desenvolver respeito pelos animais (ver boxe *Foco na comunidade*). Os pais devem monitorar o comportamento de seus filhos

[a]PO Box 466, Lyme, CT 06371; http://www.aldf.com.

com os cães e instruí-los a não provocar ou surpreender os animais, invadir seu território, interferir na alimentação ou no sono, levar seus brinquedos, ou interagir com cães doentes ou feridos ou cães com filhotes. Os pais que estão pensando em adquirir um animal de estimação, especialmente um cachorro, para si ou para seus filhos devem selecionar um cão que tenha um alto nível de sociabilidade com crianças e que provavelmente não seja um perigo para elas.

MORDIDAS HUMANAS

As crianças geralmente adquirem lacerações dos dentes de outros humanos em brincadeiras brutas, durante brigas ou como vítimas de abuso infantil. Algumas crianças pequenas mordem outras por frustração ou raiva. Como a placa dental humana e a gengiva abrigam organismos patogênicos, todas as mordidas humanas devem receber atenção. O atraso no tratamento aumenta o risco de infecção.

A ferida deve ser lavada vigorosamente com água e sabão, e um curativo de pressão deve ser é aplicado para parar o sangramento. As aplicações de gelo minimizam o desconforto e o edema. O aumento da dor ou eritema no local da ferida são indicações de que a criança deve receber atenção médica para antibioticoterapia. O toxoide tetânico é necessário se a criança estiver insuficientemente imunizada. Feridas maiores que 6 mm devem receber atenção médica.

Foco na comunidade

Segurança animal

Para evitar mordidas e arranhões

- Nunca incomode um animal de estimação quando ele estiver comendo, ou retire sua comida ou água
- Não provoque um cachorro ou gato nem puxe seu rabo ou orelhas
- Nunca incomode um animal de estimação quando ele estiver dormindo
- Não tire um brinquedo ou osso de um gato ou cachorro ou mantenha-o fora do alcance do animal
- Nunca tente se aproximar de um animal de estimação com seus filhotes (como um gato com gatinhos ou um cachorro com filhotes). As mães animais são muito protetoras e mordem para mantê-lo afastado
- Ao levantar um coelho, um *hamster*, um porquinho-da-índia ou um gerbilo da gaiola, faça-o lentamente. Certifique-se de segurar o animal debaixo de sua barriga
- Nunca pegue ou segure um coelho pelas orelhas
- Ao puxar uma iguana, um lagarto, uma cobra ou outro réptil de seu tanque, faça-o devagar e com cuidado. Em seguida, lave as mãos imediatamente, pois os répteis podem carregar bactérias como a *Salmonella* em sua pele
- Nunca coloque a mão descoberta em um tanque de peixes – a maioria dos peixes não pode machucá-lo. Mas alguns tipos de peixes podem e mordem se ficarem estressados. A água também contém germes que podem causar uma infecção na pele
- Se um animal de estimação parecer doente ou ferido, fique longe. Um animal que normalmente gosta de ser acariciado e de brincar pode ficar muito chateado e até morder quando está se sentindo mal. Diga a um adulto para que ele ou ela possa obter ajuda para o animal

Manter a calma perto de cães

- Nunca acaricie ou toque em um cachorro estranho, mesmo que ele corra até você e pareça amigável
- Se um cachorro começar a correr em sua direção, não corra. Fugir pode fazer o cachorro querer correr atrás de você – mesmo que não queira machucá-lo, seus instintos o dirão para perseguir
- Se um cão estranho se aproximar de você, tente ficar muito quieto. Isso pode ser assustador por 1 minuto ou 2, mas muitas vezes o cão fica entediado e vai embora. Se o cachorro tentar cheirá-lo, deixe-o cheirar – essa é a maneira de verificar você
- Afaste-se de um cão estranho muito lentamente. Não acene com os braços ou faça muito barulho porque essas ações apenas excitarão o cão. Olhe para frente ou para baixo, não nos olhos do cachorro
- Se você tem muito medo de um cachorro estranho ou um cachorro estranho tenta morder ou atacar você, avise um adulto o mais rápido possível. Ele ou ela pode encontrar o dono do cachorro

De KidsHealth (2019). Staying Safe Around Animals, https://kidshealth.org/en/kids/animals.html. © 1995–2020. The Nemours Foundation/KidsHealth®. Reimpresso com permissão.

DOENÇA DA ARRANHADURA DO GATO

A doença da arranhadura do gato é a causa mais comum de linfadenite regional em crianças e adolescentes. Geralmente, segue o arranhão ou a mordida de um animal (um gato ou um gatinho em 99% dos casos) e é causada por *Bartonella henselae*, uma bactéria gram-negativa. A doença geralmente é uma condição benigna e autolimitante que se resolve espontaneamente em cerca de 4 a 6 semanas (American Academy of Pediatrics, 2018).

As manifestações habituais são uma pápula eritematosa indolor e não pruriginosa no local da inoculação seguida de linfadenite regional. Os linfonodos mais comumente envolvidos são o epitroclear axilar, o cervical, o submandibular, o inguinal e o pré-auricular. A doença pode persistir por vários meses antes da resolução gradual. Em algumas crianças, especialmente aquelas imunocomprometidas, a adenite pode progredir para supuração. Algumas crianças podem desenvolver complicações graves que incluem encefalite, hepatite e síndrome oculoglandular de Parinaud. Essa síndrome é caracterizada por lesões granulomatosas na conjuntiva palpebral associadas a edema dos linfonodos pré-auriculares ipsilaterais.

O diagnóstico é feito com base em (1) histórico de contato com um gato ou gatinho, (2) presença de linfadenopatia regional por vários dias e (3) identificação sorológica do microrganismo causador por ensaio de anticorpo fluorescente indireto ou teste de reação em cadeia da polimerase (American Academy of Pediatrics, 2018).

O tratamento é primariamente o de suporte. Alguns especialistas recomendam um curso de 5 dias de azitromicina oral para acelerar a recuperação (American Academy of Pediatrics, 2018). Os antibióticos não encurtam a duração ou evitam a progressão para supuração, mas podem ser úteis nas formas graves da doença. Sulfametoxazol-trimetoprima, ciprofloxacino, gentamicina e rifampicina mostraram algum benefício em estudos clínicos não controlados. Os nódulos dolorosos aumentados podem ser tratados por aspiração com agulha.

As crianças devem ser advertidas sobre brincar com gatinhos agressivos que mordem ou arranham. As feridas devem ser lavadas com água e sabão. Podem ser administrados analgésicos para o desconforto. A maioria das crianças pode continuar as atividades normais durante a doença. Os animais não ficam doentes durante o tempo em que transmitem a doença, e a maioria dos especialistas não recomenda o abandono de um animal de estimação querido.

DISTÚRBIOS DIVERSOS DA PELE

Vários tipos de lesões cutâneas ocorrem nas crianças. Alguns como resultado de distúrbios congênitos e são herdados como um traço autossômico dominante (Tabela 31.9). As **ictioses** são um grupo heterogêneo de distúrbios caracterizados por descamação que criam problemas desafiadores no tratamento. Esses distúrbios não são discutidos em detalhes aqui devido à sua ampla variabilidade.

Tabela 31.9 Distúrbios diversos da pele.

Doença e agente causador local	Manifestações locais	Manejo	Comentários
Urticária – geralmente, resposta alérgica a fármacos ou infecção	Desenvolvimento de pápulas Variam em tamanho e configuração, e tendem a aparecer rapidamente, espalhar-se irregularmente e desaparecer em poucas horas Podem ser constantes ou intermitentes, esparsas ou abundantes, pequenas ou grandes, discretas ou confluentes Podem ser agudas, crônicas ou recorrentes em ataques agudos	Aplicações tópicas calmantes e antipruriginosas Anti-histamínicos Cortisona em casos graves Envolvimento grave pode exigir epinefrina	Agentes etiológicos conhecidos devem ser evitados Pode ser acompanhada de mal-estar, febre, linfadenopatia Casos graves podem envolver membranas mucosas, órgãos internos e articulações Obstrução das passagens respiratórias constitui emergência médica
Intertrigo – trauma mecânico e fatores agravantes de calor excessivo, umidade e retenção de suor	Áreas marginadas vermelhas, inflamadas, úmidas, parcialmente desnudas, cuja forma é determinada pela localização Aparece onde as superfícies opostas da pele se esfregam, como dobras interglúteas, virilha, pescoço e axila Frequentemente, a umidade excessiva e a obesidade são fatores	Manutenção de limpeza e de secura das áreas afetadas Dobras cutâneas mantidas separadas com um suprimento generoso de pó não medicamentoso Exposição ao ar e à luz Retirar o excesso de roupa	Uma forma de irritação da fralda Evitar a recorrência mantendo as áreas suscetíveis limpas e secas Frequentemente, associado ao superaquecimento por excesso de roupas Comum em pacientes traqueostomizados com pescoço curto e secreções copiosas
Psoríase – causa desconhecida; predisposição hereditária; pode ser desencadeado por estresse	Manchas redondas, grossas, secas e avermelhadas cobertas de escamas grosseiras e prateadas sobre o tronco e as extremidades; as primeiras lesões geralmente aparecem no couro cabeludo; lesões faciais mais comuns em crianças do que em adultos As células afetadas proliferam a uma taxa muito mais rápida do que as células normais	Preparações de alcatrão em combinação com luz ultravioleta B ou luz solar natural Corticosteroides tópicos Calcipotrieno análogo de vitamina D tópico Fenol e soluções salinas seguidas de um xampu de alcatrão para remover escamas Agentes queratolíticos (ácido salicílico) Acitretina Os emolientes podem proporcionar alívio	Incomum em crianças menores de 6 anos Os pacientes afetados são saudáveis O alcatrão de carvão age sinergicamente com a luz ultravioleta Os agentes queratolíticos aumentam a absorção de corticosteroides Os umidificadores podem ajudar no inverno
Alopecia[a]			
Alopecia areata	Início súbito de manchas assintomáticas, não inflamatórias, redondas e calvas em partes pilosas do corpo	Apoio psicológico Minoxidil (vasodilatador periférico)	Histórico familiar em 10 a 26% dos casos Alguma preocupação em relação à segurança da terapia medicamentosa Consulte grupos de suporte[a]
Alopecia traumática	Alopecia de tração em torno das margens do couro cabeludo com estilos de cabelo apertados (p. ex., tranças, rabos-de-cavalo, trancinhas)	Aconselhamento sobre penteados, uso de cosméticos capilares, pentes quentes, rolos de cabelo ("bobes")	Aconselhamento sobre penteados, uso de cosméticos capilares, pentes quentes, rolos de cabelo ("bobes")
Tricotilomania	Puxar o cabelo compulsivamente	Determinar e tratar a causa	Puxar o cabelo constantemente gerando um hábito crônico que pode exigir terapia psicológica
Tinea capitis	Ver Tabela 31.5	Ver Tabela 31.5	Ver Tabela 31.5
Eritema multiforme (síndrome de Stevens-Johnson) – causa desconhecida; associada à ingestão de alguns medicamentos; muitas vezes, segue infecção do trato respiratório superior	Erupção papular eritematosa As lesões aumentam por expansão periférica e desenvolvem uma vesícula central Envolvem a maioria das superfícies da pele, exceto o couro cabeludo Podem estender-se às membranas mucosas, especialmente a oral, a ocular e a uretral	Sintomático e de suporte Manutenção da ingestão adequada de líquidos (oral ou intravenosa), de calorias e de proteínas Tratamento de feridas úmidas, hidrogéis como CarraGauze, vaselina ou Aquaphor Tratamento adequado das complicações Monitoramento diligente do volume e da gravidade específica da urina, da hemoglobina e do hematócrito, dos níveis séricos de eletrólitos, e do peso corporal total	Erupção muitas vezes precedida por febre e mal-estar As complicações incluem insuficiência renal e doença ocular grave Envolvimento respiratório em vários casos Autolimitante, mas a recuperação pode se estender por semanas; as lesões cutâneas podem diminuir sem deixar cicatrizes; as lesões da membrana mucosa podem persistir por meses Taxa de recorrência de 20%; mortalidade de até 10% Alta taxa de mutação

(*Continua*)

Tabela 31.9 Distúrbios diversos da pele. *(continuação)*

Doença e agente causador local	Manifestações locais	Manejo	Comentários
Neurofibromatose – transtorno hereditário; padrão de herança autossômico dominante	Manchas café com leite, nevos pigmentados, sardas axilares Neurofibromas cutâneos e subcutâneos de crescimento lento	Tratamento dos sintomas das manifestações associadas (p. ex., defeitos de fala, convulsões, defeitos esqueléticos [escoliose, cifose], dificuldades de aprendizagem) Remoção cirúrgica de tumores problemáticos	Consulte os grupos de suporte[b] A família precisa saber sobre as implicações genéticas

[a]National Alopecia Areata Foundation, 65 Mitchell Blvd., Suite 200-B, San Rafael, CA 94903; 415-472-3780; e-mail: info@naaf.org; http://www.naaf.org.
[b]Children's Tumor Foundation, 120 Wall St., 16th Floor, New York, NY 10005-3904; 800-323-7938; e-mail: info@ctf.org; http://www.ctf.org.

DISTÚRBIOS DA PELE ASSOCIADOS A GRUPOS ETÁRIOS ESPECÍFICOS

Várias condições dermatológicas comuns são restritas a crianças em faixas etárias específicas. Essas condições incluem as dermatites das fraldas, atópica e seborreica, que ocorrem predominantemente em lactentes, e a acne, que é mais comum na adolescência.

DERMATITE DAS FRALDAS

A dermatite das fraldas é comum em lactentes e é um dos vários distúrbios inflamatórios agudos da pele causados direta ou indiretamente pelo uso de fraldas. O pico de ocorrência se dá entre os 9 e 12 meses de vida, e a incidência é maior em lactentes alimentados com mamadeira do que em lactentes amamentados.

Fisiopatologia e manifestações clínicas

A dermatite das fraldas é causada pelo contato prolongado e repetitivo com um irritante (p. ex., urina, fezes, sabonetes, detergentes, pomadas, fricção). Embora na maioria dos casos o irritante seja a urina e as fezes, uma combinação de fatores contribui para a irritação.

O contato prolongado da pele com a umidade da fralda produz maior atrito, dano por abrasão e aumento da permeabilidade transepidérmica e da contagem microbiana. A pele saudável é menos resistente a potenciais irritantes.

Embora se pensasse que a amônia causava assaduras por causa da associação entre o odor forte nas fraldas e a dermatite, a amônia sozinha não é suficiente. A qualidade irritante da urina está relacionada com o aumento do pH pela quebra da ureia na presença da urease fecal. O aumento do pH promove a atividade de enzimas fecais, principalmente as proteases e as lipases, que atuam como irritantes. As enzimas fecais também aumentam a permeabilidade da pele aos sais biliares, outro potencial irritante nas fezes.

A erupção da dermatite das fraldas manifesta-se principalmente em superfícies convexas ou em dobras. As lesões apresentam uma variedade de tipos e configurações. As erupções envolvendo a pele em contato mais íntimo com a fralda (p. ex., as superfícies convexas das nádegas, a parte interna das coxas, o monte púbico, o escroto), mas poupando as dobras, provavelmente são causadas por irritantes químicos, especialmente os advindos da urina e das fezes (Figura 31.10). Outras causas são detergentes ou sabões usados para lavar fraldas de pano inadequadamente ou o uso de lenços descartáveis que contêm produtos químicos. O envolvimento perianal é geralmente o resultado da irritação química das fezes, especialmente fezes diarreicas. A infecção por *Candida albicans* produz inflamação perianal e erupção maculopapular com lesões satélites que podem cruzar a prega inguinal (Figura 31.11). É vista em até 90% dos lactentes com dermatite crônica das fraldas e deve ser considerada nas assaduras recalcitrantes ao tratamento.

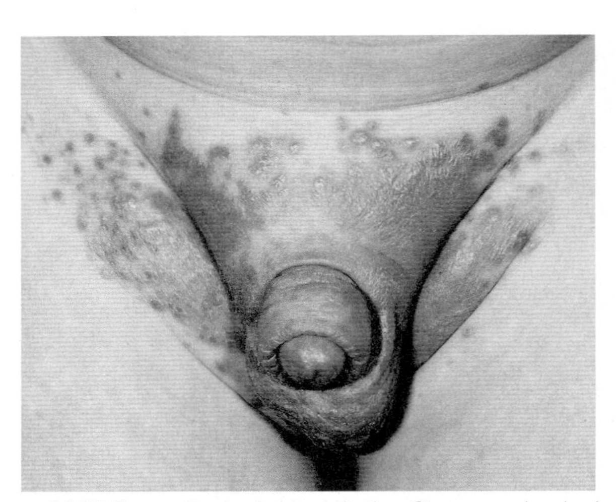

Figura 31.10 Dermatite das fraldas irritativa. Observe as bordas bem demarcadas. (De Habif, T. P. [2010]. *Clinical dermatology: A color guide to diagnosis and therapy* [ed 5]. St. Louis, MO: Mosby.)

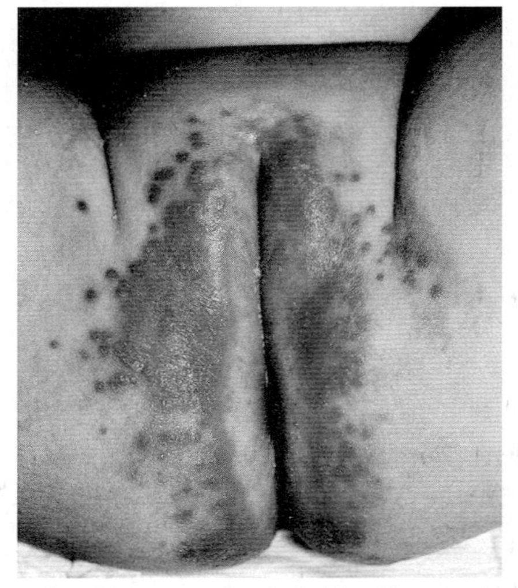

Figura 31.11 Candidíase na área da fralda. Observe o eritema central vermelho com pústulas satélites. (De Paller, A. S., & Mancini, A. J.[2011]. *Hurwitz clinical pediatric dermatology* [ed 4]. St. Louis, MO: Saunders Elsevier.)

Cuidados de enfermagem

As intervenções de enfermagem visam alterar os três fatores que produzem dermatite: umidade, pH e irritantes fecais. O fator mais significativo passível de intervenção é o ambiente úmido criado na área da fralda. Trocar a fralda assim que ela ficar úmida elimina grande parte do problema e retirar a fralda para expor a pele saudável ao ar facilita a secagem. O uso de secador de cabelo ou lâmpada de calor não é recomendado, pois esses dispositivos podem causar queimaduras.

O tipo de fralda tem um impacto significativo na incidência e na gravidade da dermatite das fraldas. As fraldas de papel (papel modificado – tipo aeródromo) descartáveis superabsorventes reduzem a dermatite das fraldas. Elas contêm um material gelificante absorvente que retém a água firmemente para diminuir a umidade da pele, mantém o controle do pH fornecendo uma capacidade de tamponamento, e diminuem a irritação da pele evitando a mistura de urina e fezes. As diretrizes para controlar assaduras são apresentadas no boxe *Cuidado centrado na família*. Um equívoco comum sobre o uso de amido de milho na pele é que ele promove o crescimento de *C. albicans*. Nem o amido de milho nem o pó de talco promovem o crescimento de fungos nas condições normalmente encontradas na área da fralda. Com base na segurança em termos de lesão por inalação, o amido de milho é o produto preferido. O pó de talco não deve ser utilizado.

DERMATITE ATÓPICA (ECZEMA)

A dermatite atópica (DA), também chamada de eczema, refere-se a uma categoria descritiva de doenças dermatológicas, não a uma etiologia específica. A DA é um distúrbio inflamatório crônico recorrente da pele que resulta em coceira e lesões (Figura 31.12; Gray & Maquiness, 2016). Ocorre em 20% das crianças (Page, Weston, & Loh, 2016). A DA manifesta-se de três formas com base na idade da criança e na distribuição das lesões:

1. **Lactente (eczema infantil)** – geralmente, começa dos 2 a 6 meses de vida; muitas vezes sofre remissão espontânea aos 3 anos.
2. **Infância** – pode seguir a forma infantil; ocorre dos 2 a 3 anos; 90% das crianças têm manifestações aos 5 anos.
3. **Pré-adolescente e adolescente** – começa por volta dos 12 anos; pode continuar nos primeiros anos da vida adulta ou indefinidamente.

O diagnóstico de DA é baseado em uma combinação de histórico e achados morfológicos (Boxe 31.3). Embora os sintomas possam variar entre os indivíduos, um sintoma comum é o prurido. O prurido pode ser leve, moderado ou intenso e pode intensificar a inflamação e o eritema associados às lesões; a coceira pode se tornar tão grave que as lesões sangram. As lesões desaparecem gradualmente quando a coçadura é interrompida.

Embora a causa não esteja totalmente compreendida, acredita-se que a DA tenha fatores genéticos e ambientais (Nguyen, Leonard, & Eichenfield, 2015). A maioria das crianças com DA infantil tem histórico familiar de eczema, asma, alergias alimentares ou rinite alérgica, o que apoia fortemente uma predisposição genética. A causa é desconhecida, mas parece estar relacionada com uma função anormal da pele, o que inclui alterações na transpiração, na função vascular periférica e na tolerância ao calor. As manifestações da doença crônica melhoram em climas úmidos e pioram no outono e no inverno, quando as casas são aquecidas e a umidade ambiental é menor. O distúrbio pode ser controlado, mas não curado. Um estudo recente com 250 pacientes com DA mostrou que a gravidade da condição afetou significativamente sua qualidade de vida, com as doenças mais graves resultando em menor qualidade de vida (Holm, Agner, Causen et al., 2016). Além disso, o estudo relatou uma menor qualidade de vida entre as mulheres e entre os pacientes com eczema no rosto (Holm et al., 2016).

Manejo terapêutico

Os principais objetivos do tratamento são (1) hidratar a pele, (2) aliviar o prurido, (3) reduzir os surtos ou a inflamação e (4) evitar e controlar a infecção secundária. As medidas gerais para o cuidado da DA concentram-se na redução do prurido e de outros aspectos da doença. As estratégias de cuidado incluem evitar a exposição a irritantes ou

Cuidado centrado na família

Controlar assaduras

Manter a pele seca[a]

- Use fraldas descartáveis superabsorventes para reduzir a umidade da pele
- Troque as fraldas assim que estiverem sujas – especialmente com fezes – sempre que possível, de preferência uma vez durante a noite
- Exponha a pele saudável ou apenas levemente irritada ao ar, não ao calor, para secar completamente

Aplique uma pomada, como óxido de zinco ou petrolato, para proteger a pele, especialmente se a pele estiver muito vermelha ou tiver áreas úmidas e abertas

- Evite remover o creme de barreira da pele a cada troca de fralda; remova o material residual e reaplique o creme de barreira da pele
- Para remover completamente a pomada, principalmente o óxido de zinco, use óleo mineral; não lave vigorosamente

Evite lavar demais a pele, especialmente com sabonetes perfumados ou lenços comerciais, que podem ser irritantes

- Pode-se usar um hidratante ou um higienizador sem sabão, como creme frio ou Cetaphil®, para limpar a urina da pele
- Limpe suavemente as fezes da pele usando um pano macio e água morna
- Use lenços descartáveis para fraldas sem detergente e sem álcool

[a]O pó ajuda a manter a pele seca, mas o pó de talco é perigoso se inalado nos pulmões. Amido de milho simples ou pó à base de amido de milho são mais seguros. Ao usar qualquer produto em pó, primeiro agite-o na mão e depois aplique-o na área da fralda. Guarde o recipiente longe do alcance do lactente; mantenha-o fechado quando não estiver em uso.

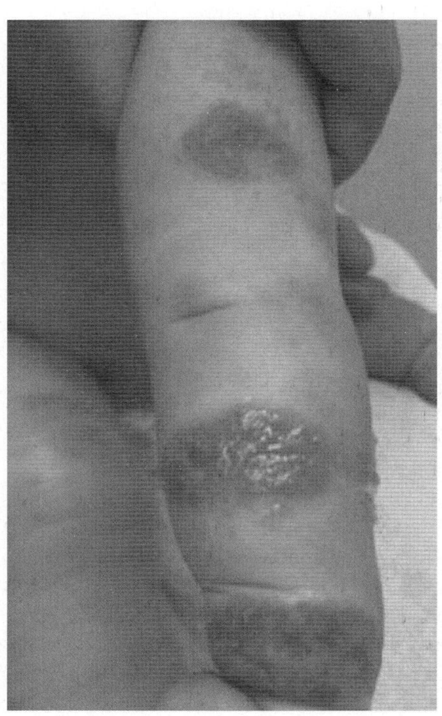

Figura 31.12 Dermatite atópica. (De Gupta, D. [2015]. Atopic dermatitis. *Medical Clinics of North America, 99*(6), 1269–1285.)

Boxe 31.3 Manifestações clínicas da dermatite atópica.

Distribuição de lesões
Forma no lactente – generalizada, especialmente na face, no couro cabeludo, no pescoço e nas superfícies extensoras das extremidades
Forma infantil – áreas flexurais (fossas antecubital e poplítea, pescoço), punhos, tornozelos e pés
Forma no pré-adolescente e no adolescente – face, lados do pescoço, mãos, pés, face, e fossas antecubital e poplítea (em menor grau)

Aparência das lesões
Forma no lactente
Eritema
Vesículas
Pápulas
Exsudação
Oozing (vazamento de líquido pegajoso da pele durante o processo de recuperação)
Crosta
Escamação
Muitas vezes simétrica

Forma infantil
Envolvimento simétrico
Aglomerados de pequenas pápulas eritematosas ou cor de carne ou manchas com escamação mínima
Seca e pode ser hiperpigmentada
Liquenificação (pele espessada com acentuação dos vincos)
Queratose pilar (hiperqueratose folicular) comum

Forma adolescente ou adulta
Igual às manifestações da infância
Lesões secas e espessas (placas liquenificadas) comuns
Pápulas confluentes

Outras manifestações físicas
Coceira intensa
Pele não afetada seca e áspera
As crianças afro-americanas tendem a exibir mais lesões papulares ou foliculares do que as crianças brancas
Podem apresentar um ou mais dos seguintes:

- Linfadenopatia, especialmente perto dos locais afetados
- Aumento das pregas palmares (muitos casos)
- Pregas atópicas (linha extra ou sulco da pálpebra inferior)
- Propensão a mãos frias
- Pitiríase alba (pequenas áreas mal definidas de hipopigmentação)
- Palidez facial (especialmente ao redor do nariz, da boca e das orelhas)
- Descoloração azulada sob os olhos ("olhos vermelhos alérgicos")
- Maior suscetibilidade a infecções cutâneas incomuns (especialmente as virais)

alergênios da pele; evitar o superaquecimento; e administrar medicamentos como anti-histamínicos, imunomoduladores tópicos, esteroides tópicos e (às vezes) sedativos leves conforme indicado.

O aumento da hidratação da pele e a prevenção da pele seca e escamosa são realizados de várias maneiras, dependendo das características da pele da criança e das necessidades individuais. Um banho morno com sabão neutro, sem sabão ou com óleo emulsificante seguido imediatamente pela aplicação de um hidratante (em 3 minutos) ajuda a reter a umidade e evitar sua perda. Banhos de espuma e sabonetes fortes devem ser evitados. O banho pode precisar ser repetido uma ou duas vezes ao dia, dependendo do estado da criança; banhos excessivos sem aplicação de hidratantes apenas ressecam a pele. Algumas loções não são eficazes e os hidratantes devem ser escolhidos com cuidado para evitar o ressecamento excessivo da pele. Aquaphor®, Cetaphil® e Eucerin® são loções aceitáveis para a hidratação da pele. Um banho noturno seguido de aplicação de hidratantes e vestir um pijama de algodão macio podem ajudar a aliviar a maioria dos pruridos noturnos.

Às vezes, banhos coloides, como a adição de duas xícaras de amido de milho a uma banheira de água morna, proporcionam alívio temporário da coceira e podem ajudar a criança a dormir se forem dados antes de ir para a cama. Compressas úmidas frescas são calmantes para a pele e fornecem proteção antisséptica.

Os medicamentos anti-histamínicos orais (como hidroxizina ou difenidramina) geralmente aliviam o prurido moderado ou grave. Os anti-histamínicos não sedativos, como loratadina ou fexofenadina, podem ser preferidos para o alívio do prurido diurno. Como o prurido aumenta à noite, pode ser necessário um anti-histamínico levemente sedativo.

Os surtos ocasionais requerem o uso de esteroides tópicos para diminuir a inflamação. São prescritos corticosteroides tópicos de baixa, moderada ou alta potência, dependendo do grau de envolvimento, da área do corpo a ser tratada, da idade da criança, do potencial de efeitos colaterais locais (estrias, atrofia da pele e alterações pigmentares), e do tipo de veículo a ser utilizado (p. ex., creme, loção, pomada). Os pacientes que estão recebendo terapia com corticosteroides tópicos para condições crônicas devem ser avaliados quanto a fatores de risco para crescimento linear abaixo do ideal e densidade óssea reduzida. Os imunomoduladores tópicos, um tratamento não esteroide para a DA, são mais bem usados no início de um "surto" assim que a pele fica vermelha e coça. O tratamento de segunda linha para as crianças com DA inclui medicamentos imunomoduladores como tacrolimus e pimecrolimus (Grey & Maquiness, 2016). Esses medicamentos são aprovados para uso em crianças de 2 anos ou mais (Grey & Maquiness, 2016). Ambas os fármacos podem ser usados livremente no rosto sem se preocupar com os efeitos colaterais dos esteroides.

Se ocorrerem infecções cutâneas secundárias em crianças com DA, essas infecções são tratadas com antibióticos sistêmicos apropriados. A obtenção de culturas das áreas afetadas e das narinas da criança é útil para garantir uma terapia apropriada (Page et al., 2016).

Cuidados de enfermagem

A avaliação da criança com DA inclui histórico familiar para evidência de atopia, histórico de envolvimento e quaisquer fatores ambientais ou dietéticos associados às exacerbações presentes e anteriores. As lesões cutâneas são examinadas quanto ao tipo, distribuição e evidência de infecção secundária. Os pais são entrevistados sobre o comportamento da criança, principalmente em relação a coçadura, irritabilidade e padrões de sono. A averiguação dos sentimentos e dos métodos de enfrentamento da família também é importante.

O cuidado de enfermagem à criança com DA é desafiador. O controle do prurido intenso é imperativo para que o distúrbio seja superado com sucesso, pois coçar leva a novas lesões e pode causar uma infecção secundária. Além do esquema médico, outras medidas podem ser tomadas para evitar ou minimizar os arranhões. As unhas das mãos e dos pés devem ser cortadas, mantidas limpas e lixadas com frequência para evitar bordas afiadas. Luvas ou meias de algodão podem ser colocadas sobre as mãos e presas às mangas da camisa. Camisas com mangas compridas e calças compridas também diminuem o contato direto com a pele. Se forem usadas luvas ou meias, a criança precisa de tempo para ficar livre dessas restrições. Um excelente momento para remover luvas, meias ou outros dispositivos de proteção é durante o banho ou após receber medicação sedativa ou antipruriginosa.

As condições que aumentam a coceira são eliminadas quando possível. Roupas ou cobertores de lã, tecidos ásperos e bichos de pelúcia peludos devem ser retirados do ambiente da criança. Como o calor e a umidade causam transpiração (o que intensifica a coceira), é essencial vestir-se adequadamente em relação às condições climáticas. O prurido é frequentemente precipitado pela exposição aos efeitos irritantes de certos componentes de produtos comuns como sabões, detergentes, amaciantes, perfumes e pós. Durante os meses frios, tecidos sintéticos (não lã) devem ser usados para sobretudos, chapéus, luvas e roupas de neve. A exposição a produtos de látex, como luvas e balões, também deve ser evitada.

Roupas e lençóis devem ser lavados com detergente neutro e enxaguados em água limpa (sem amaciantes ou produtos químicos antiestáticos). Lavar a roupa por um segundo ciclo de lavagem completo sem usar detergente reduz a quantidade de resíduos restantes no tecido.

A prevenção da infecção geralmente é realizada evitando arranhões. Os banhos são dados conforme prescrito; a água é mantida morna; e são evitados sabonetes (exceto quando indicado), banhos de espuma, óleos e pós. As dobras cutâneas e as áreas de fralda precisam de limpeza frequente com água pura. Um umidificador ou um vaporizador de ambiente podem beneficiar as crianças com pele extremamente seca. As lesões cutâneas devem ser examinadas em busca de sinais de infecção – geralmente crostas ou pústulas cor de mel com um eritema circundante. Quaisquer sinais de infecção devem ser relatados ao médico.

! ALERTA PARA A ENFERMAGEM

Se a criança está sendo tratada com banhos, é imperativo que uma preparação hidratante seja aplicada imediatamente após o banho (enquanto a pele ainda está levemente úmida) para evitar o ressecamento.

Compressas úmidas devem ser aplicadas e medicamentos para prurido ou infecção administrados conforme indicado. A família deve receber orientações claras sobre o preparo e o uso de imersões, sobre banhos especiais e sobre medicamentos tópicos, incluindo a ordem de aplicação se for prescrito mais de um. É importante enfatizar que uma aplicação espessa de medicação tópica não é equivalente a várias aplicações finas e que o uso excessivo de um agente (principalmente esteroides) pode ser perigoso. Se as crianças tiverem dificuldade em permanecer quietas por 10 ou 15 minutos durante a imersão, o banho ou a aplicação de curativos, isso pode ser feito na hora da soneca ou quando a criança estiver absorta assistindo televisão, ouvindo uma história ou brincando com brinquedos de banheira.

A modificação da dieta pode evitar exacerbações da pele. Quando uma dieta hipoalergênica é prescrita, os pais precisam de ajuda para entender o motivo da estratégia alimentar e as orientações para evitar alimentos hiperalergênicos. Como as dietas hipoalergênicas levam tempo antes que os efeitos visíveis sejam aparentes, os pais precisam ter certeza de que os resultados podem não ser vistos imediatamente. Se os alergênicos transportados pelo ar piorarem o eczema, a família é aconselhada a "proteger a alergia" da casa (ver Capítulo 21, seção *Asma*).

Apoio à família

Aos pais deve ser garantido que as lesões não produzirão cicatrizes (a menos que sejam infectadas secundariamente) e que a doença não é contagiosa. No entanto, a criança pode ter exacerbações e remissões repetidas. A remissão espontânea e permanente ocorre por volta dos 2 a 3 anos na maioria das crianças com o transtorno infantil.

Durante as fases agudas, o estresse emocional pode se tornar intenso para a família. Ela precisa de tempo para discutir os sentimentos negativos e ter certeza de que esses sentimentos são normais. O estresse tende a agravar a gravidade da condição. Portanto, os esforços para aliviar a ansiedade tanto quanto possível nos pais e na criança têm efeitos emocional e físico benéficos.

DERMATITE SEBORREICA

A dermatite seborreica é uma reação inflamatória crônica e recorrente da pele. Ocorre mais comumente no couro cabeludo (crosta láctea), mas pode envolver as pálpebras (blefarite), o canal auditivo externo (otite externa), os sulcos nasolabiais e a região inguinal. A causa é desconhecida, embora seja mais comum na primeira infância, quando a produção de cera está aumentada. As lesões caracteristicamente consistem em manchas espessas, aderentes, amareladas, escamosas e oleosas que podem ou não ser levemente pruriginosas. Ao contrário da DA, a dermatite seborreica não está associada a um histórico familiar positivo para alergia e é comum em lactentes logo após o nascimento e em adolescentes após a puberdade. Primariamente, o diagnóstico é feito com base na aparência e na localização das crostas ou das escamas.

Cuidados de enfermagem

A crosta láctea pode ser evitada com higiene adequada do couro cabeludo. Frequentemente, os pais deixam de lavar o cabelo do lactente por medo de danificar os "pontos moles" ou fontanelas. O enfermeiro deve ensinar como lavar o cabelo do lactente e enfatizar que a fontanela é semelhante à pele em qualquer outro lugar do corpo – não perfura ou rasga com pressão leve.

Quando houver lesões seborreicas, direcione o tratamento para a remoção das escamas ou das crostas. Os pais são ensinados sobre o procedimento adequado para limpar o couro cabeludo. Pode ser necessário no processo de instrução desse procedimento incluir uma demonstração. A lavagem deve ser feita diariamente com sabonete neutro ou xampu comercial para lactentes; xampus medicamentosos não são necessários, mas pode ser usado um xampu antisseborreico contendo enxofre e ácido salicílico. O xampu é aplicado no couro cabeludo e deixado permanecer no local até que as crostas amoleçam. Em seguida, o couro cabeludo é completamente enxaguado. Um pente fino ou uma escova facial macia ajudam a remover as crostas soltas dos fios de cabelo após a lavagem.

ACNE

A **acne vulgar** é o problema de pele mais comum tratado pelos médicos durante a adolescência. A acne é causada pela testosterona, um hormônio presente em meninos e meninas que aumenta durante a puberdade. A testosterona estimula as glândulas sebáceas da pele a aumentar ou produzir óleo e tapar os poros. A comedogênese (formação de comedões) resulta em uma lesão não inflamatória que pode ser um comedão aberto ("cravo") ou um comedão fechado ("ponto branco").

Mais da metade da população adolescente experimenta acne no fim da adolescência. Embora o transtorno possa aparecer antes dos 10 anos, o pico de incidência ocorre no meio e no fim da adolescência (16 a 17 anos nas meninas e 17 a 18 anos nos meninos). É mais comum nos meninos do que nas meninas. Após esse período de idade, a doença geralmente diminui em gravidade, mas pode persistir na idade adulta. O grau em que um indivíduo é afetado pode variar de nada mais do que alguns comedões isolados a uma reação inflamatória grave. Embora a doença seja autolimitante e não coloque a vida em risco, tem grande significado para os adolescentes. Os profissionais de saúde não devem subestimar o impacto que a acne tem nos adolescentes.

Inúmeros fatores afetam o desenvolvimento e o curso da acne. Sua distribuição nas famílias e o alto grau de concordância em gêmeos idênticos sugerem fatores hereditários. Os surtos pré-menstruais de acne ocorrem em quase 70% das adolescentes, o que sugere uma causa hormonal. Os estudos não indicam uma associação clara entre estresse e acne, mas os adolescentes comumente citam o estresse como causa de surtos de acne. Cosméticos contendo lanolina, petrolato, óleos vegetais, álcool laurílico, estearato de butila e ácido oleico podem aumentar a produção de comedões. A exposição a óleos de frituras na cozinha pode ser um precursor em adolescentes que trabalham com óleos quentes em restaurantes de *fast-food.* Pode haver uma associação com a ingestão de produtos lácteos e alimentos de alto índice glicêmico, que podem potencializar fatores hormonais e inflamatórios que contribuem para a gravidade da acne (Fiedler, Stangl, Fiedler et al., 2017).

Fisiopatologia

Os quatro fatores fisiopatológicos com maior influência no desenvolvimento da acne são: (1) produção excessiva de secreção sebácea; (2) alterações no crescimento folicular; (3) diferenciação com colonização de *Propionibacterium acnes*; e (4) uma resposta imune e uma inflamação concomitantes (Bhat, Latief, & Hassan, 2017). A gravidade da acne é proporcional à taxa de secreção sebácea, que é determinada geneticamente e aumenta no momento da maturação adrenocortical. A inflamação ocorre com a proliferação de *P. acnes*, que atrai neutrófilos, causando pápulas, pústulas, nódulos e cistos inflamatórios (Figura 31.13). A acne pode ser categorizada como comedonal, inflamatória, ou ambas, e pode ser classificada como leve, moderada ou grave com base no número e no tipo de comedões e na extensão da pele afetada (Eichenfield, Krakowski, Piggott et al., 2013).

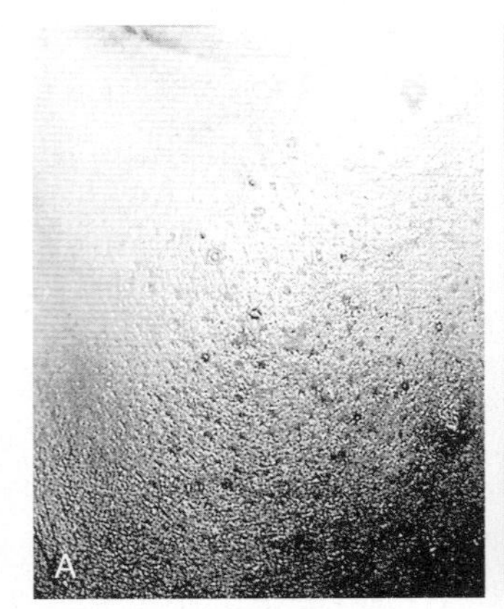

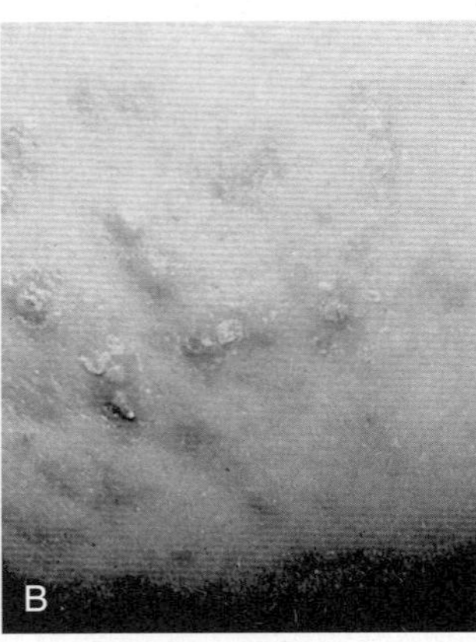

Figura 31.13 Acne vulgar. **A.** Acne vulgar. **B.** Comedões com algumas pústulas inflamatórias. (De Zitelli, B. J., McIntire, S. C., & Nowalk, A. J. [2012]. *Zitelli and Davis' atlas of pediatric physical diagnosis* [ed 6]. St. Louis, MO: Saunders.)

Manejo terapêutico

O sucesso do tratamento da acne depende de um esforço cooperativo entre o profissional de saúde, o adolescente e os pais. Ao contrário de muitas outras condições dermatológicas, as lesões da acne se resolvem lentamente e a melhora pode não ficar aparente por pelo menos 6 semanas. Os comedões individuais podem levar várias semanas a meses para desaparecerem, e as pápulas e as pústulas geralmente desaparecem em cerca de 1 semana. As causas multifatoriais da acne requerem uma abordagem combinada para o sucesso do tratamento. O tratamento consiste em medidas gerais de cuidados e tratamentos específicos determinados pelo tipo de lesão envolvida.

Medidas gerais

O médico deve dar uma explicação geral sobre o processo da doença ao adolescente enfatizando a importância do envolvimento do paciente. A melhoria do estado geral de saúde do adolescente faz parte da gestão geral. Descanso adequado, exercício moderado, dieta balanceada, redução do estresse emocional e eliminação de qualquer foco de infecção fazem parte da promoção geral da saúde.

Limpeza

Sujeira ou oleosidade na superfície da pele não causam acne. A higiene suave com um produto não irritante 1 ou 2 vezes ao dia geralmente é suficiente. Os sabonetes antibacterianos são ineficazes e podem secar quando usados em combinação com medicamentos tópicos para acne. Para alguns adolescentes, a higiene do cabelo e do couro cabeludo parece estar relacionada com a atividade clínica da acne. A acne na testa pode melhorar com a escovação do cabelo para longe da testa e lavagem mais frequente.

Medicamentos

O sucesso do tratamento depende do comprometimento do adolescente. Antes de prescrever o tratamento, o médico deve determinar o nível de conforto e a prontidão do adolescente para iniciar o tratamento. O adolescente deve ser lembrado de que a melhora clínica pode levar semanas a meses. A intervenção precoce, na maioria das vezes com medicamentos tópicos, pode evitar o desenvolvimento de uma acne mais grave.

A **tretinoína (Retin-A)** é o único medicamento que efetivamente interrompe a queratinização folicular anormal que produz microcomedões, os precursores invisíveis dos comedões visíveis. A tretinoína sozinha geralmente é suficiente para o tratamento da acne comedonal leve (Que, Whitaker-Worth, & Chang, 2016). A tretinoína está disponível como creme, gel ou líquido. Esse medicamento pode ser extremamente irritante para a pele e requer uma orientação cuidadosa do paciente para o uso ideal. O paciente deve ser instruído a começar com um ponto de medicamento do tamanho de uma ervilha, que é dividido nas três áreas principais do rosto e depois esfregado suavemente em cada área. O medicamento não deve ser aplicado por pelo menos 20 a 30 minutos após a lavagem para diminuir a sensação de queimação. Evitar o sol e o uso diário de protetor solar devem ser enfatizados, pois a exposição ao sol pode resultar em queimaduras solares graves. Os adolescentes devem ser orientados a aplicar a medicação à noite e usar protetor solar com fator de proteção solar (FPS) de pelo menos 15 durante o dia.

O **peróxido de benzoíla** tópico é um agente antibacteriano que inibe o crescimento de microrganismos *P. acnes*. É eficaz contra as acnes inflamatória e não inflamatória e é um agente eficaz de primeira linha. Esse medicamento está disponível como creme, loção, gel ou para lavagem. O peróxido de benzoíla e o ácido salicílico são os *kits* de tratamento da acne mais eficazes disponíveis no mercado. O paciente deve ser informado de que o medicamento pode ter um efeito clareador em lençóis, roupas de cama e toalhas. Deve ser assegurado ao adolescente que não ocorrerá o clareamento da pele. A adaptação à medicação pode ser obtida com um aumento gradual na força e na frequência de aplicação.

Quando lesões inflamatórias acompanham os comedões, pode ser prescrito um **agente antibacteriano tópico**. Esses agentes são usados para evitar novas lesões e tratar acne preexistente. Clindamicina, eritromicina, metronidazol e ácido azelaico são as terapias antibacterianas tópicas atualmente disponíveis. Um gel de dapsona a 5% foi recentemente aprovado para o tratamento de lesões inflamatórias da acne e é relatado como eficaz quando usado em combinação com um retinoide tópico (Que et al., 2016). O retinoide em combinação com antimicrobianos também melhora a penetração desses agentes tópicos e é o único meio de abordar três das causas patogênicas da acne: queratinização, *P. acnes* e inflamação. Os efeitos colaterais dos medicamentos tópicos incluem eritema, secura e queimação; usar os medicamentos em dias alternados diminuirá os efeitos adversos. Antimicrobianos tópicos combinados com peróxido de benzoíla são mais eficazes do que qualquer produto sozinho; no entanto, ocorre uma descoloração amarelada da pele quando dapsona tópica é usada em combinação com o peróxido de benzoíla (Que et al., 2016).

A **antibioticoterapia sistêmica** é iniciada quando a acne moderada à grave não responde aos tratamentos tópicos. A base para o uso de antibióticos sistêmicos no tratamento da acne tem sido a eliminação dos efeitos inflamatórios da *P. acnes* pela supressão da bactéria. Tetraciclina, minociclina e doxiciclina são antibióticos sistemáticos usados para tratar a acne (Que et al., 2016). Eles são relativamente livres de efeitos colaterais, com exceção de distúrbios gastrintestinais ocasionais, fotossensibilidade ou candidíase vaginal. As meninas adolescentes com acne leve a moderada podem responder bem ao tratamento tópico e à adição de uma **pílula anticoncepcional oral** (ACO). Os ACOs reduzem a produção endógena de andrógenos e diminuem a biodisponibilidade dos andrógenos circulantes da mulher. Ambas as ações resultam em diminuição da acne.

A **isotretinoína, ácido 13-cis-retinoico,** é um agente oral potente e eficaz que deve ser reservado para a acne cística grave que não respondeu a outros tratamentos. A isotretinoína é o único agente disponível que afeta os fatores envolvidos no desenvolvimento da acne. No entanto, o tratamento com isotretinoína deve ser administrado apenas por um dermatologista. Os adolescentes com múltiplas e ativas lesões dérmicas profundas ou subcutâneas císticas e nodulares são tratados por 20 semanas. Podem ocorrer múltiplos efeitos colaterais, incluindo pele e membranas mucosas secas, irritação nasal, olhos secos, diminuição da visão noturna, fotossensibilidade, artralgia, cefaleia, alterações de humor, comportamentos agressivos ou violentos, depressão e ideação suicida. Os adolescentes em uso desse medicamento devem ser monitorados quanto a sintomas depressivos, depressão, e ideação suicida (Oliveira, Sobreira, Velosa et al., 2017). O medicamento deve ser administrado apenas nas doses recomendadas e por não mais do que a duração indicada. Os efeitos colaterais mais significativos desse fármaco são os efeitos teratogênicos. A isotretinoína é absolutamente contraindicada em mulheres grávidas. As mulheres jovens sexualmente ativas devem usar um método contraceptivo eficaz durante o tratamento e por 1 mês após o tratamento. Os pacientes que estão recebendo isotretinoína também devem ser monitorados para níveis elevados de colesterol e de triglicerídeos. Uma elevação significativa pode exigir a descontinuação da medicação.

Cuidados de enfermagem

Como a acne é tão comum e sua aparência pode parecer bem leve, o profissional de saúde pode subestimar a importância relativa da doença para o adolescente. O enfermeiro deve avaliar o nível de angústia individual do adolescente, o tratamento atual e o sucesso percebido de qualquer esquema antes de iniciar um encaminhamento. Se os adolescentes não perceberem a acne como um problema, eles podem não ter motivação para seguir o plano de tratamento.

O enfermeiro pode fornecer suporte contínuo ao adolescente quando um plano de tratamento é iniciado. Discuta em detalhes com o adolescente o uso dos medicamentos e as informações básicas sobre os cuidados com a pele. Instruções escritas devem acompanhar a discussão verbal. Informações para dissipar mitos sobre o uso de produtos de higiene abrasivos podem evitar custos desnecessários e traumas na pele. Os adolescentes precisam de orintação sobre os fatores que agravam e danificam a pele, como esfregá-la muito vigorosamente. Além disso, cutucar, apertar e retirar manualmente com as unhas quebram as paredes ductais das lesões e fazem com que a acne piore. Uma irritação mecânica, como as tiras de capacete de vinil que esfregam áreas predispostas à acne, também pode causar o desenvolvimento de lesões.

QUEIMADURAS

As queimaduras geralmente são atribuídas a fontes de calor extremas, mas também podem resultar da exposição ao frio, produtos químicos, eletricidade ou radiação. A maioria das queimaduras é relativamente pequena e pode ser tratada em ambulatório. No entanto, as queimaduras envolvendo uma grande área de superfície corporal, partes críticas do corpo ou a população geriátrica ou pediátrica geralmente se beneficiam do tratamento em centros especializados. A American Burn Association estabeleceu critérios para orientar as decisões sobre a gravidade da lesão e a necessidade de transferência para atendimento especializado.

A extensão da destruição tecidual é determinada pela intensidade da fonte de calor, pela duração do contato ou exposição, pela condutividade do tecido envolvido e pela taxa na qual a energia térmica é dissipada pela pele. Uma breve exposição ao calor de alta intensidade de uma chama pode produzir queimaduras semelhantes às induzidas pela longa exposição a calor menos intenso em água quente.

Quando as queimaduras são categorizadas de acordo com a idade do paciente e o tipo de lesão, os seguintes padrões tornam-se aparentes: (1) as queimaduras por água quente são mais frequentes nas crianças pequenas; (2) as queimaduras relacionadas com chamas são mais comuns nas crianças maiores; (3) quando os incêndios estruturais ocorrem por crianças brincando com fósforos ou isqueiros, a maioria é iniciada pelos meninos, com 43% dos iniciados por crianças menores de 6 anos (National Fire Protection Association, 2014); e (4) as queimaduras não acidentais indicam maus-tratos.

Etiologia da lesão

A maioria das queimaduras resulta do contato com agentes térmicos, como chamas, superfícies ou líquidos quentes. A taxa de mortalidade por incêndio e queimaduras diminuiu 53% de 1999 a 2013 (Safe Kids Worldwide, 2015). A principal causa de morte por lesão não intencional nos EUA difere de acordo com a faixa etária, mas o fogo e as queimaduras ocupam o terceiro lugar em crianças de 5 a 9 anos.[4] Aproximadamente 237 crianças de 14 anos ou menos morreram por contato com fogo ou queimaduras em 2016 (Centers for Disease Control and Prevention, 2018). As lesões por eletricidade causadas por corrente doméstica têm maior incidência nas crianças pequenas, que inserem objetos condutores em tomadas elétricas e mordem ou succionam cabos elétricos conectados. Essas queimaduras ocorrem mais comumente durante os meses da primavera e do verão e estão associadas a comportamentos de risco em meninos. O contato direto com uma corrente de alta ou baixa tensão, bem como a queda de raios, é o mecanismo de lesão mais frequente. O trauma resulta da resistência do tecido e do caminho da corrente elétrica através dos tecidos, compartimentos musculares, nervos e órgãos vitais. Os critérios de admissão, de acordo com a prática baseada em evidências para lesões por queimaduras por eletricidade, incluem histórico de perda de consciência, alterações eletrocardiográficas (ECG), 10% da área de superfície corporal total (TBSA, do inglês *total body surface area*) afetada ou a necessidade de monitorar uma extremidade afetada. O monitoramento cardíaco é, portanto, incluído no tratamento padrão de queimaduras quando as alterações de ECG são identificadas na admissão (McLeod, Maringo, Doyle et al., 2018).

As queimaduras por agentes químicos são observadas na população pediátrica e podem causar lesões extensas, uma vez que existem substâncias nocivas em muitos produtos de limpeza comumente encontrados em casa. A gravidade da lesão está relacionada com o agente químico (ácido, alcalino ou composto orgânico) e à duração

[4]N.R.T.: No Brasil, segundo dados do DATASUS/Ministério da Saúde, publicados pela ONG Criança Segura, os acidentes são a principal causa de morte de crianças e adolescentes de 0 a 14 anos. Anualmente, aproximadamente 3,7 mil meninas e meninos de 0 a 14 anos morrem e outros 113 mil são hospitalizados devido a motivos acidentais no país. As queimaduras ocupam o terceiro ou o quarto lugar (dependendo da faixa etária) em mortalidade, e o segundo em casos de internações dentro das causas acidentais. Disponível em: https://criancasegura.org.br/noticias/acidentes/ranking-dos-acidentes-que-mais-matam-e-ferem-criancas-no-brasil-2018/. Acesso em: 30 jun. 2022.

do contato. O mecanismo dessa lesão difere do de outras queimaduras, pois há uma ruptura química e alteração das propriedades físicas da área corporal exposta. Além da preocupação com danos localizados, o potencial de toxicidade sistêmica deve ser abordado, incluindo exposição dos olhos a agentes químicos, ingestão de substâncias cáusticas e inalação de gases tóxicos produzidos por produtos químicos.

O trauma não acidental devido a maus-tratos ocorre mais comumente nas crianças com 3 anos ou menos. As crianças menores de 3 anos que sofrem uma lesão por queimadura estão em risco de futuros maus-tratos de qualquer tipo antes dos 6 anos (Pawlik, Kemp, Maguire et al., 2016). Com o trauma de queimadura não acidental, as queimaduras por escaldadura de água quente são as lesões mais comuns, seguidas pelas queimaduras de contato. Deve-se suspeitar de trauma por queimadura não acidental se a distribuição da queimadura no corpo for incompatível com o relato do incidente ou com o nível de desenvolvimento da criança e se houver atraso na procura de tratamento.

Características da lesão por queimadura

As respostas fisiológicas, as modalidades de tratamento, o prognóstico e a disposição da criança lesionada estão diretamente relacionados com a *quantidade de tecido destruído*. A gravidade da lesão por queimadura é avaliada com base na porcentagem da **área de superfície corporal total (TBSA)** queimada e na profundidade da queimadura. Entre as crianças em idade escolar ou em faixas etárias mais baixas, uma queimadura em 10% da TBSA pode ser fatal se não for tratada corretamente. Outros fatores importantes para determinar a gravidade da lesão são a idade e a saúde geral da criança, o agente causador, a localização das feridas, a presença de envolvimento respiratório e de qualquer lesão ou condição associada.

Extensão da lesão

A extensão de uma queimadura é expressa como uma porcentagem da TBSA. Isso é estimado com mais precisão usando-se gráficos relacionados com a idade especialmente projetados (Figura 31.14). É mais eficiente usar um gráfico projetado para atribuir proporções corporais a crianças de diferentes idades.

Profundidade da lesão

Uma queimadura é uma ferida tridimensional que também é avaliada em relação à profundidade da lesão. Tradicionalmente, os termos *primeiro*, *segundo* e *terceiro grau* têm sido usados para descrever a profundidade da lesão tecidual. No entanto, com a ênfase atual na cicatrização de feridas, foram substituídos por termos mais descritivos baseados na extensão da destruição dos elementos epitelizantes da pele (Figura 31.15).

As **queimaduras superficiais (primeiro grau)** são geralmente de menor importância. Esse tipo de lesão envolve apenas a camada epidérmica. Muitas vezes, há um período latente seguido de eritema. O dano tecidual é mínimo e não há formação de bolhas. As funções protetoras da pele (como barreiras bacterianas e de vapor) permanecem intactas e os efeitos sistêmicos são raros. A dor é o sintoma predominante e a queimadura cura em 5 a 10 dias sem deixar cicatrizes. A queimadura solar leve é um exemplo de queimadura superficial.

As **queimaduras de espessura parcial (segundo grau)** envolvem a epiderme e graus variados da camada dérmica. Essas feridas são dolorosas, úmidas, vermelhas e com bolhas. Com queimaduras superficiais de espessura parcial, os elementos dérmicos permanecem intactos e a ferida deve cicatrizar em aproximadamente 14 a 21 dias com quantidades variáveis de cicatrizes (Figura 31.16). A ferida é extremamente sensível a mudanças de temperatura, exposição ao ar e toque leve. Embora classificadas como queimaduras de segundo grau ou de espessura parcial, as queimaduras dérmicas profundas assemelham-se às lesões de espessura total em muitos aspectos, exceto que as glândulas sudoríparas e os folículos pilosos permanecem intactos. A queimadura pode parecer mosqueada e com áreas rosa, vermelha ou branca cerosa exibindo bolhas e formação de edema. Os efeitos sistêmicos são semelhantes aos encontrados em queimaduras de espessura total. Embora muitas dessas feridas cicatrizem espontaneamente, o tempo de cicatrização pode ser estendido para além de 21 dias. Essas feridas de queimadura geralmente curam com cicatrizes extensas.

As **queimaduras de espessura total (terceiro grau)** são lesões graves que envolvem toda a epiderme e a derme, e se estendem

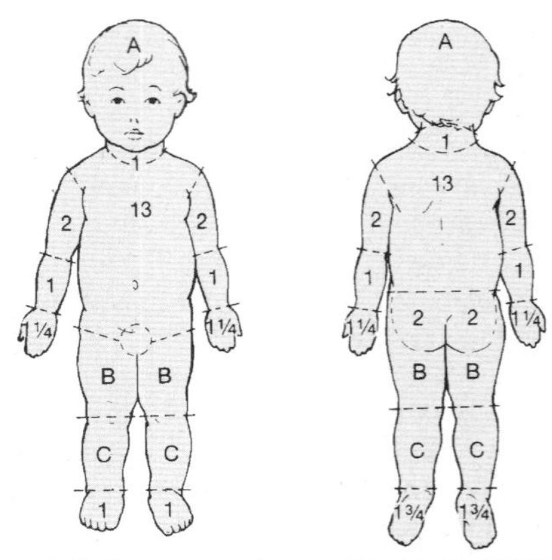

PORCENTAGENS RELATIVAS DE ÁREAS AFETADAS PELO CRESCIMENTO

A

ÁREA	NASCIMENTO	1 ANO	5 ANOS
A = ½ da cabeça	9½	8½	6½
B = ½ de uma das coxas	2¾	3¼	4
C = ½ de uma das pernas	2½	2½	2¾

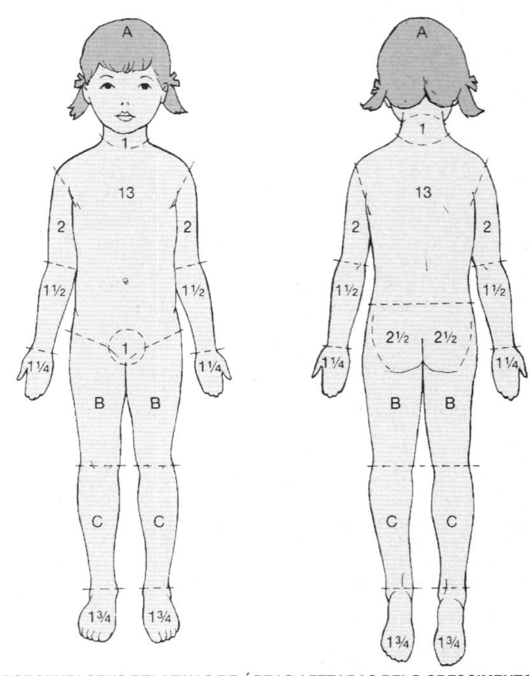

PORCENTAGENS RELATIVAS DE ÁREAS AFETADAS PELO CRESCIMENTO

B

ÁREA	10 ANOS	15 ANOS	ADULTO
A = ½ da cabeça	5½	4½	3½
B = ½ de uma das coxas	4½	4½	4¾
C = ½ de uma das pernas	3	3¼	3½

Figura 31.14 Estimativa da distribuição de queimaduras em crianças. **A.** Crianças desde o nascimento até os 5 anos. **B.** Crianças com mais idade.

Estrutura	Profundidade	Aparência do ferimento	Sensibilidade do ferimento	Curso da cicatrização
Epiderme Ducto da glândula sudorípara Capilar	Queimadura de espessura parcial – 1º grau	A epiderme permanece intacta e sem bolhas Eritema; a pele branqueia com a pressão	Doloroso	O desconforto dura de 48 a 72 horas A descamação ocorre em 3 a 7 dias
Glândula sebácea Terminações nervosas **Derme** Folículo piloso	Queimadura de espessura parcial – 2º grau	Superfície úmida, brilhante e exsudativa Bolhas O ferimento branqueia com a pressão	Doloroso Muito sensível ao toque, correntes de ar	A queimadura superficial de espessura parcial cicatriza em < 21 dias A queimadura profunda de espessura parcial requer > 21 dias para cicatrização As taxas de cicatrização variam com a profundidade da queimadura e a presença ou ausência de infecção
Glândula sudorípara Tecido adiposo Vasos sanguíneos	Queimadura de espessura total – 3º grau	Variável de cor (i. e., vermelho escuro, branco, preto, marrom) Superfície seca Vasos trombosados visíveis Sem branqueamento	Insensível (↓ sensação de picada de alfinete)	O autoenxerto é necessário para a cicatrização
Osso	Queimadura de espessura total – 4º grau	Cor variável Carbonização visível nas áreas mais profundas Movimento das extremidades limitado	Insensível	A amputação de extremidades é provável O autoenxerto é necessário para a cicatrização

Figura 31.15 Classificação da profundidade da queimadura de acordo com a profundidade da lesão. (De Black, J. M. [2008]. *Medical-surgical nursing: Clinical management for positive outcomes* [ed 8]. Philadelphia, PA: Saunders.)

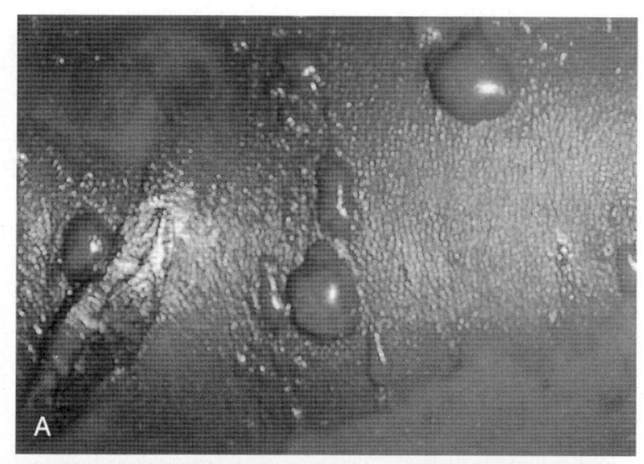

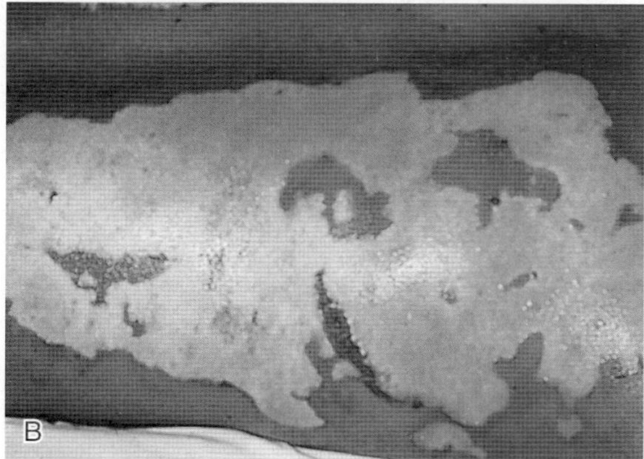

Figura 31.16 Queimaduras superficiais de espessura parcial em uma criança afro-americana. **A.** Bolhas intactas. **B.** Bolhas removidas. (Cortesia de Hillcrest Medical Center, Tulsa, OK.)

até o tecido subcutâneo (ver Figura 31.15). As terminações nervosas, as glândulas sudoríparas e os folículos pilosos são destruídos. A queimadura varia em cor de vermelho a castanho, branco ceroso, marrom ou preto. Distingue-se por uma aparência e uma textura secas e coriáceas, uma vez que a elasticidade da derme

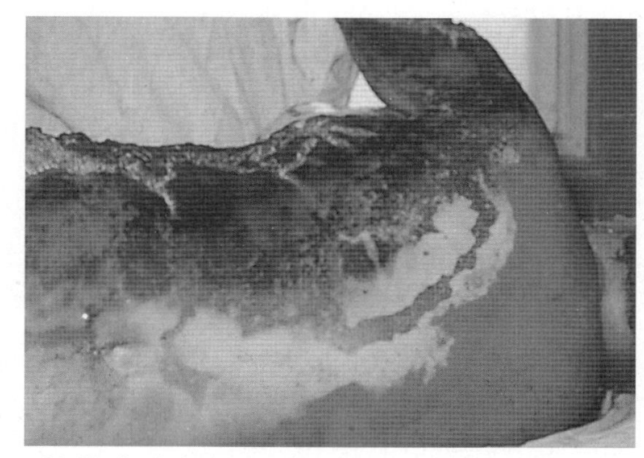

Figura 31.17 *De baixo para cima:* queimadura de espessura parcial profunda (*área cinza*), queimadura de espessura total (*área branca*) e queimadura de espessura total com escara (*área escura*). (Cortesia de Hillcrest Medical Center, Tulsa, OK.)

fica comprometida (Figura 31.17). Normalmente, as queimaduras de espessura total não têm sensibilidade na área da lesão devido à destruição das terminações nervosas. No entanto, a maioria das queimaduras de espessura total tem áreas queimadas superficiais e de espessura parcial na periferia, onde as terminações nervosas estão intactas e expostas. À medida que as fibras periféricas se regeneram, as sensações dolorosas graves retornam. As feridas de espessura total não são capazes de reepitelização, e requerem excisão cirúrgica e enxerto para fechar a ferida.

As **queimaduras de quarto grau** são queimaduras de espessura total que envolvem estruturas subjacentes, tais como músculo, fáscia e osso. A ferida parece sem brilho (maçante) e seca, e ligamentos, tendões e osso podem ficar expostos (Figura 31.18).

Gravidade da lesão

As queimaduras são classificadas em menores, moderadas ou maiores, o que é útil para determinar a disposição do paciente para o tratamento, que é guiado pelos critérios desenvolvidos pela American Burn Association (Tabela 31.10).

Como a pele dos lactentes é fina, é provável que eles sofram lesões mais profundas em comparação com as crianças com mais idade. As crianças menores de 2 anos, especialmente aquelas com 6 meses ou menos, têm uma taxa de mortalidade significativamente maior do que as crianças maiores com queimaduras de magnitude semelhante. Doenças agudas ou crônicas ou lesões sobrepostas também complicam o tratamento de queimaduras e a resposta ao tratamento.

Fisiopatologia

As lesões por queimadura produzem efeitos locais e sistêmicos que estão relacionados com a extensão da destruição tecidual. Nas queimaduras superficiais, o dano tecidual é mínimo. Nas queimaduras de espessura parcial, há um edema considerável e danos capilares mais graves. No caso de uma queimadura maior que 30% de TBSA, há uma resposta sistêmica envolvendo um aumento da permeabilidade capilar, o que permite que proteínas plasmáticas, fluidos e eletrólitos sejam perdidos. A formação máxima de edema em uma pequena queimadura ocorre cerca de 8 a 12 horas após a lesão (Rowan, Cancio, Elster et al., 2015). Após uma queimadura maior, a hipovolemia, que está associada a esse fenômeno, diminuirá a taxa de formação do edema, com efeitos máximos em 18 a 24 horas.

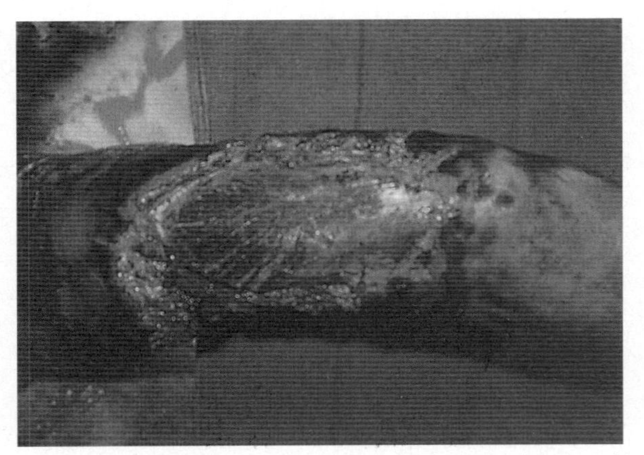

Figura 31.18 Queimadura de espessura total com músculo e fáscia envolvidos. (Cortesia de Hillcrest Medical Center, Tulsa, OK.)

Outra resposta sistêmica é a anemia, que é causada pela destruição direta do calor das hemácias, pela hemólise das hemácias lesadas e pelo aprisionamento das hemácias nos trombos microvasculares das células danificadas. Pode ocorrer uma diminuição a longo prazo no número de hemácias como resultado do aumento da fragilidade das hemácias. Inicialmente, há um aumento do fluxo sanguíneo para o coração, o cérebro e os rins, e diminuição do fluxo sanguíneo para o trato gastrintestinal. Há um aumento no metabolismo para manter o calor do corpo, o que supre as necessidades energéticas aumentadas do corpo.

Lesão por inalação

O trauma na árvore traqueobrônquica geralmente ocorre após a inalação de gases aquecidos e produtos químicos tóxicos produzidos durante a combustão. Embora possa ocorrer lesão térmica direta nas vias respiratórias superiores, os danos causados pelo calor abaixo das cordas vocais são raros. O ar aquecido inspirado é resfriado nas vias respiratórias superiores antes de atingir a traqueia. O fechamento reflexo das cordas e o laringospasmo também impedem a inspiração completa. No entanto, as evidências de lesão térmica direta nas vias respiratórias superiores incluem queimaduras na face e nos lábios, nasais chamuscados e edema de laringe. As manifestações clínicas podem ser retardadas por até 24 a 48 horas (American Burn Association, 2016). Sibilos, aumento das secreções, rouquidão, estertores úmidos e secreções carbonáceas são sinais de envolvimento do sistema respiratório. A obstrução das vias respiratórias superiores está frequentemente associada a choque por queimadura e reanimação volêmica. Nessas situações, a intubação endotraqueal também pode ser necessária para manter uma via respiratória pérvia.

Suspeita-se de inalação de monóxido de carbono quando a lesão ocorreu em um espaço fechado. O monóxido de carbono tem uma afinidade maior com a hemoglobina do que com o oxigênio, privando, assim, os tecidos periféricos e os órgãos dependentes de oxigênio (p. ex., coração, cérebro) do oxigênio necessário para a

Tabela 31.10 Classificação da gravidade da queimadura adaptada da American Burn Association. Critérios para encaminhamento.

	Menor[a]	Moderada	Maior
% TBSA	< 5% de queimadura de TBSA em crianças pequenas < 10% de espessura parcial de TBSA em crianças > 10 anos	Queimadura de 5 a 10% de TBSA em crianças pequenas	> 10% de queimadura de TBSA em crianças pequenas
Queimaduras de espessura total	< 2% de queimadura de espessura total	2 a 5% de queimadura de espessura total	> 5% de queima de espessura total
Outros critérios		Suspeita de lesão por inalação Queimadura circunferencial Problema médico concomitante que predispõe o paciente à infecção (p. ex., diabetes, doença falciforme)	Lesão por inalação conhecida Qualquer queimadura significativa no rosto, nos olhos, nos ouvidos, na genitália ou nas articulações Lesões associadas significativas (p. ex., fratura, outro trauma maior)
Encaminhamento	Geralmente ambulatorial	Admissão em hospital, de preferência um com experiência em tratamento de queimaduras	Admissão em um centro de queimados

[a]Queimaduras menores excluem qualquer queimadura envolvendo a face, as mãos, os pés, o períneo ou articulações cruzadas; lesão por inalação; queimaduras circunferenciais; lesão por eletricidade; qualquer lesão com trauma contaminante; e crianças com fatores psicossociais que afetam a lesão.
TBSA, área de superfície corporal total.
Adaptada de Committee on Trauma, American College of Surgeons. (2006). American Burn Association criteria for referral. Em *Resources for optimal care of the injured patient*. Chicago, IL: American College of Surgeons.

sobrevivência. O tratamento consiste na administração de oxigênio a 100%, o que reverte a situação rapidamente. Eritema e edema da mucosa seguidos de descamação da mucosa são manifestações da lesão do sistema respiratório. Uma membrana mucopurulenta substitui o revestimento mucoso e compromete seriamente a respiração e a ventilação, e possivelmente evolui para pneumonia. Um aumento significativo na mortalidade é observado com lesão por inalação.

Complicações

As crianças vítimas de queimaduras estão sujeitas a uma série de complicações graves decorrentes tanto da queimadura quanto de alterações sistêmicas. A ameaça imediata à vida está relacionada com o comprometimento das vias respiratórias e com o choque por uma queimadura profunda. O choque da queimadura ocorre no período pós-queimadura imediato e é marcado por alterações graves na circulação. Com a perda de fluido através da barreira primária da pele, a permeabilidade capilar aumenta e os vasos tornam-se dilatados. O volume de sangue circulante diminui rapidamente e o débito cardíaco é reduzido. Durante a cicatrização, a infecção – local e sepse sistêmica – é a principal complicação. A mortalidade associada a queimaduras nas crianças aumenta com a gravidade da lesão.

Pulmonar

Os problemas pulmonares são uma das principais causas de mortalidade nas crianças com queimaduras diretas ou resultam em complicações no sistema respiratório. No início do período pós-queimadura, a maioria das infecções pulmonares resulta de exposição nosocomial, imobilidade e distensão abdominal. A variedade hematogênica ocorre mais tarde e está relacionada com queimadura séptica ou outros focos, como flebite no local de um acesso intravenoso invasivo. Os problemas respiratórios incluem lesões por inalação, aspiração em pacientes inconscientes, pneumonia bacteriana, edema pulmonar, embolia pulmonar, insuficiência pulmonar pós-traumática e atelectasia. A causa mais comum de insuficiência respiratória na faixa etária pediátrica é a pneumonia bacteriana, que requer intubação prolongada e, às vezes, traqueostomia. As traqueostomias aumentam a incidência de complicações graves e são realizadas apenas em casos extremos.

Uma complicação menos comum é o edema pulmonar resultante de sobrecarga hídrica ou de síndrome do desconforto respiratório agudo (SDRA) em associação com sepse gram-negativa. A SDRA resulta de um dano capilar pulmonar e de um extravasamento de líquido para os espaços intersticiais do pulmão. A perda de complacência e a interferência na oxigenação são consequências da insuficiência pulmonar em conjunto com a sepse sistêmica.

Volume de fluido excessivo

As queimaduras no tórax ou no abdome diminuem a complacência e podem contribuir para uma complicação grave (aumento da pressão intra-abdominal) em indivíduos queimados que estão recebendo quantidades maiores do que o calculado de líquidos no período de reanimação. Embora as crianças com leituras de pressão intra-abdominal aumentadas tendam a ter menos idade, as lesões maiores de TBSA e os componentes de espessura total estiveram significativamente associados a pressões elevadas e podem resultar em isquemia tecidual (Strang, Van Lieshout, Breederveld et al., 2014). O aumento da pressão intra-abdominal tem o potencial de prejudicar a hemodinâmica, a função pulmonar, a função renal e a perfusão hepática. Apesar de manter o débito cardíaco com reposição hídrica, a função renal permanece comprometida na presença de aumento da pressão intra-abdominal. Para restaurar a perfusão nas crianças que desenvolveram aumento da pressão abdominal, é necessária uma laparotomia descompressiva.

Sepse da ferida

A sepse é um problema crítico no tratamento de queimaduras e uma ameaça sempre presente após a fase de choque da queimadura. A diminuição do nível de consciência e a letargia são os primeiros sinais de sepse. Inicialmente, as queimaduras são relativamente livres de patógenos, a menos que estejam contaminadas com material potencialmente infeccioso, tais como sujeira ou água poluída. No entanto, o tecido morto e o exsudato fornecem um campo fértil para o crescimento bacteriano. A colonização precoce da superfície da ferida por uma preponderância de microrganismos gram-positivos (principalmente estafilococos) continua a ser a principal causa de infecção da ferida. Os microrganismos gram-negativos, particularmente *Pseudomonas aeruginosa*, são onipresentes e podem causar infecções invasivas em queimaduras (Norbury, Herndon, Tanksley et al., 2016). A excisão cirúrgica precoce da escara juntamente com a colocação de autoenxerto reduz a incidência de sepse.

Manejo terapêutico

Cuidado de emergência

O tratamento inicial do paciente queimado começa no local da lesão. A prioridade é interromper o processo de queima (ver boxe *Tratamento de emergência*). A criança deve, então, ser transportada imediatamente para o centro médico mais próximo para tratamento e avaliação. A criança e a família geralmente ficam extremamente assustadas e ansiosas; sensibilidade para seu estado emocional e segurança devem ser oferecidas durante o processo de transporte.

Parar o processo da queimadura. O principal objetivo do resgate em queimaduras com chamas é abafar o fogo, não o atiçar. As crianças tendem a entrar em pânico e correr, o que espalha as chamas e dificulta a assistência. A criança queimada deve ser colocada na horizontal e enrolada em um cobertor, tapete ou objeto similar, tomando-se o cuidado de não cobrir a cabeça e o rosto devido ao perigo de inalação de gases tóxicos. Se nada estiver disponível, a vítima deve deitar-se e

Tratamento de emergência

Queimaduras

Queimaduras menores

Parar o processo da queimadura:

- Remover roupas e joias queimadas
- Aplicar água fria na queimadura ou segurar a área queimada sob água corrente fria
- Não utilizar gelo

Não interferir nas bolhas que se formam, a menos que a lesão seja de uma substância química

Não aplicar nada na queimadura

Cobrir com um pano limpo se houver risco de danos ou contaminação

Queimaduras maiores

Parar o processo da queimadura:

- Chama acesa – abafar o fogo
- Colocar a vítima na posição horizontal
- Enrolar a vítima em um cobertor ou objeto similar; evite cobrir a cabeça
- Remover roupas e joias queimadas

Avaliar se há vias respiratórias e respiração adequadas

Se a criança não estiver respirando, iniciar a respiração boca a boca

Cobrir a queimadura com um pano limpo

Manter a vítima aquecida

Infundir fluidos intravenosos e oxigenoterapia conforme prescrito

Transportar para a assistência médica

rolar lentamente para extinguir as chamas. Permanecer na posição vertical pode causar a ignição do cabelo ou a inalação de chamas, calor ou fumaça.

As grandes queimaduras não devem ser resfriadas por longos períodos de tempo. O calor é rapidamente perdido nas áreas queimadas e um resfriamento adicional leva a uma queda na temperatura corporal central e a um potencial colapso circulatório. Os curativos úmidos também promovem vasoconstrição devido ao resfriamento, resultando, então em circulação prejudicada na área queimada e aumento do dano tecidual. As queimaduras químicas requerem lavagem contínua com grandes quantidades de água antes do encaminhamento para um centro médico. O uso de agentes neutralizantes na pele é contraindicado porque o calor de uma reação química é iniciado e pode resultar em lesões adicionais. Se o produto químico estiver em forma de pó, a adição de água pode espalhar o agente cáustico. Se possível, o pó deve ser descartado antes de se lavar a área.

As roupas queimadas devem ser removidas para evitar mais danos causados pelo tecido fumegante e grânulos quentes de materiais sintéticos derretidos. As joias devem ser removidas para eliminar a transferência de calor do metal e a constrição resultante da formação de edema. Isso também fornece acesso à queimadura e evita uma remoção dolorosa mais tarde.

Avaliar a condição da vítima. Assim que as chamas forem apagadas, a criança deve ser avaliada. As vias respiratórias, a respiração e a circulação são as principais preocupações. As complicações cardiopulmonares podem resultar da inalação de gases tóxicos e fumaça, exposição à corrente elétrica, hipovolemia e choque. São instituídas medidas de emergência conforme apropriado.

Cobrir a queimadura. A queimadura deve ser coberta com um pano limpo e seco para evitar hipotermia, diminuir a dor eliminando o contato com o ar e evitar contaminação. Nenhuma tentativa deve ser feita para tratar a queimadura. A aplicação de pomadas tópicas, óleos ou outros remédios caseiros é contraindicada.

Transportar a criança para a assistência médica. A criança com uma queimadura extensa não deve receber nada por via oral para evitar a aspiração caso haja edema das vias respiratórias superiores. A criança deve ser transportada para o centro médico mais próximo. Se isso não puder ser realizado em um período relativamente curto, um acesso IV deve ser estabelecido, se possível com um cateter de grande calibre. Se disponível, deve ser administrado oxigênio a 100%. Um relatório da avaliação inicial, da suspeição de lesão por inalação, do trauma associado e de quaisquer intervenções implementadas deve ser entregue à unidade médica responsável pelo atendimento da criança.

Prover segurança. Prover segurança e apoio psicológico à família e à criança ajuda imensamente durante o período de crise pós-queimadura. Reduzir a ansiedade conserva a energia que a família e a criança precisarão para lidar com os estresses fisiológico e emocional de uma queimadura.

Queimaduras leves

O tratamento das queimaduras classificadas como menores geralmente pode ser administrado de forma adequada em nível ambulatorial quando se determina que os pais são confiáveis para realizar as instruções de cuidados e a observação. Os pacientes em circunstâncias abaixo do ideal podem precisar de um acompanhamento próximo para garantir a adesão ao tratamento.

Limpe a queimadura com sabão neutro e água morna. O desbridamento da queimadura inclui a remoção de quaisquer detritos incorporados, produtos químicos e tecido desvitalizado. A remoção de bolhas intactas permanece controversa (Smith, 2000). Alguns especialistas argumentam que as bolhas fornecem uma barreira contra a infecção; outros sustentam que o fluido da bolha é um meio eficaz para o crescimento de microrganismos. No entanto, as bolhas devem ser rompidas se a queimadura for causada por um agente químico para controlar a absorção ou se as bolhas forem grandes o suficiente para que o acúmulo de líquido cause pressão, o que resulta em aumento da dor.

A maioria dos médicos prefere cobrir a queimadura com uma pomada antimicrobiana para reduzir o risco de infecção e fornecer alguma forma de alívio da dor. O curativo consiste em uma gaze de malha fina não aderente colocada sobre a pomada e um leve envoltório de gaze que evite interferência no movimento. Isso ajuda a manter a queimadura limpa e a protege de traumas. O cuidador deve ser instruído a lavar a queimadura, reaplicar o curativo e encaminhar a criança ao consultório ou à clínica conforme indicado para observação da queimadura. A frequência das trocas de curativos pode variar de 1 vez ao dia a dias alternados ou mais, dependendo da classificação da queimadura e do curativo utilizado. Se houver uma alta probabilidade de infecção ou outras complicações, ou se houver dúvida sobre a capacidade de realizar as instruções, o cuidador pode ser orientado a trazer o paciente com mais frequência para troca de curativos e inspeção. Outra opção é que um enfermeiro faça uma visita domiciliar para inspecionar a queimadura e realizar a troca do curativo. A remoção frequente do curativo é um modo eficaz de desbridamento. A imersão do curativo em água morna ou solução salina normal antes da remoção ajuda a soltar o curativo e os detritos, além de reduzir o desconforto. As queimaduras da face geralmente são tratadas por um método aberto. Lave e desbride a queimadura da mesma maneira e aplique uma fina camada de pomada antimicrobiana sem curativo. Isso deve ser repetido pelo menos 2 vezes por dia.

Obtenha um histórico sobre vacina contra tétano no momento da admissão. Administre a profilaxia do tétano se não houver histórico de imunização ou se tiverem passados mais de 5 anos desde que tomou a última vacina. Um analgésico leve (como o paracetamol) geralmente é suficiente para aliviar o desconforto; o efeito antipirético do medicamento também alivia a sensação de calor.

A maioria das pequenas queimaduras cura sem dificuldade. A hospitalização pode ser indicada se a margem da queimadura se tornar eritematosa ou purulenta, ou se a criança desenvolver evidência de uma reação sistêmica, como febre ou taquicardia. Avalie a criança quanto ao comprometimento funcional. Instrua o cuidador sobre o programa de exercícios e a deambulação. Após a cicatrização, uma avaliação da maturação da cicatriz e da amplitude de movimento indicará qualquer necessidade de uma terapia adicional.

Queimaduras graves

Quando uma criança com queimaduras extensas é internada no hospital para tratamento, várias avaliações são realizadas e terapias iniciadas. As maiores preocupações são o estabelecimento e a manutenção de uma via respiratória adequada, o início da administração de fluidos e a avaliação e tratamento da queimadura. Embora a ordem de implementação possa variar de instituição para instituição e conforme a condição da criança, vários procedimentos e atividades geralmente são iniciados na admissão. Algumas são realizadas simultaneamente (Boxe 31.4).

> **QUALIDADE DOS RESULTADOS DO PACIENTE:**
> **Tratamento agudo de queimaduras**
> - Temperatura corporal estável
> - Reposição de líquidos e débito urinário adequados
> - Nutrição adequada e redução das perdas metabólicas
> - Nenhuma evidência de complicações agudas
> - Dor controlada
> - Evidência de cicatrização das feridas
> - Nenhuma evidência de contraturas
> - Apoio emocional adequado

Boxe 31.4 Manejo de queimaduras grandes.

- Verifique a adequação da via respiratória e forneça oxigênio, intubação e suporte ventilatório conforme indicado
- Avalie a frequência e a profundidade da respiração. Observe qualquer uso de músculos acessórios, dilatação nasal ou grunhido, o que pode indicar comprometimento respiratório
- Insira um acesso intravenosa (IV) de grande calibre, de preferência através da pele não queimada, para fornecer fluidos a uma taxa suficientemente rápida para efetuar a reanimação
- Remova roupas e joias, e examine se há trauma secundário
- Avalie a queimadura, e determine a extensão e a profundidade da lesão
- Obtenha o peso da criança no momento da admissão
- Calcule as necessidades de fluidos e estabeleça o esquema apropriado
- Obtenha os exames laboratoriais básicos
- Forneça medicação IV para controle da dor e da ansiedade somente após a oxigenação adequada ser assegurada e a reanimação volêmica iniciada
- Insira uma sonda nasogástrica para esvaziar o conteúdo do estômago e manter a descompressão gástrica
- Insira um cateter de Foley permanente para obter amostras de urina e monitorar o horário de saída
- Realize escarotomia ou fasciotomia no tórax e extremidades para queimaduras circunferenciais constritivas, pressões de compartimento elevadas ou circulação prejudicada
- Aplique antimicrobianos tópicos e curativos nas queimaduras
- Obtenha um histórico da lesão e outros dados pertinentes
- Administre a profilaxia do tétano apropriada
- A administração profilática de antibióticos não é recomendada

Estabelecimento de vias respiratórias adequadas. A prioridade é a manutenção das vias respiratórias. A inalação de agentes nocivos ou queimaduras no sistema respiratório são sugeridas quando há histórico de lesão em espaço fechado; edema das membranas orais e nasais; queimaduras no rosto, narinas e parte superior do tronco; hiperemia; e bolhas ou evidência de trauma nas vias respiratórias superiores. Quando há suspeita ou evidência de envolvimento respiratório, administra-se oxigênio a 100% e se determinam os valores dos gases sanguíneos, incluindo os níveis de monóxido de carbono.

Se a criança apresentar alterações sensoriais, falta de ar ou outros sinais de desconforto respiratório, é inserido um tubo endotraqueal para manter a via respiratória. Quando se prevê edema grave da face e do pescoço, a intubação deve ser realizada antes que o edema a torne difícil ou impossível. A intubação controlada é preferível à intubação de emergência. A intubação permite o fornecimento de oxigênio umidificado, a remoção de secreções das vias respiratórias e o fornecimento de suporte ventilatório. Quando as queimaduras de espessura total circundam o tórax, a *escara* constritiva (tecido morto) pode limitar a excursão da parede torácica e a ventilação da criança torna-se mais difícil. As crianças pequenas estão particularmente em risco devido à flexibilidade da estrutura esquelética. A escarotomia do tórax, onde a escara é incisada até o tecido adiposo, alivia essa constrição e melhora a ventilação.

Terapia de reposição de fluidos. Os objetivos da fluidoterapia são (1) compensar as perdas de água e de sódio em áreas traumatizadas e espaços intersticiais; (2) restabelecer o equilíbrio de sódio; (3) restaurar o volume circulante; (4) fornecer perfusão adequada; (5) corrigir a acidose; e (6) melhorar a função renal.

A reposição de fluidos é necessária durante as primeiras 24 horas devido às mudanças de fluidos que ocorrem após a queimadura. Várias fórmulas são usadas para calcular as necessidades de fluidos, e a adotada depende da preferência do médico. As soluções cristaloides são usadas durante esta fase inicial da terapia. Alguns parâmetros (como volume de débito urinário, sinais vitais [especialmente frequência cardíaca], adequação do enchimento capilar e estado sensorial) determinam a adequação da reanimação volêmica.

Após o período inicial de 24 horas, teoricamente há um selamento capilar e a permeabilidade capilar é restaurada. As soluções coloides (como albumina ou plasma fresco congelado) são úteis na manutenção do volume plasmático. No entanto, as crianças com queimaduras geralmente necessitam de um volume maior de fluidos do que o calculado para manutenção e reposição. As razões para isso podem incluir subestimação do tamanho da queimadura (particularmente em pacientes pediátricos), atraso no início da reanimação volêmica, lesão pulmonar que sequestra o líquido da reanimação no pulmão e lesão por eletricidade com maior destruição tecidual do que a visível. O choque irreversível da queimadura que persiste apesar da reanimação volêmica agressiva continua sendo uma causa significativa de morte no período pós-queimadura imediato. O equilíbrio hídrico pode continuar a ser um problema ao longo do tratamento, especialmente durante os períodos em que pode haver uma perda evaporativa considerável da queimadura.

Nutrição. O aumento das necessidades metabólicas e o catabolismo em queimaduras graves tornam as necessidades nutricionais de suma importância e muitas vezes difíceis de satisfazer. Para evitar uma insuficiência proteica, a dieta deve fornecer calorias e proteínas suficientes para atender às necessidades metabólicas aumentadas. A hipoglicemia pode resultar do estresse da queimadura porque os estoques de glicogênio hepático são rapidamente esgotados.

Uma dieta rica em proteínas e calorias é encorajada. Muitas crianças têm pouco apetite e são incapazes de satisfazer as necessidades energéticas apenas pela alimentação oral. A alimentação oral é incentivada, a menos que a criança seja intubada ou desenvolva íleo paralítico. A maioria das crianças com queimaduras com mais de 25% de TBSA requer suplementação com alimentação enteral. O suporte nutricional precoce e contínuo é uma parte importante da terapia para os pacientes com queimaduras graves. As crianças que necessitam de suplementação enteral devem ser monitoradas quanto à adequação da alimentação, à intolerância alimentar e ao mau posicionamento da sonda. O enfermeiro também deve monitorar e relatar qualquer distensão abdominal, diarreia ou desvios eletrolíticos e metabólicos. Se as necessidades nutricionais não puderem ser atendidas inteiramente pela via enteral, é usada a hiperalimentação parenteral para complementar a ingestão. No entanto, as dietas enterais aumentam o fluxo sanguíneo no trato intestinal, preservam a função gastrintestinal e minimizam a translocação bacteriana diminuindo a atrofia da mucosa dos intestinos. Esses fatores tornam a alimentação enteral a via preferida de suporte nutricional (Clark, Imran, Madni et al., 2017).

Para facilitar o crescimento e a proliferação de células epiteliais, a administração de vitaminas A e C é iniciada no início do período pós-queimadura. O zinco também é suplementado devido à sua importante função na cicatrização e na epitelização de queimaduras.

Medicação. Os antibióticos geralmente não são administrados profilaticamente. A administração de antibióticos sistêmicos para controlar a colonização da ferida não é indicada porque a diminuição da circulação na área queimada impede a administração do medicamento nas áreas de lesão mais profunda. O indicador mais confiável do desenvolvimento de infecção são as alterações na aparência da ferida (Greenhalgh, 2017). São instituídos antibióticos apropriados para tratar o microrganismo identificado específico. Lembre-se que a otite média também pode ser uma fonte de febre no paciente pediátrico.

Alguma forma de sedação ou de analgesia é necessária no atendimento à criança queimada. Não há consenso em relação às diretrizes práticas para os procedimentos de sedação e de analgesia em pacientes pediátricos em centros de queimados. A escolha do agente deve depender da sua eficácia e da sua segurança, bem como da consideração da idade da criança, da profundidade, extensão e localização da queimadura, e da duração do procedimento (Fagin & Palmieri, 2017). Um estado circulatório instável e a formação de edema impedem a administração intramuscular ou subcutânea desses medicamentos. Os opioides, tais como fentanila e morfina, midazolam, propofol, cetamina e dexmedetomidina, são os agentes mais usados. O monitoramento da dosagem é importante porque a intolerância aos opioides pode se desenvolver.

A utilização de agentes anestésicos de curta ação, tais como propofol e óxido nitroso, tem se mostrado benéfica na eliminação da dor relacionada ao procedimento. Os reflexos faríngeos permanecem intactos, garantindo, assim, uma via respiratória patente. O propofol é um agente hipnótico sedativo administrado por via IV que produz sedação em menos de 1 minuto e dura apenas alguns minutos. Para qualquer sedação consciente ou inconsciente, a criança deve ser monitorada continuamente durante o procedimento (ver Capítulo 20, seção *Cuidados pré-operatórios*, e Capítulo 5).

Tratamento da queimadura. Após o período inicial de choque da queimadura e a restauração do equilíbrio hídrico, a principal preocupação é a queimadura em si. Os objetivos do tratamento de queimaduras incluem prevenção de infecção, remoção de tecido desvitalizado e fechamento da lesão. A aplicação de curativos e a terapia antimicrobiana tópica reduzem a dor minimizando a exposição ao ar.

Excisão primária. Nas crianças com grandes queimaduras de espessura total, a excisão deve ser realizada assim que o paciente estiver hemodinamicamente estável após a reanimação inicial. Como a queimadura precipita uma resposta fisiológica exagerada, muitas complicações não se resolvem até que a escara seja extirpada e a ferida fechada. A excisão precoce da queimadura é uma terapia eficaz para reduzir a incidência de infecção e a ameaça de sepse, diminuindo, assim, a mortalidade (Rowan et al., 2015).

Desbridamento. As queimaduras de espessura parcial requerem o desbridamento do tecido desvitalizado para promover a cicatrização. O desbridamento é doloroso e requer analgesia e sedação antes do procedimento. Os analgésicos IV são mais eficazes quando administrados imediatamente antes do início da dor do procedimento. O uso precoce de sedação apropriada para o tratamento de queimaduras permite o desbridamento precoce e agressivo da ferida (Fagin & Palmieri, 2017). Os medicamentos administrados para a dor precisam estar prontamente disponíveis durante este procedimento e podem precisar ser titulados durante a intervenção.

A hidroterapia é usada para limpar a queimadura e envolve banho (pulverização da queimadura) ou imersão (imersão em uma banheira) pelo menos 1 vez por dia. A hidroterapia de imersão está se tornando menos comum e sendo substituída pela hidroterapia de chuveiro. A água age para soltar e remover o tecido descamado, o exsudato e os medicamentos tópicos. Qualquer tecido solto é cuidadosamente aparado antes que a queimadura seja reparada. A hidroterapia ajuda a limpar não só a queimadura, mas também todo o corpo, e auxilia na manutenção da amplitude de movimento.

Agentes tópicos. Os métodos usados no manejo da queimadura incluem:

- **Aberto** – envolve a aplicação de creme ou pomada antibacteriana tópica diretamente na ferida sem o uso de gaze ou qualquer tipo de cobertura. Esse processo pode ser repetido 2 a 3 vezes ao longo do dia ou conforme solicitado. As queimaduras da face e das orelhas são frequentemente tratadas por um método aberto de tratamento de feridas.
- **Semioclusivo/oclusivo (fechado)** – o agente de tratamento de feridas é preparado em algum tipo de gaze estéril ou vem pré-embalado. Quando esse método é usado, todas as bordas da ferida devem ser cobertas completamente durante a aplicação. Uma vez que isso é concluído, a área geralmente é coberta com uma camada de gaze (curativo secundário) e, em seguida, mantida no lugar ou presa. Alguns curativos pré-embalados de ação prolongada não são trocados diariamente.

Esses métodos curativos fornecem uma cobertura para a queimadura e usam algum tipo de agente tópico. Os agentes tópicos não eliminam os microrganismos da queimadura, mas podem inibir efetivamente o crescimento bacteriano. Para ser eficaz, a aplicação tópica deve ser atóxica, capaz de se difundir através da escara, inofensiva aos tecidos viáveis, barata e de fácil aplicação. Uma variedade de agentes específicos está disponível; os exemplos incluem bacitracina, sulfadiazina de prata e acetato de mafenida. Alguns agentes tópicos são embalados e preparados em uma gaze de malha fina que permite a aplicação com facilidade. A gaze fornece a proteção necessária para a queimadura, não é aderente, maximiza o conforto do paciente, aumenta a taxa de cicatrização, diminui a necessidade de trocas frequentes de curativos e é econômica. Os exemplos incluem uma camada de poliéster flexível de baixa aderência revestida com prata (Acticoat Flex 3® ou Flex 7®), um curativo de espuma de silicone com prata (Mepilex Ag®) e uma camada de contato com a ferida composta de uma rede de poliamida revestida com silicone macio (Mepitel®). A avaliação do curativo, a drenagem (se houver) e outras complicações devem ainda ser completadas diariamente.

Substitutos temporários da pele. A cobertura permanente de queimaduras extensas é um processo prolongado que requer procedimentos cirúrgicos repetidos com anestesia geral para cuidados atraumáticos com desbridamento e enxerto. O fechamento precoce encurta o período de estresse metabólico e diminui a probabilidade de sepse da queimadura. Na fase aguda, os substitutos temporários da pele cobrem e protegem a queimadura da contaminação, reduzem a perda de líquidos e proteínas, aumentam a taxa de epitelização, reduzem a dor e facilitam a movimentação das articulações para manter a amplitude de movimento.

A pele do **aloenxerto (homoenxerto)** é obtida de cadáveres humanos que são rastreados para doenças transmissíveis. O aloenxerto é particularmente útil como uma cobertura temporária da pele de queimaduras parciais e profundas cirurgicamente excisadas e queimaduras extensas quando são poucos os doadores locais disponíveis. A imunossupressão grave ocorre nas crianças com queimaduras maciças e o aloenxerto torna-se aderente. O aloenxerto pode permanecer no local até que os locais doadores adequados estejam disponíveis. Tipicamente, a rejeição é observada em aproximadamente de 14 a 21 dias após a aplicação (Rezaei, Beiraghi-Toosi, Ahmadabadi et al., 2017). A disponibilidade de bancos de tecidos e a oferta de doadores adequados limitam o uso de aloenxertos.

Xenoenxerto de uma variedade de espécies, principalmente suínos, está disponível comercialmente. O xenoenxerto suíno adere a uma queimadura superficial limpa e proporciona excelente controle da dor enquanto a queimadura cicatriza (Vloemans, Hermans, van der Wal et al., 2014). Os curativos de xenoenxerto suíno são substituídos diariamente ou a cada 2 a 3 dias. Eles são particularmente eficazes nas crianças com queimaduras de escaldadura de espessura parcial nas mãos e no rosto porque permitem movimentos relativamente livres de dor, o que pode reduzir a formação de contraturas.

Quando aplicados precocemente em queimaduras superficiais de espessura parcial, os substitutos da pele estimulam o crescimento epitelial e a cicatrização mais rápida da ferida. No entanto, eles devem ser aplicados em queimaduras limpas. Se o curativo cobrir áreas de intensa contaminação microbiana, ocorrerá infecção sob o curativo. No caso de queimaduras de espessura parcial, essa infecção pode transformar a queimadura em uma lesão de espessura total.

Coberturas de pele sintética estão disponíveis para o tratamento de queimaduras de espessura parcial e áreas doadoras. Idealmente, o curativo deve fornecer as propriedades da pele humana, o que inclui aderência, elasticidade, durabilidade e hemostasia. As coberturas de pele sintética estão prontamente disponíveis e são compostas de uma variedade de materiais, que geralmente são permeáveis ao ar, ao vapor e aos fluidos.

Como esses curativos não contêm propriedades antimicrobianas, é importante que a queimadura esteja livre de detritos antes da aplicação do curativo. A elevação da temperatura corporal ou uma evidência de pus, eritema ou celulite ao redor das bordas da ferida podem indicar que a queimadura está infectada sob o curativo. Se isso ocorrer, é indicada a descontinuação imediata do curativo sintético. Os exemplos incluem um curativo pertrolatum, um curativo hidrocoloide e filmes adesivos transparentes (OpSite® e Tegaderm®). Todos os curativos sintéticos têm a reputação de acelerar a cicatrização de feridas de queimaduras e reduzir o desconforto.

Coberturas permanentes da pele. A cobertura permanente de queimaduras profundas de espessura parcial ou total geralmente é realizada com um enxerto de pele de espessura parcial (autoenxerto). O enxerto consiste na epiderme e uma porção da derme removida do local doador de uma área intacta de pele por um instrumento especial chamado dermátomo (Figura 31.19). Com queimaduras extensas, muitas vezes é difícil encontrar pele viável suficiente para cobri-las; portanto, são usados os locais doadores disponíveis e técnicas especiais. Os enxertos de pele de espessura parcial podem ser um enxerto laminar ou um enxerto de malha.

Enxerto laminar. Uma lâmina de pele retirada do local doador é colocada intacta sobre a área receptora e suturada no local; isso é utilizado em áreas nas quais os resultados cosméticos são mais visíveis – por exemplo, o rosto (Figura 31.20).

Enxerto de malha. Uma lâmina de pele é retirada do local doador e passada por uma malha, que produz pequenas fendas na pele antes da aplicação que permitem que a pele cubra de 1,5 a 9 vezes a área do enxerto laminar; isso resulta em um desfecho cosmético menos desejável, mas com resultado funcional (Figura 31.21).

O local doador é coberto com coberturas sintéticas para feridas até que o curativo se solte em 10 a 14 dias, quando a ferida estiver cicatrizada. Os curativos não são trocados nas áreas doadoras para evitar danos ao epitélio delicado recém-cicatrizado. Áreas doadoras cicatrizadas estão disponíveis para coleta nos pacientes com queimaduras extensas e pele não danificada limitada, mas a qualidade de pele é diminuída quando vários enxertos são feitos.

Substituições dérmicas. O desenvolvimento de produtos que substituem ou permitem a regeneração da derme produziu melhora

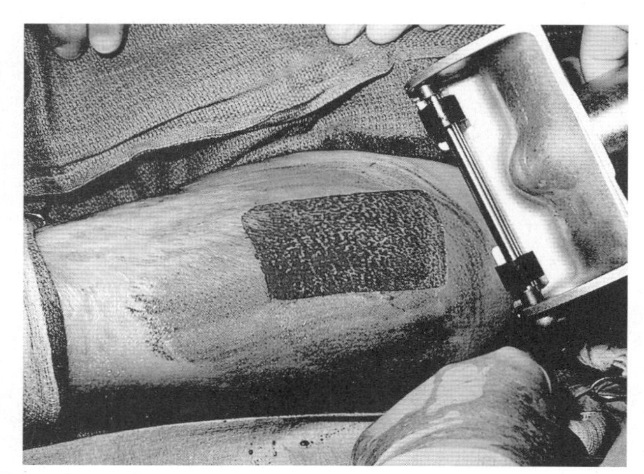

Figura 31.19 Remoção de enxerto de pele de espessura parcial com dermátomo.

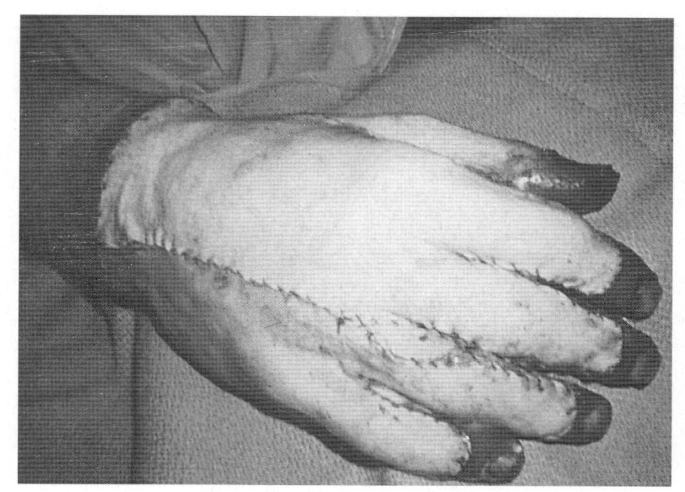

Figura 31.20 Enxerto laminar.

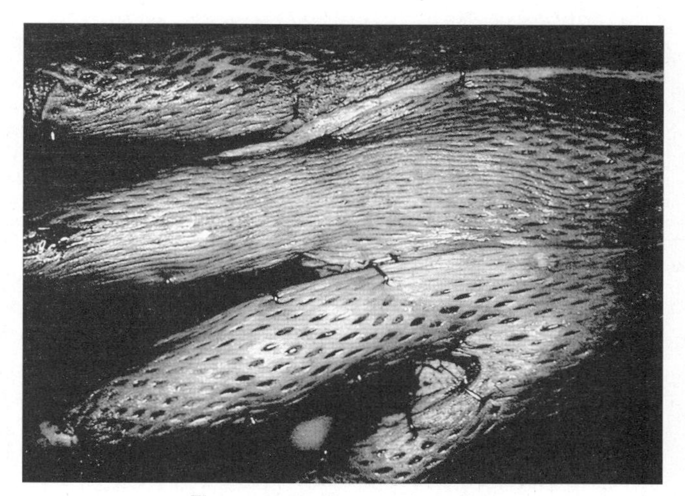

Figura 31.21 Enxerto de malha.

significativa na cicatrização de queimaduras e diminuição da formação de cicatrizes. Integra (pele artificial) é uma membrana de duas camadas feita de colágeno (uma proteína fibrosa de tendões e cartilagens de animais) e silicone. Aplicada sobre a queimadura após a excisão, a camada externa de silicone é posteriormente retirada após a formação da derme. A aplicação de pele artificial não substitui o procedimento de enxertia, mas prepara a queimadura para aceitar um autoenxerto ultrafino.

AlloDerm® é outro produto que é usado de forma semelhante à pele artificial. É feito de tecido cadavérico humano que é processado para remover células que podem levar à rejeição tecidual. O tecido acelular resultante contém elementos epiteliais que fornecem uma base para a regeneração de novos tecidos. Com as substituições dérmicas, as vantagens incluem cicatrização mais rápida da queimadura quando a integridade da derme é restaurada, cicatrização mais rápida de locais doadores com o uso de enxertos ultrafinos, e restauração de glândulas sudoríparas e folículos pilosos. Uma desvantagem é o seu alto custo.

Epitélio cultivado. Quando as queimaduras são extensas e os locais doadores para enxerto de pele de espessura parcial são poucos, é possível cultivar células de uma biopsia de pele de espessura total e produzir lâminas adequadas que podem ser aplicadas em queimaduras de espessura total limpas e excisadas. Os enxertos de cultura de células epiteliais oferecem a possibilidade de uma fonte ilimitada de autoenxertos nos pacientes com queimaduras extensas. Os autoenxertos epiteliais cultivados (CEAs, do inglês *cultured epidermal autografts*) são eficazes no fechamento precoce da ferida. A própria pele da criança é fracionada e cultivada em meio suíno para formar uma fina camada epitelial que é aplicada na queimadura. Essa técnica oferece uma melhor taxa de sobrevida nos pacientes com queimaduras extensas e com poucos locais doadores.

Aplicação de células da pele. Novas tecnologias estão surgindo para o reparo da pele do paciente queimado. O ReCell® é um desses dispositivos que processam uma solução das células da pele retiradas do paciente usando o mínimo de pele do local doador. O dispositivo produz uma suspensão autóloga de células da pele que o cirurgião de queimados pulveriza na ferida aberta na cirurgia para reparar a textura e a cor da pele (Holmes, Molnar, Carter et al., 2018).

Cuidados de enfermagem

Como o cuidado à criança queimada engloba uma ampla gama de habilidades, a assistência de enfermagem foi dividida em segmentos que correspondem às principais fases do tratamento de queimados. A **fase aguda**, também chamada de *fase emergente* ou de *reanimação*, envolve as primeiras 24 a 48 horas. A **fase de cuidado** estende-se desde a realização da reanimação adequada até a cobertura do queimado. A **fase reabilitativa** começa quando a maioria das queimaduras cicatrizou e a reabilitação tornou-se o foco predominante do plano de cuidados. Essa fase continua até que todos os procedimentos reconstrutivos e medidas corretivas sejam realizados (geralmente, um período de meses ou anos).

Fase aguda

A ênfase primária durante a fase emergente é o tratamento do choque da queimadura e do estado pulmonar. O monitoramento de sinais vitais, débito urinário, infusão de líquidos e de parâmetros respiratórios são atividades contínuas nas horas imediatamente após a lesão. A infusão IV é iniciada imediatamente e é regulada para manter um débito urinário por hora de pelo menos 0,5 a 1 mℓ/kg nas crianças com peso inferior a 30 kg ou 30 mℓ/h nas crianças com peso superior a 30 kg (American Burn Association, 2016). O débito urinário, os sinais vitais, os dados laboratoriais e os sinais objetivos de hidratação adequada orientam a taxa de administração de fluidos.

As crianças hospitalizadas com queimaduras requerem constante observação e avaliação de complicações. Alterações no equilíbrio eletrolítico produzem sintomas clínicos de confusão, fraqueza, alterações cardíacas e convulsões. As alterações na função respiratória e nas trocas gasosas são refletidas clinicamente por inquietação, irritabilidade, aumento do trabalho respiratório e alterações nos valores dos gases sanguíneos. A perda da função protetora da pele expõe as crianças queimadas a um risco aumentado de hipotermia. A formação de edema e o comprometimento circulatório resultam em perda de sensibilidade e dor profunda e latejante.

Os centros de queimados mantêm um registro pictórico das queimaduras para registrar o progresso e para fins legais (se houver suspeita de trauma não acidental). As queimaduras são tratadas de acordo com o protocolo do centro de queimados específico. A equipe de queimados monitora os procedimentos de controle de infecção e garante que funcionários e visitantes cumpram os protocolos estabelecidos para evitar uma contaminação cruzada na unidade de queimados.

Ao longo da fase aguda dos cuidados, as necessidades psicossociais da criança e da sua família são cuidadosamente consideradas. A criança fica assustada, desconfortável e muitas vezes confusa. A criança pode ser isolada de pessoas e ambientes familiares; as necessidades físicas avassaladoras neste momento são o foco principal da equipe e dos pais.

> **! ALERTA PARA A ENFERMAGEM**
>
> Avalie a extremidade queimada e verifique o pulso a cada hora. Se não conseguir palpar, use um Doppler (uma sonda de pulso ultrassônica que pode detectar o fluxo sanguíneo) para verificar a perda de circulação e de pulso. Se o pulso for perdido, pode ser necessária uma escarotomia para aliviar o edema que está causando pressão nos vasos sanguíneos e para restaurar a circulação adequada.

Fases de cuidado e de reabilitação

Depois que a condição do paciente é estabilizada, a fase de manejo começa. A equipe interprofissional concentra-se na prevenção de infecções de queimaduras, fechando a queimadura o mais rápido possível, e no gerenciamento das inúmeras complicações. Embora a fase de reabilitação comece quando o fechamento permanente da queimadura é alcançado, os problemas de reabilitação são identificados na admissão e incluídos no plano de cuidados ao longo dainternação hospitalar.

> **! ALERTA PARA A ENFERMAGEM**
>
> Em um paciente pediátrico queimado, o nível de consciência diminuído, a agitação aumentada e a letargia são alguns dos primeiros sinais de sepse avassaladora e podem indicar uma hidratação inadequada. A diminuição da pressão arterial é considerada um sinal tardio em um paciente pediátrico com sepse. A avaliação do enchimento capilar e dos pulsos é outro indicador importante da adequação da hidratação. Hidratação inadequada, febre alta e ruídos intestinais diminuídos acompanhados de íleo paralítico são observados e aumentam progressivamente ao longo de 48 a 72 horas; posteriormente, a temperatura cai para limites abaixo do normal. Nesse momento, a ferida deteriora-se, a contagem de glóbulos brancos diminui e o choque séptico manifesta-se.

Manejo do conforto

A dor intensa da queimadura e das terapias resultantes, a ansiedade gerada por essas experiências, a privação do sono, a coceira relacionada com a cicatrização da queimadura e as interpretações conscientes e inconscientes de eventos traumáticos contribuem para os comportamentos psicológicos comumente observados nas crianças com queimaduras. É sempre difícil lidar com uma criança com dor, e infligir dor a uma criança indefesa é contrário à natureza empática da enfermagem. As intervenções para promover o conforto podem incluir medicamentos (como mencionado anteriormente), técnicas de relaxamento, terapia de distração, técnicas comportamentais, condicionamento operante (p. ex., fichas, mapa estelar) e participação familiar (Fagin & Palmieri, 2017).

As crianças precisam de explicações adequadas à idade antes de todos os procedimentos. Quando as crianças parecem aceitar a dor com pouca ou nenhuma reação, pode ser necessária uma consulta psicológica. A consistência nos cuidadores é importante. Se isso não for possível, é necessário um plano de cuidados interprofissional cuidadosamente desenvolvido para fornecer consistência.

Cuidados com a queimadura

O enfermeiro tem uma grande responsabilidade pela limpeza, desbridamento, e aplicação de agentes tópicos e curativos na queimadura. A medicação para a dor deve ser administrada de modo que o efeito máximo do fármaco coincida com o procedimento. As crianças que entendem o procedimento a ser realizado e têm algum controle perceptível demonstram comportamento menos desadaptativo. As crianças também respondem bem à participação nas decisões (ver boxe *Cuidado atraumático*).

Cuidado atraumático

Redução do estresse dos procedimentos de cuidados com queimaduras

- Dispor de todos os materiais prontos antes de iniciar o procedimento
- Administrar analgésicos e sedativos apropriados
- Lembrar a criança do procedimento iminente para dar tempo suficiente para se preparar
- Deixar a criança testar e aprovar a temperatura da água
- Permitir que a criança selecione a área do corpo em que deve começar
- Permitir que a criança solicite um curto período de descanso durante o procedimento
- Permitir que a criança remova os curativos, se ela desejar
- Fornecer algo construtivo para a criança fazer durante o procedimento (p. ex., segurar um pacote de curativos ou um rolo de gaze)
- Informar a criança quando o procedimento estiver quase concluído
- Elogiar a criança pela cooperação

Os curativos externos são removidos primeiro. Qualquer curativo que tenha aderido à queimadura pode ser facilmente removido aplicando água morna ou solução salina normal. Tecidos soltos ou facilmente destacados são desbridados durante o processo de limpeza. Ao fazer o curativo da queimadura, é importante que todas as áreas estejam limpas, que a medicação seja amplamente aplicada e que duas superfícies queimadas não toquem uma na outra (p. ex., dedos das mãos ou dos pés, orelhas tocando o lado da cabeça). Se elas estiverem se tocando, as superfícies queimadas irão cicatrizar juntas, causando então deformidade ou disfunção.

Agentes tópicos podem ser aplicados diretamente na queimadura com um abaixador de língua ou mão enluvada, bem como usando gaze de malha fina impregnada ou produtos pré-embalados. Todos os curativos aplicados circunferencialmente devem ser enrolados da maneira distal para proximal. O curativo é aplicado com tensão suficiente para permanecer no lugar, mas não tão apertado que prejudique a circulação ou limite o movimento. A rede elástica é, então, aplicada para fixar o curativo no lugar. Um curativo estável é especialmente importante quando a criança está deambulando.

As precauções padrão, incluindo o uso de equipamentos de proteção individual conforme indicado, devem ser seguidas ao cuidar de pacientes com queimaduras. A higiene frequente das mãos e dos antebraços é o elemento mais importante do programa de controle de infecções. Devem ser implementadas políticas rígidas de limpeza do ambiente e dos equipamentos de atendimento ao paciente para minimizar o risco de contaminação cruzada. Todos os visitantes e membros de outros departamentos devem ser orientados quanto às políticas de controle de infecção, o que inclui a importância da higiene das mãos e dos antebraços e o uso de roupas de proteção. Os visitantes devem ser rastreados para infecção e doenças contagiosas antes do contato com o paciente.

Prevenção de complicações

Tratamento agudo. A manutenção da temperatura corporal é importante para as crianças com queimaduras. A temperatura corporal central é adequada quando a energia é conservada com uma temperatura ambiente de 28 a 33°C. Grandes áreas do corpo não devem ser expostas simultaneamente durante as trocas de curativos. Soluções aquecidas, lençóis, curativos oclusivos, escudos térmicos, aquecedores radiantes e cobertores aquecidos auxiliam na prevenção da hipotermia.

O principal perigo durante os cuidados agudos é a infecção: infecção do ferimento, sepse generalizada ou pneumonia bacteriana. São essenciais avaliações precisas e contínuas de todos os parâmetros que fornecem pistas para o diagnóstico precoce e o tratamento da infecção. Os sintomas da sepse incluem diminuição do nível de consciência, aumento ou diminuição da contagem de glóbulos brancos, hipertermia que evolui para hipotermia, aumento da necessidade de líquidos, sons intestinais hipoativos ou ausentes, aumento ou diminuição do nível de glicose no sangue, taquicardia, taquipneia e trombocitopenia. A infecção atrasa o progresso da cicatrização da queimadura.

As crianças relutam em se mover se o movimento causar dor e provavelmente assumem uma posição de conforto. Infelizmente, a posição mais confortável muitas vezes estimula a formação de contraturas e perda de função. Os esforços contínuos para evitar contraturas incluem manter o alinhamento corporal adequado, posicionar e imobilizar as extremidades envolvidas em extensão, fornecer fisioterapias ativa e passiva, e incentivar o movimento espontâneo quando possível. Mudanças frequentes de posição são importantes para promover higiene broncopulmonar e perfusão capilar adequadas nas áreas comuns de pressão. Os leitos com baixa perda de ar são benéficos para as crianças com obesidade mórbida ou para as crianças com enxertos posteriores. Atenção especial deve ser dada às áreas de risco de aumento de pressão, tais como couro cabeludo posterior, calcanhares, sacro, e áreas expostas à irritação mecânica de talas e curativos.

Cuidados a longo prazo. Quando a queimadura cicatriza, inicia-se a fase de reabilitação do cuidado. A formação de marcas torna-se um grande problema à medida que a queimadura cicatriza (Figura 31.22). As propriedades contráteis do tecido cicatricial podem resultar em contraturas incapacitantes, deformidade e desfiguração.

A pressão uniforme aplicada à cicatriz diminui o suprimento de sangue. Quando a pressão é removida, o suprimento de sangue para a cicatriz aumenta imediatamente; portanto, os períodos sem pressão devem ser breves para evitar a nutrição do tecido hipertrófico. Uma pressão contínua sobre as áreas de cicatrização pode ser alcançada por bandagens tubulares elásticas ou pelas roupas de pressão comercialmente disponíveis. Como essas roupas feitas sob medida costumam ser usadas por meses, podem ser necessárias revisões à medida que a criança cresce. É muito mais fácil evitar cicatrizes e contraturas da queimadura do que resolver um problema existente. Talas e aparelhos também podem ser necessários até que a maturação da ferida seja alcançada (Figura 31.23).

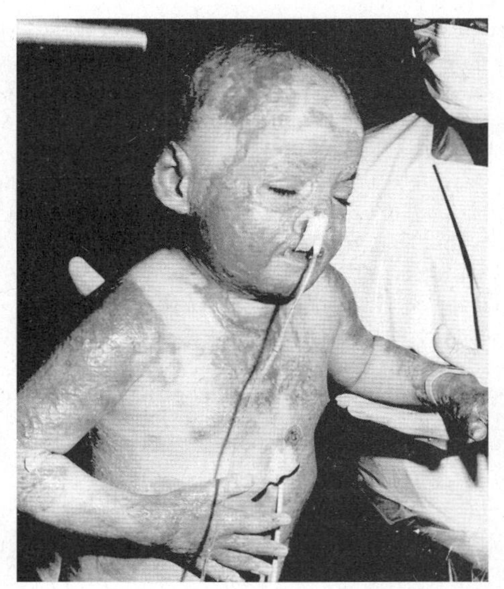

Figura 31.22 Marcas extensas de uma queimadura por chamas. (Cortesia de The Paul and Carol David Foundation Burn Institute, Akron, OH.)

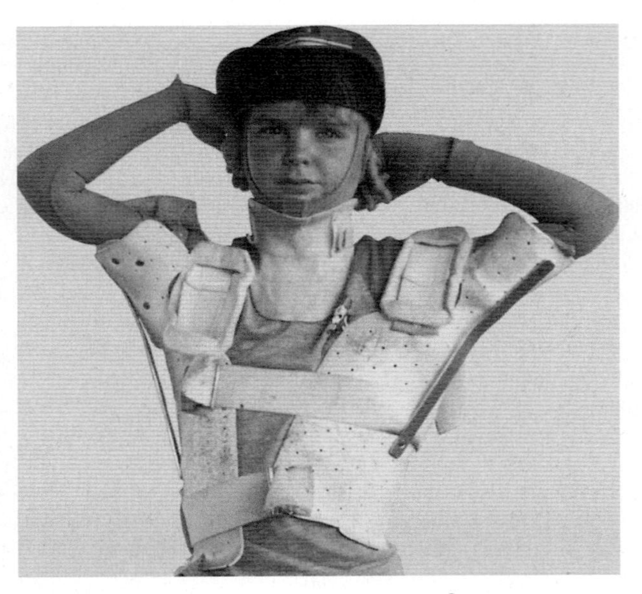

Figura 31.23 Criança com roupa elástica (Jobst®) e talas de "avião".

O tecido cicatricial tem certas propriedades significativas, principalmente para as crianças em crescimento. Pode ocorrer uma coceira intensa na cicatrização de feridas de queimadura e no tecido cicatricial até que a cicatriz não esteja mais ativa. A coceira geralmente é tratada com uma variedade de medicamentos; hidroxizina e difenidramina são exemplos de dois desses fármacos.

Aplique frequentemente um hidratante ou manteiga de cacau. Podem ser utilizadas marcas com a palavra *ultra-healing* em seu título e que não contenham fragrância ou álcool. A massagem terapêutica durante a aplicação de hidratantes também é benéfica para esticar o tecido cicatricial e ajudar na prevenção de contraturas. O tecido cicatricial não tem glândulas sudoríparas e as crianças com cicatrizes extensas podem sofrer durante o clima quente. Os cuidadores devem ser alertados para essa possibilidade e estar preparados para instituir métodos alternativos de resfriamento quando necessário.

O tecido cicatricial não cresce e se expande como o tecido normal, o que pode criar dificuldades, especialmente em áreas funcionais como nas mãos e nas articulações. Às vezes, é necessária uma cirurgia adicional para permitir o funcionamento autônomo nas atividades diárias, melhorar a aparência estética ou restaurar a integridade anatômica.

As atividades de enfermagem na fase reabilitadora do tratamento centram-se na adaptação da criança e da família à queimadura e na sua capacidade de reintegração na comunidade. A dor psicológica e as sequelas da queimadura grave são tão intensas quanto o trauma físico. O impacto das queimaduras graves sobrecarrega os mecanismos de enfrentamento em todas as idades. As crianças muito pequenas, que sofrem agudamente de ansiedade da separação, e os adolescentes, que estão desenvolvendo uma identidade, são provavelmente os mais afetados psicologicamente. As crianças pequenas não conseguem entender por que os pais que amam e que as protegem podem deixá-las em um lugar tão assustador e desconhecido. Os adolescentes, que estão em um processo de conquista da independência em relação à família, encontram-se em um papel de dependência com um corpo danificado. Ser diferente dos outros, especialmente em um momento em que a conformidade com os pares é tão importante, pode ser difícil de aceitar.

A antecipação do retorno às aulas pode ser avassaladora e assustadora. É fundamental que os profissionais de saúde reconheçam a importância de preparar professores e colegas para o retorno da criança. Os professores precisam receber informações para ajudar a criança e a família e promover o ajuste ideal da criança. Os programas de reingresso escolar patrocinados por hospitais usam uma variedade de métodos para fornecer instrução e informações sobre as implicações da lesão, as roupas e os aparelhos, e sobre a necessidade de apoio e aceitação. Telefonemas, fitas de vídeo, pacotes informativos e visitas de membros da equipe de saúde oferecem oportunidades para ajudar na reintegração ao ambiente escolar – um ponto focal da vida da criança.

Apoio psicossocial à criança

As crianças devem começar cedo a fazer o máximo possível por si mesmas e a ser participantes ativos em seus cuidados. A perda de controle e a percepção de desamparo podem resultar em comportamentos encenadores. Durante a doença, as crianças podem regredir a um nível de desenvolvimento anterior que lhes permite lidar com o estresse. À medida que as crianças começam a participar de seus cuidados, elas ganham confiança e autoestima. Medos e ansiedades diminuem com a autorrealização e a autoconfiança. Se a criança demonstrar falta de adesão na fase de reabilitação, pode ser iniciado um programa de modificação de comportamento para promover ou recompensar as participações da criança nos cuidados.

Brincar é uma parte normal da vida de uma criança pequena. Essa normalidade é interrompida e comprometida quando ocorre uma lesão por queimadura e vários tratamentos e terapias são necessários. No hospital, um especialista em comportamento infantil pode ajudar a diminuir a angústia, o medo e, às vezes, a dor durante os procedimentos ou os cuidados. Ter um especialista em comportamento infantil para avaliar a criança e introduzir técnicas de distração e ludoterapia pode ser fundamental durante toda a hospitalização (Fagin & Palmieri, 2017).

As crianças precisam saber que sua lesão e os tratamentos não são punições por transgressões reais ou imaginárias e que o enfermeiro entende seu medo, sua raiva e seu desconforto. Elas também precisam de toque humano. Isso muitas vezes é difícil de providenciar para a criança com grandes queimaduras. Acariciar áreas de pele não queimada é reconfortante. Mesmo as crianças com mais idade gostam de sentar no colo dos pais ou cuidadores e serem acariciadas e abraçadas. Isso pode ser uma recompensa ou um conforto em tempos de estresse, mas acima de tudo deve-se ter em mente que é uma parte natural da infância.

Apoio psicossocial à família

Reconhecer e respeitar os pontos fortes, as diferenças e os métodos de enfrentamento de cada família permitem que o enfermeiro responda às suas necessidades únicas implementando uma abordagem de cuidados centrados na família. Na fase aguda, a maior parte da atenção está voltada para a criança, e os pais ou os cuidadores podem se sentir impotentes e ineficazes. Os pais ou os cuidadores podem sentir uma culpa esmagadora, seja essa culpa justificada ou não. Eles se sentem responsáveis pela lesão. Esses sentimentos podem impedir a reabilitação da criança. Os pais ou os cuidadores podem ceder à criança e permitir comportamentos não aderentes que afetam as recuperações física e emocional. Eles precisam ser informados sobre o progresso da criança e ajudados a lidar com seus sentimentos enquanto fornecem apoio ao filho. O enfermeiro pode ajudá-los a entender que não é egoísmo cuidar de si e de suas próprias necessidades para atender às necessidades de seu filho. É importante reconhecer a necessidade dos pais ou dos cuidadores de lastimar a mudança na aparência normal de seu filho como parte do processo de aflição. Pode ser necessária uma ajuda profissional definitiva para aqueles cuja resposta à lesão é grave ou cuja resposta ao estresse se manifesta em comportamento destrutivo.

Os pais ou os cuidadores são membros da equipe interprofissional e participam da elaboração do plano de cuidados. É importante facilitar a sua entrada; considerar todos os aspectos dos fatores físicos, emocionais, sociais e culturais que afetam a criança e a família;

e estabelecer um programa realista de terapia domiciliar. A disposição da família em assumir a responsabilidade pelos cuidados e sua capacidade de implementar o esquema terapêutico são avaliadas. O lar, a escola e outros fatores ambientais devem ser averiguados; as preocupações financeiras e os recursos comunitários disponíveis são discutidos; e deve ser desenvolvido um plano de cuidados específico para a criança com um programa de acompanhamento antecipado.

Prevenção de queimaduras

A melhor intervenção é evitar a ocorrência de queimaduras. Líquidos quentes na cozinha e no banheiro costumam queimar lactentes e crianças pequenas. Líquidos quentes devem ser mantidos fora do alcance; toalhas de mesa e cabos de eletrodomésticos pendurados são frequentemente puxados por crianças pequenas, que derramam gordura quente e líquidos em si mesmas. Fios e tomadas elétricos representam um risco potencial para as crianças pequenas, que podem mastigar fios acessíveis e inserir objetos nas tomadas.

A Consumer Product Safety Commission recomenda uma redução dos termostatos do aquecedor de água para um máximo de 48,9°C. A recomendação de "discagem" foi sugerida por empresas de serviços públicos, centros de tratamento de queimaduras, pessoal médico e outros interessados em segurança pública. No entanto, muitos aquecedores de água continuam a permanecer em níveis bem acima do nível seguro. As crianças pequenas estão especialmente em risco de ferimentos por escaldadura devido à água quente da torneira, ao seu tempo de reação e agilidade reduzidos, à sua curiosidade e à sensibilidade térmica da sua pele. As queimaduras de terceiro grau podem se desenvolver em 5 segundos a uma temperatura de 60°C e em 2 segundos a 64,5°C. Ao dar banho em uma criança, o cuidador nunca deve deixá-la sozinha. Sempre teste a água antes de colocar a criança na banheira ou no chuveiro.

O aumento do uso de fornos de micro-ondas resultou em queimaduras devido às temperaturas internas extremamente quentes geradas em itens aquecidos. Fórmulas para lactentes, doces recheados com geleia, macarrão e líquidos ou pratos quentes podem resultar em escaldaduras cutâneas ou ingestão de líquidos superaquecidos. Os cuidadores devem ter cuidado ao retirar itens do forno de micro-ondas e devem sempre misturar e testar os alimentos antes de entregá-los às crianças (Boxe 31.5).

À medida que as crianças amadurecem, os comportamentos de risco aumentam. Fósforos e isqueiros são perigosos nas mãos de crianças. Os adultos devem se lembrar de manter itens potencialmente perigosos fora do alcance das crianças; o isqueiro, assim como um fósforo, é uma ferramenta para uso adulto.

A instrução relacionada com a segurança contra incêndio e à sobrevivência deve começar com as crianças muito pequenas. Elas podem praticar "parar, soltar e rolar" para extinguir um incêndio. A rota de fuga de incêndio, incluindo um local de encontro seguro longe de casa, também deve ser praticada. Um alarme de fumaça em funcionamento reduz muito a chance de morrer em um incêndio doméstico. Podem ser obtidas informações adicionais sobre cuidados e prevenção de queimaduras na American Burn Association[b] e no National Safety Council.[c]

As atividades comunitárias também são úteis no apoio aos sobreviventes de queimaduras e na prevenção de queimaduras. O Aluminum Cans for Burned Children constitui um esforço exemplar baseado no The Paul and Carol David Foundation Burn Institute in Akron, Ohio.[d] As atividades vinculadas ao Aluminum Cans for Burned Children incluem um grupo de apoio a sobreviventes de queimaduras, Burn Camp, e reuniões de Juvenile Firestoppers (para crianças com comportamento de atear fogo). Retiros de fim de semana para adultos e sessões de educação escolar e familiar fazem parte desse programa. O centro de queimados e o corpo de bombeiros fornecem o pessoal para apresentar os programas.

Boxe 31.5 Segurança em relação aos micro-ondas.

- Não deixe crianças pequenas operarem o micro-ondas
- Coloque os fornos de micro-ondas a uma altura segura (mas acima do rosto das crianças) e de fácil acesso para evitar derramamentos
- Nunca deixe uma criança sozinha enquanto o alimento estiver aquecendo no micro-ondas
- Para alimentos aquecidos em recipientes, perfure o filme plástico, use tampas ventiladas ou espere 1 minuto antes de remover uma cobertura selada; em seguida, levante a cobertura do canto mais distante do rosto ou do braço
- Nunca aqueça a fórmula infantil ou o leite da criança com um revestimento de mamadeira de plástico, pois pode estourar
- Antes de adicionar um líquido frio a um líquido que foi aquecido no micro-ondas, insira uma colher para evitar que o líquido quente borbulhe
- Mexa bem os alimentos ou deixe-os repousar durante 1 minuto antes de os provar para que o calor se distribua uniformemente

QUEIMADURA SOLAR

A queimadura solar é uma lesão comum na pele causada pela superexposição a ondas de luz UV – tanto luz solar quanto luz artificial na faixa UV. O sol emite um espectro contínuo de raios de luz visíveis e não visíveis que variam em comprimento de muito curto a muito longo. As ondas de frequência mais curtas e mais altas são mais prejudiciais do que os comprimentos de onda mais longos, mas grande parte da luz é filtrada à medida que viaja pela atmosfera. Da luz que é filtrada, as **ondas ultravioletas A (UVA)** são as mais longas e causam apenas uma queima mínima, mas desempenham um papel significativo nas reações fotossensíveis e fotoalérgicas. Elas também são responsáveis pelo envelhecimento precoce da pele e potencializam os efeitos das **ondas ultravioletas B (UVB)**, que são mais curtas e responsáveis pelo bronzeamento, pela queima e pela maioria dos efeitos nocivos atribuídos à luz solar, principalmente o câncer de pele.

Inúmeros fatores influenciam a quantidade de exposição UVB. A exposição máxima ocorre ao meio-dia (10 às 15 horas), quando a distância do sol a um determinado ponto da Terra é mais curta. A intensidade solar varia com as estações, os fusos horários e a altitude. A exposição é maior em altitudes mais altas e perto do equador, e menor quando o céu está nublado (embora o efeito seja facilmente subestimado). O vidro de janelas protege eficazmente contra os raios UVB, mas não contra os raios UVA. Neve fresca, água e areia refletem os raios UV, especialmente quando o sol está diretamente acima.

A exposição excessiva ou prolongada ao sol e aos raios UV danifica permanentemente a pele. Noventa por cento dos cânceres de pele ocorrem em áreas da pele expostas aos raios UV, e as taxas de câncer de pele são maiores nas partes do mundo onde a luz solar é mais intensa.

[b]311 S. Wacker Dr., Suite 4150, Chicago, IL 60606; 312-642-9260, *e-mail*: info@ameriburn.org; http://ameriburn.org/prevention/prevention-resources/.

[c]1121 Spring Lake Drive, Itasca, IL 60143; 800-621-7619, *e-mail*: customerservice@nsc.org; http://www.nsc.org.

[d]Akron Children's Hospital, One Perkins Square, Akron, OH 44308-1062; 330-543-1000; fax: 330-543-9998; http://www.akronchildrens.org.

Cuidados de enfermagem

O tratamento envolve interromper o processo de queimação, diminuir a resposta inflamatória e reidratar a pele. A imersão em água fria da torneira ou a imersão em um banho de água morna (temperatura ligeiramente abaixo de 36,7°C) por 20 minutos ou até que a pele esteja fria limitam a destruição do tecido e aliviam o desconforto. Após as aplicações frias, pode ser aplicado gel de aloe ou uma loção hidratante suave de óleo em água. As queimaduras de espessura parcial são tratadas da mesma forma que aquelas de qualquer fonte de calor (ver discussão anterior sobre queimaduras).

A proteção contra queimaduras solares é o principal objetivo dos cuidados, e os efeitos nocivos do sol na pele delicada de lactentes e de crianças estão recebendo atenção crescente. Para proteger a pele exposta ao sol por longos períodos, a pele deve ser coberta com roupas e devem ser aplicados agentes de proteção solar aprovados pela Food and Drug Administration dos EUA. Dois tipos de produtos estão disponíveis para proteção solar: (1) **protetores solares tópicos**, que absorvem parcialmente a luz UV, e (2) **bloqueadores solares**, que bloqueiam os raios UV refletindo a luz solar. Os bloqueadores solares mais frequentemente recomendados são as pomadas à base de óxido de zinco e dióxido de titânio.

Os protetores solares são produtos que contêm um **fator de proteção solar (FPS)** com base na avaliação da eficácia contra os raios UV. A maioria dos protetores solares tem um FPS que varia de 2 a mais de 30; quanto maior o número, maior a proteção. Por exemplo, se um indivíduo normalmente se queima em 10 minutos sem protetor solar, o uso de protetor solar com um FPS 15 permite que ele permaneça ao sol 15 vezes 10, ou 150 minutos (2 horas e 30 minutos) antes de adquirir o mesmo grau de queimaduras. Os protetores solares mais eficazes contra UVB são o ácido ***p-aminobenzoico*** **(PABA)** e os **PABA-ésteres.** No entanto, muitos indivíduos são alérgicos ao PABA, e os protetores solares sem PABA são recomendados para evitar essas reações em crianças.

Os protetores solares devem ser aplicados uniformemente em todas as áreas expostas com atenção especial às dobras cutâneas e às áreas que podem ficar expostas com a mudança de roupas. Evite o contato visual. Os pais são orientados a ler cuidadosamente os rótulos dos produtos de proteção solar com um FPS e seguir as instruções do fabricante para a aplicação.

! ALERTA PARA A ENFERMAGEM

Os protetores solares não são recomendados para lactentes com menos de 6 meses de vida. No entanto, os lactentes com menos de 6 meses podem ter um protetor solar aplicado nas pequenas áreas da pele (como as costas das mãos) que podem não ser adequadamente cobertas por roupas quando estão ao sol. Os lactentes devem ser mantidos fora do sol ou protegidos fisicamente dele. Os tecidos com trama apertada, como o algodão, oferecem boa proteção.

Os indivíduos que trabalham na comunidade, como professores, funcionários de creches, técnicos e líderes de grupos de jovens, e os parentes devem estar cientes da segurança em relação ao sol para as crianças. Os protetores solares devem ser aplicados *generosamente na pele exposta e reaplicados com frequência.*

LESÃO POR FRIO

Nas lesões por frio, a natureza dos mecanismos reguladores de calor do corpo é tal que a parte interna do corpo, ou núcleo, produz calor, e a periferia, ou área externa, conserva ou dissipa o calor. Quando o corpo tenta conservar o calor, os tecidos externos são submetidos a baixas temperaturas, o que pode resultar em um trauma local.

Frieira, eritema e edema da pele ocorrem quando as extremidades, geralmente as mãos, são expostas intermitentemente às temperaturas de 1,1 a 15,5°C. A resposta pode variar, mas é caracterizada por uma intensa vasodilatação que aumenta a temperatura dos tecidos envolvidos acima da temperatura do tecido não afetado e produz manchas edematosas azul-avermelhadas que coçam e queimam. À medida que o aquecimento ocorre, as sensações tornam-se mais intensas, mas normalmente desaparecem em poucos dias.

Frostbite (ulceração causada pelo frio) é o termo utilizado para descrever o dano tecidual que ocorre quando a perda excessiva de calor para os tecidos locais permite que cristais de gelo se formem nos tecidos. A parte congelada parece branca ou esbranquiçada, sólida e não tem sensibilidade. O reaquecimento rápido está associado a menos necrose tecidual do que o descongelamento lento. Ele restaura o fluxo sanguíneo e encurta o período de dano celular. O reaquecimento produz um rubor (às vezes roxo profundo) e um retorno da sensibilidade, o que é extremamente doloroso. Podem aparecer bolhas grandes em 24 a 48 horas após o reaquecimento e começam a reabsorver dentro de 5 a 10 dias, o que é seguido pela formação de uma ferida preta dura.

Cuidados de enfermagem

O tratamento envolve o reaquecimento rápido das áreas afetadas. O reaquecimento é realizado por imersão local em água bem agitada a 37,8 a 42,2°C. O desconforto é controlado com analgésicos e sedativos. O cuidado com a pele com bolhas é semelhante ao descrito para queimaduras. As lesões superficiais geralmente curam sem incidentes. Raramente, é possível estimar a extensão da perda de tecido até que novas camadas de pele sejam reveladas após a separação da camada da ferida. O tratamento da ferida é semelhante ao tratamento de queimaduras. Em casos extremos, pode ser necessária a amputação.

QUESTÕES DE REVISÃO

1. Um jovem de 16 anos é internado com queimaduras em ambos os braços e no rosto após tentar acender uma churrasqueira a gás. Ele havia colocado gasolina nele porque não acendia. O enfermeiro observa que o paciente tem queimaduras superficiais de espessura parcial em ambos os braços frontais inferiores e na parte superior das mãos. Ele tem queimaduras superficiais em ambos os lados do rosto, especificamente nas bochechas. **Escolha as opções mais prováveis para as informações que faltam nas declarações adiante selecionando nas listas de opções fornecidas.** Usando a Regra dos Nove, o enfermeiro calcula que o paciente tem queimaduras em aproximadamente ____1____ de sua área de superfície corporal total. O enfermeiro sabe que com queimaduras superficiais de espessura parcial, ____2____ estão intactas e a ferida deve cicatrizar em aproximadamente ____3____ com possibilidade de cicatrização.

Opções para 1	Opções para 2	Opções para 3
3%	estruturas ósseas	3 a 4 dias
5,5%	estruturas musculares	5 a 7 dias
10,5%	elementos dérmicos	7 a 14 dias
22%	elementos de fáscia	14 a 21 dias
6,5%	estruturas nervosas	30 dias

2. Uma menina de 9 meses está no consultório do pediatra por causa de uma dermatite de fralda que está piorando. A criança não tem febre, é alimentada com mamadeira e está na faixa de 50% para peso e altura para idade. No exame, o enfermeiro nota uma fralda suja com forte odor de amônia. A pele está avermelhada com numerosas lesões maculopapulares na frente. As lesões estendem-se para as dobras cutâneas e pela parte superior das coxas. A temperatura axilar da criança é de 37,2ºC,

o pulso = 80 bpm e a respiração = 28/minutos. Qual dos seguintes o enfermeiro discutiria com a mãe? **Para cada ação de enfermagem, use um X para indicar se foi eficaz (ajudou a atingir os resultados de qualidade esperados para o paciente), ineficaz (não ajudou a atingir os resultados de qualidade esperados para o paciente) ou não relacionada (não relacionada aos resultados de qualidade para o paciente).**

Ação de enfermagem	Eficaz	Ineficaz	Não relacionada
"Troque a fralda assim que estiver molhada ou suja."			
"Use um secador de cabelo ou uma lâmpada de calor para secar a área."			
"Use uma fralda descartável superabsorvente, se puder."			
"Mantenha a pele seca."			
"Higienize a área com a maior frequência possível usando um lenço."			
"As fraldas sem cheiro podem ser compradas."			
"Aplique na pele pomadas como óxido de zinco ou petrolato."			
"Evite remover da pele o creme de barreira a cada troca de fralda."			

3. Um enfermeiro da escola está atendendo várias crianças que têm evidência de pediculose *capitis*. A maioria dessas crianças vem de uma classe da primeira série. As crianças foram avaliadas observando-se cuidadosamente o couro cabeludo, espalhando o cabelo para procurar piolhos, e observando lêndeas ou ovos que aderem aos fios de cabelo perto do couro cabeludo. Essas crianças foram atendidas com um tratamento contra piolhos e foi recomendado para tratar o couro cabeludo novamente em 10 dias. O enfermeiro está trabalhando com o professor para orientar os pais sobre como evitar a pediculose. Quais são as respostas **mais apropriadas** para o enfermeiro fornecer para ajudar a evitar outro surto? **Selecione tudo que se aplica.**
   A. Inspecione regularmente a criança em busca de piolhos quando ocorrer um surto.
   B. Sele os itens não laváveis em sacos plásticos por 2 meses antes de usar novamente.
   C. Mantenha itens de vestuário como chapéus e cachecóis em armários separados na escola.
   D. Cuide mensalmente das crianças infectadas com um tratamento contra piolhos durante o ano letivo.
   E. Ensine as crianças a não compartilharem chapéus, cachecóis, acessórios de cabelo, pentes ou escovas.
   F. Lave na máquina todas as roupas, toalhas e lençóis laváveis em água mais quente que 54°C.

4. Um menino de 9 anos está no setor de emergência por causa de uma "erupção cutânea". Sua tropa de escoteiros estava acampando há 3 semanas. A mãe notou uma grande lesão vermelha em seu tornozelo quando ele voltou do acampamento, mas a criança não se queixou disso. O enfermeiro completa um histórico e uma avaliação física, e anota o seguinte. Quais achados da avaliação **requerem acompanhamento** pelo enfermeiro? **Selecione tudo que se aplica.**
   A. Fadiga.
   B. Cefaleia.
   C. Temperatura de 38ºC.
   D. Tosse na semana passada.
   E. Pulso = 88 bpm.
   F. Respirações = 20/min.
   G. Pressão arterial = 100/66 mmHg.
   H. Baço 1 cm abaixo do rebordo costal esquerdo.
   I. Lesões pequenas, vermelhas e anulares na parte inferior das pernas e dos braços.
   J. Linfonodos inguinais e axilares com 1 cm de circunferência.

REFERÊNCIAS BIBLIOGRÁFICAS

American Academy of Pediatrics, & Committee on Infectious Diseases. (2018). In D. W Kimberline (Ed.), *2018 Red book: Report of the committee on infectious diseases* (31th ed.). Elk Grove Village, IL: The Academy.

American Burn Association (ABA). (2016). *Advanced burn life support provider manual 2016 update*. Chicago, IL.

Bhat, Y. J., Latief, I., & Hassan, I. (2017). Update on etiopathogenesis and treatment of acne. *Indian Journal of Dermatology Venereology and Leprology, 83*(3), 298–306.

Centers for Disease Control and Prevention. (2017). *Lyme disease (Borrelia burgdorferi)*. Retrieved from https://www.cdc.gov/nndss/conditions/lyme-disease/case-definition/2017/.

Centers for Disease Control and Prevention (CDC). (2018). *Ten leading causes of death by age groups highlighting unintentional injury deaths*. Atlanta, GA: United States-2016. Retrieved from https://www.cdc.gov/injury/wisqars/pdf/leading_causes_of_injury_deaths_highlighting_unintentional_injury_2016-508.pdf.

Chaptini, C., Quinn, S., & Marshman, G. (2016). Methicillin-resistant staphylococcus aureus in children with atopic dermatitis from 1999 to 2014: A longitudinal study. *The Australasian Journal of Dermatology, 57*(2), 122–127.

Clark, A., Imran, J., Madni, T., et al. (2017). Nutrition and metabolism in burn patients. *Burns & Trauma, 5*, 11.

Eichenfield, L. F., Krakowski, A. C., Piggott, C., et al. (2013). Evidence-based recommendations for the diagnosis and treatment of pediatric acne. *Pediatrics, 131*(Suppl. 3), S163–S183.

Eisen, L., & Dolan, M. C. (2016). Evidence for personal protective measures to reduce human contact with blacklegged ticks and for environmentally based control methods to suppress host-seeking blacklegged ticks and reduce infection with lyme disease spirochetes in tick vectors and rodent reservoirs. *Journal of Medical Entomology, 53*, 1063–1092.

Fagin, A., & Palmieri, T. L. (2017). Considerations for pediatric burn sedation and analgesia. *Burns & Trauma, 5*, 28.

Fiedler, F., Stangl, G. I., Fiedler, E., et al. (2017). Acne and nutrition: A systematic review. *Acta Dermato-Venereologica, 97*(1), 7–9.

Greenhalgh, D. G. (2017). Sepsis in the burn patient: A different problem than sepsis in the general population. *Burns & Trauma, 5*, 23.

Grey, K., & Maquiness, S. (2016). Atopic dermatitis: Update for pediatricians. *Pediatric Annals, 45*(8), e280–e286.

Gupta, A. K., Lyons, D. C., & Rosen, T. (2015). New and emerging concepts in managing and preventing community-associated methicillin-resistant staphylococcus aureus infections. *International Journal of Dermatology, 54*(11), 1226–1232.

Gunning, K., Kiraly, B., & Pippitt, K. (2019). Lice and scabies: Treatment update. *American Family Physician, 99*(10), 635–642.

Han, G., & Ceilley, R. (2017). Chronic wound healing: A review of current management and treatments. *Advances in Therapy, 34*, 599–610.

Holm, J. G., Agner, T., Clausen, M. L., et al. (2016). Quality of life and disease severity in patients with atopic dermatitis. *Journal of the European Academy of Dermatology and Venereology, 30*(1), 1760–1767.

Holmes, J. H., Molnar, J. A., Carter, J. E., et al. (2018). A comparison study of the ReCell® device and autologous split-thickness meshed skin graft in the treatment of acute burn injuries. *Journal of Burn Care & Research, 39*(5), 694–701.

Kaplan, S. L. (2016). Staphylococcus aureus infections in children: The implications of changing trends. *Pediatrics, 137*(4), e20160101.

Kaplan, S. L., Forbes, A., Hammerman, W. A., et al. (2014). Randomized trial of "bleach baths" plus routine hygienic measures vs routine hygienic measures alone for prevention of recurrent infections. *Clinical Infectious Diseases, 58*(5), 679–682.

King, A., Stellar, J. J., Blevins, A., et al. (2014). Dressing and products in pediatric wound care. *Advances in Wound Care, 3*(4), 324–334.

Koedel, U., Fingerle, V., & Pfister, H. (2015). Lyme neuroborreliosis – epidemiology, diagnosis and management. *Nature Reviews. Neurology, 11*, 446–456.

Koehler, S., Jinbo, A., Johnson, S., et al. (2014). Negative pressure dressing assisted healing in pediatric burn patients. *Journal of Pediatric Surgery, 49*(7), 1142–1145.

Margolis, D. J., Abuabara, K., Hoffstad, O. J., et al. (2015). Association between malignancy and topical use of pimecrolimus. *Journal of the American Medical Association Dermatology, 151*(6), 594–599.

McLeod, J. S., Maringo, A. E., Doyle, P. J., et al. (2018). Analysis of electrocardiograms associated with pediatric electrical burns. *Journal of Burn Care & Research, 39*(1), 65–72.

National Fire Protection Association (NFPA). (2014). *Playing with fire*. Retrieved from http:www.nfpa.org/News-and-Research/Data-research-and-tools/US-Fire-Problem/Children-playing-with-fire.

Nguyen, T. A., Leonard, S. A., & Eichenfield, L. F. (2015). An update on pediatric atopic dermatitis and food allergies. *The Journal of Pediatrics, 167*(3), 752–756.

Norbury, W., Herndon, D. N., Tanksley, J., et al. (2016). Infections in burns. *Surgical Infections, 7*(2), 250–255.

Oliveira, J. M., Sobreira, G., Velosa, J., et al. (2017). Association of isotretinoin with depression and suicide: A review of current literature. *Journal of Cutaneous Medicine and Surgery*.

Page, S. S., Weston, S., & Loh, R. (2016). Atopic dermatitis in children. *Australian Family Physician, 45*(5), 293–296.

Pawlik, M. C., Kemp, A., Maguire, S., et al. (2016). Children with burns referred for child abuse evaluation: Burn characteristics and co-existing injuries. *Child Abuse & Neglect, 55*, 52–56. https://doi.org/10.1016/j.chiabu.2016.03.006. Epub 2016 Apr 16.

Que, S. K. T., Whitaker-Worth, D. L., & Chang, M. W. (2016). Acne: Kids are not just little people. *Clinics in Dermatology, 34*, 710–716.

Rezaei, E., Beiraghi-Toosi, A., Ahmadabadi, A., et al. (2017). Can skin allograft occasionally act as a permanent coverage in deep burns? A pilot study. *World Journal of Plastic Surgery, 6*(1), 94–99.

Rowan, M. P., Cancio, L. C., Elster, E. A., et al. (2015). Burn wound healing and treatment: Review and advancements. *Critical Care, 19*, 243. https://doi.org/10.1186/s13054-015-0961-2.

Safe Kids Worldwide (SKW). (2015). *Burn and scald safety*. Washington, DC. Retrieved from https://www.safekids.org/sites/default/files/documents/skw_burns_fact_sheet_feb_2015.pdf.

Satteson, E. S., Crantford, J. C., Wood, J., et al. (2015). Outcomes of vacuum-assisted therapy in the treatment of head and neck wounds. *The Journal of Craniofacial Surgery, 26*(7), e599–e602.

Smith, M. L. (2000). Pediatric burns: Management of thermal, electrical, and chemical burns and burn-like dermatologic conditions. *Pediatric Annals, 29*(6), 367–378.

Steere, A. C., Strle, F., Wormser, G. P., et al. (2016). Lyme borreliosis. *Nature Reviews, 2*, 1–18.

Strang, S. G., Van Lieshout, E. M. M., Breederveld, R. S., et al. (2014). A systematic review on intra-abdominal pressure in severely burned patients. *Burns, 40*, 9–16.

Takahara, S., Sai, S., Kagatani, T., et al. (2014). Efficacy and haemodynamic effects of vacuum-assisted closure for post-sternotomy mediastinitis in children. *Interactive Cardiovascular and Thoracic Surgery, 19*(4), 627–631.

Vloemans, A. F., Hermans, M. H., van der Wal, M. B., et al. (2014). Optimal treatment of partial thickness burns in children: A systematic review. *Burns, 40*, 177–190.

Resposta das Questões de Revisão

CAPÍTULO 1 PERSPECTIVAS DA ENFERMAGEM PEDIÁTRICA

1. C, D
2. A, C, E, G
3.

Habilidade CJMM	Processo de enfermagem	Combine a habilidade do processo de enfermagem com a habilidade CJMM
1. Levantar dados	Análise	**2 ou 3**
2. Analisar os dados	Planejamento	**4**
3. Priorizar hipóteses	Implementação	**5**
4. Gerar soluções	Evolução	**6**
5. Tomar decisões	Avaliação	**1**
6. Avaliar resultados		

4.

Ação de enfermagem	Indicada	Contraindicada	Não essencial
As preferências e as atitudes relacionadas com alimentos são estabelecidas por influências familiares e cultura	X		
A amamentação fornece micronutrientes e proteção imunológica	X		
A maioria das crianças estabelece perto dos 18 meses de vida os hábitos alimentares que mantém ao longo da vida		X	
Devido ao estresse de retornar ao trabalho, a maioria das mães usa essa situação como um momento para parar de amamentar		X	
Durante a adolescência, a influência dos pais diminui, e os adolescentes fazem escolhas alimentares relacionadas com aceitabilidade e sociabilidade dos pares			X
Uma doença crônica pode fazer com que uma criança não queira comer		X	

CAPÍTULO 2 INFLUÊNCIAS FAMILIARES, SOCIAIS, CULTURAIS E RELIGIOSAS NA PROMOÇÃO DE SAÚDE DA CRIANÇA

1.

Opções para 1	Opções para 2	Opções para 3 e 4
Estágio I	**Autonomia**	Conjugal
Estágio II	Confiança	Irmão
Estágio III	Identidade	**Carreira**
Estágio IV	Medo	Casa
Estágio V	Crescimento	Aposentadoria
Estágio VI	Altura	Seguro

2.

Ação de enfermagem: resultados de qualidade para o paciente	Indicada	Contraindicada	Não essencial
Perceber que os papéis dos pais são comportamentos aprendidos e a mãe não está preparada para levar a criança para casa			X
Os pontos fortes da família e o estilo funcional único podem ser um recurso para o enfermeiro	X		
Os estilos parentais são todos iguais, e a mãe deve ser compelida a ouvir o plano de alta		X	
Apesar da dificuldade em tentar encontrar-se com a mãe, um senso de propósito para cuidar dessa criança em casa pode promover uma alta bem-sucedida	X		
Esta deve ser uma família singular, e o aconselhamento deve ser contatado para trabalhar com a mãe		X	

3. A, B, C, D, E
4. A, C, E

CAPÍTULO 3 INFLUÊNCIAS GENÉTICAS E DO DESENVOLVIMENTO NA PROMOÇÃO DE SAÚDE DA CRIANÇA

1. C, E
2. B, C, D
3.

Histórico e avaliação	Indicado	Contraindicado	Não essencial
O histórico familiar deve incluir informações que remontam a pelo menos três gerações	X		
O histórico familiar deve apresentar avaliação ambiental, incluindo vizinhos e amigos		X	
A avaliação deve se concentrar apenas na capacidade do lactente de mover os braços e as pernas		X	
A avaliação deve incluir observação para a presença da síndrome de Turner, uma vez que as meninas têm um pico de crescimento pré-púbere e depois param de crescer			X
A consciência dos sentimentos de culpa dos pais por causar o transtorno deve ser considerada pelo enfermeiro	X		

4.

Opções para 1	Opções para 2	Opções para 3
Análise cromossômica	**fatores de risco**	etiologia
Histórico de saúde familiar	registros médicos	**padrões de herança**
Ultrassom	gravidade	taxa de ocorrência
Triagem metabólica	defeitos congênitos	
Anorexia	plaquetas	
Febre	peso	

CAPÍTULO 4 COMUNICAÇÃO E AVALIAÇÃO FÍSICA DA CRIANÇA E DA FAMÍLIA

1. A, B, D
2.

Opções para 1	Opções para 2
20%	arterial radial
30%	venosa radial
40%	arterial dorsal
50%	venosa poplítea
60%	**arterial braquial**

3.

Ação de enfermagem: abordagem ao exame físico	Eficaz	Ineficaz	Não relacionada
Com crianças pequenas, as restrições ajudam a mantê-las quietas, e solicitar a ajuda dos pais é inadequado		X	
O exame físico de uma criança é sempre realizado da cabeça aos pés, semelhantemente ao de um adulto		X	
Ao examinar uma criança em idade pré-escolar, escolher quais partes do corpo examinar primeiro pode ser útil para obter a cooperação dela	X		
Dar explicações sobre os sistemas do corpo pode deixar os adolescentes nervosos devido aos seus egocentrismos			X
Com um adolescente, é melhor ter um dos pais presente durante o exame		X	
O conhecimento dos pais sobre estetoscópios pode ajudar na cooperação durante o exame			X

4.

Ação de enfermagem	Indicada	Contraindicada	Não essencial
Entender a diferença de medição para crianças que podem ficar de pé sozinhas e para aquelas que devem ficar em posição recumbente	X		
Utilizar um estadiômetro para medir o comprimento infantil		X	
Dois avaliadores são necessários para medir uma criança em posição recumbente			X
Reposicionar a criança e repetir o procedimento. Medir pelo menos duas vezes (de preferência três vezes). Fazer a média das medidas para encontrar o valor final	X		
Demonstrar competência ao medir o crescimento de lactentes, crianças e adolescentes. Sessões de atualização devem ser realizadas quando ocorrer falta de padronização	X		
Entender a diferença no IMC em crianças *versus* adultos			X

CAPÍTULO 5 AVALIAÇÃO E MANEJO DA DOR EM CRIANÇAS

1.

Ação de enfermagem	Indicada	Contraindicada	Não essencial
"Os lactentes não sentem dor como os adultos porque seus receptores de dor ainda não estão totalmente desenvolvidos."		X	
"Embora tentemos dar remédio ao lactente antes que a dor seja sentida, observamos muito de perto e usamos diferentes técnicas para ajudar a aliviar a dor."	X		

Ação de enfermagem	Indicada	Contraindicada	Não essencial
"Quando necessário, os enfermeiros administram a medicação para dor a todos os pacientes hospitalizados, antes que o lactente realmente sinta dor."			X
"Averiguamos a dor utilizando uma ferramenta de avaliação da dor para crianças de todas as idades e administramos o medicamento conforme necessário."		X	
"Esperamos até que o lactente chore ou fique agitado, e então sabemos que ele está sentindo dor."		X	

2. A, G, I, J
3.

Escala de avaliação da dor	Paciente e tipo de dor experimentada	Escala de dor correta
1. CRIES: **c**horando, **r**equerendo mais oxigênio, **i**ncapacidade de consolar, **e**xpressão e insônia (***s****leeplessness*)	Criança de 2 anos com síndrome de Down em recuperação de cirurgia pela manhã	2
2. FLACC *Pain Assessment Tool*: expressão **f**acial, movimento das pernas (***l****egs*), **a**tividade, **c**horo e **c**onsolabilidade	Recém-nascido em terapia intensiva por baixo peso ao nascer e nascido de mãe usuária de drogas	1
3. *Non-Communicating Children's Pain Checklist* (NCCPC): questionário para pais e profissionais de saúde avaliando dor aguda e crônica	Jovem de 17 anos internado por crise de anemia falciforme	7
4. *Neonatal Pain, Agitation, and Sedation Scale* (NPASS): para lactentes de 3 a 6 meses	Criança de 5 anos com leucemia submetida a punção lombar	5
5. *Wong-Baker FACES Scale*		
6. *Premature Infant Pain Profile* (PIPP)		
7. *Visual Analogue Numeric Scale*		

4.

Opções para 1	Opções para 2	Opções para 3
intermitente	***bolus***	aumentar
contínuo	tripla	mudar
a critério médico	metade	parar
SN	completa	**afunilar**
uma vez	contínua	ajustar
diário	diária	conter

CAPÍTULO 6 DOENÇAS INFECCIOSAS E TRANSMISSÍVEIS DA INFÂNCIA

1.

Precauções-padrão	Histórico e resultados da avaliação	Tipo de precaução a implementar
1. Precauções baseadas em transfusão	Jovem de 15 anos voltando do verão na Índia que apresenta sintomas de tuberculose	2
2. Precauções para aerossóis	Criança de 3 anos que apresenta doença respiratória com tosse	5
3. Precauções-padrão	Criança de 5 anos internada com febre e tosse produtiva; pneumonia bacteriana confirmada por exames laboratoriais e raios X	4
4. Precauções para gotículas	Criança de 7 anos internada para amigdalectomia	3
5. Higiene respiratória/ etiqueta da tosse		
6. Não são necessárias precauções		

2.

Opções para 1	Opções para 2	Opções para 3
Vírus A	subcutânea	dorsoglúteo
Vírus B	intravenosa	**vasto lateral**
Tétano	**intramuscular**	peitoral
Infecção	intratecal	subclavicular

3. A, D, E, G, H, I
4. A, C, E

CAPÍTULO 7 PROMOÇÃO DA SAÚDE DO RECÉM-NASCIDO E DA FAMÍLIA

1. A, B, D, E, F
2.

Ação de enfermagem: cuidados de alta precoce ao recém-nascido	Tópico	Ação apropriada de educação em enfermagem
1. O recém-nascido deve ser alimentado a cada 1,5 a 3 horas	Fraldas molhadas	8
2. Isso pode ocorrer dentro de 24 horas após o nascimento e hemólise ou suspeita de problema ABO/Rh	Posição de dormir	6
3. O recém-nascido deve ser alimentado com 30 a 60 mℓ a cada 4 a 6 horas	Cordão umbilical	5
4. Lave com água morna e verifique se há sangramento	Fezes	9
5. Mantenha-o acima da linha da fralda, deixe secar e verifique a drenagem	Amamentação	1
6. Coloque o recém-nascido de costas	Icterícia patológica	2
7. O recém-nascido deve ter 4 a 5 períodos de vigília por dia		
8. O recém-nascido deve ter 6 a 10 períodos de vigília por dia após os 14 dias de vida		
9. O recém-nascido deve fazer 2 a 3 evacuações por dia se estiver sendo amamentado		

3. A, C, E
4.

Orientação em saúde	Indicada	Contraindicada	Não essencial
O HIV raramente é transmitido ao recém-nascido através do leite materno		X	

Orientação em saúde	Indicada	Contraindicada	Não essencial
Nesses recém-nascidos, a medicação antirretroviral será iniciada dentro de 12 horas após o nascimento			X
A amamentação será evitada completamente em mães com comportamentos de alto risco		X	
A amamentação será suspensa até que o *status* de HIV (materno) seja determinado	X		

CAPÍTULO 8 PROBLEMAS DE SAÚDE DOS RECÉM-NASCIDOS

1.

Opções para 1	Opções para 2
oral	boca
retal	orelha
axilar	**reto**
temporal	nariz

2.

Ação de enfermagem	Indicada	Contraindicada	Não essencial
Revisar o histórico médico para avaliar quais exames laboratoriais foram realizados após o nascimento	X		
Incentivar a amamentação frequente	X		
Mudar para a alimentação com fórmula por 72 horas		X	
Ensinar a mãe a agasalhar o recém-nascido			X
Administrar imunoglobulina IV		X	

3. B, C, D, E
4. B, C, E, F, G

CAPÍTULO 9 PROMOÇÃO DE SAÚDE DO LACTENTE E FAMÍLIA

1. B, D, E
2.

Orientação em saúde	Indicada	Contraindicada	Não essencial
A criança tomará um suplemento de vitamina D diariamente	X		
O lactente receberá suplemento de flúor		X	
A criança receberá um suplemento de ferro		X	
A cabeça do lactente será coberta durante a amamentação			X
O leite materno pode ser armazenado na geladeira por até 5 dias.	X		

3.

Opções para 1	Opções para 2	Opções para 3
obesidade	1 a 2 dias	**alergias a alimentos**
anemia ferropriva	10 a 12 dias	infecção
raquitismo	**4 a 7 dias**	atraso de crescimento
botulismo infantil	14 dias	infecção do sistema urinário

4.

Educação em enfermagem	Potencial lesão	Ação de enfermagem apropriada para promover a segurança
1. Mantenha botões, miçangas ou outros objetos pequenos fora do alcance do lactente	Quedas	2
2. Contenha em uma cadeira alta	Aspiração	1
3. Conheça o número do centro local de controle de intoxicações	Asfixia	5
4. Mantenha fora do alcance das torneiras	Intoxicação	3
5. Mantenha os balões de látex fora de alcance	Queimaduras	4
6. Mantenha as portas do banheiro fechadas		
7. Esconda objetos grandes que possam cair dos móveis		

CAPÍTULO 10 PROBLEMAS DE SAÚDE DOS LACTENTES

1. A, B, D, E
2.

Opções para 1	Opções para 2
diarreia	leite de cabra
eczema	**leite de soja ou fórmula hidrolisada**
espirros	leite integral
urticária	leite evaporado
febre	leite
edema	ovos

3. B, C, D, F
4.

Ação de enfermagem: ensino em saúde	Indicada	Contraindicada	Não essencial
Assegurar à mãe que ela está correta em manter o lactente ao seu lado		X	
Discutir com a mãe que manter o lactente na cama com ela pode realmente aumentar o risco de SMSL	X		
Avisar a mãe que o colchão d'água é um tipo de "cama macia" e que o lactente não deve dormir no colchão d'água	X		

Ação de enfermagem: ensino em saúde	Indicada	Contraindicada	Não essencial
Discuta com a mãe que um banho quente antes de dormir pode ajudar a minimizar o risco			X
Aconselhe a mãe a manter bichos de pelúcia e brinquedos no berço para proporcionar conforto		X	

CAPÍTULO 11 PROMOÇÃO DA SAÚDE DO *TODDLER* E FAMÍLIA

1. A, B, D, E
2. A, C, D
3.

Orientação em saúde	Indicada	Contraindicada	Não essencial
Evite colocar porções grandes de comida no prato da criança	X		
Permita que a criança coma lanches durante o dia		X	
Insista para que a criança permaneça à mesa até que todas as pessoas tenham terminado suas refeições		X	
Permita que a criança faça algumas escolhas alimentares (dentro de limites razoáveis)	X		
Forneça as refeições no mesmo horário, tanto quanto possível, para que a criança tenha um senso de consistência	X		
Ofereça laranjas ou maçãs à criança todos os dias			X
Faça a criança comer tudo o que foi colocado no prato, caso contrário, use ações disciplinares		X	

4.

Opções para 1	Opções para 2
virado para o encosto do banco	até os 2 anos
no banco da frente	**pelo tempo que for possível**
virado para a frente	até que a criança possa ocupar o banco da frente
com alça de ombro	até que a criança pese em torno de 20 kg

CAPÍTULO 12 PROMOÇÃO DA SAÚDE DO PRÉ-ESCOLAR E DA FAMÍLIA

1. A, B, E
2.

Orientação em saúde	Indicada	Contraindicada	Não essencial
A maioria dos pré-escolares pesa entre 10 e 12 kg		X	
As pernas de um pré-escolar crescem mais que o tronco, o que pode fazer com que pareça mais magro	X		
Os pré-escolares costumam ter uma aparência barriguda até os 6 anos		X	
A maioria dos pré-escolares ganha de 200 a 450 g de peso por ano		X	
A maioria dos pré-escolares não gosta que seu peso e sua altura sejam mensurados			X

3.

Opções para 1	Opções para 2	Opções para 3
compreender	**preconceito**	**perspectiva**
perguntar-se	mudar	semelhança
questionar	cores	família
medo	dificuldade	situação
perceber	temperatura	pais

4. C, D, E

CAPÍTULO 13 PROBLEMAS DE SAÚDE DE CRIANÇAS DE 1 A 3 ANOS (*TODDLERS*) E PRÉ-ESCOLAR

1. A, D, E
2. A, C, E, F
3.

Opções para 1	Opções para 2
supervisão	**1 mês**
tratamento	1 semana
quelação	6 meses
nutrição	6 semanas
suplementos de ferro	1 ano

4. A, C, E

CAPÍTULO 14 PROMOÇÃO DA SAÚDE DA CRIANÇA EM IDADE ESCOLAR E DA FAMÍLIA.

1.

Orientação em saúde	Indicada	Contraindicada	Não essencial
"As crianças dessa faixa etária já conseguem ver a situação do ponto de vista do outro e é importante manter a comunicação aberta com o seu filho."	X		
"Ele pode estar tendo dificuldade para avaliar o ambiente ao seu redor e pode precisar de uma nova avaliação."		X	
"Ajudaria sentar-se ao lado dele e assistir a um filme favorito para mostrar seu apoio."			X
"Crianças em idade escolar costumam usar sua experiência anterior para avaliar sua situação atual e a mudança de escola é um ajuste difícil para ele."	X		

2. B, D, F

3.

Ação do enfermeiro em educação sexual	Eficaz	Ineficaz	Não relacionada
Separar os meninos e as meninas em grupos do mesmo sexo com um líder do mesmo sexo	X		
Responder às perguntas de maneira objetiva, honesta e apropriada ao nível de compreensão das crianças	X		
Usar termos vernáculos ou gírias para descrever as funções fisiológicas humanas		X	
Evitar discutir doenças sexualmente transmissíveis nessa faixa etária		X	
Discutir como é ter o primeiro namorado ou namorada			X
Discutir os mitos e os conceitos equivocados comuns associados ao sexo e ao processo reprodutivo	X		

4.

Opções para 1	Opções para 2
pressão dos pares	assédio moral (*bullying*)
inabilidade física	desajeitado
falta de supervisão dos pais	sentir-se pequeno
necessidade de impressionar o sexo oposto	**comportamentos de risco**
hormônios	sentir-se invencível
musculatura esquelética em desenvolvimento	exibir-se

CAPÍTULO 15 PROMOÇÃO DA SAÚDE DO ADOLESCENTE E DA FAMÍLIA

1.

Opções para 1	Opções para 2
pelos faciais	muscular
altura	**peitoral**
aumento testicular	peniana
ejaculação	testicular
pelos axilares	laríngea
mudança na voz	no pescoço

2. B, C, D, F
3. A, B, C
4. B, D, F

CAPÍTULO 16 PROBLEMAS DE SAÚDE DE CRIANÇAS EM IDADE ESCOLAR E ADOLESCENTES

1. olhos secos, diminuição da visão noturna, cefaleia, depressão, alterações de humor
2. A, D, E, F
3.

Opção 1	Opção 2	Opção 3	Opção 4
Abstinência	> 99% efetivo	Sangramento menstrual irregular	Não recomendada para mulheres > 90 kg
Métodos de calendário/tabela	Regula a menstruação	Pode ocorrer sensibilidade ao látex	Risco de perfuração
Contraceptivos orais	Previnem câncer de ovário	**Alta taxa de falha, a menos que combinados com preservativos**	Pode causar cefaleia
Progestina	**Fácil de usar, efeitos colaterais mínimos**	Pode causar náuseas	Pode causar dismenorreia
Tampão cervical	Previne a endometriose	Pode causar vaginite	**Requer encaixe por pessoal médico, proteção mínima contra infecção sexualmente transmissível (IST)**

4.

Opção 1	Opção 2	Opção 3
Neisseria gonorrhoeae	*Neisseria gonorrhoeae*	***Neisseria gonorrhoeae***
Chlamydia trachomatis	*Chlamydia trachomatis*	*Chlamydia trachomatis*
Treponema pallidum	*Treponema pallidum*	*Treponema pallidum*
Papilomavírus humano (HPV)	**Papilomavírus humano (HPV)**	Papilomavírus humano (HPV)
Trichomonas vaginalis	*Trichomonas vaginalis*	*Trichomonas vaginalis*

CAPÍTULO 17 CUIDADO CENTRADO NA FAMÍLIA DA CRIANÇA COM NECESSIDADES ESPECIAIS

1.

Orientação em saúde	Indicada	Contraindicada	Não essencial
"Ceder às vontades não prejudica a criança com deficiência e necessidades especiais."		X	
"Quando os pais estabelecem limites razoáveis, os filhos tendem a desenvolver independência e desempenho no limite de suas necessidades especiais."	X		
"É melhor esperar para explicar qualquer procedimento à criança até que ela chegue no centro de saúde ou pouco antes do procedimento para evitar aborrecer indevidamente seu filho."		X	
"Eu recomendo conversar com outras mães da sua vizinhança sobre a maneira como cuidam de seus filhos."			X
"É importante perceber que seria injusto com os irmãos esperar que regras semelhantes se apliquem a todas as crianças da família."		X	

2. A, C, F
3. A, B, E, F
4.

Ação de enfermagem	Potenciais problemas de comunicação	Ação de enfermagem apropriada para potencial problema de comunicação
1. Ouça a percepção da mãe sobre a gravidade da doença	Falta de apoio da família e dos amigos	7
2. Dê uma oportunidade para a mãe discutir suas dúvidas e preocupações	O enfermeiro não conhece o nível de compreensão da mãe sobre a criança	1

Ação de enfermagem	Potenciais problemas de comunicação	Ação de enfermagem apropriada para potencial problema de comunicação
3. Reconheça que as restrições de linguagem podem tornar necessário que a equipe de saúde tome algumas decisões	Falta de apoio dos profissionais de saúde	2
4. Pergunte à mãe como sua família estendida se sente sobre a doença da criança		
5. Diga à mãe para não falar com mais ninguém sobre suas preocupações		
6. Explore a possibilidade do uso de terapias e medicamentos alternativos		
7. Explore a rede de apoio da mãe para encontrar outras pessoas que possam ajudar		

CAPÍTULO 18 IMPACTO DO COMPROMETIMENTO COGNITIVO OU SENSORIAL SOBRE A CRIANÇA E A FAMÍLIA

1. A, C, F, G, H
2. A, B, C, D
3.

Orientação em saúde	Indicada	Contraindicada	Não essencial
"É lamentável que você tenha esperado tanto tempo para ter filhos; a maioria das crianças com síndrome de Down nasce de mulheres mais velhas."		X	
"Ao alimentar seu bebê, use uma colher pequena e de cabo reto para colocar a comida para o lado e o fundo da boca."	X		
"Pais como vocês acreditam que a experiência de ter esse filho especial os torna mais fortes e mais receptivos aos outros."			X
"À medida que seu filho cresce, descobre-se que a escola é prejudicial para a criança com síndrome de Down devido à falta de ensino individualizado."		X	
"Vou ouvir atentamente o coração do seu filho porque podem ocorrer problemas cardíacos congênitos em uma criança com síndrome de Down."	X		

4.

Opções para 1	Opções para 2
antibióticos	**timerosal**
vitaminas	arsênico
vacinas	penicilina
leite	hormônios
suco de frutas	amoxicilina

CAPÍTULO 19 CRIANÇA HOSPITALIZADA

1.

Orientação em saúde	Indicada	Contraindicada	Não essencial
"A ansiedade da separação pode ser observada quando seu filho se recusa a comer, tem problemas para dormir, chora baixinho por você quando se vai ou se afasta dos outros."	X		
"A ansiedade da separação vem em etapas: negação, desespero e desapego."		X	
"A perda de contato com o grupo de pares pode representar uma grave ameaça emocional por causa da perda do *status* do grupo e da perda da aceitação do grupo."		X	
"Seu filho pode precisar e desejar orientação dos pais ou apoio de outras figuras adultas quando voltar para a escola."			X
"Crianças pequenas podem reagir 'negativamente' em relação aos seus pais durante a hospitalização; elas podem se apegar a você para garantir sua presença contínua."	X		

2. B, C, D, G
3. A, B, C, E, G, H
4. A, B, D, E

CAPÍTULO 20 INTERVENÇÕES E COMPETÊNCIAS NA ENFERMAGEM PEDIÁTRICA

1. A, B, C, E, F
2.

Opções para 1	Opções para 2
5 mℓ	deltoide
2 mℓ	**dorsoglúteo**
1 mℓ	ventroglúteo
8 mℓ	vasto lateral

3. A, C, E, F
4.

Ação de enfermagem	Indicada	Contraindicada	Não essencial
Precisa ser inserido um cateter de calibre 18		X	

Ação de enfermagem	Indicada	Contraindicada	Não essencial
Precisa ser usado um cateter plástico com ponta romba porque ele evita a necessidade de agulhas de aço	X		
Um *port* de injeção é usado para administração de medicamentos	X		
Precisa ser usada uma cobertura opaca no local de inserção IV		X	
Deve ser tocada uma música de fundo ao se realizar a inserção			X
Uma placa acolchoada deve ser colocada abaixo da mão onde o cateter é inserido		X	
Os dedos são deixados sem fixação com fita ou curativo para ser possível avaliar a circulação	X		

CAPÍTULO 21 CRIANÇA COM DISFUNÇÃO RESPIRATÓRIA

1. A, B, C, D, F
2. A, B, D, E
3.

Opções para 1	Opções para 2	Opções para 3
Bronquite laringotraqueal aguda	fúngica	lanterna
Traqueíte aguda	protozoária	**abaixador de língua**
Epiglotite aguda	**bacteriana**	microscópio
Laringite espasmódica aguda	idiopática	luz do otoscópio

4. A, B, D, E

CAPÍTULO 22 CRIANÇA COM DISFUNÇÃO GASTRINTESTINAL

1.

Orientação para o atendimento domiciliar	Indicada	Contraindicada	Não essencial
Manter a ingesta de líquidos claros e torradas por 24 horas		X	
Oferecer uma dieta normal e de acordo com o apetite da criança	X		
Esterilizar os utensílios de preparo antes de cada refeição			X
Oferecer uma dieta BRAT (bananas, arroz, purê de maçã e torradas) por 24 horas, e depois uma dieta leve, conforme tolerado		X	
Descobrir qual é a comida favorita do lactente			X
Oferecer caldo de galinha ou de carne por 24 horas, e depois retomar uma dieta leve		X	

2.

Opções para 1	Opções para 2	Opções para 3
Açúcar	Iogurte	**Anemia ferropriva**
Carne	Milho na espiga	Sangramento
Glúten	Salada de alface e tomate	Asma
Sal	**Torrada**	Hepatite
Leite	Frango assado	Estenose pilórica
Ovos	Palitos de cenoura	Rouquidão e dificuldade para engolir

3. A, E, F, G
4.

Opções para 1	Opções para 2	Opções para 3	Opções para 4
Hepatite A	parenteral	**vírus da hepatite A (VHA)**	Quatro
Hepatite C	**fecal-oral**	vírus da hepatite C (VHC)	**Dois**
Hepatite B	água contaminada	vacina da pólio	Três
Hepatite D	perinatal	vírus da hepatite B (VHB)	Um

CAPÍTULO 23 CRIANÇA COM DISFUNÇÃO CARDIOVASCULAR

1. A, D
2.

1	2	3 e 4
Defeito do septo atrial (DSA)	Diminuição do fluxo sanguíneo pulmonar	**Abertura anormal entre os ventrículos direito e esquerdo = 3**
Coarctação da aorta	**Resistência do fluxo sanguíneo no ventrículo esquerdo causando diminuição do débito cardíaco**	Quatro malformações do coração interrompem o fluxo sanguíneo
Insuficiência cardíaca	Aumento da pressão proximal ao defeito e diminuição da pressão distal à obstrução	**A válvula não se desenvolve, deixando então sem comunicação o átrio direito com o ventrículo direito = 4**
Síndrome da hipoplasia do coração esquerdo	O sangue flui do átrio esquerdo para o direito, causando, então, aumento do fluxo de sangue para o lado direito do coração	Estreitamento local próximo à inserção do canal arterial

3. C, E
4. A, D, E, F, H, I

CAPÍTULO 24 CRIANÇA COM DISFUNÇÃO HEMATOLÓGICA OU IMUNOLÓGICA

1. A, B, C, E, H, I, J
2.

Orientação em saúde	Indicada	Contraindicada	Não essencial
"Precisamos verificar seu nível de ferro para garantir que você não esteja anêmico."		X	
"Acredito que sua doença seja mais comum em descendentes de hispânicos, embora você seja mediterrâneo."		X	
"Gostaria de conversar com você sobre o diagnóstico e fornecer algumas informações sobre a beta-talassemia."	X		
"Você parece muito mais jovem do que eu esperava. Eu acho que você teve um desabrochar tardio."			X
"Acho que uma transfusão será solicitada, pois seu nível de hemoglobina é de 9,5."		X	

3. A, D, F, G
4.

Orientação em saúde	Indicada	Contraindicada	Não essencial
"Seu filho deve permanecer ativo para diminuir os problemas nas articulações, e a maioria das crianças com hemofilia pode participar das mesmas atividades que seus colegas."		X	
"Deve-se ter cuidado para evitar sangramento das gengivas; amolecer a escova de dentes em água morna antes de escovar ou usar uma escova de dentes descartável com ponta de esponja pode ser útil."	X		
"Sinais de sangramento interno devem ser reconhecidos, como cefaleia, fala arrastada, perda de consciência (de sangramento cerebral) e fezes pretas e alcatroadas (de sangramento gastrintestinal)."	X		
"Se houver sangramento em uma articulação, elevação, gelo e repouso devem evitar a necessidade de reposição do fator VIII."		X	
"Todos os professores do seu filho precisam estar cientes do que fazer se ele tiver sangramento nasal."	X		
"Seu filho deve beber muitos líquidos para diminuir a possibilidade de desidratação."			X

CAPÍTULO 25 CRIANÇA COM CÂNCER

1. A, B, C, D, F
2.

Ação de enfermagem	Indicada	Contraindicada	Não essencial
A lidocaína viscosa deve ser usada para fazer bochechos 3 vezes/dia		X	
Realizar cuidados com a boca rotineiramente antes e após a alimentação	X		
Cotonetes com glicerina de limão são úteis porque lembram as crianças das gotas de limão		X	
Permitir que a criança durma 8 horas ajudará na recuperação			X
Usar uma escova de dentes macia do tipo esponja diminuirá a tendência de as gengivas sangrarem	X		
Bicarbonato de sódio e lavagens com água salgada podem ser utilizados	X		

3.

Opções para 1	Opções para 2	Opções para 3
hemácias absolutas	extração	plaquetas
plaquetas absolutas	**multiplicação**	monócitos
neutrófilos absolutos	divisão	**neutrófilos**
leucócitos absolutos	adição	eosinófilos

4. A, B, C, E

CAPÍTULO 26 CRIANÇA COM DISFUNÇÃO GENITURINÁRIA

1. A, E
2.

Opções para 1	Opções para 2	Opções para 3
pós-estafilocócica	**Estreptococos beta-hemolíticos do grupo A**	Sangue
pós-meningite	Estreptococos beta-hemolíticos do grupo B	**Urina**
pós-estreptocócica	Estafilococos beta-hemolíticos do grupo A	Radiográficos
pós-pneumocócica	Estafilococos beta-hemolíticos do grupo B	Ultrassonográficos

3. B, C, D, F, G
4. B, C

CAPÍTULO 27 CRIANÇA COM DISFUNÇÃO CEREBRAL

1. A, B, E, F, G
2.

Opções para 1	Opções para 2	Opções para 3
Crise aplásica	intubação	meningocócica
Meningite bacteriana	sucção	**pneumocócica**
Síndrome torácica aguda	**isolamento**	poliomielite
Síndrome de Reye	vacinação	tétano
Covid-19	transfusão de sangue	coqueluche

3. A, E, F
4. A, B, E, F

CAPÍTULO 28 CRIANÇA COM DISFUNÇÃO ENDÓCRINA

1. C, D, E, F
2. B, D, E, F
3.

Opções para 1	Opções para 2	Opções para 3
crise aplásica	preparação de insulina	4 a 12 dias
diabetes insípido	**hormônio liberador do hormônio luteinizante**	2 a 3 semanas
diabetes melito	injeção de vasopressina	10 a 14 dias
puberdade precoce	injeção de vitamina D	3 a 5 semanas
síndrome de Cushing	agente corticosteroide	**4 a 12 semanas**

4.

Ação de enfermagem: orientação	Indicada	Contraindicada	Não essencial
Ao iniciar a terapia medicamentosa, encoraje a permanência em um ambiente silencioso e pouco estimulante que promova o descanso	X		
A tolerância ao calor é um sintoma comum experimentado por indivíduos com a doença de Graves	X		
O ganho de peso é um sintoma comum experimentado por indivíduos com a doença de Graves		X	
Mudanças de humor e irritabilidade são sintomas comuns experimentados por indivíduos com a doença de Graves	X		
É recomendado para adolescentes comer frutas e legumes como parte de uma dieta saudável			X

CAPÍTULO 29 CRIANÇA COM DISFUNÇÃO MUSCULOESQUELÉTICA OU ARTICULAR

1.

Ação de enfermagem	Indicada	Contraindicada	Não essencial
Monitorar os pulsos periféricos e as mudanças de temperatura da pele	X		
Utilizar meias de compressão ou dispositivos de compressão intermitente para diminuir a estase	X		
Reposicionar a cada 8 horas		X	
Monitorar rigorosamente ganhos e perdas	X		
Instalar a criança em um colchão duro para evitar o movimento		X	
Estimular a tosse e a respiração profunda	X		
Completar uma avaliação dietética			X
Monitorar os sinais vitais	X		

2.

Opções para 1	Opções para 2	Opções para 3	Opções para 4
fratura óssea	dias	**manter o membro ao nível do coração**	próximo a
nervo seccionado	**horas**	abaixar o membro	adjacente a
síndrome compartimental	minutos	remover o gesso	alinhado com
contusão óssea	segundos	lateralizar o paciente	ao lado
rotação óssea	semanas	fornecer pressão	**distal a**

3. B, C, D, G
4.

Orientação em saúde	Indicada	Contraindicada	Não essencial
"Medicamentos opioides devem ser administrados ao seu filho sempre que ele se queixar de dor."		X	
"Técnicas de relaxamento podem ser eficazes para diminuir sua dor."	X		
"Certifique-se de que seu filho tome os medicamentos prescritos na hora certa."	X		
"Manter seu filho na cama quando ele tem dor nas extremidades evitará o edema."		X	
"A natação pode ajudar a fortalecer os músculos do seu filho e manter a mobilidade."	X		
"Seu filho pode dormir no quarto da irmã à noite, se quiser."			X

CAPÍTULO 30 CRIANÇA COM DISFUNÇÃO NEUROMUSCULAR OU MUSCULAR

1. A, E, F, G
2. A, B, C, D, F, G
3.

Opções para 1	Opções para 2	Opções para 3
cisto renal	infecção	colocação de sonda de Foley
pedra nos rins	falha	**cateterismo intermitente limpo**
bexiga neuropática	restrições	cateterismo intermitente estéril
fissura retal	**sofrimento**	aspiração suprapúbica

4.

Orientação em saúde	Indicada	Contraindicada	Não essencial
"A DMD é herdada como um traço recessivo ligado ao X e afeta os meninos."			X
"Seu filho pode precisar de gesso nas pernas para ajudá-lo a andar."		X	

Orientação em saúde	Indicada	Contraindicada	Não essencial
"Você aprenderá exercícios de alongamento, de força e treinamento muscular para ajudar seu filho."	X		
"Você deve ligar para o seu médico se ocorrer algum sintoma respiratório."	X		
"Seu filho deve ser hospitalizado quando a deambulação se tornar impossível."		X	
"É importante que seu filho permaneça o mais independente possível."	X		
"Exercícios de respiração ajudarão a manter sua capacidade pulmonar vital."	X		

CAPÍTULO 31 CRIANÇA COM DISFUNÇÃO TEGUMENTAR

1.

Opções para 1	Opções para 2	Opções para 3
3%	estruturas ósseas	3 a 4 dias
5,5%	estruturas musculares	5 a 7 dias
10,5%	**elementos dérmicos**	7 a 14 dias
22%	elementos da fáscia	**14 a 21 dias**
6,5%	estruturas nervosas	30 dias

2.

Ação de enfermagem	Eficaz	Ineficaz	Não relacionada
"Troque a fralda assim que ela estiver molhada ou suja."	X		
"Use um secador de cabelo ou uma lâmpada de calor para secar a área."		X	
"Use uma fralda descartável superabsorvente se puder."	X		
"Mantenha a pele seca."	X		
"Higienize a área com a maior frequência possível usando um lenço."		X	
"As fraldas sem cheiro podem ser compradas."			X
"Aplique na pele pomadas como óxido de zinco ou petrolato."	X		
"Evite remover da pele o creme de barreira a cada troca de fralda."	X		

3. A, C, E, F
4. A, B, C, D, H, I, J

Respostas das Questões dos Boxes Planejamento para o Cuidado de Enfermagem

CAPÍTULO 17 CUIDADO CENTRADO NA FAMÍLIA DA CRIANÇA COM NECESSIDADES ESPECIAIS

Desdobramento do estudo de caso: cuidado no fim da vida

1. C, E, F, G, H, I
2.

Opção 1	Opção 2
1 a 2 mg/kg	**4 horas**
0,1 a 0,2 mg/kg	15 minutos
0,5 a 1 mg/kg	2 horas
0,1 a 1 mg/kg	6 horas
1 a 2 mg/kg	10 minutos

3. A, B, C, E, G
4.

Ação de enfermagem	Complicação potencial	Ação de enfermagem para a complicação
1. Administre morfina com segurança. Observe o paciente quanto a sedação excessiva e depressão respiratória	Para reduzir medos infundados	3
2. Monitore os efeitos colaterais da morfina: diminuição da frequência respiratória, retenção urinária, constipação intestinal e prurido	Para evitar efeitos colaterais indesejados que podem causar umdes-conforto adicional	2
3. Informe os pais sobre a segurança e a eficácia dos medicamentos analgésicos	Para garantir o alívio ideal da dor	4
4. Reavalie o nível de dor após administrar medicação analgésica. Avalie dentro de 1 hora após a morfina oral e 30 minutos após a administração intravenosa (IV)	Para evitar efeitos adversos e superdosagem	1
5. Reconheça quando a dor não está bem controlada com morfina	Para garantir um alívio satisfatório da dor	5
6. Forneça uma dieta que promova função intestinal adequada e monitore o débito urinário		
7. Realize distração e aconselhamento para garantir aos pais que tudo o que é possível está sendo feito		

5.

Ação de enfermagem	Eficaz	Ineficaz	Não relacionada
Assegure aos pais que a dose de morfina intravenosa (IV) pode ser a mesma que administram em casa		X	
Oriente os pais a manterem os horários da medicação em casa	X		
Incentive os pais a comunicarem qualquer sinal de dor; observe o paciente quanto a sinais não verbais de dor	X		
Deve ser incluída na orientação de alta uma dieta para promover a função intestinal	X		
Oriente os pais a conversarem com outros membros da família sobre seus sentimentos em relação ao controle da dor			X
Enfatize que não serão necessárias doses crescentes e que nunca ocorre tolerância aos analgésicos em crianças		X	
Discuta as opções não farmacológicas adequadas capazes de aliviar a dor	X		

6. B, C, E, G

CAPÍTULO 21 CRIANÇA COM DISFUNÇÃO RESPIRATÓRIA

Desdobramento do estudo de caso: criança com doença respiratória aguda

1. A, B, C, D, E, F, G, H, J, K
2.

Opções para 1	Opções para 2	Opções para 3
pneumonia	**Tosse seca persistente que piora à noite, mais produtiva em 2 a 3 dias**	Corticosteroides inalatórios, antibióticos
bronquiolite	Retrações, respiração difícil	Alergênio e "controle de gatilhos"
enfisema	Má alimentação, incapacidade de dormir, sintomas gastrintestinais	**Oxigênio suplementar, ingesta de líquidos, aspiração conforme necessário**
sibilos	Convulsões, consciência alterada, incapacidade de concentração	Medicamentos anti-inflamatórios de longa duração

3.

Opções para 1	Opções para 2	Opções para 3
superior	pele	1 a 2
médio	**epitélio**	2 a 3
baixo	sangue	**5 a 8**
extremo	músculo	10 a 14
esquerdo	nasal	14 a 18
direito	ossos	21 a 24

4.

Ação de enfermagem	Complicação potencial	Ação de enfermagem para a complicação
1. Posicione o lactente para ventilação máxima e permeabilidade das vias respiratórias	Incapacidade de identificar alterações na temperatura, no estado respiratório ou na circulação e de reconhecer a necessidade de intervenções adicionais	**2**
2. Monitore os sinais vitais incluindo temperatura e função respiratória, cardíaca e oxigenação	Ressecamento da mucosa nasal	**3**
3. Forneça oxigênio umidificado conforme indicado	Febre	**6**
4. Aspire as vias aéreas (narinas, boca, nasofaringe) conforme indicado	Constrição brônquica e diminuição da ventilação	7
5. Faça uma percussão torácica suave e fisioterapia torácica conforme indicado	Secreções que comprometem a patência das vias aéreas	**4**
6. Administre antipiréticos conforme indicado	Infecção	**8**
7. Administre broncodilatadores conforme indicado	Disseminação da infecção	**10**
8. Administre antibióticos se prescritos	Desidratação ou sobrecarga de líquidos	**11**
9. Colete amostras (p. ex., secreções, sangue) conforme prescrito		
10. Mantenha as precauções apropriadas, tais como as precauções-padrão, precaução para gotículas e higienização frequente das mãos		
11. Monitore rigorosamente o estado de hidratação por meio do controle de ganhos e perdas e com pesagens diárias		
12. Implemente medidas de conforto, como permitir a presença dos pais e permitir que peguem o lactente no colo, e itens de conforto, como cobertor favorito ou bicho de pelúcia		

5. A, C, E, F

6.

Avaliação do ensino em saúde	Indicada	Contraindicada	Não essencial
Os pais são capazes de verbalizar a definição e as características da infecção aguda do trato respiratório	X		
Os pais são capazes de verbalizar o tratamento, inclusive os medicamentos e as intervenções que promovam a ventilação e a desobstrução das vias respiratórias	X		
Os pais são capazes de identificar os medicamentos de alta, tais como antipiréticos, broncodilatadores e antibióticos, conforme prescrição	X		
Os pais querem comprar um oxímetro de pulso antes de levar o lactente para casa para que possam monitorar constantemente a saturação de oxigênio		X	
Os pais acreditam que manter o lactente em decúbito dorsal ajudará com quaisquer secreções nasais que o lactente possa ter		X	
Os pais querem comprar outra cama para manter a criança perto deles durante a noite			X

Desdobramento do estudo de caso: criança com crise aguda de asma

7. B, C, D, F, G, H
8. A, C, E, G, H, I
9.

Ação de enfermagem	Emergencial	Não emergencial
Administrar oxigênio umidificado para manter a saturação de oxigênio (SpO_2) acima de 90%	X	
Administrar metilprednisolona por prescrição médica	X	
Administrar albuterol de acordo com o protocolo hospitalar	X	
Colocar o paciente em uma posição confortável, sentado ereto ou aprendendo a se inclinar para frente	X	
Conversar sobre os possíveis alergênios em casa que podem ter desencadeado a crise		X
Checar o uso do inalador dosimetrado		X

10.

Ação de enfermagem	Complicação potencial	Ação de enfermagem para prevenir complicações
1. Permita que o paciente assuma uma posição de conforto	Para minimizar o ressecamento das mucosas nasais	**3**

Ação de enfermagem	Complicação potencial	Ação de enfermagem para prevenir complicações
2. Administre medicamentos de resgate (conforme prescritos) que podem incluir inaladores, nebulização e/ou esteroides orais ou intravenosos (IV)	Para evitar a obstrução das vias aéreas	1
3. Administre oxigênio umidificado para manter a saturação de oxigênio (SaO_2) acima de 90%	Falta de conhecimento do paciente sobre os fatores que agravam a asma	5
4. Avalie a resposta do paciente aos medicamentos de resgate	Para evitar constrição das vias aéreas e a redução das trocas gasosas	2
5. Ajude o paciente a reconhecer os fatores que desencadeiam os sintomas da asma	Falta de conhecimento do paciente sobre a necessidade de intervenções mais agressivas	4
6. Assegure que as respirações serão fáceis e sem esforço a uma frequência dentro dos limites normais para a idade		
7. Ensine o paciente a usar o medidor de pico de fluxo expiratório (medidor de PFE)		
8. Avalie o manejo do medidor de PFE		

11. A, D, E, F, H

12.

Opções para 1	Opções para 2	Opções para 3	Opções para 4
fluxo de ar	5 segundos	**80 a 100%**	4 a 5 semanas
fluxo de oxigênio	10 segundos	50 a 70%	**2 a 3 semanas**
fluxo de água	**1 segundo**	60 a 80%	1 a 2 dias

CAPÍTULO 22 CRIANÇA COM DISFUNÇÃO GASTRINTESTINAL

Desdobramento do estudo de caso: criança com apendicite

1. D, E, F, H, I

2.

Opções para 1	Opções para 2	Opções para 3
Anemia	Pressão arterial de 108/74	Ruptura renal
Dor	Pulso de 80	**Abdome agudo**
Sangramento	**Proteína C reativa (PCR)**	Influenza
Infecção	Hemoglobina	Infecção urinária
Insuficiência cardíaca	Plaquetas	**Êmese**
Câncer	Sódio sérico	Ansiedade

3. A, C, D, F, H, I

4.

Ação de enfermagem	Complicação potencial pós-operatória	Ação de enfermagem para evitar complicações pós-operatórias
1. Administre medicamentos para a dor	Inflamação no local da ferida operatória	10
2. Inicie fluidos IV e avalie a ingesta e o débito (I&D)	Desequilíbrio eletrolítico	6
3. Avalie a temperatura e relate qualquer elevação	Déficit de líquidos	2
4. Administre antieméticos	Dor	1
5. Administre heparina sódica IV	Náuseas e vômitos	4
6. Colete sangue conforme programado e avalie os resultados	Infecção	8
7. Relate as alterações nos sinais vitais, no comportamento e no nível de consciência	Febre	3
8. Administre antibióticos IV		
9. Realize uma transfusão de sangue		
10. Observe o local da ferida operatória		

5.

Ação de enfermagem	Eficaz	Ineficaz	Não relacionada
Não apresenta sinais de infecção	X		
A dor está controlada	X		
Foi feito o encaminhamento para a fisioterapia			X
Sem queixas de náuseas ou vômitos; tolera a dieta normal	X		
Sem queixas de cefaleia			X
A temperatura permanece na faixa normal	X		
A criança passa o tempo todo no leito		X	

6.

Orientação em saúde	Indicada	Contraindicada	Não essencial
"Meça a temperatura da criança se ela estiver febril e entre em contato com o cirurgião se tiver febre acima de 38,3°C."	X		
Dê ibuprofeno a cada 6 horas durante os próximos 5 dias."		X	
"Sente-se ao lado dela o dia todo e assista a seus filmes favoritos."			X
"Inspecione a incisão cirúrgica todos os dias para ver se há aumento de hiperemia, calor ou presença de secreção; se houver, entre em contato com o cirurgião imediatamente."	X		
Pergunte aos pais: "Quais são suas preocupações em relação aos cuidados de sua filha em casa?"	X		
"Aplique um antibiótico tópico na ferida cirúrgica pela próxima 1 semana."		X	

CAPÍTULO 23 CRIANÇA COM DISFUNÇÃO CARDIOVASCULAR

Desdobramento do estudo de caso: criança com coarctação da aorta

1. A, B, D, E, G, I, J

2.

Opções para 1	Opções para 2	Opções para 3 e 4
dilatação	aumento	**limite = 3**
ausência	**diminuição**	dilatação
estreitamento	falta	**fraco ou ausente = 4**
cruzamento	ausência	estreitamento
ausência	complexidade	instável

3.

Ação de enfermagem	Emergencial	Não emergencial
Avalie e registre frequentemente a frequência cardíaca, a frequência respiratória, a pressão arterial (PA), e quaisquer sinais ou sintomas de diminuição do débito cardíaco	X	
Administre os medicamentos para a função cardíaca prescritos. Avalie e registre quaisquer efeitos colaterais ou quaisquer sinais e sintomas de toxicidade. Siga o protocolo do hospital de administração de medicação	X	
Administre oxigênio umidificado para aumentar a disponibilidade de oxigênio durante a inspiração	X	
Realize uma mudança de decúbito do lactente a cada 2 horas para evitar lesões de pele		X
Mantenha um registro preciso de ganhos e perdas	X	
Pese a criança diariamente na mesma balança e na mesma hora		X
Mantenha um horário de alimentação de 3 horas		X
Restrinja líquidos se a ingestão e a saída estiverem desequilibradas		X

4.

Ação de enfermagem	Complicação potencial	Ação de enfermagem para evitar complicações
1. Avalie e registre a frequência cardíaca, a frequência respiratória, a pressão arterial (PA) e quaisquer sinais ou sintomas de débito cardíaco alterado a cada 2 a 4 horas	A diminuição do débito urinário é um sintoma de insuficiência cardíaca e pode passar despercebida	3
2. Administre os medicamentos para a função cardíaca prescritos. Avalie e registre quaisquer efeitos colaterais ou quaisquer sinais e sintomas de toxicidade. Siga o protocolo hospitalar de administração de medicação	Alterações não detectadas nos sinais vitais e na condição clínica do lactente que refletem a alteração do débito cardíaco e pressão alta	1
3. Mantenha um registro preciso de ganhos e perdas	Excesso de água e de sal porque geralmente ocorre retenção de líquidos em quadros de insuficiência cardíaca	5
4. Pese o lactente diariamente na mesma balança e na mesma hora. Documente os resultados e compare com o peso anterior	Riscos inerentes à não administração de medicamentos para a função cardíaca conforme a prescrição e à não realização de avaliação cuidadosa antes da administração	2
5. Administre os diuréticos conforme prescrição.Avalie e registre a eficácia e quaisquer efeitos colaterais observados		
6. Ofereça alimentação frequentemente e na quantidade tolerada pelo lactente		
7. Planeje os cuidados de enfermagem para permitir o descanso ininterrupto do lactente		

5. A, B, C, D, E, H, I

6.

Orientação em saúde	Indicada	Contraindicada	Não essencial
Discuta as características da COA e da cirurgia realizada para corrigir o defeito obstrutivo	X		
Revise os cuidados diários da criança incluindo a administração de medicamentos	X		
Revise os sinais e os sintomas que posam ser preocupantes (febre, cianose, alimentação deficitária)	X		
Diga aos pais para comprar um oxímetro de pulso antes de levar o lactente para casa para que eles possam monitorar constantemente o nível de oxigênio		X	
Mantenha o lactente em decúbito dorsal o tempo todo para ajudar no fluxo sanguíneo		X	
Os pais querem comprar outra cama para o lactente para mantê-lo perto deles durante a noite			X
Conceda aos pais a oportunidade de expressar seus medos e preocupações	X		

CAPÍTULO 24 CRIANÇA COM DISFUNÇÃO HEMATOLÓGICA OU IMUNOLÓGICA

Desdobramento do estudo de caso: criança com anemia falciforme

1. C, E, F, G, J
2.

Opções para 1	Opções para 2
Crise aplásica	Pressão alta
Crise de sequestro	**Isquemia**
Síndrome torácica aguda	Sangramento
Crise vaso-oclusiva	Infecção
Crise hiper-hemolítica	Diminuição da produção de glóbulos vermelhos
Acidente vascular encefálico	Diminuição do sódio sérico

3. A, D, E
4.

Ação de enfermagem	Complicação potencial	Ação de enfermagem para evitar complicações
1. Discuta o esquema de medicação de 24 horas com os pais	Dor descontrolada	1
2. Incentive um alto nível de ingestão de líquidos	Dor aguda	3
3. Reconheça que pode ser necessário tentar vários analgésicos, incluindo opioides e esquemas de medicação	Evitar sofrimento desnecessário por causa de medos infundados	4
4. Tranquilize a criança e a família de que analgésicos, incluindo opioides, são clinicamente indicados; que altas doses podem ser necessárias; e que as crianças raramente se tornam viciadas	Evitar a vasoconstrição que pode aumentar a falcização com aplicações de frio	5
5. Aplique calor ou massagem na área acometida. Evite aplicar compressas frias	Desidratação	2
6. Forneça um *shake* de proteínas a cada refeição		
7. Pese a criança todas as manhãs com a mesma balança		

5.

Opções para 1	Opções para 2	Opções para 3	Opções para 4
6	**0,4**	2,2	5 minutos
4	0,2	1,8	6 minutos
8	0,8	**1,4**	8 minutos
2	0,9	1,2	**10 minutos**

6.

Ação de enfermagem	Eficaz	Ineficaz	Não relacionada
Administre morfina e cetorolaco com segurança	X		
Monitore os efeitos colaterais da morfina; avalie rigorosamente o estado respiratório, e evite a constipação intestinal	X		
Monitore os efeitos colaterais do cetorolaco; avalie o sangramento (gastrintestinal [GI] ou renal) de perto	X		
Informe os pais sobre a segurança e a eficácia da morfina intravenosa (IV) e do cetorolaco ao usá-los em casa		X	
Reavalie o nível de dor da criança uma vez por turno após a administração de morfina e cetorolaco		X	
Leia um livro infantil para a criança enquanto ela está dormindo			X
Reconheça que vários analgésicos e doses podem precisam ser tentados	X		

CAPÍTULO 25 CRIANÇA COM CÂNCER

Desdobramento do estudo de caso: criança com leucemia linfoblástica aguda

1. A, C, D, E, H, I, J
2.

Opção 1	Opção 2	Opção 3
Convulsão	**Diminuição da produção de hemácias (RBCs)**	Falta de apetite e perda de peso
Cegueira	Aumento da produção de células plasmáticas	Cefaleia e convulsão
Hemorragia	Diminuição da produção de fluido do sistema nervoso central (SNC)	Baço aumentado
Perda de audição	Aumento da produção de bilirrubina	**Febre e infecção**

3.

Opções para 1	Opções para 2	Opções para 3
cardíacas	**rápida**	produção
celulares	lenta	crescimento
metabólicas	intermitente	**lise**
neurológicas	prolongada	mitose

4.

Ação de enfermagem	Eficaz	Ineficaz	Não relacionada
Explique o procedimento ao paciente e à família e obtenha o consentimento informado	X		
Monitore os sinais vitais durante o procedimento (frequência de pulso, saturação de oxigênio, respiração, pressão arterial)	X		
Administre fluidos intravenosos (IV) em *bolus* antes do início do procedimento		X	
Administre sedação durante o procedimento para proporcionar um conforto ideal e minimizar a dor	X		
Proporcione conforto e tranquilize o paciente e os familiares durante todo o procedimento	X		
Permita que a criança assista a um programa favorito antes do procedimento			X
Fique atento a sinais de sangramento no local da punção	X		

5. B, C, D, E, F, H
6.

Ação de enfermagem	Complicação potencial	Ação de enfermagem para evitar complicações
1. Explique o curso do tratamento da doença e os efeitos adversos para a família	Pele como porta de entrada para infecção	4
2. Ensine ao paciente e à família as formas de evitar a infecção, tais como lavar as mãos, tomar banho com frequência e não usar copos e utensílios usados por outra pessoa	Falta de reconhecimento da infecção	3
3. Ensine a família a reconhecer os sintomas de infecção, tais como febre, calafrios, tosse e dor de garganta, e relate-os imediatamente ao profissional de saúde	Falta de compreensão do tratamento da leucemia	1
4. Cuide da pele do paciente mantendo a pele e a área perianal limpas e aplique uma loção suave	Ulceração na boca	8
5. Forneça uma dieta rica em proteínas e calorias	Falta de conhecimento sobre como evitar a infecção em casa	2
6. Forneça uma hidratação adequada e incentive a adoção de uma dieta rica em fibras e que propicie fezes moles	Sangramento	7
7. Oriente a família e o paciente sobre como reconhecer e relatar sangramento anormal através de hematomas e petéquias		
8. Forneça cuidados frequentes com a boca e soluções salinas e verifique se há úlceras na boca e edema das gengivas		
9. Instrua o paciente e a família a evitar esportes de contato		

CAPÍTULO 26 CRIANÇA COM DISFUNÇÃO GENITURINÁRIA

Desdobramento do estudo de caso: criança com doença renal crônica

1. A, B, C, D, E, G, I, M
2.

Ação de enfermagem	Complicação potencial	Ação de enfermagem para evitar complicação
1. Monitore atentamente o estado do paciente. Acompanhe os achados clínicos e laboratoriais. Os exames de sangue incluem hemograma completo, eletrólitos e função renal	Acúmulo de resíduos	2
2. Observe se há evidências de produtos residuais acumulados	Aumento da demanda renal excretora	3
3. Forneça orientações dietéticas em relação a alimentos que reduzam demandas de excreção renal e forneçam calorias e proteínas suficientes para o crescimento	As alterações da função renal não são reconhecidas	1
4. Limite a ingesta de fósforo, sal e potássio conforme prescrito	Déficit de crescimento não reconhecido	5
5. Monitore o crescimento cuidadosamente, pois a baixa estatura é um efeito colateral significativo	Acúmulo de minerais	4
6. Monitore a função cardiovascular incluindo a verificação da pressão arterial	Doença óssea renal	7
7. Minimize a doença óssea renal mantendo níveis ótimos de cálcio, fósforo e de hormônio da paratireoide, assim como equilíbrio acidobásico		
8. Monitore a anemia. A criança pode precisar de acomodações na escola e períodos de descanso devido à fadiga		
9. Identifique os estressores do paciente e familiares que podem acompanhar um diagnóstico de doença renal crônica (DRC)		

3. A, B, C, F, G, H
4. A, B, G, I, J, K
5. A, D, G
6. B, C, D, E, F

CAPÍTULO 27 CRIANÇA COM DISFUNÇÃO CEREBRAL

Desdobramento do estudo de caso: criança com convulsões

1. A, B, C, D, E, G, H
2.

Ação de enfermagem	Complicação potencial	Ação de enfermagem para evitar complicações
1. Monitore o tempo (início e duração), os movimentos e o nível de consciência (LOC) durante a convulsão	A criança sente ansiedade e medo	4
2. Se a criança estiver em risco de cair, coloque-a no chão. Evite que a criança bata a cabeça em objetos. Não tente conter a criança ou usar força	Uma descrição precisa da convulsão não é obtida	1
3. Durante a convulsão, coloque a criança deitada de lado em uma superfície plana, como o chão. Não coloque nada na boca da criança	Pais incapazes de lidar com o diagnóstico e o atendimento a seu filho	5

Ação de enfermagem	Complicação potencial	Ação de enfermagem para evitar complicações
4. Fique com a criança e tranquilize-a quando acordar da convulsão	O dano físico ocorre	**2**
5. Envolva a criança e os pais na discussão sobre medos, ansiedades, e recursos e opções de apoio disponíveis para o paciente e a família	A aspiração pode ocorrer	**3**
	Falta de descrição do estado pós-ictal	
	Outras convulsões ocorrem	

3. A, B, C, D, E
4.

Opções para 1	Opções para 2	Opções para 3
convulsão parcial simples	pressão arterial	intratecal
convulsão parcial complexa	atividade convulsiva	intravenoso
***status* epiléptico**	**circulação, vias aéreas e respiração (CAB)**	retal
crise de ausência	níveis sanguíneos	**bucal**

5.

Ação de enfermagem	Eficaz	Ineficaz	Não relacionada
Monitore a circulação, as vias respiratórias e a respiração de perto	X		
Certifique-se de que os medicamentos antiepilépticos estão sendo administrados conforme as instruções	X		
Monitore e registre as características, o início e a duração de quaisquer novas convulsões, inclusive os efeitos motores, as alterações na consciência e o estado pós-ictal	X		
Tente interromper a convulsão se ocorrer novamente; mantenha a criança em pé		X	
Não coloque nada na boca da criança durante a convulsão	X		
Coloque a criança em decúbito lateral; aspire a cavidade oral e a orofaringe posterior conforme necessário	X		
Monitore de perto a hemoglobina e a contagem de plaquetas			X
Observe em busca de hipertermia, hipertensão e depressão respiratória	X		

6. B, D, E, F, G, H, I, J

CAPÍTULO 28 CRIANÇA COM DISFUNÇÃO ENDÓCRINA

Desdobramento do estudo de caso: criança com diabetes melito

1. A, B, C, D, E
2.

Opções para 1	Opções para 2	Opções para 3
Diabetes melito	plaquetas	insulina
Doença de Addison	hematócrito	**glicose**
Síndrome de Cushing	**glicemia**	potássio
Hiperparatireoidismo	**nível A1c**	cálcio
Hiperfunção hipofisária	glóbulos brancos	sódio

3. A, D, E, F
4.

Ação de enfermagem	Complicação potencial	Ação de enfermagem para evitar complicações
1. Obtenha o nível de glicemia antes das refeições e ao deitar	Nível normal de glicemia não é mantido	**2**
2. Administre insulina conforme prescrito	Dose apropriada de insulina não é administrada	**1**
3. Monitore a glicose na urina antes de cada refeição	Tipo apropriado de insulina não é administrado	**6**
4. Use técnicas assépticas ao preparar e administrar insulina	Ocorre infecção	**4**
5. Guarde a insulina na geladeira para conservar a medicação	Absorção de insulina é prejudicada	**7**
6. Compreenda a ação da insulina: diferenças na composição, no tempo de início e na duração da ação das várias formulações		
7. Altere os locais de injeção de insulina		
8. Dê menos insulina antes da atividade física		

5.

Ação de enfermagem	Eficaz	Ineficaz	Não relacionada
Administre imediatamente uma xícara de suco de frutas ou um copo de leite desnatado a 1%	X		
Verifique a glicemia após 15 minutos	X		
Dê um lanche de proteína de amido	X		
Inicie fluidos intravenosos com glicose		X	
Forneça informações para o professor sobre o diagnóstico da criança			X
Dê orientações aos pais sobre sinais e sintomas de hipoglicemia *versus* hiperglicemia	X		
Ensine os pais a administrar glucagon intramuscular se não responder, estiver inconsciente ou convulsionando	X		
Instale na criança em uma bomba de infusão de insulina portátil		X	

6. 6. B, C, E, F

Índice Alfabético

F

N

U

V